Diretoria da Sociedade Brasileira de Medicina de Família e Comunidade (gestão 2018-2020)

Daniel Knupp Augusto	Presidente	Belo Horizonte – MG
Samantha Pereira Franca	Vice-Presidente	São Paulo – SP
Patrícia Sampaio Chueiri	Secretária Geral	Porto Alegre – RS
Nulvio Lermen Junior	Diretor Administrativo e Financeiro	Florianópolis – SC
Giuliano Dimarzio	Diretor Científico e de Desenvolvimento Profissional Contínuo	Amparo – SP
André Ferreira Lopes	Diretor de Graduação e Pós-Graduação *Stricto Sensu*	Rio de Janeiro – RJ
Isabel Brandão Correia	Diretora de Residência Médica/Pós-Graduação *Lato Sensu*	Recife – PE
Jardel Corrêa de Oliveira	Diretor de Titulação e Certificação	Florianópolis – SC
Rodrigo Luciano Bandeira de Lima	Diretor de Exercício Profissional e Mercado de Trabalho	Brasília – DF
Denize Ornelas Pereira Salvador de Oliveira	Diretora de Comunicação	São Paulo – SP
Magda Moura de Almeida	Diretora de Medicina Rural	Fortaleza – CE
André Luiz da Silva	Departamento de Graduação	Porto Alegre- RS
Leandro David Wenceslau	Departamento de Pós *Stricto*	Viçosa – MG
Marcello Dala Bernardina Dalla	Departamento de Educação Permanente	Vitória – ES
Gustavo Gusso	Departamento de Publicação	São Paulo – SP
Daniel Ricardo Soranz Pinto	Departamento de Pesquisa	Rio de Janeiro – RJ
Bárbara Cristina Barreiros	Departamento de Residência	São Bernardo do Campo – SP
Flávio Dias Silva	Departamento de Especialização	Palmas – TO

Tratado de
Medicina de Família e Comunidade

II

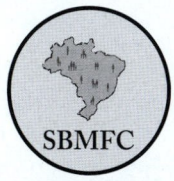
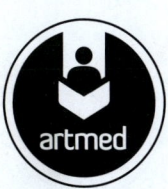

A Artmed é a editora oficial da Sociedade Brasileira de Medicina de Família e Comunidade

Esta 2ª edição é uma homenagem ao Dr. Jose Mauro Ceratti Lopes, nosso Zé Mauro, que já não está entre nós, mas cuja integridade, dedicação aos pacientes, gosto pelo método clínico centrado na pessoa e amor ao ensino de adultos estarão sempre presentes.

Dr. José Mauro foi um grande médico, modelo no exercício da especialidade: ele inspirou diversas gerações de profissionais, trabalhou na mesma Unidade por 35 anos (localizada na região onde morava) e sempre esteve ligado tanto à assistência quanto ao ensino. Essa "longitudinalidade" é bastante rara no Brasil, nos mostra um dos aspectos de sua personalidade e representa uma de suas difundidas crenças: "Tem que saber fazer para poder falar e ensinar".

É uma honra e uma grande responsabilidade dar continuidade ao trabalho do inesquecível colega e amigo leal, um homem incansável e determinado a realizar sonhos, como esta obra. Que esta nova edição sirva de ferramenta aos profissionais que desejam aprimorar-se nesta arte que ele sempre praticou e ensinou com maestria: a medicina de família e comunidade.

Gustavo Gusso
Lêda Chaves Dias

GUSTAVO GUSSO
JOSÉ MAURO CERATTI LOPES
LÊDA CHAVES DIAS

Tratado de Medicina de Família e Comunidade

2ª edição

Princípios, formação e prática

II

Reimpressão

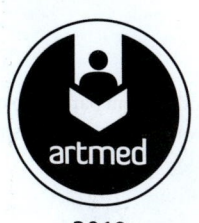

2019

© Artmed Editora Ltda., 2019

Gerente editorial: *Letícia Bispo de Lima*

Colaboraram nesta edição:

Capa: *Paola Manica*

Foto da capa: *Shutterstock/gianni triggiani*

Ilustrações: *Gilnei da Costa Cunha*

Preparação de originais: *Magda Regina Schwartzhaupt*

Leitura final: *Daniela de Freitas Louzada, Greice Santini Galvão, Heloísa Stefan, Luana Vieira Nicolaiewsky, Magda Regina Schwartzhaupt*

Tradução: *André Garcia Islabão (Capítulos 3, 27, 28, 30, 32, 33, 34, 90), Magda Regina Schwartzhaupt (Cap. 109)*

Projeto gráfico: *Paola Manica*

Editoração: *Clic Editoração Eletrônica Ltda.*

T776 Tratado de medicina de família e comunidade : princípios, formação e prática / Organizadores, Gustavo Gusso, José Mauro Ceratti Lopes, Lêda Chaves Dias; [coordenação editorial: Lêda Chaves Dias]. – 2. ed. – Porto Alegre : Artmed, 2019.
2 v. (xxii, 938 p.; xxii, 1.449 p.) : il. ; 28 cm.

ISBN 978-85-8271-535-2 (obra compl.). – ISBN 978-85-8271-537-6 (v. 1). – ISBN 978-85-8271-538-3 (v. 2)

1. Medicina de família e comunidade. I. Gusso, Gustavo. II. Lopes, José Mauro Ceratti. III. Dias, Lêda Chaves.

CDU 614

Catalogação na publicação: Karin Lorien Menoncin - CRB 10/2147

Reservados todos os direitos de publicação à
ARTMED EDITORA LTDA, uma empresa do GRUPO A EDUCAÇÃO S.A.
Av. Jerônimo de Ornelas, 670 – Santana
90040-340 Porto Alegre RS
Fone: (51) 3027-7000 Fax: (51) 3027-7070

Unidade São Paulo
Rua Doutor Cesário Mota Jr., 63 – Vila Buarque
01221-020 São Paulo SP
Fone: (11) 3221-9033

SAC 0800 703-3444 – www.grupoa.com.br

É proibida a duplicação ou reprodução deste volume, no todo ou em parte, sob quaisquer formas ou por quaisquer meios (eletrônico, mecânico, gravação, fotocópia, distribuição na Web e outros), sem permissão expressa da Editora.

IMPRESSO NO BRASIL
PRINTED IN BRAZIL

▶ AUTORES

GUSTAVO GUSSO ▶ Médico de família e comunidade. Professor de Clínica Geral e Propedêutica da Faculdade de Medicina da Universidade de São Paulo (FMUSP). Mestre em Medicina de Família pela Western University, Ontário, Canadá. Doutor em Ciências Médicas pela USP.

JOSÉ MAURO CERATTI LOPES[†] ▶ Médico de família e comunidade do Grupo Hospitalar Conceição (GHC), Porto Alegre, RS. Professor do Departamento de Saúde Coletiva da Universidade Federal de Ciências da Saúde de Porto Alegre (UFCSPA). Mestre em Educação pela Universidade Federal do Rio Grande do Sul (UFRGS).

LÊDA CHAVES DIAS (coordenação editorial) ▶ Médica de família e comunidade. Professora da Pós-graduação da Faculdade Unimed. Especialista em Terapia de Família e Casal pelo Instituto da Família de Porto Alegre (Infapa) e em Saúde Pública pela Fundação Oswaldo Cruz (Fiocruz). Mestre em Epidemiologia pela UFRGS.

ADELSON GUARACI JANTSCH ▶ Médico de família e comunidade. Coordenador da Residência em Medicina de Família e Comunidade (MFC) da Secretaria Municipal de Saúde do Rio de Janeiro (SMSRio). Mestre em Epidemiologia pelo Instituto de Medicina Social da Universidade do Estado do Rio de Janeiro (IMS/UERJ). Doutorando em Epidemiologia no IMS/UERJ.

ADEMIR LOPES JUNIOR ▶ Médico de família e comunidade do Centro de Saúde-Escola Samuel B. Pessoa da FMUSP.

ADRIANA VIEIRA CARDOZO ▶ Médico oftalmologista da Secretaria Estadual de Saúde (SES) do Espírito Santo e do Hospital Estadual Infantil Nossa Senhora da Glória. Mestre em Doenças Infecciosas pela Universidade Federal do Espírito Santo (UFES).

AIRTON TETELBOM STEIN ▶ Médico de família e comunidade e epidemiologista do GHC. Professor titular de Saúde Coletiva da UFCSPA. Pró-reitor de Pesquisa e Pós-graduação da UFCSPA. Mestre em Community Health for Developing Countries pela London School of Hygiene & Tropical Medicine/University of London, Inglaterra. Doutor em Clínica Médica pela UFRGS. Pós-doutorado na University of Oxford, Reino Unido, e na University of Oslo, Noruega.

AKEMI MORIMOTO ▶ Médica de família e comunidade. Professora do Internato Prática de Saúde na Comunidade da Universidade do Planalto Catarinense (Uniplac).

ALBA LÚCIA DIAS DOS SANTOS ▶ Médica sanitarista. Professora da Disciplina de Atenção Primária à Saúde (APS) da Universidade Cidade de São Paulo (Unicid). Médica do Departamento de Assistência Integral à Saúde e da Escola SUS Guarulhos da SMS de Guarulhos. Mestre e Doutora em Saúde Pública: Saúde Materno-infantil pela Faculdade de Saúde Pública (FSP) da USP.

ALDO CIANCIO ▶ Médico de família e comunidade. Supervisor técnico da Residência em MFC da Faculdade de Medicina do ABC (FMABC). Ex-professor visitante de MFC da Boston University Medical School, EUA. Pós-graduando em Ciências da Saúde na FMUSP.

ALESSANDRO DA SILVA SCHOLZE ▶ Médico de família e comunidade. Professor do Curso de Medicina da Universidade do Vale do Itajaí (Univali). Especialista em Clínica Médica: Gastrenterologia pela Universidade Federal de Santa Maria (UFSM) e em Saúde Pública pela Universidade Federal de Santa Catarina (UFSC). Mestre em Saúde e Gestão do Trabalho: Saúde da Família pela Univali.

ALEX MIRANDA RODRIGUES ▶ Médico de família e comunidade. Professor dos Cursos de Medicina do Instituto Master de Ensino Presidente Antônio Carlos (Imepac) de Araguari, MG, e da Faculdade Ciências Biomédicas de Cacoal, RO. Mestre e Doutor em Infectologia e Medicina Tropical pela Universidade Federal do Mato Grosso (UFMT).

ALEXANDRE FORTES ▶ Médico de família e comunidade. Autor do Curso de Medicina Musculoesquelética para médicos de família e comunidade.

ALFREDO CATALDO NETO ▶ Médico psiquiatra e psicanalista. Professor adjunto da Escola de Medicina da Pontifícia Universidade Católica do Rio Grande do Sul (PUCRS). Professor pesquisador permanente do Programa de Pós-graduação (PPG) em Gerontologia Biomédica da PUCRS. Especialista em Psiquiatria pela PUCRS e em Psicoterapia de Orientação Analítica pela UFRGS. Doutor em Clínica Médica pela PUCRS.

ALINE GERLACH ▶ Nutricionista. Especialista em Saúde Pública pela Associação Brasileira de Nutrição, em Nutrição Enteral e Parenteral pela PUCRS e em Práticas Pedagógicas pela UFRGS. Residência em Saúde Pública pela Escola de Saúde Pública do Rio Grande do Sul (ESP/RS).

ALINE GUERRA AQUILANTE ▶ Cirurgiã-dentista. Professora adjunta do Departamento de Medicina da Universidade Federal de São Carlos (UFSCar). Especialista em Saúde da Família pela UFSCar. Mestre em Odontologia: Saúde Coletiva pela Faculdade de Odontologia de Bauru da USP. Doutora em Saúde Coletiva pela Universidade Federal de São Paulo (Unifesp).

ALINE IARA DE SOUSA ▶ Enfermeira do Serviço de Saúde Comunitária (SSC) do GHC. Especialista em Saúde Pública e em Docência na Saúde pela UFRGS. Mestre em Enfermagem pela UFRGS.

ANA CECILIA SILVEIRA LINS SUCUPIRA ▶ Médica pediatra do Instituto da Criança da FMUSP. Professora colaboradora do Departamento de Pediatria da FMUSP. Matriciadora de Saúde da Criança da Residência em Saúde da Família e Comunidade da FMUSP. Especialista em Pediatra e em Saúde Pública pela USP. Mestre em Medicina Preventiva pela USP. Doutora em Pediatria pela USP.

ANA CÉLIA DA SILVA SIQUEIRA ▶ Gerente de projetos do TelessaúdeRS/UFRGS. Graduada em Ciências Contábeis pela Universidade São Francisco de Assis (Unifin). MBA em Gestão Estratégica de Pessoas no Centro Universitário Internacional (Uninter).

ANA CLÁUDIA SANTOS CHAZAN ▶ Médica de família e comunidade. Professora adjunta de Medicina Integral, Familiar e Comunitária da UERJ. Mestre em Endocrinologia e Metabologia pela UERJ. Doutora em Ciências pela Escola Nacional de Saúde Pública Sergio Arouca (ENSP) da Fiocruz.

ANA CRISTINA VIDOR ▶ Médica de família e comunidade. Professora substituta do Departamento de Saúde Pública da UFSC. Mestre e Doutora em Epidemiologia pela UFRGS.

ANA FLAVIA P. L D'OLIVEIRA ▶ Médica sanitarista. Professora Doutora do Departamento de Medicina Preventiva da FMUSP. Mestre e Doutora em Medicina Preventiva pelo Departamento de Medicina Preventiva da FMUSP. Pós-doutorado na London School of Hygiene & Tropical Medicine/University of London.

ANA HELENA ARAÚJO BOMFIM QUEIROZ ▶ Psicóloga. Professora do Curso de Psicologia da Faculdade Luciano Feijão, CE. Especialista em Saúde Mental pela Universidade Estadual do Ceará (UECE) e em Processos Educacionais na Saúde pelo Instituto Sírio-Libanês de Ensino e Pesquisa (IEP/HSL). Mestre em Saúde Pública pela Universidade Federal do Ceará (UFC).

ANA MARREIROS ▶ Professora. Licenciatura em Estatística e Investigação Operacional na Faculdade de Ciências da Universidade de Lisboa, Portugal. Doutora em Métodos Quantitativos Aplicados à Economia e à Gestão com especialidade em Estatística pela Faculdade de Economia da Universidade do Algarve, Portugal.

ANA PAULA ANDREOTTI AMORIM ▶ Médica de família e comunidade. Coordenadora da Atenção Primária à Saúde da FMUSP. Tutora da Residência em MFC da FMUSP.

ANA PAULA TUSSI LEITE ▶ Médica. Residente em MFC do GHC.

ANA PAULA WERNECK ▶ Médica psiquiatra da Divisão de Atenção à Saúde da UFSC. Professora de Psiquiatria da Universidade do Sul de Santa Catarina. Doutora em Ciências Médicas pela FMUSP.

ANA ROBERTA CERATTI ▶ Médica de família e comunidade e terapeuta de família e casais. Professora de Saúde Coletiva da Faculdade de Medicina da Universidade de Passo Fundo (UPF). Especialista em Medicina do Trabalho pela UFRGS.

ANA ROCHADEL ▶ Médica de família e comunidade do Complexo Penitenciário da Papuda, Brasília, DF.

ANA THEREZA CAVALCANTI ROCHA ▶ Médica pneumologista e intensivista. Professora adjunta do Departamento de Saúde da Família da Faculdade de Medicina da

Bahia (FMB) da Universidade Federal da Bahia (UFBA). Especialista em Pneumologia e Terapia Intensiva pela Duke University, EUA. Master of Health Sciences for Clinical Research pelo Duke Clinical Research Institute (DCRI) da Duke University. Doutora em Medicina e Saúde pela UFBA. Fellow do American College of Chest Physicians.

ANAELÍ BRANDELLI PERUZZO ▶ Enfermeira estomaterapeuta. Especialista em Estomaterapia pela Universidade do Vale do Rio dos Sinos (Unisinos).

ANDERSON SOARES DA SILVA ▶ Médico de família e comunidade. Professor do Departamento de Medicina Social da Faculdade de Medicina de Ribeirão Preto (FMRP) da USP. Doutor em Ciências Médicas pela FMUSP.

ANDERSON STEVENS ▶ Médico de família e comunidade efetivo da Estratégia Saúde da Família (ESF), Lages, SC. Professor da Unidade Prática de Saúde na Comunidade do Curso de Medicina da Uniplac. Coordenador e preceptor da Residência Médica em MFC da Uniplac.

ANDRÉ KLAFKE ▶ Médico de família e comunidade do GHC. Preceptor da Residência Médica em MFC e do Mestrado Profissional em Avaliação e Produção de Tecnologias em Saúde do GHC. Mestre e Doutor em Epidemiologia pela UFRGS.

ANDRÉ LUCIO DE CASSIAS ▶ Médico. Professor titular de Medicina da Universidade do Contestado. Consultor da Tempo Consultoria em APS e Sistemas de Saúde. Especialista em Medicina de Família pela PUCPR.

ANDRÉ ROSITO MARQUARDT ▶ Médico psiquiatra do Centro de Atenção Psicossocial Álcool e Drogas (CAPSad) de Florianópolis, SC. Especialista em Gestão da Saúde Pública pela UFSC. Mestre em Ciências da Saúde pela UFCSPA.

ANDREA CUNHA DE MENDONÇA ▶ Médica psiquiatra da Prefeitura Municipal de Florianópolis.

ÂNGELA JORNADA BEN ▶ Médica de família e comunidade. Professora adjunta do Departamento de Saúde Coletiva da UFCSPA. Especialista em Ensino Médico pela UFC com apoio do Brasil-Faimer Regional Institute e em Avaliação de Tecnologias em Saúde pela UFRGS. Mestre e Doutora em Epidemiologia pela UFRGS.

ANGÉLICA MANFROI ▶ Médica de família e comunidade. Professora da Disciplina de APS Interdisciplinar da Unicid. Especialista em Gestão de Saúde Pública pela UFSC e em Auditoria em Saúde pela Fundação Educacional Lucas Machado (Feluma).

ANGELMAR CONSTANTINO ROMAN ▶ Médico de família e comunidade. Preceptor de Medicina Geral de Família e Comunidade da Faculdade Evangélica do Paraná (Fepar) e da Universidade Positivo, Curitiba, PR. Supervisor da Residência Médica em MFC do Hospital da Cruz Vermelha, PR. Doutor em Informática Médica pela USP.

ANTÔNIO AUGUSTO DALL'AGNOL MODESTO ▶ Médico de família e comunidade. Professor de APS Interdisciplinar da Faculdade de Medicina da Unicid. Doutor em Medicina Preventiva pela FMUSP.

ARINEY C. MIRANDA ▶ Professor adjunto de Cirurgia da Universidade Federal do Pará (UFPa) e do Mestrado Profissional em Ensino em Saúde do Centro Universitário do Estado do Pará (Cesupa). Especialista em Cirurgia do Aparelho Digestivo pelo Colégio Brasileiro de Cirurgia Digestiva (CBCD). Mestre em Gastrenterologia Cirúrgica pelo Instituto de Assistência Médica ao Servidor Público Estadual de São Paulo. Doutor em Doenças Tropicais pelo Núcleo de Medicina Tropical da UFPa.

ARISTÓTELES CARDONA JÚNIOR ▶ Médico de família e comunidade. Professor e coordenador da Residência Médica em MFC da Universidade Federal do Vale do São Francisco. Mestrando em Saúde da Família no Instituto Aggeu Magalhães (IAM)/Fiocruz.

ARMANDO HENRIQUE NORMAN ▶ Especialista em MFC pela Fepar. MSc em Antropologia Médica pela Durham University, Inglaterra. PhD em Antropologia pela Durham University.

ARNILDO DUTRA DE MIRANDA JUNIOR ▶ Médico de família e comunidade.

ARTUR F. SCHUMACHER SCHUH ▶ Médico neurologista. Professor adjunto do Departamento de Farmacologia e da Pós-Graduação em Ciências Médicas da UFRGS. Preceptor da Residência Médica em Neurologia do Hospital de Clínicas (HCPA) da UFRGS. Mestre em Ciências Médicas pela UFRGS. Doutor em Genética e Biologia Molecular pela UFRGS.

ARTUR OLIVEIRA MENDES ▶ Médico de família e comunidade da Prefeitura Municipal de Belo Horizonte, MG, e da Unimed-BH. Preceptor da Residência Médica em MFC do Hospital das Clínicas (HC) da Universidade Federal de Minas Gerais (UFMG). Especialista em Ativação de Mudanças Curriculares pela ENSP/Fiocruz.

BÁRBARA CRISTINA BARREIROS ▶ Médica de família e comunidade.

BARBARA STARFIELD[†] ▶ Professora emérita, Department of Health Policy and Management, Johns Hopkins University.

BIANCA LUIZA DE SÁ E SILVA ▶ Médica de família e comunidade da ESF da Unidade Básica de Saúde (UBS) Vila Dalva e do Hospital Sírio-Libanês. Tutora da Residência Médica em MFC do HCFMUSP.

BRIAN W. JACK ▶ Médico de família. Professor e chefe do Departamento de Medicina de Família da Boston University, School of Medicine e Boston Medical Center.

Médico pela Universidade de Massachusetts Medical School, EUA, *Fellowship* em Obstetrícia de Alto Risco no Sacred Heart Hospital, University of Washington.

BRUNA DE MORAES LOPES ▶ Pós-graduadação em Fisioterapia Ortopédica e Neurológica no Instituto de Educação e Pesquisa do Hospital Moinhos de Vento (HMV), Porto Alegre, RS. Mestre em Ciências da Reabilitação pela UFCSPA. Doutoranda em Ciências da Reabilitação na UFCSPA.

BRUNELA MADUREIRA ▶ Médica dermatologista. Professora adjunta do Departamento de Medicina Social da UFES. Título de Especialista em Dermatologia pela Sociedade Brasileira de Dermatologia (SBD) e pela Associação Médica Brasileira (AMB). Mestre em Patologia das Doenças Infecciosas pela UFES. Doutora em Doenças Infecciosas pela UFES.

BRUNO PEREIRA STELET ▶ Médico de família e comunidade. Professor da Faculdade de Medicina da Universidade Federal do Rio de Janeiro (UFRJ). Preceptor da Residência em MFC da ENSP/Fiocruz e da UFRJ. Especialista em Ensino na Saúde pelo IMS/UERJ. Mestre em Saúde Coletiva pelo IMS/UERJ.

CAMILA AMENT GIULIANI DOS SANTOS FRANCO ▶ Médica de família e comunidade da SMS de Curitiba. Professora adjunta da PUCPR. Professora convidada da Faculdade de Medicina da Universidade do Porto, Portugal. Mestre em Tecnologia da Saúde pela PUCPR. Doutoranda em Medicina na Universidade do Porto.

CARLA BAUMVOL BERGER ▶ Médica de família e comunidade. Mestranda Profissional em Avaliação e Produção de Tecnologias para o SUS no Hospital Nossa Senhora da Conceição (HNSC) do GHC.

CARLOS ALBERTO SAMPAIO MARTINS DE BARROS[†] ▶ Médico psiquiatra. Professora dos Cursos de Psicologia e de Medicina da Universidade Luterana do Brasil (ULBRA) de Canoas, RS, e do Curso de Especialização em Psiquiatria do Centro de Estudos José de Barros Falcão. Mestre em Psicologia Educacional pelo Instituto Universitário de Ciências Psicológicas, Sociais e da Vida (ISPA), Lisboa.

CARLOS ANDRÉ AITA SCHMITZ ▶ Médico de família e comunidade. Professor adjunto da UFRGS. Consultor em Tecnologia da Informação do TelessaúdeRS/UFRGS. Especialista em Saúde Pública pela ESP/RS. Mestre em Geomática pela UFSM. Doutor em Epidemiologia pela UFRGS.

CARLOS AUGUSTO MELLO DA SILVA ▶ Médico pediatra com área de atuação em Toxicologia Médica pela AMB. Professor do Curso de Especialização em Toxicologia do Instituto de Toxicologia (InTox) da PUCRS. Médico do Centro de Informação Toxicológica (CIT) da SES do RS. Especialista em Toxicologia Aplicada pela PUCRS.

CARLOS DANIEL MAGALHÃES DA SILVA MOUTINHO JR. ▶ Médico de família e comunidade.

CARLOS HENRIQUE MARTINEZ VAZ ▶ Médico de família e comunidade. Residente em Gestão em Saúde no Programa de Residência da SMS de Florianópolis.

CARLOS R. M. RIEDER ▶ Médico neurologista. Professor adjunto de Neurologia da UFCSPA. Professor do PPG em Ciências Médicas da UFRGS e do PPG em Ciências da Reabilitação da UFCSPA. Mestre em Ciências Médicas pela UFRGS. Doutor em Clinical Neuroscience pela Birmingham University, Inglaterra.

CARLOS WALTER SOBRADO ▶ Coloproctologista. Professor assistente Doutor da Disciplina de Coloproctologia do HCFMUSP. Mestre e Doutor em Medicina: Cirurgia do Aparelho Digestivo pela FMUSP.

CARMEN LUIZA C. FERNANDES ▶ Médica de família e comunidade. Terapeuta de casais e família. Especialista em Saúde Mental Coletiva. Mestre em Epidemiologia.

CARMEN VERA GIACOBBO DAUDT ▶ Médica de família e comunidade. Professora adjunta do Departamento de Saúde Coletiva da UFCSPA e do Núcleo de Formação Específica em MFC da Escola de Medicina da PUCRS. Doutora em Epidemiologia pela UFRGS.

CAROLINA DEGEN MEOTTI ▶ Médica dermatologista.

CAROLINA FAJARDO ▶ Médica de família e comunidade. Professora assistente de Prática Médica da Universidade do Grande Rio (Unigranrio). Responsável técnica da Clínica da Família José de Souza Herdy. Mestre em Educação em Ciências e Saúde pela UFRJ.

CAROLINA MACHADO TORRES ▶ Médica neurologista contratada do Serviço de Neurologia do HCPA/UFRGS. Especialista em Neurofisiologista Clínica pelo Hospital São Lucas da PUCRS. Mestre e Doutora em Ciências Médicas pela UFRGS.

CAROLINE BOURBON ▶ Médica de família e comunidade. Professor adjunto de APS da Universidade Federal do Recôncavo da Bahia.

CAROLINE SAORI SAKURAI TAMAKI ▶ Médica de família e comunidade.

CASSIANO TEIXEIRA ▶ Chefe médico do Centro de Terapia Intensiva de Adultos do HMV. Professor adjunto de Clínica Médica da UFCSPA. Especialista em Terapia Intensiva pela ISCMPA. Doutor em Pneumologia pela UFRGS.

CATHERINE MOURA DA FONSECA PINTO ▶ Médica sanitarista e gestora de cuidados em saúde. Gerente executiva de Serviços Profissionais e Soluções de Tecnologia da Abbott Laboratórios do Brasil. Especialista em Medicina Preventiva e Social e em Gestão em Saúde e Medicina do Trabalho pela FMABC. Mestre em Saúde da Família pela Universidade Estácio de Sá. Membro do Colégio Brasileiro de Executivos da Saúde.

CERES VÍCTORA ▶ Antropóloga com área de atuação em Antropologia do Corpo e da Saúde. Professora e pesquisadora do Departamento de Antropologia e do PPG em Antropologia Social da UFRGS. Mestre em Antropologia Social pela UFRGS. PhD em Antropologia pela Brunel University, Reino Unido.

CESAR AUGUSTO DE FREITAS E RATHKE ▶ Médico de família e comunidade e psiquiatra. Preceptor de Saúde Mental da Faculdade de Ciências Médicas da Paraíba. Pós-graduação em Psiquiatria no Instituto Abuchaim, Porto Alegre, em Acupuntura pelo Centro de Estudos de Acupuntura (CESAC/RS) e em Dependência Química pela Unifesp. Título de Especialista em Psiquiatria pela ABP.

CESAR DE CESAR NETTO ▶ Médico. Especialista em Ortopedia, Cirurgia de Pé e Tornozelo pelo Instituto de Ortopedia e Traumatologia (IOT) do HCFMUSP. Doutor em Ciências Médicas pela USP.

CÉSAR MONTE SERRAT TITTON ▶ Médico de família e comunidade da Prefeitura Municipal de Curitiba. Especista em Psicologia Comunitária pela University of Brighton, Inglaterra. Ex-secretário de Saúde de Curitiba (ago/2015-dez/2016).

CESAR PAULO SIMIONATO ▶ Médico do Departamento de Clínica Médica do Hospital Universitário da UFSC. Especialista em Saúde Pública pela SES de Santa Catarina/UFSC/Fiocruz.

CHARLES DALCANALE TESSER ▶ Médico especialista em Medicina Preventiva e Social. Mestre e Doutor em Saúde Coletiva pela Universidade Estadual de Campinas (Unicamp).

CHRISTIAN MORATO DE CASTILHO ▶ Médico de família e comunidade. Superintendente de Assistência Ambulatorial da Unimed-BH. MBA em Gestão de Saúde na Fundação Getúlio Vargas.

CLAUCEANE VENZKE ZELL ▶ Médica de família e comunidade. Professora da Universidade de Santa Cruz do Sul (Unisc), RS. Especialista em Saúde Pública pela UFRGS e em Geriatria pela PUCRS.

CLAUDIA DE AGUIAR MAIA GOMES ▶ Médica de família e comunidade. Professora do Curso de Medicina do Centro Acadêmico do Agreste (CAA) da Universidade Federal de Pernambuco (UFPE). Mestre em Educação Médica pelo Instituto de Medicina Integral Professor Fernando Figueira.

CLAUDIA MOTA DE CARVALHO ▶ Médica de família e comunidade da Unidade de Saúde da Família S16 Distrito Sul da Secretaria Municipal de Saúde de Manaus (Semsa). Preceptora da Residência em MFC do Hospital Universitário Getúlio Vargas da Universidade Federal do Amazonas (UFAM).

CLÁUDIA RAMOS MARQUES DA ROCHA ▶ Médica de família e comunidade e sanitarista do Departamento de MFC do Hospital Universitário Pedro Ernesto. Coordenadora das Linhas de Cuidado das Doenças Crônicas Não Transmissíveis da SMSRio. Especialista em Gestão de Sistemas e Serviços de Saúde, com ênfase em APS pela Unicamp. MBA em Administração com ênfase em Gestão de Saúde pela Fundação Getúlio Vargas. Mestranda em Atenção Primária à Saúde na UFRJ.

CLAUDIA REGINA OLIVEIRA DA COSTA ▶ Médica pediatra. Professora assistente do Internato de Saúde Coletiva do Centro Universitário de Volta Redonda (UniFOA). Mestre em Ensino em Ciências da Saúde e Meio Ambiente pelo UniFOA.

CLÁUDIA SCHWEIGER ▶ Médica otorrinolaringologista. Preceptora da Residência Médica em Otorrinolaringologia do HCPA/UFRGS. Professora colaboradora do PPG em Saúde da Criança e do Adolescente da UFRGS. Mestre e Doutora em Saúde da Criança e do Adolescente pela UFRGS. Pós-doutorado em Otorrinolaringologia Pediátrica no Cincinnati Children's Hospital, EUA.

CLAUNARA SCHILLING MENDONÇA ▶ Médica de família e comunidade. Professora adjunta de Medicina de Família do Departamento de Medicina Social da UFRGS e do Mestrado Profissional em Avaliação de Tecnologias em Saúde para o SUS do GHC. Mestre e Doutora em Epidemiologia pela UFRGS.

CLEDY ELIANA DOS SANTOS ▶ Médica de família e comunidade. Professora da Escola de Saúde do GHC. Especialista em Medicina Paliativa pela AMB. Mestre em Saúde Comunitária para Países em Desenvolvimento pela University of London e em AIDS pela Universitat de Barcelona, Espanha. Doutoranda em Medicina na Universidade do Porto.

CLEO BORGES ▶ Médico de família e comunidade da Prefeitura Municipal de Cuiabá, MT. Coordenador do Departamento de Saúde Coletiva da Universidade de Cuiabá (UNIC). Coordenador da Residência Médica em MFC do Hospital Geral Universitário da UNIC. Mestre em Políticas e Gestão em Saúde pela Università di Bologna, Itália.

COR JESUS F. FONTES ▶ Médico infectologista. Professor associado da Faculdade de Medicina da UFMT. Mestre e Doutor em Medicina Tropical pela UFMG.

CRISTIANE TAVARES ▶ Médica clínica geral e neuroanestesiologista especialista em Dor. Título de Especialista em dor pela Sociedade Brasileira de Anestesiologia (SBA) e AMB. Título Superior de Anestesiologia pela SBA. Doutoranda em Anestesiologia na FMUSP.

CRISTIANO J. C. DE ALMEIDA CUNHA ▶ Professor universitário. Coordenador do Laboratório de Liderança e Gestão Responsável da UFSC. Doutor em Administração pela Rheinisch-Westfälische Technische Hochschule Aachen, Alemanha.

CRISTINA PADILHA LEMOS ▶ Médica de família e comunidade. Pós-graduação em Saúde Pública e em Gerontologia Social na PUCRS. Pós-graduação em Educação Popular em Saúde na ESP/RS.

CRISTINA ROLIM NEUMANN ▶ Médica endocrinologista. Professora associada do Departamento de Medicina Social da UFRGS. Doutora em Clínica Médica pela UFRGS.

CRISTINA SUBTIL ▶ Médica pediatra. Coordenadora do Curso de Medicina da Uniplac. Mestre em Saúde Pública pela Universidad de La Integración de Las Americas Unida (Unida), Paraguai.

CYNTHIA GOULART MOLINA-BASTOS ▶ Médica de família e comunidade do TelesSaúdeRS/UFRGS e do Serviço de APS do HCPA/UFRGS. Especialista em Acupuntura pelo CESAC/RS e em Dor e Cuidados Paliativos (em andamento) pela UFMG. Mestre em Epidemiologia pela UFRGS. Doutoranda em Epidemiologia na UFRGS.

DANIEL ALMEIDA ▶ Médico de família e comunidade da Unifesp, da Prefeitura de São Paulo e da Associação Paulista para o Desenvolvimento da Medicina. Especialista em Atenção Domiciliar pela UFSC. Mestre em Psiquiatria e Psicologia Médica pela Unifesp. Doutor em Saúde Coletiva pela Unifesp.

DANIEL KNUPP AUGUSTO ▶ Médico de família e comunidade. Mestre em Epidemiologia pela Fiocruz Minas.

DANIEL SORANZ ▶ Médico de família e comunidade. Professor e pesquisador da Fiocruz. Especialista em Saúde Pública pela ENSP/Fiocruz. Mestre em Políticas Públicas de Saúde pela Fiocruz. Doutor em Epidemiologia pela ENSP/Fiocruz.

DANIELA CABRAL DE SOUSA ▶ Médica reumatologista. Professora assistente do Curso de Medicina da Universidade de Fortaleza (Unifor). Título de Especialista em Reumatologia pela Sociedade Brasileira de Reumatologia. Mestre em Clínica Médica pela UFC.

DANIELA MONTANO WILHELMS ▶ Médica de família e comunidade. Especialista em Informação Científica e Tecnologia em Saúde pela Fiocruz. Mestre em Epidemiologia pela UFRGS.

DANIELA RIVA KNAUTH ▶ Antropóloga com área de atuação em Antropologia Médica. Professora titular do Departamento de Medicina Social, do PPG em Epidemiologia e do PPG em Antropologia Social da UFRGS. Mestre em Antropologia Social pela UFRGS. Doutora em Etnologia e Antropologia Social pela Ecole des Haute Etudes en Sciences Sociales, França.

DANIELLA BORGES MACHADO ▶ Médica de família e comunidade da Unidade de Saúde Vila Floresta, Porto Alegre. Preceptora da Residência em MFC do GHC. Master of Public Health pela University of Minnesota, EUA.

DANIELLE BIVANCO-LIMA ▶ Médica clínica geral. Professora assistente do Departamento de Saúde Coletiva da Faculdade de Ciências Médicas da Santa Casa de São Paulo. Doutora em Ciências Médicas pela FMUSP.

DANIELLY ROCHA DE ANDRADE ALMEIDA ▶ Médica pediatra e psiquiatra do Centro de Atenção Psicossocial à Infância e Adolescência (CAPSI) de Volta Redonda. Preceptora do Internato do Curso de Medicina do UniFOA. Título de Psiquiatria pela ABP.

DANNIELLE FERNANDES GODOI ▶ Professora Doutora do Departamento de Clínica Médica da UFSC.

DANYELLA DA SILVA BARRÊTO ▶ Médica de família e comunidade. Professora do Departamento de Promoção à Saúde da Universidade Federal da Paraíba (UFPB) e do Eixo Saúde Coletiva do Centro Universitário João Pessoa (Unipê). Especialista em Terapia Familiar Sistêmica pelo Infapa. Mestre em Psicologia pela Unisinos.

DAVID LAITH RAWAF ▶ Médico sanitarista, ortopedista, MSc DL PT em Ortopedia, Queen Mary University of London, Reino Unido.

DÉBORA DEUS CARDOZO ▶ Cirurgiã-dentista. Especialista em Ensino em Saúde pela UFRGS. Mestre e Doutora em Odontologia: Saúde Bucal Coletiva pela UFRGS.

DÉBORA PEREIRA THOMAZ ▶ Médica internista e geriatra. Preceptora da Residência Médica de Geriatria do Hospital dos Servidores Estaduais de MG.

DEE MANGIN ▶ Professora e médica de família e comunidade, McMaster University. Especialista em Medicina de Família. DPH (Otago), MBChB (Otago), FRNZCGP (NZ). David Braley & Nancy Gordon Chair in Family Medicine. Professora e diretora de Pesquisa da McMaster University, University of Otago, Christchurch.

DEIDVID DE ABREU ▶ Assistente social. Especialista em Saúde da Família pela UFSC. Mestre em Saúde Mental e Atenção Psicossocial pela UFSC. Doutorando em Saúde Coletiva na UFSC.

DEMIAN DE OLIVEIRA E ALVES ▶ Médico de família e comunidade do corpo clínico do Hospital Sírio-Libanês. Mestrando em Saúde Pública na FSP/USP.

DENISE MACHADO LONGHI ▶ Médica de família e comunidade. Especialista em Facilitação de Processos Educacionais e Preceptoria para o SUS pelo IEP-HSL.

DIANI DE OLIVEIRA MACHADO ▶ Enfermeira. Mestre em Enfermagem pela UFRGS.

DIEGO JOSÉ BRANDÃO ▶ Médico de família e comunidade. Supervisor da Residência Médica em MFC da Universidade Vila Velha, ES (UVV/ES).

DIJON HOSANA SOUZA SILVA ▶ Médico de família e comunidade. Coordenador da Curadoria de Relatos da Comunidade de Práticas da Secretaria de Gestão do Trabalho e da Educação na Saúde do MS. Pós-graduação em Atenção Básica em Saúde da Família no Núcleo de Educação e Saúde Coletiva da UFMG e em Psicologia Organizacional na Universidade Salvador. Aperfeiçoamento em Metodologias Ativas em Ensino de Saúde no IEP/HSL.

EDEVARD J. DE ARAUJO ▶ Cirurgião pediatra. Professor adjunto da UFSC. Urologista pediátrico do Hospital Infantil Joana de Gusmão, Florianópolis. Especialista em Urologia Pediátrica pela Fundacion Puigvert, Universitat Autònoma de Barcelona. Doutor em Cirurgia pela Unifesp.

EDUARDO DE OLIVEIRA FERNANDES ▶ Médico intensivista. Supervisor da Residência em Medicina Interna do GHC. Doutor em Pneumologia pela UFRGS.

EDUARDO HENRIQUE PORTZ ▶ Médico. Residente em MFC no GHC.

EDWIN EIJI SUNADA ▶ Médico ortopedista do Hospital Sírio-Libanês especialista em Cirurgia do Ombro e Cotovelo.

ELIETE M. COLOMBELI ▶ Cirurgiã pediátrica com área de atuação em Urologia Pediátrica. Professora convidada de Técnica Operatória da UFSC.

ELINEIDE GOMES DOS S. CAMILLO ▶ Farmacêutica magistral. Farmacêutica do SSC/GHC. Especialista em Gestão da Assistência Farmacêutica pela UFSC.

EMANUELA PLECH THOMÉ ▶ Dermatologista especialista em cirurgia dermatológica. Preceptora de Dermatologia do Serviço de Dermatologia do Hospital Universitário (HU) da Universidade Federal de Sergipe (UFS). Título de Especialista pela SBD.

EMERSON DA SILVEIRA ▶ Médico de família e comunidade da APS de Itajaí. Professor do Internato em MFC da Univali.

EMILIAN REJANE MARCON ▶ Educadora física do Programa de Cirurgia Bariátrica do HCPA/UFRGS e da UBS Santa Cecília. Especialista em Treinamento Desportivo e Psicomotricidade pela UFRGS. Mestre em Ciências da Saúde: Cardiologia pelo Instituto de Cardiologia (IC) da Fundação Universitária de Cardiologia (FUC). Doutora em Medicina: Ciências Cirúrgicas pela UFRGS.

ENO DIAS DE CASTRO FILHO ▶ Médico de família e comunidade. Professor do Mestrado Profissional em Avaliação de Tecnologias em Saúde do GHC. Mestre em Educação pela UFRGS. Doutor em Epidemiologia pela UFRGS.

ENRIQUE GAVILÁN ▶ Médico. Responsável pela pesquisa do Laboratório de Polifarmácia. Especialista em Medicina de Família e Comunidade da Unidad Docente Medicina Familiar y Comunitaria de Córdoba. Doutor em Medicina pela Universidad de Córdoba.

ENRIQUE MOLINA PÉREZ DE LOS COBOS ▶ Médico interno residente. Especialista em Medicina de Família e Comunidade. Mestre em Economia da Saúde e Medicamentos pela Universitat Pompeu Fabra de Barcelona.

ÉRICA VIANA ROCHA ▶ Médica. Mestrado Integrado em Medicina pela Faculdade de Medicina da Universidade de Lisboa.

ERIKA SIQUEIRA DA SILVA ▶ Médica de família e comunidade. Professora auxiliar do Centro de Ciências da Vida da UFPE. Preceptora da Residência em MFC da Secretaria de Saúde do Recife. Mestre em Saúde Coletiva pela Unicamp.

ERIKA VOVCHENCO ▶ Assistente social do Consultório na Rua de São Paulo. Especialista em Saúde Mental pela Unifesp.

ERNO HARZHEIM ▶ Médico de família e comunidade. Especialista em MFC pelo HNSC/GHC. Doutor em Saúde Pública pela Universidade de Alicante, Espanha. Pós-doutorado em Epidemiologia na UFRGS.

EUCLIDES FURTADO DE ALBUQUERQUE CAVALCANTI ▶ Médico. Especialista em Clínica Médica pelo HCFMUSP.

EUNICE CARRAPIÇO ▶ Médico de família e comunidade. Coordenadora da Equipa Regional de Apoio e Acompanhamento para os Cuidados de Saúde Primários na Administração Regional de Saúde de Lisboa e Vale do Tejo.

EYMARD MOURÃO VASCONCELOS ▶ Médico. Coordenador nacional da Rede de Educação Popular e Saúde. Professor aposentado da UFPB. Especialista em Clínica Médica pelo Hospital das Clínicas da UFMG e em Saúde Pública pela Fiocruz/RJ. Mestre em Educação pela UFMG. Doutor em Medicina Tropical pela UFMG.

FABIANA PRADO DOS SANTOS NOGUEIRA ▶ Médica de família e comunidade. Professora da Universidade de Uberaba (Uniube). Coordenadora do Internato do Curso de Medicina e da Residência Médica de MFC da Uniube. Mestre em Clínica de Doenças Infecciosas e Parasitárias pela Universidade Federal do Triângulo Mineiro.

FABIANO GONÇALVES GUIMARÃES ▶ Médico de família e comunidade da Prefeitura Municipal de Belo Horizonte. Professor da Universidade José do Rosário Vellano (Unifenas-BH). Mestrando em Saúde da Família na Associação Brasileira de Saúde Coletiva/Fiocruz/ Universidade Federal de Juiz de Fora (UFJF).

FÁBIO DUARTE SCHWALM ▶ Médico de família e comunidade da ESF Francesa Alta, Barão, RS. Professor de APS na Universidade de Caxias do Sul (UCS). Especialista em Medicina do Tráfego pelo GHC. Mestrando em Avaliação e Produção de Tecnologias para o SUS: Espiritualidade e Saúde no GHC.

FÁBIO LUIZ VIEIRA ▶ Médico de família e comunidade com interesse especial em Dor Crônica. Mestre em Gestão Internacional de Saúde pelo Imperial College London.

FABRÍCIO CASANOVA ▶ Médico de família e comunidade. Preceptor da Residência Médica em Medicina de Família na Escola de Saúde Pública de Florianópolis. Especialista em Terapia de Família pela Universidade de Foz do Iguaçu (Uniguaçu)/ Gruppos. Mestre em Avaliação de Tecnologias em Saúde pelo Instituto Nacional de Cardiologia.

FÁTIMA TEIXEIRA ▶ Médica. Professora assistente do Mestrado Integrado em Medicina, responsável pelo Módulo Curricular de Medicina Paliativa. Coordenadora da Equipe Comunitária de Suporte em Cuidados Paliativos do Agrupamento de Centros de Saúde (ACES) do Sotavento, Algarve. Membro da Comissão Nacional da Rede Nacional de Cuidados Paliativos de Portugal. Especialista em Medicina Paliativa e Medicina Geral e Familiar pela Ordem dos Médicos de Portugal. Mestre em Cuidados Paliativos pela Universidade Católica Portuguesa.

FAUZE MALUF-FILHO ▶ Médico gastrenterologista. Coordenador do Serviço de Endoscopia do Instituto do Câncer de São Paulo Octavio Frias de Oliveira. Especialista em Endoscopista pela Sociedade Brasileira de Endoscopia Digestiva. Mestre e Doutor em Gastrenterologia pela FMUSP. Livre-docente pelo Departamento de Gastrenterologia da FMUSP.

FELÍCIA DE MORAES BRANCO TAVARES ▶ Médica pneumologista. Teleconsultora do TelessaúdeRS/UFRGS. Mestre em Medicina: Pneumologia pela UFRGS.

FELIPE AUGUSTO SOUZA GUALBERTO ▶ Médico infectologista. Doutor em Ciências: Moléstias Infecciosas e Parasitárias pela FMUSP.

FELIPE EDUARDO BROERING ▶ Médico de família e comunidade e geriatra.

FELIPE TEIXEIRA DE MELLO FREITAS ▶ Médico infectologista. Coordenador do Núcleo de Controle de Infecção Hospitalar do Hospital Materno Infantil de Brasília. Doutor em Medicina Tropical pela Universidade de Brasília (UnB).

FERNANDA AZEVEDO ▶ Psicóloga. Mestre em Gerontologia Biomédica pela PUCRS.

FERNANDA GERST MARTINS DE FREITAS ▶ Médica cardiologista. Especialista em Cardiologia Clínica pelo Hospital de Urgências de Goiânia.

FERNANDA LAZZARI FREITAS ▶ Médica de família e comunidade. Preceptora do Curso de Medicina da UFSC. Mestre em Saúde Coletiva pela UFSC.

FERNANDA MELCHIOR ▶ Médica de família de comunidade. Preceptora da Residência em MFC da Unievangélica Centro Universitário.

FERNANDA MUSA AGUIAR ▶ Médica internista. Cursista do Serviço de Dermatologia da ISCMPA.

FERNANDA NASPOLINI ZANATTA ▶ Médica de família e comunidade. Mestranda em Cuidados Paliativos e Intensivos na UFSC.

FERNANDA PLESSMANN DE CARVALHO ▶ Médica de família e comunidade. Pós-graduadação em Nutrologia na Associação Brasileira de Nutrologia.

FERNANDO ANTONIO SANTOS E SILVA ▶ Médico de família e comunidade no PSF Praeiro, Cuibá, MT. Professor auxiliar de Clínica Médica da Faculdade de Medicina da UFMT. Professor adjunto de Saúde Coletiva da Faculdade de Medicina da UNIC. Mestrando Profissional em Saúde na Fiocruz.

FERNANDO HENRIQUE SILVA AMORIM ▶ Médico de família e comunidade. Gestor da Unimed-BH.

FERNANDO SERGIO S. LEITÃO FILHO ▶ Médico pneumologista. Especialista em Cessação de Tabagismo pelo Núcleo de Prevenção e Cessação do Tabagismo (Prev-fumo) da Unifesp. Doutor em Ciências da Saúde pela Unifesp. Pós-doutorado na The University of British Columbia, Vancouver, Canadá.

FLÁVIO DIAS SILVA ▶ Médico de família e comunidade e psiquiatra. Professor assistente da Universidade Federal do Tocantins. Professor adjunto da Faculdade do Instituto Tocantinense Presidente Antônio Carlos Porto. Mestre em Ensino de Ciências da Saúde pela Unifesp.

FRANCISCO A. TAVARES JR. ▶ Administrador. Especialista em Economia da Saúde pela Universidad Pompeu Fabra, Espanha, em Planejamento em Saúde pelo Instituto de Saúde Coletiva (ISC) da UFBA e em Gestão da Atenção à Saúde pela Fundação Dom Cabral.

FRANCISCO ARSEGO DE OLIVEIRA ▶ Médico de família e comunidade. Professor do Departamento de Medicina Social da Faculdade de Medicina (Famed) da UFRGS. Mestre em Antropologia Social pela UFRGS.

FRANCISCO BORRELL CARRIÓ ▶ Professor titular do Departamento de Ciências Clínicas da Facultat de Medicina da Universitat de Barcelona. Especialista em Medicina de Família e Comunidade. Doutor em Medicina.

FRANCISCO CARVALHO ▶ Médico de família e comunidade. Mestre em Medicina pela Faculdade de Ciências da Saúde da Universidade Beira Interior, Covilhã, Portugal.

FREDERICO FERNANDO ESTECHE ▶ Médico de família e comunidade. Supervisor da Residência Médica em MFC da Escola de Saúde Pública do Ceará (ESPCE).

GABRIELA CUNHA FIALHO CANTARELLI BASTOS ▶ Médica geriatra. Professora auxiliar do Departamento de Medicina da PUC Goiás. Especialista em Docência do Ensino Superior pela Faculdade da Academia Brasileira de Educação e Cultura.

GABRIELA MOSENA ▶ Médica internista e dermatologia.

GELSO GUIMARÃES GRANADA ▶ Médico de família e comunidade da Prefeitura Municipal de Florianópolis e sanitarista. Mestre em Saúde Coletiva pela Unicamp.

GISELE ALSINA NADER BASTOS ▶ Médica de família e comunidade. Professora adjunta do Departamento de Saúde Coletiva e vice-coordenadora do Curso Medicina da UFCSPA. Gerente Médica do HMV. Mestre em Epidemiologia pela Universidade Federal de Pelotas (UFPel). Doutora em Epidemiologia pela UFRGS.

GIULIANO DIMARZIO ▶ Médico de família e comunidade. Coordenador e professor das Disciplinas de APS do Curso de Medicina da Faculdade São Leopoldo Mandic. Mestre em Saúde Coletiva: Epidemiologia pela Unicamp. Doutorando em Ensino em Saúde no Departamento de Clínica Médica da Unicamp. Diretor Científico da SBMFC (2016-2018).

GRASIELA BENINI DOS SANTOS CARDOSO ▶ Médica mastologista, ginecologista e obstetra. Preceptora da Residência em Mastologia e Ginecologia da Casa de Saúde Santa Marcelina. Coordenadora da Mastologia do Hospital Santa Marcelina.

GRAZIELA LAVRATTI ESCUDERO ▶ Cirurgiã-dentista. Preceptora da Residência Integrada em Saúde do GHC. Especialista em Periodontia pela ULBRA. Mestre em Saúde Coletiva pela ULBRA.

GUILHERME BRUNO DE LIMA JÚNIOR ▶ Médico de família e comunidade. Sócio-fundador do Instituto Clínico da Família, MG. Presidente da Associação Mineira de Medicina de Família e Comunidade.

GUILHERME COELHO DANTAS ▶ Médico de família e comunidade da SMS de Florianópolis. Mestre em MFC pela University of Toronto, Canadá. Doutorando no Departamento de Medicina Preventiva da USP.

GUILHERME EMANUEL BRUNING ▶ Médico de família e comunidade do Programa de Atenção Domiciliar do GHC.

GUILHERME VAZQUEZ IZOLANI ▶ Médico. Residente em MFC na SMSRio.

GUSTAVO CARVALHO E SILVA ▶ Médico de família e comunidade.

GUSTAVO KANG HONG LIU ▶ Médico de família e comunidade.

GUSTAVO LANDSBERG ▶ Médico de família e comunidade. Mestre em Atenção Primária à Saúde pela Universitat Autònoma de Barcelona.

GUSTAVO SÉRGIO DE GODOY MAGALHÃES ▶ Médico de família e comunidade. Professor do Núcleo de Ciências da Vida do CAA/UFPE. Coordenador do Telessaúde de Recife. Mestre em Ensino em Ciências da Saúde pela Unifesp. Doutorando em Educação Matemática e Tecnológica na UFPE.

HAMILTON LIMA WAGNER ▶ Médico de família e comunidade, ginecologista e obstetra. Preceptor da Residência Médica da Prefeitura de Curitiba. Especialista em Saúde Pública pela Universidade Federal do Paraná (UFPR) e em Educação Médica pelo Hospital Sírio-Libanês, MS. Mestre em Princípios de Cirurgia pela Fepar.

HEITOR TOGNOLI ▶ Médico de família e comunidade. Professor de Medicina de Família da São Leopoldo Mandic. Especialista em Ativação dos Processos de Mudança na Formação Superior pela ENSP/Fiocruz. Mestre em Saúde e Gestão do Trabalho: Saúde da Família pela Univali.

HELENA LEMOS PETTA ▶ Médica infectologista. Mestre em Saúde Pública pela ENSP/Fiocruz. Fellow na Harvard School of Public Health.

HELENA M. T. BARROS ▶ Professora titular de Farmacologia Básica e Clínica da UFCSPA. Doutora em Psicofarmacologia pela Unifesp.

HENRIQUE BENTE ▶ Médico de família e comunidade da SMS de Florianópolis.

HENRIQUE DE MARTINS E BARROS ▶ Médico de família e comunidade. Professor da Faculdade de Medicina da Unifenas-BH. Especialista em Medicina de Família e Saúde Pública pela UFMG.

HIROKI SHINKAI ▶ Médico de família e comunidade. Professor assistente de Geriatria da UFC e do Uninta Centro Universitário. Especialista em Geriatria pela ESPCE. Mestre em Saúde Pública pela UFC.

IAGO DA SILVA CAIRES ▶ Médico. Residente em MFC no HCFMRP/USP.

IGOR DE OLIVEIRA CLABER SIQUEIRA ▶ Médico de família e comunidade do Serviço de Assistência Domiciliar de Caratinga, MG. Médico de Defesa Social do Presídio de Caratinga, MG.

IONA HEATH ▶ Médica geral aposentada, Reino Unido. Ex-presidente do Royal College of General Practitioners, Reino Unido.

ISABELA M. BENSEÑOR ▶ Médica clínica geral. Professora associada da Faculdade de Medicina da USP. Especialista em Saúde Pública pela USP. Doutora em Ciências Médicas pela USP.

ISABELLE MAFFEI GUARENTI ▶ Médica dermatologista do Hospital Escola da UFPel vinculado à Empresa Brasileira de Serviços Hospitalares (EBSERH). Mestre em Saúde e Comportamento pela Universidade Católica de Pelotas.

ITAMAR DE SOUZA SANTOS ▶ Professor associado do Departamento de Clínica Médica da FMUSP. Doutor em Ciências Médicas pela FMUSP. Livre-docente pelo Departamento de Clínica Médica (Disciplina de Clínica Geral e Propedêutica) da FMUSP.

IVANA LIE MAKITA ABE ▶ Médica de família e comunidade e coordenadora do Programa Cuidando de Quem Cuida do Hospital Sírio-Libanês. Doutora em Educação e Saúde pela USP.

IZAIAS FRANCISCO DE SOUZA JÚNIOR ▶ Médico de família e comunidade, terapeuta comunitário e parteiro tradicional. Professor do Curso de Medicina do Núcleo de Ciências da Vida do CAA/UFPE. Mestre em Educação pela Unifesp.

JANAINE ALINE CAMARGO DE OLIVEIRA ▶ Médica de família e comunidade. Preceptora da Residência em MFC do Hospital Israelita Albert Einstein, SP. Mestranda em Medicina Preventiva na USP. Ex-coordenadora do Grupo de Trabalho em Saúde e Espiritualidade da SBMFC (2016-2017).

JANOS VALERY GYURICZA ▶ Médico de família e comunidade.

JAVIER GARCIA-CAMPAYO ▶ Médico psiquiatra. Professor titular da Universidad de Zaragoza, Espanha. Doutor em Psiquiatria pela Universidad de Zaragoza.

JETELE DEL BEM SELEME PIANA ▶ Médica de família e comunidade. Referência técnica do Unimed Personal da Unimed Vitória.

JOÃO CARLOS PINTO DIAS ▶ Médico especialista em Medicina Tropical. Mestre e Doutor em Medicina Tropical pela UFMG. Pesquisador emérito da Fiocruz.

JOÃO HENRIQUE GODINHO KOLLING ▶ Médico de família e comunidade do Serviço de APS do HCPA/UFRGS e da UBS Santa Cecília de Porto Alegre. Preceptor da Residência em MFC do HCPA/UFRGS e do Internato em Medicina Social da UFRGS. Mestre em Epidemiologia pela UFRGS.

JOÃO WERNER FALK ▶ Médico de família e comunidade. Professor titular da Famed/UFRGS. Mestre em Clínica Médica pela UFRGS. Doutor em Ciências Médicas pela UFRGS. Ex-presidente da SBMFC.

JOEL LAVINSKY ▶ Médico otorrinolaringologista. Professor do PPG em Ciências Cirúrgicas da UFRGS. Preceptor de Otologia e Neurotologia da UFCSPA. Especialista em Otologia e Neurotologia pela University of Southern California. Mestre e Doutor em Cirurgia pela UFRGS. Pós-doutorado na University of Southern California.

JOEL SCHWARTZ ▶ Médico dermatologista. Professor adjunto da Famed/UFRGS. Chefe do Serviço de Dermatologia da ISCMPA.

JORGE ESTEVES ▶ Médico de família e comunidade. Professor da Faculdade de Medicina da UFRJ. Preceptor da Residência Médica em MFC da ENSP/Fiocruz/UFRJ. Especialista em Ensino na Saúde pelo IMS/UERJ. Mestre em Saúde Coletiva: Atenção Primária à Saúde pela UFRJ.

JORGE ZEPEDA ▶ Médico de família e comunidade. Mestre em Saúde Pública pela ENSP/Fiocruz.

JOSÉ AUGUSTO BRAGATTI ▶ Médico neurologista e neurofisiologista clínico. Chefe da Unidade de Neurofisiologia Clínica do HCPA/UFRGS. Preceptor de Neurologia do HMV. Mestre e Doutor em Ciências Médicas pela UFRGS.

JOSÉ BENEDITO RAMOS VALLADÃO JÚNIOR ▶ Médico de família e comunidade. Doutorando em Ciências Médicas na USP.

JOSE CARLOS PRADO JR. ▶ Médico de família e comunidade da Prefeitura Municipal de Florianópolis. Pesquisador da Fiocruz. Mestre em Saúde Pública: Epidemiologia pela UFSC. Doutor em Saúde Coletiva pela UFRJ.

JOSÉ IGNÁCIO DE JUAN ROLDÁN ▶ Médico de família e comunidade do Centro de Salud Palma-Palmilla, Málaga. Mestre em Economia da Saúde, Gestão Sanitária e Uso Racional do Medicamento pela Universidad de Málaga, Espanha. Doutorando no Departamento de Farmacologia, Universidad de Málaga.

JOSÉ IVO SCHERER ▶ Médico pediatra. Professor adjunto 2 de Saúde Coletiva e coordenador do Curso de Medicina da UPF. Especialista em Gastrenterologia Pediátrica pelo Hospital Infantil La Paz da Universidad Autónoma de Madrid (UAM), Espanha. Doutor em Medicina pela UAM.

JOSÉ MANUEL PEIXOTO CALDAS ▶ Médico infectologista. Professor titular de Cuidados Paliativos e Bioética da UFPB. Professor visitante da Unifor. Pesquisador associado do Instituto de Saúde Pública da Universidade do Porto. Especialista em Saúde Pública e Pesquisa Biomédica pela Universitat de Barcelona. Mestre em Medicina pela Universitat de Barcelona. Doutor em Sociologia da Saúde pela Universitat de Barcelona.

JOSÉ RICARDO DE MELLO BRANDÃO ▶ Médico de família na MCI The Doctor's Office at Mt Pleasant's, Toronto. Especialista em Adolescentes pela Sociedade Brasileira de Pediatria (SBP). Mestre em Saúde Pública pela USP. Doutor em Medicina Preventiva pela USP.

JOSEP M. BOSCH FONTCUBERTA ▶ Médico de família e comunidade. Professor associado do Departamento de Medicina da Universitat Autònoma de Barcelona.

Professor de Entrevista Clínica. Doutor en Medicina pela Universitat de Barcelona. Membro da Motivational Interviewing Network Trainers (MINT). Membro do Grupo/Programa Comunicación y Salud da Sociedad Española de Medicina Familiar y Comunitaria (semFYC).

JUAN GÉRVAS ▶ Médico geral da Equipo CESCA, Madrid. Doutor em Medicina e professor honorário de Saúde Pública na Universidad Autónoma de Madrid.

JULIA HORITA MOHERDAUI ▶ Médica. Residente em MFC no GHC.

JULIANO PEIXOTO BASTOS ▶ Médico epidemiologista do HMV. Professor da Faculdade de Medicina da ULBRA. Mestre em Epidemiologia pela UFPel.

JULIO CÉSAR DE CASTRO OZÓRIO ▶ Médico de família e comunidade da ESF de Lages. Professor do Internato do 5° ano do Curso de Medicina da Uniplac. Especialista em Homeopatia pela Fundação de Estudos Homeopáticos do Paraná. Mestre em Ambiente e Saúde pela Uniplac.

JULIO CLAIDER GAMARO DE MOURA ▶ Médico especialista em Ortopedia, Traumatologia e Cirurgia da Mão. Especialista em Acupuntura pela UFES.

KAREN KINDER ▶ Consultora, líder de equipe, Iniciativa de Performance em Atenção Primária à Saúde da OMS.

KEES VAN BOVEN ▶ Pesquisador sênior do Department of Primary and Community Care, Radbond University, Nijmegen Medical Center, Países Baixos.

KELLEN CHAVES DA SILVA DE FRANCESCHI ▶ Médica de família e comunidade. Pós-graduação em Geriatria e Gerontologia na PUCRS.

KELLY WINCK ▶ Médica de família e comunidade. Tutora da Residência em MFC da USP.

LARA RIBEIRO SANTIAGO FREITAS ▶ Médica de família e comunidade. Professora do Curso de Medicina da Unifor.

LAUREEN ENGEL ▶ Médica. Residente em MFC do HCPA/UFRGS.

LÉA MARIA ZANINI MACIEL ▶ Médica endocrinologista. Professora associada da FMRP/USP. Especialista em Doenças da Tireoide pela FMRP/USP. Mestre e Doutora em Medicina pela USP. Pós-doutorado na University of California.

LEANDRO ARAÚJO DA COSTA ▶ Médico de família e comunidade. Mestrando em Saúde da Família na Fiocruz.

LEANDRO DA COSTA LANE VALIENGO ▶ Médico psiquiatra. Coordenador do Ambulatório de Psicogeriatria do Laboratório de Neurociências (Laboratório de Investigação Médica [LIM] 27) do HCFMUSP. Doutor em Ciências pela FMUSP.

LEANDRO DOMINGUEZ BARRETTO ▶ Médico de família e comunidade. Professor assistente da FMB/UFBA. Mestre em Saúde Coletiva pela Universidade Estadual de Feira de Santana.

LEANDRO RAMOS DE CARVALHO ▶ Médico otorrinolaringologista. Membro efetivo da Associação Brasileira de Otorrinolaringologia e Cirurgia Cervicofacial.

LEONARDO CANÇADO MONTEIRO SAVASSI ▶ Médico de família e comunidade. Professor da Escola de Medicina da Universidade Federal de Ouro Preto (UFOP). Especialista em Pediatria pelo Hospital Belo Horizonte. Mestre e Doutor em Educação em Saúde pelo Instituto René Rachou/Fiocruz Minas.

LEONARDO FERREIRA FONTENELLE ▶ Médico de família e comunidade. Professor do Curso de Medicina da UVV/ES e Analista Legislativo em Saúde da Câmara Municipal de Vitória. Mestre em Saúde na Comunidade pela FMRP/USP. Doutor em Epidemiologia pela UFPel.

LEONARDO VIEIRA TARGA ▶ Médico de família e comunidade. Professor do Curso de Medicina da UCS. Mestre em Antropologia Social pela UFRGS.

LEVI HIGINO JALES JÚNIOR ▶ Médico de família e comunidade. Especialista em Acupuntura pela Sociedade Médica de Acupuntura/Colégio Médico Brasileiro de Acupuntura (SOMA/CBMA). Doutor em Ciências da Saúde pela Universidade Federal do Rio Grande do Norte (UFRN). Pós-doutorado em Estimulação Transcraniana por Corrente Contínua sobre a Dor dos Pacientes com Fibromialgia Avaliados com Perfusão Cerebral na UFRN/USP. Diretor Científico da Associação Médica do Rio Grande do Norte. Fundador e Vice-presidente da Associação Potiguar de MFC do Rio Grande do Norte. Fundador e atual Presidente da Sociedade Norte-riograndense para o Estudo da Dor. Ex-diretor Científico da SBED.

LEVI HIGINO JALES NETO ▶ Médico reumatologista. Especialista em Dor pela Sociedade Brasileira para o Estudo da Dor (SBED). Doutorando em Reumatologia na USP.

LILIA BLIMA SCHRAIBER ▶ Médica especialista em Medicina Preventiva. Professora associada 3 da FMUSP. Especialista em Saúde Pública pela USP. Mestre e Doutora em Medicina Preventiva pela USP.

LISIA MARTINS NUDELMANN-LAVINSKY ▶ Médica dermatologista. Professora adjunta de Dermatologia da ULBRA. Mestre em Patologia pela UFCSPA.

LUANA FREESE ▶ Biomédica. Mestre e Doutora em Ciências da Saúde pela UFCSPA.

LUCAS BASTOS MARCONDES MACHADO ▶ Médico de família e comunidade. Preceptor da Residência em MFC da FMUSP.

LUCAS GASPAR RIBEIRO ▶ Médico de família e comunidade. Preceptor da Residência Médica em MFC do Hospital das Clínicas da FMRP/USP. Especialista em Homeopatia pelo Centro de Especialização em Homeopatia de Londrina. Mestrando em Saúde da Família na Universidade Estadual Paulista (Unesp). Presidente do Núcleo Regional de MFC de Ribeirão Preto da Associação Paulista de Medicina de Família e Comunidade (APMFC)(2017-2019). Diretor da APMFC (2016-2018).

LUCAS VEGA M. V. FERREIRA ▶ Médico. Residente em MFC na SMSRio.

LUCAS WOLLMANN ▶ Médico de família e comunidade do SSC/GHC. Teleconsultor do TelessaúdeRS/UFRGS. Mestre em Epidemiologia pela UFRGS.

LUCIA CAMPOS PELLANDA ▶ Médica. Professora do Departamento de Saúde Coletiva e Reitora da UFCSPA. Especialista em Pediatria pela UFRGS e em Cardiologia Pediátrica pelo IC/FUC. Mestre e Doutora em Cardiologia pelo IC/FUC. Editora associada dos Arquivos Brasileiros de Cardiologia.

LÚCIA NAOMI TAKIMI ▶ Médica de família e comunidade.

LUCIANA ALVES ▶ Neuropsicóloga. Mestre e Doutora em Pediatria pela UFMG. Pós-doutorado em Bioquímica e Imunologia na UFMG.

LUCIANA BESSA MESQUITA ▶ Médica de família e comunidade.

LUCIANA GRAZIELA DE OLIVEIRA BOIÇA ▶ Médica de família e comunidade da ESF Baú, Cuiabá. Professora auxiliar do Departamento de Clínica Médica da Faculdade de Medicina e Preceptora da Residência em MFC da UFMT. Professora adjunta e coordenadora do Internato de Saúde Coletiva da UNIC. Mestre em Saúde Coletiva pela UFMT.

LUCIANA OSORIO CAVALLI ▶ Médica de família e comunidade. Professora do Centro Universitário Fundação Assis Gurgacz. Mestre em Biociências e Saúde pela Universidade Estadual do Oeste do Paraná. Doutoranda em Saúde Coletiva na Universidade Estadual de Londrina.

LUCIANA RIZZIERI FIGUEIRÓ ▶ Biomédica. Especialista em Toxicologia Forense pela Universidade Feevale. Mestre em Ciências da Saúde: Farmacologia e Terapêutica Clínica pela UFCSPA. Doutora em Patologia pela UFCSPA.

LUCIANE LOURES DOS SANTOS ▶ Médica de família e comunidade. Professora do Departamento de Medicina Social da FMRP/USP. Especialista em International Primary Care Research Leadership pela University of Oxford. Mestre em Saúde na Comunidade pela FMRP/USP. Doutora em Ciências Médicas pela FMRP/USP.

LUCIANO NADER DE ARAÚJO ▶ Médico de família e comunidade. Professor de APS da Unicid. Médico assistente da Rede de Ensino em APS da FMUSP.

LUCIANO NUNES DURO ▶ Médico de família e comunidade. Professor adjunto do Curso de Medicina da Unisc. Médico de Família da ESF Faxinal, Santa Cruz do Sul. Mestre em Epidemiologia pela UFPel. Doutor em Epidemiologia pela UFRGS.

LUIS ANTONIO MACEDO ▶ Médico de família e comunidade.

LUÍS FERNANDO ROLIM SAMPAIO ▶ Médico homeopata. Consultor independente em Organização de Sistemas e Serviços de Saúde. Especialista em Gestão Hospitalar pela ENSP/Fiocruz. Mestre em Saúde Coletiva pelo ISC/UFBA.

LUÍS FERNANDO TÓFOLI ▶ Psiquiatra. Professor Doutor de Psicologia Médica e Psiquiatria da Unicamp. Doutor em Psiquiatria pela FMUSP.

LUÍS FILIPE CAVADAS ▶ Médico de medicina geral e familiar. Diretor do Internato de Medicina Geral e Familiar da Direção Abel Salazar e da Coordenação do Internato de Medicina Geral e Familiar da Zona Norte de Portugal.

LUÍS FILIPE GOMES ▶ Médico de medicina geral e familiar. Professor auxiliar convidado do Mestrado Integrado de Medicina da Universidade do Algarve.

LUÍS GUILHERME DE MENDONÇA ▶ Médico de família e comunidade. Professor substituto da Faculdade de Medicina (FM) da UFMG. Tutor da Liga Acadêmica de Medicina de Família e Comunidade da UFMG. Preceptor de MFC do Hospital Metropolitano Odilon Behrens. Supervisor da Clínica Pleno Santa Efigênia.

LUIS LAVINSKY ▶ Professor associado IV da Famed/UFRGS. Mestre em Otorrinolaringologia pela PUC-Rio. Doutor em Otorrinolaringologia pela Unifesp. Pós-doutorado em Otorrinolaringologia na Unifesp. Membro titular da Academia Sul-riograndense de Medicina.

LUIS PISCO ▶ Médico de família e comunidade. Professor convidado do Departamento de Medicina Familiar da Nova Medical School da Universidade Nova de Lisboa.

LUIZ ARTUR ROSA FILHO ▶ Médico. Professor da Universidade Federal Fronteira Sul e da UPF. Especialista em Medicina Preventiva e Social pela UFPel. Mestre em Epidemiologia pela UFPel. Ex-secretário Municipal de Saúde de Passo Fundo (2013-2017).

LUIZ CARLOS OSORIO ▶ Médico psiquiatra. Especialista em Psiquiatria de Crianças e Adolescentes pela Associação Brasileira de Neurologia e Psiquiatria Infantil e Profissões Afins e AMB. Psicanalista titulado pela International Psychoanalytical Association.

LUIZ FELIPE CUNHA MATTOS[†] ▶ Médico de família e comunidade do SSC/GHC.

LUIZ FELIPE S. PINTO ▶ Estatístico. Professor adjunto da Faculdade de Medicina da UFRJ. Especialista em Educação à Distância pelo SENAC. Mestre e Doutor em Saúde Pública pela ENSP/Fiocruz.

LUIZ TEIXEIRA SPERRY CEZAR ▶ Médico psiquiatra do HCPA/UFRGS e médico psicanalista do Sedes Sapientiae.

LUIZA CROMACK ▶ Médica da SMSRio. Professora de Saúde Coletiva e MFC da Unigranrio. Residência em Ginecologia e Obstetrícia no Hospital Universitário Pedro Ernesto (HUPE) da UERJ. Mestre em Saúde Coletiva pela UFRJ.

LYSIANE DE MEDEIROS ▶ Enfermeira de família e comunidade. Especialista em Saúde da Família e Comunidade pela UFSC e em Gestão em Saúde Pública pela Faculdade Bagozzi, PR.

MAIARA CONZATTI ▶ Médica. Residente em MFC no HCPA/UFRGS. Mestranda em Ciências Médicas: Ginecologia e Obstetrícia na UFRGS.

MAITÊ BELLO JOTZ ▶ Médica de família e comunidade do Serviço de Atendimento Domiciliar da Associação Hospitalar Vila Nova de Porto Alegre. Mestranda em Epidemiologia na UFRGS.

MANOELA JORGE COELHO ALVES ▶ Médica de família e comunidade. Preceptora da Residência Médica de MFC do GHC. Tutora do Curso de Especialização em Saúde da Família da Universidade Aberta do Sistema Único de Saúde (UNA-SUS).

MARC JAMOULLE ▶ Médico de família e comunidade. Especialista em Gerenciamento de Dados em Saúde. MD. PhD em Medical Sciences. Membro do WONCA International Classification Committee.

MARCELA DOHMS ▶ Professora do Departamento de Clínica Médica da UFPR. Professora de Medicina das Faculdades Pequeno Príncipe. Especialista em MFC pela UFSC. Mestre em Saúde Coletiva pela UFSC. Doutoranda em Ciências Médicas na USP.

MARCELLO DALA BERNARDINA DALLA ▶ Médico de família e comunidade da Secretaria de Estado da Saúde do ES e do Hospital Universitário Cassiano Antonio de Moraes (Hucam)/EBSERH. Preceptor e supervisor da Residência em MFC do Hospital Santa Casa de Misericórdia de Vitória/Escola Superior de Ciências da Santa Casa de Misericórdia de Vitória (Emescam). Telerregulador e teleconsultor da Unidade de Telessaúde da Hucam/EBSERH. Mestre em Educação pela Fundação Universidade Regional de Blumenau (FURB), SC. Doutorando em Pediatria e Saúde da Criança no Programa de Doutorado Interinstitucional (Dinter) da PUCRS e da Emescam. Presidente da Associação Capixaba de Medicina de Família e Comunidade (2016-2018).

MARCELO DEMARZO ▶ Médico de família e comunidade. Professor adjunto do Departamento de Medicina Preventiva da Escola Paulista de Medicina (EPM) da Unifesp. Professor associado da Faculdade de Medicina do Hospital Israelita Albert Einstein. Especialista em Mindfulness pelo Center for Mindfulness da Universidade de Massachussets e pelo Oxford Mindfulness Centre da University of Oxford. Doutor em Ciências Médicas pela USP.

MARCELO GARCIA KOLLING ▶ Médico de família e comunidade. Mestre (Profissional) em Epidemiologia pela UFRGS.

MARCELO LOURES DOS SANTOS ▶ Professor do Departamento de Educação e do PPG em Educação da UFOP. Mestre em Psicologia Social pela USP. Doutor em Psicologia pela PUC-Campinas. Pós-doutorado em Psicologia Social na Universitat Autònoma de Barcelona.

MARCELO RODRIGUES GONÇALVES ▶ Médico de família e comunidade. Professor adjunto do Departamento de Medicina Social da UFRGS. Chefe do Serviço de APS do HCPA/UFRGS. Coordenador do TelessaúdeRS/UFRGS. Mestre e Doutor em Epidemiologia pela UFRGS.

MARCELO SIMAS DE LIMA ▶ Cirurgião do aparelho digestivo. Médico assistente do Instituto do Câncer do Estado de São Paulo. Endoscopista dos Hospitais Beneficência Portuguesa e Oswaldo Cruz, São Paulo. Especialista em Endoscopia Digestiva pelo HCFMUSP.

MARCELO SUDERIO RODRIGUES ▶ Médico de família e comunidade do Centro de Saúde Pântano do Sul da SMS de Florianópolis. Preceptor da Residência em MFC da SMS de Florianópolis. Especialista em Acupuntura pelo CESAC/PR.

MÁRCIA DORCELINA TRINDADE CARDOSO ▶ Médica pediatra. Supervisora e professora do Eixo Saúde e Sociedade. Supervisora da Residência Médica de MFC de Volta Redonda. Membro do Comitê de Ética em Pesquisa da UniFOA. Especialista em Saúde Pública pela Universidade de Ribeirão Preto (Unaerp). Consultora em Aleitamento Materno pelo International Board of Lactation Consultant Examiners (IBCLC). Mestre em Ciências da Educação e Meio Ambiente e em Educação e Saúde pelo UniFOA. Membro da Câmara Técnica de Saúde da Família do Estado do RJ.

MARCIO NAKANISHI ▶ Médico otorrinolaringologista. Pesquisador associado da Faculdade de Ciências Médicas da UnB. Doutor em Otorrinolaringologia pela USP. *Fellowship* em Rinologia na Jikei University School of Medicine, Tóquio, Japão.

MARCO AURELIO CANDIDO DE MELO ▶ Médico de família e comunidade do Centro de Saúde da Família Itatiaia, Goiânia. Professor assistente do Departamento de Medicina da PUC Goiás. Professor adjunto da Faculdade de Medicina da Universidade de Rio Verde. Especialista em Saúde Pública e Saúde da Família pela Unaerp. Doutor em Ciências Biomédicas pelo Instituto Universitário Italiano de Rosário, Argentina.

MARCO AURÉLIO CRESPO ALBUQUERQUE ▶ Médico psiquiatra e psicanalista. Professor convidado das Residências Médicas de MFC e de Psiquiatria do HNSC/GHC. Analista didata da Sociedade Brasileira de Psicanálise de Porto Alegre. Membro da International Psychoanalytic Association.

MARCO TÚLIO AGUIAR MOURÃO RIBEIRO ▶ Médico de família e comunidade da ESF de Fortaleza. Professor do Departamento de Saúde Comunitária da Faculdade de Medicina da UFC. Mestre em Saúde Púbica pela UFC. Doutor em Saúde Coletiva pela UFC.

MARCOS ALMEIDA QUINTÃO ▶ Médico de família e comunidade. Médico assistente e referência técnica para o Produto de Atenção Primária na Unimed-BH. Especialista em Gestão Pública em Organizações de Saúde pela UFJF.

MARCOS KRAHE EDELWEISS ▶ Médico de família e comunidade. Preceptor do Internato Médico da UFSC e da Residência Médica da Prefeitura Municipal de Florianópolis.

MARCOS OLIVEIRA DIAS VASCONCELOS ▶ Médico de família e comunidade. Professor do Departamento de Promoção da Saúde do Centro de Ciências Médicas da UFPB. Mestre em Saúde da Família pela UFRN. Doutorando em Educação na UFPB.

MARCOS VINÍCIUS DA ROSA RÖPKE ▶ Médico de família e comunidade. Teleconsultor do TelessaúdeRS/UFRGS. Preceptor da Residência Médica em MFC do HNSC/GHC.

MARIA A. TURCI ▶ Cirurgiã-dentista. Professora da Unifenas-BH. Mestre e Doutora em Epidemiologia pela UFMG.

MARIA AMÉLIA MEDEIROS MANO ▶ Médica de família e comunidade. Mestre em Educação pela UFRGS.

MARIA CÉLIA MENDES ▶ Médica ginecologista e obstetra. Professora do Setor de Reprodução Humana da Fundação de Apoio ao Ensino, Pesquisa e Assistência do Hospital das Clínicas da FMRP/USP (FAEPA) do Departamento de Ginecologia e Obstetrícia e da Disciplina de Atenção à Saúde da Comunidade I da FMRP/USP. Coordenadora do Estágio Saúde da Mulher da Residência em MFC e ex-coordenadora da Residência em MFC do HCFMRP/USP. Mestre e Doutora em Tocoginecologia pela FMRP/USP. Ex-diretora financeira da APMFC.

MARIA EUGÊNIA BRESOLIN PINTO ▶ Médica de família e comunidade. Professora adjunta do Departamento de Saúde Coletiva da UFCSPA. Coordenadora de Educação do HMV. Especialista em Medicina do Esporte pela UFRGS. Mestre e Doutora em Epidemiologia pela UFRGS.

MARIA HELENA ITAQUI LOPES ▶ Médica gastrenterologista. Professora da Faculdade de Medicina da UCS. Especialista em Educação pela PUCRS. Doutora em Clínica Médica pela PUCRS. Membro titular da Academia Sul-riograndense de Medicina.

MARIA HELENA S. P. RIGATTO ▶ Médica infectologista do HCPA/UFRGS. Professora da Escola de Medicina da PUCRS e do PPG em Ciências Médicas da UFRGS. Mestre e Doutora em Ciências Médicas pela UFRGS.

MARIA INEZ PADULA ANDERSON ▶ Médica de família e comunidade. Professora adjunta do Departamento de Medicina Integral, Familiar e Comunitária e coordenadora da Residência em MFC da UERJ. Especialista em Terapia Familiar pelo Instituto NOOS. Mestre e Doutora em Saúde Coletiva pelo IMS/UERJ.

MARIA LUCIA MEDEIROS LENZ ▶ Médica de família e comunidade. Especialista em Saúde Pública pela UFRGS.

MARIA SILVIA B. F. DE MORAES ▶ Médica neurologista. Mestre em Cefaleias pela International Headache Society. Membro da Sociedade Brasileira de Cefaleia e da American Headache Society. Membro da International Headache Society.

MARIANA DIAS CURRA ▶ Medica internista. Preceptora da Residência Médica em Clínica Médica do Hospital Restinga e Extremo Sul, Porto Algre.

MARIANA DUQUE FIGUEIRA ▶ Médica de família e comunidade. Preceptora da Graduação de Medicina da Faculdade Israelita de Ciências da Saúde Albert Einstein. Especialista em Preceptoria de Residência Médica no SUS pelo IEP/HSL.

MARIANA MALERONKA FERRON ▶ Médica de família e comunidade. Professora da Faculdade Israelita de Ciências da Saúde Albert Einstein. Doutora em Medicina Preventiva pela FMUSP.

MARIANA VILLIGER SILVEIRA ▶ Médica de família e comunidade.

MARIANA SATO ▶ Médica de família e comunidade e pediatra. Supervisora do Programa de Atenção Primária da FMUSP. Mestre em Ciências pela FMUSP.

MARINA PAPILE GALHARDI ▶ Médica de família e comunidade. Preceptora da Residência em MFC da SMS de Florianópolis.

MATHEUS RORIZ CRUZ ▶ Médico neurologista e geriatra. Professor da UFRGS. Mestre e Doutor em Neurociências pela Kyoto University, Japão. Pós-doutorado na University of Toronto.

MERCEDES PÉREZ FERNÁNDEZ ▶ Médica geral da Equipo CESCA, Madrid. Especialista em Medicina Interna.

MICHAEL YAARI ▶ Médico de família e comunidade, médico antroposófico e terapeuta comunitário. Especialista em Geriatria pela Unifesp. Especialista em Cuidados Paliativos pelo Instituto Paliar. Sócio fundador da Casa Aurum de Campinas.

MICHELLE LAVINSKY-WOLFF ▶ Médica otorrinolaringologista. Professora adjunta do Departamento de Oftalmologia e Otorrinolaringologia da UFRGS. Mestre em Cirurgia pela UFRGS. Doutora em Epidemiologia pela UFRGS.

MIKAEL MARCELO DE MORAES ▶ Médico com área de atuação em Saúde Indígena.

MILENA RODRIGUES AGOSTINHO ▶ Médica de família e comunidade. Teleconsultora do TelessaúdeRS/UFRGS. Mestre em Epidemiologia pela UFRGS.

MILENA SEOANE COLMENERO MUNIZ ▶ Médica de família e comunidade. Preceptora da Residência em MFC do HCFMRP/USP. Mestranda no Departamento de Medicina Social da FMRP/USP. Diretora do Núcleo Regional de MFC de Ribeirão Preto. Membro da Câmara Técnica de MFC do Conselho Regional de Medicina do Estado de São Paulo.

MOISÉS NUNES ▶ Médico de família e comunidade. Preceptor da Residência em MFC da SMSRio.

MONIQUE MARIE MARTHE BOURGET ▶ Médica de família e comunidade. Professora da Faculdade Santa Marcelina (FASM) e integrante do seu Núcleo Docente Estruturante. Mestre em Epidemiologia pela Unifesp. Doutoranda em Medicina Preventiva na USP.

MURILO LEANDRO MARCOS ▶ Médico de família e comunidade. Coordenador da Comissão de Práticas Integrativas e Complementares da SMS de Florianópolis.

NAILA MIRIAN LAS-CASAS FEICHAS ▶ Médica de família e comunidade da Comunidade União, Manaus. Supervisora da Residência Médica em MFC da UFAM. Especialista em Antropologia da Saúde pelo Instituto Leônidas e Maria Deane/Fiocruz. Mestranda em Saúde da Família (ProSaúde) na Fiocruz Amazonas.

NEWTON BARROS ▶ Médico internista. Diretor do Instituto de Medicina Preventiva e coordenador do Centro da Dor de Cabeça do Hospital Mãe de Deus. Chefe do Serviço de Dor e Cuidados Paliativos do HNSC/GHC. Mestre em Clínica Médica pela UFRGS. Coordenador da Comissão de Dor e de Medicina Paliativa da AMB. Membro da Associação Internacional para o Estudo da Dor. Ex-presidente da SBED (2004/2006).

NEY BRAGANÇA GYRÃO ▶ Médico de família e comunidade. Preceptor da Residência em MFC do GHC.

NICOLAU MOISÉS NETO ▶ Médico ortopedista e traumatologista. Especialista em Cirurgia de Joelho pela Sociedade Brasileira de Cirurgia do Joelho. Membro ativo da American Association of Orthopaedic Surgeons e da Sociedad Latinoamericana de Artoscopia, Rodilla y Deporte.

NILSON MASSAKAZU ANDO ▶ Médico de família e comunidade. Coordenador do Programa de Controle Médico de Saúde Ocupacional (PCMSO) da Petrobras – Amazonas. Tutor do Grupo Especial de Supervisão do Programa Mais Médicos para o Brasil (PMMB). Especialista em Medicina do Trabalho pela UGF e em Ativação de Processo de Mudança na Formação Superior da Saúde pela ENSP/Fiocruz

NORMA VIEIRA PIRES ▶ Enfermeira. Especialista em Saúde Comunitária pelo Centro de Saúde-Escola Murialdo.

NULVIO LERMEN JUNIOR ▶ Médico de família e comunidade. Mestre em Políticas e Gestão em Saúde pela Universidade de Bolonha, Itália.

OLIVAN QUEIROZ ▶ Médico de família e comunidade. Mestre em Saúde Pública pela UFC. Doutorando em Clínica Médica: Ensino na Saúde na Unicamp.

OSCARINO DOS SANTOS BARRETO JUNIOR[1] ▶ Cirurgião geral e cirurgião plástico. Sócio titular e fundador da Sociedade Brasileira de Queimaduras (SBQ). Ex-presidente da Associação de MFC do Estado do Rio de Janeiro.

OTÁVIO PEREIRA D'AVILA ▶ Cirurgião-dentista. Teleconsultor do TelessaúdeRS/UFRGS. Especialista em Saúde Pública pela UFPel. Mestre e Doutor em Odontologia: Saúde Bucal Coletiva pela UFRGS.

PAOLA BRANCO SCHWEITZER ▶ Médica de família e comunidade. Preceptora do Internato Médico do Curso de Medicina da Universidade da Região de Joinville (Univille).

PAOLA COLARES DE BORBA ▶ Médica de família e comunidade. Professor do Curso de Medicina da Unifor. Coordenador do Setor de Pacientes Externos do Instituto de Prevenção do Câncer da Secretaria de Saúde do Estado do Ceará. Especialista em Gestão de Sistemas Locais de Saúde pela ESPCE. Mestre em Nutrição Humana em Saúde Pública pela London School of Hygiene & Tropical Medicine/University of London.

PATRÍCIA CARLA GANDIN PEREIRA ▶ Médica de família e comunidade e terapeuta de família e de casal. Professora da Escola de Medicina da PUCPR. Preceptora da Residência em MFC da PUCPR. Mestre em Saúde e Gestão do Trabalho pela Univalli.

PATRICIA KÜNZLE RIBEIRO MAGALHÃES ▶ Médica endocrinologista. Médica assistente da Divisão de Endocrinologia do HCFMRP/USP. Mestre em Medicina: Clínica Médica pela FMRP/USP. Doutora em Ciências Médicas pela FMRP/USP.

PATRICIA LEDA JALES DE BRITO ▶ Médica. Especialista em Acupuntura pelo Colégio Médico de Acupuntura (CMA).

PATRÍCIA PAMELLA FERREIRA DE SOUZA ▶ Médica. Residente em MFC na SMS de Curitiba.

PATRICIA SAMPAIO CHUEIRI ▶ Médica de família e comunidade. Professora substituta de MFC da Famed/UFRGS. Mestre em Epidemiologia pela UFRGS.

PATRICIA TAIRA NAKANISHI ▶ Médica de família e comunidade. Especialista em Saúde Coletiva: Educação em Saúde pela UnB. Mestre em Gestão em Saúde pelo IAM/Fiocruz.

PAULINE BOECKXSTAENS ▶ MD, Phd. Médica de família e comunidade e pesquisadora de Pós-Doutorado do Community Health Centre Botermarkt Postdoctoral Researcher. Department of Family Medicine and Primary Healthcare, Ghent University Belgium.

PAULO A. LOTUFO ▶ Médico. Professor titular de Clínica Médica da Faculdade de Medicina da USP. Mestre e Doutor em Epidemiologia pela FSP/USP. Bernard Lown Scholar Visiting Harvard School of Public Health.

PAULO DA VEIGA F. MENDES JÚNIOR ▶ Médico otorrinolaringologista do Centro da Rinite do Hospital do Instituto Paranaense de Otorrinolaringologia, Curitiba. Pós-graduação em Medicina do Trabalho na PUCPR.

PAULO HUMBERTO MENDES DE FIGUEIREDO ▶ Médico de família e comunidade. Professor adjunto do Internato em Saúde Coletiva do Curso de Medicina da Universidade do Estado do Pará (UEPA). Preceptor da Residência em MFC da UEPA. Supervisor do PMMB. Teleconsultor e telerregulador do Telessaúde da UEPA. Mestre em Ensino em Ciências da Saúde pela Unifesp. Membro da Câmara Técnica de MFC do Conselho Regional de Medicina do Pará.

PAULO POLI NETO ▶ Médico de família e comunidade. Mestre em Saúde Pública pela UFSC. Doutor em Ciências Humanas pela UFSC.

PAULO ROBERTO SILVA DA SILVA ▶ Pediatra pneumologista. Mestre em Pneumologia pela UFRGS.

PAULO SOUSA ▶ Médico interno de medicina geral e familiar. Mestre em Medicina pela Faculdade de Ciências Médicas da Universidade Nova de Lisboa.

PEDRO AUGUSTO PONTIN ▶ Médico ortopedista. Especialista em Cirurgia do Pé e Tornozelo pelo IOT/HCFMUSP. Doutor em Ortopedia pela USP.

PEDRO GOMES CAVALCANTE NETO ▶ Médico de família e comunidade. Professor assistente de Epidemiologia Clínica do Campus de Sobral da UFC. Professor do Curso de Medicina do Uninta Centro Universitário. Mestre em Saúde Pública pela UFC.

PEDRO MEDEIROS HAKME ▶ Médico de família e comunidade. Responsável técnico e médico da Clínica da Família Santa Marta da SMSRio. Preceptor da Residência em MFC da SMSRio. Preceptor de Médicos-Intercambistas dos Movimentos Waynakay e Family Medicine 360 da World Organization of Family Doctors (Wonca).

PEDRO SCHESTATSKY ▶ Médico neurologista. Professor de Neurologia da Famed/UFRGS. Especialista em Eletroneuromiografia pela Universitat de Barcelona. Mestre em Medicina pela UFRGS. Doutor em Medicina pela Universitat de Barcelona. Pós-Doutorado na Harvard University.

PETER LUCASSEN ▶ MD, PHD, Médico geral, Bakel, Países Baixos. Pesquisador sênior em saúde mental, Nijmegen.

POLYANA NAVES ADORNO ▶ Médica de família e comunidade. Médica da Unidade Escola Saúde da Família Vila Mutirão da SMS de Goiânia. Supervisora do PMMB e do Programa de Valorização do Profissional da Atenção Básica (Provab). Colíder de Grupos Balint.

PRISCILA RAUPP DA ROSA ▶ Médica cardiologista. Pesquisadora do Programa de Desenvolvimento Institucional do Sistema Único de Saúde (Proadi-SUS) no HMV. Teleconsultora e telerreguladora do TelessaúdeRS/UFRGS. Doutora em Cardiologia e Ciências Cardiovasculares pela UFRGS.

PRISCILA SAID SALEME ▶ Médica infectologista. Coordenadora de Vacinas do Hermes Pardini.

RAFAEL CHAKR ▶ Médico reumatologista. Professor de Reumatologia da Famed/UFRGS. Mestre e Doutor em Ciências Médicas pela UFRGS.

RAFAEL DE FRANCESCHI ▶ Médico de família e comunidade. Coordenador da Residência em MFC da SMS de Blumenau.

RAFAEL HERRERA ORNELAS ▶ Médico de família e comunidade. Instrutor médico da Disciplina de APS da Graduação em Medicina da Faculdade Israelita de Ciências da Saúde Albert Einstein. Doutorando em Ciências Médicas na USP.

RAFAEL JARDIM DE MOURA ▶ Médico de família e comunidade. Mestre em Medicina Tropical pela UnB.

RAFAEL MIRANDA LIMA ▶ Cirurgião pediátrico. Professor convidado de Pediatria da UFSC. Especialista em Urologia Pediátrica pelo Hospital Infantil Joana de Gusmão. Mestre em Cuidados Intensivos e Paliativos pela UFSC.

RAFAEL MITCHELL ▶ Médico de família e comuniadade da ESF de Cruzeiro do Sul, RS.

RAFAEL TREVISAN ORTIZ ▶ Médico ortopedista do Grupo do Pé e Tornozelo e do Grupo do Trauma do IOT/HCFMUSP. Chefe da Preceptoria do IOT/HCFMUSP.

RAFAELA APRATO MENEZES ▶ Médica de família e comunidade da Prefeitura Municipal de Porto Alegre. Professora do Departamento de Medicina Social da UFRGS. Especialista em Atendimento de Adolescentes pelo GHC e Preceptoria de MFC e Ensino à Distância pela UFCSPA/UNA-SUS.

RAFAELA MANZONI BERNARDI ▶ Médica internista. Residente em Pneumologia no HCPA.

RAPHAEL AUGUSTO TEIXEIRA DE AGUIAR ▶ Médico. Professor adjunto do Departamento de Medicina Preventiva e Social da UFMG. Coordenador acadêmico do Núcleo de Educação em Saúde Coletiva da UFMG. Mestre em Saúde Pública pela UFMG. Doutor em Educação pela UFMG.

RAPHAEL MACHADO DE CASTILHOS ▶ Médico neurologista do HCPA/UFRGS e do HNSC/GHC. Mestre em Ciências Médicas pela UFRGS. Doutor em Ciências: Genética e Biologia Molecular pela UFRGS.

RAPHAEL MACIEL DA SILVA CABALLERO ▶ Fisioterapeuta e educador físico. Professor adjunto do Departamento de Saúde Coletiva da UFCSPA. Mestre e Doutor em Educação pela UFRGS.

RAPHAEL S. REMOR DE OLIVEIRA ▶ Médico ortopedia e traumatologia. Chefe do Grupo de Cirurgia do Pé e Tornozelo do Hospital dos Servidores Estaduais de Santa Catarina. Preceptor da Residência Médica em Ortopedia e Traumatologia do Hospital dos Servidores Estaduais de Santa Catarina. Especialista em Medicina e Cirurgia do Pé e Tornozelo pela EPM/Unifesp.

RAQUEL BISSACOTTI STEGLICH ▶ Médica dermatologista. Mestre em Saúde e Meio Ambiente pela Univille.

RAUL MIGUEL ALLES ▶ Médico de família e comunidade, ginecologista e obstetra. Médico da Secretaria da Saúde de Porto Alegre e do GHC. Preceptor da Residência em MFC do GHC. Mestre em Saúde Coletiva pela ULBRA.

RAY MOYNIHAN ▶ Pesquisador sênior do Centre for Research in Evidence-Based Practice, Bond University, Austrália. PhD em Prevenção do Sobrediagnóstico, Bond University, Faculty of Health Science and Medicine, Centre for Research in Evidence--Based Practice.

RENAN MONTENEGRO JR. ▶ Médico endocrinologista. Professor associado da Faculdade de Medicina da UFC. Pesquisador Bolsista do CNPq, do INCT de Obesidade e Diabetes. Doutor em Clínica Médica pela FMRP/USP.

RENATA ALVES DE SOUZA PALUELLO ▶ Médica de família e comunidade do Hospital Sírio-Libanês. Instrutora Médica da Faculdade Israelita de Ciências da Saúde Albert Einstein.

RENATA HÜBNER FRAINER ▶ Médica dermatologista. Preceptora do Ambulatório de Dermatologia da ISCMPA.

RENATO LENDIMUTH MANCINI ▶ Médico psiquiatra. Pesquisador do Grupo de Interconsultas do Instituto de Psiquiatria (IPq) do HCFMUSP.

RENATO SOLEIMAN FRANCO ▶ Médico psiquiatra. Professor assistente da PUCPR. Coordenador da Residência em Psiquiatria da SMS/Fundação Estatal de Atenção Especializada em Saúde de Curitiba, Curitiba. Mestre em Tecnologia em Saúde pela PUCPR. Doutorando em Medicina no Departamento de Educação Médica da Faculdade de Medicina da Universidade do Porto.

RICARDO AUGUSTO LOPES FAGUNDES ▶ Médico de família e comunidade do SSC/HNSC/GHC. Especialista em Acupuntura pela SOMA-RS. Mestre em Epidemiologia pela UFRGS.

RICARDO C. G. AMARAL FILHO ▶ Médico de família e comunidade. Professor de Saúde Coletiva da Universidade Nilton Lins. Supervisor e preceptor da Residência em MFC da Comissão de Residência Médica da Semsa de Manaus. Preceptor da Residência em Clínica Médica da Fundação Adriano Jorge. Especialista em Medicina do Trabalho pela Universidade Gama Filho. Mestre em Educação em Saúde pela Unifesp.

RICARDO CESAR GARCIA AMARAL ▶ Médico dermatologista. Mestre em Ciências da Saúde pela UnB.

RICARDO DANTAS LOPES ▶ Médico de família e comunidade. Professor da FURB. Médico da ESF de Blumenau. Mestre em Educação pela UFRGS.

RICARDO DE ALVARENGA YOSHIDA ▶ Cirurgião vascular e endovascular. Professor colaborador assistente da Disciplina de Cirurgia Vascular e Endovascular da FMB/Unesp. Responsável pela Equipe de Cirurgia Vascular e Endovascular do Hospital viValle da Rede D'or São Luis e do Hospital Santos Dumont da Unimed, São José Campos. Doutor em Cirurgia Vascular pelo PPG em Bases Gerais da Cirurgia da Faculdade de Medicina de Botucatu (FMB) da Unesp.

RICARDO DE CASTILHOS ▶ Médico de família e comunidade. Médico assistente do Serviço de Atenção Domiciliar do GHC.

RICARDO DONATO RODRIGUES ▶ Médico clínico geral. Professor associado do Departamento de Medicina Integral, Familiar e Comunitária da UERJ. Mestre e Doutor em Saúde Coletiva pelo IMS/UERJ.

RICARDO GARCIA SILVA ▶ Médico interno de medicina geral e familiar. Mestre em Medicina pela Faculdade de Ciências Médicas da Universidade Nova de Lisboa. Pós--graduação em Medicina Desportiva na Sociedade Portuguesa de Medicina Desportiva.

RICARDO PEDRINI CRUZ ▶ Médico e cirurgião oncológico. Mestre em Patologia pela UFCSPA. Doutorando em Ginecologia na UFRGS. Membro da Sociedade Brasileira de Cirurgia Oncológica e da European Society of Surgical Oncology. Revisor dos periódicos European Journal of Surgical Oncology, Plos One e Tumor Biology.

RICARDO ROCHA BASTOS ▶ Médico clínico geral. Professor aposentado da Faculdade de Medicina da UFJF. Especialista em Medicina Tropical e Higiene pela University of Liverpool, Reino Unido.

RITA FRANCIS GONZALEZ Y RODRIGUES BRANCO ▶ Médica cardiologista e psicanalista. Líder de Grupos Balint. Especialista em Saúde Pública pela Unaerp. Mestre em Educação pela Universidade Federal de Goiás (UFG). Doutora em Educação pela UFG.

ROBERTA COLVARA TORRES MEDEIROS ▶ Médica de família e comunidade. Professora adjunta de Saúde Coletiva e Preceptora do Internato Obrigatório em APS da Univille. Especialista Medicina do Trabalho pela UFRGS.

ROBERTO FÁBIO LEHMKUHL ▶ Médico de família e comunidade. Gestor médico do Unifácil Pleno da Unimed Porto Alegre. Especialista em Psicologia Analítica pelo Instituto Junguiano do Rio Grande do Sul/Associação Junguiana do Brasil/International Association for Analytical Psychology.

ROBERTO UMPIERRE ▶ Médico de família e comunidade. Professor adjunto de MFC na UFRGS. Especialista em Saúde Pública pela UFRGS. Mestre em Epidemiologia: Avaliação de Tecnologias em Saúde pela UFRGS. Doutorando em Clínica Médica na UFRGS.

ROBSON A. ZANOLI ▶ Cirurgião geral e médico de família e comunidade. Médico perito do Instituto Nacional do Seguro Social (INSS).

RODRIGO DE NOVAES LIMA ▶ Médico de família e comunidade. Mestre em Epidemiologia pela UFSC.

RODRIGO DIAZ OLMOS ▶ Médico internista. Professor Doutor do Departamento de Clínica Médica da FMUSP. Doutor em Medicina pela FMUSP.

RODRIGO DOUGLAS RODRIGUES ▶ Médico. Residente em Infectologia no Hospital São Lucas da PUCRS. Ex-plantonista do Centro de Informação Toxicológica do Rio Grande do Sul.

RODRIGO FONSECA MARTINS LEITE ▶ Médico psiquiatra. Coordenador da atenção básica da Coordenadoria de Saúde Centro da SMS de São Paulo. Diretor dos ambulatórios do IPq/HCFMUSP. Especialista em Psicoterapia Dinâmica Breve pelo IPq/HCFMUSP. Mestrado Internacional em Políticas e Serviços em Saúde Mental pela Universidade Nova de Lisboa.

RODRIGO GARCIA D'AUREA ▶ Médico de família e comunidade da clínica A Morada de Saúde Integral e psicanalista. Tutor da Residência em MFC da FMUSP.

RODRIGO PASTOR ALVES PEREIRA ▶ Médico de família e comunidade. Professor adjunto e chefe do Departamento de Medicina de Família, Saúde Mental e Coletiva da Escola de Medicina da UFOP. Mestre em Saúde Pública pela UFMG.

ROGÉRIO SAMPAIO DE OLIVEIRA ▶ Médico de família e comunidade. Médico da ESF de Juazeiro do Norte, CE. Professor e preceptor da Faculdade de Medicina Estácio de Juazeiro do Norte (FMJ). Professor colaborador do Mestrado Profissional em Saúde da Família (MPSF) da Rede Nordeste de Formação em Saúde da Família (Renasf) – Nucleadora Urca. Especialista em Preceptoria de Residência Médica no SUS pelo IEP/HSL. Mestre em Saúde da Criança e do Adolescente pela UECE.

RONALDO ZONTA ▶ Médico de família e comunidade. Coordenador pedagógico da Residência em MFC da SMS de Florianópolis. Coordenador do Departamento de Gestão da Clínica da SMS de Florianópolis. Líder de Guideline e Treinamento do Programa Pack Brasil Adulto.

ROSA MARIA MELLONI HORITA ▶ Médica psiquiatra. Supervisora da Residência em Psiquiatria da Infância e Adolescência em Rede da Escola Superior de Ciências da Saúde da Secretaria de Estado da Saúde do Distrito Federal.

ROSA MIRANDA RESEGUE ▶ Médica pediatra da Disciplina de Pediatria Geral e Comunitária do Departamento de Pediatria da EPM/Unifesp. Mestre em Pediatria pela FMUSP. Doutora em Ciências da Saúde pela Unifesp.

ROSAURA DE OLIVEIRA RODRIGUES ▶ Médica ginecologista. Professora do Curso de Medicina da Univali.

ROSIMERE DE JESUS TEIXEIRA ▶ Médica endocrinologista. Professora adjunta do Departamento de Medicina Integral, Familiar e Comunitária da UERJ. Mestre em Ciências Médicas: Endocrinologia pela UERJ. Doutora em Ciências Médicas: Endocrinologia pela UFRJ.

RUBEN HORST DUQUE ▶ Médico reumatologista. Preceptor da Residência Médica em Reumatologia do Hospital Universitário da UFES.

RUBENS ARAUJO DE CARVALHO ▶ Médico de família e comunidade. Médico da ESF de Aracaju, SE. Preceptor de Saúde Coletiva da UFS, Campus Lagarto. Especialista em Acupuntura pela UFPE. Mestrando em Saúde da Família na Fiocruz/RJ.

RUDI ROMAN ▶ Médico de família e comunidade. Responsável pela Equipe de Regulação e Teleconsultoria do TelessaúdeRS/UFRGS. Mestre em Epidemiologia pela UFRGS.

RUTH BORGES DIAS ▶ Médica de família e comunidade. Professora da Faculdade de Medicina e do Mestrado de Ensino em Saúde da Unifenas-BH.

SALMAN RAWAF ▶ Médico de saúde pública. Especialização em Saúde da Criança, Health System, WHO. MPH. PhD. FRCP, FFPH.

SAMANTHA PEREIRA FRANÇA ▶ Médico de família e comunidade. Coordenadora do Programa de Residência em MFC da SMSRio.

SANDRA FORTES ▶ Médica psiquiatra. Professora associada de Psicologia Médica e Saúde Mental da FCM/UERJ. Coordenadora do Laboratório Interdisciplinar de Pesquisa em APS da UERJ. Mestre em Psiquiatria e Psicanálise pelo Instituto de Psiquiatria da UFRJ. Doutora em Epidemiologia: Saúde Coletiva pelo IMS/UERJ.

SANDRO RODRIGUES BATISTA ▶ Médico de família e comunidade. Professor assistente do Departamento de Clínica Médica da Faculdade de Medicina da UFG. Mestre em Ciências da Saúde pela UFG. Doutorando em Ciências da Saúde na UFG. Diretor de Pesquisa da SBMFC.

SARA ELISA KOEFENDER CASTRO ▶ Médica. Residente em MFC no HNSC.

SATI JABER MAHMUD ▶ Médico de família e comunidade. Coordenador do Programa de Atenção Domiciliar e de Projetos Estratégicos e Extensão da Gerência de Ensino e Pesquisa do GHC.

SELMA LOCH ▶ Médica sanitarista da Prefeitura de Florianópolis. Especialista em Medicina Preventiva e Social pela Fiocruz. Mestre em Engenharia de Produção pela UFSC. Doutora em Engenharia de Produção/Engenharia do Conhecimento pela UFSC.

SERGIO ANTONIO SIRENA ▶ Médico de família e comunidade. Professor do Curso de Medicina da UCS. Professor do Mestrado Profissional de Avaliação de Tecnologias em Saúde para o SUS do GHC. Doutor em Medicina: Geriatria pela PUCRS.

SILVIA JUSTO TRAMONTINI ▶ Enfermeira. Especialista em Saúde do Adulto pela Unisinos e em Terapia de Casal e de Família pelo Infapa.

SIMONE ÁVILA ▶ Fisioterapeuta. Assessora técnica da SMS de Porto Alegre. Especialista em Medicina Desportiva e Saúde Escolar pela PUCRS. Mestre em Ciências do Movimento Humano pela UFRGS. Doutora em Ciências Humanas pela UFSC.

SIMONE VALVASSORI ▶ Enfermeira da Unidade de Saúde Conceição do SSC/GHC. Especialista em Saúde Pública pela UFRGS. Mestranda em Patologia Clínica e Experimental na UFCSPA.

SOLOMAR MARTINS MARQUES ▶ Médico pediatra. Professor adjunto de Pediatria da UFG. Mestre em Epidemiologia pelo Instituto de Patologia Tropical e Saúde Pública (IPTSP) da UFG. Doutor em Ciências da Saúde pela UFG.

SONIA SARAIVA ▶ Médica psiquiatra. Especialista em Gestão em Saúde pela UFSC. Doutora em Psiquiatria e Psicologia Médica pela Universidade de Alcalá, Espanha.

SUELEN ALVES ROCHA ▶ Enfermeira. Especialista em Saúde da Família pela Unesp. Mestre em Saúde Pública pela Unesp. Doutoranda em Saúde Pública na Unifesp com período sanduíche na Royal Holloway, University of London.

SUSANA MEDEIROS ▶ Médica de medicina geral e familiar da Unidade de Saúde Familiar (USF) AlphaMouro do ACES de Sintra, Portugal. Pós-graduação em Neurodesenvolvimento Infantil na Universidade Católica Portuguesa.

TALES COELHO SAMPAIO ▶ Médico de família e comunidade. Professor da Disciplina Ações Integradas em Saúde da Unifor. Especialista em Saúde do Idoso pela UECE e em Geriatria pela Escola de Saúde Pública do Ceará (ESP/CE). Mestre em Avaliação de Políticas Públicas pela UFC.

TÂNIA DE A. BARBOZA ▶ Médica de família e comunidade. Professora da Unifor. Especialista em Geriatria pela ESP/CE e em Pneumologia pela Universidade Federal do Estado do Rio de Janeiro (Unirio). Mestre em Saúde Pública pela UFC. Conselheira do CRM/CE.

TATIANA MONTEIRO FIUZA ▶ Médica de família e comunidade. Professora adjunta da UFC. Especialista em Hebiatria pela Feluma. Mestre em Saúde Pública pela UFC. Doutora em Saúde Coletiva pela UFC.

TEREZA CRISTINA JEUNON SOUSA ▶ Médica pediatra do PSF Tereza de Benguela, Vila Bela da Santíssima Trindade, MT.

THAIS ZENERO TUBERO ▶ Médica pediatra. Preceptora de Pediatria no Centro de Saúde-Escola Butantã da FMUSP.

THIAGO DIAS SARTI ▶ Médico de família e comunidade. Professor adjunto do Departamento de Medicina Social da UFES. Mestre em Saúde Coletiva pela UFES. Doutor em Saúde Pública pela FSP/USP.

THIAGO FERNANDES DOS SANTOS ▶ Médico de família e comunidade. Professor titular do Departamento de Saúde Coletiva do Internato Rural, Medicina Preventiva e Social da UFAM. Professor auxiliar do Núcleo de Medicina de Família da Universidade Nilton Lins.

THIAGO GOMES DA TRINDADE ▶ Médico de família e comunidade e terapeuta de família e de casal. Professor adjunto de MFC da UFRN. Professor do Curso de Medicina da Universidade Potiguar. Doutor em Epidemiologia pela UFRGS.

TIAGO BARRA VIDAL ▶ Médico de família e comunidade da Prefeitura Municipal de Florianópolis. Especialista em Auditoria em Sistema de Saúde pela A Vez do Mestre (AVM) Faculdade Integrada. Mestre em Epidemiologia pela UFRGS. Doutorando em Saúde Coletiva na UFSC.

TIAGO VILLANUEVA GUTIERREZ ARRUDA MARQUES ▶ Médico de família na USF Reynaldo dos Santos, Póvoa de Santa Iria, Portugal. Editor-chefe da Acta Médica Portuguesa.

TRISHA GREENHALGH ▶ OBE Global Health, Policy and Innovation Unit Centre for Primary Care and Public Health, Blizard Institute Barts and The London School of Medicine and Dentistry Yvonne Carter Building.

VALERIA CARVALHO ▶ Médica pediatra. Preceptora de Medicina da UniFOA.

VALÉRIA RODRIGUES TAVEIRA ▶ Médica de família e comunidade. Professora de Saúde Coletiva da UNIC. Preceptora do Programa de Educação pelo Trabalho em Saúde (PET/Saúde) da UFMT.

VANESSA HAGENBECK CARRANZA ▶ Médica de família e comunidade.

VANESSA RAQUEL ZALESKI SEBASTIANI ▶ Médica dermatologista. Especialista em Dermatocosmiatria pela FMABC.

VASCO QUEIROZ[†] ▶ Professor associado convidado da Faculdade de Ciências da Saúde da Universidade da Beira Interior. Especialista em Medicina Geral e Familiar pela Ordem dos Médicos de Portugal.

VENEZA BERENICE DE OLIVEIRA ▶ Professora da Faculdade de Medicina da UFMG. Mestre em Demografia pela Faculdade de Ciências Econômicas da UFMG. Doutora em Saúde Pública pela UFMG.

VICTOR RAMOS ▶ Médico de família e comunidade. Professor convidado da Escola Nacional de Saúde Pública da Universidade Nova de Lisboa. Especialista em Medicina Geral e Familiar pelo Ministério da Saúde e Ordem dos Médicos de Portugal.

VINICIUS C. IAMONTI ▶ Fisioterapeuta respiratório. Intervencionista do Prevfumo/Unifesp. Mestre em Ciências pela Unifesp. Doutorando em Pneumologia no Instituto do Coração (Incor)/HCFMUSP.

VIOLETA VARGAS LODI ▶ Médica de família e comunidade.

VITOR HUGO LIMA BARRETO ▶ Médico de família e comunidade e psicanalista. Professor de Medicina de Família na UFPE. Mestre em Ciências do Ensino em Saúde pelo Centro de Desenvolvimento do Ensino Superior em Saúde da Unifesp. Doutor em Educação Médica pela University College London.

VITOR LAST PINTARELLI ▶ Médico geriatra. Professor adjunto de Geriatria da UFPR. Professor titular de Semiologia da Universidade Positivo. Doutor em Ciências pela Unifesp. Presidente da Sociedade Brasileira de Geriatria e Gerontologia, Seção do Paraná (2016-2018).

VIVIANE ELISABETH DE SOUZA SANTOS SACHS ▶ Médica de família e comunidade no Hendersonville, Mountain Area Health Education Center (MAHEC). Professora assistente do Department of Family and Community Medicine, School of Community Medicine. Certificada pelo American Board of Family Medicine (ABFM).

VIVIANE LOCATELLI RUPOLO ▶ Nutricionista. Pós-graduanda em Nutrição Clínica e Doenças Crônicas no Instituto de Educação e Pesquisa do HMV.

WILLIAN ROBERTO MENEGAZZO ▶ Médico internista. Residente em Cardiologia no HCPA/UFRGS.

YANA PAULA COÊLHO CORREIA SAMPAIO ▶ Médica de família e comunidade da ESF de Juazeiro do Norte. Professora e preceptora da Estácio/FMJ. Professora colaboradora do MPSF/Renasf – Nucleadora Urca. Especialista em Preceptoria de Residência Médica no SUS pelo IEP/HSL. Mestre em Saúde da Criança e do Adolescente pela UECE.

YUJI MAGALHÃES IKUTA ▶ Médico de família e comunidade. Professor de Medicina da UEPA, do Centro Universitário do Pará, da Faculdade Metropolitana da Amazônia e da UFPa. Especialista em Fisiologia do Exercício pela Unifesp, em Geriatria e Gerontologia pela Unicamp e pelo Tokyo Medical and Dental University e em Saúde Coletiva pela UEPA. Mestre em Clínica Médica pela Unicamp. Doutor em Clínica das Doenças Tropicas pela UFPA.

APRESENTAÇÃO

É com grande prazer que apresentamos a 2ª edição do *Tratado de medicina de família e comunidade*! Na edição anterior, uma série de temas de interesse dos médicos de família e comunidade foi elencada, organizando-se o conteúdo necessário ao exercício da especialidade considerando a necessidade do conhecimento teórico para a nossa inserção nacional naquele momento. Mas muita coisa mudou desde então – a medicina de família e comunidade (MFC) hoje está integrada às universidades, e passamos a fazer parte dos programas de graduação e pós-graduação. Com isso, temos uma outra realidade: o número de médicos de família e comunidade integrados ao mercado de trabalho cresceu substancialmente, em diferentes locais de atuação e com inserção nos setores público e privado, na assistência e no ensino. Assim, esta 2ª edição atende à necessidade dessa ampliação, atualizando capítulos e incluindo os temas que hoje caracterizam as demandas dessa nova realidade.

Fazendo um merecido retrospecto, a 1ª edição – Prêmio Jabuti, em 2013, na categoria Ciências da Saúde – teve como organizadores o Dr. Gustavo Gusso e o Dr. José Mauro Ceratti Lopes, médicos responsáveis por uma série de iniciativas junto à Sociedade Brasileira de Medicina de Família e Comunidade (SBMFC). Impossível falar da especialidade sem lembrar do nosso querido Zé Mauro, precocemente falecido: além de lutar pela área, ele exerceu grande liderança entre seus pares, de forma a solidificar os princípios da especialidade – dentre eles, a excelência clínica. Foi dos primeiros médicos de família do país e trabalhou de forma árdua, criativa e incessante durante toda a sua vida profissional. Serviu como modelo de médico, amigo e gestor, especialmente na criação e consolidação do modelo de preceptor em MFC e no reconhecimento da especialidade junto ao Conselho Federal de Medicina e à Associação Médica Brasileira. Foi membro atuante da SBMFC, onde promoveu capacitações em associação com EURACT e WONCA, determinantes para a construção do perfil profissional do médico de família e comunidade brasileiro.

A Artmed Editora, em feliz iniciativa, dá seguimento a esta grande obra, novamente sob organização de Dr. Gustavo Gusso e agora com a coordenação editorial de Dra. Lêda Chaves Dias. Dr. Gusso é médico de família expoente da especialidade em nível nacional e internacional. Desempenha papel importantíssimo como articulador do médico de família como profissional de excelência na concepção e implantação da Estratégia Saúde da Família, na consolidação da SBMFC e no reconhecimento da especialidade médica. Dra. Lêda é preceptora reconhecida da Residência de MFC do Grupo Hospitalar Conceição. Foi coautora na 1ª edição e agora assume a coordenação editorial do *Tratado* gozando do respeito e do reconhecimento de todos. Vale lembrar que, em sua trajetória profissional, Dra. Lêda participou da concepção e da execução de grande parte da formação e educação continuada de médicos de família e comunidade associada ao Dr. José Mauro.

Este livro conta novamente com organizadores e coordenação editorial de extremas capacidade técnica e sensibilidade, que convidaram profissionais de todo o país representativos do pensamento daqueles que atuam na atenção primária à saúde (APS). E que se empenham, a despeito das adversidades, no enfrentamento de desafios e no aperfeiçoamento de uma especialidade que mudou paradigmas na formação médica. Este *Tratado* tem o objetivo de auxiliar na obtenção da excelência clínica, abordando temas que se manifestam importantes, quer pela frequência, magnitude ou transcendência no cotidiano do exercício profissional. Os temas aqui tratados buscam fornecer subsídios para a educação continuada em MFC, fazendo a adaptação necessária à sua aplicação na APS.

Esperamos que os colegas possam aproveitá-lo, fazendo dele um companheiro na construção de um conhecimento sólido na especialidade.

Carmen Luiza C. Fernandes
Médica de família e comunidade
Terapeuta de casais e família
Especialista em Saúde Mental Coletiva
Mestre em Epidemiologia

PREFÁCIO

O *Tratado de medicina de família e comunidade* chega à 2ª edição revisto e ampliado para refletir o que há de mais relevante sobre o assunto, enfocando princípios, formação e prática.

A 1ª edição foi muito importante no sentido de ampliar o alcance dos conhecimentos da área; para esta nova edição, contamos com um grupo ainda maior de coautores (431), nacionais e internacionais, e com novos temas abordados, sendo uma referência do que se pratica no Brasil e em outros países para profissionais, residentes e estudantes da área da saúde.

Além da atualização propriamente dita dos capítulos, muitos passaram a incluir árvore de decisão e a abordar o papel da equipe multiprofissional. Somam-se aqui 20 novos capítulos, cujos temas possibilitam que o *TMFC* permaneça a referência mais atual na área, mantendo seu diferencial de reunir conhecimento científico de qualidade a uma abordagem focada na pessoa e desenhada para o contexto da atenção primária à saúde. Assim, se, por um lado, foram mantidos temas que tratam de um aspecto pouco abordado em livros de medicina (mas que precisam ser discutidos), como desprescrição, prevenção quaternária e multimorbidade, acrescentaram-se outros fundamentais, como sobrediagnóstico e mercantilização da doença.

A lista completa de temas novos conta com os seguintes capítulos:

4	Atenção primária à saúde
5	Modelos de acesso ao cuidado pelo médico de família e comunidade na atenção primária à saúde
16	Tomando decisões compartilhadas: colocando a pessoa no centro do cuidado
19	Atendimento em saúde por meio de recursos digitais
23	Pessoas consideradas doentes difíceis
27	Multimorbidade
32	Prevenção do sobrediagnóstico: como parar de causar danos às pessoas saudáveis?
33	Mercantilização da doença
50	Seleção do prontuário eletrônico para atenção primária à saúde
51	Indicadores
62	População prisional
73	Cuidados pré-operatórios
94	Meditação
95	Espiritualidade e saúde
113	Criança com dificuldade de aprendizagem
132	Hipertensão na gestação
248	Saúde mental na infância
249	Autismo

Com esta nova edição, mantemos nosso compromisso de colaborar para a formação e a prática da medicina de família e comunidade brasileira, o que não teria sido possível sem a fundamental contribuição dos coautores e coordenadores de seção, a quem registramos o nosso especial agradecimento.

Gustavo Gusso
Lêda Chaves Dias

SUMÁRIO

VOLUME 1

Seção I ▶ Fundamentos da medicina de família e comunidade
Ângela Jornada Ben

1. Princípios da medicina de família e comunidade......... 1
   José Mauro Ceratti Lopes; Lêda Chaves Dias
2. Medicina de família e comunidade como especialidade médica e profissão..................... 11
   Gustavo Gusso; João Werner Falk; José Mauro Ceratti Lopes
3. Médico de família e comunidade na saúde pública....... 19
   Salman Rawaf; David Laith Rawaf
4. Atenção primária à saúde 28
   Gustavo Gusso; Lucas Bastos Marcondes Machado
5. Modelos de acesso ao cuidado pelo médico de família e comunidade na atenção primária à saúde 37
   Tiago Barra Vidal; Suelen Alves Rocha; Charles Dalcanale Tesser; Erno Harzheim
6. Atenção primária à saúde no Brasil 50
   Luís Fernando Rolim Sampaio; Claunara Schilling Mendonça; Maria A. Turci
7. Organização da atenção primária à saúde em outros países 66
   Juan Gérvas; Mercedes Pérez Fernández
8. Cultura, saúde e o médico de família e comunidade 74
   Leonardo Vieira Targa; Francisco Arsego de Oliveira
9. Complexidade e integralidade na medicina de família e comunidade e na atenção primária à saúde: aspectos teóricos 81
   Ricardo Donato Rodrigues; Maria Inez Padula Anderson
10. Consultas terapêuticas, linguagem, narrativa e resiliência: fortalecendo a prática clínica da integralidade do médico e da medicina de família e comunidade 93
    Maria Inez Padula Anderson; Ricardo Donato Rodrigues
11. Participação popular na atenção primária à saúde 105
    Jetele Del Bem Seleme Piana; Luciana Osorio Cavalli
12. Educação popular 112
    Eymard Mourão Vasconcelos; Marcos Oliveira Dias Vasconcelos
13. Ética na atenção primária à saúde 120
    Marcello Dala Bernardina Dalla; José Mauro Ceratti Lopes
14. Redes virtuais colaborativas internacionais para médicos de família e comunidade 128
    Luís Filipe Cavadas; Tiago Villanueva Gutierrez Arruda Marques

Seção II ▶ Ferramentas da prática do médico de família e comunidade
Nulvio Lermen Junior, Carlos Daniel Magalhães da Silva Moutinho Jr. e Dannielle Fernandes Godoi

15. Consulta e abordagem centrada na pessoa 132
    José Mauro Ceratti Lopes; Lêda Chaves Dias
16. Tomando decisões compartilhadas: colocando a pessoa no centro do cuidado..................... 143
    Roberto Umpierre; Laureen Engel
17. Relação clínica na prática do médico de família e comunidade..................... 146
    Marcela Dohms; Francisco Borrell Carrió; Josep M. Bosch Fontcuberta
18. Valise do médico 156
    Juan Gérvas; Mercedes Pérez Fernández; Janos Valery Gyuricza
19. Atendimento em saúde por meio de recursos digitais.... 159
    Cynthia Goulart Molina-Bastos; Otávio Pereira D'Avila; Carlos André Aita Schmitz
20. Telessaúde na atenção primária à saúde............. 165
    Carlos André Aita Schmitz; Ana Célia da Silva Siqueira; Marcelo Rodrigues Gonçalves; Eno Dias de Castro Filho; Erno Harzheim
21. Como utilizar a informação na consulta 177
    Marina Papile Galhardi; Ronaldo Zonta
22. Pessoas que consultam frequentemente 184
    Victor Ramos; Eunice Carrapiço
23. Pessoas consideradas doentes difíceis............. 192
    Eunice Carrapiço; Victor Ramos
24. Grupos Balint..................... 198
    Rita Francis Gonzalez y Rodrigues Branco; Fernanda Gerst Martins de Freitas; Gabriela Cunha Fialho Cantarelli Bastos; Polyana Naves Adorno
25. Gestão da clínica 205
    Gustavo Gusso; Paulo Poli Neto
26. Epidemiologia clínica 213
    Paulo A. Lotufo; Isabela M. Benseñor; Rodrigo Diaz Olmos
27. Multimorbidade..................... 226
    Pauline Boeckxstaens
28. Multimorbidade e sua mensuração 232
    Barbara Starfield; Karen Kinder
29. Medicina baseada em evidências aplicada à prática do médico de família e comunidade 238
    Airton Tetelbom Stein
30. Polifarmácia..................... 247
    Dee Mangin; Iona Heath
31. Prevenção quaternária: primeiro não causar dano 255
    Marc Jamoulle; Gustavo Gusso
32. Prevenção do sobrediagnóstico: como parar de causar danos às pessoas saudáveis? 262
    Ray Moynihan
33. Mercantilização da doença..................... 268
    Juan Gérvas; Mercedes Pérez Fernández; Gustavo Gusso; Dijon Hosana Souza Silva
34. Proteção dos pacientes contra excessos e danos das atividades preventivas 274
    Juan Gérvas; Mercedes Pérez Fernández
35. Abordagem familiar..................... 282
    Lêda Chaves Dias
36. Abordagem em saúde mental pelo médico de família e comunidade..................... 293
    Marco Aurélio Crespo Albuquerque; Lêda Chaves Dias
37. Territorialização 300
    Cleo Borges; Valéria Rodrigues Taveira
38. Abordagem comunitária: diagnóstico de saúde da comunidade..................... 305
    Gisele Alsina Nader Bastos; Juliano Peixoto Bastos; Raphael Maciel da Silva Caballero

39 Abordagem comunitária: cuidado domiciliar 313
   Sati Jaber Mahmud; Maria Amélia Medeiros Mano;
   José Mauro Ceratti Lopes; Leonardo Cançado Monteiro Savassi

40 Abordagem comunitária: grupos na atenção primária à
   saúde.. 325
   Fabrício Casanova; Luiz Carlos Osorio; Lêda Chaves Dias

41 Abordagem comunitária: inserção comunitária 334
   Tatiana Monteiro Fiuza; Marco Túlio Aguiar Mourão Ribeiro;
   Frederico Fernando Esteche; Leandro Araújo da Costa;
   José Mauro Ceratti Lopes

42 Trabalho em equipe................................. 341
   Ruth Borges Dias; Fabiana Prado dos Santos Nogueira

43 Princípios do apoio matricial...................... 350
   Sonia Saraiva; Jorge Zepeda

44 Organização do serviço e integração com os núcleos
   de apoio à saúde da família........................ 359
   Rogério Sampaio de Oliveira; Paola Colares de Borba;
   Yana Paula Coêlho Correia Sampaio

45 Vigilância em saúde................................ 364
   Ana Cristina Vidor

46 Gerenciamento de unidades de saúde................. 372
   Selma Loch; Cristiano J. C. de Almeida Cunha;
   Denise Machado Longhi; Lysiane de Medeiros

47 Formas de remuneração e pagamento por desempenho .. 380
   Luis Pisco; Daniel Soranz; Luiz Felipe S. Pinto

Seção III ▶ Sistemas de informações na atenção primária à saúde
André Lucio de Cassias

48 Sistemas de classificação na atenção primária à saúde ... 387
   Gustavo Gusso; Gustavo Landsberg;
   Catherine Moura da Fonseca Pinto

49 Registro de saúde orientado por problemas 394
   Gustavo Gusso; José Mauro Ceratti Lopes

50 Seleção do prontuário eletrônico para atenção primária
   à saúde.. 403
   Gustavo Gusso; André Lucio de Cassias

51 Indicadores....................................... 413
   Christian Morato de Castilho; Francisco A. Tavares Jr.;
   Luís Guilherme de Mendonça

52 Uso do indicador internação por condições sensíveis à
   atenção primária na avaliação de condições de saúde ... 422
   Claunara Schilling Mendonça; Maria Lucia Medeiros Lenz;
   Veneza Berenice de Oliveira

Seção IV ▶ Formação em medicina de família e comunidade
Ângela Jornada Ben

53 Metodologias de ensino médico 433
   Maria Helena Itaqui Lopes; José Mauro Ceratti Lopes

54 Ensino de medicina de família e comunidade na
   graduação.. 441
   Marcelo Rodrigues Gonçalves; Olivan Queiroz;
   Thiago Gomes da Trindade

55 Residência em medicina de família e comunidade 448
   Daniel Knupp Augusto

56 Especialização em medicina de família e comunidade .. 454
   Daniel Knupp Augusto; Raphael Augusto Teixeira de Aguiar

57 Avaliação do ensino de medicina de família
   e comunidade...................................... 462
   Carmen Vera Giacobbo Daudt; Maria Eugênia Bresolin Pinto;
   José Mauro Ceratti Lopes

58 Desenvolvimento profissional contínuo 475
   Luis Filipe Gomes; Ana Marreiros

59 Utilização de filmagem de consultas para o aprendizado ... 482
   Marcela Dohms; Francisco Borrell Carrió; Josep M. Bosch Fontcuberta

Seção V ▶ Medicina de família e comunidade em cenários específicos
Lêda Chaves Dias

60 Favela 490
   Moisés Nunes; Bruno Pereira Stelet; Jorge Esteves

61 Área rural... 498
   Leonardo Vieira Targa

62 População prisional 508
   Ana Rochadel; Rafael Jardim de Moura

63 População ribeirinha 514
   Nilson Massakazu Ando; Ricardo C. G. Amaral Filho

64 Tragédias.. 524
   Maria Amélia Medeiros Mano; Danyella da Silva Barrêto

65 População em situação de rua 539
   Erika Vovchenco; Mariana Villiger Silveira

66 Medicina privada 546
   Christian Morato de Castilho; Fernando Henrique Silva Amorim;
   Marcos Almeida Quintão

Seção VI ▶ Pesquisa, publicação e ensino
Marcelo Rodrigues Gonçalves

67 Pesquisa quantitativa 554
   Cynthia Goulart Molina-Bastos; Otávio Pereira D'Avila;
   Maria Helena S. P. Rigatto

68 Orientações básicas para pesquisa qualitativa...... 564
   Daniela Riva Knauth; Ceres Victora

69 Como elaborar um projeto de pesquisa 571
   Lucia Campos Pellanda; Maitê Bello Jotz; Willian Roberto Menegazzo

70 Como escrever um trabalho acadêmico para publicação .. 576
   Trisha Greenhalgh

71 Como elaborar apresentações, pôsteres e aulas 581
   Aline Iara de Sousa; José Mauro Ceratti Lopes

Seção VII ▶ Prevenção e promoção à saúde
Luciano Nunes Duro

72 Rastreamento de doenças 584
   Armando Henrique Norman; Charles Dalcanale Tesser

73 Cuidados pré-operatórios........................... 596
   Rodrigo Diaz Olmos; José Benedito Ramos Valladão Júnior

74 Imunização e vacinação 603
   Akemi Morimoto; Anderson Stevens

75 Estratégias comportamentais e de motivação para
   mudanças de hábitos de vida voltados para a saúde..... 619
   Ruth Borges Dias; Luciana Alves

76 Orientações essenciais em nutrição 626
   Aline Gerlach; Carmen Vera Giacobbo Daudt

77 Orientação à atividade física...................... 639
   Maria Eugênia Bresolin Pinto; Marcelo Demarzo

78 Abordagem à saúde escolar.......................... 654
   Marcelo Demarzo; Aline Guerra Aquilante

79 Sexualidade e diversidade 663
   Ademir Lopes Junior; Ana Paula Andreotti Amorim;
   Mariana Maleronka Ferron

80 Abordagem à saúde ocupacional na atenção primária
   à saúde.. 675
   Ana Roberta Ceratti; Nilson Massakazu Ando; Olivan Queiroz

81 Abordagem à saúde bucal e problemas orais frequentes .. 691
   Graziela Lavratti Escudero; Débora Deus Cardozo

82 Abordagem à violência doméstica 701
   Ana Flavia P. L. d'Oliveira; Lilia Blima Schraiber

83 Abordagem aos abusos e maus-tratos em idosos 710
   Alfredo Cataldo Neto; Fernanda Azevedo

| 84 | Trabalhando em ambientes violentos: a construção de uma rede de cuidados 718
Luciane Loures dos Santos; Marcelo Loures dos Santos; Iago da Silva Caires

85 | Principais benefícios sociais 726
Deidvid de Abreu

Seção VIII ▶ O papel do médico de família e comunidade no cuidado a grupos populacionais específicos
Daniel Knupp Augusto

86 | Saúde da criança 734
Ana Cecilia Silveira Lins Sucupira

87 | Saúde do homem 746
Guilherme Coelho Dantas; Antônio Augusto Dall'Agnol Modesto

88 | Saúde da mulher 753
Aline Iara de Sousa; Manoela Jorge Coelho Alves; Simone Valvassori

89 | Saúde do idoso 757
Cristina Padilha Lemos; Sergio Antonio Sirena

Seção IX ▶ Geral e inespecífico
Christian Morato De Castilho

90 | Sintoma como diagnóstico 766
Peter Lucassen; Kees van Boven

91 | Procedimentos em atenção primária à saúde: anestesia locorregional, suturas, inserção de DIU, cantoplastia, lavagem otológica e drenagem de abscesso 771
Roberto Umpierre; Maiara Conzatti

92 | Procedimentos em atenção primária à saúde: remoções, drenagem de trombo hemorroidário, exérese de cisto ou lesão cutânea e uso de diatermia 780
Roberto Umpierre; Maiara Conzatti

93 | Práticas integrativas 786
Michael Yaari; Angelmar Constantino Roman

94 | Meditação 798
Marcelo Demarzo; Javier Garcia-Campayo

95 | Espiritualidade e saúde 807
Eno Dias de Castro Filho; Janaine Aline Camargo de Oliveira; Fábio Duarte Schwalm

96 | Introdução às plantas medicinais 817
Cesar Paulo Simionato; Gelso Guimarães Granada; Marcos Krahe Edelweiss; Murilo Leandro Marcos

97 | Fisioterapia na atenção primária à saúde 826
Simone Ávila; Bruna de Moraes Lopes

98 | Queixas relacionadas à sexualidade e transformações corporais na transexualidade 835
Ademir Lopes Junior; Ana Paula Andreotti Amorim; Mariana Maleronka Ferron

99 | Intolerâncias alimentares 846
Antônio Augusto Dall'Agnol Modesto; Demian de Oliveira e Alves

100 | Interpretação de hemograma na atenção primária à saúde 853
Mariana Dias Curra; Erno Harzheim; Lêda Chaves Dias

101 | Síncope e desmaio 861
Igor de Oliveira Claber Siqueira; Ricardo Rocha Bastos

102 | Abordagem da dor aguda 871
Levi Higino Jales Júnior; Patricia Leda Jales de Brito; Levi Higino Jales Neto

103 | Abordagem da dor crônica 876
Fábio Luiz Vieira; Cristiane Tavares

104 | Anemias 886
Luis Antonio Macedo; Mikael Marcelo de Moraes

105 | Linfonodomegalia 894
Euclides Furtado de Albuquerque Cavalcanti

106 | Cuidados paliativos na atenção primária à saúde 900
Cledy Eliana dos Santos; Ricardo Pedrini Cruz; Newton Barros; José Manuel Peixoto Caldas; Fátima Teixeira; Luiz Felipe Cunha Mattos

107 | Morte e luto na atenção primária à saúde 909
Olivan Queiroz; Ana Helena Araújo Bomfim Queiroz

108 | Prescrição de medicamentos na atenção primária à saúde 914
Paola Branco Schweitzer; Cristina Subtil; Roberta Colvara Torres Medeiros; Julio César de Castro Ozório

109 | Desprescrição de medicamentos na atenção primária à saúde 919
Enrique Molina Pérez de los Cobos; José Ignácio de Juan Roldán; Enrique Gavilán

110 | Cuidados e orientações para procedimentos e exames ... 930
Robson A. Zanoli; Marcello Dala Bernardina Dalla

VOLUME 2

Seção X ▶ Problemas específicos das crianças
Ana Cecilia Silveira Lins Sucupira

111 | Aleitamento materno e introdução de novos alimentos ... 939
Aline Gerlach; Maria Lucia Medeiros Lenz; Viviane Locatelli Rupolo

112 | Problemas de crescimento e ganho de peso 947
Patricia Sampaio Chueiri; Fernanda Plessmann de Carvalho

113 | Criança com dificuldade de aprendizagem 961
Ana Cecilia Silveira Lins Sucupira

114 | Problemas de desenvolvimento neuropsicomotor 970
Susana Medeiros; Érica Viana Rocha; Paulo Sousa

115 | Criança com sibilância 978
Mariana Sato; Ana Cecilia Silveira Lins Sucupira

116 | Vômito e diarreia no lactente 985
Susana Medeiros; Paulo Sousa

117 | Enurese e encoprese 992
Mariana Duque Figueira; Rodrigo Garcia D'Aurea

118 | Choro e cólicas 999
Susana Medeiros; Érica Viana Rocha; Paulo Sousa

119 | Febre e convulsão no lactente 1003
Thais Zenero Tubero

120 | Refluxo gastroesofágico na criança 1008
Guilherme Emanuel Bruning; José Ivo Scherer

121 | Cefaleia recorrente na criança 1016
Rosa Miranda Resegue

122 | Dor abdominal recorrente 1023
Ivana Lie Makita Abe; Ana Cecilia Silveira Lins Sucupira

123 | Dores recorrentes em membros em crianças e adolescentes 1029
Ana Cecilia Silveira Lins Sucupira

124 | Abuso infantil 1036
Fabiano Gonçalves Guimarães; Artur Oliveira Mendes

125 | Problemas congênitos prevalentes 1044
Kellen Chaves da Silva De Franceschi; Rafael De Franceschi

126 | Condições cirúrgicas na criança 1049
Eliete M. Colombeli; Edevard J. de Araujo; Rafael Miranda Lima

127 | Problemas frequentes na criança 1054
Márcia Dorcelina Trindade Cardoso; Claudia Regina Oliveira da Costa; Danielly Rocha de Andrade Almeida; Valeria Carvalho

Seção XI ▶ Gravidez, parto e planejamento familiar
Maria Lucia Medeiros Lenz

128 | Cuidados pré-concepcionais 1061
Aldo Ciancio; Brian W. Jack

129 | Contracepção 1072
Hamilton Lima Wagner; Patrícia Pamella Ferreira de Souza

130 | Infertilidade 1078
Raul Miguel Alles; Gustavo Carvalho e Silva

131 Pré-natal de baixo risco 1083
Maria Lucia Medeiros Lenz; Lúcia Naomi Takimi; Lucas Wollmann

132 Hipertensão na gestação 1096
Lucas Wollmann; Maria Lucia Medeiros Lenz

133 Cuidados no puerpério 1103
Ana Cristina Vidor

Seção XII ▶ Problemas do aparelho reprodutor
José Benedito Ramos Valladão Júnior

134 Problemas da mama 1113
Monique Marie Marthe Bourget; Grasiela Benini dos Santos Cardoso

135 Corrimento vaginal 1120
Rafaela Aprato Menezes; José Benedito Ramos Valladão Júnior

136 Amenorreia 1127
Emerson da Silveira; Rosaura de Oliveira Rodrigues; Heitor Tognoli

137 Sangramento vaginal e distúrbios menstruais... 1134
Maria Célia Mendes

138 Climatério e menopausa 1145
Carmen Vera Giacobbo Daudt; Daniella Borges Machado

139 Doenças testiculares e escrotais 1156
Roberto Fábio Lehmkuhl

140 Infecções sexualmente transmissíveis 1161
Carolina Fajardo; Luiza Cromack

141 Neoplasia de colo uterino....................... 1171
Daniela Montano Wilhelms; Simone Valvassori; Aline Iara de Sousa

Seção XIII ▶ Problemas das vias urinárias
Leonardo Ferreira Fontenelle

142 Incontinência urinária no adulto................ 1181
Patrícia Carla Gandin Pereira; Camila Ament Giuliani dos Santos Franco; Vítor Last Pintarelli; Felipe Eduardo Broering

143 Retenção urinária, encurtamento do jato e problemas prostáticos......................... 1194
Marcelo Garcia Kolling

144 Cólica renal 1204
Leonardo Ferreira Fontenelle

145 Infecções do trato urinário em crianças 1212
José Ricardo de Mello Brandão

146 Infecção do trato urinário em adultos........... 1219
André Klafke

147 Alterações da função renal..................... 1228
Lucas Gaspar Ribeiro; Milena Seoane Colmenero Muniz

Seção XIV ▶ Problemas respiratórios
Rafaela Manzoni Bernardi, Mariana Dias Curra e Olivan Queiroz

148 Dispneia.. 1234
Leandro Dominguez Barretto; Ana Thereza Cavalcanti Rocha

149 Tosse aguda e crônica 1240
Tânia de A. Barboza

150 Interpretação de radiografia torácica e espirometria.... 1246
Francisco Arsego de Oliveira; Ângela Jornada Ben

151 Asma em crianças e adultos.................... 1255
Maria Lucia Medeiros Lenz; Elineide Gomes dos S. Camillo; Paulo Roberto Silva da Silva; Norma Vieira Pires

152 Doença pulmonar obstrutiva crônica 1269
Rodrigo Diaz Olmos; Gustavo Gusso

153 Doenças pulmonares não infecciosas 1281
Fábio Duarte Schwalm; Rudi Roman; Felícia de Moraes Branco Tavares

154 Infecções de vias aéreas superiores, resfriado comum e gripe 1288
Ângela Jornada Ben; Carmen Vera Giacobbo Daudt

155 Infecções das vias aéreas inferiores............ 1304
Eduardo de Oliveira Fernandes; Cassiano Teixeira

156 Tuberculose 1311
Tales Coelho Sampaio; Tânia de A. Barboza

Seção XV ▶ Problemas cardiovasculares
Rodrigo Diaz Olmos

157 Prevenção primária e secundária para doenças cardiovasculares......................... 1333
Gustavo Kang Hong Liu; Bianca Luiza de Sá e Silva

158 Dor torácica, angina e infarto agudo do miocárdio..... 1343
Lucas Bastos Marcondes Machado

159 Palpitação e arritmia 1353
José Carlos Prado Jr.; Samantha Pereira França

160 Interpretação do eletrocardiograma 1367
Tiago Barra Vidal; Rudi Roman; Priscila Raupp da Rosa

161 Hipertensão arterial sistêmica.................. 1387
Lucas Bastos Marcondes Machado; Janos Valery Gyuricza; Rodrigo Diaz Olmos

162 Doença arterial periférica...................... 1395
Giuliano Dimarzio; Ricardo de Alvarenga Yoshida

163 Doenças do sistema venoso 1403
Marco Túlio Aguiar Mourão Ribeiro; Tatiana Monteiro Fiuza; Henrique de Martins e Barros; Renan Montenegro Jr.

164 Insuficiência cardíaca.......................... 1414
Henrique Bente

Seção XVI ▶ Problemas gastrintestinais
Carmen Vera Giacobbo Daudt

165 Dor abdominal................................. 1423
Thiago Gomes da Trindade

166 Síndrome dispéptica........................... 1431
Kelly Winck; Rafael Herrera Ornelas

167 Náuseas e vômitos 1436
Gustavo Gusso; Janos Valery Gyuricza

168 Doença do refluxo gastresofágico no adulto ... 1444
Marco Aurelio Candido de Melo

169 Sangramento gastrintestinal 1452
Marcelo Simas de Lima; Fauze Maluf-Filho; Carlos Walter Sobrado

170 Icterícia 1459
César Monte Serrat Titton

171 Diarreia aguda e crônica....................... 1465
Christian Morato de Castilho; Priscila Said Saleme; Fabiano Gonçalves Guimarães

172 Constipação.................................... 1475
Guilherme Emanuel Bruning; Luiz Artur Rosa Filho

173 Problemas anorretais comuns.................. 1483
Rubens Araujo de Carvalho; Vanessa Hagenbeck Carranza

174 Parasitoses intestinais.......................... 1491
Angélica Manfroi; Alba Lúcia Dias dos Santos

175 Hepatites....................................... 1499
Claudia Mota de Carvalho; Naila Mirian Las-Casas Feichas

Seção XVII ▶ Problemas metabólicos
Paulo Poli Neto

176 Obesidade...................................... 1509
Cristina Rolim Neumann; Emilian Rejane Marcon; Cynthia Goulart Molina-Bastos

177 Dislipidemia.................................... 1520
Pedro Gomes Cavalcante Neto; Marco Túlio Aguiar Mourão Ribeiro; Tatiana Monteiro Fiuza; Renan Montenegro Jr.

178 Diabetes melito tipos 1 e 2..................... 1527
Ana Cláudia Santos Chazan; Rosimere de Jesus Teixeira; Cláudia Ramos Marques da Rocha; Kelly Winck

179 Problemas de tireoide.......................... 1541
Anderson Soares da Silva; Léa Maria Zanini Maciel; Patricia Künzle Ribeiro Magalhães

180 Outros problemas endocrinológicos 1552
Caroline Saori Sakurai Tamaki; Diego José Brandão

Seção XVIII ▶ Problemas de ouvido, nariz e garganta
Camila Ament Giuliani dos Santos Franco

181 Rinites 1561
Felipe Eduardo Broering; Leandro Ramos de Carvalho; Paulo da Veiga F. Mendes Júnior; Patrícia Carla Gandin Pereira

182 Epistaxe na atenção primária à saúde 1575
Patricia Taira Nakanishi; Marcio Nakanishi

183 Disfonia 1579
Cláudia Schweiger; Michelle Lavinsky-Wolff

184 Perda auditiva 1585
Michelle Lavinsky-Wolff; Joel Lavinsky; Cláudia Schweiger; Luis Lavinsky

185 Zumbido 1592
Joel Lavinsky; Michelle Lavinsky-Wolff; Luis Lavinsky

186 Dor de ouvido e otite média aguda 1598
Angelmar Constantino Roman

187 Dor de garganta 1603
Ângela Jornada Ben; Carmen Vera Giacobbo Daudt

188 Rinossinusites 1616
Violeta Vargas Lodi; Marcello Dala Bernardina Dalla

Seção XIX ▶ Problemas oculares
Camila Ament Giuliani dos Santos Franco

189 Perda da acuidade visual 1623
Adriana Vieira Cardozo; Marcello Dala Bernardina Dalla

190 Pterígio, pinguécula e ptose 1628
Adriana Vieira Cardozo; Marcello Dala Bernardina Dalla

191 Olho vermelho 1632
Adriana Vieira Cardozo; Marcello Dala Bernardina Dalla

Seção XX ▶ Problemas da pele
Thiago Dias Sarti

192 Princípios dos cuidados com a pele 1639
Joel Schwartz; Renata Hübner Frainer; Lisia Martins Nudelmann-Lavinsky; Fernanda Musa Aguiar

193 Problemas do couro cabeludo (capilares) 1647
Guilherme Bruno de Lima Júnior

194 Prurido 1659
Rodrigo de Novaes Lima

195 Sudorese 1667
Joel Schwartz; Vanessa Raquel Zaleski Sebastiani; Raquel Bissacotti Steglich; Gabriela Mosena

196 Hirsutismo 1672
Joel Schwartz; Emanuela Plech Thomé; Carolina Degen Meotti; Fernanda Musa Aguiar

197 Eczema 1680
Rafael Mitchell; Brunela Madureira; Thiago Dias Sarti

198 Problemas nas unhas 1686
Rafaela Aprato Menezes

199 Cuidados com feridas 1694
Silvia Justo Tramontini; Anaelí Brandelli Peruzzo; Diani de Oliveira Machado

200 Acne 1706
Carla Baumvol Berger; Arnildo Dutra de Miranda Junior; Sara Elisa Koefender Castro

201 Escabiose e pediculose 1714
Nilson Massakazu Ando; Ricardo C. G. Amaral Filho; Ricardo Cesar Garcia Amaral; Thiago Fernandes dos Santos

202 Nevos, verrugas e tumores 1720
Joel Schwartz; Raquel Bissacotti Steglich; Renata Hübner Frainer; Isabelle Maffei Guarenti

203 Celulites e piodermites 1728
Nilson Massakazu Ando; Ricardo C. G. Amaral Filho; Ricardo Cesar Garcia Amaral; Thiago Fernandes dos Santos

204 Micoses e onicomicoses 1733
Ana Paula Andreotti Amorim; Renata Alves de Souza Paluello

205 Hanseníase 1741
Robson A. Zanoli

206 Psoríase 1748
Rafaela Aprato Menezes

207 Manifestações cutâneas das doenças sistêmicas 1757
Brunela Madureira; Thiago Dias Sarti

Seção XXI ▶ Problemas musculoesqueléticos
Marcello Dala Bernardina Dalla

208 Laboratório nas doenças reumáticas 1763
Lara Ribeiro Santiago Freitas; Daniela Cabral de Sousa

209 Poliartralgia 1768
Rodrigo Pastor Alves Pereira

210 Dores musculares 1775
Cesar Augusto de Freitas e Rathke; Henrique Bente

211 Cervicalgia 1782
Nilson Massakazu Ando

212 Lombalgia 1794
Gustavo Gusso

213 Dor no punho e nas mãos 1805
Marcelo Suderio Rodrigues; Fernanda Naspolini Zanatta

214 Dor no cotovelo 1813
Alessandro da Silva Scholze

215 Dor no ombro 1827
Daniel Knupp Augusto

216 Dor no quadril 1835
Alessandro da Silva Scholze

217 Dor no joelho 1846
Alexandre Fortes; Nicolau Moisés Neto

218 Dor no pé e no tornozelo 1855
Raphael S. Remor de Oliveira; Fabrício Casanova

219 Osteoartrite e artrite reumatoide 1867
Thiago Dias Sarti; Ruben Horst Duque; Marcello Dala Bernardina Dalla; Julio Claider Gamaro de Moura

220 Gota 1883
João Henrique Godinho Kolling; Rafael Chakr

221 Osteoporose 1893
Camila Ament Giuliani dos Santos Franco; Patrícia Carla Gandin Pereira; Felipe Eduardo Broering

222 Osteomielite 1901
Edwin Eiji Sunada; Rafael Trevisan Ortiz

223 Fibromialgia 1910
Ricardo Augusto Lopes Fagundes; Ricardo de Castilhos

Seção XXII ▶ Problemas neurológicos
Lucas Bastos Marcondes Machado

224 Cefaleia e enxaqueca 1916
Danielle Bivanco-Lima; Itamar de Souza Santos; Maria Silvia B. F. de Moraes; Isabela M. Benseñor

225 Tontura e vertigem 1927
Adelson Guaraci Jantsch; Lucas Vega M. V. Ferreira; Guilherme Vazquez Izolani

226 Distúrbios da locomoção 1938
Artur F. Schumacher Schuh; Carlos R. M. Rieder; Matheus Roriz Cruz

227 Paralisia facial 1944
Marcos Vinícius da Rosa Röpke; Raphael Machado de Castilhos

228 Indicação e interpretação do eletrencefalograma e da eletroneuromiografia 1950
José Augusto Bragatti; Carolina Machado Torres; Matheus Roriz Cruz; Pedro Schestatsky

229 Demências 1955
Janos Valery Gyuricza; Luciano Nader de Araújo;
Luiz Teixeira Sperry Cezar

230 Convulsões e epilepsia 1964
Leonardo Cançado Monteiro Savassi; Débora Pereira Thomaz

231 Tremor e síndromes parkinsonianas 1982
Ângela Jornada Ben; Milena Rodrigues Agostinho

232 Outras doenças neurológicas 1990
Hiroki Shinkai

233 Neuropatias periféricas 1999
Rudi Roman; Tiago Barra Vidal; Artur F. Schumacher Schuh

234 Meningite 2007
Helena Lemos Petta; Felipe Teixeira de Mello Freitas;
Felipe Augusto Souza Gualberto

235 Acidente isquêmico transitório e acidente
vascular cerebral 2018
Luciano Nunes Duro; Clauceane Venzke Zell

Seção XXIII ▶ Problemas de saúde mental
Carmen Luiza C. Fernandes

236 Psicofármacos 2026
Renato Lendimuth Mancini; Leandro da Costa Lane Valiengo

237 Somatização e sintomas sem explicação médica 2036
Daniel Almeida; Luís Fernando Tófoli; Sandra Fortes

238 Tristeza, sensação de depressão e
perturbações depressivas 2045
Paulo Poli Neto; Fernanda Lazzari Freitas

239 Ansiedade e estresse 2054
Flávio Dias Silva

240 Hiperatividade e déficit de atenção 2062
Ana Cecilia Silveira Lins Sucupira

241 Perturbações do sono 2075
Francisco Carvalho; Ricardo Garcia Silva; Vasco Queiroz

242 Tabagismo 2083
Vinicius C. Iamonti; Fernando Sergio S. Leitão Filho

243 Problemas relacionados ao consumo de álcool 2092
Erika Siqueira da Silva; Gustavo Sérgio de Godoy Magalhães;
Vítor Hugo Lima Barreto; Caroline Bourbon

244 Dependência de drogas ilícitas 2105
Ana Paula Werneck; André Rosito Marquardt;
Andrea Cunha de Mendonça

245 Transtornos alimentares 2115
Cesar Augusto de Freitas e Rathke;
Carlos Alberto Sampaio Martins de Barros

246 Psicoses 2124
Rodrigo Fonseca Martins Leite; Renato Soleiman Franco

247 Casos graves de saúde mental 2130
Marco Aurélio Crespo Albuquerque; Lêda Chaves Dias

248 Saúde mental na infância 2138
Flávio Dias Silva

249 Autismo 2150
Rosa Maria Melloni Horita; Flávio Dias Silva

Seção XXIV ▶ Problemas com risco de morte: urgências e emergências
Demian de Oliveira e Alves

250 Emergência pré-hospitalar 2158
Yuji Magalhães Ikuta; Ariney C. Miranda

251 Fraturas 2165
Rafael Trevisan Ortiz; Cesar de Cesar Netto; Pedro Augusto Pontin

252 Queimaduras 2174
Oscarino dos Santos Barreto Junior; Pedro Medeiros Hakme

253 Intoxicações agudas 2181
Carlos Augusto Mello da Silva; Rodrigo Douglas Rodrigues

254 Picadas de cobras, aranhas e escorpiões 2189
Tereza Cristina Jeunon Sousa

255 Parada cardiorrespiratória 2199
Izaias Francisco de Souza Júnior; Claudia de Aguiar Maia Gomes;
Aristóteles Cardona Júnior

256 Emergência psiquiátrica 2204
Flávio Dias Silva

Seção XXV ▶ Doenças emergentes e infectocontagiosas sistêmicas
Bárbara Cristina Barreiros

257 Dengue, Chikungunya e Zika 2214
Sandro Rodrigues Batista; Fernanda Melchior;
Carlos Henrique Martinez Vaz; Solomar Martins Marques

258 Malária 2227
Cor Jesus F. Fontes; Alex Miranda Rodrigues

259 Doença de Chagas 2233
João Carlos Pinto Dias; Igor de Oliveira Claber Siqueira;
Ruth Borges Dias

260 Febre amarela e leptospirose 2246
Yuji Magalhães Ikuta; Paulo Humberto Mendes de Figueiredo

261 Vírus da imunodeficiência humana 2253
Ney Bragança Gyrão

262 Doenças do viajante: febre e diarreia 2266
Ana Paula Tussi Leite; Eduardo Henrique Portz;
Julia Horita Moherdaui

263 Doenças exantemáticas na criança 2276
Lúcia Naomi Takimi

Seção XXVI ▶ Apêndices
Janos Valery Gyuricza

Apêndice 1 Curvas de crescimento e desenvolvimento .. 2298
Fernanda Plessmann de Carvalho

Apêndice 2 Ferramentas de rastreamento
e aconselhamento em adultos 2308
Gustavo Gusso

Apêndice 3 Valores de referência para exames 2315
Ricardo Dantas Lopes

Apêndice 4 Medicamentos e gestação 2321
Viviane Elisabeth de Souza Santos Sachs

Apêndice 5 Medicamentos e amamentação 2327
Viviane Elisabeth de Souza Santos Sachs

Apêndice 6 Interações medicamentosas: tabela
para consulta rápida e ferramentas *online*
de busca 2333
Fernando Antonio Santos e Silva; Luciana Graziela
de Oliveira Boiça; Luciana Bessa Mesquita

Apêndice 7 Fármacos dosáveis 2348
Helena M. T. Barros; Luana Freese;
Luciana Rizzieri Figueiró

Índice 2357

SEÇÃO X ▸ CAPÍTULO 111

Aleitamento materno e introdução de novos alimentos

Aline Gerlach
Maria Lucia Medeiros Lenz
Viviane Locatelli Rupolo

Aspectos-chave

▸ A alimentação da criança, desde o nascimento e nos primeiros anos de vida, influencia a formação de seus hábitos alimentares, com repercussões ao longo de toda a sua vida.

▸ No primeiro semestre de vida, o objetivo é que a criança mame exclusivamente no peito, ou que retarde pelo maior tempo possível a introdução de outros alimentos.

▸ É importante considerar as expectativas da mãe em relação à amamentação, a sua vontade em realizar essa prática, suas crenças, valores e as experiências individuais e familiares. Dessa forma, o profissional poderá melhor compreender, estimular e auxiliar a mãe para o sucesso do aleitamento.

▸ É fundamental estimular o apoio do pai à mulher para que ela possa ter melhores condições para a amamentação.

▸ A introdução de alimentos deverá ocorrer a partir dos 6 meses, para as crianças amamentadas, e a partir dos 4 meses, para as crianças não amamentadas. Trata-se de uma nova fase do ciclo de vida. O profissional de saúde deve conduzir adequadamente esse processo, auxiliando a mãe e os cuidadores da criança, destacando a importância dos hábitos alimentares na promoção da saúde.

Caso clínico

Cristina, 23 anos, puérpera, vem à sua consulta de revisão após o parto acompanhada por Juliano, pai de Felipe. Há uma semana, o menino nasceu com 3.600 g, hígido, parto vaginal e sem intercorrências. No momento, Felipe está recebendo apenas leite materno, mas Cristina está pensando em complementar com uma mamadeira à noite "para garantir que não chore". Além disso, apresenta o mamilo irritado, com rachaduras e dor ao toque. Relata não ter conseguido amamentar seu primeiro filho, João, por muito tempo, pois o menino chorava muito e isso a deixava ansiosa. Imaginava que o menino tinha fome e, mesmo ganhando peso adequadamente, iniciou com fórmula infantil aos 2 meses de idade. A quantidade de leite materno foi diminuindo e aos 3 meses deixou de amamentar. Na verdade, isso a entristeceu, pois gostaria de ter conseguido amamentar por mais tempo. Refere ter conhecimento de que o aleitamento materno protege contra muitas doenças, no entanto, observa que seu primeiro filho é extremamente alérgico, mas não costuma ter infecções. Juliano mostra-se muito ansioso em relação à saúde dos filhos. Relata fazer o que for preciso para que seu filho não tenha problemas de alergia como o primeiro filho de Cristina.

Teste seu conhecimento

1. Que aspectos da história de Cristina faz o profissional ficar atento para um possível desmame precoce:
    a. História prévia de desmame precoce e intenção de iniciar prontamente alimentação complementar
    b. Fissura mamilar atual e provável pega INCORRETA
    c. Pouco conhecimento sobre as vantagens da amamentação
    d. Todas as alternativas

2. Qual é a informação mais relevante para se pensar que a fórmula infantil era desnecessária ao primeiro filho de Cristina?
    a. O fato de a criança ser alérgica
    b. A forte intenção de Cristina para amamentar
    c. O fato de o menino ganhar peso adequadamente
    d. A criança ter apenas 2 meses

3. Além de proteger contra infecções, o aleitamento materno traz outros benefícios à saúde da criança, EXCETO:
    a. Reduzir o aparecimento de alergias
    b. Diminuir o risco de morte súbita
    c. Reduzir o risco de obesidade
    d. Aumentar a perda de peso inicial do recém-nascido, mas favorecer a sua recuperação

4. Em relação ao aleitamento materno, é correto afirmar, EXCETO:
    a. O colostro, secretado até 7 dias após o parto, apresenta maiores quantidades de fatores imunológicos, de minerais, de vitamina A e de vitamina E do que o leite de transição ou o leite maduro
    b. As mamadas nos primeiros meses devem ser frequentes, não obedecendo ao esquema de horários preestabelecidos
    c. A pega incorreta favorece a formação de fissuras, por isso, durante o pré-natal, as mães devem receber informações de exercícios que ajudam a preparar o mamilo para amamentação

d. Na presença de dor na mama, ingurgitamento e febre, o profissional deve pensar em mastite e, mesmo assim, estimular a manutenção da amamentação, oferecendo a outra mama ou ordenhando o leite

5. Quais são as ações educativas mais adequadas para Cristina?
   a. Valorizar a sua intenção de amamentar
   b. Explicar, de forma clara e objetiva, a fisiologia da lactação e a pega correta
   c. Informar os demais benefícios do aleitamento materno, inclusive o de proteger o bebê contra alergias
   d. Todas as alternativas

Respostas: 1D, 2C, 3D, 4C, 5D

Do que se trata

O aleitamento materno e a introdução da alimentação complementar são temas cruciais na prática do médico de família e comunidade e de sua equipe de atenção primária à saúde (APS). O aleitamento materno marca o início de uma alimentação saudável e, isoladamente, é capaz de nutrir de modo adequado a criança nos primeiros 6 meses de vida (A)[1,2] quando se inicia a introdução de alimentos complementares, com a manutenção do aleitamento materno pelo menos até os 2 anos.

As mães devem receber informação de como buscar suporte para a prática de amamentar (C)[3] por meio de grupos mãe-bebê ou outras atividades educativas.

Intervenções nos sistemas de saúde e comunitárias podem aumentar o aleitamento materno exclusivo em 2,5 vezes (A).[4]

A situação do aleitamento materno no Brasil tem melhorado: estudos mostram que a tendência de aumento da prática da amamentação é progressiva e persistente, porém ainda há espaço para avanços.[5] As mães, quando questionadas sobre os motivos do desmame, respondem que o leite é fraco, que têm pouco leite, que o leite secou, que as fissuras causam muita dor ou que pretendem voltar ao trabalho. As mães que não se sentem seguras quanto à sua capacidade de amamentar também estão mais sujeitas ao desmame,[6] e elas necessitam e desejam suporte ativo e informações precisas para se sentirem mais confiantes.[7]

Práticas de alimentação infantil e características do leite materno

A prática de uma alimentação saudável infantil foi definida como a ingestão de alimentos adequados em quantidade e qualidade para suprir as necessidades nutricionais, permitindo um bom crescimento e desenvolvimento da criança.[1,8]

A partir dos 6 meses, a criança deverá receber outros alimentos além do leite materno.[6,7]

As práticas[9] de amamentação podem ser classificadas da seguinte maneira:

- **Amamentação exclusiva**. A criança recebe apenas leite materno (incluindo leite ordenhado) e pode receber ainda: soro oral, vitaminas, minerais e medicamentos. A criança não deve receber qualquer outro líquido ou alimento.
- **Amamentação predominante**. A criança recebe leite materno (incluindo leite ordenhado) como fonte predominante de nutrição e pode receber certos líquidos (água, chá, suco de fruta), soro oral, vitaminas, minerais e medicamentos. A criança não deve receber nada mais (especialmente outros leites).
- **Amamentação complementar.** A criança recebe leite materno (incluindo leite ordenhado) e alimentos semissólidos e sólidos e pode receber qualquer outro líquido ou alimento, incluindo outros leites e fórmulas infantis.
- **Amamentação**. A criança recebe leite materno (incluindo leite ordenhado), podendo ou não estar recebendo qualquer outro líquido ou alimento, incluindo outros leites e fórmulas infantis.
- **Alimentação com mamadeira**. A criança recebe qualquer líquido (incluindo leite materno, outros leites e fórmulas infantis) ou alimentos semissólidos oferecidos em mamadeira.

A composição do leite materno modifica-se, acompanhando a evolução e as necessidades da criança. O colostro é secretado até 7 dias após o parto e é adequado ao recém-nascido (RN), pois apresenta maiores quantidades de fatores imunológicos, de minerais, de vitamina A e de vitamina E, se comparado ao leite de transição e ao leite maduro. O colostro é rico em proteínas, contém baixo teor de lipídeos e de calorias. Apresenta um efeito laxante que favorece o estabelecimento da flora bífida no sistema digestório e a expulsão do mecônio. O leite de transição, secretado entre o 7º e o 14º dia, é o leite intermediário entre o colostro e o leite maduro. O leite maduro passa a ser secretado após o 15º dia e trata-se de um leite completo e o mais adequado para a criança. Apresenta quantidade suficiente de água, lactose e aminoácidos essenciais (cistina e taurina) e contém fatores de proteção (anticorpos, leucócitos, lactoferrina, fator bífido) e enzimas (lípase). Tem distribuição adequada de macronutrientes: 1% de proteínas (fácil digestão) e 4% de gorduras (ácidos graxos essenciais – ácido graxo linoleico e linolênico, colesterol) e apresenta vitaminas e minerais na quantidade adequada.[10]

O que fazer: avaliação da prática da amamentação

Aspectos da anamnese

Os profissionais de saúde devem tentar disponibilizar o tempo que for adequado para dar o apoio à mãe e ao seu bebê durante o início e a continuação da amamentação (D).[3]

O profissional, ao conversar com a mãe, deve estar atento para sinais de depressão materna, o que representa também um importante fator de risco para desmame precoce (B).[11]

A mãe e o bebê devem dormir próximos, a fim de facilitar a amamentação.[12]

É importante praticar a medicina centrada na pessoa para avaliar medos e expectativas com relação à amamentação. Por exemplo, investigar desejo e disponibilidade para amamentar, receios, medos e crenças sobre amamentação, dificuldades que acredita que irá enfrentar (ou está enfrentando).

Aspectos do exame físico da mãe e do bebê relacionados à amamentação

Alguns aspectos do exame físico auxiliam na avaliação se a amamentação está ocorrendo sem dificuldades, como: mamilos sem fissuras ou sinais inflamatórios, mama não ingurgitada, bebê ganhando peso adequadamente, fralda com volume significativo de urina.[7,13] Em 24 horas, deve ocorrer entre 8 a 12 mamadas no peito.[12]

A observação da mamada representa uma boa oportunidade para avaliar a sua prática. O profissional pode observar, por exemplo, a desenvoltura da mãe ao amamentar e o adequado posicionamento do bebê e a pega. A Organização Mundial da Saúde (OMS) destaca quatro pontos-chave que caracterizam o posicionamento e a pega adequada.[7]

Posicionamento adequado:

- Rosto do bebê de frente para a mama, com nariz na altura do mamilo
- Corpo do bebê próximo ao da mãe
- Bebê com cabeça e tronco alinhados (pescoço não torcido)
- Bebê bem apoiado

Pega adequada:

- Mais aréola visível acima da boca do bebê
- Boca bem aberta
- Lábio inferior virado para fora
- Queixo tocando a mama

Os seguintes sinais são indicativos de técnica inadequada de amamentação:

- Bochechas do bebê encovadas a cada sucção
- Ruídos da língua
- Mamilos com estrias vermelhas ou áreas esbranquiçadas ou achatadas quando o bebê solta a mama
- Dor à amamentação
- Mama aparentando estar esticada ou deformada durante a mamada

Observa-se que, quando a mama está muito cheia, a aréola pode estar tensa e endurecida, o que dificulta a pega. Nesses casos, recomenda-se, antes da mamada, retirar manualmente um pouco de leite da aréola ingurgitada.[7]

Identificação de contraindicações à amamentação

A condição materna que contraindica permanentemente o aleitamento materno é ser portadora do vírus da imunodeficiência humana ou do vírus T-linfotrófico humano.[14]

Entre as condições maternas infecciosas que contraindicam temporariamente a amamentação, se encontram:[7,14] infecção materna pelo citomegalovírus, que contraindica o aleitamento materno em prematuros com menos de 32 semanas; infecção pelo vírus herpes-zóster e herpes simples, nos casos de lesão da mama, embora possa ser mantido o aleitamento na mama que não tenha lesão; infecção pelo vírus da varicela, se as lesões surgirem 2 dias antes ou até 5 dias após o parto; infecção materna pelo vírus da hepatite C, no caso de fissura nos mamilos ou carga viral elevada; hanseníase, em caso de lesão na pele da mama e/ou quando a doença não estiver sob controle (não tratada ou com início de tratamento inferior a 3 meses) e infecção materna pelo *Tripanosoma cruzi* (doença de Chagas), na fase aguda e na ocorrência de sangramento do mamilo.[14]

As condições maternas não infecciosas que contraindicam o aleitamento materno são:[14] mães em quimioterapia ou radioterapia; mães em exposição ocupacional e/ou ambiental a metais pesados (chumbo, mercúrio, etc.); mães usuárias de medicamentos contraindicados durante o aleitamento materno. O Quadro 111.1 apresenta recomendações sobre o uso de fármacos da Relação Nacional de Medicamentos (RENAME).[15]

É possível amamentar bebês com fenilcetonúria (A).[18,19] Entretanto, é necessário que as crianças tenham consultas frequentes no serviço de referência, possibilitando ajustes dietéticos constantes e controle metabólico adequado, evitando níveis indesejáveis.[18] Mães bacilíferas (tuberculosas), mesmo com secreção nasal e bucal, podem amamentar, desde que higienizem as mãos e protejam a boca e o nariz, e que o bebê esteja sendo medicado e acompanhado.[7]

Condutas propostas para as mães que irão amamentar

A livre demanda das mamadas, ou seja, o não estabelecimento de horários rígidos, deve ser incentivada (A).[3,7] As mães devem receber orientações sobre possível ocorrência de dor nas mamas, rachaduras e ingurgitamento mamário. Devem ser alertadas a procurar atendimento e a não suspender a amamentação na presença de sinais ou sintomas de mastite (C).[3] Lembrar-se de que a técnica adequada para o aleitamento, descrita anteriormente, deve ser apresentada aos pais (D).[7]

Orientação quanto ao aleitamento materno, com benefícios à saúde da mãe e do bebê

Benefícios do aleitamento materno para o bebê:

- Diminuição de morbidade (B),[7] especificamente a relacionada a infecções (A):[20,21] meningite bacteriana, bacteremia, diarreia (B),[4,13,21] infecção na via aérea (B),[12,13] enterocolite necrosante, otite média (B),[12,13] infecção do trato urinário, sepse de início tardio em pré-termos.[20]
- Diminuição do risco de morte súbita do lactente (B).[7,12,20]
- Redução de hospitalizações: o aleitamento materno reduz o risco de hospitalização por vírus sincicial respiratório (C).[12,22] Um estudo feito em Pelotas, RS, mostrou risco de hospitalização por bronquiolite sete vezes maior em crianças amamentadas por menos de 1 mês. E as crianças não amamentadas nos primeiros 3 meses tiveram chance de hospitalização 61 vezes maior do que as crianças amamentadas exclusivamente (B).[13]
- Redução de alergias (B).[12,13] Os efeitos benéficos do aleitamento materno observados em todas as crianças são particularmente evidentes em crianças com história familiar de doenças atópicas. O aleitamento materno exclusivo reduz o risco de asma e de sibilância recorrente e protege contra o desenvolvimento de dermatite atópica.
- Redução do risco de obesidade (B).[12,13,21] Períodos mais prolongados de amamentação foram associados a 26% de redução nas probabilidades de sobrepeso ou obesidade (B).[21]
- Redução do risco futuro de doenças cardiovasculares.
- Aumento da inteligência (B).[21] A amamentação está associada a um melhor desempenho em testes de inteligência aos 30 anos. Tem um efeito importante na vida, aumentando o rendimento escolar e a renda na idade adulta (A).[23]
- Redução de risco de má oclusão (B).[21] O aleitamento materno sem restrições diminui a perda de peso inicial do RN (B)[13] favorece a recuperação mais rápida do peso de nascimento (B),[13] promove uma "descida do leite" mais rápida (B),[17] aumenta a duração do aleitamento materno, estabiliza os níveis de glicose do RN (C),[13] diminui a incidência de hiperbilirrubinemia (D)[13] e previne ingurgitamento mamário (D).[13]

Quadro 111.1 | Recomendações sobre uso de fármacos da Relação Nacional de Medicamentos durante a amamentação

Grupo farmacológico	Fármacos recomendados	Evitar uso/usar com cuidado	Referência
Analgésicos e AINEs	Paracetamol, ibuprofeno, dipirona	AAS[d]	1, 3, 13, 16
Antiácidos	Hidróxido de alumínio		16
Antiasmáticos	Beclometasona, salbutamol		16
Antianêmicos	Ácido fólico, sulfato ferroso		1, 16
Antiarrítmicos	Digoxina		1, 16
Anticoagulantes	Varfarina		1, 13, 16
Antidepressivos	Amitriptilina,[g] imipramina[g]	Lítio, sertralina,[i] fluoxetina[j]	1, 16, 17
Antidiabéticos	Insulina, glibenclamida[i]	Metformina	13, 16
Antieméticos	Prometazina[c]	Metoclopramida	1, 13, 16
Antiepiléticos	Fenitoína,[g] carbamazepina,[c] ácido valproico[g]	Fenobarbital	1, 13, 16
Antifúngicos	Nistatina		16
Anti-hipertensivos	Nifedipina, metildopa, captopril,[e] propranolol, metoprolol	Atenolol, furosemida,[h] hidroclorotiazida[h]	1, 13, 16
Anti-histamínicos	Loratadina, prometazina[c]		1, 13, 16
Anti-infecciosos[f]	Amoxicilina, ampicilina, benzilpenicilina, doxiciclina, eritromicina	Sulfametoxazol, + trimetoprima ciprofloxacina, sulfadiazina	1, 3, 13, 16
Antiparasitários	Mebendazol, pirimetamina	Ivermectina, metronidazol	1, 13, 16
Antituberculosos[a]	Isoniazida, rifampicina, pirazinamida, etambutol, estreptomicina		1, 13, 16
Antivirais	Aciclovir	Demais antivirais	1, 16
Benzodiazepínicos	Diazepam[c]		1, 16
Contraceptivos hormonais	Levonorgestrel,[b] medroxiprogesterona,[b] norestisterona[b]	Etinilestradiol	1, 13, 16
Corticoides	Prednisona		1, 16
Hormônios da tireoide	Levotiroxina		1, 16
Neurolépticos		Clorpromazina, haloperidol	1, 13, 16

[a]Monitorar lactente para icterícia; [b]Usar só após 6 semanas do parto; [c]Usar por períodos curtos. Observar sonolência; [d]É permitido o uso em doses baixas (100 mg/dia); [e]Evitar o uso no pós-parto imediato; [f]Possui risco de alteração da flora intestinal e hipersensibilização; [g]Monitorar efeitos adversos; [h]Diminui a produção de leite; [i]Monitorar hipoglicemia do lactente; [j]Não pertence à RENAME.

AAS, ácido acetilsalicílico; AINEs, anti-inflamatórios não esteroides.

Benefícios do aleitamento materno para a mãe:

- Involução uterina mais rápida e redução do risco de hemorragia uterina pós-parto, devido ao aumento da ocitocina (B).[20]
- Diminuição do risco de câncer de mama e ovário (B).[20,21]
- Retorno ao peso pré-gestacional de forma mais rápida (B).[20]
- Aumento do intervalo entre as gestações (B).[16,21]
- Proteção contra diabetes (B).[21]
- Promoção de maior interação mãe-bebê (D).[24]
- O leite materno não tem custos (D).[25]
- O leite materno está sempre pronto para servir (maior praticidade).

Orientação sobre a influência de bicos e de chupetas

Inúmeros estudos contraindicam o uso de chupetas e/ou bicos artificiais, já que está, de maneira importante, associado ao tempo menor de duração do aleitamento materno. A chupeta mostra-se como um indicador de dificuldades da amamentação. A OMS e o Fundo das Nações Unidas para a Infância recomendam a não utilização de bicos e chupetas desde o nascimento.[12]

Os bebês em aleitamento materno ou em uso do copinho possuem melhor desenvolvimento de seios da face, mandíbula, melhor oclusão dentária e melhor desenvolvimento na fala, tendo em vista que mobilizam toda a musculatura da face. Em contrapartida, os lactentes em uso de bicos artificiais mobilizam apenas o músculo bucinador.[26]

A criança usuária de bicos artificiais pode ainda ter elevação do palato, desvio do septo nasal e maior incidência de otites.[26]

Orientações sobre como realizar a ordenha e armazenar o leite materno

Quando houver intenção de ofertar leite materno durante o período em que estiver afastada do bebê (p. ex., na volta ao trabalho), a mãe deverá receber instruções quanto à ordenha e ao armazenamento do leite materno.

No momento da ordenha, a nutriz deverá realizar higiene adequada das mãos e antebraços e posicionar o vasilhame (vidro de boca larga com tampa plástica que possa ser submetido à fervura durante mais ou menos 20 minutos) onde será armazenado o leite materno próximo à mama.

O início da ordenha ocorre com massagem suave da mama, com movimentos circulares da base em direção à aréola: os dedos da mão em forma de "C", colocando o polegar na aréola acima do mamilo e o dedo indicador abaixo do mamilo na transição aréola-mama, em oposição ao polegar, sustentando a mama; pressionar suavemente o polegar e o dedo indicador, um em direção ao outro, e levemente para dentro em direção à parede torácica. É importante orientar que a nutriz não pressione demais para não bloquear os ductos lactíferos. O movimento deverá ser de pressionar e soltar até o esgotamento completo da mama, sendo que os primeiros jatos deverão ser desprezados.

O leite ordenhado poderá ser conservado na geladeira por 24 horas, no congelador ou *freezer* por 15 dias e o menor tempo possível à temperatura ambiente.[7]

Orientações sobre o uso de medicamentos durante a amamentação

A prescrição de medicamentos para mulheres que estão amamentando deve basear-se no princípio do risco *versus* benefício, optando-se sempre por fármacos com segurança documentada. O Quadro 111.1 apresenta recomendações sobre fármacos que fazem parte da RENAME.[15]

Condutas e orientações alimentares quando o aleitamento materno não é realizado

Puérperas com contraindicação para amamentar deverão ser orientadas a enfaixar as mamas; evitar o esvaziamento; utilizar analgésicos, se necessário; realizar compressas frias; e restringir ingestão hídrica. O uso de medicamentos como estrogênios e inibidores da prolactina, como a bromocriptina, podem ser utilizados, mas não representam a primeira escolha devido ao risco de efeitos colaterais graves.[27]

Na impossibilidade de aleitamento materno, deverá ser oferecida à criança uma fórmula de partida ou de 1º semestre; a partir do 6º mês, recomenda-se uma fórmula infantil de seguimento ou de 2º semestre (D).[1,28] A fórmula infantil consiste em leite de vaca modificado pela indústria para atender às necessidades nutricionais e não agredir o sistema digestivo do bebê não amamentado.[28] Trata-se de leites em pó comercializados e disponíveis em supermercados. Os profissionais devem estar atentos e orientar que nem todo leite em pó é uma fórmula infantil. Em relação ao custo elevado das fórmulas infantis, vale considerar que, a partir do 4º mês, com a introdução de papa salgada, com carne, e de papa de frutas, o número de mamadeiras será menor.

O leite de vaca (*in natura,* integral, em pó ou líquido) não é recomendado para o lactente no primeiro ano de vida.[1] Assim, diante da impossibilidade da amamentação e esgotadas todas as possibilidades de estimular essa prática, deve-se esclarecer e orientar a mãe para que ofereça fórmula infantil. Infelizmente, contudo, observa-se, em populações de baixo poder aquisitivo, a utilização frequente do leite de vaca não modificado nos primeiros meses de vida. Vale ressaltar que a criança até 4 meses não pode receber o leite *in natura* integral, sendo necessário realizar a diluição. Entretanto, desde o início, é necessário adicionar 3% de óleo vegetal para cada preparação, a fim de aumentar o aporte energético e fornecer ácido linoleico, essencial ao crescimento e ao desenvolvimento e no qual o leite de vaca é deficiente. Salienta-se a importância de preferir óleos vegetais não transgênicos.[6]

Durante muitos anos, recomendava-se, para casos de uso de leite de vaca, o acréscimo, além do óleo, de mais 5% de açúcar e 3% de farinha, pois havia ainda muitas crianças com ganho de peso inadequado, e essa composição garantiria maior aporte energético. Atualmente, enfrenta-se situação oposta, em que as crianças no primeiro ano de vida estão ganhando peso demais, com risco de desenvolvimento de obesidade em fases posteriores. Para quem trabalha na área de saúde coletiva e faz assistência na APS, é necessário avaliar prós e contras do tipo de prescrição dietética para o lactente, analisando caso a caso.[6] A recomendação é que não se adicione açúcar ou farinha ao leite de vaca, já que o consumo de açúcar não é aconselhado antes dos 24 meses de idade.

O desenvolvimento da alergia alimentar depende de diversos fatores, incluindo a hereditariedade, a exposição às proteínas alergênicas da dieta, a quantidade ingerida, a frequência, a idade da criança exposta e, ainda, o desenvolvimento da tolerância. A fórmula de soja pode ser utilizada em crianças com alergia à proteína do leite da vaca, mas não é recomendada para a prevenção de alergia (A).[29]

A Tabela 111.1 apresenta o volume da mamadeira e o número de refeições diárias para a criança não amamentada de acordo com sua faixa etária. Vale lembrar que crianças que não recebem leite materno devem receber água nos intervalos entre as mamadas.[14]

A Tabela 111.2 apresenta orientações para crianças menores de 4 meses na impossibilidade de adquirir fórmula infantil.

Tabela 111.1 | Volume e frequência médios da fórmula infantil industrializada ou fórmula caseira (leite de vaca) para crianças não amamentadas de acordo com a idade

Idade	Volume médio*	Número médio de refeições/dia
Do nascimento-30 dias	60-120 mL	6-8
30-60 dias	120-150 mL	6-8
2-3 meses	150-180 mL	5-6
3-4 meses	180-200 mL	4-5
> 4 meses	180-200 mL	2-3

*Salienta-se a importância de considerar as individualidades de cada criança. Na prática, é interessante orientar que a quantidade ideal é aquela que a criança deixa resto de leite na mamadeira/copinho. O profissional deve avaliar a adequabilidade por meio do ganho de peso e pela eliminação de fezes e urina.

Fonte: Brasil.[14]

Tabela 111.2 | **Reconstituição do leite para crianças menores de quatro meses**

Tipo de Leite	Leite em pó integral:	Leite integral fluido: Pasteurizado ("de saquinho") ou UHT ("de caixinha")
Ingredientes	▸ 1 colher das de sobremesa rasa para 100 mL de água fervida ▸ 1 ½ colher das de sobremesa rasa para 150 mL de água fervida ▸ 2 colheres das de sobremesa rasas para 200 mL de água fervida	2/3 de leite fluido + 1/3 de água fervida: ▸ 70 mL de leite + 30 mL de água = 100 mL ▸ 100 mL de leite + 50 mL de água = 150 mL ▸ 130 mL de leite + 70 mL de água = 200 mL
Modo de Preparo	Diluir o leite em pó em um pouco de água fervida Adicionar o restante da água necessária	Misturar o leite fluido com a água fervida

Fonte: Adaptada de Brasil.[7]

A partir dos 4 meses, reconstitui-se o leite em pó a 15%, ou seja, 1 colher de sopa cheia (15 g) em cada 100 mL reconstituído (D)[14,30] ou conforme recomendações do fabricante. Tratando-se de leite fluido, a partir dos 4 meses, não é necessário diluí-lo.

Introdução de novos alimentos

A introdução de alimentos deverá ocorrer a partir dos 6 meses, para as crianças amamentadas exclusiva ou predominantemente, e a partir dos 4 meses, para as crianças não amamentadas ou em aleitamento misto. Trata-se de uma nova fase do ciclo de vida, em que são apresentados à criança novos sabores, cores, aromas e texturas.[7]

A partir de 6 meses, recomenda-se a utilização de duas papas de frutas (lanche da manhã e lanche da tarde) e uma papa principal, que poderá ser oferecida no almoço. Aos 7 meses de vida, a criança poderá receber a segunda papa principal no horário do jantar. As frutas devem ser amassadas em forma de purê, e a papa principal deve ser preparada, especialmente para o lactente, com alimentos bem cozidos para que possam ser amassados com garfo.[6]

Não há restrição quanto aos alimentos que devem ser oferecidos, embora haja muitas dúvidas quanto à introdução de carnes e peixes; de qualquer modo, ao se introduzirem os alimentos complementares, é importante que já se inclua a carne para garantir o ferro de boa disponibilidade, pois a demora nessa introdução pode exaurir as reservas desse nutriente da criança e colocá-la em risco para o quadro de anemia.[6]

O profissional de saúde deve procurar conduzir adequadamente esse processo de adaptação, auxiliando a mãe e os cuidadores da criança, destacando a importância dos hábitos alimentares na promoção da saúde de forma prática e utilizando linguagem simples e acessível. Nas orientações, devem-se levar em conta formas adequadas de preparo, as noções de consistência e as quantidades das refeições e opções de diversificação alimentar que contemplem as necessidades nutricionais para cada fase do desenvolvimento da criança.[7]

Os pais exercem papel fundamental no desenvolvimento dos hábitos alimentares dos seus filhos durante a infância por serem responsáveis pelas compras de determinados alimentos e pela exposição das crianças a eles.[6] Portanto, toda a família deve ser estimulada a contribuir positivamente nessa fase. O profissional deve ser hábil em reconhecer novas formas de organização familiar, demonstrar interesse e orientar os cuidadores da criança, no sentido de perceber a alimentação como ato prazeroso, evitando precocemente o aparecimento de possíveis transtornos psíquicos e distúrbios nutricionais.[7]

A adequação nutricional dos alimentos oferecidos para as crianças é fundamental para a prevenção de anemia, sobrepeso e baixo peso (D).[1,7,31,32] A alimentação complementar deve prover suficientes quantidades de energia, proteínas, gorduras, vitaminas e minerais, por meio de alimentos seguros, culturalmente aceitos, economicamente acessíveis e que sejam agradáveis à criança. Na introdução alimentar, é importante que se ofereça água para ela, e não sucos industrializados e refrigerantes, pois possuem altas quantidades de açúcar e corantes em sua composição.

Deve-se estimular o consumo de alimentos básicos e regionais, como arroz, feijão, batata, mandioca/macaxeira/aipim, legumes e frutas. A carne deve fazer parte das refeições desde a primeira refeição salgada, e o profissional deve estimular a utilização de miúdos uma vez por semana, especialmente fígado de boi, pois são fontes importantes de ferro. As crianças que recebem outro leite que não o materno devem consumir no máximo 500 mL por dia.[6,7]

A mãe deve ser tranquilizada quanto à aceitação dos alimentos, pois é muito comum a criança rejeitá-los, porque ainda não está acostumada com esse novo processo. Estudos mostram que é necessário que a criança seja exposta ao alimento de 8 a 15 vezes antes de se considerar que o alimento não é de sua preferência. É importante que as mães sejam orientadas quanto a essa prática e continuem oferecendo ao bebê, em especial na fase da alimentação complementar, o alimento que foi inicialmente rejeitado.[6]

Apesar de não estimular uma rigidez de horários, a prática de dar sucos, chás e mamadeiras a qualquer hora deve ser desestimulada, pois a criança que "belisca" não aceita as refeições em quantidades adequadas, diminuindo o volume ingerido desses alimentos (D).[29] Recomenda-se alimentar a criança lenta e pacientemente até que ela se sacie, jamais forçando-a a comer.[2,33]

A mãe, ou cuidadores, deve ser orientada a variar a alimentação, ou seja, assegurar o suprimento de micronutrientes,[14] favorecer a formação de bons hábitos alimentares e ao mesmo tempo prevenir o aparecimento de anorexia decorrente da monotonia alimentar.[2]

Papa salgada, ou refeições, deve ser feita, sempre que possível, com um alimento de cada grupo do Quadro 111.2 (exceto frutas). O ovo inteiro já pode ser introduzido a partir dos 6 meses[1] em substituição à fonte proteica, mas, nessa refeição, recomenda-se oferecer 50 a 100 mL de suco rico em vitamina C para melhor absorção do ferro presente nos vegetais, como, por exemplo, o feijão que pode estar presente na refeição. É importante ressaltar que o ovo deve estar bem cozido, para evitar risco de contaminação.

Dietas vegetarianas não fortificadas ou não suplementadas não são recomendadas para crianças menores de 2 anos, porque não suprem as necessidades de alguns nutrientes, como ferro, zinco e cálcio (D).[6,33]

Quadro 111.2 | **Grupo de alimentos, nutrientes (com exemplos)**

Grupo de alimentos	Nutriente	Exemplos
Grupo 1 Cereais e tubérculos	Carboidrato	Arroz, aipim, batata-doce, macarrão, batata, polenta, mandioquinha
Grupo 2 Carnes e ovos	Proteína animal e ferro heme	Carne de gado, galinha, peixe, miúdos de boi e galinha, ovo
Grupo 3 Leguminosas	Proteína vegetal e ferro não heme	Feijões, lentilha, ervilha seca, grão-de-bico
Grupo 4 Verduras e legumes	Micronutrientes e fibras	Folhas verdes cozidas, abóbora, cenoura, quiabo, abobrinha, beterraba, vagem, chuchu, ervilha, couve-flor
Grupo 5 Frutas	Micronutrientes, fibras e açúcar	Todas da época, inclusive o abacate

Quadro 111.3 | **Esquema para introdução dos alimentos complementares de acordo com a faixa etária**

Faixa etária*	Tipo de alimento
Até completar 6 meses	Aleitamento materno exclusivo
Ao completar 6 meses	Leite materno, papa de fruta e papa/refeição salgada
Ao completar 7 meses	Segunda papa/refeição salgada
Ao completar 8 meses	Gradativamente passar para alimentação da família
Ao completar 12 meses	Alimentação da família

*A criança não amamentada deve iniciar a introdução de novos alimentos aos 4 meses.
Fonte: Adaptado de Sociedade Brasileira de Pediatria[1] e Brasil.[7]

Alimentos de consistência amolecida, como sopas e mingaus finos, não são indicados, pois têm baixa densidade de energia, podendo causar ganho de peso insuficiente.[6,33]

Alguns alimentos são considerados inadequados às crianças nos primeiros anos de vida, como: produtos industrializados com conservantes e corantes artificiais (iogurtes, gelatinas, *petit suisse*, flans, compotas, cremes industrializados); refrigerantes e sucos adoçados, que diminuem o apetite para alimentos mais nutritivos, são cariogênicos e podem influenciar em ganho de peso insuficiente;[34] alimentos embutidos e enlatados, que apresentam quantidade excessiva de sódio; café, chás e chocolates, que interferem na absorção de ferro e cálcio;[28] frituras, que contêm gordura (D)[32] resultante de processo de oxidação com o aumento da temperatura; alimentos muito salgados (D);[14,32] alimentos com adição de açúcar nas preparações (D)[14,33] e mel, devido ao risco de botulismo (D).[1,14,24]

Ao ser estabelecida a alimentação da família,[6,14] deve-se orientar quanto a cuidado de não oferecer alimentos de formato aguçado e/ou consistência dura, como cenouras cruas, nozes ou uvas, pelo risco de a criança se engasgar.[33]

O Quadro 111.3 apresenta o tipo de alimento a ser introduzido à criança amamentada de acordo com a faixa etária.

O *Guia alimentar para crianças menores de dois anos* é uma iniciativa do Ministério da Saúde (MS) e do Programa de Promoção e Proteção à Saúde, da Organização Pan-americana da Saúde (OPAS/Brasil). Esse guia foi elaborado com base nos dados existentes no país e em estudos qualitativos em que se identificaram problemas prioritários para intervenção. As bases científicas descritas no guia constituem um sumário de ampla revisão da literatura internacional. O conjunto de recomendações, denominado *Dez passos para uma alimentação saudável: guia alimentar para crianças menores de dois anos,* foi publicado para subsidiar os profissionais de saúde a promover práticas alimentares saudáveis para a criança pequena (D).[14]

Erros mais frequentemente cometidos

▶ Deixar de orientar sobre todos os benefícios do aleitamento materno.
▶ Introduzir precocemente alimentação complementar sem necessidade.
▶ Introduzir alimentos ricos em açúcar antes dos 2 anos: suco de gelatina, sacolé e refrigerantes.
▶ Não orientar a introdução de carne desde a primeira papa/refeição salgada.
▶ Orientar consistência inadequada de alimentos: sopas, alimentos liquidificados, sucos de fruta coados.
▶ Retardar a introdução de algumas frutas, como o abacate. As frutas recomendadas depois do primeiro ano de vida são morango, kiwi, uva e abacaxi.
▶ Retardar a introdução de vegetais como alface, acelga, repolho, acreditando que a criança não consegue ou não deve comer esses alimentos.

Prognóstico e complicações possíveis

- **Diminuição na quantidade de leite:** caso a mãe perceba uma insuficiente produção do leite materno, a técnica de aleitamento materno e a saúde do bebê devem ser avaliadas. A mulher deve ser apoiada para ganhar confiança na sua capacidade de produzir leite suficiente para seu bebê (C);[3] sugere-se que o profissional lembre à mãe que a produção do leite se relaciona fundamentalmente ao estímulo, ao ato de sugar e que deve procurar manter-se descansada, tranquila e hidratada.[16]
- **Trauma mamilar:** nos casos de trauma mamilar (fissura/rachadura), o profissional de saúde deverá: ajudar a mãe a adotar a técnica adequada para amamentar; orientar a mãe a manter a região mamilo-areolar seca e aerada; fazer expressão do leite no final da mamada, passando-o em toda a região mamilo-areolar e deixar secar naturalmente; e não usar medicamentos tópicos.[7]
- **Mastite lactacional e abscesso mamário:** a mastite lactacional pode ser evitada por meio de medidas que impeçam a instalação da estase láctea, como: a boa pega, o aleitamento

sob livre demanda, o esvaziamento completo da mama durante a amamentação, a ordenha das mamas nos casos de produção de leite maior do que a demanda do lactente e, também, o estímulo ao aleitamento materno e ao autocuidado.[7]

Na mastite instalada, manifesta por dor, sinais inflamatórios na mama e febre, usar analgésico/antitérmico e antibióticos. O uso de cefalexina, ou amoxacilina, por 7 dias, e orientação para não suspender a amamentação são suficientes. No caso de já ter formado um abscesso mamário, a puérpera deve ser encaminhada para drenagem, às vezes sendo necessário suspender a amamentação naquele peito.[35]

Atividades preventivas e de educação

Além das orientações descritas neste capítulo, que devem ser realizadas individualmente durante a consulta, atividades educativas em grupos de gestantes ou grupos de mães também devem ser estimuladas. Essas atividades promovem troca de experiências entre as participantes, além de proporcionar mais um espaço para o esclarecimento de dúvidas e dificuldades em relação à amamentação e à maternidade em si. As mães devem ser estimuladas a ampliar redes sociais de apoio, uma vez que isso resulta em interação positiva na relação mãe-bebê.

Visitas domiciliares também oferecem benefícios em relação ao desenvolvimento da parentalidade (B) e à prática da amamentação (A)[36] e devem ser realizadas pelos profissionais de serviços de APS sempre que possível.

REFERÊNCIAS

1. Sociedade Brasileira de Pediatria. Manual de orientação: alimentação do lactente, alimentação do pré-escolar, alimentação do escolar, alimentação do adolescente, alimentação na escola. São Paulo; 2006.

2. Agostoni C, Decsi T, Fewtrell M, Goulet O, Kolacek S, Koletzko B, et al. Complementary feeding: a commentary by the ESPGHAN Committee on Nutrition. J Pediatr Gastroenterol Nutr. 2008;46(1):99-110.

3. National Institute for Health and Clinical Excellence. Postnatal care: routine postnatal pare of women and their babies. Leicester: University of Leicester; 2006.

4. Rollins NC, Bhandari N, Hajeebhoy N, Horton S, Lutter CK, Martines JC, et al. Why invest, and what it will take to improve breastfeeding practices? Lancet. 2016;387(10017):491-504.

5. Sena MCF, Silva EF, Pereira MG. Trends of breastfeeding in Brazil in the last quarter of the 20th century. Rev Bras Epidemiol. 2007;10(4):499-505.

6. Vitolo MR. Nutrição: da gestação ao envelhecimento. 2. ed. Rio de Janeiro: Rubio; 2015.

7. Brasil. Saúde da criança: nutrição infantil: aleitamento materno e alimentação complementar. Brasília; 2009.

8. World Health Organization. Global strategy on infant and young child feeding. Geneva; 2002.

9. World Health Organization. Indicators for assessing infant and young child feeding practices: conclusions of a consensus meeting held 6-8 november 2007. Geneva; 2007.

10. Rio de Janeiro. Secretaria de Estado de Saúde. Manual de capacitação de multiplicadores. Rio de Janeiro; 2006.

11. Hasselmann MH, Werneck GL, Silva CVC. Symptoms of postpartum depression and early interruption of exclusive breastfeeding in the first two months of life. Cad Saúde Pública. 2008;24(2):S341-352.

12. Section on Breastfeeding. Breastfeeding and the use of human milk. Pediatrics. 2012;129(3):e827-41.

13. Giugliani ERJ. Aleitamento materno: principais dificuldades e seu manejo. In: Dunca MJ, Schmidt MI, Giugliani ERJ, organizadores. Condutas de atenção primária baseadas em evidências. 3. ed. Porto Alegre: Artmed; 2004.

14. Brasil. Dez passos para uma alimentação saudável: guia alimentar para crianças menores de dois anos: um guia para o profissional da saúde na atenção básica. 2. ed. Brasília: MS; 2010.

15. Camillo E, Misturini J. Medicamentos na gestação e puerpério. In: Lenz MLM, Flores R, organizadores. Atenção à saúde da gestante em APS [Internet]. Porto Alegre: Hospital Nossa Senhora da Conceição; 2011 [capturado em 27 jul. 2018]. Disponível em: http://www2.ghc.com.br/gepnet/publicacoes/atencaosaudedagestante.pdf.

16. Faculty of Family Planning & Reproductive Health Care. FFPRHC Guidance (July 2004): Contraceptive choices for breastfeeding women. J Fam Plann Reprod Health Care. 2004;30(3):181-9; quiz 189.

17. National Institute for Health and Clinical Excellence. Antenatal care: routine care for the healthy pregnant woman. London; 2010.

18. Kanufre V. O aleitamento materno no tratamento de crianças com fenilcetonúria. J Pediatr (Rio J). 2007;83(5):447-452.

19. Van Rijn M, Bekhof J, Dijkstra T, Smit PG, Moddermam P, Van Spronsen FJ. A different approach to breast-feeding of the infant with phenylketonuria. Eur J Pediatr. 2003;162(5):323-326.

20. Gartner LM, Morton J, Lawrence RA, Naylor AJ, O'Hare D, Schanler RJ, et al. Breastfeeding and the use of human milk. Pediatrics. 2005;115(2):496-506.

21. Victora CG, Bahl R, Barros AJ, França GV, Horton S, Krasevec J, et al. Breastfeeding in the 21st century: epidemiology, mechanisms, and lifelong effect. Lancet. 2016;387(10017):475-490.

22. Scottish Intercollegiate Guidelines Network. Bronchiolitis in children: a national clinical guideline [Internet]. Edinburgh; 2006 [capturado em 27 jul. 2018]. Disponível em: http://www.guideline.gov/summary/summary.aspx?doc_id=10224.

23. Victora CG, Horta BL, Loret de Mola C, Quevedo L, Pinheiro RT, Gigante DP, et al. Association between breastfeeding and intelligence, educational attainment, and income at 30 years of age: a prospective birth cohort study from Brazil. Lancet Glob Health. 2015;3(4):e199-205.

24. Pinto LF. Apego y lactancia natural. Rev Chil Pediatr. 2007;78(Supl. 1):S96-102.

25. Drane D. Breastfeeding and formula feeding: a preliminary economic analysis. Breastfeeding Rev. 1997;5(1):7-15.

26. Santiago LB, Santiago FGB. Aleitamento materno: técnica, dificuldades e desafios. Resid Pediatr. 2014;4(3 Supl.1):S23-30.

27. Galão AO, Hentschel H. Puerpério normal. In: Martins-Costa SH, Freitas F, Ramos JGL, Magalhães JA. Rotinas em obstetrícia. 7. ed. Porto Alegre: Artmed; 2017.

28. Accioly E, Saunders C, Lacerda EM. Nutrição em obstetrícia e pediatria. Rio de Janeiro: Cultura Médica; 2002.

29. Osborn DA, Sinn J. Soy formula for prevention of allergy and food intolerance in infants. Cochrane Database Syst Rev. 2006;(4):CD003741.

30. Vitolo MR, Bortolini GA, Feldens CA, Drachler ML. Impactos da implementação dos dez passos da alimentação saudável para crianças: ensaio de campo randomizado. Cad Saúde Pública. 2005;21(5):1448-1457.

31. Brasil. Agenda de compromissos para a saúde integral da criança e redução da mortalidade infantil. Brasília: MS; 2004.

32. Sociedade Brasileira de Cardiologia. I Diretriz de prevenção da aterosclerose na infância e na adolescência. Arq Bras Cadiol. 2005;85(Supl. 6):3-36.

33. Monte CMG, Giugliani ERJ. Recomendações para alimentação complementar da criança em aleitamento materno. J Pediatr (Rio J). 2004;80(5 Supl):S131-141.

34. Gusso G, Lopes JMC. Tratado de medicina de família e comunidade: princípios, formação e prática. Porto Alegre: Artmed; 2012.

35. Martins-Costa SH, Freitas F, Ramos JGL, Magalhães JA. Rotinas em obstetrícia. 7. ed. Porto Alegre: Artmed; 2017.

36. Bull J, McCormick G, Swann C, Mulvihill C, Health Development Agency. Ante and post-natal home-visiting programmes: a reviews evidence briefing [Internet]. London: Health Development Agency; 2004 [capturado em 27 jul. 2018]. Disponível em: www.nice.org.uk/aboutnice/whoweare/aboutthehda/hdapublications/ante_and_postnatal_homevisiting_evidence_briefing.jsp.

CAPÍTULO 112

Problemas de crescimento e ganho de peso

Patricia Sampaio Chueiri
Fernanda Plessmann de Carvalho

Aspectos-chave

▶ A queixa de problemas de ganho de peso e crescimento nem sempre está associada a patologias clínicas.

▶ O acompanhamento ao longo do tempo é essencial para o diagnóstico e o cuidado dos problemas de crescimento e ganho ponderal.

▶ Após os 2 anos de idade, a mudança no canal de crescimento é um sinal de alerta no acompanhamento dos problemas de crescimento e ganho ponderal.

▶ Os exames complementares não têm papel essencial diante da queixa de problemas de crescimento e ganho ponderal.

▶ Em geral, o tratamento não farmacológico é a principal ferramenta para o tratamento dos problemas de crescimento e ganho ponderal mais comuns no contexto da atenção primária à saúde (APS).

▶ O aumento da prevalência do sobrepeso e da obesidade fará com que o cuidado dessas crianças seja mais comum na prática do médico de família e comunidade.

Caso clínico

Fátima, 32 anos, é mãe de quatro filhos, Talita (1 ano e 8 meses), Tábata (3 anos), Ticiana (6 anos) e Téo (14 anos). Atualmente, ela não trabalha fora e cuida dos filhos, a família depende apenas do trabalho do pai, Antônio. Fátima está sempre na unidade de saúde para o acompanhamento de Talita. Hoje, ela vem à consulta, porque há mais ou menos 2 meses está mais preocupada com Tábata, pois acha que o seu tamanho está menor do que dos seus primos e sua irmã mais nova já está quase da sua altura. Nega quaisquer antecedentes pessoais e familiares relevantes em relação à queixa, nega alterações atuais no hábito intestinal, porém acha que a filha come muito pouco. Está preocupada, pois, no próximo ano, a filha já vai para a creche e tem medo que o problema se agrave. Téo vem sozinho em uma consulta, pois está preocupado com o excesso de peso. Durante a consulta, relata que não se lembra de problemas de saúde da sua infância e não trouxe sua carteira de vacinação. O que o deixa mais triste são os comentários dos colegas de classe sobre seu peso. Após o exame físico, a obesidade é constatada.

Teste seu conhecimento

1. Assinale a alternativa correta em relação a como avaliar inicialmente o caso de Tábata, a fim de afastar ou confirmar algum problema de crescimento.
   a. Devem-se solicitar os exames de rotina para a queixa de baixa estatura
   b. Recomenda-se o uso dos índices peso ao nascer, peso/idade, peso/altura e altura/idade para monitorar o crescimento da criança
   c. É necessário avaliar Tábata semanalmente para obter o correto acompanhamento das curvas de crescimento
   d. O estado nutricional é determinado pelo consumo alimentar e pelo estado de saúde da criança

2. Como tratar a preocupação da mãe?
   a. É necessário agendar consulta familiar para esclarecer se existem conflitos familiares que justifiquem a preocupação
   b. Uma consulta individual seria importante para esclarecer a real necessidade materna
   c. É interessante atender a todos os irmãos para comparar o desenvolvimento e diminuir a preocupação materna
   d. O uso das curvas de crescimento, do cálculo da altura-alvo e da história familiar pode tornar a orientação mais concreta, ajudando a família a entender a orientação

3. Qual é a alternativa que apresenta apenas os sinais de alerta que poderiam estar presentes no exame físico de Tábata?
   I. Velocidade de crescimento alterada
   II. Normalidade na maturação sexual
   III. Desproporção entre o segmento inferior e o superior
   IV. Presença de dismorfismos e assimetrias
   V. Escore-Z entre –2 e +1

   Qual é a alternativa correta?
   a. I, III e IV
   b. II e V
   c. I, III, IV e V
   d. I, II, III, IV e V

4. Em relação à obesidade infantil, assinale a alternativa INCORRETA.
   a. A prevalência da obesidade aumentou nos últimos 5 anos
   b. A obesidade está mais relacionada ao padrão alimentar e à atividade física da criança do que aos fatores genéticos
   c. O uso de medicação no tratamento de obesidade em adolescentes se faz essencial para o sucesso do tratamento

d. Na investigação da obesidade em crianças, devem ser solicitados os seguintes exames: perfil lipídico, glicemia de jejum e aspartato alaninotransferase

5. Em relação à epidemiologia dos problemas de crescimento e de ganho de peso, observe as afirmativas a seguir e assinale V para verdadeiro e F para falso.
    I. ( ) A obesidade está crescendo apenas nas regiões Sul e Sudeste.
    II. ( ) O Brasil apresenta queda nas taxas de déficit ponderal.
    III. ( ) As queixas relacionadas a problemas de peso e de crescimento não são comuns na prática da APS.
    IV. ( ) O crescimento é influenciado por diversos fatores, como a herança genética, o meio ambiente, os aspectos psicológicos individuais e familiares e também pelo nível socioeconômico, escolar e cultural da família.

A sequência correta é:
a. V, F, F, V
b. F, V, F, V
c. F, V, V, F
d. V, F, V, F

Respostas: 1B, 2D, 3A, 4C, 5B

Do que se trata

O ganho ponderal e o crescimento são indicadores clínicos importantes do estado de saúde das crianças.[1] Além de serem sinais significativos para a equipe de saúde, são, sobretudo, relevantes na opinião dos pais, pois eles têm desejos que os filhos cresçam normalmente e desconhecem a ampla variação da normalidade. Muitas vezes, comparam seus filhos com outras crianças independentemente dos fatores que podem influenciar o crescimento e o desenvolvimento.

Embora o crescimento seja uma questão importante para a família, as queixas relacionadas aos problemas de crescimento ponderal e de estatura, em geral, são trazidas por pais e cuidadores durante as consultas de rotina das crianças/adolescentes e dificilmente são motivos isolados que levem a uma consulta. Em 2009, em pesquisa realizada na cidade de Florianópolis, foi constatado que apenas 2,4% das consultas de crianças de 0 a 4 anos de idade tinham como motivo de consulta, relatados pelos profissionais, os problemas de atraso de crescimento.[2]

Muitas vezes, essas queixas estão relacionadas às expectativas da família e frequentemente se referem a preocupações com baixo peso e baixa estatura, mas, em geral, elas não se concretizam como problemas de saúde.[1,3] É muito comum que a queixa de pouco crescimento ou baixo ganho de peso venha acompanhada da queixa de falta de apetite da criança. É importante lembrar-se de que nas fases pré-escolar (2-4 anos) e escolar (5-10 anos), há menor velocidade de crescimento (fisiológica) e a criança sente menos fome.

Nos últimos anos, o problema do sobrepeso/obesidade tornou-se também uma preocupação frequente da família e da própria criança/adolescente. O sobrepeso e a obesidade cresceram em todas as faixas etárias no país, e hoje o Brasil tem 7,3% de crianças menores de 5 anos acima do peso, 30% das crianças entre 5 a 9 anos e 20% das crianças entre 10 e 19 anos.[4] Portanto, no futuro, queixas relacionadas ao excessivo ganho de peso talvez passem a aparecer nas pesquisas sobre os motivos de consultas mais comuns na APS. O número de crianças desnutridas vem diminuindo ao longo do tempo, e no início dos anos 2000 a prevalência de baixo peso em crianças até 5 anos era de 2,2%.[5]

A diferenciação entre queixa e problema de saúde, em geral, só é possível após o exame físico ou, em algumas raras vezes, logo no início da consulta, se alguma alteração mais evidente for notada (p. ex. malformação ou obesidade grave).[1] Portanto, durante o início da consulta, é importante que o médico fique atento, escute e aprofunde suas perguntas de acordo com a queixa e, se necessário, explore mais alguns pontos após o exame físico.[6]

Mesmo que, durante a consulta, não for constatado um problema efetivo no crescimento ou no ganho de peso, não há motivo para "banalizar" a queixa. Ela ainda deve ser considerada para o cuidado integral, cabendo ao médico tranquilizar a criança e sua família, usando as curvas de crescimento para explicar que não há uma alteração presente naquele momento. Pode-se usar o método clínico centrado na pessoa para explorar melhor outras questões que estejam envolvendo a queixa, como, por exemplo, medos, expectativas irreais, desentendimentos familiares ou problemas na relação dos pais, sentimento de culpa dos cuidadores por falta de tempo com a criança, dificuldades socioeconômicas.

Se realmente for constatado que existe, um problema com repercussão no crescimento e/ou no ganho de peso, estando esses fora do padrão de normalidade, cabe ao médico uma investigação mais cuidadosa dos possíveis diagnósticos diferenciais. Em geral, o diagnóstico dos problemas de crescimento e de ganho de peso e dos fatores associados ao problema não são feitos em um único encontro, sendo o acompanhamento longitudinal um aspecto importante nesses casos.[6]

A queda nas taxas de déficit ponderal (desnutrição) e de baixa estatura e o crescimento da prevalência da obesidade e do sobrepeso nos últimos anos representam uma transição nutricional, bem como uma mudança no perfil epidemiológico do país.[7] Essa mudança está relacionada à melhora nas condições de vida e ao maior acesso aos serviços de saúde, mas, também, a mudanças no estilo de vida (p. ex., maior sedentarismo) e na alimentação (maior acesso e consumo de alimentos processados, menor consumo de alimentos básicos, como ovos, raízes, tubérculos, arroz, etc.).[7] Porém, as mudanças sociais não são uniformes no país, e o perfil epidemiológico varia de região para região, devendo ser enfrentado de maneira contextualizada.*

A transição nutricional é caracterizada pela presença em um mesmo território de desnutrição, deficiência de micronutrientes e excesso de peso/obesidade.[7]

O crescimento e o ganho de peso são influenciados por diversos fatores: herança genética, meio ambiente, aspectos psicológicos individuais e familiares e também pelos níveis socioeconômico, escolar e cultural da família.[8] Portanto, os problemas de crescimento e de peso refletem as condições e o contexto de vida da criança e são importantes indicadores de saúde e de desenvolvimento de um país.[9,10] O Quadro 112.1 apresenta os principais fatores de risco que podem influenciar de forma interdependente o crescimento infantil.[9]

Para facilitar a leitura, o capítulo foi organizado de forma que, nas próximas seções, primeiro serão abordados aspectos gerais

---

* Saiba mais sobre o tema em Pesquisa Nacional de Saúde 2013, disponível em: https://ww2.ibge.gov.br/home/estatistica/populacao/pns/2013/default.shtm e no Caderno de Atenção Básica, disponível em http://189.28.128.100/dab/docs/portaldab/publicacoes/caderno_38.pdf.

Quadro 112.1 | **Fatores de risco que influenciam o crescimento e o desenvolvimento infantil**

Fator de risco	Descrição
Individual	Baixo peso, desmame precoce (antes dos 6 meses de vida), antecedentes patológicos, genética, baixa resiliência
Familiar	Baixa escolaridade dos pais, baixa renda, conflitos familiares, depressão materna, pais jovens, violência doméstica, gestação não planejada, abuso de álcool e substâncias ilícitas
Ambiental	Saneamento deficiente, falta de recursos sociais (creche, escola, clubes, parques), violência, alta densidade populacional, dificuldade de acesso a alimentos saudáveis, facilidade de consumo dos alimentos processados

Fonte: Adaptado de Chueiri e Carvalho.[9]

relacionados tanto ao crescimento quanto ao ganho de peso, e, depois, cada uma das seções será dividida em dois subtópicos: (1) abordagem específica dos problemas de crescimento (baixa estatura e crescimento acima do padrão de normalidade); e (2) abordagem específica dos problemas de ganho de peso (baixo ganho de peso/desnutrição e sobrepeso/obesidade).

O que fazer

Os problemas de crescimento e o ganho de peso podem ser encontrados de forma combinada ou isolada, e cada uma dessas categorias apresenta uma gama de diagnósticos diferenciais.

A anamnese e a observação clínica são os instrumentos mais importantes na avaliação diagnóstica do crescimento ponderal e da estatura.[3] O acompanhamento longitudinal da curva de crescimento (peso e altura) é o ponto central para o cuidado diante de uma queixa relacionada ao crescimento e/ou ao ganho de peso. O baixo ganho de peso pode estar relacionado a problemas agudos ou crônicos, e a obesidade e os problemas relacionados à estatura, em geral, estão relacionados a problemas crônicos. O peso é mais sensível às doenças infantis e, de modo geral, é o primeiro a ser atingido, porém responde positivamente mais rápido assim que o tratamento é iniciado. O déficit de estatura é de reversibilidade mais difícil.[6]

As queixas relacionadas ao crescimento e ao ganho de peso, apesar de serem mais comuns na primeira infância e na adolescência, ocorrem em todas as faixas etárias. Portanto, as orientações gerais que seguem devem ser adaptadas ao ciclo de vida que a criança está vivendo no momento da consulta.

Uma das características das crianças é que os sinais gerais têm maior predominância sobre os sinais específicos/regionais. Assim, os problemas de crescimento podem estar relacionados a doenças mais específicas que se manifestam com sinais gerais.[6]

Como as queixas relacionadas ao crescimento e ao ganho de peso possibilitam um número grande de diagnósticos diferenciais, é importante que o médico inicie a consulta com um olhar ampliado e, depois, vá especificando suas perguntas e seu exame.

Avaliação

Anamnese

Em relação às queixas de crescimento e ganho de peso, após a primeira escuta de forma aberta, é importante saber a época (idade) em que as alterações foram notadas, interrogar sobre a existência de problemas comportamentais e escolares, investigar a função gastrintestinal, o apetite, o hábito e a história alimentar (principalmente nos dois primeiros anos de vida) e a prática de atividades físicas e, se for adolescente, deve-se perguntar sobre a maturação sexual (p. ex., idade da menarca, presença de pelos no corpo). Relacionar a queixa e a idade com o desenvolvimento neuropsicomotor (DNPM) é importante para a avaliação integral.

Devem-se abordar os antecedentes pessoais focando, sobretudo, no peso e no comprimento ao nascimento, no aleitamento materno, na história de sobrepeso/obesidade, de baixo peso/desnutrição, verificando a relação com fatores desencadeantes, as tentativas prévias de tratamento, o uso crônico de medicações (p. ex., corticoides).

Rever o uso de medicações e doenças importantes, buscando informação se a causa da queixa não é secundária a outras doenças ou intercorrências, principalmente no primeiro ano de vida. Com os adolescentes, é importante incluir, na anamnese, outros hábitos, como o uso de drogas, álcool e tabagismo, informações difíceis de serem coletadas logo na primeira consulta na presença dos pais.

Em relação aos antecedentes familiares, é importante investigar problemas de crescimento e ganho de peso presentes na família e saber a altura dos pais e dos irmãos e se existem familiares com excesso de peso. As fases de vida da criança/adolescente e o ciclo de vida da família também podem ter grande influência nos problemas de crescimento e ganho de peso. É necessário que o médico aborde esses outros aspectos durante a investigação da queixa e o acompanhamento da criança.

Exame físico

É importante que o exame físico seja relacionado à queixa e à história, mas independentemente da queixa, o médico de família e comunidade não pode deixar de verificar o peso, a altura/estatura e o perímetro cefálico (se a criança tiver menos de 2 anos) e de colocá-los nas curvas de acompanhamento de referência (ver Apêndice 1). A classificação usada para examinar o estado nutricional de crianças menores de 5 anos é a curva de crescimento infantil proposta pela Organização Mundial da Saúde (OMS) em 2006[11], e em crianças de 5 a 10 anos incompletos, é a classificação proposta pela OMS em 2007.[12]

Ressalta-se que o maior valor de uso das curvas no diagnóstico de problemas de crescimento e ganho de peso é quando elas são utilizadas ao longo do tempo,[8] pois, dessa forma, são capazes de, além de dar a referência do momento da consulta e fornecer um parâmetro das tendências de crescimento e ganho de peso, ainda possibilitam o cálculo da velocidade de crescimento (Quadro 112.2). Esse é considerado o parâmetro mais sensível para avaliar o crescimento de uma criança (Tabela 112.1). A velocidade de crescimento (VC) representa o número de centímetros que um indivíduo cresce por ano.[8]

O principal objetivo dos valores antropométricos (peso, altura e índice de massa corporal [IMC]) colocados nas curvas é acompanhar longitudinalmente a criança, comparar o seu de-

Quadro 112.2 | **Cálculo da velocidade de crescimento**

$$VC = \frac{\text{Altura atual} - \text{altura anterior}}{\text{Intervalo de tempo entre as duas medidas (em anos)}}$$

VC, velocidade de crescimento.

Tabela 112.1 | **Valores de referência para a velocidade de crescimento**

1º ano de vida	15 cm/1º semestre
	10 cm/2º semestre
2º ano de vida	10 cm/ano
3º ano até o início da puberdade	5-7 cm/ano
Início da puberdade (novo aumento da VC)	Média de 9 cm/ano (meninas)
	Média de 10 cm/ano (meninos)

Fonte: Adaptado de Zeferino e colaboradores.[6]

Quadro 112.3 | **Cálculo do escore-Z**

$$\text{esc-Z} = \frac{\text{estatura da pessoa} - \text{estatura média (população)}}{\text{desvio-padrão da população}}$$

senvolvimento ao da população de referência, possibilitando a detecção precoce de desvios e determinar se os valores encontrados significam anormalidade.[6]

O cálculo do escore-Z pode ser realizado segundo a fórmula descrita no Quadro 112.3. Em seguida, seguem as Tabelas 112.2, 112.3 e 112.4, que descrevem a classificação nutricional de acordo com os índices antropométricos.[7]

Todavia, as curvas de crescimento que não utilizam o escore-Z são válidas e também podem ser utilizadas pelas equipes de saúde. A baixa estatura é definida quando a altura está abaixo do percentil 3, seja na curva do NCHS, seja na da OMS, ou está 2 desvios-padrão abaixo da média da altura das crianças de mesma idade e mesmo sexo. Vale ressaltar que uma criança, mesmo com altura acima desses marcos, pode estar apresentando problemas no crescimento, quando apresenta uma curva descendente, cruzando percentis.

Além dos dados antropométricos, deve-se observar também a proporcionalidade entre cabeça, tronco e membros, a presença de assimetrias, de dismorfismos e de malformações. As proporções entre o segmento inferior (SI = distância do púbis até o chão) e o segmento superior (SS = estatura – segmento inferior) também devem fazer parte da avaliação da criança. No nascimento, essa relação é de 1,7 e, aos 7 anos, chega a ser de 1. Se a proporção estiver normal, sugere ausência de uma doença do esqueleto; se estiver fora desses valores, deve-se pensar em doença do esqueleto (p. ex., acondroplastia).

A correlação entre as medidas antropométricas pode contribuir para o diagnóstico diferencial. Pode-se fazer a relação entre o peso para idade e a altura para idade. Quando essas medidas são semelhantes, classifica-se, por exemplo, como baixa estatura proporcionada, que fala a favor dos seguintes diagnósticos: baixa estatura familiar, atraso constitucional do desenvolvimento e déficit de hormônio do crescimento.

É importante também observar a inclinação da curva de crescimento. Ela traduz graficamente a VC.[6] Quando há alteração da VC, existe maior probabilidade de doença de base como causa da alteração do crescimento. Curvas regulares e ascendentes, paralelas às curvas-padrão, significam maior probabilidade de

Tabela 112.2 | **Critérios para classificação do estado nutricional e dos índices antropométricos para crianças**

		Crianças de 0 a 5 anos incompletos				Crianças de 5 a 10 anos incompletos		
Valores críticos		Peso para a idade	Peso para estatura	IMC para a idade	Estatura para a idade	Peso para a idade	IMC para a idade	Estatura para a idade
< Percentil 0,1	< Escore-Z –3	Muito abaixo	Magreza acentuada	Magreza acentuada	Muito abaixo	Muito abaixo	Magreza acentuada	Muito abaixo
≥ Percentil 0,1 e < percentil 3	≥ Escore-Z –3 e < escore-Z –2	Baixo	Magreza	Magreza	Baixa	Baixo	Magreza	Baixa
≥ Percentil 3 e < percentil 15	≥ Escore-Z –2 e < escore-Z –1	Adequado	Eutrofia	Eutrofia	Adequada	Adequado	Eutrofia	Baixa
≥ Percentil 15 e < percentil 85	≥ Escore-Z –1 e < escore-Z +1							Adequada
> Percentil 85 e ≤ percentil 97	> Escore-Z +1 e ≤ escore-Z +2		Risco de sobrepeso	Risco de sobrepeso			Sobrepeso	
> Percentil 97 e ≤ percentil 99,9	> Escore-Z +2 e ≤ escore-Z +3	Elevado	Sobrepeso	Sobrepeso		Elevado	Obesidade	
> Percentil 99,9	> Escore-Z +3		Obesidade	Obesidade			Obesidade grave	

IMC, índice de massa corporal.
Fonte: Adaptado de Brasil.[7]

Tabela 112.3 | **Critérios para classificação do estado nutricional e dos índices antropométricos para adolescentes**

Valores críticos		Índice antropométrico para adolescentes	
		IMC para a idade	Estatura para a idade
< Percentil 0,1	< Escore-Z –3	Magreza acentuada	Muito abaixo
≥ Percentil 0,1 e < percentil 3	≥ Escore-Z –3 e < escore-Z –2	Magreza	Baixa
≥ Percentil 3 e < percentil 15	≥ Escore-Z –2 e < escore-Z –1	Eutrofia	Adequada
≥ Percentil 15 e < percentil 85	≥ Escore-Z –1e < escore-Z +1		
> Percentil 85 e ≤ percentil 97	> Escore-Z +1 e ≤ escore-Z +2	Sobrepeso	
> Percentil 97 e ≤ percentil 99,9	> Escore-Z +2 e ≤ escore-Z +3	Obesidade	
> Percentil 99,9	> Escore-Z +3	Obesidade grave	

IMC, índice de massa corporal.
Fonte: Adaptado de Brasil.[7]

Tabela 112.4 | **Ponto de corte de índice de massa corporal de acordo com a idade, para diagnóstico de excesso de peso e de obesidade de adolescentes**

Idade em anos	Meninos		Meninas		Idade em anos	Meninos		Meninas	
	Sobrepeso	Obesidade	Sobrepeso	Obesidade		Sobrepeso	Obesidade	Sobrepeso	Obesidade
10,5	18,81	21,91	19,43	23,13	16	23,53	27,87	24,1	28,87
11	19,16	22,45	19,86	23,72	16,5	23,91	28,27	24,32	29,11
11,5	19,54	23,01	20,32	24,34	17	24,27	28,63	24,5	29,28
12	19,95	23,58	20,81	24,97	17,5	24,6	28,95	24,65	29,42
12,5	20,38	24,16	21,31	25,6	18	24,91	29,24	24,77	29,52
13	20,83	24,76	21,8	26,21	18,5	25,19	29,5	24,87	29,6
13,5	21,3	25,35	22,28	26,79	19	25,45	29,72	24,97	29,67
14	21,77	25,92	22,73	27,32	19,5	25,45	29,72	24,97	29,67
14,5	22,23	26,46	23,15	27,8	20	25,45	29,72	24,97	29,67
15	22,68	26,97	23,51	28,22					

Fonte: Adaptado de Brasil.[7]

normalidade no crescimento da criança. Até os dois primeiros anos de vida, podem ocorrer mudanças no canal de crescimento, o que significa uma adequação aos fatores genéticos e ambientais. Porém, nas outras faixas etárias, essas mudanças são um sinal de alerta para a equipe da APS.[13]

Outra medida importante é o cálculo da estatura-alvo, pois auxilia no diagnóstico diferencial, indicando o canal de crescimento da criança ao longo do tempo e também ajuda na orientação da criança/adolescente e da família. O cálculo é realizado pelas seguintes fórmulas:

Estatura-alvo meninas = (Estatura do pai – 13) + estatura da mãe/2

Estatura-alvo meninos = Estatura do pai + (estatura da mãe + 13)/2

A avaliação da maturidade sexual também deve ser incluída na consulta relacionada a problemas de crescimento e ganho de peso. Ela é feita por meio dos critérios de Tanner[8] (ver Quadro 112.4 e Figuras 112.1, 112.2 e 112.3). O desenvolvimento dos genitais masculinos e femininos tem importante correlação com a idade óssea e auxilia no diagnóstico diferencial dos problemas de crescimento e ganho de peso.

Dependendo da queixa e dos achados encontrados durante o exame físico, como, por exemplo, a presença de malformações ou cianose, é importante que o médico amplie o exame de acordo com a necessidade encontrada (p. ex., realizar avaliação cardíaca, respiratória da criança/adolescente). É sempre importante observar se o problema encontrado em relação ao crescimento e ao ganho de peso é o único achado ou existem outros sinais e/ou sintomas que o acompanham, podendo caracterizar

Quadro 112.4 | Estágios do desenvolvimento puberal masculino e feminino

	Desenvolvimento dos pelos pubianos para os sexos masculino e feminino
Estágio 1	Ausência de pelos pubianos
Estágio 2	Pelos pubianos com distribuição esparsa, pequena quantidade, levemente pigmentados, lisos ou discretamente encaracolados, localizados em cada lado da base do pênis ou ao longo dos grandes lábios
Estágio 3	Os pelos se estendem sobre a sínfise púbica e são mais escuros, grossos e mais encaracolados
Estágio 4	Os pelos têm aspecto adulto, mas cobrem uma área menor do que na maioria dos adultos, não se estendem para a superfície medial das coxas
Estágio 5	Os pelos têm aspecto adulto em quantidade e aparência, estendendo-se para parte medial da coxa. Nas mulheres, estão distribuídos em forma de triângulo invertido

	Genital masculino
Estágio 1	Aspecto infantil que persiste do nascimento até o início da puberdade. Durante esse período, a genitália aumenta pouco de tamanho, mas há uma pequena mudança na aparência geral
Estágio 2	O escroto começa a aumentar, a pele se torna um pouco avermelhada e apresenta mudança na sua textura
Estágio 3	O pênis aumenta mais em comprimento do que em diâmetro; em seguida, há crescimento da bolsa escrotal
Estágio 4	Os testículos e a bolsa escrotal crescem, e o pênis aumenta de tamanho, principalmente de diâmetro
Estágio 5	Genitália adulta em tamanho e aparência

	Mamas
Estágio 1	Aspecto infantil, com elevação do mamilo
Estágio 2	As mamas e os mamilos se tornam mais salientes, o diâmetro areolar aumenta (estágio de botão)
Estágio 3	As mamas e as aréolas continuam aumentando, porém não têm seus contornos delimitados
Estágio 4	A aréola e o mamilo estão aumentados, e formam uma saliência na mama
Estágio 5	Este é o estágio de adulto, com suave contorno arredondado da mama, e a saliência do estágio 4 desaparece

Fonte: Zeferino e colaboradores.[8]

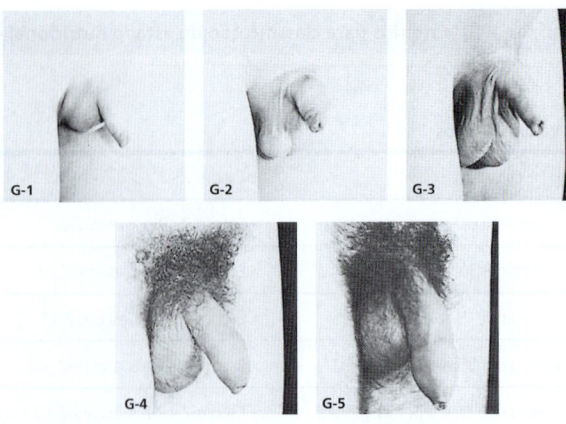

▲ Figura 112.1
Estágios da maturação sexual masculina – órgão genital masculino.
Fonte: Monte.[14]

Exames complementares

A necessidade de exames complementares deve seguir a queixa e os achados do exame físico. Não há uma definição de exames mínimos obrigatórios mediante uma queixa de problemas de crescimento e ganho ponderal. É desaconselhado realizar uma bateria de exames. Portanto, cabe ao médico definir a necessidade ou não de exames de acordo com a(s) hipótese(s) diagnóstica(s) levantada(s) durante a consulta. Porém, é impro-

uma síndrome. De modo geral, o diagnóstico de problemas de crescimento e ganho de peso não são urgentes, e o ideal é que essa criança seja acompanhada ao longo do tempo e reavaliada em alguns meses.[6]

Aspectos-chave do exame físico da criança/adolescente com queixas em relação ao ganho de peso e alteração do crescimento:

- Peso
- Altura
- Velocidade de crescimento
- IMC
- Altura-alvo
- Maturação sexual

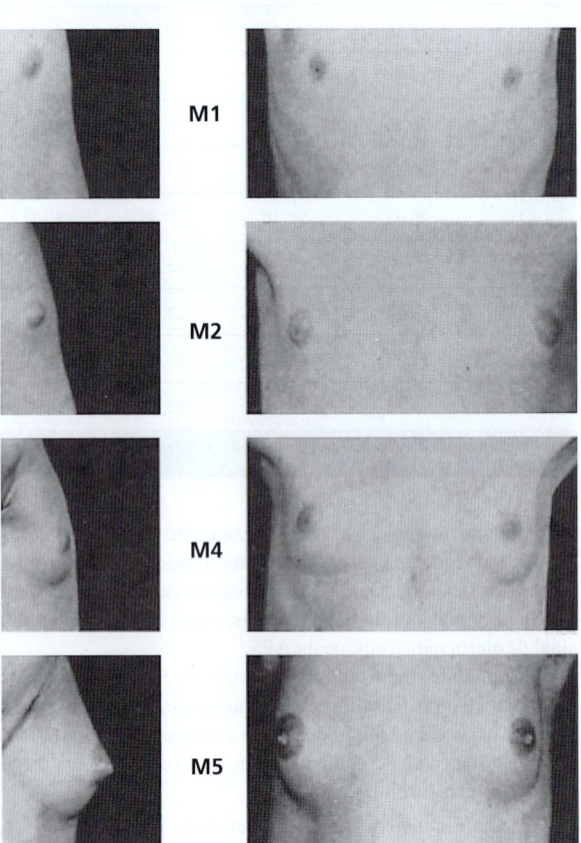

▲ Figura 112.2
Estágios da maturação sexual – mamas.
Fonte: Zeferino e colaboradores.[8]

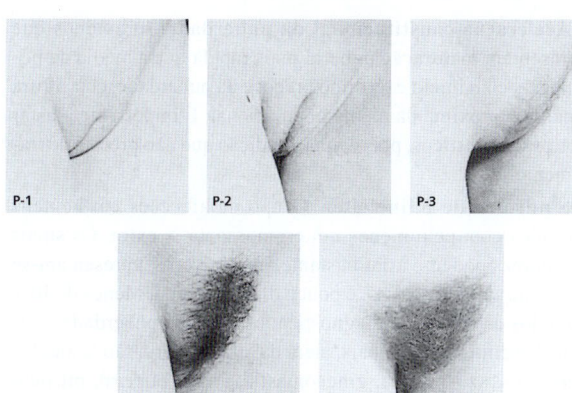

▲ **Figura 112.3**
Estágios da maturação sexual – órgão genital feminino.
Fonte: Monte.[14]

vável que exames complementares revelem a causa do problema caso a anamnese, o exame físico e o acompanhamento não a identifique.[3]

> **Dica**
> ▶ O uso de radiografias de mão e punho esquerdos para a avaliação da idade óssea não é essencial no nível primário de atenção, pois ela exige serviços de radiologia preparados para darem o laudo da idade óssea. Esse contexto não faz parte da realidade da maior parte dos municípios brasileiros.[14] Além disso, todas as outras ferramentas listadas são suficientes para a avaliação do crescimento e do ganho de peso na APS.

Conduta proposta

Nem sempre estar abaixo do percentil de peso e/ou de altura esperados para a idade significa anormalidade. O achado pode ser o padrão normal daquela pessoa. Se não for encontrada pelo médico de família e comunidade qualquer alteração que leve a um diagnóstico, cabe realizar uma orientação da criança/adolescente e da família, de forma que estes se sintam seguros em relação à normalidade diante da queixa trazida, mantendo o acompanhamento da criança/adolescente ao longo do tempo.

Para que a orientação seja efetiva, é importante que o profissional perceba e esteja sensível ao significado que a queixa tem para a pessoa e a família e que, portanto, possa basear sua fala nesse significado, aproximando-se da necessidade da pessoa/família. O uso das curvas de crescimento, do cálculo da altura-alvo e da história familiar pode tornar a orientação mais concreta ajudando a pessoa e sua família a entenderem os achados e a orientação.

Outras vezes, o motivo da consulta (a queixa) confirma-se como um diagnóstico. Nesses casos, a conduta vai variar muito de acordo com a hipótese diagnóstica. Ela inclui desde a orientação alimentar, o acompanhamento periódico, a observação de outras queixas, a solicitação de exames complementares, a prescrição de medicamentos e o referenciamento para outros serviços e especialistas focais. Algumas vezes, não é possível fazer um diagnóstico preciso em um primeiro encontro, havendo a necessidade de acompanhamento do caso por algum tempo.

Esses casos podem deixar a pessoa e sua família com algum tipo de receio, mas o vínculo e as orientações dadas pelo profissional podem amenizar esse período de incerteza.

A próxima parte do capítulo tratará dos problemas mais comuns relacionados ao crescimento e ao ganho ponderal. Nela, serão desenvolvidos os aspectos mais específicos dos problemas frequentes.

Problemas do crescimento

Os problemas de crescimento são uma das grandes apreensões que os pais trazem na consulta de acompanhamento de seus filhos. Eles podem ser divididos em problemas de baixa estatura e crescimento estatural exacerbado (macrossomia). Esse último é muito menos frequente e, em geral, está relacionado a fatores genéticos ou a doenças endócrinas. A baixa estatura pode ser determinada por diversos fatores, incluindo fatores genéticos, características familiares, doenças crônicas (p. ex., insuficiência renal, asma), mas, mais frequentemente, é consequência da desnutrição crônica.[8]

Pode-se dizer que o retardo do crescimento (baixa estatura) é um dos indicadores de desigualdade de uma população, já que muitos estudos verificaram que crianças com etnias diferentes, mas padrões socioeconômicos semelhantes, tiveram pouca diferença do desenvolvimento estatural, e que em crianças de mesma etnia, porém com diferença socioeconômica, o desenvolvimento estatural é bem diferente.[10] Além disso, no Brasil, o problema de baixa estatura da população é de longa data, fazendo com que a baixa estatura passe a ser um problema invisível, já que, em geral, os "baixinhos" são filhos de pais baixos, que vêm de gerações em que a baixa estatura é comum.[10,15]

Baixa estatura

Considera-se baixa estatura indivíduos com –2 desvios-padrão (DP) em relação à média da população ou abaixo do percentil 3 do gráfico da OMS. Cerca de 80% das crianças com queixa de baixa estatura são variantes da normalidade. Apenas os outros 20% apresentam alguma patologia relacionada a esse sinal.[8] Os critérios de avaliação do crescimento são muitos e, quando utilizados em conjunto, ajudam na diferenciação clínica entre variantes da normalidade e problemas de crescimento.[14]

A altura para a idade é o melhor indicador de crescimento da criança e, no Brasil, representa o déficit antropométrico mais importante.[15] Vale ressaltar que atualmente, no Brasil, a desnutrição primária já não é causa importante de baixa estatura, sendo mais importante a desnutrição secundária às causas já citadas.[15]

A baixa estatura pode ser classificada de várias formas, dependendo do autor. Nesta obra, optou-se por classificá-la segundo as causas etiológicas, como mostra o Quadro 112.5.[13]

Destacam-se, a seguir, as situações mais comuns de baixa estatura.

Baixa estatura familiar/primária. São crianças sadias, com estatura inferior à média, e que em geral estão no canal de vigilância. Têm o peso e a estatura normais ao nascimento, durante o acompanhamento têm proporções normais de peso/estatura, assim como a proporção do SS/SI. A VC é preservada, com curva de crescimento ascendente e próxima ao normal, o que pode significar um melhor prognóstico. Quando a estatura da criança é comparada à altura dos pais, ela está na normalidade. A maturidade sexual e a idade óssea correspondem à idade cronológica, e o DNPM é normal. Não há um tratamento específico, nesses casos, é importante impedir ações iatrogênicas, como o uso de

> **Quadro 112.5 | Causas etiológicas de baixa estatura**
>
> - Familiar ou de origem genética
> - Atraso constitucional do crescimento
> - Crescimento intrauterino restrito
> - Baixa estatura desproporcionada: acondroplasia, hipocondroplasia
> - Causas viscerais: causas renais, doenças cardíacas, doenças do TGI, doenças pulmonares
> - Endocrinopatias: hipotireoidismo, deficiência de GH
> - Síndromes genéticas: síndrome de Down, síndrome de Turner
> - Doenças hematológicas
> - Desnutrição
> - Nanismo psicossocial
> - Idiopática
>
> TGI, trato gastrintestinal GH, hormônio do crescimento.

hormônios para indução do crescimento. É essencial manter as condições de saúde e o cuidado para que a criança possa atingir seu potencial, sem intercorrências preveníveis.[8]

Atraso constitucional do crescimento e da maturação sexual. São crianças caracterizadas por peso e estatura de nascimento normais. No primeiro ano de vida, elas têm VC normal. Entre 1 e 3 anos de idade, há queda da VC, a criança segue para novo canal de crescimento e mantém o novo percentil até a adolescência. Em seguida, além do déficit estatural, há atraso da maturação sexual, que pode ser acompanhado de problemas psicossociais. Há história familiar positiva para um ritmo de crescimento e de maturação sexual tardia. O exame clínico é normal, tem aparência proporcionada, a idade óssea e o peso/idade podem ser inferiores ou iguais à idade estatural e todas as medidas são inferiores à idade cronológica. A estatura final do adulto segue o padrão familiar. O tratamento se baseia no apoio e na orientação, com bom prognóstico.

Crescimento intrauterino restrito (CIUR). Crescimento fetal abaixo dos padrões considerados normais para determinada idade gestacional (IG) comprometendo não só o peso, mas também o comprimento ao nascer. Por tal razão, alguns autores têm sugerido que o déficit no crescimento uterino pode afetar a altura futuramente. Como o crescimento pós-natal também tem sido relacionado com a altura alcançada na idade adulta, justifica-se um acompanhamento diferenciado para as crianças com baixo peso ao nascer e as provenientes de famílias com condições socioeconômicas menos favoráveis durante o primeiro ano de vida.[15]

Alta estatura/macrossomia

São queixas e problemas de saúde menos frequentes do que a baixa estatura, caracterizados por VC que excede 2 DP acima da média para idade e sexo do indivíduo. Sabe-se que 2,5% das crianças normais excedem esse canal de crescimento.[14] O ideal é que o médico acompanhe a VC por 4 a 6 meses quando reconhece alguma alteração nesse parâmetro.

A alta estatura, comumente, é a manifestação da herança genética de crianças que apresentam pais altos. Esta situação é conhecida como alta estatura constitucional ou familiar, em que o desenvolvimento é normal, não há outro sinal ou sintoma clínico além da alta estatura. Neste caso, não há necessidade de tratamento específico.[1]

Entretanto, o rápido ritmo de crescimento pode ser a manifestação de alguma doença, como as listadas a seguir:

Aceleração constitucional da puberdade. Indivíduos que apresentam maturação puberal mais rápida que a média da população, com início e término precoce da puberdade, cuja altura final fica próxima da média populacional. É importante afastar outros diagnósticos, pois é uma condição que não precisa de tratamento.[14]

Síndrome de Klinefelter. Grupo de afecções em homens nascidos com pelo menos um cromossomo X extra. Os sinais e sintomas podem variar bastante, muitas vezes, apresentam-se de forma sutil e, por isso, é pouco diagnosticada. Menos de 10% de todos os casos são diagnosticados antes da puberdade.[16] Os achados clínicos principais, além da alta estatura, são testículos pequenos, azospermia, ginecomastia, atraso puberal, pilificação pubiana e corporal diminuídas, micropênis, aumento da envergadura em relação à estatura, doenças psiquiátricas, doença venosa periférica, obesidade abdominal, síndrome metabólica, maior risco de doenças autoimunes e câncer. Essas manifestações podem ocorrer com diferentes frequências de acordo com a população avaliada, a faixa etária incluída e o cariótipo encontrado.

Síndrome de Marfan. É uma doença autossômica dominante do tecido conectivo com uma prevalência de 1 em 5.000 a 10.000 recém-nascidos (RNs), cujas principais manifestações ocorrem em nível esquelético, ocular e cardíaco.[17] Muitas alterações só se manifestam durante ou após o crescimento, dificultando o diagnóstico precoce. Entre as alterações musculoesqueléticas está o crescimento excessivo dos ossos tubulares. A escoliose é comum entre os indivíduos afetados, assim como deformidades do *pectus* e luxação da articulação recorrente devido à frouxidão articular. As alterações oculares incluem altos graus de miopia e *ectopia lentis* de graus variados. As manifestações cardíacas geralmente são as que oferecem maior risco. A insuficiência valvar mitral pode ser a manifestação cardiovascular mais precoce, mas a dilatação progressiva da raiz aórtica com risco de dissecção representa o problema clínico mais grave para muitos indivíduos.

Síndrome do "X" frágil. É um distúrbio genético ligado ao cromossomo X dominante considerado como a principal causa hereditária de retardo mental.[18] Ao nascimento, alguns portadores dessa síndrome apresentam perímetro cefálico e peso um pouco aumentado. Os que apresentam a mutação completa podem desenvolver face alongada, palato alto, orelhas grandes, hiperextensibilidade das articulações, macroorquidia, prolapso da valva mitral, pés planos, hipotonia muscular, estrabismo e macrocefalia.[19]

Conduta proposta

Acompanhamento

Para acompanhar as crianças com problemas de crescimento, deve-se ficar atento às situações de intervenção imediata, para não perder o tempo oportuno de tratamento. A correta avaliação dos parâmetros de seguimento já citados (histórico de peso e estatura ao nascimento, VC, canal de crescimento nas curvas padrões, estatura dos pais, maturidade sexual e DNPM) ajudam na tomada de decisão.

Além disso, é importante a avaliação do paciente e suas famílias para além dos parâmetros clínicos, pois alguns agravos podem ser resultado de outras condições psicossociais que também devem ser detectadas precocemente, como os casos de maus-tratos e violência contra a criança e carências alimentares secundárias à baixa renda.[15]

Tratamento

O tratamento das alterações de crescimento dependerá da causa-base e pode ser dividido em:

- Quando a alteração faz parte de sinais e sintomas de uma doença primária, a terapêutica visa à causa-base e não só à estatura (p. ex., desnutrição, hipotireoidismo, hipogonadismo).
- Quando a alteração é decorrência de uma doença que não tem tratamento (p. ex., distúrbios da osteogênese, alteração cromossômica).
- Quando a alteração é um padrão familiar ou um atraso constitucional do desenvolvimento, e não há necessidade de tratamento.

Quando referenciar

O referenciamento deve ser realizado em qualquer momento em que haja suspeita de doenças secundárias e síndromes genéticas para que se realize tratamento específico. Quando não houver sinais e sintomas clínicos característicos, deve-se ficar atento às alterações da VC, tanto para as retificações da curva como para um rápido aumento.

Um aspecto importante é que as causas endócrinas de baixa estatura correspondem a menor parte dos casos, o que não justifica muitos referenciamentos das crianças com queixa de baixa estatura para o endocrinologista. Adolescentes acima dos 15 anos ou as que apresentam VC menores do que 4 cm por ano devem ser priorizadas.

Problemas de ganho de peso

Déficit ponderal e desnutrição

A definição desse problema de saúde é quando uma criança apresenta peso para a idade abaixo do percentil 3 ou menor do que escore-Z –2 em mais de uma ocasião. Crianças prematuras devem ter seus dados antropométricos ajustados para a IG e plotados em curvas específicas para esses casos.

O déficit ponderal/desnutrição é uma condição multifatorial que está relacionada a problemas orgânicos e também não orgânicos. As principais causas de desnutrição derivam de quatro condições elementares: ingestão calórica insuficiente, absorção inadequada, demanda metabólica aumentada e má utilização dos nutrientes.

Neste capítulo, não serão abordadas as doenças (p. ex., genéticas, congênitas, oncológicas) que também causam déficit ponderal. Quando outras patologias estiverem presentes, o tratamento da desnutrição deve incluir o tratamento da doença de base associado a medidas para melhorar o ganho de peso.

Entre as condições elementares que podem causar desnutrição, destacam-se as mais importantes para a APS:

- Ingestão insuficiente de calorias.
- Preparo incorreto de fórmulas (muito diluída, muito concentrada).
- Hábitos alimentares inadequados.
- Problemas de comportamento (p. ex., anorexia, uso de drogas).
- Patologias que afetam a alimentação (p. ex., paralisia cerebral).
- Pobreza e escassez de alimentos.
- Negligência de pais ou cuidadores.
- Relação mãe/pai/cuidador – criança/adolescente conturbada.

O acompanhamento rotineiro da criança pelo médico de família e comunidade permite que este possa avaliar se as mensurações de peso ao longo do tempo se enquadram na definição de desnutrição e avaliar, em conjunto com a equipe de saúde, quais os fatores individuais, psicológicos, sociais e ambientais da criança/adolescente que determinaram o surgimento desse problema.

É importante lembrar que, embora a desnutrição seja hoje uma condição menos frequente,[13] é preciso estar atento para as crianças que evoluem com baixo ganho de peso, principalmente os lactentes, pois os estudos relatam consequências importantes no futuro (p. ex., menor altura final, entre outros).[20]

As crianças em idade pré-escolar e escolar que apresentam perda de peso involuntária e aguda devem ser prontamente investigadas, pois, em geral, essa forma de perda de peso está mais associada a doenças de base. Quando não há ganho de peso adequado de forma gradual ou perda gradual de peso, esses estão associados em geral a questões socioambientais. Nos casos crônicos, é possível que a altura e o perímetro cefálico também estejam inadequados para a idade da criança.

Os métodos de classificação da severidade da desnutrição ainda são imprecisos, um dos mais conhecidos é o Waterlow, que usa para desnutrição aguda a proporção do peso atual em relação ao peso médio esperado para altura (adequado quando o percentual é ≥ 90%, leve quando o percentual está entre 80 a 89%, moderada quando está entre 70 a 79% e grave quando for < 70%) e para desnutrição crônica a proporção da altura atual em relação a altura média para idade (adequado quando o percentual é ≥ 95%, leve quando o percentual está entre 90 a 94%, moderada quando está entre 85 a 89% e grave quando for < 85%).[21] Em geral as desnutrições muito graves devem ser tratadas em hospitais e o restante dos casos pode ser tratado ambulatorialmente, variando apenas a frequência de consultas, a vigilância dos resultados e a os profissionais da equipe que devem ser envolvidos.

A anamnese deve investigar os pontos fundamentais para guiar as condutas a serem tomadas, variando de acordo com a idade da criança. Para os lactentes, o profissional deve focar na amamentação e na introdução de novos alimentos; nos pré-escolares e escolares, pode focar nos hábitos alimentares da família; e no adolescente, é importante lembrar-se dos transtornos alimentares (anorexia, bulimia e compulsão).

Perguntas que ajudam a especificar como é o hábito alimentar da pessoa e da família são de grande utilidade e devem incluir os seguintes temas: quem prepara a comida ou as fórmulas (diluições/concentrações), com quem faz as refeições, quantas vezes, em que local, qual o ambiente em que a criança/família se alimenta, como a criança é alimentada, com colher ou uso de outro utensílio, entre outras informações. O uso de diário alimentar ajuda a conhecer o que se come, quais as quantidades, quais tipos de alimentos e como são utilizados e podem ser úteis para dar uma ideia do consumo calórico habitual e ajudar na orientação alimentar.

Devem-se interrogar acerca de patologias pregressas e atuais, principalmente as de origem infecciosa (p. ex., otites de repetição, diarreia, constipação, poliúria, polidipsia, polifagia, entre outras). Também deve fazer parte da rotina de investigação da desnutrição uma cuidadosa abordagem social: quem mora com a criança, quem são os cuidadores, qual a renda familiar, situações não só de estresse econômico, mas também outras, como depressão, uso de álcool ou outras drogas. Negligência no cuidado com a criança também é um fator a ser pesquisado.

O exame físico é essencial, pois ele mensura a gravidade do baixo ganho de peso, assim como identifica outras patologias que levam à desnutrição, como doenças genéticas, malformações ou até mesmo eventuais abusos a que a criança possa estar sendo submetida. Deve incluir minimamente: (1) a aferição dos dados antropométricos (peso, altura, perímetro cefálico, IMC) que devem ser plotados nos gráficos de crescimento e avaliados ao longo do tempo, (2) a observação da relação com os pais ou cuidadores e (3) a avaliação do desenvolvimento infantil. Para poder chegar a melhores diagnósticos e conclusões, a avaliação do ganho de peso das crianças em fase pré-escolar e escolar deve ser feita ao longo do tempo (6 meses).

Não é incomum que muitas das crianças/adolescentes com baixo ganho de peso apresentem problemas na relação com seus pais. A observação desse relacionamento pode ser feita durante as consultas ou em visitas domiciliares. Quando esta é realizada no momento em que a criança é alimentada, a avaliação se torna mais completa. Neste sentido, a equipe multiprofissional pode ajudar nessa avaliação, já que, em geral, os outros profissionais podem dedicar mais tempo a visitas domiciliares que visam a este tipo de avaliação (observação da relação e dos hábitos familiares, condições de moradia, sociais e econômicas).

Em relação à solicitação de exames laboratoriais e de imagem, esses podem ser solicitados de forma escalonada, dependendo da gravidade do caso e para afastar outras causas de baixo peso de acordo com a suspeita diagnóstica e para avaliar doenças que podem acompanhar a desnutrição (p. ex., anemias carenciais).[22] A solicitação dos exames deve ser ditada pela gravidade do caso e das repercussões clínicas e psicossociais. Por exemplo: o hemograma ajuda a avaliar a presença de anemias e quais os tipos e também avaliar alterações imunológicas, a albumina sérica pode ser útil nos casos de desnutrição grave e crônica, o exame de urina apoia o diagnóstico caso haja hipótese de infecção concomitante. Casos em que haja suspeita de repercussão ou doença hepática, ou renal, estas devem ser avaliadas, assim como hipovitaminose, déficit de ferro, entre outras.[21-23]

Tratamento

A identificação da causa é a principal ferramenta para guiar a equipe de saúde para o tratamento adequado do baixo ganho de peso. A maioria dos casos deve ter a orientação alimentar como base das intervenções, somada ao acompanhamento longitudinal (ambulatorial e domiciliar), à reorientação do ambiente de alimentação (amamentação e refeições em ambientes tranquilos e confortáveis, horário das refeições deve ser uma rotina e se possível acompanhar os familiares; evitar: televisão e computadores no momento da alimentação, rever as formas de ofertar a alimentação (p. ex., os pais devem incentivar a criança a comer e não forçar a ingesta alimentar), realizar reforço positivo sempre que a criança comer bem e evitar punição se ocorrer o contrário).

Quando a criança já está aceitando a alimentação, pode-se optar por aumentar a ingesta de alimentos de alta caloria e proteínas. Esse aumento de calorias pode ser obtido por meio da adição de fórmulas e concentrados ou pela oferta de alimentos com maior teor calórico, como queijos, creme de leite, manteiga, etc. O trabalho conjunto com a equipe multiprofissional, principalmente com a nutricionista, é valioso nesses casos.

A associação de suplementos vitamínicos para corrigir a deficiência de micronutrientes ajuda a garantir o mínimo recomendado de vitaminas e minerais (p. ex.; ferro e zinco). Se necessário, devem-se tratar infecções concomitantes.[23,24]

É importante avaliar a necessidade de incluir a família ou a criança/adolescente em programas sociais que melhorem o acesso à alimentação.[23,24] Em geral, essas intervenções são suficientes para o sucesso terapêutico.

As crianças devem ter acompanhamento, com consultas frequentes (semanais ou mensais) dependendo da gravidade do caso e do suporte familiar.

Caso a criança não obtenha o ganho de peso esperado, a revisão do plano terapêutico deve ser realizada para eventuais acertos. Em geral, os pré-escolares e os adolescentes recuperam o peso em 3 a 6 meses após o início das intervenções alimentares, os lactentes podem apresentar recuperação mais rápida (aumento em torno de 2-3 vezes o ganho de peso dia para a idade). O acompanhamento deve ser mantido por algum tempo (1 ano) após a recuperação do peso adequado, o intervalo das consultas finais pode ser de 6 meses até 1 ano.[23,24]

Se houver insucesso no tratamento, o referenciamento para especialista focal deve ser realizado. Casos em que o diagnóstico seja de doenças incomuns na APS ou que não possam ser abordadas exclusivamente na APS (p. ex., transtornos alimentares relacionados à saúde mental), é importante compartilhar o cuidado com especialistas focais por meio de referenciamento e/ou discussão conjunta do caso.

Prevenção

Políticas públicas de erradicação da miséria e de distribuição de renda são os primeiros passos para a prevenção da desnutrição, principal causa de baixo peso. O incentivo ao aleitamento materno e o acesso ao sistema de saúde também são fatores importantes para a prevenção da desnutrição. Além disso, o acesso ao sistema de saúde é essencial para o diagnóstico precoce e a prevenção de complicações desse distúrbio.[25]

A prevenção da desnutrição se faz desde o momento em que a mãe descobre a gravidez e se perpetua após o nascimento. O vínculo estabelecido entre a equipe de saúde e a família é um forte instrumento. Por isso, um bom acompanhamento pré-natal, evita agravos e age rapidamente quando alterações são encontradas, evita o nascimento de RNs de baixo peso ou prematuros.

O incentivo ao aleitamento materno e a ajuda para enfrentar as principais dificuldades alimentares da criança, principalmente no primeiro ano de vida, são fundamentais para que, na idade pré-escolar, a criança se mantenha bem nutrida. As intervenções devem ser realizadas principalmente no intervalo entre o pré-natal até os 2 anos de vida, pois essa é uma janela de oportunidade para prevenção da desnutrição e da baixa estatura e de problemas crônicos no futuro.

A atenção deve ser redobrada em situações mais vulneráveis do desenvolvimento infantil, como as que demandam maior necessidade nutricional, por exemplo, as crianças classificadas com baixo peso ao nascer, lactentes e adolescentes. As crianças que já apresentam outras patologias também se enquadram nesse grupo, pois estão mais vulneráveis ao déficit ponderal.

Sobrepeso/obesidade

O sobrepeso e a obesidade são condições que vêm aumentando consideravelmente. Sabe-se que o sobrepeso e a obesidade estão associados ao desenvolvimento na idade adulta de hipertensão arterial sistêmica (HAS), doença cardíaca, osteoartrite, diabetes melito tipo 2 (DM2) e alguns tipos de câncer.[26] Cerca de 50% de crianças obesas aos 6 meses de idade e 80% das crianças obesas aos 5 anos permanecerão obesas.[27,28] O fato de as crianças obesas tenderem a permanecer com o mesmo quadro na vida adulta é mais um motivo para o médico de família e comunidade estar atento a essa mudança epidemiológica e incluir a prevenção e o diagnóstico precoce do sobrepeso/obesidade na rotina do seu cuidado.

Além dos problemas clínicos esperados, sabe-se que pessoas obesas, sobretudo as crianças, frequentemente apresentam problemas de baixa autoestima, afetando o desempenho escolar e os relacionamentos.

Vários são os fatores que estão relacionados ao estado de sobrepeso e de obesidade. Esses vão desde questões genéticas, que podem induzir ao maior ou ao menor ganho/gasto energético, passando pelos hábitos de vida que favorecem o aumento de peso. Questões individuais, como doenças específicas e uso de alguns medicamentos, podem favorecer o surgimento da doença. Porém, apenas 5% da obesidade infantil está associada a doenças como Cushing, Turner, distrofia muscular, entre outras.[3] Outros autores falam que a obesidade de causa endógena na infância corresponde ao menor número dos casos, sendo que a grande maioria são de origem exógena, sobretudo devido ao aumento da relação ingesta/gasto (Quadro 112.6).[26]

Para a abordagem efetiva desse problema, é preciso compreender os fatores que levaram ao surgimento do sobrepeso/obesidade, não só individualmente, mas também o contexto familiar, escolar e social. O cuidado com o sobrepeso/obesidade parte das orientações gerais colocadas no início do capítulo e deve ser especificado com as seguintes questões.

Deve-se investigar o início do ganho de peso (em qual idade), a relação desse ganho com fatores desencadeantes e com tratamentos anteriores. A história pessoal é importante para levantar doenças prévias, peso ao nascer, como foi o ganho de peso durante o primeiro ano de vida e também o uso de medicamentos. A história de doença cardiovascular precoce na família, assim como dislipidemias e diabetes devem ser questionadas.

A história alimentar deve conter o padrão prévio, a história do aleitamento materno, a época de introdução da alimentação complementar, assim como seus aspectos qualitativos e quantitativos e o padrão atual de alimentação. Este pode ser obtido solicitando-se um diário alimentar que deve conter não só informações sobre o conteúdo e a quantidade, mas também em qual local é realizada a refeição, tempo gasto, pessoas presentes e se há ingestão concomitante de líquidos.

É importante interrogar aspectos sobre atividade física na escola e fora dela. Abordar quais as brincadeiras habituais da criança/adolescente e quanto passam na frente de telas (computadores, *videogames* e televisão).

Problemas de ganho de peso excessivos em crianças geralmente são acompanhados de sobrepeso e obesidade em outros membros da família. Observar como a família lida com o problema é importante para direcionar as orientações. Nesse sentido, observar as relações familiares é essencial na hora da elaboração do plano terapêutico, e muito do insucesso no tratamento se deve ao fato de se desconsiderar que esse é um problema familiar.

Após esse início, deve-se dirigir a avaliação para a pesquisa dos problemas secundários, que podem estar atrelados à obesidade, como:

- Problemas respiratórios: cansaço aos esforços, respiração bucal, roncos, parada respiratória durante o sono.
- Dores articulares difusas, dores abdominais, dor retroesternal.
- Alterações menstruais para as adolescentes.
- Lesões de pele.

O exame físico deve determinar o peso e a estatura/altura para a determinação do IMC e utilizar os gráficos padronizados para determinar o grau do desvio. Consulte as tabelas no início do capítulo sobre os parâmetros de sobrepeso e obesidade de cada faixa etária. A complementação do exame físico deve conter a circunferência abdominal, a pressão arterial sistêmica e o estágio puberal. Faz parte observar também a distribuição do tecido adiposo (gordura mais concentrada na região interescapular, face, pescoço e tronco falam a favor de síndrome de Cushing, a gordura abdominal pode estar relacionada à resistência à insulina/DM2), a presença de estrias, ginecomastia, malformações, bócio, acne, *acanthosis nigricans*, hirsutismo e lesões articulares.[29] Todas essas informações são importantes para o diagnóstico diferencial.

Em geral, a estatura e a VC da criança com obesidade exógena é adequada ou maior para a idade, principalmente se ainda não finalizaram o estirão do crescimento.[29] Quando há baixa estatura em pacientes com sobrepeso/obesidade, deve-se ficar mais atento para a possibilidade de obesidade de outra origem (endógena).[29]

Os exames subsidiários só devem ser solicitados após avaliação criteriosa. Na maioria dos casos, utiliza-se esse recurso para pesquisar comorbidades, como: anemias carenciais, alterações glicêmicas e da secreção de insulina e dislipidemias, visto que as principais causas de sobrepeso e obesidade são de origem exógena.[29,30] Essas solicitações devem ser guiadas por achados individuais na anamnese e no exame físico e não precisam ser repetidas anualmente (ver Quadro 112.7). Exames que buscam causas endócrinas de obesidade (hipotireoidismo e síndrome de Cushing) só devem ser solicitados se houver alteração ou indícios de queda da VC ou baixa estatura.

Conduta

A conduta apresentada abordará apenas o sobrepeso e a obesidade de causa exógena; as de causa endógena têm tratamento específico de acordo com a doença e não fazem parte do escopo

---

Quadro 112.6 | Exemplos de causas e de complicações relacionadas ao sobrepeso/obesidade na infância

Causas[1,26]	Principais complicações*[3,26]
▶ Oferta alimentar inadequada e/ou mal balanceada	▶ Psicossociais (p. ex., ridicularização, discriminação, isolamento)
▶ Ingesta excessiva de alimento	
▶ Traços/constituição que favorecem a formação de tecido adiposo	▶ Crescimento: idade óssea avançada, estatura aumentada, menarca precoce
▶ Estilo de vida (p. ex., prática de atividades físicas)	▶ Respiratória: apneia do sono
▶ Fatores constitucionais que favorecem (p. ex., membros da família com história de obesidade)	▶ Cardiovascular: HAS, hipertrofia do VE
	▶ Ortopédica: deslizamento da epífise proximal do fêmur
▶ Condições psicológicas e sociais desfavoráveis	▶ Metabólica: resistência à insulina, DM2, alteração do perfil lipídico, SOP – todas na fase adulta
▶ Presença de outras condições/patologias: oligofrenias, paralisias	

*Geralmente, as complicações estão relacionadas ao grau de obesidade e podem regredir com a perda de peso.

HAS, hipertensão arterial sistêmica; VE, ventrículo esquerdo; DM2, diabetes melito tipo 2; SOP, síndrome dos ovários policísticos.

Quadro 112.7 | Exames a solicitar de acordo com o perfil do paciente

Crianças com sobrepeso	Crianças obesas
▶ Perfil lipídico (CT, LDL, HDL e triglicérides)*	▶ Perfil lipídico (CT, LDL, HDL e triglicérides)
▶ GJ e ALT se forem crianças maiores do que 10 anos e tiverem fatores de risco**	▶ GJ
	▶ ALT: buscando acúmulo de gordura hepática

*Se estiver normal, repetir a cada 3 a 5 anos, se estiver alterado, repetir anualmente. **Apenas se tiver os seguintes fatores de risco: história familiar de DM2, hipertensão arterial, dislipidemia, sinais de resistência insulínica, filhas de mães que tiveram DMG.[29]

CT, colesterol total; LDL, lipoproteína de baixa densidade; HDL, lipoproteína de alta densidade; GJ, glicemia de jejum; ALT, alanina aminotransferase; DM2, diabetes melito tipo 2; DMG, diabetes melito gestacional.

Fonte: Klish[29] e Baker e colaboradores.[30]

deste capítulo, em geral essas últimas precisam de referenciamento ao especialista focal.

O tratamento da obesidade deve incluir os seguintes pontos:

- Orientação alimentar.
- Apoio para modificação dos hábitos de vida/comportamentos.
- Envolvimento familiar no tratamento.
- Incentivo à prática de atividade física.
- Apoio psicossocial.

É interessante que a abordagem seja realizada por uma equipe multiprofissional dada a intensidade e a complexidade das intervenções apresentadas.[7,14,31]

Dica

▶ A criança e o adolescente nem sempre entendem a noção do tempo. Portanto, é interessante abordar as implicações atuais do problema, e não apenas basear as orientações nos riscos de doenças futuras.[14]

Orientação alimentar

Deve ser instituída de maneira gradativa e individualizada. Não é aconselhada a imposição de alimentações rígidas e restritivas. Ela deve conter macro e micronutrientes, e a criança/adolescente deve ajudar na escolha dos alimentos. Para isso, é essencial que seja avaliada a disponibilidade de alimentos, as preferências e as recusas, os alimentos e as preparações habitualmente consumidas pela família.

É também fundamental salientar que crianças e adolescentes seguem padrões familiares e, se esses não forem modificados ou manejados em conjunto, a chance de insucesso do tratamento é alta.[14] Por isso, deve-se enfatizar que a pessoa e sua família têm corresponsabilidade nesse processo e que determinação e disciplina serão necessárias para que o tratamento seja efetivo.[30]

O processo educacional relacionado ao padrão alimentar é importante para capacitar a pessoa e sua família. A pirâmide alimentar tornou-se um instrumento valioso nesse processo educativo, podendo ser usada de maneira lúdica, auxiliando crianças e adolescentes a aprenderem a quantificar as porções de alimentos, fazendo substituições por outros do mesmo grupo ou com mesmo valor energético.

O manual de Orientação da Obesidade na Infância e na Adolescência,[32] confeccionado pelo departamento de nutrologia da Sociedade Brasileira de Pediatria (SBP), divide a abordagem da orientação alimentar em cinco etapas.

1. Na 1ª etapa, o profissional deve conhecer profundamente a alimentação da pessoa e estabelecer as estratégias de atuação. Deve orientar as pessoas quanto aos conceitos errôneos de que as dietas para perda de peso devem conter apenas frutas e verduras e que alimentos ricos em açúcar, sal e gorduras são proibidos. As pessoas se sentem mais confortáveis ao saberem que consumos esporádicos desses alimentos podem ocorrer. Deve-se sempre estimular e enfocar positivamente a alimentação saudável.
2. A 2ª etapa consiste em avaliar comportamentos da criança/adolescente que possam prejudicar o tratamento e orientar mudanças graduais. Condutas como, por exemplo, mastigar os alimentos muito rapidamente, comer assistindo à televisão, não ter horários ou uma rotina para comer e pular refeições, devem ser mudadas ao longo do tratamento.
3. Na 3ª etapa, a orientação para a diminuição da quantidade de alimentos consumidos em excesso deve ser realizada. Devem-se perceber os limites de cada pessoa para se adaptar à reeducação alimentar, pois alguns podem estranhar a mudança, ficando com fome e colocando o tratamento em risco.
4. A 4ª etapa diz respeito à qualidade dos alimentos. Nessa fase, já se atingiu o controle do ganho de peso com adequação de quantidades e comportamentos alimentares. Incentiva-se o consumo crescente de frutas, verduras e legumes.
5. Na 5ª etapa, a pessoa e sua família utilizam as informações e os aprendizados adquiridos para se adaptar às diversas situações, como festas e viagens, controlando os excessos, realizando as substituições necessárias para manter a alimentação equilibrada.

O objetivo do tratamento da obesidade é diminuir o peso para diminuir as comorbidades. As metas de peso a serem atingidas variam conforme o IMC inicial e a idade da criança/adolescente. Crianças e adolescentes que estão com sobrepeso ou obesidade leve, sem comorbidades, devem realizar a manutenção do peso, pois o crescimento fisiológico e a manutenção do peso vão levar à queda do IMC. Para crianças e adolescentes obesos com comorbidades, está indicada a perda de peso, gradual e dentro da realidade (com metas alcançáveis).[33]

Atividade física

O cotidiano de crianças e adolescentes deve conter práticas corporais/atividades físicas lúdicas ou recreacionais desde os primeiros anos de vida, a fim de ela incorpore em suas atividades habituais um estilo de vida menos sedentário.

O tempo gasto com atividades sedentárias, como assistir à televisão, mexer em computadores e brincar com *videogame*, deve ser reduzido para próximo de 1 hora do dia da criança/adolescentes (sem contar as atividades escolares).[33,34] A taxa de obesidade em crianças que assistem à televisão por menos de 1 hora/dia é de 10%,[35] ao passo que o hábito de persistir por 3, 4, 5 ou mais horas por dia está associado a uma prevalência de cerca de 25, 27 e 35%, respectivamente.[36]

Deve-se tomar cuidado na orientação da prática corporal/atividade física, não obrigando a criança/adolescente a seguir determinada atividade em detrimento de outra. A escolha da atividade deve partir da pessoa, para que a aderência seja melhor. Os adolescentes podem realizar, além de atividade aeróbia, exercícios repetidos de intensidade moderada.[14] O tempo de prática física deve ser em torno de 1 hora, sendo pelo menos 30 minutos de prática individual ou em grupo, durante a escola ou não.[33]

Dicas

▶ É essencial que as metas (perda de peso, tempo de atividade física) ou atividades propostas de mudanças de hábito (p. ex., tempo no computador) que forem definidas em conjunto com a criança/adolescente e a família devem ser aplicáveis à realidade, para evitar frustrações e dificuldades no acompanhamento.[30]

▶ O apoio para modificação dos hábitos de vida/comportamentos pode ser realizado de forma individual ou em grupo, incluindo aconselhamento e educação, uso de materiais escritos e apoio motivacional.[35]

▶ O reforço positivo também tem papel importante para a continuidade do cuidado.

▶ A intensidade das intervenções (número de consultas, tempo de acompanhamento e envolvimento de mais profissionais) está ligada a melhores resultados.[37]

Tratamento farmacológico

O tratamento medicamentoso deve ser reservado para situações especiais, como em casos em que são detectadas situações de agravo à saúde e têm influência direta no ganho de peso. Porém, independentemente da indicação, o uso da medicação deve acontecer paralelamente ao processo de educação alimentar. A farmacoterapia em crianças não é habitual e, em geral, deve ser feita com acompanhamento do especialista focal.[32]

Prevenção do sobrepeso e da obesidade

Para a prevenção do sobrepeso e da obesidade, além das medidas individuais, outras mais abrangentes devem ser instituídas para que as prevalências diminuam. Entre elas, o desenvolvimento de infraestrutura adequada para práticas corporais e atividades físicas, o maior incentivo para a vida ativa em ambientes escolares, o desenvolvimento de políticas de educação nutricional, os incentivos ao consumo de alimentos saudáveis em escolas e o desenvolvimento de legislação específica para restringir propaganda de alimentos de alto valor calórico e pouco valor nutritivo são medidas que podem auxiliar na prevenção do sobrepeso/obesidade.

CONCLUSÃO

Os problemas de crescimento e ganho de peso fazem parte do dia a dia dos médicos de família e comunidade e podem representar um grande leque de diagnósticos diferenciais ou apenas uma preocupação da pessoa e de sua família, estando intimamente relacionados a modos e condições de vida da população. Cabe ao médico de família e comunidade pautar suas ações de forma individual, acompanhando o crescimento das crianças sob sua responsabilidade, realizando o diagnóstico precoce, o tratamento e o acompanhamento de eventuais problemas de saúde e de queixas. Se possível, a equipe de APS pode apoiar ações intersetoriais que abordem o problema de forma coletiva, incluindo as questões de condições de vida e de promoção da saúde no dia a dia do cuidado da APS embora não seja esse seu foco.

Erros mais frequentemente cometidos

▶ Solicitação excessiva de exames
▶ Referenciamento de pacientes com queixas de crescimento sem uma investigação diagnóstica inicial.
▶ Referenciamento de pacientes com obesidade para endocrinologista, mas sem um tratamento inicial na APS.

REFERÊNCIAS

1. Hert M. Pediatria: diagnóstico diferencial. Rio de Janeiro: Cultura Médica; 1980.

2. Gusso GDF. Diagnóstico de demanda em Florianópolis utilizando a Classificação Internacional de Atenção Primária: 2ª edição (CIAP-2) [dissertação]. São Paulo: Universidade de São Paulo; 2009.

3. Kleigmanl RM, Behrman RE. Princípios da pediatria. 4. ed. Rio de Janeiro: Guanabara Koogan; 2004.

4. Silva ACF, Bortolini GA, Jaime PC. Brazil's national programs targeting childhood obesity prevention. Int J Obes Suppl. 2013;3(1):S9-S11.

5. Victora CG, Aquino EM, do Carmo Leal M, Monteiro CA, Barros FC, Szwarcwald CL. Maternal and child health in Brazil: progress and challenges. Lancet. 2011;377(9780):1863-1876.

6. Leão E. Pediatria ambulatorial. 4. ed. Belo Horizonte: COOPMED; 2005.

7. Brasil. Ministério da Saúde. Secretaria de Atenção à Saúde. Departamento de Atenção Básica. Estratégias para o cuidado da pessoa com doença crônica: obesidade. Brasília: MS; 2014.

8. Zeferino AMB, Barros Filho AA, Bettiol H, Barbieri MA. Acompanhamento do crescimento. J Pediatr. 2003;79(Supl. 1):23-32.

9. Chueiri PS, Carvalho FP. A puericultura na prática da medicina de família e comunidade. In: Sociedade Brasileira de Medicina de Família e Comunidade. Programa de atualização em medicina de família e comunidade. Porto Alegre: Artmed Panamericana; 2005.

10. Giugliani ERJ. Baixa estatura: um mal da sociedade brasileira. J Pediatr. 2004;70(3):261-262.

11. World Health Organization & Food and Agriculture Organization of the United Nations. Safe preparation, storage and handling of powdered infant formula : guidelines. [Internet]. Geneva : World Health Organization; 2007 [capturado em 27 jun. 2018.]. Disponível em: http://www.who.int/iris/handle/10665/43659

12. de Onis M, Onyango AW, Borghi E, Siyam A, Nishida C, Siekmann J. Development of a WHO growth reference for school-aged children and adolescents. Bulletin of the World Health Organization 2007;85:660-667.

13. Sucupira ACSL, Kobinger MEBA, Saito MI, Bourroul MLM, Zuccolotto SMC. Pediatria em consultório. 5. ed. São Paulo: Sarvier; 2010.

14. Monte O. Endocrinologia para o pediatra. 3. ed. Rio de Janeiro: Atheneu; 2006.

15. Brasil. Ministério da Saúde. Secretaria de Atenção à Saúde. Departamento de Atenção Básica. Saúde da criança: crescimento e desenvolvimento. Brasília: MS; 2012.

16. Ticani BJ, Mascagni BR, Pinto RD, Guaragna-filho G, Castro CC, Sewaybricker LE, et al. Klinefelter syndrome: an unusual diagnosis in pediatric patients. J Pediatr (Rio J). 2012;88(4):323-327.

17. Robinson PN, Booms P, Katzke S, Ladewing M, Neumann L, Palz M, et al. Mutacion of FBN1 and genotype-phenotype corelation in Marfan syndrome and related fribillinopathies. Hum Mutat. 2002;20(3):153-161.

18. Rousseau F, Heitz D, Tarleton J, MacPherson J, Malmgren H, Dahl N, et al. A multicenter study on genotype-phenotype correlation in the fragile X Syndrome, using direct diagnosis with probe StB12.3: the first 2,253 cases. Am J Hum Genet. 1994;55(2):225-237.

19. Hagerman RJ. The physical and behavioral phenotype. In: Hagerman RJ, Hagerman PJ, editors. Fragile X Syndrome: diagnosis, treatment, and research. 3rd. ed. Baltimore: Johns Hopkins University; 2002, p. 3-109.

20. Victora CG, Adair L, Fall C, Hallal PC, Martorell R, Richter L, et al. Maternal and child undernutrition: consequences for adult health and human capital. Lancet. 2008;371(9609):340-357.

21. Motil KJ, Duryea TK. Failure to thrive (undernutrition) in children younger than two years: etiology and evaluation [Internet]. Waltham: UpToDate; 2017 [capturado em 26 jun. 2018]. Disponível em: https://www.uptodate.com/contents/failure-to-thrive-undernutrition-in-children-younger-than-two-years-etiology-and-evaluation.

22. Phillips SM, Jensen C. Laboratory and radiologic evaluation of nutritional status in children [Internet]. Waltham: UpToDate; 2018 [capturado em 26 jun. 2018]. Disponível em: https://www.uptodate.com/contents/laboratory-and-radiologic-evaluation-of-nutritional-status-in-children.

23. Duryea TK, Motil KJ. Poor weight gain in children older than two years of age [Internet]. Waltham: UpToDate; 2017 [capturado em 26 jun. 2018]. Disponível em: https://www.uptodate.com/contents/poor-weight-gain-in-children-older-than-two-years-of-age.

24. Motil KJ, Duryea TK. Failure to thrive (undernutrition) in children younger than two years: management [Internet]. Waltham: UpToDate; 2017 [capturado em 26 jun. 2018]. Disponível em: https://www.uptodate.com/contents/failure-to-thrive-undernutrition-in-children-younger-than-two-years-management.

25. Oliveira VA. Determinantes do déficit de crescimento. Rev Saúde Pública. 2006;40(5):874-882.

26. Sahoo K, Sahoo B, Choudhury AK, Sofi NY, Kumar R, Bhadoria AS. Childhood obesity: causes and consequences. J Familly Med Prim Care. 2015;4(2):187-192.

27. Troiano RP, Flegal KM, Kuczmarski RJ, Campbell SM, Johnson CL. Overweight prevalence and trends for children and adolescents. The National Health and Nutrition Examination Surveys, 1963 to 1991. Arch Pediatr Adolesc Med. 1995;149(10):1085-1091.

28. Gortmaker SL, Dietz WH Jr, Sobol AM, Wehler CA. Increasing pediatric obesity in the United States. Am J Dis Child. 1987;141(5):535-540.

29. Klish WJ. Clinical evaluation of the obese child and adolescent [Internet]. Waltham: UpToDate; 2017. [capturado em 26 jun. 2018]. Disponível em: https://www.uptodate.com/contents/clinical-evaluation-of-the-obese-child-and-adolescent.

30. Baker JL, Farpour-Lambert NJ, Nowicka P, Pietrobelli A, Weiss R; Childhood Obesity Task Force of the European Association for the Study of Obesity. Evaluation of the overweight/obese child --practical tips for the primary health care provider: recommendations from the Childhood Obesity Task Force of the European Association for the Study of Obesity. Obes Facts. 2010;3(2):131-137.

31. Bhuyan SS, Chandak A, Smith P, Carlton EL, Duncan K, Gentry D. Integration of public health and primary care: a systematic review of the current literature in primary care physician mediated childhood obesity interventions. Obes Res Clin Pract. 2015;9(6):539-552

32. Sociedade Brasileira de Pediatria. Departamento Científico de Nutrologia. Obesidade na infância e adolescência: manual de orientação. 2. ed. São Paulo: SBP; 2012.

33. Skelton JA. Management of childhood obesity in the primary care setting [Internet]. Waltham: UpToDate; 2017 [capturado em 26 jun. 2018]. Acesso restrito. Disponível em: https://www.uptodate.com/contents/management-of-childhood-obesity-in-the-primary-care-setting.

34. Sargent GM, Pilotto LS, Baur LA. Components of primary care interventions to treat childhood overweight and obesity: a systematic review of effect. Obes Rev. 2011;12(5):e219-35.

35. Crespo CJ, Smit E, Troiano RP, Bartlett SJ, Macera CA, Andersen RE. Television watching, energy intake, and obesity in US children: results from the Third National Health and Nutrition Examination Survey, 1988-1994. Arch Pediatr Adolesc Med. 2001;155(3):360-365.

36. Faith MS, Berman N, Heo M, Pietrobelli A, Gallagher D, Epstein LH, et al. Effects of contingent television on physical activity and television viewing in obese children. Pediatrics. 2001;107(5):1043-1048.

37. Lenders CM, Manders AJ, Perdomo JE, Ireland KA, Barlow E. Addressing pediatric obesity in ambulatory care: where are we and where are we going? Curr Obes Rep. 2016;5(2):214-240.

CAPÍTULO 113

Criança com dificuldade de aprendizagem

Ana Cecilia Silveira Lins Sucupira

Aspectos-chave

▶ As dificuldades escolares apresentadas pelas crianças no seu processo de escolarização não são problemas de natureza médica.

▶ A visão medicalizante transforma questões sociais, como o fracasso escolar, em problemas de saúde.

▶ A grande maioria das crianças que fracassa na escola é proveniente das famílias de renda mais baixa.

▶ A abordagem da criança com queixa de dificuldades escolares deve ser ampliada, incorporando-se o modelo biopsicossocial.

▶ O médico de família e comunidade pode fazer a avaliação da criança sem obrigatoriamente referenciar para testes de desenvolvimento.

▶ Na abordagem da criança com dificuldades escolares, é importante analisar o histórico escolar, o contexto de vida e as atitudes da escola em relação ao aprendizado da criança.

Caso clínico

Rodrigo, 9 anos, vem à consulta com sua mãe, Regina, encaminhado pela escola porque não consegue aprender. Traz uma carta da professora, que orienta a mãe a procurar um médico para dar um laudo que justifique o fato de ele não aprender. A mãe está muito aflita, porque ouviu a professora dizer que ele pode ter um retardo mental leve.

Regina cursou apenas 3 anos do ensino fundamental e é dona de casa. O pai de Rodrigo tem o ensino fundamental completo e trabalha como ajudante em uma empresa. Além do Rodrigo, o casal tem uma filha de 3 anos e um bebê de 10 meses.

Rodrigo é um menino tranquilo, que ajuda muito em casa. Ele vai na padaria e na vendinha fazer algumas compras que a mãe pede. Gosta de ficar jogando no celular e joga *videogame* com os amigos. Tem amigos na rua com quem joga futebol. Regina acha que ele é muito esperto e sabe tudo sobre o time que torce. Rodrigo diz que gosta de ir à escola só por causa dos amigos, reclama que a professora não ensina nada para ele.

A avaliação mostrou que ele não tinha problemas motores ou cognitivos, apresentando bom desenvolvimento. Escreveu seu nome de forma silábica, uma letra para cada som: OIO. Consegue fazer contas simples. Contou que na classe tem mais seis crianças que estão como ele, elas ainda não sabem ler nem escrever.

Teste seu conhecimento

1. É possível afirmar que as crianças que não aprendem:
   a. Têm problemas neurológicos
   b. São crianças que apresentam retardo mental leve
   c. Têm problema de memória para reter os ensinamentos
   d. Em geral, são crianças que não tiveram acesso a métodos pedagógicos adequados

2. Assinale a alternativa correta.
   a. A grande maioria das crianças que não aprende é das classes sociais mais desfavorecidas
   b. As crianças que não aprendem devem ser encaminhadas para avaliação médica
   c. É necessário afastar problemas neurológicos
   d. As crianças com dificuldades de aprendizagem devem sempre fazer avaliação fonoaudiológica

3. Assinale a alternativa INCORRETA.
   a. O fracasso escolar é, em geral, aceito como um problema da criança
   b. O fracasso escolar é uma questão sociopedagógica
   c. A desnutrição ainda é responsável por grande parte do fracasso escolar
   d. A medicalização do fracasso escolar reduz questões sociais a problemas médicos

4. É correto afirmar:
   a. Crianças que jogam *videogame* têm atenção e concentração aumentadas
   b. Crianças que não aprendem não têm memória recente
   c. É muito frequente achar que o mau rendimento escolar é devido a alguma doença
   d. A tomografia de crânio é um exame útil na investigação de problemas neurológicos em crianças com dificuldade escolar

5. Em relação às crianças com dificuldades escolares, pode-se afirmar que, EXCETO:
   a. É preocupante o número crescente de crianças com diagnóstico de transtorno de déficit de atenção/hiperatividade
   b. As dificuldades escolares são problemas produzidos nas relações da criança com a escola
   c. A escola tende a culpar a família pelos problemas que a criança apresenta
   d. A medicação ritalina ajuda as crianças a aprenderem.

Respostas: 1D, 2A, 3C, 4C, 5D

Do que se trata

Atualmente, é muito comum o encaminhamento de crianças com queixa de que não aprendem na escola para os serviços de saúde, com o objetivo de que seja encontrado algum distúrbio, doença ou deficiência que justifique essa dificuldade. A literatura médica enfatiza as causas orgânicas como responsáveis pelos problemas no aprendizado, reduzindo, assim, o aprendizado a uma questão biológica e, portanto, a um problema individual do aluno. Essa concepção parte do pressuposto de que é necessário ter crianças sadias para ter alunos inteligentes, que possam ter bom aprendizado. No dizer de uma diretora de escola para a autora: "A escola oferece as oportunidades de aprendizado, o aluno que não aprende deve ter alguma deficiência". É interessante que as mães costumam dizer que essas crianças que não conseguem aprender na escola aprendem em casa "as coisas da vida". No caso de Rodrigo, a mãe descreve atividades que pressupõem um aprendizado.

Embora seja frequente a afirmação de que são vários os fatores que levam ao fracasso escolar, a visão organicista localiza sempre no aluno a culpa pelo não aprendizado, processo que Ryan chamou de "culpabilização da vítima".[1] Como o fracasso escolar é muito mais frequente nas crianças das camadas populares, é preciso entender as condições de vida e as oportunidades que essas crianças têm de acesso a boas escolas.

Os *distúrbios de aprendizagem*, denominação mais comum encontrada na literatura americana, é um termo que reduz os problemas que acontecem no processo de escolarização a um transtorno do neurodesenvolvimento, trazendo, na sua concepção, a localização do problema no aluno, o qual tem um distúrbio que o impede de aprender na escola. Negam-se as condições de vida e o tipo de escola a que têm acesso, fatores que podem fazer com que crianças com as mesmas variáveis pessoais tenham desempenhos escolares diferentes. O termo dificuldades escolares tem a vantagem de ser mais amplo e englobar os diferentes problemas que a criança enfrenta nessa vivência.

A afirmação de que há uma relação direta entre a presença de doenças e o fracasso escolar tem permanecido como verdadeira, resistindo aos vários estudos que demonstram que, mesmo na presença de doenças, as crianças são capazes de aprender quando têm acesso a relações pedagógicas adequadas e nas situações em que o professor realmente investe na criança para que ela aprenda.[2]

O sistema escolar brasileiro

O sistema educacional regular brasileiro é formado pela *educação básica*, constituída pela educação infantil, ensino fundamental e ensino médio, e a *educação superior*. Aos municípios cabe a responsabilidade pela educação infantil e ensino fundamental. O estado é responsável prioritariamente pelo ensino médio e, em alguns estados, também pelo ensino fundamental. O Governo Federal é responsável pelo ensino superior e presta assistência técnica e financeira aos municípios e estados.

A educação infantil (antigas creches e pré-escolas) é dirigida às crianças de 0 a 5 anos, o ensino fundamental atende as crianças de 6 a 14 anos e o ensino médio é direcionado aos adolescentes de 15 a 17 anos.

Quem são as crianças que fracassam na escola

Vários estudos mostram que, no Brasil, o fracasso escolar é masculino, negro e pobre.[3,4] Muitas escolas valorizam mais o comportamento das crianças do que sua aprendizagem, e, como os meninos são mais rebeldes, são os primeiros a serem expulsos da escola. Carvalho discute a presença do preconceito racial que diferencia o tratamento dirigido às crianças e adolescentes da raça negra.[4]

É nítido, nas estatísticas escolares, que são predominantemente as crianças pobres, das escolas públicas, que não conseguem aprender na escola. Os dados do Censo Escolar da Educação Básica Nacional[5] mostram as diferenças entre a rede pública e a privada, reforçando que o fracasso escolar é predominantemente das classes populares. Apesar dos alunos das redes pública e privada apresentarem um risco similar de insucesso no primeiro ano do ensino fundamental, nas séries subsequentes, o risco de insucesso dos alunos matriculados na rede pública é consideravelmente superior. Na rede pública, preocupa a alta taxa de não aprovação no 3º ano, etapa típica de um aluno de 8 anos e no final do ciclo de alfabetização. A elevação considerável da distorção idade-série no 5º ano mostra que a trajetória dos alunos, já nos anos iniciais, é irregular. A rede privada se destaca como a rede de maior sincronismo idade-série.[5]

Causas apontadas para o fracasso escolar

As causas mais frequentes para o não aprendizado apontadas pelos professores diferem de acordo com a região do Brasil. No Nordeste, a desnutrição, embora atualmente seja quase virtual, em um estudo realizado pela autora, aparece citada pelos professores como a causa mais frequente entre as crianças pobres.[6] Quando não é a desnutrição, é a fome diária que é referida. Sempre causas ligadas à pobreza. Outros problemas citados foram anemia, problemas de visão e audição, as zooparasitoses, incluindo as dermatoses (escabiose e pediculose) e a epilepsia. Entre os problemas de comportamento, a hiperatividade e o déficit de atenção começam a crescer nas citações desses professores. Chama atenção a referência à desestruturação familiar, referida por vários professores como causa do fracasso escolar. As famílias mais pobres, nas quais não se encontra o padrão familiar tradicional, são ditas como desestruturadas.[6] Curiosamente, para as classes ricas, com arranjos familiares semelhantes, de pais que já constituíram várias uniões, esse conceito não se aplica. Na verdade, chamar as famílias pobres de desestruturadas expressa o preconceito em relação à condição de pobreza da família, negando um conceito antropológico de que, qualquer que seja a família, ela funciona conforme uma estrutura própria que lhe da uma organização possível, nas condições em que vivem seus membros.

Os diagnósticos mais apontados pelos professores, para as crianças nas regiões Sul e Sudeste, são a hiperatividade e o déficit de atenção, os quais são considerados problemas neurológicos que podem ser resolvidos com medicação.[6]

Os encaminhamentos das escolas para atendimento nos serviços de saúde podem ser descritos de acordo com a classe social.

1. Nas populações de nível socioeconômico mais baixo, o encaminhamento é sempre da escola, sobretudo das públicas. São crianças que já tiveram uma ou mais reprovações e cuja suspeita principal é de deficiência intelectual, problemas de comportamento ou situações de doenças ligadas à pobreza. A demanda é por um laudo que tranquilize o professor de que o problema está na criança. Chama atenção que esses problemas estão diretamente ligados às condições de pobreza da família, por isso não têm solução fácil, mas servem para explicar porque as crianças não irão aprender.

2. Nas crianças de classe média ou alta, a queixa mais comum é de inadaptação à escola: a criança que não quer ir à escola, que não se relaciona bem com professores e/ou colegas,

que não gosta de estudar, tem um desempenho escolar abaixo das expectativas da família ou dos padrões da escola. Destaca-se ainda a dislexia, além da alta frequência de hiperatividade e déficit de atenção. Os problemas de saúde apontados têm a característica de serem passíveis de tratamento, como problemas fonoaudiológicos, psicológicos, déficit de atenção e hiperatividade. Dessa forma, as crianças, além da escola, têm a rotina de frequentar diferentes tratamentos para compensar as dificuldades de "ensinagem", presentes mesmo nas escolas tidas como de boa qualidade.

No *DSM-5*, a criança que não consegue aprender é classificada como tendo transtorno específico de aprendizagem. É curioso que os critérios diagnósticos desse transtorno podem ser preenchidos por quase todas as crianças que não conseguem ser alfabetizadas porque a escola não está ensinando: são crianças que estão em várias fases de aquisição da escrita e leitura e que passam a ser consideradas como tendo um transtorno que as impede de aprender.[7]

Desnutrição

A referência à desnutrição como causa do fracasso escolar é bastante antiga e aceita, principalmente pela sua alta prevalência entre as crianças. Nas últimas décadas, entretanto, houve uma queda acentuada dos casos de desnutrição no Brasil, fato que não abalou a crença de que o fracasso escolar, que permanece elevado, tenha como causa a desnutrição. Em 2006, a Pesquisa Nacional de Demografia e Saúde das Crianças e da Mulher, analisando a prevalência de déficits de peso para altura, confirmou a exposição reduzida da população a formas agudas de desnutrição (3% em 1996 e 2% em 2006). Além disso, vários estudos mostraram que as crianças que foram desnutridas conseguiram aprender quando puderam frequentar boas escolas.[3,8]

Persiste ainda a ideia de que as crianças não conseguem aprender porque têm fome. É interessante que, mesmo nas escolas onde há uma merenda na chegada dos alunos, os professores referem a fome como causa da não aprendizagem. Chama atenção a associação que é feita entre a dificuldade de aprender e as condições de vida determinadas pela pobreza.[6]

Transtorno de déficit de atenção/hiperatividade

Atualmente, verifica-se uma epidemia de diagnósticos de transtorno de déficit de atenção/hiperatividade (TDAH) como causa de dificuldades para aprender na escola. O *DSM-5* aponta uma prevalência de 5%. Nas duas últimas décadas, vários estudos apontaram diferentes prevalências, com taxas que vão até 18%, sendo motivo de preocupação o grande aumento nas taxas de diagnóstico e tratamento do TDAH.[9] Esse tema é abordado no Cap. 240, Hiperatividade e déficit de atenção.

Dislexia

Este é um diagnóstico que tranquiliza os pais das crianças que não conseguem ainda escrever corretamente. Hoje, as pessoas que têm esse diagnóstico desfrutam de vários privilégios em salas de aulas, em situações de avaliação e de prova.

As crianças que ainda não estão completamente alfabetizadas podem apresentar trocas sistemáticas de letras, sendo frequente receberem o diagnóstico de dislexia específica de evolução. Atualmente, esse diagnóstico passou a ser chamado *dislexia de desenvolvimento*, "[...] para deixar claro que se trata de uma entidade que surge no decorrer do desenvolvimento da pessoa e não secundariamente a alguma doença neurológica que interrompa, ou mesmo reverta, o domínio já estabelecido da linguagem escrita".[10] Na literatura, o diagnóstico segue os mesmos critérios do *DSM-IV* para o TDAH, estando, portanto, sujeito às mesmas críticas.

O modo como pessoas aprendem a linguagem escrita é muito específico, algumas com muita facilidade, outras, com mais dificuldades, em função das oportunidades de interação prévia com a escrita. Mas a escola só admite um padrão de aprendizagem, impondo uma doença às crianças que não seguem esse padrão.

Sobre os problemas apresentados na escrita referidos por muitos professores, Moysés e Collares comentam:

> Na literatura, em contrapartida, abundam pesquisas mostrando que todos fazem leitura especular, em determinadas situações, especialmente quando cansados ou estressados; no processo de alfabetização, isto se torna ainda mais frequente. Black (1973) comparou a ocorrência de leitura/escrita especular em pessoas consideradas normais e com diagnóstico anterior de dislexia, não encontrando diferenças: os *normais* apresentaram 20% de erros reversos para letras e 7% para palavras; os *disléxicos* apresentaram 22 e 5%, respectivamente.[10]

O modo como essas crianças são "corrigidas" porque escrevem *errado* pode gerar tensões que as levam a ter dificuldades na aquisição da escrita correta. Na experiência de Moysés e Collares, as crianças referidas como disléxicas, na grande maioria, eram aquelas com problemas decorrentes de alfabetização inadequada.

Esse é mais um exemplo de como as diferenças no processo de aprendizagem se tornam patologias que tendem a culpabilizar a criança pelo seu desempenho inadequado, isentando de responsabilidade a escola, os professores e o sistema educacional.

Retardo mental

Atualmente, é grande a frequência de encaminhamentos da escola para que a criança receba um laudo – na prática, a escola espera que ele venha a confirmar a suspeita de que a criança tem um retardo mental leve. Isso ocorre porque o retardo mental só se manifesta no aprendizado escolar e não impede a criança de aprender "as coisas da vida".

Um exemplo interessante de como esse diagnóstico é feito sem critérios mais precisos pode ser visto na crônica "Retardado aos 8 anos", do escritor e poeta Fabrício Carpinejar,[11] publicada no Jornal Zero Hora, de Porto Alegre, no dia 17 de janeiro de 2012. Ele conta a sua história real, quando, aos 8 anos, recebeu o seguinte laudo do neurologista: "O Fabrício tem tido progressos sensíveis, embora esteja com retardo psicomotor, conforme o exame em anexo. A fala, melhorando, não atingiu ainda a maturidade de 5 anos. Existe ainda hipotonia importante. Os reflexos são simétricos. Todo o quadro neurológico deriva de disfunção cerebral".

O médico informou que o menino era retardado, deficiente e não fazia jus à mentalidade de 8 anos. Recomendou tratamento, remédios e isolamento, já que não acompanharia colegas da faixa etária. A mãe rejeitou qualquer medicamento que consumasse a deficiência, qualquer internação que confirmasse o veredicto. Enfrentou a opinião de especialistas. Manteve o menino no convívio escolar, criou jogos para lhe divertir com as palavras e dedicou suas tardes a aperfeiçoar a dicção de seu filho.[11]

Os laudos em geral são verdadeiras sentenças que definem as possibilidades da criança quanto ao seu futuro. Se a família e a professora aceitam a deficiência atestada no laudo, o futuro da criança confirmará a deficiência intelectual. Mesmo que permaneça na escola, a professora não vai lhe dar mais a atenção necessária, porque a criança não poderá aprender em função de seu retardo. Assim, seu destino é começar a faltar até sair da escola. Viecili e Medeiros comentam que "Dentre essas formas de fuga, podem ser considerados o atraso para as aulas, o ficar indiferente às explicações, as conversas com colegas, a realização de outras ações no período de aula e até o abandono da escola".[12]

Vale lembrar que existem publicações mostrando crianças com déficits intelectuais que foram alfabetizadas. Na experiência de alfabetização com a metodologia do Grupo de Estudos sobre Educação, Metodologias de Pesquisa e Ação (GEEMPA), na Colômbia, os professores alfabetizaram 250 crianças com síndrome de Down.[13]

Por fim, vale a pena comentar a associação presente no saber popular e na fala dos professores de que as crianças não aprendem porque têm vermes. Na literatura médica, pode-se encontrar também referências desse tipo, mesmo que nenhum trabalho científico ou publicação dê suporte a essa afirmação. Tal associação encontra respaldo no fato de que são as crianças pobres que apresentam maior prevalência de parasitoses, reforçando a ideia de que elas têm na própria pobreza a razão das dificuldades que apresentam na escola.

A literatura é bastante controversa no que diz respeito aos efeitos da anemia e da deficiência de ferro na aprendizagem da criança. Existem vários estudos que tentam provar as relações entre a anemia e o comprometimento do desenvolvimento infantil, com repercussões na vida escolar. Na maioria desses estudos, a associação é feita transformando associações estatísticas em relações causais.[2]

As crianças que não conseguem aprender na escola em geral não têm problemas de saúde e, além disso, apresentam aprendizados em outras situações. São crianças que não têm memória, mas decoram extensas letras de músicas; não conseguem aprender matemática, mas dão troco nas feiras; crianças que são tímidas, depressivas, não conseguem falar na sala de aula, mas que em casa conversam bastante com a família; crianças com retardo mental, mas que têm ótimo desempenho na vida. Diante do contingente de crianças que não conseguem aprender na escola não se questiona a escola, nem o sistema pedagógico, cabendo fazer a pergunta: *É a criança que não aprende ou a escola que não ensina?*

O que fazer

Abordagem da criança com queixa de dificuldade escolar

Inicialmente, é importante verificar se a queixa é uma demanda da família ou apenas da escola. No caso apresentado no início deste capítulo, a criança vem por encaminhamento da escola. É necessário verificar, então, se a família tem a mesma percepção que a escola no que se refere ao motivo do encaminhamento: Regina, apesar de estar aflita com a suspeita de retardo mental leve, acha que o filho é muito esperto.

Na maioria das vezes, a queixa é da escola, e o encaminhamento já aponta um diagnóstico e a solicitação de que a criança seja medicada para que possa aprender. Nessa situação, a família não entende o que se passa, porque em casa ela não apresenta problema para aprender o que é ensinado.

Na consulta da criança com esse tipo de queixa, embora se devam seguir os procedimentos de uma consulta habitual, faz-se necessário que o médico de família amplie o olhar para além dos aspectos biomédicos, incorporando o modelo biopsicossocial. Neste capítulo, será utilizada a abordagem centrada na família e na criança para a consulta com a criança encaminhada por dificuldades escolares.

Explorando a queixa e a experiência da família e da criança com o problema

São importantes a participação da criança em todos os momentos da consulta, ouvindo-se também suas opiniões, bem como ter um momento de entrevista só com ela.

Algumas perguntas iniciais devem ser feitas para entender como a família e a criança se sentem ao receber diagnósticos e encaminhamentos por não corresponderem ao padrão de aprendizagem esperado pela escola.

- *Como o problema apresentado pela escola está sendo visto pela família? Qual é a opinião dos pais sobre o fato da criança não conseguir aprender na escola? Quais são as preocupações em relação ao seu aprendizado na escola? Como a família vê a criança? Como é o aprendizado em casa?*
- *Como a criança está percebendo o problema apresentado pela escola? O que a família tem feito em relação a esse problema?*

Entendendo a criança como um todo

Conhecendo a criança

Trata-se de uma criança que não tem o desempenho esperado pela escola, portanto, é necessário entendê-la e as suas relações com a escola. Sempre há uma suspeita de que alguma doença ou atraso no desenvolvimento possa explicar a dificuldade de aprendizagem. Para tranquilizar os pais de que não há nenhum problema com a criança, é importante que a avaliação seja bem-feita em todos os aspectos. Utilizando alguns elementos da anamnese tradicional, procura-se identificar situações que possam estar relacionadas à experiência da vida escolar.

A história de vida da criança

As condições de gestação e nascimento

Questionar como a família reagiu à notícia da gravidez e como foi o nascimento da criança. As informações sobre o pré-natal e os cuidados que a mãe recebeu nesse período devem, para além do número de consultas e intercorrências médicas, informar como a mãe vivenciou essa gravidez. As informações sobre o nascimento e os primeiros dias de vida indicam como foi se estabelecendo o vínculo mãe/bebê e pai/bebê. Como foram as primeiras vivências com a criança. Os vínculos afetivos são vistos como uma condição fundamental para o desenvolvimento neurobiológico.[14]

Na literatura, sempre houve tentativas de relacionar a anoxia neonatal ao desenvolvimento da criança. Não é possível, no entanto, estabelecer relações simplistas de causa-efeito com as dificuldades escolares, principalmente quando a anoxia não compromete o desempenho da criança no brincar, no aprendizado na família e nas relações com os colegas e familiares.

Antecedentes de doenças e internações

Doenças crônicas que dificultem a frequência à escola podem prejudicar o aprendizado. Em relação às crianças menores, muitas vezes os pais não entendem que, no início da escolarização, as faltas podem prejudicar a aprendizagem. É muito comum deixarem a criança ficar em casa alguns dias após alguma doença, porque a criança está "fraquinha".

O momento atual da criança

As perguntas sobre a alimentação, além de esclarecerem sobre a nutrição da criança, trazem informações sobre sua relação com a família e como lhe são colocados limites. Também a situação vacinal adiciona informações sobre os cuidados com a criança.

Conhecendo o histórico escolar da criança

Identificar as experiências vivenciadas pela criança no processo de escolarização:

- Idade em que a criança entrou na escola.
- Como foi a adaptação.
- Características das escolas frequentadas.
- Mudanças de professores.
- Problemas anteriores na escola.
- Problemas disciplinares.
- Assiduidade escolar.
- Dificuldades no aprendizado.
- Queixas dos professores.
- Opinião da criança sobre a professora e a escola.
- Opinião da criança sobre o seu desempenho na escola.
- Opiniões dos pais sobre o desempenho escolar da criança.

Diante de uma criança com histórico de repetências escolares, investigar com a família os seguintes aspectos:

- Expectativas sobre a escolarização da criança.
- Repercussões do fracasso escolar.
- Condutas tomadas em relação às repetências.
- Caminhos percorridos na saúde: exames realizados, especialistas consultados, diagnósticos, tratamentos, resultados.

Avaliação do desenvolvimento

Este é um dos momentos mais importantes da consulta da criança com dificuldades escolares. Não é necessária a realização de testes padronizados: considerados como instrumentos válidos para as pesquisas sobre desenvolvimento, seu uso mostra-se inadequado para avaliar todas as crianças, pois em geral foram desenvolvidos para crianças de outros grupos sociais e em outros países.

O desenvolvimento de cada criança processa-se pela aprendizagem propiciada pelas experiências vivenciadas, as quais são determinadas pelos valores sociais, culturais e históricos do grupo a que pertence. Esses valores fazem com que, em determinado contexto, certas capacidades e habilidades sejam mais valorizadas do que outras. A partir de uma mesma base anatomofisiológica, o desenvolvimento cognitivo pode expressar-se de formas diferentes, segundo o direcionamento dado pelo contexto de vida da criança. As crianças podem apresentar habilidades que demonstram seu desenvolvimento normal, porém marcado por desempenhos que refletem as diferenças no ambiente social em que estão inseridas.

Ao considerar o desenvolvimento humano como o resultado do modo de vida, isto é, da cultura e da história de cada grupo social, têm-se várias possibilidades de expressão do desenvolvimento, pois cada grupo social possui formas diferentes de pensar, de falar e de fazer as coisas. É possível, então, pensar que o desenvolvimento normal é aquele apresentado pela criança que já adquiriu as habilidades, os comportamentos, o modo de falar e os conhecimentos próprios às da sua faixa de idade e de seu grupo social e de convivência.[15]

A equipe de saúde da família pode coletar várias informações, que vão delineando o perfil do desenvolvimento da criança. O trabalho junto com a família, as visitas domiciliares e a conversa com a criança fornecem muitos dados para essa avaliação. Muito importantes são as informações trazidas pelo agente comunitário de saúde, que vive na comunidade e pode conhecer melhor os hábitos culturais da família da criança.

É necessário ampliar o olhar para além das habilidades tradicionalmente descritas, como a idade que a criança sustentou a cabeça, sentou, engatinhou, andou sem apoio, falou e controlou os esfíncteres. Esses itens são bastante restritos e privilegiam principalmente as expressões motoras do desenvolvimento infantil.

Durante toda a consulta, o olhar atento e as interações com o ambiente escolar permitem ao médico de família e comunidade conhecer melhor seu paciente. É muito importante saber qual a opinião dos pais sobre o desenvolvimento da criança, perguntando diretamente:

- *O que o Sr. e a Sra. acham do desenvolvimento do seu filho(a)? O desenvolvimento dele (ou dela) foi todo no tempo certo?*

Com a última pergunta, evita-se ficar perguntando em que idades adquiriu as diferentes habilidades, informação que a família já não lembra mais e que sempre tem o viés da memória.

Perguntar ainda:

- *O Sr. ou a Sra. tem alguma preocupação quanto ao desenvolvimento do seu filho(a)?*

Essa pergunta oportuniza conversar sobre comportamentos que os preocupam e que podem ser normais.

No Caso clínico apresentado no início deste capítulo, a mãe do Rodrigo refere que acha o menino muito esperto, informação que vai se juntar à avaliação da equipe.

Rotina de vida da criança

Uma das maneiras de conhecer as aprendizagens já adquiridas pela criança é perguntar sobre sua rotina de vida: ao pedir que ela descreva tudo que costuma fazer, desde o momento em que acorda até ir dormir, é possível verificar sua memória temporal, visual, auditiva. Algumas noções de tempo, espaço, quantidade e tamanho podem ser avaliadas nessa conversa sobre a rotina de vida:

- *A criança vai para a escola de manhã, quando acorda ou depois do almoço? A escola é longe ou perto? Como ela vai para a escola, com quem? A escola é grande? Tem muitas crianças? Nome da professora, dos amigos?*
- *Quais os programas de TV que ela assiste, quais jogos eletrônicos ela sabe jogar, quais as atividades que lhe dão prazer?*

Essas são informações que fornecem elementos para fazer a avaliação das suas aprendizagens. Também perguntar diretamente à criança:

- *Do que você gosta de brincar?*

Rodrigo gosta de jogos eletrônicos no celular e *videogame* com os amigos. Joga futebol e "sabe tudo sobre o time que torce".

O brincar exige habilidades que são aprendidas. Jogos têm regras que precisam ser compreendidas e aceitas. Os jogos eletrônicos exigem coordenação motora fina, o futebol, motora ampla, e ambos requerem bastante conhecimento prévio sobre cada tipo de jogo. Nos eletrônicos, a criança aprende a entrar no mundo virtual. O importante aqui é saber quanto tempo é gasto nessas atividades, pois muitas crianças deixam de estudar ou mesmo ir à escola por conta dos jogos eletrônicos. (*Qual é o limite dado pelos pais para essas atividades?*)

No caso do Rodrigo, ficam evidentes as habilidades que afastam a hipótese de retardo mental leve. É interessante que a colocação do termo leve, nos laudos que se têm visto, não parece obedecer a nenhuma classificação, mas serve para justificar o fato de que o retardo só se manifesta no aprendizado escolar.

As informações coletadas na rotina de vida permitem deduzir as capacidades, as habilidades e as estruturas neurológicas correspondentes, de acordo com o ambiente de vida da criança.

Dessa forma, se:

- Descreve o que fez no dia anterior ou relata um passeio, ela tem boa memória.
- Em um jogo, obedece a uma sequência de ações, ela tem memória recente, compreensão e relação temporal.
- Desenha, cria brinquedos, inventa brincadeiras, ela tem criatividade e coordenação motora fina.
- Anda de bicicleta ou patinete, ela tem boa coordenação motora, equilíbrio e esquema corporal desenvolvido.

São úteis perguntas cujas respostas permitem avaliar a memória global, visual, auditiva, temporal; o raciocínio matemático; a relação espacial, o esquema corporal; a relação temporal; o tamanho, forma e cores; a coordenação motora, equilíbrio estático e dinâmico (Quadro 113.1).

Deve ficar claro que não se está propondo um novo questionário, no qual se pergunta se anda de bicicleta ou faz tal coisa, pois essa abordagem seria igual à dos testes. Parte-se das funções neurológicas básicas que se quer avaliar e procura-se identificar situações na vida da criança que, para sua realização, exijam essas funções já desenvolvidas.

Avaliação da escrita e da leitura

Na avaliação da criança com dificuldades escolares, é importante verificar como está o aprendizado adquirido na escola. É comum, equivocadamente, que os profissionais de saúde peçam que a criança escreva palavras simples e fáceis, como gato, bola, bule, casa. São palavras decoradas que não expressam a capacidade de escrever da criança e têm pouca utilidade para avaliar a escrita.

Quadro 113.1 | Exemplos de perguntas para avaliação da criança com dificuldade de aprendizagem

1. **Memória global**
   - Pedir para contar tudo que fez no dia anterior
   - Se o menino gosta de futebol, pedir para dizer o nome dos jogadores
   - Se a criança gosta de novela, pedir para contar o último episódio que assistiu
   - Perguntar se sabe fazer compras corretamente (sem necessidade de listas escritas)
   - Pedir para descrever um passeio, contar uma história
   - Relatar como vai para a escola ou para casa

2. **Memória visual**
   - Criar situações em que a descrição visual seja importante dentro de uma atividade habitual para a criança
   - Pedir para descrever a sala de aula
   - Descrever os lugares onde foi na véspera
   - Descrever a bandeira do time, se gostar de futebol
   - Pedir detalhes visuais de algum programa de televisão
   - Perguntar se lembra de alguma propaganda da televisão
   - Perguntar se reconhece símbolos visuais presentes em sua vida, como cor ou outra característica do carro da família ou ônibus que usa com frequência
   - Pedir para desenhar alguma coisa que ela queira

3. **Memória auditiva**
   - Perguntar se reconhece os sons das músicas de que gosta
   - Pedir para cantar uma música
   - Perguntar se toca algum instrumento
   - Verificar se obedece a ordens simples

4. **Memória temporal**
   - Criar situações em que a descrição da sequência temporal seja importante dentro de uma atividade habitual da criança
   - Pedir para descrever um episódio de sua vida ou do lugar onde mora, procurando evidenciar a cronologia dos acontecimentos
   - Descrever a rotina do dia anterior com sequência temporal
   - Perguntar há quanto tempo vem desenvolvendo determinada atividade
   - Descrever a sequência da programação assistida por ela na TV durante o dia e durante a semana
   - Relacionar meses de férias e de aula

5. **Raciocínio matemático**
   - Perguntar se identifica números, quantidades
   - Verificar se sabe contar, fazer contas
   - Verificar se sabe lidar com dinheiro, compras, troco

6. **Relação espacial**
   - Se, na conversa, emprega conceitos de: em cima, embaixo, ao lado, dentro, fora, sair, entrar, longe, perto. Criar situações na conversa que propiciem o aparecimento desses conceitos (por exemplo, se a escola é longe ou perto de casa)

7. **Esquema corporal**
   - Anda de bicicleta, *skate*, patins?
   - Pula corda, amarelinha?
   - Anda em cima de muro, sobe em árvores?
   - Tem noção de lateralidade direita/esquerda (não se trata de denominar, mas perceber a diferença)?

8. **Relação temporal**
   - Se, na conversa, aparecem conceitos de: antes, durante, depois, dia, semana, mês. Por exemplo, datas importantes para ele, horário da escola (de manhã, à tarde), refeições, irmãos mais velhos e mais novos etc.
   - Ritmo – se tem o conceito de velocidade: mais rápido *versus* mais lento (p. ex., correr vs. andar); se sabe assobiar, batucar, cantar, tocar qualquer instrumento

9. **Tamanho, forma, cor**
   - Por meio de objetos de casa ou do consultório observar: se ela tem conceitos de igual *versus* diferente; maior, menor, igual; mais leve, mais pesado
   - Sabe diferenciar formas geométricas, como: círculo, quadrado, etc. (não se trata de denominar, o que requer conhecimento prévio, mas perceber igualdades e diferenças)
   - Sabe identificar cores (se a criança não conhece o nome das cores, verificar se discrimina cores iguais e diferentes)

10. **Coordenação motora e equilíbrios dinâmico e estático**
    - Identificar atividades no dia a dia da criança que permitam fazer essa avaliação
    - Usar preferencialmente situações de brincadeiras
    - Perguntar se anda de bicicleta
    - Sobe em árvores
    - Joga bola, corre, nada
    - Usa computador
    - Faz/empina pipa ou quadrado, desenha, brinca com blocos, peças de montar e quebra-cabeças
    - Observar se ela sobe sozinha, ou com ajuda, na mesa de exame

Fonte: Sucupira.[2]

A partir do modelo da Aula-Entrevista, desenvolvida por Ester Grossi e utilizada no GEEMPA, em Porto Alegre, para fins de "Caracterização do processo rumo à escrita e à leitura", foi feita uma adaptação, para avaliar o aprendizado da escrita e da leitura no momento da consulta.[15] A Aula-Entrevista, fundamentada na psicogênese da escrita, desenvolvida por Emilia Ferrero, permite identificar as hipóteses que a criança faz sobre a representação gráfica das palavras.[16]

Conversando com a criança, identificam-se as palavras que fazem parte do seu cotidiano e que, portanto, são significativas para ela. Inicialmente, solicita-se que escreva seu nome. Em seguida, que escreva quatro palavras e uma frase, retiradas da conversa que está sendo feita com a criança. Por razões já bem elucidadas por Emília Ferrero, as quatro palavras devem ter diferentes tamanhos, isto é, uma dissílaba, uma trissílaba, uma polissílaba e uma monossílaba. Exemplo: foto, celular, computador, fio. A frase deve conter o nome da criança: Pedro tira foto.

Em geral, essas crianças estão tão inseguras quanto à sua capacidade de escrever que relutam em começar a escrever e justificam dizendo que não sabem. Ao reforçar que elas podem escrever do seu jeito, da maneira como sabem, quase todas escrevem o que é solicitado.

Crianças de 3 a 4 anos podem desenhar o que as palavras expressam, mostrando que a hipótese que têm da escrita corresponde ao nível pré-silábico 1. Avançando no processo de alfabetização, elas passam a escrever as palavras colocando sinais ou bolinhas, ou já podem utilizar letras (em geral do próprio nome), para escrever as palavras. Na representação, com sinais ou bolinhas ou quando utilizam letras, estão no nível pré-silábico 2. É interessante verificar que a quantidade de sinais ou de letras que utilizam para escrever as palavras tem relação com o tamanho ou com a importância do que é representado. Não é concebível, para elas, que trem ou mar possa ser escrita com poucas letras, ou que a palavra medo tenha poucas letras, quando a criança sente medo com muita intensidade.

A seguir, as crianças, mesmo não tendo o conceito de sílaba escrita, já têm a hipótese de que para cada sílaba oral, ou seja, para cada som emitido da palavra, escreve-se uma letra. Esse é o nível silábico da escrita. Posteriormente, elas percebem que é necessário colocar mais de uma letra para expressar cada som da palavra, o que indica que estão no nível alfabético. Na Aula-Entrevista, é solicitado que as crianças escrevam do jeito que acreditam que a escrita expressa a palavra falada, não importando, ainda, se as letras estão corretas. No nível alfabético, ela já sabe que as sílabas precisam ter, muitas vezes, mais de uma letra.

É comum a criança escrever a frase com as palavras todas juntas, porque *ainda* não tem a noção de que, embora na fala seja tudo junto, na escrita as palavras são separadas. Esses conceitos e a ortografia correta de cada palavra serão adquiridos depois de estarem alfabetizadas.

Na experiência da autora, duas palavras frequentemente são solicitadas para que a criança escreva, porque fazem parte da vivência de muitas delas: *videogame* e Corinthians. É interessante verificar, a partir dessas palavras, como elas criam modos diferentes de escrever, que expressam as hipóteses que elas têm sobre como deve ser a escrita das mesmas.

Na maioria das vezes, quando a avaliação é finalizada, pode-se verificar que a criança não tem nenhum atraso cognitivo. Ela está apenas formulando hipóteses iniciais no processo de aquisição da escrita. O fato de a criança estar em níveis anteriores aos dos demais colegas pode significar que viveu poucas oportunidades de contato com materiais escritos e com pessoas que leem e escrevem.

As aprendizagens ocorrem a partir das provocações geradas pelas características do meio onde a criança vive e que definem padrões diferentes de desenvolvimento de habilidades, mas que indicam que ela está aprendendo. O professor, entretanto, só aceita o resultado final: que o aluno consiga ler. Não reconhece que o aluno que escreve de forma silábica teve um aprendizado e tem um conhecimento que precisa ser desenvolvido. No caso do Rodrigo, ele já avançou, está silábico, portanto, está aprendendo, mas passa a ser ignorado por não ter acompanhado as outras crianças, que podem ter tido mais experiências prévias com a escrita e a leitura, em ambientes familiares com pais leitores. A Aula-Entrevista indica, também, que pode haver problemas no modo como a escola vê a criança e na proposta pedagógica utilizada, que não leva a maiores aprendizados.

Conhecendo a família

Conhecer a família e ver as possibilidades dos pais em ajudar a criança no seu processo de escolarização é fundamental. Neste ponto, o médico de família e comunidade tem grande vantagem, porque conhece bem a família e sabe de seus limites e potencialidades. Entender, sem preconceitos, os novos arranjos familiares, com famílias constituídas por casais homossexuais, identificando quem assume a função materna e a função paterna. Este é um dado importante para a avaliação do modo como se processam as relações intrafamiliares. Muitas famílias são constituídas e sustentadas por mulheres, sendo a mãe da criança e/ou a avó. A presença do pai pode ser eventual e é preciso esclarecer qual o grau de participação financeira e afetiva do pai na vida da criança.

É importante saber:

- A escolaridade dos pais e dos irmãos.
- As expectativas da família quanto à escolaridade da criança.
- A rotina familiar.

A escolaridade dos pais indica como eles podem ajudar o filho no seu processo de escolarização. No caso do Rodrigo, a escolarização é baixa, principalmente da mãe, que não poderá ajudar muito o filho nas lições.

Conhecendo o contexto sociocultural

Considerar o contexto sociocultural na avaliação da criança e identificar que interações e provocações a família proporciona a ela são aspectos importantes para entender como está se desenvolvendo.

Conhecer o domicílio, bem como quantas pessoas vivem nele, ajuda a entender como a criança vive seu dia a dia. Uma visita domiciliar pode ser muito útil e esclarecedora, pois ajudará na compreensão de situações que podem favorecer as aprendizagens da criança. As condições de moradia podem informar sobre a qualidade de vida. Outro aspecto importante são os serviços de educação e saúde que a família tem acesso.

A inserção social que a escolaridade e o trabalho da mãe e do pai viabilizam pode se refletir no modo como educam os filhos. Um exemplo disso refere-se às mães que trabalham como domésticas, em meios familiares socialmente diferentes do seu e que podem apresentar diferenças nos cuidados com os filhos em relação àquelas mães que convivem apenas com mulheres daquele seu meio. A ocupação dos pais, portanto, é um dado interessante porque pode indicar também em que círculos sociais essa família tem maior convivência. Citam-se ainda o acesso aos equipamentos sociais da comunidade e sua participação nas redes sociais próprias do meio em que vivem.

É importante ver as opções de lazer e a inserção religiosa da família, bem como os hábitos de leitura. No estudo sobre o fracasso escolar, as famílias evangélicas, em função da orientação para a leitura da Bíblia, apresentavam níveis mais altos de escolaridade, e as crianças tinham menos faltas à escola, o que constituiu um fator de proteção para o fracasso escolar.[3]

Conduta proposta

Elaborando um plano conjunto de condução do problema

Terminada a avaliação da criança, é possível ter um diagnóstico do seu desenvolvimento e das suas condições de aprender. Em geral, são crianças que chegaram à escola sem um contato prévio com a leitura e a escrita e, por isso, apresentam mais dificuldades em acompanhar as outras crianças, que podem já chegar em níveis mais avançados nessas áreas. Isso não impede, entretanto, que, com métodos pedagógicos adequados, a criança consiga, avançar rapidamente no seu aprendizado. É preciso, claramente, investir na criança para que ela aprenda.

Cabe ao médico de família e comunidade mostrar para a família suas conclusões, que propostas tem para lidar com a criança e qual papel cabe à família. No caso do Rodrigo, fica evidente que não se trata de retardo mental. Em geral, a família tende a acatar que o problema está na criança e aceita submissa sua deficiência. É necessário reafirmar para a mãe e para a própria criança a normalidade de seu desenvolvimento, reforçando suas capacidades e possibilidades de aprendizado.

Muitas vezes, quando se devolve de imediato para a escola que a criança não tem retardo mental, nem problemas para aprender, a escola encaminha para outro profissional, até conseguir um laudo que ateste a deficiência da criança. Assim, para envolver mais a escola e conseguir melhores informações sobre a criança, o médico de família deve solicitar, por escrito, que a escola esclareça melhor o tipo de problema que gerou o encaminhamento para o serviço de saúde e descreva, mais detalhadamente, as dificuldades apresentadas pela criança. Esse procedimento obriga a escola a se posicionar mais sobre a criança e fornece elementos para uma posterior discussão com a professora e/ou a coordenadora pedagógica. Além disso, a escola fica sabendo que a família procurou ajuda e que a equipe de saúde da família está cuidando da criança. O diálogo com a professora, com a coordenadora pedagógica e, às vezes, com a diretora da escola (evitando-se culpabilizar o educador) é um processo importante para a construção de um plano de cuidado conjunto. É importante que os pais saibam o que se pretende com a solicitação de mais informações da escola, assim como é importante envolver a família para ajudar a criança, incentivando-a a oferecer mais contato com livros, quando possível, utilizar jogos com palavras e letras; enfim, investir no aprendizado da criança.

O médico de família e comunidade pode pedir à criança que traga seus cadernos para ver o que ela faz na escola. Em um primeiro contato com a criança, nem sempre é possível conhecê-la bem; por isso, pode-se combinar com a família outros momentos de consulta ou de visita domiciliar, para melhor conhecê-las.

Ao final de todo o processo de avaliação e de conscientização da família sobre as capacidades da criança, o médico de família deve enviar um relatório à escola, colocando-se à disposição para outros esclarecimentos.

> ### Erros mais frequentemente cometidos
> ▶ Aceitar de imediato que o problema está na criança.
> ▶ Referenciar a criança para avaliação do desenvolvimento com testes específicos.
> ▶ Referenciar de imediato a criança para outros profissionais, como neurologistas, psicólogos e fonoaudiólogos.

Incorporando prevenção e promoção da saúde

Não se trata aqui de prevenção de doenças, porque o tema do capítulo não é a doença, mas as dificuldades que a criança enfrenta em sua vida escolar por não ter tido oportunidades, em casa, de maior contato com a leitura e escrita. A promoção da saúde visa, principalmente, à saúde mental da criança, ao prevenir que sejam feitos diagnósticos de deficiência.

É importante criar o que Grossi chama de *ambiente alfabetizador*, no qual a criança vê alguém lendo uma revista ou um jornal, escrevendo lista de compras do mercado, fazendo anotações, palavras cruzadas, escrevendo mensagens no celular, vendo o nome do clube que torce, entre outros exemplos. Enfim, oferecer contato com as várias formas de escrita e leitura.[16]

O médico de família e comunidade e a equipe de saúde da família podem incentivar a família a propiciar o contato com livros desde o primeiro ano de vida, lendo histórias, incentivando o brincar de ler livros. Crianças a partir de 1 ano já pegam os livros e começam a folhear mostrando as figuras e falando nomes que aprenderam na história. Esse contato com a escrita vai familiarizando a criança com a leitura.

Assim, em todas as consultas, recomenda-se perguntar sempre pelo contato com livros e incentivar a família a dar lápis e papel para a criança brincar de desenhar e escrever. Para as famílias que não têm acesso a jogos com letras e palavras, é possível recortá-las das embalagens de alimentos ou de revistas. Tudo isso fica difícil quando os pais são analfabetos, mas, tendo pelo menos alguém na casa que seja alfabetizado, é possível incentivar esse contato com a leitura e escrita.

Intensificando o relacionamento entre o médico e a pessoa

Para lidar com esse tipo de problema, é necessário que o médico de família e comunidade e a equipe mantenham contato mais frequente com a família. É comum os pais aceitarem o fracasso na escola como uma deficiência da criança, assumindo uma postura submissa diante do médico e da escola. O acompanhamento mais próximo, em que o médico de família e a equipe estabelecem uma relação mais estreita com a família, possibilita conhecer melhor a criança e reforçar sua capacidade para aprender. A confiança no médico de família permite que ele retire rótulos para recuperar a normalidade da criança.

Papel da equipe multiprofissional

A equipe de saúde da família tem um papel muito importante no atendimento à criança com dificuldades escolares. A discussão na equipe, dos aspectos da anamnese, permite que diferentes olhares ampliem as possibilidades de intervenção junto à família. A visita da enfermeira à escola, para obter mais informações e inclusive poder observar o comportamento da criança no espaço escolar, traz inúmeras contribuições para a compreensão do problema apontado. O agente comunitário de saúde, que tem mais acesso à família em seu domicílio é, sem dúvida, fundamental para coletar informações sobre cotidiano da criança e o modo como a família está vivenciando essa situação. A observação da criança no seu ambiente, junto à família no seu dia a dia, pode revelar aspectos novos sobre o desenvolvimento e as potencialidades da criança.

CONSIDERAÇÕES FINAIS

Vários estudos já demonstraram que o fracasso escolar tem determinações mais fortes nas relações que se dão na escola do que nas características inerentes à criança. O que se propôs neste capítulo foi um modelo de abordagem centrado na criança e na família que permita analisar as condições de vida da criança e as relações que são produzidas na escola.

A escola deve ser vista como uma instituição social, não neutra, que assume características diversas conforme a clientela a que se destina. Ignorar isso, encarar a escola como apenas um local onde se ensina, sem ideologia e valores próprios, significa incorrer em erros de avaliação da criança e marginalizar ainda mais a criança pobre.

REFERÊNCIAS

1. Ryan W. Blaming the victim. New York: Vintage Books; 1976.

2. Sucupira ACSL. Dificuldades escolares. In: Sucupira ACSL, Bourroul MLM, Kobinger MEAB, Saito MI, Zuccolotto SMC. Pediatria em consultório. 5. ed. São Paulo: Sarvier; 2010. p. 320-33.

3. Sucupira ACSL, Fracasso escolar e condições de vida em crianças de 7 a 10 anos de idade, Sobral, Ceará [tese]. São Paulo: Universidade de São Paulo; 2003.

4. Carvalho MP. Quem são os meninos que fracassam na escola? Cad Pesquisa. 2004;34(2):11-40.

5. Instituto Nacional de Estudos e Pesquisas Educacionais Anísio Teixeira. Censo escolar da educação básica 2016: notas estatísticas. Brasília; 2017.

6. Sucupira ACSL, Resegue R, Caraffa R, Grossi E. A formação de professores alfabetizadores no Brasil: as relações entre a saúde e a aprendizagem. Anais do 6. Congrés Internacional "Docència Universitària i Innovació", 2010; Barcelona; 2010.

7. American Psychiatric Association. Manual diagnóstico e estatístico de transtornos mentais: DSM-5. 5. ed. Porto Alegre: Artmed; 2014.

8. Collares CAL, Moysés MAA. Preconceitos no cotidiano escolar: ensino e medicalização. Campinas: Cortez; 1996.

9. Davidovitch M, Koren G, Fund N, Shrem M, Porath A. Challenges in defining the rates of ADHD diagnosis and treatment: trends over the last decade. BMC Pediatr. 2017;17(1):218.

10. Moysés MAA, Collares CAL. O lado escuro da dislexia e do TDAH. In: Facci M, Meira M, Tuleski S, organizadores. Exclusão e inclusão: falsas dicotomias. São Paulo: Casa do Psicólogo; 2009.

11. Carpinejar F. Retardado aos 8 anos [Internet]. Porto Alegre; 2012 [capturado em 04 maio 2018]. Disponível em: http://carpinejar.blogspot.com.br/2012/01/retardado-aos-oito-anos.html

12. Viecili J, Medeiros JG. A coerção e suas implicações na relação professor-aluno. Psico USF. 2002;7(2):229-38.

13. Geempa.com [Internet]. Porto Alegre; c2018 [capturado em 04 maio 2018]. Disponível em: https://geempa.com.br/

14. Winnicott DW. A criança e seu mundo. Rio de Janeiro: Guanabara-Koogan; 1982.

15. Sucupira ACSL, Pedroza RLS. Desafios socioculturais na avaliação do desenvolvimento infantil. In: Sucupira ACSL, Pedroza RLS. Desenvolvimento da criança: promovendo ações na primeira infância para a formação do cidadão. São Paulo: Manole. No prelo.

16. GEEMPA. Aula-entrevista: caracterização do processo rumo à escrita e à leitura. Porto Alegre; 2010.

CAPÍTULO 114

Problemas de desenvolvimento neuropsicomotor

Susana Medeiros
Érica Viana Rocha
Paulo Sousa

Aspectos-chave

- Os problemas no desenvolvimento neuropsicomotor são, em geral, subdiagnosticados, sendo importante o conhecimento completo acerca do desenvolvimento normal de uma criança, bem como dos seus sinais de alerta vermelho.

- É importante em todas as consultas de puericultura, o desenvolvimento infantil ser avaliado cuidadosamente, em especial aos 9, 18, 24 e 30 meses.

- As causas desses problemas são diversas, mas raramente há necessidade de um diagnóstico etiológico, sendo o pedido de exames complementares de diagnóstico desnecessário por rotina.

- Na maioria dos casos de problemas no desenvolvimento, é necessária uma abordagem por grupo multidisciplinar que trabalhe em equipe, com articulação de informação e de cuidados.

- O envolvimento dos pais como parceiros, seja no rastreamento, seja no plano da intervenção, é fundamental para obter êxito no tratamento.

Caso clínico

Beatriz, 3 anos, é trazida à consulta de puericultura. Ao consultar o prontuário da criança, a médica de família e comunidade repara em um alerta que tinha feito quando a menina estava com 2 anos: "estar atenta à linguagem – grande imaturidade".

Beatriz nasceu de parto eutócico, com 39 semanas de gestação e com Apgar de 9 a 10. A gravidez foi acompanhada e não apresentou qualquer intercorrência.

É a segunda e última filha de um casal saudável, tendo o seu irmão mais velho 14 anos.

Beatriz não frequenta creche, nem costuma ter contato com outras crianças. Encontra-se em casa com a mãe, que está desempregada.

Ao longo da consulta, a médica de família e comunidade nota que Beatriz vocaliza, mas sem ter qualquer palavra inteligível e sem intenção de interação. Anda de um lado para o outro, mexendo em tudo, mas não permanece brincando por mais de um minuto.

Ao questionar a mãe, ela diz que em casa é igual. Ela não para e não vocaliza corretamente as palavras, mas percebe tudo o que lhe dizem. O que mais gosta de fazer é assistir à televisão, desenhar e montar quebra-cabeça. Uma vez contrariada, reage muito negativamente com birras e comportamentos muito impulsivos, chegando a se atirar no chão no meio da rua. Quando sai com a mãe, nunca quer lhe dar a mão, não responde ao seu chamamento e, muitas vezes, corre para o meio da rua. Em termos de autonomia, Beatriz come sozinha com colher e garfo, despe algumas peças de roupa e vai ao banheiro, e, por sua iniciativa, usa fralda apenas à noite para dormir. No entanto, quando sai à rua, urina na roupa usando, por isso, fralda nessas ocasiões.

Ao exame físico, não há qualquer alteração na observação da Beatriz, sendo que a menina cumpre ordens simples, evita o contato e não procura se comunicar, sendo, no entanto, a sua linguagem completamente incompreensível.

Teste seu conhecimento

1. O que pode indicar um atraso no DNPM em Beatriz?
    a. Ir ao banheiro autonomamente durante o dia
    b. Usar fralda à noite para dormir
    c. Não pronunciar nenhuma palavra inteligível
    d. Comer com garfo e colher sozinha

2. Nesta situação descrita, deve-se:
    a. Fazer um estudo genético
    b. Pedir uma ressonância magnética, para excluir patologia cerebral
    c. Investigar como a criança vem sendo estimulada do ponto de vista da linguagem oral
    d. Referenciar para o otorrinolaringologista

3. No Caso clínico em questão, o que deveria ter sido feito?
    a. Deveria ter sido referenciado logo aos 2 anos, quando se percebeu que havia alterações da linguagem
    b. Aos 2 anos, deveria ter sido feito um teste de rastreamento auditivo
    c. É normal aos 2 ou 3 anos ainda não ter qualquer palavra inteligível, uma vez que a menina emite sons e tenta se comunicar
    d. Aos 2 anos, poderia ter considerado essa situação como uma variação do normal por falta de estimulação, mas deveria ter alertado os pais para estimularem corretamente a menina e estarem atentos à evolução

4. Diante desse contexto clínico, o que seria menos importante:
   a. Uma avaliação mais pormenorizada por um grupo multidisciplinar para aplicação de testes diagnósticos
   b. Referenciar para o otorrinolaringologia
   c. Explicar aos pais do que provavelmente se tratava, orientá-los na abordagem da situação e planejar uma avaliação mais restrita da situação
   d. Pedir um parecer à assistente social para avaliar as condições em que esta família vive

Respostas: 1C, 2C, 3D, 4B

Do que se trata

O desenvolvimento do sistema nervoso central (SNC) não termina na altura do parto. Ele perpetua-se até cerca dos três primeiros anos de vida, mas as diferentes competências a ele intrínsecas são adquiridas ao longo de vários anos, havendo momentos e idades-chave nesse desenvolvimento. É fundamental que o médico de família e comunidade os conheça e se assegure do seu reconhecimento ao longo das consultas de puericultura, seja pela observação, seja pela cuidadosa anamnese que deve realizar.

As aquisições neuropsicomotoras são sequenciais e evoluem no sentido craniocaudal. Por exemplo, nenhuma criança consegue sentar-se antes de controlar a cabeça, bem como nenhuma criança começa a caminhar antes de conseguir sentar-se. Qualquer regressão na aquisição do desenvolvimento deve constituir um alerta para o médico de família e comunidade, pois poderá comprometer todo o processo evolutivo da criança.

Para que as crianças desenvolvam plenamente essas capacidades, é necessária a adequação do meio que as envolve, devendo existir condições psicossociais como amor, afeto e meio familiar com estabilidade. Mas, muitas vezes, mesmo com as condições desejáveis, surge a falha de determinada competência, que frequentemente é sutil e, por isso, subdiagnosticada. Essas áreas podem ser afetadas em simultâneo ou isoladamente: a motora, a cognitiva, a sensorial, a emocional e a social.

Estima-se que 16% das crianças tenham alguma alteração do seu desenvolvimento, mas dessas apenas 30% têm alguma identificação antes da entrada na escola, sendo que se perde a oportunidade de iniciar precocemente intervenções que possam ajudar crianças e pais a minimizarem essas dificuldades que poderão ter impacto não só na aprendizagem, mas também na autonomia.

A primeira avaliação do desenvolvimento neuropsicomotor (DNPM) deverá ocorrer no hospital, logo após o nascimento. Essa inclui a observação do bebê em estado de sono-vigília, a avaliação da postura e dos movimentos mais amplos, da visão e da audição, e da interação social.

A responsabilidade do médico de família e comunidade no DNPM inicia-se o mais precoce possível, de preferência aos 15 dias de vida. As áreas a avaliar nessa fase são sobreponíveis às anteriormente descritas, no entanto, há competências melhor consolidadas. A visão e a audição são os dois sentidos que mais rapidamente evoluem. Ao nascer, é normal o bebê reconhecer a voz da mãe (por vezes, até acalma o choro), e, no final do primeiro mês, já fixar rostos, sobretudo o da mãe enquanto está mamando. Procura olhar para locais mais iluminados. No restante, ainda mantém os reflexos primitivos, mãos, em sua maioria, fechadas, membros em flexão, que intermitentemente evoluem para extensão.

Os três meses são outro momento considerado chave na observação do desenvolvimento. Nessa fase, já existe algum controle da cabeça: em decúbito ventral, consegue elevar a cabeça bem acima da linha do corpo e já vira a cabeça na direção do som. Esse controle da cabeça permite ao bebê ficar visualmente mais alerta, apresentando interesse no rosto humano e em pequenos objetos que se encontram a 15, 25 cm de distância. Observa frequentemente as suas mãos, que agora já se mantêm abertas, e procuram agarrar, ainda que não haja um verdadeiro controle entre agarrar o objeto e segui-lo com o olhar. Do ponto de vista motor, há uma maior agitação com movimentos dos membros superiores e inferiores, geralmente associados a manifestações de alegria ou desespero (choro). Na comunicação, destacam-se o sorriso social e a vocalização. O primeiro ocorre quando o bebê olha para o rosto humano, já estando bem estabelecido ao final do primeiro mês e serve para comunicar, manifestando bem-estar e afeto. Quanto à vocalização, recorre, em uma fase inicial, a vogais como "e", "o" e "a", e, após essa estar estabelecida, usa consoantes como "m", "g", "p", "b" e "q".

Dos 3 aos 6 meses, há vários ganhos no desenvolvimento, o controle cefálico é talvez o mais relevante e que irá contribuir para parte das restantes aquisições nessa fase. Esse controle possibilita ao bebê equilibrar-se e sentar-se com um mínimo de apoio e, em decúbito ventral, apoiar-se com as mãos elevando a cabeça e o tronco. Essa é uma fase exploratória, sendo a boca de primordial importância. A ela são levadas as mãos e, por vezes, os pés e objetos. A criança já sustenta firmemente a cabeça, o que permite que ela comece a sentar-se. Ao colocar a criança em decúbito dorsal e levantá-la pelos braços, ela traz a cabeça acompanhando o corpo, o que significa que já há controle da musculatura cervical.

Por volta dos 9 meses, inicia-se a busca pela posição ereta. Quando apoiada, consegue manter-se de pé. Outra grande conquista nessa idade é a pinça fina ou digital, que vai possibilitar, por exemplo, agarrar pequenos pedaços de comida e levá-los à boca. Ela pode começar a pronunciar palavras como "mamã" ou "papa" sem ter o significado de dirigir-se à mãe ou ao pai. Poderá dizer essas palavras para várias pessoas ou coisas.

A verdadeira tentativa para andar inicia-se entre os 10 e os 12 meses, quando a criança começar a dar os primeiros passos com apoio, no entanto, o principal modo de locomoção é ainda o gatinhar, ou outras formas menos comum, mas possíveis, como o arrastar-se sentado no chão ou mesmo o rastejar. Nessa fase, começa a dizer algumas palavras já com significado, sendo as mais comuns "mamã" ou "papa" ou algum trato diminutivo utilizado em casa. Para além do aparecimento das palavras, a compreensão de palavras simples, como "beber", "carro", ou de pequenas expressões, consideradas "palavras-frase": como "me dá", "adeus", "vem com o papa" é outra conquista. O indicar com significado também é uma aquisição dessa fase do desenvolvimento. Grande parte das crianças já consegue andar sozinha entre os 12 e os 15 meses. Na avaliação da criança nessa fase, é importante que o médico de família e comunidade pergunte sobre o que a criança já aprendeu com a família. Os pais podem dizer que ela dança, canta, bate palmas, entre outras habilidades.

Aos 18 meses, há um bom controle locomotor. A criança geralmente anda sem ajuda e procura correr, mas de forma muito cautelosa. Esta é uma fase em que procura explorar tudo o que se encontra em seu redor, mas sem consciência de perigo. Já se entretém brincando sozinha, mas prefere quando um familiar ou amigo está por perto. Procura imitar o adulto em várias tarefas e tem fascínio pelos utensílios domésticos, sendo esses, por vezes, o seu melhor brinquedo. Conhece o significado de 500 palavras, verbalizando entre 6 a 26. Entretanto, essa verbalização depende das oportunidades de interações com os adultos, que ajudam a intensificar a comunicação oral.

Aos 2 anos, há uma maior destreza, o que permite à criança não só subir e descer escadas (ainda que o faça com os dois pés no mesmo degrau), como também começar a subir cadeiras e outros objetos de forma a alcançar aquilo que pretende. Essa destreza, conjugada com um maior equilíbrio, permite à criança interagir de outra forma com alguns objetos e algumas brincadeiras, como ser capaz de chutar uma bola. A criança está, também, mais atenta aos detalhes e consegue reconhecer familiares nas fotografias (apesar de ainda não reconhecer a si mesma). Ela começa a ter um maior controle do seu esfíncter anal e vesical durante o dia.

Um dos grandes marcos do desenvolvimento dos 3 anos é o processo de socialização. As brincadeiras tornam-se mais divertidas quando realizadas em conjunto com outras crianças ou mesmo com adultos e, nesse processo, a criança aprende a partilhar. Por vezes, surgem, nesta idade, amigos imaginários com quem conversam quando estão brincando. Esta é uma fase em que a criança começa a questionar – "Por quê?", "Onde?", "Quem?", e a entender a diferença entre o que é permitido e o que é proibido. Ela gosta de ouvir histórias e pede para que se repitam as suas favoritas inúmeras vezes. No que diz respeito à percepção visual, já reconhece algumas cores, mas é natural que confunda ainda o azul e o verde. Entretanto, nomear as cores depende do aprendizado com a família. A linguagem oral está mais desenvolvida e já é possível estabelecer uma conversação com os adultos. Algumas crianças ainda podem não pronunciar adequadamente alguns grupos de consonantes e o "r" no meio das palavras.

Aos 4 anos, os "Por quês?" intensificam-se, sendo utilizados à exaustão. Mas, nesta fase, existe um ganho na autonomia mais marcado. A criança já faz parte da sua higiene sozinha: lava as mãos, o rosto e os dentes, conseguindo secar as mãos e a face. No que se refere à destreza fina, dá um nome aos seus desenhos e, quando esboça uma figura humana, o desenho já apresenta alguns elementos reconhecíveis.

A agilidade e o equilíbrio são notáveis aos 5 anos. Nesta fase, a criança corre plenamente, chuta a bola, sobe e desce escadas e salta de pequenas alturas, sem dificuldade. Na linguagem, já se expressa corretamente, podendo, por vezes, existir confusão com alguns sons como "s-f-v". Pergunta frequentemente o significado de termos abstratos e depois os utiliza corretamente. Boa parte das suas brincadeiras traduzem cenas da vida real: brinca de médico, de professor, etc. Na alimentação, já utiliza a faca e o garfo com bastante destreza.

Nessas idades-chave, é importante dar atenção a esses ganhos. O Quadro 114.1 complementa as informações descritas e pode ser usado como guia nas consultas de vigilância de saúde infantil.

Quadro 114.1 | Avaliação do desenvolvimento

Idades-chave	Aquisições			
	Postura e motricidade global	Visão e motricidade fina	Comportamento e adaptação social	Audição e linguagem
1 mês	▶ Levanta a cabeça em decúbito ventral ▶ Mãos fechadas	▶ Segue bola pendente a 20-25 cm	▶ Sorriso presente às 6 semanas ▶ Fixa faces ▶ Chora quando desconfortável	▶ Para e pode voltar os olhos em direção a certos sons
3 meses	▶ Segura a cabeça quando colocado em posição sentado ▶ Apoia-se nos antebraços em decúbito ventral elevando a cabeça ▶ De pé, flete os joelhos não fazendo apoio ▶ Membros com movimentos ritmados	▶ Abre as mãos e junta-as na linha média levando em direção ao queixo e à boca ▶ Pestanejo de defesa ▶ Convergência	▶ Sorri ▶ Responde à aproximação de uma face familiar	▶ Volta-se em direção aos sons ▶ Vocaliza
6 meses	▶ Apoia-se nas mãos em decúbito ventral; ▶ Roda sobre si mesmo ▶ Mantém-se sentado sem apoio ▶ De pé, faz apoio	▶ Preensão palmar ▶ Leva os objetos à boca ▶ Transfere objetos	▶ Ativo, atento e curioso	▶ Vocaliza sons monossilábicos e dissilábicos ▶ Dá gargalhadas
9 meses	▶ Senta-se sozinho e roda nos dois sentidos ▶ Põe-se de pé com apoio	▶ Tem preensão e manipulação ▶ Leva tudo à boca ▶ Aponta com o indicador ▶ Atira objetos ao chão e procura o que caiu ▶ Inicia pinça fina	▶ Mastiga ▶ Distingue familiares de estranhos ▶ Sinais de angústia de separação	▶ Repete sílabas ou sons do adulto ▶ Atenção rápida para sons perto ou longe ▶ Localiza sons suaves ▶ Reconhece o seu nome

(Continua)

Quadro 114.1 | **Avaliação do desenvolvimento** *(Continuação)*

Idades-chave	Aquisições			
	Postura e motricidade global	Visão e motricidade fina	Comportamento e adaptação social	Audição e linguagem
12 meses	▶ Engatinha ▶ Põe-se de pé e abaixa-se com ajuda das mãos ▶ Passa da posição de decúbito dorsal a sentado	▶ Procura o objeto escondido	▶ Bebe pelo copo com ajuda ▶ Segura a colher, mas ainda não a usa ▶ Ajuda a vestir-se ▶ Demostra afeto	▶ Compreende ordens simples ▶ Jargão ▶ Diz as primeiras palavras
18 meses	▶ Anda bem ▶ Apanha objetos do chão	▶ Faz rabiscos mostrando preferência por uma mão ▶ Olha livro com bonecos, mas folheia-o mal ▶ Faz torre com três cubos	▶ Bebe sozinho pelo copo ▶ Segura colher e leva alimentos à boca ▶ Indica necessidade de ir ao banheiro ▶ Indica certas partes do corpo ▶ Começa a copiar atividades domésticas	▶ Usa de 6 a 26 palavras reconhecíveis, mas compreende muito mais
2 anos	▶ Sobe e desce lance de escadas com os dois pés no mesmo degrau ▶ Corre	▶ Imita rabisco circular ▶ Gosta de ver livros e vira uma página por cada vez ▶ Faz torre de seis cubos	▶ Usa bem a colher ▶ Põe o chapéu e os sapatos ▶ Controle de esfíncter anal e vesical durante o dia	▶ Diz o seu primeiro nome ▶ Faz frases curtas ▶ Fala sozinho ao brincar ▶ Nomeia objetos ▶ Linguagem por vezes incompreensível ▶ Repete
3 anos	▶ Equilíbrio momentâneo em um só pé ▶ Sobe escadas alternadamente, mas desce com os dois pés no mesmo degrau	▶ Copia o círculo e a cruz ▶ Constrói torre com nove cubos ▶ Conhece o vermelho e o amarelo	▶ Come com colher e garfo ▶ Vai sozinho ao banheiro ▶ Despe-se sozinho se desabotoarem o vestuário	▶ Sabe o seu nome e sexo ▶ Dificuldade na articulação e imaturidade de linguagem
4 anos	▶ Fica em um pé sem apoio por alguns segundos ▶ Salta em um pé só	▶ Nomeia quatro cores básicas ▶ Constrói escadas com seis cubos	▶ Pode vestir-se e despir-se, com exceção de abotoar atrás ou dar laços ▶ Gosta de brincar com crianças de idade próxima à sua ▶ Sabe esperar pela sua vez ▶ Lava mãos, rosto e limpa-se sozinho	▶ Sabe o seu nome completo e a sua idade ▶ Ainda faz algumas substituições infantis
5 anos	▶ Salta alternadamente em um pé só	▶ Copia o quadrado e o triângulo ▶ Conta cinco dedos de uma mão	▶ Veste-se sozinho ▶ Escolhe amigos ▶ Compreende regras de jogo	▶ Sabe onde mora e eventualmente a data de nascimento ▶ Vocabulário fluente e articulação geralmente correta – pode haver confusão em alguns sons

Fonte: Sheridan.[1]

O fato de uma criança não ter estabelecido determinada aquisição em uma idade-chave não significa obrigatoriamente que se esteja perante um caso de patologia. No entanto, existem alguns alertas que são mais indicativos de que algo não está bem. O Quadro 114.2 revela essas alterações, ou déficits, que devem colocar o médico de família e comunidade em alerta, e conduzir a uma investigação mais cuidada.

Quadro 114.2 | Sinais de alerta na avaliação do desenvolvimento neuropsicomotor segundo as idades-chave

	Sinais de alerta
1º-2º mês	▶ Ausência de tentativa de controle da cabeça na posição sentado ▶ Hiper e hipotonicidade na posição de pé ou quando suportado na posição ventral ▶ Nunca segue a face humana ▶ Não sorri ▶ Não se mantém em situação de alerta, nem por breves momentos ▶ Não estabelece qualquer tipo de interação
3º-4º mês	▶ Não fixa nem segue objetos ▶ Não vira os olhos ou a cabeça para o som (nem voz humana) ▶ Deixa cair a cabeça para trás quando tracionado pelas mãos e antebraços ▶ Membros rígidos e/ou mãos sempre fechadas ▶ Postura assimétrica ▶ Chora sempre que alguém o toca ▶ Pobreza de movimentos ▶ Sobressalto ao menor ruído ▶ Ausência de controle de cabeça
6º Mês	▶ Membros inferiores rígidos e passagem direta à posição de pé quando tenta se sentar ▶ Não olha nem agarra nenhum objeto ▶ Assimetria na postura ▶ Não reage aos sons ▶ Não vocaliza ▶ Não manifesta interesse pelo meio que o rodeia ▶ Estrabismo manifesto e constante
9º mês	▶ Não se senta ▶ Quando sentado, permanece imóvel sem tentar mudar de posição ▶ Sem preensão palmar e não leva os objetos à boca ▶ Não reage a sons ▶ Vocaliza monotonamente ou perde a vocalização ▶ Não estabelece relações preferenciais ▶ Engasga-se com facilidade ▶ Estrabismo
12º mês	▶ Não aguenta peso nas pernas ▶ Permanece imóvel e não procura mudar de posição ▶ Assimetrias ▶ Não pega nos brinquedos ou os pega apenas com uma mão ▶ Não responde à voz ▶ Não brinca nem estabelece contato ▶ Não mastiga
18º mês	▶ Não se põe de pé ▶ Anda sempre nas pontas dos pés ▶ Assimetrias ▶ Não faz pinça fina ▶ Não responde quando o chamam ▶ Não vocaliza espontaneamente nem usa palavras soltas

(Continua)

Quadro 114.2 | Sinais de alerta na avaliação do desenvolvimento neuropsicomotor segundo as idades-chave *(Continuação)*

	Sinais de alerta
	▶ Não estabelece contato ▶ Não se interessa pelo que o rodeia ▶ Joga fora os objetos ou leva-os sistematicamente à boca ▶ Estrabismo
2 anos	▶ Não anda ▶ Joga fora objetos ▶ Não constrói nada ▶ Não parece compreender o que lhe dizem ▶ Não pronuncia palavras inteligíveis ▶ Não estabelece contato nem se interessa pelo que está ao seu redor ▶ Não procura imitar ▶ Estrabismo
4-5 anos	▶ Linguagem incompreensível, substituições fonéticas, gaguez ▶ Estrabismo ou suspeita de déficit visual ▶ Transtorno do comportamento

Fonte: Sheridan.[1]

O que pode ocasionar

Vários são os fatores causais para as alterações no DNPM, sendo que, muitas vezes, a causa não é única. A identificação etiológica geralmente é inconclusiva, sendo que a sua investigação exaustiva, por rotina, não está recomendada, devendo, sim, ser orientada consoante a clínica.

Os principais fatores de risco são os biológicos, como as alterações genéticas, e os fatores ambientais e sociais. Dentro das alterações genéticas, as mais frequentes são trissomiado cromossomo 21 e síndrome do X frágil, havendo, naturalmente, muitos outros.

Os vários fatores de risco podem interferir em fases bem distintas do desenvolvimento. Assim, podem-se dividir em três grupos conforme a realidade em que vão atuar: no meio intrauterino, no meio perinatal ou no meio extrauterino. Dentro do contexto intrauterino, encontram-se, desnutrição, hipóxia e substâncias nocivas (tóxicos, álcool, drogas, metais pesados, medicamentos, infecções congênitas e lesões acidentais). Nas situações perinatais, anóxia ou hipóxia são os fatores mais relevantes. Nos extrauterinos, incluem: infecções, traumas, patologia endocrinológica, hipóxia, tóxicos, maus-tratos, abuso, negligência. As crianças com baixo nível socioeconômico não necessariamente apresentam atraso no DNPM. O que ocorre é que desenvolvem habilidades diferentes das apresentadas pelas crianças de melhor nível socioeconômico.

Naturalmente, existe ainda uma inter-relação entre fatores biológicos, ambientais e sociais no que se refere ao DNPM. Se uma criança não for corretamente estimulada, seja do ponto de vista cognitivo, seja do ponto de vista sensorial, ou mesmo social, ela pode apresentar alterações do desenvolvimento sem que tenha qualquer compromisso biológico/genético.

Vale ressaltar que o desenvolvimento humano se dá principalmente pelo aprendizado com os outros, sejam pais, cuidadores ou outras crianças. É por meio do brincar que a criança tem mais oportunidades para se desenvolver. Por isso, é importante que o médico de família e comunidade procure verificar as condições do ambiente familiar que favoreçam o brincar, o contato com outras crianças ou a presença de brinquedos.

O que fazer

A avaliação do DNPM é um momento-chave da consulta de puericultura. Vários autores têm-se dedicado a essa área, sendo Mary Sheridan uma pioneira. Segundo a autora, é fundamental a avaliação do desenvolvimento na criança para promover um crescimento físico e mental ótimos, assegurar um diagnóstico precoce do problema, um tratamento adequado e, eventualmente, descobrir as causas do problema para tentar promover meios para a sua prevenção.

O diagnóstico precoce dessas situações geralmente não é fácil, dada a complexidade dos processos de maturação do SNC e dos múltiplos fatores que interferem (genéticos, cromossômicos, afetivos, sociofamiliares, entre outros).

Na avaliação do DNPM, não é possível separar a anamnese do exame objetivo. Ambos se completam mutuamente. Nessa avaliação, é fundamental o conhecimento da criança e do seu meio, do seu contexto sociofamiliar, pois crianças em meios desfavorecidos e com diferentes tipos de estimulação não terão necessariamente as mesmas aquisições que crianças de outros meios sociais.

Essa avaliação vai requerer um conhecimento claro do que se espera que a criança adquira ao longo do seu crescimento. O Quadro 114.1 exemplifica uma tabela orientadora da avaliação global da criança e que deve ser usado na APS. A sua utilização dará indicações ao médico de família sobre eventuais sinais de alerta que possam sugerir alguma alteração no DNPM da criança. O Quadro 114.2 assinala vários desses sinais que podem estar presentes ou perpetuar-se nas diferentes idades-chave. No entanto, nem sempre algumas das alterações isoladas têm significado patológico, podendo tratar-se de uma variação do normal.

A American Academy of Pediatrics recomenda a realização de testes de rastreamento em todas as crianças para a detecção precoce de alterações do desenvolvimento. Essa avaliação pode ser informal, em todas as consultas de puericultura, tendo por base todo o conhecimento do desenvolvimento normal da criança e o que é esperado encontrar em cada fase do desenvolvimento. No entanto, defende também que aos 9, 18, 24 e 30 meses deverá ser realizada uma avaliação formal com aplicação de instrumentos/testes de rastreamento.[2]

Entre os vários testes de rastreamento, a seleção daqueles que serão utilizados na APS deverá levar em consideração a dificuldade na sua aplicação, o seu custo, o tempo que demorará a atribuir uma classificação e a capacidade de interpretação. Existem testes de rastreamento cuja informação é proveniente dos pais (alguns de autopreenchimento), outros que dependem mais de observação direta e outros que necessitam explorar o comportamento das crianças para avaliar as suas aquisições.

Nas consultas de puericultura, em que vários aspectos do cuidado devem ser observados, tais como alimentação, rotina diária, imunização, exame físico com avaliação antropométrica, torna-se difícil para o médico realizar sistematicamente avaliações por meio de testes de rastreamento que demandem tempo.

A avaliação nessa consulta não precisa ser feita por meio de testes de rastreamento padronizados. A recomendação da Canadian Task Force on Preventive Health Care[3] é contra a realização de rastreamento de base populacional para atraso no desenvolvimento utilizando testes padronizados em crianças de 1 a 4 anos de idade, sem sinal aparente de atraso no desenvolvimento e nas quais não há queixa relacionada ao desenvolvimento por parte dos pais e dos médicos. Essa recomendação refere-se às crianças nas quais não há queixa quanto à aquisição nas áreas do desenvolvimento motor grosso e fino, social, emocional, da linguagem e cognitivo, nas idades apropriadas. Segundo a Canadian Task Force,[3] não há evidências nos estudos randomizados controlados (ECRs) de que a realização de rastreamento com testes padronizados em crianças sem queixas para atraso no desenvolvimento traga algum benefício para a saúde dessas crianças. Além disso, a presença, nos testes, de resultados falso-positivos é motivo de muita angústia para os pais, bem como a intervenção de condutas desnecessárias, que podem trazer consequências.

É suficiente o acompanhamento de puericultura no qual é feita a avaliação clínica do desenvolvimento infantil. Durante a consulta, é importante uma postura atenta, observando desde o momento em que a criança entra no consultório, seu comportamento, seus interesses com o novo ambiente, sua relação com a mãe e o pai e, principalmente, o contexto social e cultural em que a família está inserida.

Existem alguns aspectos gerais que não podem ser esquecidos no seguimento das crianças:

Estar atento às preocupações dos pais

Essa informação pode partir espontaneamente dos pais ou ser questionada. Quando questionados, aborda-se os pais de forma simples quanto à existência de alguma preocupação sobre o desenvolvimento da criança, sobre a aprendizagem ou comportamento. A informação obtida por meio dessas perguntas geralmente é importante e de qualidade.

Manter o seguimento do desenvolvimento

É importante que o seguimento seja mantido pelo mesmo médico e pela mesma equipe. Será mais fácil, dessa forma, perceber ganhos ou perdas na criança desde a última consulta de vigilância. A orientação por tabelas ou testes de rastreamento, como exemplifica o Quadro 114.1, pode orientar o médico e facilitar essa avaliação. As alterações do desenvolvimento direcionam a pistas de diferentes diagnósticos, dependente dessa mesma alteração. A dissociação, ou seja, níveis diferentes de aquisições consoantes o componente avaliado, é um exemplo fortemente sugestivo de problema do desenvolvimento. Exemplo dessa situação são os transtornos do espectro autista, em que o componente motor geralmente está adequado à idade, mas a linguagem está em atraso. Perante situações como essa, e se a criança tiver entre 16 e 30 meses, deve-se aplicar a escala para rastreamento de autismo, modificada (M-CHAT, do inglês *modified checklist for autism in toddlers*). A regressão, ou seja, a perda de aquisições que previamente a criança já tinha adquirido pode relacionar-se com um grave problema do desenvolvimento, como um problema neurológico ativo, mas terá de ser contextualizada.

Estar atento à observação da criança

Além do cuidadoso exame físico visando ao desenvolvimento, a observação direta da criança, a sua interação espontânea com o meio, com o profissional e com os pais são fonte de informação que complementam a observação clínica. Às vezes, pode ser útil incitar alguns comportamentos e perceber a reação da criança.

Identificar fatores de risco e fatores protetores

Como visto, existem vários fatores de risco que podem ocasionar alterações do desenvolvimento. Esses fatores podem atuar de forma isolada ou potenciar-se. Uma família com boa dinâmica, que permita que uma criança cresça e brinque de modo independente e autônomo com outras crianças, possibilita a proteção do seu desenvolvimento.

Registrar todo o processo e respectivos resultados

Toda a avaliação realizada e a observação feita devem ficar corretamente registradas, seja em papel, em tabelas/gráficos ou em formato digital. Na presença de alguma alteração, pode-se, ainda que excepcionalmente, realizar algum exame complementar de diagnóstico, como ecografia transfontanelar, potenciais evocados, estudos genéticos, estudos metabólicos, entre outros. Esse tipo de investigação, nesta fase do desenvolvimento, geralmente é feita pelos serviços de neonatalogia/pediatria, sendo da competência do médico de família o conhecimento das formas de intervenção e orientação dessas situações.

Os testes de rastreamento a serem utilizados podem ser também escolhidos levando-se em conta a idade da criança e a alteração que se quer avaliar, havendo alguns testes mais direcionados para algumas áreas do desenvolvimento, como os testes de linguagem. Muitas vezes, as alterações não são isoladas e estão associadas a outras alterações. Por exemplo, alterações da linguagem, desconcentração e desatenção são, muitas vezes, relacionadas com déficits auditivos. Na sua suspeita, é importante um correto exame auditivo, bem como a realização de audiometria e timpanometria, podendo ser requisitados pelo médico de família.

Não esquecer que, além da correta anamnese, do exame objetivo e da aplicação de teste, devem-se valorizar as preocupações dos pais, quando afirmam que acham que algo não está bem com o filho. Isso serve de alerta para avaliar o fundamento dessa preocupação.

Conduta proposta

Independentemente de se conhecer ou não a etiologia, após identificação de uma alteração no DNPM, a intervenção deve ser iniciada de imediato segundo o perfil de desenvolvimento, atendendo às dificuldades e às potencialidades da criança.

A intervenção pode ser feita no domicílio ou na instituição onde se encontra a criança, sem nunca esquecer o apoio que deve ser dado aos pais, os quais são parceiros fundamentais na estimulação da criança.

Existem, em número crescente, algumas terapias alternativas, mas, até a data, não há evidência científica da sua validade. Exemplos disso são o treino de integração auditiva ou comunicação facilitada, as modificações dietéticas e a estimulação pelo contato com animais.

Em qualquer situação de alteração do DNPM, e de acordo com o modelo inclusivo que é defendido em nível mundial, as crianças devem ser integradas em estabelecimentos de ensino normal, com apoio de educação especial. Desse modo, terão condições para desenvolver um comportamento convencional e adaptativo.

Quando referenciar

A alteração em um teste de rastreamento, em geral, obriga a um referenciamento. Esse referenciamento e a sua precocidade serão essenciais para o início da intervenção terapêutica. Essa intervenção terá maior sucesso quando mais cedo for iniciada.

No processo de referenciamento, é fundamental que o médico de família tenha acesso a um grupo multidisciplinar em que existam pediatras, otorrinolaringologistas, oftalmologistas, psiquiatra infantil, neurologistas, fisioterapeutas, terapeutas ocupacionais, fonoaudiólogos, terapeutas da fala, psicólogos e assistentes sociais. Se for possível um trabalho conjunto entre os vários profissionais, maiores serão as garantias de sucesso da intervenção.

A avaliação realizada por esse grupo multidisciplinar não deve limitar-se somente à aplicação de testes para identificar o problema; seus resultados devem também identificar o perfil funcional da criança. Os testes de avaliação devem levar em conta fatores limitantes, como o nível sociocultural, a língua materna e a associação de limitações nas áreas da comunicação motora e sensorial.

A realização de um diagnóstico e, se possível, da sua etiologia permite aos pais um melhor entendimento da situação, possibilitando que eles interajam mais facilmente com os profissionais no programa de intervenção. No entanto, o programa de intervenção deve ser iniciado independentemente de se conhecer ou não o diagnóstico.

O programa de intervenção deve ser reavaliado e reajustado regularmente, sendo que a equipe deve manter contato entre si e informar periodicamente ao médico de família. O médico deve, também, estabelecer um plano de vigilância adequado à criança, à sua patologia e à intervenção que está realizando.

> **Erros mais frequentemente cometidos**
>
> ▶ A aplicação de testes de modo descontextualizado é um dos erros mais cometidos. Não faz sentido o médico ficar preso aos resultados do teste sem ter conhecimento de eventuais fatores de risco sociofamiliares da criança. É importante não esquecer que a criança é, também, fruto do ambiente social e econômico em que se encontra.
>
> ▶ Não se deve esquecer de avaliar o que foi observado, independentemente do resultado que surja no teste utilizado. O modo como uma criança olha a mãe, se a olha nos olhos, se apresenta vivacidade e expressividade no olhar, mostrando que tem um adequado grau de sensibilidade e de concentração, dará, naturalmente, alguma tranquilidade, mesmo que o teste apresente alguma alteração.
>
> ▶ A prematuridade também pode induzir alterações na avaliação. Deve-se levar em consideração a diferença entre a idade cronológica e a idade biológica, não se podendo esperar o mesmo tipo de aquisições em uma criança que nasceu com 30 semanas de gestação de outra que teve um parto a termo. Assim, o esperado para uma criança que nasceu com 30 semanas, quando atingir os 2 meses de vida extrauterina, será o equivalente a um recém-nascido a termo.
>
> ▶ Por se tratar diagnósticos bastante difíceis de serem feitos, a sua observação menos cuidadosa traz prejuízo, conduzindo a um diagnóstico e a uma intervenção tardios, com menor sucesso para o ganho de aquisições e competências dessas crianças.

Prognóstico e complicações possíveis

O prognóstico dos problemas no DNPM é dependente do tipo de problema, da idade em que é realizado o diagnóstico e do tempo que medeia entre o diagnóstico e o início da intervenção. Por outro lado, e após iniciada a intervenção, o prognóstico dependerá das dificuldades encontradas e da própria resposta à intervenção.

Atividades preventivas e de educação

- Nem sempre os pais estão receptivos a esses diagnósticos e muito menos a lidar com eles. É importante explicar clara-

mente o que significa DNPM, a abordagem necessária e o prognóstico provável.
- Além de incentivar os pais a estimular algumas das competências das crianças, de acordo com o tipo de problema e a idade da criança, deve-se explicar que a criança não tem culpa de ser como é, e que os próprios pais também não são responsáveis por isso.
- É fundamental os pais estabelecerem regras claras para a criança, não sendo demasiadamente restritivos nem permissivos. Deve-se, muitas vezes, pedir à criança para repetir a regra, de modo a fazê-la compreender o que foi estabelecido.
- Expressões como "não sei o que vou fazer contigo" ou "já viste como o teu irmão é? Por que não é igual?" não devem ser utilizadas.
- Ter conhecimento do que acontece na creche ou na escola é muito orientador e pode ajudar aos próprios terapeutas que estão acompanhando e apoiando o caso. Os pais devem procurar um envolvimento pleno no todo da criança, pois eles são, sem dúvida, a base do tratamento delas.
- O médico de família e comunidade deve ajudar os pais de forma a capacitá-los para lidarem com este tipo de patologia.

Papel da equipe multiprofissional

- Como mencionado, lidar com as alterações no DNPM requer um trabalho multiprofissional. A referência a diferentes profissionais será de acordo com as alterações que a criança apresentar.
- O mais frequente é a referência primária a um pediatra ligado à área do desenvolvimento, para avaliar a necessidade de alguma investigação secundária. No entanto, em atrasos de linguagem com claro déficit auditivo, sem outras alterações no desenvolvimento, a referência ao otorrinolaringologista, em primeiro lugar, poderá ser a mais correta.
- Em crianças com alterações motoras, como as paralisias cerebrais, será vantajosa a referência para fisiatria. Em distúrbios da linguagem, os fonoaudiólogos têm um papel muito relevante, e os terapeutas ocupacionais ajudam na estimulação cognitivo-comportamental da criança.
- Independentemente das necessidades de acompanhamento por diferentes profissionais o fundamental será uma correta articulação entre todos, com clara individualização nas terapias e abordagens, atendendo à criança, à sua família e ao seu contexto.

> **Dica**
> ▶ Com exceção das situações de dismorfia, patologia previamente identificada ou situações de risco bem conhecidas, grande parte das crianças com problemas no DNPM são subdiagnosticadas: muitas vezes, são trazidas ao médico em idade escolar por não cumprirem as metas e aquisições esperadas.

Por isso, é fundamental que o médico de família e comunidade faça uma correta avaliação do desenvolvimento desde os primeiros meses de vida da criança, para identificar precocemente situações patológicas. A chave para o sucesso reside na detecção célere do problema, no diagnóstico preciso e na aplicação de intervenções apropriadas.

ÁRVORE DE DECISÃO

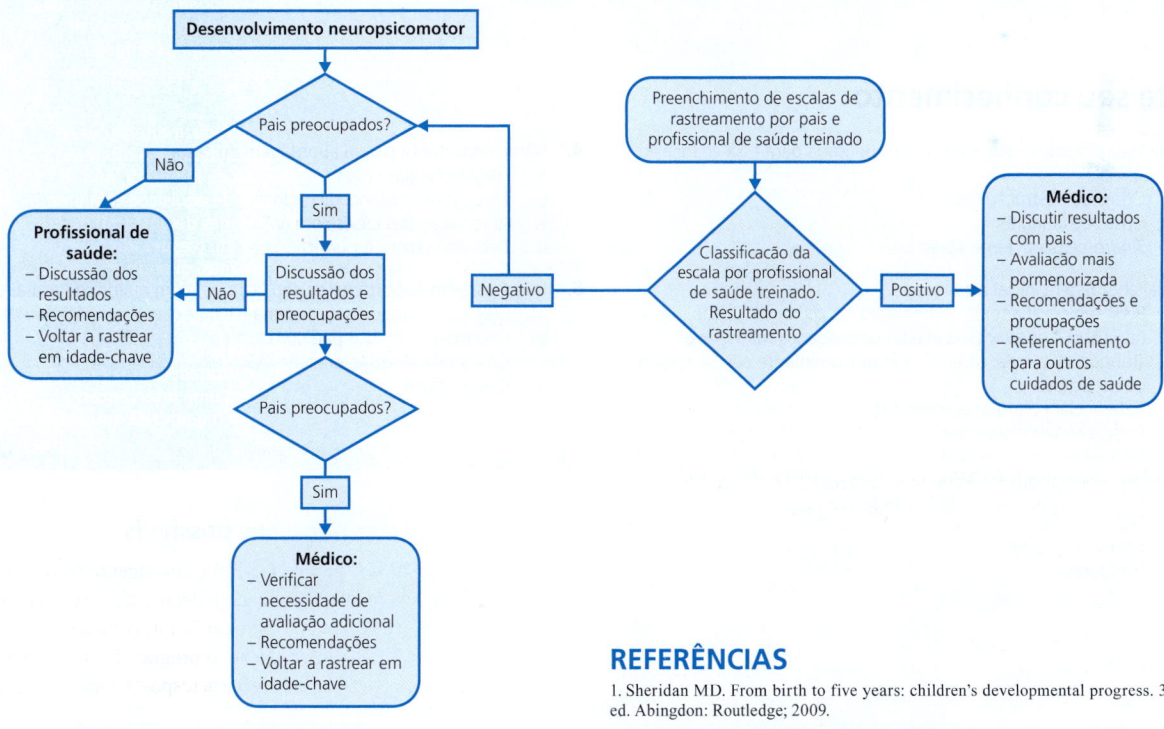

REFERÊNCIAS

1. Sheridan MD. From birth to five years: children's developmental progress. 3rd ed. Abingdon: Routledge; 2009.
2. American Academy of Pediatrics. Identifying infants and young children with developmental disorders in the medical home: an algorithm for developmental surveillance and screening. Pediatrics. 2006;118(1):405-420.
3. Canadian Task Force on Preventive Health Care. Recomendations on screening for developmental delay. CMAJ. 2016;188(8):579-587.

CAPÍTULO 115

Criança com sibilância

Mariana Sato
Ana Cecilia Silveira Lins Sucupira

Aspectos-chave

▶ Crianças que são trazidas para avaliação com queixa de "chiado no peito", com alterações de ausculta distintas (sibilos, estridores, roncos ou estertores), podem apresentar diferentes doenças das vias aéreas.

▶ Sibilância e asma não são palavras sinônimas.

▶ Só o acompanhamento clínico permite estabelecer o diagnóstico de asma.

▶ Os lactentes apresentam mais crises de sibilância porque têm elevada incidência de infecções em veias respiratórias, e as características do aparelho respiratório facilitam a ocorrência dessas crises. Na prática clínica, a maioria das crianças com crise de sibilância melhora até os 5 ou 6 anos de idade.

▶ É importante estar atento aos sinais de alerta vermelho para identificação de doenças mais graves.

Caso clínico

Edileusa vem com seu filho Edvaldo, 1 ano e 6 meses de idade, com queixa de que ele está sempre chiando. Vive levando a criança ao pronto-socorro, onde faz inalação, mas ele sempre volta a chiar. Refere que o primeiro episódio foi aos 2 meses de idade, tendo sido internado por 3 dias com diagnóstico de bronquiolite. Desde então, apresenta chiado a cada 2 meses, aproximadamente, com algumas visitas ao pronto-socorro para fazer inalação e, às vezes, radiografia torácica. A mãe notou piora após entrada na creche, aos 12 meses, pois passou a apresentar crises a cada 3 semanas. Está muito preocupada com o que pode ser a doença da criança.

Teste seu conhecimento

1. A primeira hipótese diagnóstica a ser pensada para essa criança é:
    a. Asma
    b. Crises de obstrução nasal
    c. Crises de laringite
    d. Síndrome do lactente sibilante

2. Qual abordagem inicial é adequada?
    a. Pedir radiografia torácica, hemograma, prova de função pulmonar e Na/Cl no suor para afastar uma doença mais grave
    b. Tranquilizar a mãe, dizendo que provavelmente não se trata de doença grave
    c. Referenciar para o pneumologista
    d. Prescrever corticoide oral

3. Qual das seguintes alternativas não significa alerta vermelho?
    a. Sinais de desnutrição e perda de peso
    b. Deformidades torácicas
    c. Crises frequentes
    d. Estridores

4. Não é importante para a abordagem do caso:
    a. Frequência das crises
    b. Resposta aos broncodilatadores
    c. Associação das crises com IVAS
    d. Derivado proteico purificado de 8 mm

5. Não é aspecto importante na evolução para um quadro de asma:
    a. Diagnóstico médico de eczema
    b. Pelo menos um dos pais com asma
    c. Crises sem associação com IVAS
    d. Crises graves

Respostas: 1D, 2B, 3C, 4D, 5D

Do que se trata

O "chiado no peito" é a expressão clínica de uma grande variedade de doenças localizadas nas vias aéreas. É um dos principais motivos de demanda da criança, nos primeiros anos de vida, aos serviços de saúde.

São denominados lactentes sibilantes crianças menores de 2 anos que apresentam quadro de sibilância contínua há pelo menos 1 mês ou, no mínimo, três episódios de sibilos em um período de 2 meses.[1]

A asma é apenas uma entre várias causas de sibilância nessa faixa etária. Acredita-se que um terço dos que iniciaram sibilância antes dos 3 anos de vida permanecerá sintomática, e, entre esses, 60% terão manifestações atópicas aos 6 anos de idade.[2]

O estudo longitudinal de Martinez, realizado em Tucson, que acompanhou crianças desde o nascimento até os 6 anos de idade, demonstrou que cerca de 50% delas apresentaram pelo menos uma crise de sibilância, com diferentes fenótipos (Figura 115.1).[3] Os sibilantes transitórios representaram a maioria das crianças que iniciaram as crises no primeiro ano de vida (20% da população infantil e 60% dos lactentes com crises de sibilância). Essas crianças tiveram poucas crises e tornaram-se assintomáticas entre 3 e 5 anos de idade. Os sibilantes persistentes iniciaram as crises antes dos 3 anos e mantiveram-se sintomáticos aos 6 anos, apresentando duas vezes mais crises do que os sibilantes transitórios. Entre os sibilantes persistentes, foi possível distinguir dois grupos: os atópicos e os não atópicos. Os atópicos apresentavam história familiar positiva para asma e maior possibilidade de desenvolver atopia e asma. Os sibilantes tardios iniciaram as crises após os 3 anos de idade e apresentaram prognósticos diferentes (Quadro 115.1).[4]

O estudo de Martinez dá uma visão epidemiológica de como evoluem os quadros de sibilância nas crianças, o que não necessariamente pode ser aplicado na clínica para definir uma evolução.[3,5]

Algumas características anatomofuncionais do pulmão do lactente facilitam os fenômenos obstrutivos: calibre muito reduzido das vias aéreas periféricas; maior número de glândulas mucosas no epitélio das vias aéreas, que leva à maior produção de muco; e menor complacência pulmonar. Quando algum processo inflamatório se instala, podem ocorrer edema e acúmulo de secreções, que causam limitações ao fluxo aéreo. Clinicamente, isso se traduz por maior esforço respiratório, com o surgimento de dispneia, devido ao uso da musculatura acessória; e na ausculta, nota-se pelo aparecimento dos sibilos e/ou dos ruídos adventícios.

Quadro 115.1 | Fenótipos de Martinez

▶ Sibilante transitório: início < 3 anos de idade, assintomáticos aos 6 anos

▶ Sibilante persistente: início < 3 anos de idade, sintomáticos aos 6 anos
  - Atópico: persistência da sibilância na adolescência
  - Não atópico: persistência da sibilância aos 11, mas não aos 13 anos

▶ Sibilante tardio: início > 3 anos de idade

Fonte: Martinez.[3]

O que fazer

Anamnese

Avaliar a criança com crises de sibilância nos primeiros anos de vida não é uma tarefa fácil. A queixa inicial da família é de "peito cheio", "tosse que não passa", "chiado no peito", entre outras expressões. É preciso algum tempo de acompanhamento para identificar a ocorrência concreta dos fenômenos obstrutivos baixos e diferenciá-los de outras manifestações clínicas.

Logo no início da abordagem, é fundamental criar espaço para que os pais sintam-se à vontade para expor os motivos que os levaram a procurar atendimento. Esse é um momento privilegiado para compreender qual é a vivência da família em relação ao sofrimento da criança. Pode-se perguntar, por exemplo, o que pensam ser a causa das crises e quais as maiores preocupações e medos em relação à evolução e ao prognóstico da doença. O passo seguinte consiste em levantar os dados que servirão de auxílio para o raciocínio clínico, ou seja, caracterizar o primeiro episódio de sibilância quanto à idade de ocorrência, sintomatologia, necessidade de internação, diagnósticos, terapêutica utilizada, serviços de saúde procurados, resposta obtida e evolução (Quadro 115.2).[6]

É importante detalhar a evolução dos episódios até o momento: frequência e intensidade das crises, sintomatologia associada, tratamentos utilizados (uso de medicação em casa ou em serviços de pronto-socorro, internações, medidas para controle e resposta terapêutica).

Procurar identificar os fatores desencadeantes, pois conforme a criança cresce, a exposição aos agentes irritativos e alergênicos é ampliada. A família deve ser orientada a observar quais são esses desencadeantes, pois esse dado é importante para o diagnóstico e a orientação terapêutica.

No período intercrítico é importante pesquisar a presença de sintomatologia que represente a persistência do processo obstrutivo das vias aéreas, como tosse, "peito cheio", agitação no sono ou interferência nas atividades físicas e na rotina da criança. Esse quadro sintomático indica que as crises não estão sendo adequadamente controladas.

Nos antecedentes pessoais, a ocorrência de manifestações de atopia, como eczema e rinite alérgica, reforça a suspeita de que

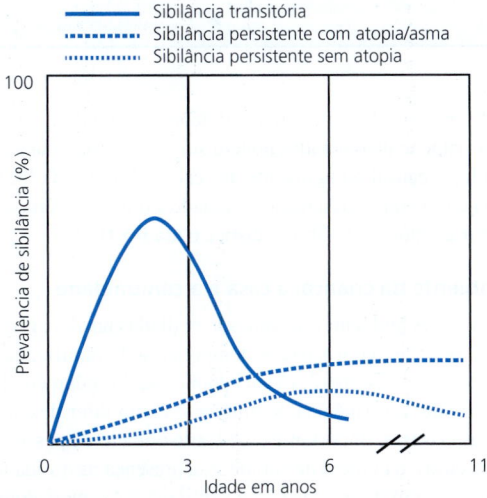

▲ Figura 115.1
Esquema hipotético da prevalência de sibilância, conforme a idade, de acordo com os fenótipos de Martinez.
Fonte: Martinez.[3]

Quadro 115.2 | Avaliação da criança com crise de sibilância

Compreensão da experiência da família
- Idade de início
- Descrição do primeiro episódio
- Evolução

Períodos críticos
- Queixas respiratórias nas crises
- Duração e frequência das crises
- Gravidade
- Tratamentos realizados e respostas obtidas
- Fatores desencadeantes (infecções, alergias, irritações, fatores físicos e outros)

Período intercrítico
- Assintomático
- Sintomático

Sintomatologia associada
- Geral: emagrecimento, geofagia
- Pele: eczema, urticária
- VAS: rinite, otite, laringite, rouquidão, obstrução de vias aéreas diurna e/ou noturna
- Cardiovascular: cianose, palpitações
- Gastrintestinal: vômitos, regurgitações, engasgos, diarreia crônica

Antecedentes pessoais
- Período perinatal: prematuridade, fumo durante a gravidez, intercorrências respiratórias neonatais
- Reação à introdução de novos alimentos
- Padrão de crescimento ponderoestatural
- Situação vacinal
- Contato com TB, reações adversas a fármacos/alimentos

Antecedentes familiares
- Atopia (familiares de primeiro grau), TB, fibrose cística

Exame físico
- Peso/altura
- Exame clínico geral
- Exame especial das VAS e das VAI

VAI, vias aéreas inferiores; VAS, vias aéreas superiores; TB, tuberculose.

Quadro 115.3 | Características sugestivas de asma em crianças < 5 anos de idade

Manifestações	Características sugestivas de asma
Tosse	Tosse não produtiva recorrente ou persistente que pode piorar à noite ou ser acompanhada por sibilância e dificuldades respiratórias. Tosse que ocorre durante exercícios, risadas, choros ou exposição à fumaça de tabaco na ausência aparente de infecção em via aérea
Sibilância	Sibilância recorrente, inclusive durante o sono ou desencadeada por risadas, choro, exposição à fumaça de tabaco ou à poluição atmosférica
Respiração difícil	Durante exercícios, risadas ou choro
Diminuição da atividade	Limitação para correr, brincar ou dar risadas quando comparado às outras crianças; cansaço fácil durante as caminhadas (pede colo)
Antecedente pessoal e familiar	Outras doenças alérgicas (dermatite atópica ou rinite alérgica); asma em familiares de primeiro grau
Teste terapêutico com dose baixa de corticoide e broncodilatador de demanda	Melhora clínica durante 2-3 meses com tratamento de controle e piora com a sua interrupção

Fonte: Adaptado de Global Initiative for Asthma.[5]

Quadro 115.4 | Índice clínico para definição do risco de asma (crianças < 3 anos, > 3 crises/ano)

Critérios maiores	Critérios menores
▶ Diagnóstico clínico de eczema ▶ Pelo menos um dos pais com asma	▶ Diagnóstico clínico de rinite alérgica ▶ Sibilância na ausência de resfriado ▶ Eosinofilia persistente ≥ 4

se trate de asma. É importante identificar a época do desmame, pois que o aleitamento materno protege contra as infecções de vias aéreas e o surgimento da alergia.[7,8]

A história familiar merece uma avaliação detalhada: o diagnóstico de atopia nos pais e irmãos é um fator de risco importante no desenvolvimento de asma. Entretanto, o diagnóstico de atopia nem sempre é fácil. A presença de manifestações clínicas compatíveis com rinite e eczema deve ser confirmada por exame do médico. Deve-se lembrar também de investigar a presença de tuberculose nos contactantes mais próximos.

Outro aspecto importante no atendimento da criança com sibilância é avaliar a probabilidade do diagnóstico de asma (Quadro 115.3).

Ainda é possível estimar o risco de asma por meio do índice clínico[9] (Quadro 115.4) que necessita da presença de um critério maior ou dois menores. A utilização desse índice parece ter bom valor preditivo negativo. A maioria das crianças que não desenvolvem asma nos anos escolares tem índice negativo nos primeiros anos de vida. Porém, o valor preditivo positivo parece variar, sobretudo quando se considera sibilância recorrente ou qualquer sibilância, e depende muito da qualidade dos diagnósticos de eczema, asma, rinite alérgica e da interpretação dos valores de eosinofilia.

Na anamnese, pesquisa-se, ainda, a presença de sinais e sintomas que possam sugerir doenças que fazem parte do diagnóstico diferencial. Vômitos, regurgitações frequentes, engasgos ou interrupção de mamadas podem sugerir síndrome aspirativa como fator causal ou agravante das crises. Da mesma forma, o baixo ganho ponderoestatural associado à diarreia crônica pode levantar a hipótese de fibrose cística (Quadro 115.5).

O ambiente da criança: a casa e a comunidade

As condições ambientais devem ser avaliadas nos locais onde a criança passa a maior parte do tempo: casa da família, casa de parentes, escola e outros. A visita domiciliar é fundamental para compreender a influência do ambiente como fator desencadeante das crises. É importante observar o número de pessoas que vive na casa e o número de cômodos, a presença de umidade nas paredes, o grau de insolação e a ventilação. Animais domésticos, como cães e gatos, são reconhecidamente fatores alergênicos. Um aspecto muito importante é identificar as pessoas fumantes que moram no domicílio ou mesmo vizinhos fumantes que frequentam a casa.

Quadro 115.5 | Causas de sibilância recorrente e tosse na criança

Frequentes	Pouco frequentes	Raras
▶ Infecções em vias aéreas	▶ Aspiração de corpo estranho	▶ Alergia ao leite de vaca
▶ Sibilância transitória	▶ Tuberculose	▶ Imunodeficiências
▶ Bronquiolites	▶ Parasitoses de ciclo pulmonar	▶ Raquitismo
▶ Hiper-reatividade brônquica pós-viral	▶ Fibrose cística	▶ Anormalidades vasculares
▶ Asma	▶ Cardiopatias	▶ Anormalidades pulmonares congênitas
▶ Síndromes aspirativas	▶ Laringomalácia (fator de confusão)	▶ Massas mediastinais
▶ RGE	▶ DBP	▶ Discinesia ciliar
▶ Distúrbios da deglutição (em geral, associados ao atraso no DNPM)		▶ Deficiência de α_1-antitripsina

DNPM, desenvolvimento neuropsicomotor; RGE, refluxo gastresofágico; DBP, displasia broncopulmonar.

Quadro 115.6 | Alertas vermelhos: desconfiar de doenças mais graves

▶ Sintomas de início no período neonatal
▶ Baqueteamento digital (crianças maiores)
▶ Sinais de desnutrição, perda de peso
▶ Deformidades torácicas
▶ Sibilância fixa em uma área ou assimétrica
▶ Estridor
▶ Sinais de doença cardíaca ou sistêmica

Diante de uma evolução mais grave, é fundamental uma visita ao domicílio feita pelo médico ou enfermeiro da equipe de saúde da família. É importante considerar, também, a realização de uma visita a outros ambientes frequentados pela criança, como escola e casas de familiares.

Em relação ao território, deve-se verificar a presença de marcenarias, fábricas, postos de gasolina e ou outros estabelecimentos próximos ao domicílio, que possam ser fonte de alérgenos.

Exame físico

A avaliação do estado geral e nutricional indica o grau de comprometimento da criança e a possibilidade de doenças mais graves. É importante verificar os dados sugestivos de doenças atópicas na pele.

Na avaliação cardiorrespiratória, deve-se observar o aspecto do tórax, o padrão respiratório e a ausculta pulmonar, que deve ser repetida em ocasiões diferentes, principalmente na crise e na intercrise. Na ausculta também deve-se diferenciar a presença de sibilos (vias aéreas de pequeno e médio calibre estreitadas), estridores (estreitamento de vias extratorácicas), roncos e estertores (provocados por mobilizações de secreções). Quando existe grande quantidade de secreção pulmonar, é interessante fazer inalação com solução fisiológica, com ou sem fármacos broncodilatadores, para depois obter ausculta mais nítida.

É importante estar atento aos indicativos de doenças mais graves, sobretudo aqueles cujo diagnóstico e tratamento podem modificar a evolução (Quadro 115.6).[10]

Exames complementares

Sugere-se a realização dos seguintes exames:

- **Radiografia torácica PA e de perfil.** No acompanhamento da criança com crises de sibilância, esse exame deve ser feito na intercrise para afastar malformação pulmonar, massas mediastinais, herniações e corpo estranho e excluir o diagnóstico de tuberculose. Durante a crise, a radiografia pode detectar infecções agudas, como pneumonia ou broncopneumonia, que atuam como desencadeantes ou fatores agravantes. Em crianças que vivem em zona endêmica de parasitoses, a radiografia pode ser importante para afastar a síndrome de Löeffler.
- **Hemograma.** A presença de anemia, neutropenia ou linfopenia pode sugerir alguma imunodeficiência; a leucocitose pode sugerir processos infecciosos ativos; a eosinofilia pode estar relacionada a doenças alérgicas, infecções parasitárias (toxocaríase, síndrome de Löeffler) e infecções não parasitárias (fase convalescente da escarlatina ou infecção pneumocócica).

Os seguintes exames devem ser considerados caso a caso:

- **Prova de função pulmonar.** Só deve ser pedido para as crianças após 1 ano de idade e moradoras de áreas endêmicas para doenças parasitárias.
- **Dosagem sérica de imunoglobulina E (IgE) total.** O aumento de IgE total pode ser sugestivo de processo alérgico, desde que sejam afastadas outras condições que também possam cursar com essa elevação (parasitoses, infecções, doença de Hodgkin, entre outras). Entretanto, na prática clínica, não se pode inferir que a criança com crises recorrentes de sibilância seja asmática apenas porque a IgE está aumentada.
- **Derivado proteico purificado.** O teste tuberculínico cutâneo é considerado exame auxiliar para diagnóstico de tuberculose e deve ser considerado apenas quando há suspeita clínica dessa doença, o que se dá por meio de um conjunto de fatores: epidemiológicos (história de contato), dados clínicos e radiografia torácica com alterações sugestivas.[11]

Conduta proposta

Medidas gerais

É importante explicar à família que a melhor abordagem diagnóstica e terapêutica só poderá ser definida por meio do acompanhamento clínico longitudinal da criança. O diagnóstico etiológico não deve ser firmado precocemente devido à alta probabilidade de erro. Entretanto, não há problema em tranquilizar os pais dizendo que a maioria dos lactentes que sibilam não mais apresentarão sintomas aos 5 ou 6 anos de idade.

Com o intuito de reduzir tanto a sensibilização aos antígenos como também o processo inflamatório já instalado nos asmáticos sensibilizados, as seguintes orientações devem ser feitas a todas as crianças que sibilam: proteger contra exposição excessiva aos agentes infecciosos (evitando frequentar a creche precocemente, se possível), aos alérgenos ambientais e ao fumo.

A visita domiciliar permite avaliar a presença dos fatores de risco na residência da criança. É importante explicar aos responsáveis, por exemplo, sobre o efeito nocivo da presença de fumantes em casa. Muitos pais afirmam que só fumam no ambiente externo, mas a fumaça impregnada na pele e na roupa já é o suficiente para causar dano à criança. Na visita, é possível observar e conversar com a família sobre as possibilidades de intervenção no ambiente físico para minimizar o efeito dos fatores que podem contribuir para desencadear as crises. O reforço das orientações de higiene ambiental tem mais efeito quando feitas no domicílio e com a participação da família.[12]

É necessário orientar a imunização antipneumocócica e contra a influenza para as crianças com sibilância persistente, sobretudo quando as infecções respiratórias são fatores importantes no agravamento das crises.

Como o refluxo gastresofágico é muito prevalente nos primeiros meses de vida, pode-se orientar técnicas adequadas de alimentação e posturais nos lactentes com sibilância.

Farmacoterapia

Tratamento das crises

Os estudos científicos que buscaram avaliar a eficácia do manejo medicamentoso das crises de lactentes sibilantes encontraram como dificuldades a natureza transitória dos sintomas e a ausência de parâmetros objetivos adequados para aferir a resposta ao tratamento. Sendo assim, não há evidências conclusivas, em longo prazo, quanto aos benefícios de cada intervenção.

Em crianças com crise de sibilância, o broncodilatador deve ser utilizado como teste terapêutico (D), considerando a presença de doença reversível de vias aéreas.[5,13] Em lactentes, como o mecanismo fisiopatológico de obstrução brônquica está mais relacionado ao edema da mucosa respiratória e à maior produção e acúmulo de secreções do que à broncoconstrição, a resposta terapêutica dessas medicações é restrita.

O beta-2-agonista (broncodilatador de curta duração) deve ser a primeira escolha, sobretudo em crianças com alto risco para asma ou com crises de sibilância recorrentes desencadeadas por infecção viral (2B).[14] Em caso de bronquiolite, não há indicação para o uso rotineiro dessas medicações, pois os estudos sugerem que a melhora clínica a curto prazo é modesta e não há impacto no desfecho.[15]

As crianças com menos de 5 anos de idade devem fazer uso preferencialmente de medicação inalatória pressurizada de dose calibrada com espaçador e máscara. Esse dispositivo, quando comparado aos nebulizadores, é mais eficiente na reversão do broncoespasmo agudo[16] (diminui a perda do medicamento, reduz seu depósito na orofaringe e aumenta sua penetração no pulmão) e provoca menos efeitos colaterais. Além disso, é mais fácil de ser realizada do que a nebulização, que é mais demorada (Quadro 115.7).

No manejo da crise aguda de sibilância leve ou moderada em crianças entre 6 e 11 anos de idade, o GINA (2017)[5] recomenda a utilização de salbutamol (100 mcg) 4 a 10 jatos com espaçador a cada 20 minutos durante uma hora e, ainda, prednisolona 1 a 2 mg/kg (máximo de 40 mg). Em nossa experiência na atenção primária, nos casos leves ou moderados, prescrevemos o salbutamol 4 jatos com espaçador, repetindo se necessário a cada 20 minutos na primeira hora, e não achamos necessário adicionar a prednisolona de imediato. A prescrição da prednisolona só é feita posteriormente, nas situações em que o paciente evolui com piora clínica ou não responde ao tratamento inicial.

Os anticolinérgicos podem ser associados, mas apenas em episódios graves de sibilância, e não de forma indiscriminada, considerando que os estudos científicos são inconclusivos com relação aos benefícios clínicos alcançados.[17]

A teofilina e a aminofilina devem ser usadas só quando não há outras opções de broncodilatadores.

Tratamento de manutenção

O tratamento de manutenção ainda é uma questão bastante discutida na literatura. Não há dúvidas quanto ao benefício do tratamento da asma em crianças de idade escolar, adolescentes e adultos com os corticoides inalatórios, que atuam na redução da inflamação, na prevenção de exacerbações e na manutenção da função pulmonar e da qualidade de vida.

Não há consenso quanto ao tratamento de lactentes com sibilância recorrente. Para essa faixa etária, embora já tenha sido demonstrado que o uso dos corticoides inalatórios possa atuar na redução da gravidade e da frequência das crises,[18] estudos recentes apresentaram argumentos importantes contra seu uso: a maioria das crianças menores de 3 anos que sibilam não evoluirão com sintomas asmáticos; não há evidências de que seu uso prolongado possa beneficiar a função pulmonar a longo prazo, quando comparado ao uso de placebo; os efeitos benéficos do uso do medicamento recorrem após sua suspensão; não há estudos que indiquem que o uso a longo prazo é totalmente desprovido de efeitos colaterais. Portanto, o objetivo da utilização dos corticoides inalatórios é controlar as crises, e não modificar a história natural da doença.[19]

Segundo o Global Initiative for Asthma,[5] deve-se avaliar se a criança apresenta um padrão sugestivo de asma, considerando os seguintes fatores: tosse, chiado ou respiração difícil por mais de 10 dias, quando houver infecções de vias aéreas superiores (IVAS); mais do que 3 episódios por ano ou episódios severos e/ou piora noturna; tosse, chiado ou respiração difícil

---

Quadro 115.7 | Manejo de crianças < 5 anos com chiado na atenção primária à saúde

Crise	Leve ou moderada	Grave
Sintomas	Falta de ar e agitação FC ≤ 200 bpm (até 3 anos) ≤ 180 bpm (4-5 anos) $SatO_2$ ≥ 92%	Incapaz de falar ou beber, cianose central, confusão mental, sonolência, retração importante subcostal e/ou subglótica, ausculta pulmonar silenciosa FC > 200 bpm (até 3 anos) ou > 180 bpm (4-5 anos) $SatO_2$ < 92%
Conduta	Salbutamol 100 mcg, 2 jatos com espaçador e máscara, ou 2,5 mg por nebulização. Repetir a cada 20 minutos na primeira hora, se necessário. $SatO_2$-alvo: 94-98% Adotar conduta de crise grave se: não houver resposta depois de 1-2 horas de tratamento; houver sinal de piora da crise, aumento de FC ou diminuição da $SatO_2$	Transferir para emergência Salbutamol 100 mcg, 6 jatos com espaçador e máscara, ou 2,5 mg por nebulizador. Repetir a cada 20 minutos se necessário. Prednisolona 2 mg/kg (até 20 mg < 2 anos, até 30 mg entre 2-5 anos) Considerar brometo de ipratrópio 160 mcg por jato ou 250 mcg por nebulizador

$SatO_2$, saturação de oxigênio; FC, frequência cardíaca.
Fonte: Adaptado de Global Initiative for Asthma.[5]

enquanto a criança brinca ou ri; atopia ou história familiar de asma (Quadro 115.8).

A partir dos critérios citados, propõe-se a seguinte abordagem:

- Criança com padrão sugestivo de asma e com três ou mais episódios de chiado: utilizar corticoide inalatório em baixa dosagem.
- Criança com diagnóstico duvidoso de asma com uso recorrente de broncodilatadores (pelo menos a cada 6-8 semanas): realizar teste terapêutico com corticoide inalatório em baixa dosagem.

Critérios para avaliação do estado de controle da asma

A avaliação do controle da asma deve basear-se nos seguintes critérios (considerando as últimas 4 semanas):[5]

- Presença de sintomas respiratórios diurnos mais de uma vez por semana.
- Limitação de atividades devido aos sintomas.
- Uso de broncodilatadores mais do que uma vez por semana.
- Despertar noturno ou tosse noturna devido aos sintomas.

A doença está controlada na ausência de critérios positivos; parcialmente controlada na presença de 1 a 2 critérios positivos e não controlada na presença de 3 a 4 critérios positivos.

Se depois de 3 meses da terapia inicial com baixa dose de corticoide inalatório não houver controle da doença, é importante: considerar outras patologias que não a asma; checar a técnica correta de administração das medicações inalatórias; confirmar a adesão terapêutica e perguntar sobre fatores de risco, como alérgenos e exposição ao tabaco.

Diante de quadros de asma que evoluem mal, é preciso retornar a anamnese e verificar se há fatores que não foram mencionados e que podem estar comprometendo a melhora das crises de sibilância. Depois de averiguadas essas condições, pode-se ajustar a dose medicamentosa.

As cromonas são consideradas medicações anti-inflamatórias seguras para lactentes com sibilância persistente e podem ser uma das opções de tratamento, embora apresentem eficácia menor que a dos corticoides inalatórios. As recomendações acerca de seu uso permanecem contraditórias.

Os efeitos dos antileucotrienos foram pouco estudados em crianças com crises de sibilância recorrentes e não devem ser considerados como primeira escolha.

Dicas

▶ Um dos aspectos verificados na prática é a redução da abordagem terapêutica ao manejo dos medicamentos. O acompanhamento da criança muitas vezes é restrito à avaliação e à adequação da dose do corticoide inalatório: se a criança não apresentou mais crises desde a última consulta, reduz-se a dose; se volta a apresentar crises, aumenta-se a dose. É preciso um olhar ampliado para entender a dinâmica da família em relação ao cuidado com a criança, verificando como as crises interferem no seu cotidiano. Nesse sentido, é importante verificar como os pais entendem o que seja a sibilância e quais seus temores em relação às crises. Nas crianças maiores, é importante ouvir também a criança sobre o que ela pensa sobre as suas crises de sibilância (algumas vezes, os pais mais receosos das crises restringem a vida da criança). É importante conversar com os pais e a com a criança, orientar o comportamento da família diante das crises e garantir que a criança possa ter uma vida normal, apesar das crises.

▶ Quando se prescreve medicação inalatória pressurizada de dose calibrada com espaçador e máscara, é obrigatório solicitar ao paciente que retorne em uma semana com o medicamento, o espaçador e a máscara para fazer uma aplicação diante do médico ou enfermeiro, com a finalidade de verificar se a técnica está correta. A ausência do efeito esperado pode ser devido a técnicas inadequadas de administração do medicamento (ver Cap. 151, Asma em crianças e adultos).

Quando referenciar

É possível acompanhar as crianças com crises de sibilância na atenção primária, obtendo boa resolutividade na redução da gravidade e na ocorrência das crises (Figura 115.2). A possibilidade de conhecer o ambiente domiciliar e outros lugares que a criança frequenta permite ao profissional identificar melhor os fatores desencadeantes das crises e discutir alternativas de intervenção nesses espaços.

ÁRVORE DE DECISÃO

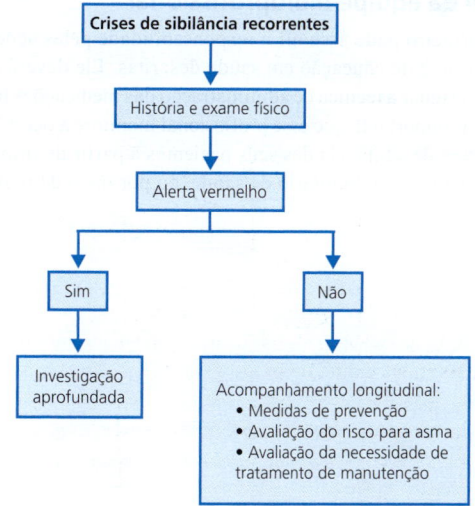

▲ Figura 115.2
Fluxograma para abordagem de lactentes com crises de sibilância.

Quadro 115.8 | **Principais medicações utilizadas para tratamento de manutenção em crianças < 5 anos com sibilância**

Medicação	Dose baixa diária (mcg)
Dipropionato de beclometasona	100
Budesonida	200
Propionato de fluticasona	100

O referenciamento deve acontecer quando a evolução da criança, apesar de todas as intervenções, apresenta uma gravidade que compromete a sua qualidade de vida, com importantes repercussões para a família.

> **Erros mais frequentemente cometidos**
>
> ▶ Um dos problemas mais verificados na prática de muitos serviços é a prescrição indiscriminada de corticoides sistêmicos, principalmente em pronto-socorros. A pressão da família para uma resolução imediata da crise leva o médico, muitas vezes, a não observar melhor a evolução do quadro e de imediato prescrever o corticoide oral. Isso tem feito muitos pais iniciarem o uso desse medicamento por conta própria, uma vez que dispõem dele em casa. Como consequência, já começa a ser frequente a ocorrência dos efeitos colaterais do corticoide, como a síndrome de Cushing.

Prognóstico e complicações possíveis

A maioria das crianças com crise de sibilância melhora até os 5 ou 6 anos de idade. Aquelas que vão evoluir para asma poderão apresentar crises quando em contato com alérgenos. Entretanto, é possível reduzir a gravidade e a ocorrência das crises com os recursos terapêuticos disponíveis e as medidas de prevenção. O advento do corticoide inalatório foi um marco importante para a qualidade de vida dessas crianças.

Atividades preventivas e de educação

A adoção de medidas preventivas por parte da família depende, em primeiro lugar, do grau de compreensão que ela tem sobre o modo como as crises são desencadeadas e sobre quais os fatores envolvidos. Em segundo lugar, depende de que as orientações sobre as medidas de prevenção sejam adequadas à realidade da família. Nesse sentido, como já foi descrito, as visitas domiciliares são fundamentais para que o médico possa encontrar junto com a família soluções que diminuam as condições de risco para a ocorrência das crises.

Papel da equipe multiprofissional

O enfermeiro pode assumir a responsabilidade pelas ações de prevenção e de educação em saúde descritas. Ele deverá também averiguar a técnica de administração das medicações inalatórias. É importante que esse profissional monitore a ocorrência das crises de sibilância dos seus pacientes a partir de informações do agente comunitário de saúde, ou por meio de retornos frequentes, até que as crises estejam controladas. É necessário ter ideia de quantas vezes a família procura os serviços de pronto-socorro para tratamento de crises, orientando para que, sempre que possível, procure atendimento na unidade de saúde com a equipe de saúde da família com a qual está cadastrada.

REFERÊNCIAS

1. Rozov T. A síndrome do lactente com sibilância: alergia, imunologia e pneumologia. São Paulo: Atheneu; 2004.

2. Sole D. Sibilância na infância. J Bras Pneumol. 2008;34(6):337-339.

3. Martinez FD. Development of wheezing disorders and asthma in preschool children. Pediatrics. 2002;109(2 Suppl):362-367.

4. Lowe LA, Simpson A, Woodcock A, Morris J, Murray CS, Custovic A, et al. Wheeze phenotypes and lung function in preschool children. Am J Respir Crit Care Med. 2005;171(3):231-237.

5. Global Initiative for Asthma. Global Strategy for Asthma Management and Prevention [Internet]. GINA; 2017 [capturado em 11 dez. 2017]. Disponível em: http://ginasthma.org/2017-gina-report-global-strategy-for-asthma-management-and-prevention/

6. Kobinger MEBA, Zuccolotto SMC. Criança com crise de sibilância. In: Sucupira ACSL, organizador. Pediatria em consultório. 5. ed. São Paulo: Sarvier; 2010.

7. Elliott L, Henderson J, Northstone K, Chiu GY, Ducson D, London SJ. Prospective study of breastfeeding in relation to wheeze, atopy, and bronchial hyperresponsiveness in the Avon Longitudinal Study of Parents and Children (ALSPAC). J Allergy Clin Immunol. 2008;122(1):49-54.

8. Kramer MS, McGill J, Matush L, Vanilovich I, Platt R, Bogdanovich N, et al. Effect of prolonged and exclusive breastfeeding on risk of allergy and asthma: cluster randomized trial. BMJ. 2007;335(7624):815-818.

9. Castro-Rodríguez JA, Holberg CJ, Wright AL, Martinez FD. A clinical index to define risk of asthma in young children with recurrent wheezing. Am J Respir Crit Care Med. 2000;162(4 Pt 1):1403-1406.

10. Bush A. Diagnosis of asthma in children under five. Prim Care Respir J. 2007;16(1):7-15.

11. Ferrer APS. Tuberculose. In: Sucupira ACSL, organizador. Pediatria em consultório. 5. ed. São Paulo: Sarvier; 2010.

12. Carter MC, Perzanowski MS, Raymond A, Platts-Mills TA. Home intervention in the treatment of asthma among inner-city children. J Allergy Clin Immunol. 2001;108(5):732-737.

13. Fakhoury K. Approach to wheezing in infants and children. Waltham: UpToDate; 2017.

14. Kakumanu S. Treatment of recurrent virus-induced wheezing in young children. Waltham: UpToDate; 2017.

15. Gadomski AM, Scribani MB. Bronchodilators for bronchiolitis. Cochrane Database Syst Rev. 2014; (6):CD001266.

16. Moore RH. The use of inhaler devices in children. Waltham: UpToDate; 2017.

17. Anticholinergic drugs for wheeze in children under the age of two years (Review). Everard M, Bara A, Kurian M, N' Diaye T, Ducharme F, Mayowe V. Cochrane Database Syst Rev. 2005;(3):CD001279.

18. Banasiak NC. Childhood asthma practice guideline part three: update of the 2007 National Guidelines for the Diagnosis and Treatment of Asthma. The National Asthma Education and Prevention Program. J Pediatr Health Care. 2009;23(1):59-61.

19. Potter PC. Current guidelines for the management of asthma in young children. Allergy Asthma Immunol Res. 2010;2(1):1-13.

CAPÍTULO 116

Vômito e diarreia no lactente

Susana Medeiros
Paulo Sousa

Aspectos-chave

- A principal causa de vômitos e diarreia é a gastrenterite aguda de etiologia viral.
- A hidratação oral com soro de reidratação oral de baixa osmolaridade é a abordagem terapêutica-padrão para crianças com desidratação.
- A amamentação deve ser mantida nos lactentes com gastrenterite aguda na fase de hidratação e manutenção.
- A maioria das situações de vômitos e diarreia no lactente não necessita de intervenção farmacológica.
- Nos casos de falência da terapia de reidratação oral em crianças com desidratação, pode ser considerado o uso de ondansetron.
- Os probióticos (*L. rhamnosus* GG e *S. boulardii*) podem ser eficazes como terapia coadjuvante.
- A vacina contra o rotavírus parece ser segura e eficaz para reduzir a ocorrência de gastrenterites agudas e de hospitalizações.

Caso clínico

João, 5 meses, é trazido à consulta por febre de 38,3°C com 24 horas de evolução e períodos de apirexia não superiores a 8 horas. Tem vomitado desde ontem, com uma média de sete vômitos por dia, de conteúdo alimentar. Hoje, surgiram evacuações diarreicas, três até ao momento, de fezes líquidas abundantes, sem sangue, muco ou pus.

A gravidez do João decorreu sem intercorrências e é o único filho do casal. No final do primeiro mês de vida, foi diagnosticado com estenose hipertrófica do piloro (EHP), tendo necessitado de correção cirúrgica. Ainda não iniciou a alimentação complementar, mantendo-se em aleitamento materno exclusivo.

Passa a maior parte do tempo com a mãe (trabalha meio-turno), ficando apenas por algumas horas no período da manhã na creche.

Na observação, verificou-se que João apresenta bom estado geral, mantendo-se acordado, atento e corado. As mucosas parecem menos úmidas, mas não apresenta sinais claros de desidratação. A fontanela anterior está normotensa. A avaliação abdominal revela aumento do timpanismo e dos ruídos hidroaéreos. Não apresenta outras alterações ao exame clínico.

Teste seu conhecimento

1. A etiologia dos vômitos mais provável é:
    a. Aparecimento dos primeiros dentes
    b. Golfar inocente
    c. Infecciosa
    d. Recidiva de EHP

2. No momento da observação, para esclarecer o diagnóstico, seria importante:
    a. Coletar fezes para coprocultura
    b. Coletar urina para urocultura
    c. Coletar sangue para hemograma, eletrólitos e proteína C-reativa
    d. Compreender o contexto epidemiológico

3. Para prevenir a desidratação desta criança, deve-se:
    a. Fornecer antiemético, como o ondansetron
    b. Iniciar soro de hidratação oral de alta osmolaridade
    c. Introduzir uma fórmula láctea sem lactose
    d. Manter a amamentação, dando mamada a cada 2 horas

4. Deve-se aconselhar à mãe:
    a. Lavar as mãos frequentemente sempre que lidar com a criança
    b. Reduzir o consumo de produtos lácteos por parte da mãe, devido ao risco de alergia a proteínas do leite de vaca
    c. Regressar à creche 24 horas após pararem os vômitos
    d. Utilizar sucos de fruta para garantir a manutenção da hidratação

5. Esta criança teria indicação para ser referenciada a cuidados secundários se, para além do descrito, houvesse:
    a. Dificuldade para ser hidratada por via oral
    b. Diminuição do turgor cutâneo
    c. Extremidades quentes
    d. Taquicardia

Respostas: 1C, 2D, 3D, 4A, 5A

Do que se trata

O vómito é um mecanismo pelo qual há expulsão de conteúdo pela parte superior do aparelho digestório, sendo acompanhada pela contração dos músculos abdominais. Seu mecanismo fisiológico é complexo e é regulado pelo centro do vómito, formado por um conjunto de várias áreas próximas da formação reticular do bulbo e de neurônios do núcleo do trato solitário (tronco cerebral). A estimulação do centro do vómito pode ser desencadeada por *estímulos centrais* (fármacos, anestésicos, alterações eletrolíticas, agentes metabólicos, etc.), ou por *estímulos periféricos* (nervos aferentes viscerais – aparelho gastrintestinal, cardiorrespiratório e urinário), podendo ser voluntário ou involuntário.

A diarreia é um aumento da frequência de evacuações e/ou diminuição da sua consistência, provocada por diminuição da capacidade de absorção e/ou aumento da secreção de água e eletrólitos pela mucosa intestinal.

A definição de diarreia deve ter sempre por base os hábitos normais de evacuação da criança. Para um recém-nascido (RN) que faça aleitamento materno exclusivo é normal que tenha cerca de 10 a 12 evacuações diárias, semilíquidas ou quase líquidas, claras (amareladas) e granulosas. No entanto, se houver aleitamento artificial, é normal o número de evacuações ser menor (cerca de três evacuações por dia, podendo ter apenas uma em dias alternados) e de cor amarelo-acastanhado e mais pastosas. Com a introdução de outros alimentos, há alteração da consistência e da coloração das fezes, ficando geralmente mais moldadas e acastanhadas, e a frequência das evacuações passa a ser cerca de uma a duas vezes por dia, podendo ser apenas em dias alternados ou com intervalos ainda maiores.

A diarreia pode ser aguda, persistente ou crônica: a aguda é autolimitada, com duração inferior a 14 dias; a persistente tem início com um episódio agudo, presumivelmente de origem infecciosa, e duração igual ou superior a 14 dias; a crônica caracteriza-se por ter início insidioso e duração superior a 14 dias ou evolução recorrente.

O que pode ocasionar

As gastrenterites infecciosas agudas de etiologia viral são geralmente a causa mais frequente dos vómitos e da diarreia, podendo a febre estar ou não presente. No entanto, quando se observa um lactente trazido à consulta, ele nem sempre apresenta esse quadro. Por vezes, vem só com vómitos, e, outras vezes, só com diarreia.

Entre as causas infecciosas de diarreia, as mais frequentes são as virais, e os vírus que mais comumente infectam os lactentes são o rotavírus, o adenovírus e o norvírus, apesar deste último ser mais predominante em crianças acima do primeiro ano de vida.[1]

É imprescindível, na avaliação a se realizar, prestar atenção à idade do lactente. A causa de vómitos na primeira semana de vida está mais associada à sepse, a malformações do tubo digestivo, a doenças metabólicas ou, ainda, pode estar associada a traumas decorrentes do parto ou à hidrocefalia.

O que fazer

Anamnese

Uma correta anamnese geralmente é suficiente para se compreender a causa do vómito ou da diarreia, sendo fundamental estar alerta para as repercussões que, seja vómito ou diarreia, podem ter para a criança e para os seus pais.

Levando-se em conta que a causa mais frequente de vómitos e de diarreia é a gastrenterite aguda, é fundamental, quando houver a suspeita, questionar se:

- Houve contato recente com alguém com vómitos ou diarreia aguda.
- Houve exposição a alguma fonte de infecção entérica (água ou comida contaminada).
- Houve alguma viagem recente.

Para uma orientação mais fácil, será abordada, em uma primeira fase, a caracterização do vómito e, em seguida, a caracterização da diarreia.

Caracterização do vómito

Como já referido, é importante saber a idade da criança, para orientar a causa do vómito e perceber há quanto tempo iniciou o quadro de vómitos.

No caso dos lactentes, as causas infecciosas e obstrutivas são as mais frequentes. Em situações de vómitos intermitentes muitas vezes deverá se pensar em etiologias menos comuns.

O início da apresentação pode ser súbito ou insidioso, sendo que, nas gastrenterites, o súbito é frequente, o insidioso podendo estar mais relacionado com outras alterações do tubo digestivo, principalmente com a EHP.

A quantidade de vómitos no episódio também deve ser considerada, uma vez que vómitos esporádicos têm significado diferente dos vómitos incoercíveis. Estes últimos podem mais facilmente induzir desequilíbrios hidreletrolíticos, como desidratação, hiponatremia, alcalose metabólica, hipocloremia e hipocalemia, e condicionar a necessidade de internação para reposição hidreletrolítica por via intravenosa (IV).

É fundamental compreender em que circunstâncias surge o vómito:

- Tem relação com as refeições?
- É provocado pela tosse?
- É em jato?

Nesta faixa etária, é muito frequente os pais confundirem o golfar (e principalmente um golfar mais frequente) com vómitos. Durante a consulta, é importante indagar se a criança demonstra esforço quando vomita, para compreender essa diferença.

Em recém-nascido (RNs), se os vómitos são pós-prandiais precoces e em jato, deve-se considerar a EHP, apesar de às vezes essa situação clínica também estar associada a vómitos pós-prandiais tardios. Nesta patologia, geralmente os bebês estão esfomeados e aceitam a alimentação logo após o vómito.

O aspecto diferente do vómito também pode ser orientador de sua causa. Eles podem ser aquosos (compostos apenas por material líquido), alimentares (constituídos por alimentos inteiros ou por alimentos digeridos), biliosos, hemáticos e mucosos. Quando se trata de vómitos alimentares, com pedaços de alimentos inteiros e geralmente no pós-prandial, pode-se pensar em estenose esofágica. Em situações com alimento digerido (como no caso de leite digerido), poderá tratar-se de EHP. Os vómitos biliosos são causados por uma obstrução alta do tubo digestivo. Os vómitos hemáticos no RN estão geralmente associados à ingestão de sangue materno durante o trabalho de parto (podendo, muitas vezes, não ser sangue vivo, mas sangue digerido – como borras de café) ou sugerir situações como a doença hemorrágica do RN. Os vómitos mucosos, geralmente provocados pela tosse, estão relacionados com situações de infecção respiratória.

Para além da tosse, existem outros potenciais desencadeadores do vômito, tal como a introdução de novos alimentos: eles podem ser a pista para situações de intolerância alimentar, alergias alimentares ou mesmo doenças metabólicas. Os alimentos que com frequência suscitam essas questões são o glúten, o leite de vaca, os ovos (principalmente a clara), o chocolate e alguns peixes. Muitas vezes, os vômitos surgem após um trauma craniano. Indo além, na presença de vômitos incoercíveis, é mandatória a exclusão de hemorragia intracraniana.

Mais raramente, nesta idade, mas ainda importante de se levar em consideração, é a ingestão medicamentosa: este tipo de situação requer cuidados imediatos.

Caracterização da diarreia

É fundamental saber quando e como começou o quadro, para tentar classificar a diarreia, uma vez que o raciocínio clínico e a abordagem podem ser diferentes conforme o caso.

Igualmente importante é quantificar o número de evacuações, tentar perceber o seu volume e se há sangue, muco ou pus.

É importante saber se houve algum acontecimento recente: uma viagem (sobretudo para regiões endêmicas), se surgiu após início na creche (onde será importante fazer pesquisa de *Giardia lamblia* ou Rotavírus), se teve contato com animais não cuidados.

A introdução de novos alimentos também pode ser desencadeante de situações de intolerância alimentar com diarreia (ver Cap. 99, Intolerâncias alimentares).

Se a criança estiver fazendo algum tratamento medicamentoso, esse também poderá induzir diarreia. Alguns exemplos são antibióticos, como as penicilinas, as cefalosporinas e a eritromicina.

No lactente, a diarreia infecciosa pode evoluir para diarreia persistente ou síndrome pós-gastrenterite, o que ocorre por um desgaste da mucosa intestinal causado pelo vírus ou bactéria infectante e que conduz a um déficit de dissacaridases, a uma perda da superfície de absorção intestinal e consequente intolerância transitória a dissacarídeos. Ainda como agravante, a fragilidade da mucosa intestinal promove uma passagem de proteínas heterólogas, algumas das quais antigênicas, que podem agravar ainda mais o quadro clínico por alergia alimentar secundária, principalmente às proteínas do leite de vaca. Esse quadro de diarreia persistente, quando não há presença de distúrbios hidreletrolíticos, pode ser acompanhado ambulatorialmente. Nos casos mais graves, a criança necessita de internação devido ao risco de complicações graves.

Um dado importante na história do paciente é o relato de sede intensa e ausência de diurese, informações que apontam para a suspeita de desidratação.

Exame físico

A observação da criança deve ser completa, não descuidando nenhum pormenor, pois, apesar de geralmente ser um distúrbio do aparelho digestório, pode estar associado a doenças de outros aparelhos ou sistemas.

Deve-se iniciar a observação avaliando-se parâmetros vitais (estado de consciência da criança, temperatura corporal e, eventualmente, pressão arterial); perceber se a criança está hidratada: Como está a fontanela anterior? E o turgor cutâneo? A língua está úmida? Os olhos encovados?. Dois sinais importantes para identificar se a criança está desidratada são taquicardia (em uma criança calma e sem febre) e perda de peso. Muitas vezes, os vômitos são precedidos de náuseas e acompanhados de reação vagal, a qual se manifesta por palidez, sudorese, bradicardia e prostração, chegando, muitas vezes, à lipotimia. A avaliação somatométrica, com a análise das curvas de percentis, tem particular importância em situações de vômitos persistentes/recorrentes e/ou de diarreia crônica. Quando existe perda de peso com cruzamento de percentis nos casos que se prolongam, deve-se ficar alerta para uma eventual etiologia orgânica.

Para além da observação geral da criança, deve-se fazer otoscopia, avaliar a orofaringe, fazer ausculta cardiorrespiratória, avaliar o abdome e a região do períneo. Na avaliação abdominal, deve-se levar em conta se se trata de um abdome escavado ou distendido, se há ondas de contração, se há visceromegalias ou aumento do timpanismo ou dos ruídos hidroaéreos.

Exames complementares

De forma geral, em um episódio agudo, um lactente não necessita realizar exames complementares. A exceção são crianças com episódio de vômitos incoercíveis e/ou diarreia aguda com grande repercussão do estado geral ou crianças com vômitos recorrentes e/ou diarreia persistente e diarreia crônica. A orientação deve ser feita levando-se em consideração a história coletada e o exame físico realizado.

A maioria dos exames complementares em contexto agudo deve ser feita em cuidados secundários, e não primários, dado que a sua realização tem como base situações que geralmente carecem de internação.

Indicações de exames laboratoriais:[2]

- História de sangue nas fezes, com ou sem muco.
- História sugestiva de intoxicação alimentar.
- História de viagem recente ao exterior.

Os exames laboratoriais, como hemograma e eletrólitos, devem avaliar o equilíbrio hidreletrolítico e o estado de desidratação para reposição. Nos casos de diarreias com perdas hemáticas evidentes, febre alta (> 40°C), dor abdominal intensa e envolvimento do sistema nervoso central, as coproculturas podem ser úteis para determinar o agente infeccioso e para eventual orientação na abordagem terapêutica. No entanto, o exame físico e a principal suspeita clínica poderão ditar a necessidade de realização de outros exames.[3]

Classificação da desidratação

Existem várias formas de classificar a desidratação – a mais utilizada no nosso meio é a seguinte:

- Sem desidratação.
- Desidratação de algum grau.
- Desidratação grave.

Conduta proposta

Tratamento não farmacológico

A maioria das situações de vômitos e/ou diarreia aguda não necessita de terapia farmacológica, a base da abordagem sendo manter a hidratação da criança.

Após o vômito, deverá estabelecer-se um período de pausa alimentar e hídrica, mas não há evidência de qual seja a sua duração mínima ou máxima, as recomendações variando entre 1 a 4 horas. Após esse período de pausa, pode-se iniciar a hidratação com soro de hidratação oral (SHO): o de baixa osmolaridade (< 270 mOsm/L) foi associado a uma menor incidência de falha na reidratação, o que é útil em quadros em que também haja diarreia.[4] A introdução desses soros deve ser lenta, para impedir a estimulação do reflexo do vômito. O volume necessário a ser administrado é dependente do grau de desidratação. Em casos de crianças sem sinais de gravidade, o NICE sugere que se assuma uma perda ponderal de 5%. Assim, a quantidade de SHO deverá ser calculada a 50 mL/kg/4 h, junto com a dose de manutenção (ver Tabela 116.1), distribuído ao longo de 2 a 4 horas de hidratação. Aconselha-se a administração de uma porção equivalente a uma colher de chá (cerca de 5 mL) a cada 2 a 5 minutos, durante 2 a 4 horas. No caso da criança ainda estar sendo amamentada, deverá dar-se uma mamada não superior a 5 a 10 minutos a cada 2 horas.

Se, ao fim de 3 a 4 horas de hidratação oral, a criança mantém-se sem vômitos, então podem ser introduzidos os sólidos. Períodos mais prolongados de manutenção de dieta líquida não mostraram benefício. Também não há evidência de vantagens entre diferentes dietas sólidas, pelo que deverá se tratar de uma dieta leve e de acordo com a alimentação habitual da criança, respeitando a anorexia própria desses quadros.[3,4]

No lactente, deve-se incentivar a continuidade da amamentação ou da ingesta do leite que geralmente consome. A ingestão de líquidos deve ser regra, mas devem-se evitar sucos de frutas ou bebidas calóricas, principalmente naqueles com maior risco de desidratação (fórmulas lácteas sem lactose não mostraram benefício).[5]

Tratamento farmacológico

Apesar da pressão exercida pelos cuidadores aos profissionais de saúde para introduzirem fármacos antieméticos ou antidiarreicos, a maioria das situações de vômitos e diarreia não necessita de intervenção farmacológica. Essa prescrição é feita com a intenção de reduzir o decurso da doença e evitar perdas de dias de trabalho dos pais. No entanto, vários estudos têm demonstrado que não há qualquer vantagem clínica na introdução de fármacos, pois se chegou à conclusão de que os efeitos colaterais são superiores aos benefícios.[3]

Em idade pediátrica, entre os vários antieméticos, o ondansetron é o mais bem estudado. Parece reduzir os episódios de vômito, a necessidade de hidratação IV e as internações. No entanto, parece existir também o risco de aumento do número de evacuações e prolongamento QT. Assim, a sua utilização por rotina não é recomenda (apenas a Sociedade Canadense de Pediatria recomenda a sua utilização em crianças com mais de 6 meses que não toleram terapia de reidratação oral). Quando utilizado, a dose recomendada deverá ser de 2 mg por via oral, em tomada única, em crianças dos 8 aos 15 kg, e de 4 mg em crianças dos 16 aos 30 kg.[3,4,6,7]

Quanto à metoclopramida, apesar de ser muito eficaz no controle dos vômitos na gastrenterite aguda, tem nas crianças o risco de um efeito distônico em nível facial e ocular, e seu uso é contraindicado.[4]

Outros antieméticos, como a domperidona, não devem ser utilizados, pois seu uso apresenta mais risco do que benefício.[4]

Os antidiarreicos, como a loperamida, não devem ser utilizados na gastrenterite aguda. No entanto, os probióticos parecem úteis como terapêutica adjuvante da hidratação oral nas crianças com diarreia aguda. Parecem reduzir a duração da diarreia e a frequência das evacuações, mas os estudos variam na qualidade e nos micro-organismos estudados, havendo diferentes resultados. Apesar de parecer uma abordagem promissora em situações de diarreia aguda, ainda não há evidência clara que sustente a sua recomendação como rotina.[4]

O uso de zinco como suplemento no tratamento da diarreia é controverso. Uma meta-análise de 2016 da Cochrane demonstrou que o tratamento com suplemento de zinco em crianças malnutridas acima dos 6 meses de idade e com diarreia por gastrenterite aguda, em países em desenvolvimento, reduziu o tempo de diarreia em 12 horas. Em lactentes abaixo dos 6 meses, a utilização de zinco não parece ter efeito.[8] Contudo, a Organização Mundial da Saúde recomenda a utilização de um ciclo de suplementação de zinco, de 10 a 14 dias, em países em desenvolvimento. A dose recomendada é de 10 mg/dia, em crianças abaixo dos 6 meses, e de 20 mg/dia, em crianças acima dessa idade. Sua administração poderá ser benéfica particularmente em criança malnutridas acima dos 6 meses, e sua utilização não apresenta efeitos adversos graves. De qualquer forma, ainda não há evidência suficiente que suporte a sua utilização de rotina.[4,9]

A prescrição de antibioticoterapia é muito rara e apenas usada em situações muito específicas:[4]

- Em casos de suspeita (ou confirmação) de sepse.
- Infecção bacteriana extraintestinal.
- Gastrenterite por *Salmonella* em lactentes com menos de 6 meses, em imunocomprometidos ou malnutridos.
- Gastrenterites por *Giardia*, *Shigella*, *Amoeba*, *Vibrio cholerae* (cólera), *Clostridium difficile* associado à enterocolite pseudomembranosa.

A Tabela 116.2 aborda os antibióticos de primeira escolha a serem usados nas diferentes situações de diarreia bacteriana, bem como as posologias recomendadas. Muitas vezes, a utilização da terapêutica antibiótica ocorrerá com a criança nos serviços de referência, principalmente nos lactentes nos primeiros meses de vida.

Os antimicrobianos não devem ser usados de rotina na gastrenterite aguda de etiologia desconhecida. O Quadro 116.1 resume os motivos pelos quais eles devem ser evitados.

O Quadro 116.2 mostra os diferentes graus de recomendação referentes ao tipo de farmacologia utilizada.

Quando referenciar

- Na incapacidade de tolerar oralmente líquidos.
- Suspeitas de diagnósticos mais complexos (desidratação grave, alterações neurológicas, suspeita de patologia cirúrgica) que necessitam de investigação urgente e eventual internação.
- Crianças com idade inferior a 3 meses suscetíveis a complicações.
- Carências sociais que condicionem o correto cuidado da criança no ambulatório: como o médico de família um papel privilegiado na identificação dessas situações, devido

Tabela 116.1 | Cálculo de necessidades hídricas: soros de manutenção

100 mL/kg/dia pelos primeiros 10 kg de peso (0-10 kg)

50 mL/kg/dia pelos seguintes 10 kg de peso (10-20 kg)

20 mL/kg/dia pelos restantes (> 20 kg)

Exemplo: Em uma criança com 12 kg, o cálculo de soro de manutenção será 100 x 10 + 2 x 50 = 1.100 mL/dia, o que equivale a 46 mL/h

Fonte: National Institute for Health and Care Excellence.[4]

Tabela 116.2 | Antibióticos de primeira escolha utilizados nas diferentes situações de diarreia bacteriana

Agente	Antibiótico	Dose	Via de administração	Posologia	Duração do tratamento
Campylobacter jejuni	Eritromicina	30-50 mg/kg/dia	VO	6/6 h	5-7 dias
	OU	10 mg/kg/dia	VO	24/24 h	3-5 dias
	Azitromicina				
E. Coli enterotoxigênica	Azitromicina	20 mg/kg/dia	VO	Tomada única	1 dia
		Cuidados secundários	–	–	
Salmonella	Ciprofloxacina	20-30 mg/kg/dia	VO	24/24 h	3-7 dias
	Azitromicina	10 mg/kg/dia	VO	24/24 h	3-7 dias
	Ceftriaxona	60 mg/kg/dia	IV	12/12 h	3-7 dias
Shigella	Ciprofloxacina	15 mg/kg/dia	VO	12/12 h	3 dias
	Ceftriaxona	50-100 mg/kg/dia	IM	24/24 h	2-5 dias
	Azitromicina	6-20 mg/kg/dia	VO	24/24 h	1-5 dias

IM, intramuscular; VO, via oral; IV, intravenosa.
Fonte: Pawlowski.[1]

ao seu conhecimento do contexto familiar da criança, sua decisão é fundamental, devendo ser claramente expressa no momento da referenciação.

Erros mais frequentemente cometidos

▶ Nos lactentes, é frequente os cuidadores confundirem golfar e vomitar, sendo muito importante uma correta coleta da história, a fim de evitar estas confusões que clinicamente têm significados e interpretações diferentes.

▶ Outro erro frequente é os cuidadores definirem como diarreia uma única evacuação de fezes moles e dizerem na consulta que o seu filho tem diarreia. Quando indagados, percebem que o seu filho teve sim uma evacuação de fezes mais moles.

▶ A necessidade de hidratação, quando existem vômitos, leva a que se tente introduzir líquidos imediatamente após o vômito. Esta ingestão imediata após o vômito ativará um sistema de vômito reflexo e promoverá novo vômito. Deve-se recomendar uma pausa alimentar e hídrica para que se possa restabelecer a via oral.

▶ A ingesta de sólidos deve também ocorrer de forma gradual e ser realizada pausadamente. Nunca se devem introduzir os sólidos sem que antes se tenha garantido uma boa hidratação.

Quadro 116.1 | Motivos pelos quais não se devem utilizar antibióticos na gastrenterite aguda de etiologia desconhecida

▶ A diarreia aguda é normalmente um processo autolimitado

▶ A antibioticoterapia não altera o quadro clínico da maior parte dos casos e pode prolongar o tempo de eliminação de determinadas bactérias, como Salmonella

▶ Os antimicrobianos promovem alteração da flora intestinal, podendo selecionar uma população bacteriana resistente

▶ Os antibióticos podem permitir o crescimento desproporcional do Clostridium difficile, resultando no aparecimento de colite pseudomembranosa

▶ Pode agravar o quadro de síndrome hemolítico-urêmica, quando existente

▶ Qualquer antimicrobiano pode apresentar efeitos colaterais adversos

▶ Aumenta o custo do tratamento

▶ Há um crescente aumento de resistência aos antibióticos em todo o mundo, nomeadamente às quinolonas, motivo pelo qual o seu uso deve ser bem ponderado

Prognóstico e complicações possíveis

Em uma situação de gastrenterite aguda em lactentes, os vômitos duram geralmente de 1 a 2 dias e param, também geralmente, no terceiro dia. Quanto à diarreia aguda, ela pode melhorar após 5 a 7 dias e geralmente cessa ao fim de 1 a 2 semanas.

Na maioria das situações, a gastrenterite tem uma evolução benigna, mas desidratação e choque hipovolêmico podem ocorrer: há que se considerar essa hipótese quando na presença de um lactente que não tem bom aspecto (criança que não está bem ao exame), que está muito irritado ou letárgico, que tem uma redução importante da micção, palidez marcada ou pele marmoreada e extremidades frias. Os principais grupos de risco para o desenvolvimento dessas condições são os lactentes, particularmente abaixo dos 6 meses de vida, as crianças com baixo peso ao nascer, as crianças com sinais de má nutrição, com antecedentes de imunodeficiência, com muitas e abundantes evacuações diarreicas ou vômitos incoercíveis.

O Quadro 116.3 resume os sintomas e sinais que podem alertar o médico para o risco de desidratação e choque (asterisco no quadro remete para sinais de alerta).

Atividades preventivas e de educação

A OMS tem recomendado a introdução da vacina contra o rotavírus no Plano Nacional de Vacinação dos vários países, sendo essa medida corroborada por diferentes estudos, que têm demostrado os benefícios do uso dessa vacina na prevenção da infecção, bem como de potenciais complicações.[10,11] No Brasil,

Quadro 116.2 | **Farmacologia utilizada e evidência**

Recomendação	Classificação GRADE
As complicações de infecção por rotavírus, febre, desidratação grave e letargia indicam envolvimento sistémico, sendo associadas à diarreia grave	D
Em crianças com gastrenterite aguda, deve ser usado SHO de baixa osmolaridade (50/60 mmol/L Na) como primeira escolha terapêutica	B
Realimentação logo após a terapêutica de reidratação oral é recomendada	C
A utilização de fórmulas de leite sem lactose não é recomendada em ambulatório	C
A dieta BRAT (pão, arroz, maçã e torradas) não foi estudada e não é recomendada	C
Ondansetron pode ser eficaz em crianças com vômitos por gastrenterite aguda. Serão necessários mais estudos sobre a sua segurança antes de uma recomendação final ser emitida	C
Não existe evidência que suporte a utilização de outros antieméticos	C
A loperamida não é recomendada na gastrenterite aguda em crianças	D
O tratamento com probióticos em conjunto com terapia de reidratação oral é eficaz para reduzir a intensidade dos sintomas de gastrenterite aguda. A terapêutica com *L. rhamnosus GG* e *S. boulardii* deve ser considerada como terapêutica adjuvante à terapia de reidratação oral	C
A escolha do fármaco antibiótico depende da prevalência local de três agentes patogênicos (*Shigella* sp., *Campylobacter* sp. e *Salmonella enterica*) e respectivos padrões de resistência	B

Fonte: Adaptado de Sociedade Europeia de Gastrenterologia Pediátrica.[3]

Quadro 116.3 | **Sintomas e sinais de desidratação e choque**

	Clinicamente não desidratado	Desidratação clínica	Choque
Sintomas	Bom estado geral	Criança que não está bem*	–
	Atenta e com resposta adequada	Irritada, letárgica, apática*	Diminuição do nível de consciência
	Diurese normal	Diminuição da diurese	–
	Sem alteração da coloração cutânea	Sem alteração da coloração cutânea	Palidez ou pele marmoreada
	Extremidades quentes	Extremidades quentes	Extremidades frias
Sinais	Atenta e com resposta adequada	Irritada, letárgica, apática*	Diminuição do nível de consciência
	Sem alteração da coloração cutânea	Sem alteração da coloração cutânea	Palidez ou pele marmoreada
	Extremidades quentes	Extremidades quentes	Extremidades frias
	Olhos sem alterações	Olhos encovados*	–
	Mucosas úmidas	Secura das mucosas	–
	FC normal	Taquicardia*	Taquicardia
	FR normal	Taquipneia*	Taquipneia
	Pulsos periféricos normais	Pulsos periféricos normais	Pulsos periféricos fracos
	Turgor cutâneo normal	Diminuição do turgor cutâneo*	–
	PA normal	PA normal	Hipotensão
	Tempo de preenchimento capilar normal	Tempo de preenchimento capilar normal	Aumento do tempo de preenchimento capilar

*Sinais de alerta.
FC, frequência cardíaca; FR, frequência respiratória; PA, pressão arterial.
Fonte: National Institute for Health and Care Excellence.[4]

atualmente, as crianças estão recebendo a vacina contra o rotavírus nos primeiros 6 meses de vida.

É também fundamental evitar a propagação da gastrenterite, atentando que a maioria das situações são virais; portanto, devem-se promover medidas higienossanitárias informando aos cuidadores:

- Lavar as mãos frequentemente com água corrente (de preferência com sabonete líquido) sobretudo após cuidar da criança (mudar de roupa após o vômito, mudar de fralda, etc.) e sempre antes de preparar a comida, servi-la ou comê-la.
- As toalhas para limpar a criança com gastrenterite não deverão ser partilhadas.
- As crianças com vômitos e com diagnóstico ou suspeita de gastrenterite não deverão ir à creche enquanto mantiverem os vômitos e/ou a diarreia (seu regresso apenas deverá acontecer 48 horas após o último vômito ou a última dejeção de diarreia).
- Os lactentes não devem fazer natação ou usar piscinas durante duas semanas após a última dejecção diarreica.[4]

Papel da equipe multiprofissional

- O papel do enfermeiro e do agente comunitário é muito importante na educação para o controle da disseminação de quadros de gastrenterites virais e bacterianas. Mensagens educacionais sobre saúde relacionadas com higiene pessoal, alimentos e água potável podem ajudar nessas situações. Eles também devem estar atentos ao uso dos objetos pessoais da criança, como chupetas, a fim de ensinarem como proceder à sua desinfecção e à sua não utilização por várias crianças. Recomendar também quanto aos cuidados com as trocas das fraldas e a higienização das mãos.
- A administração e o controle da vacina do rotavírus deverá ser feita por um enfermeiro. Uma vez que se trata de uma vacina com vírus vivo atenuado, pode haver liberação do vírus nas fezes durante as primeiras 48 horas após administração, sendo importante o cuidado com a troca de fraldas.
- A educação realizada por enfermeiras é importante em contexto de creches, de modo a prevenir a disseminação de infecções nesses ambientes.

REFERÊNCIAS

1. Pawlowski S. Assessment of acute diarrhea. BMJ. 2017.

2. Victoria M, Carvalho-Costa FA, Heinemann MB, Leite JP, Miagostovich M. Prevalence and molecular epidemiology of noroviruses in hospitalized children with acute gastroenteritis in Rio de Janeiro, Brazil, 2004. Pediatr Infect Dis J. 2007;26(7):602-606.

3. Guarino A, Ashkenazi S, Gendrel D, Lo Vecchio A, Shamir R, Szajewska H. European Society for Pediatric Gastroenterology, Hepatology, and Nutrition/European Society for Pediatric Infectious Diseases Evidence-Based Guidelines for the Management of Acute Gastroenteritis in Children in Europe. J Pediatr Gastroenterol Nutr. 2014;59(1):132-152.

4. National Institute for Health and Care Excellence. Diarrhoea and vomiting caused by gastroenteritis diagnosis, assessment and management in children younger than 5 years. London: NICE; 2009.

5. Gaffey MF, Wazny K, Bassani DG, Bhutta ZA. Dietary management of childhood diarrhea in low- and middle-income countries: a systematic review. BMC Public Health. 2013;13(Suppl 3):S17.

6. Carter B, Fedorowicz Z. Antiemetic treatment for acute gastroenteritis in children: an updated Cochrane systematic review with meta-analysis and mixed treatment comparison in a Bayesian framework. BMJ Open. 2012;2(4):e000622.

7. Fedorowicz Z, Jagannath VA, Carter B. Antiemetics for reducing vomiting related to acute gastroenteritis in children and adolescents. Cochrane Database Syst Rev. 2011;(9):CD005506.

8. Lazzerini M, Ronfani L. Oral zinc for treating diarrhoea in children. Cochrane Database Syst Rev. 2012;(6):CD005436.

9. World Health Organization. The Treatment of diarrhoea : a manual for physicians and other senior health workers. 4th rev. Geneva: WHO; 2005.

10. Soares-Weiser K, MacLehose H, Bergman H, Ben-Aharon I, Nagpal S, Goldberg E, et al. Vaccines for preventing rotavirus diarrhoea: vaccines in use. Cochrane Database Syst Rev. 2010;(5):CD008521.

11. Salvadori M, Le Saux N. Recommendations for the use of rotavirus vaccines in infants. Paediatr Child Health. 2010;15(8):519-528.

CAPÍTULO 117

Enurese e encoprese

Mariana Duque Figueira
Rodrigo Garcia D'Aurea

Aspectos-chave

▶ A enurese e a encoprese são queixas frequentes na atenção primária à saúde (APS), e na maioria dos casos, benignas e autolimitadas, podendo coexistir em 23 a 30% dos casos.

▶ Componentes psicossociais e de dinâmicas familiares, assim como a condução do desfralde, estão comumente associados.

▶ Os exames complementares são necessários apenas na enurese secundária/polissintomática e na incontinência fecal.

▶ Os fármacos são prescritos apenas quando há sintomas específicos concomitantes.

▶ A desmopressina nasal, como opção terapêutica para a enurese, foi suspensa em diversos países, após relatos de convulsões por hiponatremia.

▶ Uma abordagem centrada na pessoa e o apoio do núcleo familiar são fundamentais para o manejo e o sucesso terapêutico.

Caso clínico 1

Rafael, 8 anos, filho de Henrique, 36, e Joana, 38, é trazido em consulta por ambos os pais, pois há 2 meses está "sujando" as calças durante as aulas, o que não era o padrão, pois obteve controle esfincteriano aos 3 anos. Coincidentemente, o quadro começou quando Joana voltou a trabalhar. Joana relata que há muito tempo tentavam a gravidez, sendo que o primeiro filho ter chegado "em tão avançada idade" foi "uma bênção". Quando engravidou, decidiu não trabalhar para cuidar do filho em tempo integral, mas não conseguiu devido à situação financeira da família. Joana conta que se viu na "difícil tarefa de abandonar o amor de sua vida para ser cuidado por estranhos" na escola integral. Henrique conta que Rafael e Joana sempre foram muito próximos e apegados, o que inclusive afastou o casal no começo da vida de Rafael, quase levando-o a um divórcio. Na avaliação, Rafael mostra-se infantilizado para a idade com a mãe no consultório, porém quando ficou sozinho com o médico de família, mostrou-se uma criança capaz e madura, atendendo comandos e participando de jogos lúdicos sem dificuldades. Ao exame físico, não foram vistas alterações. Rafael expressa incomodar-se com os ocorridos, mas o faz em um tom de brincadeira, risonho.

Caso clínico 2

Thiago, 7 anos, é trazido em consulta por sua mãe, Fernanda, por estar fazendo xixi na cama há cerca de três dias. Fernanda está bastante preocupada, já que desde os 5 anos Thiago não apresentava sintomas semelhantes. Não há relato de febre, dor abdominal, disúria, polaciúria, urgência, alteração de hábito intestinal, ou perdas urinárias durante o dia. O exame físico na consulta não apresentou alterações. Thiago estava o tempo todo brincando com seu *tablet*, não demonstrando muito interesse em responder a qualquer tentativa de interação realizada pelo médico de família e comunidade. Quando recorreu a registros anteriores do prontuário, o médico de família se deu conta de que era a primeira vez que ambos procuravam qualquer médico do serviço.

Teste seu conhecimento

1. Qual é a classificação do quadro de Rafael no Caso clínico 1?
   a. Encoprese primária retentiva
   b. Encoprese secundária retentiva
   c. Encoprese primária não retentiva
   d. Encoprese secundária não retentiva

2. Qual seria a primeira abordagem do médico de família frente ao Caso clínico 1?
   a. Introdução de métodos punitivos e vexatórios à criança
   b. Referenciamento da criança para psicoterapia individual sem seguimento familiar
   c. Observação do caso apenas, entendendo que se trata de "manha" e vai passar sozinho
   d. Abordagem familiar centrada na pessoa, entendendo o trinômio mãe-pai-criança como a unidade de intervenção

3. Qual exame complementar seria importante para o caso de Rafael, no Caso clínico 1?
   a. Colonoscopia com eventuais biópsias
   b. Protoparasitológico de fezes
   c. Sorologias para infecções sexualmente transmissíveis
   d. Nenhum exame é necessário, porém a radiografia de abdome pode trazer dados caso o toque retal não possa ser realizado

4. No Caso clínico 2, como se pode classificar a enurese de Thiago quanto à etiologia e aos sintomas associados, respectivamente?
   a. Enurese primária monossintomática
   b. Enurese primária polissintomática
   c. Enurese secundária monossintomática
   d. Enurese secundária polissintomática

5. Com os dados obtidos até o momento, qual exame seria indicado para o caso de Thiago, no Caso clínico 2?
   a. Nenhum
   b. Análise de urina
   c. Hemograma completo e creatinina sérica
   d. Ultrassonografia de rins e vias urinárias

Respostas: 1D, 2D, 3D, 4C, 5B

O controle voluntário dos esfíncteres na criança acontece por volta dos 3 anos de idade e costuma se processar de forma tranquila com o auxílio dos pais ou cuidadores (orientações para o desfralde).[1-4]

O controle do esfíncter anal ocorre mais precocemente: 75% das crianças o adquirem aos 2 anos e 95% aos 4 anos de idade. O controle do esfíncter vesical se dá em 70% das crianças aos 3 anos, atingindo 90% aos 4 anos de idade.[1-4]

Os chamados distúrbios de eliminação, deficiências destes controles esfincterianos em uma faixa etária em que já se espera tal domínio, podem estar associados a estressores psicossociais e a alterações nas dinâmicas familiares, com impactos negativos na socialização e no desenvolvimento da criança.[3,4]

Normalmente, ocorre resolução espontânea dos quadros com a idade, sendo que as orientações gerais são a intervenção de primeira escolha.

O médico de família e comunidade, pelo vínculo e pela longitudinalidade do cuidado, encontra-se em posição privilegiada para identificar os casos com sinais de alerta que necessitem de investigação e referenciamento, bem como para realizar uma abordagem centrada na família, essencial ao seguimento efetivo destes quadros.

Enurese

Do que se trata

A enurese é definida como a micção involuntária, que ocorre durante o sono, a partir dos 5 anos de idade. Entretanto, as condutas visando ao tratamento, na prática, são indicadas após os 7 anos. Ficou estabelecido o uso do termo enurese para os casos de micção noturna, e o termo incontinência para os episódios diurnos de micção involuntária.[3,5] O Quadro 117.1 classifica a enurese quanto ao tipo.

A prevalência geral da enurese aos 5 anos de idade está em torno de 10%, sendo mais comum no sexo masculino, e tendo herança autossômica dominante com alta penetrância: 77% de chance se ambos os pais forem enuréticos, e 45% se apenas um dos pais.[1-4]

Há uma taxa de resolução anual da enurese, entre 5 e 19 anos de idade, de aproximadamente 15% sem nenhuma intervenção.[1-4] Estima-se que 2% das pessoas acima de 15 anos e 0,5% dos adultos entre 18 e 64 anos mantêm quadro de enurese, em uma média de duas vezes por semana.[1-4]

O que pode ocasionar

Sempre se deve fazer uma investigação em relação a estressores psicossociais e a causas orgânicas ou comportamentais relacionadas (Quadro 117.2):

- **Eventos da vida familiar ou escolar estressantes.** Nascimento de um irmão, primeira semana de aula, abandono ou divórcio dos pais, perda de um familiar próximo, internação hospitalar, negligência e abuso sexual são causas muito comuns de enurese secundária, que constitui um sintoma regressivo.
- **Constipação.** Pode diminuir a capacidade funcional vesical, e 60% dos casos de enurese remitem após manejo da constipação.[2,3]
- **Infecção do trato urinário.** Suspeitar em caso de início recente (dias a semanas), disúria, polaciúria, febre ou dor abdominal.
- **Disfunção vesical.** Suspeitar se houver sintomas miccionais diurnos.

Quadro 117.1 | Classificação quanto ao tipo de enurese

▶ **Primária.** Nunca houve controle esfincteriano vesical por mais de 6 meses seguidos. Corresponde a cerca de 80% dos casos. É um distúrbio heterogêneo composto de subgrupos diferentes. O princípio comum é uma incompatibilidade entre a produção noturna de urina e a capacidade funcional vesical noturna, complicada pela incapacidade de acordar frente ao estímulo para micção, resultando na perda involuntária de urina

▶ **Secundária.** Quando os sintomas de enurese aparecem após um período prévio de continência de pelo menos 6 meses

Quadro 117.2 | Classificação da enurese quanto aos sintomas associados

▶ **Monossintomática.** O único sintoma urinário é a enurese. A enurese monossintomática primária é a etiologia mais frequente, ocorrendo em 70 a 90% dos casos

▶ **Polissintomática.** Há presença de sintomas miccionais diurnos, como disúria, polaciúria, urgência, jato miccional fraco ou intermitente, sensação de esvaziamento vesical incompleto, gotejamento pós-miccional, incontinência diurna, frequência diminuída, esforço miccional e uso de manobras para retenção urinária. Está associada a anormalidades neurológicas (disrafismos ocultos e agenesia sacral) e do trato urinário (como bexiga hiperativa, disfunção e instabilidade vesical, bexiga neurogênica e malformações). Ocorrem mais frequentemente recidivas e resistência ao tratamento nestes casos

- **Diabetes melito (DM).** Geralmente, o diagnóstico ocorre em decorrência de outros sintomas associados (polidipsia, poliúria, perda de peso, atraso no crescimento).
- **Outras possíveis causas relacionadas.** Doença renal, diabetes insípido, doença falciforme e efeito colateral de medicamentos.

O que fazer

- Anamnese: ver Quadro 117.3 quanto à entrevista com a criança em quadros de enurese.
- Exame físico: nos casos de enurese primária monossintomática, não apresenta alterações, devendo ter como foco a identificação de causas secundárias nos quadros suspeitos/polissintomáticos (Quadro 117.4).
- Exames complementares: não são necessários para os casos de enurese primária monossintomática (Quadro 117.5).

Conduta proposta

Na abordagem inicial de uma criança com enurese primária, é importante que ela e seus familiares sejam esclarecidos de que é um quadro bastante comum e benigno, que não é culpa dela e que, na maioria das vezes, ocorre remissão espontânea. Idade menor do que 8 anos e frequência de até três episódios de enurese por semana são fatores relacionados a uma maior chance de cura espontânea.

O grau de impacto na vida da criança (e núcleo familiar) e a motivação de ambos para tratamento norteiam a decisão sobre iniciar um plano terapêutico, o que raramente é indicado antes dos 7 anos de idade. A participação ativa da criança nestas decisões é fundamental, bem como o esclarecimento sobre as representações que a família tem acerca da enurese, seus medos e suas preocupações.

A identificação e o tratamento de comorbidades que contribuam para a enurese, bem como dos sintomas diurnos, devem ser

Quadro 117.3 | Aspectos relevantes a serem abordados na entrevista com a criança e os cuidadores nos quadros de enurese

- Idade: menores de 8 anos têm maior probabilidade de maturação tardia e remissão do quadro sem quaisquer intervenções
- Período seco prévio maior do que 6 meses: investigar causas de enurese secundária[5-7]
- Antecedentes pessoais de constipação e/ou infecções urinárias de repetição: cogitar malformações do trato urinário, disfunção vesical e bexiga neurogênica, dificuldades no desenvolvimento, patologias de base
- Antecedentes familiares de enurese (pai e mãe)
- Presença de sintomas miccionais diurnos
- História de evitação, por parte da criança, de urinar na escola ou em lugares e situações específicas
- Padrão de ingestão de líquidos: principalmente ao final da tarde e à noite, ingestão de bebidas gasosas e cafeinadas. Observar se criança ou pais diminuem ingestão hídrica diurna propositadamente com medo de incontinência, mascarando sintomas diurnos
- Padrão da enurese: número de noites molhadas por semana, se perda ocorre durante primeiras horas de sono (padrão clássico de enurese primária), se perda em grande quantidade (sugestivo de poliúria noturna), vários episódios de perda na mesma noite (cogitar bexiga hiperativa)
- Sofrimento psicológico e estressores psicossociais associados
- Tratamentos prévios realizados e resposta a eles
- Medicamentos em uso
- Dinâmica familiar
- Impacto da enurese na vida pessoal e familiar
- Preocupações da família em relação à enurese
- Motivação da criança e da família para o tratamento

Observação: o registro pelos responsáveis na forma de *diário miccional* (rotina gráfica de ingesta hídrica e dos hábitos vesical e intestinal), por um período de pelo menos 14 dias, pode ser útil na avaliação da severidade do quadro e da resposta ao tratamento.

Quadro 117.4 | Pontos-chave do exame físico na avaliação da queixa de enurese

- Atraso no crescimento e no desenvolvimento: cogitar doença crônica subjacente, como doença renal, DM ou hipertireoidismo
- Palpação abdominal de globo vesical ou massas fecais: suspeitar de malformações estruturais renais ou constipação, respectivamente
- Inspeção genital: na presença de hipospádia, estenose meatal, fimose ou sinéquias, suspeitar de malformações estruturais; quando houver vulvovaginites e escoriações perineais ou perianais, investigar abuso sexual/maus-tratos
- Resquícios de urina ou fezes nas roupas: cogitar incontinência urinária diurna ou fecal que podem ter sido subestimadas na anamnese
- Exame neurológico focal: na presença de nevo ou tufo de pelos sacrais, fossetas sacrais, anormalidades de marcha, alteração de sensibilidade e de reflexos nos membros inferiores, investigar patologias neurológicas
- Realização de toque retal na suspeita de bexiga neurogênica: se houver hipotonia do esfíncter anal, realizar investigação com exames complementares

DM, diabetes melito.

Quadro 117.5 | Quando solicitar exames complementares na queixa de enurese secundária

- Análise de urina: se sintomas diurnos concomitantes, na suspeita de infecção urinária, se enurese monossintomática recente (poucos dias ou semanas), se sinais de comprometimento sistêmico, se suspeita de DM
- US de rins e vias urinárias: na suspeita de doença renal/disfunção vesical/malformações estruturais
- US/RM da região lombossacral: na suspeita de disrafismo espinhal e/ou alterações ao exame neurológico focal
- Uretrocistografia miccional: na suspeita de refluxo vesicoureteral/malformações congênitas do trato urinário
- Glicose/HbA1c: na suspeita de DM
- Estudo urodinâmico: na suspeita de bexiga neurogênica/hiperatividade do detrusor

HbA1c, hemoglobina glicada; **DM,** diabetes melito; **US,** ultrassonografia; **RM,** ressonância magnética.

realizados primeiramente. Nos casos de enurese secundária, deve-se instituir o tratamento da causa básica, podendo combiná-lo com as abordagens utilizadas para enurese primária sempre que necessário.

Na prática clínica, o tempo para resolução do sintoma na enurese primária monossintomárica é bem variável, podendo demorar semanas ou meses. Como as recaídas são frequentes, são necessários retornos próximos, para ir entendendo como a família está lidando com a enurese e quais as reações da criança: verificar como ela está se sentindo diante das recaídas e o que ela acha que pode ser feito para ajudá-la.

Em todos os casos, o entendimento da dinâmica familiar e do ambiente escolar da criança, bem como a colaboração integral e não punitiva dos cuidadores, são pontos essenciais para o sucesso terapêutico. Pais muito ansiosos e que tendem a pressionar tornam a evolução do tratamento mais difícil.

Tratamento não farmacológico

Ver, no Quadro 117.6, os tratamentos não farmacológicos descritos na literatura.[8-11]

Tratamento farmacológico

Ver, no Quadro 117.7, os tratamentos farmacológicos descritos na literatura.[12-14]

Na Tabela 117.1, é apresentado um sumário das terapêuticas para a enurese e as respectivas evidências.

Encoprese

Do que se trata

A encoprese é um distúrbio que cursa com a eliminação repetida e involuntária das fezes, sem presença de causa orgânica ou farmacológica, sendo caracterizada pela ocorrência dessas eliminações pelo menos uma vez por semana durante 12 semanas ou mais, em crianças acima de 4 anos, de forma voluntária ou não.[15,16] Ocorre muitas vezes associada à vigência de situações adversas no cotidiano da criança e de sua família.[15,16] Classifica-se de acordo com o Quadro 117.8, que pode ser usado como orientador na condução do caso.[17]

Tem prevalência de 1 a 2% em escolares saudáveis, podendo regredir espontaneamente como sintoma isolado, ocorrendo com mais frequência em meninos, na proporção de 4:1.[18]

Quadro 117.6 | Tratamentos não farmacológicos descritos na literatura para enurese

Intervenção	Indicações	Orientações e acompanhamento	Nível de evidência*	Riscos e efeitos adversos	Comentários
Orientações	Terapia de primeira escolha em todos os tipos de enurese, principalmente na primária monossintomática Terapia adjunta a intervenções terapêuticas	Incentivar a ingestão hídrica diurna Evitar bebidas cafeinadas Limitar líquidos após o jantar Incentivar micções diurnas regulares e o esvaziamento vesical antes de dormir Certificar-se de que a criança se lave todos os dias para evitar o cheiro de urina persistente Orientar os irmãos e outras pessoas que moram na residência a não provocarem ou envergonharem a criança Informar à criança que isso não é culpa dela	1A	Sem efeitos colaterais ou riscos significativos relatados	Mais efetivas do que nenhum tratamento Não há evidências de boa qualidade comparando com o alarme
Alarme (socialmente inapropriado e/ou controverso em muitos meios; pode suscitar ambiente de negatividade e/ou culpa)	Se refratariedade às medidas comportamentais e desejo da criança/família após esclarecimentos sobre os pontos controversos Não endossado pelos autores deste capítulo	Sensor de umidade fixado ao pijama ou ao colchão que emite alarme sonoro, vibratório ou luminoso Reavaliação após 12 semanas Sinais de resposta: alarme soa menos vezes durante a noite, menor quantidade de urina na roupa e no colchão, aumento do número de noites secas	2B	Exige grande esforço e comprometimento de todo o núcleo familiar Demora a apresentar resultados Alta taxa de abandono	É a intervenção com mais estudos publicados Apresenta 60% de sucesso, em que 40-50% mantêm efeito a longo prazo Melhores resultados se combinado com as orientações
Acupuntura, biofeedback, hipnose, quiropraxia	–	–	–	–	Até o momento, evidência insuficiente e de muito baixa qualidade para recomendar qualquer um destes tratamentos

* Nível de evidência: Oxford Centre for Evidence-Based Medicine.

Quadro 117.7 | Tratamentos farmacológicos descritos na literatura para enurese

Fármaco	Indicações	Posologia e acompanhamento	Nível de evidência*	Riscos e efeitos adversos	Comentários
Desmopressina	Na falha das medidas não farmacológicas Melhor resposta em quadros de concentração de urina reduzida com capacidade vesical normal e com episódios únicos de enurese noturna A enurese associada à disfunção vesical (capacidade vesical reduzida) não responde bem a essa medicação Se o tratamento com desmopressina falhar, apesar da duplicação da dose, um ciclo de ação descrito é a terapia de alarme associada à desmopressina	Dose de 0,2-0,4 mg, via oral, 30-45 minutos antes de deitar Ação imediata (já na primeira semana) Reavaliar a cada 2-4 semanas, podendo ser aumentada até 0,6 mg Pode ser utilizada de forma intermitente Retirada lenta após secura diminui chance de recaída A terapia de manutenção deve ser de pelo menos 4-6 semanas Suspender se sinais de retenção hídrica (cefaleia, náusea, vômito, rápido ganho de peso, letargia, desorientação) Suspender durante quadros infecciosos/sistêmicos que aumentem risco de hiponatremia (náusea, vômitos, diarreia)	3A Quando combinada com alarme, 4A	Efeitos colaterais graves são observados na forma de intoxicação hídrica, hiponatremia e convulsões (em geral, provocados por ingestão líquida excessiva antes da administração) Recomenda-se não ingerir líquidos de 1 hora antes até 8 horas depois da administração do medicamento Não recomendado para crianças menores de 6 anos de idade A forma nasal não é mais disponibilizada em vários países devido a relatos pós-comercialização de convulsões relacionadas à hiponatremia Evitar uso concomitante com AINEs e medicamentos que possam induzir SIADH (tricíclicos, ISRS, clorpromazina, carbamazepina), e se houver comorbidades que predispõem à retenção líquida e perda de eletrólitos (como fibrose cística)	A associação com alarme pode potencializar o sucesso, mas não mostra benefícios a longo prazo Apresenta um índice de sucesso de 60-70% Apresenta recidiva em 50-90% dos casos, com resultado final não diferente do índice de cura espontânea, caso o tempo de tratamento seja curto

(Continua)

Quadro 117.7 | **Tratamentos farmacológicos descritos na literatura para enurese** *(Continuação)*

Fármaco	Indicações	Posologia e acompanhamento	Nível de evidência*	Riscos e efeitos adversos	Comentários
Oxibutinina (utilizada sempre como terapia adjuvante)	A principal indicação são os casos de enurese polissintomática Na enurese monossintomática que não respondeu ao tratamento com desmopressina Na enurese devido à hiperatividade noturna do detrusor	A dosagem para crianças maiores de 7 anos é 5 mg, duas a três vezes por dia Reavaliar após 12 semanas	4A	Os efeitos colaterais mais frequentes são secura na boca, vertigem e obstipação Outro efeito colateral é o aparecimento de urina residual/retenção	A eficácia varia de 5-40% na enurese monossintomática Chega a mais de 80% de eficácia nos casos de enurese polissintomática, ou naqueles com hiperatividade detrusora
Imipramina	É a terapia mais antiga para enurese, mas devido ao seu perfil de efeitos adversos e melhores opções atuais de farmacoterapia, *não é mais recomendada*	–	5A	*Os efeitos colaterais são graves*: cardiotoxicidade, alterações de personalidade (risco de suicídio), de apetite, de sono e de função gastrintestinal Na superdosagem, há relato de alterações cardiológicas fatais	Os índices de cura vão de 40-50%, mas a suspensão do tratamento é seguida de recidiva em 60-83% dos casos Não foi demonstrado que a taxa de cura seja muito melhor do que a taxa de cura espontânea, já que apenas 17% dos pacientes relataram secura permanente

*Nível de evidência: Oxford Centre for Evidence-Based Medicine.

AINEs, anti-inflamatórios não esteroides; SIADH, síndrome da secreção inapropriada de hormônio antidiurético; ISRS, inibidores seletivos da recaptação de serotonina.

Tabela 117.1 | **Sumário das alternativas terapêuticas para enurese e as respectivas evidências**

Intervenção	Risco relativo* de falha terapêutica	Risco relativo* de recaída
Sistema de recompensas	0,84 (0,73-0,95) 2 estudos – 325 pacientes	Sem dados
Alarme	0,39 (0,33-0,45) 14 estudos – 576 pacientes	0,57 (0,47-0,70) 5 estudos – 162 pacientes
Treino de cama seca	0,03 (0-0,42) 1 estudo – 40 pacientes	0,22 (0,1-0,5) 1 estudo – 40 pacientes
Desmopressina	0,84 (0,78-0,91) 4 estudos – 288 pacientes	1 estudo com 34 pacientes – 100% de falha ou recaída
Imipramina	0,77 (0,72-0,83) 11 estudos – 813 pacientes	0,98 (0,94-1,03) 5 estudos – 416 pacientes
Oxibutinina	0,8 (0,52-1,24) 1 estudo – 39 pacientes	1,13 (0,79-1,62) 1 estudo – 23 pacientes

Quadro 117.8 | **Classificação da encoprese**

Quanto à presença de constipação	Retentiva	Apresenta constipação crônica e incontinência de hiperfluxo	Presença de evacuações dolorosas, fezes endurecidas e enurese
	Não retentiva	Não apresenta constipação crônica e incontinência de hiperfluxo	Devido a problemas de treinamento esfincteriano
Quanto à presença prévia de controle esfincteriano	Primária	Nunca houve controle esfincteriano	Associa-se ao atraso do desenvolvimento e à enurese
	Secundária	Retorno dos sintomas após período de controle esfincteriano	Associada ao estresse psicossocial e a problemas comportamentais

O que pode ocasionar

A encoprese apresenta-se, primariamente, como manifestação de relações biopsicossociais, tanto no tocante às relações familiares quanto às outras relações da criança com amigos, na escola e na comunidade.[16,17] Uma relação mãe-filho ambivalente entre uma presença sufocante e um comportamento evasivo; mudanças na rotina familiar, como início de trabalho de um dos pais, mudanças de escola ou nascimento de irmãos; conflitos familiares e relacionamentos conflituosos entre os pais e a criança; convivência em comunidades violentas são os principais fatores psicossociais desencadeantes de encoprese.[17,18]

Na questão orgânica, a retenção das fezes – muitas vezes voluntária – as torna duras e grandes no reto, distendendo-o e reduzindo a sensibilidade ao reflexo de evacuação. O conteúdo semiaquoso então pode passar pelo reto sem ser percebido pela criança.[19]

O que fazer

A encoprese em si é um sintoma que costumeiramente causa vergonha tanto aos pais quanto à criança, podendo não aparecer como queixa primária em uma consulta. Quando surgirem queixas como dor abdominal, falta de apetite, problemas escolares, questões de mau comportamento, medo do penico ou da privada, deve-se interrogar pela encoprese, por estarem muitas vezes associadas.[19,20]

O padrão alimentar da criança, assim como seu padrão de evacuação, são de grande importância para a avaliação do caso e para a caracterização de obstipação gerando encoprese retentiva.[15]

Nas questões de desenvolvimento e ambiente biopsicossocial, métodos para desfralde, tentativas de tratamento e de como lidar com o sintoma previamente, mudanças de rotinas familiares e conflitos familiares ou comunitários devem ser identificados, entendendo a encoprese como marcador da experiência da criança nesses cenários.[18,19]

O exame físico serve para diferenciar de outros distúrbios, assim como orientar condutas:

- Pesquisa de massas fecais ao toque retal e à palpação do abdome.[17–20]
- Exame neurológico, que deverá incluir aspectos do desenvolvimento global, dados da idade de desfralde, do controle prévio esfincteriano e idade do início dos sintomas.[15,17,18]
- Lesões anais e lesões genitais também devem ser investigadas pela associação com quadros de violência sexual.[21]

Conduta

Caracterizada a obstipação, o tratamento voltado para melhora do padrão de eliminação de fezes com aumento de fibras na alimentação, refeições com horários bem determinados e aumento de ingesta hídrica é essencial para esse tipo de abordagem.[15,17] Além das medidas relativas à alimentação, o uso de emolientes ou laxativos, segundo orientação do Cap. 172, Constipação, pode ser indicado até melhora do padrão de eliminação.[15,16,22]

Na maioria dos casos, o olhar do médico, atentando a família e a criança para aspectos de sua vida, costuma trazer melhora, dando a falsa sensação de resolução do caso.[23] No entanto, recidivas são comuns, relacionadas a doenças ou estresses novos ou recorrentes, os quais devem ser observados pelo médico.[15,22]

Todos os casos se beneficiam com a tranquilização dos pais e da criança, com esclarecimentos que possam desmistificar o quadro, assim como a apresentação e pactuação conjunta dos objetivos na condução do tratamento, com a participação da criança.[15,16,22]

É importante evitar punições e coerções à criança, que podem se apresentar como novos estressores. É importante estimular a adoção de horários específicos para uso do sanitário (p. ex., após as refeições). Reforçar a associação das medidas terapêuticas com os sucessos alcançados ressalta a importância de continuar com as medidas prescritas. Deve-se apoiar a criança quando ela ainda não está conseguindo melhorar para que não desista do tratamento.

Em casos selecionados, pode-se requerer ferramentas e abordagens mais específicas de psicoterapias.[16,18]

Dicas

- Falar abertamente sobre as queixas de enurese e encoprese ajuda a desmistificar a questão tanto para os pais quanto para a criança, tornando o assunto de mais fácil condução.
- Abordar os cuidadores e a criança separadamente em algum momento da consulta favorece a identificação de dificuldades de ambos em lidar com a situação, bem como de sentimentos de raiva, culpa ou negatividade.
- Conversar claramente sobre os conflitos familiares e sociais em que a criança possa estar envolvida é de suma importância para que a família entenda a relação entre os eventos, evitando a culpabilização.
- Nos casos de enurese, informações sobre o arranjo dos quartos na casa (se a criança divide o quarto ou dorme em beliche) e da rotina social (com que frequência ela costuma dormir na casa de amigos ou recebê-los para dormir em casa) são úteis para o planejamento da proposta terapêutica.
- Medidas de redução de danos na enurese (como protetores de colchão e itens descartáveis) podem diminuir o impacto psicológico e os conflitos nos casos de perda urinária intensa e frequente.
- O hábito de acordar a criança e levá-la ao banheiro durante a noite não influencia ou antecipa a aquisição permanente do controle esfincteriano vesical.[5]
- Os chamados treino de bexiga (com exercícios de controle de contenção, retenção e de interrupção do fluxo de urina) e treino de cama seca (treinos de bexiga com possibilidade de uso do aparelho de alarme) não são recomendações respaldadas cientificamente até o momento para a abordagem da enurese.[5]
- É importante lembrar que o tratamento farmacológico é sempre de segunda escolha, tanto na enurese quanto na encoprese.

Quando referenciar

- À urologia: no caso de malformações do trato urinário, bem como havendo sintomas sintomas miccionais diurnos severos.
- À neurologia: na presença ou na suspeita de patologias neurológicas durante investigação dos quadros secundários/polissintomáticos de enurese.
- À endocrinologia: cogitar referenciamento se DM tipo 1.
- À psicologia: casos que contenham questões psicológicas (emocionais, comportamentais ou de dinâmica familiar) de tal complexidade que o médico de família identifique necessidade de psicoterapia.
- Ao serviço social: na identificação ou suspeita de abuso sexual/maus-tratos.

A enurese secundária pode exigir acompanhamento concomitante com especialistas focais (dependendo das causas básicas e contribuintes) nos casos mais complexos (múltiplas comorbidades e/ou fatores de risco).

Erros mais frequentemente cometidos

- Subvalorizar os aspectos psicossociais dos distúrbios de eliminação
- Acordar plano terapêutico com a família sem que a criança esteja motivada, ou sem a participação da família
- Iniciar precocemente o tratamento farmacológico para satisfazer o desejo de cura imediata por parte dos pais ou cuidadores

> ▶ Demorar para acionar a equipe multiprofissional nos casos necessários
> ▶ Deixar de referenciar casos complexos, refratários e/ou com múltiplos fatores de risco
> ▶ Deixar de se envolver e trazer à tona questões de conflitos familiares, acreditando que a criança "não sabe" dessas questões, ou não percebendo a importância do papel do médico de família na mediação desses conflitos
> ▶ Esperar resultados imediatos, antes mesmo de ter uma completa compreensão do caso

Prognóstico e complicações possíveis

Enurese

- **Prognóstico:** embora a recidiva em curto prazo seja muito comum, a remissão em longo prazo é quase inevitável, sendo um quadro de ótimo prognóstico.
- **Complicações mais comuns:** impacto psicológico (sentimentos de vergonha e inferioridade, baixa autoestima, dificuldades na socialização).

Encoprese

- **Prognóstico:** é uma condição benigna e autolimitada, quando não envolve um quadro neurológico associado. Costuma ser reflexo de um transtorno psicológico e familiar, devendo esse ser um dos focos de tratamento a longo prazo, para melhora do prognóstico geral da criança.
- **Complicações mais comuns:** impacto psicológico (sentimentos de vergonha e inferioridade, baixa autoestima, dificuldades na socialização).

Atividades preventivas e de educação

Enurese

O ritmo circadiano de produção de urina se desenvolve geralmente na infância, resultando na redução da diurese noturna e sendo regulado por um aumento da liberação noturna do hormônio antidiurético. À medida que a criança se desenvolve, há diminuição da frequência e maior regularidade no padrão urinário (os intervalos entre trocas de fralda vão aumentando e mantendo certa regularidade), bem como há a percepção gradativa das sensações proprioceptivas associadas à micção.

O treino de desfralde, como todo processo de socialização, implica estabelecer limites que a criança, aos poucos, aprenderá a aceitar. O reconhecimento da diferença de gênero nesse desenvolvimento pode auxiliar os familiares a terem expectativas mais realistas com relação ao desempenho de crianças de um mesmo círculo familiar e social.[4]

Métodos de desfralde em que se realiza uma orientação e se espera o desenvolvimento da criança, o interesse e a aptidão psicossocial para iniciar são os mais indicados atualmente.[4,5] O início muito precoce (antes dos 18 meses) e o treinamento coercitivo estão associados a piores resultados.[6,7]

Encoprese

O treino de desfralde e o processo de socialização – como visto na enurese – são importantes ferramentas de prevenção e educação. Vale reforçar a relevância da relação trinomial existente entre pai-mãe-bebê, que, durante seu primeiro ano de vida, é essencial para a formação psíquica e também dos controles esfincterianos no bebê. Grupos de orientações, nesse sentido, são bem-vindos e podem ser utilizados. O estabelecimento de redes intersetoriais ocupa papel de destaque, tanto na encoprese quanto na enurese, visto que, muitas vezes, o desfralde é realizado pela escola ou creche.

Papel da equipe multiprofissional

- Enfermagem: informação aos pais e cuidadores sobre controle esfincteriano e desfralde; identificação de estressores psicossociais e entendimento das dinâmicas familiares; orientação das intervenções terapêuticas não farmacológicas; avaliação da resposta ao tratamento; suporte à criança e aos familiares.
- Psicologia e serviço social: ver item Quando referenciar.
- Escolas/creches/equipamentos sociais: estabelecimentos de redes de comunicação eficientes entre equipe de saúde e equipamentos educacionais para identificação, avaliação e manejo conjunto dos casos pertinentes e complexos.

REFERÊNCIAS

1. Byrd RS, Weitzman M, Lanphear NE, Auinger P. Bed-wetting in US children: epidemiology and related behavior problems. Pediatrics. 1996;98(3 pt 1):414-419.

2. Butler RJ, Heron J. The prevalence of infrequent bedwetting and nocturnal enuresis in childhood. A large British cohort. Scand J Urol Nephrol. 2008;42(3):257-264.

3. Grantham EC. Enurese [Internet]. BMJ Best Practice; 2016. [acesso em: 17 dez. 2017]. Disponível em: http://brasil.bestpractice.bmj.com/best-practice/monograph/690.html

4. Mattos SEF, Souza CL. Prevenção e tratamento comportamental dos problemas de eliminação na infância. Temas Psicol. 2001;9(2):99-111.

5. National Institute for Health and Care Excelence. Bedwetting in children and young people overview [Internet]. London; 2017. Disponível em: https://pathways.nice.org.uk/pathways/bedwetting-in-children-and-young-people.

6. Baird RC, Seehusen DA, Bode DV. Enuresis in children: a case-based approach. Am Fam Physician. 2014;90(8):560-568.

7. Úbeda Sansano MI, García RM, Díez JD. Enuresis nocturna primaria monosintomática en Atención Primaria. Guía de práctica clínica basada en la evidencia. Revista Pediatria en Atencion Primaria. 2005;7(3):148-152.

8. Caldwell PH, Nankivell G, Sureshkumar P. Simple behavioural interventions for nocturnal enuresis in children. Cochrane Database Syst Rev. 2013;(7):CD003637.

9. Glazener CM, Evans JH, Peto RE. Complex behavioural and educational interventions for nocturnal enuresis in children. Cochrane Database Syst Rev. 2004;(1):CD004668.

10. Huang T, Shu X, Huang YS, Cheuk DK. Complementary and miscellaneous interventions for nocturnal enuresis in children. Cochrane Database Syst Rev. 2011;(2):CD005230.

11. Glazener CM, Evans JH, Peto RE. Alarm interventions for nocturnal enuresis in children. Cochrane Database Syst Rev. 2005;(2):CD002911.

12. Glazener CM, Evans JH. Desmopressin for nocturnal enuresis in children. Cochrane Database Syst Rev. 2002;(3):CD002112.

13. Caldwell PH, Sureshkumar P, Wong WC. Tricyclic and related drugs for nocturnal enuresis in children. Cochrane Database Syst Rev. 2016;(1):CD002117.

14. Deshpande AV, Caldwell PH, Sureshkumar P. Drugs for nocturnal enuresis in children (other than desmopressin and tricyclics). Cochrane Database Syst Rev. 2012;(12):CD002238.

15. Machado DV. Encoprese: revisão de literatura. Pediatria. 1980;(2):101-110.

16. Loening-Baucke V. Encopresis and soiling. Pedriatr Clin North Am. 1996;43(1):279-298.

17. Dalton R, Boris NW. Transtornos vegetativos: encoprese. In: Behrman RE, Kliegman B, Jenson HB. Nelson tratado de pediatria. 18. ed. Barcelona: Elsevier; 2009.

18. Costa CD. Aspectos clínicos e psicológicos da encoprese. Rev Paul Pediatria. 2005;23(1):35-40.

19. Jolly H. A pediatrician's views on the management of encopresis. Proc R Soc Med. 1976;69(1):21-22.

20. Wyllie R. Principais sinais e sintomas dos distúrbios do aparelho digestório: constipação. In: Behrman RE, Kliegman B, Jenson HB. Nelson tratado de pediatria. 18. ed. Barcelona: Elsevier; 2009.

21. Lahoti SL, McClain N, Girardet R, McNeese M, Cheung K. Evaluating the child for sexual abuse. Am Fam Physician. 2001;63(5):883-892.

22. Mota DM, Barros AJ. Treinamento esfincteriano: métodos, expectativas dos pais e morbidades associadas. J Pediatr. 2008;84(1):9-17.

23. Freud S. A interpretação dos sonhos. Rio de Janeiro: Imago; 2001.

CAPÍTULO 118

Choro e cólicas

Susana Medeiros
Érica Viana Rocha
Paulo Sousa

Aspectos-chave

▶ Em geral, o choro e as cólicas constituem uma situação benigna que surge entre a segunda e terceira semana de vida do recém-nascido e cessa espontaneamente ao fim do terceiro ao quarto mês de vida.

▶ A cólica atinge cerca de um terço do total dos recém-nascidos, mas a sua causa é desconhecida.

▶ Tal situação é muito angustiante para os pais, sendo fundamental ter empatia com eles, orientando-os e tranquilizando-os.

▶ O tratamento com Lactobacillus reuteri parece diminuir o tempo de choro nos lactentes com cólicas em aleitamento materno.

Caso clínico

Guilherme, 23 dias de vida, é fruto de uma gestação desejada, programada e sem intercorrências. O parto foi em meio hospitalar, eutócico, e o seu índice de Apgar foi 9 a 10, no primeiro e quinto minutos de vida, respectivamente. O peso, ao nascer, era de 3,2 kg e o comprimento de 48 cm. Teve alta 48 horas após o parto e fez a sua primeira consulta no décimo dia de vida, não havendo qualquer alteração à sua observação.

Os pais ligaram esta manhã para o médico de família e comunidade, em tom de desespero, pedindo uma consulta de urgência.

Ao chegarem à consulta, os pais mostravam-se muito ansiosos e contaram que, nos últimos quatro dias, Guilherme teve episódios de choro intenso, insistente e inconsolável, que chegam a durar horas, ficando com o rosto, por vezes, muito ruborizado e encolhendo os membros inferiores, juntando-os ao abdome. O choro ocorre em qualquer altura do dia, mas piora ao fim do dia e no início da noite, como informaram os pais.

Tais episódios de choro surgiram exatamente após a mãe ter bebido um suco de laranja e, a seguir, ter amamentado. Já lhes disseram que o suco de laranja faz mal ao bebê e a mãe está muito preocupada. Por isso, deixou de amamentar e comprou uma fórmula láctea própria para RNs. Mesmo assim, nada melhorou. Para acalmá-lo, já correram com Guilherme no colo pela casa, mas parecia que ele chorava ainda mais. Algumas pessoas também lhes falaram que era bom dar chá de erva-doce ao bebê, o que já experimentaram, mas, até agora, nada fez efeito.

Ao observar o bebê, ele se encontra calmo quando está dormindo. Apresenta um peso de 3,45 kg. Do exame objetivo, apenas se destaca um abdome ligeiramente timpanizado, mas sem outras alterações.

Teste seu conhecimento

1. Na realização da anamnese, qual das seguintes perguntas seria mais relevante para questionar os pais de Guilherme?
   a. É primeira vez que a mãe bebe suco de laranja?
   b. Quanto tempo levou entre beber o suco e dar de mamar?
   c. Há outros sintomas acompanhantes, como obstipação, diarreia, febre, vômitos?
   d. Já experimentaram fazer massagem em Guilherme?

2. Qual é a causa mais provável do choro de Guilherme?
   a. Fome
   b. Invaginação intestinal
   c. Intolerância à lactose
   d. Cólica

3. Quais cuidados são benéficos na alimentação do bebê?
   a. A mãe, se possível, necessita reiniciar a amamentação
   b. Os pais devem procurar dar leite sem lactose
   c. Eles devem procurar uma fórmula láctea hidrolisada
   d. Os pais devem evitar dar leite

4. Quais orientações terapêuticas podem ser dadas aos pais?
   a. As medicinas alternativas podem melhorar o bem-estar do bebê, e por isso são recomendadas
   b. A utilização de probióticos, como Lactobacillus reuteri, pode, eventualmente, reduzir o mal-estar do bebê
   c. Os anticolinérgicos são seguros nesta idade e podem ser administrados para o controle dos sintomas
   d. A utilização de chás parece ser um importante recurso

5. O que não aconselhar aos pais no caso em questão?
   a. Orientar deixar o bebê em um ambiente calmo, não só quando está sendo amamentado, como também quando está chorando
   b. Fazer o bebê arrotar após cada mamada
   c. Tentar gerir o seu estresse e ansiedade e lembrarem-se de que, ao fim do terceiro mês de vida, as crises de cólica, em geral, cessam
   d. Pegar o bebê no colo e embalá-lo vigorosamente, acreditando que com isso ele se acalmará

Respostas: 1C, 2D, 3A, 4B, 5D

Do que se trata

O choro do recém-nascido (RN) é, muitas vezes, difícil de decifrar e, por isso, é causa de muita angústia para os pais. No entanto, o choro deve ser encarado como uma forma de comunicação do bebê. Geralmente, ao fim de três semanas de vida, os pais já são capazes de decifrar os diferentes tipos de choro e de entender o que o bebê necessita.

Porém, um dos choros que geralmente causa grande angústia aos pais, quer por se sentirem incapazes, quer por medo de doença, é o choro relacionado com as cólicas. Esse choro é inconsolável, surge de forma súbita e sem razão aparente, o bebê, em geral, apresenta aumento do tônus muscular, rubor facial, meteorismo e flatulência.[1]

As cólicas surgem entre a segunda e a terceira semana de vida e duram até cerca de 12 semanas, com seu pico de incidência em torno da sexta semana. Cerca de um terço dos bebês apresentará esses sintomas.

O que pode ocasionar

O choro pode assumir muitos significados no RN, e só o convívio permitirá o conhecimento do significado de cada um dos choros. Simplificando, pode-se dizer que há o choro da dor, da fome, da fadiga, do tédio, do desconforto e da "descompressão" do fim do dia. Brazelton e Sparrow[2] definem esses tipos choros da seguinte forma:

- **Choro de dor**. Lamento curto, agudo e muito alto, seguido de um período de apneia e depois de outro grito. Não cessa quando se conforta o bebê e o pega no colo.
- **Choro de fome**. Choro em soluços contínuos, mas curtos. O choro é persistente, mas não muito alto. Passa quando se alimenta o bebê.
- **Choro de fadiga**. Choro ligeiro, quase um gemido, que vai aumentando de tom até se tornar um choro forte. Se deitado no berço ou em um ambiente calmo, o choro acaba se tornando soluço e para.
- **Choro de tédio**. O bebê "choraminga" em soluços, consolando-se rapidamente ao falarem com ele, darem-lhe festas ou pegarem-lhe no colo.
- **Choro de desconforto/"cólica"**. Choro mais fraco do que o choro de dor, mas com momentos de grande intensidade.
- **Choro de "descompressão" do fim do dia**. Choro intermitente e, muitas vezes, ritmado que acontece depois de um dia muito agitado (cheio de imagens, sons e atividades – normalmente após um dia de muitas visitas). Por vezes, esse choro é confundido com o choro de desconforto ou "cólica".

Ao contrário do choro em si, que, pelas suas características, se consegue perceber a sua causa relativamente bem, nas cólicas, a etiologia é, até os dias de hoje, desconhecida. Vários são os aspectos em discussão, bem como alvo de vários trabalhos, mas nenhum justifica claramente o motivo da cólica.

O que fazer

Anamnese

É necessário compreender e excluir causas de choro. Conversar com os pais e perceber quando surge o choro e a sua duração podem dar uma pista da sua causa. Questionar os pais sobre o que pensam sobre esse choro e como fazem distinção de outros choros do bebê é sempre importante, pois, ao fim da terceira semana de vida, eles já sabem dar algumas indicações importantes sobre os diferentes choros do seu filho.

É necessário verificar se não há outros sintomas acompanhantes, como febre, vômitos, obstipação, diarreia, ou outros sintomas.

É importante conhecer os hábitos alimentares do bebê, e o próprio ritual da amamentação, diferenciando se a criança não está passando fome ou com excesso de alimento. Os hábitos de sono também são importantes. Deve-se sempre questionar o que já foi tentado fazer para acalmar o bebê.

Outro aspecto é compreender como os pais estão lidando com essa situação, quais os seus medos e angústias, quais as suas principais dúvidas, de modo a poder dar-lhes apoio direcionado às suas próprias necessidades.

Exame físico

Como em qualquer criança, o exame físico deverá ser minucioso, de forma que se possa excluir patologia orgânica. A irritabilidade de uma criança, em geral traduzida por choro, pode ser causada por doenças graves e potencialmente fatais. A debilidade do sistema imunitário nessa fase de vida pode fazer determinada doença, como, por exemplo, um quadro de sepse, se apresentar como um quadro clínico ligeiramente atípico.

A somatometria da criança deve ser corretamente avaliada, dando especial atenção ao peso. Não se esquecer de que é natural que nos primeiros dias de vida a criança possa perder até 10% do seu peso ao nascer, mas que, ao fim da segunda a terceira semana de vida, já o tenha recuperado e, frequentemente, ultrapassado. Assim, é necessário avaliar se o peso está evoluindo como esperado.

Em um bebê com cólicas, sem outra patologia associada, o exame físico não apresenta alterações. Ele apenas poderá apresentar um abdome ligeiramente distendido e timpanizado. Nessa situação, é necessário perceber claramente como ele está evacuando e as características das fezes.

Exames complementares de diagnóstico

Em uma situação de cólicas, na qual o bebê apresenta ganho ponderal normal, tem crescimento adequado, o exame físico é satisfatório e não há qualquer outra manifestação clínica, não é necessária a realização de exames complementares de diagnóstico. Eles só fazem sentido em situações de suspeita de causa secundária e devem ser direcionados conforme ela se apresenta.

Conduta proposta

Abordagem inicial

Após o diagnóstico de cólicas, e exame físico realizado, o primeiro passo, e talvez o mais relevante, será o de conversar com os pais da criança. Levando-se em conta a angústia que esta situação pode causar, uma comunicação empática será fundamental. Deve-se explicar aos pais que:[3]

- O bebê não se encontra doente devido às cólicas.
- As cólicas são normais e resolvem espontaneamente ao fim do terceiro ao quarto mês de vida do RN.
- Os pais não estão fazendo nada de errado. O filho não os está rejeitando.
- Sentimentos de angústia, culpa, frustração, exaustão e desespero são normais. Eles deverão ser validados quando identificados nos pais, e o médico de família deve expressar que eles estão fazendo o melhor que podem.
- Encorajar os pais a alternarem cuidados com o bebê que chora e, se necessário, a terem um plano de resgate com familiares ou amigos que possam auxiliá-los em caso de exaustão.

Em uma situação de choro, os pais devem sempre verificar se o bebê tem alguma situação de desconforto, como fome, sede, calor, frio ou fralda suja. Poderão também ser aconselhadas formas de acalmar o bebê que chora. Os movimentos rítmicos, como embalar o berço e/ou passear no carrinho, são relaxantes e, muitas vezes minimizam o choro.

Deve-se preconizar que o momento da amamentação seja tranquilo e que as mamadas não sejam excessivas nem muito rápidas. Um bebê sôfrego, muitas vezes, ingere ar durante a mamada, o que poderá agravar as cólicas. No caso de o bebê tomar leite artificial, deve-se verificar como é colocada a mamadeira na boca do bebê e se ele não ingere muito ar, em vez de leite. Após cada mamada, o bebê deve ser colocado na posição vertical, no colo, para arrotar.

Tratamento não farmacológico

A evidência para suportar as seguintes intervenções tem várias limitações metodológicas. Em muitos estudos, são os pais que administram uma terapêutica e avaliam os resultados. Ainda que nenhuma intervenção pareça ser extremamente eficaz, existem algumas diferenças entre elas. Vale mencionar que não é impossível que muitos dos efeitos observados nos estudos sejam provenientes de pais mais interativos e tranquilos por participarem em uma atividade para ajudar os seus filhos, que, entretanto, melhoram.

É importante também dizer que devido aos escassos efeitos e à qualidade das intervenções, aliado à benignidade do quadro que os provoca, as questões de segurança tornam-se ainda mais relevantes.

Atendendo ao que alguns autores consideraram como hipótese etiológica das cólicas as alergias alimentares, foram testadas várias fórmulas lácteas que melhorassem o sofrimento da criança. Mais ainda: criaram-se dietas específicas para a mãe, em crianças em amamentação exclusiva. Apesar disso, essas intervenções não resultaram em benefícios claros.

A massagem no bebê tem tido eficácia tanto por estimular a interação com os pais como no relaxamento e no sono da criança, reduzindo o choro. Alguns autores consideram como primeira escolha dessa abordagem trazer conforto ao bebê, fazendo-a com movimentos suaves/embalo suave e lento, ou mesmo a busca de ruídos que se assemelhem com a vivência do bebê *in utero* (ruídos hidroáeros, batimento cardíaco). Apesar de não haver evidência da sua utilização, também não parece causar dano, podendo ajudar os pais a minimizarem o seu sentimento de impotência.

Tratamento farmacológico

Vários fármacos têm sido utilizados para o controle das cólicas. Mas, tal como as terapias descritas, os resultados também não têm sido conclusivos.

Anticolinérgicos, como a diciclomina, mostraram resultados animadores. No entanto, os seus efeitos secundários, tais como dificuldade respiratória, síncope, hipotonia muscular, asfixia e coma em 5% das crianças que o utilizaram, contraindicam a sua utilização em menores de seis meses.[4]

A simeticona, apesar da sua utilização disseminada, não demonstrou eficácia. O brometo de cimetrópio, ainda que apresente alguma eficácia na redução do choro, é desaconselhado devido a alguns efeitos adversos.[4]

A utilização de formulações de plantas (funcho, camomila e erva-cidreira), ainda que alguns estudos suportem a sua utilização, também é questionável. Por um lado, existem alguns estudos com efeitos adversos reportados, e, por outro, existe algum receio de que possam comprometer a alimentação normal dos lactentes devido à sobreutilização.[3,4]

Uma revisão sistemática concluiu que a administração de *Lactobacillus reuteri* na dose de 10^8 unidades formadoras de colônias (CFUs), uma vez por dia, em lactentes sob aleitamento materno, melhorou significativamente os sintomas no final do tratamento.[5]

O Quadro 118.1 mostra os vários fármacos existentes e estudados, bem como o respectivo grau de recomendação.

Quando referenciar

A observação médica serve geralmente para tranquilizar os pais. No entanto, se houver outros sintomas acompanhantes, a criança deve ser observada em cuidados secundários. Os mais frequentes são perda ponderal superior a 10%, obstipação, diarreia ou vômitos, que em um RN, podem ser causados por patologia orgânica e podem levar a agravamento rápido do estado geral.

Apesar de pouco comum, outra complicação pode ser a alergia ao leite (menos de 10% das crianças com cólicas com menos de 3 meses). Nessas situações, é muito frequente as crianças terem diarreia, geralmente com sangue, vômitos e história familiar de atopia.

Outras duas situações que o médico de família pode mais facilmente suspeitar em situações de choro inconsolável são síndromes de abstinência (situações de mães toxicodependentes ou que consumiram substâncias durante a gravidez que possam causar dependência no bebê), ou situações de maus-tratos à criança.

Se a observação do bebê levantar suspeitas, o médico de família deve orientar conforme a suspeita em causa.

Quadro 118.1 | **Terapêuticas para choro e cólicas e a respectiva classificação GRADE**

Recomendação	Classificação GRADE
As intervenções educacionais podem ser eficazes e parecem ser seguras	D
O uso de simeticona não é aconselhável	D
O uso de brometo de cimetrópio é desaconselhado pelo seu perfil de efeitos adversos	D
O uso de terapias de manipulação pode reduzir o tempo de choro, mas existem preocupações quanto ao seu perfil de segurança[6]	C
A suplementação com *Lactobacillus reuteri* parece melhorar as cólicas em lactentes em aleitamento materno	C
O uso de lactase não é recomendado	D
O uso de ervas parece reduzir o tempo de choro, no entanto, existem preocupações quanto ao seu perfil de segurança	C

Se a criança tiver 4 meses ou mais e mantiver o quadro clínico, é preciso investigar melhor e eventualmente referenciar, pois as cólicas são autolimitadas e, geralmente, desaparecem ao fim do terceiro mês de vida.

> **Erros mais frequentemente cometidos**
>
> ▶ Não é raro que os pais se culpem pelo mal-estar da criança. Muitas vezes, os familiares e os amigos culpam a mãe em relação à sua alimentação, sugerindo que o seu leite é o "responsável" pelo mal-estar do bebê. É importante tranquilizar os pais e mostrar-lhes que nada do que fizeram está na causa desse choro, nem do mal-estar do bebê. Não se deve fazer uma restrição elevada da alimentação materna, pois não há evidência da sua utilidade. O aleitamento materno é sempre preferível à qualquer fórmula láctea.
>
> ▶ Outro erro muitas vezes cometido é a troca constante de leite que é dado à criança. Não se devem realizar trocas consecutivas de leite, pois além de não haver benefício em fazê-lo, é difícil para o bebê adaptar-se ao sabor do leite.
>
> ▶ Também com o intuito de acalmar o bebê, muitas vezes, os pais abusam das massagens feitas no bebê, exagerando-as quer na intensidade, quer na frequência. O recurso a múltiplas tecnologias, como objetos que emitam sons que acalmem (sons intrauterinos, bater no coração), entre outros (vários) comercializados, pode condicionar a uma despesa excessiva e à perda no foco do que é essencial para o bebê.
>
> ▶ Por fim, o choro persistente da criança leva ao desespero dos pais. Esse desespero causa ansiedade, que é transmitida ao bebê, o que, por sua vez, complica ainda mais todo o quadro. Pegar o bebê no colo, em situação de desespero dos pais, leva a um balançar insistente da criança, na tentativa de acalmá-la e de sossegá-la, o que tem, geralmente, um efeito inverso, pois ela se agita ainda mais, provocando mais choro.

Prognóstico

O quadro clínico de choro e cólica é uma situação benigna e autolimitada. No entanto, caso se perpetuar após o quarto mês, devem ser consideradas outras causas para o mal-estar da criança.

Atividades preventivas e de educação

As atividades preventivas e de educação estão descritas na seção "Abordagem inicial".

Papel da equipe multiprofissional

- Será importante articular os cuidados de saúde infantil com a equipe de enfermagem. Em situações de maior angústia dos pais, pode ser interessante agendar uma visita domiciliar e ajudá-los, *in loco*, na abordagem da criança, compreendendo melhor algumas das suas dificuldades.
- O ensino das massagens também pode ser feito por enfermeiros ou fisioterapeutas. Sessões de ensino podem ser úteis para capacitar os pais nesse cuidado, tendo sempre a atenção para não exagerarem na sua frequência, nem na intensidade.
- Ter atenção à forma como a criança está mamando pode ser útil.
- Conselheiras de amamentação também podem ter um papel importante nesse domínio.

ÁRVORE DE DECISÃO

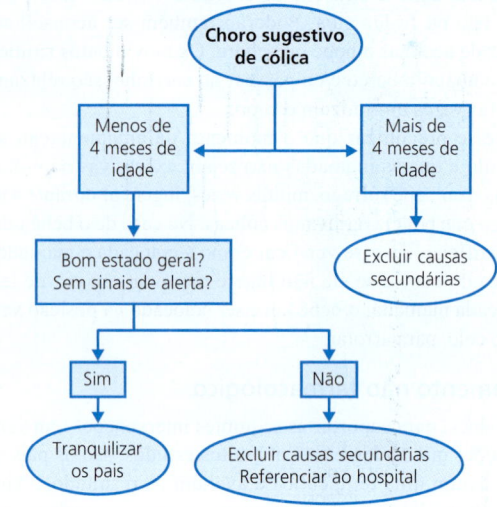

> **Dicas**
>
> ▶ É fundamental compreender que o choro é um modo de comunicação do bebê, ajudando-o a expressar-se muito bem na maioria das vezes. Ao fim de pouco tempo, os pais sabem compreender relativamente bem os vários choros que o bebê apresenta, sendo os seus melhores intérpretes. É fundamental perguntar aos pais de que tipo de choro se trata.
>
> ▶ É impossível prever quais serão os bebês que vão passar pelas cólicas e, apesar de muito angustiante para os pais, essa situação é geralmente benigna e autolimitada. O fundamental é, após correta anamnese e exame físico no sentido de excluir patologia grave, criar empatia com os pais e explicar calmamente o que está acontecendo com o seu filho.
>
> ▶ Os médicos de família e comunidade têm o dever de zelar pelos seus pacientes cumprindo os princípios da prevenção quaternária. Nesse sentido, é importante não sobremedicar sintomas normais de desenvolvimento e evitar possíveis efeitos adversos desses medicamentos com poucas provas científicas, bem como gastos adicionais para pais já sobrecarregados nesta fase tão importante.

REFERÊNCIAS

1. Wessel MA, Cobb JC, Jackson EB, Harris GS Jr, Detwiler AC. Paroxysmal fussing in infancy, sometimes called colic. Pediatrics. 1954;14(5):421-435.

2. Brazelton TB, Sparrow JD. A criança e o sono: o método Brazelton. 3. ed. Lisboa: Presença; 2004.

3. Turner TL, Palamountain S. Infantile colic: management and outcome [Internet]. Waltham: UpToDate; 2018 [capturado em 25 jun. 2018]. Acesso restrito. Disponível em: https://www.uptodate.com/contents/infantile-colic-management-and-outcome.

4. Biagioli E, Tarasco V, Lingua C, Moja L, Savino F. Pain-relieving agents for infantile colic. Cochrane Database Syst Rev. 2016;9:CD009999.

5. Schreck Bird A, Gregory PJ, Jalloh MA, Risoldi Cochrane Z, Hein DJ. Probiotics for the treatment of infantile colic: a systematic review. J Pharm Pract. 2017;30(3):366-374.

6. Dobson D, Lucassen PL, Miller JJ, Vlieger AM, Prescott P, Lewith G. Manipulative therapies for infantile colic. Cochrane Database Syst Rev. 2012;12:CD004796.

CAPÍTULO 119

Febre e convulsão no lactente

Thais Zenero Tubero

Aspectos-chave

▶ A febre é uma das manifestações de provável doença infecciosa, que não representa a doença em si, mas um sintoma fisiológico com papel imunológico importante.

▶ Embora o valor da temperatura possa causar medo e ansiedade aos pais e cuidadores, a vigilância do estado geral da criança é o foco de atenção nos quadros febris.

▶ Recém-nascidos (RNs) e lactentes até 2 meses de idade merecem maior atenção para quadros febris, pois formam um grupo de maior risco para doença bacteriana grave.

▶ A rotina de vacinação para *Haemophilus influenzae* tipo B e para os diversos tipos de pneumococos alterou o perfil epidemiológico das doenças bacterianas nos lactentes, o que se refletiu em algumas mudanças sugeridas pelos protocolos atuais.

Caso clínico 1

Luísa, 22 dias de vida, foi levada ao serviço de saúde por ter apresentado febre aferida de 38,3°C. Segundo sua mãe, não apresentou nenhum sintoma associado, negava tosse, coriza, alterações de hábito intestinal, evidenciando boa diurese. Em aleitamento materno exclusivo, estava apresentando boa aceitação. Ao exame físico, apresentava-se em bom estado geral, sem demais alterações.

Caso clínico 2

Carlos, 2 meses, é trazido ao serviço de saúde por ter apresentado febre durante a noite anterior. Segundo os pais, a criança está irritada e chorosa nos períodos de febre, por isso optaram por trazê-la. Foi medicado com paracetamol. Com a criança dormindo ao exame, foi avaliado bom estado geral, temperatura axilar de 37,5°C, frequência respiratória de 40 ipm e frequência cardíaca de 160 bpm. Não foi encontrado foco infeccioso ao exame físico.

Caso clínico 3

Lucas, 2 anos e 3 meses, sem antecedentes patológicos, apresenta coriza hialina há um dia e febre não aferida. Foi trazido pela avó, que referia que a criança apresentou crise convulsiva há 2 horas com perda de consciência, cianose labial e movimentos tônico-clônicos nos membros com duração de mais ou menos 2 minutos. Não há antecedentes familiares de crises epilépticas. Ao exame físico, apenas hiperemia de oroscopia, sinais meníngeos negativos.

Teste seu conhecimento

1. Em relação ao Caso clínico 1, qual deve ser a conduta?
   a. Referenciar ao pronto-socorro infantil, com a orientação de que é possível que a criança fique hospitalizada para exames e observação
   b. Suspeitar de hipertermia por excesso de roupas. Observar retorno da febre para poder aferi-la em condições mais adequadas
   c. Quadro de febre sem sinais localizatórios em lactente. Orientar o aumento da oferta de leite materno, medicar com antitérmico e retorno em 24 horas na unidade para reavaliação
   d. Mesmo com exame físico normal, solicitar hemograma e hemocultura, urina 1 e urocultura, radiografia torácica e agendar retorno em 24 horas

2. Em relação ao Caso clínico 2, qual deve ser a conduta?
   a. Referenciar ao pronto-socorro infantil, com a orientação de que é possível que a criança fique hospitalizada para exames e observação
   b. Suspeitar de hipertermia por excesso de roupas. Observar retorno da febre para poder aferi-la em condições mais adequadas
   c. Quadro de febre sem sinais localizatórios em lactente. Orientar o aumento da oferta de leite materno, medicar com antitérmico e retorno em 24 horas na unidade para reavaliação
   d. Mesmo com exame físico normal, solicitar hemograma e hemocultura, urina 1 e urocultura, radiografia torácica; se todos normais, agendar retorno em 24 horas para reavaliação

3. Sobre o Caso clínico 3, a conduta mais adequada é:
   a. Tranquilizar os pais quanto à benignidade do quadro e orientar sinais de alerta
   b. Solicitar eletrencefalograma e depois decidir conduta
   c. Prescrever fenobarbital por 6 meses
   d. Prescrever benzodiazepínico oral em vigência de febre

4. Em relação à febre, pode-se afirmar que:
   a. Os RNs constituem um grupo de risco
   b. O valor elevado da temperatura na febre não está relacionado ao aumento do risco de convulsões
   c. Deve-se preferir o uso de antitérmicos à realização de outras medidas para baixar a temperatura, como banho e compressas frias
   d. Todas as alternativas estão corretas

5. Com relação à convulsão febril, assinale a alternativa correta:
   a. Para prevenção da convulsão febril e de sua recorrência, utiliza-se diazepam, em formulação oral e com uso contínuo
   b. Quando ocorre déficit neurológico, não está indicado o eletrencefalograma
   c. Diante de novo quadro de febre alta, pode-se verificar recorrência na maior parte das crianças que já tiveram outros episódios
   d. Ocorre somente em crianças com febre acima de 39°C

Respostas: 1A, 2D, 3A, 4D, 5C

Do que se trata

Classificação e/ou diagnóstico diferencial

Os quadros febris representam uma das queixas mais frequentes na clínica pediátrica, sendo que, na grande maioria das vezes, podem ser conduzidos na complexidade da atenção primária à saúde (APS).

A febre é uma queixa comum em lactentes e crianças e representa 10,5 a 25% das visitas aos serviços de saúde. A febre pode ter origem infecciosa e não infecciosa, embora, em sua maioria, seja provocada por infecções virais autolimitadas. Quando causada por infecções virais, é mais comum que as crianças apresentem um foco clínico aparente, geralmente provocado por infecções em vias aéreas superiores e gastrenterites.

Do ponto de vista clínico, há duas situações bem distintas que geram menos dúvidas sobre as condutas a serem tomadas: nos casos em que é possível definir a etiologia e não há sinais de gravidade, faz-se a prescrição de sintomáticos e orienta-se quanto aos sinais de alerta para retorno/reavaliação; nos casos em que há sinais clínicos evidentes de toxemia, faz-se necessário o referenciamento imediato para serviços de urgência. Porém, em cerca de 20% dos casos, há apenas a presença da febre sem sintomas associados ou alterações no exame físico, e são esses os casos que geram as maiores dúvidas quanto às condutas no atendimento.

Este capítulo pretende contribuir para o conhecimento, a abordagem e a decisão clínica nas situações de primeiros cuidados que envolvem lactentes febris, principalmente nos casos de febre sem sinais localizatórios (FSSL).

Febre

A temperatura corporal interna é mantida dentro de limites próximos de 37°C por intermédio de um centro termorregulador, localizado no sistema nervoso central (SNC). A febre pode ser causada por diversos estímulos, de natureza infecciosa, tóxica, imunológica, metabólica ou farmacológica. Os agentes capazes de causar febre são denominados pirógenos exógenos. Eles são capazes de afetar as células responsáveis pela resposta inflamatória (macrófagos, leucócitos, linfócitos e outras) e induzi-las a produzir os pirógenos endógenos, que atuarão no centro termorregulador hipotalâmico, elevando o ponto de ajuste programador da temperatura interna. Esse processo desencadeia uma série de mecanismos, que resultam em conservação e geração de calor na periferia, determinando a febre. Tais mecanismos variam de acordo com a temperatura ambiente: em ambiente frio ou neutro, a elevação da temperatura ocorre pela vasoconstrição periférica; em ambiente quente, a mesma elevação de temperatura pode se dar pela diminuição da sudorese.

Hipertermia vs. febre

Clinicamente, é necessário diferenciar a febre da hipertermia, pois a conduta se dará de forma diferenciada. Nas situações habituais, o termostato hipotalâmico está regulado para um patamar próximo a 37°C; com a febre, há necessidade de diminuir as perdas de calor, ocorrendo vasoconstrição periférica, diminuição da sudorese, sensação de frio, calafrios e tremores. A hipertermia, que é menos frequente, geralmente ocorre em situações de atividades físicas, ondas de calor atmosférico, alguns casos de desidratação e doenças como hipertermia maligna. Não havendo mudança no centro hipotalâmico, existe a necessidade de aumentar as perdas de calor, observando-se vasodilatação cutânea, sudorese abundante e sensação de calor. Essa situação frequentemente acontece com RNs levados aos serviços médicos por febre, mas que revelam um quadro de hipertermia por excesso de roupas ou cobertas em um clima predominantemente tropical.

Medo da febre

O temor e a ansiedade exacerbada em relação à febre e a tendência de combatê-la rapidamente se instalaram em nossa sociedade nos últimos 50 anos, em razão de uma grande estratégia de *marketing* da indústria farmacêutica para o consumo de antitérmicos. Tal interpretação em relação à febre repercute tanto na sobreutilização dos serviços quanto no potencial medicalizante de quadros autolimitados.

Cabe à equipe de saúde da família desmistificar essa tendência, ao explicar aos pais e cuidadores que o principal motivo para baixar a febre da criança é diminuir o seu desconforto e aliviar seu sofrimento. Esse trabalho deve ser feito em todos os atendimentos, principalmente nas consultas de rotina em que a criança não apresenta um quadro agudo, o que permite aos pais e cuidadores tirarem suas dúvidas com mais calma e sem estar acompanhados do "desespero" causado pela febre.

Alguns pontos levantados a seguir podem ser discutidos e alguns mitos desconstruídos com a finalidade de desmistificar o medo da febre:

- A temperatura não sobe indefinidamente se não for medicada.
- A febre mais elevada não é sinal de que a doença é mais grave, e não há maior risco de convulsões.
- Após o uso de antitérmicos, a temperatura costuma baixar, porém nem sempre retorna para os valores da normalidade.
- Administrar antitérmicos não mascara o que se passa com a criança; a febre pode baixar, porém os demais sintomas que a acompanham continuam presentes.

Febre sem sinais localizatórios

O termo FSSL corresponde à ocorrência de febre em uma criança em que história e exame físico, cuidadosos, não revelam a causa da febre. Conceitualmente, essa febre deve ter menos de 7 dias de duração, mas, na prática, a grande maioria dos casos tem febre há menos de 2 a 3 dias.

Embora a maioria das crianças febris apresente infecções virais autolimitadas, uma pequena proporção, mas não insignificante, terá uma infecção bacteriana grave: bacteriemia oculta, meningite bacteriana, infecção do trato urinário (ITU), pneumonia, artrite séptica, osteomielite e enterite. A incidência de infecção bacteriana grave foi estimada em 6 a 10% em lactentes com menos de 3 meses e 5 a 7% em crianças entre 3 e 36 meses. No entanto, durante a última década, foram incorporadas no Programa Nacional de Imunização (PNI) as vacinas de rotina para *H. influenzae* tipo B e alguns tipos de *Streptococcus pneumoniae*, o que alterou significativamente essa epidemiologia.

Convulsão febril

A convulsão febril é um evento bastante comum na infância. Estima-se que 2 a 5% das crianças apresentem pelo menos uma crise convulsiva na vigência de febre e, como tal, é o evento convulsivo mais comum em crianças menores de 60 meses. Cerca de 30 a 40% dessas crianças terão pelo menos uma recorrência da crise, também associada à febre.

A convulsão febril é definida conforme os seguintes critérios:

- Convulsão tônico-clônica generalizada acompanhada de febre (temperatura acima de 38°C por qualquer método).
- Crianças de 6 a 60 meses de idade.
- Duração de até 15 minutos.
- Retorno do nível de consciência após o término da convulsão.
- Única crise convulsiva em 24 horas.
- Ausência de doença neurológica ou distúrbio metabólico que produza convulsões.
- Ausência de história de convulsão afebril.

As convulsões febris são divididas em simples e complexas (Quadro 119.1). Em crianças que apresentaram convulsões febris simples, não houve evidência de aumento de mortalidade, hemiplegia ou déficit cognitivo. Durante a avaliação e acompanhamento, o risco de epilepsia após uma convulsão febril simples mostrou-se apenas ligeiramente superior ao da população em geral, ao passo que o principal risco associado a convulsões febris simples foi a recorrência em apenas um terço das crianças.

O diagnóstico diferencial mais importante da convulsão febril, que necessita ser prontamente estabelecido, é o de meningite que pode cursar com convulsão. Além disso, não se devem confundir calafrios, que surgem por ocasião de bacteriemia ou da elevação rápida da temperatura, com convulsão febril.

O que fazer

Anamnese e exame físico

A febre em si não representa um grande problema em crianças sem patologias de base. O desafio clínico, sobretudo ligado aos RNs e lactentes jovens, está relacionado à pequena possibilidade de quadros febris inespecíficos cursarem com doença bacteriana grave, isto é, agravarem-se com sepse, meningite, pneumonia, infecção urinária, artrite séptica, osteomielite.

É importante ressaltar que a percepção de febre pelos pais ou cuidadores deve ser sempre valorizada, ainda que a temperatura não tenha sido aferida por eles. Para todas as crianças, o atendimento inicial, no pronto atendimento ou em consultas não previamente agendadas na Unidade Básica de Saúde (UBS), visa identificar sinais de gravidade; para tanto, a anamnese e o exame físico são fundamentais.

A febre pode levar a alterações do estado geral e irritabilidade, além de taquicardia e taquipneia. Perguntar sobre o comportamento da criança na ausência de febre fornece informação relevante, mas a redução da temperatura, provavelmente, será

Quadro 119.1 | Convulsões febris simples e complexas

Convulsão febril simples	Convulsão febril complexa (uma ou mais das características a seguir)
Duração inferior a 15 minutos	Duração superior a 15 minutos (pode evoluir para estado de mal epiléptico)
Generalizada	Manifestações focais
Uma única crise no período de 24 horas	Mais de uma crise em 24 horas
Sem problemas neurológicos prévios	Antecedentes neurológicos prévios

Fonte: American Academy of Pediatrics.[1]

exigida para uma boa avaliação em crianças menores ou nas situações de febres altas.

Exames complementares

O controle de hemófilos e pneumococos deve influenciar os valores preditivos positivos de alguns exames. A necessidade de exames complementares varia de acordo com a idade e o quadro clínico associado, assim como de acordo com os diversos protocolos. Esse tema será abordado com mais detalhamento nos itens a seguir.

Conduta proposta

Febre sem sinais localizatórios por faixa etária

Febre sem sinais localizatórios até 28 dias

Em pacientes com menos de 28 dias de vida, devido a níveis baixos de imunoglobulina G (IgG) e de atividade neutrofílica, o risco de doença bacteriana grave é muito maior. Alguns estudos tentaram utilizar critérios para estratificação do risco nessa faixa etária, mas tanto os critérios de Rochester quanto os de Philadelfia não conseguiram identificar os RNs de alto risco. Em sua maioria, a causa da febre está relacionada com ITU e bacteriemia oculta. Mesmo a confirmação viral de infecção não exclui a possibilidade de bacteriemia oculta.

Considerando tais características, nesta idade, está indicada a coleta de exames, internação e antibioticoterapia intravenosa até a obtenção dos resultados finais das culturas. Os exames indicados são hemograma completo, hemocultura, radiografia torácica, urina 1 e urocultura por sondagem vesical de alívio (ou punção suprapúbica) e líquido cerebrospinal (LCS) com quimiocitológico e cultura. É importante ressaltar que mesmo com exames laboratoriais normais, a coleta de LCS é mandatória, pois as alterações no hemograma não estão relacionadas à possibilidade do RN apresentar meningite.

Até que a investigação termine e seja definida a etiologia, os esquemas terapêuticos se baseiam nos antibióticos de amplo espectro: cefalosporina de 3ª geração (ceftriaxona ou cefotaxima) ou gentamicina em associação com ampicilina, uma vez que os principais agentes patogênicos são estreptococo do grupo B, enterobactérias e *Listeria monocytogenes*.

Febre sem sinais localizatórios de 28 dias a 3 meses

A faixa etária da criança entre 28 dias e 3 meses corresponde ao grupo mais heterogêneo. Sua abordagem foi bastante modificada ao longo dos anos em função das mudanças epidemiológicas que ocorreram após a introdução de algumas vacinas. Dessa maneira, a literatura não apresenta evidências fortes para que se possa indicar uma única abordagem dos pacientes deste grupo, bem como o grau de intervenções necessárias.

Nessa faixa etária, a sensibilidade da avaliação clínica para afastar doenças bacterianas graves e potencialmente letais é baixa. Estudos indicam que bacteriemia pode ser identificada em 4 a 15% das crianças, recomendando que elas sejam submetidas a uma investigação laboratorial que inclui hemograma e hemocultura, urina tipo 1 e urocultura. Na presença de alteração (hemograma com contagem leucocitária maior do que 15.000/mm^3 ou menor do que 5.000/mm^3, urina 1 com mais de 10 leucócitos por campo ou mais do que 10.000 leucócitos/mL), a criança é avaliada como de alto risco, e a abordagem do caso deve seguir a recomendação para menores de 28 dias, incluindo a coleta de LCS.

As crianças sem alterações nos exames iniciais são consideradas de baixo risco e devem ser avaliadas em nível ambulatorial, diariamente, na UBS, desde que os pais ou cuidadores estejam cientes e de acordo com o plano terapêutico e que haja garantia de retorno e acesso rápido ao serviço no caso de uma piora do quadro.

Em relação aos pacientes com menos de 2 meses, há uma ressalva a ser acrescentada. Alguns estudos encontraram a prevalência de 4,1 casos de meningite para cada 1.000 crianças com febre. Assim, alguns protocolos sugerem que a abordagem de crianças menores de 2 meses seja a mesma que para RNs e se realize a coleta de todos os exames, inclusive LCS. Se houver exames alterados, internação e antibioticoterapia são mandatórias.

Febre sem sinais localizatórios acima de 3 meses

Em crianças com mais de 3 meses, é mais fácil que se localizem os sintomas, assim como o exame físico se torna mais tranquilo e efetivo, embora exista uma diferença significativa entre 3 meses e 3 anos de idade. Em um dos estudos que incluiu crianças de 3 meses a 3 anos, *Escherichia coli* foi a principal causa de bacteriemia em lactente. Esse patógeno também foi causa mais comum de bacteriemia em lactentes jovens.

Atualmente, nos pacientes maiores de 3 meses, em populações em que a cobertura vacinal pneumocócica é maior do que 80%, a taxa de doença bacteriana grave nos quadros de FSSL é menor do que 0,5%. No Brasil, há uma cobertura vacinal de mais de 80% nas crianças menores de um ano de idade. Considerando essa realidade, para as crianças previamente hígidas, com ao menos duas doses da vacina para pneumococo e em bom estado geral, a coleta de exames séricos e a radiografia torácica não estão indicadas de rotina.

Para as crianças que não receberam as duas doses da vacina ou que apresentarem temperatura acima de 39°C, está indicada a coleta de hemograma e hemocultura, urina 1 e urocultura. Se a contagem leucocitária for superior a 20.000/mm^3, aumenta-se a suspeita de doença bacteriana grave, em particular, bacteriemia oculta ou pneumonia; por isso, sugere-se a realização de radiografia torácica. Ainda que os exames não apresentem alterações, recomenda-se avaliação ambulatorial em 24 horas e orientação de retorno imediato se houver sinais de alerta.

Convulsão febril

Na abordagem da crise aguda em andamento, não há divergência quanto ao que deve ser feito: controle da febre com antitérmicos e administração parenteral ou retal de benzodiazepínicos (midazolam, diazepam, lorazepam) são as primeiras condutas. Na persistência da crise, a criança deve ser referenciada a serviços pediátricos de emergência para administração de fenitoína ou fenobarbital, que exigem monitorização hospitalar.

O atendimento das crianças com convulsão febril simples deve ser direcionado para identificar a causa da febre com atenção especial ao diagnóstico de meningite. Em geral, não requer investigação secundária. A punção do LCS deve ser realizada em todas as crianças com sinais e sintomas de infecção do SNC, sendo opção em crianças de 6 a 12 meses, se a vacinação contra *H. influenzae* tipo B ou pneumococos não estiver atualizada ou for desconhecida e também nas crianças em uso de antimicrobianos.

Na APS, uma questão importante a ser abordada é o tratamento profilático. Deve-se primeiramente considerar o caráter benigno da convulsão febril simples. Embora haja evidências de que o uso contínuo de anticonvulsivantes diminua a recorrência de crises, sua potencial toxicidade supera os pequenos riscos da crise em si. Em caso de grande ansiedade dos pais, sugere-se o tratamento intermitente por curto período de tempo, mas o tratamento contínuo não é recomendado. Cabe aqui retomar que o uso de antitérmicos não é efetivo para a prevenção de crises.

Em relação à orientação familiar, deve-se alertar quanto à benignidade do quadro, à possibilidade de recorrência e ao risco levemente aumentado de desenvolver epilepsia no futuro, mas sempre com o objetivo de que a criança possa levar uma vida normal. Os cuidados durante a crise também devem ser orientados. Proteger contra traumas durante o período ictal, impedir que se coloque algum objeto na boca da criança, prevenir aspiração de saliva no período pós-ictal e monitorar o tempo de crise são algumas das medidas que devem ser orientadas. Por fim, os pais devem ser alertados quanto à relação entre vacinação e crises febris, mas sempre encorajar para que vacinem seus filhos.

Tratamento da febre

Febre e antitérmicos

Os principais antitérmicos utilizados no Brasil e suas doses são apresentados na Tabela 119.1. Não há contraindicações para crianças que não apresentam doenças de base (hepatopatia, nefropatia, coagulopatia), e todos apresentam ótima tolerabilidade, comprovada por estudos e longos anos de experiência clínica.

Não há estudos que permitam definir a eficácia de um medicamento em relação a outro. Entretanto, já é bem definido na literatura que nenhum deles, por mais precocemente que seja usado, é capaz de prevenir convulsões febris. O ácido acetilsalicílico (AAS) não deve ser utilizado com antitérmico em lactentes, por sua associação com síndrome de Reye, gastropatias e reações idiossincrásicas.

Há algumas situações em que a febre pode não baixar mesmo com o uso de antitérmicos ou recorrer em menos de 4 a 6 horas. Nesses casos, pode-se utilizar uma classe de antitérmico diferente da administrada anteriormente.

> **Dicas**
> - Cada atendimento de rotina de puericultura é uma oportunidade para educar sobre a "fobia da febre" e sobre quando procurar atendimento médico.
> - Orientar claramente pais e cuidadores sobre sinais de alerta e a necessidade de retorno.

Tabela 119.1 | Antitérmicos, com principais apresentações

Antitérmico	Dose	Apresentação	Idade
Dipirona	10-25 mg/kg/dose, a cada 4-6 horas Dose máxima: 4 g/dia	▶ Gotas: 500 mg/mL (20 gotas/mL) 1 gota = 25 mg ▶ Suspensão oral: 50 mg/mL ▶ Comprimido: 500 mg ou 1 g ▶ Supositório: 300 mg	> 3 meses
Paracetamol (acetaminofeno)	10-15 mg/kg/dose, a cada 4-6 horas Dose máxima: 75 mg/kg/dia (até 4 g/dia)	▶ Gotas: 100 mg/mL (14-16 gotas/mL) 1 gota = 7 mg ou 15 mg ▶ Suspensão oral: 32 mg/mL ▶ Comprimido: 500 mg ou 750 mg	Neonatal
Ibuprofeno	5-10 mg/kg/dose, a cada 6-8 horas (máx.: 400 mg/dose) Dose máxima: 40 mg/kg/dia (até 1,2 g/dia)	▶ Gotas: 50 mg/mL ou 100 mg/mL 1 gota = 5 mg ou 10 mg ▶ Suspensão oral: 20 mg/mL ▶ Comprimido: 400 mg	> 6 meses (pouco estudo < 6 m)

Quando referenciar

Ver, no Quadro 119.2, quando referenciar em casos de febre.

Erros mais frequentemente cometidos

- ▶ Considerar que o bom estado geral dos RNs e dos lactentes de 1 a 3 meses é suficiente para descartar doença bacteriana grave
- ▶ Deixar de abordar os sinais de alerta que obrigatoriamente fazem com que a criança deva ser trazida ao serviço de saúde para avaliação
- ▶ Deixar de abordar expectativas e medos dos pais em relação à febre em consultas de rotina

Quadro 119.2 | Quando referenciar em casos de febre

- ▶ Sinais de toxemia em qualquer faixa etária
  - Queda do estado geral
  - Rigidez de nuca ou abaulamento de fontanela
  - Irritabilidade, gemência ou choro contínuo
  - Hipoatividade, sonolência ou torpor
  - Alterações do nível de consciência
  - Alterações do padrão respiratório
  - Má perfusão periférica
  - Hipotensão
- ▶ Qualquer RN febril até 28 dias
- ▶ Convulsões febris complexas

Atividades preventivas e de educação

Antes de tudo, é necessário que esteja claro aos pais e cuidadores que a febre é um sintoma fisiológico geralmente associado a infecções, e não uma doença, e que costuma ser de curta duração e autolimitado, cerca de 3 a 5 dias. No momento da febre, a ansiedade de saber se estão diante de um quadro grave dificulta o diálogo em torno dessa questão. Por esse motivo, é ideal que o tema "febre" seja abordado em consultas de rotina de puericultura, a fim evitar o desespero pela redução da febre ou pela avaliação imediata do médico a qualquer hora do dia/noite.

O uso do antitérmico pelos pais deve ser encorajado, uma vez que a febre em si é motivo de desconforto e irritabilidade na maior parte das crianças.

REFERÊNCIA

1. American Academy of Pediatrics. Febrile seizures: clinical practice guideline for the long-term management of the child with simple febrile seizures. Pediatrics. 2008;121(6):1281-6.

CAPÍTULO 120

Refluxo gastresofágico na criança

Guilherme Emanuel Bruning
José Ivo Scherer

Aspectos-chave

▶ O refluxo gastresofágico (RGE) é uma condição comum nas crianças, que se resolve espontaneamente em quase 100% dos casos até os 18 meses de idade.

▶ Os vômitos e as regurgitações são a apresentação mais comum no lactente; no entanto, não são específicos do RGE, devendo-se sempre pensar em possíveis diagnósticos diferenciais.

▶ A doença do RGE ocorre quando o refluxo está associado a sintomas preocupantes ou a complicações, ocorrendo mais raramente na população pediátrica, devendo ser investigada.

▶ É importante não se esquecer de pesquisar os sinais de alerta, os quais direcionam a investigação para diagnósticos diferenciais e complicações.

▶ O tratamento do RGE não complicado envolve orientações e medidas não farmacológicas, reservando o tratamento farmacológico para a doença de refluxo gastresofágico (DRGE) ou complicações.

Caso clínico

Rafaela e Carlos tiveram seu primeiro filho há 7 meses, chamado Gustavo. Eles procuraram a sua Unidade de Saúde para que Gustavo fosse avaliado pelo médico. Gustavo apresentou três episódios de chiado no peito, e os três ocorreram de forma persistente. O primeiro desses episódios ocorreu há 1 mês, quando a criança tinha 6 meses de vida. O segundo e terceiro episódios ocorreram nos últimos 10 dias. No momento, a criança está assintomática. Quando o chiado no peito ocorreu, os pais levaram a criança até um pronto atendimento próximo, e ele foi medicado com bombinhas – *spray* de salbutamol. O tratamento surtiu efeito, e a criança melhorou após 24 horas. Os pais de Gustavo não se surpreenderam com o tratamento realizado, pois Rafaela é asmática e já conhece o *spray* de salbutamol, utilizando-o eventualmente. Nenhum dos pais é tabagista, e a criança não apresenta nenhum problema no seu crescimento e desenvolvimento até o momento. Faz acompanhamento regular na Unidade de Saúde em consultas de puericultura. Gustavo foi amamentado exclusivamente até o quarto mês de vida ao seio materno, e em razão do retorno da mãe ao trabalho, a partir do quarto mês, utilizou fórmula infantil, e a partir do sexto mês de vida, alimentação complementar com papinhas e sucos. Segundo a mãe, Gustavo, além das crises de chiado no peito, apresentou também um aumento da frequência de vômitos alimentares logo após as refeições e mamadeiras. O médico avaliou a criança e prescreveu *spray* de salbutamol para as crises, além de domperidona. Ele avisou a família que o medicamento trataria o RGE, evitando, assim, as crises de chiado que haviam ocorrido até então. Sugeriu reavaliar o pequeno Gustavo em 60 dias.

Teste seu conhecimento

1. Considerando os achados da história clínica descritos no caso, qual hipótese diagnóstica deveria ser considerada após a avaliação?
    a. Esofagite
    b. Alergia alimentar
    c. Estenose do piloro
    d. RGE oculto

2. Qual das alternativas a seguir NÃO é uma característica que, em geral, indica DRGE?
    a. Irritabilidade e choro excessivo
    b. Otites médias de repetição
    c. Pneumonias de repetição
    d. Posição arqueada e choro após mamar

3. Entre as opções a seguir, qual delas é um sinal de alerta?
    a. Vômitos que se iniciam após os 6 meses de idade
    b. Cólicas associadas
    c. Ganho de peso ascendente
    d. Vômitos após a alimentação

4. Em relação ao Caso clínico, qual seria a conduta mais apropriada?
    a. Elevar a cabeceira da cama da criança em 40 graus
    b. Engrossar/espessar os alimentos ofertados à criança, com amido de milho
    c. Evitar agitar o bebê após mamar, alimentar mais vezes e com menos volume e evitar sentá-lo no carrinho após mamar
    d. Investigar o sistema respiratório e referenciar para diagnóstico diferencial

5. Em relação ao medicamento prescrito (domperidona), qual seria uma conduta adequada?
    a. Aumentar a dose do medicamento
    b. Adicionar ranitidina
    c. Adicionar omeprazol
    d. Suspender o medicamento

Respostas: 1D, 2B, 3A, 4D, 5D

Do que se trata

O RGE na criança é um evento fisiológico e que envolve retorno de conteúdo gástrico para o esôfago, com ou sem regurgitação. Pode-se afirmar que todas as crianças terão algum episódio de RGE durante alguma fase do seu desenvolvimento.[1] É uma condição com alto índice de resolução espontânea, tornando-se menos frequente com a idade e evoluindo quase sempre sem sequelas.[2]

O termo RGE denomina um evento funcional, em uma criança saudável e sem anormalidades subjacentes, e que ocorre, em geral, após alimentação. Incide majoritariamente entre 1 e 4 meses de idade, resolvendo-se espontaneamente em 90% das crianças afetadas antes de 1 ano de idade, e em quase 100% antes dos 18 meses.[3] Costuma gerar muita ansiedade nos pais, resultando em grande número de visitas aos médicos. Nos EUA, até 20% dos pais e/ou cuidadores buscam atendimento para as crianças devido ao refluxo fisiológico.[4] Nos lactentes, é a principal causa de vômitos e regurgitações. É uma condição comum, que afeta até 40% das crianças com menos de 1 ano e que se inicia na maioria das vezes antes das 8 semanas de vida e que, em crianças afetadas, ocorre com frequência (pelo menos, 5% das crianças afetadas têm seis ou mais episódios ao dia).[3] Quando o refluxo se manifesta patologicamente associado a sintomas preocupantes ou a complicações, pode-se chamar a condição de DRGE.[5] Tem incidência entre 3,4 e 12% em crianças menores de 1 ano, sendo mais resistente à resolução espontânea após o primeiro ano de idade.[6]

Classificação e diagnóstico diferencial

O diagnóstico de RGE deve ser considerado em todos os lactentes que apresentam regurgitações e/ou vômitos. Regurgitações são passagens de conteúdo gástrico por meio da faringe ou da boca, sendo, algumas vezes, expelido. Ocorrem sem esforço e não são projetadas (em jato). A intensidade dos sintomas pode ser variável, sendo, em geral, pós-prandiais (mas não só nessas ocasiões) e podem ser precedidos de movimentos mastigatórios ou de deglutição (ruminação). Em crianças pré-escolares e escolares, episódios de refluxo podem ser acompanhados de epigastralgia e pirose, de forma semelhante aos indivíduos adultos.

Deve-se considerar a DRGE quando ocorre RGE que causa sintomas preocupantes (p. ex., dor ou desconforto), ou quando ocorrem complicações associadas, como esofagite, aspiração pulmonar, baixo ganho pôndero-estatural, ou mudanças no comportamento.[3,5] O Quadro 120.1 permite caracterizar as diferenças de sintomas entre o refluxo fisiológico e a DRGE nas crianças.

Algumas condições clínicas prévias podem favorecer a ocorrência do RGE e suas complicações: doença neurológica ou atraso de desenvolvimento neuropsicomotor, obesidade, síndromes genéticas, acalasia, história familiar de doença do refluxo ou carcinoma gastresofágico, atresia esofágica (já reparada cirurgicamente), prematuridade, hérnias hiatais e doenças respiratórias crônicas (asma, displasia broncopulmonar, fibrose cística e bebês chiadores).[3,7]

O que fazer

Anamnese

Os sintomas associados ao RGE na criança são de baixa sensibilidade e especificidade (B). Nos lactentes, os sintomas mais prevalentes são os vômitos e as regurgitações, porém eles não são distinguíveis dos vômitos causados por outras condições (ver diagnóstico diferencial para vômitos em crianças no Cap. 116, Vômito e diarreia no lactente). Além disso, nos lactentes e crianças não verbais, existe uma baixa confiabilidade na caracterização dos sintomas em termos de quantidade e qualidade. Nos pré-escolares, escolares e adolescentes, os sintomas são mais típicos, de maneira semelhante aos indivíduos adultos (C). Deve-se direcionar a história para a exclusão de sinais e sintomas que possam indicar alerta (*red flags*), os quais podem sugerir diagnósticos diferenciais que necessitam investigação adicional ou referenciamento, conforme o julgamento clínico e os recursos disponíveis.[3,7,8]

Além disso, é importante reconhecer crianças que já tenham desenvolvido a DRGE, conforme o Quadro 120.1.[3]

A Sociedade Norte-Americana de Gastrenterologia e Nutrição Pediátrica[7,8] e o National Institute for Health and Care Excellence (NICE)[3] assinalam alguns sinais de alerta em crianças com RGE. A sua ocorrência, além de sintomas sugestivos de doença do refluxo (Quadro 120.1), indica a necessidade de investigação complementar. Os sinais de alerta estão resumidos no Quadro 120.2, em que se encontram os possíveis diagnósticos diferenciais.

Bastante recomendável é a utilização da técnica da medicina centrada na pessoa. Deve-se explorar, junto aos pais, a experiência com os sintomas e as principais preocupações que levaram à busca de atendimento médico, além da história e contexto familiar da criança (funcionamento da dinâmica fa-

Quadro 120.1 | Diferenças entre refluxo gastresofágico (RGE) e doença do refluxo gastresofágico (DRGE)

RGE	DRGE
Regurgitações e/ou vômitos	Regurgitação e/ou vômitos
Ganho de peso adequado	Baixo ganho de peso
	Comprometimento de desenvolvimento
	Recusa alimentar
	Hipersalivação
Sem sinais de esofagite	Dor abdominal
	Pirose/dor torácica
	Irritabilidade
	Choro excessivo
	Posição arqueada
	Sangramento digestivo
	Anemia ferropriva
	Disfagia
Sem sintomas respiratórios significativos	Estridor e espasmo laríngeo
	Sibilância
	Pneumonia aspirativa
	Doença intersticial pulmonar
Sem alteração de comportamento	Alterações do sono
	Convulsões
	Síndrome de Sandifer – hiperextensão do pescoço (opistótono), torcicolo, simulando distonia, como defesa contra o refluxo

Fonte: National Collaborating Centre for Women's and Children's Health[3] e Vandenplas e colaboradores.[7,8]

miliar, fonte de estresse, uso de fármacos, depressão pós-parto e outras condições). Essas questões são de fundamental importância no esclarecimento da grande maioria das condições que se apresentam na atenção primária à saúde (APS), que geram muita ansiedade nos pais/cuidadores, tendo evolução autolimitada e não produzindo sequelas ou aumento de mortalidade.[4] Muitos pais consideram incomum a quantidade de regurgitações apresentadas pelo bebê, apesar de serem adequadas para a idade na maioria dos casos. Pode-se solicitar aos pais a confecção de um diário de sintomas, o qual auxilia na correlação da sua ocorrência com a alimentação e hábitos de vida, além de proporcionar uma ativa participação dos pais na compreensão do problema.[5]

Quadro 120.2 | **Sinais de alerta em crianças com vômitos e regurgitações e diagnósticos diferenciais**

Sinais de alerta	Diagnósticos diferenciais
Vômitos biliares	Obstrução intestinal
	Malformações
	Má rotação intestinal
Hemorragias digestivas ▶ Hematêmese ▶ Hematoquezia	Sugere sangramento do esôfago, do estômago ou nas porções superiores do intestino
Início dos vômitos após os 6 meses de vida, ou persistência após 1 ano	Sintomas tardios sugerem outros diagnósticos, como ITUs ou alergias alimentares
Vômitos em jato/forçados continuamente	EHP em crianças acima de 2 meses de vida
Comprometimento do crescimento e/ou desenvolvimento	Oferta insuficiente
	Infecções (principalmente urinárias)
	Alergia alimentar
	Anormalidade anatômica
	Distúrbios neurológicos
	Distúrbios metabólicos
	Negligência e abuso
Sangue nas fezes	Gastrenterites, amebíase, APLV, ou até condição cirúrgica aguda
Diarreia crônica	Alergia alimentar
Disúria	ITU
Febre	Gastrenterites
Aparência doente	ITUs
	Pneumonias
	IVAS
	Meningites
Letargia	Meningites
	Intoxicações
	Distúrbios metabólicos
Abaulamento de fontanelas	Sugere aumento de PIC, por exemplo, meningites

(Continua)

Quadro 120.2 | **Sinais de alerta em crianças com vômitos e regurgitações e diagnósticos diferenciais** *(Continuação)*

Sinais de alerta	Diagnósticos diferenciais
Aumento rápido de circunferência craniana (mais de 1 cm por semana) Cefaleia matinal persistente com vômitos/regurgitações piores no início do dia	Aumento de PIC por hidrocefalias ou tumores
Hepatoesplenomegalia	Infecções
	Distúrbios metabólicos
	Neoplasias
Crianças com alergias ou de alto risco para alergias	Sugere APLV
Convulsões	Febre
	Infecções
	Distúrbios metabólicos
	Patologias intracranianas
	Toxinas
Dor e distensão abdominal	Malformações
	Abdome agudo
	Esofagite
Doenças genéticas	

ITUs, infecções do trato urinário; EHP, estenose hipertrófica do piloro; APLV, alergia à proteína do leite de vaca; IVAS, infecções das vias aéreas superiores; PIC, pressão intracraniana.
Fonte: Marujo,[1] Scherer e Barelli,[2] National Collaborating Centre for Women's and Children's Health[3] e Vandenplas e Hauser.[6]

A anamnese alimentar realizada com os pais é importante, para esclarecer o tipo, a quantidade de alimentos, a frequência de refeições que são ofertadas para a criança, a posição e o comportamento da criança durante as refeições, bem como em que idade foram introduzidos alimentos complementares ou fórmulas.[2] É comum que mães inexperientes ofereçam quantidades excessivas de leite para bebês, por interpretarem qualquer sinal apresentado pela criança como fome.[1] No momento da alimentação, ambientes com muito barulho e estímulos podem ser prejudiciais e merecem ser esmiuçados. Em crianças em aleitamento misto ou artificial, a preparação da fórmula ou do leite deve ser inquirida, determinando as quantidades de ingredientes utilizados.

> Diversos sintomas respiratórios podem ser manifestações associadas ao RGE.[7,8] Na história clínica da criança, devem-se pesquisar sintomas de sibilância, pneumonia por aspiração, doença intersticial pulmonar, espasmo e estridor laríngeo.[3,8,9] Nesses indivíduos, as regurgitações e os vômitos estão ausentes em mais de 50% dos casos, configurando o chamado RGE oculto.[1] Outros sintomas de vias aéreas superiores, incluindo rouquidão crônica, tosse crônica, sinusite, otites médias de repetição ou crônicas e hiperemia de laringe, têm uma fraca associação com RGE, sendo, em sua maioria, descritos por relatos de caso e opiniões de especialistas.[8] Revisão sistemática também mostra evidência insuficiente para correlacionar apneia com RGE.[10]

Exame físico

O exame físico da criança deve ser direcionado pela anamnese, buscando, da mesma forma que a história clínica, sinais que denotem diagnósticos diferenciais de vômitos e regurgitações, sinais de alerta e sinais de doença do refluxo. Na grande maioria das crianças com RGE, não haverá achados anormais no exame físico.

Nos lactentes, a observação da técnica de amamentação, o posicionamento e a quantidade de alimento oferecido a cada mamada podem auxiliar a esclarecer mecanismos que aumentam o RGE:[7,8]

- Ingestão excessiva de ar antes ou durante as mamadas, propiciada pelo choro intenso, ou orifício do bico da mamadeira muito grande ou muito pequeno.
- Lactente (principalmente no primeiro mês de vida) em aleitamento artificial é alimentado com quantidade excessiva de leite em cada mamada.
- Criança que é muito manipulada durante e após as mamadas, ou em um ambiente intranquilo durante o ato de amamentar.
- Não colocar a criança para arrotar após as mamadas, o qual é um mecanismo que propicia eliminar a quantidade excessiva de ar deglutido durante a mamada (ocorre, em geral, nos primeiros 6 meses de vida). A criança deve ser deixada levantada na posição vertical por alguns minutos após a mamada para propiciar a eructação.

Todos os sinais vitais devem ser cuidadosamente anotados, para pesquisa de febre e aumento de frequência respiratória e frequência cardíaca.

> A irritabilidade e o choro após a mamada são sinais comumente associados ao RGE. É importante lembrar-se de que esses sintomas ocorrem em uma série de situações não patológicas e que não são sinais específicos de esofagite, embora possam levantar esta suspeita. Diversos estudos clínicos falharam ao tentar relacionar o volume de choro com episódios de RGE, utilizando monitoração do pH esofágico. Ao observar irritabilidade e choro excessivo, deve-se, primeiramente, correlacionando com a anamnese, descartar outros diagnósticos, como choro normal para idade, cólicas, infecções (ITU, otite média e outras), alergia alimentar e constipação.[11]

O posicionamento episódico em torcicolo, com extensão e rotação do pescoço, ou opistótono, após as mamadas e em decúbito, é um sinal relativamente específico para esofagite. Pode ser chamado de síndrome de Sandifer e correlaciona-se com movimento de defesa contra o refluxo ácido.[2]

O exame do abdome costuma ser normal. A presença de alterações direciona o médico para investigação de outras patologias.[3,7]

Todas as crianças devem ter seu peso e comprimento/estatura aferidos. A utilização de gráficos de crescimento padronizados pela Organização Mundial da Saúde (OMS) auxilia o diagnóstico de déficit pôndero-estatural, além de poder servir como instrumento comparativo com medidas anteriores da criança. Os gráficos são instrumentos que permitem tranquilizar os pais quanto ao correto desenvolvimento de seus filhos e explorar junto à família a experiência do crescimento e desenvolvimento da criança, além de poder auxiliar no plano terapêutico. Na presença de sinais cutâneos de atopia, como dermatite atópica e urticária, suspeitar de alergia alimentar. Os sinais respiratórios, como crepitantes pulmonares, sibilos ou estridor laríngeo, levantam a hipótese de doença infecciosa pulmonar, asma/bebê chiador e laringite, além do RGE oculto.[7,8]

Exames complementares

Em crianças que não tenham sinais de alerta e cuja história e exame físico não apontem para diagnósticos diferenciais ou DRGE, os exames complementares não são necessários (C). Nenhum exame complementar tem sensibilidade e especificidade suficientes para ser considerado padrão-ouro ou definitivo para o diagnóstico de DRGE (B).[2,7]

De acordo com as alterações encontradas na história e no exame físico, deverão ser solicitados os exames iniciais necessários para o diagnóstico diferencial com outras entidades, direcionados pelas suspeitas diagnósticas que forem levantadas, respeitando a experiência do profissional assistente e os recursos disponíveis em sua região.

Alguns exames que podem ser realizados em serviços de referência:[7,8]

- **Monitorização de pH intraesofágico.** Determina a frequência e a duração dos episódios de refluxo (B). Indicada para correlacionar os sintomas com o refluxo ácido e selecionar as crianças com sintomas atípicos (estridor, sibilância, apneia, dor torácica atípica e pneumonia de repetição) que se beneficiarão de tratamento, além de controlar a resposta ao tratamento medicamentoso. A associação com impedanciometria intraluminal tem boa sensibilidade para correlacionar episódios de refluxo a sintomas.
- **Estudo radiológico contrastado do trato digestório superior.** Não é sensível nem específico para o diagnóstico de RGE e DRGE (B). Solicitado na suspeita de anormalidades anatômicas e/ou funcionais, como estreitamento esofágico, hérnia hiatal, fístula traqueoesofágica, estenose de piloro, má rotação intestinal e acalasia (B).
- **Endoscopia digestiva alta.** Nenhum achado endoscópico ou histológico é específico da DRGE. Indicada para o diagnóstico de esofagite, úlcera péptica e infecção por *Helicobacter pylori*.[2]

> Não se deve realizar exame radiológico contrastado do trato digestório superior com o objetivo de diagnosticar RGE, nem para avaliação de gravidade de sintomas em crianças, uma vez que a sensibilidade e especificidade desse exame para essa finalidade é baixa e leva à confusão diagnóstica (falso-positivo e falso-negativo). Tal exame pode ser de valor nas seguintes situações: em crianças maiores de 1 ano e que tenham história de vômitos biliares repetidamente (e que estejam em bom estado geral); em crianças que já tenham diagnóstico de DRGE, estejam em tratamento e apresentem história de disfagia; e na investigação da disfagia por qualquer causa.[3]

Conduta proposta

Tratamento não farmacológico

As modalidades de tratamento não farmacológico são parte fundamental do tratamento, tanto do RGE como da DRGE. Na maioria das crianças atendidas no contexto da APS, em que os sinais de alerta, possível doença de refluxo e diagnósticos diferenciais forem descartados, e a criança segue ganhando peso e desenvolvendo-se, pode-se diagnosticar RGE não complicado (ou fisiológico), e as mudanças dietéticas e no cuidado da criança provavelmente serão suficientes para promover a melhora do quadro.[3,7] Portanto, a primeira medida a ser tomada pelo profissional da saúde é assegurar pais e cuidadores sobre a benignidade dos quadros (em sua maioria) e sua evolução favorável, instrumentalizando-os para a observação da alimentação de seus filhos e para a detecção precoce de possíveis sinais de alerta.[12]

Em crianças amamentadas ao seio materno, deve-se observar a mamada, contando com auxílio de profissional mais experiente, se for necessário (p. ex., profissional de enfermagem) para, junto com a mãe/nutriz, auxiliar a correção da técnica.

No Quadro 120.3, encontram-se resumidas as modalidades de tratamento não farmacológico e o seu grau de recomendação.[3,7,8]

É importante procurar compreender o ambiente e as condições de vida da criança e de sua família e não culpar os pais/cuidadores pelo RGE. A abordagem deve levar em conta os componentes da medicina centrada na pessoa, procurando ajudar a família a compreender o curso natural do problema, sua benignidade em grande parte das crianças e, considerando crenças culturais e familiares, elaborar a melhor maneira de promover o tratamento não farmacológico em conjunto com a família.

Tratamento farmacológico

Nos casos de RGE fisiológico nos lactentes, não há evidência suficiente de que o tratamento farmacológico possa ser de auxílio. Mesmo em lactentes e crianças pequenas com sintomas sugestivos de DRGE, não há evidência para indicar tratamento empírico sem investigação prévia (B). As recomendações para tratamento medicamentoso empírico de RGE não complicado em lactentes são baseadas em opiniões de especialistas e evidências fracas (D), não obtendo suporte em uma revisão criteriosa de evidências atuais.[3,7]

O tratamento farmacológico é reservado para as crianças com DRGE e suas complicações, e para algumas que têm manifestações atípicas, e quase sempre após investigação. Nesses casos, a utilização de fármacos, além de mudanças no cuidado da criança, comprovadamente previne complicações como esofagite e estenose esofágica, além de controle dos sintomas (A). Nas crianças com esofagite provocada por refluxo, é indicado tratamento farmacológico pelo tempo mínimo de quatro semanas (A).[3,4]

Em pré-escolares, escolares e adolescentes que apresentem sintomas típicos, como pirose, queimação retroesternal e dor epigástrica, de maneira semelhante aos adultos, um curso medicamentoso de quatro semanas pode ser indicado empiricamente, desde que não haja sinais de alerta (C). Após esse período, a criança deve ser reavaliada e, se não houver resposta clínica satisfatória, referenciada ao especialista. Crianças com irritabilidade e choro sem causa aparente não se beneficiam de tratamento empírico, devendo ser investigadas (A).[3]

Quadro 120.3 | **Modalidades de tratamento não farmacológico para o refluxo gastresofágico e a doença de refluxo gastresofágico**

Tratamento não farmacológico	Recomendação e comentários
Espessar dieta ou usar fórmulas antirrefluxo em lactentes	Utilizar uma ou duas colheres de sopa de amido de arroz ou milho em cada mamadeira. Reduz a regurgitação, mas não diminui o número de episódios de refluxo pela pHmetria (A)
Elevar a cabeceira e dormir em decúbito lateral esquerdo em *adolescentes* com RGE	Reduz sintomas de RGE (B)
Administrar alimentos em menor quantidade e maior frequência (cuidando para manutenção da ingestão total diária de calorias), minimizar a deglutição de ar durante a mamada (não alimentar durante choro; reduzir tamanho do furo do bico da mamadeira), evitar manipulação e ambientes agitados durante e após alimentação, deixar criança em pé após alimentação para que ela possa arrotar	Medidas que reduzem os episódios de refluxo, por diminuírem a pressão intra-abdominal e ingestão de ar. Não testadas em estudos randomizados, mas geralmente auxiliam em refluxo fisiológico, melhorando a qualidade de vida dos cuidadores e da criança (C)
Suspender leite de vaca da dieta materna	Sem evidência de benefícios
Elevar a cama de lactentes em 40° e em posição supina após alimentação (cama antirregurgitação)	Reduz os sintomas associados ao refluxo e os episódios de regurgitação em crianças com menos de 1 ano (B)
Promover mudanças alimentares em crianças mais velhas e adolescentes	Não há evidência suficiente para prescrição de mudanças alimentares específicas nesta faixa etária (C)
	Reduzir chocolates, cafeína, álcool e tabagismo, se estes produzirem sintomas (D)
	Tratar obesidade e evitar alimentação tarde da noite (A em adultos – extrapolar para adolescentes maiores pode ser aceitável)
Indicar posição prona ou decúbito lateral para dormir em lactentes	Em crianças até os 12 meses de idade, os riscos de morte súbita superam os benefícios da posição prona ou em decúbito lateral para dormir, não sendo recomendada (A)
	Acima de 1 ano de idade, não há evidência suficiente (C)
	Aceitável após alimentação e com *criança acordada* e sendo observada (A)
	Posição semissupina (como sentado em cadeirinhas para carros) aumenta o refluxo

Fonte: National Collaborating Centre for Women's and Children's Health[3] e Vandenplas e Hauser.[8]

> Estudos recentes concluem que, em crianças asmáticas com RGE, não houve melhora significativa dos sintomas após a terapia com inibidores de secreção ácida. A apneia seguida de cianose também não é relacionada a RGE na maioria das crianças que a apresentam, não devendo ser tratada empiricamente.[13,14]

O tratamento farmacológico visa promover o controle da acidez gástrica. Nessa categoria, encontram-se disponíveis os inibidores da bomba de prótons (IBPs) e os antagonistas de receptores de histamina H_2.[15] Os efeitos adversos dos atuais procinéticos (domperidona, metoclopramida) e da eritromicina (por seu efeito procinético) superam os potenciais benefícios, não havendo evidência suficiente para justificar o seu uso no tratamento do RGE (C).[7,15,16]

Os efeitos adversos dos medicamentos antirrefluxo são bastante frequentes em crianças. Há relatos de incidência de efeitos adversos em 23% das crianças que utilizam antagonistas H_2 e 34% para as que utilizam IBPs. Efeitos adversos comuns são cefaleias, diarreia, náuseas e constipação. A supressão ácida também pode correlacionar-se com imunodeficiências em crianças. Dessa forma, o uso de medicamentos para tratamento de DRGE deve ser criterioso e avaliado em conjunto com especialista.[16]

Os principais fármacos, com suas recomendações, doses e efeitos adversos, estão listados no Quadro 120.4.

Alimentação enteral

O uso de alimentação enteral, através de sonda nasoenteral, pode ser considerado em crianças com RGE e baixo ganho de peso. Tal estratégia só deve ser considerada em crianças já investigadas e com diagnóstico de DRGE e que, independente de tratamento medicamentoso adequado e correta orientação nutricional, ainda assim se apresentem com ganho de peso inadequado. Antes de implementar a nutrição enteral, é necessário certificar-se de que não há outros motivos para ganho de peso inadequado (negligência, pobreza extrema, infecções, outras condições de saúde). Deve-se usar a nutrição enteral por tempo limitado, sem que haja proibição da via oral (para manutenção de estimulação oral), reduzindo-a até a cessação completa o mais breve possível.

Em crianças com disfagia importante e permanente (p. ex., nas crianças com sequelas por doença neurológica), ou, ainda, quando houver necessidade de manutenção de alimentação enteral por tempo mais prolongado (acima de quatro semanas), deve-se considerar o referenciamento para confecção de gastrostomia ou jejunostomia. Deve-se levar sempre em consideração que o uso prolongado de sonda nasoenteral ou nasogástrica propicia um risco aumentado de pneumonias por aspiração, piora do refluxo e sepse.[3]

O uso de nutrição enteral deve envolver equipe multiprofissional que inclua enfermeiro e nutricionista.

Tratamento cirúrgico

A cirurgia antirrefluxo deve ser considerada apenas em crianças com DRGE e com falha de tratamento não farmacológico e farmacológico otimizado, em crianças dependentes de fármacos de longa data, quando há necessidade de uso de alimentação enteral contínua sem possibilidade de desmame (e não houver disfagia) ou, ainda, em complicações que possam ser ameaçadoras à vida (C).[2,3] Sempre deve ser indicada em conjunto com o especialista focal, levando em consideração a preferência dos pais e das crianças.[7]

Quando referenciar

O referenciamento para especialista deve levar em conta a experiência do médico assistente da APS, a possibilidade de discussão de caso com equipes de apoio e o acesso a exames para investigação. O referenciamento das crianças com RGE deve ser considerado nas seguintes situações:

Quadro 120.4 | **Fármacos habitualmente utilizados no tratamento da doença de refluxo gastresofágico em crianças**

Grupo	Apresentações e doses*	Efeitos adversos	Evidência e comentários
IBPs**	*Omeprazol* (B) (cápsulas de 10, 20 e 40 mg – 0,7-3,5 mg/kg/dia, 1x/dia) *Omeprazol magnésico (dispersível)* (comprimidos dispersíveis de 10, 20 e 40 mg, 1x/dia) *Esomeprazol* (B) (comprimidos de 20 e 40 mg – até 11 anos, usar 10 mg/dia; de 11-17 anos, usar 20-40 mg/dia, 1x/dia)	Cefaleia, diarreia, constipação, dor abdominal, náusea Pneumonias de repetição	Superiores a placebo e a antagonistas H_2 em reduzir secreção ácida, reduzir sintomas e curar esofagite (A) Em lactentes, não há benefício no tratamento empírico de indivíduos sintomáticos sem investigação (B) Não aprovados para menores de um ano Seu melhor efeito é quando tomado em jejum pela manhã O uso concomitante com anti-histamínicos H_2 reduz a sua eficácia
Antagonistas de receptores de histamina H_2	*Ranitidina* (A) (xarope 150 mg/10 mL – 5-10 mg/kg/dia, de 12/12 horas) *Famotidina* (A) (comprimidos de 20 e 40 mg – 0,5-1 mg/kg/dia, 1x/dia ao deitar ou de 12/12 horas)	Cefaleia, irritabilidade, tontura, fadiga, diarreia, constipação, náusea, trombocitopenia Pneumonias de repetição Taquifilaxia	Alívio de sintomas e cicatrização de esofagite, para ranitidina e famotidina (A)

*Todas as doses aqui representadas referem-se ao uso por via oral.

**Na Europa, apenas omeprazol e esomeprazol são aprovados para uso em crianças. O lanzoprazol, no Brasil, existe somente em apresentação combinada com antibióticos para o combate de *H. pylori* em adultos.

IBPs, inibidores da bomba de prótons.

Fonte: Vandenplas e Hauser.[8]

- Quando a DRGE for suspeitada, o referenciamento é quase mandatório, com a finalidade de investigação do refluxo ácido e sua relação com os sintomas.[2,3,7]
- Na sintomatologia atípica (pneumonias de repetição, estridor e espasmos laríngeos, sibilância), quando o controle dos sintomas com tratamentos direcionados ao sistema respiratório não for satisfatório.
- Nos casos em que surgem sinais de alerta, se a investigação dos diagnósticos diferenciais não for possível por meio dos recursos disponíveis em nível local.
- Quando há persistência dos sintomas no RGE não complicado após os 12 meses, ou quando há recorrência após esta idade, mesmo com medidas não farmacológicas bem estabelecidas.
- Nas crianças que têm DRGE já documentada e em tratamento com medicamentos, quando há cronicidade e dependência do uso de medicamentos.
- Quando houver necessidade de indicação de tratamento com alimentação enteral ou cirurgia antirrefluxo.
- Na ocorrência de disfagia. Considerar referenciamento para setor de urgência/emergência se clinicamente indicado (criança desidratada, sinais de toxemia e desnutrição grave).

Dicas[3,7]

▶ RGE é uma condição benigna no lactente, que se resolve espontaneamente até os 12 meses em mais de 90% dos casos.

▶ Não devem ser investigadas e tratadas para RGE crianças que não tenham regurgitações e que tenham um dos achados seguintes de forma isolada: dificuldades alimentares, choro excessivo, crescimento inadequado, tosse crônica, rouquidão ou episódio isolado de pneumonia.

▶ Os exames radiológicos contrastados têm pouco valor no diagnóstico do RGE, possuindo baixas sensibilidade e especificidade.

▶ A monitorização do pH esofágico por 24 horas, embora não seja realizada na APS, é o exame de escolha para investigar a frequência do refluxo ácido e sua relação com os sintomas. Um escore elevado, aliado a sintomas, é altamente sugestivo de DRGE. Entretanto, esse exame não é necessário na grande maioria dos casos, os quais têm evolução benigna.

▶ Sintomas que são compatíveis com DRGE ou manifestações respiratórias crônicas devem ser investigados, para comprovar a relação entre sintomas e refluxo, não devendo ser tratados empiricamente.

▶ Os sinais de alerta chamam a atenção para diagnósticos diferenciais e complicações, devendo sempre ser investigados.

▶ Na presença de bom crescimento e ausência de sinais de alerta, as medidas não farmacológicas serão provavelmente suficientes para o tratamento do RGE.

▶ É importante assegurar pais/cuidadores acerca da benignidade do RGE não complicado e do curso natural do problema, bem como sobre os sinais de alerta que podem indicar uma nova avaliação médica.

▶ O tratamento farmacológico não se revela benéfico em crianças que tenham RGE não complicado ou fisiológico e está associado a uma grande morbidade (efeitos adversos).

▶ As crianças com DRGE ou complicações decorrentes, desde que devidamente investigada e comprovada a relação entre sintomas e refluxo ácido, se beneficiam de tratamento de supressão ácida por um tempo mínimo de quatro semanas.

▶ Os agentes procinéticos e os antiácidos não são fármacos de escolha no tratamento do RGE, devendo-se evitar a sua prescrição.

▶ Casos difíceis ou recorrentes devem ser discutidos com a equipe de referência que possua, de preferência, um gastrenterologista pediátrico.

Erros mais frequentemente cometidos

▶ Indicar tratamento com procinéticos (metoclopramida e domperidona) de forma não criteriosa para crianças com vômitos e regurgitações recorrentes

▶ Deixar de pesquisar os sinais de alerta e de DRGE, os quais indicam a necessidade de investigação e diagnósticos complementares

▶ Insistir vigorosamente em retirada de alimentos da dieta materna, no caso de lactente, deixando de investigar a criança corretamente

▶ Indicar retirada de leite de vaca de criança com regurgitações recorrentes sem antes investigar outras causas, realizar tratamento com medidas gerais e confirmar devidamente o diagnóstico de APLV

▶ Solicitar exame radiológico contrastado de trato digestório superior de forma não criteriosa, com único objetivo de pesquisar refluxo

▶ Utilizar empiricamente antagonistas de receptores H_2 ou IBPs em casos recorrentes, com piora sintomática ou com sinais de alerta, sem oferecer uma investigação ou referenciamento

▶ Oferecer tratamento com medicamentos para crianças com RGE fisiológico, ou para tratar regurgitações como um sintoma isolado

▶ Prescrever medicamentos antirrefluxo (IBPs ou H_2) em casos de doenças respiratórias de vias aéreas superiores recorrentes, como otites médias ou rouquidão, ou em casos de doenças respiratórias de vias aéreas inferiores (asma, pneumonias), de forma empírica

Prognóstico e complicações possíveis

A grande maioria das crianças com RGE não complicado melhora antes de completar um ano de idade e quase 100% até atingir os 18 meses de vida.[2] Diversos estudos mostram que a resolução espontânea das regurgitações fisiológicas ocorre na maioria das crianças saudáveis antes dos 12 a 14 meses.[2,7] No caso de DRGE, a resolução espontânea torna-se muito pouco provável, principalmente após o primeiro ano de vida.[4]

As principais complicações são relacionadas com a DRGE: atraso de desenvolvimento pôndero-estatural, anemia, erosões dentárias, distúrbios do sono, estenose esofágica, disfagia, distúrbios respiratórios baixos, hemorragias digestivas, esôfago de Barrett e esofagite.[7]

Atividades preventivas e de educação

Deve-se sempre reforçar, junto aos pais e cuidadores, a benignidade da maioria dos quadros, o curso esperado do problema e a ausência de sequelas, além dos possíveis sinais que podem significar alerta. É essencial ressaltar que o tratamento de escolha é o não medicamentoso, e que o uso indiscriminado de medicamentos, além de não produzir benefícios, pode trazer efeitos colaterais importantes. O estímulo ao aleitamento materno, a correta introdução dos alimentos complementares, os hábitos de higiene alimentar e os cuidados com o ambiente de alimentação são medidas importantes e de auxílio. Entender os mecanismos que aumentam o refluxo, como sobrealimentação, ambiente muito barulhento ou agitado, agitar a criança após alimentá-la ou não deixá-la arrotar em pé, ajuda a recuperação e reduz a ansiedade materna, devendo fazer parte da educação em saúde.

Papel da equipe multiprofissional

Destaca-se o papel do enfermeiro no acompanhamento de crescimento e desenvolvimento das crianças. Esse profissional pode ser o primeiro a perceber uma falha de crescimento e desenvolvimento que possa estar relacionada com RGE, além de sintomas que angustiem pais e cuidadores. Ademais, é um profissional capacitado para auxiliar nutrizes no correto manejo de aleitamento materno e correção de possíveis erros. O vínculo criado com as famílias das crianças em seguimento na Unidade de Saúde é fundamental para a segurança dos pais e cuidadores quanto ao desenvolvimento e crescimento de seus filhos.

Em algumas situações, pode ser necessária a intervenção de nutricionista: na introdução de alimentação complementar, quando não há segurança da equipe assistente primária; na indicação de estratégias para espessamento de dieta; e na indicação e manejo de alimentação enteral.

ÁRVORE DE DECISÃO

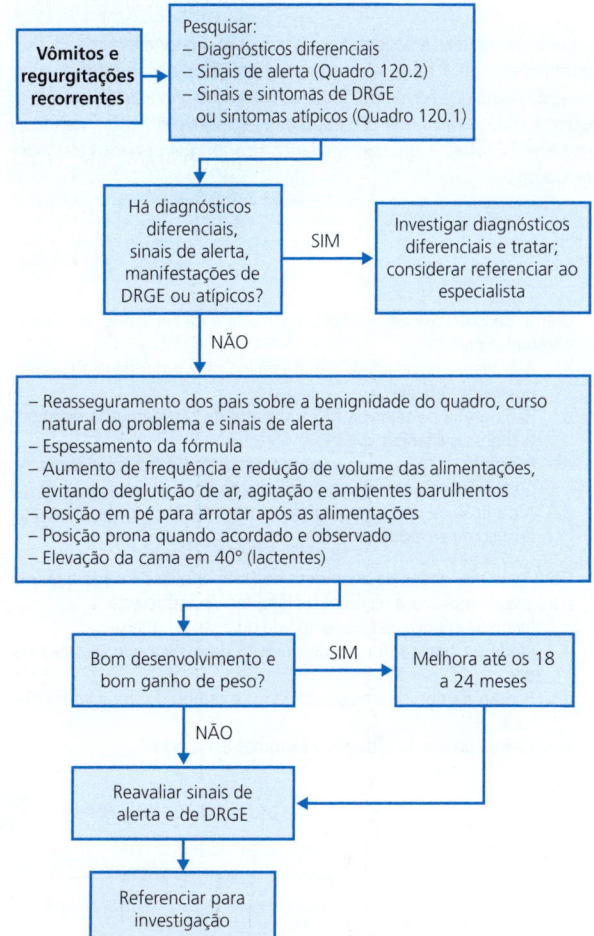

Fonte: Scherer e Barelli,[2] National Collaborating Centre for Women's and Children's Health[3] e Vandenplas e colaboradores.[7]

REFERÊNCIAS

1. Marujo WC. Refluxo gastroesofágico. In: Marcondes E, Vaz FAC, Ramos JLA, Okay Y, organizadores. Pediatria básica: pediatria clínica geral. 9. ed. São Paulo: Sarvier; 2003.

2. Scherer JI, Barelli C. Refluxo gastroesofágico na infância. In: Coelho JCU, editor. Manual de clínica cirúrgica: cirurgia geral e especialidades. São Paulo: Atheneu; 2009.

3. National Collaborating Centre for Women's and Children's Health (UK). Gastro-oesophageal reflux disease: recognition, diagnosis and management in children and young people. London; 2015.

4. Hegar B, Boediarso A, Firmansyah A, Vandenplas Y. Investigation of regurgitation and other symptoms of gastroesophageal reflux in Indonesian infants. World J Gastroenterol. 2004;10(12):1795-1797.

5. Sandritter T. Gastroesophageal reflux disease in infants and children. J Pediatr Health Care. 2003;17(4):198-205; quiz 204-5.

6. Loots CM, Benninga MA, Omari TI. Gastroesophageal reflux in pediatrics; (patho)physiology and new insights in diagnostics and treatment. Minerva Pediatr. 2012;64(1):101-119.

7. Vandenplas Y, Rudolph CD, Di Lorenzo C, Hassall E, Liptak G, Mazur L, et al. Pediatric gastroesophageal reflux clinical practice guidelines: joint recommendations of the north american society for pediatric gastroenterology, hepatology, and nutrition (NASPGHAN) and the European Society for Pediatric Gastroenterology, Hepatology, and Nutrition (ESPGHAN). J Pediatr Gastroenterol Nutr. 2009;49(4):498-547.

8. Vandenplas Y, Hauser B. An updated review on gastro-esophageal reflux in pediatrics. Expert Rev Gastroenterol Hepatol. 2015;9(12):1511-1521.

9. Teixeira BC, Norton RC, Penna FJ, Camargos PA, Lasmar LMLB, Macedo AV. Refluxo gastroesofágico e asma na infância: um estudo de sua relação por meio de monitoramento do pH esofágico. J Pediatr. 2007;83(6):535-540.

10. Smits MJ, van Wijk MP, Langendam MW, Benninga MA, Tabbers MM. Association between gastroesophageal reflux and pathologic apneas in infants: a systematic review. Neurogastroenterol Motil. 2014;26(11):1527-1538.

11. Gieruszczak-Białek D, Konarska Z, Skórka A, Vandenplas Y, Szajewska H. No effect of proton pump inhibitors on crying and irritability in infants: systematic review of randomized controlled trials. J Pediatr. 2015;166(3):767-770.

12. Puntis JW. Gastro-oesophageal reflux in young babies: who should be treated? Arch Dis Child. 2015;100(10):989-993.

13. Gibson PG, Henry R, Coughlan JJL. Gastro-oesophageal reflux treatment for asthma in adults and children. Cochrane Database Syst Rev. 2009;(12):CD001496.

14. Blake K, Teague WG. Gastroesophageal reflux disease and childhood asthma. Curr Opin Pulm Med. 2013;19(1):24-29.

15. Tighe M, Afzal NA, Bevan A, Hayen A, Munro A, Beattie RM. Pharmacological treatment of children with gastro-oesophageal reflux. Cochrane Database Syst Rev. 2014;(11):CD008550.

16. Cohen S, Bueno de Mesquita M, Mimouni FB. Adverse effects reported in the use of gastroesophageal reflux disease treatments in children: a 10 years literature review. Br J Clin Pharmacol. 2015;80(2):200-208.

▶ **CAPÍTULO 121**

Cefaleia recorrente na criança

Rosa Miranda Resegue

Aspectos-chave

▶ Diferentemente da crença popular de que crianças não costumam apresentar cefaleia, esta é uma queixa frequente em crianças e com repercussões importantes em sua rotina de vida.

▶ A maior parte das crianças com quadros recorrentes de cefaleia apresenta diagnóstico de enxaqueca ou de cefaleia tipo tensão.

▶ O diagnóstico das crianças com essa queixa, na maioria das situações, é realizado por meio da história e do exame físico, sem a necessidade de referenciamento para especialistas ou realização de exames complementares.

▶ Em todas as situações, é fundamental a averiguação de sinais de alerta para identificar dores secundárias a doenças de base, particularmente os quadros de neoplasias intracranianas.

▶ Na maioria das situações, o tratamento baseia-se no uso de medidas gerais (não farmacológicas), relacionadas ao modo de vida da criança, e farmacológicas.

Caso clínico

Fernando, 9 anos, comparece à consulta com sua mãe, Aparecida, referindo quadro de cefaleia desde os 6 anos de idade. Fernando relata que as dores costumam ser frontais, ocorrem mensalmente – embora às vezes passe meses sem se queixar dela –, não têm horário preferencial, são associadas a náuseas e palidez, melhoram com dipirona e com repouso e duram cerca de 1 hora. A criança nega fotofobia e fonofobia, mas Aparecida relata que Fernando, todas as vezes que tem a dor, deita-se no quarto. A mãe contou que percebeu que as crises pioram em períodos de provas escolares e quando a criança fica longos períodos jogando *videogame*.

Teste seu conhecimento

1. Diante da história apresentada, qual é o diagnóstico provável de Fernando?
    a. Sinusite
    b. Distúrbio de refração
    c. Enxaqueca
    d. Tumor intracraniano

2. Em relação aos exames complementares, a melhor conduta nessa situação é:
    a. Solicitar tomografia computadorizada de crânio
    b. Solicitar ressonância magnética de crânio
    c. Solicitar avaliação oftalmológica
    d. Não há necessidade de exames complementares

3. A alternativa INCORRETA com relação à conduta terapêutica é:
    a. Estão indicadas medidas não farmacológicas gerais, como adequar o hábito de sono e evitar períodos de jejum
    b. Está indicada a prescrição de medicação para tratamento das crises
    c. Está indicada a prescrição de medicação profilática
    d. A avaliação de medicação profilática deve ser precedida por avaliação utilizando o diário da cefaleia

4. Diante de crianças com queixa semelhante à de Fernando, assinale a alternativa correta.
    a. A avaliação da acuidade visual está indicada em toda criança com queixa de cefaleia
    b. Radiografia de seios da face faz parte do rastreamento diagnóstico dessas crianças
    c. Fonofobia e fotofobia são sintomas sugeridos por meio do comportamento da criança no momento da dor
    d. A duração da dor por períodos menores de 2 horas afasta o diagnóstico de enxaqueca

5. Com base nos dados da anamnese de Fernando, assinale os que tornam pouco provável a hipótese de hipertensão intracraniana.
    a. Idade da criança, sexo e tempo de duração da queixa
    b. Idade da criança, tempo de duração da queixa e localização da dor
    c. Padrão da dor, sintomas associados e tempo de duração da história
    d. Padrão da dor, localização e sintomas associados

Respostas: 1C, 2D, 3C, 4C, 5C

Do que se trata

A cefaleia é queixa comum em crianças, grande parte apresentando-a em algum período de sua vida, geralmente concomitante a processos infecciosos, nos quais é comum a presença de sintomas associados. Nesses casos, a cefaleia não costuma ser o principal motivo do atendimento médico. No entanto, em muitas crianças, ela costuma manifestar-se de forma recorrente, atrapalhando a rotina de vida. Em estudo pioneiro realizado na Suécia, com mais de

9 mil crianças e adolescentes, verificou-se que 48% da população estudada apresentavam cefaleia ocasional e 7% relatavam quadros frequentes dessa queixa. Estudos populacionais indicam que a queixa de cefaleia aumenta com a idade: aos 7 anos, a prevalência varia entre 37 e 51%; aos 15 anos, entre 57 e 82%. Até a puberdade, a queixa de cefaleia ocorre mais entre os meninos, tornando-se nitidamente mais prevalente entre as meninas após os 12 anos de idade.[1]

O que pode ocasionar

De acordo com a *Classificação internacional das cefaleias*, proposta pela Sociedade Internacional de Cefaleia (SIC),[2] elas podem ser catalogadas em 14 grandes grupos: os quatro primeiros grupos estão representados pelas cefaleias primárias, e os demais, pelas cefaleias secundárias a determinada doença.[2]

Cefaleias primárias

A maioria das crianças com quadros recorrentes de cefaleia tem diagnóstico de cefaleia primária, particularmente quadros de enxaqueca (comum também em adolescentes) e de cefaleia tipo tensão. Em uma revisão sistemática acerca das pesquisas relacionadas à frequência da enxaqueca, no período entre 1990 e 2007, observou-se uma prevalência média de cerca de 8% das crianças e adolescentes estudados nas diversas regiões do mundo.[3]

O diagnóstico de enxaqueca é realizado exclusivamente por meio da anamnese e do exame físico dos indivíduos acometidos, não existindo, na prática clínica, um exame laboratorial que comprove esse diagnóstico.

A enxaqueca mais frequente nas crianças é a sem aura (antes chamada de enxaqueca comum), que costuma ser bilateral e localizada na região frontal. A criança com enxaqueca tem sintomas neurovegetativos associados aos períodos dolorosos, principalmente náuseas, vômitos e dor abdominal. Ainda em relação aos fatores associados, vale lembrar que é na maioria das vezes, a presença de fotofobia e de fonofobia é melhor verificada indagando-se à família sobre o comportamento da criança no momento da dor: em muitas situações, embora ela negue incomodar-se com a luz ou com o barulho, a família relata que, no momento da dor, é comum que ela procure repousar em um lugar calmo e escuro, sugerindo a presença de foto e fonofobia. Outra particularidade importante refere-se à grande prevalência de familiares próximos (pais e irmãos) com esse diagnóstico.

Os critérios diagnósticos propostos pela SIC[2] para a enxaqueca sem aura em crianças estão descritos no Quadro 121.1: duração mínima do episódio doloroso de 2 horas – em contraposição à versão anterior, de 1 hora –, baseando-se na falta de fundamentação na literatura da ocorrência de episódios de curta duração. Ressalte-se, entretanto, que a experiência clínica de diversos autores aponta a existência de episódios dolorosos de pequena duração em crianças, particularmente naquelas de menor idade.

A enxaqueca com aura (anteriormente denominada enxaqueca clássica) é menos frequente em crianças, sendo mais comum em adolescentes, talvez em consequência da dificuldade de caracterização dos sintomas relacionados à aura nas crianças com menor idade. A aura típica consiste em sintomas visuais e/ou sensoriais e/ou da fala. Os distúrbios visuais são os mais frequentes, precedendo ou acompanhando o quadro doloroso e durando entre 5 minutos e 1 hora. Salvo a maior frequência de dores unilaterais, os episódios dolorosos das enxaquecas com aura em nada diferem daqueles encontrados nas enxaquecas sem aura.

Quadro 121.1 | Critérios diagnósticos para enxaqueca sem aura

A. Pelo menos cinco ataques preenchendo os critérios de B a D

B. Cefaleia com duração entre 2 e 72 horas, quando não tratadas ou tratadas sem sucesso (nos casos em que a criança adormeceu com a dor e acordou sem ela, o tempo de sono deve ser incluído na duração da dor)

C. Cefaleia com pelo menos duas das seguintes características:
- Localização unilateral (em crianças, a localização é geralmente bilateral e frontotemporal; a localização em região occipital em crianças não é comum, devendo ser considerado como um sinal de alerta para cefaleias secundárias; o padrão hemicraniano da cefaleia ocorre sobretudo na adolescência ou no início da vida adulta)
- Caráter pulsátil
- Intensidade moderada ou muito intensa
- Agravada por atividade física rotineira ou provocando o afastamento dessas atividades

D. Pelo menos um dos seguintes sintomas durante a cefaleia:
- Náusea e/ou vômitos
- Fotofobia e fonofobia

E. As crises não são atribuídas a outras doenças

Fonte: Headache Classification Committee of the International Headache Society.[2]

Pessoas com quadros dolorosos sugestivos de enxaqueca, mas que apresentam queixa concomitante de fraqueza muscular, perda abrupta de visão, vertigem, disartria, diplopia, perdas flutuantes da acuidade auditiva e perda de consciência, devem ser obrigatoriamente referenciadas para acompanhamento especializado. Embora elas possam apresentar alguns tipos raros de enxaqueca, como o diagnóstico diferencial é com doenças intracranianas graves e há a possibilidade de evolução atípica com presença de sequelas, sempre devem ser investigadas.

A cefaleia tipo tensão (anteriormente denominada cefaleia tensional, cefaleia por contração muscular, cefaleia psicogênica ou cefaleia essencial) é o tipo mais frequente de cefaleia primária em adultos. Embora inicialmente considerada como uma cefaleia de origem psicogênica, estudos recentes sugerem uma base neurobiológica para esses quadros, particularmente aqueles de maior gravidade. Além disso, ainda persiste a hipótese de que a cefaleia tipo tensão e a enxaqueca sejam expressões diferentes da mesma base fisiopatológica.

Em comparação com a enxaqueca, pouco se sabe sobre a cefaleia tipo tensão em crianças. Muito do conhecimento atual acerca desse tipo de cefaleia foi extrapolado dos estudos com adultos. Da mesma forma que a enxaqueca, o diagnóstico desse tipo de cefaleia é realizado por meio dos critérios propostos pela SIC. De acordo com a frequência dos episódios dolorosos em um período de observação maior do que 3 meses, as cefaleias tipo tensão podem ser classificadas em: episódicas pouco frequentes (quando ocorrem menos de 1 vez por mês); episódicas frequentes (quando ocorrem entre 1 e 14 dias por mês); e crônicas, (quando ocorrem em 15 ou mais dias por mês). Cada um desses quadros também é subclassificado de acordo com a presença ou não de dor à palpação dos músculos pericranianos. A dor pericraniana é despertada pela palpação, por pequenos movimentos de rotação ou pela firme pressão dos músculos pericranianos (frontal, temporal, masseter, pterigóideo, esternocleidomastoide, esplênio e trapézio). A sensibilidade dolorosa pericraniana é mais descrita nos adultos, sendo pouco frequente nas crianças. No Quadro 121.2, podem-se observar os critérios diagnósticos para a cefaleia tipo tensão episódica pouco frequente e sem dor pericraniana. Ressalte-se, entretanto, a baixa sensibilidade e especificidade desses critérios, uma vez que o diagnóstico de cefaleia tipo tensão é feito quando não há sintomas associados ao diagnóstico de enxaqueca. Assim, na prática clínica, esse diagnóstico é feito por exclusão naquela criança com quadro clínico não sugestivo de enxaqueca ou de outras enfermidades.

Cefaleias secundárias

Processo expansivo intracraniano

A grande preocupação da equipe de saúde e de muitas famílias, ao defrontar-se com uma criança com queixa de cefaleia recorrente, é a possibilidade da presença de um processo expansivo intracraniano.

Embora a cefaleia seja comumente o primeiro sintoma de um tumor cerebral, tumores cerebrais são causas pouco frequentes de cefaleia. Classicamente, a cefaleia secundária a tumores intracranianos apresenta evolução crônica e progressiva, acometimento no período matutino e exacerbações relacionadas a mudanças na posição da cabeça, tosse ou manobra de Valsalva.

A incidência de cefaleia nos tumores intracranianos depende de sua localização e de sua velocidade de crescimento. Os tumores supratentoriais, de crescimento lento, costumam causar mais quadros convulsivos e os tumores infratentoriais causam mais comumente cefaleia por obstruírem a passagem do líquido cerebrospinal. Os tumores cerebrais primários constituem o segundo tipo mais comum de neoplasias malignas na infância, situando-se em 60 a 70% das vezes na fossa posterior, onde o astrocitoma e o meduloblastoma são os mais diagnosticados. O meduloblastoma é o tumor cerebral maligno mais comum na infância. Portanto, a cefaleia é um sintoma precoce e frequente nas crianças com tumores intracranianos.

Em um grande estudo realizado nos EUA e no Canadá, observou-se que 62% das crianças com tumores cerebrais apresentavam queixa de cefaleia. No entanto, apenas 1% dessas crianças apresentava a cefaleia como único sintoma e 3% tinha exame neurológico normal no momento do diagnóstico.[4]

Quadro 121.2 | Critérios diagnósticos para cefaleia tipo tensão episódica pouco frequente

A. Pelo menos 10 crises ocorrendo em < 1 dia por mês em média (< 12 dias por ano) e preenchendo os critérios de B a D

B. Cefaleia durando de 30 minutos a 7 dias

C. A cefaleia tem pelo menos duas das seguintes características:
- Localização bilateral
- Caráter em pressão/aperto (não pulsátil)
- Intensidade fraca ou moderada
- Não é agravada por atividade física rotineira, como caminhar ou subir escadas

D. Os dois seguintes:
- Ausência de náuseas e/ou vômitos (anorexia pode ocorrer)
- Apenas um dos seguintes sintomas está presente: fotofobia ou fonofobia

E. Não atribuída a outras doenças

Sem aumento da sensibilidade dolorosa dos músculos pericranianos

Fonte: Headache Classification Committee of the International Headache Society.[2]

A presença dos sinais de alerta listados a seguir no (Quadro 121.3) indica a necessidade de uma investigação mais dirigida.

Cabe ressaltar que o início recente do quadro de cefaleia é também um sinal de alerta, sendo necessário o seguimento ambulatorial para averiguar a evolução e a identificação de outros sinais que possam sugerir a necessidade de aprofundamento diagnóstico.

Rinossinusite

Embora a rinossinusite seja uma causa frequentemente aventada nas crianças com cefaleia recorrente, poucas têm essa queixa e apresentam sinusopatia (o tipo crônico não é causa de cefaleia, a menos que haja crises de agudização). Nessas crianças, é comum a história de infecção precedente de vias aéreas superiores ou de exacerbações de rinite alérgica.

A cefaleia aparece como queixa relacionada à sinusopatia nas crianças em idade escolar. Crianças pré-escolares ou lactentes com esse diagnóstico costumam apresentar-se com queixa de tosse, irritabilidade, febre, rinorreia e obstrução nasal. No entanto, mesmo em escolares, a cefaleia isolada raramente é causada por sinusopatia, sendo fundamental que haja associação com sintomas ou sinais respiratórios ao aventar-se esse diagnóstico.

Além disso, a rinossinusite, quando presente, pode não ser a causa da cefaleia recorrente, mas apenas uma doença associada que deve ser tratada, sem encerrar, no entanto, a investigação diagnóstica do quadro.

Erros de refração

Na prática clínica, a maioria das crianças com cefaleia recorrente é referenciada para o oftalmologista com suspeita de apresentar erro de refração: embora alguns deles possam desencadear cefaleia, geralmente com características muito específicas, a maioria das cefaleias na população pediátrica não é originada por erros de refração.

A cefaleia decorrente de erros de refração ocorre após esforço visual localiza-se em geral na região frontal bilateral e melhora muito rapidamente após breve período de repouso visual.

O que fazer

O diagnóstico da criança com cefaleia, na maioria das vezes, baseia-se na história e no exame físico.

Quadro 121.3 | Sinais de alerta

- Alterações neurológicas
- Alterações oculares, como edema de pupila, anisocoria, nistagmo, instalação de estrabismo, diplopia e diminuição da acuidade visual
- Vômitos persistentes com aumento na frequência ou de início recente
- Mudança no padrão da cefaleia, com aumento da intensidade e da frequência
- Cefaleia recorrente matinal ou que repetidamente desperta a criança
- Criança com desaceleração da velocidade de crescimento
- Diabetes insípido
- Criança com neurofibromatose
- Criança com idade inferior a 5 anos

Muitos fatores dietéticos, como queijo, chocolate, embutidos, aspartame, cafeína, frutas cítricas, álcool e glutamato monossódico, têm sido relatados como desencadeantes de crises de enxaqueca. No entanto, são inconclusivas as pesquisas realizadas com o objetivo de demonstrar a relação entre a ingestão desses alimentos e o desencadeamento das crises. Nessa perspectiva, não há indicação de dietas restritivas salvo nos casos em que o alimento esteja claramente relacionado com as crises dolorosas.

Tratamento agudo

O tratamento das crises de enxaqueca tem como objetivo o alívio completo da dor, propiciando à criança o pronto restabelecimento de suas atividades normais. Elas devem ser tratadas rapidamente e de forma eficaz, visando a não recorrência em curto período de tempo. É importante ressaltar que, para muitas crianças, o sono é suficiente para interromper o quadro doloroso, sendo o repouso em ambiente escuro e silencioso indicado em todos os casos.

Os analgésicos habitualmente utilizados, como paracetamol ou dipirona, são suficientes para o tratamento da crise de enxaqueca para a maioria das crianças e adolescentes. Os analgésicos anti-inflamatórios não esteroides (AINEs) também apresentam eficácia clínica comprovada. Não há evidências de diferenças entre as eficácias desses dois tipos de medicações. É importante a utilização das doses corretas, pois é frequente o uso de subdoses, por parte dos familiares. No entanto, deve-se evitar o uso frequente de analgésicos, por ser um dos principais fatores desencadeantes da cefaleia crônica diária.

Nos quadros com náuseas e vômitos, recomenda-se a administração do analgésico junto com um fármaco antiemético.

Os triptanos, agentes agonistas sobre os receptores de serotonina 5HT1B e 5HT1D, têm-se mostrado eficazes no tratamento abortivo da enxaqueca em adultos. O sumatriptano na forma de *spray* nasal mostrou-se eficaz particularmente para os adolescentes, sendo ainda poucos os estudos em crianças.[5]

Os derivados de ergot foram pouco estudados nas enxaquecas em crianças. Em um estudo comparando o uso de di-hidroergotamina com placebo, não foram observadas diferenças significativas no alívio da dor entre as pessoas dos dois grupos.[5] O uso de derivados de ergot também está associado a maior efeito rebote (retorno do quadro doloroso, horas após o uso da medicação) e a mais sintomas gastrintestinais.

Tratamento preventivo

O tratamento preventivo da enxaqueca tem como objetivo a redução da frequência, da duração e da intensidade das crises, da melhora na resposta às medicações sintomáticas e na qualidade de vida da criança. Deve-se avaliar a introdução de tratamento profilático quando a frequência média de crises for igual ou superior a dois episódios por mês (avaliado por meio de um diário da dor). Entretanto, crises de longa duração (2-3 dias) e de grande intensidade podem justificar um tratamento profilático, mesmo com crises mais espaçadas. A indicação do uso profilático de medicamentos, é portanto, preconizada quando as crises de enxaqueca interferem significativamente nas atividades diárias da criança.

Ressalte-se que, apesar de ser comum a criança apresentar, na primeira consulta, história de enxaqueca que poderia indicar a introdução de profilaxia, após uma abordagem geral, em que se diminui o receio de doença grave e são indicadas mudanças nos hábitos de vida, há alteração na intensidade do quadro.

Raras são as crianças que permanecem com o padrão de crises inalterado. Diante desse fato, os casos com indicação de profilaxia devem ser referenciados para avaliação especializada, tanto para reavaliação do diagnóstico como para que seja instituída terapia profilática.

Os medicamentos mais habitualmente utilizados são o propranolol, os antagonistas da serotonina (pizotifeno e ciproeptadina), os bloqueadores do canal de cálcio (flunarizina), os antidepressivos, (como a amitriptilina), e os anticonvulsivantes (como o divalproato de sódio).[6]

Intervenções não farmacológicas

As intervenções não farmacológicas referem-se às terapias psicológicas e à acupuntura. Até o momento, as terapias psicológicas mais estudadas são as de base comportamentais, como a terapia cognitivo-comportamental (TCC), as técnicas de relaxamento e o *biofeedback*. Há, atualmente, evidências da eficácia das terapêuticas psicológicas em geral, principalmente da TCC, na melhora dos quadros de cefaleia em crianças e adolescentes.[7] Os estudos relacionados à acupuntura são muito heterogêneos e ainda pouco realizados em crianças. Há, entretanto, evidências de um possível benefício, podendo ser utilizada como terapia adjuvante em escolares (inclusive adolescentes) com crises frequentes.

> **Dicas**
>
> ▶ Em crianças, é muito difícil a diferenciação entre o diagnóstico de enxaqueca e a cefaleia tipo tensão. O acompanhamento evolutivo é uma importante ferramenta nesse processo.
>
> ▶ A anamnese ampliada, com registro acerca do modo de vida da criança, suas relações familiares e na comunidade, é uma ferramenta auxiliar fundamental para o diagnóstico e também para a terapêutica.
>
> ▶ Pequenas mudanças na rotina de vida (como horas de sono, horário e qualidade das refeições, controle do tempo dedicado aos jogos eletrônicos e à televisão) geralmente acarretam melhora na frequência dos quadros dolorosos.
>
> ▶ Medidas de relaxamento e outras técnicas comportamentais são comprovadamente eficazes no tratamento não farmacológico de crianças com cefaleia recorrente e com diagnóstico de enxaqueca.
>
> ▶ A criança responde mais ao repouso e ao sono como fatores de melhora das crises de enxaqueca.
>
> ▶ Os analgésicos comuns são os mais indicados para a maioria das crianças com diagnóstico de enxaqueca.

Quando referenciar

O referenciamento para avaliação especializada deve ser feito nos casos de cefaleia de evolução progressiva ou com sintomas/sinais neurológicos concomitantes. Crianças com diagnóstico de enxaqueca que tenham indicação de medicação profilática também devem ser referenciadas, em decorrência da pouca familiaridade do generalista em relação ao uso dessas medicações.

O referenciamento para o profissional de saúde mental deve ser realizado de forma criteriosa, mesmo nas crianças com quadros dolorosos relacionados à ansiedade. Na maioria das situações, a abordagem da equipe de saúde da família é suficiente para a diminuição dos episódios dolorosos.

> **Erros mais frequentemente cometidos**
>
> ▶ A avaliação da acuidade visual não é obrigatória em toda criança com quadro de cefaleia recorrente.
>
> ▶ O mesmo se aplica para a realização de radiografias de seios da face.
>
> ▶ Mesmo que os quadros dolorosos estejam relacionados à possibilidade de ganhos secundários (p. ex., faltar na escola), deve-se sempre partir da premissa da veracidade da dor.
>
> ▶ É sempre importante o acompanhamento evolutivo dessas crianças, pois o processo é ferramenta para o diagnóstico e para terapêutica.
>
> ▶ Medidas dietéticas (suspensão da ingestão de alguns alimentos) só devem ser realizadas quando houver indicação na anamnese de que o alimento é fator desencadeante da dor.

Prognóstico e complicações possíveis

Ainda são poucos os estudos relacionados ao prognóstico das crianças com cefaleia. Em um estudo que acompanhou crianças com quadro de enxaqueca frequente por 40 anos, observou-se que, aos 25 anos de idade, 23% dos indivíduos não apresentavam mais os quadros de dor. No entanto, por volta dos 50 anos, mais da metade desse grupo ainda era sintomático. Indivíduos do sexo feminino ou aqueles com mais tempo de queixa no momento do diagnóstico foram os que tiveram prognóstico mais desfavorável.[1]

REFERÊNCIAS

1. Bille B. A 40-year follow-up of school children with migraine. Cephalalgia. 1997;17(4):488-491.

2. Headache Classification Committee of the International Headache Society. The International Classification of Headache Disorders, 3rd edition (beta version). Cephalalgia. 2013;33(9):629-808.

3. Abu-Arafeh I, Razak S, Sivaraman B, Graham C. Prevalence of headache and migraine in children and adolescents: a systematic review of population-based studies. Dev Med Child Neurol. 2010;52(12):1088-1097.

4. Honig PJ, Charney EB. Children with brain tumor headaches. Am J Dis Child. 1982;136(2):121-124.

5. Richer L, Billinghurst L, Linsdell MA, Russell K, Vandermeer B, Crumley ET, et al. Drugs for the acute treatment of migraine in children and adolescents. Cochrane Database Syst Rev. 2016;4:CD005220.

6. Kacperski J. Prophylaxis of migraine in children and adolescents. Paediatr Drugs. 2015;17(3):217-226.

7. Eccleston C, Palermo TM, Williams AC, Lewandowski A, Morley S. Psychological therapies for the management of chronic and recurrent pain in children and adolescents. Cochrane Database Syst Rev. 2009;2:CD003968.

CAPÍTULO 122

Dor abdominal recorrente

Ivana Lie Makita Abe
Ana Cecilia Silveira Lins Sucupira

Aspectos-chave

▶ Dor abdominal recorrente é uma queixa frequente no atendimento às crianças, mas também aos adolescentes.

▶ Mais de 90% dos casos não têm origem orgânica e apresentam evolução benigna.

▶ A anamnese deve ser ampliada, para conhecer a dor, a criança e a família.

▶ Na ausência de sinais de alerta, não é necessário aprofundar a investigação.

▶ É fundamental tranquilizar a criança e a família quanto à natureza da dor.

Caso clínico

Cleusa vem com seu filho Maicon, 8 anos, que apresenta queixa de dor na barriga há quase 1 ano. Refere que, no início, a dor era mensal, mas ultimamente tem até três episódios por semana. Ela está preocupada porque ele tem faltado a muitas aulas por conta da dor. Foi várias vezes ao pronto-socorro, onde medicam e dizem que não é nada. Resolveu ir ao médico particular, que pediu vários exames que ela não está conseguindo fazer. A família mudou-se para São Paulo há mais ou menos 1 ano e meio, vinda do Piauí. Maicon já trocou duas vezes de escola, pois a família teve que mudar de casa. Ele diz que gosta da escola, já sabe ler e escrever, mas acha a professora muito brava. Cleusa quer que o médico peça um exame que diga a causa da dor.

Teste seu conhecimento

1. Qual das alternativas a seguir é INCORRETA?
    a. Menos de 10% dos casos de dor abdominal recorrente em crianças tem uma causa orgânica
    b. A localização principal da dor abdominal recorrente é periumbilical
    c. A endoscopia é um dos exames iniciais na investigação da dor abdominal recorrente
    d. A queixa de dor abdominal recorrente causa muita ansiedade à criança, aos seus pais e também ao médico

2. Nos casos de dor abdominal recorrente, NÃO é sinal de alerta:
    a. Dor de localização periférica constante no local
    b. Presença de manifestações sistêmicas
    c. Dor que repetidamente desperta a criança do sono
    d. Dor de forte intensidade

3. Em relação à abordagem da criança com dor abdominal recorrente, é importante:
    a. Realizar anamnese ampliada, conhecendo a dor, a criança e a família
    b. Identificar as hipóteses que a criança e os familiares têm sobre a causa da dor
    c. Solicitar ultrassonografia para afastar massas abdominais
    d. Após a realização dos exames básicos iniciais, só prosseguir na investigação laboratorial quando há um sinal de alerta

4. É correto afirmar que:
    a. As parasitoses são a principal causa de dor abdominal recorrente
    b. O tratamento com antiácidos melhora a evolução da dor
    c. Não é preciso fazer nada, porque a dor abdominal recorrente desaparece com o tempo
    d. A dor é real e causa grande sofrimento para a criança e os familiares

5. Qual das alternativas a seguir é correta?
    a. A radiografia de abdome pode ser útil na investigação diagnóstica
    b. Má absorção de lactose é comprovadamente uma causa de dor abdominal recorrente
    c. O teste terapêutico com antiácidos ajuda a afastar gastrite como causa da dor
    d. A tranquilização dos pais e da criança contribui para melhorar a evolução da dor

Respostas: 1C, 2D, 3C, 4D, 5D

Do que se trata

A dor abdominal trata-se de uma queixa frequente na infância (mas também na adolescência). A dor abdominal recorrente (DAR) foi definida por Apleye Naish como três episódios de dor, com intensidade suficiente para interferir nas atividades habituais da criança, durante um período mínimo de 3 meses.[1] Os episódios são caracterizados por dor abdominal vaga, em cólica, mal localizada ou em região periumbilical.[2] A dor causa angústia à criança (e ao adolescente), trazendo prejuízo às atividades habituais, como faltas escolares.[3]

A dor recorrente é o tipo mais comum de dor crônica entre as crianças. Evolui com períodos de dor intercalados com outros assintomáticos. A dor persistente – que é outro tipo de dor crônica, com duração maior do que 3 meses – é rara nessa faixa etária e geralmente ocorre na presença de doenças de base.[4]

A incidência de DAR, segundo Oster,[5] é de 14,4% em indivíduos entre 6 e 19 anos, maior no sexo feminino. Esse autor observou que apenas 5 a 10% dos casos tinham uma etiologia orgânica. Outro estudo encontrou prevalência variando entre 0,3 e 19% em países ocidentais, oscilando com a idade e com a definição utilizada, com maior predomínio no sexo feminino. A prevalência foi maior entre 4 e 6 anos, mas também no início da adolescência.[6]

Em uma metanálise, realizada em 2015, com 58 estudos incluindo 196.472 crianças ao redor do mundo, a prevalência de dor abdominal funcional foi de 13,5% (95% IC 11,8-15,3). A dor abdominal funcional foi mais prevalente no sexo feminino (15,9% vs. 11,5%, *pooled* OR 1,5) e estava associada à presença de ansiedade, depressão, estresse ou eventos traumáticos.[7]

O que pode ocasionar

A literatura é controversa em relação à sua etiopatogenia, gerando dúvidas ao médico quanto à sistematização de sua abordagem diagnóstica e terapêutica. Em 90 a 95% dos casos, não é possível estabelecer uma etiologia bem definida, seja estrutural, infecciosa, inflamatória, bioquímica ou metabólica que justifique a sintomatologia.[1]

Vários autores têm reconhecido a importância de fatores emocionais na gênese da DAR. A busca de padrões de temperamento ou traços de personalidade nas crianças com dor recorrente, entretanto, não tem tido sucesso. Pais ansiosos, preocupados com os sintomas da criança, lidam com a dor de maneira a aumentar a sua recorrência.[8,9]

Neste capítulo, a dor abdominal recorrente sem doença orgânica será denominada como síndrome da dor abdominal recorrente (SDAR). Aquelas com etiologia orgânica serão abordadas de acordo com o problema específico.

O que fazer

Para a abordagem diagnóstica da criança com DAR, a anamnese e o exame físico são fundamentais.

Anamnese

A anamnese deve ser completa e abrangente, incluindo não apenas os aspectos clínicos da dor, mas também o modo como a criança vivencia suas relações nos diversos grupos sociais, como a família, a escola e os grupos de amigos. A caracterização da dor muitas vezes não é tarefa fácil, pois os sintomas podem ser vagos e a criança pode apresentar dificuldade para descrever o que sente. É muito comum que as pessoas associem a ingestão de doces e outras guloseimas como desencadeantes das crises de dor abdominal recorrente. Entretanto, não há evidências que sustentem essa associação (Quadros 122.1 e 122.2).

A caracterização da dor é importante para direcionar a investigação, entretanto, não existem estudos demonstrando que informações sobre frequência, intensidade ou efeitos na vida da criança possam diferenciar entre uma doença orgânica ou funcional.[10] A expressão da dor na criança depende de vários fatores, como idade, sexo, percepção que a criança tem da dor, experiências dolorosas prévias, padrões culturais, relações familiares e comportamento dos pais.

A história clínica deve avaliar a presença de sinais de alerta que possam indicar a presença de doença orgânica (Quadro 122.3).[10] Um interrogatório mais detalhado sobre sintomas do sistema geniturinário e gastrintestinal deve ser feito, pois a maioria das causas orgânicas é relacionada a esses dois sistemas.

A associação com vários tipos de dores, como cefaleia e dores em membros, é frequente na criança com DAR.[10] Deve-se investigar, também, a presença de dores e doenças crônicas em familiares próximos.[6] Encontrar "famílias doloridas" é mais comum entre as crianças com DAR do que nas crianças sem essa queixa, segundo Apley e Naish.[1] Algumas doenças de caráter hereditário podem cursar com DAR, como doença inflamatória intestinal, anemia, úlcera péptica, entre outras.[10]

Quadro 122.1 | Anamnese de crianças (adolescentes) com queixa de dor abdominal recorrente

Conhecendo a dor	Conhecendo a criança
▶ Há quanto tempo tem essa dor?	▶ Qual é a rotina de vida? O que a criança (adolescente) faz no seu dia a dia?
▶ Como foi a 1ª vez em que teve essa dor?	▶ Quais as atividades preferidas?
▶ Onde é a dor? Tem alguma irradiação?	▶ Como é o temperamento da criança (adolescente)?
▶ Como é a dor?	▶ Houve alguma mudança de comportamento recente?
▶ Com que frequência a dor ocorre?	▶ Como é o relacionamento com os pais e irmãos?
▶ Quando e onde ocorrem os episódios?	▶ Como é o relacionamento com colegas e professores?
▶ O que desencadeia a dor?	▶ Como a criança (adolescente) reage à dor?
▶ O que faz a dor melhorar ou piorar?	▶ Quanto essa dor atrapalha a vida da criança (adolescente)?
▶ Existem outros sintomas associados, como febre, perda de peso, mal-estar?	
▶ A dor vem melhorando ou piorando?	
▶ Tem ou já teve outras queixas de dor recorrente, como cefaleia e dor em membros?	

Quadro 122.2 | Anamnese de crianças (adolescentes) com queixa de dor abdominal recorrente

Conhecendo a família

▶ Como os pais costumam reagir diante da dor da criança (adolescente)?
▶ Os pais costumam levar ao pronto-socorro? Já fizeram algum tipo de tratamento para dor?
▶ A família costuma dar medicamentos para dor?
▶ Como é o relacionamento dos pais com os filhos? E com esse filho em especial?
▶ Entre os parentes próximos, alguém tem queixa de dor ou doença crônica?
▶ Houve algum evento crítico na família recentemente?
▶ Como a família reage nos momentos de conflito?

> **Quadro 122.3 | Sinais de alerta para dor abdominal recorrente**
>
> ▶ Dor de localização periférica no abdome e constante no local
> ▶ Dor que se irradia para as costas, escápula ou MMII
> ▶ Dor que repetidas vezes desperta a criança do sono
> ▶ Presença de manifestações sistêmicas, como perda de peso, febre, anemia, diarreia crônica, entre outras
> ▶ História familiar de doença relevante (p. ex., anemia falciforme, úlcera péptica, doença inflamatória intestinal
> ▶ Alterações no exame físico
> ▶ Alterações no hemograma, VHS ou PCR, urocultura positiva e/ou alterações na urina tipo I
>
> MMII, membros inferiores; VHS, velocidade de hemossedimentação; PCR, proteína C-reativa.

Embora crianças com dor e sem dor apresentem quadros de ansiedade, angústia e eventos críticos na família, apenas algumas vão reagir apresentando sintomas como dor recorrente, seja abdominal, em membros ou cefaleia.[2,10]

Quando os motivos da ansiedade estão relacionados à escola, é interessante obter informações não só da criança (adolescente) e dos pais, mas também do professor. Quando há uma recusa em ir para a escola, a possibilidade de *bullying* deve ser suspeitada. As situações de *bullying* podem ser de difícil identificação pela família, pois a criança (adolescente) pode estar sendo ameaçada pelos agressores se a situação se tornar pública. Dores abdominais também podem ter como causa as situações de abuso sexual.[11]

A atitude ansiosa da família diante da queixa de dor recorrente pode estar atuando como fator de manutenção da queixa. Muitos pais apresentam um temor específico de que a criança tenha determinadas doenças, como câncer, por exemplo. Permitir a verbalização de tais temores e tranquilizar a família em relação aos medos e crenças apresentados têm um efeito terapêutico importante.

Identificando a hipótese diagnóstica da criança (adolescente) e da família

Apesar de essa ser uma queixa sem comprometimento orgânico, a dor é real, ou seja, ela causa sofrimento tanto físico como decorrente da angústia e do medo de que seja uma doença grave. É preciso, portanto, entender como a criança (adolescente) está vivenciando essa dor e como a família lida com a situação. Nesse sentido, três perguntas são fundamentais tanto para a criança como para o adolescente e para a família:

1. *O que você (ou o senhor, a senhora) acha que é a dor?* Em geral, respondem que não acham nada.
2. *O que você (ou o senhor, a senhora) pensa que pode ser a causa da dor?* Em geral, respondem que nunca pensaram nada.
3. *O que você (ou o senhor, a senhora) tem medo que seja essa dor?* Às vezes, ainda não se obtém uma resposta, sendo preciso insistir: *Tem alguma doença que você (ou o senhor, a senhora) já viu e que acha que seu filho pode ter?* Nesse momento, a família costuma revelar seus temores.

É importante esclarecer qual é a hipótese diagnóstica que a família e mesmo a criança (adolescente) elaboraram para a queixa de dor. Só assim, será possível desfazer medos, angústias e todo o sofrimento que essa queixa provoca.

Exame físico

O exame físico deve ser completo, incluindo medidas de peso, de altura e de pressão arterial (PA), com o objetivo de afastar sinais de comprometimento do estado geral ou de causas extra-abdominais da dor. O exame específico do abdome deve procurar identificar a presença de massas, visceromegalias e regiões dolorosas à palpação. As regiões genital e perianal também devem ser avaliadas para descartar a possibilidade de abuso sexual.

Exames complementares

A investigação inicial deve abranger os exames listados no Quadro 122.4.

Vale destacar, contudo, que Soon e colaboradores[12] compararam crianças com dores abdominais crônicas a crianças saudáveis e observaram que, na ausência de sinais e sintomas de alerta, as infecções parasitárias não eram um fator causal de dores abdominais crônicas. Os resultados dos exames de hemograma e provas de fase aguda também não apresentaram diferença estatisticamente significante entre as crianças com DAR e os controles, concluindo que tais exames não são úteis.[12]

A investigação extensiva de crianças com DAR, sem sinais de alerta, não tem utilidade e deve ser evitada. Na presença de sinais de alerta, os sintomas e sinais devem orientar quais os exames a serem solicitados. A realização de endoscopia digestiva alta ou ultrassonografia não é recomendada para casos sem sinais de alerta.[10]

Um estudo realizado com 644 crianças com DAR divididas em dois grupos – com e sem sinais de alerta – observou anormalidades ao exame de US em apenas 2% dos casos. Entre as crianças com dor mas sem nenhum sinal de alerta, em apenas 1% dos casos foram identificadas alterações ao exame. Entretanto, três deles tinham alterações não relacionadas à dor abdominal (hidronefrose, rim duplo e rim hipoplásico). Entre as crianças com DAR mas com algum sinal de alerta, foram detectadas alterações em 11% dos casos. O autor desse estudo concluiu que esse exame só deve ser indicado em casos com algum sinal de alerta.[13]

Diagnóstico diferencial da dor abdominal recorrente

Entre as causas orgânicas, estão as relacionadas principalmente ao trato gastrintestinal e geniturinário, mas sem predomínio de alguma causa específica (Quadro 122.5).

Úlcera péptica. A úlcera péptica primária apresenta início insidioso, evolução crônica e localização duodenal. Frequentemente está associada à infecção pelo *Helicobacter pylori*, embora muitos casos sejam caracterizados como idiopáticos. O ciclo dor-alimentação-alívio é pouco frequente na úlcera primária em crianças. Os sintomas variam com a idade, sendo mais específicos na adolescência. Tomomasa e colaboradores[14] encontra-

> **Quadro 122.4 | Exames básicos a serem solicitados nos casos de dor abdominal recorrente**
>
> ▶ Hemograma completo
> ▶ Provas de fase aguda, como VHS ou PCR
> ▶ Exame de urina
> ▶ Urocultura
> ▶ Parasitológico de fezes

Quadro 122.5 | Doenças orgânicas que podem causar dor abdominal recorrente na criança (adolescente)

Causas gastrintestinais	Causas urogenitais
▶ Esofagite	▶ Infecção do trato urinário
▶ Úlcera péptica	▶ Hidronefrose
▶ Gastrite	▶ Obstrução das vias urinárias inferiores
▶ Parasitoses intestinais	▶ Cálculo renal
▶ Constipação intestinal funcional	▶ Tumor renal
▶ Doença de Crohn	▶ Dismenorreia
▶ Retocolite ulcerativa	▶ Cisto ovariano
▶ Neoplasias	▶ Endometriose
▶ Doença celíaca	
▶ Alergia intestinal	
▶ Intolerância à lactose	
▶ Colecistite ou colelitíase	

Entidades clínicas de existência discutível	Outras causas
▶ Epilepsia abdominal	▶ *Bullying*
▶ Enxaqueca abdominal	▶ Abuso sexual

ram correlação de úlcera péptica com os seguintes sinais e sintomas: dor relacionada à ingestão alimentar (quando ocorre regularmente antes ou após as refeições), dor localizada no epigástrio, vômitos, sangramento (hematêmese ou melena) e história familiar de úlcera em parentes de até segundo grau.

A endoscopia é o exame de escolha para o diagnóstico. Quando esse exame não está disponível, está indicado o teste terapêutico.

Na maioria dos casos, o tratamento é clínico, com o uso de bloqueadores H2 (cimetidina, ranitidina, famotidina) ou inibidores da bomba de prótons (IBPs) (omeprazol, lansoprazol). A infecção por *H. pylori*, quando presente, deve ser devidamente tratada. Alimentos que possam piorar os sintomas, como os gordurosos, muito condimentados e que contenham cafeína, devem ser evitados durante o tratamento, assim como medicamentos agressores da mucosa gástrica, como anti-inflamatórios.[15]

Gastrite. Embora a gastrite com infecção por *Helicobacter pylori* possa estar associada à dor abdominal, nem sempre é a causa específica da DAR. Em um estudo, crianças com gastrite associada à infecção por *H. pylori* e DAR foram tratadas adequadamente para erradicação dessa infecção. A gastrite com infecção por *H. pylori* recorreu em 73% dos casos, entretanto, os sintomas recorreram em apenas 13%. Em muitos casos, a dor abdominal não desapareceu com a resolução do processo inflamatório gástrico.[16]

Má absorção da lactose. Estudos não conseguiram comprovar a associação de DAR com intolerância à lactose.[2,10]

Doença celíaca. A frequência encontrada de anticorpo antiendomísio em crianças com DAR e crianças assintomáticas foi a mesma, não sendo recomendado o rastreamento para essa doença em crianças com DAR sem sinais de alerta.[17]

Parasitoses intestinais. A estrongiloidíase e a giardíase podem causar dor abdominal, mas, em muitos casos de DAR, mesmo com a cura parasitológica, a dor permanece. Não há estudos que comprovem a associação de parasitoses intestinais com DAR. Mas, devido à alta prevalência de parasitoses no país, é prudente que a verminose seja pesquisada e tratada, sem, contudo, haver uma expectativa de cura da DAR com tal tratamento.[18]

Constipação intestinal. A constipação intestinal grave pode cursar com dor abdominal, que é aliviada com as evacuações e desaparece com a normalização do hábito intestinal. Entretanto, nas séries de Apley, foi encontrada a mesma incidência de crianças obstipadas nos grupos-controle e nos com dor. Como os fatores psicogênicos também interferem na constipação, quando houver associação de constipação intestinal com DAR, esses devem ser tratados de forma adequada.[1]

Distúrbio gastrintestinal funcional (DGIF). Os DGIF são definidos, segundo o critério de ROMA III, pelas várias combinações de sintomas gastrintestinais crônicos ou recorrentes não explicados por alterações estruturais ou bioquímicas. Esses critérios foram definidos para a faixa etária de 4 a 18 anos em um encontro de pediatras de vários países, realizado em Roma em 1997 (ROMA II) e revisados em 2006 (ROMA III). São classificados em dispepsia funcional, síndrome do intestino irritável, enxaqueca abdominal e dor abdominal funcional, este último com um subitem: síndrome da dor abdominal funcional.[19]

Na revisão de ROMA IV, realizada em maio de 2016, a nova nomenclatura apresentada foi de "dor abdominal funcional – não especificada de outra maneira", definida como dor que ocorre quatro vezes ao mês, por no mínimo dois meses, sem sinais ou sintomas de alarme, e cujos sintomas não podem ser atribuídos a outras condições médicas após uma apropriada avaliação.[15,19]

A presença de sintomas específicos ajuda a direcionar a investigação para o diagnóstico de outras entidades clínicas que cursam com dor abdominal, como as doenças inflamatórias intestinais. Em relação à enxaqueca abdominal, a Sociedade Internacional de Cefaleia não inclui esse diagnóstico na classificação das cefaleias, considera apenas que a dor abdominal pode ser um sintoma do quadro de enxaqueca. Também de existência controversa é o diagnóstico de epilepsia abdominal.[20]

Conduta proposta

A conduta na DAR é semelhante ao que propõe o Subcomitê de Dor Abdominal Crônica, da Academia Americana de Pediatria, que sugere que a dor abdominal crônica, sem sinais ou sintomas de alarme e com exame físico normal, deve ser manejado na atenção primária em um modelo de cuidado biopsicossocial. O objetivo primário do tratamento é permitir o retorno da criança às suas atividades habituais e não apenas proporcionar a melhora completa da dor. O referenciamento para serviços terciários resulta em maior custo financeiro, reforçando o papel doentio de procura frequente a serviços de saúde.[9]

Quando se encontra uma doença bem definida como causa da dor, esta deve ser devidamente tratada. Entretanto, mesmo em casos com doença bem definida, deve-se lembrar da origem multifatorial da dor, que pode ter um componente psicogênico.

A formação acadêmica extremamente organicista costuma não preparar o profissional de forma adequada para enfrentar os casos de DAR.

É fundamental o profissional estabelecer uma relação de confiança com a família. Já na primeira consulta, deve ser levantada a hipótese de a dor ser uma expressão do modo como a criança vivencia as situações do cotidiano ou os problemas emocionais. Introduzir, logo no início, a possibilidade de a dor não ter uma origem orgânica evita problemas futuros diante da insistência da família para realizar testes desnecessários.

É importante esclarecer que alguns exames serão realizados para descartar doenças que podem cursar de maneira semelhante à SDAR, mas que a probabilidade maior é de que não seja encontrada uma causa orgânica. Isso ajuda a família a reconhecer que esse diagnóstico é o mais provável.

A tranquilização da família e da criança (adolescente) é fundamental na abordagem terapêutica. Quando a família tem receio de uma doença específica, é necessário apontar os dados que falam contra essa hipótese. É importante deixar claro que, apesar de a criança (adolescente) não ser portadora de doença grave, deve ser acompanhada para que o médico possa observar a evolução do quadro. A realização de um diário da dor, com caracterização, descrição de fatores emocionais e fatores de piora e melhora, auxilia na condução do caso.[21]

O modo como essas informações são transmitidas à família pode aumentar ou diminuir a sua ansiedade: um estudo mostrou que a angústia é menor quando o diagnóstico de DAR é dado pelo médico a uma mãe ansiosa com uma orientação biopsicossocial e não biomédica.[22] Assim como a anamnese é ampliada, enfocando não apenas os aspectos biológicos da dor, a resposta à família em relação ao diagnóstico também deve ter esse enfoque.

Tratamento

Na grande maioria dos casos, o uso de medicamentos é desnecessário. Alguns estudos avaliaram o uso de alguns fármacos na DAR, mas as evidências são muito fracas em relação ao seu benefício. O uso contínuo de medicação (anticolinérgicos, antiespasmódicos, anticonvulsivantes), além de não ter sido comprovado como benéfico, pode, muitas vezes, ajudar a manter o comportamento doloroso. Fármacos em crianças com SDAR reforçam a dependência medicamentosa, devendo ser utilizados apenas para crianças com sintomas que não responderam às intervenções mais simples.[23]

Alguns estudos avaliaram o benefício do uso de antidepressivos, não sendo observada diferença na resposta terapêutica da amitriptilina quando comparada ao placebo após 4 semanas de tratamento.[10]

Em relação ao benefício de dietas específicas, são inconclusivas as evidências de que a suplementação de fibras e as dietas sem lactose diminuam a frequência das dores abdominais em crianças com DAR.[2,10,24] A administração de probióticos para casos de constipação intestinal ou DAR em crianças (adolescentes) também não é recomendada.[25]

Quando referenciar

Casos de DAR com distúrbios graves de conduta devem ser referenciados para atendimento psicológico especializado, mas a grande maioria pode ser tratado no contexto da atenção primária pelo médico generalista (ver árvore de decisão).

> **Erros mais frequentemente cometidos**
> ▶ O medo de não diagnosticar uma doença grave ou a pressão da família para encontrar um diagnóstico preciso leva muitos profissionais a realizar uma investigação extensa, onerosa e desnecessária, que muitas vezes aumenta a ansiedade da criança (adolescente) e da família, podendo até intensificar a queixa.
> ▶ Outro erro comum é desconsiderar a queixa trazida pela família, afirmando que "não é nada", ao considerar que 90 a 95% dos casos não têm causa orgânica que justifique a dor. Apesar de a grande maioria dos casos não apresentar uma causa orgânica, a queixa deve ser valorizada, pois causa um sofrimento real para o indivíduo.
> ▶ O compromisso do profissional não deve ser com a doença, mas com a criança (adolescente). A detecção de uma causa orgânica não deve excluir a análise dos aspectos emocionais, sociais e familiares na gênese e expressão da dor.

Prognóstico e complicações possíveis

A evolução é benigna, com a maioria das crianças melhorando logo após uma abordagem adequada. Algumas podem continuar apresentando crises de dor, porém, de menor repercussão na vida da criança.

Alguns estudos retrospectivos e poucos prospectivos avaliaram a evolução da SDAR na infância. Dois meses após o diagnóstico, 30 a 50% das crianças acometidas não mais se queixavam de DAR, o que ocorre quando pais e crianças (adolescentes) aceitam a associação entre estresse e dor. Vinte e cinco por cento continuaram com sintomas dolorosos por 5 anos, e 30 a 50% tiveram dores abdominais na idade adulta, porém, em 70%, sem interferência nas atividades diárias. A possibilidade de desenvolvimento de doença orgânica, como doença de Crohn, é menor do que 2%.[20]

Atividades preventivas e de educação

A explicação da natureza benigna da dor e o esclarecimento dos temores da família e da criança (adolescente) constituem a melhor forma de reduzir os episódios dolorosos.

ÁRVORE DE DECISÃO

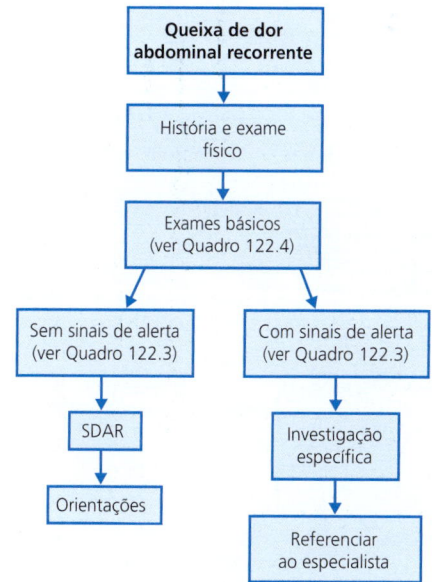

Evitar o uso excessivo de medicamentos e adotar cuidados e terapêutica não farmacológica contribui para que a família possa apoiar adequadamente a criança e o adolescente durante esses episódios, evitando idas desnecessárias aos serviços de pronto-socorro.

Dicas

- Explicar cuidadosamente para a família e a criança (adolescente) sobre a dor abdominal, tranquilizando sobre a ausência de uma doença grave.
- Identificar sinais de alerta e orientar a família sobre o que fazer caso ocorram.
- Evitar rótulos psicológicos, não sugerindo que a criança (adolescente) está dissimulando ou tentando tirar algum proveito da dor.
- Permitir atividades normais entre as crises de dor.
- Estabelecer seguimento regular para monitorar os sintomas.
- Estar disponível caso a família sinta necessidade de reavaliação do quadro.
- Orientar a família para evitar os ganhos secundários da dor como presentes ou excesso de atenção.

REFERÊNCIAS

1. Apley J, Naish N. Recurrent abdominal pains: a field survey of 1,000 school children. Arch Dis Child. 1958;33(168):165-170.

2. Devanarayana NM, Rajindrajith S, Silva HJ. Recurrent abdominal pain in children. Indian Pediatrics. 2009;46(5):389-399.

3. Scharff L. Recurrent abdominal pain in children: a review of psychological factors and treatment. Clin Psychol Rev. 1997;17(2):145-166.

4. Puccini RF, Bresolin AMB. Dores recorrentes na infância e adolescência. J Pediatr. 2003;79(s1):65-76.

5. Oster J. Recurrent abdominal pain, headache and limb pains in children and adolescents. Pediatrics. 1972;50(3):429-436.

6. Chitkara DK, Rawat DJ, Talley NJ. The epidemiology of childhood recurrent abdominal pain in Western countries: a systematic review. Am J Gastroenterol. 2005;100(8):1868-1875.

7. Korterink JJ, Diederen K, Benninga MA, Tabbers MM. Epidemiology of pediatric functional abdominal pain disorders: a meta-analysis. PLoS One. 2015;10(5):e0126982.

8. Walker LS, Williams SE, Smith CA, Garber J, Van Slyke DA, Lipani TA. Parent attention versus distraction: impact on symptom complaints by children with and without chronic functional abdominal pain. Pain. 2006;122(1-2):43-52.

9. Czyzewski DI, Eakin MN, Lane MMM, Jarrett M, Shulman RJ. Recurrent abdominal pain in primary and tertiary care: differences and similarities. Child Health Care. 2007;36(2):137-153.

10. Di Lorenzo C, Colletti RB, Lehmann HP, Boyle JT, Gerson WT, Hyams JS, et al. Chronic abdominal pain in children: a technical report of the American Academy of Pediatrics and the North American Society for Pediatric Gastroenterology, Hepatology and Nutrition. J Pediatr Gastroenterol Nutr. 2005;40(3):240-260.

11. Berger MY, Gieteling MJ, Benninga MA. Chronic abdominal pain in children. BMJ. 2007;334(7601):997-1002.

12. Soon GS, Saunders N, Ipp M, Sherman PM, Macarthur C. Community-based case-control study of childhood chronic abdominal pain: role of selected laboratory investigations. J Pediatr Gastroenterol Nutr. 2007;44(4):524-526.

13. Yip WC, Ho TF, Yip YY, Chan KY. Value of abdominal sonography in the assessment of children with abdominal pain. J Clin Ultrasound. 1998;26(8):397-400.

14. Tomomasa T, Hsu JY, Shigeta M, Itoh K, Ohyama H, Terashima N, et al. Statistical analysis of symptoms and signs in pediatric patient with peptic ulcer. J Pediatr Gastroent Nutr. 1986;5(5):711-715.

15. Fishman MB, Aronson MD, Chacko MR. Chronic abdominal pain in children and adolescents: approach to the evaluation [Internet]. UpToDate; 2017 [capturado em 03 mar. 2018]. Disponível em: https://www.uptodate.com/contents/chronic-abdominal-pain-in-children-and-adolescents-approach-to-the-evaluation.

16. Gormally S, Drumm B. Helicobacter pylori and gastrointestinal symptoms. Arch Dis Child. 1994;70(3):165-166.

17. Fitzpatrick KP, Sherman PM, Ipp M, Saunders N, Mac arthur C. Screening for celiac disease in children with recurrent abdominal pain. J Pediatr Gastroenterol Nutr. 2001;33(3):250-252.

18. Sayon R, Zuccolotto SMC. Dor abdominal recorrente. Pediatria. 1983;5(3):144-154.

19. Schmulson MJ, Drossman DA. What is new in Rome IV. J Neurogastroenterol Motil. 2017;23(2):151-163.

20. Sucupira ACSL, Zuccolotto SMC. Pediatria em consultório. São Paulo: Sarvier; 2010.

21. van Tilburg MA, Chitkara DK, Palsson OS, Levy RL, Whitehead WE. Parental worries and beliefs about abdominal pain. J Pediatr Gastroenterol Nutr. 2009;48(3):311-317.

22. Williams SE, Smith CA, Bruehl SP, Gigante J, Walker LS. Medical evaluation of children with chronic abdominal pain: impact of diagnosis, physician practice orientation, and maternal trait anxiety on mothers' responses to the evaluation. Pain. 2009;146(3):283-292.

23. Bufler Ph, Gross M, Uhlig HH. Recurrent abdominal pain in childhood. Dtsch Arztebl Int. 2011;108(17):295-304.

24. Huertas-Ceballos AA, Logan S, Bennett C, Macarthur C. Dietary interventions for recurrent abdominal pain (RAP) and irritable bowel syndrome (IBS) in childhood. Cochrane Database Syst Rev. 2009;(1):CD003019.

25. Vandenplas Y, Benninga M. Probiotics and functional gastrointestinal disorders in children. J Pediatr Gastroenterol Nutr. 2009;48 Suppl 2:S107-9.

Anamnese

A caracterização dos episódios dolorosos e da evolução do quadro é decisiva para o diagnóstico diferencial. No Quadro 121.4, destacam-se algumas características importantes que, sempre que possível, devem ser obtidas.

Idade de início. Apesar de a maioria das crianças com queixa de cefaleia recorrente apresentar início precoce da queixa, há aumento progressivo da prevalência a partir dos 6 anos de idade, com pico ao redor dos 12, quando ocorre predomínio no sexo feminino.

Localização. Em geral, quando indagada sobre a localização da dor, a criança costuma apontar toda a cabeça. Em crianças maiores, a localização frontal bilateral aparece com mais frequência, mesmo nos casos típicos de enxaqueca. A localização hemicraniana é mais comumente descrita em adolescentes e nas crianças pré-púberes. A localização occipital aparece menos frequentemente como sede da dor na infância.

Intensidade. A intensidade do sintoma deve ser inferida pela interferência nas atividades habituais da criança. A mudança progressiva para quadros de maior intensidade é um sinal de alerta que indica a necessidade de aprofundar a pesquisa diagnóstica.

Duração. Episódios de curta duração são os mais frequentes, o que pode estar relacionado ao fato de a criança só parar suas atividades (geralmente as brincadeiras) quando a dor atinge seu pico máximo. A duração do episódio de dor não apresenta relação com a gravidade da doença.

Tipo. A maioria das crianças não sabe caracterizar o tipo de dor que sente. A dor de caráter pulsátil é mais comum nas crianças maiores e adolescentes, provavelmente pela maior facilidade na descrição dos sintomas.

Frequência. A frequência é um sinal indireto da repercussão da queixa no cotidiano dessas crianças e de suas famílias. A mudança do padrão da cefaleia, com aumento da intensidade e da frequência, é sinal de alerta para a presença de hipertensão intracraniana (HIC).

Horário preferencial. Crises matinais recorrentes ou que repetidamente despertam o indivíduo do sono são sinais de alerta importantes, que indicam a necessidade de investigação diagnóstica de processos intracranianos.

Sintomas concomitantes. As crianças com enxaqueca apresentam mais comumente sintomas neurovegetativos acompanhando as crises dolorosas. Vômitos persistentes, com aumento de frequência ou de início recente, são sinal de alerta para a presença de HIC.

Fatores de melhora. O repouso e o sono aparecem como os principais fatores de melhora. É sempre importante indagar sobre o uso de analgésicos e averiguar a dose da medicação oferecida à criança, pois não é raro o uso crônico de medicações, muitas vezes em subdosagem.

Fatores desencadeantes. A ansiedade aparece como fator desencadeante principal, mesmo que haja diagnóstico de enxaqueca. Deve-se verificar se a cefaleia está relacionada com atividades que exigem esforço visual como períodos de leitura e escrita. No Brasil, a associação com exposição solar é também frequente. São poucas as crianças que descrevem seus quadros dolorosos relacionados à ingestão de algum tipo de alimento. Outros fatores desencadeantes são jejum prolongado, fadiga e diminuição ou aumento das horas de sono.

Atitude da família no momento da dor. É importante que o profissional de saúde identifique a atitude da família diante da queixa de cefaleia. Em algumas famílias, a criança só consegue fazer-se percebida por meio da dor. Em outras, a postura ansiosa em relação à dor pode estar atuando como um fator de manutenção dessa queixa.

Interpretação da dor pela família e pela criança. É frequente a família procurar o atendimento médico receosa de uma doença grave associada ao sintoma.

É importante identificar os medos e apreensões da família e da criança em relação à dor. Para isso, três perguntas feitas na seguinte ordem são esclarecedoras:

- *O que você acha que pode ser essa dor?* Tanto a mãe e a criança costumam responder que não acham nada.
- *O que você pensa que pode ser essa dor?* Respostas idênticas à anterior.
- *O que você tem medo que possa ser essa dor?*

Na terceira pergunta, é comum a mãe e as crianças maiores responderem o que realmente está causando medo e apreensão em relação à dor. Às vezes pode-se ajudar acrescentando à pergunta se a família já viu alguém com história dessa dor em alguma doença e que tenham medo que possa ser o caso da criança.

A avaliação da criança e a tranquilização da família quanto ao diagnóstico têm efeito terapêutico.

Sintomas precedendo o quadro doloroso. A presença de pródromos é pouco frequente em crianças, provavelmente pela dificuldade da descrição desses sintomas.

Presença de outros sintomas. Cinetose, enurese, vômitos cíclicos e distúrbios do sono são sintomas mais comuns em crianças com enxaqueca. Queixas respiratórias, como obstrução e prurido nasal, espirros em salva e tosse, podem indicar a pre-

---

Quadro 121.4 | Características relevantes da anamnese na criança com cefaleia

- ▶ Idade de início
- ▶ Evolução desde o início do quadro (houve piora, melhora ou está estável?)
- ▶ Localização
- ▶ Intensidade da dor (impede as atividades da criança ou é agravada por elas?)
- ▶ Duração
- ▶ Tipo de dor
- ▶ Frequência
- ▶ Horário preferencial
- ▶ Sintomas concomitantes
- ▶ Fatores de melhora (incluindo repouso, sono, uso de medicamentos e doses ingeridas)
- ▶ Fatores desencadeantes (incluindo atividades, alimentos ou algumas medicações)
- ▶ Atitude da família no momento da dor
- ▶ Interpretação da dor pela família e pela criança
- ▶ Presença de sintomas precedendo o quadro doloroso
- ▶ Presença de outros sintomas
- ▶ História de outras dores associadas ao quadro de cefaleia ou precedentes ao seu início
- ▶ História de outros problemas de saúde
- ▶ Uso crônico de medicações
- ▶ Rotina de vida da criança
- ▶ Antecedentes familiares de cefaleia

sença de sinusopatia. É sempre importante averiguar a presença de sinais de alerta para a presença de processos expansivos intracranianos.

Presença de outras dores. A simultaneidade ou a migração de sintomas dolorosos é frequente, sendo comum a associação com as dores recorrentes abdominais e nos membros.

Rotina de vida da criança. A descrição de um dia típico da criança com registro das suas atividades desde a hora em que acorda até a hora em que vai dormir (constando as atividades realizadas, o horário, a quantidade e a qualidade das refeições, o tempo dedicado às tarefas escolares, à televisão e ao uso de jogos eletrônicos) é um dado importante que auxilia no encontro de possíveis fatores desencadeantes da dor.

Antecedentes familiares de cefaleia. Os quadros de enxaqueca apresentam alta incidência familiar. No entanto, cabe destacar que, nas famílias em que há história de quadros frequentes de cefaleia, desde muito cedo algumas crianças rotulam qualquer desconforto que apresentam como dor de cabeça simplesmente por terem observado que toda vez que os adultos ao seu redor estão mais incomodados dizem estar com cefaleia. Nesses casos, é importante averiguar se no momento da dor a criança tem expressão facial ou corporal de sofrimento.

Exame físico

Além das medidas de peso, de estatura e da pressão arterial em todas as crianças com cefaleia deve-se obter a medida do perímetro cefálico, particularmente nas crianças de até 5 anos de idade. Na inspeção geral, é importante observar se existem manchas café com leite na pele, marcador da neurofibromatose, que pode se manifestar com processos tumorais no sistema nervoso central.

No exame físico especial, é importante a realização da rinoscopia anterior, a palpação dos seios da face e a avaliação da oclusão dentária. A má oclusão dentária pode indicar alterações da articulação temporomandibular que podem provocar cefaleia, geralmente biparietal, a qual piora com movimentos mastigatórios. O exame da coluna, principalmente cervical, deve ser feito pela inspeção e pela mobilização do pescoço.

O exame neurológico inicia-se desde o momento em que a criança entra na consulta, sendo importante observar sua interação com os familiares, sua atitude, comportamento, estado emocional, atenção, memória, raciocínio, percepção e atividade. Além disso, é importante realizar o exame neurológico sistematizado, incluindo o exame ocular (avaliando o tamanho das pupilas, o reflexo fotomotor e a motilidade ocular). Vale ressaltar que o exame de fundo de olho normal, na presença de sinais de alerta para HIC, não afasta a possibilidade desse diagnóstico, sendo necessário prosseguir na investigação laboratorial.

Exames complementares

Não existem exames de rotina para a abordagem diagnóstica da criança com cefaleia; os exames dependem das hipóteses cogitadas. As crianças com quadros agudos e intensos de cefaleia, na maioria das situações, requerem a realização de exames complementares para esclarecimento diagnóstico. As crianças com dores de evolução progressiva e/ou com sinais de alerta para HIC devem ser referenciadas para avaliação neurológica especializada. Diante de uma criança com suspeita de processo expansivo intracraniano, a presença de fundoscopia ou tomografia computadorizada de crânio normal não afastam esse diagnóstico, sendo indicada a realização de ressonância magnética, que apresenta maior acurácia diagnóstica em tumores de pequeno tamanho.

Não há indicação de realização de eletrencefalograma (EEG) em crianças com cefaleias recorrentes. Embora indivíduos com enxaqueca possam apresentar mais comumente alterações eletrencefalográficas, essas alterações são inespecíficas e em nada auxiliam no diagnóstico de enxaqueca.

A solicitação do EEG deve se ater às pessoas com cefaleias recorrentes e sintomas associados que sugiram a presença de síndromes convulsivas. No entanto, é preciso lembrar que quadros tipo enxaqueca seguidos de crises convulsivas sugerem fortemente a presença de alterações estruturais, que devem ser investigadas e seguidas exaustivamente.

Conduta proposta

O tratamento da criança com queixa de cefaleia recorrente deve ser realizado utilizando-se medidas gerais (não farmacológicas) – relacionadas ao modo de vida da criança – e farmacológicas. É importante a implementação de uma proposta terapêutica que se fundamente no conhecimento da vida da criança. O primeiro passo efetivo, portanto, baseia-se no estabelecimento do vínculo equipe-família. Na grande maioria dos casos, a realização de anamnese detalhada e de exame físico pormenorizado é suficiente para o diagnóstico e também para o bom estabelecimento desse vínculo.

Nos casos em que a anamnese e o exame físico sugerem alguma doença específica, a terapêutica será determinada pela etiologia do sintoma. As crianças com rinossinusites ou erros de refração devem ter essas condições tratadas, sendo importante o acompanhamento evolutivo dessas crianças. Em algumas situações, esses diagnósticos fazem parte de quadros de comorbidade com outras doenças, ou podem ser fatores desencadeantes ou mantenedores de crises de enxaqueca.

Uma ferramenta importante para o aconselhamento terapêutico e o acompanhamento dessas crianças é o registro dos episódios dolorosos. Deve-se orientar os familiares ou, preferencialmente, as próprias crianças para que anotem o dia e o horário de suas dores, as características, os possíveis fatores desencadeantes e o que foi feito para que a dor melhorasse.

Tratamento da enxaqueca

Uma vez estabelecido o diagnóstico de enxaqueca, o plano terapêutico deve ser traçado de forma compartilhada com a criança e sua família, levando-se em conta a gravidade do quadro, a presença de comorbidade, os tratamentos pregressos já realizados e o estilo de vida da criança. As opções de tratamento para a enxaqueca incluem:

- Abordagem dos fatores desencadeantes e das rotinas de vida que estejam impactando nas crises dolorosas.
- Medicações para tratamento agudo (abortivo ou sintomático).
- Medicações para tratamento preventivo (profiláticos).
- Intervenções não farmacológicas.

Fatores desencadeantes e rotinas de vida

Alguns fatores, como diminuição das horas de sono, jejum e horários irregulares das refeições, são mais comumente descritos como desencadeantes. O diário das crises dolorosas é uma importante ferramenta para a percepção desses fatores e implementação de orientações específicas para cada criança avaliada.

CAPÍTULO 123

Dores recorrentes em membros em crianças e adolescentes

Ana Cecilia Silveira Lins Sucupira

Aspectos-chave

▶ As dores recorrentes nos membros em crianças e adolescentes têm caráter benigno, sendo que apenas 3 a 4% estão relacionadas a alguma doença orgânica.

▶ Na abordagem dessa queixa, é importante realizar uma anamnese ampliada para se conhecer a dor, a criança/adolescente e a família.

▶ É fundamental que a família explicite sua vivência com as crises de dor da criança/adolescente e quais seus receios em relação a essa queixa.

▶ Na grande maioria dos casos, o exame físico geral e articular, bem como os exames laboratoriais e radiológicos são normais.

▶ As dores recorrentes nos membros têm evolução benigna e tendem a melhorar quando se utiliza uma abordagem mais ampla com a criança/adolescente e a família.

Caso clínico

Celina vem com sua filha Cleusa, de 7 anos, com queixa de dor nas pernas há quase um ano. A frequência era de duas vezes por mês, mas há 4 meses refere piora com episódios semanais, referindo dor, principalmente quando volta da escola, ficando deitada até melhorar. Conta que a criança não consegue andar muito tempo, porque diz que as pernas doem. Não sabe relacionar porque ocorreu a piora da frequência, mas acha que pode ser devido aos exercícios na escola. Cleusa é muito boazinha, já consegue ler, embora só tenha começado a ir à escola este ano, há 6 meses. Dona Celina já levou a criança a vários médicos, e fez vários exames solicitados que trouxeram resultados esperados. Alguns médicos disseram que não era nada, mas outros a aconselharam a procurar um especialista. Ela diz que está muito nervosa, pois ninguém resolve o problema de sua filha e ela não sabe onde procurar um especialista. Veio hoje à unidade porque uma comadre disse que tem uma médica muito boa e é a sua última esperança.

Teste seu conhecimento

1. Na abordagem da queixa de dor recorrente nos membros na criança e no adolescente, é correto afirmar:
   a. É preciso distinguir se a dor é de origem emocional ou tem uma etiologia orgânica
   b. A radiografia dos membros inferiores é importante para afastar lesões ósseas
   c. A história da dor deve ser completada com a história da criança e da família
   d. Sempre é bom referenciar ao especialista

2. Em relação ao quadro de dores recorrentes nos membros, na criança e no adolescente, NÃO é correto afirmar:
   a. Trata-se de uma dor que acomete de forma difusa as panturrilhas, o cavo poplíteo, sendo bilateral
   b. As dores recorrentes nos membros são predominantemente não articulares
   c. A evolução é benigna, apesar da história de longa duração
   d. Os linfonodos estão sempre aumentados

3. Na história de dor recorrente nos membros, em crianças e adolescentes, observam-se as características a seguir, EXCETO:
   a. Referência à dificuldade na marcha
   b. Queixa de dores crônicas também em algum membro da família
   c. Boa resposta aos analgésicos comuns e à massagem
   d. Não haver comprometimento do estado geral

4. Qual desses sinais clínicos é considerado um sinal vermelho para as dores recorrentes nos membros em crianças e adolescentes?
   a. Despertar noturno com dores nas pernas
   b. Dor localizada e fixa
   c. Dor muito frequente
   d. Associação da dor com situações de estresse

5. Na avaliação da criança e do adolescente com queixa de dor recorrente nos membros, a alternativa INCORRETA é:
   a. Realizar exame físico completo com ênfase no sistema musculoesquelético
   b. Solicitar ressonância magnética para avaliar lesões articulares
   c. Identificar a repercussão da dor na vida da criança e da família
   d. Identificar os medos da família em relação à causa das dores

Respostas: 1C, 2D, 3A, 4B, 5B

Do que se trata

As dores recorrentes nos membros são uma queixa bastante frequente em crianças e adolescentes. Não há estudos populacionais no Brasil que indiquem a prevalência dessa queixa. De acordo com o estudo de Oster e Nielsen, a maior incidência ocorre entre os escolares de 6 a 10 anos de idade, com uma prevalência estimada de 15 a 20%.[1] No estudo de Van Dijk e cols., sobre a prevalência de dor em escolares de 9 a 13 anos, em uma coorte no Canadá, entre as dores recorrentes, a dor de crescimento foi referida por 21%.[2] A prevalência da dor de crescimento na literatura varia de 2,6% a 49,4%, em decorrência de diferenças no tamanho, na faixa etária e raça das crianças nas amostras estudadas.[3] Merece destaque o fato de que em apenas 3 a 4% dos casos, pode-se identificar uma doença orgânica como causa da dor.[1]

Em crianças e adolescentes, utiliza-se o conceito de dor recorrente, sendo as dores persistentes ou crônicas mais raras, acontecendo, geralmente, quando há doenças de base. Naish e Apley definem a dor recorrente nos membros como um quadro de pelo menos três episódios de dor, não articular, durante um período mínimo de 3 meses, de intensidade suficiente para interferir nas atividades habituais da criança.[4]

O que pode ocasionar

Na literatura, há várias tentativas de explicar essas dores, entretanto a etiologia e a fisiopatologia das dores recorrentes nos membros ainda não estão esclarecidas. A hipótese aqui aceita é que seja uma das formas de expressão do modo como a criança e o adolescente vivenciam as situações do dia a dia, principalmente os problemas que enfrentam.

Formas clínicas

Dois grandes grupos de crianças e adolescentes com queixa de dor recorrente nos membros podem ser identificados: com e sem manifestações sistêmicas, sendo esse último o mais frequente.

No grupo sem manifestações sistêmicas, destacam-se as chamadas dores de crescimento, a fibromialgia juvenil, a síndrome de hipermobilidade articular juvenil e a síndrome do superuso.

Não existe um consenso sobre a denominação para os quadros de dor recorrente nos membros sem etiologia orgânica, em função da dificuldade de se estabelecer uma etiologia definida para essas dores. Na literatura, o termo mais encontrado nos textos sobre esse tema é o de dores de crescimento, o qual foi referido inicialmente em 1823, por Duchamps, em seu texto *Maladies de la croissance*.[5-7] Vários autores reconhecem que se trata de um nome inadequado, por não haver nenhuma correlação com o processo de crescimento.[5,8] Naish e Apley, em 1951, já questionavam a inadequação do termo, uma vez que eles constataram que a ocorrência da dor era mais frequente entre 8 e 12 anos, período da infância no qual a velocidade de crescimento não é acelerada.[4] A ausência de correlação entre o crescimento e a queixa de dor foi demonstrada por Oster e Nielsen, em 1972, em estudo no qual o crescimento foi avaliado pela altura, pelo peso e a relação peso/altura das crianças estudadas.[1]

Dor recorrente em membros

Neste texto, como alternativa à denominação "dores de crescimento", adotou-se o termo "dor recorrente em membros", com o objetivo de desvincular a queixa de dor do processo de crescimento. Na prática, são as próprias famílias que questionam o médico quando ele afirma que se trata de "dor de crescimento": "Mas, doutor, como pode ser isso, se ele nem está crescendo?".

É importante esclarecer, já nesse momento, que a dor não tem relação com o crescimento, embora se costume chamar assim.

Vários estudos tentam definir o que seriam essas dores, sua etiologia e fisiopatologia, mas todos concluem que são necessários estudos mais controlados para se ter uma definição mais precisa. Lowe e Hashkes referem que as dores de crescimento podem ser classificadas como uma das síndromes dolorosas não inflamatórias da criança.[9] Algumas outras hipóteses tentam explicar a fisiopatologia desse quadro de dor, tais como diminuição do limiar de dor, alterações na perfusão vascular, anormalidades anatômicas posturais ou ortopédicas, superuso e ainda uma possível associação com a hipermobilidade articular.[7-11] Entretanto, para nenhuma dessas hipóteses, há suficientes evidências que as coloquem como possíveis etiologias ou mecanismos fisiopatológicos para as dores recorrentes nos membros.[12]

Evans e Scutter, em estudo realizado na Austrália, com crianças de 4 a 6 anos, concluem que não há suporte para a teoria de que as dores de crescimento tenham relação significativa com anormalidades posturais nos pés.[6] Moysés e cols. também não encontraram relação entre alterações posturais e dor nos membros em 71 crianças atendidas no ambulatório de pediatria do Instituto da Criança de São Paulo.[13]

Horlé e Wood referem que as dores de crescimento fazem parte do que eles chamam de síndromes dolorosas musculoesqueléticas não inflamatórias.[14] Kaspiris e cols. também consideram que a causa mais comum de dor musculoesquelética na infância é a dor de crescimento.[3] Entretanto, Pathirana e cols.[15] afirmam que não há evidências de que a dor de crescimento é uma doença musculoesquelética, nem uma síndrome de dor neuropática periférica. Esses autores referem que essa dor pode ser provisoriamente colocada no grupo de distúrbios da dor idiopática, conforme definido por Diatchenko e cols. para as síndromes de dor funcional, conforme definido por Mayer e Bushnell. Acreditam ainda, que há influência genética, disfunção neuroendócrina e associações psicossociais, concluindo ser uma síndrome de dor regional, com evidências encontradas no estudo realizado por eles de que se trata de uma doença generalizada leve de processamento somatosensorial.[15] Os autores, entretanto, também ressaltam as limitações do estudo e a necessidade de mais investigações.

Hashkes e cols.[8] encontraram maior quantidade de pontos dolorosos e baixo limiar de dor nos membros nas crianças, com dores de crescimento do que naquelas sem dores, indicando que as dores de crescimento podem representar uma variação da síndrome de dor não inflamatória das crianças. Uziel e cols. também confirmam esse baixo limiar nessas crianças e consideram as dores de crescimento como uma síndrome de amplificação da dor na infância.[10]

Viswanathan e Khubchandani[7] sugerem que haja uma forte associação entre hipermobilidade articular e dores de crescimento em crianças em idade escolar, sendo possível que a hipermobilidade articular tenha um papel na patogênese das dores de crescimento. Entretanto, mais estudos são necessários para estabelecer o significado clínico dessa associação.[7]

Kaspiris e cols.[3] encontraram associação estatística entre *genu valgum*, fatores pré-natais e desenvolvimento de dor de crescimento em crianças entre 3 e 7 anos, e que essas condições podem ser preditivas de dor de crescimento, embora os autores reconheçam várias limitações no estudo. Vale destacar que o encontro de associações estatísticas entre vários fatores e dor de crescimento não podem ser aceitas como relações de causalidade. Vários autores têm referido as limitações dos estudos sobre dor de crescimento, sobretudo os que são retrospectivos, devido à subjetividade das informações coletadas.[3,12]

Alguns autores associam essas dores a problemas emocionais ou a alterações na dinâmica familiar da criança ou do adolescente.[8] Na perspectiva adotada neste texto, como já foi referido, essas dores podem ser uma das formas de expressão do modo como a criança e o adolescente reagem aos conflitos e às situações de estresse vivenciadas na família e na escola.[5,12,16]

Na literatura, há referência de que as dores recorrentes em membros seriam um diagnóstico de exclusão, entretanto, atualmente se aceita que há um quadro clínico bem definido que comporta critérios de inclusão e de exclusão. Entre esses últimos, destacam-se a presença de manifestações sistêmicas e outros sinais que indicam a presença de uma doença orgânica.[5,9,12] Os critérios de Peterson para definir as dores recorrentes nos membros envolvem dores não articulares intermitentes, que acometem os membros inferiores (MMII), bilaterais, geralmente no final da tarde ou durante à noite, sem alterações ao exame físico e com exames laboratoriais normais.[17]

As características mais importantes apresentadas por crianças e adolescentes com essa queixa estão no Quadro 123.1.

Fibromialgia juvenil

Na literatura, começam a aparecer referências à ocorrência de fibromialgia em adolescentes e crianças, entretanto, são quadros mais raros de queixa de dor recorrente nos membros. A descrição e os critérios para os pontos dolorosos são definidos pelo American College of Rheumatology (ACR) e são os mesmos utilizados para os adultos (ver Cap. 223, Fibromialgia).[5] No estudo de Yunus e Masi, esse diagnóstico é mais frequente no sexo feminino, e a idade de início dos sintomas varia de 5 a 17 anos, sendo, em média, 12,3 anos. Eles usaram critérios diferentes do ACR e encontraram os pontos dolorosos mais referidos, localizados na região cervical, na interlinha medial dos joelhos e no epicôndilo lateral.[18]

Como a fibromialgia em adultos, a fibromialgia juvenil é um quadro associado a estresse, à fadiga, ao frio e à ansiedade.

Quadro 123.1 | Características das dores recorrentes em membros

- Mais frequentes em crianças de 6 a 13 anos de idade, mas podem estar presentes a partir dos 3 anos
- Dores musculares intermitentes, de intensidade e frequência variáveis, podendo ser diária ou ocorrer em intervalos de alguns meses
- A dor habitualmente ocorre nos MMII, mas pode surgir também nos MMSS e é sempre não articular
- Localização: principalmente na coxa, na face anterior da tíbia, no cavo poplíteo e nas panturrilhas
- Dor de caráter difuso, geralmente bilateral e pode ocorrer ora em um membro, ora no outro, ora em ambos
- A dor é mais frequente no final do dia ou à noite e pode despertar a criança do sono noturno, sendo que, na manhã seguinte, a criança acorda sem dor
- Correlação variável com esforço físico
- Boa resposta a calor, à massagem e a analgésicos
- Sem história de traumas, nem de sinais e sintomas de comprometimento sistêmico
- Exame físico normal

MMII, membros inferiores; MMSS, membro superiores.
Fonte: Zuccolotto e colaboradores.[5]

Presume-se que em crianças e adolescentes os fatores causais também estejam relacionados a situações de estresse e tensão diante dos inúmeros compromissos que as crianças e adolescentes vêm assumindo nos dias de hoje, tais como aulas de idiomas, dança, computação, entre outras. O médico deve pesquisar as relações familiares e, com a abordagem aqui proposta, identificar situações que possam estar desencadeando essas dores. Em crianças, não se recomenda o uso de medicamentos devido aos seus efeitos colaterais, sendo mais importante intervir nos fatores que estão gerando o estresse, a fadiga e a ansiedade.[5]

Síndrome de hipermobilidade articular benigna

A síndrome de hipermobilidade benigna (SHB) articular é uma queixa de dores musculoesqueléticas recorrentes difusas que podem ter um componente periarticular ou ainda artralgia e artrite. A dor costuma ocorrer em uma ou duas articulações, recorrendo no mesmo local. Para o diagnóstico de SHB, é preciso afastar sinais que indiquem o diagnóstico de síndrome de Marfan e síndrome de Ehlers-Danlos, que são doenças hereditárias do tecido conectivo.

Em crianças menores de 5 anos, um certo grau de hipermobilidade é um achado comum, por isso, esse diagnóstico só deverá ser feito a partir dessa idade. Na prática, a hipermobilidade encontrada na SHB é uma variação normal da mobilidade articular.

Na abordagem dessas crianças, deve-se ter o cuidado de tranquilizar a criança/adolescente e os pais, salientando o caráter benigno dessa entidade. O maior problema é que são exatamente essas crianças que têm um melhor desempenho em esportes como ginástica olímpica, balé e capoeira, atividades que devem ser evitadas, pois, a médio e longo prazo, provocam microtraumas, ruptura de ligamentos e de tendões e artrose precoce. Recomenda-se fisioterapia ativa e/ou prática de natação para fortalecer a musculatura periarticular.[5] Analgésicos só devem ser utilizados em casos de dor intensa.

Dor localizada

As queixas de dores nos membros recorrentes localizadas são menos frequentes em crianças e, por terem pontos dolorosos fixos, já apresentam um sinal de alerta vermelho que indica a necessidade de prosseguir na investigação da causa da dor. Em geral, na história e no exame físico, já estão presentes sinais e sintomas que direcionam para o diagnóstico.

Entre os quadros de dores localizadas nos membros mais frequentes, destacam-se as osteocondrites, os tumores ósseos e a síndrome de superuso. Essa última está associada à prática de esportes específicos ou ao uso prolongado de computadores e jogos eletrônicos.

Nos casos em que há manifestações sistêmicas ou sinais de alerta, é preciso estar atento para os sinais e sintomas mais importantes presentes nas principais categorias de doenças orgânicas (ver Quadro 123.2).

O que fazer

Anamnese

O modelo biomédico centrado na visão organicista é insuficiente para a abordagem dessa queixa. Utilizando o modelo clínico centrado na pessoa (MCCP) (ver Cap. 15, Consulta e abordagem centrada na pessoa), é possível uma aproximação maior das condições que estão levando ao sofrimento da criança. A anamnese tradicional é insuficiente para a abordagem dessas crianças e adolescentes. A utilização de um modelo de anamnese amplia-

Quadro 123.2 | Sinais e sintomas que sugerem outros diagnósticos que evoluem com dor nos membros

Sintomas e sinais	Diagnósticos possíveis						
	Doenças reumatológicas	Infecção	Trauma	Trauma "não acidental"*	Neoplasias	Doença congênita	Outras
Sintomas							
Trauma	–	–	+	+	–	–	–
Dor assimétrica	+	+	+	+	+	+	+
Dor óssea	–	+	+	+	+	+	–
História discordante do exame físico	–	–	–	+	+	–	–
Fadiga	+	–	–	–	+	–	+
FSSL	+	+	–	–	+	–	+
Claudicação	+	+	+	+	+	+	+
Dor que continua pela manhã	+	–	–	+	+	+	–
Doença infecciosa recente	+	+	–	–	–	–	–
Perda de peso	+	–	–	–	+	–	–
Sinais							
Aparência doente	+	+	–	–	+	–	–
Movimentação anormal das articulações	+	+	–	–	–	–	–
Massa abdominal	–	–	–	–	+	–	–
Artrite	+	+	+	–	–	–	–
Hepatoesplenomegalia	+	+	–	–	+	–	–
Claudicação	+	+	+	+	+	+	+
Linfadenopatia	+	+	–	–	+	–	–
Rash	+	+	–	–	+	–	–

*Trauma "não acidental": família não admite (abuso) violência.
FSSL, febre sem sinais localizatórios.
Fonte: Modificado de Lowe e Hashkes.[9]

da, que possibilite conhecer em detalhes o contexto familiar nas diversas dimensões psicoafetivas e sociais, permite que a consulta tenha, por si só, um efeito terapêutico.[16] Nesse modelo de anamnese ampliada, propõe-se "conhecer a dor", "conhecer a criança" e "conhecer a família".

Com as perguntas mostradas no Quadro 123.3, é possível identificar a duração da dor, sua frequência, sua localização, a relação dos episódios com o período do dia e o local onde ocorrem, os fatores de melhora e piora e como a dor vem evoluindo. Nas dores recorrentes nos membros, é possível identificar dores descritas como diferentes e que poderão ser caracterizadas como formigamento ou adormecimento. A intensidade é avaliada pela interferência nas atividades da criança/adolescente. Ainda nesse quadro, têm-se as perguntas que são feitas para se conhecer a criança.

No Quadro 123.4, as perguntas visam a conhecer as relações familiares e como os pais reagem diante dos episódios de dores. A referência a um evento crítico, como o nascimento de um irmão ou a morte de um familiar, deve ser interpretada com cautela, pois pode não ter relação com a queixa e estar encobrindo os verdadeiros determinantes da dor.

É frequente a associação, em uma mesma criança, de diferentes tipos de dor, o que pode ser identificado na história atual ou nos antecedentes pessoais da criança. Oster e Nielsen constataram que cerca de 40% das crianças com dores de crescimento também apresentavam cefaleia e/ou dor abdominal recorrente.[1] É comum observar, nos familiares próximos, uma alta frequência de dores recorrentes. Essas famílias apresentam, também, uma prevalência maior de doenças crônicas, a tal ponto que Naish e Apley as chamaram de "famílias doloridas".[4]

Quadro 123.3 | **Anamnese de crianças e adolescentes com queixa de dor recorrente em membros**	
Conhecendo a dor	**Conhecendo a criança**
▶ Há quanto tempo tem essa dor?	▶ Qual é a sua rotina? O que a criança/adolescente faz no seu dia a dia?
▶ Como foi a primeira vez em que teve essa dor?	▶ Quais são as atividades preferidas?
▶ Onde é a dor? Tem alguma irradiação?	▶ Como é o temperamento da criança/adolescente?
▶ Como é a dor?	▶ Houve alguma mudança de comportamento recente?
▶ Com que frequência ela ocorre?	▶ Como é o relacionamento com os pais e irmãos?
▶ Quando e onde ocorrem os episódios?	▶ Como é o relacionamento com os colegas e professores?
▶ Quais são os principais desencadeantes da dor?	▶ Como a criança/adolescente reage à dor?
▶ O que faz a dor melhorar ou piorar?	▶ O quanto essa dor atrapalha a vida da criança/adolescente?
▶ Existem outros sintomas associados, como febre, perda de peso, mal-estar?	
▶ A dor vem melhorando ou piorando?	
▶ Tem ou já teve outras queixas de dores recorrentes, como cefaleia e dor abdominal?	
▶ Há história recente de alguma virose?	

Essa proposta de anamnese ampliada muitas vezes gera a queixa de que o tempo de consulta é insuficiente para o levantamento de todos esses dados. Não se trata, entretanto, de, na primeira consulta, completar todas as informações. É necessário retomar algumas questões da anamnese nas consultas subsequentes. É preciso dar tempo para que a família reflita e perceba os desencadeantes e a própria representação do sintoma no contexto familiar. Assim, deve-se informar, na consulta inicial, que outros encontros serão necessários para obter uma conclusão sobre o diagnóstico.[16]

Na abordagem da criança/adolescente com essa queixa, é importante entender os possíveis fatores que interferem na origem da dor, a partir do conhecimento das reações da criança ou do adolescente diante das diferentes situações de conflito enfrentadas.

Quadro 123.4 | **Anamnese de crianças e adolescentes com queixa de dor recorrente nos membros**
Conhecendo a família
▶ Como os pais costumam reagir diante da dor da criança/adolescente?
▶ Costumam levar ao pronto-socorro? Eles já fizeram algum tipo de tratamento para a dor?
▶ A família costuma dar medicamentos para a dor?
▶ Como é o relacionamento dos pais com os filhos e com esse filho(a) em especial?
▶ Entre os familiares próximos, alguém tem queixa de dor ou doença crônica?
▶ Houve algum evento crítico na família recentemente?
▶ Como a família reage nos momentos de conflito?

A partir da anamnese ampliada e do exame físico completo, é possível estabelecer o diagnóstico de dor recorrente em membros. Não há necessidade de nenhum exame complementar, nem de referenciamento para especialistas.[5,9,12,19]

Identificando a hipótese diagnóstica da criança/adolescente e da família

Apesar de essa ser uma queixa sem comprometimento orgânico, a dor é real, ou seja, a dor causa um sofrimento físico, assim como uma angústia e um medo de que seja uma doença grave. É preciso, portanto, entender como a criança/adolescente está vivenciando essa dor e como a família lida com essa situação. Nesse sentido, três perguntas são fundamentais de serem feitas, tanto para a criança/adolescente como para a família:

1. "O que você acha que é essa dor?" – Em geral, respondem que "não acham nada".
2. "O que você pensa que pode ser a causa da dor?" – Em geral, respondem que "nunca pensaram nada".
3. "O que você tem medo que seja essa dor?" – Às vezes, ainda não se obtém uma resposta, sendo preciso explicitar: Você já viu alguém com essa dor e que tinha alguma doença, que você tem medo que seja a do seu filho(a). Nesse momento, a família costuma revelar seus temores.

É importante esclarecer qual é a hipótese diagnóstica que a família e mesmo a criança ou o adolescente elaboraram para a queixa de dor. Só assim será possível desfazer medos, angústias e todo o sofrimento que essa queixa provoca.

Dificuldades na abordagem da queixa de dor

▶ Em investigação feita pela autora sobre quais as principais dificuldades que alguns médicos tinham na abordagem da queixa de dores recorrentes, foram obtidas as seguintes respostas:

- Verificar se a queixa é da família ou da criança.
- Afastar gravidade, diferenciar quando é um quadro orgânico ou não.
- Explicar para a família que a causa não é orgânica.
- Lidar com a pressão que a família faz: pede investigação, exames e tratamentos medicamentosos.
- Informar quando não há causa orgânica, tranquilizar a família.
- Convencer os pais de que a dor é benigna.
- Lidar com a ansiedade da família e da pessoa por um diagnóstico e uma resolução rápida.

Pode-se acrescentar que a ansiedade também é do médico em achar um diagnóstico e uma resolução rápida. Fica evidente que o modelo biomédico não dá conta de lidar com a queixa de dores recorrentes em crianças e adolescentes, daí a importância da anamnese ampliada e do MCCP.

Exame físico

A realização de um exame físico completo e bem feito contribui para tranquilizar a família que percebe a importância que o profissional está dando à queixa, ao mesmo tempo em que busca identificar sinais que possam indicar a presença de manifestações sistêmicas que sugerem a presença de doenças específicas.

Diante dessa queixa de dor, a avaliação do sistema musculoesquelético é fundamental e poderá ser feita observando-se a marcha, a postura, a movimentação, a posição que a criança/adolescente assume na mesa de exame, visando a identificar assimetrias e deformidades. É importante a palpação dos membros para identificar a presença de pontos dolorosos, a palpação dos pulsos periféricos e a avaliação da força muscular. Na semiologia articular, deve-se realizar a inspeção, a palpação e a movimentação passiva e ativa de todas as articulações, incluindo a do quadril.[5]

Exames complementares

Uma vez que a ocorrência de doença orgânica é muito baixa, a abordagem proposta é suficiente para esclarecer o diagnóstico. Só haverá necessidade de exames complementares quando estiver presente algum sinal de alerta vermelho para a presença de doença orgânica (Quadro 123.5).

A partir desses exames, a continuidade da investigação deverá ser direcionada pelas alterações encontradas. Na presença de alertas vermelhos, se os exames propostos não esclarecerem o diagnóstico, será necessário ouvir a opinião de um ortopedista ou reumatologista para prosseguir com exames mais específicos.

Conduta proposta

O principal aspecto do tratamento é reassegurar a natureza benigna da dor, esclarecendo que as avaliações feitas permitem excluir a presença de doença orgânica. É importante que, já na primeira consulta, seja levantada a hipótese de a dor ser a expressão de como a criança enfrenta as situações de conflito e angústia presentes no seu dia a dia. Uma forma de esclarecer a relação entre as tensões emocionais e a dor é utilizar o exemplo da cefaleia tensional em adultos, nos quais esses episódios não têm relação alguma com doenças orgânicas e desaparecem sem que seja necessária nenhuma investigação. Assegurar, para a família, que não foi encontrado nenhum sinal de alerta e nenhuma alteração ao exame físico que pudesse indicar alguma doença. Não se devem dizer quais são os sinais de alerta, pois o conhecimento desses sinais pode influenciar tanto as crianças e adolescentes como os pais na evolução da dor.

Não há necessidade de terapêutica medicamentosa. Massagens e calor local são, na maioria das vezes, suficientes para aliviar o sintoma da dor.[5,9,18] É importante conversar com a família no sentido de evitar o uso de analgésicos nas crises.

Deve-se informar sobre o caráter recorrente da dor, que evolui em crises, podendo ficar ausente por longo tempo. O acompanhamento da criança ou do adolescente, inicialmente com retornos próximos, possibilita um maior vínculo, favorecendo a identificação de fatores que possam estar envolvidos na gênese da dor. Uma proposta de acompanhamento é um retorno após uma semana, para continuar esclarecendo dúvidas da família e da criança/adolescente. O seguimento depois seria com 1 mês, 2 meses e 6 meses, para avaliar a evolução e o modo como a família está lidando com os episódios de dor que venham a ocorrer.

Quadro 123.5 | Alertas vermelhos e estratégias de investigação

Sinais	Estratégias de investigação	
	HMG	Proteína C-reativa ou VHS, radiografia
Presença de dor localizada em pontos fixos, mas que não faça parte dos critérios de fibromialgia	x	x*
Dor com características "diferentes" (parestesias, como formigamento, adormecimento)	x	
Dor à palpação muscular	x	
Dor à movimentação passiva	x	x*
Diminuição da força muscular	x	
Dificuldade ou alterações à marcha	x	xx**
Manifestações sistêmicas associadas ao quadro de dor	x	
Evolução com dor persistente e/ou que não responde a analgésicos	x	

*Radiografias do segmento acometido e do contralateral para comparação.

**Radiografias das articulações coxofemorais do membro acometido e do contralateral.

HMG, hemograma completo; VHS, velocidade de hemossedimentação.

▶ Nos casos de dores recorrentes em crianças e adolescentes, é comum só considerar ser um problema médico quando existe uma doença orgânica que possa ser diagnosticada com exames e resolvida com medicamentos. Na mesma investigação, já citada, da autora, as respostas sobre o que os médicos pensavam em relação à evolução dos casos atendidos por eles foram as seguintes:
- A maioria ficou assintomática de forma espontânea.
- Com o tempo, a dor desapareceu – tende a melhorar com o passar do tempo.
- O caso resolveu sozinho, sem qualquer intervenção.
- A dor é autorresolutiva.
- A dor foi resolvida sem necessidade de investigação.

▶ É interessante observar que, mesmo utilizando a proposta de abordagem descrita, os médicos negam o seu trabalho e o efeito terapêutico da consulta e acham que a dor desapareceu sozinha, com o tempo, sem nenhuma intervenção deles.

Dicas

▶ O médico deve mostrar que compreende e se solidariza com o sofrimento da criança/adolescente e da família.

▶ Sempre identificar qual é a hipótese diagnóstica que a criança/adolescente e a família têm para a dor.

▶ Verificar se a família conhece alguém com essa mesma queixa e que tipo de evolução essa pessoa teve.

▶ Conversar sempre diretamente com a criança (mesmo que tenha menos de 5 anos) e com o adolescente, escutando seus medos.

▶ De início, colocar para a família o caráter benigno da dor e a grande possibilidade de não existir uma causa orgânica.

▶ Esclarecer sempre que a evolução desse tipo de dor é benigna.

▶ Reforçar que se deve evitar o uso de medicamentos para a dor, preferindo-se massagem e calor local.

Quando referenciar

A grande maioria dos casos tem boa evolução, o referenciamento ocorrendo quando houver sinais de alerta vermelho e necessidade de aprofundar a investigação com especialistas, de acordo com a suspeita diagnóstica – em geral para o ortopedista ou o reumatologista (Figura 123.1).

Erros mais frequentemente cometidos

▶ O fato de a dor recorrente em membros poder ser de causa orgânica gera, muitas vezes, duas condutas, que, embora opostas, são bastante prejudiciais na abordagem de indivíduos com essa queixa. Assim, observa-se uma tentativa de afastar uma etiologia orgânica por meio de investigações extensas, onerosas e injustificadas, o que, muitas vezes, provoca mais ansiedade para a criança/adolescente e a família, sendo mais um fator intensificador da dor. Nesses casos, só se aventa a possibilidade de haver um componente emocional quando não se consegue encontrar uma etiologia orgânica.

▶ Outro tipo de conduta é a negação do problema, com afirmações simplistas, como "isso não é nada", "com o tempo passa" ou "a criança está querendo chamar a atenção com a dor". Essas posturas expressam a dicotomia entre o orgânico e o não orgânico, como se o compromisso do médico fosse com a doença e não com a criança.

▶ É importante enfatizar novamente que, já na primeira consulta, o médico deve levantar a hipótese de que a dor tenha origem no modo como a criança enfrenta seus conflitos e problemas emocionais. Um depoimento de uma mãe exemplifica bem como é o entendimento da família quando, só após vários exames, o médico informa que pode ser de origem emocional: "Ele fez todos os exames e não achou nada, agora está dizendo que o problema da menina é na cabeça. Mas, doutora, a dor dela é nas pernas!".

ÁRVORE DE DECISÃO

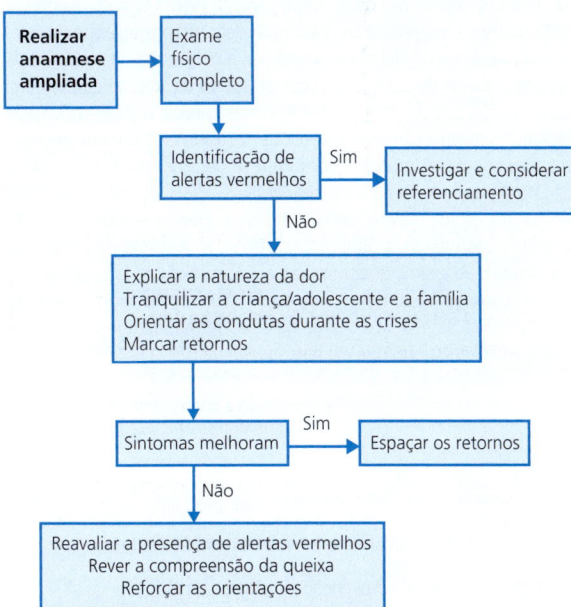

▲ **Figura 123.1**
Fluxograma de dores recorrentes em membros.

Prognóstico e complicações possíveis

As dores recorrentes em membros têm evolução benigna. Quando se consegue que a criança/adolescente e a família explicitem suas angústias e medos, eles ficam mais tranquilos e os episódios tornam-se mais espaçados. Nos casos nos quais há uma doença orgânica, o prognóstico dependerá da doença específica.

Atividades preventivas e de educação

A prevenção de novos episódios de crises de dor pode ser obtida pelo efeito terapêutico da consulta. O estabelecimento de um vínculo com a criança/adolescente e a família permite conhecer os fatores desencadeantes e definir intervenções que permitam, quando possível, evitar esses fatores e melhorar o modo como eles reagem aos conflitos vivenciados no seu cotidiano.

Papel da equipe multiprofissional

O conhecimento da família, pela equipe de saúde da família, permite entender melhor as relações no cotidiano da criança e qual é o sentimento dos pais em relação às dores da criança. O Agente Comunitário de Saúde, que vive na mesma comunidade, pode trazer mais informações sobre a dinâmica familiar e as condutas tomadas nos episódios de dor. Eventualmente, visitas domiciliares do enfermeiro permitem conhecer melhor a criança e sua família, adicionando novas informações para discussão com a equipe.

REFERÊNCIAS

1. Oster J, Nielsen A. Growing pains: a clinical investigation of a school population. Acta Paediatr Scand. 1972;61(3):329-334.

2. Van Dijk A, McGrath P, Pickett W, VanDenKerkhof EG. Pain Prevalence in nine- to 13-year-old school children. Pain Res Manag. 2006;11(4):234-240.

3. Kaspiris A, Chronopoulos E, Vasiliadis E. Perinatal risk factors and genu valgum conducive to the onset of growing pains in early childhood. Children. 2016;3(4):pii: E34.

4. Naish JM, Apley J. 'Growing pains': a clinical study of non-arthritic limb pains in children. Arch Dis Child. 1951;26(126):134-140.

5. Zuccolotto SMC, Sucupira ACSL, Almeida da Silva CA. Dores recorrentes em membros. In: Sucupira ACSL, Kobinger MEBA, Saito MI, Bourroul MLM, Zuccolotto SMC. Pediatria em consultório. 5. ed. São Paulo: Sarvier; 2010. p. 721-35.

6. Evans AM, Scutter SD. Are foot posture and functional health different in children with growing pains? Pediatr Int. 2007;49(6):991-996.

7. Viswanathan V, Khubchandani RP. Joint hypermobility and growing pains in school children. Clin Exp Rheumatol. 2008;26(5):962-966.

8. Hashkes PJ, Friedland O, Jaber L, Cohen HA, Wolach B, Uziel Y. Decreased pain threshold in children with growing pains. J Rheumatol. 2004;31(3):610-613.

9. Lowe RM, Hashkes PJ. Growing pains: a noninflammatory pain syndrome of early childhood. Nat Clin Pract Rheumatol. 2008;4(10):542-549.

10. Uziel Y, Chapnick G, Jaber L, Nemet D, Hashkes PJ. Five-year outcome of children with "growing pains": correlations with pain threshold. J Pediatr. 2010;156(5):838-840.

11. Kaspiris A, Zafiropoulou C. Growing pains in children: epidemiological analysis in a Mediterranean population. Joint Bone Spine. 2009;76(5):486-490.

12. Sucupira ACSL. Dores recorrentes em membros. In: Gilio AE, Escobar AMU, Grisi S. Pediatria geral: Hospital Universitário da Universidade de São Paulo: neonatologia, pediatria clínica, terapia intensiva. Rio de Janeiro: Atheneu; 2011.

13. Moysés MAA, Kiss MHB, Bresolin AMB, Suzuki I, Silva CHM. Dores em membros na infância: resultados preliminares em 71 crianças. Pediatria. 1986;8(1):50-54.

14. Horlé B, Wood CH. Growing pains in children: myth or reality? Arch Pediatr. 2008;15(8):1362-1365.

15. Pathirana S, Champion D, Jaaniste T, Yee A, Chapman C. Somatosensory test responses in children with growing pains. J Pain Res. 2011;4:393-400.

16. Sucupira ACSL, Bresolin AMB, Zuccolotto SMC. Dores recorrentes. In: Sucupira ACSL, Kobinger MEBA, Saito MI, Bourroul MLM, Zuccolotto SMC. Pediatria em consultório. 5. ed. São Paulo: Sarvier; 2010. p. 696-698

17. Peterson HA. Leg aches. Pediatr Clin North Am. 1977;24(4):731-736.

18. Yunus MB, Masi AT. Juvenile primary fibromyalgia syndrome. A clinical study of thirty three patients and matched normal controls. Arthritis Rheum. 1985;28(2):138-145.

19. Asadi-Pooya AA, Bordbar MR. Are laboratory tests necessary in making the diagnosis of limb pains typical for growing pains in children? Pediatr Int. 2007;49(6):833-835.

CAPÍTULO 124

Abuso infantil

Artur Oliveira Mendes
Fabiano Gonçalves Guimarães

Aspectos-chave

▶ Maus-tratos são entendidos como a atitude deliberada ou desnecessária de colocar uma criança em situação de perigo.

▶ Abuso é uma ação que causa algum tipo de dano a uma criança.

▶ Negligência é uma "não ação" que causa dano a uma criança, é o não atendimento às suas necessidades básicas (como alimentação, vestuário, higiene, assistência à saúde, proteção, supervisão e acesso à educação formal).

▶ O abuso e a negligência infantil causam sérios danos (físicos e psicológicos) que repercutem na adolescência e na fase adulta e podem afetar o comportamento do indivíduo com as próximas gerações, contribuindo para perpetuar o ciclo de violência familiar.

▶ Notificar situações de violência familiar, como nos casos de maus-tratos, negligência e abuso, é obrigatório para os profissionais de saúde.

Caso clínico 1

Luciana, 23 anos, há tempos não leva a filha Marina, 5 anos, ao Centro de Saúde. Em função de solicitação do Conselho Tutelar, marca consulta com Dr. Antônio, médico de família e comunidade de sua equipe de saúde da família. No dia da consulta, Luciana entrega ao médico o relatório do conselheiro que solicita avaliação médica de Marina em função de denúncia de maus-tratos. Durante a anamnese, Antônio faz o genograma da família, segundo informações de Luciana, descobrindo que ela era a caçula de uma família de oito irmãos e havia passado por muitas dificuldades na infância. Casada com Sérgio, 45 anos, porteiro de um edifício no centro da cidade e único responsável pela renda do casal, tem mais dois filhos além de Marina (Danilo, de 8 anos, e Carlos, de 6). Luciana teve o primeiro filho ainda adolescente, aos 15 anos, tendo se casado com Sérgio para sair de casa. Queixa-se de que Sérgio bebe muito e chegou a lhe bater algumas vezes, embora nunca na frente das crianças. Diz que o marido não tem paciência com as crianças e quis que abortasse na gravidez de Marina, considerada hoje pela mãe uma criança muito "difícil". Marina, por sua vez, mostra-se pouco sorridente com o médico e não gosta de conversar sobre os irmãos. Ao exame físico, está toda suja por debaixo da roupa. Nota-se lesão aparentando micose superficial na virilha e, à inspeção, hematoma de formato ligeiramente retangular em uma das nádegas. Questionada sobre a lesão, Luciana informa que Marina teria tido uma queda há alguns dias.

Caso clínico 2

Camila, 30 anos, chegou hoje aos prantos na Unidade de Saúde. Na consulta com Dr. Antônio, seu médico de família e comunidade, ela informa que o filho Henrique, de 2 anos, se encontra em estado grave: tem resfriados frequentes e diarreia diária (por vezes com sangue), sua asma está piorando e ainda não sabe andar. Camila é paciente regular nos serviços de saúde da cidade, para os quais leva o filho pelo menos duas vezes por semana alegando desmaios, apneia, vômitos e diversos outros problemas. Ela alega falta de apoio familiar e que os profissionais de saúde não têm conseguido resolver o caso de Henrique, apesar de muito competentes, e acredita que seu caso precisa ser visto mais de perto por diversos especialistas. Camila, a mais velha entre seis filhos, é conhecida na comunidade por abuso anterior de drogas e, segundo relato da agente comunitária de saúde (ACS), sempre foi uma adolescente "problemática", que fugia de casa e se envolvia com desconhecidos "estranhos". Quando engravidou, parou com estas práticas e passou a se dedicar completamente ao filho. Chora na consulta ao comparar o filho, adoecido, com sobrinhos "gordos e fortes" da mesma idade. Ao exame, Henrique está sorridente. Não perdeu peso desde a última consulta, e Dr. Antônio não encontra anormalidades ao examinar as vias aéreas. A criança, de fato, ainda não anda, mas consegue ficar em pé sem apoio. Quando Henrique é deixado em pé, Camila se desespera e o pega no colo, afirmando que o filho pode se cansar e cair, insistindo que ele não sabe andar.

Teste seu conhecimento

1. São componentes associados à gênese do abuso infantil, exceto:
   a. Ambiente com alto índice de marginalidade
   b. Gravidez não desejada
   c. Adicção infantil
   d. Mãe adolescente

2. Em relação ao abuso sexual é correto afirmar:
   a. É de fácil identificação devido aos traumas físicos que sempre causa
   b. Meninos em idade pré-puberal constituem a maioria das vítimas
   c. É caracterizado como abuso mesmo quando não há intercurso sexual
   d. O agressor geralmente é pessoa desconhecida da família

3. Constituem ações de prevenção do abuso, exceto:
   a. Estímulo à criação de grupos de pais, com vias a discutir e receber orientação sobre o papel da família na sociedade
   b. Notificação de todas as suspeitas de abuso ao Conselho Tutelar
   c. Treinamento de lideranças comunitárias para o diagnóstico de situações de abuso nas famílias

d. Orientação às gestantes e parceiros quanto à necessidade de manter um ambiente de comunicação aberta na família

4. Sobre a síndrome de Münchausen por procuração, é correto afirmar, exceto:
   a. Antes de se firmar o diagnóstico, é preciso fazer a avaliação das patologias alegadas e busca de sinais de perigo para outras doenças
   b. O perpetrador do abuso precisa ser acolhido para cuidados tanto quanto a vítima
   c. Ocorrem casos em que a simulação pode a levar à morte da criança
   d. Ao exame físico, a criança geralmente se apresenta com quadro indistinguível das patologias alegadas, e o mau estado geral durante todo o itinerário terapêutico dificulta seriamente a suspeita desse tipo de abuso

5. São reações relacionadas ao desenvolvimento de crianças abusadas, exceto:
   a. Envolvimento em ações ilegais e outros comportamentos de risco
   b. Tendência à homossexualidade
   c. Depressão
   d. Abuso de substâncias ilícitas

6. São opções de cuidado no acompanhamento dos casos de abuso, exceto:
   a. Acolhimento das crianças em situação de abuso por abrigos ou outros lares temporários
   b. Acompanhamento das famílias pela equipe de saúde da família
   c. Ampla divulgação dos casos de abuso que ocorrem na comunidade
   d. Acompanhamento das vítimas pelo Conselho Tutelar

Respostas: 1C, 2C, 3C, 4D, 5B, 6C

Do que se trata

O abuso é caracterizado pela Organização Mundial de Saúde (OMS) como uma situação na qual uma pessoa em condições de superioridade (idade, força, posição social ou econômica, inteligência, autoridade) comete ato ou omissão capaz de causar dano físico, psicológico ou sexual, contrariamente à vontade da vítima, ou por consentimento obtido a partir de indução ou sedução enganosa.[1] Sob o aspecto legal, considera-se criança a pessoa até 12 anos de idade incompletos, e adolescente, aquela entre 12 e 18 anos.

O abuso infantil não é um fenômeno recente. Diversos relatos e textos religiosos têm justificado e até incentivado sua prática enquanto mecanismo disciplinador, ou compreendido sua existência como parte das provações próprias pelas quais os mais jovens devem passar. Apenas a partir do século XVIII, quando Rousseau aponta a infância como época da vida na qual é preciso evitar corromper aquele ser humano em formação, é que a criança passa a ser vista como merecedora de proteção especial da sociedade.[2] Os últimos 30 anos, neste sentido, têm sido férteis na caracterização do abuso e de suas consequências, passando a compreendê-lo não apenas como um problema específico da área da saúde, mas como uma situação de características multidimensionais em sua abordagem diagnóstica e terapêutica e que impacta na saúde do indivíduo (implicando, portanto, em necessária responsabilização dos profissionais da área).

Comunidades onde não há marcos legais que coíbam o abuso e maus-tratos infantis tendem a ser mais propensas a este tipo de violência. Contudo, apesar desses marcos representarem avanços nas discussões sobre direitos humanos e da criança, eles são insuficientes para evitar o problema, se aplicados de forma isolada.[3]

Assim, as intervenções para o enfrentamento da violência contra a infância e a adolescência só são possíveis se realizadas em rede. Dentro da formação dessas redes, a Estratégia Saúde da Família (ESF) possui um importante e potencializador universo de atuação, tendo em vista a proximidade das equipes com a realidade das famílias atendidas.

O médico de família e comunidade, que tem como um de seus princípios ser recurso de uma população definida, encontra-se muitas vezes na posição de ser o primeiro contato da pessoa abusada com o serviço de saúde e, pelo fato de trabalhar de forma interdisciplinar e prestar um cuidado diferenciado, focado nas abordagens integral e ecológica, deve ser capaz de captar com mais facilidade os casos suspeitos de violência intrafamiliar e tomar a conduta adequada.

Dessa forma, para que essas ações se desenvolvam de forma a propiciar a quebra do ciclo da violência (quando se observa a repetição do fenômeno em várias gerações da mesma família), a preparação dos profissionais de saúde é essencial. Essa capacitação deve proporcionar não apenas a habilidade em compreender o significado desta forma de violência e fazer o seu diagnóstico, mas desenvolver um senso crítico e de responsabilidade social e com o desenvolvimento das crianças nas comunidades.

Quando pensar

Toda violência intrafamiliar é considerada uma situação de risco que deverá ser identificada e sofrer intervenção das equipes da ESF.

A situação de abuso deve ser considerada quando, à avaliação individual, são observados em uma criança:[4,5]

- **Dificuldades de aprendizagem:** pode ser reflexo da má-organização familiar, da negligência dos pais ou do estresse associado ao abuso, dificultando a concentração e o aprendizado da criança.
- **Postura hipervigilante no ambiente em que se encontra:** a vítima em geral se torna desconfiada, não se sentindo à vontade em lugares desconhecidos (p. ex., quando vai ao serviço de saúde ou à casa de estranhos).
- **Comportamento opositor:** enfrentamento aprendido algumas vezes pela criança como forma de autoproteção.
- **As várias formas de comportamento antissocial:** entendido como fuga ou resultado somado de outras posturas de defesa.
- **Comportamento muito amadurecido para a idade:** "pseudoadulto", precoce, erotização exagerada.
- **Comportamento regressivo:** quando a criança, sem outra razão aparente, começa a apresentar comportamento típico de fase anterior da infância.
- **Baixa autoestima:** resultado de se sentir "suja" ou culpada pelo abuso ou, ainda, quando passa a aceitar o rótulo de incapaz (comum no abuso psicológico).
- **Comportamento compulsivo:** muitas vezes como forma de lidar com o estado ansioso subjacente à situação de abuso.
- **Medo de parentes:** ou também ansiedade quando um familiar, potencial agressor, é esperado ou visitado.
- **Dificuldade para se divertir ou se envolver em brincadeiras com outras pessoas:** tanto em função da baixa autoestima quanto do receio dos riscos de socializar.

- **Inversão no padrão de cuidados na família:** quando, por exemplo, a criança se torna exageradamente ansiosa para atender às demandas e necessidades dos pais e cuidadores, ou quando passa a desempenhar, muitas vezes com aprovação dos adultos, um papel de responsabilidade muito acima do que seria indicado para sua idade, porte físico e maturidade psicológica.
- **Isolamento social:** enquanto mecanismo de proteção ou para esconder certos comportamentos.

Em seguida, é importante fazer uma avaliação do contexto, procedendo, para tanto, dinâmicas de abordagem familiar (p. ex., genograma e ecomapa), sendo preciso atentar para os fatores geralmente envolvidos na gênese de uma situação de abuso infantil, quais sejam:[4]

- **Componentes associados ao agressor:** abuso ou dependência de substâncias (álcool e drogas), histórico de abuso na infância, baixa autoestima, transtornos de conduta, psiquiátricos ou psicológicos.
- **Componentes associados à vítima:** situação de dependência (própria da infância, mas mais grave em vítimas mais jovens ou na vigência de outros transtornos mentais e neurológicos ou doenças genéticas), sexo da vítima diferente do desejado por ela, condições de saúde que exigem maiores cuidados (prematuridade, doenças neurológicas, etc.), histórico de abusos anteriores, ser uma criança não desejada ou não planejada.
- **Componentes associados ao meio social:** falta de leis de proteção à infância, grandes desigualdades sociais, ambiente com alto índice de marginalidade, desemprego, analfabetismo, aceitação de violência como forma normal de punição (em especial agressões corporais), pobreza, pouco estímulo à criação de ambientes de desenvolvimento seguro e envolvimento social saudável para crianças e adolescentes.
- **Componentes associados à família:** pais jovens (adolescentes), gravidez não planejada, pouca compreensão do papel parental, cuidados pré-natais inadequados, famílias uniparentais, famílias vivenciando situações de conflito, violência conjugal, famílias substitutas, famílias com padrão fechado de comunicação, famílias com grande número de filhos.

Todos esses componentes podem se refletir de diversas maneiras no comportamento da vítima, ajudando assim a levantar a suspeita de abuso.

O que fazer

Anamnese

É conveniente lembrar a importância de uma anamnese geral e de desenvolvimento, além do uso de ferramentas de abordagem familiar para caracterizar o quadro a ser avaliado, conforme pontuado no tópico anterior.

São comumente reconhecidas as seguintes situações de abuso infantil: negligência (incluindo o abandono), abuso físico (incluindo a síndrome da criança espancada), síndrome de Münchausen por procuração, síndrome do bebê sacudido, abuso sexual e abuso psicológico. De modo geral, várias formas de abuso podem ser encontradas em uma mesma criança ou adolescente. A seguir são apresentadas as definições, para facilitar a coleta de dados na anamnese:

Negligência: tipo mais comum de abuso, trata-se da omissão de cuidados básicos à criança, como o oferecimento de alimentos, medicamentos, vestuário, apoio emocional, afeto, proteção e cuidados de higiene. As regras de trânsito conferem proteção à criança, e desobedecê-las (p.ex., não colocar nelas o cinto de segurança) pode caracterizar uma situação de negligência; o mesmo ocorre ao se permitir o consumo de álcool e drogas, já que a criança ainda não é capaz de medir os riscos envolvidos nesse ato. Há também a negligência educacional, entendida como a situação na qual os pais não matriculam a criança na escola ou permitem suas faltas às aulas mesmo após terem sido informados que é inapropriado. O abandono, mais comum em famílias muito numerosas, é definido como uma negligência grave, sendo marcador importante de vínculo inadequado entre os membros da família e de insuficiência familiar.

Abuso físico: é o uso intencional de força física contra a criança ou adolescente, muitas vezes sob a justificativa de se obter disciplina. É mais comum em meninos, e os agressores geralmente são os próprios pais da criança. Na maioria das vezes, o abuso físico deixa marcas: as agressões mais frequentes são tapas, beliscões, chineladas, queimaduras (por água quente ou cigarros), mutilações, murros, intoxicações (p. ex., por benzodiazepínicos e anti-histamínicos, com o intuito de sedar a criança), sufocação e espancamentos. Nesse sentido, desde 1962 é descrita a chamada síndrome da criança espancada, quando são evidentes múltiplas lesões, inclusive fraturas de ossos longos, sem explicações convincentes e ocorrendo repetidamente. Os riscos dessa violência não podem ser ignorados: no mundo, todos os anos, 41.000 crianças abaixo de 15 anos são vítimas de homicídio, muitas das quais já sofriam abusos.

> Em 2014 foi aprovada no Brasil a Lei nº 13.010, conhecida como **Lei da Palmada**. Nela ficou estabelecido o direito da criança de ser educada sem que se recorra a sofrimento físico que cause lesões ou humilhações, sob pena de advertência aos responsáveis, encaminhamento para orientação e programa de proteção à família.[6] A lei, ao contrário do que foi alardeado na época, não discute a chamada "palmadinha", mas serve de alerta aos pais quanto à necessidade de que, no processo de educação e desenvolvimento, a criança não faça o que é certo apenas por receio de apanhar. A lei ficou conhecida também como Lei menino Bernardo, em homenagem a Bernardo Boldrini, morto aos 11 anos de idade, supostamente por punições físicas.

Síndrome de Münchausen por procuração: ocorre quando pais ou responsáveis provocam ou simulam na criança sinais e sintomas de doenças que ela não tem. A suspeita deve ocorrer quando o profissional de saúde compara a gravidade do que é apresentado pelos responsáveis com um intrigante bom estado geral da criança após o exame físico e propedêutica adequada. Geralmente, a "doença" é recidivante e persistente. A criança, durante a simulação, é submetida a sofrimento físico (ingestão de medicamentos, coleta de exames desnecessários, injúrias diversas para a "montagem" do personagem, etc.) e psicológico (múltiplas internações, incorporação do rótulo de ser doente, etc.). Neste caso, o perpetrador mais comum é a mãe.

Síndrome do bebê sacudido: apesar de o diagnóstico geralmente ser feito pela combinação de hemorragias retinianas e subdurais (surgidas quando o bebê, em geral com idade inferior a 6 meses, é sacudido violentamente no sentido anteroposterior), é um tipo de violência que pode não deixar marcas evidentes. É, muitas vezes, perpetrada pelo pai biológico, que, irritado com o choro da criança, tenta fazê-la se calar. Pode levar a graves lesões cerebrais, ao atraso do desenvolvimento e até à morte.

Abuso sexual: ao contrário do que se pensa, pode ocorrer na ausência de outras formas de abuso e na maioria das vezes não deixa marcas físicas evidentes (exceto em situação de flagrante, quando a vítima é, geralmente, levada aos serviços de urgência e a lesão é avaliada). Ocorre quando a vítima tem desenvolvimento sexual inferior ao do agressor e é exposta (por ameaças, mentiras e violência) a estímulos eróticos impróprios para a sua idade, a fim de satisfazer o agressor ou outras pessoas (como na realização de vídeos caseiros e fotos com a vítima). Nesse caso, como em outras formas de abuso, é importante lembrar que o agressor também precisa de cuidados (em geral, também foi abusado na infância). Pode ou não ocorrer intercurso sexual (com penetração oral, vaginal ou anal). Meninas são mais abusadas que meninos, e o agressor geralmente é uma pessoa conhecida da família ou mesmo membro dela. O abuso é repetitivo, podendo levar anos até que se torne conhecido. O diagnóstico de infecções sexualmente transmissíveis (ISTs) em crianças deve levantar sempre a suspeita de abuso sexual, bem como comportamento exageradamente erotizado por parte da criança, gravidez precoce (especialmente se não se consegue extrair da vítima a identidade do pai), autoflagelação (na ausência de outras condições estressantes) e fugas constantes de casa. É mais comum com casais que têm filhos pequenos, uma fase de grande estresse adaptativo no ciclo de vida familiar. Também se considera situação de abuso quando a criança, por condições sociais inapropriadas (como domicílio de tamanho reduzido), se vê em situação de observar as relações sexuais dos pais, negligentes quanto a este cuidado com a infância (a criança acaba exposta a estímulos eróticos visuais impróprios). Deve-se lembrar, ainda, que segundo o artigo 127 do Código Penal, é considerado crime de estupro ter conjunção carnal ou praticar qualquer ato libidinoso com menor de 14 anos, do sexo feminino ou masculino, ainda que haja consentimento da vítima e experiência sexual prévia.[7]

Abuso psicológico: trata-se de toda forma de discriminação ou desrespeito em relação à criança. Apesar de ser um dos tipos mais comuns de abuso, é um dos mais difíceis de ser caracterizado devido à falta de materialidade dos acontecimentos. Pode envolver também o isolamento intencional da criança pelos pais e cuidadores e a estimulação ao crime, ao consumo de drogas e à prostituição. Há também do preconceito sofrido por orientação sexual e/ou de gênero: embora as questões LGBTQ+ ainda sejam fonte de discordâncias no meio acadêmico, é preciso combater o abuso físico e psicológico contra crianças e adolescentes motivado por elas.

> A expressão *parental alienation syndrome* (síndrome de alienação parental) foi criada pelo psiquiatra norte-americano Richard Gardner ao observar crianças cujos pais geralmente estavam em situação de litígio conjugal: elas faziam relatos fantasiosos sobre um dos genitores, muitas vezes combinando elementos próprios com os de um dos pais (que passa a promover uma campanha difamatória do outro genitor). A Equipe de Saúde da Família pode se ver envolvida neste tipo de situação quando um dos pais busca respaldar sua história junto ao Serviço de Saúde, por isso é importante embasar melhor a suspeita e conversar com o restante da equipe antes de notificar o abuso. Os eventos alegados podem ser completamente falsos (quando existe apenas uma construção inverídica) ou parcialmente falsos (quando a situação relatada ocorreu, mas o acusado não foi o real perpetrador do abuso).[8]
>
> Apesar disso, sempre tenha em mente que a taxa de denúncias encontra-se hoje, mesmo existindo esse tipo de confabulação, muito abaixo da estimativa de casos de abusos e maus-tratos praticados.

Exame físico

Não há uma rotina específica, pois, exceto pelo abuso físico ou se há intercurso sexual com lesões visíveis ou, ainda, no caso de ISTs, poucas vezes são observadas marcas. Ainda assim, alguns lembretes podem ser úteis durante o exame:[5]

- genitálias e nádegas raramente são áreas envolvidas em acidentes domésticos;
- presença de lesões em vários estágios de cicatrização (indicando abuso crônico);
- proceder a investigação mais cuidadosa em crianças com condições precárias de higiene (pensar em negligência);
- hemorragias no couro cabeludo podem indicar puxões, assim como amolecimento de base dos dentes e desvio anormal da abertura bucal podem atestar agressões com socos;
- queimaduras arredondadas podem ser causadas por cigarros;
- lesões de órgãos genitais, sangramento anal, petéquias no palato e sinais de sêmen ou de ISTs são alertas de abuso sexual.

> **Dica**
> ▶ Sempre procurar esclarecer diagnóstico diferencial com lesões supostamente causadas por trauma, como púrpura autoimune, menstruação e febres hemorrágicas, além de corrimentos vaginais causados por bactérias não relacionadas a ISTs ou por verminoses (como oxiuríase).

Conduta proposta

Os profissionais da Atenção Primária à Saúde devem usar a seu favor a longitudinalidade do cuidado e o conhecimento da comunidade para se certificar de uma provável situação de abuso. Nesses casos, o ACS pode ser de grande ajuda para acrescentar ao diagnóstico suas impressões, desenvolvidas pelo conhecimento acumulado sobre as famílias e pela maior identidade cultural com aquele meio. É muito importante que a suspeita de abuso seja observada criteriosamente e discutida com todos os membros da equipe. Uma preocupação, nesta fase de investigação, deve ser com a manutenção do sigilo e com a abordagem cautelosa. Muitas vezes, o médico de família e comunidade tem como local de trabalho comunidades de alta vulnerabilidade, fator que pode dificultar esta abordagem ou a sensibilização da equipe, uma vez que as situações de violência podem fazer parte do que é considerado aceitável (o que não torna o problema menos importante).

Uma vez confirmada a suspeita de abuso, o primeiro passo a ser dado é notificar o evento às autoridades, uma obrigação dos profissionais que prestam atenção à infância e adolescência e, em especial, dos profissionais da saúde. Deve ser encaminhada notificação própria ao Conselho Tutelar da região, lembrando-se de que alguns estados e municípios fizeram modificações e adequações no modelo de ficha que consta na portaria nacional (Figura 124.1); e uma notificação de violência doméstica à Secretaria Municipal de Saúde para fins epidemiológicos (Figura 124.2). O Ministério da Saúde determina obrigatoriedade de notificação para todas as unidades de saúde integrantes do Sistema Único de Saúde do Brasil, de acordo com a Portaria nº 1.968/GM, de 25 de outubro de 2001, publicada no DOU nº 206 de 26/10/2001.[9]

Em seu Art. 13, o Estatuto da Criança e do Adolescente define que os casos de suspeita ou confirmação de maus-tratos contra criança ou adolescente serão, obrigatoriamente, comunicados ao Conselho Tutelar da respectiva localidade, sem prejuízo de outras providências legais.[10] De acordo com o Art. 245 do Estatuto da Criança e do Adolescente, Lei nº 8.069, de 13/07/1990, é aplicável multa de 3 a 20 salários de referência, aplicando-se o dobro em caso de reincidência, quando o médico, professor ou responsável por estabelecimento de atenção à saúde e de ensino fundamental, pré-escola ou creche, deixar de comunicar à autoridade competente os casos de que tenha conhecimento, envolvendo suspeita ou confirmação de maus-tratos contra criança ou adolescente.[10] Note que a legislação fala em maus-tratos (quando há exposição da criança ou adolescente ao risco) e não apenas em abuso (quando já existe um dano decorrente desta exposição).

O **Conselho Tutelar** é um órgão criado pelo Estatuto da Criança e do Adolescente com o objetivo de zelar pelo cumprimento dos direitos apregoados por este. Deve haver pelo menos um Conselho Tutelar por município, que deve ser criado por lei municipal (inclusive com previsão de recursos para funcionamento e eventual pagamento aos membros). Os conselheiros são eleitos pela comunidade para um mandato de três anos, que pode ser renovado. Tem papel gerenciador de situações de risco, podendo acionar os demais atores e instituições (como Ministério Público e serviços de saúde), embora não lhe caiba julgar os conflitos que lhe são apresentados. É autônomo, não se submetendo às gestões municipais ou estaduais e tem liberdade para definir, com base no ECA, o melhor itinerário para os casos que acompanha. Deve funcionar todos os dias do ano, 24 horas por dia.

Na falta do Conselho Tutelar, encaminhar notificação à Vara da Infância e Juventude. Em casos de abuso sexual, abuso físico grave e abandono, comunicar também à Delegacia de Polícia mais próxima (preferencialmente Delegacia de Proteção à Criança e ao Adolescente, especializada neste tipo de situação).

ANEXO

FICHA DE NOTIFICAÇÃO DE SUSPEITA OU CONFIRMAÇÃO DE MAUS-TRATOS CONTRA CRIANÇAS E ADOLESCENTES

(Considera-se criança, a pessoa até 12 anos de idade incompletos e adolescente aquela entre 12 e 18 anos de idade –Lei n.° 8.069, de 13/7/90 – Estatuto da Criança e do adolescente)

I - IDENTIFICAÇÃO DO ATENDIMENTO

Data do atendimento: ____/____/____

Unidade: ____________________

Endereço da unidade: ____________________

Telefones.: ____________________

Profissionais envolvidos no atendimento (incluir categoria profissional):

II - IDENTIFICAÇÃO DA CRIANÇA / ADOLESCENTE

Nome: ____________________

DN: ____/____/____

Idade: ______ | Sexo: ______ | Registro na unidade: ______

Filiação: ____________________

Responsável(is) Legal(is): ____________________

Acompanhante: ____________________

Grau de Relacionamento: ____________________

Endereço: ____________________

Telefone para contato: ____________________

Referência para localização: ____________________

III - CARACTERIZAÇÃO DOS MAUS-TRATOS/VIOLÊNCIA (Tipos e prováveis agressores)

Maus-tratos identificados/Causador (es) provável dos maus-tratos:

Abuso Físico	Mãe ( )	Pai ( )	Desconhecido ( )	Outros ( )______
Abuso Sexual	Mãe ( )	Pai ( )	Desconhecido ( )	Outros ( )______
Abuso Psicológico	Mãe ( )	Pai ( )	Desconhecido ( )	Outros ( )______
Negligência	Mãe ( )	Pai ( )	Desconhecido ( )	Outros ( )______
Abandono	Mãe ( )	Pai ( )	Desconhecido ( )	Outros ( )______

Outras síndromes especificadas de maus-tratos ____________________

Síndrome não especificada de maus-tratos ____________________

Descrição sumária do ocorrido:

IV - DADOS DO ATENDIMENTO (Incluir observações da anamnese e exame físico que sugiram a partir da caracterização de maus-tratos)

V - CONDUTA, ORIENTAÇÃO, ACOMPANHAMENTO E DESTINO DADO AO PACIENTE

Ficha encaminhada ao CONSELHO TUTELAR da CR __________ em ____/____/____

ATENÇÃO: assinatura e carimbo da Direção	Ver instrutivo no verso da ficha

▲ **Figura 124.1**

Proposta de Ficha de Notificação ao Conselho Tutelar (segundo Portaria nº 1.968/GM, de 25 de outubro de 2001).[11]

De acordo com a equipe do Centro Latino-Americano de Estudos de Violência e Saúde Jorge Careli, em estudo realizado para o Ministério da Saúde em 2002,[10] a categoria médica é a que mais resiste em fazer a notificação, por motivos diversos. As principais dificuldades apresentadas são:

- Falta de preparo do profissional para identificar e lidar com os casos de maus-tratos.
- Medo do profissional em fazer a notificação e ter problemas com a justiça ou sofrer retaliações por parte do agressor.
- Falta de suporte para realizar um atendimento mais aprofundado em função da enorme demanda.
- Tradição de uma prática que se restringe ao atendimento das patologias, sem questionar as causas.
- Descrença no Poder Público e na real possibilidade de intervenção nestes casos.
- Visão de que se trata de um "problema de família", não sendo de responsabilidade de uma "instituição de saúde".
- Temor de estar enganado e notificar uma "suspeita infundada".

Todas as preocupações antes mencionadas são legítimas, e é importante dizer que ainda não há como prever se a notificação isentará o profissional e a família de aborrecimentos e riscos. Além disso, poucos dados estão disponíveis hoje para afirmar se as estratégias adotadas atualmente são suficientemente custo-efetivas para resolver as questões relacionadas ao abuso infantil, o que aumenta a descrença quanto ao papel da notificação. Ainda assim, a OMS tem alertado para o fato de que não é possível construir um arcabouço teórico e de práticas se nenhuma medida for adotada, e que a notificação é o primeiro passo para a abordagem. A adoção de ações de educação junto à comunidade valorizando a criação de espaços saudáveis e seguros de convivência social (dentro e fora do ambiente familiar) e a atenção contínua à vítima e familiares (como forma tanto de prevenir quanto de detectar precocemente o risco de reprodução da violência) figuram ainda como importantes esforços que precisam ser levados adiante quando se pretende enfrentar este problema, mas que são de pouca serventia se não for possível dimensionar esta questão. Além disso, a notificação ao Conselho Tutelar serve para que, ao menos, medidas sejam tomadas no sentido de interromper a situação de violência em curso, algo que não pode ser desconsiderado e que pode salvar a vida de muitas crianças e adolescentes.

Nesse sentido, procurando lançar luz sobre a conduta, a Figura 124.3 ilustra um formato para a abordagem geral das situações de violência doméstica, aqui indicado e adaptado para as situações de abuso infantil.[10] Como já discutido, não há como deixar de lado os demais setores da sociedade e serviços públicos na abordagem do problema. Compreendendo que as particularidades locais precisarão ser levadas em conta na elaboração de um plano de trabalho, o foco aqui será discutir cada fase sugerida na figura, esperando, assim, que os profissionais possam organizar as estratégias multidimensionais que julgarem mais apropriadas para o local onde atuam.

Ações de prevenção primária: incorporar ações de educação em saúde sobre o tema, seja nas salas de espera ou em grupos operativos escolares, de gestantes e de pais, além de programas de treinamento com profissionais que atendam crianças. Incentivar a criação de espaços e eventos saudáveis de convivência e conciliação na comunidade, favorecendo o apoio mútuo e bons relacionamentos. Lembrar-se de que discutir sobre a violência (evitando a exposição danosa das pessoas diretamente envolvidas) ajuda a inibir sua perpetuação. É importante informar

República Federativa do Brasil
Ministério da Saúde
Secretaria de Vigilância em Saúde

FICHA DE NOTIFICAÇÃO/ INVESTIGAÇÃO INDIVIDUAL
VIOLÊNCIA DOMÉSTICA, SEXUAL E/OU OUTRAS VIOLÊNCIAS INTERPESSOAIS

Nº

Definição de caso: Considera-se violência como o uso intencional de força física ou do poder, real ou em ameaça , contra si próprio , contra outra pessoa, ou contra um grupo ou uma comunidade que resulte ou tenha possibilidade de resultar em lesão, morte, dano psicológico, deficiência de desenvolvimento ou privação.
Atenção: Em casos de suspeita ou confirmação de violência contra crianças e adolescentes, a notificação deve ser obrigatória e dirigida aos Conselhos Tutelares e autoridades competentes (Delegacias de Proteção da Criança e do Adolescente e Ministério Público da localidade), de acordo com o **art. 13 da Lei nº 8.069/1990 - Estatuto da Criança e do Adolescente.** Esta ficha atende ao **Decreto-Lei nº 5.099 de 03/06/2004,** que regulamenta a **Lei nº 10.778/2003,** que institui o serviço de notificação compulsória de violência contra a mulher, e o **artigo 19 da Lei nº 10.741/2003** que prevê que os casos de suspeita ou confirmação de maus tratos contra idoso são de notificação obrigatória.

Dados Gerais

1 Data da Notificação | 2 UF | 3 Município de Notificação | Código (IBGE)
4 Unidade de Saúde (ou outra fonte notificadora) | Código (CNES)
5 Data da Ocorrência do Evento | 6 Hora da ocorrência (0 - 24 horas)

Dados da Pessoa Atendida

7 Nome | 8 Data de Nascimento
9 Idade — 1 - Hora, 2 - Dia, 3 - Mês, 4 - Ano
10 Sexo — 1 - Masculino, 2 - Feminino, 9 - Ignorado
11 Gestante — 1) 1ºTrimestre 2) 2ºTrimestre 3) 3ºTrimestre 4) Idade gestacional Ignorada 5) Não 6) Não se aplica 9) Ignorado
12 Cor — 1-Branca 2-Preta 3-Amarela 4-Parda 5-Indígena 9-Ignorado
13 Escolaridade — 01) Analfabeto 02) 1ª a 4ª série incompleta do EF 03) 4ª série completa do EF 04) 5ª à 8ª série incompleta do EF 05) Ensino fundamental completo 06) Ensino médio incompleto 07) Ensino médio completo 08) Educação superior incompleta 09) Educação superior completa 10) Não se aplica 99) Ignorado
14 Ocupação
15 Situação conjugal — 1 - Solteiro 2 - Casado/união consensual 3 - Viúvo 4 - Separado 5 - Não se aplica 9 - Ignorado
16 Relações sexuais — 1 - Só com Homens 2 - Só com mulheres 3 - Com homens e mulheres 4 - Não se aplica 9 - Ignorado
17 Possui algum tipo de deficiência? 1- Sim 2- Não 9- Ignorado — Física, Mental, Visual, Auditiva, Outras deficiências/ Síndromes
18 Número do Cartão SUS | 19 Nome da mãe

Dados de Residência

20 UF | 21 Município de residência | Código (IBGE) | 22 Bairro de residência
23 Logradouro (rua, avenida,...) | 24 Número
25 Complemento (apto., casa, ...) | 26 Ponto de Referência | 27 CEP
28 (DDD) Telefone | 29 Zona — 1 - Urbana 2 - Rural 3 - Periurbana 9 - Ignorado | 30 País (se residente fora do Brasil)

Dados da Ocorrência

31 Local de ocorrência — 01 - Residência 02 - Habitação coletiva 03 - Via pública 04 - Ambiente de trabalho 05 - Escola 06 - Creche 07 - Estabelecimento de saúde 08 - Instituição socioeducativa 09 - Instituição de longa permanência 10 - Instituição prisional 11 - Terreno baldio 12 - Bar ou similar 13 - Outros ____________ 99 - Ignorado
32 UF | 33 Município de Ocorrência | 34 Bairro de ocorrência
35 Logradouro de ocorrência (rua, avenida,...) | 36 Número | 37 Complemento (apto., casa, ...)
38 Zona de ocorrência — 1 - Urbana 2 - Rural 3 - Periurbana 9 - Ignorado | 39 Ocorreu outras vezes? 1 - Sim 2 - Não 9 - Ignorado | 40 A lesão foi autoprovocada? 1 - Sim 2 - Não 9 - Ignorado
41 Meio de agressão 1- Sim 2- Não 3-Não se aplica 9- Ignorado — Arma branca, Arma de fogo, Objeto contundente, Força corporal, Enforcamento/sufocação, Queimadura, Outros ____________
42 Tipo de violências 1- Sim 2- Não 9- Ignorado — Física, Psicológica / Moral, Negligência/ Abandono, Sexual, Tráfico de seres humanos, Trabalho infantil, Tortura, Patrimonial, Outros ____________

Violência doméstica, sexual e/ou outras violências interpessoais — SVS 28/06/2006

▲ **Figura 124.2**
Ficha do SINAM para notificação de casos de violência às Secretarias Municipais de Saúde. *(Continua)*

Violência Sexual

43 Se ocorreu violência sexual, qual o tipo? 1- Sim 2 - Não 3 - Não se aplica 9- Ignorado

- ☐ Assédio sexual
- ☐ Estupro
- ☐ Atentado violento ao pudor
- ☐ Pornografia infantil
- ☐ Exploração sexual
- ☐ Outros ________

44 Se ocorreu penetração, qual o tipo? 1- Sim 2 - Não 3 - Não se aplica 9- Ignorado

☐ Oral ☐ Anal ☐ Vaginal

Dados do provável autor da agressão

45 Número de envolvidos ☐
1 - Um
2 - Dois ou mais
9 - Ignorado

46 Relação com a pessoa atendida 1- Sim 2 - Não 9- Ignorado

- ☐ Pai
- ☐ Mãe
- ☐ Padrasto
- ☐ Madrasta
- ☐ Cônjuge
- ☐ Ex-Cônjuge
- ☐ Namorado(a)
- ☐ Ex-Namorado(a)
- ☐ Amigos/conhecidos
- ☐ Desconhecido
- ☐ Cuidador
- ☐ Patrão/chefe
- ☐ Pessoa com relação institucional
- ☐ Outros ________

47 Sexo do provável autor da agressão ☐
1 - Masculino
2 - Feminino
3 - Ambos os sexos
9 - Ignorado

48 Suspeita de uso de alcool ☐
1- Sim
2 - Não
9- Ignorado

Em casos de violência sexual

49 Consequências da ocorrência detectadas no momento da notificação 1- Sim 2 - Não 9- Ignorado

☐ Aborto ☐ Gravidez ☐ DST ☐ Tentativa de suicídio ☐ Outros ________

50 Procedimento indicado 1- Sim 2 - Não 9- Ignorado

- ☐ Profilaxia DST
- ☐ Profilaxia HIV
- ☐ Profilaxia Hepatite B
- ☐ Coleta de sangue
- ☐ Coleta de sêmen
- ☐ Coleta de secreção vaginal
- ☐ Contracepção de emergência
- ☐ Comunicação de Acidente de Trabalho
- ☐ Aborto previsto em lei

Evolução e encaminhamento

51 Evolução do Caso ☐
1 - Alta 2 - Encaminhamento ambulatorial 3 - Encaminhamento hospitalar 4 - Evasão / Fuga
5 - Óbito pela agressão 6 - Óbito por outras causas 9 - Ignorado

52 Se óbito pela agressão, data | | | | | | | |

53 Encaminhamento da pessoa atendida para outros setores 1- Sim 2 - Não 9- Ignorado

- ☐ Conselho tutelar (criança/adolescente)
- ☐ Vara da infância / juventude
- ☐ Casa de proteção / abrigo
- ☐ Programa Sentinela
- ☐ Delegacia Especializada da Mulher
- ☐ Delegacia de Prot. da Criança e do Adolescente
- ☐ Outras delegacias
- ☐ Ministério Público
- ☐ Centro de Referência da Assistência Social/CRAS
- ☐ IML
- ☐ Outros ________

54 Circunstância da lesão (confirmada)
CID 10 | | | |

55 Classificação final ☐
1 - Suspeito 2 - Confirmado 3 - Descartado

Informações complementares e observações

TELEFONES ÚTEIS

Disque-Saúde	Central de Atendimento à Mulher	Disque-Denúncia - Exploração sexual a crianças e adolescentes
0800 61 1997	180	100

Notificador

Município/Unidade de Saúde | Cód. da Unid. de Saúde/CNES

Nome | Função | Assinatura

Violência doméstica, sexual e/ou outras violências interpessoais SVS 28/06/2006

▲ Figura 124.2
Ficha do SINAM para notificação de casos de violência às Secretarias Municipais de Saúde. *(Continuação)*.

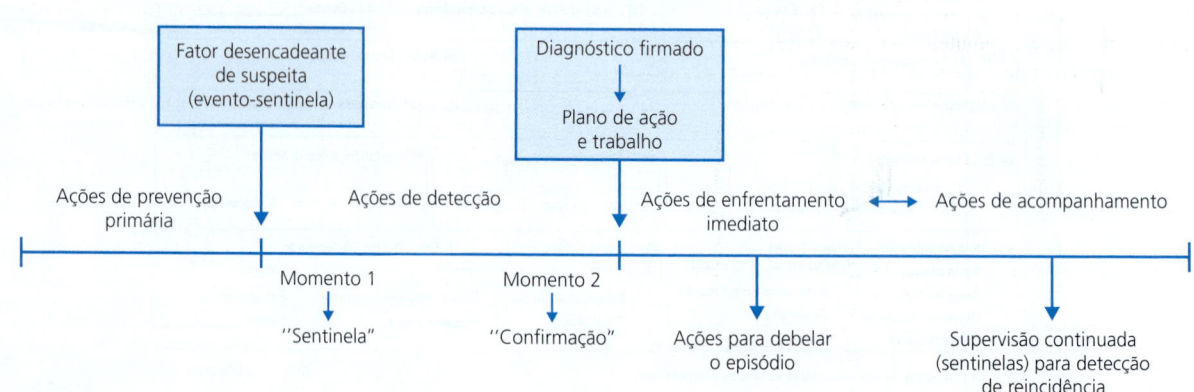

▲ Figura 124.3
Abordagem geral das situações de violência doméstica.

sobre os locais de apoio e fluxo das unidades de saúde, bem como reforçar a necessidade de diálogo aberto nas famílias e de boas referências adultas para as crianças, ajudando a criar laços mais fortes e adequados.[12] Têm papel fundamental ações de orientação para que os pais possam se apropriar da responsabilidade de seu papel no cuidado às crianças, bem como prestação de cuidados adequados a pessoas com problemas mentais, deficiências físicas ou dependência de substâncias, uma vez que essas situações constituem o contexto dentro do qual o abuso infantil acontece com mais frequência.

Ações de detecção: usando da possibilidade de uma abordagem longitudinal às famílias pelas equipes da ESF, essas ações abarcam dois momentos distintos. O momento de surgimento de uma suspeita (momento 1) deve ser considerado como um evento-sentinela naquela comunidade, e a efetividade da intervenção depende de redes orientadas para essa detecção precoce (das quais são parte tanto as equipes e o médico de família e comunidade quanto as escolas e as instituições religiosas). O momento seguinte (momento 2) trata da confirmação da suspeita, em que é necessária discussão sigilosa e criteriosa da equipe (no caso de abusos crônicos e de difícil diagnóstico), como já citado. Tão logo haja confirmação, é necessário que se organize um plano de trabalho.

Ações de enfrentamento imediato: são medidas emergenciais, como atendimento específico aos traumas a que a vítima tenha sido submetida, como no caso de abuso físico e, quando necessário, deslocamento da criança para ambiente protegido (como abrigos) e notificação ao Conselho Tutelar e demais instituições, visando debelar, assim, o episódio agudo (prevenção secundária). No caso de vítimas de abuso sexual, é importante a avaliação de ISTs e gravidez. Nos casos de espancamento, pode ser necessário que se proceda à investigação com exames de imagem, às vezes em serviços de urgência e emergência. Mesmo que o paciente precise ser transferido para outro espaço ou nível de atenção, a garantia de acompanhamento da criança deve ser sempre oferecida pela equipe de saúde da família, reforçando, dessa forma, a vinculação necessária para as ações de acompanhamento.

Ações de acompanhamento: são ações de supervisão e cuidado prolongado. Envolvem a participação de familiares em grupos como o Pais Anônimos e oferecimento de ajuda às vítimas, bem como aos agressores (prevenção terciária). Vale ressaltar que a detecção de uma situação de abuso sugere um risco maior de reincidência, o que torna necessária a vigilância por toda a equipe de saúde e pelo Conselho Tutelar. Os casos devem ser discutidos (e não apenas encaminhados) com equipes multidisciplinares, e a presença de assistentes sociais e psicólogos é fundamental para organizar este tipo de ação.

Definindo pela manutenção da vítima no ambiente familiar, é preciso observar se houve rediscussão de papéis no domicílio e se há risco de manutenção da exposição danosa. Ainda que sejam fatores de risco a serem considerados, a existência de adicção de algum familiar, bem como presença de doenças infectocontagiosas, por si só, não caracterizam maus-tratos ou abuso. Como já mencionado, o agressor em geral tem histórico de abuso e, portanto, necessita de acolhimento, ainda que não deva ser relativizada pela equipe a gravidade da situação que este perpetrou e as implicações legais do caso.

Com relação à prevenção quaternária nesse contexto, deve-se evitar superexposição da vítima ou emplacar o rótulo de "doente": por vezes, há exagero no uso de medicamentos (em especial ansiolíticos) para controlar a angústia provocada pela situação, o que, se não for devidamente planejado, tende a criar outros problemas e dependências de difícil manejo. Se o uso de psicotrópicos for necessário, fazê-lo de maneira criteriosa e definir plano de retirada (a não ser que esteja configurado um transtorno mental que exija seguimento mais duradouro).

É importante lembrar que no Brasil, já há alguns anos, existe o Disque 100, um canal telefônico para denúncias de violação de direitos humanos coordenado pela Secretaria de Direitos Humanos da Presidência da República: originalmente restrito a informações sobre abuso infantil, foi ampliado para qualquer forma de agressão doméstica ou a minorias (como violência contra a mulher, racismo, população LGBTQ+, etc.). No *site* é possível, ainda, denunciar páginas ofensivas. Embora representando avanço da vigilância, o contato com o Disque 100 não substitui as notificações relatadas anteriormente.

Prognóstico e complicações possíveis

Embora não haja consenso entre os especialistas da área, a maioria acredita que uma pessoa abusada, se não abordada adequadamente, tende a repetir essa conduta com outros indivíduos da mesma família ou com filhos de pessoas próximas.

Crianças abusadas tendem a apresentar comportamento mais agressivo na adolescência e idade adulta, mais envolvimento com crimes, uso de drogas e prostituição, entre outros comportamentos de risco, e passam a considerar a violência doméstica como algo normal. Tendem também a apresentar depressão e sintomas físicos aparentemente inexplicáveis, levando à propedêutica inadequada e sem sentido.[12]

Por essas razões, é imprescindível que os profissionais da área se apropriem dessa discussão, contribuindo, dessa forma, para intensificar o olhar sobre um desenvolvimento humano saudável. Se nada for feito diante de suspeitas, a tendência é que não se consiga melhorar o contexto atual, no qual as estimativas apontam que 1 em cada 4 adultos já passou por alguma situação de abuso na infância, um quadro que precisa urgentemente ser revertido.[13]

REFERÊNCIAS

1. Organização Mundial de Saúde. [Internet]. Relatório mundial sobre violência e saúde. WHO; 2002. [capturado em 22 nov. 2018]. Disponível em: https://cevs.rs.gov.br/upload/arquivos/201706/14142032-relatorio-mundial-sobre-violencia-e--saude.pdf

2. Maia JMD, Williams LCA. Fatores de risco e fatores de proteção ao desenvolvimento infantil: uma revisão da área. Temas em Psicologia. 2005;13(2):91-103.

3. Organización Mundial de la Salud y Fondo de Las Naciones Unidas para la Infancia.[Internet]. Informe mundial sobre prevención de las lesiones en los niños. WHO; 2012 [capturado em 23 nov.2018]. Disponível em: http://apps.who.int/iris/bitstream/handle/10665/77762/?sequence=1

4. Pires ALD, Miyazaki MCOS. Maus tratos contra crianças e adolescentes: revisão da literatura para profissionais de saúde. Arq Ciênc Saúde. 2005;12(1):42-9.

5. Barker P. Child abuse and neglect. In: Barker P. Basic child psychiatry. 7th ed. Oxford: Wiley-Blackwell; 2004.

6. Brasil. [Internet]. Lei n.13.010, de 26 de jun. 2014. Altera a Lei no 8.069, de 13 de julho de 1990 (Estatuto da Criança e do Adolescente), para estabelecer o direito da criança e do adolescente de serem educados e cuidados sem o uso de castigos físicos ou de tratamento cruel ou degradante, e altera a Lei no 9.394, de 20 de dezembro de 1996. Diário Oficial da União, 27 jun. 2014:2. [capturado em 04 jun. 2017]. Disponível em: http://www.planalto.gov.br/ccivil_03/_Ato2011-2014/2014/Lei/L13010.htm

7. Brasil. Decreto Lei nº 2.848, de 7 de dezembro de 1940. Código Penal. Diário Oficial da União 31 dez. 1940: 2391.

8. Podevyn, F.[Internet]. A síndrome da alienação parental. 2001[capturado em 08 jun. 2018]. Disponível em: http://www.apase.org.br/94001-sindrome.htm

9. Brasil. Notificação de maus-tratos contra crianças e adolescentes pelos profissionais de saúde: um passo a mais na cidadania em saúde. Brasília: Ministério da Saúde; 2002.

10. Alves CRL, Viana MRA, organizadores. A violência contra crianças e adolescentes. In: Saúde da família: cuidando de crianças e adolescentes. Belo Horizonte: COOPMED; 2003.

11. Brasil. Ministério da Saúde. Portaria n. 1968/GM, de 25 out. 2001. Diário Oficial da União, 27 de novembro de 2001; 226(1):21.

12. Papalia DE, Olds SW, Feldman RD. Desenvolvimento psicossocial na segunda infância. In: Papalia DE, Olds SW, Feldman RD. Desenvolvimento humano. 8. ed. Porto Alegre: Artmed; 2006.

13. World Health Organization. [Internet]. Child Maltreatment. 2017 [capturado em 20 jun. 2017] Disponível em: http://www.who.int/violence_injury_prevention/violence/inspire/INSPIRE_infographic_ES.pdf?ua=1

CAPÍTULO 125

Problemas congênitos prevalentes

Kellen Chaves da Silva De Franceschi
Rafael De Franceschi

Aspectos-chave

▶ As malformações congênitas (MCs), deformidades e anomalias cromossômicas são a segunda causa de mortalidade infantil no Brasil, ocorrendo em até 5% dos nascidos vivos.

▶ A maioria das doenças genéticas associa-se a atrasos no crescimento e no desenvolvimento motor e/ou cognitivo.

▶ Não há necessidade, na grande maioria dos casos, de realizar exames de alta complexidade para o diagnóstico das MCs.

▶ Quando a criança apresenta uma anomalia, deve ser examinada à procura de outras. Quando há três ou mais malformações menores, devem-se buscar malformações maiores ocultas.

Caso clínico

Joana e Mário, 36 e 40 anos, respectivamente, trazem à unidade de saúde seu filho Renato, 13 dias de vida, para consulta de puericultura com seu médico de família. Pelo pré-natal, a mãe é tabagista em uso de cinco cigarros/dia e tem dois filhos saudáveis da relação anterior. Ela realizou cinco consultas de pré-natal, e a gravidez não foi planejada. Está muito preocupada, pois acredita que seu bebê possa ter "mongolismo". O marido diz que a culpa é sua pelo filho ter um "defeito". Ao exame físico, observam-se pele redundante na nuca, fendas palpebrais oblíquas para cima, orelhas pequenas, hipotonia muscular, perfil facial achatado, encurvamento lateral do quinto dedo e prega palmar única.

Teste seu conhecimento

1. Segundo o Caso clínico, qual é o provável diagnóstico dessa criança:
    a. Trissomia do 13
    b. Trissomia do 21
    c. Monossomia do X
    d. Trissomia do 18

2. Qual é a melhor conduta que o médico de família e comunidade deve tomar frente aos questionamentos e receios da mãe?
    a. Referenciar os pais para atendimento psicológico, pois ele deve fazer consultas apenas a respeito dos aspectos clínicos da doença
    b. Ser direto e comunicar o diagnóstico da criança, já que ela necessita de acompanhamento com outros especialistas
    c. Dar apoio psicológico, discutir para assimilação dos aspectos da doença, dos sentimentos e dos pensamentos da família, estando sempre disponível
    d. Nenhuma das afirmativas anteriores

3. São afirmações corretas sobre as MCs:
    I. Constituem-se na segunda causa de mortalidade infantil no Brasil.
    II. A maioria necessita de exames de alto custo para serem diagnosticadas.
    III. Podem ser prevenidas por meio de medidas simples realizadas na atenção primária à saúde.

    Qual(is) está(ão) correta(s)?
    a. I e II
    b. I, II e III
    c. I e III
    d. Apenas II

4. Não é fator de risco para MCs:
    a. Tabagismo
    b. Consanguinidade
    c. Idade paterna acima de 50 anos
    d. Realização de radiografia torácica durante a gestação

5. Entre as alterações a seguir, qual é considerada uma malformação menor:
    a. Persistência do ducto arterial
    b. Fenda labial
    c. Anencefalia
    d. Pregas epicantais

Respostas: 1B, 2C, 3C, 4D, 5D

Do que se trata

Para se falar em problemas congênitos, é necessário determinar o que é malformação congênita, termo utilizado para definir a presença de qualquer anormalidade afetando uma estrutura presente ao nascimento, podendo ser clinicamente óbvia nessa fase ou diagnosticada em um período posterior de vida. Para a Organização Mundial da Saúde (OMS) e para o Estudo Colaborativo Latino-Americano de Malformações Congênitas, é toda alteração morfológica, clinicamente detectável com um aceitável grau de certeza, em qualquer período pré ou pós-natal. Os problemas congênitos ocorrem em até 5% dos nascidos vivos, podendo dobrar ao final do primeiro ano de vida, devido ao número de anomalias que se tornam evidentes nesse período.

Avanços nos cuidados de saúde e saneamento básico em muitas partes do mundo levaram ao declínio das doenças infecciosas e nutricionais, tornando as MCs um problema relevante em saúde pública. Por essa razão, nos países desenvolvidos, os óbitos por malformações congênitas, geralmente problemas incompatíveis com a vida, são a primeira causa de mortalidade infantil. No Brasil são a segunda causa de óbito infantil, com uma taxa de aproximadamente 20% dos óbitos em 2016, perdendo apenas para prematuridade.[1]

O Brasil não possui um sistema de informação específico sobre as MCs de base populacional para monitorar a sua prevalência, os dados disponíveis são os existentes nos sistemas de informação em saúde. O Sistema de Informação sobre Nascidos Vivos é um instrumento importante para o monitoramento dos nascimentos no país, e, pelo preenchimento das Declarações de Nascido Vivo, introduzido em 1999, é possível monitorar as MCs ao nascer (campos 6 e 41); porém, há falhas de preenchimento dessa informação, pois muitas vezes são registradas as malformações mais aparentes, provavelmente subestimando sua prevalência.

Com o desenvolvimento tecnológico, muitas crianças com MC conseguem sobreviver. É preciso, portanto, levar em conta a morbidade e a cronicidade envolvidas em tais patologias, gerando a necessidade de tratamentos contínuos (internações e investigações), implicando, assim, altos custos para os sistemas de saúde público e privado.

Segundo estudos de pesquisa, as MCs mais frequentes são as do sistema osteomuscular, do sistema nervoso central (SNC), dos sistemas cardiovascular e geniturinário, da fenda labial e das anomalias cromossômicas. Este capítulo tratará das alterações mais frequentes de forma sucinta, uma vez que para o médico de família e comunidade o mais importante é a identificação das anormalidades..[2-9]

Quando pensar

Deve-se sempre cogitar a possibilidade de uma MC diante dos fatores de risco apresentados pela mulher e das alterações exibidas já no pré-natal (p. ex., história de MC ou perda fetal em uma gravidez anterior, história de doenças hereditárias na família, idade materna acima de 35 anos, idade paterna acima de 50 anos, exposição a teratógenos, consanguinidade, deficiência do crescimento fetal, oligo-hidrâmnio ou poli-hidrâmnio).

No nascimento de uma criança, deve-se sempre efetuar uma pesquisa clínica cuidadosa. A primeira medida é a realização de antropometria, seguida de exame físico geral, procurando sinais que possam indicar uma anomalia: recém-nascidos (RNs) pequenos ou grandes para a idade gestacional (IG), dismorfismo, hipotonia, convulsões e distúrbios metabólicos.

O que fazer

Anamnese

São particularidades importantes na semiologia das MCs:

História da gravidez. Deve ser a mais completa possível, explorando a evolução e eventual exposição a teratógenos, bem como os aspectos emocionais envolvidos. Indagar sobre exames realizados e seus resultados, principalmente sorologias e ultrassonografias (US) (p. ex., doenças maternas anteriores ou que surgiram na gestação, crescimento intrauterino restrito, diminuição dos movimentos fetais, poli-hidrâmnio, oligo-hidrâmnio, ameaças de aborto, exposição a teratógenos e em que IG ocorreu.

História do parto. Duração da gestação, apresentação e tamanho do feto, quantidade e aspecto do líquido amniótico, escore de Apgar, patologia da placenta, peso, comprimento, perímetro cefálico e Capurro.

História médica familiar. O registro na forma de heredograma, com a descrição de pelo menos as últimas três gerações (incluindo abortos, natimortos e indivíduos falecidos) com suas idades, sexo e estado de saúde atual, constitui um instrumento visual conciso para anotação e interpretação das informações médicas, principalmente da história de casos semelhantes na família. É fundamental conhecer as idades materna (> 35 anos) e paterna (> 50 anos), que são fatores de risco para MC. Consanguinidade e história de perda gestacional em gravidez anterior também são importantes.

Avaliação do crescimento e desenvolvimento. A maioria das doenças genéticas se associa a atrasos no crescimento e no desenvolvimento motor e/ou cognitivo. Atentar para a aquisição ou o atraso nos marcos de desenvolvimento em RNs.

Exame físico

Um exame físico detalhado e completo é de extrema importância na avaliação da criança com anomalia congênita, devendo ser realizado sem pressa, para que alterações sutis não passem despercebidas. O médico de família e comunidade pode constatar alterações que possam indicar malformação e, a partir daí, tomar as medidas necessárias em cada caso, no sentido de coordenar o cuidado muitas vezes complexo.

Inspeção geral. Durante a anamnese, já se pode ter uma visão geral da criança, evidenciando certas impressões e chamando a atenção para detalhes que orientarão o exame físico.

Medidas corporais gerais. Avaliar: peso; estatura/comprimento; segmento inferior; envergadura; circunferência do crânio; distância intercantal interna e externa; distância interpupilar; comprimento e largura da orelha; comprimento da mão; perímetro torácico e distância intermamilar; comprimento do pé. Devem-se comparar os valores obtidos com medidas de curvas da normalidade descritas na literatura. Essas avaliações poderão confirmar alguma suspeita que a inspeção geral levantar.

Exame dos segmentos corporais específicos. Avaliar: face; orelhas; nariz; boca e região periorbicular; olhos e região orbitária; pescoço; tórax; abdome; genitália externa; coluna vertebral e membros.

Malformações mais frequentes

Anormalidades do sistema osteomuscular

- Displasia congênita do quadril: possui prevalência de 1:800 nascidos vivos. Os achados clínicos mais comuns são pregas cutâneas assimétricas nos membros inferiores, encurtamento de um dos membros, limitação da abdução das coxas, manobras de Ortolani, Barlow e sinal de Galeazzi positivos. Crianças com diagnóstico precoce beneficiam-se com o dispositivo de Pavlik, técnica que consiste em manter as coxas em abdução, com flexão em mais de 90 graus. Isso reorienta a cabeça do fêmur para o acetábulo. Necrose avascular é a principal complicação desse tratamento. Pessoas com diagnóstico tardio necessitam de cirurgia.

- Pé torto equinovaro: apresenta frequência de 1,2:1.000 nascidos vivos. Pé em flexão plantar (equinismo) e deformidade em adução e supinação (varo) do tálus são alterações comuns, podendo provocar leve atrofia da panturrilha e hipoplasia da tíbia, da fíbula e de ossos do pé. O tratamento conservador precoce (imobilização) tem bons resultados. Grande proporção dos casos (até 50%) necessita de correção cirúrgica, que deve ser feita até o primeiro ano de vida (os casos tratados após podem não ter uma recuperação completa).

Sistema nervoso central

São mais comuns os defeitos do tubo neural.

- Espinha bífida: ocorre em 0,83:1.000 nascidos vivos. Pode apresentar-se com herniação das meninges (meningocele) ou das meninges junto com a medula espinal (meningomielocele, 95% dos casos), cobertos ou não por membrana, geralmente na região lombar (75% dos casos). Com frequência, está associada a outras malformações cloacais e vesicais. O prognóstico relaciona-se com o nível e a intensidade do defeito, sendo que a correção é cirúrgica em muitos casos.
- Anencefalia: afeta até 0,69:1.000 nascidos vivos. Ocorre ausência completa ou parcial do cérebro, e malformações associadas são frequentes (fendas orofaciais, nasais e orais; anormalidades de orelha; malformações renais, cardíacas e gastrintestinais). Apresenta mortalidade de 100% dos casos em 48 horas se não houver suporte (75% em 3 horas).
- Encefalocele: prevalência de 0,21:1.000 nascidos vivos. Herniação cerebral coberta por pele intacta ou por um fino epitélio. A localização da lesão mais comum é occipital (74%). Associa-se à microcefalia, à hidrocefalia, à agenesia de corpo caloso e a anormalidades da fossa anterior. Lesão frontoetmoidal apresenta melhor prognóstico do que os defeitos occipitais e parietais.

Sistema cardiovascular

São mais comuns as malformações cardíacas e de grandes vasos.

- Comunicação interventricular: aparece em até 1:800 nascidos vivos. Os sintomas estão relacionados ao tamanho do *shunt*, indo desde os casos assintomáticos até os casos com atraso no crescimento e no desenvolvimento, tolerância diminuída ao exercício, insuficiência cardíaca congestiva (ICC) (dispneia de esforço e cianose) e infecções respiratórias baixas de repetição. Há presença de sopro cardíaco holossistólico. O fechamento espontâneo ocorre em 40 a 60% de todos os casos, devendo-se apenas tranquilizar a família. Nos casos de ICC, deve haver o acompanhamento clínico, sendo a profilaxia da endocardite bacteriana muito importante. Na comunicação interventricular grande, o tratamento é cirúrgico, antes que as alterações pulmonares se tornem irreversíveis.
- Persistência do ducto arterial: atinge por volta de 1:1.200 nascidos vivos. Os sintomas são relacionados ao tamanho do defeito e à direção do fluxo, desde assintomático até ICC (dispneia de esforço e cianose). Há presença de sopro contínuo com segunda bulha hiperfonética. Todos os defeitos evidentes ao exame físico devem ser corrigidos, mesmo os pequenos, em razão do risco de endocardite.
- Tetralogia de Fallot: representa 0,21:1.000 nascidos vivos. Apresenta-se com cianose, postura de cócoras, hiperpneia e dispneia de esforço, além de sopro sistólico ejetivo. É recomendado tratamento cirúrgico em todos os casos, a partir dos 6 meses de idade.

Sistema geniturinário

- Duplicação ureteral: ocorre em 1:150 nascidos vivos. A maioria é assintomática; quando sintomática, costuma estar associada a refluxo vesicoureteral, obstrução ou ectopia ureteral. Bom prognóstico para o tratamento conservador ou cirúrgico no caso das duplicações completas associadas a refluxo vesicoureteral.
- Hipospádia: prevalência de 1:300 nascidos vivos. Meato uretral situado na porção ventral do pênis; em até 10% dos casos, associa-se à criptorquidia e hérnia inguinal; bom prognóstico, sendo corrigido cirurgicamente na maioria dos casos.
- Agenesia renal: ocorre de forma bilateral em 1:3.000 nascidos vivos, e unilateral, em 1:1.000. Na unilateral, geralmente é assintomática e, na maioria das vezes, é detectada durante a avaliação de outras anomalias congênitas. Na bilateral, há oligo-hidrâmnio severo na US pré-natal, e em RNs, insuficiência respiratória, anúria, rins não palpáveis.

Fenda labial

- Tem frequência de 1:1.000 nascidos vivos. Dificuldade para alimentar-se, otite média recorrente, problemas na fala e complicações dentais podem ser achados clínicos. Bom prognóstico com a correção cirúrgica (a partir dos 3 meses de idade).

Síndromes genéticas

- Síndrome de Down: também conhecida como trissomia do 21, é a mais comum e bem conhecida das síndromes genéticas, sendo a alteração cromossômica mais frequentemente observada no RN. É responsável por um terço das anormalidades detectadas. Possui prevalência de 1:600 a 1:800 nascidos vivos. Achados clínicos mais comuns incluem perfil facial plano, fendas palpebrais oblíquas curtas e inclinadas para cima, hipotonia muscular, reflexo de Moro diminuído, hiperextensibilidade articular, pele redundante na nuca, prega simiesca, displasia de pelve, clinodactilia (encurvamento lateral do quinto dedo), anomalias de pavilhão auricular e retardo mental. A média de expectativa de vida é de 35 anos, mas pode ser maior com o acompanhamento e a realização dos controles necessários para detectar e tratar os problemas de forma precoce (Quadro 125.1). Os períodos de maior mortalidade são na infância, geralmente por cardiopatias congênitas, leucemias e doenças respiratórias; na vida adulta mais tardia, demência (Alzheimer) e deterioração da função imunológica.

O médico de família é o profissional adequado para o acompanhamento desses indivíduos, sendo condutor das diversas intervenções a serem orientadas em conjunto com diferentes profissionais (fisioterapeutas, fonoaudiólogos, terapeutas ocupacionais, assistentes sociais, psicólogos, pedagogos, etc.) para explorar o potencial dessas crianças. Ele discutirá com todos os profissionais e com os pais o melhor momento para indicar os procedimentos, as mudanças de atitudes a serem tomadas pelos pais, os tratamentos e a inserção no meio social. Também elaborará um plano de controle para prevenção das diversas intercorrências a que essas crianças estão sujeitas no decorrer da sua existência, além de alertar aos pais sobre a importância do envolvimento de toda a família, que deve ser esclarecida sobre a síndrome e suas implicações na vida de todos. Com acompanhamento e tratamento adequados, essas crianças podem ser alfabetizadas e acompanhar escolas normais, por meio de currículos adaptados. Há casos de jovens com síndrome de Down cursando faculdade e inseridos no mercado de trabalho. De acordo com a última revisão da Academia Americana de Pediatria, as crianças com síndrome de Down devem ser acompanhadas nas curvas da OMS para crianças normais, uma vez que as curvas específicas para as crianças com Down são muito antigas, da época em que eram institucionalizadas.

- Síndrome de Turner (monossomia do X): ocorre em 1:2.500 a 1:3.000 de nascidos vivos. Fenótipo feminino com infantilismo sexual, amenorreia primária, baixa estatura, linfedema congênito, disgenesia gonadal (hipoplasia ou ausência), gonadoblastoma, cardiopatia congênita, palato estreito, micrognatia, prega epicântica, tórax em barril, problemas auditivos, cúbito valgo ou outra anormalidade do cotovelo e tendência à obesidade. A expectativa de vida é normal na maioria dos casos.
- Acondroplasia: ocorre em 1:8.000 a 1:10.000 nascidos vivos. É um tipo de nanismo, sendo causada por uma alteração genética que faz com que o indivíduo tenha uma estatura mais baixa que o normal, acompanhada de membros e tronco com tamanho desproporcional, com pernas arqueadas. Os adultos com essa alteração genética apresentam ainda mãos pequenas e largas, com os dedos curtos, aumento do tamanho da cabeça e feições de face muito específicas, com testa proeminente e região entre os olhos achatada, bem como dificuldade para esticar bem os braços. Como poderá não ser identificada ao nascimento (alguns bebês nascem com crescimento normal), será o médico de família quem poderá diagnosticar primeiro.

Avaliação morfológica

Para elaboração das hipóteses diagnósticas, deve-se complementar a investigação com a classificação etiológica e o raciocínio morfológico, determinando os processos patogênicos, as anomalias maiores e menores, bem como se são únicas ou múltiplas.

Os problemas congênitos podem ser classificados segundo os processos patogênicos (Quadro 125.2) e segundo a etiologia em causas genéticas (gênicas e cromossômicas), ambientais, multifatoriais (coexistência de fatores ambientais e genéticos) e desconhecidas, esta última totalizando 40 a 65% das causas.

As anomalias maiores são aquelas que trazem consequência médica ou estética ao portador, exigem tratamento cirúrgico/ortopédico e/ou deixam sequelas funcionais importantes. Frequentemente exibem alta morbimortalidade e algumas são letais (p. ex., cardiopatias congênitas, defeitos de fechamento do tubo neural e fendas labiais). As anomalias menores são aquelas que possuem apenas um significado estético menor, muitas vezes sendo apenas variação da normalidade (p. ex., pregas epicantais, orelhas de implantação baixa e prega simiesca).

Quadro 125.1 | **Resumo das recomendações para o acompanhamento de crianças com síndrome de Down (por idade)**

Recém-nascidos	1-12 meses	1-5 anos
▶ Teste do pezinho ▶ Cariótipo ▶ Hemograma com plaquetas ▶ Avaliação cardiológica ▶ Avaliação oftalmológica ▶ Teste da orelhinha ▶ Investigação de anomalia no trato digestório ▶ Avaliação da necessidade de terapias complementares (fisioterapia, fonoaudiologia)	▶ Avaliação do crescimento e do desenvolvimento ▶ Audiometria aos 6 e 12 meses ▶ Tireotrofina e tiroxina livre aos 6 e 12 meses ▶ Reeducação alimentar da família (prevenção da obesidade) ▶ Fisioterapia ▶ Fonoaudiologia	▶ Avaliação do crescimento e do desenvolvimento ▶ Audiometria a cada 6 meses até 3 anos de idade e, após, uma vez ao ano ▶ Avaliação oftalmológica anual ▶ Avaliação da instabilidade ou subluxação da articulação atlantoaxial (entre 3 e 5 anos) ▶ Avaliação anual hematológica e da tireoide ▶ Avaliação de distúrbios do sono, se houver clínica ▶ Prevenção e tratamento da obesidade e de outros distúrbios nutricionais ▶ Rastreamento para doença celíaca ▶ Fisioterapia ▶ Fonoaudiologia ▶ Terapia ocupacional
6-13 anos	**Adolescentes e adultos**	**Agendamento de consultas**
▶ Avaliação do crescimento e do desenvolvimento ▶ Audiometria e exame oftalmológico anual ▶ Avaliação anual hematológica e da tireoide ▶ Educação sexual ▶ Fonoaudiologia ▶ Terapia ocupacional ▶ Estímulo à prática de esportes (cuidado com alguns esportes de contato e trampolins)	▶ Avaliação anual hematológica e da tireoide ▶ Audiometria e exame oftalmológico anual ▶ Cuidados dermatológicos e ginecológicos ▶ Avaliação vocacional ▶ Estímulo à prática de esportes (cuidado com alguns esportes de contato e trampolins)	▶ Lactentes até 12 meses: consulta mensal ▶ Dos 12-36 meses: consulta trimestral ▶ A partir de 3 anos: consulta semestral ▶ Adolescentes e adultos: consulta anual

Fonte: Adaptado de Oliveira e Gomes[10] e Bull e The Committee on Genetics.[11]

Quadro 125.2 | Classificação dos problemas congênitos segundo a patogenia

Malformação	Defeito morfológico primário de um órgão ou parte do corpo resultante de um processo de desenvolvimento intrinsecamente anormal. Em consequência, estruturas incompletamente formadas, não devidamente separadas ou não formadas (p. ex., fenda labial ou polidactilia). Esse defeito é comum nas 8 semanas iniciais de gestação (período da organogênese) e pode ter como etiologia fatores genéticos e/ou multifatoriais
Deformação	Distorções nas estruturas fetais, já formadas, secundárias à ação de forças mecânicas extrínsecas (oligo-hidrâmnio) ou intrínsecas (edema fetal). Ocorre geralmente no período fetal
Disrupção ou perturbação	Defeito morfológico de um órgão, de parte dele ou de uma região maior do corpo, resultante de perturbação ou interferência de estruturas previamente normais. Resulta em alterações na forma, na divisão de estruturas ou ainda na perda de seguimentos (p. ex., síndrome da banda amniótica).
Displasia	Defeito primário levando à desorganização da estrutura normal das células em um tecido, dando-lhe aspecto tumoral (p. ex., hemangioma)

Quando há presença de três ou mais anomalias menores, devem-se investigar anomalias maiores ocultas. É necessário determinar se a anomalia é única ou múltipla (Quadro 125.3). A criança que apresenta uma anomalia deve ser examinada minuciosamente à procura de outras.

Exames complementares

A maioria das anomalias congênitas (70%) pode ser diagnosticada com exames comuns à prática médica geral, como radiografias, exames bioquímicos básicos, US, ecocardiografias e exames de imagem do SNC.

Conduta proposta

Concomitante ao tratamento médico específico é importante abordar as relações familiares, pois, quando a família recebe o diagnóstico de uma criança com doença genética, passa por uma série de reações emocionais, que devem ser compreendidas. As reações mais frequentes são choque, negação, raiva, tristeza e culpa, até que um novo tipo de equilíbrio se restabeleça, permanecendo sempre um sentimento de tristeza, de mágoa, que se manifesta e/ou se intensifica a cada novo fato. Dessa forma, a abordagem centrada na família é muito importante, sendo papel do médico o apoio psicológico, a discussão para assimilação dos aspectos da doença, dos sentimentos e dos pensamentos existentes, referenciando para grupos de apoio quando necessário e estando sempre disponível.

Quando referenciar

A OMS recomenda que se referenciem para o geneticista somente casos que requeiram cuidados especiais em termos de diagnóstico, investigação e tratamento (p. ex., indivíduos que necessitam de exames complementares específicos, como cariótipo, dosagens enzimáticas e exames moleculares), o que corresponde a cerca de 30% dos casos.

Quadro 125.3 | Classificação das anomalias únicas e das anomalias múltiplas

Síndrome	Conjunto de anormalidades congênitas que geralmente se repetem em um padrão constante e compartilham uma etiologia específica (p. ex., síndrome de Down).
Sequência	Indica um padrão de anormalidades que resulta de uma anormalidade primária simples ou de um fator mecânico simples. O processo de sequência funciona como uma "cascata", na qual uma anormalidade primária resulta em uma secundária, que gera uma terciária, e assim sucessivamente (p. ex., sequência de Pierre Robin).

Erros mais frequentemente cometidos

▶ Considerar as MCs raras: elas ao contrário, são a segunda causa de mortalidade infantil no Brasil.

▶ Não considerar a possibilidade de tratamento: 50% são corrigidas cirurgicamente com bom prognóstico, e o manejo precoce permite reduzir a morbimortalidade.

▶ Não considerar que elas podem ser prevenidas com medidas simples, passíveis de serem implementadas na APS, sendo capazes de reduzir pela metade a incidência de anomalias congênitas.

▶ Considerar que necessitem somente de exames de alta complexidade: em geral, não é o caso.

Prognóstico e complicações possíveis

Conforme já demonstrado no decorrer do capítulo, o prognóstico basicamente depende do local acometido pela malformação e da época do diagnóstico (idade do indivíduo), para determinar as possíveis complicações provocadas pelas MCs.

REFERÊNCIAS

1. França EB, Lansky S, Rego MA, Malta DC, França Js, Teixeira R, et al. Leading causes of child mortality in Brazil, in 1990 and 2015: estimates from the Global Burden of Disease study. Rev Bras Epidemiol. 2017;20(Suppl 1):46-60.

2. Leite JCL. Estudo dos defeitos congênitos na região metropolitana de Porto Alegre [dissertação]. Porto Alegre: Universidade Federal do Rio Grande do Sul; 2006.

3. Guerra FAR, Llerena JC Jr, Gama SGN, Cunha CB, Filha MMT. Defeitos congênitos no município do Rio de Janeiro, Brasil: uma avaliação através do SINASC (2000-2004). Cad Saúde Pública. 2008;24(1):140-149.

4. Geremias AL. Avaliação das declarações de nascido vivo como fonte de informação sobre defeitos congênitos [dissertação]. São Paulo: Universidade de São Paulo; 2008.

5. Maciel ELN, Gonçalves EP, Alvarenga VA, Polone CT, Ramos MC. Perfil epidemiológico das malformações congênitas no município de Vitória – ES. Cad Saúde Coletiva. 2006;14(3):507-518.

6. Pinto CO, Nascimento LFC. Estudo de prevalência de defeitos congênitos no Vale do Paraíba Paulista. Rev Paul Pediatr. 2007;25(3):233-239.

7. Meza JS. Mortalidad infantil por malformaciones congênitas: Chile, 1985-2001. Rev Chil Pediatr. 2004;75(4):347-54.

8. Amorim MMR, Vilela PC, Santos ARVD, Lima ALMV, Melo EFP, Bernardes HF, et al. Impacto das malformações congênitas na mortalidade perinatal e neonatal em uma maternidade-escola do Recife. Rev Bras Saúde Matern Infant. 2006;6(1):S19-25.

9. Campana H, Pawluk MS, Camelo JSL. Prevalencia al nacimiento de 27 anomalías congênitas seleccionadas, em 7 regiones geográficas de la Argentina. Arch Argent Pediatr. 2010;108(5):409-417.

10. Oliveira GS, Gomes M. Rotina de seguimento clínico da Síndrome de Down [Internet]. Natal; 2010 [capturado em 20 ago. 2018]. Disponível em: http://espacodown.wordpress.com/rotina-de-seguimento-clinico-de-criancas-com-sindrome-de-down/.

11. Bull MJ; The Committee on Genetics. Clinical report: health supervision for children with down syndrome. Pediatrics. 2011;128(2):393-406.

▶ CAPÍTULO 126

Condições cirúrgicas na criança

Eliete M. Colombeli
Edevard J. de Araujo
Rafael Miranda Lima

Aspectos-chave

▶ Em crianças com hérnia inguinal, a história e o exame físico são essenciais para o diagnóstico correto. O tratamento é cirúrgico e está indicado no momento do diagnóstico, a não ser que haja comorbidade que o contraindique. O encarceramento é o principal risco, especialmente nas crianças abaixo de 1 ano de idade.

▶ Hérnia umbilical deve ser suspeitada em toda criança com queixa de aumento de volume em região umbilical. Se após os 2 anos de idade, o orifício continua diminuindo gradativamente e não há queixa importante, pode-se observar até 5 ou 8 anos de idade.

▶ Hérnia supraumbilical deve ser suspeitada em toda criança com queixa de aumento de volume na linha média supraumbilical. O tratamento proposto é a correção cirúrgica, especialmente se houver sintoma.

▶ Na criptorquidia, a avaliação cirúrgica deve ser indicada precocemente, pois, hoje, a idade ideal para operação é a partir dos 6 meses de vida.

▶ Fimose é o estreitamento do orifício prepucial não permitindo a exposição da glande. A única verdadeira indicação médica para a postectomia é uma fimose patológica. Outras indicações incluem balanopostites de repetição.

Caso clínico

Ana traz seu filho Paulo, 4 anos, para consulta de rotina com o médico de família, e relata que há alguns dias percebe uma bolinha na virilha, principalmente quando Paulo chora, que desaparece quando ele se acalma. No dia da consulta, não notou nenhuma alteração, mas está preocupada, porque isso aconteceu algumas vezes. Nega outros sintomas, está se alimentando bem, crescendo, indo bem na escola. Ao exame, o médico percebe que há alteração na região inguinal direita. Quando a criança chora, apresenta aumento de volume em região inguinal. Os genitais são normais e o restante do exame físico também está normal, bem como peso e altura para a idade.

Teste seu conhecimento

1. Qual é a principal hipótese diagnóstica quanto à queixa desta criança?
   a. Hérnia inguinal direita
   b. Hidrocele direita
   c. Linfonodomegalia
   d. Criptorquidia

2. Qual é o tratamento proposto para esse diagnóstico?
   a. Cirurgia
   b. Medicamento
   c. Fisioterapia
   d. Nenhuma das anteriores

3. Em que idade deve-se indicar o tratamento?
   a. Após 1 ano de idade
   b. Após 1 ano do diagnóstico
   c. Ao diagnóstico, se não houver contraindicação ao tratamento
   d. Nenhuma das anteriores

4. Qual é a etiologia da doença?
   a. Provavelmente viral
   b. Provavelmente congênita
   c. Provavelmente bacteriana
   d. Nenhuma doença

5. Qual é o principal risco se essa doença não for tratada?
   a. Encarceramento
   b. Resolução espontânea
   c. Infertilidade
   d. Nenhum risco

Respostas: 1A, 2A, 3C, 4B, 5A

Hérnia inguinal

Do que se trata

Hérnia inguinal na criança é a saída de uma víscera, ou parte dela, da cavidade abdominal para a região inguinal por meio de um defeito congênito (processo vaginal ou persistência do conduto peritoneovaginal) ou, mais raramente, por defeito da parede posterior do canal inguinal.[1,2]

A ocorrência da hérnia inguinal indireta é relacionada com a descida do testículo, que segue o *gubernaculumtestis* até o escroto. Quando o testículo passa do anel inguinal interno, forma-se um divertículo de peritônio chamado de processo vaginal. Nas meninas, a persistência do conduto é denominada canal de Nuck.[3]

As camadas do processo vaginal normalmente se fundem em 90% das crianças nascidas a termo, obliterando a entrada da cavidade peritoneal para o canal inguinal. A falha nesse processo de obliteração pode resultar em uma variedade de anormalidades da região inguinoescrotal, incluindo a persistência completa larga ou estreita (hérnia ou hidrocele) e o fechamento proximal com presença de líquido ao redor do testículo (hidrocele septada).[3,4]

Alguns fatores também podem favorecer o aparecimento de hérnia, tais como: tonicidade diminuída da musculatura da região inguinal (prematuros, desnutridos, doenças musculares e do tecido conectivo) e aumento da pressão abdominal (ascite, massas abdominais).[1]

Aproximadamente 1 a 3% das crianças nascidas a termo podem apresentar hérnia, e os prematuros podem ter até três vezes mais. É mais comum entre os meninos (9:1) e do lado direito (60% das vezes).[5]

Quando pensar

Toda criança com queixa de aumento de volume em região inguinal ou inguinoescrotal pode ser portadora de hérnia inguinal.

O que fazer

Anamnese

A história característica da hérnia inguinal é o aumento de volume em região inguinal ou inguinoescrotal ao choro ou ao esforço físico, e a da hidrocele comunicante é o aumento de volume insidioso (pouca relação com o esforço e mais com a postura de pé) do escroto no decorrer do dia, sem relação com esforço físico, e que melhora com o repouso.[1,2]

Exame físico

O exame físico pode identificar o aumento de volume característico da hérnia ou apenas sinais indiretos, como o "sinal da seda" (sensação de roçar entre duas camadas do processo vaginal).

O maior risco é o encarceramento, principalmente nas crianças menores de 1 ano e nas prematuras, que pode levar à obstrução intestinal e ao estrangulamento. Caso se apresente com aumento súbito na região inguinal, dor, choro, às vezes com vômitos, tumoração visível e palpável, dolorosa à palpação e endurecida, essa hérnia encontra-se encarcerada e tem indicação de tentativa de redução manual.

Deve-se colocar a criança em posição de Trendelemburg, fazer compressa com gelo sobre a região e sedar a criança. Se houver muitos vômitos, pode-se passar uma sonda nasogástrica para evitar aspiração. Após alguns minutos, a hérnia se reduzirá espontaneamente ou necessitará de manobras manuais para redução. Se houver hiperemia importante ou história longa de encarceramento, não se aconselha realizar a redução manual, pois a chance de sofrimento de alça intestinal é muito grande, e a cirurgia está indicada imediatamente.[1,3]

> **Dicas**
>
> ▶ É necessário atentar para o diagnóstico diferencial entre hidrocele septada (mais comum desde o nascimento, o volume do escroto não é variável ao longo do dia, entre 12 e 24 meses desaparece espontaneamente), criptorquia (testículo não é palpado no escroto) e linfonodomegalia, etc.[3,5]
>
> ▶ Não esquecer:
> - **Hérnia inguinal**: queixa de aumento de volume em região inguinal ou inguinoescrotal aos esforços, exame físico com evidência da tumoração ou "sinal da seda", tratamento cirúrgico.
> - **Hidrocele comunicante**: queixa de aumento de volume escrotal insidioso ao longo do dia, melhora de manhã e aumenta no decorrer do dia (posição ortostática), exame físico com transiluminação positiva ou "sinal da seda", tratamento cirúrgico.
> - **Hidrocele septada**: queixa de aumento de volume escrotal invariável ou que está diminuindo ao longo dos meses, exame físico com transiluminação positiva, tratamento conservador até 12 a 24 meses.
> - **Cisto de cordão**: queixa de aumento de volume fixo ou pouco variável em região inguinal, cístico, móvel, indolor, exame físico com evidência de nodulação em região inguinal cística, móvel e indolor, tratamento cirúrgico.

Exames complementares

Não há necessidade de realização de exames complementares para confirmar o diagnóstico. Apenas em caso de dúvida, estariam indicadas a ultrassonografia (US) ou a observação da região inguinal e da bolsa escrotal e a reavaliação, mas, na grande maioria das vezes, dispensa-se a realização de exames. O diagnóstico de hérnia ou hidrocele é predominantemente *clínico*.

Conduta proposta

Tratamento

A correção cirúrgica está indicada em todos os casos a partir do diagnóstico, a não ser que alguma outra comorbidade contraindique o procedimento anestésico-cirúrgico. No caso de recém-nascidos (RNs) prematuros, o momento ideal seria enquanto ainda internado (em condições de alta, precisa acompanhamento por 24 horas), devido ao risco de apneia. A cirurgia feita de maneira urgente traz sucesso na redução manual de hérnia encarcerada e, na menina com ovário encarcerado, porque há risco de torção e/ou necrose.[1,4,5]

Quando referenciar

Visto que toda hérnia tem indicação cirúrgica, todas devem ter indicação para avaliação com especialista.

Hérnia umbilical

Do que se trata

A hérnia umbilical se deve a um defeito do fechamento das estruturas fibromusculares da aponeurose do anel umbilical, que permite a protrusão de órgãos intra-abdominais.[6]

Aproximadamente 20% dos nascidos a termo apresentam fechamento incompleto do anel umbilical, e esse índice aumenta para 75 a 80% se for prematuro. É mais comum em negros (40%).[5]

Quando pensar

Toda criança com queixa de aumento de volume em região umbilical pode ser portadora de hérnia umbilical.

O que fazer

Anamnese

A maioria das crianças é assintomática. Raramente, é causa de dor ou desconforto.

Exame físico

Protrusão redutível, que às vezes produz borborigmo. Ocasionalmente, o defeito fascial é tão amplo, com pele redundante, que adquire o aspecto de probóscide (semelhante à tromba de elefante).[6]

Apresenta aumento de volume aos esforços, não necessariamente proporcional ao diâmetro do orifício (pequeno orifício com grande conteúdo e grande orifício com pequeno conteúdo).[7]

Muito raramente apresenta encarceramento.

Exames complementares

Não há necessidade de realização de exames complementares para confirmar o diagnóstico.

> **Dica**
> ▶ Está contraindicado o uso de ataduras ou faixas sobre o abdome (recurso culturalmente arraigado na população), pois a limitação dos movimentos espontâneos e livres da musculatura abdominal pode ocasionar perda do tônus muscular e inibir o estímulo local de maturação anatômica.[5,7]

Conduta proposta

Tratamento

Na grande maioria dos casos, ocorre fechamento espontâneo do anel umbilical. Aguarda-se no mínimo até 2 anos de idade e acompanha-se a criança após essa idade se o orifício continua diminuindo gradativamente e não há queixa importante, podendo-se manter em observação até 5 ou 8 anos de idade.[6]

Quando referenciar

A partir dos 2 anos de idade, todas as crianças com hérnia umbilical devem ser referenciadas para avaliação com especialista. Antes disso, se houver grande alteração local, com formação de probóscide ou dúvida diagnóstica (hérnia de cordão e onfalocele).

Hérnia epigástrica

Do que se trata

A hérnia epigástrica é um defeito da linha alba, com herniação de gordura pré-peritoneal, em qualquer parte da linha média, desde o apêndice xifoide até a cicatriz umbilical.[7]

Qualquer defeito na continuidade das fibras tendinosas da linha alba (p. ex., rompimento, falha de desenvolvimento) junto à entrada dos vasos sanguíneos pode predispor ao aparecimento de hérnia.[8]

Quando pensar

Toda criança com queixa de aumento de volume na linha média-supraumbilical pode estar com hérnia epigástrica.

O que fazer

Anamnese

A história característica é de aumento de volume em região epigástrica, na linha média, podendo apresentar queixa de dor local.

Exame físico

Habitualmente, o defeito é pequeno, exigindo exame cuidadoso, às vezes, com a criança em pé e realizando manobra de Valsalva. A palpação deve ser cuidadosa, percorrendo toda a linha média à procura de outras hérnias (identifica-se a falha ou uma nodulação).[7]

Pode haver encarceramento com dor e sinais flogísticos, o que caracteriza a necessidade de avaliação urgente.

> **Dica**
> ▶ Atentar para o diagnóstico diferencial com a diástase dos retos abdominais, que é uma falha na fixação da borda medial dos retos abdominais à linha alba e que não apresenta consequências.

Exames complementares

Não há necessidade de realização de exames complementares para confirmar o diagnóstico.

Conduta proposta

Tratamento

O tratamento proposto é a correção cirúrgica, visto que não há resolução espontânea, especialmente se houver sintomas.[8]

Quando referenciar

Como toda hérnia tem indicação cirúrgica, as crianças devem ser referenciadas para avaliação com especialista.

Criptorquidia

Do que se trata

Criptorquidia é a ausência do testículo no escroto, como consequência da falha de uma migração normal a partir da sua posição intra-abdominal. Pode ser uni ou bilateral.[9]

A criptorquidia isolada é a anomalia congênita mais comum ao nascimento. Pode ocorrer isoladamente ou associada a outros distúrbios congênitos, endócrinos, cromossômicos e até a anomalias de diferenciação sexual.[10]

A descida do testículo depende da interação entre diversos fatores hormonais e mecânicos, sendo que ainda não é completamente compreendida.[11]

Ocorre em aproximadamente 3% dos RNs do sexo masculino nascidos a termo e em até 33% dos prematuros. A ocorrência atinge 60 a 70% dos bebês com peso < 1.500 g.[12]

Com 9 meses de idade, 1% dos meninos apresenta criptorquidia, e é improvável sua melhora espontânea após essa idade. Na criptorquidia, os testículos são divididos em palpáveis (80-90%) e impalpáveis (10-20%).[12]

A temperatura no escroto é de 33°C, comparado a 34 a 35°C da região inguinal e 37°C intra-abdominal. Por estar submetido à temperatura elevada, o testículo sofre alterações progressivas. A cirurgia está indicada a partir do 6º mês de vida e antes do 2º ano para evitar danos ao testículo.[12]

Por apresentar risco de degeneração maligna maior do que na população normal e pelo fato de o risco não diminuir após a orquidopexia, essas crianças devem continuar a ser acompanhadas periodicamente, e a localização escrotal desse testículo facilita a avaliação e o seguimento.[10]

Quando pensar

Toda criança com queixa de escroto vazio ou alteração escrotal pode ser portadora de criptorquidia.

O que fazer

Anamnese

Os pais habitualmente referem desde quando perceberam o escroto vazio, ou se notaram previamente a presença de testículo na bolsa. É importante também investigar passado de herniorrafia (devido ao risco de atrofia testicular secundária), antecedentes familiares de criptorquidia (1,5-4% entre os pais e 6% entre irmãos).[10]

Exame físico

O exame físico deve ser realizado idealmente com a criança em posição supina, relaxada, com temperatura ambiente adequada.[12]

Observar simetria da bolsa (um lado menor do que o outro ajuda no diagnóstico de testículo retrátil e de criptorquidia); inspeção da região inguinal, crural e perineal à procura de aumento de volume característico (testículo ectópico); palpação de todas as regiões citadas.[13]

Exames complementares

Se o testículo for palpado no canal inguinal, não há necessidade de realizar nenhum exame complementar.

Se o testículo não for palpado, pode-se investigar com US, que tem acurácia de 44% e é examinador-dependente. Alguns exames só serão solicitados pelos serviços de referência, se necessários.

Atualmente, os exames hormonais e de imagem não são conclusivos, e recomenda-se que os portadores de criptorquidia impalpável sejam explorados cirurgicamente, independentemente dos resultados da avaliação de imagem ou hormonal.[9]

Conduta proposta

Tratamento

O tratamento cirúrgico de testículo não descido reduz o risco de torção, facilita o exame do testículo, melhora sua função endócrina, diminui o estresse psicológico e cria um escroto de aparência normal. Parece não afetar o risco de malignidade ou infertilidade se for unilateral.[11,12]

Alguns meninos podem ter indicação de tratamento hormonal (que é controverso), e outros, na sua maioria, de tratamento cirúrgico. O tratamento hormonal só beneficiaria testículos retráteis, em tese.

A avaliação cirúrgica deve ser indicada precocemente, pois os estudos atuais mostram que a idade ideal para a cirurgia é antes dos 2 anos de idade.[9,10,12]

Quando referenciar

Logo após o diagnóstico, os casos de criptorquidia podem ser discutidos com o endocrinologista e avaliados pelo cirurgião.

> **Dicas**
>
> ▶ Atentar para o diagnóstico diferencial de testículo retrátil, que pode ser confundido com criptorquidia e, que, às vezes, requer tratamento hormonal ou cirúrgico.
>
> ▶ Atentar também para o risco elevado de torção de testículo criptorquídico.

Fimose

Do que se trata

Fimose é o estreitamento do orifício prepucial não permitindo a exposição da glande.

Uma vez que o prepúcio possa ser retraído expondo completamente a glande, não há fimose. Existem, entretanto, situações intermediárias com retração parcial e aderências balanoprepuciais ou com retração total, mas com área de estreitamento do prepúcio no corpo peniano (anel de parafimose).[14] Também pode causar dúvidas aos pais a presença de um cisto indolor e esbranquiçado no pênis, que é chamado de esmegma e se trata do acúmulo de secreções e células descamadas, isto é comum em crianças jovens e não requer tratamento.

A retração prepucial forçada leva a fissuras longitudinais cuja cicatrização circular tende a formar tecido fibrótico, piorando a fimose.

Apenas 4% dos RNs do sexo masculino apresentam prepúcio totalmente retrátil; aos 6 meses, a retratilidade completa é observada em 20%; pelo 5º ano de vida, o prepúcio apresenta-se retrátil em até 90% dos meninos; e quando se aproxima da maioridade, somente uma minoria tem prepúcio não retrátil.[14,15]

Pensa-se que a circuncisão reduz a incidência de infecção do trato urinário (ITU), ao prevenir a colonização bacteriana do prepúcio, e taxas de ITU são significativamente menores em meninos circuncidados (10 vezes menor).[14,16] Entretanto, não há indicação de realizar a circuncisão com a finalidade de reduzir a ocorrência de infecção urinária, exceto em casos muito específicos, como algumas malformações do trato urinário.

O que fazer

Anamnese

A criança pode se queixar de disúria (dor ou dificuldade para urinar), sangramento e, às vezes, retenção urinária.[17]

Pode haver história prévia de balanopostite (inflamação da glande e do pênis) ou de infecção urinária, bem como de dermatite amoniacal de repetição ou trauma prepucial na tentativa de exteriorizar a glande, entre outros.[14,15]

Exame físico

É importante identificar a fimose verdadeira ou patológica, que é menos comum e está associada a anel cicatricial esbranquiçado não retrátil.

Mesmo nas crianças maiores, a fimose dita fisiológica (aderência balanoprepucial) pode cursar sem problemas, como dor, obstrução ou hematúria.[14,17]

Exames complementares

Não há necessidade de realização de exames complementares para confirmar o diagnóstico.

> **Dicas**
> - Nem toda criança que apresenta prepúcio não retrátil necessita de tratamento (conservador ou cirúrgico).
> - É muito importante orientar cuidados de higiene (no banho e após micção) para todas as crianças em todas as idades, mesmo para as que já conseguem expor o prepúcio, pois elas frequentemente se "esquecem" de fazer a higiene local.[15]

Conduta proposta

A intervenção cirúrgica não é necessária para todas as crianças com aderências balanoprepuciais ou com prepúcio não retrátil.

Se a criança tem sintoma associado à presença da fimose, há necessidade de avaliação para a indicação de tratamento conservador (tratamento tópico com corticosteroides e hialuronidase durante 2 ou 3 meses) e/ou cirúrgico. Durante um episódio de balanopostite, a intensificação da higiene local costuma ser suficiente, mas, às vezes, é necessário utilizar antibiótico tópico ou sistêmico.

A maioria das circuncisões são realizadas por razões não médicas, entre elas religiosas, emocionais ou culturais.[16]

A única verdadeira indicação médica para a postectomia é uma fimose patológica, que habitualmente está relacionada à balanite xerótica obliterante. Outras indicações incluem balanopostites de repetição.[16]

Quando referenciar

Em princípio, o melhor tratamento para fimose é a orientação para uma higiene local adequada. Nas situações em que um menino com idade superior a 5 a 6 anos ainda não consegue retrair o prepúcio e apresenta sintomatologia, deve-se referenciá-lo ao especialista. Em muitas crianças, o tratamento clínico feito pelo médico de família e comunidade pode resolver o problema permitindo a exposição da glande: orientações sobre higiene local adequada e às vezes o uso de corticoide tópico.

REFERÊNCIAS

1. Souza JCK. Hérnia inguinal. In: Souza JCK, Salle JLP, organizadores. Cirurgia pediátrica: teoria e prática. São Paulo: Roca; 2007. p. 321-329.

2. Guerra L, Leonard M. Inguinoscrotalpathology. Can Urol Assoc J. 2017;11(1-2 Suppl1):S41-6.

3. Scott V, Davenport M, Fisher RM. Inguinal hernias and hydroceles. In: Sinha CK, Davenport M, editors. Handbook of pediatric surgery. London: Springer; 2010. p. 229-234.

4. Chan IHY, Wong KKY. Common urological problems in children: inguinoscrotal pathologies. Hong Kong Med J. 2017;23(3):1-10.

5. Engum SA, Grosfeld JL. Hernias in children. In: Spitz L, Coran AG, organizadores. Operative pediatric surgery. London: Hodder Arnold; 2006. p. 237-256.

6. Goldberg P, Pereima MJL. Parede abdominal. In: d'Acampora AJ, coordenador. Manual de terapêutica médica: pediatria. Florianópolis: ACM; 2006. p. 1075-1077.

7. Souza JCK. Hérnia umbilical. In: Souza JCK, Salle JLP, organizadores. Cirurgia pediátrica: teoria e prática. São Paulo: Roca; 2007. p. 330-331.

8. Souza JCK. Hérnia epigástrica. In: Souza JCK, Salle JLP, organizadores. Cirurgia pediátric: teoria e prática. São Paulo: Roca; 2007.

9. Sociedade Brasileira de Urologia; Colégio Brasileiro de Radiologia. Afecções testiculares: diagnóstico e tratamento [Internet]. Brasília: AMB; 2006 [capturado em 30 maio 2018]. Disponível em: https://diretrizes.amb.org.br/_BibliotecaAntiga/afeccoes-testiculares-diagnostico-e-tratamento.pdf.

10. Braga LH, Lorenzo AJ. Cryptorchidism: a practical review for all community healthcare providers. Can Urol Assoc J. 2017;11(1-2 Suppl1):S26-32.

11. Hutson JM, Southwell BR, Li R, Lie G, Ismail K, Harisis G, et al. The regulation of testicular descent and the effects of cryptorchidism. Endocrine Reviews. 2013;34(5):725-752.

12. Araujo EJ. Distopias testiculares. In: d'Acampora AJ, coordenador. Manual de terapêutica médica: pediatria. Florianópolis: ACM; 2006. p. 1104-1105.

13. Hutson JM, Balic A, Nation T, Southwell B. Cryptorchidism. Seminars in Pediatric Surgery. 2010;19(3):215-224.

14. Sociedade Brasileira de Urologia. Cirurgia peniana: fimose e hipospádia [Internet]. Brasília: AMB; 2006 [capturado em 30 maio 2018]. Disponível em: https://diretrizes.amb.org.br/_BibliotecaAntiga/cirurgia-peniana-fimose-e-hipospadia.pdf.

15. McGregor TB, Pike JG, Leonard MP. Pathologic and physiologic phimosis: approach to the phimotic foreskin. Can Fam Physician. 2007;53(3):445-448.

16. Camacho JG. Fimose. In: d'Acampora AJ, coordenador. Manual de terapêutica médica: pediatria. Florianópolis: ACM; 2006. p. 1100-1101.

17. Chan IHY, Wong KKY. Common urological problems in children: prepuce, phimosis, and buried penis. Hong Kong Med J. 2016;22(3):263-269.

CAPÍTULO 127

Problemas frequentes na criança

Márcia Dorcelina Trindade Cardoso
Claudia Regina Oliveira da Costa
Danielly Rocha de Andrade Almeida
Valeria Carvalho

Aspectos-chave

► A oftalmia química é a conjuntivite mais frequente no recém-nascido (RN), sendo decorrente da realização do credê.*

► Os níveis séricos de bilirrubina relacionam-se com a intensidade da coloração amarelada da pele.

► Se o RN apresenta icterícia visível até abaixo do umbigo, deve-se referenciá-lo para o serviço hospitalar.

► Na icterícia associada ao leite materno, não há necessidade de suspender o aleitamento.

► O tratamento do granuloma umbilical com aplicação local de nitrato de prata a 75% pode ser feito em Unidade Básica de Saúde (UBS).

► O uso de fraldas promove o aumento da temperatura e a umidade local, tornando a pele mais suscetível ao contato com fezes, urina e substâncias irritantes (sabão, detergentes, amaciantes, lenços umedecidos, entre outros).

► O ingurgitamento unilateral ou bilateral das mamas do RN é resultante da estimulação por hormônios da mãe, que passam através da placenta para o sangue do bebê. Desaparece sem necessidade de tratamento.

► Bebês em aleitamento materno exclusivo podem passar vários dias sem evacuar.

Caso clínico

Ana trouxe seu filho Paulinho para consulta com 14 dias de vida. Ela mudou-se para perto da unidade após o nascimento do filho. Ainda não tinha recebido a visita da equipe de saúde da família. Ana queixava-se de vários problemas. Paulinho mamava no peito, mas há 2 dias estava com "dificuldade para mamar". Referia ainda que estava saindo uma secreção clara do umbigo, que havia caído há 5 dias. Estava também preocupada porque o menino passava até 3 dias sem evacuar. Era seu primeiro filho, o parto tinha sido normal, a termo. No exame, o médico verificou que a criança se apresentava corada e ictérica ++/4 até quase o umbigo. Estava ativa, ganhando peso adequadamente. Examinando a cavidade oral, verificou que apresentava placas esbranquiçadas na mucosa lateral em ambos os lados. No tórax, notou que as mamas apresentavam pequeno ingurgitamento e, no umbigo, identificou a presença de granuloma umbilical. A região das fraldas apresentava eritema intenso.

Teste seu conhecimento

1. É possível afirmar que Paulinho apresenta os seguintes diagnósticos, EXCETO:
    a. Ingurgitamento mamário
    b. Moniliase oral
    c. Icterícia neonatal
    d. Icterícia por incompatibilidade de Rh

2. As condutas adequadas para os diagnósticos apresentados por Paulinho seriam, EXCETO:
    a. Aplicação de nitrato de prata no coto umbilical
    b. Aplicação de nistatina na cavidade oral
    c. Utilização de supositório anal para estimular a evacuação
    d. Orientação de higiene adequada na troca de fraldas

3. É correto afirmar, EXCETO:
    a. A icterícia prolongada pode ser causada pelo leite materno
    b. O ingurgitamento mamário involui após alguns meses sem necessidade de tratamento
    c. Crianças em aleitamento materno podem passar vários dias sem evacuar
    d. No tratamento da dermatite das fraldas, é fundamental o uso de antibióticos para evitar a sepse

4. Na consulta do RN na unidade de saúde, é importante, EXCETO:
    a. Verificar o modo como a criança faz a pega da mama
    b. Coletar sangue para dosar bilirrubinas
    c. Observar a região umbilical para detectar a presença de infecções
    d. Verificar a presença de secreção ocular

5. O referenciamento para o serviço hospitalar de referência está indicado quando:
    a. A icterícia neonatal na criança de 4 dias atinge a área abaixo do umbigo
    b. O bebê apresenta conjuntivite purulenta
    c. A criança apresenta dermatite das fraldas muito intensa
    d. O bebê apresenta oftalmia química pelo uso do credê

*Credê: instilação de gotas de nitrato de prata a 1% nos olhos do RN, com o intuito de prevenir a infecção gonocócica.

Respostas: 1D, 2C, 3D, 4B, 5A

Lacrimejamento

Do que se trata

A lágrima é o líquido responsável pela lubrificação e limpeza dos olhos. Vários fatores podem levar à alteração na sua produção ou drenagem.

A causa mais comum de lacrimejamento no bebê é a obstrução da via lacrimal em qualquer parte do seu trajeto ou atresia. Ocorre em RNs ou em crianças de até 3 anos.

A membrana de Hasner dentro do nariz é a última parte a ser reabsorvida durante a formação embrionária da via lacrimal, e isso pode não acontecer, sendo uma das causas de obstrução da via ao nascimento.

O acúmulo de secreção dentro do saco lacrimal pode levar à proliferação de bactérias. A lágrima estagnada no canto do olho pode levar a uma dermatite por irritabilidade e maceração da pele.

Normalmente, o olho apresenta um lacrimejamento unilateral, sem edema palpebral, sem hiperemia, olho calmo, podendo apresentar uma secreção ao acordar – "ramela".

Diagnóstico diferencial

O *diagnóstico diferencial* deve ser feito com:

- Drenagem inadequada.
- Produção excessiva.
- Inflamação (conjuntivites).
- Alergias.
- Glaucoma.
- Olho seco.
- Hipermetropia.
- Corpo estranho.
- Triquíase (cílios que nasceram para dentro do olho).
- Ectrópio (pálpebras viradas para fora do olho).
- Entrópio (pálpebras viradas para dentro do olho).

O diagnóstico é clínico.

O que fazer

Anamnese

- Tipo de secreção.
- Duração.
- Uni ou bilateral.
- Idade.
- Dor.

Exame físico

- Lacrimejamento.
- Irritação das pálpebras.
- Diminuição da acuidade visual.
- "Olho melado" (secreção mucopurulenta).

Conduta proposta

Tratamento

- A maioria se resolve espontaneamente até o primeiro ano de vida. A conduta expectante varia do 6º ao 18º mês.
- Realizar boa higiene.
- Usar colírios.
- Fazer compressas mornas.
- Cirurgia.

Obs.: A massagem pode romper a membrana de Hasner.

> **Dicas**
> - No caso de alergias, afastar a sua causa.
> - Não usar colírios com corticoides devido ao risco de glaucoma e catarata.
> - Fatores climáticos podem agravar a condição (frio, vento, estação seca).

Quando referenciar

Na persistência do quadro clínico ou intensificação dos sintomas, corpo estranho, contato com produtos químicos, sangramento e dor.

O referenciamento para o oftalmologista deve ser feito quando não há melhora após os 2 anos de idade.

Atividades preventivas e de educação

Toda a equipe da unidade de saúde poderá orientar a população sobre os cuidados de higiene.

Conjuntivite

Do que se trata

É a inflamação da membrana que recobre a parte interna da pálpebra e a parte branca do olho (esclerótica). Pode ser viral, bacteriana, alérgica, tóxica ou química. Caracteriza-se por hiperemia conjuntival, edema palpebral, secreção aquosa ou purulenta, prurido, ardor e sensibilidade à luz. As conjuntivites virais e bacterianas são contagiosas.[1]

- A conjuntivite viral manifesta-se com ardor, lacrimejamento, edema palpebral, prurido intenso, hiperemia. Em geral, os sintomas e sinais variam de leves a moderados; em casos mais graves, pode-se pensar em infecção por herpes simples e varicela-zóster. Tem duração de 15 a 20 dias (adenovírus).
- Na conjuntivite bacteriana, têm-se ardor, prurido, hiperemia, secreção purulenta ou mucopurulenta e edema palpebral. As bactérias mais frequentes são: *Haemophilus influenzae*, pneumococos, *Moraxella catarrhallis*, estafilococos.
- A conjuntivite alérgica manifesta-se com hiperemia leve, prurido intenso, lacrimejamento, edema palpebral. É mais comum após os 3 anos de idade. No RN, é comum a conjuntivite pelo credê, a gonocócica e a clamidiana.
- A oftalmia química é a mais frequente, decorrente da realização do credê com o nitrato de prata. Ocorre logo nos primeiros dias de vida. A oftalmia gonocócica manifesta-se com olho vermelho, pus espesso nos olhos e edema palpebral. Ocorre entre o segundo e o quarto dia do nascimento. É considerada grave por levar à ulceração da córnea. A clamidiana ocorre entre o 5º e o 12º dia de vida.

Quando pensar

Coceira, vermelhidão, lacrimejamento, turvação visual, fotofobia, secreção, dor, inchaço.

O que fazer

Anamnese

Quando apareceu? Contato com outras pessoas, permanência em ambiente fechado, tipo de secreção.

Quadro clínico

Coceira, vermelhidão, lacrimejamento, turvação visual, fotofobia, secreção, dor, inchaço.

Conduta proposta

Tratamento

- Lavar as mãos com frequência.
- Fazer compressas frias no local com soro fisiológico.
- Usar colírios lubrificantes, lágrimas artificiais.
- Utilizar colírios antibióticos.
- Fazer uso de antibióticos sistêmicos (gonocócica – ceftriaxona ou penicilina G cristalina; clamidiana – eritromicina).
- Ter toalhas individuais.
- Trocar roupas de cama com frequência.
- Afastar o agente causal.

> **Dicas**
> - Não encostar o frasco ou tubo da medicação nos olhos.
> - Usar óculos de proteção.
> - Não usar maquiagem ou óculos de outras pessoas.
> - Não nadar em piscinas não tratadas.
> - Usar lenços de papel.
> - Evitar ambientes com aglomeração ou fechados.

Quando referenciar

Na persistência ou intensificação dos sintomas.

Atividades preventivas e de educação

Toda a equipe da unidade de saúde poderá orientar a população sobre os cuidados de higiene e prevenção (lavar as mãos com frequência, evitar aglomerações, evitar compartilhar objetos de uso pessoal de outras pessoas, etc.).

Moniliíase oral

Do que se trata

Causada por infecção por *Candida albicans*, levedura ubíqua na cavidade oral, porém outras espécies não *albicans* aumentaram sua incidência nos últimos anos, incluindo *Candida tropicalis, Candida parapsilosis, Candida krusei, Candida glabrata, Candida lusitaniae, Candida guilliermondii*, caracterizada por placas irregulares com ou sem base eritematosa na superfície da mucosa bucal ou lingual. Pode estar restrita à cavidade oral ou disseminada, nos imunocomprometidos. Também conhecida como candidíase oral e "sapinho".

Pode interferir negativamente na amamentação pelo desconforto do contato do alimento/leite com as lesões durante a alimentação.

Pode ser adquirida pelos RNs através do canal do parto. O uso de antibióticos, de protetores do seio materno durante a amamentação, alimentação artificial e de chupeta pode predispor ao aparecimento da moniliíase. O diagnóstico é clínico.

Diagnóstico diferencial

Partículas de leite na cavidade oral.

O que fazer

Anamnese

Dificuldades com amamentação pelo desconforto com as lesões.

Exame físico

Presença de lesões em cavidade oral e língua, esbranquiçadas, aderentes, de aspecto leitoso.

Exames complementares

Não há necessidade de realização de exames complementares para confirmar o diagnóstico.

Conduta proposta

Tratamento

A orientação do enfermeiro e do médico nos cuidados com a criança é imprescindível para o sucesso do cuidado com a criança e a mãe.

Na rotina com a criança, a mãe deve ser orientada a:

- Lavar as mãos.
- Lavar a boca da criança usando um pano macio enrolado no dedo e umedecido com água e sal.
- Usar nistatina – 25 a 50.000 UI/kg/dose, 1 a 2 mL, via oral, de 6/6 horas, espalhando bem na boca da criança durante 7 dias.
- Levar para reavaliação da equipe de saúde em uma semana.

Obs.: Usar a mesma conduta no seio materno se ele for a fonte da infecção.

Quando referenciar

Candidemia, forma disseminada de candidíase.

Icterícia neonatal

Do que se trata

A icterícia é um dos problemas mais frequentes no período neonatal e corresponde à expressão clínica da hiperbilirrubinemia, que é definida como o aumento da bilirrubina indireta (BI), com níveis maiores do que 1,3 a 1,5 mg/dL, ou da bilirrubina direta (BD) superior a 1,5 mg/dL, desde que esta represente mais do que 10% do valor da bilirrubina total (BT).

Várias são as limitações do metabolismo da bilirrubina que explicam a icterícia no RN a termo, saudável, como a sobrecarga de bilirrubina no hepatócito e a menor capacidade de captação, conjugação e excreção da bilirrubina.

Os níveis séricos de bilirrubina relacionam-se com a intensidade da coloração amarelada da pele. A icterícia torna-se visível a partir de níveis séricos de bilirrubina em torno de 5 a 6 mg/dL. Além da intensidade, os níveis séricos de bilirrubina relacionam-se com a progressão craniocaudal da icterícia, isto é, ela se inicia na cabeça e pescoço (zona 1), tórax até o umbigo (zona 2), hipogástrio e coxas (zona 3), joelhos e cotovelos até punhos e tornozelos (zona 4) e, finalmente, até a palma das mãos e a planta dos pés (zona 5), quando os níveis estão bastante elevados, segundo classificação proposta por Kramer.[2]

A "icterícia fisiológica" reflete uma adaptação neonatal ao metabolismo da BI e tem início tardio, *após 24 horas de vida*, ou seja, torna-se visível no segundo ou terceiro dia de vida. No

RN a termo, o pico máximo é entre o terceiro e o quarto dia de vida (valor de BI em torno de 12 mg/dL) e vai diminuindo entre o quinto e o sétimo dia de vida, sem tratamento, ao passo que no RN pré-termo, o pico máximo é entre o quarto e o sexto dia de vida (valores de BI em torno de 15 mg/dL), podendo se prolongar até o período que vai do $10°$ ao $15°$ dia de vida.

A *icterícia que tem início precoce*, com menos de 24 horas de vida, decorre de um *processo patológico*, podendo alcançar concentrações elevadas de BI e ser lesiva ao cérebro, instalando-se o quadro de encefalopatia bilirrubínica denominada *kernicterus*.

Diagnóstico diferencial

- Icterícia fisiológica.
- Icterícia relacionada à doença hemolítica, seja por anemia isoimune (incompatibilidade Rh, ABO), defeitos de membrana eritrocitária (esferocitose, eliptocitose) ou defeito enzimático do eritrócito (deficiência de glicose-6-fosfato-desidrogenase [G-6-PD], piruvato-cinase e hexocinase).
- Icterícia que se deve a hemoglobinopatias: alfa-talassemia.
- Icterícia que se deve ao aumento da circulação êntero-hepática da bilirrubina: icterícia pela "falta" de aleitamento materno, jejum oral ou baixa oferta enteral, anomalias gastrintestinais (obstrução, estenose hipertrófica do piloro).
- Icterícia que se deve às coleções sanguíneas extravasculares: céfalo-hematoma, hematomas e equimoses.
- Icterícia que se deve à policitemia: RN pequeno para idade gestacional, RN de mãe diabética, transfusão feto-fetal e materno-fetal, clampeamento tardio ou ordenha do cordão umbilical.

Um tipo de icterícia que pode ser frequente para o médico de família é a icterícia associada ao leite materno, que tem início após a primeira semana de vida, em RNs saudáveis e em aleitamento materno exclusivo. Pode atingir níveis elevados até o final do primeiro mês e perdurar até o segundo ou terceiro mês. A causa ainda não está totalmente esclarecida. Quando os níveis estão elevados, pode-se referenciar para afastar outras causas e, quando a hipótese de estar associada ao leite materno se confirma, não há necessidade de suspender o aleitamento.

Quando pensar

Qualquer RN que se encontre "amarelinho".

O que fazer

Anamnese

- Analisar o aparecimento e a evolução da icterícia. A hiperbilirrubinemia teve início precoce (menos de 24 horas) ou tardio? A progressão é rápida ou gradual?
- Analisar a história obstétrica materna e o parto, a fim de identificar os fatores que possam estar contribuindo para a hiperbilirrubinemia.
- Considerar a história neonatal (eliminação de mecônio, amamentação ao seio materno, etc.).
- Considerar a perda ponderal desde o nascimento. Perdas excessivas (> 10%) podem indicar aporte hídrico insuficiente.

Exame físico

Realizar exame físico detalhado do RN, analisando a progressão craniocaudal da icterícia.

Exames complementares

Os exames para a elucidação diagnóstica são dosagem de bilirrubina e frações, tipagem sanguínea e fator Rh da mãe e do RN, teste de Coombs direto do RN, dosagem de um índice hematimétrico do RN (hematócrito ou hemoglobina) e, se possível, dosagem de reticulócitos e hematoscopia.

Conduta proposta

Tratamento

A terapêutica específica é a fototerapia indicada conforme o nível de BT, a idade gestacional, a idade pós-natal e a presença dos fatores agravantes.

Quando referenciar

RN ictérico +++/4 até terço inferior do abdome atingindo zona 3 de Kramer, sugere um valor de bilirrubina acima de 12-15 mg/dL. Valores de BT superiores a 12 mg/dL alertam para investigação das causas de icterícia.

Atividades preventivas e de educação

- É importante o papel da equipe em promover o aleitamento materno exclusivo, avaliando pega, posição e sucção, para manter o RN bem hidratado.
- Orientar para que o bebê tome banho de sol antes das 10 horas da manhã e após as 16 horas da tarde.

Cuidados com o coto umbilical

Do que se trata

Logo ao nascimento, o cordão umbilical, que forneceu fluxo vascular entre o feto e a placenta durante toda a gestação, é preso e cortado, formando um coto remanescente.

O processo de mumificação do coto umbilical ocorre por trombose e contração dos vasos umbilicais, seguido de epitelização. Por volta da primeira semana de vida, o coto do cordão umbilical separa-se do neonato, formando uma cicatriz (comumente referida como umbigo).[3]

O que fazer

Anamnese

Questionar o responsável sobre a presença de odores atípicos na região, saída de secreções, presença de vermelhidão ou dor à manipulação do coto umbilical.[4]

Exame físico

Inspeção e palpação do abdome do RN em busca de sinais flogísticos, herniações ou outras alterações.

Exames complementares

Normalmente não são necessários. Porém, caso haja sinais de infecção no coto umbilical, exames laboratoriais podem ser úteis para rastreamento de sepse. Em casos de suspeita de herniações, uma ultrassonografia abdominal pode ser necessária para identificar o conteúdo da hérnia.

Conduta proposta

Tratamento

No Brasil, o uso de antissépticos tópicos, como álcool a 70% e clorexidina, deve ser iniciado o mais breve possível, estando diretamente relacionado com a redução do tempo que o coto umbilical leva para se separar do RN e com o menor risco de infecção.[5,6]

Complicações mais frequentes

Granuloma umbilical

Excesso de tecido que persiste na base do umbigo após a separação do coto umbilical. Causa drenagem persistente de líquido seroso ou serossanguíneo, ou umidade ao redor do umbigo. Pode levar à infecção. O tratamento mais comum é a aplicação local de nitrato de prata a 75%, por vários dias, que poderá ser feita na própria UBS.

Onfalite

Infecção do umbigo e tecidos adjacentes com eritema, edema da região periumbilical e saída de secreção purulenta. A criança precisa de internação para administração de antibióticos via parenteral devido ao risco de sepse e, em casos mais graves, fasciíte necrosante.

Quando referenciar

Quando houver secreção purulenta no umbigo (com eritema que se estenda à pele), referenciar a criança para internação hospitalar.[7]

Atividades preventivas e de educação

- Orientar a família quanto à correta higienização do coto umbilical, desestimulando a aplicação de outras substâncias que não as mencionadas neste capítulo.
- Esclarecer sobre possíveis sinais de complicação.

Dermatite das fraldas

Do que se trata

É uma dermatite inflamatória frequente no primeiro ano de vida dos bebês, que atinge as áreas cobertas pelas fraldas (períneo, nádegas, região púbica e face interna das coxas).[8] Algumas dermatoses existentes nessa região podem ser exacerbadas pelo uso das fraldas, como dermatite seborreica, dermatite de contato e eczema atópico. O uso das fraldas promove o aumento da temperatura e a umidade local, tornando a pele mais suscetível ao contato com fezes, urina, substâncias irritantes (sabão, detergentes, amaciantes, lenços umedecidos), antimicrobianos e outros fatores que predispõem a infecções secundárias. A mais frequente é pela *Candida albicans*, podendo haver infecção bacteriana associada (*Bacillus faecalis*, *Proteus*, *Pseudomonas*, *Staphylococcus*, *Streptococcus*).

Na infecção por *Candida*, há intensificação do eritema com pústulas (lesões-satélite) e descamação, não poupando as dobras. Em casos mais graves, podem surgir lesões vesículo-erosivo-ulcerativas, conhecidas como "dermatite de Jacquet". Outra entidade é a "dermatite das marés", em que as lesões ocorrem nas margens das fraldas na área do abdome e das coxas (eritema em faixa), que resulta da fricção constante na borda das fraldas.

Quando pensar

Todo bebê com "assadura".

O que fazer

Exame físico

Lesão eritematosa, brilhante, com descamação nas regiões em contato com as fraldas (dermatite em W), podendo abranger nádegas, púbis e face interna das coxas, poupando as dobras.

Exames complementares

O diagnóstico é essencialmente clínico.

Conduta proposta

Tratamento

- Trocar as fraldas com frequência.
- Usar fraldas bem absorventes.
- Evitar lenços umedecidos (usar água morna e sabonetes específicos).
- Lavar as mãos antes e depois das trocas das fraldas.
- Secar bem a região das dobras.
- Deixar a pele exposta ao sol e sem fraldas para ventilar por alguns minutos ao dia.
- Usar cremes de barreiras (óxido de zinco, dexpantenol, amido); micolamina.
- Usar corticoides de baixa potência (hidrocortisona a 1%), se necessário.
- Usar antifúngicos (nistatina, cetoconazol).
- Usar antibióticos (neomicina, gentamicina).

> **Dicas**
> ▶ Usar óleo mineral para retirar os cremes de barreira.
> ▶ Lavar a área com água corrente.
> ▶ Lembrar que *Candida* não poupa as dobras.

Quando referenciar

- Piora das lesões.
- Lesões não responsivas ao tratamento habitual.

Atividades preventivas e de educação

Toda a equipe da unidade de saúde poderá orientar as mães sobre os cuidados básicos de higiene na troca das fraldas.

Ingurgitamento mamário

Do que se trata

O ingurgitamento unilateral ou bilateral das mamas é resultante da estimulação por hormônios da mãe que passam através da placenta para o sangue do bebê. Ocorre em bebês nascidos a termo, de ambos os sexos, e regride espontaneamente em algumas semanas.

A manipulação da mama, com o objetivo de "espremer o leite de bruxa", pode ser uma das causas das infecções mamárias no RN; por isso, a mãe deve ser orientada para não mexer nas mamas e esclarecida sobre a evolução benigna do ingurgitamento, que pode durar alguns meses até regredir.

Quando pensar

Aumento uni ou bilateral das mamas do RN.

O que fazer

Anamnese

Relato de aumento, uni ou bilateral, das mamas da criança, sem causar desconforto na maioria das vezes e cuja regressão é espontânea.

Exame físico
Protrusão mamária, uni ou bilateral.

Exames complementares
Não há necessidade de realização de exames complementares para confirmar o diagnóstico.

Conduta proposta
Tratamento
Orientação, pela equipe, quanto à evolução espontânea do ingurgitamento.

Quando há infecção bacteriana do tecido mamário nesses bebês, deve ser feito o tratamento com antimicrobianos, considerando que o patógeno mais frequente é o *Staphylococcus aureus*.

Quando referenciar
Em caso de abscesso mamário.

Constipação
Do que se trata
Constipação é um sintoma definido pela ocorrência de qualquer uma das seguintes manifestações, independentemente do intervalo entre as evacuações: eliminação de fezes duras, em cíbalos, na forma de seixos ou cilíndricas, com dificuldade ou dor para evacuar, eliminação esporádica de fezes muito volumosas que obstruem o vaso sanitário ou frequência de evacuações inferior a três por semana, exceto em crianças em aleitamento materno exclusivo.

A constipação intestinal é o acometimento mais comum em gastrenterologia pediátrica. O pico de incidência ocorre na época de treino de banheiro. Ela pode alterar a qualidade de vida da criança e de sua família em razão do desconforto físico e das alterações do ponto de vista emocional e social que pode ocasionar.

O mecanismo da constipação pode ser explicado assim: se o momento for inoportuno, o esfíncter anal externo e o músculo puborretal se contraem com ação voluntária, o reto inicia o processo de acomodação do conteúdo, a estimulação dos receptores da mucosa diminui e a sensação de iminência da evacuação acaba (reação social normal vs. comportamento retentivo).

Do ponto de vista etiológico, a constipação intestinal crônica pode ser decorrente de alterações funcionais ou orgânicas. A *constipação intestinal crônica funcional* (CICF) é responsável pela maioria dos casos na população pediátrica e pode estar associada à presença de complicações, como escape fecal. O escape fecal, ou *soiling*, indica a perda involuntária de parcela de conteúdo fecal por portadores de constipação crônica, consequente a fezes impactadas no reto. O escape fecal é facilmente caracterizado após o quarto ano de vida, isto é, após a aquisição do controle do esfíncter anal. Em crianças menores, essa condição pode ser reconhecida quando o controle do esfíncter anal ocorre antes da constipação.

Nos lactentes, dois distúrbios são comumente confundidos com constipação intestinal: a disquezia e a pseudoconstipação do lactente.

A disquezia, comum nos primeiros 6 meses de vida, consiste na eliminação de fezes de consistência normal, antecedida por episódio de esforços, gemidos e choro, por 10 a 20 minutos. Acredita-se que seja decorrente da incapacidade temporária de coordenar o aumento da pressão abdominal com o relaxamento do assoalho pélvico no momento da evacuação. Esse distúrbio da defecação desaparece em algumas semanas, coincidindo com o desenvolvimento do lactente.

A pseudoconstipação do lactente em aleitamento natural consiste na evacuação de fezes macias, em frequência menor do que três vezes por semana.

Crianças que mamam no peito e que apresentam dificuldade para evacuar com fezes endurecidas, volumosas e distensão abdominal intensa devem ser investigadas, pois, muitas vezes, apresentam problemas orgânicos, como doença de Hirschsprung (megacolo aganglônico), hipotireoidismo, estenose retal ou anal.

Quando pensar
Duas ou mais características:[9]
- Duas ou menos evacuações por semana.
- No mínimo um episódio de incontinência fecal por semana
- Postura retentiva.
- Evacuação dolorosa, cólicas.
- Presença de grande volume fecal no reto.
- Fezes com grande diâmetro que podem obstruir o vaso sanitário.

O que fazer
Anamnese

Investigar:
- Início da constipação.
- Eliminação de mecônio.
- Consistência das fezes (tipos 1, 2, 3 na escala de Bristol significa constipação).
- Entupimento do vaso com as fezes.
- Recusa de ir ao banheiro.
- Hábitos alimentares.
- Medicações em uso.
- Hábito intestinal dos familiares.
- Medos do paciente.
- Questionamento sobre lugares onde a criança se sente confortável para evacuar.
- Incontinência fecal.

Exame físico

O exame físico da criança com constipação deve ser detalhado, incluindo a pesquisa de distensão abdominal, fezes endurecidas no abdome e fissuras anais. O toque retal deve ser feito utilizando o dedo mínimo, com a finalidade de sentir a presença de estenose e de fezes na ampola retal. É importante preparar a criança para esse procedimento, e, quando a resistência for muito grande, deve-se adiar para outra consulta em data próxima. Quando o toque retal for muito necessário, ele poderá ser feito com sedação após referenciamento para serviço hospitalar. A ausência de fezes na ampola sugere doença de Hirschsprung.

Sinais de alerta
- Demora na eliminação de mecônio.
- Constipação nos primeiros meses de vida.
- Sangue nas fezes sem fissura anal.
- Dificuldade de ganho de peso.
- História de doença de tireoide.

- Alteração de força, reflexo ou tônus em membros inferiores.
- *Dimple* sacral.
- Tufos de cabelo na coluna.

Exames complementares

Pesquisa de sangue oculto nas fezes, dosagem de hormônios tireoidianos, rastreamento para doença celíaca, radiografias, trânsito colônico, clister opaco.[10]

Conduta proposta

Tratamento

O programa terapêutico deve constar fundamentalmente de quatro itens: orientações alimentares e sobre o hábito intestinal, desimpactação, recondicionamento do hábito intestinal normal e prevenção da reimpactação.[10]

- Promover mudanças nos hábitos alimentares do paciente e de sua família, no sentido de aumentar a quantidade de fibras na alimentação.
- A alimentação é a base do tratamento da CICF: sempre que possível, incluir na dieta feijão, ervilha, lentilha, grão-de-bico, milho, pipoca, coco, verduras, frutas *in natura* e secas, aveia em flocos, ameixa-preta. As frutas, quando possível, devem ser consumidas com casca e bagaço. O farelo e os cereais integrais podem ser utilizados no preparo de massas, tortas, pães, bolos e farofas na proporção de 30%.
- Estimular o aumento da ingestão de líquidos e a prática de exercícios físicos regulares.
- Não adiar as evacuações e recondicionar o hábito intestinal. Para o recondicionamento do hábito intestinal, as crianças são orientadas a permanecer sentadas, com apoio fixo para os pés, por pelo menos 5 minutos após as principais refeições, a fim de aproveitar o reflexo gastrocólico.
- Quando existe *fecaloma, megarreto* e/ou *escape fecal*, o primeiro passo é promover a *desimpactação*, etapa essencial para o sucesso do tratamento. O esvaziamento do cólon e do reto geralmente é obtido com a administração de enemas, por 2 a 4 dias, que podem ser repetidos conforme o caso.
- As soluções para desimpactação do bolo fecal (via retal) incluem clister glicerinado até 10 mL/kg/dose; enema fosfatado (dose para crianças > 2 anos de 6 mL/kg; máximo de 135 mL); e supositório de glicerina para lactentes.
- Pode-se usar óleo mineral na dose de 1 a 3 mL/kg/dia, mas ele não é indicado a crianças menores de 1 ano, com distúrbios da deglutição, refluxo gastresofágico ou neuropatias crônicas devido ao risco de pneumonia lipoídica.
- O leite de magnésia (hidróxido de magnésio) atua por meio de efeito osmótico devido à baixa absorção de magnésio. A dose inicial é de 1 a 3 mL/kg/dia, considerando a gravidade da constipação. Seu efeito pode ser ampliado quando tomado em jejum. Os efeitos adversos se restringem à possibilidade de toxicidade do magnésio, sobretudo em pacientes com insuficiência renal.
- A lactulose é um carboidrato não absorvível que não sofre digestão no intestino e possui efeito osmótico. Tem a capacidade de reduzir o pH do lúmen intestinal, aumentando a contração e secreção intestinais. É usada na dose de 1 a 3 mL/kg/dia e tem como efeitos colaterais flatulência, dor abdominal e, em doses altas, náusea e vômitos. Está contraindicada em pacientes submetidos à dieta isenta de lactose, já que se trata de um dissacarídeo formado por galactose e frutose.
- O polietilenoglicol é um polímero inerte não degradado por bactérias, bastante solúvel em água, com mínima absorção e que portanto pode ser utilizado em altas doses visando à desimpactação. Inicialmente usado como enema, hoje encontra-se na forma de pó para uso oral, comercializado com eletrólitos (bicarbonato de sódio, cloreto de potássio e cloreto de sódio), porém não constituindo excesso de sais. Usa-se na dose de 0,7 g/kg/dia, podendo ser dobrada no caso de desimpactação.

Quando referenciar

Consultas com o especialista tornam-se necessárias quando o tratamento falha ou é complexo, ou se existe doença orgânica. As crianças com *constipação crônica orgânica* devem ser referenciadas ao gastropediatra ou cirurgião pediátrico, para avaliação e indicação cirúrgica apropriada.

Atividades preventivas e de educação

- Estimular o aleitamento materno exclusivo por período de 6 meses.
- Garantir uma alimentação saudável, com bom aporte de água e fibras.
- Evitar o treinamento esfincteriano precoce e/ou coercitivo.
- Orientar que não se deve coibir ou adiar a defecação.
- Fazer o treino de banheiro – orientar os pais a levarem as crianças ao vaso sanitário, principalmente após as refeições, devido ao reflexo gastrocólico. Importante: usar redutor de vaso e apoio para os pés.

REFERÊNCIAS

1. Leibowitz HM. Primary care: the red eye. N Engl J Med. 2000;343(5):345-351.

2. Kramer LI. Advancement of dermal icterus in the jaundiced newborn. Am J Dis Child. 1969;118(3):454-458.

3. World Health Organization. WHO recommendations on postnatal care of the mother and newborn. Geneva; 2014.

4. Ameh EA, Nmadu PT. Major complications of omphalitis in neonates and infants. Pediatr Surg Int. 2002;18(5-6):413-416.

5. Sinha A, Sazawal S, Pradhan A, Ramji S, Opiyo N. Chlorhexidine skin or cord care for prevention of mortality and infections in neonates. Cochrane Database Syst Rev. 2015;(3):CD007835.

6. Imdad A, Bautista RM, Senen KA, Uy ME, Mantaring JB 3rd, Bhutta ZA. Umbilical cord antiseptics for preventing sepsis and death among newborns. Cochrane Database Syst Rev. 2013;(5):CD008635.

7. Brasil. Ministério da Saúde. Atenção à saúde do recém-nascido: guia para os profissionais de saúde: cuidados gerais. 2. ed. Brasília: MS; 2014.

8. Atherton DI. Understanding irritant diaper dermatitis. Int J Dermatol. 2016;55 Suppl 1:7-9.

9. Hyams JS, Di Lorenzo C, Saps M, Shulman RJ, Staiano A, van Tilburg M. Functional disorders: children and adolescents. Gastroenterology. 2016. pii: S0016-5085(16)00181-5.

10. Constipation Guideline Committee of the North American Society for Pediatric Gastroenterology, Hepatology and Nutrition. Evaluation and treatment of constipation in infants and children: recommendations of the North American Society for Pediatric Gastroenterology, Hepatology and Nutrition. J Pediatr Gastroenterol Nutr. 2006;43(3):e1-13.

SEÇÃO XI ▸ CAPÍTULO 128

Cuidados pré-concepcionais

Aldo Ciancio
Brian W. Jack

Aspectos-chave

▶ Os cuidados pré-concepcionais (CPCs) estão divididos em vários domínios, entre eles: planejamento familiar, condição socioeconômica, disparidades em acesso a serviços de tratamento para os riscos triados nestes encontros terapêuticos.

▶ Os riscos genéticos e familiares, assim como a inclusão da paternidade consciente e a falta de suporte financeiro e marital influenciam nos CPCs.

▶ Deve-se dar atenção à condição nutricional da paciente, pois a suplementação vitamínica e a imunização são aspectos importantes, bem como o manejo adequado de doenças infecciosas que alteram o desfecho perinatal.

▶ O papel do médico de família e comunidade é fundamental na consulta pré-concepcional, pois aborda promoção, prevenção e intervenção clínicas eficazes.

▶ O CPC deve ser realizado centrado na pessoa, com base em evidência e abordagem sistêmica.

Caso clínico

Letícia, 31 anos, auxiliar administrativa, tem um emprego que julga estressante, pois trabalha no departamento de recursos humanos de uma grande loja no centro de uma metrópole, que está reduzindo o número de colaboradores por redução de custos. Já foi casada e agora está separada. Apresentou muita tristeza e ansiedade nesse período, teve episódios de pânico e foi atendida no serviço de urgência com palpitações, apresentando outros sintomas somatoformes, como fraqueza e dispepsia nos atendimentos ambulatoriais. Ela sempre teve muita autonomia e se sente culpada pela separação, sendo que isso gerou sintomas compulsivos. Letícia teve um episódio depressivo unipolar grave e foi tratada com antidepressivos, inclusive um da classe dos tricíclicos. Embora sabendo dos efeitos colaterais, seus problemas de saúde mental, sedentarismo e à sua compulsão alimentar, a levaram a mais sedentarismo e a ganho de peso, sendo que antes ela frequentava a academia quatro vezes por semana. Ela é acompanhada em um serviço de atenção primária à saúde (APS) por uma equipe multiprofissional, há mais de 15 anos. Nesse período, fez acompanhamento terapêutico com psicóloga e nutricionista, em grupo e individualmente. Seu trabalho não lhe dá tempo para ter uma alimentação sadia. Ela melhorou da depressão e, motivada, começou a cursar a faculdade de pedagogia, que, no momento, não está frequentando por dificuldades financeiras. Letícia não tem filhos, mas adora crianças e sonha com a maternidade. É afetuosa, gentil e muito apegada ao seu gato de estimação, que vive no quintal da casa.

Avaliando seus antecedentes familiares, nega hipotireodismo e/ou história de defeitos congênitos na família. Utilizando o genograma, soube-se que seu pai e uma tia sofrem de diabetes melito tipo 2 (DM2) e hipertensão arterial sistêmica. Seu pai já apresenta comorbidades, pois faz uso de álcool e tem dificuldade de aderir ao tratamento ambulatorial e medicamentoso. Tem um primo de primeiro grau que era etilista e se suicidou.

Ela agora está em um relacionamento sério, como expõe em uma rede social virtual, vivendo maritalmente com Michael há quase 1 ano, um rapaz de 29 anos que mora no mesmo bairro e tem fama de ser infiel. Michael é operador de máquinas, tem boa aparência e é muito sedutor e carismático. Ele frequenta a academia diariamente e está em seu pleno vigor físico e sexual. Michael já viveu em outro Estado e está desempregado no momento devido à finalização das obras de um estádio de futebol que fica na mesma região. Tem uma filha de 9 anos que se chama Paula e vive com a mãe (ela teve de mover uma ação na justiça para que ele provesse alimentos para a menina). Michael frequenta um barzinho, onde bebe no máximo duas cervejas, que fica próximo da casa deles. Ele diz que está apaixonado e deseja muito um filho com ela.

Letícia vem à consulta querendo emagrecer e, para isso, quer uma receita de sibutramina, pois descobriu que a medicação está novamente disponível no mercado. Ela diz que nunca esteve tão feliz em sua vida e que a única coisa que a incomoda é uma ardência ao urinar, com corrimento e prurido vaginal sem odor fétido há 2 semanas. Nega febre. Pelo prontuário, ela não faz o exame de colpocitopatologia oncótica há mais de 3 anos, e fez recentemente um teste de gravidez por meio da dosagem de gonadotrofina coriônica humana (hCG) urinária. No momento, não está usando nenhum método contraceptivo e também não faz uso de preservativo. Questionada sobre o uso de álcool, responde que todos os finais de semana, junto com Michael, toma várias doses de tequila. Ela acha que está bebendo demais e se sente incomodada porque sua mãe já falou que beber faz mal à saúde.

Durante o exame físico, a pressão arterial é de 140/90 mmHg, e o índice de massa corporal, 31,7. A medida de sua cintura é de 90 cm. Não apresenta alteração à palpação da tireoide. Ao exame pélvico, ela se apresenta com corrimento vaginal característico sugestivo de candidíase vaginal e não tem dor ao movimento do colo uterino.

Teste seu conhecimento

1. Com base no caso descrito, o que se pode considerar?
   a. Não existe função do médico, nem da equipe na prevenção primária da concepção
   b. É uma oportunidade de prevenção secundária
   c. O uso do genograma na pré-concepção é inoportuno
   d. Os CPCs são fundamentais na redução de riscos para concepção

2. Embora contemple muitos riscos para ambos, qual é a maior preocupação com relação a este casal?
   a. Início do pré-natal tardio
   b. Prevenção de violência doméstica
   c. Planejamento familiar
   d. Mortalidade materna

3. Qual é a frequência aproximada de gravidez não desejada no Brasil e no mundo?
   a. Menos de 20%
   b. Entre 25-40%
   c. Entre 40-65%
   d. Acima de 65%

4. Que exames laboratoriais são recomendados para este casal com risco para gravidez não planejada?
   a. Dosagem sérica de ácido fólico
   b. Teste de tolerância oral à glicose
   c. Colpocitopatologia oncótica, se não foi feita, e sorologias para doenças infectocontagiosas, com condutas e tratamento eficazes em casos positivos (toxoplasmose, *veneral disease research laboratory* (VDRL), anti-HIV e sorologias para hepatite B, rubéola)
   d. Dosagem sérica de β-hCG no primeiro trimestre

5. Dentro do contexto deste caso específico, você referenciaria para quais serviços:
   a. Cuidados em gestação de alto risco
   b. Elaboração de um projeto terapêutico para família, junto com o Núcleo de Apoio à Saúde da Família (NASF), para assegurar que o caso esteja orientado com relação a protocolos multiprofissionais e multicêntricos deste contexto
   c. Centro de Atenção Psicossocial (CAP) e Centro de Atenção Psicossocial-Álcool e Drogas (CAPS-AD)
   d. Hospital geral, para avaliação com teste-rápido, rede cegonha e conselho tutelar.

Respostas: 1D, 2C, 3C, 4C, 5B

O tema[1,2] deste capítulo tem ganhado cada vez mais destaque, agora não somente pelo Centers for Disease Control, equivalente ao serviço de vigilância em saúde do Ministério da Saúde (MS) e que continua com sua missão há mais de uma década.[3-6] Porém, são relevantes aqui dois aspectos: primeiro, a realização de uma assembleia geral da Organização das Nações Unidas abordando o problema e sugerindo políticas públicas de saúde e disponibilizando recursos e evidências sobre o tema, uma vez que 40% das gestações no mundo não são planejadas.[7] Estudo realizado no Sul do Brasil evidencia que 65% das gestações não foram planejadas.[8] Nesse sentido, citam-se algumas políticas de vanguarda nacionais, como o *Caderno de atenção básica 32*, revisado em 2013, que agora possui um capítulo sobre CPCs. Recentemente, uma política da Agência Nacional de Vigilância Sanitária (Anvisa) acrescenta ácido fólico na farinha até 2018.[9] Alguns recursos também estão disponíveis, inclusive no site da Sociedade Brasileira de Medicina de Família e Comunidade desde 2014.[10] O segundo aspecto diz respeito à Agência de Qualidade em Pesquisa e Saúde, também dos EUA, que acrescentou, em seu último guia de recomendações,[11] a suplementação de ácido fólico, com evidência A, em mulheres que desejam engravidar. Assim, o tema merece ainda maior atenção, pois, apesar das informações disponíveis, um estudo nacional mostra que metade dos médicos e enfermeiras ainda não relacionam a importância da consulta pré-concepcional com a prevenção de deformidades congênitas.[12]

O reconhecimento global em relação à evidência robusta de que grande parte das gestações não foi planejada gerou um esforço conjunto para a realização de intervenções eticamente aceitáveis e clinicamente eficazes neste momento crítico do ciclo de vida do casal. O CDC disponibiliza um site interativo, também em espanhol, informando mulheres e homens sobre esta fase do planejamento familiar.[5] Enfim, existe a busca de um desfecho favorável nos CPCs, ou seja, o nascimento de um ser humano saudável.

Do que se trata

O CPC, embora considerado um novo paradigma, é objeto de estudo há mais de 20 anos nos EUA, que investem em pesquisas para identificar os riscos associados a desfechos desfavoráveis na gravidez. No Brasil, o aconselhamento e a educação em saúde são ferramentas nucleares na prática do médico de família e comunidade. Por isso, a inserção, de forma responsável, dos CPCs como prática assistencial será um grande avanço na prevenção, em todos os níveis de atenção, no que se refere à saúde da mãe e da criança, contribuindo com o desfecho favorável da gravidez.

Cuidados pré-concepcionais

Os CPCs podem contribuir significativamente para que casais se preparem antes da concepção e para que optem por decisões mais acertadas. Os objetivos dos CPCs são:[13]

- Assegurar que a mulher e seu parceiro estejam em condições biopsicossociais saudáveis antes da concepção.
- Assegurar que a mulher e seu parceiro tenham conhecimento e acesso a todo tipo de informação sobre os riscos que podem ter desfechos negativos na gravidez, possibilitando mudanças de comportamento e eventuais tratamentos.
- Reduzir a chance de uma gravidez não desejada.[13]

Fatores associados a desfechos desfavoráveis na gravidez, como condições médicas, comportamentos pessoais e riscos psicossociais, podem ser identificados e monitorados antes da concepção; no entanto, os cuidados médicos tornam-se limitados quando a mulher só recorre a eles já grávida. Todos os médicos de família devem estar familiarizados com as necessidades pré-concepcionais, considerando o potencial de gestação como parte do cuidado de saúde para homens e mulheres em idade reprodutiva, além de acessar, avaliar e discutir o estado atual de saúde da mulher e possíveis implicações em uma gravidez. A atenção à saúde dos pais prospectivamente, antes que eles concebam, é uma extensão natural da clínica da medicina de família, e o médico deve dispor de suas habilidades e conhecimentos de prevenção de doenças e promoção à saúde para casais em idade reprodutiva.[14] Todo médico de família pode aplicar os CPCs, independentemente de acompanhar o pré-natal e/ou o parto: ele pode ser efetivamente ofertado como parte da atenção primária à saúde (APS) e integrar os encontros clínicos rotineiros, como manutenção de saúde na escola, no trabalho e em exames pré-matrimoniais, consultas de planejamento familiar e testes negativos de gravidez.[15] Nessas consultas, o médico de família deve abordar o tabagismo, a dieta e a nutrição, além de ressaltar a importância de iniciar o pré-natal cedo e de que um planejamento familiar eficaz pode clarificar as escolhas sobre estilo de vida, educação e comportamentos, que podem afetar a decisão de ficar grávida. A educação sobre a paternidade responsável e a sexualidade deve compor a atividade do médico de família, pois os homens devem estar envolvidos e preparados para a paternidade, e a avaliação de riscos deve encorajá-los a apoiarem suas parceiras, a fim de diminuir riscos reprodutivos.

Promoção à saúde

A promoção à saúde se aplica a todas as mulheres em idade reprodutiva como um componente importante no CPC, consistindo no aconselhamento e na educação do planejamento familiar. A intervenção clínica pré-concepcional implica melhorar a saúde materna ou infantil por meio de imunizações (Quadros 128.1 e 128.2). Além disso, estimula comportamentos saudáveis, permitindo que a mulher escolha o momento de engravidar: a gravidez não desejada ou não planejada está associada com demora do início do pré-natal e com comportamentos que aumentam o risco de desfechos desfavoráveis no nascimento.[16] Nesses casos, as intervenções devem ocorrer antes da concepção, incluindo a opção de prorrogar a gravidez ou de não ter a criança. O aconselhamento inclui disponibilizar todas as informações sobre riscos clínicos, comportamentos de riscos, prevenções, tratamentos e programas assistenciais. O aconselhamento sobre práticas sexuais saudáveis e prevenção de infecções sexualmente transmissíveis (ISTs; ver Cap. 140), incluindo o vírus da imunodeficiência humana (HIV), é imprescindível antes da concepção, assim como orientar sobre evitar medicamentos teratogênicos e encontrar regimes alternativos durante a gravidez. Também é importante informar e auxiliar mulheres que trabalham fora sobre riscos ocupacionais e exposição a toxinas ambientais, além de disponibilizar informações sobre direitos legais como trabalhadoras grávidas e opções para cuidar dos filhos. O CPC deve enfatizar a importância do início precoce do cuidado pré-natal.

Avaliação de riscos

O CPC deve identificar os riscos clínicos, reprodutivos, familiares, a história psicossocial e nutricional, os riscos comportamentais e as exposições maternas. A integralidade dessa avaliação proporciona ao médico de família identificar riscos que podem ser modificados e evitar um desfecho desfavorável na gravidez, antes da concepção. A avaliação pré-concepcional inclui a história, o exame físico e alguns exames laboratoriais.

A Figura 128.1 mostra os riscos pré-concepcionais com a porcentagem de todos os riscos identificados em um teste de

Quadro 128.1 | **Qualidade da evidência conforme sistema GRADE para intervenção clínica pré-concepcional para melhorar a saúde materna ou infantil por promoção à saúde**

Componente potencial	Qualidade da evidência
Planejamento familiar e plano de vida de reprodução	A
Atividade física	C
Condição do peso	A
Ingestão de nutrientes	A
Folato	A
Imunizações	A
Uso de substâncias	A (tabaco) A (álcool)
Infecções sexualmente transmissíveis	B

Fonte: Adaptado de Jack e colaboradores.[17]

Quadro 128.2 | **Qualidade da evidência conforme sistema GRADE para intervenção clínica pré-concepcional para melhorar a saúde materna ou infantil por imunização**

Componente potencial	Qualidade da evidência
Papilomavírus humano	B
Hepatite B	A
Varicela	B
Sarampo, rubéola e caxumba	A
Influenza	C
Difteria, coqueluche e tétano	B

Fonte: Adaptado de Jack e colaboradores.[17]

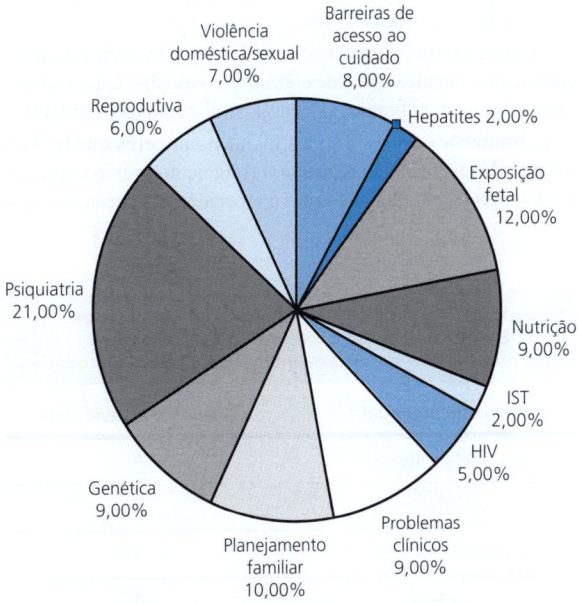

▲ **Figura 128.1**
Riscos pré-concepcionais.
IST, infecção sexualmente transmissível; HIV, vírus da imunodeficiência humana.

gravidez negativo, em um estudo. A figura demonstra a importância de uma avaliação pré-concepcional integral (nessa avaliação integral, o risco pré-concepcional foi identificado em mais de 90% das mulheres).[18,19]

História reprodutiva

Toda avaliação pré-concepcional inclui a discussão sobre a menstruação da mulher, a história sexual, contraceptiva e obstétrica (Quadro 128.3). Uma história de desfechos em gestações anteriores deve incluir o número e o tempo de cada gravidez prévia e a presença de complicações, como morte fetal, prematuridade e pós-datismo, crescimento intrauterino restrito (CIUR), macrossomia, hemorragias, cesarianas, DM gestacional (DMG), ou, então, hipertensão induzida pela gravidez. O fato de já ter amamentado e a história de contracepção fornecem informações importantes para o aconselhamento futuro.

História de doenças infecciosas

Todo médico de família deve fornecer rastreamento pré-concepcional, diagnóstico e educação de aconselhamento para HIV a todas as mulheres em idade reprodutiva (Quadro 128.4). Mulheres com diagnóstico positivo para HIV devem ser informadas sobre os riscos de transmissão vertical para a criança e a morbimortalidade associada, além de orientações sobre contracepção. As mulheres que optaram pela gravidez com HIV necessitam de orientação acerca dos tratamentos disponíveis, na tentativa de prevenir a transmissão vertical, bem como sobre a importância do cuidado pré-natal precoce.

A transmissão perinatal de HIV tornou-se a principal causa de doença e morte (85% das mulheres em idade reprodutiva). Existem aproximadamente 7 mil nascimentos por ano em mulheres infectadas pelo HIV nos EUA. Na falta de tratamento, o risco de infecção perinatal é entre 15 a 40% e varia de acordo com fatores maternos, como antigenemia CD8 e CD4, contagem de linfócitos e inflamação da membrana placentária. Sessenta e cinco a 70% das transmissões verticais ocorrem durante o trabalho de parto e o nascimento.

Os fatores associados ao aumento de transmissão de riscos incluem: amamentação, uso de eletrodos no escalpe fetal, ruptura prematura de membranas, alta carga viral e contagem de CD4.[20]

As limitações desses estudos incluem mulheres que tinham doenças leves, mas não receberam tratamento prévio e os efeitos a longo termo que não eram conhecidos. As recentes recomendações favorecem o uso de regime de multifármacos para as mulheres com infecção por HIV (ver Cap. 261).[21]

Hepatites

A cada ano nos EUA, mais de 300 mil pessoas, principalmente adultos jovens, são infectadas pelo vírus da hepatite B[21]; 6 a 10% dos adolescentes e pacientes adultos desenvolvem o estado de ser um portador crônico (ver Cap. 175). Estima-se que 16.500 nascimentos ocorrem com mulheres infectadas pelo vírus da hepatite B a cada ano nos EUA. Sem a disponibilidade da vacina, aproximadamente 4.300 recém-nascidos (RNs) por ano adquirem hepatite B de suas mães.[22] A hepatite B adquirida durante a infância progride para doença crônica ou doença crônica ativa, ou infecção persistente, em mais de 95% dos casos. Essas infecções podem levar à morte precoce durante a idade adulta devido à cirrose ou a um hepatoma, em 25 a 50% dos casos.[23]

As mulheres suscetíveis à hepatite B, seja por contato sexual com pessoas infectadas, usuárias de drogas intravenosas, prostitutas, mulheres institucionalizadas e asiáticas do sudeste,[24] devem ser testadas para evidenciar a infecção por hepatite B prévia ou em andamento e vacinadas antes da concepção. O MS recomenda rastreamento para hepatite B e C para o casal no período pré-concepcional.

Quadro 128.4 | **Qualidade da evidência conforme sistema GRADE para intervenção clínica pré-concepcional para melhorar a saúde materna ou infantil por doenças infecciosas**

Componente potencial	Qualidade da evidência
Vírus da imunodeficiência humana	A
Hepatite C	C
Tuberculose	B
Toxoplasmose	C
Citomegalovírus	C
Listeriose	C
Parvovírus	C
Malária	C
Gonorreia	B
Clamídia	A
Sífilis	A
Vírus herpes simples	B
Bacteriúria assintomática	D
Doença periodontal	D
Vaginose bacteriana	D (mulheres sem prematuros) / C (mulheres com prematuros)
Estreptococo do grupo B	D

Fonte: Adaptado de Jack e colaboradores.[17]

Quadro 128.3 | **Qualidade da evidência conforme sistema GRADE para intervenção clínica pré-concepcional para melhorar a saúde materna ou infantil por história reprodutiva**

Componente potencial	Qualidade da evidência
Parto prematuro prévio	A
Cesariana prévia	A
Abortamento prévio	A
Natimorto prévio	B
Anomalias uterinas	B

Fonte: Adaptado de Jack e colaboradores.[17]

O vírus da hepatite C[21] aumenta o risco de desenvolver cirrose e carcinoma hepatocelular: mulheres infectadas pelo vírus devem ser aconselhadas e informadas de que a rota mais fácil de transmissão é por meio de sangue infectado e seus derivados, e que o risco de transmissão perinatal atualmente é estimado entre 3 a 4%.

No Brasil, é importante salientar que o Caderno de atenção básica sobre rastreamento da mulher adulta em idade reprodutiva não refere que o rastreamento de hepatites deve ser realizado a cada 10 anos, como recomendado em outros países. No entanto, ele é realizado na consulta de pré-natal.

Toxoplasmose

Aproximadamente um terço das mulheres, nos EUA, possuem anticorpos para toxoplasmose. As mulheres correm o risco de ter uma infecção durante a gravidez, resultando em uma infecção congênita. Estudos prospectivos realizados nos EUA estabeleceram uma incidência de toxoplasmose congênita de 1,1 para cada mil nascidos vivos. Das crianças nascidas de mães que apresentaram toxoplasmose durante a gravidez, 80% foram gravemente afetadas, o restante foi afetado com doença leve ou infecção subclínica; contudo, existem riscos de sequelas tardias, como coriorretinite, retardo mental e perda da acuidade auditiva. Efeitos fetais mais graves são mais prováveis quando a mãe é infectada no primeiro ou no segundo trimestre da gestação.

O teste para imunidade ao *Toxoplasma gondii* medindo os anticorpos de imunoglobulina G fornece aos médicos as informações necessárias para melhor direcionar as orientações e aconselhamentos para as mulheres, sobretudo para aquelas com alto índice de adquirir toxoplasmose. Mulheres que já estão imunes podem ser tranquilizadas, pois não correm o risco de serem infectadas durante a gravidez. Mulheres suscetíveis devem ser aconselhadas, antes da gravidez, sobre como preparar e cozinhar alimentos, como carnes e verduras, e a evitar contato com fezes ressecadas de gatos, as quais são fontes dos protozoários da toxoplasmose no seu ciclo vital e podem infectar humanos.[25,26]

A frequência dos limites da infecção subclínica valoriza ou evidencia a importância do teste da toxoplasmose, pois a infecção no adulto é normalmente subclínica. Assim, o teste pré-concepcional pode ajudar o médico a identificar se há infecção aguda durante a gravidez ou infecção por *Toxoplasma gondii*. Há evidências de que mulheres que se submetem ao tratamento durante a gravidez convertem ou reduzem problemas neonatais. Os testes de anticorpos feitos durante a gravidez e que revelam infecção por toxoplasmose em mulheres que tiveram testes negativos antes da gravidez indicam que a infecção ocorreu durante a gestação. A ausência dessas informações pré-concepcionais pode dificultar a interpretação dos níveis obtidos durante a gravidez, e o diagnóstico tardio inviabiliza o tratamento no momento certo.

Embora, em nosso país, a frequência de contaminação por toxoplasmose em humanos e animais seja elevadíssima para padrões americanos,[27] uma amostra populacional de gestantes demonstrou que metade daquela população já tinha soropositividade para toxoplasmose.[28] Portanto, não é irrelevante citar fatores que podem prevenir sua contaminação: usar luvas quando fizer jardinagem, não comer carne crua ou malcozida e lavar bem utensílios domésticos, frutas e verduras. Para os amantes de gatos, é recomendado mantê-lo saudável e cuidar ao manejar sua caixa de dejetos.[29]

Rubéola

A infecção pelo vírus da rubéola[21] durante a gravidez, particularmente durante as 16 primeiras semanas, pode resultar em aborto espontâneo ou morte fetal. Além disso, a criança pode nascer com a síndrome da rubéola congênita (ver Cap. 263, Doenças exantemáticas na criança). A incidência de rubéola foi reduzida em mais de 90% desde 1969, quando a vacina foi aprovada;[15] no entanto, pesquisas sorológicas em várias populações ainda revelam que 10 a 20% das mulheres, durante a gravidez, não têm evidências sorológicas de imunidade a ela. O rastreamento pré-concepcional e a vacinação antes da gravidez podem prevenir a síndrome da rubéola congênita. A vacina deve ser dada, sem necessidade de teste, a mulheres que não foram testadas previamente, que não tenham recebido as duas doses da vacina sarampo, rubéola e caxumba (MMR) e que não estejam grávidas. Como a vacina contém o vírus vivo, existe um risco teórico de infecção intrauterina em caso de concepção após 3 meses. Não há comprovação de defeitos congênitos relacionados com concepções ocorridas logo após a vacinação.

Catapora ou varicela

A disponibilidade de vacina contra varicela, mais conhecida como catapora, e a rara ocorrência da síndrome da varicela congênita e a gravidade da doença em crianças nascidas de mulheres infectadas durante a gravidez, sugere que realizar a imunização pré-concepcional em mulheres sem história prévia de varicela pode ser um grande benefício (ver Cap. 263, Doenças exantemáticas na criança). Mulheres em idade reprodutiva, sem história prévia de varicela, podem receber duas doses da vacina, desde que não estejam grávidas e que sejam devidamente orientadas a evitar a concepção durante um mês após serem vacinadas.[30]

Vaginose bacteriana

A vaginose bacteriana (VB) (ver Cap. 135, Corrimento vaginal) tem sido associada ao nascimento de crianças com baixo peso,[31] sendo que o tratamento, ainda durante a gravidez, reduz o risco de parto prematuro.[32] Há benefícios ao diagnosticar e tratar mulheres com VB antes da concepção, como nos casos de infecção tipo bacteriúria assintomática; a recorrência pode limitar o valor da detecção pré-concepcional.

Exposição a teratogênicos

O acesso aos hábitos rotineiros nos ambientes de casa e do trabalho pode identificar exposições associadas a consequências reprodutivas adversas, mas que podem ser reduzidas no período pré-concepcional. Os efeitos de produtos químicos em uso ocupacional para a gravidez são desconhecidos, no entanto, metais pesados e solventes orgânicos têm sido implicados em uma variedade de distúrbios reprodutivos. É prudente educar as mulheres, antes e depois da concepção, sobre os possíveis riscos e quais são os fatores de potencial teratogênico de qualquer químico ou agente ambiental aos quais estão expostas (Quadro 128.5).[33]

Medicamentos

O médico de família deve perguntar sobre o uso de medicamentos prescritos e não prescritos e prover informações sobre as escolhas mais seguras (Quadro 128.6). O cuidado pré-natal precoce deve ser aconselhado para mulheres que querem monitoramento cuidadoso de medicamentos durante a gravidez. A modificação pré-concepcional de regimes terapêuticos, incluindo a eliminação de fármacos que têm efeitos teratogênicos, como o lítio, a isotretinoína, os antagonistas do ácido fólico e os anticonvulsivantes, pode reduzir os riscos fetais. Por exemplo, a isotretinoína, usada no tratamento para a acne, é altamente teratogênica, causando defeitos craniofaciais, malformações no sistema cardiovascular e no sistema nervoso central e defeitos do

Quadro 128.5 | Qualidade da evidência conforme sistema GRADE para intervenção clínica pré-concepcional para melhorar a saúde materna ou infantil por exposição ambiental

Componente potencial	Qualidade da evidência
Mercúrio	B
Chumbo	C
Perigos do solo e da água	B
Local de trabalho	B
Lar	A

Fonte: Adaptado de Jack e colaboradores.[17]

Quadro 128.6 | Qualidade da evidência conforme sistema GRADE para intervenção clínica pré-concepcional para melhorar a saúde materna ou infantil por medicação

Componente potencial	Qualidade da evidência
Prescrição	A
Medicação sem necessidade de prescrição	A
Suplementos dietéticos	A

Fonte: Adaptado de Jack e colaboradores.[17]

Quadro 128.7 | Qualidade da evidência conforme sistema GRADE para intervenção clínica pré-concepcional para melhorar a saúde materna ou infantil por condições clínicas

Componente potencial	Qualidade da evidência
Diabetes melito	A B (adultos com sobrepeso e obesidade)
Doença da tireoide	A
Fenilcetonúria	A
Distúrbios convulsivos	A
Hipertensão	A
Artrite reumatoide	A
Lúpus eritematoso sistêmico	B
Doença renal	B
Doenças cardiovasculares	B
Trombofilia	C (mulheres que não utilizam varfarina) B (mulheres que utilizam varfarina)
Asma	B

Fonte: Adaptado de Jack e colaboradores.[17]

timo.[34] Entre os fetos que sobrevivem até as 20 primeiras semanas, a taxa de malformação é de 23%. Por ano, é estimado que 4.000 mulheres, entre 15 a 44 anos, usam esse tipo de substância, porém mais de 65 mil mulheres em idade reprodutiva recebem essa prescrição.[35] Em alguns casos, no aconselhamento pré-concepcional para mulheres que aceitam adiar ou evitar a gravidez, há medicações alternativas que podem ser prescritas ou dosagens reduzidas (p. ex., mulheres que requerem anticoagulantes devem ser orientadas a substituírem por heparina antes da concepção). No Brasil, tem-se a opção de consultar o site do Serviço Nacional de Agentes Teratogênicos,[36] que traz informações sobre o tema. O aplicativo Epocrates® para *smartphones*, em sua versão gratuita, também oferece a opção de pesquisa sobre a segurança de medicamentos.

História médica

Os CPCs incluem a detecção e o controle de algumas condições médicas específicas (Quadro 128.7). Avanços na efetividade de tratamentos médicos e aumento da taxa de gravidez em mulheres acima de 30 anos resultaram, também, no aumento da frequência de mulheres com doenças crônicas decidindo conceber. Nos casos de doenças preexistentes, o CPC deve incluir uma avaliação para identificar possíveis riscos para a mulher e para a criança, bem como aconselhamento sobre evitar, prorrogar ou não conceber.

Doença cardiovascular

Doenças cardiovasculares, incluindo hipertensão (ver Cap. 157, Prevenção primária e secundária para doenças cardiovasculares), são as condições crônicas mais comuns entre mulheres em idade reprodutiva. Algumas dessas condições são de grande importância para a gravidez, como a doença reumática ou os defeitos congênitos cardíacos, ou seja, a avaliação de sua presença e de sua gravidade pode ajudar no aconselhamento da mulher sobre o potencial impacto da gravidez na sua saúde. Para algumas mulheres, cirurgia corretiva é indicada antes da concepção. Mulheres que têm algum tipo de defeito cardíaco congênito podem se beneficiar de aconselhamento genético.[22] Dados mostram que mulheres com hipertensão referida têm maior chance de aderir à mudança no estilo de vida durante a pré-concepção.[37]

Diabetes melito

O controle melhorado da glicose materna e o monitoramento fetal anteparto têm reduzido significativamente a taxa de mortalidade durante as gestações complicadas por diabetes insulinodependente (ver Cap. 178). Hoje, a principal causa de mortalidade perinatal durante a gravidez complicada por DM1 é a malformação congênita grave (o risco na população geral é entre 2 e 3%, ao passo que essas malformações são observadas em aproximadamente 10% das gestações complicadas por DM insulinodependente). Mesmo que, potencialmente, cada sistema de órgãos possa ser afetado, as anormalidades características incluem agenesia sacral, efeitos complexos cardíacos, espinha bífida e anencefalia. Essas malformações ocorrem durante um período crítico da organogênese fetal, aproximadamente de 5 a 8 semanas após a última menstruação.[38]

A taxa de malformações congênitas em crianças nascidas de mulheres com DM insulinodependente é significativamente reduzida quando elas mantêm um controle rigoroso de sua glicose sanguínea durante a organogênese, o que foi demonstrado por pelo menos seis estudos clínicos.[39]

Mulheres com níveis de hemoglobina glicada normal têm menores riscos de conceberem crianças com malformação congênita, o que aumenta em 25% naquelas com níveis mais altos. A prevenção desse tipo de malformação, por meio do CPC, pode economizar cerca de 2.500 reais por parto.[40]

Epilepsia

O risco de ocorrerem malformações graves, pequenas anomalias ou alterações dismórficas é duas a quatro vezes maior nas mulheres com epilepsia e que recebem tratamento com fármacos antiepiléticos, se comparado ao risco de mulheres sem epilepsia (ver Cap. 230).

Mulheres com epilepsia idiopática sem convulsões, por 2 anos ou mais, e com um eletrencefalograma normal devem passar um período sem a medicação antes de tentar uma gravidez. A hora adequada deve ser percebida para monitorar esses resultados, pois uma convulsão hipoxêmica cedo na gestação pode ter sérias consequências.

Medicações como ácido valproico, fenitoína e fenobarbital têm sido associadas a defeitos no tubo neural. Se anticonvulsivantes são necessários durante a gravidez, e a mulher pretende ficar grávida, a medicação menos tóxica deve ser iniciada antes da gravidez e ajustada frequentemente para manter os níveis séricos em um nível mais baixo efetivo.[41,42]

Doença médica tratada

Mulheres com história de doenças médicas tratadas com êxito também podem estar vulneráveis durante a gravidez. Por exemplo, mulheres com problemas de tireoide que tiveram ablação para doença de Graves podem ter, ainda, anticorpos estimulantes da tireoide e induzir à tireotoxicose em seus fetos.[43] Mulheres com hipotireoidismo devem ser tratadas antes da gravidez.[44] Mulheres com história de trombocitopenia imune também têm um risco de hemorragia em seus fetos. Mulheres com história de embolia pulmonar têm risco de recorrência durante a gravidez e, se optarem por engravidar, devem iniciar um pré-natal muito cedo e avaliação obstétrica monitorada durante a gravidez.[45]

Para algumas mulheres, a avaliação cuidadosa da natureza de ida e vinda da sua doença permite que o médico faça um aconselhamento sobre qual é o momento adequado para a gravidez. Por exemplo, mulheres com lúpus eritematoso sistêmico podem ser monitoradas pela presença de hormônios anticardiolipina associados com alto risco de perdas no terceiro trimestre. Essas mulheres podem se beneficiar ao engravidarem no momento em que sua doença está em remissão, incluindo a inexistência desses anticorpos ou depois da terapia supressiva.[46,47]

História genética familiar

O momento ideal para a investigação genética, a identificação do risco genético e o aconselhamento é antes da concepção (Quadro 128.8) (ver Cap. 35, Abordagem familiar). O aconselhamento pré-concepcional genético deve ser oferecido para pacientes com indicações específicas, como mulheres em idade materna avançada, história familiar de doenças genéticas ou uma gravidez previamente afetada. O rastreamento de carreadores em pacientes heterozigotos para algumas condições genéticas (e, portanto, com um risco aumentado a conceber uma criança com esse tipo de doença) é de significância especial, porque torna relevante o aconselhamento antes que a primeira gravidez seja afetada.

Quadro 128.8 | Qualidade da evidência conforme sistema GRADE para intervenção clínica pré-concepcional para melhorar a saúde materna ou infantil por história familiar e genética

Componente potencial	Qualidade da evidência
Todos os indivíduos	B
Etnia	B
História de família	B
Gestação anterior	C
Outras variantes genéticas	B

Fonte: Adaptado de Jack e colaboradores.[17]

Distúrbios comuns para esse tipo de rastreamento genético incluem: a doença de Tay-Sachs para pessoas do leste europeu ou de ancestrais franco-canadenses; beta-talassemia para aqueles de origem mediterrânea ou do sudoeste asiático, índio-paquistanês ou ascendência africana; alfa-talassemia para pessoas descendentes do sudeste asiático; anemia falciforme para descendentes africanos;[48] e fibrose cística para aqueles pacientes com história familiar da doença.[49]

A história familiar apresentará outros riscos, como doenças genéticas, a doença do X frágil ou a síndrome de Down. O aconselhamento genético e um teste genético são imprescindíveis quando os dois membros do casal são afetados por doenças genéticas ou têm um parente afetado, pois esclarece quais os riscos e, se necessário, quais exames diagnósticos devem ser feitos, como amostras de células pilosas ou amniocentese, no início da gravidez. O rastreamento proporciona ao casal várias opções de como fazer o melhor planejamento, mais tempo para decidir se devem ou não conceber, adotar uma criança ou, ainda, fazer inseminação artificial, fertilização *in vitro*, além de poder alterar o gerenciamento clínico da gravidez e do RN. Para casais com riscos identificados após a concepção, a única opção é o aborto induzido.

Prevenção de defeitos do tubo neural

A consulta pré-concepcional deve incluir aconselhamento nutricional para assegurar que todas as mulheres em idade reprodutiva tenham em suas dietas uma quantidade adequada de ácido fólico. Existem evidências, nos EUA, de que a administração de suplementação de ácido fólico antes da concepção e durante o primeiro trimestre da gravidez pode prevenir grande proporção de espinha bífida e anencefalia.

A chance de uma mulher ter uma criança com defeito do tubo neural foi associada a baixos níveis de folato nas células sanguíneas em uma relação contínua dose-resposta. Esse achado sugere que pode ser possível identificar e suplementar mulheres com baixos níveis de ácido fólico e prevenir defeitos dos tubos neurais.[50]

Em 1991, um ensaio clínico controlado feito com mulheres que tiveram crianças com defeitos do tubo neural confirmou que 4 mil doses de 4 mg de ácido fólico antes e durante o início da gravidez reduziram em 71% a incidência de defeitos nos tubos neurais.[51] Esse estudo não descreveu benefícios em doses mais baixas de ácido fólico, no entanto, outros estudos sugerem que doses menores também podem resultar em reduções semelhantes e também demonstraram que, entre mulheres que não tiveram gravidezes com defeitos do tubo neural, a administração do ácido fólico pode reduzir, substancialmente, o número desses defeitos.[52]

O serviço público americano recomenda que todas as mulheres em idade reprodutiva ou que são capazes de engravidar devem consumir 0,4 mg de ácido fólico por dia, com o propósito de reduzir o risco de ter uma gravidez afetada por espinha bífida ou outra doença de defeitos do tubo neural.

Os efeitos de altas doses ainda não são bem conhecidos, mas podem complicar o diagnóstico de deficiência de vitamina B_{12}. O cuidado deve ser feito para que o consumo de folato seja de 1 mg por dia.[53] Implementando esse tipo de recomendação, pode-se prevenir em até 60% os defeitos congênitos do nascimento.[54]

Nutrição

O estado nutricional (Quadro 128.9)[55] de uma mulher na concepção tem efeitos profundos no desfecho reprodutivo. Na consulta pré-concepcional, uma história dietética completa inclui hábitos alimentares, estilo de vida, uso de suplementos, vitaminas e minerais, alergias alimentares, conhecimento sobre uma boa alimentação e disponibilidade de alimentos (ver Cap. 76, Orientações essenciais em nutrição). A intolerância à lactose deve ser identificada, e a adequação do cálcio dietético, avaliado. Em casos de diagnósticos para bulimia, anorexia ou hipervitaminose, o médico de família deve referenciar para tratamentos emocionais/psíquicos; mulheres com riscos nutricionais devem receber intervenções nutricionais individualizadas, possivelmente com a ajuda de um nutricionista.

A avaliação pré-concepcional do estado nutricional deve identificar mulheres que estão com peso baixo ou sobrepeso para desenvolvimento de planos de gerenciamento. Mulheres com peso baixo e que ganham pouco peso durante a gravidez estão em maior risco de ter morbidade e mortalidade fetal e neonatal. No outro extremo, a obesidade pronunciada é associada com DMG, com defeitos de tubo neural, hipertensão, crianças macrossômicas, parto prolongado e distocia de ombro.[56]

- **Cálcio:** a recomendação do consumo de cálcio para toda mulher grávida ou mulheres adolescentes varia entre 1.200 e 1.500 mg por dia, mas a média de consumo relatada está entre 600 a 700 mg por dia, o que é insuficiente para disponibilizar uma boa regulação da pressão durante a gestação.[57] É adequado recomendar que toda mulher em idade reprodutiva consuma um nível adequado de cálcio.[58]
- **Vitamina A:** a dose alimentar definida para mulheres é de 700 RAEs de vitamina A por dia. Atualmente, apenas 1 a 2 % consomem mais de 3.000 RAEs (= 10 mil unidades internacionais) de vitamina A por dia. Evidências em humanos sugerem que o consumo de mais de 3.000 RAEs por dia resulta em problemas cranianos e defeitos neurais.[59]
- **Fenilcetonúria:** crianças nascidas de mulheres com fenilcetonúria clássica, com níveis de fenilalanina maiores do que 20 mg/dl, têm muita chance de ter microcefalia e retardo mental, bem como risco maior de doenças congênitas cardíacas e CIUR. Restrições dietéticas que podem resultar em menores níveis de fenilalanina materna durante as primeiras semanas de gestação podem reduzir o risco de malformações fetais.[60,61]

Fatores psicossociais

A avaliação de riscos pré-concepcionais proporciona a identificação de riscos relacionados com fatores pessoais, sociais e características psicológicas (Quadros 128.10 e 128.11) (ver Cap. 75, Estratégias comportamentais de motivação aplicadas a mudanças de hábitos de vida voltadas para a saúde, e Cap. 79, Sexualidade e diversidade). Riscos de natureza pessoal, como falta de recursos financeiros adequados, baixa renda, habitação inadequada, falta de assistência médica, dificuldades de comunicação, problemas ou dificuldades no planejamento familiar ou no início

Quadro 128.9 | **Qualidade da evidência conforme sistema GRADE para intervenção clínica pré-concepcional para melhorar a saúde materna ou infantil por nutrição**

Componente potencial	Qualidade da evidência
Suplementos dietéticos	C
Vitamina A	B
Ácido fólico	A
Multivitaminas	A
Vitamina D	B
Cálcio	A
Ferro	A
Ácidos graxos essenciais	B
Iodo	A
Sobrepeso	A
Desnutrição	A
Transtornos alimentares	A

Fonte: Adaptado de Jack e colaboradores.[17]

Quadro 128.10 | **Qualidade da evidência conforme sistema GRADE para intervenção clínica pré-concepcional para melhorar a saúde materna ou infantil por condições psiquiátricas**

Componente potencial	Qualidade da evidência
Depressão/ansiedade	B
Doença bipolar	B
Esquizofrenia	B

Fonte: Adaptado de Jack e colaboradores.[17]

Quadro 128.11 | **Qualidade da evidência conforme sistema GRADE para intervenção clínica pré-concepcional para melhorar a saúde materna ou infantil por riscos psicossociais**

Componente potencial	Qualidade da evidência
Recursos financeiros inadequados	C
Acesso aos cuidados da saúde	C
Físico/abuso sexual	C

Fonte: Adaptado de Jack e colaboradores.[17]

do pré-natal, podem ser detectados. Os riscos psicológicos que podem ser identificados por um profissional sensível incluem: falta de preparo para a gravidez, falta de apoio pessoal, dificuldade de resolver seus próprios problemas, estresse alto, ansiedade e condições psiquiátricas. Avaliar também o trabalho físico exagerado, os exercícios e outras atividades. Vítimas de violência doméstica devem ser identificadas pré-concepcionalmente, pois têm mais chance de serem abusadas durante a gravidez (ver Cap. 82, Abordagem à violência doméstica).

Até 25% das pacientes obstétricas abusadas fisicamente o são durante a gravidez, e esses ataques podem resultar em separação da placenta, hemorragia anteparto, fraturas fetais, ruptura do útero, do baço e do fígado e trabalho de parto prematuro. Toda mulher deve ter acesso às informações disponíveis na comunidade, recursos sociais e judiciais e um planejamento para lidar com parceiros abusivos.[62]

Implementar um programa de CPC integral para muitas mulheres inclui barreiras de acesso ao cuidado médico. Nesses casos, as barreiras devem ser identificadas, e o desenvolvimento de uma relação pessoal com o médico de família antes da gravidez pode, com muito sucesso, acabar com muitos desses impedimentos.[63] A avaliação pré-concepcional deve incluir a avaliação do suporte social e da função familiar. O médico de família pode avaliar o suporte social disponível e ajudar a identificar problemas potenciais, como violência doméstica, dificuldades na paternidade e outros estresses que podem afetar a gravidez e o cuidado da criança.

Comportamentos de alto risco

Questionamentos relacionados ao estilo de vida pessoal e social da paciente para identificar comportamentos (ver Quadro 128.12) que podem comprometer o desfecho reprodutivo (p. ex., o tabagismo; (ver Capítulo 242), contribui para a resolução de muitos problemas obstétricos, como parto prematuro, CIUR, descolamento de placenta, placenta prévia e aborto espontâneo.

Há cada ano, produtos relacionados ao tabaco são responsáveis por uma estimativa de 61 mil crianças nascidas com baixo peso, representando 11 a 21%, e 14 mil crianças que necessitam de internação na Unidade de Terapia Intensiva Neonatal. Estima-se que o uso do tabaco também é responsável por causar entre 1.900 e 4.000 mortes infantis por distúrbios perinatais e de 1.000 a 2.200 por síndrome da morte súbita infantil.[64] Mesmo assim, 25% das mulheres grávidas nos EUA fumam e continuam fumando, alegando não saberem dos riscos.[14,65]

A intervenção pré-concepcional prove informações sobre os benefícios da cessação do tabagismo, bem como os benefícios para as crianças, que, muitas vezes, são a motivação para as mães pararem de fumar. Essa motivação é muito valiosa para aquelas mulheres que necessitaram de várias tentativas antes de pararem.

Uso do álcool

O uso do álcool (ver Cap. 243) antes da gravidez pode ter consequências devastadoras para o feto. A síndrome alcoólica fetal (SAF) é mais comum do que a síndrome de Down e a espinha bífida e, agora, é sabidamente a principal causa de retardo mental.[66]

O álcool é um teratogênico que causa dano fetal, retardo de crescimento, anomalia nos órgãos, problemas neurossensoriais e retardo mental. Em um estudo com 85 mulheres, só 55% ouviram falar da SAF, e menos de 25% sabiam sobre riscos de defeitos congênitos.[14]

Não foi estabelecido um nível seguro para uso do álcool durante a gravidez: os efeitos adversos podem começar cedo, antes mesmo de a mulher saber que está grávida. É estimado que 11% das mulheres que bebem de 30 a 60 mL de álcool durante o primeiro trimestre têm bebês com características consistentes dos efeitos pré-natais do álcool.[67]

Todas as mulheres em idade reprodutiva devem receber informações acuradas sobre as consequências do uso do álcool durante a gravidez, e as mulheres com esse problema devem ser identificadas e educadas quanto aos riscos do consumo, e esforços devem ser feitos para ajudá-las a parar.

Uso de substâncias

O uso de cocaína, de heroína e de outras substâncias (ver Cap. 244) durante a gravidez pode levar ao aborto espontâneo, à prematuridade, ao descolamento de placenta, ao crescimento intrauterino restrito, às anomalias congênitas e a mortes fetal ou neonatal.[68,69] Estima-se que de 10 a 15% das mulheres usam cocaína, heroína, metadona, anfetaminas, fenciclidina ou maconha durante a gravidez.[70]

Uma avaliação cuidadosa para identificar o uso de substâncias ilegais pode ser parte da avaliação pré-concepcional. O uso recreacional pode não ser considerado problema pela mulher, e ela pode não saber que os perigos do uso ocasional acontecem no primeiro trimestre da gravidez (p. ex., o uso de cocaína no primeiro trimestre da gravidez, antes mesmo de a mulher saber que está grávida, é associado a problemas congênitos mesmo que ela interrompa o consumo no restante da gravidez).[71]

O CPC deve prover informação e educação sobre os riscos do uso ocasional de drogas. O médico de família, quando identificar mulheres usuárias de cocaína e outras substâncias, deve encorajá-las a se absterem e a usarem o controle efetivo de contraceptivos até que o uso de substâncias tenha sido efetivamente tratado.

Exames físicos e testes laboratoriais

Os CPCs devem incluir todos os cuidados preventivos apropriados para a idade da mulher, incluindo exames físicos e testes laboratoriais. Elementos importantes do exame físico incluem a pressão arterial e o pulso, o peso, a altura, o exame pélvico e das mamas. Testes laboratoriais devem ser oferecidos a todas as mulheres na avaliação pré-concepcional e incluem: testes sorológicos para rubéola, exames de urina, para detectar proteína ou glicose, determinação da hemoglobina (Hb), do hematócrito (Ht), para detectar anemia ferropriva, antígeno de superfície para hepatite B, teste de HIV e rastreamento toxicológico para drogas ilícitas. No Brasil, uma Portaria exige a solicitação dos seguintes exames durante o pré-natal: glicemia, tipagem ABO-Rh, VDRL, glicemia de jejum e Hb/Ht.[72] Devido à epidemia de

---

Quadro 128.12 | Qualidade da evidência conforme sistema GRADE para intervenção clínica pré-concepcional para melhorar a saúde materna ou infantil por exposição dos pais

Componente potencial	Qualidade da evidência
Álcool	B
Tabaco	A
Substâncias ilícitas	C

Fonte: Adaptado de Jack e colaboradores.[17]

sífilis no Brasil,[73] é aconselhável solicitar o VDRL no período pré-concepcional em todas as mulheres e seus parceiros.

Deve ser feito o exame de Papanicolau, pois, assim, a displasia cervical pode ser detectada e tratada antes da concepção, o que é mais seguro do que durante a gravidez. Para mulheres em grupos de alto risco, podem ser oferecidos outros testes laboratoriais, incluindo gonorreia, sífilis, clamídia e rastreamento para VB, para que a infecção possa ser tratada antes da concepção. Os exames laboratoriais também podem incluir títulos de anticorpos para toxoplasmose e rastreamento para as hemoglobinopatias, doenças de Tay-Sachs e cariótipos parentais anormais para mulheres selecionadas. Um teste de derivado proteico purificado deve ser feito em áreas em que a tuberculose é prevalente e, quando detectado, o tratamento deve, necessariamente, começar antes da gravidez.

Vale mencionar que um grupo de pesquisadores e especialistas dos CPCs percebeu que os testes pré-concepcionais para mulheres com vírus herpes simples e citomegalovírus podem ser úteis.[74]

Intervenções

Um programa completo de CPC inclui o acompanhamento integral pelo médico de família e comunidade. Para serem mais efetivos, os serviços de integração devem estar mais disponíveis e coordenados para a comunidade: a coordenação do cuidado médico e dos serviços comunitários, como os de enfermagem, visitadores, assistentes sociais, conselheiros em saúde mental, entre outros, assim como o NASF[75] podem contribuir significativamente com o cuidado integral e coordenado da mulher em seus problemas médicos e riscos psicossociais.[76]

Muitas influências culturais e sociais, incluindo comportamento e valores oriundos de casa, das escolas, das igrejas, dos pares e da mídia, contribuem para a decisão de homens e mulheres, na adolescência e nos primeiros anos da idade adulta, no que se refere à sexualidade e a ter filhos.

O CPC, com sucesso, identifica mulheres com vários riscos e, assim, recursos podem ser direcionados para as que mais necessitam. Infelizmente, mulheres em risco social, ou com um risco aumentado para um desfecho desfavorável na gravidez, encontram, algumas vezes, barreiras para obterem esses serviços médicos, incluindo aconselhamento pré-concepcional. Na Estratégia Saúde da Família, esses casos podem ser discutidos por toda a equipe, como o envolvimento do NASF e a avaliação dos recursos disponíveis para auxiliar na redução de riscos materno-infantis. O Brasil tem grande potencial para demonstrar que esse conceito é uma mudança importante e significativa. Muitas das intervenções necessárias, de fato, já fazem parte inclusive do Programa Nacional de Imunização, como a vacinação para papilomavírus humano.[20,76]

Para identificar mulheres com maiores necessidades de assistência e aconselhamento, o médico de família deve ofertar o CPC nos postos de saúde e em ambientes mais vulneráveis, como em abrigos femininos e prisões.[74]

Grupos especializados em revisão sistemática encontraram poucas evidências na utilização do CPC, embora admitam que sejam necessários mais ensaios clínicos.[75] Atualmente, existem intervenções eficazes realizadas nos últimos anos nos EUA e na Europa.[77]

O Quadro 128.13 reproduz a influência do CPC em populações vulneráveis, dados que os autores não citaram, mas que acreditam ter relevância em um contexto sociocultural diverso como o brasileiro.

Quadro 128.13 | Qualidade da evidência conforme sistema GRADE para intervenção clínica pré-concepcional para melhorar a saúde materna ou infantil por populações especiais

Componente potencial	Qualidade da evidência
Mulheres com deficiências	B
Imigrantes e refugiados	B
Neoplasias	A
Homens	A

Fonte: Adaptado de Jack e colaboradores.[17]

REFERÊNCIAS

1. World Health Organization. Meeting to develop a global consensus on preconception care to reduce maternal and childhood mortality and morbidity. Geneva; 2012.

2. Brasil. Ministério da Saúde. Departamento de Atenção Básica. Atenção ao pré-natal de baixo risco. Brasília; 2012 [capturado em 29 jul. 2018]. Disponível em: http://bvsms.saude.gov.br/bvs/publicacoes/cadernos_atencao_basica_32_prenatal.pdf.

3. Liu L, Oza S, Hogan D, Perin J, Rudan I, Lawn JE, et al. Global, regional, and national causes of child mortality in 2000–13, with projections to inform post-2015 priorities: an updated systematic analysis. Lancet. 2015;385(9966):430-40.

4. Humphrey JR, Floyd RL. Preconception health and health care environmental scan: report on clinical screening tools and interventions. Atlanta: National Center on Birth Defects and Developmental Disabilities; 2012.

5. Centers for Disease Control and Prevention. Before pregnancy [Internet]. Atlanta; 2017 [capturado em 29 jul. 2018]. Disponível em: https://www.cdc.gov/preconception/index.html.

6. Centers for Disease Control and Prevention. Before pregnancy [Internet]. Atlanta; 2017 [capturado em 29 jul. 2018]. Disponível em: https://www.cdc.gov/preconception/men.html.

7. Singh S, Sedgh G, Hussain R. Unintended pregnancy: worldwide levels, trends, and outcomes. Stud Fam Plann. 2010;41(4):241-250.

8. Prietsch SOM, González-Chica DA, Cesar JA, Mendoza-Sassi RA. Gravidez não planejada no extremo sul do Brasil: prevalência e fatores associados. Cad. Saúde Pública. 2011;27(10):1906-1916.

9. Agência Nacional de Vigilância Sanitária. Regra para ácido fólico em farinhas é atualizada [Internet]. Brasília; 2017 [capturado em 29 jul. 2018]. Disponível em: http://portal.anvisa.gov.br/noticias/-/asset_publisher/FXrpx9qY7FbU/content/regra-para-acido-folico-em-farinhas-e-atualizada/219201/pop_up?inheritRedirect=false.

10. Sociedade Brasileira de Medicina de Família e Comunidade. Consulta pré-concepcional: resumo de diretriz NHG M97 (junho 2011). Rio de Janeiro; 2011.

11. The Agency for Healthcare Research and Quality. The guide to clinical preventive services 2014 Recommendations of the U.S. Preventive Services Task Force. Rockville; 2014.

12. Ferreira FR, Akiba HRR, Júnior EA, Figueiredo EN, Abrahão AR. Prevention of birth defects in the pre-conception period: knowledge and practice of health care professionals (nurses and doctors) in a city of Southern Brazil. Iran J Reprod Med. 2015;13(10):657-664.

13. U.S. Public Health Service Expert Panel on the Content of Prenatal Care. Caring for our future: the content of prenatal care. Washington; 1989.

14. Fox SH, Brown C, Koontz AM, Kessel SS. Perceptions of risks of smoking and heavy drinking during pregnancy: 1985 NHIS findings. Public Health Rep. 1987;102(1):73-79.

15. Jack B. Preconception care (or how all family physicians can 'do' OB). Am Fam Physician. 1995;51(8):1807-1808.

16. Gjerdingen DK, Fontaine P. Preconception health care: a critical task for family physicians. J Am Board Fam Pract. 1991;4(4):237-250.

17. Jack BW, Atrash H, Coonrod DV, Moos MK, O'Donnell J, Johnson K. The clinical content of preconception care: an overview and preparation of this supplement. Am J Obstet Gynecol. 2008;199(6 Suppl 2):S266-79.

18. Jack BW, Campanile C, McQuade W, Kogan MD. The negathe pregnancy test: an opportunity for preconception care. Arch Fam Med. 1995;4:340-345.

19. Adams MM, Bruce FC, Shulman HB, Kendrick JS, Brogan DJ. Pregnancy planning and pre-conception counseling. The PRAMS Working Group. Obstet Gynecol. 1993;82(6):955-9.

20. HIV Infection in Pregnancy. ACOG Educational Bull. 1997;232:1-8.

21. Brasil. Normas e manuais técnicos. Brasília: MS; 2006.

22. Centers for Disease Control Immunization Practices Advisory Committee. Prevention of perinatal transmission of hepatitis 8 virus: prenatal screening of all pregnant women for hepatitis B surface antigen. MMWR. 1988;37(4):341-346.

23. Stevens CE, Toy PT, Tong MJ, Taylor PE, Vyas GN, Nair PV, et al. Perinatal hepatitis B virus transmission in the United States. Prevention by passive-active immunization. JAMA. 1985;253(12):1740-1745.

24. Centers for Disease Control. Changing patterns of groups at high risk for hepatitis B in the United States. MMWR. 1988;37(4):429-432.

25. Krick JA, Remington JS. Toxoplasmosis in the adult--an overview. N Engl J Med. 1978;298(10):550-553.

26. Fuccillo DA, Madden DL, Tzan N, Sever JL. Difficulties associated with serological diagnosis of Toxoplasma gondii infections. Diagn Clin Immunol. 1987;5(1):8-13.

27. Lopes-Mori FMR, Mitsuka-Breganó R, Bittencourt LHF de B, Dias RCF, Gonçalves DD, Capobiango JD, et al. Gestational toxoplasmosis in Paraná State, Brazil: prevalence of IgG antibodies and associated risk factors. Braz J Infect Dis. 2013;17(4):405-409.

28. Brasil. Departamento de Atenção Básica. Rastreamento. Brasília: MS; 2010.

29. Print MCS. Toxoplasmosis-Self-management [Internet]. Mayo Clinic. [capturado em 8 ago. 2017]. Disponível em: http://www.mayoclinic.org/diseases--conditions/toxoplasmosis/manage/ptc-20338316tps://www.ncbi.nlm.nih.gov/pmc/articles/PMC4668353/.

30. American Academy of Pediatrics Committee on Infectious Diseases. Recommendations for the use of live attenuated varicella vaccine. Pediatrics. 1995;95(5):761-766.

31. Hillier SL, Nugent RP, Eschenbach DA, Krohn MA, Gibbs RS, Martin DH, et al. Association between bacterial vaginosis and preterm delivery of a low-birth--weight infant. The Vaginal Infections and Prematurity Study Group. N Engl J Med. 1995;333(26):1737-1742.

32. Hauth JC, Goldenberg RL, Andrews WW, DuBard MB, Copper RL. Reduced incidence of preterm delivery with metronidazole and erythromycin in women with bacterial vaginosis. N Engl J Med. 1995;333(26):1732-1736.

33. Culpepper L, Thompson LE. Work during pregnancy. In: Merkatz IR, Thompson LE, Mullen PD, Goldenberg R, editors. New perspectives on prenatal care. New York: Elsevier; 1990.

34. Centers for Disease Control. Rubella vaccination during pregnancy-United States, 1971-1988. MMWR. 1989;38(5):289-293.

35. Recommendations for isotretinoin use in women of childbearing potential. Teratology. 1991;44(1):1-6.

36. Universidade Federal do Rio Grande do Sul. Serviço de genética médica: serviços de informação [Internet]. Porto Alegre; 2018 [capturado em 29 jul. 2018]. Disponível em: www.ufrgs.br/geneticahcpa/redes-de-informacao-e-diagnostico/servicos-de-informacao/.

37. Bombard JM, Robbins CL, Dietz PM, Valderrama AL. Preconception care: the perfect opportunity for health care providers to advise lifestyle changes for hypertensive women. Am J Health Promot. 2013;27(3 0):S43-9.

38. Steel JM, Johnston FD. Prepregnancy management of the diabetic. In: Chamberlain G, Lumley J, editors. Prepregnancy care: a manual for practice. New York: Wiley; 1986.

39. Kitzmiller JL, Gavin LA, Gin GD, Jovanovic-Peterson L, Main EK, Zigrang WD. Preconception care of diabetes. Glycemic control prevents congenital anomalies. JAMA. 1991;265(6):731-736.

40. Elixhauser A, Weschler JM, Kitzmiller JL, Marks JS, Bennert HW Jr, Coustan DR, et al. Cost-benefit analysis of preconception care for women with established diabetes mellitus. Diabetes Care. 1993;16(8):1146-1157.

41. Taysi K. Preconceptional counseling. Obstet Gynecol Clin North Am. 1988;15(2):167-178.

42. Delgado-Escueta AV, Janz D. Consensus guidelines: preconception counseling, management, and care of the pregnant woman with epilepsy. Neurology. 1992;42(4 Suppl 5):149-160.

43. Momotani N, Noh J, Oyanagi H, Ishikawa N, Ito K. Antithyroid drug therapy for Graves' disease during pregnancy. Optimal regimen for fetal thyroid status. N Engl J Med. 1986;315(1):24-28.

44. Man EB, Brown JF, Serunian SA. Maternal hypothyroxinemia: psychoneurological deficits of progeny. Ann Clin Lab Sci. 1991;21(4):227-239.

45. Barrett JM, Van Hooydonk JE, Boehm FH. Pregnancy-related rupture of arterial aneurysms. Obstet Gynecol Surv. 1982;37(9):557-566.

46. Lockshin MD, Druzin ML, Goei S, Qamar T, Magid MS, Jovanovic L, et al. Antibody to cardiolipin as a predictor of fetal distress or death in pregnant patients with systemic lupus erythematosus. N Engl J Med. 1985;313(3):152-156.

47. Lubbe WF, Butler WS, Palmer SJ, Liggins GC. Fetal survival after prednisone suppression of maternal lupus-anticoagulant. Lancet. 1983;1(8338):1361-1363.

48. American College of Obstetricians and Gynecologists. Antenatal diagnosis of genetic disorders. Washington; 1987.

49. Lemna WK, Feldman GL, Kerem B, Fernbach SD, Zevkovich EP, O'Brien WE, et al. Mutation analysis for heterozygote detection and the prenatal diagnosis of cystic fibrosis. N Engl J Med. 1990;322(5):291-296.

50. Daly LE, Kirke PN, Molloy A, Weir DG, Scott JM. Folate levels and neural tube defects. Implications for prevention. JAMA. 1995;274(21):1698-1702.

51. Prevention of neural tube defects: results of the Medical Research Council Vitamin Study. MRC Vitamin Study Research Group. Lancet. 1991;338(8760):131-137.

52. Czeizel AE, Dudás I. Prevention of the first occurrence of neural-tube defects by periconceptional vitamin supplementation. N Engl J Med. 1992;327(26):1832-1835.

53. Recommendations for the use of folic acid to reduce the number of cases of spina bifida and other neural tube defects. MMWR Recomm Rep. 1992;41(RR-14):1-7.

54. Werler MM, Shapiro S, Mitchell AA. Periconceptional folic acid exposure and risk of occurrent neural tube defects. JAMA. 1993;269(10):1257-1261.

55. Brasil. Ministério da Saúde. Política nacional de alimentação e nutrição. 2. ed. Brasília; 2003.

56. Johnson SR, Kolberg BH, Varner MW, Railsback LD. Maternal obesity and pregnancy. Surg Gynecol Obstet. 1987;164(5):431-437.

57. Bucher HC, Guyatt GH, Cook RJ, Hatala R, Cook DJ, Lang JD, et al. Effect of calcium supplementation on pregnancy-induced hypertension and preeclampsia: a meta-analysis of randomized controlled trials. JAMA. 1996;275(14):1113-1117.

58. McCarron DA. Dietary calcium and lower blood pressure: we can all benefit. JAMA. 1996;275(14):1128-1129.

59. Rothman KJ, Moore LL, Singer MR, Nguyen US, Mannino S, Milunsky A. Teratogenicity of high vitamin A intake. N Engl J Med. 1995;333(21):1369-1373.

60. Drogari E, Smith I, Beasley M, Lloyd JK. Timing of strict diet in relation to fetal damage in maternal phenylketonuria. An international collaborative study by the MRC/DHSS Phenylketonuria Register. Lancet. 1987;2(8565):927-930.

61. Platt LD, Koch R, Azen C, Hanley WB, Levy HL, Matalon R, et al. Maternal phenylketonuria collaborative study, obstetric aspects and outcome: the first 6 years. Am J Obstet Gynecol. 1992;166(4):1150-60; discussion 1160-1162.

62. Gazmararian JA, Lazorick S, Spitz AM, Ballard TJ, Saltzman LE, Marks JS. Prevalence of violence against pregnant women. JAMA. 1996;275(24):1915-1920.

63. Thompson JE. Maternal stress, anxiety, and social support during pregnancy: possible direction for prenatal intervention. In: Merkatz IR, Thompson JE, Mullen PD, Goldenberg R, editors. New perspectives on prenatal care. New York: Elsevier; 1990.

64. DiFranza JR, Lew RA. Effect of maternal cigarette smoking on pregnancy complications and sudden infant death syndrome. J Fam Pract. 1995;40(4):385-394.

65. Williamson DF, Serdula MK, Kendrick JS, Binkin NJ. Comparing the prevalence of smoking in pregnant and nonpregnant women, 1985 to 1986. JAMA. 1989;261(1):70-74.

66. Hanson JW, Streissguth AP, Smith DW. The effects of moderate alcohol consumption during pregnancy on fetal growth and morphogenesis. J Pediatr. 1978;92(3):457-460.

67. MacGregor SN, Keith LG, Chasnoff IJ, Rosner MA, Chisum GM, Shaw P, et al. Cocaine use during pregnancy: adverse perinatal outcome. Am J Obstet Gynecol. 1987;157(3):686-690.

68. National Association for Perinatal Addiction Research and Education. Innocent addicts: high rate of prenatal drug abuse found. ADAMHA News. Rockville: National Institute on Drug Abuse; 1988.

69. Hasnoff LL. Cocaine: effects on pregnancy and the neonate. In: Chasnoff IJ, editor. Drugs, alcohol, pregnancy and parenting. Dordrecht: Kluwer; 1988.

70. Whitley RJ, Goldenberg RL. Infectious disease in the prenatal period and recommendations for screening. In: Merkatz IR, Thompson JE, Mullen PD, Goldenberg RL, editors. New perspectiveon prenatal care. New York: Elsevier; 1990.

71. Brasil. Ministério da Saúde. Diretrizes do NASF: núcleo de apoio a saúde da família. Brasília; 2010.

72. Brasil. Portaria n. 570, de 1 de junho de 2000 [Internet]. Brasília; 2000 [capturado em 29 jul. 2018]. Disponível em: http://bvsms.saude.gov.br/bvs/saudelegis/gm/2000/prt0570_01_06_2000_rep.html.

73. Brasil. Ministério da Saúde. Sífilis [Internet]. Brasília; 2017 [capturado em 29 jul. 2018]. Disponível em: http://portalarquivos.saude.gov.br/images/pdf/2017/novembro/13/BE-2017-038-Boletim-Sifilis-11-2017-publicacao-.pdf.

74. Brasil. Política nacional de atenção básica. 4. ed. Brasília: MS; 2007.

75. Whitworth M, Dowswell T. Routine pre-pregnancy health promotion for improving pregnancy outcomes. Cochrane Database Syst Rev. 2009;(4):CD007536.

76. Temporao JG. O programa nacional de Imunizacoes (PNI): origens e desenvolvimento. História Cienc Saúde. 2003;10(Supl. 2):601-617.

77. Gardiner P, Hempstead MB, Ring L, Bickmore T, Yinusa-Nyahkoon L, Tran H, et al. Reaching women through health information technology: the gabby preconception care system. Am J Health Promot. 2013;27(30):eS11-20.

CAPÍTULO 129

Contracepção

Hamilton Lima Wagner
Patrícia Pamella Ferreira de Souza

Aspectos-chave

▶ Para a contracepção, não há contraindicação específica para a idade, quando avaliada isoladamente.

▶ Devem-se verificar sempre comorbidades, fatores de risco, medicamentos em uso.

▶ Exames laboratoriais e de imagem não são necessários para iniciar contracepção, se houver condições clínicas favoráveis.

▶ Ao médico, cabe a orientação adequada sobre os benefícios e os riscos dos métodos contraceptivos, incluindo taxas de falha, deixando a pessoa livre para escolher.

▶ O médico de família deve sempre abordar a importância do uso de preservativos, independentemente do uso de outros métodos, para prevenção de infecções sexualmente transmissíveis (ISTs).

Caso clínico 1

Cláudia, 15 anos, estudante. Solicita orientação sobre contracepção, pois iniciou vida sexual. Pede sigilo, pois não quer que os pais saibam. História de epilepsia, descoberta há 1 ano, sob controle com uso de ácido valproico.

Caso clínico 2

Paula, 35 anos, tabagista 10 cigarros/dia, com três filhos. Deseja retomar uso de pílula combinada, pois iniciou novo relacionamento e não se sente segura com o coito interrompido (método que está utilizando). Seu companheiro atual não tem filhos e, apesar de já ser mãe de três filhos, Paula acha que poderá ter mais. História de enxaqueca sem aura há 10 anos.

Caso clínico 3

Mariana, 25 anos, operária, vem à consulta pedindo esterilização – "não quero mais ser mãe". Teve um primeiro casamento aos 15 anos, no qual teve três filhos, e um segundo relacionamento aos 21, quando teve mais um filho. Atualmente, Mariana está solteira e tem certeza de que não quer mais filhos. Alega que, quando o casamento não funciona, as crianças ficam com a mãe e que não tem condições de cuidar de mais crianças. Quando exposto à paciente que um novo relacionamento poderia demandar mais filhos, ainda assim ela reafirma sua certeza.

Teste seu conhecimento

1. Com relação ao Caso clínico 1, assinale a alternativa correta.
    a. Deve-se solicitar a presença do responsável legal para a consulta
    b. Está contraindicada contracepção hormonal combinada
    c. O uso de métodos naturais costuma ser bem aceito nesta faixa etária
    d. É papel do médico de família abordar sobre prevenção de ISTs na consulta de contracepção

2. Sobre o Caso clínico 2, quais são os limites da contracepção hormonal combinada?
    a. Enxaqueca com aura é contraindicação absoluta
    b. Tabagista ≥ 15 cigarros/dia e ≥ 35 anos é contraindicação absoluta
    c. Alteração da libido é uma das complicações possíveis dos contraceptivos combinados
    d. Todas estão corretas

3. Em relação ao Caso clínico 3, quais indicações estão corretas para a contracepção definitiva?
    a. O desejo da paciente prevalece sobre paridade e idade
    b. Ter mais de três filhos e relação estável há mais de três anos
    c. Ter mais de 25 anos ou dois filhos vivos
    d. Passar por avaliação com psicólogo que dê laudo favorável

4. Sobre o dispositivo intrauterino, podemos afirmar:
    a. O dispositivo intrauterino (DIU) T Cu 380, após ser inserido, tem duração de 5 anos
    b. O método só pode ser utilizado em mulheres que já tiveram filhos
    c. Não é necessária a retirada do DIU se a mulher desenvolver doença inflamatória pélvica
    d. É obrigatório o seguimento periódico com ultrassonografia após inserção do DIU para avaliar sua localização

Respostas: 1D, 2D, 3C, 4C

Do que se trata

O tema reprodução, em particular a contracepção, é muito prevalente dentro do cenário da atenção primária à saúde (APS). É papel fundamental do médico de família e comunidade orientar pacientes e familiares sobre os diferentes modos de contracepção disponíveis e permitir que a família decida o método mais apropriado aos seus interesses.

A saúde contraceptiva é um direito fundamental garantido em lei. A partir dos 12 anos, todo adolescente tem direito à contracepção, independentemente da presença ou autorização dos responsáveis, de acordo com o estatuto da criança e do adolescente. Do mesmo modo, a legislação brasileira cria normas adequadas para a definição de quando e como esterilizar.

É possível dividir contracepção em métodos hormonais, métodos químicos, métodos de barreira, métodos naturais de controle da fertilidade, métodos definitivos e contracepção de emergência. Cada uma das alternativas oferece uma série de opções.

Contracepção hormonal

A contracepção hormonal pode ser feita com a combinação de estrogênios e progestagênios ou com progestagênios isolados. Há vários métodos para a administração desses hormônios e várias combinações disponíveis.

O estrogênio é um hormônio sexual feminino por excelência, que induz o desenvolvimento de caracteres sexuais femininos e o crescimento endometrial. Contudo, suas ações ocorrem em todo o organismo. Os hormônios estrogênios naturais são o estradiol e o estriol. Eles levam ao aumento do trofismo de órgãos genitais femininos, bem como ao aumento e turgor de mamas. Atuam também no sistema nervoso central, estimulando um comportamento mais expansivo e exuberante. Ao se utilizar estrogênio nos contraceptivos, lança-se mão de produtos sintéticos muito mais potentes do que os estrogênios naturais, como o etinilestradiol – 1.000 vezes mais potente do que o estradiol, o enantato de estradiol e o valerato de estradiol. A maioria dos contraceptivos orais combinados, assim como o adesivo transdérmico e o anel vaginal de hormônio usam, no Brasil, etinilestradiol. Os injetáveis combinados apresentam enantato de estradiol ou valerato de estradiol, aumentando a sua meia-vida.

Os efeitos colaterais dos estrogênios devem ser conhecidos, pois são fatores importantes na escolha do método. Eles estão associados ao aumento do risco de tromboembolia venosa,[1] presença de enxaqueca e alterações lipídicas. Além disso, podem provocar mudanças no humor,[2] náuseas e alterações da libido.

Há uma extensa gama de progestagênios disponíveis no mercado: a maior parte é derivada da 19-nortestosterona, alguns da progesterona e mais recentemente surgiu o análogo da espironolactona[3] (Figura 129.1). Os progestagênios mais modernos apresentam efeitos antiandrogênicos, o que diminui os efeitos colaterais de pele (Tabela 129.1).

A combinação de estrogênio e de progastogênio varia de contraceptivo para contraceptivo, exigindo uma compreensão por parte do médico do que se está usando e qual é o seu objetivo. Alguns estudos demonstram menores níveis de segurança para doenças tromboembólicas com os combinados com progestagênios antiandrogênicos.[4] O uso prolongado de estrogênios parece estar associado com o aumento de neoplasias de mama – havendo familiares de primeira geração com a patologia, esse risco chega a aumentar quase cinco vezes. Por outro lado, o uso de contracepção hormonal diminui a prevalência de neoplasias de ovário e de endométrio.[5]

Como médico de família e comunidade, não se deve perder o foco nas alterações comportamentais que podem advir do uso de contracepção hormonal. O uso de estrogênios – e contraceptivos com predominância de ação estrogênica – pode levar à irritabilidade, e o uso prolongado, à diminuição da libido. O predomínio de ação progestogênica pode levar ao aumento de sensibilidade e a ganho de peso (e em alguns, à base apenas de progesterona, pode desencadear quadros de melancolia e excepcionalmente depressão). Contraceptivos com ação antiandrogênica podem interferir mais intensamente na libido.

Contracepção química

O método químico mais efetivo é o DIU de cobre, que atua inibindo a movimentação dos espermatozoides, mas depende de tolerância das pacientes à presença do metal – cerca de 20% das pacientes apresentarão intolerância de maior ou menor grau ao dispositivo devido à reação ao cobre.[6]

Segundo a Organização Mundial da Saúde (OMS), não é indicada a inserção do DIU na presença de cervicite ou de doença inflamatória pélvica (DIP), e o desenvolvimento das ISTs após o DIU inserido não implica necessidade de remoção do dispositivo, a infecção podendo ser tratada com o DIU *in loco*.[7]

Existem também no mercado espermaticidas, como o nonoxinol, em apresentação de geleia, supositórios ou esponjas. Devi-

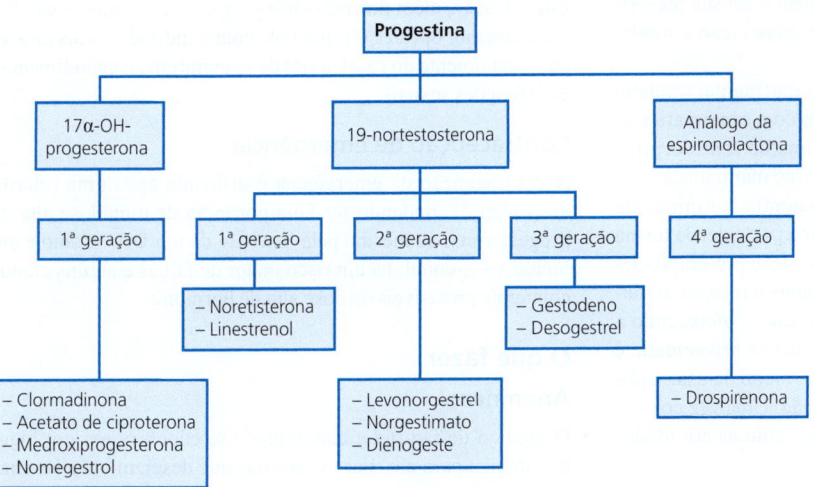

◀ Figura 129.1
Organograma das progestinas sintéticas.

Tabela 129.1 | **Ações dos progestagênios**

Progestagênio / Ação	Progestogênica	Antigonadotrófica	Estrogênica	Antiestrogênica	Androgênica	Antiadrogênica	Glicorticoide	Antimineralocorticoide
Progesterona	+	+	–	+	–	±	+	+
Clormadinona	+	+	–	+	–	+	+	–
Acetato de ciproterona	+	+	–	+	–	++	+	–
Medroxiprogesterona	+	+	–	+	±	–	+	–
Nomegestrol	+	+	–	+	–	±	–	–
Noretisterona	+	+	+	+	+	–	–	–
Linestrenol	+	+	+	+	+	–	–	–
Levonorgestrel	+	+	–	+	+	–	–	–
Norgestimato	+	+	–	+	+	–	–	–
Dienogeste	+	+	±	±	–	+	–	–
Gestodeno	+	+	–	+	+	–	+	+
Desogestrel	+	+	–	+	+	–	–	–
Drospirenona	+	+	–	+	–	+	–	+

do à baixa efetividade como contraceptivo, geralmente é usado como complemento de métodos de barreira.

Contracepção de barreira

Há diversos métodos de barreira, iniciando pelos preservativos – masculino e feminino –, os quais têm a vantagem adicional de prevenirem ISTs, além da contracepção. Como são métodos que interferem com a prática sexual, é fundamental em sua prescrição o conhecimento sobre a motivação e sobre como é usado, fazendo parte do ato sexual.

Menos difundido em nosso meio, há o diafragma, também um método de barreira que, quando usado com espermaticida, oferece um nível de proteção muito próximo do contraceptivo hormonal oral. Como é um método que exige manipulação genital e um razoável conhecimento da anatomia feminina, ele exige um pouco de paciência para explicar à paciente, de forma adequada, o modo de usá-lo. Além da colocação pré-coital, devendo permanecer pelo menos 12 horas após a relação, o diafragma também pode ser usado banho a banho, oferecendo à paciente a possibilidade de colocá-lo em maior privacidade e não interferir com a prática sexual – neste modo de usar, aplicar a dose de espermaticida antes da relação. Uma vez colocado de forma adequada, ele não se desloca com as atividades cotidianas.

Entre os métodos de barreira há ainda o capuz cervical, mas atualmente está em desuso devido à baixa efetividade e ao risco de DIP e de sepse.

Métodos naturais

Os chamados métodos naturais são executados pelo conhecimento do período fértil da paciente. O primeiro é feito usando o método do ritmo – ou tabelinha –, que se baseia na duração da segunda fase do ciclo menstrual, em torno de 14 dias. A fórmula a ser aplicada é diminuir 17 do menor ciclo menstrual e 11 do maior ciclo menstrual; com isso, tem-se uma janela em que o coito deve ser evitado. Será tão mais seguro quanto mais regular a duração do ciclo menstrual da paciente.

O segundo se baseia no controle do muco cervical, que apresenta a característica da filância (ou ductilidade): quanto maior a filância do muco, mais fértil a paciente se encontra. Regra geral, filância menor do que 2 cm significa período não fértil, e filância maior do que 2 cm sugere proximidade com o período fértil. A melhor maneira de se obter uma informação apropriada é por meio do controle do muco por três ciclos, oferecendo uma orientação mais personalizada, por haver uma variabilidade individual.

O terceiro método natural é o coito interrompido, o qual depende de um bom controle do parceiro masculino. O casal deve ser orientado a buscar a satisfação da mulher previamente, para evitar disfunção sexual, e o homem não deve chegar muito próximo do momento da ejaculação antes de retirar o pênis da vagina.

O quarto método baseia-se no controle térmico da paciente. A temperatura corporal da mulher fica reduzida em torno de 0,5°C 24 horas antes da ovulação e fica elevada em torno de 0,5°C da média após a ovulação. Esse método é mais apropriado para se descobrir o período fértil e auxilia na concepção.

A combinação da tabelinha, com o controle do muco e o controle térmico forma o chamado método sintotérmico, que aumenta a eficiência, mas exige casais altamente motivados.

Contracepção definitiva

Casais que não desejam filhos podem pleitear a esterilização de um dos cônjuges. Segundo a legislação brasileira, pessoas com 25 anos ou dois filhos vivos, não estando em período gestacional, nem nos 2 meses seguintes ao parto, são elegíveis para a esterilização.

A esterilização masculina é mais simples, podendo ser feita ambulatorialmente, e deve ser a preferida, se houver consentimento do homem. Como regra geral, o principal problema da esterilização, além do risco cirúrgico, é o fator emocional. Assim, a melhor opção é sempre feita com o indivíduo mais estável emocionalmente do casal, a fim de se evitarem arrependimentos e disfunções sexuais.

Contracepção de emergência

A contracepção de emergência é utilizada após uma relação desprotegida, podendo ser feita por meio de uma dose alta de progesterona, ou mesmo pela inserção de um DIU. Como é um método pós-coital, há um risco maior de falhas e alguns efeitos colaterais previsíveis da dose alta de hormônios.

O que fazer

Anamnese

O médico de família e comunidade se encontra em um lugar estratégico para auxiliar as famílias que desejam planejar suas vidas, e que em particular demandam sobre contracepção. Como visto, as opções são muitas, e para cada item há inúmeras variáveis a serem consideradas.

O primeiro passo é não simplificar ou minimizar – é só uma receita de contraceptivo –, pois é necessário ouvir a demanda entendendo o que a pessoa pensa e espera. O passo seguinte é orientá-la sobre o leque de possibilidades e explorar melhor as escolhas prévias apresentadas: um cuidado fundamental é não colocar as nossas escolhas e preferências na vida do indivíduo, mas auxiliá-lo a fazer escolhas adequadas.

É preciso reconhecer que todo método, usado de forma ideal, tem um índice de falha e que no uso geral esse índice tende a ser maior. É sempre interessante debater a tabela de eficiência com a paciente (Tabela 129.2).

A OMS criou uma tabela de classificação de indicação de contraceptivos (Tabela 129.3), em que os medicamentos são classificados como seguros para o caso em tela (C1), provavelmente seguros (C2), provavelmente inseguros para o caso em tela (C3), ou contraindicados para esta situação (C4). Na prática, significa que alguns pacientes podem usar com bom nível de segurança, alguns podem usar com monitoração, outros só devem usar com supervisão e alguns ainda têm um risco exagerado para lançar mão de determinado método.

A realidade do serviço em que se trabalha – ou seja, o acesso mais fácil ou difícil dos pacientes às consultas – pode reduzir a opção, levando o médico a considerar 1 e 2 como indicação para a utilização de um método; analogamente, 3 e 4 não devem ser usados se a monitoração é difícil.

Exame físico

O exame ginecológico, incluindo o citopatológico, não é mandatório para iniciar a contracepção. Muitas vezes, as mulheres fogem do consultório devido ao medo do exame, e uma recusa não contraindica o início de qualquer método. O médico de família e comunidade deve ouvir os anseios e orientar a pessoa sobre cuidados e acompanhamento, deixando-a livre para suas escolhas. Quando a escolha de um método implicar manipulação genital, orienta-se a exclusão de doenças do trato genital, em particular ISTs.

Orienta-se a aferição da pressão arterial antes de se iniciar o método contraceptivo hormonal combinado.

Exames complementares

Não há necessidade de exames laboratoriais e de imagem previamente ao início da contracepção, salvo pacientes com alguma patologia intercorrente ou, ainda, com algum fator de risco identificado.

Conduta proposta

Considerando todos esses dados, a consulta propriamente dita inicia-se com o desejo da paciente e a exploração do seu conhecimento prévio sobre contracepção. Deve-se reconhecer a existência de situações que possam modificar ou restringir a escolha de um contraceptivo e fornecer informação em uma linguagem acessível sobre os diferentes métodos, frisando eventuais restrições em função da situação clínica da paciente.

Tabela 129.2 | **Tabela de eficiência dos métodos contraceptivos**

Contraceptivo	Uso consistente e correto	Uso típico e rotineiro
Nenhum	85	85
Oral combinado	0,3	8
Oral de progesterona	0,3	10
Injetável combinado	0,5	3
Injetável de progesterona	0,2	3
Implante de progesterona	0,05	0,05
Anel vaginal combinado	0,3	9
Adesivo cutâneo combinado	0,3	9
DIU de cobre	0,6	0,8
DIU de progesterona	0,2	0,2
Preservativo masculino	2	15
Preservativo feminino	10	21
Espermicidas	18	28
Diafragma	6	12
Capuz cervical	9	40
Tabelinha	9	25
Coito interrompido	4	27
Muco cervical	4	14
Laqueadura tubária	0,5	0,5
Vasectomia	0,1	0,15

Fonte: World Health Organization.[7]

> ### Erros mais frequentemente cometidos
> ▶ Não considerar as restrições apresentadas na Tabela 129.3.
> ▶ Não respeitar as preferências do indivíduo e não considerar a opinião do parceiro.
> ▶ Não apresentar as taxas de falha (Tabela 129.2).
> ▶ Exigir exames complementares independentemente da condição clínica da pessoa.

Atividades preventivas e de educação

Orientações sobre vantagens, desvantagens e riscos associados à contracepção escolhida devem ser sempre realizadas na atenção primária, ou seja, a escolha do método deve contemplar a satisfação da paciente, efetividade e segurança do método e a aderência em longo prazo. A realização de grupos sobre planejamento familiar é uma boa forma de trabalhar o assunto, fortalecendo também o vínculo. Incluir sempre na consulta sobre contracepção uma orientação sobre prevenção de ISTs.

Papel da equipe multiprofissional

O enfermeiro pode realizar aconselhamento e prescrição de contraceptivo seguindo os protocolos do serviço em que atua.

Tabela 129.3 | **Grau de recomendação dos contraceptivos**

Condições	ACO Anel vaginal Adesivo	Injetável mensal	PP	Injetável trimestral	Implante	DIU progesterona	DIU-Cu
Idade							
	< 40 = 1	< 40 = 1	1	< 18 e > 45 = 2	1	< 20 = 2	< 20 = 2
	≥ 40 = 2	≥ 40 = 2		18-45 = 1		≥ 20 = 1	≥ 20 = 1
Pós-parto							
Amamentando							
< 6 semanas	4	4	2	3	2	< 48h = 2	< 48h = 1
≥ 6 sem a < 6 meses	3	3	1	1	1	48h-4 sem = 3	48h-4 sem = 3
≥ 6 meses	2	2	1	1	1	≥ 4 sem = 1	≥ 4 sem = 1
Não amamentando							
< 21 dias	3	3	1	1	1	< 48h = 1	< 48h = 1
21-42 dias	2	2	1	1	1	48h-4 sem = 3	48h-4 sem = 3
> 42 dias	1	1	1	1	1	≥ 4 sem = 1	≥ 4 sem = 1
Tabagismo							
Idade < 35 anos	2	2	1	1	1	1	1
Idade ≥ 35 anos							
< 15 cigarros/d	3	2	1	1	1	1	1
≥ 15 cigarros/d	4	3	1	1	1	1	1
Hipertensão							
Controlada	3	3	1	2	1	1	1
Não controlada							
140-159/90-99	3	3	1	2	1	1	1
≥ 160/100	4	4	2	3	2	2	1
Enxaqueca	I C	I C	I C	I C	I C	I C	I C
s/ aura							
idade < 35 anos	2 3	2 3	1 2	2 2	2 2	2 2	1
idade ≥ 35 anos	3 4	3 4	1 2	2 2	2 2	2 2	1
c/aura	4 4	4 4	2 3	2 3	2 3	2 3	1
Obesidade							
	2	2	1	1	1	1	1
Diabetes melito							
Sem doença vascular	2	2	2	2	2	2	1
Nefropatia/retinopatia/ neuropatia	3/4*	3/4*	2	3	2	2	1
> 20a de duração	3/4*	3/4*	2	3	2	2	1
Tromboembolia venosa/tromboembolia pulmonar							
História prévia	4	4	2	2	2	2	1
Quadro agudo	4	4	3	3	3	3	1
Em anticoagulação	4	4	2	2	2	2	1
História familiar	2	2	1	1	1	1	1
Anticonvulsivantes							
Fenitoína/ carbamazepina/ barbitúrico/ topiramato	3	2	3	2	2	1	1
Lamotrigina	3	3	1	1	1	1	1

*Avaliar de acordo com a gravidade do problema.
ACO, anticoncepcional combinado oral; PP, pílula de progesterona; I, iniciar; C, continuar; DIU, dispositivo intrauterino; Cu, cobre.
Fonte: Adaptada de World Health Organization.[7]

REFERÊNCIAS

1. Stegeman BH, de Bastos M, Rosendaal FR, van Hylckama Vlieg A, Helmerhorst FM, Stijnen T, et al. Different combined oral contraceptives and the risk of venous thrombosis: systematic review and network meta-analysis. BMJ. 2013;347:f5298.

2. Faculty of Sexual and Reproductive Healthcare. United Kingdom medical eligibility criteria for contraceptive use (UKMEC 2016). 2016 [capturado em 06 fev. 2018]. Disponível em: https://www.fsrh.org/documents/ukmec-2016/fsrh-ukmec-full-book-2017.pdf

3. Vigo F, Lubianca JN, Corleta HE. Progestógenos: farmacologia e uso clínico. Femina. 2011;30(3).

4. Practice Committee of the American Society for Reproductive Medicine; Practice Committee of the American Society for Reproductive Medicine. Combined hormonal contraception and the risk of venous thromboembolism: a guideline. Fertil Steril. 2017;107(1):43-51.

5. Iversen L, Sivasubramaniam S, Lee AJ, Fielding S, Hannaford PC. Lifetime cancer risk and combined oral contraceptives: the Royal College of General Practitioners' Oral Contraception Study. Am J Obstet Gynecol. 2017;216(6):580.e1-580.e9.

6. Wagner HL. Planejamento familiar. In: Sociedade Brasileira de Medicina, organizadora. PROMEF: programa de atualização de medicina de família e comunidade. Porto Alegre: Artmed Panamericana; 2008. v. 3.

7. World Health Organization. Medical eligibility criteria for contraceptive use. 5th ed. Geneve; 2015.

CAPÍTULO 130

Infertilidade

Raul Miguel Alles
Gustavo Carvalho e Silva

Aspectos-chave

▶ A infertilidade é clinicamente definida como a incapacidade de conceber um filho ou de levar uma gravidez a termo após 1 ano de relacionamento sexual regular e sem utilização de contraceptivos.[1]

▶ Apesar da variação das taxas de incidência conforme a região, estima-se que, em todo o mundo, aproximadamente 1 em cada 10 casais sofra de infertilidade.[2]

▶ As doenças do trato genital feminino são responsáveis por 50% dos casos.[3]

▶ A infertilidade masculina afeta 10% dos casais em idade reprodutiva no mundo e, em muitos casos, pode ser tratada.[4]

▶ É importante a coordenação do cuidado, enfatizando o aspecto psicoemocional, componente essencial para que os casais possam, primeiramente, normalizar sua vivência para, em seguida, ter uma melhor compreensão das exigências inerentes aos processos que terão de enfrentar e tomar decisões mais informadas.[5]

Caso clínico 1

Cláudia, 25 anos, vem à consulta relatando estar há pouco mais de 1 ano casada com Jader, sem uso de anticoncepcional oral (ACO) e tentando engravidar, sem o conseguir. Gostaria de encaminhamento a serviço especializado. Na anamnese relata que, logo após a relação sexual, vai ao banheiro realizar ducha vaginal. O médico de família e comunidade a orienta sobre o mecanismo da concepção e a aconselha a deixar de lado a ducha vaginal, bem como pede que retorne em cerca de 6 meses caso não engravide. Passado 1 mês, Cláudia retorna relatando achar estar grávida, devido ao atraso menstrual. Solicitado teste de gravidez, resulta positivo. Inicia o pré-natal com o médico de família e comunidade. Após o nascimento da criança, mantém a puericultura com o médico de família.

Caso clínico 2

Marisa, 29 anos, casada com Jonas, vem à consulta de revisão ginecológica. Na anamnese, relata não estar conseguindo engravidar e que já tenta há 5 anos. Ao exame ginecológico, à palpação abdominal se denota massa abdominal até a altura do umbigo. Vendo a expressão do médico, Marisa diz que já sabe que é um mioma, mas que nunca quis operar e nem o quer. Após o exame físico, pela opção em conjunto com a paciente, esta é referenciada a serviço especializado em infertilidade. Vendo a expressão cética do médico, ao sair da consulta, Marisa diz: "Em 1 ano, estarei trazendo meu filho aqui para lhe mostrar, sem ninguém cortar o meu ventre". Passado 1 ano, ao chegar ao posto de saúde, o médico de família e comunidade encontra a mulher com um carrinho de bebê e com uma criança dentro. Marisa diz: "Não falei? E não cortaram meu ventre".

Caso clínico 3

Rodolfo, 45 anos, casado com Marluci, 30 anos, dona de casa, procura atendimento para buscar atestado médico de que esteja apto a realizar adoção. Ao ser perguntado do motivo da adoção, relata que está casado há cerca de 1 ano, é aposentado por invalidez devido à limitação visual (20% da visão), a qual resultou de hidrocefalia (tratada e mantendo acompanhamento anual). Relata que até gostariam de ter filhos não adotivos, mas por sua doença ficaram receosos. Para a adoção, só faltava levar o atestado (já tinham todos os outros documentos e as avaliações necessárias). O médico de família e comunidade fornece o atestado e esclarece que teriam de ver se realmente haveria contraindicação para gerarem filhos. Passados cerca de 6 meses, retorna o casal, relatam que desistiram da adoção (apesar de terem tido tudo avaliado para tal), pois, após segunda opinião, viram que não teriam riscos maiores para conceber, e a esposa estava gestante e gostaria de iniciar o pré-natal. Hoje, consultam com o médico de família o pai, a mãe e o Rodrigo, já com 9 anos de idade.

Caso clínico 4

Paulo, 45 anos, vai à consulta de rotina para fazer exames e obter atestado de saúde. Relata que não tem conseguido ter filhos. Está na fila de adoção. Realizado o exame físico e solicitados exames de revisão, posteriormente ele retorna com os exames normais. É fornecido, então, o atestado de saúde. Cerca de 2 meses depois, retorna muito contente, pois conseguiu realizar adoção – "Passou a realmente se sentir pai", conforme suas palavras.

Teste seu conhecimento

1. Qual aspecto é importante na abordagem da infertilidade na atenção primária à saúde?
    a. Abordagem centrada na pessoa
    b. Consultas com enfermeira(o)
    c. Abordagem multiprofissional e de prevenção
    d. Todas as anteriores

2. Ao se avaliar um casal infértil, quando se faz uma abordagem custo-efetiva, a fim de solicitar o menor número de exames sem prejudicar o diagnóstico, pode-se prescindir de:
   a. Histerossalpingografia
   b. Teste pós-coito
   c. Espermograma
   d. Ultrassonografia (US) pélvica

3. Paciente de 35 anos, casada há 7, sem uso de métodos anticoncepcionais há 4, cujo marido tem 33 anos, e o filho, 10, há 3 anos tenta engravidar sem sucesso. A pesquisa dos fatores de infertilidade conjugal deve incluir:
   a. Histerossalpingografia, US pélvica, biópsia do endométrio
   b. Histerossalpingografia, dosagens hormonais, US transvaginal
   c. Biópsia do endométrio, videolaparoscopia, dosagens hormonais
   d. Todas as alternativas anteriores

4. O fator mais frequentemente responsável por infertilidade feminina é:
   a. Tubário/peritoneal
   b. Imunológico
   c. Psicológico
   d. Cervical/uterino

5. Segundo a Organização Mundial da Saúde (OMS), qual é o limite inferior da normalidade na concentração de espermatozoides por mL na ejaculação?
   a. 5 milhões
   b. 10 milhões
   c. 15 milhões
   d. 39 milhões

Respostas: 1D, 2B, 3D, 4A, 5D

Do que se trata

A infertilidade é clinicamente definida como a incapacidade de conceber um filho após, pelo menos, 1 ano de relações sexuais regulares sem uso de nenhum método anticoncepcional. Devem-se considerar também as seguintes possibilidades: a) mulher com menos de 30 anos e com mais de 2 anos de vida sexual ativa e sem anticoncepção; b) mulher com 30 a 39 anos e mais de 1 ano de vida sexual ativa sem anticoncepção; c) mulher com 40 a 49 anos e mais de 6 meses de vida sexual ativa sem anticoncepção; d) cônjuges em vida sexual ativa, sem uso de anticonceptivos e que possuem fator impeditivo de concepção (obstrução tubária bilateral, amenorreia prolongada, azoospermia, etc.), independentemente do tempo de união; e) ocorrência de duas ou mais interrupções gestacionais subsequentes.[6]

A probabilidade de gestação em mulheres saudáveis é de 20 a 25% ao mês; cumulativamente, é de 60% nos primeiros 6 meses e de 84% no primeiro ano. Aproximadamente 20% dos casais vão consultar seu médico de família por dificuldades de gestação, sendo que 10% necessitarão tratamento com especialista.[7] Na mulher, a fertilidade atinge seu pico entre 20 e 24 anos; entre 40 a 44 anos, a fertilidade basal cai para 62%; e dos 45 a 49 anos, cai para 14%.[8] Diagnóstico de infertilidade sem causa definida ocorre quando, após investigação completa do casal, não se detecta anormalidade. Critérios mínimos para essa situação são: ciclo ovulatório normal, níveis adequados de prolactina e tireotrofina (TSH), espermograma normal, comprovação de normalidade anatômica uterina e tubária por US, histerossalpingografia e, idealmente, por laparoscopia e pesquisa de clamídia negativa. Dessas pessoas inférteis, 60% irão engravidar ao longo de 3 anos de conduta expectante.[8]

O que pode ocasionar

O aumento da infertilidade, nos últimos anos, parece estar relacionado, entre outros fatores, com a tendência dos casais em retardar a parentalidade.[9] A fertilidade basal feminina cai significativamente a partir dos 40 anos de idade;[8] apesar do exposto, homens e mulheres parecem avaliar (retrospectivamente) os tratamentos de infertilidade como mais exigentes no âmbito psicológico do que físico.[10] De fato, a literatura científica aponta para elevados níveis de estresse relacionados ao diagnóstico de infertilidade e aos tratamentos, também devidos a falhas de sucesso que estes apresentam.[11,12]

É importante conhecer muito bem a anatomia e a fisiologia tanto do aparelho reprodutivo feminino como do masculino. Assim, pode-se melhor avaliar os fatores etiológicos da infertilidade.

Resumidamente, as causas são assim divididas: 40% são fatores masculinos, 25% são fatores anatômicos femininos, 25% são fatores hormonais femininos e 10% dos casos apresentam-se como sem causa aparente.[3]

O que fazer

Anamnese

Iniciar pelo atendimento do casal, realizando anamnese completa. No caso da mulher, deve-se verificar idade, tempo de infertilidade, uso de fármacos, características do ciclo menstrual, história das gestações (se), infecções e cirurgias pélvicas, tabagismo, exposição a substâncias tóxicas ou a fatores ambientais e tratamentos prévios para a infertilidade. No caso do homem, deve-se verificar uso de álcool e/ou drogas, função erétil, história médica (uso de fármacos, infecções, diabetes, traumas testiculares, doenças da infância, criptorquidismo, varicocele, cirurgias pélvicas prévias). Questionar se o casal ou um deles já gerou filhos.[3,13]

Exame físico

Na mulher, realizar o exame físico completo e o exame ginecológico completo. No homem, também realizar o exame físico completo e a avaliação da bolsa escrotal: verificar a consistência dos testículos e seu volume, assim como a presença dos epidídimos e deferentes.[3,13]

Exames complementares

- Avaliação do casal infértil.
- Rastreamento inicial para doenças infecciosas: anticorpo antivírus da hepatite C (anti-HCV), antígeno de superfície para hepatite B (HBsAg), anticorpo antivírus da imunodeficiência humana (anti-HIV), *veneral disease research laboratory* (VDRL), clamídia para imunoglobulina G (IgG) e vírus da leucemia de células T humanas tipos 1 e 2 (HTLV-1/2).

Avaliação feminina

Fator anatômico

A avaliação anatômica é essencial para a proposição do tratamento do casal. A histerossalpingografia, o método radiológico,

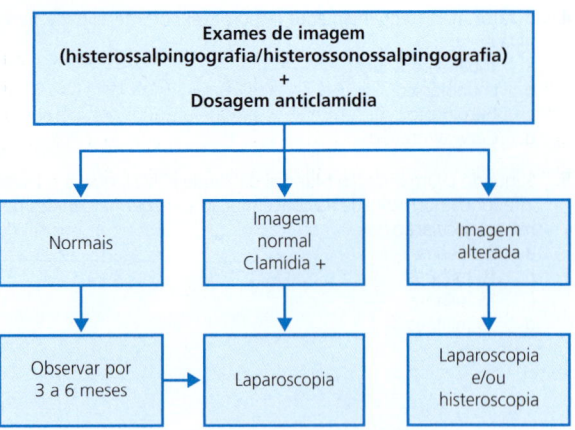

▲ Figura 130.1
Rotina de investigação do fator anatômico feminino.

Tabela 130.1 | **Espermocitograma normal (nova classificação da OMS, 2010)**	
Volume	1,5-5 mL
pH (Acidez)	> 7,2-8
Motilidade	A+B = 32%
Morfologia normal	Maior ou igual a 4%
Vitalidade	58%
Concentração	Superior a 15 milhões
Concentração/mL	$\geq 15 \times 10^6$/mL
Concentração/ejaculado	$\geq 39 \times 10^6$/mL/ejac

a histerossonossalpingografia, e o método ecográfico são exames de imagem que servem para avaliar a configuração uterina e a permeabilidade tubária. A histeroscopia e a laparoscopia completam a avaliação: esta é considerada padrão-ouro na avaliação do fator tuboperitoneal e também é utilizada para cauterizar focos de endometriose e desfazer aderências como tratamento cirúrgico (Figura 130.1).

Fator hormonal

Para descartar alterações extraovarianas, solicita-se prolactina, TSH e 17-OH-progesterona. Com isso, avaliam-se a hipófise, a tireoide e a suprarrenal, respectivamente, que, na maioria dos casos, estão normais. Preferencialmente, o hormônio foliculoestimulante (FSH) é solicitado até o 5º dia do ciclo a mulheres com mais de 35 anos que serão submetidas a ciclos estimulados, como preditor de resposta. Em caso de obesidade, a simples redução do peso leva essa pessoa a retornar a ciclos regulares ou mesmo a iniciar ciclos ovulatórios. As causas ovarianas estão relacionadas ao hiperandrogenismo, algumas delas sendo resolvidas por meio de fármacos indutores (Figura 130.2).

Avaliação masculina

A pesquisa da infertilidade masculina fundamenta-se basicamente na avaliação do espermocitograma (ver Tabela 130.1), o qual deve ser feito com 3 a 7 dias de abstinência sexual. Pela variabilidade da produção espermática, analisar um mínimo de duas amostras, com intervalo de 1 a 2 semanas entre as coletas.

Por razões de padronização e para que os resultados obtidos em locais diferentes sejam comparáveis e confiáveis, os testes que envolvem sêmen devem ser realizados de acordo com diretrizes, como as estabelecidas pela OMS.[3,4,13] Nos casos em que o espermocitograma está alterado, buscam-se outras causas que possam interferir na produção espermática, solicitando-se, conforme a Figura 130.3: TSH, prolactina, FSH, testosterona, cariótipo (suspeita de insuficiência testicular e testículo diminuído), US testicular com Doppler.

Tratamento

O tratamento do casal é planejado segundo a causa da infertilidade. Para facilitar, pode-se seguir o protocolo apresentado no Quadro 130.1.

O uso de indutores da ovulação, no caso da síndrome dos ovários policísticos (SOP), com clomifeno, aumenta em três vezes a probabilidade de indução da ovulação, ocorrendo em 60% das pacientes (B); seu uso costuma ser feito em centros especializados onde tenha US para melhor verificar a resposta ovulatória. A metformina, na SOP, aumenta em 50% a probabilidade de ovulação (C). Os resultados são inferiores ao clomifeno (A). Entretanto, administrar concomitantemente clomifeno e metformina é mais efetivo (C).[7]

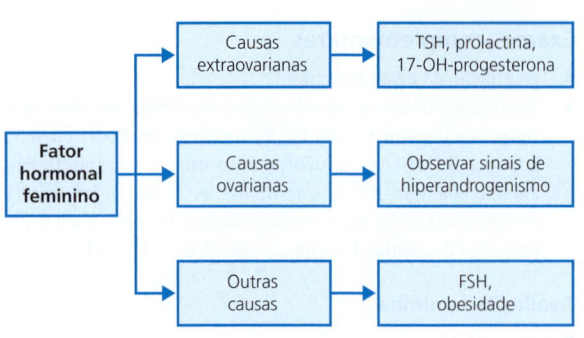

▲ Figura 130.2
Avaliação feminina – fator hormonal.

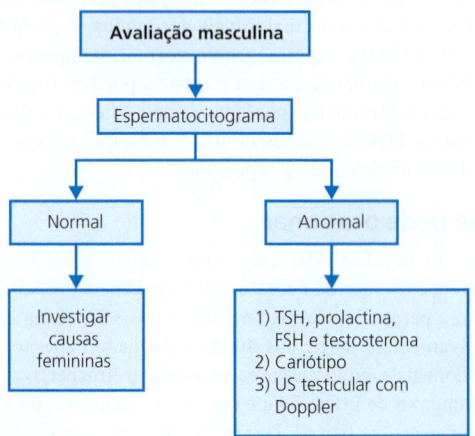

▲ Figura 130.3
Avaliação masculina.

Quadro 130.1	Esquema de tratamento segundo a causa de infertilidade
Fator masculino	Cirurgia, varicocele, vasectomia prévia
	Gonadotrofinas, hipogonadismo, hipogonadotrófico
	Técnicas de reprodução assistida – oligoastenoteratospermia
Fator anatômico	Cirurgia: salpingostomia/salpingoplastia/lise de aderências
	Técnicas de reprodução assistida
Fator hormonal	Tratamento de endocrinopatia subjacente
	Indução da ovulação – citrato de clomifeno, 100 mg, do 3º ao 7º dia do ciclo
	Técnicas de reprodução assistida
Fator desconhecido	Conduta expectante
	Indução da ovulação
	Técnicas de reprodução assistida

Quando referenciar

- Após 1 ano, para casais que estejam tentando engravidar com vida sexual ativa e sem uso de medidas anticonceptivas.
- Após 6 meses, quando a mulher tiver idade superior a 35 anos.
- Quando já avaliados (temperatura basal, muco cervical, espermograma, histerossalpingografia e assistidos com orientações e investigações já descritas) pelos serviços de saúde de atenção primária. Caso contrário, esses casais deverão ser acompanhados por um período mínimo de 6 meses; não ocorrendo gestação, poderão ser referidos à atenção especializada.
- A qualquer tempo, na presença de fatores diagnosticados que necessitem de investigação e assistência especializada.

Erros mais frequentemente cometidos

▶ Iniciar atendimento individual, e não do casal.

▶ Antes do início de qualquer tratamento para infertilidade, deixar de informar o casal sobre:
- Os riscos do tratamento.
- Os prováveis custos do tratamento.
- Em quanto o tratamento aumenta as chances de conceber.
- Quantos tratamentos serão necessários para que se possa conceber.
- Se esse tratamento elimina outras opções
- Quais as opções existentes caso esse tratamento não obtenha sucesso.

▶ Não realizar abordagem multiprofissional/equipe de saúde.[6]

▶ Deixar de orientar sobre a adoção: qualquer pessoa com mais de 18 anos pode adotar, independentemente do estado civil. Se optar pela adoção, orientar sobre o Cadastro Nacional de Adoção (que conta com preenchimento de informações e documentos pessoais, antecedentes criminais e judiciais), a ser feito em qualquer Vara da Infância e Juventude ou no fórum mais próximo.[6]

Prognóstico e complicações possíveis

Embora, na maioria dos casos, apenas um dos membros do casal seja alvo do diagnóstico de infertilidade, esta deve ser vista como um problema do casal. Isso não implica, contudo, que ambos os membros sejam afetados e reajam de forma semelhante. De fato, a literatura tem evidenciado o impacto maior que a infertilidade e o respectivo tratamento provocam nas mulheres comparativamente aos seus parceiros. Para as mulheres, o diagnóstico de infertilidade pode gerar angústia em seu senso de identidade feminina, originando sentimentos de fracasso, falta de controle e baixa autoestima.[9] São normalmente elas que tomam a iniciativa de procurar ajuda médica[14] e parecem ter maior dificuldade em abandoná-la, no caso de fracassos repetidos.[15,16] Além disso, as mulheres são geralmente o alvo dos procedimentos, tendo de se submeter a uma série de técnicas (mais ou menos) intrusivas, de monitorar diariamente seu ciclo menstrual e de alterar sua rotina de forma a acomodar regimes de tratamentos bastante rígidos. Esses e outros fatores, como os efeitos secundários resultantes da estimulação hormonal a que são submetidas,[17] parecem justificar os níveis mais elevados de ansiedade que apresentam durante o tratamento.[18,19]

A investigação sobre as consequências psicossociais da infertilidade tem levado alguns autores a sugerir que a paternidade é um papel menos importante na vida dos homens e que, consequentemente, estes sofrem menos com a existência de problemas de fertilidade e investem menos em tratamentos.[14] Outros autores sugerem que a literatura científica tem menosprezado o impacto da infertilidade nos homens, ao focar as suas investigações essencialmente nas mulheres, e estudos têm demonstrado que eles também são significativamente afetados pela infertilidade.

Apesar de parecerem ser mais resilientes do que as suas companheiras para aceitar um estilo de vida sem filhos,[20] quando deparados com problemas de fertilidade, os homens têm menor autoestima, maior inadequação relativamente ao seu papel social e níveis mais elevados de ansiedade do que quando não existe qualquer diagnóstico de infertilidade.[9,21]

Quando confrontados com esse tipo de dificuldade, os homens tendem a aumentar seu envolvimento no trabalho e em outras atividades, sendo mais otimistas e orientados à resolução de problemas do que suas esposas e recorrendo menos ao suporte social.[22] No entanto, parecem assumir uma postura passiva no que concerne ao seu envolvimento nos tratamentos.[16]

O impacto da infertilidade parece ser maior para ambos os membros do casal quando a causa é masculina do que quando é feminina ou idiopática:[23] homens inférteis reportaram maior reatividade emocional negativa e ansiedade do que homens sem diagnóstico de infertilidade.[24,14] Estudos também indicam que esses homens apresentam valores mais elevados de culpa, medo e tristeza, ao passo que suas esposas apresentam valores mais elevados de ansiedade.[25]

Webb e Daniluk[16] referem ainda que, quando confrontados com um diagnóstico de infertilidade, os homens experimentam um sentimento profundo de perda, luto e inadequação social, cuja origem certamente se encontra na cultura popular, que relaciona fertilidade, masculinidade e virilidade.[26] Além disso, alguns homens experimentam períodos de impotência e de ansiedade relacionada com seu desempenho sexual.[9,27–29]

A teoria psicogênica da infertilidade deve ser vista como algo passado da história da medicina, pois já ocorrem conflitos intrapsíquicos e turbulências interpessoais pela própria infertilidade, considerando que a maternidade ainda é um aspecto importante de realização da identidade feminina. Seria um sofrimento a mais considerar tal possibilidade, pois o próprio tratamento gera estresse considerável, e resultados negativos, por sua vez, constituem uma nova perda.[30]

Atividades preventivas e de educação

- Realizar avaliação clínica minuciosa do casal e afastar patologias concomitantes.
- Introduzir conteúdos educativos, individual ou coletivamente, que orientem o casal a:
    - Identificar o período fértil da mulher.
    - Concentrar as relações sexuais no período fértil.
    - Eliminar fatores que interfiram no depósito de sêmen ejaculado na vagina ou na migração espermática no trato genital feminino (p. ex., duchas vaginais pós-coito e uso de lubrificantes).
    - Eliminar fatores que interfiram no processo de fertilidade e de concepção (descritos nas orientações de concepção). Apenas 32% das mulheres se preocupam com não ter filhos.[31]
- Dar assistência para pessoas que vivem com o HIV e que desejam ser pais (visar a metas de CD4 e referenciar para serviços especializados e a técnicas de assistência para concepção em casais soropositivos).[6]

Como já referido, a compreensão da vivência de casais com problemas de fertilidade parece incompleta se não se levar em conta o enquadramento social e cultural em que estes se encontram.[14] De fato, dada a enorme importância atribuída à família e à parentalidade, mesmo nas sociedades mais ocidentais, não é de admirar que esses casais se sintam muitas vezes isolados na sua dor.

Deve ser disponibilizado, em qualquer fase do diagnóstico e do tratamento, o acompanhamento psicológico:[32] refletir sobre todas as opções e implicações dos tratamentos disponíveis; receber suporte emocional; e desenvolver recursos suficientes para lidar adaptativamente com o desafio da infertilidade, de tratamentos associados e dos respectivos resultados.

Deve-se também promover atividades de prevenção em fatores ambientais e hábitos de vida que possam levar à infertilidade futura, em que a equipe de saúde possa orientar o público jovem. Equipes de saúde e escola preocupam-se com a prevenção da gestação, mas é importante lembrar-se de adquirir hábitos saudáveis para preservar a fertilidade futura – entre eles, citam-se cigarro, álcool, infecções sexualmente transmissíveis, obesidade e idade da mulher (a taxa de gestação espontânea aos 20 anos é de 25% ao mês; 10% aos 40 anos; menor do que 2% aos 45 anos). Assim, postergar a gestação após os 35 anos implicará maiores dificuldades para obtê-la.[7]

A infertilidade é considerada de relevância para a saúde pública e acomete entre 50 e 80 milhões de pessoas em idade reprodutiva em todo o mundo. Por ano surgem 2 milhões de novos casos de infertilidade. O desejo de ter um filho é indiscutivelmente um dos mais universais e está presente na maioria dos anseios dos indivíduos adultos. No entanto, nem todo casal consegue espontaneamente conduzir uma gravidez, necessitando de tratamento.[33,34] Dessa forma, o acompanhamento deve assumir um forte componente psicoeducativo e preventivo.

REFERÊNCIAS

1. World Health Organization. Recent advances in medically assisted conception. Geneva: WHO; 1992.
2. World Health Organization. Progress report in reproductive health research. Geneva: WHO; 2003.
3. Passos EP, Ramos JGL, Martins-Costa SH, Magalhães JA, Menke CH, Freitas F, organizadores. Rotinas em ginecologia. 7. ed. Porto Alegre: Artmed; 2017.
4. Pasqualotto FF. Investigação e reprodução assistida no tratamento da infertilidade masculina. Rev Bras Ginecol Obstet. 2007;29(2):103-112.
5. Gameiro S, Silva S, Canavarro MC. A experiência masculina de infertilidade e de reprodução medicamente assistida. Psic Saúde & Doenças. 2008;9(2):253-270.
6. Brasil. Ministério da Saúde. Protocolos da Atenção Básica: Saúde das Mulheres. Brasília: Ministério da Saúde; 2016.
7. Passos EP. Infertilidade. In: Duncan BB, Schmidt MI, Giugliani ERJ, Duncan MS, Giugliani C, organizadores. Medicina ambulatorial: condutas de atenção primária baseadas em evidências. 4. ed. Porto Alegre: Artmed; 2013.
8. Passos EP. Infertilidade. In: Passos EP, Ramos JGL, Martins-Costa SH, Magalhães JÁ, Menke CH, Freitas F, organizadores. Rotinas em ginecologia. 7. ed. Porto Alegre: Artmed; 2017.
9. Cousineau TM, Domar AD. Psychological impact of infertility. Best Pract Res Clin Obstet Gynaecol. 2007;21(2):293-308.
10. van Balen F, Trimbos-Kempre TCM, Naaktgeboren N. De ervaring van behandeling, zwangerschap en bevaling. Gedrag & Gezondheid. 1996;24:269-76.
11. Boivin J, Takefman JE. Stress level across stages of in vitro fertilization in subsequently pregnant and nonpregnant women. Fertil Steril. 1995;64(4):802-810.
12. Hynes GJ, Callan VJ, Terry DJ, Gallois C. The psychological well-being of infertile women after a failed IVF attempt: the effects of coping. Br J Med Psychol. 1992;65(Pt 3):269-278.
13. Boza Jimenez EJ, Krajden ML, Uhlig RFS. Planejamento familiar. 3. ed. Curitiba: Secretária Municipal da Saúde; 2005.
14. Hardy E, Makuch MY. Gender, infertility and ART. In: Vayena E, Rowe PJ, Griffin P, editors. Current practices and controversies in assisted reproduction. Geneva: WHO; 2002.
15. Ulbrich PM, Coyle AT, Llabre MM. Involuntary childlessness and marital adjustment: his and hers. J Sex Marital Ther. 1990;16(3):147-158.
16. Webb RE, Daniluk JC. The end of the line: infertile men's experiences of being unable to produce a child. Men and Masculinities. 1999;2(1):6-25.
17. Eugster A, Vingerhoets AJ. Psychological aspects of in vitro fertilization: a review. Soc Sci Med. 1999;48(5):575-589.
18. Beaurepaire J, Jones M, Thiering P, Saunders D, Tennant C. Psychosocial adjustment to infertility and its treatment: male and female responses at different stages of IVF/ET treatment. J Psychosom Res. 1994;38(3):229-240.
19. Edelmann RJ, Connolly KJ, Bartlett H. Coping strategies and psychological adjustment of couples presenting for IVF. J Psychosom Res. 1994;38(4):355-364.
20. Wright J, Duchesne C, Sabourin S, Bissonnette F, Benoit J, Girard Y. Psychosocial distress and infertility: men and women respond differently. Fertil Steril. 1991;55(1):100-108.
21. Glover L, Gannon K, Abel P. Eighteen month follow up of male subfertility clinic attenders: a comparison between men whose partner subsequently became pregnant and those with continuing subfertility. J Reprod Infant Psychol. 1999;17(1):83-87.
22. Jordan C, Revenson TA. Gender differences in coping with infertility: a meta-analysis. J Behav Med. 1999;22(4):341-358.
23. Mikulincer M, Horesh N, Levy-Shiff R, Manovich R, Shalev J. The contribution of adult attachment style to the adjustment to infertility. Br J Med Psychol. 1998;71(Pt 3):265-80.
24. Nachtigall RD, Becker G, Wozny M. The effects of gender-specific diagnosis on men's and women's response to infertility. Fertil Steril. 1992;57(1):113-21.
25. Moura-Ramos M, Gameiro S, Canavarro MC. Psicopatologia e reactividade emocional em famílias que recorrem a técnicas de reprodução medicamente assistida no momento do início do tratamento. Anais do 11º Congresso Internacional de Educação Familiar. Coimbra; 2007.
26. Throsby K, Gill R. It's different for men: masculinity and IVF. Men and Masculinities. 2004;6(4):330-8.
27. Berger DM. Impotence following the discovery of azoospermia. Fertil Steril. 1980;34(2):154-6.
28. Burns LH. Sexual counseling and infertility. In: Burns LH, Covington SN, editors. Infertility counselling: a comprehensive handbook for clinicians. London: The Parthenon Group; 1999.
29. Saleh RA, Ranga GM, Raina R, Nelson DR, Agarwal A. Sexual dysfunction in men undergoing infertility evaluation: a cohort observational study. Fertil Steril. 2003;79(4):909-912.
30. Vila ACD, Vandenberghe L, Silveira NA. A vivência de infertilidade e endometriose: pontos de atenção para profissionais de saúde. Psic. Saúde & Doenças. 2010;11(2):219-228.
31. Guimarães MAM, Alexandre AE, Ribeiro JAAC. Prevalência e práticas preventivas em infertilidade entre mulheres atendidas em um serviço público de saúde. Reprod Clim. 2013;28(2):57-60.
32. Boivin J, Appleton TC, Baetens P, Baron J, Bitzer J, Corrigan E, et al. Guidelines for counselling in infertility: outline version. Hum Reprod. 2001;16(6):1301-1304.
33. Félis KC, Almeida RJ. Perspectiva de casais em relação à infertilidade e reprodução assistida: uma revisão sistemática. Reprod Clim. 2016;31(2):105-111.
34. Alexandre B, Matos C, Antunes E, Silvério M, Vilelas J. Da infertilidade à parentalidade: respostas emocionais dos casais e o envolvimento do enfermeiro no processo de transição. Rev Ciências Saúde da ESSCVP. 2014;6:27-34.

CAPÍTULO 131

Pré-natal de baixo risco

Maria Lucia Medeiros Lenz
Lúcia Naomi Takimi
Lucas Wollmann

Aspectos-chave

▶ A gestação encontra-se entre os primeiros motivos de consulta em atenção primária à saúde (APS): um pré-natal adequado deve começar precocemente – em torno da 10ª semana de idade gestacional (IG).

▶ Após o diagnóstico da gestação, é importante proporcionar um espaço para que a mulher possa manifestar seus sentimentos e expectativas em relação a essa nova situação. É preciso compreendê-la dentro de seu contexto familiar e social e identificar o momento atual do ciclo de vida da família – se o casal planejava a gestação, se usava ou não algum método anticoncepcional e como está sendo recebida a notícia.

▶ Vários parâmetros para diagnosticar patologias obstétricas têm sido revistos sob a óptica da medicina baseada em evidências. Condutas anteriormente preconizadas têm sido questionadas por gerarem gastos desnecessários, além de estresse à gestante e à sua família. As sugestões e solicitações de exames e procedimentos devem sempre ser esclarecidas à família para que esta possa optar por fazê-los ou não.

▶ Ao médico de família e comunidade cabe acompanhar a gestação de baixo risco. No entanto, a cada consulta, novos dados surgirão, podendo, a qualquer momento, a gestante apresentar situações de risco que impliquem a necessidade de ser referenciada. Assim, é importante que haja um sistema de referência consolidado para pré-natal de alto risco e que esteja o mais integrado possível com a atenção primária. A manutenção do vínculo com o médico, nesse período crítico em que a gestação é de risco, torna-se fundamental, com apoio emocional e esclarecimentos sobre o que está sendo proposto pelos especialistas.

Caso clínico

Ana, 25 anos, refere atraso menstrual e que o teste de urina comprado na farmácia se mostrou positivo para gestação, está surpresa, pois não havia planejado, mas conta que sua família recebeu bem a notícia e a está apoiando. Ana tem uma filha de 5 anos, fruto de um relacionamento anterior, cuja gestação evoluiu bem e sem intercorrências, exceto que ela teve anemia. Vive com o novo companheiro há 2 anos. Nega problemas de saúde na família ou uso de medicações regulares.

Na primeira consulta, a médica de família e comunidade deixou-a falar sobre seus sentimentos e expectativas em relação à gravidez, além de questioná-la sobre possíveis fatores de risco gestacional. No exame físico, a pressão arterial (PA) estava em 100/70 mmHg, o índice de massa corporal (IMC) 27,0 e fundo uterino palpado na sínfise púbica. A médica de família e comunidade solicitou exames laboratoriais previstos para o primeiro trimestre de pré-natal e combinaram uma nova consulta em 4 semanas.

No retorno, com 20 semanas de amenorreia (teve compromissos profissionais e necessitou reagendar a consulta), Ana está mais tranquila, sem sintomas e escolhendo nomes para o bebê. O exame físico não possui alterações e os exames complementares solicitados mostram hemoglobina (Hb) 11,5; tipo sanguíneo A+; glicemia de jejum 90 mg/dL; exame analítico de urina sem proteinúria, nitritos negativos, glicosúria negativa, hemoglobinúria negativa; urocultura com > 100.000 unidades formadoras de colônias (UFC); imunoglobulina M (IgM) não reagente e IgG reagente para toxoplasmose; *veneral disease research laboratory* (VDR) L 1:2; anti-HIV não reagente, antígeno de superfície para hepatite B (HbsAg) não reagente.

Teste seu conhecimento

1. A deficiência de ferro é uma das carências mais comuns na gestação. Entre as principais causas, encontram-se: dieta insuficiente de ferro absorvível, demanda aumentada, perda de ferro devido a infecções parasitárias. A Hb de 11,5 g/dL de Ana deve ser interpretada e manejada da seguinte forma:
   a. Anemia moderada; prescrever sulfato ferroso 120 g/dia, 1 hora antes das três principais refeições e de preferência com frutas cítricas, tratar possível verminose e repetir exame em 30 dias
   b. Anemia leve; prescrever sulfato ferroso 120 g/dia, 1 hora antes das três principais refeições e de preferência com frutas cítricas e repetir exame no último trimestre
   c. Resultado da Hb não caracteriza anemia; orientar dieta rica em ferro; solicitar exame parasitológico de fezes para descartar verminoses
   d. Hb que não caracteriza anemia; orientar dieta rica em ferro; prescrever sulfato ferroso 40 mg/dia

2. O exame de glicemia de jejum foi de 90 mg/dL. Qual é a impressão e o manejo?
   a. Gestante com rastreamento negativo; não necessita novas aferições de glicemia nesta gestação

b. Gestante com rastreamento negativo; solicitar glicemia de jejum entre 24-28 semanas
   c. Gestante com rastreamento positivo; solicitar teste oral de tolerância à glicose (TOTG) 75 g entre 24-28 semanas; estimular hábitos alimentares saudáveis e exercício físico regular
   d. Gestante com suspeita de diabetes melito gestacional (DMG); solicitar nova glicemia de jejum para confirmar diagnóstico e referenciar para serviço de pré-natal de alto risco, para manejo

3. Paciente nega queixas, mas a urocultura apresenta > 100.000 UFC. Qual é a impressão diagnóstica e o manejo?
   a. Provável contaminação genital; solicitar novos exames no segundo trimestre e remarcar consulta em 4 semanas
   b. Bacteriúria assintomática; iniciar tratamento conforme antibiograma e repetir urocultura após tratamento
   c. Bacteriúria assintomática; orientar aumento da ingesta hídrica e repetir urocultura mensal
   d. Infecção do trato urinário (ITU); descartar pielonefrite e referenciar para um serviço de pré-natal de alto risco

4. Ana ficou muito preocupada com o IgG reagente para toxoplasmose. Sua cunhada teve a "doença do gato" na gestação e necessitou fazer tratamento. Quais são a impressão e manejo adequado?
   a. Acalmá-la dizendo que a toxoplasmose é uma doença rara; prescrever espiramicina profilática na dose de 1 g de 8/8 h
   b. Acalmá-la dizendo que o resultado da IgM foi negativo; enfatizar as orientações preventivas; repetir IgG e IgM no terceiro trimestre
   c. Acalmá-la dizendo que IgG reagente e IgM não reagente sugerem doença pregressa e que ela não se apresenta suscetível para adquirir toxoplasmose, ou seja, não precisará repetir mais o exame
   d. Acalmá-la dizendo que talvez não necessite tratamento; solicitar teste de avidez de IgG e solicitar avaliação em um serviço de pré-natal de alto risco

5. O exame de VDRL apresenta a titulação 1:2, e o teste rápido, realizado na unidade de saúde, foi reagente. Ana nega ter tido sífilis ou ter feito algum tratamento para qualquer infecção sexualmente transmissível. Quais são a impressão e o manejo?
   a. Provável erro laboratorial; solicitar teste treponêmico
   b. Provável cicatriz sorológica de sífilis não diagnosticada (muitas vezes assintomática); repetir teste rápido no terceiro trimestre
   c. Não se pode descartar sífilis em estágio desconhecido; tratar gestante com penicilina benzatina e solicitar prontamente VDRL para parceiro
   d. Não se pode descartar sífilis em estágio desconhecido; prescrever tratamento com penicilina benzatina para a gestante e para o parceiro, bem como repetir VDRL mensalmente até o parto

Respostas: 1D, 2C, 3B, 4C, 5D

Do que se trata

Acompanhamento pré-natal

O pré-natal refere-se ao conjunto de consultas ou visitas programadas da mulher gestante com o médico de família e comunidade e sua equipe de saúde, objetivando o nascimento de um bebê saudável com risco mínimo para a mãe. Entre os componentes centrais de um adequado acompanhamento pré-natal encontram-se: estimativa precoce e precisa da IG; identificação de situações de risco e complicações; avaliação contínua do estado de saúde da mãe e do feto; intervenções que visem a prevenir ou a minimizar morbidade, e educação e comunicação com a gestante e sua família.[1]

A gestação encontra-se entre os primeiros motivos de consulta em APS.[2] Caracteriza-se por um período de grandes transformações e que requer adaptação à chegada do novo membro da família, constituindo-se, assim, em um momento de maior vulnerabilidade e, ao mesmo tempo, propício para o desenvolvimento de ações preventivas e de promoção à saúde.[3]

Um pré-natal adequado deve começar precocemente – em torno da 10ª semana de IG[1] –, para garantir o maior número de ações preventivas, permitindo a identificação precoce de uma gravidez de maior risco e possibilitando o desenvolvimento de um plano individualizado para acompanhar a gestante.

O percentual de gestantes que iniciam o pré-natal no primeiro trimestre é considerado um indicador de avaliação da qualidade da atenção prestada.[1] No Brasil, segundo o Instituto Brasileiro de Geografia e Estatística (IBGE),[4] no ano de 2015 foi a taxa de natalidade estimada é de 14,16 nascidos-vivos por mil habitantes, com uma taxa de fecundidade de 1,72 filhos por mulher. Uma pesquisa sobre os cuidados antenatais oferecidos às mulheres no Brasil em 2011-2012 mostrou que 98,7% realizaram acompanhamento pré-natal, sendo que 60,6% iniciaram esse acompanhamento antes da 12ª semana gestacional e 73,1% compareceram a seis ou mais consultas. O pré-natal foi realizado em unidades básicas de saúde públicas em 74,6% dos casos. A média de idade das gestantes foi de 25,7 anos, sendo 18,2% adolescentes e 10,5% com 35 anos ou mais. Menos de 10% receberam todas as condutas recomendadas.[5]

Diagnóstico de gestação

Em toda mulher em idade fértil com atraso menstrual deve-se pensar em gestação. Os sintomas presuntivos são náuseas, vômitos, tonturas, salivação excessiva, mudança no apetite, aumento da frequência urinária e sonolência e/ou modificações anatômicas, como o aumento do volume das mamas, hipersensibilidade nos mamilos, tubérculos de Montgomery, saída de colostro pelo mamilo, coloração violácea vulvar e cianose vaginal e cervical. Gestações tardias podem ser identificadas por meio do amolecimento da cérvice, do aumento do volume uterino e do aumento da revascularização das paredes vaginais.[6] Na presença de um conjunto de sintomas presuntivos que façam o profissional considerar a possibilidade de gestação, o exame confirmatório pode ser solicitado mesmo na ausência de amenorreia. A detecção da gonadotrofina coriônica humana (hCG) em sangue ou urina é a base da maioria dos testes de gravidez: ela começa a ser secretada após a implantação e pode ser detectada em 8 dias após a concepção. Valores de 10 mLU/mL são encontrados de 8 a 9 dias após a ovulação (podendo variar de 6 a 12 dias). Esse valor dobra a cada 24 horas, atingindo pico de 100.000 mLU/mL por volta de 10 semanas, com decréscimo posterior até as 20 semanas, estabilizando em 20.000 mLU/mL até o fim da gestação. Os testes séricos normalmente apresentam limite mínimo de detecção de hCG de 5 a 10 mLU/mL, ao passo que os testes urinários apresentam limites mínimos de detecção de 20 a 50 mLU/mL.[7] As unidades de saúde em todo o Brasil, desde a implantação da Rede Cegonha, disponibilizam o teste rápido gestacional. A positividade desse teste urinário é dependente do insumo, mas a maioria torna-se positivo após 7 dias de atraso menstrual.[8]

A certeza da gestação ocorre com a presença dos batimentos cardíacos fetais (BCF) detectados por sonar (a partir da 10ª semana gestacional), a percepção dos movimentos fetais (a partir da 18ª a 20ª semana) e por meio de ultrassonografia (US) (saco gestacional com 4 a 5 semanas, vesícula vitelina e atividade cardíaca como primeira manifestação do embrião com seis semanas gestacionais).[6]

O que fazer

Vários parâmetros para diagnosticar patologias obstétricas têm sido revistos sob a ótica da medicina baseada em evidências (MBE). Condutas antes preconizadas têm sido questionadas por produzirem gastos desnecessários, além de estresse à gestante e à sua família. As sugestões e solicitações de exames e procedimentos devem sempre ser esclarecidas para a família, para que esta possa optar por fazê-los ou não.

O Ministério da Saúde[9] prevê um calendário mínimo de 6 consultas de pré-natal, com periodicidade mensal até 28 semanas, quinzenal da 28ª até 36ª semana e semanal após a 36ª semana de gestação.

Anamnese

É preciso compreender essas gestação dentro de seu contexto familiar e social e identificar o momento atual do ciclo de vida da família – a presença de companheiro, se planejava a gestação, se usava ou não algum método anticoncepcional e como está sendo recebida a notícia.[3] O contexto social é fator determinante, não apenas para o bom desenvolvimento da gestação, mas também para a relação que a mulher e sua família estabelecerão com o futuro bebê.[10]

Durante a anamnese, principalmente se uma consulta pré-concepcional não foi realizada, é importante obter-se a história clínica e familiar da gestante, identificando: hipertensão arterial sistêmica, cardiopatias, diabetes, trombose venosa, infecções, infecções sexualmente transmissíveis, doenças psiquiátricas e doenças hereditárias. É necessário perguntar sobre o uso de tabaco, álcool e drogas ilícitas, bem como identificar o uso de medicamentos e, se necessário, substituí-los ou suspendê-los por outros mais bem estudados e seguros. Perguntar também sobre a ocupação da mulher, com o objetivo de identificar dificuldades e riscos ocupacionais, bem como avaliar a renda familiar.[9]

A história obstétrica prévia busca conhecer o número de gestações anteriores, a ocorrência de partos prematuros, o intervalo entre os partos, o tipo de parto, as complicações no parto e puerpério, o peso de nascimento dos filhos anteriores, a ocorrência de aborto, as perdas fetais, as hemorragias, o diabetes, a pré-eclâmpsia e eclâmpsia, a experiência da mulher com o aleitamento materno e outras situações que tendem a se repetir.[11]

É fundamental estabelecer uma IG de maneira fidedigna, a qual pode ser calculada a partir da data da última menstruação (DUM), utilizando-se o primeiro dia de fluxo. A regra de Naegele consiste em somar 7 dias ao dia da DUM e subtrair 3 do mês da DUM. Utilizando um gestograma ou disco obstétrico, facilmente se identifica a data provável do parto, ou seja, a data em que terão se passado 280 dias após o primeiro dia da DUM.[11] Outra possibilidade é o uso de aplicativos para celular e *tablet*. O TelessaúdeRS disponibiliza o aplicativo "Calculadora Gestacional" para *download* gratuito nas plataformas Android e Apple. É possível fazer o cálculo da data prevista para o parto a partir da data DUM ou dos dados da US.

A US obstétrica para avaliação da IG deve ser solicitada quando não for possível determiná-la pela anamnese (DUM incerta) e exame físico, se a mulher apresentar ciclos menstruais irregulares ou se houver discrepância entre a altura uterina e a IG calculada.[12] O exame deve ser realizado preferencialmente até a 14ª semana de gestação. O comprimento cabeça-nádegas (CCN) é a medida de biometria fetal considerada padrão no primeiro trimestre (ainda que em gestações muito precoces possa se utilizar o diâmetro do saco gestacional). Entre 7 e 10 semanas de gestação, a medida do CCN associa-se a um erro no cálculo da IG de +/- 3 dias; entre 10 e 14 semanas, o erro é de +/- 5 dias, aumentando progressivamente com a evolução da gestação.[6]

As informações coletadas durante a anamnese, bem como a descrição do exame físico e dos exames complementares devem ser registradas no prontuário médico e também em uma caderneta ou carteira a ser entregue à gestante, que, de posse desse documento, poderá acompanhar melhor a atenção pré-natal que está sendo realizada; além disso, facilitará a comunicação entre profissionais de saúde em situação de intercorrências, referenciamentos para outros serviços ou no momento do parto.[1,9]

Exame físico

Para a primeira consulta de pré-natal, preconiza-se um exame físico completo e um exame gineco-obstétrico.[9] Nas consultas subsequentes, a avaliação deve ser mais dirigida aos aspectos específicos da gestação.[6] O médico de família e comunidade deve também estar alerta para sinais de violência doméstica e proporcionar espaço para que a gestante se sinta segura em falar sobre esse assunto. Estima-se que a prevalência é alta e que, excluindo pré-eclâmpsia, a violência doméstica é mais predominante que qualquer outra condição detectável nas consultas de pré-natal.[11]

Alguns aspectos do exame físico no pré-natal serão mais detalhados neste capítulo, pela sua peculiaridade e importância no período gestacional.

Medida da pressão arterial

Recomenda-se medir a PA da gestante em todas as consultas de pré-natal.[6,12,13] O uso da "diminuição" dos sons (fase IV de Korotkoff) não é mais recomendado, e o desaparecimento dos sons (fase V de Korotkoff) deve ser usado para definir pressão diastólica. Valores de PA inferiores a 140x90 mmHg são considerados normais.[9] No Quadro 132.1 do Cap. 132, Hipertensão na gestação, encontram-se achados anormais de PA e conduta.

Avaliação do estado nutricional

O IMC deverá ser calculado na primeira consulta de pré-natal, e o ganho de peso durante a gestação será monitorado nas próximas visitas.[13] Os valores encontrados devem ser anotados no gráfico e o sentido da curva deve ser observado para avaliação no estado nutricional. As Tabelas 131.1 e 131.2 apresentam respectivamente o risco gestacional de acordo com o IMC e o aumento de peso recomendado para mulheres gestantes levando em consideração o IMC pré-gestacional.

Medida de altura uterina e palpação obstétrica

A medida da altura uterina (AU) não é exata e está sujeita a variações se vista por diferentes observadores.[13] Mesmo assim, recomenda-se que seja realizada em todas as consultas de pré-natal após 20 semanas, com objetivo de auxiliar no monitora-

Tabela 131.1 | **Classificação do estado nutricional segundo o índice de massa corporal (IMC)**

IMC	Classificação
Baixo peso IMC ≤ 18,5	Risco aumentado de trabalho de parto prematuro
Sobrepeso IMC entre 25-29,9	Risco aumentado para diabetes gestacional, hipertensão, pré-eclâmpsia, parto distócico, cesariana, indução do trabalho de parto, aumento de infecção na ferida operatória, TEV anteparto e complicações anestésicas
Obesidade IMC ≥ 30	Risco aumentado de hipertensão gestacional

TEV, tromboembolia venosa.
Fonte: Institute for Clinical Systems Improvement.[13]

Tabela 131.2 | **Ganho de peso recomendado na gestação**

Índice de massa corporal (kg/m²)	Aumento total de peso (kg)	Aumento de peso no segundo e terceiro trimestre (kg/semana)
Baixo peso	12,0-18,4	12,5-18,0	0,5 (entre 0,5-0,6)
Peso adequado	18,5-24,9	11,5-16,0	0,5 (entre 0,4-0,5)
Sobrepeso	25,0-29,9	7,0-11,5	0,3 (entre 0,2-0,3)
Obesidade	> 30,0	5,0-9,0	0,2 (entre 0,2-0,3)

Fonte: Institute for Clinical Systems Improvement.[13]

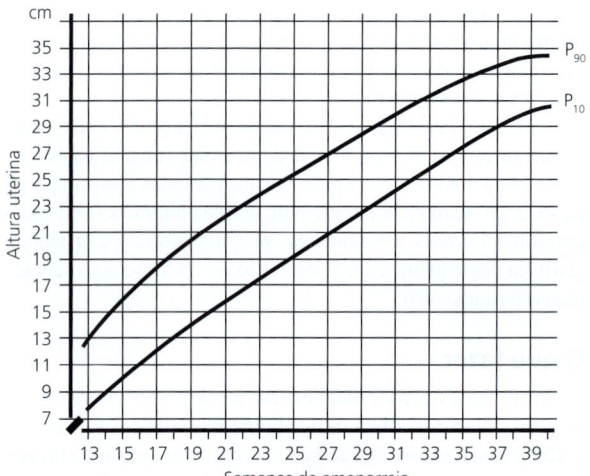

▲ **Figura 131.1**
Padrão de referência da curva da altura uterina.
Fonte: Fescina e colaboradores.[14]

mento do crescimento fetal.[12] A AU é determinada pela medida (em cm) da distância entre a borda superior da sínfise púbica e o fundo uterino, com a gestante em posição supina, com flexão de 90° do quadril e joelho, expondo o períneo, ou em uma superfície plana, com os membros em extensão e bexiga vazia.[6] O padrão de referência são duas curvas de AU desenhadas a partir de dados do Centro Latino-Americano de Perinatalogia[14] (Figura 131.1). No caso de medidas isoladas, abaixo do percentil 10 ou acima do percentil 90, deve-se pensar primeiramente em erro de cálculo na IG. Quando acima do percentil 90, deve-se avaliar a possibilidade de polidrâmnio, macrossomia, gestação gemelar, mola hidatiforme, miomatose e obesidade. Quando abaixo do percentil 10, deverá ser descartada morte fetal, oligoidrâmnio ou crescimento fetal restrito (CFR). Se possível, deve-se solicitar US e retorno em 15 dias para reavaliação. Comprovado o CFR, a gestante deverá ser submetida a uma dopplervelocimetria para avaliação da vitalidade fetal.[14] A Figura 131.1 evidencia a curva da AU de acordo com a IG.

Recomenda-se a realização de palpação obstétrica após 36 semanas de gestação[12] por meio das manobras de Leopold-Zweifel (Figura 131.2). O objetivo desse exame é identificar os polos cefálico, pélvico e dorsofetal, verificando-se a situação e a apresentação fetal a partir da 36ª semana de IG. Apresentações desfavoráveis para o parto vaginal devem ser confirmadas por US.[15]

Exame especular, toque vaginal e rastreio de câncer de colo do útero

Deve-se realizar exame pélvico na primeira consulta de pré-natal, através da inspeção da genitália externa e exame especular, com objetivo de avaliação de anormalidades do trato genitourinário e investigação de infecções sexualmente transmissíveis (ISTs).[12] O rastreamento para o câncer de colo do útero em gestantes deve seguir as recomendações de periodicidade e faixa etária como para as demais mulheres: a partir de 25 anos, em todas as mulheres que iniciaram atividade sexual, e repetir a cada três anos, se os dois primeiros exames anuais forem normais.[9]

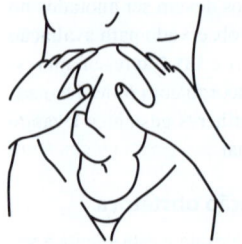 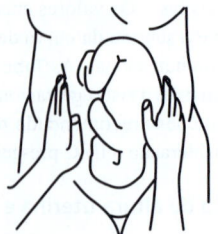 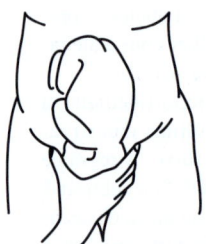 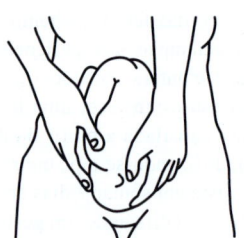

▲ **Figura 131.2**
Manobras de Leopold-Zweifel.
Fonte: Fescina e colaboradores.[14]

Após essa primeira avaliação, o exame pélvico e o toque vaginal devem ser realizados conforme necessidade, de acordo com queixas da paciente. Não é recomendada a realização de pelvimetria de rotina, pela sua falta de acurácia em predizer desproporção cefalopélvica.[15] Em gestações a termo, o toque vaginal pode ser útil na avaliação da apresentação fetal e dilatação cervical.[13]

Exame rotineiro de mamas

Embora a promoção do aleitamento materno seja uma tarefa importante a ser realizada durante o pré-natal, não se recomenda exame rotineiro das mamas com esse objetivo.[12,15] Os tratamentos propostos para mamilos planos ou invertidos mostraram-se ineficazes e contraproducentes, reduzindo a confiança materna em suas possibilidades de amamentar.[16] Problemas relacionados à amamentação devem ser identificados e corrigidos nos primeiros dias após o parto, pois podem ser beneficiados pela evolução da gestação e/ou pela pega adequada pelo bebê, e a amamentação ocorrerá normalmente.[17]

Ausculta dos batimentos cardíacos fetais e observação da movimentação fetal

A indicação primária deste exame em todas as consultas apresenta benefício psicológico para os pais.[6,12,13,15,16] Os BCFs podem ser identificados a partir de 5 a 6 semanas por US, a partir de 10 a 12 semanas de gestação com sonar Doppler e a partir de 18 a 20 semanas com estetoscópio de Pinnard.[13] No último trimestre, deve-se procurar realizar a ausculta com a gestante em decúbito lateral esquerdo, evitando compressão de grandes vasos abdominais e eventual diminuição dos BCFs.

Ritmo regular e frequências entre 120 e 160 bpm são normais e podem ser medidas por um minuto ou em frações de 15 segundos multiplicados por quatro. Frequências abaixo de 120 ou acima de 160 necessitam de avaliação complementar. Caso a gestante apresente febre, esta deve ser tratada. Se houver suspeita de sofrimento fetal, referenciar para avaliação no centro obstétrico.[9]

Após contrações uterinas, movimentação fetal ou estímulo mecânico sobre o útero, o aumento transitório dos BCFs (elevação de 15 batimentos por no mínimo 15 segundos) é sinal de boa vitalidade fetal.[6] No terceiro trimestre, o decúbito dorsal mais prolongado pode levar à compressão da veia cava inferior, causando hipotensão supina postural e queda da frequência cardíaca do feto (efeito Poseiro). A lateralização da paciente para a esquerda deve normalizar essa situação.[6]

Não é recomendada a avaliação de movimentos fetais como rotina, pois ela aumenta a ansiedade das pacientes, a quantidade de avaliações posteriores e a solicitação de exames, sem redução da incidência de morte fetal intrauterina.[12,13,15]

Exames complementares

Os exames complementares no pré-natal buscam identificar situações e patologias que possam interferir diretamente na saúde da gestante e de seu filho, tais como: condições hematológicas, incompatibilidade Rh e ABO, doenças infecciosas, diabetes, distúrbios hipertensivos e outras afecções que possam interferir na saúde da gestante e de seu filho.[18]

A gestante deve ser sempre informada, de forma compreensível, sobre a finalidade de cada exame e sobre os seus resultados. Sugere-se que o médico de família e comunidade registre sempre os exames solicitados e as datas, os resultados e a não realização por opção da gestante, se for o caso.[18] A seguir, serão descritos os exames que devem ser solicitados no pré-natal, assim como o manejo a partir dos resultados.

Hemograma

Recomenda-se solicitar dosagem de hemoglobina (Hb) e hematócrito (Ht) para todas as gestantes na sua primeira consulta de pré-natal e no segundo (recomendação dos autores) e terceiro trimestre.[9] Segundo a Organização Mundial da Saúde (OMS), a deficiência de ferro é uma das carências nutricionais mais comuns entre gestantes.[19] A concentração de Hb menor do que 11 g/dL (apesar de reconhecer-se que, durante o segundo trimestre, a concentração de Hb costuma diminuir aproximadamente 0,5g/dL) caracteriza a presença de anemia.

A anemia durante a gestação pode estar associada ao risco aumentado de baixo peso ao nascer, mortalidade perinatal e trabalho de parto prematuro. Hb entre 8 e 11 g/dL indica anemia leve a moderada. Hb abaixo de 8 g/dL é considerada anemia grave, sendo indicado referenciamento a um centro obstétrico para avaliação, e posterior acompanhamento em um serviço de pré-natal de alto risco. Se anemia estiver presente, recomenda-se tratar (120 mg/dia de ferro elementar, uma hora antes das refeições, de preferência com suco de frutas cítricas), avaliar a presença de parasitose intestinal (não recomendado tratar durante o primeiro trimestre) e acompanhar com a solicitação de nova Hb e ferritina após 30 dias. O tratamento deve ser mantido até que a Hb alcance níveis superiores a 11 g/dL e, a seguir, deve-se voltar à dose profilática (30-60 mg/dia de ferro elementar) até o terceiro mês pós-parto.[9]

Tipagem sanguínea e fator Rh

Recomenda-se solicitar tipagem sanguínea ABO e fator RhD na primeira consulta de pré-natal.[9,12] Se a gestante for RhD negativo, solicitar tipagem sanguínea com fator RhD do pai da criança e Coombs indireto à gestante. Se o Coombs for negativo, deve-se repeti-lo a cada 4 semanas, a partir da 24ª semana. Quando for positivo (gestante sensibilizada), deve-se referir a gestante ao pré-natal de alto risco.[9] Recomenda-se Ig anti-D até 72 h após o parto em mulheres com fator RhD negativo não sensibilizadas e um recém-nascido (RN) com RhD positivo, e também nas seguintes situações: após procedimentos invasivos (amniocentese, biópsia de vilos coriônicos); sangramento vaginal no 2º ou 3º trimestre; abortamento e morte fetal intrauterina; após trauma abdominal; gestação ectópica; gestação molar e após manobra para versão cefálica externa.[9,12]

Pesquisa de hemoglobinopatias

Recomenda-se a investigação de hemoglobinopatias no primeiro trimestre, com hemograma e eletroforese de Hb, em gestantes de descendência africana, mediterrânea ou do sudeste asiático, se tiver antecedentes familiares de anemia falciforme ou apresentar história de anemia crônica. Gestantes sem essas características podem ser avaliadas apenas com hemograma. Se o exame apresentar anemia microcítica não ferropriva (com ferritina normal), a eletroforese de Hb deve ser solicitada.[13,20] Gestantes com eletroforese de Hb alterada devem ser referenciadas a um serviço de pré-natal de alto risco.[9]

Exame qualitativo de urina e urocultura (EQU)

O EQU e a urocultura devem ser solicitados na primeira consulta e novamente no segundo (recomendação dos autores) e terceiro trimestre.[9]

O trato urinário e os rins sofrem várias alterações fisiológicas, funcionais e anatômicas durante a gravidez. No início da gestação, as alterações hormonais levam ao aumento na frequência miccional, que volta no final da gestação como consequência dos fatores mecânicos. Cerca de 50% das gestantes irão apresentar glicosúria em algum momento da gestação. Pode também ocorrer aminoacidúria substancial, causada pela diminuição de sua reabsorção tubular. A excreção de proteínas na urina pode duplicar, sendo que o limite aceitável para gestantes é de 300 mg/24 horas. Pode ocorrer leve alcalemia e redução da osmolalidade. Quanto ao sedimento urinário, é aceitável 1 a 2 hemácias por campo de grande aumento, sendo discutível a presença de leucocitúria como manifestação normal na gestação.[21]

A uroanálise, ou EQU, em geral consiste na análise de tira reagente e avaliação microscópica de uma amostra de urina. Detecta: densidade, pH, estearase leucocitária, nitritos, proteína, glicose, corpos cetônicos, urobilinogênio, bilirrubinas, sangue e Hb. Análise microscópica detecta células e elementos formados, como cilindros e cristais, os quais sugerem pistas diagnósticas. Idealmente, deveria ser realizada no consultório, para avaliar de forma rápida sintomas urinários e auxiliar no planejamento da conduta a ser tomada. O teste rápido de proteinúria está indicado para mulheres com hipertensão na gestação. Considera-se normal < 10 mg/dL; traços entre 10 e 30 mg/dL; (+) 30 mg/dL; (++) 40 a 100 mg/dL; (+++) 150 a 350 mg/dL e (++++) > 500 mg/dL. A presença de proteinúria (um + ou mais) deve ser seguida de solicitação de proteinúria de 24 horas, sendo um dos sinais para diagnóstico de pré-eclâmpsia. Na presença de traços de proteinúria e hipertensão e/ou edema ou na presença de proteinúria maciça, referir ao centro obstétrico. A gestante deverá ser acompanhada no pré-natal de alto risco.[9]

Classifica-se como leucocitúria a presença acima de 10.000 células/mL ou 5 células/campo; hematúria, a presença acima de 10.000 células/mL ou de 3-5 hemácias por campo; proteinúria, alterado acima de 10 mg/dL.[9] Na presença de leucocitúria, deve-se realizar urocultura, buscando confirmar a presença de ITU. Na indisponibilidade para realizar urocultura, tratar empiricamente. Na presença de cilindrúria, hematúria sem ITU ou sangramento genital e proteinúria maciça ou dois exames seguidos com traços de proteinúria, avaliar em consulta médica e, caso necessário, referir a um serviço de pré-natal de alto risco.

A prevalência de bacteriúria assintomática em gestantes é de 2 a 10%, justificando-se, portanto, o seu rastreamento no pré-natal. Entre as gestantes com bacteriúria assintomática não tratada, 30 a 40% irão desenvolver ITU sintomática, e 25 a 50% poderão apresentar pielonefrite. O tratamento da bacteriúria assintomática diminui em 77% a incidência de pielonefrite (NNT= 7), sendo a principal razão para rastrear e tratar bacteriúria assintomática em todas as gestantes.[22] A pesquisa de bacteriúria assintomática por urocultura de jato médio é recomendada para todas as gestantes na primeira consulta de pré-natal. Uma urocultura obtida entre 12 e 16 semanas de gestação identifica 80% das mulheres que desenvolverão bacteriúria assintomática, com um adicional de 1 a 2% de identificação pela repetição mensal do exame.[13]

Na urocultura, o critério para diagnóstico de bacteriúria assintomática é a detecção de mais de 100.000 UFC/mL em duas amostras consecutivas, na ausência de sintomas urinários. A detecção em apenas uma amostra é aceita como uma alternativa adequada e mais prática, apesar de só 80% das mulheres terem bacteriúria verdadeira, aumentando para 95% se duas ou mais culturas forem positivas com o mesmo organismo. Devido ao desempenho baixo da uroanálise de tiras reagentes, a urocultura quantitativa continua sendo o padrão-ouro para diagnóstico.[23] A urocultura deve ser repetida após 7 a 10 dias do término do tratamento, que deve ser guiado pelo antibiograma.[9,21] O tratamento da bacteriúria assintomática pode ser realizado em um esquema de dose única por 3 dias, ou de 5 a 10 dias. Na cistite, o esquema de 3 dias costuma ser efetivo. Na suspeita de pielonefrite, o tratamento inicial deve ser sempre hospitalar. Os medicamentos mais utilizados na bacteriúria assintomática e na cistite são os seguintes:[11,24]

- Tratamento em dose única com amoxicilina, 3 g; ampicilina, 2 g; efalosporina, 2 g; itrofurantoína, 200 mg ou sulfametoxazol-trimetoprima, 320/1600 mg.
- Em um curso de três dias com amoxicilina, 500 mg, três vezes ao dia; ampicilina, 250 mg, quatro vezes ao dia.
- Cefalosporina, 250 mg, quatro vezes ao dia; levofloxacina, 250 mg ou 500 mg diários; nitrofurantoína, 50 a 100 mg, quatro vezes ao dia; 100 mg, duas vezes ao dia, ou sulfametoxazol-trimetoprima, 160-800 mg, duas vezes ao dia.
- Outras opções seriam nitrofurantoína, 100 mg, quatro vezes ao dia durante 10 dias, ou nitrofurantoína, 100 mg, duas vezes ao dia, por 5 a 7 dias.

Após tratamento e realizada urocultura de controle, é sugerido solicitar às gestantes com bacteriúria assintomática exames mensais até o parto, ou a utilização de terapia supressiva até o término da gestação.[1,21]

Na ocorrência de dois ou mais episódios de ITU na gestação, deve-se prescrever profilaxia antimicrobiana, independentemente da presença ou não de fatores predisponentes. Para a profilaxia, os antibióticos mais utilizados são a nitrofurantoína (100 mg), a ampicilina (500 mg) ou a cefalexina (500 mg) por via oral, com uma dose à noite, por até duas semanas após o parto. As gestantes em geral devem ser orientadas a manter uma ingestão adequada de líquidos e urinar com frequência.[21]

Gestantes que apresentarem o estreptococo do grupo beta-hemolítico (GBS, de *Group B Streptococcus*) na urocultura poderão receber profilaxia em trabalho de parto para prevenir a infecção neonatal de início precoce.[1] Sendo assim, recomenda-se registrar esse achado na carteira da gestante.

É importante lembrar que quadros de disúria com urocultura negativa podem ser uretrites causadas por *Chlamydia tracomatis* ou gonococo. Se leucocitúria estiver presente, aumenta-se a probabilidade. Investigar e tratar parceria sexual também.[25]

Pesquisa de diabetes melito

A avaliação de hiperglicemia durante a gestação é tema de grande discussão e controvérsias, com múltiplas estratégias de rastreamento e diferentes critérios diagnósticos. Recentemente, foi publicado um consenso assinado pela Organização Pan-Americana da Saúde, Ministério da Saúde, Federação Brasileira das Associações de Ginecologia e Obstetrícia e a Sociedade Brasileira de Diabetes,[26] recomendando uma estratégia de rastreamento em dois momentos (primeira consulta de pré-natal e entre 24-28 semanas de gestação), utilizando como valores diagnósticos de DMG, uma glicemia de jejum ≥ 92 mg/dL ou uma glicemia após TOTG com sobrecarga de 75 g ≥ 180 mg/dL em 1 hora ou ≥ 153 mg/dL em 2 horas. Esses critérios estão alinhados com as recomendações da International Association of Diabetes in Pregnancy Stud Group, desenvolvidas em 2010 e amplamente utilizadas desde então, sendo também reconhecidas pela OMS.

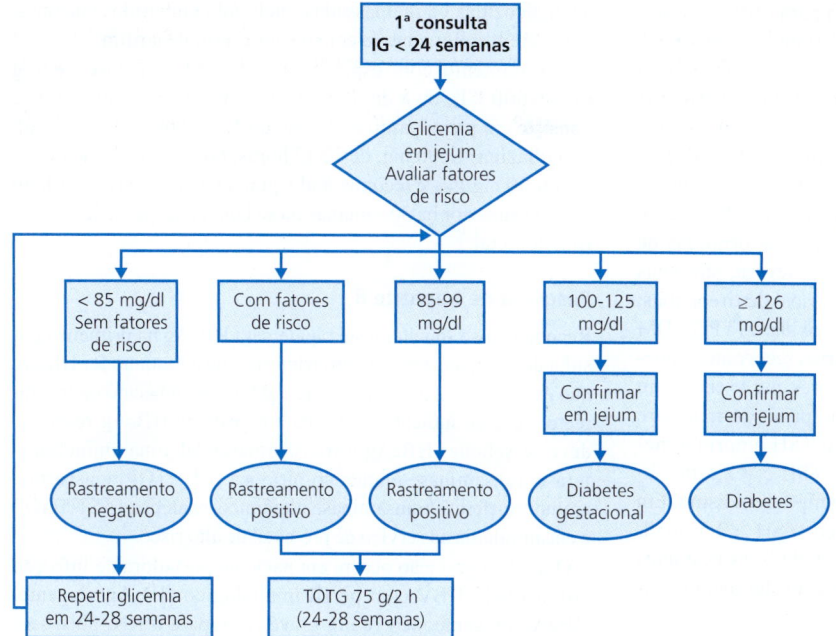

◀ **Figura 131.3**
Fluxograma de acompanhamento a partir do resultado da glicemia de jejum na primeira consulta.
Fonte: Takimi e Wollmann,[18] Brasil,[29] adaptada de National Institute for Health and Clinical Excellence.[30]

Contudo, controvérsias têm sido apontadas em relação a essas recomendações, uma vez que foram desenvolvidas a partir de um estudo com o objetivo de predizer risco de diabetes futuro, mas não desfechos materno-fetais.[27] De fato, quando comparadas, estratégias mais agressivas e mais conservadoras de rastreio de DMG identificaram de maneira semelhante a ocorrência de desfechos adversos.[28] Além disso, obesidade materna e ganho de peso excessivo na gestação, fatores de risco conhecidos para o desenvolvimento de DMG, também estão associados de maneira independente à macrossomia e demais desfechos adversos perinatais, ficando difícil isolar o risco específico de cada condição. Por fim, o tratamento do DMG reduz de maneira modesta desfechos como peso fetal, distocia de ombro e incidência de pré-eclâmpsia.[27] Apesar disso, a adoção desses critérios eleva de 7,6% (segundo critérios anteriores) para 18% a prevalência do diagnóstico de DMG,[26] com consequente necessidade de disponibilização do cuidado pré-natal diferenciado para essas gestantes, tantos por equipes de APS como pelos serviços de pré-natal de alto risco e maternidades.

Assim, os autores recomendam uma estratégia menos agressiva de rastreio de DMG, semelhante à preconizada pelo Ministério da Saúde em seus protocolos de atenção básica de pré-natal de baixo risco:[9,29] realizar glicemia de jejum em dois momentos (Figura 131.3 e 131.4), mas com ponto de corte menor, seguindo recomendações do National Institute for Health and Clinical Excellence, do Reino Unido, em função da tendência da glicemia de jejum ser menor durante a gravidez.[18,29,30]

Os fatores de risco para DMG são os seguintes:[9,13,30]

- Idade > 35 anos.
- Obesidade (IMC > 30 kg/m²) ou ganho de peso excessivo na gravidez atual.
- DM.
- Crescimento fetal excessivo, polidrâmnio, hipertensão ou pré-eclâmpsia na gravidez atual.
- Antecedentes obstétricos de macrossomia (peso > 4,5 kg), morte fetal ou neonatal, perdas gestacionais de repetição, malformações, polidrâmnio, hipoglicemia neonatal ou síndrome do desconforto respiratório.
- DMG prévio.
- Uso de hiperglicemiantes, síndrome dos ovários policísticos.

Independentemente dos critérios de rastreamento utilizados, é importante procurar identificar e tratar de maneira precoce gestantes com DM anterior à gestação (muitas vezes, diagnosticada durante a gestação), uma vez que há maior risco de desfechos adversos nesse grupo. Além disso, o controle de peso em todas as gestantes deve ser priorizado pelas equipes de saúde.

Pesquisa para disfunção da tireoide

O hipotireoidismo pode ter efeitos adversos adicionais na mãe e na criança, dependendo da sua gravidade. O diagnóstico de hipotireoidismo primário durante a gestação se baseia

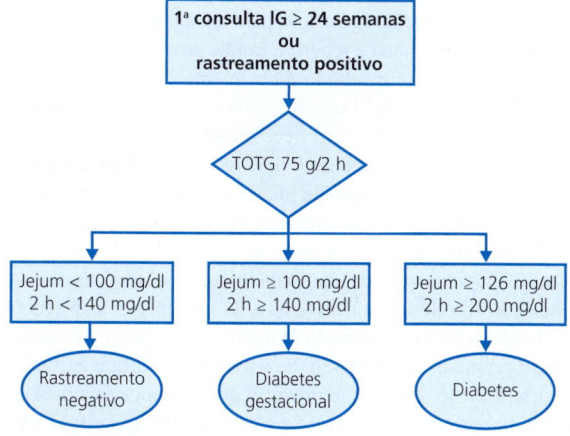

▲ **Figura 131.4**
Fluxograma de acompanhamento a partir de 24 semanas de gestação.
Fonte: Takimi e Wollmann,[18] Brasil,[29] adaptada de National Institute for Health and Clinical Excellence.[30]

na tireotrofina (TSH) elevada, específica para cada trimestre (acima de 2,5 no primeiro trimestre ou 3,0 no segundo e terceiro trimestre) em conjunção com uma tiroxina livre (T_4L) diminuída. Hipotireoidismo subclínico é definido como uma concentração de TSH elevada, específica por trimestre, e uma concentração de T_4L normal. O rastreio universal de mulheres gestantes assintomáticas para disfunção da tireoide durante o primeiro trimestre é controverso. Sugere-se uma abordagem focada, em vez de rastreio universal: mulheres oriundas de áreas de insuficiência de iodo moderada a severa; sintomas de hipotireoidismo; história familiar ou pessoal de tireopatias; história pessoal de anticorpos antitireoperoxidase (TPO); DM tipo 1; radiação na cabeça e pescoço; abortos recorrentes; obesidade mórbida ou infertilidade. Em mulheres que se encaixam nos critérios de risco, mede-se o TSH no primeiro trimestre como rastreio para hipotireoidismo. Se o TSH é normal, nenhum teste adicional é necessário. Se o TSH é > 2,5 mU/L, mede-se o T_4L para determinar o grau de hipotireoidismo. Em gestantes com hipotireoidismo subclínico (TSH > 2,5 mU/L com T_4L normal), também se mede anti-TPO.[31] As gestantes com disfunção da tireoide devem ser referenciadas a um serviço de pré-natal de alto risco.[9]

Pesquisa de suscetibilidade à rubéola

As gestantes devem ser rastreadas quanto à sua imunidade à rubéola (avaliar o IgG), caso isso não tenha sido feito na pré-concepção.[1] As suscetíveis, ou seja, IgG não reagente, devem ser aconselhadas sobre os riscos na gestação e orientadas a se vacinarem no puerpério imediato.[1,13,30] Se houver contato com caso suspeito de rubéola, a pesquisa de anticorpos específicos pode ser solicitada. A presença de IgM-reagente faz o diagnóstico de infecção aguda e permanece assim até 30 dias após a infecção. Se for IgM-negativo, o diagnóstico é feito com o aumento de quatro vezes no nível de IgG.[22] Casos confirmados de infecção aguda materna devem ser referenciados a um serviço de pré-natal de alto risco, embora isso seja controverso, pois não há conduta específica para esses casos no Brasil (onde o aborto por risco de malformação é ilegal). Os riscos e os benefícios de um acompanhamento em outro serviço devem ser discutidos com a gestante e com quem ela quiser dividir o pré-natal.

Pesquisa de toxoplasmose

Recomenda-se solicitar IgG e IgM para toxoplasmose na primeira consulta de pré-natal e repetir o exame no segundo e terceiro trimestre, conforme resultado do primeiro exame. Sorologias com IgG reagente e IgM não reagente indicam doença prévia e imunidade adquirida, sem necessidade de repetir exames. Resultados IgG não reagente e IgM reagente indicam doença recente, com recomendação de iniciar o tratamento, referenciar ao pré-natal de alto risco e repetir os exames após três semanas, com expectativa de positivação do IgG. Se IgG e IgM reagentes, existirão dúvidas quanto à época da infecção: nesses casos, se o teste da avidez de IgG for fraco ou a IG for superior a 16 semanas, também há recomendação de iniciar o tratamento e referenciar ao pré-natal de alto risco. Se a avidez for forte e gestação for inferior a 16 semanas, é provável que a doença seja prévia, sem indicação de tratamento. Se a gestante for IgG e IgM não reagente, ela não está imune, então é necessário orientar medidas de prevenção, com repetição das sorologias no segundo e terceiro trimestre. As medidas de prevenção preconizadas são: lavar as mãos ao manipular alimentos; lavar bem frutas, legumes e verduras antes de se alimentar; não ingerir carnes cruas, malcozidas ou malpassadas, incluindo embutidos (salames, copa, etc.); evitar contato com o solo e terra de jardim.[9]

O tratamento com espiramicina é usado na dose de 1 g (3.000.000 UI), de 8 em 8 horas, via oral. O esquema tríplice consiste em pirimetamina, 25 mg, de 12/12 horas, por via oral; sulfadiazina, 1.500 mg, de 12/12 horas, por via oral; e ácido folínico, 10 mg/dia, é recomendado quando o diagnóstico for feito com IG superior há 30 semanas ou se houver suspeita de acometimento fetal.[32]

Pesquisa de hepatite B

Recomenda-se solicitar teste rápido para HBsAg na primeira consulta de pré-natal e no terceiro trimestre. Se a gestante for HBsAg não reagente e o seu esquema vacinal for desconhecido ou incompleto, deve-se indicar vacina. Para a gestante HBsAg reagente, deve-se solicitar HBeAg e transaminases (alanina aminotransferase/transaminase glutâmico-pirúvica [ALT/TGP] e aspartato aminotransferase/transaminase glutâmico-oxalética [AST/TGO]) e encaminhá-la ao serviço de pré-natal de alto risco.[33]

Quando a gestação ocorre em paciente portadora de infecção crônica pelo HBV com perfil imunológico HBsAg reagente/HBeAg reagente, ocorre um grave risco para o RN, pois, sem a imunoprofilaxia adequada no momento do parto, mais de 90% das crianças irão desenvolver infecção aguda pelo HBV e poderão progredir para infecção crônica com complicações da doença hepática crônica na idade adulta. Entretanto, com a administração de Ig (HBIg) e vacinação para hepatite B, o risco de transmissão reduz para 5 a 10%.

Nas gestantes com perfil imunológico HBsAg reagente/HBeAg não reagente, o risco de transmissão perinatal é menor, de 10 a 40%, embora seja observada progressão para infecção crônica em parcela significativa das crianças sem a imunoprofilaxia adequada. A imunoprofilaxia combinada de HBIg e vacina previne a transmissão perinatal da hepatite B em mais de 90% dos RNs. No caso de gestantes que apresentarem o perfil HBsAg reagente/HBeAg não reagente, a determinação dos níveis séricos de HBV-DNA deverá ser realizada em primeira consulta (avaliação inicial) e repetida ao final do segundo trimestre de gestação. A decisão de terapia profilática deverá ser realizada na 28ª semana de gestação. Em casos de níveis séricos elevados de HBV-DNA ou perfil imunológico HBeAg reagente, apenas a imunoprofilaxia passiva-ativa do RN pode não ser suficiente para uma adequada prevenção da transmissão perinatal, podendo falhar em 10 a 15% dos casos, sendo indicada terapia antiviral profilática com tenofovir. Gestantes que apresentarem viremia elevada ou HBV-DNA superior a 107 UI/mL deverão ser informadas de que há risco de transmissão perinatal, mesmo com advento de adequada imunoprofilaxia para o RN, e que o uso de lamivudina no último trimestre da gestação para redução da replicação viral poderá aumentar a eficácia protetora da combinação de vacina e HBIg.[34] Recomenda-se encaminhá-la para avaliação em serviço especializado (infectologia, pré-natal de alto risco, gastrenterologia).

Gestantes soronegativas com história atual de acidente com material contaminado, relações sexuais com parceiro em fase aguda da doença ou vítimas de violência sexual devem receber Ig hiperimune na dose de 0,06 mL/kg por via intramuscular (IM).[35]

Pesquisa para hepatite C

Segundo o Protocolo Clínico e Diretrizes Terapêuticas para Prevenção da Transmissão Vertical de HIV, Sífilis e Hepatites Virais,[34] não se recomenda a pesquisa de anti-HCV de rotina no pré-natal devido aos baixos índices de detecção do agravo em gestantes, e ainda não existe imunoprofilaxia ou intervenção medicamentosa que possam prevenir a transmissão vertical da hepatite C.

Deve-se realizar a sorologia em gestantes com fatores de risco como: infecção pelo HIV, ausência de infecção pelo HIV e uso de drogas ilícitas, antecedentes de transfusão ou transplante antes de 1993, mulheres submetidas à hemodiálise, mulheres com elevação de aminotransferases, sem outra causa clínica evidente e profissionais da área da saúde com história de acidente com material biológico.

Não há evidências científicas que recomendem uma via de parto preferencial com o propósito de prevenir a transmissão vertical. Recomenda-se evitar procedimentos invasivos, parto laborioso e tempo de ruptura de membranas maior do que seis horas para minimizar a possibilidade de transmissão vertical.

Clamídia

O Colégio Americano de Obstetras e Ginecologistas (ACOG) recomenda, na primeira consulta pré-natal, rastreamento de clamídia para todas as mulheres grávidas, com o teste de amplificação de ácidos nucleicos. O Centers for Disease Control and Prevention (CDC), nos EUA, recomenda o rastreio de clamídia e gonococo às gestantes com mais de 25 anos e às mulheres mais velhas em maior risco de infecção (p. ex., mulheres com um novo parceiro sexual, mais de um parceiro sexual, um parceiro sexual com parceiros simultâneos, ou de um parceiro sexual com infecção sexualmente transmissível).[1] O tratamento da infecção por gonorreia deve ser considerado em caso de sintomas (p. ex., disúria com urocultura negativa) ou em gestantes pertencentes a grupo de risco.

Cultura do estreptococo do grupo beta-hemolítico

Diretrizes nacionais e internacionais divergem a respeito da recomendação de rastreamento de GBS na gravidez, feito em geral entre 35 a 37 semanas de gestação, com cultura de *swab* coletado primeiro do introito vaginal e, depois, do reto. O GBS é responsável por infecções puerperais e neonatais graves, contudo, a profilaxia antibiótica intraparto não demonstrou de maneira clara proteção a esses eventos.[36] O Ministério da Saúde não recomenda o rastreamento de GBS durante o pré-natal até o surgimento de evidências de benefício mais consistentes e estudos de prevalência locais.[29] Em gestantes com urocultura positiva para GBS, há recomendação de tratamento com antibiótico intraparto.

Teste rápido para sífilis

Recomenda-se solicitar teste rápido para sífilis, ou VDRL, na primeira consulta de pré-natal, no terceiro trimestre de gestação, no momento do parto ou em caso de abortamento.[9]

Os benefícios da detecção e do tratamento da doença são elevados para a mãe e a criança.[1] Todas as mulheres devem ser rastreadas sorologicamente para sífilis precocemente na gestação, se possível, logo após o diagnóstico de gestação, por meio de testes rápidos disponíveis nas unidades de saúde. É importante lembrar-se de ofertar o exame também ao parceiro.

As mulheres grávidas infectadas pela sífilis podem transmitir a infecção ao feto, causando sífilis congênita, com consequências graves na gestação em 80% dos casos: em torno de 25% resultam em natimortos ou abortos espontâneos, e outros 25% dos RNs apresentam baixo peso ao nascimento ou infecção grave, estando os dois casos associados ao maior risco de morte perinatal. Contudo, as consequências da sífilis congênita ainda são subestimadas.[37]

Gestante com exame positivo para sífilis deve realizar um teste adicional não treponêmico quantitativo (p. ex., VDRL), porque o resultado (titulação) é essencial para monitorar a resposta ao tratamento e a ocorrência de reinfecção. Nas gestantes, o tratamento deve ser iniciado com apenas um teste reagente, treponêmico ou não treponêmico, sem aguardar o resultado do segundo teste –, salvo se há história de tratamento e seguimento bem documentados. O TelessaúdeRS[38] recomenda tratar sempre as parcerias sexuais da gestante portadora de sífilis, independentemente do tempo de contato. Se a parceria sexual apresentar teste negativo, tratar como sífilis recente (lembrar-se da possibilidade de janela imunológica). Se teste positivo, tratar conforme estadiamento clínico e sorológico da gestante. Se o diagnóstico da gestante for apenas laboratorial, com duração desconhecida, deve-se tratar o casal como sífilis latente tardia.

Recomenda-se que gestantes soropositivas, mesmo com títulos baixos de VDRL, devem ter esse exame solicitado mensalmente até o parto, inclusive aquelas com tratamento adequado e testes não treponêmicos sequenciais demonstrando redução adequada dos títulos no passado, pelo risco de reinfecção. A elevação de títulos em testes não treponêmicos, na gestante, em duas diluições (p. ex., de 1:16 para 1:64), indica reinfecção ou falha terapêutica, devendo ser iniciado um novo tratamento para o casal. No caso de falência na diminuição dos títulos, o intervalo de observação é 6 a 12 meses. Quanto aos casos previamente tratados, em relação à gestação atual, se os títulos permanecerem altos e estáveis nesse intervalo de 6 a 12 meses, deve-se repetir o tratamento ou investigar neurossífilis. Esta foi uma mudança importante que o CDC[39] adotou: neurossífilis pode ocorrer em qualquer estágio da sífilis, não se restringindo à fase terciária, e incluiu manifestações oculares. Enfatiza-se que o tratamento não é com penicilina benzatina, e sim com penicilina cristalina intravenosa, com a paciente hospitalizada. Logo, na suspeita de neurossífilis, a gestante deve ser referenciada para tratamento hospitalar.

O fármaco recomendado para mulheres grávidas com sífilis permanece sendo a penicilina. Na fase inicial da sífilis primária, secundária e latente (com menos de 1 ano de duração), deve ser usada penicilina G benzatina, 2,4 milhões de unidades, IM, dose única (1,2 milhão de unidades em cada glúteo). O Ministério da Saúde recomenda uma segunda dose após uma semana na sífilis secundária e latente recente. Para a sífilis com duração de mais de 1 ano ou duração desconhecida, recomenda-se o tratamento com penicilina G benzatina, 2,4 milhões de unidades, IM, semanalmente, totalizando 3 doses.

Em caso de alergia à penicilina, o tratamento com outros antibióticos cura a sífilis materna, mas não protege o feto. Por esse motivo, recomenda-se referenciar a um centro de especializado para que seja realizada a dessensibilização à penicilina e o medicamento possa ser utilizado. As gestantes tratadas requerem seguimento sorológico quantitativo mensal durante a gestação, devendo ser novamente tratadas, mesmo na ausência de sintomas, se não houver resposta ou se houver aumento de, pelo menos, duas diluições em relação ao último título de VDRL (p. ex., de 1/2 para 1/8).[9,24] O acompanhamento do casal e da criança deve ser mantido após o período gestacional. Os testes não treponêmicos devem ser solicitados para o casal a cada três meses no primeiro ano de acompanhamento e a cada seis meses no segundo ano. A criança deve realizar VDRL com 1 mês, 3, 6, 12 e 18 meses (até negativar 2 vezes consecutivas) e, aos 18 meses solicitar também teste específico. O resultado reagente de teste específico confirma infecção da criança. Diante da elevação do título do teste não treponêmico (p. ex., VDRL), ou da não negativação até os 18 meses de idade, reavaliar a criança exposta e proceder ao retratamento, se necessário.[24,34]

Teste rápido para HIV ou sorologia (anti-HIV I e II)

Recomenda-se realizar teste rápido para HIV na unidade de saúde na primeira consulta de pré-natal e solicitar sorologia (anti-HIV I e II) no segundo trimestre (opinião dos autores)[18,40] e no terceiro trimestre.[9,18,40] A justificativa para rastreamento universal centra-se na possibilidade de a transmissão vertical ser substancialmente reduzida com intervenções apropriadas (p. ex., uso de antirretrovirais na gestação; infusão de zidovudina periparto; indicação de cesariana, caso a gestante não tenha recebido tratamento antirretroviral (TARV) na gestação ou nos casos de falha ao tratamento [carga viral acima de 1.000 cópias] ou em caso de carga viral desconhecida após as 35 semanas de gestação; substituição do leite materno).[1] As gestantes com resultados reagentes para o HIV (mesmo sem a confirmação diagnóstica em segunda amostra) devem ser referenciadas para serviços de atenção especializada em IST/Aids de referência. Os parceiros, mesmo das gestantes não reagentes, devem ser rastreados. Parceiros HIV positivos (casais sorodiscordantes) também devem ser referenciados ao serviço de atenção especializada em IST/Aids. Em função da alta sensibilidade dos testes rápidos, todos os indivíduos recém-diagnosticados devem realizar imediatamente o exame de carga viral, contagem de linfócitos T CD4 e genotipagem do HIV. Para mais detalhes sobre a abordagem diagnóstica da infecção pelo HIV na gestação, parto e puerpério, consultar o "Protocolo Clínico e Diretrizes Terapêuticas para Prevenção da Transmissão Vertical de HIV, Sífilis e Hepatites Virais."[34]

Citopatológico de colo uterino

O rastreamento do câncer do colo uterino está indicado a partir de 25 anos a todas as mulheres que iniciaram atividade sexual, e deverá ser repetido a cada 3 anos se os dois primeiros exames anuais forem normais.[9]

US obstétrica e morfológica

A US é um exame realizado de maneira quase universal no acompanhamento pré-natal. Dessa forma, recomenda-se que seja solicitado em momentos nos quais possa acrescentar informações oportunas, com o máximo de fidedignidade. E que também seja utilizado no contexto de reforço de vínculo com o serviço de saúde, valorizando a necessidade da realização de medidas que tenham impacto comprovado no período gestacional. A US deve ser solicitada precocemente na gestação quando há incerteza sobre a DUM, quando a mulher apresenta ciclos menstruais irregulares ou quando houver discrepância entre a altura uterina e a IG presumida.[12] O melhor período para solicitar US sem indicação específica ao longo do pré-natal é entre 18 e 20 semanas de IG, quando a US ainda apresenta boa acurácia na avaliação da IG, poderá identificar a presença de malformações fetais (com baixa sensibilidade) e também determinar o sexo da criança. Não há recomendação para solicitar US após 24 semanas de gestação[27] nem para US morfológica de rotina, sendo um exame complementar na avaliação de suspeita de anomalia fetal, com base em história/exame obstétrico, resultados de exame laboratoriais ou USs obstétricas prévias.

Pesquisa de aneuploidias fetais

A pesquisa de aneuploidias fetais deve ser oferecida em serviços de saúde que possam fornecer aconselhamento pré e pós-teste, onde os benefícios e riscos do programa de rastreamento, assim como as consequências de um resultado de exame positivo, possam ser explicados para a mulher. Os testes de rastreamento para síndrome de Down apresentam taxa de falso-positivos de 90 a 95% e falso-negativos também são possíveis.[12] Os exames disponíveis são: medida da translucência nucal entre 10 e 14 semanas e testes sorológicos (PAPP-A e β-hCG livre), entre 10 e 14 semanas; alfafetoproteína β-hCG livre e estriol não conjugado, entre 15 e 19 semanas; ou alfafetoproteína, β-hCG livre, estriol não conjugado e inibina-A entre 15 e 19 semanas. Gestantes com testes alterados devem ser referenciadas para serviços especializados em medicina fetal.[12]

Exames sugeridos ao parceiro

A iniciativa pré-natal do Ministério da Saúde quanto ao parceiro tem como objetivo preparar o homem para a paternidade ativa e consciente, assim como detectar precocemente doenças, atualizar a carteira vacinal e incentivar a participação em atividades educativas nos serviços de saúde. A última versão da Caderneta da Gestante do Ministério da Saúde[9] traz espaço para o registro de vacinas (antitetânica, hepatite B e febre amarela), dados de exame físico (peso, altura, IMC e PA), consulta odontológica e exames complementares do parceiro (hemograma, tipagem sanguínea e fator Rh, glicemia, teste rápido para sífilis/VDRL, teste rápido para HIV/anti-HIV, hepatite C, HbsAg, lipidograma e eletroforese de Hb).[9]

A Tabela 131.2 resume os exames complementares que poderão ser solicitados à gestante, conforme exames prévios, resultados dos primeiros exames solicitados e situações de risco.

Conduta proposta

- Recomenda-se esclarecer todas as dúvidas que a gestante e sua família possam ter nesse período. Seguem algumas orientações importantes a serem discutidas com as gestantes:[1,3,9,11]
- Orientar sobre a importância do pré-natal, combinar o número de consultas e estimular a participação do pai do bebê.
- Orientar sobre mudanças físicas e psicológicas que ocorrem na gestação.
- Esclarecer dúvidas sobre atividade sexual durante a gestação.
- Orientar sobre uma adequada alimentação e hábitos de vida saudáveis.
- Identificar estado vacinal e orientar imunizações.
- Orientar sobre hábitos saudáveis à saúde bucal, como escovação dos dentes e uso de fio dental, e orientar sobre a importância de consultar, durante a gestação, com uma equipe de saúde bucal ou dentista.
- Orientar sobre suplementação de ferro e ácido fólico. O ácido fólico deve ser prescrito ainda no período pré-concepcional (60 a 90 dias antes da concepção) e mantido até o final do primeiro trimestre.
- Alertar para o não consumo de bebidas alcoólicas (em qualquer dose), tabaco e outras drogas.
- Avaliar riscos e problemas laborais decorrentes da gestação, além de orientar em relação aos direitos trabalhistas referentes ao período pré e pós-natal.
- Avaliar a possibilidade de a gestante ser vítima de violência doméstica (passada ou atual).
- Alertar sobre o uso de medicamentos sem orientação médica.
- Alertar para o uso de cinto de segurança e sobre cuidados com atividades físicas que possam causar algum tipo de trauma abdominal.

Tabela 131.2 | **Exames complementares que poderão ser solicitados de acordo com a idade gestacional**

Período gestacional	Exames complementares
Primeira consulta, ou antes da 20ª semana (sugere-se revisar com a gestante se ela possui exames pré-concepcionais ou de gestação anterior)	Hemograma
	Grupo sanguíneo e fator D (Rh). Coombs indireto se Rh negativa ou história de hidropsia fetal ou neonatal
	Eletroforese de Hb (se indicado)
	Glicemia de jejum
	EQU e urocultura com antibiograma
	Toxoplasmose IgM e IgG
	Teste rápido/VDRL
	Teste rápido/Anti-HIV (sempre com aconselhamento pré e pós-teste)
	Citopatológico para prevenção de colo do útero (se indicado)
	Teste rápido/HBsAg
	IgG para rubéola
	US obstétrica
	Obs: incluir os seguintes exames para as gestantes com critérios de risco para pré-eclâmpsia (ver Cap. 132): hemograma com plaquetas, creatinina, ácido úrico, US precoce para datação precisa da IG. Proteinúria e calciúria de 24 h serão solicitadas conforme resultado do EQU.
Entre 24-28 semanas	Hemograma
	Coombs indireto (mensal a partir de 24 semanas, se gestante Rh negativa)
	Glicemia de jejum ou TOTG 75 g glicose, se rastreamento positivo ou se o início do pré-natal ocorreu após 24 semanas
	EQU e urocultura com antibiograma
	IgG e IgM para toxoplasmose (somente se IgG ou IgM não reagentes no 1º exame)
	Anti-HIV (sempre com aconselhamento pré e pós-teste)
A partir da 32ª semana	Hemograma
	Coombs indireto (mensal a partir de 24 semanas, se gestante Rh negativa)
	EQU e urocultura com antibiograma
	IgG e IgM para toxoplasmose (somente se IgG ou IgM não reagentes no 1º exame)
	Anti-HIV (sempre com aconselhamento pré e pós-teste)
	Teste rápido/VDRL
	Teste rápido/HbsAg

Fonte: Takimi e Wolmann[18]

- Conversar sobre a amamentação, sobre as dificuldades que podem surgir e como manejá-las, sobre os primeiros cuidados com o RN e sobre a consulta de puerpério.
- Orientar sobre os sinais de alerta: sangramento, perda de líquido vaginal, diminuição da movimentação fetal, sinais de trabalho de parto e sintomas de pré-eclâmpsia. Orientar sobre a necessidade de procurar imediatamente atendimento.
- Orientar sobre possíveis riscos às gestantes associados à exposição de infecções endêmicas (p. ex., malária, Zika vírus). As gestantes devem ser orientadas a tomar precauções contra picada de mosquitos. Viajando para áreas endêmicas, elas devem usar repelente e usar roupas de mangas e calças compridas. Além disso, mulheres gestantes, cujos parceiros do sexo masculino tenham viajado para regiões afetadas, devem se abster de atividade sexual ou usar preservativos até o término da gestação.
- Conversar sobre o tipo de parto, sobre os possíveis procedimentos que podem ser realizados e a possibilidade de ter um acompanhante de sua escolha durante a internação e o parto.
- Orientar sobre a consulta de puerpério e a consulta precoce do RN.
- Estimular uma visita prévia à maternidade, se possível.

Quando referenciar

Gestação de alto risco é aquela na qual a vida ou a saúde da mãe e/ou do feto e/ou do RN têm maiores chances de serem atingidas que as da média da população considerada.[32] São múltiplas as situações que determinam a necessidade do acompanhamento da gestante em centro especializado, sendo que, para além da indicação técnica, a capacidade resolutiva local e protocolos regionalizados devem ser considerados. Além dos protocolos de pré-natal publicados pelo Ministério da Saúde,[9] pode ser consultado o Protocolo de Encaminhamento para Obstetrícia, desenvolvido pelo TelessaúdeRS, que trata de condições específicas de referenciamento para a atenção especializada. Mesmo após o referenciamento da gestante para acompanhamento de alto risco, o médico de família e comunidade deve acompanhar a gestante durante todo o pré-natal, mantendo, assim, um vínculo próximo e coordenando a assistência.[3]

> **Erros mais frequentemente cometidos**
> - Não realização de consulta pré-concepcional, quando é possível detectar alterações que possam acrescentar risco à gestação, sendo então tratadas ou controladas; ou seja, todo contato da mulher em idade fértil com o serviço de saúde, mesmo que ela não esteja planejando engravidar, pode servir como aconselhamento.
> - Não prescrição de ácido fólico no período pré-concepcional até o final da gestação, para prevenção de malformações e para atender às necessidades de crescimento do feto e da placenta.
> - Solicitação de múltiplas US obstétricas sem critérios clínicos.
> - Repetição de exames de laboratório sem critérios clínicos (p. ex., sorologia para toxoplasmose para gestante não suscetível, sorologia específica para sífilis [teste de absorção do anticorpo antitreponêmico fluorescente FTA-ABS], para identificar resposta ao tratamento, sorologia para citomegalovírus), bem como realização de toque vaginal de rotina.
> - Não tratamento da sífilis na gestação (por considerá-la cicatriz sorológica) e não tratamento do parceiro.
> - Consultas de pré-natal centralizadas no exame físico e em exames complementares e com espaço insuficiente de escuta humanizada de narrativa e para esclarecimento de dúvidas.

Prognóstico e possíveis complicações

A seguir, serão comentadas algumas intercorrências comuns à gestação, além das abordadas na descrição dos achados de exame físico e exames complementares.[24]

- Náuseas e vômitos são comuns até a 16ª semana de gestação e podem ser amenizados com medidas não farmacológicas: fracionar alimentação (seis refeições leves ao dia), evitar líquidos durante as refeições (preferir nos intervalos), ingerir alimentos sólidos antes de levantar-se pela manhã, evitar frituras, gorduras e alimentos com cheiro forte ou desagradável. Situações mais persistentes podem ser tratadas com antieméticos por via oral.
- Sintomas dispépticos devem ser manejados com fracionamento de refeições, uso de cabeceira elevada, evitar posição supina após refeições e a ingestão de alimentos agravantes. Caso necessário, podem ser prescritos antiácidos.
- Constipação e hemorroidas devem ser manejadas com a normalização do hábito intestinal (incentivando o aumento da ingesta hídrica e de fibras), com banhos de assento e analgésicos locais, se necessário.
- Candidíase vaginal deve receber tratamento preferencialmente com imidazólico tópico. Vaginose bacteriana e/ou tricomoníase podem ser medicadas com metronidazol por via oral, 400 mg, de 12/12 h por 7 dias, ou 2 g em dose única. Na tricomoníase, o parceiro deve ser tratado.
- Dores lombares podem ser manejadas com orientações posturais, uso de calçados adequados, aplicação de calor local e massagens e uso de analgésico adequado ao período gestacional, pelo menor tempo possível.
- As síndromes hemorrágicas devem ser conduzidas conforme a IG e as condições clínicas da gestante. Na primeira metade da gestação, deve-se pensar em ameaça de abortamento, abortamento, gravidez molar, gestação ectópica e descolamento cório-amniótico. Na segunda metade, o médico de família e comunidade deve estar atento para possível placenta prévia e descolamento prematuro de placenta.
- Em relação à infecção urinária, tanto a bacteriúria assintomática quanto a cistite/pielonefrite devem ser tratadas e acompanhadas com exames urinários de controle. Caso a gestante apresente duas cistites ou uma pielonefrite (nesta, o tratamento deve ser hospitalar), um tratamento profilático deve ser prescrito até o final da gestação.
- Trabalho de parto prematuro (antes de 37 semanas), ruptura de membranas ou pós-datismo (a partir de 41 semanas) requerem referenciamento hospitalar.

Atividades preventivas e de educação

A formação de grupos de gestantes favorece a troca de experiências e de conhecimento entre profissionais e gestantes e entre elas próprias. Além de ampliar conhecimento e se constituir como nova rede de apoio, oportuniza a expressão de suas dúvidas e temores comuns na gestação. O médico de família e comunidade, assim como todo profissional de uma equipe de atenção primária, ao ampliar o conhecimento sobre o contexto em que vive a gestante, tende a oferecer um cuidado mais integral.[41]

Sugere-se que as atividades educativas às gestantes e familiares sejam norteadas por um referencial pedagógico que possibilite um movimento participativo, em que o coordenador do grupo funcione como um mediador entre os participantes em um espaço de expressão individual e coletiva sobre o período da gravidez e puerpério. É importante também registrar e avaliar todas as atividades educativas com o intuito de melhor planejá-las.[41]

Orientações sobre direitos sociais e trabalhistas também devem fazer parte de um pré-natal qualificado.[42] As gestantes têm direito, assegurado por lei, da presença de um acompanhante de sua escolha durante o trabalho de parto, parto e pós-parto imediato nos hospitais públicos e, além disso, o direito ao conhecimento e à vinculação prévia com a maternidade na qual será atendida. Alguns profissionais dos hospitais, ao receber a gestante e o familiar para conhecer a maternidade, transformam essa visita em mais um momento educativo, com o objetivo principal de reduzir a ansiedade natural da família no momento do parto.[43]

Além da integração promovida nas atividades educativas com gestantes e familiares, os serviços de saúde devem buscar essa mesma integração entre si, ou seja, realizar ações fortemente integradas entre os diferentes pontos de atenção. Uma maneira de propiciar essa integração é conhecer os diferentes serviços a que a gestante tem acesso, procurar estabelecer rotinas pactuadas conjuntamente, trocas de experiências e fornecer informações comuns às famílias, de forma a reforçá-las e evitar cuidados fragmentados.[43]

Papel da equipe multiprofissional

Agente comunitário de saúde

Realizar visitas domiciliares para a identificação das gestantes, busca-ativa de ausentes, identificação de situações de risco e desenvolvimento de atividades de educação em saúde com as gestantes e seus familiares, orientando cuidados básicos de saúde, nutrição e higiene.[44]

Técnico de enfermagem

Auxiliar na verificação de peso e da pressão arterial, bem como na aplicação de vacinas antitetânica, contra hepatite B e influenza.

Enfermeiro

Realizar a consulta de pré-natal de gestação de baixo risco intercalada com o médico, solicitando/realizando exames complementares de acordo com o protocolo local de pré-natal e prescrevendo medicamentos padronizados para o programa de pré-natal.

Odontólogo

Avaliar a saúde bucal da gestante, orientando-a quanto aos fatores de risco, e realizar os tratamentos necessários adequados a cada fase da gravidez.

REFERÊNCIAS

1. Lockwood CJ, Magriples U. Initial prenatal assessment and first-trimester prenatal care [Internet]. Waltham: UpToDate; 2016 [capturado em 18 dez. 2017]. Disponível em: http://www.uptodate.com/contents/initial-prenatal-assessment-and-first-trimester-prenatal-care

2. Gusso GDF. Diagnóstico de demanda em Florianópolis utilizando a Classificação Internacional de Atenção Primária: 2ª edição (CIAP-2) [tese]. São Paulo: USP; 2009.

3. Brasil. Ministério da Saúde. Grupo Hospitalar Conceição. Gerência de Saúde Comunitária. Atenção à saúde da gestante em APS. 2. ed. Porto Alegre: GHC, 2017.

4. Instituto Brasileiro de Geografia e Estatística. Brasil em síntese [Internet]. Rio de Janeiro: IBGE; 2013 [capturado em 15 jan. 2018]. Disponível em: http://brasilemsintese.ibge.gov.br/populacao/taxas-de-fecundidade-total.html

5. Viellas EF, Domingues RM, Dias MA, Gama SG, Theme Filha MM, Costa JV, et al. Assistência pré-natal no Brasil. Cad Saude Publica. 2014;30 Suppl 1:S1-15.

6. Buchabqui JA, Abeche AM, Nickel C. Assistência pré-natal. In: Martins-Costa S, Ramos JGL, Magalhães JA, Passos E, Freitas F. Rotinas em obstetrícia. 7. ed. Porto Alegre: Artmed; 2017.

7. Gnoth C, Johnson S. Strips of hope: accuracy of home pregnancy tests and new developments. Geburtshilfe Frauenheilkd. 2014;74(7):661-9.

8. Brasil. Ministério da Saúde. Teste rápido de gravidez na atenção básica: guia técnico [Internet]. Brasília: MS; 2013 [capturado em 18 dez. 2017]. Disponível em: http://bvsms.saude.gov.br/bvs/publicacoes/teste_rapido_gravidez_guia_tecnico.pdf

9. Brasil. Ministério da Saúde. Teste protocolos da atenção básica: saúde das mulheres [Internet]. Brasília: MS; 2016[capturado em 18 dez. 2017]. Disponível em: http://189.28.128.100/dab/docs/portaldab/publicacoes/protocolo_saude_mulher.pdf

10. Gutfreind C. Narrar, ser mãe, ser pai e outros ensaios sobre a parentalidade. Rio de Janeiro: Difel; 2010.

11. Cunningham FG, Leveno KJ, Bloom SL, Spong CY, Dasche JS, Casey BM, et al. Obstetrícia de Willians. 24. ed. Porto Alegre: AMGH; 2016.

12. Zolotor AJ, Carlough MC. Update on prenatal care. Am Fam Physician. 2014;89(3):199-208

13. Institute for Clinical Systems Improvement. Prenatal care, routine [Internet]. Bloomington: ICSI; 2012 [capturado em 15 jan. 2018]. Disponível em: https://www.icsi.org/guidelines__more/catalog_guidelines_and_more/catalog_guidelines/catalog_womens_health_guidelines/prenatal/

14. Fescina RH, Mucio BD, Díaz Rosselló JL, Martínez G, Abreu M, Camacho V, et al. Saude sexual y reprodutiva: guias para el continuo de atención de la mujer y el recién nacido focalizadas en APS. Montevideo: CLAP/SMR; 2007.

15. National Institute for Health and Clinical Excellence. Antenatal care: routine care for the healthy pregnant woman. London: NICE; 2010.

16. Espana. Ministerio de Sanidad y Política Social e Igualdad. Estrategia nacional de salud sexual y reproductiva [Internet]. Madrid: MSPSI; 2011. [capturado em 15 de jan. 2018]. Disponível em: http://www.msssi.gob.es/organizacion/sns/planCalidadSNS/pdf/equidad/ENSSR.pdf

17. Giugliani ERJ. Alojamento conjunto e amamentação. In: Martins-Costa S, Ramos JGL, Magalhães JA, Passos E, Freitas F. Rotinas em obstetrícia. 7. ed. Porto Alegre: Artmed; 2017.

18. Takimi LN, Wollmann L. Solicitar e avaliar exames complementares. In: Brasil. Ministério da Saúde. Grupo Hospitalar Conceição. Gerência de Saúde Comunitária. Atenção à saúde da gestante em APS. 2. ed. Porto Alegre: GHC; 2017.

19. Peña-Rosas JP, De-Regil LM, Garcia-Casal MN, Dowswell T. Daily oral iron supplementation during pregnancy. Cochrane Database Syst Rev. 2015;(7):CD004736.

20. American College of Obstetricians and Gynecologists. ACOG Hemoglobinopathies in pregnancy [Internet]. Washington: ACOG; 2007 [capturado em 15 jan. 2018]. Disponível em: https://www.guideline.gov/summaries/summary/10920

21. Ramos JGL. Doença renal e gravidez. In: Martins-Costa S, Ramos JGL, Magalhães JA, Passos E, Freitas F. Rotinas em obstetrícia. 7. ed. Porto Alegre: Artmed; 2017.

22. Martins-Costa SH, Ramos JGL, Vailati B, Vettorazzi J. Infecções na gestação. In: Duncan BB, Schmidt MI, Giugliani ERJ, Duncan MS, Giugliani C. Medicina ambulatorial: condutas de atenção primária baseadas em evidências. 4. ed. Porto Alegre: Artmed, 2013. p. 428-441.

23. Smaill FM, Vazquez JC. Antibiotics for asymptomatic bacteriuria in pregnancy. Cochrane Database Syst Rev. 2015;(8):CD000490.

24. Cidade DG, Dias LC. Diagnóstico e manejo das doenças clínicas mais frequentes. In: Brasil. Ministério da Saúde. Grupo Hospitalar Conceição. Gerência de Saúde Comunitária. Atenção à saúde da gestante em APS. 2. ed. Porto Alegre: GHC; 2017.

25. Coad B, Friedman B, Geoffrion R. Understanding urinalysis: clues for the obstetrician-gynecologist. Expert Rev of Obstet Gynecol. 2012;7(3):269-79.

26. Organização Pan-Americana da Saúde. Ministério da Saúde. Rastreamento e diagnóstico de diabetes mellitus gestacional no Brasil. Brasília: OPAS; 2016.

27. Cundy T, Ackermann E, Ryan EA. Gestational diabetes: new criteria may triple the prevalence but effect on outcomes is unclear. BMJ. 2014;348:g1567.

28. Wendland EM, Torloni MR, Falavigna M, Trujillo J, Dode MA, Campos MA, et al. Gestational diabetes and pregnancy outcomes--a systematic review of the World Health Organization (WHO) and the International Association of Diabetes in Pregnancy Study Groups (IADPSG) diagnostic criteria. BMC Pregnancy Childbirth. 2012;12:23.

29. Brasil. Ministério da Saúde. Atenção ao pré-natal de baixo risco [Internet]. Brasília: MS; 2013 [capturado em 15 jan. 2018]. Disponível em: http://189.28.128.100/dab/docs/portaldab/publicacoes/caderno_32.pdf

30. National Institute for Health and Clinical Excellence. Antenatal care for uncomplicated pregnancies [Internet]. London: NICE; 2008 [capturado em 18 de jan. 2018]. Disponível em: https://www.nice.org.uk/guidance/cg62/resources/antenatal-care-for-uncomplicated-pregnancies-975564597445

31. Ross DS. Hypothyroidism during pregnancy: clinical manifestations, diagnosis, and treatment [Internet]. Waltham: UpToDate; 2016 [capturado em 18 jan. 2018]. Disponível em: https://www.uptodate.com/contents/hypothyroidism-during-pregnancy-clinical-manifestations-diagnosis-and-treatment

32. Brasil. Ministério da Saúde. Gestação de alto risco: manual técnico [Internet]. 5. Ed. Brasília: MS; 2015 [capturado em 15 jan. 2018]. Disponível em: http://bvsms.saude.gov.br/bvs/publicacoes/manual_tecnico_gestacao_alto_risco.pdf

33. Brasil. Ministério da Saúde. Manual técnico para o diagnóstico da infecção pelo HIV [Internet]. 2. ed. Brasília: MS; 2016 [capturado em 15 jan. 2018]. Disponível em: http://www.aids.gov.br/pt-br/node/57787

34. Brasil. Ministério da Saúde. Protocolo clínico e diretrizes terapêuticas para prevenção da transmissão vertical de HIV, sífilis e hepatites virais [Internet]. Brasília: MS; 2015 [capturado em 15 jan. 2018]. Disponível em: http://www.aids.gov.br/pt-br/pub/2015/protocolo-clinico-e-diretrizes-terapeuticas-para-prevencao-da-transmissao-vertical-de-hiv

35. Martins-Costa SH. Infecções pré-natais. In: Martins-Costa S, Ramos JGL, Magalhães JA, Passos E, Freitas F. Rotinas em obstetrícia. 7. ed. Porto Alegre: Artmed; 2017.

36. Ohlsson A, Shah VS. Intrapartum antibiotics for known maternal Group B streptococcal colonization. Cochrane Database Syst Rev. 2013;(1):CD007467.

37. Organização Mundial de Saúde. Eliminação mundial da sífilis congênita: fundamento lógico e estratégia para acção [Internet]. Brasília: OMS; 2008 [capturado em 15 jan. 2018]. Disponível em: http://apps.who.int/iris/bitstream/10665/43782/4/9789248595851_por.pdf

38. Souza CF. pergunta da semana: como devem ser tratadas as parcerias sexuais de pacientes com sífilis [Internet]. Porto Alegre: UFRGS; 2016 [capturado em 15 jan. 2018]. Disponível em: https://www.ufrgs.br/telessauders/perguntas/sifilis-parcerias/

39. Workowski KA, Bolan GA; Centers for Disease Control and Prevention. Sexually transmitted diseases treatment guidelines, 2015. MMWR Recomm Rep. 2015;64(RR-03):1-137.

40. Lenz MLM, Santos BRS, Ambrosi LM. Fatores de risco gestacional e serviços de referência no GHC de atenção à saúde da gestante e do feto. In: Brasil. Ministério da Saúde. Grupo Hospitalar Conceição. Gerência de Saúde Comunitária. Atenção à saúde da gestante em APS. 2. ed. Porto Alegre: GHC; 2017.

41. Diercks MS, Pekelman R. Atividades coletivas de educação e saúde na gestação. In: Brasil. Ministério da Saúde. Grupo Hospitalar Conceição. Gerência de Saúde Comunitária. Atenção à saúde da gestante em APS. 2. ed. Porto Alegre: GHC; 2017.

42. Henk A, Fajardo AP, Rodrigues EV, Lemos M. Direitos relacionados à gestação. In: Brasil. Ministério da Saúde. Grupo Hospitalar Conceição. Gerência de Saúde Comunitária. Atenção à saúde da gestante em APS. 2. ed. Porto Alegre: GHC; 2017.

43. Collares MF, Castro RCL, Gigliani C. Atenção à gestante no período perinatal: a humanização do parto e do nascimento. In: Brasil. Ministério da Saúde. Grupo Hospitalar Conceição. Gerência de Saúde Comunitária. Atenção à saúde da gestante em APS. 2. ed. Porto Alegre: GHC; 2017.

44. Maciel ALC, Peckelman R, Zanella MH. O acompanhamento pré-natal e o agente comunitário de saúde. In: Brasil. Ministério da Saúde. Grupo Hospitalar Conceição. Gerência de Saúde Comunitária. Atenção à saúde da gestante em APS. 2. ed. Porto Alegre: GHC; 2017.

CAPÍTULO 132

Hipertensão na gestação

Lucas Wollmann
Maria Lucia Medeiros Lenz

Aspectos-chave

▶ Os níveis pressóricos variam durante a gestação; no entanto, considera-se pressão arterial (PA) elevada na gestação quando igual ou superior a 140 × 90 mmHg. Aumento de 30 mmHg de PA sistólica (PAS) ou 15 mmHg de PA diastólica (PAD) não é mais considerado critério para diagnóstico de distúrbio hipertensivo na gestação.

▶ PA alterada exige a solicitação de proteinúria; contudo, sua presença não é essencial para o diagnóstico de pré-eclâmpsia, cujo diagnóstico pode basear-se em alteração em qualquer órgão-alvo, tal como elevação de enzimas hepáticas.

▶ Gestantes hipertensas crônicas ou com hipertensão gestacional apresentam maior risco de desenvolver pré-eclâmpsia.

▶ A decisão de tratar a hipertensão durante a gravidez é considerada a partir dos riscos e benefícios para a mãe e para o feto. O nível de PA é o fator de decisão mais importante.

▶ A metildopa é a medicação de escolha no tratamento da hipertensão em gestantes. Outras medicações que também podem ser usadas são os betabloqueadores, os bloqueadores dos canais de cálcio e os vasodilatadores. Os inibidores da enzima de conversão da angiotensina (IECA) e os bloqueadores dos receptores da angiotensina II (BRA II) não devem ser usados durante toda a gestação.

Caso clínico

Marta, 42 anos, auxiliar de enfermagem, vem à consulta de pré-natal acompanhada de seu companheiro. Ambos negam qualquer problema de saúde, e esta primeira gestação foi planejada. Eles realizaram exames pré-concepcionais, sendo todos normais. A data da última menstruação (DUM) é conhecida, porém refere ciclos irregulares. Ao exame físico, Marta apresenta PA igual a 130 × 82 mmHg, índice de massa corporal (IMC) de 29,0 e altura uterina compatível com a idade gestacional (IG), calculada a partir da DUM (12 semanas).

Teste seu conhecimento

1. Entre os distúrbios hipertensivos, a pré-eclâmpsia é uma síndrome específica da gestação que pode afetar todos os sistemas orgânicos. Na consulta de pré-natal de Marta, em relação às situações de risco para pré-eclâmpsia, é correto considerar:
    a. Os critérios de risco para pré-eclâmpsia poderão ser mais bem identificados nas próximas consultas de Marta, especialmente após a vigésima semana de IG
    b. Entre os critérios de risco para pré-eclâmpsia, Marta apresenta: primeira gestação, idade avançada, ciclos menstruais irregulares e sobrepeso. No entanto, frente a níveis tensionais normais, nenhuma conduta diferente do pré-natal habitual será necessária
    c. A idade de Marta, sua condição de nulípara e de sobrepeso são critérios de risco para pré-eclâmpsia, o que deve levar o pré-natalista a solicitar, além dos exames habituais de pré-natal, um hemograma com plaquetas, dosagem de creatinina e ácido úrico e uma ultrassonografia (US) obstétrica, para certificação da IG
    d. Entre os critérios de risco para pré-eclâmpsia, o principal apresentado por Marta é a medida objetiva de PA (130 × 82 mmHg)

2. Os distúrbios hipertensivos são prevalentes e encontram-se entre as principais causas de óbito materno no Brasil. Em relação à Marta, durante esta consulta de pré-natal, o médico de família deve atentar para:
    a. Hipertensão crônica, se Marta apresentar história de hipertensão prévia, PA ≥ 140 × 90 mmHg e estiver em uso de anti-hipertensivo. A conduta correta é avaliar a necessidade de uso de anti-hipertensivo, bem como a troca de medicamentos em uso, caso contraindicados para uso na gestação, e conversar com a gestante sobre a possibilidade de realização de pré-natal em serviço de alto risco
    b. Pré-eclâmpsia, se Marta estiver com mais de 20 semanas de gestação, com a PA acima de 140 × 90 mmHg e apresentar proteinúria ou alterações como insuficiência renal, trombocitopenia, piora da função hepática, edema pulmonar, distúrbios cerebrais ou visuais
    c. Hipertensão gestacional, caso a PA de Marta venha a subir, chegando a níveis iguais ou superiores a 140 × 90 mmHg, mas sem evidência de proteinúria ou de outros critérios para pré-eclâmpsia
    d. Todas as alternativas anteriores

3. Marta é auxiliar de enfermagem e já trabalhou em um centro obstétrico; apesar de encontrar-se assintomática, preocupa-se demais com sua saúde e a do bebê. Deseja de saber o que fazer para não ter pressão alta e suas complicações. Neste caso, quais são as recomendações mais adequadas?
    a. Você recomenda à Marta que não se preocupe com essas questões e que realize o acompanhamento pré-natal preconizado, os exames complementares solicitados e que inicie uma dieta hipossódica e hipocalórica com orientação de nutricionista,

além de estimulá-la a iniciar a prática de exercícios físicos aeróbios, no mínimo três vezes por semana
b. Você recomenda à Marta que fique atenta aos sinais e sintomas de aumento de PA, tais como cefaleia, escotomas visuais, epigastralgia ou edema excessivo. Também recomenda uma dieta hipossódica e repouso, diante do risco de apresentar aumento de PA ao longo da gestação
c. Você tranquiliza Marta dizendo que vocês, juntos, estarão atentos para qualquer indicativo clínico de aumento de PA; orienta uma alimentação equilibrada e saudável com suplementação de cálcio e solicita alguns exames adicionais devido à presença de critérios de risco para distúrbios hipertensivos
d. Você tranquiliza Marta, mas recomenda – especialmente pela facilidade de acesso em seu ambiente de trabalho – medidas de PA semanais e avaliações mensais de proteinúria em teste urinário com fita reagente. Orienta que, embora menos importante, também estão recomendados suplementos alimentares, como cálcio, vitamina C, alho ou óleo de peixes e, obviamente, restrição de sal na dieta

4. Os objetivos fundamentais do tratamento dos distúrbios hipertensivos compreendem: término da gestação com o mínimo de trauma possível para a mãe e para o feto; nascimento de um recém-nascido com condições de se desenvolver e restauração da saúde materna. Em busca desses objetivos, considera-se importante, EXCETO:
   a. Estabelecer com precisão a IG
   b. Evitar o uso de ácido acetilsalicílico em situações de risco para distúrbios hipertensivos na gestação, tais como gestação múltipla ou diabetes tipo 1 ou 2
   c. Decidir o nível de PA em que o tratamento deve ser iniciado e estabelecer uma meta pressórica
   d. Revisar o esquema medicamentoso utilizado, tratando-se de hipertensão crônica, e avaliar necessidade de ajuste de dose ou troca de medicamentos. Os inibidores da enzima de conversão da angiotensina e os bloqueadores dos receptores da angiotensina II não devem ser usados durante toda a gravidez

5. Imagine que Marta continue assintomática, mas que sua PA, 2 meses depois dessa primeira consulta, encontra-se em 140x95 mmHg em duas medidas. Que exame(s), entre os relacionados a seguir, deve(m) ser solicitado(s):
   a. Hemograma com plaquetas
   b. Proteinúria de 24 horas
   c. Creatinina e transaminases hepáticas
   d. Todos os anteriores

Respostas: 1C, 2D, 3C, 4B, 5D

Do que se trata

Definir PA elevada durante a gestação pode não ser tão fácil, pois os valores alteram-se com o ritmo circadiano e com o avançar da gestação, mas se considera alterada a PA, sustentada, igual ou superior a 140 mmHg de sistólica e igual ou superior a 90 mmHg de diastólica.[1] A elevação de PA durante a gestação pode ser classificada de diferentes formas (Quadro 132.1).

No Brasil, foi estimada a incidência de aproximadamente 150 mil casos de doenças hipertensivas maternas no ano de 2015.[3] Um estudo brasileiro de base hospitalar em grandes maternidades na região sudeste, em 2012, identificou a prevalência de 17,6% de síndromes hipertensivas na gestação, com 14,3% de diagnósticos de hipertensão induzida pela gestação.[4] Dados internacionais estimam uma incidência 5 a 10% de distúrbios hipertensivos na gestação, com presença de pré-eclâmpsia em 3 a 5% das gestações,[5,6] e que esses distúrbios vêm crescendo ao longo dos anos.[7]

Hemorragias, distúrbios hipertensivos e septicemia são responsáveis por mais da metade das mortes maternas em todo o mundo. As complicações hipertensivas são a principal causa de mortalidade materna no Brasil, sendo responsáveis por aproximadamente 23% dos casos de óbito.[8]

Em mulheres com hipertensão crônica, há um maior risco de descolamento de placenta, crescimento intrauterino restrito (CIUR), parto pré-termo, parto cesáreo e aumento na incidência de pré-eclâmpsia, este último variando entre 17 e 25%.[9]

A hipertensão gestacional é aquela em que a PA alcança 140x90 mmHg ou mais, pela primeira vez, depois da segunda metade da gestação, porém na qual a proteinúria não é identificada. A PA pode voltar ao normal em torno de 12 semanas após o parto (hipertensão transitória). No entanto, quase metade das mulheres com hipertensão gestacional desenvolve pré-eclâmpsia subsequente.[10] Também é possível que a hipertensão se perpetue após o parto, tornando-se hipertensão crônica.[11]

A pré-eclâmpsia é uma síndrome específica da gestação que pode afetar quase todos os sistemas orgânicos,[10] e sua etiologia relaciona-se ao efeito negativo no endotélio materno provocado pelas proteínas angiogênicas placentárias.[12] A presença de proteinúria não é mais um critério obrigatório no diagnóstico de pré-eclâmpsia, nem é considerada um marcador de gravidade.

O diagnóstico de pré-eclâmpsia é feito de acordo com os seguintes critérios:[2]

- PAS ≥ 140 mmHg ou ≥ PAD 90 mmHg, aferida em duas ocasiões com intervalo mínimo de 4 horas, identificada após 20 semanas de gestação em mulheres com PA previamente normal.
- Se PAS ≥ 160 mmHg ou PAD ≥ 110 mmHg, a elevação pode ser confirmada em alguns minutos, facilitando o início do tratamento.

Quadro 132.1 | **Classificação dos diferentes tipos de distúrbios hipertensivos na gestação**

Hipertensão crônica	Elevação da PA anterior à gestação ou PA associada à IG de até 20 semanas e presente 12 semanas após o parto
Hipertensão gestacional	Hipertensão identificada após 20 semanas de gestação, sem evidência de proteinúria ou outros critérios de pré-eclâmpsia
Pré-eclâmpsia	Hipertensão identificada após 20 semanas de gestação, associada à proteinúria ou a alterações maternas, como IR, trombocitopenia, piora da função hepática, edema pulmonar, distúrbios cerebrais ou visuais
Eclâmpsia	Crises convulsivas associadas à pré-eclâmpsia
Síndrome HELLP	Síndrome caracterizada por hemólise, enzimas hepáticas elevadas e plaquetopenia

IR, insuficiência renal; PA, pressão arterial; IG, idade gestacional.
Fonte: American College of Obstetricians and Gynecologists.[2]

E
- Proteinúria, definida como:
  - ≥ 300 mg em urina de 24 horas; ou
  - Relação proteína/creatinina em amostra de urina ≥ 0,3 mg/dL; ou
  - Exame de urina com 1+ de proteína (usado apenas na ausência de métodos quantitativos).

OU

- Desenvolvimento após 20 semanas de um dos seguintes achados:
  - Trombocitopenia (plaquetas < 100.000/microlitro).
  - IR (creatinina > 1,1 mg/dL, ou dobrar de valor em relação ao basal, na ausência de doença renal conhecida).
  - Piora da função hepática (elevação de transaminases hepáticas acima do dobro do limite da normalidade).
  - Edema pulmonar.
  - Sintomas cerebrais ou visuais (cefaleia intensa, persistente ou refratária ao tratamento, alteração do estado mental, escotomas, fotopsia, visão borrada, amaurose).

Mulheres com pré-eclâmpsia apresentam maior risco de complicações, tais como convulsões, desprendimento placentário, trombocitopenia, hemorragia cerebral, edema pulmonar, hemorragia hepática e lesão renal aguda (LRA).[11] O diagnóstico de pré-eclâmpsia sobreposta à hipertensão deve ser pensado em todas as pacientes que, após 20 semanas de gestação, apresentarem piora da PA ou quando houver início ou piora da proteinúria. A elevação de ácido úrico (maior ou igual a 6 mg/dL) pode ajudar nesse diagnóstico, apesar de não ser um preditor de maus desfechos materno-fetais.[5]

Para a síndrome HELLP, não há definição universalmente aceita. Poderá cursar com hematoma e ruptura hepática, pré-eclâmpsia, descolamento de placenta, LRA, edema de pulmão e outras complicações graves, tais como acidente vascular cerebral (AVC), coagulopatia, síndrome da angústia respiratória aguda e sepse.[10]

O que fazer

Em gestantes com distúrbios hipertensivos, há necessidade de acompanhamento mais próximo.[10,13] A maior vigilância permite o reconhecimento precoce de alterações de pior prognóstico com elevação de PA, tanto de achados laboratoriais como sinais e sintomas clínicos.[10] Sugere-se que as consultas pré-natais devem ser mensais até a 30ª semana, quinzenais até a 34ª semana e, após, semanais até o parto,[13] aproximando ainda mais as consultas em caso de anormalidades ou conforme a percepção da equipe (D).

Anamnese

Na primeira consulta de acompanhamento pré-natal, é necessário realizar uma avaliação de risco para o desenvolvimento de pré-eclâmpsia ao longo da gestação, inclusive porque, para essas gestantes, alguns exames complementares adicionais, descritos a seguir, são recomendados. Os fatores de risco para o desenvolvimento dessa condição podem ser vistos no Quadro 132.2.

Em caso de hipertensão prévia, é necessário revisar o esquema medicamentoso atual, avaliando a necessidade de ajuste de dose ou troca de medicamentos. Também é necessário avaliar a presença de lesões em órgão-alvo (nefropatia, retinopatia, hipertrofia de ventrículo esquerdo), tabagismo, etilismo e consumo de drogas ilícitas.[14]

Quadro 132.2 | Fatores de risco para o desenvolvimento de pré-eclâmpsia

Fator de risco	Risco relativo
SAF	10
Pré-eclâmpsia em gestação prévia	7
DM prévio	3
História de pré-eclâmpsia em familiar de 1º grau	3
Gestação múltipla	3
Nuliparidade	3
Obesidade	2
Idade materna > 40 anos	1,6
Hipertensão crônica e doença renal	–

SAF, síndrome do anticorpo antifosfolípide; DM, diabetes melito.
Fonte: Leeman e colaboradores.[12]

Exame físico

Há recomendação de avaliação da PA da gestante em todas as consultas. A PA deve ser mensurada com a gestante sentada, com o braço no mesmo nível do coração e com um manguito de tamanho apropriado. Se for consistentemente mais elevada em um braço, o braço com os maiores valores deve ser usado para todas as medidas.

Tanto em gestantes normotensas como nas hipertensas, pode ser observada uma queda da PA no fim do primeiro trimestre, com retorno ao valor pré-concepcional ao longo do terceiro trimestre. Contudo, 7 a 20% das mulheres hipertensas podem ter piora dos níveis pressóricos durante a gestação, sem desenvolver pré-eclâmpsia.[9]

Em gestantes, a PA é classificada como: normal (< 140 × 90 mmHg), hipertensão leve a moderada (140-159 × 90-109 mmHg), ou hipertensão severa (≥ 160 × 110 mmHg).[11]

Exames complementares

Em mulheres com fatores de risco para o desenvolvimento de pré-eclâmpsia, é recomendada a realização dos seguintes exames no início da gestação, em caso de necessidade de comparação futura:[15]

- Hemograma.
- Plaquetas.
- Glicemia de jejum.
- Creatinina.
- Ácido úrico.
- Exame qualitativo de urina.
- US fetal precoce para datação precisa da IG: em caso de exame de urina com 1+ de proteinúria, deve-se solicitar a avaliação de proteinúria em urina de 24 horas.
- Em caso de elevação de PA igual ou acima de 140 mmHg ou 90 mmHg após 20 semanas de gestação, ou piora dos níveis tensionais de gestantes previamente hipertensas, deve ser solicitado:[10]
  - Hemograma com plaquetas – avaliação de hemoconcentração e plaquetopenia.

- Proteinúria de 24 horas ou relação proteína/creatinina em amostra de urina.
- Ácido úrico – auxílio do diagnóstico diferencial de pré-eclâmpsia *vs.* hipertensão crônica.
- Creatinina e transaminases hepáticas – marcadores de gravidade de pré-eclâmpsia.
- Albumina sérica, desidrogenase láctica, tempo de protrombina (TP) e tempo de tromboplastina parcial ativada (TTPA) – avaliação de lesão endotelial, hemólise e coagulopatia.

Conduta proposta

Os objetivos fundamentais do tratamento dos distúrbios hipertensivos compreendem: término da gestação com o mínimo de trauma possível para a mãe e para o feto, nascimento de um recém-nascido (RN) com condições de se desenvolver e restauração da saúde materna. Uma das questões importantes para o tratamento adequado é o conhecimento preciso da idade fetal.[10]

Quando a hipertensão é diagnosticada em uma mulher gestante, as principais questões são: estabelecer um diagnóstico, decidir o nível de PA em que o tratamento deve ser iniciado e estabelecer uma meta pressórica, evitando medicamentos que possam afetar o feto.[11]

Tratamento medicamentoso

A decisão de tratar a hipertensão durante a gestação é considerada a partir dos riscos e benefícios para a mãe e para o feto. O nível de PA é o fator mais importante. Existem diferentes recomendações acerca da meta pressórica ideal no tratamento dos distúrbios hipertensivos da gestação. Nas gestantes com hipertensão severa (≥ 160 × 110 mmHg), o tratamento medicamentoso é importante especialmente na redução do risco de AVC materno (B).[11] No Brasil, o Ministério da Saúde recomenda controle da PA com uso de anti-hipertensivos em níveis pressóricos superiores a 150 mmHg e/ou 100 mmHg.[13] Essa também pode ser considerada a meta pressórica no tratamento de hipertensas crônicas. Em mulheres com lesão em órgão-alvo, uma PA inferior a 140/90 mmHg é recomendada como meta pressórica.

Alguns autores sugerem a suspensão de anti-hipertensivos se a PA se mantiver em níveis inferiores ao alvo, uma vez que não há benefício na redução agressiva de PA (abaixo de 120/80 mmHg), além de estar associada com redução do crescimento fetal (C).[9] Especificamente na hipertensão crônica, o tratamento medicamentoso reduz a progressão para quadro de hipertensão grave (N.N.T. = 10) (A); contudo, não há redução nos riscos de pré-eclâmpsia sobreposta, morte fetal, parto pré-termo, descolamento de placenta ou restrição no crescimento fetal (B).[16]

A metildopa é a medicação de escolha no tratamento da hipertensão na gestação. Outras medicações que também podem ser usadas são os betabloqueadores (metoprolol), os bloqueadores dos canais de cálcio (nifedipina) e os vasodilatadores (hidralazina) (B) (ver Quadro 132.3). Existe uma associação entre o uso de atenolol e CIUR, essa medicação não devendo ser utilizada. Diuréticos tiazídicos podem ser mantidos em mulheres que já os utilizaram. Contudo, não devem ser escolhidos para início de tratamento e devem ser descontinuados em caso de pré-eclâmpsia, evitando-se depleção de volume intravascular.[9,12]

Os IECA (captopril, enalapril) e os BRA II (losartana) não devem ser usados durante toda a gestação devido à sua associação com restrição do crescimento fetal, oligo-hidrâmnio, IR neonatal e morte neonatal. Mulheres em uso dessas medicações devem ter seu uso substituído por outra medicação.[15] Os antagonistas dos receptores mineralcorticoides (espironolactona) também não devem ser usados (B).

Tratamento não medicamentoso

Mulheres com hipertensão gestacional devem ter sua PA aferida uma vez por semana, com avaliação de proteinúria em teste urinário com fita reagente (B).[2] Nessas pacientes, não está recomendado o repouso restrito ao leito (C).

Mudanças no estilo de vida, incluindo redução de peso e aumento da atividade física, ajudam a melhorar o controle da PA em pessoas que não estão grávidas. Além disso, a obesidade

Quadro 132.3 | Principais medicamentos usados no tratamento dos distúrbios hipertensivos na gestação

Medicamento	Dose usual	Efeitos colaterais	Comentários
Metildopa	250-2.000 mg ao dia, divididos em 2-3 tomadas diárias	Hipotensão postural, sonolência, retenção hídrica	Usado como terapia de primeira escolha. Dados de longo prazo sugerem segurança fetal
Metoprolol	25-200 mg ao dia, divididos em 2 tomadas diárias	Hipotensão, bradicardia, tontura, fadiga	Pode exacerbar a asma. Possível associação com CIUR Outros betabloqueadores (pindolol, propranolol) têm sido usados com segurança. Evitar atenolol
Hidralazina	50-300 mg ao dia, divididos em 2-4 tomadas diárias	Cefaleia, palpitações, síndrome tipo lúpus	Utilizada para o controle de curto prazo A apresentação intravenosa é usada nas emergências hipertensivas
Nifedipina	30-120 mg ao dia, divididos em 3 tomadas diárias	Cefaleia, hipotensão, fadiga, tontura, edema periférico, constipação	Quanto mais elevada a hipertensão, maior o efeito Outros bloqueadores dos canais de cálcio têm sido usados com segurança
Hidroclorotiazida	12-50 mg ao dia, em 1 tomada diária	Cefaleia, hipotensão, tontura, fraqueza, câimbras, sintomas gastrintestinais, hiponatremia, hiperuricemia, hiperglicemia	Distúrbios eletrolíticos podem complicar o diagnóstico de pré-eclâmpsia

Fonte: Adaptado de Seely e Ecker[9]; Brasil.[15]

é um fator de risco para o desenvolvimento de pré-eclâmpsia. Contudo, não existem evidências que comprovem o benefício dessas medidas na prevenção de desfechos materno-fetais em gestantes com hipertensão.[9] Vale mencionar que mulheres com hipertensão crônica controlada e que estão acostumadas à prática de atividade física podem continuar com a sua prática (C),[2] na ausência de complicações na gestação.[11]

Também não existem evidências em relação à recomendação de restrição de sal na dieta.[17] Uma dieta com restrição extrema de sal (menos de 100 mEq/dia) não deve ser recomendada, pois pode causar depleção do volume intravascular (C).[2,11]

Interrupção da gestação

Em mulheres com hipertensão crônica sem complicações materno-fetais, o parto deve ser realizado após 38 0/7 semanas de gestação (B).[2] Em mulheres com hipertensão gestacional ou pré-eclâmpsia sem sinais de gravidade, o parto deve ser planejado para 37 0/7 semanas, não havendo recomendação de prolongar a gestação para além desse prazo (B).[12]

Em mulheres com pré-eclâmpsia grave e IG igual ou superior a 34 0/7 semanas ou com condição materno-fetal instável em qualquer IG, há recomendação de realizar o parto assim que possível (B). Se a IG for inferior a 34 0/7 semanas, deve ser realizada a administração de corticoides para maturação pulmonar fetal, aguardando ao menos 48 horas para o parto, se condições materno-fetais favoráveis (B).[2]

Avaliação fetal

Em mulheres em tratamento para hipertensão crônica ou hipertensão gestacional sem a presença de pré-eclâmpsia, recomenda-se, além de US precoce para melhor datação da IG, a realização de uma US entre 18 e 20 semanas para avaliação do crescimento fetal, nova US com o mesmo objetivo entre 28 a 32 semanas e então mensalmente até o termo (C).[15] Não há necessidade de testes adicionais em caso de US normais. Quando houver evidência de crescimento fetal restrito, deve-se realizar US com Dopplerfluxometria de artéria umbilical (B).[15]

Seguimento pós-parto

O maior risco para desenvolvimento de pré-eclâmpsia, síndrome HELLP ou eclâmpsia no pós-parto ocorre nas primeiras 48 horas,[12] mas é importante que os profissionais estejam atentos a sinais de alerta nos primeiros dias do puerpério no domicílio.

Mulheres com hipertensão crônica que tiveram troca de esquema para metildopa durante a gestação podem suspender essa medicação e reiniciar o seu esquema anti-hipertensivo pré-concepcional em 2 dias após o parto, observando as recomendações de uso de medicamentos que podem ser usados na lactação.[18]

Mulheres com hipertensão gestacional que não apresentam hipertensão previamente à gestação podem ter seu esquema farmacológico descontinuado em 48 horas após o parto, com monitoramento de PA e reintrodução de anti-hipertensivos se os níveis pressóricos forem superiores a 140/90 mmHg.

Mulheres com pré-eclâmpsia devem ser acompanhadas de maneira próxima, com redução de anti-hipertensivos se a PA for inferior a 140/90 mmHg. Há recomendação de suspensão ou troca da metildopa por outra medicação em 2 dias após o parto.[18] Mulheres que permanecem hipertensas após 12 semanas do parto provavelmente se tornarão portadoras crônicas desse problema.

Quando referenciar

Conforme o protocolo obstétrico do TelessaúdeRS, está recomendado o referenciamento da gestante para atenção secundária nos seguintes casos:[19]

- Para centro obstétrico/emergência obstétrica:
  - Suspeita de pré-eclâmpsia ou eclâmpsia
  - Crise hipertensiva (PAS > 160 mmHg ou PAD > 110 mmHg)
- Para obstetrícia (pré-natal de alto risco):
  - Hipertensão crônica (previamente hipertensa ou diagnosticada antes da 20ª semana gestacional) com:
    – Lesão em órgão-alvo (presença de microalbuminúria ou doença renal crônica, hipertrofia de ventrículo esquerdo, retinopatia); ou
    – Uso de dois ou mais fármacos anti-hipertensivos; ou
    – Suspeita de hipertensão secundária; ou
    – Tabagismo; ou
    – Idade materna > 40 anos; ou
    – Diagnóstico de DM ou DM gestacional; ou
    – Resultado obstétrico e/ou perinatal ruim em gestação prévia (interrupção prematura da gestação, morte fetal intrauterina, síndrome HELLP, eclâmpsia, parada cardiorrespiratória ou internação em UTI durante a gestação).
  - Hipertensão gestacional
    – Diagnosticada após a 20ª semana (após, excluída suspeita de pré-eclâmpsia); ou
    – Diagnóstico de pré-eclâmpsia (após estratificação de gravidade em serviço de emergência obstétrica); ou
    – Hipertensão gestacional ou pré-eclâmpsia em gestação prévia com ruim resultado obstétrico e/ou perinatal (interrupção prematura da gestação, morte fetal intrauterina, síndrome HELLP, eclâmpsia, parada cardiorrespiratória ou internação em UTI durante a gestação).

Erros mais frequentemente cometidos

▶ Não fazer a identificação e a avaliação adequada das gestantes com fatores de risco desde a primeira consulta do pré-natal.

▶ Não aproximar o intervalo entre as consultas no terceiro trimestre.

▶ Não realizar os exames laboratoriais e ecográficos recomendados.

▶ Não instituir as medidas preventivas nas pacientes de risco.

▶ Utilizar meta pressórica equivocada para indicação ou acompanhamento do tratamento.

▶ Não realizar acompanhamento pós-parto adequado.

Prognóstico e possíveis complicações

A hipertensão atribuída à gestação deve resolver-se em 12 semanas após o parto, e a sua permanência após esse período deve ser interpretada como hipertensão crônica. No entanto, mesmo quando a hipertensão não persiste no curto prazo, o risco de morbidade cardiovascular no longo prazo mostra-se aumentado nas mulheres que apresentaram pré-eclâmpsia.[10]

Mulheres com diagnóstico de hipertensão gestacional devem ser informadas que o risco de desenvolvê-la novamente em uma próxima gestação varia de 16 a 47%, e que o risco de desenvolver pré-eclâmpsia varia de 2 a 7%.

Mulheres com diagnóstico de pré-eclâmpsia na gestação atual apresentam risco de hipertensão gestacional em uma nova gestação, que varia de 13 a 53%. O risco de pré-eclâmpsia em gestação futura é de 16%, aumentando para 25% se apresentou quadro grave dessa condição, síndrome HELLP, eclâmpsia ou se houve parto antes de 34 semanas; o risco aumenta para 55% se houve parto antes de 28 semanas.[18]

Atividades preventivas e de educação

Está recomendado o uso de ácido acetilsalicílico) na prevenção de pré-eclâmpsia em pacientes de risco (NNT 19-72) (A).

O U.S. Preventive Services Task Force recomenda o uso de ácido acetilsalicílico em baixa dose a partir de 12 semanas de gestação nos seguintes casos:[20]

- Pré-eclâmpsia em gestação prévia.
- Gestação múltipla.
- Hipertensão crônica.
- DM tipos 1 ou 2.
- DRC.
- Doença autoimune (SAF, lúpus eritematoso sistêmico).

Conforme apresentação disponível no Brasil, recomenda-se o uso de ácido acetilsalicílico na dose de 100 mg por dia. Essa medicação deve ser interrompida 5 a 10 dias antes da data prevista de parto, com objetivo de diminuir o risco de complicações hemorrágicas.

A suplementação de cálcio previne a ocorrência de hipertensão gestacional, pré-eclâmpsia e morte materna em mulheres com baixa ingesta desse nutriente (B). O consumo de cálcio é geralmente pobre em áreas de maior vulnerabilidade socioeconômica. A OMS recomenda a suplementação de 1.500 mg a 2.000 mg de cálcio diariamente, durante toda a gestação, em mulheres com baixa ingesta, especialmente em mulheres com alto risco de desenvolver pré-eclâmpsia: contudo, o uso de 500 mg diários já demonstra uma redução, nessa ocorrência, sendo uma alternativa razoável quando o uso da dose total não é possível.[5]

Não há recomendação de uso de magnésio, ácido fólico, vitamina C ou E (A), alho ou óleo de peixes ou algas, restrição de sal na dieta (C) ou na prática de atividade física ou indicação de repouso (C) com objetivo de prevenir distúrbios hipertensivos na gestação.[18]

Papel da equipe multiprofissional

Agente comunitário de saúde

- Realizar visitas domiciliares para a identificação das gestantes, bem como a busca ativa de gestantes que não estão aderindo ao pré-natal.
- Identificar situações de risco e vulnerabilidade pessoal/social.
- Conhecer os sinais de alerta em uma gestação (sangramento vaginal, cefaleia, escotomas visuais, epigastralgia, edema excessivo, contrações regulares, perda de líquido, diminuição da movimentação fetal e febre)[13], orientando a gestante a procurar atendimento imediatamente.

- Desenvolver atividades de educação em saúde com as gestantes e seus familiares, sobretudo as relacionadas à necessidade de consultar regularmente, realizar os exames solicitados, fazer uso correto dos medicamentos prescritos, ter hábitos alimentares adequados e manter a prática de atividade física regular.

Técnico de enfermagem

- Verificar o peso e a PA em todas as visitas da gestante ao serviço de saúde.
- Conhecer os sinais de alerta, informando o(a) enfermeiro(a) ou o(a) médico(a) de sua equipe, caso a gestante apresente algum deles.

Enfermeiro

- Identificar as gestantes com sinais de alerta ou com situações consideradas de alto risco e encaminhá-las para avaliação médica ou em serviço de referência (se houver indisponibilidade de médico em sua unidade).

REFERÊNCIAS

1. International Federation of Gynecology and Obstetrics. The FIGO textbook of pregnancy hypertension: an evidence-based guide to monitoring, prevention and management [Internet].London: GLOWN; 2016 [capturado em 15 jan. 2018]. Disponível em: http://www.glowm.com/pdf/NEW-Pregnancy_Hypertension-Final.pdf

2. American College of Obstetricians and Gynecologists. Hypertension in pregnancy [Internet]. Washington: ACOG; 2013 [capturado em 15 jan. 2018]. Disponível em: https://www.acog.org/~/media/Task%20Force%20and%20Work%20Group%20Reports/public/HypertensioninPregnancy.pdf

3. Global Health Data Exchange. GBD results tool [Internet]. Seattle: Institute for Health Metrics and Evaluation; c2010 [capturado em 15 jan. 2018]. Disponível em: http://ghdx.healthdata.org/gbd-results-tool.

4. Queiroz MR. Ocorrência das síndromes hipertensivas na gravidez e fatores associados na região sudeste do Brasil [dissertação]. São Paulo: USP; 2014.

5. Mol BWJ, Roberts CT, Thangaratinam S, Magee LA, De Groot CJM, Hofmeyr GJ. Pre-eclampsia. Lancet. 2016;387(10022):999–1011.

6. Hutcheon JA, Lisonkova S, Joseph KS. Epidemiology of pre-eclampsia and the other hypertensive disorders of pregnancy. Best Pract Res Clin Obstet Gynaecol. 2011;25(4):391.

7. Centers for Disease Control and Prevention. Data on selected pregnancy complications in the united states [Internet]. Atlanta: CDC; 2016 [capturado em 15 jan. 2018]. Disponível em: https://www.cdc.gov/reproductivehealth/maternalinfanthealth/pregnancy-complications-data.htm

8. Victora CG, Aquino EML, Leal C, Monteiro CA, Barros FC, Szwarcwald CL. Maternal and child health in Brazil: progress and challenges. Lancet. 2015;377(9780):1863–1876.

9. Seely EW, Ecker J. Chronic hypertension in pregnancy. N Engl J Med. 2011;365(5):439–46.

10. Cunningham FG, Leveno KJ, Bloom SL, Spong CY, Dasche JS, Casey BM, et al. Obstetrícia de Willians. 24. ed. Porto Alegre: AMGH; 2016.

11. August P. Management of hypertension in pregnant and postpartum women [Internet]. Waltham: UpToDate; 2017 [ccacpturado em 15 jan. 2018]. Disponível em: https://www.uptodate.com/contents/management-of-hypertension-in-pregnant-and-postpartum-women

12. Leeman L, Dresang LT, Fontaine P. Hypertensive disorders of pregnancy. Am Fam Phisycian. 2016;93(2):121–7.

13. Brasil. Ministério da Saúde. Protocolos de atenção básica: saúde das mulheres [Internet]. Brasília: MS; 2016 [capturado em 15 jan. 2018]. Disponível em: http://189.28.128.100/dab/docs/portaldab/publicacoes/protocolo_saude_mulher.pdf

14. Centers for Disease Control and Prevention. Preconception health and health care [Internet]. Atlanta: CDC; 2014 [capturado em 15 jan. 2018]. Disponível em: https://www.cdc.gov/preconception/careforwomen/conditions.html

15. Brasil. Ministério da Saúde. Gestação de alto risco: manual técnico [Internet]. 3. ed. Brasília: MS; 2012 [capturado em 15 jan. 2018]. Disponível em: http://bvsms.saude.gov.br/bvs/publicacoes/25gestacao_alto_risco.pdf

16. Abalos E, Duley L, Steyn D. Antihypertensive drug therapy for mild to moderate hypertension during pregnancy. Cochrane Database Syst Rev. 2014;(2):CD002252.

17. SOGC. Society of Obstetricians and Gynaecologists of Canada (SOGC) clinical practice guideline on diagnosis, evaluation, and management of hypertensive disorders of pregnancy. J Obs Gynaecol Can. 2014;36(5):416–438.

18. NICE. Hypertension in pregnancy: diagnosis and management. [Internet]. 2011. [capturado em 15 jan. 2018]. Disponível em: https://www.nice.org.uk/guidance/cg107
19. RegulaSUS. Protocolos de encaminhamento para obstetrícia (pré-natal de alto risco)[Internet]. Porto Alegre: TelessaúdeRS; 2016 [capturado em 15 jan. 2018]. Disponível em: https://www.ufrgs.br/telessauders/documentos/protocolos_resumos/protocolo_encaminhamento_obstetricia_TSRS_20160324.pdf
20. LeFevre ML; U.S. Preventive Services Task Force. Low-dose aspirin use for the prevention of morbidity and mortality from preeclampsia: U.S. Preventive Services Task Force recommendation statement. Ann Intern Med. 2014;161(11):819.
21. Brasil. Ministério da Saúde. Atenção ao pré-natal de baixo risco [Internet]. Brasília: MS; 2013 [capturado em 15 jan. 2018]. Disponível em: http://189.28.128.100/dab/docs/portaldab/publicacoes/caderno_32.pdf
22. Organização Mundial da Saúde. Recomendações da OMS para a prevenção e tratamento da pré-eclâmpsia e da eclampsia [Internet]. Genebra: OMS; 2014 [capturado em 15 jan. 2018]. Disponível em: http://apps.who.int/iris/bitstream/10665/44703/11/9789248548338_por.pdf

ÁRVORE DE DECISÃO

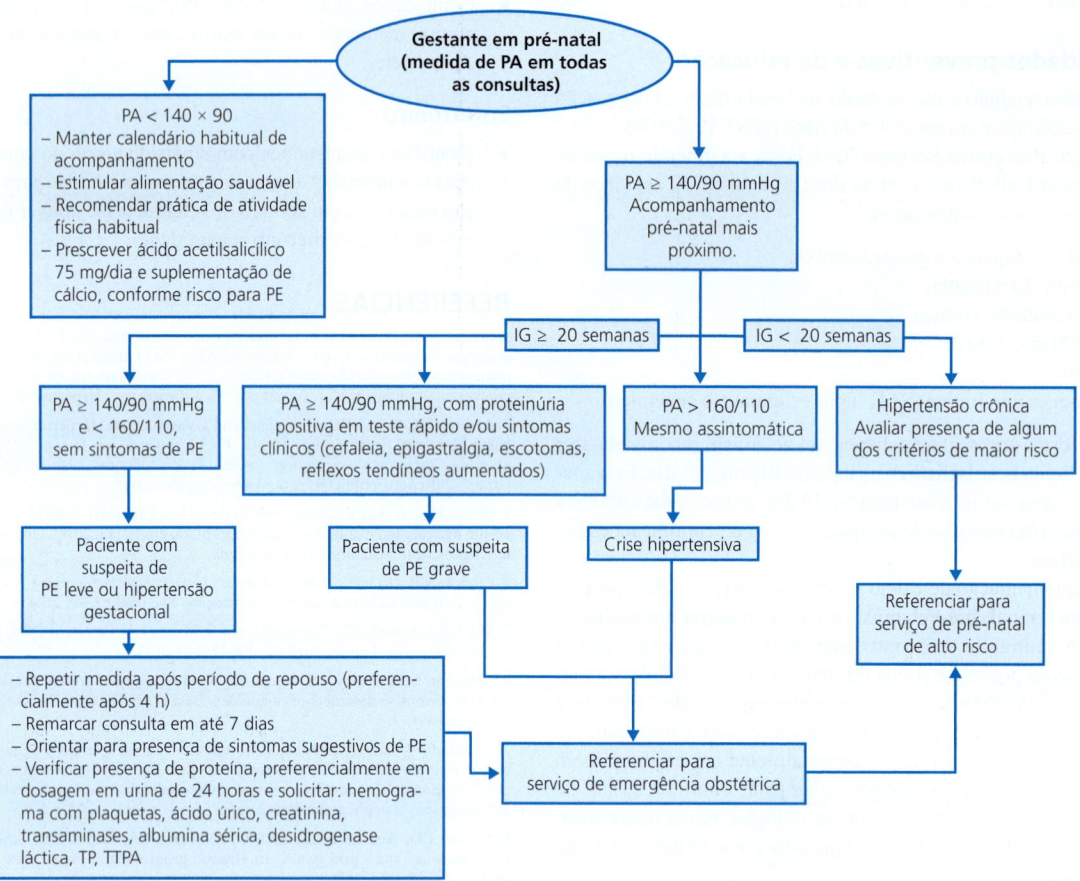

PA, pressão arterial; PE, pré-eclâmpsia.
Fonte: Adaptada de Brasil,[13,21] Organização Mundial da Saúde.[22]

CAPÍTULO 133

Cuidados no puerpério

Ana Cristina Vidor

Aspectos-chave

▶ Os cuidados devem ser individualizados, a fim de atender às necessidades da dupla mãe-bebê, respeitando-se as crenças e opiniões da mulher e de sua família sobre os cuidados nessa fase da vida.

▶ Os problemas mais comuns nesse período devem ser identificados e manejados adequadamente, a fim de promover uma boa qualidade de vida da mulher e do seu bebê.

▶ A busca de sinais indicativos de hemorragia pós-parto, tromboembolia, pré-eclâmpsia/eclâmpsia e sepse é essencial para evitar as principais causas de morte materna (alertas vermelhos).

▶ As intervenções propostas devem ser preferencialmente baseadas em evidências e com benefícios conhecidos.

Caso clínico

Lúcia, 22 anos, casada há dois anos, estudante, sem problemas de saúde conhecidos, nega tabagismo ou uso de drogas, e raramente consome bebida alcoólica, vem à primeira consulta da revisão puerperal oito dias após o parto de seu primeiro filho. A gestação não foi planejada, mas foi bem aceita. O pré-natal foi realizado sem intercorrências, em sete consultas. Pedro nasceu bem, com 39 semanas de gestação, parto vaginal, sem episiotomia. Lúcia não mora com o pai de Pedro. Ela se apresenta com cefaleia na região occipital, persistente, de intensidade moderada, que iniciou há 6 dias e que tem alívio parcial com paracetamol. Lúcia tem estado ansiosa com os cuidados com o bebê e está preocupada porque ele "chora muito". Tiago, pai de Pedro, ajuda nos cuidados com o filho sempre que pode. Eles estão pensando em morar juntos, mas Tiago, que é representante comercial, viaja muito e nem sempre está disponível. A família de ambos mora em outro estado, e Lúcia tem se sendido muito sozinha e sobrecarregada. Comparece à consulta sozinha, bastante ansiosa: ela já estava acima do peso e ganhou mais do que o recomendado durante a gestação. Agora está sentindo-se insatisfeita com seu corpo e ansiosa para perder peso.

Teste seu conhecimento

1. Considerando-se a história do caso em questão, o próximo passo na avaliação deve ser:
    a. Avaliar o estado nutricional da criança devido à causa da dificuldade de amamentação
    b. Tranquilizar Lúcia quanto ao choro do bebê
    c. Avaliar a pressão arterial, a fim de descartar pré-eclâmpsia
    d. Escutar as queixas de Lúcia e verificar a possibilidade de montar uma rede de apoio

2. Quais são as causas mais comuns de cefaleia no puerpério?
    a. Hipertensão e privação do sono
    b. Ansiedade e mastite
    c. Mastite e hipertensão
    d. Cefaleia tensional e migrânea

3. Em relação ao excesso de peso, é correto afirmar que:
    a. Não há motivo para preocupação, uma vez que é normal se sentir insatisfeita com o corpo nesta fase
    b. A recomendação de atividade física e alimentação balanceada são importantes, pois podem auxiliar no controle do peso, melhorar o metabolismo e contribuir com o controle de sintomas depressivos
    c. Há necessidade de início imediato de antidepressivos, uma vez que a depressão pós-parto é comum e o manejo farmacológico é mandatório
    d. Não há necessidade de preocupação com a ansiedade e tristeza demonstrados, uma vez que são justificadas por sua situação pessoal

4. Considerando que as queixas de Lúcia podem estar relacionadas à ansiedade e ao cansaço frequentes no período, qual das medidas a seguir é a mais indicada?
    a. Utilizar ansiolíticos por alguns dias, para melhorar a qualidade do sono
    b. Prescrever ansiolíticos e analgésicos para Lúcia e alimentação suplementar para o bebê, para diminuir o choro e permitir seu descanso
    c. Mostrar-se disponível, ajudar a identificar uma rede social de apoio, trabalhando no empoderamento e no aumento da confiança em relação aos cuidados com a sua saúde e a saúde da criança
    d. Reforçar a necessidade de dedicação ao bebê, já que ele é completamente dependente e não está sendo amamentado de forma adequada

5. Em relação ao planejamento familiar, é correto dizer que:
    a. O assunto deve ser prontamente abordado, já que essa gestação não foi planejada e o uso de contraceptivos deve ser imediato

b. O melhor momento para abordar o assunto é após o bebê completar seis meses de idade, já que a chance de nova gestação neste período é muito pequena e a mãe estará mais tranquila
c. Como não há necessidade de uso de contraceptivos até 21 dias após o parto, o assunto pode ser abordado em consulta subsequente, se for o desejo de Lúcia
d. O puerpério não é o melhor período para discutir planejamento familiar, dada a baixa sensibilidade do casal para o assunto

Respostas: 1C, 2D, 3B, 4C, 5C

Do que se trata

A saúde materna é um dos principais determinantes do desenvolvimento de uma comunidade. A saúde da mulher, em especial a segurança da maternidade e as condições para o exercício de direitos humanos associados, como o direito à vida, reflete diretamente o nível de desenvolvimento de uma nação e o grau de redução das iniquidades econômicas e sociais.[1]

O puerpério é o período que vai do final do terceiro estágio do trabalho de parto ao retorno do organismo feminino ao estado pré-concepcional, o que leva aproximadamente 6 semanas,[2] embora possa chegar a vários meses, no caso de a mulher estar amamentando.[3] Esse período envolve alterações fisiológicas, psicológicas, sociofamiliares e culturais, para a mulher e sua família, que necessita adaptar-se à chegada de um novo membro. Embora seja amplamente reconhecida a necessidade de uma adequada atenção à saúde, as necessidades das mulheres nesse estágio são variadas.[1]

Para a maioria das mulheres, essa tese não apresenta complicações. Entretanto, o relato de problemas de saúde ocorrendo nas primeiras semanas após o parto tem variado de 47 a 76% conforme o estudo.[4] Os problemas vão desde desconforto leve a moderado até condições sérias de saúde, que podem resultar em grande limitação ou óbito,[2] o que alerta para a necessidade de uma adequada atenção à saúde da mulher nesse período.

Neste contexto, a promoção do autocuidado, ensinando a mulher a diferenciar entre as alterações próprias do período e os sinais de alerta é crucial.[1] No mundo, mais de 500 mil mulheres morrem por ano devido a complicações da gestação ou do parto, e mais de 4 milhões de crianças morrem nos primeiros 28 dias de vida. A maioria dessas mortes pode ser evitada com adequada assistência à saúde, sendo as intervenções na atenção primária extremamente custo-efetivas.[5]

No Brasil, a mortalidade materna é em torno de 72 óbitos para cada 100 mil nascidos-vivos, um número ainda alarmante se comparado com índices de países como Canadá e EUA, onde ocorrem cerca de 9 óbitos para cada 100 mil nascidos-vivos. Quanto às causas das mortes, predominam as obstétricas diretas, com destaque para as doenças hipertensivas e as síndromes hemorrágicas.[6] Boa parte das situações de morbidade e mortalidade materna e neonatal acontece na primeira semana após o parto.

Os cuidados no puerpério devem incluir: avaliação física e observação da mãe e da criança; suporte para alimentação e cuidados com o recém-nascido (RN); empoderamento da família para os cuidados com o bebê; promoção de bem-estar fisiológico e emocional da família; eficiente reconhecimento de problemas relacionados ao período, os quais devem ser adequadae oportunamente avaliados.[4]

Vale mencionar que não há evidências de que um regime de visitas de puerpério é melhor que outra: considerar uma abordagem de visitas centradas na mulher e suas necessidades, mais do que em recomendações gerais, pode ser mais apropriado. Essa abordagem demanda aconselhamento claro tanto sobre quando a mulher deve buscar assistência como, para os profissionais, sobre prazos, independentemente se as coisas estão indo bem ou não.[7]

Quando pensar

Embora o puerpério compreenda um período de alterações fisiológicas, é necessário ter clareza sobre possíveis complicações desse processo.

O Quadro 133.1 identifica os alertas vermelhos no puerpério, que indicam situações de emergência por oferecerem risco à saúde da mulher e estarem relacionados às principais causas de óbito materno.

Com o aumento progressivo da prevalência de obesidade entre a população geral e entre as mulheres em especial, é importante lembrar que, em comparação com mulheres com índice de massa corporal (IMC) normal, a infecção pós-parto é consideravelmente mais comum em mulheres obesas, independentemente da via do parto e do uso de antibióticos profiláticos. Além disso, gestantes obesas apresentam maior risco de trombose venosa profunda (TVP) antes e depois do parto. Como a infecção é um fator de risco significativo para TVP, há combinação de múltiplos mecanismos que podem levar à morbimortalidade materna.[9]

Quadro 133.1 | **Alertas vermelhos no puerpério – necessidade de referenciamento para atendimento de emergência**

Pré-eclâmpsia/eclâmpsia	
Sinais de alerta	Considerações
PAD > 90 mmHg e acompanhada por outro sinal ou sintoma de pré-eclâmpsia* ou PAD > 90 mmHg e que não reduz em 4 h de observação	É a principal causa de óbito materno no Brasil.[5] Não há estudos que avaliem se os fatores de risco para pré-eclâmpsia/eclâmpsia no puerpério são os mesmos da gestação Os sintomas neurológicos da pré-eclâmpsia, incluindo cegueira cortical, cefaleia e escotomas, assim como mal-estar, náuseas e vômitos não relacionados a outras causas, são mais frequentes no puerpério (B)[4]

(Continua)

Quadro 133.1 | Alertas vermelhos no puerpério – necessidade de referenciamento para atendimento de emergência *(Continuação)*

Hemorragia pós-parto

Sinais de alerta	Considerações
Perda sanguínea súbita e profusa ou persistentemente aumentada Perda sanguínea de qualquer intensidade acompanhada de fraqueza, tontura ou palpitação/taquicardia	É a segunda causa de morte materna no Brasil.[5] Como não há consenso sobre a melhor forma de quantificar a perda de sangue vaginal, alguns autores recomendam que o diagnóstico seja considerado como qualquer perda de sangue que afete o balanço hemodinâmico da mulher[4]

Tromboembolia (TVP/EP)

Sinais de alerta	Considerações
Dor unilateral na panturrilha, hiperemia ou edema Dispneia ou dor no peito	Mulheres obesas são mais propensas a eventos tromboembólicos e devem receber atenção especial (D)[3] Além dos fatores de risco da população em geral, estão associados a aumento de risco de tromboembolia no puerpério: hiperêmese, desidratação, infecção grave, pré-eclâmpsia, perda de sangue excessiva, viagem de transporte prolongada, parto instrumental, trabalho de parto prolongado e imobilização após o parto[4] A incidência de tromboembolia associada à gestação é 4 vezes maior do que a de mulheres em idade fértil não grávidas. O risco durante o puerpério é 5 vezes maior do que o risco durante a gestação. Além disso, episódio prévio de embolia venosa superficial é um fator de risco independente para TVP durante a gestação e o puerpério[9]

Sepse

Sinais de alerta	Considerações
Febre persistente (duas medidas com 4-6 h de intervalo) ou acompanhada de: ▶ Calafrios ▶ Dor abdominal ▶ Subinvolução uterina ▶ E/ou importante perda sanguínea vaginal	A principal causa de sepse no puerpério é infecção no trato genital, especialmente infecção uterina, como endometrite, mas a sepse pode ter outras origens, como infecção de feridas operatórias[4] O risco de endometrite é 5-10 vezes maior após cesarianas[4]

*Os sintomas incluem: cefaleia persistente, alterações visuais, dor em hipocôndrios, vômitos, sudorese súbita na face, nas mãos e nos pés.
PAD, pressão arterial diastólica; TVP, trombose venosa profunda; EP, embolia pulmonar.
Fonte: National Collaborating Center for Primary Care,[4] Brasil,[6] Heith e colaboradores.[8]

Outros problemas, com impacto na qualidade de vida, são listados como alertas amarelos (Quadro 133.2) e são relatados por mais de 10% das mulheres no período puerperal,[4] chegando a cerca de 30% nos casos de incontinência urinária e/ou fecal.[10]

Embora não seja exclusivo dessa fase, não se pode esquecer dos casos de uso de álcool e drogas. Além de outros desfechos desfavoráveis, o uso de substâncias pode levar à ruptura do cuidado parental e a disfunções precoces nas interações mãe-bebê. Muitas mulheres conseguem manter a abstinência ou a redução do uso de drogas durante a gestação, mas há uma frequente "compensação", com aumento do uso nos primeiros 6 meses. Nos três meses após o parto, 58% das fumantes, 51% das usuárias de álcool, 41% das usuárias de maconha e 27% das usuárias de cocaína que estavam em abstinência têm recaída. Infelizmente, essa recaída ocorre em um momento crítico para a vinculação mãe-bebê, tendo efeitos significativos sobre o desenvolvimento infantil. Além disso, mulheres que fumavam antes da gestação são mais propensas ao desmame precoce, a fim de voltar a fumar. O cigarro é associado a efeitos deletérios nos RNs, incluindo aumento do risco para doenças respiratórias e otite infecciosa, síndrome da morte súbita, transtornos comportamentais e comprometimento cognitivo.[18]

As evidências acumuladas sugerem que meninas adolescentes são mais propensas que mulheres de outras idades a fumar e a usar álcool em excesso durante a gestação e, mesmo com interrupção ou redução do consumo durante essa fase, o padrão de consumo rapidamente se estabelece no período pós-parto. Após 1 ano, o risco de uso abusivo dessas substâncias ainda é maior entre adolescentes. Estudos sugerem que autoestima alta diminui o risco de gestação e se relaciona negativamente com abuso de álcool, ao passo que autoestima baixa prediz o retorno ao padrão abusivo de álcool no período pós-parto entre adolescentes. Abuso físico ou sexual prévio também prediz o uso precoce de cigarros e o retorno mais rápido ao uso de álcool no primeiro ano pós-parto. Alternativamente, a inclusão em rede familiar ou escolar está relacionada ao menor abuso de substâncias entre adolescentes grávidas. Uso de substâncias pelo namorado, melhores amigos e membros da família são significativamente relacionados ao uso de substâncias durante a gestação, mas namorado e melhores amigos têm mais influência do que a família.[19]

Quadro 133.2 | Alertas amarelos – problemas frequentes no puerpério

Problema	Manejo
Dor no períneo	▶ Realizar avaliação perineal (procurar problemas em feridas operatórias e/ou lacerações, sinais de infecção) ▶ Orientar sobre a aplicação de compressas frias (A)[4] ▶ Se necessária analgesia oral, paracetamol é a primeira escolha (A)[4] ▶ Se essas medidas não forem efetivas, considerar o uso de AINE[4] ▶ Paracetamol e AINE são tão efetivos quanto narcóticos no tratamento da dor perineal (A)[4] ▶ Orientar quanto à importância da higiene no períneo, incluindo troca frequente de absorventes higiênicos, lavagem das mãos antes e após as trocas e banhos diários (D)[4]
Dispareunia	Nota: Pode estar associada a alterações vaginais, como edema, congestão e atrofia, que começam a regredir após o 25° dia de puerpério, ou mais tardiamente nas mulheres que amamentam. A vulva e o soalho pélvico sofrem também modificações decorrentes do trabalho de parto que podem contribuir com a queixa:[3] ▶ Realizar avaliação perineal se a dispareunia estiver associada à história de trauma no períneo[3] ▶ Gel lubrificante à base de água é útil no controle do desconforto, devendo ser recomendado especialmente para as mulheres que estão amamentando (D)[4] ▶ Mulheres que persistem expressando ansiedade sobre o início das atividades sexuais devem receber atenção especial, a fim de identificar outras causas subjacentes (D)[4]
Incontinência urinária e/ou fecal	Nota: O uso de fórceps, extração a vácuo, IMC > 30, trabalho de parto prolongado, lacerações de terceiro ou quarto grau e tabagismo foram identificados como fatores de risco para incontinência (a cesariana não protege contra incontinência). Uma mulher em cada quatro apresenta incontinência urinária, e uma em cada 10 apresenta incontinência fecal nos 6 meses após o parto:[8] ▶ Pesquisar as queixas durante as consultas, especialmente entre as mulheres que apresentam fatores de risco[10] ▶ Exercícios para fortalecer o soalho pélvico são efetivos no controle da incontinência urinária e/ou fecal (A).[4] Os resultados são semelhantes para exercícios feitos sob supervisão de fisioterapeuta ou apenas orientados[11] ▶ Os exercícios oferecidos a primíparas também podem estar associados à prevenção de incontinência nas futuras gestações (B)[12] ▶ Casos refratários podem necessitar de referenciamento para avaliação adicional[12] ▶ No caso de lesões no esfíncter anal, está recomendada profilaxia com antibiótico (B)[13]
Constipação	▶ Avaliar a dieta e a ingesta líquida, orientando a adequação, se necessário ▶ Suplemento de fibras na dieta auxilia no controle da constipação associada à gestação (A)[4] ▶ Se o problema persistir, laxativos estimulantes são efetivos (A)[4]
Hemorroidas	▶ As mulheres com hemorroidas devem ser orientadas sobre como evitar a constipação, devendo receber tratamento conforme protocolos locais para a população em geral (D)[4]
Dor nas costas	▶ Não há evidências que apoiem o manejo no puerpério, devendo ser manejada como a população geral (D)[4] ▶ Orientações quanto a cuidados com a postura durante a amamentação e ao carregar o bebê podem ser úteis
Cefaleia	▶ O manejo deve basear-se no diagnóstico diferencial ▶ Considerar pré-eclâmpsia se associada à hipertensão e proteinúria[14] ▶ Em mulheres normotensas, avaliar inicialmente para cefaleia tensional e migrânea, já que são as causas mais frequentes, ou cefaleia pós-punção lombar[14] ▶ Nos casos de migrânea ou cefaleia tensional, além do uso adequado de analgésicos, orientar sobre técnicas de relaxamento e sobre a importância de evitar fatores desencadeantes[4] ▶ Casos refratários à terapia usual ou acompanhados de déficit neurológico necessitam de avaliação por exame de imagem[14]
Fadiga	▶ Mulheres com fadiga persistente devem ser avaliadas quanto ao bem-estar geral e devem receber apoio e orientações em relação à dieta, a exercícios, ao planejamento de atividades e ao tempo dedicado ao bebê (D)[4] ▶ Se a fadiga estiver afetando seu autocuidado ou os cuidados com o bebê, devem ser pesquisadas causas físicas ou psicológicas subjacentes (D)[4] ▶ Se a mulher apresentar hemorragia pós-parto, pesquisar anemia e tratar, se necessário (D)[4]
Depressão pós-parto	Nota: Mulheres com depressão pós-parto são menos propensas a aderir às consultas de rotina do puerpério ou a vacinar em dia seus filhos. Além disso, bebês de mulheres com depressão têm maior probabilidade de atraso no desenvolvimento neuropsicomotor. Há inconsistências em diversos Guidelines sobre o rastreamento de depressão pós-parto, com recomendações favoráveis e contrárias. Essas discrepâncias podem ser fruto de evidências insuficientes, interpretação diferente das evidências disponíveis, entre outros fatores:[7] ▶ Intervenções comportamentais computadorizadas, embora pouco utilizadas no Brasil,[15] têm demonstrado aceitabilidade e efetividade para depressão na população geral. Dados preliminares sugerem que terapias para depressão perinatal baseadas na internet e aplicadas no período pós-parto podem melhorar o humor materno, embora mais estudos sejam necessários[16]

(Continua)

Quadro 133.2	Alertas amarelos – problemas frequentes no puerpério *(Continuação)*
Problema	**Manejo**
Depressão pós-parto *(Continuação)*	▶ Suplemento com ômega 3, suplementação com ácido fólico (0,4-5 mg/dia) S-Adenosyl L-Methionina (SAMe) e Hypericum Perforatum (300-1.200 mg) têm sido recomendados por alguns autores para o tratamento da depressão pós-parto, apesar dos poucos estudos no período perinatal[17] ▶ Fototerapia (tratamento com luz brilhante) tem mostrado resultados promissores no tratamento da depressão, mas a disponibilidade de câmaras ultravioleta pode limitar seu uso. Também se deve tomar cuidado pelo risco de indução de episódios de mania em pacientes sem diagnóstico claro[17] ▶ Massagem: Nas variadas modalidades, em sessões semanais de 20 minutos, tem sido associada à redução de sintomas depressivos[17] ▶ Acupuntura: Embora a recomendação da acupuntura como tratamento de primeira escolha para depressão pós-parto ainda seja controversa, tem-se mostrado útil como parte do plano terapêutico, reduzindo os sintomas depressivos em vários estudos[17]

AINE, anti-inflamatório não esteroide; IMC, índice de massa corporal.

De maneira geral, o papel dos parceiros em relação ao cigarro pode ser um facilitador ou uma barreira à sua cessação.[20] Aconselhamento comportamental é a principal intervenção para a cessação do tabagismo e a prevenção de recaídas durante a gestação. Entretanto, intervenções psicoterapêuticas têm apenas um efeito modesto. Por outro lado, nos 12 meses após o parto, o uso de cocaína foi menor entre usuárias que receberam progesterona micronizada em comparação às que receberam placebo.[17]

O que fazer

O plano de acompanhamento durante o puerpério deve ser documentado e desenvolvido de forma individualizada, em parceria com a mulher, idealmente ainda no período pré-natal ou tão logo quanto possível.

Anamnese

Tradicionalmente, o acompanhamento durante o puerpério é feito em duas consultas, uma até 10 dias após o parto, e outra por volta de 45 dias. Entretanto, o número de encontros e o conteúdo a ser abordado neles devem ser combinados entre a mulher e o seu médico, de acordo com cada caso.

Em cada contato, a mulher deve ser questionada sobre seu bem-estar emocional, que tipo de suporte familiar e social está tendo e sobre estratégias utilizadas para lidar com as situações diárias. Ela deve ser escutada com atenção e sentir-se bem acolhida, facilitando a abordagem de problemas que possa considerar constrangedores.

Em relação à individualização do acompanhamento, é importante que algumas questões façam parte da avaliação rotineira. Atenção especial deve ser dada à pesquisa de queixas relacionadas a possíveis problemas de saúde mais graves, conforme mostra o Quadro 133.1. Outras questões a serem abordadas são:

- Condições da gestação, caso tenha sido acompanhada por outro profissional, e condições do atendimento ao parto e ao RN, com identificação de situações e fatores de risco que possam impactar na saúde pós-parto.
- Verificação da realização dos rastreamentos indicados no pré-natal, em especial em relação ao HIV e a outras infecções sexualmente transmissíveis (ISTs) e à hipertensão.
- Situação vacinal.
- Uso de medicamentos, incluindo automedicação e uso de ervas e produtos naturais, e uso de drogas lícitas e/ou ilícitas.
- Situação em relação à amamentação.

Observar aspectos facilitadores e identificar intercorrências que possam interferir na amamentação são extremamente importantes em todos os encontros com a mulher e a criança (ver Caps. 86 e 88). O Quadro 133.3 aborda os principais problemas associados à amamentação. Vale destacar que mulheres com contraindicações para amamentar devem ser acolhidas e escutadas em relação às suas expectativas e dificuldades.

A mulher deve ser questionada sobre seu estado geral, alimentação, sono e sobre os problemas de saúde comuns nessa fase (ver Quadro 133.2), bem como devem ser pesquisados problemas de saúde mental, como depressão pós-parto.[4] Entre 10 e 14 dias após o nascimento, a mulher deve ser questionada sobre a resolução dos sintomas de *baby blues*, como choro fácil, ansiedade e tristeza. Na persistência dos sintomas, a mulher deve ser rastreada para depressão pós-parto (D).[4]

Quadro 133.3	Problemas associados à amamentação
Dor mamilar e fissuras mamilares	
Achados	
Os mamilos podem apresentar eritema, edema, fissuras, bolhas, marcas brancas, amarelas ou escuras e equimoses.[9] É frequente que a criança apresente agitação e choro, já que a pega incorreta ou o mau posicionamento durante a amamentação fazem com que ela não consiga retirar leite suficiente[3,21]	
As fissuras podem estar associadas à infecção secundária, frequentemente por *Staphylococcus aureus* ou cândida. Nesta, pode haver prurido, sensação de queimadura e fisgadas nos mamilos, que persistem após as mamadas. Os mamilos costumam estar vermelhos e brilhantes, associados à presença de crostas brancas orais no bebê[3,21]	
Mais raramente, vasoespasmos podem causar palidez nos mamilos (por falta de irrigação sanguínea) e costumam ser muito dolorosos, em geral depois das mamadas (fenômeno de Raynaud)[21]	

(Continua)

Quadro 133.3 | **Problemas associados à amamentação** *(Continuação)*

Conduta

▶ Orientar sobre o desconforto normal ao iniciar a amamentação nos primeiros dias e que ele não deve persistir[4]

▶ Observar a amamentação e corrigir a pega e o posicionamento sempre que necessário[21]

▶ Apoiar e fortalecer a confiança da mulher[4]

▶ Orientar a mulher a evitar:[21]
- Sucção não nutritiva prolongada
- Uso impróprio de bombas de extração de leite
- Não interrupção da sucção da criança antes de retirá-la do peito
- Uso de sabonetes, cremes e óleos nos mamilos
- Uso de protetores de mamilo (intermediários)
- Exposição prolongada a forros úmidos

▶ Pode ser útil expor as mamas ao ar livre, aos raios do sol ou à luz artificial (lâmpada de 40 watts a uma distância de 30 cm)

▶ Verificar associação com situações que podem dificultar a pega, como mamilos curtos, planos ou invertidos ou disfunções orais na criança, como anquiloglossia (freio de língua excessivamente curto)[21,22]
- Se houver mamilos invertidos ou mamas planas, informar que essas condições não contraindicam a amamentação e oferecer cuidados extras e suporte para assegurar uma amamentação adequada (D).[4]
- No caso de anquiloglossia, persistindo as dificuldades, apesar da otimização das medidas citadas, a frenulectomia está indicada para facilitar a amamentação (D).[4,22]

▶ Facilitar a sucção e diminuir a sua força sobre a lesão:[20]
- Amamentando em livre demanda
- Iniciando a mamada pela mama menos afetada
- Ordenhando um pouco de leite antes da mamada para desencadear o reflexo de ejeção de leite
- Se a aréola estiver ingurgitada, ordenhar manualmente antes da mamada, facilitando a pega adequada
- Interrompendo a sucção introduzindo o dedo indicador ou mínimo pela comissura labial da boca do bebê
- Alternando diferentes posições de mamadas

▶ Na suspeita de infecção secundária, pode ser utilizada mupirocina tópica a 2% ou antibiótico sistêmico para *S. aureus*, ou nistatina, clotrimazol, miconazol ou cetoconazol tópicos por 2 semanas para cândida. Nesse caso, mãe e bebê devem ser tratados simultaneamente, mesmo que o bebê seja assintomático

▶ Orientar sobre a procura de atendimento se a infecção não melhorar em 24 horas, se a mama ficar avermelhada ou se a mãe tiver febre[22]

▶ Se houver suspeita de fenômeno de Raynaud, o manejo consiste em identificar e tratar a causa básica. Compressas mornas podem aliviar a dor[21]

▶ Não há evidências suficientes de que o uso de gel de glicerina, lanolina ou outros emolientes melhorem significativamente a percepção materna de dor mamilar. Estudos de boa qualidade metodológica sugerem que não aplicar nada ou apenas ordenhar a mama pode ser igual ou mais benéfico para o alívio imediato da dor mamilar do que o uso de emolientes como lanolina[23]

Mamas ingurgitadas

Achados

Acontecem, na maioria das mulheres, geralmente do terceiro ao quinto dia após o parto, por estase linfática e venosa e obstrução dos ductos lactíferos, mas pode acometer a mulher a qualquer momento, se a demanda for menor do que a produção de leite e as mamas não forem devidamente esvaziadas. As mamas ingurgitadas são dolorosas, edemaciadas, a pele é brilhante, às vezes avermelhada, e a mulher pode ter febre[3,4]

Conduta

O ingurgitamento pode dificultar a pega, prejudicando a amamentação, dificultando o esvaziamento das mamas e agravando o problema.[3]

▶ As medidas preventivas incluem as citadas no manejo da dor mamilar. No caso de dor mamilar e ingurgitamento mamário, podem ser utilizados analgésicos sistêmicos via oral, se necessário (D).[21]

▶ Orientar sobre a "descida do leite", que ocorre em torno do terceiro dia após o parto, e que as mamas podem ficar doloridas, firmes e edemaciadas.[4] Se houver produção de leite superior à demanda, as mamas devem ser ordenhadas manualmente, e, sempre que a mama estiver ingurgitada, a expressão manual do leite deve ser realizada para facilitar a pega e evitar fissuras. O ingurgitamento mamário é transitório e desaparece após 24-48 horas[3]

▶ O tratamento consiste em amamentar frequentemente, com mamadas prolongadas nas mamas afetadas; massagem e, se necessário, expressão manual e analgesia (A). Aumentar a ingesta hídrica parece ser benéfico[4]

▶ Também pode ser útil usar sutiã com alças largas e firmes para alívio da dor e manutenção dos ductos em posição anatômica[21]

▶ Embora algumas intervenções, como acupuntura e bolsa de água fria, tenham sugerido resultado promissor, uma revisão sistemática não identificou evidências suficientes de que qualquer intervenção isolada justifique ampla implementação no manejo da dor[24]

Mastite

Achados

Além do ingurgitamento mamário, podem aparecer sinais de inflamação local com sintomas sistêmicos mínimos, como mal-estar e febre, podendo chegar à septicemia. Surge habitualmente a partir da segunda semana após o parto, em geral de forma unilateral, e pode aparecer como complicação de ingurgitamento não tratado de forma devida[3,4,21]

(Continua)

| Quadro 133.3 | **Problemas associados à amamentação** *(Continuação)* |

Conduta

- Uma revisão sistemática não encontrou evidência suficiente mostrando que educação para amamentação, tratamento farmacológico e terapias alternativas sejam eficientes para interferir na ocorrência de mastite ou na duração e exclusividade da amamentação
- O esvaziamento mamário é parte central do tratamento, devendo ser intensificadas as medidas para controlar o ingurgitamento das mamas.
- A amamentação na mama afetada deve ser mantida sempre que possível e, quando necessário, a pega e a posição devem ser corrigidas a fim de otimizar o esvaziamento das mamas[3,4]
- A mastite não infectada deve ser tratada conservadoramente com calor úmido e manutenção da amamentação para assegurar a efetiva drenagem (A). Orientar sobre expressão manual e massagem das mamas a fim de assegurar a afetiva remoção de leite (A).[4]
- Se necessário, indicar analgesia adequada (D) e aumentar a ingesta hídrica (D). O uso de analgésicos sistêmicos/anti-inflamatórios pode ser necessário. Não há estudos comparativos, mas o ibuprofeno é citado como o mais efetivo, auxiliando também na redução da inflamação e do edema; paracetamol pode ser usado como alternativa (D)[4,21]
- Se os sinais e sintomas persistirem, deve ser considerada a possibilidade de infecção e avaliada a indicação de antibióticos (B)[25]

Abscesso mamário

Achados

O abscesso pode ser identificado à palpação (a sensação é de flutuação), porém nem sempre é possível confirmar ou excluir a sua presença apenas pelo exame clínico[21]

Conduta

- Toda medida que previna o aparecimento de mastite (assim como a instituição precoce do tratamento, se ela não puder ser prevenida) consequentemente vai prevenir o abscesso mamário[21]
- O tratamento do abscesso consiste em seu esvaziamento por meio de drenagem cirúrgica ou aspiração[21]
- Aspirações repetidas têm a vantagem de ser menos dolorosas e mutilantes do que incisão e drenagem, podendo ser feitas com anestesia local[21]
- Apesar da presença de bactérias no leite materno quando há abscesso, a manutenção da lactação é importante, inclusive para o tratamento da condição, e há vários estudos indicando que a amamentação é segura para o bebê mesmo na presença de *S. aureus*[21]

Necessidade de supressão da lactação

Comentário

É indicada quando há contraindicação formal à amamentação, como nos casos de infecção materna pelo HIV

Conduta

- Medidas mecânicas, como enfaixamento das mamas ou uso de sutiã justo, têm sido recomendadas[26]
- A bromocriptina e os preparados à base de estrogênio são úteis na supressão da lactação (B), mas a segurança de seu uso não está estabelecida[26]

A mulher e a sua família devem ser encorajadas a conversar com os profissionais de saúde sobre alterações no humor, estado emocional e comportamento que fujam de seu padrão usual.[4]

Deve ser perguntado sobre o reinício da atividade sexual e avaliados os planos da família em relação a planejamento familiar, considerando suas preferências e crenças pessoais, práticas culturais, atividade sexual, padrão de amamentação, menstruação, condições de saúde e fatores sociais, a fim de adequar o aconselhamento às suas necessidades.[27]

Exame físico

O exame físico deve ser orientado pelas queixas, com especial atenção para a avaliação hemodinâmica e o rastreamento de infecção (puerperal ou da ferida operatória) (Figura 133.1).

Os lóquios sanguíneos, semelhantes à menstruação, ocorrem em volume variado até o quinto dia, tornando-se serossanguinolentos e posteriormente serosos.[3] Na ausência de perda sanguínea vaginal anormal, a avaliação rotineira do útero por medição ou palpação abdominal não é necessária (B).[4] Entretanto, se a mulher referir queixas possivelmente relacionadas à hemorragia pós-parto ou à infecção (ver Quadro 133.1), devem ser realizados exame vaginal e avaliação uterina, incluindo tônus, posição, sensibilidade e medida de fundo uterino, avaliando sua involução (o útero atinge a cicatriz umbilical após o parto e involui aproximadamente 1 cm ao dia). Qualquer anormalidade no tamanho, no tônus ou na posição do útero reforça a suspeita de complicação. Na ausência de anormalidades, outras causas para os sintomas devem ser buscadas (D).[4] Nos casos de desconforto, o períneo deve ser sempre avaliado (D).[4]

A temperatura axilar deve ser medida apenas nos casos de suspeita de febre, não fazendo parte da avaliação de rotina (D).[4] Nos casos de febre documentada, devem ser investigados sinais de sepse. O uso rotineiro do sinal de Homan para investigação de tromboembolia também não é recomendado (B).[4]

Diferentemente, a medida da pressão arterial deve fazer parte da avaliação de rotina, com atenção especial a mulheres que apresentem fatores de risco para pré-eclâmpsia. Nenhum estudo indica a frequência em que a pressão arterial deve ser medida ou repetida. Mulheres com medida maior que 140/90 devem ser avaliadas para pré-eclâmpsia (B).[4] É importante também a avaliação das mamas a fim de identificar o mais precocemente possível problemas que possam causar desconforto, complicações e prejudicar a amamentação.

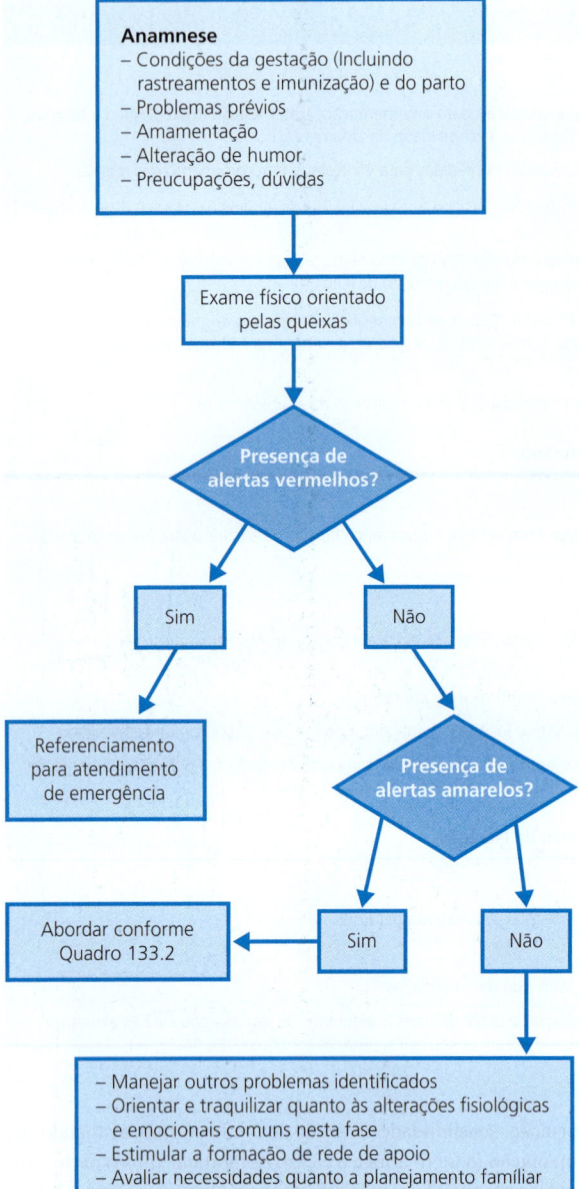

▲ **Figura 133.1**
Consulta no puerpério.

Conduta proposta
Tratamento não farmacológico

Tanto a dieta combinada com exercícios como apenas dieta auxiliam na perda de peso pós-parto quando comparadas ao acompanhamento usual, auxiliando na prevenção da obesidade (A).[28] A dieta combinada com exercícios é preferida à dieta isolada, pois, além dos benefícios metabólicos dos exercícios, preserva tecido magro.[28] Além disso, a prática de atividade física pode ter efeito antidepressivo, sendo recomendada a todas as mulheres que não tiverem contraindicação.[29] Encorajar as mulheres a usar técnicas de autocuidado, como exercícios leves, tempo para descanso, buscar apoio para cuidar da criança, conversar sobre seus sentimentos e buscar redes de apoio social são importantes para prevenir o desgaste associado ao período.[4]

> **Dicas**
>
> ▶ A menos que a mulher não queira, o parceiro deve ser envolvido nas decisões e nos cuidados com o bebê.[4]
>
> ▶ É útil identificar se algum outro membro da família desempenha papel de suporte à mulher, a fim de criar uma relação de parceria com os profissionais nos cuidados com a mulher e com o RN.
>
> ▶ Nos casos em que há necessidade de intervenções, estas devem ser realizadas de modo a minimizar, tanto quanto possível, qualquer impacto na relação mãe-bebê.
>
> ▶ Nos casos de necessidade de esvaziamento mamário, verificar a possibilidade de doação do leite excedente a um banco de leite humano (caso haja na região).[3]
>
> ▶ Dada a grande vulnerabilidade, tanto da mulher como de seu bebê, nesse período, os profissionais de saúde devem promover oportunidades e oferecer informações sobre busca de ajuda em caso de violência doméstica (D).[2]
>
> ▶ Não há estudos que avaliem o desempenho de documentos de rastreamento para violência doméstica com diminuição da violência ou saúde da mulher como desfecho (B).

Tratamento farmacológico

Gestações nos primeiros 12 meses após o parto são de alto risco de eventos adversos para a mulher (incluindo risco aumentado de terminar em abortamento potencialmente arriscado) e para a criança (óbito fetal, nascimentos prematuros, baixo peso ao nascer e crianças pequenas para a idade gestacional, além de desnutrição crônica, atraso de crescimento e mortalidade infantil).[30]

Devido à escassez de estudos de qualidade avaliando o impacto da contracepção hormonal na amamentação e das fortes evidências de melhora nos desfechos de saúde com adequado espaçamento entre as gestações, alguns autores advogam que os riscos reais de uma gestação não desejada não podem ser negligenciados por riscos teóricos. Considerando ainda que as mulheres passam a maior parte de suas vidas reprodutivas evitando uma gestação não desejada, o aconselhamento sobre contracepção é um importante aspecto da saúde da mulher, especialmente para as que estão no período pós-parto.[31] Em contraste, 95% das mulheres de países em desenvolvimento desejam evitar a gestação no primeiro ano pós-parto, mas 70% não utilizam método contraceptivo.[334] Assim, é importante abordar oportunamente o assunto e dar liberdade ao casal para conversar sobre expectativas relacionadas ao planejamento familiar, ao número de filhos desejados e ao espaçamento entre as gestações. Se o casal assim o desejar, orientar sobre o uso de métodos contraceptivos (Quadro 133.4).

Exames complementares

Desnecessários no puerpério normal, os exames complementares devem ser solicitados apenas se indicados para monitoramento de intercorrências surgidas no pré-natal ou se houver suspeita de complicações, sendo orientados pelos problemas identificados.

Deve ser oferecido rastreamento para ISTs, em especial HIV e sífilis, caso isso não tenha sido feito de forma adequada no pré-natal. O rastreamento para HIV é especialmente importante, já que essa infecção contraindica a amamentação.

Também é oportuna a realização do exame preventivo para câncer cervical, caso o rastreamento não tenha sido feito de forma adequada até o momento.[3]

Considerando que, no período puerperal imediato, ocorrem perdas sanguíneas (loquiação) e esse processo fisiológico pode se transformar em processo espoliativo,[34] o Ministério da Saúde recomenda a prescrição de suplementação de ferro: 60 mg/dia de ferro elementar, até 3 meses após o parto, para gestantes sem anemia diagnosticada.[3] Não há estudos envolvendo especificamente o período puerperal, mas não foi demonstrado benefício para a saúde da mãe ou do bebê do uso rotineiro de suplementação de ferro durante o pré-natal, além de provocar paraefeitos desagradáveis na gestante.[35] Alguns consensos internacionais recomendam o uso de ferro apenas nas mulheres com anemia comprovada (Hb < 11 g/dL).[13] Assim, os riscos e os benefícios dessa conduta devem levar em conta o perfil epidemiológico local. A suplementação rotineira de vitamina A (200.000 UI por via oral, dose única) para lactantes não tem impacto na morbimortalidade materna ou infantil (A).[36]

Nas puérperas que não completaram seus esquemas de vacinação, é oportuno realizar as doses faltantes, conforme recomendação para vacinação de adultos (ver Cap. 74).

Outras medidas (não farmacológicas ou farmacológicas específicas), podem ser necessárias se forem identificados problemas durante as avaliações (ver exemplos nos Quadros 133.2 e 133.3).

Quando referenciar

As mulheres que apresentam alertas vermelhos devem ser referenciadas para atendimento de urgência.[4] Considerar o referenciamento para avaliação adicional no caso de mulheres com incontinência urinária e/ou fecal persistente.[4]

Erros mais frequentemente cometidos

▶ Não orientar sobre as alterações fisiológicas e emocionais esperadas.
▶ Dedicar pouco tempo à escuta das queixas da mulher.
▶ Valorizar muito as necessidades da criança e negligenciar as necessidades da mulher.
▶ Focar o atendimento na busca de alterações nas mamas e recuperação uterina.
▶ Perder a oportunidade de avaliar a condição de imunização, conforme calendário de vacinação do adulto.
▶ Não avaliar o resultado ou a adequação dos rastreamentos realizados no pré-natal, especialmente importantes no caso de sífilis e infecção pelo HIV.
▶ Não identificar a ocorrência dos "alertas amarelos".

Atividades preventivas e de educação

É importante que as mulheres recebam informação sobre o processo fisiológico de recuperação após o nascimento e saibam que alguns problemas de saúde são comuns. Elas devem ser alertadas a procurar atendimento imediato ao surgirem sinais ou sintomas que indiquem os alertas vermelhos ou mastite.[4]

Educação sobre contracepção no puerpério leva ao maior uso de métodos contraceptivos e a menor número de gestações não planejadas (A).[37] Tanto as intervenções curtas como as realizadas com múltiplos contatos demonstraram efeito.

As mulheres devem receber orientações quanto a seus direitos previdenciários, bem como sobre os atestados correspondentes.[3]

Quadro 133.4 | Principais orientações quanto a métodos contraceptivos

A mulher deve saber que:

▶ Preservativos, masculinos e femininos, além de métodos contraceptivos, são úteis na prevenção de infecções sexualmente transmissíveis, em especial vírus da imunodeficiência humana e sífilis, e podem ser utilizados a qualquer momento após o parto
▶ O uso de contraceptivos à base de progestagênio não afeta a amamentação (B) nem o crescimento infantil (A)
▶ As evidências são insuficientes para demonstrar se o uso de contraceptivos com hormônios combinados afeta a amamentação (C)
▶ O método da amenorreia da lactação tem efetividade maior do que 98% para prevenir nova gestação se utilizada nos primeiros 6 meses após o parto, em amamentação exclusiva e por livre demanda, enquanto estiver em amenorreia (B)
▶ A efetividade do método da amenorreia da lactação diminui em caso de diminuição da frequência das mamadas (não amamentação à noite, alimentação suplementar, uso de bicos ou chupetas), retorno da menstruação ou após 6 meses do parto (C)
▶ Não é necessário iniciar métodos contraceptivos até 21 dias após o parto (C)
▶ Ao iniciar método contraceptivo após esse período, a mulher deve assegurar-se de que não esteja grávida, devendo evitar relações sexuais ou usar contracepção adicional até 7 dias após o início do progestagênio oral, a menos que esteja fazendo uso adequado do método de amenorreia da lactação (C)
▶ Contraceptivos hormonais combinados não devem ser iniciados antes de 21 dias após o parto devido ao aumento do risco de trombose (C)
▶ Se não estiver amamentando e não houver outras contraindicações, pode iniciar o uso de contraceptivos hormonais combinados após 30 dias (B)
▶ Se amamentando, deve evitar contraceptivos hormonais combinados nas primeiras 6 semanas após o parto, até que evidências indiquem sua segurança nesse período (C)
▶ O uso de contraceptivos hormonais combinados entre 6 semanas e 6 meses após o parto não é recomendado para mulheres em aleitamento exclusivo, a menos que outros métodos não sejam aceitáveis ou disponíveis. Se o aleitamento é misto, os benefícios podem superar os riscos (D)
▶ Se não estiver amamentando, pode iniciar o uso de progestagênio injetável a qualquer momento após o parto (C)
▶ Se estiver amamentando, deve iniciar o uso de progestagênio injetável após 21 dias do puerpério, a não ser que o risco de engravidar seja grande. Sangramento vaginal pode ocorrer com o uso de acetato de medroxiprogesterona de depósito no puerpério precoce
▶ O dispositivo intrauterino de cobre pode ser inserido nas primeiras 48 horas após o parto ou, se não for possível, após o 28º dia do puerpério, e não há necessidade de uso de método complementar. Importante: ele está contraindicado nos casos de doença de Wilson ou de alergia ao cobre
▶ Não há necessidade de uso de método contraceptivo de urgência nos casos de relação sexual desprotegida nos primeiros 21 dias do puerpério (D)

Fonte: Royal College of Obstetricians and Gynaecologists[27] e Bair.[33]

REFERÊNCIAS

1. Ospina Romero A, Muñoz Rodríguez L, Ruíz de Cárdenas C. Coping and adaptation process during puerperium. Colomb Méd. 2012;43(2):167-174.

2. McGovern P, Dowd B, Gjerdingen D, Dagher R, Ukestad L, McCaffrey D, et al. Mothers' Health and Work-Related Factors at 11 Weeks Postpartum. Ann Fam Med 2007;5(6):519-527.

3. Brasil. Ministério da Saúde. Pré-natal e puerpério: atenção qualificada e humanizada. Brasília: Ministério da Saúde; 2005.

4. National Collaborating Centre for Primary Care. Postnatal care. Routine postnatal care of women and their babies. London: Royal College of General Practitioners; 2006.

5. Adam T, Lim SS, Mehta S, Bhutta ZA, Fogstad H, Mathai M, et al. Cost effectiveness analysis of strategies for maternal and neonatal health in developing countries. BMJ. 2005;331(7525):1107.

6. Brasil. Ministério da Saúde. Manual dos comitês de mortalidade materna. 3. ed. Brasília: Ministério da Saúde; 2007.

7. Haran C, van Driel M, Mitchell BL, Brodribb WE. Clinical guidelines for postpartum women and infants in primary care–a systematic review. BMC Pregnancy Childbirth. 2014;14:51.

8. Heit JA, Spencer FA, White RH. The epidemiology of venous thromboembolism. J Thromb Thrombolysis. 2016;41(1):3-14.

9. Moussa HN, Alrais MA, Leon MG, Abbas EL, Sibai BM. Obesity epidemic: impact from preconception to postpartum. Fut Sci OA. 2016;2(3):FSO137

10. Guise JM, Morris C, Osterweil P, Li H, Rosenberg D, Greenlick M. Incidence of fecal incontinence after childbirth. Obstet Gynecol. 2007;109(2 Pt 1):281-8.

11. Deffieux X, Vieillefosse S, Billecocq S, Battut A, Nizard J, Coulm B, et al. Rééducation périnéale et abdominale dans le post-partum : recommandations. J Gynecol Obstet Hum Reprod.2015;44(10):1141-1146.

12. Hay-Smith J, Mørkved S, Fairbrother KA, Herbison GP. Pelvic floor muscle training for prevention and treatment of urinary and faecal incontinence in antenatal and postnatal women. Cochrane Database Syst Rev. 2008;(4):CD007471.

13. Simon EG, Laffon M. Soins maternels après accouchement voie basse et prise en charge des complications du post-partum immédiat: recommandations pour la pratique clinique. J Gynecol Obstet Hum Reprod. 44(10):1101-1110.

14. Stella CL, Jodicke CD, How HY, Harkness UF, Sibai BM. Postpartum headache: is your work-up complete? Am J Obstet Gynecol. 2007;196(4):318.e1-7.

15. Gomide, HP, Martins, LF, Ronzani, TM. É hora de investirmos em intervenções comportamentais computadorizadas no Brasil? Psicol Estudo. 2013;18(2):303-11.

16. Lee EW, Denison FC, Hor K, Reynolds RM. Web-based interventions for prevention and treatment of perinatal mood disorders: a systematic review. BMC Pregnancy Childbirth. 2016;16:38.

17. Deligiannidis KM, Freeman MP. Complementary and alternative medicine therapies for perinatal depression. Best Pract Res Clin Obstet Gynaecol. 2014;28(1):85-95.

18. Forray A, Foster D. Substance use in the perinatal period. Curr Psychiatry Rep. 2015;17(11):91.

19. Bottorff JL, Poole N, Kelly MT, Greaves L, Marcellus L, Jung M. Tobacco and alcohol use in the context of adolescent pregnancy and postpartum: a scoping review of the literature. Health Soc Care Community. 2014;22(6):561-574.

20. Flemming K, Graham H, McCaughan D, Angus K, Bauld L. The barriers and facilitators to smoking cessation experienced by women's partners during pregnancy and the post-partum period: a systematic review of qualitative research. BMC Public Health. 2015;15:849.

21. Giugliani ERJ. Problemas comuns na lactação e seu manejo. J Pediatr (Rio J). 2004;80(5 Supl):S147-S54.

22. Brasil. Ministério da Saúde. Promovendo o aleitamento materno. 2. ed. Brasília: MS; 2007.

23. Dennis CL, Jackson K, Watson J. Interventions for treating painful nipples among breastfeeding women. Cochrane Database of Systematic Reviews 2014, Issue 12. Art. No.: CD007366.

24. Mangesi L, Zakarija-Grkovic I. Treatments for breast engorgement during lactation. Cochrane Database Syst Rev. 2016;(6):CD006946.

25. Jahanfar S, Ng CJ, Teng CL. Antibiotics for mastitis in breastfeeding women. Cochrane Database Syst Rev. 2009;(1):CD005458.

26. Oladapo OT, Fawole B. Treatments for suppression of lactation. Cochrane Database Syst Rev. 2009;(1):CD005937.

27. Royal College of Obstetricians and Gynaecologists. Faculty of sexual and reproductive healthcare clinical guidance. Postnatal sexual and reproductive health care: clinical effectiveness unit. London: FSRH; 2009.

28. Choi J1, Fukuoka Y, Lee JH. The effects of physical activity and physical activity plus diet interventions on body weight in overweight or obese women who are pregnant or in postpartum: a systematic review and meta analysis of randomized controlled trials. Prev Med. 2013; 56(6):351-64.

29. Deligiannidis KM, Freeman MP. Complementary and Alternative Medicine Therapies for Perinatal Depression. Best Pract Res Clin Obstet Gynaecol. 2014;28(1):85-95.

30. Gaffield ME, Egan S, Temmerman M. It's about time: WHO and partners release programming strategies for postpartum family planning. Glob Health Sci Pract. 2014;2(1):4-9.

31. Sridhar A, Salcedo J. Optimizing maternal and neonatal outcomes with postpartum contraception: impact on breastfeeding and birth spacing. Matern Health Neonatol Perinatol. 2017;3:1.

32. Ross JA, Winfrey WL. Contraceptive use, intention to use and unmet need during the extended postpartum period. Int Fam Plan Perspect. 2001;27(1):20-27.

33. Baird DC. The impact of contraception on lactation. Am Fam Physician. 2016;93(5):356-7.

34. Rodrigues LP, Jorge SRP. Deficiência de ferro na gestação, parto e puerpério. Rev Bras Hematol Hemoter. 2010;32(Supl. 2):53-56.

35. National Collaborating Centre for Women's and Children's Health. Antenatal care: routine care for the healthy pregnant woman. London: RCOG; 2008.

36. Oliveira-Menegozzo JM, Bergamaschi DP, Middleton P, East CE. Vitamin A supplementation for postpartum women. Cochrane Database Syst Rev. 2010;(10):CD005944.

37. Lopez LM, Hiller JE, Grimes DA. Education for contraceptive use by women after childbirth. Cochrane Database Syst Rev. 2010;(1):CD001863.

SEÇÃO XII ▸ CAPÍTULO 134

Problemas da mama

Monique Marie Marthe Bourget
Grasiela Benini dos Santos Cardoso

Aspectos-chave

▸ O câncer de mama é o segundo tipo de câncer mais comum entre as mulheres no mundo e no Brasil, depois do câncer de pele não melanoma, respondendo por em torno de 28% dos casos novos a cada ano. Em 2016, foram estimados 57.960 casos novos.[1]

▸ O exame clínico das mamas faz parte da consulta médica e de enfermagem quando a mulher se apresenta com queixas nessa parte do corpo.

▸ O rastreamento em mulheres assintomáticas deve ser oferecido conforme as recomendações do Ministério da Saúde/Instituto Nacional do Câncer (MS/INCA).[1]

▸ Estimular hábitos saudáveis, como dieta, atividade física e não consumo de bebidas alcoólicas, evitando-se, assim, a obesidade e o alcoolismo como fatores de risco para câncer de mama.

▸ É importante estar atento aos sinais de alerta para câncer de mama, a fim de diagnosticar e iniciar o tratamento o mais rápido possível.

Caso clínico

Melissa, 32 anos, enfermeira, trabalha em um hospital público à tarde. Refere sentir uma dor (incômodo) há alguns dias e, ao fazer o autoexame no chuveiro antes de ir trabalhar, descobriu um nódulo na mama direita. Nega patologias anteriores. Tem uma filha, Priscila, de 5 anos, que amamentou durante 6 meses. Não deseja mais filhos e como método utiliza anticoncepcional oral. Nega história de câncer na família. Diz que uma colega do trabalho faleceu recentemente de um câncer de mama localmente avançado e deixou dois filhos e marido. Ela está muito abalada e tem medo que seu nódulo seja um câncer. O marido, Marcelo, engenheiro, é muito presente, mas também ficou apavorado, pois conhecia a amiga de Melissa que morreu tão nova, com 34 anos.

Teste seu conhecimento

1. Com base no Caso clínico, qual é o melhor exame para fazer o diagnóstico desse nódulo?
   a. A mamografia é o exame mais recomendado
   b. A ultrassonografia de mama, neste caso, antecede a mamografia
   c. Biópsia como primeira opção
   d. Exame clínico e ultrassonografia

2. Qual é a principal hipótese diagnóstica quanto a esse nódulo de mama?
   a. Cistos mamários
   b. Nódulo sólido benigno (fibroadenoma)
   c. Carcinoma de mama
   d. Abscesso

3. Atendendo esta paciente na Unidade Básica de Saúde, qual é a melhor conduta a ser tomada?
   a. Consulta direto com especialista
   b. Exame clínico, ultrassonografia de mamas e, após diagnóstico de nódulo confirmado, considerar referenciamento ao especialista
   c. Apenas mamografia
   d. Nada a ser feito

4. As doenças da mama preocupam muito as mulheres atualmente. Quais são as principais queixas referidas por elas?
   a. Dor, mamilo invertido e descarga papilar
   b. Dor, nódulo e medo do câncer
   c. Nódulo, medo do câncer e descarga papilar
   d. Dor, nódulo, descarga papilar e medo do câncer

Respostas: 1D, 2B, 3B, 4D

Do que se trata

As doenças da mama englobam uma ampla variedade de patologias, benignas e malignas. A principal queixa da mulher em consulta médica é a dor mamária (mastalgia) seguida de achado de nódulo. Hoje, é bastante comum a paciente procurar o médico para prevenir o câncer de mama ou com muitas dúvidas sobre o assunto ("cancerofobia").

O que pode ocasionar

As doenças da mama são classificadas da seguinte forma:

- Doenças benignas da mama:
  - Anomalias do desenvolvimento.
  - Alterações funcionais benignas da mama.
  - Mastites.
  - Tumores benignos da mama.

- Câncer de mama.
- Tumores filoides e sarcomas.

O que fazer

Anamnese

A anamnese é a primeira oportunidade de contato interpessoal da relação médico-paciente, tornando-se a primeira ocasião para estabelecer uma relação de confiança e cumplicidade, coletar informações relevantes e também para tranquilizar a pessoa e solicitar os exames complementares necessários. É importante anotar dados sobre identificação, antecedentes pessoais e familiares. Além desses, devem ser destacados:

- Faixa etária.
- História familiar de câncer.
- História ginecológica e obstétrica.
- Doenças benignas prévias (cirurgias).
- Uso de hormônios.
- Nutrição, obesidade e fatores socioeconômicos.

Todas essas informações podem proporcionar subsídios relacionados com os fatores de risco e proteção para o câncer de mama. É fundamental sempre valorizar todas as queixas específicas das pessoas, caracterizando-as quanto ao surgimento, à evolução, à duração e aos sintomas associados.

As principais queixas mamárias são dor, nódulos e derrames papilares. Além dessas queixas, podem-se observar anormalidades do desenvolvimento mamário, processos inflamatórios agudos ou crônicos, saída de secreção purulenta e alterações de pele e mamilo.

Exame físico

Inspeção. As mulheres serão inicialmente submetidas às inspeções estática e dinâmica das mamas, estando sentadas e despidas da cintura para cima (Figura 134.1).

Inspeção estática. Observar o volume e a forma das mamas. Neste momento, podem-se observar abaulamentos, retrações, lesões na pele e no mamilo (Figuras 134.2 e 134.3).

Inspeção dinâmica. Nesta etapa, serão feitas manobras para promover a contração da musculatura peitoral (Figura 134.4), elevação dos membros superiores (Figura 134.5) ou tração anterior do corpo (Figura 134.6), devendo-se observar eventuais retrações da pele ou acentuação das alterações detectadas na inspeção estática (ver Figura 134.1).

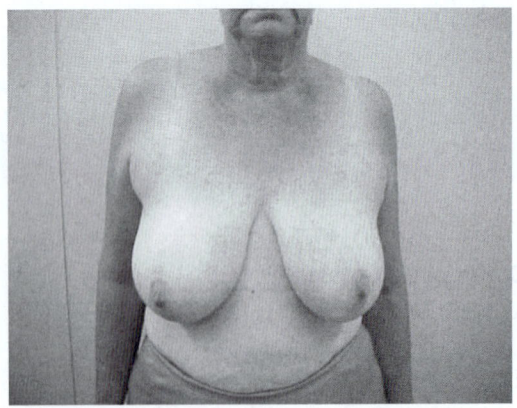

▲ **Figura 134.1**
Inspeção estática.

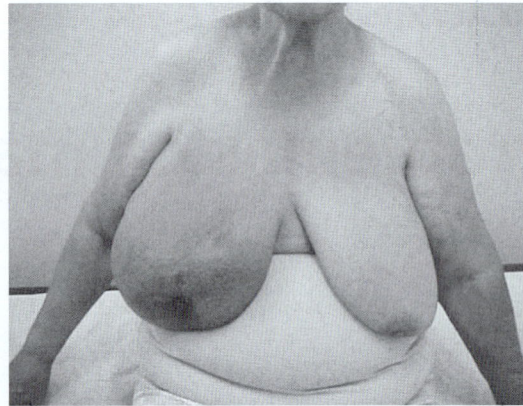

▲ **Figura 134.2**
Assimetria e aspecto "casca de laranja".

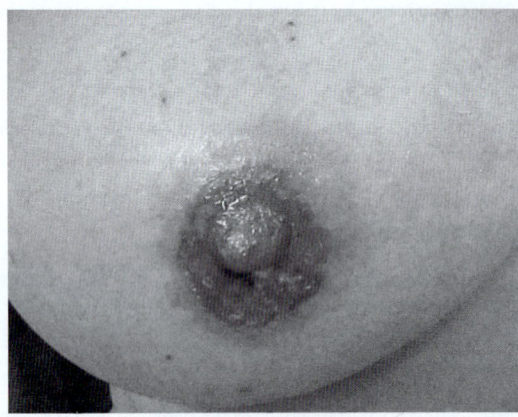

▲ **Figura 134.3**
Lesão em mamilo.

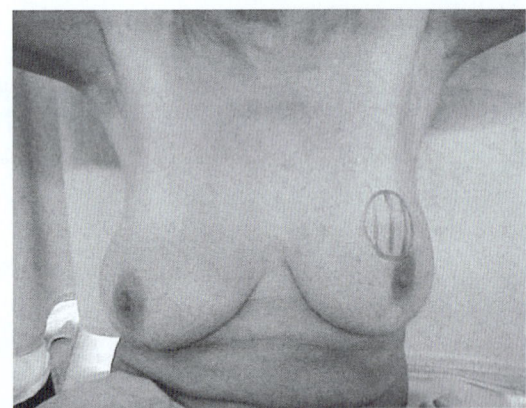

▲ **Figura 134.4**
Nodulação no QSE, mama esquerda.

Palpação. É a etapa mais importante da propedêutica clínica das mamas. Apesar de ser um órgão superficial, a palpação das mamas não é sempre fácil em decorrência de características específicas, com diferentes proporções de tecidos glandulares e gordurosos. As mamas são divididas em quadrante superior-externo (QSE), superior-interno (QSI), inferior-externo (QIE) e inferior-interno (QII), além da região central e retroareolar.

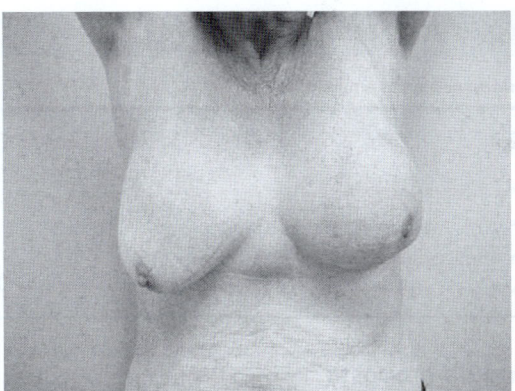

▲ Figura 134.5
Retração de pele após inspeção dinâmica.

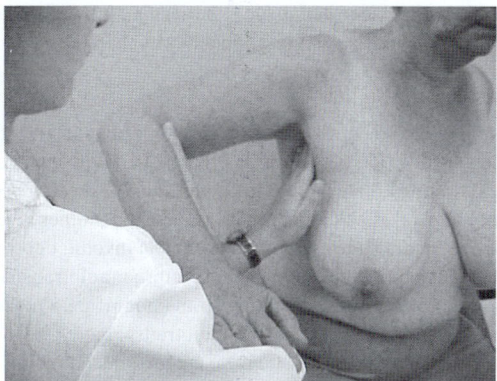

▲ Figura 134.7
Exame das fossas axilares.

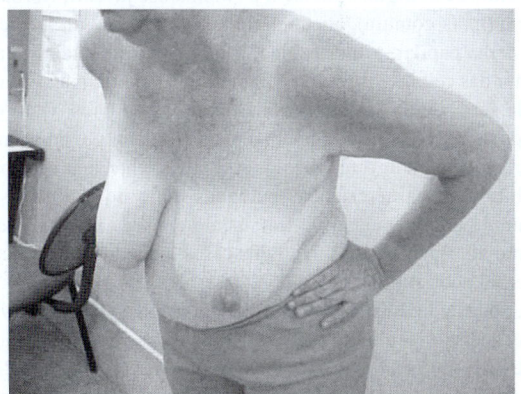

▲ Figura 134.6
Inspeção dinâmica.

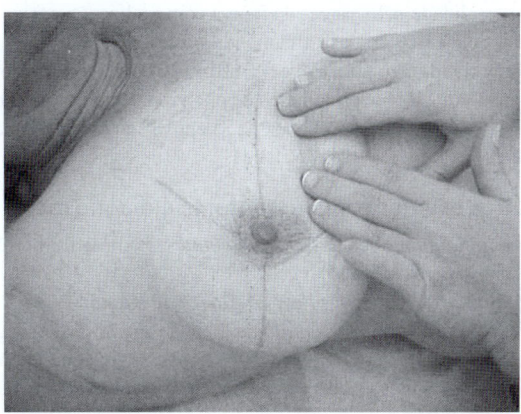

▲ Figura 134.8
Palpação bidigital.

Uma rotina de exame deve ser sistematizada. É importante examinar as mamas por completo, avaliando-se superiormente até a clavícula, inferiormente até o limite inferior da topografia das costelas, medialmente até o esterno e, lateralmente, até a linha axilar média. A palpação deve ser feita com uma das mãos, enquanto a outra estabiliza a mama, exercendo uma pressão variável, que não cause desconforto às pacientes, buscando o conhecimento e a percepção da textura glandular das mamas (Figuras 134.7 e 134.8). Ao se constatar a presença de um nódulo mamário, deve-se avaliar a mama acometida e estudar especificamente a lesão identificada, definindo sua localização, forma, tamanho, consistência, mobilidade e sensibilidade. Anotar na ficha clínica.

A expressão papilar bilateral (Figura 134.9) também é uma etapa integrante do exame clínico das mamas. Esse procedimento está indicado nos casos em que há queixa de derrame papilar espontâneo, para se confirmar o problema citado e verificar a origem ductal de que provém a secreção. A secreção papilar em crianças, meninas e meninos, tem ocorrência baixa, mas precisa de atenção especial, sendo, na maioria dos casos, benigna e ocasionada por infecção, ectasia do ducto, ginecomastia ou mudanças fibrocísticas.[2]

Exames complementares

Mamografia

A mamografia (MMG) é o principal método de diagnóstico por imagem na detecção, no diagnóstico e no planejamento terapêutico das doenças mamárias. O rastreamento populacional do câncer de mama se baseia na realização periódica da MMG, sendo poucas as situações em que ela não é o método diagnóstico por imagem inicial para se investigar alterações clínicas mamárias. A especificidade varia entre 94 e 97%, e a sensibilidade, entre 61 a 89%. A sensibilidade e a especificidade da MMG no rastreamento podem ser influenciadas por vários fatores ligados à paciente (idade, densidade radiológica do parênquima mamário e uso de terapia hormonal), relacionados com o imagenolo-

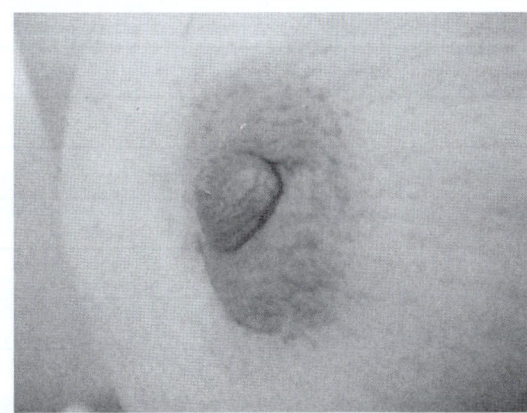

▲ Figura 134.9
Descarga papilar uniductal.

gista (especificidade – tempo de experiência), gravidez e lactação, cirurgia mamária prévia e implantes mamários.

Ultrassonografia das mamas

A ultrassonografia (US) é o melhor método diagnóstico complementar à MMG, pois uma das maiores limitações que ela enfrenta para o diagnóstico é a mama densa, mesmo com a evolução tecnológica digital atual. A mama na mulher jovem é densa e, à medida que os anos avançam, ela involui, ocorrendo a substituição por tecido adiposo que a torna radiotransparente, facilitando, assim, o diagnóstico mamográfico. Quando a MMG mostra corpos glandulares radiotransparentes, a US não acrescenta dados ao diagnóstico. No entanto, quando as mamas são densas, a US é uma ferramenta importante no diagnóstico, embora seja um exame que dependa mais do operador do que os outros.

Não existem evidências na literatura que demonstrem redução da mortalidade pelo câncer de mama com realização exclusiva de US como método de rastreamento.

Recomendação: a US deve ser utilizada como método complementar à MMG em mulheres de alto risco e em mamas densas, de jovens (em geral, menos de 35 anos), em grávidas e para diferenciar lesões sólidas de císticas.

Outros exames complementares e diagnósticos

Ressonância magnética (RM) de mamas. Pode avaliar lesões que não são vistas em MMG e US.

Tomossíntese, termografia, cintilografia mamária.

Punções e biópsias percutâneas. Punção aspirativa com agulha fina (PAAF-citologia), core biópsia (histologia), mamotomia (histologia), marcação por fio metálico pré-cirúrgica, marcação por radioisótopo.

PET-scan (para seguimento de câncer de mama).

Sinais de alerta (ver Quadros 134.1 e 134.2).

Quadro 134.2 | Alertas amarelos

Principais alertas amarelos

- ▶ História familiar de câncer de mama e/ou ovário em familiar de primeiro grau
- ▶ Queixa de nódulo de mama
- ▶ MMG com resultado BIRADS® 3
- ▶ US sugestiva de nódulo benigno
- ▶ Dor cíclica e/ou acíclica (acompanha ciclo menstrual)

Conduta proposta

Anomalias de desenvolvimento mamário. São diagnosticadas no exame físico. Devem ser referenciadas ao especialista para tratamento – em sua maioria, cirúrgico.

Tumores benignos. Incluem papilomatose juvenil, fibroadenoma (mais comum), adenoma tubular, adenoma da lactação, adenoma papilar, tumor filoide, papiloma intraductal, lipoma, tumor das células da granular, hamartoma, leiomioma. A mama pode ser sede de vários tipos de tumores benignos, visto que todos os tecidos que compõem a mama, ou que são adjacentes a ela, podem gerar tumor benigno. Clinicamente, aparece como nódulo com características benignas tanto no exame físico como no complementar. O tratamento consiste no referenciamento ao especialista. Em alguns casos mais raros, o músculo esternal pode simular o nódulo.[3]

A Sociedade Brasileira de Mastologia recomenda, desde 1994, após decisão resultante de Reunião de Consenso, a utilização da expressão *alteração funcional benigna da mama (AFBM)*, chamada anteriormente de doença fibromicrocística, displasia mamária e mastopatia fibrocística. A AFBM manifesta-se, clinicamente, por mastalgia, adensamentos e presença de micro ou macrocistos. Considerando as características do quadro, a sua elevada prevalência e a ausência de associação a risco de câncer, o tratamento deve ser orientado de acordo com a classificação

Quadro 134.1 | Alertas vermelhos na avaliação de sinais e sintomas em doenças de mama

Achado	Diagnóstico possível				Estratégia de investigação		
	Tumor benigno	Câncer	Infecção	AFBM	MMG	US	Especialista
Nódulo fibroelástico e/ou móvel	X			X	X	X	X*
Nódulo endurecido e/ou fixo		X			X	X	X
Hiperemia, edema e dor			X			X	
Dor na menstruação				X		X	
Lesões ulceradas		X	X		X	X	X
Retração de pele		X			X	X	X
Mamografia BIRADS® 5		X					X
Descarga papilar uniductal e unilateral	X	X			X	X	X
Descarga papilar multiductal e bilateral				X		X	

*Pode-se observar o quadro clínico e fazer uma avaliação individualizada do risco.
AFBM, alteração funcional benigna da mama; MMG, mamografia; US, ultrassonografia.

do sintoma após a avaliação clínica do caso. A orientação verbal é a conduta inicial, ou seja, deve-se esclarecer, de forma precisa, que a sua condição é benigna e não há aumento de risco para o desenvolvimento de câncer de mama. Muitas vezes, as mulheres possuem um quadro de extrema ansiedade e angústia pela possibilidade daquele sintoma ser uma lesão maligna. Dessa forma, a orientação verbal quanto à origem funcional e sua evolução natural são suficientes para alívio sintomático, e o índice de sucesso pode atingir até 85% nos casos mais leves. É o momento mais importante da atuação do médico de família e comunidade, pois ele poderá evitar consultas a especialistas e fortalecer o vínculo médico-paciente. Naquelas mulheres com dor mamária moderada ou intensa que afeta sua qualidade de vida ou naquelas refratárias à orientação verbal, a conduta medicamentosa deve ser considerada (óleo de prímula, ácido gamalinoleico, tamoxifeno, bromoergocriptina, lisurida, danazol, anti-inflamatório não esteroide), mas é preciso alertar sobre os efeitos secundários que em várias ocasiões limitam o uso.

O *derrame papilar* (Figura 134.9) pode ser definido como a eliminação de secreções por meio do óstio ductal, sem estar relacionado com o ciclo gravídico puerperal. Essa queixa representa a terceira causa de procura ao especialista e, como motivo de consulta e/ou achado clínico, pode exprimir:

- Fenômeno fisiológico (secreção mamária neonatal, telarca, menacme, climatério).
- Alterações iatrogênicas e patológicas do eixo neuroendócrino (medicações, hiperprolactinemia).
- Patologia intraductal.

O conhecimento da fisiologia mamária é de fundamental importância para o entendimento deste quadro. O derrame papilar suspeito tem como características macroscópicas definidas: secreção sanguínea, serossanguínea ou cristalina "água de rocha", restrita a um único ducto e unilateral. Geralmente, é de manifestação espontânea e sugere a presença de hiperplasia ductal atípica, papiloma, carcinoma ou ectasia ductal. O tratamento se dá por meio de cirurgia, quando suspeito, e a pedido da paciente, quando espontâneo e benigno, por incômodo à sua qualidade de vida. Nos casos fisiológicos expectantes e iatrogênicos, é necessário excluir a causa.

Dor mamária acíclica. É definida por dor com origem na mama, constante ou intermitente, não relacionada com o ciclo menstrual. A terapia consiste em tratar a origem da dor: a relacionada com o câncer de mama, por exemplo, é classicamente unilateral, constante e intensa. A associação entre dor localizada e câncer de mama subclínico tem sido estudada, mostrando que apenas 2 a 7% das pacientes com câncer apresentam a dor como primeiro sintoma. Em recente estudo de caso-controle, não houve diferença entre a frequência de malignidade nos exames de MMG em mulheres com dor mamária e em pacientes submetidas à MMG de rastreamento (ver Quadro 134.3).[4]

As *mastites* são definidas como os processos infecciosos que se instalam nos tecidos mamários. As mastites agudas são mais comuns nas jovens e, principalmente, na gravidez e no puerpério. O principal agente infeccioso é o *Staphylococcus aureus*, que responde por 50% dos casos de mastite aguda puerperal. As mastites estafilocócicas geralmente culminam com a formação de abscessos, quase sempre multiloculados, que resultam na formação de grande quantidade de pus. As mastites estreptocócicas em geral evoluem como celulites, apresentando repercussões sistêmicas mais tardiamente. O diagnóstico quase sempre é efetuado por meio da anamnese e do exame físico (mastalgia aguda, calor local, aumento do volume mamário e febre elevada).

O tratamento consiste em combater a infecção e outras medidas anti-inflamatórias. O antibiótico de primeira escolha é a cefalosporina de 1ª geração (cefalexina, 500 mg, via oral de 12/12 horas, por 7 dias). A suspensão da amamentação não é necessária. Quando houver a formação de abscessos, é mandatória a drenagem cirúrgica e a antibioticoterapia. As medidas anti-inflamatórias têm finalidades analgésica e antitérmica.

As *mastites crônicas* são processos inflamatórios de evolução extremamente lenta, que podem ou não ser percebidas por infecções agudas. Tendem a ser recidivantes, com aparecimento de vários surtos. São classificadas em infecciosas (abscesso subareolar recidivante, tuberculose, hanseníase, micobactérias atípicas, fungos, actinomicose, viral, sífilis, gonocócica, helmintos, cistos epidermoides infectados) e não infecciosas (mastite periductal, granulomatosa, granuloma lipofágico, flebite superficial ou doença de Mondor, sarcoidose, lúpus, linfocítica, actínica, óleo argânico, infarto espontâneo). O tratamento consiste basicamente em tratar o agente etiológico quando identificado e referenciar ao especialista, pois muitas vezes este tipo de mastite é de difícil diagnóstico e de tratamento prolongado, necessitando de biópsias cirúrgicas. Nesse caso, é sempre importante o diagnóstico diferencial para o câncer de mama inflamatório.

O principal fator de risco para câncer de mama é a *idade*. Os demais fatores têm peso inferior, estando descritos no Quadro 134.4.

A maior dificuldade no *câncer de mama* é a determinação da rotina para rastreamento. Existem várias controvérsias sobre a idade exata do uso da MMG para o melhor custo-benefício, com estudos sendo realizados continuamente. As diretrizes variam de país para país e de acordo com as sociedades médicas, sendo que, quanto mais focal, maior a tendência de recomendar rastreamentos mais intensivos, pela dificuldade de entender o tema

---

Quadro 134.3 | Causas e diagnóstico diferencial das mastalgias

- ▶ Dor de origem mamária: mastalgia ou mastodínia, mastites, trauma na mama, tromboflebites, cistos, tumores benignos da mama, câncer de mama
- ▶ Musculesqueléticas: síndrome da dor da parede torácica, costocondrites/Tietze, trauma de parede torácica/fratura de costela, fibromialgia, radiculopatia cervical, dor no ombro, herpes-zóster
- ▶ Outras causas: doença coronariana/angina, pericardite, embolia pulmonar, pleurite, refluxo gastresofágico, úlcera péptica, colelitíase/colecistite, psicológica, medicamentosa

---

Quadro 134.4 | Mulheres com risco elevado para desenvolvimento de câncer de mama

- ▶ Mulheres com história familiar de, pelo menos, um familiar de primeiro grau (mãe, irmã ou filha) com diagnóstico de câncer da mama, abaixo dos 50 anos de idade
- ▶ Mulheres com história familiar de, pelo menos, um familiar de primeiro grau (mãe, irmã ou filha) com diagnóstico de câncer da mama bilateral ou câncer de ovário, em qualquer faixa etária
- ▶ Mulheres com história familiar de câncer de mama masculino
- ▶ Mulheres com diagnóstico histopatológico de lesão mamária proliferativa com atipia ou neoplasia lobular *in situ*

rastreamento no seu contexto amplo (não se trata de apenas um órgão) e também pela dificuldade de individualizar os riscos, tentando traçar uma estratégia mais intensa para os maiores riscos de cada pessoa (p. ex., a diretriz da Sociedade Brasileira de Mastologia recomenda MMG anual em mulheres assintomáticas a partir dos 40 anos). Os principais pontos geradores de dúvidas são o risco de falso-positivo e de diagnóstico em excesso para tumores que nunca iriam evoluir (*overdiagnose*).[5–8] Estudos demonstraram que aproximadamente 50% das mulheres têm um falso-positivo após 10 MMGs.[6] O melhor profissional para traçar uma estratégia de rastreamento é o generalista, que não é focado em um órgão apenas. O objetivo não é, por exemplo, a mulher seguir o programa de rastreamento de câncer de mama e morrer de infarto agudo do miocárdio por ausência de ações nesta área, ou seja, as recomendações de rastreamento devem ser bem avaliadas, pois são de base populacional, e o médico de família deve também atuar em estratégias de cuidado individual, sabendo priorizar as necessidades em saúde de cada pessoa.

A recomendação que sugerimos utilizar é a do INCA, que é a mesma do Departamento de Atenção Básica, e segue em consonância com as diretrizes do US Preventive Services Task Force (USPSTF) e do National Institute for Health and Clinical Excellence (NICE).[9,10] É importante que o processo de oferta sobre o rastreamento envolva a discussão sobre seus riscos e benefícios, para que a mulher seja empoderada e tenha autonomia sobre sua decisão.

Rastreamento por mamografia[1]

Até 50 anos

O Ministério da Saúde (MS) recomenda *contra* o rastreamento com MMG em mulheres com menos de 50 anos (recomendação contrária forte: os possíveis danos claramente superam os possíveis benefícios).

De 50 a 59 anos

O MS recomenda o rastreamento com MMG em mulheres com idade entre 50 e 59 anos (recomendação favorável fraca: os possíveis benefícios e danos provavelmente são semelhantes).

De 60 a 69 anos

O MS recomenda o rastreamento com MMG em mulheres com idade entre 60 e 69 anos (recomendação favorável fraca: os possíveis benefícios provavelmente superam os possíveis danos).

De 70 a 74 anos

O MS recomenda *contra* o rastreamento com MMG em mulheres com idade entre 70 e 74 anos (recomendação contrária fraca: o balanço entre possíveis danos e benefícios é incerto).

75 anos ou mais

O MS recomenda *contra* o rastreamento com MMG em mulheres com 75 anos ou mais (recomendação contrária forte: os possíveis danos provavelmente superam os possíveis benefícios).

Periodicidade

O MS recomenda que a periodicidade do rastreamento com MMG nas faixas etárias recomendadas seja a bienal (recomendação favorável forte: os possíveis benefícios provavelmente superam os possíveis danos quando comparada às periodicidades menores do que a bienal).

Exame clínico das mamas

Neste, há ausência de recomendação, o balanço entre possíveis danos e benefícios é incerto.

Segundo a recomendação do USPSTF de 2013,[11] as seguintes situações devem ser referenciadas para investigação genética (*BRCA-1*, *BRCA-2* e *TP53*):

- Familiares próximos (lado paterno ou materno) de mulheres com história de câncer de mama ou de ovário com alguma mutação *conhecida*.

Para famílias de não judeus asquenazes (provenientes da Europa Central e Oriental), que têm risco naturalmente aumentado, os critérios para referenciamento à investigação genética são:

- Dois familiares de primeiro grau (mãe, irmã ou filha) com história de câncer de mama, sendo que um recebeu o diagnóstico aos 50 anos ou menos.
- Uma combinação de três ou mais familiares de primeiro ou segundo grau (incluindo avós) com história de câncer de mama, independentemente da idade do diagnóstico.
- Uma combinação de câncer de ovário e de mama entre familiares de primeiro ou segundo grau.
- Um familiar de primeiro grau com câncer de mama bilateral.
- Uma combinação de dois ou mais familiares de primeiro ou segundo grau com história de câncer de ovário, independentemente da idade do diagnóstico.
- Um familiar de primeiro ou segundo grau com câncer de mama e ovário em qualquer idade.
- História de câncer de mama em algum familiar do sexo masculino.

Nas lesões palpáveis de mama, as recomendações são as seguintes:

- Mulheres com menos de 35 anos de idade: a US é o método de escolha para avaliação das lesões neste grupo etário. Mulheres com 35 anos de idade ou mais: a MMG é o método recomendado. O exame mamográfico pode ser complementado pela US em determinadas situações clínicas.[1] A US complementar não deve ser solicitada nas lesões categorias 2 e 5 (BIRADS®, do inglês Breast Imaging Reporting and Data System)

Nas lesões suspeitas palpáveis com imagem negativa (MMG e US), a investigação é mandatória com PAAF, punção por agulha grossa (PAAG) ou biópsia cirúrgica. Nas lesões não palpáveis, as recomendações do Controle do Câncer de Mama: documento de consenso do INCA[1] seguem a proposta do BIRADS®, publicado pelo Colégio Americano de Radiologia (ACR) e recomendado pelo Colégio Brasileiro de Radiologia (CBR) (Quadro 134.5).

O tratamento para o câncer de mama consiste basicamente em:

- Cirurgia (conservadora ou não e com ou sem reconstrução mamária), com pesquisa do linfonodo sentinela.
- Quimioterapia (neoadjuvante ou adjuvante).
- Radioterapia e hormonioterapia.

Ele deve ser realizado por uma equipe multiprofissional, com médicos, conter fisioterapeuta, nutricionista, psicólogo, assistente social e enfermeiro. Em grandes serviços de oncologia, também se pode contar com equipe de voluntariado. É muito importante que o médico de família e comunidade e o enfermeiro continuem

Quadro 134.5 | Categorias BIRADS® e condutas

Categoria	Interpretação	VPP*	Conduta
0	▶ Incompleto ▶ Necessita avaliação adicional	13%	Avaliação adicional por imagem ou comparação com exames anteriores
1	▶ Negativo ▶ Não há nada a comentar	–	Rastreamento normal
2	▶ Benigno	0%	Rastreamento normal
3	▶ Provavelmente benigno	2%	Controle radiológico por 3 anos: semestralmente no primeiro ano e anualmente por 2 anos consecutivos**
4 (A,B,C)*	▶ Suspeito	30%	Biópsia
5	▶ Altamente sugestivo de malignidade	97%	Biópsia
6*	▶ Biópsia conhecida ▶ Malignidade comprovada	–	Tratamento

*Na 4ª edição do BIRADS®, foi criada a categoria 6, para lesões com diagnóstico de câncer prévio, e a categoria 4 foi subdividida de acordo com o grau de suspeição em A (baixa), B (média) e C (alta).

**Histopatológico pode ser necessário se houver indicação de hormônio liberador de tireotrofina (TRH), se uma lesão categoria 3 for encontrada junto com lesão suspeita ou altamente suspeita (homo ou contralateral), ou se houver condição que impossibilite o controle.

VPP, valor preditivo positivo.

Fonte: Adaptado de Orel e colaboradores.[13]

com o seguimento dessa paciente ao longo da sua doença, mesmo ela sendo acompanhada pelo centro especializado.

Erros mais frequentemente cometidos

▶ Subestimar as queixas das pacientes.
▶ Tratar infecção e, após tratamento, se não houve resposta, mesmo assim não realizar diagnóstico diferencial para câncer de mama.
▶ Não solicitar MMG quando indicada.
▶ Fazer biópsia de tumores de mama sem planejamento.
▶ Referenciar ao especialista pacientes com ou sem AFBM.

Prognóstico e complicações possíveis

As doenças da mama, quando benignas, possuem cura em quase sua totalidade. As doenças malignas dependem do momento do diagnóstico e de seu estadiamento: quanto mais precoce o diagnóstico, melhor a chance de cura e/ou sobrevida livre de doença.

O tratamento cirúrgico do câncer de mama pode deixar sequelas, como dificuldade nos movimentos e diminuição de força no lado acometido, linfedema, problemas conjugais e medo de recidivas.

Atividades preventivas e de educação

Ações de diagnóstico precoce

- Estratégias de conscientização.
- Identificação de sinais e sintomas.
- Confirmação diagnóstica em um único serviço.

O MS recomenda *contra* o ensino do autoexame da mama como método de rastreamento do câncer de mama (recomendação contrária fraca: os possíveis danos provavelmente superam os possíveis benefícios).

Papel da equipe multiprofissional

Toda equipe da estratégia de saúde da família deve ter consciência e saber informar sobre questões relacionadas à saúde da mulher: saúde reprodutiva, sexualidade, medidas de rastreamento, direitos e empoderamento.

O papel do enfermeiro em apoio ao médico de família e comunidade será importantíssimo para o fortalecimento das medidas de prevenção quaternária frente às doenças mamárias, para explicar os riscos e benefícios do rastreamento às mulheres desejam realizá-lo e para garantir a identificação e o acompanhamento de mulheres com alto risco de câncer de mama ou naquelas com alterações em exames de mamografia de rastreamento. A equipe de enfermagem pode ser a responsável pelo programa de rastreamento de câncer de mama.

REFERÊNCIAS

1. Instituto Nacional de Câncer. Evidências científicas para rastreamento [Internet]. Rio de Janeiro: INCA; 2015 [capturado em 10 de dez. 2017] Disponível em: http://www1.inca.gov.br/inca/Arquivos/livro_deteccao_precoce_final.pdf

2. Gikas PD, Mansfield L, Mokbel K. Do underarm cosmetics cause breast cancer? Int J FertilWomens Med. 2004;49(5):212-214.

3. Quadros LGA, Gebrim LH. A pesquisa de linfono sentinela para o câncer de mama na pratica do ginecologista brasileiro. Rev Brás Ginecol Obstet. 2007;29(3):158-164.

4. Chagas RC, Menke CH, Vieira RJS, Boff RA. Tratado de mastologia da SBM. Rio de Janeiro: Revinter; 2010.

5. Welch HG, Frankel BA. Likelihood that a woman with screen-detected breast cancer has had her "life saved" by that screening. Arch Intern Med. 2011;171(22):2043-2046.

6. Elmore JG, Barton MB, Moceri VM, Polk S, Arena PJ, Fletcher SW. Ten-year risk of false positive screening mammograms and clinical breast examinations. N Engl J Med. 1998;338(16):1089-1096.

7. Christiansen CL, Wang F, Barton MB, Kreuter W, Elmore JG, Gelfand AE, et al. Predicting the cumulative risk of false-positive mammograms. J Natl Cancer Inst. 2000;92(20):1657-1666.

8. Jørgensen KJ, Gøtzsche PC. Overdiagnosis in publicly organised mammography screening programmes: systematic review of incidence trends. BMJ. 2009;339:b2587.

9. U.S. Preventive Services Task force recommendations for primary care practice: published recommendations [Internet]. Rockville: USPSTF Program Office; 2017 [capturado em 10 de dez. 2017]. Disponível em: http://www.uspreventiveservicestaskforce.org/uspstopics.htm

10. National Institute for Health and Clinical Excellence: guidence [Internet]. London: NICE; c2017 [capturado em 10 de dez. 2017]. Disponível em: http://www.nice.org.uk/Guidance/Topic

11. U. S. Department of Health and Human Services Agency for Healthcare Research and Quality. Genetic risk assessment and BRCA mutation testing for breast and ovarian cancer susceptibility:evidence synthesis. Rockville: AHRQ; 2013.

12. Instituto Nacional de Câncer. Parâmetros técnicos para programação de ações de detecção precoce do câncer de mama. Rio de Janeiro: INCA; 2006.

13. Orel SG, Kay N, Reynolds C, Sullivan DC. BI-RADS categorization as a predictor of malignancy. Radiology. 1999;211(3):845-850.

14. Hart JT. The inverse care law. Lancet. 1971;1(7696):405-412.

CAPÍTULO 135

Corrimento vaginal

Rafaela Aprato Menezes
José Benedito Ramos Valladão Júnior

Aspectos-chave

- O aspecto da secreção vaginal isoladamente nunca deve ser a base fundamental para a presunção do diagnóstico etiológico.
- A vaginose bacteriana e a candidíase vaginal não são infecções sexualmente transmissíveis (ISTs).
- Durante a gestação, os antifúngicos orais estão contraindicados no tratamento de candidíase vaginal.
- A tricomoníase geralmente se manifesta como secreção purulenta; a candidíase, como secreção aderente e esbranquiçada; e a vaginose bacteriana, como secreção fina e homogênea, com odor fétido.
- Na mulher, a infecção por *Chlamydia trachomatis* é geralmente assintomática, e a gonorreia é assintomática em 60 a 80% dos casos.

Caso clínico

Maria, 23 anos, procura atendimento na Unidade Básica de Saúde (UBS) porque teve contato recente com um homem com uretrite gonocócica e está preocupada com a sua saúde. Ela nega doenças graves anteriores. É sexualmente ativa há 6 anos; sem gestações. Relata que usa preservativo raramente. Nega secreção vaginal, dispareunia, disúria, dor abdominal ou prurido vaginal. Tem ciclos menstruais regulares e não está utilizando qualquer método contraceptivo. Nunca realizou exame ginecológico. No exame físico, apresenta-se bem, afebril, sem aumento de linfonodos. O exame ginecológico à inspeção mostra-se normal; no especular, visualiza-se secreção vaginal escassa, com odor fétido, amarelada e parede vaginal eritematosa. O colo uterino também se encontra eritematoso, friável ao toque e com secreção ligeiramente amarelada. A mobilização do colo uterino e a palpação dos anexos à esquerda são ligeiramente dolorosas. Não se palpam massas abdominais, nem se visualizam lesões ou secreções na região anal.

Teste seu conhecimento

1. No tratamento da vaginose bacteriana, estão indicados:
   a. Cetoconazol, clindamicina e miconazol
   b. Cetoconazol e miconazol
   c. Cetoconazol e metronidazol
   d. Clindamicina e metronidazol

2. Joana, 39 anos, consulta por queixa de leucorreia inodora com prurido intenso, sem outros sintomas. Relata ter iniciado relações sexuais com novo parceiro há 2 meses e estar preocupada em ter contraído alguma IST, porém relata que o parceiro não apresentou qualquer sintoma ou alteração genital. Sobre esse caso, considere as assertivas a seguir.
   I. O diagnóstico mais provável é candidíase vulvovaginal.
   II. O parceiro também deve ser tratado.
   III. Miconazol creme vaginal é um dos tratamentos de escolha.

   Qual(is) está(ão) correta(s)?
   a. Apenas I
   b. Apenas II
   c. Apenas III
   d. Apenas I e III

3. Marina, 30 anos, procura atendimento por corrimento vaginal amarelado há aproximadamente 3 dias. Nega prurido vaginal. Não tem história prévia de alergias. A última menstruação foi há 17 dias. Refere apenas um parceiro sexual nos últimos 6 meses, com o qual manteve vida sexual ativa, sem uso de preservativo. Ela refere grande preocupação com a possibilidade de estar com alguma IST. Nega comorbidades. O último exame citopatológico de colo uterino foi há 10 meses, sem alterações, segundo Marina. No exame ginecológico, apresenta fluxo cervical mucopurulento, colo friável e pouco doloroso ao toque, útero indolor à mobilização, anexos indolores. Com essas informações, o médico deve:
   a. Estabelecer o diagnóstico de cervicite, propor tratamento combinado para *Neisseria gonorrhoeae* e *Chlamydia trachomatis*, independentemente do diagnóstico etiológico confirmatório, e tratar o parceiro
   b. Coletar material para exame citopatológico e aguardar o resultado para definir o diagnóstico e a terapêutica
   c. Estabelecer o diagnóstico de vaginose bacteriana, propor tratamento com metronidazol. Neste caso, não é necessário tratar o parceiro, já que não se trata de uma IST
   d. Estabelecer o diagnóstico de doença inflamatória pélvica e propor tratamento conforme os esquemas convencionados para a doença e tratar o parceiro

4. Marlene, 25 anos, tem um relacionamento estável com Renato, seu namorado, que é caminhoneiro. Procura atendimento com queixa de secreção vaginal amarelo-esverdeada bolhosa. Também apresenta dispareunia e irritação vaginal. Qual é a provável etiologia dessa vulvovaginite?
   a. Candidíase
   b. Tricomoníase
   c. Sífilis
   d. Clamídia

5. A realização do teste de odor da secreção vaginal com o uso de hidróxido de potássio a 10% (teste de Whiff) evidenciou o aparecimento imediato de um odor desagradável, causado pela volatilização das bases aminadas. Isso é característico de qual vulvovaginite?

a. Tricomoníase
b. Gonococcia
c. Vaginose bacteriana
d. Infecção por *Chlamydia trachomatis*

Respostas: 1E, 2D, 3A, 4B, 5C

Do que se trata

O corrimento vaginal é uma das principais queixas ginecológicas feitas ao médico da atenção primária à saúde (APS). Deve-se, primeiramente, diferenciar o fluxo vaginal considerado normal – a mucorreia – das vulvovaginites e cervicites. Muitas mulheres sentem imenso desconforto com a mucorreia e trazem esse problema com frequência nas consultas.[1,2]

Uma anamnese adequada deve identificar diferentes vulnerabilidades. O exame ginecológico é a principal ferramenta da propedêutica clínica para realizar o diagnóstico presuntivo e orientar o tratamento. Quando necessário e disponível, o teste de pH vaginal, o teste de hidróxido de potássio (KOH) e o exame microscópico a fresco podem auxiliar na realização do diagnóstico etiológico e na definição do tratamento.

Entre as causas patológicas de corrimento vaginal, estão as vaginoses bacterianas, a candidíase vaginal, a tricomoníase, a gonorreia e a clamídia. O objetivo do tratamento é curar as possíveis infecções, melhorar os sintomas, evitando complicações decorrentes dessas doenças, e interromper a cadeia de transmissão.[3]

Muitas vulvovaginites e cervicites são consideradas ISTs, devendo-se realizar o diagnóstico precoce e o tratamento imediato. Atualmente, o Ministério da Saúde (MS), acompanhando recomendações da Organização Mundial da Saúde (OMS), propõe o uso da abordagem sindrômica, baseada em fluxogramas de conduta que classifica os principais agentes etiológicos segundo as síndromes clínicas por eles causadas. A utilização de fluxogramas auxilia o profissional a identificar as causas de determinada síndrome, indica o tratamento para os agentes etiológicos mais frequentes na síndrome, inclui cuidados às parcerias sexuais, o aconselhamento e a educação sobre a redução de risco, a adesão ao tratamento e o fornecimento e orientação para utilização adequada de preservativos. Adicionalmente, sabe-se que o desempenho dos fluxogramas para corrimentos vaginal e cervical não são tão eficientes como para outras síndromes. Para melhorar o desempenho para os diagnósticos, pode-se realizar, se disponível, testes com fita de pH vaginal e KOH para auxiliar na diferenciação das causas de corrimento.[4]

O fluxograma utilizado pelo MS tem o importante papel de propor uma abordagem geral e facilitada para a condução desses casos por quaisquer profissionais em atuação na APS, nos mais diferentes contextos. Dessa forma, também são apresentadas neste capítulo como um recurso.

Para os especialistas em medicina de família e comunidade, com formação e segurança na prática da medicina baseada em evidências (MBE), recomenda-se o manejo da queixa de corrimento vaginal considerando-se as probabilidades estatísticas implicadas e a realização dos testes preditivos mais adequados provenientes dos principais dados científicos da atualidade. O uso da MBE possibilitará uma condução clínica mais específica para as queixas e achados do exame ginecológico identificados, evitando-se a realização de testes complementares, recomendações gerais ou medidas de cuidado que podem ser desnecessários ou não ser tão aplicáveis para aquela situação clínica e indivíduo específico.[5–7]

Quando pensar

Mulheres que referem um corrimento vaginal tipo "clara de ovo", sem odor fétido, sem prurido e sem dispareunia, provavelmente apresentam *mucorreia*. Pode acometer de 5 a 10% das mulheres e acontece geralmente por ectopia cervical ou durante a gestação. Na primeira, deve-se à maior produção de muco pelo epitélio endocervical quando em contato com o ácido vaginal. O diagnóstico é feito a partir de uma adequada anamnese e exame físico, no qual, ao exame especular, visualiza-se uma grande área de ectopia e quantidade abundante de muco hialino. O pH é normal, variando de 3,8 a 4,2. Na gestação, a mucorreia acontece pela maior circulação sanguínea na região vaginal. Nesses casos, deve-se tranquilizar a paciente e explicar o que está acontecendo. Em situações extremas, em que a mucorreia é abundante e a área de ectopia é grande, deve-se encaminhá-la ao ginecologista para avaliar a necessidade de cauterização epitelial.[1]

As situações patológicas em que a principal queixa é o corrimento vaginal decorrem, em cerca de 90% dos casos, de três condições: vaginose bacteriana, candidíase vaginal e tricomoníase.[8,9] Mesmo que assintomáticas na maior parte dos casos, as cervicites gonocócica e não gonocócica também devem ser lembradas, por serem consideradas ISTs e causas importantes de morbidade (Quadro 135.1).[3]

A *vaginose bacteriana* ocorre pelo desequilíbrio da flora vaginal normal (principalmente pela proliferação aumentada das bactérias anaeróbias, como *Gardnerella vaginalis*, *Bacteroides* sp., micoplasmas, entre outras), associado à ausência ou diminuição acentuada dos lactobacilos acidófilos. Não é classificada como uma IST, mas pode ser precipitada pela relação sexual. A vaginose bacteriana apresenta-se como um corrimento vaginal com odor fétido, mais acentuado após o coito e durante o período menstrual, com aspecto branco-amarelado-acinzentado, fluido ou cremoso e, eventualmente, bolhoso.[1,4]

Prurido vulvovaginal e secreção vaginal branco-acinzentada podem ser manifestação de *candidíase vaginal*. Os sinais e sintomas dependerão do grau da infecção e da localização do tecido inflamado. Além de prurido, a pessoa pode referir ardor ou dor à micção, corrimento branco, grumoso, indolor e com aspecto de "leite coalhado", hiperemia, edema vulvar, fissuras e maceração, dispareunia, vagina e colo recobertos por placas brancas, ou branco-acinzentadas, aderidas à mucosa. Essa infecção da vulva e da vagina é causada por fungos (*Candida albicans* e outras espécies não albicans) que habitam normalmente a mucosa vaginal e digestiva. Se o meio torna-se favorável, o fungo desenvolve-

Quadro 135.1 | **Síndrome clínica, seus agentes, transmissão e cura**

Síndrome	Doença	Agente	Tipo	IST	Curável
Corrimento vaginal	Vaginose bacteriana	Múltiplos	Bactéria	Não	Sim
	Candidíase	Candida albicans	Fungo	Não	Sim
	Tricomoníase	Trichomonas vaginalis	Protozoário	Sim	Sim
	Clamídia	Chlamydia trachomatis	Bactéria	Sim	Sim
	Gonorreia	Neisseria gonorrhoeae	Bactéria	Sim	Sim

Fonte: Brasil.[4]

-se.[10] A principal forma de transmissão não é a sexual – portanto, não é considerada uma IST. Os fatores predisponentes são gravidez, diabetes melito (DM) descompensado, obesidade, uso de contraceptivos orais de alta dosagem, uso de antibióticos, corticoides ou imunossupressores, hábitos de higiene e vestuários inadequados, contato com substâncias alérgenas e/ou irritantes ou alterações no sistema imunológico.

A *tricomoníase,* causada pelo *Trichomonas vaginalis,* caracteriza-se por corrimento abundante, amarelado ou amarelo-esverdeado, bolhoso, com prurido e/ou irritação vulvar, dor pélvica, sintomas urinários, hiperemia da mucosa com placas avermelhadas (colpite difusa e/ou focal, com aspecto de framboesa) e teste de Schiller positivo com aspecto "tigroide".[4,11]

A *cervicite gonocócica* causada pela *Neisseria gonorrhoeae* (diplococo gram-negativo) é assintomática em 60 a 80% dos casos. Quando sintomática, apresenta secreção endocervical mucopurulenta, dor pélvica, dispareunia, colo uterino friável com fácil sangramento à manipulação ou durante o coito, sangramento irregular, hiperemia vaginal, disúria e polaciúria. A infecção gonocócica na gestante poderá estar associada a maior risco de prematuridade, ruptura prematura de membrana, perdas fetais, crescimento intrauterino restrito e febre puerperal. No recém-nascido (RN), a principal manifestação clínica é a conjuntivite, podendo haver septicemia, artrite, abscessos de couro cabeludo, pneumonia, meningite, endocardite e estomatite.[3]

As *cervicites não gonocócicas,* que podem ser decorrentes de infecção por *Chlamydia trachomatis* (bacilo gram-negativo), entre outros patógenos, geralmente são assintomáticas. No entanto, em longo prazo, sobretudo nas mulheres, podem ocasionar morbidades. Mais de um terço das mulheres infectadas por clamídia terá doença inflamatória pélvica (DIP), um quinto poderá se tornar infértil e um décimo poderá ter gestação ectópica, além de dor pélvica crônica.[12] A infecção por clamídia durante a gravidez pode estar relacionada à prematuridade, à ruptura prematura de membranas, à endometrite puerperal, além de conjuntivite e pneumonias do RN. Bebês de mães com infecção da cérvice por clamídia correm alto risco de adquirir a infecção durante a passagem pelo canal de parto.[1,4]

A abordagem sindrômica frente à queixa de corrimento vaginal está descrita no fluxograma da Figura 135.1. As especificidades da condução dos casos de cervicites estão apresentadas no Cap. 140.

O que fazer

Anamnese

A anamnese de uma mulher com queixa de corrimento vaginal deve incluir informações sobre os sintomas apresentados:

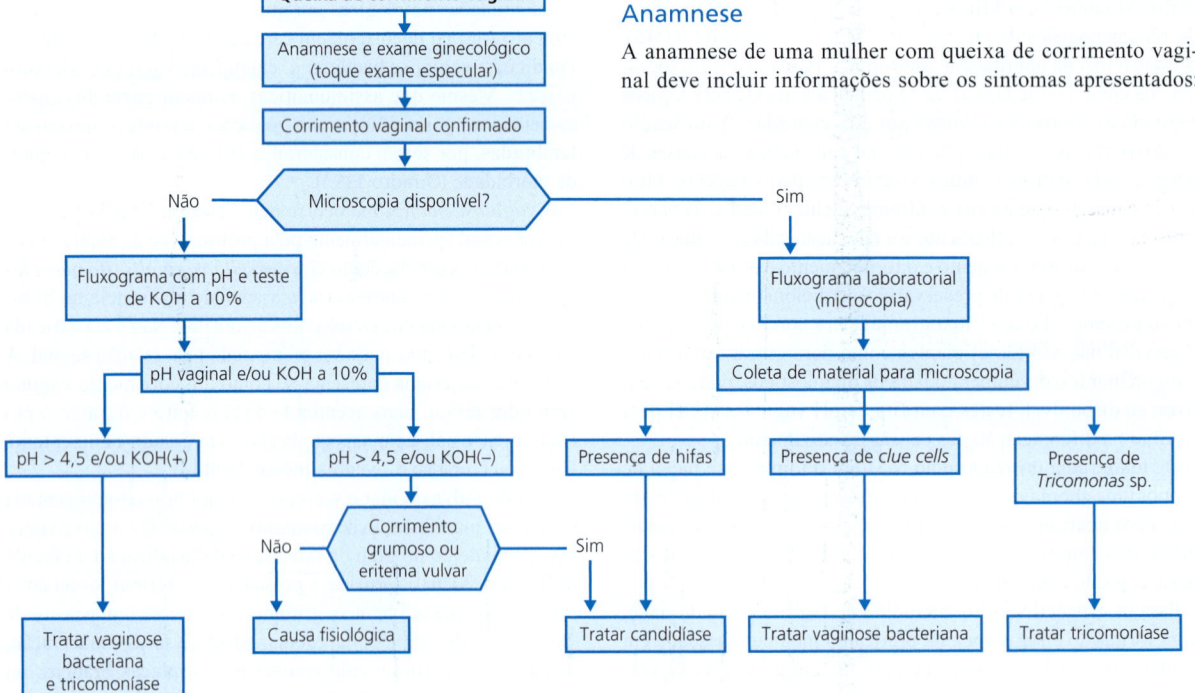

▲ **Figura 135.1**
Abordagem sindrômica para corrimento vaginal.
Fonte: Brasil.[4]

aspecto, quantidade, odor do corrimento; prurido; inflamação local; disúria; dispareunia; dor pélvica.

O uso de preservativo e outros métodos anticoncepcionais, a pesquisa das parcerias sexuais e do tipo de atividade sexual recente (vaginal, anal) são elementos úteis na avaliação da vulnerabilidade a ISTs e no dimensionamento do conjunto de recomendações necessárias, que possivelmente deverão envolver as parcerias sexuais.

Também é importante verificar a relação com mudanças no pH, na flora vaginal e em causas não infecciosas de corrimento. Dessa forma, é válido inquirir sobre ciclo menstrual, contato vaginal com esperma, uso de lubrificantes, sabonetes, realização de duchas íntimas.

Exame físico

O exame ginecológico é essencial para uma conduta adequada, devendo seguir os seguintes passos:

- Exame da genitália externa e região anal.
- Visualização integral do introito vaginal.
- Exame especular para visualização adequada da vagina, suas paredes, fundo de saco e colo uterino.
- Realização do teste do pH vaginal, se necessário e disponível, colocando a fita de papel indicador na parede vaginal lateral, por 1 minuto, evitando tocar o colo uterino.
- Quando necessário e disponível, fazer coleta de material para a realização de bacterioscopia e do teste de Whiff (se positivo, a aplicação de 1 a 2 gotas de KOH a 10% na lâmina com a secreção vaginal ocasiona o surgimento de um odor fétido de peixe em putrificação, em geral associado à vaginose bacteriana).
- Realização do teste do cotonete do conteúdo cervical se indicada investigação de cervicites (coleta de *swab* endocervical com cotonete e observação de muco em contraste com um papel branco).
- Se necessário, realização de coleta de material para cultura.

Exames complementares

Os exames complementares podem ser úteis na investigação da vaginose bacteriana por meio da realização do seu diagnóstico clínico-laboratorial. Para tal finalidade, pode-se utilizar o critério de Amsel,[13] o qual propõe a confirmação diagnóstica quando presentes três dos quatro critérios a seguir:

- Corrimento vaginal acinzentado e homogêneo.
- pH vaginal maior do que 4,5.
- Teste das aminas (de Whiff) positivo.
- Presença de *clue cells* no exame bacterioscópico.

Na candidíase, o exame direto do conteúdo vaginal, adicionando-se KOH a 10%, revela a presença de micélios (hifas) e/ou esporos birrefringentes. No teste do pH vaginal, são mais comuns valores menores do que 4. A cultura só é válida se for realizada em meio específico, chamado *Saboraud*. Ela só deve ser indicada para situações em que a sintomatologia é muito sugestiva e todos os exames anteriores forem negativos. Ressalta-se que o fato de encontrar o fungo no exame citológico, em pessoa assintomática, não indica a necessidade de tratamento.

Na suspeita de tricomoníase, utiliza-se o exame direto (a fresco) do conteúdo vaginal ao microscópio, de fácil realização e interpretação. Coleta-se uma gota do corrimento, colocando-a sobre a lâmina com uma gota de solução fisiológica e observa-se ao microscópio, com condensador baixo e lente objetiva de 10 a 40 X. Procura-se o parasita flagelado, que se move ativamente entre as células epiteliais e os leucócitos. O teste do pH geralmente mostra valores acima de 4,5. A realização da cultura é importante em crianças, em casos suspeitos e com exame a fresco e esfregaços repetidamente negativos. Ela deve ser feita em meio específico (meio de *Diamond*) e em anaerobiose.

Os exames laboratoriais ou complementares devem ser coletados na mesma consulta em que o problema (queixa de corrimento vaginal) é trazido, sempre que possível, e a conduta não deve ser postergada aguardando seus resultados. Os exames laboratoriais, quando realizados, confirmarão a adequação dos tratamentos prescritos e contribuirão na vigilância do perfil etiológico das diferentes síndromes clínicas e da sensibilidade aos medicamentos preconizados.

Conduta proposta

Recomenda-se a adoção da MBE na condução da prática clínica do médico de família e comunidade, visando a alcançar o mais alto grau de excelência no cuidado em saúde específico para cada indivíduo e garantindo a realização de uma adequada prevenção quaternária no nível de APS.

Os Quadros 135.2, 135.3 e 135.4 evidenciam os principais sinais e sintomas diagnósticos (isolados ou em combinação) que podem auxiliar na condução clínica frente à queixa de corrimento vaginal.[14] A probabilidade pré-teste (probabilidade inicial de uma vulvovaginite específica em uma mulher com queixa de corrimento vaginal) considerada para a análise foi de 34% para vaginose bacteriana, 26% para candidíase vaginal e 10% para tricomoníase, adotando-se estudos de prevalência em APS como referência.[15–18]

Quadro 135.2 | Impacto de diferentes achados clínicos na probabilidade de vaginose bacteriana

Vaginose bacteriana	LR +	Probabilidade pós-teste (%)
Ausência de prurido	1,6	45,18
Odor fétido	2,2	53,13
Corrimento abundante	3,0	60,71
Corrimento amarelado	4,1	67,87
Corrimento abundante + odor fétido	4,8	71,20
Corrimento amarelado + odor fétido	9,0	82,26
Corrimento abundante + odor fétido + ausência de prurido	10,5	84,40
Corrimento amarelo abundante	12,3	86,37
Corrimento amarelado + odor fétido + ausência de prurido	14,4	88,12
Corrimento amarelo abundante + odor fétido	27,0	93,29
Corrimento amarelo abundante + odor fétido + ausência de prurido	43,2	95,70

*LR, *Likelihood ratio* (razão de verossimilhança).
Fonte: O'Dowd e West[17] e Holst e colaboradores.[19]

Quadro 135.3 | **Impacto de diferentes achados clínicos na probabilidade de candidíase vaginal**[15,20,21]

Candidíase vaginal	LR +	Probabilidade pós-teste (%)
Prurido	1,8	38,74
Ausência de odor fétido	2,1	42,46
Disúria externa	2,2	43,60
Prurido (principal queixa)	3,3	53,69
Corrimento branco grumoso	6,1	68,19
Inflamação vulvar	8,2	74,23
Escoriações vulvares	8,4	74,69
Corrimento branco grumoso + prurido	11,0	79,44
Corrimento branco grumoso + ausência de odor fétido	12,8	81,82
Corrimento branco grumoso + prurido (principal queixa)	20,1	87,61
Corrimento branco grumoso + prurido + ausência de odor fétido	23,1	89,03
Corrimento branco grumoso + ausência de odor fétido + prurido (principal queixa)	42,2	93,68
Inflamação vulvar + escoriações vulvares	68,7	96,02

Fonte: Bro,[15] Chandeying e colaboradores[20] e Eckert e colaboradores.[21]

Quadro 135.4 | **Impacto de diferentes achados clínicos na probabilidade de tricomoníase**[22]

Tricomoníase	LR +	Probabilidade pós-teste (%)
Dispareunia	1,4	13,46
Inflamação vaginal	6,4	41,56
Corrimento amarelado	14,0	60,87
Corrimento amarelado + dispareunia	19,6	68,53
Corrimento amarelado + inflamação vaginal	89,6	90,87
Corrimento amarelado + dispareunia + inflamação vaginal	125,4	93,30

Fonte: Wathne e colaboradores.[22]

As probabilidades pós-teste para os diferentes testes diagnósticos apresentados favorecem a decisão clínica fundamentada em evidências das seguintes formas:

1. Descartar uma das possíveis condições investigadas: quando a probabilidade pós-teste para uma condição específica permanece baixa após diferentes testes realizados (informações de anamnese, exame clínico ou complementar). Por exemplo, se, após a procura da presença dos diferentes sinais/sintomas de vaginose bacteriana, candidíase vaginal e tricomoníase, não se atinge uma probabilidade pós-teste significativa para diagnóstico nem há justificativa para a realização de novos testes. Nesses casos, devem-se considerar outras possibilidades para a queixa de corrimento: secreção fisiológica, cervicites, causas não infecciosas (como higiene inadequada, vaginite atrófica, dermatites secundárias a uso de duchas, preservativos, sabonetes, absorvente).
2. Orientar o prosseguimento investigativo: quando há uma probabilidade moderada de certa doença, orientando a busca por outros sinais e sintomas ou, se necessário, a realização de exames complementares. Sugere-se avaliar a presença de outras caraterísticas clínicas para se chegar a uma probabilidade mais adequada com vistas a descartar ou diagnosticar a vulvovaginite específica.
3. Diagnosticar uma das possíveis condições investigadas: quando se obtém uma probabilidade de segurança para definição diagnóstica inicial e tratamento. Nos casos em que a probabilidade pós-teste é acima de 80%, considera-se atingido o limiar para diagnóstico presuntivo da vulvovaginite específica e orienta-se implementação de tratamento específico, evitando-se submeter a paciente a testes adicionais.

Para o caso específico da abordagem às queixas de corrimento vaginal, recomenda-se, assim, orientar-se pelo uso das probabilidades estatísticas apresentadas como guia à definição terapêutica. Ademais, na grande maioria dos casos, o bom uso das informações provenientes da MBE permitirá uma tomada de decisão mais próxima às realidades dos serviços de saúde e sem a necessidade de testes complementares (pH, KOH, microscopia), que, muitas vezes, não estão disponíveis e não há treinamento adequado para sua realização.

Todavia, como referido, existirão casos em que a realização de testes complementares (pH, KOH, microscopia) poderá ser útil. Ao mesmo tempo, é importante apontar o erro habitual de considerá-los isoladamente no diagnóstico de uma vulvovaginite específica. Como veremos, o Quadro 135.5 demonstra que cada um desses testes apresenta uma contribuição diferente conforme os seus resultados e de acordo com a condição investigada.

Mesmo os resultados de microscopia não são definitivos para o diagnóstico de uma vulvovaginite. É importante compreender que grande parte dos patógenos vaginais identificados (cândida e diferentes bactérias causadoras de vaginose) é encontrada em mulheres assintomáticas e faz parte da flora vaginal normal.[8,23] Dessa forma, a identificação de microrganismos em uma amostra do corrimento vaginal não prova definitivamente que este agente é o causador dos sintomas.

Em conclusão, sugere-se a adoção de uma abordagem clínica da queixa de corrimento vaginal por meio de anamnese e exame ginecológico fundamentados em MBE, utilizando-se, às vezes, testes complementares (pH, KOH, microscopia).

Alternativamente, utilizando os fluxogramas propostos pelo MS, pode-se chegar ao diagnóstico sindrômico e, então, ao tratamento.

O Quadro 135.6 enumera as principais terapias farmacológicas recomendadas no tratamento do corrimento vaginal. As parcerias sexuais de mulheres com vaginose bacteriana não precisam ser tratadas.

O tratamento sistêmico com antifúngico oral para candidíase vulvovaginal deve ser feito somente nos casos de difícil controle ou em episódios recorrentes (quatro ou mais episódios por ano). As parcerias sexuais dessas pessoas também não precisam ser tratadas, exceto se forem sintomáticas ou em caso de recorrência (nestes, indica-se terapia com fluconazol, 150 mg, a cada 3 dias [dias 1, 4 e 7], totalizando três doses e prosseguindo com terapia de manutenção 1 vez por semana, durante 6 meses).

Nos casos de tricomoníase, as parcerias sexuais devem ser tratadas, preferencialmente com medicamentos de dose única. Testar para HIV, sífilis e hepatite B as pessoas infectadas e suas parcerias sexuais. Orientar também abstinência sexual até a conclusão do tratamento e o desaparecimento dos sintomas; retomada a atividade sexual, recomenda-se o uso de preservativo para se evitar uma nova IST.

Pessoas vivendo com HIV/Aids (PVHA) devem receber os mesmos esquemas terapêuticos descritos.

A ingesta de bebida alcoólica deve ser suspensa durante 24 horas em tratamentos com dose única de metronidazol e por 72 horas quando se utiliza tinidazol.[3]

Quadro 135.5 | Impacto de diferentes testes laboratoriais na probabilidade de vulvovaginites

Vaginose bacteriana (probabilidade pré-teste = 34%)	LR +	Probabilidade pós-teste (%)
Microscopia ▶ Clue cells	3,3	62,96
pH > 4,5	4,3	68,90
Teste das aminas positivo	9,5	83,03

Candidíase vaginal (probabilidade pré-teste = 26%)	LR +	Probabilidade pós-teste (%)
Teste das aminas negativo	1,9	49,46
Microscopia ▶ Fungos observados em solução de KOH	4,8	62,78
pH < 4,9	7,2	78,76

Tricomoníase (probabilidade pré-teste = 10%)	LR +	Probabilidade pós-teste (%)
pH > 5,4	1,9	17,43
Teste das aminas positivo	1,9	17,43
Microscopia ▶ Trichomonas observadas em solução fisiológica	46,0	83,64

Fonte: Bradshaw e colaboradores,[24] Gutman e colaboradores,[25] Abbott,[26] Borchardt e colaboradores[27] e Piscitelli e colaboradores.[28]

Dicas

▶ As parcerias sexuais de indivíduos com ISTs devem ser informadas do problema de saúde, para serem tratadas e para evitarem a transmissão para outras pessoas.

▶ Para fins de comunicação ou convocação, são consideradas parcerias sexuais: pessoas com as quais a paciente se relacionou sexualmente entre 30 e 90 dias, dependendo da infecção, excluindo-se os contactantes de mulheres com vaginose bacteriana e candidíase vaginal.

▶ Ao chegar ao serviço de saúde, a parceria sexual deve ser considerada portadora da mesma síndrome ou doença que acometeu a paciente-índice, mesmo que sem nenhum sintoma ou sinal, e receber o mesmo tratamento recomendado para a sua condição clínica (Quadro 135.7).[29]

Quadro 135.6 | Opções terapêuticas para corrimento vaginal

Agente	1ª opção	2ª opção	Gestação e Lactação
Vaginose bacteriana	Metronidazol 500 mg, de 12/12h, VO, por 7 dias Ou Metronidazol gel vaginal 100 mg/g, 1 aplicação à noite, por 5 dias	Clindamicina 300 mg, VO, de 12/12 h, por 7 dias Ou Clindamicina creme 2%, 1 aplicação à noite, por 7 dias	**Primeiro trimestre:** Clindamicina 300 mg, VO, 12/12 h, por 7 dias **Após primeiro trimestre:** Metronidazol 250 mg, VO, 8/8 h, por 7 dias
Candidíase vulvovaginal	Miconazol creme 2%, via vaginal, 1 aplicação à noite, por 7 dias Ou Nistatina 100.000 UI, 1 aplicação via vaginal à noite, por 14 dias Ou Clotrimazol creme vaginal 1%, 1 aplicação à noite, por 6-12 dias	Fluconazol 150 mg, VO, dose única Ou Itraconazol 200 mg, VO, de 12/12 h, por 1 dia Ou Cetoconazol 400 mg, VO, por 5 dias	Gestantes e mulheres amamentando podem utilizar todos os tratamentos por via vaginal considerados de 1ª opção Está contraindicado o uso de antifúngico oral durante a gestação e lactação
Tricomoníase	Metronidazol 2 g, VO, dose única Ou Metronidazol 500 mg, 12/12 h, VO, por 7 dias	Secnidazol 2 g, VO, dose única Ou Tinidazol 2 g, VO, dose única	Metronidazol 2 g, VO, dose única Ou Metronidazol 400 mg, VO, 12/12 h, por 7 dias Ou Metronidazol 250 mg, VO, 8/8 h, por 7 dias

	Úlceras	Corrimento uretral ou infecção cervical	Doença inflamatória pélvica aguda	Sífilis	Tricomoníase
Tempo	90 dias	60 dias	60 dias	Secundária = 6 meses Latente = 1 ano	Parceria sexual atual

Fonte: Brasil.[4]

Atividades preventivas e de educação

As atividades preventivas e de educação devem incorporar: informação sobre os diferentes tipos de corrimento, importância do exame ginecológico, esclarecimento sobre a coleta de colpocitologia oncótica e sua recomendação específica em casos de indicação do rastreamento de câncer do colo uterino; empoderamento da mulher sobre o reconhecimento da secreção vaginal fisiológica e mudanças relacionadas ao período do ciclo menstrual; ênfase na adesão ao tratamento; orientação quanto ao uso de preservativos para prevenção de ISTs; oferta de testes para HIV, sífilis e hepatite B, quando indicados; aviso sobre comunicação, diagnóstico e tratamento das parcerias sexuais (mesmo que assintomáticas).[4]

Papel da equipe multiprofissional

O acolhimento adequado do indivíduo no momento em que ele procura a UBS, sem agendamento prévio, buscando entender suas ideias, seus pensamentos e seus medos a respeito de riscos das ISTs, é a primeira etapa para manejar satisfatoriamente esse problema de saúde tão prevalente nas nossas comunidades, rompendo a cadeia de transmissão. Há necessidade de conversar sobre aspectos da intimidade da pessoa, como suas práticas sexuais e seus relacionamentos. Ela deve ser compreendida amplamente, considerando-se seus sentimentos, crenças, valores e atitudes. Apenas dessa forma será construída uma relação franca, com informações verdadeiras e relevantes, desenvolvendo confiança mútua e promovendo o apoio emocional necessário.[1,4] Tais posturas e responsabilidade devem ser encontradas nos médicos, na equipe de enfermagem e também nos agentes comunitários de saúde.

REFERÊNCIAS

1. Naud P, Matos JC, Hammes LS, Magno V. Secreção vaginal e prurido vulvar. In: Duncan BB, Schmidt MI, Giugliani ERJ, organizadores. Medicina ambulatorial: condutas de atenção primária baseadas em evidências. 3. ed. Porto Alegre: Artmed; 2004. p. 460-464.
2. Quan M. Vaginitis: diagnosis and management. Postgrad Med. 2010;122(6):117-127.
3. Katsufrakis PJ, Workowski KA. Doenças sexualmente transmissíveis. In: South-Paul JE, Matheny SC, Lewis EL. CURRENT: medicina de família e comunidade: diagnóstico e tratamento. 2. ed. Porto Alegre: AMGH; 2010. p. 146-164.
4. Brasil. Ministério da Saúde. Secretaria de Vigilância em Saúde. Departamento de DST, Aids e Hepatites Virais. Protocolo clínico e diretrizes terapêuticas para atenção integral às pessoas com infecções sexualmente transmissíveis. Brasília: MS; 2015.
5. Valladão Júnior JBR, Olmos RD. Epidemiologia e raciocínio clínico. In: Valladão Júnior JBR, Gusso G, Olmos RD. Medicina de família e comunidade. Rio de Janeiro: Atheneu; 2017.
6. McGee S. What is evidence-based physical diagnosis? In: McGee S. Evidence-based physical diagnosis. 4th ed. Philadelphia: Elsevier; 2017.
7. Mcgee S. Diagnostic accuracy of physical findings. In: McGee S. Evidence-based physical diagnosis. 4th ed. Philadelphia: Elsevier; 2017.
8. Sobel JD. Vulvovaginitis in healthy women. Compr Ther. 1999;25(6-7):335-346.
9. Gomez-Lobo V, Chelmow D, Bacon L. Assessment of vaginal discharge. BMJ. 2016 Mar 07.
10. González IDC, Conzález FGB, Cuesta TS, Fernández JM, Rodríguez JMDA, Ferrairo RAE, et al. Patient preferences and treatment safety for uncomplicated vulvovaginal candidiasis in primary health care. BMC Public Health. 2011;11:63.
11. Forna F, Gülmezoglu AM. Interventions for treating trichomoniasis in women. Cochrane Database Syst Rev. 2003;(2):CD000218.
12. Naud P, Magno V, Matos JC, Hammes LS, Vettorazzi J, Galão AO. Doenças sexualmente transmissíveis. In: Freitas F, Menke CH, Rivoire WA, Passos EP, organozadores. Rotinas em ginecologia. 6. ed. Porto Alegre: Artmed; 2011. p. 159-180.
13. Amsel R, Totten PA, Spiegel CA, Chen KC, Eschenbach D, Holmes KK. Nonspecific vaginitis: diagnostic criteria and microbial and epidemiologic associations. Am J Med. 1983;74(1):14-22.
14. Anderson MR, Klink K, Cohrssen A. What is causing this patient's vaginal symptoms? In: Simel DL, Rennie D, Keitz SA, editors. The rational clinical examination: evidence-based clinical diagnosis. New York: McGraw-Hill; 2008. p. 691-707.
15. Bro F. The diagnosis of Candida vaginitis in general practice. Scand J Prim Health Care. 1989;7(1):19-22.
16. Luni Y, Munim S, Qureshi R, Tareen AL. Frequency and diagnosis of bacterial vaginosis. J Coll Physicians Surg Pak. 2005;15(5):270-272.
17. O'Dowd TC, West RR. Clinical prediction of Gardnerella vaginalis in general practice. J R Coll Gen Pract. 1987;37(295):59-61.
18. Bennett JR, Barnes WG, Coffman S. The emergency department diagnosis of Trichomonas vaginitis. Ann Emerg Med. 1989;18(5):564-566.
19. Holst E, Wathne B, Hovelius B, Mardh PA. Bacterial vaginosis: microbiological and clinical findings. Eur J Clin Microbiol. 1987;6(5):536-541.
20. Chandeying V, Skov S, Kemapunmanus M, Law M, Geater A, Rowe P. Evaluation of two clinical protocols for the management of women with vaginal discharge in southern Thailand. Sex Transm Infect. 1998;74(3):194-201.
21. Eckert LO, Hawes SE, Stevens CE, Koutsky LA, Eschenbach DA, Holmes KK. Vulvovaginal candidiasis: clinical manifestations, risk factors, management algorithm. Obstet Gynecol. 1998;92(5):757-65.
22. Wathne B, Holst E, Hovelius B, Mardh PA. Vaginal discharge: comparison of clinical, laboratory and microbiological findings. Acta Obstet Gynecol Scand. 1994;73(10):802-808.
23. Priestley CJ, Jones BM, Dhar J, Goodwin L. What is normal vaginal flora? Genitourin Med. 1997;73(1):23-28.
24. Bradshaw CS, Morton AN, Garland SM, Horvath LB, Kuzevska I, Fairley CK. Evaluation of a point-of-care test, BVBlue, and clinical and laboratory criteria for diagnosis of bacterial vaginosis. J Clin Microbiol. 2005;43(3):1304-1308.
25. Gutman RE, Peipert JF, Weitzen S, Blume J. Evaluation of clinical methods for diagnosing bacterial vaginosis. Obstet Gynecol. 2005;105(3):551-556.
26. Abbott J. Clinical and microscopic diagnosis of vaginal yeast infection: a prospective analysis. Ann Emerg Med. 1995;25(5):587-591.
27. Borchardt KA, Hernandez V, Miller S, Loaiciga K, Cruz L, Naranjo S, et al. A clinical evaluation of trichomoniasis in San Jose, Costa Rica using the InPouch TV test. Genitourin Med. 1992;68(5):328-330.
28. Piscitelli JT, Simel DL, Anderson MR. Update: vaginitis. In: Simel DL, Rennie D, Keitz SA, editors. The rational clinical examination: evidence-based clinical diagnosis. New York: McGraw-Hill; 2008. p. 691-707.
29. Sangani P, Rutherford G, Wilkinson D. Population-based interventions for reducing sexually transmitted infections, including HIV infection. Cochrane Database Syst Rev. 2004;(2):CD001220.

CAPÍTULO 136

Amenorreia

Emerson da Silveira
Rosaura de Oliveira Rodrigues
Heitor Tognoli

Aspectos-chave

▶ Os ciclos menstruais ovulatórios dependem de uma intrincada rede de retroalimentação entre os hormônios e as vias do eixo hipotálamo-hipófise-ovários, da resposta do endométrio a esses hormônios e também de um trato genital íntegro.

▶ Ao atender uma mulher com queixa de amenorreia, o médico de família e comunidade deve descartar uma gestação.

▶ O estadiamento dos caracteres sexuais secundários é importante para a investigação de amenorreias primárias.

▶ A ultrassonografia (US), isoladamente, não é o exame mais indicado para o diagnóstico de síndrome dos ovários policísticos (SOP).

▶ O objetivo do tratamento da amenorreia é restabelecer o padrão normal das menstruações.

Caso clínico 1

Joana, 15 anos, procura a Unidade Básica de Saúde (UBS) com queixa de não ter tido sua primeira menstruação. Vem acompanhada de sua mãe, que responde a quase todas as perguntas feitas na entrevista. A adolescente nega relações sexuais, e sua mãe diz que ela apresenta perda de peso importante no último ano. Quando questionada sobre esse fato, Joana diz que acha que seu peso está normal, mas que gostaria de perder um pouco mais de peso, pois acredita que assim ficaria mais bonita. O exame físico mostra desnutrição importante, com mucosas hipocoradas (++/4+). No exame das mamas, verificou-se estágio 4 de Tanner e, para os pelos pubianos, estágio 3 a 4 de Tanner. O exame da vulva mostrou hímen íntegro, não sendo percebidas alterações nos outros órgãos e tecidos.

Caso clínico 2

Paula, 24 anos, procura seu médico de família e comunidade porque está sem menstruar há 5 meses: seus ciclos nunca foram regulados e, nesse período, apresentou algumas perdas sanguíneas de um dia apenas. Está preocupada porque é casada há 3 anos e seu marido reclama que ela engordou muito desde que se conheceram e que não consegue engravidar; por isso, acha-se mais triste. Sua pele também está mais oleosa e apareceram muitas espinhas. Na história familiar, refere que sua mãe tem diabetes e que todas as mulheres da família estão acima do peso. No exame físico: altura 1,68 m; peso 95 kg; índice de massa corporal (IMC) 33,7 kg/m^2, circunferência abdominal 95 cm. Apresenta pele oleosa, acne grau I, acantose nigricante e pelos escuros e grossos nas regiões da face, dos membros superiores e das mamas. No exame ginecológico, não foram encontradas alterações.

Teste seu conhecimento

1. Com base no Caso clínico 1, quais são os exames complementares mais importantes para uma primeira abordagem e qual é a sua justificativa?
    a. Prolactina, pois pode ser um caso de hiperprolactinemia, mesmo sem galactorreia
    b. Hormônio luteinizante e hormônio folículo-estimulante, para descartar casos de SOP, causa comum de amenorreia primária, mesmo em mulher não obesa
    c. Gonadotrofina coriônica humana beta, pois sempre se deve descartar a possibilidade de gravidez
    d. Hemograma, pois se deve verificar a possibilidade de anemia; quanto à amenorreia, parece ser fisiológica, visto que a adolescente já iniciou o desenvolvimento das características sexuais secundárias e, como na maioria dos casos, deve ter sua menarca em pouco tempo, tranquilizando mãe e adolescente

2. Com base no Caso clínico 1, é parte das causas de amenorreia primária, EXCETO:
    a. Hermafroditismo verdadeiro
    b. Hímen imperfurado
    c. Sinéquias uterinas
    d. Síndrome de Turner

3. Com base no Caso clínico 2, qual dos exames a seguir não pode deixar de ser solicitado para Paula?
    a. Gonadotrofina coriônica humana beta
    b. Ressonância magnética
    c. Ultrassonografia transvaginal
    d. Cariótipo

4. O Caso clínico 2 reúne fortes indícios de se tratar de SOP – nesse caso, o tratamento pode incluir:
    I. Um anticoncepcional hormonal oral à base de ciproterona, pois fará o ciclo menstrual se regularizar e diminuirá a acne.
    II. Citrato de clomifeno, pois a paciente quer engravidar e, com isso, o ciclo menstrual também retornará ao normal.
    III. Metformina para diminuir a resistência insulínica, o que é muito comum nessa síndrome.
    IV. Dieta, pois, diminuindo significativamente o peso da paciente, o ciclo voltará a se regularizar.

    De acordo com essas afirmativas, pode-se dizer que:
    a. Todas as alternativas estão corretas
    b. Apenas a II e a IV estão corretas
    c. Apenas a III está incorreta
    d. Alternativas II, III e IV estão corretas

5. No Caso clínico 2, em relação à SOP, assinale a alternativa INCORRETA.
    a. Há uma forte associação entre SOP e risco cardiovascular
    b. O tratamento não medicamentoso da SOP, como perda de peso, pode ser efetivo na restauração da ovulação
    c. O tratamento medicamentoso restaura a ovulação e devolve à mulher a capacidade de engravidar
    d. O hirsutismo pode ser tratado com medicamentos específicos

Respostas: 1D, 2C, 3A, 4A, 5C

Do que se trata

A amenorreia é a ausência de menstruação em um período no qual ela deve ocorrer normalmente, classificando-se em dois tipos: primária e secundária.

A amenorreia primária é a ausência da menstruação após os 14 anos em adolescentes que ainda não apresentam desenvolvimento puberal (caracteres sexuais secundários de acordo com o estadiamento de Tanner[1] – ver Quadro 136.1), ou após os 16 anos, independentemente da presença desses caracteres.

Normalmente, a menarca acontece entre 11 e 14 anos, considerando que o tempo médio entre a telarca e a menarca é de 2,3 (+/− 0,1) anos.[2,3]

Fatores socioeconômicos, geográficos, familiares e nutricionais influenciam a idade da menarca nas adolescentes, evidenciando as diferenças entre as diversas regiões brasileiras, assim como atletas adolescentes do sexo feminino têm sua menarca mais tardiamente se comparadas a meninas que não praticam atividade desportiva.[4]

A amenorreia secundária é a suspensão da menstruação por mais de 3 meses em mulheres com ciclos menstruais regulares ou por mais de 6 meses naquelas com ciclos menstruais irregulares.[5]

A prevalência de amenorreia secundária não fisiológica é de 3 a 4% na população geral,[6] chegando-se 5 a 10% em mulheres em idade reprodutiva.[7] Pode trazer consequências psíquicas para as mulheres, gerando ansiedade e dúvidas sobre a possibilidade de uma gravidez não planejada, incertezas relacionadas à fertilidade, associação com doenças graves e até mesmo afetar sua autoestima, com o aumento de peso e o hirsutismo em casos como a SOP.[3,8]

O que pode ocasionar

A amenorreia é um sinal, e, da mesma forma que o ciclo menstrual, depende de uma rede de produção e retroalimentação hormonal, feita por meio do eixo hipotálamo-hipófise-ovários. Sua causa varia em função do tipo de alteração que aconteceu nessa rede.

O hipotálamo libera, de maneira pulsátil, o hormônio liberador de gonadotrofina (GnRH), que atua na hipófise estimulando a secreção das gonadotrofinas: o hormônio folículo-estimulante (FSH) e o hormônio luteinizante (LH), que passam a atuar nos ovários.

O FSH atua recrutando vários folículos ovarianos, e o LH promove a estimulação de androgênios pelas células da teca, que são convertidos em estradiol nas células da granulosa. O aumento desses estrogênios inibe os níveis de FSH por retroalimentação negativa, promovendo a involução de grande parte dos folículos ovarianos.

Um ou dois desses, chamados dominantes, persistem em função do número de receptores de FSH na célula da granulosa. Em um período de aproximadamente 48 horas, em que o nível de estrogênio se mantém alto, ocorre um pico de LH, promovendo a ruptura do folículo e a liberação do óvulo.

Após a ovulação, as células da granulosa passam a secretar progesterona por 14 dias, involuindo se houver gestação, já que é o embrião que passa a produzir gonadotrofina coriônica humana (HCG) e a manter o corpo lúteo.

O endométrio também responde aos estímulos dos hormônios ovarianos. O estrogênio atua na primeira parte do ciclo, promovendo um aumento na sua espessura e na vascularização, e a progesterona atua na segunda fase, promovendo a secreção glandular e a decidualização. Quando o corpo lúteo involui, os níveis de estrogênio e de progesterona caem, resultando no sangramento menstrual por deprivação hormonal. A diminui-

Quadro 136.1 | **Estadiamento de Tanner para o sexo feminino**[1]

Pelos pubianos	Mamas
1. Ausência de pelos	Aspecto infantil, com uma pequena elevação do mamilo
2. Poucos pelos, pouco pigmentados, levemente encaracolados, ao longo dos grandes lábios	Presença do broto mamário, com pequeno aumento do diâmetro da aréola
3. Pelos mais escuros, mais grossos e mais encaracolados, localizados na sínfise púbica	Mama e aréola maiores, sem delimitação precisa
4. Pelos com características de adulto, com distribuição menor, não chegando às coxas	Mama e aréola maiores, com contornos bem definidos
5. Grande distribuição de pelos, chegando até a raiz das coxas, em formato de triângulo invertido	Mama tipo adulto, com contorno suave, e aréola mais pigmentada

ção dos hormônios esteroides promove um aumento do FSH, reiniciando o ciclo.

De modo geral, as causas de amenorreias são classificadas de acordo com a alteração anatômica ou funcional de base (ver Quadro 136.2). As causas anatômicas compreendem as obstruções à saída do fluxo menstrual no trato genital inferior, como hímen imperfurado e sinéquias.

As anomalias genéticas podem ser causadas por alterações cromossômicas (síndrome de Turner) ou ser resultado de disfunções na diferenciação sexual (estados de intersexualidade). Outra possibilidade são as doenças que promovem alterações no eixo hipotálamo-hipófise-gônadas, originando modificações na produção, na secreção ou no mecanismo de controle das gonadotrofinas ou dos hormônios esteroides (p. ex., tumores da hipófise e SOP).

A gravidez deve ser sempre descartada como causa de atraso menstrual fisiológico, e o médico de família e comunidade deve sempre estar atento a outras causas de amenorreia que não sejam as alterações do eixo hipotálamo-hipófise e causas ovarianas, como doenças da tireoide, diabetes melito (DM) descompensado e tumores suprarrenais.

O que fazer

Anamnese

A anamnese pode direcionar a investigação segundo o tipo de amenorreia. Quando adolescente, o tempo de evolução dos caracteres sexuais secundários precisa ser bem delimitado. A sexarca deve ser indagada para descartar possível gestação. É importante também lembrar-se da possibilidade de abuso sexual; para isso, é importante o médico de família e comunidade reservar um momento a sós com a adolescente, durante a consulta, sem familiares, e, sempre que possível, examiná-la.[9]

A história do pré-natal e do periparto e a história ginecológica familiar são necessárias para detectar possíveis variações genéticas e familiares. A idade da menarca da mãe, das irmãs, das tias e das avós e também a história perinatal materna, investigando abortos de repetição, devem sempre ser lembradas.

O desenvolvimento ponderoestatural também precisa ser investigado, junto com uma avaliação alimentar, para detecção de um possível transtorno alimentar.

Os estados psicológico e emocional e a situação vivencial da adolescente precisam ser avaliados. Devem ser valorizadas queixas de dores progressivas na região pélvica, o que pode indicar obstrução mecânica ao fluxo menstrual.

Quadros de doenças crônicas, abuso de álcool e de drogas, cefaleias ou outros sintomas neurológicos, antecedentes cirúrgicos, trauma físico, radioterapia e quimioterapia e intensa atividade desportiva podem ser causas de amenorreia primária.

Para mulheres com suspeita de amenorreia secundária, o médico de família deve questionar a história ginecológica, como a idade da menarca e seu padrão menstrual anterior, o uso de hormônios ou anabolizantes e o de anticoncepcionais orais ou injetáveis.

Os antecedentes obstétricos também precisam ser questionados: o número de gestações, de partos e os abortos anteriores, a utilização de métodos abortivos com manipulação intrauterina (o que pode indicar sinéquias) e a presença de hemorragias intraparto. Deve-se verificar se essa mulher está amamentando ou não, ou se ela percebe descarga papilar, que pode indicar situação de hiperprolactinemia.

O médico ainda precisa avaliar a questão emocional da pessoa: as questões familiares, conjugais e a situação profissional.[3,10] Exercícios físicos em excesso ou atividade desportiva, emagrecimentos excessivos e a presença de quadros de anorexia ou bulimia também podem alterar a frequência das menstruações.

O abuso de álcool e drogas e de outras substâncias químicas, como medicamentos para emagrecer e psicotrópicos, pode direcionar para causas de amenorreia secundária.

O médico de família e comunidade deve estar atento às queixas relativas ao hiperandrogenismo, como pele oleosa, acne, hirsutismo, e também aos sinais de falência ovariana, como fogachos, distúrbios menstruais prévios, dispareunias, e alterações psíquicas. Deve-se pesquisar também a presença de sinais e sintomas de outras doenças orgânicas.

Exame físico

O exame físico clínico-ginecológico é muito importante na definição da causa da amenorreia. Todas as mulheres, adolescentes e adultas, devem ser avaliadas quanto ao peso e à altura, para verificar quadros de magreza excessiva ou de obesidade, assim

---

Quadro 136.2 | Causas de amenorreia: classificação segundo as causas principais

▶ Amenorreia fisiológica
- Gestação
- Amamentação
- Menopausa

▶ Causas anatômicas
- Hímen imperfurado
- Malformação uterina
- Sinéquias uterinas
- Lesão por infecção do endométrio
- Lesão do endométrio ou ovário por irradiação

▶ Anomalias genéticas
- Síndrome de Turner
- Deficiência enzimática por herança autossômica recessiva
- Hermafroditismo verdadeiro
- Pseudo-hermafroditismo

▶ Causas ovarianas
- Falência ovariana precoce
- Síndrome dos ovários policísticos
- Tumor ovariano da granulosa
- Síndrome dos ovários resistentes

▶ Causas hipofisárias
- Tumores de hipófise
- Hiperprolactinemia de causa não tumoral
- Síndrome de Sheehan
- Síndrome da sela vazia

▶ Causas hipotalâmicas funcionais
- Estresse
- Perda de peso/dieta
- Psicogênica
- Exercício físico excessivo

▶ Causas hipotalâmicas orgânicas
- Tumores (craniofaringioma, metástases)
- Infecções (sífilis, encefalite, tuberculose, sarcoidose)
- Doenças crônicas debilitantes
- Iatrogenia (cirurgia, irradiação)

▶ Outras causas
- Obesidade
- Síndrome de Cushing
- Doenças da tireoide
- DM descompensado
- Desnutrição

como quanto à distribuição da gordura corporal. A presença de sinais de hiperandrogenismo pode auxiliar na investigação.

O exame físico pode incluir a palpação da tireoide e do abdome, com o intuito de investigar massas palpáveis (p. ex., útero aumentado em gestações não relatadas), e também avaliar as mamas, verificando a presença de galactorreia.

Nos casos de amenorreia primária, a adolescente deve ser estadiada segundo os critérios de Tanner para avaliação do desenvolvimento de mamas e dos pelos pubianos, que, se ausentes, podem indicar ausência de função ovariana ou hipogonadismo.

A presença de massas na região inguinal pode ser indicativa de gônadas ectópicas ou de pseudo-hermafroditismo masculino (síndrome de Morris). A presença de estigmas de Turner – baixa estatura, pescoço alado, linfedema, ausência de caracteres sexuais – pode indicar alterações cromossômicas. Quanto ao exame ginecológico, o hímen imperfurado ou a ausência de vagina colaboram na elucidação diagnóstica.

Exames complementares

Para a investigação complementar, o médico de família e comunidade deve solicitar exames de acordo com o tipo de amenorreia e das possibilidades diagnósticas observadas durante a anamnese e o exame físico ginecológico.

No caso da amenorreia primária, os exames iniciais incluem dosagem de LH e FSH para avaliação do eixo hipotálamo-hipófise-ovários quando são inexistentes caracteres sexuais secundários. Quando a menina já possui caracteres sexuais secundários, mas ainda não menstruou, a US pélvica está indicada para avaliar útero e anexos (ver Figura 136.1). Além disso, podem ser úteis, dependendo da avaliação inicial: cariótipo, tireotrofina (TSH), prolactina, estradiol. O teste de gravidez (β-HCG) também deve ser realizado diante de qualquer suspeita de gestação.

Para mulheres com suspeita de amenorreia secundária (Figura 136.2), é preciso descartar a possibilidade de gravidez, sendo necessário um exame confirmatório; em caso positivo, deve-se iniciar o pré-natal.

Se o teste de gravidez for negativo, deve-se solicitar a dosagem de prolactina para descartar hiperprolactinemia (C)[4] e do TSH para doenças da tireoide.[2,3,12] Nos casos de prolactina aumentada, o primeiro passo é a repetição do exame: elevações transitórias podem estar associadas a estresse, à alimentação e/ou a medicamentos, motivo pelo qual é importante repetir a dosagem antes do prosseguimento investigativo. Permanecendo-se elevada, procede-se à investigação de outras causas, como tumores do SNC.

Depois de descartadas essas hipóteses, realiza-se o teste do progestagênio. O esquema mais utilizado é o do acetato de medroxiprogesterona, 10 mg/dia, via oral, durante 7 a 10 dias.

Se ocorrer o sangramento por deprivação entre 2 a 7 dias após, o teste é positivo e significa que há produção estrogênica endógena adequada para proliferar o endométrio, mostrando também que tanto este quanto o trajeto canalicular estão preservados. Nesse caso, com os níveis de prolactina e TSH normais, estará feito o diagnóstico de anovulação crônica.

Se não ocorrer o sangramento (teste negativo), possivelmente haverá um defeito canalicular ou ausência de estrogênio no endométrio, indicando um possível caso de hipoestrogenismo. Nesses casos, procede-se a uma segunda etapa diagnóstica. Simula-se um ciclo hormonal artificial, administrando-se, por via oral, estrogênios conjugados, 1,25 mg/dia, durante 21 dias, associando acetato de medroxiprogesterona, 10 mg, nos últimos 7 a 10 dias. Se não ocorrer sangramento, mesmo após dois ciclos repetidos, o diagnóstico é de alteração uterina, como sinéquias; então, a paciente deve ser referenciada ao ginecologista para a confirmação com procedimentos de imagem. Quando ocorre

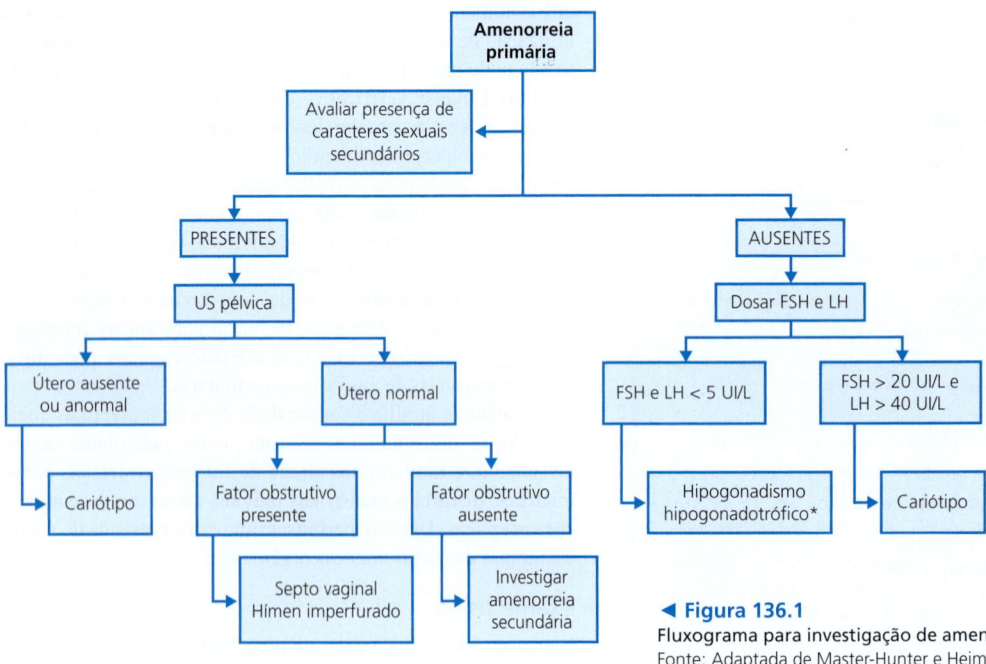

◀ **Figura 136.1**
Fluxograma para investigação de amenorreia primária.
Fonte: Adaptada de Master-Hunter e Heiman.[11]
*Causas de hipogonadismo hipogonadotrófico: atraso constitucional do crescimento e desenvolvimento puberal, exercício físico excessivo, anorexia/bulimia, excesso de peso ou desnutrição, síndrome de Kallmann, tumor do sistema nervoso central (SNC), doenças crônicas.

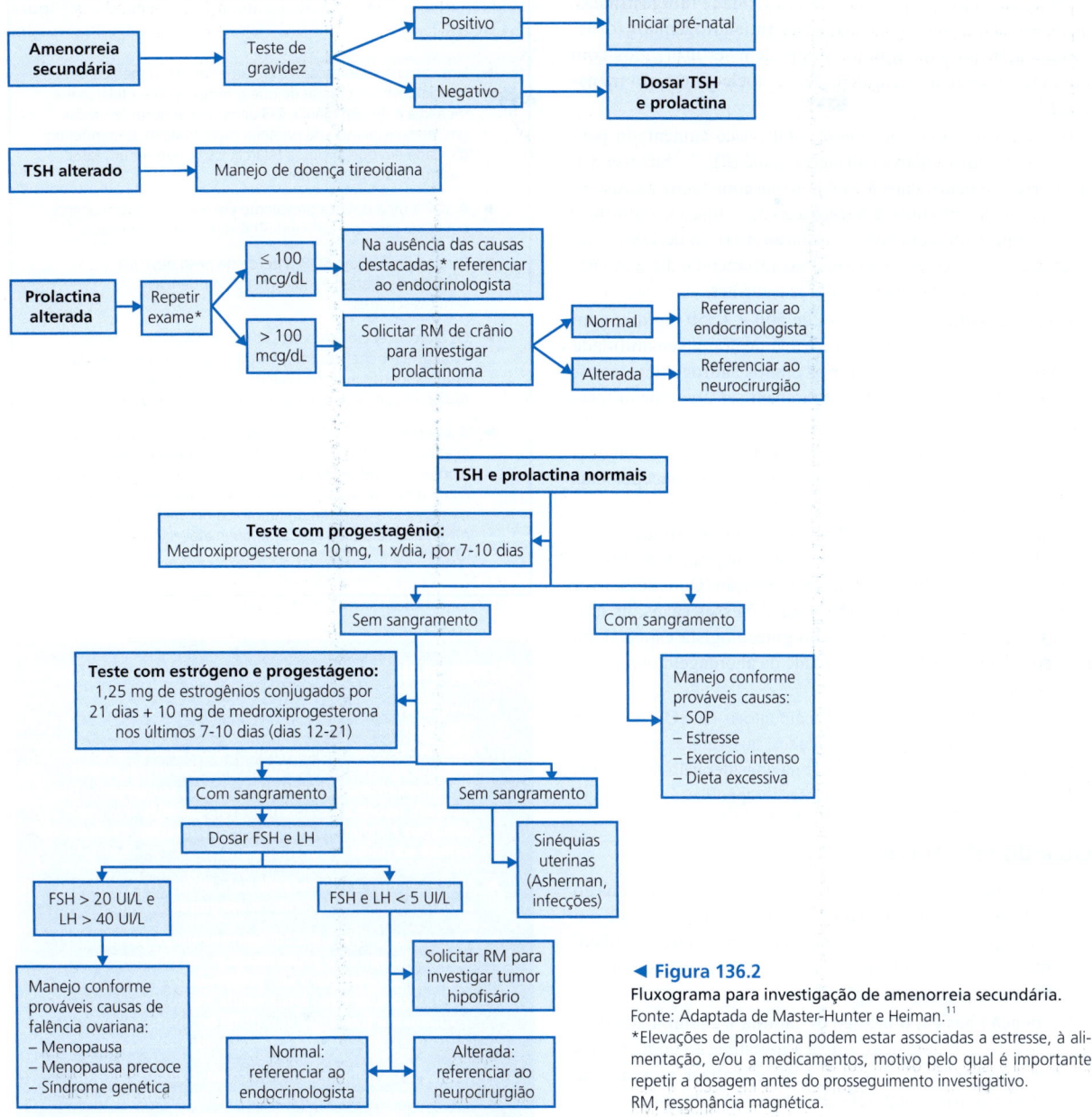

◀ **Figura 136.2**
Fluxograma para investigação de amenorreia secundária.
Fonte: Adaptada de Master-Hunter e Heiman.[11]
*Elevações de prolactina podem estar associadas a estresse, à alimentação, e/ou a medicamentos, motivo pelo qual é importante repetir a dosagem antes do prosseguimento investigativo.
RM, ressonância magnética.

sangramento, a causa é a ausência de produção endógena de estrogênio, confirmando um estado de hipoestrogenismo.

Para identificar se a causa do hipoestrogenismo é falência ovariana ou estímulo gonadotrófico insuficiente (defeito no eixo hipotálamo-hipófise), é necessário solicitar a dosagem das gonadotrofinas (FSH e LH). Esse exame só deve ser realizado duas semanas após os testes com estrogênio e progesterona devido ao efeito de *feedback* negativo no eixo.

Se as gonadotrofinas estiverem aumentadas, significa um quadro de hipogonadismo hipergonadotrófico, confirmando a falência ovariana. Se o nível das gonadotrofinas estiver normal ou baixo, a causa é hipotalâmica ou hipofisária, ou seja, hipogonadismo hipogonadotrófico.

Nesses casos, a ressonância magnética (RM) é o exame que deve ser solicitado, se estiver disponível (D);[6] nesta etapa, é necessário referenciar a paciente para o especialista focal para acompanhamento.

Conduta proposta

Tratamento

O objetivo na conduta das amenorreias é estabelecer o diagnóstico etiológico para poder tratá-las de acordo com sua causa e, assim, restaurar a ocorrência das menstruações.

Os casos de adolescentes em amenorreia primária são tratados pelo ginecologista, pelo endocrinologista ou por ambos (em alguns casos).

Nos casos específicos de mulheres com amenorreia secundária por SOP, algumas condutas devem ser incentivadas, como perda de peso, mudanças no estilo de vida e, se necessário, psicoterapia de apoio.

Na SOP, o tratamento medicamentoso baseia-se no interesse da mulher naquele determinado momento de sua vida. Caso ela só queira o retorno da regularidade de seu ciclo menstrual, os contraceptivos hormonais orais combinados são a melhor indicação.

Progestagênios com baixa androgenicidade (norgestimato, desogestrel e gestodeno) ou aqueles antiandrogênicos (drospirenona, acetato de ciproterona) podem ser utilizados com bom efeito sobre a acne, além de restabelecer o ciclo menstrual.[9]

Há uma clara associação entre SOP, risco aumentado para doenças cardiovasculares e diabetes tipo 2 (B).[7,13,14] Sabe-se que uma perda de pelo menos 5% do peso corporal reduz a resistência insulínica e promove a restauração da ovulação, a diminuição do hiperandrogenismo e a redução do risco de DM2 e de doença cardiovascular.[7] Nesse sentido, recomendar dieta e perda de peso é essencial no manejo dessas pacientes.

O uso de metformina na dose de 500 a 2.550 mg/dia, com a ciproterona, tem colaborado para aumentar a sensibilidade periférica à insulina, diminuir os efeitos androgênicos e restaurar a ovulação (B), podendo também ser uma opção terapêutica.[9,14]

Com relação ao hirsutismo, não existem evidências demonstrando melhores efeitos quando comparamos anticoncepcionais orais e metformina.[15]

Para as mulheres com SOP que desejam engravidar, o citrato de clomifeno, nas doses de 25 a 50 mg/dia, via oral, do 3º ao 7º dias do ciclo, é a primeira indicação. Quando houver falhas, utilizam-se as gonadotrofinas.[3] Nesses casos, as mulheres devem ser referenciadas ao ginecologista especialista em infertilidade, pela especificidade da abordagem que se faz necessária.

A escolha do tratamento medicamentoso na SOP deve ser individualizada frente às necessidades, aos valores e às preferências de cada mulher, bem como na consideração dos efeitos colaterais e benefícios entre as classes terapêuticas.

Quando referenciar

Algumas mulheres com amenorreia devem ser referenciadas ao especialista focal, mas o médico de família e comunidade é o orientador do cuidado, pois o vínculo existente entre o médico, as adolescentes e as mulheres, junto com suas famílias, é muito importante no processo terapêutico.

Na atenção básica, o médico de família e comunidade descarta as causas fisiológicas, inicia a investigação com exames complementares de fácil acesso e pode realizar os testes de progestagênio, para então referenciar ao ginecologista aquelas mulheres que tenham dificuldade de elucidação diagnóstica ou necessitem de uma abordagem cirúrgica.

Mulheres e adolescentes com alterações psíquicas importantes, como depressão grave, bulimia e anorexia nervosa, deverão ser acompanhadas em conjunto por uma equipe de saúde mental.

Os casos de amenorreia primária deverão ser referenciados para tratamento e acompanhamento ao ginecologista, quando for detectada obstrução ao fluxo uterino; ao endocrinologista, quando o diagnóstico for de alterações hormonais ou tumores.

Nos casos de amenorreia secundária, as mulheres que apresentam SOP e que desejam engravidar precisam fazer um acompanhamento com um ginecologista. Aquelas com suspeita de prolactinomas ou outras doenças hipofisárias necessitam de um acompanhamento com endocrinologista. O médico de família deve também referenciar ao especialista focal aquelas mulheres que necessitam de uma confirmação diagnóstica, como nos casos de falência ovariana precoce.

Dicas

▶ Nos casos de adolescentes em amenorreia, o médico de família deve lembrar-se de que o tempo entre a telarca e a menarca é de, em média, 2-3 anos, o que pode significar um atraso esperado da primeira menstruação, dependendo da idade em que iniciou a telarca. Isso pode ser um fator tranquilizador para os pais.

▶ A SOP é uma doença prevalente em 5 a 10% das mulheres em idade reprodutiva[7] e em 50% das mulheres hirsutas.[16]

▶ Para mulheres com SOP, a perda de peso deve ser incentivada, para diminuir o risco de doenças cardiovasculares.[7,14]

▶ Os anticoncepcionais orais são os fármacos com maior evidência e benefício comprovado para o tratamento das irregularidades menstruais e do hiperandrogenismo em mulheres com SOP que não querem engravidar (B).[14]

▶ A amenorreia pós-pílula ou pós-uso de anticoncepcionais injetáveis hormonais, por bloqueio do eixo hipotálamo-hipófise, é uma causa que deve sempre ser lembrada. Tem como definição a suspensão das menstruações em até 6 meses após a ingestão do último comprimido ou até 12 meses após a última aplicação do injetável intramuscular (B).[14]

Erros mais frequentemente cometidos

▶ Investigar meninas que ainda não menstruaram por não estar na fase de amadurecimento dos caracteres sexuais secundários, visto que a puberdade em geral respeita determinada sequência no desenvolvimento das características secundárias: telarca (surgimento das mamas), pubarca ou adrenarca (surgimento dos pelos pubianos e axilares), estirão de crescimento, mudança do padrão corporal e, por fim, menarca.

▶ Não examinar a adolescente para definir o estágio dos caracteres sexuais secundários segundo Tanner.

▶ Não suspeitar que uma adolescente muito jovem possa estar grávida e não reservar um momento da consulta somente para ela, preservando o sigilo, salvo em situações de risco à sua saúde, como infecções sexualmente transmissíveis (ISTs) ou abuso sexual, conforme o Estatuto da Criança e do Adolescente.

▶ Utilizar a US pélvica como único meio diagnóstico de SOP. Isoladamente, não é o exame mais indicado, pois cerca de 20% das mulheres que têm ciclos menstruais regulares têm ovários policísticos.[14] A morfologia policística dos ovários também não é critério para exclusão diagnóstica.[7]

Prognóstico e complicações possíveis

Como a amenorreia é um sinal com várias possibilidades diagnósticas, as possíveis complicações e o prognóstico mudam dependendo da causa.

Na abordagem de uma das causas mais comuns de amenorreia secundária, a SOP, uma dificuldade é a baixa adesão à terapêutica não farmacológica. Para isso, as mulheres precisam de muita disciplina e vontade, o que muitas vezes fica prejudicado em função da baixa autoestima e de problemas com o autocuidado.

Outra dificuldade é o retorno à ovulação com o êxito de uma gravidez. Os indutores de ovulação em geral são medicamentos de difícil acesso, e os exames complementares, como US seriadas para esse controle, também são onerosos.

Adolescentes e mulheres em condição hipoestrogênica por período prolongado têm o risco aumentado para perda de massa óssea.[17]

Papel da equipe multiprofissional

Toda a equipe multiprofissional de saúde da família deve ter uma postura acolhedora em relação às mulheres com amenorreia. A condição de ausência de menstruação vem cercada de alguns mitos e crenças tanto no caso das amenorreias primárias quanto nas secundárias.

A possibilidade de uma gestação não planejada ou outras doenças pode trazer ansiedade para adolescentes e mulheres maduras; por isso, a sensibilização da equipe perante a situação e uma conversa franca e esclarecedora auxiliam na compreensão dos fatos.

As orientações relativas à amenorreia são feitas tanto individualmente quanto para a família dessas adolescentes, que devem ser informadas de que a menarca é um processo que necessita de equilíbrio hormonal, nutricional e psicológico para acontecer.

É importante lembrar-se de que a menarca acontece após uma sucessão de eventos, os quais resultam no amadurecimento do organismo da menina. As transformações são lentas e gradativas e terminam com a primeira menstruação, sendo a partir desse evento que a capacidade reprodutiva se inicia.

Atividades preventivas e de educação

As adolescentes devem ser orientadas sobre a possibilidade de gravidez, e que o uso de preservativos está indicado desde a primeira relação sexual para a prevenção de gestação e de ISTs. As famílias devem ser encorajadas a conversar sobre esse assunto, estando o médico de família à disposição para esclarecer as dúvidas que surgirem.

Com relação à SOP, o médico de família desempenha um importante papel na prevenção quaternária, uma vez que muitas mulheres chegam com diagnóstico sem ter critérios para a síndrome, mas apenas algum achado ultrassonográfico que as levam a uma cascata iatrogênica além dos efeitos adversos psicológicos.

Quando há SOP de fato, não existe um tratamento com evidência científica clara – são poucos os estudos e não há uma conclusão definitiva sobre a melhor terapia. O manejo individualizado do médico de família e comunidade junto à paciente, procurando entender sua experiência com a doença e os sintomas que lhe incomodam, é a melhor forma de construir o plano terapêutico.

As mulheres em amenorreia secundária, principalmente as com SOP, devem ser encorajadas a perder peso. A orientação de que uma mudança de estilo de vida traz benefícios em longo prazo, como a diminuição do risco cardiovascular e dos níveis lipêmicos, até a melhora na tolerância periférica à insulina, também pode auxiliar na melhora da autoestima dessa mulher. O vínculo que o médico de família estabelece com suas pacientes colabora para desmistificar tabus e melhorar a qualidade de vida delas.

REFERÊNCIAS

1. Marshall W A, Tanner J M. Variations in pattern of pubertal changes in girls. Arch Dis Child. 1969;44(235):291-303.

2. Corleta HVE, Schmid H. Amenorreia. In: Duncan BB, Schmidt MI, Giugliani ERJ, organizadores. Medicina ambulatorial: condutas de atenção primária baseadas em evidências. 4. ed. Porto Alegre: Artmed; 2014.

3. Silveira GPG. Ginecologia baseada em evidência. 2. ed. São Paulo: Atheneu; 2008.

4. Mantoanelli G, Vitalle MSS, Amancio OMS. Amenorreia e osteoporose em adolescentes atletas. Rev Nutri Campinas. 2002;15(3):319-332.

5. Klein DA, Poth M A. Amenorrhea: an approach to diagnosis and management. Review. Am Fam Physician. 2013;87(11):781-788.

6. Daudt CVG, Pinto MEB. Amenorreia secundária: diagnóstico [Internet]. Florianópolis: SBMFC; 2006 [capturado em 06 fev. 2018]. Disponível em: http://www.sbmfc.org.br/media/file/diretrizes/amenorreia_tratamento.pdf

7. Ferreira JAS, Fernandes CE, Melo NR, Azevedo LH, Peixoto S. Síndrome dos ovários policísticos: uma visão atual. Femina. 2008;36(8):477-483.

8. Melo NR, Machado RB, Fernandes CE. Irregularidades menstruais: inter-relações com o psiquismo. Revis Psiq Clín. 2006;33(2):55-59.

9. Brasil. Ministério da Saúde. Departamento de Ações Programáticas Estratégicas. Saúde do adolescente: competências e habilidades. Brasília; 2008.

10. Marinho RM, Piazza MJ, Caetano JPJ, editores. Ginecologia endócrina: manual de orientação. São Paulo: Ponto; 2003.

11. Master-Hunter T, Heiman DL. Amenorrhea: evaluation and treatment. Am Fam Physician. 2006;73(8):1374-82.

12. Approbato M. Amenorreia. In: Porto CC, Porto AL, editores. Vademecum de clínica médica. 2. ed. Rio de Janeiro: Guanabara Koogan; 2007.

13. Batista JG, Soares Júnior JM, Simões RS, Simões MJ, Baracat E. A utilização de agentes hipoglicemiantes no tratamento de pacientes com síndrome dos ovários policísticos. Femina. 2008;36(12):731-735.

14. Daudt CVG, Pinto MEB. Amenorreia secundária: tratamento pelo médico de família e comunidade. Florianópolis: SBMFC; 2006 [capturado em 06 fev. 2018]. Disponível em: http://www.sbmfc.org.br/media/file/diretrizes/amenorreia_tratamento.pdf

15. Al Khalifah RA, Florez ID, Dennis B, Thabane L, Bassilious E. Metformin or oral contraceptives for adolescents with polycystic ovarian syndrome: a meta-analysis. Pediatrics. 2016;137(5). pii: e20154089.

16. Spritzer PM. Diagnóstico etiológico do hirsutismo e implicações para o tratamento. Rev Bras Ginecol Obst. 2009;31(1):41-47.

17. Popat VB, Prodanov T, Calis KA, Nelson LM. The menstrual cycle a biological marker of general health in adolescents. Ann N Y Acad Sci. 2008;1135:43-51.

CAPÍTULO 137

Sangramento vaginal e distúrbios menstruais

Maria Célia Mendes

Aspectos-chave

▶ Os critérios de normalidade do ciclo menstrual foram modificados em 2017, sendo fundamental conhecê-los para diagnosticar o distúrbio menstrual.

▶ Foram abolidos os termos usados para classificar os tipos de sangramento (hipermenorreia, menorragia, metrorragia, etc.), sendo necessário descrever o padrão do sangramento.

▶ Uma nova classificação para o sangramento uterino anormal (SUA) foi proposta em 2011 e revalidada em 2017, (utiliza o método mnemônico PALM-COEIN), e a expressão sangramento disfuncional deixou de ser utilizada.

▶ Diante de uma queixa de sangramento vaginal, é imprescindível afastar o diagnóstico de gravidez e realizar o exame ginecológico, pois o sangramento pode originar-se na vagina, na cérvice ou no útero.

▶ As causas de sangramento vaginal e de distúrbios menstruais variam geralmente com a fase da vida da mulher: infância, adolescência, menacme, climatério e senilidade. Assim, conhecer as causas mais frequentes em cada fase auxilia na elaboração da hipótese diagnóstica.

Caso clínico

Zenaide, 25 anos, branca, solteira, cabeleireira, casada, G0P0A0, chega à Unidade Básica de Saúde queixando-se de menstruação de volume aumentado, com eliminação de coágulos há 4 dias. Nega dismenorreia. Relata que desde a menarca tem ciclo menstrual irregular, ficando às vezes sem menstruar por 3 a 4 meses, seguidos por menstruação volumosa. Queixa-se também de acne. É obesa, tem vida sexual regular, não usa métodos anticoncepcionais e não consegue engravidar. Nega outras doenças, uso de álcool, fumo e drogas. O esposo, Jairo, é vendedor, não tem vícios e se dão bem sexualmente. O pai é diabético, e a mãe é asmática.

Teste seu conhecimento

1. Que outros sintomas podem ser observados durante a anamnese desse caso?
   a. Fraqueza, tontura, taquicardia
   b. Pele seca, constipação, sono, cansaço
   c. Náuseas, vômitos, polidipsia e poliúria
   d. Todas as respostas estão certas

2. Qual é a hipótese diagnóstica mais provável para o caso descrito?
   a. SUA
   b. Abortamento em curso
   c. Adenomiose
   d. Leiomioma uterino

3. Diante do caso citado, que exames complementares devem ser inicialmente solicitados?
   a. β-hCG urinário (ou sanguíneo), hemograma e colpocitologia oncótica
   b. β-hCG urinário (ou sanguíneo), hemograma e histerossonografia
   c. β-hCG urinário (ou sanguíneo), hemograma e ultrassonografia (US) pélvica
   d. β-hCG urinário (ou sanguíneo), hemograma e histeroscopia

4. Diante dos resultados β-hCG sanguíneo negativo e ultrassonografia pélvica transvaginal apresentando espessamento endometrial, ovários com aumento dos volumes e presença 14 folículos antrais (diâmetros 2-9 mm) em cada ovário, qual é a provável causa do SUA?
   a. Adenomiose
   b. Síndrome dos ovários policísticos (SOP)
   c. Doença hematológica
   d. Neoplasia endometrial

5. O hemograma constatou anemia moderada e foi instituído tratamento para cessar o SUA. Qual das condutas a seguir NÃO está indicada nesse momento?
   a. Contraceptivos orais combinados (etinilestradiol, 30 mcg + levonorgestrel, 150 mcg), 1 comprimido de 12/12h, por 7dias, seguidos por 1 comprimido por dia 21 dias
   b. Etinilestradiol, 10 mcg + noretisterona, 2 mg, 1 comprimido via oral de 8/8 h, por 7 a 10 dias
   c. Ácido tranexâmico, 250 mg, 2 comprimidos de 8/8 horas, por 4 dias
   d. Agonista de GnRH: acetato de leuprolide, 11-25 mg, depot, intramuscular, de 3/3 meses

Respostas: 1D, 2A, 3C, 4B, 5D

Do que se trata

Os sangramentos vaginais podem ser de origem ginecológica ou de origem gravídico-puerperal; por isso, é imprescindível diagnosticar ou afastar gravidez/puerpério. Neste capítulo, discutiremos o sangramento vaginal de origem ginecológica e os distúrbios menstruais.

Os distúrbios menstruais correspondem às alterações nos parâmetros do ciclo menstrual por mais de seis ciclos consecutivos, podendo ocorrer alteração em um ou mais parâmetros do ciclo menstrual. Em vista disso, é necessário conhecer seus critérios de normalidade, os quais tiveram modificações recentemente e foram adotados pela Federação Internacional de Ginecologia e Obstetrícia (FIGO) em 2017.[1] Os critérios para determinar se um ciclo menstrual é normal (dados entre os percentis 5 e 95%) são: *frequência* (24 a 38 dias); *duração* (até 8 dias); *regularidade* (a menstruação é considerada regular se existir diferença entre o ciclo mais longo e o ciclo mais curto em até 9 dias); *volume do fluxo* (referido como normal pela paciente). O volume do fluxo é classificado pela paciente em: normal, pesado (ou volumoso), leve (ou discreto), com base no impacto na sua qualidade de vida.[1]

Outra modificação proposta pela FIGO é a abolição dos vários termos usados para classificar os sangramentos, como: hipermenorreia, hipomenorreia, polimenorreia, menorragia, oligomenorreia, etc. Atualmente, recomenda-se a descrição das alterações do padrão do ciclo menstrual, – por exemplo, aumento do volume, aumento da duração, diminuição do intervalo, etc.[2]

Os distúrbios menstruais e o sangramento genital são queixas frequentes na atenção primária e secundária, pois o sangramento uterino pós-menopausal e os distúrbios menstruais são problemas clínicos comuns.[3] O sangramento com volume aumentado (antes denominado menorragia) é responsável por 60% das consultas por distúrbio menstrual na prática generalista e em torno de 12% de todos os referenciamentos ginecológicos.[4]

Na adolescência, o sangramento menstrual abundante ocorre em 37% das meninas suecas com idade média de 16,7 anos[5] e em 17,9% das garotas de Hong Kong com idade média de 15 anos.[6] O fluxo menstrual excessivo, dificultando o desempenho no trabalho e na escola, acomete 12,1% das adolescentes da Nigéria.[7]

No período peri e pós-menopausal, estima-se que mais de 70% de todas as consultas ginecológicas sejam devido a SUA.[8] No período pré-menopausal, mais de 30% das mulheres apresentam menstruação com volume aumentado, sendo que 5% delas, com 30 a 49 anos, consultam o médico generalista a cada ano.[9] A mais alta prevalência de queixa de aumento do volume menstrual é encontrada em multíparas na 5ª década de vida.[3] No período pós-menopausal, o sangramento surge mais frequentemente na 6ª década de vida,[10] e as taxas de consultas nessa fase são de 14,3/1.000 pessoas na atenção primária.[4,10]

As causas de sangramento variam com a fase da vida da mulher: infância, adolescência, menacme, climatério e senilidade. Na infância até a fase de pré-menarca, ocorrem por infecções vaginais por hábitos inadequados (causa mais frequente), traumas, puberdade precoce, lesões malignas e abuso sexual. Na adolescência (pós-menarca), ocorrem por imaturidade do eixo hipotálamo-hipófise-ovariano (HHO) (mais frequente: 80%), gravidez/aborto e distúrbios da coagulação (doença de von--Willebrand: 17%). Na menacme, os sangramentos são devidos a gravidez/aborto, tireoidopatia, causa iatrogênica (por uso de medicações), sendo que as mais comuns são de origem uterina benigna (miomas, pólipos, adenomiose) e a disfunção ovulatória (como a SOP). No climatério (pré-menopausal), são causados por patologia benigna (mioma, pólipos), câncer do endométrio e disfunção ovulatória (mais frequente). Já no climatério (pós-menopausal) e senilidade, ocorrem por atrofia endometrial (mais comum), patologia endometrial (hiperplasia, pólipos) e câncer endometrial.

Os sangramentos vaginais podem ter origem na vagina, na cérvice ou no corpo uterino, e por meio do exame ginecológico, diagnostica-se a origem do sangramento. Mulheres com lesões na vulva podem chegar ao serviço de saúde queixando-se de sangramento vaginal, sendo facilmente identificada a origem vulvar pelo exame físico. Traumas e quedas são causas de lesões na vulva e na vagina e, principalmente em adolescentes e crianças, a violência sexual deve ser investigada. Em mulheres na senilidade e climatério pós-menopausal sem terapia hormonal (TH), o ato sexual pode ser causa de sangramento devido a lacerações na parede vaginal.

A ectopia cervical extensa ou associada à infecção ou após trauma, como na coleta de material com espátula e no ato sexual, pode ser causa de sangramento. O pólipo endocervical – exteriorizado pelo orifício externo da cérvice – e o câncer cervical podem causar sangramento, principalmente após o coito.

O sangramento de origem uterina anormal é denominado SUA e pode ser agudo ou crônico.[11] O SUA agudo refere-se a episódio de sangramento abundante, que pode levar a comprometimento do estado hemodinâmico, sendo necessária intervenção imediata para prevenir perda sanguínea.[2] O SUA é causado por várias patologias, motivo pelo qual foi proposta uma classificação pela FIGO em 2011[2] e confirmada em 2017.[1] A classificação é baseada em um método mnemônico, que utiliza o termo PALM-COEIN, formado com as letras iniciais das causas de sangramento, sendo alocadas em dois grupos: estrutural (PALM) e não estrutural (COEIN) (Quadro 137.1).[1,2,12]

As causas estruturais podem ser diagnosticadas por exames de imagem e/ou histologia, o que não é posível com as causas não estruturais.

Causas estruturais

Pólipos (P)

Os pólipos endometriais e endocervicais são geralmente assintomáticos. O pólipo endometrial pode ser causa de SUA, e o pólipo endocervical pode exteriorizar-se pelo orifício externo da cérvice e causar sinusiorragia. O diagnóstico pode ser fei-

Quadro 137.1 | **Classificação do sangramento uterino anormal**

Estrutural (PALM)	Não estrutural (COEIN)
Pólipo	Coagulopatia
Adenomiose	Disfunção ovulatória
Leiomiomatose	Endometrial
Malignidade/hiperplasia	Iatrogênica
	Não classificada de outra forma

Fonte: Munro e colaboradores.[1,2]

to por ultrassonografia (US), histerossonografia, histeroscopia associada ou não com histologia, e os pólipos endocervicais exteriorizados pela cérvice podem ser diagnosticados pelo exame especular. Na US, a presença de imagem hiperecogênica presente na cavidade uterina com um vaso sanguíneo em seu interior é sugestiva de pólipo endometrial.

Adenomiose (A)

O diagnóstico de adenomiose pode ser feito por US e ressonância magnética (RM). Atualmente os critérios ultrassonográficos de adenomiose estão bem definidos, o que facilita o diagnóstico dessa causa. À US, podem ser visualizados configuração uterina globular, ecotextura miometrial heterogênea, assimetria miometrial anterior-posterior, atenuação da interface miométrio-endométrio, cistos subendometriais, distorção moderada do aspecto triangular da cavidade endometrial ou em forma de "pseudo-T".[13] São, também, citados as sombras em leque e o endométrio em forma de ponto de interrogação, sendo sugestivo de adenomiose quando estão presentes pelo menos 2 critérios.

Leiomiomatose (L)

Os leiomiomas, dependendo da sua localização no útero, podem ser classificados em submucosos, intramurais e subserosos. Eles podem ser assintomáticos, mas, com frequência, são causa de sangramento. Os leiomiomas submucosos são os que mais contribuem para a gênese de SUA, mas o intramural com componente submucoso também pode causar sangramento. O diagnóstico por US é feito com facilidade, e a histeroscopia pode ser necessária para o diagnóstico diferencial entre pólipo e leiomioma submucoso.

Malignidade (M) e hiperplasia

Entre as causas estruturais, essas patologias são as menos comuns. Elas surgem com mais frequência no climatério pós-menopausal e senilidade, mas podem ocorrer em mulheres jovens com diagnóstico de SOP que não fazem tratamento hormonal. Essas alterações devem ser suspeitadas quando, à US, há história de SUA associada a endométrio espessado, sendo necessária a confirmação com histeroscopia (ou curetagem uterina) e histologia.

Causas não estruturais

Coagulopatia (C)

O sangramento menstrual volumoso é prevalente em mulheres que apresentam defeitos na função das plaquetas.[14] Entre as coagulopatias, a doença de von Willebrand está presente em aproximadamente 1% da população[15] e, em 93,1% das mulheres adultas portadoras dessa patologia, a menstruação volumosa é o distúrbio mais comum.[16] Em adolescentes, a prevalência da doença de von Willebrand é de 5 a 20% e, para distúrbios de plaquetas, é de 1 a 47%.[17] O hipotireoidismo pode causar SUA por diminuição dos fatores de von Willebrand. Na população geral, as alterações de plaquetas ocorrem em 1/10.000 pessoas, e alterações nos fatores de coagulação ocorrem em 1/100.000 a 1/2.000.000 pessoas.

Disfunção ovulatória (O)

O sangramento uterino de origem anovulatória ocorre por alterações nos mecanismos de regulação do eixo HHO. Em adolescentes jovens, as menstruações irregulares são frequentemente devidas a ciclos anovulatórios[18] por imaturidade do eixo HHO. No 1º ano após a menarca, mais de 85% de todos os ciclos são anovulatórios e, quatro anos após a menarca, apenas 56% dos ciclos são ovulatórios.[19]

Os ciclos anovulatórios são causas de SUA devido à ausência de produção cíclica da progesterona ou por produção deficiente da progesterona. Em vista disso, podem ocorrer alterações menstruais, que variam desde amenorreia, sangramento irregular e volume do fluxo leve a volumosos, que podem exigir internação para tratamento. Os ciclos anovulatórios podem ocorrer nas endocrinopatias: SOP, hiperprolactinemia, hipotireoidismo, obesidade, estresse mental, exercícios extenuantes, anorexia, etc.[2]

Causa endometrial (E)

Se o ciclo menstrual é regular, ovulatório, e não existe outra causa identificada, o SUA ocorre por um distúrbio na regulação local da hemostasia no endométrio. Há aumento da produção de vasodilatores (prostaglandina E_2, prostaciclina), diminuição na produção de vasoconstritores (prostaglandina F_2, endotelina 1) e, por produção excessiva de ativador de plasminogênio, lise acelerada do coágulo endometrial.[20]

O SUA pode ser devido, também, à inflamação/infecção endometrial, a anormalidades na resposta inflamatória local ou a malformações na vasculogênese endometrial. No útero, a endometrite pode cursar com irregularidades menstruais,[21] causada pela infecção por *Chlamydia trachomatis*.[22] Embora não seja bem definido o papel da inflamação/infecção na gênese do SUA, existem dados relacionado-a com a infecção subclínica por clamídia.[23] É uma patologia de difícil diagnóstico, tornando-se mais fácil quando associada à doença inflamatória pélvica (DIP).

Desse modo, a categoria E (endometrial) do PALM-COEIN é agora o "diagnóstico de exclusão", sendo feita a *hipótese diagnóstica após a exclusão de outras causas de SUA.*[2]

Causas iatrogênicas (I)

Vários medicamentos, entre eles o anticoncepcional hormonal combinado e os contraceptivos progestagênicos (oral, injetável, subdérmico, sistema intrauterino liberador de levonorgestrel [SIU-LNG]), e a TH são causas frequentes de SUA. O uso incorreto das medicações é causa frequente de sangramento.

O dispositivo intrauterino (DIU), o SIU-LNG e a laqueadura tubária também são causas de SUA. Sabe-se, por exemplo, que, entre as mulheres que usam o SIU-LNG, 25% relatam *spotting* nos primeiros 6 meses; depois, há uma redução para 11% aos 24 meses de uso.[24]

Antidepressivos tricíclicos (amitriptilina) e fenotiazinas, por reduzirem a recaptação da serotonina, interferem no metabolismo da dopamina, resultando na inibição reduzida da prolactina e, secundariamente, em anovulação, irregularidade menstrual e amenorreia.[2]

Os anticoagulantes (warfarin, heparina e heparina de baixo peso molecular) comprometem a formação do coágulo dentro do vaso, causando um distúrbio sistêmico na hemostasia: por convenção, foram incluídos no grupo C.[2]

Não classificada de outra forma (N)

Este grupo é reservado para entidades raras e que têm relação indeterminada com os sintomas de SUA, como malformações arteriovenosas (MAVs) e istmocele (pequena cavidade formada na região da cicatriz uterina de uma cesariana anterior).[1]

O que fazer

Anamnese

No atendimento de uma mulher com queixa de sangramento vaginal anormal, a anamnese deve ser minuciosa. No Quadro 137.2, são citadas perguntas que devem fazer parte da anamnese.[25]

Exame físico

Inspeção. O exame físico deve ser iniciado com a avaliação do estado geral, para verificar se o tratamento será ambulatorial ou hospitalar, principalmente diante de sangramento volumoso e persistente. Deve avaliar a cor da pele, as palmas da mão, mucosas, pulso, pressão arterial (PA) e proceder à ausculta cardíaca. Serão acompanhadas, na atenção primária, as pacientes portadoras de sangramento em que o comprometimento do estado geral não represente risco para sua vida.

> **Quadro 137.2 | Anamnese da pessoa com sangramento uterino anormal**
>
> ▶ Qual é a idade?
> ▶ Qual é a idade da menarca e o padrão do ciclo menstrual após a menarca?
> ▶ Qual é o padrão do ciclo menstrual atual (frequência, duração, regularidade e volume do fluxo menstrual)?
> ▶ Qual é a data da última menstruação?
> ▶ Apresenta sintomas próprios da gestação (como náuseas, vômitos, vontade de comer alimentos diferentes)?
> ▶ Apresentou atraso na menstruação? (Sempre que houver queixa de sangramento uterino, é preciso afastar a hipótese de gravidez.)
> ▶ O sangramento menstrual atual é escasso ou abundante? Há eliminação de coágulos?
> ▶ Foi precedido de amenorreia? Tem apresentado diminuição ou aumento do intervalo?
> ▶ Ficou algum tempo sem menstruar? Por quanto tempo?
> ▶ Apresenta ondas de calor e sudorese noturna?
> ▶ Faz uso de hormônios para "menopausa"?
> ▶ Em caso de uso de outros hormônios, qual é a indicação e o modo de uso?
> ▶ Faz uso de anticoncepcionais, qual tipo e modo de uso?
> ▶ Usa DIU, SIU-LNG ou implante subdérmico?
> ▶ Faz uso de medicações que podem provocar aumento dos níveis da prolactina e interferir no eixo HHO, como metoclopramida, reserpina, estrogênios, antidepressivos, antipsicóticos?
> ▶ Tem história recente de quedas ou traumas genitais?
> ▶ É portadora de algum tumor uterino, como mioma, ou de tumor ovariano?
> ▶ É portadora de endometriose ou adenomiose? (Caso não saiba informar, interrogar sobre a intensidade das cólicas menstruais e se persistem após o término fluxo menstrual.)
> ▶ Apresenta sintomas típicos de hipotireoidismo (cansaço, sono, constipação, pele seca, etc.)?
> ▶ É portadora de alguma doença hematológica? Em caso afirmativo, qual é o tratamento e a medicação prescrita?
>
> Fonte: Modificado de Mendes.[26]

Um aspecto muito importante, que nunca pode ser esquecido durante o atendimento de uma mulher com vida sexual ativa e que apresenta sangramento vaginal, é afastar a possibilidade de gravidez (por exame físico e complementar).

Durante a avaliação do estado geral, deve-se estar atento à idade da pessoa, lembrando que determinadas patologias são mais comuns em determinadas fases da vida. Assim, na adolescência, são mais frequentes os sangramentos por imaturidade do eixo HHO, doenças hematológicas e SOP. No menacme, a anticoncepção hormonal e não hormonal, como dispositivo intrauterino (DIU ou SIU) e laqueadura tubária são causas comuns de sangramento vaginal, assim como SOP, leiomioma uterino e adenomiose. O sangramento de origem obstétrica pode ocorrer também nesse período da vida da mulher. Na perimenopausa, podem surgir as irregularidades menstruais, e não é incomum o sangramento uterino por esquecimento da ingesta dos hormônios. Nessa fase, e mais comumente na senilidade, alterações endometriais, como hiperplasia, câncer e pólipo, devem fazer parte da hipótese diagnóstica. A atrofia endometrial é mais comum em mulheres idosas que não fazem TH.

Durante o exame físico, a pele deve ser avaliada quanto à cor e ao aspecto. Pessoas negras desenvolvem, com mais frequência, o leiomioma uterino que causa sangramento uterino, principalmente os submucosos. Quanto ao aspecto da pele, deve-se observar se há presença de equimoses, petéquias, hematomas, epistaxe e sangramento na gengiva. Na presença desses sinais em mulher com fluxo menstrual volumoso, é razoável suspeitar que haja um problema básico, como causa do sangramento uterino,[25] levando à suspeita de doença hematológica. A presença de acne e/ou hirsutismo sugere o diagnóstico de SOP ou síndromes hiperandrogênicas e, quando associados à acantose nigricante, pode ser feita a hipótese de resistência insulínica.

Medição e pesagem. A mulher deverá ser pesada e medida para calcular o índice de massa corporal (IMC). Mulheres obesas têm maior tendência a desenvolver resistência insulínica e podem ser portadoras de SOP.

Exame da mama. A presença de sinais como aréola secundária, hiperpigmentada e tubérculos de Montgomery leva à suspeita de gravidez (mais evidente na primigesta), direcionando a hipótese para sangramento de origem obstétrica. Na expressão mamilar, a evidência de galactorreia sugere o diagnóstico de síndrome hiperprolactinêmica.

Exame do abdome. A presença de linha nigra evidente sugere gravidez. O volume uterino aumentado pode muitas vezes, ser percebido no hipogástrico, podendo significar gravidez ou leiomioma.

Exame ginecológico. No exame da vulva, deve ser observado se existe solução de continuidade. Nesses casos, geralmente há história de queda a cavaleiro ou sobre objeto cortante. A violência sexual deve ser sempre investigada em todas as mulheres, principalmente em crianças e adolescentes. O sangramento por rotura do hímen é um evento raro, mas pode ser a causa do sangramento.

No exame especular, avalia-se a vagina, que pode apresentar lesões em suas paredes, surgidas após trauma por objetos pontiagudos ou após relações sexuais em mulheres com vagina muito atrófica. A visualização da cérvice permite verificar se o sangramento origina-se na ectocérvice, sendo causado por ectopia extensa, geralmente associada a processo inflamatório ou após a passagem da espátula de Ayre. O pólipo endocervical que se exterioriza pelo orifício externo pode apresentar sangramento após o coito ou após coleta de material para colpocitologia. A endometriose cervical com característica azulada e as lesões malignas com aspecto ulcerado ou cerebroide podem evoluir com sangramento na ectocérvice. As lesões pré-neoplásicas geralmente não são causas de sangramento. No caso de sangramento de origem uterina, será visualizado o sangramento se exteriorizando pelo orifício externo do colo uterino e pode ser devido a leiomioma uterino, à adenomiose, a pólipo, à atrofia, à hiperplasia e a câncer endometrial. Nesse momento, deve ser avaliado se o sangramento é abundante ou não e se há a presença de coágulos na vagina.

No toque bimanual, deve-se observar a consistência do colo uterino, o tamanho e o contorno do útero, a presença de massas anexiais e, quando possível, o tamanho dos ovários. A cérvice amolecida leva à suspeita de gravidez, embora, em mulheres com distúrbios menstruais, seja possível encontrar um colo levemente amolecido. A dor à mobilização da cérvice e/ou fossas ilíacas sinaliza a presença de DIP.

A associação de sangramento uterino com útero aumentado levanta a hipótese de leiomioma: o submucoso é o que causa mais sangramento, mas geralmente não determina aumento do volume uterino; o subseroso apresenta irregularidade no contorno, mas não cursa com sangramento; a adenomiose pode cursar com o aumento uterino, associado a cólicas menstruais, que persistem mesmo após ter cessado o sangramento. Vale ressaltar que útero de volume aumentado associado a sangramento pode ser uma gravidez em processo de perda ou doença trofoblástica gestacional.

Exames complementares

Em muitos casos, mesmo com uma anamnese bem detalhada e um exame físico adequado, pode-se não identificar a causa do sangramento vaginal, sendo necessários exames complementares.

> ▶ Teste diagnóstico de gravidez: o exame hormonal urinário ou sanguíneo (se disponível) deve ser sempre realizado em toda mulher com atividade sexual e queixa de sangramento uterino.
> ▶ Coagulograma: esses exames não devem ser pedidos de rotina porque as coagulopatias raramente são causas de SUA. Quando há suspeita dessas doenças, (por exemplo, em adolescentes com sangramento volumoso, severo e anemia), a investigação pode ser justificada, e a condução conjunta a hematologista e ginecologista deve ser avaliada.

Hemograma. Deve ser realizado se houver suspeita clínica de anemia e queixa de sangramento volumoso ou persistente.

Tireotrofina (TSH). O hipotireoidismo pode causar SUA. Se o nível de TSH estiver elevado, solicita-se tiroxina livre (T_4L).

US pélvica. Deve ser solicitada US transvaginal, que é o exame de imagem de 1ª linha na pesquisa das causas no SUA.[27] A US transabdominal é reservada para pessoas virgens e para grandes tumorações pélvicas. Com a US, pode-se diagnosticar e localizar os leiomiomas: os submucosos são aqueles que mais causam sangramento uterino; os intramurais, dependendo do tamanho, podem determinar aumento do fluxo sanguíneo, e os subserosos não causam sangramento.

A visualização de endométrio espessado pode ser pólipo endometrial, hiperplasia ou câncer. O endométrio de mulheres que fazem uso de tamoxifeno pode apresentar-se espessado e heterogêneo. Os pólipos são suspeitados quando há imagem hiperecogênica na cavidade uterina com vaso sanguíneo central. Diante de endométrio muito fino, com espessura de 4 mm ou menos, a causa do sangramento uterino pode ser a atrofia endometrial.

Quando há queixa de dismenorreia associada ao SUA e à US pélvica, e estão presentes pelo menos 2 critérios sugestivos de adenomiose (descritose), conclui-se que o diagnóstico é adenomiose.

Conduta proposta

O tratamento dependerá da origem do sangramento.

Sangramento por causas vulvares e vaginais

Trauma vaginal e/ou vulvar. Lesão de pequena dimensão e/ou profundidade com sangramento leve: compressão com gaze ou compressa mantida por alguns minutos e analgésicos. Se lesões e lacerações recentes com sangramento moderado, sutura e analgésicos.

Ectopia cervical sangrante associada a trauma ou a processo inflamatório/infeccioso. Se sangramento discreto: compressão com gaze ou compressa por alguns minutos. Se sangramento aumentado: tamponamento por 24 horas. Tratamento do corrimento vaginal, se a ectopia está associada à infecção.

Pólipo endocervical exteriorizado. Exérese do pólipo, encaminhar o material em solução de formol a 10% e solicitar histopatológico. O procedimento pode ser realizado no setor de atenção primária ou referenciar para serviço secundário.

Câncer cervical (ou sugestivo de câncer). Biópsia e tamponamento ou tamponamento e referenciamento para ginecologista ou oncologista para seguimento clínico.

Endometriose cervical. Se sangramento leve: compressão com gaze mantida por alguns minutos. Se sangramento moderado: tamponamento vaginal. Referenciar para ginecologista para tratamento da endometriose.

Sangramento uterino anormal

O tratamento depende das características do SUA, bem como se é agudo ou crônico.

Tratamento do SUA crônico

Sangramento de leve intensidade

Orientar e realizar observação clínica. Recomendar alimentação rica em ferro.

Sangramento leve e persistente ou de moderada intensidade

- Medicações para cessar o sangramento:
  - Anti-inflamatório não esteroide (AINE): ácido mefenâmico, 500 mg, 1 comprimido (cp) de 8/8h, por 4-5 dias, ou diclofenaco sódico, 50 mg, 1 cp de 8/8h, por 4-5 dias, ou outros (piroxicam ou ibuprofeno) por via oral (VO).
  - Contraceptivos orais combinados (COC): 20-30 mcg de etinilestradiol (EE) + progestagênio (P*), VO, 1 cp de 12/12h, por 7 dias, e depois 1 cp, por dia 21 dias.
  - EE, 10 mcg + 2 mg de noretisterona, VO, 1 cp de 8/8 h, por 7-10 dias.

---

* P: levonorgestrel, desogestrel, gestodeno, drospirenona, clormadinona, etc.

- Valerato de estradiol (VE) ou estradiol (E_2), 2 mg, ou estrogênios conjugados (EEC) 1,25 mg, VO, a cada 4-6 h, por 24h, depois manter VE, 2 mg, ou EEC, 0,625 mg, por 28 dias, associando P, 10 mg, nos últimos 10-14 dias.
- Acetato de medroxiprogesterona (AMP), 10 mg/dia, noretisterona, 5 mg/dia, iniciando no 5º dia do sangramento menstrual e mantendo por 21 dias.[28] Bano et al. (2013)[29] citam: noretisterona, 5 mg, 3 vezes/dia, iniciando no 5º dia e mantendo por 21 dias.
- Ácido tranexâmico, 250 mg, 2 cp, 3 a 4 vezes por dia por 4 dias.[29]

Ao suspender as medicações, normalmente ocorre sangramento por deprivação. Após essa fase, deve-se instituir o tratamento com base na origem do SUA.

Tratamento do SUA agudo

Em geral, há comprometimento do estado hemodinâmico, sendo necessário instituir a terapêutica rapidamente, para evitar mais perdas sanguíneas, enquanto se aguardam os resultados de exames, para diagnosticar a origem do sangramento.

Sangramento abundante e com comprometimento do estado hemodinâmico

- Estabilização hemodinâmica, repondo a volemia com solução fisiológica (SF) a 0,9%, Ringer-lactato ou soro glicosado. Observação rigorosa dos sinais vitais enquanto se aguarda a transferência para serviço de urgência (secundário ou terciário), podendo iniciar o tratamento para cessar o sangramento.
- Medicações para cessar o sangramento: iniciar por via injetável e depois transicionar para VO.
  - VE ou E_2, 2 a 4 mg, a cada 4-6h, VO, por 24h.
  - AMP, 20 mg, VO, 3 vezes/dia, por 7 dias, e depois, 20 mg/dia, por 3 semanas.[11,28,30]
  - Antifibrinolíticos por 3 a 7 dias: ácido tranexâmico, 25-30 mg/kg ao dia, 1 a 2 ampola (amp) a cada 6-8 h, ou ácido épsilon aminocaproico, 50 mg/kg/dose, 1 a 3 amp de 6/6 h, diluído em SF a 0,9%, Ringer-lactato ou soro glicosado. Não usar por mais de 7 dias (risco de trombose).
  - Na ausência de resposta, outras condutas podem ser adotadas, como curetagem uterina. Em casos graves, de difícil controle ou refratários ao tratamento, realizar ablação endometrial, histerectomia e embolização da artéria uterina.[29]

Em adolescentes com SUA agudo e com contraindicação ao uso de estrogênio, os dados são ainda insuficientes para recomendar o tratamento,[30] mas é descrito: AMP, 60 a 120 mg (5 mg a cada 1 a 2 h), no 1º dia, e depois 20 mg/dia, por 10 dias. O sangramento cessa em 25% das pacientes no 1º dia e 100% no 4º dia.[31]

Tratamento após a fase aguda do SUA

Após o tratamento da fase aguda, com a suspensão da medicação, o sangramento geralmente retorna. Tendo já o diagnóstico confirmado da causa do SUA, o tratamento específico para aquela doença deve ser instituído (p. ex., pólipos, leiomiomas, etc.). Se o diagnóstico ainda não foi confirmado, como nos casos de disfunção ovulatória, pode-se instituir o tratamento de manutenção por 3 meses, para evitar recidiva.

Tratamento do SUA por causas estruturais (PALM)

Pólipo endometrial

Diante de um resultado de US sugestivo de pólipo endometrial, referenciar para ginecologista, para realizar histeroscopia a fim de realizar a exérese do pólipo.

Se o resultado da US foi espessamento endometrial, há necessidade de realizar o diagnóstico diferencial entre pólipo, hiperplasia ou neoplasia maligna endometrial, podendo ser indicada histerossonografia ou histeroscopia. Confirmado o diagnóstico, a exérese será realizada por histeroscopia.

Adenomiose

Para o tratamento da adenomiose, prescreve-se a medicação anovulatória por pelo menos 9 meses.

- ACO contínuo por 9 meses.
- Desogestrel, 75 mcg, via oral, uso contínuo, por 9 meses.
- AMP depot, 150 mg, intramuscular, de 3/3 meses, por 9 meses.
- SIU-LNG ou implante subdérmico de otonogestrel: pode ser inserido por médico de família ou por ginecologista no setor secundário.
- Danazol ou agonista de hormônio liberador de gonadotrofinas (GnRHa): essas medicações geralmente são reservadas para serviços de referência, devido ao custo.

Leiomioma uterino

Inicialmente, o tratamento é medicamentoso, podendo ser realizado em serviço de atenção primária.

- AINE, VO, de 8/8 horas, por até 4-5 dias: diclofenaco de sódio, 50 mg; ácido mefenâmico, 500 mg, e outros AINEs (piroxicam, ibuprofeno, etc.).
- AMP depot, 150 mg, intramuscular, de 3/3 meses.
- Desogestrel, 75 mcg, VO, uso contínuo (se necessário, pode dobrar a dose).
- AMP, 10 mg, VO, por 10 a 14 dias, iniciando no 14º dia do ciclo (2ª fase do ciclo).
- Danazol ou GnRHa: a medicação mais efetiva no tratamento do leiomioma é o GnRHa,[32] mas o uso por longo tempo é limitado pelo custo e pelos efeitos colaterais.[33]
  - Cirurgia: não havendo melhora do SUA, a paciente deve ser referenciada para ginecologista, podendo ser indicada exérese do mioma ou histerectomia.

Malignidade/hiperplasia endometrial

O diagnóstico de endométrio espessado e/ou heterogêneo por US pélvica, associado ao sangramento uterino, exige a realização de exame histopatológico, para o diagnóstico diferencial entre hiperplasia e neoplasia maligna do endométrio. Referenciar para ginecologista, para histeroscopia ou curetagem uterina e exame histopatológico.

O tamoxifeno, usado no tratamento de câncer de mama, determina proliferação endometrial, apresentando-se com aspecto heterogêneo ao exame de US pélvico. Diante de sangramento uterino, indica-se a avaliação da cavidade endometrial por US pélvica e, se alterada, referencia-se para ginecologista, para realizar histeroscopia ou curetagem uterina e exame histopatológico.

Tratamento do SUA por causas não estruturais (COEIN)

Nestes casos, o tratamento clínico deve ser a primeira opção.[34]

Coagulopatia

Mulheres com suspeita clínica ou com diagnóstico prévio de doença hematológica precisam de acompanhamento no setor de hematologia: como geralmente apresentam SUA de difícil controle, a melhor conduta é referenciá-las para o setor secundário (hematologia e ginecologia). Essas pacientes não podem usar medicações contendo estrogênio, sendo que os progestagênios são prescritos para controle do sangramento e funcionam também como contraceptivos. O GnRHa, devido ao alto custo, é reservado para os casos que não melhoram com os progestagênios:

- Desogestrel, 75 mcg, VO, de forma contínua.
- AMP, 150 mg, IM, de 3/3 meses.
- SIU-LNG.
- Implante subdérmico de otonogestrel
- GnRHa, 3,75 mg, IM, mensal ou 11,25 mg, IM, trimestral por 3 a 6 meses.[28,34]

Hipotireoidismo: mulheres com hipotireoidismo podem apresentar redução do fator de von Willebrand e a consequência será o aumento do volume e da duração do padrão menstrual. O tratamento: levotiroxina, VO, em jejum, iniciando com doses menores, por exemplo 25 mcg, sendo ajustadas posteriormente. A dose média de levotiroxina requerida para adultos é de aproximadamente 1,0 a 1,7 mcg/kg.[35]

Disfunção ovulatória

Após o tratamento da fase aguda do SUA, quando há suspeita de disfunção ovulatória, deve-se prescrever o tratamento de manutenção por pelo menos 3 meses, para que a espessura endometrial se normalize. Assim que a medicação da fase aguda é interrompida, ocorrerá um novo sangramento por deprivação, momento em que se prescreve a medicação da fase de manutenção.

a. Se há necessidade de contracepção.
- Contraceptivos hormonais (combinados ou não)
    - ACO: EE, 20 a 30 mcg, associado ao progestagênio (P).
    - Contraceptivo combinado, de uso por qualquer via: injetável mensal, adesivo, anel.
    - Contraceptivo de progestagênio, de uso oral: desogestrel, 75 mcg.
    - Contraceptivo de progestagênio (uso por qualquer via): injetável trimestral (AMP, 150 mg), SIU-LNG, implante subdérmico de otonogestrel.
b. Sem necessidade de contracepção ou na perimenopausa sem sintomas vasomotores.
- Progestagênios na 2ª fase do ciclo (10-14 dias ao mês). Podem ser prescritos para mulheres que não apresentam risco de gravidez (sem atividade sexual com laqueadura tubária, ou companheiro vasectomizado):
    - AMP, 10 mg, 1 cp, VO.
    - Progesterona micronizada (P_4), 200 mg, 1 cp, VO.
    - Di-hidrogesterona, 10mg, 1 cp, VO.
- Ciclo substitutivo:
    - VE, 2 mg, por 11 dias + VE 2 mg/levonorgestrel, 0,25 mg por 10 dias, seguidos por uma interrupção de 7 dias
c. Na perimenopausa com sintomas vasomotores.
- TH cíclica: estrogênio associado a progestagênio:
    - VE ou E_2, 1 a 2 mg, oral ou transdérmica (adesivo, gel), associada a AMP, 10 mg, ou P_4 micronizada, 200 mg, ou didroprogesterona, 10 mg, por VO, por 10 a 14 dias. Para facilitar o uso, prescrever P do 1º ao 12º dia de cada mês. O uso de P por 10 a 14 dias (média de 12 dias) protege o endométrio de hiperplasia/malignidade.
    - VE ou E_2, 1 a 2 mg, oral ou transdérmica, associado ao SIU-LNG ou implante subdérmico de otonogestrel.

Após 3 meses de tratamento de manutenção deve-se proceder a pesquisa da causa da disfunção ovulatória na atenção primária e, eventualmente, referenciar para seguimento conjunto com ginecologista.

Endometrial

a. Maioria dos casos: diagnóstico difícil, sendo um diagnóstico de exceção. Nesses casos, a conduta é semelhante à conduta da disfunção ovulatória.
b. SUA por endometrite por clamídia: como é comum a associação com gonococo, podendo evoluir para DIP, prescreve-se o tratamento para DIP leve e moderada e referenciar para tratamento hospitalar a DIP grave.
Tratamento para DIP leve e moderada:
- Ceftriaxona, 500 mg, via intramuscular, dose única + Doxiciclina, 100 mg, VO, de 12/12 horas, por 14 dias.
- Tratar o companheiro: ciprofloxacino, 500 mg, VO + azitromicina, 1 g, VO, em dose única.

Iatrogênicas

a. Uso de ACO de baixa dosagem de EE (15 a 20 mcg): podem ocorrer manchas ou sangramentos intermenstruais. Explicar que em geral o sangramento cede espontaneamente, após os 3 primeiros meses de uso da medicação.[32]
- Se houver persistência do sangramento, prescrever:
    - ACO com maior dosagem de EE.
    - ACO com outro progestagênio.
    - ACO administrado por outra via. O contraceptivo usado por via vaginal apresenta baixa incidência de sangramento irregular.[33]
b. Uso irregular de ACO.
Se o SUA for por uso incorreto da medicação: orientar o seu uso correto.
- Continuar usando o ACO associado ao preservativo.
- Suspensão do ACO por 7 dias, reiniciando outra cartela no 8º dia e associando o preservativo nesse período.
c. ACO de uso estendido (uso contínuo).
O uso pode aumentar os dias de *spotting*.[36] A atrofia endometrial é a causa provável do sangramento uterino. Conduta: suspensão do ACO por um mês, associando-se o preservativo.
d. Contraceptivos de progestagênicos.
- Nas perdas sanguíneas discretas: orientar que é efeito colateral da medicação e pode ter resolução espontânea em 2-3 meses.
- Nas perdas sanguíneas persistentes:
    - AINEs por 4-5 dias: ácido mefenâmico, 500 mg, 8/8 horas; diclofenaco de sódio, 50 mg, 8/8 horas; piroxicam ou ibuprofeno.

- Desogestrel, 75 mcg, VO, contínuo. Dobrar a dose (quando já em uso dessa medicação) ou associá-la aos outros progestogênicos já prescritos.
- Doxiciclina, 100 mg, VO, de 12/12 horas, por 7 dias (veja comentários na próxima página).
- Estrogênio natural: VE ou E_2, 1 mg, 2 cp/dia, por 7 a 14 dias.
- Estrogênio conjugado: 1,25 mg/dia, por 7 a 14 dias.[37]
- ACO: EE de baixa dosagem, por 7-21 dias,[32] ou EE (30 mcg[38] ou 50 mcg[39]) por 21 dias.
- Ácido tranexâmico: de 500 mg (1 cp de 250 mg), 2 cp de 8/8 horas, por 5 dias.
- Mudar o método anticoncepcional se não houver melhora do sangramento.

e. Uso de DIU de cobre.
- Sangramento discreto: orientar que, nos 3 primeiros meses após a inserção, podem ocorrer pequenas perdas sanguíneas, as quais diminuem posteriormente.
- Sangramento persistente e/ou volumoso: realizar exame físico e US pélvica para afastar patologia cervical, gravidez ectópica e DIP.[32]
  - Em caso positivo, tratar ou referenciar para ginecologista.
  - Afastada outras doenças, prescrever AINE por 4-5 dias ou desogestrel, 75 mcg, VO.
  - Contínuo. Se persistir o sangramento, trocar o método anticoncepcional.

f. Uso de SIU-LNG.
- Sangramento discreto: explicar que pode causar sangramento nos primeiros 2-3 meses após sua inserção.[32]
- Sangramento persistente e/ou aumentado: ver conduta em Contraceptivos de progestagênios, supracitados.

g. Laqueadura tubária
- Afastar outras causas do distúrbio menstrual, pois a existência do sintoma previamente à laqueadura tubária pode indicar que havia um distúrbio hormonal antes da cirurgia. Se positivo, investigar e tratar.
- Investigar outras causas de SUA. Se positivas, tratar. Se negativas, prescrever:
  - Ciclo substitutivo: VE, 2 mg, por 11 dias + VE, 2 mg/levonorgestrel, 0,25 mg, por 10 dias), seguidos por interrupção por 7 dias.
  - ACO ou anovulatórios de progestagênios (VO ou injetável), SIU-LNG, ou implante subdérmico de otonogestrel.

Alguns autores referem que 10% das mulheres submetidas à laqueadura tubária apresentam alterações menstruais,[40] e outras negam.[41] Provavelmente, técnicas cirúrgicas diferentes influenciam no resultado da cirurgia.

h. Terapia hormonal.
- TH de uso irregular ou por esquecimento na ingesta da medicação:
- Orientar e dar sugestões para evitar esquecimento, como anotar o 1º dia de uso da medicação no calendário e colocar a medicação em lugar visível.
- Sangramento discreto: continuar com a mesma dose, e o sangramento cessará. Se persistir, aumentar a dose para 2 cp, por 4-5 dias, retornando então à dose inicial.
- Sangramento abundante: suspender a medicação por 7 dias e reiniciar no 8º dia ou associar AINE por 4-5 dias. Se o sangramento persistir, solicitar US pélvica.
- TH combinada de uso contínuo (estrogênio e progestagênio).

O sangramento pode ocorrer por atrofia endometrial.
- Suspensão da medicação por 2 a 3 meses e, posteriormente, retornar com a TH.
- Mudar para TH combinada cíclica: VE ou E_2, 1 mg, VO, uso contínuo, associado a AMP, 10 mg, ou P_4 micronizada, 200 mg, ou didrogesterona 10 mg, VO, por 10 a 14 dias.

- TH apenas com estrogênios.

O uso de estrogênios *não* associado a progestagênios pode determinar o aparecimento de espessamento endometrial, podendo evoluir para hiperplasia ou neoplasia maligna.
- Orientação sobre os riscos de não usar progestagênios.
- Associar P: AMP, 10 mg; P_4 micronizada, 200 mg; didrogesterona, 10 mg, VO, por 12 dias (10 a 14 dias).
- Suspender o estrogênio (explicar que o sangramento aumentará e persistirá por alguns dias) e, posteriormente, prescrever TH combinada.

- TH combinada de uso correto associado a SUA.
- Solicitar US pélvica com o objetivo de afastar causas estruturais.
- AINE por 4-5 dias enquanto aguarda o resultado do US.

i. Outros medicamentos.
- Pesquisar o uso de fármacos que interferem no sistema de coagulação, na síntese de prostaglandinas ou causam hiperprolactinemia: suspender ou trocar as medicações, se possível.
- Não sendo possível suspender a medicação, associar ACO ou progestagênios.

Não classificada de outra forma

- Istmocele: em geral, causa sangramento discreto, mas persistente.
- MAVs são de diagnóstico difícil.
- A melhor forma de tratamento dessas duas patologias é por inibição da menstruação.
  - ACO, 20-30 mcg de etinilestradiol (EE) + progestagênio (PO*), uso contínuo.
  - Desogestrel, 75 mcg, VO, uso contínuo.
  - AMP depot, 150 mg, intramuscular, de 3/3 meses.
  - Implante subdérmico de otonogestrel.
  - SIU-LNG.

Sangramento volumoso de causa idiopática: SIU-LNG pode ser indicado, pois seu uso reduz significativamente o sangramento uterino.[22]

▶ Os AINEs reduzem o sangramento endometrial pela alteração no balanço entre tromboxano (TXA2: agregação plaquetária e vasoconstrição) e prostaciclina (PGI2: ação vasodilatadora e antiagregante),[41] mas são menos efetivos do que ácido tranexâmico, danazol e SIU-LNG; contudo, o danazol apresenta eventos adversos mais severos.[42] Os AINEs melhoram o SUA em 65% das usuárias de implante de progestagênio;[43] no entanto, a dose e o regime apropriados necessitam ser estabelecidos.[44]

▶ Os agentes antifibrinolíticos dificultam a reabsorção de coágulos formados em áreas de elevada atividade fibrinolítica por meio da inibição da conversão de plasminogênio em plasmina.[22] Sua ação preserva o coágulo (age após a sua formação, alargando o tempo de dissolução da rede de fibrina), tornando o mecanismo hemostático mais eficiente, reduzindo a intensidade e os riscos de sangramento.

- O tratamento com ácido tranexâmico é seguro, efetivo e tem sido usados em mulheres com fluxo menstrual aumentado, diminuindo o volume em quase 50%.[45] Essa medicação reduz em 34 a 54% os SUAs abundantes de causa idiopática[46] e é eficaz, a curto prazo, na interrupção do sangramento originário do uso dos contraceptivos de progestagênios.[22]

- A doxiciclina é indicada para tratamento de sangramento uterino causado pelo uso de progestagênio. As metaloproteinases contribuem com a remodelação da matriz extracelular e regulam o sangramento durante o ciclo menstrual.[47] Quando aumentadas, participam na patogênese da ruptura endometrial,[47] atuando no surgimento de sangramento e/ou *spotting* endometrial.[41] Durante o uso de contraceptivos de progestagênio, ocorre aumento das metaloproteinases,[47,48] que têm seus níveis séricos e endometriais diminuídos pela doxiciclina.[41]

- Os ACO, AMP depot, 150 mg, e SIU-LNG reduzem significativamente o sangramento menstrual e devem ser indicados para mulheres com SUA que desejam contracepção efetiva.[27] O uso dos estrogênios isolados reduz o número de dias do sangramento em usuárias de AMP de depósito, mas esse resultado não é persistente a longo prazo.[49]

- Em SUA volumosos, o SIU-LNG é mais efetivo do que o tratamento com ácido mefenâmico, ácido tranexâmico, noretisterona, ACO, contraceptivo de progestagênio oral e AMP, 150 mg.[50]

Dicas

- Em mulheres com SUA sem sinais clínicos de anemia, o hemograma poderá ser útil, pois muitas vezes há adaptação ao processo de perda crônico sem gerar sintomas, mesmo com níveis de hemoglobina (Hb) baixos, além de muitas mulheres continuarem preocupadas mesmo após a orientação do médico/enfermeira.

- São comuns o esquecimento da ingesta de ACO e do dia inicial da medicação, devendo ser reforçada a necessidade de marcar o 1º dia de uso do ACO no calendário.

- No tratamento da disfunção ovulatória, é importante reforçar que haverá sangramento após a suspensão do medicamento contendo etinilestradiol, pois geralmente a mulher se assusta com o novo sangramento. A explicação antecipada de que ocorrerá traz segurança e confiança da pessoa no médico.

- O maleato de metilergometrina atua no músculo liso uterino, aumentando o tônus basal, a frequência e a amplitude das contrações rítmicas. Seu uso é indicado no puerpério (não há indicação para o sangramento uterino de origem ginecológica).

- AINEs: recomenda-se que o diclofenaco de sódio seja usado por 4 dias, e o ácido mefenâmico, por 5 dias. O uso prolongado de AINEs eleva o risco de complicações: as úlceras, os sangramentos e as perfurações gastrintestinais ocorrem em 1 a 2% das pessoas após o uso por 3 meses, e em 2 a 5% após o uso por um ano, sendo que a maioria dessas complicações ocorre em pessoas sem história pregressa.[52]

- Agentes antifibrinolíticos: ácido tranexâmico *não* deve ser usado por tempo prolongado, pois o uso por mais de 7 dias eleva o risco de desenvolver trombose.[37]

Quando referenciar

- O SUA pode ocasionar anemia, dependendo das características do sangramento. Mulheres com sangramento volumoso e/ou persistente com repercussões no estado geral (palidez cutânea, mucosas hipocoradas, hipotensão e taquicardia) devem ser referenciadas rapidamente ao serviço de urgência. Sangramentos persistentes podem evoluir para anemia grave e trazer consequências próprias desse estado.

- Em mulheres com sangramento uterino por disfunção ovulatória, o tratamento descrito determina a interrupção do sangramento na maioria dos casos, mas não contempla o tratamento de sua causa. Nos casos em que é necessário proceder à investigação da causa da disfunção ovulatória ou quando não há melhoria do sangramento, deve-se avaliar o referenciamento para a ginecologista.

- Mulheres com SUA e que não melhoram com a medicação prescrita.

- Mulheres que apresentam, na US pélvica, endométrio espessado ou heterogêneo e imagem sugestiva de pólipo endometrial deverão ser referenciadas ao ginecologista para realizar histeroscopia ou histerossonografia.

Erros mais frequentemente cometidos

- Não afastar a possibilidade de gravidez durante a pesquisa da etiologia do sangramento. Complicações na gravidez podem ser causas de sangramento, sendo esta a principal causa de sangramento na menacme.

- Prescrever TH sem realizar o exame ginecológico. Pelo exame especular e toque, é possível diagnosticar causas de sangramento, como, por exemplo, pólipo endocervical, ectopia cervical extensa, lacerações vaginais e suspeita de leiomioma uterino.

- Usar maleato de metilergometrina para tratamento de SUA. Esse medicamento é indicado apenas para tratamento de sangramento uterino no período puerperal.

- Prescrever progestagênio para mulheres que apresentam endométrio muito fino, o qual pode ser encontrado no climatério pós-menopausal e por uso prolongado de ACO estendido. Nesses casos, a realização de US pélvica se impõe para proceder à medição da espessura endometrial. O endométrio muito fino deve ser preparado antes pelo estrogênio, que determina a sua proliferação, para que possa, posteriormente, ocorrer a ação do progestagênio, determinando a sua diferenciação.

Prognóstico e complicações possíveis

Os distúrbios menstruais podem ocasionar anemia, dependendo das características do sangramento: quando uterino persistente e/ou volumoso, determina o aparecimento de anemia, podendo até evoluir, em casos crônicos, para insuficiência cardíaca. Na prática clínica, esses casos não são comuns, pois geralmente as mulheres procuram tratamento rápido para o sangramento.

O sangramento uterino agudo e em grande volume, se não interrompido, poderá acarretar oligúria, evoluindo para anúria e lesão renal aguda.

O uso por muito tempo de absorvente íntimo em função de SUA prolongado pode determinar o surgimento de lesão dermatológica em região vulvar, como a dermatite de contato, que cursa com sintomas de prurido e ardência vulvar.

Atividades preventivas e de educação

- Grupo de orientação:
  - Grupos já existentes na unidade de saúde: a equipe pode utilizar esse espaço para orientar as mulheres sobre o uso correto de medicamentos, como ACO e TH.
  - Grupo da 3ª idade: orientar sobre as causas de sangramento no climatério e senilidade e a necessidade de procurar o serviço assim que apresentar SUA.
  - Grupo de adolescentes: explicar sobre a regulação do ciclo menstrual e as causas mais frequentes de sangramento na adolescência, como a imaturidade do eixo HHO e o uso irregular de ACO.
  - Grupo de puerpério (mães e bebês): explicar sobre o risco de sangramento causado pelos métodos anticoncepcionais mais comumente usados nessa fase da vida, como os anticoncepcionais de progestagênio e o DIU.
- Atendimento individual: durante a consulta, o médico ou a enfermeira devem realizar ou reforçar as orientações descritas.

Em todos os grupos, deve ser reforçada a necessidade do rastreamento de câncer de mama e de colo uterino.

Papel da equipe multiprofissional

As enfermeiras podem colaborar bastante no atendimento de uma mulher com sangramento vaginal, participando na coleta da anamnese, podendo realizar exame ginecológico (vulvar e especular) e exame para teste de gravidez, reforçar as orientações e participar das atividades educativas. No SUA agudo, a enfermeira deve instalar uma via de acesso venoso para hidratação e medicamentos e, junto com o médico, participar dos cuidados gerais da paciente enquanto é aguardada a transferência para um centro secundário ou terciário.

REFERÊNCIAS

1. Munro MG, Critchley HOD, Fraser IS. Research and clinical management for women with abnormal uterine bleeding in the reproductive years: more than PALM-COEIN. BJOG. 2017;124(2):185-189.

2. Munro MG, Critchley HO, Broder MS, Frase IS, FIGO Working Group on Menstrual Disorders. FIGO classification system (PALM-COEIN) for causes of abnormal uterine bleeding in nongravid women of reproductive age. FIGO working group on menstrual disorders. Int J Gynaecol Obstet. 2011;113(1):3-13.

3. Samuel NC, Clark TJ. Future research into abnormal uterine bleeding. Best Pract Res Clin Obstet Gynaecol. 2007;21(6):1023-1040.

4. Bradlow J, Coulter A, Brooks P. Patterns of referral. Oxford: Oxford Health Services; 1992.

5. Friberg B, Ornö AK, Lindgren A, Lethagen S. Bleeding disorders among young women: a population-based prevalence study. Acta Obstet Gynecol Scand. 2006;85(2):200-206.

6. Chan SS, Yiu KW, Yuen PM, Sahota DS, Chung TK. Menstrual problems and health-seeking behaviour in Hong Kong Chinese girls. Hong Kong Med J. 2009;15(1):18-23.

7. Barr F, Brabin L, Agbaje S, Buseri F, Ikimalo J, Briggs N. Reducing iron deficiency anaemia due to heavy menstrual blood loss in Nigerian rural adolescents. Public Health Nutr. 1998;1(4):249-57.

8. Spencer CP, Whitehead MI. Endometrial assessment re-visited. Br J Obstet Gynaecol. 1999;106(7):623-32.

9. Peto V, Coulter A, Bond A. Factors affecting general practitioners' recruitment of patients into a prospective study. Fam Pract. 1993;10(6):207-11.

10. Quin M, Babb P, Brock A. Cancer trends in England and Wales 1950–1999. London: Office of National Statistics; 2001.

11. American College of Obstetricians and Gynecologists. ACOG-Committe opinion no. 557: management of acute abnormal uterine bleeding in nonpregnant reproductive-aged women. Obstet Gynecol. 2013;121(4):891-896.

12. Munro MG, Crithcley HOD, Ian S. Fraser IS, for the FIGO Working Group on Menstrual Disorders. The FIGO classification of causes of abnormal uterine bleeding. Int J Gynaecol Obstet. 2011;113(1):1-2.

13. Puente JM, Fabris A, Patel J, Patel A, Cerrillo M, Requena A, et al. Adenomyosis in infertile women: prevalence and the role of 3D ultrasound as a marker of severity of the disease. Reprod Biol Endocrinol. 2016;14(1):60-68.

14. Philipp CS, Miller CH, Faiz A, Dilley A, Michaels LA, Bachmann G, et al. Screning women with menorrhagia for underlying bleeding disorders: the utility of the platelet function analyser and bleeding time. Haemophilia. 2005;11(5):497-503.

15. Chuong CJ, Brenner PE. Management of abnormal uterine bleeding. Am J Obstet Gynecol. 1996;175:787-792.

16. Ragni MV, Bontempo FA, Hassett AC. von Willebrand disease and bleeding in women. Haemophilia. 1999;5(5):313-317.

17. James AH. Bleeding disorders in adolescents. Obstet Gynecol Clin North Am. 2009;36(1):153-162.

18. Wilkinson JP, Kadir RA. Management of abnormal uterine bleeding in adolescents. J Pediatr Adolesc Gynecol. 2010;23:S22-S30.

19. Read GF, Wilson DW, Hughes IA, Griffiths K. The use of salivary progesterone assays in the assessment of ovarian function in postmenarchal girls. J Endocrinol. 1984;102(2):265-268.

20. Cleeson NC. Cyclic changes in endometrial tissue plasminogen activator and plasminogen activator inhibitor type 1 in women with normal menstruation and essential menorrhagia. Am J Obstet Gynecol. 1994;171(1):178-183.

21. Duarte G. Doença inflamatória pélvica. In: Duarte G. Diagnóstico e conduta nas infecções ginecológicas e obstétricas. Ribeirão Preto: Funpec; 2004.

22. Federação Brasileira das Associações de Ginecologia e Obstetrícia. Sangramento uterino disfuncional em mulheres usuárias de contraceptivos de progestagênio: tratamento. Rio de Janeiro: AMB; 2010. (Projeto Diretrizes).

23. Toth M, Patton DL, Esquenazzi B, Shevchuk M, Thaler H, Divon M. Associatin between Chlamydia trachomatis and abnormal uterine bleeding. Am J Reprod Immunol. 2007;57(5):361-366.

24. Hidalgo M, Bahamondes L, Perrotti M, Diaz J, Dantas-Monteiro C, Petta C. Bleeding patterns and clinical performance of the levonorgestrel-releasing intrauterine system (Mirena) up to two years. Contraception. 2002;65(2):129-132.

25. Dietrich JE. Abnormal uterine bleeding supplement. J Pediatr Adolesc Gynecol. 2010;23(6 Suppl):S2.

26. Mendes MC. Sangramento vaginal em atenção primária à saúde. In: Filho EDC, Anderson MIP, editores. PROMEF: programa de atualização em medicina de família e comunidade. Porto Alegre: Artmed Panamericana; 2007.

27. Singh S, Best C, Dunn S, Leyland N, Wolfman WL. Abnormal uterine bleeding in pre-menopausal women. J Obstet Gynaecol Can. 2013;35(5):473-475.

28. Bradley LD, Gueye NA. The medical management of abnormal uterine bleeding in reproductive-aged women. Am J Obstet Gynecol. 2016;214(1):31-44.

29. Bano R, Datta S, Mahmood TA. Heavy menstrual bleeding. Obst Gynaecol Reprod Medicine. 2013;26(6):167-74.

30. ACOG-Committe opinion nº 606: options for prevention and management of heavy menstrual bleeding in adolescent patients undergoing cancer treatment. Obstet Gynecol. 2014;124(2 Pt 1):397-402.

31. Aksu F, Madazli R, Budak E, Cepni I, Benian A. High-dose medroxyprogesterone acetate for the treatment of dysfunctional uterine bleeding in 24 adolescents. Aust N Z J Obstet Gynaecol. 1997 May;37(2):228-231.

32. Aldrighi JM, Petta CA, editores. Anticoncepção: manual de orientação. São Paulo: Ponto; 2004.

33. Bruni V, Pontello V, Luisi S, Petraglia F. An open-label, multicentre trial to evaluate the vaginal bleeding pattern of the combined contraceptive vaginal ring NuvaRing. Eur J Obstet Gynecol Reprod Biol. 2008;139(1):65-71.

34. Benetti-Pinto CL, Rosa-e-Silva ACJS, Yela DA, Soares Júnior JM. Orientações e recomendações nº 7: sangramento uterino anormal. São Paulo: FEBRASGO; 2017.

35. Sociedade Brasileira de Endocrinologia e Metabolismo. Hipotireoidismo. Rio de Janeiro: AMB; 2005. (Projeto Diretrizes).

36. Bustillos-Alamilla E, Zepeda-Zaragoza J, Hernández-Ruiz MA, Briones-Landa CH. Combined hormonal contraception in cycles artificially extended. Ginecol Obstet Mex. 2010;78(1):37-45.

37. Melo AS, Vieira CS. Sangramento uterino disfuncional na adolescência. In: Reis RM, Junqueira FRR, Rosa e Silva ACJS, editores. Ginecologia na infância e adolescência. Porto Alegre: Artmed; 2011.

38. Alvarez-Sanchez F, Brache V, Thevenin F, Cochon L, Faundes A. Hormonal treatment for bleeding irregularities in Norplant implant users. Am J Obstet Gynecol. 1996;174(3):919-22.

39. Dede Fs, Dilbaz B, Akyuz O, Caliskan E, Kurtaran V, Dilbaz S. Changes in menstrual pattern and ovarian function following bipolar electrocauterization of the fallopian tubes for voluntary surgical contraception. Contraception. 2006;73(1):88-91.

40. Fagundes ML, Mendes MC, Patta MC, Rodrigues R, Berezowski AT, Moura MD, et al. Hormonal assessment of women submitted to tubal ligation. Contraception. 2005;71(4):309-314.

41. Zhao S, Choksuchat C, Zhao Y, Ballagh SA, Kovalevsky GA, Archer DF. Effects of doxycycline on serum and endometrial levels of MMP-2, MMP-9 and TIMP-1 in omen using a levonorgestrel-releasing subcutaneous implant. Contraception. 2009;79(6):469-478.

42. Lethaby A, Duckitt K, Farquhar C. Non-steroidal anti-inflammatory drugs for heavy menstrual bleeding. Cochrane Database Syst Rev. 2013;(1):CD000400.

43. Phaliwong P, Taneepanichskul S. The effect of mefenamic acid on controlling irregular uterine bleeding second to Implanon use. J Med Assoc Thai. 2004;87(Suppl 3):S64-8.

44. Mansour D, Bahamondes L, Critchley H, Darney P, Fraser IS. The management of unacceptable bleeding patterns in etonogestrel-releasing impant users. Contraception. 2011;83(3):202-10.

45. Philipp CS. Antifibrinolytics in women with menorrhagia. Thromb Res. 2011;127 Suppl 3:S113-5.

46. Labied S, Galant C, Nisolle M, Ravet S, Munaut C, Marbaix E, et al. Differential elevation of matrix metalloproteinase expression in women exposed to levonorgestrel-releasing intrauterine system for a short or prolonged period of time. Hum Reprod. 2009;24(1):113-21.

47. Tsai MC, Naoulou B. Efficacy of tranexamic acid in the treatment of idiopathic and non-functional heavy bleeding: a systematic review. Acta Obstet Gynecol Scand. 2012;91(5):529-37.

48. Oliveira-Ribeiro M, Petta CA, De Angelo Andrade LA, Bahamondes L, Hidalgo MM. Correlation between endometrial histology, microvascular density and calibre, matrix metalloproteinase-3 and bleeding pattern in women using a levonorgestrel-releasing intrauterine system. Hum Reprod. 2004;19(8):1778-84.

49. Said S, Sadek W, Rocca M, Koetsawang S, Kirwat O, Piya-Anant M, et al. Clinical evaluation of the therapeutic effectiveness of ethinyl oestradiol and oestrone sulphate on prolonged bleeding in women using depot medroxyprogesterone acetate for contraception. Hum Reprod. 1996;11Suppl 2:1-13.

50. Gupta J, Kai J, Middleton L, Pattison H, Gray R, Daniels J, Eclipse Trial Collaborative Group. Levonorgestrel intrauterine system versus medical therapy for menorragia. N Engl J Med. 2013; 10;368(2):128-37.

51. Klippel JH, Weyand CM, Wortamann RL. Primer in the rheumatic diseases. Tbilisi: Arthritis Foudation; 2001.

CAPÍTULO 138

Climatério e menopausa

Carmen Vera Giacobbo Daudt
Daniella Borges Machado

Aspectos-chave

▶ O espectro clínico do climatério é amplo, incluindo desde mulheres assintomáticas até aquelas com múltiplos sintomas.

▶ A abordagem integral da mulher é indispensável, e ferramentas como o método clínico centrado na pessoa e o autocuidado apoiado devem ser incluídas na prática do médico de família e comunidade. O atendimento individual deve incluir o entendimento da sintomatologia, do momento de vida, do contexto familiar e ocupacional da mulher, além da pesquisa da presença de fatores de risco para doenças comuns neste período.

▶ As oportunidades de rastreamento são muitas e devem ser aproveitadas. A utilização excessiva de exames complementares pode, contudo, trazer prejuízo às mulheres no climatério, e o médico de família e comunidade deve estar atento para a aplicação da prevenção quaternária neste contexto.

▶ Todas as mulheres nesse período de suas vidas devem ser questionadas e receber orientação sobre as opções de manejo dos sintomas indesejáveis. Além disso, devem receber aconselhamento sobre os benefícios esperados e os riscos potenciais do manejo escolhido no plano conjunto de cuidados.

▶ Novas informações sobre reposição hormonal e outras opções medicamentosas surgiram nos últimos anos e devem orientar a decisão compartilhada entre o médico e a mulher no climatério. Recentemente, especialistas em climatério têm reavaliado suas orientações prévias seu uso da terapia hormonal (TH) e parecem favorecer seu uso para mulheres menopáusicas com sintomas vasomotores ou urogenitais disruptivos ou ainda risco significativo para osteoporose.

▶ A TH, nos casos em que é indicada, deve ser individualizada. O médico de família e comunidade deve ter conhecimento das indicações, contraindicações, esquemas e apresentações disponíveis, pois acredita-se atualmente que os riscos da TH podem ser diferentes dependendo do tipo, dose, duração do uso, via de administração, momento da iniciação, e se um progestágeno é utilizado conjuntamente com o estrógeno ou não.

Caso clínico 1

Ângela, 50 anos, vem apresentando episódios súbitos de calor localizado no tórax superior e face, os quais são associados à sudorese profusa e intenso desconforto. Já teve o sono interrompido durante a noite por esses episódios e, ultimamente, ao preparar-se para dormir, já imagina que irá acordar com esses sintomas. Refere que há 4 meses não menstrua e que, antes disso, os ciclos estavam irregulares. Pergunta ao médico se pode estar na menopausa. Apresenta sobrepeso e fez colecistectomia há 5 anos. A mãe é hipertensa, e a tia paterna faleceu por câncer de mama. Questiona o médico sobre a necessidade de dosagens hormonais e realização de densitometria óssea. Refere que deseja "fazer tudo o que for possível para viver bem na velhice".

Caso clínico 2

Isabel, 65 anos, apresentava infecções urinárias frequentes, ressecamento vaginal e dispareunia. Após a utilização de estriol tópico durante 1 ano, os sintomas estavam resolvidos, mas a mamografia de rastreio evidenciou um nódulo e, a seguir, foi feito o diagnóstico de carcinoma ductal infiltrante da mama. Questiona sua médica sobre a associação do uso do estrogênio com o câncer de mama e sobre qual manejo seus sintomas devem ter a partir de agora.

Teste seu conhecimento

1. Em que período do sistema de estadiamento STRAW +10 (Stages of Reproductive Aging Workshop) Ângela provavelmente se encontra?
    a. Estágio reprodutivo tardio
    b. Estágio da transição menopáusica precoce
    c. Estágio da transição menopáusica tardia
    d. Estágio pós-menopáusico precoce

2. Em relação à solicitação de exames complementares no climatério, é correto afirmar:
    a. Na maioria das vezes não há necessidade de exames hormonais, sendo o diagnóstico do climatério essencialmente clínico
    b. A densitometria óssea está indicada em todas as mulheres a partir dos 50 anos
    c. A ultrassonografia transvaginal não é recomendada para mulheres em vigência de terapia hormonal
    d. Mamografia de controle não é necessária na terapia hormonal a curto prazo

3. Qual das alternativas abaixo NÃO é uma contraindicação à TH?
    a. Sangramento genital não esclarecido
    b. História de tromboembolia venosa
    c. Histerectomia prévia
    d. Doença hepática em atividade.

4. Caso se indique o tratamento medicamentoso dos sintomas vasomotores, qual é a melhor alternativa para Ângela?
   a. Fitoterápicos
   b. Acupuntura
   c. TH apenas com estrogênio
   d. TH com estrogênio e progestogênio

5. Em relação ao risco de câncer de mama em mulheres que utilizam TH, é correto afirmar:
   a. Não há impacto do uso de TH sobre a densidade da mama que seja suficiente para obscurecer sinais mamográficos de câncer de mama
   b. Diferentes formulações e doses podem estar associadas com riscos diferentes de câncer de mama
   c. A época de início e a duração da terapia não estão associadas ao risco de desenvolver câncer de mama
   d. Tipos diferentes de progestogênios, mas não de estrogênios, podem estar associados ao risco de câncer de mama

6. A respeito do tratamento da síndrome urogenital (SUG) do climatério em mulheres com câncer de mama, é correto afirmar:
   a. Isoflavonas e inibidores seletivos da recaptação da serotonina são o tratamento mais efetivo para mulheres com câncer de mama
   b. A utilização de inibidores da aromatase no tratamento do câncer de mama favorece o uso concomitante de estrogênio tópico
   c. Existem ensaios clínicos randomizados que justificam o uso de progestogênio isolado como tratamento de escolha
   d. O risco potencial de aumento dos estrogênios circulantes indica que o uso de estrogênio tópico vaginal seja discutido com o oncologista

Respostas: 1C, 2A, 3C, 4D, 5B, 6D

Do que se trata

O climatério é definido pela Organização Mundial da Saúde como uma fase biológica da vida e não como um processo patológico.[1] Com a expectativa de vida das mulheres chegando aos 80 anos em vários países, calcula-se que, atualmente, elas passem cerca de um terço de suas vidas no climatério.[2,3] Há relatos de que a presença de pelo menos um sintoma clássico acontece em até 84% das mulheres.

Tradicionalmente, o climatério é dividido em pré e pós-menopáusico. A menopausa ocorre em torno dos 50 anos de idade e corresponde à data da última menstruação em consequência da falência ovariana. Seu diagnóstico é retrospectivo, após 12 meses de amenorreia. A menopausa é classificada como natural ou artificial (iatrogênica) e como precoce (antes dos 40 anos) ou tardia (após os 55 anos).

A nomenclatura para as diferentes fases deste período foi uniformizada pelo STRAW[4] e recentemente atualizada.

A transição menopáusica começa com variações na duração do ciclo menstrual e elevação do FSH sérico e termina com o último período menstrual, que só é reconhecido após 12 meses de amenorreia. O estágio –2 (precoce) é caracterizado por uma duração variável do ciclo (com mais de 7 dias de diferença da duração normal, que é de 21 a 35 dias). O estágio –1 (tardio) é caracterizado pela falha de dois ou mais ciclos e um intervalo de amenorreia ≥ 60 dias, sendo este um período no qual os fogachos são comuns.

A perimenopausa começa no estágio –2 da transição menopáusica e termina 12 meses após o último período menstrual.

A menopausa é definida por 12 meses de amenorreia após o último período menstrual. Reflete uma depleção folicular completa ou quase completa e deficiência extrema da secreção ovariana de estrogênio.

A pós-menopausa divide-se em 2 estágios. O estágio +1 (precoce) compreende os primeiros 5 a 8 anos após a última menstruação. É caracterizado por decréscimo adicional e completo da função ovariana e perda óssea acelerada, com persistência frequente dos fogachos. O estágio +2 (tardio) começa 5 a 8 anos após o último período menstrual e termina com a morte (Figura 138.1).

Estudo publicado em 2015 demonstrou que, entre as mulheres com sintomas vasomotores frequentes (definidos como ≥ 6 dias nas 2 semanas anteriores), a duração é de cerca de 7,4 anos persistindo por aproximadamente 4,5 anos após o final do período menstrual, além desse período ser mais longo ainda em mulheres afro-americanas. Além disso, foram associa-

Estágios	–5	–4	–3	–2	–1	+1	+2
Terminologia	Reprodutivo			Transição menopausal		Pós-menopausa	
	Inicial	Pico	Final	Inicial	Final	Recente	Tardia
				Perimenopausa			
Duração	Variável			Variável		(a) 1 ano	(b) 4 anos	Até a morte
Ciclos menstruais	Variável a regular	Regular		Duração variável (> 7 dias)	Atrasos e amenorreias	Amenorreias 12 meses	Não ocorre	
Endocrinologia	FSH normal		FSH elevado	FSH elevado		FSH elevado	

◄ **Figura 138.1**
Estágios da evolução do período reprodutivo ao não reprodutivo de acordo com o STRAW + 10.
Fonte: Harlow e colaboradores.[4]

dos a fatores modificáveis, como ansiedade, estresse percebido e sintomas depressivos.[5]

Quando pensar

Deve-se suspeitar de que uma mulher está no climatério quando estiver na faixa dos 45-50 anos. Pode ser assintomática ou buscar assistência por motivos não relacionados ao climatério. Quando sintomática, mais frequentemente se apresenta com irregularidade menstrual, fogachos, alterações de humor, distúrbios do sono e/ou outros sintomas inespecíficos. Sintomas da SUG do climatério, como ressecamento vaginal e incontinência, bem como problemas sexuais relacionados ou não à SUG também podem estar presentes.

O que fazer

Anamnese

A abordagem integral e multidisciplinar da mulher no climatério é fundamental. A atenção à mulher precisa abranger promoção da saúde, prevenção de doenças, assistência aos sintomas apresentados e manejo de possíveis dificuldades apresentadas nessa fase da vida.

Entre as queixas apresentadas pelas pacientes, destaca-se a referência aos fogachos, irritabilidade, alterações no padrão do sono, artralgias/mialgias, palpitações, diminuição da memória e do interesse pelas atividades de rotina, diminuição da libido, dispareunia e sintomas geniturinários. Estes últimos devem ter sua presença questionada, uma vez que ocasionalmente não se apresentam como queixas iniciais da mulher, e muitas questões deixando de ser feitas por vergonha ou falta de informação, ou seja, e deve-se estar alerta para potenciais dificuldades de comunicação no encontro do médico com a pessoa.[6] A idade da menarca e a data da última menstruação são importantes, assim como a presença de irregularidades menstruais e o método anticoncepcional utilizado.

Antecedentes pessoais, situações familiares, alterações menstruais, sexuais, dados obstétricos e orientação sexual da mulher auxiliam no entendimento do momento vivenciado. Também é ocasião propícia para investigar o método contraceptivo utilizado e exposição sexual de risco. Dados sobre o trato gastrintestinal e ocorrência de sintomas urinários, como infecções ou incontinência, são muito importantes.

É imprescindível investigar os hábitos alimentares, atividades físicas, existência de patologias e uso de medicações. Nunca deve ser esquecida a presença de fatores de risco, como fumo e álcool em excesso.

Nos antecedentes familiares, a investigação sobre a ocorrência de doenças crônico-degenerativas, assim como de neoplasias (mama, útero, ovários ou outros), indica a necessidade de maior atenção quanto à investigação de tais patologias.[3]

Exame físico

A avaliação parte de um exame físico direcionado para as queixas climatéricas, com atenção para alguns aspectos da saúde da mulher nessa faixa etária.

A verificação do peso e da altura, para cálculo do índice de massa corpórea (IMC), e a medida da circunferência abdominal demonstram a necessidade de maior atenção com a nutrição. A aferição da pressão arterial é uma oportunidade para rastreamento de alterações: dependendo da sintomatologia, será importante como abordagem investigativa diferencial – a ausculta cardíaca e pulmonar, palpação da tireoide, do abdome e observação dos membros inferiores. Também pode ser útil a avaliação das mamas, axilas e cadeia ganglionar.

A palpação abdominal e da pelve é direcionada à investigação de anormalidades na parede e na cavidade, como dor ou alterações nas características dos órgãos. Deve-se proceder à inspeção da vulva, com atenção para alterações do trofismo, coloração ou adelgaçamento da pele e mucosa. Na inspeção dinâmica, são comuns as distopias com prolapsos genitais, sendo um bom momento para indicar avaliação cirúrgica e/ou orientação da necessidade de exercícios para melhora da tonicidade muscular da pelve. Além disso, no exame especular, a avaliação da rugosidade da mucosa e da lubrificação do colo e da vagina pode refletir a situação hormonal e indicar necessidade de tratamento para melhorar o trofismo da mucosa, para diminuir o desconforto urogenital ao coito e em relação à predisposição a infecções.

Exames complementares

Na maioria das vezes, as dosagens hormonais são desnecessárias, sendo o diagnóstico do climatério essencialmente clínico. Porém, quando a menopausa for cirúrgica ou houver dúvida em relação à situação hormonal, a dosagem do FSH é suficiente para o diagnóstico de hipofunção/falência ovariana quando o resultado for maior do que 40 mUI/mL.

> ▶ Pode haver necessidade de estrogenização previamente à coleta do exame citopatológico do colo uterino, tanto por dificuldades na coleta quanto por prejuízo da amostra prévia por atrofia e por colpite atrófica. Nesta situação, indica-se creme vaginal de estriol 0,1% por 1 a 3 meses, o qual deve ser utilizado por 21 dias seguidos com pausa de 7 dias, ou 2 vezes por semana, com pausa 48 horas antes da coleta. Por se qualificar como mínima a absorção sistêmica do estrogênio tópico, o Ministério da Saúde não considera que exista contraindicação em caso de história de câncer de mama, exceto em mulheres que utilizam inibidores da aromatase.[7]

Os exames complementares habitualmente utilizados nesse período serão abordados no item referente à manutenção da saúde da mulher no climatério.

Papel da equipe multiprofissional

Na Tabela 138.1, estão descritas as atribuições da equipe na abordagem da mulher no climatério.

Conduta proposta

Terapia hormonal (TH)

As pacientes que apresentam sintomas vasomotores leves devem ser orientadas quanto a mudanças de estilo de vida, não sendo indicado inicialmente o tratamento farmacológico. Resfriar o ambiente, vestir-se atenta ao clima, tomar banhos frequentes, dieta saudável e controle do peso, prática de exercícios físicos regulares e cessação do tabagismo podem melhorar os sintomas de boa parcela das mulheres (D).[8–10]

A North American Menopause Society (NAMS) emitiu nova declaração de posicionamento sobre indicações, riscos e benefícios da TH para mulheres menopáusicas sintomáticas e sobre quando é indicada. A nova declaração foi publicada *online*, em 21 de junho de 2017, na revista científica *Menopause* é a referência mais atualizada para orientar o plano comum de cuidados com a mulher na menopausa.[11]

Tabela 138.1 | Equipe multiprofissional: o que e como fazer

O que fazer?	Como fazer?	Quem faz?
Plano de cuidados	**Abordagem integral e não farmacológica das queixas no climatério** ▶ Cuidados não farmacológicos das queixas no climatério. ▶ Práticas integrativas e complementares, em especial a fitoterapia: • Alguns fitoterápicos podem auxiliar no alívio dos sintomas presentes no climatério, particularmente os fogachos – alteração transitória que pode comprometer a qualidade de vida das mulheres nesse período. • Entre os fitoterápicos presentes na Relação Nacional de Medicamentos Essenciais (Rename), o único que está associado ao tratamento dos sintomas do climatério é a isoflavona da soja. ▶ Abordagem motivacional quanto ao estilo de vida saudável (alimentação, atividade física, higiene do sono) e elaboração de novos projetos e objetivos para essa nova fase da vida. ▶ Atenção às redes de apoio social e familiar, relações conflituosas e situações de violência. ▶ Orientar anticoncepção no climatério. ▶ Realizar ações de prevenção de forma individualizada. ▶ Realizar ações de prevenção de forma individualizada, em especial quanto a doenças crônico-degenerativas cardiovasculares, metabólicas e neoplásicas, de acordo com faixa etária, história, fatores de risco e comorbidades: • Não há indicação da realização de exames de rotina no climatério, eles devem ser orientados de forma individualizada, quando necessário. • Não está indicado o rastreamento universal da osteoporose com realização de densitometria óssea.	Enfermeiro(a)/médico(a) e outros profissionais de nível superior de acordo com as atribuições das categorias
	Abordagem farmacológica ▶ Terapias não hormonal e hormonal – em casos selecionados. ▶ Avaliação de necessidade, indicações, contraindicações absolutas e relativas. ▶ Uso racional de medicamentos. ▶ Acompanhamento clínico periódico das mulheres em uso de terapia farmacológica, sobretudo a hormonal.	Médico(a)
	Educação em saúde Realizar orientação individual e coletiva para as mulheres acerca de: ▶ Ressignificação do climatério: • Abordar a vivência da mulher nessa fase, do ponto de vista biopsicossocial. Enfatizar que, como nas demais fases da vida, esta também pode ser experimentada de forma saudável, produtiva e feliz. • Incentivar e promover a troca de experiências entre as mulheres e a realização de atividades prazerosas, de lazer, de trabalho, de aprendizagem, de convivência em grupo, de acordo com os desejos, necessidades e oportunidades das mulheres e coletivos. ▶ Queixas do climatério. ▶ Exercícios da musculatura perineal. ▶ Alimentação saudável. • Estimular a alimentação rica em vitamina D e em cálcio, por meio do consumo de leite, iogurte, queijos (principais fontes), couve, agrião, espinafre, taioba, brócolis, repolho, sardinha e castanhas. ▶ Manutenção do peso normal. ▶ Prática de atividade física: • Orientar a prática de 150 minutos de atividade aeróbica de intensidade moderada/semana (sejam ocupacionais ou de lazer), sendo ao menos 10 minutos de atividades físicas de forma contínua por período. • Promover a realização de atividades de fonalecimento muscular duas ou mais vezes por semana, além de práticas corporais que envolvem lazer, relaxamento, coordenação motora, manutenção do equilíbrio e socialização, diariamente ou sempre que possível. ▶ Alterações e medidas de promoção à saúde bucal. ▶ Infecções sexualmente transmissíveis, HIV, hepatites. ▶ Transtornos psicossociais. ▶ Prevenção primária da osteoporose e prevenção de quedas: • Informar sobre a prevenção primária da osteoporose e o risco de fraturas associadas. • Orientar dieta rica em cálcio (1.200 mg/dia) e vitamina D (800-1.000 mg/dia). ▶ Aconselhar exposição solar, sem fotoproteção, por pelo menos 15 minutos, diariamente, antes das 10h ou após as 16h. • A suplementação de cálcio e vitamina D só está recomendada se não houver aporte dietético adequado desses elementos e/ou exposição à luz solar. • Recomendar exercícios físicos regulares para fortalecimento muscular e ósseo, melhora do equilíbrio e da flexibilidade. • Aconselhar a cessação do tabagismo e a redução do consumo de bebidas alcoólicas e de cafeína. • Avaliar fatores de risco para quedas: ambiência doméstica, uso de psicotrópicos, dosagem de medicamentos anti-hipertensivos, distúrbios visuais e auditivos.	Equipe multiprofissional

A TH permanece o tratamento mais eficaz para os sintomas vasomotores (SVMs) e para a síndrome genitourinária da menopausa (SGM) e, além disso, demonstrou prevenir a perda e fratura óssea. Os riscos da TH diferem dependendo do tipo, dose, duração do uso, via de administração, momento da iniciação, bem como se um progestogênio é usado. O tratamento deve ser individualizado para identificar o tipo de TH, a dose, a formulação, a via de administração e duração do uso, empregando a melhor evidência disponível para maximizar os benefícios e minimizar os riscos, com reavaliação periódica sobre continuar ou interromper a TH.

O conceito de "menor dose" pelo menor período de tempo foi reavaliado e "pode ser inadequado ou até prejudicial para algumas mulheres". Um conceito mais apropriado é a "dose, duração, regime e via apropriada de administração". Dado o perfil de segurança mais favorável do estrogênio sozinho, durações mais longas podem ser mais apropriadas.[11] Estratificação de risco por idade e tempo desde a menopausa é recomendada. As doses transdérmicas ou menores de TH podem diminuir o risco de tromboembolia venosa e acidentes vasculares cerebrais.

Para as mulheres com idade inferior a 60 anos ou que estão dentro de 10 anos do início da menopausa e não têm contra-indicações, a relação risco-benefício é mais favorável para o tratamento dos SVMs incômodos e para aqueles com alto risco de perda ou fratura óssea. Mulheres que iniciam TH mais de 10 ou 20 anos após o início da menopausa ou têm 60 anos ou mais apresentam maiores riscos absolutos de doença cardíaca coronária, acidente vascular cerebral (AVC), tromboembolia venosa e demência. O início do tratamento neste grupo etário mais idoso deve, consequentemente, ser abordado com cautela, embora uma discussão sobre os benefícios e os riscos da TH em mulheres mais velhas possa ser considerada para aquelas que optam por iniciá-la ou reiniciá-la. Maiores durações da terapia devem ser para indicações documentadas, como SVM persistente ou perda óssea, com tomada de decisão compartilhada e reavaliação periódica. Para sintomas genitais de SGM não aliviados com medidas conservadoras ou para quando sintomas genitourinários isolados são causados pela menopausa, baixa dose de terapia estrogênica (TE) tópica vaginal é recomendada sobre a TE sistêmica como primeira escolha de tratamento.

Como observam os autores da NAMS,[11] uma vez que as mulheres descontinuam a TH, há cerca de 50% de chance de o SVM retornar, independentemente da idade ou por quanto tempo estiver usando. Assim, é esperado que o uso prolongado de TH continue aliviando os SVMs persistentes. Com a interrupção da TH, praticamente todas as mulheres perderão densidade mineral óssea, com risco aumentado de fraturas ósseas e excesso de mortalidade por fratura do quadril. Além disso, não há evidências para apoiar a interrupção de rotina da TH após a idade de 65 anos.

As decisões sobre uma duração mais longa da terapia devem ser individualizadas e consideradas para indicações como SVMs persistentes ou perda óssea, com tomada de decisão compartilhada, documentação e reavaliação periódica. E os riscos de um uso prolongado de TH podem ser minimizados com o uso de doses mais baixas de estrogênio e progestogênios, o uso de terapias transdérmicas para evitar o efeito de primeira passagem hepática, ou a combinação de estrogênio conjugado com o bazedoxifeno, que fornece proteção endometrial sem necessidade de progesterona.

Nas mulheres com sintomas de menopausa intoleráveis podem ser avaliados os benefícios do seu alívio contra um pequeno risco absoluto de danos decorrentes do uso a curto prazo de TH com baixa dose, desde que não tenham contraindicações específicas. A TH pode ser inadequada para algumas mulheres, incluindo aquelas com maior risco de doença cardiovascular, aumento do risco de doença tromboembólica ou risco aumentado de alguns tipos de câncer (câncer de mama, em mulheres com útero).

O risco de câncer de endométrio em mulheres com útero que usam TH somente com estrogênio está bem documentado.

TH não é indicada para a prevenção primária ou secundária de doenças cardiovasculares ou demência, nem para a prevenção da deterioração da função cognitiva em mulheres pós-menopáusicas. Embora a TH seja considerada eficaz para a prevenção da osteoporose pós-menopáusica, geralmente é recomendada como opção apenas para mulheres com risco significativo, para as quais as terapias não estrogênicas não são adequadas. Os dados são insuficientes para avaliar o risco de uso de TH a longo prazo em mulheres perimenopáusicas e em mulheres pós-menopáusicas com menos de 50 anos de idade.[12]

Mulheres com insuficiência ovariana prematura (IOP), com menopausa cirúrgica ou natural precoce têm maiores riscos de perda óssea, doença cardíaca e demência ou distúrbios afetivos associados à deficiência de estrogênio. Em estudos observacionais, esse risco parece aproximar-se do normal se TE é administrada até a idade mediana da menopausa, momento em que as decisões de tratamento devem ser reavaliadas. Continuar a terapia permanece uma decisão individual em mulheres selecionadas e bem aconselhadas com mais de 60 ou 65 anos. Não há dados para apoiar a interrupção da rotina em mulheres com idade de 65 anos.

Apesar de existirem alternativas terapêuticas para o alívio de SVMs, nenhuma tem se mostrado tão efetiva quanto o estrogênio. O progestogênio sempre deve ser acrescentado em mulheres que não são histerectomizadas (A).[13,14]

A individualização com tomada de decisão compartilhada é essencial, com reavaliação periódica para determinar um perfil individual de risco-benefício para a mulher. Os benefícios podem incluir alívio de SVMs incômodos, prevenção da perda óssea para mulheres com alto risco de fratura, tratamento de SGM e melhora do sono, bem-estar ou qualidade de vida. Riscos atribuíveis absolutos para mulheres na faixa etária de 50 a 59 anos ou dentro de 10 anos de inicio da menopausa são baixos, enquanto os riscos de início de TH para mulheres a partir dos 60 anos de idade com mais de 10 anos do aparecimento da menopausa parecem maiores, particularmente para aquelas idosas de 70 anos ou mais ou que estão com mais de 20 anos de início da menopausa.

Mulheres com atrofia urogenital

Naquelas mulheres que apresentam apenas sintomas urogenitais, como vaginite atrófica, síndrome uretral ou incontinência urinária, é recomendado o uso exclusivo da estrogenioterapia tópica vaginal. Utiliza-se estriol ou promestriene (2 cc do creme, 1 a 2 vezes por semana). Em caso de atrofia intensa e urgência na resposta ao tratamento, pode ser utilizado creme à base de estrogênios equinos conjugados (1 a 2 cc do creme, 1 ou 2 vezes por semana), sempre tendo cuidado para possíveis sintomas ou sinais sistêmicos, como as alterações endometriais ou mastalgia nas mulheres mais idosas ou mais sensíveis ao tratamento hormonal. Em revisão da Cochrane de 2016, não houve evidência de diferença na eficácia entre as várias preparações estrogênicas intravaginais quando comparadas entre si.

No entanto, evidências de baixa qualidade sugerem que as preparações estrogênicas intravaginais melhoram os sintomas de atrofia vaginal em mulheres pós-menopáusicas quando comparadas ao placebo. Algumas evidências de baixa qualidade também sugerem que o creme de estrogênio pode estar associado a um aumento da espessura do endométrio em comparação com o anel de estrogênio; isso pode estar ligado às doses mais elevadas de creme usado. Contudo, não houve diferença, em eventos adversos, entre as várias preparações estrogênicas comparadas entre si ou com placebo.[15]

Tibolona – utilizada na Europa nos últimos 20 anos – é um esteroide sintético cujos metabólitos apresentam propriedades estrogênicas, androgênicas e progestogênicas (reduz os sintomas vasomotores e possui efeitos benéficos na densidade mineral óssea quando comparado com placebo).[16-18] A tibolona na dose diária de 2,5 mg parece ser menos eficaz do que a TH combinada no alívio dos sintomas da menopausa, embora reduza a incidência de sangramento vaginal. Há evidências de que o tratamento com TH combinada é mais eficaz na resolução de sintomas da menopausa do que a tibolona: os dados disponíveis sobre sua segurança a longo prazo são preocupantes, dado o aumento do risco de câncer de mama em mulheres que já sofreram de câncer de mama no passado. Em mulheres com história de câncer de mama, a tibolona parece aumentar o risco de recorrência (B).[17] Em outro estudo, foi demonstrado o aumento do risco de AVC em mulheres com mais de 60 anos.[19]

A seguir, na Tabela 138.2, estão descritas as formulações de estrogênio e progestogênios com os respectivos regimes e apresentações (existem também lubrificantes e hidratantes não hormonais em gel que podem ser utilizados para alívio dos sintomas da SUG do climatério).[20] Também estão descritas as formulações de terapia de reposição hormonal conforme regime e apresentações.

Contraindicações, riscos e benefícios

As contraindicações à TH são: história de câncer de mama, câncer de endométrio, sangramento genital não esclarecido, doença arterial coronariana, porfiria, antecedentes de doença tromboembólica ou AVC, doença hepática em atividade ou aquelas pacientes de alto risco para o desenvolvimento de tais complicações.[1] Em mulheres saudáveis, o risco de um evento adverso é baixo, sendo seguro para a maioria das pacientes.

Em relação ao tromboembolia venosa, estudos observacionais mostram que a terapia estrogênica aumenta o seu risco (A).[21]

Em 2002, o estudo Women's Health Initiative (WHI) foi publicado e gerou discussões sobre a segurança da TH da menopausa.[22] Antes desse estudo, muitos pacientes usavam hormônios para melhorar a saúde geral, prevenir doença cardíaca e tratar os sintomas da menopausa. Esse estudo de aproximadamente 16.000 mulheres comparou um regime oral combinado com estrogênio equino conjugado e medroxiprogesterona com placebo e descobriu que o regime combinado aumentou o risco de doença arterial coronariana, câncer de mama, AVC e tromboembolia venosa. O estudo também encontrou um risco diminuído de câncer colorretal, fraturas de quadril e fraturas em geral com TH combinada.

Os críticos do estudo acreditavam não ser apropriado generalizar os resultados para todas as mulheres na menopausa, em parte porque a média de idade das participantes foi de 63 anos. Outros estudos ajudaram a refinar informações sobre a TH. A publicação de 2004 de um braço do estudo WHI apenas com estrogênio conjugado, em mulheres sem útero, mostrou que aquelas que tomavam apenas estrogênio não apresentaram alteração significativa no risco de doença coronariana ou câncer de mama e, semelhante ao estudo de estrogênio combinado e progesterona, aumento de AVC e tromboembolia venosa. A revisão de 2013 dos resultados de ambos os artigos do WHI, após um acompanhamento médio de 13 anos, revelou que as mulheres em terapia hormonal combinada tiveram aumento significativo no risco de câncer de mama e tromboembolia venosa, e uma redução na fração de fratura do quadril. Em contraste, as mulheres que tomavam apenas estrogênio tinham um risco reduzido de câncer de mama. A "hipótese do tempo" sugere que a terapia hormonal no começo da menopausa (em comparação com o início 10 anos ou mais após o começo da menopausa) pode ser cardioprotetora devido à aparente habilidade do estrogênio em diminuir a progressão da aterosclerose em mulheres mais

Tabela 138.2 | Formulações de terapia de reposição hormonal disponíveis no Brasil conforme regime e apresentações

Formulações	
Regime	Apresentação
Estrogênio isolado	
Estrogênios conjugados	0,3 mg
Estrogênios conjugados	0,625 mg
17-β-estadiol	1 mg
Valerato de estadiol	1-2 mg
Estriol	1-2 mg
Via percutânea (gel)	
▶ Estradiol	0,6-1 mg/d 0,75 mg/1,25 g
Via transdérmica (adesivo)	
▶ Estradiol	25-50-100 mg/d
Via vaginal	
▶ Estrogênios conjugados	0,625 mg/g
▶ Estriol	1 mg/g
▶ Promestrieno	10 mg/g
Progestogênio isolado	
AMP	2,5-5-10 mg
Progesterona micronizada	100 mg/200 mg
Diidrogesterona	10 mg
Acetato de norestisterona	0,35 mg
Acetato de nomegestrol	5 mg
DIU de levonorgestrel	–
Tibolona	
Tibolona	1,25-2,5 mg

Fonte: Brasil.[7]

jovens.[23] A TH não deve ser iniciada, contudo, para prevenção de doença.

Quanto ao diabetes tipo 2 (DM2), o National Institute for Health and Care Excellence (NICE) indica que se explique à mulher que o uso de TH não está associado com aumento do risco de desenvolver diabetes, e a NAMS[11] destaca que a TH reduz a incidência de DM2, mas que não está indicada para esse propósito.

A Tabela 138.3 aborda a avaliação inicial e o seguimento necessário para as mulheres em TH.

Terapia não hormonal para o tratamento dos sintomas vasomotores do climatério

Existem tratamentos alternativos para as mulheres que não desejam ou não podem usar hormônios, conforme descrito na Tabela 138.4.

Para mulheres com ondas de calor moderadas a severas ocorrendo durante o dia e a noite, em que o estrogênio é contraindicado ou não é bem tolerado, ou para mulheres que pararam a terapia com estrogênio e estão apresentando sintomas recorrentes, mas desejam evitar a retomada de estrogênio, sugerem-se terapias não hormonais, tais como ISRN, ISRS ou gabapentina (B). Para mulheres com sintomas moderados a graves e predominantemente diurnos e que não são candidatas para TH, suge-

Tabela 138.4 | Medicações não estrogênicas que mostraram alguma efetividade para o tratamento de sintomas vasomotores

Tratamento	Posologia
Antidepressivos	
ISRS	
Citalopram	10-20 mg
Fluoxetina	20 mg
Paroxetina	10-25 mg
Escitalopram	10-20 mg
ISRN	
Venlafaxina	37.5-100 mg
Anticonvulsivantes	
Gabapentina	900-2400 mg/dia
Alfabloqueadores	
Clonidina	0,1 mg

ISRS, inibidores seletivos da recaptação da serotonina; IRSN, inidores da recaptação da serotonina e da norepinefrina.

re-se paroxetina ou citalopram como medicamentos de primeira escolha (B).[23,25]

Para mulheres com sintomas predominantemente noturnos, sugere-se gabapentina (B):[23-25] normalmente, usa-se uma dose única para dormir (300 mg, ou até mesmo 100 mg, se necessário, titulando até 900 mg, de acordo com o alívio dos sintomas ou efeitos colaterais), o que aproveita o efeito sedativo da gabapentina e minimiza a sedação diurna.

Uma vez que os SVMs diminuem gradualmente sem terapia na maioria das mulheres pós-menopáusicas, o medicamento pode ser diminuído gradualmente após 1 a 2 anos de administração. As pacientes devem ser instruídas em como diminuir os SSRIs e SNRIs para evitar sintomas de abstinência.

Para as mulheres em uso de tamoxifeno por qualquer indicação, sugere-se o uso de citalopram, escitalopram ou venlafaxina para tratar ondas de calor, pois apresentam efeitos mínimos para bloquear a CYP2D6.[25]

Outra opção, com menor eficácia, é a clonidina (podendo ser considerada no caso de pacientes hipertensas) (B).[22] Quanto à sulpirida, não há evidências suficientes que sustentem sua utilização.[2]

Terapias alternativas e complementares

Existe metanálise sugerindo que as suplementações com fitoestrogênio foram associadas com uma redução moderada na frequência de ondas de calor e ressecamento vaginal, mas sem redução significativa no suor noturno. No entanto, devido à qualidade subótima e à natureza heterogênea da evidência atual, são necessários mais estudos para determinar a associação de terapias baseadas em plantas e terapias naturais com a saúde da mulher na menopausa.[26]

Tabela 138.3 | Avaliação inicial e seguimento da terapia hormonal

Avaliação inicial	▶ Anamnese completa
	▶ Exame físico geral com controle da PA, exame ginecológico incluindo exame mamário
	▶ Hemograma e bioquímica: glicemia, creatina, provas de função hepática e perfil lipídico
	▶ Mamografia bilateral
	▶ Ultrassonografia transvaginal
	▶ Citopatológico do colo uterino
Controle aos 2-3 meses	▶ Avaliar a adesão ao tratamento e a sua tolerância
	▶ Observar o padrão de sangramento vaginal
	▶ Controlar a PA e o peso
Controle de 6-12 meses	▶ Avaliar a resposta e a tolerância ao tratamento
	▶ Observar o padrão de sangramento vaginal
	▶ Controlar a PA e o peso
	▶ Hemograma, glicemia, provas de função hepática e perfil lipídico
Controles anuais	▶ Padrão de sangramento vaginal: se é normal ou não existe, não realizar nenhum estudo; se é anormal, referenciar à ginecologia
	▶ Exame físico geral com registro da PA e do peso
	▶ Exame físico mamário
	▶ Hemograma, glicemia, provas de função hepática e perfil lipídico
	▶ Mamografia: repetir anualmente enquanto mantiver a TH

PA: pressão arterial; TH: terapia hormonal.
Fonte: Cavadas e colaboradores[3]; NICE.[22]

A Tabela 138.5 descreve os fitoterápicos que podem ser utilizados para alívio dos sintomas no climatério.

Alguns fitoterápicos podem auxiliar no alívio dos sintomas presentes no climatério, particularmente os fogachos – alteração transitória que pode comprometer a qualidade de vida das mulheres nesse período. Entre os fitoterápicos presentes na Relação Nacional de Medicamentos Essenciais (Rename), o único que está associado ao tratamento dos sintomas do climatério é a isoflavona da soja.[7]

Terapias com ervas e terapias complementares como ioga e vitamina E não apresentam evidências científicas suficientes que justifiquem sua utilização no manejo dos SVMs. As evidências são insuficientes para determinar se a acupuntura é eficaz para o controle de SVMs da menopausa: quando se compara a

Tabela 138.5 | Fitoterápicos que podem ser utilizados no manejo de sintomas transitórios do climatério

Fitoterápico	Indicação	Recomendação	Possíveis efeitos colaterais	Contraindicações
Soja (*Glycine max*)	Ação estrogênica-símile para os sintomas do climatério	Estrato padronizado de 40-70% de lisoflavonas Uso: 50-180 mg/dia, que devem ser divididos em duas tomadas (12h/12h)	Alergias, interferência com absorção de certos minerais (pela presença de ácido fítico), constipação, flatulência, náuseas e irritação gástrica	
Trevo vermelho (*Trifolium pratense*)	Alívio dos sintomas do climatério Ação estrogênica-símile	Extrato padronizado a 8% de isoflavonas Uso: 40-60 mg/dia, com dose única diária	Semelhantes aos produtos à base de isoflavonas O uso concomitante de anticoagulantes orais ou heparina pode ter seu efeito potencializado O uso de contraceptivos hormonais, bem como de tamoxifeno, pode sofrer interferência Drogas de metabolização hepática como antialérgicos (fexofenadina) e redutores de colesterol (sinvastatina, lovastatina) podem ter sua ação alterada	Hipersensibilidade aos componentes da presença de coagulantes Gestantes ou lactentes Em caso de manipulação cirúrgica de médio e grande porte, interromper o uso 48h antes do procedimento
Cimicífuga (*cimicifuga racemosa*)	Sintomas neurovegetativos do climatério (fogachos) Melhora da atrofia da mucosa vaginal	Extrato padronizado entre 2,5-8% de 27-deoxiacteína Uso: 40-60 mg/dia (pode ser associada às isoflavonas)	São muito raros, incluem dor abdominal, diarreia, cefaleia, vertigens, náusea, vômito e dores articulares	
Hipérico (*Hypericum perforatum*)	Quadros leves e moderados de depressão não endógena	Extrato padronizado a 0,3% de hepericinas Uso: 300-900 mg/dia. No caso de utilizar a maior dose (900 mg), dividir em três tomadas diárias	Irritação gástrica, sensibilização cutânea, fotodermatite, insônia, ansiedade	Gravidez, lactação Evitar exposição ao sol
Valeriana	Efeito sedativo, alívio da ansiedade e insônia	Extrato seco com 0,8% de ácidos valerêmicos Uso: 300-400 mg/dia, divididos em duas tomadas	Hipersensibilidade aos componentes da fórmula Devem ser respeitadas as dosagens, pois, em excesso, pode causar cefaleia e agitação	Hipersensibilidade, gestação e lactação
Melissa (*Melissa officinalis*)	Alívio da ansiedade, insônia e algumas desordens digestivas como cólicas intestinais, flatulência, dispepsia, além de outras indicações, principalmente quando associada à valeriana	Extrato seco, não menos que 0,5% de óleo volátil contendo citral, não menos que 6% de derivados hidroxicinâmicos totais, calculados como ácido rosmanírico Uso: 80-240 mg/dia, em três tomadas	Entorpecimento e bradicardia em indivíduos sensíveis	Gestantes, portadores de glaucoma, de hipertireoidismo, ou com e hipersensibilidade aos constituintes da planta

Fonte: Brasil.[7]

acupuntura com nenhum tratamento, pareceu haver um benefício da acupuntura, mas ela pareceu ser menos efetiva que a TH. Esses achados devem ser tratados com grande cautela, pois a evidência foi baixa ou de muito baixa qualidade, e os estudos não foram controlados comparando acupuntura *versus* nenhum tratamento ou acupuntura com TH.[27]

As evidências também são insuficientes para mostrar se o exercício físico é um tratamento eficaz para os SVMs da menopausa: um pequeno estudo sugeriu que TH é mais eficaz do que exercício físico, mas a evidência foi insuficiente para mostrar a eficácia relativa do exercício quando comparado com TH ou ioga.[28]

Em outro estudo, com seguimento de 4 anos, que avaliou o efeito da atividade física em mulheres no climatério, foi demonstrado que as mulheres do grupo de intervenção apresentaram efeitos positivos a longo prazo nas dimensões física e mental da qualidade de vida após esse período. As conclusões sugeriram melhora na qualidade de vida, embora não reduza sintomas.[29]

A terapia com altas doses de colecalciferol aumentou a absorção de cálcio, mas o impacto foi pequeno e não se traduziu em efeitos benéficos na densidade mineral óssea, na função muscular, massa muscular ou nas quedas. Não foram encontrados dados para apoiar as recomendações de especialistas em manter os níveis de 25 (OH) D no soro de 30 ng/mL em mulheres pós-menopáusicas. Em vez disso, descobriu-se que os efeitos do colecalciferol em baixa e alta doses é equivalente ao placebo nos desfechos ósseos e musculares, em estudo de coorte com mulheres pós-menopáusicas e níveis de 25 (OH) D menor de 30 ng/mL.[30]

A flibaserina, tão famoso quanto o viagra feminino, não apresentou qualquer benefício para o tratamento de baixa libido/hipoatividade sexual. A qualidade da evidência foi classificada como muito baixa. Antes que a flibanserina possa ser recomendada em diretrizes e prática clínica, estudos futuros devem incluir mulheres de diversas populações, particularmente mulheres com comorbidades, uso de medicação e menopausa cirúrgica.[31]

Manutenção da saúde da mulher no climatério

Na menopausa, muitas mulheres estão mais suscetíveis à mudança de hábitos e aquisição de estilos de vida saudáveis[3] e também manifestam interesse em realizar exames de rastreamento: do ponto de vista populacional, é recomendado o rastreamento de câncer de colo uterino e de mama. Há destaque para a falta de evidências de rastreamento de neoplasias de endométrio e de ovário e também para a necessidade de se evitar o uso indiscriminado da densitometria óssea. Ver as indicações de rotina nos Caps. 134 e 141.

É indicada ultrassonografia transvaginal para avaliação endometrial nas seguintes situações: mulheres, mesmo assintomáticas, utilizando TH, moduladores seletivos dos receptores de estrogênios (SERMs), tibolona, fitoterápicos e qualquer outro tratamento que apresente ação estrogênica. É considerada normal na fase pós-menopáusica uma espessura endometrial de até 5 mm (e até 8 mm nas mulheres usuárias de TH). Nos casos de espessamento, é mandatória a investigação por histeroscopia e biópsia endometrial. Além disso, é muito importante uma avaliação endometrial adequada antes do início da TH, garantindo que um possível sangramento irregular no início do tratamento não seja atribuído à patologia orgânica.

Contracepção no climatério

É possível que a mulher engravide no período perimenopáusico, motivo pelo qual a orientação contraceptiva deve ser feita até que não tenha menstruado por 1 ano (ou que o FSH esteja na faixa da pós-menopausa).

A mulher no climatério pode usar qualquer método anticoncepcional, desde que não apresente condições clínicas que contra indiquem o seu uso. Em vista disso, o médico de família e comunidade deve levar em consideração os fatores individuais, riscos e benefícios de cada método, para uma decisão acertada.

Na escolha da contracepção, deve-se lembrar que a utilização de método hormonal dificulta o diagnóstico clínico e laboratorial da menopausa. A TH, quando indicada, somente deve ser iniciada após a suspensão de qualquer método anticoncepcional hormonal. Vale lembrar a importância da orientação quanto à dupla proteção, que consiste no uso do preservativo masculino ou feminino, associado ao outro método anticoncepcional escolhido.

▶ A TH é o tratamento mais eficaz para SVMs e SGM e demonstrou prevenir perda óssea e fratura. (A)

▶ Os benefícios parecem superar os riscos de sintomas em mulheres que iniciam TH antes dos 60 anos ou que estão dentro de 10 anos de início da menopausa. (A)

▶ A TH deve ser individualizada, levando-se em conta: indicações, tratamento baseado em evidências, objetivos, idade da mulher e/ou tempo desde a menopausa em relação ao início ou continuação do tratamento, riscos pessoais à saúde, preferências e balanço entre os potenciais benefícios e riscos de TH *versus* terapias ou opções não hormonais. (B)

▶ Os riscos de TH, no WHI[18] e em outros estudos, diferem em geral para terapia apenas com estrogênio e terapia com estrogênio e progestogênio, com um perfil de segurança mais favorável para terapia com estrogênio apenas. (B)

▶ Na escolha da TH, deve-se considerar dose, formulação, via de administração e duração adequadas para atingir os objetivos do tratamento, além de fazer reavaliação periódica de mudanças na saúde da mulher, de benefícios, riscos e metas de tratamento ao longo do tempo. (B)

▶ Avaliação do risco de câncer sensível ao estrogênio, perda óssea, doença cardíaca, AVC e tromboembolia venosa é apropriada no aconselhamento de mulheres na menopausa. (C)

▶ A tomada de decisão sobre TH deve ser incorporada em uma discussão mais ampla sobre a modificação do estilo de vida, gerenciamento de sintomas e riscos para doenças crônicas. (C)

Dicas

▶ Escutar atentamente a mulher é fundamental para um diagnóstico e acompanhamento adequados.

▶ Nem todas as mulheres apresentarão sintomas ou agravos relacionados com a deficiência estrogênica, mas o médico de família e comunidade não pode deixar de identificar doenças que se tornam mais comuns com a idade.

▶ Muitas vezes, orientações simples e esclarecimento sobre o que está ocorrendo com o organismo durante o climatério tranquilizam a mulher e repercutem positivamente na melhora dos sintomas.

▶ Atividades de apoio à mulher no climatério com objetivo de promoção, proteção e recuperação da saúde, envolvendo uma equipe multidisciplinar, são estratégias que podem ser oferecidas pelos serviços de saúde.

Quando referenciar

O Quadro 138.1 resume as situações mais frequentes em que se deve considerar o referenciamento de mulheres climatéricas.

Erros mais frequentemente cometidos

▶ Escolhas terapêuticas não individualizadas e feitas sem a participação da mulher.

▶ Restrição ao momento biológico e foco na doença, em vez de explorar o significado das mudanças no momento do ciclo de vida da mulher.

▶ Utilização excessiva de exames complementares sem evidência de benefício.

Atividades preventivas e de educação

Medidas para adoção de hábitos saudáveis nessa população visam a melhorar a qualidade de vida e, além disso, a evitar o surgimento ou agravamento de doenças.

Entre as ações de promoção à saúde relevantes nesse período da vida, é fundamental o estímulo à alimentação saudável, atividade física regular, adoção de medidas para o controle do consumo de bebidas alcoólicas e tabaco, cuidados referentes à quantidade e à qualidade do sono, à saúde bucal e a outras recomendações de autocuidado.

Quadro 138.1 | Situações mais frequentes em que se deve considerar o referenciamento de mulheres climatéricas

▶ Menopausa precoce
▶ Esclarecimento de dúvidas quanto aos riscos ou contraindicações da TH
▶ Prescrição e controle da TH, nos casos em que não esteja capacitado a fazê-lo
▶ Na presença de efeitos colaterais persistentes e de difícil controle da TH
▶ Metrorragias depois de estabelecida a menopausa
▶ Sangramento uterino anormal em mulheres usando terapia TH
▶ Esclarecimento de sintomas suspeitos de neoplasia ginecológica e mamária

TH, terapia hormonal.
Fonte: Cavadas e colaboradores.[3]

A abordagem deve ser integral, considerando os aspectos físicos, emocionais e socioeconômicos. As mulheres que se mantêm ativas nas suas atividades de rotina apresentam menos queixas.

É fundamental que os serviços de saúde promovam grupos educativos e espaços de escuta que esclareçam as dúvidas a respeito do climatério. Cabe também ao médico de família e aos outros profissionais de saúde estimular a participação das mulheres em atividades comunitárias que incrementem estilos de vida saudáveis.

ÁRVORES DE DECISÃO

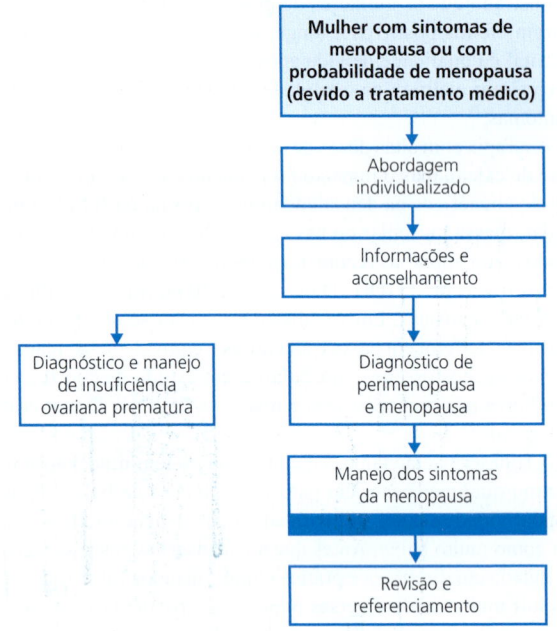

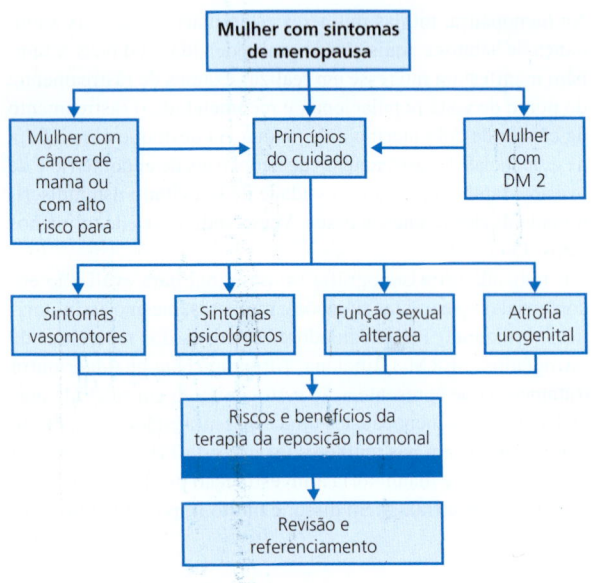

Fonte: National Institute Health and Care Excellence.[24]

REFERÊNCIAS

1. Brasil. Ministério da Saúde. Secretaria de Atenção à Saúde Departamento de Ações Programáticas Estratégicas. Manual de atenção à mulher no climatério: menopausa. Brasília: MS; 2008.

2. Casper RF. Clinical manifestations and diagnosis of menopause. Waltham: UpToDate; 2010.

3. Cavadas LF, Nunes A, Pinheiro M, Silva PT. Abordagem da menopausa nos cuidados de saúde primários. Acta Med Port. 2010;23:227-236.

4. Harlow SD, Gass M, Hall JE, Lobo R, Maki P, Rebar RW, et al. Executive summary of the Stages of Reproductive Aging Workshop + 10: addressing the unfinished agenda of staging reproductive aging. J Clin Endocrinol Metab. 2012;97(4):1159-1168.

5. Avis NE, Crawford SL, Greendale G, Bromberger JT, Everson-Rose SA, Gold EB, et al. Duration of menopausal vasomotor symptoms over the menopause transition. JAMA Intern Med. 2015;175(4):531-539

6. Nathanson C, Allan S, Liu NH. Menopause: time for a change [Internet]. Toronto: DFCM Open; 2014 [capturado em 13 fev. 2018]. Disponível em: https://dfcmopen.com/item/menopause-time-change/

7. Brasil. Ministério da Saúde. Instituto Sírio-Libanês de Ensino e Pesquisa. Protocolos da atenção básica: saúde das mulheres. Brasília: MS; 2016.

8. Gold EB, Colvin A, Avis N, Bromberg J, Greendale GA, Powell L, et al. Longitudinal analysis of the association between vasomotor symptoms and race/ethnicity across the menopausal transition: study of women's health across the nation. Am J Public Health. 2006;96(7):1226-1235.

9. Gold EB, Sternfeld B, Kelsey JL, Brown C, Mouton C, Reame N, et al. Relation of demographic and lifestyle factors to symptoms in a multi-racial/ethnic population of women 40-55years of age. Am J Epidemiol. 2000;152(5):463-473.

10. Utian WH. Semantics, menopause-related terminology, and the STRAW reproductive aging staging system. Menopause. 2001;8(6):398-401.

11. The NAMS 2017 Hormone Therapy Position Statement Advisory Panel. The 2017 hormone therapy position statement of The North American Menopause Society. Menopause. 2017;24(7):728-753.

12. Marjoribanks J, Farquhar C, Roberts H, Lethaby A, Lee J. Long-term hormone therapy for perimenopausal and postmenopausal women. Cochrane Database Syst Rev. 2017;(1):CD004143.

13. Nelson HD, Vesco KK, Haney E, Fu R, Nedrow A, Miller J, et al. Nonhormonal therapies for menopausal hot flashes: systematic review and meta-analysis. JAMA. 2006;295(17):2057-2061.

14. Danby FW. Management of menopause-related symptoms. Ann Intern Med. 2005;143(11):845-846.

15. Lethaby A, Ayeleke RO, Roberts H. Local oestrogen for vaginal atrophy in postmenopausal women. Cochrane Database Syst Rev. 2016;(8):CD001500.

16. Modelska K, Cummings S. Tibolone for postmenopausal women: systematic review of randomized trials. J Clin Endocrinol Metab. 2002;87(1):16-23.

17. Kenemans P, Bundred NJ, Foidart JM, Kubista E, von Schoultz B, Sismondi P, et al. Safety and efficacy of tibolone in breast-cancer patients with vasomotor symptoms: a double-blind, randomised, non-inferiority trial. Lancet Oncol. 2009;10(2):135-146.

18. Gass M. Highlights from the latest WHI publications and the latest North American Menopause Society position statement on use of menopausal hormone therapy. Cleve Clin J Med. 2008;75 Suppl4:S13-6.

19. Formoso G, Perrone E, Maltoni S, Balduzzi S, D'Amico R, Bassi C, et al. Short and long term effects of tibolone in postmenopausal women. Cochrane Database Syst Rev. 2012;(2):CD008536.

20. Agarwal P, Britton E. Menopause one-page primer [Internet]. Toronto: DFCM Open; 2014 [capturado em 13 fev. 2018]. Disponível em: https://dfcmopen.com/search/menopause+primer

21. National Institutes of Health. Position statements: estrogen and progestogen use in postmenopausal women. Washington: NIH; 2008.

22. Rossouw JE, Anderson GL, Prentice RL, LaCroix AZ, Kooperberg C, Stefanick ML, et al. Risks and benefits of estrogen plus progestin in healthy postmenopausal women: principal results From the Women's Health Initiative randomized controlled trial. JAMA. 2002;288(3):321-333.

23. Hill DA, Crider M, Hill SR. Hormone therapy and other treatments for symptoms of menopause. Am Fam Physician. 2016;94(11):884-889.

24. National Institute Health and Care Excellence. Menopause overview [Internet]. London: NICE; 2017 [capturado em: 13 fev. 2018]. Disponível em: http://pathways.nice.org.uk/pathways/menopause

25. Santen RJ, Loprinzi CL, Casper RF. Menopausal hot flashes [Internet]. Waltham: UpToDate; 2017 [capturado em 13 fev. 2018]. Disponível em: https://www.uptodate.com/contents/menopausal-hot-flashes?source=history_widget#H73748457

26. Speroff L, Gass M, Constantine G, Olivier S; Study 315 Investigators. Efficacy and tolerability of desvenlafaxine succinate treatment for menopausal vasomotor symptoms: a randomized controlled trial. Obstet Gynecol. 2008;111(1):77-87.

27. Laufer LR, Erlik Y, Meldrum DR, Judd HL. Effect of clonidine on hot flashes in postmenopausal women. Obstet Gynecol. 1982;60(5):583-586.

28. Nedrow A, Miller J, Walker M, Nygren P, Huffman LH, Nelson HD. Complementary and alternative therapies for the management of menopause-related symptoms: a systematic evidence review. Arch Intern Med. 2006;166(14):1453-1465.

29. Krebs EE, Ensrud KE, MacDonald R, Wilt TJ. Phytoestrogens for treatment of menopausal symptoms: a systematic review. Obstet Gynecol. 2004;104(4):824-836.

30. Franco OH, Chowdhury R, Troup J, Voortman T, Kunutsor S, Kavousi M, et al. Use of plant-based therapies and menopausal symptoms: a systematic review and meta-analysis. JAMA. 2016;315(23):2554-2563.

31. Dodin S, Blanchet C, Marc I, Ernst E, Wu T, Vaillancourt C, et al. Acupuncture for menopausal hot flushes. Cochrane Database Syst Rev. 2013;(7):CD007410.

CAPÍTULO 139

Doenças testiculares e escrotais

Roberto Fábio Lehmkuhl

Aspectos-chave

▶ Queixas testiculares devem ser avaliadas o mais breve possível devido à gravidade de alguns desfechos, como perda testicular ou risco de morte.

▶ Na dor testicular aguda, deve-se sempre pensar na possibilidade de torção testicular.

▶ Varicocele pode estar associada à infertilidade, mas em geral é uma alteração benigna, sem necessidade de tratamento.

▶ Tumores são frequentemente massas endurecidas assintomáticas.

Caso clínico

Pedro, 18 anos, é um rapaz introvertido, daqueles que nunca falam de si em uma roda de amigos. Chega ao posto de saúde muito envergonhado, diz que precisa falar urgente com o médico de família e comunidade.

Assim que o médico consegue algum espaço entre suas consultas de rotina, manda chamar Pedro. Ele já conhecia o rapaz há algum tempo – Pedro vinha sempre em consultas por queixas agudas, e também já haviam conversado sobre temas relativos à prevenção, como uso de preservativos e drogas lícitas e ilícitas. O rapaz acha o médico "gente boa" e não hesitou em procurá-lo quando sentiu "algo estranho" na bolsa testicular.

Pedro namora Rosinha há 2 anos: no começo, usavam preservativos, mas, agora que "já confia nela", decidiu parar. Ele trabalha em uma loja de móveis durante o dia e à noite faz faculdade de administração. Mora com os pais. Não tem vícios e faz uso de álcool nos finais de semana, de maneira comedida. Na infância, foi operado por apendicite aguda. Tem as vacinas em dia, dorme pouco e abusa de frituras – inclusive está com excesso de peso.

Chegando à sala de consulta, é ouvido pelo doutor. O rapaz, naquela manhã, havia acordado com dor intensa no testículo direito e notou aumento de volume escrotal. Há anos sentia um leve desconforto, uma sensação de "peso", que o médico tinha chamado de "varizes do testículo" e dito que era "pra ficar tranquilo, que não era nada demais"; todavia, naquela manhã, o incômodo tinha aumentado muito. Sentia-se culpado porque havia tido relações sexuais com outra pessoa há alguns dias e pensava estar com uma infecção sexualmente transmissível (IST).

Teste seu conhecimento

1. Frente a uma pessoa com queixa de dor testicular como Pedro, que não está agendada para o turno de trabalho em questão, qual deve ser a conduta inicial?
   a. Reagendá-lo para horário mais apropriado e dar-lhe a atenção devida
   b. Examiná-lo o mais breve possível frente ao risco de gravidade do caso
   c. Pedir que espere até o fim do turno de trabalho e, aí sim, atendê-lo
   d. Referenciá-lo à emergência mais próxima

2. Ao exame, Pedro apresenta edema escrotal e dor intensa ao toque. Qual manobra de exame físico ajudará no diagnóstico diferencial?
   a. Reflexo cremastérico
   b. Sinal de Prehn
   c. Transiluminação
   d. Manobra de Valsalva

3. Que tratamento deve ser proposto?
   a. Iniciar doxaciclina, 100 mg, via oral 12/12 horas, por 10 dias + ceftriaxone, 250 mg, via intramuscular, dose única, empiricamente, e orientá-lo sobre o uso de preservativos
   b. Encaminhá-lo para avaliação cirúrgica de urgência
   c. Solicitar ultrassonografia testicular com Doppler para diagnóstico diferencial entre torção testicular e orquiepididimite
   d. Tentar reverter a torção manualmente

4. Pedro tem um diagnóstico prévio de varicocele leve e sem sinais de hipotrofia testicular. Nesses casos deve-se:
   a. Sempre tratar cirurgicamente, pois varicocele causa atrofia testicular e oligospermia
   b. Seguir em acompanhamento clínico e apenas referenciar ao urologista em casos relacionados à infertilidade
   c. Seguir em acompanhamento clínico devido ao fato de a varicocele ser um fator de risco para malignidade
   d. Referenciar ao urologista com urgência

5. Homem com 30 anos e queixa de "desconforto" nos testículos. Ao exame, pequena hidrocele e nódulo endurecido testicular. Qual é a conduta mais acertada?
   a. Referenciá-lo ao urologista com urgência
   b. Solicitar ultrassonografia escrotal com Doppler para esclarecer o diagnóstico
   c. Tranquilizar a pessoa e observar a evolução da massa
   d. Iniciar ciprofloxacina, 400 mg, 12/12 horas, por 7 dias

Respostas: 1B, 2A, 3B, 4B, 5A

Do que se trata

Escroto agudo. Dor e edema escrotal de início súbito, podendo acompanhar náuseas, sudorese, inquietação e febre. Significa sempre uma urgência.[1-3]

Desconforto testicular crônico. Presente principalmente na varicocele, que é a dilatação varicosa das veias do plexo pampiniforme,[4] aparece também em alguns tumores.[5]

Massas escrotais não dolorosas. Aumento do tamanho escrotal, de natureza cística ou sólida.[6]

Quando pensar

Escroto agudo

As principais causas de escroto agudo estão listadas no Quadro 139.1, as mais frequentes sendo:

Torção de cordão espermático. A dor é o principal sintoma; tem início súbito, é de grande intensidade e, normalmente, não está relacionada a qualquer evento precipitante.[1,2]

Torção de apêndices testiculares. O quadro clínico se assemelha à torção do cordão espermático, porém cursa com dor e alterações locais de menor intensidade.[1,2]

Epididimites/orquiepididimites. São afecções do epidídimo que podem alastrar-se até os testículos (orquiepididimites) ou afetar apenas estes últimos (orquites).[8] Implantam-se de maneira gradual, geralmente acompanhadas de queixas urinárias ou sintomas gerais, como febre e prostração.[1,8] A divisão anatomoetiológica encontra-se no Quadro 139.2.

Desconforto escrotal crônico

Varicocele. Consiste na dilatação do plexo venoso pampiniforme ao longo do cordão espermático, podendo causar um desconforto crônico.[4]

Neoplasia testicular. Embora tumores testiculares sejam normalmente descritos como indolores, mais de 40% das pessoas reportam dor surda ou sensação de peso.[9]

Massas escrotais não dolorosas

Massas extratesticulares

Císticas

- Hidrocele: consiste no acumulo de líquido entre as lâminas visceral e parietal da túnica vaginal. Pode ser congênita ou secundária a outra patologia testicular.
- Espermatocele/cisto de epidídimo: cistos no epidídimo de conteúdo espermático ou seroso, respectivamente.
- Hematocele: acúmulo de sangue entre a túnica vaginal e a túnica albugínea.

Quadro 139.1 | Principais causas de escroto agudo

- ▶ Torção de cordão espermático
- ▶ Torção dos apêndices testiculares
- ▶ Orquiepididimites
- ▶ Hérnia inguinoescrotal (estrangulada)
- ▶ Hidroceles de rápido aumento
- ▶ Púrpura de Henoch-Schöenlein
- ▶ Trauma escrotal
- ▶ Litíase ureteral (dor irradiada)

Fonte: Adaptado de Beltrán.[7]

Quadro 139.2 | Divisão anatomoetiológica das orquiepididimites

Epididimites/orquiepididimites

- ▶ Por transmissão sexual: *C. trachomatis, N. gonorrhoeae*, bactérias coliformes (intercurso sexual por via anal)
- ▶ Por refluxo da uretra prostática: *E. coli*

Orquites

- ▶ Orquiteurliana: secundária à parotidite viral
- ▶ Outras orquites virais: secundárias ao vírus *influenza*, ao EBV, à varicela, ao *Echovirus* e ao *Coxsackie*.

EBV, vírus Epstein-Barr.
Fonte: Adaptado de Beltrán[7] e Trojian e colaboradores.[8]

Sólidas

- Hérnia inguinoescrotal.
- Tumores de epidídimo, do cordão espermático e da túnica albugínea: raros, a maioria benignos.[6,10]

Massas intratesticulares

Frequentemente correspondem a neoplasias testiculares, em geral, malignas. Tumores benignos são raros, menos de 2% dos tumores.[5]

O que fazer

Anamnese

Com os dados de anamnese, é possível uma boa aproximação diagnóstica. Sugere-se o método clínico centrado na pessoa por demonstrar um incremento na obtenção de informações, facilitar a abordagem de questões delicadas e trazer maior satisfação à pessoa atendida.[11,12]

No diagnóstico diferencial de quadros de dor e edema escrotal (escroto agudo), a semelhança de apresentação dificulta a distinção entre orquiepididimites e torção testicular.[8]

Quanto à idade, orquiepididimites em geral ocorrem em homens sexualmente ativos ou em homens mais velhos com dificuldades urinárias. Elas correspondem a 1 entre cada 144 consultas ambulatoriais de homens entre 18 e 50 anos.[8] Embora a torção testicular possa ocorrer em qualquer idade, o pico de incidência é entre 12 e 18 anos, seguido do período neonatal; é rara depois dos 35 anos e, com exceção do período neonatal, antes dos 8 anos.[2] Apresenta incidência de 1 entre 4.000 homens com menos de 25 anos e corresponde a quase 70% dos casos de escroto agudo em menores de 15 anos. A torção do apêndice testicular normalmente ocorre entre 7 e 14 anos de idade e é rara depois dos 20 anos.[2]

Quanto à clínica, a epididimite frequentemente se apresenta com quadro de dor testicular, iniciando no epidídimo, unilateral e associada a edema escrotal. A dor pode tornar-se intensa e espalhar-se para o testículo adjacente. Sintomas de infecção do trato urinário inferior, como febre, frequência, urgência, hematúria e disúria, podem estar presentes.[8] Na torção testicular, a dor é súbita, unilateral, de grande intensidade e acompanhada de náuseas e vômitos.[2]

A maioria das orquites é de origem viral e apresenta-se com dor testicular de início abrupto, primariamente unilateral, e edema escrotal. Entre 20 e 30% dos casos são secundários à parotidite ("caxumba"), aparecendo 4 a 7 dias após acometer a parótida.[7]

A *varicocele* é caracteristicamente descrita como um desconforto persistente, ou a sensação de peso (raramente dor), que é aliviado quando a pessoa deita.[9] A incidência varia com a idade, sendo 7,2% em indivíduos entre 2 e 19 anos, entre 10 e 25% após os 20 anos, e 42,9% em pacientes idosos (mediana de 60 anos).[4]

As *massas escrotais* são detectadas normalmente durante o autoexame, após trauma testicular ou pelo parceiro sexual.[5] A taxa de crescimento da massa é um dado importante a ser investigado.

Com relação às massas císticas, a hidrocele é comum em recém-nascidos (RNs), mas, com frequência, resolve-se espontaneamente no primeiro ano de vida.[6,10] No adulto, pode ser secundária a outra patologia escrotal, como infecção, torção ou tumor.[2,5,7] Hematocele é em geral o resultado de trauma direto ao escroto, com subsequente dor e tumoração semelhante à hidrocele.[6]

O câncer testicular é a causa mais comum de massas intratesticulares.[5,6,13] Apesar de descrito como assintomático, alguns pacientes podem queixar-se de desconforto, dor difusa ou sensação de peso. É o câncer mais comum em homens dos 20 aos 35 anos, corresponde a 1 a 2% de todos os cânceres, com uma incidência de 4 casos para cada 100.000. Antecedentes de criptorquidia aumentam o risco entre 2,5 a 20 vezes.[5]

Exame físico

A anatomia do escroto é fácil de ser avaliada pelo exame físico. A inspeção, a palpação e a transiluminação levam a um acurado diagnóstico diferencial na maioria dos casos.[6] Tamanho, forma, temperatura, sensibilidade, mobilidade, consistência e textura são parâmetros a serem avaliados.

> **Antes de examinar**
>
> Manobras de exame físico que você precisa saber:
>
> ▶ *Transiluminação*: exame do interior de uma cavidade natural do corpo mediante uma forte luz, que a ilumina por dentro e passa através de suas paredes; demonstra a passagem da luz através da coluna líquida comparado com a não transmissão através de um testículo ou massa sólida.
>
> ▶ *Reflexo cremastérico*: contração do músculo cremastérico e elevação do testículo ipsilateral após estímulo na face medial da coxa.
>
> ▶ *Sinal de Prehn*: alívio de quadro doloroso ao elevar a bolsa testicular do lado afetado. Não é patognomônico.
>
> ▶ *Sinal do ponto azul*: coloração azulada na área do apêndice testicular. Indica infarto e necrose local.

O exame físico é fundamental na diferenciação entre as causas de *escroto agudo*, principalmente entre torção testicular e orquiepididimites. Na inspeção, pode-se observar a orientação testicular: longitudinal (normal) nas orquiepididimites e, não raro, transversal na torção testicular. Edema e dor durante a palpação são observados precocemente e progridem para uma hidrocele reativa e hiperemia da parede escrotal na torção testicular. Na epididimite, o epidídimo (localizado posterolateral ao testículo) é amolecido e edemaciado inicialmente e, com frequência, endurecido em estágios mais tardios. Isso pode progredir com edema testicular (orquite), hidrocele reativa e hiperemia da parede escrotal mimetizando torção testicular.[8,10]

O reflexo cremastérico está presente na epididimite, na orquite e na torção do apêndice testicular, mas é quase sempre ausente na torção testicular.[2,14–16]

Ao elevar o lado escrotal afetado, a dor tende a aliviar nas orquiepididimites e a se manter/exacerbar nas torções (sinal de Prehn).[10]

Na torção do apêndice testicular, hidrocele reativa, dor à palpação ou uma coloração azulada na área do apêndice testicular (sinal do ponto azul) são achados frequentes.[8]

Varicocele é mais comum em homens altos, magros e ocorre no lado esquerdo em 80 a 90% dos casos.[6,9] A descrição típica é como uma "bolsa de vermes", uma massa de veias dilatadas e tortuosas situadas acima do testículo. São mais facilmente palpáveis na posição supina e com o auxílio da manobra de Valsalva.[4,17]

Uma manobra importante na avaliação das *massas escrotais* é a transiluminação.[2] Na hidrocele, encontra-se uma massa não dolorosa cheia de líquido, confinada ao escroto e com transiluminação positiva.[6] A espermatocele e os cistos de epidídimo se apresentam de modo semelhante, com um ou mais nódulos macios no epidídimo, palpados como massa distinta dos testículos e transiluminação nem sempre positiva.[6] A hematocele se apresenta de modo similar, embora não tão permeável à transiluminação, pela presença de sangue em vez de líquido seroso. Quando esta é secundária a trauma, pode ser encontrado equimose ou hematoma na parede do escroto.[2]

Massas intratesticulares são normalmente de consistência endurecida, indolores e com transiluminação negativa.[5,13]

A Figura 139.1 esquematiza as alterações de exame físico de algumas patologias escrotais.

Exames complementares

Os exames complementares só devem ser solicitados para confirmar suspeitas de anamnese/exame físico. Mesmo assim, em casos de suspeita de torção testicular, eles não devem atrasar a avaliação cirúrgica.

Entre os exames laboratoriais, a análise qualitativa de urina e a urocultura (preferencialmente a amostra do primeiro jato urinário) podem mostrar a presença de leucocitúria, de bacteriúria e de hematúria, que são frequentes nas causas infecciosas e podem ajudar a diferenciar epididimite de torção testicular. A análise da secreção uretral pode mostrar leucócitos e bactérias, demonstrando uretrite e possível infecção gonocócica (ver Cap. 140). O hemograma pode evidenciar leucocitose com desvio à esquerda nas orquiepididimites. Proteínas de fase aguda, como

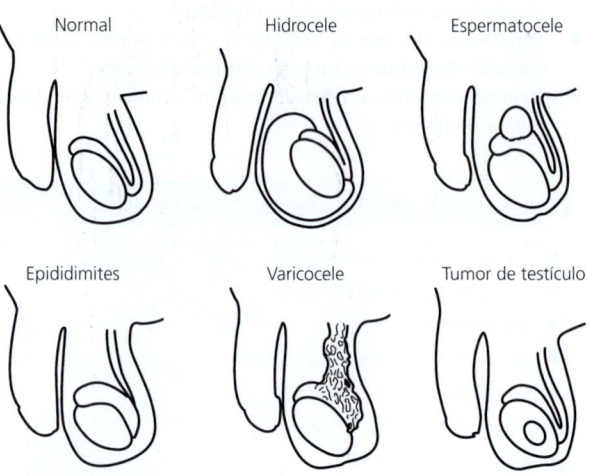

▲ **Figura 139.1**
Exame físico esquemático de patologias escrotais.
Fonte: Béltran.[7]

a proteína C-reativa e a velocidade de hemossedimentação (VHS), tendem a estar elevadas na epididimite.[8]

Em algumas unidades de saúde, estão presentes fitas reagentes para exame rápido de urina: se disponíveis, esse exame pode mostrar a presença de nitrito, leucócitos e sangue na urina sugerindo infecção (mas este achado não é diagnóstico).[18]

Entre os exames de imagem, a ultrassonografia (US) testicular com Doppler pode ser útil. Nas patologias extratesticulares, ela pode confirmar o diagnóstico, como na hidrocele, na espermatocele e na varicocele. Na varicocele, tem sensibilidade e especificidade superiores a 90%.[4] Nas testiculares, demonstra a normalidade do parênquima em caso de torção e orquite; e uma aparência heterogênea em casos de carcinoma. Nesses casos, o Doppler é necessário, pois mostrará um fluxo de sangue diminuído na torção testicular, normal ou aumentado no carcinoma; e aumentado nas orquiepididimites (B).[6,19] Na torção testicular, a US tem sensibilidade de 86 a 88% e especificidade de 90 a 100%.[7,20]

Conduta proposta

Tratamento

Escroto agudo

Um terço dos pacientes com escroto agudo apresenta torção do cordão espermático. Deve-se sempre pensar nessa possibilidade porque a hesitação pode levar à perda do testículo.[1]

Orquiepididimites

- Geral. Analgésicos, anti-inflamatórios não esteroides, elevação escrotal, limitação das atividades e uso de compressas frias (D).[8,21]
- Clamídia e gonorreia. Ciprofloxacina, 500 mg, via oral, dose única, ou ceftriaxone, 250 mg, via intramuscular, dose única (gonorreia) + azitromicina, 1.000 g, em dose única (D), ou doxaciclina, 100 mg, de 12/12 horas, por 10 dias.[17,21,22]
- Microrganismos entéricos. Ofloxacina 300 mg, 12/12 horas, por 10 dias, ou levofloxacina, 500 mg, 1x/dia, por 10 dias (D).[19,22]
- Orquites virais (tratamento sintomático). Analgesia, repouso e uso de bolsas de água fria ou quente para alívio da dor. Quando associadas à parotidite, resolvem-se em 3 a 10 dias (D).[8,10]
- Devem ser referenciados ao hospital os casos de infecção severa, de bacteremia ou de sepse, de incapacidade de tomar medicações por via oral devido a náusea ou vômitos, e quando há suspeita da necessidade de intervenção cirúrgica, como no abscesso testicular ou na gangrena de Fournier.[21]

Torção testicular e torção de anexos testiculares

- O referenciamento à emergência cirúrgica deve ser imediato (B).[1,2,8,19] Pela dificuldade em distinguir os quadros de torção testicular e de anexos testiculares, a conduta deve ser a mesma para ambos.[2]
- Manobras manuais no atendimento precoce podem reposicionar o testículo, desfazendo a torção, com alívio imediato da dor. Contudo, a torção parcial pode persistir e esses pacientes devem ser operados logo que possível (C).[1,2]

Varicocele

- Geral. Elevar os membros inferiores e evitar ficar de pé por períodos prolongados aliviam o quadro (D).[7]
- Casos leves. Analgésicos e suspensórios testiculares (D).[4,7]
- Desconforto importante ou associado à infertilidade. Correção cirúrgica (C).[4,7,17] Referenciar ao urologista.

Massas extratesticulares

Císticas

- Geral. O tratamento definitivo é cirúrgico. Caso o tamanho não seja grande e não ocasione incômodo, a abstenção terapêutica é uma opção válida.[7]
- Hidrocele. Na criança, referenciar ao urologista se persistir após o primeiro ano. No adulto, é recomendada investigação para exclusão de doenças de base de maior gravidade, como infecção, tumor ou torção testicular (D).[1,2,5,8]
- Hematocele. Referenciar ao urologista com urgência para avaliar a integridade do testículo.[1,2]

Sólidas

- Referenciar ao urologista.[6]

Massas intratesticulares

Câncer testicular. Orquiectomia inguinal radical. Outras opções incluem observação, dissecção dos linfonodos retroperitoneais, rádio ou quimioterapia. Referenciar ao urologista ou oncologista com urgência.[5,6]

Quando referenciar

Orientações sobre quando referenciar o paciente estão descritas no item Tratamento, supramencionado.

> **Erros mais frequentemente cometidos**
>
> ▶ Não examinar a pessoa.
> ▶ Diagnosticar como orquiepididimite um quadro de torção testicular. A consequência será a perda do testículo.
> ▶ Atrasar o tratamento de uma patologia grave pelo exagero em exames diagnósticos.
> ▶ Não orientar a pessoa sobre o curso de sua patologia e não tranquilizá-la diante de alterações de curso benigno (varicocele, cistos).
> ▶ Não seguir em acompanhamento e não abordar questões preventivas (orquiepididimites, tumores).

Prognóstico e complicações possíveis

Torção testicular. Transcorridas 6 horas da torção, a isquemia pode levar à atrofia testicular.[1,2]

Orquiepididimites. Em raros casos, pode evoluir para a formação de abscesso e necessitar de tratamento hospitalar.

Edema escrotal. Pode demorar até 6 semanas para resolver completamente, mas, depois de 3 a 5 dias de antibióticos, a dor deve estar substancialmente melhor, e o escroto deve estar menos eritematoso.[18]

Varicocele. Pode levar à oligospermia e à infertilidade.[4,6]

Massas císticas. A principal complicação é a infecção, ainda que rara.

Tumores testiculares. Bom prognóstico. Com diagnóstico precoce, sem metástases, a taxa de cura é de aproximadamente 99%. Em pessoas com doença metastática, a taxa de sobrevida em 5 anos varia de 91 a 96%.[5]

Atividades preventivas e de educação

Atividades gerais. Seguimento periódico para os homens com antecedentes de criptorquidia, orquidopexia ou atrofia testicular. Aconselhar adolescentes e adultos jovens a procurar atendimento médico urgente ante aos sintomas de dor testicular, edema e sensação de peso. Não existem evidências, atualmente, que indiquem benefício com o autoexame testicular.[4]

Orquiepididimites. Aconselhar sobre o uso de preservativos, oferecer avaliação para ISTs, enfatizar a adesão ao tratamento, notificar/convocar parceiros, facilitar/agendar retorno.[7,8,19,22]

Tumores testiculares. É importante o seguimento pós-tratamento, que inclui discussão sobre a fertilidade futura (em geral diminuída), o risco de recorrência e as complicações do tratamento (leucemia e aumento do risco cardiovascular).[5]

Papel da equipe multiprofissional

O papel do enfermeiro é fundamental diante dos distúrbios testiculares e escrotais. Em geral, é uma das figuras mais acessíveis à comunidade e também o responsável dentro da equipe por atividades socioeducativas e de vigilância epidemiológica. No caso de uma torção testicular, o acesso ao diagnóstico e a seu pronto tratamento é vital para a integridade do órgão, sendo o profissional de enfermagem quem normalmente será procurado para orientar sobre essas queixas e sobre a urgência de avaliação médica.[3] Nas orquiepididimites, orientar sobre ISTs, monitorar a adesão, facilitar o acesso para parceiros e para retorno são tarefas necessárias nas quais o profissional de enfermagem pode prestar grande ajuda.[21] Nos casos de criptorquidia, orquidopexia e atrofia testicular, o acompanhamento do enfermeiro é importante para o prognóstico destes pacientes, monitorando os casos e orientando os envolvidos.[21]

ÁRVORE DE DECISÃO

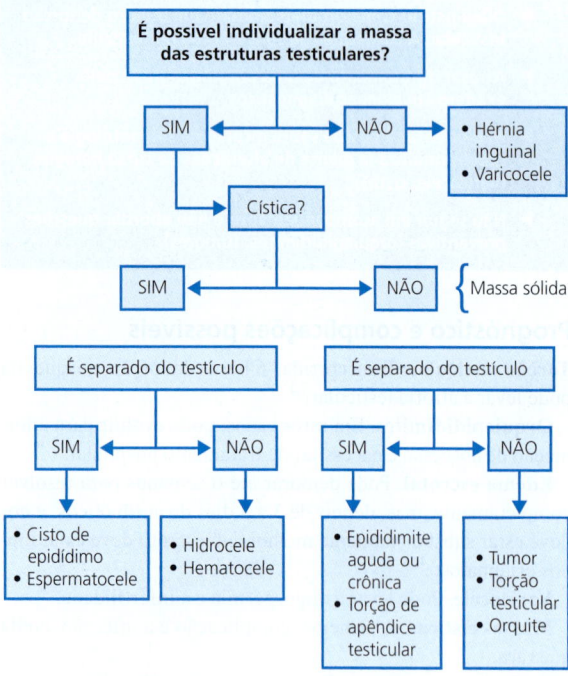

▲ **Figura 139.2**
Fluxograma para diagnóstico diferencial de massas escrotais.
Fonte: Adaptada de Simon.[23]

REFERÊNCIAS

1. Sociedade Brasileira de Urologia. Escroto agudo: diagnóstico e tratamento. Brasília: AMB; 2006.
2. Ringdahl E, Teague L. Testicular torsion. AmFamPhysician. 2006;74(10):1739-1743.
3. Wampler SM, Llanes M. Common scrotal and testicular problems. Prim Care. 2010;37(3):613-626.
4. Sociedade Brasileira de Urologia. Varicocele. Brasília: AMB; 2008.
5. Shaw J. Diagnosis and treatment of testicular cancer. Am Fam Physician. 2008;77(4):469-474.
6. Tiemstra JD, Kapoor S. Evaluation of scrotal masses. Am Fam Physician. 2008;78(10):1165-1170.
7. Beltrán J. Alteraciones en los genitales masculinos. In: Boquet EJ. Guia de actuacion em atencion primaria. Barcelona: Semfyc; 2006.
8. Trojian TH, Lishnak TS, Heiman D. Epididymitis and orchitis: an overview. Am Fam Physician. 2009;79(7):583-587.
9. Kapoor S, Nargund VH. Diagnosing testicular pain. Practitioner. 2002;246(1641):792-4, 9-800.
10. Chin JL. Testicular and scrotal problems. In: McWhinney I, editor. Oxford textbook of primary care. Oxford: Oxford University; 2005.
11. Lopes JMC. A pessoa como centro do cuidado: a abordagem centrada na pessoa no processo de produção do cuidado médico em serviço de atenção primária a saúde [dissertação]. Porto Alegre: UFRGS; 2005.
12. Lehmkuhl RF, Plentz FD, Lopez JMC. A residência de medicina de família e comunidade e o método clínico centrado na pessoa: há mudança na prática clínica? Porto Alegre: GHC; 2009.
13. Bosl GJ, Motzer RJ. Testicular germ-cellcancer. N Engl J Med. 1997;337(4):242-253.
14. Rabinowitz R. The importance of the cremasteric reflex in acute scrotal swelling in children. J Urol. 1984;132(1):89-90.
15. Kadish HA, Bolte RG. A retrospective review of pediatric patients with epididymitis, testicular torsion, and torsion of testicular appendages. Pediatrics. 1998;102(1 Pt 1):73-76.
16. Schmitz D, Safranek S. Clinical inquiries. How useful is a physical exam in diagnosing testicular torsion? J Fam Pract. 2009;58(8):433-434.
17. Rakel R, editor. Textbook of family medicine. 7th ed. Philadelphia: Saunders; 2007.
18. Stewart A, Ubee SS, Davies H. Epididymo-orchitis. BMJ. 2011;342:d1543.
19. Center of Disease Control and Prevention. Sexually transmitted diseases: treatment guidelines 2010. Washington: CDC; 2010.
20. Lam WW, Yap TL, Jacobsen AS, Teo HJ. Colour Doppler ultrasonography replacing surgical exploration for acute scrotum: myth or reality? Pediatr Radiol. 2005;35(6):597-600.
21. Taylor SN. Epididymitis. Clin Infect Dis. 2015;61 Suppl 8:S770-3.
22. Brasil. Ministério da Saúde. Manual de controle de doenças sexualmente transmissíveis e Aids. 3. ed. Brasília: MS; 1999.
23. Simon C, editor. Oxford handbook of general practice. 3rd ed. Oxford: Oxford University; 2002.

CAPÍTULO 140

Infecções sexualmente transmissíveis

Carolina Fajardo
Luiza Cromack

Aspectos-chave

- A Organização Mundial de Saúde (OMS)[1] estima que 500 milhões de casos novos de infecções sexualmente transmissíveis (ISTs) curáveis (gonorreia, clamídia, sífilis e tricomoníase) acontecem por ano na população mundial. As estimativas sobre as ISTs de origem viral também são muito preocupantes, pois se estimam que 530 milhões de pessoas no mundo estejam infectadas com o vírus do herpes genital e que mais de 290 milhões de mulheres estejam infectadas pelo papilomavírus humano (HPV).
- O Ministério da Saúde (MS)[2] recomenda a abordagem integral das ISTs, combinando, quando disponível, o rastreamento e o tratamento das ISTs assintomáticas e o uso de fluxogramas nas ISTs sintomáticas, utilizando laboratório complementar. Deve ser realizado o acolhimento e o atendimento imediatos da pessoa, a fim de quebrar o ciclo de transmissão, pois um agendamento para outro momento facilitaria o desperdício da oportunidade de tratamento e vínculo. Uma das consequências do tratamento inadequado das ISTs é que a infecção pode tornar-se subclínica e o portador permanecer transmitindo a doença.
- Entre os homens, as ISTs podem causar também infertilidade, carcinoma de pênis e de ânus, entre outras complicações.
- As ISTs são geralmente assintomáticas, e inclusive as pessoas que apresentam sintomas muitas vezes não reconhecem que a causa seja provavelmente uma IST, o que perpetua a cadeia de transmissão.

Caso clínico

Vanessa, 17 anos, é estudante do 9° ano. Há 7 dias, notou surgimento de secreção vaginal espessa, amarelada, com odor desagradável. Refere eventualmente notar sangramento pós-coito e nega outros sinais ou sintomas, bem como quadros semelhantes anteriormente. Ela usou, por orientação do balconista da farmácia, um creme vaginal do qual não sabe o nome, sem melhora do quadro. Refere ter ciclos menstruais regulares. Menarca aos 12 anos. Coitarca aos 15 anos. Não usa preservativo nas relações sexuais, pois namora o mesmo rapaz (Pedro, 18 anos, soldado do exército), há 1 ano. G1P0A1. Ela diz que nunca fez exame de rastreamento do câncer de colo uterino. Também nega etilismo ou tabagismo.

Teste seu conhecimento

1. Qual é a principal hipótese diagnóstica quanto à secreção vaginal?
   a. Candidíase vaginal
   b. Secreção vaginal fisiológica
   c. Cervicite
   d. Vaginose

2. Com base na história de Vanessa, qual é o dado mais importante quanto ao possível diagnóstico de IST?
   a. Sexarca precoce
   b. Multiplicidade de parceiros
   c. Não utilização de preservativo
   d. Não realização de exame de Papanicolau

3. Com base nesta história, que conduta você deve tomar em relação ao parceiro?
   a. Não há necessidade de nenhuma abordagem
   b. Encaminhar uma prescrição por Vanessa
   c. Solicitar atendimento para ele
   d. Mandar orientações por Vanessa

4. Qual dos exames complementares não precisa ser solicitado?
   a. Sorologia para sífilis
   b. Sorologia anti-HIV
   c. Sorologia para hepatite
   d. Teste imunológico de gravidez

5. Qual exame fará o diagnóstico diferencial entre vaginose e cervicite?
   a. Palpação do abdome
   b. Punho-percussão lombar
   c. Toque bimanual
   d. Exame especular

Respostas: 1C, 2C, 3C, 4D, 5D

Do que se trata

As ISTs são um importante problema de saúde pública, com magnitude reconhecida em todo o mundo, embora o registro de seus números nem sempre sejam precisos. Apesar das inconsistências em relação aos números de casos das ISTs, a incidência tem aumentado tanto na população geral como entre os adolescentes, causando até 17% das perdas econômicas por doenças nos países em desenvolvimento.[1] Fatores como vergonha, medo e dificuldade de acesso aos serviços de saúde ampliam o risco de complicações e dificultam sua prevenção.

Cabe destacar que medidas de educação em saúde, pronto acesso ao diagnóstico e tratamento e ampliação ao acesso aos preservativos são de eficácia comprovada em todo o mundo para a prevenção das ISTs.

A denominação doença sexualmente transmissível (DST) foi substituída no Brasil por infecção sexualmente transmissível (IST) pelo Decreto nº 8.901/2016, que modifica o nome do departamento responsável, para explicitar que nem sempre se tem sinais e sintomas.

Quando pensar

A relação das ISTs com doença inflamatória pélvica (DIP), prenhez ectópica, cânceres e infecções congênitas é bem documentada. Sua transmissão vertical, principalmente em se tratando da sífilis, além de abortamento e morte intrauterina, pode levar à cegueira, à surdez, à deficiência mental e a malformações do feto.

No Brasil, em 2015, observaram-se, a partir de dados de vigilância epidemiológica, 33.365 casos de sífilis em gestantes, uma taxa de detecção de 11,2 casos de sífilis em gestantes por mil nascidos-vivos, 19 mil casos de sífilis congênita em neonatos e uma incidência de 6,5 casos de sífilis congênita por mil nascidos-vivos.[3]

Sobre os agentes etiológicos das ISTs, em pesquisa publicada pelo MS (2008) com homens e mulheres que procuraram atendimento com suspeita de IST, houve 14,4% de prevalência de ISTs bacterianas e 41,9% de virais.[4]

Provável IST: quando pessoas que têm relações sexuais sem uso de preservativo se apresentam nos serviços de saúde com algum dos seguintes sinais e sintomas: lesões genitais, corrimentos vaginal e/ou uretral, vesículas e/ou verrugas genitais, edema e/ou dor escrotal.

O que fazer

Atualmente, o principal a fazer é a abordagem integral das ISTs, combinando, quando disponível, o rastreamento e o tratamento das assintomáticas e o uso de fluxogramas nas sintomáticas, utilizando laboratório complementar.

A disponibilidade de novas tecnologias, como os testes rápidos para sífilis e HIV, facilitou o diagnóstico e o tratamento das ISTs assintomáticas: a abordagem das pessoas com sintomas se tornou mais resolutiva e pode ser muito bem conduzida no âmbito da atenção primária à saúde (APS).

É estratégia do MS a implantação dos testes rápidos para diagnóstico de HIV e triagem de sífilis nas Unidades Básicas de Saúde (UBS) como forma de ampliação do acesso ao diagnóstico e ao tratamento adequados. Com essa estratégia, evita-se que uma pessoa com IST deixe de fazer o tratamento adequado caso tenha de agendar consulta para outro horário.

A abordagem integral das ISTs associada à abordagem centrada na pessoa são estratégias importantes ao lidar com a pessoa com IST, uma vez que ambas colaboram para aumentar a adesão ao tratamento proposto em cada situação e facilitam a adoção de medidas de prevenção.

Abordagem centrada na pessoa com suspeita de infecção sexualmente transmissível

O método clínico centrado na pessoa (MCCP)[5] faz parte das competências essenciais do médico de família e comunidade.[6] Sua aplicação na abordagem frente à suspeita de IST é exemplificada a seguir.

- **Primeiro componente – Explorando a saúde, a doença e a experiência da doença:**
  Doença. Reconhecer os sintomas de IST, o tempo de evolução, história prévia de outras infecções, fatores de vulnerabilidade às ISTs (gênero, uso de drogas psicoativas, práticas sexuais inseguras), realizar de maneira criteriosa o exame físico e o exame ginecológico, para identificar desde manifestações sistêmicas das ISTs até alterações no aparelho genital, como corrimentos, verrugas e úlceras.
  Experiência da doença. As pessoas com IST têm vários sentimentos em relação a esse diagnóstico, sendo fundamental que o médico avalie esses sentimentos de maneira cuidadosa.

- **Segundo componente – Entendendo a pessoa como um todo (o indivíduo, a família e o contexto):**
  Indivíduo. É parte importante do aconselhamento pré-teste avaliar a percepção de risco do indivíduo. Muitas vezes, a pessoa tem relações sexuais sem preservativo por achar que não está em risco, pois "conhece seu parceiro/a", algo comum em relacionamentos mais longos.
  Família. A abordagem da pessoa com suspeita de IST traz questões familiares importantes, como a fidelidade conjugal, o uso de preservativo e a possibilidade de negociação, a submissão de gênero das mulheres (muitas vezes vítimas de violência), além da possibilidade da transmissão vertical no caso de gestantes. Isso exige muito cuidado e atenção por parte do médico de família e comunidade.
  Contexto. É importante lembrar-se de que alguns grupos podem ter vulnerabilidade acrescida às ISTs, tais como, adolescentes e jovens, mulheres, questões de gênero, parceiras de usuários de drogas, profissionais do sexo, caminhoneiros, entre outros.

- **Terceiro componente – Elaborando um plano conjunto para o manejo dos problemas:**
  O esclarecimento de que se trata de uma infecção transmitida pela relação sexual é fundamental para facilitar a adesão ao tratamento, a adoção de medidas de prevenção e a captação da parceria. O profissional deve colocar-se à disposição para o atendimento e acordar a melhor forma de abordagem para minimizar possíveis conflitos, evitando culpabilizações. Ele deve também garantir o sigilo e a confidencialidade do atendimento. O mesmo esquema terapêutico deve ser utilizado na abordagem da parceria.

- **Quarto componente – Intensificando o relacionamento entre pessoa e médico:**
  É importante que o profissional ouça mais do que fale. As ISTs trazem muitas dúvidas e angústias. A questão da prevenção também deve ser colocada de forma não impositiva, para que a pessoa possa refletir sobre sua adoção com sua

parceria, entendendo que é o método mais eficaz para prevenção das ISTs. É fundamental que a pessoa se sinta à vontade para, ao retornar, falar sobre as reais dificuldades que teve na adoção de medidas de prevenção, bem como trazer sua parceria se quiser.

Com adolescentes, também é importante reforçar seu direito ao sigilo e confidencialidade no atendimento. Lembrar-se de que os jovens consideram estáveis relacionamentos de semanas; perguntar sobre o consumo de álcool e outras drogas.

- **Componente Prevenção e Promoção***

O aconselhamento pré-teste deve fazer parte de todo atendimento à pessoa com suspeita de IST, pois há indicação para o teste rápido para HIV, tendo em vista que a existência de uma IST pode aumentar em até 18 vezes a possibilidade de contaminação pelo vírus. Lembrar-se de que este teste só pode ser realizado mediante consentimento da pessoa.

Fazem parte do aconselhamento importantes ações de promoção de saúde e prevenção de doenças, como ouvir as preocupações da pessoa, propor questões que facilitem a reflexão sobre elas, prover informação quanto aos possíveis resultados, dar apoio emocional e auxiliar na tomada de decisão para adotar medidas que possam levar a uma melhor qualidade de vida. Para tanto, é necessário que a pessoa reconheça suas vulnerabilidades e possa avaliar seus riscos em relação às ISTs. A troca de informação sobre o tema e o esclarecimento de dúvidas são fundamentais, bem como a demonstração do uso correto dos preservativos e sua oferta. É importante reforçar que o preservativo deve ser usado em todas as relações sexuais, antes de qualquer penetração.

Nunca esquecer-se de que tais questões serão revisadas no aconselhamento pós-teste, no momento da entrega dos resultados de exames: essa etapa é importante, independentemente do resultado positivo ou negativo, sendo um momento oportuno para realizar a prevenção.

- **Componente: Sendo realista***

Considerar a necessidade de cada pessoa individualmente, ou seja, se for preciso mais tempo para abordar as questões relacionadas ao diagnóstico de uma IST, deve-se providenciá-lo.

As ISTs devem ser consideradas um problema prioritário, que precisa de acolhimento sempre que as pessoas procuram os serviços de saúde, com objetivo de não perder a oportunidade do tratamento adequado.

Conduta proposta

A conduta proposta será a prevenção combinada das ISTs, que contempla tanto ações de prevenção quanto de assistência, distribuídas em três áreas estratégicas com os seguintes componentes: prevenção individual e coletiva, oferta de diagnóstico e tratamento para ISTs assintomáticas (com laboratório) e manejo de IST sintomáticas com uso de fluxogramas (com e sem laboratório).[2]

A oferta de diagnóstico e tratamento para ISTs assintomáticas é a estratégia para o rastreamento e o tratamento de sífilis latente recente e tardia, infecções por *N. gonorrhoeae* e *C. trachomatis* em mulheres, HIV e hepatites virais B e C.

Serão apresentados a seguir fluxogramas para o manejo de IST, abrangendo a detecção e o tratamento das que se apresentam sob a forma de úlceras genitais, corrimento uretral, DIP e verrugas anogenitais. A abordagem do corrimento vaginal está especificamente detalhada no Cap. 135, Corrimento vaginal.

Úlcera genital

A úlcera genital representa um achado dos mais prováveis relacionados à IST e tem diferentes formas de apresentação e agentes etiológicos. Dessa forma, o fluxograma da Figura 140.1 auxilia na diferenciação causal e no manejo diagnóstico e terapêutico.

Herpes genital

A herpes genital é causada pelo vírus herpes simples (HSV) tipos 1 e 2. O HSV1 predomina como causador das lesões genitais, e o HSV2, das lesões periorais.

A maioria das infecções é subclínica (63-87%).[2] Sua evolução é caracterizada por surtos recorrentes com sinais e sintomas menos intensos do que da infecção primária. Além da maior intensidade dos sintomas do primeiro episódio, esse costuma ser mais longo (2-6 semanas) do que as recorrências (que podem durar poucos dias). Nas pessoas vivendo com HIV/Aids (PVHA), as manifestações são mais dolorosas, atípicas e com maior duração.

Caracteriza-se por pequenas lesões ulcerativas na região anogenital, que foram precedidas por lesões vesiculosas isoladas ou agrupadas em "cacho", sobre base eritematosa, cujo aparecimento, por sua vez, foi precedido de ardor ou prurido, associado ou não à presença de células gigantes com inclusões intranucleares (de Tzank) (identificados por exame microscópico direto do líquido vesiculoso ou sorologia positiva para HSV 1 ou 2). Pode haver corrimento vaginal e/ou uretral. Pode ser identificado período prodrômico com ardor, sensibilidade local, dor, prurido e hiperemia. A primoinfecção tem quadro mais exuberante e acompanhado de sintomas gerais, tais como febre, mal-estar, adinamia e disúria.

Em gestantes, aumenta o risco de complicações obstétricas, e a presença de lesões ativas pode indicar a via alta de parto, a fim de evitar a transmissão no canal do parto.

O tratamento é ineficaz em relação à cura, tendo por objetivo diminuir a intensidade e a duração dos surtos. Além disso, tem muita relação com aspectos emocionais do paciente, que podem ser avaliados de maneira adequada seguindo os princípios da medicina centrada na pessoa.[5] O tratamento para as úlceras genitais de origem herpética está apresentado na Tabela 140.1

Na Tabela 140.2, são apresentadas a primeira e a segunda opção de tratamento para cancroide, linfogranuloma venéreo e donovanose. É importante destacar as particularidades de tratamento para PVHA, gestantes, lactantes e crianças.

Corrimento uretral

O corrimento uretral é uma manifestação das uretrites e pode também estar acompanhado de disúria, dor, eritema e prurido uretral. O fluxograma de abordagem frente à queixa de corrimento uretral e o tratamento proposto são apresentados na Figura 140.2 e na Tabela 140.3, respectivamente.

Gonorreia e clamídia em mulheres: cervicites

Cervicite mucopurulenta (ou endocervicite) é uma IST caracterizada pela inflamação da mucosa endocervical. Os agentes etiológicos mais frequentes são *C. trachomatis* e *N. gonorrhoeae*. Os principais fatores de risco associados são os mesmos relacio-

---

*Estes dois componentes foram suprimidos da sistematização do MCCP, mas foram mantidos neste capítulo por serem relevantes ao tema.

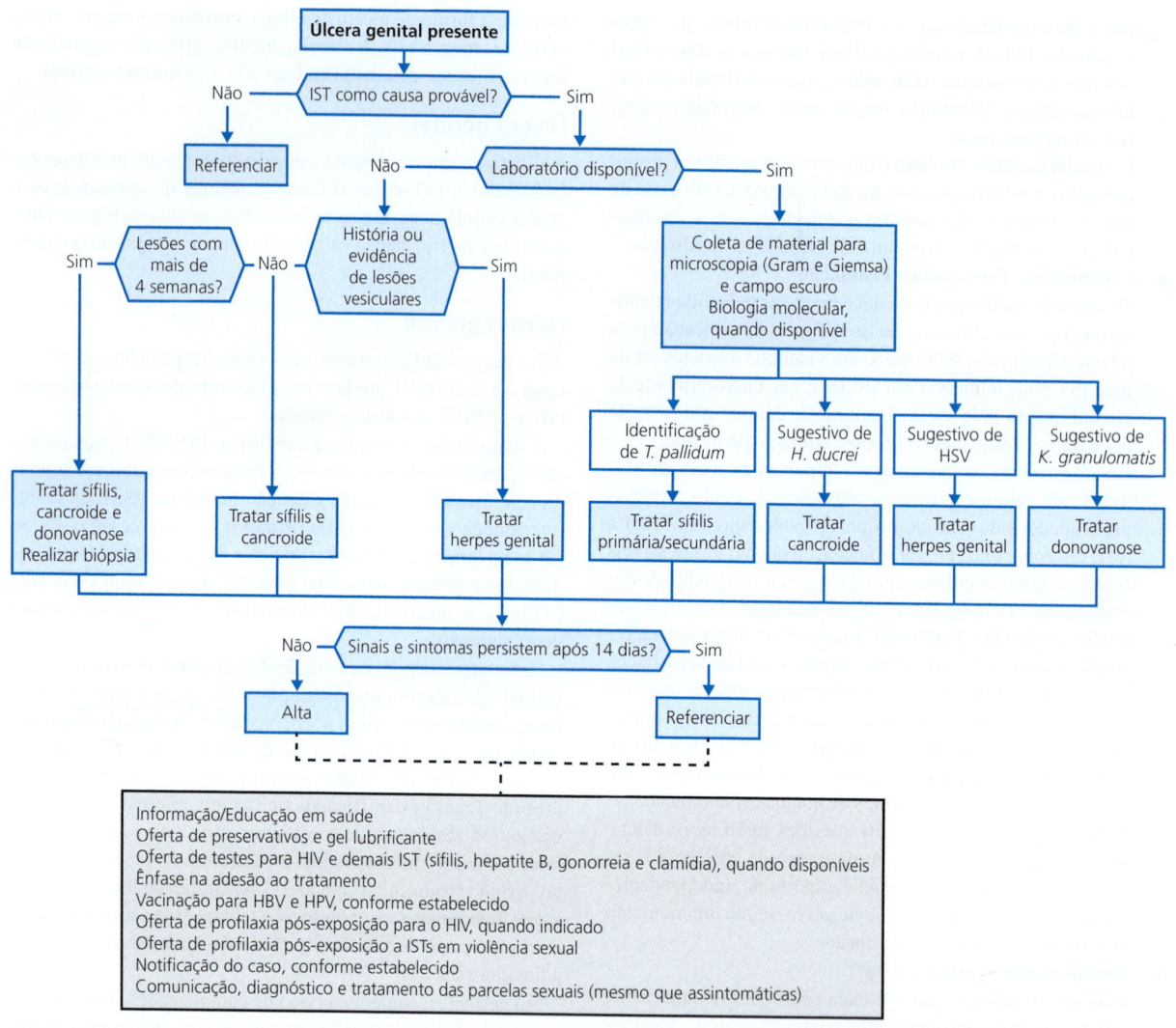

▲ **Figura 140.1**
Fluxograma de abordagem à úlcera genital.
Fonte: Brasil.[2]

nados ao corrimento uretral: vida sexual ativa com idade inferior a 25 anos, novas ou múltiplas parcerias sexuais, parcerias com IST, história prévia ou presença de outra IST e uso irregular de preservativo.[2]

As mulheres com infecções por clamídia ou por gonorreia são assintomáticas em sua grande maioria (70-80%),[2] sendo geralmente diagnosticadas quando apresentam complicações (dor pélvica, DIP, gravidez ectópica, infertilidade) ou a partir do diagnóstico de uretrite do parceiro. Quando sintomáticas, podem ocorrer: corrimento vaginal, alteração menstrual, dispareunia e disúria. O exame ginecológico pode identificar dor à mobilização do colo e secreção mucopurulenta por orifício externo do colo. (Ver Tabela 140.3 sobre os esquemas terapêuticos para o tratamento das infecções por gonorreia e clamídia.)

Estudos americanos mostram a redução da prevalência de clamídia e gonorreia em regiões em que se adotou o rastreamento. No Brasil, não há dados de prevalência suficiente nem exames com boa sensibilidade viáveis financeiramente para que se possa indicar a realização desses rastreamentos até o momento.

Doença inflamatória pélvica

O diagnóstico clínico de DIP se baseia em critérios maiores, menores e elaborados: ela é confirmada clinicamente pela presença de 3 critérios maiores + 1 critério menor ou por apenas 1 critério elaborado (Figura 140.3).

A DIP é considerada leve quando não há sinais de peritonite ou febre. Nessa situação, o tratamento pode ser ambulatorial[8] (Tabela 140.4). No entanto, a presença das seguintes situações indica o tratamento hospitalar:

- Abscesso tubo-ovariano.
- Gravidez.
- Ausência de resposta clínica após 72 horas do início do tratamento com antibioticoterapia oral.
- Intolerância a antibióticos orais ou dificuldade para seguimento ambulatorial.
- Estado geral grave, com náuseas, vômitos e febre.
- Dificuldade em exclusão de emergência cirúrgica (p. ex., apendicite, gravidez ectópica).

Nas usuárias de dispositivo intrauterino (DIU), caso exista indicação de remoção, esta deve ser realizada apenas após as

Tabela 140.1 | **Tratamento do herpes genital**

	Medicação	Posologia
Primeiro episódio (Tratamento por 7 dias)	Aciclovir	200 mg, 1 comprimido, VO, 4/4 h (pular dose da madrugada) OU 200 mg, 2 comprimidos, VO, 8/8 h
	Valaciclovir	1 g, 1 comprimido, VO, 12/12 h
	Fanciclovir	250 mg, 1 comprimido, VO, 8/8 h
Recidiva (Tratamento por 5 dias)	Aciclovir	200 mg, 1 comprimido, VO, 4/4 h (pular dose da madrugada) OU 200 mg, 2 comprimidos, VO, 8/8 h
	Valaciclovir	500 mg, 1 comprimido, VO, 12/12 h ou 1 g, dose única diária
	Fanciclovir	125 mg, 1 comprimido, VO, 12/12 h
Supressão (≥ 6 episódios ao ano)	Aciclovir	200 mg, 2 comprimidos, VO, 12/12 h, por até 6 meses, podendo o tratamento ser prolongado por até 2 anos

É fundamental manter boa higiene das lesões com solução fisiológica ou degermante em solução aquosa.

Na infecção primária, devido ao quadro álgico, pode ser usada xilocaína 5% tópica, várias vezes ao dia.

Gestantes devem ser tratadas segundo o esquema para primoinfecção.

O tratamento para imunossuprimidos deve ser venoso.

Da mesma forma que outras IST, o estigma, o medo e as dúvidas em relação à transmissão, à relação com câncer (não há) e à gravidez devem ser conversados.

Fonte: Brasil[2] e Wolff e colaboradores.[7]

Tabela 140.2 | **Tratamento recomendado para demais causas de úlceras genitais**

IST	Primeira opção	Segunda opção	Comentários
Cancroide, ou cancro mole (*Haemophilus ducreyi*)	Azitromicina, 500 mg, 2 comprimidos, VO, dose única, OU ceftriaxona 500 mg, IM, dose única	Ciprofloxacina, 500 mg, 1 comprimido, VO, 2xdia, por 3 dias	O tratamento sistêmico deve ser acompanhado de medidas locais de higiene. O tratamento das parcerias sexuais é recomendado, mesmo quando assintomáticas.
Linfogranuloma venéreo	Doxiciclina, 100 mg, VO, 1 comprimido, 2x/dia, por 21 dias	Azitromicina, 500 mg, 2 comprimidos, VO, 1x/semana, por 3 semanas (preferencial nas gestantes)	Se a parceria for sintomática, usam-se os mesmos medicamentos. Se a parceria for assintomática, recomenda-se: azitromicina, 500 mg, 2 cps, VO, dose única, OU doxiciclina, 100 mg, 1 cp, VO, 2x/dia, por 7 dias. A terapia pode ser prolongada até a resolução, porém não tem efeito expressivo na linfadenopatia, mas em geral os sintomas agudos são erradicados com rapidez.
Donovanose (tratamento por pelo menos 21 dias ou até o desaparecimento das lesões)	Doxiciclina, 100 mg, 1 comprimido, VO, 2x/dia	Azitromicina, 1g, VO, 1x/semana OU Ciprofloxacina 500 mg, 1 e ½ comprimido, VO, 2x/dia OU sulfametoxazol/trimetoprima (400/80 mg) 2 comprimidos, VO, 2x/dia	Não havendo resposta à ciprofloxacina, recomenda-se adicionar gentamicina, 1 mg/kg/dia, IV, 3x/dia. O critério de cura é o desaparecimento da lesão, não tendo sido relatada infecção congênita. Devido à baixa infectividade, não é necessário fazer o tratamento das parcerias sexuais.

A ciprofloxacina está contraindicada para gestantes, lactantes e crianças.

A doxiciclina está contraindicada para gestantes e lactantes.

PVHA com cancroide e LGV devem ser monitoradas, pois podem necessitar de maior tempo de tratamento ou associação de gentamicina IV, uma vez que a cura pode ser retardada e a falha terapêutica pode ocorrer.

LGV, linfogranuloma venéreo; IM, intramuscular; IV, intravenoso; VO, via oral.

Fonte: Brasil.[2]

duas primeiras doses do esquema terapêutico. Essas mulheres devem ser orientadas a utilizar outros métodos contraceptivos além do uso de preservativo masculino ou feminino. As parcerias sexuais, sintomáticas ou não, dos últimos 2 meses, devem ser tratadas empiricamente para *N. gonohrroeae* e *C. trachomatis*.

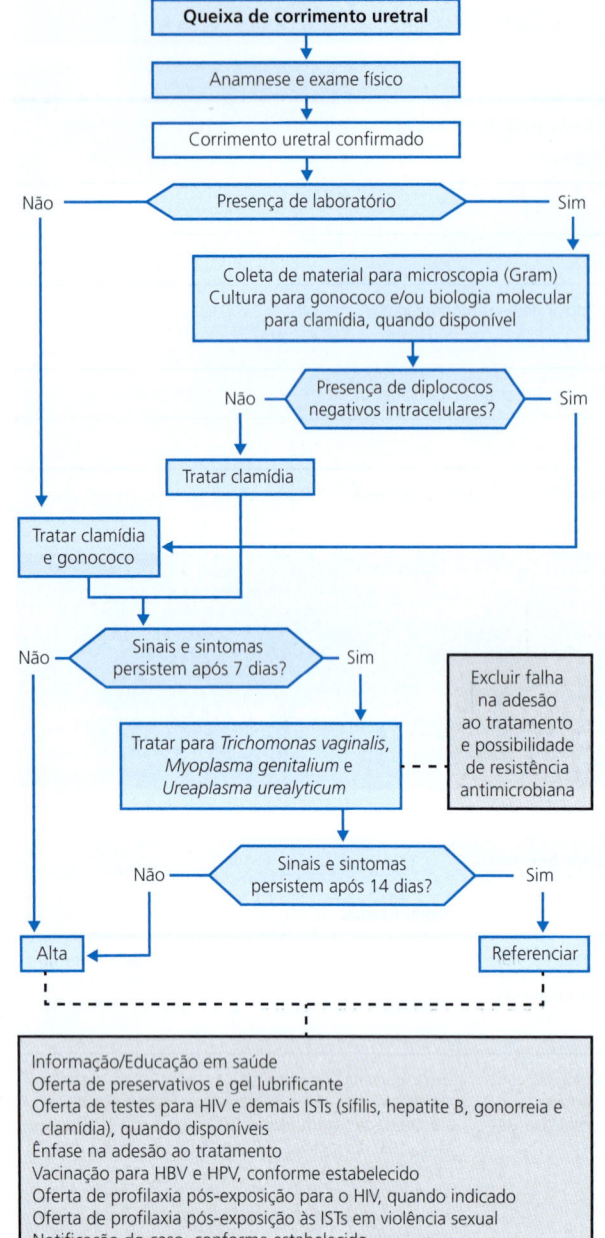

▲ Figura 140.2
Fluxograma para corrimento uretral.
Fonte: Brasil.[2]

Sífilis

Causada pelo *Treponema pallidum*, que pode ser adquirida (na maioria das vezes por contato sexual) ou congênita (transmissão da mãe para o filho). A sífilis congênita pode ser prevenida durante o pré-natal, quando se deve realizar o teste rápido para rastreá-la em todas as gestantes, na primeira consulta e na 28ª semana de gestação.[7] Se necessário, deve ser realizado o tratamento da gestante e convocar seu(s) parceiro(s) para avaliação e tratamento. É obrigatória a notificação de todos os casos de sífilis (adquirida, gestacional, congênita), em todas as unidades de saúde no Brasil.[9]

Tabela 140.3 | Tratamento de escolha para o corrimento uretral e as cervicites

Infecção gonocócica	Ciprofloxacina, 500 mg, 1 comprimido, VO, dose única + azitromicina, 500 mg, 2 comprimidos, VO, dose única, OU
	Ceftriaxona, 500 mg, IM dose única + azitromicina, 500 mg, 2 comprimidos, VO, dose única
Infecção por clamídia	Azitromicina, 500 mg, 2 comprimidos, VO, dose única, OU
	Doxiciclina, 100 mg, VO, 2x/dia, por 7 dias, OU
	Amoxicilina, 500 mg, VO, 3x/dia, por 7 dias
Uretrite por *Mycoplasma genitalium*	Azitromicina, 500 mg, 2 comprimidos, VO, dose única

Em menores de 18 anos e gestantes, a ciprofloxacina é contraindicada, sendo recomendado o uso de ceftriaxona.

A ciprofloxacina não é recomendada nos Estados do Rio de Janeiro, Minas Gerais e São Paulo devido a gonococos com resistência antimicrobiana ≥ 5% (limite internacional para uso de um antibiótico). Sugere-se utilizar a ceftriaxona (disponível na RENAME 2017). Na indisponibilidade, pode ser usada outra cefalosporina de 3ª geração, como a cefotaxima, 1g, IM, em dose única.

Importante: toda parceria sexual deve ser tratada para gonorreia e infecção por clamídia, submetida a exame genital e testada para sífilis, HIV e hepatites virais.

Fonte: Brasil.[2]

Quanto ao tempo de evolução, a sífilis é classificada em recente (menos de 1 ano de duração) e tardia (mais de um ano de duração): a sífilis recente se divide em primária, secundária ou latente recente (Quadro 140.1); a sífilis tardia se divide em latente tardia ou terciária (Quadro 140.2).

O diagnóstico laboratorial da sífilis é realizado por meio dos seguintes métodos:[10]

- Teste rápido para sífilis: prático e de fácil execução, tem grande valor principalmente em gestantes e puéperas.

Quadro 140.1 | Classificação e manifestações da sífilis recente

	Manifestações clínicas
Sífilis recente	**Sífilis primária:** cancro duro e micropoliadenopatia
	Sífilis secundária: sifílides papulosas disseminadas (principalmente palmoplantares) e/ou condiloma plano, acompanhadas ou não por poliadenomegalia
	Sífilis latente recente: assintomática, diagnóstico é feito pelos exames sorológicos

Quadro 140.2 | Classificação e manifestações da sífilis tardia

	Manifestações clínicas
Sífilis latente tardia (≥ 1 ano ou duração ignorada)	Assintomática, diagnóstico é feito pelos exames sorológicos
Sífilis terciária	Manifestações cutâneas (gomas), ósseas, cardiovasculares, neurológicas

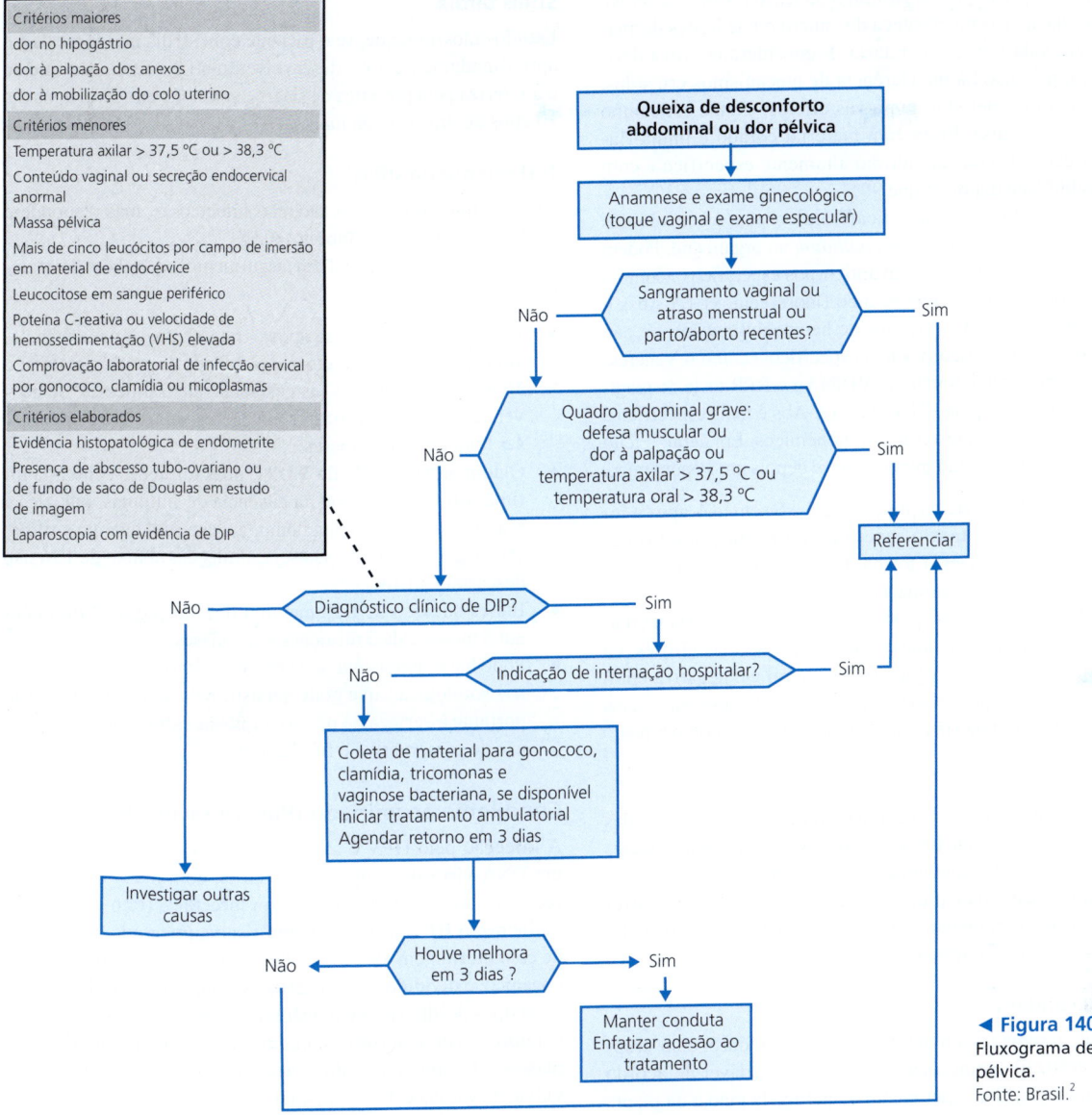

◄ **Figura 140.3**
Fluxograma de dor pélvica.
Fonte: Brasil.[2]

Critérios maiores
dor no hipogástrio
dor à palpação dos anexos
dor à mobilização do colo uterino
Critérios menores
Temperatura axilar > 37,5 °C ou > 38,3 °C
Conteúdo vaginal ou secreção endocervical anormal
Massa pélvica
Mais de cinco leucócitos por campo de imersão em material de endocérvice
Leucocitose em sangue periférico
Proteína C-reativa ou velocidade de hemossedimentação (VHS) elevada
Comprovação laboratorial de infecção cervical por gonococo, clamídia ou micoplasmas
Critérios elaborados
Evidência histopatológica de endometrite
Presença de abscesso tubo-ovariano ou de fundo de saco de Douglas em estudo de imagem
Laparoscopia com evidência de DIP

Tabela 140.4 | **Tratamento de escolha para a doença inflamatória pélvica**

Tratamento	Primeira opção	Segunda opção	Terceira opção
Ambulatorial	Ceftriaxona, 500 mg, IM, dose única + Doxiciclina, 100 mg, 1 comprimido, VO, 2x/dia, por 14 dias + Metronidazol, 250 mg, 2 comprimidos, VO, 2x/dia, por 14 dias	Cefotaxima, 500 mg, IM, dose única + Doxiciclina, 100 mg, 1 comprimido, VO, 2x/dia, por 14 dias + Metronidazol, 250 mg, 2 comprimidos, VO, 2x/dia, por 14 dias	Avaliar tratamento hospitalar
Hospitalar	Cefoxitina, 2g, IV, 4x/dia, por 14 dias + Doxiciclina, 100 mg, 1 comprimido, VO, 2x/dia, por 14 dias	Clindamicina, 900 mg, IV, 3x/dia, por 14 dias + Gentamicina IV/IM: ataque de 2 mg/kg e manutenção com dose de 3-5 mg/kg/dia, por 14 dias	Ampicillina/sulbactam, 3g, IV, 4x/dia, 14 dias + Doxiciclina, 100 mg, 1 comprimido, VO, 2x/dia, por 14 dias

Fonte: Brasil.[2]

- Pesquisa de *Treponema pallidum* na lesão (exames diretos): indicada apenas na presença do cancro ou de lesões dermatológicas da sífilis secundária. É considerada prova definitiva, pois não há interferência de mecanismos cruzados. Existem três métodos de provas diretas: exame em campo escuro, pesquisa direta com material corado e imunofluorescência direta, este último altamente específico e com sensibilidade maior do que 90%.
- Testes sorológicos: identificam anticorpos desenvolvidos pela presença do *Treponema pallidum* no organismo. Podem ser treponêmicos (detectam anticorpos específicos), como o teste com anticorpo treponêmico fluorescente (FTA-Abs), o TPHA ou o MHA-TP (testes de hemoaglutinação); ou não treponêmicos (anticorpos não específicos) como o Venereal disease research laboratory (VDRL) e o RPR teste de reagina plasmática rápida (RPR). O FTA-Abs é mais específico e sensível do que os testes não treponêmicos. Em geral, é feito primeiro um teste não treponêmico e depois um treponêmico.

Quanto ao VDRL, ele positiva entre 5 e 6 semanas após a infecção e entre 2 a 3 após o cancro duro (úlcera genital típica de sífilis primária). Dessa forma, pode ser negativo na sífilis primária, mas não na secundária.

O VDRL pode ser falso-positivo de forma transitória na malária, na gravidez, na mononucleose infecciosa, nas viroses, na tuberculose, etc. Nessas situações, em geral ele negativa em 6 meses; no entanto, pode persistir por mais de 6 meses nos casos de hanseníase virchowiana e doenças autoimunes, como lúpus.[11]

Sífilis primária

O cancro duro é uma lesão ulcerada, única, indolor, com bordas duras em rampa e fundo limpo. Altamente contagiosa, os locais mais acometidos nas mulheres são colo uterino e vulva, e, nos homens, o sulco balanoprepucial ou a glande (podem ocorrer também lesões extragenitais). O cancro não deixa cicatriz e desaparece espontaneamente entre 2 a 6 semanas.

Sífilis secundária

Ocorre de 6 semanas a 6 meses após o cancro duro, com erupção generalizada, simétrica, com aspecto variável de acordo com cronologia. O acometimento da palma da mão e da planta dos pés é bastante sugestivo.

Sífilis tardia

Estudos mostram que, se o paciente com sífilis não for tratado, aproximadamente 30% desenvolverão sífilis terciária, que se caracteriza pela presença de sinais e sintomas em geral após 2 a 40 anos de infecção, ou mais.[2]

Tratamento da sífilis

As fases iniciais da sífilis são mais infecciosas, mas respondem melhor ao tratamento (Tabela 140.5).

É importantíssimo realizar seguimento adequado do tratamento:

- Durante o primeiro ano após o tratamento, os pacientes devem ser orientados a retornar à unidade de saúde e realizar o VDRL a cada 60 dias (as gestantes, mensalmente). Se houver reatividade em titulações decrescentes, o exame deve ser feito de 6 em 6 meses.
- O aumento do título do VDRL duas diluições acima da última sorologia, mesmo na ausência de sintomas, justifica a realização de novo tratamento, em especial quando a titulação é baixa como 1:8. Ou seja, titulações abaixo de 1:16 não descartam sífilis.
- Indica sucesso de tratamento a diminuição de 2 diluições em 3 meses e de 3 diluições em 6 meses.
- Pode haver persistência de títulos baixos, a chamada "cicatriz sorológica", que pode persistir pelo resto da vida. É importante a certeza de não haver novas exposições, ou seja, o uso de preservativo é fundamental.

Condiloma acuminado (Papilomavírus humano)

A infecção pelo HPV é a IST viral mais frequente. O HPV é um DNA-vírus do grupo papovavírus, com mais de 200 tipos reconhecidos, 40 dos quais podem infectar o trato genital. Em mulheres, o HPV associa-se com risco aumentado para câncer de colo uterino em 19 vezes:[12] de acordo com seu potencial oncogênico, é dividido em dois grupos – baixo risco e alto risco.[2]

Os tipos de alto risco oncogênico, quando associados a outros cofatores, têm maior relação com o desenvolvimento das neoplasias intraepiteliais e do câncer invasor do colo uterino, da vulva, da vagina e da região anal.

Tabela 140.5 | **Tratamento recomendado da sífilis**

	Esquema recomendado	Alternativa para alérgicos à penicilina*
Sífilis primária, secundária ou latente recente (< 1 ano de duração)	Penicilina benzatina 2,4 milhões de UI, IM, dose única, dividida em 2 injeções, 1 em cada glúteo	Doxiciclina, 100 mg, VO, 2x/dia, por 15 dias, OU Ceftriaxona, 1g, IV/IM, 1x/dia, por 8 a 10 dias
Sífilis latente tardia (≥ 1 ano ou duração ignorada) e sífilis terciária	Penicilina benzatina 2,4 milhões de UI, IM, dividida em 2 injeções, 1 em cada glúteo, 1x/semana, por 3 semanas consecutivas	Doxiciclina, 100 mg, VO, 2x/dia, durante 30 dias, OU Ceftriaxona, 1g, IV/IM, 1x/dia, por 10 a 14 dias
Neurossífilis	Penicilina cristalina 18-24 milhões UI/dia IV em doses de 3-4 milhões UI a cada 4 horas ou por infusão contínua, por 14 dias	Ceftriaxona, 2g, IV/IM, 1x/dia, por 10 a 14 dias

*Gestantes com alergia à penicilina devem passar por dessensibilização e tratamento com penicilina, pois não há garantia de que o tratamento alternativo seja adequado ao feto. Na impossibilidade da dessensibilização, a gestante será tratada com ceftriaxona, mas o feto será abordado como caso de sífilis congênita.

Fonte: Brasil.[2]

A maioria das mulheres infectadas pelo HPV é assintomática, e, com frequência, a infecção regride espontaneamente sem nenhum tipo de tratamento específico. Entretanto, em alguns casos, pode manifestar-se como uma lesão genital (condiloma acuminado), também conhecida como verruga genital ou "crista de galo".

O diagnóstico do condiloma é basicamente clínico, caracterizando-se pela presença de lesão vegetante característica na região anogenital, única ou múltipla, localizada ou difusa e de tamanho e visibilidade variáveis.

A biópsia da lesão é realizada em casos excepcionais, em que exista dúvida diagnóstica (Quadro 140.3.). A citologia cervical não detecta o vírus do HPV, mas pode identificar alterações celulares possivelmente ocasionadas por ele.

Não há evidências indicando que os tratamentos disponíveis erradicam ou afetam a história da infecção natural do HPV. Se deixados sem tratamento, os condilomas podem desaparecer, permanecerem inalterados ou aumentarem em tamanho ou número. O principal objetivo do tratamento do condiloma é a remoção das lesões (Quadro 140.4).

Quadro 140.3 | Critérios para realização de biópsia da lesão condilomatosa

▶ Se existir dúvida diagnóstica ou suspeita de neoplasia (lesões pigmentadas, endurecidas, fixas ou ulceradas)
▶ Se as lesões não responderem ao tratamento convencional
▶ Se as lesões aumentarem de tamanho durante ou após o tratamento
▶ Se a paciente for imunodeficiente

Fonte: Wolff e colaboradores.[7]

Quadro 140.4 | Tratamento para lesões causadas pelo papilomavírus humano

Podofilina	É um agente antimitótico. Aplicar pequena quantidade em cada lesão, 1x/semana, até seu desaparecimento. Limitar a área tratada a 10 cm/semana. Não deve ser usada na gravidez.
Ácido tricloroacético 80-90%	É um agente cáustico. Aplicar pequena quantidade com cuidado sobre o condiloma e deixar secar (a lesão fica branca). Usar 1x/semana, de 8 a 10 semanas. Pode ser usado na gravidez se a lesão não for extensa.
Crioterapia	Ocasiona destruição térmica. Indicada quando há poucas lesões ou lesões muito queratinizadas. Pode ser necessária mais de uma sessão semanal ou a cada duas semanas. Raramente há necessidade de anestesia.
Eletrocoagulação	É necessário eletrocautério e anestesia para realizar esse procedimento. Não deve ser realizado nas lesões vaginais, cervicais e anais, devido ao risco de complicações.
Exérese cirúrgica	Indicada quando é necessário realizar o exame histopatológico e para pacientes que tenham grande número de lesões ou extensa área acometida, ou em casos de resistência a outras abordagens terapêuticas.

Fonte: Brasil.[2]

Prevenção

A principal forma de prevenção é utilizar preservativo masculino ou feminino, ou seja, essa discussão deve sempre estar presente em abordagens individuais ou de grupo.

Vacina contra o papilomavírus humano

Desde 2014, o calendário nacional de vacinação inclui a vacina quadrivalente contra HPV. As lesões genitais e anais pré-cancerosas são relacionadas aos subtipos 16 e 18, e as verrugas genitais, aos tipos 6 e 11. Inicialmente com três doses (0,2 e 6 meses), em 2015 foi alterado para duas doses (0 e 6 meses).

As adolescentes de 9 a 14 anos de idade devem ser vacinadas, assim como os meninos de 12 e 13 anos (essa faixa etária será gradativamente ampliada até 2020). Para PVHA, a vacina é recomendada ainda em três doses, na faixa etária de 9 a 26 anos para as mulheres e entre 14 a 26 anos para os homens.[13]

Alguns pontos importantes em relação à vacinação contra o HPV devem ser destacados:

- A adoção da vacina não substituirá a realização regular do exame citológico do colo uterino para rastreamento do câncer (Papanicolau).
- Pesquisas mostram que as principais beneficiadas são as meninas que ainda não tiveram relações sexuais.
- O uso de preservativo continua sendo fundamental, uma vez que não há proteção contra as outras ISTs e HIV.

Erros mais frequentemente cometidos

▶ Não garantir sigilo e confidencialidade aos adolescentes.[14] É nessa fase da vida que muitos deles iniciam sua vida sexual e na maioria das vezes sem o uso adequado do preservativo. Dessa forma, não garantir um momento, durante a anamnese, sem estar na presença do responsável pode impedir que ele forneça subsídios importantes à consulta. Cabe destacar que lhes é garantido atendimento de saúde individualizado, com sigilo e confidencialidade. Não é possível uma abordagem franca e tranquila de questões da vida sexual e reprodutiva do/a adolescente na presença de seu responsável.[15]

▶ Não realizar seguimento de todos os passos da abordagem ao paciente com suspeita de IST: acolhimento e atendimento imediatos, com realização de anamnese e exame físico, solicitação dos exames complementares mediante aconselhamento pré e pós-teste (que inclui a oferta de preservativos), tratamento, agendamento de retorno e notificação quando pertinente.

▶ Não deixar claro para a pessoa que se trata de uma infecção transmitida por relações sexuais e que a melhor forma de atuar é com a prevenção e o uso adequado do preservativo, que deve ser demonstrado para correção de possíveis erros em seu uso.

▶ Não convocar as parcerias para aconselhamento e tratamento objetivando quebrar a cadeia de transmissão.

▶ Não notificar o caso: lembrar-se de que hepatites virais, sífilis (adquirida, gestacional, congênita), gestantes e crianças expostas ao HIV, HIV/Aids fazem parte da lista de agravos de notificação compulsória do MS, segundo a Portaria 204, de 17 de fevereiro de 2016.[9]

▶ Não ofertar os preservativos de forma desburocratizada, como preconizado pelo MS, inclusive para adolescentes.

Prognóstico e complicações possíveis

- As ISTs, com exceção das causadas por vírus, são curáveis, desde que seguido o tratamento adequado. As medidas de prevenção devem ser adotadas para evitar-se a recontaminação.
- A sífilis não tratada depois da fase de latência pode levar a lesões cutaneomucosas, cardiovasculares e neurológicas. Nas gestantes, pode levar ao abortamento, à morte intrauterina e à sífilis congênita.
- A infecção herpética primária no final da gestação oferece maior risco de infecção neonatal.
- Na donovanose a destruição tecidual e a obstrução linfática podem necessitar de intervenção cirúrgica.
- As cervicites na gestação podem levar a parto prematuro, à rotura prematura de membranas e à infecção fetal.
- A DIP é importante causa de infertilidade em mulheres, quando não tratada adequadamente.
- Entre os homens, as ISTs podem causar também infertilidade, carcinoma de pênis e de ânus, entre outras complicações.

Atividades preventivas e de educação

Alguns componentes do aconselhamento pré-teste podem ser abordados em atividades lúdicas, na sala de espera ou em grupos na comunidade, na escola, principalmente a troca de informações sobre o tema, bem como, se possível, a exibição de vídeos ilustrativos, seguida de discussão. Pode-se propor uma roda de conversa, em que se utilizem situações do cotidiano que possam estar relacionadas – por exemplo, situações de violência contra a mulher, hierarquia de gênero influenciando na adoção de práticas de sexo mais seguro. Podem-se confeccionar cartazes e folhetos sobre o tema, sobre saúde do homem e do adolescente. A demonstração do uso correto do preservativo também pode ser feita usando-se modelos de pelve e pênis. É essencial também garantir o acesso desburocratizado aos preservativos. Além disso, outra etapa importante para controle das ISTs é a identificação dos portadores assintomáticos (que representam grande parte dos infectados), evitando a transmissão para outras pessoas.

Nas orientações propostas pelo MS na abordagem das ISTs, são apresentadas as estratégias de prevenção focadas na importância de práticas sexuais seguras e de abordagem sindrômica das pessoas sintomáticas. A única orientação para realização de rastreamento de IST em pessoas assintomáticas é em relação às gestantes, na qual é indicada a realização de exames para detectar HIV e sífilis. Não há uma estratégia definida de ações para abordagem dos portadores assintomáticos em outras situações, embora existam métodos de rastreamento das ISTs em indivíduos em risco.

Papel da equipe multiprofissional

Enre as atividades a serem desempenhadas pela equipe multiprofissional relativas ao manejo operacional das ISTs em uma Unidade Básica de Saúde, destacamos:

- Garantir o acolhimento e realizar atividades de informação/educação em saúde. As atividades educativas podem ser realizadas em salas de espera, em grupos de mulheres, homens, adolescentes, e portadores de doenças crônicas.
- Realizar consulta imediata no caso de úlceras genitais, corrimentos genitais masculinos e femininos e de verrugas anogenitais.
- Realizar coleta de material cervicovaginal para exames laboratoriais.
- Realizar testagem rápida e/ou coleta de sangue e/ou solicitar exames para sífilis, HIV e hepatites B e C, nos casos de IST.
- Realizar tratamento das pessoas com IST e suas parcerias sexuais.
- Seguir o protocolo do MS para prevenção vertical do HIV, sífilis e hepatites virais.
- Notificar as ISTs, conforme a portaria vigente.[9]
- Comunicar as parcerias sexuais do caso-índice para tratamento, conforme o protocolo.
- Referir os casos suspeitos de ISTs com manifestações cutâneas extragenitais para unidades que disponham de dermatologista, caso necessário.
- Referir os casos de IST complicadas e/ou não resolvidas para unidades que disponham de especialistas e mais recursos laboratoriais.
- Referir os casos de dor pélvica com sangramento vaginal, casos com indicação de avaliação cirúrgica ou quadros mais graves para unidades com ginecologista e/ou que disponham de atendimento cirúrgico.

REFERÊNCIAS

1. World Health Organization. Sexually Transmitted Infections (STIs), The importance of a renewed commitment to STI prevention and control in achieving global sexual and reproductive health [Internet]. Geneva: WHO; 2013 [capturado em 13 fev. 2018]. Disponível em: http://www.who.int/reproductivehealth/publications/rtis/rhr13_02/en/

2. Brasil. Ministério da Saúde. Secretaria de Vigilância em Saúde. Departamento de DST, Aids e Hepatites Virais. Protocolo clínico e diretrizes terapêuticas para atenção integral às pessoas com infecções sexualmente transmissíveis. Brasília: MS; 2016.

3. Brasil. Ministério da Saúde. Secretaria de Vigilância em Saúde. Boletim epidemiológico: sífilis. Brasília: MS; 2016.

4. Brasil. Ministério da Saúde. Secretaria de Vigilância em Saúde. Programa Nacional de DST e Aids. Prevalências e frequências relativas de Doenças Sexualmente Transmissíveis (DST) em populações selecionadas de seis capitais brasileiras, 2005. Brasília: MS; 2008.

5. Stewart M, Brown JB, Weston WW, McWhinney IR, McWilliam CL, Freeman TR. Medicina centrada na pessoa: transformando o método clínico. 3. ed. Porto Alegre: Artmed; 2017.

6. Valladão Jr. JBR, Gusso G, Olmos RD. Manual do Médico residente de medicina de família e comunidade da Faculdade de Medicina da Universidade de São Paulo (USP). Rio de Janeiro: Atheneu; 2017.

7. Wolff T, Shelton E, Sessions C, Miller T. Screening for syphilis infection in pregnant women: evidence for the U.S. Preventive Services Task Force reaffirmation recommendation statement. Ann Intern Med. 2009;150(10):710-716.

8. Brasil. Ministério da Saúde. Secretaria de Atenção à Saúde. Departamento de Atenção Básica. HIV/Aids, hepatites e outras DST. Brasília: MS; 2006.

9. Brasil. Ministério da Saúde. Portaria nº 204, de 17 de fevereiro de 2016. Lista Nacional de Notificação Compulsória de doenças, agravos e eventos de saúde pública nos serviços de saúde públicos e privados em todo o território nacional. Brasília: MS; 2016. Disponível em: http://bvsms.saude.gov.br/bvs/saudelegis/gm/2016/prt0204_17_02_2016.html

10. Brasil. Ministério da Saúde. Secretaria de Vigilância em Saúde. Programa Nacional de DST/Aids. Diagnóstico laboratorial do diagnóstico de doenças sexualmente transmissíveis, incluindo o vírus da imunodeficiência humana. Brasília: MS; 2015.

11. Avelleira JCR, Bottino G. Sífilis: diagnóstico, tratamento e controle. An Bras Dermatol. 2006;81(2):111-126.

12. van der Graaf Y, Molijn A, Doornewaard H, Quint W, van Doorn LJ, van den Tweel J. Human papillomavirus and the long-term risk of cervical neoplasia. Am J Epidemiol. 2002;156(2):158-164.

13. Brasil. Ministério da Saúde. Nota informativa 384/2016 – CGNPNI/DEVIT/SVS/MS que informa mudanças no Calendário Nacional de Vacinação 2017. Brasília: MS; 2016.

14. Brasil. Estatuto da Criança do Adolescente (1990). Brasília: Imprensa Nacional; 1997.

15. Brasil. Ministério da Saúde. Secretaria de Atenção à Saúde. Área de Saúde do Adolescente e do Jovem. Marco legal: saúde um direito de adolescentes. Brasília: MS; 2005.

CAPÍTULO 141

Neoplasia de colo uterino

Daniela Montano Wilhelms
Simone Valvassori
Aline Iara de Sousa

Aspectos-chave

▶ O exame citológico do colo do útero (exame Papanicolau) mantém-se como recomendação para o rastreamento do câncer do colo uterino no Brasil, para mulheres de 25 a 64 anos, a cada 3 anos, após dois exames anuais consecutivos negativos.

▶ O câncer de colo uterino é passível de prevenção primária (redução de alguns fatores de risco) e secundária (detecção precoce de lesões precursoras). Esse tumor apresenta alto potencial de prevenção e cura quando ocorrem a detecção e o tratamento adequado das lesões precursoras ou carcinoma em seus estágios iniciais.

▶ A maioria das anomalias cervicais causadas pelo papilomavírus humano (HPV) têm pouca probabilidade de progredir para neoplasia intraepitelial cervical (NIC), ou neoplasia de colo uterino.

▶ A maioria das lesões de baixo grau regride em períodos relativamente curtos ou não progride para lesões de alto grau – portanto, não é considerada lesão precursora.

▶ As lesões intraepiteliais de alto grau (NIC2 e NIC3) apresentam probabilidade muito maior do que as de baixo grau para progredir para neoplasia invasiva.

Caso clínico

Amália, 46 anos, cuidadora de idosos, vem à Unidade Básica de Saúde para realizar um "exame preventivo", pois está com medo de ter a mesma doença da mãe (68 anos), que foi a óbito há 4 meses com câncer de colo uterino. Ela conta que a última vez que consultou foi há 13 anos, quando estava grávida de sua filha Marina e inclusive aproveita a consulta para perguntar se a menina deve ou não fazer a vacina do HPV, pois andou lendo no *facebook* umas notícias diferentes sobre a tal vacina e ficou com medo. É casada com Leonel, 54 anos, mecânico, mas que agora está desempregado. Além de Marina, Amália tem o filho Marcos, de 16 anos. Questionada sobre sua história pregressa, conta que teve dois abortos espontâneos antes de Marcos e que demorou cerca de 2 anos para engravidar depois dos abortos. Leonel fez vasectomia há 3 anos, pois o casal resolveu ficar apenas com dois filhos, pois "a vida está muito difícil". Amália fuma desde os 14 anos e não pensa em parar. Pede para "fazer um *check-up*", pois, com a morte da mãe, acha que agora é hora de começar a se cuidar. Nega outras queixas.

Teste seu conhecimento

1. A respeito do rastreamento do câncer de colo uterino, considere as afirmativas.
   I. Em mulheres com mais de 65 anos de idade, considera-se interromper o rastreamento se tiverem dois resultados citológicos negativos consecutivos nos últimos 5 anos
   II. Não se recomenda rastrear mulheres com histerectomia/remoção do colo do útero
   III. Deve-se seguir realizando o rastreamento até os 80 anos, se a mulher possuir vida sexual ativa

   Qual(is) está(ão) correta(s)?
   a. Apenas I
   b. Apenas I e II
   c. Apenas III
   d. Apenas II e III

2. Considerando mulheres acima de 25 anos cujo primeiro exame apresente células escamosas atípicas de significado indeterminado ou lesão intraepitelial escamosa de baixo grau, complete as lacunas com V (verdadeiro) ou F (falso).
   ( ) A repetição da colpocitologia dentro de 6 meses é o mais recomendado
   ( ) A colposcopia deve ser desaconselhada nestes casos
   ( ) Devem ser referenciadas de imediato para biópsia
   ( ) Devem repetir a colpocitologia a cada 3 anos

   Assinale a sequência correta.
   a. V – F – V – F
   b. V – V – V – F
   c. F – F – V – V
   d. V – V – F – F

3. Deve-se referenciar a mulher para realização de colposcopia e possível biópsia para confirmação diagnóstica nas seguintes situações, EXCETO:
   a. Presença de lesão cervical suspeita ao exame clínico
   b. Presença de células escamosas atípicas não pode excluir lesão intraepitelial escamosa de alto grau (célula escamosa atípica-H)
   c. Presença de células escamosas atípicas de significado indeterminado
   d. Lesão de baixo grau persistente – dois exames alterados

4. Considere as afirmativas a seguir.
   I. Diante de resultados insatisfatórios na amostra, a recomendação é repetir a coleta
   II. É considerada insatisfatória a amostra cuja leitura esteja prejudicada por material acelular ou hipocelular (menos de 10% do esfregaço), bem como por presença de sangue, piócitos, artefatos de dessecamento, contaminantes externos ou intensa superposição celular (mais de 75% do esfregaço)

III. Após a confecção do esfregaço do exame citológico, gotejar sobre ele o fixador em no máximo 8 segundos, de maneira que o esfregaço fique totalmente coberto. O material não fixado resseca, impedindo a leitura da lâmina

Qual(is) está(ão) correta(s)?
a. Apenas I
b. Apenas II
c. Apenas I e II
d. Todas as alternativas

5. Complete as lacunas com (V) verdadeiro ou (F) falso.
( ) O câncer de colo uterino não pode ser prevenido, na maioria dos casos
( ) As lesões intraepiteliais cervicais geralmente não ocasionam sintomas específicos, nem características clínicas que indiquem a sua presença
( ) O câncer cervical invasor pode apresentar sintomas como leucorreia, sangramento fora do período menstrual, sangramento pós-coital e dor em baixo ventre
( ) A causa primária das lesões precursoras e do câncer do colo uterino é a infecção persistente ou crônica por um ou mais tipos de HPV "de alto risco" (ou oncogênicos)

Assinale a sequência correta.
a. V – F – V – F
b. F – V – V – V
c. F – F – V – V
d. V – V – F – F

Respostas: 1B, 2D, 3C, 4D, 5B

Do que se trata

A maioria dos casos de câncer de colo uterino estão associados à ausência de rastreamento ou a rastreamento inadequado. Em geral, são mulheres que vivem em situação de pobreza e com pouco acesso a recursos de saúde. A ocorrência desse câncer está associada a iniquidades socioeconômicas, geográficas, de gênero e raciais. Avanços tecnológicos terão pouco impacto na redução da mortalidade se não atingirem essa população.

A meta fundamental do rastreamento do câncer de colo uterino é prevenir a incidência, a morbidade e a mortalidade por ele. No Brasil, estudo avaliando o período compreendido entre 1996 a 2010 mostrou tendência de redução da mortalidade por câncer de colo uterino desigualmente distribuída no país, com as regiões norte e nordeste apresentando as maiores taxas.[1] Estimativas de câncer, no Brasil, demonstram que, sem considerar os tumores de pele não melanoma, o câncer de colo uterino é o primeiro mais incidente na região Norte. Nas regiões Centro-Oeste e Nordeste ocupa a segunda posição; na região Sudeste, a terceira; e, na região Sul, a quarta.[2]

Diferentemente de outros tipos de câncer, o de colo uterino pode ser prevenido, na maioria dos casos, por meio da detecção e tratamento adequado de suas lesões precursoras. Estudos observacionais realizados em países que organizaram programas de rastreamento de qualidade (com garantia de seguimento e tratamento de casos alterados) obtiveram redução significativa da incidência de casos novos e da mortalidade por esse câncer na faixa etária de 25 a 65 anos. Estudos epidemiológicos caso-controle apontam para maior risco de câncer cervical entre mulheres que nunca realizaram o exame citopatológico (CP) de colo uterino, também chamado Papanicolau.[3–6]

As lesões intraepiteliais cervicais geralmente não ocasionam sintomas específicos, nem características clínicas que indiquem a sua presença. Nessa fase, a realização do exame CP possibilita identificar e tratar mulheres com maior risco de desenvolver a doença. O câncer cervical invasor pode apresentar sintomas como leucorreia, sangramento fora do período menstrual, sangramento pós-coital e dor em baixo ventre. Os tipos histológicos mais frequentes são o adenocarcinoma e o carcinoma de células escamosas.

A causa primária das lesões precursoras e do câncer do colo uterino é a infecção persistente ou crônica por um ou mais tipos de HPV "de alto risco" (ou oncogênicos).[7–11] O HPV 16 é o mais prevalente, encontrado em aproximadamente 50% dos casos de câncer, e o HPV 18, 20%. Os outros tipos de HPV (31, 33, 45, 52 e 58) seriam responsáveis pelos casos restantes. Os subtipos 6 e 11 estão associados às verrugas genitais.[9–12]

A presença do HPV é uma condição necessária para o desenvolvimento desse câncer; no entanto a maioria dessas infecções são autolimitadas e tornam-se indetectáveis dentro de 6 a 12 meses. A prevalência de infecção cervical por HPV diminui acentuadamente em mulheres após 30 anos de idade. A persistência da infecção pelo HPV oncogênico por mais de 1 a 2 anos é um forte preditor de lesão de alto grau nos anos subsequentes.[6,11]

Alguns países vêm utilizando a testagem de HPV combinada com a citologia, pois estudos apontam melhora da sensibilidade para detecção de lesões, e a periodicidade de rastreamento poderia ser aumentada. Entretanto, a especificidade diminuiu, resultando em referenciamento desnecessário de mulheres para colposcopia.[11] As diretrizes do Colégio Americano de Medicina e da United States Preventive Services Task Force (USPTF) recomendam que, nesses casos, os exames só sejam realizados em mulheres acima de 30 anos, a cada 5 anos.[12–14] As diretrizes brasileiras consideram que a utilização da testagem de HPV para rastreamento ainda não apresenta estudos suficientes que demonstrem benefício dessa prática em relação à realização da citologia isolada.[15]

Nessa direção, o desafio dos programas de rastreamento é o balanço entre seus potenciais benefícios, danos e custo para o sistema. Uma estratégia eficaz deve maximizar os benefícios do rastreamento, identificando precursores de câncer cervical que apresentem potencial para progredir para câncer invasivo, minimizando o potencial de dano associado, para evitar a detecção e o tratamento desnecessários de infecções transitórias de HPV associadas com lesões benignas que não se transformarão em cânceres.[6,12,14,16,17]

O colo é a porção inferior do útero e localiza-se dentro do canal vaginal. Apresenta uma parte interna que constitui, o canal cervical ou endocérvice, revestido por uma camada de células cilíndricas produtoras de muco – epitélio colunar simples. Em contato com a vagina, sua parte externa é chamada de ectocérvice, revestida por um tecido de várias camadas de células planas – epitélio escamoso e estratificado. O encontro desses dois epitélios é a junção escamocolunar (JEC), que pode localizar-se tanto na endocérvice como na ectocérvice, dependendo da situação hormonal da mulher. Geralmente, na infância e na pós-menopausa, situa-se dentro do canal cervical. Na menacma e na fase reprodutiva, situa-se no orifício externo do colo ou na ectocérvice. Em contato com o ambiente vaginal ácido, em um processo adaptativo, o epitélio colunar inicia sua transformação em células escamosas, originando um epitélio metaplásico, também chamado de zona de transformação (ZT), sendo que essa situação é fisiológica (Figura 141.1).[18] Nessa região, quando ocorre obstrução dos ductos excretores das glândulas endocervicais subjacentes, há a formação de estruturas císticas também sem significado patológico, denominados cistos de Naboth (Figura 141.2).[18]

Na ZT, são encontradas mais de 90% das lesões precursoras do colo uterino. Essas lesões são categorizadas nos graus 1, 2 e 3, dependendo da porção do epitélio atingida. A NIC de grau 1 (NIC1) se dá quando as alterações celulares ocupam o terço inferior do epitélio; o grau 2, dois terços (NIC2); e o grau 3, todo o epitélio sem invasão do estroma (NIC3). As NIC2 e NIC3 têm maior probabilidade de progressão para o câncer, se deixadas sem tratamento, e são consideradas seus reais precursores.[19] A maioria das NIC1 regridem em períodos entre 12 a 24 meses ou não progridem à NIC2 ou NIC3, não sendo consideradas lesão precursora.[16,20] A fim de garantir a qualidade do rastreamento, é necessário que as amostras dos exames CPs contenham células

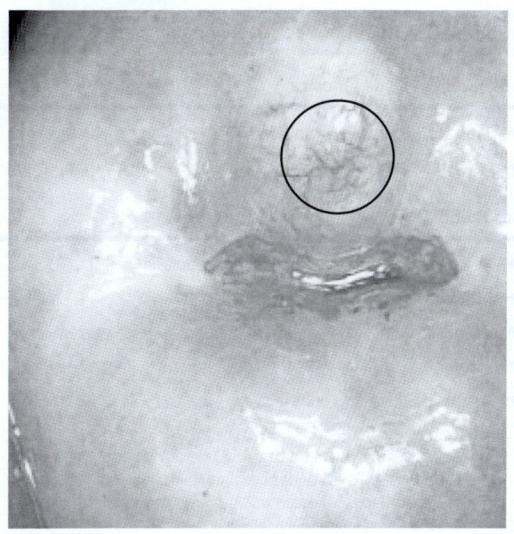

▲ Figura 141.2
Colo uterino normal com cistos de Naboth.
Fonte: Sellors e Sankaranarayanan.[18]

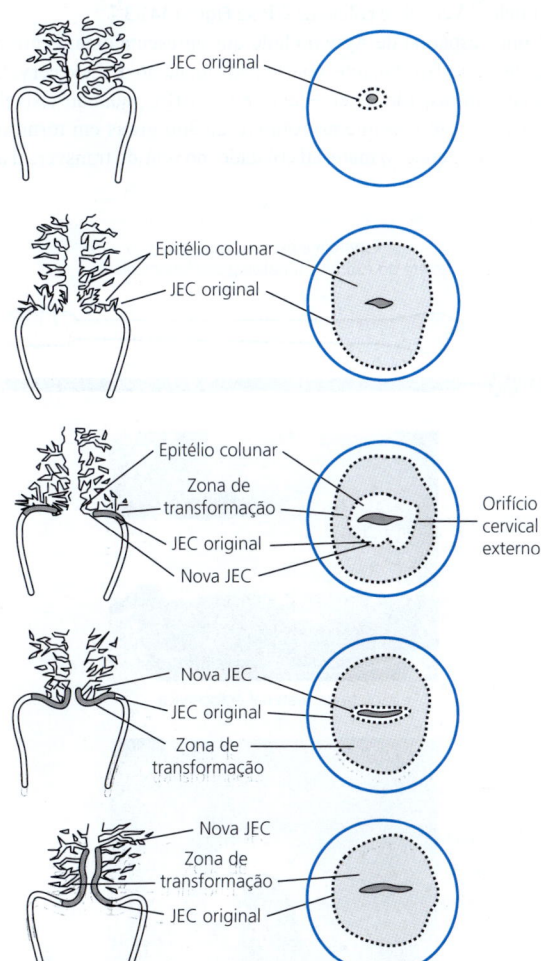

▲ Figura 141.1
Anatomia e fisiologia do útero.
JEC, junção escamocolunar.
Fonte: Sellors e Sankaranarayanan.[18]

da ZT e apresentem os epitélios escamoso, glandular e/ou metaplásico representados no esfregaço.[19]

O conhecimento sobre o significado dos resultados dos exames de rastreamento, tanto em relação às alterações quanto aos achados normais, possibilita que o profissional trate adequadamente cada situação. O sistema de Bethesda (Quadro 141.1) para diagnósticos em citopatologia cervicovaginal foi desenvolvido pelo Instituto Nacional do Câncer dos EUA com o fim de uniformizar a terminologia diagnóstica, facilitando a comunicação entre o laboratório e o ginecologista. Para as anormalidades em células epiteliais escamosas, tem-se a classificação apresentada no Quadro 141.1.

A classificação de Bethesda sistematizou vários conceitos e conhecimentos adquiridos que, de modo resumido, incluem: a introdução da análise da qualidade relativa ao esfregaço; o diagnóstico citológico, que deve ser diferenciado para as células escamosas e glandulares; a inclusão do diagnóstico citomorfológico sugestivo da infecção por HPV, em função de fortes evidências do envolvimento desse vírus na carcinogênese das lesões, dividindo-as em lesões intraepiteliais de baixo e alto graus, ressaltando o conceito de possibilidade de evolução para neoplasia invasora.[21]

O diagnóstico diferencial do câncer de colo uterino inclui condições que resultam em sangramento vaginal abundante ou irregular, corrimento vaginal ou lesão cervical visível. Sangramento pós-coital é um sintoma frequente de câncer cervical, mas também é resultado de cervicites, que são situações muito mais comuns. Lesões cervicais benignas podem mimetizar um carcinoma, como cistos de Naboth, cistos mesonéfricos, ectopia, úlceras associadas a infecções sexualmente transmissíveis (ISTs), mudanças glandulares reativas à inflamação e endometriose.[22]

O que fazer

Anamnese

No atendimento clínico, o primeiro contato é o momento em que se inicia o desenvolvimento de uma relação que deve ser de confiança mútua. Na anamnese, devem-se averiguar aspectos como queixas, antecedentes mórbidos pessoais e familiares, antecedentes ginecológicos, sexuais e obstétricos, medicamentos em uso, hábitos de vida e revisão de sistemas.[23] Avaliar a história de

Quadro 141.1 | Adaptado de sistema de Bethesda de 2001

Adequabilidade da amostra

▶ Satisfatório para avaliação

▶ Insatisfatório para avaliação (as razões são especificadas no laudo)

Resultado

▶ Negativo para lesão intraepitelial ou neoplasia maligna
▶ Micro-organismos
▶ Outros achados não neoplásicos (mudanças celulares reativas)
▶ Atrofia
▶ Anomalias de células epiteliais
  - Células escamosas
  - Células escamosas atípicas (ASC) de significado indeterminado (ASCUS) não podem excluir HSIL (ASC-H)
  - Lesão intraepitelial escamosa de baixo grau (LSIL) inclui: HPV, displasia leve, NIC1
  - Lesão intraepitelial escamosa de alto grau (HSIL) inclui: displasia moderada ou severa, NIC2, NIC3/carcinoma in situ
  - Carcinoma escamoso
▶ Células glandulares
  - Células glandulares atípicas (AGC) (endocervicais, endometriais ou não especificadas)
  - Células glandulares atípicas provavelmente neoplásicas (endocervicais ou não especificadas)
  - Adenocarcinoma endocervical in situ (AIS)
  - Adenocarcinoma
▶ Outro (lista não integral)
  - Células endometriais em mulher acima de 40 anos de idade

As siglas foram mantidas em inglês para a uniformização da terminologia.
Fonte: Adaptado de Solomon e colaboradores.[21]

rastreamento, como presença de exame alterado anterior, tratamentos realizados ou não, resultado de sua última CP e há quanto tempo foi realizada também são medidas importantes. Atentar para condições que alterem a resposta imune, os fatores de risco associados a este câncer são aqueles relacionados a adquirir ou ter uma resposta imune comprometida em resposta ao vírus HPV, exposição intraútero ao dietilestilbestrol e tratamento prévio de lesão de alto grau ou câncer cervical.[13,17]

Exame físico

No Brasil, a detecção precoce é realizada por meio do CP de colo uterino. O Ministério da Saúde (MS) preconiza a realização do exame a partir de 25 anos para mulheres que já iniciaram vida sexual ativa.[15]

Na consulta para rastreamento do câncer de colo uterino, o exame físico deve englobar o exame da genitália externa e interna.[23] Neste capítulo, a ênfase será o procedimento de coleta da colpocitologia.

Com a finalidade de garantir uma boa qualidade dos esfregaços, as mulheres devem ser orientadas previamente a não fazerem uso de cremes e/ou duchas intravaginais, evitar manter relação sexual 48 horas antes do exame e estar fora do período menstrual no dia da coleta e, preferencialmente, após o quinto dia do término.

Para a realização do exame, a mulher deve estar com a bexiga vazia e ser colocada na posição ginecológica, o mais confortável possível. A cabeceira da maca deve ser elevada em 45 graus, o que diminui o desconforto e aumenta a pressão abdominal, facilitando a exposição do colo uterino. Com boa iluminação, observar o órgão genital externo, com atenção à distribuição dos pelos, à integridade do clitóris, do meato uretral, dos grandes e pequenos lábios; à presença de secreções vaginais, de sinais de inflamação (inclusive das glândulas de Bartholin) e de veias varicosas. A seguir, coloca-se o espéculo, que deve ser de acordo com as características da mulher a ser examinada – pequeno, médio ou grande. Não deve ser usado lubrificante de base oleosa, uma vez que não está comprovado que esse procedimento não interfira na confecção do esfregaço. Caso necessário, a orientação é utilizar solução fisiológica (SF) e, neste caso, comunicar a mulher de que a mesma está sendo utilizada. O espéculo deve ser introduzido suavemente e de maneira que o colo do útero fique totalmente exposto, identifica-se então o orifício cervical e, quando visível, a JEC. Nessa fase do exame, também é importante observar as características do conteúdo e da parede vaginal. A visualização do colo pode apresentar uma aparência normal ou lesão cervical visível. Grandes tumores podem substituir o colo completamente.

Em seguida, realiza-se o procedimento da coleta propriamente dito, utilizando uma espátula de madeira, que tem uma extremidade arredondada e a outra afilada (espátula de Ayre), e a escova endocervical, que permite coletar o material da JEC e do canal cervical. É importante que o profissional descreva cada etapa do procedimento, a fim de que a mulher se sinta segura e possa confiar nele.[24] Ver sobre coleta de CP na Figura 141.3[24,25]

Com a espátula de Ayre do lado que apresenta uma reentrância, encaixar firmemente a parte mais longa no orifício cervical e fazer um raspado da ectocérvice (e da JEC, quando visível), realizando um movimento rotativo de 360 graus em torno do orifício. Distender o material coletado, no sentido transversal ao

Espátula e escovinha para a coleta do exame citopatológico (Papanicolau)

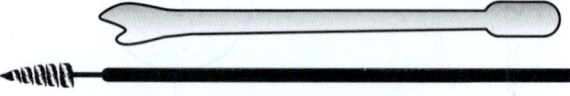

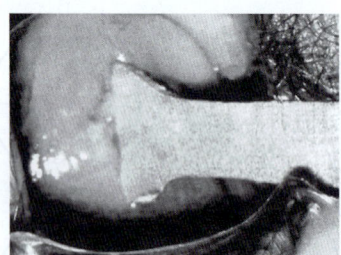
Coleta de material ectocervical

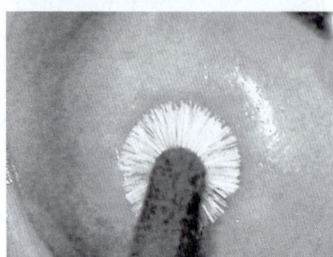
Coleta de material endocervical

▲ **Figura 141.3**
Coleta de material ecto e endocervical.
Fonte: Reproduzida de Brasil.[26]

lado da borda fosca da lâmina. Introduzir no canal cervical, se permeável, a escova endocervical, fazendo um movimento giratório de 360 graus (em mulheres após a menopausa, a JEC, na maioria das vezes, encontra-se no canal cervical). Colocar o material retirado da endocérvice ao lado do esfregaço anterior no sentido longitudinal. Distender todo o material sobre a lâmina de maneira delicada, girando a escova, para a obtenção de um esfregaço uniformemente distribuído, fino e sem macerações. O material deve ser logo fixado. Uma alternativa para evitar o dessecamento é coletar o material da ectocérvice e manter a espátula no canal vaginal, fazer a coleta endocervical e distender os dois esfregaços um após o outro, utilizando o fixador imediatamente (Figura 141.4).[24,25]

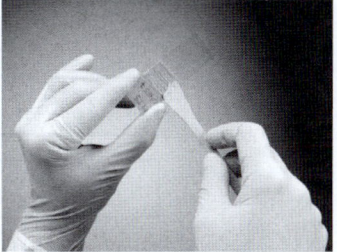
Confecção do esfregaço ectocervical

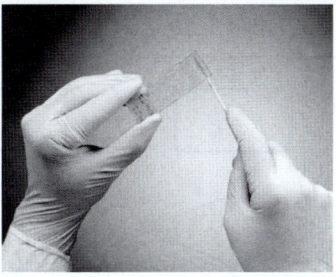
Confecção do esfregaço endocervical

◄ **Figura 141.4**
Fixação do esfregaço.
Fonte: Reproduzida de Brasil.[26]

Dicas

- Na dificuldade de visualização do colo, revisar se o posicionamento da mulher está adequado e solicitar que ela tussa. Não surtindo efeito, pedir ajuda de profissional mais experiente. Na maioria das vezes, o bom posicionamento e o aumento da pressão intra-abdominal são suficientes para localizar o colo.
- Nos casos de mulheres grávidas, não há inconvenientes em realizar o exame, caso não esteja com o rastreamento em dia, porém a coleta deve ser feita preferencialmente apenas com a espátula de Ayre (na maioria das gestantes, a JEC é visível).
- Não realizar a coleta quando houver corrimento espesso e purulento. A presença de colpites, corrimentos ou colpocervicites pode comprometer a interpretação da CP. Se houver infecção, tratar e marcar retorno para a coleta. Caso o contexto não possibilite o adiamento do procedimento (único momento em que a mulher vai à unidade, dificuldade de vínculo, trabalho, baixa motivação para o exame, possibilidade de não retornar à unidade, etc.), remover a secreção excessiva com gaze embebida em SF antes da coleta do exame, registrando essa informação na requisição e/ou no prontuário da paciente.
- Nos casos de hemorragia, adicionar algumas gotas de solução de ácido acético 2% à solução fixadora. Informar o fato na requisição.
- Nas mulheres após a menopausa, em decorrência do déficit estrogênico, a visualização da JEC pode ser prejudicada pela atrofia, podendo ser necessário utilizar estrogênios conjugados – creme vaginal —, de acordo com o caso (Quadro 141.2). Estudos apontam para a dificuldade no diagnóstico diferencial entre atrofia vaginal e lesões intraepiteliais de baixo e alto grau. Existem evidências de que o tratamento da vaginite atrófica pode melhorar a qualidade do esfregaço.[15,24] Os estudos disponíveis são insuficientes para confirmar a segurança do estrogênio tópico em mulheres com câncer de mama (se o uso for necessário, levar em consideração as recomendações do oncologista).[27]

Quadro 141.2 | **Tratamento da colpite atrófica e evidência**

- Creme de estrogênios conjugados, 0,5 g (0,3 mg do princípio ativo) ou creme de estriol, 1 g (aplicação vaginal, à noite, durante 21 dias)
- A nova citologia será coletada de 5 a 7 dias após a parada do uso (B)

Logo após a confecção do esfregaço, gotejar sobre o mesmo o fixador, de maneira que o esfregaço fique totalmente coberto. O material não fixado resseca, impedindo a leitura da lâmina. O esfregaço obtido deve ser fixado longe da luz direta do foco para evitar o dessecamento do material a ser estudado (no máximo 8 segundos após ser realizado o primeiro esfregaço). Deixar secar ao ar livre sobre um suporte apropriado e acondicionar cuidadosamente a lâmina.

Devem estar corretamente acondicionadas para o transporte e acompanhadas da requisição.

Após a coleta, os exames devem ser enviados ao laboratório, com a maior brevidade possível, para que o tempo entre a coleta e o resultado não seja prolongado desnecessariamente. Concluída a coleta, aplica-se solução de Lugol, e a presença de áreas iodo-negativas (não coradas) pode indicar presença de lesão (a lesão intraepitelial contém pouco ou nenhum glicogênio e, por isso, não fixa o iodo).

Retira-se o espéculo de modo delicado, sem fechá-lo totalmente. Informar a mulher da possibilidade de um pequeno sangramento após a coleta, que cessará sozinho. Orientá-la para que retorne à unidade de saúde para retirar o resultado de seu exame.

Só usar lâminas com a extremidade fosca, registrando na lâmina as informações padronizadas no serviço (p. ex., nome da mulher, data) para a identificação correta do exame.

A qualidade do exame depende da rigorosa observação das normas e recomendações. É oportuno lembrar também que os resultados falso-negativos observados, em um significativo percentual, correspondem a problemas técnicos, tais como local inadequado da coleta, quantidade insuficiente da mesma, má distribuição das amostras obtidas, defeitos de fixação e, consequentemente, dessecamento do material a ser estudado.

Com relação à periodicidade, o MS do Brasil, de acordo com os principais programas internacionais, recomenda que a colpocitologia deva ser realizada em mulheres de 25 a 64 anos de idade, uma vez por ano e, após dois exames anuais consecutivos negativos, a coleta deve ser realizada a cada 3 anos. Não se recomenda o rastreamento após os 65 anos.[15,24,25]

Conduta proposta

Os resultados encontrados no exame de colpocitologia vão guiar os profissionais nas condutas de acompanhamento e tratamento, se necessário, de cada mulher, conforme mostra a Figura 141.5.[24]

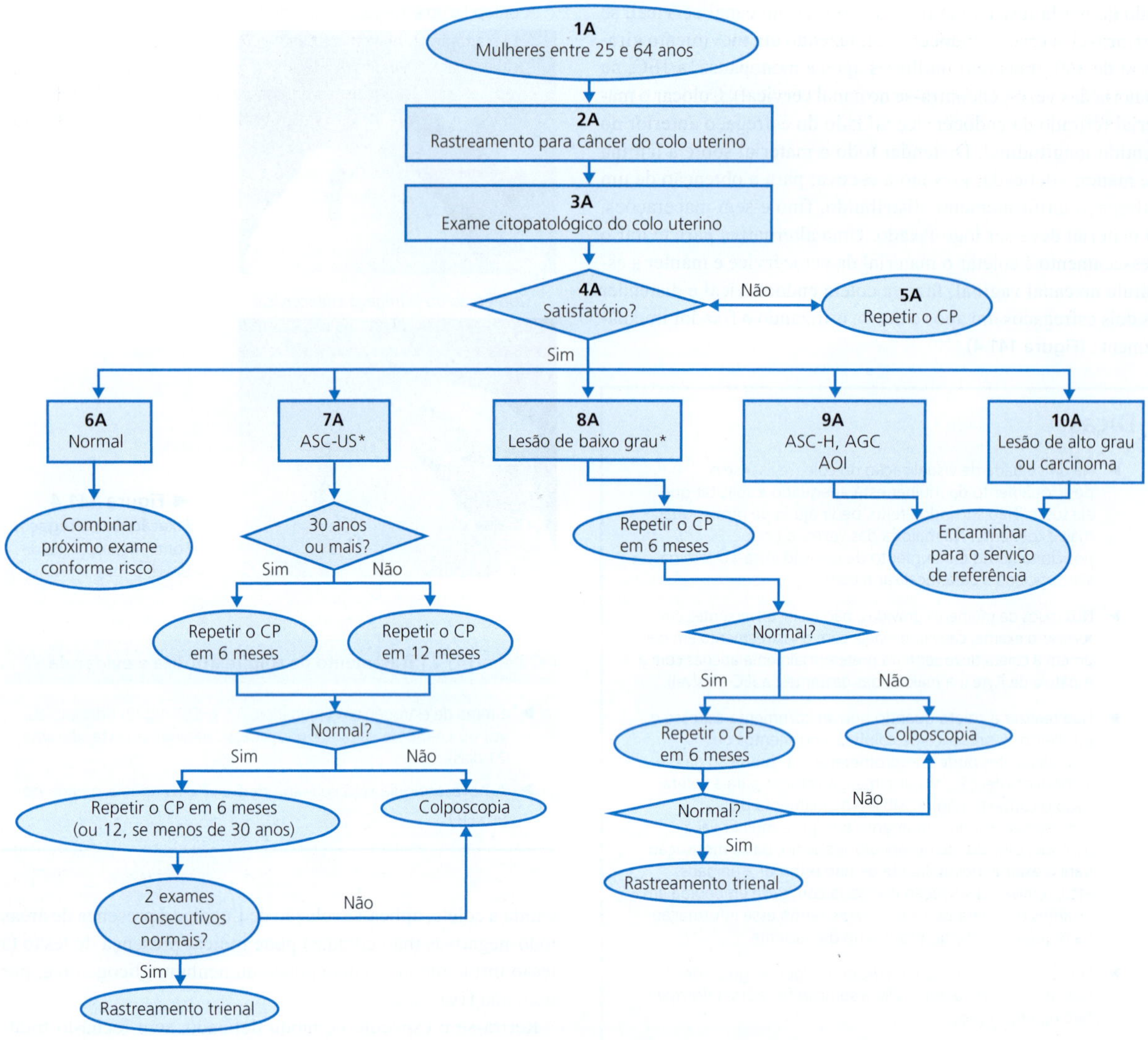

*ASC-US e LIBG em mulheres com atrofia vaginal, indica-se terapia com estrogênio tópico antes de repetir o CP.
Lembrete 1: Tratamento da colpite atrófica pode ser realizado com creme de estrogênios conjugados, 0,5 g (0,3 mg) ou creme de estriol, 1 g.
Lembrete 2: Infecções vaginais podem comprometer a interpretação do CP. Recomenda-se tratar e retornar para coleta do CP.

▲ **Figura 141.5**
Manejo conforme resultado do rastreamento para câncer do colo uterino em serviço de atenção primária à saúde.
ASCUS, células escamosas atípicas de significado indeterminado; CP, citopatológico; ASC-H, células escamosas atípicas; AGC, células glandulares atípicas; AOI, células atípicas de origem indefinida.
Fonte: Instituto Nacional do Câncer[15] e Grupo Hospitalar Conceição.[24]

Observações sobre o algoritmo da Figura 141.5

População excluída desse algoritmo:

- Mulheres que estão imunodeprimidas: uso crônico de corticoides orais, transplantadas, em tratamento com quimioterapia, infecção pelo HIV.
- Histerectomia total por doença benigna.
- Mulheres com sintomas de câncer de colo uterino.
- Mulheres que nunca tiveram relações sexuais.
- Mulheres com expectativa de vida limitada que não se beneficiarão do rastreamento.

1A – Mulheres entre 25 e 64 anos

No Brasil, recomenda-se início da coleta aos 25 anos para mulheres que já tiveram relações sexuais (A)[1]. Existem evidências de alta qualidade para não rastrear mulheres com menos de 20 anos.[12,17,24] Entre 20 e 24 anos, as evidências para não indicar o rastreamento são de qualidade moderada. As diretrizes brasileiras se apoiam no fato de que a incidência do câncer de colo uterino em mulheres menores de 25 anos é baixa.[6,15,17,24] O tratamento de lesões precursoras do câncer do colo uterino em adolescentes e mulheres jovens tem sido associado ao aumento da morbidade obstétrica e neonatal, como parto prematuro e baixo peso ao nascer, e o aumento desse risco está diretamente relacionado à técnica de tratamento utilizada e à profundidade e dimensões do cone realizado.[25,27,28] Além disso, há o impacto psíquico do diagnóstico de uma infecção sexualmente transmissível e precursora do câncer. Rastrear antes dos 25 anos representa um importante aumento de diagnósticos de lesões de baixo grau e resulta em um número significativo de colposcopias e procedimentos diagnósticos e terapêuticos desnecessários.[15,17]

As evidências variam a respeito da melhor idade para início e término do rastreamento, bem como para o seu intervalo de realização. Dados de uma revisão sistemática utilizada pelo Canadian Task Force on Preventive Health Care mostram que rastrear mulheres acima de 30 anos com intervalo até 5 anos apresenta substancial efeito protetor.[5] Nas diretrizes internacionais, em geral a idade de início de rastreamento varia entre 21 a 30 anos.[12,13,17,29,30]

O MS aponta o limite de idade de 64 anos em mulheres com história de rastreamento negativa (dois exames normais nos últimos 5 anos).[15] Devem ser levados em consideração os fatores de risco, a frequência de realização dos exames e os resultados dos exames anteriores. Mulheres com mais de 64 anos que nunca realizaram rastreamento devem fazer dois exames com intervalo de 1 a 3 anos e, após dois resultados negativos, interromper o rastreamento.[12,15,24] No Canadá, a recomendação é rastrear até os 70 anos após três exames sucessivos negativos, levando-se em conta a maior expectativa de vida neste país.[17]

2A – Rastreamento para câncer do colo uterino

Há boas evidências para se incluir o exame de prevenção e detecção precoce do câncer de colo uterino no exame de saúde das mulheres.[5,13,15,17] Mulheres dos grupos de risco devem ser rastreadas com maior frequência, se possível anualmente (B). Quando o rastreamento apresentar boa cobertura (80%) e for realizado dentro de padrões de qualidade, modifica efetivamente as taxas de incidência e mortalidade por esse câncer, em especial nas mulheres entre 30 e 69 anos. (A)[12,15]

3A – Exame citopatológico do colo uterino

A realização periódica do CP continua sendo a estratégia mais adotada para rastreamento do câncer do colo uterino. É o exame preconizado pelo MS.

4A – Satisfatório

Um resultado descrito como dentro dos limites da normalidade remete o profissional à avaliação da representatividade dos epitélios na amostra, a fim de garantir a presença de células da ZT. Uma amostra representativa apresenta células escamosas e glandulares. Caso o resultado apresente somente células escamosas, não se repete o exame, combina-se o prazo conforme a avaliação dos fatores de risco. Na próxima coleta, deve-se tentar obter uma amostra com todos os epitélios representados.

O significado da presença de células que representam a JEC – epitélio metaplásico e/ou endocervical – passa a ser de exclusiva competência do (A) profissional que atendeu a paciente, que deverá levar em consideração as condições próprias de cada uma (idade, estado menstrual, limitações anatômicas e objetivo do exame).

5A – Repetição da colpocitologia

Diante de resultados insatisfatórios na amostra, a recomendação é repetir a coleta dentro de um período entre 6 e 12 semanas, com correção, quando possível, do problema que motivou o resultado insatisfatório (A). Considerar presença de infecções vaginais ou atrofia por baixa de estrogênio. Caso a presença seja confirmada, tratar antes de repetir o exame. Quando houver descrição no laudo do exame de que houve dificuldade diagnóstica devido à atrofia, a estrogenização deve ser realizada via vaginal, com creme de estrogênios conjugados em baixa dose, e a nova citologia será realizada, dentro de 5 a 7 dias, após a parada do uso (ver Quadro 141.2).

É considerada insatisfatória a amostra cuja leitura esteja prejudicada por material acelular ou hipocelular (menos de 10% do esfregaço), bem como por presença de sangue, piócitos, artefatos de dessecamento, contaminantes externos ou intensa superposição celular (mais de 75% do esfregaço). A presença de processo inflamatório intenso prejudica a qualidade da amostra, sendo importante o tratamento. Deve-se explicar à mulher que o motivo da repetição não é por alteração patológica relacionada ao câncer.[15]

6A – Normal

A recomendação do MS para resultado normal é seguir a rotina de rastreamento citológico, com intervalo entre os exames de 3 anos, após dois exames negativos consecutivos, com intervalo anual (A).[12,15,17,18] O Colégio Americano de Medicina aponta que profissionais não devem rastrear mulheres com baixo risco em um intervalo menor do que 3 anos.[12] A maioria dos países utiliza o intervalo de 3 a 5 anos para mulheres com colpocitologia sem alteração.[12,17,18,29] Situações de risco devem ser avaliadas individualmente (p. ex., imunodeprimidas, lesões prévias de alto risco).

Algumas alterações benignas podem gerar dúvidas quanto à melhor conduta para a rotina de rastreamento, tais como:

- Alterações benignas. Prevalência subjacente de NIC2/3 em mulheres com alterações benignas é baixa, cerca de 2% (B).
- Inflamação sem indicação de agente. Achados colposcópicos comuns são ectopias, cervicites e vaginites. A colpocitologia não deve ser utilizada para diagnóstico de processos inflamatórios ou infecciosos vaginais.
- Alterações inflamatórias persistentes. São aquelas que se mantêm mesmo após tratamento específico, podendo apresentar baixa proporção de NIC2/3 e câncer (cerca de 7%) e NIC1 (36%) (B).
- Metaplasia escamosa imatura. Esse tipo de apresentação é considerado reparador.
- Resultado citológico indicando reparo. Geralmente é a fase final do processo inflamatório (A).
- Resultado citológico indicando atrofia com inflamação. Na ausência de atipias, é achado fisiológico após menopausa, pós-parto ou lactação.

Para todos os casos anteriores, o resultado de exame é considerado normal, e a recomendação é seguir a rotina de rastreamento.[15] Entretanto, na identificação de alterações clínicas suspeitas no exame especular, referenciar para avaliação mesmo que o resultado da colpocitologia seja considerado normal.

Células endometriais. Fora do período menstrual ou em mulheres após menopausa (na ausência de terapia hormonal), demanda investigação de cavidade endometrial devido à possibilidade de anormalidade glandular no endométrio, ou mesmo na presença de sangramento uterino anormal. A rotina de rastreamento citológico mantém-se no período habitual.

7A – ASC-US

ASC-US é a sigla para células escamosas atípicas de significado indeterminado, talvez não neoplásicas. Representa a alteração citológica mais descrita nos laudos de colpocitologia.

Diretrizes internacionais para a conduta inicial de mulheres com primeiro diagnóstico citológico de ASC-US variam entre a repetição da citologia, geralmente entre 6 a 12 meses, ou a realização do teste de detecção do HPV oncogênico com referenciamento para colposcopia, caso dê positivo.[14-16]

Há correlação com doença de baixa gravidade para a maioria das mulheres, e a conduta conservadora pouco invasiva é a recomendada.[16] Fatores como idade da mulher e realização de rastreamento citológico prévio devem ser considerados nessa decisão. Além desses aspectos, deve-se considerar que a lesão invasora do colo do útero é claramente mais prevalente na quarta e quinta décadas de vida da mulher.

No Brasil, para um resultado ASC-US, a recomendação na mulher com 30 anos ou mais será a repetição da colpocitologia em um intervalo de 6 meses, precedida, quando necessário, do tratamento de processos infecciosos e de melhora do trofismo genital (ver Quadro 141.2). Mulheres com idade inferior a 30 anos devem repetir o exame no intervalo de 12 meses (B).

Se dois exames CP subsequentes com intervalo de 6 meses (ou 12 meses, se a mulher tiver menos de 30 anos) forem negativos, a paciente deverá retornar à rotina de rastreamento citológico trienal; porém, se o resultado de alguma citologia de repetição for igual ou mais significativa, a paciente deverá ser referenciada para colposcopia (B).

Na colposcopia com alterações, deve-se realizar biópsia (A). Na colposcopia sem alterações e com JEC visível, a mulher retorna ao rastreamento com intervalo semestral ou anual, dependendo da faixa etária (B). Após duas citologias normais coletadas com intervalo de 6 meses, retornar à rotina de rastreamento a cada 3 anos. Caso a JEC não seja completamente visível, é recomendada avaliação do canal endocervical.[14,15]

8A – Lesão de baixo grau (lesão intraepitelial de baixo grau [LSIL])

Diretrizes internacionais para a conduta de mulheres com primeiro diagnóstico citológico de LSIL variam entre a repetição da citologia em intervalos variáveis, a realização do teste de detecção de HPV ou o referenciamento para colposcopia.[14,15,16,31] Revisão sistemática aponta que, atualmente, não há evidências científicas demonstrando melhor desempenho da testagem do HPV em relação à repetição dos testes citológicos para a detecção de NIC3 entre mulheres com idade igual ou superior a 35 anos e com resultado de LSIL na citologia.[32]

Os resultados LSIL e ASC-US podem sinalizar um risco significativo de lesões pré-invasivas (NIC2/3) ou câncer subjacentes. Entretanto, o comportamento benigno dessas alterações (na maioria dos casos, a manifestação morfológica da infecção aguda e transitória pelo HPV, associada ao risco de ocorrência de efeitos adversos psíquicos e físicos, como hemorragia, infecção e desfechos obstétricos significativos) tem levado a recomendações mais conservadoras.[12,15,16,24]

No Brasil, a recomendação é repetir a colpocitologia em seis meses (A). Processos infecciosos ou atrofia genital identificados devem ser tratados antes dessa nova coleta (A). Caso a citologia de repetição seja negativa em dois exames consecutivos, a paciente deve retornar à rotina de rastreamento citológico trienal (B). Diante de qualquer citologia subsequente positiva, referenciar à unidade de referência para colposcopia (A).[15,24]

9A – ASC-H ou AGC

ASC-H é a sigla para células escamosas atípicas de significado indeterminado, não podendo excluir lesão de alto grau.

ASC-H apresenta risco de lesão de alto grau (NIC2 e NIC3) subjacente alto. A recomendação é o referenciamento para colposcopia.

AGC – células glandulares atípicas. É a categoria associada a maior risco de neoplasia cervical quando comparada à das células escamosas atípicas de significado indeterminado ou das lesões intraepiteliais de baixo grau.

A conduta preconizada para as pacientes com diagnóstico citológico de AGC é o referenciamento para colposcopia, quando deve ser realizada coleta de material para citologia do canal cervical (A). É recomendável a avaliação endometrial (com ultrassonografia e/ou estudo anatomopatológico) em pacientes acima de 35 anos (A). Abaixo dessa idade, a investigação endometrial deverá ser realizada se estiver presente sangramento uterino anormal (A).[12,15,24]

10A – Lesão de alto grau (LIAG)

A LIAG compreende as neoplasias intraepiteliais cervicais de graus 2 e 3 (NIC2 e NIC3/carcinoma in situ). Mulheres que apresentam laudo citológico de LIAG devem ser tratadas, devido ao grande potencial morfológico desta alteração em progredir para neoplasia.[15,19,24] A conduta é o referenciamento ao serviço de referência.

Observações finais

Indicadores de qualidade têm sido descritos nos laudos das colpocitologias no Grupo Hospitalar Conceição (GHC), em Porto Alegre, no campo observações. Esses incluem escassa celularidade, avaliação parcialmente prejudicada por presença de sangue ou inflamação, fixação deficiente, lâminas espessas e ausência de componente endocervical ou ZT. Caso o citologista descreva que a avaliação foi prejudicada por algum desses fatores, considerar a realização de nova coleta em um ano.

O profissional deve atentar para a representatividade da JEC na amostra, sob a pena de não oportunizar todos os benefícios do rastreamento. Tal situação é mais comum em jovens e mulheres após a menopausa. Na presença de amostra somente com células escamosas em mulheres com colo do útero, a coleta deve ser repetida no intervalo de 1 ano, e, após dois exames normais consecutivos, o rastreamento passa a ser a cada 3 anos.

É importante relembrar que o rastreamento é um processo e que, na avaliação de cada novo exame, devem ser considerados os resultados anteriores.

Quando referenciar

As mulheres devem ser referenciadas ao serviço de ginecologia para realização de colposcopia e possível biópsia para confirmação diagnóstica nas seguintes situações:

- LIAG.
- ASC-H, não podendo excluir lesão de alto grau.
- AGC.
- Lesão de baixo grau (LIBG) ou ASC-US persistente – presença de dois exames alterados.
- Lesão cervical suspeita ao exame clínico (lembrar-se de que ectopia é uma condição fisiológica).

Erros mais frequentemente cometidos

- ▶ Não identificar mulheres que nunca realizaram colpocitologia na faixa etária recomendada.
- ▶ Não investigar condição de rastreamento da mulher quando ela busca os serviços de saúde.
- ▶ Ausência de acompanhamento das mulheres com lesões identificadas no rastreamento.
- ▶ Mulheres com dois ou mais resultados mostrando ASC-US ou lesão de baixo grau e que não foram referenciadas para colposcopia.
- ▶ Falta de adesão às melhores evidências em relação aos intervalos de rastreamento e seguimento, tanto pelos profissionais como pelas mulheres.
- ▶ Tratar da cobertura de colpocitologia como um valor absoluto, sem considerar que a maioria das mulheres realizam colpocitologias desnecessariamente, e outras (em geral as que possuem maior risco) não a fazem com a frequência necessária.
- ▶ Dificuldades no acesso ao exame de rastreamento de câncer de colo uterino.
- ▶ Amostra inadequada, seja por interferência de processos inflamatórios ou resíduos menstruais, por epitélio endocervical não representado, por material escasso, por demora para fixar a amostra, resultando em dessecamento.
- ▶ Dificuldade em acessar a JEC para obtenção do esfregaço.
- ▶ Confundir ectopia, que é uma alteração fisiológica, com lesão precursora.
- ▶ Erros laboratoriais no processamento das lâminas e na interpretação dos resultados.

Prognóstico e complicações possíveis

O prognóstico do câncer de colo uterino depende da extensão da doença no momento do diagnóstico, estando sua mortalidade fortemente associada ao diagnóstico tardio e a fases avançadas. Estudos internacionais mostram que o câncer invasivo detectado em seus estágios iniciais apresenta sobrevida de 90%.[6] Entretanto, câncer invasor detectado tardiamente apresenta alta morbidade, com complicações severas. Estudo que analisou a sobrevida global por câncer no período de 1995 a 2009 conclui que, no Brasil, ela tem-se mantido estável, ao redor de 60%.[33] Um centro brasileiro que avaliou a sobrevida de mulheres com câncer de colo uterino encontrou sobrevida média de 48%. Dentre todas as variáveis analisadas, o estádio clínico ao diagnóstico foi a única significativamente associada ao prognóstico, destacando a importância da detecção precoce por meio dos programas de prevenção.[34]

Atividades preventivas e de educação

As vacinas contra o HPV têm sido desenvolvidas com a finalidade de proteger contra a infecção pelo vírus e o subsequente desenvolvimento das doenças associadas. Há três diferentes tipos de vacinas:[35]

- Vacina quadrivalente, que contêm os tipos 6, 11, 16 e 18.
- Vacina 9 valente, que contêm os mesmos tipos da quadrivalente (6,11,16 e 18) mais os tipos 31, 33, 45, 52 e 58.
- Vacina bivalente, que contêm os tipos 16 e 18.

No Brasil temos disponível a vacina quadrivalente. Atualmente, o MS tem recomendado a vacinação para o sexo feminino de 9 a 14 anos de idade e para o sexo masculino na faixa etária de 12 a 13 anos. A vacina é recomendada também para pessoas de 9 a 26 anos que estejam imunocomprometidas.

Diversos estudos, em diferentes países, têm sido realizados para avaliar a eficácia da vacinação, principalmente nos subtipos 16 e 18 (responsáveis por 70% dos casos). No entanto, as evidências ainda não são definitivas sobre sua recomendação devido à falta de informações sobre redução da mortalidade por câncer do colo uterino. Todavia, muitos países já adotaram a vacinação contra o HPV como política de saúde pública, com o objetivo de redução do número de casos da doença.[36] A dificuldade de adesão ao esquema vacinal tem sido apontada como causa da menor efetividade observada em relação àquela apresentada nos ensaios clínicos que validaram a vacina, em que se observa uma regressão das lesões e uma supressão da infecção viral nas pacientes imunizadas.[37] Também tem sido apontado que, até então, os estudos de custo-eficácia para a vacinação contra o HPV apresentam limitações em relação às tendências demográficas e comportamentais naturais em seus resultados. Destaca ainda a preocupação de que a política de saúde pública possa ter sido construída com base em estudos incompletos.[38]

A vacinação não exclui a necessidade do rastreamento e causa impacto significativo no custo do sistema de saúde, sem correspondente economia para as ações de rastreamento. Além disso, as desigualdades existentes no processo de rastreamento poderão ser perpetuadas no acesso às vacinas. Além desses aspectos, em função da própria história natural da doença, estima-se que a vacinação terá impacto na redução do câncer em 30 a 40 anos. A perspectiva é que a resolução de necessidades atuais de ampliação e qualificação do rastreamento e tratamento das lesões precursoras e câncer possa ter impacto na redução da mortalidade em casos de câncer no Brasil nos próximos 10 anos.

Papel da equipe multiprofissional

O eficiente controle do câncer de colo uterino está diretamente relacionado com a qualidade do sistema de saúde e o papel ativo da equipe médica, de enfermagem, de agentes comunitários e de vigilância das unidades de saúde, que, além de identificar as mulheres que precisam fazer controles, deve oferecer: qualidade, para garantir diagnóstico correto e realizar tratamento preciso; acesso fácil e ágil aos serviços; flexibilidade para marcar e remarcar consultas; e rapidez no atendimento.[39] Nessa direção, o seguimento das mulheres examinadas é elemento fundamental para avaliação da efetividade das ações de controle do câncer de colo uterino. A vigilância deve possibilitar que as equipes de saúde da família identifiquem as mulheres que se tornam casos positivos durante o rastreamento. Cada equipe de saúde deve ter condições de realizar o acompanhamento, identificar as faltosas e ter acesso às informações que permitam avaliação das ações desenvolvidas. A busca ativa deve focar nos grupos de maior risco, ou seja, nas mulheres que nunca realizaram a colpocitologia, naquelas da faixa etária entre 30 e 65 anos e nas que apresentaram lesão de alto grau ou carcinoma no rastreamento.

> ▶ Não adianta monitorar o resultado da vigilância apenas pela quantidade de colpocitologias realizadas, já que muitas mulheres fazem excessivamente, e outras ficam anos sem realizar o exame.[15,24,29,40]

REFERÊNCIAS

1. Barbosa IR, de Souza DLB, Bernal MM, Costa ICC. Desigualdades regionais na mortalidade por câncer de colo de útero no Brasil: tendências e projeções até o ano 2030. Ciênc Saúde Coletiva. 2016;21(1):253-262.

2. Brasil. Ministério da Saúde. Estimativa 2016: incidência do câncer no Brasil. Rio de Janeiro: INCA; 2016.

3. Gustafsson L, Pontén J, Zack M, Adami HO. International incidence rates of invasive cervical cancer after introduction of cytological screening. Cancer Causes Control. 1997;8(5):755-763.

4. Herrero R, Brinton LA, Reeves WC, Brenes MM, de Britton RC, Gaitan E, et al. Screening for cervical cancer in Latin America: a case-control study. Int J Epidemiol. 1992;21(6):1050-1056.

5. Peirson L, Fitzpatrick-Lewis D, Ciliska D, Warren R. Screening for cervical cancer: a systematic review and meta-analysis. Syst Rev. 2013;2:35.

6. Saslow D, Solomon D, Lawson HW, Killackey M, Kulasingam S, Cain J, et al. American Cancer Society, American Society for Colposcopy and Cervical Pathology, and American Society for Clinical Pathology Screening Guidelines for the prevention and early detection of cervical cancer. CA Cancer J Clin. 2012;62(3):147-172.

7. Bosch FX, Manos MM, Muñoz N, Sherman M, Jansen AM, Peto J, et al. Prevalence of human papillomavirus in cervical cancer: a worldwide perspective. J Natl Cancer Inst. 1995;87(11):796-802.

8. Clifford GM, Smith JS, Aguado T, Franceschi S. Comparison of HPV type distribution in high-grade cervical lesions and cervical cancer: a meta-analysis. Br J Cancer. 2003;89(1):101-105.

9. World Health Organization. Cervical cancer, human papillomavirus (HPV), and HPV vaccines: key points for policy-makers and health professionals. Geneva: WHO; 2007.

10. Palefsky JM, Cranston RS. Virology of human papillomavirus infections and the link to cancer. Waltham: UpToDate; 2017.

11. Palefsky JM. Human papillomavirus infections: epidemiology and disease associations. Waltham: UpToDate; 2017.

12. Sawaya GF, Kulasingam S, Denberg TD, Qaseem A; Clinical Guidelines Committee of the American College of Physicians. Cervical cancer screening in average-risk women: best practice advice from the Clinical Guidelines Committee of the American College of Physicians. Ann Intern Med. 2015;162(12):851-859.

13. U.S. Preventive Services Task Force. Final recommendation statement: cervical cancer: screening [Internet]. Rockville: USPSTF; 2016 [acesso em 13 fev. 2018]. Disponível em: https://www.uspreventiveservicestaskforce.org/Page/Document/RecommendationStatementFinal/cervical-cancer-screening

14. Massad LS, Einstein MH, Huh WK, Katki HA, Kinney WK, Schiffman M, et al. 2012 updated consensus guidelines for the management of abnormal cervical cancer screening tests and cancer precursors. J Low Genit Tract Dis. 2013;17(5):S1-S27.

15. Instituto Nacional do Câncer. Diretrizes brasileiras para o rastreamento do câncer do colo do útero. 2. ed. Rio de Janeiro: INCA; 2016.

16. Sundström K, Lu D, Elfström KM, Wang J, Andrae B, Dillner J, et al. Follow-up of women with cervical cytological abnormalities showing atypical squamous cells of undetermined significance or low-grade squamous intraepithelial lesion: a nationwide cohort study. Am J Obstet Gynecol. 2017;216(1):48.e1-48.e15.

17. Canadian Task Force on Preventive Health Care. Recommendations on screening for cervical cancer. CMAJ. 2013;185(1):35-45.

18. Sellors JW, Sankaranarayanan R. Colposcopy and treatment of cervical intraepithelial neoplasia: a beginners' manual. Lyon: IARC; 2003.

19. McCredie MR, Sharples KJ, Paul C, Baranyai J, Medley G, Jones RW, et al. Natural history of cervical neoplasia and risk of invasive cancer in women with cervical intraepithelial neoplasia 3: a retrospective cohort study. Lancet Oncol. 2008;9(5):425-34.

20. Melnikow J, Nuovo J, Willan AR, Chan BK, Howell LP. Natural history of cervical squamous intraepithelial lesions: a meta-analysis. Obstet Gynecol. 1998;92(4 Pt 2):727-735.

21. Solomon D, Davey D, Kurman R, Moriarty A, O'Connor D, Prey M, et al. The 2001 Bethesda System: terminology for reporting results of cervical cytology. JAMA. 2002;287(16):2114-2119.

22. Frumovitz M. Invasive cervical cancer: Epidemiology, risk factors, clinical manifestations, and diagnosis. Waltham: UpToDate; 2017.

23. Druszcz RMB, Botogoski SR, Pires TMS. Semiologia ginecológica: o atendimento da mulher na atenção primária à saúde. Arq Med Hosp Fac Cienc Med Santa Casa São Paulo. 2014;59(3):144-151.

24. Grupo Hospitalar Conceição. Serviço de Saúde Comunitária. Diretrizes clínicas atenção à saúde da mulher: controle do câncer do colo do útero. Porto Alegre: GHC; 2016.

25. Arbyn M, Kyrgiou M, Simoens C, Raifu A O, Koliopoulos G, Martin-Hirsch P, et al. Perinatal mortality and other severe adverse pregnancy outcomes associated with treatment of cervical intraepithelial neoplasia: meta-analysis BMJ. 2008;337:a1284.

26. Brasil. Ministério da Saúde. Falando sobre câncer do colo do útero. Rio de Janeiro: INCA; 2002.

27. Kyrgiou M, Athanasiou A, Paraskevaidi M, Mitra A, Kalliala I, Martin-Hirsch P, et al. Adverse obstetric outcomes after local treatment for cervical preinvasive and early invasive disease according to cone depth: systematic review and meta-analysis. BMJ. 2016;354:i3633.

28. Kyrgiou M, Mitra A, Paraskevaidis E. Fertility and early pregnancy outcomes following conservative treatment for cervical intraepithelial neoplasia and early cervical cancer. JAMA Oncol. 2016;2(11):1496-1498.

29. World Health Organization. Comprehensive cervical cancer control: a guide to essential practice. 2nd ed. Geneva: WHO; 2014.

30. Public Health England. NHS cervical screening programme: colposcopy and programme management. 3rd ed. London: PHE; 2016

31. Wright JD. Cervical intraepithelial neoplasia: Management of low-grade and high-grade lesions. Waltham: UpToDate; 2017.

32. Correa FM, Russomano FB, Oliveira CA. Colposcopic triage methods for detecting cervical intraepithelial neoplasia grade 3 after cytopathological diagnosis of low-grade squamous intraepithelial lesion: a systematic review on diagnostic tests. São Paulo Med J. 2012;130(1):44-52.

33. Allemani C, Weir HK, Carreira H, Harewood R, Spika D, Wang XS, et al. Global surveillance of cancer survival 1995-2009: analysis of individual data for 25 676 887 patients from 279 population-based registries in 67 countries (CONCORD-2). Lancet. 2015;385(9972):977-1010.

34. Carmo CC, Luiz RR. Survival of a cohort of women with cervical cancer diagnosed in a Brazilian cancer center. Rev Saúde Pública. 2011;45(4):661-667.

35. Cox JT, Palefsky JM. Human papillomavirus vaccination. Waltham: UpToDate; 2017.

36. Cervical Cancer Action. Progress in cervical cancer prevention: THE CCA REPORT CARD [Internet]. 2012. Disponível em: http://cervicalcanceraction.org/pubs/CCA_reportcard_low-res.pdf

37. Kenter GG, Welters MJ, Valentijn AR, Lowik MJ, Berends-van der Meer DM, Vloon AP, et al. Vaccination against HPV-16 oncoproteins for vulvar intraepithelial neoplasia? N Engl J Med. 2009;361(19):1838-1847.

38. Favato G, Easton T, Vecchiato R, Noikokyris E. Ecological validity of cost-effectiveness models of universal HPV vaccination: a systematic literature review. Vaccine. 2017;35(20):2622-2632.

39. Zeferino LC. O desafio de reduzir a mortalidade por câncer do colo do útero. Rev Bras Ginecol Obstet. 2008;30(5):213-215.

40. Grupo Hospitalar Conceição. Serviço de Saúde Comunitária. Indicadores de saúde: relatório anual 2015 – Saúde da Mulher. Porto Alegre: GHC; 2016.

SEÇÃO XIII ▸ CAPÍTULO 142

Incontinência urinária no adulto

Patrícia Carla Gandin Pereira
Camila Ament Giuliani dos Santos Franco
Vitor Last Pintarelli
Felipe Eduardo Broering

Aspectos-chave

▶ A incontinência urinária (IU) é a perda involuntária de urina e trata-se de um problema biopsicossocial de grande impacto na qualidade de vida, acometendo principalmente mulheres idosas.

▶ Os quatro tipos mais frequentes de IU na atenção primária à saúde (APS) são: IU de esforço (IUE), IU de urgência (IUU), IU mista (IUM) e IU por extravasamento (IUEV).

▶ A anamnese e o exame físico são fundamentais na caracterização do tipo de IU. Existem questionários validados com boa sensibilidade e especificidade que podem auxiliar nessa classificação em mulheres.

▶ O treinamento dos músculos do soalho pélvico (TMAP) é empregado no tratamento da IU de qualquer etiologia. É terapia conservadora de primeira escolha para várias situações, mas sobretudo para IUE e IUM.

▶ Antes do início de qualquer tratamento medicamentoso, deve-se enfatizar a importância dos fatores comportamentais e do estilo de vida na abordagem da pessoa que se apresenta com IU. Medicamentos são úteis, no entanto, são mais bem utilizados como adjuvantes, tanto ao tratamento conservador como cirúrgico.

▶ É importante que o médico da APS tenha em mente a necessidade de atentar para os primeiros sinais de IU ou presença de fatores de risco, para que uma porcentagem maior de casos seja diagnosticada e tratada precocemente.

Caso clínico

Sr. Agenor, 76 anos, motorista aposentado, vem para consulta acompanhado pela esposa, Marta, que relata que o marido foi diagnosticado, cerca de 5 anos atrás, como hipertenso e diabético, porém não gosta de ir a consultas médicas e só concordou em comparecer porque há alguns meses está apresentando perdas urinárias que estão se tornando cada vez mais frequentes. Há pelo menos 3 anos, não faz exames laboratoriais de controle, com uso irregular de metformina, 850 mg, uma ou duas vezes por dia, enalapril, 10 mg, duas vezes por dia, mas interrompeu o uso de hidroclorotiazida, 25 mg, uma vez por dia. Marta descreve que o marido é sedentário, possui dieta rica em carboidratos e ingere diariamente duas latas de cerveja. Há 8 anos, realizou ressecção transuretral de próstata devido à hiperplasia benigna da próstata (HBP), tendo apresentado IU transitória nas primeiras semanas após a cirurgia, porém desde então começou a ter episódios esparsos de urgência miccional, que se acentuaram há cerca de 1 ano, com ocorrência cada vez mais frequente também de incontinência. Devido a essa situação, está cada vez mais isolado socialmente, manifesta humor depressivo e acredita que não adianta buscar atendimento médico por pensar que seus problemas não têm solução. Marta relata que ele não quer usar fraldas, e que quando fica muito nervoso reclama que "desse jeito não vale mais a pena viver".

Ao exame físico, apresenta-se com pressão arterial (PA) de 168/96 mmHg e índice de massa corporal (IMC) de 32,7. Dermatite ocre, redução da sensibilidade tátil em membros inferiores (MMII) e onicomicose na maior parte dos pododáctilos, bilateralmente. Demais aspectos do exame físico segmentar dentro da normalidade.

Teste seu conhecimento

1. Qual é a principal hipótese diagnóstica quanto à IU, levando-se em conta história e probabilidade pré-teste?
   a. IUU
   b. IUE
   c. IUM
   d. IU contínua

2. Constituem fatores de risco para IU:
   a. Histórico de HBP/diabetes sem controle adequado/depressão
   b. Consumo frequente de bebida alcoólica/idade avançada
   c. Uso de diurético/obesidade/sedentarismo
   d. Todas as alternativas

3. Diante do Caso clínico apresentado, que exames complementares poderiam ser solicitados inicialmente?
   a. Análise de urina/ultrassonografia de rins e vias urinárias
   b. Ultrassonografia de rins e vias urinárias/cistoscopia
   c. Ultrassonografia de rins e vias urinárias/estudo urodinâmico
   d. Estudo urodinâmico/cistoscopia

4. Sobre a conduta frente a situação apresentada, quais das afirmativas a seguir podem ser consideradas mais adequadas?
   I. Iniciar perda de peso e redução da ingesta de bebidas alcoólicas e cafeína
   II. Iniciar TMAP
   III. Iniciar uso de fraldas geriátricas
   IV. Duloxetina poderá ser boa opção como eventual tratamento farmacológico adjuvante
   V. Oxibutinina é o tratamento medicamentoso de primeira linha neste caso

Qual é a alternativa correta?
a. I, II, III, IV e V
b. Apenas I, II, IV e V
c. Apenas I, II e IV
d. Apenas I, II e V

5. Em relação à IU, quais das situações listadas a seguir constituem motivos de referenciamento à atenção secundária?
   I. Massa pélvica
   II. IUs de repetição associadas à hematúria
   III. Prolapso sintomático
   IV. Resíduo pós-miccional significativo

Qual é a alternativa correta?
a. Apenas I, II e III
b. Apenas I, III e IV
c. Apenas II e III
d. I, II, III e IV

Respostas: 1A, 2D, 3A, 4B, 5D

Do que se trata

IU é considerada toda perda involuntária de urina. É um problema comum em todo o mundo, que causa grande angústia e constrangimento. Estimativas de prevalência variam de acordo com a definição e com a população estudada. No entanto, há um consenso sobre a importância do problema em termos de sofrimento humano e custos econômicos.[1]

A IU acomete em torno de 12% de homens adultos[2] e 8 a 10% de homens idosos atendidos na APS.[3] Nas mulheres, a prevalência é muito maior, podendo acometer cerca de 17% em casos moderados a severos,[4] chegando a 50 a 60% em mulheres de meia idade e mais velhas (aumentando com a idade).[5–7]

A incidência anual de IU em mulheres oscila entre 2 e 11%, com taxas mais elevadas em gestantes. As taxas de remissão completa da IU variam entre 0 e 13%, e a maior taxa de remissão ocorre após a gravidez.[6,8] A IU ocorre em mais de 50% das mulheres que vivem em residências terapêuticas com 45 anos ou mais, sendo o principal motivo de levá-las a procurar tais recursos.[9]

O IMC elevado e o aumento da idade estão associados com a maior prevalência de IU em nulíparas entre 25 e 64 anos.[10] A prevalência pode chegar em torno de 12% entre as mulheres jovens que nunca engravidaram.[11] Mais de 50% das mulheres acima de 20 anos terão algum sintoma de incontinência durante a vida. A incidência anual de noctúria em adultos pode aumentar com o passar da idade.[12] Estima-se que existam 17 milhões de adultos incontinentes, representando um custo de 1,5 bilhão de dólares por ano com fraldas para adultos.[13]

Além dos custos financeiros elevados, a IU apresenta-se como causa de várias outras condições clínicas importantes, como: dermatite perineal, infecção do trato urinário (ITU), quedas, ansiedade, depressão, declínio funcional, podendo, em muitos casos, ser a causa de base de um desfecho letal.[1,5] O impacto social inclui isolamento, diminuição da atividade sexual, sobrecarga de cuidadores e aumento do risco de internações em residências terapêuticas.[8]

Embora seja uma condição frequente, só 26 a 50% das pessoas com IU procuram a ajuda de um médico ou outro profissional da saúde; dessas, infelizmente, apenas 20% recebem um tratamento adequado.[8] Para que exista uma abordagem correta do problema, é necessário que o médico da APS esteja atento aos primeiros sintomas de IU iniciando manejo apropriado e, sempre que se fizer necessário, referenciamento a outros níveis de atenção (ver Cap. 89, Saúde do idoso).

Visando à identificação precoce, a Sociedade Internacional de Continência classificou a IU em:[13,14]

- Incontinência urinária de esforço (IUE) – perda involuntária de urina no esforço (p. ex., espirro ou exercício).

- Incontinência urinária de urgência (IUU) – perda involuntária de urina associada a grande desejo miccional.
- Incontinência urinária mista (IUM) – perda involuntária de urina ao esforço físico e também após episódio de urgência.
- Incontinência urinária por extravasamento (IUEV) – perda de urina que ocorre após a capacidade vesical máxima ser ultrapassada.
- Incontinência urinária uretral – perda de urina que ocorre pela uretra.
- Incontinência urinária extrauretral – perda por qualquer outra via que não a uretra, ocorre principalmente por fístulas.
- Incontinência urinária transitória – perda de urina secundária a distúrbio clinicamente reversível.
- Incontinência urinária contínua – normalmente causada por fístulas.
- Hiperatividade do detrusor (bexiga hiperativa) – contração involuntária do músculo detrusor durante a fase de armazenamento vesical, podendo ocorrer espontaneamente ou após manobra provocativa, em uma frequência maior do que nove vezes ao dia.
- Aumento da frequência miccional diária.
- Noctúria – necessidade de acordar uma ou mais vezes durante a noite para urinar.
- Enurese noturna – perda involuntária de urina que ocorre durante o sono.

Este capítulo é dirigido aos quatro tipos mais frequentes de IU na APS: IUE, IUU, IUM e IUEV.[1,5,8]

A etiologia e a fisiopatologia da IU são multifatoriais. São propostos inúmeros fatores de risco que podem desencadear a patologia, dentre os quais os principais são: paridade, parto vaginal, aumento do IMC, terapia de reposição hormonal, diabetes e história familiar.[1,3,6] Tais fatores podem ser gerais ou estar relacionado ao sexo, como exposto no Quadro 142.1. Os fatores genéticos foram fortemente identificados como responsáveis pela IU.[2,5,8]

Deve-se dar especial atenção, na APS, para as causas transitórias de IU, e o médico de família e comunidade tem papel fundamental na caracterização e no tratamento desses quadros, entre os quais se destacam: ITU, *delirium*, atrofia vaginal, polifarmácia, alterações psicológicas, excesso de líquido, fecalomas e déficits locomotores.[13]

A seguir, são descritos, resumidamente, os processos fisiopatológicos das causas mais comuns de IU:[1,5,8,15]

- **IUE.** Ocorre pelo fechamento incompleto do esfíncter da uretra que antecede algum movimento de esforço (p. ex., tossir) sem vontade prévia de urinar; não há alteração do músculo detrusor. Normalmente marcada por alterações da musculatura do soalho pélvico. As principais causas são:

Quadro 142.1 | Fatores de risco para desenvolvimento de incontinência urinária

Fatores predisponentes ou desencadeantes	Fatores ligados à mulher	Fatores ligados ao homem
Anatômicos	Cirurgias ginecológicas	Obstrução infravesical
Bexiga hiperativa	Climatério	Prostatectomia ou outras cirurgias de órgãos pélvicos
Disfunção intestinal	Gestação	Sintomas do trato urinário inferior
Doenças do aparelho locomotor (neurológicas, reumáticas, ortopédicas)	Obesidade	
Doenças metabólicas (em especial, diabetes)	Paridade	
Doenças psiquiátricas	Prolapso de órgão pélvico	
Doenças respiratórias e alérgicas	Terapia de reposição hormonal	
Idade avançada		
Infecções urinárias		
Irritantes dietéticos		
Medicamentos		
Qualidade do colágeno e tecido conectivo		
Radiação pélvica		
Sexo feminino		
Tipo de atividade		
Traumas locais		
Tumores e neoplasias		
Aumento do IMC		
História familiar		

IMC, índice de massa corporal.
Fonte: Adaptado de Burkhard e colaboradores,[1] Schröder e colaboradores[8] e Lautenschläger e colaboradores.[13]

obesidade, parto, gestação, climatério, medicamentos e doenças neurológicas.

- **IUU.** Ocasionada principalmente pela contração involuntária do músculo detrusor. As principais causas são doenças neurológicas (centrais ou periféricas), doenças do aparelho digestório e doenças ou cirurgias urológicas. A necessidade miccional urgente sem a perda de urina, ocorrendo mais de nove vezes ao dia e com ingestão normal de água, é considerada bexiga hiperativa.
- **IUM.** Ocorre quando há hiperatividade do músculo detrusor associada à disfunção do esfíncter uretral (fechamento incompleto). Ela acomete sobretudo idosas e homens com doenças prostáticas.
- **IUEV.** A pressão intravesical é maior do que a pressão na uretra, mesmo quando o esfíncter está competente. Ela ocorre basicamente por dois mecanismos: obstrução no trato urinário abaixo da bexiga (como na HBP) ou hipoatividade contrátil do músculo detrusor (diabetes, fármacos).

Em mulheres, as causas mais comuns de IU são a IUE e a IUU. No homem, a IUEV é mais frequente devido à grande incidência de alterações prostáticas, como a HBP.[1] A IU pode afetar cerca de 12 a 16% dos pacientes submetidos à prostatectomia.[2]

O que fazer

Anamnese

A investigação da IU deve ser iniciada com uma ampla pesquisa para a identificação de fatores de risco predisponentes e desencadeantes. Sintomas de IU são mais comuns nos idosos, mas acometem indivíduos de todas as idades e de ambos os sexos. Porém, em idosos, mesmo se não houver queixa, a IU deve ser pesquisada.[2,9]

A história da IU deve informar aspectos relativos ao início dos sintomas, à frequência, à gravidade, à presença de outros sintomas urinários, ao hábito intestinal, à associação com outras patologias e ao uso de medicamentos, além do impacto na qualidade de vida. Em mulheres, conhecer a história ginecológica pode ajudar a entender a causa subjacente e identificar fatores que podem interferir na decisão terapêutica. É de suma importância a caracterização da IU, valorizando principalmente quando e como iniciou a perda (p. ex., após acidente vascular cerebral [AVC] ou ao iniciar fármaco).[1,8,16]

A avaliação da gravidade deve ser feita não apenas com a pesquisa da quantidade de urina perdida e da sua frequência, mas também medindo o impacto que esse distúrbio traz à qualidade de vida da pessoa. Observar o que desencadeia a perda urinária e a presença ou ausência do desejo miccional antes do episódio de perda são pontos fundamentais na abordagem inicial da IU.[1,8,16]

O uso de medicamentos, além de álcool e cafeína, sempre deve ser pesquisado, pois existem muitas categorias de substâncias que podem ser responsáveis pela IU[17] (Tabela 142.1).

Um diário miccional (Tabela 142.2) pode auxiliar o médico de família no esclarecimento da fisiopatologia e da gravidade (D) das perdas urinárias.[8,18] O diário é composto por: anotações sobre todas as "entradas" e "saídas" de líquidos, anotações de todas as micções, anotações sobre escapes de urinas com data, os horários e as circunstâncias em que ocorreram as perdas urinárias involuntárias.

Muitos estudos investigaram a validade e a confiabilidade dos questionários dos sintomas urinários, porém a maioria deles ocorreu em adultos sem IU, o que limita os resultados e as conclusões desses estudos podem ser aplicados em adultos com IU.[1] Alguns questionários (*Questionnaire for urinary incontinence diagnosis* [QUID], intervalo interquartil [3IQ]) (Tabela 142.3 e Tabela 142.4) demonstraram potencial para discriminar tipos de IU em mulheres,[19,20] o que pode ajudar na escolha do tratamento adequado. Nos homens, o índice do *International consultation on incontinence questionnnaire-short form* (ICIQ-SF) não consegue por si só diferenciar os tipos de IU.[21] Os questionários podem ajudar em uma avaliação inicial, para que se diferencie quem necessitará de uma posterior investigação adicional e qual é o provável tipo de IU que acomete cada indivíduo.

De acordo com as características da IU, pode-se suspeitar da causa mais provável. Quando a incontinência se apresenta com

Tabela 142.1 | **Substâncias que influenciam na incontinência**

Substância/fármaco	Mecanismo de ação
Álcool e cafeína	Poliúria, aumento da frequência e urgência miccionais
Alfa-agonistas	Fechamento uretral
Alfabloqueadores	Relaxamento do colo da bexiga
Anestésicos (raquianestesia, peridural)	Paralisia do músculo detrusor
Antagonista H2	Confusão mental
Antagonistas do canal de cálcio	Relaxamento do músculo detrusor
Antidepressivos tricíclicos	Ação anticolinérgica, sedação
Antiepilépticos, antipsicóticos	Confusão mental/ataxia
Antiespasmódicos	Relaxamento do esfíncter externo
Benzodiazepínicos, sedativos e hipnóticos	Sedação, imobilidade, relaxamento do esfíncter estriado
Biperideno	Ação anticolinérgica
Dexclorfeniramina	Ação anticolinérgica
Diuréticos de alça e tiazídicos	Poliúria
Haloperidol	Sedação, imobilidade
IECA	Tosse
Opioides, relaxante muscular	Relaxamento do músculo detrusor, obstipação

IECA, inibidores da enzima conversora da angiotensina.
Fonte: Adaptada de Burkhard e colaboradores,[1] Schröder e colaboradores,[8] Lautenschläger e colaboradores[13] e Khandelwal e Kistler.[17]

grandes volumes, pode indicar IUE por defeito de esfíncter ou IUU por contração do músculo detrusor; a presença de gotas ou jatos deve ser correlacionada ao aumento da pressão abdominal ou obstrução infravesical; as perdas contínuas são mais características de fístulas, malformações ou IUEV; se o indivíduo consegue precisar o início da IU, existe forte suspeita de IUEV decorrente de ITU.[8,18]

Exame físico

O exame físico geral pode ser útil na definição etiológica da IU, assim como fornecer dados que possibilitem diferenciar causas de IU permanente de transitória. Ele deve conter o IMC, para melhor avaliação da obesidade. Especial atenção deve ser dada ao exame abdominal, pesquisando-se por distensão vesical e massas abdominais ou pélvicas que possam comprimir a bexiga.[5,8,13,16]

O exame neurológico certamente é fundamental quando há suspeita de acometimento neurológico que leve à IU, como na bexiga neurogênica.[16,18] Em idosos, é importante realizar uma avaliação funcional para determinar a capacidade do paciente em usar o banheiro adequadamente.[17]

Exame físico nos homens

Nos homens, a realização do toque retal deve ser considerada para a pesquisa do aumento da próstata, que pode inicialmente acarretar obstrução uretral e posteriormente provocar o extravasamento com IU. No toque retal, avalia-se também a presença de fecaloma, o tônus do esfíncter e seu controle, assim como a presença do reflexo bulbo-cavernoso (contração do esfíncter anal à compressão da glande), cuja ausência indica comprometimento do arco reflexo sacral em S2-S4.[8,16]

Para testar a IUE, pede-se que a pessoa relaxe o períneo e tussa vigorosamente uma única vez enquanto permanece em pé; a perda instantânea pode indicar IU. Um atraso de alguns segundos ou a perda persistente sugere que o problema seja causado por uma contração vesical não inibida induzida pela tosse.[8]

Exame físico nas mulheres

Ao exame ginecológico, deve-se pesquisar por cisto, reto ou enterocele, além de prolapso uterino, havendo muitas vezes a necessidade de manobras como Valsalva ou tosse provocada. O trofismo vulvovaginal também deve ser observado, principalmente em mulheres no climatério.[8,15,16] O médico deve saber precisar se ocorre perda urinária uretral ou extrauretral, assim como notar corrimento vaginal que possa irritar a uretra ou ser fator predisponente de ITU.[8,18]

Exames complementares

Para uma investigação inicial, a análise de urina deve ser solicitada. Nitrito e esterase leucocitária negativos excluem de forma confiável ITU em pessoas com IU. A urocultura deve ser solicita-

Tabela 142.2 | **Diário miccional**

Hora	Líquidos ingeridos		Micção normal	Perda urinária	Atividade relacionada	Proteção
	Quantidade	Tipo	Quantidade de urina		Tossir, rir, etc.	Tipo e mudanças

Fonte: Adaptada de Schröder e colaboradores[8] e Sociedade Brasileira de Urologia.[18]

Tabela 142.3 | **Questionário QUID para diagnóstico de incontinência urinária**

	QUID					
	Pontuação					
	Nunca Pontuação 0	Raramente Pontuação 1	De vez em quando Pontuação 2	Frequentemente Pontuação 3	A maior parte do tempo Pontuação 4	Todo o tempo Pontuação 5
Você perde urina (mesmo pequenas gotas), se molha, ou molha seus absorventes ou roupas íntimas:						
1. Quando você tosse ou espirra?	☐	☐	☐	☐	☐	☐
2. Quando você se inclina ou levanta alguma coisa?	☐	☐	☐	☐	☐	☐
3. Quando você anda rapidamente, corre ou faz exercício?	☐	☐	☐	☐	☐	☐
4. Enquanto você está se despindo para usar o banheiro?	☐	☐	☐	☐	☐	☐
5. É tão forte e desconfortável a sua necessidade para urinar que você derrama urina (mesmo pequenas gotas) ou se molha antes de chegar ao banheiro?	☐	☐	☐	☐	☐	☐
6. Você tem de correr para o banheiro porque a necessidade forte de urinar aparece de repente?	☐	☐	☐	☐	☐	☐

Para fins de pontuação, os itens 1, 2 e 3 contribuem para o escore de IU de estresse; os itens 4, 5 e 6 contribuem para a pontuação de IU de urgência. As respostas de cada item variam de 0 a 5 pontos.

QUID, *Questionaire for urinary incontinence diagnosis.*

Fonte: Bradley e colaboradores.[19]

Tabela 142.4 | **Questionário *3IQ* para diagnóstico de incontinência urinária**

1. Durante os últimos 3 meses, você perdeu urina (mesmo que em pequena quantidade?)

    ☐ Sim   ☐ Não
    ↓
    Encerrar o questionário.

2. Durante os últimos 3 meses, você perdeu urina: (Marque todos os que se aplicam)
    a. ☐ Quando você estava praticando atividade física, tossindo, espirrando ou levantando algum objeto?
    b. ☐ Quando você teve o desejo ou o sentimento que você precisava esvaziar sua bexiga, mas você não conseguiu chegar no banheiro rapidamente?
    c. ☐ Sem atividade física e sem sensação de urgência?

3. Nos últimos 3 meses, você perdeu a urina com mais frequência: (Marque somente uma)
    a. ☐ Quando você estava praticando atividade física, tossindo, espirrando ou levantando algum objeto?
    b. ☐ Quando você teve o desejo ou o sentimento que você precisava esvaziar sua bexiga, mas você não conseguiu chegar no banheiro rapidamente?
    c. ☐ Sem atividade física e sem sensação de urgência?
    d. ☐ Igualmente com atividade física e com o senso de urgência?

Definição do tipo de IU de acordo com a resposta da questão 3:

a. Mais frequentemente com atividade física	IUE apenas ou predominantemente
b. Mais frequentemente com a urgência	IUU apenas ou predominante miccional
c. Sem atividade física ou sensação de urgência	Outra causa apenas ou predominante miccional
d. Igualmente com atividade física e sensação de urgência miccional	IUM

3IQ, 3 intervalo interquartil; IU, incontinência urinária; IUE, incontinência urinária de esforço; IUU, incontinência urinária de urgência; IUM, incontinência urinária mista.

Fonte: Brown e colaboradores.[20]

da para pessoas com outros sintomas urinários além da IU.[1] Bacteriúria assintomática não deve ser tratada para melhorar IU. Proteinúria, hematúria ou glicosúria requerem uma avaliação adicional. Na suspeita de outras comorbidades, glicose, ureia e creatinina séricas e hemograma também poderão ser solicitados.[13]

A ultrassonografia (US) de rins e vias urinárias pode ser útil para avaliar a presença de malformações e de resíduo pós-miccional (quantidade de urina que permanece na bexiga após a micção).[8,18] No entanto até o momento, nenhuma recomendação pode ser feita a respeito desse exame de forma rotineira.[1,9]

Como opção para avaliação de resíduo pós-miccional, é possível realizar sondagem uretral (D)*,[1,13,18] porém estudos mostram que há preferência pelo US para esse fim, pois é menos invasiva e tem menos efeitos colaterais.[1,22] A sondagem pode ser realizada em mulheres com ITU de repetição (B).[8]

Outros exames especiais

Os exames complementares a seguir poderão ser solicitados, conforme indicação, por especialistas focais[8,13,15] (Quadro 142.2).

Estudo urodinâmico. É útil quando há recidiva de IU ou em avaliações pós-operatórias (D).[8,13] Avalia o funcionamento do trato urinário inferior durante as fases de enchimento e esvaziamento da bexiga, por meio das pressões vesicais e abdominais, além de fluxo e volume urinários.

Quadro 142.2 | Exames complementares no manejo da incontinência urinária

▶ Solicitar parcial de urina como avaliação inicial para paciente com IU (A)

▶ Não tratar bacteriúria assintomática em pacientes idosos para melhorar IU (B)

▶ Se houver necessidade de medir o volume residual pós-miccional, use a ultrassonografia (A)

▶ Medir o volume residual pós-miccional apenas em pacientes sintomáticos, ITU recorrente ou IU complicada (B)

▶ O volume pós-miccional deve ser monitorado em pacientes em tratamentos que podem causar piora da função miccional, incluindo cirurgia para IUE (A)

▶ Não realizar teste urodinâmico de rotina para IU não complicada (B)

▶ Fazer teste urodinâmico apenas se os achados puderem modificar a escolha do tratamento invasivo (B)

▶ Não realizar teste urodinâmico, cistoscopia ou urografia excretora antes de tentar o tratamento conservador (A)

IU, incontinência urinária; ITU, infecção do trato urinário; IUE, incontinência urinária de esforço; (A), alta; (B), moderada.

Fonte: Adaptado de Burkhard e colaboradores[1] e The National Institute for Health and Care Excellence.[22]

Cistoscopia. Exame endoscópico que observa a uretra e as paredes internas da bexiga. É útil nos casos de obstrução pós-operatória e nas suspeitas de corpo estranho, neoplasia, hematúria persistente, entre outras. Pode ser realizada a biópsia vesical durante esse procedimento.[8]

Urografia excretora. Exame radiológico com contraste, normalmente azul de metileno, que evidencia fístulas por pertuitos não anatômicos, como, por exemplo, os ureterovaginais.[2,6]

* Fonte: Oxford Centre for Evidence-Based Medicine.

Conduta proposta

O TMAP consiste em terapia conservadora de primeira escolha, em especial na IUE e na IUM (A).[1,15] Medicamentos são úteis, no entanto, são mais bem utilizados como adjuvantes, tanto ao tratamento conservador como cirúrgico,[1] apresentando diferentes graus de recomendação conforme a fisiopatologia dos quadros de incontinência; podem apresentar efeitos colaterais bastante danosos, como quedas, retenção urinária e alterações cognitivas, sobretudo na população mais idosa.[1,22] Também deve ser abordada a eventual importância dos fatores comportamentais e do estilo de vida (B-C) da pessoa com IU.[1,22,23]

Tratamento não farmacológico

Treinamento dos músculos do soalho pélvico. O TMAP (Quadro 142.3) é eficaz no tratamento da IUE ou da IUM (A)[1,15,22] no entanto, não existem evidências suficientes para avaliar sua eficácia no tratamento da IUU. A opinião de especialistas sugere que os exercícios do soalho pélvico podem ser úteis na IUU em combinação com o treinamento vesical (TV) (D).[15]

A fisioterapia pode ser realizada em grupo ou individualmente, sendo que ambas possuem evidências de bons resultados.[15] Deve-se oferecer aos indivíduos a possibilidade de escolha, quando for possível. Nas pessoas com tratamento em grupo, não devem ser esquecidas as avaliações individuais periódicas e o acompanhamento da evolução de cada caso. Antes da intervenção fisioterápica, pode-se realizar avaliação funcional simples dos músculos do soalho pélvico (D).[15,22]

A avaliação digital por meio do toque vaginal ou retal é adequada para medir força e capacidade da musculatura do soalho pélvico em mulheres e homens. Existem vários regimes de treinamento muscular disponíveis, e todos são válidos desde que obedeçam a alguns critérios (Quadro 142.4), havendo muitas vezes a necessidade de se adequar um programa de acordo com cada indivíduo – daí a importância de existir um profissional habilitado na rede de APS.[15,22]

Não há dúvida de que a maneira mais adequada de orientar a pessoa com IU seria por meio de um profissional fisioterapeuta treinado em reabilitação pélvica, mas é um recurso indisponível em boa parte das situações em APS, de forma que o próprio médico ou enfermeiro possa orientar a paciente, se este for o caso.[23]

O princípio da cinesioterapia de reabilitação se baseia nas contrações da musculatura do soalho pélvico ou músculo pubococcígeo (exercícios de Kegel). Uma maneira simples e objetiva de

---

Quadro 142.3 | Reabilitação na incontinência urinária

▶ TMAP deve ser a primeira escolha de tratamento oferecido a pessoas com IUE ou IUM (A)

▶ TMAP deve ser considerado como parte do plano de tratamento de indivíduos com IUU (D)

▶ Quando houver disponibilidade de fisioterapia, individual ou em grupo, deve-se oferecer às pessoas a possibilidade de escolha entre as duas modalidades (A)

▶ Sugere-se avaliação digital da função muscular do soalho pélvico antes de se iniciar TMAP (D)

IU, incontinência urinária; TMAP, treinamento dos músculos do soalho pélvico; IUE, incontinência urinária de esforço; IUM, incontinência urinária mista; IUU, incontinência urinária de urgência; (A), alta; (D), muito baixa.

Fonte: Adaptado de Schöder e colaboradores.[8]

Quadro 142.4 | Critérios para desenvolvimento de programas de treinamento dos músculos do soalho pélvico

▶ O TMAP inclui exercícios para fibras musculares rápidas e lentas

▶ Os exercícios devem ser realizados até a fadiga muscular, várias vezes ao dia

▶ Os exercícios devem ser praticados por 15 a 20 semanas

▶ Os indivíduos inicialmente são vistos semanalmente, mas deve-se levar em conta sua disponibilidade ou dos próprios recursos

▶ O TMAP deve ser continuado por meio de um programa de manutenção

TMAP, treinamento dos músculos do soalho pélvico.
Fonte: Adaptado de Schöder e colaboradores.[8]

demonstrar qual é a musculatura envolvida é orientar a pessoa de que se trata justamente da musculatura responsável pelas contrações pélvicas realizadas quando qualquer indivíduo continente se apresenta com necessidade de realizar esvaziamento vesical ou evacuação, mas encontra-se socialmente impossibilitado para tanto. Sugere-se realizar esvaziamento vesical antes do início dos exercícios e que o espaço para a fisioterapia ofereça banheiro de fácil acesso. Pode-se iniciar séries de exercícios com poucas repetições, com contrações musculares de características iguais ou diferentes, evitando-se a monotonia e a fadiga muito precoce dos diferentes tipos de fibras musculares (rápidas e lentas).

É importante intercalar períodos de descanso de alguns segundos entre as séries lembrando à pessoa de respirar durante a execução dos exercícios, e mais profundamente durante esses intervalos. Pode-se iniciar, por exemplo, séries com volume de cinco ou 10 repetições de exercícios de contrações musculares isotônicas (não sustentadas), com aumento progressivo tanto do número das repetições quanto de séries, conforme a resposta ou tolerância do(s) indivíduo(s).

A velocidade das contrações isotônicas é um aspecto que deve ser trabalhado, realizando-se contrações ora mais rápidas, ora mais lentas, intercaladas na mesma série ou em séries diferentes. Contrações isométricas (sustentadas) também devem fazer parte das séries de exercícios, isoladamente (série isométrica) ou alternadas por contrações isotônicas na mesma série (série mista). Normalmente, depende de cada caso, mas em grupo, todas as modalidades de exercícios podem ser trabalhadas.

Recomenda-se que os exercícios sejam repetidos à exaustão, várias vezes ao dia, todos os dias; podendo ser executados durante a realização de outras atividades, como assistir à televisão, trabalhar, dirigir ou executar tarefas domésticas. No início, sugere-se maior concentração, a fim de que a contração muscular seja bem compreendida e para que a propriocepção muscular seja mais bem treinada. Também podem ser úteis os exercícios que envolvam a musculatura adutora do quadril.

Há outros recursos que podem ser usados para auxiliar no TMAP, como o *biofeedback*. Esse recurso basicamente é uma técnica em que o terapeuta auxilia a execução dos exercícios por meio de instrumentos de aferição de atividade muscular específica, estimulação elétrica funcional e cones vaginais (CVs), porém não há evidências de que sejam mais eficazes para o alívio dos sintomas de IU do que a execução dos exercícios de forma isolada (A).[1]

Treinamento vesical. O TV constitui uma técnica na qual o indivíduo realiza micções programadas e vai aumentando gradativamente o tempo entre essas micções. Por exemplo, se o hábito do indivíduo é realizar micções a cada 1 hora, aumenta-se o intervalo entre as micções para 1h15min e assim progressivamente conforme a tolerância individual. É um método bem indicado como terapia de primeira escolha em mulheres com IUU (A)[1,15] e pode ser utilizado em associação ao TMAP nas mulheres com IUE e IUM (B).[1,15]

Intervenções no estilo de vida. Fatores de estilo de vida que podem estar associados à incontinência incluem obesidade, tabagismo, nível de atividade física e dieta. A modificação desses fatores pode melhorar a IU (Quadro 142.5). Atividade física leve e moderada é protetora[1,15,22] e não há evidência de que atividade em alta performance precipite a IU (C).[1] Mulheres que praticam atividade física intensa podem ter sintomas durante o exercício, mas não durante atividades cotidianas.[1]

Em mulheres com obesidade mórbida, uma grande perda de peso, induzida ou não por cirurgia, mostrou diminuição significativa na incontinência (A); moderada perda de peso também pode resultar em diminuição dos sintomas (B).[1] A ingesta hídrica costuma ter um papel menor na patogênese da incontinência,[15] mas muitas pessoas costumam restringir a ingesta de líquidos por conta própria; no entanto, a urina concentrada pode irritar o trato urinário e piorar a condição, podendo ser medida recomendada apenas para o período noturno, diminuindo a noctúria (C).[23]

Sugere-se que os indivíduos ajustem sua ingesta hídrica[23] de forma a produzir um volume de urina de 24 horas entre 1.000 e 2.000 mL. Abolir ou diminuir o consumo de álcool e cafeína pode ser uma medida eficaz (B), notadamente em idosos e naquelas pessoas com dificuldades cognitivas ou físicas em conseguir acesso rápido e seguro a um banheiro.[1,15] A diminuição de cafeína pode reduzir a urgência miccional, mas não parece ter relação com a IU(B).[1,22]

Produtos de contenção

Os produtos de contenção são importantes para pessoas com IU quando o tratamento ativo não cura o problema, não está disponível, ou não é possível. Eles não devem ser considerados em detrimento de outras tentativas de intervenção terapêutica. Todas as pessoas com a comorbidade devem ser submetidas a uma avaliação de continência antes de se abordar a possibilidade de sua utilização (D).[1]

Oferecer fraldas prematuramente pode induzir à dependência psicológica e à relutância em aceitar tratamentos ativos. Pessoas que estejam iniciando tratamento fisioterápico associado ou não a manejo farmacológico podem precisar de produtos de conten-

Quadro 142.5 | Intervenções no estilo de vida

▶ Incentivar perda de peso em mulheres obesas com IU (A)

▶ A redução da ingestão de cafeína pode melhorar os sintomas de urgência e frequência, mas não incontinência (B)

▶ Aconselhar os pacientes a alterar a ingestão de líquidos se ingesta muito alta ou baixa (C)

▶ Pacientes com IU fumantes devem ser incentivados a cessar tabagismo (A)

▶ Atividade física moderada é protetora para IU e atividade física intensa não parece predispor à IU (C)

▶ Curvar-se para frente durante tosse

IU, incontinência urinária; (A), alta; (B), moderada; (C), baixa.
Fonte: Adaptado de Burkhard e colaboradores[1] e The National Institute for Health and Care Excellence.[22]

ção por um período curto, dependendo do grau dos sintomas, das preferências pessoais e do estilo de vida. Indivíduos com incontinência intratável serão usuários crônicos.

Vários fatores influenciarão a escolha dos produtos, como a preferência do usuário, o nível de incapacidade, o gênero, a integridade da pele, o relato de alergia, a incidência de infecções, a disponibilidade de cuidadores e a história de falha com outros produtos já utilizados. Diferentes tipos de produtos encontram-se disponíveis no mercado: fraldas descartáveis (sem evidências claras que sugiram maior eficácia de algum tipo de fralda em particular), absorventes para roupa íntima (B) e urinóis (C) feminino ou masculino (para pessoas com reduzida mobilidade).[15]

Tratamento de doenças associadas

A IU, especialmente nos idosos, foi associada a múltiplas comorbidades, como insuficiência cardíaca, lesão renal crônica, diabetes, doença pulmonar obstrutiva crônica, doença neurológica (incluindo AVC e esclerose múltipla), comprometimento cognitivo geral, distúrbios do sono, depressão, síndrome metabólica. O manejo adequado das doenças associadas contribui, na maioria das vezes, com a redução da gravidade dos sintomas urinários; portanto, é muito importante fazer uma avaliação global do paciente.

Tratamento farmacológico

Os medicamentos anticolinérgicos, também denominados antimuscarínicos, estão indicados no tratamento da IUU ou da IUM, quando a IUU é predominante e têm mostrado benefício clínico significativo (Tabela 142.5). Eles estão indicados para tratamento de sintomas, como urgência miccional, aumento de frequência e noctúria em casos moderados a severos, e são tratamento de primeira escolha em casos de bexiga hiperativa.[1] Deve-se ter cautela com obstrução vesical e resíduos pós-miccional acima de 250 mL. São contraindicados em casos de glaucoma. O tratamento deve ser personalizado, levando-se em conta comorbidades, uso de outros medicamentos e perfil farmacológico das diferentes substâncias utilizadas pelo mesmo indivíduo.[1]

Tabela 142.5 | **Fármacos usados no tratamento de incontinência urinária de urgência/bexiga hiperativa**

Fármacos	NE	GR
Anticolinérgicos (antimuscarínicos)		
▶ Tolterodina	1	A
▶ Tróspio	1	A
▶ Solifenacina	1	A
▶ Darifenacina	1	A
▶ Propantelina	2	B
▶ Atropina, hiosciamina	3	C
Fármacos que atuam sobre os canais da membrana		
▶ Antagonistas do canal de cálcio	2	NR
▶ Agonistas do canal de potássio	2	NR
Fármacos com efeitos mistos		
▶ Oxibutinina	1	A
▶ Propiverina	1	A
▶ Diciclomina	3	C
▶ Flavoxato	2	NR
Antidepressivos		
▶ Duloxetina	2	B
▶ Imipramina	3	C
Antagonistas dos receptores alfa-adrenérgicos		
▶ Alfuzosina	3	C
▶ Doxazosina	3	C
▶ Prazosina	3	C
▶ Terazosina	3	C
▶ Tamsulosina	3	C
Antagonistas dos receptores beta-adrenérgicos		
▶ YM-178 (beta-3)	2	B
▶ Terbutalina (beta-2)	3	C
▶ Salbutamol (beta-2)	3	C
Inibidores da PDE-5 (para homens com STUI/BHA)		
▶ Sildenafila	2	B
▶ Taladafila	2	B
▶ Vardenafila	2	B
Inibidores da COX		
▶ Indometacina	2	C
▶ Flubiprofeno	2	C
Toxinas		
▶ Toxina botulínica (neurogênica), injetada na parede da bexiga	2	A
▶ Toxina botulínica (idiopática), injetada na parede da bexiga	3	B
▶ Capsaicina (neurogênica), intravesical	2	C
▶ Resiniferatoxina (neurogênica), intravesical	2	C
Outros fármacos		
▶ Baclofeno, intratecal	3	C
Hormônios		
▶ Estrogênios, tópicos	2	C
▶ Desmopressina, noctúria (exceto condições de fragilidade e/ou idosos)	1	A

BHA, bexiga hiperativa; (A), alta; (B), moderada; (C), baixa; (D), muito baixa; NR, nenhuma recomendação possível; PDE-5, fosfodiesterase tipo 5; STUI, sintomas do trato urinário inferior; COX, ciclo-oxigenase.

Fonte: Adaptada de Schröder e colaboradores.[8]

(Continua)

Os medicamentos utilizados no manejo da IUE têm por objetivo aumentar a força do fechamento uretral por meio do aumento do tônus da musculatura lisa e estriada (Tabela 142.6). Evidências têm demonstrado que uma grande parte do tônus uretral é mediado pela estimulação de receptores alfa-adrenérgicos pela liberação de norepinefrina localizados na musculatura lisa. A deterioração na função de coaptação da mucosa pode ser um fator contribuinte na IUE, sobretudo em mulheres mais velhas, devido à falta de estrogênio. Muitos medicamentos podem contribuir para esse aumento, mas têm uso limitado devido à baixa eficácia ou à elevada incidência de efeitos colaterais.[1]

As evidências atuais falam contra o tratamento de IU com estrogênios orais (com ou sem progestagênios). Alguns estudos demonstraram que estrogênios orais aumentaram a incontinência (A), mas estrogênios tópicos foram úteis tanto na IUE (B) quanto na IUU, atuando na atrofia urogenital. No entanto, são apresentações nem sempre fáceis de serem aplicadas pelas pacientes mais idosas ou seus cuidadores. Anel de estrogênio pode ser mais bem tolerado nesses casos.[1,23]

Estudos recentes demonstraram que a desmopressina, um hormônio vasopressor, foi bem tolerada e apresentou eficácia em reduzir noctúria, aumentar as horas de sono não interrompido e, por consequência, melhorar a qualidade de vida.[24,25] Entretanto, a hiponatremia foi um dos principais efeitos colaterais clinicamente relevantes, podendo levar a um espectro de manifestações adversas, desde uma leve cefaleia, hiporexia, náusea e vômitos à perda de consciência, convulsões e morte. Todos os pacientes devem ser monitorados para hiponatremia, e o medicamento deve ser usado com precaução em pacientes com doença pulmonar crônica devido ao desenvolvimento raro de insuficiência respiratória.[25]

Incontinência urinária em homens

O tratamento conservador (Quadro 142.6), relativo a opções terapêuticas que não envolvam intervenções farmacológicas ou cirúrgicas, consiste na principal abordagem à IU em homens na APS.[1] Entretanto, na IUU, abordagens conservadoras são comumente combinadas ao uso de medicamentos. Mudanças comportamentais nem sempre são fáceis de serem empregadas. A maior parte dos indivíduos com sintomas leves a moderados deseja abordagens menos agressivas, e aqueles com apresentação clínica mais grave irão requerer a utilização de terapêutica farmacológica ou, mesmo eventualmente, pronto referenciamento a outros níveis de atenção.[1]

Homens com gotejamento pós-miccional geralmente não precisam de investigação adicional. Deve-se orientar a realização de forte contração da musculatura do soalho pélvico após esvaziamento vesical com a compressão manual da uretra bulbar, região perineal, após micção (B).[1] Para homens com IUE, IUU ou IUM, o tratamento inicial (Quadro 142.7) deve incluir TMAP, aconselhamento ao estilo de vida, micções de horário, TV e uso racional de medicamentos.[1] Não havendo boa resposta com uma abordagem inicial adequada dentro de um período entre 8 a 12 semanas, sugere-se referenciamento.[1] Há uma sugestão de algoritmo de avaliação e abordagens para IU em homens na Figura 142.1.

Quadro 142.6 | Tratamento conservador de incontinência urinária em homens

▶ Parece adequado que profissionais da saúde ofereçam aconselhamento a homens sobre opções saudáveis de estilo de vida que possam reduzir ou prorrogar o início de IU (NR)

▶ Pode ser útil orientar TMAP pré-operatório ou no pós-operatório imediato para homens submetidos à prostatectomia radical (B)

▶ Não está claro se reabilitação ensinada por exame de toque retal tem mais benefício do que orientações verbais ou escritas para TMAP (B)

▶ A utilização de *biofeedback* na assistência de TMAP é atualmente uma decisão de terapeuta e de paciente baseada na preferência pessoal e no custo econômico (B)

▶ Para homens com incontinência pós-prostatectomia, a adição de estimulação elétrica funcional ao programa de TMAP não parece ter benefício (B)

IU, Incontinência urinária; B, nível de evidência moderada; TMAP, treinamento dos músculos do soalho pélvico; (B), moderada; NR, nenhuma recomendação possível.

Fonte: Adaptado de Schöder e colaboradores.[8]

Tabela 142.6 | Fármacos usados no tratamento de incontinência urinária de esforço

Fármacos	NE	GR
Duloxetina	1	B
Midodrina	2	C
Clenbuterol	3	C
Estrogênios	2	NR
Metoxamina	2	NR
Imipramina	3	NR
Efedrina	3	NR
Norefedrina (fenilpropanolamina)	3	NR

(A), alta; (B), moderada; (C), baixa; (D), muito baixa; NR, nenhuma recomendação possível.

Fonte: Schröder e colaboradores.[8]

Quadro 142.7 | Tratamento inicial de incontinência urinária em homens

▶ Intervenções no estilo de vida (NR)

▶ TMAP supervisionado na IUE pós-prostatectomia (B)

▶ Micções de horário para BHA (C)

▶ Duloxetina combinada com TMAP, para homens com incontinência pós-prostatectomia, mostrou-se como opção eficaz de tratamento (B)

▶ Anticolinérgicos para sintomas de BHA, com ou sem IUU, quando não há evidência de volume residual pós-miccional (C)

▶ Antagonistas dos receptores alfa-adrenérgicos podem ser associados se existir também obstrução do colo vesical (C)

TMAP, treinamento dos músculos do soalho pélvico; IUE, incontinência urinária de esforço; BHA, bexiga hiperativa; IUU: incontinência urinária de urgência; (B), moderada; (C), baixa; NR, nenhuma recomendação possível.

Fonte: Adaptado de Schöder e colaboradores.[8]

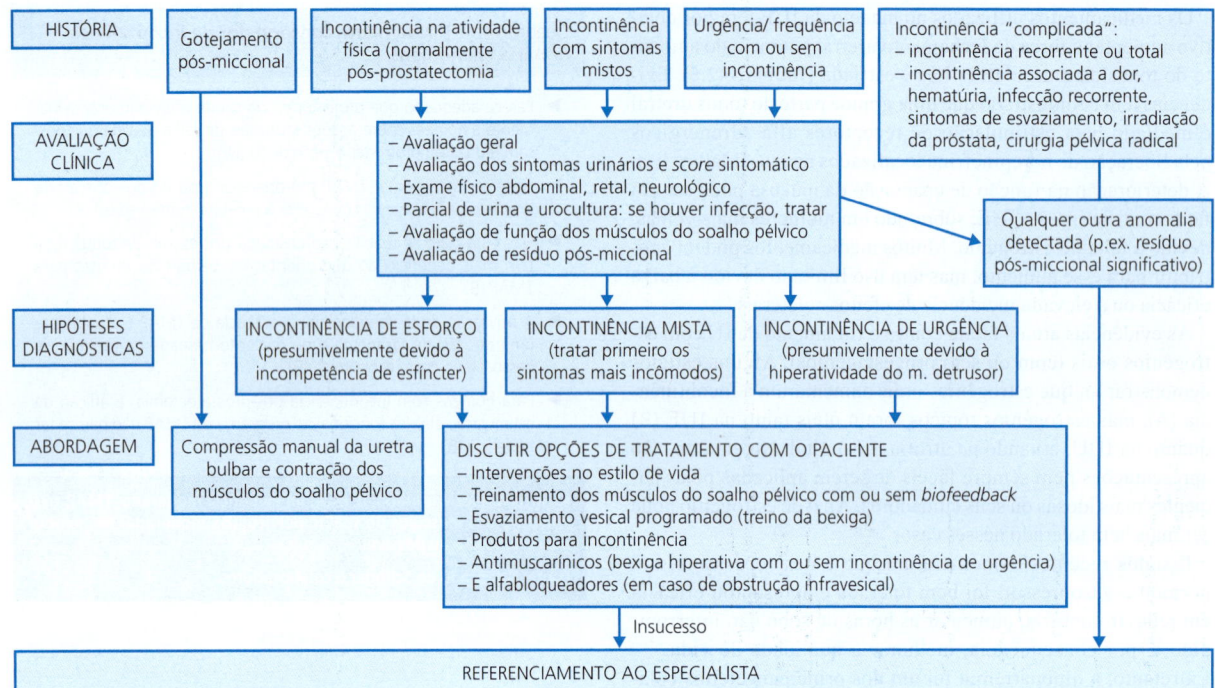

▲ **Figura 142.1**
Algoritmo de avaliação e tratamento de incontinência urinária em homens.
Adaptada de Burkhard e colaboradores[1]

Incontinência urinária em mulheres

Da mesma forma, o tratamento em mulheres com IUE, IUU ou IUM deve incluir tratamento conservador (Quadro 142.9) – que contemple aconselhamento apropriado ao estilo de vida, TMAP, micções programadas, TV – aliado ao uso de medicamentos.[1] No Quadro 142.10, constam algumas recomendações para tratamento inicial, e no Quadro 142.11, recomendações para mulheres em circunstâncias específicas. Além desses, também há uma sugestão de algoritmo de avaliação e possíveis abordagens para IU em mulheres na Figura 142.2.

Incontinência urinária em homens e mulheres frágeis ou idosos

Em idosos saudáveis, a abordagem inicial deve oferecer opções terapêuticas semelhantes às dos adultos mais jovens. Pessoas frágeis ou muito idosas, no entanto, requerem abordagem mais ampla e cuidadosa. Além de avaliar as comorbidades potenciais e os medicamentos em uso (incluindo fitoterápicos, cafeína e álcool), devem-se levar em conta as deficiências cognitivas e funcionais. As intervenções em idosos devem sempre considerar: grau de incômodo ao indivíduo ou seu cuidador, metas de ambos para o cuidado, nível de cooperação, diagnóstico mais provável, prognóstico geral, além de expectativa de vida.

Para a maioria dos casos, estabelecendo-se metas realistas, é factível uma melhora considerável da condição. Em alguns indivíduos, é importante reconhecer que a contenção pode ser a única opção diante de um quadro de incontinência persistindo após tratamento de possíveis comorbidades ou outros fatores que possam ter desencadeado o quadro inicial. Isso ocorre em idosos com pouca ou nenhuma mobilidade, que requeiram a ajuda de pelo menos duas pessoas para realizar transferências, com demência avançada ou incontinência noturna.[1]

Quadro 142.9 | Tratamento conservador de incontinência urinária em mulheres

Intervenções no estilo de vida

▶ Para mulheres moderadamente obesas ou obesas mórbidas, a perda de peso auxilia na redução da prevalência de IU (A)

▶ Redução da ingesta de cafeína pode beneficiar a sintomatologia de IU (B)

▶ Redução da ingesta hídrica (apenas para indivíduos com elevada ingesta, já que a diminuição de líquidos pode levar a infecções urinárias, à obstipação, à desidratação). Sugere-se volume de urina de 24 h entre 1.000 e 2.000 mL (C)

▶ Cruzar as pernas e curvar-se para frente pode ajudar a reduzir escapes durante tosse ou espirro (C)

TMAP

▶ TMAP deve ser oferecido como terapia conservadora de primeira escolha para mulheres com IUE e IUM (A)

▶ TMAP é útil na IUU em combinação com o TV (D)

▶ Deve-se oferecer o programa mais intensivo possível de TMAP (ou seja, com quantidade de exercícios e de supervisão habilitada) dentro de instalações de saúde, já que programas supervisionados são mais eficazes do que programas não supervisionados. Além disso, maior contato com profissionais da saúde é melhor do que menor contato (A)

▶ Adição de *biofeedback* ao programa de TMAP não parece ter benefício (A)

TV

▶ TV é o tratamento de primeira escolha apropriado para mulheres com IUU (A)

▶ Tanto TV, quanto anticolinérgicos, podem ser eficaz para tratar IUU (B)

(Continua)

Quadro 142.9 | Tratamento conservador de incontinência urinária em mulheres *(Continuação)*

▶ Algumas mulheres podem preferir TV, pois não produz os efeitos colaterais associados à terapia medicamentosa (NR)

▶ A associação de breves instruções escritas de TV, em adição ao tratamento medicamentoso, não tem benefício (B)

▶ Para mulheres com IUE ou IUM, uma combinação de TMAP e TV, a curto prazo, pode ser melhor do que TMAP isoladamente (B)

CVs

▶ CVs podem ser oferecidos a mulheres realizando TMAP com IUE ou IUM (NR)

▶ CVs podem ser oferecidos como terapia conservadora de primeira escolha no TMAP para aquelas mulheres que possam e estejam preparadas para usá-los (B)

▶ CVs podem não ser úteis devido aos possíveis efeitos colaterais (microlesões na mucosa vaginal) e ao desconforto (NR)

▶ CVs associados à estimulação elétrica funcional parecem igualmente eficazes em IUE ou IUM, mas com utilidade limitada devido a efeitos colaterais e ao desconforto (B)

IU, incontinência urinária; TMAP, treinamento dos músculos do soalho pélvico; IUE, incontinência urinária de esforço; IUM, incontinência urinária mista; IUU, incontinência urinária de urgência; TV, treinamento vesical; CVs, cones vaginais; (B), moderada; NR, nenhuma recomendação.

Fonte: Adaptado de Schöder e colaboradores.[8]

Quadro 142.10 | Ttratamento inicial de incontinência urinária em mulheres

▶ Duloxetina é eficaz para a redução dos sintomas, não para a cura (A)

▶ TMAP é mais bem tolerado do que clenbuterol ou fenilpropanolamina como terapia de primeira escolha devido aos efeitos colaterais associados a esses fármacos (B)

▶ TMAP é mais eficaz do que estimulação elétrica funcional como terapia conservadora de primeira escolha, sobretudo se os exercícios são intensivamente supervisionados (B)

▶ TMAP é mais eficaz do que TV como terapia conservadora de primeira escolha (B)

▶ TMAP isoladamente ou associado a CVs são, ambos, eficazes. TMAP de forma isolada é preferencialmente a primeira escolha, pois há menos escape e algumas mulheres não podem ou não gostam de usar CV (B)

▶ TMAP e cirurgia são, ambos, eficazes. Muitos clínicos e mulheres podem preferir exercícios como primeira escolha, pois são menos invasivos (C)

Mulheres com IUU ou IUM

▶ TMAP e TV são, ambos, eficazes como terapias conservadoras de primeira escolha (B)

▶ TMAP é melhor do que oxibutinina como terapia de primeira escolha (B)

TMAP, treinamento dos músculos do soalho pélvico; TV, treinamento vesical; CVs, cones vaginais; IUU, incontinência urinária de urgência; IUM, incontinência urinária mista; (A), alta; (B), moderada; (C), baixa.

Fonte: Adaptado de Schöder e colaboradores.[8]

Tratamento conservador e terapias comportamentais para IU em indivíduo frágil ou idoso de idade avançada incluem mudanças no estilo de vida (C),[8] TV em indivíduos alertas, com boa função cognitiva e boa funcionalidade física (B),[8] e esvaziamen-

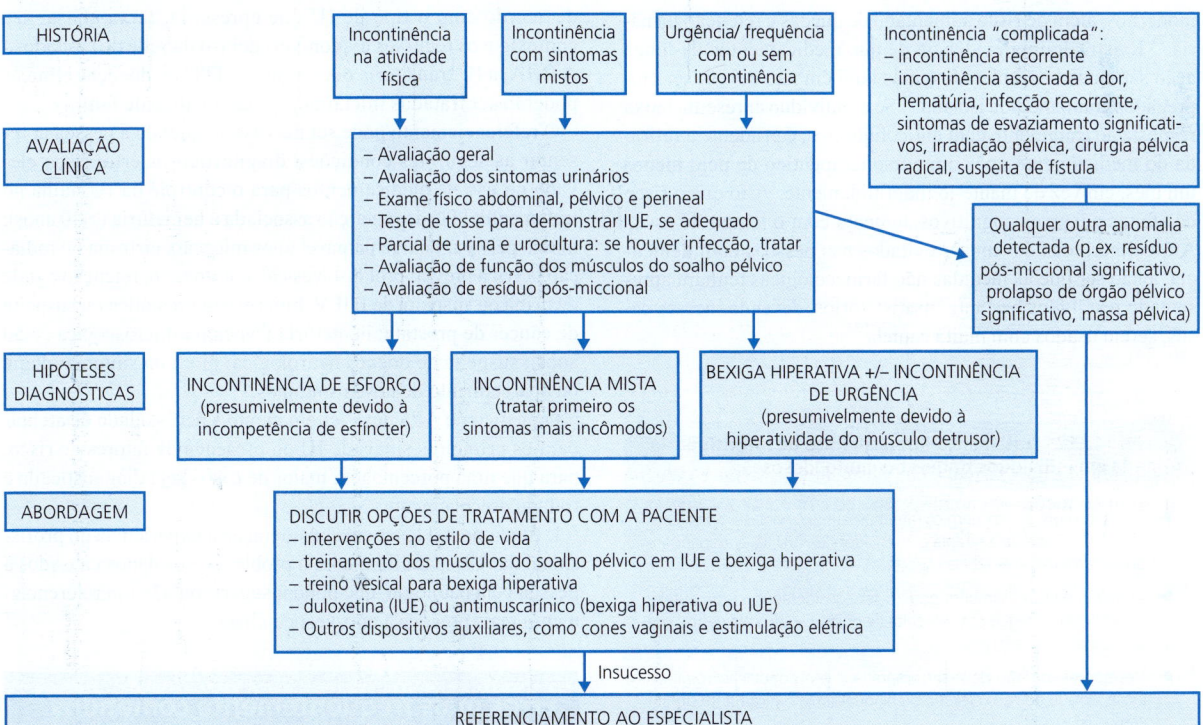

▲ **Figura 142.2**
Algoritmo de avaliação e tratamento de IU em mulheres.
Adaptada de Burkhard e colaboradores[1]

Quadro 142.11 | Tratamento de incontinência urinária em mulheres em circunstâncias específicas

Gestante primigesta
- Oferecer fortalecimento intensivo com TMAP anteparto (NR)
- Proporcionar contato regular com profissional da saúde para supervisão de TMAP para prevenção de IU pós-parto (NR)
- Proporcionar contato regular com profissional para supervisão de TMAP para prevenção de IU pós-parto em mulheres continentes até 18 semanas (A)
- Abordar grupo populacional, com intervenções com TMAP oferecidas independentemente de gestantes serem continentes ou não com 20 semanas de gestação (B)

Mulheres com sintomas persistentes no 3º mês pós-parto
- Oferecer TMAP como terapia conservadora de primeira escolha (A)
- Oferecer programas intensivos de TMAP, ou seja, altamente supervisionados e em grande quantidade (B)

IU, incontinência urinária; TMAP, treinamento dos músculos do soalho pélvico; (A), alta; (B), moderada; NR, nenhuma recomendação possível.
Fonte: Adaptado de Schöder e colaboradores.[8]

to imediato em indivíduos com baixa funcionalidade física ou com grande déficit cognitivo (A).[8] Embora não tenham sido bem estudados nessa população, deve-se ponderar que, em muitos casos, o TMAP também deve ser considerado em indivíduos com funcionalidade física diminuída, mas com funções cognitivas normais (C).[8]

Indivíduos com IUU podem se beneficiar de fármacos anticolinérgicos (Quadro 142.12). O efeito colateral mais comum é a xerostomia, mas pessoas mais velhas podem apresentar considerável prejuízo cognitivo, mesmo com medicamentos mais modernos, além de risco aumentado de quedas e retenção urinária.[23] Existe alguma evidência de que medicamentos de longa ação são mais bem tolerados, mas também não devem ser empregados como medida isolada.[23] Se o indivíduo apresenta baixa resposta ao tratamento com anticolinérgico, é prudente a retirada do medicamento após um curso terapêutico de pelo menos um mês, em vez de mantê-lo indefinidamente, visto que o risco de efeitos adversos cognitivos aumenta com o tempo de uso.[23] Anticolinérgicos devem ser evitados nas pessoas com demência, a não ser que as medidas não farmacológicas tenham apresentado resultados bastante insatisfatórios, devendo, nesses casos, serem usados com muita cautela.[23]

Quadro 142.12 | Tratamento farmacológico de incontinência urinária em indivíduos frágeis ou muito idosos

- Um curso com anticolinérgico (antimuscarínico) pode ser considerado como adjuvante à terapia conservadora da IUU (A-C, dependendo do fármaco – ver tabela específica)
- Alfabloqueadores também podem ser considerados, com cautela, em indivíduos frágeis com suspeita de obstrução do colo vesical por doença prostática (C)
- Desmopressina não deve ser empregada em população frágil ou idosa, devido ao risco elevado de hiponatremia clinicamente significativa (A)

IUU, incontinência urinária de urgência; (A), alta; (C), baixa.
Fonte: Adaptado de Schöder e colaboradores.[8]

Qualquer fármaco empregado nessas populações deve ser iniciado em baixa dosagem e titulado em revisões regulares até que se obtenha melhora satisfatória ou surjam efeitos indesejados. Normalmente, a incontinência pode ser bem manejada com uma combinação de diferentes abordagens, não farmacológicas e farmacológicas. No entanto, se o manejo inicial não apresenta resultados positivos, deve-se reavaliar o quadro de comorbidades e déficits funcionais que possam estar contribuindo tanto na incontinência como em outras condições.[1]

Dicas
- Apesar da sua alta prevalência, a IU não deve ser considerada fato natural do processo de envelhecimento. Ela deve ser investigada e tratada, uma vez que diminui significativamente a qualidade de vida das pessoas.
- Toda mulher com IU de início no climatério deve ser avaliada quanto à atrofia urogenital, evidenciada pelo exame ginecológico e decorrente da diminuição da produção estrogênica.
- Deve-se tratar tanto a obesidade como doenças respiratórias que possibilitem esforços como tosse e espirros.
- Deve-se explicar detalhadamente, sobretudo aos indivíduos idosos, a necessidade de boa aderência e continuidade do tratamento para a melhora da condição.
- A abordagem com equipe multiprofissional é de fundamental importância, principalmente nas orientações sobre atividade física, fisioterapia e dieta.

Quando referenciar

A pessoa deve ser referenciada aos serviços de geriatria, medicina interna, ginecologia, urologia ou outras especialidades de acordo com o tipo de IU que apresenta, faixa etária, seu contexto e os recursos disponíveis dentro da rede de cuidados.[8] A BHA, a IU transitória decorrente de ITU ou doenças clínicas poderão ser tratadas inicialmente pelo médico de família.[13]

O referenciamento pode ser necessário quando a pessoa apresentar as seguintes condições: diagnóstico incerto; risco elevado no uso de medicamentos para o controle da IU; falha no tratamento; ITU de repetição associada a hematúria (> 40 anos); massa pélvica; bexiga palpável após micção; cirurgia ou radiação pélvica prévia; prolapso vesical sintomático; retenção aguda de urina ou suspeita de IUEV; hiperplasia prostática ou suspeita de câncer de próstata; hematúria franca ou microscópica (> 50 anos); suspeita de doença neurológica; piora da sintomatologia ou aparecimento de novos sintomas.[1,8]

O médico de APS deve ter em mente a necessidade de atentar para os primeiros sinais de IU ou presença de fatores de risco, para que uma porcentagem maior de casos seja diagnosticada e tratada precocemente.

É fundamental levar em consideração a experiência do profissional da APS para lidar com o problema e os danos causados à pessoa pela patologia, que podem sugerir ou não um referenciamento mais precoce a outro especialista.

Erros mais frequentemente cometidos
- Não valorizar queixa de IU quando comentada como uma queixa secundária, retardando o diagnóstico.
- Solicitar exames complementares indiscriminadamente.

> ▸ Referenciar a pessoa com IU a outro especialista sem antes realizar abordagem adequada do problema, especificando possíveis causas e tratamentos na APS.
>
> ▸ Desencorajar as pessoas quanto à possibilidade de melhora ou mesmo cura.
>
> ▸ Valorizar o tratamento farmacológico em detrimento do tratamento não farmacológico com exercícios pélvicos. Medicamentos são melhor utilizados como adjuvantes, tanto ao tratamento conservador como cirúrgico.
>
> ▸ Não abordar queixas como humor deprimido e insatisfação trazida pelos efeitos da IU na qualidade de vida.
>
> ▸ Deixar de trabalhar a importância do apoio familiar e do cuidador nas medidas de suporte ao tratamento, como oferecer líquidos com maior frequência (quando indicado), modificar o acesso a banheiros e encorajar o indivíduo a manter sua parte do tratamento.

Prognóstico e complicações possíveis

Muitos indivíduos têm vergonha dos sintomas de IU e passam muito tempo sem comentá-los com seu médico ou os trazem como queixas secundárias em consultas de rotina. É importante realizar busca ativa da IU para que o diagnóstico seja precoce, sobretudo em mulheres no climatério, independentemente da sua idade e nos idosos. Grande parte das complicações é decorrente do diagnóstico tardio e da impossibilidade de se iniciarem tratamentos menos invasivos. Em muitos casos, os tratamentos cirúrgicos também se mostram pouco efetivos, os sintomas se agravam e as queixas psicossociais pioram, interferindo inexoravelmente na qualidade de vida das pessoas, dos familiares e dos cuidadores.

Atividades preventivas e de educação

Sempre que possível deve-se atuar nos fatores predisponentes e desencadeantes da IU. É importante o trabalho em equipe multiprofissional. As seguintes medidas podem ser tomadas e avaliadas de acordo com cada caso e suas reais necessidades:[1,8]

- Ingesta de líquidos em uma quantidade adequada e bem distribuída ao longo do dia.
- Hábito miccional adequado. Com frequência, o idoso abandona esse hábito e se deixa levar pela situação do momento, inclusive considera normal determinados escapes de urina pela sua idade e por não entender como um problema.
- Uso de roupas confortáveis. Evitar roupas ou acessórios que aumentem a pressão abdominal.
- Facilidade de acesso a banheiros, evitando cama muito alta, luz insuficiente e uso de tapetes.
- Apoio familiar, tanto com relação a aumentar a autoestima da pessoa como ajudá-la a lembrar-se do horário das micções, bem como auxiliá-la a chegar ao banheiro, quando necessário.
- Hábitos nutricionais adequados.
- Treinamento profilático dos músculos do soalho pélvico.
- Prática regular de atividade física.

Papel da equipe multiprofissional

O fisioterapeuta tem papel fundamental na abordagem da IU, como já descrito. O enfermeiro deve estar atento para a identificação das pessoas que possam sofrer dessa patologia, bem como capacitar-se para ensinar sobre o TMAP. Na abordagem em grupo ou individual, a participação do psicólogo e do farmacêutico possibilita o manejo de situações que comprometem a saúde mental da pessoa e as possíveis IUs decorrentes de medicamentos.

REFERÊNCIAS

1. Burkhard FC, Berghmans LC, Bosch JLHR, Cruz F, Lemack GE, Nambiar AK, et al. EAU guidelines on urinary incontinence in adults [Internet]. EAU; 2016 [capturado em 02 jul. 2018]. Disponível em: http://uroweb.org/wp-content/uploads/2016-Urinary-Incontinence.pdf.

2. Markland AD, Goode PS, Redden DT, Borrud LG, Burgio KL. Prevalence of urinary incontinence in men: results from the national health and nutrition examination survey. J Urol. 2010;184(3):1022-7.

3. Parazzini F, Lavezzari M, Artibani W. Prevalence of overactive bladder and urinary incontinence. J Fam Pract. 2002;51(12):1072-1075.

4. Wu JM, Vaughan CP, Goode PS, Redden DT, Burgio KL, Richter HE, et al. Prevalence and trends of symptomatic pelvic floor disorders in U.S. women. Obstet Gynecol. 2014;123(1):141-148.

5. Abrams P, Cardozo L, Khoury S, Wein A. Incontinence [Internet]. 5th ed. Paris: European Association of Urology; 2012 [capturado em 02 jul. 2018]. Disponível em: http://www.icud.info/incontinence.html.

6. Reynolds WS, Dmochowski RR, Penson DF. Epidemiology of stress urinary incontinence in women. Curr Urol Rep. 2011;12(5):370-376.

7. Teleman P, Lidfeldt J, Nerbrand C, Samsioe G, Mattiasson A. Lower urinary tract symptoms in middle-aged women: prevalence and attitude towards mild urinary incontinence. A community-based population study. Acta Obstet Gynecol Scand. 2005;84(11):1108-1112.

8. Schröder A, Abrams P, Andersson KE, Artibani W, Chapple CR, Drake MJ, et al. Guía clínica sobre la incontinencia urinaria [Internet]. European Association of Urology; 2010 [capturado em 02 jul. 2018]. Disponível em: http://www.aeu.es/UserFiles/11-GUIA_CLINICA_SOBRE_LA_INCONTINENCIA_URINARIA.pdf.

9. The Canadian Continence Foundation. The source: your guide to better bladder control [Internet]. Ontario; 2012 [capturado em 02 jul. 2018]. Disponível em: http://www.canadiancontinence.ca/EN/the-source-guide.php.

10. Othman JA-M, Åkervall S, Milsom I, Gyhagen M. Urinary incontinence in nulliparous women aged 25-64 years: a national survey. Am J Obstet Gynecol. 2017;216(2):149.e1-149.e11.

11. O'Halloran T, Bell RJ, Robinson PJ, Davis SR. Urinary incontinence in young nulligravid women. Ann Intern Med. 2012;157(2):87-93.

12. Pesonen JS, Cartwright R, Mangera A, Santti H, Griebling TL, Pryalukhin AE, et al. Incidence and remission of nocturia: a systematic review and meta-analysis. Eur Urol. 2016;70(2):372-381.

13. Lautenschläger M de AC, Arruda RM, Figueiredo RCBM, Ribeiro RM. Incontinência urinária. In: Cavalcanti EF de A, Martins HS, editores. Clínica médica: dos sinais e sintomas ao diagnóstico e tratamento. Barueri: Manole; 2007. p. 1447-1453.

14. Abrams P, Cardozo L, Fall M, Griffiths D, Rosier P, Ulmsten U, et al. The standardisation of terminology in lower urinary tract function: report from the standardisation sub-committee of the International Continence Society. Urology. 2003;61(1):37-49.

15. Scottish Intercollegiate Guidelines Network. Management of urinary incontinence in primary care [Internet]. Edinburgh: Scottish Intercollegiate Guidelines Network; 2004. Disponível em: http://www.stroke.scot.nhs.uk/docs/sign79.pdf.

16. Sociedade Brasileira de Urologia. Incontinência urinária: propedêutica [Internet]. AMB; 2006 [capturado em 02 jul. 2018]. Disponível em: https://diretrizes.amb.org.br/_BibliotecaAntiga/incontinencia-urinaria-propedeutica.pdf.

17. Khandelwal C, Kistler C. Diagnosis of urinary incontinence. Am Fam Physician. 2013;87(8):543-551.

18. Sociedade Brasileira de Urologia. Diretrizes urologia. São Paulo: Sociedade Brasileira de Urologia; 2014.

19. Bradley CS, Rovner ES, Morgan MA, Berlin M, Novi JM, Shea JA, et al. A new questionnaire for urinary incontinence diagnosis in women: Development and testing. Am J Obstet Gynecol. 2005;192(1):66-73.

20. Brown JS, Bradley CS, Subak LL, Richter HE, Kraus SR, Brubaker L, et al. The sensitivity and specificity of a simple test to distinguish between urge and stress urinary incontinence. Ann Intern Med. 2006;144(10):715-723.

21. Nyström E, Sjöström M, Stenlund H, Samuelssom E. ICIQ symptom and quality of life instruments measure clinically relevant improvements in women with stress urinary incontinence. Neurol Urodynamics. 2015;34(8):747-751.

22. The National Institute for Health and Care Excellence. Urinary incontinence in women: management [Internet]. London: NICE; 2013. Disponível em: https://www.nice.org.uk/guidance/cg171/resources/urinary-incontinence-in-women-management-pdf-35109747194821.

23. Frank C, Szlanta A. Office management of urinary incontinence among older patients. Can Fam physician. 2010;56(11):1115-1120.

24. Weiss JP, Herschorn S, Albei CD, Van der Meulen EA. Efficacy and safety of low dose desmopressin orally disintegrating tablet in men with nocturia: results of a multicenter, randomized, double-blind, placebo controlled, parallel group study. J Urol. 2013;190(3):965-972.

25. Ebell MH, Radke T, Gardner J. A systematic review of the efficacy and safety of desmopressin for nocturia in adults. J Urol. 2014;192(3):829-835.

CAPÍTULO 143

Retenção urinária, encurtamento do jato e problemas prostáticos

Marcelo Garcia Kolling

Aspectos-chave

▶ Queixas relacionadas à próstata constituem, frequentemente, a única razão para consulta dos homens e, por isso, o médico de família e comunidade deve estar atento à oportunidade de fazer promoção e prevenção, especialmente sobre hábitos deletérios, como tabagismo e alcoolismo e hipertensão arterial.

▶ Os sintomas do trato urinário inferior (STUIs) são frequentes e devem ser tratados de acordo com a sua gravidade. Habitualmente, não são necessários exames complementares.

▶ O rastreamento para o câncer de próstata na população masculina, em geral, ainda é um assunto controverso e tende a trazer mais dano do que benefício para os pacientes. É um desafio para o médico de família e comunidade comunicar os riscos e os benefícios desse procedimento, para que o paciente possa fazer a sua opção de maneira consciente.

▶ As prostatites são doenças prevalentes, de grande impacto na qualidade de vida, pouco diagnosticadas e frequentemente manejadas de maneira equivocada. Quadros agudos exigem antibióticos, e quadros crônicos necessitam uma abordagem persistente e extensa.

Caso clínico

Sr. Antônio, 68 anos, procura o serviço de atenção primária à saúde (APS) porque está com dificuldade para urinar. Refere que nos últimos 3 meses tem percebido que seu jato urinário está cada vez mais fraco, que precisa fazer força para a urina começar a sair e que precisa levantar-se três vezes à noite para urinar, mas que, com frequência, sente que não consegue esvaziar completamente a bexiga.

Teste seu conhecimento

1. A respeito do rastreamento do câncer de próstata, é correto afirmar:
   a. Deve ser indicado pelo médico de família e comunidade anualmente para todos os pacientes com mais de 50 anos de idade
   b. O toque retal e o antígeno prostático específico são muito específicos e devem ser o método de escolha
   c. Pode trazer malefício e, portanto, sua indicação deve ser individualizada e compartilhada
   d. Reduz de maneira significativa a mortalidade geral e específica por câncer de próstata

2. Diante de um paciente com STUI, é correto afirmar:
   a. Sempre devem-se fazer exames para rastreamento do câncer de próstata, pois esta população tem risco aumentado
   b. O alopurinol pode ser considerado em pacientes com prostatite crônica não bacteriana
   c. A prostatite é uma doença incomum e deve ser considerada como diagnóstico de exclusão em pacientes com disúria
   d. O tratamento da retenção urinária por hiperplasia prostática é sempre cirúrgico

3. A respeito do tratamento da hiperplasia benigna da próstata, é correto afirmar:
   a. Devem-se quantificar os sintomas, para avaliar a indicação de tratamento e monitorar a resposta
   b. Alfabloqueadores seriam considerados como primeira opção de tratamento clínico, caso o paciente tenha próstata com volume muito grande

   c. A prostatectomia radical é mais eficaz do que as medidas cirúrgicas conservadoras
   d. Não está indicado tratamento clínico se o paciente tem mais de 80 anos

4. Sobre a prostatite, qual é a alternativa correta?
   a. O diagnóstico depende de exames complementares, como antígeno prostático específico alterado ou ultrassonografia com sinais de edema
   b. A presença de bactérias na urina confirma o diagnóstico de prostatite
   c. A ausência de bactérias na urina exclui o diagnóstico de prostatite
   d. Não se deve fazer massagem prostática em casos de suspeita de prostatite aguda

5. Diante de um paciente com STUIs, NÃO é correto afirmar:
   a. A presença de história de cólica renal e hematúria reforça a hipótese de obstrução por cálculo
   b. A dor à evacuação é um sinal sugestivo de prostatite
   c. O toque retal é fundamental para o raciocínio clínico
   d. Em caso de suspeita de abscesso prostático, deve-se prolongar o tratamento com antibióticos

Respostas: 1C, 2B, 3A, 4D, 5D

Do que se trata

As doenças da próstata são um marco nos cuidados de APS, pois trouxeram os homens adultos para os consultórios, em busca de aconselhamento e exames preventivos, em um padrão de busca por serviços de saúde que não era habitual.

Entretanto, elas também trouxeram grandes desafios para o trabalho do médico de família e comunidade, haja vista que muitas crenças, sustentadas por veículos de mídia, a respeito das doenças da próstata, especialmente o câncer, não são verdades científicas.

Assim, o médico de família e comunidade tem de estar sempre alerta, já que a prevenção traz bons resultados, mas algumas medidas trazidas como preventivas não trazem benefício para a pessoa e podem até gerar procedimentos desnecessários e causar dano.

A primeira parte do capítulo tratará da abordagem das pessoas com queixas potencialmente relacionadas a problemas da próstata, e a segunda parte abordará o câncer de próstata.

Sintomas do trato urinário inferior

A queixa que mais frequentemente traz os pacientes com problemas na próstata para a consulta é a dificuldade para urinar. Como ela nem sempre é causada por problemas na próstata, o termo prostatismo foi substituído por STUIs (em inglês LUTS). STUIs podem ser encontrados tanto em homens como em mulheres, mas neste capítulo serão abordadas as condições relativas aos homens.

Os STUIs são sintomas comuns, cuja prevalência aumenta com o avanço da idade, mas que frequentemente não leva os homens à consulta. Estima-se que cerca de um terço dos homens com mais de 70 anos apresentem algum grau de retenção urinária.

Quanto à apresentação clínica, estes sintomas podem ser de dois tipos: de armazenamento (urgência, tenesmo, retenção urinária, etc.) e de micção (disúria, polaciúria, noctúria, etc.). Frequentemente, o homem se queixará de sintomas dos dois grupos, em maior ou menor grau, e, por isso, o raciocínio e a abordagem devem ser integrados.

Os STUIs são associados à retenção urinária crônica e ao aumento do volume prostático, mas também se relacionam à ausência de urina residual e ao aumento da próstata, o que leva a conjeturar a importância da instabilidade do músculo detrusor na patogênese desses sintomas e, consequentemente, no tratamento dessas condições (com o uso de antimuscarínicos).[1]

A causa mais frequente dos STUIs na APS é o aumento benigno do volume prostático, mas deve-se lembrar das outras causas comuns: prostatite, cistite, uretrite, uso de medicações anticolinérgicas e alfa-adrenérgicas e lesões neurológicas (ver Quadro 143.1).

Recentemente se introduziu o termo aumento benigno da próstata (ABP) (em inglês *benign prostatic enlargement* [BPE]) que tem sido usado no lugar de hiperplasia benigna da próstata, por dar uma noção mais acurada do prognóstico, já que algumas hiperplasias são lesões pré-malignas, o que não acontece no caso da próstata.

Em torno de 40% dos homens com mais de 50 anos e 90% daqueles com mais de 80 anos têm evidências histológicas de ABP, sendo que 75% dos homens com mais de 70 anos têm sintomas atribuíveis à ABP,[3] o que faz com que essa seja um dos problemas mais prevalentes em homens idosos.[4]

Mais de 70% das pessoas portadoras de ABP podem ser manejadas apenas com tratamento clínico. Entretanto, a minoria dessas pessoas sabe que os sintomas da ABP poderiam ser con-

Quadro 143.1 | **Causas de obstrução urinária**

Mecanismo	Causa
Obstrução	ABP
	Câncer de próstata
	Estenose do meato
	Fimose
	Cálculo vesical
	Impactação fecal
	Massas retroperitoneais
	Massas gastrintestinais
	Estenose da uretra
	Câncer vesical
	Edema no trato urinário
Infecciosa ou inflamatória	Prostatite
	Balanopostite
	Abscesso prostático
	Cistite
	SGB
	Mielite transversa
	TB do trato urinário
	Infecções raras (equinococose, HSV, doença de Lyme, VZV)
Farmacológica	Anticolinérgicos (antidepressivos tricíclicos, atropina, oxibutinina, hioscina)
	Anti-histamínicos (dexclorfeniramina, ciproeptadina, hidroxizine)
	Antiarrítmicos (quinidina, procainamida)
	Anticonvulsivantes (carbamazepina)
	Anti-hipertensivos (nifedipina, hidralazina)
	AINEs
	Antiparkinsonianos (amantadina, bromocriptina, levodopa)
	Antipsicóticos (clorpromazina, flufenazina, haloperidol, tioridazina)
	Hormônio (testosterona)
	Opioides
	Relaxantes musculares (baclofeno, ciclobenzaprina, diazepam)
	Alfa-simpaticomiméticos (descongestionantes orais, efedrina, fenilefrina, pseudoefedrina)
	Beta-simpaticomiméticos (terbutalina, isoproterenol)
Outras	Trauma peniano
	Lesão na parte posterior da uretra em trauma pélvico
	Complicação de pós-operatório
	Psicogênica

ABP, aumento benigno da próstata; SGB, síndrome de Guillain-Barré; TB, tuberculose; VVZ, vírus varicela-zóster; HSV, vírus-herpes simples; AINEs, anti-inflamatórios não esteroides.
Fonte: Selius e Subedi.[2]

trolados com medicações ou cirurgias pouco invasivas,[5] o que pode fazer com que não busquem tratamento.

O que fazer

Anamnese, exame físico e exames complementares

Uma história clínica cuidadosa deve ser suficiente para o médico de família e comunidade caracterizar se está diante de um quadro agudo (recorrente ou não) ou crônico, e se é preciso referenciamento para urologia e qual é a urgência.

Retenção urinária aguda

A retenção urinária aguda geralmente se manifesta com dor importante, que logo traz a pessoa afetada para a consulta. Tentar determinar a causa precipitante e manejar apropriadamente é urgente nesse caso (ver Quadro 143.2).

Retenção urinária crônica

A retenção urinária crônica é frequentemente indolor, o que pode representar um risco, em especial para pacientes mais idosos ou com demência, podendo passar despercebida por muito tempo e gerar complicações, como infecção de repetição e insuficiência renal (IR).

Alguns sinais e sintomas que podem ajudar a conduzir o raciocínio para a retenção urinária crônica estão listados no Quadro 143.3.

Além da anamnese, palpação abdominal e toque retal são essenciais no raciocínio clínico.

Exames complementares devem ser solicitados somente pelas suspeitas clínicas, após a caracterização de uma das síndromes.

Diante de um paciente com queixas predominantemente obstrutivas, a evolução lenta dos sintomas, com ausência de hematúria e disúria, bem como a ausência de evidência de causas extraprostáticas para os sintomas é, em geral, suficiente para que se inicie o tratamento empírico da retenção urinária.

A retenção urinária, nesses casos, acontece tanto pela compressão, devida ao aumento do volume da próstata, como do tônus adrenérgico aumentado na parte estromal da glândula. Além disso, o aumento do volume da próstata leva a uma hiperatividade do músculo detrusor, que tem uma parte importante, senão predominante, dos sintomas, o que tem impulsionado a escolha de novos regimes terapêuticos, como os antimuscarínicos.

A ultrassonografia (US) pode ajudar a guiar as decisões a respeito do tratamento, uma vez que determina o volume prostático e pode avaliar o resíduo urinário, mas não precisa ser realizada rotineiramente, sendo reservada a casos que não estão apresentando boa evolução.

Quando a retenção urinária é associada a sintomas inflamatórios, como disúria, polaciúria e noctúria, deve-se conduzir a investigação clínica para a identificação da causa.

Quadro 143.2 | Causas de retenção urinária aguda

Etiologia	Características
Potencialmente inflamatória (inclui infecções)	Disúria pronunciada
	Acompanhada de dor pélvica ou perineal, dor à evacuação e urgência urinária
	História clínica costuma ser suficiente para o diagnóstico e o toque retal tem um papel muito importante
Potencialmente obstrutiva	Obstrução do trato urinário no colo vesical ou distalmente a ele
	Encurtamento do jato, hesitação, urina entrecortada e esforço para iniciar a micção, que progrediram para obstrução aguda
	Sensação de micção incompleta, noctúria e infecção urinária de repetição
	IUEV
	Hematúria ou eliminação de coágulos, assim como os que tenham história de cólica renal têm suspeita de obstrução por cálculo ou coágulo
Fatores externos situacionais	Uso de opioides potentes ou outros medicamentos
	Trauma ou instrumentação peniana eleva a possibilidade de lesões uretrais, devendo-se avaliar em serviço de referência com urgência, já que a cateterização pode piorar o quadro
Doenças ou disfunções neurológicas	Associação com outros déficits neurológicos focais
	Síndrome da cauda equina, parkinsonismo, déficit visual (considerando esclerose múltipla [EM]), demência, história de AVC

AVC, acidente vascular cerebral; EM, esclerose múltipla; IUEV, incontinência urinária por extravasamento.

Quadro 143.3 | Dados da história clínica que ajudam no diferencial do paciente com retenção urinária

História	Exame físico
História prévia de retenção urinária, com piora progressiva e lenta dos sintomas, maiores de 60 anos	Próstata aumentada de volume, firme, homogênea e não dolorosa
Febre e disúria, com dor lombar e/ou perineal e/ou retal	Próstata amolecida, dolorosa, quente
Perda de peso e outros sinais e sintomas constitucionais	Próstata aumentada de volume com nódulo(s)
Dor e edema no prepúcio ou pênis	Edema do pênis com prepúcio não retraível
Disúria, hematúria, febre, dor lombar, descarga uretral, *rash* genital, história sexual sugestiva	Dor suprapúbica, dor em sítio renal, descarga uretral, vesículas genitais, úlceras genitais, linfonodomegalia inguinal
Hematúria não dolorosa	Hematúria maciça com coágulos
Constipação	Distensão abdominal, reto dilatado, fezes na ampola retal
Sintomas constitucionais, dor abdominal ou distensão, sangramento retal	Massa abdominal palpável, pesquisa positiva de sangue oculto, massa retal
Doença neurológica conhecida, EM, parkinsonismo, neuropatia diabética, AVC, IUEV	Déficit neurológico, bexigoma

EM, esclerose múltipla; AVC, acidente vascular cerebral; IUEV, incontinência urinária por extravasamento.

Uretrite deve ser suspeita em pacientes com história de relação sexual sem preservativo. Na descarga purulenta pela uretra, deve-se prontamente considerar gonorreia. A inspeção do pênis pode evidenciar balanopostite que justifique os sintomas.

Ao toque retal, a próstata pode apresentar-se quente, amolecida ou dolorosa, o que sugere o diagnóstico de prostatite.

A prostatite é uma entidade clínica de importância tanto pela sua prevalência (2-10% dos homens adultos), sendo uma das principais doenças urológicas do homem, quanto pela morbidade a ela associada. Até 15% das consultas de homens com queixa geniturinária têm como diagnóstico a prostatite.[6]

A prostatite pode se apresentar de quatro maneiras: aguda bacteriana; crônica bacteriana; crônica com dor pélvica crônica; assintomática.

Estudos demonstraram que a prostatite crônica não bacteriana (com dor pélvica crônica) tem um impacto na qualidade de vida semelhante ao da angina, à doença de Crohn ou ao infarto agudo do miocárdio (IAM) prévio.[7]

A invasão da próstata por bactérias pode ocorrer por refluxo urinário ou por ascensão a partir da uretra, logo, as bactérias mais comumente envolvidas são aquelas envolvidas em infecções do trato urinário: *Escherichia coli*, *Proteus* sp. e *Providencia* sp.

A prostatite crônica não bacteriana não tem uma etiopatogenia esclarecida, sabendo-se que ela se associa à hiperuricemia, embora não se compreenda o mecanismo.

O exame tradicional para fazer diagnóstico diferencial das prostatites é o teste de Stamey-Meares em quatro frascos (SM4), que avalia urina e a secreção prostática por massagem. Entretanto, um exame mais simples e com rendimento semelhante[8] consiste em fazer uma coleta de urina tradicional, a seguir fazer um toque retal, massagear a próstata vigorosamente da periferia para o centro e coletar outra amostra de urina.

O Quadro 143.4 apresenta algumas características que ajudam a diferencial as prostatites.

As prostatites são causa de antígeno prostático específico (PSA) elevado e devem ser consideradas nos pacientes que tenham feito essa pesquisa.

Qualquer queixa geniturinária pode gerar preocupação com câncer de próstata, tanto para o médico de família e comunidade como para o paciente; para mais detalhes, ver a sessão sobre o câncer de próstata adiante.

Conduta proposta
Retenção urinária aguda

Pessoas com retenção urinária aguda devem ter manejo com cateterização imediata da bexiga, para descompressão. Isso pode causar hematúria e hipotensão, mas esses sinais geralmente não são evitáveis com um esvaziamento gradual e são autolimitados; logo, o esvaziamento completo e imediato da bexiga é recomendado (1B).[9]

Pessoas com ABP suspeita ou confirmada devem receber medicação alfa-adrenérgica ou antagonistas da 5-α-redutase,[10,11] antes ou concomitantemente à cateterização (1B). O uso dessa medicação por um mínimo de 3 dias antes da retirada da sonda é recomendado naqueles com retenção urinária recorrente devido à ABP (1B).[12]

Devem ser considerados e modificados fatores situacionais que possam ser a causa dos sintomas.

Quando há uma forte suspeita de condição neurológica causando a obstrução, os pacientes geralmente necessitarão de uma avaliação com o neurologista.

Sintomas do trato urinário inferior de causa não inflamatória (obstrutiva)

Antes de se instituir um medicamento, devem-se quantificar os sintomas, pois isso determinará a necessidade de terapia medicamentosa e auxiliará a monitoração da resposta ao tratamento ou da evolução dos sintomas. Um escore foi desenvolvido para isso, o *International prostate symptom score* (IPSS), que segue na Tabela 143.1.

Essa quantificação deve ser associada à impressão subjetiva de incômodo com os sintomas. Um escore maior que 8 indica a instituição de tratamento.[12,13]

Uma série de medidas, cirúrgicas e farmacológicas, foi proposta para o tratamento da ABP, com foco no alívio dos sintomas.

Farmacológico

O tratamento farmacológico é muito eficiente, reduzindo a probabilidade de cirurgia ou outro procedimento invasivo de 5% para 1 a 3% (beneficiando um em cada 26-61 homens), ao longo de 4 anos de seguimento.[14]

A escolha entre os agentes deve ser determinada pelo acesso, pelo custo, pela posologia e pelos efeitos adversos e pleiotrópicos.

Alfabloqueadores

A primeira escolha de tratamento é com alfabloqueadores (1A).[15] A próstata apresenta tanto receptores α_1 quanto α_2, sendo que os primeiros parecem ser responsáveis pela contração da próstata e serem os que mais colaboram na produção de sintomas.

Alfabloqueadores costumam agir rapidamente (espera-se resposta dentro de 48 h),[16] e a falha em observar uma resposta pode

Quadro 143.4 | Características importantes das prostatites

Tipo	Idade típica	Clínica	Toque retal	Cultura de urina	Leucócitos no líquido prostático	Cultura pós-massagem
Aguda	40-60	Muita dor, início súbito	Dolorosa e quente	Positiva	Não realizar	Não realizar
Bacteriana crônica	50-80	Disúria, ITU de repetição, dor à ejaculação	Aumentada, pastosa	Negativa	Positiva	Positiva
Crônica não bacteriana	30-50	Desconforto à micção	Variável	Negativa	Negativa	Negativa

ITU, infecção do trato urinário.

Tabela 143.1 | *International Prostate Symptom Score*

Sintoma/frequência	Nunca	Menos do que uma vez a cada cinco	Menos do que metade das vezes	Cerca de metade das vezes	Mais de metade das vezes	Quase sempre
Sensação de micção incompleta	0	1	2	3	4	5
Intervalo menor do que 2 horas	0	1	2	3	4	5
Urina entrecortada	0	1	2	3	4	5
Urgência	0	1	2	3	4	5
Jato fraco	0	1	2	3	4	5
Hesitação/esforço	0	1	2	3	4	5
Quantas vezes necessita sair da cama para urinar	0 (nenhuma)	1 (1 vez)	2 (2 vezes)	3 (3 vezes)	4 (4 vezes)	5 (5+ vezes)

ser rapidamente detectada, indicando a necessidade de tratamentos complementares.

Embora seja considerada uma medicação de primeira escolha para o tratamento dos sintomas da ABP, a tansulosina não se mostrou mais eficaz do que alfabloqueadores não seletivos. Além disso, a dose de 0,8 mg/dia não proporcionou melhor resultado do que 0,4 mg/dia.[17]

A Tabela 143.2 apresenta os agentes alfabloqueadores comumente utilizados e suas dosagens-padrão.

Inibidores da 5-α-redutase

Inibidores da 5-α-redutase podem ser usados em pacientes com próstata de volume aumentado, apresentando melhor resultado no fluxo urinário do que os alfabloqueadores nesse grupo de pacientes.[18] Entretanto, podem estar associados a um aumento na mortalidade por câncer de próstata neste grupo, devido ao aumento no número de tumores pouco diferenciados[19,20] (Gleason 8-10), possivelmente por atrasarem o diagnóstico.

Os inibidores da 5-α-redutase demoram até 6 meses para dar uma resposta clínica e podem reduzir o volume prostático em até 40%.

Estão especialmente indicados para pessoas que apresentem alto risco de progressão para retenção urinária aguda. Os fatores de risco são expostos na Tabela 143.3.

Associações e outros agentes

A associação de um alfabloqueador com um inibidor da 5-α-redutase apresenta melhor controle dos sintomas do que qualquer deles em monoterapia (A).

Em pacientes refratários ao tratamento com os dois agentes anteriores, pode-se associar um antimuscarínico, como a oxibutinina (A).[15,22]

Tabela 143.3 | **Fatores de risco para a progressão dos sintomas do prostatismo**

Idade > 70 anos
Escore de sintomas > 7
Volume prostático > 30 mL
PSA > 1,4 ng/mL
Fluxo urinário máximo < 12 mL/s
Resíduo urinário pós-micção > 100 mL

PSA, antígeno prostático específico.
Fonte: Universidade Federal do Rio Grande do Sul.[21]

Uma série de agentes fitoterápicos foi proposta e demonstraram eficácia (A): *Cernilton* (*Secale cereale*);[23] *Beta-fitoesteroides*;[24] *Pygeum africanum*.[25]

Cirúrgico

Quando se indicar um procedimento cirúrgico, várias são as opções disponíveis. Para que o médico da APS possa orientar e esclarecer o seu paciente, é importante saber que o método tradicional (ressecção transuretral da próstata) apresenta desfechos semelhantes às novas técnicas de ablação com *laser*, podendo permanecer como o procedimento de escolha.[26]

Outras medidas

O uso crônico de sonda vesical pode ter complicações como ITU, sepse, trauma, cálculos, estenose uretral e erosões.[27] O uso de sonda vesical foi independentemente associado com mortalidade em um estudo com pacientes albergados.[28]

Assim, pacientes que necessitem de auxílio permanente para micção devem dar preferência por fazer autocateterização intermitente, o que reduz complicações.[29]

Sintomas do trato urinário inferior de causa inflamatória

Prostatite aguda

Acontece mais frequentemente entre a 5ª e a 7ª década de vida e caracteriza-se pelo seu início súbito e intenso. Não poucas vezes o quadro é grave e com septicemia.

Tabela 143.2 | **Alfa-bloqueadores mais utilizados**

Nome	Dose inicial	Dose de manutenção
Doxazosina	1-2 mg/dia	8 mg/dia
Terazosina	1 mg/dia	5-10 mg/dia
Tamsulosina	0,4 mg/dia	0,8 mg/dia

Estão mais suscetíveis a desenvolver a prostatite aguda homens que passaram por dilatação da uretra, cateterização, cistoscopia, biópsia da próstata e ressecção transuretral da próstata.

A prostatite aguda pode ser considerada como um tipo de ITU e geralmente inicia com febre, calafrios, mialgias e dor, que, em geral, é a queixa principal. Essa pode ser na região retal, perineal, suprapúbica ou dor lombar baixa. Frequentemente, há bactérias em outras partes do trato urinário e, portanto, podem estar associados sintomas de disúria, urgência miccional e dor em sítios renais, assim como retenção urinária.

O toque retal revela uma próstata quente e dolorosa, com consistência firme e contornos irregulares. Não é recomendável que se pressione muito a próstata ou faça massagem prostática, pois isso poderia induzir ou piorar uma bacteremia.

A bactéria mais frequentemente encontrada nesses casos é a *Escherichia coli*, seguida pelas espécies de *Klebsiella, Serratia, Proteus, Enterococos* e *Pseudomonas*. Outros possíveis agentes etiológicos seriam: *Staphylococcus aureus, Streptococcus faecalis, Chlamydia* e anaeróbios.

Geralmente não é necessário nenhum exame confirmatório para estabelecer o diagnóstico, mas urocultura com antibiograma deve ser coletada antes do início da antibioticoterapia empírica sempre que possível.

A inflamação abundante permite uma melhor penetração dos antibióticos na glândula e que o curso de antibiótico seja relativamente curto. O tratamento pode ser feito com sulfametoxazol/trimetoprima, quinolona ou tetraciclina.[30] A escolha dependerá da disponibilidade da medicação e das taxas de resistência da região. Penicilinas e cefalosporinas podem ser usadas, mas há preocupação com resistência, e estes devem ser considerados de segunda escolha.

O curso de antibioticoterapia também não está totalmente definido. Tradicionalmente, o período tem sido de até 6 semanas, com a ideia de diminuir o índice de recidivas; contudo, 2 semanas devem ser suficientes, ficando reservados os cursos mais longos para pacientes toxêmicos ou com resposta lenta.[30]

O tratamento sintomático pode ser necessário, com analgésicos, antitérmicos e agentes para reduzir a consistência do bolo fecal.

Se houver obstrução importante do canal urinário, pode ser necessária a colocação de um cateter suprapúbico (cateterização uretral deve ser evitada).

Em casos com toxemia, pode ser necessária hospitalização para medidas suportivas e antibioticoterapia intravenosa, geralmente com a associação de uma cefalosporina de amplo espectro e um aminoglicosídeo.[31]

Uma complicação a ser pensada nos casos que não sejam responsivos ao tratamento é o abscesso prostático. O diagnóstico é firmado com base em exame de imagem (US ou tomografia) e a conduta é cirúrgica.[31]

Prostatite crônica bacteriana

A prostatite crônica bacteriana (PCB) é a causa mais comum de ITU recorrente em homens.

Ela se apresenta clinicamente por ITU de repetição, disúria persistente, dor à ejaculação e, ocasionalmente, hemospermia. Pode haver dor irradiada para o pênis, os testículos ou para o dorso. Febre baixa, artralgias e mialgias podem fazer parte do quadro e dificultar o diagnóstico. Por fim, a infecção pode ser assintomática no período entre crises de ITU.

Classicamente, a PCB apresenta-se com urocultura negativa e exame de líquido prostático com contagem de leucócitos acima de 20 e bacteriúria ou cultura positiva após a massagem prostática.

Quando identificados, os agentes etiológicos mais comuns são: *Chlamydia trachomatis, Ureaplasma urealyticum* e *Escherichia coli*.

Ao toque retal, pode ser encontrada uma próstata endurecida, dolorosa e aumentada de volume (se houver dificuldade na drenagem do líquido prostático).

O tratamento é difícil, devido à pouca penetração dos antibióticos na próstata. Como a próstata é revestida por uma membrana lipídica, os antibióticos lipossolúveis, como a clindamicina e a trimetoprima, seriam uma boa escolha, mas a clindamicina tem uma ação muito fraca contra germes gram-negativos, que são maioria nesse tipo de infecção. As fluoroquinolonas têm melhores índices de cura histológica quando comparadas à sulfa e semelhante entre elas.[32] Embora ofereçam taxas de cura melhores, os estudos são estrangeiros e não se sabe sua aplicabilidade aos perfis de resistência nacionais.[33] As fluoroquinolonas são mais caras e, portanto, seria recomendável que fossem consideradas como segunda escolha.

A medicação de primeira escolha é, portanto, o sulfametoxazol/trimetoprima. O tratamento deve ser realizado por 4 a 12 semanas.[31]

Adicionar um alfabloqueador ao antibiótico pode melhorar os sintomas e reduzir a taxa de recorrências em relação aos antibióticos isoladamente.[33]

Alguns homens necessitarão antibioticoterapia profilática, para reduzir a recorrência de cistites. O sulfametoxazol com trimetoprima e a nitrofurantoína têm sido usados com esse fim.

Prostatite crônica não bacteriana/síndrome da dor pélvica crônica

A incidência e a prevalência desta entidade clínica são incertas, já que os dados disponíveis se referem a centros especializados, onde a prostatite crônica não bacteriana (PCNB) chega a corresponder a 90% das prostatites.[34]

A etiologia da PCNB não foi bem estabelecida. Sabe-se que em alguns dos casos existe infecção oculta, o que acontece principalmente naqueles em que se verifique contagem acima do normal de leucócitos no líquido prostático. Para os outros casos, postulam-se causas autoimunes e sobreposição com ABP. Também se observou um aumento do ácido úrico nos pacientes com PCNB, mas não é possível determinar o seu significado.

A PCNB é um desafio na prática clínica. Os pacientes geralmente apresentam sintomas compatíveis com prostatite, como lombalgia, dor à ejaculação, perineal, na parte interna das coxas, no pênis, nos testículos ou na bolsa escrotal. Podem apresentar, ainda, sintomas discretos de irritação do canal urinário ou de obstrução. Como regra, não apresentam ITU de repetição.

Associa-se frequentemente a outros distúrbios funcionais e dolorosos, como fibromialgia e síndrome da fadiga crônica, como também depressão e ansiedade (A).

Com frequência, essas pessoas chegarão à consulta tendo recebido múltiplos testes e realizado diferentes tratamentos sem sucesso. É de se imaginar que esses pacientes estejam desanimados, irritados ou até mesmo deprimidos, como acontece com frequência com qualquer doença crônica. Frequentemente, o médico sente-se testado ou agredido pela postura dessas pessoas colocadas na condição de doentes. Sabendo que sua agressividade não é pessoal contra o médico e que quem está vivendo essa situação precisa ser ouvida e compreendida, é tarefa também do médico de família e comunidade abordar a família.

Lembrando ainda que cada pessoa bem informada é um multiplicador para sua comunidade, nesse sentido, o médico de família tem papel fundamental para esclarecer conceitos incorretos já incorporados na vida das pessoas.

O SM4 pode ajudar a diferenciar a PCNB das outras formas de prostatite, já que apresentará culturas negativas e leucócitos com contagem superior a 10 a 20 na avaliação da secreção prostática.

Se for feito o teste de duas amostras de urina, pré e pós-massagem prostática, obter-se-ão culturas negativas e uma diferença na contagem de leucócitos entre as amostras, sendo menor do que 10 na primeira e maior do que 10 a 20 leucócitos por campo de grande aumento na segunda.

O tratamento ainda é bastante controverso. Devido à possibilidade de infecção oculta, um curso de antibiótico empírico parece uma boa conduta inicial. Nesse caso, a possibilidade de *Chlamydia*, *Mycoplasma* e *Ureaplasma* deve ser considerada na escolha do antibiótico. As melhores opções seriam a doxiciclina, 100 mg, de 12/12 h, ou a eritromicina, 500 mg, de 6/6 h, por 14 dias.[31]

Persistir no uso de antibióticos (apesar da falta de resposta) e de fluoroquinolonas é desaconselhado.[35]

Alfabloqueadores podem ser eficazes para alívio sintomático, sendo indicados especialmente para os casos em que haja disúria com sintomas obstrutivos.[36]

Combinação de alfabloqueadores com antibióticos pode ser usada e tende a ter o melhor resultado.[37]

Alopurinol, massagem prostática periódica e termoterapia transuretral com microondas têm sido usadas, porém ainda se desconhece sua efetividade.[38] Anti-inflamatórios e banhos de assento quentes podem ajudar no alívio sintomático. Gabapentina e antidepressivos tricíclicos podem ser usados para o componente neuropático da dor. Acupuntura, eletroacupuntura e outras terapias especializadas podem ajudar.

Orientar a pessoa a ter um diário dos seus sintomas, anotando os fatores que agravam ou melhoram o quadro, pode ter resultados positivos e dar ao paciente uma sensação de controle.[38]

Câncer de próstata

Mais de 95% dos cânceres de próstata são adenocarcinomas. Esse é o segundo tipo de câncer com mais mortes entre os homens.

Fatores de risco incluem: idade, raça negra e história familiar. História de doenças sexualmente transmissíveis, dieta rica em gorduras e baixos níveis de testosterona.

As complicações mais comuns desse tumor são: metástases ósseas, linfonodos, pulmão e hepáticas, sintomas obstrutivos, hematúria, IR, paraplegia e manifestações neurológicas.

O prognóstico é muito dependente das características histológicas e heterogêneo.

Pode cursar com sintomas obstrutivos, mas é comum a primeira manifestação ser dor em regiões ósseas (devido a metástases), em especial na pelve e na coluna, raramente hematúria ou hemospermia.

Ao exame físico, podem-se encontrar linfonodos palpáveis, e o toque retal pode mostrar uma próstata endurecida ou um nódulo palpável, embora esses dados estejam sujeitos a grande variação entre os examinadores.

Diagnóstico

O diagnóstico é firmado a partir de uma biópsia. A biópsia pode ser realizada em pessoas com PSA ou toque retal alterado que não tinham queixas (rastreamento) ou em pessoas com queixas (investigação).

Paciente com queixa de retenção urinária

A principal razão de os homens procurarem o serviço com sintomas urinários é o medo de ter câncer.[39]

Muitas vezes, o homem que procura o serviço de saúde não explicitará o motivo da consulta, pelo medo em sequer falar do assunto. Por isso, o médico de família e comunidade deve explorar esses prováveis medos e ansiedades, tentando lidar com os sentimentos contraditórios de o paciente querer investigar, mas não querer saber os resultados da investigação.

Nessa avaliação, o médico de família deve levar em consideração não apenas a probabilidade de um câncer, mas também os benefícios e riscos do tratamento.

A maioria absoluta dos casos de STUIs será devida ao ABP, e a prevalência aumenta com a idade.

É relevante saber e comunicar ao paciente que a prevalência de câncer de próstata em pessoas com STUIs é a mesma da população sem tais sintomas[40,41] e, portanto, STUI, por si só, não é razão para se pesquisar câncer de próstata. Realizar toque retal e dosagem de PSA em busca de câncer de próstata leva a um aumento no número de falso-positivos e ansiedade, sem redução na mortalidade.[42] Pessoas com STUI devido a câncer costumam ter tumores mais diferenciados,[43] reforçando a ideia de que os sintomas não são nem indicativos de câncer, nem de tumores com pior prognóstico.[44]

Logo, deve-se considerar que, ao investigar o câncer em um paciente com STUI, está-se lidando com duas situações preocupantes: a possibilidade grande de encontrar resultados falso-positivos no PSA, o que acarreta investigação adicional desnecessária e potencialmente danosa; e a possibilidade de não conseguir prolongar a vida, ainda que se faça o diagnóstico do câncer.

A investigação do câncer de próstata nos pacientes com STUI segue, portanto, a mesma recomendação dos pacientes que não têm os sintomas.

Caso opte-se pela dosagem de PSA e toque retal, a pessoa deve estar consciente de que investigações alteradas devem ser seguidas de exames complementares, o que deve incluir imagem da próstata (US ou ressonância) e biópsias. A confirmação de um câncer exigirá tratamentos como prostatectomia, quimioterapia e/ou radioterapia, e que esses tratamentos podem deixar sequelas, como dor pélvica, incontinência urinária (IU), estenose da uretra, impotência sexual, ejaculação retrógrada, entre outras.

Vale ressaltar que a interpretação do resultado do PSA precisa ser modificada em pacientes com STUI de característica inflamatória, considerando biópsia para os pacientes que apresentem um PSA maior do que 20 ng/mL, o que daria um valor preditivo positivo de 34%.[45] Muitos homens fazem esses exames sem essa consciência e desistem de dar seguimento após um PSA alterado ou um toque retal duvidoso ou suspeito. Nunca é demais lembrar que, se um resultado de exame não mudará uma conduta, tal exame não deverá ser solicitado.

Paciente assintomático

Sem dúvida, as maiores controvérsias a respeito do câncer de próstata continuam sendo sobre o seu rastreamento em população assintomática.

Em maio de 2017, a United States Preventive Services Task Force (USPSTF) lançou uma consulta pública de um documento que mudou o grau de recomendação de D para C, um movimento há muito tempo pedido por sociedades de especialidade. A nova posição enfatiza que a decisão de rastrear ou não deve ser feita após discussão individualizada.

As evidências utilizadas para a mudança na recomendação baseiam-se em desfechos intermediários ou em mortalidade específica, pois se observou uma redução no diagnóstico de doença metastática e de mortalidade específica por câncer de próstata, mas sem redução na mortalidade geral e com aumento no número de intervenções que não representaram um aumento na sobrevida na população que foi submetida a rastreamento.[46,47]

Os métodos de rastreamento disponíveis falham na sensibilidade e na especificidade necessárias (ver Tabela 143.4).

Estima-se que, para se atingir uma sensibilidade de 80% na detecção de todos os cânceres de próstata, o ponto de corte deveria ser um valor de 1,1 ng/mL, ao passo que para a detecção de 80% dos cânceres de alto grau (Gleason 7-10), a concentração de corte deveria ser 2,6 ng/dL.[48]

A velocidade de aumento no PSA foi proposta como uma forma de melhorar a precisão do rastreamento, mas atualmente mostra valor apenas em pacientes em tratamento.[49]

Recomenda-se repetir a dosagem do PSA para confirmação, antes de se indicar biópsia, pois seu valor pode ter flutuações ao longo do tempo.[50]

Investigação complementar

Após rastreamento ou suspeita clínica, havendo indício de câncer de próstata (exame físico alterado e/ou PSA aumentado), devem-se solicitar PSA total e livre e US da próstata, preferencialmente transretal. A seguir, deve-se fazer biópsia prostática (seis ou mais fragmentos) guiada, em caso de identificação de nódulo suspeito à US, ou aleatória, em caso de PSA > 4 ng/mL ou PSA livre < que 25% do total sem localização. Se o resultado da biópsia for normal (e prostatite crônica tiver sido excluída): se o PSA for muito elevado (acima de 10 ng/mL), repetir a biópsia; se for pouco elevado (4-10 ng/mL), fazer acompanhamento. Após uma segunda biópsia negativa, biópsias adicionais não são necessárias.

Após a confirmação de um câncer de próstata, solicitar hemograma, ureia, creatinina, parcial de urina; investigação de metástases (especialmente se escore de Gleason maior do que 8 ou PSA maior do que 20 ng/mL).

Prognóstico

Um dos pontos de grande controvérsia nesse tumor é o seu prognóstico. Há razoável quantidade de evidências de que o tumor localizado e de baixo grau (escore de Gleason menor do que 4) não tem diferença na mortalidade em relação à população em geral. Sabe-se que um maior escore de Gleason, especialmente de 8 a 10, raça negra, velocidade de aumento do PSA > 2 ng/mL/ano e intervalo curto de duplicação na concentração do PSA são fatores de mau prognóstico, e esse fato é independente da realização de tratamento.

Um estudo[51] mostrou que os pacientes com escore de Gleason menor do que 7 têm uma chance muito pequena de morrer em virtude do câncer. Esses têm sido chamados de grupo 1 (ver Tabela 143.5).

Manejo

Não há consenso a respeito do manejo mais adequado para o câncer de próstata, especialmente na chamada "era do PSA", em que se descobre um crescente número de tumores sem poder se estimar o prognóstico específico de cada caso.

Um número cada vez maior de casos tem sido tratado com vigilância ativa, postergando-se o emprego de medidas mais agressivas, buscando reduzir o impacto de intervenções médicas a pessoas com pouca expectativa de benefício.

A modalidade de tratamento dependerá do estadiamento do tumor e dos recursos disponíveis. Estão disponíveis diferentes modalidades de radioterapia e cirurgia.

Os bifosfonados promovem apoptose e inibem a expressão de genes pró-osteoclásticos nas células do câncer prostático *in vitro*.[52] Apesar de ser um estudo experimental, motivou uma série de ensaios clínicos, vários em andamento ainda, que avaliam se a redução na osteoporose é significativa do ponto de vista clínico e se é possível obter bom desfecho de qualidade de vida por controle da dor em focos de metástase óssea.

Vale lembrar que existe uma quantidade apreciável de estudos demonstrando que a atividade física aeróbia regular, nos pacientes em tratamento ou após tratamento, pode melhorar a qualidade de vida, bem como diminuir a ansiedade e o índice de depressão. Essa é uma medida relativamente simples e de bom impacto, já que o médico de família e comunidade trabalha com a pessoa de forma integral e com sua família.

Ainda nesse aspecto, o médico de família deve estar atento aos diversos impactos que o diagnóstico de um câncer tem em um sistema familiar, buscando estar disponível para tirar as dúvidas e oferecer o suporte necessário à família. Também é interessante avisar a família que o diagnóstico de um câncer confere direitos previdenciários, como o uso do saque do fundo de garantia por tempo de serviço da pessoa acometida.

Tabela 143.4 | **Sensibilidade e especificidade da concentração do antígeno prostático específico na identificação de câncer de próstata com Gleason 7-10**

Concentração do PSA (ng/mL)	Sensibilidade (%)	Especificidade (%)
Acima de 1,1	92,8	37
Acima de 2,1	75,6	67,3
Acima de 3,1	57,6	82,3
Acima de 4,1	40,4	90

Fonte: Adaptada de Thompson e colaboradores.[37]

Tabela 143.5 | **Classificação de Gleason e prognóstico de câncer de próstata**

Escore de Gleason	Grupo prognóstico	Percentual de homens sem progressão bioquímica em 5 anos
≤ 6	1	97,5
7 (3+4)	2	93,1
7 (4+3)	3	78,1
8	4	63,6
9-10	5	48,9

Em pacientes com câncer de próstata que começam a apresentar dor lombar baixa ou cefaleia de início recente, deve-se considerar a possibilidade de metástases sintomáticas, que ocorrem em até 10% dos portadores dessa patologia. Pode ser necessária a administração de glicocorticoides intravenosos, se houver compressão medular, e referenciamento para oncologista deve ser realizado quando se confirmar esse acometimento ou se suspeitar fortemente dele.[53]

Seguimento

Os pacientes que decidirem rastrear o câncer ou que apresentem alguma lesão que precisa de monitoração ativa frequentemente necessitarão da ajuda do médico de família para seu seguimento.

Não há critério claro de seguimento dos pacientes após tratamento ou nos que estão em vigilância ativa.

Há evidências de que, para um indivíduo com PSA normal em exame de rotina, a repetição do exame a cada ano ou a cada 3 ou 4 anos não apresenta diferença nos desfechos.

A velocidade de aumento no PSA pode ser um marcador de evolução da doença, como visto. Assim, aumento maior do que 0,75 ng/mL/ano deve ser considerado para investigação adicional e principalmente se for maior do que 2 ng/mL/ano.

Após prostatectomia radical ou terapia antiandrogência, espera-se que o PSA fique suprimido, e valores maiores do que 0,2 ng/mL também devem ser considerados suspeitos.

Facilitando a tomada de decisão a respeito da investigação do câncer de próstata

Uma grande polêmica se levantou no meio científico com o caso de Merenstein, que, enquanto era residente de médico de família foi processado nos EUA por um paciente que descobriu ter um câncer de próstata alguns anos após terem dividido a decisão de não rastrear o tumor.[54] Entretanto, todas as grandes associações continuam recomendando que a decisão seja compartilhada entre médico e paciente.[55]

A maioria dos médicos é pouco preparada para lidar com um processo tão complexo de tomada de decisão.[56,57]

De acordo com a USPSTF, para que se considere compartilhada uma decisão, o paciente deve: compreender o risco da doença que se quer prevenir; conhecer a estratégia de prevenção, inclusive os riscos, os benefícios, as alternativas e as incertezas; reconhecer o valor da decisão a ser tomada; envolver-se no processo de decisão até o ponto desejado.

Quando se opta por uma decisão compartilhada a respeito do rastreamento, a melhor opção é adotar uma comunicação centrada na pessoa, no que concerne às preocupações, às necessidades de informação, às crenças e do contexto de sua família e comunidade.

Por isso, sugere-se uma abordagem como: pergunte-informe-pergunte[57] (ver Cap. 16, Decisão compartilhada).

A primeira fase inclui uma exploração do que a pessoa pensa e sente: já tem alguma posição firmada? Tal posição está baseada em quê? Tem alguma preocupação especial? O que já sabe? O que deseja saber? Quanto deseja saber?

A segunda fase é orientada pelas respostas da primeira, buscando-se preencher as lacunas.

A terceira fase é verificar o entendimento, a decisão ou checar a concordância a respeito da sugestão.

Há pessoas que vão querer deixar que o médico escolha, mas desejam informação detalhada, outras desejam saber apenas os pontos mais importantes e outras nem desejam informações. Há também os que querem participar mais, também com expectativas variadas com relação ao provimento de informação.

Por isso, a abordagem nessa ordem parece ser a mais adequada, podendo inclusive poupar tempo, uma vez que se evita passar informação já conhecida ou não desejada e potencialmente geradora de dúvida ou conflito (ver Cap. 1, Princípios da medicina de família e comunidade).

Quando referenciar

Para emergência[21]

- Episódio de obstrução urinária aguda em paciente com ABP, que não se consiga cateterizar no serviço de APS.

Para urologista

- Doença renal crônica associada à obstrução prostática (hidronefrose e/ou volume residual pós-miccional maior do que 300 mL e/ou globo vesical).
- ABP com episódio de obstrução urinária aguda (após avaliação na emergência).
- ABP e infecção urinária recorrente.
- STUIs (jato urinário fraco ou intermitente, esforço, esvaziamento incompleto, polaciúria, urgência/incontinência, noctúria) refratário ao tratamento clínico otimizado (uso de medicamento alfabloqueador por pelo menos 30 dias em doses usuais (como doxazosina 4 mg/dia) e, nos casos de próstata maior do que 40 g ou PSA total maior do que 1,4 ng/mL, uso concomitante de inibidor da 5-alfa-redutase (finasterida 5 mg/dia) por pelo menos 6 meses).
- Neoplasia em biópsia prostática.
- Suspeita clínica (toque retal suspeito com nódulo, endurecimento ou assimetria).
- Pacientes com STUIs e PSA total elevado para sua idade. Nesses casos, excluir aumento por infecção urinária ou prostatite e, se infecção, repetir PSA total após 1 mês do tratamento.
- Pacientes assintomáticos com idade inferior ou igual a 75 anos e PSA total maior ou igual a 10 ng/mL.
- Pacientes assintomáticos com idade inferior ou igual a 75 anos e PSA total menor do que 10 ng/mL persistentemente elevado para sua idade (repetir PSA total após 1 mês).

REFERÊNCIAS

1. Roehrborn CG, McConnell JD. Etiology, pathophysiology, epidemiology and natural history of benign prostatic hyperplasia. In: Walsh PC, Retik AB, Vaughan ED Jr, Wein AJ, editors. Campbell's urology. 8th ed. Philadelphia: WB Saunders; 2002. p. 1297-1336.

2. Selius BA, Subedi R. Urinary retention in adults: diagnosis and initial management. Am Fam Physician. 2008;77(5):643-650.

3. Berry SL, Coffey DS, Walsh PC, Ewing LL. The development of human benign prostatic hyperplasia with age. J Urol. 1984;132(3):474-479.

4. Wei JT, Calhoun EA, Jacobsen SJ. Benign prostatic hyperplasia. In: Litwin MS, Saigal CS. Urologic diseases in America. Washington: US Government Publishing Office; 2007.

5. Trueman P, Hood SC, Nayak USL, Mrazek MF. Prevalence of lower urinary tract symptoms and self-reported diagnosed "benign prostatic hyperplasia" and their effect on quality of life in a community-based survey of men in theUK. BJU Int. 1999;83(4):410-415.

6. Krieger JN, Lee SW, Jeon J, Cheah PY, Liong ML, Riley DE. Epidemiology of prostatitis. Int J Antimicrob Agents. 2008;31 Suppl 1:S85-90.

7. Wenninger K, Heiman JR, Rothman I, Berghuis JP, Berger RE. Sickness impact of chronic nonbacterial prostatitis and its correlates. J Urol. 1996;155(3):965-968.

8. Nickel JC, Alexander RB, Schaeffer AJ, Landis JR, Knauss JS, Propert KJ. Leukocytes and bacteria in men with chronic prostatitis/chronic pelvic pain syndrome compared to asymptomatic controls. J Urol. 2003;170(3):818-822.

9. Nyman MA, Schwenk NM, Silverstein MD. Management of urinary retention: rapid versus gradual decompression and risk of complications. Mayo Clin Proc. 1997;72(10):951-956.

10. McNeill SA, Hargreave TB; Members of the Alfaur Study Group. Alfuzosin once daily facilitates return to voiding in patients in acute urinary retention. J Urol. 2004;171(6 Pt 1):2316-2320.

11. Lucas MG, Stephenson TP, Nargund V. Tamsulosin in the management of patients in acute urinary retention from benign prostatic hyperplasia. BJU Int. 2005;95(3):354-357.

12. AUA Practice Guidelines Committee. AUA guidelines on management of benign prostatic hyperplasia (2003). Chapter 1: Diagnosis and treatment recommendations. J Urol. 2003;170(2 Pt 1):530-547.

13. Barry MJ, Fowler FJ Jr, O'Leary MP, Bruskewitz RC, Holtgrewe HL, Mebust WK, et al. The American Urological Association symptom index for benign prostatic hyperplasia. The Measurement Committee of the American Urological Association. J Urol. 1992;148(5):1549-1557.

14. McConnell JD, Roehrborn CG, Bautista OM, Andriole GL Jr, Dixon CM, Kusek JW, et al. The long-term effect of doxazosin, finasteride, and combination therapy on the clinical progression of benign prostatic hyperplasia. N Engl J Med. 2003;349(25):2387-2398.

15. Stamatiou K. Management of benign prostatic hypertrophy-related urinary retention: current trends and perspectives. Urol J. 2009;6(4):237-244.

16. Patel AK, Chapple CR. Benign prostatic hyperplasia: treatment in primary care. BMJ. 2006;333(7567):535-539.

17. Wilt T, MacDonald R, Rutks I. Tamsulosin for benign prostatic hyperplasia. Cochrane Database Syst Rev. 2011;(2):CD002081.

18. Gravas S, Oelke M. Current status of 5 alpha-reductase inhibitors in the management of lower urinary tract symptoms and BPH. World J Urol. 2010;28(1):9-15.

19. Andriole G, Bostwick D, Brawley O, Gomella L, Marberger M, Tindall D, et al. Chemoprevention of prostate cancer in men at high risk: Rationale and design of the reduction by dutasteride of prostate cancer events (REDUCE) trial. J Urol. 2004;172(4 Pt 1):1314-1317.

20. Goodman PJ, Thompson IM Jr, Tangen CM, Crowley JJ, Ford LG, Coltman CA Jr. The prostate cancer prevention trial: Design, biases and interpretation of study results. J Urol. 2006;175(6):2234-2242.

21. Universidade Federal do Rio Grande do Sul, Telesaude RS. Protocolo de encaminhamento para urologia adulto. Porto Alegre: UFRGS; 2016.

22. Chapple C. Antimuscarinics in men with lower urinary tract symptoms suggestive of bladder outlet obstruction due to benign prostatic hyperplasia. Curr Opin Urol. 2010;20(1):43-48.

23. Wilt T, MacDonald R, Ishani A, Rutks I, Stark G. Cernilton for benign prostatic hyperplasia. Cochrane Database Syst Rev. 2011;(2):CD001042.

24. Wilt T, Ishani A, MacDonald R, Stark G, Mulrow C, Lau J. Beta-sitosterols for benign prostatic hyperplasia. Cochrane Database Syst Rev. 2011;(2):CD001043.

25. Wilt T, Ishani A. Pygeum africanum for benign prostatic hyperplasia. Cochrane Database Syst Ver. 2011;(2):CD001044.

26. Lourenço T, Pickard R, Vale L, Grant A, Fraser C, MacLennan G, et al. Alternative approaches to endoscopic ablation for benign enlargement of the prostate: systematic review of randomised controlled trials. BMJ. 2008;337:a449.

27. Drinka PJ. Complications of chronic indwelling urinary catheters. J Am Med Dir Assoc. 2006;7(6):388-392.

28. Kunin CM, Douthitt S, Dancing J, Anderson J, Moeschberger M. The association between the use of urinary catheters and morbidity and mortality among elderly patients in nursing homes. Am J Epidemiol. 1992;135(1):291-301.

29. De Ridder DJ, Everaert K, Fernández LG, Valero JV, Durán AB, Abrisqueta ML, et al. Intermittent catheterization with hydrophilic-coated catheters (SpediCath) reduces the risk of clinical urinary tract infection in spinal cord injured patients: a prospective randomised parallel comparative trial. Eur Urol. 2005;48(6):991-995.

30. Schaeffer AJ. Chronic prostatitis and the chronic pelvic pain syndrome. N Engl J Med. 2006;355:1690-1698.

31. de la Rosette JJ, Hubregtse MR, Meuleman EJ, Stolk-Engelaar MV, Debruyne FM. Diagnosis and treatment of 409 patients with prostatitis syndromes. Urology 1993;41(4):301-307.

32. Taylor BC, Noorbaloochi S, McNaughton-Collins M, Saigal CS, Sohn M-W, Pontari MC, et al. Excessive antibiotic utilization in men with prostatites. Am Journ Med. 2008;121(5):444-449.

33. Nickel JC, Krieger JN, McNaughton-Collins M, Anderson RU, Pontari M, Shoskes DA, et al. Alfuzosin and symptoms of chronic prostatitis–chronic pelvic pain syndrome. N Engl J Med. 2008;359(25):2663-2678.

34. Anothaisintawee T, Attia J, Nickel JC, Thammakraisorn S, Numthavaj P, McEvoy M, et al. Management of chronic prostatitis/chronic pelvic pain syndrome: a systematic review and network meta-analysis. JAMA. 2011;305(1):78-86.

35. Meza J, Alam S, Martin S. FPIN's clinical inquiries. Treatments for chronic prostatitis. Am Fam Physician. 2006;74(3):475-477.

36. Speakman MJ, Kirby RS, Joyce A, Abrams P, Pocock R; British Association of Urological Surgeons. Guideline for the primary care management of male lower urinary tract symptoms. BJU Int. 2004;93(7):985-90.

37. Thompson IM, Ankerst DP, Chi C, Lucia MS, Goodman PJ, Crowley JJ, et al. Operating characteristics of prostate-specific antigen in men with an initial PSA level of 3.0 ng/mL or lower. JAMA. 2005;294(1):66-70.

38. Engeler D, Baranowski AP, Borovicka J, Cottrell A, Dinis-Oliveira P, Elneil S, et al. Guidelines on chronic pelvic pain. EAU; 2015.

39. Brown CT, O'Flynn E, Van der Meulen J, Newman S, Mundy AR, Emberton M. The fear of prostate cancer in men with lower urinary tract symptoms: should symptomatic men be screened? BJU Int. 2003;91(1):30-32.

40. Young JM, Muscatello DJ, Ward JF. Are men with lower urinary tract symptoms at increased risk of prostate cancer? A systematic review and critique of the available evidence. BJU Int. 2000;85(9):1037-1048

41. Wilt TJ, Thompson IM. Clinically localised prostate cancer. BMJ. 2006;333 (7578):1102-1106.

42. Wilt TJ, N'Dow J. Benign prostatic hyperplasia. Part 1 – diagnosis. BMJ. 2008;336(7636):146-149.

43. Borre M. Screening by lower urinary tract symptoms vs asymptomatic prostate--specific antigen levels leading to radical prostatectomy in Danish men: tumour characteristics and treatment outcome. BJU Int. 2009;104(2):205-208.

44. Martin RM, Vatten L, Gunnell D, Romundstad P, Nilsen TI. Lower urinary tract symptoms and risk of prostate cancer: the HUNT 2 Cohort, Norway. Int J Cancer. 2008;123(8):1924-1928.

45. Chavan PR, Chavan SV, Chavan NR, Trivedi VD. Detection rate of prostate cancer using prostate specific antigen in patients presenting with lower urinary tract symptoms: a retrospective study. J Postgrad Med. 2009;55(1):17-21.

46. Hayes JH, Barry MJ. Screening for prostate câncer with the prostate-specific antigen test: review of current evidence. JAMA. 2014;311(11):1143-1149.

47. Schröder FH, Hugosson J, Roobol MJ, Tammela TL, Zappa M, Nelen V, et al. Screening and prostate cancer mortality: results of the European Randomised Stud of Screening for Prostate Cancer (ERSPC) at 13 years of follow-up. Lancet. 2014;384(9959):2027-2035.

48. Thompson IM, Pauler DK, Goodman PJ, Tangen CM, Lucia MS, Parnes HL, et al. Prevalence of prostate cancer among men with a prostate-specific antigen level < or =4.0 ng per milliliter. N Engl J Med. 2004;350(22):2239-2246.

49. Vickers AJ, Thompson IM, Klein E, Caroll PR, Scardino PT. A commentary on PSA velocity and doubling time for clinical decisions in prostate câncer. Urology. 2014;83(3)592-596.

50. Thompson IM, Ankerst DP. Prostate-specific antigen in the early detection of prostate cancer. CMAJ. 2007;176(13):1853-1858.

51. Epstein JI, Egevad L, Amin MB, Delahunt B, Srigley JR, Humphrey PA, et al. The 2014 International Society of Urological Pathology (ISUP) consensus conference on Gleason grading of prostatic carcinoma: definition of patterns and proposal for a new grading system. Am J Surg Pathol. 2016;40(2):244-252.

52. Asahi, H, Mizokmi A, Miwa S, Keller E, Koshida K, Namiki M. Bisphosphonate induces apoptosis and inhibits pro-osteoclastic gene expression in prostate cancer cells. Int J Urol. 2006;13(5):593-600.

53. Benjamin, R. Neurologic complications of prostate cancer. Am Fam Physician. 2002;65(9):1834-1840.

54. Merenstein D. A piece of my mind: winners and losers. JAMA. 2004;291(1):15-16.

55. Krist AH, Woolf SH, Johnson RE. How physicians approach prostate cancer screening before and after losing a lawsuit. Ann Fam Med. 2007;5(2):120-125.

56. Krist AH, Woolf SH, Johnson RE, Kerns JW. Patient education on prostate cancer screening and involvement in decision making. Ann Fam Med. 2007;5(2):112-118.

57. Gaster B, Edwards K, Trinidad SB, Gallagher TH, Braddock III CH. Patient--centered discussions about prostate cancer screening: a real-world approach. Ann Intern Med. 2010;153(10):661-665.

▶ **CAPÍTULO 144**

Cólica renal

Leonardo Ferreira Fontenelle

Aspectos-chave

▶ Assim como os anti-inflamatórios, a dipirona é eficaz na analgesia inicial da cólica renal.

▶ Mesmo descontando-se o possível viés de publicação, os bloqueadores alfa-adrenérgicos se mostraram eficazes na redução da necessidade de procedimentos invasivos e do tempo até a eliminação dos cálculos urinários.

▶ Nos casos em que a apresentação clínica inicial admite conduta expectante, a maioria dos cálculos urinários é expelida espontaneamente em até 4 a 6 semanas.

▶ Passado o episódio de cólica renal, a pessoa deve ser orientada a manter uma ingestão líquida abundante o suficiente para garantir uma diurese de dois litros ou mais por dia.

Caso clínico

Aristides, 40 anos de idade, é trabalhador rural. Em um dia de trabalho, começou a sentir fortes dores em flanco esquerdo, em cólica, com intensidade em crescendo e decrescendo. A dor não melhorava com o repouso e o deixava inquieto. Quando a dor estava particularmente forte, ele sentia náuseas, mas não chegou a vomitar. Percebendo que a dor não melhoraria, Aristides conseguiu dispensa com seu encarregado, e voltou para o distrito onde mora, buscando atendimento em sua Unidade Básica de Saúde (UBS).

Teste seu conhecimento

1. Durante o exame físico, qual das seguintes condições circulatórias deve ser pesquisada para fins de diagnóstico diferencial?
   a. Infarto agudo do miocárdio
   b. Fibrilação atrial
   c. Aneurisma de aorta abdominal
   d. Trombose venosa profunda

2. Estabelecido o diagnóstico sindrômico de cólica renal, qual dos seguintes medicamentos NÃO é indicado para analgesia?
   a. Butilbrometo de escopolamina (hioscina) 20 mg por via intravenosa
   b. Dipirona 1 g por via intravenosa
   c. Diclofenaco 75 mg por via intramuscular
   d. Petidina 100 mg por via intravenosa

3. Depois da analgesia inicial, qual dos seguintes exames mais contribuiria para a decisão de referenciar ou não ao pronto-socorro?
   a. Arteriografia renal
   b. Dosagem sérica de creatinina, de cálcio e de ácido úrico
   c. Ultrassonografia
   d. Fita reagente urinária

4. Qual das seguintes medidas está mais fortemente recomendada para a redução do tempo até a expulsão do cálculo urinário e da necessidade de procedimentos invasivos?
   a. Doxazosina comprimido, 4 mg ao dia
   b. Nifedipino comprimido de liberação prolongada, 20 mg duas vezes ao dia
   c. *Phyllanthusniruri* (quebra-pedra) chá, 3 g em 150 mL, 3 vezes ao dia
   d. Água mineral, 3 litros ao dia

5. Supondo que Aristides tenha um cálculo urinário composto por um sal de cálcio, qual dos seguintes anti-hipertensivos reduziria o risco de recorrência da cólica renal?
   a. Clortalidona 25 mg ao dia
   b. Losartana 50 mg ao dia
   c. Anlodipino 5 mg ao dia
   d. Atenolol 25 mg ao dia

Respostas: 1C, 2A, 3D, 4A, 5A

Do que se trata

Cólica renal (ou mais apropriadamente, cólica ureteral) é uma dor resultante da obstrução e da distensão das vias urinárias superiores, quase sempre devido à litíase urinária (Quadro 144.1).[1]

A litíase urinária é mais comum em locais com clima quente e/ou seco, devido à maior concentração de solutos na urina, e em famílias com história de litíase urinária, geralmente devido a uma herança poligênica. A litíase urinária também parece ser mais comum em homens do que em mulheres, e em brancos do que em negros, mas a explicação parece ser mais comportamental do que biológica. A ingestão aumentada de proteínas, de sódio e de carboidrato e a ingestão diminuída de líquidos e de potássio são tidas como fatores

| Quadro 144.1 | Causas de cólica renal |

- Litíase urinária
- Necrose de papila renal
- Sangramento do trato urinário superior
- Compressão do ureter por adenopatia

Fonte: Bultitude e Rees.[1]

de risco para litíase urinária em estudos de laboratório e epidemiológicos. Na medida em que esses comportamentos se tornam mais comuns em grande parte do mundo, a incidência de litíase urinária vem aumentando, especialmente em países em desenvolvimento. Cerca de 5% dos brasileiros já tiveram litíase urinária, e em um país com prevalência semelhante (Irã), a incidência é pouco maior do que um episódio para cada mil pessoas-ano.[2,3]

Existem múltiplos mecanismos propostos para a patogenia da litíase urinária, e a contribuição de cada um parece variar com a composição do cálculo.[4] Do ponto de vista prático, a Associação Europeia de Urologia propõe que os cálculos sejam categorizados, quanto à sua composição, em não infecciosos, infecciosos, genéticos e medicamentosos (Quadro 144.2).[5] Os cálculos não infecciosos são a grande maioria em países com moderado a elevado grau de desenvolvimento econômico, como o Brasil, e os cálculos infecciosos, especialmente os de estruvita (de fosfato de magnésio e de amônia) são mais comuns onde há menos desenvolvimento econômico.[2,3]

As pessoas com um episódio novo de cólica renal procuram em geral atendimento em um serviço de urgência. Os episódios de cólica renal aguda que se apresentam na atenção primária à saúde (APS) são em geral menos dolorosos, ou então já passaram antes por um serviço de urgência. Devido à escassez de evidências específicas para o atendimento da cólica renal na APS, o médico de família e comunidade deve manter-se atento para a eventual necessidade de ampliar ou restringir a utilização de recursos diagnósticos e terapêuticos em função do contexto.

O que fazer

Ao atender uma pessoa com cólica renal aguda, o médico de família e comunidade deve dirigir sua anamnese e exame físico para o diagnóstico diferencial com outras urgências médicas (Quadro 144.3). Depois do tratamento inicial (analgesia) da cólica renal, deve-se considerar o diagnóstico diferencial com outras causas de cólica renal que não a litíase urinária (ver Quadro 144.1) e a solicitação de exames complementares. Foram desenvolvidos escores diagnósticos para a cólica renal (Tabelas 144.1 e 144.2), ajudando a diferenciá-la de outras causas de dor abdominal ou lombar, mas apenas para adultos em serviços de urgência.[6,7]

Anamnese

A cólica renal é geralmente descrita como uma dor lombar de forte intensidade e início agudo, irradiando para flanco, virilha e genitália.[1] O local da dor varia com a posição do cálculo urinário e, por isso, a pessoa pode apresentar-se com dor em flanco ou em quadrante inferior do abdome.[1] Na prática, a pessoa pode inclusive chegar à consulta sem dor,[6] devido ao caráter em crescendo e decrescendo da cólica. Por outro lado, algumas pessoas com diagnóstico eventualmente confirmado de litíase urinária descrevem sua dor como não sendo em cólica, não sendo em crescendo e decrescendo ou não sendo intolerável.[6]

A associação da dor com hematúria reforça a suspeita de tratar-se de cólica renal,[1,6,8] mas o aneurisma de aorta abdominal também pode cursar com hematúria, especialmente se acometer a ramificação das artérias renais.[8] Apesar de episódios intensos de cólica renal poderem associar-se a náuseas e vômitos, esses sintomas não são esperados em casos mais leves, e em casos de dor mais intensa, eles podem estar indicando outras causas para a dor abdominal.[6]

O diagnóstico diferencial de lombalgia (Cap. 212, Lombalgia) é sugerido pela relação da dor com a movimentação, e o de colecistite é sugerido pela relação com a ingestão de gordura. A as-

| Quadro 144.3 | Diagnóstico diferencial de cólica renal |

- Lombalgia mecânica
- Pielonefrite
- Apendicite
- Diverticulite
- Colecistite
- Aneurisma abdominal roto
- Torção testicular
- Gravidez ectópica

Fonte: Bultitude e Rees[1] e Wright e colaboradores.[8]

| Quadro 144.2 | Classificação etiológica da litíase urinária |

Cálculos não infecciosos:
- Oxalato de cálcio (até 80%)
- Fosfato de cálcio (até 20%)
- Ácido úrico (entre 10 e 20%)

Cálculos infecciosos:
- Fosfato de magnésio e amônio – estruvita (1-5%)
- Carbonatoapatita
- Urato de amônio

Causas genéticas
- Cistina (1%)
- Xantina
- 2,8-di-hidroxiadenina

Cálculos medicamentos

Fonte: Türk e colaboradores.[5]

| Tabela 144.1 | Escore diagnóstico de cólica renal aguda |

Item	Pontuação
Hematúria (> 10 por campo)	+7,56
Localização inicial da dor (lombar)	+6,89
Dor à percussão renal (sim)	+3,23
Duração da dor (< 12 h)	+2,60
Apetite (normal)	+1,54
Sexo (feminino)	–3,25
Constante	–8,06

Pontuação maior do que -0,69 indica litíase urinária, com 89% de sensibilidade e 99% de especificidade, entre adultos com dor abdominal em um serviço de urgência.

Fonte: Eskelinen e colaboradores.[6]

Tabela 144.2 | Escores diagnósticos para cólica renal (STONE)

Item	Pontuação
Sexo	
▶ Feminino	0
▶ Masculino	2
Duração da dor	
▶ > 24 horas	0
▶ 6-4 horas	1
▶ < 6 horas	3
Náusea e vômitos	
▶ Ausentes	0
▶ Náusea apenas	1
▶ Ambos	2
Hematúria	
▶ Ausente	0
▶ Presente	3

Uma pontuação total de 8-10 indica litíase urinária, com sensibilidade de 42% e especificidade de 90%, entre adultos com dor lombar em um serviço de emergência. Fonte: Wang e colaboradores.[7]

sociação da dor com febre sugere pielonefrite (Cap. 145, Infecções do trato urinário em crianças, e Cap. 146, Infecções do trato urinário em adultos), embora também possa ocorrer na apendicite (Cap. 121, Dor abdominal recorrente) e na diverticulite; e a associação com sintomas intestinais sugere diverticulite. Em mulheres em idade fértil, o atraso menstrual sugere gravidez ectópica (Cap. 137, Sangramento vaginal e distúrbios menstruais).[1,8]

Além de litíase urinária, a cólica renal também pode ser causada por coágulos sanguíneos na presença de qualquer condição causadora de hematúria; por fragmentos de papilas renais necrosadas, na presença de uso crônico de analgésicos, diabetes melito (DM), doença falciforme etc.; ou por compressão extrínseca, por exemplo, na presença de alguma doença que curse com adenopatia retroperitoneal ou pélvica. Exames complementares específicos para essas condições devem ser solicitados apenas se houver suspeita clínica.[1,8]

Exame físico

A alteração do exame físico mais característica é a dor à percussão do ângulo costovertebral (manobra de Giordano), mas ela só está presente em 15% das pessoas em serviços de urgência, e também é compatível com pielonefrite, especialmente se essa dor for muito intensa.[1,6,8]

A presença de febre sugere pielonefrite, apesar de também ser compatível com apendicite ou diverticulite. O abdome deve ser examinado: não se esperam distensão, rigidez, massas, rebote doloroso ou alteração da peristalse. Dor à palpação sugere apendicite, diverticulite ou colecistite, dependendo da localização, e rebote doloroso sugere apendicite e outras causas de peritonite. A palpação da aorta pode evidenciar sua dilatação, embora a normalidade não seja o suficiente para afastar essa possibilidade. Dependendo da anamnese, o médico deve palpar o testículo em busca de torção ou outras condições, ou realizar a palpação bimanual do útero e seus anexos em busca de gravidez ectópica ou doenças ovarianas.[1,6,8]

Exames complementares

O exame qualitativo de urina (EQU), também chamado de urina tipo 1 ou elementos anormais e sedimentos (EAS), deve ser realizado sempre que possível. Hematúria, geralmente microscópica, reforça a suspeita de cólica renal, e leucocitúria e/ou bacteriúria indicam fortemente a presença de infecção urinária (Cap. 145, Infecções do trato urinário em crianças e Cap. 146, Infecções do trato urinário em adultos). Infelizmente, muitos serviços de APS não dispõem de fita reagente para urina, e a concomitância de menstruação pode prejudicar a interpretação do exame.[1,5,6,8]

Caso se decida pela investigação etiológica da litíase urinária, o ideal seria a coleta do cálculo, urinando através de uma peneira fina até o cálculo ser expelido. A composição do cálculo pode ser então realizada por cristalografia (microscopia de luz polarizada). Outra vantagem é que, caso a pessoa tenha certeza de ter expelido um cálculo e a cólica melhore, deixa de ser necessário exame de imagem para controle.[5]

Apesar da falta de evidências, recomenda-se que todas as pessoas atendidas na APS com cólica renal aguda façam um exame de imagem das vias urinárias.[1,8] Fazer um exame de imagem permite pesquisar diagnósticos diferenciais, confirmar a litíase urinária e avaliar a dimensão e posição do cálculo.[9] O único consenso a esse respeito recomenda que o exame seja feito em até uma semana,[8] apesar de um estudo (de pequeno porte) não ter detectado qualquer prejuízo em adiar o exame em até 2 a 3 semanas.[10] Pode ser necessário algum arranjo especial com o serviço de radiologia para garantir que o exame de imagem seja realizado em tempo.[8]

A ultrassonografia (US) é o exame de imagem mais recomendado no contexto ambulatorial.[8] Apesar de a tomografia computadorizada (TC) ser igual ou superior à US para a visualização direta de cálculos urinários,[9,11,12] a diferença se dá principalmente em cálculos menores, que têm menor probabilidade de necessitar de intervenção.[13–15] A TC é uma opção à US,[5,8] com a vantagem de alta sensibilidade e especificidade,[16,17] e as desvantagens do custo e da exposição à radiação ionizante (Tabela 144.3). A radiografia simples tem baixa sensibilidade e especificidade, mesmo para cálculos radiopacos.[18–21] A urografia excretora também tem sensibilidade e especificidade insatisfatórias,[17]

Tabela 144.3 | Dose de radiação ionizante conforme o método diagnóstico para litíase urinária

Método	Dose (mSv)
Radiografia simples de vias urinárias	0,5-1,0
TC simples com baixa dose de radiação	0,97-1,9
Urografia excretora	1,3-3,5
TC simples com dose usual de radiação	4,5-5,0
TC contrastada	25-35

TC, tomografia computadorizada.
Fonte: Türk e colaboradores.[5]

além de envolver contraste radiológico e não ajudar na pesquisa de diagnósticos alternativos.

Diretrizes de urologistas recomendam o seguimento ultrassonográfico ou radiográfico até a pessoa expelir o cálculo urinário, para avaliar hidronefrose e evolução do cálculo.[5,22] No entanto, não está claro se esse acompanhamento deveria ser realizado antes de 6 semanas.[5,22] Após esse período de conduta expectante, a pessoa com cólica renal precisará de avaliação do urologista, a quem caberá a solicitação do exame de acompanhamento, salvo protocolo local. A conduta expectante de 6 semanas permite uma maior seleção das pessoas que necessitarão de um exame de imagem para seguimento de litíase urinária.

Conduta proposta

Analgesia da cólica renal aguda

A primeira meta do tratamento da cólica renal aguda é o alívio da dor.[1,5,8] A primeira opção são anti-inflamatórios não esteroides (AINEs) ou dipirona, pois são mais eficazes do que opiáceos e têm menor risco de efeitos adversos (em especial, vômitos).[1,5,8,23,24] O Quadro 144.4 lista as principais opções medicamentosas para a analgesia da cólica renal aguda.

Butilbrometo de escopolamina (hioscina), desmopressina e floroglucinol têm pouca ou nenhuma eficácia;[23,25] e há pouca evidência sobre a eficácia da metoclopramida.[26] Calor local (42°C) e estimulação elétrica transcutânea parecem ser efetivos no contexto pré-hospitalar, mas não se sabe a duração da analgesia.[27,28] Evidências fracas sugerem que acupuntura seja eficaz para analgesia da cólica renal aguda;[29,30] esse conjunto de modalidades terapêuticas é melhor conhecido como adjuvante analgésico para a litotripsia.[31]

Caso a primeira, ou possivelmente a segunda, tentativa de analgesia não controle adequadamente a dor, o médico de família e comunidade deverá referenciar a pessoa a um serviço de urgência (ver Quando referenciar), considerarando a possibilidade de utilização de procedimentos invasivos para a descompressão das vias urinárias ou a remoção ativa do cálculo urinário.[1,5,8]

Em geral, a cólica renal aguda será adequadamente controlada com a analgesia inicial, mas poderá recorrer durante os próximos dias ou semanas. O ibuprofeno tem sido recomendado para analgesia da cólica renal nos dias subsequentes,[5] mas outros anti-inflamatórios parecem ser também opções aceitáveis, assim como dipirona e até paracetamol.

Terapia expulsiva

A "terapia médica expulsiva" consiste na prescrição de medicamento para diminuir o tempo e aumentar a probabilidade de passagem do cálculo urinário sem procedimento invasivo.[1,5] Atualmente, os bloqueadores alfa-adrenérgicos são a única classe medicamentosa considerada eficaz para esse fim (Tabela 144.4).[32]

Quadro 144.4 | **Principais medicamentos para analgesia da cólica renal aguda**

Medicamento	Apresentação	Posologia	Comentários
Diclofenaco	Ampola 25 mg/mL, 3 mL	75 mg IM	
Dipirona	Ampola 500 mg/mL, 2 mL	1 g IM ou IV	IV mais eficaz do que IM; 1 g tão eficaz quanto 2 g
Cetorolaco	Ampola 30 mg/mL, 1 ou 2 mL	30-60 mg IM	Apresentação sublingual não foi estudada
Petidina	Ampola 50 mg/mL, 2 mL	50-150 mg IV	Mais conhecida pela marca Dolantina®. Evitar devido a vômitos
Tramadol	Ampola 50 mg/mL, 1 ou 2 mL	50-150 mg IV	

IM, intramuscular; IV, intravenoso.
Fonte: Afshar e colaboradores[23] e Holdgate e Pollock.[24]

Tabela 144.4 | **Sumário das evidências da terapia médica expulsiva com bloqueadores alfa-adrenérgicos**

Desfecho	Efeito absoluto (IC 95%)	Média do grupo-controle	Qualidade da evidência	Razão de risco (IC 95%)
Passagem do cálculo*	+26,7% (21,3-33,3)	54,5%	B	1,49 (1,39-1,61)**
Intervenção cirúrgica*	-16,2% (13,9-18,2)	28,9%	B	0,44 (0,37-0,52)***
Internação hospitalar	-10,6% (6,1-13,1)	16,8%	B	0,37 (0,22-0,64)
Número de episódios de dor	DMP -0,74 (0,21-1,28)	2,3	C	
Tempo até passagem do cálculo	-3,79 (3,14-4,45) dias	13,3 dias	B	
Eventos adversos sérios	+0,2% (-0,4- +4,2)	0,5%	C	1,49 (0,24-9,35)

*Em 1 a 6 semanas.
** 1,39 (IC 95%, 1,26-1,58) para estudos de grande porte.
*** 0,46 (IC 95%, 0,33-0,60) para estudos de grande porte.
DMP, diferença média padronizada (em desvios-padrão); IC, intervalo de confiança.
Fonte: Hollingsworth e colaboradores.[32]

Apesar da suspeita de viés de publicação, o efeito é confirmado mesmo em estudos de grande porte, menos sujeitos a viés de publicação.[32] Os bloqueadores alfa-adrenérgicos parecem ser iguais entre si quando à eficácia e segurança (Quadro 144.5).[32] Os poucos estudos com crianças e adolescentes têm resultados comparáveis aos dos estudos com adultos.[33]

O nifedipino já foi considerado provavelmente eficaz para terapia expulsiva.[34,35] No entanto, um estudo de grande porte concluiu que o nifedipino não era eficaz,[36] e desde então nenhuma meta-análise incluiu esse estudo em uma comparação de nifedipino com placebo. Além disso, o nifedipino é sabidamente inferior aos bloqueadores alfa-adrenérgicos na analgesia da cólica renal aguda.[37]

Existe moderada evidência de que uma mistura de terpenos (alfapineno e associações; Rowatinex®) seja eficaz como terapia expulsiva,[38] mas esse medicamento não é registrado pela Agência Nacional de Vigilância Sanitária (Anvisa). *Phyllanthus niruri* (quebra-pedra) se mostrou eficaz em seguida à litotripsia em um único estudo.[39] Essa planta medicinal é regulamentada pela Anvisa por meio da resolução da diretoria colegiada (RDC) nº 10, de 9 de março de 2010, cujo anexo I detalha o modo de uso e as precauções. Para uma introdução à utilização de plantas medicinais pelo médico de família e comunidade, consulte o Cap. 96, Introdução às plantas medicinais.

Ao contrário do que se costuma pensar, a administração de líquidos durante o episódio de cólica renal não auxilia na expulsão do cálculo urinário.[40]

A maioria dos cálculos urinários é expelida espontaneamente, mesmo sem terapia expulsiva (ver item Prognóstico e possíveis complicações). Além disso, os bloqueadores alfa-adrenérgicos parecem ter efeito maior sobre cálculos com 5 a 10 mm.[32] Dessa forma, parece ser melhor reservar a terapia médica expulsiva para esses cálculos de tamanho intermediário,[1] deixando os cálculos menores serem expelidos de forma espontânea e removendo ativamente os cálculos maiores do que 10 mm.

Quando referenciar

Depois de realizar a analgesia e abordar o diagnóstico diferencial com os recursos à mão, o médico de família e comunidade deverá decidir entre referenciar a pessoa com cólica renal a um serviço de urgência ou conduzir o caso ambulatorialmente. As indicações de consenso (Quadro 144.6) dizem respeito a recur-

Quadro 144.5 | **Principais medicamentos para terapia médica expulsiva**

Medicamento	Apresentação	Posologia	Comentários
Tansulosina, cloridrato de	Comprimido revestido ou cápsula gelatinosa de 0,4 mg	0,4 mg ao dia	Opção para a qual mais há evidências
Doxazosina, mesilato de	Comprimido de 2 ou 4 mg	2 ou 4 mg ao dia	Incluída no componente básico da RENAME 2014. Formulação genérica disponível

RENAME, Relação Nacional de Medicamentos Essenciais.
Fonte: Hollingsworth e colaboradores.[32]

Quadro 144.6 | **Indicações de referenciamento para serviço de urgência**

▶ Ineficácia da analgesia – o urologista poderá considerar descompressão das vias urinárias ou remoção ativa do cálculo urinário, utilizando procedimentos invasivos

▶ Evidência de infecção urinária – o urologista poderá considerar a descompressão das vias urinárias, seguida de um curso completo de antibioticoterapia e então remoção ativa do cálculo, utilizando procedimentos invasivos

▶ Anúria, obstrução bilateral, ou certeza de que a cólica está afetando o único rim funcionante

▶ Atraso menstrual, quando houver possibilidade de gravidez ectópica

▶ Idade igual ou superior a 60 anos de idade, especialmente em pessoas que nunca tiveram cólica renal, pela possibilidade de aneurisma de aorta roto

▶ Preferência por tratamento hospitalar, falta de suporte social e/ou impossibilidade de acompanhamento ambulatorial (p. ex., viagem agendada em breve)

▶ APS sem acesso aos recursos terapêuticos e/ou diagnósticos necessários, em especial quando o serviço de urgência efetivamente contar com esses recursos

Fontes: Bultitude e Rees,[1] Türk e colaboradores,[5] Wright e colaboradores.[8]

sos diagnósticos ou terapêuticos disponíveis em prontos-socorros hospitalares e, às vezes, em clínicas urológicas privadas, mas não em pronto-atendimentos.

Além dessas indicações, o médico deve considerar ainda referenciamento a um pronto-socorro hospitalar caso não esteja suficientemente convencido de tratar-se de uma cólica renal, para que a pessoa tenha acesso urgente aos recursos diagnósticos necessários. Outro motivo de referenciamento é a cólica renal em crianças; devido à baixa frequência nessa faixa etária, é difícil para o médico de família e comunidade adquirir e manter a competência para lidar com as especificidades desse problema na infância. Por fim, deve-se considerar referenciamento ao pronto-socorro com retaguarda urológica caso não seja possível garantir avaliação por urologista em tempo adequado pela via ambulatorial.

O Ministério da Saúde recomenda que, no Sistema Único de Saúde (SUS), os médicos da APS referenciem pessoas com cólica renal ao serviço de urgência caso tenham hidronefrose.[41] No entanto, a maioria das pessoas com cólica renal terão algum grau de hidronefrose, e não está clara a relação da hidronefrose com a função renal ou a necessidade de intervenção.[22] Além disso, essa é uma informação que o médico de família e comunidade não terá durante o primeiro atendimento a um episódio de cólica renal, pois o resultado do exame só estará disponível em outro atendimento. Mesmo assim, se houver exames seriados mostrando piora da hidronefrose, é razoável referenciar a pessoa com urgência a um serviço com retaguarda urológica.

Se a pessoa com cólica renal aguda não for referenciada a um serviço de urgência, o médico de família e comunidade deverá considerar referenciamento a um serviço ambulatorial de urologia. No SUS, o protocolo consiste essencialmente em referenciar os casos com contraindicação para conduta expectante (Quadro 144.7).[41] Em outro contexto, um consenso recomendou que todas as pessoas com cólica renal na APS sejam atendidas pelo urologista em até 2 semanas.[8] Na prática, a conduta exata dependerá das especificidades de cada rede de atenção à saúde. Não adianta referenciar a pessoa com cólica renal a um serviço

> **Quadro 144.7 | Indicações de referenciamento ambulatorial ao urologista por litíase urinária**
>
> ▶ Cálculo ureteral maior do que 10 mm
> ▶ Cálculo ureteral não expelido após 6 semanas
> ▶ Cálculo vesical
> ▶ Cálculo renal sintomático (dor, hematúria ou infecção urinária)
> ▶ Cálculo renal assintomático maior do que 10 mm
>
> Fonte: Brasil e Universidade Federal do Rio Grande do Sul.[41]

ambulatorial se o urologista não tiver acesso aos recursos necessários para remover ativamente o cálculo.

A pessoa também deve ser referenciada a um especialista focal quando houver a indicação de investigação bioquímica aprofundada ou medidas específicas de prevenção direcionadas por essa investigação. Embora o urologista seja uma opção,[42] em geral, isso fica a cargo do nefrologista.[41]

> **Erros mais frequentemente cometidos**
>
> ▶ Desconsiderar outras urgências médicas com apresentação semelhante.
> ▶ Prescrever butilbrometo de escopolamina (hioscina) para analgesia.
> ▶ Prescrever opiáceos para analgesia sem primeiro considerar anti-inflamatórios ou dipirona.
> ▶ Prescrever ingestão hídrica abundante para terapia expulsiva de litíase urinária.

Prognóstico e complicações possíveis

A cólica renal dura até o cálculo renal ser expelido, ou ser removido ativamente. Quando se pode adotar uma conduta expectante (cálculo menor do que 10 mm, sem infecção urinária, etc.), há probabilidade, em torno de 80%, de expelir o cálculo espontaneamente, mesmo sem terapia médica expulsiva.[43,44] O tempo até o cálculo ser expelido é quase sempre menor do que 28 a 42 dias.[43–45] A probabilidade e o tempo até a expulsão do cálculo variam de acordo com seu tamanho e localização durante a avaliação inicial (Tabela 144.5).[43–46]

Em curto prazo, a mais preocupante complicação da litíase urinária é o agravamento de uma infecção urinária. Na vigência de infecção urinária, as vias urinárias devem ser descomprimidas com urgência, para evitar uma rápida progressão para sepse urinária.[1,5,8] Em princípio, o cálculo urinário também poderia causar uma lesão renal aguda (LRA) sem infecção urinária por meio do aumento da pressão nas vias urinárias e possivelmente também pela toxicidade dos cristais.[1,47] No entanto, ao menos em adultos, a litíase urinária é uma causa rara de LRA.[47] A conduta expectante é considerada segura por ao menos 4 a 6 semanas, sendo esse limite estabelecido mais em função da probabilidade de passagem espontânea do que pelo risco de complicações.[1]

A litíase urinária é uma doença recorrente. Estima-se que uma em cada sete pessoas terão um novo episódio de cólica renal em até 1 ano, e uma em cada duas pessoas terão alguma recorrência em até 10 anos.[48]

Além disso, a litíase urinária parece estar associada a uma maior ocorrência de doenças crônicas não transmissíveis, como

Tabela 144.5 | Probabilidade de passagem espontânea do cálculo urinário

Característica	Probabilidade
Tamanho	
▶ < 6 mm	90%
▶ ≥ 6 mm	59%
Localização	
▶ Ureter superior	68%
▶ Ureter médio	71%
▶ Ureter inferior	95%
Total	86%

Fonte: Tchey e colaboradores.[44]

doença isquêmica do miocárdio, DM, doença renal crônica e vários tipos de câncer.[49–55] Os motivos para essa aparente associação ainda não estão claros. Atualmente, o diagnóstico de litíase urinária não tem implicações para prevenção, rastreamento, diagnóstico ou tratamento dessas condições.

Atividades preventivas e de educação

Não se recomendam atividades preventivas ou de educação para a população geral com relação à cólica renal. O que se discute a seguir são atividades para a prevenção secundária da litíase urinária, ou seja, para diminuir o risco de recorrência.

Todas as pessoas com um episódio de litíase urinária devem receber orientações gerais para prevenção secundária.[42] O American College of Physicians (ACP) recomenda fracamente a ingestão de líquidos ao longo do dia para alcançar um débito urinário de dois litros ou mais ao dia (evidência de baixa qualidade).[56] Para pessoas com recidiva de litíase urinária, o ACP recomenda fracamente que o médico também prescreva:

- Diurético tiazídico (hidroclorotiazida 50 mg, clortalidona, 25 mg ou indapamida 2,5 mg).
- Alopurinol (100-300 mg/d) ou citrato para prevenir uma nova recorrência (B).[56]

A evidência clínica para o uso de alopurinol refere-se a pessoas com cálculo de oxalato de cálcio, e não ácido úrico.[56,57] A combinação de medidas farmacológicas não se mostrou mais efetiva do que a monoterapia.[56,57]

A European Association of Urology (EAU) recomenda ainda como orientações gerais a preferência por bebidas de pH neutro (evitando refrigerantes, especialmente aqueles acidificados por ácido fosfórico); uma alimentação rica em fibras e vegetais, pobre em sódio e proteína animal e ingesta de cálcio normal; e a manutenção de um peso normal para a estatura (e, entre crianças e adolescentes, idade e sexo), prática de atividade física e a limitação do estresse.[42] Ainda que algumas dessas recomendações se apliquem a quaisquer pessoas, no caso da litíase urinária, as evidências para essas medidas são conflitantes ou inexistentes.[56,57]

A EAU recomenda também que todas as pessoas com cólica renal coletem o cálculo urinário para cristalografia, e que pessoas com alto risco de recorrência de litíase urinária passem por

Quadro 144.8 | Fatores de risco para recorrência de litíase urinária

Fatores gerais:
- Instalação precoce (crianças e adolescentes)
- História familiar
- Cálculos com bruxita, ácido úrico ou urato
- Cálculos infecciosos, medicamentosos ou causados por doença genética

Comorbidades:
- Hiperparatireoidismo
- Nefrocalcinose
- Condições gastrintestinais, como *bypass* jejunoileal, ressecção intestinal, doença de Crohn, má absorção intestinal, hiperoxalúria entérica e cirurgia bariátrica
- Sarcoidose
- Anormalidades anatômicas (no caso de rim solitário, aumenta risco de lesão renal, mas não de recorrência)

Fonte: Skolarikos e colaboradores.[42]

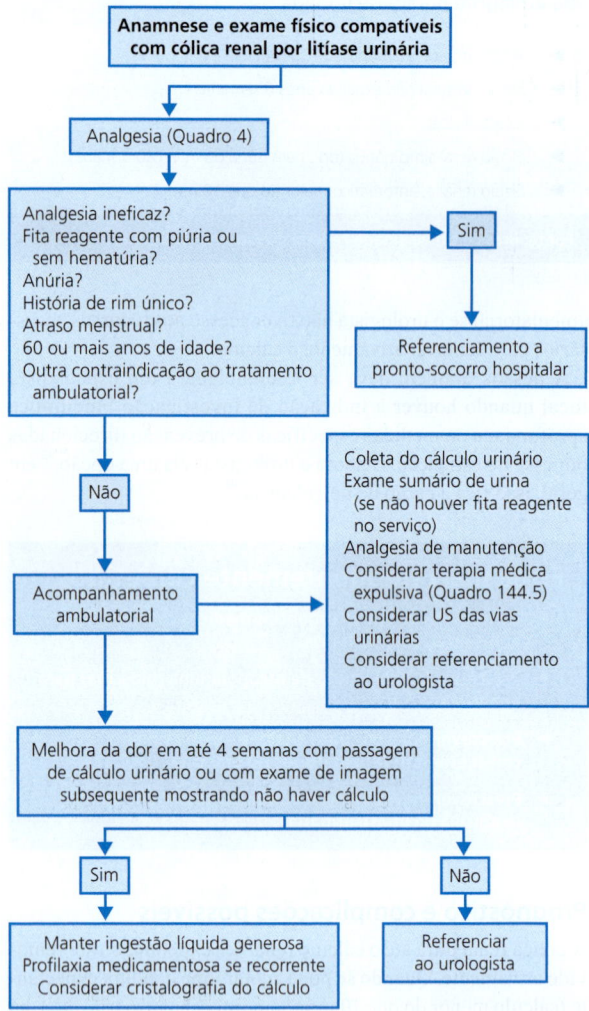

ÁRVORE DE DECISÃO

uma avaliação bioquímica extensa (Quadro 144.8). A evidência clínica a esse respeito é insuficiente,[56,57] de forma que se faz necessário levar em consideração o bom senso e as evidências indiretas. Quando indicada, essa avaliação é feita pelo nefrologista ou urologista.

Caso se opte por um acordo entre realizar ou não a investigação, a pessoa poderá ser orientada a coletar o cálculo urinário para cristalografia. Essa decisão deve ser tomada no atendimento inicial da cólica renal, logo após a analgesia inicial (ver item O que fazer). O exame não muda a conduta em cerca de 80% dos casos (cálculos de cálcio), mas, nos outros casos, a pessoa seria referenciada ao urologista para medidas específicas de prevenção secundária.

Papel da equipe multiprofissional

As medidas não farmacológicas para a prevenção da recorrência da litíase urinária podem ser feitas tanto pelo médico quanto pelo enfermeiro. O nutricionista pode ser de grande valia, especialmente quando se considerar uma reeducação alimentar.

REFERÊNCIAS

1. Bultitude M, Rees J. Management of renal colic. BMJ. 2012;345:e5499.
2. Alatab S, Pourmand G, Howairis MEF, Buchholz N, Najafi I, Pourmand MR, et al. National profiles of urinary calculi: a comparison between developing and developed worlds. Iran J Kidney Dis. 2016;10(2):51-61.
3. López M, Hoppe B. History, epidemiology and regional diversities of urolithiasis. Pediatr Nephrol. 2010;25(1):49-59.
4. Evan AP. Physiopathology and etiology of stone formation in the kidney and the urinary tract. Pediatr Nephrol. 2010;25(5):831-841.
5. Türk C, Petřík A, Sarica K, Seitz C, Skolarikos A, Straub M, et al. EAU Guidelines on Diagnosis and Conservative Management of Urolithiasis. Eur Urol. 2016;69(3):468-474.
6. Eskelinen M, Ikonen J, Lipponen P. Usefulness of history-taking, physical examination and diagnostic scoring in acute renal colic. Eur Urol. 1998;34(6):467-473.
7. Wang RC, Rodriguez RM, Moghadassi M, Noble V, Bailitz J, Mallin M, et al. External validation of the STONE score, a clinical prediction rule for ureteral stone: an observational multi-institutional study. Ann Emerg Med. 2016;67(4):423-432.
8. Wright PJ, English PJ, Hungin APS, Marsden SNE. Managing acute renal colic across the primary-secondary care interface: a pathway of care based on evidence and consensus. BMJ. 2002;325(7377):1408-1412.
9. Haroun AA, Hadidy AM, Mithqal AM, Mahafza WS, Al-Riyalat NT, Sheikh-Ali RF. The role of B-Mode ultrasonography in the detection of urolithiasis in patients with acute renal colic. Saudi J Kidney Dis Transpl. 2010;21(3):488.
10. Lindqvist K, Hellström M, Holmberg G, Peeker R, Grenabo L. Immediate versus deferred radiological investigation after acute renal colic: a prospective randomized study. Scand J Urol Nephrol. 2006;40(2):119-124.
11. Souza LRMF de, Goldman SM, Faintuch S, Faria JF, Bekhor D, Tiferes DA, et al. Comparison between ultrasound and noncontrast helical computed tomography for identification of acute ureterolithiasis in a teaching hospital setting. Sao Paulo Med J. 2007;125(2):102-107.
12. Patlas M, Farkas A, Fisher D, Zaghal I, Hadas-Halpern I. Ultrasound vs CT for the detection of ureteric stones in patients with renal colic. Br J Radiol. 2001;74(886):901-904.
13. Catalano O, Nunziata A, Altei F, Siani A. Suspected ureteral colic: primary helical CT versus selective helical CT after unenhanced radiography and sonography. Am J Roentgenol. 2002;178(2):379-387.
14. Ripollés T, Agramunt M, Errando J, Martínez MJ, Coronel B, Morales M. Suspected ureteral colic: plain film and sonography vs unenhanced helical CT. A prospective study in 66 patients. Eur Radiol. 2004;14(1):129-136.
15. Kobayashi T, Nishizawa K, Watanabe J, Ogura K. Clinical characteristics of ureteral calculi detected by nonenhanced computerized tomography after unclear results of plain radiography and ultrasonography. J Urol. 2003;170(3):799-802.
16. Niemann T, Kollmann T, Bongartz G. Diagnostic performance of low-dose CT for the detection of urolithiasis: a meta-analysis. Am J Roentgenol. 2008;191(2):396-401.
17. Worster A, Preyra I, Weaver B, Haines T. The accuracy of noncontrast helical computed tomography versus intravenous pyelography in the diagnosis of suspected acute urolithiasis: a meta-analysis. Ann Emerg Med. 2002;40(3):280-286.

18. Svedström E, Alanen A, Nurmi M. Radiologic diagnosis of renal colic: the role of plain films, excretory urography and sonography. Eur J Radiol. 1990;11(3):180-183.

19. Mutgi A, Williams JW, Nettleman M. Renal colic. Utility of the plain abdominal roentgenogram. Arch Intern Med. 1991;151(8):1589-92.

20. Levine JA, Neitlich J, Verga M, Dalrymple N, Smith RC. Ureteral calculi in patients with flank pain: correlation of plain radiography with unenhanced helical CT. Radiology. 1997;204(1):27-31.

21. Assi Z, Platt JF, Francis IR, Cohan RH, Korobkin M. Sensitivity of CT scout radiography and abdominal radiography for revealing ureteral calculi on helical CT. Am J Roentgenol. 2000;175(2):333-337.

22. Fulgham PF, Assimos DG, Pearle MS, Preminger GM. Clinical effectiveness protocols for imaging in the management of ureteral calculous disease: AUA technology assessment. J Urol. 2013;189(4):1203-1213.

23. Afshar K, Jafari S, Marks AJ, Eftekhari A, MacNeily AE. Nonsteroidal anti-inflammatory drugs (NSAIDs) and non-opioids for acute renal colic. Cochrane Database Syst Rev. 2015;(6):CD006027.

24. Holdgate A, Pollock T. Systematic review of the relative efficacy of non-steroidal anti-inflammatory drugs and opioids in the treatment of acute renal colic. BMJ. 2004;328(7453):1401.

25. Papadopoulos G, Bourdoumis A, Kachrilas S, Bach C, Buchholz N, Masood J. Hyoscine N-butylbromide (Buscopan®) in the treatment of acute ureteral colic: what is the evidence? Urol Int. 2014;92(3):253-257.

26. Müller TF, Naesh O, Svare E, Jensen A, Glyngdal P. Metoclopramide (Primperan) in the treatment of ureterolithiasis. A prospective double-blind study of metoclopramide compared with morphatropin on ureteral colic. Urol Int. 1990;45(2):112-113.

27. Kober A, Dobrovits M, Djavan B, Marberger M, Barker R, Bertalanffy P, et al. Local active warming: an effective treatment for pain, anxiety and nausea caused by renal colic. J Urol. 2003;170(3):741-744.

28. Mora B, Giorni E, Dobrovits M, Barker R, Lang T, Gore C, et al. Transcutaneous electrical nerve stimulation: an effective treatment for pain caused by renal colic in emergency care. J Urol. 2006;175(5):1737-41; discussion 1741.

29. Lee YH, Lee WC, Chen MT, Huang JK, Chung C, Chang LS. Acupuncture in the treatment of renal colic. J Urol. 1992;147(1):16-18.

30. Kaynar M, Koyuncu F, Buldui̇, Tekinarslan E, Tepeler A, Karatağ T, et al. Comparison of the efficacy of diclofenac, acupuncture, and acetaminophen in the treatment of renal colic. Am J Emerg Med. 2015;33(6):749-53.

31. Miyaoka R, Monga M. Use of traditional Chinese medicine in the management of urinary stone disease. Int Braz J Urol. 2009;35(4):396-405.

32. Hollingsworth JM, Canales BK, Rogers MAM, Sukumar S, Yan P, Kuntz GM, et al. Alpha blockers for treatment of ureteric stones: systematic review and meta-analysis. BMJ. 2016;355:i6112.

33. Velázquez N, Zapata D, Wang H-HS, Wiener JS, Lipkin ME, Routh JC. Medical expulsive therapy for pediatric urolithiasis: systematic review and meta-analysis. J Pediatr Urol. 2015;11(6):321-327.

34. Singh A, Alter HJ, Littlepage A. A systematic review of medical therapy to facilitate passage of ureteral calculi. Ann Emerg Med. 2007;50(5):552-563.

35. Beach MA, Mauro LS. Pharmacologic expulsive treatment of ureteral calculi. Ann Pharmacother. 2006;40(7-8):1361-8.

36. Pickard R, Starr K, MacLennan G, Lam T, Thomas R, Burr J, et al. Medical expulsive therapy in adults with ureteric colic: a multicentre, randomised, placebo-controlled trial. Lancet. 2015;386(9991):341-349.

37. Wang H, Man LB, Huang GL, Li GZ, Wang JW. Comparative efficacy of tamsulosin versus nifedipine for distal ureteral calculi: a meta-analysis. Drug Des Devel Ther. 2016;10:1257-1265.

38. Chua ME, Park JH, Castillo JC, Morales ML. Terpene compound drug as medical expulsive therapy for ureterolithiasis: a meta-analysis. Urolithiasis. 2013;41(2):143-151.

39. Micali S, Sighinolfi MC, Celia A, De Stefani S, Grande M, Cicero AF, et al. Can phyllanthus niruri affect the efficacy of extracorporeal shock wave lithotripsy for renal stones? A randomized, prospective, long-term study. J Urol. 2006;176(3):1020-1022.

40. Worster AS, Bhanich Supapol W. Fluids and diuretics for acute ureteric colic. Cochrane Database Syst Rev. 2012;(2):CD004926.

41. Brasil, Ministério da Saúde, Universidade Federal do Rio Grande do Sul. Protocolos de encaminhamento da atenção básica para a atenção especializada [Internet]. Brasília: 2016 [capturado em 06 mar. 2018]. Disponível em: https://www.ufrgs.br/telessauders/documentos/protocolos_resumos/protocolo_ms_urologia_janeiro_2016.pdf.

42. Skolarikos A, Straub M, Knoll T, Sarica K, Seitz C, Petřík A, et al. Metabolic evaluation and recurrence prevention for urinary stone patients: EAU guidelines. Eur Urol. 2015;67(4):750-763.

43. Ahmed A, Gabr AH, Emara A-A, Ali M, Abdel-Aziz A-S, Alshahrani S. Factors predicting the spontaneous passage of a ureteric calculus of ≤ 10mm. Arab J Urol. 2015;13(2):84-90.

44. Tchey D-U, Ha YS, Kim WT, Yun SJ, Lee SC, Kim WJ. Expectant management of ureter stones: outcome and clinical factors of spontaneous passage in a single institution's experience. Korean J Urol. 2011;52(12):847-851.

45. Coll DM, Varanelli MJ, Smith RC. Relationship of spontaneous passage of ureteral calculi to stone size and location as revealed by unenhanced helical CT. Am J Roentgenol. 2002;178(1):101-103.

46. Miller OF, Kane CJ. Time to stone passage for observed ureteral calculi: a guide for patient education. J Urol. 1999;162(3):688-691.

47. Tang X, Lieske JC. Acute and chronic kidney injury in nephrolithiasis. Curr Opin Nephrol Hypertens. 2014;23(4):385-390.

48. Uribarri J. The first kidney stone. Ann Intern Med. 1989;111(12):1006.

49. Shih C-J, Chen Y-T, Ou S-M, Yang W-C, Chen T-J, Tarng D-C. Urinary calculi and risk of cancer: a nationwide population-based study. Medicine (Baltimore). 2014;93(29):e342.

50. Sakhaee K. Nephrolithiasis as a systemic disorder. Curr Opin Nephrol Hypertens. 2008;17(3):304-309.

51. Ferraro PM, Taylor EN, Eisner BH, Gambaro G, Rimm EB, Mukamal KJ, et al. History of kidney stones and risk of coronary heart disease. JAMA. 2013;310(4):408-415.

52. Kohjimoto Y, Sasaki Y, Iguchi M, Matsumura N, Inagaki T, Hara I. Association of metabolic syndrome traits and severity of kidney stones: results from a nationwide survey on urolithiasis in Japan. Am J Kidney Dis. 2013;61(6):923-929.

53. Weinberg AE, Patel CJ, Chertow GM, Leppert JT. Diabetic severity and risk of kidney stone disease. Eur Urol. 2014;65(1):242-247.

54. El-Zoghby ZM, Lieske JC, Foley RN, Bergstralh EJ, Li X, Melton LJ, et al. Urolithiasis and the risk of ESRD. Clin J Am Soc Nephrol. 2012;7(9):1409-1415.

55. Rule AD, Bergstralh EJ, Melton LJ, Li X, Weaver AL, Lieske JC. Kidney stones and the risk for chronic kidney disease. Clin J Am Soc Nephrol. 2009;4(4):804-811.

56. Qaseem A, Dallas P, Forciea MA, Starkey M, Denberg TD, Clinical Guidelines Committee of the American College of Physicians. Dietary and pharmacologic management to prevent recurrent nephrolithiasis in adults: a clinical practice guideline from the American College of Physicians. Ann Intern Med. 2014;161(9):659–667.

57. Fink HA, Wilt TJ, Eidman KE, Garimella PS, MacDonald R, Rutks IR, et al. Medical management to prevent recurrent nephrolithiasis in adults: a systematic review for an American College of Physicians Clinical Guideline. Ann Intern Med. 2013;158(7):535.

CAPÍTULO 145

Infecções do trato urinário em crianças

José Ricardo de Mello Brandão

Aspectos-chave

- A infecção do trato urinário (ITU) na criança tem particularidades, principalmente na suspeita clínica, no método de coleta da urina e no seguimento, que a distinguem da ITU no adulto. Ensejam um cuidado especial para se evitar sequelas, particularmente lesão renal crônica e hipertensão, embora essa relação esteja sendo questionada.

- O diagonóstico de infecção urinária nas crianças sem controle esfincteriano por meio de cultura coletada por saco coletor não é mais aceito. Pode-se recorrer à técnica por microscopia de fita diagnóstica para análise da urina como método diagnóstico.

- Leucocitúria isolada como indicação de ITU tem baixa sensibilidade e especificidade. Bacterioscopia positiva (com ou sem Gram), sobretudo associada à leucocitúria, torna o diagnóstico de ITU provável. Fita diagnóstica com informaçao sobre nitritos e esterase leucocitária é uma boa opção para rastreamento nas unidades de saúde. No entanto, a cultura de urina segue como padrão-ouro para o diagnóstico. Nas crianças febris entre 2 e 24 meses, piúria (leucócitos ou esterase leucocitária) deve estar presente associada à cultura de urina, para diferenciar da bacteriúria assintomática. Outra novidade refere-se ao fato de que bastam 50.000 UFC/mL para ser considerada uma cultura positiva, nessa faixa de crianças jovens.

- Febre na vigência de ITU na criança indica, até prova em contrário, uma pielonefrite. Isso indica a necessidade de antibioticoterapia por pelo menos 7 dias, frequentemente podendo ser utilizada por via oral (se a criança estiver em bom estado geral, sem vômitos). É imprescindível, porém, tentar iniciar antibioticoterapia o mais precocemente possivel, já que tratamentos inicidados após 48 horas parecem aumentar o risco de cicatriz renal.

- Cistites, na criança acima de 3 anos, podem ser tratadas com apenas 3 dias de antibióticos.

- Existe uma tendência geral a se investigar menos as crianças com ITU. A importância de se identificar refluxo vesicoureteral (RVU), sobretudo os leves, não parece ter implicação no prognóstico e tem sido utilizada mais nos casos de ITU de repetição. Também não se seguem as crianças jovens com história de ITU repetindo culturas de urina, mas orientando os pais a procurarem atendimento médico na vigência de febre, em especial se alta e sem sintomas sugestivos de outra etiologia.

Caso clínico

Júlio, 1 ano e 2 meses, segundo filho de um casal jovem (a outra filha, Isabella, tem 6 anos), está há um dia com febre alta (acima de 39,5°C), ficando irritado e choroso no momento da febre, porém ativo e "parecendo que não tem nada" quando a febre vai embora. Apresentou uma diminuição no consumo de alimentos sólidos, mas está bebendo líquidos. A urina está mais escurecida. Está recebendo paracetamol para controle da febre. Pedro e Mônica, seus pais, estão preocupados porque dizem que Isabella teve uma infecção urinária quando tinha 5 meses e, na época, também só apresentava febre. Contam que ela teve de fazer vários exames depois para ver se tudo estava bem. Felizmente, todos os exames foram normais. Júlio é uma criança saudável, nunca teve nenhum problema mais sério de saúde. Apresenta apenas "o intestino preso", evacuando uma vez a cada 2 ou 3 dias, com fezes endurecidas. Seus pais dizem que sua carteira de vacinação está em dia. São moradores novos na área, e esse é o seu primeiro contato com a família. No exame físico de Júlio, a criança está bem, afebril nesse momento, com uma fimose leve e sem outras alterações.

Teste seu conhecimento

1. Pode ser considerado diagnóstico de ITU para esta criança? Por quê?
   a. Escurecimento urinário é um sintoma que necessariamente faz pensar em infecção urinária
   b. Os pais estão preocupados, e é mais fácil investigar a infecção do que explicar a eles que não é porque a filha mais velha teve que o mais novo vai ter também
   c. Febre alta, em um lactente, sem uma origem determinada, principalmente nos meninos e ainda mais com fimose, obriga a pensar nessa possibilidade
   d. Não pensaria, porque ITU com febre em um lactente é sinal de pielonefrite, e ele nunca poderia estar com esse estado geral tão bom

2. Se você cogitar ITU como uma possibilidade diagnóstica para Júlio, você deve:
   a. Tratá-lo empiricamente, já que você sabe que ITU na criança apresenta risco de complicações renais
   b. Tranquilizar os pais dizendo que não há risco algum para a criança, embora seja necessário solicitar exames de urina, combinando um retorno da criança no dia seguinte da coleta para reavaliação

c. Providenciar coleta imediata de urina, cogitando iniciar o tratamento se houver alteração do sedimento urinário, garantindo a coleta de cultura de urina antes de iniciar a antibioticoterapia
d. Referenciar a um serviço hospitalar, pois, se confirmado o diagnóstico e tratando-se de uma possível pielonefrite, o tratamento deve ser feito invariavelmente com antibioticoterapia intravenosa

3. Você decidiu referecer para o hospital da cidade, único com capacidade para realizar um exame de urina neste momento. Não demora muito e ligam do hospital perguntando se você quer que sonde a criança ou a coleta pode ser com saco coletor. Você:
   a. Diz para colocarem um saco coletor até a criança urinar, porque não há nenhuma vantagem na sondagem
   b. Diz para colocarem saco coletor, com limpeza apropriada da genitália externa e região pubiana da criança, repetindo o procedimento se a criança demorar muito para urinar, sabendo que dessa maneira a sensibilidade e a especificidade do exame não se alteram em relação à sondagem
   c. Pede a eles que sondem a criança, porque você já sabe que ela tem uma ITU e só precisa da cultura antes de tratá-la
   d. Sugere o uso de saco coletor para análise da urina e, se houver piúria (leucócitos aumentados ou esterase leucocitária positiva), bacteriúria ou nitrito positivo, que se proceda então à coleta de urina por sonda

4. O sedimento urinário apresentava nitritos e aumento expressivo do número de leucócitos (mais de 1 milhão/mL). A cultura de urina, também coletada, só terá resultados em 3 dias. Você, de comum acordo com o colega que o viu no hospital, decidiu tratá-lo com cefalexina por via oral, que está disponível no seu município para distribuição gratuita. Você lembrou de uma apresentação, algumas semanas atrás, do responsável pelo laboratório do hospital, dizendo que a sensibilidade das cepas de *Escherichia coli* presente nas uroculturas testadas lá é alta para as cefalosporinas de primeira geração. Em relação a essa conduta, você:
   a. Está correto, devendo orientar os pais para retorno em 48 a 72 horas para reavaliação de Júlio, ou antes, caso ele piore
   b. Precipitou-se, já que o diagnóstico de ITU só pode ser feito com cultura de urina e, portanto, você não deve tratá-lo até que esse resultado esteja disponível
   c. Está correto quando decidiu tratá-lo, dado o risco de complicações da ITU em uma criança jovem, mas a antibioticoterapia intravenosa decididamente melhoraria o prognóstico de Júlio
   d. Fez uma escolha inadequada de antibiótico, já que, no caso dele, a prevalência de *E. coli* é irrelevante, e as cefalosporinas de primeira geração não estão indicadas

5. A cultura confirmou o diagnóstico e a *E.coli* que cresceu era sensível à cefalexina. Júlio ficou sem febre após 48 horas do antibiótico. Então, você decidiu orientar os pais a administrarem o antibiótico por 7 dias. Você também orientou para melhorar a constipação intestinal de Júlio, já que esse é um fator associado às ITUs de repetição. Também chamou a atenção para o fato de a fimose de Júlio poder ser um fator de risco para a ITU. Pela facilidade de conseguir, você solicitou uma ultrassonografia (US) de rins e vias urinárias para ele e disse que iria acompanhá-lo nos próximos anos, solicitando culturas de urina como controle por pelo menos 2 anos. Sendo normal o resultado da US, você não iria solicitar outros exames de investigação, explicando aos pais que atualmente há muita controvérsia sobre a necessidade ou não de se investigar a razão de um primeiro episódio de ITU em uma criança com o perfil de Júlio. Em relação a essa proposta, pode-se dizer que:
   a. Não há qualquer indicação de que haja relação entre fimose e constipação intestinal com ITU, sendo desnessária essa orientação
   b. Está plenamente de acordo com as diretrizes mais recentes para o manejo da criança após a sua primeira ITU febril
   c. Em relação à investigação, está correta, mas em relação ao seguimento, preconiza-se atualmente a orientação aos pais para procurarem atendimento médico sempre que Júlio tiver uma febre sem outro sintoma associado, ao menos até o momento em que ele consiga verbalizar as suas queixas. Essa seria a melhor forma de se tentar fazer o diagnóstico de um eventual novo episódio de ITU
   d. É imprudente, já que ele deveria receber antibioticoterapia profilática até a realização de uretrocistografia miccional para diagnóstico ou descarte de um possível RVU, conduta que melhoraria o prognóstico de Júlio.

Respostas: 1C, 2C, 3B, 4A, 5C

Do que se trata

A ITU caracteriza-se pelo crescimento de um determinado número de bactérias (geralmente 100.000 UFC/mL ou mais, utilizando-se jato médio; 50.000 UFC/mL ou mais com cateterização; qualquer quantidade com a punção suprapúbica [PSP]) no exame de urina, em geral, bacilos gram-negativos, em uma criança sintomática (diferenciando-a da bacteriúria assintomática). Nas crianças febris de 2 a 24 meses de vida, preconiza-se haver tanto leucocitúria/piúria quanto bacteriúria, novamente para se excluir casos de bacteriúria assintomática.[1,2] (C)

A principal bactéria causadora de ITU é a *Escherichia coli*. Em adolescentes sexualmente ativas, *Staphylococcus saprophyticus* vem logo a seguir.

Em geral, a ITU é classificada em baixa (cistite) ou alta (pielonefrite). Na criança menor de 5 anos, ITU afebril ou febril, respectivamente, é uma classificação mais apropriada. De qualquer maneira, presença de febre na criança com ITU é, na prática, sinônimo de pielonefrite.

Com exceção do 1º ano de vida, as ITUs são mais frequentes entre as meninas.[3] A incidência acumulada na infância é de aproximadamente 10% nas meninas e de 3% nos meninos. Entre lactentes menores de 6 meses febris, 7% terão uma ITU. Entre os lactentes febris de 6 a 24 meses, 5% terão uma ITU.[4]

Quando pensar

Em crianças de até 2 anos com febre, a probabilidade de diagnóstico de uma ITU está aumentada quando houver história prévia de ITU, febre acima de 40°C e presença de dor suprapúbica. Entre os meninos, quando há ausência de circuncisão, pois a presença de circuncisão diminui a probabilidade de uma ITU. A combinação de achados aumenta a probabilidade (A).[5] De qualquer forma, crianças abaixo dos 2 anos com febre de 38°C ou mais, se não apresentarem outro sinal ou sintoma que defina um diagnóstico, devem ser investigadas de imediato.

Alterações anatômicas ou funcionais que aumentam a estase no sistema urinário estão associadas à ITU.[6]

Lactente que não está ganhando peso adequadamente, apesar de aporte calórico adequado, necessita ser investigado para ITU (se houver dúvida quanto à amamentação, suplementação pode ser cogitada).

O que fazer

Anamnese

Nos menores de 2 anos, além de febre, outros sintomas inespecíficos podem estar presentes, como irritabilidade, vômitos e pouca ingesta alimentar.[7] Dificuldade para ganhar peso, entre os lactentes, e constipação intestinal são associadas à ITU.[6]

Nas crianças que verbalizam, deve-se perguntar por febre, dor abdominal, disúria, aumento da frequência miccional e incontinência urinária de início recente.[5] Odor urinário ruim não aumenta a probabilidade de ITU.[5] (A)

Uma história eventual de ITU e eventuais diagnósticos nefrourológicos (p. ex., RVU) são importantes, incluindo US eventualmente realizada durante a gestação, em particular após 30 a 32 semanas.

É importante lembrar-se de que escurecimento da urina, com frequência, estará presente nas crianças febris, indicando certo grau de desidratação, e não necessariamente uma ITU. Distingui-lo de turvação da urina pode ser útil.

Exame físico

O exame físico é, em geral, pobre. Nos lactentes febris, pode-se encontrar apenas febre e irritação. Se a criança está afebril no momento do exame, seu estado geral pode ser ótimo. Nessas crianças, como visto, dor suprapúbica aumenta a probabilidade de uma ITU. Deve-se checar, no caso dos meninos, se circuncisão foi realizada ou não. Crianças maiores podem apresentar dor abdominal, nas costas ou nos flancos. O sinal de Giordano (punho-percussão nas costas, abaixo do gradeado costal, próximo à coluna) pode estar positivo (reação aumentada à dor). Casos típicos de pielonefrite podem levar à aparência tóxica, febre alta e calafrios, além da dor. Nas meninas, deve-se checar eventual presença de corpo estranho e corrimento vaginal.

Exames complementares

Laboratoriais

Em crianças que já têm o controle esfincteriano, usa-se o jato médio, sendo imprescindível a higiene local (A).[7] Nas que não controlam o esfincter, cateterização da uretra é o método indicado e necessita ser mais realizado na atenção primária à saúde (APS). A PSP deve ser método de exceção e, segundo o National Institute for Health and Clinical Excellence (NICE),[8] só deve ser feito após demonstração de urina na bexiga feita por US (A).

A proposta da Academia Americana de Pediatria[1] para as crianças que precisam ser cateterizadas (em geral, abaixo de 24 meses) é de se fazer o diagnóstico em dois tempos: rastreamento com urina, para análise ou fita diagnóstica, e cateterização, se necessário. Demonstrou-se, em um pronto-socorro americano, a diminuição do número de cateterizações sem aumentar o tempo de permanência no pronto-socorro.[9] Ressalte-se que a proposta não se aplica às crianças cujo estado clínico demanda início imediato de antibioticoterapia, quando a cateterização imediata deve ser feita.

A presença concomitante de piúria (> 5 leu/campo) e de bacteriúria (com ou sem a coloração por Gram) sugere ITU (A).[10] Leucocitúria isoladamente (> 10 leu/campo) vai apresentar sensibilidade de 77% e especificidade de 89% (A),[11] considerado inadequado por alguns autores.[5,6]

Nitrito e esterase leucocitária positiva em fita reagente parece ser igualmente um bom método (A),[10] porém, pouco utilizado.

O diagnóstico é definido pela cultura de urina, resultado não disponível, em geral, em menos de 48 horas. As diretrizes do NICE permitem a não realização de cultura em crianças acima dos 3 anos, com quadro de cistite, de baixo risco (sem outras patologias, alterações anatômicas ou funcionais do trato urinário e sem quadros de repetição) e quando nitritos ou esterase leucocitária estiver positivo no exame rápido de urina, evidenciando-se a vantagem da fita diagnóstica.

Em crianças cujo estado geral exija internação para tratamento intravenoso, outros exames podem estar indicados, particularmente a hemocultura, na tentativa de identificar uma bacteremia.

O antibiograma deve ser realizado (e em alguns locais deve ser especificamente solicitado) sempre que houver crescimento bacteriano significativo na urocultura (> 50.000 UFC/mL na cateterização, em geral > 100.000 no jato médio; nos laboratórios que informam o resultado usando a faixa entre 10.000 e 100.000, a importância da análise de urina se sobressai, assim como a confirmação de que se trata de um uropatógeno).[12]

Exames de imagem

Nos lactentes abaixo de 6 meses, todos devem realizar US de rins e vias urinárias. Segundo as diretrizes do NICE, nas crianças maiores de 6 meses, apenas as que se apresentam com quadro atípico devem realizar US de rins e vias urinárias durante a fase aguda. ITU recorrente requer também US, idealmente nas 6 semanas que procedem o episódio caracterizador da recorrência. A seguir o que caracteriza esses dois conceitos:

ITU atípica

- Crianças muito doentes, com fluxo urinário baixo.
- Com massa abdominal ou vesical.
- Com aumento de creatinina (Cr).
- Em sepse.
- Sem resposta a tratamento com antibiótico adequado após 48 horas.
- Apresentando infecção por outros organismos que não *E.coli* (em uma criança com ITU que não seja por *E. coli*, com boa resposta ao antibiótico e sem nenhuma outra característica de infecção atípica, exceto a etiologia diferente de *E.coli*, a US de vias urinárias pode ser solicitada em até 6 semanas.).

ITU recorrente

- Dois episódios com, pelo menos, um deles sendo considerado uma pielonefrite ou 3 episódios de cistite. Portanto, em crianças acima dos 6 meses sem quadro atípico ou recorrência, não há necessidade de investigação, embora os americanos recomendarão US de rins e de bexiga (supostamente o mesmo que US de rins e de vias urinárias, mas especificado dessa maneira nas suas diretrizes) para todas as crianças febris com ITU entre os 2 e os 24 meses de vida (C).

Conduta proposta

Tratamento

Os principais antibióticos utilizados para ITU estão na Tabela 145.1. Neonatos e lactentes com menos de 2 meses de vida devem receber antibioticoterapia intravenosa. A partir dessa idade, não há vantagens de se utilizar antibiótico intravenoso (A).[1,2] Deve-se reservá-los apenas para quando as condições clínicas da criança exigirem internação. Em caso de necessidade, pode-se iniciar com cefalosporina de terceira geração (p. ex., ceftriaxona), por 2 a 4 dias, e depois terminar o tratamento guiado pelo

Tabela 145.1 | Regimes antibióticos na faixa etária pediátrica

Fármaco	Dose (mg/kg/dia)	Via de administração	Intervalo de administração
Ácido nalidíxico	55	VO	6/6h
Amicacina	15	IV ou IM	8/8 ou 12/12h
Ampicilina	50-100	IV ou VO	6/6h
Amoxicilina	30-50	VO	8/8h
Amoxicilina/clavulanato	20-40	VO	8/8 ou 12/12h
Cefaclor	40	VO	8/8h
Cefalexina	50-100	VO	6/6h
Cefalotina	50-100	IV	6/6h
Cefixima	8	VO	24/24h
Cefotaxima	150	IV	6/6 ou 8/8h
Cefoxitina	80-160	IV	6/6 ou 8/8h
Cefpodoxime	10	VO	12/12h
Cefprozil	30	VO	12/12h
Ceftazidima	100-150	IV	8/8h
Ceftriaxona	75	IV ou IM	24/24h
Axetilcefuroxima	30	VO	12/12h
Axetilcefuroxima	75-150	IV	8/8h
Gentamicina	7,5	IV ou IM	8/8h
Nitrofurantoína	5-7	VO	6/6h
SMX-TMP	40	VO	12/12h

SMX-TMP, sulfametoxazol-trimetoprima.
Fonte: Adaptada de Subcommittee on Urinary Tract Infection e colaboradores[12] e Neto e Amino.[13]

antibiograma. Cefalosporinas de primeira, segunda ou terceira geração ou amoxicilina/clavulanato podem ser utilizados em casos de pielonefrite. Conhecimento da sensibilidade da *E. coli* aos agentes microbianos na sua região de atuação é importante para essa escolha. Resistência superior a 20% desencoraja seu uso como tratamento empírico. Sulfametoxazol + trimetoprima têm estado nessa situação em muitos locais. Nitrofurantoína não pode ser usada em pielonefrite (pouca penetração tecidual). Aminoglicosídeos, se utilizados, devem ser em dose única diária (A). O tempo de tratamento deve ser de 7 a 14 dias.[1,2]

Para cistites, nitrofurantoína (geralmente com mais efeitos colaterais), amoxicilina, cefalosporina de primeira geração (p. ex., cefalexina) e SMX + TPM podem ser utilizados, sempre se conhecendo o padrão de resistência local. Terapia por 3 dias é suficiente (A),[14] embora se costume utilizar nitrofurantoína por 7 dias e SMX-TMP por 5 dias.

Quando houver exames de imagem alterados, referenciar para pediatra ou urologista infantil. Antibioticoterapia profilática não deve ser mais prática corrente. O estudo RIVUR[15] mostrou que, embora houvesse diminuição significativa de recorrência de ITU nas crianças com RVU graus I a IV, para se prevenir um único episódio de ITU, são necessárias 5.840 doses de antibiótico,[2] sendo que não houve redução de cicatriz renal. Por outro lado, disfunções de bexiga ou de intestino (p. ex, constipação, perda de urina e urgência para urinar nas crianças já com controle esfincteriano) são consideradas um grande fator de risco para recorrências e devem ser reconhecidas e abordadas pelo médico de família e comunidade.[16]

As árvore de decisão, ao final do capítulo, orientam em relação a crianças febris de 2 a 24 meses de vida, segundo Robert.[1]

Dicas (adaptadas do NICE)[8]

▶ Lactente que não está ganhando peso adequadamente, apesar de aporte calórico apropriado, merece ser investigado para ITU.

▶ As crianças não investigadas também não precisam ser acompanhadas com uroculturas de rotina quando assintomáticas.

▶ Não há necessidade de se realizar urocultura para controle de tratamento, com a criança assintomática.

▶ Crianças com bacteriúria assintomática não devem ser tratadas com antibiótico, nem profilaticamente, nem receber seguimento especial.

▶ Se informações de resistência antimicrobiana não estão disponíveis no seu local de trabalho, procure obtê-las junto ao seu laboratório de referência.

▶ É comum não se realizar antibiograma para o *Staphylococcus saprophyticus*. Embora haja relatos de resistência, o antibiótico de escolha para esse agente é a amoxicilina.

▶ As diretrizes do NICE valem para adolescentes com menos de 16 anos de idade. A partir dessa idade, podem-se seguir diretrizes para o adulto. Porém, em adolescentes sexualmente ativos, atentar para os diagnósticos diferenciais entre as doenças sexualmente transmissíveis (DSTs), discutidas no Cap. 140, Infecções sexualmente transmissíveis, assim como a presença de corrimentos vaginais de outras etiologias nas meninas (p. ex., corrimentos inespecíficos ou candidíase vaginal), embora incomuns.

▶ Lembrar-se sempre do cuidado centrado na pessoa, neste caso, na criança/no adolescente, e, geralmente, em seus pais ou cuidadores. Discutir com eles suas preferências terapêuticas, bem como os estados atuais do conhecimento, em especial, nesse campo em franca transição, apontando-lhes implicações e limitações.

Quando referenciar

- Em caso de presença de criança toxemiada, referenciar para serviços de referência de emergência, idealmente que disponham de pediatra, devido à possível necessidade de antibioticoterapia parenteral, particularmente em casos de: lactentes febris, menores de 2 meses, com suspeita de ITU.
- Crianças com alterações prévias nos exames de imagem.

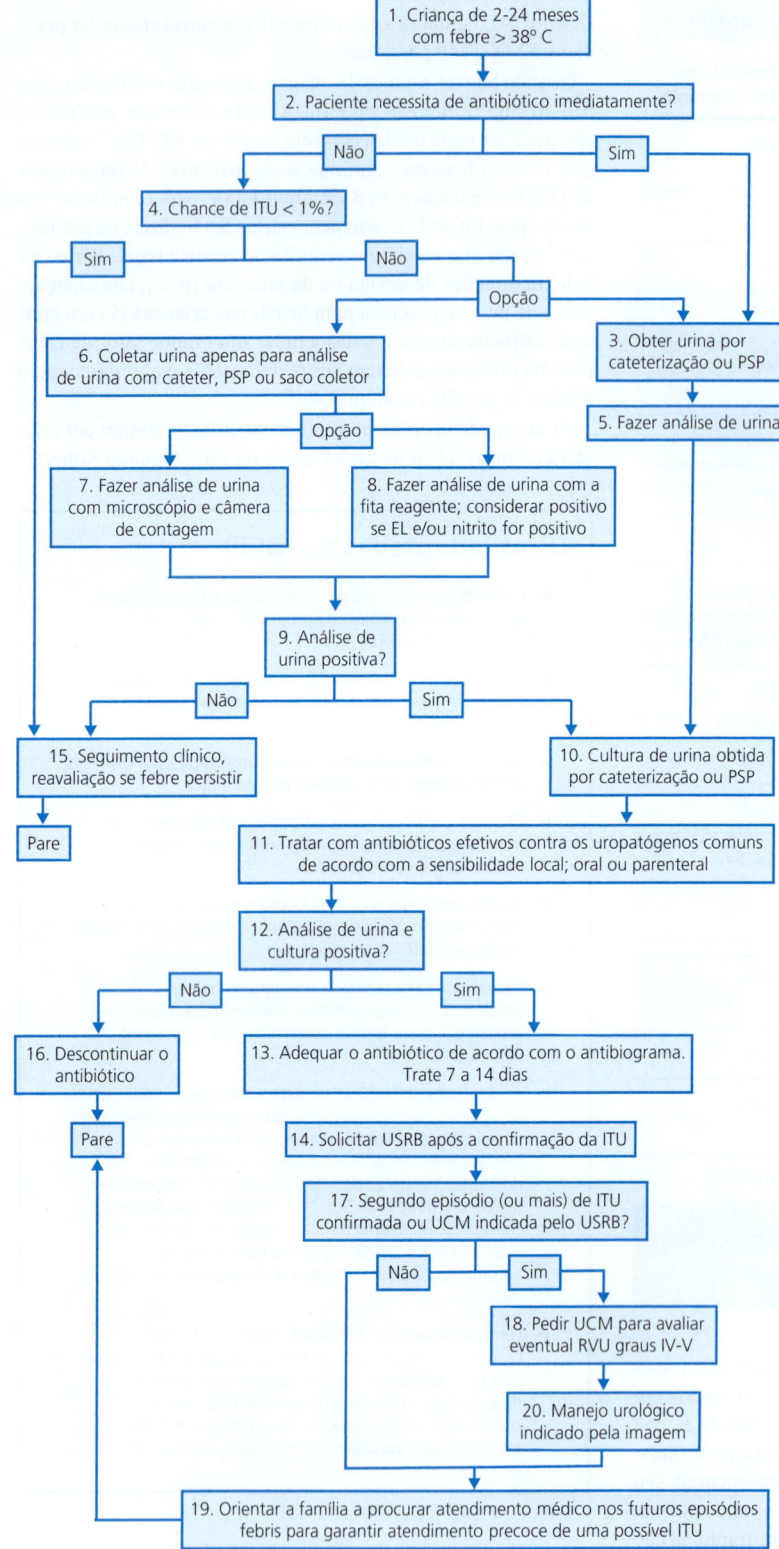

◄ **Figura 145.1**
Algoritmo para o dianóstico e manejo de ITU em lactentes e crianças jovens de 2 a 24 meses de idade com febre não explicada.
1. Risco de ITU é em torno de 5%.
2. O clínico pode decidir se a criança febril requer que terapia antimicrobiana seja administrada devido ao seu estado geral ou outra razão premente.
3. Uma amostra de urina adequada para cultura deveria ser obtida antes de se iniciar antibioticoterapia.
4. Ver Figuras 145.2 para meninas e 145.3 para meninos.
5. A análise de urina ajuda a interpretação da cultura de urina, distinguindo ITU de bacteriúria assintomática.
6. PSP não é recomendada, a não ser que seja necessária, já que causa mais sofrimento do que a cateterização.
7. AU incluindo microscopia com um hemocitômetro tem maior sensibilidade e especificidade, mas pode não estar disponível.
8. Fita diagnóstica é discretamente menos sensível, mas satisfatória se a microscopia não estiver disponível. EL positiva ou nitritos ou microscopia positiva para LEU ou bactéria é uma análise de urina positiva.
9. Se a análise de urina é negativa, ITU é improvável (< 0,3%).
10. Cultura coletada satisfatoriamente (cateterização ou PSP) é necessária para documentar uma ITU verdadeira e guiar a terapia antimicrobiana.
11. Sensibilidades variam por região e época. Defina a via de tratamento com base em considerações práticas (p. ex., incapaz de reter líquidos orais).
12. Crescimento de > ou = 50.000 UFC/mL de um uropatógeno e análise de urina demonstrando bacteriúria ou piúria.
13. Sensibilidade antimicrobiana da bactéria isolada deveria ser usada para ajustar na escolha de antibiótico.
14. Procure por anormalidades anatômicas que requeiram maior investigação.
15. Seguimento em 1 a 2 dias é importante para garantir que fatores de risco que aumentariam a chance de ITU não surjam.
16. Descontinuação de antibióticos assumindo-se que a cultura de urina foi obtida antes do início da antibioticoterapia. Antibióticos desnecessários podem contribuir para a resistência antimicrobiana e podem aumentar o risco de ITU.
17. "ITU confirmada" significa uma cultura de urina obtida por PSP ou cateterização. Alterações do USRB que indiquem uma UCM devem ser definidas pelo clínico.
18. Após um segundo episódio de ITU, o risco de RVU de graus IV-V (p. ex, hidronefrose) é estimado em 18%.
19. Avaliação ideal dentro de 48 h. Detecção precoce e tratamento da ITU febril pode reduzir o risco de cicatriz renal.
UFC, unidades formadoras de colonia; EL, esterase leucocitária; USRB, ultrassonografia de rins e bexigas; PSP, punção suprapúbica; AU, análise de urina; ITU, infecção do trato urinário; UCM, uretrocistografia miccional; RVU, refluxo vesicoureteral; LEU, leucócitos.
Fonte: Roberts KB; Subcommittee on Urinary Tract Infection.

Na prática, o referenciamento para pronto-atendimento/pronto-socorro ocorre com maior frequência pela disponibilidade de exames laboratoriais nesses locais. A maior utilização de fitas reagentes permitiria um decréscimo nesse referenciamento.

Ambulatorialmente, referenciar para pediatra ou urologista infantil crianças menores de 6 meses de idade, entre 6 meses e 3 anos com infecções atípicas ou recorrentes e acima de 3 anos com infecções recorrentes, todas elas com indicação de outras investigações além de US, que deve ser solicitada pelo médico de família. Nas crianças abaixo dos 2 anos que tiveram um episódio febril, mas não se encaixam nas categorias anteriores, referenciar se US estiver alterada.

> ### Erros mais frequentemente cometidos
> ▶ Realizar acompanhamento apenas clínico de lactente ou criança jovem com história de febre alta (39°C ou mais) e sem sinal/sintoma que permita o seu diagnóstico sem ao menos cogitar o diagnóstico de ITU e utilizar a árvore de decisão para estabelecer sobre a necessidade de rastreamento.
> ▶ Tratar ITU sem realização de cultura de urina prévia, exceto nas situações referidas (e nunca nas abaixo de 24 meses, exceto quando o estado clínico exige início imediato de antibioticoterapia IV).
> ▶ Tratar a criança jovem com base em cultura de urina coletada por saco coletor.
> ▶ Deixar de investigar e/ou referenciar o lactente com indicação de investigação.
> ▶ Deixar de fornecer aos pais o original ou a cópia de eventual exame de investigação realizado, cujo resultado seja normal ou alterado, explicando o significado a eles e à criança/adolescente, quando for apropriado.

Prognóstico e complicações possíveis

O prognóstico para a imensa maioria das crianças é bom, incluindo aquelas com RVU de baixo grau (I e II) que geralmente têm o quadro revertido sem nenhuma intervenção específica. O manejo adequado procura encontrar as crianças de alto risco para desenvolvimento de cicatriz renal persistente e proteinúria, quadros supostamente associados à hipertensão e insuficiência renal. Essas crianças precisam de acompanhamento especializado, idealmente um nefrologista pediátrico.

Atividades preventivas e de educação[8]

Crianças com constipação intestinal e/ou alterações funcionais da micção precisam ter essas questões abordadas para se evitar a recorrência.

Crianças que tiveram uma ITU devem ser encorajadas a beber quantidades de líquidos adequadas e ter acesso fácil a banheiros limpos, desencorajando-as de qualquer tentativa de segurar a urina.

Cabe ao médico de família e comunidade deixar claro para a criança/adolescente e/ou os pais ou cuidadores a possibilidade de recorrência e em quais situações o atendimento médico deve ser procurado. É importante informá-los sobre a prevenção, o prognóstico e a razão da solicitação eventual de exames de investigação, orientando-os em caso de referenciamento.

Papel da equipe multiprofissional

Auxiliar de enfermagem e enfermeiro

- Dominar a técnica de sondagem uretral em crianças.
- Orientar os responsáveis pela criança em relação à importância da correta administração de antibióticos, da necessidade de reavaliação, caso não haja melhora clínica, e da possibilidade do antibiótico ser suspenso, caso não haja confirmação da infecção na cultura de urina (nos casos em que a antibioticoterapia foi iniciada com base na análise de urina e antes do resultado dessa última).
- Orientar os familiares das crianças que tiveram ITU e são constipadas em relação às medidas básicas para controle dessa afecção: boa ingesta hídrica, consumo de fibras (frutas e verduras) e atividade física.

Enfermeiro

- Reconhecer a importância de se investigar ITU nas crianças menores de 2 anos com quadro febril não explicado, seja desencadeando a investigação (na existência de protocolos clínicos aprovados) ou solicitando avaliação médica.

ÁRVORES DE DECISÃO

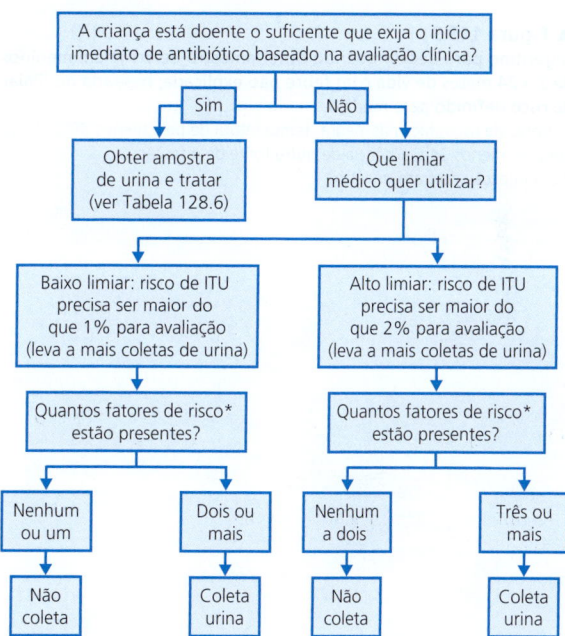

▲ Figura 145.2
Algoritmo para decidir quando obter amostra de urina em meninas de 2 a 24 meses de vida com febre não explicada; baseada no limiar de risco definido pelo médico.
*Fatores de risco: raça branca, idade inferior a 12 meses, temperatura de pelo menos 39°C, febre por pelo menos dois dias, ausência de outra fonte de infecção.
ITU = infecção do trato urinário.

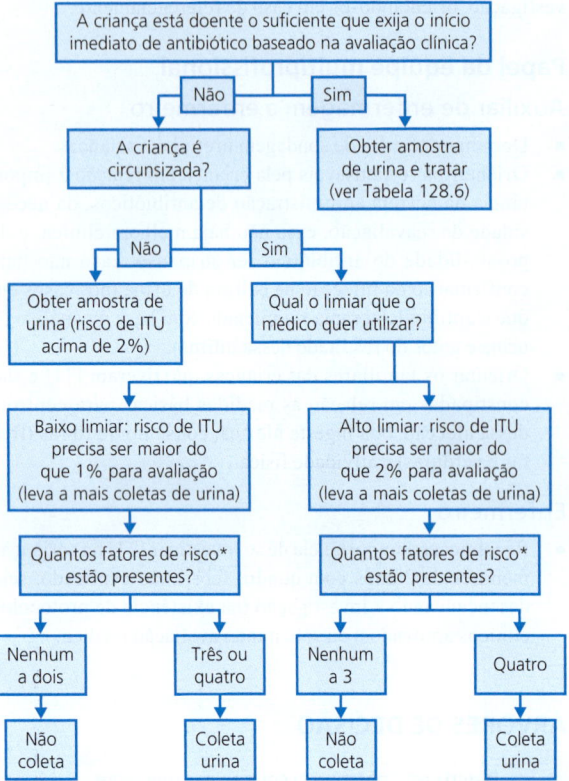

▲ **Figura 145.3**
Algoritmo para decidir quando obter amostra de urina em meninos de 2 a 24 meses de vida com febre não explicada; baseada no limiar de risco definido pelo médico.
*Fatores de risco: raça não-negra, temperatura de pelo menos 39ºC, febre por pelo menos 24h, ausência de outra fonte de infecção.
ITU = infecção do trato urinário.

REFERÊNCIAS

1. Robert KB. Revised AAP guideline on UTI in febrile infants and young children. Am Fam Physician. 2012; 86(10):940-946.

2. Subcommittee on Urinary Tract Infection. Reaffirmation of AAP Clinical practice guideline: the diagnosis and management of the initial urinary tract infection in febrile infants and young children 2-24 months of age. Pediatrics. 2016;138(6). pii: e20163026.

3. Masson P, Matheson S, Webster AC, Craig JC. Meta-analyses in prevention and treatment of urinary tract infections. Infect Dis Clin North Am. 2009;23(2):355-385.

4. Shaikh N, Morone NE, Bost JE, Farrell MH. Prevalence of urinary tract infection in childhood: a meta-analysis. Pediatr Infect Dis J. 2008;27(4):302-308.

5. Shaikh N, Morone NE, Lopez J, Chianese J, Sangvai S, D'Amico F, et al. Does this child have a urinary tract infection? JAMA. 2007;298(24)2895-904.

6. Bock GH. Urinary tract infections. In: Hoekelman RA, editor. Primary pediatric care. Saint Louis: Harcourt Health Sciences; 2001.

7. Bell LE, Matoo TK. Update on childhood urinary tract infection and vesicoureteral reflux. Semin Nephrol. 2009;29(4):349-359.

8. National Institute for Health and Clinical Excellence. Urinary tract infection in children: diagnosis, treatment and long-term management [Internet]. London; 2017 [capturado em 03 mar. 2018]. Disponível em: https://www.nice.org.uk/guidance/CG54.

9. Lavelle JM, Blackstone MM, Funari MK, Roper C, Lopez P, Schast A, et al. Two-step process for ED UTI screening in febrile young children: reducing catheterization rates. Pediatrics. 2016;138(1):e20153023.

10. Whiting P, Westwood M, Watt I, Cooper J, Kleijnen J. Rapid tests and urine sampling techniques for the diagnosis of urinary tract infection (UTI) in children under five years: a systematic review. BMC Pediatr. 2005;5(1):4.

11. Gorelick MH, Shaw KN. Screening tests for urinary infection in children: a meta-analysis. Pediatrics. 1999;104(5):e54.

12. Subcommittee on Urinary Tract Infection, Steering Committee on Quality Improvement and Management, Roberts KB. Urinary tract infection: clinical practice guideline for the diagnosis and management of the initial UTI in febrile infants and children 2 to 24 months. Pediatrics. 2011;128(3):595-610.

13. Neto LB, Amino CJ. Infecção do trato urinário: diagnóstico e consulta. In: Grisi SJ, Escobar AM. Prática pediátrica. 2. ed. São Paulo: Atheneu; 2007.

14. Michael M, Hodson EM, Craig JC, Martin S, Moyer VA. Short *versus* standard duration oral antibiotic therapy for acute urinary tract infection in children [Internet]. London: John Wiley & Sons; 2010 [capturado em 03 mar. 2018]. Disponível em: http://onlinelibrary.wiley.com/doi/10.1002/14651858.CD003966/abstract;jsessionid=02075E47CE16A73698452B6F97E794B6.f02t02.

15. Hoberman A, Greenfield SP, Mattoo TK, Keren R, Mathews R, Pohl HG, et al. Antimicrobial prophylaxis for children with vesicoureteral reflux. N Engl J Med. 2014;370(25):2367-2376.

16. Shaikh N, Hoberman A, Keren R, Gotman N, Docimo SG, Mathews R, et al. Recurrent urinary tract infections in children with bladder and bowel dysfunction. Pediatrics. 2016;170(9):848-854.

CAPÍTULO 146

Infecção do trato urinário em adultos

André Klafke

Aspectos-chave

► A simples presença de uropatógenos na urina não significa infecção do trato urinário (ITU).

► A urocultura não é obrigatória para o manejo de cistites em mulheres.

► A urocultura deve ser sempre solicitada para mulheres com suspeita de ITU complicada ou pielonefrite em homens.

► O tratamento empírico para cistite não complicada deve ser realizado preferencialmente com nitrofurantoína, se não houver contraindicação para esse fármaco.

► Fluorquinolonas devem ser evitadas no tratamento de cistites.

Caso clínico

Adriana, 23 anos, previamente hígida, comparece à consulta por disúria, polaciúria e dor suprapúbica desde o dia anterior, sem corrimento vaginal, prurido, febre ou dor lombar. É sexualmente ativa, namora um rapaz de 25 anos há 2 anos. Nega relação sexual com outros homens e refere que o namorado não tem nenhum sintoma. Teve dois episódios de cistite na vida, um há 2 anos, e outro, há 5.

Teste seu conhecimento

1. Qual é o diagnóstico mais provável neste caso?
   a. Uretrite
   b. Vaginose bacteriana
   c. Tricomoníase
   d. Cistite

2. Que exame complementar deve ser realizado para possibilitar o tratamento adequado?
   a. Nenhum, a anamnese e o exame físico são suficientes
   b. Exame cultural vaginal
   c. Exame da urina com fita reagente, no consultório
   d. Urocultura

3. No caso de coleta de urina para exame com fita reagente ou urocultura:
   a. Pode-se utilizar a urina de qualquer momento do dia, mesmo que se tenha urinado recentemente
   b. Não necessita obrigatoriamente de limpeza prévia do meato uretral e mucosa adjacente
   c. Apesar de popularmente recomendado, não é necessária a coleta do jato médio, com desprezo da urina inicial
   d. No caso de envio da urina para o laboratório para análise, ela deve ser mantida em temperatura ambiente por no máximo 24 horas

4. Sobre o tratamento empírico para cistite não complicada e ausência de contraindicações, o antimicrobiano de escolha é:
   a. Nitrofurantoína
   b. Sulfametoxazol-trimetoprima
   c. Ciprofloxacino
   d. Levofloxacino

5. O seguimento adequado de Adriana é:
   a. Solicitar urocultura de controle após o tratamento
   b. Orientar ingestão regular de suco de *cranberry*
   c. Orientar retorno, se recidiva dos sintomas
   d. Prescrever antibioticoterapia profilática

Respostas: 1D, 2A, 3B, 4A, 5C

Do que se trata

A ITU corresponde à infecção de qualquer região do urotélio, presente na uretra, na bexiga, na próstata e no rim. É uma das infecções mais frequentes em adultos na atenção primária à saúde (APS), tendo ficado atrás apenas de infecções das vias aéreas superiores não especificadas e amigdalites como motivo de prescrição de antimicrobianos em unidades de saúde da família em um estudo brasileiro, em que foi responsável por 13,3% das prescrições de antimicrobianos.[1]

A principal etiologia da ITU é a ascensão uretral de enterobactérias, sendo a *Escherichia coli* o patógeno mais comum, responsável por cerca de 75 a 95% das ITUs não complicadas.[2-4] Outras bactérias causadoras de ITU são: *Klebsiella pneumoniae*, *Proteus mirabilis*, *Staphylococcus saprophyticus*, *Enterococcus faecalis*, *Streptococcus agalactiae*, *Pseudomonas aeruginosa*, *Enterobacter aerogenes* e *Enterobacter cloacae*. Apesar de a principal causa de pielonefrite também ser a ascensão uretral das mesmas bactérias, pode ocorrer pielonefrite hematogênica, especialmente em pessoas debilitadas, com doença crônica ou recebendo terapia imunossupressora.

Devido ao menor tamanho da uretra, à maior colonização periuretral (pelo ambiente úmido) e à ausência de substâncias antibacterianas do líquido prostático, a ITU é muito mais comum em mulheres do que em homens, sendo rara no sexo masculino antes dos 50 anos. A maior incidência em homens após essa idade decorre de múltiplos fatores, dentre eles as maiores prevalências de prostatite e de obstrução uretral decorrente de hipertrofia prostática.

Mulheres em idade fértil têm, em média, quase um episódio de cistite por ano.[2] Pielonefrites ocorrem em uma proporção de 1:28 com cistites.[5] A uretrite, considerada quase sempre como uma infecção sexualmente transmissível (IST),[3] é abordada no Cap. 140, Infecções sexualmente transmissíveis, e as prostatites são abordadas no Cap. 143, Retenção urinária, encurtamento do jato e problemas prostáticos.

Além da classificação anatômica, conforme o órgão afetado, a ITU também é denominada "baixa", quando acomete a bexiga, e "alta", quando envolve o rim. Outra classificação que norteia a investigação diagnóstica e a terapêutica é a de ITU "complicada" ou "não complicada". A ITU é denominada complicada na presença de alterações anatômicas (p. ex., rins policísticos, obstrução) ou funcionais (p. ex., refluxo vesicoureteral [RVU], bexiga neurogênica) do trato urinário ou de condições associadas a um pior prognóstico ou a maior risco, como gestação, diabetes melito (DM), litíase urinária ou imunossupressão.[2,3] Alguns autores consideram todas as ITUs em mulheres pós-menopáusicas e em homens como complicadas.

O que fazer

Anamnese

Como a incidência de ITU varia muito conforme o sexo e a faixa etária, é fundamental que o médico de família e comunidade utilize essas variáveis na pessoa que está atendendo para decidir probabilidade de considerar esse diagnóstico.

Uma mulher adulta não grávida consultando por um ou mais sintomas de ITU tem uma probabilidade de 48% (intervalo de confiança (IC) de 95% de 41-55%) de realmente estar com ITU.[6] A presença das queixas de disúria e de polaciúria, associadas à ausência de corrimento vaginal aumenta em 24 vezes a chance de ITU em relação às mulheres sem essas características, elevando a probabilidade de ITU para 96%.[6] O relato de corrimento ou irritação vaginal, sintomas com maior poder diagnóstico (neste caso, negativo) de ITU em mulheres, reduz a probabilidade de ITU para 23%.[6] Outros fatores, como história materna de ITU, história de ITU na infância e presença de vaginose bacteriana, cujos estudos não permitiram o cálculo de seu poder diagnóstico, foram associados à ITU,[6] ao passo que prurido genital, início insidioso dos sintomas e sintomas há mais de 7 dias reduzem sua possibilidade. A Tabela 146.1 apresenta variáveis que aumentam ou diminuem a probabilidade ou chance de ITU em mulheres.

As DSTs podem apresentar sintomas semelhantes à ITU e devem ser sempre consideradas como diagnóstico diferencial. Em homens, são muito mais frequentes do que cistite. Em mulheres, deve-se suspeitar de DST quando os sintomas têm início gradual ou mais de 7 dias de duração, quando não há dor suprapúbica ou quando há história de troca recente de parceiro, especialmente se este teve diagnóstico recente de uretrite.

Nas mulheres em idade fértil, a gestação pode ser um diagnóstico diferencial, sobretudo na presença de poucos sintomas, como apenas polaciúria e desconforto suprapúbico. Entretanto, independentemente disso, é importante considerar essa possibilidade para a escolha do tratamento.

A presença de febre, calafrios, prostração e dor lombar (por inflamação do parênquima renal) sugere pielonefrite. Os sintomas em geral se desenvolvem rapidamente e podem incluir náuseas, vômitos, dor abdominal e diarreia. Sintomas urinários podem indicar prostatite crônica em homens e, se sinais de comprometimento sistêmico, especialmente se acompanhados de obstrução urinária, prostatite bacteriana aguda. Nefrolitíase, colecistite, apendicite e pneumonia de lobo inferior podem apresentar dor de localização semelhante, mas sem sintomas urinários na colecistite, na apendicite e na pneumonia, sem febre na nefrolitíase e geralmente com tosse e dispneia na pneumonia.

Exame físico

Na cistite, o exame físico costuma revelar apenas dor na região suprapúbica e periuretral, sendo mais útil para a avaliação da presença e característica de sinais sugestivos de outros diagnósticos indicados pela anamnese. Em mulheres com queixa de corrimento ou úlceras genitais, é importante o exame ginecológico. Conforme os sintomas apresentados, realizar inspeção vulvar e vaginal, coleta de secreção para exame microscópico direto e/ou toque bimanual, para avaliar vaginose bacteriana, candidíase, DSTs, doença inflamatória pélvica (DIP), massa pélvica e gestação. Na ausência de corrimento uretral perceptível, é muito difícil a diferenciação entre cistite e uretrite.[10] Em homens com queixa de corrimento uretral ou úlceras genitais, também é importante a inspeção genital. Conforme a idade e os sintomas, considerar o toque retal para avaliação prostática.

A avaliação de dor à percussão do ângulo costovertebral, cuja presença denota maior chance de ITU,[6] e a aferição da temperatura axilar são imprescindíveis na suspeita de pielonefrite. Conforme os sintomas, realizar palpação abdominal, para tentar diferenciar de colelitíase e apendicite, e ausculta pulmonar, para pneumonia de lobo inferior.

Exames complementares

Em mulheres adultas com alta probabilidade de cistite não complicada, deve-se considerar tratamento empírico, sem a necessidade de solicitação de exame complementar (ver Figura 146.1).[6] Na presença de corrimento vaginal, conforme mencionado, reduz bastante a probabilidade de ITU, o exame microscópico direto da secreção pode confirmar diagnósticos como vaginose bacteriana, candidíase ou tricomoníase, podendo ser realizado durante a consulta.

Em mulheres com probabilidade intermediária de ITU não complicada (ver Anamnese), o exame da urina com fita reagente pode ser utilizado durante a consulta para reclassificar sua probabilidade em alta ou baixa. Para a correta interpretação dos resultados, a urina deve ser adequadamente coletada e armazenada, conforme as orientações do Quadro 146.1. O exame é considerado positivo quando há presença de esterases leucoci-

Tabela 146.1	Fatores associados à infecção do trato urinário em mulheres adultas				
Condição	RPP	RPN	RR e valor p		HR**
	(IC 95%)	(IC 95%)	CSU	HMO	(IC 95%)
História					
▶ Disúria[6]	1,5 (1,2-2,0)	0,5 (0,3-0,7)			
▶ Polaciúria[6]	1,8 (1,1-3,0)	0,6 (0,4-1,0)*			
▶ Hematúria[6]	2,0 (1,3-2,9)	0,9 (0,9-1,0)*			
▶ Corrimento vaginal[6]	0,3 (0,1-0,9)	3,1 (1,0-9,3)*			
▶ Irritação vaginal[6]	0,2 (0,1-0,9)	2,7 (0,9-8,5)*			
▶ Frequência de relações sexuais na semana anterior[7]			p < 0,001	p = 0,002	
• 1 dia			1,37	1,24	
• 3 dias			2,56	1,91	
• 5 dias			4,81	2,96	
▶ Frequência de uso de diafragma com espermicida na semana anterior[7]			p < 0,001	p = 0,04	
• 1 dia			1,42	1,29	
• 3 dias			2,83	2,14	
• 5 dias			5,68	3,54	
▶ História de ITU recorrente[8]			5,58	2,10	6,9 (3,5-13,6)
▶ DM do com insulina[8]			p < 0,001	p = 0,006	3,4 (1,7-7,0)
Exame físico					
▶ Corrimento vaginal[6]	0,7 (0,5-0,9)	1,1 (1,0-1,2)*			
▶ Dor no ângulo costovertebral[6]	1,7 (1,1-2,5)	0,9 (0,8-1,0)*			
Fita reagente[9]*					
▶ EL	5,21 (3,10-8,75)	0,34 (0,25-0,47)			
▶ N	30,6 (13,2-71,0)	0,44 (0,31-0,64)			
▶ EL ou N	5,16 (2,90-9,20)	0,22 (0,13-0,37)			
▶ EL e N	8,64 (4,56-16,4)	0,53 (0,22-1,25)*			

*Não atingiram significância estatística.

**O estudo que avaliou HR incluiu apenas mulheres pós-menopáusicas, de 55 a 75 anos.

***Considerando apenas os estudos cegados desta revisão sistemática.

RPP, razão de probabilidades positiva (=probabilidade de o teste ser positivo em doentes ÷ probabilidade de o teste ser positivo em não doentes. Indica em quantas vezes a presença do fator aumenta a chance de ter ITU); RPN, razão de probabilidades negativa (=probabilidade de o teste ser negativo em doentes ÷ probabilidade de o teste ser negativo em não doentes. Indica em quantas vezes a ausência do fator aumenta a chance de ter ITU); IC, intervalo de confiança (intervalos que não incluem o 1 indicam que a condição está significativamente associada à ITU); RR, risco relativo; HR, *hazardratio* (taxa de risco); CSU, *coorte* do Centro de Saúde dos estudantes da Universidade de Washington, com idade de 18 a 40 anos (média de 23 anos); HMO: *coorte* do Health Maintenance Organization, de Washington, com idade de 18 a 40 anos (média de 29 anos); EL: esterase leucocitária; N: nitritos.

tárias (ELs) ou nitritos, combinação que mostrou a maior sensibilidade (82%, IC 95% 70-93%) e razoável especificidade (80%, IC 95% 70-90%), e negativo na ausência de ambos, combinação com a menor razão de probabilidades negativa (0,22, IC 95% 0,13-0,37% – valores considerando apenas os estudos cegados) (ver Tabela 146.1).[9] As ELs são muito sensíveis para ITU, mas não tão específicas, podendo ser positivas em outras condições, como DSTs. Os nitritos são muito específicos, mas não tão sensíveis, podendo ser negativos em infecções por bactérias que não convertem nitratos em nitritos, como *S. saprophyticus*, *Pseudomonas* sp. e enterococos, ou quando a urina não ficou tempo suficiente na bexiga para haver essa conversão em níveis detectáveis (razão pela qual se recomenda a coleta de urina para o teste pelo menos 4 horas após a última micção).[11]

Mulheres que vão à consulta por um ou mais sintomas de cistite não complicada (probabilidade de ITU de 48%) e realizam o teste da fita reagente passam a ter uma probabilidade de ITU de 81%, se o resultado for positivo, e de 23%, se negativo, considerando apenas o resultado do teste.[6] Os dados da anamnese e do exame físico devem ser utilizados em conjunto com o resultado do exame para estimar a probabilidade pós-teste de cistite. Se esta for muito alta ou muito baixa, a realização de urocultura é desnecessária. Se o exame for realizado em mulheres com menor probabilidade pré-teste de ITU, como 20% (mulheres com um ou mais sintomas de ITU e corrimento vaginal), o resultado negativo quase que descarta a probabilidade de cistite (5%), mas o positivo eleva sua probabilidade para 52%, requerendo uma urocultura para o diagnóstico.[9] O contrário ocorre nas com alta probabilidade pré-teste de cistite.

> **Quadro 146.1 | Orientações para a coleta e o armazenamento de urina para análise[12]**
>
> **Coleta**
>
> ▶ A urina deve estar há pelo menos 4h na bexiga
>
> ▶ Não ter ingerido substâncias que tornam a urina vermelha, como fenazopiridina e beterraba (podem ocasionar falso-positivo para nitritos)
>
> ▶ Se possível (mas não obrigatoriamente), realizar limpeza prévia do meato uretral e mucosa adjacente com solução antisséptica não espumante, com posterior secagem com *swab* estéril, para evitar mistura do antisséptico com a urina
>
> ▶ Minimizar o contato da amostra com a mucosa, afastando os lábios na mulher e retraindo o prepúcio nos homens não circuncisados
>
> ▶ Coletar o jato médio (desprezar o jato inicial)
>
> **Conservação** (deve ser analisada assim que possível)
>
> ▶ Refrigeração a 4°C: até 24h
>
> ▶ Temperatura ambiente: até 4h

Para o restante dos adultos com suspeita de ITU (mulheres com suspeita de ITU complicada ou pielonefrite em homens), deve-se sempre solicitar a urocultura.[3,6] A urocultura é o único exame que pode confirmar ou excluir com certeza ITU e avaliar a sensibilidade bacteriana para uma eventual necessidade de troca de medicamento. Como apenas uma dose de antimicrobiano já é capaz de inibir o crescimento bacteriano, a urina para cultura deve sempre ser coletada antes de a pessoa tomar a primeira dose do tratamento empírico. A urocultura não deve ser solicitada para pessoas sem sintomas, com exceção de gestantes e em pré-operatório de procedimentos urológicos.[3,13–15]

A quantidade de bactérias necessária para caracterizar ITU na urocultura depende de alguns fatores. Um deles é a probabilidade de contaminação do método utilizado para a coleta: na urina coletada por jato médio, a mais utilizada em APS, o crescimento de 10^5 UFC por mL representa infecção urinária na grande maioria das vezes. Entretanto, em mulheres com sintomas de ITU e piúria (mais de 10 mil leucócitos por mL de urina não centrifugada ou 2 a 5 leucócitos por campo em sedimento centrifugado),[16] mais de 10^2 UFCs/mL já são indicativos de ITU (quantidade que vale também para urina coletada por cateter vesical). Outros fatores são a probabilidade de a bactéria encontrada ser uma causadora de ITU (p. ex., *E. coli* e *S. saprophyticus*, por serem frequentes causadores de ITU, podem ser considerados em quantidades menores) e de a pessoa apresentar ITU de acordo com suas características e quadro clínico.

Concomitantemente com a urocultura, pode ser solicitado exame qualitativo de urina (EQU). A presença de piúria sem o crescimento de bactérias na urocultura pode ocorrer na cistite com baixa contagem bacteriana, na contaminação da urina por secreção vaginal em mulheres, na infecção por patógenos sexualmente transmissíveis (*Chlamydia trachomatis*, *Neisseria gonorrhoeae*, herpes simples) e com o uso prévio de antimicrobianos à coleta. O risco de DST nas pessoas com piúria e sem bacteriúria é maior se os sintomas forem de início gradual e tiverem mais de 7 dias de duração, se não houver hematúria e dor suprapúbica, novo parceiro sexual ou presença de DST no parceiro e na presença de cervicite mucopurulenta no exame físico. Bacteriúria sem piúria é incomum e sugere contaminação da amostra.

Os exames complementares não são convenientes ou confiáveis o suficiente para o uso rotineiro na distinção entre cistite e pielonefrite. A proteína C-reativa costuma estar elevada na pielonefrite e não na cistite, mas, de forma isolada, não é suficientemente sensível nem específica para o diagnóstico. Cilindros leucocitários são quase patognomônicos de pielonefrite, mas não são encontrados com tanta frequência nos EQUs. Na ausência de um exame complementar com acurácia, disponibilidade e conveniência suficientes para o diagnóstico de certeza entre cistite e pielonefrite, é necessário combinar os achados da anamnese, do exame físico e de eventuais exames complementares para fazer o diagnóstico diferencial entre essas duas localizações de ITU.

Exames de imagem não costumam acrescentar informações para o diagnóstico de ITU. Podem ser úteis para a exclusão de outros diagnósticos, como colecistite, hiperplasia prostática, pneumonia de lobo inferior e, eventualmente, prostatite ou apendicite, ou na suspeita de complicações ou fatores predisponentes para ITUs de repetição (ver Prognóstico e complicações possíveis).

Conduta proposta

Tratamento

Em mulheres com cistite não complicada, o tratamento com antimicrobianos mostrou-se mais efetivo do que placebo. A pivmecilinam apresentou significativamente maior cura clínica e bacteriológica do que placebo nos dias 8-10 e 35-49 pós-tratamento.[17] A nitrofurantoína obteve maior alívio ou cura dos sintomas do que placebo em 7 dias e cura bacteriológica em 3 dias, mas não apresentou diferença no alívio ou na cura dos sintomas em 3 dias, nem na cura bacteriológica em 7 dias.[18] Isso pode ter ocorrido pela significativa proporção de melhora ou cura dos sintomas e cura bacteriológica com placebo: 50 e 41%, respectivamente. Em outro ensaio clínico, dois terços das mulheres com ITU baixa não complicada, alocadas para receber ibuprofeno, tiveram melhora dos sintomas sem a necessidade de antibióticos, mas menos do que as que receberam fosfomicina, e tiveram maior incidência de pielonefrite.[19]

A seleção do medicamento para o tratamento empírico é definida por sua eficácia clínica e sensibilidade da *E. coli*, patógeno responsável pela grande maioria das ITUs em pacientes ambulatoriais. Não foram observadas diferenças importantes na proporção de cura clínica de cistite não complicada em mulheres com os antimicrobianos adequados para seu tratamento (Tabela 146.2).[20] Considerando esses aspectos, a nitrofurantoína é o fármaco de escolha para tratamento empírico de mulheres com cistite não complicada: apresenta eficácia clínica de 93%, com baixa resistência à *E. coli* e sem tendência de aumento nessa resistência ao longo do tempo.[2–4,21] Alternativas são fosfomicina e pivmecilinam, em locais em que estão disponíveis.

A *E. coli* apresenta importantes variações geográficas em sua sensibilidade a antimicrobianos. Portanto, na presença de contraindicações para o uso de nitrofurantoína e indisponibilidade de fosfomicina epivmecilinam, a seleção do medicamento para tratamento empírico de cistite não complicada em mulheres deve ser guiada pelo padrão de resistência local dessa bactéria.[2–4] Por exemplo, não devem ser utilizados SMX-TMP, quando a resistência for superior a 20% e fluoroquinolonas, quando superior a 10%.[2–4,22,23] Se o padrão de resistência local não for conhecido, podem-se utilizar como referência dados de estudos brasileiros com pacientes não internados (Tabela 146.3).

Tabela 146.2 | **Regimes de tratamento oral para infecção do trato urinário em mulheres***

Medicamento	Cistite	Pielonefrite
Betalactâmicos	(3-7 dias)	(7-14 dias)
Ampicilina*	500 mg, de 6/6 h	1.000 mg, de 6/6 h
Amoxicilina*	250-500 mg, de 8/8 h	500 mg, de 8/8 h
Amoxicilina-clavulanato*	500-125 mg, de 8/8 h	500-125 mg, de 8/8 h
Cefalexina*	250-500 mg, de 6/6 h	500 mg, de 6/6 h
Cefuroxima*	125-250 mg, de 12/12 h	250 mg, de 12/12 h
Pivmecilinam*	400mg, de 12/12h	–
Fluorquinolonas	(3 dias)	(7-14 dias)
Ciprofloxacino	250 mg, de 12/12 h	500 mg, de 12/12 h
Levofloxacino	250 mg, 1x/dia	250-500 mg, 1x/dia
Gatifloxacina	200 mg, 1x/dia	400 mg, 1x/dia
Norfloxacino	400 mg, de 12/12 h	400 mg, de 12/12 h
Ofloxacina	100-200 mg, de 12/12 h	200-400 mg, de 12/12 h
Outros		
Ácido nalidíxico	1.000 mg, de 6/6 h	–
Fosfomicinatrometamol*	3 g, dose única	–
Nitrofurantoína (macrocristais)**	50-100 mg, de 6/6 h, 5-7 dias	–
Nitrofurantoína (monoidrato, macrocristais)**	100 mg, de 12/12 h, 5-7 dias	–
SMX-TMP***	800 mg – 160 mg, de 12/12 h, 3 dias	800 mg + 160 mg, de 12/12 h, 14 dias

*Considerar as informações do texto para seleção do medicamento a ser utilizado no tratamento empírico.
**Pode ser usado em gestantes.
***Pode ser usado na gestação apenas no segundo trimestre.
SMX-TMP, sulfametoxazol-trimetoprima.

Tabela 146.3 | **Resistência (%) de *Escheria Coli* a antimocrobianos no Brasil em pacientes não internados**

Local	Salvador[24]	Recife[25]	Presidente Prudente[26]
Período	2008-2009	2006-2007	2006-2007
Betalactâmicos			
Ampicilina	49	73,6	52,1
Amoxicilina+clavulanato		39,4	
Cefalotina	33	3,6	41
Cefoxitina		1,0	
Cefuroxima	1		14
Cefotaxima		0,6	3,4
Ceftriaxona	0		10
Ceftazidima	0	0,6	3
Cefepima	0	0,6	3,2
Aminoglicosídeos			
Amicacina	1	0,3	6,1
Gentamicina	2	5,2	4
Fluorquinolonas			
Ciprofloxacino	9	20,8	14
Norfloxacino		20,8	13
Outros			
Ácido nalidíxico		29,6	
Nitrofurantoína	2	1,9	4
SMX-TMP	36	46,6	38
Tetraciclina	26	44,6	29

Conforme esses estudos, não se devem utilizar, no tratamento empírico de cistite em mulheres, ampicilina (resistência de 44-77%), amoxicilina (50%), SMX-TMP (34-49%) ou tetraciclina (30-60%), a menos que haja dados mostrando que o padrão de resistência local é diferente. Mesmo quando a resistência de *E. coli* às fluorquinolonas for inferior a 10%, estas devem ser evitadas na cistite não complicada em mulheres.[2–4,21,27] As quinolonas configuram-se em uma importante classe para o tratamento de ITUs mais graves, e a resistência dessa bactéria a essa classe de antibióticos está aumentando significativamente em poucos anos, talvez devido ao aumento de seu uso. Nitrofurantoína e tetraciclinas são contraindicadas em pessoas com insuficiência renal (IR).[3] Devido à alta proporção de cura espontânea na cistite não complicada,[18] não se justifica a troca do antimicrobiano nessas mulheres no caso de cura clínica e verificação posterior de resistência bacteriana no antibiograma.

O tratamento com beta-lactâmicos, SMX-TMP ou quinolonas durante 3 dias, mostrou-se equivalente ao uso de 5 a 10 dias em mulheres com cistite não complicada na cura clínica, mas o tratamento mais longo foi mais efetivo na cura bacteriológica.[28] Em idosas, apesar de haver poucos estudos e em média de baixa qualidade, estes também não encontraram diferença na eficácia entre tratamento curto e longo para cistite não complicada, embora a terapia com dose única tenha sido inferior a ambos.[29] Portanto, podem-se utilizar esses medicamentos por 3 dias em mulheres com cistite não complicada.

Em homens, o tratamento para cistite não deve ser realizado com nitrofurantoína ou beta-lactâmicos, por estes não atingirem adequada concentração tecidual para eventual prostatite oculta associada, nem com fosfomicina, cujos dados são limitados.

O tratamento empírico para cistite em homens deve ser realizado conforme o padrão de resistência local, com SMX-TMP ou quinolonas como opções para o tratamento oral.[3] Há menos estudos avaliando a duração ideal do tratamento de cistite no sexo masculino, mas o tratamento de ITU por 7 dias não apresentou maior recorrência que tratamentos mais longos.[30]

Por questões éticas, não foram realizados ensaios clínicos para avaliar a efetividade de antimicrobianos contra placebo na pielonefrite. Para o tratamento dessa enfermidade, o fármaco a ser iniciado empiricamente deve possuir, além das características comuns aos indicados para a cistite, boa capacidade de concentração no tecido renal, o que não é obtido pela nitrofurantoína, fosfomicina e pivmecilinam. Pessoas em bom estado geral com pielonefrite não complicada podem ser tratadas ambulatorialmente, com medicamentos via oral. Entre os medicamentos para uso oral que alcançam adequada concentração renal, apenas as fluorquinolonas apresentam um padrão aceitável de eficácia e sensibilidade microbiana para o tratamento empírico (ver Tabela 146.2).[4] Entretanto, se a resistência local de E. coli a essa classe de antimicrobianos for maior do que 10%, deve ser iniciado tratamento empírico parenteral enquanto se aguarda o resultado da urocultura.[3]

Na pielonefrite, o tratamento por 7 a 14 dias é suficiente, sem diferença em eficácia clínica, bacteriológica ou recidiva com terapêutica por período maior.[31] A ITU complicada deve ser tratada por pelo menos 7 dias, pela ausência de estudos bem delineados avaliando o melhor tempo de tratamento.[32] Não foram encontrados ensaios clínicos avaliando a efetividade de *cranberry* no tratamento de ITU.[33]

As únicas condições com evidência de benefício no tratamento da bacteriúria assintomática são gestação e pré-operatório de procedimentos urológicos diagnósticos ou terapêuticos.[3,13–15] Em gestantes, o tratamento da bacteriúria assintomática reduziu a incidência de pielonefrite em 77%, de nascimentos de baixo peso em 36% e de nascimentos prematuros em 73%, embora a qualidade dos estudos tenha sido baixa ou muito baixa.[15] Na ausência de estudos bem delineados quanto à duração do tratamento, avaliando desfechos importantes, a bacteriúria assintomática na gestação deve continuar sendo tratada por 7 dias.[34] A Tabela 146.2 apresenta os fármacos que podem ser utilizados no tratamento de ITU em gestantes. Previamente a procedimentos urológicos, o regime de tratamento deve ser o mesmo da ITU sintomática, conforme sexo e presença ou não de fatores definidores de ITU complicada.[3]

Quando referenciar

Pessoas em mau estado geral, com risco de sepse ou intolerância para tratamento oral, podem requerer internação para terapia intravenosa e cuidados intensivos. Indivíduos com sinais e sintomas sugestivos de obstrução do trato urinário requerem avaliação urológica imediata, que pode iniciar por tomografia computadorizada (TC), TC em espiral ou ultrassonografia (US).

Pessoas com suspeita de anormalidades estruturais ou funcionais no trato geniturinário ou com pielonefrite que, após 3 dias de tratamento com antimicrobiano ao qual o agente etiológico é sensível, persistirem com febre e sem melhora dos sintomas necessitam investigação. Essa investigação é realizada por meio de exame de imagem, como US de rins e de vias urinárias, TC ou cintilografia renal.[3] Pela dificuldade de acesso a esses exames, pode ser necessário o referenciamento para outro especialista.

Outras circunstâncias em que se deve considerar referenciamento para outro especialista, conforme a situação, são ITUs complicadas, ITUs em homens e alguns casos de ITUs recorrentes em mulheres (ver Prognóstico e complicações possíveis). Hematúria persistente, sem causa óbvia, após erradicação da infecção, necessita de avaliação por cistoscopia.

> **Dicas**
> - A principal causa de ITU é a incursão ascendente de bactérias pelo trato urinário.
> - A ITU é muito mais comum em mulheres.
> - A combinação de disúria, polaciúria e ausência de corrimento vaginal denota grande probabilidade de ITU.
> - DSTs devem ser sempre consideradas como diagnóstico diferencial.
> - Em mulheres com corrimento vaginal, deve ser realizado exame ginecológico para explorar outro diagnóstico.
> - Exame de urina com fita teste durante a consulta deve ser considerado para mulheres com probabilidade intermediária de ITU não complicada.
> - A simples presença de uropatógenos na urina não significa ITU.
> - A urocultura não é obrigatória para o manejo de cistites em mulheres.
> - Tratamento antimicrobiano empírico sem a necessidade de exames complementares deve ser considerado para mulheres com sintomas indicativos de alta probabilidade de cistite não complicada.
> - Em locais sem documentação da sensibilidade de E. coli a antimicrobianos, a nitrofurantoína deve ser preferida para o tratamento empírico de cistites
> - As únicas situações em que se deve rastrear e tratar bacteriúria assintomática são gestação e o pré-operatório de procedimentos urológicos.

> **Erros mais frequentemente cometidos**
> - Solicitar urocultura para pessoas assintomáticas e tratar o resultado positivo, excetuando-se gestantes e aqueles que se submeterão a procedimentos urológicos invasivos.
> - Tratar empiricamente para cistite mulheres com leucocitúria que, na verdade, apresentam uretrite ou cervicite por DST.
> - Utilizar fluorquinolona para tratamento empírico de cistite não complicada em mulheres.
> - Usar como escolha para tratamento empírico de ITU SMX-TMP quando a resistência local de E. coli a esse antimicrobiano for maior do que 20%.

Prognóstico e complicações possíveis

O prognóstico de ITUs não complicadas em adultos previamente sadios é muito bom. Complicações são raras na cistite não complicada. Na pielonefrite, os sintomas costumam melhorar consideravelmente em 48 a 72 horas de tratamento. Em pessoas com pielonefrite complicada por doença renal prévia, pode haver redução da função renal.

A persistência de sintomas de cistite ou recorrência em menos de um mês após tratamento empírico sugere resistência antimicrobiana ou, mais raramente, recidiva (novos sintomas de infecção pelo microrganismo original). Nestes casos, deve-se realizar urocultura e, enquanto se aguarda o resultado, fazer o tratamento com antibiótico de largo espectro, como uma fluorquinolona.[2] Sintomas que retornam após mais de um mês sugerem reinfecção (infecção por nova cepa).

A urocultura de controle deve ser solicitada apenas para gestantes e previamente à cirurgia urológica, pela ausência de indicação de tratamento de bacteriúria assintomática em outras condições.[13,14] Em mulheres sem melhora com tratamento empírico para cistite, deve-se realizar urocultura para avaliar a presença de bactéria resistente ou de outro diagnóstico, como uretrite.[10] Persistência de febre e ausência de melhora em 3 dias de tratamento de pielonefrite com bactéria sensível podem indicar complicações, como obstrução urinária, formação de abscesso e necrose papilar. Uma complicação grave, embora rara em pessoas hígidas e com ITU não complicada, é a urossepse, que apresenta mortalidade de até 40%.[35]

Em infecções por bactérias que desdobram a ureia (*P. mirabilis*, *S. saprophyticus* e *K. pneumoniae*), pode haver formação de cálculos de estruvita, que podem causar obstrução parcial ou total do fluxo urinário e devem ser removidos para a resolução da infecção.

ITUs recorrentes são definidas como duas ou mais ITUs em 6 meses ou três ou mais em 12 meses.[36,37] Cistites recorrentes são relativamente comuns em mulheres jovens: 26,6% das mulheres jovens que tiveram cistite terão outra em 6 meses.[38] A maioria ocorre por reinfecção, em vez de recidiva. Fatores genéticos, história familiar de ITUs, idade da primeira ITU ≤ 15 anos, atividade sexual, anormalidades anatômicas, estenoses, cálculos, cistocele, incontinência urinária, bexiga neurogênica, RVU, resíduo pós-miccional e uso de cateter vesical consistem em fatores de risco para ITU recorrente em mulheres.[36,37]

A realização rotineira de exames complementares de imagem não acrescenta informações para a grande maioria das mulheres com ITUs recorrentes.[39–41] Esses exames devem ser reservados para pessoas com condições como bexiga neurogênica, hematúria, aumento da creatinina sérica (CrS), recidivas, infecções por bactérias produtoras de urease e história de cálculos renais e de ITU na infância, situações com maior probabilidade de alterações estruturais, funcionais ou clínicas do trato urinário[2,41] ou com pielonefrite sem melhora com 72 horas de antibioticoterapia para germe sensível. Em pacientes com dois ou mais episódios de pielonefrite recorrente, entretanto, pode ser razoável realizar exame de imagem.[2]

Atividades preventivas e de educação

Não há estudos avaliando prevenção primária de ITUs em indivíduos hígidos, de baixo risco para ITU e sem história de ITUs de repetição. Em pacientes de maior risco para ITU, a atualização da revisão sistemática da Cochrane não encontrou redução da ocorrência de ITUs sintomáticas com o uso profilático de *cramberry*, ao contrário de sua edição anterior.[42]

Quadro 146.2 | Medicamentos para profilaxia de infecção do trato urinário em mulheres com infecção do trato urinário recorrente (dose 1x/dia ou pós-coital)

Nitrofurantoína 50-100 mg

Fosfomicina trometamol 3 g*

SMX-TMP 40-200 mg**

Cefalexina 125-250 mg***

Ciprofloxacina 125 mg****

Norfloxacina 200 mg****

*A cada 10 dias.
**Pode ser usado 3x/semana.
***Usar apenas em gestantes devido aos efeitos colaterais ecológicos (resistência).[3]
****Utilizar apenas quando não for possível nenhum outro, devido a seus efeitos colaterais ecológicos (resistência).[3]

Em mulheres com ITUs recorrentes, a profilaxia antimicrobiana reduz a recorrência clínica (risco relativo (RR) 0,15; IC 95% 0,08-0,28; NNT 1,85).[43] O RR para incidência de efeitos adversos graves não foi significativo, mas, para outros efeitos adversos, como candidíase oral, vaginal e sintomas gastrintestinais, foi de 1,78 (IC 95% 1,06-3,00). Essa profilaxia pode ser contínua ou, nos casos de ITU associada à relação sexual, pós-coital. Deve ser realizada por 6 a 12 meses, com reavaliação de sua manutenção. O antimicrobiano a ser utilizado para a profilaxia (Quadro 146.2) deve ser escolhido conforme o padrão de suscetibilidade da pessoa e só deve ser iniciado após a erradicação da ITU, documentada por urocultura.

Estrogênios vaginais reduziram o número de ITUs em mulheres pós-menopáusicas com ITUs de repetição em dois pequenos ensaios clínicos.[44] Não foram encontradas reduções de ITUs com o uso de probióticos em mulheres com ITUs recorrentes.[45]

Deve-se considerar a troca de método contraceptivo nas usuárias de diafragma com espermicida que tenham ITUs de repetição, por sua associação.[5] Em estudos de caso-controle, não houve menos casos de cistite recorrente com higiene anteroposterior pós-evacuação, micção mais frequente, micção pós-coital ou uso de roupa íntima de algodão, ou menos "justa" em mulheres.[2,36] Entretanto, por serem medidas de baixo risco e não avaliadas em estudos prospectivos, podem ser recomendadas a mulheres com ITUs recorrentes.

Papel da equipe multiprofissional

Conforme o Protocolo de Atenção Básica de Saúde da Mulher, do Ministério da Saúde,[46] a mulher com queixas urinárias deve ser acolhida com escuta qualificada pela equipe multiprofissional e referenciada para avaliação com enfermeiro ou médico. Na presença de sintomas de ITU, esse protocolo indica que a mulher com cistite não complicada pode ser tratada pelo enfermeiro na ausência de episódio recente, de ITU recorrente ou de falha terapêutica.

ÁRVORE DE DECISÃO

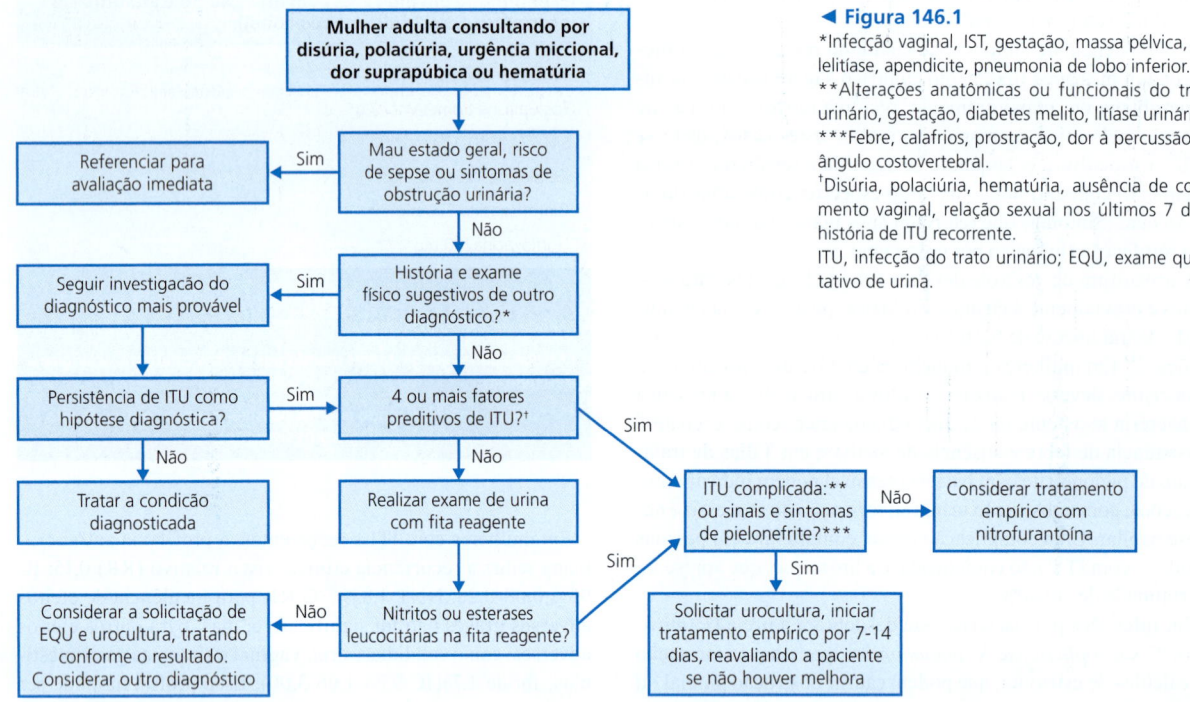

◀ **Figura 146.1**
*Infecção vaginal, IST, gestação, massa pélvica, colelitíase, apendicite, pneumonia de lobo inferior.
**Alterações anatômicas ou funcionais do trato urinário, gestação, diabetes melito, litíase urinária.
***Febre, calafrios, prostração, dor à percussão do ângulo costovertebral.
†Disúria, polaciúria, hematúria, ausência de corrimento vaginal, relação sexual nos últimos 7 dias, história de ITU recorrente.
ITU, infecção do trato urinário; EQU, exame qualitativo de urina.

REFERÊNCIAS

1. Tavares NU, Bertoldi AD, Muccillo-Baisch AL. Antimicrobial prescription in family health units in Southern Brazil. Cad Saude Publica. 2008;24(8):1791-1800.

2. Hooton TM. Uncomplicated urinary tract infection. N Engl J Med. 2012;366(11):1028-1037.

3. Grabe M, Bartoletti R, Bjerklund-Johansen TE, Cai T, Çek M, Köves B, et al. Guidelines on urological infections [Internet]. Barcelona: European Association of Urology; 2015 [capturado em 04 mar. 2018]. Disponível em: https://uroweb.org/wp-content/uploads/19-Urological-infections_LR2.pdf.

4. Gupta K, Hooton TM, Naber KG, Wullt B, Colgan R, Miller LG, et al. International Clinical Practice Guidelines for the treatment of acute uncomplicated cystitis and pyelonephritis in women: a 2010 update by the Infectious Diseases Society of America and the European Society for Microbiology and Infectious Diseases. Clin Infect Dis. 2011;52(5):e103-20.

5. Ikäheimo R, Siitonen A, Heiskanen T, Kärkkäinen U, Kuosmanen P, Lipponen P, et al. Recurrence of urinary tract infection in a primary care setting: analysis of a 1-year follow-up of 179 women. Clin Infect Dis. 1996;22(1):91-99.

6. Bent S, Nallamothu BK, Simel DL, Fihn SD, Saint S. Does this woman have an acute uncomplicated urinary tract infection? JAMA. 2002;287(20):2701-2710.

7. Hooton TM, Scholes D, Hughes JP, Winter C, Roberts PL, Stapleton AE, et al. A prospective study of risk factors for symptomatic urinary tract infection in young women. N Engl J Med. 1996;335(7):468-474.

8. Jackson SL, Boyko EJ, Scholes D, Abraham L, Gupta K, Fihn SD. Predictors of urinary tract infection after menopause: a prospective study. Am J Med. 2004;117(12):903-911.

9. St JA, Boyd JC, Lowes AJ, Price CP. The use of urinary dipstick tests to exclude urinary tract infection: a systematic review of the literature. Am J Clin Pathol. 2006;126(3):428-436.

10. Osterberg E, Aspevall O, Grillner L, Persson E. Young women with symptoms of urinary tract infection. Prevalence and diagnosis of chlamydial infection and evaluation of rapid screening of bacteriuria. Scand J Prim Health Car. 1996;14(1):43-49.

11. Wilson ML, Gaido L. Laboratory diagnosis of urinary tract infections in adult patients. Clin Infect Dis. 2004;38(8):1150-1158.

12. LaRocco MT, Franek J, Leibach EK, Weissfeld AS, Kraft CS, Sautter RL, et al. Effectiveness of preanalytic practices on contamination and diagnostic accuracy of urine cultures: a laboratory medicine best practices systematic review and meta-analysis. Clin Microbiol Rev. 2016;29(1):105-147.

13. Zalmanovici Trestioreanu A, Lador A, Sauerbrun-Cutler MT, Leibovici L. Antibiotics for asymptomatic bacteriuria. Cochrane Database Syst Rev. 2015;4:CD009534.

14. Dull RB, Friedman SK, Risoldi ZM, Rice EC, Starlin RC, Destache CJ. Antimicrobial treatment of asymptomatic bacteriuria in noncatheterized adults: a systematic review. Pharmacotherapy. 2014;34(9):941-960.

15. Smaill FM, Vazquez JC. Antibiotics for asymptomatic bacteriuria in pregnancy. Cochrane Database Syst Rev. 2015;(8):CD000490.

16. Kunin CM, White LV, Hua TH. A reassessment of the importance of "low-count" bacteriuria in young women with acute urinary symptoms. Ann Intern Med. 1993;119(6):454-460.

17. Ferry SA, Holm SE, Stenlund H, Lundholm R, Monsen TJ. Clinical and bacteriological outcome of different doses and duration of pivmecillinam compared with placebo therapy of uncomplicated lower urinary tract infection in women: the LUTIW project. Scand J Prim Health Care. 2007;25(1):49-57.

18. Christiaens TCM, De Meyere M, Verschraegen G, Peersman W, Heytens S, De Maeseneer JM. Randomised controlled trial of nitrofurantoin *versus* placebo in the treatment of uncomplicated urinary tract infection in adult women. Br J Gen Pract. 2002;52(482):729-734.

19. Gágyor I, Bleidorn J, Kochen MM, Schmiemann G, Wegscheider K, Hummers-Pradier E. Ibuprofen versus fosfomycin for uncomplicated urinary tract infection in women: randomised controlled trial. BMJ. 2015;351:h6544.

20. Zalmanovici Trestioreanu A, Green H, Paul M, Yaphe J, Leibovici L. Antimicrobial agents for treating uncomplicated urinary tract infection in women. Cochrane Database Syst Rev. 2010;(10):CD007182.

21. Sanchez GV, Master RN, Karlowsky JA, Bordon JM. In vitro antimicrobial resistance of urinary Escherichia coli isolates among U.S. outpatients from 2000 to 2010. Antimicrob Agents Chemother. 2012;56(4):2181-2183.

22. Raz R, Chazan B, Kennes Y, Colodner R, Rottensterich E, Dan M, et al. Empiric use of trimethoprim-sulfamethoxazole (TMP/SMX) in the treatment of women with uncomplicated urinary tract infections, in a geographical area with a high prevalence of TMP-SMX-resistant uropathogens. Clin Infect Dis. 2002;34(9):1165-1169.

23. Gupta K, Stamm WE. Outcomes associated with trimethoprim/sulphamethoxazole (TMP/SMX) therapy in TMP/SMX resistant community-acquired UTI. Int J Antimicrob Agents. 2002;19(6):554-556.

24. Barberino MG. Distribuição clonal de Escherichia coli isoladas em infecções do trato urinário adquiridas na comunidade no período de 2001 a 2009 na cidade de Salvador – Bahia [tese]. Salvador: Fundação Oswaldo Cruz; 2013.

25. Magalhães V, Farias RB, Agra G, Lima AL. Etiologia e perfil de resistência das bactérias isoladas a partir de uroculturas oriundas de mulheres acima dos 18 anos. Rev Bras Med. 2009;66(2):11-16.

26. Braoios A, Turatti TF, Meredija LCS, Campos TRS, Denadai FHM. Infecções do trato urinário em pacientes não hospitalizados: etiologia e padrão de resistência aos antimicrobianos. J Bras Patol Med Lab. 2009;45(6):449-56.

27. American Urogynecologic Society. Avoid using a fluoroquinolone antibiotic for the first-line treatment of uncomplicated urinary tract infections (UTIs) in women [Internet]. Philadelphia: Choosing Wisely; 2015 [capturado em 04 mar. 2018]. Disponível em: http://www.choosingwisely.org/clinician-lists/augs-fluoroquinolone-antibiotics-for-uncomplicated-utis/.

28. Milo G, Katchman EA, Paul M, Christiaens T, Baerheim A, Leibovici L. Duration of antibacterial treatment for uncomplicated urinary tract infection in women. Cochrane Database Syst Rev. 2010;(12):CD004682.

29. Lutters M, Vogt-Ferrier NB. Antibiotic duration for treating uncomplicated, symptomatic lower urinary tract infections in elderly women. Cochrane Database Syst Rev. 2008;(3):CD001535.

30. Drekonja, DM, Rector TS, Cutting A, Johnson JR. Urinary tract infection in male veterans: treatment patterns and outcomes. Jama Intern Med. 2013;173(1):62-68.

31. Kyriakidou KG, Rafailidis P, Matthaiou DK, Athanasiou S, Falagas ME. Short- versus long-course antibiotic therapy for acute pyelonephritis in adolescents and adults: a meta-analysis of randomized controlled trials. Clin Ther. 2008;30(10):1859-1868.

32. Bader MS, Hawboldt J, Brooks A. Management of complicated urinary tract infections in the era of antimicrobial resistance. Postgrad Med. 2010;122(6):7-15.

33. Jepson RG, Mihaljevic L, Craig JC. Cranberries for treating urinary tract infections. Cochrane Database Syst Rev. 2000;(2):CD001322.

34. Widmer M, Lopez I, Gülmezoglu AM, Mignini L, Roganti A. Duration of treatment for asymptomatic bacteriuria during pregnancy. Cochrane Database Syst Rev. 2011;(12):CD000491.

35. Kalra OP, Raizada A. Approach to a patient with urosepsis. J Glob Infect Dis. 2009;1(1):57-63.

36. Scholes D, Hooton TM, Roberts PL, Stapleton AE, Gupta K, Stamm WE. Risk factors for recurrent urinary tract infection in young women. J Infect Dis. 2000;182(4):1177-1182.

37. Raz R, Gennesin Y, Wasser J, Stoler Z, Rosenfeld S, Rottensterich E, et al. Recurrent urinary tract infections in postmenopausal women. Clin Infect Dis. 2000;30(1):152-156.

38. Foxman B. Recurring urinary tract infection: incidence and risk factors. Am J Public Health. 1990;80(3):331-333.

39. Engel G, Schaeffer AJ, Grayhack JT, Wendel EF. The role of excretory urography and cystoscopy in the evaluation and management of women with recurrent urinary tract infection. J Urol. 1980;123(2):190-191.

40. Fair WR, McClennan BL, Jost RG. Are excretory urograms necessary in evaluating women with urinary tract infection? J Urol. 1979;121(3):313-315.

41. Fairchild TN, Shuman W, Berger RE. Radiographic studies for women with recurrent urinary tract infections. J Urol. 1982;128(2):344-345.

42. Jepson RG, Williams G, Craig JC. Cranberries for preventing urinary tract infections. Cochrane Database Syst Rev. 2012;(10):CD001321.

43. Albert X, Huertas I, Pereiro I, Sanfélix J, Gosalbes V, Perrotta C. Antibiotics for preventing recurrent urinary tract infection in non-pregnant women. Cochrane Database Syst Rev. 2004;(3):CD001209.

44. Perrotta C, Aznar M, Mejia R, Albert X, Ng CW. Oestrogens for preventing recurrent urinary tract infection in postmenopausal women. Cochrane Database Syst Rev. 2008;(2):CD005131.

45. Schwenger EM, Tejani AM, Loewen PS. Probiotics for preventing urinary tract infections in adults and children. Cochrane Database Syst Rev. 2015;(12):CD008772.

46. Brasil: MS; Protocolos da Atenção Básica: saúde das mulheres. Brasília; 2016.

CAPÍTULO 147

Alterações da função renal

Lucas Gaspar Ribeiro
Milena Seoane Colmenero Muniz

Aspectos-chave

▶ A doença renal crônica (DRC) deve ser diagnosticada precocemente por meio do rastreamento em pessoas com risco elevado.

▶ O médico de família e comunidade pode acompanhar a DRC até o estádio 3B, caso tenha acesso aos recursos necessários.

▶ Pessoas com lesão renal aguda (LRA) devem ser encaminhadas ao pronto-atendimento o mais urgente possível.

Caso clínico 1

José, 56 anos, vem à sua consulta pela primeira vez. Refere que está percebendo um cansaço em tudo que vai fazer, desânimo e uma sonolência maior do que a habitual. Além dessas queixas inespecíficas, também está relatando que já acorda com as duas pernas edemaciadas, sendo que, ao longo do dia, há uma piora progressiva. Ao exame, percebe pressão arterial (PA) de 160 x 120 mmHg, que ele refere estar "baixa hoje", glicemia de jejum (GJ) capilar de 350 mg/dL, além do edema de membros inferiores (MMII) relatado. No prontuário médico, é descrita retinopatia diabética, com diminuição da sensibilidade dos pés há mais de 2 anos.

Caso clínico 2

Sra. Maria, 70 anos, negra, é uma paciente já bastante antiga em sua unidade, hipertensa, com níveis pressóricos controlados, portadora de diabetes melito (DM), com valores glicêmicos sempre um pouco acima dos desejados para sua idade. Hoje, ela veio hoje checar seus exames anuais, com hemoglobina glicada (Hb1AC) de 7,8% e creatinina (Cr) de 1,1 mg/dL (valores normais de 0,7-1,2 mg/dL para este laboratório).

Teste seu conhecimento

1. De acordo com o Caso clínico 1, a principal hipótese diagnóstica é:
   a. Insuficiência venosa crônica
   b. DRC
   c. LRA
   d. Insuficiência cardíaca com fração de ejeção reduzida

2. No Caso clínico 1, quais são os primeiros exames que devem ser solicitados?:
   a. Ultrassonografia (US) de MMII
   b. Ureia, Cr, exame de urina, eletrólitos e US de rins e de vias urinárias
   c. Cr e exame de urina
   d. Eletrocardiograma

3. Pode-se inferir sobre Sra. Maria, do Caso clínico 2, que:
   a. Ela não possui doença renal devido à Cr normal
   b. Só se pode confirmar se tem doença renal com outros exames
   c. Possui doença renal, independente de outros exames, porque o DM não está controlado
   d. Possui DRC, independente de outros fatores, porque a Cr está 1,1 mg/dL, tendo 70 anos e sendo negra

4. Nos dois Casos clínicos:
   a. Podem ser seguidos na atenção primária à saúde enquanto a taxa de filtração glomerular for maior do que 30 mg mL/min/1,73m^2
   b. Por terem doença renal, eles devem ser acompanhados, obrigatoriamente, por nefrologistas, independente da taxa de filtração glomerular
   c. Por terem DM mal controlado, também devem ser acompanhados por endocrinologistas
   d. Por serem portadores de doenças crônicas, eles devem ser acompanhados por equipe de hospital secundário no seu município de referência

Respostas: 1B, 2C, 3D, 4A

Do que se trata

A DRC é o processo de adoecimento do rim, com perda de sua estrutura filtrante de forma persistente e irreversível. Isso pode ser diagnosticado por meio de alterações da taxa de filtração glomerular (TFG) ou pela análise urinária, com resultados de componentes que geralmente não estão presentes (hematúria e proteinúria). É uma patologia bastante prevalente na atenção primária à saúde (APS) e de importante reconhecimento precoce. Os termos DRC e lesão renal crônica (LRC) serão utilizados aqui como sinônimos.[1-6]

De acordo com dados do Ministério da Saúde (MS), a DRC atinge 10% da população mundial, estima-se que 1 em cada 5 homens e 1 em cada 4 mulheres, na faixa etária entre 65 a 74 anos, sejam afetados pela doença. Com o envelhecimento, a prevalência da doença aumenta, chegando até metade dos idosos acima de 75 anos.[6,7] Na APS, sua prevalência chegou a 32% em uma capital brasileira.[8]

A incidência crescente de paciente com distúrbios renais está associada a maior expectativa de vida da população, segundo a organização Pan-Americana da Saúde; na América Latina e no Caribe aumentou em 20 anos nos últimos 50 anos. Isso predispõe à prevalência de problemas renais. Além disso, há um crescimento no consumo de alimentos processados, ricos em sódio, e o acesso a atendimento da equipe de saúde facilitado nos últimos anos, aumentando o volume de diagnósticos.

No Brasil, há mais de 100 mil pessoas em hemodiálise em 750 unidades. A maioria das pessoas que está nesse tipo de terapia tem entre 20 e 74 anos (87,5%), reside no sudeste e as principais causas de DRC são a hipertensão arterial sistêmica (HAS) (34% dos pacientes) e o DM (30% dos pacientes).[7] No mundo, os valores são um pouco diferentes, sendo que o DM corresponde a 40%, e a HAS, a 33%. Independente de qual está em primeiro e em segundo lugar, essas duas doenças correspondem entre 60 a 70% das causas de DRC.[7-9]

Estima-se que 70% das pessoas em terapia substitutiva renal (TSR) souberam tardiamente da doença.[5,7] A taxa de mortalidade desses pacientes está em torno de 15%.[5,9-11]

Com o controle adequado, têm-se a diminuição da incidência dos pacientes com doença renal em TSR e uma evolução mais lenta da doença nos que são acometidos por ela.[4,5]

Neste capítulo, também serão abordados alguns aspectos da LRA na APS, com enfoque no diagnóstico e manejo inicial, mas pacientes com essa patologia devem ser sempre referenciados ao hospital de referência, pois há o envolvimento de diversas outras complicações e alta mortalidade (chegando a 80%).[12,13] Aqui, também serão considerados sinônimos LRA e insuficiência renal aguda (IRA).

Há um amplo espectro de causas, desde exposição a substâncias nefrotóxicas, diminuição da perfusão renal, insuficiência renal (IR) intrínseca até causas obstrutivas.[12-14] Ela pode ocorrer em três níveis do sistema urinário: lesões pré-renais, lesões renais e lesões pós-renais.[12,13] Esses diagnósticos estão listados no Quadro 147.1.

O que fazer

Diagnóstico

A grande maioria dos pacientes com DRC não apresenta nenhum sintoma no início do quadro, apenas quando a doença renal está em estágios mais avançados, queixando de ganho de peso, edema de face e de membros superiores (MMSS), matutino; e de MMII, vespertino (ganho de volume no líquido extracelular). A diminuição perceptível de volume urinário é vista nos estágios finais do estádio 4 e estádio 5 apenas, não devendo ser um sintoma e um sinal a ser observado desde o início da doença.[4,5,9]

Contudo, os pacientes podem apresentar desde o estádio 3 da DRC, alterações metabólicas, e, assim, sinais e sintomas das doenças concomitantes.[1,5,9] Os estádios, os sinais e os sintomas serão detalhados no item Conduta proposta (ver Quadro 147.3).

O diagnóstico da DRC pode ser feito por meio de exames de imagem, de alterações em exames laboratoriais, por alterações em exames anatomopatológicos e, no fim de sua evolução, pelos sinais e sintomas que o paciente apresenta.[1,2,4-6,9,15] A pessoa com DRC necessita manter uma alteração da função renal por pelo menos 3 meses consecutivos, para confirmar diagnóstico; assim, é essencial repetir os exames após 3 meses do primeiro exame alterado.

O diagnóstico é feito por hematúria glomerular (mais de 70% de dismorfismo eritrocitário e/ou cilindros hemáticos na amostra) e/ou proteinúria com TFG normal ou com TFG menor do que 60 mL/min/1,73m² isoladamente (Quadro 147.2).[1-6,9,16]

Para calcular a TFG, é importante corrigi-la para a idade e o sexo (ao menos), e isso é realizado por meio de fórmulas. As fórmulas que têm menor erro, ou maior proximidade com a taxa real, são a *Chronic kidney disease epidemiology collaboration* (CKD-EPI) e a *Modification of diet in renal disease study* (MDRD). Existem diversos aplicativos de celular e *sites* para facilitar o cálculo, pois são complexas suas equações, como, por exemplo, o Telessaúde, do MS. Também existem normogramas que podem auxiliar no diagnóstico.[1,2,6,9,17]

Caso não tenha nenhuma dessas ferramentas disponíveis, a fórmula de Cockcroft-Gault[18] é de fácil realização, manualmente ou com calculadora, contudo, ela apresenta valores acima do real (*overdiagnosis*).[1,2,9]

$$TFG = \frac{[140 - \text{idade (anos)} \times \text{Peso (kg)}]}{72 \times \text{Cr plasmática}}$$

Multiplicar o resultado por 0,85, se sexo feminino

Quadro 147.1 | Causas de lesão renal aguda de acordo com a anatomia e a etiologia

Localização anatômica	Etiologias possíveis
LRA – pré-renal	Hipovolemia com queda da PA
	Uso de medicamentos (AINEs e IECA)
	Síndrome hepatorrenal (menos comum e mais grave)
LRA – renal	Obstrução de artéria renal, uni ou bilateral
	Doenças dos glomérulos
	NTA
	Nefrite intersticial
	Obstrução intratubular (depósito)
	Rejeição de aloenxerto renal
LRA – pós-renal	Obstrução ureteral bilateral
	Obstrução na bexiga
	Obstrução uretral

PA, pressão arterial; LRA, lesão renal aguda; NTA, necrose tubular aguda; AINEs, anti-inflamatórios não esteroides; IECA, inibidor da enzima conversora da angiotensina.

Quadro 147.2 | Critérios diagnósticos de doença renal crônica

Tempo mínimo de 3 meses (repetir os exames)

Presença de hematúria e/ou proteinúria com TFG acima de 60 mL/min/1,73m²

TFG < 60 mL/min/1,73m² (independentemente da urinálise)

A alteração renal aguda depende da causa de base e da gravidade da doença, variando desde alterações laboratoriais apenas, até anúria, sendo que a maioria dos pacientes tem só a alteração laboratorial.[12-14]

Pacientes mais graves terão desatenção, fadiga, confusão mental, anorexia, náuseas e vômitos, ganho de peso (edema). Importante perguntar objetivamente ao paciente sobre oligúria (menos de 400 mL por dia) ou anúria (menos de 100 mL por dia).[12-14]

A apresentação mais preocupante no quadro agudo é a encefalopatia urêmica, sendo essa uma complicação mais grave do que apenas confusão mental, porque, além do declínio do *status* mental, também apresenta *asterix* ou outros sinais de declínio mental, como torpor, até coma, podendo ocorrer anemia ou sangramento secundário à plaquetopenia.[12,13]

O diagnóstico de LRA é dividido em 3 estádios, mas todos compreendem, *ao menos*, o aumento de 0,3 mg/dL do valor basal de Cr, ou o aumento de 1,5 a 2 vezes o valor basal. Assim, conhecendo a Cr basal do paciente e a atual, é possível fazer o diagnóstico de LRA.[12-14]

Seguimento

Esse tópico é de suma importância dentro do capitulo de DRC devido a algumas razões, são elas:[1-4,6,9,10,19]

- O diagnóstico da DRC é eminentemente laboratorial, como apresentando no Quadro 147.2. Contudo, quando há uma suspeita clínica devido aos sinais e sintomas (ver Quadro 147.3), o paciente já apresenta estágios avançados de sua patologia. Assim, a busca ativa se apresenta como uma ferramenta que pode modificar o prognóstico e o seguimento do paciente.
- Os exames complementares para o diagnóstico e o seguimento da DRC variam de acordo com o estádio da doença, Quadro 147.3.
- Todos os pacientes com DRC devem ser pesquisados em relação a doenças sexualmente transmissíveis (DSTs), realizando sorologias, para o vírus da imunodeficiência humana (HIV), hepatites B e C e sífilis no diagnóstico da doença. Os estádios 4 e 5 devem realizar anti-HBs anualmente.
- Não há indicação de rastreamento universal para a DRC *(Grade I, US Preventive Task Force* [USPTF], dos Estados Unidos, e também pelo MS, no Brasil, no Caderno de Atenção Básica de Rastreamento).[20,21]
- Existem consensos de especialistas e sociedades médicas que indicam o rastreamento para populações específicas, que estão listadas no Quadro 147.4 (Recomendação C).[1,2,5,9]

Conduta proposta

Seguimento do paciente com insuficiência renal

Doença renal crônica

Como mencionado, o primeiro passo, e o mais importante, é o diagnóstico precoce do paciente a partir do rastreamento de populações específicas, como está no Quadro 147.4. Posterior-

Quadro 147.3 | **Classificação da doença renal crônica, exames que devem ser solicitados em cada estádio e frequência, doenças associadas mais comuns e sintomas**

Classificação	TFG (mL/min/1,73m²)	Observações	Exames solicitados (frequência)	Doenças associadas	Sintomas
0	>=90	Sem dano renal (paciente normal, sem DRC)	Sem dano renal (paciente normal, sem DRC)	Sem dano renal (paciente normal, sem DRC)	
1	>= 90	Com dano renal*	Cr, urina de rotina, sorologias (anual)		
2	60-89	Alteração leve*	Cr, urina de rotina, sorologias (anual)		
3 a	45-59	Alteração moderada	Creatinina, urina de rotina, hemograma, potássio, fósforo, cálcio, PTH, 25-OH-vitamina D (semestral – anual). Sorologias (anual)	Anemia secundária a DRC	Fadiga, fraqueza, adinamia, sonolência, descorado/hipocorado
3 b	30-44	Alteração moderada	Cr, urina de rotina, hemograma, potássio, fósforo, cálcio, PTH, 25-OH--vitamina D (trimestral). Sorologia (anual)	Hiperparatireoidisimo secundário. Desnutrição proteico--calórica	Fraqueza, adinamia, constipação, perda de apetite, náuseas, vômitos. Normalmente assintomático
4	15-30	Alteração grave	Seguimento Nefrologia. Anti-HBs	Acidose metabólica. Hipercalemia	Confusão mental. Alteração no ECG
5	<15	TSR	TSR(DRC-TSR). Anti-HBs	Edema pulmonar. Uremia	Dispneia, ortopneia, edema de membros. Inapetência, náuseas, vômitos, confusão mental, prurido

*Dano renal – alteração com hematúria e/ou proteinúria, ou imagem de DRC ou biópsia indicando DRC.
DRC, doença renal crônica; anti-HBs, anti-hepatite B; TSR, terapia substitutiva renal; Cr, creatinina; PTH, paratormônio.

Quadro 147.4	Populações que devem ser rastreadas anualmente	
População	Exames	Observação
HAS	Cr Urina de rotina*	
DM		Ao diagnóstico para o DM2 e 5 anos após o diagnóstico para o DM1
LRA prévia		
Antecedente familiar de DRC		

*Se normal, pode-se solicitar relação albumina-creatinina ou microalbuminúria (isolada ou em 24 horas), que apresenta melhor sensibilidade, mas maior custo.

HAS, hipertensão arterial sistêmica; LRA, lesão renal aguda; DM, diabetes melito; DRC, doença renal crônica.

mente, manter o seguimento da progressão da doença, com exames específicos e classificação do estádio (Quadro 147.3), lembrando-se que a velocidade da evolução do quadro determina o prognóstico.[1,4–6,9–11]

Para *todos* os estádios, seguem as seguintes recomendações para o seguimento do paciente com DRC.

O mais importante desses pacientes é que eles tenham suas doenças de base, que muitas vezes são a etiologia da DRC da pessoa, bem controladas (ver também Cap. 161, Hipertensão arterial sistêmica, e Cap. 178, Diabetes melito tipos 1 e 2). Todos os pacientes com DRC são considerados de alto risco cardiovascular, assim, independente do lipidograma, está indicado o uso de estatinas como prevenção secundária. Demonstrou-se que terapia com estatinas tem função cardioprotetora nesses pacientes.[3–5,9,11] Além disso, o uso de ácido acetilsalicílico se mostrou benéfico para pacientes com DRC, por também haver um efeito cardioprotetor, porém existe uma maior chance de pequenos sangramentos comparados à população geral.[3,9,11]

A vacinação deve ser realizada anualmente para influenza e para pneumococo, esta são duas doses (ao diagnóstico e reforço em 5 anos). A vacina de hepatite B tem suas peculiaridades nesse grupo, pois são quatro aplicações (0,1, 2 e 6 meses) e com o dobro da dose, sendo necessária avaliação sorológica (Anti-HBs) da resposta vacinal.[1,4–6,9]

Todos os exames que devem ser solicitados e as complicações mais frequentes que os pacientes com DRC podem apresentar estão listadas no Quadro 147.3.

Aspectos específicos do seguimento e do tratamento da doença renal *estádios 3A e 3B* são listados a seguir.[1,5,9]

Anemias. A síntese de hemácias é dependente da função renal preservada, com a produção de eritropoetina. A partir do estádio 3A, é comum a diminuição dessa síntese, levando o paciente à anemia secundária à DRC. Há indicação formal de iniciar eritropoetina para o paciente com Hb 8 a 10 mg/dL, com objetivo terapêutico de 12 mg/dL, junto com a reposição de ferro. Essa conduta deve ser seguida pelo especialista (nefrologista ou hematologista).

Hipovitaminose de vitamina D. O rim é responsável pela hidroxilação da vitamina D, tornando-a ativa. Com a diminuição da função renal, também há redução da 25-OH-vitamina D circulante. Assim, se valores laboratoriais estiverem abaixo de 30 nanogramas/dL, recomenda-se a sua reposição (com 25-OH-vitamina D ou 1-25-OH-vitamina D). A dose depende do nível laboratorial e deve ser manejada com especialista (endocrinologista ou nefrologista).

Hiperparatireoidismo secundário. Essa doença apresenta hiperfosfatemia e hipocalcemia, além do paratormômo (PTH) elevado. Assim, é necessário controlar as taxas de fósforo e cálcio com quelantes de fósforo e/ou alimentação que restringe alimentos ricos nesse componente. Quando há alterações, o paciente deve ser seguido por especialista (nefrologista ou endocrinologista).

Estádios 4 e 5. Os estádios 4 e 5 são os únicos que apresentam orientações dietéticas específicas com restrição de ingestão proteica, potássio, fósforo, sal e líquidos.[1,6,9]

Por fim, para *todos os pacientes* com doença renal, é de suma importância avaliar os medicamentos que o paciente está em uso e fazer a sua correção com a TFG mais recente (Cap. 25 Gestão da clínica).

Contudo, entre os medicamentos que se deve observar o uso de forma mais rigorosa, estão:

AINEs. Se possível, evitar o seu uso, principalmente na população idosa. A contraindicação não é absoluta, mas a cautela é necessária.[22]

Antidiabéticos. Em revisão de 2017, constatou-se que é possível utilizar a metformina para TFG até 30 mL/min/1,73m^2 sem risco de aumento do ácido láctico (acidose metabólica).[23] Quando o paciente faz uso de insulina, é importante fazer o seguimento mais próximo de suas glicemias, porque a insulina apresenta excreção renal, podendo, assim, diminuir sua excreção e necessitar de doses menores.[1,9]

Anti-hipertensivos. Todo paciente com DRC tem indicação de usar um IECA ou um bloqueador do receptor de angiotensina 2 (BRA2). Isso se deve ao fato desses medicamentos serem nefroprotetores e reduzirem a evolução da doença. Contudo, ao iniciar essas medicações, é de suma importância avaliar os níveis de potássio e de Cr após 2 semanas da introdução/mudança da dose. Deve-se *suspender* a medicação se houver elevação da Cr a partir de 30% do basal ou se potássio estiver acima de 6 mmol/L.[1–4,9]

Quando referenciar

Doença renal crônica

Esta pergunta depende do quanto o médico da APS está autorizado/capacitado para solicitar todos os exames contidos no Quadro 147.3 e nos protocolos locais de cada município. Contudo, tanto o protocolo do MS, no Brasil, quanto o Sistema Britânico de Saúde sugerem que pacientes ao atingirem estádio 4 (TFG abaixo de 30 mL/min/1,73m^2) devam ser referenciados ao nefrologista, para que inicie o processo de TSR, com orientações, escolha da via de acesso, entre outros.[3–6,9,11]

Além do mais, como mencionado, pacientes que apresentem alterações de exames laboratoriais, com início de doenças associadas – anemia da doença renal, doença crônica, hiperpatatireoidismo secundário, hipovitaminose de vitamina D – devem também ser seguidos com especialista em conjunto para tratar essas patologias.[1,6,9]

Lesão renal aguda

O paciente com alteração aguda deve ser imediatamente referenciado em nível hospitalar para o cuidado mais adequado, em caráter de urgência e internação,[12] pois apresenta alta morbidade e mortalidade. Esses pacientes necessitam de investigação na internação da causa da LRA, podendo ser pré-renal, renal ou pós-renal, com intervenções e observações de acordo com a etiologia em nível hospitalar.[12–14]

> **Erros mais frequentemente cometidos**
>
> ▶ Deixar de estimar a TFG devido a níveis séricos de Cr dentro da faixa de referência, em pessoas com indicação de rastreamento para DRC.
> ▶ Diagnosticar DRC sem um segundo exame, 3 meses depois do primeiro.
> ▶ Deixar de considerar o diagnóstico de DRC em pessoas com TFG acima de 60 mL/min/1,73m² com lesão renal (proteinúria, hematúria, alteração em exame de imagem ou biópsia).
> ▶ Deixar de ajustar a posologia de medicamentos com excreção renal, como antibióticos e insulina.
> ▶ Deixar de monitorar Cr e potássio após introdução ou aumento na dose de IECA ou BRA2.
> ▶ Suspender metformina antes de a TFG ficar abaixo de 30 mL/min/1,73m².

Prognóstico e complicações possíveis

A DRC é uma patologia que mantém uma evolução constante, seja ela rapidamente progressiva ou de forma lenta, dependendo do controle das causas de base. Pacientes com doença rapidamente progressiva têm perda de 10 a 20 mL/min/1,73m² por ano, e os com doença lentamente progressiva têm uma perda de menos de 10% do mencionado (menos de 2 mL/min/1,73m²).[4] Três medidas têm sido muito relevantes para modificar essa curva de evolução: controle pressórico, controle glicêmico e uso de IECA ou BRA2.[1,2,4–6]

Assim, para evitar, ou retardar a doença renal em estádio terminal (DRET) e a necessidade de TSR, é essencial que os fatores de risco mais prevalentes, como HAS e DM, estejam com as medicações corretas e sejam bem manejados e controlados.

A prevenção da LRA na APS parte do pressuposto de identificar os pacientes que são de alto risco para desenvolver essa patologia. Esse grupo é composto por: pacientes acima de 75 anos, diabéticos, pessoas que já possuem DRC, portadores de insuficiência cardíaca (IC), insuficiência hepática (IH), pessoas expostas a medicações nefrotóxicas e pessoas que foram/serão expostas a exames com contraste.[12]

Papel da equipe multiprofissional

Como disposto nos Caps. 161, Hipertensão arterial sistêmica; 176, Obesidade; 177, Dislipidemia; 178, Diabetes melito tipos 1 e 2, a equipe multiprofissional é fundamental para garantir o efetivo controle dessas condições crônicas não transmissíveis e, portanto, na prevenção primária e secundária da DRC.[2,4,6,24,25] Quando é atingida a lesão avançada (estádios 4 e 5), a prevenção terciária é de suma importância, tentando reduzir a progressão da doença e buscando uma reabilitação da vida da pessoa acometida, principalmente quando faz TSR (diálise).[2,4,6,24,25] As prevenções são de cunho essencial na APS, com a clínica ampliada e gestão do cuidado do portador de DRC.

Em relação à DRC, o ponto mais importante é o cuidado das doenças crônicas não transmissíveis (DCNTs) mencionadas e o seguimento rotineiro da evolução da doença, que pode ser realizado tanto pelo médico quanto pelo enfermeiro, com a solicitação dos exames e sua correta interpretação, para o diagnóstico precoce da patologia.[6]

Além do mais, a equipe que faz a gestão do cuidado pode avaliar e orientar vacinação, alimentação, atividade física regular e uso de medicações rotineiras.[6]

Pacientes em estádio 4 necessitam de um cuidado e um olhar diferenciado, porque é importante começar a prepará-lo e à sua família para a TSR. Assim, a abordagem individual e familiar pela equipe é essencial, a fim de acolher as novas demandas e dificuldades.

Como nesse estádio, o paciente deverá fazer seguimento rotineiro com nefrologista e/ou equipe de diálise (dependendo do estágio evolutivo), a equipe de saúde na APS tem o papel de suporte de demandas que poderão requerer, como, por exemplo, a necessidade de organizar a casa, para fazer diálise peritoneal, o cuidado com a fístula arteriovenosa, na hemodiálise, observando se está fazendo o seguimento correto das consultas com especialistas, observando o cuidado e o controle de DCNTs, bem como o peso.[2,4,6,24,25]

O nível secundário e terciário darão as orientações e os cuidados específicos da doença em si, quanto à via de acesso, a sorologias, a complicações com a diálise. Mas, sempre que possível, ocorrendo troca de informações sobre a pessoa (referência e contrarreferência).

É de suma importância que a equipe de APS observe cuidadosamente os medicamentos que o paciente está em uso rotineiro ou esporádico e que faça a correção das doses quando necessário, ou suspenda seu uso, se nefrotóxico.[2,4,6,24,25]

ÁRVORE DE DECISÃO

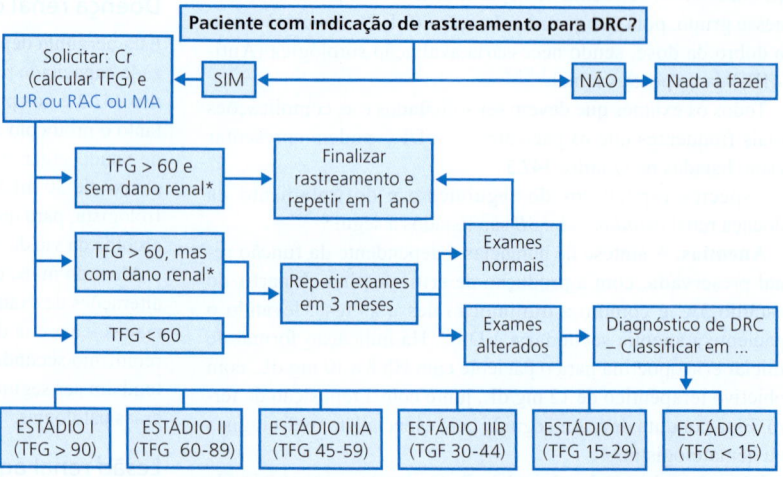

CR, creatinina; TFG, taxa de filtração glomerular; UR, urina de rotina; RAC, relação albumina-creatinina; MA, microalbuminúria.
*hematúria, marco ou microproteinúria.

REFERÊNCIAS

1. National Institute for Health and Care Excellence. Chronic kidney disease in adults : assessment and management [Internet] London: NICE; 2014 [capturado em 26 mar. 2018]. Disponível em: https://www.nice.org.uk/guidance/cg182.

2. Baumgarten M, Gehr T. Chronic kidney disease: detection and evalua-tion. Am Fam Physician. 2011;84(10):1138–48.

3. RegulaSUS. Doença renal crônica [Internet]. Porto Alegre: Telessaúde RS; 2013 [capturado em 26 mar. 2018]. Disponível em: https://www.ufrgs.br/telessauders/documentos/protocolos_resumos/nefrologia_resumo_doenca_renal_cr%C3%B4nica_TSRS.pdf.

4. Snyder S, Pendergraph B. Detection and evaluation of chronic kidney disease. Am Fam Physician. 2005;72(9):1723–1740.

5. Kiefer MM, Ryan MJ. Primary care of the patient with chronic kidney disease. Med Clin North Am. 2015;99(5):935–952.

6. Brasil. Ministério da Saúde. Diretrizes Clínicas para o Cuidado ao paciente com Doença Renal Crônica – DRC no Sistema Único de Saúde [Internet]. Brasília: MS; 2014 [capturado em 26 mar. 2018]. Disponível em: http://sonerj.org.br/wp-content/uploads/2014/03/diretriz-cl-nica-drc-versao-final2.pdf.

7. Sesso RC, Lopes AA, Thomé FS, Lugon JR, Martins CT. Brazilian chronic dialysis survey 2016. J Bras Nefrol. 2017;39(3):261–266.

8. Pereira ERS, Pereira A de C, Andrade GB de, Naghettini AV, Pinto FKMS, Batista SR, et al. Prevalence of chronic renal disease in adults at-tended by the family health strategy. J Bras Nefrol. 2016;38(1):22–30.

9. BMJ Best Pratice. Doença renal crônica [Internet]. BMJ: Cardiff; 2017 [capturado em 26 mar. 2018]. Disponível em: http://bestpractice.bmj.com/topics/pt-br/84.

10. Bastos MG, Bregman R, Kirsztajn GM. Doença renal crônica: frequente e grave, mas também prevenível e tratável. Rev Assoc Med Bras. 2010;56(2):248–253.

11. Bastos MG, Kirsztajn GM. Chronic kidney disease: importance of early diagnosis, immediate referral and structured interdisciplinary approach to improve outcomes in patients not yet on dialysis. J Bras Nefrol. 2011;33(1):93–108.

12. Rahman M, Shad F, Smith. MC. Acute kidney injury: a guide to diagnosis and management. Am Fam Physician. 2012;86(7):631–639.

13. Nunes TF, Brunetta DM, Leal CM, Pisi PCB, Roriz-Filho JS. Insuficiência renal aguda. Medicina (Ribeirão Preto). 2010;43(3):272-82.

14. BMJ Best Pratice. Lesão renal aguda [Internet]. BMJ: Cardiff; 2017 [capturado em 26 mar. 2018]. Disponível em: http://bestpractice.bmj.com/topics/pt-br/83.

15. Anantharaman V. Developing resuscitation programmes in the community: the tasks ahead for the national resuscitation council. Singapore Med J. 2011;52(8):634–641.

16. Moyer V; U.S. Preventive Services Task Force. Screening for chronic kidney disease: U.S. Preventive Services Task Force recommendation statement. Ann Intern Med. 2012;157(8):567-570.

17. Magacho EJ de C, Pereira AC, Mansur HN, Bastos MG. Nomogram for estimation of glomerular filtration rate based on the CKD-EPI Formula. J Bras Nefrol. 2012;34(3):313–315.

18. Cockcroft DW, Gault MH. Prediction of creatinine clearance from serum creatinine. Nephron. 1976;16(1):31–41.

19. Silva LS, Cotta RMM, Rosa COB. Estratégias de promoção da saúde e prevenção primária para enfrentamento das doenças crônicas: revisão sistemática. Rev Panam Salud Publica. 2013;34(5):343–350.

20. Fan T, Smallman DP. Screening for chronic kidney disease. Am Fam Physician. 2014;89(4).

21. Brasil. Ministério da Saúde. Rastreamento. Brasília: MS; 2010.

22. Gooch K, Culleton BF, Manns BJ, Zhang J, Alfonso H, Tonelli M, et al. NSAID use and progression of chronic kidney disease. Am J Med. 2007;120(3):1–7.

23. Imam TH. Changes in metformin use in chronic kidney disease. Clin Kidney J. 2017;10(3):301–304.

24. Murphree DD, Thelen SM. Chronic kidney disease in primary care. J Am Board Fam Med. 2010;23(4):542–550.

25. Paula EA, Costa MB, Colugnati FAB, Bastos RMR, Vanelli CP, Leite CCA, et al. Strengths of primary healthcare regarding care provided for chronic kidney disease. Rev Lat Am Enfermagem. 2016;24:e2801.

SEÇÃO XIV ▸ CAPÍTULO 148

Dispneia

Leandro Dominguez Barretto
Ana Thereza Cavalcanti Rocha

Aspectos-chave

▶ A dispneia é uma queixa comum na atenção primária à saúde (APS) e está relacionada tanto a causas agudas (p. ex., pneumonia) como à exacerbação de doenças crônicas e de alta prevalência, como asma, doença pulmonar obstrutiva crônica (DPOC), doenças intersticiais pulmonares, insuficiência cardíaca (IC), obesidade e doenças psicogênicas, como ansiedade. Ela é passível de investigação e manejo neste nível de atenção na maioria dos casos.

▶ Casos de dispneia podem e devem ser abordados inicialmente na APS, com estratificação dos quadros agudos, dando início ao tratamento, conforme os recursos disponíveis no serviço, mas com referenciamento dos pacientes com sinais de gravidade para atendimento de emergência (p. ex., suspeita de isquemia miocárdica, tromboembolia pulmonar [TEP], medidas iniciais não refletem em melhora do quadro).

▶ A anamnese e o exame físico detalhados podem indicar o diagnóstico da causa-base da dispneia em mais de 60% dos casos, quando consideradas as principais causas de dispneia crônica na APS.

▶ Um terço dos casos de dispneia crônica é multifatorial, sendo necessário coletar dados gerais da anamnese, como história prévia ou atual de tabagismo, nível de atividades físicas associado ao sintoma, passado de eventos semelhantes, comorbidades respiratórias, cardíacas e psicossomáticas, além de sintomas associados (p. ex., queixas nasais, tosse, febre, chiado, dor torácica, hemoptise, edema de membros inferiores), os quais que orientam o raciocínio diagnóstico e a conduta.

▶ O plano terapêutico para portadores de dispneia crônica deve considerar aspectos biológicos (p. ex., medicamentos), psíquicos e socioambientais, fornecendo à pessoa condições de conhecer seu problema e os fatores desencadeantes, buscando redução ou eliminação das crises agudas e manutenção de sua capacidade funcional e autonomia.

Caso clínico

Cláudio, 65 anos, é tabagista em atividade há 40 anos e apresenta tosse e dispneia há cerca de 2 anos. Cursa com pigarro matinal diário, mas periodicamente tem piora do quadro, com aumento da tosse e da dispneia, o que o faz procurar a unidade de emergência 24 horas. Já tentou parar de fumar, mas o máximo de tempo que conseguiu ficar sem o "seu companheiro", como ele mesmo diz, foi uma semana.

Nesta noite, ele não conseguiu dormir, permanecendo sentado, pois vem apresentando piora da dispneia e tosse com expectoração amarelada há 3 dias. Assim que amanheceu o dia, decidiu procurar a Unidade de Saúde da Família (USF) de sua comunidade, pois a unidade de emergência fica muito distante e é de difícil acesso.

Ao chegar à sua USF, é acolhido pela equipe, que já o conhece e percebe que se trata de um atendimento imediato. Enquanto é encaminhado, nega febre, dor torácica e hemoptise.

No exame físico geral, Cláudio apresenta-se taquipneico, com fala entrecortada. Tem ainda dificuldade de deitar na maca, com desconforto respiratório moderado. Pressão arterial (PA) 134x82 mmHg, pulso radial 93 bpm, rítmico e cheio; frequência respiratória (FR) 25 ipm. No exame do aparelho respiratório, além de tiragem intercostal, há murmúrio vesicular diminuído, com roncos e sibilos expiratórios difusos. Há edema discreto, com cacifo nos pés, bilateralmente, sem outros sinais flogísticos. O restante do exame físico não tem alterações.

Teste seu conhecimento

1. Qual é a principal hipótese diagnóstica quanto à agudização da dispneia, levando-se em conta a história clínica prévia de Cláudio?
    a. Infecção aguda do aparelho respiratório inferior (pneumonia).
    b. Exacerbação de DPOC
    c. Exacerbação de IC
    d. Síndrome da hiperventilação

2. Quais são as cinco principais causas de dispneia encontradas em adultos na APS?
    a. TEP, asma, síndrome de hiperventilação, aspiração de corpo estranho e hipertensão arterial pulmonar

    b. DPOC, asma, IC, obesidade e síndrome de hiperventilação
    c. Arritmias cardíacas, DPOC, infarto agudo do miocárdio, pneumonias e envelhecimento
    d. DPOC, IC, epiglotite, envelhecimento e valvopatias

3. Com base na história de Cláudio, assinale a alternativa correta no atendimento do quadro agudo.
    a. Continuar obtendo anamnese e exame físico completos antes de iniciar as condutas terapêuticas
    b. Referenciar imediatamente à unidade de emergência para obtenção de exames complementares
    c. Na suspeita de DPOC ou asma, administrar nebulização simples ou mista com broncodilatadores. Repetir em intervalos de até 10 minutos durante os primeiros 30 minutos, e, se não houver

melhora, referenciar o paciente para uma unidade de emergência
d. Não iniciar corticoide e/ou antibiótico oral, pois só são efetivos neste paciente quando administrados via intravenosa

4. Das informações adicionais, coletadas por meio da anamnese e do exame físico, não seria compatível a suspeita da causa da dispneia:
   a. Sibilância no exame respiratório e IC esquerda
   b. Síncope e TEP
   c. Dor torácica ventilatório-dependente e síndrome da hiperventilação
   d. Escarro hemoptoico e pneumonia

5. Após a resolução do quadro agudo, qual exame complementar é dispensável na investigação dos episódios de dispneia de Cláudio?
   a. Radiografia torácica (em PA e de perfil)
   b. Hemograma completo
   c. Tomografia computadorizada
   d. Espirometria pulmonar

Respostas: 1B, 2B, 3C, 4C, 5C

Do que se trata

A dispneia é representada na classificação internacional da atenção primária (CIAP-2) com o código R02, equivalente ao R06.0, da *Classificação internacional de doenças* (CID-10). É descrita como uma percepção da respiração difícil, que não pode ser ignorada, acompanhada pela sensação de falta de ar ou de não ser capaz de respirar rápida ou profundamente o suficiente. *A respiração parece incompatível com o esforço físico realizado*, podendo ser descrita de forma muito variável e singular entre os indivíduos – daí o registro da correlação da queixa com o nível de esforço físico é fundamental. A dispneia resulta de interações complexas de sinais do sistema nervoso autônomico (SNA), do córtex motor e de receptores periféricos nas vias aéreas, nos pulmões e na parede torácica. Sendo assim, anormalidades no centro de controle, na musculatura respiratória ou nas trocas gasosas (níveis de PO_2 e PCO_2) podem levar à sensação de dispneia. Como os indivíduos têm algum controle sobre a respiração, sensações provenientes dos movimentos respiratórios podem afetar o ritmo e o padrão respiratórios e seu desempenho funcional. Há ainda interações entre fatores fisiológicos, psicológicos, sociais e ambientais, produzindo respostas tanto fisiológicas como comportamentais.[1]

É uma queixa presente em até 25% dos pacientes que procuram assistência em atenção primária, apresentando-se tanto de forma aguda, com início súbito ou intensificação de dispneia crônica (> 30 dias), como de forma insidiosa, com progressão gradual dos sintomas limitando as atividades físicas do cotidiano.[2] Pessoas sem qualquer alteração clínica podem experimentar esta sensação ao executar atividades físicas mais intensas do que o normal, o que é descrito como dispneia aos esforços extra-habituais.

A dispneia é a principal causa de procura por atendimento médico em portadores de DPOC e asma, sendo também a maior causa de incapacidade e sofrimento relacionados a essas doenças. É um importante fator de avaliação da qualidade de vida e da efetividade do tratamento na IC.[3]

O que pode ocasionar

Um elenco significativo de doenças pode provocar dispneia, sendo comum a presença de mais de uma etiologia. As principais causas são respiratórias e cardíacas; mas outros fatores, como obesidade e/ou falta de condicionamento físico, psicogênicas e miscelâneas/causas diversas, devem ser considerados.[2,4]

Problemas do aparelho respiratório respondem por até 50% das causas de dispneia, sendo a asma, a DPOC e as pneumonias as mais comuns, em geral, e na APS, em particular. As doenças cardíacas são responsáveis por 30% dos casos, sendo a IC a doença cardíaca mais comumente associada à dispneia atendida pelo médico de família. DPOC e IC coexistem em um quarto dos pacientes.[2]

A TEP e o infarto agudo do miocárdio (IAM) estão entre as causas respiratórias e cardíacas de dispneia normalmente assistidas em serviços de urgência, mas que devem sempre ser lembradas em virtude de sua alta prevalência e potencial letalidade. A TEP é a principal complicação pulmonar aguda e prevenível em pacientes hospitalizados,[5] porém cerca de 70% dos casos de tromboembolia venosa (TEV) (abrangendo TEP e trombose venosa profunda [TVP]) são diagnosticados em nível ambulatorial, tendo como fator de risco, em 60% destes pacientes, uma hospitalização durante os 3 meses antecedentes por doenças clínicas ou cirúrgicas.[6]

Também é frequente na APS o atendimento a pessoas com obesidade e/ou falta de condicionamento físico queixando-se de dispneia, já que dois terços dos obesos se queixam desse problema em algum momento.[4] As causas psicogênicas, como a síndrome da hiperventilação, são muito frequentes e estão associadas a quadros de ansiedade, depressão e síndrome do pânico.

O refluxo gastresofágico (RGE) pode ocasionar dispneia e tosse, em geral por broncoaspiração, especialmente em crianças, mas também em idosos com doenças degenerativas ou neuromusculares. Dispneia pode ocorrer em até 70% das gestações, especialmente entre o 2° e o 3° trimestres, mas não é incomum o subdiagnóstico e o manejo inadequado de condições como asma, pneumonia e TEP durante a gravidez e puerpério. Portanto, é importante obter história e exame físico completos.[2] Outras causas menos frequentes são: anemia, disfunção tireoidiana (hiper ou hipotireoidismo), acidose metabólica, doenças neuromusculares e miopatias primárias, como polimiosite.[4]

As principais condições clínicas que cursam com dispneia são listadas no Quadro 148.1.

Dispneia aguda

O que fazer

O profissional da APS precisa estar preparado para realizar a abordagem inicial de uma pessoa com dispneia aguda que procure a unidade de saúde como único recurso disponível, ou mesmo que apresente um quadro agudo na sala de espera enquanto aguarda o atendimento.

Anamnese e exame físico

Na avaliação inicial da pessoa com dispneia, é necessário primeiramente afastar um quadro clínico de instabilidade. Os adultos que chegam a uma unidade de saúde com dispneia geralmente se queixam de falta de ar, sensação de respiração incompleta ou difícil, percepção da respiração ou cansaço. O acolhimento ao indivíduo deve incluir uma escuta atenta à queixa, sem mini-

Quadro 148.1 | Principais causas de dispneia

Respiratórias

- Bronquite aguda
- Asma
- DPOC – doença pulmonar obstrutiva crônica
- Pneumonia
- TEP – tromboembolia pulmonar
- Pneumotórax/pneumotórax hipertensivo
- DP – derrame pleural
- Colabamento (atelectasia) lobar/pulmonar
- Bronquiectasias
- DPI – doença pulmonar intersticial
- Obstrução de vias aéreas
- HAP – hipertensão arterial pulmonar
- Radioterapia
- Induzida por medicamentos (MTX – metrotexato, amiodarona)

Cardíacas

- IC – insuficiência cardíaca
- Isquemia cardíaca e/ou IAM silencioso
- Arritmias cardíacas
- Pericardite
- Valvopatias (p. ex., estenose aórtica, insuficiência mitral)
- Miocardiopatias

Gastrintestinais

- DRGE – doença do refluxo gastresofágico
- Aspiração
- Neoplasia

Neuromusculares

- ELA – esclerose lateral amiotrófica
- Distrofia muscular
- Polimiosite

Outras

- Anemia
- Sedentarismo/Obesidade
- Hipotireoidismo/hipertireoidismo
- Broncoaspiração
- Acidose metabólica
- Compressão diafragmática (devido à ascite, à obesidade ou à gravidez)

Fonte: Adaptado de Wahls.[4]

mizar ou duvidar de sua veracidade, e, ao mesmo tempo, funcionar como triagem, determinando o grau de urgência para o atendimento pelas características quanto à duração da dispneia (aguda ou crônica) e à gravidade do sintoma.[3]

Na dispneia aguda, a anamnese sucinta, o exame físico direcionado e as condutas terapêuticas são geralmente realizados de forma simultânea. Pacientes dispneicos instáveis normalmente se apresentam com um ou mais dos sinais de alerta para insuficiência respiratória aguda (IRpA) ou falência respiratória, necessitando transferência rápida para uma unidade de atendimento emergencial. Os sinais citados a seguir devem ser imediatamente reconhecidos pelo exame clínico inicial:

- Hipotensão arterial (pressão arterial sistólica [PAS] ≤ 100 mmHg e/ou pressão arterial diastólica [PAD] ≤ 60 mmHg).
- Alteração ou rebaixamento do nível de consciência (paciente combativo, torporoso, obnubilado ou comatoso).
- Hipoxemia (saturação periférica da hemoglobina pelo oxigênio [SpO_2]< 92% medida por oximetria de pulso, caso disponível).
- Arritmia instável (pulso radial com frequência < 60 bpm ou > 150 bpm associada à hipotensão arterial; PAS ≤ 100 mmHg e/ou PAD ≤ 60 mmHg), alteração do nível de consciência ou com eletrocardiograma (ECG) – se disponível – mostrando arritmias como fibrilação atrial (FA), *flutter* atrial, taquicardia ventricular sustentada, bloqueios de 2° e 3° graus).
- Estridor ou cornagem (ruído inspiratório contínuo) com sinais de esforço respiratório (tiragem intercostal e/ou supraclavicular) sem movimento de ar sugere obstrução alta das vias aéreas.
- Desvio lateral da traqueia de instalação aguda sugere pneumotórax hipertensivo (se associado à ausência de murmúrio vesicular do lado contralateral ao desvio e hipotensão arterial).
- Frequência respiratória (FR) ≥ 40 incursões por minuto, tiragem, cianose central (lábios, nariz) e hipoxemia.

Conduta proposta

O tratamento varia de acordo com a doença de base, e exames subsidiários simples, como SpO_2 pela oximetria de pulso, eletrocardiografia e radiografia torácica, auxiliam na determinação de hipóteses diagnósticas iniciais. Como nem sempre esses exames estão disponíveis para acesso rápido na APS, medidas de suporte são utilizadas, ofertando maior quantidade de oxigênio e diminuindo o trabalho respiratório até que a pessoa possa ser referenciada a uma unidade de emergência.[5]

O tratamento inicial, descrito a seguir, deve ser aplicado para todo caso agudo:

- Posicionar o paciente na maca, de preferência com a cabeceira elevada a > 45°, ou sentado, com as pernas pendentes.
- Administrar oxigênio via cânula nasal (2-L/mino), máscara de Venturi (fração inspirada de oxigênio 30-60%) ou máscara não reinalante para obter uma SpO_2 ≥ 94%.
- Se houver sinais de IRpA ou falência respiratória, chamar imediatamente o transporte para unidade de emergência e considerar intubação orotraqueal, conforme as recomendações do suporte avançado de vida cardiovascular (SAVC)[5] por profissionais treinados.
- Obter acesso venoso periférico.
- Iniciar administração de líquidos cristaloides intravenosos (IV), quando houver hipotensão associada, em quantidades de 250 a 500 mL, observando periodicamente a resposta da pressão arterial (PA), exceto na suspeita de edema agudo pulmonar (EAP).
- Administrar nebulização simples ou mista com broncodilatadores na suspeita de DPOC ou asma. Repetir em intervalos de até 10 minutos, por três vezes, durante 30 a 60 minutos, e, se não houver melhora, referenciar o paciente para uma unidade de emergência:
  - beta-2-adrenérgicos de curta ação: salbutamol (albuterol, 3-10 gotas) ou fenoterol (3-10 gotas).
  - Anticolinérgico de curta duração: brometo de ipratrópio (10-40 gotas).
- Administrar furosemida (20-40 mg) intravenosa (ou intramuscular) na suspeita de EAP. Avaliar resposta com diurese.
- Se a pessoa com dispneia demonstra sinais de obstrução das vias aéreas superiores com esforço respiratório, sem movimento de ar e estridor, e há história de aspiração de corpo estranho, manobra de Heimlich pode ser tentada.

- Toracocentese imediata descompressiva deve ser realizada na suspeita de pneumotórax hipertensivo (com agulha no segundo espaço intercostal, linha medioclavicular) enquanto se encaminha o indivíduo para uma unidade de emergência.

Para os portadores de dispneia aguda que não são referenciados para o serviço de emergência, após estabilização ou resolução do quadro agudo, será necessária uma investigação minuciosa buscando sua causa, já que o tratamento ambulatorial deve ser instituído de acordo com o diagnóstico de base.

Para pacientes com suspeita de pneumonia como causa da dispneia aguda, sugere-se avaliar a gravidade por escores com base em dados clínicos, como o escore CRB-65.[7] Um ponto é dado para cada item presente: C significa novo episódio de confusão mental, R para FR ≥ 30/minuto, B para PAS< 90 mmHg ou PAD≤60 mmHg, e 65 para idade ≥ 65. Aqueles com escore 0 podem ser tratados ambulatoriamente; aqueles com escore 1 devem ser hospitalizados caso apresentem comorbidades clínicas ou hipoxemia; aqueles com escore 2 ou mais devem ter indicação de internação, pois têm maior potencial de complicações e mortalidade.

Dispneia crônica
O que fazer

Após um quadro agudo ou história de dispneia crônica, é necessária a investigação minuciosa das possíveis causas, muitas delas podendo ter seu primeiro diagnóstico realizado na APS, demandando pouco ou nenhum exame complementar.[4] Isso é importante, pois algumas doenças crônicas podem ter sua evolução interrompida ou minimizada com a abordagem adequada, significando preservação da autonomia de muitos indivíduos.

Anamnese

Na investigação da dispneia crônica, a história clínica é fundamental, podendo sugerir o diagnóstico em mais de 60% dos casos, quando consideradas as principais causas.[8] Entre as *causas respiratórias,* a presença de dispneia crônica em indivíduos com história de tabagismo, maiores de 40 anos e com tosse produtiva é característica de DPOC.[9] Câncer de pulmão pode levar à dispneia, porém, em geral, como uma manifestação mais tardia associada a sintomas como tosse, hemoptise ou dor torácica. A asma é mais comum em adultos jovens, mas pode se manifestar em qualquer idade. Eles geralmente têm história de visitas na infância ou mais recentes a unidades de emergência, cursando com episódios de dispneia que melhoram com uso de broncodilatador. História de febre pode sugerir quadro de pneumonia, mas é importante ressaltar que infecções de vias aéreas estão associadas a quadros de exacerbação de DPOC e piora da dispneia em aproximadamente 80% dos casos descritos.[9] Questionar sobre a ocupação profissional, buscando informações sobre exposição a inalantes, é indispensável na avaliação.

Nas *causas cardíacas,* é frequente o relato de comorbidades, como hipertensão arterial sistêmica (HAS), diabetes melito (DM), obesidade, arritmias, doença arterial coronariana (DAC) ou valvopatias. É mais comum a presença de IC em indivíduos > 50 anos; no entanto, dependendo da causa, é possível encontrar em pessoas de qualquer idade.

A ausência de evolução progressiva, de comorbidades ou de fatores associados sugere falta de condicionamento físico, sendo causa comum de dispneia aos esforços.

As *causas psicogênicas* geralmente se apresentam como episódios súbitos, associados a quadros de ansiedade, pânico ou depressão, em indivíduos sem causas orgânicas evidentes. As causas psicogênicas geram sofrimento e perda de autonomia, devendo receber a mesma atenção que as demais causas. No entanto, devem ser tratadas como diagnóstico de exclusão, considerando a potencial gravidade das causas citadas.

Mensuração

Mensurar o grau de dispneia é fundamental para avaliar sua evolução e monitoramento. Existem escalas para medir mais objetivamente a dispneia crônica, sendo os pontos fundamentados no tipo e na quantidade de esforço requerido para o desencadeamento do sintoma. Um exemplo de escala amplamente utilizada é a Medical Research Council modificada mostrada no Quadro 148.2.[9] No caso de IC, a gradação da dispneia pela classificação da New York Heart Association, mostrada no Quadro 148.3, auxilia inclusive no início e no escalonamento do tratamento medicamentoso do paciente, buscando melhorar a sua classe funcional.[3]

Exame físico

O exame físico deve ser direcionado pelos achados da anamnese, buscando confirmar ou excluir as suspeitas diagnósticas, propiciando uma avaliação da intensidade da dispneia e a necessidade de medidas terapêuticas no momento. Também poderá orientar a solicitação de exames complementares, caso a história clínica não seja sugestiva de uma das principais causas. Deve-se observar, principalmente:

- Na avaliação do *estado geral,* verificar peso e altura (sinais de emagrecimento ou obesidade), coloração das mucosas (anemia), bem como se o paciente se encontra eupneico durante a consulta ou apresenta sinais de desconforto agudo, como dispneia em repouso, pontos de ancoragem, fala en-

Quadro 148.2 | **Escala de dispneia da Medical Research Council modificada**

Grau	Descrição do sintoma
0	Tenho falta de ar ao realizar exercício intenso
1	Tenho falta de ar quando caminho depressa no plano ou quando subo escadas ou ladeira suave
2	Preciso parar para respirar algumas vezes quando ando no meu passo no plano ou ando mais devagar que pessoas da minha idade no plano (em razão da falta de ar)
3	Preciso parar para respirar muitas vezes quando ando uma quadra (90-120 m) ou após poucos minutos no plano
4	Sinto tanta falta de ar que não saio de casa, ou preciso de ajuda para me vestir ou tomar banho sozinho

Quadro 148.3 | **Classificação da dispneia pela New York Heart Association**

Classe funcional	Descrição da dispneia
I	Esforços extra-habituais
II	Esforços habituais
III	Mínimos esforços
IV	Em repouso

trecortada, batimento das asas do nariz, tiragem intercostal e respiração ruidosa ou cornagem.
- No *segmento cefálico e pescoço*, observar alterações fixas do posicionamento do pescoço por alterações da caixa torácica, como na cifose pronunciada ou em deslocamento da traqueia em pacientes com alterações mais importantes dos pulmões, como neoplasias. A palpação da tireoide deve ser realizada caso haja suspeita de condições envolvendo a glândula (hiper ou hipotireoidismo), notar presença de adenopatia em cadeias cervicais, que podem estar deslocando-a.
- No exame do *aparelho respiratório*, devem-se observar, além da FR, sinais de desconforto. À inspeção, alteração da conformação da caixa torácica, como aumento do diâmetro anteroposterior, é sugestiva de DPOC. Diminuição do frêmito toracovocal (FTV), difusamente (DPOC), ou ausência dele (DP) pode ser observada. Assim como a avaliação do FTV, a ausculta pode demonstrar diminuição ou ausência de murmúrio em pneumotórax moderado, hiperinsuflação por doenças obstrutivas, DP ou atelectasias. Roncos e sibilos podem ser encontrados na DPOC, na asma e na IC. Estertores crepitantes localizados sugerem pneumonia, mas, nas bases de ambos os hemitóraces, podem ser sugestivos de congestão pulmonar por IC, se particularmente bolhosos ou DPI, se secos como som de velcro. Particularmente nos idosos, a ausculta respiratória é mais difícil de ser realizada, pois eles nem sempre conseguem realizar inspirações profundas. Nesses casos, a presença de crepitações nas bases pulmonares, especialmente quando desaparecem após a tosse, não tem grande significado clínico.[10]
- No *exame cardiovascular*, deve-se buscar a presença de turgescência de jugular a 45° (IC ou hipertensão pulmonar). Na inspeção e na palpação, deve-se observar a atividade do precórdio, direcionando o diagnóstico para causas cardíacas. A palpação também pode indicar a presença de frêmitos ou bulhas palpáveis. Desvio do *ictus cordis* sugere cardiomegalia relacionada à IC e outras cardiopatias que cursam com dispneia. A ausculta deve ser minuciosa, buscando bulhas arrítmicas (sugerindo FA) e disfunção miocárdica pela presença de bulhas extranumerárias (B3 e/ou B4) e sinais de valvopatias (sopros, estalidos).
- A avaliação de *extremidades* é importante tanto para presença de edema, cianose, unhas em vidro de relógio ou baqueteamento digital quanto na pesquisa de sinais de insuficiência vascular periférica. Edema frio, compressível em MMII ou em região sacral para pacientes acamados, sugere IC. Edema inflamatório, muitas vezes assimétrico, sugere TVP, que pode causar dispneia por TEP.

Na ausência de achados alterados no exame físico, a suspeita de dispneia psicogênica ou de dispneia causada por falta de condicionamento físico torna-se mais provável. No entanto, exames complementares podem ser necessários para afastar o risco de doenças que podem evoluir com maior gravidade.

Exames complementares

A solicitação de exames complementares deve ser direcionada para a investigação das principais suspeitas, baseadas nas informações da anamnese e do exame físico, obedecendo a graus de complexidade crescente. Como forma de orientar a investigação, a sequência abaixo é sugerida:[8]

- A *radiografia torácica*, realizada em duas incidências (posteroanterior e perfil lateral) é exame não invasivo, barato e facilmente acessível. Nos quadros agudos, achados radiográficos, como pneumotórax, DP, congestão pulmonar, atelectasias e consolidações, são fundamentais para subsidiar a suspeita clínica. Nos quadros de dispneia crônica, achados "positivos" podem levar a diagnóstico em até 75% dos casos.[11] As principais indicações para realização de uma radiografia torácica são: idade ≥ 40 anos, alterações do exame físico do tórax (p. ex., diminuição do murmúrio vesicular e macicez à percussão, sugerindo a presença de DP), hemoptise, comorbidades clínicas, como IC, DAC e DM, e suspeita de pneumonia.
- Se a principal suspeita é de causa respiratória, na ausência de alterações na radiografia torácica, o próximo passo é realizar testes de função pulmonar. A *espirometria com prova farmacodinâmica* (com avaliação da resposta a beta-2-agonista) ajudará a diferenciar asma, confirmar DPOC (distúrbio ventilatório obstrutivo geralmente sem resposta significativa ao broncodilatador) e investigar outras causas, como doenças do parênquima pulmonar (DPI com padrão restritivo). Na suspeita de asma e ausência de distúrbio ventilatório obstrutivo do fluxo aéreo na crise, é recomendado referenciamento para ambulatório especializado de pneumologia, onde pode ser indicado teste de broncoprovocação (ver Cap.151, Asma em crianças e adultos).
- O ECG deve ser sempre obtido, pois, assim como a radiografia torácica, é não invasivo, tem baixo custo e pode ajudar a elucidar causas cardíacas variadas (p. ex., FA, indícios de DAC pela presença de ondas Q sugestivas de IAM no passado, ou sinais atuais de isquemia, sobrecarga de câmaras cardíacas compatíveis com HAS, IC ou hipertensão pulmonar).
- O *hemograma* pode colaborar com outros diagnósticos, como naqueles pacientes com evidências clínicas de anemia, *cor pulmonale* apresentando policitemia (hematócrito ≥ 55%) ou suspeita de infecção respiratória (p. ex., bronquite aguda ou pneumonia). A *função tireoidiana* deve ser solicitada se existe suspeita de que tireoidopatia está envolvida na dispneia. A dosagem do peptídeo natriurético tipo B (BNP), quando disponível, auxilia no diagnóstico de causa cardíaca.[3,4,8]
- Um ECG de estresse ou com exercício (*teste ergométrico*) pode ser solicitado caso haja suspeita de DAC ou em pessoas com fatores de risco cardiovasculares e com os demais exames normais.
- O *ecocardiograma* é um exame não invasivo e muito útil para dar embasamento às suspeitas de doenças cardiorrespiratórias como causas de dispneia. Deve ser solicitado na suspeita de doenças do pericárdio, arritmias, valvopatias, IC, seja ela sistólica, com redução da fração de ejeção, ou por disfunção diastólica, com preservação da fração de ejeção, mas elevação das pressões cardíacas de enchimento. Doenças pulmonares também podem causar sobrecarga cardíaca direita, como na DPOC, na fibrose pulmonar e na TEP, causando sinais ecocardiográficos, como insuficiência tricúspide e elevação da pressão sistólica da artéria pulmonar.
- A *tomografia computadorizada do tórax* pode demonstrar alterações não evidentes na radiografia torácica, podendo ser utilizada para sua complementação ou em caso da radiografia não apresentar alterações que justifiquem a queixa e os achados clínicos. No entanto, considerando-se o custo, a disponibilidade de acesso e a exposição à radiação, os exames anteriores devem ser realizados inicialmente.

Investigação adicional pode ser desenvolvida por especialista, por meio de exames mais invasivos (p. ex.,broncoscopia, cintilografia miocárdica, ecocardiograma de estresse ou cateterismo cardíaco), em casos de indefinição diagnóstica.

Tratamento

O tratamento da dispneia crônica deve ser direcionado para a causa de base, ressaltando a importância da adesão às medidas prescritas, revisando a técnica do uso de medicações inalatórias (se for o caso), buscando, assim, a redução da frequência de exacerbações e, consequentemente, levando à melhora da classe funcional por meio do acompanhamento das escalas de mensuração disponíveis, citadas.

Quando referenciar

Em situações agudas, na presença de qualquer sinal que indique insuficiência respiratória (cianose, exaustão ou rebaixamento do nível de consciência), é mandatório o acionamento de serviço de emergência para remoção da pessoa com dispneia, ao mesmo tempo em que se iniciam medidas de suporte básico.

Após a compensação do quadro agudo e no seguimento clínico, o acompanhamento na APS será definido de acordo com a gravidade da doença de base. Na maioria das causas respiratórias e cardíacas, é possível manter o acompanhamento na APS, como em pacientes classificados como classe funcional 1 e 2 (NYHA) e classe 3 compensados.[3] Pacientes com classe funcional IV devem ser acompanhados por especialista.

A necessidade de investigação diagnóstica com exames complementares invasivos também deve ser realizada por médico especialista focal.

> ### Erros mais frequentemente cometidos
>
> ► Receio de utilizar broncodilatadores beta-agonistas em casos de dispneia aguda e crônica por receio de efeitos colaterais, como taquicardia.
> ► Iniciar um atendimento terapêutico em dispneia aguda para um indivíduo e não o reavaliar durante a primeira hora, para determinar necessidade de referenciamento em caso de não resposta ou piora.
> ► Minimizar ou ignorar a queixa de dispneia por falta de achados no exame clínico, como sibilância no broncoespasmo, atribuindo uma causa psicogênica sem afastar objetivamente causas comuns de dispneia.
> ► Tratar pessoas obesas ou com falta de condicionamento físico como portadores de asma, por falta de investigação mais detalhada da história clínica.
> ► Atribuir a causa da dispneia às mudanças fisiológicas relacionadas ao avançar da idade ou à gravidez, sem avaliação clínica completa.
> ► Adicionar novas medicações à prescrição de um paciente com um diagnóstico que causa dispneia crônica (p. ex., DPOC, asma, IC, etc.) sem avaliar a aderência e o modo adequado de utilização das medicações já prescritas.

Prognóstico e complicações possíveis

A dispneia é um sintoma associado a muitas doenças crônicas que comprometem gradualmente a autonomia do indivíduo, mas que podem ter sua progressão interrompida ou retardada com o manejo adequado, que depende de atuação multiprofissional, de mudança do estilo de vida e de adesão terapêutica rigorosa.[3]

Casos agudos de dispneia não abordados de forma adequada ou negligenciados podem evoluir para insuficiência respiratória e óbito, devendo ser atendido como prioridade em serviços de saúde.

Repetidos episódios agudos podem agravar o quadro da doença crônica,[9] levando a maior limitação funcional e progressão da doença de base, sendo importante o adequado diagnóstico e manejo clínico dos casos agudos. É importante que a pessoa portadora de doença crônica e a sua família sejam orientadas a reconhecer sinais e sintomas de agudização e gravidade, buscando o serviço de saúde mais adequado em casos de descompensação.

Papel da equipe multiprofissional

É necessário que a equipe multiprofissional na APS esteja apta a reconhecer quadros clínicos agudos de dispneia, realizando acolhimento imediato e medidas iniciais, conforme recomendações descritas.

O tratamento da doença de base em geral demanda acompanhamento regular, com intervenção em variados âmbitos da vida do indivíduo. Mudança do estilo de vida – como realização de atividade física (de acordo com possibilidade e quadro clínico da pessoa), alteração dietética, redução/cessação do uso de álcool, tabaco ou outras drogas – tem papel fundamental no tratamento da maioria das causas de dispneia. O uso de muitas medicações (polifarmácia) é uma situação frequente nestes pacientes, devendo ser objeto de atenção dos profissionais de saúde, em virtude da dificuldade de adesão ou uso incorreto da medicação.[9]

A progressão da doença de base com consequente comprometimento das atividades cotidianas do indivíduo pode desencadear sofrimento mental, associando-se a quadro de depressão; assim, o profissional deve estar atento para essas situações, buscando ofertas terapêuticas, como atividades coletivas, lúdicas, apoio familiar ou mesmo psicoterapia.[3]

Atividades preventivas e de educação

Estão voltadas para o combate e a prevenção de doenças de base, especialmente as de causas respiratórias, cardíacas e obesidade. Essas ações são encontradas nos capítulos deste livro sobre cada tema.

REFERÊNCIAS

1. Parshall MB, Schwartzstein RM, Adams L, Banzett RB, Manning HL, Bourbeau J, et al. An official American thoracic society statement: update on the mechanisms, assessment, and management of dyspnea. Am J Respir Crit Care Med. 2012;185(4):435-452.

2. Berliner D, Schneider N, Welte T, Bauersachs J. Differenzialdiagnose bei Luftnot. Dtsch Arztebl Int. 2016;113(49):834-844.

3. Bocchi EA, Marcondes-Braga FG, Bacal F, Ferraz AS, Albuquerque D, Rodrigues D, et al. Atualização da Diretriz Brasileira de Insuficiência Cardíaca Crônica – 2012. Arq Bras Cardiol. 2012;98(1):1-33.

4. Wahls SA. Causes and evaluation of chronic dyspnea. Am Fam Physician. 2012;86(2):173-180.

5. Rocha AT. Tromboembolia pulmonar. In: Menna-Barreto S, editor. Prática pneumológica. Rio de Janeiro: Guanabara Koogan; 2010.

6. Spencer FA, Lessard D, Emery C, Reed G, Goldberg RJ. Venous thromboembolism in the outpatient setting. Arch Intern Med. 2007;167(14):1471-1475.

7. Kolditz M, Ewig S, Schütte H, Suttorp N, Welte T, Rohde G, et al. Assessment of oxygenation and comorbidities improves outcome prediction in patients with community-acquired pneumonia with a low CRB-65 score. J Intern Med. 2015;278(2):193-202.

8. Pratter MR, Abouzgheib W, Akers S, Kass J, Bartter T. An algorithmic approach to chronic dyspnea. Respir Med. 2011;105(7):1014-1021.

9. Sociedade Brasileira de Pneumologia e Tisiologia. II Consenso Brasileiro sobre Doença Pulmonar Obstrutiva Crônica – DPOC. J Bras Pneumol. 2004;30(5):1-52.

10. Cunha UGV, Valle EA, Melo RA. Peculiaridades do exame físico do idoso. Rev Med Minas Gerais. 2011;21(2):181-185.

11. Shiber JR, Santana J. Dyspnea. Med Clin North Am. 2006;90(3):453-479.

CAPÍTULO 149

Tosse aguda e crônica

Tânia de A. Barboza

Aspectos-chave

▶ A tosse aguda e crônica acomete 11 a 13% da população geral, sendo um dos sintomas mais prevalentes na procura por atendimento, tanto em atenção primária à saúde (APS) como especializada.[1-4]

▶ A tosse repercute negativamente na vida social, profissional/escolar e familiar, por gerar morbidade física e psicológica significativa. Leva a sintomas como dor torácica, vômitos, incontinência urinária, síncope, cefaleia e outros, causando constrangimento social, prejuízo do sono, absenteísmo ao trabalho e escolar, impactando negativamente a qualidade de vida, além de gerar alto custo relativo a seu esclarecimento diagnóstico e com medicamentos.[3,5,6]

▶ Pesquisas apontam a tosse como um dos sintomas mais prevalentes em idosos residentes na zona urbana,[7] embora esses apresentem um reflexo tussígeno diminuído. A redução desse reflexo acarreta aumento da incidência de broncoaspiração.[8]

▶ Mulheres possuem maior sensibilidade do reflexo da tosse que os homens, sendo a tosse crônica refratária mais comum nesta população.[3,8]

▶ Suas causas são variadas, abrindo um leque de suspeições diagnósticas, tanto pulmonares como extrapulmonares.

Caso clínico

Marta, 49 anos, procura a Unidade Básica de Saúde (UBS) de sua localidade devido à tosse persistente. Refere que o sintoma teve início há mais de 2 meses. Ela já tentou diversos tratamentos caseiros e xaropes indicados por vizinhos, sem a melhora do quadro. A tosse é seca, sendo pior à noite, o que a impede de dormir, muitas vezes tendo de recostar-se na cadeira para conseguir cochilar. Tem passado os dias se sentindo cansada e desmotivada. Por vezes, apresenta secreção clara em pouca quantidade, principalmente pela manhã, e sente um catarro escorrendo pela garganta, necessitando pigarrear para limpá-lo. Acha que deve ser devido a uma gripe mal curada. Informa que foi fumante por 10 anos, tendo parado há 15 anos, em média 10 cigarros ao dia. Nega etilismo. Às vezes, apresenta crises de tosse. Nega febre, emagrecimento ou dor epigástrica quando questionada.

Teste seu conhecimento

1. Como você classificaria a tosse de Marta?
   a. Tosse subaguda, pois apresenta 2 meses de duração
   b. Tosse aguda, visto estar cursando com crises
   c. Tosse subaguda, pois apresenta mais de 3 semanas de duração
   d. Tosse crônica, pois apresenta mais de 8 semanas de duração

2. Quais são as principais suspeitas etiológicas da tosse mediante a história de Marta?
   a. Tosse pós-infecciosa, doença do refluxo gastresofágico (DRGE), asma
   b. Síndrome da tosse das vias aéreas superiores, DRGE
   c. Asma, tosse variante da asma
   d. Doença pulmonar obstrutiva crônica (DPOC), bronquiectasias.

3. O que é importante de ser avaliado no exame clínico de Marta?
   a. Deve-se procurar por sinais indiretos de DPOC, pois Marta foi tabagista
   b. Pelos sintomas clínicos apresentados, deve-se apenas examinar orofaringe, pois o quadro de tosse pós-infecciosa não apresenta exame clínico exuberante
   c. Devido aos sintomas apresentados, é necessário palpar seios da face, examinar orofaringe e questionar sobre alergias
   d. A variante tussígena da asma parece estar presente, devendo-se fazer medidas seriadas do pico de fluxo expiratório

4. Quais são os exames necessários no caso relatado?
   a. Radiografia torácica
   b. Espirometria
   c. pHmetria do esôfago.
   d. Prova de broncoprovocação

5. De acordo com a hipótese diagnóstica, qual é o melhor tratamento para Marta?
   a. Tratamento empírico
   b. Indicação de uso de corticoides e β_2-agonistas.
   c. A fisioterapia seria um bom adjuvante do tratamento
   d. Em se tratando de sinusite bacteriana, a amoxicilina seria uma boa opção terapêutica

Respostas: 1D, 2B, 3C, 4A, 5A

Do que se trata

A tosse é uma manobra expulsiva forçada, geralmente, contra a glote fechada, associada a som característico. Ela compõe, junto com o *clearance* mucociliar, os mecanismos de defesa das vias aéreas inferiores.

A tosse faz parte de um ato reflexo que envolve cinco grupos de componentes: receptores de tosse, nervos aferentes, centro da tosse, nervos eferentes e músculos efetores.

Ela pode ser voluntária ou involuntária:

- Apresenta as fases inspiratória, compressiva e expiratória, seguindo-se a fase de relaxamento. Quanto maior a fase inspiratória, maior será a sua eficácia.[9]
- Seu mecanismo se dá pelo aumento da pressão positiva pleural, levando à compressão das vias aéreas de pequeno calibre e gerando uma alta velocidade do fluxo nas vias aéreas.
- É um eficaz mecanismo de defesa que remove partículas não gasosas da árvore brônquica, evitando sua entrada.[10]

Ela pode ser diminuída ou suprimida por:[9]

- Alterações no arco reflexo, que levam a pouca efetividade ou ineficácia dos receptores, ocorrendo após estimulação repetitiva, observado em crianças e idosos que aspiram corpos estranhos e apresentam tosse persistente nos primeiros dias, seguindo-se de sua diminuição, ou cessação.
- Uso de medicamentos sedativos e narcóticos.
- Dano decorrente de aumento da pressão sobre o centro da tosse (tumores do sistema nervoso central e hipertensão intracraniana).
- Doenças neuromusculares e comprometimento da musculatura respiratória expiratória.
- Cirurgias abdominais e torácicas.
- Anomalias da laringe com ineficácia de abertura da glote (paralisia de cordas vocais).
- Ineficácia de abertura da glote por procedimentos médicos (traqueostomia, tubo nasotraqueal).

O que pode ocasionar

A tosse pode ser classificada em aguda, subaguda ou crônica (Quadro 149.1), tendo cada subtipo suas causas mais prevalentes, isso guiará a investigação diagnóstica e o tratamento.

Quadro 149.1 | **Classificação da tosse e suas principais causas**

	Aguda	Subaguda	Crônica
Duração	Até 3 semanas	3-8 semanas	> do que 8 semanas
Causas	▶ Rinossinusite aguda ▶ Rinite ▶ Traqueobronquite ▶ Asma ▶ Infecções bacterianas ▶ Exacerbação de DPOC	▶ Tosse pós-infecciosa	▶ STVAS ▶ DPOC ▶ Asma ▶ Tabagismo ▶ IVAS ▶ DRGE ▶ SAOS

STVAS, síndrome da tosse das vias aéreas superiores; DPOC, doença pulmonar obstrutiva crônica; DRGE, doença do refluxo gastresofágico; SAOS, síndrome da apneia obstrutiva do sono; IVAS, infecções das vias aéreas superiores.

Tosse aguda

A tosse aguda é definida como um período de duração de até 3 semanas.

As causas mais frequentes de tosse aguda são:

- Rinossinusites agudas, em especial o resfriado comum (sendo, nesse caso, autolimitada), rinite alérgica e irritativa ambiental. Tais entidades se relacionam à síndrome da tosse das vias aéreas superiores (STVAS).
- Traqueobronquites agudas.
- Asma brônquica, muitas vezes, ainda não diagnosticada, deve estar no rol de suspeitas diagnósticas.[10]
- A coqueluche vem apresentando incremento em seu diagnóstico desde 2012, apresentando padrão sazonal entre o fim da primavera e o início do verão.[10] É pouco diagnosticada em adolescentes e adultos, devendo ser aventada nesse período do ano, na presença de tosse persistente.[11]
- Exacerbação da DPOC.

Dicas

▶ Embora normalmente benigna, pode ser sinal de doença subjacente grave, como pneumonia adquirida na comunidade, embolia pulmonar aguda, edema pulmonar, aspiração de corpo estranho ou câncer de pulmão.

▶ Na pneumonia adquirida na comunidade, são comuns a presença de febre, taquicardia, taquipneia e estertores à ausculta pulmonar. Nesse caso, o exame radiográfico deve ser solicitado.[12]

Complicações possíveis

- Fadiga
- Perda de sono
- Dores musculoesqueléticas
- Suores
- Vômitos
- Síncope
- Arritmias cardíacas
- Pneumotórax
- Rotura esplênica ou venosa
- Vertigens
- Perda da consciência
- Fraturas espontâneas

O que fazer

Após a coleta da história, seguida de avaliação clínica minuciosa e consequente exclusão de causas graves como responsáveis pela tosse aguda, o seu manejo dependerá da causa subjacente. Anormalidades à ausculta pulmonar podem influenciar na prescrição de antibióticos pelo médico de família e comunidade; entretanto, não há evidencias de que tais anormalidades estejam associadas a um pior prognóstico, sendo tais prescrições desnecessárias.[6,13]

É fundamental pesquisar a exposição a fatores alérgicos, ambientais ou ocupacionais que tenham relação temporal com o início ou piora da tosse. Também deve-se questionar sobre o uso de medicamentos como os inibidores da enzima conversora da angiotensina (IECA) (captopril, enalapril, etc.) e os betabloqueadores.

A vantagem de iniciar um tratamento precoce é evitar um círculo vicioso, no qual a tosse se autoperpetuará, além de se reduzir a disseminação viral quando for o caso.

Conduta proposta

Rinossinusite aguda

A rinossinusite aguda (RSA) consiste em um processo inflamatório da mucosa rinossinusal com evolução inferior a 12 semanas. Ela é classificada em:

- **RSA viral ou resfriado comum:** caracterizada por rinorreia, obstrução nasal anterior e/ou posterior (este último responsável pela tosse) e irritação na garganta. A febre pode ou não estar presente. Seu curso é autolimitado, e o tratamento sintomático pode ser instituído. A lavagem salina intranasal mostrou-se benéfica por melhorar a função ciliar, reduzir o edema da mucosa e os mediadores inflamatórios e ajudar a remover a secreção presente.[5,12,14] (ver Cap. 154, Infecções de vias aéreas superiores, resfriado comum e gripe) O uso de antibióticos não está recomendado.
- **RSA bacteriana:** corresponde a uma pequena porcentagem dos casos (0,5-2% dos casos).[14] Sua ocorrência pode ser sugerida pela presença de secreção nasal purulenta e dor intensa local, predominantemente unilateral, febre superior a 38°C, piora ou reagudização após a fase inicial branda.[14] Evidências apontam para a melhora do quadro em 65% dos casos com medidas sintomáticas. O uso de antibióticos deve ser aventado na não melhora ou piora da sintomatologia com o tratamento instituído.

Traqueobronquite aguda

Normalmente tem etiologia viral. Sua apresentação mais comum se dá como uma infecção respiratória aguda com presença de tosse que pode ser produtiva ou não. Se produtiva, a expectoração pode ser ou não purulenta. Além disso, não deve haver evidências de outras doenças respiratórias, como resfriado, sinusite, crise de asma ou DPOC.

Deve ser abordada com sintomáticos, e o uso de antibióticos é recomendado na vigência de sintomas que levem à suspeição de infecção bacteriana (ver Cap. 154, Infecções de vias aéreas superiores, resfriado comum e gripe).

Gripe ou influenza

No Brasil, a influenza ocorre principalmente entre os meses de maio a setembro. Leva a sintomas sistêmicos e respiratórios, cursando com febre alta, calafrios, prostração, mialgia, cefaleia, tosse, coriza, lacrimejamento e hiperemia conjuntival, sendo grande a variação desses sintomas em relação à sua gravidade, desde quadros leves até quadros com complicações fatais. Os indivíduos mais suscetíveis são crianças, idosos, gestantes e pessoas com comorbidades preexistentes. Seu agente etiológico é o *Myxovirus influenzae*, ou vírus da influenza, e se subdivide nos tipos A, B e C. Tais vírus geralmente causam pandemias devido à sua rápida capacidade de adaptação.[15]

O quadro evolui entre 1 a 2 semanas. A vacinação é a principal ferramenta para a prevenção da influenza, estando indicada rotineiramente aos grupos mencionados. Nos casos graves, é indicada a utilização de antivirais, já disponíveis no Sistema Único de Saúde (ver Cap. 154, Infecções de vias aéreas superiores, resfriado comum e gripe).

Tosse subaguda

A tosse subaguda é definida como tendo duração superior a 3 e inferior a 8 semanas.

A causa mais comum é a tosse pós-infecciosa, ou seja, aquela que acomete pacientes que tiveram uma infecção respiratória recente e não foram identificadas outras causas. Uma vez afastada a etiologia pós-infecciosa, o manejo será o mesmo da tosse crônica.

Conduta proposta

Normalmente, é autolimitada, não necessitando de tratamento específico.

Tosse crônica

A tosse crônica é definida como tendo duração superior a 8 semanas.

É uma situação frequente na clínica, sendo atribuída, na grande maioria dos casos, a múltiplas etiologias.[4]

As causas mais frequentes da tosse crônica são:

- STVAS
- Tosse variante da asma (TVA)
- DRGE
- Uso de IECA
- DPOC
- Síndrome da apneia obstrutiva do sono (SAOS)

Atualmente, já é possível a avaliação do impacto desse sintoma no estado de saúde dos pacientes no Brasil. O questionário de Leiceser para tosse, desenvolvido por Felisbino e cols., foi traduzido e validado, sendo de fácil aplicação e fornece informações importantes sobre tal problema.[16]

O que pode ocasionar

Diferente da tosse aguda, a tosse crônica é geralmente percebida como um problema trivial, entretanto, ela pode se tornar incapacitante, associando-se a comprometimento significativo da qualidade de vida. Muitas vezes, os pacientes procuram diversos profissionais na tentativa de solução de seu problema, levando à frustração e à automedicação.[8]

O que fazer

Para o sucesso terapêutico, a abordagem do quadro deve ser racional, em que a investigação se dê de forma progressiva. A avaliação deve ser sistemática na procura pelo diagnóstico causal, sabendo-se que o padrão-ouro no diagnóstico é a boa resposta ao tratamento.[5]

Dicas

▶ A anamnese e o exame físico constituem a primeira etapa diagnóstica, levando a uma hipótese causal em até 70% dos casos.[9]

▶ A estrutura da investigação dependerá da experiência de cada examinador, sempre com o intuito de se excluírem doenças graves e também extrapulmonares.

▶ O exame clínico do paciente com tosse deve objetivar as vias aéreas superiores e inferiores, o sistema cardiovascular, além da procura por sinais indiretos de doenças crônicas, buscando o diagnóstico de DPOC, bronquiectasias, neoplasia de pulmão, insuficiência cardíaca ou outras causas.

Itens que devem ser abordados

- Início dos sintomas: abrupto ou gradual?
- Hábito tabágico: há comprovada relação entre tosse e tabagismo, sendo que a tosse é normalmente acompanhada de expectoração mucosa ou mucopurulenta na bronquite crônica, ou mesmo seca, quando há apenas irritação pela fumaça do cigarro.
- Relação com infecções: infecção recente das vias aéreas aumenta a sensibilidade do reflexo tussígeno e pode levar à hiper-responsividade brônquica subclínica, ou a refluxo clinicamente aparente.

- Produção de catarro: pode indicar causa pulmonar para a tosse. Quando abundante (mais de uma xícara por dia), suspeita-se de bronquiectasias, sobretudo se há aumento com a mudança postural.
- Piora com exercício ou contato com ar frio: pode sugerir asma, mesmo na ausência de sibilância torácica, podendo tratar-se da variante tussígena da asma.
- Obstrução nasal ou rinorreia: junto com espirros, secreção nasal posterior e cefaleia sugere o diagnóstico de rinossinusite.
- Variação diurna da tosse: geralmente, o reflexo da tosse é suprimido durante o sono. A DRGE pode levar à tosse noturna por incompetência do esfíncter esofágico inferior. A asma e a insuficiência cardíaca congestiva podem levar à tosse que acorde o paciente.
- Piora com alterações posturais: sugere-se que há relação entre postura e tosse no refluxo gastresofágico (RGE). Também no caso de tosse produtiva, lembrar-se de bronquiectasias.
- Relação com alimentação: na DRGE, pode haver piora após as refeições.
- Tosse durante a fonação (ato de rir, cantar ou mesmo falar): pode indicar DRGE.
- Uso de medicações: sobretudo IECA e betabloqueadores.
- História ocupacional, esportes e criação de animais.
- A tosse improdutiva se torna um desafio diagnóstico maior, principalmente quando são poucas as alterações ao exame clínico e não há uso de medicamentos concomitantes.

Exames complementares no nível primário

- Radiografia torácica: deve ser realizada em todos os pacientes com tosse aguda que apresentem sintomas atípicos ou na tosse crônica. Os diagnósticos comuns relacionados a uma radiografia normal são asma, STVAS e DRGE.[5]
- Pesquisa de bacilo álcool-ácido resistente: devido à prevalência da tuberculose (TB) pulmonar em nosso meio, está indicada sua realização na tosse crônica produtiva.
- Função pulmonar: deve ser realizada naqueles pacientes suspeitos de asma ou DPOC, sendo útil no diagnóstico da obstrução das vias aéreas e na verificação da resposta broncodilatadora. Quando normal, não exclui a possibilidade de asma, com indicação do teste de broncoprovocação, principalmente quando for suspeita a tosse variante da asma.
- Medida seriada do pico de fluxo expiratório (PFE): variações do PFE ao longo do dia (maiores de 15%) são características de asma. Na suspeita de asma ocupacional, esse teste possibilita observar a relação dos sintomas com a exposição.

Exames complementares no nível secundário

- Teste de broncoprovocação: deve ser realizado naqueles pacientes que apresentam suspeita de asma quando os outros exames, particularmente a espirometria, não estabelecerem o diagnóstico. A presença de hiper-reatividade brônquica confirma o diagnóstico.
- Broncoscopia: deve ser realizada na suspeita de aspiração de corpo estranho, de neoplasias e de hemoptises.
- Exame tomográfico dos seios paranasais: por revelar melhor relação entre os tecidos, está indicado principalmente em casos de indicação cirúrgica nas complicações da rinossinusite. A rinoscopia com fibra óptica apresenta-se como alternativa válida à tomografia computadorizada (TC) de seios paranasais.[15]
- TC de tórax: quando outros exames forem inconclusivos.

Conduta proposta

Tratamento empírico

A abordagem empírica se justifica pelo conhecimento etiológico das três principais causas mais comumente associadas à tosse crônica: STVAS, TVA e DRGE.[17–19] Seu objetivo é o alívio sintomático breve, já que o sintoma, em geral, reduz significativamente a qualidade de vida do paciente. Por meio da observação da resposta ao tratamento, vão sendo excluídas as principais etiologias do quadro e o direcionamento diagnóstico pode ser dado. Após a exclusão de quadros infecciosos pela radiografia torácica, inicia-se a abordagem empírica.

Faz-se um tratamento sequencial enquanto a etiologia é buscada por meio de exames complementares necessários.

Inicia-se com anti-histamínicos e antitussígenos, visando a abordar a STVAS, por 2 semanas. Caso não haja melhora, introduzem-se broncodilatadores e corticoides por mais 2 semanas. Finalmente, inibidores da bomba de prótons (IBPs) e medidas não farmacológicas serão introduzidas para abordagem da DRGE.[19–20]

Síndrome da tosse das vias aéreas superiores

Considerada uma das causas mais comuns de tosse crônica, correspondendo a 34% dos casos.[19] Seu mecanismo consiste na irritação química ou mecânica de receptores da tosse localizados na laringe e/ou faringe. Normalmente se inicia à noite, durante o sono ou pela manhã, associada à obstrução nasal ou coriza e sensação de algo escorrendo na garganta com necessidade de se pigarrear para limpá-la.[4]

As causas mais comum são:

- Rinite alérgica sazonal ou perene
- Rinite vasomotora
- Rinites secundárias a agentes irritativos ambientais
- Sinusites
- Adenoidites

Nesse caso, o uso de anti-histamínicos e descongestionantes são os agentes de escolha.

Tosse variante da asma

Na TVA (ver Cap. 151, Asma na infância e em adultos), a tosse é o único sintoma. Geralmente, é pior no período noturno e se exacerba aos exercícios. O exame clínico e o teste de função pulmonar são normais. Em geral, a prova de broncoprovocação com metacolina encontra-se alterada.

O diagnóstico será confirmado quando houver resposta sintomatológica com tratamento específico para asma.

A TVA responde à corticoterapia. Antagonistas dos receptores dos leucotrienos também foram eficazes na redução da tosse.

> ▶ A bronquite eosinofílica também leva à tosse crônica improdutiva, sendo caracterizada por inflamação eosinofílica das vias aéreas, na ausência de hiper-responsividade ou obstrução ao fluxo aéreo variável. Ela é resistente ao tratamento com broncodilatadores inalatórios, mas responde bem aos corticoides inalatórios ou sistêmicos. Parece ser uma condição autolimitada que em apenas uma minoria dos casos evolui para asma.

> **Dicas**
>
> ▶ A asma é a principal causa de tosse em adultos não tabagistas e a segunda causa mais comum de tosse crônica. Esta, como sintoma isolado de asma, pode ocorrer em 6,5 a 57% das vezes, sendo essa apresentação conhecida como TVA.[2]
>
> ▶ A exposição a poluentes e irritantes ambientais são fatores agravantes em crianças e adultos, podendo ser citada a tosse noturna relacionada à exposição domiciliar a pelos de gatos, que foi observada não apenas em indivíduos sensíveis, mas também naqueles não sensíveis.
>
> ▶ Deve-se, também, aventar a exposição ocupacional, principalmente em trabalhadores de minas de carvão, indústria de cimento, construção civil, indústria química, indústria de tecidos e algodão e outras.[8]

Doença do refluxo gastresofágico e tosse

A DRGE é responsável por 20 a 40% dos casos de tosse crônica, sendo seu diagnóstico firmado mais pela resposta ao tratamento do que pelo diagnóstico direto da DRGE (ver Cap. 120, Refluxo gastresofágico na criança, e Cap. 168, Doença do refluxo gastresofágico no adulto).[17,20]

O uso de IBPs em dose plena por 2 semanas com resposta satisfatória sugere o diagnóstico de DRGE. É importante lembrar-se de que o tratamento da DRGE inclui modificações de hábitos e estilos de vida (nível de recomendação B), a saber: elevar a cabeceira da cama em torno de 15 cm, evitar bebidas alcoólicas e tabaco, fracionar as refeições com porções menores, dar um período de intervalo maior entre o jantar e a hora de dormir, reduzir o peso corpóreo, praticar atividades físicas, entre outros.[16]

Nesse caso, é importante a confirmação diagnóstica por meio da pHmetria esofagiana.

> **Dicas**
>
> ▶ A tosse crônica é uma das manifestações extradigestivas mais comuns da DRGE, podendo ser precedida de alimentação ou ocorrer a qualquer hora do dia, mas principalmente a noite devido ao decúbito assumido.[21]
>
> ▶ A gravidade do refluxo não se associa aos sintomas laríngeos, podendo haver até mais tosse em pacientes com quadros menos graves de refluxo.
>
> ▶ A alimentação pode agravar o refluxo, assim como a ingestão de álcool e tabaco.
>
> ▶ Alguns medicamentos podem reduzir a pressão do esfíncter esofagiano inferior, incluindo a teofilina e β_2-adrenérgicos orais; outros podem levar a dano na mucosa esofagiana, como anti-inflamatórios não esteroides e ácido ascórbico.
>
> ▶ Pacientes com sintomas respiratórios possuem um risco aumentado de desenvolver DRGE.
>
> ▶ Quando a tosse está associada somente a DRGE, não há indícios de perfil alérgico e nem doenças respiratórias prévias.

Tosse na doença pulmonar obstrutiva crônica

Após realização de um exame clínico minucioso, o exame radiológico do tórax pode auxiliar na suspeição e na exclusão de outras doenças, e a prova de função pulmonar selará o diagnóstico e fará o seu estadiamento (ver Cap. 152, Doença pulmonar obstrutiva crônica).

O tratamento inclui a cessação do tabagismo e uso de broncodilatadores para alívio dos sintomas.

Nos casos de exacerbação do quadro, está indicado o tratamento com antibióticos, muitas vezes sendo necessária a associação com corticoides e broncodilatadores, buscando o retorno ao estado pré-exacerbação.[9]

> **Dicas**
>
> ▶ O hábito tabágico é o mais importante fator de risco para a tosse crônica, levando à inflamação das vias aéreas, à hipersecreção mucosa e à disfunção ciliar.
>
> ▶ Nos casos de exacerbação da doença, pode haver mudanças das características da tosse ou expectoração, associada ou não ao agravamento de sintomas, como dispneia, sibilância e outros.
>
> ▶ Se em pacientes estáveis houver mudança das características da tosse, devem-se procurar outras etiologias, lembrando que o câncer de pulmão, de laringe e de esôfago também tem sua incidência aumentada no tabagismo.

Tosse e inibidores da enzima conversora da angiotensina

Causam tosse irritativa sem expectoração em 10 a 20% dos seus usuários, normalmente diagnosticada nas primeiras 3 semanas de uso.

A enzima conversora da angiotensina, além de converter a angiotensina, degrada alguns mediadores inflamatórios, como a bradicinina, a substância P e as neurocininas, que também estão diretamente relacionadas na mediação da tosse.

Tal sintoma pode perdurar até 3 meses após a suspensão da medicação.[6]

Tosse e tuberculose

Sendo um dos principais sintomas da TB, tal suspeita deve ser aventada em todos os pacientes com tosse crônica. É imprescindível a solicitação do exame baciloscópico do escarro, para estabelecer o diagnóstico o mais precocemente possível, com intuito de se interromper a cadeia de transmissão da doença.

Síndrome da apneia obstrutiva do sono

Estudos têm demonstrado relação entre tosse e SAOS. Como a prevalência desta se dá em mulheres na pós-menopausa e homens de meia-idade, é nesse grupo, com a sintomatologia de tosse, que tal diagnóstico deve ser aventado.[3] Lembrar-se de que essa entidade também se associa à obesidade, à sonolência diurna e a roncos.

> ▶ Em um pequeno percentual de pacientes, pode-se deparar com não conclusão diagnóstica e/ou falha terapêutica. Tais casos são denominados tosse refratária. Seu tratamento inclui medicações antitussígenas e intervenções não farmacológicas, tais como fisioterapia de supressão da tosse e psicoterapia. Seu objetivo é a redução da tensão muscular da laringe, pescoço e ombros, com consequente redução da hipersensibilidade e do estímulo do reflexo tussígeno. Tal tratamento tem demonstrado melhorar a qualidade de vida dos pacientes.[5]

Quando referenciar

Os pacientes devem ser referenciados ao especialista quando:

- Houver perda de peso não esclarecida
- Em casos de hemoptise
- Em caso de escarro mucopurulento em que haja indicação de exames mais complexos
- Houver fatores de risco para imunossupressão
- Apresentar dificuldade no controle sintomatológico
- Não existir confirmação diagnóstica

REFERÊNCIAS

1. Barreiro D, Santiago LM. Motivos de consulta em Medicina Geral e Familiar no distrito de Coimbra no ano de 2010. Rev Port Med Geral Fam. 2013;29(4):236-243.

2. Chamberlain SA, Garrod R, Douiri A, Masefield S, Powell P, Bücher C, et al. The Impact of Chronic Cough: A Cross-Sectional European Survey. Lung. 2015;193(3):401-408.

3. Sundar KM, Dali SE. Chronic cough and OSA: an underappreciated relationship. Lung. 2014;192(1):21-25.

4. Vugt SV, Broekhuizen L, Zuithoff N, Butlr C, Hood K, Coenen S, et al. Airway obstruction and bronchodilator responsiveness in adults with acute cough. Ann Fam Med. 2012;10(6):523-529.

5. Chamberlain S, Birring S, Garrod R. Nonpharmacological interventions for refractory chronic cough patients: systematic review. Lung. 2014;192(1):75-85.

6. Turner RD, Bothamley GH. Chronic cough and a normal chest X-ray – a simple systematic approach to exclude common causes before referral to secondary care: a retrospective cohort study. NPJ Prim Care Respir Med. 2016;26:15081.

7. Silva EF, Paniz VMV, Laste G, Torres ILS. Prevalência de morbidades e sintomas em idosos: um estudo comparativo entre zonas rural e urbana. Ciência & Saúde Coletiva. 2013;18(4):1029-1040.

8. Dicpinigaitis PV. Thoughts on one thousand chronic cough patients. Lung. 2012;190(6):593-596.

9. II Diretrizes brasileiras no manejo da tosse crônica. J Bras Pneumol. 2006;32(Supl 6):S403-46.

10. Guimarães LM, Costa ELN, Carvalho-Costa FA. Increasing incidence of pertussis in Brazil: a retrospective study using surveillance data. BMC Infect Dis. 2015;15:442.

11. Pimentel AM, Baptista PN, Ximenes RAA, Rodrigues LC, Magalhães V, Silva RS, et al. Pertussis may be the cause of prolonged cough in adolescents and adults in the interepidemic period. Braz J Infect Dis. 2015;19(1):43-6.

12. Worrall G. Acute cough in adults. Can Fam Physician. 2011;57(1):48-51.

13. Francis NA, Melbye H, Kelly MJ, Cals JW, Hopstaken RM, Coenen S, et al. Variation in family physicians' recording of auscultation abnormalities in patients with acute cough is not explained by case mix. A study from 12 European networks. Eur J Gen Pract. 2013 ;19(2):77-84.

14. Anselmo-Lima WT, Sakano E. Rinussinusites: evidências e experiências. Braz J Otorhinolaryngol. 2015; 81(1):S1-49.

15. Brasil. Ministério da Saúde. Secretaria de Vigilância em Saúde. Departamento de Vigilância das Doenças Transmissíveis. Protocolo de tratamento de Influenza: 2015. Brasília; 2014.

16. Felisbino MB, Steidle LJM, Gonçalves-Tavares M, Pizzichini MMM, Pizzichini E. Questionário de leicester sobre tosse crônica: tradução e adaptação cultural para a língua portuguesa falada no Brasil. J Bras Pneumol. 2014;40(3):213-221.

17. Smith J, Woodcock A, Houghton L. New developments in reflux-associated cough. Lung. 2010;188(Suppl 1):S81-86.

18. Chummun D, Lu H, Qiu Z. Empiric treatment of chronic cough in adults. Allergy Asthma Proc. 2011;32(3):193-197.

19. Gladu RH, Hawdins CA. Combatting the cough that won't quit. J Fam Pract. 2012;61(2):88-93.

20. Shaheen NJ, Crockett SD, Bright SD, Madanick RD, Buckmire R, Couch M, et al. Randomised clinical trial: high-dose acid suppression for chronic cough – a double-blind, placebo-controlled study. Aliment Pharmacol Ther. 2011 ;33(2):225-234.

21. Palheta Neto FX, Ramos CF, Silva AMT, Santos KAN, Azevedo ACG, Palbeta ACP. Tosse crônica na rotina otorrinolaringológica. Arq Int Otorrinolaringol. 2011;12(2):231-240.

CAPÍTULO 150

Interpretação de radiografia torácica e espirometria

Francisco Arsego de Oliveira
Ângela Jornada Ben

Aspectos-chave

▶ É importante conhecer os fundamentos técnicos da radiografia torácica e da espirometria, pois são essenciais para uma interpretação válida.

▶ Uma interpretação válida significa entender como o exame funciona, conhecer suas indicações, limitações e quais os possíveis resultados esperados diante do contexto clínico.

▶ A imagem radiológica do tórax é obtida pela emissão de pequenas quantidades de radiação, o que permite diferenciar densidades radiológicas distintas do corpo humano.

▶ A partir da combinação de densidades radiológicas, pode-se interpretar a imagem do tórax e identificar possíveis anormalidades.

▶ A espirometria pode auxiliar no diagnóstico, na classificação da gravidade e na otimização do tratamento das doenças respiratórias sensíveis à atenção primária à saúde (APS).

Caso clínico

Pedro, 55 anos, vem à consulta para mostrar o resultado da radiografia torácica solicitada em um serviço de emergência no mês passado devido aos sintomas relacionados a uma pneumonia. Ele é fumante de 20 cigarros ao dia há cerca de 30 anos. Refere que a medicação prescrita fez efeito e que está se sentindo melhor. A tosse aliviou e o fôlego continua do mesmo jeito que era antes, aperta quando tem de caminhar mais rápido. Usa a "bombinha" só quando sente o fôlego curto porque ela ajuda a respirar um pouco melhor. Aproveitando a consulta, ele gostaria de saber sobre o resultado da espirometria que realizou recentemente.

Teste seu conhecimento

1. Considerando a história clínica de Pedro, qual achado você espera encontrar na radiografia torácica realizada no diagnóstico da pneumonia?
   a. Áreas com atelectasias laminares e infiltrado pulmonar
   b. Espessamento pleural e infiltrado intersticial
   c. Opacidade em vidro fosco e infiltrado intersticial
   d. Infiltrado pulmonar e broncograma aéreo.

2. Considerando o Caso clínico, a radiografia torácica foi indicada por qual motivo principal?
   a. Identificar o agente causal da pneumonia
   b. Diagnosticar a pneumonia
   c. Fazer o diagnóstico diferencial
   d. Avaliar a gravidade da pneumonia

3. Supondo que no laudo da radiografia torácica de Pedro conste a seguinte descrição: "Área homogênea de infiltrado no lobo inferior direito, com amplo contato pleural. Derrame pleural leve. Nódulo calcificado em lobo apical. Padrão de hipertransparência e infiltração ao longo dos feixes broncovasculares". Frente ao laudo, qual é sua conduta?
   a. Solicitar nova radiografia torácica para avaliar a evolução das alterações radiográficas
   b. Solicitar tomografia de tórax para investigar etiologia do derrame pleural
   c. Solicitar nova radiografia torácica para investigar etiologia do nódulo pulmonar
   d. Solicitar nova radiografia e referenciar ao pneumologista para avaliar a etiologia do nódulo pulmonar

4. Havendo necessidade de solicitar exame de imagem adicional a Pedro, qual exame você indica?
   a. Radiografia torácica anteroposterior e em decúbito lateral direito
   b. Tomografia de tórax sem contraste
   c. Radiografia torácica póstero-anterior e perfil
   d. Tomografia de tórax com contraste

5. No laudo da radiografia de Pedro há a informação: "Padrão de hipertransparência e infiltração ao longo dos feixes broncovasculares". Qual é o significado desse resultado?
   a. São alterações radiológicas decorrentes do processo infeccioso
   b. São alterações radiológicas sugestivas de doença intersticial
   c. São alterações radiológicas diagnósticas de tuberculose
   d. São alterações radiológicas sugestivas de doença pulmonar obstrutiva crônica

6. Considerando a história clínica do Sr. Pedro, quais são os possíveis resultados da espirometria?
   a. Distúrbio ventilatório obstrutivo e reversibilidade do fluxo aéreo após broncodilatador
   b. Distúrbio ventilatório restritivo com reversibilidade do fluxo aéreo após broncodilatador
   c. Distúrbio ventilatório restritivo sem reversibilidade do fluxo aéreo após broncodilatador
   d. Distúrbio ventilatório obstrutivo sem reversibilidade do fluxo aéreo após broncodilatador

Respostas: 1D, 2B, 3A, 4C, 5D, 6A

Do que se trata

O uso racional de exames complementares na APS pode prevenir intervenções médicas desnecessárias. É uma prática que deve ser particularizada conforme o nível de atenção em que está sendo utilizada, uma vez que a probabilidade pré-teste de doença é menor na APS. Essas reflexões foram amplamente discutidas nos Cap. 20, Epidemiologia clínica, e Cap. 24, Grupos Balint. Em relação aos problemas respiratórios encontrados em pessoas que procuram atendimento na APS, dois exames complementares merecem uma descrição mais detalhada: o exame radiológico do tórax e a espirometria. O objetivo deste capítulo é oferecer uma visão geral sobre a interpretação da radiografia torácica e da espirometria para o médico de família e comunidade.

Radiografia torácica

O exame radiológico do tórax ainda é um dos exames de imagem mais solicitados pelos médicos da APS.[1] Isso se deve à sua versatilidade, à ampla abrangência de indicações, ao baixo custo, ao acesso facilitado, à segurança e ao baixo risco de efeitos adversos, sendo de grande utilidade na investigação de problemas relacionados ao sistema respiratório, à pleura, aos vasos torácicos, ao mediastino, ao coração e à parede torácica. Apesar de todas essas vantagens, o médico de família e comunidade deve ter consciência das limitações do exame, uma vez que a sua sensibilidade é muito variável. Por exemplo, a eficácia estimada da radiografia torácica no rastreamento do câncer de pulmão é de, aproximadamente, 36%, não sendo, portanto, indicada para esse propósito.[2,3]

Outro aspecto importante é conhecer os fundamentos técnicos da radiografia torácica, pois são informações que auxiliam na sua interpretação.[4] Pode-se dizer que o exame com base em raios X permite diferenciar quatro densidades radiológicas distintas do corpo humano: ar, gordura, água/tecidos moles e ossos. O ar é radiotransparente e produz imagem escura. A gordura é radiotransparente e produz imagem cinza-escuro. A água é hipotransparente e produz imagem cinza-claro. Ossos e metais são radiopacos, produzindo imagem branca na radiografia torácica. É a partir da combinação de densidades na imagem que se interpreta o exame e se identificam possíveis anormalidades. Idealmente, a imagem radiográfica do tórax deve ser obtida obedecendo aos seguintes parâmetros:

- Adequada exposição aos raios X, permitindo a identificação correta das estruturas torácicas.
- O paciente deve permanecer em posição ortostática e inspirar profundamente no momento do exame. Essa posição permite que as costelas sejam visualizadas até a extremidade posterior do 10° arco costal, à direita, acima da cúpula diafragmática. Uma inspiração inadequada pode gerar distorções na imagem, prejudicando a avaliação da área cardíaca, além de favorecer o aparecimento de atelectasias nas bases pulmonares, o que pode levar à falsa ideia da presença de focos de consolidação ou infiltrados pulmonares.
- Sem rotação em relação ao filme: esse aspecto pode ser verificado analisando se os processos espinhosos das vértebras torácicas estão em posição equidistante das extremidades proximais das clavículas.

Normalmente, opta-se pelas incidências póstero-anterior (PA) e perfil (P) para a radiografia torácica. Nessa situação, o paciente estará de frente para o chassi que contém o filme radiográfico. Assim, o feixe de raios X atravessa o tórax pelas costas da pessoa, o que permite uma visualização mais precisa do conteúdo torácico. Por exemplo, na incidência em PA, o acúmulo de 200 mL de líquido na cavidade pleural, em casos de derrame pleural, é suficiente para apagar o seio costofrênico, permitindo sua visualização nessa incidência.[5]

Os exames radiográficos usuais são representações bidimensionais de um objeto tridimensional – o corpo humano. Assim, a incidência em P – obtida na incidência lateral esquerda – é fundamental para complementar a interpretação do exame radiológico do tórax. A conjugação das incidências PA e P permitirá a confirmação e a localização mais precisa das estruturas torácicas e de lesões suspeitas, superando a presença de "pontos cegos" na incidência frontal.

A radiografia obtida em decúbito lateral pode ser útil na avaliação de derrames pleurais que não estejam loculados e também no pneumotórax em pessoas acamadas. Outras incidências, como oblíquas anteriores, também podem ser solicitadas para facilitar a visualização, por exemplo, dos ápices pulmonares sem a interferência das clavículas e das primeiras costelas.

Com relação à interpretação do exame, é importante fazê-lo de uma maneira sistemática. Essa rotina, incorporada à prática de cada profissional, dará a segurança e a proficiência necessárias para o manejo correto de situações que requeiram ações imediatas ou naquelas em que não é possível aguardar um laudo radiológico. Após estar garantida a boa qualidade do exame, sugerem-se os seguintes passos para a sua interpretação:

- **Campos e vasos pulmonares.** Examinar se a distribuição é homogênea, se há simetria entre os lados dos pulmões e se há opacidades.
- **Coração e mediastino.** Devem-se examinar as dimensões cardíacas e o tamanho ocupado pelo mediastino. O volume cardíaco pode ser estimado pelo índice cardiotorácico, calculado pela razão entre o diâmetro máximo (obtido pela soma do maior segmento à direita e à esquerda do eixo central) e o maior diâmetro da caixa torácica ao nível da cúpula diafragmática. Esses parâmetros devem ser relativizados em caso de deformidades torácicas prévias ou de pessoas com idade avançada.
- **Diafragma e áreas subdiafragmáticas.** Na maioria das pessoas, o diafragma é ligeiramente mais elevado à direita em relação à esquerda, sendo que essa diferença não deve ser maior do que 3 cm. Também devem ser observados os seios costofrênicos, que geralmente apresentam um ângulo

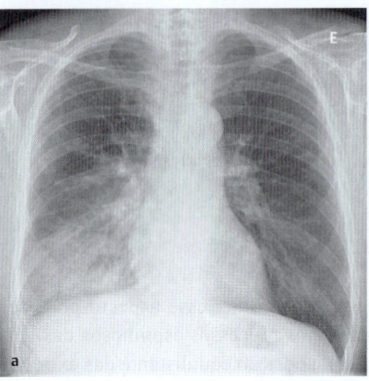
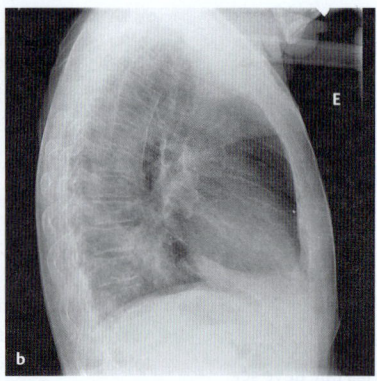

◀ **Figura 150.1**
Pneumonia adquirida na comunidade em um homem de 55 anos de idade. Achados típicos na pneumonia lobar. Área homogênea de infiltrado no lobo inferior direito, com amplo contato pleural. Derrame pleural leve.

fechado. Em situações em que há presença de derrame ou espessamento pleural, pode haver opacificação.

- **Ossos torácicos.** Observar linhas de fraturas, opacidades ou áreas de menor densidade radiológica nas costelas, nas clavículas, nas escápulas, na coluna vertebral e nas articulações do ombro.
- **Tecidos moles.** Observar se há alterações na densidade radiológica nos músculos torácicos, nos tecidos cutâneos ou mamários.
- **Mediastino.** Deve ser avaliado, primeiramente, a partir do seu contorno. O contorno do mediastino é definido, à direita, pela veia cava superior e pelo átrio direito. À esquerda, pelo arco aórtico, tronco da artéria pulmonar e pelas câmaras cardíacas esquerdas. Assim, é possível observar aumentos da área, presença de massas no local ou linfonodos aumentados.
- **Hilos pulmonares.** Radiologicamente, os hilos pulmonares correspondem aos grandes brônquios, aos linfonodos e às estruturas vasculares (artérias e veias pulmonares). Suas posições não são simétricas, estando o hilo esquerdo ligeiramente mais elevado do que o direito. Podem estar aumentados, por exemplo, pela presença de linfoadenopatia, de hipertensão pulmonar ou de carcinoma brônquico.

Por fim, deve ser feita a avaliação do parênquima pulmonar em busca de alterações. Qualquer alteração de densidade sugere lesão pulmonar. As principais alterações são as seguintes:

Consolidação e infiltrado. Imagem que representa presença de líquidos ocupando o interior dos alvéolos, onde deveria haver apenas ar. Esse material, por ser mais denso do que o ar, apresenta-se como uma opacificação, destacando-se em relação ao tecido ao redor. Pode variar em extensão, atingindo apenas focos isolados, ou uma área mais extensa, como todo um lobo pulmonar. As causas mais frequentes de consolidação são as infecções em vias aéreas, as neoplasias, a aspiração de líquidos e as hemorragias. Na presença de doença alveolar, é possível visualizar broncograma aéreo, ou seja, imagem que representa um brônquio com ar circundado por parênquima pulmonar alterado por líquido inflamatório infeccioso (ver Figura 150.1).

Nódulo solitário de pulmão. Definido como qualquer lesão de formato arredondado ou oval com diâmetro menor do que 3 cm e sem associação com outra alteração radiológica.

Opacidade em vidro fosco. Corresponde ao aumento da densidade do parênquima pulmonar, estando relacionada ao espessamento discreto do interstício por processo inflamatório ou infeccioso, mas diferentemente das consolidações, é possível identificar os vasos pulmonares adjacentes.

Atelectasias. É a expressão radiológica da redução localizada do pulmão em função de menor aeração local. Em situações em que há atelectasia completa de uma área maior, como um lobo ou mesmo todo o pulmão, utiliza-se a expressão "colapso pulmonar". Nesses casos, poderá haver desvio do mediastino e dos hilos pulmonares no sentido da área colabada. As atelectasias laminares são aquelas, em geral, decorrentes da hipoventilação alveolar, sendo visualizadas como opacidades horizontais ou oblíquas nos campos pulmonares inferiores, não devendo ser consideradas patológicas. Essas alterações podem ser observadas, por exemplo, em indivíduos acamados (ver Figura 150.2).

Bronquiectasias. São dilatações brônquicas irreversíveis. A inflamação peribrônquica torna os contornos dos vasos menos nítidos, particularmente nas bases. Quando a inflamação se agrava e ocorre fibrose, as paredes brônquicas se tornam visíveis, formando linhas paralelas (trilhos de trem), que podem ser, por exemplo, identificadas nas regiões basais na radiografia torácica em PA. O brônquio dilatado e cheio de secreção pode apresentar aparência nodular ou tubular.[6]

Sinais de doença pulmonar obstrutiva crônica (DPOC). Apesar da radiografia torácica não ser indicada para o diagnóstico e o estadiamento da DPOC, há sinais da doença que podem ser observados, como o enfisema pulmonar. Enfisema pulmonar é definido como o aumento dos espaços aéreos distais em função da perda das paredes alveolares. Nos graus mais avançados, a sua confluência pode gerar a formação de bolhas. Também é possível observar, na radiografia torácica, outras manifestações de DPOC, como diminuição da densidade do parênquima,

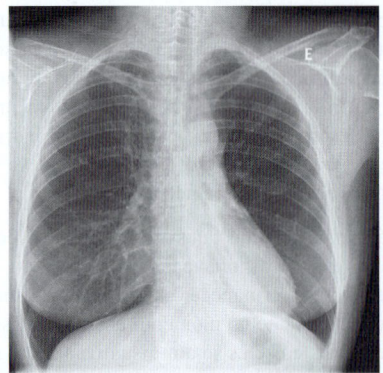

▲ **Figura 150.2**
Atelectasia do lobo inferior esquerdo em uma mulher de 38 anos de idade. Opacidade estreita em forma de cunha na área retrocardíaca paravertebral esquerda. A atelectasia levou a uma densidade ligeiramente aumentada e à vascularização reduzida no lado esquerdo.

retificação das cúpulas diafragmáticas, aumento dos espaços intercostais e aumento do espaço retroesternal (hiperinsuflação pulmonar) e espessamento de feixes broncovasculares.

Sinal da silhueta. Representa o borramento das margens das estruturas torácicas, como o coração ou o diafragma, pela presença de líquidos inflamatórios e/ou infecciosos ocupando o espaço aéreo, como, por exemplo, nas consolidações da broncopneumonia bacteriana. A imagem borrada altera a visualização dos tecidos ou órgãos torácicos, indicando a localização da lesão.

Inversão da circulação pulmonar. As radiografias torácicas também fornecem informações importantes em relação à circulação pulmonar. Normalmente, o fluxo pulmonar é maior nos campos inferiores. Na insuficiência cardíaca congestiva, há aumento do volume cardíaco (representado por um índice cardiotorácico superior a 0,5) e aumento da circulação pulmonar nas porções superiores, decorrente da elevação da pressão venosa pulmonar.

Pneumotórax. É identificado pela presença de ar (área com menor densidade radiológica) na periferia pulmonar, formando uma linha claramente definida no filme radiográfico. Se o pneumotórax for volumoso, pode haver deslocamento mediastinal para o lado sadio e, nos casos mais graves, dificuldade respiratória.

Sinais de tuberculose pulmonar. Os achados radiológicos são muito variáveis, mas a presença de infiltrados mal definidos no parênquima, especialmente nos campos superiores, podem indicar doença ativa. A cavitação ocorre em 20 a 45% dos casos.[7] A diferenciação com lesões antigas nem sempre é tarefa fácil sem exames prévios para realizar a comparação. A presença de calcificações e bronquiectasias (dilatação dos brônquios com exsudato mucopurulento) sugerem lesões cicatriciais.

Apesar de haver aspectos objetivos, como os descritos, relacionados ao exame radiológico do tórax, é importante lembrar que, como na maioria dos exames por imagem, se trata de um exercício interpretativo feito pelo médico e que depende da sua experiência e de seu conhecimento sobre a sintomatologia do paciente. Nesse sentido, está provado que a correlação dos achados radiológicos com dados da história e do exame físico contribui, decisivamente, para melhor acurácia na interpretação do exame radiológico.[8] Esse fato não dispensa a interpretação por um bom radiologista que tenha sido municiado com informações sobre o objetivo da realização do exame e com informações clínicas pertinentes ao quadro clínico. Para otimizar o acesso à interpretação do exame pelo radiologista, projetos de telemedicina, como o Tele-RX no Rio de Janeiro, têm possibilitado que exames radiológicos de tórax realizados em serviços de APS sejam digitalizados e enviados para avaliação de radiologistas teleconsultores.[9]

Espirometria

A espirometria é um exame que possibilita a avaliação da função pulmonar por meio das medidas de fluxo de ar nos pulmões. Esse exame pode auxiliar no diagnóstico e no acompanhamento de pessoas portadoras de doenças respiratórias em indivíduos sintomáticos respiratórios, principalmente, naqueles com sintomas de dispneia. Outros potenciais usos da espirometria são: estadiamento do DPOC, avaliação pré-operatória e identificação de casos que necessitam de avaliação diagnóstica especializada.[10]

Por outro lado, alguns estudos concluíram que há mínimo benefício em relação ao uso da espirometria como terapia motivacional na cessação do tabagismo ou em pessoas com DPOC.[11-13] A relação custo-efetividade do uso da espirometria no rastreamento para DPOC em população tabagista assintomática também é um tema controverso.[14] Embora não haja evidência de que o uso da espirometria reduza a frequência de exacerbações, de hospitalizações e de mortalidade, ela pode ser útil no diagnóstico de DPOC em pessoas tabagistas que apresentam sintomas mínimos, os quais não são percebidos pelas pessoas como tal, mas são perceptíveis à anamnese do médico de família e comunidade.

Em outros países, a espirometria é realizada no consultório médico, muitas vezes pelo médico de família e comunidade treinado e certificado para tal.[10] No Brasil, a espirometria é realizada por profissional técnico treinado, sendo a interpretação e a emissão do laudo sob responsabilidade do pneumologista. Para otimizar o acesso ao exame, projetos de telemedicina como o Respiranet[9] tem possibilitado a interpretação da espirometria por pneumologista de forma remota, e envio do resultado diretamente para o médico responsável pelo cuidado da pessoa na APS. A telemedicina também tem auxiliado na identificação dos casos que necessitam de avaliação do pneumologista.

A qualidade da espirometria depende das condições do paciente, do equipamento estar em condições adequadas de manutenção e uso e dos profissionais que realizam o exame serem treinados na interpretação do exame. A Sociedade Brasileira de Pneumologia elaborou o I Consenso sobre Espirometria[15] com critérios de acreditação. Até o momento, não há atualização sobre as recomendações, sendo mantidas as realizadas em 2002. Cabe ao médico responsável pelo cuidado do paciente verificar se os serviços que realizam a espirometria são acreditados e seguem as recomendações de qualidade, bem como manter-se atualizado sobre as recomendações atualmente utilizadas.

Segundo o I Consenso Brasileiro sobre espirometria,[15] para a realização do exame, é importante lembrar-se de que:

- Infecções em vias aéreas nas últimas 3 semanas, como gripe, resfriado, bronquite e pneumonia, podem alterar a função pulmonar ou levar à hiper-responsividade brônquica. Em pacientes acompanhados longitudinalmente, os resultados da espirometria podem dar a impressão de perda funcional acelerada.
- Broncodilatadores de ação curta devem ser suspensos por 4 horas e de ação prolongada por 12 horas antes dos testes, se o objetivo for a verificação da presença de obstrução reversível. Os broncodilatadores podem ser mantidos se a finalidade do exame for encontrar a máxima função pulmonar, ou se a suspensão do broncodilatador resultar em dispneia acentuada.
- Jejum não é necessário, mas refeições volumosas devem ser evitadas 1 hora antes dos testes.
- Café e chá não devem ser ingeridos nas últimas 6 horas, devido ao efeito broncodilatador.
- Álcool não deve ser ingerido nas últimas 4 horas.
- O tabaco aumenta a resistência ao fluxo aéreo e deve ser proibido por pelo menos 2 horas antes do exame.
- Deve ser orientado à pessoa que compareça ao exame com roupas confortáveis. Não é necessário remover dentadura.
- A espirometria pode ser realizada em crianças com 5 anos ou mais.

Em relação à interpretação do exame, a espirometria mostra como resultados dois gráficos ou curvas principais: 1) volume-tempo e 2) fluxo-volume.

A curva volume-tempo representa o volume de ar expirado após uma inspiração profunda em função do tempo. O volume expiratório forçado no primeiro segundo (VEF_1) é o valor central da curva volume-tempo. A redução no valor esperado de VEF_1 caracteriza a diminuição da quantidade de ar expelido. O pulmão exibe uma grande reserva funcional, de modo que os sintomas estarão presentes quando o VEF_1 estiver abaixo de 60% do previsto.

A curva fluxo-volume (ver Figura 150.3) é a representação gráfica do fluxo de ar instantâneo em litros por segundo em função do volume pulmonar em litros durante a manobra de inspiração e expiração máximas. Nessa curva, a capacidade pulmonar total (CPT) é o volume de ar nos pulmões após uma inspiração máxima, e o volume residual (VR) é o volume de ar que permanece nos pulmões após uma expiração máxima. A CPT e o VR não são medidos diretamente na espirometria, mas podem ser estimados de acordo com estatura, idade e sexo da pessoa. Os valores de fluxo são máximos no início da expiração, próximos à CPT, e diminuem, à medida que se aproximam do VR.[15] As medidas utilizadas para a interpretação da curva fluxo-volume são: CVF, VEF_1, FEF_{50} e FEF_{75}. Em que:

- CVF = capacidade vital forçada; é o volume de ar expirado após uma inspiração profunda.
- VEF_1 = volume expiratório forçado no primeiro segundo.
- FEF_{50} = fluxo expiratório forçado máximo ($Vmáx_{50}$) quando atingidos 50% da capacidade vital forçada (volume em litros). Indica a capacidade elástica do pulmão e o estado de permeabilidade das vias aéreas.
- FEF_{75} = fluxo expiratório forçado máximo ($Vmáx_{75}$) quando atingidos 75% da capacidade vital forçada (volume em litros). Indica também a capacidade elástica do pulmão e o estado de permeabilidade das vias aéreas.

A interpretação das medidas curva fluxo-volume permite definir as seguintes possibilidades diagnósticas funcionais: distúrbio ventilatório obstrutivo (DVO), distúrbio ventilatório restritivo (DVR) e distúrbio ventilatório combinado (DVC), ou misto.

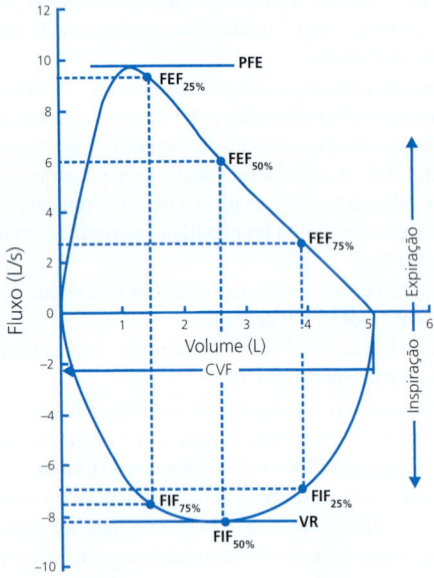

▲ Figura 150.3
Curva fluxo-volume normal.
PFE, pico de fleo expiratório; FIF, fluxo inspirtório forçado; FEF, fluxo expiratório forçado.

Distúrbio ventilatório obstrutivo

O DVO é definido como uma redução desproporcional dos fluxos expiratórios máximos em relação ao máximo volume expirado (VEF_1/CVF = índice de Tiffeneau). A redução do índice de Tiffeneau (CEF_1) é indicador de DVO em sintomáticos respiratórios, mesmo frente à normalidade do VEF_1. Esse índice varia com a idade em função das alterações nas propriedades elásticas do pulmão. Em casos de VEF_1 e CEF_1 normais, as reduções do FEF_{50} e do FEF_{75} em relação à CVF indicam limitação ao fluxo aéreo e permitem o diagnóstico de DVO (ver Quadro 150.1).[15]

Uma vez diagnosticado o DVO, a variação do VEF_1 após uso do broncodilatador pode ser avaliada pela mudança absoluta nos valores e em porcentagem de aumento em relação ao valor previsto para estatura, idade e sexo. É recomendado que a pessoa inale 300 a 400 mcg de salbutamol ou fenoterol por aerossol com espaçador, com intervalos de espera de 15 a 20 minutos. Resposta significativa ao broncodilatador está presente no DVO, se houver aumento do VEF_1 igual ou superior a 200 mL ou aumento de 7% em relação ao valor previsto. Resposta significativa ao broncodilatador com recuperação completa do fluxo aéreo é considerado critério diagnóstico de asma.[16,17] Valores de VEF_1/CVF < 0,7 após uso do broncodilatador é critério diagnóstico de DPOC.[18-20] Além do diagnóstico de DVO, a espirometria é utilizada para o estadiamento do DPOC (Tabela 150.1) e na avaliação pré-operatória em pessoas que necessitam de ressecção pulmonar, cirurgia abdominal alta, cirurgia de

---

Quadro 150.1 | Critérios diagnósticos do distúrbio ventilatório obstrutivo

VEF_1/CVF = CEF_1 menores do que o valor previsto para faixa etária* e/ou
FEF_{50}/ CVF < 0,5 e/ou
FEF_{75}/CVF < 0,25 e/ou
Resposta ao broncodilatador + sintomas

*Valores normais: crianças > 5 anos e adultos jovens CEF_1 > 80%; adultos CEF_1 ≥ 75%; idosos > 60 anos CEF_1 ≥ 70%. Resposta significativa ao broncodilatador: aumento do VEF_1 igual ou superior a 200 mL e maior do que 7% em relação ao previsto. CEF_1 = índice de Tiffeneau.

Fonte: Adaptada de Castro Pereira.[15]

Tabela 150.1 | Gravidade do distúrbio ventilatório obstrutivo – doença pulmonar obstrutiva crônica*

Nível de gravidade	VEF_1 % previsto/valor de referência
Leve	≥ 80
Moderada	50-79
Grave	30-49
Muito grave	<30

*Conforme variação do VEF_1 em relação ao valor previsto para idade, altura, sexo e etnia.

Fonte: Adaptada de Global Initiative for Chronic Obstructive Lung Disease (GOLD)[20] e Celli e colaboradores.[24]

cabeça e pescoço ou cirurgias que envolvam tempo operatório prolongado.[21,22] Função ventilatória menor do que a prevista, indicativa de obstrução ou não, é associada à menor sobrevida na população geral.[23]

Distúrbio ventilatório restritivo

O DVR é definido quando, na espirometria, houver redução da CVF com manutenção de fluxos expiratórios normais. Isso sugere que a redução na CVF seja devido à redução da CPT, mesmo que não a tenha medido diretamente. A normalização da CVF após broncodilatador desautoriza a suspeita de restrição. Diferente da obstrução na qual a limitação ao fluxo é o problema primário, a restrição resulta em volumes pulmonares reduzidos. A perda de volume pulmonar pode ocorrer quando o parênquima pulmonar é deslocado (tumores, derrames pleurais) ou removido (ressecções). Talvez a causa mais comum de restrição pulmonar seja a alteração do próprio tecido pulmonar, que ocorre em doenças que causam fibrose ou infiltram os tecidos. Afecções que afetam a parede torácica ou os músculos respiratórios também resultam em restrição.[15]

Distúrbio ventilatório combinado ou misto

O DVC implica presença de limitação ao fluxo aéreo, com volume pulmonar máximo reduzido. Como a limitação do fluxo aéreo é um DVO e cursa com aumento do VR e da CPT, e o distúrbio restritivo consiste na redução do volume pulmonar, um DVC seria contraditório. Porém, a associação de algumas doenças ou a sua evolução pode resultar em: aumento de volume pulmonar menor do que o esperado pelo grau de obstrução detectado e alçaponamento aéreo em presença de doença parenquimatosa restritiva. O DVC pode ocorrer em pacientes com DPOC que desenvolvem insuficiência cardíaca, neoplasia pulmonar, pneumonia ou derrame pleural; com doença neuromuscular hipodinâmica, com fibrose cística avançada e com sarcoidose.[15]

O que fazer

A radiografia torácica e a espirometria têm indicações específicas para o tipo de problema de saúde que se pretende abordar. Foram disponibilizadas, na Tabela 150.2, informações sobre a sensibilidade e a especificidade dos exames em relação a algumas condições sensíveis à APS.[25] A sensibilidade e a especificidade da radiografia torácica e da espirometria podem ser utilizadas para calcular a probabilidade de uma pessoa ter o problema de saúde, quando o resultado do exame for positivo (valor preditivo positivo), e de não ter a doença, quando o resultado do exame for negativo (valor preditivo negativo) dada a prevalência do problema de saúde na população assistida. Para saber mais sobre o cálculo dos valores preditivos, consultar Cap. 20, Epidemiologia clínica, e Cap. 21, Medicina baseada em evidências aplicada à prática do médico de família e comunidade. A discussão sobre as indicações de ambos os exames está fora do escopo deste capítulo e pode ser aprofundada nas seções específicas que abordam os problemas de saúde. Em geral, não há contraindicação para exames radiológicos que não utilizam contraste. Na gestação, exames radiológicos expõem o feto à mínima radiação.[226] Assim, deve-se avaliar a real necessidade da sua realização. As principais indicações e contraindicações referentes à espirometria estão apresentadas nos Quadros 150.2 e 150.3.

Conduta proposta

Ver Figuras 150.4 e 150.5.

Quadro 150.2 | **Indicações da espirometria**

Investigação diagnóstica em pessoas com sintomas respiratórios
- ▶ Dispneia
- ▶ Chiado
- ▶ Tosse

Na suspeita clínica de DPOC, em pessoas com história positiva para tabagismo e
- ▶ Tosse crônica
- ▶ Dispneia aos esforços
- ▶ Chiado diário
- ▶ História recorrente de infecções em vias aéreas

Estadiamento DPOC[20]

Diagnóstico de asma[17]

Estratificação de risco pré-operatório
- ▶ Cirurgias torácicas
- ▶ Cirurgias cardíacas
- ▶ Cirurgias em abdome superior

Fonte: Adaptado de de Trindade e colaboradores[22] e Levy e colaboradores.[34]

Tabela 150.2 | **Acurácia da radiografia torácica e da espirometria para algumas condições sensíveis à atenção primária**

Exame	Condição	Sensibilidade (IC 95%)	Especificidade	Padrão-ouro
Radiografia torácica	PAC – adultos	0,54 (0,44-0,68)	0,57 (0,39-0,74)	TC[27]
	IC	0,59 (0,55-0,63)	0,96 (0,95-0,97)	BNP e ecocardiografia[28–30]
	TB pulmonar	0,97 (0,90-1,0)	0,67 (0,64-0,70)	BAAR e/ou Cultura[31,32]
Espirometria	DPOC	0,92 (0,80-0,97)	0,84 (0,77-0,89)	Pletismografia[33]
	Asma – adultos	0,29 (0,21-0,39)	0,90 (0,81 a 0,95)	Pletismografia[33]

TB, tuberculose; BNP, peptídeo natriurético tipo B; IC, insuficiência cardíaca; BAAR, bacilo áico-álcool resistente; PAC,

Quadro 150.3 | Contraindicações para realização da espirometria

- ► Doença aguda que possa interferir no desempenho (vômito, náusea, vertigem)
- ► Hemoptise
- ► Pneumotórax
- ► Cirurgia torácica, abdominal ou ocular recente
- ► Infarto do miocárdio recente ou angina instável
- ► Aneurisma torácico

Fonte: Adaptado de Barreiro ePerillo.[21]

Erros mais frequentemente cometidos

► Geralmente, os erros cometidos estão relacionados à solicitação da radiografia torácica e da espirometria baseada em indicações não válidas. Ou seja, solicitar o exame por razões que não contribuem para melhorar a efetividade do cuidado das pessoas. Por outro lado, não é incomum, na APS, as pessoas apresentarem ao médico de família exames solicitados por outros médicos. Assim, o exercício interpretativo do exame não é linear, o que pode levar a erros quanto à tomada de decisão em relação ao problema de saúde. Entretanto, frente ao exame e à história da pessoa, o raciocínio clínico remete às questões inerentes à prática clínica, as quais estão apresentadas nos fluxogramas sugeridos neste capítulo.

► Além disso, a habilidade de traduzir as recomendações ao contexto da pessoa com o problema de saúde é desenvolvida com a prática clínica baseada nos atributos da APS e nos princípios da medicina de família e comunidade (MFC) (ver Cap. 1). A prática clínica não embasada nesses princípios pode levar a erros interpretativos e expor as pessoas a procedimentos médicos desnecessários (ver Cap. 31, Prevenção quaternária).

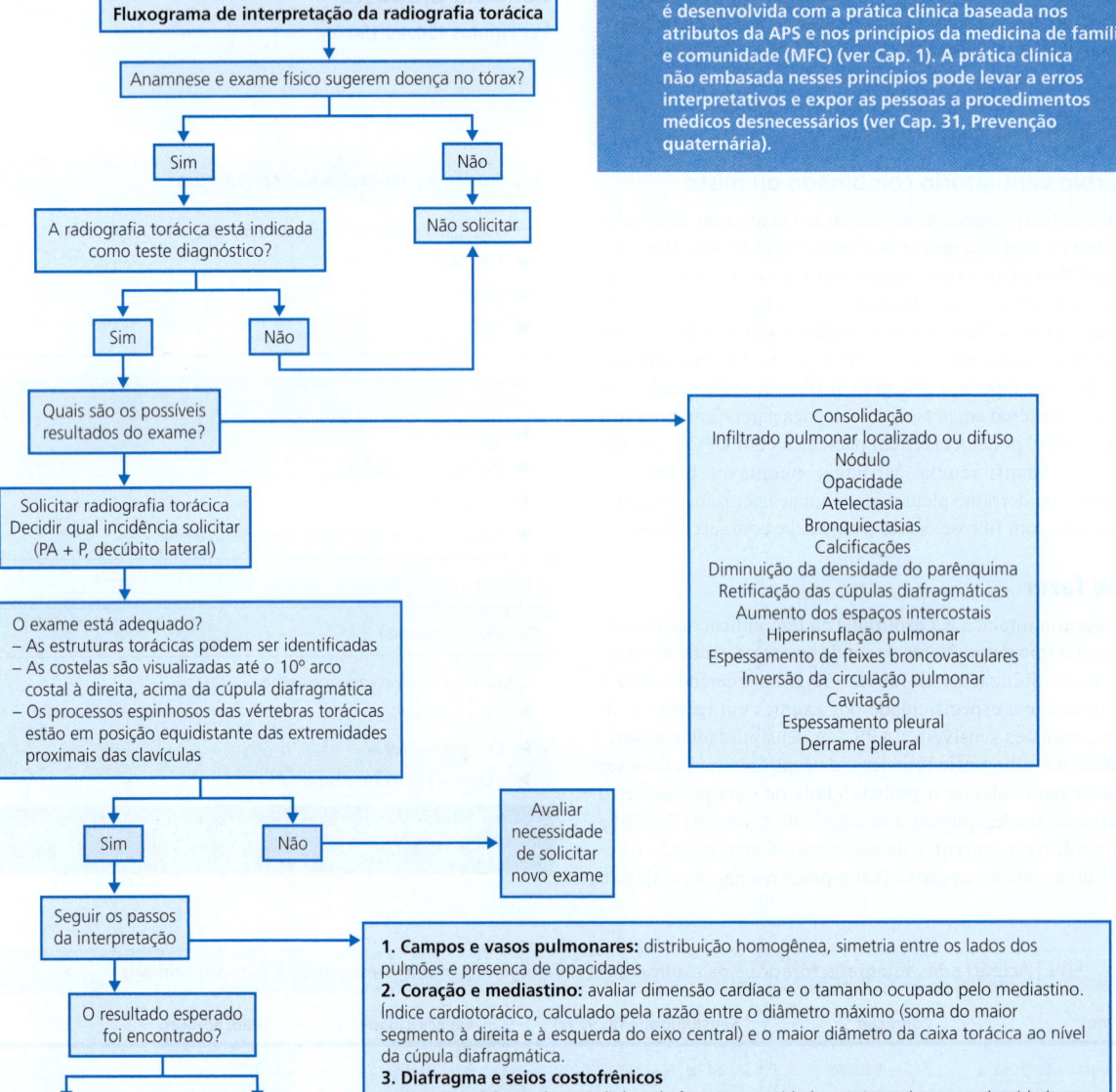

▲ **Figura 150.4**
Fluxograma de interpretação da radiografia torácica.

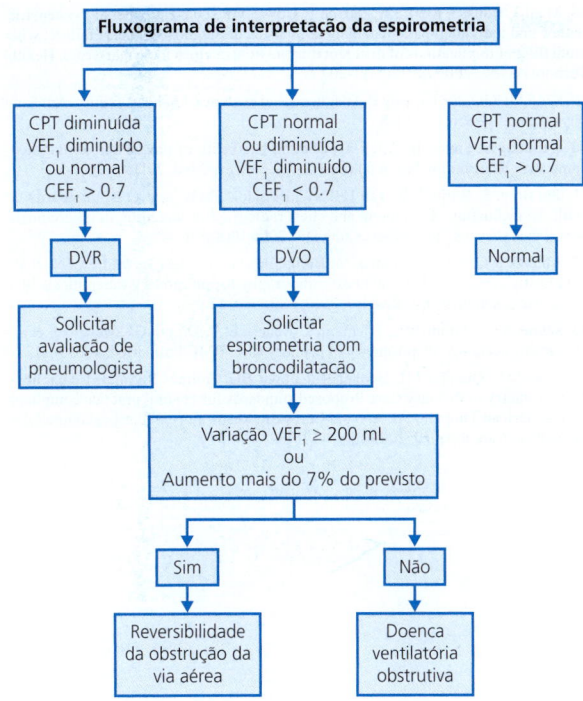

▲ **Figura 150.5**
Fluxograma de interpretação da espirometria.
CPT, capacidade pulmonar total; VEF, volume expiratório forçado no primeiro segundo; CEF, índice de Tiffeneau; DVR, distúrbio ventilatório restritivo; DVO, distúrbio ventilatório obstrutivo.
Fonte: Adaptada de Barreiro e Perillo.[21]

REFERÊNCIAS

1. Speets AM, van der Graaf Y, Hoes AW, Kalmijn S, Sachs AP, Rutten MJ, et al. Chest radiography in general practice: indications, diagnostic yield and consequences for patient management. Br J Gen Pract. 2006;56(529):574-8.

2. Tigges S, Roberts DL, Vydareny KH, Schulman DA. Routine chest radiography in a primary care setting. Radiology. 2004;233(2):575-8.

3. Manser R, Lethaby A, Irving LB, Stone C, Byrnes G, Abramson MJ, Campbell D. Screening for lung cancer. Cochrane Database Syst Rev. 2013;(6):CD001991.

4. Mena-Barreto S, Faccin CS, Torres FS. Radiologia torácica. In: Mena-Barreto S, organizador. Pneumologia no consultório. Porto Alegre: Artmed; 2008.

5. Souza Junior A. Curso de diagnóstico por imagem do tórax: capítulo II – imagenologia da pleura. J Pneumol.1999;25(2):102-13.

6. Souza Junior A. Curso de diagnóstico por imagem do tórax. Capítulo VI – Diagnóstico por imagem na bronquiectasia. J. Pneumol.1999;25(6):327–34.

7. Galanski M, Dettmer S. Thoracic imaging. Stuttgart: Thieme; 2010

8. Song KS, Song HH, Park SH, Ahn KJ, Yang IK, Byun JY, et al. Impact of clinical history on film interpretation. Yonsei Med J. 1992;33(2):168-72.

9. Maldonado JM, Marques AB, Cruz A. Telemedicine: challenges to dissemination in Brazil. Cad Saude Publica. 2016;32Suppl 2(Suppl 2):e00155615.

10. Coates AL, Tamari IE, Graham BL. Role of spirometry in primary care. Can Fam Physician. 2014;60(12):1069-70, 1075-7.

11. Wilt TJ, Niewoehner D, Kane RL, MacDonald R, Joseph AM. Spirometry as a motivational tool to improve smoking cessation rates: a systematic review of the literature. Nicotine Tob Res. 2007;9(1):21-32.

12. Irizar-Aramburu MI, Martínez-Eizaguirre JM, Pacheco-Bravo P, Diaz-Atienza M, Aguirre-Arratibel I, et al. Effectiveness of spirometry as a motivational tool for smoking cessation: a clinical trial, the ESPIMOAT study. BMC Fam Pract. 2013;14:185.

13. Guirguis-Blake JM, Senger CA, Webber EM, Mularski R, Whitlock EP. Screening for chronic obstructive pulmonary disease: a systematic evidence review for the U.S. Preventive Services Task Force. Rockville: AHRQ; 2016.

14. Kaplan A, Thomas M. Screening for COPD: the gap between logic and evidence. Eur Respir Rev. 2017;26(143). pii: 160113.

15. Castro Pereira CA, coordenador. I Consenso Brasileiro sobre espirometria. J Pneumol.1996;22(3)

16. Rubin AS. Diretrizes da Sociedade Brasileira de Pneumologia e Tisiologia para o Manejo da Asma 2012. J Bras Pneumol. 2012;38 Supl 1:S1-S46

17. Global Initiative for Asthma. Pocket guide for asthma management and prevention. GINA; 2017.

18. II Consenso Brasileiro sobre Doença Pulmonar Obstrutiva Crônica – DPOC. J Bras Pneumol. 2004;30 Supl 5.

19. Global Initiative for Chronic Obstructive Lung Disease. Global strategy for the diagnosis, management and prevention of COPD. Geneva: GOLD; 2017.

20. Global Initiative for Chronic Obstructive Lung Disease. GOLD spirometry guide. Geneva: GOLD; 2010.

Tabela 150.3 | **Resultado da espirometria de Pedro***

Resultados	Previstos	Limite inferior	Pré	% Pré	Pós-broncodilatador	% Pós	% Variação
CVF (L)	3,39	2,53	3,44	101	3,72	110	8
VEF$_1$ (L)	2,76	1,97	2,62	95	2,90	105	11
VEF$_1$/CVF	0,80	0,72	0,76	95	0,78	97	2
FEF$_{25-75\%}$ (L/s)	2,83	1,70	2,07	73	2,50	88	20
FEF$_{25-75}$/CVF	0,82	0,49	0,60	74	0,67	82	11
PFE (L/s)	6,99	6,84	8,69	124	9,46	135	9
CV (L)	3,39	2,53	3,56	105	3,79	112	6
CI (L)	–	–	3,15		3,55	–	13

*55 anos, masculino, tabagista (Caso clínico).
Laudo: Distúrbio ventilatório obstrutivo de grau leve, com variação significativa de fluxo e de volume após uso de broncodilatador.

21. Barreiro TJ, Perillo I. An approach to interpreting spirometry. Am Fam Physician. 2004;69(5):1107-14.

22. Trindade AM, Souza TLF, Albuquerque ALP. A interpretação da espirometria na prática pneumológica: até onde podemos avançar com o uso dos seus parâmetros? Pulmão RJ. 2015;24(1):3-7.

23. Vasquez MM, Zhou M, Hu C, Martinez FD, Guerra S. Low lung function in young adult life is associated with early mortality. Am J Respir Crit Care Med. 2017;195(10):1399-1401.

24. Celli BR, Decramer M, Wedzicha JA, Wilson KC, Agustí A, Criner GJ, et al. An Official American Thoracic Society/European Respiratory Society Statement: Research questions in chronic obstructive pulmonary disease. Am J Respir Crit Care Med. 2015;191(7):e4-e27.

25. Brasil. Ministério da Saúde. Portaria n° 221, de 17 de abril de 2008 [Internet]. Brasília: MS; 2008 [capturado em 14 jan. 2018]. Disponível em: http://bvsms.saude.gov.br/bvs/saudelegis/sas/2008/prt0221_17_04_2008.html.

26. D'Ippolito G, Medeiros RB. X-ray examinations during pregnancy. Radiol Bras. 2005;38(6):447-50.

27. Ye X, Xiao H, Chen B, Zhang S. Accuracy of lung ultrasonography versus chest radiography for the diagnosis of adult community-acquired pneumonia: review of the literature and meta-analysis. PLoS One. 2015;10(6):e0130066.

28. Mant J, Doust J, Roalfe A, Barton P, Cowie MR, Glasziou P, et al. Systematic review and individual patient data meta-analysis of diagnosis of heart failure, with modelling of implications of different diagnostic strategies in primary care. Health Technol Assess. 2009 Jul;13(32):1-207.

29. King M, Kingery J, Casey B. Diagnosis and evaluation of heart failure. Am Fam Physician. 2012;85(12):1161-8.

30. Kennedy S, Simon B, Alter HJ, Cheung P. Ability of physicians to diagnose congestive heart failure based on chest X-ray. J Emerg Med. 2011;40(1):47-52.

31. den Boon S, White NW, van Lill SW, Borgdorff MW, Verver S, Lombard CJ, et al. An evaluation of symptom and chest radiographic screening in tuberculosis prevalence surveys. Int J Tuberc Lung Dis. 2006;10(8):876-82.

32. Abubakar I, Story A, Lipman M, Bothamley G, van Hest R, Andrews N, et al. Diagnostic accuracy of digital chest radiography for pulmonary tuberculosis in a UK urban population. Eur Respir J. 2010;35(3):689-92.

33. Schneider A, Gindner L, Tilemann L, Schermer T, Dinant GJ, Meyer FJ, et al. Diagnostic accuracy of spirometry in primary care. BMC Pulm Med. 2009;9:31.

34. Levy ML, Quanjer PH, Booker R, Cooper BG, Holmes S, Small I. Diagnostic Spirometry in Primary Care Proposed standards for general practice compliant with American Thoracic Society and European Respiratory Society recommendations. Prim Care Respir J. 2009;18(3):130-47.

CAPÍTULO 151

Asma em crianças e adultos

Maria Lucia Medeiros Lenz
Elineide Gomes dos S. Camillo
Paulo Roberto Silva da Silva
Norma Vieira Pires

Aspectos-chave

▶ A asma é uma doença heterogênea, apresenta-se em diversos subtipos e é caracterizada por hiper-responsividade e inflamação das vias aéreas.

▶ O diagnóstico de asma deve ser considerado em todas as faixas etárias, quando ocorrer: episódios variáveis e recorrentes de dispneia, sibilância e tosse, particularmente aos esforços, à noite e pela manhã, ao acordar.

▶ Recomenda-se realizar e registrar uma anamnese estruturada quando se suspeita de asma, buscando identificar a história familiar (principalmente materna/paterna ou irmãos com asma), a presença de fatores desencadeantes ou agravantes e monitorar os sintomas durante o acompanhamento.

▶ O objetivo do acompanhamento de uma criança ou de um adulto com asma é controlar os sintomas, manter a melhor função pulmonar possível, prevenir as crises, monitorar os efeitos adversos dos medicamentos e prevenir a morbimortalidade por asma.

▶ Ações educativas, consultas regulares e a utilização de um plano de ação são consideradas medidas fundamentais no controle da asma, que é considerada uma condição sensível à atenção primária à saúde (APS) ou seja, sem necessidade de internação, se bem controlada.

▶ Estimula-se um cuidado multiprofissional no controle da asma, assim como a participação ativa da pessoa com asma na escolha de seu plano terapêutico.

Caso clínico

Henrique, 4 anos, acordou à noite com tosse e com a respiração mais rápida, "ofegante", como relata Cristina, sua mãe. Quando questionada, ela referiu que o menino já passou por essa situação outras vezes e melhorou com o uso de um medicamento, em aerossol, "que serve para dilatar os brônquios". Ultimamente, ele tem feito essa medicação mais ou menos quatro vezes por semana e tem faltado à escolinha devido à tosse e à falta de ar e, muitas vezes, não consegue acompanhar os amigos nas brincadeiras. Cristina relata que faz a medicação inalatória sempre que percebe a respiração rápida ou o chiado no peito, ou quando observa que a tosse não cessa com um "xarope". Costuma fazer um jato de 4/4 h e não segue nenhum plano de ação escrito. Refere que sente medo em usar o medicamento na dose prescrita, pois acha que o menino pode "acabar viciando", ou prejudicar o seu coração. Nega febre ou outra sintomatologia. As vacinas estão em dia. Na história pregressa, consta que o menino nasceu a termo, sem intercorrências, foi amamentado por apenas 2 meses, apresentou algumas alergias de pele quando bebê e infecções respiratórias virais sem complicações. Nega internações prévias. Em relação à história familiar, a mãe do menino teve asma na infância, e ambos, pai e mãe, são fumantes. No exame físico, a criança apresenta-se ativa, eupneica, com tosse seca eventual e discreta sibilância durante a ausculta pulmonar forçando a expiração. Ao solicitar que a mãe mostre como realiza a técnica inalatória, observa-se que agita o frasco, usa um espaçador, inclina um pouco a cabeça do menino para cima e aciona o jato durante uma inspiração lenta e profunda.

Teste seu conhecimento

1. Que aspectos da história de Henrique fazem o médico pensar em asma como diagnóstico?
    a. Episódios recorrentes de tosse e taquipneia, principalmente à noite
    b. Boa resposta ao broncodilatador
    c. História de atopia e familiar de asma
    d. Todas as alternativas anteriores

2. Qual relato da mãe de Henrique indica asma fora de controle?
    a. Pais fumantes
    b. Tosse que não cessa com o uso do xarope
    c. Ausência de febre durante manifestação de tosse e dispneia
    d. Despertar noturno pela asma, frequência da manifestação dos sintomas e da necessidade do uso de broncodilatador

3. Na utilização do broncodilatador, o que precisa ser melhorado?
    a. A técnica inalatória utilizada
    b. O momento de iniciar o medicamento e a dose aplicada
    c. O reconhecimento dos sintomas
    d. O conhecimento sobre o mecanismo de ação do medicamento

4. Que conduta farmacológica não estaria adequada para o manejo dessa situação?
    a. Prescrever corticoide inalatório com o objetivo de controlar os sintomas

b. Ajustar a dose do broncodilatador e estimular a utilização de um plano de ação escrito
   c. Prescrever agonista β_2-adrenérgico de longa ação combinado com corticoide inalatório
   d. Desestimular a utilização de medicação via oral para a tosse
5. Qual é a ação educativa mais adequada para essa família?
   a. Destacar a presença de inflamação, além do broncoespasmo na manifestação da asma
   b. Orientar sobre os benefícios, a segurança e os possíveis efeitos adversos dos medicamentos
   c. Desestimular o tabagismo na família – em todas as consultas – oferecer suporte para a sua cessação e identificar outros possíveis fatores desencadeantes e agravantes
   d. Todas as alternativas anteriores

Respostas: 1D, 2D, 3B, 4C, 5D

Do que se trata

A asma é uma doença heterogênea caracterizada por hiper-responsividade e inflamação das vias aéreas. Nos seus diversos subtipos, ocorrem sintomas respiratórios variáveis, ao longo do tempo e de intensidade, e uma limitação, também variável, do fluxo aéreo expiratório, que podem ser revertidos espontaneamente ou com tratamento.[1,2]

É considerada uma das enfermidades mais antigas da humanidade[3] e que, apesar da atual existência de recursos terapêuticos efetivos, ainda carrega um estigma de doença grave, intratável e geradora de sofrimento. A prevalência média brasileira de asma é alta, em torno de 24% entre escolares e 19% entre adolescentes,[4] e encontra-se entre os 20 principais motivos de consulta na APS.[5,6] No Brasil, consiste em uma das principais causas de internação hospitalar no Sistema Único de Saúde (SUS),[7] apesar de ser considerada uma condição sensível à APS, ou seja, uma condição em que a atenção primária efetiva e a tempo pode evitar idas a emergência e internações.[8,9] A taxa de mortalidade no país, entre 1998 e 2007, foi de 1,52/100.000 habitantes, com estabilidade na tendência temporal desse período.[7]

O diagnóstico de asma deverá ser considerado em todas as faixas etárias na presença de episódios recorrentes de dispneia, sibilância, opressão no peito e/ou tosse, particularmente à noite e pela manhã, ao acordar. Os indicativos clínicos de asma estão descritos no Quadro 151.1. Testes adicionais procuram demonstrar a obstrução variável do fluxo aéreo ou a presença de inflamação e auxiliam no diagnóstico de asma. No entanto, o valor preditivo muitas vezes pobre desses testes objetivos faz sua interpretação ser sempre realizada junto com a clínica.[1,2]

Alguns diagnósticos diferenciais, na suspeita de asma, devem ser sempre considerados. Em crianças, os principais são: rinossinusite, fibrose cística, doença pulmonar crônica da prematuridade, discinesia ciliar, malformações congênitas, bronquiectasias, bronquiolite obliterante pós-infecciosa, discinesia ciliar imunodeficiências, infecção bacteriana, aspiração recorrente, refluxo gastroesofágico (RGE), hiperventilação, crise de pânico, distúrbio na traqueia e laringe, anomalias cardíacas, aspiração de corpo estranho, tuberculose. Em adultos, deve-se excluir: síndrome da tosse crônica, respiração disfuncional, síndrome do pânico, disfunção de cordas vocais, rinite, RGE, insuficiência cardíaca (IC), fibrose cística, doença pulmonar obstrutiva crônica (DPOC), bronquiectasias, inalação de corpo estranho, sarcoidose, doenças da circulação pulmonar, câncer.[1,7]

O que fazer

Anamnese

Recomenda-se realizar uma anamnese estruturada/dirigida quando se suspeita de asma, buscando identificar os sintomas, a história familiar e a presença de fatores desencadeantes ou agravantes (ver Quadro 151.1). É importante identificar também a idade do aparecimento dos sintomas, a sua frequência e a intensidade, a data da última crise, a necessidade de atendimentos de emergência, internações, internações em unidades de terapia intensiva (UTI) e a presença de comorbidades.[1,2,7]

Diante de pessoas que apresentam tosse como único sintoma se deve pensar em asma, mas também na possibilidade de outras patologias, tais como: síndrome da tosse crônica de vias aéreas superiores (VAS) (gotejamento pós-nasal), RGE, disfunção de cordas vocais, bronquite eosinofílica. A identificação da variabilidade da função pulmonar é importante para fazer o diagnóstico de asma, mas também a falta de variabilidade no momento do teste não exclui o diagnóstico.[2]

Se os sintomas iniciaram na vida adulta (ou se desaparecerem na infância e retornaram na vida adulta),[1] deve-se excluir asma ocupacional ou asma agravada pelo trabalho, ou seja, situações em que a pessoa costuma relatar melhora quando afastada do ambiente. O diagnóstico de asma ocupacional deverá ser confirmado e, de preferência, com avaliação de um pneumologista. Nestes casos, o afastamento da exposição deve ser realizado o mais rápido possível.[2]

No idoso, a asma pode ser subdiagnosticada devido a uma má percepção dos sintomas ou a uma interpretação equivocada da dispneia como sendo despreparo físico ou natural da idade. É importante também pensar, especialmente no idoso, em IC.[2]

Asma e DPOC podem coexistir, ou sobrepor-se, particularmente em fumantes e idosos. A história e o padrão dos sinto-

---

Quadro 151.1 | Indicativos clínicos de asma

▶ A presença de mais de um dos seguintes sintomas: "chiado"/sibilos, "falta de ar"/dispneia, sensação de aperto no peito, tosse. De forma particular, esses sintomas são episódicos, variáveis ao longo do tempo e em intensidade e ocorrem mais frequentemente à noite ou no início da manhã

▶ Os sintomas podem ser desencadeados ou agravados por infecções virais (resfriados), exercício físico, exposição a alérgenos (ácaros da poeira doméstica, pólens, baratas), mudança de temperatura, riso, choro, emoção, fumaça de cigarro, cheiros fortes, uso de medicamentos (AINEs, betabloqueadores)

▶ Uma história pessoal de atopia (eczema ou rinite alérgica) ou história familiar de asma ou de atopia

▶ Presença de sibilância confirmada pela ausculta de um profissional de saúde. Os pais muitas vezes consideram "chiado" outros ruídos respiratórios, tais como estridores e ruídos de transmissão

▶ A ausência de sinais e sintomas que sugerem diagnósticos alternativos

AINEs, anti-inflamatórios não esteroides.
Fonte: Healthcare Improvement Scotland[1] e Global Initiative for Asthma.[2]

mas, assim como registros passadas podem ajudar a distinguir asma de uma limitação de fluxo de ar mais fixa. A incerteza deve resultar em encaminhamento precoce a um pneumologista. A superposição DPOC e asma resulta em piores resultados.[2]

> ▶ Vale lembrar que os critérios que levaram ao diagnóstico de asma em determinada pessoa devem ser bem registrados em prontuário. Dessa forma, permite uma avaliação melhor do tratamento instituído e um acompanhamento mais adequado. Após ter iniciado o tratamento controlador, torna-se bem mais difícil resgatar o diagnóstico de asma.[2] Um sistema de registro estruturado, nas consultas de pessoas com asma, é sempre estimulado.[1]

Exame físico

O exame físico de uma criança ou adulto com asma pode ser normal. No entanto, uma sibilância à ausculta pulmonar é o achado mais frequente e, muitas vezes, apenas audível durante a expiração forçada ou tosse, manobras que devem ser realizadas sempre que possível.

Outros sinais de disfunção respiratória que podem estar presentes no exame físico, especialmente em crises mais severas: taquipneia, uso da musculatura acessória, tiragem intercostal e supraclavicular, batimentos de asas do nariz, diminuição da intensidade dos sibilos, cianose e alteração no nível de consciência.[1,2,7]

Exames complementares

O diagnóstico de asma é fundamentalmente clínico (Quadro 151.1) e pode ser feito sem o auxílio de exames complementares. Exames adicionais são recomendados, em especial quando os achados clínicos não são típicos, em casos de sintomas compatíveis, mas isolados, ou quando não houve resposta satisfatória após o tratamento, situações que, por si só, sugerem referenciamento ao pneumologista. Pessoas acima de 5 anos de idade já são capazes de executar as manobras expiratórias necessárias para a avaliação funcional, e, embora não seja mandatório, consensos atuais recomendam a confirmação do diagnóstico e o acompanhamento com essas medidas mais objetivas, sempre que possível. Comparações entre esses exames adicionais quando realizados em diferentes momentos (pessoa assintomática e sintomática) podem ser úteis para detectar a variação ao longo do tempo.[1,2]

As provas funcionais mais utilizadas são as seguintes:

Espirometria. Considera-se o exame complementar preferencial, tanto para diagnóstico quanto para documentar a gravidade da obstrução e monitorar o curso da doença e resposta ao tratamento.[7] É realizado medindo o volume expiratório forçado no primeiro segundo a partir de uma inspiração máxima (VEF_1) e observando sua relação com a capacidade vital forçada (CVF), que corresponde ao volume total de ar expirado o mais rápido possível em uma expiração única, partindo da capacidade pulmonar total (CPT). Os resultados compatíveis com o diagnóstico de asma são: VEF_1, 80% do previsto e relação VEF_1/CVF inferior a 86% em crianças e inferior a 75% em adultos; aumento de 7% da VEF_1 em relação ao valor previsto e 200 mL em valor absoluto, após inalação de agonista β_2 adrenérgico de curta duração – confirma o diagnóstico, uma vez que se observa melhora da obstrução com o uso de broncodilatador, ou seja, demonstra a reversibilidade característica; e aumento espontâneo do VEF_1, no decorrer do tempo ou após uso de corticosteroides (30-40 mg/dia, VO, por 2 semanas), de 20%, excedendo 250 mL.[10] A espirometria obstrutiva com reversibilidade broncodilatadora positiva aumenta a probabilidade de asma. A espirometria normal em um paciente assintomático não exclui o diagnóstico de asma.[1]

Medida do pico de fluxo expiratório (PFE). O PFE corresponde ao fluxo máximo que pode ser gerado durante a manobra expiratória forçada após inspiração máxima. Utiliza-se um medidor portátil. É mais utilizado na avaliação da gravidade da crise e no acompanhamento pós-tratamento; no entanto, auxilia no diagnóstico de asma quando ocorre um aumento de pelo menos 15% no PFE após inalação de um broncodilatador ou um curso oral de corticoide ou, ainda, quando a variação diurna do PFE é maior do que 20% (diferença entre a maior e a menor medida do período), considerando medidas feitas pela manhã e à tarde, ao longo de um período de 2 a 3 semanas.[10] Vale lembrar que a medida do PFE avalia grandes vias aéreas, é esforço-dependente, produz medidas de má qualidade e seus valores variam entre os diversos aparelhos.[7]

Teste para detectar inflamação eosinofílica. Teste capaz de medir a fração de óxido nítrico exalado (FeNO). Se disponível, e positivo, pode auxiliar no diagnóstico de asma. Se negativo, não exclui asma.[2]

Testes cutâneos para alérgenos comuns e dosagem de imunoglobulina E (IgE). A sensibilização alérgica pode ser confirmada por meio de provas *in vivo* (testes cutâneos) ou *in vitro* (determinação de concentração sanguínea de IgE específica). Testes cutâneos devem ser realizados utilizando-se extratos biologicamente padronizados (a técnica mais utilizada é a de puntura). Em nosso meio, predomina a sensibilização a antígenos inaláveis, sendo os mais frequentes os ácaros. Outros alérgenos inaláveis (pólen, baratas, epitélio de gatos e cães) também são importantes, mas sensibilizam um número menor de pessoas. Alimentos raramente induzem asma. Poluentes ambientais ou ocupacionais são desencadeantes e/ou agravantes de asma. A determinação de IgE sérica específica confirma e complementa os resultados dos testes cutâneos.[10]

Testes adicionais podem ser realizados em indivíduos sintomáticos, que apresentem espirometria normal e ausência de reversibilidade demonstrável com o uso de broncodilatador, como o teste de provocação com broncoconstritores (metilcolina, histamina, carbacol), ou de provocação com o exercício demonstrando a hiper-responsividade brônquica, tendo queda acima de 10 a 15% do VEF_1. A radiografia torácica pode ser utilizada quando houver necessidade de excluir outros diagnósticos, como malformações congênitas na infância ou IC em adultos.[10]

Conduta proposta

Antes de prescrever medicamentos ou orientar sobre as medidas não farmacológicas, é importante identificar como o adulto, o adolescente ou a criança e seu familiar percebem a doença, quais as suas expectativas em relação ao tratamento e estimulá-los para que participem ativamente da conduta proposta.[2] Não seria possível corresponsabilidade sem promover o conhecimento da fisiopatologia básica, de como agem os principais medicamentos ou da técnica inalatória adequada, aspectos que serão descritos adiante no item Atividades preventivas e de educação. Existem fortes evidências de que todas as pessoas com asma (ou seus pais/cuidadores) devem receber orientações para o automanejo, um plano de ação escrito e acompanhamento regular.[1]

Entre os objetivos do tratamento e o acompanhamento de uma criança/adolescente ou de um adulto com asma, encontram-se:[2,7]

- Evitar sintomas incômodos durante o dia e à noite.
- Precisar de pouco, ou de nenhum, medicamento de alívio.
- Manter as atividades da vida diária (AVDs) normais, incluindo atividade física.
- Manter função pulmonar normal ou o mais próximo possível do normal.
- Prevenir crises graves de asma.
- Minimizar os efeitos colaterais dos medicamentos.
- Prevenir mortalidade.

Em pessoas com alta probabilidade de asma,[1] recomenda-se:

- Registrar os critérios diagnósticos e monitorá-los.
- Iniciar o tratamento com corticoide inalatório e reavaliar em 6 semanas.
- Avaliar o estado de controle, preferencialmente, utilizando um questionário validado (Quadro 151.2) e, se possível, obter a medida objetiva da função pulmonar (VEF_1).
- Confirmar diagnóstico de asma, com a boa resposta ao tratamento inicial.
- Verificar sempre a adesão e a técnica.
- Considerar a necessidade de diagnósticos alternativos e testes complementares, principalmente na ausência de boa resposta.

Tratamento farmacológico

O objetivo do tratamento farmacológico é manter o controle da asma por períodos prolongados, diminuir a variabilidade da doença, considerando obviamente os riscos e benefícios da utilização dos medicamentos. É importante verificar questões práticas, como técnica inalatória, adesão, possibilidade de acesso aos medicamentos e custo, e estimular para que a pessoa participe sempre das decisões sobre o tratamento instituído.[2]

Os medicamentos mais utilizados para o tratamento da asma podem ser classificados em: medicamentos de crise (ou de alívio/resgate), utilizados na presença de sintomas, atuando de forma rápida na broncoconstrição; e medicamentos controladores, que são utilizados para o tratamento de manutenção regular. Estes últimos reduzem a inflamação das vias aéreas, controlam os sintomas e reduzem riscos futuros, tais como crises e diminuição da função pulmonar.[2]

Os agonistas β_2-adrenérgicos de curta ação são os fármacos escolhidos no tratamento da broncoconstrição (na presença de sintomas) e, também, para utilização antes de exercícios naqueles com sintomas induzidos pelo exercício, tanto em adultos como em crianças. Os corticoides inalatórios são os medicamentos considerados mais efetivos para o tratamento de manutenção (atuando na inflamação) em todas as faixas etárias.[1,2]

Recomenda-se iniciar o tratamento controlador o mais breve possível, após diagnóstico de asma, lembrando que os critérios que levaram ao diagnóstico devem ficar bem registrados. O uso de corticoide inalatório em baixa dose resulta em uma melhor função pulmonar do que se os sintomas estão presentes por 2 a 4 anos. As pessoas que experimentam crises severas e que não recebem corticoide inalatório têm piores repercussões na função pulmonar futura e, na asma ocupacional, a remoção e o tratamento controlador precoce também aumentam a probabilidade de recuperação.[2] Inicia-se o tratamento controlador especialmente naqueles que apresentam sintomas mais de duas vezes no mês, despertar noturno pelo menos uma vez por mês ou que apresente qualquer sintoma ou tenha fator de risco para apresentar crises (necessidade de corticoide oral no último ano, VEF_1 baixa, necessidade de internação em UTI por asma).[2]

A Quadro 151.1 apresenta os passos/etapas a serem seguidos na busca do controle da asma com o uso de medicamentos de primeira escolha, assim como a necessidade de referenciamento a um pneumologista. Os medicamentos de segunda escolha podem ser encontrados no especialista recomendado. Sugere-se iniciar em um nível mais alto (p. ex., corticoide inalatório em dose média ou alta) se a pessoa apresentar sintomas mais frequentes ou se estiver acordando mais de uma vez por semana e especialmente se tiver algum fator de risco para ter crise. O estado de controle da pessoa com asma (Quadro 151.2) determina a escolha e as doses dos medicamentos a serem prescritos. É fundamental sempre avaliar primeiro o uso correto dos medicamentos (adesão e técnica) e excluir outros fatores de descontrole, antes de passar para a etapa seguinte.[1,2] Em adultos, recomenda-se associar um agonista β_2-adrenérgico de longa ação antes de aumentar a dose de corticoide inalatório.[1,2] Após um período de 3 meses de asma controlada, recomenda-se passar para o passo anterior. Durante a redução, quando estiver sendo utilizada a associação de corticoide inalatório com agonista β_2-adrenérgico de longa ação, recomenda-se reduzir a dosagem de corticoide inalatório e depois suspender o agonista β_2-adrenérgico de longa ação, que nunca deve ser usado como medicação única.[2]

A gravidade da asma pode ser avaliada retrospectivamente a partir do tratamento necessário para o controle da doença. Asma leve é asma que pode ser controlada no Passo 1 ou 2, e asma grave é a que requer o Passo 4 ou 5 para o controle dos sintomas.[2]

As crises de asma induzidas pelo exercício ocorrem em 49% dos asmáticos e em 40% das pessoas com rinite alérgica.[10] Os sintomas iniciam geralmente de 5 a 10 minutos após a interrupção do exercício. O controle da asma subjacente é a conduta ideal, o uso do corticoide inalatório regular costuma reduzir a magnitude do broncoespasmo induzido pelo exercício em 50%. Deve-se orientar a inalação do agonista β_2-adrenérgico de curta ação de 15 a 30 minutos antes do exercício. A duração do efeito protetor dessa medida é de 4 horas.[1,2]

Sendo o objetivo primordial do tratamento da asma o controle da doença, os principais consensos enfatizam o manejo da asma conforme o seu nível de controle, que pode ser dividido em: controlado, parcialmente controlado e não controlado.[1,2,7] O Quadro 151.2 apresenta a sua classificação.

Os medicamentos mais utilizados

A escolha de qualquer medicamento deve ser sempre baseada no equilíbrio entre o benefício e o risco. A maioria das pessoas que usa medicamentos para o tratamento da asma não experimenta efeitos colaterais. O risco de efeitos secundários aumenta com doses mais elevadas dos medicamentos e, felizmente, são poucas as pessoas que necessitam. Efeitos colaterais sistêmicos que podem ser observados com corticoides inalatórios usados em longo prazo e em altas doses incluem equimose, supressão da suprarrenal e outros, que podem aumentar para além do risco habitual com a idade, apresentando osteoporose, catarata ou glaucoma. Em nível local, os efeitos secundários dos corticoides inalatórios incluem candidíase oral e disfonia.

Quadro 151.1 | **Etapas para tratamento da asma**

	Passo 1	Passo 2	Passo 3	Passo 4	Passo 5
Tratamento controlador (primeira escolha)	crianças < 6 anos: Tratamento de alívio	Crianças < 6 anos Dose baixa de corticoide inalatório (100 mcg/dia de beclometasona ou fluticasona HFA)	Crianças < 6 anos dobrar a "dose baixa" de corticoide inalatório (200 mcg/dia de beclometasona ou fluticasona HFA)	Crianças < 6 anos Continuar o tratamento controlador e referenciar ao pneumologista	Criança sendo acompanhada por pneumologista
	Crianças de 6-11 anos, adolescentes e adultos: Tratamento de alívio (considerar corticoide inalatório em dose baixa)	Crianças de 6-11 anos Dose baixa de corticoide inalatório (50-100 mcg/dia de beclometasona HFA ou 100-200 mcg/dia de fluticasona HFA)	Crianças de 6-11 anos Dose média de corticoide inalatório (> 100-200 mcg/dia de beclometasona HFA ou > 200-500 mcg/dia de fluticasona HFA)	Crianças de 6-11 anos Dose média/alta de CI (média > 200- 400/alta > 400 mgc/dia de budesonida DPI ou média > 200 a 500/alta > 500 mgc/dia de fluticasona HFA) associado a agonista β_2-adrenérgicos de longa ação (formoterol ou salmeterol)	Crianças de 6-11 anos Continuar o tratamento controlador e referenciar ao pneumologista
		Adultos e adolescentes (12 anos ou mais) Dose baixa de corticoide inalatório (100-200 mcg/dia de beclometasona HFA ou 100-250 mcg/dia de fluticasona HFA)	Adultos e adolescentes (12 anos ou mais) Dose baixa de corticoide inalatório (200-400 mcg/dia de budesonida DPI ou 100-250 mcg/dia de fluticasona HFA) associada a agonista β_2-adrenérgicos de longa ação (formoterol ou salmeterol)	Adultos e adolescentes (12 anos ou mais) Dose média/ alta de corticoide inalatório (média > 800/alta > 800 mgc/dia de budesonida DPI ou média > 250-500/ alta > 500 de fluticasona HFA) associado a agonista β_2-adrenérgicos de longa ação (formoterol ou salmeterol)	Adultos e adolescentes (12 anos ou mais) Continuar o tratamento controlador e referenciar ao pneumologista
Tratamento de alívio	Agonistas β_2-adrenérgicos de curta ação quando necessário				

DPI, inalador pó seco; HFA, inalador pressurizado dosimetrado com propelente hidrofluoralcano.
Fonte: Adaptada de Global Initiative for Asthma.[2]

Os pacientes apresentam maior risco de efeitos colaterais sistêmicos utilizando corticoides inalatórios em doses mais elevadas e em formulações mais potentes, e de efeitos secundários locais, com técnica inalatória incorreta.[2]

Quadro 151.2 | **Classificação com base nos níveis de controle da pessoa com asma**

Critérios apresentados nas últimas 4 semanas	Controlado	Parcialmente controlado	Não controlado
Sintomas diurnos mais do que duas vezes na semana	Nenhum dos critérios	1-2 dos critérios	3-4 critérios
Sintomas e despertares noturnos			
Necessidade de medicação para alívio dos sintomas mais do que duas vezes na semana			
Limitação das atividades			

Fonte: Adaptado de Global Initiative for Asthma.[2]

O Quadro 151.3 resume os aspectos mais relevantes de alguns dos principais fármacos utilizados no tratamento da asma.

Método de administração dos medicamentos inalatórios

Os fármacos utilizados no tratamento da asma podem ser de uso oral, inalatório ou injetável. A inalação é considerada a via preferencial para a aplicação de antiasmáticos, tendo em vista o fato de que o fármaco, ao ser inalado, atua direto na via aérea, reduzindo o tempo de início de sua ação. Devido, ainda, à fraca absorção no nível da mucosa brônquica e às baixas doses utilizadas, sua maior eficácia alia-se à menor incidência de efeitos adversos sistêmicos.[16]

Medicamentos inalatórios para o tratamento da asma estão disponíveis no mercado em várias apresentações, incluindo soluções para nebulização e dispositivos dosimétricos. Estes incluem os nebulímetros pressurizados (*sprays*) e os inaladores de pó seco como uso de primeira linha no tratamento da asma, dadas as vantagens sobre a nebulização no que se refere ao potencial para efeitos adversos, facilidade de higienização e portabilidade, entre outros. A escolha do inalador deve levar em conta a idade, a adaptação do paciente e os custos.[2,14] O Quadro 151.4 pode auxiliar na escolha do dispositivo inalatório.

Recomenda-se a administração de corticoide inalatório e broncodilatador de curta ação utilizando nebulímetro pressurizado com espaçador, a fim de reduzir a deposição oral e otimizar a inalação de partículas de tamanho adequado.[14]

Quadro 151.3 | **Medicamentos mais frequentemente utilizados no tratamento da asma**

Grupo medicamentoso	Opções	Dose	Reações adversas*	Comentários
MEDICAMENTOS UTILIZADOS NO TRATAMENTO DA CRISE DE ASMA				
Agonistas β_2-adrenérgicos Agonistas β_2-adrenérgicos de curta duração	Sulfato de salbutamol Início da ação: 5 min Duração da ação: 3-4 horas Forma de apresentação: Inalador pressurizado dosimetrado (*spray*) com propelente HFA: 120 mcg/dose (equivalente a 100 mcg/dose de salbutamol)	Exacerbação da asma ou episódios agudos de sibilância na APS:[2] **Crianças < 6 anos:** 200 mcg (2 jatos) com espaçador a cada 20 min por 1 hora (3 doses) **Crianças de 6-11 anos, adolescentes e adultos:** 400-1.000 mcg (4 a 10 jatos) com espaçador a cada 20 min por 1 hora (3 doses)	As reações adversas são dose e idade dependentes:[11,12] > 10%: excitação, taquicardia, nervosismo, tremor, IVAS, rinite, broncoespasmo, faringite, exacerbação da asma Usar com cautela em pessoas com hipertireoidismo, DM glaucoma, hipocalemia e doenças cardiovasculares (incluindo insuficiência coronariana, hipertensão ou arritmia)	O enxágue da boca após cada inalação diminui o ressecamento da boca e garganta Em função da carga estática, os espaçadores de plástico devem ser pré-lavados com detergente e secos ao ar antes do uso. Se não houver um espaçador pré-lavado disponível, fazer 20 jatos de salbutamol antes da utilização**
Anticolinérgico de curta duração Adicionar brometo de ipratrópio por nebulização para tratamento com agonista β_2-adrenérgico para pacientes com asma grave ou com risco de vida, ou aqueles com resposta inicial pobre à terapia com agonista β_2-adrenérgicos[1-**]	Brometo de ipratrópio Início da ação: 15 min Duração: 2-5 horas Forma de apresentação: Solução para nebulização 0,25 mg/mL Obs: 1 mL = 20 gotas	**Crianças:** 0,25 mg (= 250 mcg ou 20 gotas) por nebulização. Repetir a cada 20 min por 1 hora se necessário (3 doses)[1] A dose de ipratrópio deve diminuir para 4-6 horas ou ser descontinuada[1] **Adultos:** 0,5 mg (= 500 mcg ou 40 gotas) por nebulização (4-6 horas).[1]	Algumas das reações adversas mais frequentes:[11,12] > 10%: infecção da via aérea, bronquite e sinusite	Não deve ser usado isolado como tratamento de primeira escolha na crise, deve ser usado em combinação com agonista β_2-adrenérgico de curta ação
Corticoides sistêmicos	Prednisona Forma de apresentação: comprimido (5 e 20 mg) Duração: 18 a 36 horas	Exacerbação da asma na APS:[11] **Crianças < 12 anos:** 1-2 mg/kg/dia durante 3-10 dias (máximo: 60 mg/dia) **Crianças > 12 anos e adultos:** 40-60 mg/dia durante 3-10 dias	As reações adversas podem surgir após uso prolongado e/ou com altas doses, destacando-se: alteração no metabolismo da glicose, retenção de líquidos, osteoporose, ganho de peso, face arredondada, HAS e necrose asséptica da cabeça do fêmur.[11,12]	São também utilizados na manutenção de pessoas com asma persistente grave que não estabilizam com outros medicamentos
	Fosfato sódico de prednisolona Forma de apresentação: Solução oral (equivalente a 3 mg prednisolona/mL)	Exacerbação da asma ou episódios agudos de sibilância na APS**:: **Crianças < 5 anos:** 1-2 mg/kg (máx. 20 mg/dia para < 2 anos; máx. 30 mg/dia para 2-5 anos) por 3-5 dias **Crianças 6-11 anos:** 1-2 mg/kg/dia (máx 40 mg/dia) por 5-7dias **Criança > de 12 anos e adultos:** 1 mg/kg/dia (máx 50 mg/dia) por 5-7 dias		
	Succinato sódico de hidrocortisona	**Criança e adulto:**[1] 4 mg/kg/dose		Corticosteroides oral e intravenoso possuem eficácia semelhante. A apresentação intravenosa pode ser administrada quando o paciente estiver muito dispneico para engolir, vomitando ou quando necessitar de VNI ou intubação[1]

(Continua)

Quadro 151.3 | Medicamentos mais frequentemente utilizados no tratamento da asma *(Continuação)*

Grupo medicamentoso	Opções	Dose	Reações adversas*	Comentários
MEDICAMENTOS UTILIZADOS NO TRATAMENTO DE MANUTENÇÃO				
Corticoides inalatórios: As doses devem ser ajustadas para a menor possível, uma vez que a asma esteja controlada. Uma redução de 25 a 50% em intervalos de 3 meses é viável e segura para a maioria dos pacientes**	Dipropionato de beclometasona Efeito terapêutico: 1-4 semanas	Inalador pressurizado dosimetrado (*spray*) com propelente HFA[2] **Crianças < 6 anos:** 100 mcg/dia **Crianças de 6-11 anos:** Dose baixa: 50-100 mcg/dia Dose média: >100-200 mcg/dia Dose alta: > 200 mcg/dia **Crianças > 12 anos e adultos:** Dose baixa: 100-200 mcg/dia Dose média: > 200-400 mcg/dia Dose alta: > 400 mcg/dia	Algumas das reações adversas mais frequentes desta associação:[11,13] > 10%: cefaleia. < 10%: broncoespasmo; agitação; urticária; tosse; angioedema; glaucoma; candidíase oral (< 5%, reduzida pelo uso do espaçador); reabsorção óssea (efeitos modestos, mas significativos, com doses de apenas 500 mcg/dia); supressão do eixo HHSR (risco significativo apenas se as doses de beclometasona forem maiores do que 1.500 mcg/dia em adultos ou 400 mcg/dia em crianças);	Os efeitos locais, como candidíase oral, disfonia e tosse crônica por irritação, podem ser observados em qualquer dose e são reduzidos com a orientação de enxágue da boca após a inalação Diminuem o efeito dos antidiabéticos e aumentam o efeito hipocalêmico dos diuréticos de alça e diuréticos tiazídicos
	Propionato de fluticasona	Inalador pressurizado dosimetrado (*spray*) com propelente HFA[2] **Crianças < 6 anos:** 100 mcg/dia **Crianças de 6-11 anos:** Dose baixa: 100-200 mcg/dia Dose média: > 200-500 mcg/dia Dose alta: > 500 mcg/dia **Crianças > 12 anos e adultos:** Dose baixa: 100-250 mcg/dia Dose média: > 250-500 mcg/dia Dose alta: > 500 mcg/dia	Algumas das reações adversas mais frequentes desta associação:[11] Acima de 10%: dor de cabeça, infecção em via aérea e irritação na garganta Entre 3-10%: Febre, náusea/vômito, candidíase oral, sinusite, rinite, bronquite, pneumonia, infecção viral	
Antileucotrienos cisteínicos	Montelucaste Profilaxia e tratamento crônico da asma (aprovado pela FDA para idades ≥ 12 meses e adulto) Duração: > 24 horas	Tratamento da asma:[11] **Crianças ≥ 1 a < 2 anos:** grânulos oral 4 mg (uma vez ao dia, à noite) **Criança ≥ 2 a < 6:** grânulos, oral e comprimidos mastigáveis, 4 mg (uma vez ao dia, à noite) **Criança ≥ 6 anos e adolescentes < 15 anos:** comprimidos mastigáveis 5 mg (uma vez ao dia, à noite) **Adolescentes > 15 anos e Adulto:** 10 mg (uma vez ao dia, à noite)	Algumas reações adversas relatadas entre 1-10%:[11] dor de cabeça, tosse, rinite, laringite, faringite, sinusite, otite, congestão nasal, eczema, irritabilidade, febre, fadiga, urticária, cefaleia, náusea, diarreia, dermatite atópica, gastrenterite, varicela, infecção viral, conjuntivite, miopia	Pacientes com ambas as patologias, asma e rinite alérgica, devem usar apenas o montelucaste com dose única à noite[11]
	Agonistas β_2-adrenérgicos Agonistas β_2-adrenérgicos de longa duração	Na associação de agonistas β_2-adrenérgicos de longa duração com corticoide serão sinalizados a seguir apenas as doses máximas diária dos fármacos, considerando as diversas combinações de doses de acordo com a gravidade da asma		Não usar como monoterapia. Deve ser usado em combinação com corticoide inalatório

(Continua)

Quadro 151.3 | **Medicamentos mais frequentemente utilizados no tratamento da asma** *(Continuação)*

	Grupo medicamentoso	Opções	Dose	Reações adversas*	Comentários
MEDICAMENTOS UTILIZADOS NO TRATAMENTO DE MANUTENÇÃO	Associações com agonistas β_2-adrenérgicos de longa duração: Agonista β_2-adrenérgico de longa duração + corticoide inalatório Não usar essa associação em pacientes cuja a asma é adequadamente controlada com baixa ou média dose de corticoide inalatório.[11] FDA alerta para risco de óbito em utilizadores de β_2-adrenérgicos de longa duração no tratamento da asma.[11] Agências internacionais de farmacovigilância têm lançado repetidos alertas sobre o risco de aumento de gravidade das crises em pacientes tratados com agonistas β_2-adrenérgicos de longa duração, especialmente naqueles sem corticoide inalatório associado[14]	Inalador pressurizado dosimetrado (*spray* oral) com propelente HFA Inalador de pó seco	Xinafoato de salmeterol + proprionato de fluticasona Advair HFA® **Crianças > 12 anos e adultos:** dose máxima: fluticasona 230 mcg e Salmeterol 21 mcg por inalação (4 inalações por dia)[11] Advair Diskus® **Criança: 4-11 anos:** fluticasona 100 mcg + salmeterol 50 mcg 2 vezes ao dia (essa é a dose máxima)[11] **Crianças > 12 anos e adultos:** dose máxima por inalação: fluticasona 500 mcg e salmeterol 50 mcg (2 inalações por dia)[11]	Algumas das reações adversas mais frequentes dessa associação:[11] ▶ Acima de 10%: dor de cabeça, infecção de vias aéreas e faringite ▶ 3-10%: tosse, bronquite, palpitação, insônia, vômito, diarreia, tosse, candidíase oral ▶ < 1%: dor abdominal, hiperglicemia, agitação, broncoespasmo, catarata, dermatite de contato, exacerbação da asma, glaucoma, depressão	Pacientes em uso de fluticasona + salmeterol não devem adicionar salmeterol ou outro β_2-adrenérgico de longa duração (p. ex., formoterol) em hipótese alguma
		Fumarato de formoterol + budesonida Cápsula ou pó inalatório: 12 mcg/400 mcg 6 mcg/200 mcg	**Adultos:** a dose do formoterol é 12 mcg 2 vezes ao dia (máximo 48 mcg/dia)[14] **Crianças:** a dose do formoterol é de 6-12 mcg 2 vezes ao dia para crianças e adolescentes (máximo 24 mcg)[14] Symbicort® **Crianças 5-11 anos:** dose máxima por inalação: Budesonida 80 mcg mcg e formoterol 4,5 mcg (2 inalações/2 vezes por dia)[11] **Crianças > 12 anos e adolescentes:** dose máxima por inalação: budesonida 80mcg mcg e formoterol 4,5 mcg (4 inalações por dia)[11] **Adultos:** dose máxima por inalação: dudesonida 80-160 mcg e formoterol 4,5 mcg (4 inalações por dia)[11]	Algumas das reações adversas mais frequentes dessa associação:[11] ▶ Acima de 10%: dor de cabeça, infecção respiratória e nasofaringite ▶ 1-10%: dor lombar, congestão nasal, bronquite, sinusite, candidíase oral, infecção por influenza ▶ < 1%: hipocalemia, insônia, catarata, taquicardia, tremor, náusea, glaucoma, depressão	

*Neste Quadro, não foram relatadas todas as reações adversas descritas para esses fármacos, bem como todas as apresentações disponíveis no Brasil. Se necessário, consultar referência complementar.

**Ver *site* de interesse no final do capítulo.

HFA, hidrofluoralcano; HHSR, hipotálamo-hipófise-suprarrenal; FDA, Food Drug Administration; IVAS, infecções em vias aéreas superiores; DM, diabetes melito; HAS, hipertensão arterial sistêmica; APS, atenção primária à saúde; VNI, ventilação não invasiva.

Fonte: Healthcare Improvement Scotland,[1] Global Initiative for Asthma,[2] UpToDate,[11] Brasil,[12] Brunton e colaboradores,[13] Brasil,[14] Drugdex System.[15]

Os aerossóis pressurizados (*sprays*) são os inaladores dosimetrados mais usados. Eles contêm, na sua formulação, um propelente (HFA), conforme resoluções do Protocolo de Montreal para redução de danos à camada de ozônio. A utilização de inaladores HFA não descarta a necessidade de espaçadores, especialmente quando são usadas doses médias e altas de corticosteroides.[14]

Inaladores de pó são acionados pela inspiração forçada. Não são recomendados para crianças menores de 6 anos, nem para casos com sinais de insuficiência ventilatória aguda grave, pois exigem fluxo inspiratório mínimo (geralmente acima de 60 L/min) para disparo do mecanismo e desagregação das partículas do fármaco. Eles proporcionam semelhante deposição pulmonar em relação aos aerossóis dosimetrados, quando esses são usados com espaçadores.[14]

Quadro 151.4	Indicação do dispositivo inalatório conforme a idade		
Idade	Forma preferencial	Forma alternativa
0-3 anos	Nebulímetro pressurizado (aerossol/spray) com espaçador e máscara facial (nariz e boca)	Nebulização com máscara facial (nariz e boca)
4-5 anos	Nebulímetro pressurizado (aerossol/spray) com espaçador (peça bucal)	Nebulização com peça bucal
> 6 anos e adultos	Inaladores de pó seco, nebulímetro pressurizado (aerossol/spray) com espaçador (peça bucal) ou nebulímetro que dispara com a inspiração	Nebulização com peça bucal

Fonte: Global Initiative for Asthma.[17]

Manejo da crise de asma

O manejo dos sintomas da asma deve ser contínuo, ou seja, iniciar no domicílio, com a utilização de um plano de ação e, se necessário, seguir nas unidades de saúde, na emergência e na internação, conforme gravidade e resposta ao tratamento inicial. Neste capítulo, será abordado o tratamento instituído no domicílio e nas unidades de saúde de atenção primária.

No domicílio

É fundamental fornecer às pessoas com asma e/ou familiares orientações para o automanejo e estimular a utilização de um plano de ação escrito.[1,2] Tal plano deve ser entregue à pessoa e ao familiar e ser revisado a cada consulta. A sua utilização tem demonstrado bons resultados em adultos e crianças, sobretudo se combinado com orientações educativas e consultas regulares. O automanejo reduz idas a emergência, internações, consultas extras, além de diminuir sintomas, faltas ao trabalho e resultar em melhor qualidade de vida.[1]

O serviço de APS, integrado com atenção secundária e terciária, realizou o estudo de recepção de um plano de ação ilustrado (Figura 151.1), planejado a partir das maiores dificuldades evidenciadas no automanejo da asma. Um mesmo plano de ação, elaborado com a participação dos usuários e dos profissionais de diferentes níveis de atenção, visa a reforçar orientações consensuais, evitar cuidados fragmentados e estimular a sua utilização.[18]

Manejo da crise em APS

O algoritmo das Figuras 151.2 e 151.3 descrevem os passos para o tratamento da crise de asma. Recomenda-se que o profissional saiba identificar e tenha o registro das pessoas com maior risco diante da crise, ou seja, as pessoas que apresentam:

- História prévia de asma quase fatal, com necessidade de ventilação mecânica (VM), acidose respiratória ou internação em UTI.
- Visitas à emergência ou hospitalizações por asma nos últimos 12 meses.
- Não estar em uso de corticoide inalatório ou usando de forma irregular (pobre adesão).
- Uso atual ou ter parado recentemente de usar corticoide sistêmico.
- Uso frequente de broncodilatador, especialmente se mais de 1 frasco/mês.
- Não utilização de um plano de ação escrito.
- História de doença psiquiátrica ou problema psicossocial.
- Alergia alimentar confirmada em pessoa com asma.

Acompanhamento

O acompanhamento regular em um serviço de APS é reconhecido como um fator de proteção à internação por asma, e é considerado importante[1,2] não apenas para reavaliação do tratamento, mas também devido à redução progressiva do conhecimento e habilidade adquirida pelo asmático e sua família, refletindo a necessidade de reforço educativo constante.[19,20]

As consultas subsequentes devem ser agendadas conforme a situação individual e depende, por exemplo, do nível de controle, de sua resposta ao tratamento e de sua vontade e capacidade de se engajar no autocuidado utilizando um plano de ação.[2] O protocolo internacional determina que, em geral, a consulta seguinte à primeira visita pode acontecer após 1 a 3 meses, e as subsequentes, a cada 3 a 12 meses se a evolução da pessoa assim o permitir. Na gestação, recomenda-se revisar a cada 4 a 6 semanas. Preconiza-se um mínimo de uma revisão anual.[2]

A necessidade de consulta extra, as idas à emergência ou a necessidade de internação são indicativos de falha no tratamento. Para essas pessoas, uma consulta de revisão deve ser agendada prontamente, de preferência na primeira semana.[1,2]

Em todas as oportunidades, devem-se avaliar pessoas com asma em relação à sua doença. Não só quando estão sintomáticos ou após uma crise recente, mas também quando solicitam nova receita/prescrição. O Quadro 151.5 descreve os principais tópicos da avaliação da pessoa com asma.[2]

Quadro 151.5	Tópicos da avaliação de uma pessoa com asma
Avaliar a presença de sintomas e fatores de maior risco
▶ Avaliar o controle dos sintomas nas últimas 4 semanas (ver Quadro 151.3)
▶ Identificar fatores de maior risco, além da falta de controle, para resultados ruins: não uso de corticoide inalatório, técnica incorreta, uso elevado de agonista β_2-adrenérgico de longa ação, VEF_1 baixo (< 60% do predito), problemas psicológicos ou socioeconômicos, exposição ao tabagismo ou alérgenos, comorbidades (rinossinusite, obesidade, alergia alimentar comprovada), eosinofilia e fração de óxido nítrico exalado (FeNO) elevada em adultos alérgicos, gravidez, história de internação em UTI/VM, uma ou mais crises graves nos últimos 12 meses
▶ Medir a função pulmonar antes de iniciar tratamento, 3 a 6 meses e depois, periodicamente, pelo menos, 1 vez ao ano
Identificar dificuldades para o tratamento
▶ Revisar o tratamento que está sendo efetuado e questionar sobre os efeitos colaterais
▶ Observar o paciente usando seu inalador, para verificar sua técnica
▶ Conversar de forma empática sobre adesão
▶ Verificar se o paciente está utilizando o seu plano de ação escrito para o automanejo
▶ Questionar sobre os objetivos e atitudes do paciente para o tratamento da asma
Identificar comorbidades que possam estar interferindo no controle da asma
▶ Identificar rinite, rinossinusite, RGE, obesidade, AOS, depressão, ansiedade
AOS, apneia obstrutiva do sono; RGE, refluxo gastresofágico; UTI, Unidade de Tratamento Intensivo; VM, ventilação mecânica; VEF_1, volume expiratório forçado no primeiro segundo.
Fonte: Global Initiative for Asthma.[2]

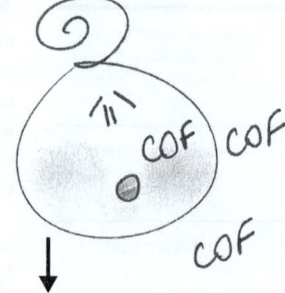

GHC/ Serviço de Saúde Comunitária & Hospital da Criança Conceição

O que fazer quando meu filho estiver com ...

TOSSE
ou falta de ar
ou respiração rápida
ou cansaço

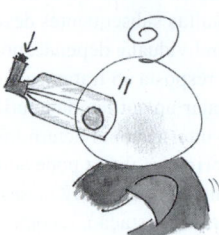

Salbutamol *spray* _____ jatos
aerodini, aerojet, aerolin ou aerogold
(é o mesmo salbutamol)

Se depois de <u>20 minutos</u>, os sintomas continuarem, REPITA...

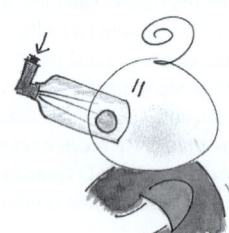

Salbutamol *spray* _____ jatos
aerodini, aerojet, aerolin ou aerogold
(é o mesmo salbutamol)

Observe

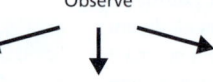

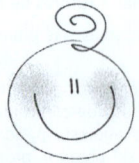 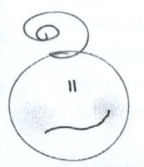 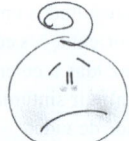

Melhorou muito:
Continuar com o salbutamol
de 4/4h ou 6/6h (ir espaçando conforme melhora)

Melhorou pouco:
Continuar com o
salbutamol de 4/4h

E também

Dar:
prednisona _____ comprimido
ou
prednisolona _____ mL

1x ao dia
durante 5 dias

Não melhorou ou piorou:
Continuar com o salbutamol de
20/20minutos – no caminho
para a emergência

E, antes de sair de casa:

Dar 1 dose de:
prednisona _____ comprimido
ou
prednisolona _____ mL

E

PROCURE UM SERVIÇO DE
EMERGÊNCIA HOSPITALAR

AGENDAR CONSULTA   CONSULTAR NO DIA

Esse "plano de ação" deve ser entregue a você pelo médico durante a consulta.
Não fique com dúvidas de como utilizá-lo. <u>Ele não substitui a receita médica.</u>

▲ **Figura 151.1**
Exemplo de plano de ação a ser entregue às pessoas com asma após ações educativas sobre o automanejo.
Fonte: Lenz e colaboradores.[18]

O tabagismo é considerado o fator ambiental agravante da asma de maior influência para crianças e adultos. Crianças que convivem com pais fumantes apresentam mais infecções respiratórias, que se somam como desencadeantes de sintomas. O tabaco, além de desencadear sintomas, acelera a perda da função pulmonar e reduz a eficácia dos corticoides inalatórios e dos administrados por via oral.[1,2]

Em relação à adesão, recomenda-se identificar as principais dificuldades e evitar julgamentos.[1] Entre as principais dificuldades, citam-se: orientação e uso incorreto da técnica inalatória, interrupção precoce do medicamento justificada pela ausência de sintomas, dificuldade de compreensão dos esquemas terapêuticos, suspensão por efeitos indesejáveis, falha no reconhecimento dos sintomas.[7]

Se o controle vem sendo mantido após 3 meses de tratamento, deve ser considerada a redução de seus medicamentos ou das doses (25-50%) de acordo com a etapa anterior, permanecendo em quantidade suficiente para se manter o controle. Recomenda-se, além de programar um acompanhamento mais de perto, escolher períodos mais apropriados para realizar essa redução, tais como: ausência de infecção respiratória fora de períodos em que está viajando, não estar gestando.

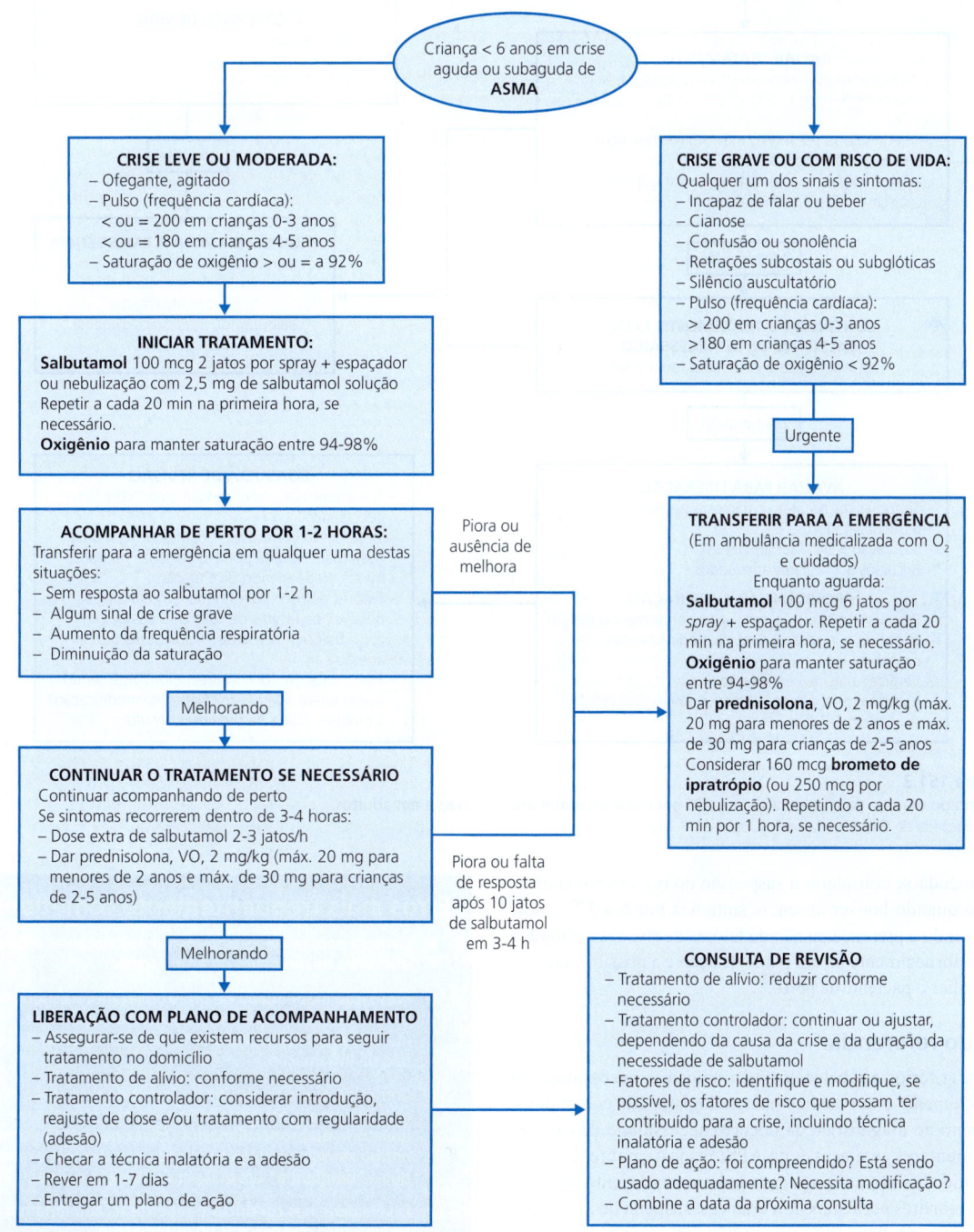

▲ **Figura 151.2**
Algoritmo do manejo da crise de asma na APS em crianças menores de 6 anos.
Fonte: Adaptada de Global Initiative for Asthma.[2]

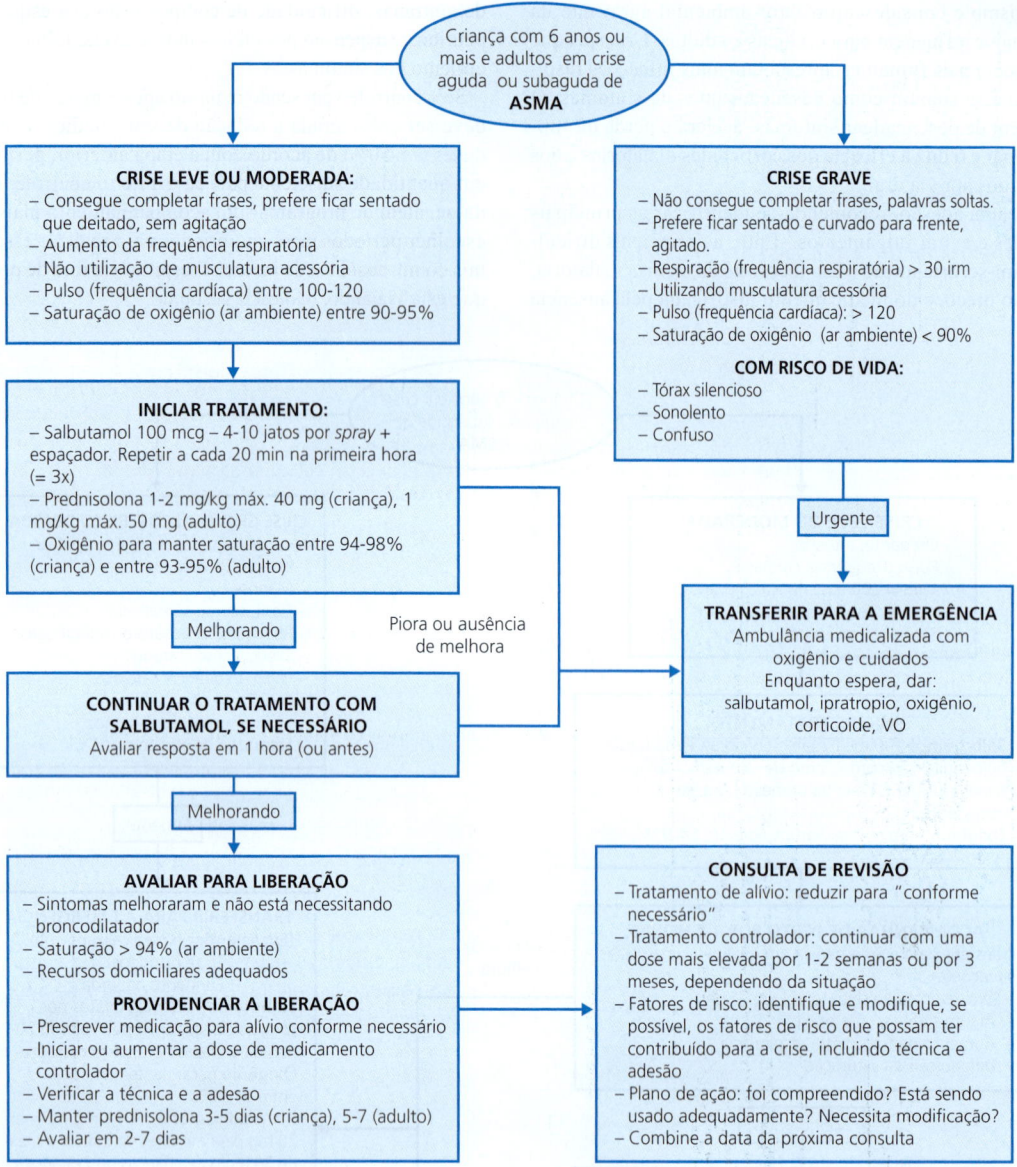

▲ **Figura 151.3**
Algoritmo do manejo da crise de asma na APS em crianças com 6 anos ou mais e em adultos.
Fonte: Adaptada de Global Initiative for Asthma.[2]

Recomenda-se considerar a suspensão do tratamento controlador só quando houver ausência sintomas por 6 a 12 meses, considerando a presença ou não de fatores de risco (ver Quadro 151.5), o fornecimento de um plano de ação e a possibilidade de acompanhar o paciente de perto.[2]

Quando referenciar

Existem critérios estabelecidos que indicam a necessidade de referenciamento a um médico pneumologista, tais como: dúvidas quanto ao diagnóstico da doença; necessidade de exames complementares sem acesso na APS; resposta pobre ao tratamento inicial; sintomas presentes desde o nascimento ou afecções pulmonares perinatais. Em crianças: suspeita de asma ocupacional, em adultos: crise de asma severa com risco de vida; presença de entidades clínicas complicando a asma; interesse da pessoa ou dos pais para confirmação diagnóstica.[1]

Erros mais frequentemente cometidos

▶ Demora para iniciar o tratamento dos sintomas e baixa utilização de um plano de ação escrito.

▶ Prescrição inadequada de broncodilatadores (subdoses e intervalos longos) e não prescrição de corticoide inalatório, ou seja, tratamento da broncoconstrição, e não da inflamação.

▶ Crença de que o corticoide na forma de suspensão oral acarreta menos efeitos adversos do que o corticoide inalatório ou broncodilatador (talvez por relação com o antigo xarope amplamente usado para tosse e o mito de que a "bombinha" faz mal para o coração e vicia).

▶ Diversidade nas condutas terapêuticas, aumentando a insegurança das pessoas no automanejo.

> ▶ Não adesão ao tratamento de manutenção pela falta de entendimento sobre o processo inflamatório.
> ▶ Técnica inalatória inadequada e não observada pelos profissionais de saúde.
> ▶ Foco apenas nas medidas farmacológicas, não considerando as experiências e as percepções sobre a asma do paciente.

Prognóstico e complicações possíveis

A asma se manifesta frequentemente antes do quinto ano de vida, período em que o diagnóstico é mais difícil de ser realizado. O atraso no diagnóstico e o não tratamento da inflamação podem influenciar na irreversibilidade da obstrução, afetando a função pulmonar das pessoas com asma em longo prazo. O uso precoce de corticoide inalatório resulta no melhor controle dos sintomas, atua na preservação da função pulmonar e previne ou atenua o remodelamento das vias aéreas.[2,7]

Lactentes e crianças pré-escolares com sibilância recorrente apresentam evoluções variadas, que estão provavelmente vinculadas a diferentes mecanismos imunopatológicos subjacentes.[7]

Alguns indicativos relacionam-se à persistência ou não dos sintomas: idade da apresentação (quanto menor a criança, especialmente abaixo de 2 anos, melhor o prognóstico em relação à persistência dos sintomas), presença de atopia (maior risco para persistência), sexo (asma é mais frequente em meninos, mas persiste mais em meninas), crises mais frequentes e severas em crianças (costumam persistir na adolescência).[1]

Atividades preventivas e de educação

Entre as condutas preventivas para o controle da asma, destacam-se: estimular a amamentação, pelo seu efeito protetor na saúde da criança em geral e potencial efeito protetor no surgimento de sintomas; alertar os pais sobre os riscos do tabagismo ativo e passivo, sobretudo em desencadear crises e dificultar o controle da asma, e orientar sobre a redução de peso (alimentação adequada e exercício) nas pessoas com asma com sobrepeso e obesas. A atividade física deve ser encorajada a todas as pessoas com asma pelos benefícios gerais à saúde.[1,2]

A educação em saúde, nos casos de asma, é considerada fundamental na sustentação do tratamento, pois consiste em transmitir à pessoa e aos seus familiares orientações de manejo adequado (medicamentos prescritos e seu uso correto) e de reconhecimento das situações de controle e exacerbação da doença. Descompensações menores podem ser contornadas em casa, evitando ausências à escola, consultas na emergência e hospitalizações.[1,2,7]

Na prática, educação em asma é ainda um grande desafio. A alta demanda ambulatorial e as condições socioeconômicas desfavorecidas da população (especialmente escolaridade) aliadas à necessidade de muitas informações dificultam o processo educacional. Recomenda-se a utilização de informações claras e objetivas, repetidas por mais de um profissional, utilizando metáforas, como: a asma é uma doença de dois lados. De um lado, tem a inflamação (a causa do problema) e, de outro, a broncoconstrição (que provoca tosse, chiado, falta de ar). Sendo dois lados, existem dois tipos de medicamentos, ou seja, dois tipos de *sprays*. O medicamento da inflamação deve ser usado regularmente, pois a inflamação é um processo longo, que custa a passar. Tratar a crise/os sintomas é como apagar o fogo, mas a brasa (a inflamação) fica ali, pronta para incendiar a qualquer momento.

Recomendam-se pontos-chave a serem incluídos nas atividades educativas:

- Explicação sobre um plano de ação escrito que contemple os sinais e sintomas de descontrole, instruções sobre o que fazer e quando procurar atendimento.
- Explicação sobre a asma ser uma doença inflamatória e existir uma hipersensibilidade a desencadeantes distintos (infecção viral, tabaco, etc.).
- Orientação de que a asma pode ser controlada e que a presença de sintomas requer revisão do tratamento.
- Orientação sobre as diferenças existentes entre os medicamentos de alívio (broncodilatadores) e os medicamentos de manutenção/controle (anti-inflamatórios).
- Orientação sobre os principais desencadeantes.
- Retirada de alérgenos, como estratégia, não é recomendada, por ser dispendiosa e sem comprovação da sua efetividade. Alguns desencadeantes comuns, como o ato de fazer exercício e o de rir, não devem ser evitados, e outros, como infecções respiratórias virais e estresse, são difíceis de evitar.[2]

Revisão da técnica inalatória

Técnica recomendada para utilização de inalador pressurizado dosimetrado (*spray*) com espaçador:[21]

1. Agitar vigorosamente o frasco e retirar a tampa.
2. Acoplar o inalador pressurizado dosimetrado (*spray*) ao espaçador, posicionando-o verticalmente (formando um "L").
3. Expirar normalmente, colocando o máximo de ar para fora (não expirar dentro do espaçador).
4. Colocar o bocal do espaçador na boca (entre os dentes), com os lábios fechados ao seu redor (se crianças maiores de 5 anos ou adultos).
5. Ajustar o espaçador ao nariz/boca (máscara facial), se crianças menores de 5 anos.
6. Pressionar o cilindro metálico (*spray*) com o indicador na parte de cima e logo em seguida iniciar uma inspiração lenta e profunda.
7. Executar a manobra inspiratória (prender a respiração por no mínimo 10 segundos).
8. Esperar aproximadamente 30 segundos antes de repetir o procedimento (quando for prescrito mais de um jato, significa que a técnica deverá ser repetida novamente).
9. Após esse processo, é recomendável enxaguar a boca com água e gargarejar para retirar a parcela do medicamento que ficou depositada na cavidade oral.

Papel da equipe multiprofissional

A atenção centrada na consulta médica de curta duração não dá conta de prover cuidados adequados às condições agudas e crônicas e não se mostra viável em manejar as múltiplas condições de saúde de acordo com as evidências disponíveis.[22] Sendo assim, diferentes atores das equipes de saúde multiprofissionais precisam questionar e discutir continuamente os seus papéis na construção conjunta de estratégias que promovam um cuidado integral e humanizado dos indivíduos com asma e de suas famílias.

No sentido de integrar a atenção e evitar cuidados fragmentados, Mendes cita a estratégia de complementação, ou seja, que várias tarefas podem ser desempenhadas, com vantagens, por outros profissionais integrados em uma equipe de APS, retirando-as da responsabilidade de uma consulta médica de curta duração. Vários estudos evidenciam resultados favoráveis da prática em equipe, tanto na satisfação dos usuários e dos profissionais quanto na qualificação profissional, na qualidade da atenção e no controle das condições crônicas, como a asma.[22]

Sugestões para divisão de trabalho dos diferentes profissionais de uma equipe de APS no cuidado compartilhado a pessoas com asma:[23]

- Cabe ao agente comunitário de saúde (ACS) estar atento às pessoas com asma em seu território de atuação, especialmente àqueles que vêm necessitando de consultas extras, de consultas em emergências ou internações.
- Durante as visitas domiciliares, o ACS poderá identificar as dificuldades relatadas para o tratamento, os sinais de que a doença não está controlada (presença de sintomas e uso de broncodilatador frequentes) e orientar para que consulte de forma sistemática conforme combinado com a equipe de saúde.
- O técnico de enfermagem poderá, da mesma forma, estar atento às pessoas com asma não controlada e orientar a técnica inalatória adequada, bem como a higiene dos espaçadores.
- O médico de família e comunidade deverá identificar como o adulto, o adolescente, a criança e sua família percebem a asma, deverá confirmar o diagnóstico, avaliar o nível de controle, prescrever os medicamentos, fornecer um plano de ação e explicar a fisiopatologia básica da doença.
- O enfermeiro ou farmacêutico são profissionais que possuem habilidades para enfatizar às crianças e adultos com asma, e aos seus familiares, a fisiopatologia básica da asma (broncoconstrição e inflamação), explicar a diferença entre os medicamentos utilizados, trabalhar a adesão, observar e treinar de forma eficaz a técnica inalatória. Na prática, observa-se a importância de estimular as famílias a trazerem, em todas as consultas, os medicamentos e os espaçadores em uso, ressaltando a importância do espaçador para o melhor aproveitamento do medicamento e a redução de efeitos adversos.[24]
- Outros profissionais da equipe de APS, como psicólogos, assistentes sociais e odontólogos, podem ser necessários de acordo com cada situação individual e recursos locais disponíveis. O processo saúde-doença é algo complexo, e para a promoção de uma assistência mais qualificada e eficaz no controle da asma, os diversos profissionais devem procurar atuar sempre de forma integrada.[24]

REFERÊNCIAS

1. Healthcare Improvement Scotland. SIGN 153 Guideline on the management of asthma: a national clinical guideline [Internet]. London: BTS; 2016 [capturado em 15 jan. 2018]. Disponível em: https://www.brit-thoracic.org.uk/document-library/clinical-information/asthma/btssign-asthma-guideline-2016/

2. Global Initiative for Asthma. Global strategy for asthma management and prevention. [Internet]. Geneva: GINA; 2017 [capturado em 15 jan. 2018]. Disponível em: http://ginasthma.org/2017-gina-report-global-strategy-for-asthma-management-and-prevention.

3. Cruz AA, Lopes AC, editores. Asma: um grande desafio. São Paulo: Atheneu; 2005.

4. Solé D, Wandalsen GF, Camelo-Nunes IC, Naspitz CK; ISAAC – Brazilian Group. Prevalence of symptoms of asthma, rhinitis, and atopic eczema among Brazilian children and adolescents identified by the International Study of Asthma and Allergies in Childhood (ISAAC) – Phase 3. J Pediatr (Rio J). 2006;82(5):341-346.

5. Takeda SMP. Organização de serviços de atenção primária à saúde. In: Duncan B, Scmidt MI, Giugliane ERJ. Medicina ambulatorial: condutas de APS baseadas em evidências. Porto Alegre: Artmed; 2006.

6. Gusso GDF. Diagnóstico de demanda em Florianópolis utilizando a Classificação Internacional de Atenção Primária. 2. ed. São Paulo: USP; 2009.

7. Sociedade Brasileira de Pneumologia e Tisiologia. Diretrizes da Sociedade Brasileira de Pneumologia e Tisiologia para o manejo da asma, 2012. Rio de Janeiro: SBPT; 2012 [capturado em 15 jan. 2018]. Disponível em: http://www.santacasasp.org.br/upSrv01/up_publicacoes/8011/10569_Diretriz%20Asma.pdf.

8. Billings J, Anderson G, Newman L. Recent findings on preventable hospitalization. Health Aff. 1996;(15):239-249.

9. Casanova C, Starfield B. Hospitalization of children and access to primary care: a crossnational comparison. Int J Health Serv. 1995;25(2):283-294.

10. Sociedade Brasileira de Pneumologia e Tisiologia. IV Consenso Brasileiro no manejo da asma. Rio de Janeiro: SBPT; 2006.

11. UpToDate. Drug information 2017 [Internet]. Waltham: UpToDate; 2017 [capturado em 15 jan. 2018]. Disponível em: http://www.uptodateonline.com.

12. Brasil. Ministério da Saúde. Formulário Terapêutico Nacional 2010. Brasília: MS; 2010.

13. Brunton L, Chabner B, Knollmann BC. Goodman & Gilman: manual de farmacologia e terapêutica. Porto Alegre: AMGH, 2010.

14. Brasil. Ministério da Saúde. Portaria SAS/MS nº 1.317, de 25 de novembro de 2013. Protocolo clínico e diretrizes terapêuticas da asma [Internet]. Brasília: Ministério da Saúde; 2013 [capturado em 15 jan. 2018]. Disponível em: http://bvsms.saude.gov.br/bvs/saudelegis/sas/2013/prt1317_25_11_2013.html.

15. Drugdex System. Micromedex® solutions [Internet]. [local desconhecido]: Truven Health Analytics; 2017 [capturado em 15 jan. 2018]. Disponível em: http://www.micromedexsolutions.com/home/dispatch.

16. Fuchs FD, Wanmacher L, Ferreira MBC. Farmacologia clínica: fundamentos da terapêutica racional. 3. ed. Rio de Janeiro: Guanabara Koogan; 2006.

17. Global Initiative for Asthma. Global strategy for asthma management and prevention 2015 [Internet]. Geneva: GINA; 2015 [capturado em 15 jan. 2018]. Disponível em: http://www.ginasthma.org/local/uploads/files/GINA_Report_2015_Aug11.pdf.

18. Lenz MLM, Villela MPV, Silva PRS, Dubois F, Camillo E, Pires NBV. A ilustração como tecnologia de apoio a programas de saúde: a percepção dos familiares de crianças com asma. Rev Bras Saúde Fam. 2010;11(26):47-58.

19. Bettencourt ARC, De Oliveira MA, Fernandes ALG, Bogossian M. Educação de pacientes com asma: atuação do enfermeiro. J Pneumol. 2002;28(4):193-200.

20. Lasmar L, Goulart E, Sakurai E, Camargos P. Fatores de risco para hospitalização de crianças e adolescentes asmáticos. Rev Saúde Pública. 2002;36(4):409-419.

21. Frade JCQP. Técnicas de uso de dispositivo inalatórios. Belo Horizonte: Fiocruz; 2005.

22. Mendes EV. As redes de atenção à saúde no SUS. Belo Horizonte: ESP-MG; 2009.

23. Lenz MLM, Camillo EG, Silva DDF, Pires NBV, Flores R. Atendimento sequencial multiprofissional de crianças e adolescentes com asma em um serviço de atenção primária à saúde. Rev APS.2014;17(4):438-459.

24. Brasil. Ministério da Saúde. Grupo Hospitalar Conceição. Gerência de Saúde Comunitária. Atenção à saúde da criança e adolescente com asma. Porto Alegre: GHC; 2015.

CAPÍTULO 152

Doença pulmonar obstrutiva crônica

Rodrigo Diaz Olmos
Gustavo Gusso

Aspectos-chave

- A doença pulmonar obstrutiva crônica (DPOC) é uma doença muito prevalente, subdiagnosticada, subtratada e pouco percebida.
- É uma doença multissistêmica e tratável. O tratamento é efetivo para as manifestações respiratórias da DPOC.
- A DPOC deve ser suspeitada em qualquer indivíduo de 40 anos ou mais com sintomas de tosse, expectoração, ou falta de ar, e história de exposição a fatores de risco, particularmente o tabagismo.
- A tosse é o sintoma mais frequente, e a dispneia é o mais importante.
- A espirometria tem importância tanto para confirmar a impressão diagnóstica como para avaliar a gravidade e auxiliar nos diagnósticos diferenciais.

Caso clínico

Jaílson, 52 anos, trabalha na construção civil, é casado, morador da periferia de São Paulo. Ele procura sua equipe de saúde da família em sua Unidade Básica de Saúde (UBS) para uma consulta não agendada em virtude de uma tosse produtiva que vem lhe incomodando há mais de 2 meses. Atualmente, essa tosse se acompanha de um chiado no peito, ocasional, além de um cansaço que ele nunca teve antes. Na verdade, ele resolveu procurar a unidade muito mais devido ao cansaço, que tem prejudicado seu trabalho, do que devido à tosse, com a qual ele já aprendeu a conviver. Ele relata que bebe um pouco nos finais de semana, mas nunca foi alcoólatra, e que fuma desde os 17 anos, atualmente quase dois maços por dia. Nunca teve problemas de saúde, exceto pequenos traumas relacionados ao trabalho. Não tem história na família de qualquer problema de saúde mais grave.

Teste seu conhecimento

1. Qual é o problema de saúde que o quadro de Jaílson não sugere?
   a. Insuficiência cardíaca
   b. Tuberculose
   c. DPOC
   d. Sinusite

2. Qual dado clínico faz pensar em DPOC?
   a. Morador da periferia
   b. Trabalhador da construção civil
   c. Etilismo social
   d. Tosse crônica em tabagista

3. Qual é o principal exame complementar para a abordagem da DPOC?
   a. Espirometria
   b. Radiografia torácica
   c. Hemograma completo
   d. Gasometria arterial

4. Qual é a abordagem diagnóstica mais custo-efetiva para DPOC?
   a. Radiografia torácica, espirometria e gasometria arterial
   b. Exames laboratoriais, tomografia de tórax e espirometria
   c. Radiografia torácica, espirometria e oximetria de pulso
   d. Radiografia torácica, espirometria e teste de broncoprovocação

5. Qual é a intervenção de saúde mais eficaz para Jaílson?
   a. Broncodilatador de curta ação de demanda
   b. Broncodilatador de longa ação
   c. Cessação do tabagismo
   d. Corticoide inalatório

Respostas: 1D, 2D, 3A, 4C, 5C

Do que se trata

A DPOC é uma doença respiratória comum que causa incapacidade substancial, redução da qualidade de vida e risco aumentado de morte prematura. Há um conjunto considerável de evidências mostrando que o tabagismo é o principal fator de risco para essa doença, sendo responsável por mais de 90% dos casos. Um achado fisiopatológico característico, presente em todos os estágios da doença, é a inflamação pulmonar crônica, o que recentemente contribuiu para a compreensão da DPOC como uma doença complexa, com manifestações pulmonares e extrapulmonares e presença de inúmeras comorbidades, como doença cardiovascular (DCV), câncer de pulmão, perda de massa muscular, diabetes melito (DM) e depressão, o que possivelmente tenha impacto adicional sobre a qualidade de vida, hospitalizações e redução da sobrevida.[1]

DPOC é um termo que abrange uma série de condições patológicas que têm em comum a obstrução não totalmente reversível ao fluxo aéreo. O termo DPOC engloba os conceitos de enfisema pulmonar e bronquite crônica, embora enfisema se refira a uma alteração patológica da arquitetura do parênquima pulmonar e bronquite crônica seja definida clinicamente. Além disso, alguns indivíduos com asma podem, em longo prazo, desenvolver uma obstrução não totalmente reversível ao fluxo aéreo, sendo, dessa forma, classificados como portadores de DPOC. A Figura 152.1 ilustra, de forma esquemática, as relações entre enfisema pulmonar, bronquite crônica, asma e DPOC.

Existem diversos sistemas de classificação e definições, com algumas variações, entretanto, talvez a definição mais utilizada seja a da Iniciativa Global para a Doença Pulmonar Obstrutiva Crônica (GOLD, do inglês *Global initiative for chronic obstructive lung disease*), da Organização Mundial da Saúde (OMS).[2,3] A definição atual da GOLD 2017 foi simplificada, passou a incluir especificamente sintomas persistentes e declara que "[...] a DPOC é uma doença comum, passível de prevenção e tratamento, caracterizada por sintomas respiratórios e limitação ao fluxo aéreo persistentes, decorrentes de anormalidades das vias aéreas e/ou alveolares, em geral causada por exposição significativa a partículas ou gases nocivos [...]".[2] A definição anterior enfatizava o componente extrapulmonar (inflamação sistêmica) da DPOC, que se tem mostrado importante do ponto de vista clínico, pois contribui para a gênese das comorbidades e confere aos portadores de DPOC um maior risco de morbimortalidade por outras causas.

Atualmente, a OMS[4] estima que seja a terceira causa de morte no mundo. Em países de baixa renda, a DPOC é a sexta causa de morte, nos de renda intermediária, é a terceira causa; e nos países desenvolvidos, encontra-se na quinta posição. No Brasil, a mortalidade por DPOC passou de 7,88/100.000 pessoas na década de 1980 para 19,04/100.000 na década de 1990, um aumento de 340%.[5] O aumento da mortalidade por DPOC observado nas últimas décadas pode ser um artefato decorrente da melhora tanto no diagnóstico clínico como na qualidade das estatísticas de saúde em todo o mundo. Por outro lado, a redução de mortalidade por causas cardiovasculares, na maioria dos países a partir da década de 1980, não apenas prolongou o tempo de vida, como também aumentou o tempo de exposição ao tabaco, fazendo um aumento real na incidência e uma maior demanda por assistência médica e hospitalizações por DPOC serem possíveis.[6] No Brasil, o primeiro estudo de prevalência de DPOC, de base populacional, foi realizado em Pelotas (RS), no início da década de 1990, mostrando uma prevalência de 12,7% em adultos com mais de 40 anos.[7] Mais recentemente, o estudo PLATINO (Projeto Latino-americano de Investigação em Obstrução Pulmonar) mostrou uma prevalência geral de DPOC de 15,8%, sendo 18% em homens e 14% em mulheres.[8] Esse estudo encontrou uma forte associação de DPOC com baixo nível socioeconômico, mesmo após ajuste para tabagismo, ocupação e outros fatores de risco associados à DPOC.[9] Do total de participantes com diagnóstico de DPOC no estudo, 87,5% não havia sido diagnosticado. A Tabela 152.1 mostra as prevalências de DPOC de acordo com os estágios de gravidade encontradas na grande São Paulo. As Tabelas 152.2 e 152.3 mostram, respectivamente, as prevalências de DPOC na grande São Paulo, de acordo com a faixa etária e com o tempo de escolaridade.[8]

É importante ressaltar que a prevalência de DPOC encontrada na faixa etária acima dos 60 anos (25,7%) na grande São Paulo pode estar superestimada, uma vez que a utilização da relação fixa entre o volume expiratório forçado no primeiro segundo e a capacidade vital forçada, $VEF_1/CVF < 0,70$, podem produzir

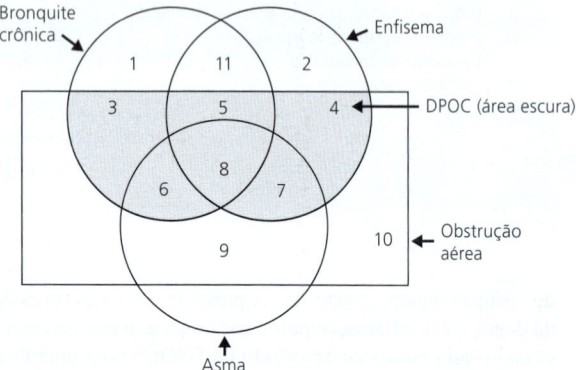

▲ Figura 152.1
Relações entre enfisema pulmonar, bronquite crônica, asma e DPOC.

Tabela 152.1 | **Prevalência de doença pulmonar obstrutiva crônica de acordo com os estágios de gravidade**

Estágio	Prevalência (%)
I	10,1
II	4,6
III	0,9
IV	0,2

Fonte: Menezes e colaboradores.[8]

Tabela 152.2 | **Prevalência de doença pulmonar obstrutiva crônica de acordo com a faixa etária**

Faixa etária	Prevalência (%)
40-49 anos	8,4
50-59 anos	16,2
≥ 60 anos	25,7

Fonte: Menezes e colaboradores.[8]

Tabela 152.3 | **Prevalência de doença pulmonar obstrutiva crônica de acordo com o tempo de escolaridade**

Anos de estudo	Prevalência (%)
0-2 anos	22,1
3-4 anos	16,3
5-8 anos	14,4
> 9 anos	10,4

Fonte: Menezes e colaboradores.[8]

resultados falso-positivos em idosos, como será discutido mais adiante.

A espirometria diagnóstica foi preditora da realização de espirometrias de seguimento, que, por sua vez, foram preditoras de maior controle da pessoa com DPOC, mais visitas com seu médico de família e comunidade e interconsultas com pneumologista e um menor número de hospitalizações.[10] Alguns estudos relatam uma subutilização importante da espirometria na atenção primária à saúde (APS) (< 35% dos indivíduos com diagnóstico de DPOC), a despeito das recomendações. Também há evidências de que a instituição de avaliação espirométrica pós-broncodilatador em pessoas com suspeita de doenças pulmonares obstrutivas melhora a diferenciação diagnóstica entre asma e DPOC.[11]

Há necessidade de maior utilização da espirometria como recurso auxiliar no diagnóstico. Embora a espirometria isoladamente não seja suficiente para o diagnóstico (o rastreamento de DPOC com espirometria não está indicado), sua não utilização resulta em sub e sobrediagnóstico.[9]

Indivíduos com DPOC grave (VEF_1 < 50%) têm uma mortalidade de 5 a 10% ao ano. Hospitalização por uma exacerbação aguda é um evento importante e um marcador de gravidade da doença. Estima-se que a mortalidade de indivíduos com DPOC internados em hospitais por uma exacerbação aguda seja da ordem de 7,5 a 11%, e a mortalidade 90 dias após a alta é de 15%, chegando a 49% em dois anos após a alta.[3,12] Indivíduos com DPOC grave e três ou mais exacerbações por ano têm uma mortalidade quatro vezes maior do que indivíduos com a mesma gravidade, mas sem exacerbações. Embora indivíduos com exacerbações mais graves necessitem de cuidados hospitalares (pronto-socorro, unidade de terapia intensiva [UTI] ou enfermaria), a maioria das pessoas com exacerbações agudas de DPOC pode procurar e ser tratada pelo médico de família e comunidade no contexto da APS.

A maior parte dos custos diretos com indivíduos com DPOC (78%) se refere a hospitalizações, procura por serviços de emergência e consultas ambulatoriais não agendadas decorrentes principalmente das exacerbações agudas.[13]

Embora a função pulmonar seja necessária para diagnosticar a DPOC e classificar sua gravidade, as pessoas com DPOC e os médicos de família estão mais interessados em sintomas, funcionalidade e bem-estar geral. Devido a esta percepção, a nova classificação da GOLD 2017 separa a gravidade espirométrica da gravidade avaliada pelos sintomas e pelas exacerbações agudas. As medidas de função pulmonar podem ser utilizadas para monitorar a progressão da doença, entretanto, sabe-se que não há uma forte correlação entre o VEF_1 e a intensidade dos sintomas ou a capacidade física. O prejuízo na qualidade de vida na DPOC já é observado em níveis modestos de obstrução ao fluxo aéreo, o que reflete a grande heterogeneidade e complexidade dessa condição.[14] Há, inclusive, evidências de que o grau de dispneia seja um melhor preditor da sobrevida em 5 anos do que o grau de obstrução aérea verificado pelo VEF_1.[15] Dessa forma, o uso do VEF_1 como único ou melhor preditor da evolução e do risco de mortalidade de indivíduos com DPOC é controverso. Além disso, pessoas que apresentam resposta insatisfatória do VEF_1 ao tratamento broncodilatador podem apresentar melhora significativa em desfechos clínicos em resposta ao mesmo tratamento. Em vista dessas considerações, tem crescido o interesse na avaliação multidimensional ou multissistêmica de indivíduos com DPOC. O Quadro 152.1 ilustra as várias formas de medir os preditores clínicos.

Quadro 152.1 | **Preditores e marcadores de morbimortalidade utilizados no manejo da doença pulmonar obstrutiva crônica**

Preditores/desfechos	Medida utilizada
Função pulmonar	VEF_1
Volumes pulmonares	CPT, CRF, VR, CI
Capacidade de exercício	Teste de caminhada dos 6 minutos, ergometria
Grau de atividade física	Sensores de atividade física (contagem de passos/dia)
Estado geral de saúde	Questionário respiratório de St. George CRQ CCQ CAT
Dispneia	Escala do MRC Escala de Borg
Exacerbações	Número de exacerbações por ano
Escore multidimensional	Escore BODE – IMC, obstrução (VEF_1), dispneia (escala do MRC), exercício (teste da caminhada de 6 minutos)
Mortalidade	Mortalidade específica ou por todas as causas

VEF_1, volume expiratório forçado no primeiro segundo; DPOC, doença pulmonar obstrutiva crônica; IMC, índice de massa corporal; MRC, *medical research council*; CAT, teste de avaliação da DPOC (em inglês *COPD assessment test*); CCQ, questionário clínico de DPOC; CRQ, questionário de doença respiratória crônica; CPT, capacidade pulmonar total; CRF, capacidade residual funcional; VR, volume residual; CI, capacidade inspiratória.

Fonte: Glaab e colaboradores.[16]

O índice BODE é um instrumento multidimensional que incorpora medidas do estado nutricional (IMC), da obstrução aérea (VEF_1), da dispneia (escala do MRC) (Quadro 152.2) e do estado funcional (teste da caminhada de 6 minutos). Esse índice proporciona uma avaliação integrada dos aspectos respiratórios

Quadro 152.2 | **Avaliação da dispneia: escala do Medical Research Council adaptada para uso no Brasil***

Grau 0: Tenho falta de ar só durante exercícios intensos
Grau 1: Tenho falta de ar quando ando apressadamente ou subo escadas ou ladeiras
Grau 2: Preciso parar para respirar mesmo andando devagar ou ando mais devagar do que pessoas da minha idade devido à falta de ar
Grau 3: Preciso parar algumas vezes para respirar quando ando menos de 100 metros ou após poucos minutos de caminhada no plano
Grau 4: Sinto tanta falta de ar que não saio mais de casa, ou preciso de ajuda para me vestir ou tomar banho sozinho devido à falta de ar

*A versão adaptada para uso no Brasil não é a versão modificada, pois classifica a dispneia em graus 1 a 5, ao contrário da versão modificada (mMRC), cuja classificação vai de 0 a 4; entretanto não há diferenças do ponto de vista prático, de forma que foi mantida a numeração conforme a mMRC.

Fonte: Adaptado de Kovelis e colaboradores.[19]

Tabela 152.4 | Índice bode para avaliar mortalidade de doença pulmonar obstrutiva crônica

Variáveis	0	1	2	3
VEF_1 (% previsto)	≥ 65	50-64	36-49	≤ 35
Distância caminhada em 6 min (m)	≥ 350	250-349	150-249	≤ 149
MRC (escala de 0 a 4)	0 ou 1	2	3	4
IMC (kg/m^2)	> 21	≤ 21		

IMC, índice de massa corporal; MRC, *medical research council*.
Fonte: Celli e colaboradores.[17]

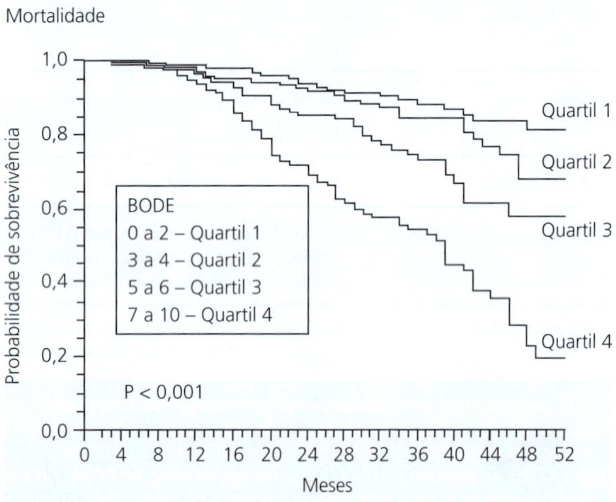

▲ Figura 152.2
Mortalidade de doença pulmonar obstrutiva crônica conforme o índice BODE.
Fonte: Celli e colaboradores.[17]

Quadro 152.3 | Teste de avaliação da doença pulmonar obstrutiva crônica

Nunca tenho tosse	0	1	2	3	4	5	Estou sempre tossindo
Não tenho nenhuma expectoração (catarro)	0	1	2	3	4	5	Meu peito está cheio de expectoração (catarro)
Não sinto nenhum aperto no peito	0	1	2	3	4	5	Sinto um grande aperto no peito
Não sinto falta de ar ao subir um lance de escadas ou uma ladeira	0	1	2	3	4	5	Quando subo uma ladeira ou um lance de escadas sinto bastante falta de ar
Não sinto nenhuma limitação nas minhas atividades em casa	0	1	2	3	4	5	Sinto-me muito limitado nas minhas atividades em casa
Sinto-me confiante para sair de casa, apesar da minha doença pulmonar	0	1	2	3	4	5	Não me sinto nada confiante para sair de casa devido à minha doença pulmonar
Durmo profundamente	0	1	2	3	4	5	Não durmo profundamente devido à minha doença pulmonar
Tenho muita energia	0	1	2	3	4	5	Não tenho nenhuma energia

Fonte: Silva e colaboradores.[18]

e não respiratórios da doença, o que reflete melhor a sua gravidade, além de incluir domínios relacionados à qualidade de vida de indivíduos com DPOC. O índice BODE prediz mortalidade (Tabela 152.4 e Figura 152.2), hospitalizações e é sensível a mudanças produzidas por intervenções, como a reabilitação pulmonar.[17] Esse índice vai de 0 a 10.

A nova GOLD, entretanto, inclui, em sua avaliação clínica da gravidade da DPOC, o MRC modificado (para avaliar o grau de dispneia) e o CAT (*COPD Assessment Test*)[18] (Quadro 152.3) para avaliar o comprometimento do estado de saúde pela DPOC. A escolha desses instrumentos tem a ver com sua facilidade de aplicação no contexto da assistência na APS.[2]

Quando pensar

O diagnóstico de DPOC deve ser sempre considerado em pessoas, sobretudo com mais de 40 anos, que têm um fator de risco, principalmente o tabagismo, e apresentem sintomas respiratórios crônicos, como dispneia aos esforços, tosse crônica, produção regular de catarro e/ou crises de "bronquite" ou "chiado" (Quadro 152.4). Esses indivíduos são candidatos a uma avaliação mais minuciosa, inclusive com realização de espirometria.

História de tabagismo de mais de 70 maços/ano apresenta uma razão de verossimilhança positiva (RVP), ou *likelihood*

Quadro 152.4 | **Indicadores fundamentais para a consideração de um diagnóstico de doença pulmonar obstrutiva crônica**

Tosse crônica
▶ Presente de modo intermitente ou todos os dias. Presente, com frequência, ao longo do dia; raramente, é apenas noturna. Pode preceder ou aparecer simultaneamente à dispneia

Produção crônica de expectoração
▶ Qualquer forma de produção crônica de expectoração pode ser indicativa de DPOC

Exacerbações agudas
▶ Episódios repetidos

Dispneia
▶ Progressiva (agrava-se com o passar do tempo)
▶ Persistente (presente todos os dias)
▶ Pior com exercício
▶ Pior durante infecções respiratórias

História de exposição aos fatores de risco
▶ Fumaça do tabaco (incluindo outras formas populares locais)
▶ Poeiras/fumaças industriais e produtos químicos ocupacionais
▶ Fumaça proveniente de cozinha domiciliar, do fogão à lenha, do carvão e do gás de aquecimento

Fonte: Adaptado de Global Initiative for Chronic Obstructive Lung Disease.[2]

ratio positivo (LR+), de 8,0 para DPOC. Ausência de tabagismo apresenta uma razão de verossimilhança negativa (RVN) de 0,16. Produção diária de catarro de mais de um quarto de xícara tem um RVP de 4,0; história de chiado tem um RVP de 3,8; história de dispneia tem um RVP de 2,2; e de tosse, de 1,8. A combinação de achados é mais útil para fechar o diagnóstico do que para excluí-lo. Assim, um indivíduo com qualquer combinação de dois dos seguintes achados tabagismo > 70 maços/ano, história de DPOC ou diminuição dos sons respiratórios à ausculta, tem um RVP de 34 para DPOC, fechando o diagnóstico.[20]

Somente três elementos da anamnese e do exame físico se associaram ao diagnóstico de DPOC na análise multivariada: *história prévia de DPOC* (RVP ajustada de 4,4), *presença de sibilos* (RVP ajustada de 2,9) e *tempo expiratório forçado acima de 9 segundos* (RVP ajustada de 4,6). A RVP (ou LR+) combinada desses três fatores foi de 59 (fechando o diagnóstico de DPOC), e a RVN (ou LR-) foi de 0,3.[21]

Muitas vezes, a dispneia e a intolerância aos esforços são atribuídas à falta de preparo físico, ao processo de envelhecimento e ao tabagismo, e a tosse crônica (ou pigarro) é considerada uma resposta normal ao tabagismo, o que faz muitas pessoas com tais sintomas não procurarem a APS por acreditarem tratar-se de uma consequência normal da idade e do estilo de vida. Assim, deve-se ter uma postura de busca ativa de casos, quando se depara com indivíduos tabagistas.

É importante lembrar-se de que exposição a outras poeiras e gases nocivos e outros agentes tem tido importância crescente como fatores de risco para DPOC, em particular em locais em que a frequência de tabagismo tem diminuído consideravelmente. No Brasil, deve-se lembrar da exposição à fumaça da queima de combustíveis de biomassa (principalmente o fogão à lenha) e da tuberculose (TB) como fator relacionado à limitação do fluxo aéreo. O estudo PLATINO encontrou uma prevalência de 30,7% de obstrução ao fluxo aéreo (VEF_1/CVF pós-broncodilatador < 0,7) em adultos (≥ 40 anos) com história de TB comparado a 13,9% entre aqueles sem história de TB.[22]

Existe uma discussão considerável sobre quais os melhores critérios diagnósticos para DPOC. Embora a espirometria seja a principal ferramenta diagnóstica, não há consenso sobre qual é o melhor parâmetro espirométrico. *O parâmetro mais utilizado, preconizado pela GOLD e pela American Thoracic Society (ATS), para diagnosticar obstrução ao fluxo aéreo, é a relação VEF_1/CVF < 0,70*. Existem controvérsias quanto a essa classificação, principalmente no que diz respeito à classificação do estágio I (DPOC leve), em que a relação VEF_1/CVF está menor do que 0,7, mas o VEF_1 encontra-se normal (≥ 80% do predito), como uma "doença". Assim, a rotulação de indivíduos assintomáticos, mas com espirometria alterada, é um problema com o qual se deve lidar, particularmente no contexto da APS.

O que fazer

A avaliação inicial de indivíduos com suspeita de DPOC na APS deve ser eminentemente clínica, com a utilização da espirometria como ferramenta para medir o grau de obstrução, avaliar o grau de reversibilidade e a progressão da obstrução brônquica. A presença de obstrução ao fluxo de ar faz parte do diagnóstico, de forma que a espirometria tem papel fundamental na confirmação diagnóstica. Em todo o mundo, há uma grande discussão sobre qual é a melhor maneira para se aprimorar o diagnóstico e, portanto, o tratamento de pessoas com DPOC na APS: facilitar a referência para o especialista, facilitar o acesso à espirometria ou instrumentalizar a unidade básica com um espirômetro, treinando alguns profissionais da unidade para realizarem o exame. A alternativa mais aceita é facilitar o acesso direto à espirometria solicitada pelo médico de família e comunidade,[23] embora o uso de espirômetros nas UBS possa ser uma alternativa adequada.

Após a consideração do diagnóstico de DPOC, o médico de família deve fazer a diferenciação com outras doenças que cursam com tosse e dispneia, em geral a asma. Os principais diagnósticos diferenciais da DPOC são a asma, a insuficiência cardíaca (IC), a TB, as bronquiectasias e o câncer de pulmão (Quadro 152.5).

A diferenciação com a asma é muito importante, porque as estratégias de tratamento são distintas para as duas condições, embora a cessação do tabagismo seja vital, independente da doença. O tratamento da asma inclui corticoide inalatório em indivíduos com doença persistente para suprimir a inflama-

Quadro 152.5 | **Principais diagnósticos diferenciais da doença pulmonar osbtrutiva crônica**

Asma	Início na infância ou adolescência, história pessoal de atopia (rinite, alergia, eczema), história familiar de asma, sem história de tabagismo, variação acentuada do grau de sintomas, sintomas noturnos ou de madrugada, obstrução ao fluxo aéreo amplamente reversível, boa resposta ao corticoide inalatório. Pode coexistir com DPOC
Insuficiência cardíaca	Dispneia paroxística noturna, crepitações nas bases pulmonares, outros achados de IC ao exame físico, radiografia torácica mostrando cardiomegalia e edema pulmonar, espirometria com distúrbio ventilatório restritivo. Pode coexistir com DPOC
Tuberculose	Faixa etária variada; pode ser pouco sintomática; tosse produtiva, hemoptise, febre, sudorese noturna, perda de peso, radiografia torácica com opacidade em ápices ou cavitação. Pode coexistir com DPOC
Bronquiectasias	Faixa etária variada; tosse com expectoração purulenta diária, radiografia ou tomografia torácica com dilatação brônquica. Pode coexistir com DPOC
Câncer de pulmão	Idade > 50 anos, tosse, expectoração, dispneia, dor torácica, fadiga, emagrecimento, radiografia torácica com opacidade irregular. Pode coexistir com DPOC
Outros: bronquiolite obliterante, EP recorrente, massas mediastinais e hipofaríngeas e outras obstruções de vias aéreas (bócio), AOS, síndrome de Löeffler, infecções virais e bacterianas, fibrose cística, aspergilose broncopulmonar alérgica, RGE	

DPOC, doença pulmonar obstrutiva crônica; EP, embolia pulmonar; AOS, apneia obstrutiva do sono; RGE, refluxo gastresofágico.
Fonte: Price e colaboradores.[24]

ção eosinofílica das vias aéreas. No tratamento da DPOC, ao contrário, a inflamação neutrofílica das vias aéreas é pouco responsiva ao corticoide inalatório. Em relação à IC, embora a diferenciação possa parecer mais simples (cardiomegalia na radiografia, dispneia paroxística noturna, edema de membros inferiores), muitas vezes não há subsídios clínicos suficientes para o diagnóstico adequado. Além disso, as duas condições podem estar associadas com alguma frequência, o que torna o manejo ainda mais complicado, particularmente se o médico de família e comunidade não perceber a associação. Nesses casos, a utilização de exames complementares para a elucidação diagnóstica está indicada.

Com base nos sintomas, nas exacerbações e no grau de obstrução observado na espirometria (Quadro 152.6), a DPOC pode ser classificada como leve, moderada, grave ou muito grave. A classificação descrita no Quadro 152.6 é a classificação espirométrica clássica que continua sendo utilizada na GOLD 2017 como base para o diagnóstico e grau de obstrução; entretanto, essa classificação não é mais utilizada para fins de tratamento farmacológico, como se verá a seguir.

Anamnese

A história clínica deve ser detalhada e incluir, além da avaliação dos sintomas, a história de vida do indivíduo, incluindo aspectos socioeconômicos, hábitos de vida, aspectos ocupacionais e aspectos psicodinâmicos; o impacto da doença na vida do indivíduo, incluindo limitação de atividades, faltas no trabalho e o impacto econômico; efeito sobre a rotina familiar; presença de sintomas depressivos e/ou ansiosos; disponibilidade de suporte social e familiar; padrão de desenvolvimento dos sintomas; história familiar de DPOC ou outras doenças respiratórias; avaliação da presença de comorbidades, como DCV, depressão, anemia, neoplasias, osteoporose e problemas osteomusculares; história de exacerbações e hospitalizações prévias; exposição a fatores de risco, principalmente o tabagismo atual ou pregresso, o tabagismo passivo e/ou exposição ocupacional, incluindo intensidade e duração; história pessoal de asma, alergias, sinusopatia e outras doenças respiratórias; possibilidades para a redução de fatores de risco e, por fim, a adequação do tratamento atual, a percepção do indivíduo sobre sua doença e suas expectativas em relação ao tratamento.

Os principais sintomas que sugerem limitação ao fluxo aéreo são o chiado, a tosse e a produção de catarro. *Tosse é o sintoma mais frequente*, precedendo ou aparecendo simultaneamente à dispneia na maioria dos casos (75%). É diária ou intermitente e, geralmente, produtiva. A *dispneia é o sintoma mais importante*, associando-se a incapacidade física, a piora da qualidade de vida e o pior prognóstico. É insidiosa no início e progressiva. O chiado está frequentemente presente, tendo sido relatado em 83% dos casos em algumas séries.

Exame físico

O exame físico de indivíduos com suspeita de DPOC deve procurar por sinais de hiperinsuflação pulmonar (tórax em barril, hipersonoridade à percussão do tórax, ausência de *ictus*, bulhas abafadas, excursão diafragmática reduzida), os quais estão geralmente presentes na doença avançada, além de sinais de obstrução ao fluxo aéreo (sibilos, expiração prolongada) e presença de secreção nas vias aéreas (roncos). A oximetria de pulso, por ser de baixo custo, deve ser incluída no exame físico da pessoa com DPOC. É importante também medir o peso e a altura (IMC), bem como avaliar sinais de desnutrição e consumo muscular, que comumente acompanham os casos de DPOC graves.

Avaliação de sinais de comorbidades associadas e de diagnósticos diferenciais deve fazer parte do exame físico. Um dos exemplos típicos é o paciente com suspeita de DPOC que tem, na verdade, IC isoladamente ou associada à DPOC. Assim, a avaliação de sinais de IC, como estase jugular, hepatomegalia, sopros cardíacos, desvio de *ictus*, crepitações pulmonares, edema de membros inferiores, deve ser realizada cuidadosamente.

Do ponto de vista da avaliação formal dos valores diagnósticos de itens do exame físico, apenas quatro deles têm valor diagnóstico independente para DPOC: a presença de sibilos à ausculta pulmonar, o tempo expiratório forçado aumentado (> 9 segundos), a descida da laringe (distância entre o topo da cartilagem tireóidea e fúrcula esternal ≤ 4 cm) e a expiração prolongada.[25]

O sinal de Hoover refere-se à incursão paradoxal do gradeado costal inferior durante a inspiração e pode ajudar no prognóstico. Esse sinal pode estar presente em até 76% dos pacientes com DPOC grave e ser um marcador clínico útil de obstrução severa de vias aéreas para auxiliar em situações de triagem e manejo na emergência, além de um bom preditor de desfechos clínicos. É de fácil observação e tem uma boa concordância interobservador.[26] Há ainda o uso de musculatura acessória e o pulso paradoxal, que podem ser úteis em situações de exacerbação aguda.

Exames complementares

O principal exame complementar para o diagnóstico da DPOC e sua classificação de gravidade é a espirometria. Exames de

Quadro 152.6 | Classificação espirométrica da gravidade da doença pulmonar obstrutiva crônica

Estágio	Característica	Comentários
I – leve (GOLD 1)	$VEF_1/CVF < 0{,}70\%$ $VEF_1 \geq 80\%$ do predito Com ou sem sintomas crônicos	Neste estágio, o indivíduo pode não ter percebido que sua função pulmonar está comprometida
II – moderada (GOLD 2)	$VEF_1/CVF < 0{,}70\%$ $50\% \leq VEF_1 < 80\%$ do predito Com ou sem sintomas crônicos	Os sintomas em geral progridem neste estágio, com a dispneia aparecendo normalmente aos esforços
III – grave (GOLD 3)	$VEF_1/CVF < 0{,}70\%$ $30\% \leq VEF_1 < 50\%$ do predito Com ou sem sintomas crônicos	A dispneia normalmente piora neste estágio e, muitas vezes, limita as atividades diárias das pessoas com DPOC. As exacerbações agudas em geral começam a aparecer nesse estágio
IV – muito grave (GOLD 4)	$VEF_1/CVF < 0{,}70\%$ $VEF_1 < 30\%$ do predito ou $VEF_1 < 50\%$ do predito + insuficiência respiratória crônica	A qualidade de vida é muito comprometida neste estágio, as exacerbações se tornam mais frequentes e podem ser muito graves

VEF_1, volume expiratório forçado no primeiro segundo; CVF, capacidade vital forçada; DPOC, doença pulmonar obstrutiva crônica.
Fonte: Global Initiative for Chronic Obstructive Lung Disease.[2]

imagem, como radiografia torácica ou tomografia de tórax, são usados para avaliar diagnósticos diferenciais e comorbidades.

Espirométrico (funcional)

A espirometria é recomendada para todos os fumantes com mais de 40 a 45 anos que apresentam falta de ar aos esforços, tosse persistente, chiado, produção de catarro ou infecções respiratórias frequentes. É importante frisar que, embora a espirometria seja o exame confirmatório de excelência para o diagnóstico de DPOC e sua realização deva ser estimulada, em locais em que ela não esteja disponível, o diagnóstico clínico é suficiente para o início do tratamento.

Os aspectos espirométricos principais na DPOC são o VEF_1 e a CVF. A limitação do fluxo aéreo é definida pela presença da relação $VEF_1/CVF < 0,7$ após uso de broncodilatador pela maioria das diretrizes clínicas mundiais. Portanto, esse achado é suficiente, do ponto de vista espirométrico, para o diagnóstico de DPOC.

Há uma discussão, entretanto, sobre os parâmetros utilizados para o diagnóstico de obstrução. Uma relação $VEF_1/CVF < 0,7$ (GOLD e ATS) pode levar a muitos resultados falso-positivos, uma vez que essa relação diminui com a idade em indivíduos saudáveis não tabagistas, o que faz com que a taxa de falso-positivos aumente depois dos 50 anos e fique muito alta após os 70 anos de idade. Por outro lado, embora menos importante, o uso de uma relação fixa como valor de corte pode subdiagnosticar pessoas mais jovens (aumentar a taxa de falso-negativos), conforme ilustra a Figura 152.3.[24]

O VEF_1 é utilizado para caracterizar o grau de obstrução da DPOC (ver Tabela 152.4). Ele é expresso em relação aos valores preditos para indivíduos de idade, sexo e altura semelhantes.

Radiológico

A radiografia torácica frequentemente mostra hiperinsuflação pulmonar, mas tem a função principal de afastar diagnósticos diferenciais e outras comorbidades, como câncer de pulmão, bronquiectasias, IC, TB e doença intersticial pulmonar. Radiografia torácica anual para rastrear câncer de pulmão ou avaliar a evolução da DPOC não está indicada. Alguns estudos tem demonstrado benefício em rastrear câncer de pulmão com tomografia de tórax de baixa dose anual em populações selecionadas, porém isso ainda não é uma prática seguida mundialmente.

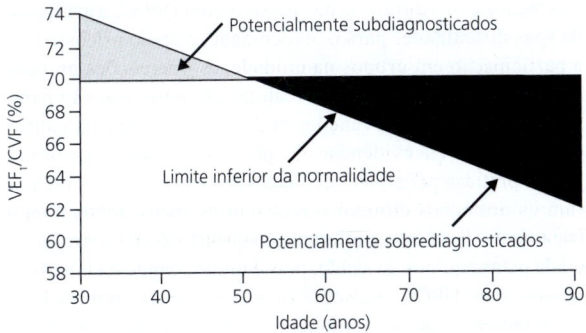

▲ **Figura 152.3**
Potencial de subdiagnóstico e sobrediagnóstico de doença pulmonar obstrutiva crônica com o uso de uma relação fixa do volume expiratório forçado no primeiro segundo e da capacidade vital forçada < 0,7.
Fonte: Price e colaboradores.[24]

Outros exames

Alguns exames, embora não sejam necessários para o diagnóstico de DPOC, são importantes para avaliar suas comorbidades e complicações, devendo ser solicitados conforme a suspeita clínica. O hemograma deve ser realizado para afastar anemia e policitemia. O eletrocardiograma e o ecocardiograma podem ser realizados em pessoas com sinais sugestivos de IC/*cor pulmonale* ou que apresentem sinais ou sintomas de outras DCVs. A oximetria de pulso de repouso e aos esforços deve ser realizada para avaliar hipoxemia e necessidade de oxigênio domiciliar, além da gasometria arterial (GA) para confirmação deste quadro.

Conduta proposta

A abordagem de pessoas com DPOC na APS deve incluir pelo menos quatro componentes: avaliação e monitoramento da doença, redução de fatores de risco, manejo do indivíduo com DPOC estável e manejo das exacerbações agudas.

Os objetivos do acompanhamento e tratamento de pessoas com DPOC na APS são:

- Aliviar os sintomas.
- Prevenir a progressão da doença.
- Melhorar a capacidade física (tolerância aos exercícios).
- Melhorar o estado geral de saúde e bem-estar.
- Prevenir e tratar complicações.
- Prevenir e tratar exacerbações agudas.
- Reduzir a mortalidade.
- Referenciar ao especialista quando necessário (função de filtro). Realizar a prevenção quaternária (não referenciar ao especialista quando não necessário, não expor a pessoa a intervenções diagnósticas e terapêuticas desnecessárias e prevenir e minimizar os efeitos colaterais do tratamento).

O tratamento inclui modificações do estilo de vida, educação em saúde, intervenções multidisciplinares, tratamento específico e tratamento das exacerbações e das comorbidades (Quadro 152.6). A Figura 152.4 traz um algoritmo que indica as etapas para o diagnóstico e a classificação de gravidade com vistas à abordagem farmacológica.

A dispneia é o sintoma mais debilitante da DPOC, e sua relação com mau condicionamento físico, imobilização, isolamento social e depressão (Figura 152.5) não deve ser negligenciada. A depressão é comum nos indivíduos com DPOC (41% têm sintomas depressivos), sendo responsável por piora da qualidade de vida e piora na adesão ao tratamento. A mortalidade é 2,7 vezes maior entre os que têm depressão grave.

As antigas diretrizes de tratamento, incluindo as versões anteriores da GOLD, indicavam uma abordagem geral baseada principalmente no grau de obstrução avaliado pelo VEF_1. Entretanto, como já mencionado, nenhum paciente se queixa da diminuição do seu VEF_1, por isso uma classificação de gravidade e uma abordagem que levem em conta desfechos clínicos importantes para o paciente são mais interessantes, em particular no contexto da APS. A Figura 152.6 mostra um algoritmo de tratamento da DPOC com base na classificação individual dos sintomas e no risco de exacerbação.[2] O VEF_1 pós-broncodilatador é recomendado para diagnóstico e avaliação da gravidade da DPOC.

Tratamento não farmacológico

A cessação do tabagismo é a intervenção mais importante para reduzir o risco de desenvolver DPOC e para retardar sua pro-

Etapa 1: Espirometria – Diagnosticar a DPOC e determinar a gravidade da obstrução do fluxo aéreo (Escala GOLD1-4)

Etapa 2: Determinar a classificação GOLD A-D e subsequente tratamento farmacológico mais apropriado, por meio da avaliação dos sintomas e do histórico de exacerbações (incluindo hospitalizações)

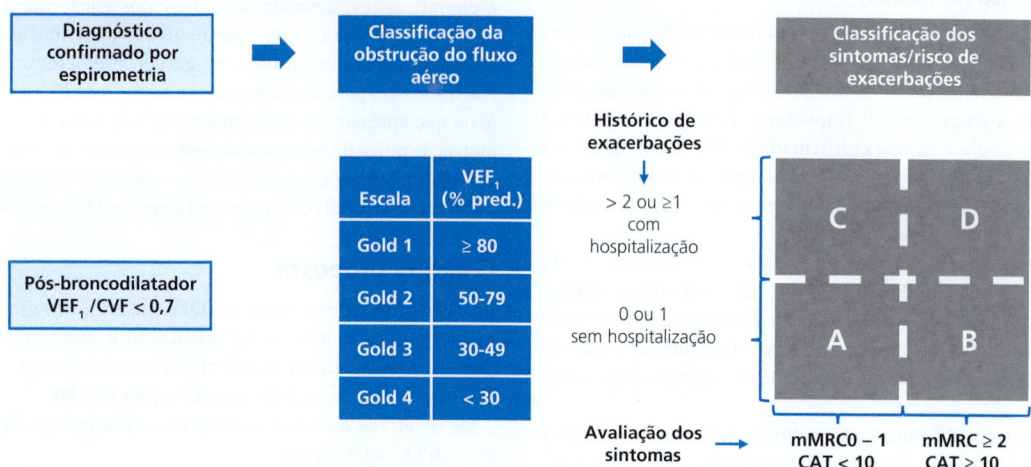

▲ **Figura 152.4**
Etapas para o diagnóstico, a classificação de gravidade e o tratamento.
VEF_1, volume expiratório forçado no primeiro segundo; CVF, capacidade vital forçada; DPOC, doença pulmonar obstrutiva crônica; mMRC, *medical research council* modificado; CAT, teste de avaliação da DPOC (em inglês, *COPD assessment test*).

Quadro 152.6 | Terapias efetivas disponíveis para indivíduos com doença pulmonar obstrutiva crônica estável

Melhoram a sobrevida	Talvez melhorem a sobrevida	Melhoram os desfechos clínicos
Cessação do tabagismo	Farmacoterapia com salmeterol e fluticasona	Farmacoterapia com broncodilatadores de ação curta, anticolinérgicos de ação longa, β-agonistas de ação longa, teofilinas, corticoide inalatório para pessoas selecionadas, $α_1$-antitripsina para pessoas selecionadas, antibióticos para pessoas selecionadas
	Reabilitação pulmonar	Reabilitação pulmonar
Oxigenoterapia domiciliar para pessoas selecionadas		Oxigenoterapia
Cirurgia de redução pulmonar para pessoas selecionadas		Cirurgia de redução pulmonar
VNI para IRpA		Transplante pulmonar

VNI, ventilação não invasiva; IRpA, insuficiência respiratória aguda.

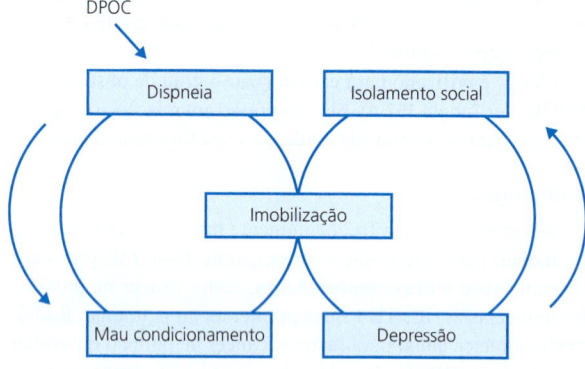

▲ **Figura 152.5**
Impacto da falta de ar em pessoas com doença pulmonar obstrutiva crônica.
DPOC, doença pulmonar obstrutiva crônica.

gressão. Há várias estratégias de intervenção para a cessação do tabagismo que serão abordadas de forma mais completa (ver Cap. 242, Tabagismo). Entretanto, mesmo um aconselhamento de três minutos realizado em cada encontro com um indivíduo fumante pode ser efetivo. Além disso, avaliação e redução de exposição ocupacional, redução de exposição à poluição ambiental e doméstica, dieta saudável e atividade física regular são atitudes que devem fazer parte das modificações de estilo de vida de pessoas com DPOC.

O esclarecimento sobre a natureza da doença, o acolhimento dos medos e inseguranças das pessoas com DPOC, a avaliação de suas dificuldades para o autocuidado, o apoio psicossocial, a participação em grupos na unidade, as orientações práticas sobre o uso de inaladores e a reabilitação pulmonar são parte fundamental das intervenções multiprofissionais e da educação em saúde. Há evidências de que sessões formais de orientações práticas para o uso de inaladores e espaçadores melhoram os desfechos clínicos e reduzem os custos totais com o tratamento. Essa é uma intervenção que não deve ser negligenciada pelas equipes de saúde, pois é muito grande o número de pessoas com DPOC consideradas não aderentes ou refratárias ao tratamento que, na verdade, não sabem ou não conseguem utilizar de forma adequada os inaladores e os espaçadores (Figura 152.7). Uma ideia que tem sido utilizada com sucesso é a fabricação caseira de espaçadores com garrafas PET (Figura 152.8), atividade que pode ser integrada a grupos para pessoas com enfermidades respiratórias crônicas, como asma e DPOC, na unidade.

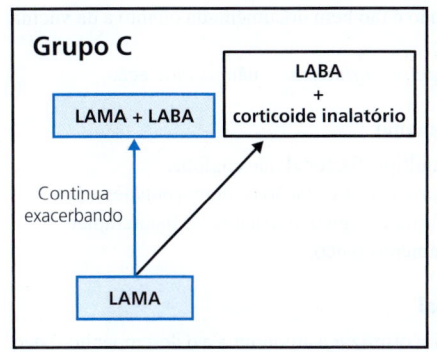
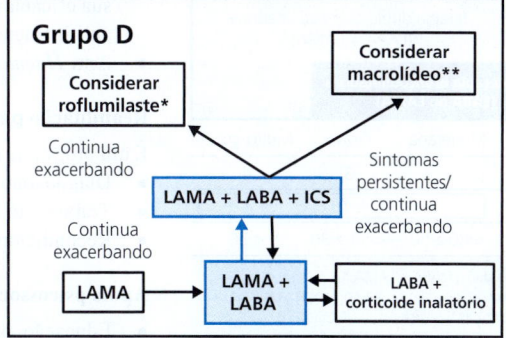
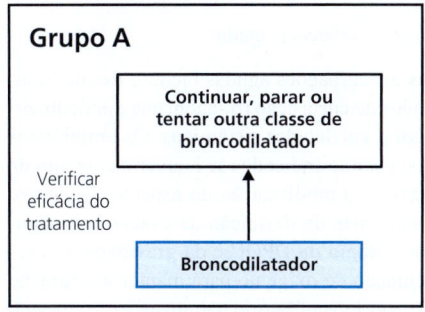
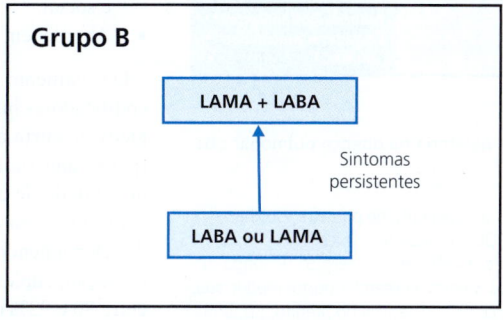

◄ **Figura 152.6**
Algoritmo de tratamento de acordo com cada estágio da doença pulmonar obstrutiva crônica.
LAMA, anticolinérgicos de longa ação; LABA, β_2-agonistas de longa ação; **Azul** = Tratamento preferencial.
*Caso VEF1 < 50% do predito e o paciente tenha bronquite crônica.
**Em ex-fumantes.
Fonte: Adaptada de Global Initiative for Chronic Obstructive Lung Disease.[2]

TODOS OS PACIENTES
- Aconselhamento para cessação do tabagismo
- Educação em saúde e plano de autocuidado
- Avaliação de comorbidades
- Promoção de atividade física
- Vacinação antipneumocócica
- Vacinação anual anti-influenza

SINTOMAS?	LIMITAÇÃO FUNCIONAL?	EXACERBAÇÕES?	HIPOXIA?	CUIDADO INTEGRAL
Falta de ar Usar broncodilatadores de curta ação (β_2-agonistas e/ou anticolinérgico) de demanda **Sintomas persistentes** Ver Figura 152.9 **Tosse produtiva** Considerar mucolíticos	Escala do MRC ≥ 3 Otimizar a farmacoterapia (Figura 152.9) Oferecer reabilitação pulmonar Rastrear sintomas de ansiedade e depressão	Corticoide oral, antibióticos, internação Otimizar a farmacoterapia (Figura 152.9) Discutir planos de ação, incluindo o uso de corticoide oral e antibiótico de reserva	Sat O_2 ≤ 92% em repouso e ar ambiente Se VEF_1 < 30% do predito Referenciar para avaliação de oxigenoterapia domiciliar	Avaliar suporte social (cuidadores, benefícios) Diagnosticar e tratar as comorbidades Considerar terapia paliativa ou referência secundária para sintomas refratários Referenciar para equipes de cuidados paliativos para cuidados de final de vida

◄ **Figura 152.7**
Algoritmo para manejo centrado na pessoa com doença pulmonar obstrutiva crônica estável na APS.
SatO$_2$, saturação de oxigênio; VEF$_1$, volume expiratório forçado no primeiro segundo.
Fonte: Adaptada de Global Initiative for Chronic Obstructive Lung Disease.[2]

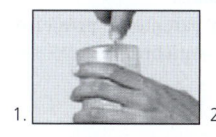
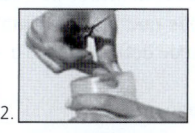
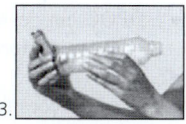
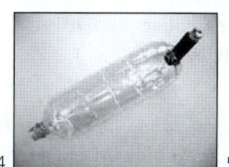
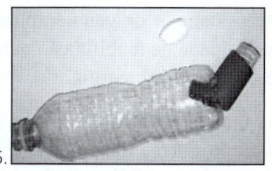

▲ **Figura 152.8**
Fabricação de espaçadores com garrafas PET.

Tratamento farmacológico

Os principais objetivos do manejo farmacológico de pessoas com DPOC são a redução na severidade dos sintomas e a prevenção das exacerbações. A terapia broncodilatadora é central para o manejo da DPOC. Esse tratamento produz pequenos aumentos da função pulmonar medida pela espirometria e uma redução da hiperinsuflação dinâmica que leva à dispneia da DPOC. Indivíduos com DPOC frequentemente procuram o médico de família e comunidade por dispneia, e os broncodilatadores são o primeiro tratamento prescrito na maioria das vezes. Inicialmente, os broncodilatadores de ação curta, como os β_2-agonistas salbutamol ou fenoterol, ou o anticolinérgico ipratrópio, podem ser utilizados, mas em indivíduos com sintomas persistentes, os broncodilatadores de longa duração produzem alívio mais uniforme e duradouro. Atualmente, há duas classes de broncodilatadores de ação longa ação disponíveis – β_2-agonistas de longa ação (LABA, do inglês *long-acting beta-*

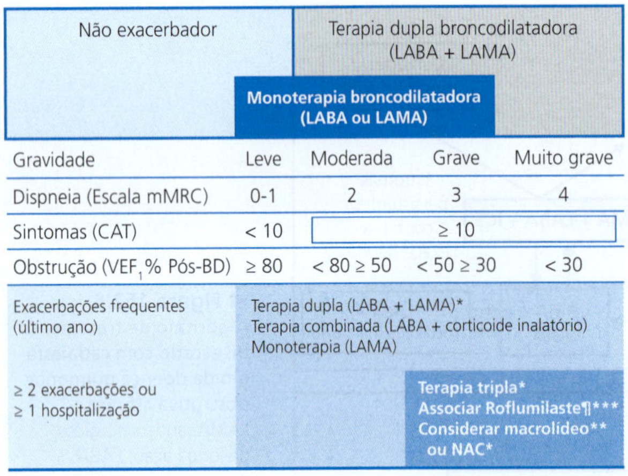

	Não exacerbador	Terapia dupla broncodilatadora (LABA + LAMA)		
		Monoterapia broncodilatadora (LABA ou LAMA)		
Gravidade	Leve	Moderada	Grave	Muito grave
Dispneia (Escala mMRC)	0-1	2	3	4
Sintomas (CAT)	< 10	≥ 10		
Obstrução (VEF_1% Pós-BD)	≥ 80	< 80 ≥ 50	< 50 ≥ 30	< 30
Exacerbações frequentes (último ano)	Terapia dupla (LABA + LAMA)* Terapia combinada (LABA + corticoide inalatório) Monoterapia (LAMA)			
≥ 2 exacerbações ou ≥ 1 hospitalização		Terapia tripla* Associar Roflumilaste¶*** Considerar macrolídeo** ou NAC*		

▲ **Figura 152.9**
Algoritmo para farmacoterapia inalatória na doença pulmonar obstrutiva crônica.
* Primeira escolha de tratamento
** Caso persistir exacerbando após o tratamento de primeira escolha
*** Indicado em pacientes com DPOC e bronquite crônica
LABA: $β_2$-agonista de longa duração; LAMA: anticolinérgico de longa duração; mMRC: escala de dispneia do *Medical Research Council* modificada; CAT, teste de avaliação da DPOC; VEF_1%, VEF_1 em % do predito; BD, broncodilatador; NAC, N-acetilcisteína.
Fonte: Fernandes e colaboradores.[27]

-agonists) – formoterol e salmeterol – e os anticolinérgicos de longa ação, ou antagonistas muscarínicos de longa ação (LAMA, do inglês *long-acting muscarinic antagonists*) – tiotrópio. Ambas as classes de agentes, comparados com placebo, se mostraram efetivas em aliviar os sintomas de portadores de DPOC. Embora as medicações para DPOC (broncodilatadores) não se tenham mostrado efetivas em impedir o declínio da função pulmonar em longo prazo ou reduzir a mortalidade, sua efetividade para reduzir os sintomas, diminuir as exacerbações e melhorar a qualidade de vida das pessoas justificam sua utilização no tratamento com DPOC.

Intervenções específicas

Uso de mucolíticos

Alguns estudos sugerem que a N-acetilcisteína e a carbacisteína reduzem o número de exacerbações agudas.

Oxigenoterapia domiciliar

Indicações:
- Pressão parcial arterial de oxigênio (PaO_2) ≤ 55 mmHg ou $SatO_2$ ≤ 88% em repouso.
- PaO_2 entre 56 e 59 mmHg ou $SatO_2$ ≤ 89% com evidências de *cor pulmonale* ou policitemia.

Flebotomias (sangria)

Indicações:
- *Cor pulmonale* descompensado com hematócrito (Ht) > 55%.

Vacinação

Indicações:
- Anti-influenza – anualmente, no outono; está associada à redução de mortalidade.
- Antipneumocócica – uma dose após os 65 anos; alguns autores preconizam que seja repetida a cada 5 anos, porém sua eficácia não é tão bem documentada quanto a da vacina anti-influenza.
- Anti-*Haemophilus influenzae* – não há indicação.

Reabilitação pulmonar

É um programa multiprofissional que engloba:
- Diagnóstico preciso e avaliação de comorbidades.
- Tratamento farmacológico, nutricional e fisioterápico.
- Recondicionamento físico.

Apoio psicossocial

- Educação, para otimizar a autonomia e o desempenho físico e social.
- Abordagem das exacerbações agudas.

O tratamento das exacerbações agudas inclui o uso de broncodilatadores inalados de curta ação ($β_2$-agonistas e anticolinérgicos de curta ação) e corticoides sistêmicos. Os antibióticos (p. ex., amoxicilina) estarão indicados se houver o aumento da quantidade de catarro e a modificação do aspecto do catarro para purulento como parte da definição de exacerbação aguda. Dependendo do estágio da DPOC e da gravidade da exacerbação, suplementação de oxigênio para manter a saturação entre 90 e 92% ou suporte ventilatório não invasivo, ou mesmo ventilação mecânica (VM), poderão ser indicados. Fisioterapia respiratória pode ser necessária em situações selecionadas. A avaliação de outras causas potenciais de exacerbação aguda deve ser realizada se houver dúvida quanto à etiologia da piora dos sintomas. Indivíduos com exacerbações agudas podem ser tratados tanto ambulatorialmente pelo médico de família como podem necessitar de internação hospitalar, dependendo da gravidade do episódio. Também devem ser internados indivíduos com DPOC estáveis que se submeterão a alguns procedimentos que podem causar descompensações, como broncoscopia, biópsia transbrônquica ou biópsia transparietal com agulha, ou procedimentos médicos ou cirúrgicos que requeiram o uso de hipnoanalgésicos, sedativos ou anestésicos.

Quando referenciar

A maior parte dos indivíduos com DPOC pode ser acompanhada exclusivamente na APS, entretanto, existem situações que justificam uma avaliação do pneumologista.[28] Entre essas situações, destacam-se:

- Incerteza diagnóstica.
- DPOC em pessoas com menos de 40 anos.
- DPOC em pessoas que possuem um parente de primeiro grau com história de deficiência de $α_1$-antitripsina.
- DPOC grave.
- Exacerbações frequentes.
- Hemoptise.
- Dificuldade em controlar os sintomas.
- Necessidade de oxigenoterapia domiciliar.
- Necessidade de reabilitação pulmonar.
- Necessidade de cirurgia.

Essas indicações são diretrizes gerais e não devem ser tomadas como norma absoluta a serem seguidas. Dependendo da experiência do médico de família e comunidade que atende a pessoa na APS e da disponibilidade de equipamentos locais para um manejo adequado, a necessidade de referenciamento ao especialista deve ser individualizada, lembrando-se de que o vínculo com a APS permanece.

Erros mais frequentemente cometidos

▶ Não realizar confirmação espirométrica do diagnóstico.
▶ Não prescrever broncodilatadores de ação longa para pessoas com DPOC moderada a grave.
▶ Não fornecer informações adequadas sobre a utilização correta dos dispositivos inalatórios, inclusive com sessões práticas formais de orientação.
▶ Prescrever corticoide inalatório para pacientes com formas leves ou moderadas.
▶ Não realizar um plano de manejo individual com informações por escrito, incluindo orientações para eventuais exacerbações agudas.
▶ Não avaliar corretamente comorbidades médicas e psiquiátricas.
▶ Não realizar aconselhamento e intervenções farmacológicas para a cessação do tabagismo.
▶ Não encaminhar os pacientes com DPOC moderada a muito grave para reabilitação pulmonar.
▶ Não vacinar para influenza.
▶ Não dar espaço para a expressão das dificuldades, medos e inseguranças dos pacientes.

Dicas

▶ Ao examinar indivíduos com suspeita de DPOC, deve-se procurar por sinais de hiperinsuflação pulmonar – tórax em barril, ausência de *ictus*, hiper-ressonância e redução da movimentação diafragmática –, que estão geralmente presentes na doença avançada. Embora o exame físico seja uma parte essencial da avaliação, ele é pouco sensível para detectar limitação ao fluxo aéreo.
▶ Anotar o peso e a altura. Avaliar sinais de desnutrição ou perda muscular, que, em geral, acompanham os casos mais graves de DPOC.
▶ Realizar uma radiografia torácica para excluir diagnósticos diferenciais ou comorbidades, como câncer de pulmão, TB, IC, bronquiectasias e doença pulmonar intersticial.
▶ Explicar que, para confirmar o diagnóstico, é preciso solicitar uma espirometria, que é o padrão-ouro para diagnosticar e avaliar a gravidade da DPOC. A espirometria deve ser considerada em todas as pessoas com 40 anos ou mais, com história de tabagismo (atual ou pregresso) que se queixam de falta de ar aos esforços, tosse persistente e produção de catarro ou infecções respiratórias frequentes.
▶ Encorajar fortemente a cessação do tabagismo em todas as oportunidades.
▶ Lembrar-se de que a DPOC é uma doença suscetível de tratamento. Ser positivo e incentivador.
▶ Aconselhar sobre modificações de estilo de vida, como dieta e atividade física.
▶ A parceria com toda a equipe da APS deve ser encorajada, com a utilização de todas as formas de intervenção possíveis (consultas médicas, consultas de enfermagem, grupos, visitas domiciliares). Essa parceria permitirá um melhor entrosamento do paciente com a equipe, uma melhor avaliação da adesão, da técnica inalatória, do comprometimento da qualidade de vida e do grau de limitação, da resposta ao tratamento e das comorbidades, sobretudo a depressão.
▶ Usar a escala de dispneia do Medical Research Council para avaliar a falta de ar e o grau de incapacidade nas avaliações de seguimento. Se não houver melhora, considerar não adesão, uso inadequado dos dispositivos inalatórios, comorbidades psiquiátricas e ajustar o regime de tratamento para fornecer um melhor alívio dos sintomas.
▶ Considerar a referência ao especialista se não houver nenhum progresso.

Atividades preventivas e de educação

Rastreamento

Não há indicação de se realizar rastreamento com espirometria ou *peak-flow* de obstrução ao fluxo aéreo em pessoas assintomáticas. A busca ativa de casos sintomáticos por meio da utilização de questionários ou perguntas-chave pode ser realizada na APS e é muitas vezes confundida com o rastreamento. Porém, antes de qualquer busca ativa, é importante preparar a rede para receber as possíveis demandas. Também não está indicada a realização de rastreamento de DPOC em fumantes assintomáticos,[29] como recomendado por algumas sociedades de especialistas.

Papel da equipe multiprofissional

O uso de inaladores não é intuitivo, e os dispositivos são diferentes, portanto, o médico de família e comunidade, o enfermeiro ou o farmacêutico deve demonstrar como se usa cada tipo de inalador e espaçador. Sessões práticas em grupo ou individuais são úteis. Oficinas para construção de espaçadores podem ser momentos lúdicos e de interação das pessoas com diagnóstico de asma ou DPOC, mas depende da demanda e da aceitação.

REFERÊNCIAS

1. Bellamy D, Smith J. Role of primary care in early diagnosis and effective management of COPD. Int J Clin Pract. 2007;61(8):1380-1389.

2. Global Initiative for Chronic Obstructive Lung Disease. Global Strategy for the Diagnosis, Management and Prevention of COPD [Internet]. Global Initiative for Chronic Obstructive Lung Disease; 2017 [capturado em 03 maio 2018]. Disponível em: http://goldcopd.org/gold-2017-global-strategy-diagnosis-management-prevention-copd/.

3. Rabe KF, Watz H. Chronic obstructive pulmonary disease. Lancet. 2017;389(10082):1931-1940.

4. GBD 2015 Disease and Injury Incidence and Prevalence Collaborators. Global, regional, and national incidence, prevalence, and years lived with disability for 310 diseases and injuries, 1990-2015: a systematic analysis for the Global Burden of Disease Study 2015. Lancet. 2016;388(10052):1545-1602.

5. Sociedade Brasileira de Pneumologia e Tisiologia. II Consenso Brasileiro de Doença Pulmonar Obstrutiva Crônica – DPOC – 2004. J Bras Pneumol. 2004;30(5):S1-42.

6. Benseñor IM, Fernandes TG, Lotufo PA. Chronic obstructive pulmonary disease in Brazil: mortality and hospitalization trends and rates, 1996-2008. Int J Tuberc Lung Dis. 2011;15(3):399-404.

7. Menezes AM, Victora CG, Rigatto M. Prevalence and risk factors for chronic bronchitis in Pelotas, RS, Brazil: a population-based study. Thorax. 1994;49(12):1217-1221.

8. Menezes AM, Perez-Padilla R, Jardim JR, Muiño A, Lopez MV, Valdivia G, et al. Chronic obstructive pulmonary disease in five Latin American cities (the PLATINO study): a prevalence study. Lancet. 2005;366(9500):1875-1881.

9. Pessoa CLC, Pessoa RS. Epidemiologia da DPOC no presente: aspectos nacionais e internacionais. Pulm RJ Atual Tem. 2009;1(1):7-12.

10. Monteagudo M, Rodriguez-Blanco T, Parcet J, Peñalver N, Rubio C, Ferrer, M, et al. Variabilidad en la realización de la espirometría y sus consecuencias en el tratamiento de la EPOC en Atención Primaria. Arch Bronconeumol. 2011;47(5):226-233.

11. Walker PP, Mitchell P, Diamantea F, Warburton CJ, Davies L. Effect of primary-care spirometry on the diagnosis and manage-ment of COPD. Eur Respir J. 2006;28(5):945-952.

12. Anzueto A. Primary care management of chronic obstructive pulmonary disease to reduce exacerbations and their consequences. Am J Med Sci. 2010;340(4):309-318.

13. Bindman AB, Chattopadhyay A, Auerback GM. Interruptions in Medicaid coverage and risk for hospitalization for ambulatory care-sensitive conditions. Ann Intern Med. 2008;149(12):854-860.

14. Marin JM, Cote CG, Diaz O, Lisboa C, Casanova C, Lopez MV, et al. Prognostic assessment in COPD: Health related quality of life and the BODE index. Respir Med. 2011;105(6):916-921.

15. Nishimura K, Izumi T, Tsukino M, Oga T. Dyspnea is a better predictor of 5-year survival than airway obstruction in patients with COPD. Chest. 2002;121(5):1434-1440.

16. Glaab T, Vogelmeier C, Buhl R. Outcome measures in chronic obstructive pulmonary disease (COPD): strengths and limitations. Respiratory Res. 2010;11:79.

17. Celli BR, Cote CG, Marin JM, Casanova C, Montes de Oca M, Mendez RA, et al. The body-mass index, airflow obstruction, dyspnea and exercise capacity index in Chronic Obstructive Pulmonary Disease. N Eng J Med. 2004;350(10):1005-1012.

18. Silva GP, Morano MT, Viana CM, Magalhaes CB, Pereira ED. Portuguese-language version of the COPD Assessment Test: validation for use in Brazil. J Bras Pneumol. 2013;39(4):402-408.

19. Kovelis D, Segretti NO, Probst VS, Lareau SC, Brunetto AF, Pitta F. Validação do Modified Pulmonary Functional Status and Dyspnea Questionnaire e da escala do Medical Research Council para o uso em pacientes com doença pulmonar obstrutiva crônica no Brasil. J Bras Pneumol. 2008;34(12):1008-1018.

20. Simel D, Rennie D. The rational clinical examination: evidence-based clinical examination. New York: McGraw-Hill; 2009.

21. Straus SE, McAlister FA, Sackett DL, Jonathan JD, On Behalf of the CARE-COAD 2 Group. Accuracy of history, wheezing, and forced expiratory time in the diagnosis of chronic obstructive pulmonary disease. J Gen Intern Med. 2002;17(9):684-688.

22. Menezes AM, Hallal PC, Perez-Padilla R, Jardim JR, Muiño A, Lopez MV, et al. Tuberculosis and airflow obstruction: evidence from the PLATINO study in Latin America. Eur Respir J. 2007;30(6):1180-1185.

23. Enright P. The use and abuse of office spirometry. Prim Care Resp J. 2008;17(4):238-42

24. Price DB, Yawn BP, Jones RCM. Improving the differential diagnosis of COPD in primary care. Mayo Clin Proc. 2010;85(12):1122-1129.

25. Broekhuizen BDL, Sachs APE, Oostvogels R, Hoes AW, Verheij TJM, Moons KGM. The diagnostic value of history and physical examination for COPD in suspected or known cases: a systematic review. Fam Pract. 2009;26(4):260-268.

26. Garcia-Pachon E. Paradoxical movement of the lower ribcage in COPD. Eur Respir J. 2009;34(2):521-522.

27. Fernandes FLA, Cukier A, Camelier AA, Fritscher CC, Costa CH, Pereira EDB, et al. Recomendações para o tratamento farmacológico da DPOC: perguntas e respostas. J Bras Pneumol. 2017;43(4):290-301.

28. McIvor A, Little P. Chronic obstructive pulmonary disease. BMJ. 2007; 334(7597):798.

29. U.S. Preventive Services Task Force. Screening for chronic obstructive pulmonary disease using spirometry: U.S. preventive services task force recommendation statement. Ann Intern Med. 2008;148(7):529-534.

CAPÍTULO 153

Doenças pulmonares não infecciosas

Fábio Duarte Schwalm
Rudi Roman
Felícia de Moraes Branco Tavares

Aspectos-chave

▶ O tabagismo é o maior fator de risco para câncer de pulmão.
▶ A história ocupacional é o dado mais importante para o diagnóstico de doença pulmonar ocupacional.
▶ A suspeita de doenças pulmonares intersticiais (DPIs), na maioria das vezes, justifica o referenciamento para a atenção especializada.
▶ Pacientes com a síndrome de apneia-hipopneia obstrutiva do sono (SAHOS) apresentam maior mortalidade.
▶ A hipertensão pulmonar pode ser primária ou secundária a doenças cardíacas e pulmonares.

Caso clínico

Sr. João, 60 anos, carpinteiro aposentado, previamente hígido, procura atendimento na unidade de saúde relatando dispneia progressiva há pelo menos 6 meses. Nesse período, recebeu diagnóstico e tratamento para "pontada" mais de uma vez e chegou a ficar internado por 10 dias. Durante a internação, relata ter ficado 4 dias no oxigênio e ter sido submetido a exames de tuberculose (TB) e para o vírus da imunodeficiência humana (HIV), que deram negativos. No último mês, o sintoma lhe impediu de fazer pequenos serviços a que estava habituado e ultimamente tem sentido falta de ar até mesmo para varrer a casa. Nega tosse e sibilância. Tem história de tabagismo na juventude, interrompido antes dos 30 anos. Ao exame físico, como única alteração, apresenta ausculta pulmonar com discretos estertores crepitantes bibasais. Na avaliação complementar, apresentou radiografia torácica normal e espirometria compatível com distúrbio ventilatório restritivo moderado sem variação significativa após broncodilatador.

Teste seu conhecimento

1. Em relação ao caso do Sr. João, qual é a principal hipótese diagnóstica?
   a. Asma
   b. Doença pulmonar obstrutiva crônica
   c. DIP
   d. Câncer de pulmão

2. Qual achado tomográfico não seria esperado na avaliação do Sr. João?
   a. Opacidades em vidro fosco
   b. Espessamento septal
   c. Padrão reticulonodular
   d. Padrão de árvore em brotamento

3. Em relação ao nódulo pulmonar solitário, qual é a afirmativa correta?
   a. Exame anatomopatológico está indicado, independente das características radiográficas
   b. Duplicação do tamanho em 1 semana está relacionada à doença maligna de mau prognóstico
   c. Radiografia torácica normal descarta esse diagnóstico
   d. Com frequência, é um achado incidental e raramente produz sintomas

4. São sintomas sugestivos da SAHOS, EXCETO:
   a. Sonolência diurna
   b. Tosse
   c. Roncos
   d. Apneia observada por terceiro

5. Sobre a asma ocupacional, pode-se afirmar, EXCETO:
   a. É a doença pulmonar ocupacional mais prevalente
   b. O controle da exposição ocupacional nem sempre extingue o quadro
   c. Pode ser desencadeada por exposição ao pó da madeira
   d. Seus sintomas diferem da asma primária

Respostas: 1C, 2D, 3D, 4B, 5D

Câncer de pulmão

O câncer de pulmão é a principal causa de morte por câncer tanto em homens quanto em mulheres. A associação entre tabaco e câncer de pulmão está comprovada tanto epidemiologicamente quanto pela identificação de carcinógenos na fumaça do cigarro. Oitenta a 90% dos cânceres de pulmão são atribuídos ao tabaco.[1] O risco estimado de desenvolver câncer de pulmão entre os homens é 18 em 100 mil e 10 em 100 mil entre as mulheres no Brasil, sendo que o hábito de fumar aumenta a chance de desenvolver o câncer de pulmão em 20 a 30 vezes.[2] O Instituto Nacional de Câncer (INCA) estimou uma incidência de 28.220 novos casos em 2016, sendo 17.330 homens e 10.890 em mulheres. Esses valores correspondem a um risco estimado de 17,49 casos novos a cada 100 mil homens e 10,54 para cada 100 mil mulheres.[2]

Os principais fatores de risco associados ao desenvolvimento do câncer de pulmão são o tabagismo e a exposição ocupacional a carcinógenos (p. ex., asbesto, químicos industriais, gases). Os fatores de risco (Tabela 153.1)[3] são, em geral, dependentes da dose e da duração da exposição, sendo que muitos agentes cancerígenos atuam sinergicamente quando combinados com fumaça do cigarro.[4] Alguns fatores genéticos também podem predispor ao desenvolvimento da doença (mesmo entre não fumantes). Assim, uma combinação de fatores intrínsecos e exposição a agentes cancerígenos ambientais está envolvida na patogênese do câncer de pulmão.[5]

O câncer de pulmão é classificado, pela sua aparência histológica, em câncer de pequenas células ou não pequenas células (CPNPC). O CPNPC é dividido em adenocarcinoma, carcinoma de células escamosas e carcinoma de grandes células. O CPNPC, às vezes, é pouco diferenciado, sendo distinguido apenas por avaliação imuno-histoquímica e testes moleculares. A escolha ideal do tratamento depende de uma caracterização fenotípica e genotípica completa do tumor.

A avaliação inicial de um paciente com suspeita de câncer de pulmão começa com história e exame físico. Sintomas respiratórios persistentes por período maior do que 3 semanas são indicação de avaliação diagnóstica, especialmente entre os tabagistas e pessoas com mais de 40 anos. Os sintomas do câncer de pulmão podem ser causados por tumor primário, compressão de estruturas intratorácicas, metástases distantes ou síndromes paraneoplásicas (10% dos casos). À época do diagnóstico, sintomas como mudança no padrão prévio de tosse, hemoptise, dispneia e dor torácica são comuns. Anorexia, perda de peso e fraqueza ocorrem em 55 a 90% das pessoas. A sintomatologia normalmente está presente na doença avançada, apresentando-se com duas ou mais queixas simultâneas na maioria dos casos. Outros sintomas como dores e convulsões podem representar disseminação metastática da doença para ossos e cérebro.

O crescimento local dos tumores, ao comprometer estruturas vizinhas, pode produzir sintomas menos comuns, como rouquidão (compressão de nervo laríngeo recorrente), pletora em face (síndrome da cava superior) e ptose palpebral, miose e anidrose (síndrome de Horner – compressão da cadeia simpática cervical).

Síndromes paraneoplásicas ocorrem em 10 a 20% das pessoas com câncer de pulmão. Os distúrbios hormonais são os mais frequentes, como a síndrome da secreção inapropriada do hormônio antidiurético (carcinoma de pequenas células) e a hipercalcemia secundária à secreção de proteína similar ao paratormônio (carcinoma epidermoide). Hipercoagulabilidade e neuropatia periférica também são descritas.

Ao exame físico, é importante avaliar o trofismo. Emagrecimento pode representar doença avançada. Áreas dolorosas ou sensíveis podem indicar metástases ósseas. Palpação de linfonodos cervicais, supraclaviculares ou axilares, aumentados (> 1 cm), endurecidos ou fixos a planos profundos sugere metástase. Hipocratismo digital é observado em até 20% das pessoas com câncer de pulmão. O exame do pulmão pode evidenciar doença pulmonar crônica, sibilos localizados ou broncofonia. Macicez em base pode significar derrame pleural (DP). Exame neurológico cuidadoso deve ser realizado pelo risco de metástases no sistema nervoso central (SNC). Palpação de hepatomegalia pode ser compatível com metástase.

A radiografia de pulmão é importante na avaliação de suspeita de câncer, principalmente se comparada com exames anteriores (Quadro 153.1). Uma radiografia torácica normal não descarta câncer de pulmão, porque um pequeno tumor pode estar escondido no mediastino ou em outro lugar no peito.[3] Lesões sólidas que duplicam em menos de 2 semanas ou mais de 450 dias têm baixa chance de malignidade. Não existe recomendação para realização de radiografia torácica com objetivo de rastreamento para câncer de pulmão. Um ensaio clínico randomizado (ECR) demonstrou redução da mortalidade geral e específica por câncer de pulmão com o rastreamento de indivíduos de alto risco (tabagistas com exposição maior do que 30 anos-maço ou ex-tabagistas com menos de 15 anos de cessação e exposição equivalente) com tomografias de baixa dosagem,[6,7] mas o rastreamento não está disponível e nem é recomendado no Brasil. A identificação incidental de um nódulo pulmonar solitário (na radiografia ou tomografia de tórax) requer avaliação de acordo com o tamanho, as características da imagem e os fatores de risco para câncer de pulmão, especialmente história de tabagismo, de malignidade e

Tabela 153.1 | **Fatores de risco para câncer de pulmão**

Fatores de risco	Risco relativo
Uso ou exposição ao tabaco	
▶ Tabagista ativo	20
▶ Ex-tabagista	9
▶ Tabagista passivo	1,3
Exposição ambiental	
▶ Asbesto	3
▶ Radônio	3
▶ Outras exposições:	–
• Poluição do ar	
• Arsênico	
• Outros	
Comorbidades	
▶ HIV	2-11
▶ Fibrose pulmonar idiopática	7
▶ DPOC	2-3,1
▶ TB	–
Outros	
▶ História de radioterapia no tórax	5,9
▶ História de quimioterapia	4,2
▶ História familiar de câncer de pulmão	2
▶ Idade avançada	–

HIV, vírus da imunodeficiência humana; DPOC, doença pulmonar obstrutiva crônica; TB, tuberculose.
Fonte: Adaptada de: Latimer e Mott.[3]

> **Quadro 153.1 | Recomendações para realização de radiografia torácica de acordo com características clínicas**
>
> **Hemoptise**
>
> Inexplicável ou persistente:
> ▶ Tosse
> ▶ Dor no peito ou no ombro
> ▶ Dispneia
> ▶ Baqueteamento digital
> ▶ Perda de peso
> ▶ Rouquidão
> ▶ Achados sugestivos de metástases pulmonares
> ▶ Linfoadenopatia cervical/supraclavicular
> ▶ Fadiga em tabagista com mais de 50 anos*
>
> *Recomendação apenas do Guideline escocês.
> Fonte: Hamilton e Sharp.[8]

idade maior do que 65 anos. Imagens maiores do que 8 mm, com densidade de vidro fosco, bordas irregulares e que duplicam de tamanho entre um mês e um ano, são sugestivas de malignidade.[6,7] Algumas características à radiografia torácica são sugestivas de tipos particulares de câncer de pulmão. Lesões centrais estão mais relacionadas a carcinoma de pequenas células ou epidermoide e são mais sintomáticas. Lesões periféricas são mais típicas de adenocarcinoma. Pode-se identificar, também, adenopatia mediastinal e DP. De maneira complementar, a tomografia computadorizada (TC) (com contraste) é capaz de detalhar melhor a anatomia da lesão, o acometimento de linfonodos e as estruturas contíguas, além de ser o exame de escolha nas situações em que permanece a suspeita de câncer, apesar da radiografia normal. Alguns exames de laboratório (hemograma completo, fosfatase alcalina, transaminases hepáticas, níveis de cálcio, eletrólitos, ureia e creatinina) podem acompanhar o exame de imagem na avaliação inicial de uma suspeita de câncer de pulmão.[3]

O diagnóstico definitivo de câncer de pulmão é firmado por meio de estudo anatomopatológico de material coletado por broncoscopia, aspiração percutânea com agulha ou mediastinoscopia, dependendo da localização da lesão. Após diagnóstico, uma avaliação complementar é realizada para estadiamento e definição do plano terapêutico.

A abordagem multiprofissional é uma ferramenta importante frente à perspectiva de um diagnóstico de câncer de pulmão. O prognóstico reservado requer apoio emocional e psicológico ao paciente e à sua família. O médico de família e comunidade do paciente deve continuar envolvido no cuidado do paciente, para garantir que os valores e desejos do paciente e da família sejam considerados e, se necessário, coordenar os cuidados paliativos para o caso.[3]

O National Institute for Health and Care Excellence[9] faz as seguintes recomendações, corroborando com a abordagem centrada na pessoa, para construção de um plano terapêutico comum: descubra o que o paciente conhece sobre sua condição sem assumir um nível prévio de conhecimento; forneça aos pacientes a oportunidade de discutir testes e opções de tratamento em um ambiente privado, com o apoio de cuidadores e tempo para fazer uma escolha informada; ofereça informações precisas e fáceis de entender para os pacientes e seus cuidadores; explique os testes e as opções de tratamento, incluindo potenciais benefícios de sobrevivência, efeitos colaterais e efeitos nos sintomas.

As modalidades terapêuticas variam desde tratamentos agressivos, como quimioterapia, radioterapia e cirurgia, até tratamento paliativo, dependendo do tipo de neoplasia e seu estadiamento. Pessoas com alta suspeição de câncer de pulmão devem ser referenciadas o mais breve possível a níveis terciários, a fim de diagnóstico definitivo e tratamento.

O câncer de pulmão é uma neoplasia de mau prognóstico. A taxa de sobrevivência em 5 anos em literatura estrangeira é de aproximadamente 17%.[10] A doença pode provocar complicações por meio de invasão local, metástases e síndromes paraneoplásicas. O tratamento também pode ocasionar complicações típicas de cada modalidade terapêutica.

Doença pulmonar ocupacional

A exposição respiratória causa uma parcela significativa de doenças ocupacionais. As doenças pulmonares ocupacionais podem ser divididas em cinco grupos: asma relacionada ao trabalho, pneumoconiose, pneumonite por hipersensibilidade, intoxicação inalatória aguda e câncer (Quadro 153.2).[11] Existe uma infinidade de agentes nocivos ao pulmão relacionados ao trabalho, como fumos, poeiras, fibras, gases, metais, solventes, produtos químicos, agentes infecciosos, poeiras orgânicas e radiação.[11]

> **Quadro 153.2 | Classificação das doenças pulmonares ocupacionais**
>
> | Principais doenças | Agentes causadores |
> |---|---|
> | Irritação da VAS | Gases, fumo e poeiras irritantes |
> | **Doenças das vias aéreas** | |
> | ▶ Asma ocupacional
• Sensibilização
• Induzida por irritantes | ▶ Diisocianatos, anidridos, pó de madeira, alérgenos de origem animal, látex |
> | ▶ Bissinose | ▶ Gases irritantes, fumaça |
> | ▶ Efeitos de poeira de grãos | ▶ Poeira de algodão |
> | ▶ Bronquite crônica/DPOC | ▶ Grãos
▶ Poeira mineral, carvão, fumo |
> | **Lesão inalatória aguda:** | |
> | ▶ Pneumonite tóxica | ▶ Gases irritantes, metais |
> | ▶ Febre por fumaça de metais | ▶ Óxidos metálicos, zinco, cobre |
> | ▶ Febre por fumaça de polímeros | ▶ Plásticos |
> | ▶ Inalação de fumaça | ▶ Produtos de combustão |
> | Pneumonite por hipersensibilidade | Bactérias, fungos, proteínas animais |
> | Distúrbios infecciosos | TB, vírus, bactérias |
> | Pneumoconioses | Asbestos, sílica, carvão, berílio, cobalto |
> | **Malignidades:** | |
> | ▶ Câncer nasossinusal | ▶ Pó de madeira |
> | ▶ Câncer de pulmão | ▶ Asbesto, radônio |
> | ▶ Mesotelioma | ▶ Asbesto |
>
> VAS, via aérea superior; TB, tuberculose; DPOC, doença pulmonar obstrutiva crônica.
> Fonte: Fishman.[12]

A coleta da história ocupacional é o passo mais importante no diagnóstico de uma doença respiratória relacionada ao trabalho. Uma história ocupacional detalhada inclui lista cronológica de todos os trabalhos e sua correlação temporal com os sintomas, função desempenhada, descrição das atividades, avaliação da extensão e intensidade das exposições em cada trabalho.[12] Questionar, também, a respeito do uso de equipamentos individuais de proteção (EPI), condições do ambiente de trabalho (p.ex., ventilação, filtros) e se os sintomas são comuns a outros colegas é importante. Duas questões são imprescindíveis: houve exposição ocupacional à fumaça, gases ou poeira? Os sintomas melhoram fora do trabalho (finais de semana, períodos de férias)?[11]

A asma ocupacional é a doença pulmonar ocupacional mais prevalente nos países industrializados, representando 15% dos novos casos de asma em adultos.[13,14] Devido à alta prevalência de asma ocupacional, esse diagnóstico deve ser considerado em qualquer adulto com quadro novo de asma.[13] Os sintomas da asma ocupacional são semelhantes aos da não ocupacional, tais como tosse, dificuldade de respirar, aperto no peito e chiado. Outra patologia relevante é a doença pulmonar ibstrutiva crônica (DPOC), que, embora não haja uma confirmação oficial para DPOC ocupacional dados robustos indicam exposições ocupacionais (em não fumantes) como causa de DPOC.[15] A exposição simultânea à fumaça de cigarro nesses trabalhadores tem um efeito sinérgico, levando a um risco maior do que seria esperado das exposições sozinhas.[16]

O exame físico nas doenças ocupacionais pulmonares pouco colabora para o diagnóstico de causas específicas, mas é útil na exclusão de sintomas respiratórios de outras causas, como doença cardíaca e doenças do tecido conectivo.[12] Suspeita-se de doença pulmonar ocupacional na presença de sinais e sintomas típicos associados à história de exposição ocupacional. A alteração de testes diagnósticos, como espirometria e, especialmente, a radiografia torácica pode confirmar a suspeita.

Os tratamentos para doença pulmonar ocupacional variam de acordo com a exposição e a doença desenvolvida. O controle da exposição aos agressores é sempre fundamental. Doença grave e limitação funcional merecem avaliação por especialista, bem como o afastamento do ambiente de trabalho se as medidas de proteção forem insuficientes na preservação da saúde do trabalhador.

De maneira preventiva, a avaliação do ambiente de trabalho e o contato com empregador e comunidade podem colaborar no desenvolvimento de medidas para diminuir ou eliminar exposições. Encorajar a abstinência de hábitos como tabagismo, que é tóxico para os pulmões e exacerba os efeitos decorrentes das exposições ocupacionais. Nos casos de asma ocupacional, a hiper-responsividade brônquica persiste por anos em mais de 70% dos casos, mesmo após cessar a exposição.[13] O uso rigoroso de EPIs e a realização de controle ambiental para diminuir a ação dos fatores nocivos devem ser assegurados por equipe de segurança do trabalho.

Sarcoidose

Sarcoidose é a causa mais frequente de doença pulmonar granulomatosa não infecciosa. Apresenta incidência maior entre pessoas de origem escandinava e em afro-americanos. Acomete múltiplos órgãos e sua etiologia ainda não foi esclarecida. Aparentemente, consiste em uma resposta imune a algum agente ambiental em indivíduos predispostos, e entre 4 a 10% dos pacientes têm um familiar de primeiro grau com sarcoidose, com forte evidência de uma predisposição genética.[17] A sarcoidose normalmente tem início na terceira e quarta décadas de vida, com mais de 80% dos casos ocorrendo em adultos entre 20 e 50 anos.[17] Os sintomas demonstram acometimento sistêmico e ocorrem de acordo com o órgão acometido. Manifestações constitucionais, como febre, perda de peso não intencional e fadiga, ocorrem em cerca de um terço dos pacientes.[17] Até metade das pessoas com sarcoidose apresentam-se com sintomas respiratórios, como falta de ar, tosse seca e dor torácica, sendo estes os mais comuns. O início agudo de eritema nodoso associado à linfadenopatia hilar bilateral, febre, poliartrite e, geralmente, uveíte é conhecida como síndrome de Löfgren. Outra síndrome clássica da sarcoidose é a síndrome de Heerfordt, caracterizada por uveíte, parotidite, febre e, ocasionalmente, paralisia do nervo facial.[17]

Cerca de 50% dos diagnósticos de sarcoidose pulmonar são feitos por radiografia torácica de rotina em pacientes sem alterações respiratórias.[18] A radiografia torácica com adenopatia hilar bilateral em pessoa HIV-negativa, descartadas outras causas especialmente TB e linfoma, é sugestiva de sarcoidose e está presente em 90% dos casos. A TC fornece maior detalhamento de adenopatias e granulomas. O diagnóstico se baseia em achados clínico-radiológicos mais a evidência histológica de granuloma epitelial não caseoso e a exclusão de outras doenças granulomatosas.[19] As síndromes específicas da sarcoidose descritas permitem fechar o diagnóstico apenas pela apresentação clínica, evitando a necessidade de biópsia tecidual.[20] Os testes de laboratório incluem hemograma, cálcio, Cr, testes de função hepática, exame de urina, HIV e testes para tuberculose (TB).

A história natural da sarcoidose varia desde casos leves e de resolução espontânea até casos graves, com doença intersticial avançada, resposta pobre ao tratamento e mortalidade elevada. Resolução espontânea em até três anos é observada em aproximadamente dois terços dos casos. Pacientes que se apresentam com síndrome de Löfgren apresentam excelente prognóstico, com remissão espontânea dos sintomas em mais de 80% dos casos em alguns meses.[21] Nesses casos, o tratamento é sintomático, por exemplo, boca seca e olhos secos. O estádio radiológico pela radiografia torácica é inversamente correlacionado com a chance de resolução espontânea (Tabela 153.2). Negros têm uma chance maior de desenvolver doença mais grave, crônica e sintomática do que brancos. O tratamento não é indicado para pacientes com sarcoidose assintomática com estádio I ou II, porque a resolução espontânea é comum. O tratamento com corticosteroides deve ser considerado para pacientes com doença pulmonar sintomática ou progressiva de estádio II ou III, ou doença extrapulmonar grave,[17] com melhora funcional, sintomática e da aparência radiográfica. Metotrexato pode ser experimentado na ausência de resposta aos esteroides. O componente obstrutivo pode ser tratado com broncodilatadores inalatórios.[12]

Pneumopatia intersticial

As pneumopatias intersticiais cursam geralmente com dispneia progressiva de início recente. A tosse seca é um sintoma comum. O exame físico pode revelar hipocratismo digital e estertores crepitantes à ausculta pulmonar.

As pneumopatias intersticiais idiopáticas são mais frequentes acima dos 50 anos. Sarcoidose e histiocitose de células de Langerhans ocorrem principalmente em indivíduos mais jovens. A linfangioliomiomatose é exclusiva de mulheres em idade fértil.

As DPIs são classificadas em cinco grupos: no primeiro, as de causa conhecida (pneumoconioses, infecções, drogas, relacionadas ao tabaco); no segundo, as idiopáticas, como a pneumonia intersticial usual e a pneumonia intersticial não

Tabela 153.2	Estádios radiológicos da sarcoidose	
Estádio	Radiografia torácica	Taxa de resolução espontânea (%)
0	Normal	–
I	Linfadenopatia hilar bilateral	55–90
II	Linfadenopatia hilar bilateral e infiltrados pulmonares	40–70
III	Infiltrados pulmonares sem linfadenopatia hilar bilateral	10–20
IV	Fibrose pulmonar	0–5

Fonte: Soto-Gomez e colaboradores.[17]

específica. A sarcoidose é classificada no terceiro grupo, das DPIs granulomatosas, junto com infecções como TB miliar e pneumonite de hipersensibilidade. Há ainda o quarto grupo, das DPIs linfoides; o quinto grupo é composto por outras doenças, como linfangioliomiomatose, histiocitose de células de Langerhans, pneumonia eosinofílica e proteinose alveolar.[22] O diagnóstico é feito por espirometria, exame de imagem e muitas vezes biópsia pulmonar. A espirometria apresenta padrão restritivo. Na sarcoidose, pode haver padrão obstrutivo. A sobreposição com DPOC pode revelar padrão misto ou combinado. A radiografia simples torácica pode ser normal. Os padrões mais comuns das DPIs difusas na TC de alta resolução são: nodular, linear/reticular, lesões císticas, opacidades em vidro fosco e consolidações.[23]

O desafio diagnóstico e terapêutico que as pneumopatias intersticiais podem representar justificam atenção especializada e cuidado compartilhado com o médico pneumologista.

Apneia obstrutiva do sono

A SAHOS é uma condição crônica, de obstrução cíclica das vias aéreas superiores (VAS) ao dormir, associada a sinais ou sintomas de distúrbios do sono, o mais comum sendo sonolência diurna excessiva.[24] A prevalência de SAHOS aumenta com a idade, especialmente em pessoas maiores de 60 anos.[25]

É mais frequente entre homens obesos e que apresentam roncos, em geral, em fases de sono profundo. Além da obesidade, aumento das tonsilas, macroglossia, flacidez do palato mole e dos tecidos faríngeos podem contribuir para a apneia. A idade da população e o crescimento dos índices de obesidade contribuem para o aumento das taxas de SAHOS.[25] Distúrbios do sistema nervoso central (SNC) (p. ex., acidente vascular cerebral [AVC], tumores, trauma), álcool e sedativos podem agravar quadros de apneia obstrutiva.[10]

As manifestações da apneia obstrutiva são cansaço diurno, sonolência, sensação de descanso inadequado, dificuldade de concentração, ronco pesado e crônico, noctúria, cefaleia ao acordar e apneia observada por terceiro. O médico de família e comunidade, conhecendo a síndrome, pode garantir diagnóstico e manejo adequados, com impacto positivo na saúde geral dos seus pacientes.[26]

O diagnóstico definitivo é feito pela polissonografia.[24] A apneia obstrutiva do sono (AOS) é definida como um índice de apneia-hipopneia (IAH) ≥ 15 eventos por hora com ou sem sintomas, ou IAH entre 5 e 14 eventos por hora acompanhado de qualquer um dos seguintes sintomas: sonolência, fadiga, insônia; acordar segurando a respiração, ofegando ou sufocando; interrupções habituais de ronco e/ou respiração; hipertensão, transtorno do humor, disfunção cognitiva, doença arterial coronariana (DAC), AVC, insuficiência cardíaca congestiva (ICC), fibrilação atrial (FA) ou diabetes melito tipo 2 (DM2).[27] As apneias-hipopneias devem durar pelo menos 10 segundos, sendo que a hipopneia deve causar dessaturação de oxigênio de 3% ou acordar a pessoa.[25] O questionário Stop-Bang (Tabela 153.3)[28] – ferramenta validada para rastreamento em populações selecionadas, como nos portadores de obesidade – pode ser facilmente aplicado, sobretudo no contexto de atenção primária à saúde (APS).

A medida mais importante para o tratamento é a redução da obesidade. Outras medidas comportamentais incluem evitar a posição supina ao dormir e não usar álcool ou sedativos. A Academia Americana de Medicina do Sono recomenda oferecer terapia de pressão positiva contínua na via aérea (CPAP) para todos os pacientes que foram diagnosticados com SAHOS.[27] Uma metanálise recente demonstrou taxas semelhantes de redução da pressão arterial (PA) entre CPAP e dispositivos de avanço mandibular.[29] O tratamento cirúrgico pode ser alternativa nos casos de maior gravidade.[12] O sucesso do tratamento leva à diminuição da sonolência diurna. Além de reduzir a PA em pacientes com SAHOS, o CPAP diminui as taxas de arritmia e de AVC, melhora a fração de ejeção do ventrículo esquerdo (FEVE) em pacientes com insuficiência cardíaca (IC) e reduz os eventos cardiovasculares fatais e não fatais.[25]

São complicações da AOS: hipertensão sistêmica e pulmonar, arritmias cardíacas, isquemia miocárdica e cerebral. Atribui-se à apneia alguns acidentes automobilísticos. Depressão também pode se desenvolver. Existem dados que sugerem que a apneia obstrutiva é associada ao aumento de mortalidade, particularmente nos pacientes com índice de apneia de pelo menos 20 eventos por hora. O risco de morte súbita durante o sono é aumentado. A mortalidade por acidentes de trânsito é três vezes maior entre as pessoas com essa condição, o que deve ser informado à pessoa.

Hipertensão arterial pulmonar

Hipertensão pulmonar é diagnosticada quando a pressão da artéria pulmonar excede os níveis normais com manifestação de sintomas. Hipertensão pulmonar primária é uma doença rara de etiologia desconhecida, e a hipertensão pulmonar secundária é uma complicação de doenças pulmonares, cardíacas e extratorácicas.[30]

Causas secundárias de hipertensão pulmonar incluem DPOC, doenças cardíacas (p. ex., defeitos congênitos, estenose mitral, mixoma atrial), condições autoimunes ou inflamatórias, como esclerodermia e lúpus eritematoso sistêmico (LES), doença granulomatosa, como sarcoidose. Certas substâncias, como anorexígenos, também podem causar essa condição. Outras causas de hipertensão pulmonar secundária são doença hepática crônica com hipertensão porta e tromboembolia pulmonar (TEP) recorrente.

Os sintomas de hipertensão pulmonar incluem fadiga, dispneia aos esforços, dor torácica, tonturas, pré-síncope e síncope. A presença de doença cardíaca ou pulmonar concomitante pode prejudicar o diagnóstico precoce da condição. Geralmente, o diagnóstico é tardio quando já existem sinais de falência cardíaca direita (cor pulmonale). Doença pulmonar crônica associada a evidências de IC direita demandam avaliação complementar para a hipótese de hipertensão pulmonar.

Na presença de sinais e sintomas sugestivos de hipertensão pulmonar, deve-se solicitar eletrocardiograma (ECG) e radio-

Tabela 153.3 | Questionário *Stop-Bang*

		Sim	Não
Roncos	Você ronca alto (alto o bastante para ser ouvido por meio de portas fechadas ou seu parceiro cutuca você por roncar à noite)?		
Fatigado	Você frequentemente se sente cansado, fatigado ou sonolento durante o dia (p. ex., adormecendo enquanto dirige)?		
Observado	Alguém já observou você parar de respirar ou engasgando/sufocando durante o sono?		
Pressão	Você tem ou está sendo tratado por pressão alta?		
Obesidade	IMC maior do que 35 kg/m^2?		
Idade	Idade maior do que 50 anos?		
Circunferência de pescoço (medida na altura do 'pomo-de-adão')	Para homens: circunferência cervical maior ou igual a 43 cm		
	Para mulheres: circunferência cervical maior ou igual a 41 cm		
Gênero	Sexo masculino?		

Critérios de pontuação para a população geral:

▶ Baixo risco de SAHOS: Sim para 0 a 2 questões
▶ Intermediário risco de SAHOS: Sim para 3 a 4 questões
▶ Alto risco de SAHOS: Sim para 5 a 8 questões ou
- Sim para 2 ou mais das 4 questões iniciais (STOP) + gênero masculino ou
- Sim para 2 ou mais das 4 questões iniciais (STOP) + IMC > 35 kg/m^2 ou
- Sim para 2 ou mais das 4 questões iniciais (STOP) + circunferência cervical ≥ 43 cm para homens ou ≥ 41 cm para mulheres

IMC, índice de massa corporal.

---

grafia torácica. De maneira complementar, a ecocardiografia é capaz de contribuir para o diagnóstico. O ECG pode ser normal, mas mais frequentemente mostra desvio do eixo para a direita, hipertrofia do ventrículo direito, com alterações de ondas T. A radiografia torácica demonstra aumento do VD, dilatação de artérias do hilo pulmonar e alterações do fluxo pulmonar periférico. À ecocardiografia, a aparência clássica de uma pessoa com hipertensão pulmonar é de aumento do ventrículo e átrio direitos com ventrículo esquerdo normal ou diminuído. Podem aparecer outras alterações de acordo com a causa subjacente ou estádio da doença. A pressão sistólica da artéria pulmonar pode ser estimada por esse método; contudo, o diagnóstico definitivo é feito por cateterismo com medida de pressão maior ou igual a 25 mmHg na artéria pulmonar.[11]

Tratamentos não específicos da hipertensão pulmonar incluem diuréticos de alça, digoxina e terapia anticoagulante, quando indicado. As pessoas com diagnóstico de hipertensão pulmonar merecem avaliação do especialista para acompanhamento e indicação de terapia específica.

Erros mais frequentemente cometidos

▶ Oferecer pouca abordagem em relação ao tabagismo.
▶ Obter história ocupacional superficial.
▶ Não reforçar o uso de EPIs.
▶ Não realizar abordagem para melhorias do ambiente de trabalho.
▶ Não averiguar padrão de sono com terceiros.
▶ Negligenciar redução do peso nos casos de apneia do sono.

Atividades preventivas e de educação

Avaliar o uso e realizar abordagem motivacional para abandono do tabagismo. Oferecer um incentivo esclarecido sobre o uso regular de EPIs, bem como a construção de ambientes seguros de trabalho. Promover atividades educativas com foco em hábitos de vida saudáveis (controle da obesidade e do sedentarismo).

REFERÊNCIAS

1. Fiebach NH, Kern DE, Thomas PA, Ziegelstein RC, editors. Principles of ambulatory medicine. 7th ed. Baltimore: Lippincott Williams & Wilkins; 2007.
2. Instituto Nacional de Câncer José Alencar Gomes da Silva. Estimativa 2016: incidência de câncer no Brasil. Rio de Janeiro: INCA; 2015.
3. Brasil [Internet]. Rio de Janeiro: INCA; 2015 [capturado em 17 abr. 2018]. Disponível em: http://www.inca.gov.br/wcm/dncc/2015/estimativa-2016.asp.
4. Latimer KM, Mott TF. Lung cancer: diagnosis, treatment, principles, and screening. Am Fam Physician. 2015;91(4):250-256.
5. National Cancer Institute. Lung cancer prevention: patient version [Internet]. Bethesda; 2017 [capturado em 17 abr. 2018]. Disponível em: https://www.cancer.gov/types/lung/patient/lung-prevention-pdq.
6. Alberg AJ, Brock MV, Ford JG, Samet JM, Spivack SD. Epidemiology of lung cancer: diagnosis and management of lung cancer, 3rd ed: American College of Chest Physicians evidence-based clinical practice guidelines. Chest. 2013;143 (5 suppl):e1S-29S.
7. National Lung Screening Trial Research Team; Aberle DR, Adams AM, Berg CD, Black WC, Clapp JD, Fagerstrom RM, et al. Reduced lung-cancer mortality with low-dose computed tomographic screening. N Engl J Med. 2011;365(5):395-409.
8. Kikano GE, Fabien A, Schilz R. Evaluation of the solitary pulmonary nodule. Am Fam Physician. 2015;92(12):1084-1091.
9. Hamilton W, Sharp D. Diagnosis of lung cancer in primary care: a structured review. Fam Pract. 2004;21(6):605-611.
10. National Institute for Health and Care Excellence. Lung cancer: diagnosis and management [Internet]. London; 2011 [capturado em 17 abr. 2018]. Disponível em: https://www.nice.org.uk/guidance/cg121.
11. McPhee SJ, Papadakis MA, editors. Current medical diagnosis & treatment. 48th ed. New York: McGraw-Hill; 2009.
12. Rakel RE, editor. Textbook of family medicine. 7th ed. Philadelphia: Saunders; 2007.

13. Fishman AP, editor. Fishman's pulmonary diseases and disorders. 4th ed. New York: McGraw-Hill; 2008.

14. Tarlo SM, Lemiere C. Occupational asthma. N Engl J Med. 2014;370(7):640-649.

15. Baur X, Aasen TB, Burge PS, Heederik D, Henneberger PK, Maestrelli P, et al. The management of work-related asthma guidelines: a broader perspective. Eur Respir Rev. 2012;21(124):125-139.

16. Bepko J, Mansalis K. Common occupational disorders: asthma, COPD, dermatitis, and musculoskeletal disorders. Am Fam Physician. 2016;93(12):1000-1006.

17. Diaz-Guzman E, Aryal S, Mannino DM. Occupational chronic obstructive pulmonary disease: an update. Clin Chest Med. 2012;33(4):625-636.

18. Soto-Gomez N, Peters JI, Nambiar AM. Diagnosis and management of sarcoidosis. Am Fam Physician. 2016;93(10):840-848.

19. King Jr TE. Clincal manifestations and diagnosis of pulmonar sarcoidosis [Internet]. Waltham: UpToDate; 2017 [capturado em 17 abr. 2018]. Disponível em: https://www.uptodate.com/contents/clinical-manifestations-and-diagnosis-of-pulmonary-sarcoidosis.

20. Wu JJ, Schiff KR. Sarcoidosis. Am Fam Physician. 2004;70(2):312-322.

21. Mañá J, Gómez-Vaquero C, Montero A, Salazar A, Marcoval J, Valverde J, et al. Löfgren's syndrome revisited: a study of 186 patients. Am J Med. 1999;107(3):240-245.

22. Statement on sarcoidosis. Joint Statement of the American Thoracic Society (ATS), the European Respiratory Society (ERS) and the World Association of Sarcoidosis and Other Granulomatous Disorders (WASOG) adopted by the ATS Board of Directors and by the ERS Executive Committee, February 1999. Am J Respir Crit Care Med. 1999;160(2):736-755.

23. Baldi BG, Pereira CAC, Rubin AS, Santana ANC, Costa AN, Carvalho CRR, et al. Diretrizes de doenças pulmonares intersticiais da Sociedade Brasileira de Pneumologia e Tisiologia. J Bras Pneumol. 2012;38(3):1-133.

24. Brett Elicker B, Pereira CAC, Webb R, Leslie KO. Padrões tomográficos das doenças intersticiais pulmonares difusas com correlação clínica e patológica. J Bras Pneumol. 2008;34(9):715-744.

25. Goldman L, Ausiello D, editors. Cecil medicine. 23rd ed. Philadelphia: Saunders; 2007.

26. Semelka M, Wilson J, Floyd R. Diagnosis and treatment of obstructive sleep apnea in adults. Am Fam Physician. 2016;94(5):355-360.

27. Park JG, Ramar K, Olson EJ. Updates on definition, consequences, and management of obstructive sleep apnea. Mayo Clin Proc. 2011;86(6):549-555.

28. Strohl KP. Overview of obstructive sleep apnea in adults [Internet]. Waltham: UpToDate; 2017 [capturado em 17 abr. 2018]. Disponível em: https://www.uptodate.com/contents/overview-of-obstructive-sleep-apnea-in-adults.

29. Fonseca LB de M, Silveira EA, Lima NM, Rabahi MF. STOP-Bang questionnaire: translation to Portuguese and cross-cultural adaptation for use in Brazil. J Bras Pneumol. 2016;42(4):266-272.

30. Bratton DJ, Gaisl T, Wons AM, Kohler M. CPAP vs mandibular advancement devices and blood pressure in patients with obstructive sleep apnea: a systematic review and meta-analysis. JAMA. 2015;314(21):2280-2293.

31. Nauser TD, Stites SW. Diagnosis and treatment of pulmonary hypertension. Am Fam Physician. 2001;63(9):1789-1799.

▸ **CAPÍTULO 154**

Infecções de vias aéreas superiores, resfriado comum e gripe

Ângela Jornada Ben
Carmen Vera Giacobbo Daudt

Aspectos-chave

▶ Episódios de infecção das vias aéreas superiores (IVAS) são causas frequentes de demanda espontânea na atenção primária à saúde (APS).

▶ Em geral, os episódios de IVAS são de etiologia viral, apresentam boa evolução e são autolimitados.

▶ As IVAS representam um dos principais motivos de prescrição desnecessária de medicamentos.

▶ Uma abordagem centrada na pessoa associada ao uso dos princípios da APS, da medicina de família e comunidade (MFC) e da medicina baseada em evidências (MBE) podem auxiliar o médico e a equipe a evitarem intervenções desnecessárias.

Caso clínico*

Em um dia chuvoso de julho, Ana leva Cláudio, seu filho de 3 anos, para atendimento na Unidade Básica de Saúde. Ela informa que ele não consegue respirar direito, que o nariz não para de escorrer, que não dormiu bem e que ficou acordada a noite inteira. "Cláudio está com uma gripe terrível, doutor", diz ela. "Estou muito preocupada." Filho único, ele nasceu de parto normal, está com crescimento e desenvolvimento adequados para idade e as vacinas estão em dia. A mãe o trouxe 8 vezes na UBS até o momento, além das visitas por vacinas e puericultura. A evolução, no prontuário, mostra que os motivos foram: três resfriados ou IVAS; duas erupções de pele não diagnosticadas; um episódio de "bronquite" tratado com antibióticos, um trauma leve na cabeça (sem sequelas) e uma mordida de cachorro (sem sequelas).

Teste seu conhecimento

1. A partir da história, qual é o provável diagnóstico de Cláudio?
   a. Resfriado comum
   b. Gripe
   c. Laringite aguda
   d. Crupe

   A partir da história de obstrução nasal e da presença de coriza, parece provável que Cláudio tenha um resfriado comum. Levando em conta a possibilidade de haver outras infecções que causam esses sintomas, o médico de família e comunidade amplia cuidadosamente a história e examina a criança.
   No exame físico, há bom turgor de pele. A temperatura de Cláudio é de 36,9°C. Sua frequência cardíaca é de 80 batimentos por minuto e a frequência respiratória é de 22 respirações por minuto. Ele está alerta, pois pega a lanterna do médico no momento do exame. Os tímpanos estão ligeiramente hiperemiados, mas têm reflexo de luz normal. Existem pequenos linfonodos cervicais palpáveis, mas como a faringe está levemente hiperemiada e as amígdalas não se encontram edemaciadas, a constatação dos linfonodos não é digna de nota. A percussão e a ausculta pulmonar produzem resultados normais. Ele não tosse enquanto está sendo examinado.

2. Quais são os possíveis diagnósticos diferenciais investigados pelo médico no exame físico?
   a. Gripe e otite média
   b. Otite média e bronquite
   c. Faringoamigdalite bacteriana e gripe
   d. Coqueluche e bronquite

   Diante de um quadro clínico sugestivo de resfriado comum, os possíveis diagnósticos diferenciais de origem infecciosa investigados pelo médico foram: faringoamigdalite bacteriana, gripe e coqueluche. Otite média e bronquite, geralmente, são complicações do resfriado comum.
   Percebendo a preocupação da mãe, o médico pergunta o que a preocupa. O médico descobre que ela tem um primo cujo filho morreu de leucemia aos 4 anos de idade. Ela pergunta se isso pode ser o início de algo sério. Sabe que os antibióticos não funcionam para a gripe, mas ela pergunta se há algum remédio que ajudaria Cláudio a melhorar rápido porque eles irão a um casamento em 7 dias.

3. Qual seria sua resposta para Ana?
   Resposta sugerida: O médico sabe que, em geral, os episódios de resfriado comum são frequentes, apresentam boa evolução e são autolimitados em crianças saudáveis. Também é de conhecimento do médico que medicamentos sintomáticos, como anti-histamínicos e descongestionantes nasais, não causam alívio dos sintomas de obstrução nasal e coriza comparados a placebo. Solução salina nasal e limpeza com água podem ter algum efeito nos sintomas nasais. Antitussígenos e expectorantes não são recomendados para crianças. Não há evidências de que a suplementação vitamínica previna

---
*Caso clínico adaptado de Dr. Graham Worrall.[1]

siedade, irritabilidade, voz abafada, como se apresentasse "batata quente na boca", dor para engolir (odinofagia), pode haver estridor inspiratório e dor de garganta (sem sinal de faringite ou amigdalite). A incidência de epiglotite aguda diminuiu, consideravelmente, após inserção da vacina contra Hib no calendário vacinal brasileiro desde 1999.[22] Atualmente, o EBGHA, de Lancefield, e o *Staphylococcus aureus* são os agentes causadores mais comuns. Pessoas imunocomprometidas podem apresentar epiglotite por *Pseudomonas aeruginosa*, *Candida* sp. e *Histoplasma*.

Os diagnósticos diferenciais da epiglotite aguda são: crupe, abscesso amigdaliano ou retrofaríngeo, uvulite e angioedema. O abscesso amigdaliano e a uvulite são complicações associadas à amigdalite por EBGHA, de Lancefield. Angioedema é um inchaço subcutâneo ou submucoso que pode acometer região periocular, lábios, língua, úvula e laringe de início súbito, de forma assimétrica, em decorrência de reações alérgicas ou anafiláticas ou de etiologia idiopática.

O que fazer

Anamnese

O diagnóstico das IVAS é, eminentemente, clínico.[28–31] Embora nenhum sintoma ou sinal isolado tenha suficiente acurácia para excluir ou diagnosticar a etiologia da IVAS, o conjunto de sintomas e sinais observados auxilia na definição do diagnóstico sindrômico. Assim, recomenda-se uma avaliação do quadro clínico como um todo, incluindo a prevalência de doenças respiratórias na comunidade assistida e o acompanhamento das pessoas com queixas respiratórias ao longo do episódio de forma a identificar a presença de complicações passíveis de serem tratadas. Uma abordagem centrada na pessoa pode auxiliar o médico de família e comunidade a explorar sobre a saúde da pessoa e as informações clínicas referentes à IVAS descritas no Quadro 154.1. A abordagem centrada na pessoa também auxilia o médico a ter conhecimento sobre a experiência da pessoa em relação a IVAS prévias e ao impacto na sua qualidade de vida, assim como ajuda a organizar um plano terapêutico em comum e que seja factível.[32,33]

Quadro 154.1 | Características gerais das infecções das vias aéreas superiores

	Resfriado comum	Síndrome gripal	Laringite aguda	Laringotraqueíte	Epiglotite
Local da inflamação	Nasofaringe	Faringe e/ou amígdalas	Laringe	Laringe e traqueia	Epiglote
Etiologia	▶ Rinovírus ▶ Coronavírus ▶ Influenza ▶ VSR ▶ Parainfluenza ▶ Adenovírus ▶ Enterovírus	▶ Influenza	▶ Resfriado comum Menos prevalentes: ▶ Sarampo ▶ Caxumba	▶ Parainfluenza ▶ VSR Menos prevalentes: ▶ Influenza ▶ Sarampo ▶ Micoplasma ▶ *Haemophilus* ▶ Difteria	▶ Hib ▶ EBGHA, de Lancefield
População	▶ Crianças, adultos e idosos	▶ Crianças, adultos e idosos	▶ Crianças, adultos e idosos	▶ Crianças de 6 meses a 6 anos, com pico aos 2 anos	▶ Crianças não vacinadas ▶ Crianças entre 6 e 12 anos ▶ Adultos com doenças crônicas ou imunodeficiência
Incubação	24-72 horas	1-4 dias	24-72 horas	24-72 horas	2-4 dias
Sintomas e sinais	▶ Febre rara em adultos ▶ Pode causar febre em crianças 37,2 – < 39°C[34] ▶ Obstrução nasal, coriza (rinorreia), espirros ▶ Dor de garganta (garganta arranhada), tosse estimulada pelo gotejamento pós-nasal ou limpeza da garganta ▶ Febre baixa ou sensação de febre ▶ Mal-estar	▶ Febre ≥ 37,8°C de início súbito[29,35] ▶ Dor de garganta, tosse seca ▶ Mialgia ▶ Cefaleia ▶ Dor articular	▶ Rouquidão (disfonia) ▶ Outros sintomas conforme vírus causador da infecção	▶ Febre baixa 37,2 – < 39°C ▶ Estridor inspiratório ▶ Tosse rouca ("latido de cachorro") ▶ Rouquidão	▶ Febre 38,8-40°C de início súbito[27] ▶ Dor de garganta (sem sinal de faringite) ▶ Falta de ar com posição ancorada ▶ Ansiedade ▶ Irritabilidade ▶ Voz abafada como se apresentasse "batata quente na boca" ▶ Boca aberta com mento hiperestendido ▶ Salivação ▶ Dor para deglutir (odinofagia) ▶ Estridor inspiratório

(Continua)

Quadro 154.1 | **Características gerais das infecções das vias aéreas superiores** *(Continuação)*

	Resfriado comum	Síndrome gripal	Laringite aguda	Laringotraqueíte	Epiglotite
Duração	3-10 dias ▶ Em crianças ~14 dias	▶ Febre: 3 dias ▶ Outros sintomas podem persistir por 7 dias seguido de redução gradual	< 3 semanas	▶ Tosse: 3-5 dias.	–
Infectividade	▶ Inicia com os sintomas ▶ Duração de até 2 semanas	▶ Inicia 12 a 24 horas a partir da exposição ▶ Duração de 5 a 10 dias ou mais conforme a imunidade	▶ Inicia com os sintomas ▶ Duração de até 2 semanas	▶ Inicia com sintomas ▶ Duração de 7 dias ou mais	▶ Enquanto houver bactéria na nasofaringe ▶ De 24 a 48 horas após o início do tratamento com antibiótico
Transmissão	▶ Contato direto com secreções respiratórias (mãos e superfícies contaminadas) ▶ Inalação de gotículas expelidas	▶ Contato direto com secreções respiratórias (mãos e superfícies contaminadas) ▶ Inalação de gotículas expelidas	▶ Contato direto com secreções respiratórias (mãos e superfícies contaminadas) ▶ Inalação de gotículas expelidas	▶ Contato direto com secreções respiratórias (mãos e superfícies contaminadas) ▶ Inalação de gotículas expelidas	▶ Contato direto com secreções respiratórias (mãos e superfícies contaminadas) ▶ Inalação de gotículas expelidas ▶ Homem pode ser portador assintomático
Complicações	▶ Rinossinusite aguda ▶ Pneumonia ▶ Bronquite ▶ Exacerbação da asma ▶ OMA	▶ SRAG ▶ Pneumonia bacteriana secundária ▶ Otite média ▶ Rinossinusite ▶ Miosite ▶ Rabdomiólise – Encefalite ▶ Mielite transversa ▶ Meningite asséptica ▶ SGB ▶ Miocardite ▶ Pericardite	▶ Infecção bacteriana secundária ▶ Laringite crônica	▶ Laringotraqueobronquite ▶ Obstrução da via aérea ▶ Dificuldade respiratória	▶ Obstrução da via aérea ▶ Dificuldade respiratória
Diagnóstico diferencial	▶ Rinite alérgica ▶ Faringite bacteriana ▶ Rinossinusite aguda ▶ Gripe ▶ Coqueluche	▶ Resfriado comum ▶ Rinossinusite aguda ▶ Faringoamigdalite por EGBHA, de Lacefield	▶ Resfriado comum ▶ Epiglotite aguda ▶ Abscesso amigdaliano ou retrofaríngeo ▶ Laringoedema alérgico ▶ Anormalidades laríngeas anatômicas	▶ Corpo estranho ▶ Laringite espasmódica ▶ Epiglotite aguda ▶ Abscesso retrolaríngeo ▶ Laringoedema alérgico	▶ Crupe ▶ Corpo estranho ▶ Abscesso amigdaliano ou retrofaríngeo ▶ Angioedema ▶ Uvulite ▶ Anormalidades laríngeas anatômicas ▶ Papilomas
Ações preventivas	▶ Lavagem das mãos ▶ Higienização das mãos com álcool 70% ▶ Limpeza de superfícies contaminadas ▶ Proteção da boca e nariz quando tosse ou espirros ▶ Uso de lenços descartáveis ▶ Evitar aglomerações	▶ Vacinação dos grupos de risco ▶ Lavagem das mãos ▶ Higienização das mãos com álcool 70% ▶ Limpeza de superfícies contaminadas (vírus pode permanecer até 48 horas em superfícies) ▶ Proteção da boca e nariz quando tosse ou espirros ▶ Uso de lenços descartáveis ▶ Evitar aglomerações	▶ Vacinação MMR ▶ Lavagem das mãos ▶ Higienização das mãos com álcool 70% ▶ Limpeza de superfícies contaminadas ▶ Proteção da boca e nariz quando tosse ou espirros ▶ Uso de lenços descartáveis ▶ Evitar aglomerações	▶ Vacinação anti-Hib e dTpa ▶ Lavagem das mãos ▶ Higienização das mãos com álcool 70% ▶ Limpeza de superfícies contaminadas (vírus pode permanecer de 4 a 10 horas em superfícies) ▶ Proteção da boca e nariz quando tosse ou espirros ▶ Uso de lenços descartáveis ▶ Evitar aglomerações	▶ Vacinação anti-Hib ▶ As bactérias podem permanecer em superfícies contaminadas por meses ▶ Limpeza de superfícies contaminadas ▶ Lavagem das mãos ▶ Higienização das mãos com álcool 70% ▶ Proteção da boca e nariz quando tosse ou espirros ▶ Uso de lenços descartáveis

Hib, *Haemophilus Influenzae* tipo b; dTpa, vacina contra difteria, coqueluche e tétano; MMR, tríplice viral contra sarampo, caxumba e rubéola; VSR, vírus sincicial respiratório; EBGHA, estreptococo beta-hemolítico do grupo A; OMA, otite média aguda; SRAG, síndrome respiratória aguda grave; SGB, síndrome de Guillan-Barré.

Na avaliação inicial da pessoa com queixas respiratórias relacionadas às VAS, recomenda-se investigar seis informações gerais, que, se não relatadas pela pessoa/familiar/cuidador, precisam ser verificadas e, devidamente, registradas pelo médico de família e comunidade. Essas informações têm como objetivos auxiliar na avaliação diagnóstica sindrômica, na identificação do risco de complicações e no planejamento terapêutico.

1. Início, duração e progressão dos sintomas:
   - Início súbito e progressão rápida dos sintomas respiratórios, duração além da estimada, não melhora ou piora dos sintomas com tratamento podem indicar gravidade ou ocorrência de complicações.
2. Sinais de obstrução das VAS:
   - Estridor inspiratório com agitação (irritabilidade) ou em repouso.
   - Cianose com agitação ou em repouso.
   - Diminuição do murmúrio vesicular.
   - Retrações da musculatura intercostal, subcostal ou uso de musculatura acessória para auxiliar na respiração.
   - Posição ancorada (em tripé) e boca aberta com mento hiperestendido para facilitar a respiração.
3. Febre aferida ou relatada:
   - A febre ≥ 37,8°C de início súbito associada a outros sintomas respiratórios, como com a tosse, pode auxiliar na predição clínica para influenza em adultos e crianças.[29]
   - Surgimento de febre ≥ 39°C, ou recorrência de febre no resfriado comum, pode indicar rinossinusite bacteriana.
4. Presença de:
   - Obstrução nasal, coriza e espirros.
   - Dor de garganta (tipo):
     – Sensação de garganta "arranhada".
     – Sensação de garganta "inchada" com odinofagia.
   - Tosse (tipo)
     – Tosse seca estimulada por gota pós-nasal ou para limpeza da garganta.
     – Tosse paroxística.
     – Tosse rouca "latido de cachorro".
     – Tosse produtiva (secreção proveniente das VAI).
   - Rouquidão.
5. Estado vacinal e uso de substâncias/medicamentos potencialmente anafiláticos:
   - A incidência de IVAS graves, como laringite por caxumba ou sarampo, crupe/epiglotite por *Haemophilus influenzae*, é maior em pessoas não vacinadas.[20,22]
   - Ingestão de alimentos, corantes ou medicamentos podem causar anafilaxia e obstrução das vias aéreas (VAs) não relacionada à infecção respiratória.[36]
6. Identificação dos fatores de risco para complicações das IVAS:
   - Por exemplo, vírus causadores do resfriado comum podem causar exacerbação da asma ou da doença pulmonar obstrutiva crônica (DPOC).[37,38] A identificação dos fatores de vulnerabilidade também está incluída nesse item.[39–41]

As Figuras 154.1, 154.2 e 154.3, no final do capítulo, sugerem uma sistematização das informações fornecidas pela pessoa/familiar/cuidador ou investigadas pelo médico durante a consulta, a fim de facilitar a avaliação do diagnóstico sindrômico. A Figura 154.1 trata de uma sistematização das informações clínicas para menores de 2 anos de idade, pois crianças nessa faixa etária, geralmente, não conseguem referir sintomas como cefaleia, mialgia ou artralgia. Sendo assim, os sintomas são menos específicos e se sobrepõem nos diferentes tipos IVAS. Em crianças maiores de 2 anos até a adolescência, a apresentação clínica pode ser diferente. Por exemplo, o resfriado comum pode causar febre em crianças e, raramente, em adultos. Nos adolescentes, adultos e idosos, não são frequentes as laringotraqueíte e as epiglotites agudas. Por isso, no fluxograma específico para essa população, não há perguntas em relação à obstrução das VAS (estridor inspiratório).

Exame físico

O exame físico inicia com a observação da pessoa com sintomas respiratórios das VAS. O estado geral, o nível de consciência, a fácies, a postura adotada, a fala, a FR, a presença de sintomas (tosse, coriza ou espirros) e a hidratação podem ser observados no momento em que a pessoa ou familiar/cuidador está relatando a história. Esforços devem ser feitos para tornar o ambiente o mais confortável possível, de modo a evitar agitação nas crianças. A ansiedade causada por um ambiente estressor pode aumentar a FR e a irritabilidade da criança, e a alteração nesses sinais pode ser atribuída erroneamente à IVAS.

No exame físico das pessoas com resfriado comum, pode ser constatado eritema/edema da mucosa nasal e hiperemia orofaríngea sem mais alterações nos movimentos respiratórios ou na ausculta pulmonar. Não é comum encontrar adenopatias, mas, em crianças, pode ser identificada adenopatia cervical anterior. Na síndrome gripal e na laringite aguda, podem ser observados sinais semelhantes aos do resfriado comum. Hiperemia conjuntival pode estar presente na gripe, assim como a febre é mais alta e o estado geral é pior.

Em pessoas com síndrome gripal, é importante verificar, no exame físico, sinais de SRAG, como: dificuldade respiratória (tiragem intercostal, batimento de asa de nariz em crianças, uso de musculatura auxiliar respiratória e/ou taquipneia), hipotensão, desidratação (turgor da pele) e alteração na ausculta pulmonar. Na ausculta pulmonar, pode haver murmúrio vesicular diminuído indicando redução do volume de ar corrente devido à diminuição do calibre das vias aéreas ou estertores indicando provável infecção pulmonar.

Nos casos de laringotraqueíte aguda ou epiglotite aguda, podem ser observados sinais de obstrução das vias aéreas. Estridor inspiratório é o principal sinal. A orofaringe pode estar hiperemiada ou não apresentar alterações. Há um escore clínico para abordagem do estridor com base nos sinais de obstrução da VAS, que é utilizado nos serviços de emergência para orientar a conduta frente à gravidade (Escore de Westley – Tabela 154.1).[42,43] Como em ambos os casos, o exame físico da orofaringe pode ser inespecífico, e é necessário realizar laringoscopia com laringoscópio, para excluir causas não infecciosas que possam estar associadas a um quadro infeccioso, como aspiração de corpo estranho ou anormalidades anatômicas.

Exames complementares

Muitas pesquisas têm sido realizadas para o desenvolvimento de testes rápidos que sejam acurados para detectar vírus respiratórios e bactérias em pessoas com IVAS para uso nos locais de atendimento.[44] A principal motivação para o uso dos testes rápidos seria a correta identificação do agente etiológico infeccioso no momento do atendimento, a fim de diminuir a prescrição desnecessária de antibióticos/antivirais, tendo em vista o aumento da resistência bacteriana[45] e viral[46,47] nas últimas décadas.

Entretanto, apesar da evolução nas técnicas utilizadas e acurácia satisfatória para detecção, os testes podem detectar vírus

Tabela 154.1 | **Escore de Westley**

Nível de consciência	
▶ Normal (incluindo quando dormindo)	0
▶ Desorientado	5
Cianose	
▶ Nenhuma	0
▶ Com agitação	4
▶ Em repouso	5
Estridor	
▶ Nenhum	0
▶ Com agitação	1
▶ Em repouso	2
Entrada de ar	
▶ Normal	0
▶ Diminuída	1
▶ Muito diminuída	2
Retrações	
▶ Nenhuma	0
▶ Leve	1
▶ Moderada	2
▶ Grave	3
Total	

Fonte: Adaptada de Westley e colaboradores.[42]

ou bactérias comensais não responsáveis pela apresentação clínica das doenças ou detectar vírus de infecções prévias recentes. Além disso, há estudos mostrando não haver redução de prescrição de antibióticos em ambiente hospitalar.[48] Assim, a aplicabilidade dos testes rápidos para diagnóstico etiológico de IVAS nos cenários de prática clínica ainda é um tema controverso e em estudo.[49] Dessa forma, até o momento, não é recomendado realizar testes rápidos ou culturas das secreções nasais para vírus ou bactérias em IVAS na APS.

Cabe ressaltar que a vigilância da influenza no Brasil somente recomenda coletar amostras de secreção nasofaríngea para diagnóstico de vírus respiratórios nos casos suspeitos de síndrome gripal e de SRAG atendidos nas unidades de saúde sentinela e vigilância universal de SRAG. Essas amostras são analisadas por técnica de reação em cadeia da polimerase de transcrição reversa (RT-PCR) para vírus respiratórios até o 7º dia do início dos sintomas.[20]

Conduta proposta

Resfriado comum

Adultos com sintomas leves de resfriado comum não necessitam de tratamento medicamentoso sintomático e essa informação deve ser compartilhada com a pessoa na decisão do plano terapêutico. Outra informação importante é de que a replicação viral ocorre em baixas temperaturas (~33-37°C).[15] Assim, um aumento leve da temperatura corporal pode causar algum desconforto, mas tem sido considerado como um fator inibidor da replicação viral.[15] A tosse também é um reflexo respiratório protetor que remove as secreções das vias aéreas, por isso, não é recomendado suprimi-la. Não é incomum a pessoa tomar medicamentos sintomáticos sem prescrição médica e atribuir a cura da infecção ao seu uso. Por isso, é importante informar às pessoas sem imunodeficiências que:

- os sintomas pioram em 2 a 3 dias do início dos sintomas, diminuem progressivamente e podem durar por 10 a 14 dias;
- não há medicamento específico que cure a virose e que sua imunidade combaterá a infecção viral, apesar do uso de sintomáticos;
- há necessidade de retorno na ausência de melhora dentro do período previsto ou se piora dos sintomas.

Apesar de não haver evidência científica de benefício das medidas de suporte não medicamentosas (hidratação e limpeza nasal com água ou solução salina),[50] elas podem ser úteis na recuperação e no alívio dos sintomas e não causam danos.

As pessoas com IVAS podem ser afastadas do trabalho ou escola para diminuir a transmissibilidade da virose. O pico de transmissibilidade ocorre junto com o pico de replicação viral e o aumento da carga viral em 2 a 3 dias do início dos sintomas.[51,52] Dessa forma, geralmente, o afastamento é feito por 5 a 7 dias.

Sintomas moderados a severos podem requerer tratamento medicamentoso sintomático. Entretanto, a maior parte das recomendações são fracas a favor do uso ou fortes a favor do não uso. Um resumo das evidências sobre o tratamento sintomático do resfriado comum e medidas preventivas está apresentado no Quadro 154.2.

Quadro 154.2 | **Evidência sobre tratamento sintomático de resfriado comum em adultos e crianças**

	Adultos	Crianças
Paracetamol[53-55]	Pode ajudar no alívio da obstrução nasal e rinorreia, mas não parece melhorar outros sintomas respiratórios (dor de garganta, mal-estar, espirros e tosse) comparado com placebo (GRADE 2B)	Pode ter efeitos antipirético e analgésico no desconforto causado pela febre em crianças, semelhantes ao ibuprofeno, ao cetoprofeno, ao naproxeno e à codeína[55] (GRADE 1B)
	Não há diferenças entre paracetamol e AINEs na analgesia do desconforto causado pelo resfriado[54] (GRADE 1A)	

(Continua)

Quadro 154.2 | Evidência sobre tratamento sintomático de resfriado comum em adultos e crianças *(Continuação)*

	Adultos	Crianças
AINEs[56] (ibuprofeno, cetorofeno, naproxeno, loxoprofeno, fentiazac, fenoprofeno)	Podem ser efetivos no alívio do desconforto geral comparados com placebo ou outros AINEs. Não há evidências claras sobre efeito nos sintomas respiratórios comparado com placebo. O equilíbrio entre benefícios e riscos de efeitos adversos deve ser considerado (GRADE 2B)	Idem adultos
Anti-histamínico + descongestionante + analgésico[57] (loratadina + pseudoefedrina + paracetamol; doxilamina + efedrina + paracetamol + dextrometorfano;** difenidramina + pseudoefedrina + paracetamol)	Pode haver algum efeito na obstrução nasal e rinorreia comparado com placebo. O equilíbrio entre benefícios e risco de efeitos adversos deve ser considerado (GRADE 2B)	Resultados dos estudos em crianças são controversos em relação ao benefício (GRADE 2B)
Anti-histamínicos[57,58] (clorfeniramina, clemastina, brofeniramina, doxilamina, difenidramina, triprolidina, tonzilamina, difenilpiralina)	Não têm um efeito clinicamente significativo na obstrução nasal, na rinorreia ou em espirros comparado com placebo.[58] Uso não recomendado (GRADE 1A)	A falta de evidência da eficácia em crianças e a não melhora significativa dos sintomas respiratórios em adultos leva a concluir que há evidências insuficientes para apoiar o uso em crianças[58] (GRADE 2B)
Anti-histamínico + analgésico (clorfeniramina + ibuprofeno; clorfeniramina + paracetamol; difenidramina + paracetamol; fenilpropanolamina* + paracetamol)	Provavelmente, a associação não tenha efeitos nos sintomas nasais e na tosse em comparação com placebo, outras combinações e paracetamol. Uso não recomendado (GRADE 2B)	Não foram descritos estudos em crianças na revisão sistemática. Uso não recomendado[34]
Anti-histamínico + descongestionante[57] (prometazina + efedrina; clemastina + fenilpropanolamina;* loratadina + pseudoefedrina; tripolidina + pseudoefedrina; dexclorfeniramina + pseudoefedrina; azatadina + pseudoefedrina + dextrometorfano;** carbinozamina + fenilpropanolamina;* fenidramina + fenilpropanolamina* + mepiramina; ebastina + pseudoefedrina)	Houve pequeno efeito nos sintomas nasais comparado com anti-histamínico isolado ou placebo. Em relação à tosse, os resultados são conflitantes, podendo haver algum benefício. O equilíbrio entre benefícios e riscos de efeitos adversos deve ser considerado (GRADE 2B)	Não há efeito nos sintomas do resfriado comum em crianças de 6 meses a 5 anos comparado com placebo. Uso não recomendado (GRADE 1B). Para crianças com 6 a 12 anos, efeito semelhante ao dos adultos. Houve pequeno efeito nos sintomas nasais comparado com anti-histamínico isolado ou placebo. Uso não recomendado (GRADE 1B)
Descongestionantes + analgésico[57] (pseudoefedrina + paracetamol; pseudoefedrina + naproxeno; pseudoefedrina + ibuprofeno; fenilpropanolamina* + paracetamol)	Pode haver algum efeito na obstrução/congestão nasal, mas não na rinorreia, espirros ou tosse em comparação com placebo, descongestionante em monoterapia ou analgésico em monoterapia. Possivelmente não efetivo. O equilíbrio entre benefícios e risco de efeitos adversos deve ser considerado (GRADE 2B)	Foi considerado apenas um ECR, com risco de viés, na revisão sistemática com crianças entre 2 e 16 anos. Uso não recomendado (GRADE 1C)
Dose única de descongestionante oral ou descongestionantes nasais[50] (fenilpropanolamina oral,* pseudoefedrina oral, oximetazolina tópica)	Ambos resultam em pequena redução da obstrução nasal. Uso de descongestionante nasal após 3 dias, pode resultar em rinite rebote[59] (GRADE 2B)	Não foram encontrados ECRs em crianças[59]. Uso não recomendado
Solução salina nasal	Possivelmente, haja benefício no alívio dos sintomas nasais comparado com descongestionante nasal, mas a evidência é limitada (GRADE 2C)	Possivelmente, haja benefício no alívio dos sintomas nasais comparado com descongestionante nasal, mas a evidência é limitada[50] (GRADE 2C)
Pelargonium sidoides[60]	Há evidência limitada sobre benefício *Pelargonium sidoides* (medicamento fitoterápico) nos sintomas nasais comparado com placebo (GRADE 2C)	Não foram encontrados ECRs em crianças. Uso não recomendado
Echinacea[61]	Não há evidência de que Echinacea (medicamento fitoterápico) previna ou diminua sintomas do resfriado comum comparado com placebo (GRADE 2C)	Idem adultos. Uso não recomendado (GRADE 2C)
Antitussígeno[62,63] (dextrometorfano)	Não há evidência de benefício. O equilíbrio entre benefícios e risco de efeitos adversos deve ser considerado[57] (GRADE 2C)	Não foram encontrados estudos em crianças. Uso não recomendado

(Continua)

Quadro 154.2 | Evidência sobre tratamento sintomático de resfriado comum em adultos e crianças *(Continuação)*

	Adultos	Crianças
Sulfato de zinco oral[64] Uso nasal causa anosmia[65]	Uso oral pode reduzir duração dos sintomas comparado com placebo se administrado até 24 horas do início do quadro O equilíbrio entre benefícios e risco de efeitos adversos deve ser considerado (GRADE 2B)	Idem adultos
Expectorantes[66] (guafenesina, acetilcisteína e ambroxol)	Não há evidência de benefício em relação à tosse (GRADE 2C)	Idem adultos
Mel[67]	Pode melhorar a tosse comparado com placebo ou difenidramina (GRADE 2B)	Idem adultos Uso não recomendado para menores de 12 meses[30]
Umidificação do ar, nebulização ou vaporização[68]	Há controvérsia em relação aos benefícios nos sintomas nasais (GRADE 2B)	Há controvérsia em relação aos benefícios nos sintomas nasais (GRADE 2B)

A. Alta qualidade: ECRs bem delineados e executados, produzindo resultados consistentes e aplicáveis e/ou estudos observacionais muito bem delineados e com grandes estimativas de efeito.

B. Moderada qualidade: ECRs com grandes limitações ou estudos observacionais bem delineados com grandes estimativas de efeito.

C. Baixa qualidade: estudos observacionais bem delineados e, ocasionalmente, ECRs* com limitações importantes.

D. Muito baixa qualidade: estudos observacionais mal controlados e observações clínicas não sistemáticas (séries ou relatos de casos).

Grau de recomendação GRADE:

1. Forte: os benefícios compensam claramente os riscos para a maioria, se não todos, dos pacientes.

2. Fraca: benefícios e riscos são pouco equilibrados e/ou incertos.

O grau de recomendação refere-se à força da evidência de apoio em que a recomendação se baseia. Não reflete a importância clínica da recomendação.

*Fenilpropanolamina =anti-histamínico suspenso pela Anvisa (RDC96/2000).

**Dextrometorfano = antitussígeno.

AINEs, anti-inflamatórios não esteroides; ECRs, ensaios clínicos randomizados.
Fonte: Adaptado de Balshem e colaboradores[69] e Brasil.[70]

Gripe

Como no resfriado comum, o tratamento da síndrome gripal é sintomático para adultos e crianças saudáveis, assim como as recomendações gerais e de afastamento do trabalho ou da escola. O Ministério da Saúde (MS) recomenda tratamento com medicamento antiviral (oseltamivir) para pessoas com síndrome gripal com fatores de risco, a fim de diminuir a probabilidade de complicações.[35] Além disso, recomenda quimioprofilaxia com oseltamivir para casos específicos, com o objetivo de diminuir a probabilidade de os contatos desenvolverem a doença e de aumento da circulação/transmissão viral.[35]

Entretanto, as recomendações estão sendo revistas, diante da constatação de efeitos adversos psiquiátricos em crianças;[71] de possível efeito do oseltamivir na resposta humoral, o que reduziria tempo de sintomas, mas não a replicação e carga viral e definição pouco clara dos critérios diagnósticos das complicações nos estudos publicados.[72]

Diante das evidencias limitadas de benefício, a justificativa para uso do oseltamivir em pessoas com síndrome gripal com fatores de risco para complicação deixou de estar fortemente embasada. Entretanto, até o presente momento, as recomendações do protocolo de tratamento da influenza do MS ainda estão vigentes no Brasil.[35]

Pessoas com síndrome gripal sem fatores de risco para complicações e ausência de sinais de piora do estado clínico podem ser acompanhadas na APS e receber tratamento sintomático, se necessário.

Pessoas com fatores de risco (Quadro 154.3) ou com sinais de piora do estado clínico (Quadro 154.4) têm indicação de iniciar medicação sintomática, oseltamivir e de solicitação de radiografia torácica ou outros exames conforme avaliação clínica. Como, em geral, exames complementares não estão prontamente disponibilizados na APS, a pessoa pode ser referenciada para o pronto atendimento, devendo ser reavaliada em 48 horas. Lembrando que a indicação do uso de oseltamivir para pessoas com síndrome gripal e apenas com fatores de risco está sendo revista.[73]

Recomenda-se referenciar à emergência hospitalar pessoas com sinais de SRAG. A SRAG é definida como síndrome gripal com dispneia ou presença de sinais de gravidade apresentados no Quadro 154.5.[35] Os sinais de SRAG sugerem infecção do parênquima pulmonar. Em geral, essa pneumonia viral primária apresenta um padrão reticular ou reticulonodular, com ou sem consolidação na radiografia de torácica, e é observada em pessoas com fatores de risco.

Laringite aguda

As recomendações de tratamento sintomático para laringite aguda são semelhantes ao do resfriado comum, assim como as recomendações em relação aos cuidados gerais e de afastamento do trabalho ou escola. Também pode ser orientado repouso da voz, bem como hidratação. Não há recomendação de uso de corticoides por via oral (VO) para o alívio da rouquidão.[76] O uso de corticoides em dose única foi avaliado em casos de dor de garganta em uso de antibiótico[77,78] (ver Cap. 187, Dor de garganta), não sendo investigado o uso para sintomas como rouquidão.

Laringotraqueíte aguda (crupe)

Na APS, a observação do estridor inspiratório, da ansiedade e da posição ancorada com a boca aberta (mento hiperestendido para facilitar a respiração), características do crupe viral ou da epiglotite aguda, é suficiente para indicar referenciamento imediato da criança à emergência.

O tratamento medicamentoso sugerido para os casos leves de crupe (escore de Westley: 0-2) é uma dose única de dexametasona, VO, (0,15-0,6 mg/kg – apresentação dexametasona elixir 0,1 mg/mL[79] – dose máxima de 16 mg), pois o uso demonstrou reduzir a duração dos sintomas obstrutivos e a necessidade de internação hospitalar.[31,80] Os casos leves são atendidos na emergência e orientados a realizar tratamento sintomático em casa e acompanhamento na APS com reavaliação em 24 horas.[43] Em casos moderados a graves de crupe (Westley ≥ 3), a nebulização com adrenalina racêmica 2,25%, 0,05 mL/kg/dose (máximo de 0,5 mL), em 3 mL de solução fisiológica (SF) ou 0,5 mL/kg/dose (máximo de 5 mL) de adrenalina comum 1:1.000 em 3 a 5 mL de SF é necessária.[81,82] Também é recomendado o uso de corticoide (dexametasona) por via menos invasiva possível nessa ordem: VO, intravenosa (IV) ou intramuscular (IM).[83] Pessoas com escore de Westley ≥ 3, geralmente, não requerem internação, mas pessoas com escore ≥ 8, em geral, necessitam internação hospitalar.

Epiglotite aguda

A epiglotite aguda exige abordagem emergencial com vistas à manutenção da via aérea pérvia, oxigenoterapia a 100%, até a equipe de atendimento emergencial chegar ao local, e antibioticoterapia empírica para Hib, *Streptococcus pneumoniae*, EBHGA, de Lancefield, e *Staphylococcus aureus* a ser administrado no atendimento hospitalar.[84] Assim, é necessário pronto-reconhecimento e referenciamento à emergência hospitalar, pois pode ser necessária intubação orotraqueal ou até mesmo cricotirotomia, se intubação ou uso de máscara laríngea for inviável.[26,84]

Quadro 154.3 | Fatores de risco para complicações da influenza[20,74,75]

- ▶ População indígena
- ▶ Gestantes
- ▶ Puérperas até 2 semanas após o parto
- ▶ Crianças ≤ 2 anos
- ▶ Adultos ≥ 60 anos
- ▶ Pessoas com pneumopatias (incluindo asma)
- ▶ Pessoas com DCVs (excluindo HAS); doenças hematológicas (incluindo anemia falciforme)
- ▶ Pessoas com distúrbios metabólicos (incluindo DM)
- ▶ Pessoas com transtornos neurológicos e do desenvolvimento que possam comprometer a função respiratória ou aumentar o risco de aspiração (disfunção congênita, lesões medulares, epilepsia, paralisia cerebral, síndrome de Down, AVC ou doenças neuromusculares)
- ▶ Pessoas com imunossupressão (medicamentos, neoplasias, HIV/Aids)
- ▶ Pessoas com nefropatias e hepatopatias

DM, diabetes melito; DCVs, doenças cardiovasculares; HAS, hipertensão arterial sistêmica; HIV, vírus da imunodeficiência humana; Aids, síndrome da imunodeficiência adquirida; AVC, acidente vascular cerebral.
Fonte: Brasil.[35]

Quadro 154.4 | Sinais de piora do estado clínico

- ▶ Persistência ou agravamento da febre por mais de 3 dias
- ▶ Miosite comprovada por CPK (≥ 2-3 vezes)
- ▶ Alteração do sensório
- ▶ Desidratação
- ▶ Em crianças, exacerbação dos sintomas gastrintestinais

CPK, creatinofosfocinase.
Fonte: Brasil.[35]

Quadro 154.5 | Sinais de síndrome respiratória aguda grave

- ▶ Síndrome gripal e dispneia ou presença de um dos sinais de gravidade:
- ▶ Saturação de SpO_2 < 95% em ar ambiente
- ▶ Sinais de desconforto respiratório ou aumento da FR avaliada de acordo com a idade
- ▶ Piora nas condições clínicas de doença de base
- ▶ Hipotensão em relação à PA habitual do paciente
- ▶ Pessoa de qualquer idade com quadro de IRpA durante período sazonal

SpO_2, saturação periférica da hemoglobina pelo oxigênio; FR, frequência respiratória; PA, pressão arterial; IRpA, insuficiência respiratória aguda.
Fonte: Brasil.[35]

> ### Erros mais frequentemente cometidos
> - ▶ Prescrição desnecessária de medicamentos sintomáticos.
> - ▶ Prescrição desnecessária de antibióticos.

Atividades preventivas e de educação

As ações preventivas têm como objetivos evitar casos novos de IVAS; reduzir a transmissão viral, na presença de doença; e evitar a prescrição e o uso desnecessário de medicamentos/procedimentos (prevenção quaternária). As principais evidências sobre medidas preventivas[30] específicas para as IVAS estão descritas no Quadro 154.6. As ações de prevenção quaternária podem ser aprofundadas no Cap. 31, Prevenção quaternária – primeiro não causar dano.

Quadro 154.6 | Evidência sobre medidas preventivas para reduzir incidência e transmissão das infecções das vias aéreas superiores

Ações preventivas para reduzir incidência das IVAS	
Vitamina C[87]	Não há evidência que a suplementação de vitamina C reduza a incidência de resfriado ou reduza sintomas
	Suplementação não recomendada (GRADE 1A)
Sulfato de zinco oral[64] Uso nasal causa anosmia[65]	Não há evidência de que a suplementação previna resfriado
	Uso não recomendado (GRADE 2B)
Vitamina D8[8,89]	Resultados conflituosos em relação à prevenção de IVAS[90]
	Dois ECRs bem desenhados mostram não haver evidência de que a suplementação de vitamina D previna resfriado
	Uso não recomendado (GRADE 1A)
Vitamina E[91]	Não há evidência de que a suplementação de 200 UI/dia de vitamina E previna de resfriado.[92] Suplementação ≥ 400 UI/dia pode aumentar mortalidade
	Não foram encontrados estudos em crianças
	Uso não recomendado (GRADE 1A)
Alho[93]	Um ECR mostrou menor proporção de resfriado com uso comparado ao placebo. Há evidência limitada sobre os efeitos do alho na prevenção de resfriado comum
	Estudos realizados em crianças não preencheram critérios de inclusão para revisão sistemática
Probióticos[94] (*Lactobacillus* e *Bifidobacterium*)	Há evidência de benefício no número de episódios e duração dos episódios comparado com placebo, mas os estudos são de baixa qualidade (GRADE 2C)
Exercício físico[95]	Exercício regular de moderada intensidade pode prevenir episódios de resfriado comum (GRADE 1A)
Vacinação Hib[96]	Efetiva em prevenir meningite e doenças invasivas (GRADE 1B)
Vacinação dTpa[22]	Após a introdução no calendário vacinal infantil, houve redução significativa da incidência de crupe por difteria
Vacinação MMR[97,98]	Efetiva em prevenir infecções por sarampo, caxumba e rubéola e, possivelmente, hospitalizações
Vacina para influenza[85,86]	Ver Quadro 154.3
Ações preventivas com objetivo de reduzir transmissão das IVAS	
Lavagem das mãos[99]	A lavagem das mãos frequente com ou sem antissépticos (álcool gel 62%), principalmente em crianças, diminui a transmissão viral (GRADE 2C)
	Faltam evidências/estudos sobre a efetividades das ações educativas para lavagem das mãos
Uso de máscara facial[100,101]	O benefício do uso de máscaras faciais para evitar contágio ainda é pouco estudado, sobretudo na APS
	O uso de máscaras por profissionais de saúde para prevenir contágio por paciente ao nível hospitalar não mostrou diminuir episódios de resfriado comum[102] (GRADE 1B)
Desinfecção de fômites[103]	Desinfecção de fômites (superfícies) parece estar associado à diminuição da transmissão e à prevenção de episódios

Alta qualidade: ECRs bem delineados e executados, produzindo resultados consistentes e aplicáveis e/ou estudos observacionais muito bem delineados e com grandes estimativas de efeito.

Moderada qualidade: ECRs com grandes limitações ou estudos observacionais bem delineados com grandes estimativas de efeito.

Baixa qualidade: estudos observacionais bem delineados e, ocasionalmente, ECRs* com limitações importantes.

Muito baixa qualidade: estudos observacionais mal controlados e observações clínicas não sistemáticas (séries ou relatos de casos).

Grau de recomendação GRADE:

1. Forte: os benefícios compensam claramente os riscos para a maioria, se não todos, dos pacientes.
2. Fraca: benefícios e riscos são pouco equilibrados e/ou incertos.

*Fenilpropanolamina = anti-histamínico suspenso pela Anvisa (RDC96/2000).

**Dextrometorfano = antitussígeno

Hib, *haemophilus influenzae* tipo B; dTpa, vacina dupla bacteriana contra difteria e tétano; MMR, vacina contra sarampo (*measles*), caxumba (*mumps*) e rubéola (*rubella*); IVAS, infecções das vias aéreas superiores; ECRs, ensaios clínicos randomizados.

Fonte: Adaptado de Balshem e colaboradores[69] e Brasil.[70]

Em relação à vacinação para influenza, foram realizadas revisões sistemáticas para avaliar a sua efetividade em crianças, adultos, idosos, pessoas com comorbidades, pessoas institucionalizadas e profissionais de saúde. Uma recente revisão de Østerhus[85] sistematizou as principais evidências da vacinação para esses grupos, o quais estão apresentados no Quadro 154.7. A conclusão foi de que a qualidade dos estudos foi baixa e os dados sobre os efeitos adversos foram escassos, demonstrando a necessidade de ECRs sobre o assunto. Diante das limitações, há vários questionamentos sobre a real necessidade de adotar a vacinação como estratégia de saúde pública preventiva de casos de influenza na população.[86]

Papel da equipe multiprofissional

Quando a pessoa com queixas respiratórias busca por atendimento na unidade de saúde, recomenda-se que a equipe identifique, imediatamente, sinais de obstrução respiratória aguda. A educação permanente e continuada da equipe, baseada na atualização do conhecimento e desenvolvimento/treinamento de habilidades de comunicação (simulação de casos), podem ser estratégias para tornar o cuidado das pessoas mais efetivo.

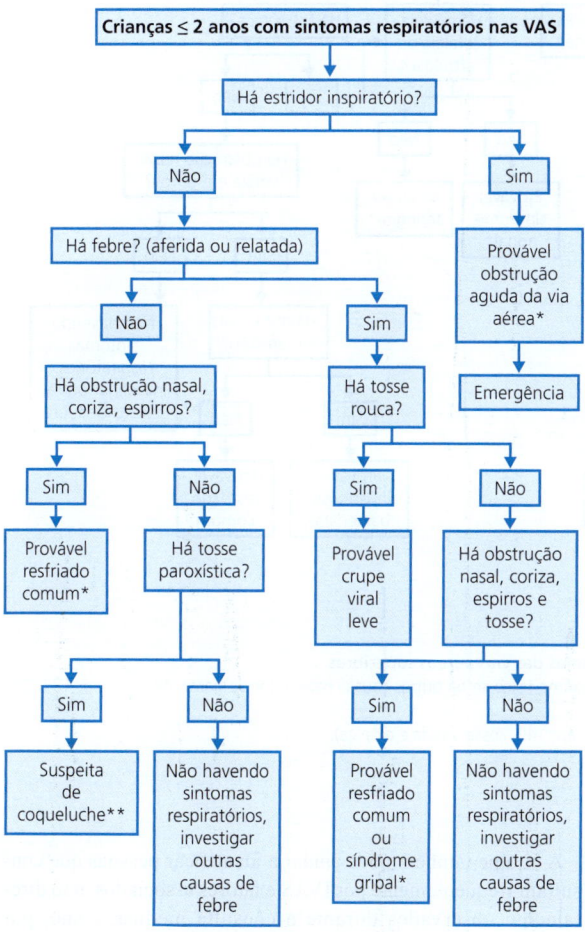

▲ **Figura 154.1**
Fluxograma sugerido para avaliação da criança ≤ 2 anos com sintomas das vias aéreas superiores.
*Verificar no exame físico se há outras causas, como adenovirose ou herpangina (ver Cap. 187, Dor de garganta).
**Verificar se há outras causas para a tosse, como asma ou reação alérgica (ver Cap. 149, Tosse aguda e crônica).
VAS, vias aéreas superiores.

Quadro 154.7 | Evidências sobre a efetividade da vacina para influenza conforme populações

População	Principais conclusões
Crianças	A vacinação resulta em redução de casos novos de influenza em maiores de 2 anos e menores de 6 anos
	Não foi encontrada evidência de redução de otite média, IVAI, hospitalizações e mortalidade geral
Adultos saudáveis (16-65 anos) Incluiu gestantes	A vacina tem efeito modesto em reduzir casos novos de influenza e absenteísmo ao trabalho
	Não foi encontrada evidência de diminuição de complicações, procura por consultas médicas, hospitalização ou uso de antibióticos
	A maior parte dos estudos foi financiada pela indústria farmacêutica e apresentou discrepâncias nos dados apresentados
	Autores concluíram que não há evidência de benefício da vacinação nessa população
Idosos	NNV para evitar um caso de gripe (NNV) = 30
	Nenhum efeito na redução de casos de pneumonia e na mortalidade geral
	Evidência fraca de efetividade e segurança
	Estudos com risco alto de vieses
	A maior parte dos estudos foi financiada pela indústria farmacêutica
Cuidadores de pessoas ≥ 60 anos ou moradores de casas de longa permanência	Há insuficiente evidência de impacto da vacinação dos profissionais na incidência de gripe nessa população para justificar a vacinação desse grupo de pessoas
Pessoas com DPOC	Pode haver algum benefício em reduzir número de exacerbações do DPOC
	Conclusão baseada em dois estudos com 55 e 125 participantes que foram vacinados com vírus inativado
Pessoas com asma (crianças maiores de 2 anos e adultos)	O efeito da vacinação em prevenir exacerbação da asma, complicações e mortalidade é incerto
	Não há evidência para embasar a adoção da vacinação nessa população
Pessoas com fibrose cística	Não há evidência para embasar a adoção da vacinação nessa população
Crianças em tratamento quimioterápico	Essa população pode desenvolver resposta imune frente à vacinação, mas não é certo se a imunidade desenvolvida previne futuras infecções por influenza ou complicações
Adultos imunocomprometidos (câncer)	A evidência é fraca a favor da vacinação nessa população com o objetivo de reduzir incidência de gripe, pneumonia, hospitalizações e mortalidade
Pessoas com neoplasia hematológica	A vacina inativada pode reduzir infecções respiratórias e hospitalizações, mas a qualidade dos estudos é baixa
Pessoas acima de 18 anos com DCV	Não é possível afirmar que a vacinação previna IAM nessa população

DPOC, doença pulmonar obstrutiva crônica; IVAI, infecções das vias aéreas inferiores; IAM, infarto agudo do miocárdio; DCV, doença cardiovascular; NNV, número necessário vacinar.

Fonte: Adaptado de Østerhus.[85]

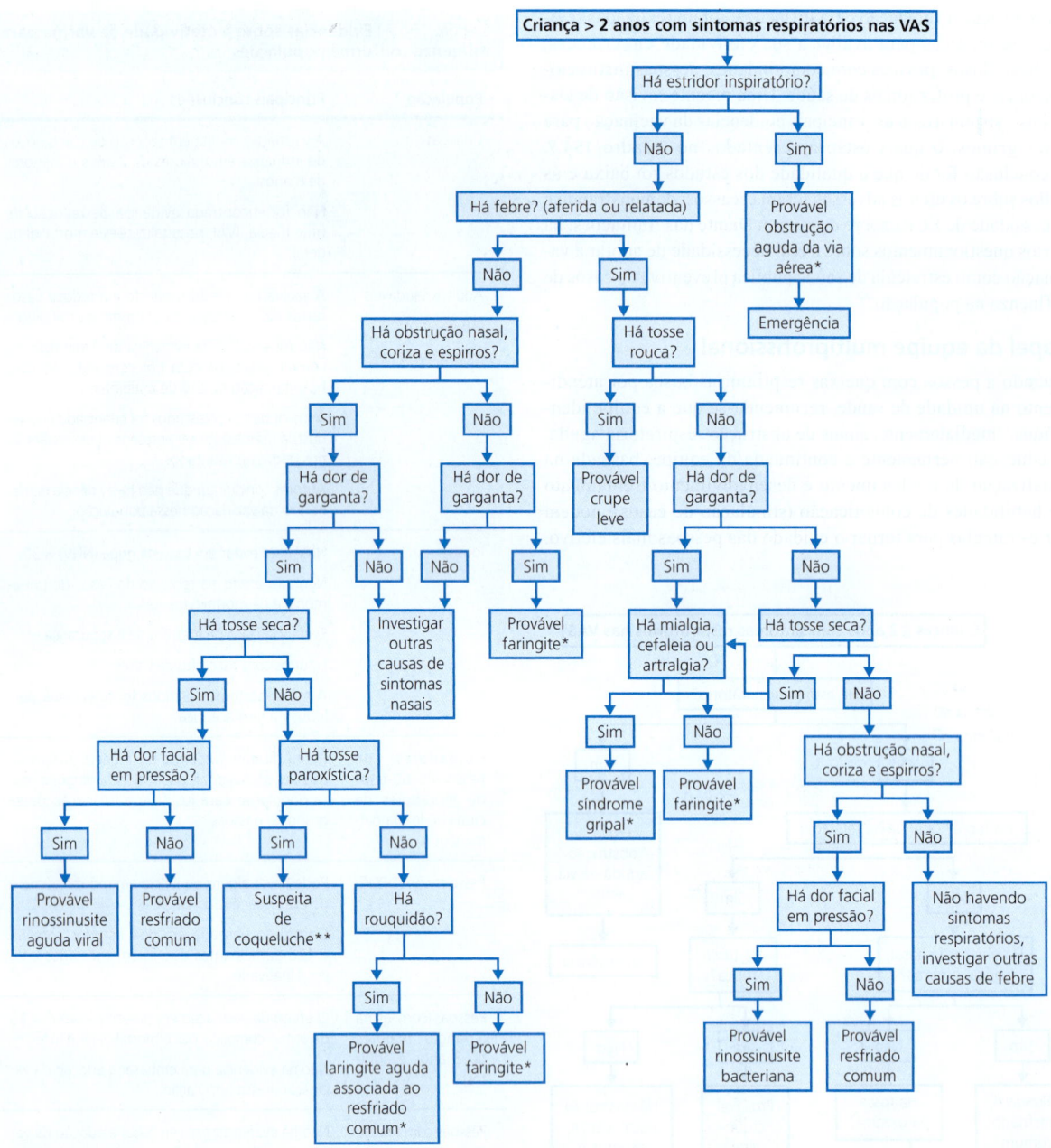

▲ **Figura 154.2**
Fluxograma sugerido para avaliação da criança maior de 2 anos com sintomas das vias aéreas superiores.
*Investigar diagnósticos diferenciais de síndrome gripal e verificar na história e exame físico se há outras causas para a dor de garganta (ver Cap. 187, Dor de garganta).
**Verificar se há outras causas para a tosse, como asma ou reação alérgica (ver Cap. 149, Tosse aguda e crônica).
VAS, vias aéreas superiores.

Além disso, o planejamento e o desenvolvimento de protocolos de fluxos de atendimento podem ser feitos pela própria equipe, com o objetivo de definir os papéis de cada profissional na assistência emergencial e no cuidado da pessoa após episódio de IVAS. Para aprofundar os conhecimentos sobre desenvolvimento profissional continuado e metodologias de ensino, consultar Cap. 53, Metodologias de ensino médico, e Cap. 58, Desenvolvimento profissional continuado.

A equipe também pode ajudar a identificar pessoas que consultam frequentemente por IVAS e fatores associados, não diretamente observados durante a consulta médica, como, por exemplo, situações de vulnerabilidade, violência, cuidados precários, abuso de substâncias, conflitos familiares, risco familiar, etc. Essas informações podem ajudar na elaboração do plano terapêutico da pessoa.

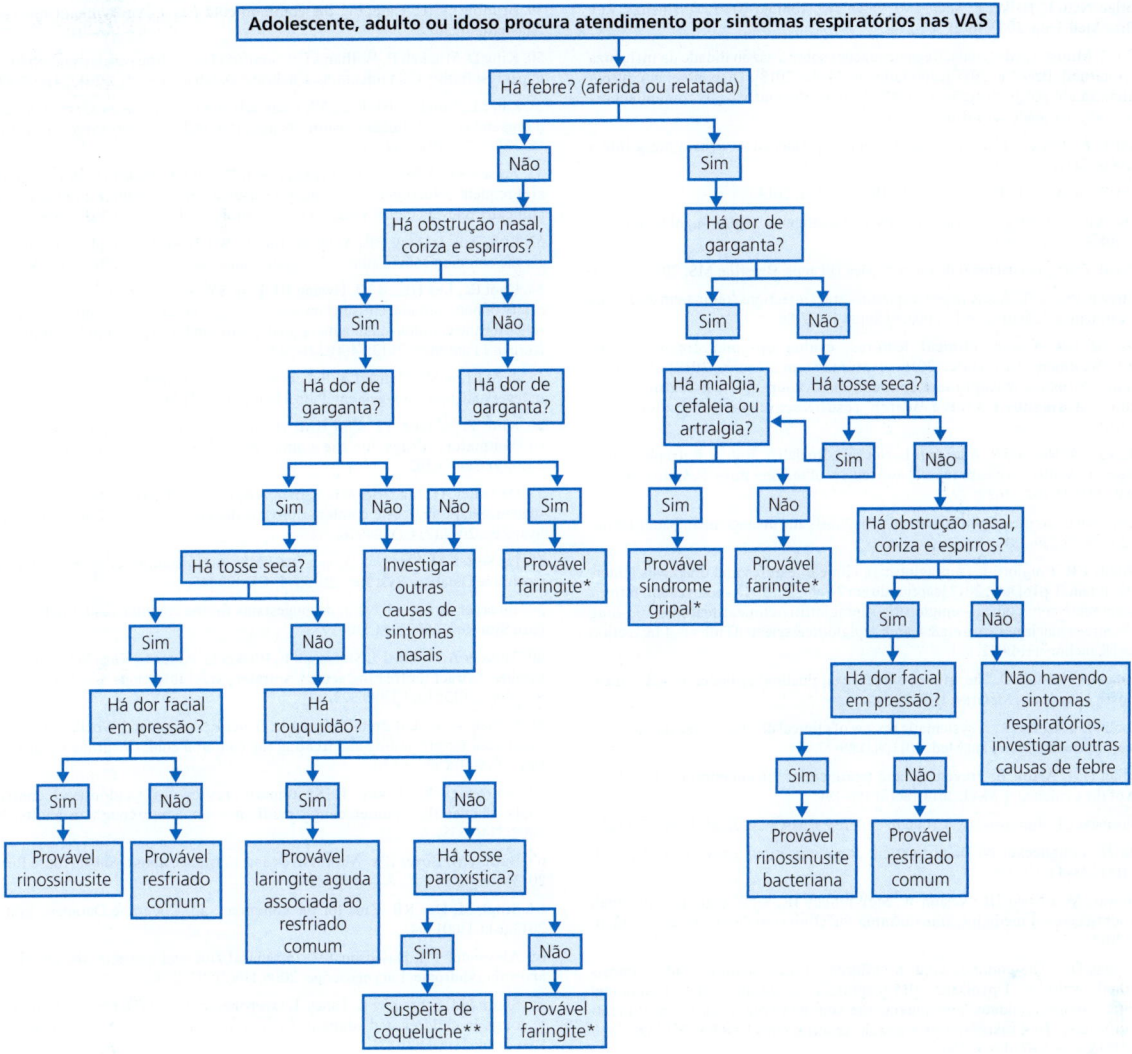

▲ **Figura 154.3**
Fluxograma sugerido para avaliação de adolescentes, adultos ou idosos com sintomas das vias aéreas superiores.
*Investigar diagnósticos diferenciais de síndrome gripal e verificar na história e exame físico se há outras causas para a dor de garganta (ver Cap. 187, Dor de garganta).
**Verificar se há outras causas para a tosse, como asma ou reação alérgica (ver Cap. 149, Tosse aguda e crônica).
VAS, vias aéreas superiores.

REFERÊNCIAS

1. Worrall G. Common cold. Can Fam Physician. 2007;53(10):1735-1736.

2. Dasaraju PV, Liu C. Infections of the respiratory system. In: Baron S, editor. Medical microbiology. Galveston: University of Texas Medical Branch; 1996.

3. Grief SN. Upper respiratory infections. Prim Care. 2013;40(3):757-770.

4. St Sauver JL, Warner DO, Yawn BP, Jacobson DJ, McGree ME, Pankratz JJ, et al. Why patients visit their doctors: assessing the most prevalent conditions in a defined American population. Mayo Clin Proc. 2013;88(1):56-67.

5. Esperança AC, Cavalcante RB, Marcolino C. Estudo da demanda espontânea em uma unidade de saúde da família de uma cidade de médio porte do interior de Minas Gerais, Brasil. Rev Min Enferm. 2006;10(1):30-36.

6. Gusso GDF, Lotufo P, Benseñor I. M. Avaliação da probabilidade pré-teste em atenção primária à saúde usando a Classificação Internacional de Atenção Primária 2 (CIAP-2). Rev Bras Med Fam Comunidade. 2013;8(27):112-120.

7. Pimentel ÍRS, Coelho BC, Lima JC, Ribeiro FG, Sampaio FPC, Pinheiro RP, et al. Caracterização da demanda em uma Unidade de Saúde da Família. Rev Bras Med Fam Comunidade. 2011;6(20):175-181.

8. Jain N, Lodha R, Kabra SK. Upper respiratory tract infections. Indian J Pediatr. 2001;68(12):1135-1138.

9. Bramley TJ, Lerner D, Sames M. Productivity losses related to the common cold. J Occup Environ Med. 2002;44(9):822-829.

10. Fendrick AM, Monto AS, Nightengale B, Sarnes M. The economic burden of non–influenza-related viral respiratory tract infection in the United States. Arch Intern Med. 2003;163(4):487-494.

11. Brasil, Ministério da Saúde. Portaria nº 221, de 17 de abril de 2008 [Internet]. Brasília; 2008 [capturado em 24 abr. 2018]. Disponível em: http://bvsms.saude.gov.br/bvs/saudelegis/sas/2008/prt0221_17_04_2008.html.

12. Zalvan CH, Jones J. Common causes of hoarseness in children [Internet]. Waltham: UpToDate; 2017 [capturado em 24 abr. 2018]. Disponível em: https://www.uptodate.com/contents/common-causes-of-hoarseness-in-children?source=search_result&search=laringite&selectedTitle=3~103.

13. II Diretrizes brasileiras no manejo da tosse crônica. J Bras Pneumol.2006; 32:403-446.

14. J Jacobs SE, Lamson DM, St George K, Walsh TJ. Human rhinoviruses. Clin Microbiol Rev. 2013;26(1):135-162.

15. Foxman EF, Storer JA, Fitzgerald ME, Wasik BR, Hou L, Zhao H, et al. Temperature-dependent innate defense against the common cold virus limits viral replication at warm temperature in mouse airway cells. Proc Natl Acad Sci U S A. 2015;112(3):827-832.

16. Patel ZM, Hwang PH. Acute sinusitis and rhinosinusitis in adults: clinical manifestations and diagnosis [Internet]. Waltham: UpToDate; 2018 [capturado em 26 abr. 2018]. Disponível em: https://www.uptodate.com/contents/acute-sinusitis-and-rhinosinusitis-in-adults-clinical-manifestations-and-diagnosis?search=sinusitis&source=search_result&selectedTitle=3~150&usage_type=default&display_rank=3.

17. Forleo-Neto E, Halker E, Santos VJ, Paiva TM, Toniolo-Neto J. Influenza. Rev Soc Bras Med Trop. 2003;36(2):267-274.

18. Brasil, Ministério da Saúde. Recomendações sobre a sazonalidade da influenza 2017 [Internet]. Brasília; 2017 [capturado em 24 abr. 2018]. Disponível em: http://portalms.saude.gov.br/noticias/svs/28249-nota-informativa-e-recomendacoes--sobre-a-sazonalidade-da-influenza-2017.

19. Tellier R. Review of aerosol transmission of Influenza A virus. Emerg Infect Dis. 2006;12(11):1657-1662.

20. Brasil. Guia de vigilância em saúde. Brasília: MS; 2014.

21. Dworkin JP. Laryngitis: types, causes, and treatments. Otolaryngol Clin North Am. 2008;41(2):419-36, ix.

22. Brasil. Programa nacional de imunizações: 30 anos. Brasília: MS; 2003.

23. Pitrez P, Pitrez JL. Acute upper respiratory tract infections: outpatient diagnosis and treatment. J Pediatr (Rio J). 2003;79 Suppl 1:S77-86.

24. Woods CR. Croup: clinical features, evaluation, and diagnosis [Internet]. Waltham: UpToDate; 2016 [capturado em 24 abr. 2018]. Disponível em: https://www.uptodate.com/contents/croup-clinical-features-evaluation-and-diagnosis?source=search_result&search=croup&selectedTitle=2~63.

25. Harkani A, Hassani R, Aderdour L, Nouri H, Rochdi Y, Raji A. Retropharyngeal abscess in adults: five case reports and review of the literature. ScientificWorldJournal. 2011;11:1623-1629.

26. Abdallah C. Acute epiglottitis: trends, diagnosis and management. Saudi J Anaesth. 2012;6(3):279-281.

27. Woods CR. Epiglottitis (supraglottitis): clinical features and diagnosis [Internet]. Waltham: UpToDate; 2017 [capturado em 24 abr. 2018]. Disponível em: https://www.uptodate.com/contents/epiglottitis-supraglottitis-clinical-features-and-diagnosis?source=machineLearning&search=epiglotite&selectedTitle=1~44&sectionRank=1&anchor=H14#H2.

28. Simel DL, Rennie D. The rational clinical examination: evidence-based clinical diagnosis. New York: McGraw Hill; 2009.

29. Ebell MH, Afonso A. A systematic review of clinical decision rules for the diagnosis of Influenza. Ann Fam Med. 2011;9(1):69-77.

30. Allan GM, Arroll B. Prevention and treatment of the common cold: making sense of the evidence. CMAJ. 2014;186(3):190-199.

31. Bjornson CL, Johnson DW. Croup in children. CMAJ. 2013;185(15):1317-1323.

32. Ha JF, Longnecker N. Doctor-patient communication: a review. Ochsner J. 2010;10(1):38-43.

33. Stewart M, Brown JB, Weston W, McWhinney IR, McWilliam CL, Freeman T. Patient-centered medicine: transforming the clinical method. 3rd ed. London: CPD; 2013.

34. Pappas DE. The common cold in children: clinical features and diagnosis [Internet]. Waltham: UpToDate; 2015 [capturado em 24 abr. 2018]. Disponível em: https://www.uptodate.com/contents/the-common-cold-in-children-clinical--features-and-diagnosis?source=search_result&search=RESFRIADO%20COMUM&selectedTitle=4~150#.

35. Brasil. Protocolo de tratamento da influenza: 2015. Brasília: MS; 2015.

36. Worm M, Babina M, Hompes S. Causes and risk factors for anaphylaxis. J Dtsch Dermatol Ges. 2013;11(1):44-50.

37. Bochkov YA, Gern JE. Rhinoviruses and their receptors: implications for allergic disease. Curr Allergy Asthma Rep. 2016;16(4):30.

38. Gern JE. Viral respiratory infection and the link to asthma. Pediatr Infect Dis J. 2004;23(1 Suppl):S78-86.

39. da Silva TM, Alvarenga MR, Oliveira MA. Evaluation of the vulnerability of families assisted in Primary Care in Brazil. Rev Lat Am Enfermagem. 2012;20(5):935-43.

40. Brasil. Saúde da criança: crescimento e desenvolvimento. Brasília: MS; 2012.

41. Brasil. Envelhecimento e saúde da pessoa idosa. Brasília: MS; 2006.

42. Westley CR, Cotton EK, Brooks JG. Nebulized racemic epinephrine by IPPB for the treatment of croup: a double-blind study. Am J Dis Child. 1978;132(5):484-487.

43. Yang WC, Lee J, Chen CY, Chang YJ, Wu HP. Westley score and clinical factors in predicting the outcome of croup in the pediatric emergency department. Pediatr Pulmonol. 2017;52(10):1329-1334.

44. Zumla A, Al-Tawfiq JA, Enne VI, Kidd M, Drosten C, Breuer J, et al. Rapid point of care diagnostic tests for viral and bacterial respiratory tract infections: needs, advances, and future prospects. Lancet Infect Dis. 2014;14(11):1123-1135.

45. Ventola CL. The antibiotic resistance crisis. P T. 2015;40(4): 277-283.

46. World Health Organization. Antiviral use and the risk of drug resistance [Internet]. Geneve; 2009 [capturado em 25 abr. 2018]. Disponível em: http://www.who.int/csr/disease/swineflu/notes/h1n1_antiviral_use_20090925/en/.

47. Centers for Disease Control and Prevention. Influenza antiviral drug resistance: questions and answers [Internet]. Atlanta; 2009 [capturado em 25 abr. 2018]. Disponível em: https://www.cdc.gov/flu/about/qa/antiviralresistance.htm.

48. Brendish NJ, Malachira AK, Armstrong L, Houghton R, Aitken S, Nyimbili E, et al. Routine molecular point-of-care testing for respiratory viruses in adults presenting to hospital with acute respiratory illness (ResPOC): a pragmatic, open--label, randomised controlled trial. Lancet Respir Med. 2017;5(5):401-11.

49. Bruning AHL. Catching the common cold [tese]. Amsterdam:University of Amsterdam; 2017.

50. King D, Mitchell B, Williams CP, Spurling GK. Saline nasal irrigation for acute upper respiratory tract infections. Cochrane Database Syst Rev. 2015;(4):CD006821.

51. Lau LL, Cowling BJ, Fang VJ, Chan KH, Lau EH, Lipsitch M, et al. Viral shedding and clinical illness in naturally acquired influenza virus infections. J Infect Dis. 2010;201(10):1509-1516.

52. Jansen RR, Wieringa J, Koekkoek SM, Visser CE, Pajkrt D, Molenkamp R, et al. Frequent detection of respiratory viruses without symptoms: toward defining clinically relevant cutoff values. J Clin Microbiol. 2011;49(7): 2631-2636.

53. Li S, Yue J, Dong BR, Yang M, Lin X, Wu T. Acetaminophen (paracetamol) for the common cold in adults. Cochrane Database Syst Rev. 2013;(7):CD008800.

54. Choi IK, Lee HK, Ji YJ, Hwang IH, Kim SY. A comparison of the efficacy and safety of non-steroidal anti-inflammatory drugs versus acetaminophen in symptom relief for the common cold: a meta-analysis of randomized controlled trial studies. Korean J Fam Med. 2013;34(4):241-249.

55. de Martino M, Chiarugi A. Recent advances in pediatric use of oral paracetamol in fever and pain management. Pain Ther. 2015;4(2):149-168.

56. Kim SY, Chang YJ, Cho HM, Hwang YW, Moon YS. Non-steroidal anti--inflammatory drugs for the common cold. Cochrane Database Syst Rev. 2015;(9):CD006362.

57. De Sutter AI, van Driel ML, Kumar AA, Lesslar O, Skrt A. Oral antihistamine--decongestant-analgesic combinations for the common cold. Cochrane Database Syst Rev. 2012;(2):CD004976.

58. De Sutter AI, Saraswat A, van Driel ML. Antihistamines for the common cold. Cochrane Database Syst Rev. 2015;(11):CD009345.

59. Taverner D, Latte J. Nasal decongestants for the common cold. Cochrane Database Syst Rev. 2007;(1):CD001953.

60. Timmer A, Günther J, Motschall E, Rücker G, Antes G, Kern WV. Pelargonium sidoides extract for treating acute respiratory tract infections. Cochrane Database Syst Rev. 2013;(10):CD006323.

61. Karsch-Völk M, Barrett B, Kiefer D, Bauer R, Ardjomand-Woelkart K, Linde K. Echinacea for preventing and treating the common cold. Cochrane Database Syst Rev. 2014;(2):CD000530.

62. Schroeder K, Fahey T. Systematic review of randomised controlled trials of over the counter cough medicines for acute cough in adults. BMJ. 2002;324(7333):329-331.

63. Burns JM, Boyer EW. Antitussives and substance abuse. Subst Abuse Rehabil. 2013; 4:75-82.

64. Singh M, Das RR. Zinc for the common cold. Cochrane Database Syst Rev. 2013;(6):CD001364.

65. Alexander TH, Davidson TM. Intranasal zinc and anosmia: the zinc-induced anosmia syndrome. Laryngoscope. 2006;116(2):217-220.

66. Smith SM, Schroeder K, Fahey T. Over-the-counter (OTC) medications for acute cough in children and adults in community settings. Cochrane Database Syst Rev. 2014;(11):CD001831.

67. Grogan SP, Egitto EA. Honey for acute cough in children. Cochrane Database Syst Rev. 2012;(3):CD007094.

68. Singh M, Singh M. Heated, humidified air for the common cold. Cochrane Database Syst Rev. 2011;(5):CD001728.

69. Balshem H, Helfand M, Schünemann HJ, Oxman AD, Kunz R, Brozek J, et al. GRADE guidelines: 3. Rating the quality of evidence. J Clin Epidemiol. 2011;64(4):401-406.

70. Brasil, Ministério da Saúde. Diretrizes metodológicas: sistema GRADE – manual de avaliação da qualidade da evidência e força da recomendação para tomada de decisão em saúde. Brasília: MS; 2014.

71. Sott. Tamiflu linked to 'abnormal behavior' in children [Internet]. 2007 [capturado em 25 abr. 2018]. Disponível em: https://www.sott.net/article/145619-Tamiflu--Linked-to-Abnormal-Behavior-in-Children-Label-Changes-Sought.

72. Doshi P, Jones M, Jefferson T. Rethinking credible evidence synthesis. BMJ. 2012;344:d7898.

73. Ebell MH. WHO downgrades status of oseltamivir. BMJ. 2017;358:j3266.

74. Van Kerkhove MD, Vandemaele KA, Shinde V, Jaramillo-Gutierrez G, Koukounari A, Donnelly CA, et al. Risk factors for severe outcomes following 2009 Influenza A (H1N1) infection: a global pooled analysis. PLoS Med. 2011;8(7):e1001053.

75. Mertz D, Kim TH, Johnstone J, Lam PP, Science M, Kuster SP, et al. Populations at risk for severe or complicated influenza illness: systematic review and meta--analysis. PLoS One. 2014;9(3):e89697.

76. Randel A. Guidelines for the diagnosis and management of hoarseness. Am Fam Physician. 2010;81(10):1292-1296.

77. Bergeson P, Rogers N, Prasad S. Corticosteroids for a sore throat? J Fam Pract. 2013;62(7):372-374.

78. Hayward G, Thompson MJ, Perera R, Glasziou PP, Del Mar CB, Heneghan CJ. Corticosteroids as standalone or add-on treatment for sore throat. Cochrane Database Syst Rev. 2012;10:CD008268.

79. Brasil, Ministério da Saúde. RENAME [Internet]. Brasília; c2018 [capturado em 25 abr. 2018]. Disponível em: http://u.saude.gov.br/index.php/o-

-ministerio/principal/leia-mais-o-ministerio/471-sctie-raiz/daf-raiz/daf/l3-daf/18892-teste-versoes-rename.

80. Russell KF, Liang Y, O'Gorman K, Johnson DW, Klassen TP. Glucocorticoids for croup. Cochrane Database Syst Rev. 2011;(1):CD001955.

81. Zhang L, Sanguebsche LS. Segurança de nebulização com 3 a 5 ml de adrenalina (1:1000) em crianças: uma revisão baseada em evidência. J Pediatr (Rio J). 2005;81(3):193-197.

82. Woods CR. Croup: approach to management [Internet]. Waltham: UpToDate; 2016 [capturado em 25 abr. 2018]. Disponível em: https://www.uptodate.com/contents/croup-approach-to-management?source=search_result&search=crupe&selectedTitle=1~64#H8.

83. Bjornson C, Russell K, Vandermeer B, Klassen TP, Johnson DW. Nebulized epinephrine for croup in children. Cochrane Database Syst Rev. 2013;(10):CD006619.

84. Woods CR. Epiglottitis (supraglottitis): management [Internet]. Waltham: UpToDate; 2017 [capturado em 25 abr. 2018]. Disponível em: https://www.uptodate.com/contents/epiglottitis-supraglottitis-management?source=search_result&search=epiglotitis%20em%20crian%C3%A7as&selectedTitle=2~44#H18.

85. Østerhus SF. Influenza vaccination: a summary of Cochrane Reviews. Eur J Clin Microbiol Infect Dis. 2015;34(2):205-213.

86. McCartney M. Margaret McCartney: What use is mass flu vaccination? BMJ. 2014;349:g6182.

87. Hemilä H, Chalker E. Vitamin C for preventing and treating the common cold. Cochrane Database Syst Rev. 2007;(3):CD000980.

88. Murdoch DR, Slow S, Chambers ST, Jennings LC, Stewart AW, Priest PC, et al. Effect of vitamin D3 supplementation on upper respiratory tract infections in healthy adults: the VIDARIS randomized controlled trial. JAMA. 2012;308(13):1333-9.

89. Rees JR, Hendricks K, Barry EL, Peacock JL, Mott LA, Sandler RS, et al. Vitamin D3 supplementation and upper respiratory tract infections in a randomized, controlled trial. Clin Infect Dis. 2013;57(10):1384-1392.

90. Charan J, Goyal JP, Saxena D, Yadav P. Vitamin D for prevention of respiratory tract infections: A systematic review and meta-analysis. J Pharmacol Pharmacother. 2012;3(4):300-303.

91. Miller ER 3rd, Pastor-Barriuso R, Dalal D, Riemersma RA, Appel LJ, Guallar E. Meta-analysis: high-dosage vitamin E supplementation may increase all-cause mortality. Ann Intern Med. 2005;142(1):37-46.

92. Hemilä H, Virtamo J, Albanes D, Kaprio J. The effect of vitamin E on common cold incidence is modified by age, smoking and residential neighborhood. J Am Coll Nutr. 2006;25(4):332-339.

93. Lissiman E, Bhasale AL, Cohen M. Garlic for the common cold. Cochrane Database Syst Rev. 2014;(11):CD006206.

94. Hao Q, Lu Z, Dong BR, Huang CQ, Wu T. Probiotics for preventing acute upper respiratory tract infections. Cochrane Database Syst Rev. 2011;(9):CD006895.

95. Lee HK, Hwang IH, Kim SY, Pyo SY. The effect of exercise on prevention of the common cold: a meta-analysis of randomized controlled trial studies. Korean J Fam Med. 2014;35(3):119-126.

96. Jackson C, Mann A, Mangtani P, Fine P. Effectiveness of Haemophilus influenzae type b vaccines administered according to various schedules: systematic review and meta-analysis of observational data. Pediatr Infect Dis J. 2013;32(11):1261-1269.

97. Demicheli V, Rivetti A, Debalini MG, Di Pietrantonj C. Vaccines for measles, mumps and rubella in children. Cochrane Database Syst Rev. 2012;(2):CD004407.

98. La Torre G, Saulle R, Unim B, Meggiolaro A, Barbato A, Mannocci A, et al. The effectiveness of measles-mumps-rubella (MMR) vaccination in the prevention of pediatric hospitalizations for targeted and untargeted infections: a retrospective cohort study. Hum Vaccin Immunother. 2017;13(8):1879-1883.

99. Jefferson T, Del Mar CB, Dooley L, Ferroni E, Al-Ansary LA, Bawazeer GA, et al. Physical interventions to interrupt or reduce the spread of respiratory viruses. Cochrane Database Syst Rev. 2011;(7):CD006207.

100. Sim SW, Moey KS, Tan NC. The use of facemasks to prevent respiratory infection: a literature review in the context of the Health Belief Model. Singapore Med J. 2014;55(3):160-167.

101. MacIntyre CR, Chughtai AA. Facemasks for the prevention of infection in healthcare and community settings. BMJ. 2015;350:h694.

102. Jacobs JL, Ohde S, Takahashi O, Tokuda Y, Omata F, Fukui T. Use of surgical face masks to reduce the incidence of the common cold among health care workers in Japan: a randomized controlled trial. Am J Infect Control. 2009;37(5):417-419.

103. Boone SA, Gerba CP. Significance of fomites in the spread of respiratory and enteric viral disease. Appl Environ Microbiol. 2007;73(6):1687-1696.

CAPÍTULO 155

Infecções das vias aéreas inferiores

Eduardo de Oliveira Fernandes
Cassiano Teixeira

Aspectos-chave

▶ Em adultos, geralmente, a pneumonia tem causa bacteriana e requer uso de antibióticos, ao passo que a bronquite aguda é predominantemente de causa viral.

▶ Sinais de toxemia (taquicardia, taquipneia, hipotensão e hipoxemia) sugerem pneumonia, e não bronquite aguda, como causa da tosse.

▶ A definição da gravidade da pneumonia visa a determinar o local no qual o doente será tratado (ambulatório, enfermaria ou Unidade de Terapia Intensiva [UTI]).

Caso clínico

Josiane, 42 anos, vem à consulta queixando-se de que vinha se recuperando de uma "gripe", em que tinha tido dor de garganta, espirros, coriza mucoide, tosse seca e mialgias. Entretanto, há poucas horas, apresentara febre, calafrios e intenso mal-estar, acompanhados de agravamento da tosse seca e dor torácica direita ventilatório-dependente. Ao exame, apresentava-se abatida, com temperatura de 38°C, frequência respiratória (FR) de 22 mrpm e, à ausculta pulmonar, havia estertores crepitantes na base pulmonar direita.

Teste seu conhecimento

1. Qual é o diagnóstico mais provável no Caso clínico?
    a. Asma brônquica
    b. Pneumonia viral
    c. Bronquite crônica agudizada
    d. Pneumonia bacteriana

2. Com base nas informações do caso, qual é o local mais apropriado para o tratamento?
    a. Hospital, na enfermaria
    b. Residência
    c. UTI
    d. Observação por 12 horas para definição mais segura

3. Qual é a estratégia antibiótica mais adequada para Josiane?
    a. Macrolídeo por via oral
    b. Ceftriaxona por via intramuscular
    c. Vancomicina por via intravenosa
    d. Penicilina cristalina por via intravenosa

4. A presença de fatores prognósticos favoráveis ajuda a decidir o local de tratamento, tais como:
    a. Idade > 65 anos
    b. Diabetes melito
    c. FR normal
    d. Etilismo

Respostas: 1D, 2B, 3A, 4C

Do que se trata

As infecções das vias respiratórias inferiores (IVAIs) são responsáveis por um grande número de consultas médicas em ambiente hospitalar e extra-hospitalar. Essas podem ser divididas em bronquite aguda (ou traqueobronquite aguda), exacerbação aguda de bronquite crônica (doença pulmonar obstrutiva crônica [DPOC]) e pneumonia. Neste capítulo, não será discutida a exacerbação aguda da bronquite.

A *pneumonia* é uma infecção do parênquima pulmonar envolvendo os bronquíolos, os brônquios e, ocasionalmente, a pleura. Pode ser classificada em comunitária ou nosocomial, dependendo do local de adoecimento. A pneumonia adquirida na comunidade (PAC) é aquela que acomete o indivíduo fora do ambiente hospitalar ou que surge nas primeiras 48 horas da admissão.

A incidência anual de PAC diagnosticada na comunidade aproxima-se de 12/1000 habitantes.[1] As taxas de incidência da doença são muito mais altas em países em desenvolvimento, e a doença é mais frequente nos extremos de idade (< 5 anos e > 70 anos).[2,3] No Brasil, as PACs são a segunda causa de internação hospitalar entre todas as doenças, principalmente nos meses de inverno.[4] Dados nacionais revelam que a pneumonia foi responsável por 14,2% dos óbitos e por 36,3% dos pacientes internados por causas respiratórias em 2002.[5,6] Tais valores correspondem a 1,6% de todas as causas de morte e a 2,5% de todas as causas de internação para o mesmo período.[6]

Uma grande proporção dos casos de pneumonia apresenta etiologia bacteriana.[2-4] A principal bactéria implicada na etiologia da PAC é o *Streptococcus pneumoniae* (pneumococo) (22%), as bactérias gram-negativas – *Haemophylus influenzae*, 4%, e *Moraxella catharralis* – e atípicas – *Mycoplasma pneumoniae*,18%, *Chlamydophila (ou Chlamydia) pneumoniae*,16%, *Legionella* sp. Também devem ser citadas outras gram-positivas (*Staphylococcus aureus*), gram-negativas (enterobactérias, *Pseudomonas aeruginosa*) e bactérias anaeróbias.[3,4] Os vírus (10%) também participam como agentes etiológicos da pneumonia, com destaque para o vírus da influenza, adenovírus, vírus sincicial respiratório (VSR), parainfluenza e coronavírus.[4] Os patógenos mais comuns são demonstrados no Quadro 155.1, dependendo da gravidade de apresentação da doença.

A *bronquite aguda* é caracterizada por tosse secundária à inflamação autolimitada das vias aéreas de grosso calibre, na ausência de pneumonia. Afeta 5% dos adultos anualmente, principalmente nos meses de outono e inverno.

Os agentes virais (influenza A e B, parainfluenza, VSR, coronavírus, adenovírus e rinovírus) são as principais etiologias da bronquite aguda, porém são isolados em apenas 37% dos casos.[7] As bactérias, principalmente os "germes atípicos" (*Bordetella pertussis, Chlamydophila pneumoniae* e *Mycoplasma pneumoniae*), são as responsáveis pela minoria dos casos.[7]

O que fazer
Anamnese e exame físico

O diagnóstico de *pneumonia* baseia-se principalmente na presença de sinais e sintomas sugestivos (Quadro 155.2). Os achados clínicos mais frequentes são: tosse seca ou produtiva (82%), febre (78%), dispneia (40-90%), taquicardia (65%) e estertores (80%). Não existe nenhuma combinação de achados da história e exame físico que confirmem ou afastem com segurança absoluta o diagnóstico de pneumonia.[1,5] A sensibilidade e a especificidade dos achados do exame físico são de 58 e 67%, respectivamente.[1] Ressalta-se que, em indivíduos idosos, a presença de sintomas é menos prevalente, e sinais de confusão mental podem ser os únicos dados presentes.

O termo "pneumonia atípica" representa uma síndrome clínica que inclui diversas entidades e tem valor clínico limitado.[8,9] A resposta do hospedeiro influencia a expressão clínica

Quadro 155.1 | Patógenos mais comuns na pneumonia adquirida na comunidade (em ordem decrescente)

Ambulatório	Internação hospitalar	Internação em UTI
S. pneumoniae	S. pneumoniae	S. pneumoniae
M. pneumoniae	M. pneumoniae	Bacilos gram-negativos
C. pneumoniae	C. pneumoniae	H. influenzae
Vírus respiratórios*	Vírus respiratórios*	Legionella sp.
H. influenzae	H. influenzae	S. aureus
	Legionella sp.	

*Influenza A e B, adenovírus, VSR, parainfluenza e metapneumovírus humano.
UTI, Unidade de Terapia Intensiva; VSR, vírus sincicial respiratório.

Quadro 155.2 | Sintomas da pneumonia

1. Sintomas de doença aguda da VAI: tosse e um ou mais dos seguintes sintomas (expectoração, dispneia ou dor torácica)
2. Achados focais no exame físico do tórax
3. Pelo menos um achado sistêmico (confusão, cefaleia, sudorese, calafrios, mialgias ou temperatura ≥ 37,8°C)
4. Infiltrado radiológico não presente previamente
5. Exclusão de outras condições que resultam em achados clínicos e/ou radiológicos semelhantes

VAI, via aérea inferior.

da pneumonia, independente do agente etiológico, e já foi demonstrado que existe sobreposição dos achados clínicos mesmo quando diferentes agentes foram comparados.[5] Os agentes atípicos são: *M. pneumoniae, C. pneumoniae* e *Legionella*, porém dirigir uma estratégia terapêutica de acordo com a apresentação clínica e radiológica ("típica" ou "atípica") tem demonstrado falha terapêutica em muitos casos, não sendo indicada.[5]

A pneumonia aspirativa apresenta características peculiares e pode decorrer de aspiração de conteúdo gástrico (pneumonia química devido à aspiração de conteúdo estéril) ou aspiração de material da orofaringe colonizado (pneumonia infecciosa).[5] Associa-se a condições clínicas predisponentes (alteração de consciência, disfagia ou dentes em mau estado de conservação). Os sintomas clássicos de pneumonia associam-se ao característico escarro com odor fétido nos casos de pneumonia por germes anaeróbios.

Os sintomas iniciais da *bronquite* aguda assemelham-se aos das infecções das vias aéreas superiores (IVAS).[7] A persistência de tosse por mais de 5 dias sugere fortemente o diagnóstico da bronquite aguda O escarro é purulento em 50% dos casos. A tosse, característica da doença, pode persistir por 4 ou mais semanas (geralmente, 10-20 dias). O diagnóstico da bronquite aguda é basicamente clínico. Deve ser diferenciada da bronquiolite, da asma brônquica, das bronquiectasias, da bronquite crônica e da coqueluche.[7] Na beira do leito, a presença de tosse sem anormalidades dos sinais vitais (taquicardia, taquipneia e febre) sugere bronquite aguda, e não pneumonia, exceto em pacientes idosos.[7]

Exames complementares

Exames complementares podem ser úteis na confirmação do diagnóstico, na avaliação de comorbidades e no diagnóstico de complicações (Quadro 155.3 e Quadro 155.4).

Radiografia torácica

Quando há certeza diagnóstica, uma radiografia torácica deve ser realizada em PA (póstero-anterior) e perfil. De todos, é o exame complementar mais importante, essencial para o diagnóstico, avaliação da gravidade e detecção de complicações da *pneumonia*.[4] Em pacientes com PAC de baixo risco (sem necessidade de internação hospitalar), exames adicionais à radiografia torácica são desnecessários. Deve-se ressaltar que o limiar para solicitação da radiografia deve ser menor em idosos, em portadores de DPOC ou outras doenças pulmonares crônicas e em pacientes com insuficiência cardíaca (IC).[1,9]

Progressão radiológica após a admissão ocorre com qualquer etiologia e não deve ser um indicativo de mudança no regime terapêutico, desde que esteja havendo melhora do quadro clíni-

Quadro 155.3 | **Testes indicados para pacientes com pneumonia adquirida na comunidade**

	Diagnóstico etiológico	Avaliação
PAC ambulatorial	Em geral, é desnecessário	Radiografia torácica
PAC hospitalar	Bacterioscopia pelo método de Gram e cultura do escarro	Hemograma, ureia, transaminases, glicemia e eletrólitos
	Duas hemoculturas	SpO_2 (GA se $SpO_2 \leq 90\%$)
	Primeira amostra para sorologia	Sorologia para HIV (fatores de risco)
PAC UTI	Todos os anteriores	Todos os anteriores
	Broncoscopia ou aspirado traqueal com culturas quantitativas	Monitoramento ventilatório e hemodinâmico

SpO_2, saturação periférica da hemoglobina pelo oxigênio; HIV, vírus da imunodeficiência humana; GA, gasometria arterial; PAC, pneumonia adquirida na comunidade; UTI, unidade de terapia intensiva.

Quadro 155.4 | **Sinais de alerta**

1. Sinais de toxemia (taquipneia, taquicardia, hipoxemia e hipotensão) geralmente sugerem pneumonia, e não bronquite aguda
2. Ausência de sinais consolidativos na radiografia torácica não descarta o diagnóstico de pneumonia
3. Presença de leucopenia no leucograma e hipoxemia na GA sugere maior gravidade da pneumonia

GA, gasometria arterial.

co.[3,4] A resolução radiológica ocorre de maneira relativamente lenta, muito tempo depois da recuperação clínica, e a resolução completa das alterações ocorre em 2 semanas, após a apresentação inicial na metade dos casos, e em 6 semanas, em dois terços dos casos.[4] A radiografia torácica deve ser repetida após 6 semanas do início dos sintomas em fumantes com mais de 50 anos, pelo risco de carcinoma brônquico não detectado nos exames iniciais.[1]

A pneumonia aspirativa manifesta-se radiologicamente atendendo a uma distribuição gravitacional, predominando no segmento posterior do lobo superior, superior e posterior dos lobos inferiores, além dos segmentos axilares do pulmão direito. A presença de cavidade sugere patógenos anaeróbios como etiologia da pneumonia.[4]

O achado de derrame pleural extenso ou loculado implica a necessidade de punção para excluir empiema ou derrame parapneumônico complicado.[3,4]

No que se refere à *bronquite aguda*, o exame radiológico do tórax tem como principal objetivo o de excluir o diagnóstico de pneumonia.[7]

Medidas de oxigenação

Medidas de saturação periférica da hemoglobina pelo oxigênio (SpO_2) ou medidas dos gases arteriais são úteis para definir gravidade da pneumonia e indicação de oxigenoterapia.[4] Medidas de $SpO_2 \leq 90\%$, na ausência de DPOC, indicam PAC grave; e a manutenção destes valores com altos fluxos de O_2 (acima de 4L/min) sugerem internação imediata em UTI.[3,4]

Exames laboratoriais

O hemograma geralmente não é necessário em pacientes ambulatoriais. Em circunstâncias especiais, pode auxiliar a definir o local de tratamento – ambulatorial ou hospitalar, lembrando-se de que leucopenia (< 4.000 cel/mm^3) e plaquetopenia (< 100.000 cel/mm^3) são fatores de prognóstico desfavorável.[3,4]

Outros exames laboratoriais (função renal e hepática, eletrólitos e glicemia) têm pouco valor diagnóstico, porém são muito úteis na identificação de comorbidades e como critérios de gravidade. Devem ser solicitados nos pacientes candidatos à internação hospitalar e naqueles com mais de 65 anos ou com doenças coexistentes.[3,4]

Muitos estudos avaliaram a utilização de biomarcadores inflamatórios como proteína C-reativa e procalcitonina (PCT) no manejo clínico de pacientes com pneumonia.[1] A proteína C-reativa pode ser útil na identificação de piora da doença ou falha terapêutica, e a PCT pode ter um papel no término da antibioticoterapia.[1] Sua utilidade reside essencialmente no acompanhamento dos quadros mais graves.[1]

Exames de pesquisa etiológica

Na suspeita de *pneumonia*, amostras de escarro devem ser enviadas para bacterioscopia pelo método de Gram e cultura em pacientes internados com PAC, que são capazes de expectorar material purulento e não tenham recebido antibiótico prévio (ou foram tratados, mas sem melhora com seu emprego).[3,4] O escarro deve ser rapidamente transportado e processado no laboratório. É fundamental a lembrança de que a interpretação é observador-dependente e que patógenos atípicos não podem ser vistos nesta avaliação. As culturas de escarro só devem ser valorizadas se há correlação com o patógeno predominante identificado pelo método de Gram.[3,4] A área de maior purulência deve ser avaliada, devendo-se processar em cultura as amostras que, no exame direto, mostrem < 10 células epiteliais e > 25 polimorfonucleares, em campo de pequeno aumento (x100).[1,3,4] Recomenda-se que hemoculturas sejam reservadas para pacientes com PAC grave e aqueles não responsivos ao tratamento.[3,4] Estima-se que a positivação do escarro ocorra em 50% dos casos.[1] As hemoculturas pareadas apresentam sensibilidade de 5 a 14%.[1]

Medidas de antígenos urinários para *L. pneumophila* (sorotipo 1) e *S. pneumoniae* devem ser realizadas somente para os casos de PAC grave ou para os pacientes não responsivos ao tratamento empírico adequado.[3] Estes apresentam sensibilidade de 80 a 90% e especificidade de 90 a 95%, a partir do terceiro dia do surgimento dos sintomas.[1,3,4] Testes sorológicos sanguíneos são reservados para casos epidêmicos e para aqueles que não respondem ao tratamento empírico adequado.[3]

Provas de função pulmonar

Provas de função pulmonar não devem ser rotineiramente executadas, pois não acrescentam informações diagnósticas ou prognósticas, porém são anormais em 40 a 50% dos casos.[1,7]

Conduta proposta

Definindo a gravidade e o local do tratamento

Definir a gravidade da pneumonia visa a determinar o local onde o doente será tratado, a via de administração do antibiótico, o esquema antimicrobiano empírico que deve ser prescrito e a mortalidade esperada para cada caso (Figura 155.1).[10,11]

O escore britânico desenvolvido por Lim e cols.[1,10] (Tabela 155.1) é útil e de fácil aplicação. Um ponto é fornecido para cada achado (*CURP-65*) C = confusão mental; U = ureia > 50mg/dL; FR ≥ 35 mrpm; P = hipotensão (pressão arterial sistólica [PAS] < 90mmHg e/ou pressão arterial diastólica [PAD] ≤ 60mmHg); e idade ≥ 65 anos. Pacientes com ≤ 1 ponto e sem comorbidades devem ser tratados em regime ambulatorial; aqueles com ≥ 2 pontos ou portadores de alguma comorbidade significativa (DPOC, IC, cardiopatia isquêmica, diabetes melito [DM], entre outras) merecem tratamento em ambiente hospitalar. No ambiente da atenção primária à saúde (APS), o escore CRP-65 é mais útil, uma vez que prescinde da dosagem sanguínea de ureia. Pacientes com pontuação zero devem ser tratados ambulatorialmente (mortalidade de 1,5% em 30 dias).[1,10] Pacientes com pontuação 1 ou 2 devem ter considerada a internação hospitalar (mortalidade < 9,2% em 30 dias).[1,10] Quando a pontuação é superior a 3, deve haver internação na UTI, pois a mortalidade em 30 dias chega a 22%.[1,11] A situação social e o sistema de apoio domiciliar devem ser levados em conta ao tomar-se a decisão do local de tratamento.[12]

O escore *PSI* (*Pneumonia severity index*)[10] (Quadro 155.5) soma pontos em todos os possíveis fatores que traduzam aumento do risco de morte. Classe 1 (sem pontuação), classe 2 (≤ 70 pontos), classe 3 (71-90 pontos), classe 4 (91-130 pontos) e classe 5 (≥ 131 pontos). O PSI sugere que os pacientes das classes 1 e 2 sejam tratados em regime ambulatorial, os da classe 3 sejam observados por algumas horas para decisão quanto à internação e os pacientes das classes 4 e 5 sejam tratados em regime hospitalar.[1]

Insuficiência respiratória ou choque séptico, isoladamente, já caracterizam PAC grave.[3,10]

Tratamento

O tratamento do paciente com *pneumonia* consiste no início precoce da terapia antimicrobiana empírica correta. As recomendações variam conforme o local em que o tratamento será realizado (gravidade da apresentação clínica do paciente).[3,4] Essas recomendações são válidas só para indivíduos adultos e imunocompetentes (Tabela 155.2). O tratamento dos pacientes internados na UTI não é o objetivo deste capítulo, bem como pneumonias em pacientes imunodeprimidos.

Nos pacientes que necessitam de internação hospitalar, recomenda-se o início do tratamento antimicrobiano por via intravenosa (IV). Ele deve ser iniciado com a maior brevidade possível (em, no máximo, 4-8 horas desde a chegada ao hospital).[10,11] O esquema antimicrobiano empírico deve ser ajustado conforme o perfil de sensibilidade do patógeno, após o resultado dos exames culturais (necessariamente solicitados no momento da internação do paciente).

É importante atentar para os fatores de risco para infecções por germes multirresistentes (Tabela 155.3). Esses pacientes provavelmente necessitem cobertura antimicrobiana empírica mais ampla inicialmente.[1,15]

O tratamento da *traqueobronquite aguda* com antibioticoterapia não está recomendado, pois a maioria dos casos tem etiologia viral e resolve de forma espontânea,[16] embora seu uso possa reduzir modestamente a duração dos sintomas, em particular a tosse.[7,16] Agentes anti-influenza (oseltamivir e zanamivir) reduzem a duração dos sintomas, porém devem ser utilizados apenas nos surtos epidêmicos ou com suspeita de infecção por influenza.[7,16,17]

Tabela 155.1 | **Escore para classificação das pneumonias adquiridas na comunidade** (*pneumonia severity index*)

	Pontos
Sexo masculino	Idade
Sexo feminino	Idade – 10
Reside em abrigo	+ 10
Doença neoplásica	+ 30
Doença hepática	+ 20
IC	+ 10
Doença cerebrovascular	+ 10
Doença renal	+ 10
Confusão mental	+ 20
FR ≥ 30 mrpm	+ 20
PAS ≤ 90 mmHg	+ 20
Temperatura ≤ 35°C ou ≥ 40°C	+ 15
FC ≥ 125 bpm	+ 10
pH < 7,25	+ 30
Ureia ≥ 70 mg%	+ 20
Sódio < 130 mEq/L	+ 20
Glicose > 250 mg%	+ 10
Ht < 30%	+ 10
PaO_2 < 60 mmHg ou SpO_2 < 90%	+ 10
DP	+ 10
Total de pontos	

FC, frequência cardíaca; FR, frequência respiratória; IC, insuficiência cardíaca; PAS, pressão arterial sistólica; Ht, hematócrito; PaO_2, pressão parcial arterial de oxigênio; SpO_2, saturação periférica da hemoglobina pelo oxigênio; DP, derrame pleural.

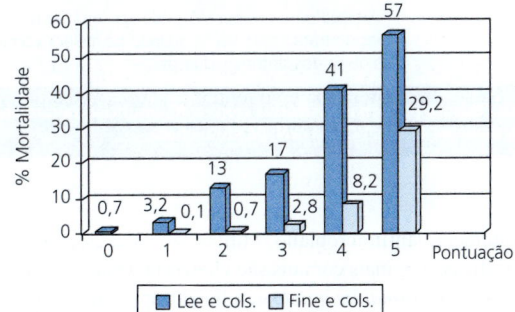

▲ **Figura 155.1**
Mortalidade baseada nos escores preditivos.
Fonte: Mandel e colaboradores,[1] Phua e colaboradores[10] e Lee e colaboraodres.[11]

Quadro 155.5 | **Critérios para pneumonia adquirida na comunidade grave (um critério maior e/ou ≥ três critérios menores)**[13]

Critérios maiores
- Necessidade de VMI
- Choque séptico com necessidade de vasopressor

Critérios menores
- Confusão mental ou desorientação
- Hipotermia (< 36°C)
- Hipotensão (responsiva à ressuscitação volêmica agressiva)
- FR ≥ 30 mrpm
- PaO_2/FiO_2 ≤ 250 ou SpO_2< 90%
- Acidose grave (pH < 7,30)
- Infiltrado multilobar radiológico
- Uremia (ureia ≥ 40 mg/dL)
- Leucopenia (leucócitos < 4.000 cel/mm^3)
- Trombocitopenia (< 100.000 cel/mm^3)

FR, frequência respiratória; PaO_2, pressão parcial arterial de oxigênio; SpO_2, saturação periférica da hemoglobina pelo oxigênio; VMI, ventilação mecânica invasiva; FiO_2, fração inspirada de oxigênio.

Os $β_2$-agonistas não traduzem benefício clínico para os pacientes e devem ser usados somente nos casos que apresentam sinais de hiper-reatividade das vias aéreas (tosse seca significante ou achado de sibilos no exame físico).[18] A administração de 7 dias de corticosteroide por via oral (VO) é efetiva na redução sintomática da tosse nos casos em que ela persiste por mais de 20 dias.[7] Antitussígenos ou mucolíticos não têm sua eficácia comprovada em estudos clínicos.[7]

Não há evidências que recomendem suplementos de zinco,[19] infusões de *echinacea*[20] ou administração de vitamina C[21] no tratamento de IVAS virais. Pelo contrário, a suplementação de zinco deve ser evitada devido ao desenvolvimento de anosmia, por vezes prolongada.[19]

Erros mais frequentemente cometidos

- Não reconhecer a gravidade do quadro de pneumonia pelo fato de não usar os critérios de gravidade que orientam a antibioticoterapia inicial e o local adequado de tratamento (ambulatorial, internação hospitalar ou na UTI).
- Não ajustar a dose do antibiótico conforme depuração da creatinina endógena (DCE) em pacientes com perda de função renal.
- Não ajustar a antibioticoterapia conforme o resultado dos exames culturais.
- Realizar uma radiografia torácica de controle no final do tratamento antibiótico em pacientes com boa evolução clínica, ou seja, sem a proposta de avaliar possíveis complicações (empiema pleural, abscesso pulmonar, entre outras).

Prognóstico e complicações possíveis

Pacientes com *pneumonia* geralmente respondem adequadamente à antibioticoterapia correta administrada de forma precoce. A falha terapêutica é definida quando não há melhora do quadro clínico ou há piora clínica ou radiológica após 48 horas de tratamento antimicrobiano. Muitas são as causas de falhas terapêuticas, e as mais comuns são citadas no Quadro 155.6.

Os casos de *bronquite aguda* geralmente apresentam boa evolução, e a recuperação clínica ocorre em poucos dias. O efeito do primeiro episódio de bronquite aguda na qualidade de vida dos pacientes é incerto. Um estudo demonstrou que em 34% dos pacientes que receberam o diagnóstico de bronquite aguda se verificou bronquite crônica ou asma brônquica 3 anos após.[20]

Tabela 155.2 | **Pacientes ambulatoriais (não necessitam internação hospitalar)**[1,14]

Previamente sadio (Sem comorbidades e sem tratamento antimicrobiano prévio nos últimos 3 meses)	**Monoterapia com macrolídeo** ▶ Azitromicina, 500 mg, VO, 1x/dia ▶ Claritromicina, 500 mg, VO, 12/12h ▶ Eritromicina, 500 mg, VO, 6/6h ▶ Doxiciclina, 100 mg, VO, 12/12h *Recomenda-se manter o tratamento por 7-10 dias e 5 dias nos casos de melhora clínica rápida e significativa (afebril em 48-72h)
Com comorbidades ou uso de antibiótico nos últimos 3 meses (DPOC, DM, IC, nefropatia crônica, neoplasia maligna)	**Monoterapia com fluoroquinolona respiratória** ▶ Levofloxacino, 750 mg, VO, 1x/dia ▶ Moxifloxacino, 400 mg, VO, 1x/dia ou **Macrolídeo + betalactâmico (penicilina ou cefalosporina)** ▶ Cefuroxima, 500 mg, VO, 12/12h ▶ Amoxicilina, 1g, VO, 8/8h ▶ Amoxacilina-Clavulanato, 2 g, VO, 12/12h *Recomenda-se manter o tratamento por 5-7dias
Suspeita de aspiração	**Betalactâmico com inibidor da betalactamase** ▶ Amoxicilina-clavulanato, 1g, VO, 12/12h ▶ Ampicilina-sulbactam, 1,5g, VO, 12/12h *Recomenda-se manter o tratamento por 7-10 dias *Alergia à penicilina*: Clindamicina 600mg VO 6/6h

Pacientes internados[1,14]

Monoterapia com fluoroquinolona respiratória ▶ Levofloxacino, 750 mg, VO, ou IV 1x/dia ▶ Moxifloxacino, 400 mg, VO, ou IV 1x/dia ou **Macrolídeo + betalactâmico (penicilina ou cefalosporina)** ▶ Azitromicina, 500 mg, IV, 1x/dia (dose inicial de 1 g) ▶ Claritromicina, 500 mg, IV, 12/12h ▶ Ceftriaxona, 1-2 g, IV, 12/12h • Cefotaxima, 1-2 g, IV, 8/8h • Ampicilina, 1-2 g, IV, 6/6h ou 4/4h • Ampicilina-sulbactam *Recomenda-se manter o tratamento por 5-10 dias *A troca para terapia VO pode ser feita após 2-3 dias do tratamento via IV, quando há melhora clínica óbvia dos sintomas clínicos.

DPOC, doença pulmonar obstrutiva crônica; IC, insuficiência cardíaca; DM, diabetes melito; VO, via oral; IV, intravenosa.

resfriados. Há evidência limitada de que alho e mel possam prevenir novos episódios de resfriado.

O médico diz então à Ana que o exame de Claudio não revela nenhum sinal de perigo, que ele vem crescendo e se desenvolvendo bem para a idade, conforme visto nas consultas de rotina, que está com as vacinas em dia e parece estar sendo bem cuidado por ela. Informa que crianças saudáveis costumam ter de seis a oito resfriados por ano. Explica que os sintomas podem piorar em 2 a 3 dias, que diminuem progressivamente, mas podem durar por 10 a 14 dias de forma mais leve. Se não ocorrer dessa forma, ou se achar que ele está pior, pode retornar sem problemas. O médico orienta sobre sinais de gravidade e diz a ela que as medidas de conforto (hidratação e uso de solução salina nasal) que ela já está usando estão bem e que, infelizmente, não há nenhum remédio que resolva um resfriado rapidamente.

Antes de partir, Ana pergunta sobre o uso de vitaminas para evitar mais resfriados. O médico responde a ela que, até onde ele sabe, tomar vitaminas não previnem resfriados.

Respostas: 1A, 2C

Do que se trata

As IVAS incluem rinossinusite, amigdalite, nasofaringite, faringite, faringoamigdalite, epiglotite e laringite.[2,3] Embora haja uma escassez de dados sobre a epidemiologia de IVAS na APS no Brasil, os estudos realizados e a prática clínica estão alinhadas com a literatura internacional, mostrando que a procura por atendimento, por esse motivo, é prevalente e incidente.[1,4]

Um estudo realizado em uma unidade de APS, em Minas Gerais, mostrou que, aproximadamente um quarto (25,8%) da demanda espontânea ocorreu em decorrência de queixas respiratórias, e que as IVAS foram responsáveis por 88% dessas queixas.[5] Em outro estudo, foi observado que as IVAS estavam entre os três problemas mais, frequentemente, diagnosticados na demanda espontânea.[6] Esse mesmo estudo mostrou que o terceiro motivo mais frequente por procura de atendimento na APS foi a febre, sendo a IVAS responsável por 37,7% dos casos. Em uma Unidade Básica de Saúde, em Fortaleza, observou-se que as queixas referentes à síndrome gripal estiveram entre as 10 mais frequentes na demanda espontânea.[7]

Em geral, os episódios de IVAS são de etiologia viral, apresentam boa evolução e são autolimitados;[3,8] entretanto, como são frequentes na população, podem resultar em maior procura por atendimento nas unidades de saúde, absenteísmo à escola ou ao trabalho.[9] Episódios de resfriado comum, por exemplo, podem ocorrer de seis a oito vezes ao ano, em crianças, e de quatro a seis vezes, em adultos.[1]

Além disso, os gastos diretos e indiretos com as IVAS – gasto com medicamentos sintomáticos, cuidadores, prescrição desnecessária de antibióticos, perda de produtividade, etc. – têm impacto econômico significativo nos sistemas de saúde e na sociedade, ultrapassando, por exemplo, os gastos com doenças crônicas nos EUA.[10]

Diante de um problema com essa magnitude e, sendo as IVAS condições sensíveis à APS,[11] este capítulo trata, especificamente, da abordagem das IVAS: nasofaringite aguda (resfriado comum), gripe, laringite aguda, laringotraqueíte aguda (crupe) e epiglotite aguda. A abordagem das rinossinusites e das outras faringoamigdalites são aprofundadas no Cap. 187, Rinossinusites e no Cap. 188, Dor de garganta, respectivamente.

Nasofaringite aguda (resfriado comum)[1,3,12]

O resfriado comum é a principal causa de IVAS e caracteriza a inflamação da mucosa nasofaríngea em decorrência de infecção viral. Os sintomas dependem da resposta imune da pessoa com a doença e incluem congestão e obstrução nasal (mais frequentes), febre baixa ou sensação de febre, tosse seca, dor de garganta ("garganta arranhada"), espirros e mal-estar. A febre é incomum nos adultos, mas pode surgir em crianças. A secreção nasal, em geral, é clara, mas pode ser purulenta. Como pode fazer parte do quadro clínico do resfriado comum, a secreção nasal purulenta não necessariamente significa infecção bacteriana secundária (rinossinusite bacteriana) ou indica necessidade de prescrição de antibióticos (Cap. 188, Rinossinusites). Os vírus do resfriado comum podem causar rinossinusite viral aguda, na qual a dor/desconforto facial em pressão acompanha os sintomas nasais. A tosse seca ocorre em decorrência do gotejamento pós-nasal ou pela limpeza da garganta.[13] Não é comum haver sintomas gastrintestinais, como, náuseas, vômito, diarreia ou perda de apetite.

Há mais de 200 tipos de vírus que podem causar sintomas de resfriado comum, sendo os mais prevalentes os rinovírus, os coronavírus e a influenza. Entre os menos prevalentes estão o vírus sincicial respiratório (VSR), a parainfluenza, o adenovírus, o enterovírus e o metapneumovírus. O resfriado comum pode acontecer em qualquer estação do ano. O período de incubação varia de 24 a 72 horas. O episódio infeccioso tem duração de 3 a 14 dias em pessoas imunocompetentes. Estudos mostram que os sintomas estão relacionados com a resposta imune humoral e celular frente ao aumento da carga viral, que ocorre em 1 a 2 dias a partir da inoculação.[14,15] Assim, o período de maior infectividade inicia com os sintomas, e a transmissão pode persistir por até 2 semanas.

As complicações são incomuns em pessoas imunocompetentes e incluem: rinossinusite bacteriana, pneumonia bacteriana secundária, bronquite, exacerbação da asma (rinoviroses) e otite média aguda. A rinossinusite bacteriana pode ser suspeitada quando houver persistência dos sintomas nasais por mais de 10 dias ou piora dos sintomas após um período inicial de melhora.[16]

Os principais diagnósticos diferenciais são: rinite alérgica, rinossinusite viral aguda, gripe, faringoamigdalite por estreptococo beta-hemolítico do grupo A (EBHGA), de Lancefield. Em crianças, sintomas de congestão e obstrução nasal podem também ocorrer na presença de corpo estranho nasal sobreposta a um quadro infeccioso.

Gripe[17–19]

A gripe é uma infecção aguda nas vias aéreas superiores (VAS) (faringoamigdalite), que também pode causar infecção nas vias aéreas inferiores (VAI). O vírus da influenza (*Myxovirus influenzae*) é um RNA vírus com comportamento sazonal, mais prevalente no inverno, sendo definido por três tipos principais A, B e C. O tipo A é nomeado de acordo com as glicoproteínas de superfície celular: hemaglutinina e neuraminidase e é o responsável por epidemias e pelas grandes pandemias. O tipo B é responsável por epidemias. O tipo C causa infecções respiratórias brandas. Os vírus da influenza são altamente mutáveis, ocorrendo pequenas variações nas glicoproteínas de superfície ao longo do tempo (*antigenic drifts*). As mutações podem comprometer a habilidade do sistema imune em combatê-los. Por isso, anualmente, são coletadas amostras virais em unidades sentinelas no mundo inteiro, incluindo o Brasil, para composição das vacinas com vírus circulantes.[20]

A síndrome gripal inicia com febre alta subitamente (37,8-41°C), dor de garganta ou tosse seca acompanhada de pelo menos um dos sintomas: mialgia, cefaleia ou dor articular, com duração de, aproximadamente, 7 dias, podendo estender-se por mais dias, dependendo da imunidade da pessoa com a doença. A febre é o sintoma mais importante e dura em torno de 3 dias. Os sintomas respiratórios ficam mais evidentes com a progressão da doença e se mantêm por 3 a 5 dias, após o desaparecimento da febre. Os sintomas podem estar acompanhados de hiperemia conjuntival e gastrintestinais (náuseas, vômitos, diarreia e inapetência), eventualmente, em crianças. O período de incubação é de 1 a 4 dias, e o período de infectividade inicia em 12 a 24 horas a partir da exposição com o aumento da replicação viral e, consequentemente, da resposta imune humoral e celular. Em crianças com menos de 2 anos de idade, na ausência de outro diagnóstico específico, a síndrome gripal pode ser considerada quando houver febre de início súbito, mesmo que referida, e sintomas respiratórios: tosse, coriza e obstrução nasal (de forma semelhante à apresentação de um resfriado comum).

Em geral, o curso clínico da síndrome gripal é autolimitado, sem complicações e não exige notificação à vigilância epidemiológica. A persistência da febre por mais de 3 dias, a desidratação ou a exacerbação dos sintomas gastrintestinais indicam piora do quadro clínico.

As complicações da síndrome gripal incluem: síndrome respiratória aguda grave (SRAG), pneumonia bacteriana secundária (*Streptococcus pneumoniae, Staphylococcus aureus, Haemophilus influenzae*), otite média (crianças), rinossinusite, miosite (creatinofosfocinase ≥ 2-3 vezes o valor de referência), rabdomiólise, encefalite, mielite transversa, meningite asséptica, síndrome de Guillan-Barré (SGB), miocardite e pericardite (raras).

Entre os diagnósticos diferenciais da síndrome gripal estão: resfriado comum, infecção por VSR, enterovírus, parainfluenza, rinossinusite viral aguda e bacteriana, faringoamigdalite por EBHGA, de Lancefield, primoinfecção pelo vírus da imunodeficiência humana (HIV), sífilis secundária.

Laringite aguda[12,21]

A laringite aguda é uma inflamação na mucosa laríngea (cordas vocais) que se manifesta por disfonia (rouquidão). A etiologia viral é mais prevalente e inclui os vírus que causam resfriado comum, sarampo ou caxumba. Laringite aguda por sarampo ou caxumba são menos comuns devido à imunização por vacina tríplice viral desde 1992.[22] A rouquidão pode ser acompanhada de outros sintomas, dependendo dos vírus. Por exemplo, congestão/obstrução nasal, coriza, espirros, tosse e febre baixa podem acompanhar a rouquidão quando a laringite aguda for causada por vírus do resfriado comum. A tensão vocal aguda, provocada pela tosse prolongada, pode resultar em microtrauma na mucosa da prega vocal, com edema focal e sangramento.[12] Respiração bucal, devido à congestão e obstrução nasal, pode resultar em roncos que não devem ser confundidos com o estridor, o qual é causado pela obstrução ou estreitamento da laringe por edema/secreção ou edema da epiglote, não sendo característico da laringite aguda causada por vírus do resfriado comum. Geralmente, o quadro clínico da laringite aguda tem início súbito e é autolimitado, com duração menor de 3 semanas. Pode acometer pessoas em qualquer faixa etária. A etiologia bacteriana por *Moraxella catarrhalis, Haemophilus influenzae* tipo b (Hib) e *Streptococcus pneumoniae* não é comum e pode ser suspeitada quando houver febre alta, secreção purulenta ou não resolução do quadro clínico viral dentro da duração estimada. Laringite fúngica por *Candida albicans, Histoplasma, Blastomyces* e *Aspergillus* pode ocorrer em pessoas imunocomprometidas.

As complicações não são frequentes e podem incluir processo infeccioso secundário ou evolução para laringite crônica. Os principais diagnósticos diferenciais são: epiglotite aguda, abscesso amigdaliano ou retrofaríngeo, laringoedema alérgico ou anormalidades nas vias aéreas prévias associadas à infecção viral aguda. Também é importante verificar se a rouquidão faz parte do quadro infeccioso ou está sobreposta à infecção, para não atribuir erroneamente a rouquidão ao quadro infeccioso. Causas não infecciosas de rouquidão incluem laringite por doença do refluxo gastresofágico (DRGE), por inalantes (tabaco, corticoides, beta-agonistas), papilomas ou nódulos vocais, ou por abuso do uso da voz (Cap. 183, Disfonia).

Laringotraqueíte aguda (crupe)[3,23,24]

A laringotraqueíte aguda (LTA), ou crupe, é uma inflamação na mucosa laríngea e na traqueia, que produz uma tosse rouca descrita como "tosse de cachorro" ou tipo "latido de cachorro", estridor inspiratório e rouquidão. Em geral, a tosse dura de 3 a 5 dias. Sintomas como coriza, obstrução nasal e febre baixa (37,8°C) podem estar presentes e persistir por 7 dias seguidos de redução gradual. O crupe é mais comum em crianças de 6 meses a 6 anos, com pico de incidência aos 2 anos. A etiologia viral é a mais prevalente e inclui o vírus parainfluenza e o VSR. Adenovírus, vírus da influenza A e B, sarampo e micoplasma são menos prevalentes. Hib e *Corynebacterium diphteriae* são causas bacterianas raras de crupe devido à introdução da vacina contra Hib, em 1999, e a vacina tríplice bacteriana para difteria coqueluche e tétano (dTpa), em 1977.[22]

Os sintomas da LTA podem ser leves e autolimitados, entretanto, podem ocorrer complicações, como obstrução da via aérea, dificuldade respiratória ou estar associada à inflamação nos brônquios (laringotraqueobronquite) resultando em sibilância, crepitação e taquipneia.

Os diagnósticos diferenciais incluem: laringite espasmódica ou estridulosa (quando a tosse desperta a criança à noite – provável etiologia atópica), epiglotite aguda (febre alta com disfagia e sialorreia, prostração ou toxemia e não há rouquidão), laringoedema alérgico e abscesso retrofaríngeo. O abscesso retrofaríngeo é uma linfadenite purulenta, localizada na região cervical posterior, que pode ser complicação de otite média, sinusite ou faringoamigdalite.[25]

Epiglotite aguda[26,27]

A epiglotite aguda é uma inflamação na mucosa da epiglote e estruturas adjacentes. Sem pronto diagnóstico e tratamento, pode levar à obstrução da via aérea e à morte. O quadro clínico inicia, subitamente, com febre alta (entre 38,8° e 40°C), dificuldade respiratória (posição ancorada e boca aberta, com mento hiperestendido, para facilitar a respiração), salivação, an-

Tabela 155.3	Condições clínicas associadas com maior probabilidade de infecção por germes multirresistentes				
Condição	MRSA*	*Pseudomonas aeruginosa*	*Acinetobacter* sp.	Enterobactérias MDR**
Hospitalização ≥ 48h	X	X	X	X
Hospitalização ≥ 2 dias nos últimos 3 meses	X	X	X	X
Dependentes e institucionalizados	X	X	X	X
Uso de antibiótico nos últimos 3 meses		X		X
Em terapia dialítica	X			
Em terapia infusional domiciliar	X			
Portador de úlcera de decúbito	X			
Membro da família com MDR**	X			X

*Estafilococo resistente à oxacilina.
**Resistente a múltiplas medicações.
MDR, medicamentos multirresistentes (do inglês *multi-drug-resistant*); MRSA, *S. aureus* resistente à meticilina (do inglês *methicilin-resistant S. aureus*).

Quadro 155.6 | Causas de falha terapêutica no manejo antimicrobiano da pneumonia adquirida na comunidade

1. Seleção antimicrobiana inadequada (pneumonia por agentes não comuns: *Pseudomonas aeruginosa* ou *S. aureus*)
2. Complicações: meningite, artrite, endocardite, peritonite ou empiema pleural (ocorre em 10% dos casos)
3. Patógenos não usuais (pneumonia por agentes comuns em pacientes imunodeprimidos: *Pneumocystis jerovecii*, *Mycobacterium tuberculosis* ou fungos endêmicos)
4. Doenças não infecciosas: EP, ICC, hemorragia alveolar, bronquiolite obliterante com pneumonia em organização, granulomatose de Wegener, sarcoidose, pneumonite intersticial aguda, pneumonite de hipersensibilidade, pneumonia eosinofílica e doença pulmonar induzida por fármacos

EP, embolia pulmonar; ICC, insuficiência cardíaca congestiva.

Quadro 155.7 | Recomendação de vacinas preventivas

	Vacina anti-pneumocócica (peumo-13 ou pneumo-23)	Vacina anti-influenza
Idade	≥ 65 anos	≥ 50 anos
Alto risco	2-64 anos Fumantes ativos	6 meses-49 anos
Grupos específicos de alto risco	Doença crônica pulmonar, hepática, pulmonar ou renal DM Asplênicos Alcoolismo	Contato com pessoas de alto risco Contato com portadores de influenza Imunocomprometidos (portadores de neoplasias e doenças crônicas)
	Moradores de casas geriátricas	Moradores de casas geriátricas

DM, diabetes melito.

Atividades preventivas e de educação

As vacinas antipneumocócica e anti-influenza são recomendadas, conforme mostra o Quadro 155.7.[4,21-26]

REFERÊNCIAS

1. Mandel LA, Wunderink RG. Pneumonia. In: Kasper DL, Fauci AS, Hauser SL. Harrison's principles of internal medicine. 19th ed. New York: McGraw-Hill; 2015. p. 803-813.
2. Scauchat A, Dowell SF. Pneumonia in children in the developing world: new challenges, new solutions. Semin Pediatr Infect Dis. 2004;15(3):181-189.
3. Mandell LA, Wunderink RG, Anzueto A, Bartlett JG, Campbell GD, Dean NC, et al. Infectious diseases Society of American/American Thoracic Society consensus guidelines on the management of community-acquired pneumonia in adults. Clin Infect Dis. 2007;44 Suppl 2:S27-S72.
4. Diretriz para Pneumonias Adquiridas na Comunidade (PAC) em adultos imunocompetentes. J Br Pneumol. 2004;30:S1-S24.
5. Gomes L. Fatores de risco e medidas profiláticas nas pneumonias adquiridas na comunidade. J Pneumol. 2001;27(2):97-114.
6. Datasus.gov.br [Internet]. Brasília; c2018 [capturado em 18 abr. 2018]. Disponível em: http://www.datasus.gov.br.
7. Wenzel RP, Fowler III AA. Acute bronchitis. N Engl J Med. 2006;355:2125-2130.
8. Sharma L, Losier A, Tolbert T, Dela Cruz CS, Marion CR. Atypical pneumonia: updates on legionella, chlamydophila, and mycoplasma pneumonia. Clin Chest Med. 2017;38(1):45-58.
9. File TM. Community-acquired pneumonia. Lancet. 2003;362(9400):1991-2001.
10. Phua J, Dean NC, Guo Q, Kuan WS, Lim HF, Lim TK. Severe community-acquired pneumonia: timely management measures in the first 24 hours. Crit Care. 2016;20:237.
11. Lee JS, Giesler DL, Gellad WF, Fine MJ. Antibiotic therapy for adults hospitalized with community-acquired pneumonia: a systematic review. JAMA. 2016;315(6):593-602.
12. Levy ML, Le Jeune I, Woodhead MA, Macfarlaned JT, Lim WS; British Thoracic Society Community Acquired Pneumonia in Adults Guideline Group. Primary care summary of the British Thoracic Society Guidelines for the management of community acquired pneumonia in adults: 2009 update. Endorsed by the Royal College of General Practitioners and the Primary Care Respiratory Society UK. Prim Care Respir J. 2010;19(1):21-27.
13. Prina E, Ceccato A, Torres A. New aspects in the management of pneumonia. Crit Care. 2016;20:267-275.
14. Vardakas KZ, Trigkidis KK, Falagas ME. Fluoroquinolones or macrolides in combination with β-lactams in adult patients hospitalized with community acquired pneumonia: a systematic review and meta-analysis. Clin Microbiol Infect. 2017;23(4):234-241.

15. Arancibia F, Ruiz M. Risk factors for drug-resistant CAP in immunocompetent patients. Curr Infect Dis Rep. 2017;19(3):11.

16. Smucny J, Fahey T, Becker L, Glazier R. Antibiotics for acute bronchitis. Cochrane Database Syst Rev. 2004;(4):CD000245.

17. Fiore AE, Fry A, Shay D, Gubareva L, Bresee JS, Uyeki TM, et al. Antiviral agents for the treatment and chemoprophylaxis of influenza: recommendations of the Advisory Committee on Immunization Practices (ACIP). MMWR Recomm Rep. 2011;60(1):1-24.

18. Smucny J, Flynn C, Becker L, Glazier R. Beta2-agonists for acute bronchitis. Cochrane Database Syst Rev. 2004:CD001726.

19. Caruso TJ, Prober CG, Gwaltney JM Jr. Treatment of naturally acquired common colds with zinc: a structured review. Clin Infect Dis. 2007;45(5):569-574.

20. Douglas RM, Hemilä H, Chalker E, Treacy B. Vitamin C for preventing and treating the common cold. Cochrane Database Syst Rev. 2007:CD000980.

21. Barrett B, Brown R, Rakel D, Mundt M, Bone K, Barlow S, et al. Echinacea for treating the common cold: a randomized trial. Ann Intern Med. 2010;153(12):769-77.

22. Jonsson JS, Gislason T, Gislason D, Sigurdsson JA. Acute bronchitis and clinical outcome three years later: prospective cohort study. BMJ. 1998;317(7170):1433-1440.

23. Rubins JB, Janoff EN. Pneumococcal disease in the elderly: what is preventing vaccine efficacy? Drugs Aging. 2001;18(5):305-311.

24. Peltola H. Worldwide haemophilus influenzae type b disease at the beginning of the 21st century: global analysis of the disease burden 25 years after the use of the polysaccharide vaccine and a decade after the advent of conjugates. Clin Microbiol Rev. 2000;13(2):302-317.

25. Jefferson T, Rivetti D, Rivetti A, Rudin M, Pietrantoni C, Demicheli V. Efficacy and effectiveness of influenza vaccines in elderly people: a systematic review. Lancet. 2005;366(9492):1165-1174.

26. Janssens JP, Krause KH. Pneumonia in the very old. Lancet Infect Dis. 2004;4(2):112-124.

CAPÍTULO 156

Tuberculose

Tales Coelho Sampaio
Tânia de A. Barboza

Aspectos-chave

▶ A tuberculose (TB) é um problema de saúde pública no Brasil.

▶ A persistência da pobreza associada ao crescimento da discrepância entre ricos e pobres é um fator relacionado com o aumento da prevalência de TB.

▶ A identificação precoce de pessoas com TB é imprescindível para a quebra da cadeia de transmissão da doença.

▶ O diagnóstico da TB na criança é mais difícil do que no adulto.

▶ O esquema básico para tratamento da TB (idade ≥ 10 anos) é com quatro medicamentos nos dois primeiros meses e com dois medicamentos nos 4 meses subsequentes (2RHEZ/4RH).

▶ O programa "Estratégia Fim da TB" tem o intuito de acabar com a pandemia de TB até 2035.

Caso clínico

Pedro, 39 anos, procedente do interior do Estado, mora na periferia da capital há 12 anos. É zelador de um edifício no centro da cidade e mora com a mulher e quatro filhos menores em uma casa mal ventilada, de três cômodos e um banheiro. Há cerca de 3 meses, apresentou um quadro gripal, tendo feito automedicação com "antigripais" e chás caseiros. Nas primeiras semanas, a esposa achou que o marido estava melhorando, mas com o passar do tempo, notou que ele estava sem apetite, perdendo peso (3 kg em 1 mês) e com tosse seca, sem muco. A agente comunitária de saúde (ACS), durante uma visita domiciliar, foi informada de que Pedro estava doente, com uma tosse persistente há quase 1 mês. Na mesma semana, foi agendada consulta com o médico de família e comunidade. Durante a consulta, Pedro informou que se acha saudável. Ele é fumante, usando 10 cigarros por dia desde os 16 anos, e bebe cachaça regularmente. Referiu que ficou preocupado depois que tossiu tanto que escarrou sangue. Além disso, expressa também adinamia, febre baixa, vespertina, e sudorese noturna. Na ausculta pulmonar, registrava uma diminuição do murmúrio vesicular. Ele informou ao médico que nunca teve "doença do pulmão", que seus pais faleceram de "velhice" e que ele nunca teve contato com uma pessoa com TB. Pedro foi informado da suspeição de TB e da necessidade de realizar exames laboratoriais. A equipe da Estratégia Saúde da Família (ESF) o acolheu utilizando uma abordagem humanizada, tranquilizando-o por meio de uma orientação clara, no sentido de que, quando tratamento adequado é realizado, a TB é uma doença curável.

Teste seu conhecimento

1. A história clínica de Pedro indica uma doença do aparelho respiratório. As principais hipóteses diagnósticas são, EXCETO:
    a. Infecções respiratórias baixas e pneumonias
    b. Processo viral
    c. TB pulmonar
    d. Bronquite crônica

2. Qual é o principal sintoma da TB pulmonar?
    a. Tosse
    b. Emagrecimento
    c. Febre
    d. Adinamia

3. Em um paciente sintomático respiratório, apresentando tosse com expectoração há cerca de 3 meses, qual é o primeiro exame a ser realizado na investigação diagnóstica?
    a. Radiografia torácica
    b. Histopatológico
    c. Baciloscopia de escarro
    d. Cultura

4. Uma vez confirmado o diagnóstico e iniciado o tratamento da TB pulmonar, é necessário o controle do tratamento. São exemplos desse controle/acompanhamento, EXCETO:
    a. Realização mensal da baciloscopia de controle. Ela é indispensável no segundo, quarto e sexto meses do tratamento
    b. Acompanhamento clínico mensal do paciente no intuito de identificar queixas ou sinais clínicos, visando à avaliação da evolução da doença, ao uso correto da medicação e à detecção de manifestações adversas dos medicamentos
    c. Pacientes inicialmente bacilíferos deverão ter pelo menos duas baciloscopias negativas para comprovar cura, uma na fase de acompanhamento e outra ao final do tratamento
    d. O exame radiológico pode ser utilizado periodicamente a partir do segundo mês de tratamento, para acompanhar a evolução das lesões, sobretudo na ausência de expectoração. Sua realização, porém, é indispensável no final do tratamento para comprovar a cura

Respostas: 1B, 2A, 3C, 4D

Do que se trata

A TB é uma doença infectocontagiosa, universal, crônica, endêmica, cujo agente etiológico é uma micobactéria, o *Mycobacterium tuberculosis* (Mtb), mais conhecida como bacilo de Koch (BK). Apesar de ser uma enfermidade milenar, mantém-se como importante e grave problema de saúde pública mundial.[1-3]

Estima-se que um terço da população mundial seja portadora da infecção latente pelo BK no mundo.[4-7] O Brasil figurava entre os 22 países responsáveis por 80% da carga mundial de TB até o final de 2015. Porém, a nova proposta para o controle da TB, outra classificação para países prioritários, usando características epidemiológicas (carga de TB; TB multidroga-resistente [TBMDR] e coinfecção TB/HIV) foi definida para o período de 2016 a 2020. Cada lista é composta por 30 países. O Brasil está em duas dessas listas, ocupando a 20ª posição quanto à carga da doença e a 19ª no que se refere à coinfecção TB-HIV. Os países que compõem essas listas representam 87% do número de tuberculose no mundo.[5,6,8] O Quadro 156.1 resume as principais características do *M. tuberculosis*.

A TB causa 5 mil mortes por dia, sendo considerada a principal doença infecciosa no mundo. Em 2014, cerca de 1,5 milhão de homens, mulheres e crianças morreram em consequência da TB, e destes, 400 mil pessoas vivendo com HIV. Das pessoas vivendo com HIV, 1,2 milhão desenvolveram TB. A associação TB/HIV constitui, nos dias atuais, um dos mais sérios problemas de saúde pública no mundo. Nesse período, 480 mil pessoas foram acometidas pela TBMDR, levando a 190 mil mortes associadas. No ano seguinte, 10,4 milhões de pessoas adoeceram com TB.[1,2,5,6,12,13] O continente americano, em 2015, representava cerca de 3% da carga mundial de TB, dos quais, 33% no Brasil. No mesmo ano, no Brasil, 69.000 pessoas adoeceram com TB e 4,5 mil homens, mulheres e crianças morreram dessa doença.[2,5,6]

Os problemas de saúde e mortes que atingem milhões de pessoas a cada ano influenciam em geral populações mais pobres, socialmente desfavorecidas e marginalizadas: migrantes, refugiados, pessoas privadas de liberdade, pessoas que vivem em situação de rua, minorias étnicas, mineiros e outras que trabalham e vivem em ambientes sujeitos a riscos, além das mulheres marginalizadas, crianças e idosos.[2] Ante a gravidade do quadro descrito, a perspectiva de prosseguimento e até aumento da prevalência de TB são alimentadas por vários desses fatores, agravados pela manutenção da pobreza, com uma discrepância crescente entre ricos e pobres; o crescimento demográfico agregado ao envelhecimento populacional, e à urbanização e à migração; a associação da TB com a Aids e o aumento dos bacilos resistentes aos quimioterápicos. Esse quadro de vulnerabilidade tem papel fundamental na transmissão e no desenvolvimento da TB.[2]

A TB é uma enfermidade que se transmite de pessoa a pessoa, por intermédio do ar, por meio de gotículas microscópicas carregadas de bacilos, expelidas pela fala, espirro e, principalmente, pela tosse de um paciente bacilífero. A via aérea é a porta de entrada mais frequente, porém outras vias são possíveis (digestiva, cutânea e ocular). Além das características do estado bacteriológico do paciente, para haver o contágio, a intensidade do contato é fundamental, seja pela proximidade, continuidade ou existência de um ambiente desfavorável. Estima-se que uma pessoa com a doença pode infectar, em média, de 10 a 15 pessoas que com ela tenham tido contato no período de um ano.[9,14] Essas condições concorrem para a associação da TB aos agrupamentos humanos com piores condições socioeconômicas, em que são encontradas famílias numerosas, multigeracionais, vivendo em casas pequenas, mal ventiladas e úmidas.

A TB é uma doença negligenciada que, além de ocorrer com maior frequência em regiões carentes, também é condição promotora de pobreza, prejudicando o crescimento infantil, o desenvolvimento intelectual da criança e a produtividade do trabalho.[15] Mesmo com avanços tecnológicos importantes, a luta contra o sofrimento humano causado pela TB está longe de acabar. Diante de tal realidade, novas tecnologias e várias estratégias são discutidas para esse enfrentamento. Durante a Assembleia Mundial de Saúde, em 2014, foi aprovada a nova estratégia global para enfrentamento da TB, apontando para um mundo livre da TB até a 2035. É necessário destacar o fato de que o Brasil foi escolhido para fazer a apresentação dessa estratégia, em virtude da cobertura universal assegurada pelo Sistema Único de Saúde (SUS) e por seu programa de transferência de renda, o Bolsa Família. Na assembleia, foi aprovada a "Estratégia global e metas para prevenção, atenção e controle da tuberculose pós-2015" ou "Estratégia Fim da TB". Essa estratégia compartilha com os "Objetivos do Desenvolvimento Sustentável", adotados pela Organização das Nações Unidas (ONU), em substituição aos "Objetivos de Desenvolvimento do Milênio", configurados no propósito de acabar com a epidemia global de TB. No intuito de extinguir essa pandemia, foram estabelecidas como metas a redução da incidência para menos de

---

Quadro 156.1 | Principais características e comportamentos do *Mycobacterium tuberculosis*

Estrutura bacilar
Bacilos retos ou ligeiramente curvos, imóveis, não esporulados, não capsulados. Devido à sua parede celular, são considerados gram-positivos, porém dificilmente são corados pelo método do Gram. Esses bacilos podem agrupar-se, formando ramos alongados e tortuosos, conhecidos como cordas

Álcool-ácido-resistentes
Quando corado a quente com fucsina fenicada de Ziehl ou a frio com auramina, retém os corantes após lavagem com solução de álcool e ácido (coloração de Ziehl-Neelsen)

Alto conteúdo lipídico em sua parede celular
Induz a formação de granuloma

Aeróbio estrito
Necessita de oxigênio para crescer e se multiplicar

Parasito intracelular facultativo
Sobrevive e se multiplica no interior de células fagocitárias

Pode ficar em estado de latência por longos períodos
Sobrevive sem dividir-se, permitindo que as bactérias permaneçam em pequenos grupos populacionais, dificultando a erradicação da doença. A TB, frequentemente, representa a reativação de uma infecção antiga, subclínica, ocorrida há anos

Tempo de geração longo
14 a 20 horas

Sensível à ação de agentes físicos
Calor e radiação ultravioleta – sensível à luz solar

Resistente a agentes químicos, à dessecação e ao ambiente escuro
Ácidos micólicos formam uma barreira hidrofóbica que garante resistência à dessecação, à descoloração por álcool e ácido e a diversos agentes químicos e antibióticos. Pode sobreviver por anos no ambiente externo.

Fonte: Brasil,[5,9,10] e Sampaio e colaboradores.[11]

10 casos por 100 mil habitantes e a redução da mortalidade pela doença em 95% até 2035.[1,5,6,16]

A "Estratégia Fim da TB" da Organização Mundial da Saúde (OMS) amplia as ações de controle da doença. O caminho para chegar às metas está assentado sobre três pilares e com base em quatro princípios (Quadro 156.2).

O SUS, por intermédio dos programas de controle de TB, propiciou avanços importantes no combate à TB. Em 13 anos, houve redução do coeficiente de incidência da doença no Brasil, de 42,7, em 2011, para 34,2 casos por 100 mil habitantes, em 2014. Foi demonstrado também que, a cada incremento de 20% da cobertura da ESF e o Tratamento Diretamente Observado (TDO), houve redução de 3,8 e 0,7%, respectivamente, no coeficiente de incidência. Relativamente à proporção de abandono do tratamento de TB, esses mesmos indicadores poderiam aumentar seu ritmo de decréscimo, reafirmando o protagonismo da atenção primária à saúde (APS) no controle da TB.[5,6,17,18]

No controle da TB, o diagnóstico oportuno da doença é fundamental para evitar o adoecimento e a transmissão contínua do BK na comunidade, além de influenciar no prognóstico dos doentes, podendo levá-los à morte por meio de resistência às medicações. Essa situação corrobora a afirmação da OMS de considerar a TB uma condição crônica.[19–21] O Programa Nacional de Controle da Tuberculose, ligado à Secretaria de Vigilância em Saúde, entre suas várias estratégias de ação, no fim dos anos 1990, introduziu no Brasil o TDO, lançado pela OMS em 1993, como a estratégia mais efetiva no controle da TB em grandes proporções. O TDO tem como uma das suas bases o sistema de monitoramento e avaliação ágil, possibilitando acompanhar os casos, da notificação ao encerramento.[22] Por isso, essa estratégia é fundamental na redução do abandono do tratamento, que tem como consequência o aumento da mortalidade com incidência de multidrogas-resistente.

> ▶ Diagnóstico precoce e início de tratamento adequado são fundamentais para reduzir a disseminação da TB

Vários são os fatores que interferem na efetividade das ações de combate à TB, retardam a suspeição, o diagnóstico e o tratamento adequado, sejam relacionados ao doente, à organização dos serviços de saúde ou aos meios diagnósticos em si: a demora do paciente em procurar os cuidados de saúde por questões socioeconômicas e culturais; as dificuldade e desigualdades do acesso; a pouca interação equipe de saúde-doente, com ausência de visitas domiciliares; a baixa resolutibilidade/qualidade dos serviços de saúde, com restrição de horários e número de consultas e busca passiva de casos; falta de profissionais de saúde, de qualificação e do acompanhamento longitudinal dos doentes; falha na integração e coordenação da rede de serviços de saúde; no suporte laboratorial, levando a atrasos na divulgação dos resultados.[20,23,24]

Em decorrência desse quadro, no contexto brasileiro, é imperativo que as ações e os serviços sejam pautados pelos princípios do SUS e da APS. É fundamental o fortalecimento da rede de atenção à saúde, em que se inclui a atenção primária – porta de entrada preferencial do sistema e também responsável pelo cuidado, atuando em diversas situações, favorecendo a organização e integração das ações de controle da doença na prática diária dos serviços. A visão de um mundo livre de TB move-se em um esforço conjunto para pôr em prática a estratégia pelo fim da doença.

A TB atinge todos os grupos etários, com maior predomínio em pessoas economicamente ativas, de 15 a 54 anos e do sexo masculino. Alguns fatores sociais, demográficos ou clínicos estão associados ao maior risco de desenvolver TB, como tenra idade (< 2 anos), idade avançada (> 60 anos), desnutrição, cor negra, más condições de moradia, alcoolismo, drogadição, diabetes melito (DM) e imunidade baixa, como em pacientes com Aids, em tratamento quimioterápico ou com uso prolongado de corticosteroide. A intensidade do contato é o principal fator para o contágio.[5,9–11]

Alguns grupos populacionais, em virtude das suas condições de saúde e de vida, possuem maior vulnerabilidade para adoecer por TB (Quadro 156.3).

A capacidade de transmissão do bacilo de uma pessoa para outra é consequência do seu índice bacteriológico (Quadro 156.4).

A TB se dissemina, essencialmente, pelo ar. Uma pessoa com TB pulmonar, ao falar, espirrar e tossir, lança gotículas contaminadas com BK no ar. As mais leves permanecem em suspensão. Somente os núcleos secos das gotículas em suspensão, denominados núcleos de Wells, com diâmetros de até 5 μ e com um a dois bacilos, podem atingir os bronquíolos e alvéolos, iniciando a multiplicação. Ao serem inalados por pessoas sadias,

---

Quadro 156.2 | Pilares e princípios da estratégia pelo fim da tuberculose

Pilar 1	Pilar 2	Pilar 3
Intensificação da pesquisa e inovação	Políticas arrojadas e sistema de apoio	Prevenção e cuidado integrado e centrado no paciente

Princípios

1. Liderança e responsabilização de governo, com componentes de monitoramento e avaliação
2. Forte coalizão com as organizações da sociedade civil e comunidades
3. Proteção e promoção de direitos humanos, da ética e da equidade
4. Adaptação da estratégia de metas pelos países, com colaboração global

Fonte: World Health Organization.[6]

Quadro 156.3 | Risco de adoecimento por tuberculose nas populações vulneráveis, em comparação ao risco da população geral

Populações vulneráveis	Risco de adoecimento por tuberculose
Indígenas	3 vezes maior
Privados de liberdade	28 vezes maior
Pessoas que vivem com o HIV/Aids (PVHA)	35 vezes maior
Pessoas em situação de rua	44 vezes maior

Fonte: Brasil.[9]

Quadro 156.4	**A influência do estado bacteriológico no contágio**
Pacientes bacilíferos (B+)	Baciloscopia do escarro é positiva
	Eliminação de bacilos superior a 5.000 por mL de escarro
Pacientes não bacilíferos	Baciloscopia do escarro é negativa
	Cultura pode ser positiva (C+) ou negativa (C–)

Fonte: Brasil[5,6] e Sampaio e colaboradores.[11]

esses bacilos provocam a infecção tuberculosa e o risco de desenvolver a doença.[5,6,9–11] O Quadro 156.5 mostra as vias da disseminação da TB.

A primoinfecção tuberculosa

O processo de infecção começa com a inalação do BK, após ele ultrapassar a resistência inespecífica das barreiras físicas do organismo contra sua instalação: os pelos nasais, a angulação das vias aéreas, o turbilhonamento do ar, a secreção traqueobrônquica e o *cleareance* mucociliar. Inicia-se uma rápida resposta inflamatória, envolvendo macrófagos pulmonares residentes e neutrófilos, levando a uma rápida limpeza dos bacilos, sem lesão visível na radiografia torácica.

Caso haja falha no mecanismo de depuração, há avanço da inflamação e uma broncopneumonia inespecífica. O bacilo se divide e se multiplica no foco de inoculação, levando a uma disseminação linfática e hematogênica.

O foco pulmonar (foco de Ghon), geralmente único e periférico, se desenvolve em 3 a 4 semanas. Com o desenvolvimento da imunidade celular, há o surgimento do tubérculo (viragem do teste tuberculínico) e a finalização do período pré-alérgico (entrada do bacilo no organismo até a viragem do teste tuberculínico). Do foco pulmonar, ocorre uma disseminação linfática até o gânglio satélite (foco ganglionar), de onde haverá uma disseminação hematogênica para todo o organismo. A ocorrência do foco pulmonar, da linfangite e do foco ganglionar denomina-se complexo primário ou complexo de Ranke. Durante a disseminação hematogênica, a imunidade adquirida desenvolvida impede o estabelecimento da TB em 95% dos casos, pondo fim à primoinfecção. Essas lesões pulmonares iniciais (focos de Ghon) evoluem para fibrose e/ou calcificação e podem ser vistas nas imagens radiográficas.

O granuloma ocorre pelo encapsulamento do bacilo, tendo na necrose caseosa uma de suas características principais. Ele não é exclusivo da TB, mas suas características colaboram para o diagnóstico histológico.

Tuberculose primária

A TB primária resulta do desenvolvimento progressivo do complexo pulmonar primário. Quando a primoinfecção não é contida (5% dos casos), em razão da carga bacilar elevada, virulência da cepa ou falha na imunidade celular, há liquefação do cáseo e o desenvolvimento da doença. A TB primária pode ser encontrada nas formas pneumônicas, broncopneumônicas, cavitárias, atelectásicas ou miliares. Em geral, a clínica da TB se mostra insidiosa e lenta, raramente de forma aguda e grave.

A insidiosa, comum em crianças, leva a quadro de febre baixa, sudorese noturna, irritabilidade, inapetência e exame físico inexpressivo. Em outros casos, especialmente em lactentes, pode ocorrer estreitamento de um brônquio regional por aumento dos linfonodos e progressão para necrose caseosa, levando à obstrução e a enfisema. Caso os linfonodos perfurem o brônquio adjacente, levarão a uma disseminação broncogênica e/ou pneumonia focal.

As manifestações de hipersensibilidade extrapulmonar, apesar de não serem comuns, quando aparecem, conduzem a um quadro característico de TB primária, com eritema nodoso, conjuntivite flictenular e artralgia de Poncet. As imagens radiológicas variam de acordo com a drenagem do bacilo. Em crianças com TB pulmonar primária, é mais comum haver linfadenomegalia, doença parenquimatosa, atelectasia, derrame pleural e doença miliar.

Tuberculose pós-primária

Geralmente, a TB pós-primária ocorre anos após a lesão primária em pessoas que desenvolveram alguma imunidade para os antígenos do BK. Essa é a modalidade mais comum de adoecimento entre adultos e adolescentes, com 85% dos casos tendo apresentação pulmonar. Em pacientes portadores de imunodeficiências, como na coinfecção TB/HIV, a preferência pela forma pulmonar se mantém em 60 a 70% dos casos. Como o BK é aeróbio estrito, a TB pós-primária afeta principalmente as regiões apicais do pulmão, locais onde há maior ventilação. A origem da infecção pode ser endógena ou exógena: a primeira ocorre via reativação de um foco quiescente, e a segunda, por reinfecção exógena, com origem em nova contaminação, em geral, por cepas mais virulentas. Em virtude da memória imunológica, a lesão é expressa geralmente circunscrita e com uma evolução arrastada, com reação inflamatória tipo hipersensibilidade, caracterizada por cavitação e fibrose. Quando há reativação do foco e formação do granuloma, este evolui para necrose de caseificação, progredindo para a doença. O cáseo é drenado para o brônquio, dando lugar a uma cavidade pulmonar (caverna), podendo evoluir para cura ou complicações. O diagnóstico precoce e uma boa adesão ao tratamento evitam o desenvolvimento das sequelas graves.

Quadro 156.5	**Vias de disseminação da tuberculose**
Os sítios extrapulmonares podem ser acometidos por quatro vias	
Linfo-hematogênica	É o caminho natural do bacilo após entrar no organismo, sendo a via responsável pela maioria das formas extrapulmonares da doença: TB ganglionar, renal, suprarrenal, óssea, meningoencefálica, ganglionar intra-abdominal e genital feminina
Hematogênica	Em caso de ruptura de lesão diretamente no vaso, pode levar a formas disseminadas agudas da doença
Por contiguidade	São causadoras das formas pleural, pericárdica, peritoneal e algumas formas de TB cutânea
Intracanalicular	Comprometimento de VAS; trato urinário inferior e sistema genital masculino, endométrio e peritônio

VAS, vias aéreas superiores.
Fonte: Brasil[5,6] e Sampaio e colaboradores.[11]

Quando pensar

A identificação de um paciente bacilífero no início de sua sintomatologia é fundamental para intervir na cadeia de transmissão da TB. A existência de profissionais de saúde em serviço, treinados para o reconhecimento de tais pacientes, é imprescindível, e a ação de busca pelos sintomáticos respiratórios (pessoas com tosse e expectoração por períodos de 3 semanas ou mais) é uma prática que deve estar incorporada na atividade do dia a dia da unidade, em particular na dos Agentes Comunitários de Saúde (ACS).

O diagnóstico clínico-epidemiológico é possível quando não se comprovar a suspeita por meio de exames laboratoriais, bacteriológicos e/ou biomoleculares. Outros exames complementares, no entanto, devem ser associados (imagem, histológicos, entre outros).[9] A TB, nas suas formas iniciais, mostra-se, com frequência, assintomática. Dependendo da resposta imunológica do hospedeiro, a gravidade dos sintomas pode ser tênue ou exuberante. De acordo com a extensão do acometimento sistêmico, podem ser encontrados: tosse, expectoração, escarros sanguíneos, febre, dor torácica, suores noturnos, astenia e emagrecimento (Quadro 156.6). As recidivas são mais comuns naqueles pacientes que usaram irregularmente o esquema terapêutico ou com imunossupressão, principalmente por HIV/Aids.[26]

Nos pacientes infectados pelo HIV, mesmo naqueles com nível sérico de CD4 maior do que 200/mm^3, a TB é frequente. A coinfecção TB ativa em Pessoas que Vivem com HIV/Aids (PVHA) influi fortemente na mortalidade por Aids e por TB. Portanto, havendo febre, tosse, sudorese noturna ou emagrecimento, a TB deve ser investigada em todas as consultas de PVHA, já que qualquer um dos sintomas indica a chance de TB ativa.[9,27,28] Na ausência de sintomas, preconiza-se investigar infecção latente de TB anualmente por meio da prova tuberculínica.[9]

A TB é uma doença que pode atingir qualquer órgão ou sistema, e suas manifestações clínicas dependem do órgão acometido, o que guiará nossa investigação diagnóstica. Noventa por cento dos pacientes com TB, no entanto, desenvolvem a forma pulmonar. A suspeição clínica é o primeiro passo para diagnosticar um caso novo de TB.[9] O diagnóstico da TB, mediante a hipótese clínica, baseia-se principalmente na pesquisa bacteriológica.[10,11]

O que fazer

Baciloscopia

O exame baciloscópico é o método prioritário do diagnóstico e do controle durante o tratamento de TB. Quando realizado adequadamente, permite detectar até 80% dos casos de TB pulmonar em uma comunidade.[11] Ver sobre a baciloscopia no Quadro 156.7.

Indicação na investigação de tuberculose

- Sintomático. Adultos que procuram os serviços de saúde espontaneamente ou por investigação do profissional de saúde, com queixas respiratórias ou com relato de tosse e expectoração há 3 semanas ou mais.
- Suspeita clínica ou radiológica de TB pulmonar, independentemente do tempo de tosse.
- Na suspeita clínica de TB extrapulmonar, é necessário fazer a baciloscopia de materiais biológicos específicos.[9,11,29]
- Recomenda-se que a baciloscopia de escarro diagnóstica seja realizada em duas amostras (adequada para identificar a maioria de pacientes com TB com esfregaço positivo):
- Uma coletada na primeira consulta ou visita domiciliar (na identificação do sintomático respiratório)
- A outra coletada na manhã do dia seguinte, de preferência, ao despertar (independentemente do resultado da primeira amostra).
- Quando a suspeição diagnóstica for forte e as primeiras amostras forem negativas, amostras adicionais podem ser solicitadas.[9,11,29]

Quadro 156.6 | Quadro clínico do paciente com tuberculose

Quadro clínico geral

Tosse – principal sintoma, principalmente com expectoração por mais de 3 semanas. Pode ser seca ou produtiva, com expectoração purulenta ou mucoide, com ou sem sangue

Dor torácica – menos frequente, mas é expressa na forma pleural. Pode haver dor aguda e febre, às vezes, sendo confundidas com quadro pneumônico

Dispneia – pode existir, dependendo da extensão do comprometimento pulmonar

Febre – tem curso em mais de 50% dos pacientes (vespertina, em geral baixa [até 38,5°] e muitas vezes acompanhada de sudorese noturna)

Sintomas constitucionais (anorexia, perda de peso e adinamia) – frequentes. Na maioria das vezes, o início dos sintomas é insidioso

Exame físico – a ausculta pode apontar diminuição do murmúrio vesicular, sopro anfórico ou mesmo ser normal

Crianças menores de 10 anos

Tosse – em geral, não são capazes de expectorar

Febre – é o achado clínico que mais se destaca. Vespertina, moderada, por 15 dias ou mais

Irritabilidade, inapetência, perda de peso e sudorese noturna – são comuns. A hemoptise é rara

Exame físico – inexpressivo

Fonte: Brasil[5,9] e Sampaio e colaboradores.[11]

Quadro 156.7 | Resultado da baciloscopia para pesquisa de bacilo álcool-ácido-resistente

BAAR por campo microscópico	Resultado
Nenhum BAAR em 100 campos observados	Negativo
1-9 BAAR por campo, em 100 campos observados	Quantidade de bacilos visualizados
10-99 BAAR por campo, em 100 campos observados	+
1-10 BAAR por campo, em 50 campos observados	++
Mais de 10 BAAR por campo, nos primeiros 20 campos observados	+++

BAAR, bacilo álcool-ácido-resistente.
Fonte: Brasil.[9]

> ▶ O resultado positivo da baciloscopia, em qualquer amostra, indica TB. No caso do resultado ser de 1 a 9 BAAR por campo, em 100 campos observados: amostra paucibacilar, está indicada a realização da cultura com identificação de espécie.

O método bacteriológico – pesquisa de bacilo álcool-ácido-resistente (BAAR) no escarro – pela coloração de Ziehl-Neelsen (ZN) é o método principal, sendo amplamente disponível. O exame bacilocópico de escarro, quando executado corretamente, possibilita detectar a maioria dos casos pulmonares.[9]

Para o bom rendimento do exame, é necessário ter rigor na coleta em relação à qualidade da amostra, do armazenamento e transporte ao laboratório (Figura 156.1). Uma boa amostra de escarro é a que provém da árvore brônquica, obtida após esforço de tosse, e não a que se obtém da faringe ou por aspiração de secreções nasais, tampouco a que contém somente saliva. O volume ideal é de 5 a 10 mL. Não se deve desprezar nenhuma amostra de escarro sem prévia análise laboratorial.

Coleta, armazenamento e transporte

O local da coleta deve ser aberto, de preferência, ou ao ar livre ou em condições adequadas de biossegurança. A responsabilidade pela coleta, conservação e transporte do escarro é da unidade de saúde.

Orientações gerais:

- Entregar o recipiente ao paciente devidamente identificado (nome do paciente e a data da coleta no corpo do pote).
- Orientar o procedimento de coleta: ao acordar pela manhã e lavar bem a boca, deve-se inspirar profundamente, prender a respiração por um instante e escarrar após forçar a tosse. Esse procedimento deve ser repetido até a obtenção de três eliminações de escarro, evitando que ele escorra pela parede externa do pote. Este deve ser tampado e colocado em um saco plástico com a tampa para cima e mantendo essa posição. O paciente é orientado a lavar as mãos após esse procedimento.

É necessário que as unidades de saúde recebam as amostras coletadas em domicílio a qualquer hora de seu período de funcionamento, devendo conservá-las sob refrigeração até o seu processamento. O ideal é que, após a coleta, as amostras sejam enviadas e processadas no laboratório, imediatamente. Essa amostra, no entanto, poderá ser conservada em geladeira comum até no máximo 7 dias. O transporte das amostras deve observar: refrigeração; proteção contra a luz solar; acondicionamento adequado. O transporte de potes de escarro entre unidades de saúde deve utilizar caixa de isopor com gelo dentro de um saco plástico. No envio das requisições dos exames, essas devem ir com o material fora do recipiente de transporte.[30]

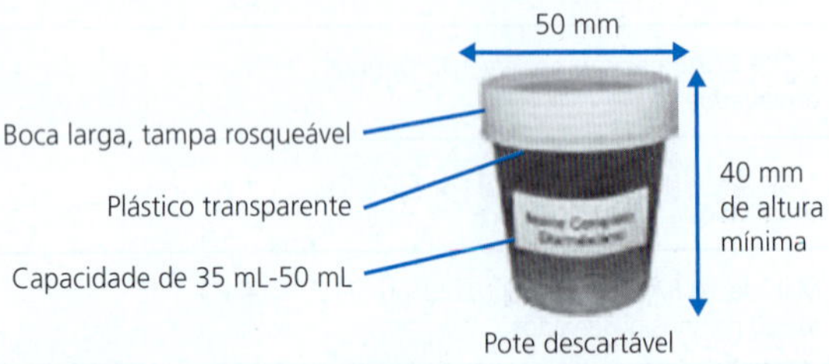

Em pacientes com forte suspeita de TB pulmonar e sem amostra de escarro adequada proveniente da árvore brônquica, a técnica de escarro induzido pode ser utilizada, seja para baciloscopia ou cultura. Emprega-se, preferencialmente, o nebulizador ultrassônico e a solução salina hipertônica (5 mL de NaCl 3 a 5%), durante, no mínimo, 5, e no máximo, 20 minutos. Para a obtenção da solução a 3%, utiliza-se o seguinte recurso: 5 mL de solução fisiológica (SF) a 0,9% + 0,5 mL de NaCl 20%. A fluidificação da secreção do pulmão provoca uma irritação, levando à tosse, o que facilita a expulsão do catarro.

Na indução do escarro, devem ser observadas as condições adequadas de biossegurança (profissional treinado, unidade de saúde equipada com sala especial e cuidados de biossegurança para prevenir a contaminação do ambiente durante a formação dos aerossóis. É necessário constar no pote o tipo de coleta, já que o material é menos viscoso e semelhante à saliva. As recomendações de conservação e transporte são as mesmas da coleta de escarro espontâneo.[30,31]

Cultura

Nesse exame laboratorial, é possível multiplicar e isolar BAAR com origem na semeadura da amostra clínica. Na cultura realizada em meios sólidos à base de ovo, é mais comum utilizar Löwestein-Jensen e Ogawa-Kudoh. Apesar de ter menor custo e menor contaminação, no entanto, com esse meio, leva mais tempo para o crescimento bacteriano, de 14 a 30 dias, podendo, ainda, estender-se até 8 semanas. No meio líquido, a cultura, utilizando-se de sistemas automatizados, leva menor tempo de crescimento bacteriano, de 5 a 12 dias, podendo alongar-se até 42 dias. Para a detecção de bacilos na cultura, há um limite de 100 bacilos por mililitro de escarro. Se realizada, porém, com alta qualidade técnica, pode detectar de 10 a 100 bacilos cultiváveis por mililitro de escarro.[31] A espécie é identificada por métodos bioquímicos e fenotípicos ou pode ser analisada por meio de técnicas moleculares. Essa é a principal vantagem da cultura, da identificação e da tipificação do bacilo, além da realização de testes de sensibilidade aos tuberculostáticos.[30,31]

A cultura para micobactéria com identificação de espécie possui elevada especificidade e sensibilidade no diagnóstico da TB. Ela é considerada padrão-ouro como método de referência para avaliar um novo método diagnóstico. Havendo TB pulmonar com baciloscopia negativa, a realização da cultura pode elevar de 20 a 30% o diagnóstico bacteriológico da doença.[30,31]

Indicação de cultura para micobactéria

- Suspeita clínica e/ou radiológica de TB com baciloscopia repetidamente negativa.
- Suspeita de TB com amostras paucibacilares. Suspeita de TB com dificuldades de obtenção da amostra (p. ex., crianças).
- Suspeita de TB extrapulmonar.
- Casos suspeitos de infecções causadas por micobactérias não tuberculosas (MNT).[30]

Indicação de cultura com identificação e teste de sensibilidade, independentemente do resultado da baciloscopia

- Contatos de casos de TB resistente.
- Pacientes com antecedentes de tratamento prévio, independentemente do tempo decorrido.
- Pacientes imunodeprimidos, principalmente portadores de HIV.

▲ Figura 156.1
Pote descartável para coleta de material.
Fonte: Brasil.[31]

- Paciente com baciloscopia positiva no final do segundo mês de tratamento.
- Falência ao tratamento anti-TB.
- Em investigação de populações com maior risco de albergarem cepa de *M. tuberculosis* resistente (profissionais de saúde, população de rua, privados de liberdade, pacientes internados em hospitais que não adotam medidas de biossegurança e instituições de longa permanência) ou com difícil abordagem subsequente (indígenas).

Teste de sensibilidade antimicrobiano

O teste de sensibilidade (TS) é utilizado na detecção da resistência dos isolados de BK aos fármacos utilizados no tratamento da TB. Rifampicina, isoniazida, etambutol e estreptomicina são os fármacos geralmente testados. Quando há resistência, a amostra deve ser encaminhada para realização de TS às medicações de segunda escolha.[9,30,31]

Teste rápido molecular para tuberculose (diagnóstico biomolecular)

O teste rápido molecular para TB (TRM-TB) está indicado no país, preferencialmente para o diagnóstico de TB pulmonar em adultos e crianças. Esse teste amplifica os ácidos nucleicos empregados para detecção de DNA do *M. tuberculosis* e triagem de cepas resistentes à rifampicina pela técnica de reação em cadeia da polimerase (PCR) em tempo real. Em torno de 2 horas, o laboratório é capaz de detectar ou não Mtb e indica a sensibilidade ou resistência à rifampicina. O PCR não está indicado para o acompanhamento do tratamento, já que identifica material genético de microrganismos vivos ou mortos. O TRM-TB não identifica micobactérias não tuberculosas.[9]

Em relação a crianças < 10 anos, a sensibilidade do TRM-TB é mais baixa para o diagnóstico da TB, ou seja, o resultado negativo não a exclui. Esse exame poderá ser utilizado para amostras extrapulmonares, como líquido cerebrospinal (LCS), gânglios linfáticos, entre outros. O resultado negativo, no entanto, também não exclui TB, tendo indicação de manter a investigação.

> ▶ Apenas a baciloscopia direta, a cultura e o TRM-TB são considerados confirmatórios de TB ativa.

Em todo caso suspeito de TB, deve-se coletar uma amostra de escarro para realização do TRM-TB. Em populações vulneráveis, é indicado coletar no mesmo momento amostra de escarro para realização de cultura e teste de sensibilidade antimicrobiana. Além disso, o TRM-TB pode ser usado para detectar resistência à rifampicina, no entanto, o diagnóstico da TB terá de ser realizado pela baciloscopia e/ou cultura (Quadro 156.8). No caso de retratamento, é essencial que, no primeiro contato, o paciente colete amostras de escarro para cultura e TS, além da baciloscopia e do TRM-TB.[9] (Quadro 156.9).

Outros exames laboratoriais

Histopatologia. É utilizado na investigação, na suspeita de TB ativa nas formas extrapulmonares ou nas pulmonares que se mostram radiologicamente como doença difusa, ou em pessoa imunossuprimida. Na amostra coletada, o exame histopatológico investiga se há processo inflamatório granulomatoso compatível com TB, no entanto, não confirma a doença.[9]

Quadro 156.8 | **Resultados do teste rápido molecular para tuberculose e seus respectivos encaminhamentos**

População	Resultado do TRM-TB				Indicação para realização de cultura e teste de sensibilidade antimicrobiano
	Mycobacterium tuberculosis		Resistência à rifampicina		
	Negativo	Positivo	Negativo	Positivo	
Caso novo (nunca tratado para TB)	x				Pacientes sem sintomas: excluir TB
	x				Paciente com sintomas: continuar a investigação – coletar amostra de escarro para realização de cultura e TS
		x	X		Paciente com TB: iniciar esquema básico. Solicitar cultura e TS
		x		x	Paciente com TB: referenciar à referência terciária, realizar cultura e TS[a] já solicitados
Caso novo (nunca tratado para TB) em populações mais vulneráveis**	x				Paciente com sintomas: continuar a investigação e aguardar os resultados da cultura e TS já solicitados
		x	X		Paciente com TB: iniciar esquema básico e aguardar os resultados da cultura e TS já solicitados
		x		x	Paciente com TB: referenciar à referência terciária* e aguardar os resultados da cultura e TS, repetir o TRM-TB

*O referenciamento para a referência terciária deve ser imediato. Nesse serviço, a avaliação médica e a conduta adequada deverão ser tomadas em até 7 dias.

**População em situação de rua, população privada de liberdade, povos indígenas, profissionais de saúde, pessoas vivendo com HIV/Aids e contatos de TB multidroga-resistente.

TB, tuberculose; TS, teste de sensibilidade; TRM-TB, teste rápido molecular para TB.

Fonte: Brasil.[9]

Quadro 156.9 | Resultados do teste rápido molecular para tuberculose e seus respectivos encaminhamentos nos casos de retratamento

População	Baciloscopia		Resultado do TRM-TB Mycobacterium tuberculosis		Resistência à rifampicina		Indicação para realização de cultura e teste de sensibilidade antimicrobiano
	Negativo	Positivo	Negativo	Positivo	Negativo	Positivo	
Retratamentos	x		x				Pacientes sem sintomas: aguardar resultados de cultura e TS já solicitados
	x		x				Paciente com sintomas: continuar a investigação – aguardar os resultados da cultura e TS já solicitados
		x	x				TB provável: iniciar esquema básico e aguardar os resultados da cultura e TS já solicitados
		x		X	x		Paciente com TB: iniciar esquema básico e aguardar os resultados da cultura e TS já solicitados. Rever tratamento após os resultados
		x		x		x	Paciente com TB: referenciar à referência terciária* e aguardar os resultados da cultura e TS já solicitados, repetir TRM-TB
	x			X	x		Continuar a investigação: referenciar à referência secundária para elucidação diagnóstica e aguardar os resultados da cultura e TS já solicitados
	x			X		x	Continuar a investigação: referenciar à referência secundária para elucidação diagnóstica e aguardar os resultados da cultura e TS já solicitados, repetir TRM-TB

*O referenciamento para a referência terciária deve ser imediato. Nesse serviço, a avaliação médica e a conduta adequada deverão ser realizadas em até 7 dias.

TRM-TB, teste rápido molecular para tuberculose; TS, teste de sensibilidade; TB, tuberculose.

Fonte: Brasil.[19]

Adenosina deaminase (ADA). Em níveis elevados nos líquidos pleural, pericárdico, sinovial, ascítico e no LCS, associados a outras evidências, é aceita como critério diagnóstico para TB, sobretudo na TB pleural. É um método colorimétrico, de fácil execução e dosagem simples, rápida, reprodutível e de baixo custo, não necessitando de outras tecnologias para sua incorporação.[32] Se os níveis estiverem normais, o diagnóstico fica quase que afastado.[9]

Diagnóstico por imagem

Radiologia

A suspeita de TB pode vir de alterações em exames de imagem do tórax, concebidas desde a radiografia torácica convencional até a tomografia computadorizada (TC), a ressonância magnética (RM) ou a TC por emissão de pósitrons (PET-TC). Esses exames localizam a doença, avaliam a extensão e o grau de acometimento dos órgãos, além de avaliar a resposta ao tratamento.[29,33]

A radiografia convencional torácica é o método de escolha e deve ser solicitada para todos os pacientes com suspeita clínica de TB pulmonar. Em caso de pacientes com baciloscopia negativa, possibilita uma avaliação mais profunda. Por outro lado, nos pacientes com BAAR positivo, tem por finalidade, entre outras, oferecer diagnóstico diferencial entre TB e outras doenças, ou mesmo sua concomitância; além de permitir avaliar a evolução radiológica no acompanhamento do tratamento, sobretudo naqueles que não responderam à quimioterapia. A radiografia torácica pode apresentar-se sem alterações em pacientes com TB ativa, incluindo os com a coinfecção TB/HIV.

Lesões sugestivas de TB em radiografia torácica:

- Localização: em geral, nas partes altas e dorsais dos pulmões, particularmente no pulmão direito, ou em ambos.
- Alterações: opacidades, infiltrados, nódulos, cavidades, fibroses, retrações, calcificações, linfadenomegalia, aspecto miliar (mais frequente em PVHA com a contagem de linfócitos CD4+ abaixo de 200 células/mm^3).[9]

Os achados radiológicos podem apontar para suspeita da TB em atividade ou uma lesão do passado. Como não existe imagem radiológica patognomônica de TB, o exame auxilia no seu diagnóstico; no entanto, é essencial realizar exames laboratoriais comprobatórios.

Registro dos resultados das radiografias torácicas para notificação dos casos de TB:

- Radiografia normal – ausência de imagens patológicas nos campos pleuropulmonares;
- Suspeito – imagem sugestiva de TB ativa;
- Sequela – imagem sugestiva de lesão cicatricial (fibroses, retrações ou calcificações); e
- Outras doenças – imagem sugestiva de pneumopatias não tuberculosas (infecções bacterianas, micoses, abscessos ou neoplasias).

A TB primária, radiologicamente, pode expressar-se como um foco pulmonar e/ou um foco linfonodal homolateral apenas.[30] Portanto, o exame radiográfico pode estar normal ou indicar alterações discretas, como nódulos periféricos, muitas vezes de visualização difícil.[33,34] Normalmente, é unifocal, acomete mais os lobos superiores nas crianças e os lobos médio e inferior nos adultos, aparentando ter preferência pelo pulmão direito. A linfonodomegalia mediastinal é frequente, com incidência maior em crianças e em até metade dos adultos, mais comumente de modo unilateral. Afeta em geral as regiões hilar e paratraqueal direita, sobretudo em menores de 2 anos de idade. A atelectasia pode ocorrer por compressão extrínseca por linfonodomegalias (epituberculose). Os segmentos mais comprometidos são o anterior dos lobos superiores e o medial do lobo médio (síndrome do lobo médio). A consolidação caseosa parenquimatosa assemelha-se a um quadro de pneumonia bacteriana típica, muitas vezes com broncograma aéreo, sendo sua localização preferencial sublobar e subpleural. Às vezes, o foco pulmonar primário pode drenar o cáseo liquefeito, causando uma cavitação semelhante a um abscesso bacteriano. Padrões miliares decorrentes da disseminação hematogênica são mais frequentes em crianças abaixo de 2 anos e em imunodeprimidos. As lesões são uniformemente distribuídas, medindo de 2 a 10 mm, sendo comum a associação com outras imagens radiológicas, como linfadenopatias e derrame pleural. A TB primária pode ainda se mostrar como derrame pleural (raro na infância).[30] Quando o complexo primário evolui para a cura, pode-se observar nódulo pulmonar ou massa, chamado de tuberculoma, associado ou não a nódulos satélites e/ou gânglios mediastinais calcificados.[33]

A TB pós-primária ou de reativação, forma prevalente em adultos, tem o pulmão como sítio preferencial em 85% dos casos. Denota pequenas opacidades de limites imprecisos, imagens segmentares ou lobares, geralmente acometendo lobos superiores ou os segmentos superiores dos lobos inferiores de um ou ambos os pulmões, aspecto heterogêneo, e a ocorrência de nódulos e/ou estrias pode sugerir o diagnóstico. As imagens evoluem lentamente, tendo como localização característica os segmentos posteriores dos lobos superiores e os segmentos superiores dos lobos inferiores de um ou ambos os pulmões. As cavitações são frequentes, em razão do seu diagnóstico tardio. Elas podem ser únicas ou múltiplas, geralmente sem nível hidroaéreo, com diâmetro de 2 a 5 cm. Essa imagem, apesar de muito sugestiva de TB, não é exclusiva. É possível encontrar, ainda, formas menos comuns de imagens na TB, como a nodular, que pode ser única ou múltipla, sendo possível simular uma doença maligna; outra imagem é a de cavitação no lobo inferior, simulando um abscesso pulmonar. Na TB secundária, também, pode ocorrer consolidação pneumônica semelhante a uma pneumonia bacteriana, com broncograma aéreo.[30]

Em relação à TB secundária, não há linfonodomegalia hilar satélite; no entanto, pode ocorrer em imunossuprimidos avançados. Na coinfecção pelo HIV, as imagens dependerão do nível de imunossupressão e do tempo da doença – quanto menor a imunossupressão, mais as imagens serão semelhantes às encontradas na TB de reinfecção, e quanto maior a imunossupressão, o exame tenderá à normalidade. Naqueles pacientes com uma contagem de linfócitos CD4 abaixo de 200/mm^3, a radiografia torácica pode ser normal em até 20% dos casos.

A imagem radiográfica de aspecto miliar pode ocorrer tanto na TB primária quanto na TB pós-primária e corresponde a um quadro de disseminação hematogênica da doença. Visualizam-se pequenas opacidades nodulares, medindo de 1-3 mm de diâmetro, distribuídas, em geral, simetricamente.[30]

Nos idosos, em decorrência do aumento da ventilação e da redução da perfusão alveolar que afeta mais os lobos pulmonares inferiores, observa-se maior comprometimento desses segmentos. É também frequente a forma miliar, havendo redução das cavitárias. Diabéticos e pacientes com lúpus eritematoso sistêmico (LES) também tendem a exibir modalidades radiológicas atípicas.

É possível encontrar sequela de TB mostrando-se como nódulos pulmonares densos, com calcificação visível ou não; esses podem ser vistos em lobos superiores e região hilar. Podem estar acompanhados de cicatriz fibrótica que frequentemente enseja perda volumétrica do lobo. Outros achados, espessamento pleural, uni ou bilateral; bronquiectasias dos lobos superiores, que, apesar de corrente sequela de TB, são inespecíficos.[30]

A radiografia torácica mantém-se como o mais importante método de imagem no diagnóstico e no acompanhamento de pacientes com TB. A TC, contudo, é uma realidade na rotina de várias especialidades. Em virtude da sua maior sensibilidade, especialmente a TC de alta resolução (TCAR), tem-se afirmado como um excelente instrumento diagnóstico em casos selecionados: sintomáticos respiratórios com baciloscopia do escarro negativa; nos pacientes suspeitos de TB nos quais a radiografia torácica é normal ou demonstra alteração duvidosa; nos casos em que é necessária uma avaliação mediastinal mais detalhada; na doença difusa; nos pacientes que exprimem alterações endobrônquicas; e naqueles com extensas sequelas que podem necessitar de intervenções cirúrgicas.[32]

Diagnóstico da tuberculose extrapulmonar

Os sinais e sintomas da TB extrapulmonar estão associados aos órgãos e/ou sistemas acometidos. Demostra maior incidência em pacientes com Aids, com uma forte imunossupressão.[30] As formas de TB extrapulmonar são paucibacilares. Para sua confirmação, o diagnóstico bacteriológico, assim como o histopatológico, deve ser buscado. Na possibilidade de realização de biópsia, o espécime deve ser armazenado em água destilada ou SF (ambos estéreis), a fim de viabilizar a realização da cultura e histopatologia. Essa demonstra lesão granulomatosa, geralmente com necrose de caseificação e infiltrado histiocitário de células multinucleadas. Como essa apresentação ocorre em outras doenças, o achado do BAAR na lesão é fundamental para confirmar o diagnóstico.

Tuberculose pleural

É a maneira mais comum de TB extrapulmonar em pessoas HIV soronegativas. Ocorre mais em jovens e, em geral, cursa com dor torácica pleurítica. Em cerca de 70% dos doentes, ocorre, a tríade astenia, emagrecimento e anorexia, ao passo que febre com tosse seca afeta 60% dos pacientes. Em alguns casos, ela pode simular uma pneumonia bacteriana aguda. Nos casos de maior tempo de evolução dos sintomas, pode exibir dispneia. Os métodos de cultura associados ao exame histopatológico do fragmento pleural possibilitam o diagnóstico em 90% dos casos. Exames como baciloscopia e cultura do líquido pleural rendem, respectivamente, menos de 5 e 40%. Quando há ruptura de uma cavidade tuberculosa para o espaço pleural, forma-se o empiema pleural tuberculoso. Nessa situação, além de líquido de espaço pleural, pode ocorrer pneumotórax secundário à fístula broncopleural. Pela clínica, entretanto, não é possível diferenciar de um empiema pleural por bactéria comum.[30] O diagnóstico precoce de TB pleural pode ser auxiliado pelo ADA, especialmente no que se refere ao seu valor preditivo negativo (VPN) (em torno de 0,98), quase que afastando a possibilidade de TB pleural. Em caso de exame positivo, deve continuar a investigação para confirmar o diagnóstico. Deve-se tentar isolar o bacilo pela cultura, pois, apesar da baixa positividade, é o modo de confirmar o diagnóstico e realizar o TS, importante diante do aumento da resistência bacteriana.[35]

Tuberculose ganglionar

É a mais frequente TB extrapulmonar em pacientes HIV-positivos e crianças, sendo mais comum abaixo dos 40 anos. Atinge mais comumente a cadeia ganglionar cervical anterior e posterior, além da supraclavicular, apresentando-se aumentada, indolor e quase sempre assimétrica. Pode ser bilateral, e até comprometer o estado geral em pacientes HIV soropositivos.[35] Os gânglios podem mostrar-se endurecidos ou amolecidos, são aderentes entre si e aos planos profundos, têm evolução subaguda e podem evoluir para flutuação e/ou fistulizar, levando à inflamação da pele adjacente, além de poderem gerar material para a realização de exame baciloscópico, que pode ser positivo. Punção aspirativa por agulha e/ou biópsia ganglionar são utilizadas na obtenção de diagnóstico.

Tuberculose do sistema nervoso central

A TB meningoencefálica atinge cerca de 3% dos casos de TB em pacientes HIV soronegativos e até 10% dos casos de pacientes com HIV soropositivos. A apresentação clínica mais frequente é a meningite basal exsudativa, mais comum na infância, em menores de 6 anos de idade, sendo aguda ou crônica.[30,35] Nos adultos, é expressa com sintomas de meningite, febre, cefaleia, rigidez de nuca, alterações comportamentais e da consciência. A forma subaguda, às vezes, denota sinais neurológicos focais ligados a síndromes isquêmicas ou podem comprometer os pares cranianos II, III, IV, VI ou VII. É possível haver hipertensão intracraniana (HIC) (edema de papila). Na forma crônica, com sinais e sintomas com duração superior a 4 semanas, o paciente evolui nesse período com cefaleia, geralmente até o acometimento de pares cranianos, levando o médico a suspeitar de meningite crônica. A doença pulmonar pode ocorrer simultaneamente em até 59% dos casos.[30,35]

Em crianças, são comuns febre, rigidez de nuca, vertigens e sintomas abdominais, como náuseas e vômitos. A cefaleia é menos comum. Dependendo da gravidade, é possível observar letargia, agitação e coma. Em geral, a progressão é rápida.

Na forma localizada, o tuberculoma ou abscesso cerebral manifesta-se clinicamente, dependendo de sua localização, podendo ocasionar cefaleia e vertigem; no entanto, o quadro característico é de processo expansivo intracraniano de crescimento lento, apresentando sinais e sintomas de aumento da pressão intracraniana (PIC). Nem sempre há febre. No tuberculoma, os sintomas evoluem em semanas ou meses, e o abscesso tem evolução mais aguda, estando associado à febre, à cefaleia e a déficits neurológicos focais.

Na TB meningoencefálica, como o diagnóstico precoce é associado a menor morbimortalidade, o exame de neuroimagem – TC ou RM de sistema nervoso central (SNC) – com contraste deve ser o primeiro a ser realizado. Os três achados mais comuns na meningite por TB são hidrocefalia, espessamento meníngeo basal e infartos do parênquima cerebral.[30] Na suspeita clínica, está indicada a realização de radiografia torácica, em que imagens sugestivas de TB são encontradas em 50% dos casos. Após a avaliação tomográfica, é indicada a punção do LCS.

A punção do LCS, geralmente, mostra:[34]

- Pleocitose (raramente > 1.000 células/mm³).
- Leucócitos de 100 a 500/mm³, com predomínio de linfócitos.
- Proteína alta (100 a 500 mg%).
- Glicose baixa (< 40 mg%).

O diagnóstico diferencial deve ser feito com outras causas de meningite linfocitária, sendo importantes a história epidemiológica e a avaliação do estado imunológico do paciente. A pesquisa de BAAR no LCS é positiva em 5 a 20% dos casos, mas pode chegar a 40%, se o LCS for centrifugado. A cultura é positiva na metade dos casos. Amostras coletadas das cisternas ou ventrículos parecem aumentar a sensibilidade da cultura. O teste terapêutico é válido após exclusão de outras etiologias de meningite linfocitária. Níveis elevados de ADA acima de 9,5 a 10,5 U/L têm sensibilidade de 81 a 87% e especificidade de 80 a 90%.[36]

Tuberculose pericárdica

Em geral, não se associa à TB pulmonar, no entanto, pode ocorrer simultaneamente à TB pleural. Seus principais sintomas são dor torácica, tosse seca e dispneia. Febre pode existir, ou emagrecimento, astenia, edema de membros inferiores, dor no hipocôndrio direito e aumento do volume abdominal.[30,35]

Tuberculose óssea

É mais frequente em crianças (10-20% das lesões extrapulmonares na infância) e em adultos na faixa de 30 a 40 anos. Acomete, preferencialmente, a coluna vertebral torácica baixa e lombar (50% dos casos), podendo levar à deformidade torácica por acometer múltiplos corpos vertebrais (mal de Pott). É responsável por cerca de 1% de todos os casos de TB e por até metade de todos os casos de TB óssea. O quadro clínico é a tríade dor lombar, dor à palpação e sudorese noturna. Afeta mais comumente a coluna torácica baixa e a lombar.[30,35] As articulações coxofemoral e do joelho também são acometidas com frequência, podendo atingir outros locais. O diagnóstico clínico é pouco específico. Quando expressa alterações neurológicas, aumenta o grau de suspeita clínica. O diagnóstico é feito pela biópsia, que pode ser guiada pela TC. A certeza do diagnóstico vem do crescimento do Mtb em cultura.

Tuberculose urinária

O trato geniturinário, quando acometido pela TB, pode afetar, principalmente, o rim, seguido dos ureteres. Na clínica, pode mostrar-se assintomática ou apontar sintomas, como disúria, hematúria e mal-estar, insidiosamente. Essa sintomatologia inespecífica pode atrasar o diagnóstico, apontando a gravidade do problema, já que, pelo seu potencial destrutivo, pode levar à uropatia obstrutiva, à infertilidade, à insuficiência renal (IR) e à hipertensão refratária. O diagnóstico é feito havendo sintomas e achados na urinálise (leucocitúria asséptica). O diagnóstico ocorre em razão do BK na cultura da urina (padrão-ouro), pesquisa direta de BK ou pesquisa de Mtb por PCR. A urografia excretora pode mostrar pequenas corrosões calicinais e até mesmo fenômenos obstrutivos com hidronefrose, e a cistoscopia com biópsia é utilizada para o diagnóstico da cistite tuberculosa.[37,38]

Diagnóstico na infância

Embora os programas para controle da TB priorizem os adultos, objetivando a captação dos infectantes, não se pode esquecer de que as crianças também estão sujeitas ao adoecimento e representam parcela significativa da carga de casos. No Brasil, 15% das notificações de TB ocorrem em crianças menores de 15 anos. O número de casos de TB na criança tem relação direta com a prevalência da doença no adulto, refletindo a continuidade da transmissão na comunidade. Nas de tenra idade, a fonte transmissora geralmente é intradomiciliar. Portanto, crianças com TB devem ser vistas como evento-sentinela de saúde pública, pois representa infecção recente com adulto BAAR positivo.[39,40]

O diagnóstico da TB na criança se torna mais difícil do que no adulto, pois a clínica não é característica, podendo expressar febre moderada, geralmente vespertina, e que se prolonga por 15 dias ou mais. Além disso, são comuns: irritabilidade, tosse, perda de peso e sudorese noturna. Não é incomum a suspeita de TB partir de crianças com diagnóstico de pneumonia sem melhora com o uso de antimicrobianos para germes comuns. O predomínio é da localização pulmonar.[30] Em crianças coinfectadas pelo HIV, o diagnóstico torna-se ainda mais difícil, em virtude de maior inespecificidade dos achados radiológicos e da coexistência de outras doenças.

O maior problema no diagnóstico é a confirmação bacteriológica, uma vez que a obtenção de amostras de escarro é mais difícil em crianças, e as formas clínicas são geralmente paucibacilares. Uma das possibilidades é a utilização do lavado gástrico, a fim de coletar material para o exame bacteriológico. Sua sensibilidade, entretanto, é baixa, variando de 30 a 40%, e o resultado da cultura é demorado. Ele não deve ser empregado como rotina e só está indicado se a pontuação do sistema de escore para diagnóstico de TB na infância (Quadro 156.10) for negativa para TB (inferior a 30 pontos) e houver a possibilidade de realizar cultura para Mtb, já que a baciloscopia direta está sujeita a resultados falso-positivos devido ao de outras micobactérias no suco gástrico. A baciloscopia/cultura/exame de escarro, em geral, só é possível desde os 5 ou 6 anos de idade.

O exame radiológico do tórax, embora pouco específico, é relevante para o diagnóstico, o acompanhamento da evolução das lesões e a avaliação da resposta terapêutica.

São sugestivos de TB em crianças: adenomegalias hilares e/ou paratraqueais (gânglios mediastínicos aumentados de volume); pneumonias com qualquer aspecto radiológico, de evolução lenta, às vezes associadas a adenomegalias mediastínicas, ou que cavitam durante a evolução; infiltrado nodular difuso (padrão miliar).[30] Caso a radiografia não se mostre eficaz, a TC pode ser de grande auxílio na elucidação da imagem.

Na prática, o diagnóstico de TB pulmonar está utilizando um sistema de escore validado em nosso meio (Quadro 156.10). Esse sistema demonstra alta especificidade/sensibilidade, mostrando-se útil inclusive na coinfecção pelo HIV.[41]

Diagnóstico no idoso

Os idosos são mais propensos ao desenvolvimento da TB, seja pela reativação endógena de focos bacilares residuais quiescentes, mais frequentes, quanto pelo novo contágio, ou reinfecção exógena. A TB senil exprime manifestações clínicas inespecíficas, com mínimos sintomas respiratórios. Podem, todavia, expressar dificuldade nas atividades da vida diária (AVDs), fadiga crônica, anorexia progressiva, prejuízo cognitivo, tosse seca, dispneia e febre baixa sem explicação. Se esse quadro persis-

Quadro 156.10 | Diagnóstico de tuberculose pulmonar em crianças e em adolescentes com baciloscopia e teste rápido molecular negativos, com base em sistemas de escores

Quadro clínico-radiológico		Contato de adulto com tuberculose	Prova tuberculínica*	Estado nutricional
Febre ou sintomas como tosse, adinamia, expectoração, emagrecimento, sudorese por 2 semanas ou mais 15 pontos	Adenomegalia hilar ou padrão miliar e/ou Condensação ou infiltrado (com ou sem escavação) inalterado por 2 semanas ou mais e/ou Condensação ou infiltrado (com ou sem escavação) por 2 semanas ou mais, evoluindo com piora ou sem melhora com antibióticos para germes comuns 15 pontos	Próximo, nos últimos 2 anos 10 pontos	≥ 5 mm em não vacinados com BCG; vacinados ≥ 2 anos; e imunossuprimidos ou ≥ 10 mm em vacinados ou ≥ 10 mm em vacinados < 2 anos 15 pontos	Desnutrição grave 5 pontos
Assintomático ou com sintomas há menos de 2 semanas 0 ponto	Condensação ou infiltrado de qualquer tipo por menos de 2 semanas 5 pontos	Ocasional ou negativo 0 ponto	0-4 mm 0 ponto	
Infecção respiratória com melhora após uso de antibióticos para germes comuns ou sem antibióticos – 10 pontos	Radiografia normal – 5 pontos			

Interpretação:

▶ **≥ 40 pontos (diagnóstico muito provável):** recomenda-se iniciar o tratamento da TB.

▶ **30-35 pontos (diagnóstico possível):** indicativo de TB; orienta-se iniciar o tratamento, a critério médico.

▶ **< 30 pontos (diagnóstico pouco provável):** deve-se prosseguir com a investigação na criança. Deverá ser feito diagnóstico diferencial com outras doenças pulmonares e podem ser empregados métodos complementares de diagnóstico, como baciloscopia e cultura de escarro induzido ou de lavado gástrico, broncoscopia, biópsia e histopatológico de lesões suspeitas e outros exames de métodos rápidos.

*Esta interpretação não se aplica a revacinados com BCG.
Fonte: Brasil.[19]

tir por semanas ou meses, a possibilidade de TB no idoso deve ser sempre lembrada. O diagnóstico de TB extrapulmonar (TB miliar; meningite tuberculosa, tuberculosa geniturinária e esquelética) nos idosos é mais frequente e realizado com origem em biópsias teciduais.

Nos longevos, é comum a coexistência de várias doenças que podem levar ao retardo no diagnóstico da TB, até mesmo acarretando agravamento de sua condição geral. A radiografia torácica pode auxiliar no diagnóstico, no entanto, a confirmação diagnóstica se faz pela baciloscopia de escarro. Em caso de BAAR negativo, métodos invasivos não devem ser descartados. A reatividade da prova tuberculínica tende a diminuir em decorrência da senescência do sistema imunocelular.[42]

Teste para o diagnóstico de HIV

O diagnóstico precoce de infecção pelo HIV em portadores de TB ativa e o início oportuno da terapia antirretroviral (TSARV) reduzem a mortalidade na coinfecção TB-HIV. Essa associação leva a repercussões negativas na evolução das duas doenças. As populações vulneráveis, incluindo os doentes de TB, devem ser priorizadas na realização do teste rápido.

O teste para diagnóstico do HIV (rápido ou sorológico, preferencialmente o rápido) deve ser oferecido o mais cedo possível a toda pessoa com diagnóstico estabelecido de TB, independentemente da confirmação bacteriológica.[9]

Teste tuberculínico

O teste tuberculínico (TT), analisado pela reação de Mantoux, baseia-se na reação celular desenvolvida após a inoculação intradérmica de um derivado proteico do Mtb (derivado de proteína purificada [PPD, do inglês *purified protein derivative*]). É importante na avaliação de contatos assintomáticos de pessoas com TB, adultos ou crianças, no diagnóstico de infecção latente pelo *M. tuberculosis* (ILTB). Além disso, na infância, é um método coadjuvante para o diagnóstico da TB doença. No Brasil, aplica-se por via intradérmica, no terço médio da face anterior do antebraço esquerdo o PPD-RT 23, na dose de 0,1mL (2UT), sendo a leitura realizada de 48 a 72 horas após a aplicação. Na leitura, o maior diâmetro transverso da área do endurado palpável deve ser medido com régua milimetrada transparente, e a leitura, registrada em mm.

Reações falso-positivas podem ocorrer em infecções por outras micobactérias ou em vacinados pelo BCG, principalmente se vacinados depois do primeiro ano de vida. A interpretação e a conduta perante o resultado do TT dependerão da probabilidade de ILTB pelo Mtb (critério epidemiológico), do risco de adoecimento por TB, do tamanho do endurado e da idade do paciente. Sua correta interpretação é fundamental para a tomada de decisões a respeito das indicações do tratamento da ILTB.[9,30]

Infecção latente pelo *Mycobacterium tuberculosis*

Corresponde ao período entre a infecção pelo Mtb e o aparecimento da doença. A maior parte dos infectados resiste ao adoecimento e desenvolve imunidade parcial à doença. Instala-se o período de latência (bacilos encapsulados em pequenos focos quiescentes), não progride, nem provoca o adoecimento. Na prática, o portador de ILTB denota TT positivo, análise bacteriológica negativa (se realizada) e nenhuma evidência clínica ou radiográfica de TB. Em torno de 5% dos infectados adoecem após a primoinfecção. Outros 5%, apesar de inicialmente bloquearem a infecção, adiante adoecem por via de reativação dos bacilos (TB pós-primária e secundária) ou por meio de reinfecção exógena (por exposição à nova fonte de infecção).[9]

O risco de um portador de ILTB desenvolver TB ativa depende de múltiplos fatores, entre eles: a virulência e a patogenia do bacilo e do ambiente, relativo à proximidade e ao tempo de permanência no mesmo ambiente com a fonte infectante. Outro fator importante está associado à competência imunológica do próprio hospedeiro, ou seja, aumenta o risco de adoecimento, por exemplo, em pacientes HIV soropositivos, portadores de comorbidades ou em tratamentos imunossupressores, em menores de 2 anos de idade ou maiores de 60 anos e/ou desnutridos. A detecção dessa condição possibilita a adoção de tratamento preventivo medicamentoso, evitando-se o adoecimento e rompendo-se a cadeia de transmissão da doença.[4,9,34] Esse tratamento, no entanto, não confere imunidade contra novas infecções nem recidivas. Em virtude das condições socioeconômicas, de saúde e vida, alguns grupos populacionais estão mais vulneráveis a adoecer por TB quando comparados com o risco da população geral (ver Quadro 156.3).

Com vistas ao diagnóstico da ILTB em grupos de risco, indica-se a repetição periódica do TT naqueles com resultado inicial negativo. Aqueles que têm contatos recentes, mas não reagentes, devem ser submetidos a um novo TT após 6 a 12 semanas, para se avaliar a viragem tuberculínica.

A vacina BCG, apesar de não prevenir o adoecimento, evita o desenvolvimento das formas mais graves da doença (TB miliar e meníngea) em menores de 5 anos de idade. O diagnóstico da ILTB é realizado pela prova tuberculínica, associado à exclusão da TB doença. A reação ao TT fornecerá a indicação de tratamento ou não. A terapia é apontada de acordo com a enduração do TT e com o grupo de risco.

Tuberculose e tabagismo

Segundo a OMS,[43] a inalação da fumaça do tabaco é um fator de risco para a TB: "[...] a exposição passiva ou ativa a fumaça do tabaco está significantemente associada com a recidiva da TB e sua mortalidade. Esses efeitos parecem independentes dos efeitos causados pelo uso do álcool, *status* socioeconômico e um grande número de outros fatores potencialmente associados". Além disso, há um sinergismo negativo entre essas doenças, ou seja, o uso do fumo, por alterar os mecanismos de defesa da árvore respiratória e a concentração de oxigênio no sangue, contribui para gravidade das lesões necrosantes e prejudica a cicatrização, levando, algumas vezes, a sequelas mais extensas. Sendo assim, o tabagismo vem sendo reconhecido como um fator determinante da TB.[30]

O combate ao tabagismo deve fazer parte do controle da TB para que se alcancem as metas epidemiológicas globais de longo prazo para o controle da doença. O Programa Nacional de Controle do Tabagismo (MS/INCA) é um exemplo para o mundo do compromisso brasileiro contra a epidemia do tabaco. Com o desenvolvimento desse trabalho, o Brasil pode ser pioneiro nas atividades conjuntas de controle da TB e do tabaco.

Imunização com bacilo de Calmete-Guërin

A vacina BCG está disponível gratuitamente nas salas de vacinação da rede SUS, incluindo maternidade. Ela é produzida com bacilos vivos atenuados, utilizando cepas do *M. bovis*. Essa vacina tem eficácia em torno de 75% contra as formas de TB miliar e meníngea em pessoas não infectados pelo BK. Essa proteção também está associada à prevalência dos agravos e à resposta de cada pessoa. A BCG é administrada por via intradérmica (dose única de 0,1 mL), na inserção do músculo deltoide direito. A padronização da localização permite a fácil verificação da existência da cicatriz vacinal, além de limitar reações ganglionares à região axilar. Ela pode ser administrada simultaneamente com as demais vacinas do Calendário Nacional de Vacinação. O ideal é que seja aplicada o mais precocemente possível, de preferência nas primeiras 12 horas após o nascimento.[9]

A vacina BCG é prioritariamente indicada para crianças de zero a quatro anos de idade:

- Recém-nascidos (RNs) com peso maior ou igual a 2 kg devem ser vacinados ao nascer, o mais precocemente possível, ainda na maternidade ou na primeira visita ao serviço de saúde.
- Crianças vacinadas na faixa etária preconizada sem cicatriz vacinal após 6 meses da administração da vacina devem ser revacinadas apenas uma vez.
- Quando expostos ao HIV, é obedecida a seguinte recomendação:
- Crianças filhas de mãe HIV positiva podem receber a vacina o mais precocemente possível até os 18 meses de idade, se assintomáticas e sem sinais de imunodeficiência; crianças com idade de 18 meses a 4 anos, 11 meses e 29 dias, não vacinadas, só podem receber a vacina BCG após sorologia negativa para HIV; para estes, a revacinação é contraindicada.
- Desde os 5 anos de idade, pessoas portadoras de HIV não devem ser vacinadas, mesmo que assintomáticos e sem sinais de imunodeficiência.

Em algumas situações, é orientado o adiamento da vacinação com a BCG: nos RNs contatos de indivíduos bacilíferos (vacinar só após o tratamento da TB ou quimioprofilaxia); tratamento com imunodepressores ou com corticosteroides em dose elevada (adiar por até 3 meses após o tratamento) e em RNs de menos de 2 kg (até que atinjam esse peso).

Contraindicações para vacinação. Desde os 5 anos de idade, portadores de imunodeficiência congênita ou adquirida, mesmo que assintomáticos e sem sinais de imunodeficiência; ocorrência de neoplasias malignas; tratamento com corticosteroides em dose elevada (equivalente à dose de prednisona de 2 mg/kg/dia, para crianças até 10 kg ou de 20 mg/dia ou mais, para pessoas acima de 10 kg) por período superior a 2 semanas ou em uso de outras terapias imunossupressoras e nas grávidas.

Diagnóstico diferencial

É importante considerar o diagnóstico diferencial com outras doenças respiratórias e/ou oportunistas: pneumonias, micoses pulmonares, sarcoidose, carcinoma brônquico e micobacterioses atípicas.

As infecções causadas pelas micobactérias não tuberculosas (MNT) podem assemelhar-se clinicamente à TB. Havendo cavidade na imagem radiológica torácica, em tratamento adequado para TB (esquema básico), sem melhora clínica, e quando a baciloscopia de escarro continuar positiva após o segundo mês de tratamento, é essencial considerar a possibilidade de MNT. Para o diagnóstico diferencial, é indicada a realização da cultura com identificação de espécie, em laboratório de referência. Os casos de MNT devem ser acompanhados por serviços de referência.[9,30]

Conduta proposta

Os objetivos de se iniciar o tratamento da TB o mais precocemente possível são a cura com restauração da qualidade de vida e a prevenção de mortes por TB ativa e suas complicações, bem como a quebra da cadeia de transmissão da doença, com atenção especial para o abandono do tratamento, evitando-se o desenvolvimento de resistência aos fármacos utilizados. A TB é uma doença curável em quase todos os casos novos, sensíveis aos medicamentos antituberculose, com uso adequado da terapia e correta operacionalização do tratamento.

Como o tratamento da TB tem duração mínima de 6 meses, é essencial que o profissional de saúde/ESF acolha o indivíduo desde o diagnóstico até sua alta. Uma abordagem humanizada, centrada na pessoa, e o estabelecimento de um intenso vínculo auxiliam no diagnóstico e na adesão ao tratamento. Os serviços de saúde devem assegurar que toda pessoa com diagnóstico de TB receba o tratamento adequado, sem atraso e com qualidade.

O Brasil adotou a estratégia DOTS (*Directly Observed Treatment Schort Course*) e preconiza o TDO como plano principal na diminuição das taxas de abandono, proporcionando não só a observação da tomada do medicamento, mas também o fortalecimento do vínculo entre paciente e profissional/unidade de saúde e a detecção e solução de barreiras que possam impedir a adesão ao tratamento.[9,30,44]

Recomenda-se que todos os casos de TB recebam o TDO. Nesse tratamento, observa-se diariamente a ingestão dos medicamentos antituberculose por um profissional capacitado da equipe de saúde, por, no mínimo, três observações semanais, do início ao fim. É importante sempre reforçar a manutenção da medicação, mesmo nos dias em que as tomadas não forem observadas. Se tais modos de observação não forem possíveis, pode-se capacitar um membro da família ou da comunidade para que faça a observação, desde que haja supervisão por um profissional de saúde. Nesse caso, há necessidade de visitas semanais ao paciente e seu responsável, com a finalidade de monitorar o tratamento. As necessidades do usuário devem orientar o local e o horário da administração do medicamento. Os medicamentos deverão ser administrados apenas uma vez ao dia e, apesar da melhor absorção ser obtida com ingestão em jejum, podem ser administrados em qualquer horário, mesmo durante as refeições.[9,30] Para fins operacionais, define-se que o tratamento foi observado se o paciente teve no mínimo 24 tomadas observadas na fase de ataque e 48 tomadas observadas na fase de manutenção.

Geralmente, os esquemas de tratamento são de fármacos combinados, com o objetivo de prevenir a resistência bacteriana, possuir uma atividade bactericida precoce e atividade esterilizante, além de melhorar a adesão. Os fármacos de primeira escolha do tratamento da TB detêm essas propriedades para assegurar um bom esquema terapêutico. A isoniazida (H) e a rifampicina (R) possuem grande poder bactericida, agindo em todas as populações bacilares sensíveis. A rifampicina tem ainda grande poder esterilizante, e a pirazinamida (Z) e a estreptomicina (S) também são bactericidas contra algumas populações de bacilos, sendo a pirazinamida ativa apenas em meio ácido (intracelular ou no interior dos granulomas), e a estreptomicina contra bacilos de multiplicação rápida, como os residentes nas cavitações pulmonares. O etambutol (E) é bacteriostático e tem a função de prevenir o surgimento de bacilos resistentes.[30]

O tratamento é realizado no plano ambulatorial, com recomendação de ser TDO. Em casos especiais, a hospitalização está indicada:

- Meningoencefalite tuberculosa.
- Intolerância medicamentosa que não foi controlada no contexto ambulatorial.

- Estado geral precário.
- Intercorrências clínicas ou cirúrgicas relacionadas ou não à TB que necessitem tratamento e/ou procedimento hospitalar.
- Casos em situação de vulnerabilidade social, como ausência de residência fixa ou grupos com maior possibilidade de abandono, sobretudo se for um caso de retratamento, falência ou multirresistência.

▶ A internação deve restringir-se ao período necessário para que sua indicação seja resolvida.

Os esquemas de tratamento são padronizados e disponíveis em *kits* liberados após a notificação, o que impede a troca de medicamentos e enseja melhor controle de cada caso. Em todos eles, a medicação é de uso diário e deverá ser administrada em tomada única, preferencialmente em jejum (1 h antes ou 2 h após o café da manhã) ou, em caso de intolerância digestiva, junto com uma refeição.

Nas formas extrapulmonares (exceto a meningoencefálica), sua duração será de 6 meses, assim como nos pacientes coinfectados pelo HIV, independentemente da fase de evolução da infecção viral.

Na indicação de esquemas padronizados, consideram-se:

- Caso novo – de TB ativa nunca submetido à medicação para seu tratamento, ou submetido por menos de 30 dias. Retratamento – recidiva (caso de TB ativa, tratada anteriormente, que recebeu alta por cura comprovada ou por completar o tratamento) ou de reingresso após abandono (caso de TB ativa, tratada anteriormente, mas que deixou de tomar a medicação por mais de 30 dias consecutivos).

Esquema básico

Para pacientes com 10 anos de idade ou mais (2RHZE/4RH)

Indicado para os casos novos de todas as formas de TB pulmonar e extrapulmonar (exceto meningoencefalite), bem como para todos os casos de recidiva e retorno após abandono (Quadro 156.11).

O esquema básico com RHZE pode ser administrado em gestantes nas doses habituais, mas, nesses casos, está recomendado o uso concomitante de piridoxina 50 mg/dia pelo risco de toxicidade no RN (pela isoniazida).

Atenção especial deve ser concedida ao tratamento dos grupos considerados de alto risco para toxicidade, constituído por pessoas de mais de 60 anos, em mau estado geral, alcoolistas, infectados por HIV, em uso concomitante de medicamentos anticonvulsivantes e pessoas que manifestem alterações hepáticas. A rifampicina interfere na ação dos contraceptivos orais, e as mulheres em uso desses medicamentos devem receber orientação para utilizar outros métodos anticoncepcionais.[6]

Para crianças de menos de 10 anos de idade

O esquema básico é indicado para casos novos de TB pulmonar, extrapulmonar e retratamento (exceto a forma meningoencefálica), infectados ou não pelo HIV e retratamento, com exceção da forma meningoencefálica (Quadro 156.12).

Uma das justificativas para o não emprego do E em crianças é a dificuldade de identificar precocemente a neurite óptica (reação adversa ao uso do E) nessa faixa etária. Em casos de resistência a fármacos ou pacientes que exprimam intolerância medicamentosa persistente ou reações adversas aos quimioterápicos que não consigam ser resolvidas, deve-se referenciar para nível especializado.

Esquema para tratamento da tuberculose meningoencefálica para pacientes com 10 anos de idade ou mais

Indicado nos casos novos e retratamento de TB meningoencefálica (Quadro 156.13). Na meningoencefalite tuberculosa, está recomendado o uso concomitante de corticosteroide ao esquema anti-TB: prednisona oral (dose de 1-2 mg/kg/dia por 4 semanas) ou dexametasona intravenosa nos casos graves (dose de 0,3-0,4 mg/kg/dia por 4-8 semanas, com redução gradual da dosagem nas 4 semanas subsequentes).[9]

Esquema para tratamento da tuberculose meningoencefálica para crianças de menos de 10 anos de idade

Indica-se o mesmo esquema básico para crianças; no entanto, prolonga-se a fase de manutenção por mais 6 meses, totalizando 12 meses de tratamento. Na meningoencefalite tuberculosa, deve ser associado corticosteroide ao esquema antituberculose: prednisona (1-2 mg/kg/dia, dose máxima de 30 mg/dia) via oral por 4 semanas, com redução gradual da dose nas 4 semanas subsequentes.[9]

Reações adversas aos tuberculostáticos

As reações "menores" são pouco frequentes, mas, na maioria dos casos (normalmente não levam à suspensão do medicamento anti-TB), são manejados na APS. As reações "maiores" levam

Quadro 156.11 | Esquema básico para o tratamento da tuberculose em pacientes com 10 anos de idade ou mais

Regime	Fármacos	Faixa de peso	Unidades/dose	Meses
2RHZE Fase intensiva	RHZE* 150/75/400/275 mg, comprimido em dose fixa combinada	20-35 kg	2 comprimidos	2
		36-50 kg	3 comprimidos	
		> 50 kg	4 comprimidos	
4RH Fase de manutenção	RH** 150/75 mg, comprimido em dose fixa combinada	20-35 kg	2 comprimidos	4
		36-50 kg	3 comprimidos	
		> 50 kg	4 comprimidos	

É recomendada a solicitação de cultura, identificação e TS para todos os casos com baciloscopia positiva ao final do segundo mês de tratamento.

*RHZE: combinação de rifampicina (R), isoniazida (H); pirazinamida (Z) e etambutol (E).
**RH: combinação de rifampicina (R), isoniazida (H).
Fonte: Brasil.[9]

Quadro 156.12 | **Esquema básico para o tratamento da tuberculose em crianças de menos de 10 anos de idade**

Fase do tratamento	Fármacos	Peso do paciente e dose							Meses
		Até 20 Kg mg/kg/dia	21-25 Kg mg/dia	26-30 Kg mg/dia	31-35 Kg mg/dia	36-40 Kg mg/dia	41-45 Kg mg/dia	>= 45 Kg mg/dia	
2RHZ*	Rifampicina	15 (10-20)	300	450	500	600	600	600	2
	Isoniazida	10 (07-15)	200	300	300	300	300	300	2
	Pirazinamida	35 (30-40)	750	1.000	1.000	1.500	1.500	2.000	2
4RH**	Rifampicina	15 (10-20)	300	450	500	600	600	600	4
	Isoniazida	10 (07-15)	200	300	300	300	300	300	4

*RHZ: combinação de rifampicina (R), isoniazida (H) e pirazinamida (Z).
**RH: combinação de rifampicina (R), isoniazida (H).
Fonte: Brasil.[9]

Quadro 156.13 | **Esquema para tratamento da tuberculose menigoencefálica em pacientes com 10 anos de idade ou mais**

Esquema	Fármaco	Peso	Dose	Meses
2RHZE* Fase intensiva	RHZE 150/75/400/275 mg comprimidos em dose fixa combinada	20-35 kg	2 comprimidos	2
		36-50 kg	3 comprimidos	
		> 50 kg	4 comprimidos	
7RH** Fase de manutenção	RH 150/75 mg comprimidos em dose fixa combinada	20-35 kg	2 comprimidos	10
		36-50 kg	3 comprimidos	
		> 50 kg	4 comprimidos	

*RHZE: combinação de rifampicina (R), isoniazida (H); pirazinamida (Z) e etambutol (E).
**RH: combinação de rifampicina (R), isoniazida (H).
Fonte: Brasil.[9]

Quadro 156.14 | **Efeitos adversos menores ao tratamento antituberculose**

Efeito adverso	Provável (eis) fármaco (s) responsável (eis)	Conduta
Náusea, vômito, dor abdominal	Rifampicina; Isoniazida; Pirazinamida; Etambutol	Reformular o horário da administração da medicação (2 h após o café da manhã ou junto com o café da manhã); considerar o uso de medicação sintomática; e avaliar a função hepática
Suor/urina de cor avermelhada	Rifampicina	Orientar
Prurido ou exantema leve	Isoniazida e Rifampicina	Medicar com anti-histamínicos
Dor articular	Pirazinamida; Isoniazida	Medicar com analgésicos ou AINH
Neuropatia periférica	Isoniazida (comum); Etambutol (incomum)	Medicar com piridoxina (vitamina B_6) na dosagem de 50 mg/dia
Hiperuricemia sem sintomas	Pirazinamida	Orientar dieta hipopurínica
Hiperuricemia com artralgia	Pirazinamida; Etambutol	Orientar dieta hipopurínica e medicar com alopurinol e colchicina, se necessário
Cefaleia, ansiedade, euforia e insônia	Isoniazida	Orientar

AINH, anti-inflamatórios não hormonais.
Fonte: Brasil.[9]

à interrupção e à alteração definitiva do esquema terapêutico e ocorrem em cerca de 3 a 8% dos pacientes, sendo mais comuns desde os 40 anos, alcoolistas, com desnutrição, história de doença hepática prévia e na coinfecção pelo HIV em fase avançada de imunossupressão.[30] A maioria dos pacientes completa o tratamento sem qualquer reação adversa relevante. Os Quadros 156.14 e 156.15 mostram as principais reações adversas, os prováveis fármacos responsáveis e a conduta preconizada.

O monitoramento laboratorial com hemograma e avaliação bioquímica (função renal e hepática) deve ser realizado mensalmente em pacientes com os sinais ou sintomas compatíveis, bem como naqueles com maior risco de desenvolvimento de efeitos adversos (pessoas de mais de 40 anos, alcoolistas, desnutridos, hepatopatas e PVHA).

Quadro 156.15 | **Efeitos adversos maiores ao tratamento antituberculose**

Efeito adverso	Provável (eis) fármaco (s) responsável (eis)	Conduta
Exantema ou hipersensibilidade de moderada a grave	Rifampicina; isoniazida Pirazinamida; etambutol Estreptomicina	Suspender o tratamento; reintroduzir os medicamentos um a um após a resolução do quadro; substituir o esquema nos casos reincidentes ou graves por esquemas especiais sem a medicação causadora do efeito
Psicose, crise convulsiva, encefalopatia tóxica ou coma	Isoniazida	Suspender a isoniazida e reiniciar esquema especial sem a referida medicação
Neurite óptica	Etambutol	Suspender o etambutol e reiniciar esquema especial sem a referida medicação. É dose-dependente e reversível quando detectada precocemente. É raro ocorrer toxicidade ocular durante os 2 primeiros meses com as doses recomendadas
Hepatotoxicidade	Pirazinamida Isoniazida Rifampicina	Suspender o tratamento; aguardar a melhora dos sintomas e a redução dos valores das enzimas hepáticas; reintroduzir um a um após avaliação da função hepática; considerar a continuidade do esquema básico ou esquema especial substituto conforme o caso
Hipoacusia Vertigem, nistagmo	Estreptomicina	Suspender a estreptomicina e reiniciar esquema especial sem a referida medicação
Trombocitopenia, leucopenia, eosinofilia, anemia hemolítica, agranulocitose, vasculite	Rifampicina	Suspender a rifampicina e reiniciar esquema especial sem a referida medicação
Nefrite intersticial	Rifampicina	Suspender a rifampicina e reiniciar esquema especial sem a referida medicação
Rabdomiólise com mioglobinúria e IR	Pirazinamida	Suspender a pirazinamida e reiniciar esquema especial sem a referida medicação

IR, insuficiência renal.
Fonte: Brasil.[9]

Deve ser ressaltado o fato de que, quando a reação adversa corresponde a uma reação de hipersensibilidade grave, como plaquetopenia, anemia hemolítica, IR, etc., o medicamento suspeito não pode ser reiniciado após a suspensão, pois na reintrodução a reação adversa é ainda mais grave.

Se o esquema básico não puder ser reintroduzido após a resolução do evento adverso, o paciente deverá ser tratado com esquemas especiais. O seguimento desses pacientes deve ser realizado nos serviços de referência para tratamento da TB.

Os casos novos ou retratamentos de TB devem ser acompanhados na APS, utilizando esquemas padronizados. No caso do retratamento, coletar material (antes da reintrodução do esquema de tratamento) para baciloscopias e TRM-TB, cultura para micobactéria com identificação de espécie e TS antimicrobiano. Esse procedimento é fundamental para confirmar o diagnóstico de TB e detectar precocemente resistências aos fármacos. Logo após a coleta de material, no entanto, o paciente deve reiniciar o esquema de tratamento, reavaliando-o após os resultados dos demais exames.

Quando referenciar

Os casos que necessitem de esquemas especiais por efeitos adversos maiores ou comorbidades ou de esquemas para contatos de TB multidroga-resistente (TBMDR), além dos casos que evoluem para falência terapêutica, devem ser referenciados para serviços de referência secundária ou terciária, para avaliação e definição de conduta.

- Pacientes com baciloscopia de escarro positiva ao final do tratamento.
- Pacientes com baciloscopia fortemente positiva (++ ou +++) no início do tratamento que mantêm essa situação até o 4º mês.
- Pacientes com baciloscopia de escarro positiva inicial seguida de negativação e novos resultados positivos por 2 meses consecutivos, desde o 4º mês de tratamento.

Pode-se mencionar como exemplos de condições que justificam atenção especializada de serviços de referência: infecção pelo HIV/Aids, hepatopatias e IR. No caso de diabéticos com TB, utiliza-se o esquema de tratamento da população geral. Como há, no entanto, interação medicamentosa com o uso de hipoglicemiantes orais, dependendo de avaliação clínica individualizada, é possível considerar a substituição de insulina durante o tratamento (deve-se manter a glicemia de jejum ≤ 160 mg/dL) e a extensão do tratamento por mais 3 meses na fase de manutenção.

Em casos cuja evolução clínica inicial não tenha sido satisfatória, o tratamento poderá ser prolongado na sua fase de manutenção por mais 3 meses, com o parecer emitido pela referência.

Tratamento da infecção latente da tuberculose

Deve-se, inicialmente, afastar a possibilidade de TB ativa por meio de avaliação clínica e outros exames diagnósticos, entre os quais, está a radiografia torácica. Medicamento e tempo de tratamento são mostrados no Quadro 156.16.

O tratamento bem indicado reduz em 60 a 90% o risco de adoecimento. A monoterapia é indicada, já que a população bacilar nesses pacientes ainda é pequena, não havendo riscos de seleção de cepas. A quantidade de doses ingeridas é mais importante do que o tempo de tratamento. Por isso, recomenda-se que esforços

Quadro 156.16 | **Tratamento da infecção latente da tuberculose**

Medicamento	Tempo de tratamento
Isoniazida, 5-10 mg/kg/dia, dose máxima de 300 mg/dia	270 doses que deverão ser tomadas em 9-12 meses

Fonte: Brasil.[9]

sejam feitos para que o paciente complete o total de doses programadas, mesmo com a eventualidade de uso irregular.

Além do resultado do TT, a indicação do uso da isoniazida (H) para tratamento da ILTB depende de três fatores: a idade, a probabilidade de ILTB e o risco de adoecimento.[30] As indicações de tratamento da ILTB estão descritas no Quadro 156.17.

O TT deve ser realizado anualmente em todas as pessoas que vivem com HIV/Aids (PVHA) e são assintomáticas para TB. Neste caso, quando a enduração for ≥ 5 mm, recomenda-se o tratamento da ILTB com isoniazida (após excluída TB ativa), em decorrência do elevado risco de adoecimento. As PVHA e contatos de doentes bacilíferos, independentemente do resultado do TT, devem tratar a ILTB, após excluída a TB ativa.[9]

O tratamento da ILTB é recomendado na população indígena para os contatos recentes de doentes de TB, com TT ≥ 5 mm, independentemente da idade e do estado vacinal, após ter sido afastada a possibilidade de TB ativa.

Em grávidas, recomenda-se que o tratamento da ILTB seja instituído após o parto, e naquelas com coinfecção pelo HIV, após o 3º mês de gestação.

Recomenda-se a prevenção da ILTB em RNs coabitantes de caso índice bacilífero. Nesses casos, o RN não deverá ser vacinado ao nascer. A H é administrada por 3 meses e, após esse período, faz-se o TT. Se o resultado do TT for ≥ 5 mm, o tratamento deve ser mantido por mais 3 meses; caso contrário, interrompe-se o uso da isoniazida e vacina-se com BCG.

Pacientes com HIV/Aids devem tratar a ILTB nos seguintes casos: com radiografia torácica normal, mas com TT ≥ 5 mm; em contatos intradomiciliares ou institucionais de pacientes bacilíferos, independentemente da TT; e com TT < 5 mm com registro documental de ter tido TT ≥ 5 mm e não submetido a tratamento ou quimioprofilaxia na ocasião. Devem-se tratar também pacientes com radiografia torácica com cicatriz radiológica de TB, sem tratamento anterior para TB (afastada possibilidade de TB ativa por meio de exames de escarro, radiografias anteriores e, se necessário, TC de tórax), independentemente do resultado da TT.

O tratamento da ILTB deve ser notificado em ficha específica definida por alguns Estados da Federação. Os pacientes devem comparecer à unidade de saúde em intervalos de 30 dias, para que sejam estimulados a concluírem o tratamento e no intuito de monitoramento de efeitos adversos. Após o término do tratamento, devem ser orientados a retornar, caso apresentem sintomas sugestivos de TB.

Controle do tratamento

Permite o acompanhamento da evolução da doença, garantindo a utilização correta dos medicamentos e o sucesso terapêutico.

- Acompanhamento clínico mensal. Visa à identificação de queixas ou sinais clínicos para avaliar a evolução da doença, o uso correto da medicação e a detecção de manifestações adversas dos medicamentos. Deve-se monitorar o peso e fazer ajuste das doses, se for necessário. Se houver possibilidade, o exame radiológico pode ser solicitado no segundo mês de tratamento para acompanhar a evolução das lesões, especialmente na ausência de expectoração.

Quadro 156.17 | **Indicações do tratamento da infecção latente da tuberculose, desde que afastado o diagnóstico de doença ativa**

Alto risco (indicado tratamento em qualquer idade)	
Sem TT realizado	RN coabitante de caso índice bacilífero
	Pessoa vivendo com HIV/Aids com cicatriz radiológica em tratamento prévio
	Pessoa vivendo com HIV/Aids contato de caso de TB pulmonar
PPD ≥ 5 mm	Crianças contato de caso-índice de TB pulmonar vacinadas com BCG no primeiro ano de vida ou não vacinadas, maiores de 2 anos de idade
	Contatos com crianças de povos indígenas, independente da BCG
	Contatos adultos e adolescentes maiores de 10 anos
	Pessoas vivendo com HIV/Aids
	Indivíduos em uso de inibidores do TNF-α
	Pessoas com alterações radiológicas fibróticas sugestivas de sequela de TB
	Transplantados em terapia imunossupressora
PPD ≥10mm	Crianças contato de caso-índice de TB pulmonar vacinadas com BCG no primeiro ano de vida, menores de 2 anos de idade
	Crianças contato de caso-índice de TB pulmonar vacinadas para o BCG após o primeiro ano de vida
	Silicose
	Neoplasia de cabeça e pescoço
	Neoplasias hematológicas
	IR em diálise
Conversão tuberculínica*	Indivíduos contatos de TB bacilífera
	Profissionais de saúde
	Profissionais de laboratório de micobactéria
	Trabalhadores do sistema prisional
	Trabalhadores de instituições de longa permanência
Risco moderado (tratamento indicado em menores de 65 anos)	
PPD ≥ 5 mm	Uso de corticosteroides (> 15 mg de prednisona por >1 mês)
PPD ≥10 mm	DM
Risco leve (tratamento indicado em menores de 50 anos)	
PPD ≥10 mm	Baixo peso (< 85% do peso ideal)
	Tabagistas (1 maço/dia)
	Calcificação isolada (sem fibrose) na radiografia

*Segunda prova tuberculínica com incremento de 10 mm em relação à primeira prova tuberculínica, com intervalo mínimo de 8 semanas entre as provas.

TB, tuberculose; IR, insuficiência renal; DM, diabetes melito; TNF-α, fator de necrose tumoral alfa; TT, teste tuberculímico; PPD, derivado de proteína purificado.

Fonte: Brasil.[9]

- **Realização mensal da baciloscopia de controle (indispensável no segundo, quarto e sexto meses do tratamento).** Se for positiva no segundo mês, está indicada a realização de cultura com TS. Na ausência de expectoração, deve-se orientar o paciente acerca de como consegui-la, ou utilizar a indução de escarro.
- **Pacientes inicialmente bacilíferos.** Esses deverão ter pelo menos duas baciloscopias negativas para comprovar cura, uma na fase de acompanhamento e outra ao final do tratamento.

Controle do tratamento em crianças e adolescentes

A adesão ao tratamento, neste caso, deve ser de toda a família, devendo a criança ser orientada segundo sua capacidade de compreensão, e o adolescente ser bem esclarecido sobre a importância do tratamento e as implicações do abandono.

A família deve receber orientações sobre os efeitos adversos das medicações e a necessidade de procurar a unidade de saúde em caso de suspeita.

A avaliação mensal permite a observação da melhora clínica, que, após uma semana já é evidente, com diminuição da febre, ganho ponderal e melhora da tosse nos casos pulmonares.

Deve-se sempre ter o cuidado com o abandono do tratamento e fazer-se o monitoramento concomitante de alguma fonte intradomiciliar que, possivelmente, existirá.

Controle dos contatos

É fundamental a investigação de contatos para controle da doença, já que possibilita identificar os casos de TB ativa, iniciar precocemente o tratamento e quebrar a cadeia de transmissão da doença. Além disso, possibilita a prevenção do desenvolvimento da TB ativa, no momento em que identifica os casos de ILTB.

Contato é toda pessoa que convive no mesmo ambiente com o caso-índice no momento do diagnóstico de TB. O caso-índice refere-se ao primeiro caso de TB ativa diagnosticado na cadeia de transmissão; de preferência, são casos de TB pulmonar com BAAR positivo. O convívio pode ser domiciliar, ocupacional, escolar ou em instituições de longa permanência. O grau de exposição deve ser avaliado individualmente, levando-se em consideração a forma da doença, o ambiente e o tempo de exposição.[9]

Os contatos devem ser convidados a comparecerem à unidade de saúde para serem avaliados por meio de anamnese e exame clínico. Durante a entrevista com o caso-índice, são importantes a identificação dos contatos e o tipo de convívio, com lista de nomes e endereços e registro no prontuário. Se possível, uma visita domiciliar, que ajudará na compreensão das circunstâncias e melhoria da caracterização dos contatos.

Contatos sintomáticos deverão ser investigados, preferencialmente para TB ativa, e os assintomáticos, para ILTB. Se forem identificados sintomáticos respiratórios, esses devem ser avaliados com exame baciloscópico de escarro e radiológico de tórax ou outros exames que se fizerem necessários, de acordo com a avaliação clínica.

Crianças com TB, independentemente da forma clínica, em geral, desenvolvem a doença após transmissão por um contato com adulto que tem baciloscopia positiva; preconiza-se a investigação de todos os seus contatos.

Todos os contatos identificados deverão ser avaliados (Quadros 156.18 e 156.19).

Se, após o devido convite, os contatos não comparecerem à unidade de saúde, deve-se agendar uma visita domiciliar para avaliação.

A avaliação dos contatos é registrada em prontuário, e os contatos, registrados, examinados e informados no livro de registro de acompanhamento de tratamento de casos. Depois da devida avaliação, os contatos deverão ser orientados a retornar

---

Quadro 156.18 | Investigação de contatos de casos de tuberculose em mais de 10 anos de idade

Após avaliação na consulta, o contato pode ser reconhecido como assintomático ou sintomático

Contatos assintomáticos devem fazer o TT

- Se o TT for < 5 mm, deve ser repetido em 8 semanas após o primeiro teste, para verificar a viragem tuberculínica, que será considerada se houver um aumento de pelo menos 10 mm em relação ao TT anterior. Se houve conversão do TT, faz-se radiografia torácica. Se suspeito, prosseguir a investigação; em caso de normalidade, tratar a ILTB
- Se o TT for ≥ 5 mm, faz-se radiografia torácica. Se suspeito, prosseguir com a investigação. Se normal, tratar ILTB

Contatos sintomáticos devem investigar TB ativa

- TB ativa, tratar TB
- Excluída TB ativa, prosseguir investigação

TT, teste tuberculínico; ILTB, infecção latente pelo *M. tuberculosis*; TB, tuberculose.

Fonte: Brasil.[9]

Quadro 156.19 | Investigação de contatos de casos de tuberculose em menos de 10 anos de idade

Inicia com a consulta e, após avaliação, se identifica o contato como assintomático ou sintomático.

Contatos assintomáticos devem fazer a radiografia torácica o TT

- Se a radiografia for normal e o TT com critério de ILTB*, deve-se tratar o ILTB; no entanto, radiografia normal sem critério de ILTB[a], deve-se repetir o TT em 8o semanas. Se não houver conversão do TT, dar alta com orientação. Se houver conversão, tratar ILTB
- Com radiografia torácica suspeita, deve-se prosseguir com a investigação de TB ativa[b]

Contatos sintomáticos devem investigar TB ativa**

- TB ativa, tratar TB
- Excluída TB ativa, prosseguir investigação

*TT ≥ 5 mm em crianças contato de caso-índice de TB pulmonar vacinadas com BCG no primeiro ano de vida ou não vacinadas, maiores de 2 anos, e crianças indígenas independente da BCG. TT ≥ 10 mm crianças contato de caso-índice de TB pulmonar vacinadas para BCG no primeiro ano de vida, menores de 2 anos. TT ≥ 10 mm em crianças contato de caso-índice de TB pulmonar vacinadas para o BCG após o primeiro ano de vida, vacinadas há menos de 2 anos.

**Empregar o quadro de pontuação (ver Quadro 156.10).

TT, teste tuberculínico; ILTB, infecção latente pelo *M. tuberculosis*; TB, tuberculose.

Fonte: Brasil.[9]

à unidade de saúde em caso de aparecimento de sinais e sintomas sugestivos de TB.

Encerramento de caso de tuberculose

Encerramento oportuno

- Casos de TB em tratamento com o esquema básico (de duração de 6 meses) sejam encerrados em até 9 meses.
- Casos de TB meningoencefálica (de duração de 12 meses) sejam encerrados no sistema em até 15 meses.

Os critérios para encerramento de casos de TB são apresentados no Quadro 156.20. Na Figura 156.2, observa-se o sistema de tratamento da TB.

> **Erros mais frequentemente cometidos**
> - Ausência de busca ativa de sintomáticos respiratórios.
> - Dificuldade de acesso do doente ao profissional de saúde.
> - Falta de profissionais de saúde e de qualificação adequada.
> - Exame clínico inadequado/pouca interação com o doente.
> - Consultas sem abordar prevenção e promoção de saúde.
> - Inexistência de visita domiciliar.
> - Não implantação do TDO/acompanhamento longitudinal dos doentes.

Tuberculose e populações especiais

População privada de liberdade

O Brasil tem cerca de 500 mil pessoas privadas de liberdade, vivendo em prisões, cadeias públicas e delegacias. Essas pessoas convivem em ambientes superpopulosos, mal ventilados e com iluminação solar limitada. O ambiente prisional é favorável à disseminação de doenças respiratórias, sobretudo a TB.[45] Nesse caso, a investigação para TB deve ser instituída para todos os ingressos do sistema prisional. O ideal é a realização de busca ativa de casos, tanto no ingresso do sistema penitenciário quanto por meio de busca ativa periódica na população encarcerada, no mínimo uma vez ao ano. Na investigação, é recomendado exame de baciloscopia direta de escarro, de cultura e TS. Além disso, o rastreamento radiológico na porta de entrada do sistema prisional permitiria a identificação de casos assintomáticos ou de casos com baciloscopia negativa.[9]

As pessoas privadas de liberdade que sejam contatos de cela de um caso de TB devem ser investigadas para TB ativa. Havendo sintomas, independentemente do tempo de duração, e/ou radiografia sugestiva, há a necessidade de realização de baciloscopia, cultura e TS. Como as reinfecções são frequentes em curto tempo, não há indicação do TT para os contatos em ambiente prisional. Por outro lado, nos contatos infectados pelo HIV/Aids, sem TB ativa, é indicado o TT.

Em casos específicos, há recomendação do isolamento respiratório no sistema prisional por um período de 15 dias: em casos de TB identificados no momento do ingresso, em casos suspeitos ou confirmados de fármaco-resistência antituberculose e em casos de falência.

Todos os casos de TB identificados entre as pessoas privadas de liberdade devem ser notificados no Sistema de Informação de Agravos de Notificação (SINAN), mencionando a origem prisional.

Quadro 156.20 | **Critérios para encerramento de casos de tuberculose**

Cura	Duas baciloscopias negativas, sendo uma em qualquer mês de acompanhamento e outra ao final do tratamento (5º ou 6º mês). Para os casos com necessidade de ampliar o tempo de tratamento, serão considerados os 2 últimos meses. A alta por cura também será dada ao paciente que completou o tratamento sem evidência de falência e teve alta com base em critérios clínicos e radiológicos, por impossibilidade de realizar exames de baciloscopia ou cultura
Abandono	Uso de medicamento por 30 dias ou mais com interrupção do tratamento por mais de 30 dias consecutivos
Abandono primário	Uso de medicamento por menos de 30 dias e com interrupção por mais de 30 dias consecutivos ou quando o paciente diagnosticado não iniciar o tratamento
Óbito por TB	Óbito por TB. A causa básica do óbito deve estar de acordo com as informações contidas no Sistema de Informações sobre Mortalidade (SIM)
Óbito por outras causas	Morte do paciente por qualquer causa básica que não seja TB, mesmo que a TB esteja constando como causa associada no SIM. A causa do óbito deve estar de acordo com as informações contidas no SIM
Transferência	Doente transferido para outro serviço de saúde. A transferência deve ser processada por meio de documento que contenha informações sobre o diagnóstico e o tratamento realizado até aquele momento. É de responsabilidade da unidade de origem a confirmação de que o paciente compareceu à unidade para a qual foi transferido
Mudança de diagnóstico	Alteração no diagnóstico e elucidação de que não se tratava de um caso de TB
Mudança de esquema	Necessidade da adoção de regimes terapêuticos diferentes do esquema básico, seja por intolerância e/ou por toxicidade medicamentosa
TBMDR	Confirmação, por meio de TS antimicrobiano, de resistência a qualquer medicamento anti-TB
Falência	Na persistência da baciloscopia de escarro positiva ao final do tratamento
	Doentes que no início do tratamento apresentavam baciloscopia fortemente positiva (+ + ou + + +) e mantiveram essa situação até o 4º mês
	Baciloscopia positiva inicial seguida de negativação e de novos resultados positivo por 2 meses consecutivos, a partir do 4º mês de tratamento
	Observação: o aparecimento de poucos bacilos no exame direto do escarro, nas proximidades do 5º ou 6º mês do tratamento, de forma isolada, não significa, necessariamente, a falência do tratamento. O paciente deverá ser acompanhado com exames bacteriológicos (baciloscopia, cultura e TS antimicrobiana) para melhor definição.

TB, tuberculose; TS, teste de sensibilidade; TBMDR, tuberculose multidrogarresistente.
Fonte: Brasil.[9]

População em situação de rua

A Política Nacional para a População em Situação de Rua,[46] além dos princípios de igualdade e equidade, prevê, entre outros, respeito à dignidade da pessoa humana, o direito à convi-

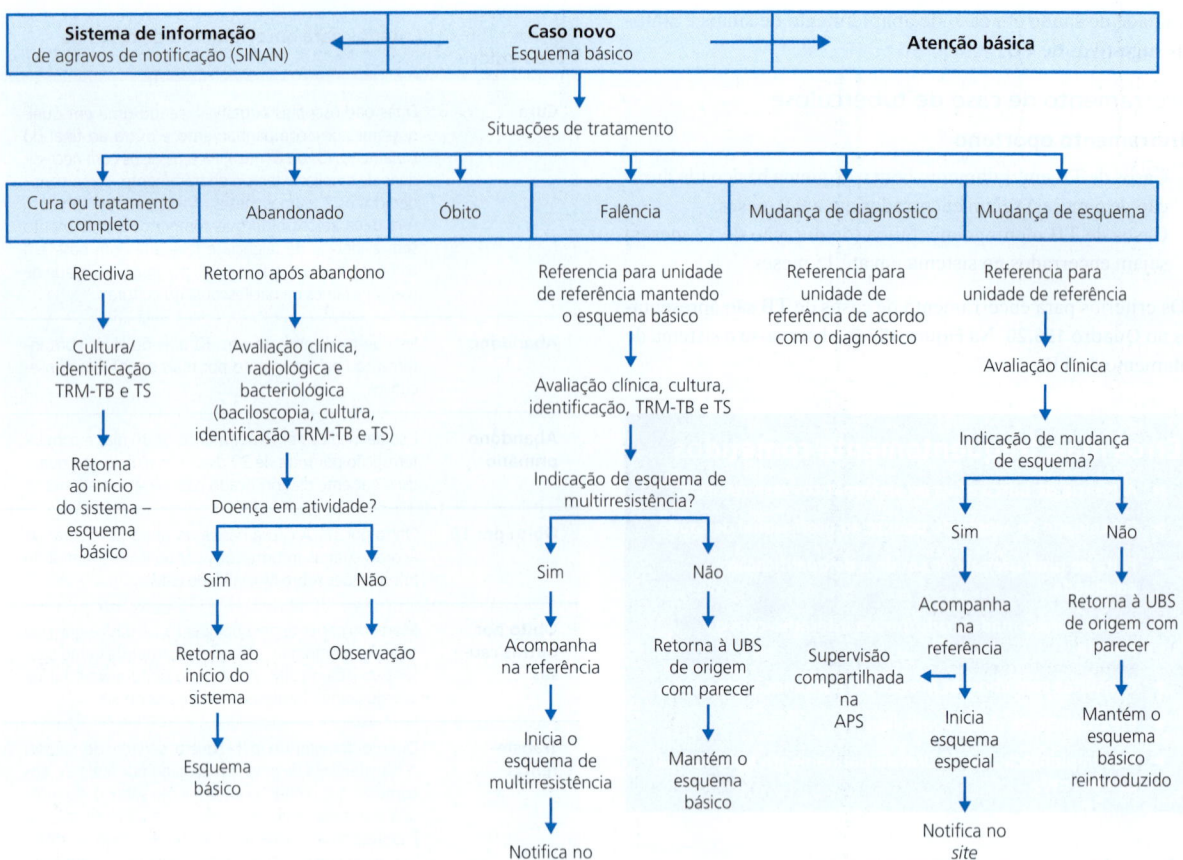

▲ **Figura 156.2**
Sistema de tratamento da tuberculose.
TRM-TB, teste rápido molecular para tuberculose; TS, teste de sensibilidade; APS, atenção primária à saúde; UBS, Unidade Básica de Saúde.

vência familiar e comunitária, a valorização e respeito à vida e à cidadania e o atendimento humanizado e universalizado. Nesse contexto, são instituídos os Consultórios na Rua[47] no intuito de ampliar o acesso dessa população aos serviços de saúde, ofertando equipe multiprofissional, de maneira mais oportuna, atenção integral à saúde e *in loco*. Suas atividades são realizadas de modo itinerante, desenvolvendo ações compartilhadas e integradas às Unidades Básicas de Saúde (UBS).

Na população em situação de rua, a TB apresenta sempre elevada taxa de incidência e de abandono do tratamento. Vários são os fatores que dificultam o tratamento continuado da TB nessa população: baixa autoestima; alimentação inadequada; ausência de sintomas; uso de álcool e outras drogas; transtornos mentais; a dinâmica da rua compromete o uso adequado e regular dos remédios; roubo ou recolhimento dos pertences individuais, entre eles, os medicamentos; serviços de saúde com regras rígidas, fixação de horários e dias de atendimento.[30]

A busca ativa de sintomáticos respiratórios nos equipamentos sociais e na rua deve ser estabelecida entre a saúde e a assistência social. Ao encontrar uma pessoa com tosse, independentemente do tempo, todos devem ser examinados e, quando possível, é recomendado solicitar e coletar, no primeiro contato, material para baciloscopia, cultura e TS.

Como essa população tem característica migratória e com possibilidade de procurar o serviço de saúde/assistência social com certa frequência, é importante, para o melhor acompanhamento desses pacientes, o registro no prontuário com indicação dos locais frequentados pelo paciente.

É recomendada a oferta do TDO como meio de melhorar a adesão e tentar diminuir os altos percentuais de abandono de tratamento.[9]

População indígena

A população indígena corresponde a 0,4% da população brasileira.[48] No ano de 2012, foram diagnosticados 782 casos novos de TB entre a população indígena do Brasil, sendo que cerca de 90% são casos de TB pulmonar, e quase 60%, vivendo em área rural.[49]

A vigilância e o controle da TB nas áreas indígenas são realizadas pelas Equipes Multidisciplinares de Saúde Indígena (EMSI), utilizando estratégias adequadas e adaptadas à realidade local, desde geográficas a aspectos culturais de cada grupo étnico.

Na busca ativa de sintomáticos respiratórios, é recomendado que todas as pessoas com tosse, independentemente do tempo, sejam avaliadas. O diagnóstico laboratorial é realizado pela solicitação da baciloscopia (1ª e 2ª amostras) e da cultura, com a identificação de espécie e TS para todo indígena maior de 10 anos com suspeita clínica de TB pulmonar. Nos casos de crianças indígenas menores de 10 anos, o sistema de escore deve auxiliar o diagnóstico. Todo indígena com suspeita clínica de TB pulmonar deve realizar radiografia torácica.[9]

A notificação de TB em indígena deve ser registrada no Sinan e no Sistema de Informação da Atenção à Saúde Indígena (SIASI).

Vigilância dos contatos.[9]

- Todos os habitantes de um domicílio.
- Extensão a outros núcleos familiares com intensa interação com o caso identificado.

O tratamento da ILTB é orientado aos contatos recentes de casos de TB (bacilíferos ou não) com TT ≥ 5 mm, independentemente da idade e do estado vacinal e após ter sido afastada a possibilidade de TB ativa. O TDO é recomendado para todos os casos diagnosticados, sejam novos ou retratamentos.

Pessoas vivendo com HIV/Aids

Segundo dados da OMS, das 33 milhões de pessoas infectadas por HIV no mundo, 25% estão coinfectadas por TB.[50] No Brasil, é recomendada a testagem oportuna para HIV para todos os portadores de TB, por meio do teste rápido, como estratégia de intervenção para controle da coinfecção TB-HIV.[27]

As pessoas com coinfecção TB-HIV necessitam de atenção diferenciada, visto que a TB é a principal causa associada definida de óbito entre as doenças infecciosas nesse grupo. Uma PVHA, com quadro clínico de tosse, febre, sudorese noturna ou emagrecimento, sugere a possibilidade de TB ativa e indica a necessidade de investigação.

Ações prioritárias para PVHA: assegurar ao paciente com TB acesso precoce ao diagnóstico da infecção pelo HIV (preferencialmente utilizando o teste rápido) e garantir acesso oportuno à TARVl; garantir às PVHA diagnóstico precoce da TB ativa e tratamento oportuno; além disso, asseverar a realização do TT e acesso ao tratamento da ILTB.[9]

A rede de atenção à TB é composta por unidades da atenção básica, ambulatórios especializados, hospitais e rede laboratorial. O Serviço de Atenção Especializada (SAE) foi incorporado como referência secundária e é recomendado como local preferencial de acompanhamento das pessoas com coinfecção TB-HIV. Essa é considerada uma importante estratégia para queda da morbimortalidade na coinfecção.

Papel da equipe multiprofissional

Médico de família e comunidade

Identificar sintomáticos respiratórios e exames diagnósticos; iniciar e acompanhar o tratamento para TB pulmonar, recomendando o TDO; convocar os contatos para consulta; iniciar o tratamento da ILTB para os contatos; iniciar e acompanhar tratamento dos casos de TB pulmonar com baciloscopias negativas e dos casos de TB extrapulmonar quando o diagnóstico for confirmado após a investigação em uma unidade de referência; dar alta por cura aos pacientes após o tratamento; referenciar os casos que necessitam de um atendimento em unidade de referência, mantendo-se responsável pelo acompanhamento; realizar assistência domiciliar, quando necessário; notificar os casos confirmados de TB.[10,44]

Enfermeiro

Identificar os sintomáticos respiratórios; orientar quanto à coleta de escarro; administrar a vacina BCG; realizar consulta de enfermagem, conforme protocolos ou outras normativas técnicas estabelecidas pelo gestor municipal, observadas as disposições legais da profissão; solicitar exames (BAAR, radiografia torácica, cultura, identificação e TS para BK, TT), além do teste HIV sob autorização e aconselhamento, iniciar tratamento e prescrever medicações (esquema básico de TB), observadas as disposições legais da profissão e conforme os protocolos ou outras normativas técnicas estabelecidas pelo Ministério da Saúde; convocar os contatos para investigação; orientar pacientes e familiares quanto ao uso da medicação; convocar o doente faltoso à consulta e o que abandonar o tratamento; acompanhar a ficha de supervisão da tomada de medicação preenchida pelo ACS; realizar assistência domiciliar, quando necessária; planejar, gerenciar, coordenar e avaliar as ações desenvolvidas pelos ACS, técnicos e auxiliares e orientar o acompanhamento dos casos em tratamento e/ou TDO; notificar os casos confirmados de TB.[10,44]

Agente comunitário de saúde

Identificar os sintomáticos respiratórios nos domicílios e na comunidade; encaminhar ou comunicar o caso suspeito à equipe; orientar e encaminhar os contatos à UBS; supervisionar a tomada de medicação, conforme planejamento da equipe; fazer visita domiciliar, de acordo com a programação da equipe; verificar no Cartão da Criança a situação vacinal, se faltoso, encaminhar à UBS; realizar busca ativa de faltosos e daqueles que abandonaram o tratamento; verificar a presença de cicatriz da vacina BCG no braço direito da criança. Caso não exista comprovante no Cartão, encaminhar a criança para vacinação; e realizar ações educativas junto à comunidade; participar com a equipe do planejamento de ações para o controle da TB na comunidade.[10,44]

Agente de controle de endemias

Identificar os sintomáticos respiratórios nos domicílios e na comunidade; encaminhar casos suspeitos e contatos para avaliação na UBS e desenvolver ações educativas e de mobilização da comunidade relativas ao controle da TB, em sua área de abrangência.[10,44]

Auxiliar e técnico de enfermagem

Identificar os sintomáticos respiratórios; realizar procedimentos regulamentados para o exercício de sua profissão; identificar o pote de coleta do escarro; orientar a coleta do escarro; encaminhar o material ao laboratório com a requisição do exame preenchida; receber os resultados dos exames, protocolá-los e anexá-los ao prontuário; aplicar a vacina BCG e fazer TT, após capacitação; supervisionar o uso correto da medicação nas visitas domiciliares e o comparecimento às consultas de acordo com a rotina da equipe; realizar o TDO para todos os pacientes com TB, conforme orientação do enfermeiro ou médico de família e comunidade.[10,44]

REFERÊNCIAS

1. World Health Organization. Global tuberculosis report 2016. Geneva: WHO; 2016.

2. World Health Organization. Ethics guidance for the implementation of the end TB Strategy. Geneva: WHO; 2017.

3. Azedo RCM, Bezerra, SS, Fonte, CFV, Soares Sobrinho, JLS. Avaliação comparativa do perfil e tratamento de pacientes nos Programas de Tuberculose do Estado de Pernambuco e do Hospital Universitário Oswaldo Cruz. Bol Inform Geum. 2014;4(1):71-78.

4. World Health Organization. Guía I Organización Mundial de la Salud: directrices sobre la atención de la infección tuberculosa latente. Geneva: OMS; 2015.

5. Brasil. Brasil livre da tuberculose I: plano Nacional pelo fim da tuberculose. Brasília: MS; 2017.

6. Brasil. Ministério da Saúde. Brasil livre da tuberculose II: plano nacional pelo fim da tuberculose como problema de saúde pública. Brasília: MS; 2017.

7. Rein MGJ, Houben PJD. The global burden of latent tuberculosis infection: a re-estimation using mathematical modelling PLOS Med. 2016;13(10):e1002152.

8. Brasil. Tuberculose. Brasília: MS; 2017.

9. Brasil. Ministério da Saúde. Guia de vigilância em saúde [Internet]. Brasília: MS; 2016 [capturado em 15 jan. 2018]. Disponível em: http://bvsms.saude.gov.br/bvs/publicacoes/guia_vigilancia_saude_1ed_atual.pdf.

10. Brasil. Vigilância em saúde: dengue, esquistossomose, hanseníase, malária, tracoma e tuberculose. Brasília: MS; 2007.

11. Sampaio TC, Sales MPU, Barboza TA. Tuberculose na prática da atenção primária. PROMEF. 2011;6(2):129-82.

12. Andrade HS, Amaral JL, Fonseca DF, Oliveira VC, Gontijo, TL, Guimarães EAA. Características clínico-epidemiológicas de casos novos de tuberculose. Rev Enferm UFPE. 2016;10(7):2528-2536.

13. World Health Organization. Global tuberculosis report 2015. Geneva: WHO; 2015.

14. Brasil. Fundação Nacional de Saúde. Controle da tuberculose: uma proposta de integração ensino-serviço. 5. ed. Rio de Janeiro: Fundação Nacional de Saúde; 2002.

15. Garcia LP, Magalhães LCG, Aurea AP, Santos CF, Almeida RF. Texto para discussão: epidemiologia das doenças negligenciadas no Brasil e gastos federais com medicamentos. Brasília: IPEA; 2011.

16. Maciel ELN. Estratégias da agenda pós-2015 para o controle da tuberculose no Brasil: desafios e oportunidades. Epidemiol Serv Saúde. 2016;25(2):423-426.

17. Brasil. Perspectivas brasileiras para o fim da tuberculose como problema de saúde pública Bol Epidemiol. 2016;47(13):1-15.

18. Neves RR, Ferro PS, Nogueira LMV, Rodrigues ILA. Acesso e vínculo ao tratamento de tuberculose na atenção primária em saúde. Rev Fund Care Online. 2016; 8(4):5143-5149.

19. Villa TCS, Ponce MAZ, Wysock AD, Andrade RLP, Arakawa T, Scatolin BE, et al. Diagnóstico oportuno da tuberculose nos serviços de saúde de diversas regiões do Brasil. Rev. Latino-Am Enferm. 2013;21(Spec):190-198.

20. Balderrama P, Vendramini SF, Santos MLSG, Ponce MZ, Oliveira IC, Villa TCS, et al.. Porta de entrada para o diagnóstico da tuberculose: avaliação da estrutura dos serviços. Rev Eletr Enf. 2014;16(3):511-519.

21. Costa AG, Rodrigues ILA, Garcia WMB, Vidal Nogueira LM. Monitoramento de ações de prevenção e controle da tuberculose em unidades básicas de saúde. Rev Enferm UFPE. 2016;10(Supl. 3):1378-1386.

22. Ibanês AS, Carneiro Jr N. Panorama internacional e nacional da estratégia do tratamento diretamente supervisionado (DOTS) nas políticas de controle da tuberculose International and national scenario of directly observed treatment short course (DOTS) in tuberculosis control policies. ABCS Health Sci. 2013;38(1):25-32.

23. Sasaki NSGMS, Santos MLSG, Vendramini SHF, Ruffino-Netto A, Villa TCS, Chiaravalloti-Neto F. Atrasos na suspeita e no diagnóstico de tuberculose e fatores relacionados. Rev Bras Epidemiol. 2015;18(4):809-823.

24. Paiva RCG, Nogueira JA, Sá LD de, Nóbrega RG, Trigueiro DRSG, Villa TCS. Acessibilidade ao diagnóstico de tuberculose em município do Nordeste do Brasil: desafio da atenção básica. Rev Eletr Enf. 2014;16(3):520-526.

25. World Health Organization. Global strategy and targets for tuberculosis prevention, care and control after 2015. Geneva: WHO; 2015

26. Rodrigues IC, Vendramini SHF, Ponce MAZ, Ruffino-Neto A, Souza NG, Chiavalloti Neto F, et al. Recidiva da Tuberculose: fatores associados em um Grupo de Vigilância Epidemiológica de São Paulo. Rev Eletr Enf. 2017;19:a6.

27. Brasil. Ministério da Saúde. Recomendações para o manejo da coinfecção TB-HIV em serviços de atenção especializada a pessoas vivendo com HIV/AIDS. Brasília: MS; 2013.

28. Secretaria Municipal de Saúde de Belo Horizonte. Protocolo de atendimento sindrômico das intercorrências clínicas em HIV-AIDS. Belo Horizonte: SMS BH; 2012.

29. Sharma SK, Mohan A. Tuberculosis: from an incurable scourge to a curable disease – journey over a millennium. Indian J Med Res. 2013;137(3):455-493.

30. Brasil. Manual de recomendações para o controle da tuberculose no Brasil. Brasília: MS; 2011.

31. Brasil. Manual nacional de vigilância laboratorial da tuberculose e outras micobactérias. Brasília: MS; 2008.

32. Capone D, Capone RB, Souza RLP. Diagnóstico por imagem da tuberculose. Pulmão RJ. 2012;21(1):36-40.

33. Ferri AO, Aguiar B, Wilhelm CM, Schmidt D, Fussieger F, Picoli SU. Diagnóstico da tuberculose: uma revisão. Rev Liberato. 2014;15(24):105-212.

34. Conde MB, Melo FA, Marques AM, Cardoso NC, Pinheiro VG, Dalcin PT, et al. III Brazilian Thoracic Association Guidelines on tuberculosis. J Bras Pneumol. 2009;35(10):1018-1048.

35. Brasil. Teste de dosagem de Adenosina Deaminase (ADA) no diagnóstico precoce de tuberculose pleural. Relatório de Recomendação da Comissão Nacional de Incorporação de Tecnologias no SUS – CONITEC – 78. Brasília: MS; 2013.

36. Ramírez-Lapausa, M, Menéndez-Saldaña A, Noguerado-Asensio. Tuberculosis extrapulmonar, una revisión Extrapulmonary tuberculosis. Rev Esp Sanid Penit. 2015;17(1):3-11.

37. Mendonça JL, Hannusch DC, Woytovetch CA, Rossi FS, Lopes LM, Zanatta P. Tuberculose urinária: um importante diagnóstico diferencial. Relato de caso. Blucher Med Proceeding. 2014;1(5):93-96.

38. Sanches I, Pinto C, Sousa M, Carvalho A, Duarte R, Pereira M. Tuberculose urinária: complicações de diagnóstico tardio. Acta Med Port. 2015;28(3):382-5.

39. Venâncio TS, Tuan TS, Nascimento LFC. Incidência de tuberculose em crianças no estado de São Paulo, Brasil, sob enfoque espacial. Ciênc Saúde Coletiva. 2015:20(5):1541-1547.

40. Maciel EL, Brotto LDA, Sales CMM, Zandonade E, Sant'Anna CC. Coleta de lavado gástrico para diagnóstico de tuberculose pulmonar infantil: revisão sistemática. Rev Saúde Pública. 2010:44(4):735-742.

41. Pedrozo C, Sant'anna CC, March MFBP, Lucena SC. Eficácia do sistema de pontuação, preconizado pelo Ministério da Saúde, para o diagnóstico de tuberculose pulmonar em crianças e adolescentes infectados ou não pelo HIV. J Bras Pneumol. 2010;36(1):92-98.

42. Lourenço RA, Lopes AJ. Tuberculose no idoso. Rev HUPE. 2006:5(2):90-95.

43. World Health Organization. The union monograph on TB and tobacco control: joining efforts to control two related global epidemics. Geneva WHO; 2007.

44. Brasil. Tratamento diretamente observado (TDO) da tuberculose na atenção básica: protocolo de enfermagem. Brasília: MS; 2011.

45. Santos M, França P, Sánchez A. Manual de intervenções ambientais para o controle da tuberculose nas prisões. Rio de Janeiro: Departamento Penitenciário Nacional; 2012.

46. Brasil. Manual sobre o cuidado à saúde junto a população em situação de rua. Brasília: MS; 2012.

47. Brasil. Política nacional de atenção básica. Brasília: MS; 2012.

48. Instituto Brasileiro de Geografia e Estatística. Os indígenas no censo demográfico 2010: primeiras considerações com base no quesito cor ou raça. Rio de Janeiro: IBGE, 2012.

49. Brasil. Tuberculose, população indígena e determinantes sociais. Bol Epidemiol. 2014;45(18):1-13.

50. Brasil. Coinfecções. Brasília: IST/AIDS; 2017.

SEÇÃO XV ▶ CAPÍTULO 157

Prevenção primária e secundária para doenças cardiovasculares

Gustavo Kang Hong Liu
Bianca Luiza de Sá e Silva

Aspectos-chave

▶ No manejo do risco cardiovascular (RCV), os fatores de risco modificáveis devem ser identificados e abordados.

▶ Pessoas com doença cardiovascular (DCV) estabelecida são consideradas de alto RCV – neste caso, medidas específicas de prevenção devem ser orientadas, de acordo com a condição clínica.

▶ Em pessoas sem DCV estabelecida, de acordo com idade e indicação, recomenda-se estimar o RCV global do indivíduo por meio de uma calculadora de risco para auxiliar na tomada de decisão sobre as medidas a serem realizadas.

▶ Para tomada de decisão sobre o uso de medicação para prevenção primária, é importante que o profissional esteja preparado para comunicar informações sobre riscos e benefícios da intervenção de forma efetiva, considerando as necessidades e preferências do indivíduo.

▶ É importante compartilhar as responsabilidades do seguimento para cuidado e promoção de hábitos de vida saudáveis com a equipe multiprofissional, de acordo com o fluxo de trabalho no serviço.

Caso clínico

Joaquina, 52 anos, secretária, vem para a primeira consulta com sua nova médica de equipe para renovar algumas receitas, sentindo-se bem. Cristina, recém-formada na residência de medicina de família e comunidade (MFC), está animada com este desafio e determinada a organizar o cuidado desta população que ficou quase 1 ano sem médico de referência. Joaquina entrega-lhe a receita anterior com as seguintes medicações: metformina, enalapril, ácido acetilsalicílico (AAS) e sinvastatina. Cristina verifica o prontuário e não encontra nenhum registro das indicações dessas medicações para esta senhora. Cristina pergunta à Joaquina se já teve algum evento cardiovascular antes, e ela responde negativamente. No entanto, tinha o colesterol muito alto, e o último médico da equipe resolveu lhe prescrever sinvastatina, para reduzir o colesterol, e AAS, para "afinar" o sangue.

Teste seu conhecimento

1. Dos fatores de risco a seguir, qual não está relacionado com aumento de risco para DCV?
   a. Sexo feminino
   b. Idade avançada
   c. Condição socioeconômica
   d. Hipertensão arterial sistêmica

2. Qual dos exames complementares a seguir é necessário na avaliação do RCV com uma calculadora de risco?
   a. Eletrocardiograma
   b. Teste de esforço
   c. Colesterol lipoproteína de alta densidade (HDL)
   d. Radiografia torácica

3. Utilizando o referencial de Geoffrey Rose, qual prevenção está sendo realizada para Joaquina com a prescrição de AAS e sinvastatina?
   a. Prevenção primária
   b. Prevenção secundária
   c. Prevenção terciária
   d. Prevenção quaternária

4. Das orientações a seguir, qual NÃO é recomendada como atividade preventiva para o caso descrito?
   a. Evitar a ingestão de açúcar livre
   b. Consumir 20 g de álcool por dia
   c. Realizar atividade física aeróbica de moderada intensidade 150 minutos por semana
   d. Evitar o tabagismo

5. Cristina calculou o RCV de Joaquina em 8% em 10 anos. Qual é a recomendação para a prevenção de DCV neste caso?
   a. Iniciar dieta balanceada e atividade física, sem necessidade de medicação
   b. Fazer uso apenas das medicações para diabetes e hipertensão arterial sistêmica
   c. Manter a conduta atual
   d. Ter uma dieta balanceada, realizar atividade física, manter o controle de diabetes e hipertensão arterial sistêmica, suspender AAS e discutir suspensão da estatina

Respostas: 1A, 2C, 3A, 4B, 5D

Do que se trata

As DCVs são a primeira causa de óbito no mundo e no Brasil, onde corresponderam a 27% das causas de morte no ano de 2015.[1,2] Com o envelhecimento populacional, a doença cardíaca isquêmica e a doença cerebrovascular têm ganhado importância crescente não apenas como causas de morte, mas também de morbidade e incapacidade funcional.[3,4]

O interesse sobre a origem das DCVs passou a crescer com a morte do presidente americano Franklin D. Roosevelt, em 1945, após acidente vascular cerebral (AVC). Naquela época, ainda não haviam sido identificados fatores de risco para essas doenças. A morte prematura do presidente, aos 63 anos, contribuiu para a criação do famoso estudo de Framingham, o qual colaborou para uma mudança de paradigma no final do século XX na abordagem das DCVs, mudando o foco sobre o tratamento de pessoas com DCV estabelecida para pessoas com fatores de risco para tal.[5]

Este capítulo trata da abordagem do RCV no contexto de prática da MFC.

Classificação da prevenção

Existem diversos modelos para a classificação dos diferentes tipos de prevenção. Os mais conhecidos estão ilustrados no Quadro 157.1.[6]

Os termos prevenção primária e prevenção secundária são utilizados neste capítulo segundo o modelo de Geoffrey Rose, ou seja, *prevenção primária* é aquela realizada antes do evento cardiovascular ocorrer (tenta-se prevenir o primeiro evento), e *prevenção secundária* é aquela realizada após a ocorrência de um evento cardiovascular (tenta-se prevenir um segundo evento).

Além disso, Rose também divide as estratégias preventivas entre *estratégias populacionais* e *estratégias para indivíduos de alto risco*.[7]

Estratégias preventivas populacionais

Do ponto de vista coletivo, é importante ressaltar que uma medida populacional que visa à redução do RCV tem um efeito maior do que intervenções focadas em indivíduos de alto risco. Por exemplo, sob o ponto de vista populacional, a aprovação de uma medida regulatória que leve à restrição do consumo de tabaco (p. ex., o aumento do preço deste produto) será mais efetiva do que a prescrição sobre indivíduos específicos (p. ex., adesivo de nicotina). Isso ocorre pois, com tais intervenções, a média de risco da população como um todo é reduzida. A Figura 157.1 ilustra o efeito de uma medida deste tipo sobre o nível de exposição de uma população a um fator causal e sua relação com o risco de doença. Apesar de mais efetiva de maneira coletiva, é difícil medir o efeito desse tipo de intervenção individualmente.[7]

Outros exemplos de estratégias preventivas populacionais são o incentivo à mudança cultural para adoção de um estilo de vida mais saudável (dando condições materiais para que esta modificação ocorra), a redução de desigualdades sociais, a regulação da indústria alimentícia e a criação de locais como parques e praças onde as pessoas possam se exercitar.

O papel do profissional no âmbito do atendimento em serviços de saúde pode ser entendido como uma abordagem que visa detectar e intervir em indivíduos de alto risco. Esta conceituação sobre as estratégias preventivas (populacional e para indivíduos de alto risco) é importante para que o profissional tenha consciência crítica sobre o impacto potencial dos diferentes tipos de intervenções. Distorções ocorrem quando medidas originalmente focadas em indivíduos de alto risco são extrapoladas para aplicação populacional, e vice-versa.

O restante deste capítulo trata da abordagem e do processo de tomada de decisão no contexto de atendimento clínico individual, bem como de medidas educativas que possam ser aplicadas para grupos de pessoas.

Fatores de risco para doença cardiovascular

Esta prevenção pode ser realizada em dois eixos principais: não medicamentoso e medicamentoso, incidindo sobre os fatores de risco modificáveis para DCV, citados no Quadro 157.2.

A abordagem e o tratamento de alguns fatores de risco específicos são vistos nos respectivos capítulos: Cap. 161, Hipertensão arterial sistêmica; Cap. 178, Diabetes melito tipos 1 e 2; Cap. 177, Dislipidemia; Cap. 147, Alterações da função renal; Cap. 176, Obesidade; e Cap. 242, Tabagismo.

O que fazer

Anamnese

Na prática da atenção primária à saúde (APS), é muito comum iniciar acompanhamento de indivíduos que já possuam em

Quadro 157.1 | Conceitos de prevenção

Autores	Fundamentação	Conceitos
Leavell e Clark	História natural da doença	▶ Prevenção primária: antes de haver a doença ▶ Prevenção secundária: quando há doença, mas sem sintomas ▶ Prevenção terciária: após um diagnóstico, já na presença de sintomas, por meio do tratamento e da reabilitação, visando evitar sequelas
Jacques Bury	História natural da doença e cuidado paliativo	▶ Prevenção quaternária: cuidado paliativo no final da vida, em etapa após prevenção terciária de Leavell e Clark
Geoffrey Rose	Antes ou depois do evento a ser prevenido	▶ Prevenção primária: antes da ocorrência de um evento ▶ Prevenção secundária: após a ocorrência de evento a ser prevenido, visando prevenir recorrência
Marc Jamoulle	Antropologia médica, medicina geral, pontos de vista do médico e do paciente	▶ Prevenção quaternária: prevenção de intervenções médicas desnecessárias, incorporando a visão da pessoa doente sobre as intervenções preventivas

Fonte: Adaptado de Gusso e Souza.[6]

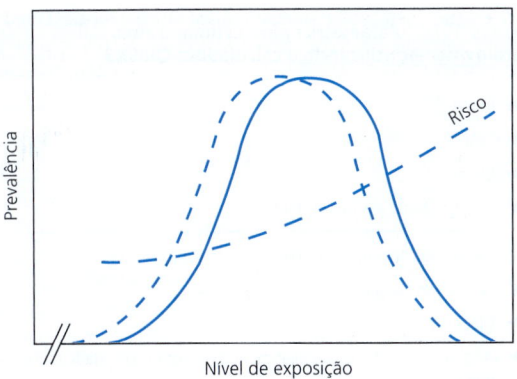

▲ **Figura 157.1**
Relação entre os diferentes níveis de exposição de uma população a um fator causal e o risco de doença. Após uma medida de estratégia preventiva populacional, ocorre deslocamento da curva para a esquerda (curva tracejada), o que representa, considerando o coletivo, menor nível de exposição e risco associado.
Fonte: Rose.[7]

sua prescrição medicações com intuito de prevenir DCV iniciadas por outros profissionais. É papel do médico de família e comunidade, por meio de anamnese, revisão de prontuário, exame físico e exames complementares, quando apropriados, identificar se há ou não indicação baseada em evidências para tais medicações e discutir sua manutenção com a pessoa atendida.

É importante que, na avaliação, o profissional procure identificar os fatores de risco cardiovasculares que porventura existam. Elementos a serem identificados, portanto, são sexo, idade, etnia, tabagismo atual ou pregresso, consumo de álcool ou outras drogas, prática ou não de atividade física regular, hábitos com relação à dieta, comorbidades, medicação utilizada, outros tratamentos realizados, antecedentes pessoais e familiares de hipertensão arterial sistêmica (HAS), diabetes, lesões de órgãos-alvo destas doenças, distúrbio do metabolismo de lipídeos, como hipercolesterolemia familiar, doença renal, doença aterosclerótica ou cardíaca estabelecida, em especial angina, infarto, AVC, além de condições psicossociais relevantes.

Quadro 157.2	**Fatores de risco cardiovasculares modificáveis e não modificáveis**
Modificáveis	**Não modificáveis**
Tabagismo	Idade
Hipertensão	Sexo masculino
Colesterol elevado	História familiar de DCV
DM	
Obesidade (há diferentes limiares para diferentes grupos étnicos)	
Consumo elevado de álcool	
Vulnerabilidade social	
Alto consumo de gorduras saturadas	
Estilo de vida sedentário	

DCV, doença cardiovascular; DM, diabetes melito.
Fonte: National Institute for Health and Care Excellence.[8]

Na vigência de DCV estabelecida, como, por exemplo, infarto agudo do miocárdio (IAM), angina estável ou instável e AVC isquêmico (AVCi), o risco de um novo evento cardiovascular é elevado, havendo indicação de medidas específicas de prevenção secundária.

Na ausência de tais condições, o profissional deve avaliar o RCV da pessoa, com a finalidade de definir quais são as medidas mais adequadas para reduzir a probabilidade de ocorrência de um evento cardiovascular.

Risco cardiovascular global

Uma abordagem possível para manejar o RCV é identificar e tratar cada fator de risco individual de forma isolada. Existe quem se guie apenas pelo resultado laboratorial do perfil lipídico como parâmetro para prescrever uma medicação com a finalidade de diminuir o RCV. Contudo, dada a natureza multifatorial deste risco, recomenda-se que os fatores de risco sejam considerados em conjunto, procurando estabelecer uma medida de *risco cardiovascular global*.

Para atribuir um valor a este risco, é necessário ponderar diversos fatores, cada um com um peso diferente, de forma que, via de regra, é difícil fazê-lo sem uma ferramenta de apoio. Estudos com médicos norte-americanos e britânicos verificaram que, embora os profissionais tenham um entendimento adequado sobre a dinâmica de como os fatores de risco contribuem para compor um RCV global de um indivíduo, sem o uso de uma ferramenta de suporte à tomada de decisão, eles tenderam a superestimar tanto o RCV em cenários de baixo risco global[9] quanto o benefício que controlar um determinado fator de risco teria.[10] Portanto, para auxiliar na tomada de decisão a respeito de se iniciar medicação para prevenção primária de um evento cardiovascular, é indicado que seja calculado o RCV global utilizando uma calculadora de risco.[11]

Calculadoras de risco cardiovascular

Existem diversas ferramentas de estratificação de RCV disponíveis para utilização do profissional. Exemplos são o escore de risco de Framingham, o Systematic Coronary Risk Estimation (SCORE) e o QRISK3.[12–14] As calculadoras que existem foram construídas com base em populações de outros países – norte-americana, europeia ou britânica, no caso dos exemplos citados, respectivamente –, de forma que é difícil extrapolar as conclusões fornecidas pelas ferramentas para populações muito distintas. Ainda não existe uma calculadora bem fundamentada criada com base na população brasileira e, mesmo que existisse, a questão da aplicabilidade para populações específicas, e principalmente para indivíduos específicos (validade externa), seria um ponto a se observar.

Deve-se notar que tais ferramentas não são capazes de calcular o risco individual da pessoa, e sim de estimar esse risco a partir de populações com características semelhantes. O resultado representa o risco (percentual) de ter um evento cardiovascular durante um período de tempo no futuro, normalmente 10 anos. Este número pode ser entendido como: "Na população a partir da qual esta calculadora de risco foi construída, pessoas com as mesmas características que estas fornecidas tiveram um risco durante este período de tempo de vir a ter um evento cardiovascular de X%". Dessa forma, os números fornecidos são estimativas que podem auxiliar na tomada de decisão, sendo necessário discutir os riscos e benefícios das intervenções com cada pessoa individualmente.

Entre as calculadoras existentes, considera-se que a mais indicada para uso é o QRISK3, desenvolvida a partir de dados de mais de 7,8 milhões de indivíduos. Em sua atualização de 2017, foram adicionadas novas variáveis relevantes para cálculo da estimativa de risco, como presença de condição relevante de saúde mental, doenças reumatológicas e uso de medicação antipsicótica. Além disso, esta ferramenta leva em consideração a vulnerabilidade social do indivíduo por meio do código postal da pessoa. Apesar de não ser possível colocar um código postal de fora do Reino Unido, esse é um fator importante a ser considerado no processo de tomada de decisão.

O QRISK3 tem outro ponto positivo: apresenta o valor do risco de ocorrer AVC, ou IAM, nos próximos 10 anos, junto com um pictograma e junto com o valor equivalente do risco de uma pessoa do mesmo sexo, etnia e idade sem condições clínicas adversas. Assim, os resultados são apresentados com ferramentas que facilitam a discussão sobre o risco. O pictograma pode ser de ajuda, por ser a representação gráfica de um conceito abstrato, e a comparação com um referencial saudável é uma forma a mais de apresentar o benefício que o controle de fatores de risco modificáveis traz.

Os parâmetros necessários para estimar o risco cardiovascular usando QRISK3 estão no Quadro 157.3. Esta calculadora é válida para estimar o risco apenas de pessoas que não têm ou tiveram doença cardíaca estabelecida (infarto ou angina) nem AVC ou ataque isquêmico transitório (AIT).

Exame físico

O exame físico é capaz de fornecer dados relevantes para avaliar fatores de risco ou DCVs. Por exemplo:

- **Pressão arterial (PA):** a pressão medida em consultório pode ter como fator de confusão a síndrome do jaleco branco. Caso se opte por realizar esta medida, ela deve ser feita com a técnica correta, para evitar sua sub ou superestimação.
- **Índice de massa corporal (IMC):** apesar de possuir limitações, este cálculo ajuda a estimar o estado nutricional dos pacientes.
- **Circunferência abdominal:** é uma medida utilizada para estimar a presença de gordura visceral. O valor normal para a população geral masculina é < 102 cm, e para a feminina, < 88 cm.[15] Para maiores detalhes sobre variações étnicas, ver Cap. 176, Obesidade.

Dependendo do contexto da consulta, outras medidas de exame físico podem ser úteis:

- **Palpação de pulsos, por exemplo, pedioso e tibial posterior:** podem ajudar a identificar situações de insuficiência arterial periférica.
- **Exame cardíaco e pulmonar:** se houver suspeita ou sintomas de insuficiência cardíaca (IC) ou doença cardíaca estabelecida. Nesse caso, podem ser avaliados também estase jugular e edema de membros inferiores.
- **Avaliação neurológica e motora:** caso haja sequela de AVC.
- **Índice tornozelo-braquial:** é calculado pela razão entre a PA sistólica (PAS) aferida a partir da artéria tibial posterior ou da artéria pediosa como numerador, e da maior PAS aferida a partir da artéria braquial direita ou esquerda como denominador. Devem ser utilizados manguitos de tamanho apropriado, tanto para os braços quanto para as regiões logo acima dos maléolos nos tornozelos. Para maior confiabilidade da medição, o ideal é que seja usado um aparelho Doppler vascular. Índices maiores do que 0,9 são considerados normais. O índice alterado sugere doença arterial periférica e aumento de RCV.[16]

Quadro 157.3 | Parâmetros para estimar o risco cardiovascular utilizando a calculadora QRISK3

- ▶ Idade
- ▶ Sexo
- ▶ Etnia
- ▶ Código postal (no Reino Unido)

Se alguma das seguintes condições se aplica à pessoa:

- ▶ Tabagismo (se sim, qual é a carga tabágica)
- ▶ Diabetes
- ▶ Angina ou infarto em familiar de primeiro grau com idade menor do que 60 anos
- ▶ DRC (estágios 3, 4 ou 5)
- ▶ FA
- ▶ Em tratamento de HAS
- ▶ Enxaqueca
- ▶ AR
- ▶ LES
- ▶ Doença mental severa (incluindo esquizofrenia, transtorno bipolar, depressão severa/moderada)
- ▶ Uso de medicação antipsicótica
- ▶ Uso contínuo de corticosteroide
- ▶ Disfunção erétil

Não é necessário preencher caso a informação não esteja disponível:

- ▶ Razão entre CT e HDL
- ▶ PAS (mmHg)
- ▶ Desvio-padrão de pelo menos duas medidas de PA mais recentes (mmHg)
- ▶ IMC, a partir de altura (cm) e peso (kg)

AR, artrite reumatoide; LES, lúpus eritematoso sistêmico; IMC, índice de massa corporal; DRC, doença renal crônica; PAS, pressão arterial sistólica; FA, fibrilação atrial; PA, pressão arterial; HAS, hipertensão arterial sistêmica; CT, colesterol total; HDL, lipoproteína de alta densidade.

Fonte: Hippisley-Cox e colaboradores.[14]

- **Sopro carotídeo:** em pessoas sem sintomas, a ausculta da região das carótidas não é recomendada como exame a ser realizado de rotina.[17] Na investigação de sinais neurológicos focais, de AVC ou de AIT, o achado de sopro carotídeo pode reforçar a possibilidade de que a etiologia seja vascular, direcionando a investigação subsequente.[18] No caso de se encontrar sopro carotídeo, é recomendado prosseguir a investigação com ultrassonografia Doppler, a fim de avaliar a permeabilidade da carótida. Pacientes com estenose carotídea sem sintomas têm maior chance de eventos cardiovasculares do que aqueles sem estenose, e a presença de sopro carotídeo pode ser entendida como um sinal de presença de aterosclerose sistêmica, devendo ser realizado manejo dos fatores de risco cardiovasculares de acordo com o caso.[19,20]

Exames complementares

No contexto da estratificação de RCV por meio da calculadora QRISK3, o único exame laboratorial necessário é a dosagem de colesterol total (CT) e do colesterol HDL.

Outros exames complementares devem ser solicitados de acordo com as comorbidades e demais fatores de risco apresentados pela pessoa.

Conduta proposta
Tratamento
Mudanças no estilo de vida

- **Alimentação.** Considerando o contexto individual, pode-se sugerir que a pessoa tente adaptar sua dieta aos princípios de uma alimentação balanceada, focando em produtos integrais, vegetais, frutas e peixe e evitando alimentos que contenham gorduras saturadas, açúcares refinados e alimentos processados. É recomendada a ingestão de cinco porções de vegetais, frutas e legumes por dia (Tabela 157.1). Para orientações adicionais, ver Cap. 76, Orientações essenciais em nutrição.
- **Exercício físico.** Recomenda-se atividade física aeróbica moderada durante pelo menos 150 minutos por semana.[8,21,22] Uma sugestão é 30 minutos por dia, 5 vezes na semana. Uma alternativa seria 75 minutos de atividade aeróbica intensa na semana,[8,21] ou uma composição entre estes tipos de atividade física. Pessoas com limitações ou menor capacidade de exercício devem ser encorajadas a realizar atividade física de forma a chegarem ao máximo esforço, respeitando seu limite com segurança.[8] Para mais informações, ver Cap. 77, Orientação à atividade física.
- **Tabagismo.** O consumo de tabaco é um fator de risco para as DCVs. Portanto, as diretrizes recomendam que as pessoas não se exponham ao tabagismo em qualquer forma, e que sejam oferecidas medidas para apoio à cessação do tabagismo aos fumantes.[8,21,22] Para mais informações, ver Cap. 242, Tabagismo.
- **Peso.** É recomendado que a pessoa evite o sobrepeso e a obesidade, mantendo um IMC adequado para sua faixa etária. Para mais informações, ver Cap. 176, Obesidade.
- **Consumo de álcool.** É recomendado que a pessoa evite o consumo de álcool superior a 20 g por dia no caso dos homens, e de 10 g por dia no caso das mulheres.[21] Também se recomenda que seja evitado o padrão de abuso (*binge drinking*).[8] Para mais informações, ver Cap. 243, Problemas relacionados ao consumo de álcool.

Medicação
Prevenção primária

A medicação de escolha para prevenção primária de eventos cardiovasculares é a estatina. A maioria das diretrizes sobre prevenção cardiovascular recomenda que seja utilizada uma calculadora de risco para estimar o risco de ocorrência de evento cardiovascular em 10 anos. A partir daí, há recomendações diferentes para diferentes perfis de risco estimado. Quanto maior o RCV estimado, maior a chance de haver benefício com o uso da estatina.

A Tabela 157.2 mostra as recomendações de diferentes diretrizes a respeito da idade sugerida para início de avaliação de estratificação de risco, da calculadora indicada para cálculo do RCV, do limiar de risco estimado em 10 anos a partir do qual convém discutir a prescrição de estatinas e eventuais metas para seguimento do paciente.

Como se pode ver, ainda não há consenso sobre essas questões.

Tabela 157.1 | **Orientações de diferentes diretrizes a respeito de alimentação visando à redução do risco cardiovascular**

Orientações	NICE 2014*	ESC 2016**	CAB 2006***
Gerais	Considerar contexto individual	Dieta com poucas gorduras saturadas, foco em produtos integrais, vegetais, frutas e peixe	Reduzir o sal: < 5 g de sal/dia; evitar temperos prontos, industrializados e lanches rápidos
Gorduras	Gorduras representam < 30% da energia total ingerida; gordura saturada < 7%; colesterol < 300 mg/dia; gorduras saturadas são substituídas por monoinsaturadas (azeite de oliva) e poli-insaturadas quando possível	Gorduras saturadas devem representar < 10% da energia ingerida por dia; gorduras insaturadas trans devem ser ingeridas o mínimo possível; evitar alimentos processados. Procurar substituir gorduras saturadas por poli-insaturadas	Gordura: reduzir o consumo de carnes gordurosas, embutidos, leite e derivados integrais. Preferir óleos vegetais, como soja, canola, oliva (1 colher sopa/dia). Retirar a gordura aparente de carnes, pele de frango e couro de peixe antes do preparo
Açúcares	Reduzir ingestão de açúcares refinados, incluindo produtos que tenham frutose	Não incentivar consumo de bebidas adoçadas, como refrigerantes e bebidas alcoólicas	Limitar a ingestão de açúcar livre, açúcar de mesa, refrigerantes e sucos artificiais, doces e guloseimas em geral
Vegetais e frutas	Vegetais e frutas: 5 porções/dia	Frutas: ≥ 200 g por dia (2-3 porções) Vegetais: ≥ 200 g por dia (2-3 porções)	Frutas, legumes e verduras: 5 porções (400-500 g) de frutas, legumes, verduras por dia. Uma porção = 1 laranja, maçã, banana, ou três colheres de vegetais cozidos
Peixe	Peixe: 2 porções/semana	Peixe: 1-2 vezes/semana, sendo uma de peixe oleoso	Peixe: 3 vezes/semana
Fibras, alimentos integrais, nozes e sementes	Dar preferência a alimentos integrais. Ingerir nozes e sementes sem sal, e legumes: 4-5 porções/semana	Ingerir 30-45 g de fibras por dia, de preferência de produtos integrais. Ingerir 30 g de nozes ou sementes sem sal por dia	Cereais: aumentar consumo de cereais integrais e leguminosas (feijões, ervilha, lentilha, grão-de-bico)

*National Institute for Health and Clinical Excellence.[8]
**Piepoli e colaboradores.[21]
***Brasil.[22]

Tabela 157.2 | **Recomendações de diferentes diretrizes a respeito de estratificação de risco, indicação de medicamento e metas de seguimento para prevenção primária de doença cardiovascular**

		NICE 2014*	USPSTF 2016**	ESC 2016***	Diretriz cardio-Br 2013****
Ferramenta de estratificação		QRISK2	Equações das diretrizes da ACC/AHA de 2013	SCORE	ERG a partir de Framingham
Considerações sobre a ferramenta		Voltada para pessoas com < 85 anos	Estudos de validade externa em outras coortes verificaram que, nestas, a calculadora superestimou o risco	Recomendada para adultos > 40 anos, exceto se forem automaticamente categorizados como de alto, ou muito alto risco	Protocolo considera, além do ERG, fatores agravantes e histórico, para chegar a uma conclusão
Quando iniciar avaliação de risco		Adultos > 40 anos. Discutir processo com o paciente, inclusive a opção de não ser avaliado	Adultos > 40 anos	Homens > 40 anos. Mulheres > 50 anos ou pós-menopausa	> 45 anos
Baixo	RCV			< 1%	< 5%
	Quando indicar medicamento	—	—	Considerar medicamento se LDL ≥ 190	Estatinas indicadas de acordo com metas (ver a seguir)
	Metas para seguimento				Meta individualizada de LDL
Intermediário	RCV		7,5-10% + idade entre 40-75 + 1 fator de risco cardiovascular	≥ 1 e < 5%	≥ 5 e ≤ 20% em homens. ≥ 5 e ≤ 10% em mulheres
	Quando indicar medicamento	—	Discutir com paciente, em casos selecionados, oferecer estatinas em dose baixa a moderada (sinvastatina 10-40 mg)	Considerar medicamento se LDL > 100	Estatinas indicadas de acordo com metas (ver a seguir)
	Metas para seguimento		Não especifica metas para controle	—	Metas: LDL < 100. Colesterol não HDL < 130
Alto	RCV	≥ 10%	≥ 10% + idade entre 40-75 + 1 fator de risco cardiovascular	≥ 5 e < 10%	Em homens: > 20% em 10 anos ou risco de tempo de vida > 39%. Em mulheres: > 10% em 10 anos ou risco de tempo de vida > 20,2%
	Quando indicar medicamento	Indicada atorvastatina 20 mg/dia	Indicadas estatinas em dose baixa a moderada (sinvastatina 10-40 mg)	Considerar medicamento se LDL > 70. Indicar se > 100	Estatinas indicadas de acordo com metas (ver a seguir)
	Metas para seguimento	Meta: redução de 40% no colesterol não HDL	Não especifica metas para controle	Meta: LDL < 100 ou redução de pelo menos 50% se valor inicial entre 100 e 200	Metas: LDL < 70. Colesterol não HDL < 100

(Continua)

Tabela 157.2 | Recomendações de diferentes diretrizes a respeito de estratificação de risco, indicação de medicamento e metas de seguimento para prevenção primária de doença cardiovascular *(Continuação)*

		NICE 2014*	USPSTF 2016**	ESC 2016***	Diretriz cardio-Br 2013****
Muito alto	RCV			≥ 10%	
	Quando indicar medicamento	—	—	Considerar medicamento Indicar se LDL > 70	—
	Metas para seguimento			Meta: LDL < 70 ou redução de pelo menos 50% se valor inicial entre 70 e 135	

*National Institute for Health and Care Excellence.[8]
**U. S. Preventive Services Task Force.[23]
***Piepoli e colaboradores.[21]
****Simão e colaboradores.[24]
RCV, risco cardiovascular; SCORE, Systematic Coronary Risk Estimation; ERG, escore de risco global; ACC/AHA, American College of Cardiology/American Heart Association; LDL, lipoproteína de baixa densidade; HDL, lipoproteína de alta densidade.

Como princípios gerais, é recomendado explicar e discutir o processo de avaliação do RCV, dando à pessoa inclusive a opção de não ser avaliada.[8] O U.S. Preventive Services Task Force (USPSTF) não encontrou evidências de que há benefício em se realizar esta avaliação em indivíduos saudáveis com idade entre 21 e 39 anos,[23] e a European Society of Cardiology não recomenda a avaliação de RCV de forma sistemática em homens com menos de 40 anos ou mulheres com menos de 50 anos que não apresentem fatores de risco cardiovasculares conhecidos.[21]

Não existe consenso a respeito do limiar a partir do qual deve ser discutida a prescrição de estatina, mas a maioria dos protocolos recomenda considerar para pessoas com risco de evento cardiovascular de 10% ou mais em 10 anos. O USPSTF sugere que isso seja feito caso, além do valor de RCV global, a pessoa apresente pelo menos um fator de risco cardiovascular.[23] Para além de um número a partir do qual iniciar estatina, é mais importante conhecer os valores e opiniões da pessoa, dando tempo, se necessário, para a adequada tomada de decisão.[25]

Sabe-se que, quando se trata de comunicação a respeito do risco e benefício de intervenções, as pessoas têm preferências diferentes com relação à forma pela qual a informação é apresentada. Além disso, a maneira como isso é feito afeta a escolha realizada no processo de tomada de decisão. Opções para abordar o assunto são falar em termos de porcentagens ou de proporções; dar ênfase ao risco de desfecho favorável ou negativo; utilizar o conceito de risco relativo ou de risco absoluto; explicar em termos de número necessário para tratar (NNT); e usar materiais gráficos que auxiliem no processo.[26] É importante que o profissional pratique e esteja confortável para realizar esta discussão por meio de mais de uma abordagem, visando a uma comunicação efetiva, que promova a autonomia, o autocuidado e a tomada de decisão informada, de forma centrada na pessoa.

É recomendável que, antes de se iniciar o tratamento com estatinas, sejam discutidos os benefícios de mudanças no estilo de vida, sendo oferecido apoio para a sua implementação, além de otimização do tratamento de todos os outros fatores de risco cardiovasculares modificáveis, sempre que possível. A pessoa deve ter a oportunidade de reavaliar seu RCV após a realização dessas mudanças e, caso elas não tenham sido efetivas, pode-se oferecer o tratamento com estatinas.[8] Nesse caso, uma sugestão para iniciar o tratamento é sinvastatina, de 10 a 40 mg, uma vez ao dia, à noite.

Efeitos adversos relacionados ao uso de estatinas incluem mialgia, elevação de transaminases hepáticas e elevação de níveis glicêmicos.[27,28] Eventos críticos, como rabdomiólise e falência hepática, devido ao seu uso, são raros.[28] A mialgia pode ocorrer em 5 a 10% das pessoas que utilizam estatinas, sendo o evento adverso mais comum.[21] Quando surgem, estes sintomas geralmente ocorrem após o início da terapia ou de aumento de dose, tendendo a apresentar alívio em algumas semanas após a sua suspensão.[28] Na abordagem da mialgia associada ao uso de estatinas, pode-se dosar creatinocinase e, na ausência de elevação relevante, pode-se tentar redução da dose durante um período, com aumento gradativo posterior, ou a substituição por outra estatina, além de se investigar outras causas pertinentes. O aumento no nível sérico de transaminases hepáticas pode ocorrer durante o tratamento, sendo, na maior parte dos casos, reversível.[21] Pode-se realizar uma coleta de transaminases hepáticas antes do início do tratamento, com a finalidade de saber o nível basal, para permitir comparação posterior caso necessário, sendo indicada nova dosagem apenas de acordo com a situação clínica.[29] Só haveria indicação de suspender o tratamento em caso de elevação de transaminases para níveis três vezes superiores aos do limite normal.[8] Com relação à elevação do risco de se desenvolver diabetes, medidas não farmacológicas devem ser estimuladas, mesmo na vigência de tratamento medicamentoso, e considera-se que um paciente terá o diagnóstico de diabetes para cada 2 a 15 que evitem DCV ou morte,[27] de forma que o perfil de riscos e benefícios é considerado favorável ao uso da medicação bem indicada.

O QRISK3 estima o risco de pessoas com idade até 84 anos. Isso é devido ao fato de, com o avançar da idade, mesmo em pessoas saudáveis, na ausência de condições clínicas desfavoráveis, a idade por si só elevar o RCV estimado para níveis considerados de alto risco. A evidência atual a respeito dos riscos e benefícios do uso de estatinas na faixa etária acima dos 75 anos é limitada,[21,23,30] de modo que não é possível emitir uma recomendação a respeito do início de tratamento para prevenção primária nessa população. No caso daqueles que já usam estatinas, sugere-se que o tratamento seja reavaliado periodicamente, levando-se em conta as evidências mais atuais, a existência ou não de efeitos adversos, os eventuais impactos do tratamento na qualidade de vida e os valores e preferências da pessoa.[21]

Ácido acetilsalicílico para prevenção primária

Tomando como referência um estudo de simulação em computador largamente baseado em dados do Framingham Heart Study e da população norte-americana,[31] o USPSTF estabeleceu um grau de recomendação B (ou seja: sugestão de que o serviço seja oferecido ou realizado na prática; considera-se que existe alto grau de certeza de que a intervenção resulta em benefício moderado, ou moderada certeza de que existe benefício de moderado a substancial) para a prescrição de AAS em dose baixa diária para a prevenção primária de DCV associada à de câncer colorretal para adultos com idade entre 50 e 59 anos que têm expectativa de vida de pelo menos 10 anos; têm RCV estimado em 10 anos de pelo menos 10%; não tenham risco elevado para sangramento, especialmente gastrintestinal; e estejam dispostos a tomar a medicação por pelo menos 10 anos. Foi estabelecido um grau de recomendação C (ou seja: sugestão de que o serviço seja oferecido ou realizado para pacientes selecionados a depender de circunstâncias individuais; considera-se que existe pelo menos certeza moderada de um pequeno benefício resultante da intervenção) para adultos entre 60 e 69 anos nas mesmas condições.[32] Embora os autores da publicação tenham chegado à conclusão de que a medida realizada com adesão universal, considerando o período de toda a vida da população modelada, leva ao ganho de anos vividos e de qualidade de vida, chama a atenção nesse estudo o fato de os ganhos de anos de vida durante os períodos de 10 e de 20 anos após o início da intervenção para a quase totalidade dos grupos modelados serem negativos ou próximos de zero.

A Food and Drug Administration (FDA), órgão que realiza a regulação de fármacos nos EUA, considera que os benefícios do uso do AAS para prevenção primária de eventos cardiovasculares não estão estabelecidos com base em evidência científica.[33] Tal conclusão está de acordo com recomendações de outras entidades, que sugerem não usar o AAS como medida de rotina para prevenção primária de DCVs.[21,34]

Prevenção secundária

Para pacientes com DCV estabelecida, são recomendadas orientações para mudanças de estilo de vida semelhantes às descritas, bem como terapia medicamentosa adjuvante para controle de outros fatores de risco. A seguir, são descritas algumas orientações para prevenção secundária em pessoas que tenham apresentado IAM ou AVC/AIT:

- **IAM.** Para uma pessoa que já tenha apresentado IAM, são recomendadas as seguintes medidas no cuidado após evento:[35-37]
    - AAS. Há indicação para uso contínuo, salvo se houver intolerância ou indicação de anticoagulação.
    - Dupla terapia antiplaquetária. Associar um segundo antiagregante plaquetário além do AAS, como clopidogrel, prasugrel ou ticagrelor, durante período de até 12 meses, nos pacientes que colocaram *stents*.
    - Estatina. Indicada para prevenção secundária pós-IAM.
    - Inibidor da enzima conversora de angiotensina (IECA). Indicado para pessoas com disfunção sistólica ventricular esquerda (fração de ejeção reduzida), IC, diabetes, hipertensão, doença renal crônica estável. Iniciar após estabilização hemodinâmica; titular a dose, monitorar função renal, eletrólitos séricos e PA. Pode ser substituído por bloqueador de receptor de angiotensina (BRA) se houver intolerância.
    - Betabloqueador. Utilizar por 12 meses após o IAM e rever indicação.

Para mais informações, ver Cap. 158, Dor torácica, angina, angina instável e infarto agudo do miocárdio.

- **AVC ou AIT.** O controle de fatores de risco para prevenção secundária deve ser realizado após avaliação individual, considerando o mecanismo de ocorrência do evento. Fatores de risco comuns são estenose de artéria carótida ipsilateral, fibrilação atrial, hipertensão arterial, doença cardíaca estrutural.[38]

No caso de AVCi ou AIT, há indicação de tratamento com estatina e terapia antiplaquetária. Para terapia antiplaquetária, clopidogrel ou a combinação de AAS com dipiridamol de liberação prolongada parecem ser melhores do que o uso isolado de AAS.[38] Contudo, devido ao fácil acesso ao AAS e ao custo elevado das outras opções no Brasil, dependendo do contexto, o uso de AAS é uma opção bastante razoável. No caso de transformação hemorrágica após evento isquêmico, a indicação de terapia antiplaquetária está indicada após resolução da hemorragia.

No caso de hemorragia intracraniana primária, a indicação de estatina deve ser feita de acordo com avaliação individual e com o RCV global, e não para prevenção de novo episódio de hemorragia.[38]

Para mais informações, ver Cap. 235, Acidente isquêmico transitório e acidente vascular cerebral.

Quando referenciar

Pessoas após evento cardiovascular ou cerebrovascular recente podem se beneficiar de avaliação em serviços de média complexidade, especificamente para reabilitação cardíaca, quando indicado, e para reabilitação motora, em casos de AVC. Após o período de reabilitação, tais pessoas podem e devem retomar seu acompanhamento regular na APS, trazendo consigo contrarreferência acerca do plano estabelecido no outro nível de atenção.

> **Erros mais frequentemente cometidos**
> - Não utilizar uma calculadora de risco para estimar o RCV global
> - Não discutir riscos e benefícios da introdução ou da manutenção de medicações prescritas com intuito de prevenir DCV
> - Não introduzir AAS ou estatina em pessoas com DCV estabelecida
> - Prescrever estatina para pessoas com baixo risco de DCV

Atividades preventivas e de educação

A maioria das práticas descritas neste capítulo são atividades preventivas para DCV voltadas para a estratégia de alto risco. A longitudinalidade oferece a possibilidade de realizar atividades de promoção à saúde oportunisticamente durante a consulta para indivíduos de baixo RCV.

É comum que haja na comunidade equipamentos sociais que ofereçam espaços e atividades para promover um estilo de vida saudável. Isso inclui oficinas de artesanato e de culinária, grupos de prática esportiva ou de atividade física, espaços de convivência, além de atividades culturais. É importante que o profissional conheça tais recursos, pois podem ser fatores terapêuticos, dependendo da pessoa atendida. No próprio serviço de saúde, podem existir ou ser criadas intervenções similares, de acordo com o perfil e as necessidades da população atendida, da equipe de profissionais disponíveis e do processo de trabalho vigente. Neste caso, é essencial que os profissionais estejam sempre atentos ao uso criterioso de seu tempo, cuidando para que a forma como os recursos humanos são mobilizados no serviço seja de fato proporcional às necessidades existentes.

Papel da equipe multiprofissional

No contexto de prática clínica, é pouco provável que o profissional médico isoladamente consiga realizar todas as orientações necessárias a respeito de medidas preventivas considerando as preferências e valores das pessoas, ao mesmo tempo em que oferece respostas às outras demandas assistenciais à população sob seus cuidados.[39] Portanto, é importante que esta responsabilidade seja compartilhada com outros integrantes da equipe.

O enfermeiro pode realizar orientações para promover hábitos de vida saudáveis, além de, no atendimento a pessoas com fatores de risco cardiovasculares ou condições crônicas, como, por exemplo, HAS, dislipidemia ou diabetes, verificar resultados e solicitar exames de rotina de acordo com protocolos.

Todos os profissionais de saúde podem estar capacitados para abordar temas como prática de atividade física, alimentação saudável, fatores psicossociais, consumo de álcool e tabaco e adesão ao tratamento. Assim, o ideal é que, de acordo com o fluxo de trabalho em cada serviço, a disponibilidade de recursos humanos, a capacitação destes profissionais e a necessidade dos usuários do serviço, a equipe multiprofissional se organize da melhor forma para oferecer o cuidado adequado à população atendida.

ÁRVORE DE DECISÃO

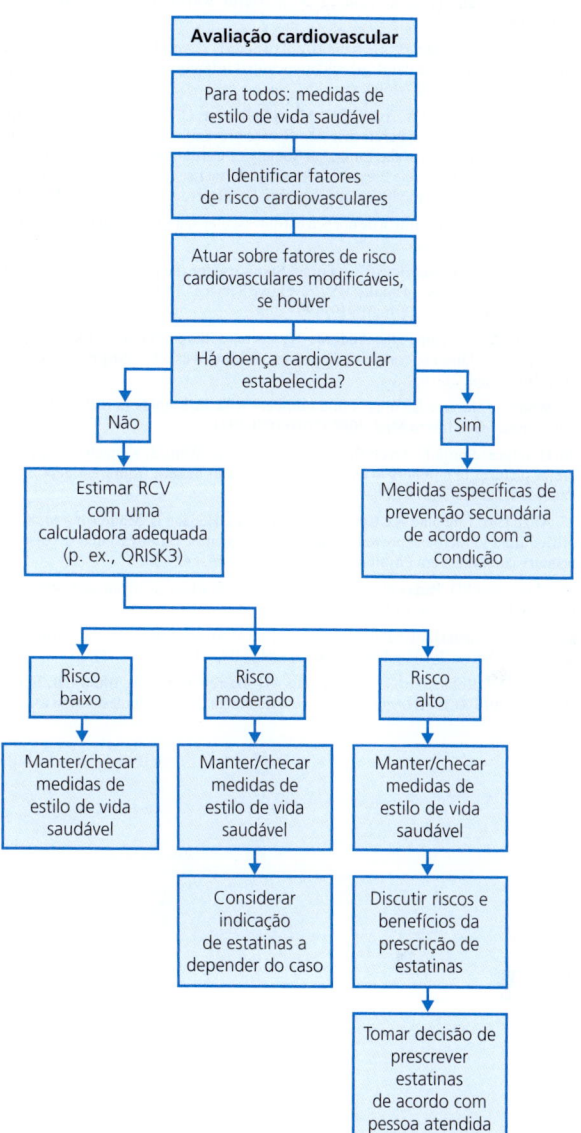

REFERÊNCIAS

1. World Health Organization. Cardiovascular diseases (CVDs) [Internet]. Geneva; 2017 [capturado em 20 jul. 2018]. Disponível em: www.who.int/mediacentre/factsheets/fs317/en/.

2. Brasil. Ministério da Saúde. Informações de Saúde (TABNET) [Internet]. Brasília; c2008 [capturado em 20 jul. 2018]. Disponível em: http://www2.datasus.gov.br/DATASUS/index.php?area=0205.

3. Vos T, Allen C, Arora M, Barber RM, Bhutta ZA, Brown A, et al. Global, regional, and national incidence, prevalence, and years lived with disability for 310 diseases and injuries, 1990–2015: a systematic analysis for the Global Burden of Disease Study 2015. Lancet. 2016;388(10053):1545-1602.

4. Adamson J, Beswick A, Ebrahim S. Is stroke the most common cause of disability? J Stroke Cerebrovasc Dis. 2004;13(4):171-177.

5. Mahmood SS, Levy D, Vasan R, Wang TJ. The Framingham heart study and the epidemiology of cardiovascular disease: a historical perspective. Lancet. 2014;383(9921):999-1008.

6. Gusso GDF, Souza RA. Prevenção quaternária: do conceito à prática. PROMEF. 2012;2:9-28.

7. Rose G. Estratégias da medicina preventiva. Porto Alegre: Artmed; 2010.

8. National Institute for Health and Care Excellence. Cardiovascular disease: risk assessment and reduction, including lipid modification [Internet]. London; 2014 [capturado em 20 jul. 2018]. Disponível em: https://www.nice.org.uk/guidance/cg181.

9. Pignone M, Phillips CJ, Elasy TA, Fernandez A. Physicians' ability to predict the risk of coronary heart disease. BMC Health Serv Res. 2003;3(1):13.

10. Grover SA, Lowensteyn I, Esrey KL, Steinert Y, Joseph L, Abrahamowicz M. Do doctors accurately assess coronary risk in their patients? Preliminary results of the coronary health assessment study. BMJ. 1995;310(6985):975-978.

11. Viera AJ, Sheridan SL. Global risk of coronary heart disease: assessment and application. Am Fam Physician. 2010;82(3):265-274.

12. D'Agostino RB Sr, Vasan RS, Pencina MJ, Wolf PA, Cobain M, Massaro JM, et al. General cardiovascular risk profile for use in primary care: the Framingham Heart Study. Circulation. 2008;117(6):743-753.

13. Conroy RM, Pyörälä K, Fitzgerald AP, Sans S, Menotti A, De Backer G, et al. Estimation of ten-year risk of fatal cardiovascular disease in Europe: the SCORE project. Eur Heart J. 2003;24(11):987-1003.

14. Hippisley-Cox J, Coupland C, Brindle P. Development and validation of QRISK3 risk prediction algorithms to estimate future risk of cardiovascular disease: prospective cohort study. BMJ. 2017;357:j2099.

15. Jensen MD, Ryan DH, Apovian CM, Ard JD, Comuzzie AG, Donato KA, et al. 2013 AHA/ACC/TOS guideline for the management of overweight and obesity in adults: a report of the American College of Cardiology/American Heart Association Task Force on Practice Guidelines and The Obesity Society. Circulation. 2014;129(25 Suppl 2):S102-38.

16. Aboyans V, Criqui MH, Abraham P, Allison MA, Creager MA, Diehm C. Measurement and interpretation of the ankle-brachial index: a scientific statement from the American Heart Association. Circulation. 2012;126(24):2890-2909.

17. U. S. Preventive Services Task Force. Screening for asymptomatic carotid artery stenosis: recommendation statement. Am Fam Physician. 2015;91(10):716J-K.

18. Sandercock PAG, Kavvadia E. The carotid bruit. Practical Neurology. 2002;2:221-224.

19. Paraskevas KI, Hamilton G, Mikhailidis DP. Clinical significance of carotid bruits: an innocent finding or a useful warning sign? Neurol Res. 2008;30(5):523-530.

20. Pickett CA, Jackson JL, Hemann BA, Atwood JE. Carotid bruits as a prognostic indicator of cardiovascular death and myocardial infarction: a meta-analysis. Lancet. 2008;371(9624):1587-1594.

21. Piepoli MF, Hoes AW, Agewall S, Albus C, Brotons C, Catapano AL, et al. 2016 European Guidelines on cardiovascular disease prevention in clinical practice: the sixth Joint Task Force of the European Society of Cardiology and Other Societies on Cardiovascular Disease Prevention in Clinical Practice (constituted by representatives of 10 societies and by invited experts). Eur Heart J. 2016;37(29):2315-2381.

22. Brasil. Prevenção clínica de doença cardiovascular, cerebrovascular e renal crônica. Brasília: MS; 2006.

23. U.S. Preventive Services Task Force. Statin use for the primary prevention of cardiovascular disease in adults: US Preventive Services Task Force Recommendation Statement. JAMA. 2016;316(19):1997-2007.

24. Simão AF, Precoma DB, Andrade JP, Correa Filho H, Saraiva JFK, Oliveira GMM, et al. I Diretriz brasileira de prevenção cardiovascular. Arq Bras Cardiol. 2013;101(6 Supl. 2):1-63.

25. Wong CJ, Inouye L. What's in a number? Risk thresholds in different statin guidelines. J Gen Intern Med. 2017;32(10):1071-1073.

26. Goodyear-Smith F, Arroll B, Chan L, Jackson R, Wells S, Kenealy T. Patients prefer pictures to numbers to express cardiovascular benefit from treatment. Ann Fam Med. 2008;6(3):213-217.

27. Allan GM, Lindblad AJ, Comeau A, Coppola J, Hudson B, Mannarino M. Simplified lipid guidelines: prevention and management of cardiovascular disease in primary care. Can Fam Physician. 2015;61(10):857-67, e439-50.

28. Thompson PD, Panza G, Zaleski A, Taylor B. Statin-associated side effects. J Am Coll Cardiol. 2016;67(20):2395-2410.

29. Bays H, Cohen DE, Chalasani N, Harrison SA. An assessment by the statin liver safety Task Force: 2014 update. J Clin Lipidol. 2014;8(3 Suppl):S47-57.

30. Stone NJ, Robinson JG, Lichtenstein AH, Bairey Merz CN, Blum CB, Eckel RH, et al. 2013 ACC/AHA guideline on the treatment of blood cholesterol to reduce atherosclerotic cardiovascular risk in adults: a report of the American College of Cardiology/American Heart Association Task Force on Practice Guidelines. Circulation. 2014;129(25 Suppl 2):S1-45.

31. Dehmer SP, Maciosek MV, Flottemesch TJ, LaFrance AB, Whitlock EP. Aspirin for the primary prevention of cardiovascular disease and colorectal cancer: a decision analysis for the U.S. Preventive Services Task Force. Ann Intern Med. 2016;164(12):777-786.

32. Bibbins-Domingo K; U.S. Preventive Services Task Force. Aspirin use for the primary prevention of cardiovascular disease and colorectal cancer: U.S. Preventive Services Task Force recommendation statement. Ann Intern Med. 2016;164(12):836-845.

33. U.S. Food and Drug Administration. Use of aspirin for primary prevention of heart attack and stroke [Internet]. Silver Spring; 2016 [capturado em 20 jul. 2018]. Disponível em: https://www.fda.gov/Drugs/ResourcesForYou/Consumers/ucm390574.htm.

34. Barnett H, Burrill P, Iheanacho I. Don't use aspirin for primary prevention of cardiovascular disease. BMJ. 2010;340:c1805.

35. National Institute for Health and Care Excellence. Myocardial infarction: cardiac rehabilitation and prevention of further cardiovascular disease [Internet]. London; 2013 [capturado em 20 jul. 2018]. Disponível em: https://www.nice.org.uk/guidance/cg172.

36. Ashwath ML, Gandhi S. Infarto do miocárdio com supradesnivelamento do segmento ST. BMJ Best Practice; 2017 [capturado em 20 jul. 2018]. Disponível em: http://bestpractice.bmj.com/topics/pt-br/150/pdf/150.pdf.

37. Bangalore SB, Owlia M. Infarto do miocárdio sem supradesnivelamento do segmento ST. BMJ Best Practice; 2017 [capturado em 20 jul. 2018]. Disponível em: http://bestpractice.bmj.com/topics/pt-br/151/pdf/151.pdf.

38. Royal College of Physicians. Intercollegiate stroke working party [Internet]. London; 2016 [capturado em 20 jul. 2018]. Disponível em: https://www.strokeaudit.org/Guideline/Full-Guideline.aspx.

39. Yarnall KS, Pollak KI, Østbye T, Krause KM, Michener JL. Primary care: is there enough time for prevention? Am J Public Health. 2003;93(4):635-641.

CAPÍTULO 158

Dor torácica, angina e infarto agudo do miocárdio

Lucas Bastos Marcondes Machado

Aspectos-chave

► Existem diversos diagnósticos diferenciais de dor torácica no contexto da atenção primária à saúde (APS).

► A avaliação da dor torácica deve levar em conta probabilidade pré-teste de doença arterial coronariana (DAC) e dados encontrados na anamnese e no exame físico, para estimar a probabilidade pós-teste.

► Exames complementares devem ser evitados em pacientes com baixa probabilidade de angina e usados principalmente em pacientes com probabilidade intermediária.

► O tratamento de angina deve ser iniciado pelo médico de família e comunidade e é sobretudo clínico.

Caso clínico

Francisco, 54 anos, vem à consulta queixando-se de dor no peito há 4 meses. A dor ocorre quando Francisco sobe dois lances de escada no seu trabalho na construção civil, ou quando ele carrega muito peso, também no serviço. Ele a descreve como um incômodo ou aperto atrás do peito, que dura cerca de 10 minutos e melhora quando fica parado. Francisco está preocupado, pois a dor não melhorou com uso de analgésicos simples e anti-inflamatórios. Ele é tabagista, fuma 1 maço/dia há 26 anos, é hipertenso e faz o controle com enalapril, 10 mg, 2 vezes ao dia. Ao exame físico, não são encontradas anormalidades.

Teste seu conhecimento

1. De acordo com as informações do caso clínico, é correto dizer:
   a. Francisco apresenta um quadro de angina estável
   b. Não é possível firmar um diagnóstico sem exame complementar
   c. Francisco apresenta um quadro de angina instável
   d. A probabilidade pré-teste para doença arterial coronariana no caso de Francisco é baixa

2. A principal causa de dor torácica na atenção primária à saúde é:
   a. Doença arterial crônica
   b. Transtornos de ansiedade e pânico
   c. Distúrbios musculoesqueléticos
   d. Doença do refluxo gastresofágico

3. De acordo com as informações do caso, é correto:
   a. Referenciar diretamente para cardiologia
   b. Solicitar radiografia torácica
   c. Fazer tratamento empírico para dor muscular
   d. Iniciar tratamento clínico para angina

4. Em geral, qual é a primeira escolha de tratamento sintomático em um caso de angina?
   a. Ácido acetilsalicílico
   b. Nitratos de longa duração
   c. Betabloqueadores
   d. Diuréticos tiazídicos

5. Com o objetivo de prevenir eventos cardiovasculares em paciente com angina estável, é adequado:
   a. Orientar cessação do tabagismo
   b. Oferecer estatina e ácido acetilsalicílico
   c. Tratar fatores de risco, como hipertensão arterial
   d. Todas as alternativas estão corretas

Respostas: 1A, 2C, 3D, 4C, 5D

Do que se trata

Dor torácica

A dor torácica é um sintoma muito comum na comunidade, com cerca de 10 a 30% das pessoas reportando que a sentem.[1] Esta queixa corresponde a cerca de 2 a 3% dos motivos para o encontro na APS.[2] Existem diversas causas para a dor torácica, sendo que essa queixa pode gerar ansiedade tanto no médico quanto na pessoa atendida, especialmente pela preocupação com alguma causa cardíaca para a dor.

O médico de família e comunidade está diante de um desafio diagnóstico ao atender a pessoa com dor torácica devido ao grande número de diferenciais. É papel do médico identificar as pessoas que possam ter causa mais grave de dor em meio a diversas possibilidades, sem, no entanto, incorrer em exames desnecessários e sem causar ansiedade indevida na pessoa. Para isso, deve considerar a prevalência das etiologias de dor torácica na sua população e levar em conta os dados demográficos e os achados durante a consulta (anamnese; fatores de risco do paciente; exame físico; exames complementares), para, então, utilizar um raciocínio bayesiano e estimar a probabilidade pós-teste do diagnóstico.

A Tabela 158.1 apresenta as causas mais comuns de dor torácica na APS nos EUA, na APS na Europa e a comparação com o serviço de emergência. A Tabela 158.2 apresenta uma lista mais detalhada de causas comuns de dor torácica na APS. A Tabela 158.3 mostra ainda outras possíveis causas de dor torácica.

Tabela 158.1 | **Resumo de causas de dor torácica segundo dados epidemiológicos na atenção primária à saúde e a comparação com um serviço de emergência**

Diagnóstico	Porcentagem dos pacientes com dor torácica		
	APS EUA	APS Europa	Pronto-socorro
Distúrbio musculoesquelético	36	29	7
Doença gastrintestinal	19	10	3
Doença cardiovascular séria	16	13	54
Doença coronariana estável	10	8	13
Doença coronariana instável	1,5	–	13
Transtorno psicossocial ou psiquiátrico	8	17	9
Doença pulmonar	5	20	12
Dor torácica inespecífica	16	11	15

Fonte: Adaptada de Cayley.[3]

Tabela 158.2 | **Causas comuns de dor torácica na atenção primária à saúde**

Diagnóstico	Frequência (n = 1.212)	%
Síndrome de parede torácica	565	46,6
Doença cardíaca isquêmica estável	135	11,1
Transtornos psicogênicos	115	9,5
IVAS	98	8,1
Hipertensão	48	4,0
SCA	44	3,6
DRGE	42	3,5

(Continua)

Tabela 158.2 | **Causas comuns de dor torácica na atenção primária à saúde** (Continuação)

Diagnóstico	Frequência (n = 1.212)	%
Trauma	39	3,2
Distúrbios gástricos benignos	26	2,1
Pneumonia	25	2,1
DPOC/Asma	23	1,9
Outras	52	4,3

IVAS, infecção em vias aéreas superiores; SCA, síndrome coronariana aguda; DRGE, doença do refluxo gastresofágico; DPOC, doença pulmonar obstrutiva crônica.

Fonte: Adaptada de Bösner e colaboradores.[4]

Tabela 158.3 | **Diagnósticos diferenciais em pacientes com dor torácica**

Parede torácica
- Dor muscular por distensão
- Costocondrite
- Fibrose
- Fratura de costela
- Artrite esternoclavicular
- Herpes-zóster após *rash* cutâneo

Gastrintestinal
- DRGE
- Esofagite
- Espasmo esofagiano
- Cólica biliar
- Colecistite
- Úlcera péptica
- Pancreatite

Cardiovascular
- DAC
- Dissecção de aorta
- Pericardite
- IC

Pulmonar
- Pneumonia
- Asma
- DPOC
- Pleurite
- Pneumotórax
- EP

Psicogênica
- Transtorno ansioso
- Crise de pânico
- Hiperventilação
- Depressão

EP, embolia pulmonar; IC, insuficiência cardíaca.
Fonte: Modificada de McConaghy e colaboradores[5] e Cesar e colaboradores.[6]

Dor torácica isquêmica

A dor torácica isquêmica é uma das manifestações mais comuns da DAC e tem algumas características clínicas importantes: uma dor ou desconforto em região retroesternal, tórax, epigástrio, mandíbula, ombro, dorso ou membros superiores. Normalmente se inicia ou piora com esforço físico e é atenuada com repouso ou uso de nitroglicerina e derivados. O Quadro 158.1 apresenta uma classificação simples e bastante utilizada da dor torácica e que se correlaciona com a probabilidade do paciente apresentar doença coronariana, como visto na Tabela 158.4.

Apesar de a classificação proposta no Quadro 158.1 ser útil, na prática, muitos pacientes usam termos geralmente não aceitos na descrição tradicional de angina. Em um estudo qualitativo, dois terços dos pacientes relataram dispneia aos esforços.

Tabela 158.4 | **Probabilidade (%) de dor torácica causada por doença coronariana de acordo com características de dor, idade e sexo dos pacientes**

Idade	Dor torácica não anginosa		Angina atípica		Angina típica	
Anos	Homens	Mulheres	Homens	Mulheres	Homens	Mulheres
30-39	5,2	0,8	21,8	4,2	69,7	25,8
40-49	14,1	2,8	46,1	13,3	87,3	55,2
50-59	21,5	8,4	58,9	32,4	92,0	79,4
60-69	28,1	18,6	67,1	54,4	94,3	90,6

Fonte: Adaptada de Diamond e Forrester.[7]

Quadro 158.1 | **Classificação clínica da dor torácica**

Angina típica
▶ Desconforto ou dor retroesternal
▶ Desencadeada pelo exercício
▶ Aliviada com repouso ou uso de nitroglicerina

Angina atípica
▶ Presença de apenas dois dos fatores anteriores

Dor torácica não anginosa
▶ Presença de apenas um ou nenhum dos fatores anteriores

Fonte: Adaptado de Cesar e colaboradores.[6]

Tabela 158.5 | **Graduação da angina de peito segundo a Sociedade de Cardiologia Canadense (CSS)**

Classe I	A atividade física habitual, como caminhar e subir escadas, não provoca angina. A angina ocorre com esforços físicos prolongados e intensos
Classe II	Discreta limitação para atividades habituais. A angina ocorre ao caminhar ou subir escadas rapidamente, caminhar em aclives, caminhar ou subir após refeições ou no frio ou ao vento, ou com estresse emocional, ou apenas durante poucas horas após o despertar. A angina ocorre após caminhar dois quarteirões planos ou subir mais de um lance de escada em condições normais
Classe III	Limitação com atividades habituais. A angina ocorre ao caminhar um quarteirão plano ou subir um lance de escada
Classe IV	Incapacidade de realizar qualquer atividade habitual sem desconforto – os sintomas podem estar presentes ao repouso

Fonte: Adaptada de Campeau.[9]

Também eram utilizados termos vagos, eufemismos, e alguns pacientes simplesmente tinham dificuldade de descrever seus sintomas. Isso reforça a necessidade do médico de família escutar o que a pessoa fala e prestar atenção em equivalentes anginosos, como dispneia e sintomas digestivos.[8]

A dor torácica isquêmica pode ser classificada como:

- Angina estável. Dor com as características já mencionadas, que ocorre com esforços semelhantes. É importante classificar a gravidade da angina. Em geral, é utilizada a classificação da Sociedade de Cardiologia Canadense (CCS), exemplificada na Tabela 158.5.
- Angina instável (AI). Um quadro intermediário entre angina estável e infarto. A Tabela 158.6 apresenta três possíveis apresentações de AI. O reconhecimento de AI é importante, pois o manejo será semelhante ao manejo das síndromes coronarianas agudas (SCAs), e o paciente apresenta alto risco para um evento isquêmico mais grave.
- Infarto agudo do miocárdio (IAM). O que diferencia um IAM de um quadro de AI é a necrose miocárdica que ocorre no IAM, nem sempre sendo possível fazer a diferenciação clínica, embora a dor no IAM em geral seja mais intensa, às vezes associada à instabilidade hemodinâmica e com duração maior.
- SCAs. Utiliza-se este termo para designar diferentes estados isquêmicos: AI, infarto do miocárdio sem supradesnivelamento do segmento ST (IAMSSST) e infarto do miocárdio com supradesnivelamento do segmento ST (IAMCSST).
    - É muito difícil distinguir clinicamente AI de IAMSSST, sendo necessário avaliar os marcadores de necrose miocárdica, como troponina e isoenzima MB da creatinocinase (CK-MB).

Tabela 158.6 | **Principais apresentações de angina instável**

Angina em repouso	Geralmente com duração maior do que 20 minutos, ocorrendo há cerca de 1 semana
Angina de aparecimento recente	Com, pelo menos, gravidade CCS III e recente com início há 2 meses
Angina em crescendo	Angina previamente diagnosticada, que se apresenta mais frequente, com episódios de duração maiores e limiar menor

Fonte: Adaptada de Cesar e colaboradores.[6]

O que fazer

Nos casos em que a pessoa se apresenta ao médico durante um episódio de dor torácica, é importante realizar uma avaliação rápida, procurando sinais de gravidade ou instabilidade hemodinâmica. Se o médico suspeitar de uma SCA, o paciente deverá ser levado à sala de emergência, ser monitorado e prontamente referenciado ao serviço de emergência.

Nos demais casos, o médico deve estimar a probabilidade de a pessoa apresentar DAC com dados de anamnese e exame físico.

Anamnese

O diagnóstico da maioria das causas de dor torácica pode ser guiado inicialmente pela história clínica adequada do médico de família. É importante dedicar algum tempo para investigar a característica da dor[6] e fatores de risco para doença cardiovascular (DCV).

- Características da dor
    - Qualidade: constritiva, em aperto, peso, opressão, desconforto, queimação e pontada.
    - Localização: precordial, retroesternal, ombro, epigástrio, cervical, hemitórax e dorso.
    - Irradiação: membros superiores, ombro, mandíbula, pescoço, dorso e região epigástrica.
    - Duração: segundos, minutos, horas ou dias.
    - Fatores desencadeantes: esforço físico, atividade sexual, posição, alimentação, respiração, fatores emocionais e espontânea.
    - Fatores de alívio: repouso, nitrato, analgésicos, alimentação, antiácido, posição e apneia.
    - Sintomas associados: sudorese, náusea, vômitos, palidez, dispneia, hemoptise, tosse, pré-síncope e síncope.
- Fatores de risco para DCV
    - Hipertensão arterial e diabetes melito (DM).
    - Tabagismo.
    - Histórico de DCV precoce na família (homens < 55 anos e mulheres < 65 anos).
    - Histórico pessoal prévio de DCV ou revascularização prévia.

Por fim, é importante, em várias consultas, abordar a experiência da pessoa com a doença, suas preocupações, o que ela acredita que possa ser a causa da dor, sua expectativa na consulta e com a atuação do médico e também se a dor está causando prejuízo na sua funcionalidade.

Exame físico

O exame físico é um passo importante da investigação de dor torácica. Ele pode ser normal em pacientes com angina estável, porém pode ajudar no diagnóstico diferencial. Deve-se atentar para as causas mais comuns ou mais graves de dor torácica; portanto, é importante realizar palpação de musculatura e estruturas da parede torácica, principalmente propedêutica cardíaca e pulmonar.

- A palpação da parede torácica identificando ponto doloroso que *reproduz a dor do paciente* é muito sugestiva de causa musculoesquelética para a dor.
- A ausculta pulmonar alterada, com estertores localizados e egofonia, além da presença de febre, apontam para uma pneumonia.
- A dor tipo pleurítica aponta *contra* causa cardíaca para dor, devendo-se pensar em causa pulmonar.
- A presença de hipotensão, galope de S3 na ausculta cardíaca e dor que irradia para os dois braços sugere IAM.

Uma revisão sistemática de indicadores diagnósticos de dor torácica não cardíaca sugere que transtornos de pânico e quadros ansiosos são subdiagnosticados e deveriam ser considerados entre os diagnósticos diferenciais de dor torácica.[10]

Estimando a probabilidade de doença arterial coronariana

A Tabela 158.7 mostra a razão de verossimilhança (RV) positiva e negativa de alguns dados da anamnese e do exame físico, útil para estimar a probabilidade pós-teste de DAC. A Tabela 158.8 apresenta uma regra clínica para identificar pacientes com dor torácica causada por DAC, que não deve substituir o julgamento clínico do médico de família, mas que pode ser útil em evitar investigação desnecessária e sobrediagnóstico, que, se negativo, descarta causa cardíaca para dor.[11]

Após exame físico e anamnese, o médico de família e comunidade deverá:

- Avaliar se a probabilidade pré-teste de DAC é baixa (< 10%), intermediária (10-90%) ou alta (> 90%).
- Classificar a dor torácica se esta for de origem isquêmica utilizando a classificação CCS (ver Tabela 158.6).

Exames complementares

O diagnóstico de angina é predominantemente clínico, porém exames complementares podem ajudar no diagnóstico, investigar diferenciais e também avaliar o prognóstico.

- Eletrocardiograma (ECG)
    - Está indicado durante um episódio de dor torácica grau de recomendação I, (B).

Tabela 158.7 | **Razão de verossimilhança de etapas do exame físico e da anamnese no diagnóstico de dor torácica**

Diagnóstico	Achado clínico	RV+	RV–
IAM	Dor irradia-se para ambos os braços	7,10	0,67
	Hipotensão	3,80	0,96
	Galope de S3	3,20	0,88
	Diaforese	2,00	0,64
	Dor pleurítica	0,17	1,20
	Palpação de área dolorosa reproduz dor da pessoa	0,16	1,20
Pneumonia	Egofonia	8,60	0,96
	Percussão maciça	4,30	0,79
	Febre	2,10	0,71
IC	Dispneia aos esforços	1,20	0
	Ictus cardíaco deslocado	17,0	0,35
Transtorno do pânico	"Sim" em, pelo menos, uma das perguntas do "Questionário do Sistema Nervoso Autonômo"	130	0,6
Dor da parede torácica	Palpação de área dolorosa reproduz dor da pessoa	12,0	0,78

RV+, razão de verossimilhança positiva; RV–, razão de verossimilhança negativa.
Fonte: Adaptada de Cayley.[3]

Tabela 158.8 | Ferramenta de predição de doença arterial coronariana na atenção primária à saúde

Variável	Pontos
Homem > 55 anos; Mulher > 65 anos	1
Doença coronariana ou cerebrovascular conhecida	1
Dor não reprodutível pela palpação	1
Dor piora durante exercício	1
Pessoa assume que dor é cardiogênica	1

Cut-off	Sensibilidade (IC 95%)	Especificidade (IC 95%)	RV+ (IC 95%)	RV– (IC 95%)	VPP (IC 95%)	VPN (IC 95%)
3 pontos (positivo 3-5, negativo ≤ 2 pontos)	87,1% (79,9-94,2)	80,8% (77,6-839)	4,52 (3,76-5,44)	0,16 (0,09-0,28)	39,6% (32,6-26,6)	97,7% (96,4-99,1)

IC, intervalo de confiança; VPP, valor preditivo positivo; VPN, valor preditivo negativo.
Fonte: Adaptada de Bösner e colaboradores[11] e Ebell.[12]

- É indicado também em pacientes com suspeita de causa cardíaca para dor torácica grau de recomendação I, (B), porém o exame tem algumas limitações, pois um ECG normal não exclui a hipótese de DAC. Entretanto, o achado de alterações indicando áreas inativas prévias permite o diagnóstico de DAC.[6]
- Radiografia torácica
  - Tem papel limitado na investigação da dor torácica de origem cardíaca, com principal finalidade de investigar diagnósticos diferenciais, como patologias. Também é indicada nos pacientes com sinais ou sintomas de insuficiência cardíaca congestiva (ICC).[6]
- Teste ergométrico (TE)
  - O TE é um exame acessível, bem estabelecido e que fornece informações diagnósticas e prognósticas ao médico que atende pessoa com suspeita de angina.
  - Está indicado em pacientes com probabilidade pré-teste intermediária, situação na qual pode alterar a probabilidade pós-teste de maneira significativa para modificar a conduta do clínico.[6] Em pacientes com probabilidade pré-teste baixa, como um homem de 30 anos com sintomas atípicos, um resultado positivo geralmente significa um falso-positivo. Em pacientes com probabilidade pré-teste alta, não se pode excluir DAC após um TE normal. A Tabela 158.9 mostra a sensibilidade, a especificidade e a RV do TE.
  - Além de ajudar no diagnóstico, o TE fornece informações prognósticas. Um paciente com alterações eletrocardiográficas mais discretas apenas no final do teste, após um esforço extenuante, é diferente de outro que, com mínimo esforço, já apresenta alterações graves no ECG. Existem algumas escalas criadas para prognóstico, como a escala de Duke (DTS, do inglês Duke Treadmill Score), mostrada no Quadro 158.2.[14,15]
  - O exame possui algumas limitações: alterações no ECG de repouso (como depressão do segmento ST > 1 mm no repouso, bloqueio de ramo esquerdo completo, ritmo de marca-passo, síndrome de pré-excitação) dificultam a interpretação do TE. Um paciente com condicionamento físico ou mobilidade muito ruim (p. ex., idoso com artrose de joelho que impede o esforço devido à dor) em geral não consegue realizar adequadamente o teste. Nestes casos, deve-se dar preferência para exames de imagem.[6]
  - Contraindicações absolutas ao exame incluem IAM recente (na última semana), angina instável e insuficiência cardíaca (IC) não controlada.[16]
- Ecocardiograma
  - Pode mostrar anormalidades reversíveis ou não da motilidade segmentar em pacientes com quadro clínico de DAC. O ecocardiograma transtorácico está indicado

Tabela 158.9 | Metanálises de testes de esforço em doença arterial coronariana

	Sensibilidade	Especificidade	RV+	RV–
ECG de esforço	52%	71%	1,79	0,67
ECG de esforço*	61%	70%	2,30	0,55

*Estudos só em mulheres.
Fonte: Adaptada de Makan e Pérez.[13]

Quadro 158.2 | Duke Treadmill Score – preditivo de sobrevivência em 5 anos e doença arterial coronariana grave em pacientes com menos de 75 anos

DTS = tempo de exercício – (5 x desvio de ST) – (4 x angina ao exercício)

Em que 0 = ausência de angina durante o exercício, 1 = angina não limitante e 2 = exercício que limita angina

O escore vai de –25 a +15:

▶ Risco baixo: > +5 → sobrevivência em 5 anos de 93%

▶ Risco moderado: –10 a +4

▶ Risco alto: < -11 → sobrevivência em 5 anos de 67%

Fonte: Adaptado de Breen[14] e Mark e colaboradores.[15]

para avaliação do ventrículo esquerdo, sobretudo quando há sinais de IC ou suspeita de complicações pós-IAM, como aneurismas e insuficiência mitral.
- O ecocardiograma com estresse farmacológico ou físico é útil quando o TE não é diagnóstico em uma pessoa sintomática, ou quando o TE é positivo em uma pessoa com quadro clínico não sugestivo de angina. Também é útil como alternativa ao TE quando ele apresenta alguma contraindicação ou alteração do ECG de base.[6]
- Cintilografia de perfusão miocárdica
  - A cintilografia com estresse farmacológico pode ser usada como alternativa ao TE nos pacientes com probabilidade pré-teste intermediária de doença isquêmica, porém com ECG não interpretável ou limitação ao exercício.[6]
- Angiografia coronariana (CATE)
  - Na maioria das vezes, testes não invasivos devem ser realizados antes da angiografia coronariana. Um teste invasivo deve ser considerado em casos especiais, como contraindicação aos testes não invasivos, ou em pacientes de alto risco para DAC com resultados de testes não invasivos conflitantes. Pacientes candidatos à revascularização também requerem CATE para definir a anatomia coronariana e planejar a intervenção cirúrgica. As principais recomendações para angiografia coronariana incluem:[6]
  - Nível de evidência I:
    - Pacientes com angina estável classe CCS III ou IV, apesar de tratamento clínico otimizado (Grau de recomendação B).
    - Alto risco em testes não invasivos, independentemente da angina (Grau de recomendação B).
    - Angina e sobrevivente de parada cardíaca ou arritmia ventricular grave (Grau de recomendação B).
  - Nível de evidência II:
    - Diagnóstico incerto após testes não invasivos, nos quais o benefício de um diagnóstico preciso supera os riscos e custos da angiografia (Grau de recomendação C).
    - Profissões de risco que requerem um diagnóstico preciso (Grau de recomendação C).
    - Pacientes com informações prognósticas inadequadas após testes não invasivos (Grau de recomendação C).

Conduta proposta

Tratamento

Síndrome coronariana aguda

O tratamento da SCA é principalmente hospitalar, porém o médico de família tem papel importante em iniciar o manejo adequado do caso. Para o paciente que se apresenta ao médico durante um episódio de dor com grande probabilidade de origem isquêmica, é importante:[17]

- Monitorar sinais vitais, como pressão arterial (PA), frequência cardíaca e saturação de oxigênio.
- Obter um ECG durante a dor, se possível.
- Oferecer 300 mg de ácido acetilsalicílico (AAS) o mais rápido possível, a não ser que existam evidências claras de que a pessoa é alérgica ao AAS.

Deve-se referenciar para serviço de emergência o mais precocemente possível, de preferência com informações quanto ao horário de início da dor e ao histórico pessoal do paciente (fatores de risco, DCV prévia).

Angina estável

O tratamento da angina estável tem dois objetivos principais: o primeiro é controlar os sintomas da angina; o segundo é prevenir novos eventos cardiovasculares. O tratamento otimizado consiste em uma ou duas medicações antianginosas, conforme necessário, associado a medidas para prevenção secundária de DCV.[18] O Quadro 158.3 mostra condições associadas que podem provocar ou exacerbar a isquemia e também devem ser tratadas, a fim de aliviar os sintomas.

Tratamento não medicamentoso

- Cessação do tabagismo.
- Perda de peso em indivíduos obesos.
- Dieta saudável e cardioprotetora como dieta Dash e mediterrânea.
- Exercício físico regular adequado para os sintomas.[19]

Tratamento medicamentoso

A Tabela 158.10 resume o tratamento medicamentoso para pacientes com AI, e o Quadro 158.4 resume os efeitos colaterais das medicações.

Quadro 158.3 | **Condições que podem provocar ou exacerbar isquemia por consumo aumentado ou oferta diminuída de oxigênio**

Causas não cardíacas	Anemia
	Hipertermia
	Pneumonia
	Asma
	DPOC
	Ansiedade
	Hipoxemia
	Hipertensão pulmonar
	Fibrose pulmonar intersticial
	AOS
	Policitemia e hiperviscosidade
	Leucemia
	Doença falciforme
	Trombocitose
	Hipertireoidismo
	Toxicidade simpatomimética (p. ex., uso de cocaína)
	Hipertensão arterial não tratada
	Fístula arteriovenosa
	Hipergamaglobulinemia
Causas cardíacas	Miocardiopatia hipertrófica
	TV
	Estenose aórtica
	TSV
	Miocardiopatia dilatada

AOS, apneia obstrutiva do sono; TV, taquicardia ventricular; TSV, taquicardia supraventricular.

Fonte: Adaptado de Cesar e colaboradores.[6]

Tabela 158.10 | **Medicamentos utilizados no tratamento de angina e doença arterial coronariana com observações de uso e seu grau de recomendação**

Medicamento	Dose e posologia usual	Observações, grau de recomendação e nível de evidência
Betabloqueadores	Propranolol 20-80 mg, 3x ao dia	Recomendação 1B como agentes de primeira escolha em angina estável
	Atenolol 12,5-100 mg, 1-2x ao dia	Recomendação 1A como agentes de primeira escolha em angina estável com IAM prévio e/ou disfunção ventricular
	Metoprolol tartarato 25-200 mg, 2x ao dia	
	Metoprolol succinato 25-200 mg, 1x ao dia	
	Carvedilol 3,125-25 mg, 2x ao dia	
Bloqueadores de canal de cálcio di-hidropiridínicos	Amlodipina 2,5 -10 mg, 1x ao dia	Recomendação 2A-B como agentes de primeira escolha em angina vasoespástica
	Nifedipina retard 30-90 mg, 1x ao dia	Recomendação 1B em angina sintomática em uso de betabloqueadores
Bloqueadores de canal de cálcio não di-hidropiridínicos	Diltiazem 30-60 mg, 3x ao dia	Recomendação 2A-B como agentes de primeira escolha em angina vasoespástica
	Verapamil 40-160 mg, 3x ao dia	Recomendação 1B em pacientes com angina estável e contraindicação ao betabloqueador
IECA	Enalapril 2,5-20 mg, 2x ao dia	Recomendação 1A para pacientes com disfunção ventricular e/ou IC e/ou DM
	Captopril 12,5-50 mg, 3x ao dia	Recomendação 2A-B para todos os pacientes com DAC
Antiplaquetários	AAS 100 mg, 1x ao dia	Recomendação 1A
	Clopidogrel 75 mg, 1x ao dia	Usado quando há contraindicação ao AAS ou associado ao AAS após *stent* Recomendação 1B
	Ticlopidina 250 mg, 2x ao dia	Usado quando há contraindicação ao AAS ou associado ao AAS após *stent* Recomendação 2A-B
Estatinas	Sinvastatina 20-40 mg à noite	Recomendação 1A para prevenção secundária
	Atorvastatina 10-80 g à noite	
	Pravastatina 20-80 mg à noite	
	Rosuvastatina 5-40 mg à noite	
Nitratos	Dinitrato de isossorbida 10-40 mg, 2-3x ao dia	Recomendação 2A-B como agente de terceira escolha para pacientes com angina ainda sintomáticos em uso de outros antianginosos
	Mononitrato de isossorbida 20-40 mg, 2-3x ao dia	Para evitar tolerância, fazer intervalo noturno de 10-12 h sem o fármaco
	Dinitrato de isossorbida sublingual 5 mg a cada 5-10 min, se necessário	Recomendação 1B para alívio sintomático das crises Se persistência da dor torácica após 3ª dose, procurar atendimento de urgência

IECA, inibidores da enzima conversora de angiotensina.
Fonte: Modificada de Cesar e colaboradores,[6] Núcleo de Telessaúde da Universidade Federal do Rio Grande do Sul[19] e Brasil.[20]

Para reduzir sintomas de angina

- Nitratos de curta duração, via sublingual ou *spray*, para tratar um episódio de angina devem ser prescritos.
- Betabloqueadores são indicados como primeira escolha para tratamento sintomático, sobretudo para as pessoas que já tiveram IAM ou que têm disfunção ventricular.
- Bloqueadores de canal de cálcio podem ser usados como segunda opção, associados ou não aos betabloqueadores.
- Nitratos de longa duração ainda podem ser associados a pacientes que mantenham sintomas com uso de betabloqueadores e/ou bloqueadores de canal de cálcio, ou em pacientes com contraindicações a terapias de primeira escolha.
- Existem alternativas não disponíveis no sistema público, como ivabradina, trimetazidina e ranozalina. Elas podem ser usadas caso a pessoa tenha contraindicação ou intolerância às terapias de primeira escolha, associadas ou não a betabloqueadores ou a bloqueadores de canal de cálcio.

Para prevenção secundária de eventos cardiovasculares

- Antiagregantes plaquetários e estatinas.[18]
- Inibidores da enzima conversora de angiotensina (IECA) estão recomendados para pacientes com disfunção ventricular, IC e/ou DM.[6]

Quadro 158.4 | Efeitos colaterais comuns das principais classes de medicação usadas na dor torácica de origem cardíaca

Agente	Efeito colateral comum
Nitratos de curta e longa duração	Cefaleia, rubor facial, hipotensão, síncope e hipotensão postural, taquicardia reflexa, metemoglobinemia
	Contraindicados junto com medicações para disfunção erétil, como sildenafil, por vasodilatação aditiva, levando à hipotensão grave
Betabloqueadores	Fadiga, depressão, bradicardia, bloqueios cardíacos, broncospasmo, vasoconstrição periférica, hipotensão postural, impotência, mas pode mascarar sintomas de hipoglicemia
Bloqueadores de canal de cálcio não di-hidropiridínicos	Bradicardia, defeito de condução cardíaca, redução da fração de ejeção, constipação, hiperplasia gengival
Bloqueadores de canal de cálcio di-hidropiridínicos	Cefaleia, edema de membros inferiores, fadiga, rubor facial, taquicardia reflexa
Antiplaquetários	Desconforto e hemorragia no trato digestório
Estatinas	Atenção para hepatopatia e rabdomiólise (efeitos graves). Dor muscular. Cuidado com a associação aos fibratos

Fonte: Adaptado de Brasil[20] e Ohman.[21]

- Em pacientes com disfunção ventricular e após IAM, betabloqueadores também estão indicados para evitar novos eventos, além de oferecer alívio sintomático.[6]
- Tratamento de fatores de risco associados, como hipertensão arterial e DM.

Tratamento invasivo

A escolha do tratamento invasivo é complexa e deve levar em conta os valores do paciente e a percepção dos riscos e benefícios terapêuticos, em conjunto com a equipe especializada neste tipo de terapia.[18]

- A revascularização coronariana ou a intervenção coronariana percutânea (ICP) podem ser consideradas para alívio sintomático em pacientes cujos sintomas de angina não estão controlados, apesar de tratamento clínico otimizado. Porém, é importante ressaltar que recentemente foi publicado o primeiro ensaio clínico randomizado que cegava os participantes para a alocação do tratamento na ICP em angina estável. Este estudo mostrou que em pessoas com tratamento clínico otimizado, a ICP não apresentou melhora de dor estatisticamente significativa.[22] O valor desta intervenção nos casos de angina estável está sendo mais questionado.
- A ICP não oferece benefícios na prevenção de desfechos quando comparada com tratamento clínico otimizado.
- Alguns subgrupos de pacientes, com doença triarterial e do tronco de coronária esquerda, podem ter o benefício de sobrevivência com a revascularização direta.

Dor torácica não cardíaca

A dor torácica não cardíaca deve ser manejada de acordo com a principal hipótese diagnóstica, que, muitas vezes, pode ser feita após anamnese e exame físico.

- A maioria dos pacientes que procuram o médico de família e comunidade por dor torácica não recebem nenhum diagnóstico na primeira consulta, e nos 6 meses subsequentes, a maioria desses pacientes ainda não têm nenhum diagnóstico e não realizaram testes diagnósticos.[23]
- A dor torácica não diagnosticada pode tornar-se uma fonte de preocupação e ansiedade para a pessoa, e o médico de família deve prestar atenção neste sintoma e na comunicação com o paciente.[1]
- Nestes pacientes sem diagnóstico óbvio para dor torácica, estima-se que a prevalência de doença do refluxo é de cerca de 50%.[1]
- Parece apropriado fazer teste terapêutico com inibidor de bomba de prótons, como omeprazol, durante uma semana em pacientes com dor torácica não diagnosticada.[10]
- Transtornos de ansiedade e do pânico também não podem ser esquecidos durante o processo diagnóstico.[10]

> **Dicas**
> - Valorize a queixa de dor torácica e a preocupação do paciente, mesmo quando a probabilidade de DAC for baixa.
> - Fazer o exame físico adequado pode apontar para causas frequentes de dor torácica, como causas musculoesqueléticas.

Quando referenciar

- Suspeita ou diagnóstico de SCA (ao serviço de emergência).
- Paciente ainda sintomático, mesmo com tratamento clínico otimizado ou impossibilidade de uso das medicações por efeito colateral ou contraindicação.
- Necessidade de estratificação de risco após evento agudo (quando não foi realizado no serviço de urgência).
- Suspeita de cardiopatia isquêmica se houver impossibilidade de investigação com exames não invasivos.

> **Erros mais frequentemente cometidos**
> - Solicitar testes não invasivos para pacientes com alta probabilidade pré-teste de angina, sem lembrar-se de que o diagnóstico é clínico e sem começar o tratamento clínico adequado
> - Solicitar testes não invasivos para pacientes com baixa probabilidade pré-teste, em que o exame físico e a anamnese já apontam para outras causas de dor torácica
> - Minimizar a queixa de dor torácica quando excluída causa cardíaca
> - Não atentar para equivalentes anginosos e para narrativas do paciente que não são contempladas pela classificação tradicional de angina

Prognóstico e complicações possíveis

Com terapia medicamentosa e modificação de estilo de vida, é esperada uma redução importante dos sintomas de angina. Porém, estes pacientes continuam tendo um alto risco de novo evento cardiovascular, bem como maior risco de desenvolver IC devido aos fatores de risco associados à DAC ou a suas complicações, como IAM.

Exames não invasivos que se apresentem com angina precoce durante o exame, supradesnivelamento do segmento ST, infradesnivelamento do segmento ST de 2 mm ou mais, falha em aumentar a pressão arterial sistólica ou diminuição sustentada da PA depois de uma elevação adequada durante o exercício e baixa tolerância ao exercício estão associados a um prognóstico desfavorável.[23]

Uma coorte recente, utilizando dados de prontuário eletrônico, concluiu que pacientes que se apresentam ao seu médico de família e comunidade com dor torácica e que não recebem nenhum diagnóstico possuem um risco maior de eventos cardiovasculares fatais e não fatais em até 5 anos do primeiro encontro.[22]

Atividades preventivas e de educação

As atividades preventivas para DAC incluem evitar ou cessar o tabagismo; controlar o peso e ter uma alimentação saudável, dando preferência para alimentos *in natura* e minimamente processados;[24] praticar atividade física regular;[25] e controlar os fatores de risco, como DM e hipertensão arterial.

ÁRVORE DE DECISÃO

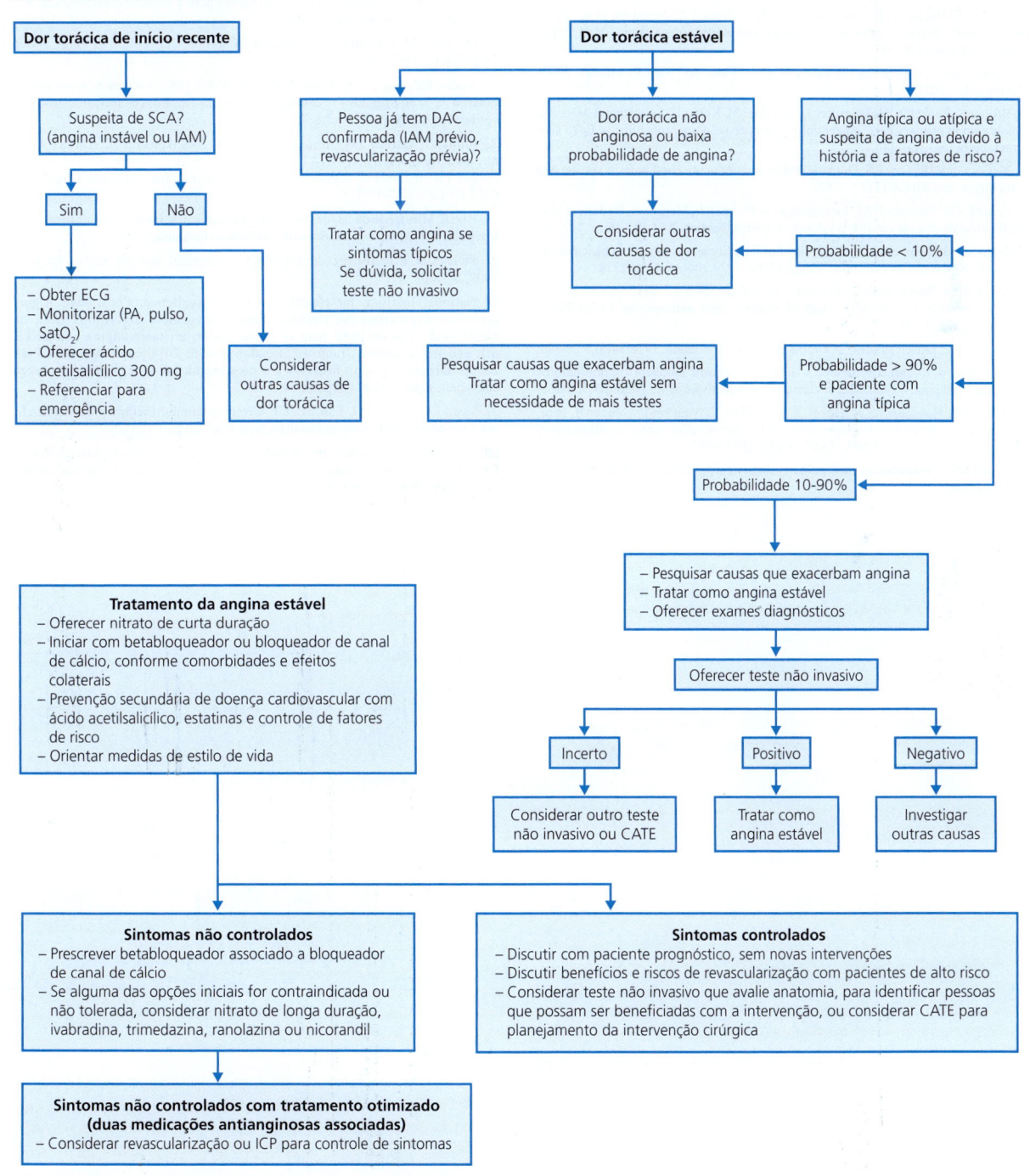

Fonte: Adaptada de National Institute for Health and Care Excellence.[26]

Papel da equipe multiprofissional

O enfermeiro tem o papel de cuidado ao paciente com angina, ajudando na adesão ao tratamento; no controle de fatores de risco, como hipertensão e DM; e na orientação de mudanças de estilo de vida. Grupos de tabagismo presentes em unidades de saúde podem contribuir na cessação do tabagismo.[27] Outros profissionais, como educador físico e fisioterapeuta, podem auxiliar o paciente com reabilitação cardíaca baseada em exercícios.[28]

REFERÊNCIAS

1. Flook N, Unge P, Agréus L, Karlson BW, Nilsson S. Approach to managing undiagnosed chest pain: could gastroesophageal reflux disease be the cause? Can Fam Physician. 2007;53(2):261-266.

2. Verdon F, Herzig L, Burnand B, Bischoff T, Pécoud A, Junod M, et al. Chest pain in daily practice: occurrence, causes and management. Swiss Med Wkly. 2008;138(23-24):340-347.

3. Cayley WE. Diagnosing the cause of chest pain. Am Fam Physician. 2005; 72(10):2012-2021.

4. Bösner S, Becker A, Haasenritter J, Abu Hani M, Keller H, Sönnichsen AC, et al. Chest pain in primary care: epidemiology and pre-work-up probabilities. Eur J Gen Pract. 2009;15(3):141-146.

5. McConaghy JR, Oza RS. Outpatient diagnosis of acute chest pain in adults. Am Fam Physician. 2013;87(3):177–182.

6. Cesar LAM, Ferreira JFM, Armaganijan D, Gowdak L, Mansur A, Bodanese L, et al. Diretriz de doença coronária estável. Arq Bras Cardiol. 2014;103(2Supl.2):1–59.

7. Diamond GA, Forrester JS. Analysis of probability as an aid in the clinical diagnosis of coronary-artery disease. N Engl J Med. 1979;300(24):1350-1358.

8. Jones MM, Somerville C, Feder G, Foster G. Patients' descriptions of angina symptoms: a qualitative study of primary care patients. Br J Gen Pract. 2010;60(579):735-741.

9. Campeau L. Letter: grading of angina pectoris. Circulation. 1976;54(3):522–523.

10. Wertli MM, Ruchti KB, Steurer J, Held U. Diagnostic indicators of non-cardiovascular chest pain: a systematic review and meta-analysis. BMC Med. 2013;11:239.

11. Bösner S, Haasenritter J, Becker A, Karatolios K, Vaucher P, Gencer B, et al. Ruling out coronary artery disease in primary care: development and validation of a simple prediction rule. CMAJ. 2010;182(12):1295-300.

12. Ebell MH. Evaluation of chest pain in primary care patients. Am Fam Physician. 2011;83(5):603–605.

13. Makan M, Pérez JE. Rational use of noninvasive cardiac stress testing in the diagnosis of coronary artery disease. Rev Esp Cardiol. 2003;56(10):1010–1015.

14. Breen DP. Stress tests: how to make a calculated choice. J Fam Pract. 2007;56(4):287-293.

15. Mark DB, Hlatky MA, Harrell FE, Lee KL, Califf RM, Pryor DB. Exercise treadmill score for predicting prognosis in coronary artery disease. Ann Intern Med. 1987;106(6):793-800.

16. Hill J, Timmis A. Exercise tolerance testing. BMJ. 2002 324(7345):1084-1087.

17. National Institute for Health and Clinical Excellence. Clinical guideline (CG94). Unstable angina and NSTEMI: early management. London: NICE; 2013.

18. National Institute for Health and Care Excellence. Clinical Guideline (CG126). Stable angina: management. London: NICE; 2016.

19. Núcleo de Telessaúde da Universidade Federal do Rio Grande do sul. TeleCondutas: cardiopatia isquêmica. Porto Alegre: UFRGS; 2017.

20. Brasil. Ministério da Saúde, Universidade Federal do Rio Grande do Sul. Protocolos de encaminhamento da atenção básica para a atenção especializada; v. 2. Brasília: Ministério da Saúde; 2016.

21. Ohman EM. Chronic stable angina. Solomon CG, editor. N Engl J Med. 2016;374(12):1167–76.

22. Jordan KP, Timmis A, Croft P, van der Windt DA, Denaxas S, González-Izquierdo A, et al. Prognosis of undiagnosed chest pain: linked electronic health record cohort study. BMJ. 2017;357:j1194.

23. Fihn SD, Gardin JM, Abrams J, Berra K, Blankenship JC, Dallas AP, et al. 2012 ACCF/AHA/ACP/AATS/PCNA/SCAI/STS guideline for the diagnosis and management of patients with stable ischemic heart disease. Circulation. 2012;126(25):3097-3137.

24. Brasil. Ministério da Saúde. Secretaria de Atenção à Saúde. Guia alimentar para a população brasileira 2. ed. Brasília: Ministério da Saúde; 2014.

25. Stensel D. Primary prevention of CVD: physical activity. BMJ Clin Evid. 2009;2009. pii: 0218.

26. National Institute for Health and Care Excellence. Chest Pain Algorithm – Incorporating the treatment and management algorithms from the NICE guidelines on chest pain of recent onset, unstable angina and NSTEMI, and stable angina. [Internet]. London: NICE; 2014 [capturado em 15 jan. 2018]. Disponível em: https://www.nice.org.uk/guidance/cg126/resources/chest-pain-algorithm-powerpoint-243969373.

27. Stead LF, Carroll AJ, Lancaster T. Group behaviour therapy programmes for smoking cessation. Cochrane Database Syst Rev. 2017;3:CD001007.

28. Anderson L, Thompson DR, Oldridge N, Zwisler A-D, Rees K, Martin N, et al. Exercise-based cardiac rehabilitation for coronary heart disease. Cochrane Database Syst Rev. 2016;(1):CD001800.

CAPÍTULO 159

Palpitação e arritmia

Jose Carlos Prado Jr.
Samantha Pereira França

Aspectos-chave

▶ Palpitações são sintomas comuns e podem preocupar os pacientes, mas geralmente têm origem benigna.

▶ Arritmias cardíacas (incluindo extrassístoles) são a principal causa de palpitações, porém correspondem a menos da metade dos casos. Entre as arritmias, o médico de família deve estar habituado a manejar a fibrilação atrial (FA), pois é a mais prevalente. Outras arritmias frequentes são a taquicardia supraventricular (TSV) e a arritmia sinoatrial.

▶ Um erro comum é considerar a maioria dos casos de palpitação apenas como ansiedade, quando este deveria ser um diagnóstico de exclusão. Entretanto, não é incomum que ansiedade esteja presente mesmo em situações em que se observam alterações de eletrocardiograma (ECG) que poderiam explicar as palpitações.

▶ Quando a palpitação está associada a sinais de alerta, como síncope ou lipotimia, tem prognóstico pior, pois aumenta o valor preditivo positivo para arritmias ventriculares com repercussão no débito cardíaco (DC) (taquicardia ventricular [TV] ou bloqueios atrioventriculares [BAVs]). Monitores de ritmo cardíaco geralmente não são necessários na atenção primária.

▶ A prática de atividade física não deve ser desencorajada em todos os casos de palpitação, exceto quando há comprometimento cardíaco estrutural e comprometimento hemodinâmico importante.

▶ Para decisão quanto ao uso de anticoagulação em pacientes com FA, deve-se aplicar o escore CHA_2DS_2VASc, que estima o risco de acidente vascular cerebral (AVC), e o escore HAS-BLED, que estima o risco de sangramento.

▶ Novos anticoagulantes orais (NOACs) são usados como opção à varfarina, pois apresentam menor risco de hemorragia intracraniana, além de não necessitarem de monitoramento do tempo de protrombina, de acordo com o índice de normalização internacional (INR). Contudo, há a questão do custo dos NOACs, ainda proibitivos para grande parte da população.

▶ Quando há indicação de cardioversão eletiva em pacientes com FA, inicia-se anticoagulação 4 semanas antes, com sua manutenção durante 4 semanas após o procedimento.

Caso clínico

Catarina, 58 anos, farmacêutica, tabagista, hipertensa diagnosticada há 4 anos e em uso regular de losartan, procurou consulta com seu médico de família, pois há 2 semanas iniciou episódios de sensação de palpitação na região do precórdio que descreve ora como "o coração fica disparado", ora "o coração falha", durante menos de 5 minutos, associados à sudorese e à parestesia de ambas as mãos, não associados à atividade física. Ela continua trabalhando normalmente e não tem dificuldades para realizar as tarefas diárias. Bebe socialmente vinho e cerveja em comemorações. Nega falta de ar ou alterações que sugiram descompensação cardíaca. Nega síncope ou lipotimia. Tem história pregressa de crises de ansiedade, mas atualmente está controlada sem uso de medicações. Ao exame físico: pulso irregular; frequência cardíaca (FC) de 130 bpm; pressão arterial (PA) de 140/80 mmHg. À ausculta cardíaca: ritmo irregular com sopro sistólico 2+/6. Após o exame físico, o médico de família e comunidade solicita ECG, que evidencia ausência de ondas P e intervalo RR irregular.

Teste seu conhecimento

1. Qual é a principal hipótese diagnóstica para a palpitação de Catarina, do Caso clínico?
    a. Ansiedade
    b. Fibrilação atrial
    c. Hipertireoidismo
    d. Uso de drogas

2. Considerando que é o primeiro contato com Catarina, qual é a melhor conduta a ser adotada pelo médico de família?
    a. Referenciar imediatamente a um pronto-socorro
    b. Realizar cardioversão elétrica imediatamente
    c. Fazer o controle da fibrilação atrial
    d. Solicitar monitoramento cardíaco contínuo

3. Qual dos sinais e sintomas a seguir indica mais gravidade, sugerindo que Catarina seja referenciada imediatamente a um cardiologista?
    a. Palpitações isoladas
    b. Insuficiência cardíaca
    c. Taquicardia sustentada recente ou recorrente
    d. Palpitação com síncope ou lipotimia

4. Quando o médico de família deveria considerar anticoagulação no caso de Catarina?
    a. Sempre que a paciente desejar, independente do risco de AVC ou risco de sangramento
    b. Caso o escore CHA_2DS_2VASc seja menor do que 2, e a escala HAS-BLED seja maior ou igual a 3
    c. Caso o escore CHA_2DS_2VASc seja maior ou igual a 2, e a escala HAS-BLED seja menor do que 3

d. Sempre que houver alto risco de AVC, independente do risco de sangramento
5. Quando o médico de família deve referenciar um paciente com palpitação ao cardiologista?
   a. Quando há taquicardia sustentada recente ou recorrente
   b. Sempre que houver queixa de falha no coração
   c. Quando o ECG for normal, mesmo na presença de sintomas
   d. Na presença de hipertensão arterial sistêmica ou diabetes

Respostas: 1B, 2C, 3D, 4C, 5A

Do que se trata

Palpitação é um sintoma comum na atenção primária,[1,2] sendo uma queixa presente em 16% dos pacientes que procuram o médico de família e comunidade.[3-5] Na emergência, a palpitação é relatada como sintoma principal em 0,5% dos casos.[6] Ela é descrita pelos pacientes como uma sensação de batimentos cardíacos irregulares, que são percebidos como uma batida mais forte e/ou mais rápida do coração, como uma falha no batimento, como sensação de parada e/ou início de batimento, ou ainda sensação de galope.[7,8]

A maioria das pessoas com arritmia não se queixa de palpitações, porém qualquer arritmia, incluindo taquicardia sinusal, FA, extrassístoles (ventriculares e supraventriculares) ou TV, pode causar palpitações. Na grande maioria dos casos, a palpitação é benigna,[7] mas, em algumas situações, pode representar situação com risco de morte. As palpitações devem ser consideradas como potencialmente mais graves quando associadas à tontura, à lipotimia ou à síncope, ou à sensação de desconforto torácico.[7] Para caracterizar o ritmo cardíaco, pode ser útil solicitar ao paciente bater na mesa com a mão ou os dedos durante alguns segundos simulando o ritmo percebido. Isso ajuda a reconhecer o ritmo e a frequência dos batimentos.

Classificação e diagnóstico diferencial

Não há classificação para palpitações. Quanto às causas, elas podem ser divididas em cardíacas e não cardíacas (Quadro 159.1). As causas mais comuns de palpitações são as arritmias cardíacas (34%), a ansiedade (15-33%) e as causas não definidas (16%).[3,7] Portanto, menos da metade dos casos são devidos a arritmias cardíacas.[7]

Palpitações de origem cardíaca são devidas a extrassístoles ou a taquiarritmias, na maioria das vezes, e mais raramente devidas a bradiarritmias.[7] As extrassístoles correspondem à maioria dos casos de arritmia associados a palpitações e frequentemente são descritas como "falha no batimento".[7]

Arritmias cardíacas

Arritmia cardíaca é definida como qualquer anormalidade ou perturbação na sequência normal de ativação do miocárdio. Isso inclui bradiarritmias (FC < 60 bpm), taquiarritmias (FC > 100 bpm) e/ou ritmo cardíaco diferente do ritmo sinusal.

Quadro 159.1 | Diagnóstico diferencial de palpitação

Causas cardíacas	Causas não cardíacas
Arritmias	**Psiquiátricas**
FA/*flutter* atrial	Ansiedade
Bradicardia (BAV ou distúrbio do nó AV)	Pânico
Síndrome bradicardia-taquicardia	**Uso de substâncias e medicamentos**
TA multifocal	Álcool
Contração ventricular ou supraventricular prematura	Cafeína
TSV	Intoxicação medicamentosa (digitálicos, fenotiazina, teofilina, β-agonistas)
TV	
Wolff-Parkinson-White	Drogas (p. ex., cocaína)
	Tabaco
Não arrítmicas	**Outras**
Defeito no septo atrial ou ventricular	Anemia
Cardiomiopatia	Febre
Doença cardíaca congênita	Distúrbio hidreletrolítico
ICC	Hipertireoidismo
Prolapso de valva mitral	Hipoglicemia
Taquicardia induzida por marca-passo	Hipovolemia
	Síndrome vasovagal
Pericardite	Feocromocitoma
Doença valvar (insuficiência/estenose aórtica)	Doença pulmonar

FA, fibrilação atrial; BAV, bloqueio atrioventricular; AV, atrioventricular; TA, taquicardia atrial; TSV, taquicardia supraventricular; TV, taquicardia ventricular; ICC, insuficiência cardíaca congestiva.

Fonte: Wexler e colaboradores,[1] Clark e van Zuuren[3] e Wilken.[8]

Muitos tipos de arritmias podem cursar com palpitações, incluindo qualquer tipo de bradi e taquiarritmia, extrassístoles ventriculares e atriais, síndrome do nó sinoatrial, BAV ou TV, ou TSV. Palpitações associadas a tonturas, a lipotimias ou a síncopes sugerem taquiarritmia ventricular e são potencialmente mais graves (Figuras 159.1 a 159.4).

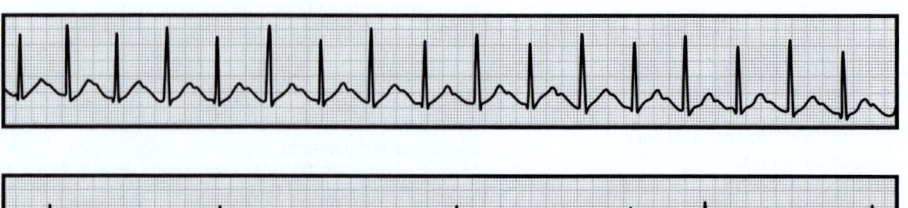

◀ Figura 159.1
Taquicardia sinusal.
Fonte: Allan e Abbott.[9]

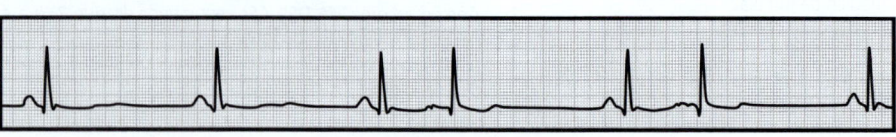

◀ Figura 159.2
Bradicardia sinusal com contrações atriais prematuras.
Fonte: Allan e Abbott.[9]

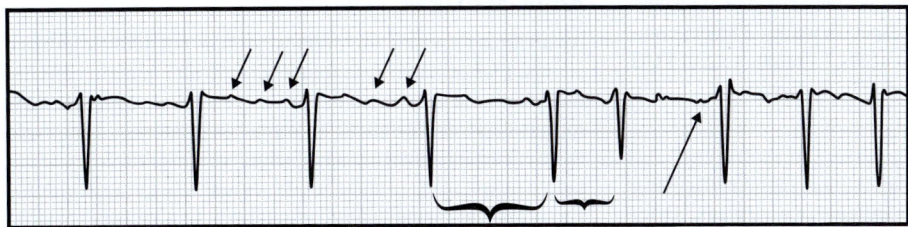

◄ **Figura 159.3**
Fibrilação atrial. O traçado demonstra ausência de ondas P e presença de ondas f de fibrilação atrial. Note a irregularidade entre os espaços RR.
Fonte: King e colaboradores.[10]

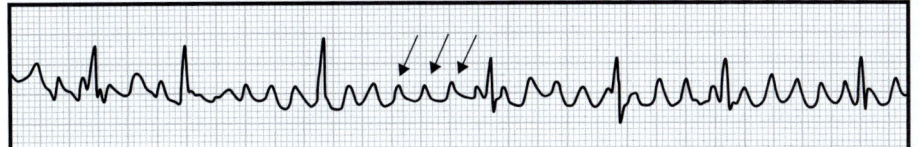

◄ **Figura 159.4**
Flutter atrial. O traçado demonstra padrão serrilhado, ou ondas *flutter*.
Fonte: King e colaboradores.[10]

As arritmias mais comumente encontradas na atenção primária são as extrassístoles, a FA, a TSV e as arritmias sinoatriais.

Extrassístoles

As extrassístoles geralmente não estão associadas à doença cardíaca estrutural significativa[7] e podem representar distúrbio elétrico isolado na formação de impulsos (extrassístoles idiopáticas) ou refletir hiperexcitabilidade miocárdica devido à estimulação adrenérgica excessiva (substâncias estimulantes), distúrbio eletrolítico (hipopotassemia), intoxicação medicamentosa (digital), metabolismo aumentado (hipertireoidismo) ou, ainda, ser expressão de doença cardíaca (dilatação de câmaras ou cicatrizes miocárdicas), alterações isquêmicas ou disfunção ventricular. As extrassístoles quase nunca merecem tratamento medicamentoso, a não ser quando muito sintomáticas. Os fatores causais, quando identificados, devem ser corrigidos.

Fibrilação atrial

A FA é a arritmia sustentada mais comum na atenção primária à saúde (APS), correspondendo a 33% de todas as internações por arritmias,[11,12] com grande prevalência, sobretudo em idosos, cuja frequência está diretamente relacionada com o aumento na idade.[7,10] A prevalência de FA na população geral é estimada entre 0,4 e 1%, dobrando a cada 10 anos de idade a partir dos 55 anos[13,14] e atingindo 3 a 5% das pessoas acima de 60 anos.[14] No Brasil, estima-se uma prevalência de 1,5 milhão de pessoas.[14]

A FA recorrente pode ser definida como *paroxística*, quando é autolimitada, ou *persistente*, quando tem duração maior do que 7 dias ou quando reverte com cardioversão. Quando a cardioversão falha, a FA é definida como permanente.[11] Dois terços das FAs recentes revertem em 48 horas o ritmo sinusal espontaneamente, mas, com frequência, necessitam de intervenção médica para serem controladas.

A FA está associada a aumento de 46% no risco de mortalidade geral, 61%, no risco de cardiopatia isquêmica, 64%, no risco de lesão renal crônica, 88%, no risco de morte súbita cardíaca, e 96%, na chance de eventos cardíacos maiores.[15] Também está associada a aumento no risco de AVC em até 5 vezes (4,5% ao ano), além de aumento da incidência de insuficiência cardíaca congestiva (ICC).[7,11,14,16] Aproximadamente 20% dos pacientes morrem após um ano de AVC e 60% permanecem com incapacidade.[13] Uma FA sustentada com FC > 120 bpm pode levar à disfunção ventricular sistólica.[7]

Uma revisão sistemática da Cochrane[12] estudou o impacto do rastreamento sistemático de FA em pacientes acima de 65 anos sobre a taxa de detecção de FA e não mostrou diferença significativa quando comparado com a investigação oportunística, ou seja, quando o paciente procura o médico por qualquer motivo.

A FA é uma arritmia supraventricular caracterizada por uma ativação elétrica descoordenada e caótica do átrio e uma resposta irregular e geralmente rápida do ventrículo, causando comprometimento hemodinâmico.[17] Como ocorre uma fibrilação do átrio, há um ambiente propício para a formação de trombos e, por consequência, risco aumentado de tromboembolia.[17] O achado patognomônico da FA é a ausência de onda P, com substituição por ondas fibrilatórias (Quadro 159.2). Além disso, ocorre ativação errática dos ventrículos, contribuindo para o aumento da FC (em geral, 90-170 bpm) e um complexo QRS estreito (ver Cap. 160, Interpretação do eletrocardiograma).

Quadro 159.2 | Causas comuns de fibrilação atrial

Cardíacas	Não cardíacas
DAC	Doença vascular do colágeno
▶ IAM	Pílulas de dieta
▶ Isquemia do miocárdio	Toxicidade à medicação
Endocardite, miocardite e pericardite	▶ Antiarrítmicos
	▶ Inaladores beta-adrenérgicos
IC	▶ Medicamentos que prolongam o intervalo QT
Iatrogênica	
▶ Terapia de ablação	▶ Lítio
▶ Cateterismo cardíaco	Distúrbio hidreletrolítico
▶ Implante de dispositivo cardíaco	Hipotermia
	Drogas ilícitas
▶ Cirurgia cardíaca	Doença infiltrativa
Doença cardíaca estrutural	Doença pulmonar
▶ Defeito de septo atrial	▶ DPOC
▶ Cardiomiopatia dilatada	▶ *Cor pulmonale*
▶ Anomalia de Epstein (valva tricúspide)	▶ Pneumonia
▶ Doença valvar	▶ TEP
▶ Hipertrofia ventricular	Apneia do sono
	Doenças da tireoide

DAC, doença arterial coronariana; IAM, infarto agudo do miocárdio; IC, insuficiência cardíaca; DPOC, doença pulmonar obstrutiva crônica; TEP, tromboembolia pulmonar.
Fonte: Gutierrez e Blanchard.[17]

O diagnóstico, muitas vezes, pode ser feito por meio da palpação do pulso (sensibilidade 94%, especificidade 72%) em complementação com ECG de 12 derivações.[17] Entretanto, um ECG normal não exclui a possibilidade de FA paroxística.

Flutter atrial

O *flutter* atrial é considerado uma arritmia supraventricular e apresenta características eletrocardiográficas típicas. Diferencia-se da FA pela regularidade das ondas P, e da TA, pela frequência atrial, caracteristicamente em torno de 300 bpm. O *flutter* atrial pode ocorrer em indivíduos com coração estruturalmente normal, mas é mais frequente em pessoas com aumento do átrio direito. Está associado à DPOC, à doença valvar mitral e tricúspide, à tireotoxicose, ao pós-operatório recente de cirurgia cardíaca e tardio nos indivíduos submetidos a incisões atriais. O significado clínico do *flutter* atrial está relacionado com FC elevada, podendo levar a quadro de taquicardiomiopatia. Pode favorecer a formação de trombos nos átrios e provocar embolia pulmonar (EP) ou sistêmica. A associação com síndrome de Wolff-Parkinson-White (WPW), com via acessória e período refratário curto, pode levar à morte súbita. A forma mais efetiva de reverter o *flutter* atrial persistente é a cardioversão elétrica. Seu manejo clínico e os critérios para uso de anticoagulação e ecocardiograma transesofágico são os mesmos sugeridos às pessoas com FA. Os fármacos antiarrítmicos apresentam baixa taxa de reversão do *flutter* atrial sustentado, sendo a cardioversão elétrica sincronizada o meio mais eficaz para sua reversão.

Taquicardias supraventriculares

As TSVs podem ser classificadas, de acordo com a duração, em paroxísticas, persistentes ou crônicas. A TSV paroxística (TSVP) é a forma mais frequente das arritmias e uma das mais comuns encontradas na APS. O início dos sintomas geralmente se dá na infância, e um sintoma muito característico são as pulsações no pescoço, decorrentes do mecanismo de reentrada, levando à contração atrial quando a valva AV está fechada, o que gera um impulso no átrio direito, repercutindo em pulsações irradiadas para o pescoço.[2] A associação de palpitação e poliúria também pode ser indicativa de TSV, pois o aumento na pressão atrial leva à produção de peptídeos natriuréticos.[2] As TSVs de longa duração (persistentes ou crônicas) têm tratamento semelhante à TSVP, porém recomenda-se o referenciamento a um cardiologista para determinar o mecanismo eletrofisiológico responsável por sustentar a arritmia. As TSVs apresentam, em geral, complexos QRS estreitos (< 120 ms), bem definidos, regulares e semelhantes entre si. A FC, em média, encontra-se entre 160 e 190 bpm, exceto em crianças, nas quais geralmente ultrapassa 200 bpm. Às vezes, os complexos QRS apresentam-se alargados (> 110 ms), obrigando ao diagnóstico diferencial com as TVs.

As TSVs geralmente são causadas pelo mecanismo de reentrada produzindo FCs aceleradas. Os sintomas podem incluir palpitações (pulsação no pescoço), dor torácica, escotomas, ou tonturas e dispneia. O diagnóstico geralmente é confundido com ansiedade ou transtorno do pânico. Quase sempre é necessário um monitoramento cardíaco eventual ou um Holter para fechar o diagnóstico, e as crises que não revertem espontaneamente ou quando as manobras vagais falham necessitam de medicação intravenosa, revertendo rapidamente com bloqueadores de canal de cálcio (BCCs) (verapamil), adenosina ou betabloqueadores.[1] Quando o tratamento prolongado com antiarrítmicos é necessário, estes devem ser manejados por um cardiologista.

Arritmias sinusais

As arritmias sinusais são eventos normais em adultos jovens e atletas. Elas ocorrem com frequência tão alta que são consideradas uma variante normal, em vez de uma arritmia. Há duas formas de arritmia sinusal: a) forma "respiratória": o intervalo RR é encurtado (aumento na FC) durante a inspiração e aumentado na expiração. A manobra de segurar a respiração elimina a arritmia; b) forma "não respiratória": há a mesma variação no intervalo RR (encurtamento e alargamento), porém não está associada à respiração. Essa segunda forma de arritmia ocorre em idosos, em casos de intoxicação digitálica e em pessoas com hipertensão intracraniana. A arritmia sinusal é geralmente assintomática. Algumas vezes, porém, as pausas prolongadas podem levar a uma tontura ou síncope. Em geral, não é necessário tratamento.

Ansiedade e transtorno do pânico

A ansiedade é uma queixa muito prevalente na atenção primária, e o transtorno do pânico pode ser considerado uma forma de ansiedade (ver Cap. 239, Transtornos de ansiedade). A prevalência de síndrome do pânico e/ou de ansiedade em pessoas com palpitações é de 15 a 31% dos casos. Recomenda-se que arritmias ou outras causas de palpitação sejam descartadas antes de fechar o diagnóstico de ansiedade e/ou transtorno do pânico.

Causas cardíacas não arrítmicas

As causas cardíacas não arrítmicas mais frequentes são as doenças valvares, como insuficiência aórtica ou estenose aórtica, defeito no septo atrial, defeito no septo ventricular, ICC, cardiomiopatia e doença cardíaca congênita. Essas condições podem predispor a pessoa a arritmias e palpitações. A pericardite é uma causa mais rara, mas também possível, de palpitações, e cursa geralmente com dor torácica associada que varia com a posição da pessoa.

Causas extracardíacas

O médico de família deve afastar, inicialmente, causas extracardíacas de palpitações, como febre, anemia, desidratação, hipoglicemia e tireotoxicose. Essas causas podem ser facilmente identificadas na consulta inicial por meio de anamnese e exame físico. Outras causas, como uso de drogas, *overdose* de medicamentos (digitálicos, antiarrítmicos, efedrina ou outros antigripais, teofilina, fenotiazinas, β-agonistas, etc.), abuso de álcool, uso de cafeína e tabaco, podem precipitar as palpitações.

O que fazer

Grande parte das causas de palpitações pode ser diagnosticada por meio de uma anamnese[8] e de um exame físico bem realizados.[7]

Anamnese

As pessoas podem descrever a palpitação de várias maneiras, como aceleração do coração, pulsação no pescoço, sensação de desconforto no peito ou no pescoço, falha no batimento. Como a descrição pode ser vaga, faz-se necessário descrever as circunstâncias, os fatores desencadeantes, o início dos sintomas, a duração e os sintomas associados que possam ser úteis no diagnóstico. Os diagnósticos diferenciais para as palpitações podem ser encontrados no Quadro 159.1. Alguns achados clínicos podem ser sugestivos para o diagnóstico da causa de palpitações e estão descritos no Quadro 159.3.

Quadro 159.3 | **Achados clínicos com palpitações e diagnósticos presumidos**

Achado	Diagnóstico provável
"Falha" no batimento cardíaco	Ectopia benigna
Sensação de ser incapaz de sentir a própria respiração	Extrassístoles ventriculares
Sensação de batimento simples	Extrassístoles ventriculares
Batimento rápido e regular no pescoço	TSV
Palpitação que piora à noite	Ectopia benigna ou FA
Palpitação associada a estresse emocional	Causa psiquiátrica ou arritmia sensível a catecolaminas
Palpitação associada à atividade física	DAC, taquicardia sinusal, TSV
Ansiedade generalizada	Crise de pânico
Uso de medicação ou drogas	Palpitação induzida por drogas ou medicamentos
Palpitações rápidas com exercícios	TSV ou FA
Palpitação posicional	Taquicardia atrioventricular ou pericardite
Intolerância ao calor, tremores, bócio	Hipertireoidismo
Palpitações desde a infância	TSV
Ritmo rápido e irregular	FA ou taquicardia com bloqueio variável
Palpitação que cede com manobras vagais	TSV
Murmúrio cardíaco	Valvopatia cardíaca
Clique mesossistólico	Prolapso da valva mitral
Crepitação cardíaca	Pericardite
Síncope, lipotimia e tonturas	TV, TSV
Palpitação associada a aumento na diurese	TSV

FA, fibrilação atrial; DAC, doença arterial coronariana; TV, taquicardia ventricular; TSV, taquicardia supraventricular.
Fonte: Thavendiranathan e colaboradores[2] e Allan e Abbott.[9]

Quadro 159.4 | **O que se deve perguntar sobre palpitações?**

▶ O que o paciente quer dizer com "palpitações". Assegure-se de que o paciente não está descrevendo sintoma como desconforto cardíaco.

▶ Peça para o paciente bater na mesa por alguns segundos descrevendo o ritmo cardíaco durante as palpitações. O ritmo está rápido (taquicardia), lento (bradicardia), irregular (FA) ou falha nos batimentos (extrassístoles)? Caso o paciente não entenda, demonstre batendo na mesa com dedos o ritmo normal.

▶ Quanto tempo as palpitações duram e com que frequência ocorrem?

▶ Avalie a gravidade. O que o paciente faz quando as palpitações estão presentes? Ele ignora ou deve se deitar? Ou perde a consciência? Síncopes associadas a palpitações requerem referenciamento urgente ao cardiologista ou a serviço de emergência.

▶ Quando as palpitações ocorrem? Palpitações durante ou imediatamente após exercícios necessitam avaliação do cardiologista, pois podem refletir cardiomiopatia, isquemia cardíaca ou canalopatia.

▶ As palpitações iniciam subitamente? Podem ser provocadas?

▶ Estão associadas à dispneia ou à dor torácica? Uma sensação breve de ter de tossir ou "tirar o fôlego" sugere extrassístoles, ao passo que a dispneia persistente pode sugerir IC ou isquemia miocárdica. Dor torácica durante palpitações pode sugerir DAC ou taquiarritmia.

▶ Como as palpitações finalizam? Término abrupto sugere TSVP. O paciente pode acabar com a palpitação realizando manobra de Valsalva (segurar a expiração)? Caso sim, sugere TSVP.

FA, fibrilação atrial; IC, insuficiência cardíaca; DAC, doença arterial coronariana; TSVP, taquicardia supraventricular paroxística.
Fonte: Gale e Camm.[7]

Quadro 159.5 | **O que se deve perguntar sobre história medicamentosa e familiar?**

▶ Quais medicamentos o paciente está usando? Algumas medicações podem estar associadas a palpitações, como β-agonistas (salbutamol), antimuscarínicos (amitriptilina), teofilina, BCCs (nifedipina), antiarrítmicos, medicações que prolongam o intervalo QT (eritromicina, moxifloxacina) e drogas ilícitas (cocaína, anfetaminas).

▶ Há algum fator contribuinte relacionado ao estilo de vida? Excesso de álcool, cafeína, drogas ilícitas podem provocar extrassístoles e FA.

▶ Há algum outro fator social ou médico associado? Por exemplo, estresse, privação de sono e febre estão associados a extrassístoles ventriculares e à FA.

▶ Há condições médicas que podem estar associadas com FA ou *flutter*? Por exemplo, hipertensão arterial, IC, DAC, valvopatias, diabetes, obesidade, apneia do sono, tireotoxicose, abuso de álcool.

▶ Há condições médicas que podem estar associadas com taquiarritmias? Por exemplo, anemia e tireotoxicose.

▶ Há história familiar de morte súbita cardíaca? Morte súbita cardíaca abaixo de 40 anos sugere uma arritmia e aumenta a possibilidade de cardiopatia hereditária.

DAC, doença arterial coronariana; IC, insuficiência cardíaca; FA, fibrilação atrial; BCCs, bloqueadores dos canais de cálcio.
Fonte: Gale e Camm.[7]

A história clínica, caracterizando o tipo, os fatores desencadeantes, a frequência, a duração e o comprometimento hemodinâmico, é fundamental na indicação do método e no sucesso da investigação. Os sintomas relacionados a fatores desencadeantes deverão ser avaliados sob a ação desses estímulos. Quando os sintomas forem graves, colocando em risco a vida da pessoa, deverão ser investigados em regime de internação hospitalar.

Na anamnese, devem-se investigar minuciosamente a história medicamentosa, as possíveis interações dos medicamentos e os fatores desencadeantes de palpitações ou de arritmias: estimulantes, como cafeína, álcool, tabaco; drogas, como cocaína; medicamentos, como pseudoefedrina, antiasmáticos, digitálicos, antipsicóticos; e exercícios físicos (Quadros 159.4 e 159.5).

Palpitações que iniciam e terminam de forma abrupta em geral indicam causas benignas, como taquicardia sinusal durante exercício ou uma crise de ansiedade.[8] Palpitação associada à história pregressa de doença cardíaca (OR 2,03; IC 95%: 1,33-3,11) e palpitações afetadas pelo sono (OR 2,29; IC 95%: 1,33-3,94) ou durante o trabalho (OR 2,17; IC 95%: 1,19-3,96) aumentam a chance de arritmia cardíaca como causa.[2] Palpitação durando menos de 5 minutos (OR 0,38; IC 95%: 0,22-0,63) e história pregressa conhecida de transtorno do pânico (OR 0,26; IC 95%: 0,07-1,01) sugerem causas não cardíacas para palpitações.[2]

Alguns sinais e sintomas podem sugerir TSV, como o início dos sintomas na infância, pulsações no pescoço, descrição de pulsação da roupa em contato com a área torácica e poliúria.[2] História pregressa de palpitação que cede com manobras vagais também pode ser indício de TSV.

A ausência de sinal ou sintoma de pulsação no pescoço (OR 0,07; IC 95%: 0,03-0,19) sugere fortemente outra causa que não arritmia por mecanismo de reentrada no nó AV.

Síncopes, lipotimias ou tonturas associadas a palpitações podem representar fatores de gravidade, pois em geral estão associadas a arritmias potencialmente mais graves, como TV. Podem, no entanto, estar associadas à TSV resultante de vasodilatação intensa e aguda e/ou FC elevada com baixo DC, que, muitas vezes, ocorre no início da TSV ou devido à pausa de conversão que ocorre no final da TSV, especialmente em pessoas com comprometimento do nó sinoatrial. Palpitação associada à insuficiência cardíaca (IC) confere alto risco de morbimortalidade.[16]

Condições como hipertireoidismo podem estar associadas à taquicardia sinusal ou à FA. Doença psiquiátrica, como transtorno do pânico, associada a palpitações, pode sugerir presença de taquicardia sinusal.

O desencadeamento de palpitações durante exercícios físicos (excesso de catecolaminas) sugere TV, associação com doença arterial coronariana (DAC) ou taquicardia sinusal (mais frequentemente). Palpitações iniciando durante o sono ou descarga de tônus vagal (final do exercício) podem estar associadas à FA mediada por descarga vagal ou a algumas síndromes de QT longo.

Embora as arritmias e o transtorno do pânico sejam considerados como as causas mais frequentes de palpitações, na maioria das vezes, as arritmias não cursam com palpitações.

Exame físico

Na maioria das vezes, o médico não tem a oportunidade de avaliar a pessoa durante o momento das palpitações; assim, o exame físico é importante para afastar ou identificar alguma causa que predisponha às palpitações. A avaliação cardíaca pode revelar aumento da área cardíaca, sopros cardíacos ou irregularidades no ritmo cardíaco. Prolapso de valva mitral, que em geral está acompanhado de palpitações, pode ser sugerido com o achado de clique mesossistólico. Sintomas e achados clínicos podem sugerir hipertireoidismo, como aumento da tireoide, nervosismo, tremores, intolerância ao calor, exoftalmia, entre outros. Alguns achados físicos que sugerem causas de palpitações podem ser encontrados no Quadro 159.3.

Pulso irregular e sem padrão de repetição, pulso radial fraco à palpação e ausculta da primeira bulha com som variável sugerem FA. A presença de ondas palpáveis tipo A na veia jugular (onda de pulsação proeminente que ocorre devido à contração do átrio direito contra a valva tricúspide fechada) sugere arritmia com dissociação atrioventricular, como na TV.

Pulsações visíveis na roupa em região cardíaca, bem como pulsações visíveis no pescoço, sugerem a presença de taquiarritmias com reentrada no nó AV (OR 2,68; IC 95%: 1,25-5,78).[2]

Ingurgitamento jugular, edema em tornozelo, ritmo de galope e crepitação pulmonar sugerem IC.[7]

Exames complementares

Nos casos de baixo risco associado a palpitações, não há necessidade de exames complementares. Quando necessário, realiza-se inicialmente o ECG de 12 derivações. O padrão-ouro para a identificação da causa de palpitação é a realização de ECG durante o curso do evento, o que, na maioria das vezes, não é possível de ser feito.[2] Quando há suspeita de causas sistêmicas (como anemia, hipertireoidismo, entre outras), podem ser necessários exames laboratoriais.[3] Pode ser necessário complementar com monitoramento ambulatorial (Holter ou Looper) do ritmo cardíaco.[7]

Exames laboratoriais

Recomendam-se dependendo da história clínica e do exame físico, os seguintes exames para afastar causas não cardíacas:[7]

- Hemograma completo (anemia e/ou infecção).
- Ureia, creatinina e eletrólitos (insuficiência renal ou alteração hidreletrolítica de sódio ou potássio).
- Tireotrofina (TSH) (hipertireoidismo).

O ECG de 12 derivações é apropriado em todas as pessoas com queixas de palpitações.[7] Durante o momento da palpitação, a realização do ECG pode ser decisiva para o diagnóstico apropriado da arritmia cardíaca. Palpitações com ECG normal sugerem causa benigna não associada à alteração cardíaca ou situação clínica mais grave. Muitos achados eletrocardiográficos podem ser úteis na investigação cardíaca, como evidência de infarto do miocárdio pregresso, hipertrofia ventricular direita ou esquerda, aumento do volume do átrio, BAV, intervalo PR encurtado, ondas delta (Wolff-Parkinson-White) ou intervalo QT prolongado (ver Cap.160, Interpretação do eletrocardiograma). Ocasionalmente, o achado de extrassístole ventricular ou atrial pode ser garantido durante o exercício ou durante um monitoramento mais intenso.

Pessoas com baixo risco cardiovascular global, sem sintomas associados a palpitações, como tonturas, lipotimias e síncopes, e que apresentam ECG normal geralmente não requerem exames complementares adicionais. Quando há história de síncope e presença de condições clínicas mais graves, recomenda-se a internação do paciente para investigação (Quadro 159.6).[18]

Teste ergométrico. Pode ser útil em palpitações induzidas por exercícios físicos ou na suspeita de isquemia do miocárdio.

Quadro 159.6 | Alterações no eletrocardiograma a serem referenciadas ao especialista focal

- ▶ BAV de segundo grau
- ▶ BAV de terceiro grau
- ▶ IAM
- ▶ HVE
- ▶ BRE
- ▶ Ondas T e no segmento ST anormais
- ▶ Pré-excitação (p. ex., Wolff-Parkinson-White)
- ▶ Intervalo QT/QTc anormal

BAV, bloqueio atrioventricular; IAM, infarto agudo do miocárdio; BRE, bloqueio de ramo esquerdo; HVE, hipertrofia ventricular esquerda.
Fonte: Gale e Camm.[7]

Ecocardiograma. Pode ser solicitado na presença de FA ou outras arritmias para avaliar alterações estruturais cardíacas, particularmente se houver sintomas sugestivos de IC.

Caso a etiologia da palpitação não seja elucidada por meio de anamnese, exame físico e ECG, o monitoramento cardíaco ambulatorial deve ser considerado.

Conduta proposta

Tratamento

O desafio para o médico de família, quando se depara com uma pessoa com palpitação e/ou arritmia cardíaca, é determinar quais arritmias são benignas e quais indicam risco cardiovascular, bem como manejar anormalidades crônicas ou recorrentes do ritmo cardíaco.

Para toda pessoa com palpitações, deve-se recomendar redução do consumo de cafeína e álcool, cessação do tabagismo e evitar situações estressantes que possam desencadear os episódios de palpitações. Felizmente, para a maioria das pessoas com palpitação, a causa é benigna. Se a pessoa tiver um diagnóstico de causa não cardíaca para as palpitações, o tratamento deve ser direcionado para a causa.

Em pessoas com arritmia, o achado mais comum no monitoramento cardíaco ambulatorial são os focos ectópicos benignos associados ao ritmo sinusal. O ritmo sinusal é encontrado em aproximadamente um terço das pessoas investigadas. Muitas pessoas com palpitações têm extrassístoles ventriculares ou episódios breves de TV. Se a avaliação cardíaca é normal e há menos de seis extrassístoles por minuto, esses achados não representam aumento na mortalidade. Recomenda-se, nesses casos, uma orientação quanto aos sintomas.

Ao se indicar procedimentos terapêuticos em pessoas com arritmias cardíacas, deve-se antes considerar as características clínicas da pessoa, aspecto fundamental para o sucesso do tratamento. Assim, uma mesma arritmia pode ter repercussão e riscos diferentes conforme a idade do indivíduo, o grau de acometimento cardíaco e a situação em que ocorre.

O tratamento de arritmias sustentadas envolve tratamento medicamentoso (antiarrítmicos) ou medidas terapêuticas invasivas. Nesses casos, a conduta deve sempre ser indicada pelo cardiologista.

Fibrilação atrial

Em pacientes instáveis hemodinamicamente, avaliação e conduta imediatas se fazem necessárias, incluindo cardioversão de emergência. Em pacientes estáveis, o tratamento depende da duração da FA e da presença de doença cardíaca de base ou outras comorbidades. Há três dilemas que o médico enfrenta: a) controlar a frequência ventricular, b) se deve converter o ritmo para sinusal ou não e c) se deve iniciar terapia anticoagulante ou não. Qualquer decisão terapêutica deve ser discutida com o paciente e os familiares acerca dos riscos e dos benefícios.[17,19]

Controle da frequência cardíaca

O controle da FC é essencial no tratamento de FA aguda ou crônica. Proporciona melhora na função hemodinâmica, diminuindo a resposta ventricular, melhorando o preenchimento diastólico ventricular, reduzindo a demanda de oxigênio do miocárdio e melhorando a perfusão coronariana e função mecânica. Betabloqueadores (p. ex., metoprolol, propranolol) ou BCCs (p. ex., diltiazem ou verapamil) podem ser utilizados para atingir a FC alvo (abaixo de 80 bpm durante o repouso e 110 bpm durante exercício). Essas medicações são contraindicadas em pacientes que apresentam pré-excitação cardíaca (síndrome de Wolff-Parkinson-White). Betabloqueadores não cardiosseletivos também são contraindicados em pacientes com IC aguda, DPOC e asma. A digoxina não é mais considerada um agente de primeira escolha para tratamento de FA como monoterapia, mas pode ser considerada em adição aos betabloqueadores ou BCCs. Entretanto, na vigência de FA e IC com fração de ejeção (FE) reduzida, a digoxina é a medicação de escolha para o controle da FC. Amiodarona deve ser evitada pela toxicidade e possibilidade de realizar cardioversão aguda, o que pode levar a um AVC, se não for realizada concomitantemente terapia anticoagulante.[19,20]

Cardioversão

A principal indicação para cardioversão é FA instável que não responde à medicação. Desde que realizada na emergência ou há menos de 48 horas, faz-se necessária anticoagulação por 4 semanas pré e mais 4 semanas pós-cardioversão.[19,20] A cardioversão pode ser elétrica ou química (medicamentosa). A cardioversão elétrica geralmente tem boa eficácia em curto prazo, mas não em longo prazo. Se o ecocardiograma transesofágico demonstrar ausência de trombo, é seguro não realizar a anticoagulação pré-cardioversão.[20] Para realizar a cardioversão elétrica, um ou mais choques de 200 a 300 joules podem ser necessários.

Anticoagulação

A anticoagulação é uma parte fundamental do manejo da FA. Reduz significativamente o risco de eventos tromboembólicos, mas aumenta o risco de sangramento. Apesar de os benefícios da anticoagulação superarem os riscos de sangramento, a discussão sobre prevenção de AVC *versus* risco de sangramento permanece um desafio.[13] Com esse intuito, foram elaborados escores para avaliar o risco de evolução para AVC e outros para avaliar o risco de sangramento no uso de anticoagulação.

Recentemente, foi desenvolvido o escore CHA_2DS_2VASc, que substituiu o escore $CHADS_2$ para estimar o risco de AVC em pacientes com FA (Tabela 159.1). A anticoagulação é recomendada para pacientes com escore maior ou igual a 2 e que não apresentem contraindicações. O escore CHA_2DS_2VASc aumenta consideravelmente o número de pacientes elegíveis à anticoagulação quando comparado com o escore $CHADS_2$.[17,19]

O risco de sangramento pode ser avaliado por meio da escala HAS-BLED (hipertensão, função hepática ou renal anormal, AVC, sangramento, INR lábil, idade ≥ 65 anos e drogas/etilismo), que tem mostrado melhor valor preditivo.[14,17] Quando o escore for maior ou igual a 3, há um risco significativo de sangramento (Tabela 159.3, adiante).

O tratamento profilático com anticoagulantes reduz em até dois terços o risco de AVC,[11,14] e reduz em 26% o risco de mortalidade geral.[14] A maioria dos pacientes terá de realizar tratamento anticoagulante pelo resto da vida.[13] Pacientes com baixo risco de AVC são em geral manejados com antiagregante plaquetário (ácido acetilsalicílico [AAS]). Da mesma forma, pacientes com risco moderado a grave são manejados com anticoagulante oral, mas podem, em vez disso, utilizar antiagregantes ou ainda não utilizar nenhuma medicação.[13] O uso de varfarina é prejudicado devido à falta de acesso a serviços de monitoramento.

A varfarina é um antagonista da vitamina K e diminui o risco de eventos tromboembólicos, mas apresenta uma margem terapêutica muito estreita, o que requer um monitoramento mais cuidadoso. Além disso, apresenta interação com outras medica-

Tabela 159.1 | **Escore CHA₂DS₂-VASc para risco de acidente vascular cerebral em pacientes com fibrilação atrial**

Definição	Escore	Observação
ICC	1	Disfunção ventricular esquerda moderada a severa
Hipertensão	1	PAS ≥ 140mmHg e/ou PAD > 90 mmHg
Idade ≥ 75 anos	2	
DM	1	Em uso de medicações hipoglicemiantes
AVC/AIT/tromboembolia	2	
Doença vascular	1	IAM prévio, claudicação intermitente, trombose arterial
Idade 64 a 74 anos	1	
Sexo feminino	1	

ICC, insuficiência cardíaca congestiva; DM, diabetes melito; AVC, acidente vascular cerebral; AIT, ataque isquêmico transitório; PAS, pressão arterial sistólica; PAD, pressão arterial diastólica; IAM, infarto agudo do miocárdio.

Fonte: Massaro e Lip,[14] Gutierrez e Blanchard[17] e Magalhães e colaboradores.[27]

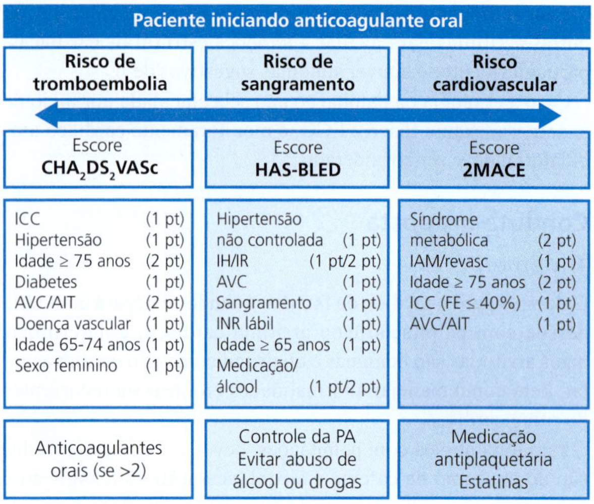

Paciente iniciando anticoagulante oral

Risco de tromboembolia	Risco de sangramento	Risco cardiovascular
Escore CHA₂DS₂VASc	Escore HAS-BLED	Escore 2MACE
ICC (1 pt) Hipertensão (1 pt) Idade ≥ 75 anos (2 pt) Diabetes (1 pt) AVC/AIT (2 pt) Doença vascular (1 pt) Idade 65-74 anos (1 pt) Sexo feminino (1 pt)	Hipertensão não controlada (1 pt) IH/IR (1 pt/2 pt) AVC (1 pt) Sangramento (1 pt) INR lábil (1 pt) Idade ≥ 65 anos (1 pt) Medicação/álcool (1 pt/2 pt)	Síndrome metabólica (2 pt) IAM/revasc (1 pt) Idade ≥ 75 anos (2 pt) ICC (FE ≤ 40%) (1 pt) AVC/AIT (1 pt)
Anticoagulantes orais (se >2)	Controle da PA Evitar abuso de álcool ou drogas	Medicação antiplaquetária Estatinas

▲ **Figura 159.5**
Abordagem holística para manejo de fibrilação atrial em pacientes iniciando terapia anticoagulante oral.
INR, índice de normalização internacional; AVC, acidente vascular cerebral; AIT, ataque isquêmico transitório; IAM, infarto agudo do miocárdio; IH, insuficiência hepática; IR, insuficiência renal; FE, fração de ejeção; PA, pressão arterial; ICC, insuficiência cardíaca congestiva.
Fonte: Adaptada de Violi e colaboradores.[22]

ções e com alimentos.[21] A eficácia máxima da anticoagulação se dá quando o INR se encontra entre 2 e 3. Alguns estudos mostram que um INR abaixo de 1,5 não apresenta efetividade na prevenção de eventos tromboembólicos e aumenta o risco de sangramentos. Antiagregante plaquetário é uma boa opção para pacientes que não aderem ou que apresentam intolerância à anticoagulação ou ainda para aqueles que apresentam escore de CHA₂DS₂VASc entre 0 e 1. Nesses casos, pode-se usar o AAS isolado ou em combinação com clopidogrel.

Durante 50 anos, o único anticoagulante oral recomendado para uso na FA foi a varfarina (Figura 159.5).[22] Nos últimos anos, foram lançados os NOACs (rivaroxaban, apixaban e edoxaban) ou não antagonistas da vitamina K. Eles atuam como inibidores diretos da trombina (dabigatran) ou na inibição do fator Xa (rivaroxaban). Esses novos anticoagulantes têm a vantagem de utilizar uma dosagem fixa, não interagir com alimentos e não exigir monitoramento do INR.[21] Além disso, há menos risco de hemorragia cerebral com esses novos anticoagulantes quando comparados com a varfarina.[17] Quando necessário, existe antídoto específico para dabigatran e antídotos genéricos para os inibidores do fator Xa.

Quanto à eficácia, não há evidência de melhor desempenho dos NOACs quando comparados com a varfarina.[13,23] Além disso, apresentam como desvantagens o alto custo, a dificuldade na reversão em situações emergenciais e a falta de testes sanguíneos simples para medir a concentração sérica da medicação. Os ensaios clínicos realizados para avaliar a eficácia dessas medicações ROCKET AF[24] e RE-LY[25] apresentam importantes limitações. Em 2014, a colaboração Cochrane publicou uma revisão sistemática comparando inibidores diretos de trombina com a varfarina.[23] Nessa revisão, os autores não encontraram diferença significativa quanto à eficácia (OR 0,94; IC 95%: 0,85-1,05). Porém, houve menos eventos fatais e não fatais de sangramentos maiores incluindo AVCs hemorrágicos (AVCh) (OR 0,87; IC 95%: 0,78-0,97). Os efeitos adversos que levaram a descontinuar a medicação foram maiores (OR 2,18; IC 95%: 1,82-2,61) quando comparados à varfarina. Por fim, a mortalidade geral foi similar (OR 0,91; IC 95%: 0,83-1,01). No mesmo ano, o UK National Institute for Health and Care Excellence (NICE) passou a recomendar que o dabigatran e o rivaroxaban fossem considerados como opção para a prevenção de AVC e de tromboembolia sistêmica em pacientes com FA valvar (Tabela 159.2).[26]

O dabigatran é um inibidor direto da trombina. É tão efetivo quanto a varfarina na prevenção de AVC. Tem o mesmo risco de eventos hemorrágicos – menor risco de hemorragia intracerebral (0,3% vs. 0,74% por ano, NNT=227), porém maior risco de hemorragia gastrintestinal (1,51% vs. 1,02% por ano, NNT=204) do que a varfarina. Os inibidores do fator Xa incluem rivaroxaban, apixaban e edoxaban. Comparados com a varfarina, apresentam a mesma eficácia, porém menos risco de sangramento (Tabela 159.4).[13,17]

Ablação cirúrgica por radiofrequência

Em 2016, a Cochrane realizou uma revisão sistemática avaliando a eficácia e a segurança da ablação quando comparada com terapia antiarrítmica em pacientes com FA não paroxística.[28] A ablação foi superior à terapia antiarrítmica quanto à quantidade menor de recidivas da FA (RR 1,84, IC 95% 1,17-2,88; três estudos, 261 participantes; evidência de baixa qualidade), menos necessidade de cardioversão (RR 0,62, IC 95% 0,47-0,82; três estudos, 261 participantes; evidência de moderada qualidade) e menos hospitalização relacionada à causa cardíaca em 12 meses (RR 0,27, IC 95% 0,10-0,72; dois estudos, 216 participantes; evidência de baixa qualidade). A evidência deveria ser interpretada com cautela, pois como a quantidade de pacientes e eventos foi pequena, a qualidade de evidência variou de moderada a muito baixa.

Automonitoramento

Trata-se do emprego de dispositivos para monitoramento de uso prolongado de anticoagulantes orais por meio do INR, a fim de

Tabela 159.2 | **Recomendação de anticoagulação de acordo com escore CHA$_2$DS$_2$-VASc**

Escore CHA$_2$DS$_2$-VASc	Taxa de AVC ajustada (% por ano)	Recomendação de anticoagulação
0	0	Considerar baixa dose diária de AAS
1	1,3	Considerar anticoagulação vs. AAS + clopidogrel
2	2,2	Recomendada anticoagulação, a menos que contraindicação ou risco maior de sangramento
3	3,2	
4	4,0	
5	6,7	Varfarina (alvo INR = 2-3); apixaban 5 mg 2x/d; dabigatran 150 mg 2x/d; edoxaban 60 mg/d; rivaroxaban 20 mg/d; AAS 75 a 325/d + clopidogrel 75 mg/dia (para pacientes que não tolerem anticoagulação)
6	9,8	
7	9,6	
8	6,7	
9	15,2	

AAS, ácido acetilsalicílico; INR, índice de normalização internacional.
Fonte: Gutierrez e Blanchard[17] e January e colaboradores.[20]

Tabela 159.3 | **Variáveis clínicas avaliadas no escore HAS-BLED para identificar pacientes com risco de sangramento induzido por anticoagulantes orais**

Critério HAS-BLED	Escore
Hipertensão	1
Função renal ou hepática alterada	1 ou 2 (1 ponto cada)
AVC	1
Sangramento	1
INR lábil	1
Idade ≥ 65 anos	1
Drogas ou álcool	1 ou 2 (1 ponto cada)

AVC, acidente vascular cerebral; INR, índice de normalização internacional.

Para avaliar o risco cardiovascular, sugere-se adotar o escore de 2MACE que avalia a presença de síndrome metabólica (2 pts), idade ≥ 75 anos (2 pts), IAM/revascularização (1 pt), ICC (FE ≤ 40%) (1 pt) e tromboembolia (AVC/AIT) (1 pt).
Fonte: Magalhães e colaboradores.[27]

Tabela 159.4 | **Recomendações para prevenção de tromboembolia na fibrilação atrial**

Recomendações	Classe	Nível de evidência
O escore CHA$_2$DS$_2$-VASc deveria ser utilizado em todo paciente com FA	I	B
Pacientes com baixo risco, com um CHA$_2$DS$_2$-VASc zero, não apresentam indicação para terapia	I	B
Em pacientes com CHA$_2$DS$_2$-VASc 1, a terapia antitrombótica pode ser indicada, porém deve ser avaliado o risco de sangramento e a preferência do paciente	IIa	C
Pacientes com CHA$_2$DS$_2$-VASc ≥ 2 têm indicação de terapia antitrombótica	I	A

Fonte: Magalhães e colaboradores.[27]

poder ajustar a dose da medicação sob orientação médica. O automanejo significa que o paciente monitora os níveis de INR e realiza o próprio ajuste da dose da medicação de acordo com a prescrição prévia do médico.[29] Como benefícios se podem citar o engajamento do paciente, bem como a redução dos eventos tromboembólicos (redução do risco absoluto [RRA]=1% e NNT=100 para automonitoramento e RRA=1,9% e NNT=53 para automanejo) e redução de mortalidade geral (RRA=1,5%, NNT=67). Porém, não houve diferença significativa na redução de hemorragias. A revisão sistemática da Cochrane conclui o estudo afirmando que o médico deveria considerar os dispositivos para pacientes em condições de utilizar essas tecnologias, apresentando boa qualidade de evidência centrada no paciente.

Taquicardia paroxística supraventricular

A maioria dos casos de TSVP é benigna e autolimitada. Contudo, algumas pessoas podem apresentar angina, hipotensão e ansiedade intensa. A primeira etapa no tratamento de TSVP é determinar se a pessoa está hemodinamicamente estável. Caso a TSVP seja sustentada e a pessoa apresente algum sinal ou sintoma de instabilidade hemodinâmica (angina, taquipneia, diminuição do nível de consciência, hipotensão, ICC), a cardioversão elétrica deverá ser realizada com urgência. Se os sintomas são restritos a desconforto (palpitações e ansiedade), medidas conservadoras podem ser assumidas.

Manobras vagais para aumentar o tônus parassimpático e diminuir a condução pelo nó AV devem ser a primeira escolha. As pessoas podem ser orientadas a utilizar algumas manobras em eventos futuros. Devem, ainda, ser orientadas a evitar fatores desencadeantes (álcool, tabaco, cafeína, pseudoefedrina e estresse). Uma massagem no seio carotídeo pode ser realizada, mas com muito cuidado, para evitar o desprendimento de êmbolos. Caso seja realizada, jamais pode ser nos dois lados ao mesmo tempo nem na presença de sopro carotídeo.

O objetivo do tratamento medicamentoso é reduzir ou bloquear a condução do impulso no nó AV. A primeira opção terapêutica é a adenosina, seguida de BCCs (verapamil ou diltiazem) e betabloqueadores. A adenosina é uma substância que é eliminada muito rapidamente (meia-vida: 1-6 s). A administração é intravenosa (IV), com dose inicial de 6 mg, seguida por 1 a 2 doses de 12 mg em bólus. A adenosina age reduzindo a condutância na via anterógrada lenta. Os efeitos adversos incluem *flush* (vermelhidão na face), dispneia e dor torácica. É importante sempre avisar a pessoa sobre os sintomas, especialmente a sensação de morte iminente, que é muito desconfortável. Como a meia-vida é muito pequena, esses efeitos costumam ser muito rápidos e não resultam em complicações mais graves. Uma vantagem da adenosina é que ela não apresenta o efeito inotrópico negativo dos BCCs. A adenosina pode ainda diminuir a frequência do nó transitoriamente e produzir um efeito rebote de taquicardia na sequência. Está contraindi-

Quadro 159.7 | **Opções terapêuticas para taquicardias supraventriculares**

Tratamento não medicamentoso
- Repouso
- Manobras de Valsalva
- Massagem carotídea (cuidado com embolia)
- Evitar fatores desencadeantes (cafeína, tabaco, álcool, pseudoefedrina, estresse, etc.)

Tratamento medicamentoso
- Fármacos com efeito direto no nó AV ou via acessória:
  - Amiodarona, sotalol, propafenona, etc.
- Fármacos que atuam primariamente no nó AV:
  - Adenosina, BCCs (verapamil), betabloqueadores (propranolol), digitálicos (digoxina)
- Fármacos que atuam primariamente na via acessória:
  - Quinidina

Ablação por radiofrequência

Marca-passo eletrônico

AV, atrioventricular; BCCs, bloqueadores dos canais de cálcio.

cada em pessoas em pós-transplante cardíaco, pois tendem a ser mais sensíveis aos efeitos da adenosina (Quadro 159.7).

Os BCCs podem ser utilizados para eliminar uma via de reentrada. O verapamil pode ser usado na dose de 5 a 10 mg, em bólus, em 2 minutos, seguida de 10 mg, em 15 a 30 minutos, se a dose inicial não tiver sucesso. Está contraindicado em pessoas com taquicardia de complexo QRS alargado devido ao risco de hipotensão fatal ou de fibrilação ventricular (FV), caso o diagnóstico seja de FV e não de TSVP. O diltiazem IV pode também ser efetivo. A dose inicial consiste em bólus de 0,25 mg/kg em 2 minutos, seguido de bólus de 0,35 mg/kg em outros 2 minutos após 15 minutos sem sucesso.

Caso a TSVP seja recorrente ou sustentada, considerar referenciar a pessoa para um cardiologista. Este deverá considerar a possibilidade de utilizar terapêutica de ablação por radiofrequência ou de implante de marca-passo eletrônico.

Dicas

Para a investigação de palpitações, pode ser útil solicitar ao paciente bater na mesa com a mão durante alguns segundos simulando o ritmo percebido para caracterizar o ritmo cardíaco.

Para o manejo da FA:
- Ofereça um pacote personalizado de cuidado. Este pacote deve conter:
  - Medidas para prevenir AVC.
  - Controle da FC.
  - Avaliação dos sintomas para controle do ritmo cardíaco.
  - Definição de quem contatar, se necessário.
  - Suporte psicológico, se necessário.
  - Educação atualizada e compreensiva sobre causa, efeitos e possíveis complicações da FA; manejo do ritmo; anticoagulação.
- Realize exame físico avaliando palpação de pulso. Quando há irregularidade, apresenta sensibilidade de 94% e especificidade de 72%. Em caso de ritmo irregular, investigue com ECG.

- A profilaxia de AVC, por meio de uso de AAS, não é mais considerada de primeira escolha para todos os pacientes, pois o risco de sangramento não compensa os benefícios.
- Adote uma conduta baseada em evidência pela avaliação de risco de AVC pelo escore CHA_2DS_2-VASc. Em caso de escore ≥ 2, considere anticoagulação, se não houver contraindicação. Avalie também o risco de sangramento por meio do escore HAS-BLED. Quando este for ≥ 3, deve-se reconsiderar o uso de anticoagulantes.
- Sempre discuta com o paciente os riscos, os benefícios, os efeitos adversos e o monitoramento da anticoagulação.
- Avalie os benefícios e a possibilidade de utilização de anticoagulantes novos. Estes têm geralmente a mesma eficácia que a varfarina, porém a vantagem de não necessitar monitoramento de INR e a não interação com alimentos.

Tratamento de arritmias em populações especiais

Gestantes

A incidência e a gravidade de ectopias atriais e ventriculares são maiores na gestação. As razões não estão bem elucidadas. Extrassístoles atriais e ventriculares isoladas, sem comprometimento cardíaco, geralmente são benignas. O aumento nas extrassístoles e arritmias atriais sustentadas pode ser causado pelo uso de medicamentos, como pseudoefedrina. A amiodarona é contraindicada na gestação devido a malformações fetais, além de causar gota fetal, hipotireoidismo fetal e retardo no crescimento intrauterino. O propranolol e o atenolol estão associados a retardo no crescimento e à hipoglicemia nos neonatos, usando-se, em geral, pindolol. A maioria dos antiarrítmicos é segura na lactação, com exceção da amiodarona, que é secretada no leite materno, levando a uma bradicardia ou hipoglicemia.[30]

Atletas

Atletas bem condicionados em geral apresentam bradicardia, com pausas sinusais ocasionais e muitos batimentos cardíacos por escapes. Se não houver sintomas associados e se a pausa não durar mais do que 3 segundos, não há necessidade de investigação adicional. As alterações no ritmo cardíaco ocorrem devido ao estímulo vagal. Durante o exercício, o tônus vagal é diminuído e a aceleração cardíaca acontece normalmente. Extrassístoles ventriculares podem ser consideradas benignas se: a) não há evidência de doença metabólica ou cardíaca associada; b) não há história de tonturas, síncopes ou convulsão que possam sugerir história pregressa de TV ou FV; c) o ECG é normal (sem hipertrofia ventricular, alterações isquêmicas, intervalo QT prolongado ou atraso na condução do impulso); e d) as extrassístoles são isoladas, ou seja, menos do que seis por minuto. Nesses casos, o atleta pode ser liberado para a prática de atividade física.[31] TV maligna é a arritmia grave mais encontrada em atletas e está relacionada a uma cardiomiopatia hipertrófica idiopática.[31] Os sinais de alerta para os atletas são dor torácica, síncopes ou lipotimias, palpitações durante a prática de exercícios físicos[30,31] e história de morte súbita em parente de primeiro grau.[30] Atletas que apresentam sopro aórtico que aumenta com manobra de Valsalva também deveriam ser investigados para cardiomiopatia hipertrófica antes de participarem de atividades físicas. O tratamento com BCCs ou betabloqueadores pode reduzir a contratilidade do miocárdio e limitar a FC durante o exercício.[17] Essas pessoas devem ser acompanhadas por um cardiologista.

Crianças

A TSV é a arritmia sustentada mais comum entre crianças menores de 12 anos. Essa arritmia geralmente é causada por uma via AV acessória ou WPW.[30] O tratamento é o mesmo que para adultos. A adenosina na dose de 100 mcg/kg IV geralmente interrompe a arritmia, seguida de dose de 200 mcg/kg, caso não haja sucesso. O tratamento definitivo recomendado é a ablação por radiofrequência, com uma taxa de sucesso de 85 a 95% quando realizada por cardiopediatras. Extrassístoles atriais e ventriculares são também comuns em crianças. Extrassístoles ventriculares em crianças com doença estrutural cardíaca ou cardiomiopatias estão associadas a aumento na mortalidade. Essas crianças devem ser referenciadas ao especialista para avaliação e acompanhamento.

Quando referenciar

O médico de família deve referenciar todos os casos quando não se sentir confortável para manejá-los clinicamente. Em geral, a maioria dos médicos de família maneja os casos de FA crônica. Apesar de as TSVs terem bom prognóstico e serem de fácil reversão no pronto-socorro, na consulta com o médico de família, em geral, os pacientes estão assintomáticos e com ritmo sinusal, demandando uma investigação mais acurada, como o estudo eletrofisiológico. Portanto, recomenda-se o referenciamento ao cardiologista. As situações que sugerem gravidade, como síncope, desconforto cardíaco, dor torácica, bradicardia sintomática e todos os demais tipos de arritmia, devem ser referenciadas ao cardiologista (Figura 159.6).

Devem ser referenciados ao especialista os pacientes com FA portadores de cardiopatia complexa, aqueles que não toleram a FA, mesmo com controle da FC, aqueles que necessitam de ablação cardíaca ou tratamento cirúrgico, e aqueles que necessitam de marca-passo ou desfibrilador devido a outro ritmo anormal.[17,20]

Erros mais frequentemente cometidos

- Não investigar a causa de palpitações e não identificar o tipo de arritmia quando esta for a causa
- Referenciar todas as pessoas com arritmia associada a achados inespecíficos no ECG ao cardiologista (como alteração da repolarização ventricular)
- Considerar como caso de somatização as pessoas com ansiedade como primeiro diagnóstico, sem investigar as possíveis causas de palpitação, como arritmias
- Não orientar as pessoas quanto às interações medicamentosas. Os antiarrítmicos e os fármacos para controle da FC têm muitas interações com outras medicações
- Perder a oportunidade de cardioversão para pessoas com diagnóstico recente de FA

Sinais de gravidade de palpitações:
- Doença cardíaca estrutural preexistente.
- História de IC.
- História de síncope ou lipotimia.

- História familiar de morte súbita cardíaca < 40 anos.
- Sintomas cardíacos durante exercício.
- Anormalidades no ECG de 12 derivações (pré-excitação, infarto antigo, bloqueio de ramos, etc.).

Para fibrilação atrial:

- Betabloqueadores ou BCCs devem ser considerados para controle do ritmo cardíaco na FA.(B)
- A FC alvo deve ser < 80 bpm em repouso e < 110 bpm durante exercícios para pacientes assintomáticos e com função ventricular esquerda normal.(B)
- Ablação do nó atrial deve ser recomendada para pacientes refratários à terapia medicamentosa, geralmente pacientes mais idosos necessitando marca-passo.(C)
- O escore CHA_2DS_2-VASc de risco de desenvolver AVC deve ser realizado em todo paciente com FA.(C)
- As opções de anticoagulação com história de AVC/AIT pregressos ou um escore CHA_2DS_2-VASc ≥ 2 são:
  - Varfarina (ajuste de INR entre 2-3).(A)
  - Dabigatran, rivaroxaban, apixaban e edoxaban.(B)
- AAS é uma opção para pacientes com escore CHA_2DS_2-VASc 0 ou 1 e para pacientes incapazes de usar outros agentes anticoagulantes.(C)

Prognóstico e complicações possíveis

O desafio para o médico de família, quando se depara com uma pessoa com palpitação e/ou arritmia cardíaca, é determinar quais arritmias são benignas e quais indicam risco cardiovascular, bem como manejar anormalidades crônicas ou recorrentes do ritmo cardíaco.

Muitos tipos de arritmias podem cursar com palpitações, incluindo qualquer tipo de bradicardia e taquicardia, extrassístoles ventriculares e atriais, síndrome do nó sinoatrial, BAV ou TV, ou TSV. Palpitações associadas a tonturas, lipotimias ou síncopes sugerem taquiarritmia ventricular e são potencialmente mais graves. Também são consideradas como muito graves as

Baixo risco: manejar na APS	Referenciar ao cardiologista	Referenciar ao cardiologista com urgência
Palpitações isoladas (descritas como falha no batimento, vibração curta, esmagamento) E ECG normal E Sem história familiar E Ausência de doença cardíaca estrutural	Taquicardia sustentada recente ou recorrente Palpitações com sintomas associados (dispneia ou dor torácica) ECG com alterações Doença cardíaca estrutural IC	Palpitações durante exercício Palpitações com síncope ou lipotimia História familiar de morte súbita cardíaca BAV de segundo ou terceiro graus

▲ **Figura 159.6**
Quando referenciar ao especialista
BAV, bloqueio atrioventricular; IC, insuficiência cardíaca; APS, atenção primária à saúde; ECG, eletrocardiograma.
Fonte: Adaptada de Gale e Camm.[7]

arritmias com doença cardíaca de base, com aumento significativo no risco de desenvolver uma arritmia potencialmente letal. São consideradas doenças cardíacas DAC, cardiomiopatia, IC de qualquer etiologia e cardiomiopatia hipertrófica.

O tratamento de arritmias sustentadas envolve tratamento medicamentoso (antiarrítmicos) ou medidas terapêuticas invasivas. Nesses casos, a conduta deve sempre ser indicada pelo cardiologista.

A FA pode levar a uma repercussão hemodinâmica e a complicações sérias, como IC, embolias sistêmicas e infarto do miocárdio. Quando não tratada adequadamente, a FA pode levar a um aumento na morbidade e na mortalidade devido a repercussões hemodinâmicas, como baixo DC e isquemia do miocárdio, bem como a um aumento no risco absoluto de desenvolver AVC por tromboembolia. A terapia prolongada com varfarina em pessoas com FA reduz em 0,8% por ano o risco de evento tromboembólico. Em pessoas com história pregressa de AVC, a redução no risco absoluto é de 7% ao ano. Uma metanálise dos estudos envolvendo pessoas com FA sem história de AVC mostrou que a varfarina preveniu 30 AVCs contra aumento no risco de sangramento de seis pessoas. O AAS preveniu 17 AVCs sem aumentar o risco de sangramento maior. Não houve diferença na mortalidade entre AAS e varfarina. São consideradas pessoas com alto risco de desenvolver eventos tromboembólicos aquelas com AVC prévio, AIT, embolia sistêmica, história de hipertensão arterial sistêmica, idade > 75 anos, doença valvar mitral reumática e valva cardíaca protética.

A maioria das arritmias tem curso benigno e é facilmente controlada ou revertida. As arritmias associadas a doenças cardíacas de base geralmente apresentam um pior prognóstico. Dentre as arritmias, aquelas com pior prognóstico são as ventriculares. A taxa de mortalidade em pessoas com TV não sustentada com função ventricular comprometida em 2 anos é superior a 30%.

Atividades preventivas e de educação

Toda pessoa com palpitação deve ser orientada quanto aos sintomas, aos prognósticos e aos fatores desencadeantes. Para todas elas, recomenda-se evitar ou reduzir a ingestão de cafeína, álcool e tabaco, bem como situações estressantes que possam desencadear os episódios.

Papel da equipe multiprofissional

A equipe multiprofissional tem papel importante no manejo das palpitações (ver Cap. 45, Vigilância em saúde), especialmente no estímulo a um estilo de vida mais saudável, à mudança alimentar e a evitar situações estressantes. Em algumas situações em que seja constatada ansiedade e pânico como causas de pal-

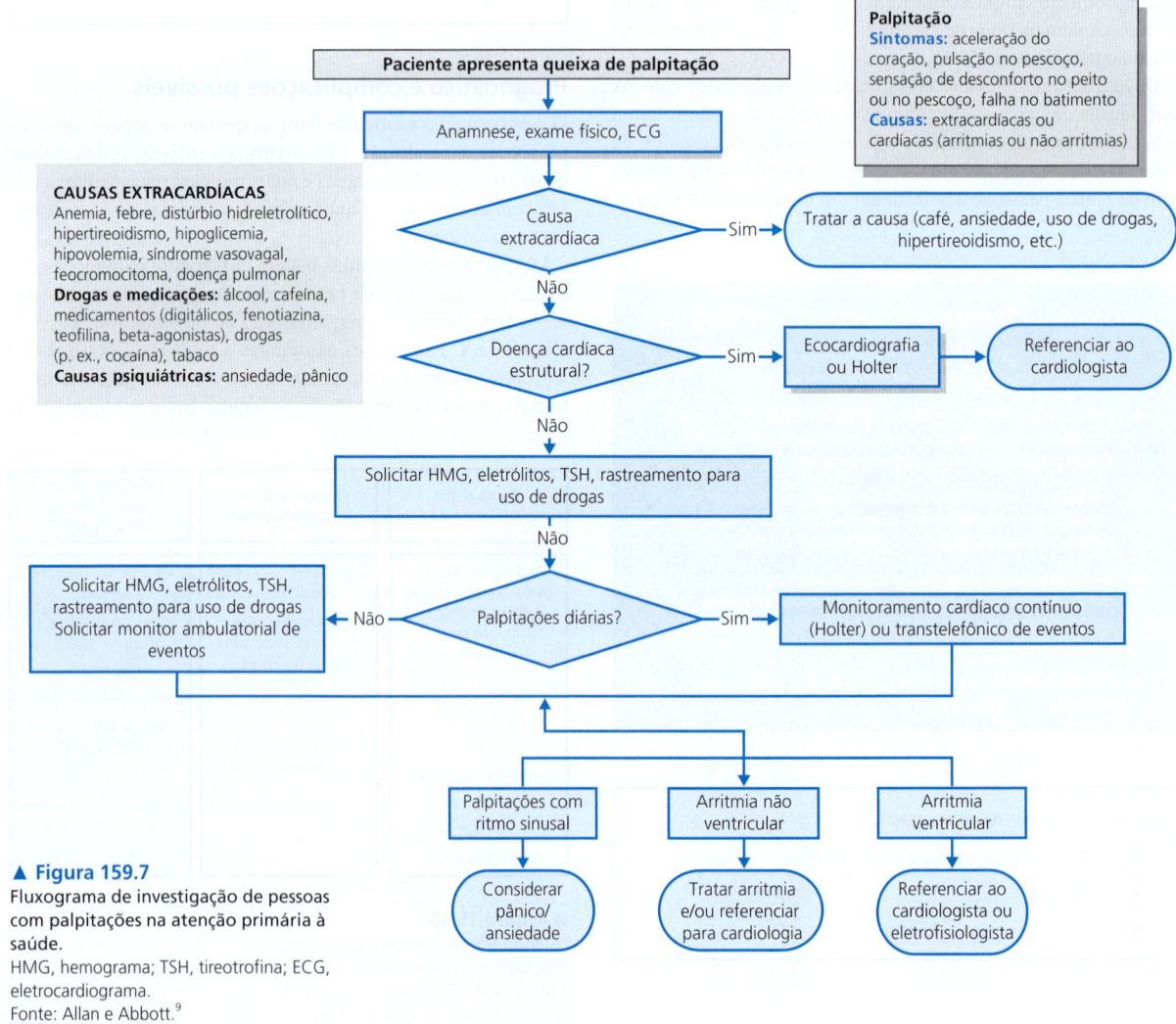

▲ Figura 159.7
Fluxograma de investigação de pessoas com palpitações na atenção primária à saúde.
HMG, hemograma; TSH, tireotrofina; ECG, eletrocardiograma.
Fonte: Allan e Abbott.[9]

- Avaliar estabilidade hemodinâmica e necessidade de cardioversão
- Avaliação inicial: exame físico, ECG, radiografia torácica, ecocardiografia bidimensional, hemograma completo, eletrólitos, teste de função hepática e renal, TSH
- Teste adicional pode ser necessário: monitoramento cardíaco Holter, teste de função cardíaca
- Todos os pacientes devem ser avaliados quanto à possível cardioversão, controle do ritmo vs. frequência cardíaca e anticoagulação

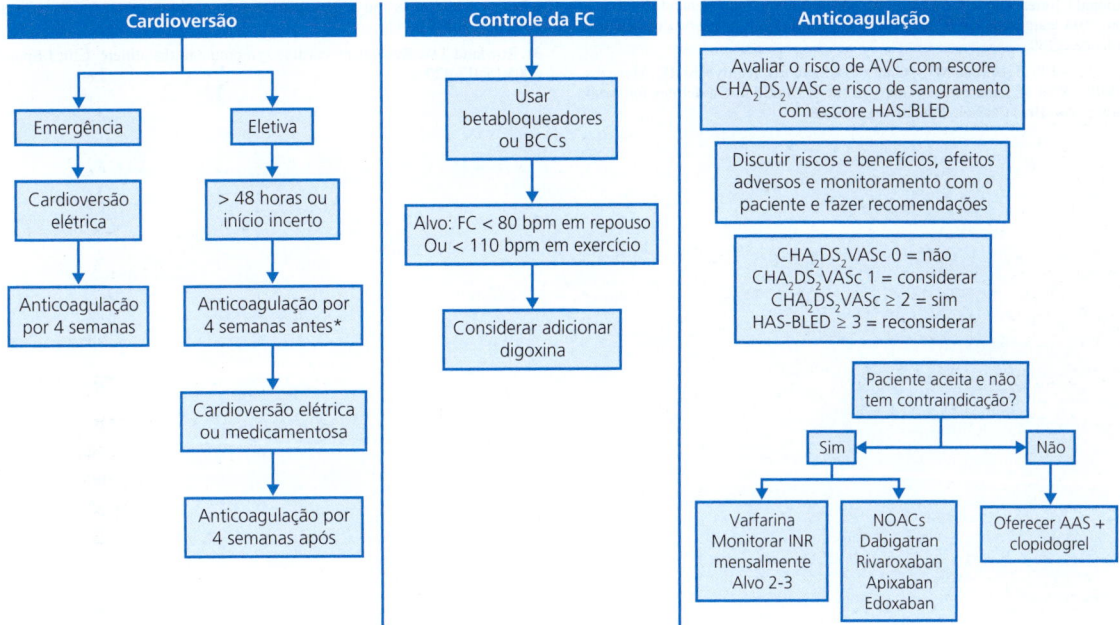

▲ Figura 159.8
Avaliação e tratamento da fibrilação atrial.
*Se ecocardiografia mostrar ausência de trombo, não há necessidade de anticoagulação prévia à cardioversão.
BCC, bloqueadores do canal de cálcio; AVC, acidente vascular cerebral; INR, índice de normalização internacional; ECG, eletrocardiograma; NOACs, novos anticoagulantes orais; TSH, tireotrofina; FC, frequência cardíaca.
Fonte: Adaptada de Gutierrez e Blanchard.[17]

pitações, pode-se recorrer à abordagem comunitária (grupos) (ver Cap. 40), à abordagem familiar (ver Cap. 35) ou à abordagem em saúde mental (ver Cap. 36).

Na Figura 159.7, é apresentada a árvore de decisão para palpitações. A Figura 159.8 apresenta a avaliação e o tratamento para FA.

REFERÊNCIAS

1. Wexler RK, Pleister A, Raman S. Outpatient approach to palpitations. Am Fam Physician. 2011;84(1):63-69.

2. Thavendiranathan P, Bagai A, Khoo C, Dorian P, Choudhry NK. Does this patient with palpitations have a cardiac arrhythmia? JAMA. 2009;302(19):2135-2143.

3. Clark CB, van Zuuren EJ. Palpitations: approach to the patient [Internet]. Ipswich: DynaMed Plus; c2018 [capturado em 07 abr. 2018]. Disponível em: http://www.dynamed.com/topics/dmp~AN~T913171/Palpitations-approach-to-the-patient.

4. Summerton N, Mann S, Rigby A, Petkar S, Dhawan J. New-onset palpitations in general practice: assessing the discriminant value of items within the clinical history. Fam Pract. 2001;18(4):383-392.

5. Raviele A, Giada F, Bergfeldt L, Blanc JJ, Blomstrom-Lundqvist C, Mont L, et al. Management of patients with palpitations: a position paper from the European Heart Rhythm Association. Europace. 2011;13(7):920-934.

6. Probst MA, Mower WR, Kanzaria HK, Hoffman JR, Buch EF, Sun BC. Analysis of Emergency Department Visits for Palpitations (from the National Hospital Ambulatory Medical Care Survey). Am J Cardiol. 2014;113(10):1685-1690.

7. Gale CP, Camm J. Assessment of palpitations. BMJ. 2016;352:h5649.

8. Wilken J. Evidence-based recommendations for the Evaluation of Palpitations in the Primary Care Setting. Med Clin North Am. 2016;100(5):981-989.

9. Allan V, Abbott M. Diagnostic approach to palpitations. Am Fam Physician. 2005;743(50):755-6.

10. King DE, Dickerson LM, Sack JL. Acute management of atrial fibrillation: Part I. Rate and rhythm control. Am Fam Physician. 2002;66(2):249-256.

11. Isaew A, Adderley NJ, Ryan R, Fitzmaurice D, Marshall T. The treatment of paroxysmal atrial fibrillation in UK primary care. Heart. 2017;103(19):1502-7.

12. Moran PS, Teljeur C, Ryan M, Smith SM. Systematic screening for the detection of atrial fibrillation. Cochrane Database Syst Rev. 2016;(6):CD009586.

13. Tawfik A, Bielecki JM, Krahn M, Dorian P, Hoch JS, Boon H, et al. Systematic review and network meta-analysis of stroke prevention treatments in patients with atrial fibrillation. Clin Pharmacol. 2016;8:93-107.

14. Massaro AR, Lip GYH. Stroke prevention in atrial fibrillation: focus on Latin America. Arq Bras Cardiol. 2016;107(6):576-589.

15. Odutayo A, Wong CX, Hsiao AJ, Hopewell S, Altman DG, Emdin CA. Atrial fibrillation and risks of cardiovascular disease, renal disease, and death: systematic review and meta-analysis. BMJ. 2016;354:i4482.

16. Masarone D, Limongelli G, Rubino M, Valente F, Vastarella R, Ammendola E, et al. Management of arrhythmias in heart failure. J Cardiovasc Dev Dis. 2017;4(1):1-20.

17. Gutierrez C, Blanchard DG. Diagnosis and treatment of atrial fibrillation. Am Fam Physician. 2016;94(6):442-452.

18. Shen W-K, Sheldon RS, Benditt DG, Cohen MI, Forman DE, Goldberger ZD, et al. 2017 ACC/AHA/HRS guideline for the evaluation and management of patients with syncope: a report of the American College of Cardiology/American Heart Association Task Force on Clinical Practice Guidelines, and the Heart Rhythm Society. Circulation. 2017;136(5):e25-59.

19. DePalma SM. Managing atrial fibrillation in primary care. J Am Ac Phys Assistant (JAAPA). 2016;29(6):23-33.

20. January CT, Wann LS, Alpert JS, Calkins H, Cigarroa JE, Cleveland JC Jr, et al. 2014 AHA/ACC/HRS guideline for the management of patients with atrial fibrillation: a report of the American College of Cardiology/American Heart Association Task Force on practice guidelines and the Heart Rhythm Society Circulation. 2014;130(23):2071-2104.

21. Mahatani KR, Heneghan C. Novel oral anticoagulants for atrial fibrillation. BMJ. 2016;354:i5187.

22. Violi F, Soliman EZ, Pignatelli P, Pastori D. Atrial fibrillation and myocardial infarction: a systematic review and appraisal of pathophysiologic mechanisms. J Am Heart Assoc. 2016;5(5). pii: e003347.

23. Salazar CA, del Aguila D, Cordova EG. Direct thrombin inhibitors versus vitamin K antagonists for preventing cerebral or systemic embolism in people with non-valvular atrial fibrillation. Cochrane Database Syst Rev. 2014;(3):CD009893.

24. Patel MR, Mahaffey KW, Garg J, Pan G, Singer DE, Hacke W, et al. Rivaroxaban versus warfarin in nonvalvular atrial fibrillation. N Engl J Med. 2011;365(10):883-891.

25. Connolly SJ, Ezekowitz MD, Yusuf S, Eikelboom J, Oldgren J, Parekh A, et al. Dabigatran versus warfarin in patients with atrial fibrillation. N Engl J Med. 2009;361(12):1139-1151.

26. National Clinical Guideline Centre. Atrial fibrillation: management [Internet]. London; 2014 [capturado em 07 abr. 2018]. Disponível em: https://www.nice.org.uk/guidance/cg180.

27. Magalhães LP, Figueiredo MJO, Cintra FD, Saad EB, Kuniyoshi RR, Menezes Lorga Filho A, et al. Executive summary of the II Brazilian Guidelines for atrial fibrillation. Arq Bras Cardiol. 2016;107(6):501-508.

28. Nyong J, Amit G, Adler AJ, Owolabi OO, Perel P, Prieto-Merino D, et al. Efficacy and safety of ablation for people with non-paroxysmal atrial fibrillation. Cochrane Database Syst Rev. 2016;11:CD012088.

29. Willian E, Cayley JR. Cochrane for clinicians: self monitoring and self management of oral anticoagulation. Am Fam Physician. 2017;95(11):700-701.

30. Hebbar AK, Hueston WJ. Management of common arrhythmias: part II. Ventricular arrhythmias and arrhythmias in special populations. Am Fam Physician. 2002;65(12):2491-2496.

31. Rowland TW. Evaluating cardiac symptoms in the athlete. Clin J Sport Med. 2005;15:417-420.

CAPÍTULO 160

Interpretação do eletrocardiograma

Tiago Barra Vidal
Rudi Roman
Priscila Raupp da Rosa

Aspectos-chave

- O eletrocardiograma (ECG) é o exame padrão-ouro para o diagnóstico dos distúrbios do ritmo cardíaco e tem grande importância no diagnóstico da insuficiência coronariana aguda, particularmente do infarto agudo do miocárdio (IAM) com supradesnivelamento do segmento ST, porém sua interpretação deve sempre ser realizada à luz da clínica.
- Na avaliação do ECG, é importante observar calibração e velocidade do traçado, ritmo, frequência cardíaca (FC), presença de onda P, intervalo PR, morfologia de ondas Q, R e S (complexo QRS), segmento ST, onda T e intervalo QT.
- A fibrilação atrial (FA) é a taquicardia sustentada mais comum.
- Menos de 50% dos pacientes com IAM têm claras alterações no primeiro traçado do ECG, e 10% dos pacientes com IAM não desenvolvem nem supra nem infradesnivelamento do segmento ST.

Caso clínico

João, 58 anos, trabalhador da construção civil, procurou o posto de saúde com queixa de dispneia aos esforços, inchaço nas pernas e dificuldade para dormir por angústia no peito e falta de ar. Primeiro diagnóstico de hipertensão aos 42 anos, em exame médico admissional. Ele ficou anos sem tratamento porque se sentia bem, mas no último ano procurou a emergência duas vezes, pois sua pressão estava acima de 20/12. Está em uso de captopril, 25 mg, 12/12 horas, e hidroclorotiazida, 25 mg. Ao exame físico, apresenta ausculta pulmonar com crepitantes bibasais e sibilância difusa; ausculta cardíaca com ritmo regular, bulhas normofonéticas, presença de B3 e sopro 2+ audível no 5° espaço intercostal esquerdo com irradiação para o dorso; ictus palpável no 6° espaço intercostal esquerdo, duas polpas digitais; edema de membros inferiores (MMII) 2+, extremidades pouco aquecidas e perfusão capilar de 3 s.

Quando submetido ao ECG de repouso na unidade de saúde, apresentou o seguinte traçado:

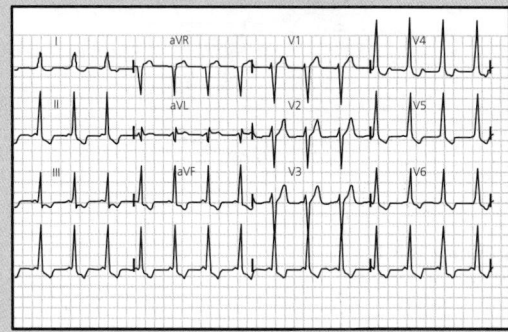

Teste seu conhecimento

1. Com base na anamnese, no exame físico e nos achados eletrocardiográficos, você pode afirmar que o paciente do Caso clínico tem qual diagnóstico?
   a. Estenose aórtica
   b. Embolia pulmonar
   c. Insuficiência cardíaca (IC)
   d. *Flutter* atrial

2. Quais são os achados eletrocardiográficos que corroboram sua suspeita diagnóstica?
   a. Ritmo sinusal, eixo em + 30°, isquemia subendocárdica em parede anterior e lateral
   b. Ritmo sinusal, eixo + 30°, supradesnivelamento do segmento ST em parede anterior com imagem em espelho em parede inferior
   c. Ritmo sinusal, eixo + 120°, bloqueio atrioventricular (BAV) de 1° grau, bloqueio de ramo esquerdo com alterações secundárias da repolarização
   d. Ritmo sinusal, eixo + 30°, sobrecarga ventricular esquerda (SVE) com alterações secundárias da repolarização

3. Qual é o critério eletrocardiográfico que sugere o diagnóstico?
   a. Brugada
   b. Wolf-Parkinson-White (WPW)
   c. Sokolow-Lyon
   d. Mahaim

4. Dos critérios eletrocardiográficos para diagnóstico de sobrecarga ventricular esquerda, qual alternativa está INCORRETA?
   a. Índice de Lewis = $(R_1 - S_1) - (R_3 - S_3)$. Acima de + 17 mm
   b. Índice de Cornell = R de aVL + S de V3. Acima de 28 mm em homens e 20 mm em mulheres
   c. Índice de White-Bock = $(R_1 + S_3) - (R_3 + S_1)$. Acima de + 17 mm, sugestivo de sobrecarga
   d. Índice de Sokolow-Lyon = S de V_4 + R de D_{II} ou D_{II} > 35 mm

5. ECG com artefato, tremores na linha de base, como se pode melhorar a qualidade do exame?
   a. Pedir ao paciente que coloque relógio
   b. Colocar o eletrodo sobre a roupa para reduzir o atrito
   c. Inverter a posição das pás nas pernas do paciente
   d. Realizar tricotomia torácica

Respostas: 1C, 2D, 3C, 4D, 5D

Do que se trata

A utilidade clínica do ECG deve-se à sua disponibilidade imediata como um teste não invasivo, acessível e de baixo custo para o Sistema Único de Saúde. Os médicos de família e comunidade podem utilizá-lo de forma efetiva para analisar a atividade elétrica cardíaca, bem como no auxílio em diagnosticar doença cardiovascular. Sua sensibilidade e especificidade são maiores no diagnóstico não invasivo das arritmias e dos distúrbios de condução, sendo o exame padrão-ouro nessas situações. O ECG tem papel fundamental também na avaliação da dor torácica.

Eletrofisiologia

A primeira fase da ativação cardíaca se dá no nó sinusal, onde ocorre a onda de despolarização e a consequente contração dos átrios direito e esquerdo, chegando ao nó atrioventricular (AV) (local em que há um atraso fisiológico da condução). Depois disso, o impulso elétrico estimula o feixe de His, que emerge do nó AV e se divide em ramos direito e esquerdo, que rapidamente transmitem a onda de despolarização para o miocárdio ventricular direito e esquerdo por meio das fibras de Purkinje, levando à contração ventricular.

Eletricamente, o coração pode ser considerado como um dipolo. O potencial transmembrana gerado durante o ciclo cardíaco cria um campo elétrico. Nas várias localizações do campo elétrico, é possível registrar diferenças de potencial que ocorrem durante o ciclo cardíaco.

Consequentemente, as ondas de despolarização e repolarização têm direção e amplitude, ou seja, elas podem ser representadas por vetores. Na Figura 160.1, são apresentados os sistemas de condução cardíaca.

Durante a realização do ECG, os vetores da atividade elétrica cardíaca produzirão deflexões em seu traçado. Nas 12 diferentes derivações, as deflexões dependem da direção do vetor. Quando se aproximam do eletrodo, são positivas; quando se afastam, negativas, e, quando perpendiculares, são bifásicas.

Registro do eletrocardiograma

O papel de registro (Figura 160.2) é quadriculado e dividido em pequenos quadrados de 1 mm. Cada grupo de cinco quadrados pequenos na horizontal e na vertical compreende um quadrado maior (linha mais grossa). No eixo horizontal, marca-se o *tempo*.

O registro é realizado em uma velocidade de 25 mm/s, com cada quadrado pequeno equivalendo a 0,04 s – portanto, cinco quadrados pequenos (ou um quadrado maior) equivalem a 0,2 s. No eixo vertical, é marcada a *voltagem*. Cada quadrado pequeno equivale a 0,1 mV – portanto, um quadrado grande equivale a 0,5 mV (logo, 1 mV = 10 mm na calibragem-padrão; os critérios de voltagem para a sobrecarga mencionados adiante são fornecidos em milímetros). A calibragem é observada nos extremos

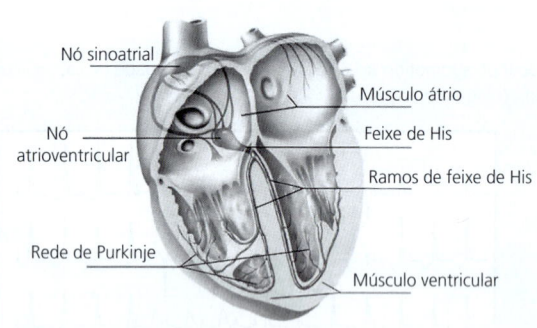

▲ Figura 160.1
Sistemas de condução.
Fonte: Geocities.[1]

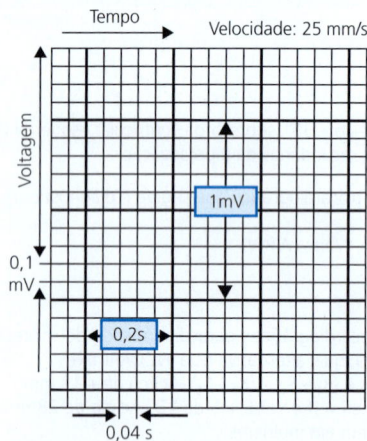

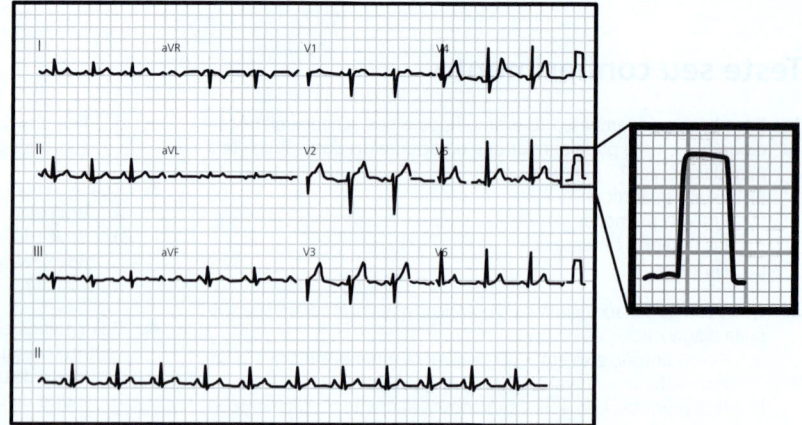

▲ Figura 160.2
Papel de registro do eletrocardiograma.
Fonte: Universidade do Porto.[2]

do traçado e assemelha-se a um quadro: chama-se N quando o quadro possui 10 quadrados pequenos de altura, ou 2N, quando possui 20 quadrados pequenos de altura.

Ondas, segmentos e intervalos

As ondas apresentam três características básicas:

1. Duração: medida em frações de segundo (ms).
2. Amplitude: medida em milivolts (mV).
3. Configuração: critério mais subjetivo, relacionado à forma e à aparência da onda.

- **Onda P:** representa a despolarização atrial, resultando em contração atrial, onde a primeira parte dessa onda registra a despolarização do átrio direito, e a parte final, a despolarização do átrio esquerdo. É produzida por um vetor com direção esquerda e inferior devido ao sentido da condução elétrica do nó sinusal para os átrios direito e esquerdo. Assim, a onda P será positiva na derivação DII e negativa na derivação aVR.
- **Complexo QRS:** representa a despolarização ventricular, subdividindo-se em ondas ou deflexões específicas (Figura 160.3):
    - A primeira deflexão para baixo é denominada onda **Q**.
    - A primeira deflexão para cima é denominada onda **R**.
    - Se existir uma segunda deflexão para cima, é denominada **R'**.
    - A primeira deflexão para baixo precedida por uma deflexão para cima é denominada onda **S**. Se a primeira onda do complexo for uma onda R, a deflexão seguinte é chamada onda S, não onda Q. A deflexão para baixo só é chamada onda Q se for a primeira onda do complexo. Qualquer outra deflexão é chamada onda **S**.
    - Se a configuração da onda consistir em apenas uma deflexão para baixo, essa onda é chamada onda **QS**.

A despolarização ventricular pode ser dividida em duas fases sequenciais importantes, e cada fase pode ser representada por um vetor médio. A primeira fase é a despolarização do septo interventricular da esquerda para a direita (vetor V_1). A segunda é resultante da despolarização da massa principal dos ventrículos direito (VD) e esquerdo (VE): como a massa do VE é maior, o vetor resultante da fase 2 aponta para a esquerda e posteriormente (vetor V_2). A orientação do complexo QRS é o vetor resultante desses dois vetores anteriores.

- **Onda T:** representa a repolarização ventricular. O vetor médio da onda T geralmente está em concordância com o vetor médio do QRS.
- **Onda U:** também é uma onda de repolarização, que representa o final da repolarização ventricular. Ela sempre ocorre, mas, em geral, tem uma amplitude tão pequena que pode ser detectada apenas em algumas derivações precordiais. A onda U em geral tem a mesma polaridade da onda T.
- **Ponto J:** O ponto J é a junção entre o final do complexo QRS e o início do segmento ST. Ele serve como referência da posição da linha de base do ECG, ou seja, é nesse ponto que são verificados os desvios do segmento ST, podendo ocorrer supra ou infradesnivelamento.
- *Segmento* é uma linha reta que conecta duas ondas.
- *Intervalo* engloba, pelo menos, uma onda mais a linha reta (segmento).
    - O intervalo PR mede o tempo (em geral, 0,12-0,20 s) entre a despolarização atrial e a ventricular, o que inclui o retardo fisiológico imposto pela estimulação das células na junção atrioventricular.
    - O intervalo QRS (normalmente menor do que 0,12 s) reflete a duração da despolarização ventricular.
    - O intervalo QT inclui os tempos de despolarização e repolarização ventriculares e varia inversamente com a FC.

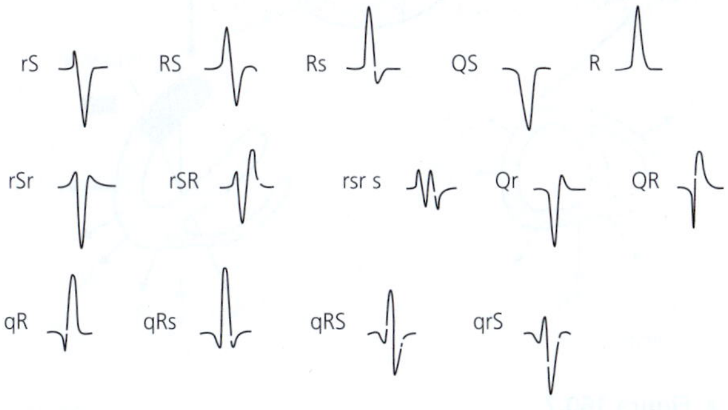

Ver, a seguir, na Figura 160.4, as ondas, os segmentos e os intervalos do ECG.

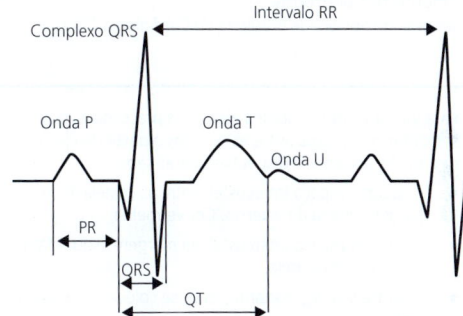

▲ **Figura 160.4**
Ondas, segmentos e intervalos.
Fonte: Universidade do Porto.[2]

> O ECG de repouso é como uma foto, pois mostra a situação do paciente naquele pequeno intervalo de tempo. Olhe para o ECG como uma foto. Assim como se observa o comportamento de cada pessoa na foto para interpretar o cenário e o contexto, a observação da morfologia de cada onda, intervalo e segmento fornecerá a compreensão sobre a informação que o exame está lhe trazendo.

Cálculo da frequência cardíaca

▶ A FC com ritmo regular pode ser facilmente calculada a partir do intervalo entre batimentos (R-R) dividindo-se 300 pelo número de quadrados grandes (0,20 s) entre ondas R consecutivas ou 1.500 pelo número de quadrados pequenos (0,04 s). Nos casos de ritmo irregular, a FC pode ser calculada por meio da multiplicação do número de complexos QRS observados ao longo de 6 segundos (30 quadrados grandes) por 10 (Figura 160.5).

Como realizar o eletrocardiograma

▶ Primeiro, deve-se preparar o paciente, explicando o exame e solicitando que ele retire a roupa, sapatos, relógios, anéis e pulseiras e deite-se na maca. Para colocação dos eletrodos, pode ser necessário realizar uma tricotomia torácica dos pacientes com muito pelo, a fim de garantir um traçado com qualidade e pouco artefato.

▶ Antes do posicionamento dos eletrodos, a pele deve ser higienizada com álcool, para remoção da oleosidade natural. Os eletrodos precordiais são fixados no peito com adesivo, ou pera de sucção, e os eletrodos periféricos nos membros por "pinçamento", ou adesivos.

▲ **Figura 160.3**
Diferentes morfologias do complexo QRS e sua nomenclatura.

Ritmo irregular:
Nº QRS em 6 segundos = 11 × 10 = 110 bpm

▲ **Figura 160.5**
Cálculo da frequência cardíaca.

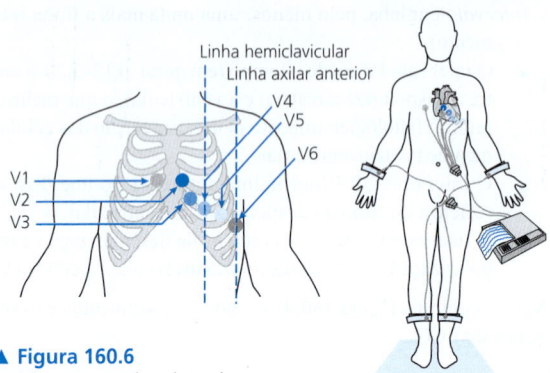

▲ **Figura 160.6**
Posicionamento dos eletrodos.
Fonte: Adaptada de Sociedade Brasileira de Cardiologia.[3]

▶ Para iniciar a colocação dos eletrodos precordiais, deve-se contar os espaços entre as costelas a partir da clavícula direita. As posições e respectivas cores são:
- V_1: quarto espaço intercostal (entre as costelas), na margem direita do esterno. Cor vermelha.
- V_2: quarto espaço intercostal, na margem esquerda do esterno. Cor amarela.
- V_3: entre V_2 e V_4, portanto, deve-se colocar V_4 antes. Cor verde.
- V_4: quinto espaço intercostal na linha hemiclavicular esquerda. Cor marrom.
- V_5: quinto espaço intercostal, situado na linha axilar anterior esquerda. Cor preta.
- V_6: quinto espaço intercostal, situado na linha axilar média esquerda. Cor roxa.

▶ Os eletrodos periféricos são mais simples de serem colocados, basta lembrar-se da ordem vermelho-amarelo-preto-verde. Veja:
- Eletrodo RA: braço direito. Cor vermelha.
- Eletrodo LA: braço esquerdo. Cor amarela.
- Eletrodo RL: tornozelo direito. Cor preta.
- Eletrodo LL: tornozelo esquerdo. Cor verde.

Erros comuns na realização do eletrocardiograma

Trocas de posicionamento dos eletrodos constituem um erro comum, principalmente nas derivações frontais, em que, muitas vezes, a cor das pás correspondentes não está conectada ao eletrodo correto. A colocação dos eletrodos V_1 e V_2, muito altos, próximos à fúrcula, gera alteração eletrocardiográfica que simula um bloqueio de ramo de direito (BRD) em algumas derivações.

A presença de artefato na linha de base pode ser minimizada pela colocação de gel ou álcool entre a pele e os eletrodos para aumentar a condutância.

Derivações e planos do eletrocardiograma

As deflexões eletrocardiográficas são sempre resultantes das relações entre dipolo e eletrodo do ECG que formam o que se chama vetocardiograma. A padronização dos eletrodos permitiu estabelecer derivações eletrocardiográficas em um padrão internacional.

São 12 derivações, divididas em dois grupos:

1 – Seis derivações dos membros (extremidades) ▶ registram as derivações no plano frontal. São subdivididas em três derivações bipolares (DI, DII, DIII) e três derivações unipolares (aV_R, aV_L, aV_F).

Cada derivação *bipolar* mede a diferença de potencial (ddp) entre os eletrodos nos dois membros:

DI ▶ braço esquerdo – braço direito; ângulo de orientação: 0° (zero).

DII ▶ perna esquerda – braço direito; ângulo de orientação: +60°.

DIII ▶ perna esquerda – braço esquerdo; ângulo de orientação: +120°.

Cada derivação unipolar mede a voltagem (V) em um local em relação a um eletrodo (chamado terminal central ou eletrodo indiferente) que tem um potencial igual a zero. Assim:

aV_R ▶ braço direito; ângulo de orientação: −150°.

aV_L ▶ braço esquerdo; ângulo de orientação: −30°.

aV_F ▶ pé esquerdo; ângulo de orientação: +90°.

Obs.: A letra "a" significa que esses potenciais são amplificados em 50%.

2 – Seis derivações torácicas (precordiais) ▶ registram os potenciais transmitidos no plano horizontal conforme posicionamento detalhado anteriormente.

Os planos, frontal e horizontal, fornecem uma representação tridimensional da atividade elétrica cardíaca. Ver, na Figura 160.7, os eixos e planos do ECG.

Eixo elétrico

O eixo elétrico cardíaco é definido somente pelo plano frontal. O eixo elétrico do QRS representa a orientação média do vetor QRS em relação às seis derivações do plano frontal. Normalmente, o eixo elétrico do QRS situa-se entre +90° e −30°.

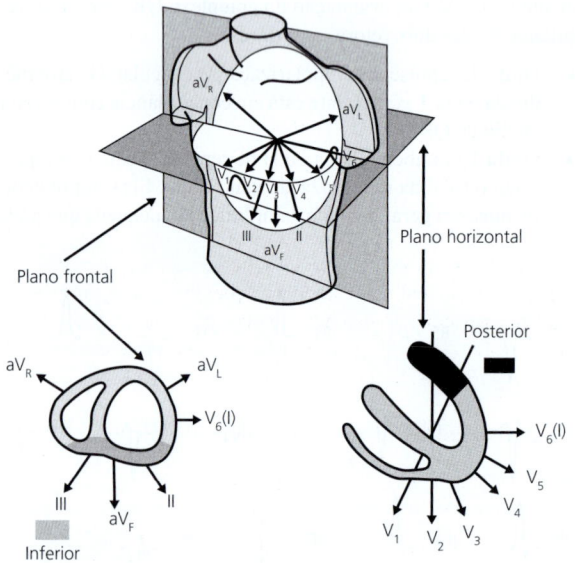

▲ **Figura 160.7**
Eixos e planos.
Fonte: Sociedade Brasileira de Cardiologia.[3]

Qualquer derivação registrará uma deflexão positiva se a onda de despolarização estiver se movendo em direção a ela. Sabendo disso:

- Verificar as derivações **DI** e **aV$_F$** → se o complexo QRS for positivo nas derivações DI e aV$_F$, o eixo QRS deve ser normal.
- A **orientação de DI é zero grau (0°)**. Então, se a direção do vetor principal estiver em qualquer lugar entre – 90° e + 90°, DI registrará um complexo QRS predominantemente positivo.
- Da mesma forma, a **orientação da derivação aV$_F$ é de 90°**. Se a direção do vetor principal QRS estiver em qualquer lugar entre 0° e 180°, aV$_F$ registrará um complexo QRS predominantemente positivo.

A Figura 160.8 sistematiza os desvios de eixo, sendo que o desvio extremo do eixo à direita é bastante raro. Nesse caso, tanto em DI como em aV$_F$, o complexo QRS será negativo.

> **Estabelecendo o ritmo cardíaco: avaliação sistemática do eletrocardiograma**
>
> Sempre que se estiver interpretando um **ritmo cardíaco**, deve-se fazer quatro perguntas:
>
> 1. As ondas P presentes são normais?
> 2. Os complexos QRS são estreitos (menos que 0,12s de duração) ou alargados (mais que 0,12s de duração)?
> 3. Qual é a relação entre as ondas P e os complexos QRS?
> 4. O ritmo é regular ou irregular?
>
> As repostas para um **ritmo sinusal** normal são:
>
> ▶ Sim, as ondas P presentes são normais.
> ▶ O complexo QRS é estreito.
> ▶ Existe uma onda P para cada complexo QRS.
> ▶ O ritmo é regular.

Anormalidades eletrocardiográficas comuns em atenção primária à saúde (APS)

Condições clínicas que afetam o lado direito cardíaco

O ECG não é uma ferramenta sensível nem específica para o diagnóstico de sobrecarga atrial direita (SAD) ou ventricular direita (SVD). Entretanto, o conhecimento das anormalidades eletrocardiográficas de SAD e SVD podem impedir que lhes sejam atribuídas outras condições clínicas, tais como isquemia.

Sobrecarga atrial direita

A despolarização do átrio direito produz a parte inicial da onda P. Logo, a sobrecarga ou a dilatação atrial direita pode levar ao aumento da amplitude da primeira porção da onda P – onda P ≥ 2,5 mm – principalmente nas derivações anteriores e inferiores. Assim, esse aumento da onda P é mais bem visualizado nas derivações DII, DIII, aV$_F$ (esta última, em aV$_F$, também conhecida como *p pulmonale*). Contudo, cabe ressaltar que não há aumento da duração da onda P (Figura 160.9).

Sobrecarga atrial direita e sua correlação clínica:

- A SAD está associada à doença pulmonar obstrutiva crônica (DPOC), hipertensão pulmonar e cardiopatias congênitas, como tetralogia de Fallot e estenose pulmonar. Na prática, está comumente associada à SVD, embora na estenose tricúspide se observe SAD sem SVD. *P pulmonale* recebe esse nome, pois ela pode aparecer, de forma transitória, em pacientes com tromboembolia pulmonar (TEP) aguda.

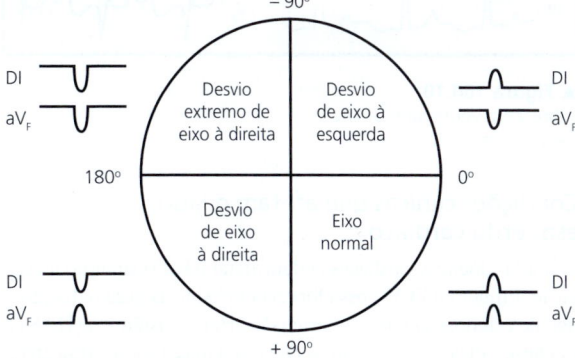

▲ **Figura 160.8**
Desvios de eixo.
Fonte: Malcolm e Thaler.[4]

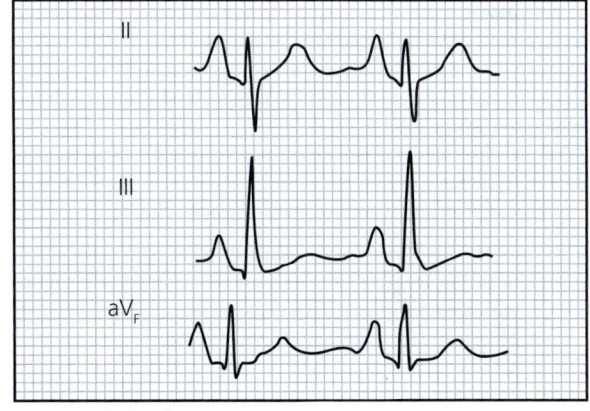

▲ **Figura 160.9**
Sobrecarga atrial direita.
Fonte: Morris e colaboradores.[5]

Sobrecarga ventricular direita

As forças geradas pela onda de despolarização do VD são mascaradas pelas do VEm por este apresentar uma massa muito maior. Contudo, na SVD, há um sinergismo dessas forças que pode ser constatado no ECG (Figura 160.10).

Vale ressaltar que o ECG não é um indicador sensível de SVD, e, na metade desses casos, o traçado eletrocardiográfico está normal.

A SVD pode ser caracterizada pelos três seguintes critérios: desvio de eixo à direita maior ou igual a 110°, onda R dominante em V$_1$ e onda R em V$_1$ maior ou igual a 7 mm.

Os critérios de apoio (auxiliares) incluem a depressão do segmento ST e inversão de onda T de V$_1$ a V$_4$, além de ondas S profundas nas derivações V$_5$, V$_6$, DI e aV$_L$.

Sobrecarga ventricular direita e sua correlação clínica:

- A SVD está associada à hipertensão pulmonar (primária ou secundária – DPOC, TEP, fibrose pulmonar, doenças do colágeno), estenose mitral, e, menos comumente, estenose pulmonar e cardiopatias congênitas.

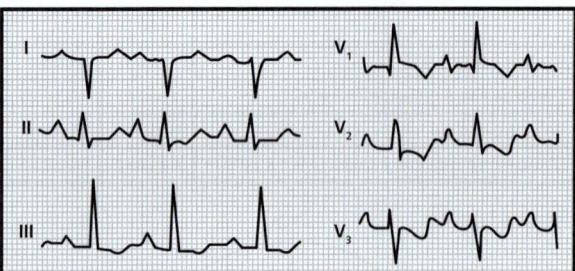

▲ **Figura 160.10**
Sobrecarga ventricular direita.
Fonte: Póvoa e Souza.[6]

Condições clínicas que afetam o lado esquerdo cardíaco

Inúmeras doenças cardíacas podem afetar o lado esquerdo do coração. Embora o ECG possa fornecer evidências para o diagnóstico de estenose aórtica, hipertensão arterial sistêmica (HAS) e estenose mitral, nesta seção, serão abordadas a sobrecarga atrial esquerda (SAE) e a sobrecarga ventricular esquerda (SVE).

Sobrecarga atrial esquerda

A SAE, ou dilatação atrial esquerda, pode ocasionar aumento de amplitude da segunda porção da onda P e descenso bimodal de pelo menos 1 mm abaixo da linha de base em V_1. Além disso, há atraso na despolarização atrial esquerda, motivo pelo qual, a duração da onda P está aumentada em sua porção terminal (deflexão negativa) e deve durar, pelo menos, 0,04 s (um quadrado pequeno) (Figura 160.11).

Não se observa desvio do eixo elétrico porque o átrio esquerdo é eletricamente dominante.

Sobrecarga atrial esquerda e sua correlação clínica:

- O aumento da câmara atrial esquerda pode estar associado a doenças valvares (estenose e insuficiência mitral e estenose e insuficiência aórtica), HAS e miocardiopatias (hipertensiva, hipertrófica, isquêmica) (Figura 160.12).

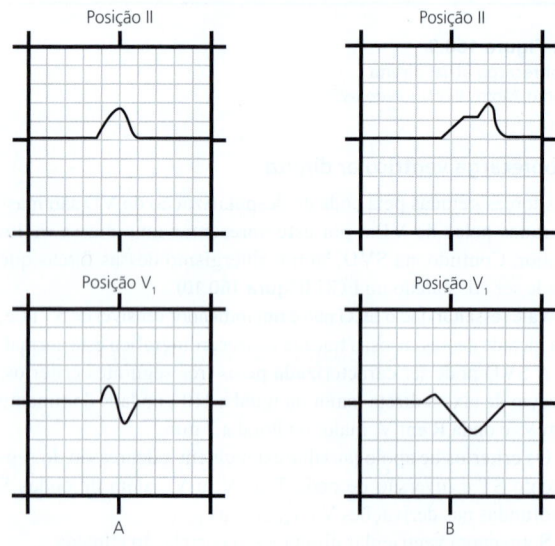

▲ **Figura 160.11**
Sobrecarga atrial esquerda. Em **A**, a onda P está normal em DII e V_1. Em **B**, observa-se o aumento atrial esquerdo – aumento da amplitude e duração da porção terminal da onda P.
Fonte: Hampton.[7]

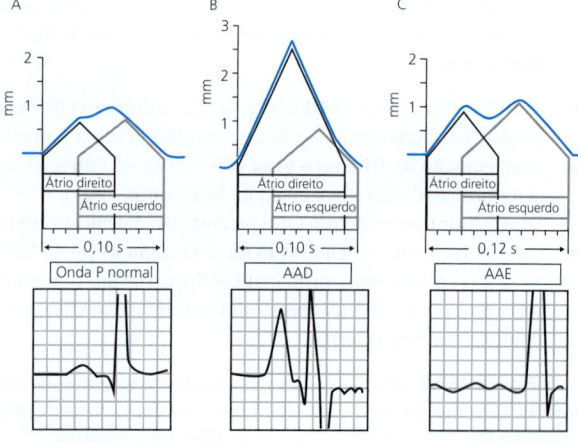

▲ **Figura 160.12**
Onda P normal e patológica. Na sobrecarga atrial direita, a onda P é mais apiculada, e na sobrecarga atrial esquerda, a onda p é mais prolongada. AAD, aumento do átrio direito; AAE, aumento do átrio esquerdo.
Fonte: Adaptada de Carvalho.[8]

Sobrecarga ventricular esquerda

A SVE é um importante fator de risco cardiovascular. O termo sobrecarga tem sido preferido à hipertrofia e define melhor o achado eletrocardiográfico. Doenças cardíacas com sobrecarga de volume na diástole causam dilatação da cavidade, que está associada com hipertrofia excêntrica na sua fase precoce, e doenças com sobrecarga de pressão na sístole, que está associada com hipertrofia concêntrica. Ambas as situações de hipertrofia são definidas a partir de alterações anatômicas (Figura 160.13).

Existem diversos critérios utilizados para o diagnóstico de SVE (Tabela 160.1): todos apresentam baixa sensibilidade e alta

Tabela 160.1 | Critérios para sobrecarga de ventrículo esquerdo

Critério	
Sokolow-Lyon	Amplitude de S em V_1 ou V_2 + Amplitude de R em V_5 ou V_6) > ou = 35 mm
Cornell	R de aVL + S de V_3. Acima de 28 mm em homens e 20 mm em mulheres
	Amplitude da onda S em V_1 > 25 mm. Soma das ondas RD1 + SD3 > 35 mm
Índice Perugia	Cornell positivo, padrão de *strain* do segmento ST e Romhilt-Estes positivo
Gubner-Ungerleider	R D1 + S D3 > 25 mm
Lewis	(R D1 + S D3) – (R D3 + S D1). Acima de 17 mm, sugestivo de sobrecarga
Scott	R de D1 + S de D3 > 25 mm. R de aVL > 7,5 mm R de aVF > 20 mm S de aVR > 14 mm
	S de V_1 ou V_2 + R de V_5 ou V_6 > 35 mm. R de V_5 ou V_6 > 26 mm. R + S em qualquer derivação precordial > 45 mm
Índice de White-Bock	(R D1+ S D3) – (R D1 + S D1) > 17 mm

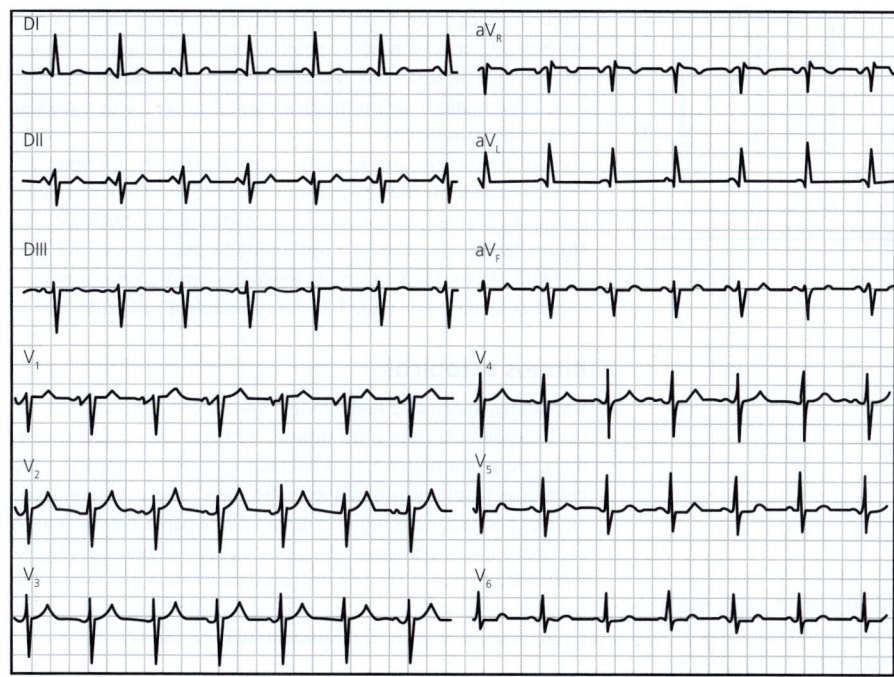

◀ **Figura 160.13**
Sobrecarga ventricular esquerda. Eletrocardiograma com sobrecarga ventricular esquerda, segundo os critérios de Romhilt-Estes (onda P em V_1 = 3 pontos/ eixo do QRS ≥ –30°= 2 pontos).
Fonte: Póvoa e Souza.[6]

especificidade, com variações de acordo com sexo, etnia e idade. A adequada correlação entre os achados anatomopatológicos e as manifestações do ECG ainda permanece obscura: na prática, os mais utilizados são os critérios de Sokolow-Lyon, Romhilt-Estes, Cornell e Perugia (Tabela 160.2).

Arritmias cardíacas

Saber analisar e interpretar arritmias cardíacas no ECG de repouso é importante porque, na maioria das vezes, é o único exame necessário para o diagnóstico.

A classificação eletrofisiológica das arritmias (taquiarritmias e bradiarritmias), pelo seu sítio e mecanismo de propagação, facilita o entendimento:

1. Distúrbios na formação do impulso
   a. Sinusais: taquicardia sinusal, bradicardia sinusal, arritmia sinusal e parada sinusal.
   b. Extrassístoles: ritmo juncional, ritmos atriais, ritmo atrial polimórfico, ectopias atriais, ectopias ventriculares, taquicardias paroxísticas supraventriculares e ventriculares.
2. Distúrbios da condução do impulso
   BAVs (1° grau, 2° grau Mobitz tipo I e Mobitz tipo II, 3° grau ou total), bloqueio de ramo direito (BRD) e ramo esquerdo (BRE), bloqueios divisionais do ramo esquerdo e síndrome de Wolff-Parkinson-White.
3. Distúrbios associados da formação e da condução do impulso
   Flutter atrial, fibrilação atrial, *flutter* ventricular, fibrilação ventricular e dissociação AV.

Doenças do nó sinusal

A FC normalmente varia entre 60 e 100 batimentos por minutos (bpm): se ela for menor do que 60 bpm, denomina-se bradicardia sinusal; e, se for acima de 100 bpm, taquicardia sinusal.

Tabela 160.2 | Sistema de pontos e escore de romhilt-estes para sobrecarga ventricular esquerda

1. Voltagem (um ou mais dos critérios a seguir)	
• Onda R ou S nas derivações dos membros ≥ 20 mm	3 pontos
• Onda S em V_1, V_2 ou V_3 ≥ 30 mm	
• Onda R em V_4, V_5 ou V_6 ≥ 30 mm	
2. Segmento S-T e onda T com padrão de *strain*	
• Sem uso de digital	2 pontos
• Em uso de digital	1 ponto
3. Desvio do eixo do QRS para esquerda ≥ –30°	2 pontos
4. Duração do QRS ≥ 0,09 s	1 ponto
5. Aumento do átrio esquerdo (sinal de Morris)	
• Onda P em V_1 > 1 mm de profundidade e duração > 0,04 s	3 pontos
6. Deflexão intrinsecoide em V_5 e V_6 ≥ 0,05 s	
• Interpretação	1 ponto
• Provável SVE	4 pontos
• SVE ≥	5 pontos

Arritmia sinusal

A arritmia sinusal é um achado fisiológico e não significa doença cardíaca. Ocorre com frequência em crianças e adolescentes devido à variação da FC durante a inspiração e a expiração. Na inspiração, a FC acelera, na expiração, diminui, ocasionando variação da distância entre os ciclos, ou seja, os intervalos P-P variam. Essa arritmia tende a desaparecer com o aumento da FC e a se acentuar com a sua queda (Figura 160.14).

Características

- FC normalmente varia entre 60 a 100 bpm.
- Ritmo irregular.

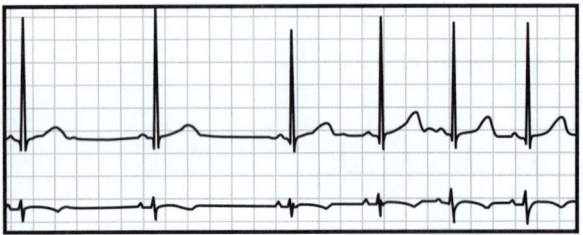

▲ Figura 160.14
Arritmia sinusal.
Fonte: Veiga.[9]

- Intervalo P-P variável.
- Uma onda P precedendo cada complexo QRS de forma idêntica.
- Intervalo PR = 0,12 s a 0,20 s.
- QRS menor de 0,12 s.

Bradicardia sinusal

São arritmias com FC menor do que 60 bpm. A bradicardia sinusal pode levar a sintomas como palpitações, tonturas, lipotimia, ou até mesmo estados confusionais relacionados à hipoperfusão cerebral devido ao baixo débito cardíaco. Entre as principais causas de bradicardia sinusal, devem-se considerar o uso de medicações depressoras do sistema de condução cardíaco (p. ex., β-bloqueadores), o hipotireoidismo e o bom condicionamento físico em paciente jovem ou atleta (Figura 160.15).

Taquicardia sinusal

São arritmias com FC maior do que 100 bpm. Pode ser fisiológica ou patológica. As principais causas fisiológicas são a resposta ao exercício físico e outras condições em que a liberação de catecolaminas esteja fisiologicamente aumentada, como medo e estresse. Diversas condições patológicas ocasionam tal sintomatologia: hipertireoidismo, febre, anemia, hipotensão, IC, DPOC. Frequentemente é assintomática, embora o paciente possa se queixar de palpitações.

É definida como um ritmo sinusal com FC > 100 bpm. No ECG, a onda P precede cada complexo QRS, e o vetor da onda P é normal. Sua amplitude está aumentada em DII, DIII, aV_F. Na Figura 160.16, percebe-se a proximidade entres as ondas P e as ondas T. As ondas P são mais evidentes em V_1, onde a porção negativa terminal da onda P sugere aumento atrial esquerdo.

Ritmos ectópicos

São ritmos anormais, sustentados, que surgem em qualquer outro local que não seja o nó sinusal: embora, em condições normais, ele seja o marca-passo da condução elétrica cardíaca, em condições patológicas qualquer outro foco ectópico de condução elétrica pode ser mais rápido e assumir esse papel, estimulando o coração a uma despolarização elétrica cada vez mais rápida, extenuando o ritmo sinusal normal e estabelecendo um novo ritmo próprio, ectópico, sustentado (p. ex., ritmo juncional, *flutter* atrial e taquicardia atrial multifocal) (Figura 160.17).

Arritmias supraventriculares

São as arritmias que podem se originar do átrio até o nó AV. Podem ser sustentadas, isoladas, bigeminadas, trigeminadas e em salvas. Considera-se taquicardia sustentada quando apresenta duração maior do que 30 segundos. O termo taquicardia supraventricular (TSV) paroxística é aplicado para TSVs intermitentes com início e fim abruptos e com uma resposta ventricular regular. A taquicardia por reentrada nodal AV (TRNAV) é a mais comum e responde por 60% dos casos. Exclui-se fibrilação atrial, *flutter* atrial e taquicardia atrial multifocal desse grupo.

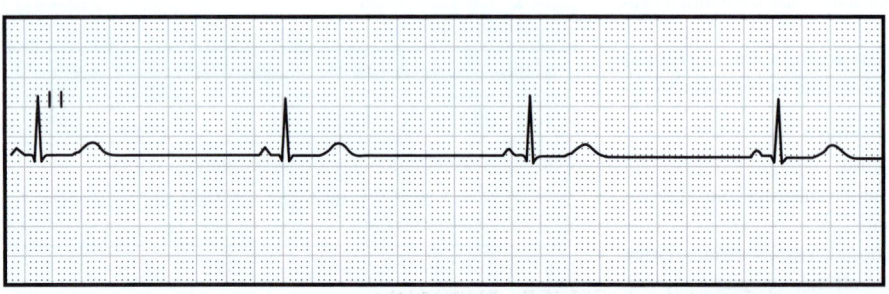

◄ Figura 160.15
Bradicardia sinusal.
Fonte: Cableguy.[10]

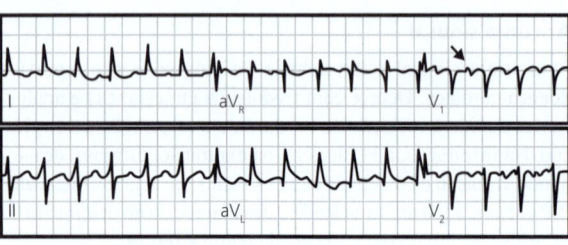

▲ Figura 160.16
Taquicardia sinusal
Fonte: Uptodate.[11]

▲ Figura 160.17
Ritmos ectópicos. Normalmente, o nó sinusal coordena a atividade elétrica cardíaca (A). Entretanto, se outro foco, ectópico, estiver mais rápido, este pode assumir o controle e ser o novo marca-passo cardíaco (B).
Fonte: Malcolm e Thaler.[4]

As TSVs costumam apresentar o complexo QRS estreito, no entanto, chama-se TSV com aberrância quando um batimento atrial reconhecido eletrocardiograficamente, por apresentar onda P, é seguido de QRS com morfologia de bloqueio de ramo (Figura 160.18).

Ver, a seguir, no Quadro 160.1, as características das TSVs.

Taquicardia por reentrada nodal atrioventricular

A TRNAV é uma taquicardia originada no nó AV, secundária à reentrada nodal, com circuito utilizando a via rápida no sentido descendente e a via lenta no sentido ascendente. Notam-se pseudo-ondas "s" em parede inferior e morfologia rSr' em V_1, que refletem a ativação atrial no sentido nó AV/nó sinusal. Essa ativação retrógrada atrial deve ocorrer em até 80 ms após o início do QRS. Muitas vezes, a onda de ativação atrial está dentro do QRS e, dessa forma, não é observada no ECG. Nos casos de TRNAV com QRS alargado, faz-se necessário o diagnóstico diferencial com taquicardias de origem ventricular (Figura 160.19).

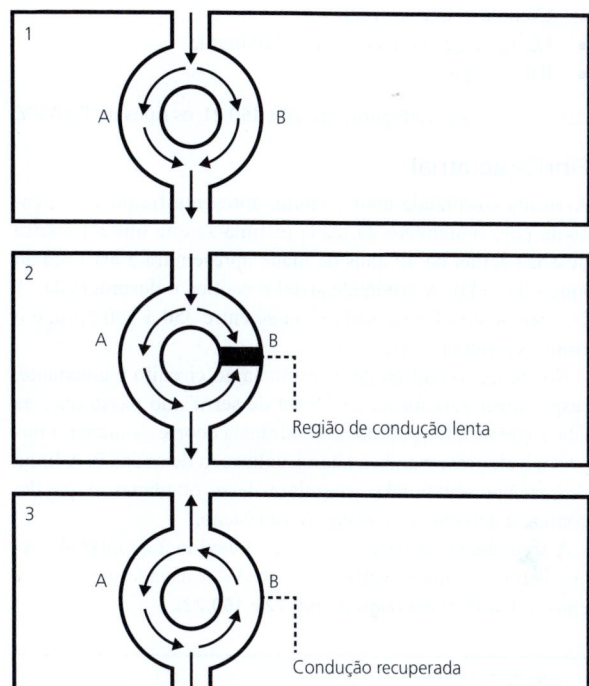

▲ Figura 160.19
Reentrada nodal.
Fonte: Malcolm e Thaler.[4]

▲ Figura 160.18
Classificação das taquicardias supraventriculares.

Quadro 160.1 | Características das taquicardias supraventriculares

Tipo de TSV	Onda P	Pulso	Característica
Taquicardia sinusal	Onda P sinusal	Regular	PA constante Descartar drogas ilícitas, cafeína, anemia, sepse, salbutamol, febre, etc.
Taquicardia atrial focal ou multifocal	Ondas P não sinusal, de diferentes morfologias	Irregular	Taquicardias de caráter benigno
Flutter atrial	Ausência de onda P, presença de ondas F	Regular (na maioria das vezes)	Se pulso regular, PA e pulsação constantes
Fibrilação atrial	Ausência de onda P	Irregular	PA, intensidade da 1ª bulha e pulsação jugular alternantes
TNARV	Ausência de onda P	Regular	Mais comum em mulheres, entre as TSVs paroxísticas é uma das mais comuns, pulsação jugular conhecida como sinal do sapo
Taquicardia juncional focal	Ausência de onda P ou dissociação onda P sinusal – QRS	Regular	Crianças – resolução espontânea, decorrente da imaturidade do SNA. Adultos – secundária à isquemia, miocardites, distúrbio eletrolítico, intoxicação digitálica
Taquicardia por reentrada AV ortodrômica	QRS estreito seguido de P	Regular	TSV paroxística – FC 140-250 bpm, início e fim bem definidos. Alternância de amplitude de QRS. Presença de pré-excitação – onda delta

SNA, sistema nervoso autônomo; AV, atrioventricular; PA, pressão arterial; TSV, taquicardia supraventricular; FC, frequência cardíaca; TNARV, taquicardia por reentrada nodal atrioventricular.

Características eletrocardiográficas da taquicardia por reentrada nodal atrioventricular

- Início súbito, geralmente originado por uma batida supraventricular prematura (atrial ou juncional), e também término de forma abrupta. Pode ocorrer em corações saudáveis.
- Ondas P geralmente não visualizadas.
- Complexo QRS estreito.
- FC 120 e 220 bpm (FC = 120-220 bpm).
- Ritmo regular.

Apresentam-se, nas Figuras 160.20 e 160.21, os tipos de TNARV.

Fibrilação atrial

Arritmia sustentada mais comum, apresenta frequência crescente com o aumento da idade (estima-se que um em quatro pessoas acima de 40 anos de idade apresentará a arritmia ao longo da vida). A atividade atrial é caótica e desordenada. A frequência atrial observada situa-se entre 350 a 500 bpm, e o ritmo ventricular é irregular.

No *flutter,* o padrão de reentrância no circuito é constante, responsável pela forma de "dente de serra", ao passo que, na fibrilação atrial, o padrão de reentrância ocorre de maneira imprevisível, ocasionando a não visualização de ondas P. A linha de base apresenta ondas irregulares leves ou planas, o que lhe confere a denominação ondas de fibrilação.

A frequência ventricular é variável devido à quantidade excessiva de impulsos elétricos no nó AV, variando geralmente entre 120 a 180 bpm (Figuras 160.22 e 160.23).

> **Dica**
> ▶ O ritmo irregular dos complexos QRS com a ausência de onda P é a chave para o diagnóstico de fibrilação atrial.

Flutter atrial

Despolarização atrial ocorre em frequência tão alta que as ondas P não podem ser visualizadas por uma linha de base plana. Em vez disso, a linha de base sobe e desce rapidamente, produzindo ondas chamadas F (nas derivações DII e DIII, elas podem ficar tão proeminentes que produzem um aspecto-padrão denominado *"dente de serra"*). A taquiarritmia é regular, e a frequência atrial situa-se entre 250 a 350 bpm.

Como o nó AV não consegue responder ao extraordinário número de impulsos elétricos que chegam até ele, não tem tempo

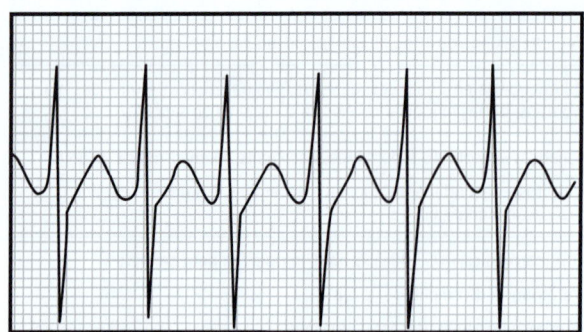

▲ **Figura 160.20**
Taquicardia por reentrada nodal atrioventricular
Fonte: Malcolm e Thaler.[4]

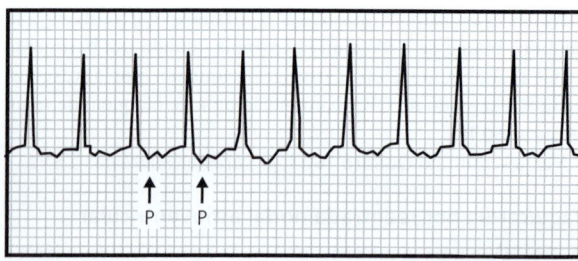

▲ **Figura 160.21**
Taquicardia por reentrada atrioventricular ortodrômica: presença de onda P retrógrada.
Fonte: Porter e Kaplan.[12]

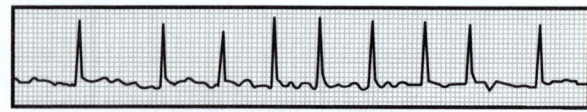

▲ **Figura 160.22**
Fibrilação atrial.

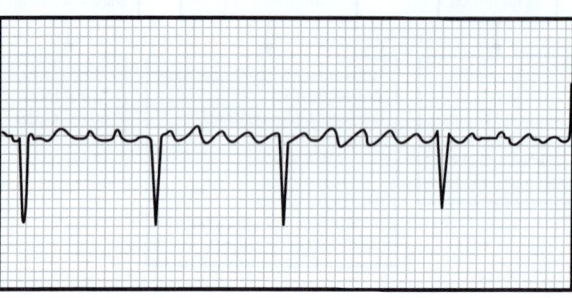

▲ **Figura 160.23**
Fibrilação atrial vista em V_1.
Fonte: Morris e colaboradores.[5]

de se repolarizar para cada onda subsequente, motivo pelo qual nem todos os impulsos atriais gerarão complexos QRS – alguns simplesmente se "chocam" no período refratário do nó AV. Isso se denomina BAV e se dá em uma relação de 2:1, 3:1, 4:1, embora o mais comum seja 2:1, ou seja, para cada duas ondas F visíveis, uma passa através do nó AV e gera um complexo QRS, e outra não. Portanto, a regularidade entre os intervalos RR e a FC depende da transmissão AV, tendo, na maioria das vezes, intervalos RR regulares (Figura 160.24).

Taquicardia atrial multifocal

Ritmo originado em focos atriais múltiplos, com FC inferior a 100 bpm, reconhecido eletrocardiograficamente pela presença de, pelo menos, três morfologias de ondas P. Os intervalos PP e

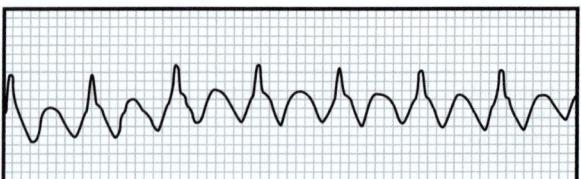

▲ **Figura 160.24**
Flutter atrial.

PR frequentemente são variáveis, podendo ocorrer ondas P bloqueadas (Figura 160.25).

Síndrome de Wolff-Parkinson-White

A WPW acontece quando existem vias acessórias que promovem uma pré-excitação ventricular e despolarizam o ventrículo por uma via diferente do sistema Hiss-Purkinje. As alterações no ECG são intervalo PR < 120 ms, presença de onda delta, QRS > 120 ms, alterações secundárias do segmento ST e onda T (Figura 160.26).

Muitas vezes pode haver dificuldade em identificar o tipo de TSV. É importante que o paciente tenha uma avaliação inicial da sua situação hemodinâmica, seguida por um ECG de 12 derivações, quando disponível. Nos pacientes estáveis, pode-se buscar pelo sinal do sapo e realizar estimulação vagal com massagem do seio carotídeo. Frequentemente, a manobra fracassa na interrupção da taquicardia; entretanto, auxilia no diagnóstico porque reduz momentaneamente a FC, facilitando a observação da presença e da morfologia da onda P.

Arritmias ventriculares

São distúrbios de ritmo que surgem abaixo do nó AV. Dessas arritmias, as mais comuns na APS são:

- Extrassístoles ventriculares.
- Taquicardia ventricular (TV).

Extrassístoles ventriculares

Causa mais comum de arritmia ventricular são relativamente frequentes em corações saudáveis e raramente requerem tratamento. A ectopia ventricular é seguida por uma pausa após o QRS longo, com aumento do intervalo R-R. Quando o QRS da extrassístole tem morfologia de BRD nas derivações precordiais, sabe-se que o estímulo elétrico é proveniente do ramo esquerdo do feixe de His ou na rede Purkinje correspondente; quando a morfologia é de BRE, a origem do estímulo é dependente do ramo direito.

O complexo QRS está alargado (maior do que 0,12 s) devido à despolarização ventricular não seguir seu percurso elétrico normal. Contudo, o complexo QRS pode não estar alargado nas 12 derivações, sendo importante analisar todas elas.

Até se pode observar uma onda P retrógada, porém o normal é não a visualizar. Geralmente, as extrassístoles são seguidas por uma pausa compensatória antes do próximo batimento cardíaco (Figura 160.27).

As extrassístoles podem ocorrer de forma aleatória ou alternar com um ritmo regular do nó sinusal. Se a razão for de uma extrassístole para um batimento cardíaco normal, ela é chamada bigeminada (Figura 160.28). Trigeminada é a denominação que se dá quando ocorrem dois batimentos cardíacos normais para cada extrassístole, e assim sucessivamente.

Em alguns casos, as extrassístoles merecem atenção, pois podem desencadear taquicardia, fibrilação ventricular e até mesmo morte. A presença de extrassístoles ventriculares frequentes é um preditor de cardiopatia isquêmica, e qualquer extrassístole que ocorra durante um IAM pode desencadear fibrilação e taquicardia ventricular. As regras para avaliar a malignidade das extrassístoles são:

- Extrassístoles frequentes (três ou mais complexos no DII longo do ECG).
- Múltiplas formas de extrassístoles, variando a forma e os locais de origem.
- "Fenômeno R/T": inscrição da onda R extrassistólica sobre a onda T que a antecede, período vulnerável da excitabilida-

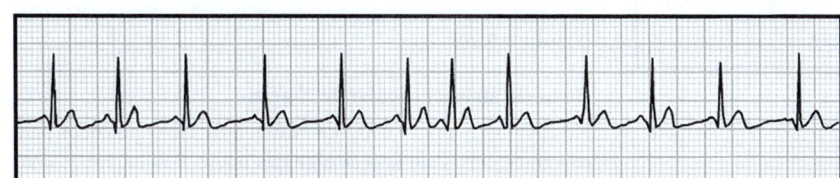

◀ **Figura 160.25**
Taquicardia atrial multifocal
Fonte: Practical Clinical Skills.[13]

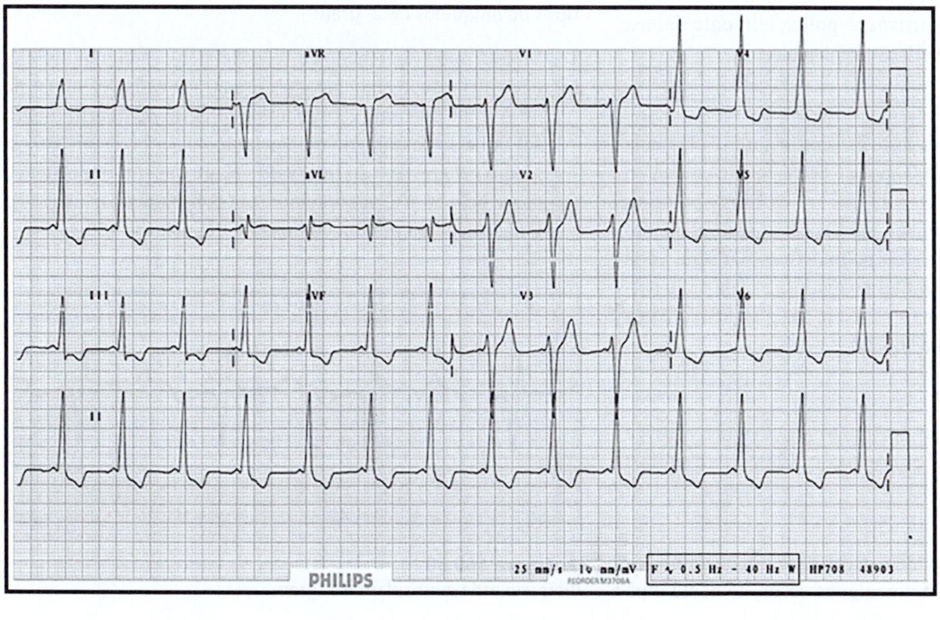

◀ **Figura 160.26**
Pré-excitação – Wolff-Parkinson-White
Fonte: Núcleo de Telessaúde Minas Gerais.[14]

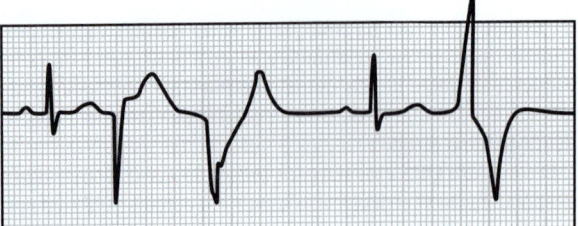

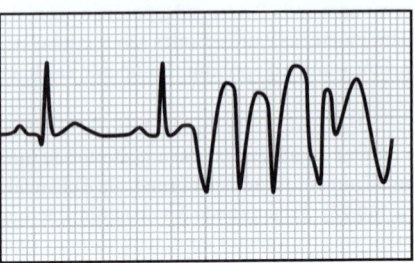

▲ **Figura 160.27**
Extrassístoles ventriculares.
(A) Batimentos cardíacos 1 e 4 desencadeados pelo nó sinusal. Os outros três batimentos são extrassístoles. As extrassístoles diferem umas das outras na forma (polimórfica), e duas delas ocorrem uma em cima da outra; (B) a extrassístole cai na onda T do segundo batimento cardíaco, iniciando uma taquicardia ventricular.
Fonte: Malcolm e Thaler.[4]

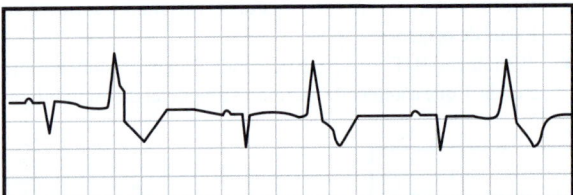

▲ **Figura 160.28**
Extrassístole bigeminada.
Fonte: Malcolm e Thaler.[4]

de ventricular. Esse fenômeno R/T favorece o desencadeamento de arritmias repetitivas e potencialmente fatais, como a taquicardia e a fibrilação ventricular.

Taquicardia ventricular

Uma série de três ou mais extrassístoles ventriculares é chamada TV. A FC se situa entre 120 e 200 bpm e é levemente irregular, ao contrário da TSV paroxística, embora isso seja difícil de perceber no ECG. É uma emergência clínica – logo, necessita de tratamento imediato. Podem ser uniformes ou polimórficas, ou seja, cada complexo pode ter aparência similar ou distinta a cada ciclo cardíaco. As polimórficas estão mais relacionadas à isquemia coronariana aguda e ao IAM (Figura 160.29).

Bloqueios de condução

Qualquer obstrução ou atraso no trajeto da corrente elétrica cardíaca é chamada bloqueio de condução. Eles são divididos em dois grupos:

1. BAVs.
2. Bloqueios de ramos, que podem ocorrer em um ou ambos os ramos – direito e esquerdo. Em alguns casos, somente uma

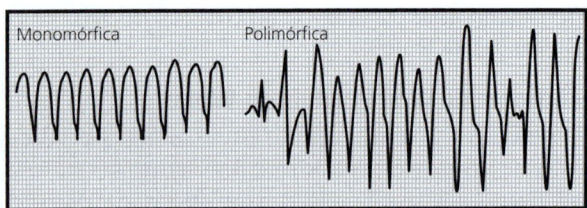

▲ **Figura 160.29**
Taquicardia ventricular monomórfica e polimórfica.
Fonte: Morris e colaboradores.[5]

parte do ramo está obstruída, o que é chamado *bloqueio fascicular (hemibloqueio)*.

Bloqueios atrioventriculares

São divididos em bloqueios de 1°, 2° e 3° graus.

Condições clínicas associadas ao bloqueio atrioventricular

Entre as condições clínicas associadas ao bloqueio atrioventricular citam-se: infarto ou isquemia miocárdica; degeneração do sistema His-Purkinje; infecções (doença de Lyme, difteria); medicamentos que retardam a condução nodal (betabloqueadores, bloqueadores dos canais de cálcio, digoxina); distúrbios imunológicos (p. ex., lúpus eritematoso sistêmico); cirurgias e distúrbios congênitos.

Bloqueio atrioventricular de 1° grau

Caracteriza-se pelo prolongamento do atraso do nó AV ou do feixe de His (embora o ECG não faça distinção entre os dois). Ao chegar ao nó AV, há um atraso maior do que 0,10 s. Com isso, o intervalo PR entre o início da despolarização atrial e o início da ventricular é prolongado (> 0,2 s). Apesar disso, todos os impulsos atriais são conduzidos pelo nó AV até os ventrículos (Figura 160.30).

Bloqueio atrioventricular de 2° grau

No BAV de 2° grau, só alguns batimentos são conduzidos para os ventrículos. Pelo fato de algumas ondas P falharem ao conduzir a corrente elétrica pelos ventrículos, a razão das ondas P em relação aos complexos QRS é maior do que 1:1. Existem dois tipos de bloqueios de 2° grau:

1. Mobitz tipo I (fenômeno de Wenckebach): cada impulso elétrico atrial sucessivo encontra um atraso cada vez maior no nó AV, até que um (geralmente o terceiro ou quarto impulso) falhe ao passar pelo nó. Portanto, observa-se um alargamento progressivo do intervalo PR até que um impulso não passe pelo nó AV, ocasionando, em consequência, uma onda P não sucedida por um complexo QRS (Figura 160.31).

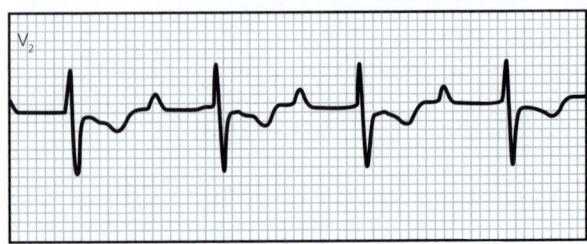

▲ **Figura 160.30**
Bloqueio atrioventricular de 1° grau.

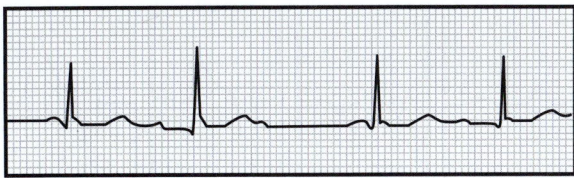

▲ **Figura 160.31**
Bloqueio atrioventricular de 2° grau Mobitz tipo I.
Fonte: Morris e colaboradores.[5]

2. **Mobitz tipo II:** ocorre geralmente no feixe de His, abaixo do nó AV. É similar ao Mobitz tipo I, porém o prolongamento do intervalo PR não ocorre. Por isso, é uma condução tipo "tudo ou nada". O ECG mostra dois ou três batimentos normais com intervalos PR normais até que uma onda P não seja precedida por um complexo QRS. Logo, a razão entre as ondas P e os complexos QRS é de 2:1, 3:1, em média (Figura 160.32).

Bloqueio atrioventricular de 3° grau

Ocorre quando existe uma falha no nó AV e nenhum estímulo elétrico dos átrios é conduzido para os ventrículos, o que é chamado BAV total (BAVT). Pode ocorrer tanto no nó AV quanto abaixo dele. É um bloqueio completo cardíaco com dissociação atrioventricular, no qual o átrio e os ventrículos são coordenados por marca-passos independentes, ou seja, apresentam FCs diferentes (FC = 60 a 100 bpm para os átrios e FC = 30 a 45 bpm para os ventrículos). No ECG, observam-se ondas P completamente dissociadas dos complexos QRS (Figura 160.33).

Bloqueios de ramos

Os bloqueios de ramos são diagnosticados por meio do comprimento e da configuração dos complexos QRS (Figura 160.34).

Bloqueio de ramo direito

Pode ocorrer em indivíduos sem cardiopatia, mais frequentemente em idosos, devido a alterações degenerativas. Pacientes

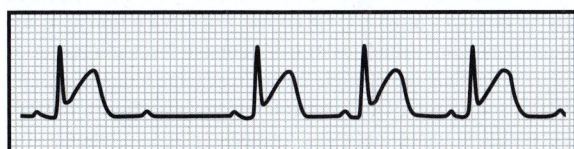

▲ **Figura 160.32**
Bloqueio atrioventricular de 2° grau Mobitz tipo II.
Fonte: Morris e colaboradores.[5]

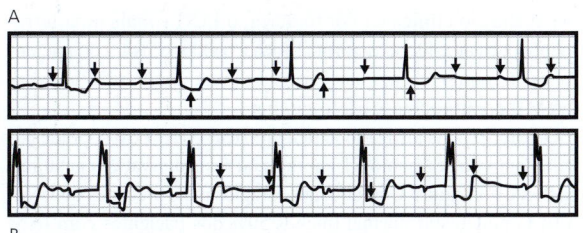

▲ **Figura 160.33**
(A) Bloqueio atrioventricular de 3° grau. Um marca-passo no feixe de His produz um QRS estreito (acima), enquanto outro marca-passo, mais distal, tende a produzir complexos QRS mais amplos (B). As setas indicam as ondas P dissociadas.
Fonte: Morris e colaboradores.

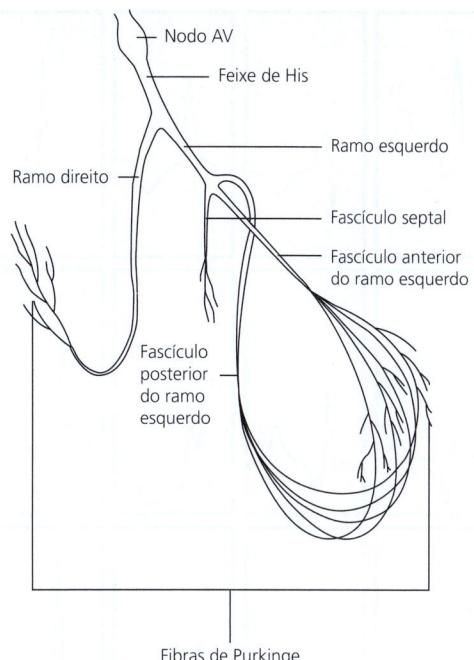

▲ **Figura 160.34**
Anatomia do feixe de His e seus ramos.
Fonte: Malcolm e Thaler.[4]

> **Critérios BRD**
> 1. QRS > 120 ms
> 2. rsr', rsR' ou rSR' em V_1 ou V_2
> 3. S empastada e com duração maior do que 40 ms em V_6 e DI
> 4. Depressão do segmento ST e inversão da onda T em V_1 e V_2

assintomáticos com BRD não precisam investigação adicional. Indica acometimento cardíaco na cardiopatia de Chagas, pode ocorrer devido à sobrecarga crônica (*cor pulmonale*) ou aguda (TEP) do VD e, durante um episódio de IAM, sugere lesão de artéria descendente anterior, conferindo alta mortalidade.

Como o ramo direito da ativação ventricular está obstruído, ocorre um atraso na despolarização elétrica desse lado e ela não inicia até que a despolarização do lado esquerdo esteja completa. Os BRDs podem ser completos ou incompletos (Figura 160.35).

Bloqueio de ramo esquerdo

Raro em pacientes sem doença cardíaca, é indicativo de cardiopatia estrutural (isquêmica, hipertensiva, congênita, valvar), marcador de gravidade e pior prognóstico. Tem indicação de investigação cardiológica sempre, com avaliação de HAS, doença coronariana, miocardite, valvopatia ou miocardiopatia. Pode acometer idosos em decorrência de alterações degenerativas do sistema de condução.

O ramo esquerdo é suprido por ambas as artérias descendentes anteriores (ramo da artéria coronária esquerda) e pela artéria coronária direita. Então, os pacientes que desenvolvem BRE geralmente apresentam doença avançada. Entre 2 e 4% dos indivíduos com IAM apresentam BRE, estando geralmente associado com infarto anterior (Figura 160.36).

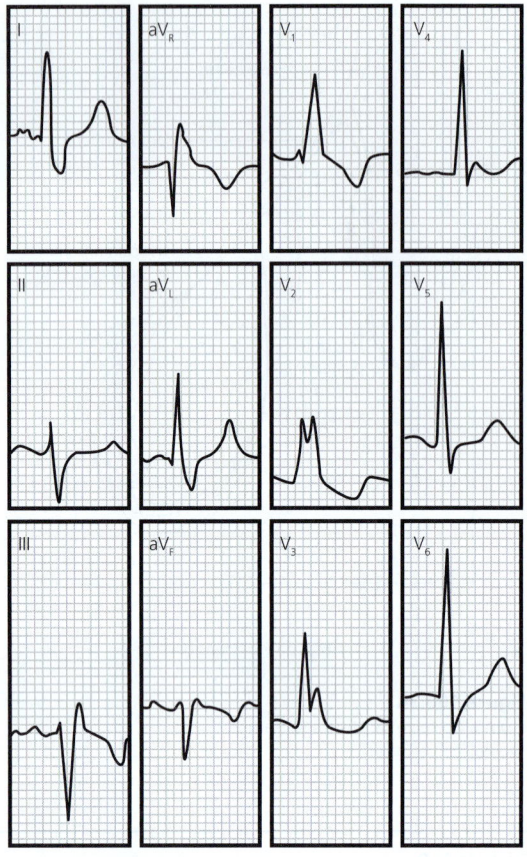

▲ **Figura 160.35**
Bloqueio de ramo direito.
Fonte: Morris e colaboradores.[5]

> **Critérios BRE**
> 1. QRS > 120 ms
> 2. Ausência de onda Q em DI, V_5 e V_6
> 3. R empastada ou com entalhe em V_5, V_6, DI e aVL
> 4. S alargadas ou com entalhes em V_1 e V_2
> 5. ST e T opostos ao QRS

Bloqueios fasciculares

O bloqueio dos hemifascículos (ou bloqueios divisionais) anterior e posterior dão origem aos hemibloqueios.

O *hemibloqueio anterior esquerdo* (ou bloqueio divisional anterossuperior [BDAS]) tem como característica o vetor resultante da despolarização ventricular situar-se entre $-30°$ e $-90°$, ocasionando, por isso, um *desvio de eixo à esquerda*, mesmo na ausência de infarto inferior do miocárdio ou qualquer outra condição clínica que resulte em um desvio de eixo nessa direção (Figura 160.37).

O *hemibloqueio posterior esquerdo* (ou bloqueio divisional posteroinferior [BDPI]) tem como característica o vetor resultante da despolarização ventricular situar-se entre $+90°$ e $+180°$, resultando, na ausência de outras causas, em *desvio de eixo à direita* (Figura 160.38).

O *bloqueio bifascicular* é a combinação do BRD com o BDAS ou BDPI. Assim, o ECG mostra o BRD com *desvio do eixo para a esquerda ou para a direita*, dependendo de qual fascículo combinado está acometido: se for BRD com BDAS, tem-se des-

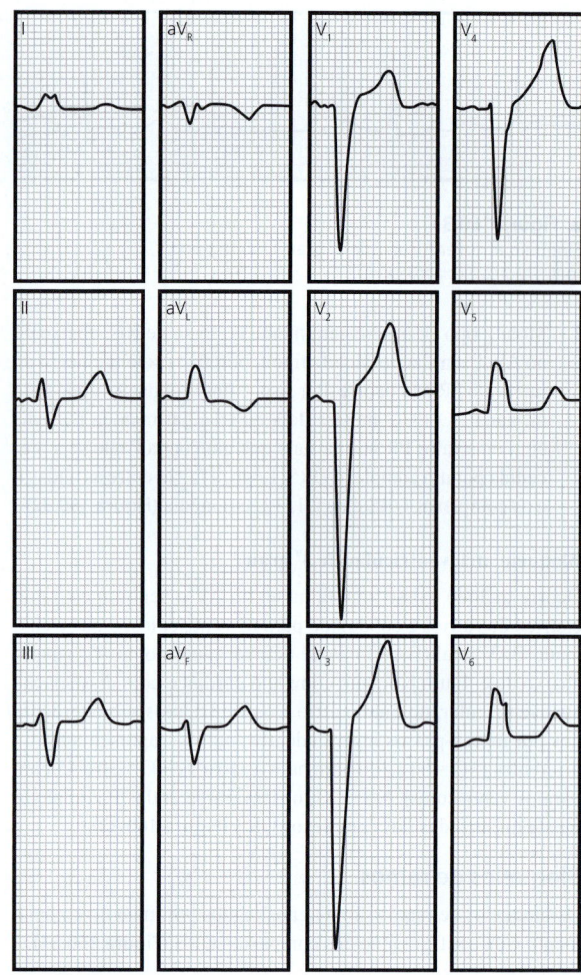

▲ **Figura 160.36**
Bloqueio de ramo esquerdo.

vio de eixo à esquerda, e, se houver BRD com BDPI, tem-se desvio de eixo à direita. O BRD com o BDAS é o tipo mais comum de bloqueio bifascicular, pois, como o fascículo posterior esquerdo é mais robusto, ele é mais resistente a dano, ou seja, BRD associado ao BDPI raramente é observado (Figura 160.39).

O *bloqueio trifascicular* está presente quando o bloqueio bifascicular é associado ao BAV de 1° grau. Assim, se a condução elétrica no fascículo disfuncional falhar completamente, então ocorre BAV (Figura 160.40).

Isquemia e infarto agudo do miocárdio

Na avaliação clínica da dor torácica, o ECG é mais uma ferramenta para auxiliar a história clínica e o exame físico do paciente, assim como as enzimas cardíacas creatinocinase, a isoenzima MB creatinocinase e a troponina I.

O critério mais utilizado para identificar o IAM é o supradesnivelamento do segmento ST em duas ou mais derivações anatomicamente contíguas. Contudo, nos estágios mais precoces do IAM, o ECG pode estar normal (menos 50% dos pacientes com IAM têm claras alterações no primeiro traçado do ECG). Aproximadamente 10% dos pacientes com IAM (com base na história clínica e/ou nas enzimas cardíacas) não desenvolvem nem supra nem infradesnivelamento do segmento ST. Entretanto, na maioria dos casos, existe um padrão eletrocardiográfico na evolução do IAM, sendo fundamental saber reconhecer e interpretar esses achados.

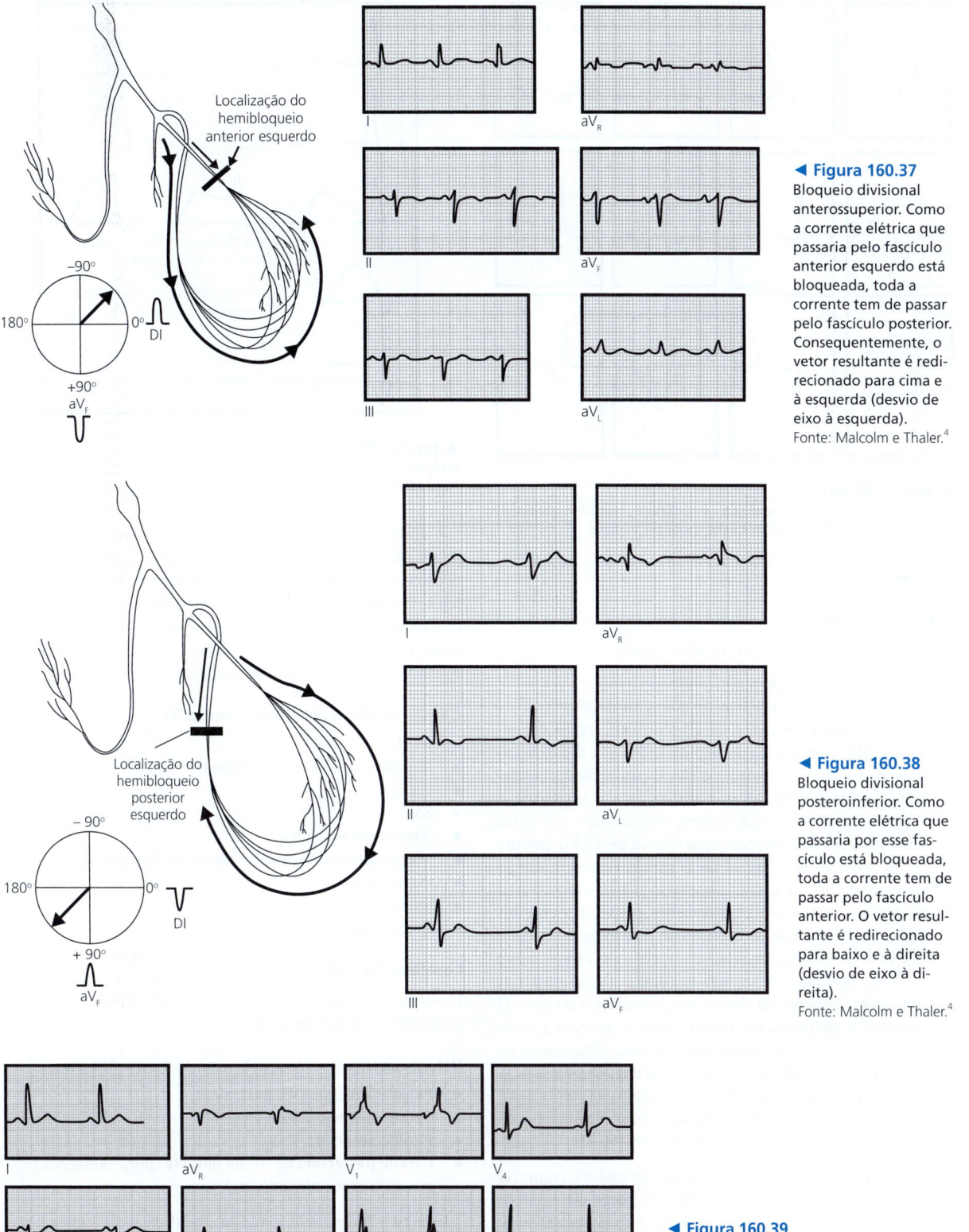

◀ **Figura 160.37**
Bloqueio divisional anterossuperior. Como a corrente elétrica que passaria pelo fascículo anterior esquerdo está bloqueada, toda a corrente tem de passar pelo fascículo posterior. Consequentemente, o vetor resultante é redirecionado para cima e à esquerda (desvio de eixo à esquerda).
Fonte: Malcolm e Thaler.[4]

◀ **Figura 160.38**
Bloqueio divisional posteroinferior. Como a corrente elétrica que passaria por esse fascículo está bloqueada, toda a corrente tem de passar pelo fascículo anterior. O vetor resultante é redirecionado para baixo e à direita (desvio de eixo à direita).
Fonte: Malcolm e Thaler.[4]

◀ **Figura 160.39**
Bloqueio bifascicular → bloqueio de ramo direito + bloqueio divisional anterossuperior. Complexo QRS alargado (> 0,12 s) com "orelhas de coelho" em V_1 e V_2, características do bloqueio de ramo direito. Além disso, há um desvio de eixo à esquerda, pois o complexo QRS é predominantemente positivo em DI e negativo em aV_F, o que sugere bloqueio divisional anterossuperior.
Fonte: Malcolm e Thaler.[4]

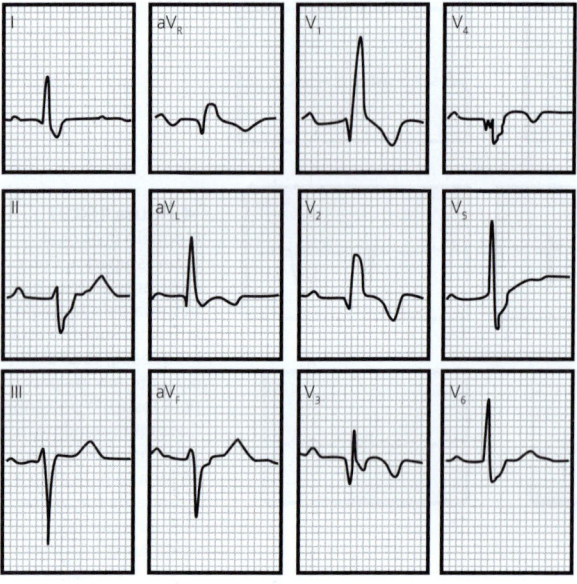

▲ **Figura 160.40**
Bloqueio trifascicular (bloqueio de ramo direito, bloqueio divisional anterossuperior e bloqueio atrioventricular de 1º grau).
Fonte: Morris e colaboradores.[5]

Estágios do IAM

Durante o IAM, o ECG apresenta três estágios:

1. Apiculamento seguido por inversão da onda T.
2. Elevação (supradesnivelamento) do segmento ST.
3. Aparecimento de novas ondas Q: ocorre alteração do complexo QRS, com a perda de amplitude da onda R e o desenvolvimento das denominadas ondas Q patológicas, sua presença evidenciando necrose miocárdica e confirma o diagnóstico de IAM. Elas podem originar-se 1 a 2 horas após o início da sintomatologia clínica de IAM, embora possa demorar de 12 até 24 horas para aparecerem. Como ocorreu necrose miocárdica, esse tecido não conduz corrente elétrica, tornando-se eletricamente inativo. Por isso, todas as forças elétricas se direcionarão para longe da área em que houve o infarto, ou seja, se um eletrodo estiver sobre uma área infartada, ele irá registrar uma deflexão negativa, uma onda Q patológica. Entretanto, *a presença de onda Q patológica não indica um infarto completo*, embora quando o IAM é extenso, elas sejam um marcador permanente de necrose. A onda Q patológica apresenta duas características que a diferenciam da onda Q não patológica: (1) ter mais de 0,04 s de duração e (2) profundidade mínima de um terço da onda R no mesmo complexo QRS (Figura 160.41).

O apiculamento e a posterior inversão de onda T (algumas horas após) refletem isquemia miocárdica: como ela é potencialmente reversível, se o fluxo sanguíneo for restaurado ou se a demanda de oxigênio do coração for reduzida, ondas T voltarão ao normal. Porém, caso a morte da célula miocárdica venha a ocorrer (infarto real), a inversão de ondas T irá persistir por meses a anos. A *inversão de onda T, por si só, é tão somente indicativa de isquemia miocárdica, e não de IAM*. Outro dado importante é que a onda T, na isquemia miocárdica, tem uma inversão simétrica, ao contrário de outras patologias, como nos bloqueios de ramo ou na sobrecarga ventricular.

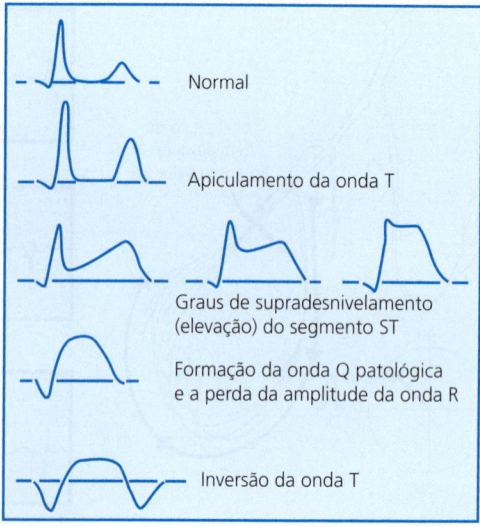

▲ **Figura 160.41**
Estágios do IAM.
Fonte: Morris e colaboradores.[5]

A elevação do segmento ST indica lesão miocárdica – logo, na maioria dos casos, é um sinal confiável de que infarto real ocorreu. O segmento ST retorna à linha de base algumas horas após. Contudo, existem outras condições clínicas que podem promover supradesnivelamento do segmento ST (p. ex., supradesnivelamentos do segmento ST persistentes podem indicar a formação de *aneurismas ventriculares*).

Causas de elevação do segmento ST

- IAM.
- Repolarização precoce benigna.
- BRE.
- SVE.
- Aneurisma ventricular.
- Vasoespasmo coronariano/angina de Prinzmetal.
- Pericardite.
- Síndrome de Brugada.
- Hemorragia subaracnoide.

Localizando o IAM

Existem quatro sítios anatômicos onde IAM pode ocorrer, os quais são vistos na Figura 160.42.

Relação anatômica do coração com as derivações

- **Parede inferior:** DII, DIII, aV_F.
- **Parede lateral:** DI, aV_L, V_5 e V_6.
- **Parede anterior:** V_1-V_6.
- **Parede posterior:** de forma indireta (por "alterações recíprocas"), especialmente em V_1.

Infarto inferior: relacionado à superfície diafragmática cardíaca, ocorre geralmente pela oclusão da artéria coronária direita ou seu ramo descendente. Visualizável em DII, DIII, aV_F (Figura 160.43).

Infarto lateral: relacionado à parede lateral esquerda do coração, ocorre geralmente pela oclusão da artéria circunflexa esquerda. Visualizável em DI, aV_L, V_5 e V_6 (Figura 160.44).

Infarto anterior: relacionado à superfície anterior do VE, ocorre geralmente pela oclusão da artéria descendente anterior.

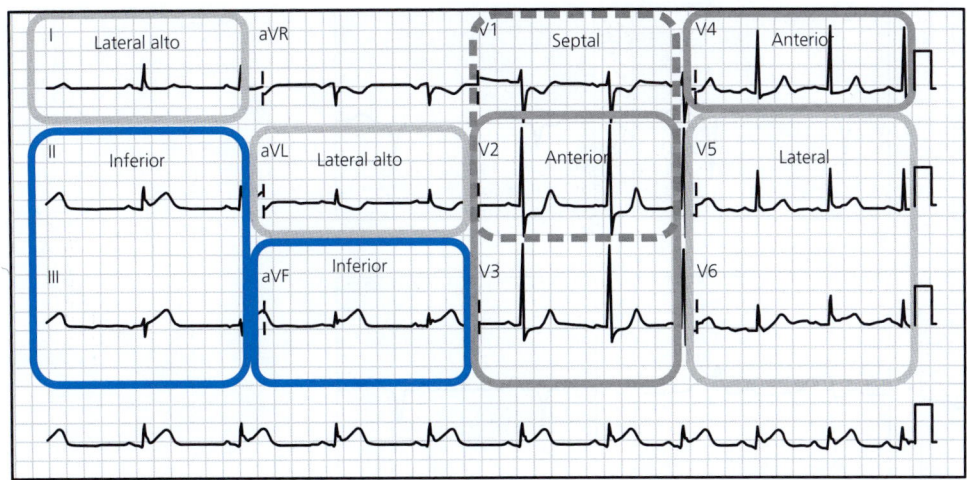

► **Figura 160.42**
Localização do infarto do miocárdio no eletrocardiograma de repouso.
Fonte: Adaptada de Wellens.[15]

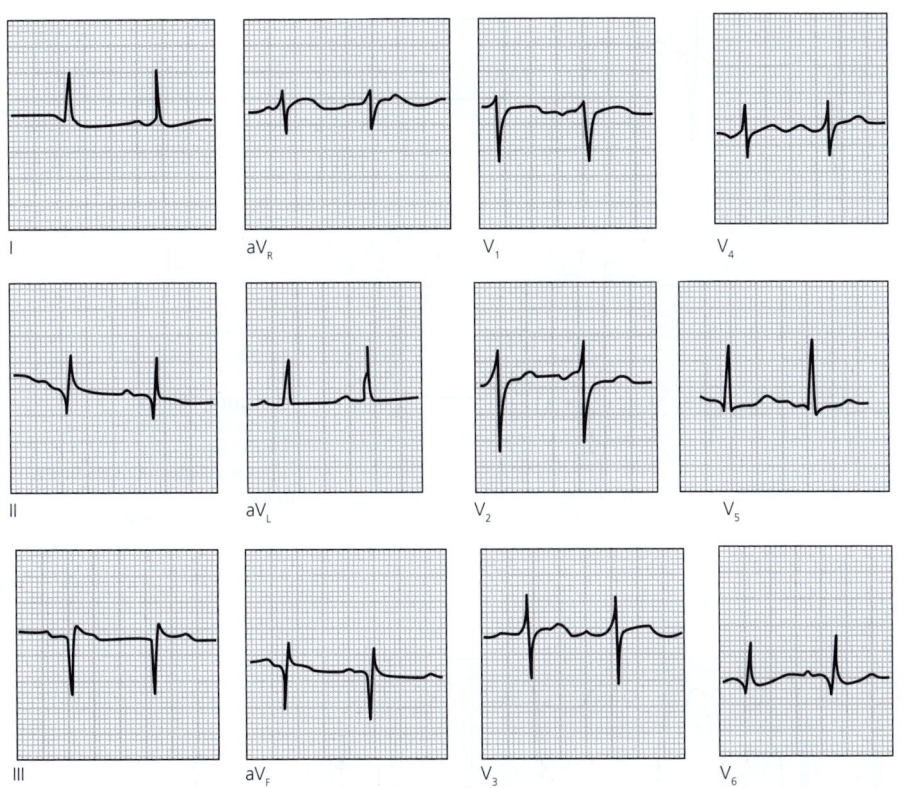

► **Figura 160.43**
Infarto inferior antigo: presença de onda Q patológica em DII, DIII e aV$_F$.
Fonte: Malcolm e Thaler.[4]

Visualizável em quaisquer das derivações precordiais (V$_1$-V$_6$). O infarto anterior nem sempre está relacionado com a formação de ondas Q patológicas. Em alguns pacientes, pode ocorrer uma alteração no padrão normal da progressão das ondas R nas derivações precordiais, que, como já visto, não é específico de infarto anterior (p. ex., DPOC e SVD também podem ocasionar esse mesmo padrão de onda, Figura 160.45).

Infarto posterior: relacionado à superfície posterior do coração, ocorre geralmente pela oclusão da artéria coronariana direita. Como não há derivações (eletrodos) sobre a parede posterior cardíaca, o diagnóstico é feito observando-se *alterações recíprocas* que ocorrem nas derivações anteriores, especialmente em V$_1$ e V$_2$, ou seja, deve-se procurar por infradesnivelamentos dos segmentos ST e ondas R altas nessas derivações, uma vez que, em V$_1$, o complexo QRS normal seria uma onda R pequena e uma onda S profunda. Caso se suspeite de infarto posterior em virtude desses achados, devem-se realizar as derivações posteriores (V$_7$ e V$_8$) para tentar observar o supradesnivelamento do segmento ST nessas derivações (Figura 160.46).

Alterações recíprocas: algumas derivações, localizadas à distância de onde ocorreu o infarto, registrarão aumento aparente das forças elétricas se movendo através delas. Essas derivações registrarão ondas R positivas e de grande amplitude. A essas alterações detectadas nessas derivações dá-se o nome de alterações recíprocas. Esse conceito de reciprocidade não se aplica somente às ondas Q, mas também às alterações no segmento ST e ondas T. Portanto, uma derivação longe do sítio de infarto pode registrar *infradesnivelamento do segmento ST*.

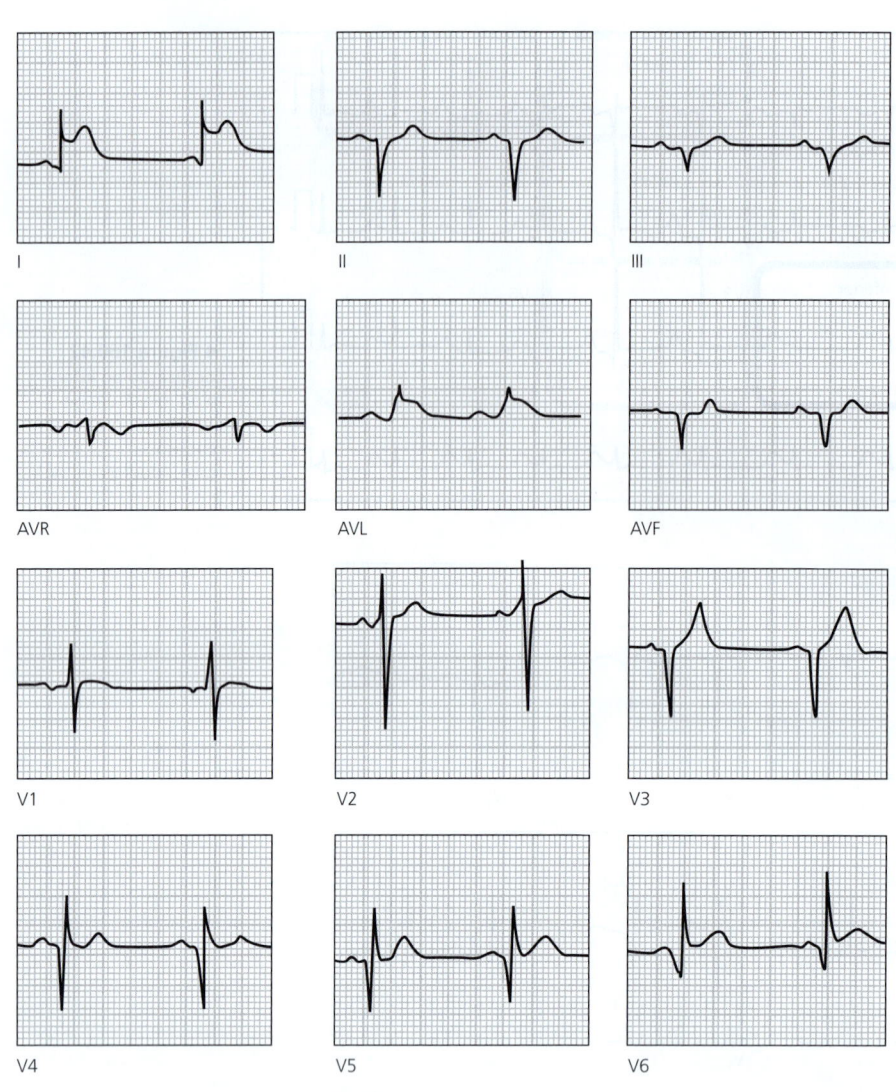

◀ **Figura 160.44**
Infarto lateral: presença de onda Q patológica em V_5 e V_6 e supradesnivelamento do ST em DI e aV_L.
Fonte: Malcolm e Thaler.[4]

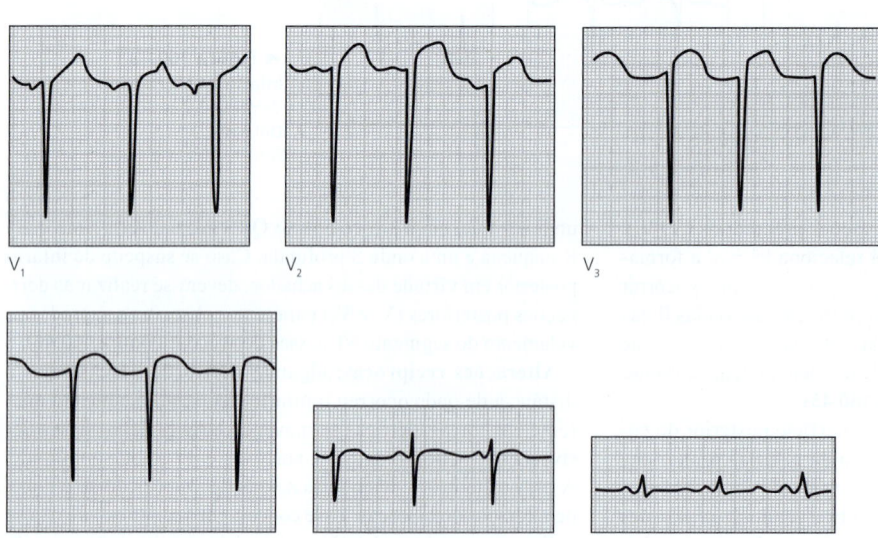

◀ **Figura 160.45**
Infarto anterior com progressão lenta da onda R pelo precórdio.
Fonte: Malcolm e Thaler.[4]

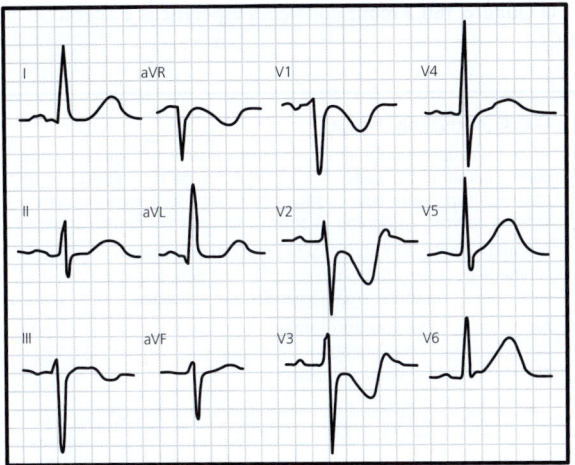

▲ Figura 160.46
Infarto posterior: há o infradesnivelamento de V_1-V_3.
Fonte: Morris e colaboradores.[5]

Cardiopatia isquêmica crônica

Pessoas com insuficiência coronária, mas sem oclusão aguda, podem apresentar alterações do segmento ST e inversão da onda T.

A isquemia subendocárdica é demonstrada pelo infradesnivelamento do segmento ST ou por sua retificação, associado a ondas T entalhadas, de baixa voltagem ou negativas.

A presença de onda Q com predomínio da negatividade do complexo QRS é indicativa de necrose do miocárdio, assim como a ausência ou progressão lenta da amplitude da onda R nas derivações de V_1 a V_3 é indicativa de área inativa. A observação de extrassístoles frequentes, o desvio de eixo ou a sobrecarga de câmaras também são indicativos de isquemia crônica do miocárdio (Figura 160.47).

Alterações do potássio

Hipercalemia

Com o uso crescente dos inibidores da enzima de conversão da angiotensina, bloqueadores dos receptores da angiotensina e espironolactona, a ocorrência de distúrbios do potássio em pacientes com IC e insuficiência renal é cada vez mais comum.

Os sinais eletrocardiográficos do aumento potássio são:

- Alargamento da onda P com redução da amplitude.
- Prolongamento do intervalo PR.
- Alargamento do complexo QRS.
- Apiculamento da onda T sem prolongamento do QTc.
- Na hipercalemia grave com potássio sérico maior do que 6,0 mEq/L, observa-se alargamento do QRS com retardo na porção final do QRS, desaparecimento do segmento ST e achatamento da onda P.

Hipocalemia

A hipocalemia, definida por nível sérico de potássio menor do que 3,5 mEq/L, está associada ao uso de terapia diurética e episódios de diarreia. Ao ECG, é observada progressiva depressão do segmento ST, com redução da amplitude da onda T, aumento da amplitude da onda U, aumento da duração da onda P e prolongamento do intervalo PR (Figura 160.48).

Intervalo QT

O prolongamento do intervalo QT é avaliado considerando-se idade, sexo e FC do paciente. É mais longo em mulheres e aumenta com a bradicardia. O intervalo QT normal varia de 0,34 a 0,44s, sendo os limites máximos do QTc de 0,46 s para homens e 0,47 s para mulheres (muitos consideram 0,44 s para ambos os sexos) (Figura 160.49). Cerca de dois terços dos portadores dos genes do QT longo podem manifestar sintomas. Pacientes com QT longo devem ser questionados quanto à história de morte súbita na família, surdez congênita, episódios de síncope ou taquiarritmias prévias e uso de medicamentos. Exames laboratoriais (sódio, potássio) e teste ergométrico podem estar indicados.

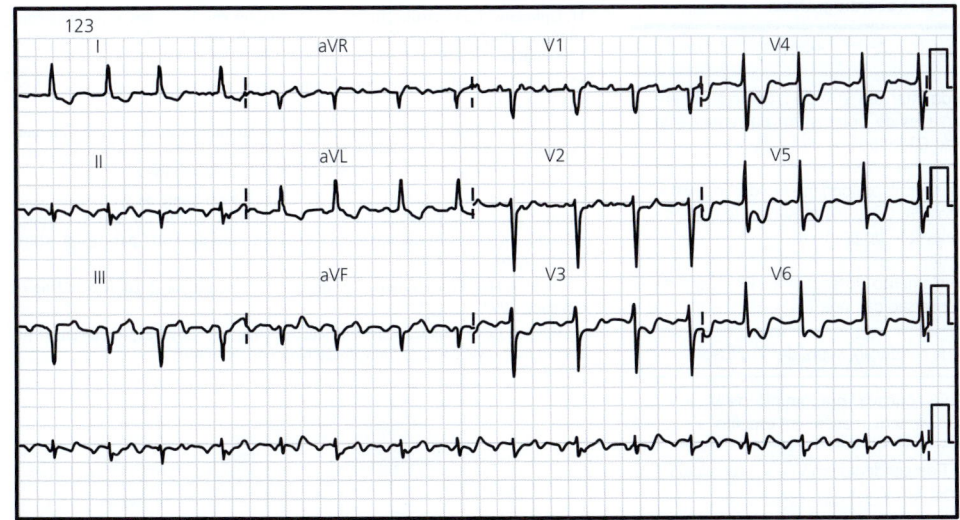

◀ Figura 160.47
Presença de isquemia subendocárdica em parede inferior.
Fonte: Blog do ECG.[16]

Hipopotassemia	Hiperpotassemia
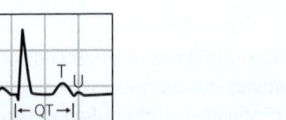	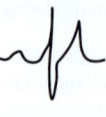
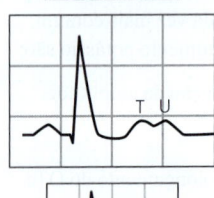	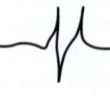
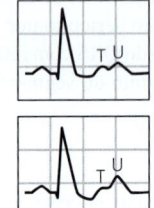	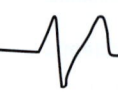

▲ **Figura 160.48**
Morfologia do QRS nos distúrbios do potássio.
Fonte: Cedida por Raupp-da-Rosa.

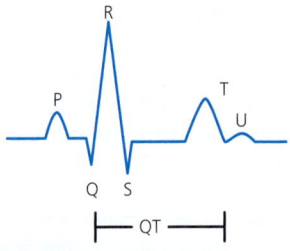

$$QT_C = \frac{QT}{\sqrt{RR}}$$

▲ **Figura 160.49**
Como calcular o QTc.

Quadro 160.2 | **Condições específicas e alterações eletrocardiográficas correspondentes**

Condições	Alterações eletrocardiográficas
Hipercalcemia	Redução do intervalo ST e do QTc
Hipocalcemia	Aumento do intervalo ST e do QTc; pode desencadear Torsades de pointes em pacientes com síndrome do QT longo
Hipotermia	Bradicardia sinusal, prolongamento dos intervalos e segmentos PR, QRS, QT; presença de onda de Osborne (elevação do ponto J)
Pericardite	Infradesnivelamento do segmento PR, supra de ST difuso, inversão da onda T
Miocardite	Bloqueios de condução, supra de ST difuso
Repolarização precoce	Supra de ST côncavo, predomínio de V_3 a V_5, onda T positiva, sem imagem em espelho
Síndrome de Brugada	Supra de ST descendente em V_1 e V_2, com onda T invertida; rSR' em V_1 e V_2
Embolia pulmonar	Taquicardia sinusal, BRD e padrão S1Q3T3

O Quadro 160.2 reúne condições específicas e alterações no ECG.

> **O ECG normal na criança**
>
> As crianças apresentam taquicardia fisiológica, e a FC vai reduzindo com o aumento da idade. Até a 2ª semana de vida, episódios de arritmias supraventriculares são comuns devido à imaturidade do sistema nervoso autônomo. A arritmia sinusal é comum na criança.
>
> A grande amplitude das derivações precordiais é decorrente da proximidade dos eletrodos com o coração, pela pequena caixa torácica, e os critérios de sobrecarga não podem ser aplicados.
>
> Ao nascer, as crianças apresentam sobrecarga ventricular direita devido à hipertensão pulmonar fisiológica, e, à medida que o VE se hipertrofia, o ECG passa a apresentar:
>
> ▶ redução progressiva da amplitude do complexo QRS, inversão da relação R/S em V_1 e V_6;
>
> ▶ onda T negativa de V_1 a V_4 nos lactentes, permanecendo negativa em V_1 até a adolescência.
>
> A duração do intervalo PR e do QRS aumenta com a idade. A morfologia do QRS com padrão de distúrbio de condução de ramo direito Rsr' em V_1 é comum.

REFERÊNCIAS

1. Geocities. Fisiologia: sistema de condução [fotografia]. c2014 [capturado em 26 jul. 2018]. Disponível em: www.geocities.ws/equipecv/fisiologia/sistemadeconducao.jpg.

2. Universidade do Porto. Faculdade de Medicina. Curso básico de eletrocardiografia [Internet]. Porto; 2002 [capturado em 26 jul. 2018]. Disponível em: https://sigarra.up.pt/fmup/pt/cur_geral.cur_view?pv_curso_id=8621.

3. Sociedade Brasileira de Cardiologia. Curso de eletrocardiograma [Internet]. São Paulo; 2012 [capturado em 26 jul. 2018]. Disponível em: http://departamentos.cardiol.br/geecg/cursos.asp. 1 fotografia.

4. Malcolm S, Thaler MD. The only ekg book you'll ever need. 5th ed. Hagerstown: Lippincott Williams & Wilkins; 2007.

5. Morris F, Edhouse J, Brady WJ, Camm J. ABC of clinical electrocardiography. London: BMJ Books; 2003.

6. Póvoa R, Souza D. Análise crítica do eletrocardiograma e do ecocardiograma na detecção da sobrecarga ventricular esquerda. Rev Bras Hipertens. 2008;15(2):81-89.

7. Hampton J. ECG made easy. 6th ed. Amsterdam: Elsevier; 2006.

8. Carvalho AC. Cardiologia pediátrica: uma abordagem para cardiologistas e pediatras. São Paulo: Atheneu; 2015.

9. Veiga H. Arritmia sinusal [Internet]. [capturado em 26 jul. 2018]. Disponível em: http://hugoveiga.atspace.com/images/arritmia_sinusal. 1 fotografia.

10. Cableguy. ECG: bradicardia [Internet]. 2012 [capturado em 26 jul. 2018]. Disponível em: http://www.cableguy.net/ECG/bradicardia.gif. 1 fotografia.

11. Uptodate. Tachycardia [Internet]. Disponível em: http://www.uptodate.com/contents/images/CARD/2997/Sinus_tachycardia.jpg?title=Sinus+tachycardia. 1 fotografia.

12. Porter RS, Kaplan JL, editors. Manual MERK: diagnóstico e tratamento. 19. ed. São Paulo: Roca; 2013.

13. Practical Clinical Skills. Taquicardia auricular multifocal: referencia [internet]. Uniontown; c2017 [capturado em 26 jul. 2018]. Disponível em: https://www.practicalclinicalskills.com/ekg-reference-guide-details-es?lessonid=9.

14. Núcleo de Telessaúde Minas Gerais. O que é a síndrome de Wolff-Parkinson-White? [Internet]. Brasília: BVS; 2015 [capturado em 26 jul. 2018]. Disponível em: http://aps.bvs.br/aps/o-que-e-a-sindrome-de-wolff-parkinson-white-inserir-figura-css-marina/.

15. Wellens HJJ. ECG na tomada de decisão em emergência. 2. ed. Rio de Janeiro: Revinter; 2007.

16. Blog do ECG. Taquicardias ventriculares [Internet]. 2010 [capturado em 31 jul. 2018]. Disponível em: http://blogdoecg.blogspot.com/2010/.

CAPÍTULO 161

Hipertensão arterial sistêmica

Lucas Bastos Marcondes Machado
Janos Valery Gyuricza
Rodrigo Diaz Olmos

Aspectos-chave

- A hipertensão arterial sistêmica (HAS) é uma das prioridades da atenção primária à saúde (APS), e muitos recursos dos serviços são alocados na sua prevenção, detecção e tratamento.
- É fundamental que o paciente com suspeita de HAS seja avaliado e acompanhado longitudinalmente, com extremo cuidado em definir possíveis desencadeantes de uma elevação transitória da pressão arterial (PA).
- Na APS, a HAS apresenta-se em geral como um fator de risco integrante do risco cardiovascular global. As doenças associadas à HAS (doença coronariana e cerebrovascular, principalmente), quando já estabelecidas, podem ser motivo para o referenciamento ao especialista focal.
- A avaliação do risco cardiovascular pode auxiliar no planejamento de metas e decisão sobre tratamentos, mas não deve ser utilizada como critério único de decisão.
- Deve-se ter especial cuidado para não transformar um fator de risco em um "problema de saúde", transformando uma pessoa clinicamente saudável em doente, o que poderá ter impactos negativos na sua qualidade de vida.

Caso clínico

Vera, 52 anos, é frequentadora assídua de uma Unidade Básica de Saúde (UBS). Religiosamente, ela busca seu médico para acompanhamento da pressão alta diagnosticada há alguns anos, quando procurou um pronto-socorro após uma crise de mal-estar. Procura cuidar de sua saúde, fazendo os exames que o médico solicita e levando para casa todos os medicamentos prescritos para controle da pressão. Nem sempre os toma, só quando acha que a pressão está alta, porque a cabeça dói, tem tonturas e a nuca fica pesada. Tem um aparelho de medir a pressão em casa, ao qual recorre sempre que não se sente bem, para certificar-se de que a pressão esteja alta. Na maioria das vezes, acredita que está alta, pois o aparelho mostra 14x9 mmHg. Ela mesmo diz: "Quando me disseram que eu tinha problema de pressão, no pronto-socorro, ela estava 15 por 10, imagina!".

Teste seu conhecimento

1. O diagnóstico de Vera foi realizado de maneira incorreta, porque:
    a. Não foram solicitados exames como monitorização ambulatorial da PA (MAPA), Holter, teste de esforço, radiografia torácica e ecocardiograma para investigar a pressão alta
    b. Não foi respeitada a longitudinalidade de cuidado e espera permitida, a fim de se avaliarem fatores psicossociais que possam estar envolvidos no mal-estar de Vera
    c. O exame não foi feito por um cardiologista ou especialista na área
    d. Não foram afastadas causas de hipertensão secundária, como feocromocitoma, que podem manifestar-se como crises de mal-estar

2. São primeira escolha no tratamento da hipertensão arterial, EXCETO
    a. Diuréticos tiazídicos
    b. Inibidores da enzima conversora de angiotensina
    c. Betabloqueadores
    d. Bloqueadores de canal de cálcio

3. Qual é a alternativa correta?
    a. Uma vez diagnosticado como hipertenso, como descrito no caso de Vera, o paciente jamais deixa de ser hipertenso
    b. A HAS não é uma doença, mas um fator de risco
    c. Uma pessoa com pressão muito elevada, mais de 18x11 mmHg, deve ser mandada ao pronto-socorro, mesmo sem sintomas
    d. A orientação mais importante para a mudança de estilo de vida é a redução de sal, "proibindo o saleiro na mesa"

Respostas: 1B, 2C, 3B

Do que se trata

A HAS é a presença persistente de PAs aferidas recorrentemente e ao longo de um período predeterminado, acima de um limiar preestabelecido para uma determinada população definida, em um indivíduo, que persistirá ao longo do tempo, presumidamente para sempre. Este capítulo trata apenas da HAS em indivíduos assintomáticos, sem lesão de órgãos-alvo. Dessa forma, é abordada a HAS do ponto de vista da prevenção primária e secundária de doenças cardiovasculares.

Sua definição na clínica depende da medida da PA. A aferição da PA é uma técnica comum e amplamente difundida, usada ao mesmo tempo para o rastreamento e o diagnóstico de HAS. Embora seja um procedimento simples, a aferição da PA tecnicamente correta é, com frequência, desrespeitada, pois o simples fato de medi-la pode desencadear a sua elevação. O tamanho do manguito e a circunferência braquial, as orientações pré-aferição, o ambiente, o aparelho, a expectativa da pessoa – tudo isso pode interferir no valor da PA.

A HAS é classificada pela Sociedade Brasileira de Hipertensão[1] conforme a tabela para adultos (Tabela 161.1). De acordo com os atuais critérios diagnósticos, a HAS é definida quando há registro de PA elevada em, pelo menos, duas medidas em encontros clínicos diferentes, embora algumas diretrizes[2] sejam mais rigorosas e já indiquem a monitorização ambulatorial da PA (MAPA) ou a monitorização residencial da PA (MRPA) como padrão-ouro para o diagnóstico. A MAPA tende a corrigir o sobrediagnóstico e pode ser custo-efetiva.[3] Cada vez mais se reconhecem as limitações da medida de pressão no consultório médico, medida que pode estar alterada por diversos fatores – falta de tempo para técnica correta, ansiedade, dor ou desconforto são alguns exemplos. São diagnosticados como hipertensos aqueles com PA média após medidas acima de 140/90.

Recentemente, as novas Diretrizes da American Heart Association (AHA)[2] mudaram a classificação da HAS e passaram a considerar hipertensos indivíduos com PA > 130x80 mmHg. Estima-se que com este *cut-off*, cerca de 46% dos adultos norte-americanos sejam hipertensos e mais 30 milhões de pessoas serão rotuladas como hipertensas pelo novo critério somente naquele país. Essa recomendação é controversa, pois o benefício de tratar pessoas com valores mais baixos de pressão é muito pequeno,[4,5] subestima o risco de efeitos adversos do tratamento e do rótulo e subestima o risco de sobrediagnóstico de pressão alta. Por fim, esta diretriz teve forte apoio da indústria farmacêutica no seu desenvolvimento, o que pode influenciar a recomendação do painel de especialistas.[6] A American Academy of Family Physicians decidiu não apoiar tais diretrizes,[7] mas manter apoio à chamada Joint National Committee (JNC),[8] que, ao contrário das anteriores, era bem representada por médicos de APS e tendia a atenuar as recomendações, sugerindo, por exemplo, medicar pacientes de baixo risco com mais de 60 anos apenas se a pressão fosse maior do que 150x90 mmHg.[8,9]

Existem também a hipertensão secundária – responsável por até 5% dos casos de HAS na população geral – e as emergências e urgências hipertensivas. A hipertensão secundária é uma condição rara, para a qual o médico de família e comunidade deve suspeitar quando está diante de casos atípicos de hipertensão arterial em pessoas muito jovens sem antecedente familiar, hipertensão grave de difícil controle, presença de sintomas sugestivos das principais causas de HAS secundária, como síndrome de Cushing, hipertireoidismo, síndrome da apneia obstrutiva do sono, etc., devendo referenciar a pessoa ao especialista focal. As emergências e urgências hipertensivas são abordadas seguindo seus algoritmos específicos. Tais formas de hipertensão fogem ao escopo deste capítulo.

Frequentemente, as pessoas nomeiam seus sofrimentos diversos de "pressão alta", com indiscutível confusão entre os termos "hipertensão", "tensão", "pressão" e "pressão alta". Tensões e pressões de diversos tipos permeiam a vida de todos, porém nem sempre são nomeáveis, mas a pressão alta nomeou as anomias vivenciais. Esta observação também está fortemente assentada na literatura, que consagra a HAS como fator de risco; doença; doença que não causa sintomas, mas para a qual há tratamento; doença que passa a dar sintomas a partir do diagnóstico, culminando em um "fator de risco sintomático" na experiência de vida de cada um.

O que pode ocasionar

A HAS pode vir isoladamente ou associada a demais fatores de risco ou doenças já estabelecidas. Não há uma causa definida para o seu desenvolvimento, mas diversas características estão associadas a ela, bem como às doenças cardiovasculares propriamente ditas, como, por exemplo, o sedentarismo, a história familiar, a obesidade, o tabagismo, as condições socioeconômicas desfavoráveis. A HAS isolada, ou relacionada a outros fatores de risco, associa-se a um risco aumentado de doenças cardiovasculares, sobretudo as doenças cerebrovasculares e as doenças isquêmicas cardíacas.

O que fazer

Diante de um caso suspeito de hipertensão, a primeira abordagem deve ser a de tranquilizar a pessoa, estabelecer uma comunicação efetiva sobre o problema, esclarecer dúvidas, desmedicalizar e planejar a realização das medidas de PA, para minimizar possíveis vieses desta etapa. Tendo em vista que o rótulo de hipertensão costuma ser considerado permanente, é fundamental realizar uma avaliação integral, estabelecer o vínculo e permitir a longitudinalidade e o *watchful waiting*. Nesta etapa, é comum que muitos casos sejam falso-positivos, constituindo-se uma ótima oportunidade para a prevenção quaternária.

Pesquisas qualitativas indicam que boa parte dos indivíduos rotulados foi diagnosticada durante momentos de vida peculiares. É frequente o relato de diagnósticos em pronto-atendimentos durante crises e do uso indiscriminado do esfigmomanômetro automático durante eventos estressantes do dia a dia. Além disso, na maior parte das vezes, a medida da PA é feita de forma tecnicamente incorreta.[10,11]

Durante o processo longitudinal de tomada de medidas de PA, podem-se obter as análises laboratoriais pertinentes, como glicemia e creatinina, e eletrocardiograma (ECG) (é comum que pseudocrises hipertensivas apresentem palpitações – ou "batedeira no peito" – como sintomas relatados). Porém, deve-se tomar cuidado com a realização de outros exames sem que haja uma motivação consistente para isso, de forma que ecocardio-

Tabela 161.1 | **Classificação da hipertensão segundo os níveis de pressão arterial**

	PAS (mmHg)		PAD (mmHg)
Ótima	< 120	E	< 80
Normal	120-29	E/ou	80-84
Normal alta	130-39	E/ou	85-89
Hipertensão estágio 1	140-159	E/ou	90-99
Hipertensão estágio 2	160-179	E/ou	100-109
Hipertensão estágio 3	> ou = 180	E/ou	> ou = 110
Sistólica isolada	> ou = 140	E	< 90

PAS, pressão arterial sistólica; PAD, pressão arterial diastólica.

grama, Holter, radiografia torácica são exames que poderão ser considerados se houver indicação específica e quando o diagnóstico de HAS já estiver consistentemente estabelecido, uma vez que fazem parte da avaliação das complicações (lesão de órgãos-alvo) e não são critérios diagnósticos.

Anamnese

A avaliação subjetiva deve ser bastante valorizada. Obter informações sobre o momento de vida, as condições socioeconômicas e os relacionamentos pessoais pode auxiliar na identificação de fatores estressores frequentemente confundidos com "pressão alta". As informações sobre estilo de vida, hábitos de atividade física, hábitos alimentares, uso de cafeína, álcool, tabaco e outras drogas, história familiar de doenças cardiovasculares em familiares de primeiro grau (pai/mãe e irmãos antes dos 55/65) também são importantes, bem como a avaliação de história pessoal de doenças cardiovasculares manifestas prévias (infarto, angina, acidente vascular cerebral [AVC]) e outros problemas de saúde previamente diagnosticados.

Exame físico

A medida de PA na consulta médica representa um momento importante de conexão entre a pessoa e o seu médico; no entanto, essa medida de PA é bastante traiçoeira. As medidas dos médicos são as que mais desencadeiam respostas de elevação da pressão na pessoa examinada (o famoso efeito do avental branco). O controle da PA deve ser idealmente verificado a partir de registros domiciliares, e o apoio da equipe de enfermagem pode ser necessário. Estratégias como o uso de diários de pressão domiciliares são válidas, ainda mais em um contexto com dificuldade de acesso à MAPA.[12] De acordo com o protocolo do National Institute for Health and Care Excellence (NICE), 14 medidas domiciliares realizadas duas vezes ao dia, no mesmo horário, por 7 dias consecutivos se aproximam da MAPA.[13] O mesmo procedimento deveria ser realizado para o diagnóstico ambulatorial com medidas feitas na unidade de saúde, sempre com duas medidas consecutivas, com intervalo de pelo menos 1 minuto entre elas, com a pessoa sentada.[13] Os estudos não são conclusivos quanto ao melhor esfigmomanômetro a ser utilizado, e o padrão-ouro é o de mercúrio, que tem sua comercialização cada vez mais restrita. Os aneroides devem ser calibrados pelo menos uma vez ao ano, e alguns estudos atestam a acurácia dos digitais de braço que também devem ser calibrados periodicamente.[14-16] A sugestão é verificar os aparelhos testados pelo Instituto Nacional de Metrologia, Qualidade e Tecnologia (INMETRO) pesquisando pelo modelo.[17]

A PA é parâmetro fundamental na avaliação do indivíduo atendido devido a uma emergência, mas este não é o caso da consulta de seguimento do hipertenso, que inclui as seguintes ações:

- Estabelecer o índice de massa corporal (IMC) e a circunferência abdominal para o cálculo do risco cardiovascular.
- Realizar exame físico geral, pois alguns estigmas podem indicar causas secundárias de HAS, como hipertireoidismo e síndrome de Cushing.
- Realizar exame cardiovascular, para auxiliar na suspeita de lesão de órgãos-alvo, como nas doenças ateroscleróticas, no aneurisma de aorta abdominal e na insuficiência cardíaca. Entretanto, deve-se tomar cuidado, pois o valor diagnóstico de alguns achados de exame físico em pacientes assintomáticos é geralmente muito baixo e inespecífico. O exame de fundo de olho é importante também nesta etapa.

Exames complementares

Após a definição do diagnóstico de hipertensão, os seguintes exames devem ser incluídos na avaliação inicial:[18] glicemia de jejum, colesterol total e frações, triglicérides, creatinina sedimento urinário e microalbuminúria, potássio e ECG em repouso.

Conduta proposta

Em primeiro lugar, a abordagem da HAS com o objetivo de reduzir a morbimortalidade por doenças cardiovasculares deve ser populacional. A abordagem individual de alto risco poderá contribuir para essa redução, mas isoladamente é menos custo-efetiva e mais danosa do que a abordagem populacional. A promoção à saúde é o caminho que tem mostrado melhores resultados, por meio da redução de sódio nos alimentos industrializados, de políticas públicas para desmotivação do tabagismo e do uso abusivo de álcool, da promoção à prática de atividades físicas por meio de medidas de mobilidade urbana, e de oferta de locais para isso, entre muitas outras ações. Tais medidas precisam atingir a maior parte da população com políticas públicas de qualidade e de longa duração.

As orientações dietéticas nas consultas médicas ocupam bastante tempo e não parecem muito eficazes quando não surgirem por interesse da pessoa. A "perseguição ao saleiro" desvia o foco das maiores fontes de sódio presentes na alimentação humana: os produtos industrializados.

Em nível individual, a abordagem da HAS deve respeitar a avaliação global do risco cardiovascular. Embora o risco cardiovascular possa identificar indivíduos de maior risco, seu resultado não deve ser usado como regra de decisão para a prescrição de tratamentos. Identificando-se o perfil de uma pessoa, pode-se priorizar a abordagem de acordo com o componente do risco mais representativo. Sendo assim, em um indivíduo hipertenso e tabagista ou em outro hipertenso e sedentário, a abordagem inicial deve priorizar o tabagismo, no primeiro caso, e o sedentarismo no segundo, na medida em que é possível que a HAS seja, pelo menos em parte, o resultado desses dois fatores.

A pessoa hipertensa não deve ser estimulada a pensar que sua condição é permanente e incurável, uma vez que isso poderá desestimular sua adesão ao plano terapêutico. As dificuldades de adesão devem ser encaradas como problemas a serem compreendidos na perspectiva do médico e da pessoa, e não como "rebeldia do paciente".

Tratamento não farmacológico

As medidas não farmacológicas englobam uma série de mudanças de estilo de vida, como aumento da atividade física, perda de peso, dieta mais saudável (com restrição de sódio, sobretudo de alimentos industrializados), cessação do tabagismo, redução de uso excessivo de álcool. Tais medidas em geral são difíceis de implementar individualmente, pois dependem não apenas da força de vontade das pessoas, mas também do contexto socioeconômico e cultural em que vivem. Assim, um erro comum é culpar os pacientes por seus hábitos de vida não saudáveis e prescrever de forma autoritária e persecutória modificações de estilo de vida que muitas vezes são inatingíveis (Tabela 161.2).

Tratamento farmacológico

É muito comum que as pessoas lancem mão de medicamentos anti-hipertensivos de modos bastante diferentes daqueles imaginados e prescritos por seus médicos. Os betabloqueadores,

Tabela 161.2	Potencial efeito das medidas não farmacológicas na pressão arterial*		
Atitude	Recomendação	Queda aproximada na PAS**
Diminuição do peso	Manter o peso normal (IMC entre 18,5 e 24,9 kg/m²)	5-20 mmHg/10 kg de peso perdido
Adoção de dieta DASH	Consumir dieta pobre em gordura, em especial saturada e rica em frutas, vegetais e laticínios com baixo teor de gordura	8-14 mmHg
Redução do sódio	Máximo de 2,4 g de sódio ou 6 g de cloreto de sódio (sal)	2-8 mmHg
Atividade física	Fazer atividade física regular, como caminhada (ao menos, 30 minutos por dia na maioria dos dias da semana)	4-9 mmHg
Moderação do consumo de álcool	Limitar o consumo de álcool para não mais do que dois *drinks* (30 mL de etanol, 300 mL de vinho, 720 mL de cerveja, 90 mL de destilado) por dia para homens ou um *drink* por dia para mulheres ou pessoas de mais baixo peso	2-4 mmHg

*A cessação do tabagismo é fundamental para a redução do risco cardiovascular global.
** O efeito é dose-dependente e pode ser maior em algumas pessoas.
IMC, índice de massa corporal; PAS, pressão arterial sistólica; PAD, pressão arterial diastólica; DASH, *dietary approach to stop hypertension*.
Fonte: Chobanian e colaboradores.[19]

por exemplo, proporcionam alívio sintomático das crises de ansiedade. No entanto, o uso de medicamentos que deve ser evitado é o decorrente da sobremedicalização, quando a pessoa lança mão do medicamento anti-hipertensivo como medida terapêutica para situações do dia a dia. Como é frequente relacionar alguns sintomas, como vertigens, tonturas, cefaleia nucal, taquicardia, além de um sem-número de outras possibilidades criativas das pessoas, é também frequente que as pessoas nomeiem estas crises sintomáticas como "pressão alta", lidando com os sintomas como se fossem HAS. Contudo, estes são sintomas psicossomáticos comuns, assim como a própria elevação transitória da PA.

Deve-se lembrar de que o tratamento medicamentoso de HAS no estágio 1 – PAS entre 140-160 mmHg e PAD entre 80-90 mmHg – não oferece benefícios de mortalidade sobre o placebo.[4] Além disso, metas menores do que 140x90 mmHg não trazem benefício, pelo menos para pessoas sem outras comorbidades.[4]

Após avaliação da necessidade de iniciar tratamento farmacológico, a Tabela 161.3 e os Quadros 161.1 e 161.2 indicam as classes, doses, efeitos adversos e situações especiais dos medicamentos mais utilizados e disponíveis no Sistema Único de Saúde.

A tomada de decisão para iniciar o tratamento farmacológico da HAS e a escolha dos medicamentos devem levar em conta as comorbidades da pessoa, o perfil de efeitos colaterais e o seu benefício na prevenção de desfechos adversos, como infartos e derrames.

As medicações de primeira escolha para o tratamento da HAS são diuréticos tiazídicos, inibidores da enzima conversora da angiotensina (IECA), bloqueadores dos canais de cálcio (BCC) e antagonistas dos receptores da angiotensina II (ARB II).

A Figura 161.1 mostra as combinações preferenciais das várias classes de anti-hipertensivos disponíveis.

Apesar de amplamente usados, estudos com betabloqueadores mostraram piores desfechos em comparação com outras classes e benefício muito discreto em relação ao uso de placebo.[20] Apesar disso, outras revisões mostram que os betabloqueadores podem ter efeito mais importante em pessoas jovens, podendo ser considerados opção terapêutica nestes pacientes.[21] É necessário ter um julgamento clínico no momento de escolha do anti-hipertensivo. Por exemplo: uma pessoa hipertensa com crises frequentes de enxaqueca pode beneficiar-se do betabloqueador, já que, além do controle da pressão, pode oferecer profilaxia para as crises de enxaqueca.

Em pessoas com diabetes melito (DM) ou doença renal crônica (DRC), os IECAs e os ARBs são a preferência devido ao seu efeito nefroprotetor. Em indivíduos de raça negra, dá-se preferência a diuréticos tiazídicos ou a BCC.[8]

Frequência de acompanhamento e exames

A frequência de acompanhamento da pessoa hipertensa sugerida pelo Caderno de Atenção Básica é baseada no risco cardiovascular de base:[18]

- Baixo risco cardiovascular (< 10% em 10 anos): consulta anual com médico e enfermeiro.

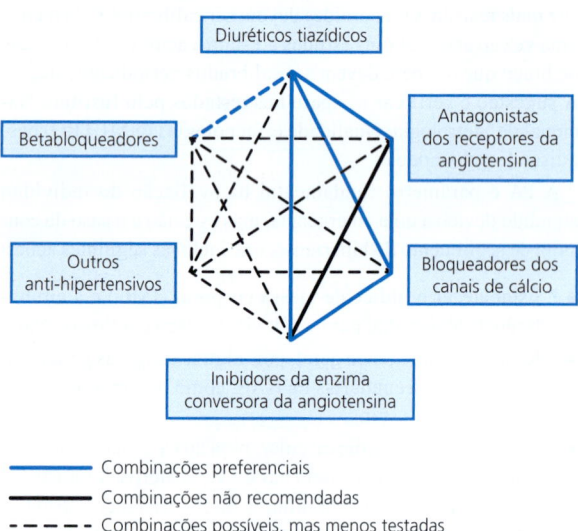

▲ Figura 161.1
Combinações preferenciais das várias classes de anti-hipertensivos.
Fonte: Malachias e colaboradores.[1]

Tabela 161.3 | **Medicações anti-hipertensivas disponíveis na Relação Nacional de Medicamentos Essenciais (Rename)**

Classe	Denominação	Concentração	Dose mínima	Dose máxima	Tomadas ao dia
Diuréticos tiazídicos	Hidroclorotiazida	12,5 mg e 25 mg	12,5-25 mg	50 mg	1
Agentes poupadores de potássio	Espironolactona	25 mg e 100 mg	25 mg	100 mg	1-2
Betabloqueadores seletivos	Atenolol	50 mg e 100 mg	25 mg	100 mg	1-2
	Succinato de metoprolol	25, 50 e 100 mg	25-100 mg	200 mg	1-2
	Tartarato de metoprolol	100 mg	25-100 mg	200 mg	1-2
Agentes alfa e betabloqueadores	Carvedilol	3,125, 6,25, 12,5 e 25 mg	12,5 mg	50 mg	1-2
Betabloqueadores não seletivos	Propranolol	10 e 40 mg	40 mg	240 mg	2-3
Antiadrenérgicos de ação central	Metildopa	250 mg	500 mg	1.500 mg	2-3
Bloqueadores seletivos de canal de cálcio – diidropiridínicos	Anlodipino	5 e 10 mg	5 mg	10 mg	1
	Nifedipino	10 mg	20-40 mg	60 mg	3
Bloqueadores seletivos de canal de cálcio – não diidropiridínicos	Verapamil	80 e 120 mg	80-120 mg	480 mg	2-3
Agentes que atuam no músculo liso arteriolar	Hidralazina	25 e 50 mg	25 mg	200 mg	2
IECA	Captopril	25 mg	25 mg	200 mg	2
	Enalapril	5, 10 e 20 mg	5 mg	40 mg	1-2
Antagonistas dos receptores da angiotensina II	Losartana	50 mg	25 mg	100 mg	1

IECA, inibidores da enzima conversora da angiotensina.
Fonte: Adaptada de Brasil.[18]

Quadro 161.1 | **Efeitos adversos das medicações anti-hipertensivas**

Classe	Efeitos adversos
Diuréticos	Hipopotassemia, hiperuricemia, intolerância à glicose, aumento do risco de aparecimento de DM, além de promover aumento de triglicérides em geral, dependendo da dose
Betabloqueadores	Broncospasmo, bradicardia, distúrbios da condução atrioventricular, vasoconstrição periférica, insônia, pesadelos, depressão psíquica, astenia e disfunção sexual
Antiadrenérgicos de ação central	Sonolência, sedação, boca seca, fadiga, hipotensão postural e disfunção sexual
Bloqueadores de canal de cálcio	Cefaleia, tontura, rubor facial – mais frequente com diidropiridínicos de curta duração – e edema de extremidades, sobretudo maleolar
	Estes efeitos adversos são, em geral, dose-dependentes, mas, raramente podem induzir a hipertrofia gengival. Os diidropiridínicos de ação curta provocam importante estimulação simpática reflexa, sabidamente deletéria para o sistema cardiovascular. O verapamil pode provocar depressão miocárdica e BAV, além de obstipação intestinal
Agentes que atuam no músculo liso arteriolar	Pela vasodilatação arterial direta, promovem retenção hídrica e taquicardia reflexa
IECA	Tosse seca, alteração de paladar e, mais raramente, reações de hipersensibilidade, com erupção cutânea e angioedema
	Em indivíduos com LRC, podem eventualmente agravar a hiperpotassemia. Em pessoas com hipertensão renovascular bilateral ou unilateral associada a rim único, podem promover redução da filtração glomerular com aumento dos níveis séricos de ureia e creatinina. Seu uso em pessoas com função renal reduzida pode causar aumento da CrS em até 30%, mas a longo prazo, prepondera seu efeito nefroprotetor
Antagonistas dos receptores da angiotensina II	Foram relatadas tontura e, raramente, reação de hipersensibilidade cutânea (rash). As precauções para seu uso são semelhantes às descritas para os IECAs

LRC, lesão renal crônica; CrS, creatinina sérica; DM, diabetes melito; BAV, bloqueio atrioventricular.
Fonte: Adaptado de Brasil.[18]

Quadro 161.2 | **Matriz de diretrizes para decisão da classe medicamentosa a ser usada**

Indicação	Classe medicamentosa indicada					
	Diurético	BB	IECA	ARB	BCC	Aldo ANT
IC	*	*	*	*		*
Pós-infarto		*	*			*
Alto risco cardiovascular	*	*	*		*	
Diabetes	*	*	*	*	*	
IR			*	*		
AVC	*		*			

IC, insuficiência cardíaca; IR, insuficiência renal; AVC, acidente vascular cerebral; BB, betabloqueador; IECA, inibidor da enzima conversora da angiotensina; ARB, antagonista dos receptores da angiotensina II; BCC, bloqueador de canal de cálcio; Aldo ANT, antagonista da aldosterona.

Fonte: Pierin e Mion Jr.[14]

- Risco moderado (10-20% em 10 anos): consultas semestrais com médico e enfermeiro.
- Alto risco (> 20% em 10 anos): consulta a cada 4 meses.

Considerando que o gasto com recursos do serviço de saúde para o acompanhamento de pessoas hipertensas é excessivo, em um serviço que funciona adequadamente, com bom acesso à sua população, o acompanhamento da HAS pode ser diluído em outras consultas, não sendo necessária uma agenda especial para hipertensos. É importante reforçar que a HAS é um dos fatores de risco componentes do risco cardiovascular (ver Cap. 157, Prevenção primária e secundária para doenças cardiovasculares) e isoladamente se relaciona com diversos outros fatores e condições da pessoa.

A frequência de exames sugerida pelo Ministério da Saúde é anual, porém não há uma base forte de evidência para estas recomendações. Uma diretriz canadense de doença cardiovascular voltada para a APS recomenda a dosagem do perfil lipídico a cada 5 ou 10 anos, visto que existe uma variabilidade de curto prazo substancial na medida de níveis de lipídeos e mínima variação de longo prazo. Alterações observadas em medidas frequentes de perfil lipídico provavelmente se relacionam bem mais com a variação de curto prazo do que com uma alteração real do risco cardiovascular do paciente.[22] Do mesmo modo, é questionável a necessidade anual de exames para um hipertenso bem controlado com a mesma terapia farmacológica há anos. Por outro lado, recomenda-se sempre reavaliar a necessidade da manutenção da terapêutica estabelecida, uma vez que, ao longo do tempo, muitos indivíduos realizam mudanças de vida que podem repercutir na necessidade de tratamento farmacológico. Nesta mesma linha, pacientes muito idosos apresentam maior risco de efeitos colaterais graves e podem não se beneficiar dos efeitos preventivos da terapia anti-hipertensiva.

Urgência hipertensiva

Uma situação muito comum na APS é o médico ser chamado às pressas por algum membro da equipe para atender uma pessoa na sala de emergência. Quando chega, encontra um paciente assintomático, porém com pressão "muito alta", como 180x110 mmHg. Esta condição é comumente chamada de urgência hipertensiva, sendo em geral sugerido o uso de alguma medicação para baixar rapidamente a pressão desta pessoa. Por mais que tal valor possa causar espanto, alguns estudos mostram que essa situação é comum em pacientes ambulatoriais e que na ausência de sinais objetivos de lesão de órgão-alvo, a pessoa pode ser manejada na APS com segurança. Em um estudo, nos meses que se seguiram à apresentação inicial da pessoa, o número de eventos cardiovasculares foi baixo, e indivíduos referenciados ao pronto-socorro usaram mais recursos, sem melhores desfechos. Ademais, após seis meses, a maioria das pessoas ainda estava com PA fora da meta de tratamento.[23]

Este tipo de estudo levou alguns médicos a questionarem se o diagnóstico de urgência hipertensiva é realmente útil,[24] já que apenas descreve uma condição gerada pela leitura da PA, que provoca grande ansiedade na pessoa e na equipe de saúde e que tem bom prognóstico, não exigindo referenciamento ao hospital.

Quando a pessoa estiver na UBS com PA elevada, sem sintomas específicos de lesão de órgão-alvo, a proposta é:

- Tranquilizar a pessoa e a equipe de atendimento.
- Verificar o motivo de medida de pressão: algum sintoma específico? Rotina? Mediu em outro local e se assustou?
- Tratar causas de elevação de PA, como dor e ansiedade, as quais são denominadas pseudocrise hipertensiva.
- Checar adesão do paciente ao esquema de medicação anti-hipertensiva, se já for hipertenso crônico diagnosticado.
- Solicitar medidas de pressão realizadas em outros cenários (p. ex., medidas domiciliares) para melhor avaliar o controle de PA e ajustar a medicação posteriormente, ou excepcionalmente já ajustar as medicações de uso contínuo.
- Realizar registro adequado e relatório médico do atendimento para seguimento com o médico de referência do paciente.

> **Dicas**
>
> ▶ A redução do número de doses diárias de medicação anti-hipertensiva parece melhorar a adesão da pessoa.[25] Dê preferência a medicações com meias-vidas mais longas que possam ser administradas uma ou no máximo duas vezes ao dia.
>
> ▶ Tenha paciência e use recursos do médico de família e comunidade, como o *watchful waiting* e a longitudinalidade, no momento de diagnosticar alguém como hipertenso.
>
> ▶ Evite medicalizar sintomas e sofrimentos do dia a dia com o remédio para pressão. Evite o uso excessivo e irracional do aparelho de pressão automático. Explique para a pessoa os objetivos e a ação do medicamento e aborde o seu contexto psicossocial.

Quando referenciar

- **Hipertensão de difícil controle:** com, no mínimo, três medicações de classes diferentes em doses adequadas e após avaliar adesão.
- **Hipertensão secundária:** as características que sugerem hipertensão secundária estão descritas no Quadro 161.3. Dependendo da condição do serviço e da segurança clínica, o médico de família e comunidade pode iniciar a investigação na APS e referenciar em um segundo momento.

ÁRVORE DE DECISÃO

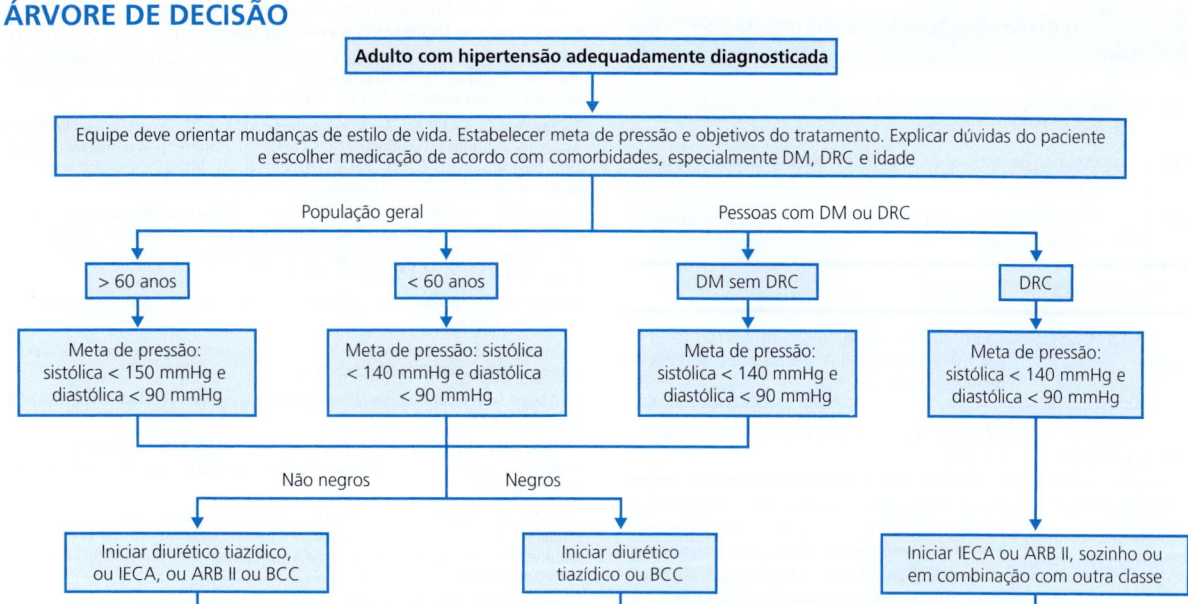

▲ **Figura 161.2**
Fluxograma sobre iniciação e ajuste de terapia anti-hipertensiva.
Fonte: Adaptado de James e colaboradores.[8]

- **Emergências hipertensivas:** aqui, ressalta-se que o grupo emergências hipertensivas reúne diferentes diagnósticos, cujo manejo inicial está descrito em outros capítulos. Nesses diagnósticos, o papel do médico de família e comunidade é reconhecer a emergência, prestar os cuidados iniciais e referenciar a pessoa ao serviço de emergência. São exemplos de emergências hipertensivas: infarto agudo do miocárdio e síndromes coronarianas agudas, AVC isquêmico ou hemorrágico, dissecção de aorta, edema agudo de pulmão, encefalopatia hipertensiva e eclâmpsia.

Erros mais frequentemente cometidos

- ▶ Não realizar o diagnóstico de modo correto, com acompanhamento longitudinal e diversas medidas de pressão, preferencialmente domiciliares
- ▶ Não abordar o contexto psicossocial da pessoa e investigar causas para aumento de ansiedade e estresse que podem levar ao aumento transitório da PA
- ▶ Não tirar dúvidas da pessoa sobre a pressão alta e sobre efeitos colaterais dos medicamentos
- ▶ Solicitar exames sem indicação, especialmente investigação mais complexa, como ecocardiograma e Holter. É comum solicitar a "dupla" creatinina e ureia por hábito da formação hospitalar, sendo que a ureia tem valor em outros cenários, como o de emergência, mas não no acompanhamento de rotina de uma pessoa hipertensa

- ▶ Referenciar pessoas com pressão muito elevada, mas assintomáticas, ao pronto-socorro
- ▶ Prescrever medicamento sem indicação para hipertensos leves ou para pessoas com elevação transitória da pressão

Prognóstico e complicações possíveis

Pessoas hipertensas têm risco maior de doença coronariana, doença cerebrovascular, insuficiência cardíaca congestiva, retinopatia e DRC. O risco da pessoa depende, obviamente, de outros fatores, como tabagismo, presença de diabetes, sedentarismo, histórico familiar. Sendo assim, a PA é apenas um componente deste risco e não deve ser encarada isoladamente.

Atividades preventivas e de educação

Como já mencionado, existem diversas medidas populacionais de prevenção primária da hipertensão arterial. Entre elas, a construção de parques, áreas de lazer e cidades com boa mobilidade, que estimulem a prática de atividade física. Também vale a recomendação de evitar alimentos hiperprocessados e processados, dando preferência a alimentos *in natura* e refeições feitas em casa.[27] Atividades intensivas para redução do sal na dieta, dificilmente aplicáveis no contexto da APS, mostraram apenas redução mínima nos níveis de pressão em longo prazo.[28] Isso sugere que talvez o foco das orientações de estilo de vida deva ser menos persecutório e taxativo (como "nunca mais você pode

Quadro 161.3 | Características que sugerem hipertensão secundária

▶ Hipertensão grave ou com lesão em órgão-alvo de evolução rápida ou resistente ao tratamento

▶ Elevação súbita persistente da pressão em pessoas com idade superior a 50 anos

▶ Início antes dos 30 anos em pessoas sem fatores de risco (obesidade, história familiar)

Suspeita clínica	Alteração
Doença renovascular	Sopro abdominal, alteração da função renal por medicamentos que bloqueiam o sistema renina-angiotensina
Doença do parênquima renal	Elevação de creatinina, ureia, proteinúria, hematúria
Coarctação da aorta	Pulsos femorais reduzidos ou retardados, pressão sistólica em membros superiores pelo menos 10 mmHg maior do que nos membros inferiores, sopro sistólico interescapular ou sopro sistólico amplo em crescendo-decrescendo em toda a parede torácica
Síndrome da apneia e hipopneia obstrutiva do sono	Ronco, sonolência diurna, apneia noturna
Hipertireoidismo	Intolerância ao calor, perda de peso, palpitações, hipertensão sistólica, exoftalmia, tremores, taquicardia
Hiperparatireoidismo	Litíase urinária, osteoporose, depressão, letargia, fraqueza muscular
Hiperaldosteronismo	Hipocalemia e/ou com nódulo suprarrenal
Feocromocitoma	Hipertensão paroxística com cefaleia, sudorese e palpitações
Síndrome de Cushing	Face em "lua cheia", giba dorsal, estrias purpúricas, obesidade central

Fonte: Brasil.[26]

comer esta comida" ou "nunca mais use sal") e mais positivo, avaliando a percepção de saúde da pessoa, sua percepção dos riscos, seus valores e o que acredita que pode mudar.[29]

REFERÊNCIAS

1. Malachias MVB, Souza WKSB, Plavnik FL, Rodrigues CIS, Brandão AA, Neves M, et al. 7ª Diretriz Brasileira de Hipertensão Arterial. Arq Bras Cardiol. 2016;107(3 Suplemento 3):1-83.

2. Whelton PK, Carey RM, Aronow WS, Casey DE, Collins KJ, Dennison Himmelfarb C, et al. 2017 ACC/AHA/AAPA/ABC/ACPM/AGS/APhA/ASH/ASPC/NMA/PCNA Guideline for the Prevention, Detection, Evaluation, and Management of High Blood Pressure in Adults. J Am Coll Cardiol. 2017;70(6):776-803.

3. Hodgkinson J, Mant J, Martin U, Guo B, Hobbs FD, Deeks JJ, et al. Relative effectiveness of clinic and home blood pressure monitoring compared with ambulatory blood pressure monitoring in diagnosis of hypertension: systematic review. BMJ. 2011;342:d3621.

4. Arguedas JA, Perez MI, Wright JM. Treatment blood pressure targets for hypertension. Cochrane Database Syst Rev. 2009;(3):CD004349.

5. Diao D, Wright JM, Cundiff DK, Gueyffier F. Pharmacotherapy for mild hypertension. Cochrane Database Syst Rev. 2012;(8):CD006742.

6. Campsall P, Colizza K, Straus S, Stelfox HT. Financial relationships between organizations that produce clinical practice guidelines and the biomedical industry: a cross-sectional study. PLOS Med. 2016;13(5):e1002029.

7. Crawford C. AAFP decides to not endorse AHA/ACC Hypertension Guideline: Academy continues to endorse JNC8 Guideline [Internet]. Washington: AAFP; 2017 [capturado em 22 fev. 2018]. Disponível em: https://www.aafp.org/news/health-of-the-public/20171212notendorseaha-accgdlne.html.

8. James PA, Oparil S, Carter BL, Cushman WC, Dennison-Himmelfarb C, Handler J, et al. 2014 evidence-based guideline for the management of high blood pressure in adults: report from the panel embers appointed to the Eighth Joint National Committee (JNC 8). JAMA. 2014;311(5):507-20.

9. Gauer R, LaRocque J. JNC 8: relaxing the standards. Am Fam Physician. 2014;90(7):449-452.

10. Mitka M. Many physician practices fall short on accurate blood pressure measurement. JAMA. 2008;299(24):2842-2844.

11. Abbasi J. Medical students fall short on blood pressure check challenge. JAMA. 2017;318(11):991-992.

12. Sharman JE, Blizzard L, Kosmala W, Nelson MR. Pragmatic method using blood pressure diaries to assess blood pressure control. Ann Fam Med. 2016;14(1):63-69.

13. National Clinical Guideline Centre. Hypertension: the clinical management of primary hypertension in adults: update of Clinical Guidelines 18 and 34 [Internet]. London: Royal College of Physicians; 2011 [capturado em 22 fev. 2018]. Disponível em: http://www.ncbi.nlm.nih.gov/books/NBK83274/.

14. Pierin AMG, Mion Jr. D. Como avaliar a calibração dos aparelhos de medida da pressão arterial. Rev Bras Hipertens. 2000;7(4):399-400.

15. A'Court C, Stevens R, Sanders S, Ward A, McManus R, Heneghan C. Type and accuracy of sphygmomanometers in primary care: a cross-sectional observational study. Br J Gen Pract. 2011;61(590):e598-e603.

16. Ostchega Y, Zhang G, Sorlie P, Hughes JP, Reed-Gillette DS, Nwankwo T, et al. Blood pressure randomized methodology study comparing automatic oscillometric and mercury sphygmomanometer devices: National Health and Nutrition Examination Survey, 2009-2010. Natl Health Stat Report. 2012;(59):1-15.

17. Instituto Nacional de Metrologia, Qualidade e Tecnologia. Produtos e serviços em conformidade avaliada [Internet]. Brasília: INMETRO; 2018 [capturado em 22 fev. 2018]. Disponível em: http://www.inmetro.gov.br/prodcert/produtos/busca.asp.

18. Brasil. Estratégias para o cuidado da pessoa com doença crônica: hipertensão arterial sistêmica [Internet]. Brasília: MS; 2013. Disponível em: http://189.28.128.100/dab/docs/portaldab/publicacoes/caderno_37.pdf.

19. Chobanian AV, Bakris GL, Black HR, Cushman WC, Green LA, Izzo JL Jr, et al. The seventh report of the Joint National Committee on Prevention, Detection, Evaluation, and Treatment of High Blood Pressure: the JNC 7 report. JAMA. 2003;289(19):2560-72. Erratum in: JAMA. 2003;290(2):197.

20. Wiysonge CS, Bradley HA, Volmink J, Mayosi BM, Opie LH. Beta-blockers for hypertension. Cochrane database Syst Rev. 2017;(1):CD002003.

21. Khan N, McAlister FA. Re-examining the efficacy of β-blockers for the treatment of hypertension: a meta-analysis. Can Med Assoc J. 2006;174(12):1737-1742.

22. Allan GM, Lindblad AJ, Comeau A, Coppola J, Hudson B, Mannarino M, et al. Simplified lipid guidelines: prevention and management of cardiovascular disease in primary care. Can Fam Physician. 2015;61(10):857-867.

23. Patel KK, Young L, Howell EH, Hu B, Rutecki G, Thomas G, et al. Characteristics and outcomes of patients presenting with hypertensive urgency in the office setting. JAMA Intern Med. 2016;176(7):981-988.

24. Heath I. Hypertensive urgency: is this a useful diagnosis? JAMA Intern Med. 2016;176(7):988-989.

25. Schroeder K, Fahey T, Ebrahim S. Interventions for improving adherence to treatment in patients with high blood pressure in ambulatory settings. Cochrane Database Syst Rev. 2004;(2):CD004804.

26. Brasil. Universidade Federal do Rio Grande do Sul. Protocolos de encaminhamento da atenção básica para a atenção especializada [Internet]. Brasília: MS; 2016 [capturado em 22 fev. 2018]. Disponível em: http://189.28.128.100/dab/docs/portaldab/publicacoes/Protocolos_AB_Vol2_Cardiologia.pdf.

27. Brasil. Secretaria de Atenção à Saúde. Departamento de Atenção Básica. Guia alimentar para a população brasileira [Internet]. 2. ed. Brasília: MS; 2014 [capturado em 22 fev. 2018]. Disponível em: http://189.28.128.100/dab/docs/portaldab/publicacoes/guia_alimentar_populacao_brasileira.pdf.

28. Hooper L, Bartlett C, Smith GD, Ebrahim S. Advice to reduce dietary salt for prevention of cardiovascular disease. Cochrane Database Syst Rev. 2004;(1):CD003656.

29. Stewart M, Brown JB, Weston WW, McWhinney IR, McWilliam CL, Freeman TR. Medicina centrada na pessoa: transformando o método clínico. 3. ed. Porto Alegre: Artmed; 2017.

CAPÍTULO 162

Doença arterial periférica

Giuliano Dimarzio
Ricardo de Alvarenga Yoshida

Aspectos-chave

▶ A doença arterial periférica (DAP) pode ser silenciosa e ter sintomas variados, decorrentes do grau de obstrução ou do seu local no corpo.

▶ Identificar as manifestações clínicas e seus fatores de risco – idade > 50 anos, tabagismo, diabetes, hipertensão arterial, dislipidemia, antecedente de infarto, acidente vascular cerebral ou outras evidências de doença arterial – é fundamental para o reconhecimento de DAP.

▶ O exame físico com ausência ou redução significativa de pulsos no membro acometido é um achado de grande valor diagnóstico. O índice tornozelo-braquial (ITB) pode ser utilizado como propedêutica diagnóstica da DAP em pacientes com fatores de risco para doença cardiovascular (DCV) na atenção primária à saúde (APS) (prevenção secundária), embora ensaios clínicos de boa qualidade com desfechos clínicos importantes para os pacientes não estejam disponíveis.

▶ A relação centrada na pessoa e a sua efetiva comunicação com os profissionais de saúde são essenciais para o entendimento das necessidades e definição do plano de ação compartilhado para elucidação diagnóstica, abordagem terapêutica e de educação.

Caso clínico

Sr. Antenor, 71 anos, agricultor, mora na mesma casa desde o nascimento, portador de hipertensão arterial e diabetes controlados; fuma três "cigarros de palha" por dia. Vai à consulta sempre perto de seu aniversário. Nega queixas quando a consulta se inicia. A médica de família e comunidade, sempre minuciosa, resolve aprofundar a história, procurando possíveis complicações das doenças, com perguntas mais fechadas e específicas. Sr. Antenor então responde que há alguns meses realmente tem sentido uma dor leve, em queimação, na panturrilha direita quando chega da roça, aproximadamente após 25 minutos de caminhada em terrenos montanhosos, que melhora quando ele estica as pernas após o banho e aguarda o jantar. Nega quedas ou necessidade de interromper a jornada e fala que não sente dor no peito nunca. Mas relata que acha que é "da idade isso, né, doutora, inclusive meu pai falava que às vezes tinha isso, mas morreu de infarto mesmo".

Teste seu conhecimento

1. São fatores de risco para DAP:
    a. Hipertensão arterial, hiperuricemia e doenças do colágeno
    b. Diabetes, sedentarismo e tabagismo
    c. Hiperuricemia, doenças reumatológicas e doenças neoplásicas prévias
    d. Hipertensão arterial, doenças reumatológicas e hiperuricemia

2. É sinal ou sintoma comumente encontrado na DAP:
    a. Dormência ou dor em membros inferiores
    b. Astenia
    c. Espessamento da pele
    d. Pulsos cheios e simétricos

3. O tratamento da DAP envolve:
    a. Invariavelmente, referenciamento para o cirurgião vascular
    b. Meia elástica de média compressão
    c. Controle dos fatores de risco e antiagregante plaquetário nos pacientes sintomáticos com história de evento cardiovascular
    d. Drenagem linfática

Respostas: 1B, 2A, 3C

Do que se trata

A DAP ocorre em virtude do estreitamento ou da obstrução dos vasos sanguíneos arteriais.[1] A maior incidência de casos da doença ocorre após os 50 anos de idade, acomete sobretudo homens e está diretamente associada aos fatores de risco para aterosclerose. A prevalência desse agravo, considerando sintomáticos e assintomáticos, é estimada em 13% da população acima dos 50 anos de idade.[2]

É importante destacar que pessoas idosas, diabéticas e/ou fumantes têm maior probabilidade de desenvolver a doença, bem como de sofrer complicações mais graves. Segundo dados da Sociedade Brasileira de Angiologia e de Cirurgia Vascular[1], cerca de

80% dos pacientes acometidos pela DAP são assintomáticos, ou seja, não apresentam qualquer queixa relacionada à obstrução aterosclerótica arterial periférica.

Quando pensar

Entre os fatores associados à causa e origem da DAP, a aterosclerose é o principal agente causal, estando relacionada com idade maior do que 60 anos, colesterol elevado, diabetes, doença arterial coronariana (DAC), hipertensão arterial sistêmica (HAS), doença renal (dialítica ou não dialítica), fumo, doença cerebral vascular, histórico familiar, sedentarismo, obesidade, entre outros fatores. Fibrodisplasia arterial, arterites autoimunes, doença de Buerger, trauma vascular, entre outras, são causas menos frequentes.[3]

A DAP afeta 20% da população com mais de 70 anos e 3 a 6% com menos de 60 anos. A incidência média anual de DAP sintomática, de acordo com estudo de Framingham, é de 26 por 10.000 homens e de 12 por 10.000 mulheres, aumentando com a idade. A prevalência da doença assintomática varia entre 0,9 e 22%, segundo vários estudos, havendo, para cada doente com claudicação intermitente, outros três com doença assintomática.[1]

Ao longo de 5 anos, 5 a 10% dos pacientes com DAP desenvolvem eventos cardiovasculares não fatais, 30% falecem e 55 a 60% sobrevivem, caracterizando a evolução natural dessa doença. Dos sobreviventes, 25% pioram devido à claudicação, 5 a 10% necessitam de cirurgia restauradora vascular e 2 a 5% sofrem amputação maior.[4]

Recente estudo escocês mostrou que, embora o diabetes seja um grande fator de risco para DAP, não é o mais prevalente na APS. Nesse contexto, o tabagismo seria o fator mais prevalente, embora, no Brasil, sua prevalência tem apresentado queda progressiva nas últimas décadas. Em síntese, estudos prospectivos sugerem que os fatores de risco para DAP e DAC são iguais.[5]

Sinais e sintomas

A principal forma de apresentação da DAP é a claudicação intermitente, que se caracteriza por dor muscular desencadeada pelo exercício e que alivia com o repouso. O grupo muscular mais frequentemente afetado é a região da panturrilha, uma vez que o setor arterial mais suscetível à aterosclerose é o femoropoplíteo.[2,3,6] Outros grupos musculares podem ser acometidos, como coxas e glúteos. A gravidade da doença será caracterizada pela limitação que os sintomas causem na vida do doente. Com a evolução da doença, surgem a dor em repouso e as lesões tróficas (escassez de pelos, bem como unhas dos pés quebradiças, pulsações diminuídas ou ausentes e hipotrofia no membro acometido). Quando a doença acomete artérias proximais (território aortoilíaco), pode ocorrer impotência sexual (disfunção erétil).[1]

Em casos de doença mais avançada, há palidez da pele ou cor azulada/arroxeada nos dedos ou nos pés (cianose), dor nas pernas mesmo quando em repouso, redução da temperatura das pernas, formigamentos e eventualmente aparecimento de feridas (úlceras isquêmicas) ou gangrena nos pés, pela condição de extrema falta de circulação.

É importante ter em mente que há uma associação entre DAP com DAC e doença cerebrovascular, ou seja, as pessoas que apresentam placas de ateroma nas artérias das pernas têm alta probabilidade de apresentar placas de ateroma nas artérias coronárias, assim como nas artérias carótidas. Dessa forma, pode-se dizer que aterosclerose periférica é "marcador" de DAC e de doença cerebrovascular, e que o tratamento clínico da DAP deve focar no controle dos fatores de risco para doença aterosclerótica (Figura 162.1).

O que fazer

Anamnese

É imprescindível a valorização do espaço da consulta e a correta execução dos principais passos envolvidos em uma entrevista clínica na APS[8] com a utilização do método clínico centrado na pessoa[9] e das melhores técnicas de habilidade de comunicação para o reconhecimento das prioridades e necessidades de saúde da pessoa em cuidado.

Anamnese dirigida

- Duração dos sintomas de dor ou desconforto, progressão lenta ou rápida; diferença entre esquerda e direita.
- Sintomas sugestivos de isquemia aguda: dor em repouso, distúrbio sensível rapidamente progressivo na perna (dormência), fraqueza em perna/pé, palidez (do membro).
- Sintomas sugestivos de claudicação intermitente: dor e sensações desagradáveis (cansaço, rigidez, câimbras, diferença de temperatura) na perna ou região glútea durante movimento físico, mas que reduz em repouso.
- Sintomas sugestivos de isquemia crítica: dor em repouso (especialmente parte anterior do pé e dedos) que diminui à medida que o paciente se levanta ou pendura a perna afetada; moléstias de pele ou unhas dos pés (feridas ou úlceras).
- Limitações (funcionalidade) nas atividades físicas, no trabalho ou em atividades diárias; distância máxima de caminhada.
- Fatores de risco para DCV: idade ≥ 50 anos, DCV no histórico, diabetes, artrite reumatoide, HAS, tabagismo, dislipidemia, DCV em pais ou irmãos(ãs) abaixo da idade de 65 anos.
- Hábitos: tipo de dieta, uso de álcool, atividade física.

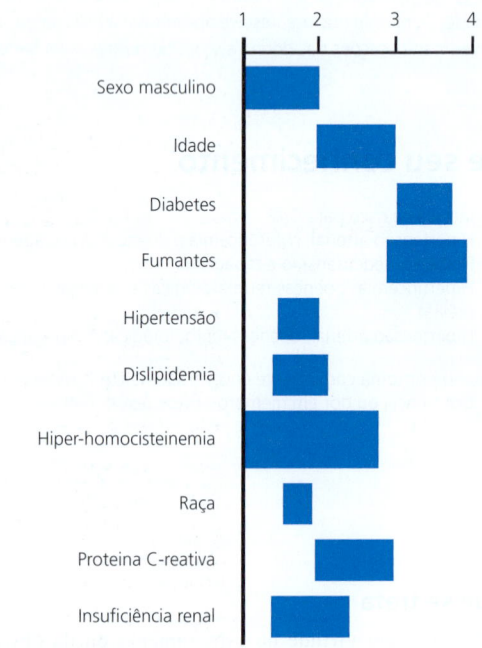

▲ Figura 162.1
Incidência de doença arterial periférica de acordo com cada uma das características.
Fonte: Adaptada de Norgren e colaboradores.[7]

Exame físico

- Durante o exame físico, palpar todos os pulsos da perna direita e esquerda, assim como aorta e braços, notando se há assimetrias entre esquerda e direita.
- Em caso de suspeita de DAP pela claudicação intermitente ou fatores de risco, um recurso propedêutico é colocar o paciente em decúbito dorsal, elevando suas pernas em um ângulo de 45 graus e esperando por 30 segundos, o que pode evidenciar a insuficiência arterial.
- Avaliação de lesões tróficas: feridas nos dedos do pé, pé e tornozelo (úlceras isquêmicas ou necroses), redução na quantidade de pelos; anormalidades nas unhas, diminuição de temperatura nas extremidades, palidez cutânea no membro acometido.
- Avaliação neurológica: distúrbios sensoriais da perna (frequentemente, espaço interdigital e região dorsal do pé entre primeiro e segundo raios); fraqueza da perna/pé (normalmente, fraqueza/distúrbio motor dos músculos intrínsecos do pé).
- Aferição dos níveis de pressão arterial (PA).
- ITB.

Exames complementares

Na suspeita de doença arterial crônica, determinar o ITB com o auxílio de dispositivo Doppler portátil de onda contínua. Porém, a evidência da acurácia do ITB, isoladamente, para o diagnóstico de DAP em pessoas com dor nas pernas quando caminham ainda é escassa:[2]

- Procedimento ITB.
- Cálculo do ITB para ambas as pernas separadamente.

Ver, na Figura 162.2, a fórmula do ITB, e na Figura 162.3, o algoritmo de avaliação usando ITB.

Classificação[7,11]

Estágios de Fontaine

Existem quatro estágios de gravidade crescente:

- Estágio I: assintomático.
- Estágio IIa: claudicação leve.
- Estágio IIb: claudicação moderada a grave.
- Estágio III: dor isquêmica em repouso.
- Estágio IV: ulceração ou gangrena.

Categorias de Rutherford

No total, existem sete categorias de gravidade crescente:

- Grau 0, categoria 0: assintomático.
- Grau I, categoria 1: claudicação leve.
- Grau I, categoria 2: claudicação moderada.
- Grau I, categoria 3: claudicação grave.
- Grau II, categoria 4: dor isquêmica em repouso.
- Grau III, categoria 5: perda tecidual menor.
- Grau IV, categoria 6: perda tecidual maior.

$$\text{ITB esquerda (direita)} = \frac{\text{pressão arterial mais alta (a.tibial posterior ou pediosado do tornozelo esquerdo [direito])}}{\text{pressão arterial mais alta (a.braquial) dos braços}}$$

▲ **Figura 162.2**
Fórmula para cálculo do índice tornozelo-braquial.
Fonte: Sociedade Brasileira de Medicina de Família e Comunidade.[10]

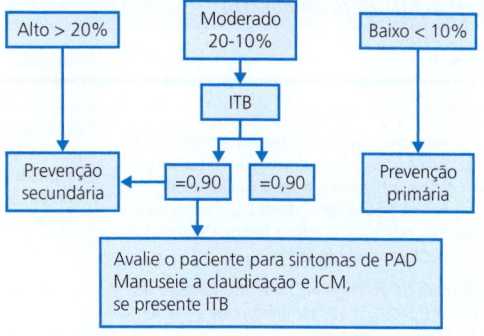

▲ **Figura 162.3**
Algoritmo para avaliação do risco da população considerando o índice tornozelo-braquial.
PAD, pressão arterial diastólica; ICM, isquemia crônica do membro; ITB, índice tornozelo-braquial.
Fonte: Adaptada de Norgren e colaboradores.[7]

Conduta proposta

Tabela 162.1 | Exames úteis no diagnóstico de doença arterial periférica

Exame	Resultado
Índice hálux-braquial ▶ O IHB deve ser usado para estabelecer o diagnóstico de DVP em pacientes com suspeita clínica da doença nos MMII, mas nos quais o exame do ITB não é confiável em decorrência de vasos não compressíveis (geralmente pacientes com diabetes de longa duração ou idade avançada ou pacientes renais em diálise)	IHB < 0,6
Exame da pressão segmentar ▶ A PA pode ser mensurada com medidores pletismográficos colocados sequencialmente ao longo do membro em vários níveis. Ao contrário do ITB, a análise da pressão segmentar é capaz de determinar o local e a magnitude da estenose. Também é barato e rápido.	Gradiente de > 20 mmHg entre segmentos adjacentes
Ultrassonografia duplex arterial ▶ Razão das velocidades sistólicas máximas > 2,0 = estenose > 50% ▶ É a modalidade mais usada para avaliar o local e o grau de estenose, bem como a patência de enxertos de *bypass*. A sensibilidade e a especificidade de estenose ≥ 50% da artéria ilíaca em relação à artéria poplítea são de 90 e 95%	Razão das velocidades sistólicas máximas > 2,0
Registro de volume de pulso ▶ Hoje é menos usado devido ao surgimento da US duplex. Avalia a onda da PA com o uso de dispositivo pneumopletismográfico. Preciso em pacientes com artérias não compressíveis; no entanto, as medições são qualitativas, e não quantitativas. A precisão diagnóstica varia de 90 a 95%. Pode não ser preciso no diagnóstico de estenose dos segmentos distais. Anormal em pacientes com baixo volume sistólico cardíaco	Qualquer redução sequencial qualitativa na pulsatilidade da onda ultrassonográfica

(Continua)

Tabela 162.1 | **Exames úteis no diagnóstico de doença arterial periférica** *(Continuação)*

Exame	Resultado
Doppler de ondas contínuas ▶ Fornece precisão da localização e intensidade da DVP. Precisão limitada em vaso tortuoso, calcificado e sobreposto, e sensibilidade menor na doença da artéria ilíaca. Além disso, em pacientes com estenose da artéria femoral superficial, a especificidade é reduzida ▶ O índice de pulsatilidade pode ser normal e distal à estenose, o que também pode diminuir a sensibilidade do exame	Índice de pulsatilidade reduzido entre os segmentos anatômicos distais e proximais
ITB com exercícios ▶ A magnitude das limitações da caminhada pode ser avaliada, sendo uma boa medida do benefício terapêutico. Em geral, uma esteira elétrica é usada, e os pacientes se exercitam de acordo com o protocolo de Naughton, Hiatt ou Gardner-Skinner	ITB pós-exercício < ITB pré-exercício
Angiografia ▶ Padrão-ouro para diagnóstico e programação cirúrgica. A técnica de subtração digital fornece resolução superior, já que elimina artefatos de ossos e de tecidos corporais densos. Entretanto, é um procedimento invasivo que requer contraste IV	Estenose/obstrução Programação cirúrgica
Angiotomografia ▶ Requer contraste IV, embora haja menos radiação do que na angiografia tradicional. Também pode reconstruir imagens em 3D. A nova TC de 64 ou mais (256) canais pode ter sensibilidade de 89 a 100% e especificidade de 92 a 100% para estenose > 50% ▶ Sua resolução espacial é mais baixa do que a da angiografia digital por subtração, e a opacificação venosa pode obscurecer o preenchimento arterial	Presença de estenose significativa
Angiografia por ressonância magnética ▶ A sensibilidade e a especificidade da ARM em uma metanálise para detectar uma estenose > 50% foi de 90 a 100%, atingindo a maior precisão quando o gadolínio foi usado. Entretanto, há diversas limitações: ela tende a superestimar a estenose e as oclusões. Clipes metálicos podem mimetizar oclusões, limitando, assim, seu uso em pacientes pós-cirúrgicos. Além disso, os pacientes com marca-passos, desfibriladores e algum clipe para aneurisma cerebral não podem realizar o exame com segurança. ▶ O gadolínio causou fibrose sistêmica nefrogênica em pacientes com lesão renal crônica	Estenose

DVP, doença vascular periférica; MMII, membros inferiores; PA, pressão arterial; IV, intravenoso; ITB, índice tornozelo-braquial.
Fonte: *BJM Best Practice* – Doença Vascular Periférica.[3]

Muitos dos exames listados na Tabela 162.1 não são realizados na prática. O ultrassom Doppler é um exame não invasivo que poderia ser incorporado na APS, mas, de qualquer forma, o diagnóstico é essencialmente clínico. Nos casos com lesão trófica e sintomas de difícil controle clínico, é adequado referenciar ao cirurgião vascular, mesmo sem exames complementares disponíveis.

Recente revisão do USPSTF publicada no JAMA conclui que as evidências são insuficientes para o uso do ITB como *screening* de doença arterial periférica e risco cardiovascular em adultos assintomáticos.[12]

Em outra revisão também publicada no JAMA, a pesquisa reuniu estudos publicados entre janeiro de 2012 e maio de 2017, indexados nas bases MEDLINE, PubMed e Cochrane Central Register de Ensaios Controlados. A metodologia buscou apontar, nos estudos levantados, a presença de desfechos e medidas da morbidade cardiovascular, morbidade da doença arterial obstrutiva periférica, mortalidade, qualidade de vida relacionada com saúde, precisão diagnóstica e eventos adversos graves: dentre as principais considerações, vale destacar que, embora haja elevada recomendação para a realização do IBT, os estudos reunidos não apontaram uma evidência direta entre a realização do procedimento e efeitos benéficos na saúde dos pacientes.

Diagnóstico[7,11]

Presença de fatores de risco (comum)

- Os principais fatores de risco incluem tabagismo, diabetes, dislipidemia, HAS e uma história de DAC ou doença cerebrovascular.

Claudicação intermitente (comum)

- É importante avaliar os pacientes com perguntas detalhadas sobre dificuldade de andar, já que a claudicação intermitente constitui o sintoma patognomônico da DAP e, na maioria das vezes, manifesta-se como a primeira queixa do paciente. A distância percorrida até o aparecimento de claudicação (chamada de distância de claudicação) varia com a extensão, a localização e a gravidade da obstrução arterial e o grau de desenvolvimento da circulação colateral.
- Os sintomas de claudicação intermitente clássica se manifestam com: dor na coxa, nádegas ou panturrilhas (mais comum) ao andar, aliviada com repouso. A disfunção erétil pode ser o sintoma de acometimento das artérias ilíacas internas.
- Dor isquêmica em repouso ou presença de feridas/úlceras no pé que não cicatrizam demostram grau avançado da doença crônica.

Ausência de pulso

- O componente principal do exame físico inclui a avaliação do pulso em todos os membros. É essencial a palpação dos pulsos nas artérias braquial, radial, ulnar, femoral, poplítea, dorsal do pé e tibial posterior. Além disso, a ausculta da carótida, da artéria femoral e do abdome pode ser realizada para avaliar a presença de sopros.

Sinal de isquemia aguda de membro

- O diagnóstico de uma isquemia aguda, chamada obstrução arterial aguda (OAA) (embólica ou trombótica) é clínico, sendo os seis sinais clássicos ("6Ps"): início súbito de dor intensa, paralisia/parestesia, ausência de pulso, pele fria e palidez (do inglês **p**ain, **p**allor, **p**ulselessness, **p**aresthesias, **p**aralysis and **p**olar sensation).

Dor mais intensa em uma perna (comum)

- A maioria dos pacientes é capaz de localizar a intensidade da dor em uma perna.

Dor na perna em repouso (incomum)

- Pode ser um sinal de isquemia crítica de membro. A dor é intensa e estará associada à isquemia crônica avançada ao exame físico ou a quadros agudos, ligados a outros eventos. A dor é pior quando o paciente está na posição supina e pode melhorar quando a perna está suspensa.

Gangrena (incomum)

- Necrose que pode comprometer um ou mais pododáctilos. Isso é um sinal de isquemia crítica de membro, associado à isquemia crônica avançada. Feridas/úlceras que não cicatrizam (incomum).
- Uma ferida/úlcera que não cicatriza nos MMII abaixo do nível do joelho pode ser um sinal de isquemia crítica de membro.

Atrofia muscular (incomum)

- A atrofia muscular de um MMII (circunferência reduzida em comparação com o membro contralateral) pode ser um sinal de isquemia crítica de membro.

Rubor dependente (incomum)

- Sinal de isquemia crônica de membro.

Palidez quando a perna é elevada (incomum)

- Sinal de isquemia crônica de membro.

Perda de pelos sobre o dorso do pé (incomum)

- Sinal de isquemia crônica de membro.

Unhas do hálux espessadas (incomum)

- Sinal de isquemia crônica de membro.

Pele brilhante/descamativa (incomum)

- Sinal de isquemia crônica de membro.
- Decorrente de perda de tecido subcutâneo.

Membro pálido (incomum)

- Sinal de isquemia aguda de membro.

Perda de nervo (incomum)

- Sinal de isquemia aguda de membro.

Passo a passo do tratamento[1]

Independentemente dos sintomas apresentados, todos os pacientes devem realizar uma modificação agressiva dos fatores de risco:

- Controle da PA: diabéticos e portadores de insuficiência renal < 130/80 mmHg; demais hipertensos < 140/90 mmHg (A). Tiazídicos e inibidores da enzima conversora da angiotensina (IECA) devem ser considerados de preferência para a redução do risco de eventos cardiovasculares (B).
- Betabloqueadores não são contraindicados em pacientes portadores de DAP, mas não devem ser utilizados como monoterapia (A).
- Controle lipídico (lipoproteína de baixa densidade < 100 mg/dL).
- Abandono do hábito de fumar: tabagistas devem ser repetidamente orientados a cessar o uso (B), bem como receber orientação para um plano de atividades físicas, aconselhamento em grupo e terapia de reposição de nicotina (A).[11]
- Controle do diabetes com meta de hemoglobina glicada (HgA1c) < 7,0 ou o mais próximo de 6,0 (C).[11]
- Sobrepeso ou obesidade: pacientes com sobrepeso (índice de massa corporal [IMC] entre 25 e 29,9 kg/m^2) ou obesos (IMC > 30 kg/m^2) devem receber orientação para redução de peso, com balanço energético negativo, com restrição de aporte calórico e aumento de atividade física.[11]
- Portadores sintomáticos de DAP, com história de evento cardiovascular ou doença aterosclerótica evidenciada devem receber *terapia antiagregante plaquetária*: ácido acetilsalicílico (AAS) 75-100 mg (A), ou clopidogrel em caso de alergia ao AAS.
- Portadores de DAP devem receber terapia com estatinas, independentemente dos valores lipídicos (B).
- Não há evidência de redução de risco cardiovascular com a suplementação de ácido fólico (B).

Isquemia aguda de membro

Os pacientes que apresentam redução súbita na perfusão do membro, com ameaça da viabilidade tecidual, necessitam de coleta da história e exame físico com urgência para determinar o início dos sintomas. O diagnóstico é clínico.

A avaliação vascular de emergência deve ser realizada. Se houver DAP grave, então o paciente deverá ser tratado imediatamente com um agente anticoagulante (heparinas) e, em seguida, ser avaliado quanto à etiologia de isquemia aguda de membro. Ela pode ser embólica ou trombótica (DAP com trombose *in situ*, oclusão de *bypass*, trauma arterial, etc.). O Quadro 162.1 auxiliará no diagnóstico diferencial entre embolia arterial e trombose aguda.

Avaliação da viabilidade do membro

- **Membro não viável:** esses pacientes apresentarão sinais de perda tecidual, dano nervoso e perda sensorial e precisarão de amputação.
- **Membro viável:** estudos de boa qualidade mostraram que exercícios físicos são superiores ao placebo para a redução da dor e aumento na distância de caminhada, porém não houve impacto na redução de mortalidade, nas taxas de amputação, nem alteração do ITB.[13]

Quadro 162.1 | **Diagnóstico diferencial entre embolia arterial e trombose aguda**

	Embolia arterial	Trombose aguda
História	Aguda	Antecedente de claudicação
Fatores associados	Fibrilação atrial	Fatores de risco para aterosclerose
Exame físico	Pulsos contralaterais amplos	Pulsos contralaterais fracos
	Ausência de alterações tróficas	Alterações tróficas
Doppler	Índice tornozelo-braquial contralateral normal	Índice tornozelo-braquial contralateral diminuído

O Quadro 162.2 apresenta a classificação para isquemia aguda de membros.

Ver, na Figura 162.4, o algoritmo para a obstrução arterial aguda.

Observações:

- Os pacientes que tiverem anatomia arterial definida devem ser submetidos à revascularização.
- A infusão intra-arterial de trombolíticos, com ou sem uso concomitante de dispositivo de trombectomia mecânica, tem sido bem-sucedida. Ensaios clínicos randomizados e controlados e série de casos sugerem que a terapia trombolítica intra-arterial é tão eficaz quanto a cirurgia, sendo que ela se tornou a modalidade preferida em casos de OAA trombótica. Devido à baixa eficácia e ao aumento da complicação de sangramento, a infusão sistêmica da terapia trombolítica não é mais utilizada.

Claudicação intermitente não limitante[15]

Para pacientes com claudicação e DAP estabelecida, que não têm incapacitação funcional significativa, não é necessário tratamento cirúrgico adicional. São necessárias consultas de acompanhamento, pelo menos uma vez a cada 6 meses, para monitorar o desenvolvimento de sintomas coronários, cerebrovasculares ou isquêmicos na perna, controle dos fatores de risco e programação de caminhadas para tratamento da claudicação. Nesse cenário, o uso de antiagregantes (AAS, 100 mg, 1x/dia) e estatinas se faz necessário.

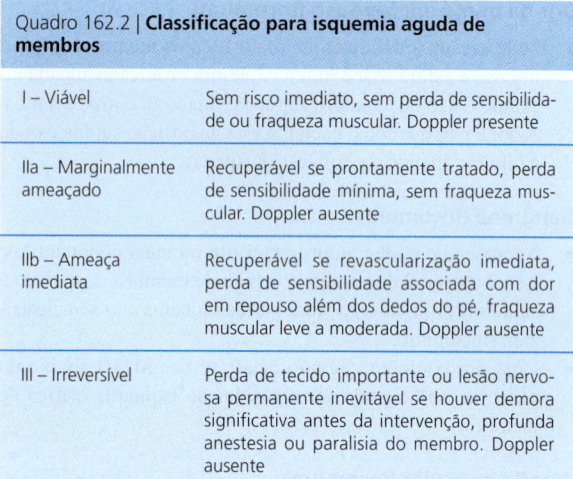

Quadro 162.2 | **Classificação para isquemia aguda de membros**

I – Viável	Sem risco imediato, sem perda de sensibilidade ou fraqueza muscular. Doppler presente
IIa – Marginalmente ameaçado	Recuperável se prontamente tratado, perda de sensibilidade mínima, sem fraqueza muscular. Doppler ausente
IIb – Ameaça imediata	Recuperável se revascularização imediata, perda de sensibilidade associada com dor em repouso além dos dedos do pé, fraqueza muscular leve a moderada. Doppler ausente
III – Irreversível	Perda de tecido importante ou lesão nervosa permanente inevitável se houver demora significativa antes da intervenção, profunda anestesia ou paralisia do membro. Doppler ausente

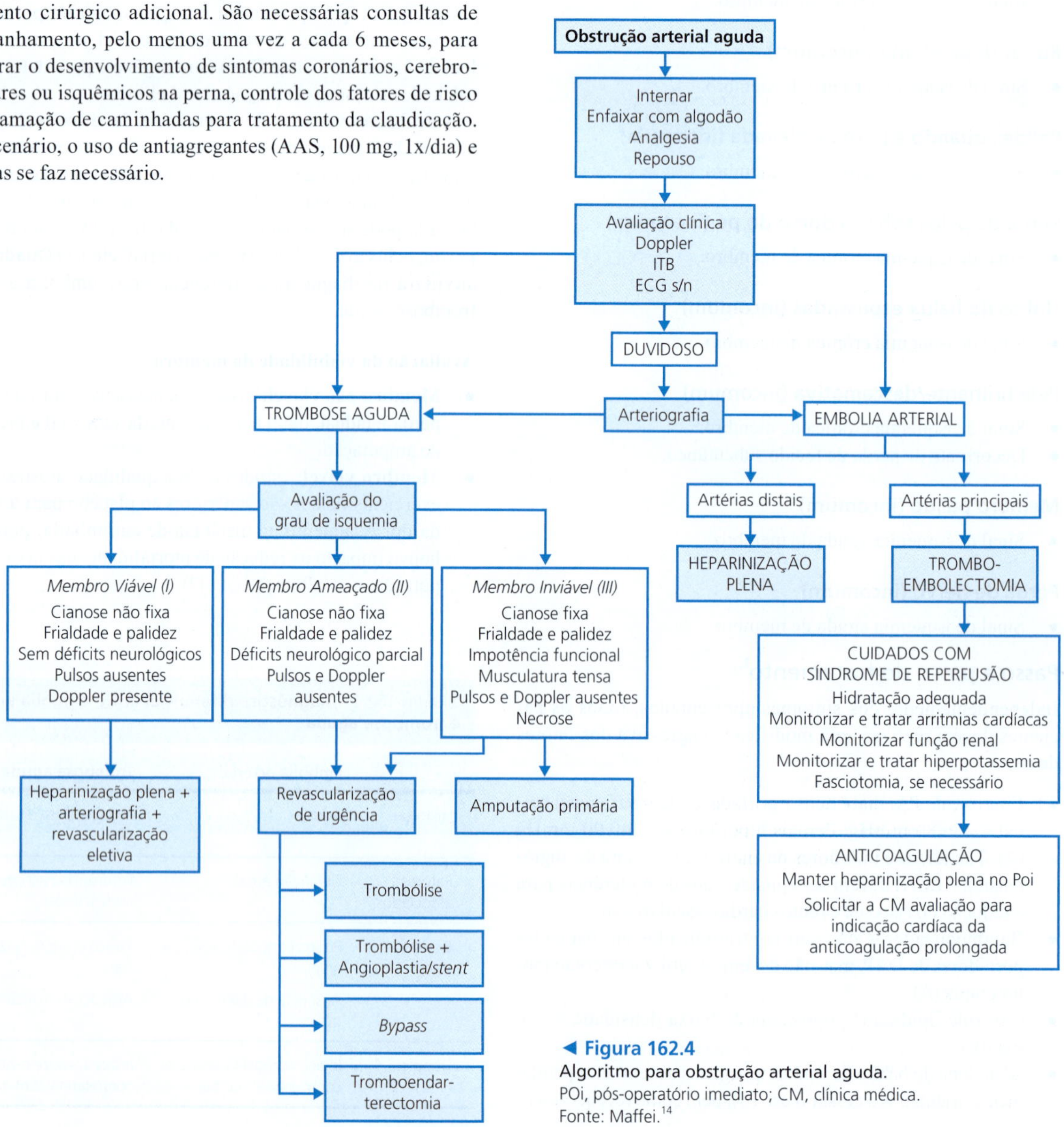

◀ **Figura 162.4**
Algoritmo para obstrução arterial aguda.
POi, pós-operatório imediato; CM, clínica médica.
Fonte: Maffei.[14]

Claudicação intermitente limitante[16,17]

Pacientes com sintomas limitantes e incapacitação funcional significativa devem realizar um programa de exercícios supervisionado para melhorar a capacidade funcional, com caminhadas várias vezes ao dia, em percursos planos e progressivamente mais longos, a fim de estimular a circulação colateral, e terapia farmacológica, para alívio dos sintomas, por 3 meses.

Um programa de exercícios supervisionado consiste em um treinamento de 30 a 45 minutos por seção, três vezes por semana, por 12 semanas. O alívio dos sintomas pode ser incrementado com cilostazol (50-100 mg, 12/12 h), desde que não haja contraindicação e seja tolerado pelo paciente.[17]

Os pacientes em uso de cilostazol devem ser avaliados quanto ao seu benefício 3 meses após o início do tratamento, devendo-se interrompê-lo se não houver melhora clínica relevante na distância de caminhada. Fatores de crescimento de angiogênese (proteínas recombinantes): revisão sistemática Cochrane não mostrou benefício para a prevenção de morte, amputação ou aumento da distância de caminhada.[17]

- PADMA 28 (preparação herbal tibetana): Algumas evidências de qualidade duvidosa sugerem efetividade do uso do PADMA 28 para o aumento da distância da caminhada nos primeiros 4 meses de uso em pessoas com claudicação intermitente. Efeitos adversos não foram relevantes, porém seu uso por tempo prolongado e sua relevância clínica não puderam ser avaliados.[17]

Isquemia crônica grave de membro (isquemia crítica)

Pacientes com falha no tratamento clínico com sintomas limitantes, assim como casos de isquemia crítica, como dor isquêmica em repouso, gangrena (necrose) e feridas/úlceras no pé e perna que não cicatrizam, devem dar seguimento com estudos vasculares para possível terapêutica cirúrgica: se apresentarem DAP documentada, deverão ser imediatamente referenciados a um especialista cirurgião vascular, para avaliar possibilidade de revascularização. Porém, é importante salientar que estão aptos à cirurgia de revascularização (reconstrução arterial) os pacientes capazes de andar antes do episódio de isquemia crítica de membro e que têm uma expectativa de vida > 1 ano. No caso de pacientes com isquemia crônica crítica de membro inoperável que estão diante da possibilidade de amputação da perna, a estimulação da medula espinal pode ser uma opção de tratamento útil, além do tratamento clínico-padrão para alívio da dor isquêmica.[18]

Indicação cirúrgica[3]

A cirurgia de revascularização arterial não deve ser oferecida a pacientes com grande quantidade de perda tecidual ou infecção extensa em que o membro seja considerado inviável, ou em pacientes sem condições clínicas para tal. Nesses pacientes, deve ser considerada a amputação primária.

A endarterectomia femoral comum é frequentemente realizada para lesões isoladas da artéria femoral comum, apresentando alto índice de perviedade, mas podendo estar associada com complicações significativas. Para o segmento ilíaco ou femoropoplíteo, é recomendada a terapia endovascular por meio de angioplastia (com ou sem implante de *stent*) se houver estenose ou obstrução com menos de 20 a 30 cm de extensão.

A revascularização cirúrgica através de pontes (*bypass*) com veia safena ou próteses é recomendada para lesões que envolvem o segmento aortoilíaco ou femoropoplíteo (lesões > 20 a 30 cm de extensão).

Em casos de isquemia aguda, a terapêutica cirúrgica ou endovascular deve ser selecionada mediante a etiologia da OAA: quando embólica, a embolectomia isolada é uma opção terapêutica importante, principalmente em casos de etiologia embólica e com acometimento troncular único; e quando trombótica, a seleção da melhor técnica ainda não está bem estabelecida, os melhores resultados sendo alcançados quando o tratamento é direcionado para o agente causal.[6]

> **Dicas**
> - Sempre pensar nos quatro níveis de prevenção quando avaliar a pessoa em cuidado e estabelecer a prevenção oportuna a cada caso.
> - Valorizar os sentimentos, as ideias, as funcionalidades e as expectativas trazidas ao longo da consulta para elaborar o plano de ação compartilhado.
> - Reconhecer os antecedentes pessoais e familiares, além dos fatores de risco é imprescindível para evitar o subdiagnóstico ou subtratamento. Sempre que pensar em abordar DAC, pensar em DAP.

Quando referenciar

Referenciar para especialista focal (cirurgião vascular):

- Pacientes com claudicação com limitação funcional que não apresentam alívio dos sintomas nem há melhora com exercícios.
- Pacientes com sintomas de isquemia crítica de membro (dor isquêmica em repouso, gangrena e feridas/úlceras que não cicatrizam no pé).
- Pacientes com isquemia aguda de membro (súbita redução na perfusão do membro com ameaça à viabilidade tecidual).

É importante destacar que a revascularização é recomendada para pacientes que apresentam claudicação limitante do estilo de vida e que não obtêm benefícios de medicamentos combinado a um programa de exercícios, além dos casos de isquemia crítica.

> **Erros mais frequentemente cometidos[6]**
> - Não reconhecimento dos fatores de risco e sua preditividade positiva em relação à DAP.
> - Não enfatizar a importância da cessação do tabagismo e/ou controle do diabetes.
> - Rede de Atenção à Saúde insuficiente para atender os casos com sinais de alerta na urgência (isquemia aguda) ou para elucidação diagnóstica nos casos crônicos.
> - Postergação do teste terapêutico com cilostazol (caso não tenha contraindicação).

Diagnóstico diferencial

A claudicação vascular distingue-se da resultante da patologia osteoarticular e da neurológica (compressão radicular) pelo seu padrão característico, muito embora possam coexistir. A claudicação vascular só ocorre após um período de marcha, aliviando com o repouso.[18]

Em casos de isquemia aguda, possíveis diagnósticos diferenciais incluem: trombose venosa profunda e outras associadas à hipercoagulabilidade, neuropatias compressivas agudas, insuficiência cardíaca (quando associada à vasculopatia periférica), trauma arterial, dissecção aórtica, aneurismas e arterites.

Prognóstico e complicações possíveis

Oitenta e cinco por cento dos pacientes com claudicação intermitente tendem a melhorar ou estabilizar o quadro em um período de 6 a 12 meses quando seus fatores de risco são controlados e realizam exercícios físicos regularmente. Pacientes que apresentam sinais de alerta, como refratariedade ao tratamento clínico, dor isquêmica em repouso e lesões tróficas, apresentam evolução muito pior em relação aos que apresentam apenas claudicação intermitente, podendo apresentar mortalidade 50% maior.[19]

Atividades preventivas e de educação

- Os tratamentos e condutas propostas devem sempre levar em consideração as necessidades e preferências do paciente e em parceria com os demais profissionais de saúde. A coordenação do cuidado é importante nesse contexto, uma vez que são pacientes com múltiplas comorbidades e necessidades para além da APS.
- Familiares e cuidadores formais (suporte social) são sempre importantes para o sucesso no plano terapêutico.
- Orientações e oferta de tratamento para cessação de tabagismo devem sempre ser realizadas.
- Exercícios físicos e combate ao sedentarismo são imprescindíveis como atividade de prevenção primária e secundária da DAP.
- Controle do diabetes, dislipidemia e hipertensão deve ser estimulado com mudança no estilo de vida e terapêutica medicamentosa quando necessário.
- Evitar referenciamentos e exames desnecessários quando o paciente não apresenta fatores de risco ou sinais de alerta (prevenção quaternária).

Papel da equipe multiprofissional

- Coordenação e continuidade do cuidado são imprescindíveis para o sucesso no plano de ação. Educadores físicos, enfermeiro, fisioterapeutas e psicólogos são profissionais importantes no processo de tratamento e reabilitação dos pacientes com DAP.
- Estímulo a um estilo de vida saudável, com dieta equilibrada, reconhecendo e propondo a cessação do tabagismo, além do incentivo à prática de atividades físicas regulares (quando a pessoa em cuidado for apta), deve ser parte das atribuições de todos os profissionais da equipe de saúde.
- Reconhecimento dos sinais de gravidade ou sinais de alerta como parte da rotina dos profissionais envolvidos com os pacientes portadores de fatores de risco.

REFERÊNCIAS

1. Sociedade Brasileira de Angiologia e Cirurgia Vascular Regional São Paulo. Doença arterial obstrutiva periférica (DAOP) [Internet]. São Paulo; 2014 [capturado em 21 ago. 2018]. Disponível em: http://sbacvsp.com.br/doenca-arterial-obstrutiva-periferica/.

2. Crawford F, Welch K, Andras A, Chappell FM. Ankle brachial index for the diagnosis of lower limb peripheral arterial disease. Cochrane Database Syst Rev. 2016;9:CD010680.

3. BJM Best Practice. Doença vascular periférica. [Internet]. Noida; 2018 [capturado em 21 ago. 2018]. Disponível em: https://bestpractice.bmj.com/search?q=Doen%C3%A7a+Arterial+Obstrutiva+Perif%C3%A9rica+

4. Yoshida WB, Holmo NF, Corregliano GT, Baldon KM, Souza e Silva N. Publicações indexadas geradas a partir de resumos de congressos de angiologia e cirurgia vascular no Brasil. J Vasc Bras. 2008;7(2):293-297.

5. Tunstall-Pedoe H, Peters SAE, Woodward M, Struthers AD, Belch JJF. Twenty-Year predictors of peripheral arterial disease compared with coronary heart disease in the scottish heart health extended cohort (SHHEC). J Am Heart Assoc. 2017;6(9). pii: e005967.

ÁRVORE DE DECISÃO

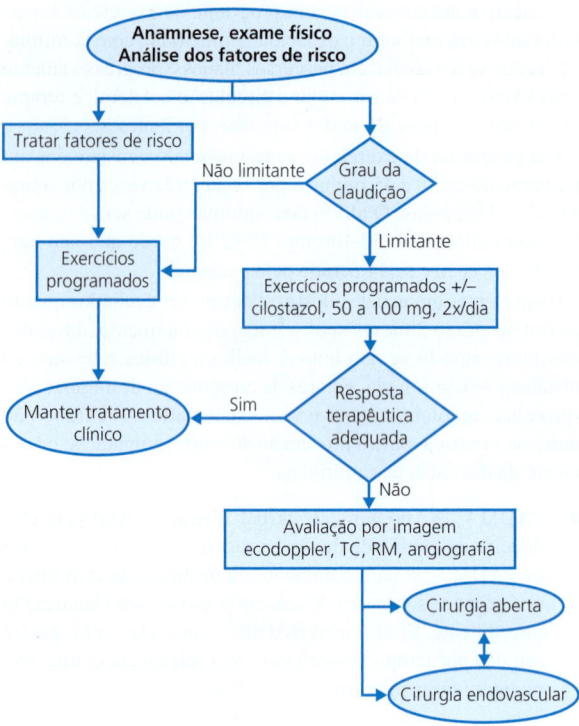

TC, tomografia computadorizada; RM, ressonância magnética.

6. Stewart M, Morling JR, Maxwell H. Padma 28 for intermittent claudication. Cochrane Database Syst Rev. 2013;(7):CD007371.

7. Norgren L, Hiatt WR, Dormandy JA, Nehler MR, Harris KA, Fowkes FG. Inter-society consensus for the management of peripheral arterial disease (TASC II). J Vasc Surg. 2007;45 Suppl S:S5-67.

8. Ramos V. A consulta em sete passos. Lisboa: Foccom; 2008.

9. Stewart M, Brown JB, Weston WW, McWhinney IR, McWilliam CR, Freeman TR. Medicina centrada na pessoa: transformando o método clínico. 3. ed. Porto Alegre: Artmed; 2017.

10. Sociedade Brasileira de Medicina de Família e Comunidade. Doença arterial periférica [Internet]. Rio de Janeiro; 2014 [capturado em 21 ago. 2018]. Disponível em: http://sbmfc.org.br/media/NHG%209%20Doen%C3%A7a%20arterial%20perif%C3%A9rica(1).pdf.

11. Anderson JL, Halperin JL, Albert NM, Bozkurt B, Brindis RG, Curtis LH, et al. Management of patients with peripheral artery disease (compilation of 2005 and 2011 ACCF/AHA guideline recommendations): a report of the American College of Cardiology Foundation/American Heart Association Task Force on Practice Guidelines. Circulation. 2013;127(13):1425-1443.

12. Guirguis-Blake JM, Evans CV, Redmond N, Lin JS. Screening for peripheral artery disease using the ankle-brachial index updated evidence report and systematic review for the US Preventive Services Task Force. JAMA. 2018;320(2):184-196.

13. McDermott MM, Criqui MH. Ankle-brachial index screening and improving peripheral artery disease detection and outcomes. JAMA. 2018;320(2):143-145.

14. Depalma RG. Impotence in vascular disease: relationship to vascular surgery. Br J Surg. 1982;69 Suppl:S14-6.

15. Maffei FHA. Doenças vasculares periféricas. 5. ed. São Paulo: Guanabara Koogan; 2015.

16. Lane R, Harwood A, Watson L, Leng GC. Exercise for intermittent claudication. Cochrane Database Syst Rev. 2017;12:CD000990.

17. Gorenoi V, Brehm MU, Koch A, Hagen A. Growth factors for angiogenesis in peripheral arterial disease. Cochrane Database Syst Rev. 2017;6:CD011741.

18. de Donato G, Setacci F, Sirignano P, Galzerano G, Massaroni R, Setacci C. The combination of surgical embolectomy and endovascular techniques may improve outcomes of patients with acute lower limb ischemia. J Vasc Surg. 2014;59(3):729-736.

19. Ferreira MJ, Barroso P, Duarte N. Doença arterial periférica. Rev Port Clin Geral. 2010;26(5):502-9.

CAPÍTULO 163

Doenças do sistema venoso

Marco Túlio Aguiar Mourão Ribeiro
Tatiana Monteiro Fiuza
Henrique de Martins e Barros
Renan Montenegro Jr.

Aspectos-chave

▶ Os principais métodos diagnósticos da doença venosa crônica são examinador-dependentes e requerem habilidade clínica específica.

▶ Anamnese e exame físico bem feitos e associados ao Doppler de ondas contínuas são o ponto de partida para o diagnóstico e o plano terapêutico.

▶ A classificação CEAP (Clínica, Etiologia, Anatomia, Fisiopatologia) é fundamental para o diagnóstico clínico, etiológico, anatômico, fisiopatológico e para o plano terapêutico adequado da doença venosa crônica.

▶ A tromboembolia pulmonar (TEP) é a complicação mais grave da tromboembolia venosa (TEV), sendo que mais da metade das pessoas que sofrem de TEP não possui afecções cirúrgicas, e sim clínicas.

▶ As doenças tromboembólicas, ou as condições com potencial para causá-las, são frequentemente encontradas na prática ambulatorial.

Caso clínico

Maria, 44 anos, casada, auxiliar de serviços gerais, mãe de quatro filhos hígidos. Há 10 dias, sente dores e sensação constante de peso na perna esquerda. Relata que há 5 anos sentia tal condição, mas não na mesma intensidade que nos últimos 10 dias. Refere melhora ao deitar-se e piora ao final do dia. Portadora de hipertensão arterial sistêmica (HAS), faz uso de furosemida, 40 mg, 1x/dia, e captopril, 25 mg, 3x/dia, e "ciclo 21" (por vezes, sem instituir pausa de 7 dias entre cartelas). Uso social de bebida alcoólica e tabagista (20 cigarros/dia desde os 19 anos).

Ao exame: bom estado geral, pressão arterial = 120 x 80 mmHg, frequência cardíaca = frequência de pulso = 88 bpm, frequência respiratória = 20 irpm, Bulhas normorrítmicas e normofonéticas. Murmúrio vesicular fisiológico sem ruídos adventícios. Membro inferior esquerdo (MIE) apresentando edema discreto (+/4+), algumas atelectasias perimaleolares. Membro inferior direito (MID) apresenta edema moderado (2+/4+), pulsos pediosos e tibiais amplos e simétricos em relação aos do MIE. Varicosidades importantes na face medial de toda a perna e hiperpigmentação em toda a circunferência do tornozelo, dor à palpação profunda desta face, sem presença de calor ou rubor associado.

Teste seu conhecimento

1. Qual é a principal hipótese diagnóstica quanto à dor e à sensação de peso no membro inferior, levando em conta a anamnese e o exame físico?
   a. Insuficiência venosa crônica por refluxo
   b. Insuficiência venosa crônica por refluxo e obstrução
   c. Insuficiência arterial aguda
   d. Erisipela

2. Com base no Caso clínico apresentado, qual é a classificação clínica da insuficiência venosa?
   a. Classe 2
   b. Classe 3
   c. Classe 4
   d. Classe 5

3. Qual é o exame complementar mais indicado a ser solicitado inicialmente para o diagnóstico fisiopatológico da insuficiência venosa?
   a. Doppler de ondas contínuas
   b. Flebografia
   c. Angiografia
   d. Arteriografia

4. O tratamento sugerido pode conter todas as opções, EXCETO:
   a. Meias de compressão de 35 mmHg
   b. Creme de hidrocortisona 0,5% em lesão
   c. Prescrição de diosmina, 2 cp ao dia
   d. Prescrição de marevan, 5 mg ao dia

5. Os fatores a seguir podem ser responsáveis pelo aparecimento da condição de Maria, EXCETO:
   a. Uso de anticoncepcional combinado
   b. HAS
   c. Tabagismo
   d. Atividade laborativa de característica braçal

Respostas: 1A, 2C, 3A, 4D, 5D

Insuficiência venosa crônica

Do que se trata

A insuficiência venosa crônica é uma síndrome provocada pela hipertensão venosa crônica, como resultado de alterações estruturais e funcionais das veias dos membros inferiores (MMII).[1] Pode ser consequente à obstrução do retorno venoso, ao refluxo ou a uma combinação de ambos. Trata-se de um defeito das válvas, impedindo o retorno efetivo do sangue ao coração – como consequência, ocorre retenção de sangue nas veias, aumentando a pressão sobre suas paredes e causando dilatação e tortuosidade (varizes).

A anamnese, o exame físico e os métodos diagnósticos suplementares objetivam estabelecer quais dessas condições estão presentes.[2]

A insuficiência venosa crônica está associada à doença valvular primária ou secundária, à obstrução venosa ou à combinação de ambas. Pode também estar associada à síndrome pós-flebítica e/ou secundária a um episódio de trombose venosa profunda (TVP).

A prevalência da insuficiência venosa crônica na população adulta ocidental varia de 25 a 33% nas mulheres e 10 a 20% nos homens, aumentando com a idade. Tais prevalências e o envelhecimento populacional observado nas últimas décadas justificam a necessidade de o médico de família e comunidade ter competência para a abordagem da insuficiência venosa crônica.

As pessoas muitas vezes procuram o médico de família e comunidade por sentir ou observar algo que as incomoda. No Caso clínico de Maria, esta procurou seu médico de família com queixa de "sensação de peso" em MIE e apresentando, como sinal, a presença de veias varicosas. Porém, muitas vezes, o sentir-se doente (*illness*) diferencia-se da doença apresentada (*disease*). Tal diferenciação pode justificar:

- A insuficiência venosa crônica não ter sido identificada entre os 40 problemas/diagnósticos em estudo realizado no Serviço de Saúde Comunitária do Grupo Hospitalar Conceição, em Porto Alegre.[3]
- A insuficiência venosa crônica não ter sido identificada como uma das principais doenças ou condições crônicas relatadas pelos idosos no Brasil.[4]

Por isso, é fundamental que o médico de família e comunidade sempre veja a pessoa como um todo e não se concentre exclusivamente na queixa específica que ela traz.

Insuficiência venosa periférica/varizes

As varizes são veias dilatadas, tortuosas e superficiais que acometem predominantemente os MMII. Quanto à etiologia, elas são classificadas em:

- **Primárias (essenciais):** correspondem a mais de 95% dos casos, estão associadas à predisposição familiar, e sua etiologia é determinada pela degeneração da parede venosa e pela resultante dilatação e incompetência valvar.[5]
- **Secundárias:** correspondem a 5% dos casos e estão associadas a condições pré-mórbidas, como trombose venosa (síndrome pós-flebítica), compressão venosa proximal, fístulas arteriovenosas congênitas ou adquiridas e malformações venosas congênitas.

As varizes podem ser assintomáticas, constituindo-se apenas como um problema estético (*disease*) ou apresentar sinais e sintomas (*illness*) como dor de intensidade leve a moderada, cãibras e fadiga dos MMII, as quais são agravadas por períodos prolongados em ortostatismo e aliviados com elevação dos membros.[1] Sinais e sintomas, quando presentes, também repercutem de maneira diversa na qualidade de vida das pessoas.

Fatores como calor, obesidade, gestação, uso de anticoncepcional oral (ACO) e período pré-menstrual podem agravar os sinais e os sintomas.

Podem ainda surgir sinais associados à insuficiência venosa grave: dermatite ocre (hiperpigmentação), eczemas, dermatolipoesclerose e úlceras.

Tromboflebite superficial

A tromboflebite superficial é uma complicação da insuficiência venosa crônica, particularmente das varizes de MMII. É um processo inflamatório das veias superficiais, ocorrendo trombose secundária. Pode ser decorrente de processo físico, químico ou biológico sobre a parede venosa.[1]

A tromboflebite migratória envolve episódios recorrentes de tromboflebites superficiais. Pode ser um sintoma relacionado a uma síndrome paraneoplásica.[1]

O diagnóstico é eminentemente clínico, sendo o ecodoppler venoso indicado apenas nos casos duvidosos.

O que fazer

Anamnese

O diagnóstico da insuficiência venosa crônica é eminentemente clínico, sendo realizado por meio da anamnese e do exame físico.

O médico de família e comunidade deverá buscar as seguintes informações na anamnese:

- Queixa e duração dos sintomas.
- História pregressa da moléstia atual.
- Caracterização de doenças anteriores, especialmente trombose venosa, traumas prévios dos membros, existência de doença varicosa.
- Uso de medicamentos.
- História familiar.
- Hábitos de vida (atividade física, etilismo, tabagismo).
- História ocupacional (principalmente atividades laborativas que exijam ortostatismo por tempo prolongado).
- Uso de meias de compressão ou períodos de repouso, ou elevação dos MMII.

Exame físico

- Alteração na cor da pele, como cianose, palidez ou hiperpigmentação nas pernas (dermatite ocre).
- Lipodermatoesclerose.
- Edema depressível (maior na perna sintomática), que pode ser comprovado medindo as circunferências de ambas as pernas.
- Presença de veias varicosas.
- Eczema de estase próximo ao maléolo medial.
- Presença de nevus.
- Aumento do comprimento do membro.
- Palpação das panturrilhas.
- Varizes de localização atípica.

A palpação dos pulsos periféricos deve fazer parte do exame, na tentativa de identificar lesão arterial associada.[1]

O exame deve ser sempre realizado com boa iluminação, com a pessoa em ortostatismo.

Além dos sinais e dos sintomas da presença de varizes, as pessoas com insuficiência venosa crônica apresentam um ou mais dos seguintes sinais: edema (flebedema), hiperpigmentação da pele, dermatolipoesclerose, eczema ou úlcera venosa.

O diagnóstico da insuficiência venosa crônica pode auxiliar o processo de classificação da doença e a definição do tipo de tratamento.

Classificação da insuficiência venosa crônica

A classificação mais usada é a denominada CEAP, proposta e realizada no Fórum Americano de Doenças Venosas, baseada na graduação da doença venosa dos MMII a partir da classificação clínica (C), etiológica (E), anatômica (A) e fisiopatológica (P).[6] A classificação clínica é principalmente usada pela necessidade de agrupar pessoas com critérios semelhantes de doença para melhor planejar o tratamento.[7]

Classificação clínica (C)[2]

- Classe 0: sem sinais visíveis ou palpáveis de doença venosa (Figura 163.1).
- Classe 1 telangiectasias: confluência de vênulas intradérmicas dilatadas com calibre inferior a 1 mm – e/ou veias reticulares – veia azulada, subdérmica, com calibre de 1 a 3 mm; geralmente tortuosa; estão excluídas as veias normais, visíveis em pessoas com pele fina e transparente (Figura 163.2).
- Classe 2 veias varicosas: veia subcutânea, dilatada, com o diâmetro igual ou maior do que 3 mm, medida em posição ortostática. Pode envolver veias safenas, tributárias de safenas ou veias superficiais da perna não correlacionadas às safenas. Geralmente são tortuosas. Veias safenas tubulares, com refluxo demonstrado, podem ser consideradas varicosas (Figura 163.3).
- Classe 3 edema: aumento perceptível no volume de fluidos da pele e tecido subcutâneo, geralmente na região maleolar, podendo atingir a perna e o pé (Figura 163.4).
- Classe 4: alterações de pele e tecido subcutâneo em função da doença vascular crônica (DVC).
- Classe 4a pigmentação: coloração escurecida da pele, em tom amarronzado, ocasionada pelo extravasamento de sangue; geralmente em região maleolar, mas pode se estender à perna e ao pé – ou eczema – dermatite eritematosa que pode progredir para a formação de vesículas, descamação, ou pode ser secretante, acometendo a pele da perna; frequentemente, localiza-se próximo a veias varicosas; em geral, acompanha quadros de DVC avançada, mas pode ser consequente à reação de hipersensibilidade ao tratamento tópico[2] (Figura 163.5).
- Classe 4b lipodermatoesclerose: inflamação e fibrose localizada da pele e do tecido subcutâneo da perna, às vezes associada a cicatrizes e à contratura do tendão de Aquiles; pode ser precedida por edema inflamatório difuso, por vezes doloroso; deve ser diferenciada, por suas características clínicas, das linfangites, das erisipelas e da celulite; é sinal de DVC avançada – ou atrofia branca –, área localizada de pele atrófica, frequentemente circular, de cor branca, circundada por capilares dilatados e, às vezes, hiperpigmentação; não deve ser confundida com áreas cicatriciais de úlceras, que não se incluem nessa definição[2] (Figura 163.6).
- Classe 5: classe 4 com úlcera curada (Figura 163.7).
- Classe 6: classe 4 com úlcera ativa (Figura 163.8).

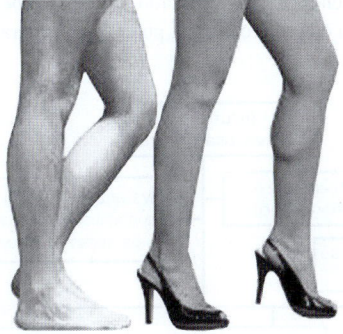

▲ **Figura 163.1**
Classe 0: sem sinais visíveis ou palpáveis de doença venosa.

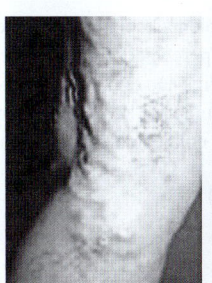

▲ **Figura 163.3**
Classe 2: veias varicosas.

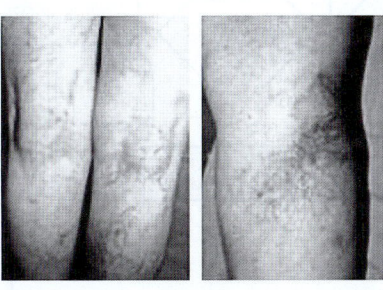

▲ **Figura 163.2**
Classe 1: telangiectasias (confluência de vênulas intradérmicas dilatadas com calibre inferior a 1 mm) e/ou veias reticulares (veia azulada, subdérmica, com calibre de 1 a 3 mm).

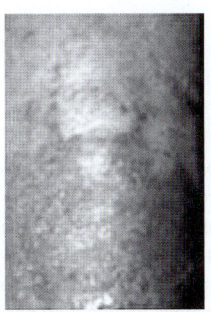

▲ **Figura 163.4**
Classe 3: edema.

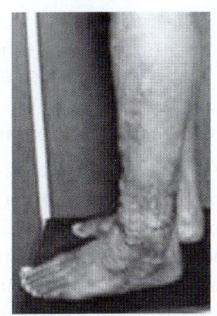

▲ **Figura 163.5**
Classe 4a: pigmentação ou eczema.

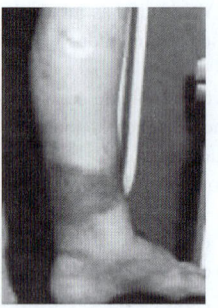
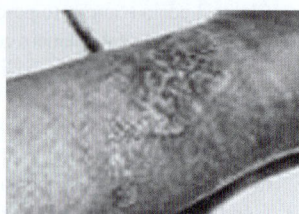

▲ Figura 163.6
Classe 4b: lipodermatoesclerose ou atrofia branca.

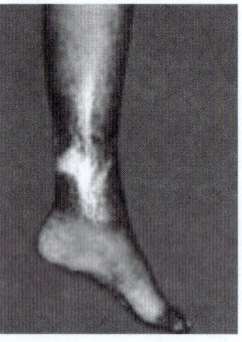

▲ Figura 163.7
Classe 5: classe 4 com úlcera curada.

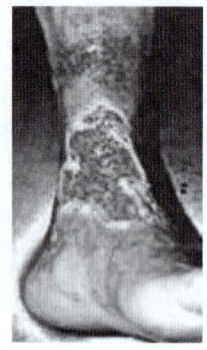

▲ Figura 163.8
Classe 6: classe 4 com úlcera ativa.

Classificação etiológica (E)

- Congênita (EC): os problemas congênitos podem ser aparentes ao nascimento ou percebidos posteriormente.
- Primária (EP): os primários não têm causa conhecida.
- Secundária (ES): os secundários são aquelas condições adquiridas e com patologia conhecida (p. ex., trombose).

Classificação anatômica (A)

- Veias superficiais (AS).
- Veias profundas (AD).
- Veias perfurantes (AP).
- Sem localização venosa identificada (AN).

Classificação fisiopatológica (P)

- Refluxo (PR).
- Obstrução (PO).
- Refluxo e obstrução (PR, O).
- Sem mecanismo fisiopatológico identificável (PN).

Exames complementares

O Doppler de ondas contínuas é o principal método de avaliação após o exame clínico, podendo detectar refluxo em junção safenofemoral ou safenopoplítea. O ecodoppler venoso determina a localização e a morfologia das alterações, principalmente quando se objetiva o tratamento cirúrgico. É indicado para avaliação de refluxo envolvendo território da veia safena magna e/ou parva, localização de perfurantes incompetentes, esclarecimento diagnóstico de edema sem outros sinais de insuficiência venosa crônica, avaliação de casos de varizes recidivadas e anomalias vasculares, investigação de TVP prévia e de insuficiência valvar e refluxo no sistema venoso profundo.

A pletismografia venosa deve ser considerada um teste complementar. Pode ser utilizada na avaliação do grau de acometimento da função venosa (obstrução e/ou refluxo), estimando a proporção do comprometimento do sistema venoso superficial e profundo, prevendo, dessa forma, os resultados de cirurgia do sistema venoso superficial nos casos que apresentem comprometimento tanto superficial quanto profundo.[2]

A flebografia e a arteriografia são métodos invasivos. A flebografia é indicada quando os métodos não invasivos não forem decisivos para o esclarecimento diagnóstico e/ou para a orientação de tratamento, nas angiodisplasias venosas e na possibilidade de cirurgia do sistema venoso profundo. A arteriografia tem sua indicação nos casos em que há suspeita de fístulas arteriovenosas.

Mesmo quando há indicação, na impossibilidade de realizar exames confirmatórios, o diagnóstico clínico é suficiente para iniciar o tratamento.[2]

Conduta proposta

Tratamento

Para a abordagem da insuficiência venosa crônica, ver Figura 163.9. Seu tratamento depende da gravidade, do tempo de evolução, dos sinais e sintomas presentes, da etiologia e da repercussão na qualidade de vida da pessoa. O tratamento deve ser estabelecido de acordo com a classificação CEAP.

Nas pessoas em que a causa são varizes primárias, o tratamento é cirúrgico,[1] devendo-se referenciar ao cirurgião vascular.

Nas telangiectasias e veias reticulares (C1), o tratamento de escolha é a escleroterapia, por meio da injeção de substâncias lesivas ao endotélio.[8,9] Existe uma extensa gama de agentes esclerosantes, sendo o mais utilizado a glicose hipertônica a 50 ou 75%. Além da escleroterapia, pode-se considerar a opção de

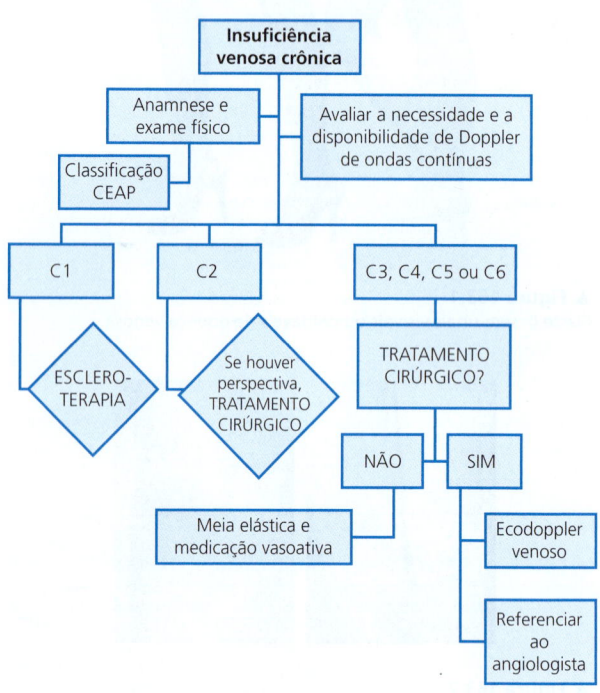

▲ Figura 163.9
Fluxograma para insuficiência venosa crônica.

tratamento cirúrgico por mini-incisões para retirada de veias reticulares. Na maioria das vezes, a indicação é apenas estética, devendo ser avaliada a perspectiva de melhora e os riscos associados ao procedimento. Em casos selecionados, a pessoa portadora de telangiectasias e/ou veias reticulares deve ser referenciada ao cirurgião vascular.

Para veias varicosas (C2), na presença de refluxo em junção safenofemoral ou safenopoplítea, ou ainda na presença de tributárias e/ou perfurantes insuficientes, está indicado o tratamento cirúrgico, devendo a pessoa ser referenciada ao cirurgião-vascular.[2]

O uso de medicamentos venoativos e/ou de meia elástica de compressão graduada é indicado na presença de sintomas associados.[10]

Os sinais e sintomas da insuficiência venosa crônica com sugestão do tratamento conservador, que pode ser realizado na atenção primária à saúde (APS) pelo médico de família e comunidade, estão listados no Quadro 163.1.

O uso de meia elástica, de compressão graduada, compatível com as medidas do MI, é recomendado para tratamento da insuficiência venosa crônica nas diversas classes clínicas da classificação CEAP. Pode ser utilizada em associação com tratamento medicamentoso.[2]

Na presença de edema (C3), o uso de meia elástica de compressão graduada acima de 35 mmHg é efetivo. Bandagens elásticas e inelásticas podem ser também usadas, desde que colocadas corretamente.

Com relação à farmacologia dos medicamentos vasculares, embora não haja alto nível de evidência, supõe-se que eles possam aumentar o tônus da parede venosa – um dos principais e mais conhecidos efeitos – e modificar alguns parâmetros da microcirculação, diminuindo, assim, a produção de mediadores inflamatórios, reduzindo a hiperpermeabilidade capilar, a viscosidade sanguínea e a impactação e a ativação dos leucócitos, bem como melhorando a pressão parcial de oxigênio.

O objetivo da utilização dos fármacos destinados ao tratamento dos distúrbios venosos é habitualmente a redução objetiva nos índices de edema (Quadro 163.2).[2]

Nas alterações tróficas (C4), o uso de meia elástica, de compressão acima de 35 mmHg, pode ser benéfico. Bandagens corretamente colocadas também atuam favoravelmente. Não existem ainda evidências suficientes que demonstrem o valor do tratamento cirúrgico.[2] O eczema é tratado com creme de hidrocortisona a 0,5% após higiene local, por 7 a 10 dias. Caso exista exsudação, o tratamento consiste no uso de solução de Thiersch diluída a 50% ou permanganato de potássio 1:15.000, por 1 hora, 3 vezes ao dia. Antifúngicos tópicos, como o clotrimazol a 1% ou miconazol a 2%, devem ser usados na presença de micose interdigital, que pode servir como porta de entrada para infecções secundárias.[1]

História pregressa de TVP, independentemente da classificação da doença venosa, implica propedêutica ampliada, sendo que o tratamento cirúrgico pode ser benéfico.[2] Meias de compressão graduada acima de 40 mmHg, compatíveis com os diâmetros e com a conformação anatômica da perna, e bandagens inelásticas são efetivas no pós-operatório e podem proporcionar um menor número de recidivas.[2,11]

Nas úlceras cicatrizadas (C5), a compressão acima de 35 mmHg parece ser efetiva na prevenção da recorrência da úlcera venosa. Pessoas portadoras de insuficiência venosa superficial apresentando úlcera cicatrizada devem ser submetidas a tratamento cirúrgico, devendo ser referenciadas ao cirurgião vascular.[2,10]

Nas úlceras ativas (C6), evidências da eficácia da medicação ainda são limitadas. O diagnóstico bacteriológico e o uso rotineiro de antibióticos não são recomendados, uma vez que não apresentam influência no diagnóstico, no tratamento e no prognóstico.[12]

Quadro 163.2 | **Categorias químicas e princípios ativos dos medicamentos venoativos**

Categoria química	Princípios ativos	Mecanismo de ação
Bioflavonoides	▶ Diosmina ▶ Hesperidina ▶ Aminaftona	▶ Diminuição da permeabilidade vascular ▶ Aumento do tônus venoso
Derivados da rutina	▶ Rutina ▶ Troxerutina	▶ Aumento do tônus venoso
Cumarinas	▶ Benzopirona ▶ Derivados	▶ Redução da permeabilidade capilar
Saponinas	▶ Escina	▶ Venoconstrição
Derivados do ergot	▶ Diidroergotamina ▶ Diidroergocristina ▶ Diidroergocriptina	▶ Venoconstrição ▶ Redução da permeabilidade capilar
Produtos sintéticos	▶ Dombesilato de cálcio ▶ Tribenosido	▶ Normalização da permeabilidade capilar ▶ Aumento da resistência da parede capilar ▶ Incremento do transporte linfático ▶ Redução da permeabilidade capilar

Fonte: Adaptada de Andrade e colaboradores.[6]

Quadro 163.1 | **Sinais e sintomas da insuficiência venosa crônica e sugestão de tratamento conservador**

Sinais e sintomas	Tratamento conservador
Edema	▶ Meias de compressão graduada acima de 35 mm ▶ Bandagens elásticas e não elásticas ▶ Elevação intermitente dos MMII ▶ Medicamentos venoativos
Eczema de estase com lesões exsudativas	▶ Compressas com solução de Thiersch diluída a 50% ou permanganato de potássio 1:15.000 ▶ Creme de hidrocortisona a 0,5%
Eczema de estase sem lesões exsudativas	▶ Creme de hidrocortisona a 0,5%
Úlcera venosa	▶ Ver Cap. 199, Cuidados com feridas

A antibioticoterapia sistêmica está indicada em tromboflebites superficiais e úlceras ativas com manifestações sistêmicas. Úlceras acompanhadas de erisipela devem ser tratadas com penicilina G procaína, 600.000 UI, de 12/12 horas, durante 10 dias, ou cefalexina, 500 mg, de 6/6 horas, VO, por 7 a 10 dias. O valor do uso dos diversos tipos de tratamento local ainda não foi comprovado, sendo contraindicados antibióticos tópicos (ver Cap. 199, Cuidados com Feridas).[2]

Bandagens elásticas e inelásticas são efetivas quando adequadamente colocadas. A bandagem compressiva inelástica mais conhecida é a bota de Unna, que consiste em uma pasta composta de óxido de zinco, loção de calamina e glicerina envolta em uma atadura de gaze. A permanência da bota é de 1 a 2 semanas até a próxima troca. O uso da bota de Unna está contraindicado na suspeita de arteriopatia periférica e/ou infecção local.[1]

Nos casos em que as úlceras alcancem tamanho tal que seja necessário enxerto de pele no local e/ou caso não haja melhora com o tratamento conservador, referenciar para avaliação de um cirurgião vascular.[1] Pessoas portadoras de úlcera ativa e refluxo em junção safenofemoral ou safenopoplítea beneficiam-se com o tratamento cirúrgico, devendo ser referenciadas para avaliação de um cirurgião vascular.[2]

Tromboembolia venosa

Do que se trata

A TEV representa um espectro de doenças que inclui TVP, trombose associada a cateteres venosos centrais (CVC) e TEP.

O sangramento e a trombose são alterações da homeostasia: quando insuficiente, resulta em sangramentos; quando excessiva, resulta na formação de trombos. A TEV significa a solidificação do sangue dentro da veia, impedindo o fluxo sanguíneo, ou seja, formam-se trombos: esses consistem em plaquetas e fibrina (e constantemente eritrócitos circulantes aprisionados).

A ênfase dada à incidência de TEV em populações cirúrgicas despertou a necessidade de profilaxia para esse grupo de pessoas. No entanto, mais da metade dos que sofrem TEV sintomático não têm afecções cirúrgicas, mas sim clínicas.[13] Afecções que levam à restrição de locomoção e que alteram a trombogênese podem predispor à formação de trombos, devendo ser dada atenção especial às pessoas que as apresentam. (Os fatores de risco para TEV estão listados na Tabela 163.1.)

A incidência de TEV aumenta exponencialmente com a idade, devido a alterações dos mecanismos de coagulação e/ou à presença de comorbidades trombogênicas.[33]

A mobilidade reduzida, tanto por confinamento ao leito ou poltrona quanto por permanência por longos períodos em pé, é um fator associado à maior incidência de TEV.[37] Perdas de mobilidade mais acentuadas, como incapacidade para caminhar sozinho mais do que 10 m, são mais frequentemente relacionadas ao aparecimento de TEV.[38]

O impacto de varizes dos MMII como fator de risco adicional para TEV é controverso – entre outros motivos, a descrição clínica da gravidade das varizes é bastante subjetiva e, portanto, variável entre os estudos.[32]

As trombofilias hereditárias, em especial deficiências de antitrombina III (ATIII), de proteína C (PC), de proteína S (PS) e resistência à proteína C ativada, frequentemente causada pela presença do fator V de Leiden, são distúrbios da coagulação bem estabelecidos como fatores de risco para TEV.[32]

História pessoal prévia de TEV é fator de risco em vários cenários: pessoas hospitalizadas ou restritas ao leito, pessoas vistas no consultório e na população geral. Trombofilia persistente ou lesão residual do sistema venoso podem favorecer a recorrência da condição.[32]

Estudos com diferentes delineamentos também mostraram que a terapia de reposição hormonal está associada a maior risco de desenvolvimento de TEV (A), sendo esse risco maior durante o primeiro ano após o início da terapia.[32] Uma metanálise recente mostrou que o risco da ocorrência de TEV é maior em usuárias de ACO de 3ª geração (que contêm o progestagênio desogestrel ou gestodeno), em comparação com os de 2ª geração (que contêm o progestagênio levonogestrel ou norgestrel) (A).[32]

A presença de insuficiência cardíaca congestiva associa-se significativamente ao desenvolvimento de TEV, e, quanto menor a fração de ejeção, maior a probabilidade de desenvolvimento de TEV. Mesmo em pessoa recebendo anticoagulação após episódio de TEV, a ICC continua a ser um fator de risco independente para o desenvolvimento de novos episódios.[32,35]

A maioria dos dados de incidência de TEV em pessoas com IAM provêm de estudos mais antigos e mostram resultados bastante variáveis, com valores que vão de 10 até 62,5%, naqueles infartados que permaneceram em repouso absoluto no leito por 5 dias. Não só TVP, mas também TEP são mais frequentes na pessoa com IAM.[32] Pessoas hospitalizadas com acidente vascular cerebral (AVC) isquêmico e mobilidade reduzida apresentam incidência bastante elevada de TVP, acometendo geralmente o membro afetado.

Doenças respiratórias, como doença pulmonar obstrutiva crônica e pneumonia, são frequentemente citadas como fatores de risco para TEV, mas estudos avaliando especificamente essas doenças são raros.

Infecções são fatores de risco adicional para TEV, por representarem comorbidades frequentes nessas pessoas, em especial na população hospitalizada. Dentre elas, as infecções torácicas parecem ter maior associação com TEV.

Tabela 163.1 | **Fatores de risco para tromboembolia venosa**

Fatores de risco	Estudos/evidência
Mobilidade reduzida	▶ Em estudo epidemiológico caso-controle com 1.272 pessoas no ambulatório (B), tanto a permanência em pé por mais de 6h/dia quanto a imobilização representada por confinamento ao leito ou poltrona foram associadas a risco aumentado de TEV (OR 1,9; IC 95%: 1,1-3,1 e OR 5,6; IC 95%: 2,3-13,7, respectivamente)[14] ▶ Confinamento em hospital ou casa de repouso aumenta o risco de TEV (OR 8,0; IC 95%: 4,5-14,2)[15]
Idade ≥ 55 anos	▶ Vários estudos epidemiológicos têm mostrado que a incidência de TEV aumenta exponencialmente com a idade, não sendo claro se por alterações dos mecanismos de coagulação ou pela presença de comorbidades trombogênicas (diretriz prevenção TEV)[2]

(Continua)

Tabela 163.1 | **Fatores de risco para tromboembolia venosa** (Continuação)

Fatores de risco	Estudos/evidência
Obesidade	▶ Estudo de coorte encontrou associação entre obesidade (IMC > 29) e TEV em mulheres (RR 2,9; IC 95%: 1,5-5,4) (A)[16]
Paresia e paralisia de MMIIs	▶ Em um estudo com 143 pessoas que desenvolveram hemiplegia aguda, a incidência de TEV foi de 26%, e o risco de TEV foi maior durante as primeiras 4 semanas do início da paralisia (B)[17] ▶ Em estudo do tipo caso-controle com 620 pessoas idosas, paresia ou paralisia de MMIIs estava independentemente associada à maior chance de TEV (OR 2,06) (B)[18]
Insuficiência venosa periférica	▶ Em uma coorte de 547 pessoas com TEV, 47% não apresentavam nenhuma causa predisponente para trombose, mas, dessas, 42% (108/258) tinham varizes (C)[19] ▶ Em um estudo populacional tipo caso-controle, em pacientes clínicos, verificou-se que o risco de TEV associada a varizes é alto, mas diminui com a idade: OR 4,2 aos 45 anos, 1,9 aos 60 anos e 0,9 aos 75 anos (B)[15]
Trombofilias	▶ O risco associado à trombofilia familiar, quando corrigido para o efeito de variações regionais e de gênero, foi de 16,4 (IC 95%: 9,6-28,0) (B)[20]
Gravidez e puerpério	▶ Em um estudo populacional envolvendo mais de 24 mil mulheres, a incidência estimada total de TEV, durante períodos de gravidez e pós-parto, foi de 103:100.000 (IC 95%: 55-177) (B)[21]
Cateteres venosos	▶ A incidência de trombose-CVC em pessoas sem profilaxia é de 4-62% versus 5-18% naqueles recebendo profilaxia. Portanto, CVCs constituem um fator de risco adicional para TEV na população geral[34] (B) e em pessoas oncológicas em geral (B)[15,22]
TRH e contracepção hormonal	▶ Um estudo envolvendo 2.763 mulheres com coronariopatia observou um aumento do RR de 2,7 (IC 95%: 1,4-5,0) para TEV e de 2,8 (IC 95%: 0,9-8,7) para TEP entre as pessoas que receberam estrogênio mais progesterona[23] ▶ Um estudo envolvendo 16.608 pessoas randomizadas para receber estrogênio mais progesterona ou placebo mostrou que pessoas no grupo tratamento apresentaram um RR de 2,11 (IC 95%: 1,58-2,82) para TEV e de 2,13 (IC 95%: 1,39-3,25) para TEP, quando comparadas àquelas do grupo placebo (A)[24] ▶ Uma metanálise de estudo com diferentes delineamentos também mostrou que a TRH está associada a RR de 2,14 (IC 95%: 1,64-2,81) para o desenvolvimento de TEV (A)[25]
IAM	▶ Em um estudo com 81 pessoas, que comparou HNF e placebo como estratégias profiláticas, observou-se uma incidência de TEP de 12,2% no grupo placebo (5/41) versus 0/37 no grupo que recebeu HNF (A)[26]
AVC	▶ Pessoas hospitalizadas com AVC e mobilidade reduzida apresentam incidência elevada de TVP, que acomete geralmente o membro afetado (B). Em estudos analisando métodos para prevenção de TEV comparados com placebo ou sem profilaxia, a proporção de TEV em pessoas dos grupos-controle, avaliados por diferentes métodos de rastreamento, oscila entre 28% (A) e 75% (B). Nelas, o risco permanece alto por longos períodos, já que muitos persistem com hemiplegia mesmo após a alta[27,28]
Doenças respiratórias	▶ Em coortes prospectivas com métodos diferentes de rastreamento de TVP, em pessoas com DPOC agudizado, a incidência de TEV vai de 9%, com flebografia e/ou fibrinogênio marcado (C), para 11%, com US com Doppler (C), e 29%, quando são combinados cintilografia pulmonar e Doppler (C)[29-31]
Infecções	▶ A análise de 1.272 pessoas no ambulatório demonstrou que infecção é fator de risco para TEV (OR 1,95; IC 95%: 1,31-2,92). Entretanto, o local das infecções não é relatado neste trabalho (B)[14] ▶ Um estudo com 5.451 pessoas apresentando episódios agudos de TVP, confirmados por US, demonstrou que 22% apresentavam alguma infecção como comorbidade: 7% tinham pneumonia, 10% outras infecções e 5% sepse, sendo que, 68-90% estavam hospitalizadas. Nesse estudo, as causas mais frequentes de hospitalização foram infecções (16%)[13,32]
SN	▶ A incidência global de TEV na SN é de 43%[15] (D), sendo que tanto TVP quanto TEP afetam 11% das pessoas. A frequência estimada de trombose de veia renal, na SN membranosa, em adultos, varia de 5-60%[16] (D)[13,32]
História prévia de TEV	▶ Um estudo caso-controle (B) revelou uma forte predisposição para novos eventos tromboembólicos em pacientes ambulatoriais com história pessoal de TEV (OR 15,6)[14]
Neoplasias, quimioterapia, hormonoterapia	▶ Um estudo avaliando 366 episódios de TEV entre duas coortes com 21.680 pessoas, seguidos por uma média de 7,6 anos, mostrou que, entre as 191 pessoas com episódios de TEV considerados secundários, 48% tinham câncer. Além disso, câncer foi o único fator independentemente associado à mortalidade em 28 dias (RR 5,2; IC 95%: 1,4-19,9) e trombose recorrente (RR 9,2; IC 95%: 2,0-41,7) (B)[32,33]
Admissão em UTI	▶ A resposta metabólica ao trauma associado à imobilização prolongada tem potencial de TEV até 5 vezes maior que comparado a grupos sem esses fatores[34]
ICC	▶ A presença de ICC esteve associada significativamente ao desenvolvimento de TEV (OR 2,61; IC 95%: 1,44-4,73), e, quanto menor a FE, maior a probabilidade de desenvolvimento de TEV (OR 38,3 para FE < 20%, 2,8 para FE entre 20 e 40% e 1,7 para FE > 45%), em um estudo caso-controle, com 790 pessoas (B)[35]

TEV, tromboembolia venosa; IMC, índice de massa corporal; MMIIs, membros inferiores; CVC, cateter venoso central; TRH, terapia de reposição hormonal; RR, risco relativo; IC, intervalo de confiança; TEP, tromboembolia pulmonar; AVC, acidente vascular cerebral; HNF, heparina não fracionada; FE, fração de ejeção; DPOC, doença pulmonar obstrutiva crônica; US, ultrassonografia; OR, *odds ratio*; SN, síndrome nefrótica; UTI, Unidade de Terapia Intensiva; ICC, insuficiência cardíaca congestiva.

Fonte: Aguiar e colaboradores.[36]

Diversas variáveis estão associadas ao aumento no risco de trombose de CVCs (trombose-CVC) e TVP em pessoas portadoras de cateteres. A incidência de trombose-CVC em pessoas sem profilaxia é de 4 a 62% versus 5 a 18% naqueles recebendo profilaxia. Portanto, CVCs constituem um fator de risco adicional para TEV na população em geral.

O que pode ocasionar

A TEP é a complicação mais grave da TEV. Tanto episódios assintomáticos quanto sintomáticos em pessoas hospitalizadas estão associados a aumento da morbidade e da mortalidade. O problema é de grande magnitude para a APS, pois mais da metade das pessoas que sofrem TEP possuem afecção clínica, e não cirúrgica.
Não há estudos que respondam sobre a eficácia da profilaxia em pessoas agudamente enfermas com história prévia de TEV.[32]

Doenças tromboembólicas

Quando pensar

Muitas pessoas que são hospitalizadas por eventos tromboembólicos necessitam de acompanhamento de terapia anticoagulante em longo prazo ou até mesmo indeterminadamente.

O que fazer

A prevenção de tromboembolia é, sem dúvida, melhor com varfarina do que com AAS. Mas existem outros anticoagulantes com menor efeito colateral ou interação medicamentosa, como pradaxa ou xarelto (Quadro 163.3).
A indicação de anticoagulação deve ser feita em um contexto clínico de doença tromboembólica ou de potencial risco para seu desenvolvimento, nos quais estudos epidemiológicos bem delineados demonstraram benefício evidente. Convém ressaltar que, ambulatorialmente, a maioria dos estudos utiliza anticoagulantes orais (cumarínicos).[13]
A maioria das contraindicações ao uso de anticoagulantes refere-se a situações de risco potencial de complicações, sobretudo hemorrágicas, sendo, portanto, contraindicações relativas. Gestação, insuficiência renal (IR) ou insuficiência hepática (IH) grave e cirurgia recente no sistema nervoso central ou nos olhos são contraindicações absolutas (Tabela 163.2).
A varfarina é o mais estudado quanto à prevenção da tromboembolia, por suas propriedades farmacológicas favoráveis.[39] Além de fatores genéticos pouco conhecidos, variações no conteúdo de vitamina K da dieta e diversas comorbidades interferem na resposta individual à varfarina (Quadro 163.4).
Os anticoagulantes orais frequentemente interagem com outros medicamentos. Essas interações podem ser devido a efeitos farmacocinéticos (afetam a parcela de fármaco administrado que atinge os sítios receptores) e farmacodinâmicos (afetam a

Quadro 163.3 | Vantagens e desvantagens dos medicamentos na tromboembolia

Medicamento	Vantagens	Desvantagens
Rivaroxabana (Xarelto)	Não é necessário fazer controle regular da coagulação	Mais caras
Dabigatrana (Pradaxa)	Doses únicas diárias	Contraindicada em diversas doenças
Apixabana (Eliquis)	Pode ter menos efeitos colaterais	Não têm antídotos

Tabela 163.2 | Contraindicações relativas e absolutas ao uso de anticoagulantes

Situação clínica	Particularidades
Sangramento ativo extracraniano	Recomenda-se esperar pelo menos 4 a 6 semanas para reiniciar a anticoagulação
Sangramento ativo intracraniano	
Trombocitopenia ou disfunção plaquetária	Há maior risco de sangramentos, pois as plaquetas também fazem parte da homeostasia da coagulação
AVCh recente	
Extremo de peso	
Anemia grave ou de causa não explicada	
IR grave (DCE < 30 mL/mL)	
Doença intracerebral	
Cirurgia maior ou politrauma nos últimos 3 meses	
Cirurgia maior ou procedimento invasivo planejado	Na maioria dos casos, suspende-se a varfarina 4 ou 5 dias antes da cirurgia, permitindo o retorno do INR ao normal (< 1,2) no momento do procedimento
Consumo excessivo de álcool	O álcool provoca aumento da resposta à varfarina, aumentando o risco de sangramento
Endocardite bacteriana	
Cirurgia recente no SNC ou nos olhos	
Defeitos conhecidos na coagulação	Se INR basal > 1,2 ou TTPA > 1,3 vezes o controle
HAS grave (PA < 180/110 mmHg)	Há risco aumentado de AVCh
Uso diário de AINEs	Há risco aumentado de sangramento gastrintestinal
Trombocitopenia induzida por heparina	Contraindicação somente ao uso de HNF ou de HNFBPM
Demência ou deficiência cognitiva grave	
Alergia conhecida ao anticoagulante	
Gestação	A varfarina atravessa a placenta e causa teratogenicidade e sangramento fetal. Além disso, proteínas fetais encontradas nos ossos e no sangue podem ser afetadas
Tumores ulcerados	De qualquer tipo histológico e localização

DCE, depuração da creatinina endógena; TTPA, tempo de tromboplastina parcial ativada; PA, pressão arterial; AVCh, acidente vascular cerebral hemorrágico; IR, insuficiência renal; INR, índice de normalização internacional; SNC, sistema nervoso central; HAS, hipertensão arterial sistêmica; AINEs, anti-inflamatórios não esteroides; HNF, heparina não fracionada; HNFBPM, heparina não fracionada de baixo peso molecular.
Fonte: Adaptada de Terra-Filho e Menna-Barreto.[13]

resposta produzida pelo fármaco nos sítios receptores). O uso de quaisquer medicamentos deve ser comunicado ao médico de família para avaliação (Quadro 163.5).

Quadro 163.4 | **Comorbidades que interferem na resposta individual à varfarina**

Resposta aumentada	Resposta diminuída
◄ Câncer	◄ Edema
◄ Colagenoses	◄ Resistência hereditária à varfarina
◄ Deficiência de vitamina K	◄ Dislipidemia
◄ Desnutrição	◄ Hipotireoidismo
◄ Diarreia/esteatorreia	
◄ Insuficiência cardíaca	
◄ Doença hepática	
◄ Hipertermia	
◄ Hipertireoidismo	

Quadro 163.5 | **Interações medicamentosas farmacocinéticas e farmacodinâmicas com os anticoagulantes orais**

Fármacos	Ação	Interação	Particularidades
Pirazolonas, fenilbutazona e sulfimpirazona	Farmacocinética, pela inibição estereosseletiva da metabolização oxidativa da varfarina S	Aumento do TP	Acentuam a hipoprotrombinemia, inibem a função plaquetária, podendo ainda provocar o surgimento de úlcera péptica
Eritromicina		Aumento do TP	
Fluconazol		Aumento do TP	
Álcool		Aumento do TP	
Tamoxifeno		Aumento do TP	
Pioxicam		Aumento do TP	
Itraconazol		Aumento do TP	
Isoniazida		Aumento do TP	
Fenitoína	Farmacodinâmica	Aumento do TP	Inicialmente inibe o metabolismo da varfarina, exagerando seu efeito, e o induz posteriormente, reduzindo seu efeito
Propranolol		Aumento do TP	

(Continua)

Quadro 163.5 | **Interações medicamentosas farmacocinéticas e farmacodinâmicas com os anticoagulantes orais** (Continuação)

Fármacos	Ação	Interação	Particularidades
Esteroides anabolizantes		Aumento do TP	
Clotrimoxazol		Aumento do TP	
Sulfonilureias		Aumento do TP	
Sinvastatina		Aumento do TP	
Metronidazol, miconazol, sulfametoxazol-trimetoprim	Farmacocinética, pela inibição estereosseletiva da metabolização oxidativa da varfarina S*	Aumento do TP	
Amiodarona, cimetidina	Farmacocinética, pela inibição estereosseletiva da metabolização oxidativa da varfarina S e R	Aumento do TP	
Clofibrato		Aumento do TP	
Ciprofloxacino		Aumento do TP	
AAS	Potencializa farmacodinamicamente a varfarina	Aumento do TP	Uso em altas doses por seu efeito na função plaquetária
Cefalosporinas de terceira geração	Farmacodinâmica, pela inibição direta da redutase do epóxido da vitamina K	Aumento do TP	Eliminam as bactérias do TGI que produzem vitamina K
Heparina	Farmacodinâmica	Aumento do TP	Prolonga diretamente o TP
Barbitúricos e rifampicina	Farmacocinética	Diminuição do TP	Causam acentuada diminuição do efeito anticoagulante, pela indução de enzimas hepáticas que transformam a varfarina racêmica
Sucralfato		Diminuição do TP	Causa redução do efeito anticoagulante
Estrogênios/anticoncepcionais		Diminuição do TP	
Nafcilina		Diminuição do TP	

(Continua)

Quadro 163.5 | Interações medicamentosas farmacocinéticas e farmacodinâmicas com os anticoagulantes orais (continuação)

Fármacos	Ação	Interação	Particularidades
Griseofulvina	Diminuição do TP		
Colestiramina	Diminuição do TP	Farmacocinética: liga-se à varfarina no intestino, reduzindo-lhe a absorção e a biodisponibilidade	
Clordiazepóxido	Diminuição do TP		
Carbamazepina	Diminuição do TP		
Vitamina K	Diminuição do TP	Redução farmacodinâmica do efeito anticoagulante	Aumento da síntese dos fatores de coagulação II, VII, IX e X
Clortalidona e espironolactona	Diminuição do TP	Redução farmacodinâmica do efeito anticoagulante	Concentração dos fatores de coagulação

* A varfarina que se usa para fins clínicos é uma mistura racêmica composta por quantidades idênticas de dois isômeros ópticos: a varfarina S (levógira) e a varfarina R (dextrógena).
AAS, ácido acetilsalicílico; TP, tempo de protrombina; TGI, trato gastrintestinal.
Fonte: Adaptado de O'Reilly.[40]

O tempo de protrombina (TP) é o teste mais usado para monitorar a terapia anticoagulante; a fim de minimizar suas variações, pelo efeito de diferentes tromboplastinas sobre o TP, foi desenvolvido um sistema uniforme para relatá-lo: o INR – que é a razão entre o TP da pessoa e o TP normal médio.

A segurança e a efetividade do tratamento anticoagulante estão associadas à manutenção do INR dentro da faixa terapêutica: o risco de sangramentos ou eventos tromboembólicos aumenta de forma expressiva quando ele se encontra acima ou abaixo do alvo, respectivamente.[13]

Pode-se iniciar o tratamento com doses de 5 a 10 mg de varfarina. Dessa forma, atinge-se o INR-alvo em 4 a 5 dias. Em pessoas com risco aumentado de sangramento – idosos (sobretudo acima de 75 anos), portadores de neoplasia maligna, cardiopatia grave, IR, doença cerebrovascular e HAS –, deve-se iniciar com a menor dose. História de quedas frequentes (mais de três por ano) e de sangramento gastrintestinal também são fatores de risco para sangramento por uso de varfarina.[13]

Se houver necessidade de um efeito anticoagulante rápido, deve-se iniciar, concomitantemente à varfarina, a administração de heparina em ambiente hospitalar.

A dose total semanal (DTS) de varfarina deve ser titulada até que o INR-alvo (2,0-3,0) seja atingido. Em média, espera-se que, com ajuste de 15% da dose semanal de varfarina, haja uma alteração no INR de 1,0 (INR inferior a 2,0 gera a necessidade de aumento da DTS; INR superior a 3,0, de diminuição da DTS ou

suspensão da varfarina). A curva dose-resposta individual da varfarina é muito variável, devendo ser elaborado um projeto terapêutico para cada pessoa. Os medicamentos modernos não necessitam de ajuste de doses. As complicações mais frequentemente associadas ao uso de anticoagulantes orais são hemorragias, necrose cutânea e subcutânea, diarreia, alopecia, náuseas, anorexia, hepatotoxicidade, febre, urticária e leucopenia.

A hemorragia é a complicação mais comum. Sangramentos que ocorrem com INR < 3 geralmente são associados a trauma ou lesão subjacente no trato gastrintestinal ou urinário. Portanto, a manutenção do INR-alvo e a orientação à pessoa quanto à prevenção de traumas e quedas são fundamentais para prevenir hemorragias.

A necrose cutânea é uma complicação mais rara, com prevalência que varia de 0,01 a 0,1%, nem sempre facilmente reconhecida e associada à elevada morbimortalidade. Ocorre comumente em mulheres com idade média de 50 anos, na perimenopausa e obesas, que estão sendo tratadas com varfarina para doença tromboembólica. É habitualmente associada à administração de altas doses do medicamento e se desenvolve cerca de 110 dias após o início da terapia, sendo que a maioria ocorre entre 3 e 6 dias.[41] Quando essa condição é suspeitada, a varfarina deve ser suspensa e iniciada a administração de heparina.

Não ter um médico regular é um dos fatores associados à má adesão ao tratamento anticoagulante – logo, a relação médico-pessoa longitudinal, integral e o vínculo entre ambos são essenciais para o sucesso do tratamento. É importante que as pessoas sejam orientadas sobre as peculiaridades do tratamento antes de iniciarem a terapia com varfarina e que haja fácil acesso ao médico durante o tratamento (Quadro 163.6).

Dicas

- A insuficiência venosa em geral não leva a uma queixa específica, podendo ser banalizada tanto pelo profissional de saúde quanto pelo próprio indivíduo, sendo considerada como "um processo natural do envelhecimento".
- Quando relatada pela pessoa, as varizes são, muitas vezes, mais uma queixa estética do que um problema de saúde.
- A TVP é uma complicação grave e necessita de uma rápida tomada de decisão para tratamento.
- Muitos casos de insuficiência venosa iniciam-se após TVP.

Quando referenciar

Não há critérios definidos e validados para o referenciamento de pessoas anticoaguladas a um serviço especializado terciário. Algumas recomendações empíricas podem ser feitas, contudo:

- Dificuldade em atingir o nível terapêutico, apesar de altas doses diárias de anticoagulante oral.
- Grande variabilidade nos valores do INR sem a identificação dos fatores responsáveis por essas alterações.
- Múltiplos fatores de risco para complicações, sobretudo sangramentos.
- História de complicação grave.
- Pessoas com multimorbidades.
- Pessoas em uso de múltiplos fármacos.
- IR grave.
- IC grave.
- Neoplasia maligna.
- Cirurgias.

Quadro 163.6 | Orientações à pessoa em uso de anticoagulante oral

1. A orientação de um nutricionista será de grande valia, pois a ingestão de alimentos com vitamina K deve ser regular.
2. Evitar atividades de risco de sangramento e trauma
3. Não compensar a dose esquecida no dia seguinte; se perder mais doses, entrar em contato com seu médico
4. A varfarina pode causar equimoses e sangramento; quando em excesso, entrar em contato com seu médico
5. Muitos medicamentos interagem com a varfarina: avisar seu médico sempre que houver necessidade de nova medicação
6. Evitar automedicação
7. Mulheres em idade fértil devem evitar engravidar durante o uso de varfarina, sendo importante conversar com seu médico sobre o planejamento familiar
8. O exame usado para monitorar a terapia é o INR, cujo alvo terapêutico é entre 2,0 e 3,0
9. Entrar em contato com seu médico caso apresente diarreia, hipertermia e/ou edema

REFERÊNCIAS

1. Pereira AH, Pereira AA. Doenças venosas dos membros inferiores. In: Duncan BB, Schmidt MI, Giugliani ERJ. Medicina ambulatorial: condutas de atenção primária baseadas em evidências. 4. ed. Porto Alegre: Artmed; 2013.
2. Silva MC, Cabral AL, Barros JN, Castro AA, Santos ME. Diagnóstico e tratamento da Doença Venosa Crônica. J Vasc Bras. 2005;4(3 Supl. 2):185-93.
3. Takeda S. A organização de serviços de atenção primária à saúde. In: Duncan, Bruce B, Schmidt MI, Giugliani ERJ, editores. Medicina ambulatorial: condutas de atenção primária baseadas em evidências. 4. ed. Porto Alegre: Artmed; 2013.
4. Lima Costa MF. Epidemiologia do envelhecimento no Brasil. In: Rouquayro M, Almeida Filho N. Epidemiologia e saúde. 6. ed. Rio de Janeiro: Medsi; 2003.
5. Ludbrook J. Valvular defect in primary varicose veins: cause or effect? Lancet. 1963;2(7321):1289-92.
6. Andrade ART, Pitta GBB, Castro AA, Miranda Jr F. Avaliação do refluxo venoso superficial ao mapeamento dúplex em portadores de varizes primárias de membros inferiores: correlação com a gravidade da classificação CEAP. J Vasc Bras. 2009;8(1):14-20.
7. Eklöf F, Rutherford RB, Bergan JJ, Carpentier PH, Gloviczki P, Kistner RL, et al. Revision of the CEAP classification for chronic venous disorders: consensus statement. J Vasc Surg. 2004;40(6):1248-52.
8. Norris MI, Carlin MC, Raiz JL. Treatment of essential telangiectasia: effects of increasing concentrations of polidocanol. J Am Acad Dermatol. 1989;20(4):643-9.
9. Puissegur Lupo ML. Sclerotherapy: review of results and complications in 200 patients. J Dermatol Surg Oncol. 1989;15(2):214-9.
10. Coleridge SPD. The management of chronic venous disorders of the leg: an evidence-based report of an international task force. Phlebology. 1999(Suppl 1):66-105.
11. Travers JP, Makin GS. Reduction of varicose veins recurrence by use of postoperative compression stockings. Phlebology. 1994;9(3):104-7.
12. Alinovi A, Basissi F, Pini M. Systemic administration of antibiotics in the management of venous ulcers. A randomized clinical trial. J Am Acad Dermatol. 1986;15(2 Pt 1):186-91.
13. Terra-Filho M, Menna-Barreto SS. Recomendações para o manejo da tromboembolia pulmonar. J Bras Pneumol. 2010;36(Suppl.1):1-3.
14. Samama MM. An epidemiologic study of risk factors for deep vein thrombosis in medical outpatients: the Sirius study. Arch Intern Med. 2000;160(22):3415-20.
15. Heit JA, Silverstein MD, Mohr DN, Petterson TM, O'Fallon WM, Melton LJ 3rd. Risk factors for deep vein thrombosis and pulmonary embolism: a population based case-control study. Arch Intern Med. 2000;160(6):809-15.
16. Goldhaber SZ, Grodstein F, Stampfer MJ, Manson JE, Colditz GA, Speizer FE, et al. A prospective study of risk factors for pulmonary embolism in women. JAMA. 1997;277(8):642-5.
17. Kemmeren JM, Algra A, Grobbee DE. Third generation oral contraceptives and risk of venous thrombosis: meta-analysis. BMJ. 2001;323(7305):131-4.
18. Weill-Engerer S, Meaune S, Lahlou A, Piette A, Saint-Jean O, Sachet A, et al. Risk factors for deep vein thrombosis in inpatients aged 65 and older: a case-control multicenter study. J Am Geriatr Soc. 2004;52(8):1299-304.
19. Ferrari E, Baudouy M, Cerboni P, Tibi T, Guigner A, Leonetti J, et al. Clinical epidemiology of venous thromboembolic disease. Results of a French Multicentre Registry. Eur Heart J. 1997;18(4):685-91.
20. Vossen CY, Conard J, Fontcuberta J, Makris M, Van Der Meer FJ, Pabinger I, et al. FR. Familial thrombophilia and lifetime risk of venous thrombosis. J Thromb Haemost. 2004;2(9):1526-32.
21. Samuelsson E, Hägg S. Incidence of venous thromboembolism in young Swedish women and possibly preventable cases among combined oral contraceptive users. Acta Obstet Gynecol Scand. 2004;83(7):674-81.
22. De Cicco M, Matovic M, Balestreri L, Panarello G, Fantin D, Morassut S, et al. Central venous thrombosis: an early and frequent complication in cancer patients bearing long-term silastic catheter. A prospective study. Thromb Res. 1997;86(2):101-13.
23. Hulley S, Grady D, Bush T, Furberg C, Herrington D, Riggs B, et al. Randomized trial of estrogen plus progestin for secondary prevention of coronary heart disease in postmenopausal women. Heart and Estrogen/progestin Replacement Study (HERS) Research Group. JAMA. 1998;280(7):605-13.
24. Rossouw J, Anderson GL, Prentice RL, La Croix AZ, Kooperberg C, Stefanick ML, et al. Risks and benefits of estrogen plus progestin in healthy postmenopausal women: principal results From the Women's Health Initiative randomized controlled trial. JAMA. 2002;288(3):321-33.
25. Miller J, Chan BK, Nelson HD. Postmenopausal estrogen replacement and risk for venous thromboembolism: a systematic review and meta-analysis for the U.S. Preventive Services Task Force. Ann Intern Med. 2002;136(9):680-90.
26. Emerson PA, Marks P. Preventing thromboembolism after myocardial infarction: effect of low-dose heparin or smoking. Br Med J. 1977;1(6052):18-20.
27. McCarthy ST, Turner JJ, Robertson D, Hawkey CJ, Macey DJ. Low-dose heparin as a prophylaxis against deep-vein thrombosis after acute stroke. Lancet. 1977;2(8042):800-1.
28. Turpie AG, Levine MN, Hirsh J, Carter CJ, Jay RM, Powers PJ, et al. Double-blind randomised trial of Org 10172 low-molecular-weight heparinoid in prevention of deep-vein thrombosis in thrombotic stroke. Lancet. 1987;1(8532):523-6.
29. Prescott SM, Richards KL, Tikoff G, Armstrong JD Jr, Shigeoka JW. Venous thromboembolism in decompensated chronic obstructive pulmonary disease. A prospective study. Am Rev Respir Dis. 1981;123(1):32-6.
30. Erelel M, Cuhadaro lu C, Ece T, Arseven O. The frequency of deep venous thrombosis and pulmonary embolus in acute exacerbation of chronic obstructive pulmonary disease. Respir Med. 2002;96(7):515-8.
31. Misplaere P, Gletiran JC, Audebert JM, Remond A, Sevestre-Pietri MA, Jounieaux V. Pulmonary embolism and sibilant types of chronic obstructive pulmonary disease decompensations. Rev Mal Respir. 2002;19(4):415-23.
32. Academia Brasileira de Neurologia. Tromboembolismo venoso: profilaxia em pessoas clínicos: parte I. Rev Assoc Med Bras. 2009;55(2):102-5.
33. Cushman M, Tsai AW, White RH, Heckbert SR, Rosamond WD, Enright P, et al. Deep vein thrombosis and pulmonary embolism in two cohorts: the longitudinal investigation of thromboembolism etiology. Am J Med. 2004;117(1):19-25.
34. Pitta GBB, Gomes RR. A frequência da utilização de profilaxia para trombose venosa profunda em pacientes clínicos hospitalizados. J Vasc Bras. 2010;9(4):220-8.
35. Howell MD, Geraci JM, Knowlton AA. Congestive heart failure and outpatient venous thromboembolism: a retrospective, case-control study. J Clin Epidemiol. 2001;54(8):810-6.
36. Aguiar ET, Pinto LJ, Figueiredo MA, Savino Neto S. Úlcera de insuficiência venosa crônica. J Vasc Bras. 2005;4(Supl 2):S195-200.
37. Motykie GD, Caprini JA, Arcelus JI, Zebala LP, Lee CE, Finke NM, et al. Risk factor assessment in the management of patients with suspected deep venous thrombosis. Int Angiol. 2000;19(1):47-51.
38. Alikhan R, Cohen AT, Combe S, Samama MM, Desjardins L, Eldor A, et al. Prevention of venous thromboembolism in medical patients with enoxaparin: a subgroup analysis of the MEDENOX study. Blood Coagul Fibrinolysis. 2003;14(4):341-6.
39. Lavitola PL. Varfarina ou aspirina na prevenção de fenômenos embólicos na valvopatia mitral com fibrilação atrial. Arq Bras Cardiol. 2010;95(6):749-55.
40. O'Reilly RA. Studies on the coumarin anticoagulant drugs: interaction of human plasma albumin and warfarin sodium. J Clin Invest. 1967;46(5):829-37.
41. Kaiber FL, Malucelli TO, Baroni ERV, Scharfanski MD, Akamatsu HT, Schimidt CCF. Trombocitopenia induzida por heparina e necrose cutânea por varfarina: relato de caso. An Bras Dermatol. 2010;85(6):915-8.

CAPÍTULO 164

Insuficiência cardíaca

Henrique Bente

Aspectos-chave

▶ A insuficiência cardíaca (IC) manifesta-se por congestão, dispneia e limitação funcional.

▶ Seu diagnóstico é eminentemente clínico.

▶ A classificação sintomática da New York Heart Association (NYHA) tem importância prognóstica e orienta a escolha do tratamento.

▶ A IC representa o extremo de uma longa história natural, que frequentemente pode ser alterada pela intervenção precoce sobre fatores de risco cardiovascular.

Caso clínico

Sr. Osmar, 80 anos, pescador aposentado, queixa-se de "canseira" e "falta de fôlego" progressivas há vários meses, que dificultam seu trabalho de consertar redes de pesca. Recentemente, passou a cansar-se para tomar banho e a ter de interromper a atividade sexual por dispneia e dor torácica. Notou que tem acordado várias vezes à noite para urinar, que urina muito à noite e que tem dificuldade para iniciar a micção. Os sintomas pioraram na última semana. Queixa-se também de insônia, porque não consegue dormir deitado: acorda em menos de 1 hora com dispneia e "inchaço" nas duas pernas. Queixa-se também de dispneia em repouso não tem de usar três travesseiros para conseguir dormir. Fumou 20 cigarros por dia por 50 anos e parou de fumar há 2 anos. Bebe uma taça de vinho de garrafão por dia, porque ouviu falar que "faz bem para o coração". Diz ter pressão alta e colesterol alto, mas que "se cuida". Ele refere que ficou internado três vezes com quadros semelhantes, sendo a última há 2 meses, quando os médicos descobriram que ele tinha um sopro no coração. Deram-lhe "remédios na veia" para tirar líquido de seus pulmões e receberam alta com remédios "para urinar". Recebeu também a orientação de "se cuidar com o sal", mas admite que não cuidou isso na semana passada, quando comeu peixe muito salgado. Há 2 dias, foi ao pronto-atendimento, preocupado com o edema, e constataram que sua pressão estava alta. Deram-lhe mais remédios: um "para urinar", um comprimido pequeno "debaixo da língua" e um comprimido de propranolol, também sublingual. Depois da medicação, teve cefaleia holocraniana intensa e recebeu uma injeção de diclofenaco. Foi liberado com a orientação de procurar o médico do centro de saúde. Um pouco envergonhado, diz que se sente muito pior desde que o medicaram. Enquanto fala, tosse muito e elimina escarro de cor amarelada, interrompendo sua fala várias vezes por falta de ar.

Teste seu conhecimento

1. Qual dos seguintes itens, presentes nesta história, não está diretamente associado à IC?
   a. Dispneia paroxística noturna ("acordando em menos de 1 hora com dispneia")
   b. Dispneia ("falta de fôlego")
   c. Prostatismo ("dificuldade para começar a urinar, mesmo quando está com muita vontade")
   d. Edema de membros ("inchaço" nas duas pernas)

2. Com base nesta história, qual das seguintes causas de IC é a menos provável?
   a. Miocardiopatia isquêmica
   b. Hipertensão arterial sistêmica
   c. Miocardiopatia alcoólica
   d. Valvopatia

3. Qual dos seguintes fármacos mencionados na história têm o menor potencial de piorar um quadro de IC descompensada?
   a. Anti-inflamatório não esteroide (diclofenaco)
   b. Diuréticos ("remédios para urinar")
   c. Betabloqueador (propranolol)
   d. Nenhum dos anteriores

4. De acordo com a história, em que classe sintomática da NYHA o senhor Osmar se encontraria no momento do atendimento?
   a. I
   b. II
   c. III
   d. IV

5. Depois da última internação relatada, qual dos seguintes esquemas terapêuticos é mais indicado?
   a. Furosemida, isoladamente
   b. Isossorbida sublingual, quando necessário
   c. Metoprolol e digoxina
   d. Enalapril e furosemida

Respostas: 1C, 2C, 3B, 4D, 5D

INSUFICIÊNCIA CARDÍACA

Do que se trata

A IC é uma síndrome clínica complexa que resulta de qualquer comprometimento estrutural ou funcional do enchimento ou da ejeção ventricular esquerda, com alterações da regulação neuro-hormonal e caracterizada clinicamente por intolerância ao esforço, retenção de líquido e redução da longevidade. Posto de outra forma, IC é a incapacidade do coração de manter a perfusão adequada às necessidades metabólicas dos tecidos ou de fazê-lo à custa de elevadas pressões de enchimento, levando à congestão, à dispneia e à limitação funcional. É uma importante causa de morbimortalidade no Brasil, respondendo por um quarto das internações por doenças cardiovasculares (DCVs), em geral, e um terço das internações acima dos 65 anos.[1] Mesmo com as opções terapêuticas disponibilizadas nas últimas décadas, que muito melhoraram a qualidade de vida e a sobrevida das pessoas portadoras de IC, esta continua a ter um prognóstico muito reservado, comparável ao de muitas neoplasias malignas.[2]

Embora existam várias causas cardíacas e não cardíacas de IC (Quadro 164.1), as principais etiologias no Brasil são isquêmicas e hipertensivas (e uma combinação de ambas), seguidas de miocardiopatia dilatada idiopática, doença de Chagas (em queda, principalmente nos grandes centros) e doença valvar reumática (em queda). Elas podem afetar tanto a função contrátil do ventrículo esquerdo (VE) (IC com fração de ejeção reduzida [FEr]) quanto sua pressão de enchimento (IC com FE preservada [FEp]) levando à redução do débito cardíaco (DC) e da perfusão dos tecidos. Na tentativa de compensá-los, há uma ativação neuro-hormonal (sistema nervoso simpático, sistema renina-angiotensina-aldosterona [SRAA] e vasopressina), com taquicardia e retenção de sal e água, levando ao aumento da volemia. Podem ocorrer hipertrofia e dilatação do VE (remodelamento cardíaco), com eventual piora da função contrátil.

Existem várias categorizações de IC que podem ser tomadas como referência: 1) DC – alto ou baixo débito; 2) fase do ciclo cardíaco predominantemente acometido – diastólica ou sistólica; e 3) câmara cardíaca predominantemente acometida – ventrículo direito (VD) ou VE. Entretanto, quando se utiliza o termo IC não adje-

tivado, refere-se em geral aos quadros de IC de baixo débito acometendo primariamente o VE. Nesse sentido, a categorização mais apropriada, devido ao seu valor fisiopatológico, prognóstico e terapêutico, é a que classifica a IC de acordo com a fase do ciclo cardíaco, ou, mais especificamente, de acordo com a fração de ejeção (FE) do VE (IC diastólica, ou com FEp, e IC sistólica, ou com FEr). Dados epidemiológicos mais recentes têm mostrado um aumento na prevalência de IC com FEp; além disso, cerca de 10 a 20% dos pacientes com IC tem uma FE intermediária (entre 40 e 49%).[3]

Apesar da importância fundamental de saber manejar pacientes com IC crônica e suas descompensações, bem como melhorar a qualidade de vida das pessoas afetadas por ela, é essencial salientar que a IC é apenas o estágio final de uma história natural com longo período assintomático, em que o profissional de atenção primária à saúde (APS) tem amplas oportunidades de atuação (Quadro 164.2). Vale ressaltar, contudo, que não está indicado, de forma rotineira, o rastreamento de disfunção ventricular assintomática. A ação, realizada nos estágios A e B da American College of Cardiology/American Heart Association (ACC/AHA), é direcionada ao controle de fatores de risco, sobretudo naquelas pessoas que já tenham história de evento cardiovascular prévio ou que apresentem múltiplos fatores de risco.

Quando pensar

A IC deve ser considerada em pessoas com queixas de fadiga e dispneia (em repouso ou aos esforços) e sinais de congestão (edema de extremidades, crepitantes finos na ausculta pulmonar), principalmente em idosos, na presença de fatores de risco cardiovascular (hipertensão arterial sistêmica [HAS], diabetes)[3] e das condições listadas no Quadro 164.1.

O que fazer

Anamnese

Os sintomas mais frequentes na IC são a dispneia e o cansaço (intolerância aos esforços, fadiga).

Quadro 164.1 | Causas de insuficiência cardíaca

- ◀ Isquêmicas
- ◀ Hipertensivas
- ◀ Valvares
- ◀ Infecciosas (doença de Chagas, HIV, adenovírus, enterovírus, CMV, etc.)
- ◀ Tóxicas (álcool, cocaína, quimioterápicos)
- ◀ Endócrino-metabólicas (tireoidopatias, feocromocitoma, obesidade, deficiência de tiamina, hipocalemia, etc.)
- ◀ Doenças de depósito
- ◀ Inflamatórias
  - Miocardiopatia periparto
  - Miocardiopatia dilatada (idiopática)
  - Miocardiopatia hipertrófica
  - Miocardiopatia restritiva
  - Miocardiopatia arritmogênica do VE

VE, ventrículo esquerdo; HIV, vírus da imunodeficiência humana; CMV, citomegalovírus.

Fonte: Adaptado de Ponikowski e colaboradores.[4]

Quadro 164.2 | Estadiamento da insuficiência cardíaca

Estágio	Situações	Exemplos
A	Assintomáticos, sem cardiopatia estrutural ou funcional, com alto risco de desenvolverem IC	Hipertensos, diabéticos, tabagistas pesados ou com outros fatores de risco para cardiopatia isquêmica; usuários abusivos de álcool
B	Assintomáticos, com cardiopatia estrutural ou disfunção contrátil de ventrículo (inclusive FEr) que pode levar à IC	Hipertrofia, dilatação ou hipocontratilidade de ventrículo assintomática; infarto do miocárdio
C	Sintomáticos, atuais ou passados, com sintomas ou mas ligados à cardiopatia presente	Pacientes com IC, compensada ou descompensada, em todas as classes funcionais
D	Muito sintomáticos, com cardiopatias avançadas e necessidade de múltiplas intervenções de maior complexidade	Pacientes com descompensações e internações frequentes, usuários de oxigenoterapia, pacientes em espera de transplante cardíaco

FEr, fração de ejeção reduzida; IC, insuficiência cardíaca.

Fonte: Vance e colaboradores.[5]

1415

A dispneia é consequência do aumento da pré-carga, com congestão venosa e capilar dos pulmões, o que diminui a capacidade vital e aumenta o trabalho respiratório. O cansaço, decorrente da redução do DC, pode surgir na anamnese como "fraqueza" ou "falta de força".

Ortopneia é a dispneia ao decúbito dorsal, ocasionada pelo aumento do retorno venoso dos membros inferiores (MMII) ao coração, com congestão pulmonar e diminuição da capacidade vital. A intensidade da ortopneia é comumente medida pela quantidade de travesseiros que a pessoa necessita para elevar o tronco e conseguir respirar com menos dificuldade. A dispneia paroxística noturna (DPN), relacionada à reabsorção parcial do edema durante o decúbito, aumentando o retorno venoso, faz a pessoa despertar algumas horas depois de adormecer e buscar alívio em posição ortostática, reduzindo, assim, o retorno venoso para o coração. Esses dois últimos sintomas, particularmente a DPN, são mais específicos do que a dispneia e o cansaço, embora não sejam patognomônicos.

Tosse seca também é um sintoma de congestão pulmonar que costuma piorar no decúbito dorsal – assim como a noctúria, que surge por conta do aumento do fluxo sanguíneo renal no decúbito, uma vez que o DC, em posição ortostática, costuma ser redistribuído para outros órgãos.

As pessoas com IC queixam-se frequentemente de ganho de peso e edema de extremidades decorrentes da retenção de líquido. Em casos mais avançados, ocorre emagrecimento.

A cardiopatia isquêmica e a HAS, como as causas mais comuns de IC, também são achados comuns na anamnese.

A grande dificuldade do diagnóstico é que muitos dos principais sintomas presentes em pacientes com IC também podem estar presentes em outras situações, particularmente em idosos sedentários, obesos e portadores de doenças respiratórias, de maneira que o diagnóstico deve basear-se em uma série de sinais e sintomas, na evolução clínica e na presença de comorbidades e fatores de risco.

A congestão gastrintestinal pode manifestar-se com náusea, empachamento pós-prandial, diminuição do apetite, dor em hipocôndrio direito (por distensão da cápsula hepática) e alterações do hábito intestinal. A questão das comorbidades presentes nos pacientes com IC tem sido cada vez mais enfatizada, pois, além de serem frequentes, têm implicações prognósticas e terapêuticas.[3] Sintomas cognitivos e psiquiátricos também podem ocorrer, comumente em consequência de baixo DC associado a outras condições subjacentes, como doença cerebrovascular. Eles incluem confusão mental, psicose, ansiedade e depressão – essa última ocorrendo em até 20% das pessoas com IC.[6]

Exame físico

Não há dados do exame físico que isoladamente permitam o diagnóstico de IC, e pessoas com IC compensada podem apresentar poucos sinais de doença.

Os achados mais específicos para o diagnóstico de IC são a terceira bulha cardíaca (especificidade de 99%, razão de verossimilhança [RV] com teste positivo, ou RV+, 11)[7] e o desvio do *ictus cordis* (especificidade de 95%, RV+ 16, para IC com FEr).[8] A terceira bulha é auscultada com a campânula do estetoscópio sobre o *ictus cordis*, em decúbito lateral esquerdo, logo após a segunda bulha cardíaca. Trata-se do sinal clínico isoladamente mais específico para IC,[7] entretanto, tem baixa sensibilidade.

O deslocamento para a esquerda do *ictus cordis* (ponto de máxima impulsão cardíaca na parede torácica anterior), que comu-

mente se apresenta mais impulsivo e sustentado, é um sinal de cardiomegalia e é altamente específico para IC com FEr.[8]

A distensão venosa cervical (turgência ou estase jugular) reflete a pressão final de enchimento ventricular (pré-carga). Com a pessoa em decúbito dorsal e o tronco a 45°, procura-se a distensão da jugular interna junto ao triângulo cervical anterior e se mede a altura da coluna de sangue acima desse ponto com relação ao ângulo esternal. Esse teste bastante simples e reprodutível permite a reavaliação seriada do estado de congestão e auxilia no seguimento.

O refluxo hepatojugular também é pesquisado com a pessoa deitada a 45°. O paciente respira normalmente (para não aumentar a pressão intra-abdominal), enquanto o examinador comprime o hipocôndrio direito e observa o triângulo cervical anterior. Na IC descompensada, a compressão do fígado e da veia cava aumenta o retorno venoso, causando uma visível distensão jugular.

A taquicardia, definida como uma frequência cardíaca (FC) em repouso maior do que 100 batimentos por minuto, é um sinal bastante sensível, mas pouco específico, que pode ser mascarado pelo uso de betabloqueadores e estar presente em outras situações. A taquipneia é comum e acompanha-se de esforço respiratório e incursões torácicas rasas, para evitar desencadear a tosse.[9,10] Sopros cardíacos podem indicar uma valvopatia causadora de IC. No entanto, também podem ser uma consequência da IC, pela dilatação de câmaras cardíacas em casos avançados.

O edema surge, em geral, nos MMII das pessoas que deambulam e na região sacral daquelas restritas ao leito. Em geral, é inelástico (com o sinal do cacifo) e bilateral. O edema pulmonar manifesta-se na ausculta por meio de crepitantes finos inspiratórios.

As alterações do peso, em especial as que se instalam rapidamente, refletem as modificações nas quantidades de água e sódio corporais que ocorrem nas descompensações. Podem ser um sinal precoce de descompensação, antes que outras alterações sejam evidentes. A rápida perda de peso reflete a eliminação do líquido retido no tratamento com diuréticos, embora, em estados avançados, possa representar caquexia.

Exames complementares

A dosagem do peptídeo natriurético B (BNP) aumenta a acurácia do diagnóstico e auxilia no seguimento do tratamento de IC. A maioria dos pacientes sintomáticos com IC apresentam valores acima de 400 pg/mL, ao passo que valores abaixo de 100 pg/mL têm valor preditivo negativo (VPN) alto para descartar IC como causa de dispneia.[9,10] Valores entre 100 e 400 pg/mL não são sensíveis nem específicos para o diagnóstico de IC e não devem ser usados isoladamente nesse sentido.

A radiografia torácica é um teste acessível, relativamente barato e de razoável utilidade para o diagnóstico.[10,11] Um índice cardiotorácico maior do que 0,5 indica cardiomegalia. Ele pode ser facilmente calculado a partir da projeção posteroanterior da radiografia torácica, por meio da relação entre o diâmetro transversal do coração e o maior diâmetro do tórax (Figura 164.1). A congestão vascular pulmonar manifesta-se pela "cefalização" ou "inversão" do fluxo sanguíneo pulmonar (vasculatura da metade superior dos campos pulmonares, que é mais visível do que a da metade inferior). Os achados de edema intersticial e alveolar e, em casos mais graves, derrame pleural, edema intersticial (especificidade 97%, RV+ 12) e congestão vascular pulmonar (especificidade 96%, RV+ 12) são altamente sugestivos de IC.[7] É importante ressaltar que o valor diagnóstico da radiografia torácica para IC é menor no contexto da APS do que no serviço de emergência. Embora os achados radiográficos clássicos de IC tenham boa especificidade, eles têm baixa sensibilidade.

O eletrocardiograma (ECG) não mostra alterações específicas de IC, mas pode indicar doenças subjacentes ou condições desencadeantes, como cardiopatia isquêmica e fibrilação atrial. Hipertrofia ventricular e atrial são frequentemente observadas em pacientes com disfunção sistólica. No entanto, o ECG raramente é normal em pessoas com IC (principalmente nos casos de IC com FEr), e estudos sugerem que, na presença de um ECG inalterado e índice cardiotorácico normal, a probabilidade de IC por disfunção sistólica fica muito reduzida.[10,11]

O ecocardiograma fornece uma estimativa acurada, reprodutível e não invasiva da função contrátil (através da FE) e da função diastólica do VE.[12,13] A FE considerada normal é de 50 ± 5%, e medidas inferiores a 30% caracterizam disfunção sistólica grave.[13] No entanto, cerca de 50% das pessoas com IC tem FEp (também chamada de IC por disfunção diastólica).[14] Nessa condição, denominada IC com FEp, há graus variados de anormalidades no relaxamento ventricular esquerdo do VE e aumento da pressão atrial esquerda, redução da complacência durante a diástole,[14,15] com morbimortalidade comparável à da IC com FEr, principalmente em idosos.[14,15] Não se justifica a realização de ecocardiogramas periódicos em pessoas com IC em bom controle sintomático.

Outros exames podem ser necessários em situações específicas. A cintilografia miocárdica (ventriculografia radioisotópica) provê informações semelhantes às do ecocardiograma, incluindo avaliação de isquemia, e é reservada para casos com limitações técnicas a este último (obesidade extrema e doença pulmonar obstrutiva crônica severa). A espirometria auxilia no diagnóstico diferencial entre IC e doenças pulmonares restritivas e obstrutivas, que frequentemente coexistem. Exames laboratoriais, como hemograma e testes de função tireóidea, são indicados conforme o grau de suspeita de causas específicas de IC e muitas vezes na vigência de descompensações (Quadro 164.3). Outros exames, como creatinina e potássio séricos, podem guiar

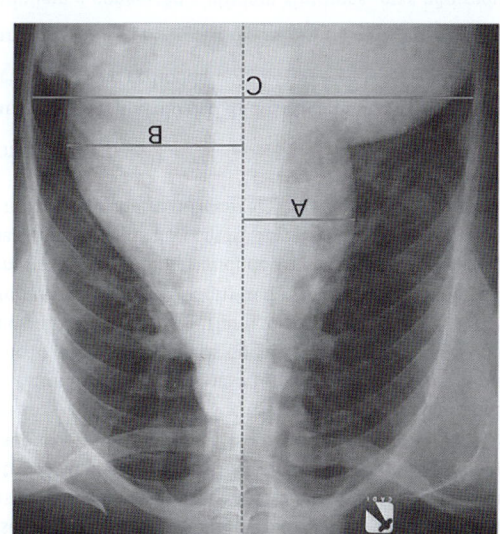

▲ **Figura 164.1**
O índice cardiotorácico é a razão entre o diâmetro transversal do coração (segmento A-B) e o maior diâmetro do tórax (segmento C), em uma radiografia torácica em projeção posteroanterior. Valores maiores do que 0,5 indicam acuradamente cardiomegalia.

a seleção de fármacos, bem como avaliar a resposta ao tratamento e o aparecimento de complicações.

Critérios diagnósticos

Entre as várias propostas de escores diagnósticos para IC, salientam-se os critérios de Framingham (Quadro 164.4). Destacam-se pela grande praticidade, em particular por se basear em dados frequentemente disponíveis na avaliação inicial dos pacientes. Para a IC com FEr, sua especificidade (79%) não basta para firmar o diagnóstico de IC (RV+ 4,57), mas sua alta sensibilidade (97%) permite que, na ausência de critérios, o diagnóstico seja afastado (razão de verossimilhança para teste negativo, ou RV- 0,04).[8] Para afastar o diagnóstico de IC com FEp, seu desempenho é um pouco inferior (sensibilidade 89%, RV- 0,13).[8]

Conduta proposta

Os objetivos do tratamento da IC são a redução dos sintomas, a melhora da qualidade de vida e o aumento da sobrevida das pessoas acometidas.

Muitas das medidas importantes para o seu manejo são indicadas de acordo com a classificação da NYHA e com a categorização baseada no acometimento predominante (FEr ou FEp).[16] Assim, todas as pessoas com IC devem ser classificadas de acordo com os critérios indicados no Quadro 164.5.

Tratamento

Não farmacológico

Exceto para as descompensações, o repouso absoluto não é recomendado. O exercício físico parece melhorar a qualidade de vida e reduzir as internações por IC, embora os estudos tenham sido de curto prazo, avaliando programas estruturados de exercício supervisionado. Recomenda-se que pessoas em classes sintomáticas de I a III realizem exercício aeróbico por 20 minutos/dia, três vezes por semana, conforme tolerância, até um máximo de 60% de sua FC máxima, assim calculada: 220 menos a idade da pessoa em anos, com o resultado em batimentos por minuto.

A cessação do tabagismo deve sempre ser proposta, bem como a restrição sódica (2-3 g/dia), podendo chegar a restrições mais rigorosas (<2 g/dia) em casos mais graves. As pessoas com

---

Quadro 164.3 | **Fatores desencadeantes de descompensações de insuficiência cardíaca**

- Falta de adesão ao tratamento
- Ingestão excessiva de sódio e líquidos
- Ganho de peso
- Infecções (principalmente respiratórias)
- Anemia
- Hemorragias
- HAS não controlada
- DPOC e suas exacerbações agudas
- Isquemia miocárdica
- Uso de medicamentos (sobretudo AINEs)
- Abuso de drogas lícitas (tabaco e álcool) e ilícitas (cocaína)

HAS, hipertensão arterial sistêmica; DPOC, doença pulmonar obstrutiva crônica; AINEs, anti-inflamatórios não esteroides.
Fonte: Ponikowski e colaboradores.[4]

IC devem ser estimuladas a usar condimentos não salgados e a atentar para os rótulos de informações nutricionais dos alimentos industrializados. O aumento de fibra alimentar previne a constipação e diminui o esforço evacuatório, que pode desencadear sintomas. A restrição hídrica (< 2 L/dia) é indicada em pessoas com IC e hiponatremia (Na < 130 mg/dL), podendo ser considerada em pacientes com retenção hidrossalina de difícil controle, independente de doses altas de diuréticos e dieta hipossódica.

Pessoas com IC devem ser instruídas a evitar automedicação. Acima de tudo, devem evitar fármacos que promovam a retenção de sódio, como os corticosteroides, os estrogênios e, principalmente, os anti-inflamatórios não esteroides (AINEs), incluindo os inibidores seletivos da cicloxigenase-2 (COX-2). Em razão da morbimortalidade associada a infecções respiratórias, todas as pessoas com IC devem receber as vacinas antipneumocócica e contra influenza.

Farmacológico

Tratamento farmacológico da insuficiência cardíaca com fração de ejeção reduzida

Diuréticos

Diminuem a congestão e aliviam sintomas, mas não reduzem a mortalidade por IC.[17] Ao usá-los, o médico deve almejar que a pessoa atinja seu "peso seco", isto é, o peso em que não haja congestão clínica (turgência, edema periférico, refluxo hepatojugular) e laboratorial (ureia e creatinina aumentadas), nem diurese excessiva, sinais de desidratação e sintomas de hipotensão postural.

Os diuréticos de alça, como a furosemida, devem ser utilizados. Quando houver a necessidade de doses altas de furosemida, pode-se considerar a associação de um diurético tiazídico pelo efeito sinérgico.

Cabe ressaltar que o efeito dos diuréticos sobre a congestão não se sustenta em longo prazo, e eles devem ser associados, no seguimento, aos inibidores da enzima conversora da angiotensina (IECAs) e aos betabloqueadores.

Inibidores da enzima conversora da angiotensina

Os IECAs reduzem sintomas de IC, aumentam a sobrevida e devem ser instituídos em todas as pessoas com IC com FEr. Eles reduzem a perda de função sistólica, a necessidade de hospitalização, os eventos isquêmicos (infarto e angina instável) e a mortalidade.[4] Seus efeitos sobre a morbimortalidade são de classe,[4] e a escolha do fármaco deve ser feita pela disponibilidade. As doses iniciais devem ser aumentadas até as doses-alvo, indicadas na Tabela 164.1, ou até a dose máxima tolerada.[4,18] Há evidências de que na prática clínica a maioria dos pacientes com IC recebe doses insuficientes de IECA.

Os IECAs podem reduzir a função renal, com aumento da creatinina sérica (CrS). Recomenda-se dosar os níveis de CrS e de potássio sérico no início do tratamento com IECA e duas semanas após cada mudança de dose.

A tosse seca é o efeito colateral mais comum. Se for muito incapacitante, pode-se considerar o uso de um bloqueador do receptor de angiotensina (BRA).[19] Também se deve salientar que o captopril deve ser tomado longe das refeições, para máximo efeito, embora se deva dar preferência ao enalapril, em função de sua posologia mais adequada para medicações de uso crônico.

Betabloqueadores

Os betabloqueadores melhoram a FE e a qualidade de vida, aumentam a tolerância ao exercício e reduzem a mortalidade.[20] Devem ser propostos a todas as pessoas com IC compensada e em pessoas assintomáticas que apresentem disfunção sistólica

Quadro 164.4 | **Critérios de Framingham para o diagnóstico de insuficiência cardíaca***

Critérios maiores
- Edema pulmonar agudo
- Cardiomegalia
- Refluxo hepatojugular
- Distensão venosa jugular
- DPN ou ortopneia
- Crepitantes pulmonares
- Terceira bulha cardíaca (B3)

Critérios menores
- Edema de tornozelos
- Dispneia aos esforços
- Hepatomegalia
- Tosse noturna
- DP
- Taquicardia (> 120 batimentos por minuto)

*O diagnóstico de IC é firmado na presença de dois critérios maiores ou um critério maior e dois menores.

DP, derrame pleural; DPN, dispneia paroxística noturna.

Quadro 164.5 | **Classificação da capacidade funcional**

Classe	Descrição	Atividade máxima tolerada
I	Pessoas com doença cardíaca, mas sem limitações em atividade física habitual não causa-dela resultantes	Carregar peso, subir escadas, fazer exercício físico moderado
II	Pessoas com doença cardíaca que resulta em limitações leves na atividade física	Subir um lance de escadas, ter relação sexual, jardinar
III	Pessoas com doença cardíaca que resulta em limitação clara da atividade física e causa cansaço, palpitação, dispneia ou angina ao caminhar no plano	Sem interrupção: tomar banho, trocar de roupa, caminhar no plano
IV	Pessoas com doença cardíaca que resulta em incapacidade de realizar qualquer atividade física sem desconforto. Sintomas de IC ou da síndrome anginosa podem estar presentes mesmo em repouso. Se qualquer atividade física é realizada, o desconforto aumenta	Sintomas presentes aos mínimos esforços ou ao repouso

Fonte: Ponikowski e colaboradores.[4]

Tabela 164.1 | **Fármacos utilizados no tratamento da insuficiência cardíaca**

Diuréticos

	Dose inicial	Dose-alvo diária	Frequência das doses	Classes da NYHA
Hidroclorotiazida	–	25-100 mg	1-2x/dia	II-IV
Furosemida	–	20-160 mg	1-3x/dia	II-IV
Espironolactona	12,5 mg	25-50 mg	1x/dia	III-IV

Efeitos colaterais: hipocalemia (mais comum), hipernatremia, desidratação, hipercalemia (diabéticos e pessoas com IR), hipocalcemia, hiperglicemia, ototoxicidade (furosemida em doses altas), ginecomastia/mastodinia (espironolactona)

IECAs

	Dose inicial	Dose-alvo diária	Frequência das doses	Classes da NYHA
Captopril	6,25-12,5 mg	150 mg	3x/dia	I-IV
Enalapril	2,5-5 mg	20-40 mg	1-2x/dia	I-IV

Efeitos colaterais: tosse (mais comum), hipotensão, diminuição da função renal, hipercalcemia, angioedema

Betabloqueadores

	Dose inicial	Dose-alvo diária	Frequência das doses	Classes da NYHA
Metoprolol tartarato	12,5 mg	200 mg	2x/dia	I-IV
Metoprolol succinato (liberação controlada)	12,5 mg/dia	200 mg	1x/dia	I-IV
Carvedilol	3,125 mg	50-100 mg	2x/dia	I-IV
Bisoprolol	1,25 mg	5-10 mg	1x/dia	I-IV

Efeitos colaterais: bradicardia (mais comum), hipotensão, fadiga, congestão

Digitálicos

	Dose inicial	Dose-alvo diária	Frequência das doses	Classes da NYHA
Digoxina	0,125 mg/dia	0,125-0,25 mg	1x/dia	II-IV

Efeitos colaterais: arritmia (qualquer tipo), anorexia, vômitos, náusea, diarreia, confusão mental, psicose

BRAs

	Dose inicial	Dose-alvo diária	Frequência das doses	Classes da NYHA
Candesartana	8 mg/dia	32 mg	1x/dia	II-IV
Losartana	25 mg/dia	100 mg	1x/dia	II-IV
Valsartana	80 mg/dia	320 mg	1x/dia	II-IV

Efeitos colaterais: hipotensão, diminuição da função renal, hipercalemia

Outros vasodilatadores

	Dose inicial	Dose-alvo diária	Frequência das doses	Classes da NYHA
Hidralazina	12,5 mg, 3x/dia	200 mg	3-4x/dia	II-IV
Dinitrato de isossorbida	10 mg, 3x/dia	120 mg	2-3x/dia	II-IV

Efeitos colaterais: hipotensão postural (hidralazina); cefaleia (isossorbida)

IECAs, inibidores da enzima conversora da angiotensina; BRAs, bloqueadores dos receptores da angiotensina; IR, insuficiência renal.
Fonte: Yancy e colaboradores.[5]

(redução de FE) após infarto do miocárdio. Metanálises de estudos observacionais sugerem que seus efeitos sejam, aparentemente, de classe,[21] porém metanálises de ensaios clínicos com comparações diretas sugerem que o carvedilol seja superior ao metoprolol tartarato e ao bisoprolol.[22] Estes dados aliados ao fato de o carvedilol estar disponível na rede pública fazem com que a escolha recaia sobre ele no tratamento de pacientes com IC com FEr. Devem ser iniciados apenas em pessoas que não estejam congestas, mas não devem ser suspensos nas descompensações.[23] O aumento das doses deve ser progressivo, dependendo da resposta inicial (semanalmente ou a cada 2 ou 4 semanas), monitorando-se a FC, que não deve ser menor do que 50 batimentos/minuto.

Espironolactona

Esse diurético poupador de potássio reduz a mortalidade em IC grave[24] e deve ser usado em todas as pessoas com IC com FEr com classes funcionais III-IV (NYHA) que já estejam em uso de IECAs e diuréticos. É importante monitorar os níveis de potássio durante seu uso, devido à possibilidade de hipercalemia. Sua função primordial na IC não é para tratamento da congestão, mas sim para bloquear de forma mais eficaz o SRAA em pacientes utilizando IECAs com o objetivo de agir no remodelamento cardíaco e na mortalidade.

Digitálicos

Os digitálicos diminuem hospitalizações, mas não reduzem a mortalidade em pacientes com IC com FEr.[25,26] São úteis, também, para controlar a resposta ventricular a arritmias supraventriculares (como a fibrilação e o *flutter* atriais). Devem ser usados em pessoas com IC que ainda estejam sintomáticas, mesmo com doses máximas toleradas dos fármacos modificadores de doença antes mencionados. Sua janela terapêutica é estreita, e, por isso, os níveis séricos devem ser controlados e mantidos entre 0,5 e 0,8 ng/mL.[25,26] Não é necessária dose de ataque.

Saliente-se que, em pessoas com uso prolongado de digoxina, há um efeito deletério com a suspensão de seu uso, com redução da FE e da tolerância ao exercício e aumento da necessidade de internações.[27]

Bloqueadores dos receptores de angiotensina

Devem ser usados somente em pessoas que não toleram IECAs,[19,28] apresentando as mesmas indicações e benefícios clínicos. Os efeitos colaterais e precauções são os mesmos, com exceção da tosse e do angioedema.

Outros vasodilatadores

A combinação de hidralazina e nitratos aumenta a sobrevida de pessoas com IC com FEr, embora com menos intensidade do que os IECAs.[29] Assim, essa combinação deve ser reservada para casos em que os IECAs e os BRAs não forem tolerados, ou em pessoas que permaneçam muito sintomáticas mesmo usando medicações das outras classes listadas.

Tratamento farmacológico da insuficiência cardíaca com fração de ejeção normal

A maior parte dos grandes ensaios clínicos que avaliaram os fármacos modificadores de doença (i.e., com efeito sobre a mortalidade) estudou pacientes com IC com FEr. Os ensaios clínicos que abordaram o tratamento dessa condição não mostraram redução de mortalidade com o uso de betabloqueadores, IECAs e BRAs.[30] Recomenda-se tratar as condições de base, controlando a pressão, o edema periférico e a congestão pulmonar, prevenindo taquicardia e tratando a isquemia miocárdica, quando for o caso.[3,15] As pessoas com IC com FE normal são particularmente sensíveis a reduções de pré-carga, pelo que se recomenda cautela com o uso de diuréticos e nitratos.[3,15,30] Quando houver condições de monitoramento frequente da função renal e do potássio sérico, indica-se o uso de espironolactona, que reduziu a necessidade de internação em um ensaio clínico.[31]

Quando referenciar

- IC aguda (edema agudo de pulmão).
- IC avançada (estágio D).
- Na vigência de infecções sistêmicas.
- Portadores de patologias congênitas ou adquiridas que demandem correção cirúrgica.
- Arritmias graves ou de início recente.
- Cardiopatia isquêmica sem controle sintomático.
- Sinais de hipoperfusão.
- Mau controle sintomático, mesmo com o uso de todas as opções terapêuticas acessíveis.
- Instalação rápida em pessoas previamente hígidas.
- Pessoas com menos de 40 anos.
- Dúvidas sobre o diagnóstico.

Erros mais frequentemente cometidos

▶ Deixar de diagnosticar IC pela ausência de sinais e sintomas de congestão

▶ Afastar a possibilidade de IC por não encontrar sinais e sintomas patognomônicos (não há achado que seja, isoladamente, patognomônico de IC)

▶ Esperar pelo resultado de exames complementares para fazer o diagnóstico, sem levar em conta que o diagnóstico de IC é eminentemente clínico

▶ Não pesar a pessoa, nem aferir sua pressão arterial e FC durante os atendimentos. Lembrar-se de que as variações de peso podem ser muito úteis na avaliação da resposta ao tratamento e nas descompensações

▶ Não considerar a má adesão ao tratamento farmacológico e não farmacológico como uma das principais causas de descompensação

▶ Não orientar a pessoa com IC sobre a importância do controle da ingesta de sódio

▶ Não classificar o quadro clínico de acordo com os critérios da NYHA

▶ Solicitar ecocardiogramas repetidamente em pessoas com IC em boa evolução, sem piora clínica que os justifique

▶ Manter o tratamento com diuréticos isoladamente, sem associar IECAs e betabloqueadores

▶ Não buscar as doses-alvo (ou máximas toleradas) de IECAs e betabloqueadores

▶ Iniciar IECAs em doses muito altas e deixar de usá-los devido à hipotensão

▶ Deixar de prescrever betabloqueadores pelo temor de que eles piorem a função do miocárdio

▶ Aumentar muito rapidamente as doses de betabloqueadores

▶ Suspender abruptamente os betabloqueadores nas descompensações

- Não monitorar a função renal e o potássio sérico de pessoas que usam IECAs, BRAs, diuréticos e digitálicos
- Usar doses muito altas de medicação em idosos
- Não considerar a hipótese de intoxicação digitálica quando surgem sinais e sintomas novos em pessoas que usam digoxina
- Não pensar na possibilidade de infecção respiratória aguda como causa de descompensações, principalmente em idosos
- Usar AINEs em pessoas com IC

Prognóstico e complicações possíveis

A IC é uma condição crônica e, mesmo com toda a melhora na qualidade de vida e na sobrevida trazida pelos tratamentos surgidos nas últimas décadas, o seu prognóstico ainda é reservado. A morte normalmente ocorre pela progressão da falência sistólica ou pela síndrome de morte súbita, sobretudo por arritmias ventriculares.[32]

Dicas

- Não se esqueça de que a IC é apenas um extremo de um longo espectro e de uma história natural que, em sua maior parte, é assintomática e iniciada por fatores de risco amplamente modificáveis (como HAS, tabagismo e dislipidemia).
- Busque o diagnóstico de IC mais pelo conjunto de sinais, sintomas e achados em exames complementares do que pela procura de achados específicos isolados.
- Determine a causa da IC e maneje-a, se possível, mas não se esqueça de que nem sempre a causa é identificável e que, em casos avançados, várias causas podem estar superpostas.
- Controle e maneje fatores desencadeantes (ver Quadro 164.3).
- Em pessoas congestas, institua diuréticos para que atinjam seu "peso seco" – aquele em que não estejam congestas e em que apresentem débito urinário apropriado.
- Sempre que possível, determine o tipo de disfunção (sistólica ou diastólica), preferencialmente por ecocardiograma, com medida da FE, uma vez que isso tem implicações terapêuticas.
- Determine a classe funcional da pessoa (NYHA).
- Proponha IECAs a todos e tente aumentá-los até as doses-alvo (ver Tabela 164.1), conforme tolerância. Se não forem tolerados, considere BRAs ou a associação nitratos-hidralazina.
- Mantenha os diuréticos na dose mínima que controle os sintomas.
- Quando não houver congestão, inicie betabloqueador em pacientes estáveis e aumente-o até as doses-alvo.
- Em pessoas que permaneçam muito sintomáticas mesmo com todas as medicações anteriores, inicie digoxina.
- Na classe funcional III a IV, institua espironolactona.
- Em todas as situações, estimule adesão ao tratamento, cuidados com a dieta, exercícios, cessação do tabagismo e redução do estresse. Lembre-se de que questões socioeconômicas, culturais e comorbidades, como depressão, podem afetar negativamente a adesão ao tratamento.

- Monitore o peso a cada consulta, atentando para ganhos rápidos, que podem significar congestão.
- Tente organizar a prescrição de medicamentos no menor número possível de tomadas diárias, facilitando a adesão (p. ex., enalapril, em vez de captopril).

Atividades preventivas e de educação

Nunca é demais lembrar-se da importância de controlar os fatores de risco modificáveis para DCV, em especial o tabagismo, a HAS e as dislipidemias, porque eles aumentam, também, a probabilidade de IC.

Qualquer que seja o tratamento proposto, é preciso estar atento à adesão do paciente às medidas com ele combinadas, e, mais do que nunca, a medicina centrada na pessoa deve ser colocada em prática. A falta de adesão a um tratamento proposto é causa muito comum de descompensações. O problema da polimedicação pode complicar a adesão, especialmente em idosos, pessoas com múltiplas comorbidades e deprimidos. Caixas dispensadoras de medicação, rotuladas "manhã" e "noite" e supervisão atenta de um cuidador podem ajudar na adesão.

A pessoa com IC deve ser estimulada a trazer, em cada consulta, as medicações em uso para conferência.

O médico deve lembrar que a maioria das pessoas com IC é de idosos, muitas vezes com problemas de visão, com baixa instrução e até analfabetos. Portanto, a prescrição médica deve ser escrita com letras grandes e legíveis, além de ter o apoio de desenhos facilitadores da hora das tomadas (como desenhar o sol, a lua, etc.).

Deve-se instruir a pessoa com IC a evitar a automedicação e a informar sua condição a qualquer profissional de saúde que a atenda, para evitar a prescrição de medicações que promovam descompensações.

O médico de família tem o dever de ensinar aos seus pacientes com IC sobre a importância do reconhecimento dos sinais e sintomas de descompensação, principalmente o ganho rápido de peso. Diminuição da tolerância aos esforços, dor torácica, ortopneia e DPN também devem ser reconhecidas e indicadas prontamente ao médico.

Apesar da grande importância do tratamento farmacológico para o manejo bem-sucedido, as pessoas com IC, seus cuidadores e suas famílias devem estar igualmente atentos para as medidas não farmacológicas contidas no plano terapêutico, em geral as que envolvem cuidados dietéticos. Famílias que consomem muito sal, por exemplo, podem ser orientadas a preparar seus alimentos sem sal, adicionando-o depois à mesa, de acordo com as necessidades individuais e respeitando a restrição sódica da pessoa com IC.

Programas com base em educação em saúde, cuidados de enfermagem e equipes multidisciplinares reduziram mortalidade, número de internações e melhoraram a qualidade de vida de pessoas com IC em 12 meses.[33] No ambulatório, devem-se rever os pacientes descompensados com intervalos de poucos dias, propondo-lhes consultas mais espaçadas, de mensais a trimestrais, de acordo com seu grau de estabilidade. A facilitação do acesso aos pacientes com IC é fundamental para um acompanhamento longitudinal adequado.

REFERÊNCIAS

1. Brasil. Ministério da Saúde. DATASUS. Morbidade hospitalar do SUS [Internet]. Brasília: MS; c2018 [capturado em 30 mar. 2018]. Disponível em: http://tabnet.datasus.gov.br/cgi/tabcgi.exe?sih/cnv/niuf.def

2. Bursi F, Weston SA, Redfield MM, Jacobsen SJ, Pakhomov S, Nkomo VT, et al. Systolic and diastolic heart failure in the community. JAMA. 2006;296(18):2209-2216.

3. Metra M, Teerlink JR. Heart failure. Lancet. 2017;390(10106):1981-1995.

4. Ponikowski P, Voors AA, Anker SD, Bueno H, Cleland JGF, Coats AJS, et al. 2016 ESC Guidelines for the diagnosis and treatment of acute and chronic heart failure: The Task Force for the diagnosis and treatment of acute and chronic heart failure of the European Society of Cardiology (ESC) Developed with the special contribution of the Heart Failure Association (HFA) of the ESC. Eur Heart J. 2016;37(27):2129-2200.

5. Yancy CW, Jessup M, Bozkurt B, Butler J, Casey DE Jr, Drazner MH, Fonarow GC, et al. 2013 ACCF/AHA guideline for the management of heart failure: executive summary: a report of the American College of Cardiology Foundation/American Heart Association Task Force on Practice Guidelines. J Am Coll Cardiol. 2013;62:1495-1539.

6. Jani BD, Mair FS, Roger VL, Weston SA, Jiang R, Chamberlain AM. Comorbid depression and heart failure: a community cohort study. PLoSOne 2016;11(6):e0158570.

7. Madhok V, Falk G, Rogers A, Struthers AD, Sullivan FM, Fahey T. The accuracy of symptoms, signs and diagnostic tests in the diagnosis of left ventricular dysfunction in primary care: a diagnostic accuracy systematic review. BMC Fam Pract. 2008; 9:566.

8. Maestre A, Gil V, Gallego J, Aznar J, Mora A, Martín-Hidalgo A. Diagnostic accuracy of clinical criteria for identifying systolic and diastolic heart failure: cross-sectional study. J Eval Clin Pract. 2009;15(1):55-61.

9. Zehtabchi S, Brandler ES. Does This Patient Have Congestive Heart Failure? Ann Emerg Med. 2008; 51(1):87-90.

10. Hobbs FDR, Doust J, Mant J, Cowie MR. Diagnosis of heart failure in primary care. Heart. 2010;96(21):1773-1777.

11. Fonseca C. Diagnosis of heart failure in primary care. Heart Fail Rev. 2006;11(2):95-107.

12. Nagueh SF, Smiseth OA, Appleton CP, Byrd BF 3rd, Dokainish H, Edvardsen T, et al. Recommendations for the evaluation of left ventricular diastolic function by echocardiography: an update from the american society of echocardiography and the European Association of Cardiovascular Imaging. J Am Soc Echocardiogr. 2016;29(4):277-314.

13. Lang RM, Badano LP, Mor-Avi V, Afilalo J, Armstrong A, Ernande L, et al. recommendations for cardiac chamber quantification by echocardiography in adults: an update from the American Society of Echocardiography and the European Association of Cardiovascular Imaging. J Am Soc Echocardiogr. 2015;28(1):1-39.e14.

14. Redfield MM. Heart failure with preserved ejection fraction. N Engl J Med. 2016;375(19):1868-1877.

15. Borlaug BA, Paulus WJ. Heart failure with preserved ejection fraction: pathophysiology, diagnosis and treatment. Eur Heart J. 2011;32(6):670-679.

16. Bocchi EA, Marcondes-Braga FG, Bacal F, Ferraz AS, Albuquerque D, Rodrigues D, et al. Atualização da Diretriz Brasileira de Insuficiência Cardíaca Crônica - 2012. Arq Bras Cardiol. 2012;98(1 supl. 1):1-33.

17. Ellison DH, Felker GM. Diuretic treatment in heart failure. N Engl J Med. 2017;377(20):1964-1975.

18. Flather MD, Yusuf S, Køber L, Pfeffer M, Hall A, Murray G, et al. Long-term ACE-inhibitor therapy in patients with heart failure or left-ventricular dysfunction: a systematic overview of data from individual patients. ACE-Inhibitor Myocardial Infarction Collaborative Group. Lancet. 2000;355(9215):1575-1581.

19. Jong P, Demers C, McKelvie RS, Liu PP. Angiotensin receptor blockers in heart failure: meta-analysis of randomized controlled trials. J Am Coll Cardiol. 2002;39(3):463-470.

20. Brophy JM, Joseph L, Rouleau JL. Beta-blockers in congestive heart failure. A Bayesian meta-analysis. Ann Intern Med. 2001;134(7):550-560.

21. Kramer JM, Curtis LH, Dupree CS, Pelter D, Hernandez A, Massing M, et al. Comparative effectiveness of beta-blockers in elderly patients with heart failure. Arch Intern Med. 2008;168(22):2422-2428.

22. Briasoulis A, Palla M, Afonso L. Meta-analysis of the effects of carvedilol versus metoprolol on all-cause mortality and hospitalizations in patients with heart failure. Am J Cardiol. 2015 Apr 15;115(8):1111-1115.

23. Fonarow GC, Abraham WT, Albert NM, Stough WG, Gheorghiade M, Greenberg BH, et al. Influence of beta-blocker continuation or withdrawal on outcomes in patients hospitalized with heart failure: findings from the OPTIMIZE-HF program. J Am Coll Cardiol. 2008;52(3):190-199.

24. Pitt B, Zannad F, Remme WJ, Cody R, Castaigne A, Perez A, et al. The effect of spironolactone on morbidity and mortality in patients with severe heart failure. Randomized aldactone evaluation study investigators. N Engl J Med. 1999;341(10):709-717.

25. The Digitalis Investigation Group. The effect of digoxin on mortality and morbidity in patients with heart failure. N Engl J Med. 1997;336(8):525-533.

26. Konstantinou DM, Karvounis H, Giannakoulas G. Digoxin in heart failure with a reduced ejection fraction: a risk factor or a risk marker? Cardiology. 2016;134(3):311-319.

27. Adams KF Jr, Gheorghiade M, Uretsky BF, Young JB, Ahmed S, Tomasko L, et al. Patients with mild heart failure worsen during withdrawal from digoxin therapy. J Am Coll Cardiol. 1997;30(1):42-48.

28. Lee VC, Rhew DC, Dylan M, Badamgarav E, Braunstein GD, Weingarten SR. Meta-analysis: angiotensin-receptor blockers in chronic heart failure and high-risk acute myocardial infarction. Ann Intern Med. 2004;141(9):693-704.

29. Cohn JN, Archibald DG, Ziesche S, Franciosa JA, Harston WE, Tristani FE, et al. Effect of vasodilator therapy on mortality in chronic congestive heart failure. Results of a Veterans Administration Cooperative Study. N Engl J Med. 1986;314(24):1547-1552.

30. Iwano H, Little WC. Heart failure: what does ejection fraction have to do with it? J Cardiol. 2013;62(1):1-3.

31. Pitt B, Pfeffer MA, Assmann SF, Boineau R, Anand IS, Claggett B, et al. Spironolactone for heart failure with preserved ejection fraction. N Engl J Med. 2014;370(15):1383-1392.

32. Mozaffarian D, Anker SD, Anand I, Linker DT, Sullivan MD, Cleland JG, et al. Prediction of mode of death in heart failure: the Seattle Heart Failure Model. Circulation. 2007;116(4):392-398.

33. Holland R, Battersby J, Harvey I, Lenaghan E, Smith J, Hay L. Systematic review of multidisciplinary interventions in heart failure. Heart. 2005;91(7):899-906.

SEÇÃO XVI ▶ CAPÍTULO 165

Dor abdominal

Thiago Gomes da Trindade

Aspectos-chave

▶ A dor abdominal é uma queixa frequente em atenção primária à saúde (APS), e todo médico de família atenderá anualmente dezenas de pessoas com esta sintomatologia.

▶ O médico de família qualificado deverá ser resolutivo em cerca de 80% dos casos de dor abdominal aguda e crônica.

▶ Cerca de 20% dos casos permanecerão sem diagnóstico específico.

Caso clínico

Bernadete, 45 anos, do lar, apresenta quadro de dor em fossa ilíaca esquerda há 4 meses, em cólica, que alivia após defecação. Menciona que tem apresentado fezes líquidas, às vezes com perda involuntária de muco. Está bem apreensiva com seu quadro, tem medo de estar com câncer. Nega perda de peso. Já foi diversas vezes no pronto-atendimento, sendo medicada e liberada para casa. Diz que está passando por um período turbulento na vida com a separação traumática do esposo no último ano.

Teste seu conhecimento

1. Diante do quadro de Bernadete, qual é o diagnóstico mais provável?
   a. Câncer colorretal
   b. Diverticulite
   c. Síndrome do intestino irritável
   d. Parasitose intestinal

2. Considerando custo-efetividade e sensibilidade, qual exame você solicitaria para descartar uma patologia orgânica em uma avaliação inicial?
   a. Ultrassonografia abdominal
   b. Tomografia abdominal
   c. Colonoscopia
   d. Pesquisa de sangue oculto nas fezes

3. É considerado um sinal de alerta em quadros de dor abdominal, EXCETO:
   a. Dor que piora após 6 horas
   b. Dor que alivia após a defecação
   c. Perda de peso
   d. Dor que desperta à noite

4. Que parte do exame físico é importante para melhor esclarecimento da dor abdominal de Bernadete?
   a. Toque retal
   b. Ausculta abdominal
   c. Descompressão dolorosa
   d. Sinal de Carnett

5. Qual é a característica que melhor pode predizer um distúrbio funcional?
   a. Sinais de estresse
   b. Medo de ter câncer
   c. Relação da dor com a ingesta de leite
   d. Frequência superior a cinco vezes por semana

Respostas: 1C, 2D, 3B, 4A, 5A

Do que se trata

Dor abdominal é um sintoma muito frequente em APS. Alguns estudos mostram que 2,5% das pessoas consultam anualmente devido a esta queixa.[1,2] Estudos de diagnóstico de demanda brasileiros evidenciaram uma prevalência de 1% entre os problemas apresentados, ficando entre as 25 causas mais frequentes de consulta ambulatorial.[3,4]

Devido a uma grande variedade de causas, o diagnóstico preciso torna-se um desafio para o médico de família e comunidade. É importante que, na avaliação inicial, especialmente nos quadros agudos, o médico possa tomar como primeira decisão diferenciar os quadros com maior gravidade e risco de vida, ou seja, aqueles que necessitarão de internação hospitalar, para elucidação diagnóstica imediata e/ou indicação cirúrgica de urgência, daqueles que seguirão em acompanhamento ambulatorial.

Na avaliação clínica da pessoa com dor abdominal, é necessário conhecer o processo neurofisiológico da dor para a interpretação dos sinais e sintomas. Entre as possíveis causas de dor abdominal, podem-se identificar as de origem visceral, de origem parietal e a dor referida.[5] Dois tipos principais de fibras aferentes são responsáveis pela condução da dor ao cérebro. As fibras tipo A-delta terminam no tálamo, e como resultado o cérebro percebe mais precisamente o local em que elas foram estimuladas. Elas estão presentes em estruturas cutâneas e até certo ponto no peritônio parietal. Portanto, a estimulação direta deste produz uma dor que é mais facilmente localizada. As vísceras abdominais são inervadas por fibras tipo C que terminam no tronco encefálico. Por esse motivo, nas fibras tipo C, a dor no sistema nervoso central é muito mais difícil de localizar. A dor conduzida por fibras tipo C é percebida como mais profunda, mais lenta, e geralmente não é descrita pela pessoa como ocorrendo em um lado do abdome ou do outro. A dor referida é outra consequência da rede de fibras tipo C.

Na prática, o médico pode razoavelmente assumir que quando a dor é descrita como profunda, vaga ou de difícil localização, está sendo causada sobretudo por um evento dentro do órgão. Se a dor é descrita como aguda e é facilmente localizada, é provável que o peritônio parietal esteja sendo irritado e que o evento se estendeu para fora das vísceras.

O que pode ocasionar

Devido às inúmeras possibilidades de causas de dor abdominal, é útil considerar, no diagnóstico diferencial, os mecanismos fisiopatológicos. Entre os mais comuns, destacam-se os presentes no Quadro 165.1. As etiologias de causas obstrutivas, irritação peritoneal e insuficiência vascular são as mais perigosas e merecem um diagnóstico rápido.

No exercício diagnóstico frente ao paciente, classifica-se a dor abdominal em aguda e crônica. Os quadros de forte intensidade e de início recente são chamados, genericamente, de abdome agudo, em especial quando secundários a processos inflamatórios ou infecciosos graves.[7]

- **Quadros agudos.** Podem ser classificados como inflamatórios (apendicite, diverticulite, pancreatite, colangite), obstrutivos (bridas, volvos), perfurativos (úlcera péptica, divertículos, ferimentos), isquêmicos (isquemia mesentérica, colite isquêmica) e hemorrágicos (ruptura de vísceras e de aneurismas, ferimentos).
- **Quadros crônicos.** A dor abdominal crônica apresenta a particularidade de, em alguns casos, deixar de ser apenas um sintoma-sentinela e assumir características de uma doença própria. É muito útil a subdivisão dos quadros crônicos em origem funcional (dispepsia funcional e síndrome do intestino irritável [SII]) ou orgânica (neoplasias, patologia péptica, isquemia). Os quadros mais prevalentes são de origem funcional.

Na avaliação diagnóstica, outro modelo útil de se pensar nas causas comuns é orientar-se pela sua localização no abdome (Quadro 165.2).

Nas classificações anteriores, foi exposta uma variedade de possíveis diagnósticos frente a uma pessoa com queixa de dor abdominal. Observa-se que a relação é extensa e pode confundir o médico no momento de tomar decisões. Uma questão importante é realizar o raciocínio diagnóstico levando em consideração a prevalência dos possíveis diagnósticos no âmbito da APS, pois, com base na probabilidade pré-teste mais elevada, torna mais acurada a avaliação (teorema de Bayes). Nesse sentido, é preciso basear-se em estudos que avaliaram essa prevalência. Estima-se que, em uma avaliação inicial, o diagnóstico man-

Quadro 165.1 | Principais mecanismos de dor abdominal

Obstrução	Gástrico, intestino delgado, intestino grosso, trato biliar, trato urinário
Irritação peritoneal	Infecção, irritação química, processo inflamatório sistêmico
Insuficiência vascular	Embolização, doença arterial oclusiva, hipotensão, dissecção de aneurisma de aorta
Ulceração de mucosa	Doença ulcerosa péptica, câncer gástrico
Alteração da motilidade	Gastrenterite, DII, SII, doença diverticular
Distúrbios metabólicos	CAD, porfiria, envenenamento por chumbo
Lesão nervosa	Herpes-zóster, compressão de raiz
Lesão da parede abdominal	Trauma, miosite, hematoma
Dor referida	Pneumonia, infarto do miocárdio ou pulmonar
Causas psicopatológicas	Ansiedade, depressão, neuroses

CAD, cetoacidose diabética; SII, síndrome do intestino irritável; DII, doença inflamatória intestinal.
Fonte: Adaptado de Richter.[6]

Quadro 165.2 | Causas comuns de dor abdominal segundo a localização da dor

Quadrante superior direito	Doenças da vesícula biliar, hepatite, hepatomegalia
Quadrante superior esquerdo	IAM, pneumonia, crise de anemia falciforme, linfoma, esplenomegalia, gastrite
Quadrante inferior direito	Apendicite, doença de Crohn, doenças ginecológicas (ruptura de cisto ovariano, gravidez ectópica, DIP, causas renais (litíase, pielonefrite)
Quadrante inferior esquerdo	Diverticulite, obstrução intestinal, colite isquêmica/ulcerativa/infecciosa, sacroileíte, doenças ginecológicas (ruptura de cisto ovariano, gravidez ectópica, DIP, causas renais (litíase, pielonefrite)
Mesoepigástrica	Dispepsia, DRGE, pancreatite, DUP, apendicite inicial
Suprapúbica	Cistite, prostatite, retenção urinária, causas ginecológicas
Difusa ou generalizada	Parede abdominal, doença celíaca, constipação, diarreia crônica, SII, gastrenterite, linfadenite mesentérica, cólon perfurado, ruptura de AAA, trauma

IAM, infarto agudo do miocárdio; DIP, doença inflamatória pélvica; DUP, doença ulcerosa péptica; DRGE, doença do refluxo gastresofágico; AAA, aneurisma de aorta abdominal; SII, síndrome do intestino irritável.
Fonte: Adaptado de Cartwright e Knudson.[8]

têm-se inespecífico em 20% das vezes, e os 80% restantes se dividem entre as causas funcionais e orgânicas mais comuns.

Destes estudos,[1,2,9,10] podem-se enumerar as causas mais comuns na APS e que são similares a todos eles (Quadro 165.3).

O que fazer

O médico de família e comunidade, no seu exercício diagnóstico visando à tomada de decisão compartilhada, deve lançar mão de alguns princípios essenciais à sua prática. O primeiro deles é saber lidar com a incerteza, pois, como mencionado, em uma parcela dos casos, não será possível firmar o diagnóstico. O segundo envolve algumas habilidades de comunicação e entrevista clínica que vão além da semiologia tradicional e, aliado ao método clínico centrado na pessoa (MCCP) (ver Cap. 15, Consulta e abordagem centrada na pessoa), deve ser aplicado oportunamente na avaliação da pessoa com queixa de dor abdominal. Ressalta-se o componente 1 do MCCP, procurando explorar não apenas a doença, mas também a percepção da pessoa sobre sua saúde e a experiência da doença (sentimentos, ideias, funcionamento e expectativas). Por último, deve contextualizar seu atendimento com base nos atributos essenciais da APS (acesso de primeiro contato, longitudinalidade, integralidade [serviços abrangentes] e coordenação do cuidado), aplicando estes princípios da prática clínica, como a utilização do recurso diagnóstico da espera permitida (ver Cap. 25, Gestão da clínica). Nesta associação de princípios, garante-se o exercício de uma prática preventiva de danos e de iatrogenia, evitando-se intervenções desnecessárias (prevenção quaternária) (ver Cap. 31, Prevenção quaternária: primeiro não causar dano).

O raciocínio diagnóstico médico é realizado com base em alguns modelos, dos quais os mais estudados são o causal hipotético-dedutivo, o probabilístico e o determinístico baseado no reconhecimento de padrões. Idealmente, devem-se esgotá-los, tomando-se o cuidado para não cair no erro cognitivo mais comum, que é o fechamento prematuro de um diagnóstico, deixando de fora outros possíveis.

Anamnese

Quando se pensa nos princípios da prática clínica na APS expostos brevemente, é importante que não se confunda a divisão didática da abordagem com a realidade onde todos estes recursos estão integrados e ocorrendo de forma simultânea. Desde o momento em que se inicia a entrevista clínica com a pessoa, tais princípios precisam ser respeitados. Um erro comum na anamnese[6,7,11,12] tradicional é o excesso de assertividade precoce, por exemplo, na caracterização da dor, antes que se conheça, muitas vezes, o indivíduo que está consultando, ou mesmo não permitindo que a pessoa fale sem ser interrompida nos minutos iniciais da consulta, fato que se mostrou fundamental para a elucidação diagnóstica.[13]

Quadro 165.3 | **Diagnósticos mais frequentes de dor abdominal em atenção primária à saúde**

Funcionais	Dispepsia funcional e SII
Orgânicas	Gastrenterite infecciosa, ITU, constipação, doença diverticular, cólica biliar (colecistite/colelitíase), apendicite, doenças do esôfago (DRGE/esofagite)

SII, síndrome do intestino irritável; ITU, infecção do trato urinário; DRGE, doença do refluxo gastresofágico.

História geral

Nesta percepção inicial da história, é importante estar atento aos detalhes que poderão indicar potenciais diagnósticos e determinar se o quadro é agudo ou crônico. Assim, a partir das queixas iniciais, começam as elaborações diagnósticas. Uma informação essencial é o caráter recorrente das queixas, sendo que isso pode ser verificado com a pessoa e também a partir de uma breve revisão da sua história clínica no prontuário.

Estes dados do início da consulta definirão todo o caminho da entrevista clínica e da solicitação de exames, caso sejam necessários. Ressalta-se que, na APS, se faz a consulta com uma visão integral, mas orientada, ao problema; assim, deve-se deixar de lado o mito da "história clínica completa", do "exame físico completo" e da "rotina laboratorial", pois o que se deve seguir é orientado ao indivíduo em questão e com base nas evidências que sugerem melhor acurácia diagnóstica da semiologia e dos exames complementares.

Nesta definição de caminho diagnóstico a seguir, existem informações essenciais a serem esclarecidas. Primeiro, é necessário saber quem é a pessoa que está com dor abdominal, caracterizar essa dor, identificar outros sintomas e uso prévio de fármacos, revisar as comorbidades e sua história pregressa, além da história familiar.

Na *identificação da pessoa*, características essenciais, como gênero e idade, guiam o raciocínio diagnóstico, mas deve-se ampliar a avaliação para uma definição de contexto de vida, trabalho, ambiente familiar, comportamento sexual, hábitos alimentares, os quais são úteis para a definição de hipóteses. Nos quadros agudos, inclusive, cabe a investigação do que se passou nas últimas 24 horas, como história alimentar, de atividade física, viagens e uso de medicações.

Quanto à *caracterização da dor*, os dados semiológicos essenciais se referem ao início (súbito ou insidioso), caráter (em cólica, queimação, facada, pontada), intensidade, frequência, localização, irradiação, fatores que pioram e que aliviam.

São extremamente úteis ao diagnóstico a identificação de **outros sinais e sintomas associados**, como febre, náuseas, vômitos, hematêmese, hematoquezia, melena, icterícia, perda de peso, alterações do hábito intestinal e mudanças nas características urinárias e das fezes.

Quanto a *causas extra-abdominais*, alguns problemas de origem extra-abdominal constituem causas relativamente frequentes de dor abdominal. Estas são provocadas por dor referida, sobretudo associada a quadros pulmonares ou cardíacos, como os episódios de pneumonias e infartos do miocárdio, respectivamente.

Na avaliação da *história pregressa*, é importante revisar passado cirúrgico e gineco-obstétrico, estando atento para risco de bridas e aderências, além de hérnias e gravidez ectópica. Na identificação de comorbidades, deve-se avaliar risco cardiovascular e presença de diabetes, além de pesquisar passado de litíase, avaliar história sexual pensando em ambos os sexos, risco de infecções sexualmente transmissíveis e de doença inflamatória pélvica (DIP) na mulher. O uso de substâncias como álcool pode ser indicativo de alguns riscos, como gastrite e pancreatite, assim como o uso de tabaco. O uso de medicações, como anti-inflamatórios não esteroides, ácido acetilsalicílico e anticoagulantes, aumenta o risco de sangramento digestivo. O histórico de quadros psíquicos prévios aumenta o risco de alguns problemas funcionais.

História familiar

Algumas doenças tendem a se expressar de maneira mais frequente entre os familiares de primeiro grau; então, o conhecimento de patologias prévias nestes tende a ser útil ao raciocínio diagnóstico. Entre estas, podem-se destacar cânceres em geral, doença inflamatória intestinal (DII), histórico de litíase renal e biliar, quadros dispépticos, aterosclerose e aneurismas e doenças hereditárias, como anemia falciforme e fibrose cística.

Grupos especiais

- Idoso: a idade avançada pode modificar a apresentação e a percepção da dor abdominal pela pessoa. Há uma redução de 10 a 20% na intensidade da dor por década de idade acima de 60 anos. Destacam-se algumas patologias comuns no idoso, que, por serem potencialmente fatais, não devem ser negligenciadas, como a diverticulite e a isquemia mesentérica, além do aneurisma de aorta abdominal (AAA).[14]
- Mulher em idade fértil: sempre se deve lembrar da possibilidade de gravidez, devendo ser avaliada neste sentido, pensando em riscos como gravidez ectópica e abortamento espontâneo. Não se deve esquecer, no diagnóstico diferencial, dos quadros inflamatórios na mulher grávida, com destaque para apendicite e colecistite.
- Criança: ver Cap. 122, Dor abdominal recorrente.

Sinais de alerta[5,15]

Alguns sinais devem ser pesquisados com mais atenção, pois predizem patologias orgânicas de maior gravidade e risco de vida, necessitando de diagnóstico e tratamento oportuno:

- Dor que muda de localização.
- Dor que desperta do sono.
- Dor que persiste por mais de 6 horas ou piora.
- Dor seguida de vômitos.
- Perda de peso.

Exame físico

O exame físico é focado a partir dos dados da anamnese e, de acordo com a probabilidade diagnóstica identificada nesta etapa, será dada maior ênfase a determinado aspecto envolvendo o exame geral e abdominal. Em situações específicas, deve ser complementado com exame pélvico-ginecológico e retal.

- **Geral**. Em uma avaliação geral, devem-se observar aspectos da ectoscopia, como hidratação, sinais de anemia, presença de icterícia e estado nutricional, além de observar fácies de dor e posição da pessoa em relação à dor (posição antiálgica em quadros inflamatórios que envolvem irritação peritoneal). Deve-se avaliar sinais vitais – temperatura, pressão arterial, frequência cardíaca e frequência respiratória. De acordo com os sintomas relatados, deve-se proceder ao exame cardiorrespiratório.
- **Abdominal**. Nesta parte do exame, é importante levar em consideração alguns aspectos, como a posição da pessoa; inicialmente se orienta que ela fique em decúbito dorsal com joelhos levemente fletidos. Na sequência, deve-se seguir um padrão semiológico de inspeção, ausculta, palpação e percussão. Em cada uma destas etapas, procuram-se novos sinais que acrescentem às hipóteses diagnósticas pensadas.
    - Inspeção. Procuram-se alguns sinais característicos de algumas patologias. Cicatrizes prévias sugerem maior risco de quadros associados a aderências ou hérnias incisionais; sinais de distensão abdominal sugerem quadros obstrutivos; equimoses sugerem hemoperitônio; circulação colateral venosa sugere hepatopatia crônica. A posição ortostática (em pé) pode ser útil na identificação de hérnias.
    - Ausculta. Tenta-se identificar os ruídos hidroaéreos ou borborigmos, que podem estar normais, aumentados (hiperativos) ou diminuídos (hipoativos). É comum estarem aumentados em episódios de gastrenterites com sintomas diarreicos associados, ou na fase inicial de quadro obstrutivo. Podem estar diminuídos ou mesmo ausentes em uma fase tardia do abdome obstrutivo ou do íleo paralítico. Outro sinal importante a ser pesquisado na ausculta é a presença de sopros abdominais, que podem sugerir aneurismas de aorta abdominal ou de artérias renais.
    - Palpação. Algumas sugestões podem ser úteis nesta parte do exame abdominal. Primeiro, deve-se iniciar com toques bem delicados distantes da região de dor mais intensa e movendo-se em direção à área dolorida. Outro aspecto para evitar uma defesa voluntária ou resistência à palpação, ou uma sobrevalorização dela, é tentar, ao longo destas manobras, conversar com o paciente, a fim de distraí-lo. Para a pessoa que tem cócegas, sugerem-se duas opções de exame: palpar com as pontas dos dedos durante a ausculta, sobre o estetoscópio, ou pedir que o paciente palpe seu abdome com sua própria mão, e o examinador palpa entre seus dedos, com sua mão sobreposta. Os principais aspectos da palpação são a consistência, a dor, a presença de massas e o tamanho dos órgãos. A consistência refere-se à flacidez ou rigidez, e o abdome rígido sugere patologias agudas, inflamatórias ou perfurativas, que se associarão à presença de algum sinal de irritação peritoneal, considerados sinais de defesa (Quadro 165.4). Ao se identificar alguma massa, que pode estar associada com tumores, cistos ou aneurismas, procura-se definir a localização, o tamanho, a consistência, a pulsação e a mobilidade. Os órgãos em que se avaliam possíveis aumentos são fígado e baço, que serão indicativos de patologias específicas.
    - Percussão. É útil na complementação diagnóstica relacionada com visceromegalias – hepática e esplênica –, massas abdominais, além da presença de ascite ou de ar, por meio das sensações de macicez e timpanismo.

Exame ginecológico. Deve-se proceder à inspeção vulvovaginal, ao exame especular e ao toque vaginal bimanual na suspeita de patologias do aparelho reprodutor feminino. Presença de descarga purulenta em orifício externo do colo associada à dor à mobilização do colo é indicativa de DIP. Nos quadros de gravidez ectópica ou cisto ovariano, palpam-se massas anexiais, e, quando há associação com dor, suspeita-se de ruptura, de salpingite ou de abscessos tubo-ovarianos. Sangramentos vaginais associados ao colo uterino pérvio são sugestivos de abortamento.

Exame retal. É útil em casos que apresentam alterações do hábito intestinal, sintomas obstrutivos ou de hemorragia digestiva baixa, na identificação de massas, tumorações ou fecalomas.

O Quadro 165.5 mostra os sinais e sintomas dos distúrbios mais frequentes em APS.

Um dos grandes dilemas na prática clínica do médico de família, frente a quadros de dor abdominal crônica, é distinguir os quadros funcionais das patologias orgânicas. Embora a literatura não seja convergente, um estudo observacional com boa qualidade metodológica mostrou preditores com associação estatística-

Quadro 165.4 | Sinais e manobras

▶ **Carnett.** Útil para diferenciar a dor abdominal de origem visceral da dor da parede abdominal. O teste é realizado ao definir-se a área de maior dor à palpação. Em seguida, o paciente flete a parede abdominal, e o examinador palpa o ponto novamente. A dor que é menos intensa à palpação com o abdome fletido tem alta probabilidade de ser visceral. Se a dor permanece igual ou piora com essa manobra, provavelmente é proveniente da parede abdominal (teste positivo) ou de causa não orgânica.

▶ **Murphy.** Cessação abrupta do esforço inspiratório do paciente durante a palpação profunda do quadrante superior direito é sugestiva de colecistite aguda.

▶ **Blumberg.** Dor no ponto de McBurney à descompressão súbita. Sugere irritação peritoneal secundária à apendicite aguda.

▶ **Rovsing.** Caracteriza-se pelo aparecimento de dor no quadrante inferior direito durante a compressão exercida no lado esquerdo. Sugere irritação peritoneal, como na apendicite aguda e na pelveperitonite (Figura 165.1).

▶ **Psoas.** Pede-se que o paciente se deite sobre o lado não afetado e estenda sua outra perna contra a resistência da mão do examinador. Quando positivo (dor durante a manobra), sugere processo inflamatório adjacente ao músculo psoas (Figura 165.2).

▶ **Obturador.** Com o paciente em decúbito dorsal, o examinador flexiona a coxa dele com os joelhos fletidos e rota a perna, interna e externamente. Quando positivo (dor hipogástrica durante a manobra), sugere processo inflamatório adjacente ao músculo obturador (Figura 165.3).

Quadro 165.5 | Sinais e sintomas dos problemas mais frequentes de dor abdominal na atenção primária à saúde

Agudos

▶ Gastrenterite infecciosa: dor abdominal em cólica com diarreia difusa é a manifestação clínica característica.

▶ ITU: dor suprapúbica associada a sintomas urinários irritativos, disúria, polaciúria e urgência miccional, nos quadros baixos. Em quadros com acometimento renal, apresenta-se com febre e calafrios e dor lombar com dolorimento à punho-percussão (sinal de Giordano positivo).

▶ Apendicite: alta probabilidade em indivíduos com queixa de dor em quadrante inferior direito, que migrou da região periumbilical, associada à febre, ao sinal do psoas presente, à rigidez abdominal e à dor à descompressão (Blumberg).

Crônicos

Funcionais

▶ Dispepsia funcional: no mínimo 12 semanas de dispepsia persistente ou recorrente sem evidências de doença orgânica, não aliviada pela defecação e não associada à alteração na frequência de defecação ou no formato das fezes.

▶ SII: quadro de pelo menos 12 semanas de sintomas contínuos ou recorrentes de dor abdominal ou desconforto associado a algum dos seguintes sintomas: alívio com a defecação, mudança na frequência das defecações e alteração no formato ou aspecto das fezes. Pode apresentar frequência anormal de evacuações (mais de três por dia ou menos de três por semana), formato anormal das fezes (nodulares/duras ou amolecidas/aquosas), eliminação anormal de fezes (esforço, urgência, ou uma sensação de evacuação incompleta), eliminação de muco e sensação de distensão abdominal. Quando todos os critérios estão presentes, o VPP pode chegar a 90%.

Não funcionais

▶ Doença diverticular – diverticulite: inflamação e infecção do divertículo colônico, ocorrendo em geral em idosos, que se apresenta com quadro de dor em quadrante inferior esquerdo, febre e anorexia. Geralmente, os pacientes têm náuseas, vômitos, diarreia ou constipação.

▶ Doenças do esôfago (DRGE/esofagite): sintoma predominante é dor em queimação (pirose) retroesternal, associada à disfagia, a eructações e à epigastralgia, piorando com a ingesta de alguns alimentos e bebidas.

▶ Doenças da vesícula biliar (colecistite/colelitíase) – colelitíase: dor em hipocôndrio direito em cólica, particularmente depois de uma refeição gordurosa.

ITU, infecção do trato urinário; SII, síndrome do intestino irritável; DRGE, doença do refluxo gastresofágico; VPP, valor preditivo positivo.

---

mente significativa para estes quadros distintos. A presença de sintomas relacionados ao estresse tem uma associação forte para distúrbios funcionais, e a perda de peso, para as patologias orgânicas.[10,15] Contudo, ressalta-se que são apenas preditores, e não sintomas definidores de doença, devendo ficar o alerta de não se descartar um problema ou outro na vigência destes sintomas.

Exames complementares

A solicitação de exames dependerá, primeiro, das hipóteses diagnósticas pensadas no exame clínico, as quais, dependendo de a pessoa ser avaliada na APS ou em nível hospitalar, definirão o modo de investigação complementar. Isso deverá estar pautado na melhor evidência existente. Para tal, o médico precisa ser eficiente e custo-efetivo na solicitação, na busca do estabelecimento de um diagnóstico acurado e oportuno, sem desconsiderar o seu contexto de atuação e a disponibilidade dos métodos.

- **Exames laboratoriais (D).**[6,8,14] Tanto nos quadros agudos como nos crônicos, a solicitação deve abranger exames que possam confirmar a hipótese; entre eles os mais comuns são hemograma, glicemia, ureia, creatinina, transaminases, ele-

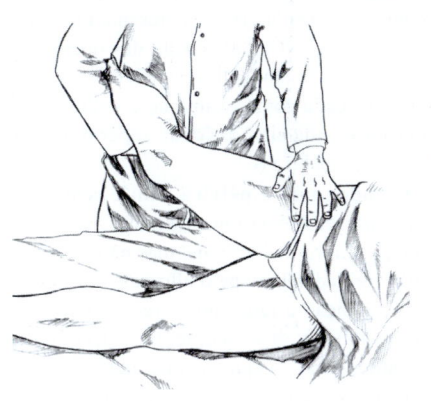

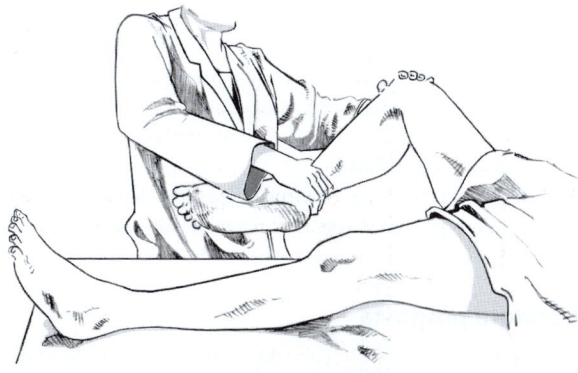

▲ Figura 165.1
Sinal de Rovsing.

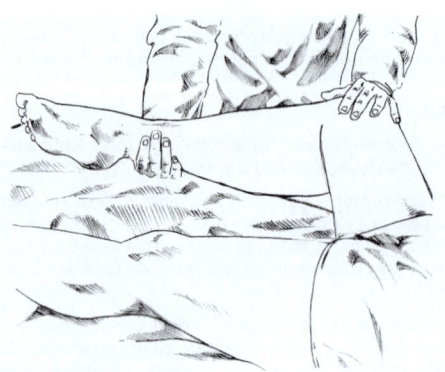

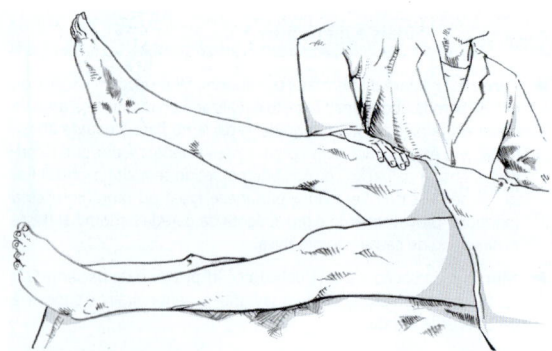

▲ Figura 165.3
Manobra do obturador.

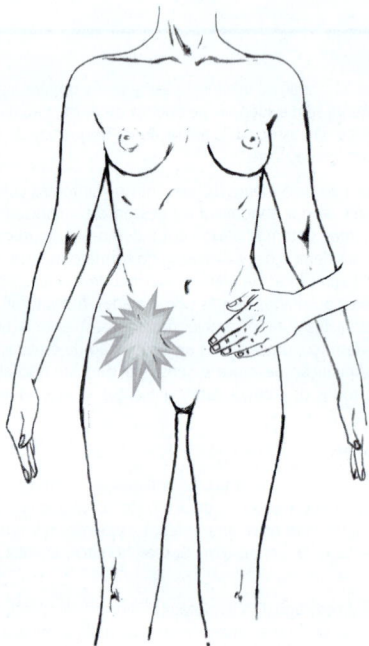

▲ Figura 165.2
Manobra do psoas.

trólitos, amilase, lipase, gonadotrofina coriônica humana, proteína C-reativa, velocidade de hemossedimentação (VHS), sumário de urina e exame de fezes. A escolha de um ou outro dependerá da hipótese principal, sendo que é indicado hemograma na suspeita de quadros infecciosos. Nos quadros de suspeita de alteração metabólica, lembrar-se de solicitar glicemia, função renal e eletrólitos. Em quadros de dor em quadrante superior, solicitar transaminases. Na suspeita de pancreatite, solicitar amilase e lipase, lembrando que a amilase é mais sensível e a lipase mais específica. Em sintomas urinários, solicitar sumário de urina. Nas mulheres em idade fértil com quadro de dor pélvica, solicitar teste gravídico. Na suspeita de DII, acrescentar provas de atividade inflamatória, como proteína C-reativa e VHS. Em quadros de alteração do hábito intestinal, solicitar exames parasitológicos de fezes e pesquisa de sangue oculto nas fezes.

- **Exames de imagem.** Embora uma anamnese e um exame físico bem realizados apontem consistentemente para o diagnóstico correto, para confirmação das patologias intra-abdominais, em especial nos casos que envolvem decisões cirúrgicas, os exames de imagem tornam-se imperativos na tentativa de aumentar a acurácia diagnóstica.[8]

- **Radiografia de abdome.** Devido à sua baixa acurácia quando comparada aos demais exames de imagem, tem sua utilidade reduzida na prática diária, ficando reservada nas situações de emergência em que os demais métodos não estão disponíveis. Mesmo assim, devido ao seu baixo custo e à boa disponibilidade, pode ser útil em várias situações, como em quadros obstrutivos (presença de níveis hidroaéreos, distensão de alças intestinais), perfurativos (presença de ar subdiafragmático em posição ortostática – pneumoperitônio), inflamatórios (perda de definição do psoas – patologias retroperitoneais) e de litíases (presença de calcificações sugere cálculos urinários e biliares).
- **Ultrassonografia abdominal e pélvica.** Exame de baixo custo e menor risco, quando comparado à tomografia computadorizada (TC), e apresenta maior fidedignidade do que a TC na avaliação das doenças do sistema biliar e dos órgãos internos pélvicos. Por esse motivo, está indicada como exame de escolha nos quadros de dor localizada em quadrante superior direito e em região suprapúbica (C).[8]
- **TC abdominal e pélvica com e sem contraste.** De maneira geral, é o exame de maior acurácia para as patologias intra-abdominais, mas não deve ser usado indiscriminadamente pelo alto custo e risco cumulativo de exposição à radiação. É recomendada na suspeita de apendicite, diverticulite, obstrução intestinal, pancreatite, AAA e isquemia mesentérica; em síntese, nos quadros agudos localizados nos quadrantes inferiores direito e esquerdo e superior esquerdo (C).[8]

Outros exames

- Endoscopia digestiva alta e colonoscopia. Recomenda-se nos quadros suspeitos de patologia gastresofágica com sinais de alerta, e de patologia colônica inflamatória ou neoplásica, respectivamente.
- Radiografia torácica e eletrocardiograma. Estão recomendados nos pacientes com suspeita de quadros pleuropulmonares e cardiológicos, respectivamente.

Conduta proposta

O tratamento deve ser direcionado para a causa de base da dor abdominal. Contudo, em se tratando de dor, especialmente nos quadros agudos e de maior intensidade, o alívio deste sintoma é preponderante para o conforto da pessoa.

Era recomendado não medicar o paciente com analgésicos nos quadros sem diagnóstico claro, pelo risco de mascarar os sintomas e retardar o diagnóstico. Todavia, as recomendações atuais sugerem que a pessoa pode ser medicada com analgésicos opioides, o que não leva ao erro diagnóstico, nem a uma tomada de decisão terapêutica equivocada (A).[15] Ressaltam-se como exceção os quadros de suspeita de pancreatite, devido ao risco de agravamento pelo espasmo do esfíncter de Oddi com uso de morfina.

Dicas

▶ Lembre-se de utilizar o princípio da espera permitida no seguimento de casos ambulatoriais, sem sinais de alerta ou de emergência clínica, evitando a solicitação de exames desnecessários no seguimento (ver Cap. 25, Gestão da clínica).

▶ Realize o registro em prontuário adequado, colocando as informações objetivas do exame físico úteis para a consulta posterior de seguimento.

▶ Dê atenção especial ao atendimento de crianças, idosos e imunodeprimidos, pela apresentação atípica dos casos, evitando possíveis erros diagnósticos.

▶ Reavalie o diagnóstico no surgimento de sinais de alerta, de piora dos sintomas ou de sua modificação.

▶ Pense em patologias orgânicas, mesmo em pessoas com diagnóstico prévio de SII, em idade maior de 45 anos, com dor que desperta, febrícula e perda de peso.

Quando referenciar

- Referenciar para serviços de urgência os indivíduos com quadros de dor abdominal aguda, que necessitem de elucidação diagnóstica por exames ou que exijam uma segunda opinião diagnóstica especializada.
- Referenciar para serviços de urgência os casos de dor abdominal aguda emergencial que possam requerer cirurgia (apendicite, obstrução intestinal, gravidez ectópica) ou tratamento clínico hospitalar (DIP, crise de anemia falciforme).
- Referenciar para especialista focal casos que necessitem elucidação diagnóstica de quadros crônicos (quando o médico de família permanecer na dúvida) e tratamento específico. Os referenciamentos podem ser feitos a gastrenterologistas, ginecologistas, urologistas, proctologistas e psiquiatras, de acordo com o caso em questão.

Erros mais frequentemente cometidos

▶ Proceder à anamnese tradicional sem permitir que a pessoa fale livremente, sem questionar sua experiência de adoecimento

▶ Fechar prematuramente um diagnóstico, deixando de fora outros possíveis

▶ Não realizar manobras do exame físico essenciais ao diagnóstico dos problemas agudos específicos

▶ Ignorar como diagnóstico diferencial da dor epigástrica o infarto do miocárdio

▶ Não valorizar sinais de alerta em pessoas com diagnóstico prévio de distúrbios funcionais, ou com quadros psiquiátricos

▶ Solicitar exaustivamente exames complementares em busca de um possível diagnóstico em pessoas com quadros crônicos funcionais

▶ Indicar tratamento cirúrgico para quadros sem confirmação de patologia específica e entender abdome agudo como necessariamente cirúrgico

▶ Não fornecer informações seguras e claras às pessoas sobre o processo diagnóstico e terapêutico

▶ Não tratar os quadros agudos com analgésicos

▶ Não realizar o seguimento dos casos referenciados para outros níveis de atenção ou mesmo os casos tratados ambulatorialmente

▶ Referenciar indivíduos para especialista focal para tratamento de problemas em que o manejo deveria ser realizado na APS

Prognóstico e manejo

Observa-se, com os estudos de seguimento em APS, que a maioria dos quadros abdominais tem sua resolutividade na própria APS. Entre os quadros agudos, 75% são manejados pelo médico de família e comunidade sem necessidade de internação, e 20% ficarão com diagnóstico de dor abdominal inespecífica.[9,15]

A dor abdominal crônica apresenta uma taxa de referenciamento de cerca de 9%, sendo os demais casos manejados exclusivamente na APS. Neste estudo, cerca de 40% dos pacientes receberam diagnóstico de quadros funcionais (dispepsia e SII).[10,15]

Atividades preventivas e de educação

- **Prevenção primária**. Pensando nos quadros abdominais de maior prevalência na APS, em que se pode ter uma atuação preventiva primordial, ressalta-se a prevenção das parasitoses intestinais por meio de orientações educativas de higiene ao indivíduo e sua família, e de maneira mais abrangente na comunidade, com saneamento ambiental adequado; da diarreia do viajante, com orientações de evitar certos alimentos e bebidas; e mesmo o reforço de realização da imunização contra o rotavírus em crianças.
- **Prevenção secundária**. A única orientação que se pode fazer baseada em evidências, como diagnóstico precoce e de rastreamento seletivo, é a avaliação em homens entre 65 e 75 anos com histórico de tabagismo para pesquisa de AAA (A).
- **Prevenção terciária**. Uma medida importante é diminuir o risco de recidiva de sintomas em pessoas submetidas à intervenção cirúrgica, com destaque para pós-colecistectomia, por meio do reforço à manutenção dos cuidados alimentares. Outra questão é a orientação para prevenção de hérnias incisionais no pós-operatório, especialmente em pessoas com obesidade, diabetes e tabagistas.
- **Prevenção quaternária.** Devem-se evitar indicações desnecessárias de exames, em especial os que envolvem maior risco de efeitos colaterais (radiações, contrastes) e falso-positivos (identificação de achados benignos em pessoas assintomáticas). Além disso, é importante discutir riscos e benefícios de certas cirurgias, como colecistectomia em pessoas assintomáticas, reforçando o cuidado contra o uso inapropriado de medicações ou seu abuso, em especial laxantes e inibidores de bomba de prótons.

REFERÊNCIAS

1. Wallander MA, Johansson S, Ruigomez A, Garcia Rodriguez LA. Unspecified abdominal pain in primary care: the role of gastrointestinal morbidity. Int J Clin Pract. 2007;61(10):1663-1670.

2. BEACH Program, AIHW General Practice Statistics and Classification Unit. Presentations of abdominal pain in Australian general practice. Aust Fam Physician. 2004;33(12):968-969.

3. Takeda S. A organização de serviços de atenção primária à saúde. In: Duncan BB, Schmidt MI, Giugliani ERJ, editors. Medicina ambulatorial: Condutas de atenção primária baseadas em evidências 4. ed. Porto Alegre: Artmed; 2014.

4. Gusso GDF. Diagnóstico de demanda em Florianópolis utilizando a Classificação Internacional de Atenção Primária: 2ª edição (CIAP-2) [tese]. São Paulo: Universidade de São Paulo; 2009.

5. Miller SK, Alpert PT. Assessment and differential diagnosis of abdominal pain. Nurse Pract. 2006;31(7):38-47.

6. Richter JM. Evaluation of abdominal pain. In: Goroll AH, Mulley AG, editors. Primary care medicine: office evaluation and management of adult. 5th ed. Philadelphia: Lippincott Williams & Wilkins; 2006.

7. Silva MRA, Barros E. Dor abdominal. In: Rosa AAA, Soares JLMF, Barros E, editors. Sintomas e sinais na prática médica: consulta rápida. Porto Alegre: Artmed; 2006.

8. Cartwright SL, Knudson MP. Evaluation of acute abdominal pain in adults. Am Fam Physician. 2008;77(7):971-978.

9. Brekke M, Eilertsen RK. Acute abdominal pain in general practice: tentative diagnoses and handling. A descriptive study. Scand J Prim Health Care. 2009;27(3):137-140.

10. Vandvik PO, Kristensen P, Aabakken L, Farup PG. Abdominal complaints in general practice. Scand J Prim Health Care. 2004;22(3):157-162.

11. Barter C, Dunne L. Dor abdominal. In: South-Paul JE, Matheny SC, Lewis E, editors. Current medicina de família e comunidade: dianóstico e tratamento. 2. ed. Porto Alegre: AMGH; 2010.

12. Kozisek P. Dor abdominal. In: Paulman PM, Paulman AA, Harrison JD, editors. Taylor – Manual de saúde da família. 3. ed. Rio de Janeiro: Guanabara Koogan; 2009.

13. Gask L, Usherwood T. ABC of psychological medicine. The consultation. BMJ. 2002;324(7353):1567-1569.

14. Lyon C, Clark DC. Diagnosis of acute abdominal pain in older patients. Am Fam Physician. 2006;74(9):1537-1544.

15. Manterola C, Vial M, Moraga J, Astudillo P. Analgesia in patients with acute abdominal pain. Cochrane Database Syst Rev. 2011;(1):CD005660.

CAPÍTULO 166

Síndrome dispéptica

Kelly Winck
Rafael Herrera Ornelas

Aspectos-chave

▶ A dispepsia acomete 44% da população adulta e é demanda frequente na atenção primária à saúde (APS).

▶ Sessenta por cento dos casos são decorrentes de dispepsia funcional.

▶ Há evidência de que a erradicação do *Helicobacter pylori* aumenta a efetividade do tratamento para as principais causas de dispepsia.

▶ No Brasil, a prevalência da infecção é alta, atingindo até 80% da população.

▶ Não há evidências de que solicitar exames complementares na abordagem inicial reduza a morbidade ou a mortalidade.

▶ Dispepsia é uma condição recorrente e intermitente. Estima-se que 50% das pessoas terão recidiva de sintomas em 1 ano.

Caso clínico

Judite, 49 anos, é usuária frequente do serviço de saúde devido a dores osteomusculares: diz estar habituada com elas, as relaciona ao trabalho de diarista, e costuma comprar por sua conta o remédio na farmácia, do qual não se lembra do nome. Hoje, vem à consulta porque está preocupada com uma nova dor, agora no "estômago", que melhora quando come algo. Sente-se empachada durante todo o dia, "como se tivesse algo dentro". Isso lhe preocupa particularmente, já que o irmão de sua patroa faleceu de câncer gástrico, motivo pelo qual a patroa lhe recomendou procurar logo um médico para fazer uma endoscopia. Chegou a vomitar duas vezes, e as fezes estão com aspecto habitual. Nega emagrecimento, acha até que engordou depois que parou de fumar, há 1 ano. Tem tido dificuldade para dormir, preocupada com o marido que demora a chegar depois das "noitadas" no bar. Como antecedente, realizou laqueadura há 20 anos.

Teste seu conhecimento

1. No caso descrito, qual é o diagnóstico etiológico provável?
   a. Dispepsia funcional, associada aos problemas familiares decorrentes do alcoolismo do marido
   b. Úlcera gástrica, já que a sintomatologia prevalente é dismotilidade
   c. Úlcera duodenal, uma vez que a dor epigástrica melhora após as refeições
   d. Não é possível definir, pois não há correlação dos sintomas clínicos da dispepsia com o diagnóstico etiológico

2. No caso de Judite, a conduta inicial é:
   a. Solicitar endoscopia devido à história de tabagismo e à preocupação com câncer
   b. Averiguar uso abusivo de anti-inflamatório não esteroide e suspendê-lo – introduzir omeprazol por 4 a 6 semanas, se não houver melhora dos sintomas
   c. Associar uso contínuo de omeprazol, caso haja uso frequente de anti-inflamatório não esteroide, para proteção gástrica
   d. Solicitar teste para *H. pylori* e erradicar a bactéria, se positivo

3. No retorno, após 2 meses, houve melhora completa do quadro. Entretanto, depois de 6 meses, Judite retorna com a mesma sintomatologia, agora eventual. Qual deve ser a conduta?
   a. Solicitar endoscopia devido à recidiva de sintomas
   b. Testar *H. pylori*: se positivo, erradicar
   c. Prescrever uso contínuo de omeprazol, já que os sintomas não cessaram completamente
   d. Informar que as recidivas são frequentes, orientar sobre hábitos e sinais de alerta e prescrever antiácidos de livre demanda

4. São indicações para solicitar endoscopia digestiva alta:
   a. Sangramento gastrintestinal, idade superior a 45 anos e emagrecimento
   b. Anemia ferropriva, disfagia e recidiva dos sintomas em 1 ano
   c. Sangramento gastrintestinal, vômitos frequentes e recidiva dos sintomas em 6 meses
   d. Anemia ferropriva, disfagia e emagrecimento

Respostas: 1D, 2B, 3D, 4D

Do que se trata

Dispepsia é conhecida popularmente como "má digestão". É caracterizada pela presença recorrente ou persistente de dor ou desconforto epigástrico não relacionado ao uso de anti-inflamatórios não esteroides (AINEs) e acompanhado, ou não, de sensação de saciedade precoce, náuseas, vômitos, pirose, regurgitação e excessiva eructação.

A dispepsia pode ser classificada em dismotilidade, úlcera ou refluxo (Quadro 166.1). Entretanto, não há correlação da sintomatologia com o diagnóstico etiológico,[1,2] sendo desnecessária a utilização desses critérios na prática clínica da APS.

A prevalência de sintomas dispépticos na população adulta é de 44%[4] no Brasil. Entretanto, a maioria não procura o serviço de saúde: a dispepsia é responsável por 1% dos atendimentos na APS,[5] mas, com frequência, surge como queixa secundária na prática clínica, podendo ser banalizada e medicalizada em excesso.

O que pode ocasionar

Na prática da APS, a maioria dos indivíduos com sintomas dispépticos são tratados como tendo dispepsia não investigada, e sua causa é desconhecida. Como diagnósticos etiológicos possíveis, têm-se dispepsia funcional, úlcera péptica, doença do refluxo gastresofágico e, mais raramente, câncer (Quadro 166.2).[3]

A dispepsia funcional é responsável por 60% dos casos, sendo caracterizada por sintomas presentes por pelo menos 3 meses e ausência de alterações estruturais.[6]

A bactéria *Helicobacter pylori* está associada à patogênese da úlcera péptica. No Brasil, a prevalência da infecção varia de 62 a 81%, ao passo que, em outros países, como os EUA, não chega a 15% da população.[7]

O que fazer

Anamnese

A história deve ser dirigida para a detecção de sinais de alerta (Quadro 166.3) e a presença de sintomas que sugiram diagnósticos diferenciais à síndrome dispéptica, como problemas cardíacos ou biliares. É importante definir, também, a frequência dos sintomas e a correlação com hábitos como comer demasiadamente, ingestão de bebidas alcoólicas ou alimentos específicos e tabagismo, uma vez que sintomatologia eventual é comum e não necessita de tratamento medicamentoso prolongado.

Alguns medicamentos são responsáveis por sintomas dispépticos, seu uso devendo ser averiguado: anti-inflamatórios não esteroides (AINE), antagonistas do cálcio, bifosfonados, biguanidas, corticoides, nitratos e teofilina.

> ▶ Os efeitos colaterais gastrintestinais dos AINEs são dose-dependentes e variam de acordo com o medicamento usado, sendo o ibuprofeno o mais seguro. É importante ressaltar que o uso de medicamentos tamponados não reduz a incidência de úlcera péptica, uma vez que o efeito do AINE é o bloqueio da cicloxigenase 1 (COX-1), aumentando a secreção ácida, e independe do local de absorção do fármaco.[8] Quando a pessoa necessitar de uso continuado de AINE, um inibidor de bomba de prótons (IBP) deverá ser prescrito em conjunto apenas se houver antecedente de úlcera péptica (A).

Aproximadamente 25% daqueles que sofrem de dispepsia procuram por atendimento médico, e a grande maioria deles já apresentava sintomas e se automedicou. Entre os motivos que levam à busca do profissional estão a facilidade de acesso ao serviço de saúde e a medicamentos sem necessidade de receita médica, a preocupação da pessoa acerca de seu problema e a percepção de familiares ou pessoas próximas.

Quadro 166.2 | Achados na endoscopia em pessoas com dispepsia (%)

▶ Achados menores/sem alterações	60
▶ Esofagite	19
▶ Úlcera gástrica	5
▶ Úlcera duodenal	5
▶ Úlcera péptica	3
▶ Outros achados	5
▶ Câncer gástrico	2
▶ Câncer de esôfago	1

Quadro 166.1 | Tipos de dispepsia

Dismotilidade	▶ Vômitos 1x/mês ou mais
	▶ Distensão abdominal
	▶ Dor agravada por alimentação
	▶ Dor aliviada por eructações
	▶ Anorexia
Úlcera	▶ Dor aliviada por alimentação
	▶ Dor aliviada por antiácidos
	▶ Dor antes da alimentação
	▶ Dor noturna que faz despertar
Refluxo	▶ Pirose 1x/semana ou mais
	▶ Regurgitação ácida 1x/semana ou mais

Fonte: National Institute for Health and Care Excellence.[3]

Quadro 166.3 | Sinais de alerta e indicações para endoscopia digestiva alta

Imediato	▶ Sangramento gastrintestinal significativo
Abordagem inicial – eletiva	▶ Disfagia progressiva
	▶ Perda de peso involuntária
	▶ Massa epigástrica
	▶ Anemia ferropriva
	▶ Vômitos persistentes
	▶ Persistência dos sintomas após tratamento empírico com IBP e erradicação de *H. pylori*

IBP, inibidor de bomba de prótons.
Fonte: Adaptado de National Institute for Health and Care Excellence.[3]

Embora os sintomas não sejam bons preditores para patologias orgânicas, as pessoas os contextualizam de acordo com suas crenças e experiências pessoais. Em um estudo qualitativo, não houve diferença significativa na gravidade ou na frequência dos sintomas entre aqueles que buscaram ou não atendimento médico, porém os primeiros acreditavam que poderia ser algo mais grave (74% vs. 17%) e estavam mais preocupados com câncer em particular (29% vs. 13%).[9]

A abordagem centrada na pessoa é imprescindível para compreender os medos em relação aos sintomas e a expectativa em relação à investigação e ao tratamento. Esse espaço individualiza a conversa sobre a probabilidade da origem benigna dos sintomas e sua recorrência, além de facilitar a corresponsabilização na mudança de hábitos acertada no plano terapêutico.

Exame físico

Geralmente, o exame físico é normal ou com uma dor discreta na região epigástrica. A presença de massa abdominal pode ser indicativa de malignidade e deve ser investigada.

Exames complementares

Os exames complementares relacionados à investigação de dispepsia e mais comumente usados são a endoscopia digestiva alta (EDA) e os testes para detecção de *H. pylori*.

A EDA é o padrão-ouro para o diagnóstico de lesões estruturais e consequentemente de causas específicas da dispepsia. Realizar investigação endoscópica como primeira escolha de cuidado em pessoas sem sinais de alerta demonstrou uma discreta redução de recidivas dos sintomas. Entretanto, o custo do exame, a dificuldade de acesso e os riscos superam os benefícios.[10] É um método invasivo, e complicações como dor abdominal, dor torácica e pneumonia estão presentes em 1 a cada 93 (1,07%) EDAs eletivas realizadas,[11] e a mortalidade estimada é de 1:2.000.[12] Assim, ela está indicada na abordagem inicial apenas naqueles que apresentarem sinais de alerta para a exclusão de doença orgânica grave (B).

Ainda é controversa a indicação de EDA em indivíduos com mais de 55 anos sem alertas vermelhos. Observou-se que pessoas acima dessa faixa etária apenas com dispepsia de início recente ou contínua não apresentaram associação com câncer gastrintestinal à endoscopia.[13] Sugere-se, portanto, solicitar o exame para indivíduos maiores de 55 anos, quando os sintomas dispépticos persistem, independente de tratamento adequado inicial (B) (ver Quadro 166.3).

Para aqueles que já realizaram EDA em algum momento e retornaram com os sintomas dispépticos, deve-se introduzir terapêutica de acordo com o diagnóstico anterior. A repetição do exame está indicada somente naqueles que apresentarem sinais de alerta não presentes no momento da intervenção anterior.

Vale ressaltar que o tratamento prévio com IBPs não prejudica ou retarda o diagnóstico de malignidade.[14] Contudo, para aqueles que serão submetidos à EDA, deverá ser suspenso o uso de IBP e antagonistas H$_2$ 2 semanas antes da realização do exame (B), pois esses medicamentos podem diminuir a sensibilidade para detecção do *H. pylori*.[15]

> ▶ Uma vez que a incidência de câncer gastresofágico é estimada em 2%, a utilização de sinais de alerta tem valor preditivo positivo baixo.[16] Estima-se que 10% de usuários com dispepsia na APS apresentarão algum sinal de alerta, mas só 4% desses terão um achado endoscópico de malignidade.[17] Entretanto, o valor preditivo negativo é alto (99,8%) quando se utilizam, como sinais de alerta, a disfagia e a perda de peso progressiva em qualquer idade, ou qualquer outro sinal de alerta em maiores de 55 anos.

Para identificar infecção pelo *H. pylori* sem realização de EDA, as técnicas mais utilizadas são o teste respiratório com 13C ureia e o exame sorológico. O primeiro apresenta sensibilidade de 88 a 95% e especificidade de 95 a 100%, sendo incomuns resultados falso-positivos. A sorologia detecta anticorpos IgG específicos para *H. pylori*. É um exame mais sensível (90-100%) e de menor custo, mas permanecerá positivo mesmo após a erradicação da bactéria.

Conduta proposta

Tratamento

A estratégia inicial na dispepsia não investigada é o tratamento empírico com IBPs (A), que apresentou melhor resposta e custo-efetividade quando comparado aos antagonistas H$_2$ e antiácidos (58 vs. 36% e 55 vs. 37%, respectivamente, número necessário para tratar = 5).

"Testar e tratar" a infecção por *H. pylori* é mais efetivo do que a realização de EDA e reduz riscos e custos (A). É a estratégia recomendada pelo National Institute for Health and Clinical Excellence (NICE) após falha terapêutica do IBP na dispepsia não investigada. Há evidências de que a erradicação da bactéria aumenta a taxa de melhora dos sintomas e/ou diminui a sua recorrência nas principais causas de dispepsia (Quadro 166.4).

Contudo, os exames para detecção da infecção pelo *H. pylori* ainda são pouco disponíveis. Dada a alta prevalência da infecção no Brasil, com uma probabilidade pré-teste elevada, uma segunda alternativa seria tratar empiricamente para a erradicação de *H. pylori* após falha terapêutica do IBP[18] (Figura 166.1).

Quadro 166.4 | **Tratamento medicamentoso na dispepsia e evidência**

Dispepsia não investigada	IBP por 4-6 semanas (A)	Erradicação do *H. pylori* (A) (NNT = 7 em 12 meses, 54 vs. 39%)
Úlcera péptica duodenal	IBP por 4-8 semanas (A)	Erradicação do *H. pylori* (A) (reduz recorrência; NNT = 2)
Úlcera péptica gástrica	IBP por 4-8 semanas (A)	Erradicação do *H. pylori* (A) (reduz recorrência; NNT = 3)
Dispepsia não ulcerosa	IBP por 4 semanas (A)	Erradicação do *H. pylori* (A) (pouco acréscimo, 7%, na melhora dos sintomas)

IBP, inibidor de bomba de prótons; (A), alta; NNT, número necessário para tratar.
Fonte: National Institute for Health and Care Excellence.[3]

Estima-se que, com esse fluxo, uma a cada cinco pessoas terá usado inadvertidamente antibioticoterapia. O esquema mais recomendado para erradicação do *H. pylori* é amoxicilina, 1 g, e claritromicina, 500 mg, por 7 dias, em duas tomadas diárias, associadas ao IBP em dose plena. A efetividade é estimada em 80 a 85%. O esquema prolongado, de 14 dias, independentemente de incrementar 10% no sucesso de erradicação da bactéria, traria benefício absoluto modesto e não é custo-efetivo.

> **Dicas**
> - A maioria dos achados endoscópicos não influencia a terapêutica.
> - Malignidade é um achado incomum em pessoas com dispepsia, sobretudo naquelas com menos de 55 anos, sendo, quando encontrada, frequentemente associada a um mau prognóstico.

ÁRVORE DE DECISÃO

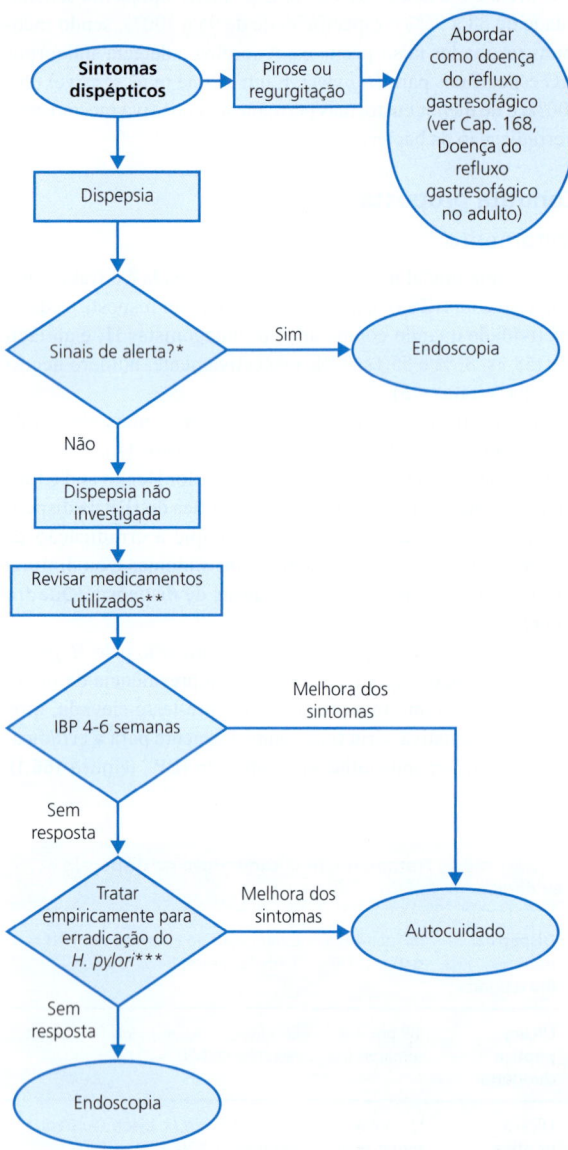

* Perda de peso involuntária, sangramento gastrintestinal, disfagia, anemia ferropriva, vômitos persistentes, massa epigástrica.
** AINE, antagonistas do cálcio, bifosfonados, corticoides, teofilina, biguanida, nitratos.
*** Claritromicina, 500 mg, amoxicilina, 1.000 mg, e omeprazol, 40 mg, diariamente, por 7 dias.

▲ **Figura 166.1**
Manejo do tratamento na presença de sintomas dispépticos.

Quando referenciar

Aqueles com achados suspeitos de malignidade à endoscopia deverão ser referenciados ao especialista. Se a EDA não estiver disponível na APS, serão referenciadas também as pessoas com dispepsia que têm indicação para o exame (ver Quadro 166.4).

> **Erros mais frequentemente cometidos**
> - Uso crônico e indiscriminado de medicações, sem reavaliação dos sintomas.
> - Prescrição de medicações para dispepsia associada à prescrição de fármacos potencialmente causadoras da síndrome dispéptica, como AINEs, mesmo na ausência de sintomas ou de antecedente de úlcera péptica.
> - Banalização dos sintomas dispépticos, principalmente em pessoas com múltiplas comorbidades, sem avaliação e tratamento adequados.

Prognóstico e complicações possíveis

A dispepsia é uma condição recorrente e intermitente. Estima-se que 50% daqueles que fizeram tratamento adequado terão recidiva de sintomas em 1 ano, e até 80% terão recidiva em algum momento da vida.

Atividades preventivas e de educação

Apesar de não ser clara a associação entre tabagismo, sobrepeso, dieta inadequada e ingestão de álcool e café com dispepsia, sugere-se recomendar modificações nos hábitos de vida, seja porque haverá ganho individual com as medidas, seja porque essas oferecem benefícios para a saúde em geral (B).

Aqueles que sofrem por tempo prolongado com sintomas dispépticos devem ser encorajados a reduzir o uso das medicações prescritas: inicialmente, usando a menor dose efetiva, passando ao uso livre conforme a demanda, até o retorno ao autocuidado, com uso somente de antiácidos como sintomáticos. Em pessoas com lesão renal crônica, a exposição prolongada a altas doses de sais de alumínio ou magnésio pode causar encefalopatia, demência, anemia microcítica e piora da osteomalácia induzida por diálise. Apesar de serem considerados efeitos colaterais raros, é recomendado evitar o uso de antiácidos naqueles com função renal comprometida.

REFERÊNCIAS

1. Thomson AB, Barkun AN, Armstrong D, Chiba N, White RJ, Daniels S, et al. The prevalence of clinically significant endoscopic findings in primary care patients with uninvestigated dyspepsia: the Canadian adult dyspepsia empiric treatment: prompt endoscopy (CADET – PE) study. Aliment Pharmacol Ther. 2003;17(12):1481-1491.

2. Moayyedi P, Talley NJ, Fennerty MB, Vakil N. Can the clinical history distinguish between organic and functional dyspepsia? JAMA. 2006;295(13):1566-1576.

3. National Institute for Health and Care Excellence. Dyspepsia and gastro-oesophageal reflux disease: investigation and management of dyspepsia, symptoms sug-

gestive of gastro-oesophageal reflux disease, or both [Internet]. 2014 [capturado em 20 fev. 2018]. Disponível em: https://www.ncbi.nlm.nih.gov/books/NBK248065/pdf/Bookshelf_NBK248065.pdf.

4. Oliveira SS, Santos IS, Silva JFP, Machado EC. Prevalência de dispepsia e fatores sociodemográficos. Rev Saúde Pública. 2006;40(3):420-427.

5. Gusso GDF. Diagnóstico de demanda em Florianópolis utilizando a Classificação Internacional de Atenção Primária: 2ª edição (CIAP-2) [tese]. São Paulo: Universidade de São Paulo; 2009.

6. Theromefoundation.org. Rome III diagnostic criteria for functional gastrointestinal disorders [Internet]. Raleigh: Rome Foundation [capturado em 20 de jun. 2018]. Disponível em: https://www.theromefoundation.org/assets/pdf/19_RomeIII_apA_885-898.pdf.

7. Santos IS, Boccio J, Santos AS, Valle NCJ, Halal CS, Bachilli MC, et al. Prevalence of Helicobacter pylori infection and associated factors among adults in Southern Brazil: a population-based cross-sectional study. BMC Public Health. 2005;5:118.

8. Wallace JL. Pathogenesis of NSAID-induced gastroduodenal mucosal injury. Best Pract Res Clin Gastroenterol. 2001;15(5):691-703.

9. Lydeard S, Jones R. Factors affecting the decision to consult with dyspepsia: comparison of consulters and non-consulters. J R Coll Gen Pract. 1989;39(329):495-498.

10. Barkun AN, Crott R, Fallone CA, Kennedy WA, Lachaine J, Levinton C, et al. A one-year economic evaluation of six alternative strategies for the management of uninvestigated upper gastrointestinal symptons in Canadian primary care. Can J Gastroenterol. 2011;24(8):489-498.

11. Leffler DA, Kheraj R, Garud S, Neeman N, Nathanson LA, Kelly CP, et al. The incidence and cost of unexpected hospital use after scheduled outpatient endoscopy. Arch Intern Med. 2010;170(19):1752-1757.

12. Quine MA, Bell GD, McCloy RF, Charlton JE, Devlin HB, Hopkins A. Prospective audit of upper gastrointestinal endoscopy in two regions of England: safety, staffing, and sedation methods. Gut. 1995;36(3):462-467.

13. Kapoor N, Bassi A, Sturgess R, Bodger K. Predictive value of alarm features in a rapid access upper gastrointestinal cancer service. Gut. 2005;54(1):40-45.

14. Lassen A, Hallas J, de Muckadell OB. The risk of missed gastroesophageal cancer diagnoses in users and nonusers of antisecretory medication. Gastroenterology. 2005;129(4):1179-1186.

15. Ferreira LEVVC, Meirelles GSP, Vieira RLR, Bragagnolo MA Jr, Chebli JMF, Souza AFM. Alterações no teste ultra-rápido da urease e no exame anatomopatológico para Helicobacter pylori induzidas por drogas anti-secretoras. Arq Gastroenterol. 2001;38(1):3-7.

16. Wallace MB, Durkalski VL, Vaughan J, Palesch YY, Libby ED, Jowell PS, et al. Age and alarm symptoms do not predict endoscopic findings among patients with dyspepsia: a multicentre database study. Gut. 2001;49(1):29-34.

17. Meineche-Shmidt V, Jørgensen T. 'Alarm symptoms' in patients with dyspepsia: a three-year prospective study from general practice. Scand J Gastroenterol. 2002;37(9):999-1007.

18. Sociedade Brasileira de Medicina de Família e Comunidade. Dispepsia não investigada: diagnóstico e tratamento na atenção primária à saúde [Internet]. São Paulo; 2009 [capturado em 20 fev. 2018]. Disponível em: http://www.sbmfc.org.br/media/file/diretrizes/12Dispepsia_Nao_investigada_Diagnostico.pdf.

CAPÍTULO 167

Náuseas e vômitos

Gustavo Gusso
Janos Valery Gyuricza

Aspectos-chave

▶ A maior parte das causas de náusea e vômitos agudos pode ser determinada pela história e pelo exame físico.

▶ Trata-se frequentemente de sintoma como diagnóstico, sobretudo na atenção primária à saúde (APS).

▶ O objetivo da abordagem inicial é descartar sinais de alerta, como os de desidratação grave, que indiquem necessidade de tratamento urgente ou hospitalização, e manejar os sintomas.

▶ A consequência imediata do vômito deve ser cogitada, detectada e tratada (como desidratação, hipocalemia e alcalose metabólica), embora indivíduos previamente hígidos não evoluam para complicações. Tais consequências têm relação com a frequência, o volume e o tempo das perdas líquidas e com o estado pré-mórbido do indivíduo.

▶ Deve-se tratar a causa de base, quando houver tratamento específico, ou manejar adequadamente com sintomáticos nos demais casos.

Caso clínico

Sr. Cícero, 63 anos, é obeso, diabético tipo 2 e hipertenso há mais de 10 anos. A hipertensão é controlada, mas a hemoglobina glicada dificilmente baixa de 8,5. Ele teve um infarto há 8 anos e colocou um *stent*. Na lista de problemas, constam hipertensão, diabetes e doença arterial crônica. Em geral, ele consulta para ajustar as doses dos medicamentos. Está fazendo uso, no momento, de metformina, sitagliptina, ácido acetilsalicílico e atenolol. Trabalha como taxista e tenta almoçar em casa quando está próximo. Após o almoço, há 2 horas, ia descansar para voltar ao trabalho, mas sentiu uma náusea que não costuma sentir e decidiu procurar a unidade de saúde antes de voltar ao trabalho.

Teste seu conhecimento

1. De acordo com os dados disponíveis da história, o que é mais urgente descartar:
   a. Estresse pelo trânsito
   b. Náusea relacionada ao uso de metformina
   c. Úlcera péptica perfurada
   d. Infarto agudo do miocárdio

2. Qual exame deve ser solicitado neste Caso clínico imediatamente?
   a. Eletrocardiograma
   b. Endoscopia digestiva alta
   c. Glicemia capilar
   d. Hemoglobina glicada

3. Qual destes sinais de alerta indica urgência?
   a. Idade superior a 55 anos
   b. Perda de peso não intencional
   c. Disfagia progressiva
   d. Desidratação grave

4. Quanto ao diagnóstico etiológico, é correto afirmar:
   a. É sempre necessário fazer o diagnóstico etiológico por meio de exames complementares quando há náusea e vômito
   b. A endoscopia é o exame que deve ser sempre solicitado para investigar episódios de náusea
   c. A anamnese e o exame físico são fundamentais em caso de náusea ou vômito e muitas vezes o episódio termina em "sintoma como diagnóstico"
   d. Quando não é possível o diagnóstico etiológico por meio da anamnese e do exame físico, o próximo passo é invariavelmente a solicitação de ultrassonografia ou endoscopia

5. Entre as principais causas de náusea, encontram-se as relacionadas a seguir, EXCETO:
   a. Gravidez
   b. Uso de medicamentos
   c. Psoríase
   d. Dispepsia

Respostas: 1D, 2A, 3D, 4C, 5C

Do que se trata

Náusea é uma sensação desconfortável, porém indolor, da iminência de vômito. Muitas vezes referida como enjoo ou ânsia de vômito, é uma resposta autonômica e organizado que pode resultar na expulsão do conteúdo gástrico, que é o vômito. O vômito resulta de um reflexo desencadeado por estímulos humorais ou neuronais.[1] Dessa forma, é entendido como um mecanismo de defesa do organismo para proteger a pessoa da ingesta de substâncias perigosas,[2,3] ao mesmo tempo que frequentemente se relaciona a diversas causas específicas. Os quadros de náusea e vômito que duram mais de um mês são considerados crônicos e podem representar uma resposta patológica a alguma condição.

O que pode ocasionar

Os dois mecanismos que podem causar náusea são o neurológico e o periférico. O neurológico pode ocorrer por estimulação da área postrema (que identifica venenos, quimioterápicos, etc.), por estimulação vagal (provocando náusea e vômito), ou por doenças do sistema nervoso central (como tumores e infecções). O mecanismo periférico inicia-se em órgãos periféricos, como trato gastrintestinal, e causa náusea ou vômito por meio do nervo vago, nervos espinais, centros corticais e vias eferentes, ou devido a tumores, infecções e medicamentos que causam disfunção em órgãos periféricos, a qual é percebida como náusea.[3]

O Quadro 167.1 sistematiza as principais causas de náuseas e vômitos. A mais frequente em adultos é a medicamentosa, seguida do grupo de alterações digestivas e peritoneais.

O que fazer

A maioria das causas das náuseas e vômitos pode ser determinada pela história e pelo exame físico (C), dentro de um rol razoável de probabilidades.[2] No entanto, é comum que em uma consulta de APS, a avaliação tenha como diagnóstico o sintoma, e não a causa, principalmente nos episódios agudos. A história precisa descartar sinais de alerta, bem como diferenciar quadros agudos ou crônicos (mais de um mês de duração) e levar em consideração os fatores epidemiológicos de cada situação.

Quadro 167.1 | Causas mais frequentes de náuseas e vômitos

Medicamentos/substâncias

▶ AINEs

▶ Quimioterápicos (p. ex., ciclofosfamida)

▶ Cardiovasculares
- Antiarrítmicos/digoxina
- Anti-hipertensivos
  - Betabloqueadores
  - Antagonistas dos canais de cálcio
  - Diuréticos

▶ Analgésicos: opiáceos

▶ Agonistas dopaminérgicos (levodopa, bromocriptina)

▶ Agentes hormonais (anticoncepcionais)

▶ Hipoglicemiantes orais

▶ Antibióticos/medicamentos antivirais
- Eritromicina
- Aminoglicosídeo
- Tetraciclina
- Sulfonamidas/trimetoprim-sulfametoxazol
- Medicamentos antituberculose
- Aciclovir

▶ Medicamentos para problemas gastrintestinais
- Sulfassalazina
- Azatioprina

▶ Nicotina

▶ Ativadores do SNC

▶ Narcóticos

▶ Anticonvulsivantes

(Continua)

Quadro 167.1 | Causas mais frequentes de náuseas e de vômitos (Continuação)

Alterações digestivas e peritoneais

▶ Causas esofágicas
- Estenose pilórica
- Acalasia
- Divertículo de Zencker
- Divertículos esofágicos

▶ Apendicite

▶ Síndrome da artéria mesentérica superior

▶ Obstrução mecânica
- Obstrução da saída gástrica
- Obstrução do intestino

▶ Distúrbios gastrintestinais funcionais
- Dispepsia funcional
- Náusea idiopática crônica
- Síndrome do vômito cíclico
- Vômitos idiopáticos
- Dispepsia sem úlcera
- SII

▶ Distúrbios gastrintestinais orgânicos
- Adenocarcinoma pancreático
- Úlcera péptica
- Colecistite
- Colelitíase
- Pancreatite
- Hepatite
- Doença de Crohn

▶ Distúrbios neuromusculares do TGI

▶ Gastroparesia

▶ Pós-operatório

▶ Pseudo-obstrução intestinal crônica

Enfermidades psiquiátricas

▶ Ansiedade

▶ Depressão

▶ Anorexia nervosa

▶ Bulimia

▶ Vômitos psicogênicos

▶ Transtorno de sintomas neurológicos funcionais (conversivo)

Alterações endócrino-metabólicas

▶ Gravidez

▶ Uremia

▶ CAD

▶ Doença de Addison

▶ Hiperparatireoidismo

▶ Hipoparatireoidismo

▶ Hipertireoidismo

Doenças infecciosas

▶ Gastrenterite viral (rotavírus), parasitária, bacteriana e infecções oportunistas

▶ Intoxicação alimentar (enterotoxinas, como estafilocócica, ou produzidas pela *Bacillus cereus*)

▶ Otite média

▶ Rinofaringite com gotejamento pós-nasal

▶ Sinusite

▶ Septicemia

(Continua)

Quadro 167.1 | **Causas mais frequentes de náuseas e de vômitos** *(Continuação)*

Problemas do SNC
- HIC
- Anomalias congênitas
- Enxaqueca
- Aumento da PIC
  - Tumor
  - Hemorragia
  - AVC
  - Abscesso
  - Meningite
- Malformação congênita
- Hidrocefalia
- Pseudotumor cerebral
- Distúrbios convulsivos
- Doenças desmielinizantes

Distúrbios labirínticos
- Cinetose
- Labirintite
- Tumores
- Doença de Ménière

Outros
- Dores intensas
- IAM
- ICC
- Cólica nefrética
- Pielonefrite
- Inanição
- Abuso de álcool
- Tabaco
- Radiação
- Porfiria aguda intermitente
- Ablação por radiofrequência

AINEs, anti-inflamatórios não esteroides; SNC, sistema nervoso central; SII, síndrome do intestino irritável; TGI, trato gastrintestinal; CAD, cetoacidose diabética; HIC, hemorragia intracraniana; PIC, pressão intracraniana; AVC, acidente vascular cerebral; IAM, infarto agudo do miocárdio; ICC, insuficiência cardíaca congestiva.

Fonte: Anderson[2]; Singh e colaboradores[4]; American Gastroenterological Association.[5]

Anamnese

É importante fazer uma anamnese dirigida, procurando investigar as possíveis causas de náusea. O Quadro 167.2 sistematiza as principais informações da história clínica e as respectivas hipóteses diagnósticas.[2]

É fundamental ter em mente que o Quadro 167.2 serve para nortear a história, sendo que as questões devem ser *abertas* no início. Porém, é fundamental o raciocínio epidemiológico levando em consideração sazonalidade, possíveis surtos (p. ex., rotavírus, hepatite), bem como a prevalência dos problemas que mais frequentemente causam náusea e vômito na região ou no local onde o paciente se encontra. Por isso, esse quadro não deve ser usado como *checklist*.

Como a náusea é um sintoma frequente em problemas muito diferentes, desde incertos e autolimitados até neoplasias, é fundamental excluir eventuais patologias potencialmente graves cuja "demora permitida" (tempo permitido para intervenção de acordo com os dados disponíveis) seja curta e, portanto, exija intervenção rápida. É sempre importante, em especial quando se tratar de um sintoma persistente e que pode estar presente em muitos problemas, abordar o contexto e a possibilidade de quadros psiquiátricos, como depressão, ansiedade, bulimia ou anorexia nervosa (ver Quadro 167.2).

Exame físico

No exame físico geral, deve-se considerar:

- Icterícia.
- Linfadenomegalia.
- Sinais de tireotoxicose (como frequência cardíaca [FC] aumentada e tireoide aumentada ou com nódulos).
- Aumento de parótida, presença de lanugo (ou penugem), perda de esmalte nos dentes ou calosidade no dedo que indicam bulimia.

Atentar ainda para sinais de desidratação, tais como turgor da pele, mucosas, fontanelas (em crianças), olhos, hipotensão (ortostática ou absoluta), FC, diurese, tempo de enchimento capilar, nível de consciência.

Exame neurológico

- Alteração na marcha ou em nervos cranianos sugere lesão em tronco encefálico que pode causar gastroparesia.
- Oftalmoscopia ajuda a avaliar a pressão intracraniana (PIC) (qualquer causa de aumento da PIC leva a um estímulo do centro emético do tronco encefálico).

Quadro 167.2 | **Possíveis diagnósticos e exames de acordo com a história clínica**

Apresentação clínica	Diagnósticos sugeridos	Exames sugeridos
Início agudo	Colecistite, gastrenterite, medicação, pancreatite	Colecistite: US no QSD Pancreatite: amilase e lipase, US para avaliar cálculos biliares, contraste aprimorado abdominal calculado, tomografia em pacientes com doença severa[2]
Associados com diarreia, cefaleia e mialgias	Gastrenterite viral	Nenhum
Vômitos biliosos	Obstrução do intestino	Radiografia abdominal ou TC
Vômitos contínuos	Transtorno de sintomas neurológicos funcionais	Níveis de eletrólitos

(Continua)

Quadro 167.2 | Possíveis diagnósticos e exames de acordo com a história clínica *(Continuação)*

Apresentação clínica	Diagnósticos sugeridos	Exames sugeridos
Vômito mais de uma hora após as refeições	Obstrução gástrica, gastroparesia	Obstrução: radiografia abdominal Gastroparesia: estudo de esvaziamento gástrico
Vômito com odor feculento	Obstrução intestinal	Radiografia abdominal
Pós-prandial, ou irregular	Depressão maior	Questionário de saúde do paciente-9, inventário de depressão de Beck
Início insidioso	DRGE, gastroparesia, medicamentos, distúrbios metabólicos, gravidez	RGE: esofagogastroduodenoscopia se paciente tem sinais de alerta ou não melhora com terapia empírica Gastroparesia: estudo de esvaziamento gástrico Distúrbios metabólicos: oximetria, GA, eletrólitos, radiografia torácica Gravidez: teste de gravidez em mulheres em idade fértil, com US pélvica se houver suspeita de gravidez ectópica
Antecedente de doença gastrintestinal orgânica ou funcional anterior	Vômitos psicogênicos crônicos	Eletrólitos, avaliação adicional se houver suspeita de causa orgânica
Vômitos em jato sem náusea	Distúrbios intracranianos, aumento da PIC (também associada com a êmese normal)	TC de crânio
Regurgitação de alimentos não digeridos	Acalasia, estenose esofágica, divertículo de Zenker	Esofagogastroduodenoscopia, estudo gastrintestinal baritado
Vômitos antes do café da manhã	Ingestão de álcool, aumento da PIC, gravidez, uremia	Aumento da PIC, TC de crânio Gravidez: teste de gravidez em mulheres em idade fértil, com US pélvica se houver suspeita de gravidez ectópica Uremia: função renal, eletrólitos
Vômitos durante ou logo após as refeições	Anorexia, bulimia	Eletrólitos
Vômitos com alimentos parcialmente digeridos, ou quimo várias horas após as refeições	Obstrução da saída gástrica (sem bile), gastroparesia	Obstrução: radiografia abdominal

US, ultrassonografia; QSD, quadrante superior direito; TC, tomografia computadorizada; RGE, refluxo gastresofágico; DRGE, doença do refluxo gastresofágico; GA, gasometria arterial; PIC, pressão intracraniana.

Fonte: Anderson.[2]

Exame abdominal cuidadoso

- Distensão e sensibilidade sugerem quadro obstrutivo.
- Aumento de ruídos hidroaéreos (ou peristalse visível) sugere obstrução, ao passo que ausência indica íleo paralítico.
- Aumento da sensibilidade em epigastro sugere úlcera ou pancreatite.
- Dor em região de quadrante superior direito (QSD) indica problema em vias biliares, como colecistite.

Os sinais de alerta não indicam que necessariamente o paciente deve ser referenciado, mas sim que há uma demora permitida e uma investigação específica, as quais devem ser respeitadas.

Sinais de alerta:[2-4]

- Idade superior a 55 anos.
- Perda de peso não intencional.
- Disfagia progressiva.
- Vômito persistente.
- Evidência de sangramento gastrintestinal.
- História familiar de câncer gastrintestinal.
- Estado mental alterado.
- Dor abdominal.
- Vômitos feculentos.
- Hematoquezia.
- Melena.
- Déficit neurológico focal.
- Anemia.
- Icterícia.
- Estado mental alterado.
- Desidratação.

Exames complementares

De acordo com a prevalência dos problemas que mais frequentemente causam náusea ou vômito (medicamentos, alterações digestivas e gravidez), na maioria das vezes, não é necessário exame complementar para abordar especificamente estes sintomas. A investigação deve seguir o raciocínio clínico. Os exames que podem ser necessários para esclarecimento diagnóstico são:

Exames laboratoriais

- Hemograma completo: avaliar leucocitose como sinal de processo inflamatório.
- Eletrólitos: complicação comum, pois estão alterados em decorrência das perdas no vômito.
- Velocidade de hemossedimentação/proteína C-reativa: provas inflamatórias.

- Enzimas hepáticas (transaminase glutâmico-oxalética/transaminase glutâmico-pirúvica [TGO/TGP]) e pancreáticas (amilase e lipase, sendo que esta é mais específica para pancreatite, em especial quando está aumentada em mais de três vezes).
- Teste de gravidez.
- Albumina: desnutrição ou doença crônica.
- Hormônio estimulante da tireoide (TSH): avalia tireotoxicose.

Exames de imagem

- Radiografia simples de abdome em posição supina e de pé: avalia obstrução de intestino delgado (mas deixa de revelar o problema em 22% desses casos).
- Endoscopia digestiva alta: avalia lesões da mucosa, bem como estenose de piloro ou obstrução proximal do intestino delgado.
- Ultrassonografia de abdome: usada principalmente para avaliar vias biliares, pâncreas e alterações hepáticas em pacientes com dor em QSD.
- Trânsito intestinal: detecta obstruções francas, mas nem sempre obstruções parciais.
- Enema opaco com duplo contraste: avalia porção distal de intestino delgado.
- Enterografia por tomografia computadorizada: avaliação detalhada do intestino delgado.
- Colonoscopia: no caso de suspeita de obstrução colônica.
- Cintilografia (com tecnécio-99m): avalia a fase sólida do esvaziamento gástrico e, portanto, a possibilidade de gastroparesia.

Na Tabela 167.1, estão descritas as relações entre os achados clínicos e os diagnósticos. Quanto maior a razão de verossimilhança (RV), mais chance de o diagnóstico seguir em determinado sentido, aumentando, assim, o valor preditivo positivo (VPP) dos exames complementares subsequentes para esta investigação. Na Tabela 167.1, é possível observar também que náusea ou vômito, em associação com outros sintomas ainda vagos, como dor, possui RV não muito alta para doenças como colecistite ou úlcera, sendo necessários mais elementos que, em conjunto, aumentarão ainda mais o valor preditivo dos exames complementares. Dessa forma, a anamnese e o exame físico são essenciais para a efetividade da investigação, pois aumentam a probabilidade pré-teste (chance de a pessoa ter a doença cujo exame complementar pretende investigar). Por isso, em muitos achados clínicos da Tabela 167.1, há a observação da probabilidade pré-teste: caso esta seja mais baixa do que o assinalado, o VPP cai, e o inverso também é verdadeiro.

Tabela 167.1 | **Relação estatística dos achados clínicos associados a náusea e vômito em adultos com determinadas doenças**

Achados clínicos	Diagnóstico	Associações de estatísticas
Dor abdominal antes do vômito	Apendicite	99% de sensibilidade, 64% de especificidade RV + = 2,7, RV – = 0,02 VPP = 47,4%, VPN = 99,3% (com base na probabilidade pré-teste de 25%)
Dor abdominal com náusea	Colecistite aguda	77% de sensibilidade, 36% de especificidade RV + = 1,2, RV – = 0,6 VPP = 12%, VPN = 93% (com base na probabilidade pré-teste de 10%)
Dor abdominal com náusea ou vômitos	Apendicite	58% de sensibilidade, 37% de especificidade para náusea 51% de sensibilidade, 46% de especificidade para vômito RV + = 0,9, RV – = 1,1 VPP = 24%, VPN = 73% (com base na probabilidade pré-teste de 25%)
Dor abdominal com vômito	Colecistite aguda	71% de sensibilidade, 53% de especificidade RV + = 1,5, RV – = 0,6 VPP = 14,3%, VPN = 94,2% (com base na probabilidade pré-teste de 10%)
Sinais de alerta na avaliação de dispepsia (p. ex., anemia, fezes com sangue, disfagia, icterícia, perda de peso)	Câncer	VPP = 3% (se pelo menos um sintoma), VPN = 99%
	Úlcera	VPP = 10% (se pelo menos um sintoma), VPN = 97%
Dispepsia com vômitos	Úlcera péptica	33% de sensibilidade, 75% de especificidade RV + = 1,3, RV – = 0,9 VPP = 31%, VPN = 77% (com base na probabilidade pré-teste de 25%)
Dispepsia com azia (ou seja, regurgitação de líquido azedo ou insípido)	Úlcera péptica	42% de sensibilidade, 77% de especificidade RV + = 1,8, RV – = 0,8 VPP = 38%, VPN = 80% (com base na probabilidade pré-teste de 25%)
Critérios de exclusão em mulheres em idade fértil: dor que não migra, ausência de sensibilidade bilateral, ausência de náusea e vômito	Apendicite	99% de sensibilidade, 33% de especificidade RV + = 1,5, RV – = 0,03

(Continua)

Tabela 167.1 | **Relação estatística dos achados clínicos associados a náusea e vômito em adultos com determinadas doenças** *(Continuação)*

Achados clínicos	Diagnóstico	Associações de estatísticas
Impressão global do gastrenterologista	Esofagite	62% de sensibilidade, 81% de especificidade
	Úlcera	55% de sensibilidade, 84% de especificidade
		RV + = 3,4, RV − = 0,5
Impressão global do médico da APS	Esofagite	62% de sensibilidade, 71% de especificidade
	Úlcera	61% de sensibilidade, 73% de especificidade
		RV + = 2,3, RV − = 0,5
Dor de cabeça agravada pelo esforço ou manobra de Valsalva	Patologia intracraniana	RV + = 2,3
Dor de cabeça, tipo *cluster*	Patologia intracraniana	RV + = 11
Dor de cabeça indefinida	Patologia intracraniana	RV + = 3,8
Dor de cabeça com achados neurológicos anormais	Patologia intracraniana	RV + = 5,3
Dor de cabeça com pelo menos quatro das seguintes características: pulsátil, duração de 4 a 72 horas, localização unilateral, náuseas ou vômitos, intensidade que leva a uma incapacitação da pessoa	Enxaqueca	RV + = 24
Dor de cabeça com aura	Patologia intracraniana	RV + = 3,2
Dor de cabeça com vômitos	Patologia intracraniana	RV + = 1,8
Náuseas	Doença celíaca	20% de sensibilidade, 74% de especificidade
		RV + = 0,8, RV − = 1,1
		VPP = 1,5%, VPN = 97,8% (com base na probabilidade pré-teste de 2%)
Dor abdominal inespecífica com náuseas	Diagnóstico que exige intervenção urgente	80% de sensibilidade, 36% de especificidade
		RV + = 1,3, RV − = 0,6
		VPP = 41,2%, VPN = 76,8% (com base na probabilidade pré-teste de 35%)
Dor abdominal inespecífica com vômitos	Diagnóstico que exige intervenção urgente	43% de sensibilidade, 68% de especificidade
		RV + = 1,3, RV − = 0,8
		VPP = 41,2%, VPN = 68,9% (com base na probabilidade pré-teste de 35%)
Alívio da dor abdominal por vômitos	Obstrução intestinal	27% de sensibilidade, 94% de especificidade
		RV + = 4,5, RV − = 0,8
Vômitos	Resultados de radiografia anormal (p. ex., obstrução intestinal, pedras nos rins, cálculos biliares)	RV + = 1,8
		VPP = 17% (com base na probabilidade pré-teste de 10%)

RV + = razão de verossimilhança positiva; RV − = razão de verossimilhança negativa; VPN, valor preditivo negativo; VPP, valor preditivo positivo.
Fonte: Anderson[2].

Conduta proposta

Muitas vezes, a náusea e o vômito serão tratados de forma sintomática quando se descartam patologias potencialmente graves ou mesmo após a detecção da causa (como a identificação de um medicamento). Na maioria dos casos, a abordagem terapêutica deve começar com medidas gerais, como reidratação oral, e quando a intensidade dos sintomas ou suas consequências assim indicarem, o tratamento medicamentoso pode ser utilizado. Para a reidratação, deve ser usada água (filtrada, fervida ou mineral) dividida em pequenas quantidades para não induzir o vômito (a pessoa deve ter sempre junto de si um frasco com água potável). O soro de reidratação (em pó ou caseiro, com duas colheres de sopa rasas de açúcar e uma colher pequena rasa de sal para um copo de água; neste caso, deve-se ter bastante cuidado na preparação de um soro caseiro com concentração correta, principalmente se for oferecido para crianças ou idosos) também pode ser usado desde que o paciente relate boa aceitação (não raro o próprio soro caseiro, mesmo em pequenas quantidades, induz vômito, por ter um sabor não habitual ao paciente). Outra opção é água de coco. Líquidos industrializados devem ser evitados como meio de reidratação.

Alguns aspectos do cuidado com o indivíduo sintomático devem ser observados, como a orientação durante a reidratação oral, para que a ingesta de líquidos/alimentos "leves" (sem excesso de gordura, sal, tempero ou açúcar) seja mantida (salvo em casos graves e com potencial de aspiração), porém em pequenas frações, ao longo de diversas tomadas. A sonolência como efeito colateral aos principais medicamentos utilizados deve ser mencionada. Para todos os indivíduos, mas, sobretudo em crianças, orientar e ajudar a realizar a reidratação oral com paciência traz bom resultado.

Os principais medicamentos e suas indicações estão listados na Tabela 167.2. Os tratamentos alternativos são listados no Quadro 167.3.

Quando referenciar[3,6]

- **Casos urgentes:**
  - Desidratação grave.
  - Abdome agudo.
  - Hemorragia digestiva franca.
  - Síndrome da hipertensão intracraniana.
  - Meningite.
  - Septicemia.
  - Choque séptico.
  - Infarto agudo do miocárdio.
  - Insuficiência cardíaca congestiva.
  - Cetoacidose diabética.
  - Insuficiência suprarrenal aguda.
  - Tireotoxicose.
- Dar preferência à suspeita de neoplasia.
- Quando se necessitam de meios diagnósticos ou terapêuticos não disponíveis na APS para dar sequência à investigação e abordagem do sintoma.

Quadro 167.3 | **Tratamentos alternativos**

Tratamento	Indicação
Acupuntura	Quimioterapia, pós-operatório, náusea de início da gestação
Gengibre em pó 250 mg (usar antes de dormir e das refeições)	Gestação
Piridoxina (vitamina B_6)	Náusea de início da gestação

Fonte: Anderson[2].

Tabela 167.2 | **Tratamentos mais utilizados na abordagem da náusea e do vômito**

Medicamento	Grupo medicamentoso	Dose	Indicação	Efeitos colaterais mais comuns
Metoclopramida	Derivado da benzamida	Adulto: 10 mg até 4x ao dia. Criança: 0,3-0,5 mg/kg/dia repartidos em 2-4 doses. Usar no máximo por 12 semanas	Geral	Sonolência, efeitos extrapiramidais (acatisia, discinesia, distonia, crise oculogírica, opistótono), fadiga, hiperprolactinemia
Dimenidrinato	Anti-histamínico	Adulto: 50-100 mg em até quatro tomadas (máximo 800 mg ao dia). Criança > 2 anos: 5 mg/kg/dia em três a quatro tomadas	Geral, cinetose* (usar 60 minutos antes da viagem)	Sonolência, sedação
Dimenidrinato + piridoxina (vitamina B_6)	Anti-histamínico + vitamina	Adulto: 50-100 mg + 5-10 mg em até três tomadas (iniciar antes de dormir)	Gestante: se não houver resposta, usar metoclopramida	Sonolência
Haloperidol	Butirofenona	Adulto: 0,5 mg, a cada 12 h, ou 2 mg à noite	Uso de opioide	Inquietação, agitação e sedação
Dexametasona	Corticosteroide	Adulto: 2 mg a cada 8-12 h	HIC em pacientes terminais	Aumento da energia/agitação, insônia, alteração de humor
Alprazolam	Benzodiazepínico	Adulto: 1-2 mg a cada 12-24 h	Ansiedade com êmese antecipatória (p. ex., na quimioterapia)	Sedação
Ondansetrona	Antagonista do receptor da serotonina	Adulto: 8-20 mg/dia	Quimioterapia, náusea refratária	Astenia, constipação, tontura, dor de cabeça

*Para cinetose, algumas diretrizes elaboradas em outros países sugerem como primeira escolha o uso de hidrobrometo de escopolamina (ou hidrobrometo de hioscina), porém, no Brasil, há disponível apenas butilbrometo de escopolamina (ou butilbrometo de hioscina) usado como antiespasmódico.
HIC, hemorragia intracraniana.
Fonte: Anderson[2]; Singh e colaboradores[4]

ÁRVORE DE DECISÃO

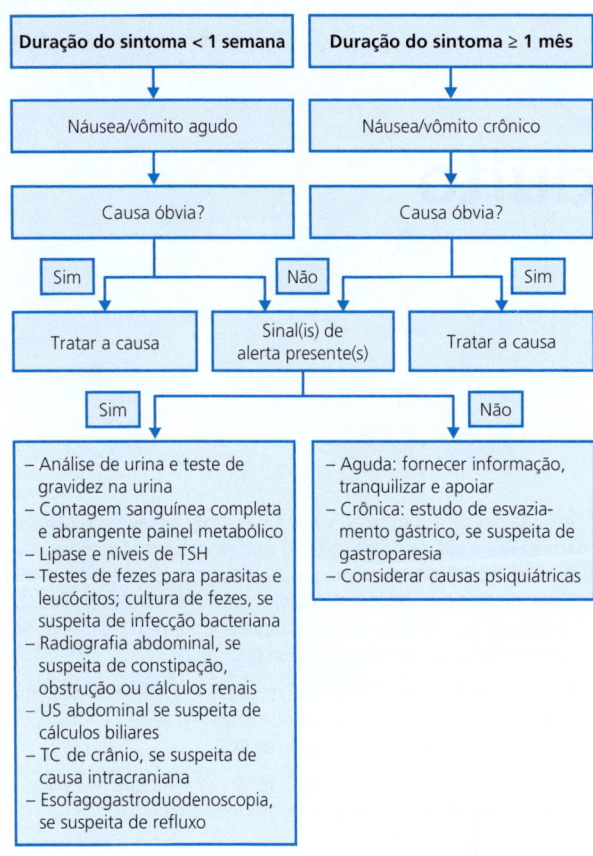

▲ **Figura 167.1**
Fluxograma para abordagem de náusea ou vômito.
TSH, hormônio estimulante da tireoide; US, ultrassonografia; TC, tomografia computadorizada.
Fonte: Anderson e Strayer.[2]

Erros mais frequentemente cometidos

▶ Náusea não é sinônimo de síndrome dispéptica, sendo esta apenas uma de suas causas

▶ A causa da náusea muitas vezes é identificável e não é frequente que seja "ansiedade"

▶ Muitas vezes não se investiga de forma apropriada medicamentos em uso

▶ Náusea e vômito são sintomas frequentes em problemas graves e não graves, e muitas vezes não se excluem os sinais de alerta, presumindo um problema não grave

REFERÊNCIAS

1. Carpenter DO. Neural mechanisms of emesis. Can J Physiol Pharmacol. 1990;68(2):230-236.

2. Anderson WD 3rd, Strayer SM. Evaluation of nausea and vomiting: a case-based approach. Am Fam Physician. 2013;88(6):371-379.

3. Koch KL. Avaliação de náusea e vômitos em adultos [Internet]. BMJ Best Practice; 2018 [capturado em 19 abr. 2018]. Disponível em: http://bestpractice.bmj.com/topics/pt-br/631.

4. Singh P, Yoon SS, Kuo B. Nausea: a review of pathophysiology and therapeutics. Therap Adv Gastroenterol. 2016;9(1):98-112.

5. American Gastroenterological Association. American Gastroenterological Association medical position statement: nausea and vomiting. Gastroenterology. 2001;120(1):261-262.

6. Daza Asumendi P, Pérez Irazusta I. Náuseas y vómitos. In: Sociedad Española de Medicina de Família y Comunitária. Guia de actuacion em atención primaria. 3. ed. Barcelona: SEMFYC; 2008. p. 259-263.

▶ CAPÍTULO 168

Doença do refluxo gastresofágico no adulto

Marco Aurelio Candido de Melo

Aspectos-chave

▶ São sinônimos e nomes populares associados ao refluxo gastresofágico (RGE): azia, queimação, empanzinamento, boca amarga, regurgitação, refluxo, dor na boca do estômago, hérnia de estômago.

▶ A azia (pirose) é a principal queixa e raramente deixa de ocorrer. Pode piorar, por exemplo, quando se dobra o peito sobre a barriga e quando se deita com o estômago cheio. É referida como ardência ou queimação, em algum ponto entre a "boca do estômago" e o queixo, correndo por trás do esterno, o "osso do peito". A azia pode ser tão intensa como uma dor no peito, causando até a impressão clínica de um infarto agudo do miocárdio.[1]

▶ A sensação de regurgitação surge em mais da metade dos casos e representa a percepção da volta do conteúdo estomacal no sentido da boca, sem enjoo ou vômito, frequentemente com azedume ou amargor. Não raro determina tosse, pigarro e alterações da voz. O engasgo – tosse forte e súbita, atrapalhando a respiração – pode despertar do sono e representar uma situação de RGE.[2]

▶ Nem sempre a presença de RGE significa presença de esofagite, em especial quando os sintomas são ocasionais; ou seja, a endoscopia normal não descarta a possibilidade de RGE.

▶ O diagnóstico e o tratamento do RGE são eminentemente clínicos, com medidas educativas associadas aos medicamentos.[1]

Caso clínico (parte 1)

André, 41 anos, branco, solteiro, professor de educação física há 15 anos, queixa-se de tosse contínua, sem secreção, associada à dor no peito e queimação, que pioram mais à noite, quando acorda subitamente com sensação de dispneia. Os sintomas vêm piorando há 4 meses, após um período de preparação para uma competição de fisiculturismo. Antes da atual consulta, procurou um médico pneumologista, que solicitou uma radiografia torácica (que não apresentou alterações), e receitou-lhe um anti-histamínico, que causou muita sonolência. Não houve melhora do quadro. André relata que, na noite anterior, após ter participado de um churrasco e comido mais do que o habitual, acordou de repente no meio da madrugada, novamente, com sensação de sufocamento, e teve medo de estar tendo um infarto.

Teste seu conhecimento

1. A doença do refluxo gastresofágico é uma das mais prevalentes doenças gastrintestinais. Quanto ao seu diagnóstico, é correto dizer que:
   a. Os sintomas clássicos de pirose retroesternal e regurgitação geralmente são suficientes para fundamentar o diagnóstico inicial
   b. A endoscopia digestiva alta é o teste padrão-ouro para diagnosticar RGE
   c. A pHmetria de 24 horas é sempre o melhor teste para o diagnóstico de esofagite
   d. É indispensável aliar a presença de sintomas clássicos de regurgitação e pirose retroesternal a um exame complementar, como a endoscopia digestiva alta ou a pHmetria para fundamentar o diagnóstico

2. A doença do refluxo gastresofágico é considerada como uma das afecções digestivas de maior prevalência nos países ocidentais. Sobre essa afecção, assinale a alternativa correta:
   a. Para uma definição diagnóstica, os sintomas esofágicos ou extraesofágicos precisam ser acompanhados de lesão tecidual
   b. A ausência de sintomas típicos, como pirose e regurgitação, afasta o diagnóstico de RGE
   c. A endoscopia digestiva alta é o melhor método diagnóstico, pois visualiza e descreve com precisão RGE nas pessoas portadoras da afecção
   d. São aceitáveis dois tipos de abordagem inicial: tratamento empírico ou tratamento com base na confirmação diagnóstica, sendo que essa confirmação é recomendada para as pessoas com mais de 40 anos e/ou com manifestações de alarme, como disfagia, anemia, emagrecimento, história familiar de câncer, entre outras

3. Entre os sintomas extraesofágicos presentes no RGE, o mais frequentemente encontrado é:
   a. Regurgitação
   b. Queimação retroesternal
   c. Tosse
   d. Disfagia para alimentos sólidos

4. A presença de regurgitação no contexto do RGE geralmente indica:
   a. Uma hérnia hiatal
   b. Estenose péptica do esôfago distal
   c. Outro processo patológico, como um divertículo esofágico ou acalasia
   d. Progressão da doença

5. Ao prescrever tratamento antiácido para uma pessoa idosa com RGE, é necessário:
   a. Investigar anemia crônica ou presença de distúrbios osteometabólicos, como osteopenia e osteoporose
   b. Indicar, independentemente da vontade da pessoa, mudanças obrigatórias no seu estilo de vida e nas suas atividades diárias
   c. Investigar a existência de pólipos gástricos
   d. Avaliar os efeitos do refluxo sobre a laringe

Respostas: 1A, 2D, 3B, 4D, 5A

Do que se trata

Define-se por doença do refluxo gastresofágico (DRGE) a presença de sintomas, lesões teciduais, ou ambas as situações, resultantes de refluxo do conteúdo gástrico para o esôfago.[3] No Brasil, uma reunião de consenso concluiu que a DRGE é uma afecção crônica, decorrente do fluxo retrógrado de parte do conteúdo gastroduodenal para o esôfago e/ou órgãos adjacentes a ele, acarretando um espectro variável de sintomas e/ou sinais esofagianos e/ou extraesofagianos, associados ou não a lesões teciduais. Portanto, mais do que uma doença, a DRGE constitui uma síndrome. A esofagite de refluxo identifica um subgrupo de pessoas com DRGE e alterações histopatológicas da mucosa esofágica.[4] Um estudo transversal realizado nos EUA, na década de 1970, constatou que 7% das pessoas referiram ter pirose diariamente, 14%, semanalmente, e 15%, ao menos uma vez por mês.[5] Mais recentemente, demonstrou-se que em torno de 20% das pessoas apresentam pirose semanalmente, e 60%, às vezes.[6]

Estima-se que, em geral, ocorra pirose pelo menos uma vez ao mês em 45% dos ocidentais e diariamente entre 5 e 10% dessa população. Com base nessas informações, estima-se que, nos países ocidentais, a pirose seja a queixa mais comum relacionada ao trato gastrintestinal. Ao menos em países desenvolvidos, as formas mais brandas da DRGE são mais comuns em mulheres, e as mais graves (caracterizadas pela presença de esofagite erosiva, úlcera de esôfago ou estenose), em homens, sendo todas as formas mais frequentes em indivíduos brancos.[7]

Algumas razões tornam difícil estudar e compreender a epidemiologia e a história natural da DRGE. Entre elas, citam-se a mudança que o seu conceito vem apresentando nos últimos anos, a inexistência de exame diagnóstico padrão-ouro, o reduzido número de estudos de base populacional avaliando a incidência, a prevalência e a história natural do RGE e a ausência de demarcação clara entre refluxo fisiológico e patológico.[8]

A DRGE tem impacto negativo na qualidade de vida, aumenta os custos com saúde e o risco para adenocarcinoma do esôfago.[9] A maioria dos estudos que estima a sua prevalência e os fatores de risco associados é falha, pois não apresenta definição de pirose ("sensação de queimação da região retroesternal, estendendo-se até a base do pescoço ou para a garganta"), os indivíduos estudados não são representativos da população geral e/ou o tamanho amostral é reduzido. Dados populacionais de países em desenvolvimento, particularmente do Brasil, são raros.[10] Um recente estudo, incluindo 60 mil indivíduos na Noruega, corrobora os estudos brasileiros ao demonstrar maior prevalência de pirose em mulheres e um progressivo aumento com a idade.

Um estudo populacional foi efetuado em 22 cidades de diferentes regiões do Brasil, envolvendo 13.959 adultos com idade superior a 16 anos. Os participantes responderam a um questionário com respeito à queixa de pirose e à sua frequência. A prevalência de pirose ocorrendo mais de uma vez por semana foi observada em 11,9% dos participantes, o que equivaleria a 20 milhões de brasileiros portadores de DRGE.[10]

Em um estudo similar, Oliveira e cols.[11] examinaram 3.934 indivíduos residentes na cidade de Pelotas (RS) com relação a sintomas de pirose e/ou amargor na boca. Os autores referem que 31,3% da população investigada apresentaram os sintomas, pelo menos semanalmente. A associação com sexo feminino e aumento da idade e estresse foi observada nos dois estudos populacionais.[12]

Valores semelhantes e por vezes até superiores foram relatados em outros países ocidentais. Os países do mundo oriental (Índia – 7,5%; Malásia – 3,0%; China – 0,8%) apresentam taxas bem inferiores, sugerindo possível participação de fatores ambientais, alimentares e até mesmo raciais na determinação da DRGE.

O que pode ocasionar

A patogenia está correlacionada à barreira existente na junção esofagogástrica, que permite a passagem dos alimentos para o estômago e dificulta o refluxo do conteúdo gástrico para o esôfago, sendo influenciada por muitos fatores, um deles sendo o esfíncter esofágico inferior (EEI). Localizado na porção inferior do esôfago, o EEI é constituído por musculatura lisa especial, capaz de manter uma pressão mais elevada do que a intragástrica. Mantém, habitualmente, um tônus de 15 a 30 mmHg, que relaxa com a chegada da onda peristáltica desencadeada pela deglutição. Contudo, o EEI também apresenta relaxamento transitório, independente da deglutição e associado, frequentemente, ao RGE.[7]

A ineficácia do mecanismo de barreira na junção esofagogástrica é o principal fator patogênico do RGE. As teorias dominantes para explicá-la são:

- Relaxamento transitório do EEI sem anormalidade anatômica concomitante.
- Alteração anatômica da junção esofagogástrica, provavelmente associada à hérnia hiatal.
- Hipotonia do EEI, sem alteração anatômica associada.

Há registros de casos de RGE nos quais um desses mecanismos é o preponderante. Contudo, desconhece-se a importância de cada um deles no universo de pessoas com RGE. A gravidade da lesão da mucosa esofágica é determinada pelo tempo que o esôfago fica exposto ao ácido e pelo pH do material refluído do estômago. As pessoas apresentarão sintomas do RGE quando o balanço entre os fatores agressivos (refluxo de material do estômago e o pH desse material) e os fatores defensivos (clareamento do esôfago e resistência da mucosa) for favorável aos primeiros.[4]

As complicações mais frequentemente relacionadas ao RGE são as esofagites leves, moderadas e graves, que variam suas classificações endoscópicas entre dois parâmetros internacionais: Savary-Miller (grau 1 – leve; graus 2 e 3 – moderada; graus 4 e 5 – grave) e de Los Angeles (grau A – leve; grau B – moderada; graus D e E – grave). Os portadores da DRGE, mormente aqueles com evolução de longa data, podem apresentar complicações, tais como esôfago de Barrett (EB), estenose péptica e hemorragia. A mais importante delas é o EB, por sua predisposição em progredir para adenocarcinoma. O EB acomete 10 a 15% dos refluidores crônicos e consiste na substituição do epitélio escamoso esofágico, em geral de sua posição distal, por epitélio colunar glandular contendo células calciformes.[13] Outra complicação grave é a estenose péptica, sendo mais frequente naqueles com esofagite grave, cursando com disfagia decorrente da obstrução esofágica. A hemorragia é a complicação menos frequente, sendo provocada pelas úlceras esofagianas.

Caso clínico – 1ª consulta (parte 2)

André relatou que está desesperado e quer algum medicamento paliativo e também alguns exames do coração, pois tem convicção de que tem uma doença cardíaca, apesar de não haver um motivo especial para esse medo ou risco para doença cardiovascular. Ingere três a quatro refeições diárias e não toma refrigerante. Toma um "cafezinho", três a quatro vezes ao dia, na cantina da academia onde trabalha. Ao exame físico geral, mostra-se em bom estado geral, eupneico, normocorado, afebril, acianótico, anictérico, hidratado. Tem diurese e evacuações normais. Nega melena ou enterorragia. Sistema respiratório: murmúrio vesicular normal, ritmo normal, sem ruídos adventícios. Sistema cardiovascular: ritmo cardíaco regular, bulhas normofonéticas, ausência de sopros, frequência cardíaca de 70 bpm e pressão arterial (deitado) de 120/70 mmHg. Abdome: dor intensa à palpação profunda do epigástrio. Cavidade oral: sem alterações.

O que fazer

Anamnese e exame físico

A história clínica deve ser voltada para as principais manifestações clínicas típicas da DRGE, que são a pirose (referida pela pessoa como azia) e a regurgitação ácida. Define-se pirose como a sensação de queimação retroesternal que se irradia do manúbrio do esterno à base do pescoço, podendo atingir a garganta.[14] Ela ocorre, em geral, 30 a 60 minutos após a ingestão de alimentos, especialmente se a refeição for copiosa, ou rica em gordura ou ácido, podendo ser aliviada após a ingestão de antiácido, ou mesmo água.[15]

Algumas vezes, a pirose tem localização baixa, irradiando-se para a região epigástrica. A duração e a frequência dos sintomas são informações importantes que precisam ser sempre avaliadas e quantificadas. Pessoas que apresentam sintomas com frequência mínima de duas vezes por semana, há cerca de 4 a 8 semanas, devem ser consideradas possíveis portadoras da DRGE.[16] É de suma importância destacar que a intensidade e a frequência dos sintomas da DRGE são fracos preditores da presença ou da gravidade da esofagite.[17] No entanto, deve-se salientar que existe marcada correlação entre o tempo de duração dos sintomas e o aumento do risco para o desenvolvimento de EB e adenocarcinoma do esôfago.[17]

As pessoas que apresentam manifestações de alarme são passíveis de uma conduta diagnóstica inicial mais intensiva. É imprescindível lembrar-se de que a ausência de sintomas típicos não exclui o diagnóstico da DRGE, uma vez que outras manifestações relacionadas com o RGE têm sido descritas e consideradas como manifestações atípicas.[18]

As manifestações atípicas em geral se apresentam como:

- Esofagianas: dor torácica sem evidência de enfermidade coronariana (dor torácica não cardíaca).
- Pulmonares: asma, tosse crônica, hemoptise, bronquite, bronquiectasia e pneumonias de repetição.
- Otorrinolaringológicas: rouquidão, pigarro (clareamento da garganta), laringite posterior crônica, sinusite crônica, otalgia.
- Orais: desgaste do esmalte dentário, halitose e aftas.

Pacientes com manifestações atípicas podem não apresentar sintomas típicos da DRGE. Os critérios de seleção para a investigação de RGE em pacientes com tosse crônica incluem ausência de tabagismo e de irritantes ambientais, exclusão de asma, secreção pós-nasal e radiografias torácicas e de seios da face dentro da normalidade.[1] Os pacientes com manifestações otorrinolaringológicas procuram inicialmente especialista nesta área, o qual realiza laringoscopia, podendo demonstrar presença de lesões – edema, eritema, nódulos em prega vocal e granulomas –, as quais não são específicas da DRGE.[19]

Exames complementares

Na grande maioria dos casos, a investigação complementar deve ser solicitada nas seguintes condições:[20]

- Ausência de resposta ao tratamento.
- Manifestações de alarme: disfagia, odinofagia, anemia, hemorragia digestiva e emagrecimento, história familiar de câncer, náuseas e vômitos, dor torácica, além de sintomas de grande intensidade e/ou de ocorrência noturna.
- Sintomas crônicos (lembrar-se da possibilidade de EB).
- Necessidade de tratamento continuado.

Endoscopia digestiva alta e biópsia

A endoscopia digestiva alta (EDA) é o método mais comumente utilizado para avaliar pessoas com RGE. O exame endoscópico, embora apresente uma sensibilidade de cerca de 60%, pela facilidade de sua execução e sua disponibilidade em centros médicos, é o método de escolha para o diagnóstico das lesões causadas pelo RGE. Sendo um exame essencialmente morfológico, identifica as alterações causadas pelo refluxo, presença de hérnia hiatal ou exclui outras enfermidades. Ademais, possibilita realizar biópsia da mucosa, imprescindível para o diagnóstico de EB. A existência de várias classificações, avaliando graus ou intensidade da esofagite, denota a dificuldade de uniformização dos diagnósticos. Há também as divergências de interpretação quanto ao real significado de achados como eritema, friabilidade e edema da mucosa diagnóstico de esofagite endoscópica, devido à baixa correlação entre esses achados endoscópicos e o exame histológico.[3]

A EDA é o método mais sensível e específico para o diagnóstico de esofagite erosiva, mas não de refluxo. Não há correlação definida entre a gravidade dos sintomas e o volume do material refluído ou a presença de esofagite à endoscopia. O achado incidental e isolado de hérnia de hiato no exame endoscópico (ou radiológico) não deve, necessariamente, constituir diagnóstico de DRGE. Deve-se ressaltar que a ausência de alterações endoscópicas não exclui o diagnóstico de DRGE, já que 25 a 40% das pessoas com sintomas típicos apresentam endoscopia normal.[21]

pHmetria prolongada de 24 horas

A pHmetria prolongada monitora por 24 horas o pH intraesofágico, considerando-se haver RGE quando ocorrer queda do pH abaixo de 4. Apresenta boa reprodutibilidade (84-95%), com sensibilidade e especificidade de 96% para o diagnóstico de DRGE. É utilizada para confirmar a presença de RGE em pessoas com sintomas persistentes e sem lesões esofágicas à endoscopia, com dor torácica não cardíaca, com manifestações pulmonares ou da via aérea superior associadas ao RGE e para monitorar a presença de refluxo em pessoas com sintomas refratários.[3]

Embora considerada como padrão-ouro para o diagnóstico da DRGE, a pHmetria é sujeita a críticas, pois tem demonstrado haver variações significativas na sensibilidade do método. Ainda assim, trata-se do melhor procedimento para caracterizar RGE. Por meio da avaliação pHmétrica, é possível quantificar a intensidade da exposição da mucosa esofágica ao ácido. Permite também que efetivamente se estabeleça a correlação entre os sintomas relatados pela pessoa e os episódios de refluxo. O refluxo é considerado patológico quando o pH intraesofágico se mantém abaixo de 4 por mais de 4% do tempo total da duração do exame. Indica-se a realização do exame de pHmetria de 24 horas para:[22]

- Pessoas com sintomas típicos de DRGE que não apresentam resposta satisfatória ao tratamento com inibidor da bomba de prótons (IBP) e nos quais o exame endoscópico não revelou dano à mucosa esofágica. Nesses casos, o exame deve ser realizado na vigência da medicação.
- Pessoas com manifestações atípicas extraesofágicas sem presença de esofagite.

Esofagomanometria

A esofagomanometria é o registro das pressões geradas no interior do esôfago. Não tem papel diagnóstico no RGE, mas é utilizada para avaliar a peristalse e a competência do EEI. A alteração mais característica é a redução da pressão de repouso do EEI a valores abaixo de 10 mmHg, sendo que valores abaixo de 6 mmHg têm alta especificidade para o diagnóstico da doença. Na prática clínica, recomenda-se solicitar manometria para orientar a correta colocação dos sensores do equipamento usado para determinar a pHmetria e no pré-operatório de cirurgia antirrefluxo quando se necessita conhecimento prévio da atividade motora do esôfago. A principal indicação atual se refere à investigação de peristalse ineficiente do esôfago em pessoas com indicação de tratamento cirúrgico.[18]

Exame radiológico contrastado do esôfago

O exame radiológico, embora seja muito difundido e apresente custo relativamente baixo, não está indicado na rotina de investigação da DRGE, pois apresenta baixa sensibilidade, em particular nos casos de esofagite leve. As principais informações que o exame radiológico pode oferecer se referem à avaliação da anatomia esofágica, como nas lesões estenosantes do esôfago, e alterações motoras pelo achado de ondas terciárias e espasmos do órgão. A indicação do método radiológico no diagnóstico da DRGE está restrita ao esclarecimento do significado da disfagia e da odinofagia.[1]

> **Caso clínico – 1ª consulta (parte 3)**
>
> Após a avaliação inicial, trata-se provavelmente de RGE. Inicialmente, André é orientado quanto às medidas comportamentais para alívio dos sintomas e cogita-se a realização de uma EDA, pois ele apresenta fatores de risco e sinais de alerta importantes (Figura 168.1). Junto às medidas comportamentais, pode-se iniciar um IBP em dose plena e reavaliar após um período breve.

Conduta proposta

Tratamento clínico

O diagnóstico de RGE é geralmente clínico e tem como objetivo o alívio dos sintomas, a cicatrização das lesões e a prevenção de recidivas e complicações. Com propósitos práticos, pode-se dividir a abordagem terapêutica em medidas comportamentais e farmacológicas, que deverão ser implementadas concomitantemente em todas as fases da enfermidade (Quadro 168.1 e Figura 168.1). É fundamental que a pessoa saiba que é portadora de uma enfermidade crônica e que haja parceria com o médico para que as medidas possam ser adotadas, sobretudo as comportamentais. A educação das pessoas para as modificações que devem impor ao seu estilo de vida é de suma importância; elas devem ser discutidas com o médico caso a caso. Em pessoas que referem pirose e/ou regurgitação como sintomas predominantes ou únicos, não é necessário fazer investigação complementar, ao menos em um primeiro momento, devendo ser tratadas empiricamente. Se responderem ao tratamento, assume-se que tenham RGE. Pessoas com menos de 40 anos de idade e que apresentam manifestações típicas (pirose e regurgitação), com frequência inferior a duas vezes por semana, sem manifestações de alarme, e tempo de história por período não superior a 4 semanas, podem receber, como conduta diagnóstica inicial, terapêutica com IBPs em dose plena ("teste terapêutico"). Devem ser promovidas também as medidas comportamentais. A resposta satisfatória permite inferir o diagnóstico de RGE.[23]

O RGE inclui todos os sintomas e formas de dano tecidual secundários ao refluxo do conteúdo gástrico para o esôfago, ao passo que a esofagite de refluxo se refere a um grupo de pes-

---

> **Quadro 168.1 | Medidas comportamentais no tratamento do refluxo gastresofágico**
>
> ▶ Instruir a pessoa sobre RGE, por meio do método clínico centrado na pessoa, fornecendo-lhe material informativo/ilustrativo de acordo com a realidade local do atendimento.
>
> ▶ Elevar a cabeceira da cama (15 cm).
>
> ▶ Moderar a ingestão dos seguintes alimentos, dependendo da correlação com os sintomas: gordurosos, cítricos, café, bebidas alcoólicas, bebidas gasosas, menta, hortelã, produtos à base de tomate, chocolate, chimarrão.
>
> ▶ Ter cuidados especiais com medicamentos potencialmente "de risco", como colinérgicos, teofilina, BCCs, alendronato de cálcio.
>
> ▶ Evitar deitar-se nas 2 horas posteriores às refeições.
>
> ▶ Evitar refeições copiosas.
>
> ▶ Suspender o fumo.
>
> ▶ Reduzir o peso corporal em obesos.
>
> BCCs, bloqueadores dos canais de cálcio; RGE, refluxo gastresofágico.
> Fonte: Adaptado de Federação Brasileira de Gastrenterologia.[24]

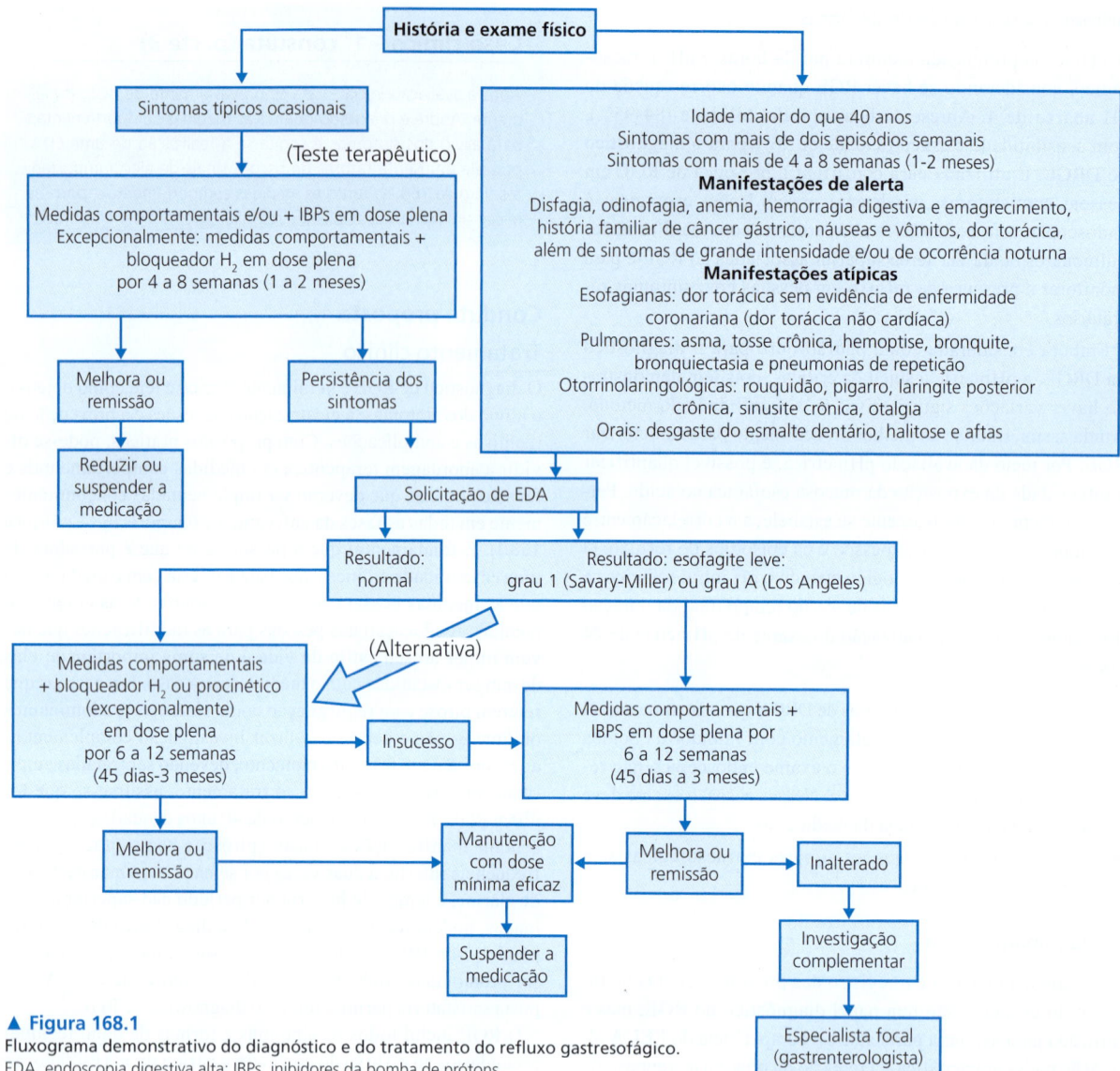

▲ Figura 168.1
Fluxograma demonstrativo do diagnóstico e do tratamento do refluxo gastresofágico.
EDA, endoscopia digestiva alta; IBPs, inibidores da bomba de prótons.

soas com RGE que apresentam alterações histopatológicas da mucosa, causadas pelo refluxo de material predominantemente ácido e péptico. Sendo o ácido gástrico o elemento-chave no desenvolvimento de sintomas e lesões na mucosa em pessoas com DRGE,[2] a intervenção farmacológica mais comumente usada no tratamento delas é a redução da secreção ácida, com o uso de antagonistas H_2 ou IBPs. A comparação da eficácia dos diversos fármacos no manejo de pessoas com RGE é difícil, pois nem sempre está especificada a existência ou a gravidade da esofagite.

Vários fármacos podem ser utilizados no tratamento da DRGE. Atualmente, as medicações de primeira escolha são os IBPs, que inibem a produção de ácido pelas células parietais do estômago, reduzindo a agressão do esôfago representada pelo ácido. O omeprazol é o IBP largamente empregado em nosso país, sendo fornecido gratuitamente pelo Ministério da Saúde para a população de baixa renda. Os IBPs em dose plena devem constituir o tratamento de escolha inicial por período de 4 a 8 semanas. Se o paciente não apresentar abolição dos sintomas, a dose deve ser dobrada, isto é, antes do desjejum e antes do jantar.

Os antagonistas dos receptores H_2 da histamina e os procinéticos são considerados medicações de segunda escolha. Eles atuam bloqueando os receptores da histamina existentes nas células parietais, reduzindo a secreção de ácido. Os mais usados são a ranitidina, a famotidina, a cimetidina e a nizatidina. Os procinéticos têm a propriedade de acelerar o esvaziamento gástrico, porém não exercem ação sobre os relaxamentos transitórios do EEI. Os mais empregados são a metoclopramida e a domperidona, devendo ser indicados quando o componente de gastroparesia estiver presente.[25]

Uma metanálise[9] evidenciou que, em comparação a placebo, os bloqueadores H_2 são mais eficazes em diminuir a pirose de pessoas tratadas empiricamente, ou seja, não submetidas antes à EDA ou com resultado normal à endoscopia. No entanto, em comparação com os IBPs, são menos eficazes.[26] Contudo, em ensaio clínico randomizado (ECR), duplo-cego e multicêntrico,[27] no qual foram comparadas diferentes doses de omeprazol e ranitidina no alívio dos sintomas em 677 pessoas com resultados endoscópicos normais ou com alterações erosivas leves, não houve diferença de resposta a ambos os fármacos ou entre pessoas com e sem esofagite erosiva. Metade das pessoas se beneficiou do tratamento intermitente com os fármacos antissecretores. Entretanto, o omeprazol proporcionou alívio mais rápido dos sintomas.[9] Atualmente, os bloqueadores da bomba de prótons são considerados como os mais eficazes para o tratamento dos sintomas, a cura da esofagite e a prevenção da recorrência do RGE.[27] ECRs incluindo pessoas sem esofagite endoscópica demonstrada e realizados no nível da atenção primária à saúde (APS) também sugerem a superioridade dos IBPs em relação aos bloqueadores H_2.[10]

No caso de resposta insatisfatória ao teste terapêutico, devem ser solicitados os exames complementares mais acessíveis e com melhor custo-efetividade; no caso, a primeira opção é a EDA. Quando, porém, a endoscopia não revelar alterações da mucosa, particularmente a pHmetria de 24 horas pode ser empregada. Os principais fármacos para o tratamento da DRGE estão expostos na Tabela 168.1. A identificação endoscópica da esofagite indica a utilização de IBPs, embora não haja consenso quanto à dose a ser empregada, sendo proposto o uso da dose plena nos casos de menor gravidade e a duplicação da dose para as esofagites de maior gravidade (graus 4 e 5 da classificação Savary-Miller, ou C e D da classificação de Los Angeles).[26]

Tratamento cirúrgico

O tratamento cirúrgico deve ser reservado para casos muito específicos, embora as indicações do tratamento cirúrgico da DRGE não complicada possam ser consideradas nas seguintes situações:

- Pessoas que não respondem satisfatoriamente ao tratamento clínico, inclusive aquelas com manifestações atípicas, cujo refluxo foi devidamente comprovado.[27]
- Pessoas para as quais é exigido tratamento de manutenção com IBP, especialmente aquelas com menos de 40 anos de idade.[28]
- Casos em que não é possível a continuidade do tratamento de manutenção, por exemplo, na impossibilidade de arcar financeiramente com os custos do tratamento clínico em longo prazo.[28]

- A cirurgia antirrefluxo pode ser convencional ou laparoscópica, sendo, ambas, operações de fundoplicatura.[29] Ambas as técnicas são equivalentes no que diz respeito ao desaparecimento dos sintomas, com base em observações por períodos de até 3 anos.[30]

Tratamento endoscópico

A fundoplicatura endoscópica é um método recente e permanece experimental até que mais resultados em longo prazo estejam disponíveis.[31]

> **Caso clínico – retorno**
>
> Após 2 semanas, André retorna à unidade de saúde para reavaliação. Dessa vez, refere melhora significativa, mas não total do quadro clínico. Trouxe sua EDA com o seguinte resultado: esofagite endoscópica leve: grau 1 (Savary-Miller) ou grau A (Los Angeles) e exame anatomopatológico do esôfago, que indicava: processo inflamatório crônico, ausência de metaplasias (barrettização), displasias ou neoplasias. Diante desse resultado e da resposta clínica inicial à medicação prescrita, estabelece-se um plano terapêutico com base na manutenção das medidas comportamentais já propostas, associadas ao uso de IBPs em dose plena por mais 12 semanas (3 meses). Após esse período, caso não haja outras exacerbações do quadro, André foi orientado a retornar à unidade de saúde para uma reavaliação.

Quando referenciar

Sugere-se que, nos casos de EDA com diagnóstico de esofagite cujas classificações endoscópicas sejam graus 2, 3, 4 e 5 de Savary-Miller ou graus B, C e D de Los Angeles, o médico de família coordene o cuidado da pessoa, por meio da referência e da contrarreferência ao especialista focal (gastrenterologista), pela necessidade de exames mais complexos que possam ser racional e adequadamente solicitados e também pelos riscos potenciais inerentes às principais complicações do RGE descritas a seguir.[32]

> **Dicas**
>
> ▶ Os sintomas clássicos de pirose retroesternal e regurgitação são suficientemente específicos para fundamentar o diagnóstico de DRGE, não sendo obrigatório aliar exame complementar, como a EDA ou a pHmetria.
>
> ▶ Na maioria dos estudos epidemiológicos, a frequência geral de sintomas segue as seguintes proporções: 1° – queimação retroesternal (80%); 2° – regurgitação (54%); 3° – dor abdominal (29%); 4° – tosse (27%); 5° – disfagia para sólidos (23%); 6° – rouquidão (21%).
>
> ▶ Podem existir problemas na absorção de cálcio insolúvel pelo uso de antiácidos; em razão disso, há risco aumentado de fratura de quadril em pessoas que tomam IBP por longo período.
>
> ▶ Medicamentos antiácidos podem gerar má absorção de vitaminas do complexo B, especialmente em pessoas idosas, quando existe supressão ácida de longo prazo.
>
> ▶ A EDA não é um teste-padrão para o diagnóstico de DRGE, mas tem valor na sua habilidade para excluir outras doenças, especialmente tumores, e em documentar a presença de lesão péptica no esôfago.
>
> ▶ O padrão-ouro para o diagnóstico e a quantificação da DRGE é o teste de pH de 24 horas, mas não para diagnosticar o quadro clínico de esofagite. A única exceção é a avaliação do refluxo não ácido.

Tabela 168.1 | **Medicamentos empregados no tratamento do refluxo gastresofágico**

Classe	Substância	Dose plena diária
Antiácidos ou alcalinos	Hidróxido de alumínio	Variável, conforme a concentração dos componentes
	Hidróxido de magnésio	
Bloqueadores dos receptores H_2 da histamina	Cimetidina	800 mg
	Ranitidina	300 mg
	Famotidina	40 mg
	Nizatidina	300 mg
IBPs	Omeprazol	20 mg
	Lansoprazol	30 mg
	Pantoprazol	40 mg
	Rabeprazol	20 mg
Procinéticos	Cisaprida	15-30 mg
	Domperidona	30 mg
	Metoclopramida	30 mg

IBPs, inibidores de bomba de prótons.
Fonte: Adaptada de Federação Brasileira de Gastrenterologia.[24]

> **Erros mais frequentemente cometidos**
>
> ▶ Solicitar EDA e demais exames complementares de forma não criteriosa. Indivíduos normais podem apresentar refluxo fisiológico diário, sem que isso cause sintomas ou alterações patológicas. Quando o refluxo causa sintomas, seja pela quantidade, alteração na composição ou aumento na frequência, diz-se então que a entidade patológica da DRGE está presente. Os movimentos peristálticos primários e secundários do esôfago também são mecanismos de defesa bastante eficazes contra o refluxo. A motilidade anormal que afeta a função esofágica é observada em pessoas com hérnias hiatais sintomáticas, ao passo que apenas a minoria das pessoas com DRGE apresenta defeito de peristalse. Tais perdas de função sugerem ocorrência de exposição mais prolongada a quaisquer agentes causadores de refluxo, com prejuizo do *clearance* e da capacidade de esvaziamento do esôfago[33]
>
> ▶ Desencorajar as pessoas quanto à possibilidade de melhora. Autores afirmam que a ausência de resposta ao tratamento clínico inicial com IBPs não deveria ser interpretada como falência terapêutica ou erro diagnóstico, mas sim como um indicativo de que maiores doses do fármaco poderiam ser necessárias para a supressão ácida, sugerindo ser o RGE o responsável pela sintomatologia, mesmo na ausência de exames alterados[34]
>
> ▶ Não indicar as medidas terapêuticas comportamentais (ver Quadro 168.1)
>
> ▶ Tratar todos os casos unicamente com o "teste terapêutico"
>
> ▶ Negligenciar os casos em que existem manifestações de alarme, manifestações atípicas ou situações de alerta (ver Figura 168.1)
>
> ▶ Referenciar todos os casos para o especialista focal (gastrenterologista)
>
> ▶ Não utilizar as alternativas terapêuticas disponíveis para a abordagem do RGE na APS
>
> ▶ Não adequar os medicamentos indicados à condição socioeconômica das pessoas

Prognóstico e complicações possíveis

São complicações da DRGE: EB, estenose esofágica, úlceras e sangramento esofágico.

Esôfago de Barrett

O EB é definido como a substituição do epitélio estratificado e escamoso do esôfago pelo epitélio colunar com células intestinalizadas ou mistas, em qualquer extensão do órgão. O diagnóstico de EB independe de extensão da área metaplásica. O EB é uma condição secundária à maior exposição da mucosa do esôfago ao conteúdo gástrico, de natureza ácida, alcalina, ou mista. Ele afeta basicamente indivíduos do sexo masculino, de raça branca e com idade superior a 40 anos.[35]

Um aspecto importante a ser considerado em pessoas com EB é o risco potencial de desenvolvimento de adenocarcinoma de esôfago. O risco é variável, sendo de 0,2 a 2,1% ao ano, em indivíduos sem displasia. Isso representa uma incidência de 30 a 125 vezes maior do que na população em geral. Até o momento, não há nenhum tratamento eficaz para EB, quando o objetivo é a regressão do epitélio metaplásico. Tanto a terapêutica clínica como a cirúrgica é eficaz apenas para controlar o refluxo, diminuindo, consequentemente, o processo inflamatório.[36]

A chave para o acompanhamento do EB é o grau de displasia que biópsias endoscópicas poderão revelar. A maioria das pessoas com EB necessitará se submeter a endoscopias futuras para garantir que não haja progressão da doença. No caso daquelas sem sinais de displasia em duas biópsias endoscópicas consecutivas, o American College of Gastroenterology (ACG) recomenda um acompanhamento endoscópico a cada 3 anos. Para aquelas com displasia de baixo grau, o ACG recomenda endoscopia anual até que não haja displasia. Nas pessoas com achado de displasia de alto grau, a repetição da endoscopia ou a intervenção cirúrgica dependerá da extensão da displasia. Se a extensão for considerada focal (menos de cinco criptas afetadas), podem ser seguidas endoscopicamente com acompanhamento a cada 3 meses. Acima dessa extensão nas displasias de alto grau, indica-se intervenção cirúrgica.[37]

Estenose do esôfago

A estenose do esôfago distal é, fundamentalmente, uma complicação de resolução cirúrgica. Recomenda-se que a pessoa seja submetida a uma avaliação prévia do refluxo. A conduta cirúrgica apropriada depende da extensão e da localização da estenose, bem como da avaliação prévia da função motora do corpo do órgão, realizada por meio da esofagomanometria.[38]

Úlcera e sangramento esofágicos

O sangramento esofágico no RGE costuma ser lento e insidioso e, muitas vezes, é o responsável por quadros de anemia crônica. O tratamento clínico é a melhor opção terapêutica.[38]

Atividades preventivas e de educação

Na prática clínica, há a prevenção da recidiva dos sintomas, que se resume no seguimento das medidas ditas educativas instituídas no primeiro tratamento. Além de combater o sobrepeso e a obesidade, é importante evitar grandes volumes às refeições e deitar nas primeiras 2 horas seguintes. Algumas pessoas se beneficiam de dormir em uma cama com a cabeceira elevada em 15 cm em média. Outras não se adaptam à posição: incham os pés, doem as costas, etc. No controle dos sintomas, algumas medidas são de grande auxílio, como evitar bebida alcoólica, não deglutir líquidos muito quentes, ingerir um mínimo de líquidos durante ou logo após as refeições, evitar a ingestão de chá-preto e café puro com estômago vazio.[39]

REFERÊNCIAS

1. Fennerty MB, Castell D, Fendrick AM, Halpern M, Johnson D, Kahrilas PJ, et al. The diagnosis and treatment of gastroesophageal reflux disease in a managed care environment, suggested disease management guidelines. Arch Intern Med. 1996;156(5):477-484.

2. Fiorucci S, Santucci L, Chiucchiu S, Morelli A. Gastric acidity and gastroesophageal reflux patterns in patients with esophagitis. Gastroenterology. 1992;103(3):855-861.

3. Moraes-Filho J, Cecconello I, Gama-Rodrigues J, Castro L, Henry MA, Meneghelli UG, et al. Brazilian Consensus on gastroesophageal reflux disease: proposals for assessment, classification, and management. Am J Gastroenterol. 2002;97(2):241-248.

4. Nebel OT, Fornes MF, Castell DO. Symptomatic gastroesophageal reflux: incidence and precipitating factors. Am J Dig Dis. 1996;21(11):953-956.

5. Locke GR 3rd, Talley NJ, Fett SL, Zinsmeister AR, Melton LJ 3rd. Prevalence and clinical spectrum of gastroesophageal reflux: a population-based study in Olmsted County, Minnesota. Gastroenterology. 1997;112(5):1448-1456.

6. Sonnenberg A, El-Serag HB. Clinical epidemiology and natural history of gastroesophageal reflux. Yale J Biol Med. 1999;72(2-3):81-92.

7. Clouse RE, Diamant NE. Motor physiology and motor disorders of the esophagus. In: Feldman M, Scharschmidt BF, Sleisenger MH, editors. Sleisenger and Fordtrans's gastrointestinal and liver disease. 6th ed. Philadelphia: WB Saunders; 1998. p. 467-497.

8. Eisen G. The epidemiology of gastroesophageal reflux disease: what we know and what we need to know. Am J Gastroenterol. 2001;96(8 Suppl):S16-8.

9. Bardhan KD, Müller-Lissner S, Bigard MA, Porro B, Ponde J, Hosie J, et al. Symptomatic gastro-oesophageal reflux disease: double blind controlled study of intermittent treatment with omeprazole or ranitidine. BMJ. 1999;318(7182):502-507.

10. Moraes-Filho JPP. Doença do refluxo gastroesofágico de difícil tratamento. Rev Bras Med. 2012; 69(12):41-46.

11. Oliveira SS, Santos IS, Silva JFP. Prevalência e fatores associados a doença do refluxo gastroesofágico. Arq Gastroenterol. 2005;42(2):116-121.

12. Barros GSS. Doença do refluxo gastroesofágico: prevalência, fatores de risco e desafios. Arq Gastroenterol. 2005;42(2):71-72.

13. Gurski RG, Peters JH, Hagen JÁ, De Meester SR, Bremmer CG, Chandrasoma PT, et al. Barrett'sesophaguscanand does regressafterantirefluxsurgery: a studyofprevalenceandpredictivefeatures. J Am Coll Surg. 2003;169(5):706-713.

14. Moss SF, Arnold R, Tytgat GN, Spechler SJ, Delle-Fave G, Rosin D, et al. Consensus statement for management of gastroesophageal reflux disease: result of workshop meeting at Yale University School of Medicine, Department of Surgery, November 16 and 17, 1997. J Clin Gastroenterol. 1998;27(1):6-12.

15. Moraes-Filho JPP, Cecconello I, Gama-Rodrigues JG, Castro LP, Henry MA, Meneghelli UG, et al. Brazilian Consensus on gastroesophageal reflux disease: proposals of assessment, classification and management. Amer J Gastroeneterol. 2002;9(2):241-248.

16. Rodriguez TN, Moraes-Filho JPP. Como diagnosticar e tratar: doença do refluxo gastroesofágico. Rev Bras Med. 1999;56:67-75.

17. DeVault KR, Castell DO. Updated guidelines for the diagnosis and treatment of gastroesophageal reflux disease. The practice parameters Committee of the American College of Gastroenterology. Am J Gastroenterol. 1999;94(6):1434-1442.

18. Richter JE. Chest pain and gastroesophageal reflux disease. J Clin Gastroenterol. 2000;30(Suppl 3):S39-41.

19. Henry MACA, Martins RHG, Lerco MM, Carvalho LR, Lamônica Gracia VC. Gastroesophageal reflux disease and vocal disturbances. Arq Gastroenterol. 2011;48(2):98-103.

20. Fass R, Fennerty MB, Vakil N. Non erosive reflux disease: current concepts and dilemmas. Am J Gastroenterol. 2001;96(2):303-314.

21. Lundell LR, Dent J, Bennett JR, Blum AL, Armstrong D, Galmiche JP, et al. Endoscopic assessment of oesophagitis: clinical and functional correlates and further validation of the Los Angeles classification. Gut. 1999;45(2):172-180.

22. Vaezi MF. Gastroesophageal reflux disease and the larynx. J Clin Gastroenterol. 2003;36:198-203.

23. Schenk BE, Kuipers EJ, Klinkenberg-Knol EC, Festen HP, Jansen EH, Tuynman HA, et al. Omeprazole as a diagnostic tool in gastroesophageal reflux disease. Am J Gastroenterol. 1997;92(11):1997-2000.

24. Federação Brasileira dè Gastroenterologia. Projeto diretrizes: refluxo gastroesofágico: diagnóstico e tratamento [Internet]. São Paulo; 2003 [capturado em 17 abr. 2018]. Disponível em: https://diretrizes.amb.org.br/_BibliotecaAntiga/refluxo--gastroesofagico-diagnostico-e-tratamento.pdf.

25. Galvão-Alves J. Doença do refluxo gastroesofágico. J Bras Med. 2012;100(3):67-71.

26. van Pinxteren B, Numans ME, Bonis PA, Lau J. Short-term treatment with proton pump inhibitors, H2-receptor antagonists and prokinetics for gastro-esophageal reflux disease-like symptoms and endoscopy negative reflux disease. Cochrane Database Syst Rev. 2006;3:CD002095.

27. Bardhan KD. Reflux rising: a burning issue! A personal overview of treatment. Res Clin Forums. 1998;20:27-32.

28. Richards KF, Fisher KS, Flores JH, Christensen BJ. Laparoscopic Nissen fundoplication: cost, morbidity and outcome compared with open surgery. Surg Laparosc Endosc. 1996;6(2):140-143.

29. Mincis M, Mincis R. Doença do refluxo gastroesofágico e suas complicações. In: Mincis M, editor. Gastroenterologia & hepatologia: diagnóstico e tratamento. 3. ed. São Paulo: Lemos; 2002. p. 221-229.

30. Watson D, Jamieson GG, Baigrie RJ, Mathew G, Devitt PG, Game PA, et al. Laparoscopic surgery for gastro-oesophageal reflux: beyond the learning curve. Br J Surg. 1996;83(9):1284-1287.

31. Castell DO. Medical, surgical, and endoscopic treatment of gastroesophageal reflux disease and Barrett's esophagus. J Clin Gastroenterol. 2001;33(4):262-266.

32. Orlando RC. Why is the high-grade inhibition of gastric acid secretion afforded by proton pump inhibitors often required for healing of reflux esophagitis? An ephithelial perspective. Am J Gastroenterol. 1996;91(9):1692-1696.

33. Horgan S, Pellegrini CA. Surgical treatment of gastroesophageal reflux disease. Surg Clin N Am. 1997;77(5):1063-1081.

34. Vaezi M, Douglas MH, Ours TM. ENT manifestations of GERD: a large prospective study assessing treatment outcome and predictors of response. Gastroenterology. 2001;120(5):118.

35. Moraes-Filho JPP, Chinzon D, Eisig JN, Zaterka S, Hashimoto CL. Prevalence of heartburn and gastroesophageal reflux disease in the urban Brazilian population. Arq Gastroenterol. 2005;42(2):122-127.

36. Nader F, Costa JSD, Nader GA, Motta GLCZ. Prevalência de pirose em Pelotas, RS, Brasil: estudo de base populacional. Arq Gastroenterol. 2003;40(1):31-34.

37. Nilsson M, Johnsen R, Ye W, Hveem K, Lagergren J. Prevalence of gastrooesophageal reflux symptoms and the influence of age and sex. Scand J Gastroenterol. 2004;39(11):1040-1045.

38. Freeman T. Consultas com outros especialistas. In: Freeman T. Manual de medicina de família e comunidade de Mc Whinney. 4. ed. Porto Alegre: Artmed; 2018.

39. Moraes-Filho JP, Hashimoto CL. I Consenso Brasileiro da Doença do Refluxo Gastroesofágico. Federação Brasileira de Gastroenterologia,. [capturado em 10 jan. 2010]. Disponível em: http://production.latec.ufms.br/new_pmm/res/complementares/u3_r1.pdf

CAPÍTULO 169

Sangramento gastrintestinal

Marcelo Simas de Lima
Fauze Maluf-Filho
Carlos Walter Sobrado

Aspectos-chave

▶ Deve-se orientar o paciente a cuidar o aspecto de seus dejetos, observando fezes e urina.

▶ A maioria dos eventos de sangramentos do trato digestório é relacionada à ocorrência de hematoquezia, com pequeno volume de sangue vivo, associado às evacuações, sem repercussão hemodinâmica, decorrentes das doenças anorretais (ver Cap. 173, Problemas comuns anorretais).

▶ Como o médico de família e comunidade atende o indivíduo desde o princípio das manifestações clinicas de seus problemas de saúde, ele deve certificar-se de é possível e fácil o acesso a um hospital com disponibilidade de banco de sangue para prosseguir com o atendimento a essa pessoa.

▶ A avaliação e a estabilização dos parâmetros hemodinâmicos são os primeiros passos a serem considerados.

▶ Diferenciar hemorragia digestiva alta (HDA) e baixa (HDB), seguida da diferenciação entre etiologia varicosa e não varicosa.

▶ O desafio, na HDA, costuma ser interromper o sangramento; na HDB, localizar o foco da hemorragia.

Caso clínico 1

Juliana, 36 anos, psicóloga, relata evacuações com sangue há 2 dias. Paciente com histórico de obstipação crônica, evacuando fezes ressecadas e sempre com muito esforço. Passa a maior parte do dia sentada atendendo a seus pacientes e entende ser essa a causa dos problemas atuais. Relata que por vezes observa sangue vivo no papel higiênico, porém, há 2 dias, notou gotejamento de sangue no vaso, o que nunca ocorrera, associado à dor e a uma "bola" na borda do ânus. Usando o celular, ela tirou uma foto e viu que é uma bolinha arroxeada. Em pesquisa na internet, confirmou tratar-se de uma hemorroida. Só veio à consulta hoje porque ontem, mesmo sem evacuar, o sangramento se repetiu e sua calcinha ficou suja de sangue. Relata que a dor melhorou, porém o sangramento está lhe causando preocupação.

Caso clínico 2

Sr. José Antônio, 66 anos, policial aposentado, queixa-se de vômitos com sangue há 4 horas. Relata antecedente de dor epigástrica de longa duração e leve intensidade desde quando operou o coração, há 13 meses, mas que se intensificou há 3 dias, ocorrendo em crises – na última, foi acompanhada pelo vômito com sangue. Não tem se alimentado bem, pois percebe piora da dor ao comer. Tem como antecedentes clínicos significativos ser diabético tipo 2, insulino-dependente, e hipertenso. Submeteu-se à revascularização do miocárdio e desde então faz uso de ácido acetilsalicílico (AAS). Preocupa-se com o fato de ser tabagista e desde a operação do coração tem manifestado vontade de interromper o consumo dos cigarros, como lhe disse o cirurgião cardíaco "ou você para com o cigarro ou ele vai parar você", mas nunca teve força de vontade para tentar. Há 10 dias, fumou seu último maço e se impôs o compromisso de não voltar a fumar, como já aconteceu em outras tentativas. Atribuiu as dores à abstinência da nicotina e quase voltou a fumar para amenizá-las, mas agora sente que é muito tarde, pois já está até vomitando sangue: "pelo jeito, já formou um câncer aqui dentro, doutor".

Teste seu conhecimento

1. Em relação ao Sr. José Antônio, qual é a primeira medida a ser tomada no atendimento ao paciente?
   a. Solicitar endoscopia digestiva para identificar a causa do sangramento, realizar hemostasia e estratificar o risco de ressangramento
   b. Referenciar o paciente para atendimento hospitalar
   c. Realizar o exame físico: avaliar frequência cardíaca (FC), pressão arterial (PA), frequência respiratória (FR), tempo de enchimento capilar, mucosas
   d. Realizar punção de acesso venoso periférico com reposição de volume

2. Em relação ao Caso clínico de Juliana, assinale a melhor abordagem para ela.
   a. Realizar exame orificial com toque retal, orientar medidas para resolver a obstipação, tratar clinicamente a doença hemorroidária
   b. Solicitar retossigmoidoscopia para confirmar que a doença orificial relatada é mesmo o foco do sangramento, orientar medidas para resolver a obstipação, referenciar para avaliação cirúrgica da doença hemorroidária
   c. Fazer exame orificial com toque retal, referenciar para ligadura elástica das hemorroidas internas
   d. Realizar exame orificial com toque retal, solicitar colonoscopia para excluir outros focos de sangramento, tratar clinicamente a doença orificial

3. Quanto à HDA não varicosa, indique a alternativa INCORRETA.
   a. O risco de ressangramento e de mortalidade é determinado por achados endoscópicos, presença de comorbidades, repercussão hemodinâmica do evento e idade do paciente
   b. Independentemente do grande avanço nos métodos de diagnóstico e terapia, a mortalidade persiste em torno de 6 a 8% dos pacientes
   c. A passagem de sonda nasogástrica tem valor prognóstico, mas não diagnóstico, quando se suspeita de HDA
   d. A vigência de anticoagulação não aumenta a mortalidade nem a morbidade de um evento hemorrágico

4. Considerando os dois Casos clínicos descritos, pode-se afirmar que:
   a. O sangue vivo observado por Juliana está relacionado ao maior volume de sangramento, ou seja, é mais grave
   b. Sr. José Antônio tem sangramento menos significativo, porém suas comorbidades o tornam um paciente considerado como de maior gravidade
   c. Apenas os dados de história não permitem afirmações quanto à severidade da situação, sendo necessárias informações complementares de exame físico e exames de sangue
   d. Somente após realização de retossigmoidoscopia em Juliana e de endoscopia digestiva alta no Sr. José Antônio é que se poderá avaliar a gravidade de cada caso

5. Em se tratando de hemorragia varicosa, são indicativos de risco de sangramento, exceto:
   a. Função hepatocelular
   b. Diâmetro das varizes
   c. Presença de varizes gástricas
   d. Identificação de marcas vermelhas (os chamados *red spots*) durante a endoscopia

Respostas: 1C, 2A, 3D, 4C, 5C

Do que se trata

Em torno de 15% dos adultos relatam passagem de mínima quantidade de sangue vivo pelo reto, com gotejamento no vaso ou ao se limpar com papel higiênico.[1] Contudo, segundo alguns estudos, 45% dos adultos referiram nunca terem observado seus dejetos, esclarecendo tratar-se de uma porcentagem potencialmente subestimada. Eventos de mínima hematoquezia são, em mais de 90% dos casos, relacionados a doenças anorretais benignas[2] e não são tratados como hemorragias digestivas.

Hemorragias gastrintestinais são eventos de prevalência estimada em 200 casos para cada 100.000 habitantes/ano, segundo dados norte-americanos. Elas acometem principalmente os homens e têm incidência crescente com a idade. Entre os pacientes referenciados para exames endoscópicos, a HDA (aquela que ocorre no segmento entre a boca e o ângulo de Treitz) é três vezes mais frequente do que a HDB.

Elas têm gravidade variável conforme o foco e o volume do sangramento, a condição clínica de base e as comorbidades, bem como pelo uso de anticoagulantes e/ou antiagregantes plaquetários. Podem manifestar-se como sangramento aparente (Quadro 169.1) (quando o indivíduo não tem dificuldade em identificar a exteriorização do sangue) ou oculto (quando testes de exames das fezes demonstram presença de sangue sem que a pessoa perceba essa perda). Em primeiro lugar, será abordada a hemorragia evidente, e, em segundo, a pesquisa de sangue oculto nas fezes, no final do capítulo, na sessão que trata dos exames subsidiários.

O aspecto das fezes não é um indicador fiel da localização dos sangramentos, já que aproximadamente 10% dos pacientes com enterorragia têm sangramento digestivo alto, e melena pode ocorrer em ambos os casos. A hematêmese e a hematoquezia são as apresentações que geram menos dúvidas.

As principais causas de sangramento digestivo são as citadas no Quadro 169.2.

O que pode ocasionar

A hemorragia gastrintestinal pode matar, mas pode também ser a manifestação de doença hemorroidária simples e sem risco de morte. Saber diferenciar rapidamente em que extremo da manifestação clínica a pessoa se encontra faz parte da boa prática médica e da realidade do médico de família.

A Tabela 169.1 mostra a diferença de gravidade conforme a localização e a etiologia do sangramento. Portadores de varizes do trato digestório são, em sua grande maioria, cirróticos que têm hiperfluxo esplâncnico, hipertensão porta, coagulopatia e plaquetopenia associadas, fatores determinantes de gravidade muito além da usual.

O que fazer

Anamnese

Quando, na anamnese, um indivíduo referir a ocorrência de sangramento gastrintestinal, fazer uma breve interrupção e alterar a ordem de sua abordagem pode ser muito útil, pois se evita uma

Quadro 169.1 | **Apresentações das hemorragias aparentes**

Hematêmese	O indivíduo vomita sangue
Melena	Fezes enegrecidas, amolecidas e com odor fétido, com aspecto de pixe, consequência da ação das enzimas digestivas sobre o sangue
Enterorragia	Exteriorização de sangue pelo ânus, não é obrigatoriamente relacionada à eliminação de fezes
Hematoquezia	Exteriorização de sangue misturado às fezes (em geral, sangue vivo)

Quadro 169.2 | **Causas de sangramentos digestivos**

Causas de hemorragia proximal ao ângulo de Treitz (HDA)	Úlceras pépticas, esofagites, lacerações de Mallory-Weiss, tumores, gastrites erosivas, varizes, lesões de Dieulafoy, angiodisplasias, hemobilia, hemossucopancreáticos, fístula aortoduodenal
Causas de hemorragia distal ao ângulo de Treitz (HDB)	Divertículo de Meckel, alergias alimentares, doenças orificiais (hemorroidas e fissuras), colites infecciosas, DIIs, colites isquêmicas, angiodisplasias, divertículos colônicos, tumores, lesões actínicas, sangramentos após polipectomias

HDA, hemorragia digestiva alta; HDB, hemorragia digestiva baixa; DII, doença inflamatória intestinal.

Tabela 169.1	Localização e etiologia do sangramento		
Foco de sangramento	Mortalidade (%)	Parada espontânea do sangramento (%)
HDA varicosa	50 no primeiro episódio	40
HDA não varicosa	6-8	80
HDB	3	85
HDA, hemorragia digestiva alta; HDB, hemorragia digestiva baixa.		

Tabela 169.2	Escore de Glasgow Blatchford	
Marcador à admissão		Pontos
BUN (mmol/L)		
6,5-8		2
8-10		3
10-25		4
25		6
Hb para homens (g/L)		
12-12,9		1
10-11,9		3
< 10		6
Hb para mulheres (g/L)		
10-11,9		1
< 10		6
PAS (mmHg)		
100-109		1
90-99		2
< 90		3
Outros marcadores		
Pulso > 100 bpm		1
Melena		1
Síncope		2
Doença hepática		2
IC		2
BUN, nitrogênio ureico sanguíneo (do inglês *blood urea nitrogen*); Hb, hemoglobina; PAS, pressão arterial sistólica; IC, insuficiência cardíaca.		

situação difícil, como a pessoa em choque hipovolêmico no consultório. Essa interrupção é feita para antecipar alguns dados do exame físico: verificar a FC e a FR, medir a PA, avaliar as mucosas quanto à sua hidratação e coloração, procurar sinais de doença hepática crônica. Esses dados serão suficientes para definir se a pessoa deve ser referenciada para o setor de emergência do hospital mais próximo ou se é possível continuar com a anamnese.

A aplicação do escore clínico de Glasgow-Blatchford (Tabela 169.2); *(durante a admissão é a melhor forma de separar o indivíduo em situação mais grave*, que necessitará de intervenção endoscópica em ambiente hospitalar [> 7], *da pessoa que poderá ser acompanhada ambulatorialmente* [< 1]) exige a realização de exames laboratoriais: indivíduos que necessitam de atendimento hospitalar serão admitidos em unidade de pronto-atendimento segundo protocolo padronizado do *Advanced Trauma Life Support* (ATLS).

O texto em itálico reforça a importância de não abandonar quem mais precisa, pois o transporte dessa pessoa que necessita de atendimento hospitalar deve ser feito por médico e com recursos para iniciar a reanimação circulatória, ou seja, vias aéreas patentes, ventilação adequada, suplementação de oxigênio, para minorar os efeitos da anemia aguda, e dois acessos venosos periféricos, tão calibrosos quanto possível e com cristaloides disponíveis.

Continuando a anamnese, é preciso saber como, quando e quanto sangue foi perdido. É importante ter atenção ao histórico de dispepsia prévia, ao etilismo, à perda ponderal, ao tabagismo, à disfagia, ao uso de anti-inflamatórios, de anticoagulantes ou de antiagregantes plaquetários, ao uso de inibidores seletivos de recaptação da serotonina, ao histórico de transfusões de hemoderivados e aceitação a eles. Quando não houver hematêmese associada, a chance de hemorragia baixa é maior, devendo-se então perguntar pelo hábito intestinal usual, diarreia associada, ocorrência de cólica, puxo ou tenesmo, além dos históricos pessoal e familiar de neoplasias colorretais. Antecedentes de irradiação pélvica, principalmente da próstata ou do colo uterino, são relevantes devido à possibilidade de proctite actínia.

É importante lembrar-se de perguntar por exames prévios e seus resultados: histórico de varizes esofagogástricas em endoscopias anteriores e a presença de divertículos, angioectasias ou pólipos intestinais em colonoscopias prévias por vezes só serão lembrados com a busca ativa do médico.

Nunca negligenciar as comorbidades, pois costumam ser as determinantes da morbidade e mortalidade do evento hemorrágico. Deve-se perguntar sobre doenças já diagnosticadas e medicações de uso habitual, lembrando que a utilização de beta-bloqueadores pode acobertar um sinal de choque hipovolêmico – a taquicardia.

Paciente idosos ou com histórico de insuficiência coronariana devem ser mantidos com hemoglobina de 10 mg/dL, já indivíduos mais jovens e sem outras patologias toleram Hb de 7 mg/dL. No primeiro subgrupo, sempre se deve considerar e afastar a ocorrência de infarto agudo do miocárdio (2C), que pode ser consequência do evento hemorrágico agudo. Por isso, pergunta-se pela ocorrência de dor torácica associada.

O sangramento ativo gera ansiedade, sendo importante que o médico se posicione de forma tranquila, dedicando a atenção exigida, mas sem alarmismo, o que elevaria o nível de estresse do indivíduo.

Exame físico

O exame físico deve ser direcionado inicialmente para a estabilidade hemodinâmica, como citado. Passada essa fase, buscam-se sinais que corroborem a hipótese diagnóstica de hemorragia digestiva, ao mesmo tempo em que se tenta localizar onde seria o provável foco.

Avaliar a cavidade oral e a região perianal, com realização do toque retal, são exames imprescindíveis. Às vezes, encontra-se, nesse exame, o foco do sangramento: epistaxes seguida pelo vômito do sangue deglutido, lesões da cavidade oral; tumores de reto ou canal anal ao alcance do dedo do examinador; ou ainda históricos de melena ou hematoquezia, mas que ao toque retal não se confirmam. Pessoas que apresentaram hematêmese raramente lavam suas bocas antes de chegar ao médico, e encontrar resíduos hemáticos na cavidade oral durante o exame é regra, e não exceção.

Depois, devem-se procurar por sinais de doença hepática crônica ou hipertensão porta, que são determinantes de maior gravidade. A palpação abdominal é fundamental, não só para identificar ascite, hepato ou esplenomagalia, mas também para buscar tumorações palpáveis e afastar irritação peritoneal aguda.

Exames complementares

A endoscopia digestiva e seus achados: sangramento não varicoso e hemorragia varicosa

Coletas de hemoglobina (Hb), hematócrito, tempo de protrombina, tempo de tromboplastina parcial ativada, contagem de plaquetas e realização de tipagem sanguínea devem ser encaminhadas com a urgência que o caso exigir. Para os pacientes referenciados ao pronto-atendimento, o ATLS preconiza que seja feita no momento da primeira punção venosa.

Quando há histórico prévio ou sinais claros de hepatopatia, é também importante que seja estimado o grau da disfunção hepática. Para tal, acrescenta-se dosagem de bilirrubinas e albumina, classificando o grau dessa disfunção pelos critérios de Child-Pugh (Tabela 169.3). Nessas pessoas, deve-se dar atenção especial à coagulação e à contagem de plaquetas, pois são as que mais frequentemente precisarão de reposição de hemoderivados.

A passagem de sonda nasogástrica em indivíduos com histórico de hemorragia digestiva pode ser considerada um exame complementar: ainda controversa, não se mostrou eficaz em prevenir broncoaspiração nem em diagnosticar um evento de hemorragia alta, mas sabe-se que ela tem valor prognóstico, ou seja, no grupo em que se observa o refluxo de sangue após a passagem da sonda, a mortalidade é maior e, portanto, seu senso de emergência também deve estar mais aguçado. Para a realização do exame endoscópico, a sonda ajuda, esvaziando a cavidade gástrica, e o exame ganha maior eficácia.

Utilizar um procinético intravenoso, como a eritromicina (comprovadamente mais eficaz, porém menos disponível em nosso meio), ou a metoclopramida, também ajuda no esvaziamento gástrico, melhorando a qualidade do exame endoscópico.

Endoscopia digestiva alta

Hemorragia não varicosa

Entre os exames complementares, os mais importantes são os exames endoscópicos (1A). Capazes de diagnosticar, interromper o sangramento em mais de 90% dos casos e redefinir o risco de ressangramento, eles evoluíram rapidamente, com desenvolvimento de técnicas e materiais cada vez mais eficazes nessas funções. Pela necessidade de sedação e seus riscos associados – broncoaspiração, hipotensão e sangramento maciço após manipulação –, devem ser realizados após estabilização hemodinâmica ou, em casos críticos, com o paciente intubado e em terapia intensiva, com todos os parâmetros monitorizados.

Ao realizar uma endoscopia, o achado mais frequente é o sangramento, já interrompido, a partir de uma úlcera péptica, seguida por erosões da mucosa (gastrites, esofagites e bulboduodenites).[3] Quatro fatores de risco foram bem identificados – infecção pelo *Helicobacter pylori*, uso de anti-inflamatórios, secreção ácida excessiva e estresse – e controlá-los implica menor recorrência dos sintomas e dos sangramentos.

O *H. pylori* não invade a parede gástrica, mas se aloja na superfície mucosa: rompendo a camada de muco, libera enzimas e toxinas e incita a resposta imune, que perpetua o dano tecidual. Associada à secreção péptica descontrolada, a infecção induz à formação de úlceras. Todos os pacientes diagnosticados como portadores do *H. pylori* e que têm úlcera péptica devem ser tratados. As taxas de recorrência do sangramento sobem de 4 para 65% quando se comparam pacientes em que ele foi erradicado com os não tratados.[4,5] Indivíduos com hemorragia por úlcera e teste negativo realizado durante o evento agudo devem ter sua pesquisa de *H. pylori* repetida para confirmar a negatividade.

Os anti-inflamatórios afetam a mucosa gástrica tanto por sua ação local quanto pela inibição sistêmica das prostaglandinas. Eles têm maior impacto nos idosos, justamente a população que apresenta maior morbimortalidade dos eventos hemorrágicos. Uso de anti-inflamatórios que inibem seletivamente a ciclo-oxigenase 2 (COX-2) e/ou associação de proteção gástrica com inibidores de bombas de prótons (IBPs) e/ou misoprostol minimiza os danos à parede gástrica.

A secreção ácida é na grande maioria dos casos um cofator, quando lesões induzidas pelo *H. pylori*, anti-inflamatórios ou estresse abrem caminho para a difusão retrógrada dos íons H+ induzir acidose intramural e morte celular, levando à formação da úlcera. Exceção ocorre na síndrome de Zollinger-Ellison, quando a acidez é o principal agente. Controlar a acidez com IBPs é fundamental tanto para o controle dos sintomas dispépticos quanto pelo sangramento agudo e risco de ressangramento tardio, além de encurtar o tempo de internação e reduzir o uso de hemoderivados.[6] Essa medicação deve, idealmente, ser administrada pela via intravenosa e antes mesmo da realização da

Tabela 169.3 | **Critérios de Child-Pugh para avaliação de hepatopatias (Classes A a C)**

Critério	1 ponto	2 pontos	3 pontos
BT	< 2	2-3	> 3
Albumina sérica (g/dL)	> 3,5	2,8-3,5	< 2,8
TP(s)/INR	1-3 / <1,7	4-10/1,71-2,20	>10/> 2,2
Ascite	Ausente	Leve	Grave
Encefalopatia hepática	Nenhuma	Grau I-II (ou resolvida com medicação)	Grau III-IV (ou refratária)

Pontos	Classe	Sobrevida em 1 ano (%)	Sobrevida em 2 anos (%)
5-6	A	100	85
7-9	B	81	57
10-15	C	45	35

BT, bilirrubina total; TP, tempo de protrombina; INR, índice de normalização internacional.

endoscopia digestiva,[7] porém altas doses pela via oral também são aceitas.

O fator estresse é facilmente identificado quando se analisam indivíduos internados em unidades de terapia intensiva (UTIs), sobretudo os que necessitam de auxílio respiratório com ventilação mecânica, subgrupo de pessoas com maior incidência de úlceras e de sangramento, evento sempre mais grave por se somar à condição de base que levou o indivíduo à UTI.

A endoscopia dispõe de diferentes métodos para realizar a hemostasia dessas lesões: escleroterapia com injeção de diferentes agentes esclerosantes, métodos térmicos e métodos mecânicos. Trabalhos recentes têm demonstrado maior eficácia ao se associarem duas das três técnicas, quando uma delas for a escleroterapia. Observa-se também tendência à valorização dos métodos mecânicos, pelo aprimoramento tecnológico dos endoclipes.

Apesar de todo esse aparato, a mortalidade dos episódios de HDA por etiologia não varicosa está estacionada entre 6 a 8%. Isso se relaciona com a faixa etária acometida, que é principalmente de idosos, às comorbidades e vigência de anticoagulação. Para otimizar o atendimento, utilizam-se dados clínicos, referentes à repercussão hemodinâmica do evento e condição de base, além de dados do exame endoscópico. Sistemas de estratificação, como o de Rockall[1] e o Glasgow Blatchford, por exemplo, têm utilidade clínica comprovada, porém ainda não são muito aplicados, e o tempo médio de internação dos pacientes admitidos por hemorragia digestiva permanece entre 4 e 5 dias.

Nos casos em que há ressangramento, pode-se tentar nova intervenção endoscópica, idealmente com aplicação de outro método de hemostasia. Um endoscopista experiente costuma definir, já no primeiro exame, os casos que considera de difícil resolução endoscópica, alertando toda a equipe para a possível necessidade de outras modalidades de tratamento. Vasos calibrosos na porção proximal da pequena curvatura gástrica ou na parede posterior do bulbo duodenal, ou, ainda, outras situações de difícil acesso com o endoscópio são os principais alertas.

Hemorragia varicosa

O sangramento a partir de varizes é o achado mais grave. É necessário localizar o ponto de rotura do vaso para depois definir a opção terapêutica. Em pessoas com sangramento a partir de varizes de esôfago, mais comumente se opta pela realização de ligaduras elásticas, procedimento eficaz e que envolve menos riscos de complicações. Em pacientes que sangram a partir de varizes gástricas, a utilização do cianoacrilato, uma cola que oblitera o vaso independentemente da capacidade de coagulação da pessoa, é a primeira opção. Pacientes com função hepatocelular muito deteriorada também são candidatos à utilização do cianoacrilato, mesmo no esôfago, pois 7 a 10 dias depois, no momento da queda da escara formada pela ligadura elástica, ainda é possível ocorrer ressangramento grave.

Para os hepatopatas, a utilização de análogos da somatostatina, principalmente a terlipressina (pode ser feita em bólus já na admissão do paciente), é eficaz em parar a hemorragia em até 50% dos casos: mesmo quando não chega a interromper o sangramento, ainda é capaz de melhorar as condições para o exame endoscópico.

Nos casos em que se identifica a ocorrência de sangramento de origem varicosa, mas o paciente está em condição hemodinâmica muito instável ou o volume do sangramento é tão grande a ponto de impedir a identificação e o tratamento do foco hemorrágico, tem-se o balão de Sengstaken-Blakemore como opção de tamponamento temporário do sangramento. Insuflado com ar, o balão age comprimindo o foco hemorrágico. Em um indivíduo adulto, a porção gástrica é preenchida com aproximadamente 300 mL de ar, traciona-se o balão com 700 g de peso e em seguida se insufla a porção esofágica com uma pressão de 30 mmHg. Deve-se proteger a via aérea do indivíduo, com uso de intubação traqueal, e aspirar continuamente sua saliva enquanto, com o balão posicionado, oclui-se a via digestiva. Com esse tamponamento se ganha tempo para a estabilização hemodinâmica e transfusão de hemoderivados. Um ato contínuo é a repetição da endoscopia para retirada do balão e nova tentativa de hemostasia.

Nos casos ainda assim refratários, a criação de uma comunicação por anastomose portossistêmica intra-hepática transjugular, feita pela radiologia intervencionista, é outra opção que trata, mesmo que temporariamente, a hipertensão porta e facilita o controle da hemorragia. Excetuando-se os portadores de hipertensão porta por esquistossomose hepatoesplênica, que são bons candidatos à cirurgia, operar para que se consiga o controle de um evento hemorrágico é uma situação à qual não se quer chegar, preferindo resguardar a opção cirúrgica como forma de tratamento definitivo ao se realizar o transplante hepático. Por vezes, não há outras opções: nessa situação extrema, pode-se focar na interrupção do sangramento ou no controle da hipertensão porta. A transecção esofágica de Sugiura interrompe o fluxo sanguíneo nas varizes e cessa o sangramento, ao passo que cirurgias como a derivação esplenorrenal distal (cirurgia de Warren), a derivação mesentericocava ou a derivação portocava calibrada visam ao controle da hipertensão porta.

Prevenção das complicações na hemorragia digestiva varicosa

Sempre que o foco hemorrágico for uma variz, deve-se levar em conta que, além de controlar o sangramento, deve-se prevenir a ocorrência de três complicações: ressangramento, encefalopatia e complicações infecciosas.

Em 6 semanas, até 40% dos hepatopatas ressangram, e para que isso não ocorra, após o primeiro episódio, o paciente deve ser referenciado para profilaxia secundária, feita com o complemento da terapêutica endoscópica através de ligadura elástica e da escleroterapia.

A encefalopatia é evitada com a remoção dos resíduos de sangue do trato digestório e correção do pH intestinal, que sobe com o sangramento. Para cumprir essa missão, utiliza-se a lactulona, a neomicina administrada por via oral e as lavagens intestinais. Restrição proteica de 40 g/dia com preferência por aminoácidos de cadeia ramificada também ajudam. Ingesta de proteínas em quantidades inferiores a essa não tem benefício – pelo contrário, agrava a desnutrição, já presente na maioria desses indivíduos.

Entre as complicações infecciosas destacam-se as pulmonares, sobretudo devido à ocorrência de eventos de broncoaspiração secundários a sangramento maciço e ao rebaixamento do nível de consciência. A utilização de antibióticos de forma preemptiva tem evidência (A), sendo as quinolonas (ciprofloxacino intravenoso ou norfloxacino por via oral) a primeira opção.

Hemorragia digestiva baixa

Quando não há suspeita de sangramento alto ou quando essa hipótese já foi afastada, deve-se investigar a possibilidade de hemorragia distal ao ângulo de Treitz. Nos casos em que a hemorragia é extremamente severa e não há condições hemodinâmicas para a procura do foco hemorrágico, as únicas opções são colectomia total ou arteriografia. Como já foi comprovado que a cirurgia sem a localização prévia do sangramento está associada a maior morbidade e mortalidade,[8] todos os esforços são feitos para tentar identificar de onde vem o sangramento.

A etiologia da HDB tem incidência variável conforme a faixa etária. Nas crianças, o foco principal é a ocorrência de enterocolite alérgica (leite ou soja), intussuscepção, divertículo de Meckel, mas colites infecciosas e fissuras anais também devem ser lembradas.[9] Nos adultos com menos de 50 anos, predominam as doenças orificiais, as colites infecciosas (*Salmonella*, *Campylobacter* e *Shigella*) e as doenças inflamatórias intestinais. Nos adultos com mais de 50 anos, principal faixa etária acometida, divertículos, angiodisplasias, neoplasias e isquemia são as principais causas.

Um grande foco de preocupação é a detecção do câncer colorretal, já que a maioria dos pacientes oncológicos se apresenta com sintomas inespecíficos para o atendimento primário. Estudos tentam identificar quais dados de história e exame físico devem ser valorizados para otimizar o direcionamento de recursos e expor o menor número de pacientes a exames desnecessários. Uma metanálise que avaliou sintomas associados ao câncer colorretal em indivíduos com mais de 50 anos posiciona o sangramento retal como o segundo sintoma com o maior valor preditivo positivo (8,1%), perdendo apenas para a anemia (9,7%). Dor abdominal, alteração do hábito intestinal, perda ponderal e sintomas perianais tiveram valor preditivo positivo inferior.[2] Fica evidente que mais de 90% dos pacientes que se queixam de sangramento anal para o médico de família e comunidade não têm câncer, e a coexistência de diferentes estratégias de investigação comprova a falta de consenso nesse tema.

Os algoritmos que visam à identificação do foco da HDB têm a colonoscopia como o primeiro exame (B).[10] Capaz de localizar e tratar o foco de sangramento, ela também permite a realização de biópsias e encurta o tempo de internação hospitalar.[11] Confrontada com outras três estratégias possíveis – acompanhamento clínico, retossigmoidoscopia flexível e retossigmoidoscopia flexível associada ao enema opaco –, a colonoscopia demonstrou ter melhor relação custo-benefício para avaliar os pacientes com histórico de sangramento anal. Ela deve ser realizada o mais precocemente, logo após o preparo intestinal, feito, via de regra, de forma anterógrada com a oferta de 750 mL de manitol a 10%, em 1 hora. Durante o preparo colônico, a maioria dos sangramentos cessará espontaneamente, e a colonoscopia identificará lesões com potencial hemorrágico, mas sem sangramento ativo. O achado mais grave é o de isquemia intestinal, que, principalmente nos idosos, está associada a maior mortalidade. A realização da colonoscopia sem nenhum preparo colônico prévio implica risco aumentado de complicações, incluindo eventos graves, como perfurações, além de reduzir drasticamente a acurácia do método.

Quando os exames endoscópicos (endoscopia e colonoscopia) não forem capazes de identificar o foco de hemorragia, tem-se o chamado sangramento de origem obscura, que ocorre em 5% dos casos, sendo indicada a exploração do intestino delgado, identificando-se essa região como fonte da HDB em 75% deles.

Portadores de sangramento de origem obscura se submetem a maior número de procedimentos diagnósticos e transfusões sanguíneas, têm maior tempo de internação hospitalar e maior custo para o sistema de saúde. Além disso, o tempo médio para o diagnóstico é de 2 anos, variando de 1 mês até 8 anos. Nesses casos, a repetição dos exames de endoscopia digestiva alta (EDA) e baixa (EDB) com outro examinador tem-se mostrado uma alternativa eficiente, pois 25% dos focos de sangramento até então obscuros se encontram ao alcance desses exames,[12] sendo as erosões de Cameron e as telangectasias as lesões que mais frequentemente passam despercebidas.

Persistindo a dúvida e a estabilidade hemodinâmica, dispõe-se de trânsito intestinal, tomografia com multidetectores e reconstrução arterial com contraste, cintilografia com hemácias marcadas, cápsula endoscópica, enteroscopia endoscópica (convencional e de duplo balão) anterógrada e retrógrada. Com o advento da enteroscopia por cápsulas ou com balões, tem sido possível identificar o foco hemorrágico em cerca de 70% das vezes, em especial quando esses procedimentos são indicados precocemente. Assim, paulatinamente, o termo hemorragia de origem obscura tem sido substituído por hemorragia digestiva média.

Nas situações de urgência, em que a estabilização hemodinâmica é difícil e a única chance do cidadão é a interrupção do sangramento ainda obscuro, só restam as alternativas da arteriografia ou da endoscopia intraoperatória, esta última sempre considerada uma medida extrema, tanto pelo tempo que consome quanto pelo maior risco associado de complicações infecciosas.

A detecção de sangue oculto nas fezes é condição definida quando não há percepção de sangramento. O que se tem é um indivíduo com teste de sangue oculto nas fezes positivo ou anemia ferropriva, sem carência nutricional nem outros focos de hemorragia identificados. Em populações com padrão alimentar aceitável, a principal causa de privação de ferro nos homens é a perda gastrintestinal, e nas mulheres, é a perda menstrual, seguida pela perda digestiva.

Tem se como recomendação preventiva a realização do teste de sangue oculto nas fezes após os 50 anos. O tema é ainda controverso, pois se considera difícil a aderência populacional ao longo de pelo menos 10 anos de intervenção preventiva, quando o impacto benéfico seria evidente. Esse teste pode ser feito de duas maneiras: teste do Guaiaco ou o teste imunoquímico. Ambos exigem uma dieta especial, restrição a alguns medicamentos e devem ser feitos em três amostras para maior sensibilidade. No teste do Guaiaco, há uma reação com o grupo heme e mudança de coloração dentro da bolsa, e no teste imunoquímico, utilizam-se anticorpos marcados contra hemácias intactas.

A ocorrência de um teste positivo indica investigação endoscópica, que deve sempre começar pela colonoscopia. Apesar dos achados que justifiquem a positividade do teste serem mais frequentes na endoscopia alta, no cólon é que se tem a maior incidência de achados clinicamente significativos, sobretudo neoplasias. Nos pacientes com anemia ou sintomas dispépticos associados, são feitos os dois exames simultaneamente.

Conduta proposta

A conduta ideal para cada caso depende não só das condições clínicas da pessoa, mas também da disponibilidade e acesso aos recursos médicos. Assim, diferentes regiões têm uma dinâmica de atendimento diversa, sendo recomendável que se estabeleça um fluxograma local incluindo a responsabilização por um eventual atendimento de urgência.

A seguir, sugere-se um fluxograma para o manejo do sangramento gastrintestinal. Esse fluxograma não evidencia a realidade encontrada na maioria das regiões brasileiras, mas serve de orientação para a criação de um fluxograma local, assim como pode servir como parâmetro inicial para o atendimento na atenção primária à saúde (APS).

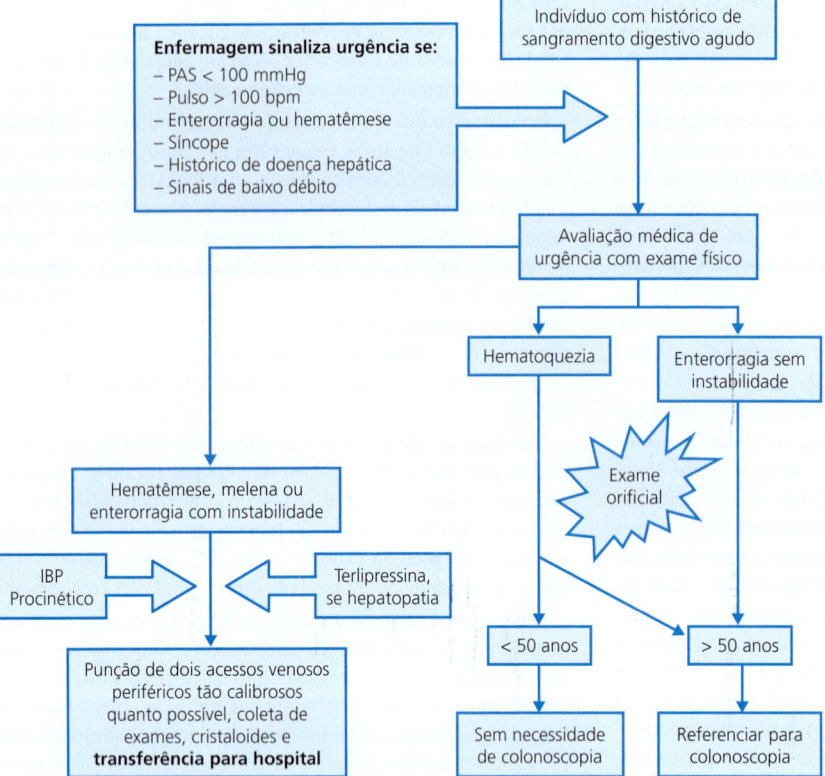

◀ **Figura 169.1**
Fluxograma para manejo no sangramento gastrintestinal.
IBP, inibidor de bomba de próton; PAS, pressão arterial sistólica.

Erros mais frequentemente cometidos

▶ Avaliação equivocada da gravidade do caso.
▶ Atendimento em ambiente com recursos limitados, que não disponha de banco de sangue, terapia intensiva, endoscopia, radiologia intervencionista ou serviço de cirurgia.
▶ Solicitação de exame endoscópico antes das medidas para estabilização hemodinâmica.
▶ Demora na introdução do tratamento medicamentoso.
▶ Falha na prevenção das complicações, principalmente na hemorragia varicosa.
▶ Não excluir foco de hemorragia alta antes de pesquisar foco distal em pacientes com melena ou enterorragia com instabilidade hemodinâmica.

Atividades preventivas e de educação

- Dieta rica em fibras e com restrição de gorduras.
- Teste de sangue oculto nas fezes anualmente a partir dos 50 anos.
- Utilização consciente de anti-inflamatórios.
- Erradicação do *H. pylori* em pacientes que farão uso prolongado de AAS.
- Profilaxia medicamentosa com IBPs para pacientes submetidos a forte estresse.
- Observação rotineira dos seus dejetos.

Papel da equipe multiprofissional

A equipe multiprofissional deve estar treinada para detectar os sinais de risco no momento de acesso do paciente à unidade de saúde, criando um atendimento médico ágil, assim como a continuidade ao tratamento hospitalar, quando necessário.

REFERÊNCIAS

1. Eslick GD, Kalantar JS, Talley NJ. Rectal bleeding: epidemiology, associated risk factors, and health care seeking behavior: a population-based study. Colorectal Dis. 2009;11(9):921-926.

2. Helfand M, Marton KI, Zimmer-Gembeck MJ, Sox HC Jr. History of visible rectal bleeding in a primary care population. Initial assessment and 10-year follow-up. JAMA. 1997;277(1):44-48.

3. Enestvedt BK, Gralnek IM, Mattek N, Lieberman DA, Eisen G. An evaluation of endoscopic indications and findings related to nonvariceal upper-GI hemorrhage in a large multicenter consortium. Gastrointest Endosc. 2008;67(3):422-429.

4. Graham DY, Hepps KS, Ramirez FC, Lew GM, Saeed ZA. Treatment of Helicobacter pylori reduces the rate of rebleeding in peptic ulcer disease. Scand J Gastroenterol. 1993;28(11):939-942.

5. Tytgat GN. Peptic ulcer and Helicobacter pylori: eradication and relapse. Scand J Gastroenterol Suppl. 1995;210:70-72.

6. Sreedharan A, Martin J, Leontiadis GI, Dorward S, Howden CW, Forman D, et al. Proton pump inhibitor treatment initiated prior to endoscopic diagnosis in upper gastrointestinal bleeding. Cochrane Database Syst Rev. 2010;(7):CD005415.

7. Tran HA, Kang E, Becker D. Omeprazole before endoscopy in patients with gastrointestinal bleeding. N Engl J Med. 2007;357(3):303-304.

8. Gianfrancisco JA, Abcarian H. Pitfalls in the treatment of massive lower gastrointestinal bleeding with "blind" subtotal colectomy. Dis Colon Rectum. 1982;25(5):441-445.

9. Teach SJ, Fleisher GR. Rectal bleeding in the pediatric emergency department. Ann Emerg Med. 1994;23(6):1252-1258.

10. Zuccaro G Jr. Management of the adult patient with acute lower gastrointestinal bleeding. American College of Gastroenterology. Practice Parameters Committee. Am J Gastroenterol. 1998;93(8):1202-1208.

11. Strate LL, Syngal S. Timing of colonoscpy: impacton length of hospital stay in patientswith acute lower intestinal bleeding. Am J Gastroenterol. 2003;98(2):317-322.

12. Tee HP, Kaffes AJ. Non-small-bowel lesions encountered during double-balloon enteroscopy performed for obscure gastrointestinal bleeding. World J Gastroenterol. 2010;16(15):1885-1889.

CAPÍTULO 170

Icterícia

César Monte Serrat Titton

Aspectos-chave

▶ A melhor maneira de confirmar a existência de icterícia é avaliar o recesso inferior da mucosa conjuntival com luz natural.

▶ Os dados de anamnese mais úteis para gerar hipóteses diagnósticas são o curso de apresentação e o conjunto de sintomas associados à icterícia.

▶ A partir de aspectos clínicos e laboratoriais, pode ser possível inferir a fisiopatologia subjacente e assim aprimorar o diagnóstico diferencial, mas vale lembrar que é comum que vários processos fisiopatológicos ocorram simultaneamente.

▶ As principais hipóteses diagnósticas são obstrução biliar (por litíase ou neoplasia), hepatopatia (por vírus ou droga) ou sepse – e costuma haver outras causas comuns que variam conforme a epidemiologia local.

▶ Definir se há urgência para investigação é parte da avaliação – muitos casos terão indicação de avaliação cirúrgica ou de medidas gerais de suporte.

Caso clínico

Leonora, 14 anos, veio à unidade de saúde pela primeira vez com a mãe, que acha que ela está com vermes. A mãe insistia há 2 semanas para ela vir, por achar que ela tem comido pouco e ficado pálida, mas Leonora só aceitou vir porque há 2 dias tem vomitado muito e assustou-se por parecer "amarelada". Ela refere beber "algumas cervejas" quando sai à noite; tomou recentemente algum remédio para dores de barriga. Nega outro remédio ou droga em uso. Leonora estuda à noite (8° ano) e, ao longo do dia, cuida dos três irmãos mais novos em casa, onde moram com a mãe, que trabalha fora o dia todo. Ao exame, verifica-se peso de 80 kg, altura de 1,60 m (índice de massa corporal de 31,25), temperatura = 37,0°C, frequência cardíaca = 96, frequência respiratória = 16; há icterícia em pele e mucosa, leve dor difusa à palpação profunda em abdome superior (sem massas detectáveis) e várias escoriações lineares em abdome e braços.

Teste seu conhecimento

1. A presença das escoriações indica:
   a. Provável anemia hemolítica, levando a lesões purpúricas
   b. Provável doença hepática crônica, retardando coagulação e cicatrização
   c. Provável prurido decorrente de xerose cutânea
   d. Provável hiperbilirrubinemia direta, levando a prurido

2. Ao receber o frasco com urina que Leonora coletou, o médico percebe que a urina apresenta aspecto enegrecido, sendo um provável sinal de:
   a. Hematúria, por provável lesão renal associada à lesão hepática
   b. Hemoglobinúria, por anemia hemolítica
   c. Colúria, por litíase obstruindo o ducto biliar
   d. Colestase, por neoplasia comprimindo vias biliares

3. Quando o médico encontra Leonora a sós e informa que o exame de urina mostrou bilirrubinas ++, ela lhe pergunta se o exame não mostrou "algo mais", esclarecendo a seguir que sua última menstruação foi há 3 meses e que há 4 meses tem relações sexuais desprotegidas; isso acrescenta uma hipótese diagnóstica, que é:
   a. Icterícia por hiperêmese gravídica
   b. Icterícia por pré-eclâmpsia
   c. Icterícia fisiológica da gestação
   d. Icterícia por tentativa de indução de aborto

4. No dia seguinte, houve discreta melhora do quadro clínico, e estão disponíveis os seguintes exames de sangue: β-HCG negativo, bilirrubina indireta = 0,8 mg/dL, bilirrubina direta = 3,9 mg/dL, aspartato aminotransferase (transaminase glutâmico-oxalética) = 60 mg/dL, alanina aminotransferase (transaminase glutâmico-pirúvica) = 46 mg/dL, fosfatase alcalina = 737 UI/L, hemoglobina = 13,5 g/dL. A melhor conduta, portanto, é:
   a. Solicitar ultrassonografia para avaliar provável obstrução biliar
   b. Solicitar sorologias para hepatites infecciosas agudas
   c. Solicitar sorologias para hepatites infecciosas crônicas
   d. Recomendar abstinência etílica total e repetir os exames em 1 semana

5. Nesse segundo dia, Leonora veio sozinha e trouxe mais detalhes; qual informação das seguintes ainda pode ter relação causal com esse quadro de icterícia?
   a. Ela já usou a "pílula do dia seguinte" várias vezes; a última, há 2 meses
   b. Ela ingere todos os dias batatas fritas, 1 L de refrigerante, algumas bolachas recheadas e chocolates
   c. Ela trouxe o frasco do analgésico que tomou; era paracetamol 200 mg/mL; ela tomou 40 gotas 3 vezes por dia por 7 dias
   d. Há 3 dias, ela tem tomado duas xícaras/dia de chá de picão (*Bidens pilosus*)

Respostas: 1D, 2C, 3A, 4A, 5B

Do que se trata

Icterícia é a condição caracterizada pela coloração amarelada dos tecidos devido ao acúmulo de pigmentos biliares.

Apesar de a icterícia ser motivo de atendimento pouco frequente fora do período neonatal, conhecer sua abordagem é importante para identificar prontamente casos graves e diferenciar em tempo hábil causas vulneráveis ao atendimento em atenção primária à saúde (APS) das que indiquem atendimento em outros níveis de atenção. Esta relevância é ressaltada pelo fato de mortes preveníveis decorrentes de doenças biliares e da vesícula ainda serem muito mais comuns no Brasil do que se esperaria de um sistema de saúde acessível e de boa qualidade, pois, em 2015, este grupo de doenças foi o terceiro pior resultado de nosso país no Índice de Acesso e Qualidade a Cuidados em Saúde, entre 31 grupos de causas de mortes preveníveis.[1]

O que pode ocasionar

A icterícia pode originar-se de três processos fisiopatológicos: excesso de produção de bilirrubina no sistema hematopoiético, problemas com a metabolização da bilirrubina no fígado ou falhas na excreção da bile, podendo apresentar-se em quadros que abrangem todo o espectro de prognósticos (Quadro 170.1).

O que fazer

Anamnese

Nem sempre a icterícia surge nas queixas iniciais na consulta, pois pode nem ter sido percebida. A fase exploratória da consulta médica já se inicia com as investigações subjetiva e objetiva, concomitantemente. Assim, o médico atento pode notar a coloração amarelada na pele e nos olhos da pessoa (tal identificação precoce aumenta a eficiência no uso do tempo da consulta, embora seja difícil em quadros brandos).

O "amarelamento" pode ter sido apontado por outros que convivem com a pessoa, mas deve-se levar em conta ser comum atribuir "estar amarelo" a diversas formas de "estar doente", como estado de desidratação, palidez ou "abatimento" (tanto que o termo "amarelão" foi consagrado em referência ao aspecto do portador de ancilostomíase, que não cursa com icterícia, e sim com anemia).

Se a icterícia já foi percebida, houve tempo para a pessoa pensar e conversar com conhecidos a respeito, constituindo noções próprias do significado desse adoecimento. Cabe à escuta atenta do médico identificar nas falas da pessoa a descrição de tal experiência pessoal, que costuma estar entremeada nas demais informações e raramente precisa ser elicitada em separa-

Quadro 170.1 | Causas de icterícia

	Maior produção de bilirrubinas	Menor metabolização hepática	Colestase (falhas de excreção da bile)
Principal bilirrubina acumulada	▶ Indireta	▶ Direta (exceto as abaixo assinaladas com *, que afetam o metabolismo hepático antes da conjugação e elevam mais a indireta)	▶ Direta
Causas mais comuns	▶ Hemólise por trauma ou anemia hemolítica	▶ Hepatite viral ▶ Hepatite alcoólica ▶ Sepse ▶ Cirrose hepática ▶ Síndrome de Gilbert*	▶ Litíase biliar ▶ Neoplasia (pâncreas, trato biliar, fígado)
Causas de frequência variável	▶ Malária ▶ Hemoglobinopatias	▶ Leptospirose ▶ Febre amarela ▶ IC* ▶ Intoxicação por paracetamol ▶ EBV ▶ Dengue	▶ Colecistite ▶ Constrição cirúrgica ▶ CMV ▶ Tireotoxicose[2]
Causas medicamentosas	▶ Hidroclorotiazida, metildopa, paracetamol, AINEs, clorpromazina, betalactâmicos, rifampicina, isoniazida	▶ AINEs ▶ Metildopa, amiodarona, valproato, antidepressivos tricíclicos, rifampicina*, penicilinas, eritromicina, izoniazida, boldo, sene, kava-kava, cáscara sagrada, Cimicifuga racemosa (Black Cohosh), anabolizantes	▶ Estrogênios ▶ Clavulanato ▶ Clorpromazina
Causas raras	▶ Doenças autoimunes ▶ Neoplasia hematopoiética ▶ DHEG	▶ Hepatite autoimune ▶ Hiperêmese gravídica ▶ Esteatose aguda gestacional ▶ DHEG ▶ Síndrome HELLP ▶ Síndrome de Budd-Chiari* ▶ Doenças metabólicas ▶ Malformação biliar (na infância)	▶ Colangite ▶ Pancreatite ▶ Colestase gestacional ▶ Parasitose em ducto biliar ▶ Pseudocisto pancreático ▶ Linfoma

CMV, citomegalovírus; IC, insuficiência cardíaca; EBV, vírus Epstein-Barr; DHEG, doença hipertensiva específica da gestação; AINEs, anti-inflamatórios não esteroides.

do. A ideia de "estar amarelo" pode levar à postura defensiva de negação (para evitar o enfrentamento do hábito de ingesta alcoólica), pode ter sido considerada banal (envolvendo autocuidado), pode ser vista como problema estético a ser medicado, pode envolver medo de decorrer de doença contagiosa (por vezes já até evitando o compartilhamento de objetos), pode trazer preocupações com a necessidade de internação (e consequente afastamento temporário de suas funções), pode estar associada às ideias de câncer e risco de vida. Essas informações devem modular a comunicação do médico com a pessoa nas etapas de informação e negociação da consulta.

Os sintomas mais comumente associados são astenia, hiporexia e náuseas, além de perda de peso e vômitos. O surgimento desse grupo de sintomas há menos de 15 dias sugere hepatopatia aguda ou obstrução biliar por litíase.[1] Uma progressão crônica e contínua desses sintomas aumenta a chance de hepatites crônicas ou obstrução biliar por neoplasia.[3]

O curso intermitente pode indicar colelitíase recorrente ou doença hemolítica, hepatite crônica ou alguma síndrome de hiperbilirrubinemia genética – das quais a mais comum é a síndrome de Gilbert (3-5% da população)[4,5] –, que cursa com aumento transitório de bilirrubina não conjugada (indireta), desencadeado por outras doenças, por estresse ou por jejum, sem impacto na morbimortalidade.

O curso agudo pode incluir também febre, sintomas sugestivos de etiologia específica (dor de garganta na mononucleose, mialgias na leptospirose) ou mesmo indícios de quadro infeccioso grave (possível colecistite, colangite, pancreatite ou sepse sem foco determinado): calafrios, palpitações, dispneia, oligúria, tontura, confusão mental.

Em quadros agudos, intermitentes ou crônicos, a presença de dor abdominal pode fornecer pistas, por meio de suas características (intensidade, localização e irradiações), às vezes sugestivas de acometimento biliar ou pancreático (ver Cap. 165, Dor abdominal).[3] O conjunto de febre, dor e icterícia constitui a tríade de Charcot, sinal de provável colangite.

Prurido generalizado pode surgir com a icterícia ou até algo antes, sempre indicando acúmulo de bilirrubina conjugada (direta).[6] Essa bilirrubina é hidrossolúvel, sendo excretada na urina, que fica escurecida (colúria). Caso haja colestase intensa, a bilirrubina pode deixar de ser excretada nas fezes, deixando-as esbranquiçadas (acolia).[7]

Quando a icterícia parece ser o único sintoma, deve-se confirmar tal fato cuidadosamente, atento a possíveis sintomas atípicos: artralgias,[4] artrite ou urticária (hepatite por vírus B ou C)[4] ou sintomas depressivos (por hepatite aguda ou crônica).[4] Caso a icterícia siga como sintoma isolado, um número maior de hipóteses restará para ser verificado nos exames físico e complementar.

A presença de icterícia em uma gestante amplia as possibilidades diagnósticas envolvidas, devendo-se inquirir em detalhe sobre vômitos (hiperêmese gravídica) e considerar-se esteatose hepática aguda, doença hipertensiva da gestação ou colestase gestacional – esta última surge no 3º trimestre associada a prurido intenso, mesmo em quadros anictéricos, e aumenta a morbimortalidade fetal.[8]

Completando a anamnese, deve-se revisar:[3]

- Possíveis substâncias tóxicas envolvidas na causa de icterícia (verificar medicamentos prescritos ou não, chás, drogas recreativas, outros produtos químicos).
- Exposição a riscos epidemiológicos específicos para hepatites, leptospirose, febre amarela, malária (tais como contatos sintomáticos, transfusão de sangue, relações sexuais desprotegidas, viagens, contato com água ou alimentos suspeitos) – ou mesmo dengue, que cursa com icterícia em 1,7 a 17% dos casos.[9]
- História familiar (para anemias, hepatopatias e doenças genéticas).
- Doenças prévias relevantes (vírus da imunodeficiência humana [HIV], insuficiência cardíaca [IC], doenças inflamatórias intestinais).
- Trauma recente (pode cursar com lesão de ducto biliar, sepse, hematomas compressivos ou em reabsorção, ruptura de vesícula biliar).[10]
- História cirúrgica (cirurgia há menos de 3 semanas pode levar à hemólise, à insuficiência hepática [IH] transitória ou a dano direto ao trato biliar; cirurgias remotas podem levar a constrições biliares).[3]

Exame físico

Para confirmar a existência de icterícia, recomenda-se avaliar a coloração das mucosas no recesso conjuntival inferior, no palato e na região sublingual, locais mais sensíveis ao efeito da hiperbilirrubinemia e mais específicos por sofrerem menos interferência da coloração basal da pele (a região fotoexposta da conjuntiva bulbar pode ser hiperpigmentada por melanina).

Considera-se pseudoicterícia quando há coloração amarela na pele na ausência de hiperbilirrubinemia, o que pode ocorrer em pessoas com uremia ou xantodermia,[6] que é a deposição cutânea de outros compostos pigmentados, como betacaroteno, licopeno ou riboflavina (vitamina B_2).[11] Nesses casos, a coloração é mais intensa nas palmas de mãos e solas de pés, nunca acometendo as mucosas. As causas mais comuns de xantodermia são consumo excessivo de alimentos ricos em betacaroteno (verduras, legumes e frutas amarelas, alaranjadas ou verde-escuras) ou o metabolismo alterado (por hipotireoidismo ou diabetes).[12] Não há dano funcional, apenas estético, que pode durar meses, devido à grande lipossolubilidade de tais substâncias.[11]

É mais fácil perceber a coloração ictérica sob luz natural, podendo ser detectada eventualmente a partir de níveis séricos de bilirrubina de 1,5 a 1,7 mg/dL. Sob iluminação artificial, é difícil identificar a icterícia se bilirrubina < 4 mg/dL.[7] Esses limiares são bastante discutidos, oscilando entre 2 e 4 mg/dL, havendo menção a casos em que a detecção na ectoscopia só foi possível com níveis de 8 mg/dL.[3] Após a confirmação de ser realmente icterícia, cabe buscar outros sinais que possam corroborar as hipóteses levantadas na anamnese ou indicar etiologias específicas. De particular importância são os sinais físicos de hepatopatia, seja aguda, com hepatomegalia dolorosa e sinais vitais alterados, ou crônica, com circulação colateral cutânea abdominal, telangiectasias, ascite,[6] ginecomastia, atrofia testicular,[4] sopro auscultável em hipocôndrio direito ou contratura de Dupuytren.[3] Pacientes em IH podem apresentar confusão mental, também possível em quadros de sepse e intoxicação.

A detecção de esplenomegalia, seja pelo método da palpação (mais específico) ou pela percussão (mais sensível),[13] pode também implicar acometimento hepático ou ser sinal de doenças hemolíticas, mononucleose ou neoplasias.[3]

O achado de vesícula biliar palpável em uma pessoa com icterícia, denominado sinal de Courvoisier, foi considerado um sinal muito sensível e específico de colestase por neoplasia de trato biliar ou cabeça do pâncreas (e não por litíase). Tal acurácia vem sendo questionada, especialmente em pessoas com obesidade (séries recentes indicam sensibilidade de 50% e que a vesícula é palpável em até 42% dos pacientes com colelitíase).[13]

O sinal de Murphy (parada reflexa da inspiração decorrente da palpação da vesícula) é específico para colecistite, apesar de pouco sensível (27%).

Sinais de peritonite associada (defesa ou dor à descompressão) indicam gravidade e necessidade de avaliação em serviço de urgência cirúrgica.

Além da icterícia, ao avaliar-se a cor da pele e das mucosas, pode-se ver palidez compatível com anemia, reforçando hipóteses de anemias hemolíticas ou de doenças crônicas (infecciosas, cirrose ou neoplasias).[6]

Outros sinais eventualmente sugerem determinadas causas, como hálito etílico; linfonodomegalias (doenças infecciosas agudas ou crônicas e algumas neoplasias); petéquias palatinas e hipertrofia/eritema tonsilar (mononucleose); enchimento venoso jugular aumentado, estertores crepitantes pulmonares, alterações em ausculta cardíaca e edema em membros inferiores (IC);[10] xantelasmas e xantomas (colestase crônica);[3] fenômenos hemorrágicos e oligúria/anúria (leptospirose ou febre amarela).

Exames complementares

Na maioria das pessoas com icterícia, recomendam-se alguns exames laboratoriais; muitos casos têm indicação de algum exame de imagem, em especial, a ultrassonografia (US).

Alguns serviços de saúde dispõem de acesso rápido ao exame qualitativo de urina, que indicará bilirrubinúria na maioria das pessoas com icterícia, evidência de que o acúmulo é de bilirrubina conjugada (direta). Pode-se confirmar objetivamente a coloração escura característica da colúria e, se a obstrução biliar for total, estará anormalmente ausente o urobilinogênio na urina.[3,7]

Entre os pigmentos biliares aumentados, a biliverdina não costuma ser dosada, apenas a bilirrubina e suas frações. Os níveis séricos normais de bilirrubina total são até 1,1 mg/dL (19 µmol/L)[5] – alguns consideram até 1,5 mg/dL (25,6 µmol/L)[3] –, sendo a maior parte bilirrubina ainda não conjugada (indireta). Fora do período neonatal (quando a função hepática ainda é incompleta), o nível sérico de bilirrubina não apresenta variações fisiológicas significativas nas diferentes faixas etárias ou na gestação.

Na maioria dos casos, as suspeitas clínicas envolvem doenças com hiperbilirrubinemia conjugada (direta), seja por alteração do metabolismo hepático (em especial por lesão hepatocelular), seja por obstrução ao fluxo biliar (colestase). Nessas situações, estão recomendadas inicialmente pelo menos as dosagens de bilirrubina e de marcadores de dano hepático: as aminotransferases (transaminases) e a fosfatase alcalina (FA) (Tabela 170.1).[3,7]

Os níveis de γ-glutamiltranspeptidase (γ-GT) acompanham as variações dos de FA, embora com menor sensibilidade; solicitar γ-GT só acrescenta informação se houver suspeita de que a elevação da FA seja de origem extra-hepática (óssea, intestinal, placentária ou de algumas neoplasias)[3] por processos patológicos ou fisiológicos – na gestação e no estirão de crescimento da adolescência, os níveis séricos de FA se elevam em 50 a 100%.

Além de a magnitude de elevação das aminotransferases auxiliar na diferenciação entre patologias com predomínio de dano hepatocelular e as patologias com predomínio de colestase, valores muito elevados (> 10.000 UI/L) sugerem dano hepático agudo por drogas ou isquemia. A cirrose hepática pode levar a valores atipicamente pouco elevados por haver pouco parênquima hepático restante). Razões aspartato aminotransferase/alanina aminotransferase (AST/ALP) ou, na nomenclatura prévia, transaminase glutâmico-oxalacética/transaminase glutâmico-pirúvica (TGO/TGP) maiores do que 1 (em especial, se > 2) costumam indicar álcool como agente causador do dano hepático.[4]

Em alguns casos, podem estar indicados outros exames de função hepática. A redução de albumina sérica é evidência de funcionamento hepático reduzido há mais de 10 dias.[5] O aumento no tempo de ativação de protrombina (TAP) pode decorrer de dano hepatocelular (por menor produção de fatores de coagulação) ou de colestase (por menor absorção de vitamina K decorrente da ausência de bile no intestino – situação na qual se espera normalização do TAP em até 24 horas da administração de vitamina K).[3,5]

Outros exames laboratoriais podem ser considerados, dependendo da amplitude do caso e da sequência do raciocínio clínico já estabelecido:

- Eritrograma (pode haver anemia de doença crônica).
- Leucograma (leucocitose com desvio à esquerda é comum em hepatite alcoólica aguda e colecistite).
- Sorologias para hepatite aguda ou crônica (ver Cap. 175, Hepatites).
- Lipase e amilase (se houver suspeita de pancreatite).
- Sorologia para HIV (pessoas com síndrome da imunodeficiência adquirida [Aids] podem ter icterícia por infecções oportunistas ou neoplasias atípicas).[14]
- Sorologia para febre amarela e leptospirose (ver Cap. 262, Doenças do viajante: febre e diarreia).

Mais raramente, podem ser considerados:

- Sorologias para outros vírus: Epstein-Barr (EBV), citomegalovírus (CMV), herpes simples (HSV).[3,4]
- Dosagem sérica de paracetamol.[15]
- Testes para doenças metabólicas (hemocromatose, doença de Wilson, síndrome de Dubin-Johnson, síndrome de Rotor).[15]
- Testes para doenças autoimunes (cirrose biliar primária, colangite esclerosante primária, colagenoses).[3–5,15]

Nos poucos casos em que as hipóteses diagnósticas resultantes da anamnese e do exame físico envolverem apenas patologias de excesso de produção de bilirrubina (como doenças hemolíticas), a primeira série de exames laboratoriais pode compor-se apenas

Tabela 170.1 | Dosagens de bilirrubina e de marcadores de dano hepático

Processo principal	Bilirrubina			Amino-transfe-rases	Fosfatase alcalina
	Total	Indireta	Direta		
Hemólise	< 5 mg/dL	↑↑	↔	↔	↔
Dano hepato-celular	Sem limites	↑	↑↑↑	↑↑↑	↑
Colestase	< 30 mg/dL	↑	↑↑↑	↑	↑↑↑

de eritrograma e dosagem de bilirrubina. Nesses casos, seria esperado haver aumento apenas da bilirrubina não conjugada (indireta); os aspectos quantitativos e qualitativos dos eritrócitos podem estreitar as causas possíveis. A partir de então, considerar a solicitação de:

- Leucograma.
- Teste direto de antiglobulina (Coombs) para confirmar hemólise.
- Desidrogenase láctica (LDH) para magnitude da hemólise.
- Contagem de reticulócitos (para avaliar a resposta medular).
- Testes para malária (ver Cap. 260, Febre amarela e leptospirose).[3]
- Eletroforese de hemoglobina (Hb) (se houver suspeita de talassemias).
- Pesquisa de Hb S (se houver suspeita de anemia falciforme).

Os dados obtidos em anamnese, exame físico e exames laboratoriais levam ao diagnóstico em 90% dos casos de icterícia.[7] Nos 10% restantes, a US é o exame mais útil[5]– sendo ainda indicada em vários dos casos já com diagnóstico provável, para confirmar ou para planejar terapêutica. A US é mais acessível, tem menos riscos e menor custo do que outros exames de imagem, tendo acurácia para detecção de cálculos na vesícula biliar, nódulos hepáticos e dilatação intra-hepática do ducto biliar. Em uma revisão sistemática sobre o uso de exames de imagem na investigação de icterícia, a US foi considerada a mais indicada nos seguintes cenários clínicos:[16]

- Dor abdominal e febre OU história de colelitíase OU história de cirurgia biliar.
- Quadro clínico não sugestivo de obstrução biliar mecânica.
- Quadros clínicos considerados "confusos".

Para pessoas que não apresentam dor abdominal, mas têm perda de peso, fadiga, anorexia ou duração superior a 3 meses de icterícia, a US foi considerada a segunda opção, sendo a primeira a tomografia computadorizada.[16]

Habitualmente, outros níveis de atenção à saúde (secundário ou terciário) passam a ser os principais responsáveis em caso de necessidade de outros exames de imagem de trato biliar ou de biópsia hepática.

Conduta proposta

Bases epidemiológicas para raciocínio clínico na atenção primária à saúde

As três causas mais comuns de icterícia são hepatite, litíase biliar e neoplasia,[6] com os níveis etários influenciando suas probabilidades relativas. Entretanto, existem poucos dados de incidência e distribuição etiológica de icterícia, sendo provável que haja grande variação destas com características epidemiológicas locais.

Um estudo no País de Gales buscou prospectivamente o diagnóstico de todos os 121 pacientes que, ao longo de 7 meses, tiveram exames com bilirrubina sérica > 7 mg/dL no laboratório central da região. A incidência anual verificada seria de 56 pessoas com icterícia evidente em 100.000 habitantes, levando à estimativa de que um médico de família e comunidade local com 2.000 pessoas adscritas (média local) veja uma única pessoa com icterícia a cada 1 ou 2 anos.[17]

O mesmo estudo investigou quais médicos acreditavam ser as causas mais comuns de icterícia; os médicos de família e comunidade citaram, em ordem, litíase biliar, neoplasia e hepatite; os gastrenterologistas referiram neoplasia, litíase biliar e cirrose hepática por álcool. Ambos os grupos diferiram significativamente da distribuição real verificada: neoplasia (35%), sepse/choque (22%), cirrose (20,7%), litíase biliar (13%), drogas (5,8%) e apenas dois casos de hepatite viral (1,7%) e de hepatite autoimune (1,7%).

Outros estudos indicam variações nas incidências relativas de colelitíase e neoplasias como causa de icterícia. A litíase biliar foi a principal causa (23,7% dos casos) em um estudo inglês restrito a pessoas > 65 anos vistas em um hospital geral (frente a apenas 16% com neoplasias)[18] e a segunda maior causa (24,3% dos casos) em outro estudo inglês, no qual prevaleceram as neoplasias, com 28% (este com base em uma central regional exclusivamente para referências médicas de pessoas com icterícia).[19]

Interpretando tais dados frente à realidade brasileira, pode-se supor que:

- O médico de família e comunidade responsável por uma Equipe de Saúde da Família com 3.000 a 4.000 pessoas adscritas deve esperar anualmente ao menos uma ou duas pessoas com icterícia a investigar.
- Características locais ou regionais podem aumentar, em muitas vezes, tal número, conforme a incidência de algumas doenças infecciosas (hepatites virais, leptospirose, febre amarela, malária, HIV), o que deve ser levado em conta pelo médico de família e comunidade.

Quando referenciar

Pessoas com sintomas e sinais de sepse moderada ou grave e/ou de IH aguda devem ser referenciadas imediatamente para o serviço de urgência para que se iniciem medidas de suporte em paralelo com o prosseguimento da investigação.

Pessoas com obstrução de trato biliar de etiologia provavelmente neoplásica (sinal de Courvoiser, massa obstrutiva detectada em exame) devem ser referenciadas à atenção terciária oncológica assim que o sistema de saúde local possibilitar (um protocolo brasileiro recente estipula prazo de 15 dias).[20]

> **Dicas**
>
> ▶ Se a presença de icterícia for clinicamente duvidosa, considere procurar bilirrubinúria, quase sempre presente quando há hiperbilirrubinemia conjugada (direta), ou seja, na maioria dos casos.
>
> ▶ Recomende manutenção de ingesta líquida adequada (prevenção de insuficiência renal) e menor ingesta lipídica (redução de dispepsia e diarreia).[20]
>
> ▶ Oriente cuidados para evitar possível transmissão de doença infecciosa durante a investigação e suspenda tal orientação quando adequado.
>
> ▶ Aconselhe a pessoa a evitar substâncias hepatotóxicas durante a investigação (e depois conforme o diagnóstico).
>
> ▶ Se houver prurido, considere receitar anti-histamínico, colestiramina ou ursodiol (ácido ursodesoxicólico); se persistir, considere naltrexona[20] ou sertralina[21] especialmente se não houver indicação de drenagem biliar. Ao identificar hiperbilirrubinemia indireta transitória sem sinais de hemólise, considere a síndrome de Gilbert, um diagnóstico benigno de exclusão.[4]

A maioria dos demais indivíduos pode prosseguir a investigação na APS, ao menos até a elucidação diagnóstica. Algumas etiologias, conforme o caso, terão indicação de referenciamento ambulatorial, principalmente para cirurgia geral, gastrenterologia e hepatologia; às vezes, para infectologia e hematologia; mais raramente para obstetrícia, cardiologia e reumatologia.

Erros mais frequentemente cometidos

▶ Considerar haver icterícia em pessoas com xantodermia

▶ Não perceber icterícia em pessoas de pele negra ou bronzeada

▶ Não revisar cuidadosamente as drogas que podem estar implicadas

▶ Solicitar exames laboratoriais em demasia por não reduzir o número de hipóteses diagnósticas na anamnese e no exame físico

▶ Não referenciar para serviço de urgência paciente com sinais de sepse grave ou com necessidade de avaliação cirúrgica iminente

REFERÊNCIAS

1. GBD 2015 Healthcare Access and Quality Collaborators. Healthcare Access and Quality Index based on mortality from causes amenable to personal health care in 195 countries and territories, 1990-2015: a novel analysis from the Global Burden of Disease Study 2015. Lancet. 2017;390(10091):231-266.

2. Wickramasinghe RD, Luke WA, Sebastiampillai BS, Gunathilake MP, Premaratna R. Thyrotoxic crisis presenting with jaundice. BMC Res Notes. 2016;9:320.

3. Stillman AE. Jaundice. In: Walker HK, Hall WD, Hurst JW, editors. Clinical methods: the history, physical, and laboratory examinations. 3rd ed. Boston: Butterworths; 1990.

4. Roche SP, Kobos R. Jaundice in the adult patient. Am Fam Physician. 2004;69(2): 299-304.

5. Beckingham IJ, Ryder SD. ABC of diseases of liver, pancreas, and biliary system. Investigation of liver and biliary disease. BMJ. 2001;322(7277):33-36.

6. Smith DS. Field guide to bedside diagnosis. Philadelphia: Lippincott Williams & Wilkins; 2007.

7. Cutler P. Como solucionar problemas em clínica médica: dos dados ao diagnóstico. 3. ed. Rio de Janeiro: Guanabara Koogan; 1998.

8. Bremmer M, Driscoll MS, Colgan R. The skin disorders of pregnancy: a family physician's guide. J Fam Pract. 2010;59(2):89-96.

9. Samanta J, Sharma V. Dengue and its effects on liver. World J Clin Cases. 2015;3(2):125-31.

10. Brian JM, Fox CK. Jaundice. In: Taylor RB, editor. The 10-minute diagnosis manual: symptoms and signs in the time-limited encounter. Philadelphia: Lippincott Williams & Wilkins; 2000.

11. Stack KM, Churchwell MA, Skinner RB Jr. Xanthoderma: case report and differential diagnosis. Cutis. 1988;41(2):100-102.

12. Collins RD. Differential diagnosis in primary care. Philadelphia: Lippincott Williams & Wilkins; 2007.

13. Mangione S. Segredos em diagnóstico físico: repostas necessárias ao dia a dia em rounds, na clínica, em exames orais e escritos. Porto Alegre: Artmed; 2001.

14. Akhtar AJ, Shaheen M. Jaundice in African-American and Hispanic patients with Aids. J Natl Med Assoc. 2007;99(12):1381-1385.

15. Ryder SD, Beckingham IJ. ABC of diseases of liver, pancreas, and biliary system. Other causes of parenchymal liver disease. BMJ. 2001;322(7281):290-292.

16. Foley WD, Bree RL, Rosen MP, Gay SB, Grant TH, Heiken JP, et al. Expert panel on gastrointestinal imaging. ACR Appropriateness Criteria® jaundice. Reston: American College of Radiology; 2008.

17. Whitehead MW, Hainsworth I, Kingham JG. The causes of obvious jaundice in South West Wales: perceptions versus reality. Gut. 2001;48(3):409-413.

18. Ajaj A, Saeed S, Brind A. Jaundice in the elderly: a retrospective study of causes and prognosis mid-east. Age Ageing. 2008;5(4)20-23.

19. Mitchell J, Hussaini H, McGovern D, Farrow R, Maskell G, Dalton H. The "jaundice hotline" for the rapid assessment of patients with jaundice. BMJ. 2002;325(7357):213-215.

20. Santos JS, Kemp R, Sankarankutty AK, Salgado W Jr, Souza FF, Teixeira AC, et al. Protocolo clínico e de regulação para o tratamento de icterícia no adulto e idoso: subsídio para as redes assistenciais e o complexo regulador. Acta Cir Bras. 2008;23(Supl. 1):133-142.

21. Bassari R, Koea JB. Jaundice associated pruritis: a review of pathophysiology and treatment. World J Gastroenterol. 2015;21(5):1404-1413.

CAPÍTULO 171

Diarreia aguda e crônica

Christian Morato de Castilho
Priscila Said Saleme
Fabiano Gonçalves Guimarães

Aspectos-chave

▶ Ao abordar uma pessoa com diarreia, deve-se sempre avaliar o seu grau de desidratação (lembrar-se dos sinais de alerta para desidratação).

▶ Em um episódio de diarreia aguda sem complicações, os exames complementares geralmente não são necessários.

▶ No tratamento da desidratação, deve-se sempre iniciar, o mais rápido possível, o plano de hidratação mais adequado para o grau de desidratação e orientar a pessoa a continuar com a alimentação habitual.

▶ A maioria dos episódios de diarreia aguda é autolimitada e, por isso, não exige de antibioticoterapia. Porém, em certas circunstâncias, o seu uso é necessário: diarreia com sangue e/ou muco, quadro de septicemia, suspeita de infecção por *Vibrio cholerae*, com desidratação grave associada, e quadro de giardíase ou amebíase confirmado por exame laboratorial.

▶ Na diarreia crônica, avaliam-se os sintomas que diferenciam síndromes funcionais de doenças orgânicas (descartando sinais de alerta vermelho para doenças orgânicas) e categoriza-se o quadro de diarreia, quanto às características das fezes, em aquosa, gordurosa ou inflamatória.

Caso clínico

Maria, 40 anos, comparece à unidade de atenção primária para trazer a filha, Paula, de 8 anos. Relata que a menina iniciou, há 6 dias, um quadro de diarreia aquosa, profusa, sem sangue, muco ou pus, associado à dor abdominal difusa tipo cólica. Paula apresentou cerca de seis a oito episódios por dia, sendo que, no primeiro dia do quadro, também apresentou um pico febril não aferido e quatro episódios de vômitos. Nega outros sinais ou sintomas. Maria informa ainda que, desde que a filha iniciou o quadro, tem ofertado a ela apenas sopas e biscoitos salgados leves para comer. Ademais, procurou incentivar o aumento da ingesta de líquidos.

Ao exame: fácies atípica, alerta, chorosa, com diminuição das lágrimas, ávida por líquidos, normocorada, mucosas secas, turgor da pele diminuído, mas com retorno menor do que 2 segundos. O exame do aparelho respiratório mostra murmúrio vesicular fisiológico, sem ruídos adventícios, frequência respiratória de 18 irpm; o exame do aparelho cardiovascular mostra ritmo cardíaco regular em dois tempos, sem sopros, pulsos cheios, perfusão capilar menor do que 2 segundos; o abdome está normotenso, doloroso à palpação profunda, de forma difusa e sem massas.

Teste seu conhecimento

1. Qual é o diagnóstico mais provável para o quadro clínico apresentado por Paula?
   a. Disenteria
   b. Diarreia aguda
   c. Diarreia persistente
   d. Diarreia crônica

2. Classifique o nível de hidratação desta criança:
   a. Hidratada
   b. Desidratação leve
   c. Desidratação moderada
   d. Desidratação grave

3. De acordo com a resposta dada na questão anterior, o melhor tratamento para a criança seria:
   a. Aumentar a ingesta de líquidos em casa
   b. Iniciar soro de reidratação oral no domicílio (plano A)
   c. Iniciar soro de reidratação oral na unidade de atenção primária (plano B)
   d. Iniciar solução fisiológica a 0,9%, intravenosa, e referenciar para serviço de urgência (plano C)

4. Na avaliação de diarreia crônica de uma pessoa, os itens a seguir são considerados alertas vermelhos para doença orgânica, EXCETO:
   a. História familiar de câncer colorretal
   b. Dor abdominal intensa
   c. Presença de sangue nas fezes
   d. Início dos sintomas em pessoas com mais de 50 anos de idade

5. São medidas de prevenção dos episódios de diarreia e de promoção de saúde, EXCETO:
   a. Estimular o aleitamento materno exclusivo até os 6 meses de idade
   b. Orientar a lavagem adequada dos alimentos
   c. Educar sobre a lavagem correta das mãos
   d. Tratar imediatamente as gastrenterites com antibióticos para evitar a disseminação dos microrganismos

Respostas: 1B, 2C, 3C, 4B, 5D

Do que se trata

A frequência da evacuação normal varia de três vezes por semana a três vezes por dia. Assim, um aumento de volume das fezes acompanhado por diminuição da sua consistência e maior número de evacuações configura um quadro de diarreia.[1,2]

A diarreia é uma doença frequente na atenção primária à saúde (APS) e está entre as principais causas de mortalidade infantil nos países em desenvolvimento.[3] Estudos mostram a ocorrência de, em média, dois a três episódios de diarreia por criança, por ano, em áreas desenvolvidas, e até 10 ou mais episódios nos países em desenvolvimento.[4] Segundo a Organização Mundial da Saúde (OMS), a doença diarreica é responsável por 18% de todas as mortes de crianças menores de 5 anos no mundo.[5] Também são apontadas como consequências diretas da diarreia infantil nesses países a desnutrição, o retardo do crescimento e o prejuízo do desenvolvimento cognitivo.[3,6]

Tanto a incidência como o risco de mortalidade por patologia diarreica são maiores entre as crianças menores de 1 ano, e, depois disso, os números diminuem.[6] Nas últimas décadas, houve diminuição significativa da taxa de mortalidade por doença diarreica nos países em desenvolvimento devido ao aumento dos índices de aleitamento e, sobretudo, à distribuição e ao uso generalizado de soro de reidratação oral (SRO).[3,6] No caso do Brasil, também é importante destacar o papel dos agentes comunitários de saúde (ACS) para a conscientização da população sobre a importância dos cuidados com a criança desidratada.

Ao abordar um indivíduo com suspeita de diarreia, é necessário, em primeiro lugar, classificar o quadro que ele apresenta (Quadros 171.1 a 171.4).

Quadro 171.1 | Classificação da diarreia

- Diarreia aguda: presença de três ou mais fezes diminuídas de consistência e aquosas em um período de 24 horas
- Disenteria: diarreia sanguinolenta, presença de sangue visível e muco (gleras)
- Diarreia persistente: episódios de diarreia durando mais de 14 dias
- Diarreia crônica: duração maior do que 30 dias

Fonte: Adaptado de World Gastroenterology Organization.[6]

Quadro 171.2 | Sintomas *versus* provável etiologia da diarreia aguda

Febre	▶ Comum e associada a patógenos invasivos
	▶ *Detalhes pediátricos*: presente no início do quadro na maioria das crianças com diarreia por rotavírus
Fezes sanguinolentas	▶ Patógenos invasivos produtores de citotoxina
	▶ Suspeitar de infecção por ECEH na ausência de leucócitos fecais
	▶ Não estão associadas com agentes virais e bactérias produtoras de enterotoxinas
Vômitos	▶ Frequentemente em diarreia viral e doença provocada por toxinas bacterianas (p. ex., *Staphylococcus aureus*)
	▶ Comuns na cólera

ECEH, *Escherichia coli* êntero-hemorrágica.
Fonte: Adaptado de World Gastroenterology Organization.[6]

Quadro 171.3 | Características clínicas da infecção devida a determinados patógenos específicos que produzem diarreia

	Dor abdominal	Febre	Evidência de inflamação em fezes	Vômitos e náuseas	Fezes heme-positivas	Fezes sanguinolentas
Shigella	++	++	++	++	+/-	+
Salmonella	++	++	++	+	+/-	+
Campylobacter	++	++	++	+	+/-	+
Yersinia	++	++	+	+	+	+
Norovírus	++	+/-	-	++	-	-
Vibrio	+/-	+/-	+/-	+/-	+/-	+/-
Cyclospora	+/-	+/-	-	+	-	-
Cryptosporidium	+/-	+/-	+	+	-	-
Giardia	++	-	-	+	-	-
Entamoeba histolytica	+	+	+/-	+/-	++	+/-
Clostridium difficile	+	+	++	-	+	+
Escherichia coli produtora de Shiga toxina (inclui O157:H7)	++	0	0	+	++	++

++ = comum; + = ocorre; +/- = variável; - = não comum; 0 = atípico/não frequente.
Fonte: Adaptado de World Gastroenterology Organization.[6]

> **Quadro 171.4 | Classificação da diarreia crônica e causas**

Diarreia aquosa
- ▶ Diarreia osmótica
  - Ingestão de Mg^{2+}, PO_4^{-3}, SO_4^{-2}
  - Má absorção de carboidratos
- ▶ Diarreia secretória
  - Uso abusivo de laxativos
  - Síndromes congênitas
  - Toxinas bacterianas
  - Má absorção ileal do ácido biliar
  - DIIs (colite ulcerativa, doença de Crohn, diverticulite)
  - Vasculite
  - Drogas e venenos
  - Distúrbios da motilidade
    – Diarreia pós-vagotomia
    – Diarreia pós-simpatectomia
    – Neuropatia diabética
    – Hipertireoidismo
    – SII
  - Tumores neuroendócrinos
  - Neoplasias
  - Doença de Addison

Diarreia gordurosa
- ▶ Síndromes disabsortivas
- ▶ Insuficiência pancreática

Diarreia inflamatória
- ▶ DIIs
  - Colite ulcerativa
  - Doença de Crohn
  - Diverticulite
- ▶ Doenças infecciosas
- ▶ Colite isquêmica
- ▶ Neoplasia

DIIs, doenças inflamatórias intestinais; SII, síndrome do intestino irritável.
Fonte: Adaptado de Schiller.[7]

Nos quadros de diarreia aguda, as infecções virais, principalmente por rotavírus, são responsáveis por 75 a 90% dos casos. As infecções bacterianas são a causa de 10 a 20% dos casos, com destaque para as infecções secundárias à *Escherichia coli* (diarreia do viajante). Por sua vez, as infecções parasitárias causam menos de 5% dos quadros diarreicos.[5]

É importante que o médico de família esteja atento, a fim de fazer o diagnóstico diferencial de doenças que podem ter episódios de diarreia aguda como seus sintomas. Por exemplo, infecções gastrintestinais (doença inflamatória intestinal [DII], intussuscepção, enterocolite pseudomembranosa, apendicite, alergia alimentar, deficiência de lactase) ou outras doenças (sepse bacteriana, otite média, pneumonia, meningite, infecção do trato urinário).[6–8]

O que fazer

Anamnese

História na diarreia aguda

A avaliação inicial deve focar em parâmetros que possam indicar gravidade e sintomas de desidratação, que devem prontamente ser abordados.[6]

O relato parental dos sintomas da criança também pode ajudar na avaliação da desidratação. Um estudo recente demonstrou que a observação dos pais sobre a diminuição da ingesta de líquidos, a diminuição da produção urinária, a diarreia e a êmese durante o adoecimento da criança é sensível para a identificação de desidratação clinicamente significativa.[8]

Ademais, a provável causa deve ser investigada para a determinação da terapêutica. Assim, deve-se avaliar o início do quadro, a frequência das evacuações e a quantidade de fezes; o caráter das fezes (biliar, sanguinolento ou mucoide); a presença associada de vômitos ou de febre; a história médica prévia, o uso de medicamentos e o estado atual de saúde da pessoa, como a presença de imunossupressão e comorbidades; e a presença de dicas epidemiológicas, como viagens recentes e epidemias atuais, etc.[6]

História na diarreia crônica

Ao se avaliar uma pessoa com história de diarreia por mais de 30 dias, deve-se, inicialmente, explorar alguns pontos fundamentais (Quadro 171.5).[9] A partir desses dados, pode-se diferenciar sintomas sugestivos de uma síndrome orgânica daqueles de uma síndrome funcional (Quadro 171.6),[10] bem como alertas vermelhos (Quadro 171.7), os quais indicam a necessidade de uma avaliação mais detalhada e imediata, com provável referenciamento a um especialista focal (D).[11]

> **Quadro 171.5 | Principais pontos explorados na anamnese de uma pessoa com queixa de diarreia crônica**
>
> - ▶ Forma de início do quadro de diarreia (congênito, abrupto, gradual)
> - ▶ Frequência das crises de diarreia (contínua, intermitente)
> - ▶ Duração dos sintomas
> - ▶ Fatores epidemiológicos (história de viagem, exposição a alimentos contaminados, história de membros da família apresentando o mesmo quadro)
> - ▶ Características das fezes (aquosas, sanguinolentas ou gordurosas)
> - ▶ Presença ou não de incontinência fecal
> - ▶ Presença ou não de outros sintomas: dor abdominal, perda de peso, *rash* cutâneo, vômitos, fadiga, dores articulares e úlceras na cavidade oral
> - ▶ Presença de perda de peso (objetivamente mensurada)
> - ▶ Fatores agravantes (p. ex., dieta e estresse)
> - ▶ Fatores atenuantes (p. ex., dieta e medicações)
> - ▶ Análise de exames e de tratamentos prévios
> - ▶ Investigação de causas iatrogênicas de diarreia (cirurgias, medicações e exposição à radioterapia), bem como de diarreia factícia
> - ▶ Investigação de doenças sistêmicas (hipertireoidismo, DM, imunodeficiências, etc.)
>
> DM, diabetes melito.
> Fonte: Adaptado de Zella e Israel[7] e Fine e Schiller.[9]

> **Quadro 171.6 | Fatores que devem ser investigados na suspeita de diarreia crônica orgânica**
>
> - ▶ História familiar de doenças neoplásicas e DIIs; doença celíaca
> - ▶ História de ressecções intestinais
> - ▶ Doença pancreática prévia
> - ▶ Doenças sistêmicas (tireotoxicose, doença da paratireoide, DM, doença da suprarrenal, esclerose sistêmica)
> - ▶ Abuso de álcool
> - ▶ Uso de medicamentos (AINEs, anti-hipertensivos, antiarrítmicos, antibióticos, teofilina, agentes antineoplásicos)
> - ▶ História recente de viagens ou exposição a outras situações de infecção
> - ▶ Uso recente de antibióticos ou infecção por *Clostridium difficile*
> - ▶ Intolerância à lactose
>
> DIIs, doenças inflamatórias intestinais; AINEs, anti-inflamatórios não esteroides; DM, diabetes melito.
> Fonte: Adaptado de Thomas e colaboradores.[10]

> Quadro 171.7 | **Alertas vermelhos de doença orgânica**

- ▶ Início dos sintomas em indivíduos > 50 anos de idade
- ▶ Presença de sangue nas fezes
- ▶ Perda de peso não intencional
- ▶ História familiar de câncer colorretal
- ▶ Presença de sintomas noturnos

Fonte: Adaptado de Gunnarsson e Simrén.[11]

A ausência dos alertas vermelhos associada à presença de dor abdominal aliviada com a defecação, ao aumento da frequência de evacuações e à diminuição da consistência das fezes no início da dor, à passagem de muco pelo reto, ao tenesmo e ao relato de distensão abdominal, bem como um exame físico sem alterações sugerem a presença de uma síndrome funcional (especificidade [E] = 52-74%).[10,12] No entanto, esse quadro clínico não exclui a presença de uma possível doença orgânica.[10]

Vale ressaltar ainda que as diarreias factícias, causadas pela ingestão de laxantes omitida pelo paciente, devem ser consideradas em todos aqueles com história de diarreia crônica associada à de transtornos alimentares, à de ganhos secundários ou à de má digestão.[9]

Por fim, a caracterização das fezes é fundamental para a diferenciação do tipo de diarreia crônica (ver Quadro 171.3). Assim, nas formas inflamatórias e secretórias, observa-se a presença de fezes pastosas associadas a muco ou sangue, ao passo que, na disabsortiva, há esteatorreia e passagem de fezes claras, fétidas e volumosas pela ampola retal. Entretanto, em casos mais leves, essas alterações podem estar ausentes.[10]

Exame físico

Diarreia aguda

Os sinais físicos são mais úteis para a determinação da gravidade da diarreia do que da sua etiologia.[13] Assim, o aspecto mais importante a ser avaliado na diarreia aguda é o nível de hidratação dos indivíduos.[14,15] Os principais sinais de desidratação que devem ser identificados são o prolongamento do tempo de reperfusão capilar (sensibilidade [S] = 60%; especificidade [E] = 85%), a redução do turgor da pele (S = 58%; E = 76%) e a alteração do padrão respiratório (S = 43%; E = 79%) (Tabela 171.1). Esses sinais, no entanto, quando examinados isoladamente, não oferecem uma boa acurácia para o diagnóstico, ao contrário do que ocorre quando avaliados em associação ou quando presentes em escalas de classificação de desidratação.[16,17]

Existem várias escalas de classificação do nível de hidratação dos indivíduos, entre elas, uma proposta pelo Centers for Disease Control and Prevention (CDC), em 2003 (Quadro 171.8),[18] baseada em uma escala da OMS, de 1995; e outra, da própria OMS, em 2005, fundamentada em parâmetros clínicos rapidamente acessíveis (Quadro 171.9).[3] Vale ressaltar que uma meta-análise de 13 estudos mostrou que os três melhores sinais de exame para determinar a desidratação das crianças são padrão respiratório anormal, turgência cutânea e tempo prolongado de recarga capilar.[7]

Outro ponto importante é que, ao se avaliar o estado de hidratação de uma pessoa, deve-se atentar para a presença de alertas vermelhos de desidratação (Quadro 171.10), uma vez que indicam risco aumentado de progressão para quadro de choque.[19]

Tabela 171.1 | **Análise da sensibilidade e da especificidade de um sinal para detecção de desidratação mínima a leve (5% de desidratação)**

Sinal clínico	Sensibilidade (%)	Especificidade (%)
Reperfusão capilar prolongada	60	85
Turgor de pele diminuído	58	76
Padrão respiratório anormal	43	79
Olhos fundos	75	52
Mucosas secas	86	44
Extremidades frias	10-11	93-100
Pulsos fracos	4-25	86-100
Ausência de lágrimas	63	68
Taquicardia	52	58
Fontanelas deprimidas	49	54
Mau estado geral	80	45

Fonte: Adaptada de Steiner e colaboradores.[16]

Deve-se, ainda, aferir a temperatura corporal, com o intuito de investigar a presença de febre associada, e mensurar o peso,[14] sobretudo na avaliação de crianças. Isso é necessário porque a comparação entre as medidas obtidas antes e depois da reidratação é um método-padrão para o diagnóstico da desidratação nessa população.[20] Além disso, deve-se avaliar pulso, frequência cardíaca, frequência respiratória e pressão arterial.[5] No exame abdominal, deve-se focar em alterações dos ruídos hidroaéreos, presença de distensão, presença de massa ou de dor à palpação, bem como defesa e sinal de descompressão súbita.[14,15]

Diarreia crônica

O exame físico na avaliação da diarreia crônica é, na maioria das vezes, inespecífico ou inalterado. No entanto, em alguns casos, pode sugerir importantes pistas para o diagnóstico etiológico, como a presença de úlceras orais, sinais de aterosclerose grave, linfadenomegalia, sinais de disautonomia e *rash* cutâneo, rubor ou hiperpigmentação da pele.[9]

O exame físico deve incluir o peso, a altura e o perímetro cefálico em um padrão gráfico de crescimento. Os sinais de deficiências nutricionais devem ser investigados, como a dermatite perianal, na deficiência de zinco, e alguma deformidade nas pernas, na deficiência de vitamina D. O abdome pode apresentar distensão nas síndromes de má absorção ou excesso de crescimento bacteriano no intestino, ou pode ser muito sensível em um estado inflamatório. O exame do reto também é importante e pode revelar doença perianal na DII, por exemplo, ou perda de tecido subcutâneo da região na doença celíaca e em outros estados de desnutrição.[21]

Exames complementares

Diarreia aguda

Os episódios de diarreia aguda sem complicações geralmente são curtos e autolimitados.[14] Assim, na maioria das vezes, não é necessária a realização de exames complementares.[14,18]

Quadro 171.8 | Classificação da gravidade da desidratação segundo parâmetros clínicos (CDC)

Grau de desidratação	Estado clínico da pessoa
Hidratado ou desidratação mínima	▶ Alerta, bebe normalmente, podendo até recusar líquidos ▶ Apresenta lágrimas e mucosas úmidas ▶ Apresenta pulsos, perfusão capilar, FC e FR sem alterações ▶ Extremidades quentes, com turgor da pele preservado (retorno instantâneo da pele) ▶ Débito urinário normal ou diminuído
Desidratação leve ou moderada	▶ Estado de consciência normal, cansado, agitado ou irritado ▶ Ansioso para ingerir líquidos ▶ Diminuição das lágrimas, mucosas secas, olhos ligeiramente afundados ▶ Pulso normal ou diminuído, perfusão capilar prolongada ▶ Extremidades com pele fria ▶ Diminuição do turgor da pele (< 2 segundos) ▶ Diminuição do débito urinário
Desidratação grave	▶ Letárgico ou inconsciente ▶ Tem dificuldade ou não consegue ingerir líquidos ▶ Ausência de lágrimas, mucosas secas, olhos afundados e sem brilho ▶ Respiração profunda ▶ Aumento da FC e, posteriormente, diminuição da frequência com o aumento da gravidade da desidratação ▶ Pulsos fracos ou não palpáveis, perfusão capilar prolongada ou mínima ▶ Extremidades com pele fria, manchada e cianótica ▶ Diminuição do turgor da pele (> 2 segundos)

FC, frequência cardíaca; FR, frequência respiratória.
Fonte: Adaptado de King e colaboradores.[18]

Quadro 171.9 | Avaliação da desidratação em pessoas com diarreia

Classificação*	Condição	Olhos	Sede	Elasticidade da pele
Ausência de sinais de desidratação (A)	Boa, alerta	Normais	Bebe normalmente; ausência de sede	Sinal da prega discreto
Alguma desidratação (B)	Irritável, inquieto	Fundos	Possui sede e bebe avidamente	Sinal da prega presente
Desidratação grave (C)	Letárgico, inconsciente	Fundos	Bebe pouco ou não consegue ingerir líquidos	Sinal da prega presente e acentuado

*A classificação deve ser atribuída pela presença de dois ou mais sinais na linha de maior nível de desidratação.
Fonte: Adaptado da World Health Organization.[3]

Quadro 171.10 | Alertas vermelhos de desidratação: sinais ou sintomas que indicam risco aumentado de progressão para quadro de choque

▶ Estado geral ruim ou que está se deteriorando
▶ Estado de consciência alterado (irritado ou letárgico)
▶ Olhos fundos
▶ Taquicardia
▶ Taquipneia
▶ Turgor da pele reduzido

Fonte: Adaptado de National Collaborating Centre for Women's and Children's Health.[19]

Além disso, a identificação de germes patógenos, bactérias, vírus ou parasitas na amostra fecal de uma criança com diarreia não indica, em todos os casos, que isso seja a causa da doença.[6]

A coprocultura deve ser solicitada apenas em casos graves, inflamatórios e com presença de sangue, e em casos de diarreia persistente ou em vigência de um surto.[6]

Na suspeita clínica e/ou epidemiológica de um surto/epidemia de cólera, talvez seja necessária a identificação de *V. cholerae*.[6]

O exame parasitológico de fezes, por outro lado, é raramente recomendado, sendo restrito a situações de persistência dos sintomas por mais de 2 semanas.[6,16]

Exames laboratoriais podem ser úteis na avaliação da desidratação grave, para apoiar o médico na suplementação de eletrólitos (especialmente potássio e bicarbonato de sódio).[7]

Diarreia crônica

Durante a investigação etiológica, as informações fornecidas pela anamnese e pelo exame físico, na maioria das vezes, são insuficientes.[13] Por isso, é necessária a realização de alguns exames preliminares (Quadro 171.11), sobretudo com o intuito de categorizar a diarreia em aquosa, gordurosa ou inflamatória.[8,10,13] Uma vez que o médico de família tenha feito isso, a investigação dos diagnósticos diferenciais, bem como o referenciamento para o especialista focal, quando necessário, tornam-se mais efetivos (D).[9]

O valor dos exames de imagem para os casos de diarreia crônica é limitado. Radiografias abdominais podem apresentar constipação ou dilatação do intestino delgado. A tomografia computadorizada ou a ressonância magnética podem ser úteis na DII, pois podem mostrar engrossamento do intestino. O teste respiratório com hidrogênio expirado pode evidenciar a má absorção de carboidratos. A endoscopia pode ser útil para revelar acúmulo de vilosidades duodenais e linfócitos intraepiteliais na doença celíaca ou na DII.[21]

Conduta proposta

Segundo a World Health Organization,[3] o tratamento da diarreia deve ter quatro importantes objetivos:

- Prevenir a desidratação.
- Tratar a desidratação, quando presente.
- Prevenir/tratar a desnutrição.
- Diminuir a duração e a gravidade do quadro atual de diarreia, bem como prevenir futuros episódios.

Quadro 171.11 | Exames laboratoriais na avaliação da diarreia crônica

Estudo	Tipo de exames	Exames	Evidência
GUT 2003	Rotina de sangue	Hemograma completo, proteína C-reativa, VHS, ureia, íons, função hepática, cálcio, vitamina B_{12}, folato, cinética do ferro, TSH	B
GUT 2003	Exame de fezes	EPF e coprocultura	D
GUT 2003	Sorologia para doença celíaca	Antiendomísio	A
AGA 1999, 2004	Rotina de sangue	Hemograma, ionograma, proteína total e frações	D
AGA 1999, 2004	Exame de fezes	Análise fecal (peso, pesquisa de leucócitos, de sangue oculto, de gordura quantitativa e qualitativa, de eletrólitos)	D

EPF, exame parasitológico de fezes; TSH, hormômio estimulante da tireoide; VHS, velocidade de hemossedimentação.
Fonte: Adaptado de World Gastroenterology Organization,[6] Zella e Israel,[7] Thomas e colaboradores,[10] e Schiller.[13]

Esses objetivos podem ser alcançados por meio do uso adequado da terapia de reidratação oral, da manutenção de uma alimentação adequada e, em alguns casos, do uso criterioso de medicação sintomática. Essas recomendações feitas pela OMS permanecem inalteradas, e quase todas as diretrizes internacionais publicadas desde então as corroboram.[22]

Prevenindo e tratando a desidratação e a desnutrição

No atendimento à pessoa que apresenta um quadro de diarreia, o primeiro passo é definir o grau de desidratação para se escolher o plano de tratamento mais adequado (Quadro 171.12).[3] Assim, baseando-se nos Quadros 171.8 e 171.9, que apresentam a classificação do grau de desidratação, devem-se seguir os planos de tratamento para cada situação clínica mostrados no Quadro 171.13[3] e nas Tabelas 171.2 e 171.3. As Figuras 171.1 e 171.2, mais adiante, detalham como deve ser o manejo da pessoa com queixa de diarreia.

Abordagem medicamentosa

A maioria dos episódios de diarreia aguda é autolimitada e, por isso, não exige antibioticoterapia.[18,19] Porém, em certas circunstâncias, o seu uso é necessário. Segundo a OMS, o tratamento com antibióticos só está indicado nos seguintes casos:

- Diarreia com sangue e/ou muco, sendo a *Shigella* e a *Salmonella* os principais agentes etiológicos responsáveis pelo quadro.
- Septicemia.
- Suspeita de infecção por *V. cholerae* com desidratação grave associada.
- Quadro de giardíase ou amebíase com diagnóstico confirmado por exame laboratorial.[3]

Quadro 171.12 | Grau de desidratação e decisão terapêutica

Grau de desidratação	Decisão terapêutica
▶ Hidratado/ausência de sinais de desidratação	Plano A
▶ Desidratação leve a moderada/alguma desidratação	Plano B
▶ Desidratação grave	Plano C

Fonte: Adaptado de World Health Organization.[3]

A indicação de escolha dos antibióticos mais adequados e as suas respectivas posologias estão descritas na Tabela 171.4. É importante destacar, no entanto, que, assim como em qualquer outro tratamento, a pessoa deve ser reavaliada pelo médico até 48 horas após o início da antibioticoterapia.[3] Isso deve ser feito com o intuito de investigar uma possível falha terapêutica e com a necessidade de se ampliar o espectro do fármaco, ou até mesmo reconsiderar outras hipóteses diagnósticas.

Em relação ao uso de medicações antidiarreicas ("constipantes"), sabe-se que isso é contraindicado (D).[3,19] Quanto aos fármacos antieméticos, especificamente a metoclopramida, não há evidências de suporte adequado com o seu uso em crianças que apresentam vômitos. Dessa forma, orienta-se que ela deve ser evitada, uma vez que a sedação pode prejudicar a adesão ao tratamento com SRO (D).[3,19] Além disso, é importante lembrar-se de que, na maioria das vezes, o quadro de vômitos cede quando se hidrata a criança, pois a desidratação, mesmo subclínica, pode causar vômitos.[22]

O impacto do uso de suplementação de zinco, tanto na redução da gravidade do episódio diarreico quanto na redução de episódios subsequentes de diarreia em crianças menores de 5 anos, tem sido demonstrado nos últimos anos.[5,22] É importante destacar que a maioria dos estudos que sustentam essa prática foi realizada em regiões pobres e com crianças em maior risco de desenvolver episódio diarreico mais grave. A dose recomendada é 20 mg de zinco por dia, durante 10 dias, para todas as crianças com diarreia. Os lactentes de 2 meses ou menores deveriam receber 10 mg por dia durante 10 dias.[22]

Em relação aos probióticos, houve um aumento das pesquisas sobre o seu uso. Por definição, probióticos são microrganismos vivos que, quando administrados em quantidades apropriadas, conferem benefício à saúde do hospedeiro. Alguns probióticos, como *Lactobacillus reuteri* ATCC 55730, *L. rhamnosus* GG, *L. casei* DN-114 001 e *Saccharomyces cerevisiae (boulardii)* são úteis para reduzir a gravidade e a duração da diarreia aguda infecciosa infantil, abreviando em, aproximadamente, 1 dia a duração da doença (A).[22]

É importante destacar que a maioria dos estudos foi feita em países desenvolvidos e analisou como desfecho a duração do episódio diarreico, a redução das perdas fecais e a hospitalização. São necessários estudos que analisem o custo-benefício de seu uso em países subdesenvolvidos e em desenvolvimento.[22]

Quadro 171.13 | Planos de tratamento para desidratação

Plano de tratamento	Recomendações
Plano A	▶ O tratamento geralmente é feito em casa, e a orientação adequada à pessoa e/ou ao cuidador é fundamental para a melhora do quadro ▶ Orientar sobre a necessidade de aumento da ingesta hídrica (preferir leite e água e evitar sucos e bebidas adocicadas) (D)[19] ▶ Recomendar SRO para complementar a ingesta líquida ▶ Orientar para que haja manutenção da alimentação habitual da pessoa (estimular refeições mais frequentes e com menor quantidade em cada uma delas) (A)[19]
Plano B	▶ O tratamento deve ser realizado na unidade de atenção primária ▶ Iniciar SRO (50 mL/kg). O peso e/ou a idade ajudam a determinar qual é a quantidade mais adequada que deverá ser dada à pessoa (Tabela 171.2) ▶ Lembrar-se de que o grau de desidratação também é um fator importante para determinar a quantidade adequada de SRO ▶ Administrar pequenas quantidades de SRO, de forma frequente. Não administrar SRO de forma rápida, para evitar vômitos ▶ No caso do aparecimento de vômitos, esperar 5-10 minutos e reiniciar SRO de forma mais lenta ▶ Considerar a administração de SRO por SNG, caso os vômitos sejam persistentes (20 mL/kg/h) ▶ Reavaliar com frequência a pessoa e procurar estabelecer o grau de desidratação, para redefinir a manutenção ou a mudança do plano de tratamento de acordo com o Quadro 171.12 ▶ Excetuando-se a amamentação materna, os alimentos devem ser suspensos nas primeiras 4 h do tratamento. Após isso, se a pessoa ainda necessitar do plano B de tratamento, oferecer alimentos de 3/3 h
Plano C	▶ O tratamento deve ser iniciado na unidade de atenção primária e, após, referenciar ao hospital ▶ Iniciar SRO, IV, imediatamente (caso a pessoa ainda consiga ingerir líquido, administrar SRO até que se consiga acesso para a reposição IV) (A)[19] ▶ SRO pode ser feita com Ringer lactato ou SF, 0,9%, ou SF, 0,9%, + glicose, 5% ▶ A Tabela 171.3 apresenta a quantidade adequada de soroterapia IV administrada de acordo com a idade ▶ Reavaliar com frequência (15/15 min) a pessoa e procurar estabelecer o grau de desidratação, para redefinir manutenção ou mudança do plano de tratamento de acordo com o Quadro 171.12

IV, intravenosa; SF, solução fisiológica; SRO, soro de reidratação oral; SNG, sonda nesogástrica.
Fonte: Adaptado de World Health Organization.[3]

Tabela 171.2 | Quantidade de soro de reidratação oral que deve ser ofertada, nas primeiras 4 horas de tratamento, à pessoa com diarreia que se enquadra no plano B de tratamento, de acordo com peso e/ou idade

Idade	Menor do que 4 meses	4-11 meses	12-23 meses	2-4 anos	5-14 anos	15 anos ou mais
Peso (kg)	Menos de 5	5-7,9	8-10,9	11-15,9	16-29,9	30 ou mais
SRO (mL)	200-400	400-600	600-800	800-1.200	1.200-2.200	2.200-4.000

Fonte: Adaptada de World Health Organization.[3]

Tratamento da diarreia crônica

O tratamento da diarreia crônica deve ser realizado de acordo com a sua possível causa. Assim, diante de um diagnóstico, cabe ao médico de família procurar pelas melhores evidências relativas ao tema e avaliar a conduta mais adequada de acordo com a realidade em que trabalha. Além disso, são fundamentais as medidas de reidratação, de combate à desnutrição e de reposição das vitaminas e dos sais minerais, para melhora dos sintomas, ou pelo menos para o suporte à criança enquanto se realizam as intervenções diagnósticas e terapêuticas necessárias.[9,10,21]

Vigilância epidemiológica

A diarreia aguda não consiste em doença de notificação compulsória nacional, em vigência de diagnóstico de casos isolados, ao contrário do que ocorre em suspeita de surtos. Cabe ao médico de família, portanto, não apenas adquirir conhecimento em relação à propedêutica e conduta relativa à patologia, mas também quanto à importância de sua contribuição nesse âmbito da

Tabela 171.3 | Orientação para tratamento intravenoso em crianças e adultos com desidratação grave

Idade	No primeiro momento, administrar 30 mL/kg em*	Posteriormente, administrar 70 mL/kg em
Menores de 1 ano	1 h	5 h
Maiores de 1 ano	30 min	2,5 h

*Repetir a orientação do primeiro momento, caso os pulsos radiais ainda estejam fracos ou indetectáveis.
Fonte: Adaptada de World Health Organization.[3]

Tabela 171.4 | **Prescrição de antibioticoterapia de acordo com o quadro clínico apresentado**

Quadro clínico	Medicação	Posologia
Cólera (pessoas com idade > 2 anos e quadro de desidratação grave)	Doxiciclina	▶ Adultos: 300 mg, dose única
	ou	▶ Crianças: 12,5 mg/kg, de 6/6 h, por 3 dias
	Tetraciclina	▶ Adultos: 500 mg, de 6/6 h, por 3 dias
	ou	▶ Crianças: 12,5 mg/kg, de 6/6 h, por 3 dias
	Eritromicina	▶ Adultos: 250 mg, de 6/6 h, por 3 dias
Disenteria	Sulfametoxazol + trimetoprima	▶ Crianças: 40 + 8 mg/kg/dia, de 12/12 h, por 5 dias
	ou	▶ Adultos: 800 + 160 mg, de 12/12 h, por 5 dias
	Ciprofloxacino	▶ Crianças: 15 mg/kg, de 12/12 h, por 3 dias
		▶ Adultos: 500 mg, de 12/12 h, por 3 dias
Amebíase	Metronidazol	▶ Crianças: 10 mg/kg, de 8/8 h, por 5 dias
		▶ Adultos: 750 mg, de 8/8 h, por 5 dias
		▶ Obs.: Tratar por 10 dias se o quadro clínico for grave
Giardíase	Metronidazol	▶ Crianças: 5 mg/kg, de 8/8 h, por 5 dias
		▶ Adultos: 250 mg, de 8/8 h, por 5 dias

Fonte: Adaptada de World Health Organization.[3]

saúde pública. Assim, na suspeita de um surto de doença diarreica transmitida por alimento, com a ocorrência de, no mínimo, dois casos de diarreia aguda semelhantes após a ingesta do mesmo alimento ou de água de mesma origem, é importante lembrar-se sempre de realizar a notificação.[23]

Quando referenciar

- Pessoa que apresente desidratação grave.
- Pessoa com diarreia crônica que necessite de avaliação do especialista focal para o estabelecimento do diagnóstico e/ou continuidade do tratamento.

Erros mais frequentemente cometidos

- ▶ Não classificar adequadamente a diarreia, não perguntando sobre sintomas que indicam maior gravidade, como sangue ou muco nas fezes
- ▶ Não avaliar adequadamente o estado de hidratação, nem os sinais de alerta vermelho para desidratação
- ▶ Não iniciar imediatamente o tratamento para desidratação
- ▶ Não propor o plano de hidratação mais adequado para o grau de desidratação
- ▶ Não enfatizar, durante a orientação da receita de soro caseiro, a necessidade de precisão nas medidas corretas dos solutos, sal e açúcar, em situações em que não se dispõe dos sachês nas unidades
- ▶ Fazer uso de antieméticos em pacientes com vômitos esporádicos
- ▶ Fazer uso inadequado de antibióticos
- ▶ Não caracterizar adequadamente o tipo de diarreia crônica que acomete uma determinada pessoa, sem dar a atenção devida aos sinais de alerta vermelho para doença orgânica
- ▶ Não referenciar a pessoa, quando necessário, para o especialista focal mais adequado, de acordo com as hipóteses diagnósticas mais plausíveis para um determinado quadro de diarreia crônica

Prognóstico e complicações possíveis

O prognóstico de um quadro de diarreia está diretamente ligado a algumas de suas principais complicações, como desidratação e desnutrição. Além disso, o prolongamento do quadro de diarreia provoca frequentemente a má absorção de nutrientes, levando à perda de peso e, consequentemente, à perpetuação do ciclo. Outro fator que determina bom ou mau prognóstico é a ausência ou a presença de comorbidades, como a imunossupressão.[6]

Na diarreia crônica, o prognóstico dependerá da possível etiologia do quadro.

Atividades preventivas e de educação

Cabe ao médico de família e comunidade conscientizar toda a população sobre as principais medidas de prevenção da diarreia e de promoção de saúde, contidas no Quadro 171.14.[3] Para isso, deve sempre procurar usar linguagem e estratégias de comunicação adequadas à comunidade com a qual trabalha. Assim, as pessoas poderão ser abordadas não apenas na consulta médica, mas em todos os espaços nos quais há contato com a população assistida e de uma forma mais eficaz.

Dicas

- ▶ A maioria das diarreias agudas é autolimitada e, portanto, durante o manejo de muitos dos casos, não serão necessários a solicitação de exames nem o tratamento com antimicrobianos.
- ▶ Diante de queixas de diarreia crônica, deve-se fazer uma boa avaliação clínica e analisar de forma cautelosa a necessidade e o momento certo de referenciar para outro especialista.
- ▶ Na diarreia aguda, é necessário um olhar mais atento para o estado de hidratação da pessoa, ao passo que na diarreia crônica, deve-se observar também para o seu estado nutricional.
- ▶ Na ausência de SRO nas unidades de saúde, o médico deve ensinar as pessoas a preparar o soro caseiro, conforme mostra o Quadro 171.15.
- ▶ Deve-se encorajar a ingesta de água e leite, desestimulando o consumo de sucos, refrigerantes e outros líquidos adocicados.
- ▶ Sempre informe todas as pessoas com diarreia, bem como seus acompanhantes, sobre os sinais de alerta de desidratação.

- ▶ Em casos de desidratação grave, não deixe de iniciar a hidratação venosa antes do referenciamento para o hospital.
- ▶ Deve-se encorajar a manutenção da alimentação apropriada para cada faixa etária durante o quadro, para evitar o risco de desnutrição.
- ▶ Sempre é hora de promover atividades de prevenção. O médico deve elaborar uma estratégia junto com a sua equipe com o intuito de identificar, em cada família, as possíveis dificuldades que elas encontram em seu cotidiano para a prevenção da diarreia.
- ▶ Devem-se notificar os casos de suspeita de surtos de doenças diarreicas.

Quadro 171.14 | **Medidas para prevenção dos episódios de diarreia e de promoção da saúde**

- ▶ Estimular o aleitamento materno exclusivo até os 6 meses de idade e complementado até 2 anos de idade.
- ▶ Usar alimentos com valor nutricional adequado e sem contaminação
- ▶ Ingerir apenas água filtrada ou fervida
- ▶ Estimular políticas governamentais de saneamento básico
- ▶ Educar sobre a lavagem adequada dos alimentos
- ▶ Orientar a respeito da lavagem correta das mãos
- ▶ Informar sobre a imunização contra o rotavírus

Fonte: Adaptado de World Health Organization[3] e Churgay e Aftab.[5]

Quadro 171.15 | **Como orientar o preparo do soro caseiro**

Misturar:
- ▶ Um litro ou quatro copos americanos cheios de água filtrada ou fervida previamente
- ▶ Uma colher de chá rasa de sal
- ▶ Oito colheres de chá rasas de açúcar

Fonte: Adaptado de World Health Organization[3] e World Gastroenterology Organization.[6]

Papel da equipe multiprofissional

- O enfermeiro também um papel muito importante na equipe de APS na avaliação do paciente com um quadro de diarreia. Esse profissional pode realizar a avaliação inicial do paciente que procura a unidade em demanda espontânea, favorecendo o início rápido da reposição hidreletrolítica do paciente por meio de SRO. O enfermeiro pode ainda conduzir os casos de diarreia aguda com desidratação leve, além de auxiliar o médico nos casos com desidratação moderada e grave.
- O ACS tem um papel importante na prevenção da diarreia por meio de orientações sobre o consumo de água e hábitos de higiene. Além disso, pode atuar na vigilância em saúde, informando a equipe sobre os casos de diarreia crônica e orientando as famílias de sua área de abrangência sobre a procura imediata do serviço de saúde em casos de desidratação.
- O nutricionista pode atuar na avaliação e orientação dos pacientes com quadro de diarreia crônica, tanto na manutenção e no tratamento da desidratação e desnutrição como na programação de dietas específicas nos casos de intolerância.

ÁRVORE DE DECISÃO

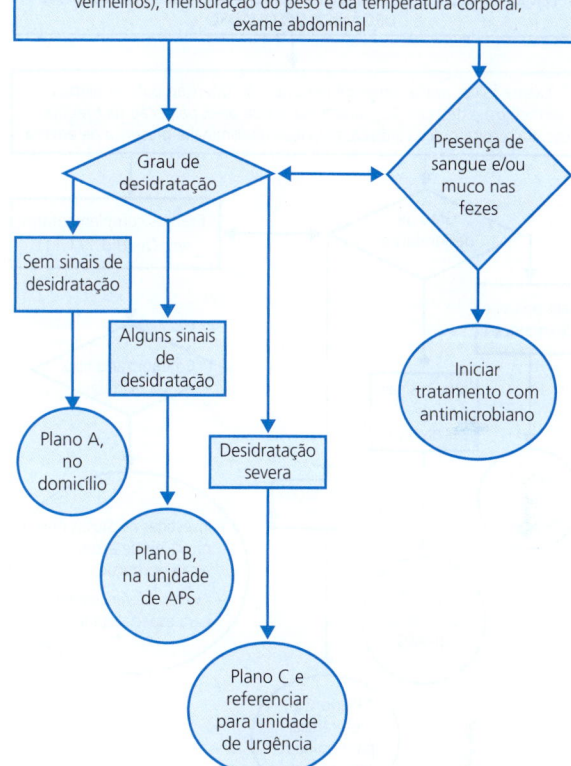

REFERÊNCIAS

1. Guerrant RL, Van Gilder T, Steiner TS, Thielman NM, Slutsker L, Tauxe RV, et al. Practice guidelines for the management of infectious diarrhea. Clin Infect Dis. 2001;32(3):331-351.
2. Van Damme P, Giaquinto C, Huet F, Gothefors L, Maxwell M, Van der Wielen M, et al. Multicenter prospective study of the burden of rotavirus acute gastroenteritis in Europe, 2004-2005: the REVEAL study. J Infect Dis. 2007;195 Suppl 1:S4-S16.
3. World Health Organization. The treatment of diarrhea: a manual for physicians and other senior health workers. 4th ed. Geneva; 2005.
4. Victora CG, Bryce J, Fontaine O, Monasch R. Reducing deaths from diarrhea through oral rehydration therapy. Bull World Health Organ. 2000;78(10):1246-1255.
5. Churgay CA, Aftab Z. Gastroenteritis in children: part I. Diagnosis. Am Fam Physician. 2012;85(11):1059-1062.
6. World Gastroenterology Organization. Diarreia aguda em adultos e crianças: uma perspectiva mundial. Milwaukee; 2012.
7. Schiller LR. Chronic diarrhea. Gastroenterology. 2004;127(1):287-293.
8. Zella GC, Israel EJ. Chronic diarrhea in children. Pediatr Rev. 2012;33(5):207-17; quiz 217-8.
9. Fine KD, Schiller LR. AGA technical review on the evaluation and management of chronic diarrhea. Gastroenterology. 1999;116(6):1464-1486.
10. Thomas PD, Forbes A, Green J, Howdle P, Long R, Playford R, et al. Guidelines for the investigation of chronic diarrhea, 2nd edition. Gut. 2003;52(Suppl 5): v1-v15.
11. Gunnarsson J, Simrén M. Efficient diagnosis of suspected functional bowel disorders. Nat Clin Pract Gastroenterol Hepatol. 2008;5(9):498-507.

ÁRVORE DE DECISÃO

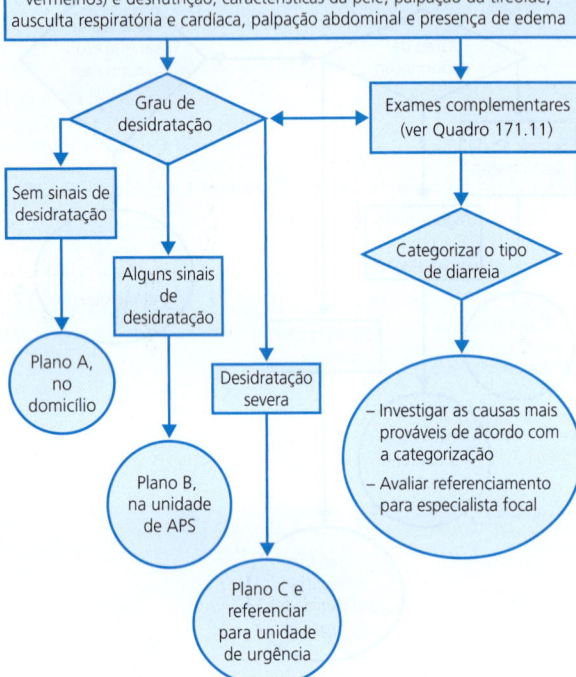

12. Ford AC, Talley NJ, Veldhuyzen van Zanten SJ, Vakil NB, Simel DL, Moayyedi P. Will the history and physical examination help establish that irritable bowel syndrome is causing this patient's lower gastrointestinal tract symptoms? JAMA. 2008;300(15):1793-1805.
13. Schiller LR. Diarrhea. Med Clin North Am. 2000;84(5):1259-74, x.
14. McClarren RL, Lynch B, Nyayapati N. Acute infectious diarrhea. Prim Care. 2011;38(3):539-64.
15. Ilnyckyj A. Clinical evaluation and management of acute infectious diarrhea in adults. Gastroenterol Clin North Am. 2001;30(3):599-609.
16. Steiner MJ, DeWalt DA, Byerley JS. Is this child dehydrated? JAMA. 2004;291(22):2746-2754.
17. Canavan A, Arant BS Jr. Diagnosis and management of dehydration in children. Am Fam Physician. 2009;80(7):692-696.
18. King CK, Glass R, Bresee JS, Duggan C; Centers for Disease Control and Prevention. Managing acute gastroenteritis among children: oral rehydration, maintenance, and nutritional therapy. MMWR Recomm Rep.2003;52 (RR-16):1-16.
19. National Collaborating Centre for Women's and Children's Health. Diarrhoea and vomiting in children. Diarrhoea and vomiting caused by gastroenteritis: diagnosis, assessment and management in children younger than 5 years. London: National Institute for Health and Clinical Excellence; 2009.
20. Friedman JN, Goldman RD, Srivastava R, Parkin PC. Development of a clinical dehydration scale for use in children between 1 and 36 months of age. J Pediatr. 2004;145(2):201-207.
21. Brandt KG, de Castro Antunes MM, da Silva GA. Acute diarrhea: evidence-based management. J Pediatr (Rio J). 2015;91(6 Suppl 1):S36-43.
22. World Gastroenterology Organisation. Probióticos e prebióticos [Internet]. 2011 [capturado em 17 abr. 2018]. Disponível em: http://www.worldgastroenterology.org/UserFiles/file/guidelines/probiotics-portuguese-2011.pdf.
23. Brasil. Ministério da Saúde. Guia de vigilância epidemiológica. 7. ed. Brasília; 2009.

CAPÍTULO 172

Constipação

Guilherme Emanuel Bruning
Luiz Artur Rosa Filho

Aspectos-chave

▶ A constipação, primária ou funcional, é a queixa mais comum em ambulatórios de atenção primária à saúde (APS) e está relacionada com a dieta e o estilo de vida, como o baixo consumo de fibras e o sedentarismo, além de distúrbios de motilidade idiopáticos do cólon.

▶ É importante tentar estabelecer o que realmente a pessoa considera como constipação e quais são as suas expectativas de um hábito intestinal normal.

▶ Sintomas de longa data, com melhoras e pioras ao longo do tempo, tendem a ser relacionados à constipação funcional, ao passo que causas orgânicas se apresentam de forma mais aguda.

▶ A história psicossocial e familiar deve ser abordada – sintomas depressivos, de ansiedade, transtornos alimentares, somatizações, traumas na infância e abuso físico e sexual podem estar associados à constipação.

▶ Não há evidências suficientes que permitam indicar o uso rotineiro de exames de sangue, radiológicos ou endoscópicos na avaliação de pessoas com constipação. Os exames complementares devem ser realizados para avaliação de uma possível causa secundária apenas quando a anamnese e o exame físico levantarem alguma suspeita específica.

Caso clínico

Edinalva, 47 anos, procurou a sua Unidade Básica de Saúde para consultar com o médico, queixando-se de dificuldades para evacuar. Relatou que sente desconforto para evacuar já há alguns anos, talvez 3 ou 4. Embora consiga evacuar pelo menos 3 vezes na semana, quase em todas as ocasiões necessita de muita força para conseguir expelir as fezes, o que provoca desconforto. Além disso, sente que precisaria evacuar com mais frequência, pois seu abdome fica distendido, desconfortável, e ela tem uma sensação de "inchaço" no dia que antecede a evacuação. Ela é doméstica, trabalha pelo menos 6 dias da semana e fica até tarde fora de sua casa. Tem dois filhos adultos, nascidos de parto normal e sem intercorrências. O médico a escuta, examina e sugere que ela consuma mais líquidos, além de prescrever laxantes para estimular a evacuação, à base de bisacodil.

Teste seu conhecimento

1. Com base na história de Edinalva, qual é a alternativa correta?
   a. Ela não é constipada, pois evacua pelo menos três vezes na semana
   b. A história psicossocial não é importante nesse caso, pois provavelmente se trata de um problema orgânico
   c. O fato de ela ter desconforto na evacuação é suficiente para abordar o caso como constipação
   d. Provavelmente ela deveria realizar exame de colonoscopia de imediato

2. Ao abordar a queixa de constipação, qual das alternativas NÃO é um sinal de alerta?
   a. Sangramento nas fezes
   b. História de neoplasia intestinal em familiar de primeiro grau
   c. História de distensão abdominal
   d. Anemia ferropriva

3. Quais exames complementares devem ser mandatórios no Caso clínico descrito?
   a. Hemograma, hormônio estimulante da tireoide e glicose de jejum
   b. Se não houver sinais de alerta, nenhum exame deve ser realizado
   c. Colonoscopia e endoscopia digestiva alta
   d. Pesquisa de sangue oculto nas fezes, hemograma, hormônio estimulante da tireoide e glicose de jejum

4. Assinale a alternativa que indica a melhor conduta inicial para casos como o descrito, sem sinais de alerta:
   a. Uso de laxante osmótico de forma crônica ou por períodos curtos
   b. Aumento de atividade física de forma isolada
   c. Uso de qualquer laxante, desde que com custo adequado, de forma crônica
   d. Abordagem psicossocial, alternativas para aumento do consumo de fibras e líquidos e suplementação com fibras

5. Em qual das situações abordadas a seguir a investigação complementar deve ser considerada?
   a. Constipação funcional sem sinais de alerta
   b. Mulheres constipadas e que tenham tido parto normal
   c. Alteração de hormônio estimulante da tireoide e constipação
   d. História de neoplasia de intestino em mãe, com menos de 50 anos

Respostas: 1C, 2C, 3B, 4D, 5D

Do que se trata

A constipação é a queixa gastrintestinal mais comum na população geral. É referida pelas pessoas como alguma dificuldade com a evacuação e, em geral, é associada a alguma alteração do hábito intestinal.[1,2] Estudos recentes, utilizando como desfecho a constipação segundo os critérios de ROMA III, têm se aproximado de uma prevalência média de 25,2 e 26,9%. É um problema mais comum em mulheres (37,2%, contra 10,2% nos homens), em pessoas não brancas, com mais de 65 anos, que possuem baixa renda, com baixo nível socioeducacional e em pessoas que não praticam atividades físicas.[3,4]

É um sintoma que tem clara relação com redução de qualidade de vida[5] e que agrega uma importante repercussão econômica. A constipação, como diagnóstico primário, foi responsável por 2,7 milhões de consultas nos EUA em 2006, custando 7.522 dólares *per capita* para o sistema de saúde.[6,7] Além disso, outros 800 milhões de dólares foram gastos em laxantes em 2004, também nos EUA.[8] No Reino Unido, em 2006, foram emitidas mais de 13 milhões de receitas de laxantes por médicos generalistas.[9]

Algumas pessoas se consideram constipadas pela consistência mais endurecida das fezes, e outras referem menor frequência ou maior dificuldade para evacuar. Estudos epidemiológicos americanos e europeus definiram constipação como frequência evacuatória menor do que três vezes em uma semana. Esse critério mostrou-se impreciso: o número de evacuações semanais é subestimado com frequência, e mais de 60% das pessoas, em amostra populacional, se autorreferiram como constipadas, apesar de apresentarem movimentos intestinais diários.[10] Em um estudo populacional sueco, a necessidade do uso de laxantes foi a definição mais utilizada pelas pessoas que se consideraram constipadas.[9]

Fundamentando-se nas queixas dos pacientes, a constipação pode ser referida como fezes endurecidas, esforço excessivo no ato evacuatório, evacuações infrequentes, sensação de evacuação incompleta e até mesmo demora excessiva no banheiro.[11]

Classificação e diagnóstico diferencial

A constipação pode ser classificada em:

- **Primária**. Também chamada de funcional, é a causa mais comum de consulta em ambulatórios de APS. Suas principais causas são dietéticas e de estilo de vida, como o baixo consumo de fibras e o sedentarismo, além de distúrbios de motilidade idiopáticos do cólon. A definição para constipação funcional, que é recomendada na maioria dos consensos e diretrizes, foi estabelecida pelo Consenso de Roma III, a qual pode ser utilizada tanto para fins diagnósticos como de pesquisa.[11,12]
- **Secundária**. Quando é associada a alguma condição patológica ou ao uso de medicamentos.[2,13,14]

Os Quadros 172.1 e 172.2 trazem as definições do Consenso de Roma III para constipação funcional e as causas de constipação secundária, respectivamente.

A constipação funcional pode ser dividida em três grupos fisiopatológicos que frequentemente se encontram sobrepostos, os quais são de difícil distinção na avaliação clínica. O primeiro grupo caracteriza-se por trânsito intestinal normal, porém apresentando dificuldades para o ato evacuatório. O segundo grupo apresenta trânsito intestinal lento. O terceiro grupo caracteriza-se por disfunção do assoalho pélvico, ocorrendo incoordenação da musculatura pélvica e esfincteriana, bloqueio anorretal e necessidade de esforço evacuatório.[13]

Quadro 172.1 | Critérios de Roma III para diagnóstico de constipação funcional*

1. Dois ou mais dos seguintes achados:
   - Esforço presente em pelo menos 25% das evacuações
   - Fezes endurecidas ou fragmentadas em pelo menos 25% das evacuações
   - Sensação de esvaziamento incompleto em pelo menos 25% das evacuações
   - Sensação de obstrução ou bloqueio anorretal em pelo menos 25% das evacuações
   - Manobras manuais para facilitar pelo menos 25% das evacuações (p. ex., manobras digitais para evacuar, apoio pélvico ou vaginal)
   - Menos de três evacuações espontâneas por semana
2. Fezes amolecidas são raras na ausência de uso de laxativos
3. Critérios para SII não estão presentes

*Os sintomas devem estar presentes nos últimos 3 meses e devem ter se iniciado há pelo menos 6 meses.

SII, síndrome do intestino irritável.

Fonte: Bharucha e colaboradores.[11]

Quadro 172.2 | Causas comuns em constipação secundária

Uso de medicamentos	Anticolinérgicos, antidepressivos (principalmente tricíclicos), anti-histamínicos, anticonvulsivantes, BCCs, clonidina, diuréticos, suplementos de cálcio e ferro, laxativos, levodopa, narcóticos, AINEs, opioides, psicotrópicos, simpatomiméticos
Problemas endocrinológicos ou metabólicos	Hipotireoidismo, diabetes, hipercalcemia, hipocalemia, uremia
Problemas neurológicos	Neuropatia autonômica, Parkinson, esclerose múltipla, doença de Hirschsprung, esclerodermia, AVC, trauma medular
Anormalidades estruturais	Distúrbios anorretais ▶ Fissuras ▶ Hemorroidas ▶ Fístulas ▶ Retocele ▶ Abscessos ▶ Prolapso retal Estreitamento colônico, massas no reto, megacolo e megarreto
Condições psicogênicas	Ansiedade, depressão, somatização, transtornos alimentares, abuso e violência
Problemas gastrintestinais	Câncer colorretal, prolapso retal, DII, doença celíaca

BCCs, bloqueadores de canais de cálcio; AINEs, anti-inflamatórios não esteroides; AVC, acidente vascular cerebral; DII, doença inflamatória intestinal.

Fonte: Richter[2] e World Gastroenterology Organisation.[9]

O que fazer

Anamnese

Na história clínica, é importante tentar estabelecer o que realmente a pessoa considera como constipação e quais são as suas expectativas de um hábito intestinal normal. Em um estudo espanhol, apenas metade das pessoas que se autorreferiram como constipadas preenchiam os critérios de Roma III,[15] índice que foi reproduzido em estudo brasileiro.[4] A técnica da medicina centrada na pessoa permite a exploração da sua experiência com o problema, além do seu contexto pessoal, familiar e comunitário, sendo fundamental para esclarecer as situações em que há constante dificuldade com a defecação e/ou redução da qualidade de vida. Esse pode ser um critério mais inclusivo e que permite identificar melhor as pessoas que necessitam de avaliação e tratamento.[16]

Sintomas de longa data, com melhoras e pioras ao longo do tempo, tendem a ser relacionados à constipação funcional, e causas orgânicas apresentam-se de forma mais aguda. Muitas pessoas se preocupam em ter evacuações diariamente. Uma escuta qualificada exige a determinação não somente da frequência e da consistência fecais, mas também de dificuldades enfrentadas (dor, sangramento, tamanho das fezes). Assim, a queixa pode ser mais bem caracterizada, permitindo também a avaliação do impacto da terapêutica proposta.

A anamnese deve ser direcionada para a detecção de causas secundárias (ver Quadro 172.2) e dos alertas vermelhos. As causas secundárias afetam outros sistemas além do trato gastrintestinal (TGI), apresentando-se mais frequentemente com outros achados e queixas além da constipação.[17] A presença dos alertas vermelhos não é indicativa absoluta de referenciamento e depende da disponibilidade de exames na APS. No entanto, indica uma condição de maior probabilidade para doença orgânica e, em geral, necessita de investigação do trato digestivo baixo.[10,11] Os alertas vermelhos estão resumidos no Quadro 172.3.[9]

Hábitos de vida e dietéticos são importantes na patogênese da constipação. Pessoas que ingerem mais de 15 g de fibras insolúveis por dia têm o dobro do número de movimentos intestinais semanais do que aquelas que ingerem fibras de forma irregular.[7] A inatividade física, seja por sedentarismo ou por doenças, também tem um papel importante na redução dos movimentos intestinais. Muitas pessoas voluntariamente inibem a defecação em casos de viagens, banheiros fora de casa ou outros fatores. Esse hábito reduz o reflexo evacuatório.[9]

A correta avaliação do uso de medicamentos não pode ser esquecida, pois a motilidade colônica pode ser reduzida com o uso continuado de laxantes, enemas e outros medicamentos que não são essenciais.

Sensação de esvaziamento retal incompleto, associada com uso de força excessiva para extrusão das fezes e manobras manuais frequentes para desimpactação direcionam para alterações obstrutivas/mecânicas anorretais, que incluem doença de Hirschprung, estreitamento anal, câncer, prolapso retal, retoceles ou disfunções do assoalho pélvico.[10]

A história psicossocial e familiar deve ser abordada – sintomas depressivos, de ansiedade, transtornos alimentares, somatizações, traumas na infância e abuso físico e sexual podem estar associados à constipação. Esses achados, em geral, apontam para a constipação funcional.[10,12]

Pessoas que tenham constipação de início na infância, com sintomas bastante expressivos, envolvendo uso de enemas para desobstrução e frequência de evacuação muito baixa (podendo ficar até mais de 2 semanas sem movimento intestinal) são suspeitas de aganglionose colônica congênita (doença de Hirschsprung). Em áreas endêmicas para doença de Chagas, deve-se levar em consideração a ocorrência de megacolo adquirido em pessoas com constipação de difícil tratamento.

Exame físico

O exame físico deve ser direcionado pelos achados da anamnese e com o objetivo de detectar causas secundárias e alertas vermelhos. Pessoas com problemas nos quais a constipação faça parte de sua apresentação, em geral, possuem sinais em outros órgãos e sistemas.[1,9]

O exame abdominal comumente revela dor (fraca e sem dor à descompressão) e distensão abdominal, mesmo nas constipações funcionais crônicas. Massas intestinais são de difícil palpação, porém, quando encontradas, devem ser investigadas. Fecalomas localizados em regiões mais altas do intestino também podem ser palpados e são representados por massas endurecidas, móveis, em topografia intestinal e indolores. O peso e o estado nutricional devem ser observados para registrar emagrecimento e desnutrição. A palidez mucosa é um sinal indireto de anemia e deve sempre ser investigada.

O exame anorretal é realizado com o paciente em decúbito lateral esquerdo e pode trazer importantes informações:[10]

- A inspeção em repouso e dinâmica (com manobra de Valsalva) identifica fissuras agudas e crônicas, escoriações, hemorroidas externas ou prolapsos retais, que podem ser causadas pela constipação ou podem produzir dor que leve à constipação crônica.
- Podem-se identificar causas infecciosas, como herpes genital ou abscessos perianais, além de fístulas.
- Durante o exame, ao solicitar que a pessoa realize a contração anal (como se fosse defecar), a observação de assimetria na abertura do ânus ou a sua abertura excessiva denotam distúrbio neurológico que altera a função esfincteriana.
- O toque retal pode revelar massas, úlceras ou fecalomas; em homens, o exame também pode revelar aumento do tamanho da próstata.

A retocele é verificada em exame ginecológico, pela proeminência da parede posterior da vagina ao solicitar que a paciente realize contração pélvica.

Exames complementares

Não há evidências suficientes que permitam indicar o uso rotineiro de exames de sangue, radiológicos ou endoscópicos na avaliação de pessoas com constipação.[12,17] Os exames complementares devem ser realizados para avaliação de uma possível causa secundária apenas quando a anamnese e o exame físico levantarem alguma suspeita específica.

Quadro 172.3 | Alertas vermelhos na avaliação da constipação intestinal em adultos

- ▶ Início recente em pacientes com idade maior que 50 anos
- ▶ Anemia ferropriva sem fator causal conhecido
- ▶ Sangramento retal
- ▶ Presença de sangue oculto nas fezes
- ▶ História familiar de câncer colorretal, DII ou doença celíaca
- ▶ Perda de peso involuntária
- ▶ Febre
- ▶ Dor abdominal intensa
- ▶ Tenesmo

DII, doença inflamatória intestinal.
Fonte: World Gastroenterology Organisation.[9]

> ▶ A realização da colonoscopia de rotina em pessoas constipadas não diagnostica doenças orgânicas mais frequentemente do que na população assintomática. A probabilidade pré-teste de hipotireoidismo ou diabetes não é maior em pessoas constipadas do que em assintomáticos, não justificando, somente pela constipação, a realização de testes para rastreamento dessas patologias na avaliação inicial.[9]
>
> ▶ A presença dos alertas vermelhos indica necessidade de investigar o TGI, devido a um aumento na probabilidade de haver uma doença orgânica associada, sobretudo neoplasias. Nesses casos, é recomendada a realização de colonoscopia ou retossigmoidoscopia flexível. Desses exames, para fins diagnósticos, a colonoscopia é um exame mais sensível, especialmente para detecção de câncer colorretal e lesões que provoquem estreitamento do cólon.[2,12,17] É importante lembrar-se de que, após a idade de 50 anos, há recomendação para realização de rastreamento universal para câncer colorretal (A).[17] Pode-se indicar a pesquisa de sangue oculto nas fezes para os indivíduos constipados com mais de 50 anos, para pesquisa de sinal de alerta e rastreamento de neoplasia colorretal. Esse exame é, em geral, mais disponível e de fácil realização quando comparado com colonoscopia ou retossigmoidoscopia.

Alguns exames podem identificar causas secundárias de constipação e são indicados nos casos em que a anamnese e o exame físico forem sugestivos de alguma etiologia específica:[2,9]

- Hemograma completo (anemia, que pode sugerir neoplasias)
- Glicose em jejum (diabetes)
- Pesquisa de sangue oculto nas fezes (sangramento oculto, neoplasias)
- Hormônio estimulante da tireoide (TSH) (hipotireoidismo)
- Potássio sérico (hipocalemia)
- Cálcio sérico (hipercalcemia)
- Exame comum de urina e creatinina sérica (doença renal)

Quando houver suspeita de estreitamento colônico (por aderências, doença inflamatória intestinal ou diverticulose) ou suspeita de megacólon congênito ou adquirido, o enema opaco é o exame de preferência para investigação.[12]

Existem alguns exames bastante específicos que são utilizados para avaliação do trânsito colônico e do funcionamento da musculatura do assoalho pélvico: trânsito colônico, teste da expulsão de balão, manometria anorretal, ressonância magnética pélvica dinâmica e defecografia. Considerando a resolutividade esperada para o médico da APS, além da interpretação dos resultados desses testes, é provável que a utilização deles deva ser avaliada e indicada em conjunto com o gastrenterologista, o proctologista ou por meio de consultorias, podendo ter utilidade nos casos refratários e mais graves. São testes com pouca disponibilidade, mesmo em redes de atenção terciária.[9,12]

Conduta proposta

O tratamento da constipação funcional crônica envolve inicialmente educação para a saúde e mudanças de estilo de vida. Assegurar ao paciente a ausência de doença grave é um importante passo inicial, dado que muitas pessoas relacionam a constipação ao medo de câncer intestinal.[1]

A pessoa deve ser esclarecida sobre a variação da frequência de movimentos intestinais que são esperados e que não há necessidade de evacuações diárias para a manutenção da saúde. A necessidade de evacuar não deve ser ignorada e pode-se estimular a regularização do hábito intestinal encorajando a pessoa a permanecer sentada no vaso sanitário por alguns minutos diariamente, sobretudo após refeições e pela manhã, aproveitando o reflexo gastrocólico.[2,9]

As principais orientações no início do tratamento da constipação funcional crônica referem-se ao aumento da ingestão de fibras e líquidos, além de manutenção de atividade física regular.[18,19] Na Tabela 172.1, encontram-se listados alguns alimentos comuns com suas quantidades de fibras.[9,18,19] Recomenda-se uma quantidade de 25 a 35 g de fibras diárias. As fibras prove-

Tabela 172.1 | **Quantidade de fibras presentes em alguns alimentos comuns**

Alimento	Porção	Quantidade de fibras (em g)
Feijão-carioca	1 concha	7,7
Pinhão	1 xícara de chá	7
Lentilha cozida	½ concha	5,8
Feijão-preto	1 concha	5,4
Goiaba com casca	1 unidade média	5
Pipoca	1 xícara de chá	4
Arroz integral cozido	1 xícara de chá	3,4
Farinha de mandioca crua	2 colheres de sopa	3,1
Pão francês	1 unidade	3,1
Grão-de-bico	½ xícara de chá	2,6
Laranja com bagaço	1 unidade	2,6
Mandioquinha	1 unidade média	2,5
Banana	1 unidade	2,5
Pera	1 unidade média	2,5
Bolacha tipo água e sal	4 unidades	2,4
Arroz branco cozido	1 xícara de chá	2,3
Ervilha enlatada	2 colheres de sopa	1,8
Mamão papaia	1 unidade	1,7
Brócolis cozido	3 ramos	1,5
Almeirão cru	1 xícara de chá	1,5
Cenoura	1 unidade	1,2
Couve crua	1 xícara de chá	1,2
Pimentão cozido	½ xícara de chá	1,1
Couve-flor cozida	3 colheres de sopa	1
Suco de laranja	1 xícara de chá	1
Alface crua	3 folhas	0,9
Abobrinha cozida	1 unidade	0,8
Pepino	5 rodelas	0,4

Fonte: World Gastroenterology Organisation,[9] Annels e Koch[18] e Meshkinpour e colaboradores.[19]

nientes de alimentos podem ser complementadas por farelos (cereais) integrais, adicionando, por exemplo, duas a seis colheres de sopa de farelo de trigo, aveia ou linhaça a cada refeição, seguidos por um ou dois copos de água ou outro líquido.[3] As fibras retêm água em sua estrutura e, por isso, o aumento do consumo de líquidos deve sempre ser estimulado para melhor funcionamento da técnica. É importante também explicar ao indivíduo que o aumento do consumo de fibras e líquidos produz efeitos em 7 a 10 dias. O aumento do consumo de fibras pode associar-se à dor abdominal, distensão e flatulência, devendo-se aumentar a dose diária gradualmente, para atenuar os efeitos colaterais.

Nos casos que não responderem adequadamente às medidas anteriores, pode-se prescrever o uso de agentes laxativos. Encontram-se melhores evidências de que a lactulose, o polietilenoglicol e o *psyllium* podem aumentar a frequência ou reduzir a consistência das fezes, sendo mais eficazes do que placebo.[9] Os agentes laxativos podem ser utilizados de forma intermitente, por períodos de alguns dias intercalados com intervalos sem medicamentos, ou de forma crônica. Na Tabela 172.2, encontram-se listados os principais laxantes e o seu grau de recomendação, bem como os principais efeitos adversos.[9,10] O uso de laxativos deve levar em consideração o custo e a efetividade individual.

Parece adequado utilizar laxantes de forma escalonada, e sem sobreposição: primeiramente, agentes formadores de bolo fecal, os quais são seguros e de baixo custo, em conjunto com o aumento de fibras, de líquidos e a realização de exercícios físicos. Lembrar-se de que os formadores de bolo demoram 7 a 10 dias para produzirem efeitos. Posteriormente, pode ser utilizado um laxante osmótico, se necessário. Os laxantes osmóticos têm um tempo de início de ação de 24 a 48 horas. Em seguida, prescrever os laxantes estimulantes e emolientes, que devem ser usados apenas na ausência de resposta aos agentes anteriores.[9,14] Os laxantes emolientes (óleo mineral, docusato) necessitam de atenção em pessoas com disfagia, pelo elevado risco de aspiração. Além disso, em prazo mais prolongado, podem prejudicar a absorção de vitaminas lipossolúveis (A, D, E, K).

Não se deve esquecer também dos laxativos procinéticos. A prucaloprida é um agonista serotoninérgico enterocinético que age aumentando os movimentos intestinais em pacientes com constipação severa. A lubiprostona é um estimulador seletivo dos canais de cloro tipo 2, localizados na membrana apical do epitélio gastrintestinal. Como resultado, há um aumento na secreção de líquido intestinal rico em cloro, o que estimula os movimentos intestinais e facilita a passagem de fezes amolecidas (hidratadas) através do intestino. Ambos são recomendados em constipação severa e não responsiva aos demais laxantes, devendo-se usá-los como tratamento de exceção. São, ainda, de custo mais elevado e menos disponíveis.[9-12]

As técnicas de *biofeedback* consistem em treinamento para aprimorar o relaxamento da musculatura pélvica, associada a

Tabela 172.2 | Principais agentes laxantes disponíveis no Brasil, evidência e efeitos adversos

Tipo de agente	Nome e evidência	Dose	Efeitos adversos
Formadores de bolo	*Psyllium* (B)	4 colheres de sopa por dia (aprox. 30 g/dia) divididos em 3 doses	Deve ser utilizado com bastante água para evitar obstrução. Gases e distensão abdominal
Osmóticos	Lactulose (B)	15-30 mL uma ou duas vezes ao dia	Gases e distensão abdominal
	Polietilenoglicol (macrogol) (A)	17 g uma vez ao dia	Usado em forma de sachê para diluição em água. Gases e distensão
	Hidróxido de magnésio (B)	2-4 colheres de sopa por dia (30-60 mL)	Hipermagnesemia, hipocalcemia e hiperfosfatemia. Cuidar em IR
	Fostato de sódio (enema)*	133 mL via retal	Desidratação, hipocalcemia, hiperfosfatemia em pacientes com LRC. Perfuração intestinal
Estimulantes	Bisacodil (B)	1 ou 2 comprimidos à noite	Cólicas e dor abdominal
	Picossulfato de sódio (B)	1 ou 2 comprimidos ou 20 gotas à noite	Cólicas e dor abdominal
	Senna (C)	1 ou 2 comprimidos ou 1 colher de sopa à noite	Cólicas e dor abdominal. Estudos não encontraram evidências de associação entre os laxantes estimulantes e câncer colorretal
Emolientes	Docusato de sódio (B)	1-3 drágeas uma vez ao dia	Má absorção de vitaminas lipossolúveis; pneumonia aspirativa em pessoas em risco
	Óleo mineral	5-45 mL ao deitar à noite	Má absorção de vitaminas lipossolúveis; pneumonia aspirativa em pessoas em risco
Procinéticos	Prucaloprida	1-2 mg à noite	Náusea, dor abdominal, diarreia e cefaleia
	Lubiprostona	24 mcg duas vezes ao dia	Náusea, diarreia e cefaleia

IR, insuficiência renal; LRC, lesão renal crônica.
Fontes: World Gastroenterology Organisation[9] e Paquette e colaboradores.[10]

esforço evacuatório, para melhor atingir a defecação. Essa técnica encontra evidências de benefício em casos refratários e, principalmente, nas pessoas com disfunção do assoalho pélvico (A). Esses últimos são mais propensos a responder ao *biofeedback* do que a laxantes e dieta. É uma técnica ainda pouco disponível, que requer treinamento de equipe e instrumental para sua realização, além de carecer de normatização.[20]

Em pessoas com constipação de difícil tratamento, como idosos que têm pouca mobilidade ou doenças neurológicas, mudanças dietéticas e laxantes podem não ter efeito. Nesses casos, se a evacuação não ocorre a cada 3 dias e houver sintomas de desconforto, ou, ainda, quando houver fecaloma, podem ser utilizados enemas (glicerinados ou de água morna) por alguns dias consecutivos (sugere-se não exceder 3 dias) e fragmentação digital do fecaloma, para promover a desimpactação fecal, e, após uma adequada limpeza do trato digestório, manter uso de laxantes diariamente para manutenção e facilitação da evacuação.[12] Nesses casos, a preferência é pelos laxantes com melhor evidência de benefício, como os osmóticos (polietilenoglicol e lactulose), seguidos dos laxantes estimulantes. Em pacientes acamados ou demenciados, pode ser necessária a manutenção de enemas, uma ou duas vezes na semana, para evitar recorrência na impactação, além do uso de supositórios de glicerina associados ao laxantes, uma vez que estes também auxiliam na liquefação das fezes.

Quando referenciar

O referenciamento da pessoa constipada deverá ser realizado de acordo com as patologias associadas e com a resposta ao tratamento proposto, levando em consideração a experiência do médico assistente e os recursos disponíveis para consultoria e diagnóstico.

Pessoas com constipação funcional crônica que não respondem ao tratamento com medidas não farmacológicas e laxantes podem ser avaliadas por equipe multiprofissional que inclua gastrenterologista ou proctologista, além de nutricionistas e psicólogos.[9] A consultoria, nesses casos, pode indicar a realização de exames mais específicos (como estudo de trânsito colônico, teste de expulsão de balão, manometria anorretal, ressonância funcional ou defecografia). Estes podem auxiliar na seleção de pessoas que eventualmente tenham melhor resposta ao tratamento com *biofeedback* (disfunção do assoalho pélvico)[20] ou ainda indicar tratamento com injeção de toxina botulínica ou tratamento cirúrgico, nos raros casos muito graves e refratários.[14]

Condições que causam dor anorretal, quando não responderem a tratamento conservador, requerem avaliação de um proctologista, com vistas à indicação e ao manejo cirúrgico. Essas condições incluem as fissuras anais, os prolapsos retais, as hemorroidas e os abscessos anorretais.[12] A presença de retocele deve ser encarada com cuidado: o reparo cirúrgico nem sempre oferece alívio aos sintomas de dificuldades defecatórias. O referenciamento, nesses casos, deve ser realizado nas situações mais refratárias ao tratamento conservador e quando o esvaziamento da retocele não ocorre completamente após a defecação, necessitando, muitas vezes, de pressão digital intravaginal.[14]

As anormalidades estruturais, como estreitamento colônico, megacolo e megarreto, devem ser avaliadas por um cirurgião, dado que a correção cirúrgica pode proporcionar melhores resultados do que o tratamento conservador. Da mesma forma, a doença de Hirschsprung pode ser pouco responsiva ao tratamento conservador, devendo ser avaliada por cirurgião.[9]

Na ocorrência dos sinais de alerta vermelho, se não houver possibilidade de investigação ambulatorial, o referenciamento é mandatório e em caráter de urgência, dada a necessidade de descartar neoplasia colônica. Na descoberta de neoplasias ou massas no intestino, a avaliação por equipe especializada é necessária e urgente.

Pessoas acamadas, demenciadas ou restritas ao leito/cadeira de rodas e que se apresentem com quadro de impactação fecal, obstipação (parada na eliminação de fezes), sem resposta aos enemas e laxantes osmóticos, podem necessitar de atenção hospitalar para avaliação de presença de fezes impactadas em nível alto do TGI, quando haverá necessidade de desimpactação com outros métodos (polietilenoglicol oral, manitol, endoscopia ou até cirúrgico).

Situações de cursem com abdome agudo ou oclusão intestinal devem ser referenciadas em caráter de urgência para consulta cirúrgica.

Dicas

▶ A maioria das constipações que se apresentam ao profissional da APS é de causa funcional, não havendo necessidade de realização de exames de imagem e/ou laboratoriais.

▶ O diagnóstico deve ser realizado com base nas dificuldades enfrentadas para evacuação, no uso crônico de laxantes, para manter boa qualidade de evacuação, e na redução de qualidade de vida; o uso exclusivo e formal dos critérios de Roma III pode não ser suficientemente inclusivo.

▶ Sintomas de ansiedade, depressão, transtornos alimentares, história de abuso sexual, traumas na infância e violência doméstica estão fortemente associados à constipação funcional.

▶ Os exames complementares são reservados para casos em que haja suspeita de causa secundária, doença sistêmica ou alerta vermelho.

▶ Os alertas vermelhos indicam necessidade de investigar o TGI para descartar neoplasias, e o exame de escolha deve ser a colonoscopia.

▶ Medicamentos que possam causar constipação devem ser revisados e, se possível, negociada a sua troca junto à pessoa.

▶ As mudanças de estilo de vida e dietéticas, como o aumento das fibras e dos líquidos, a atividade física regular e o treinamento intestinal são medidas importantes e geralmente suficientes para a melhora da constipação funcional na maioria das pessoas.

▶ Quando as medidas comportamentais e dietéticas não forem suficientes, a adição de um laxante formador de bolo, como o *psyllium*, por períodos de 2 a 4 semanas, é bastante efetiva.

▶ Explicar que o hábito intestinal não precisa ter frequência diária e que a constipação não é um sinal absoluto de câncer colorretal são orientações indispensáveis que auxiliam na recuperação.

▶ Casos refratários devem ser discutidos por meio de referenciamento para especialista, matriciamento ou equipes multiprofissionais (que incluam, de preferência, nutricionistas e psicólogos) com experiência na APS, para que exames específicos possam ser mais bem indicados e para que sejam indicadas técnicas especiais de tratamento, como o *biofeedback*. O uso de injeções de toxina botulínica ou de cirurgia (colectomia parcial) raramente é necessário, reservado para casos muito graves e refratários.

Erros mais frequentemente cometidos

- Realizar exames complementares indiscriminadamente e na avaliação inicial da pessoa constipada, mesmo na ausência de sinais e sintomas sugestivos de causas secundárias
- Não avaliar a possibilidade de uma causa secundária, considerando a pessoa como constipada funcional sem pesquisa adequada de sinais e sintomas
- Subestimar ou negligenciar a presença dos alertas vermelhos, não oferecendo a investigação necessária
- Deixar de instruir a pessoa sobre o tempo de melhora que é necessário quando da instituição de medidas comportamentais e dietéticas. Muitas pessoas podem se desestimular pela ausência de evacuações regulares em curto prazo e desistirem do tratamento ou se automedicarem
- Tratar apenas com laxantes, sem estimular o consumo de fibras e líquidos e a prática de atividades físicas e hábitos de evacuação
- Deixar de abordar problemas psicossociais associados
- Deixar de realizar anamnese e exame físico adequados em pessoas hiperutilizadoras, diagnosticando a constipação crônica funcional sem antes descartar alertas vermelhos ou causas secundárias

Prognóstico e complicações possíveis

A grande maioria das pessoas tem melhora sintomática em 4 a 6 semanas após a correta instituição das medidas comportamentais e dietéticas.[9] A cronificação ocorre principalmente devido à presença de múltiplos fatores de risco e abordagem incorreta ou insuficiente pelos profissionais de saúde. A principal consequência da cronificação está relacionada à redução da qualidade de vida.[5]

Do ponto de vista orgânico, as possíveis complicações mais comuns que podem ocorrer são hemorroidas, fissuras, sangramentos anais e impactação fecal (fezes endurecidas na ampola retal). Mais raramente, podem ocorrer também úlceras retais, prolapso retal, diarreia paradoxal (evacuação de fezes líquidas que ultrapassam a barreira das fezes endurecidas do cólon), incontinência fecal, obstrução e vôlvulo intestinal.[9]

Atividades preventivas e de educação

De importância fundamental é tentar compreender as crenças culturais das pessoas no que se refere ao hábito intestinal. Explicar que o hábito evacuatório é bastante variável e acompanha as mudanças dietéticas e a imobilidade é de grande valor e pode ser uma medida suficiente para aplacar dúvidas e preocupações de grande parte das pessoas. O uso de laxantes de forma indiscriminada deve ser sempre contraindicado, devido aos efeitos colaterais que podem ocorrer. Nas pessoas que necessitarem de laxantes, seu uso deve ser feito de maneira racional. Dieta saudável e prática de atividade física regular sempre devem ser abordadas, por se tratarem de hábitos relacionados à melhoria da qualidade de vida (e como componente da medicina centrada na pessoa), além de trazerem auxílio ao tratamento da constipação. A evacuação é um fenômeno fisiológico que deve ser desmistificado, encorajando as pessoas a responderem prontamente à necessidade de evacuar, evitando, assim, a redução da atividade colônica.

Papel da equipe multiprofissional

O enfermeiro é um profissional fundamental para auxílio na escuta e na detecção de situações que necessitam de cuidados médicos, considerando a queixa de constipação. Além disso, pode tornar-se importante no seguimento de pacientes em que as medidas não farmacológicas forem implementadas, tanto para ob-

ÁRVORE DE DECISÃO

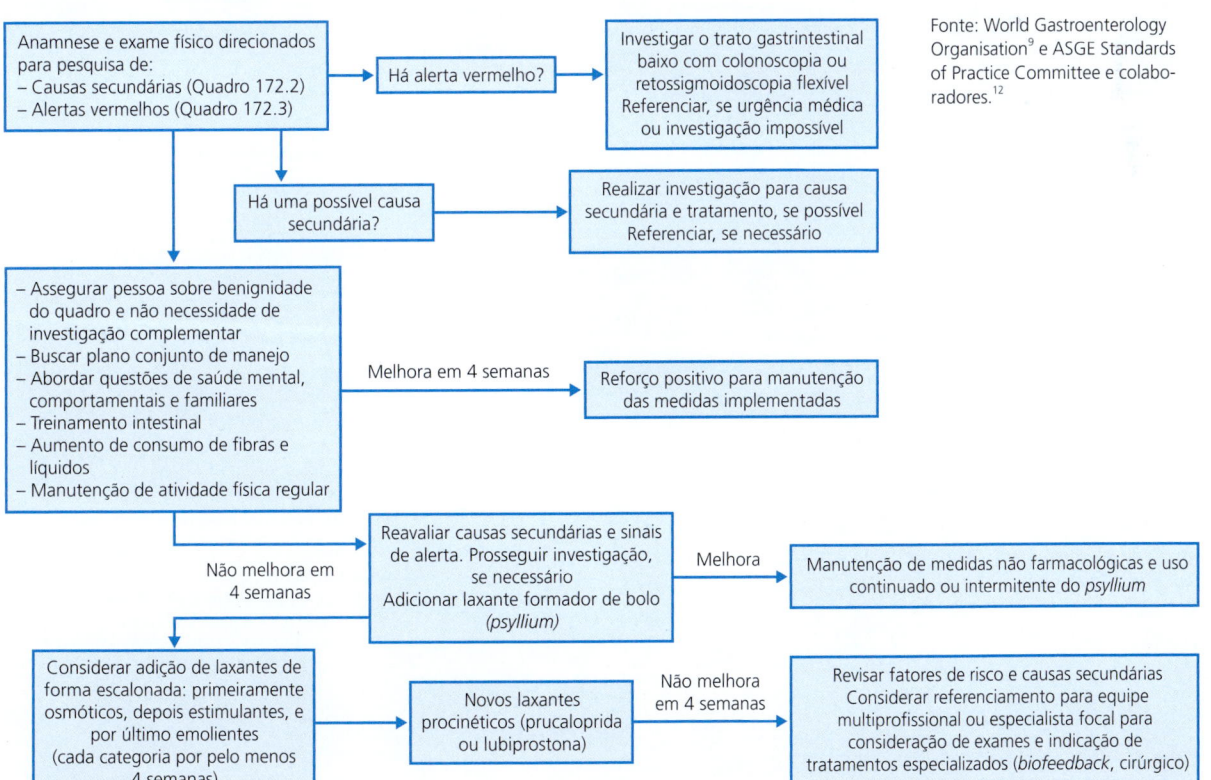

Fonte: World Gastroenterology Organisation[9] e ASGE Standards of Practice Committee e colaboradores.[12]

servar junto aos pacientes a capacidade de implementação das medidas quanto para detectar os casos refratários. Em pessoas acamadas, a participação efetiva do profissional de enfermagem pode ser ainda mais determinante para instrumentalizar as famílias e pacientes para a realização de procedimentos em domicílio, como enemas e colocação de supositórios.

Nutricionistas estão aptos para o auxílio de implementação de medidas alimentares, como aumento de consumo das fibras, líquidos e coquetéis laxativos à base de fibras.

Psicólogos podem ser de auxílio quando a abordagem da pessoa constipada necessitar fundamentalmente de abordagem sistemática dos problemas emocionais e psicossociais associados, muitas vezes, à cronificação dos casos e à resistência terapêutica.

REFERÊNCIAS

1. Folden SL, Backer JH, Maynard F, Stevens K, Gilbride JA, Pires M, et al. Practice guidelines for the management of constipation in adults [Internet]. Glenview: Rehabilitation Nursing Foundation; 2002 [capturado em 07 abr. 2018]. Disponível em: http://www.rehabnurse.org/pdf/BowelGuideforWEB.pdf.

2. Richter JM. Approach to the patient with constipation. In: Goroll AH, Mulley AG. Primary care medicine: office evaluation and management of the adult patient. 5th ed. Philadelphia: Lippincott Williams & Wilkins; 2006.

3. Collete VL, Araújo CL, Madruga SW. Prevalência e fatores associados à constipação intestinal: um estudo de base populacional em Pelotas, Rio Grande do Sul, Brasil, 2007. Cad Saúde Pública. 2010;26(7):1391-1402.

4. Schmidt FMQ, Santos VLCG, Domansky RC, Barros E, Bandeira MA, Tenório MAM, et al. Prevalência de constipação intestinal autorreferida em adultos da população geral. Rev Esc Enferm USP. 2015;49(3):440-449.

5. Belsey J, Greenfield S, Candy D, Geraint M. Systematic review: impact of constipation on quality of life in adults and children. Aliment Pharmacol Ther. 2010;31(9):938-949.

6. Martin BC, Barghout V, Cerulli A. Direct medical costs of constipation in the United States. Manag Care Interface. 2006;19(12):43-49.

7. Nyrop KA, Palsson OS, Levy RL, Korff MV, Feld AD, Turner MJ, et al. Costs of health care for irritable bowel syndrome, chronic constipation, functional diarrhoea and functional abdominal pain. Aliment Pharmacol Ther. 2007;26(2):237-248.

8. Singh G, Kahler K, Bharathi V, Mithal A, Omar M, Triadafilopoulos G. Adults with chronic constipation have significant healthcare resource utilization and costs of care. Am J Gastroenterol. 2004;99:S227.

9. World Gastroenterology Organisation. WGO practice guideline: constipation [Internet]. Milwaukee; 2010 [capturado em 07 abr. 2018]. Disponível em: http://www.worldgastroenterology.org/constipation.html.

10. Paquette IM, Varma M, Ternent C, Melton-Meaux G, Rafferty JF, Feingold D, et al. The American Society of Colon and Rectal Surgeons Clinical Practice Guideline for the evaluation and management of constipation. Dis Colon Rectum. 2016;59(6):479-492.

11. Bharucha AE, Pemberton JH, Locke GR 3rd. American Gastroenterological Association technical review on constipation. Gastroenterology. 2013;144(1):218-238.

12. ASGE Standards of Practice Committee, Cash BD, Acosta RD, Chandrasekhara V, Chathadi KV, Eloubeidi MA, et al. The Role of endoscopy in the management of constipation. Gastrointest Endosc. 2014;80(4):563-565.

13. Prather CM. Subtypes of constipation: sorting out the confusion. Gastroenterol Disord. 2004;4(Suppl 2):S11-S6.

14. McCallum IJD, Ong S, Mercer-Jones M. Chronic constipation in adults. Br Med J. 2009;338(960):763-766.

15. Garrigues V, Gálvez C, Ortiz V, Ponce M, Nos P, Ponce J. Prevalence of constipation: agreement among several criteria and evaluation of the diagnostic accuracy of qualifying symptoms and self-reported definition in a population-based survey in Spain. Am J Epidemiol. 2004;159(5):520-526.

16. Stewart M, Brown JB, Weston WW, McWhinney IR, McWilliam CL, Freeman TR. Medicina centrada na pessoa: transformando o método clínico. 2. ed. Porto Alegre: Artmed; 2010.

17. US Preventive Services Task Force, Bibbins-Domingo K, Grossman DC, Curry SJ, Davidson KW, Epling JW Jr, et al. Screening for colorectal cancer: U.S. Preventive Services Task Force recommendation statement. Ann Intern Med. 2008;149(9):627-637.

18. Annells M, Koch T. Constipation and the preached trio: diet, fluid intake, exercise. Int J Nurs Stud. 2003;40(8):843-852.

19. Meshkinpour H, Selod S, Movahedi H, Nami N, James N, Wilson A. Effects of regular exercise in management of chronic idiopathic constipation. Dig Dis Sci. 1998;43(11):2379-2383.

20. Heymen S, Scarlett Y, Jones K, Ringel Y, Drossman D, Whitehead WE. Randomized, controlled trial shows biofeedback to be superior to alternative treatments for patients with pelvic floor dyssynergia-type constipation. Dis Colon Rectum. 2007;50(4):428-441.

CAPÍTULO 173

Problemas anorretais comuns

Rubens Araujo de Carvalho
Vanessa Hagenbeck Carranza

Aspectos-chave

▶ Muitas pessoas referem ter "hemorroidas" pelo fato de apresentarem sintomas na região anal e não foram diagnosticadas corretamente.

▶ Nunca deixe de examinar a pessoa consultada! Negocie a realização do exame físico, deixando bem clara a sua necessidade, como é o procedimento em si e as condições para executá-lo.

▶ O sintoma mais frequente dos problemas anorretais é o sangramento indolor da região anal, sendo as hemorroidas sua principal causa. Diagnósticos concomitantes são frequentes em 30% das pessoas.

▶ O médico de família e comunidade pode tratar a maioria das pessoas de maneira satisfatória com medidas de orientação dietética e hábitos intestinais. A longitudinalidade garante o referenciamento ao especialista quando for pertinente.

Caso clínico

Erilene, 38 anos, comparece à Unidade de Saúde da Família para fazer sua consulta agendada para acompanhamento de hipertensão. Durante a consulta, relata estar bem, sem queixas no momento. Ao exame, os níveis pressóricos estão em 130/90 mmHg. Mantida sua prescrição, sua receita é entregue e ela é orientada a retornar na data marcada.

Ao receber sua receita, fica parada, como se aguardando algo; então é perguntada se precisa de algo mais. Passa um tempo pensando, e para se convencer, diz em voz alta: "Médico é para a gente dizer estas coisas mesmo!". Com o olhar baixo, diz que há um tempo sofre com dores na região anal e sensação de "caroço" no local; diz que "somem" por algum tempo para retornar em outros. A primeira vez que sentiu isso foi na gestação do seu último filho, agora com 20 anos, e tem períodos de crises repetidas. Negava, no momento, qualquer tipo de sangramento, mas já tinha visto no papel higiênico raias de sangue após a evacuação.

Na última semana, a dor ao evacuar tinha piorado muito, e com medo resolveu tentar falar sobre o assunto.

Na hora em que foi dito que havia a necessidade de examinar o local, disse: "Não! De jeito nenhum! O senhor já sabe o que é, não precisa ver!". Com paciência, é explicado o porquê da necessidade do exame da região anal, lembrando que o procedimento habitual na unidade para o exame de partes íntimas era que fosse acompanhado por um profissional de saúde do mesmo gênero da pessoa. Após breve reflexão, ela se convence da realização do exame, mas pede para este ser feito em outro momento. Apesar do receio de ela não comparecer, seu exame é agendado para o próximo dia. Nesse momento, foi orientada a fazer banho de assento em água morna, tendo sido prescrito um analgésico oral.

No dia seguinte, à inspeção, é visualizado um saco hemorroidário externo, prolapsado, sem trombose. Após a aplicação de anestésico tópico, realiza-se a redução da hemorroida com sucesso.

Teste seu conhecimento

1. Sobre a situação descrita no Caso clínico, em que a usuária "aparece" com uma queixa na etapa final da consulta, pode-se afirmar que:
   a. Isso é muito comum nos ambulatórios em geral
   b. Esta queixa é, geralmente, a parte mais importante da consulta para a usuária
   c. Isso se chama "comentário da maçaneta" ou problema de saída
   d. Todas as alternativas estão corretas

2. Sobre as hemorroidas do período gestacional, deve-se:
   a. Referenciar com urgência a um proctologista especializado em gestantes
   b. Prescrever apenas medicamentos analgésicos tópicos
   c. Orientar o aumento da ingesta hídrica, o consumo de alimentos laxantes, a evitar os alimentos constipantes e a tomar banho de assento com água morna
   d. Explicar que o uso de medicamento não prejudica a criança

3. Nesta consulta, o tratamento da hemorroida será:
   a. Regularizar o trânsito intestinal
   b. Ingerir mais água
   c. Referenciar para o proctologista
   d. Todas as alternativas

4. O melhor tratamento para a hemorroida desta paciente será:
   a. Apenas suplementação de fibras
   b. Ligadura elástica
   c. Hemorroidectomia
   d. Nenhuma das respostas

5. O melhor tratamento para fissura anal aguda é:
   a. Suplementação de fibras
   b. Banho de assento
   c. Analgésico tópico
   d. Todas as respostas

Respostas: 1D, 2C, 3D, 4B, 5D

Do que se trata

Os problemas anorretais (PARs) são muito comuns na prática clínica e são causados por vários tipos de doenças. A maioria é benigna e pode ser facilmente administrada no ambulatório do médico de família e comunidade.[1]

As pessoas com hemorroidas ou que supõem ter hemorroidas, na maioria das vezes, se tratam com automedicação.[2] Freeman[3] elucida que a decisão de procurar um médico, por pessoas que praticam o autocuidado, está mais relacionada ao nível de dor ou desconforto, nas interferências em atividades diárias ou se elas pensam que é algo sério.[3] Assim, a pessoa que revela seu sintoma anorretal tem de ultrapassar uma barreira cultural importante, e os médicos de família não podem negligenciar esse apelo.

Para dimensionar a gravidade de um PAR, a palavra hemorroida (em inglês, *hemorrhoids*) foi a mais acessada no Google© americano em 2012 no quesito saúde. Isso mostra que o interesse no assunto, na privacidade da sua casa, é muito maior do que se vê nos consultórios.[2]

Para entender esta demanda oculta, um estudo com médicos de família e comunidade franceses revelou que apenas 2% das consultas dos médicos que responderam ao questionário proposto tem os PARs como o principal motivo do encontro. Neste estudo, tem-se que, em 45,1% das consultas com queixa anorretal, o paciente estava no consultório "apenas" para uma renovação de receita.[3] Sendo assim, parece que os PARs são sérios candidatos aos "comentários da maçaneta", que ocorrem quando a pessoa decide falar de um problema no momento de sair do consultório ao tocar na maçaneta da porta. Estar aberto para este tipo de abordagem é poder dar espaço à demanda principal da pessoa, apesar de oculta em um primeiro momento.

O sangramento é o sintoma mais frequente dos PARs, mas não tem uma grande especificidade para a doença hemorroidária em si, mesmo sendo as hemorroidas o diagnóstico mais comum. O médico de família deve ter muito cuidado ao atribuir esse sintoma apenas à hemorroida, pois se deve sempre dar atenção aos sinais de alerta. No Caso clínico, dor e sangramento com sensação de "caroço" no ânus são os elementos da história para se pensar em um quadro de PAR, mas não são suficientes para um diagnóstico preciso, sendo o exame físico fundamental.

Os sinais de alerta são idade maior do que 50 anos, história familiar de neoplasias retais, polipose adenomatosa familiar (PAF) e doença inflamatória intestinal (DII), sangramento persistente, apesar de tratamento, perda de peso sem motivo (> 5% do peso corporal em 6 meses) e anemia persistente por deficiência de ferro.

O Quadro 173.1 apresenta os diagnósticos diferenciais das hemorroidas e seus sintomas principais.

As hemorroidas são dilatações sintomáticas dos plexos arteriovenosos que circundam o reto distal e o canal anal e se tornam sintomáticas quando aumentadas, inflamadas, prolapsadas ou trombosadas.[4]

A verdadeira prevalência das hemorroidas é desconhecida.[2] Não há predominância entre os sexos, pois é visto que a idade e o aumento da pressão abdominal (gravidez, obesidade, ascite, ficar sentado muito tempo, fazer muita força ao defecar, etc.) podem levar o indivíduo a ter sintomas relacionados às hemorroidas. Na distribuição etária, há um padrão crescente de diagnósticos, havendo um pico de incidência no período de 45 a 65 anos; nos indivíduos com menos de 20 anos, essa doença é infrequente.[4,5]

A fissura anal é outro diagnóstico comum na atenção primária à saúde, sendo mais encontrada em adultos jovens de ambos os sexos. Geralmente, as pessoas reclamam de intensa dor tipo espasmo de longa duração após a evacuação, podendo haver sangramento (hematoquezia) ou saída de secreção ao usar o papel higiênico. Nessas condições, pode-se observar a existência de uma saliência local, que pode ser percebida pela pessoa durante sua higiene íntima ou durante o ato sexual, e comumente se trata de plicoma sentinela. Plicomas são abaulamentos da pele na região anal ou perianal que, geralmente, não apresentam nenhum sintoma clínico e são indicativos de processos crônicos no local.

O prurido anal é um sintoma complexo, não uma doença específica. Até 5% da população adulta apresenta o sintoma, a maior parte homens da 4ª a 6ª década de vida. Provavelmente, todas as pessoas já tiveram o sintoma, que é uma causa de constrangimento social. A fricção excessiva da pele resulta em maceração, multinfecção e diminuição da camada de gordura, levando à hipertrofia da epiderme e à liquenificação. A etiologia em mais da metade dos casos é idiopática (multicausal?). Felizmente, a orientação de uma higiene melhor ajuda na maioria dos casos.[6]

O condiloma acuminado é um PAR que se apresenta como uma verruga no ânus ou na região perianal. Mesmo pessoas que não praticam sexo anal podem desenvolver lesões na região. Traumas na própria verruga podem gerar sangramentos e dores locais (ver Cap. 140, Infecções sexualmente transmissíveis).

Neoplasias ou pólipos podem se apresentar com uma gama de sintomas. Sangramentos ocultos, nodulação, alterações no padrão da evacuação sem alteração de dieta, afilamento das fezes, emagrecimento não intencional importante, anemias e sangramentos sem melhora, mesmo com tratamentos, história familiar de PAF, câncer anorretal ou DII, além da idade avançada, são sinais que requerem uma investigação para se determinar a causa do problema.

Os abscessos anais são infecções do canal anal que se estendem para as regiões adjacentes do ânus. São extremamente dolorosos, apresentam hiperemia local e podem cursar com abaulamento localizado na margem anal. Pessoas em maior risco para este PAR são os portadores de diabetes, doença cardíaca, linfomas, leucemias, câncer anal e retal e doença de Crohn. Os

Quadro 173.1 | **Diagnósticos diferenciais de hemorroidas**

Diagnóstico diferencial	Sintomas/informações importantes
▶ Fissura anal aguda ou crônica	▶ Dor e sangramento, plicoma
▶ Prurido anal	▶ Muito comum, afeta de 1-5% dos adultos
▶ Condiloma acuminado perianal	▶ Verrugas no ânus ou na região perianal
▶ Neoplasia retal	▶ Adenocarcinoma é o mais frequente
▶ Neoplasia do canal anal	▶ Carcinoma epidermoide e melanoma
▶ Pólipo retal	▶ Pode sangrar ou prolapsar
▶ Papila anal hipertrófica	▶ Sangramento, prolapso, desconforto anal
▶ Prolapso retal	▶ Desconforto local, prurido, sangramento e prolapso
▶ Abscesso retal	▶ Dor intensa e, algumas vezes, secreção purulenta
▶ Fístula anorretal	▶ Desconforto local, secreção e prurido

mais acometidos são homens (2:1) na 2ª a 4ª década de vida. Os abscessos são os grandes responsáveis pelo surgimento da fístula perianal, cuja faixa etária mais acometida é entre a 3ª e a 4ª década de vida. Suas manifestações clínicas são a presença permanente ou intermitente de secreção purulenta na margem anal, ser indolor, apresentar irritação e prurido.[1,7]

O prolapso retal ou retocele é uma protrusão total da parede do reto. Ocorre em todas as idades, porém tem um pico de incidência na 6ª década de vida, mais predominante no sexo feminino. Sintomas anorretais como incontinência fecal, sangramento, saída de muco, perda fecal e, raramente, dor são parte da sintomatologia.[1]

A doença pilonidal, apesar de não ser um PAR, envolve a região glútea e pode ser caracterizada como uma "hemorroida" pela pessoa. Consiste em uma infecção subcutânea na metade superior da prega glútea. Pode-se apresentar como um abscesso agudo ou como uma ferida indolente, resistente à cura espontânea, que causa desconforto. É mais comum na 2ª década de vida. Afeta mais o sexo masculino, na proporção de 3:1, e é mais comum em indivíduos com muito pelo.[8] Em algumas pessoas, a lesão drena de forma espontânea, o que promove alívio dos sintomas temporariamente. Pode-se apresentar com um ciclo crônico de drenagem e recrudescência até que a pessoa procure assistência.

Quando pensar

O sintoma mais comum associado à doença hemorroidária é o sangramento retal indolor, de pouco volume e intermitente. Outros sintomas menos frequentes podem estar associados, como prurido, edema, prolapso, perda fecal ou saída de secreção. Esse sangramento geralmente pode ser visualizado ao se realizar a limpeza local com papel higiênico ou no vaso sanitário sobre as fezes. A dor anal está mais relacionada às hemorroidas trombosadas ou à fissura anal, necessitando uma avaliação mais cuidadosa, já que pode haver diagnóstico concomitante.[4] O Quadro 173.2 apresenta os sintomas mais comuns das hemorroidas.

O que fazer

Anamnese

Devido às várias doenças dentro do espectro dos PARs, a coleta de dados sobre duração, frequência, intensidade, fatores desencadeantes de piora e melhora, a quantidade (no caso de sangramentos ou saída de secreção) e abordagens anteriores dos sintomas facilita a diferenciação das hipóteses diagnósticas. Quando há queixa maior de dor, de moderada a intensa, o médico de família deve ter a atenção redobrada para o diagnóstico de hemorroida aguda trombosada, fissura ou abscesso anal. Dores com início insidioso, piora progressiva e não relacionada à defecação podem indicar abscesso.

Conhecer os hábitos alimentares, de hidratação e intestinais possibilitará obter informações para o controle dos sintomas dos PARs. Se a pessoa for do sexo feminino, saber a paridade e os tipos de partos pode ajudar a entender fatores de risco pessoais.

Trauma local pode causar sintomas na região, devendo-se estar atento para considerar a possibilidade de violência sexual, dependendo da correlação da história relatada, da vulnerabilidade pessoal e do exame físico.

Apesar de não apresentar influência no aparecimento de hemorroidas, muito menos de incontinência fecal, a prática de sexo anal desprotegido e sem lubrificantes aumenta o risco de sintomas relacionados aos PARs, sendo sempre importante reforçar as orientações de prevenção às infecções sexualmente transmissíveis (ISTs). A história familiar deve investigar a ocorrência de PAF, neoplasias retais e DIIs.

Uma exploração de como a pessoa entende o seu problema ajuda a perceber aspectos da experiência da doença e contribuirá para uma compreensão do contexto e melhor resolutividade, como orienta o método clínico centrado na pessoa (MCCP) (ver Cap. 15, Consulta e abordagem centrada na pessoa).

Exame físico

O exame físico é fundamental para o diagnóstico correto porque muitas pessoas se referem aos PARs como hemorroidas,[9] e diagnósticos concomitantes são possíveis.

A realização do exame físico é enfatizada por um estudo com 807 indivíduos referenciados por médicos generalistas, sem referência por escrito, ao proctologista. Este observou ausência de doença anorretal em 33,2% (268), e das 539 pessoas avaliadas que apresentavam algum PAR, 168 (31,2%) tinham mais de uma doença.[10]

Evitar que o paciente seja referenciado desnecessariamente é um dos papéis mais importantes do médico de família.

A dificuldade cultural da realização do exame físico não pode ser negligenciada pelo médico de família e comunidade. A negociação entre o médico e a pessoa em consulta deve ser um diferencial da especialidade, já que se preza o uso do MCCP. Deixar bem claro o motivo do exame e o uso de estratégias de negociação, como a "demora permitida", utilizada no Caso clínico, podem ser de grande valia. Dependendo das restrições impostas pela pessoa e diante da recusa do exame físico ser realizado pelo próprio médico de família, a possibilidade de a avaliação física ser feita por outro médico especialista deve ser considerada.

No momento do exame, o local deverá ser fechado à chave, para evitar interrupções desnecessárias e constrangedoras. No caso de discordância entre os gêneros do examinador e da pessoa, como aconteceu no Caso clínico, é recomendado sugerir a presença, na sala, de uma terceira pessoa, sendo ou um profissional de saúde do mesmo gênero da pessoa ou algum acompanhante autorizado.

Para o exame ser realizado, deve-se colocar a pessoa na posição de Sims, isto é, deitada em decúbito lateral esquerdo com o joelho direito dobrado e os braços em repouso (Figura 173.1). O exame físico é dividido em três partes: a inspeção do ânus e do períneo, o toque retal e a anuscopia.

Quadro 173.2 | **Sintomas mais comuns em pessoas com hemorroidas**

- ▶ Sangramento indolor
- ▶ Prolapso mamário hemorroidário
- ▶ Dor e/ou desconforto anal e/ou tenesmo anal
- ▶ Inflamação aguda (trombose), com ou sem sinais de flebite
- ▶ Irritações e/ou dermatites perianais (podem ser causa de prurido)
- ▶ Sensação de esvaziamento incompleto do reto após evacuação

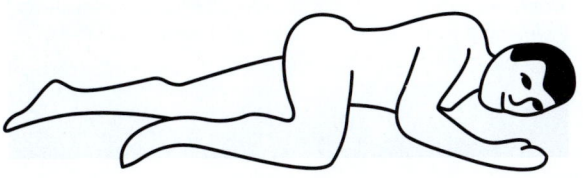

▲ **Figura 173.1**
Posição de Sims.

Inspeção

Deve-se afastar as nádegas com as mãos para avaliar o ânus de maneira a observar a região entre as pregas anais (Figura 173.2). A hemorroida externa, interna, prolapsada, a trombose hemorroidária com ou sem flebite, a fístula e a fissura anal podem ser visualizadas neste momento. Pedir que a pessoa realize a manobra de Valsalva pode ajudar a mostrar algum sinal oculto pelo aumento da pressão abdominal.

Toque retal

Para a sua realização, é necessário o uso de lubrificante ou anestésico tópico, para diminuir o desconforto local. Com um dígito se palpa toda a circunferência anal interna à procura de massas palpáveis ou regiões doloridas.[5] A textura e o tônus esfincteriano devem ser notados. O exame deve ser evitado nos casos de fissura anal aguda, já que pode ser extremamente doloroso. A consistência da mucosa anal é aveludada, e a percepção das hemorroidas internas assintomáticas é difícil.

Após o exame, observa-se na luva a presença de sangue vivo e a coloração das fezes para ver se há melena.

Anuscopia

O anuscópio é um espéculo que afasta as paredes anais e permite a visualização direta da cavidade retal. O aparelho deve ser introduzido com o uso de lubrificante, e o auxílio de uma iluminação direta se faz necessário. A orientação para o esvaziamento do reto facilita o exame, mas, mesmo assim, a sensação da necessidade de evacuar durante sua realização pode ser uma queixa da pessoa. É um exame que deve ser evitado se houver fissura anal, bem como nos casos de condiloma acuminado. É parte importante do exame físico, porém nem todos os profissionais têm o treinamento necessário e/ou o aparelho para fazer o procedimento.

Diagnóstico

Classificação das hemorroidas

Após diagnosticar hemorroida, é necessário classificá-la considerando a sua localização em relação à linha pectínea, dividindo-a em interna, externa ou mista. As internas são as que se iniciam na região acima da linha pectínea e só são visíveis se prolapsadas, sendo geralmente impalpáveis ao toque. As externas estão abaixo da linha pectínea e são visíveis cursando com sintomas de prurido, ardência e dor.

Podem-se agrupar as hemorroidas em quatro classes:[4]

- Grau I – ocorre apenas sangramento indolor anal; não há prolapso.
- Grau II – há sangramento e prolapso, com redução espontânea.
- Grau III – há sangramento e prolapso, com redução manual.
- Grau IV – há sangramento e prolapso irredutível.

Essa classificação é baseada no grau do prolapso e serve para indicar o tipo de tratamento, mas é ineficaz para avaliar a gravidade do caso.

Hemorroidas trombosadas advêm de prolapsos graus III ou IV que se tornaram irredutíveis devido ao edema. Na história coletada, geralmente, há um relato da presença indolor do prolapso ao esforço evacuatório durante um longo período, e, no momento, a dor é intensa. Ao exame, é fácil perceber o edema local com as hemorroidas internas e/ou externas evertidas pelo canal anal (Figura 173.3).

Fissura anal

A fissura anal é uma lesão longitudinal dolorosa localizada no canal anal que se inicia um pouco abaixo da linha pectínea até a margem anal, na maioria dos casos, na linha média posterior. Apresenta-se por uma inflamação pronunciada na área circundante e está diretamente associada à hipertonia esfincteriana devido à dor no local. As fissuras anais são classificadas, quanto à sua duração, em agudas ou crônicas, sendo a crônica de duração superior a 6 semanas.[5]

Ao exame físico, a fissura anal é reconhecida facilmente, porém nem sempre sua visualização é fácil, necessitando de um estiramento da região glútea para melhor avaliação. Sua localização mais frequente é na linha média do polo posterior do ânus; em outros locais, devem-se considerar outras etiologias, como DII, infecção pelo vírus da imunodeficiência humana (HIV), ISTs, tuberculose ou malignidade.[5] Dependendo da intensidade da dor local, deve-se avaliar se aquele é o melhor momento para se fazer o toque retal. Caso o toque seja possível, é notável o aumento no tônus da musculatura do esfíncter anal.

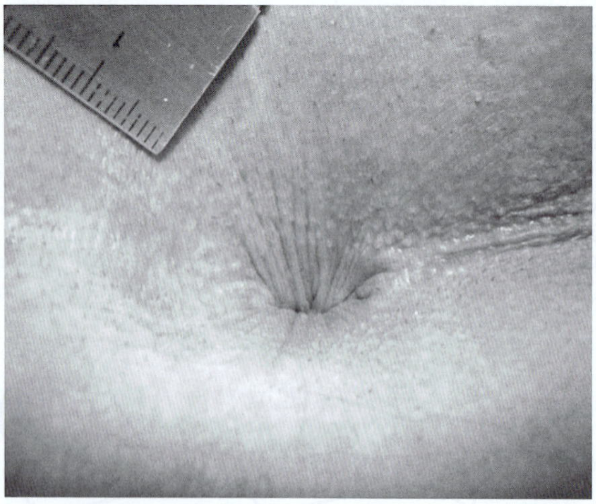

▲ **Figura 173.2**
Ânus normal e depilado.
Fonte: Kuehn e colaboradores.[10]

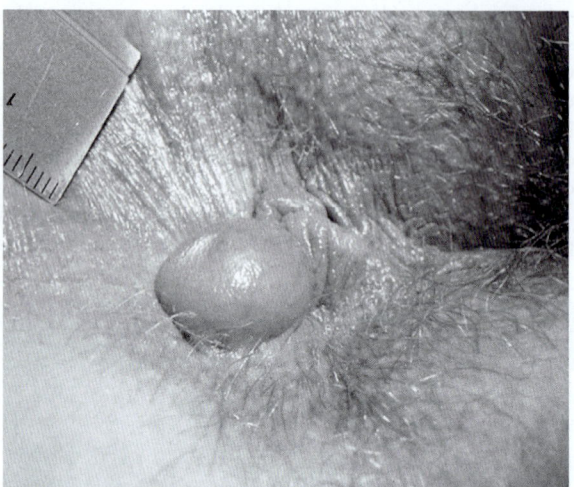

▲ **Figura 173.3**
Ânus com hemorroida trombosada.
Fonte: Kuehn e colaboradores.[10]

A lesão aguda é uma solução de continuidade superficial com a mucosa anal (Figura 173.4).[6]

A lesão crônica é uma úlcera bem definida com bordos irregulares, base endurecida e fibrosa. Em alguns casos, há associação com alterações secundárias, como o plicoma sentinela e a papila anal hipertrófica (Figura 173.5).

Exames complementares

Os exames complementares na avaliação da pessoa com PAR dependerão dos sinais de alerta e dos achados clínicos no toque retal. Verrugas internas e/ou nódulos obrigam a realização de uma retossigmoidoscopia flexível ou colonoscopia, para uma investigação de diagnósticos diferenciais. As pessoas maiores de 50 anos com queixa de sangramento vivo devem ser avaliadas com colonoscopia devido ao risco aumentado de terem tumores colorretais benignos ou malignos, DII ou doença diverticular (A).[11,12] Nestes casos, não se trata de rastreamento, mas investigação diagnóstica, já que há sintomas presentes. Em pessoas com mais de 60 anos, a ausência de sangramento não deve ser considerada como fator preditivo para inexistência de câncer, devendo ser realizado exame de imagem.

Sinais de alerta (Figura 173.6)

- Idade > 50 anos.
- História familiar de neoplasias retais, PAF ou DII.
- Sangramento anal persistente, apesar de tratamento.
- Perda de peso sem motivo (> 5 kg em 6 meses).
- Anemia persistente por deficiência de ferro após tratamento adequado.

Conduta proposta

Hemorroidas

O tratamento das hemorroidas deve ser voltado aos sintomas que a pessoa apresenta; logo, as hemorroidas assintomáticas não necessitam de tratamento específico (Figura 173.7).

Como a maioria das pessoas responde ao tratamento conservador, a hemorroida pode e deve ser tratada pelo seu médico de família, mas este, por sua vez, deve prestar atenção a doenças concomitantes e às indicações do tratamento cirúrgico.

A orientação sobre a dieta e o hábito intestinal é fundamental para o tratamento, pois ajuda a evitar crises, sendo recomendada até para os indivíduos assintomáticos. A regularização do trânsito intestinal e a diminuição do tempo em esforço evacuatório é uma recomendação a todos os portadores.

Para as hemorroidas sintomáticas de qualquer grau, a primeira medida a ser tomada é a melhora do hábito intestinal com uma dieta rica em fibras e aumento da ingesta de água. Em gestantes, essas são as medidas cabíveis e melhoram os sintomas e o sangramento, sendo indicadas para gestantes independentemente do grau, tipo de hemorroida e tempo de gravidez. Se a pessoa persiste com a queixa, mesmo com hábitos intestinais regulares e com fezes de consistência normal, há necessidade de outro tipo de intervenção. Os formadores de bolo fecal ajudam a controlar os sintomas de sangramento e a dor à evacuação (A). O *psyllium* (Metamucil™) é recomendado para ajudar na regulação intestinal.[6] Pode ser utilizado em todos os estágios da

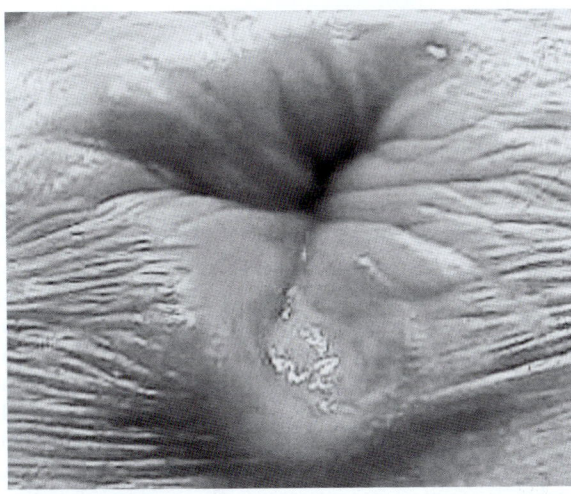

▲ **Figura 173.4**
Fissura anal aguda.
Fonte: Kuehn e colaboradores.[10]

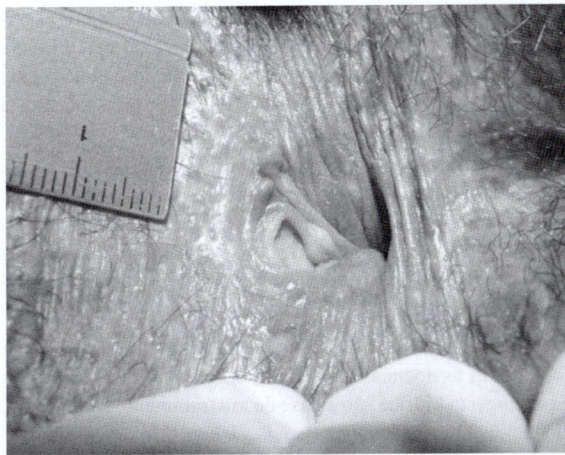

▲ **Figura 173.5**
Fissura anal crônica.[10]

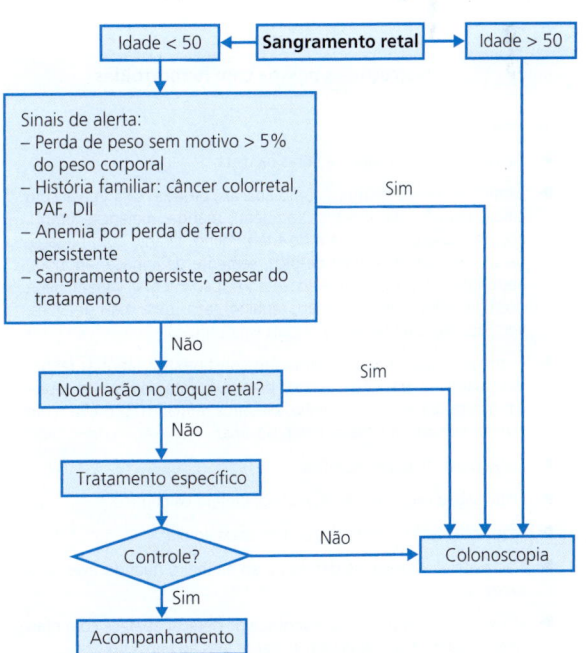

▲ **Figura 173.6**
Algoritmo da investigação dos sangramentos anorretais.

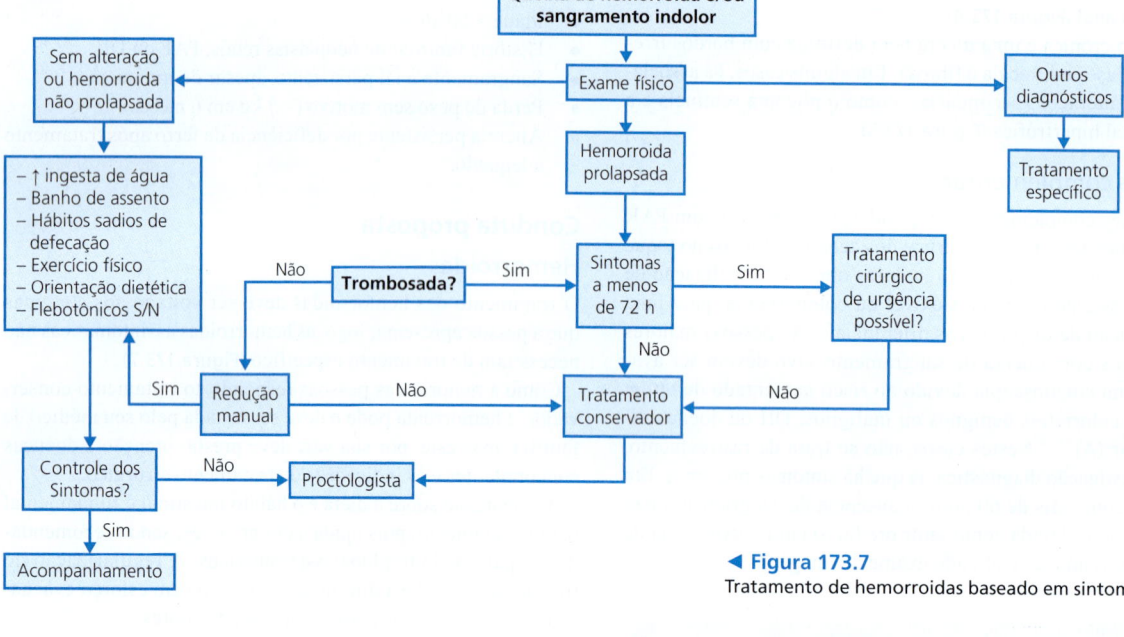

◄ **Figura 173.7**
Tratamento de hemorroidas baseado em sintomas.

doença, já que um dos motivos de recorrência dos sintomas da hemorroida é a manutenção de um hábito intestinal ruim.

O banho de assento com água morna ajuda a diminuir a pressão esfincteriana anal e, com isso, reduzir o sintoma de dor[13] (B), sendo recomendado a todos os sintomáticos.

O Quadro 173.3 apresenta as recomendações que o médico de família deve enfatizar na consulta.

O tratamento tópico com as diversas pomadas existentes no mercado com anestésicos e corticosteroides pode ser útil, mas o uso indiscriminado pode levar a doenças secundárias. É possível que a pessoa já tenha usado deste recurso antes de chegar à consulta como autocuidado, e este deve ser desencorajado sem o acompanhamento devido.

Quadro 173.3 | **Instruções à pessoa com hemorroidas**

▶ Beber bastante água

▶ Aumentar a quantidade de fibras na dieta

▶ Comer alimentos laxantes, como abacaxi, ameixa, cajá, maçã com casca, mamão (as sementes também), manga, melancia, umbu, acerola, cacau, aveia, farelo de trigo, milho, laranja com bagaço, feijão, lentilha, soja, grão-de-bico, semente de linhaça, abóbora, abobrinha, verduras cruas, arroz integral, pão integral, vagem, pepino, figo, folhas (alface, agrião, repolho), etc. (para mais detalhes, ver Cap. 76, Orientações essenciais em nutrição)

▶ Diminuir a quantidade de alimentos constipantes: farinhas refinadas, macarrão, pão branco, arroz branco, batata, macaxeira, tapioca, batata-doce, mandioquinha, biscoitos refinados, bolachas com farinha refinada, cuscuz de milho ou arroz

▶ Evitar o uso de papel higiênico

▶ Evitar sabão excessivamente alcalino; preferir os neutros

▶ Fazer banhos de assento duas a três vezes ao dia

▶ Não evitar a vontade de defecar, ir ao banheiro quando tiver vontade!

▶ Observar o horário em que a vontade de defecar aparece com mais frequência, pois isso ajuda a planejar as idas ao banheiro

▶ Procurar seu médico de família para fazer uma avaliação do sintoma, certificando-se de que o problema é apenas hemorroida

---

Para as hemorroidas de grau I e II, com sangramento ativo e agudo, recomenda-se o uso de flavonoides micronizados em conjunto com suplemento de fibras[14] (B) para o controle dos sintomas. Uma sugestão é uma dose de 450 mg de diosmina e 50 mg de hesperidina, de 12 em 12 horas, pelo tempo que o sangramento persistir, porém não há justificativa para seu uso por tempo prolongado e, caso isso aconteça, justifica-se um aprofundamento na investigação da causa.

Em casos de hemorroidas trombosadas agudas em até 72 horas, a hemorroidectomia de urgência está indicada, pois diminui o tempo de tratamento e o absenteísmo no trabalho segundo a literatura estrangeira[13] (C). Na realidade brasileira do Sistema Único de Saúde (SUS), este tipo de cirurgia pode ser impossível devido à superlotação hospitalar. Nesta situação, o tratamento conservador com analgésicos orais, formadores do bolo fecal, banhos de assento com água morna e flavonoides na fase aguda, com posterior referenciamento para o especialista focal, é o mais recomendado.

Nos portadores de hemorroidas grau I a III, a ligadura elástica é a técnica não cirúrgica mais realizada devido à pouca incidência de dor no pós-procedimento, ao retorno mais precoce às atividades laborais e ao baixo índice de recidiva.[4,15] A complicação mais frequente deste tratamento é a dor, devendo ser controlada com o emprego de analgésicos tópicos e/ou orais associados a banhos de assento em água morna.

A hemorroidectomia cirúrgica está indicada aos portadores de hemorroidas que sejam incapazes de tolerar o tratamento conservador ou que não desejam se submeter a eles, aos portadores de hemorroidas sintomáticas volumosas ou na falência de outros tratamentos.[4,15]

Fissura anal (Figura 173.8)

Como todas as doenças anorretais benignas, alterações na dieta e na ingesta hídrica são a base de um tratamento satisfatório, pois fezes endurecidas têm associação com o desenvolvimento e a manutenção das fissuras anais. A meta é o consumo de 25 a 30 gramas de fibras diariamente, de preferência, pela alimentação.

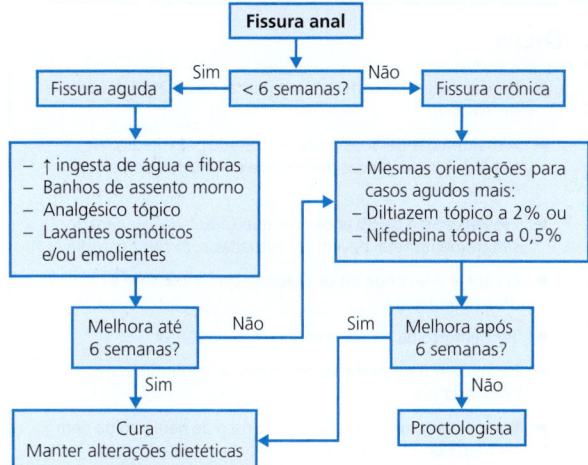

▲ Figura 173.8
Algoritmo de fissura anal.

O tratamento da fissura anal aguda deve ser abrangente, de modo a combinar analgésicos tópicos (cremes ou pomadas), banhos de assento com água morna e medicamentos formadores do bolo fecal, como *psyllium*. Essa gama terapêutica é responsável pela cicatrização das fissuras anais em mais de 50% dos casos.[5]

Na fissura anal crônica, usam-se as mesmas medidas para a fissura aguda e se inclui o tratamento tópico com pomada de diltiazem a 2%, nifedipino a 0,5%, gliceriltrinitrato ou dinitrato de isossorbida a 0,2%, aplicando-se duas vezes ao dia, durante 6 a 8 semanas. Todas as substâncias apresentaram eficácia semelhante em uma revisão sistemática[8] (A), apesar de os nitratos causarem cefaleia como efeito adverso em 70% dos usuários.[5] Essas pomadas não são apresentações encontradas industrialmente, sendo necessária a sua manipulação. Como sugestão, orienta-se a prescrição de nifedipino a 0,5% com lidocaína a 1,5%, em pomada lavável qsp, 50 gramas. A persistência da fissura após o tempo recomendado indica a necessidade da avaliação especializada.

Prurido anal

Devido à variedade de agentes etiológicos e suas combinações, o diagnóstico específico não deve ser a primeira preocupação do médico de família e comunidade, mas sim a história do problema com detalhes sobre a higienização local e o exame físico. Observar o fundo das roupas íntimas da pessoa pode dar uma ideia da qualidade da higiene local realizada. Raspagens e culturas podem ser necessárias quando há suspeita de agentes infecciosos de difícil tratamento.

O tratamento deve ser direcionado à causa de base mais a melhora da higiene local.[6] O objetivo é manter a pele seca, limpa e levemente acidificada. Entretanto, limpezas agressivas com sabão alcalino podem manter o problema. Cuidados com agressores locais e com dieta também contribuirão para melhorar o conforto da pessoa. É fundamental a orientação sobre o círculo vicioso do prurido (quanto mais coça, mais tem vontade de coçar, e o ato se torna repetitivo, algumas vezes, inconsciente).

O corticoide tópico pode trazer alívio, mas não deve ser utilizado por longos períodos devido à atrofia da pele, e seu uso prolongado em formulações tópicas como autocuidado deve ser questionado sempre. Anti-histamínicos sedativos orais podem ser usados quando há muito prurido noturno, motivo de coçadas inconscientes, sendo que sua aplicação antes de dormir é uma boa opção para se atingir um efeito sedativo e antipruriginoso[1] (C). Em casos com comportamento ansioso associado, o uso de antidepressivos tricíclicos pode ser uma opção viável.[6]

No Brasil, em regiões com prevalência elevada de parasitoses, a vermifugação com albendazol, 400 mg, em dose única, pode ser uma abordagem inicial em conjunto com as orientações gerais (Quadro 173.4).

Abscessos e fístulas

O tratamento é a drenagem do abscesso, já que antibióticos usados de forma isolada não são suficientes. Nos abscessos superficiais, a drenagem poderá ser feita em caráter ambulatorial com anestesia local.[1] Após o procedimento, banhos de assento, analgésicos e laxativos aliviam os sintomas. As fístulas devem ser corrigidas cirurgicamente.

Prolapso retal

O tratamento é cirúrgico, se possível. A idade e a presença de comorbidades podem ser fatores complicadores.

Cisto pilonidal

Na situação de um abscesso agudo, este deve ser submetido à drenagem, lateral ao abscesso, mantendo depilação meticulosa. Em casos recorrentes, procedimentos cirúrgicos ambulatoriais de excisão poderão ser necessários. A depilação consiste em uma importante ferramenta, não apenas como prevenção, mas também como tratamento conservador. Alguns estudos sugerem que pode ser tão eficaz quanto a cirurgia quando não se trata de um abscesso agudo.

Prognóstico e complicações possíveis

A manutenção de um hábito alimentar e intestinal ruim contribui para o retorno dos sintomas.

Das complicações do tratamento conservador das hemorroidas, as dores locais são as maiores queixas, as quais podem ser controladas com o emprego de analgésicos e banhos de assento. O médico de família, ao se deparar com elas, deve medicar, já

Quadro 173.4 | Orientações gerais à pessoa com sintomas de prurido anal

- ▶ Não coçar ou esfregar a região anal
- ▶ Lavar com água, evitando uso de sabão alcalino ou sal. Secar bem o local com uma toalha macia ou usando um ventilador ou secador no modo de ar frio
- ▶ Após as evacuações, preferir lavar com água a região, evitando o uso de papel, secando bem
- ▶ No banho, usar sabonete neutro sem perfume
- ▶ Usar roupas íntimas folgadas
- ▶ Fazer banhos de assento com água filtrada pura e morna por 10-15 minutos por dia, enxugando conforme descrito
- ▶ Ter uma dieta rica em fibras (25-30 g diárias)
- ▶ Tomar de 8-10 copos (200 mL) de água por dia
- ▶ Evitar comidas que contenham pimenta ou temperos fortes, comidas ácidas, café, cerveja, grãos, laticínios, tomates e bebidas de "cola" (lembrar-se dos "C": Café, Colas, Cítricos, Cálcio (laticínios), Cerveja, Chocolate)[6]
- ▶ Não se desapontar se o prurido voltar, pois é muito comum a recorrência. Retornar ao médico de família e conversar com ele

que, muitas vezes, o retorno imediato ao especialista é inviável para o usuário. Abscessos, retenção urinária, escape da banda elástica, prolapso e trombose podem ocorrer, mas sua frequência é pequena.[13] Complicações infecciosas graves são raras e, geralmente, estão associadas a pessoas imunocomprometidas, neutropênicas ou diabéticas.

A fissura anal aguda, persistindo por mais de 6 semanas, torna-se crônica e deverá ser abordada de forma clínica inicialmente. Na sua persistência após 6 a 8 semanas de tratamento tópico, está indicada a avaliação especializada para considerar a possibilidade de tratamento cirúrgico.

Nos casos refratários de prurido anal, um novo e mais minucioso inquérito deve ser feito para observar fatores desconsiderados na anamnese anterior, além de reforçar as orientações dietéticas e discutir onde há dificuldade de se cumprir o recomendado. O referenciamento ao dermatologista pode ser uma opção nos casos mais persistentes.

Dos abscessos, a complicação mais frequente é a fístula, que aparece em até 50% dos casos, principalmente em pessoas sedentárias, com índice de massa corporal > 25, em diabéticos, com consumo de sal elevado, naqueles que usam álcool, em fumantes, com dislipidemia, com cirurgia anal prévia ou alto consumo de comidas picantes/gordurosas.[10]

Quanto às neoplasias, o prognóstico dependerá do tipo e do estadiamento da doença.

Erros mais frequentemente cometidos

- ▶ Considerar a impressão da pessoa sobre seus sintomas serem hemorroidas como o diagnóstico correto
- ▶ Não realizar o exame físico
- ▶ Fazer o tratamento conservador ou cirúrgico sem reforçar as alterações nos hábitos alimentares, intestinais e de higiene
- ▶ Não utilizar critérios para referenciamentos ao especialista e para pedido de exames
- ▶ Prescrever sem critério, ou de forma continua, pomadas e cremes, principalmente, os que contêm corticoides

Atividades preventivas e de educação

- Consumir dieta rica em fibras (25-30 g/dia).
- Beber de 8 a 10 copos de água por dia, principalmente no inverno.
- Evitar uso de papel higiênico; lavar o local e enxugar bem é a melhor opção.
- Realizar atividade física regularmente (ajuda a melhorar o trânsito intestinal).
- Diminuir o consumo de comidas picantes (p. ex., pimentas).
- Diminuir o consumo de álcool.
- Criar um hábito intestinal regular.
- Evitar ficar muito tempo no banheiro e forçar a evacuação.

Dicas

- ▶ Hemorroidas são comuns em todas as faixas etárias acima de 20 anos.
- ▶ A maioria das pessoas pode ser tratada pelo médico de família com mudanças dietéticas e diminuição do esforço evacuatório.
- ▶ Pessoas acima de 50 anos com queixa isolada (ou não) de sangramento retal devem ser avaliadas com colonoscopia.
- ▶ O câncer anal pode ter uma aparência semelhante a de uma hemorroida.
- ▶ Ter hemorroida não aumenta o risco de câncer.
- ▶ Pessoas com sinais de alerta devem ser submetidas à colonoscopia.
- ▶ Praticar sexo anal não aumenta o risco de hemorroida nem de perda do controle esfincteriano. Se praticado com preservativo, reduz risco para lesão displásica relacionada com infecções por papilomavírus humano (HPV) e por clamídia.[12] Usar lubrificante é indicado em todas as ocasiões.
- ▶ Em casos de problemas econômicos, alergia medicamentosa ou como terapia complementar, a medicina popular pode ser de grande valia. *Aloe vera* (babosa) pode ser utilizada diretamente na lesão (exceto se há suspeita de neoplasias), evitando sua nódoa (líquido amarelo que sai ao cortar a folha) – a "baba" ou "carne" é valiosa nessas situações (D).

REFERÊNCIAS

1. Fargo MV, Latimer KM. Evaluation and management of common anorectal conditions. Am Fam Physician. 2012;85(6):624-630.

2. Lohsiriwat V. Treatment of hemorrhoids: a coloproctologist's view. World J Gastroenterol. 2015;21(31): 9245-9252.

3. Freeman T. Manual de medicina de família e comunidade de McWhinney. 4. ed. Porto Alegre: Artmed; 2018.

4. Guttenplan M. The evaluation and office management of hemorrhoids for the gastroenterologist. Curr Gastroenterol Rep. 2017;19(7):30.

5. Henderson PK, Cash BD. Common anorectal conditions: evaluation and treatment. Curr Gastroenterol Rep. 2014;16(10):408.

6. Alonso-Coello P, Guyatt G, Heels-Ansdell D, Johanson JF, López-Yarto M, Mills E, et al. Laxatives for the treatment of hemorrhoids. Cochrane Database Syst Rev. 200519;(4):CD004649.

7. Ehrenpreis ED, editor. Anal and rectal diseases: a concise manual. Philadelphia: Springer; 2012.

8. Nelson RL, Thomas K, Morgan J, Jones A. Non surgical therapy for anal fissure. Cochrane Database Syst Rev. 2012;(2):CD003431.

9. Lohsiriwat V. Hemorrhoids: from basic pathophysiology to clinical management. World J Gastroenterol. 2012;18(17): 2009-2017.

10. Kuehn HG, Gebbensleben O, Hilger Y, Rohde H. Relationship between anal symptoms and anal findings. Int J Med Sci. 2009;6(2):77-84.

11. U. S. Preventive Services Task Force. Final recommendation statement: colorectal cancer: screening [Internet]. Rockville; 2017 [capturado em 20 abr. 2018]. Disponível em: https://www.uspreventiveservicestaskforce.org/Page/Document/RecommendationStatementFinal/colorectal-cancer-screening2.

12. Nasseri YF, Osborne M. Pruritis ani: diagnosis and treatment. Gastroenterol Clin N Am. 2013;42(4):801-813.

13. Hardy A, Cohen CRG. The acute management of haemorrhoids. Ann R Coll Surg Engl. 2014;96(7):508-511.

14. Perera N, Liolitsa D, Iype S, Croxford A, Yassin M, Lang P, et al. Phebotonics for haemorrhoids. Cochrane Database Syst Rev. 2012;(8):CD004322.

15. Sun Z, Migali J. Review of hemorrhoid disease: presentation and management. Clin Colon Rectal Surg. 2016;29(1): 22-29.

CAPÍTULO 174

Parasitoses intestinais

Angélica Manfroi
Alba Lúcia Dias dos Santos

Aspectos-chave

▶ As parasitoses intestinais são um problema de saúde pública mundial.

▶ Elas pertencem ao grupo de doenças infecciosas negligenciadas (DINs), em especial as helmintíases transmitidas pelo solo (HTSs).

▶ Saneamento básico e medidas individuais e coletivas de higiene são de extrema importância para se evitar a transmissão de parasitas.

▶ Em condições de grande vulnerabilidade, o tratamento periódico das parasitoses intestinais diminui a sua prevalência, principalmente se associado a medidas de saneamento básico e higiene.

▶ Em condições de higiene e saneamento básico adequados, a suspeita diagnóstica deve basear-se na anamnese, no exame físico e, se necessário, em exames complementares. Não é necessário o tratamento periódico para parasitoses intestinais nesses casos.

Caso clínico

Jonathan, 5 anos, vem à consulta, trazido por sua mãe, para "pegar remédio para verme", conforme rotina semestral, estabelecida pela equipe de saúde na região. A mãe nega que Jonathan tenha eliminado vermes, mas diz que no colégio há crianças com lombrigas. Diz que o hábito intestinal do filho é muito variado: alterna períodos de constipação, hábito normal e diarreia. Ela não tem queixa de problemas de saúde a respeito do menino. Diz que ele come de tudo e que não para quieto, está sempre brincando e que sempre foi "magricela". O cartão de vacinas está atualizado. A família é moradora de área de invasão, na beira de um grande e poluído rio, onde as crianças costumam nadar, nos dias quentes, e de onde as famílias retiram água para lavar os utensílios domésticos e roupas. Os pais de Jonathan trabalham como catadores de lixo, em um aterro nas adjacências de onde vivem. Têm cachorros como animais domésticos, "para espantar os ratos". Na região, há uma horta comunitária, irrigada por água retirada diretamente de um córrego. Não há saneamento básico. O sanitário, que fica em uma casinha de madeira, é utilizado por mais de uma família, e os dejetos são despejados diretamente no córrego.

Ao exame físico, Jonathan encontra-se ativo, com mucosas coradas, tendo as mãos e unhas de mãos e pés sujos de terra, e o abdome proeminente, algo tenso. Os percentis de peso e de altura são de 10 e 25, respectivamente, seguindo o padrão de consultas anteriores. O exame físico não apresentou alterações dignas de nota.

Teste seu conhecimento

1. Com base no Caso clínico, quais são os próximos passos em relação a Jonathan?
   a. Para a prescrição de antiparasitário(s), é necessário confirmar a parasitose, por meio de parasitológico de fezes, três amostras
   b. Jonathan está com parasitose intestinal que precisa ser tratada periodicamente, assim como seus colegas
   c. Jonathan não precisa tomar antiparasitários, pois, diferentemente de seus colegas, não eliminou vermes
   d. Jonathan tem anemia, e não parasitose intestinal, e deve ser tratado com sulfato ferroso

2. Considerando o Caso clínico, o que indica a eliminação de ovos/vermes?
   a. Jonathan não eliminou vermes; por isso, não está com parasitose intestinal, nem eliminando ovos para o meio externo
   b. A eliminação de ovos por um indivíduo parasitado contribui para perpetuar o ciclo de permanência do parasita na comunidade
   c. Os indivíduos tratados adquirem imunidade, estando, portanto, protegidos em casos de não tratados eliminarem ovos
   d. Trata-se de um caso de necessidade de prevenção por meio de uso de antiparasitários a cada 2 meses como profilaxia de complicações

3. O que se pode depreender do quadro apresentado no Caso clínico?
   a. A parasitose apresentada pelas crianças da escola de Jonathan pode evoluir para as seguintes complicações: obstrução intestinal, perfuração intestinal, manifestações pulmonares (broncospasmo, hemoptise, pneumonite – síndrome de Löefler –, eosinofilia importante)
   b. A palidez de mucosas e o déficit no crescimento apresentados por Jonathan são sinais inequívocos de parasitose intestinal
   c. Não há relação entre a presença de animais domésticos e a transmissão de parasitoses intestinais, uma vez que as doenças destes animais não são transmitidas ao homem
   d. A exposição crônica às condições precárias de higiene, como no caso de Jonathan, é fator protetor para a contaminação por parasitas, uma vez que estimula o desenvolvimento de sua imunidade

4. Entre as alternativas a seguir, escolha a que possui relação mais estreita com o Caso clínico apresentado:
   a. Deve-se solicitar exame parasitológico de fezes, para se confirmar a parasitose intestinal e o parasita, com vistas à escolha da terapia a ser utilizada
   b. Deve-se confirmar o sucesso terapêutico com exame parasitológico de fezes, considerado o padrão-ouro para diagnóstico de parasitoses intestinais

c. O tratamento periódico de comunidades vulneráveis com antiparasitários, associado a hábitos adequados de higiene, diminui a prevalência de parasitoses intestinais
d. Enquanto não houver políticas públicas para melhoria das condições sanitárias, toda e qualquer medida para diminuir as parasitoses será ineficaz

5. O que contribui para a provável parasitose de Jonathan?
   a. Conforme o relato da mãe de Jonathan, o menino está com ascaridíase e deve ser tratado depois de confirmado o diagnóstico com parasitológico de fezes
   b. O tratamento indicado é albendazol, 400 mg, dose única, repetido após 1, 2 e 3 semanas e tendo a indicação de repetir o esquema após 6 meses
   c. Não se descarta a possibilidade de poliparasitismo no caso apresentado, visto que as precárias condições de higiene são condicionantes para que isso ocorra
   d. A convivência com animais domésticos deveria ser proibida, pois eles são os responsáveis pela transmissão da parasitose de Jonathan

Respostas: 1B, 2B, 3A, 4C, 5C

Do que se trata

As parasitoses intestinais são doenças cujos agentes etiológicos são helmintos ou protozoários que, em pelo menos um dos períodos do ciclo evolutivo, se localizam no aparelho digestório do homem (Quadro 174.1). A via oral-fecal é a principal fonte de infecção, bem como água ou alimentos contaminados. A prevalência varia conforme as condições socioeconômicas, sanitárias e climáticas, sendo que as maiores taxas, se encontram na África, na Ásia na América Latina e no Caribe.[1-3]

A Organização Mundial da Saúde (OMS) incluiu as HTSs (*Ascaris*, *Trichuris* e *Ancylostoma*) entre as DINs, bem como no plano mundial de desparasitação (*deworming*), para reduzir a prevalência entre crianças em idade escolar nas áreas de alto risco. Na América Latina e no Caribe, cerca de 46 milhões de crianças vivem em áreas de risco de infecção e reinfecção por HTSs.[5-11]

No Brasil, a quimioterapia preventiva visando ao controle da HTS foi regulamentada em um plano nacional para o controle de DINs.[12] Para possibilitar as ações preventivas e o uso de quimioterápicos, foram disponibilizados incentivos financeiros para municípios selecionados, de acordo com o perfil de prevalência de risco para as doenças. Estudos de mapeamento de riscos de infecção das geo-helmintíases no Brasil possibilitaram informações que podem orientar as áreas para tais intervenções.[13]

A OMS analisou os avanços e os desafios da quimioterapia preventiva nas áreas de risco preconizadas no mundo no período de 2001 a 2010 e estabeleceu um novo plano para 2011 a 2020.[14] É importante lembrar que uma eliminação em larga escala do reservatório de infecção depende da melhoria do investimento em saneamento básico, promovendo o acesso a serviços de saúde para diagnóstico e tratamento e facilitando habitação adequada e educação em saúde. Será necessário o desenvolvimento de pesquisas, incluindo intervenções, diagnósticos, biologia básica, modelagem matemática, determinantes sociais e ambientais e educação em saúde, que possam contribuir para o melhor conhecimento do tema em benefício dessas populações.[15]

Os parasitas que mais comumente causam parasitoses intestinais são *Giardia lamblia* (giardíase), *Ascaris lumbricoides*, *Trichuris trichiura* (helmintíases) e *Ancylostoma duodenale* (A).[16-22] Menos prevalentes são as parasitoses causadas por *Strongyloides stercoralis* (helmintíase) (A)[16-18,23-25] e *Enterobius vermicularis* (enterobíase ou oxiuríase) (A).[21,25-27] Quanto à amebíase, em algumas das referências pesquisadas, esse parasita aparece com baixa prevalência (A).[18,19] Em outras, evidencia-se como uma das enteroparasitoses mais prevalentes, junto com *Giardia*, *Ascaris* e *Trichuris* (A).[25,28-30] Os agentes causadores de teníase (*Taenia solium* e *Taenia saginata*), apesar da baixa prevalência quando comparados aos parasitas supracitados, são importantes devido às graves complicações do complexo teníase/cisticercose, devendo ser lembrados em momentos de diagnósticos diferenciais, principalmente em regiões com precárias condições de saneamento. A localização mais frequente da cisticercose é o sistema nervoso central (SNC), sendo responsável por muitas formas de epilepsia.[31,32] O *Schistosoma mansoni*, causador de esquistossomose, apesar da baixa prevalência e de ser endêmico em regiões restritas do Brasil (A),[18,19] tem sua relevância clínica pelo número expressivo de formas graves e óbitos.[31] *Entamoeba coli* e *Endolimax nana* são parasitas encontrados com frequência nos exames coproparasitológicos; porém, normalmente não têm ação patogênica (A).[21]

Quadro 174.1 | Principais parasitoses intestinais

PROTOZOÁRIOS	
Giardia lamblia	*Entamoeba histolytica*
Cryptosporidium parvum	*Isospora belli*
Cyclospora cayetanensis	*Blastocystis hominis*

HELMINTOS	
Nematelmintos	
Enterobius vermicularis	*Ascaris lumbricoides*
Trichuris trichiura	*Necator americanus*
Ancilostoma duodenale	*Anisakis simplex*
Strongyloides stercoralis	
Platelmintos	
Cestódeos	**Trematódeos**
Taenia saginata	*Schistosoma intercalatum*
Diphyllobothrium latum	*Schistosoma japonicum*
Taenia solium	*Schistosoma mansoni*
Hymenolepis nana	*Eupatoriumi locanum*
	Fasciolopsis buski
	Heterophyes heterophyes
	Metagonimus yokogawai

Fonte: Fernandes e colaboradores.[4]

Transmissão

Ascaridíase e tricuríase. Sua transmissão pode ocorrer através de alimentos vegetais mal lavados (hortaliças), terra contaminada e água não tratada (ausência de rede de distribuição e de coleta), entre outros fatores em que ocorra exposição ao meio ambiente contaminado (B).[33] O parasita adulto habita o trato gastrintestinal (TGI), produz ovos, que são eliminados através das fezes para o meio ambiente, onde requerem período de maturação para se tornem infectantes.

Giardíase. A transmissão ocorre pelo contato entre humanos (oral-fecal), mesmo em ambientes saneados, também podendo ocorrer por água contaminada[19] (A), visto que a eliminação do parasita infectante ocorre desde o momento de eliminação das fezes.

Enterobíase. A transmissão se dá pelo contato interpessoal. As fêmeas adultas depositam ovos na região perianal, causando como sintomatologia o prurido. Os ovos podem ser transmitidos diretamente para os contatos da pessoa infectada, indiretamente através de poeiras, alimentos ou roupas contaminados, e também pode haver a retroinfestação, com a migração das larvas para as regiões superiores do intestino (D).[34]

Estrongiloidíase e ancilostomíase. São transmitidas pela penetração da larva filarioide através da pele, chegando aos pulmões e, destes, ao TGI, onde se desenvolve o indivíduo adulto. As formas adultas liberam larvas não infectantes que, no meio externo, podem tornar-se infectantes ou indivíduos adultos de vida livre, com capacidade de acasalamento, mantendo o ciclo de infestação. Animais domésticos (gatos e cachorros), além do homem, podem ser reservatórios deste parasita (D).[34]

Amebíase. A transmissão ocorre pela ingesta de água e/ou alimentos contaminados por dejetos contendo cistos do protozoário (D).[33]

Teníase. A teníase ocorre por ingesta de carne crua ou mal passada de animais com cisticercose, seja ela por cisticerco de *T. saginata* (carne de vaca) ou cisticerco de *T. solium* (carne de porco). Fatores econômicos, culturais (hábitos alimentares) e religiosos tendem a expor certos grupos de indivíduos em maior ou menor grau, como o uso de carne crua.[31,32,35] A cisticercose humana ocorre quando o homem se torna hospedeiro intermediário após a ingesta de ovos de *T. solium*. Após 1 a 3 dias da ingestão de ovos, ocorre liberação dos embriões no duodeno e jejuno. As larvas alcançam a circulação sanguínea e se fixam em diversos tecidos. A teníase é um fator importante para o aparecimento da cisticercose humana, havendo inter-relação estreita entre teníase e cisticercose.[36-41] O homem adquire cisticercose pela ingestão de ovos de *T. solium* por meio de alimentos contaminados, uso de água de irrigação e em área de criação de porcos. Outra fonte importante de contaminação são os manipuladores de alimentos, e o próprio portador de teníase, em razão de maus hábitos de higiene, também pode autocontaminar-se.[42]

Esquistossomose. É adquirida pelo contato pele e mucosas em consequência do contato humano com águas de lagoas contendo formas infectantes do *S. mansoni* (larvas cercárias). Quando a larva cercária penetra na pele ou mucosa do homem, atinge a circulação sanguínea e se instala preferencialmente no fígado até atingir a fase adulta do verme, deslocando-se para os vasos mesentéricos no intestino grosso e delgado, iniciando a postura de ovos pelas fezes, que são eliminados em lagoas. Os ovos na água se transformam em miracídios que, em contato com o caramujo *Biomphalaria*, fazem ciclo intermediário no intestino do animal, transformando-se em larvas cercárias que penetram no ser humano, e o ciclo se reinicia. A transmissão da doença depende da presença do homem infectado, excretando ovos do helminto pelas fezes, e dos caramujos *Biomphalaria* que vivem em água-doce, que atuam como hospedeiros intermediários, liberando larvas infectantes (cercárias) do verme nas coleções hídricas utilizadas pelos seres humanos.[35]

Quando pensar

Sempre se deve pensar em parasitoses intestinais em locais onde há condições de higiene precárias. Grande parte dos casos de enteroparasitoses não é diagnosticada, pois são, muitas vezes, assintomáticas, o que dificulta a determinação de sua prevalência e o controle de sua transmissão.

Os principais condicionantes das enteroparasitoses são as circunstâncias de higiene e o saneamento básico, bem como o nível socioeconômico e a escolaridade da população analisada. Por esse motivo, a prevalência das enteroparasitoses é muito variada no país, ao redor do mundo e mesmo em comunidades de um mesmo município. As maiores prevalências ocorrem em situações de condições mais precárias, o mesmo ocorrendo para o poliparasitismo (A).[18-21,35]

As crianças (2-6 anos) que frequentam creches apresentam maior prevalência de parasitoses quando comparadas às crianças que não frequentam essas instituições (RR=1,52 [IC 95% – 1,27-1,82]). Tais diferenças mantêm-se tanto para helmintos (RR=1,37 [IC 95% – 1,07-1,74]) como para protozoários (RR=1,81 [IC 95% – 1,38-2,37]) (A).[29] Nos casos de enterobíase, as maiores prevalências estão associadas ao baixo nível de escolaridade materna, a habitações em áreas rurais e às precárias condições de higiene, principalmente após a defecação (A).[27]

Sintomas

Sintomas podem ou não estar presentes, variando de ausência a estado subagudo ou crônico. Os sintomas, muitas vezes, são vagos e inespecíficos, o que dificulta o diagnóstico clínico, salvo exceções de prurido anal em casos de enterobíase (oxiuríase) e quando há eliminações de vermes na ascaridíase.

Podem manifestar-se por diarreia (aquosa, mucoide, aguda, persistente, intermitente), dor abdominal (desconforto vago a cólicas), dispepsia, anorexia, astenia, emagrecimento e distensão abdominal (B),[33] (A).[24,34,43] Em estudo que avaliou a relação entre sintomatologia e parasitose intestinal em crianças menores de 5 anos, nos casos positivos para os enteroparasitas, foram encontrados 83% de sintomas intestinais (diarreia, vômito, epigastralgia, perda de apetite, flatulência), 66% de sintomas cutâneos (prurido) e 51% de sintomas respiratórios (tosse, dor de garganta, secreção nasal). Quando analisada a associação de sintomas com parasitas específicos, foi encontrada epigastralgia associada com ascaridíase (OR=2,58, p=0,01); sintomas intestinais (dor, diarreia, flatulência) foram associados à giardíase (OR=2,58, p=0,02). Não foi encontrada associação entre sintomas e parasitismo por *Entamoeba histolytica* (A).[24]

As parasitoses podem causar, nas crianças, como morbidade associada, o déficit pôndero-estatural e a anemia ferropriva.[44]

Complicações em situações extremas de infestação

Ascaridíase. Obstrução intestinal, perfuração intestinal, volvo, colecistite, pancreatite, abscesso hepático, manifestações pulmonares (broncospasmo, hemoptise, pneumonite – síndrome de Löefler –, eosinofilia importante).

Tricuríase. Anemia severa, em grandes infestações, e o decorrente atraso no desenvolvimento de crianças, em condições crônicas.

Giardíase. Síndrome de má absorção.

Enterobíase. Vulvovaginites, salpingites, infecções devido às escoriações provocadas pela coçadura, granulomas pélvicos.

Estrongiloidíase. Síndrome de má absorção, síndrome de Löefler. Em imunocomprometidos, em uso de corticoides ou com desnutrição grave: edema pulmonar, superinfecção, infecção oportunística. Formas sistêmicas: sepse.

Ancilostomíase. Anemia, hipoproteinemia (insuficiência cardíaca, anasarca), hemoptise, pneumonite (quando larvas migram para os pulmões).

Amebíase. Granulomas (amebomas) no intestino grosso, abscesso hepático, abscesso cerebral, abscesso pulmonar, colite fulminante, empiema, pericardite.

Teníase/cisticercose. Quando há ingesta, pelo homem, de ovos da tênia adulta, os embriões podem migrar para o SNC, causando a neurocisticercose,[45,46] sendo considerada a mais grave das infecções parasitárias do sistema nervoso humano, podendo causar convulsões, hipertensão intracraniana, cefaleia e meningite. A cisticercose pode localizar-se também no globo ocular, causando cegueira, e no tecido muscular, causando cãibras. A neurocisticercose é considerada a causa isolada mais comum de epilepsia.[47]

Esquistossomose. A partir da penetração das larvas cercárias na pele ou nas mucosas e todo o ciclo realizado na circulação sanguínea, fígado, intestino, a doença apresenta a forma aguda, e a crônica, a partir de 120 dias do início do ciclo. A forma aguda se caracteriza por diarreias sanguinolentas, e a fase crônica pode apresentar a forma hepatoesplênica, que pode causar cirrose, aumento do fígado e baço; em situações descompensadas, ascite. Pode causar também hipertensão porta, com o aparecimento de varizes esofágicas que podem provocar hemorragia digestiva alta, além de anemia.[48]

Diagnóstico diferencial

Para estabelecer o diagnóstico diferencial das parasitoses, é necessário avaliar critérios clínicos e epidemiológicos. O diagnóstico diferencial das parasitoses pode ser feito com vírus e bactérias, em especial devido à sintomatologia de diarreia aguda e demais manifestações gastrintestinais e sintomas gerais. A prevalência da etiologia nas diarreias agudas depende do território, das condições de saneamento e dos veículos de transmissão, como água, alimentos, contato com animais, relação interpessoal. Um estudo em hospital universitário em São Paulo revelou que as bactérias são os principais agentes etiológicos, seguidas dos vírus isolados ou em associação com bactérias e, em menor proporção, parasitas. Os principais agentes patógenos entre as bactérias foram *E. coli* e clostrídio.[49] Entre os vírus, o mais prevalente foi o rotavírus. O Quadro 174.2 identifica agentes etiológicos e formas de transmissão, contato

Quadro 174.2 | **Principais agentes etiológicos e formas de transmissão para diagnóstico diferencial em diarreias agudas**

Transmissão	Agentes etiológicos		
	Bactérias	Vírus	Parasitas
Água		*Vibrio*	*Cryptosporidium, Giardia*
Alimentos			
Ave doméstica	*Salmonella*	*Vibrio, Norovírus*	
Carne bovina	ECEH		*Taenia saginata*
Carne suína			*Taenia solium*
Frutos do mar	*Salmonella*		
Queijos	*Listeria*		
Ovos	*Salmonella*		
Maionese	*Staphylococcus, Clostridium, Salmonella*		
Tortas	*Salmonella, Campylobacter, Clostridium*		*Giardia*
Interpessoal			
Creches	*Shigella, Campylobacter, Clostridium difficile*	Rotavírus	*Giardia*
Hospitais, antibióticos e quimioterapia	*Clostridium difficile*		
Piscina			*Giardia, Cryptosporidium*
Viagem ao exterior	*E.coli, Campylobacter, Shigella*		*Giardia, Cryptosporidium*

ECEH, *Escherichia coli* êntero-hemorrágica.
Fonte: Adaptado de World Gastroenterology Organisation.[50]

ou situações que podem facilitar o diagnóstico diferencial nas diarreias agudas.[50]

É muito importante realizar, além da história clínica, o exame físico completo e, especialmente em crianças e idosos, avaliar as condições de hidratação para a tomada de conduta necessária para cada caso. A maioria das diarreias causadas por bactérias ou vírus são autolimitadas. Com medidas de orientação alimentar e terapia de hidratação oral, podem ser resolvidas em nível ambulatorial. Apenas em situações de maior gravidade, como desidratação grave e vômitos, há necessidade da indicação de soro intravenoso e antibioticoterapia, em especial em diarreias bacterianas.

Prevenção

Um plano de tratamento periódico, somado às medidas de higiene e saneamento básico nas populações vulneráveis, em longo prazo, é importante para a diminuição da prevalência das parasitoses intestinais nestas comunidades. O mesmo não se aplica aos casos de baixa vulnerabilidade, que devem ser avaliados conforme anamnese, exame físico e exames complementares, quando indicados.

Prevenção primária. Envolve medidas de saneamento básico, armazenamento e coleta de lixo adequada, higiene pessoal, de animais domésticos e de alimentos, além de medidas de educação para a saúde.

Prevenção secundária e terciária. Inclui programa de desparasitação periódica para populações vulneráveis, tendo em vista a alta prevalência de enteroparasitoses nestas populações. Os dois tipos de prevenção se somam, pois nas populações vulneráveis são mais custo-efetivos; além disso, tratar o grupo periodicamente traz mais benefícios do que riscos para os indivíduos não contaminados, sem a necessidade de diagnóstico laboratorial para tratar somente os casos. Além disso, os indivíduos com desnutrição e déficit no desenvolvimento se beneficiarão com o tratamento, caso estejam com enteroparasitose.

Quimioterapia preventiva. Indicada para as HTSs. A OMS defende uma estratégia de controle global contra helmintíases mais prevalentes, enfatizando a quimioterapia preventiva voltada para comunidades de alto risco, em combinação com educação em saúde e melhoria de saneamento sempre que os recursos permitirem.[11]

Em especial para as HTSs, tendo em vista a alta prevalência evidenciada em todos os países da América Latina e do Caribe, a OMS e a Organização Pan-Americana da Saúde (OPAS), por meio do Centro de Controle e Prevenção de Doenças (CDC),[12] preconiza o programa de desparasitação periódica (*deworming*)[12] para crianças em idade escolar em áreas de alto risco, cujo objetivo é reduzir a prevalência maior que 50% para menos de 20%, medida pela contagem de ovos. Recomenda-se nesse caso a quimioterapia preventiva com tratamento para 75% da população escolar:

- Prevalência acima de 50% – tratar todas as crianças duas vezes por ano.
- Prevalência < 50% e > 20% – tratar todas as crianças uma vez por ano.

As medicações utilizadas em única tomada são mebendazol, 500 mg, para todas as faixas etárias, e albendazol, 200 mg, para crianças de 12 a 23 meses, e albendazol, 400 mg, para as demais faixas etárias acima de 23 meses.[12]

Prevenção quaternária. Deve-se evitar uso excessivo e desnecessário de medicamento em populações que não pertençam àquelas cujos condicionantes para as enteroparasitoses se façam presentes, bem como evitar realização excessiva de exames para diagnóstico e confirmação de tratamento nas populações vulneráveis, cujas prevalências das enteroparasitoses são altas.

Conduta proposta

A ocorrência das parasitoses em pré-escolares e escolares é mais comum nos casos de crianças que frequentam creches,[17–20,30](A) e nas habitantes de regiões com saneamento básico precário,[18–21,27](A) são necessárias medidas de controle de parasitoses intestinais, principalmente nesse meio. A abordagem a ser feita pelo médico de família e comunidade e sua equipe, nestes casos, deve envolver, além de medidas educativas quanto à higiene, (A)[21] também o uso periódico de antiparasitários, com vistas ao controle tanto de transmissão como de reinfecções[33] (B),[51,52] (A). Para tanto, não se faz necessário exame coproparasitológico de rotina, mas o tratamento, independentemente do *status* de infestação de cada indivíduo. Esta medida, além de segura, também é mais econômica (B).[2] Recomenda-se o uso de antiparasitários periodicamente em crianças a partir dos 2 anos de idade, visto não haver estudos que comprovem segurança na utilização de alguns fármacos nas faixas etárias menores de 2 anos, não estando definida, inclusive, a dose para este grupo etário. Estes casos devem ser avaliados individualmente.

O tratamento ideal, principalmente quando não se dispõe de dados de prevalências locais, é a utilização de um fármaco de amplo espectro, devido à comodidade de uso de um único medicamento. No entanto, não há medicamento único que seja eficaz para todas as enteroparasitoses mais prevalentes na infância. Uma alternativa pode ser o uso de albendazol, em intervalos de quatro meses, visando ao controle de ascaridíase, enterobíase, ancilostomíase, estrongiloidíase e giardíase. Note-se que não é a primeira escolha para a giardíase, principalmente se for avaliada sua baixa eficácia 21 dias após o tratamento; porém é a opção mais abrangente (no caso de se usar uma única medicação) visando ao controle das parasitoses mais prevalentes em geral. Se houver informação sobre uma alta prevalência de giardíase, pode-se associar o uso dos fármacos de escolha para seu tratamento – tinidazol ou metronidazol. As medidas de controle mencionadas são importantes no tratamento individual das parasitoses, bem como na diminuição de sua prevalência na comunidade ao longo do tempo. Cabe mencionar, por fim, efeitos indesejáveis causados pelos antiparasitários que, na maioria das vezes, são transitórios e não exigem a descontinuidade do tratamento, salvo os casos em que os sintomas desfavoráveis são muito intensos. Os medicamentos que mais comumente apresentam efeitos adversos são imidazólicos, cloroquina e praziquantel. Os pacientes podem apresentar gosto metálico ou amargo na boca, náuseas, epigastralgia, cefaleia, tonturas e urticária.[18,26,30,53]

As Tabelas 174.1 a 174.4 apresentam a relação das parasitoses mais prevalentes, os fármacos e os esquemas terapêuticos utilizados em seus tratamentos.

Tabela 174.1 | **Tratamento de ancilostomíase, ascaridíase e tricuríase**

Fármaco	Ancilostomíase	Ascaridíase	Tricuríase
Albendazol	*400 mg/dia, dose única, repetir após 7 dias	*400 mg/dia, dose única, repetir após 7 dias	***400 mg/dia, dose única
Ivermectina		*200 mcg/kg 1x dia /2 dias 200 mcg= 0,2 mg	**200 mcg/kg 1x dia/2 dias 200 mcg = 0,2 mg
Mebendazol	**500 mg/dose única, repetir após 7 dias	*500 mg, dose única, repetir após 1 semana	**500 mg, dose única, repetir após 1 semana
	100 mg 2x dia/3dias	100 mg 2x dia/3 dias	
Mebendazol + Levamizol*		500 mg/40 mg	
		500 mg/80 mg, dose única	
Nitazoxanida*		Suspensão 20 mg/mL	Suspensão 20 mg/mL
		2-5 anos: 5 mL	2-5 anos: 5 mL
		4-11 anos: 10 mL	4-11 anos: 10 mL
		>12 anos: 25 mL 2x dia/3 dias	>12 anos: 25 mL 2x dia/3 dias
		500 mg 2x dia/3 dias	500 mg 2x dia/3 dias
Levamizol*		40 mg (15-21 kg)	
		80 mg (21-60 kg), dose única	
		100 mg, dose única	
Pamoato de pirantel-oxantel*		150 mg, 1 cp (15-20 kg)	
		300 mg, 2 cp (21-30 kg)	
		450 mg 3cp (31- 40 kg), dose única	

Percentuais de cura: *, 90-100%; **, 70-89%; ***; 40-69%.

Tabela 174.2 | **Tratamento de amebíase e giardíase**

Fármaco	Amebíase	Giardíase
Albendazol*		400 mg/dia 1x dia por 5 dias
		10 mg/kg/dia 1x dia por 5 dias
Albendazol + praziquantel**		400 mg + 20 mg/kg 1x dia, dose única
Cloroquina**		10 mg/kg, 2x dia/5 dias
Etofamida**	200 mg 3x dia/3 dias	
Furazolidona*		3,33 mg/mL 4x dia/10 dias
Mebendazol**		200 mg 3x dia por 5 dias
Metronidazol	35 mg/kg/dia/5 dias	*25 mg/mL/kg/dia 3x dia/10 dias
Nitazoxanida	*Suspensão 20 mg/mL	** Suspensão 20 mg/mL
	2-5 anos: 5 mL	2-5 anos: 5 mL
	4-11 anos: 10 mL	4-11 anos: 10 mL
	>12 anos: 25 mL 2x dia/3 dias	>12 anos: 25 mL 2x dia/3 dias
	500 mg 2x dia/3 dias	500 mg 2x dia/3 dias
Quinfamida*	4,3 mg/kg 2x dia /1 dia	
Secnidazol	30 mg/kg/dia, dose única, máximo 2 g/dia	*30 mg/kg/dia, dose única
Tinidazol		50 mg/kg, dose única

Percentuais de cura: *, 90-100%; **, 70-89%; ***; 40-69%.

Tabela 174.3 | **Tratamento de enterobíase e estrongiloidíase**

Fármaco	Enterobíase	Estrongiloidíase
Albendazol***	10 mg/kg, dose única	400 mg 1x dia por 3 dias
Cambendazol		5 mg/kg, dose única
Ivermectina	**200 mcg/kg 1x dia por 2 dias 200 mcg= 0,2 mg	*200 mcg/kg 1x dia por 2 dias 200 mcg = 0,2 mg
Mebendazol**	500 mg, dose única, repetir após 14 dias	
	100 mg 2x dia/3 dias	
Nitazoxanida*	Suspensão 20 mg/mL	
	2-5 anos: 5 mL	
	4-11 anos: 10 mL	
	>12 anos: 25 mL 2x dia/3 dias	
	500 mg 2x dia/3 dias	
Pamoato de pirantel	10 mg/kg, dose única	
Tiabendazol*		25 mg/kg/dia 2x dia por 3 dias

Percentuais de cura: *, 90-100%; **, 70-89%; ***; 40-69%.

Tabela 174.4 | **Tratamento de teníase, cisticercose e esquistossomose**

Fármaco	Teníase	Cisticercose	Esquistossomose
Albendazol*	400 mg dia/3 dias	15 mg/dia 3x dia 30 dias + (metilprednisolona)	
Mebendazol*	200 mg 2x dia/3 dias		
Niclosamida*	< 2 anos: 500 mg		
	2-6 anos: 1 g		
	> 6 anos: 2 g, dose única		
Praziquantel*	5-10 mg/kg, dose única	50 mg/kg/dia/21 dias + (dexametasona)	50 mg/kg adultos, dose única
			60 mg/kg crianças, dose única
Oxaminiquine**			15 mg/kg adultos, dose única
			20 mg/kg crianças, dose única

Percentuais de cura: *, 90-100%; **, 70-89%; ***; 40-69%.

REFERÊNCIAS

1. Harhay MO, Horton J, Olliaro PL. Epidemiology and control gastrointestinal parasites in children. Expert Rev Anti Infect Ther. 2010;8(2):219-234.

2. Escobedo AA, Almirall P, Alfonso M, Cimerman S, Rey S, Terry SL. Treatment of intestinal protozoan infections in children. Arch Dis Child. 2009;94(6):478-482.

3. World Health Organization. Preventive chemotherapy in human helminthiasis [Internet]. Geneva: WHO; 2006 [capturado em 19 abr. 2018]. Disponível em: http://whqlibdoc.who.int/publications/2006/9241547103_eng.pdf.

4. Fernandes S, Beorlegui M, Brito MJ, Rocha G. Protocolo de parasitoses intestinais. Acta Pediatr Port. 2012:43(1):35-41.

5. Pan American Health Organization. Operational guidelines for the implementation of deworming activities: a contribution to the control of soil-transmitted helminth infections in Latin America and the Caribbean. Washington: PAHO; 2015.

6. Bethony J, Brooker S, Albonico M, Geiger SM, Loukas A, Diemert D, et al. Soil-transmitted helminth infections: ascariasis, trichuriasis, andhookworm. Lancet. 2006;367(9521):1521-1532.

7. Hotez PJ, Brindley PJ, Bethony JM, King CH, Pearce EJ, Jacobson J. Helminth infections: the great neglected tropical diseases. J Clin Invest. 2008;118(4):1311-1321.

8. Spindler LA. The relation of moisture to the distribution of human Trichuris and Ascaris. Am J Epidemiol. 1929;10(1):476-496.

9. Brooker S, Clements ACA, Bundy DAP. Global epidemiology, ecology and control of soil-transmitted helminth infections. Adv Parasitol. 2006;62:221-261.

10. Ziegelbauer K, Speich B, Mäusezahl D, Bos R, Keiser J, Utzinger J. Effect of sanitation on soil-transmitted helminth infection: systematic review and meta-analysis. PLoS Med. 2012 Jan;9(1):e1001162.

11. Strunz EC, Addiss DG, Stocks M, Ogden S, Utzinger J, Freeman MC. Water, sanitation, hygiene, and soil-transmitted helminth infection: a systematic review and meta-analysis. PLoS Med. 2014;11(3):e1001620.

12. Organização Pan-americana da Saúde, Organização Mundial da Saúde. Resolução CD49.R19 [Internet]. Washington; 2009 [capturado em 19 abr. 2018]. Disponível em: http://www.paho.org/bra/index.php?option=com_docman&view=download&category_slug=doencas-negligenciadas-975&alias=900-resolucao-cd49-r19-out-2009-0&Itemid=965.

13. Chammartin F, Guimarães LH, Scholte RG, Bavia ME, Utzinger J, Vounatsou P. Spatio-temporal distribution of soil-transmitted helminth infections in Brazil. Parasit Vectors. 2014;7:440.

14. World Health Organization. Eliminating soil-transmitted helminthiases as a public health problem in children. Progress report 2001-2010 and strategic plan 2011-2020. Geneva; 2012.

15. Lustigman S, Prichard RK, Gazzinelli A, Grant WN, Boatin BA, McCarthy JS, et al. A research agenda for helminth diseases of humans: the problem of helminthiases. PLoS Negl Trop Dis. 2012;6(4):e1582.

16. Morrone FB, Carneiro JA, Reis C. Estudo da frequência de infecções por enteroparasitos e agentes quimioterápicos usados em pacientes pediátricos em uma comunidade de Porto Alegre, RS, Brasil. Rev Inst Med Trop. 2004;46(2):77-80.

17. Costa-Macedo LM, Machado-Silva JR, Rodrigues SR. Enteroparasitoses em pré-escolares de comunidades favelizadas da cidade do Rio de Janeiro, Brasil. Cad Saúde Pública. 1998;14(4):851-855.

18. Monteiro CA, Chieffi PP, Benicio MHD. Estudo das condições de saúde das crianças do município de São Paulo (Brasil), 1984/1985: VII – parasitoses intestinais. Rev Saúde Pública. 1988;22(1):8-15.

19. Ferreira MU, Ferreira CS, Monteiro CA. Tendência secular das parasitoses intestinais na infância na cidade de São Paulo (1984-1996). Rev Saúde Pública. 2000;34(6):73-82.

20. Machado RC, Marcari EL, Cristante SFV. Giardíase e helmintíases em crianças de creches e escolas de 1° e 2° graus (públicas e privadas) da cidade de Mirassol (SP, Brasil). Rev Soc Bras Med Trop. 1999;32(6):697-704.

21. Ferreira GR, Andrade CFS. Alguns aspectos socioeconômicos relacionados a parasitoses intestinais e avaliação de uma intervenção educativa em escolares de Estiva Gerbi, SP. Rev Soc Bras Med Trop. 2005;38(5):402-405.

22. Andrade EC, Leite, ICG, Rodrigues, VO, Cesca MG. Parasitoses intestinais: uma revisão sobre seus aspectos epidemiológicos, clínicos e terapêuticos. Rev APS. 2010;13(2):231-240.

23. Sadjjadi SM, Alborzi AW, Mostovfi H. Comparative clinical trial of mebendazole and metronidazole in giardiasis of children. J Trop Pediatr. 2001;47(3):176-178.

24. Bulut BU, Gulnar SB, Aysev D. Alternative treatment protocols in giardiasis: a pilot study. Scand J Infect Dis. 1996;28(5):493-495.

25. Pinar O, Sema E, Berna G, Ozlem O, Erdal B. Intestinal parasites prevalence and related factors in school children, a western city sample-Turkey. BMC Public Health. 2004;4:64.

26. Olaeta ER, Perez HR, Najera Ruano S. Comparison of quinfamide vs etofamide in the Mexican population with intestinal amebiasis. Acta Gastroenterol Latinoam. 1996;26(5):277-280.

27. Belkind-Valdovinos U, Belkind-Gerson J, Sanchez-Francia D, Espinoza RMM, Lazcano-Ponce E. Nitazoxanide vs albendazole against intestinal parasites in a single dose and for three days. Salud Publica Mex. 2004;46(4):333-340.

28. Gurgel RQ, Cardoso GS, Silva AM. Creche: ambiente expositor ou protetor nas infestações por parasitas intestinais em Aracaju, SE. Rev Soc Bras Med Trop. 2005;38(3):267-269.

29. Yereli K, Balcioglu IC, Ertan P, Limoncu E, Onag A. Albendazole as an alternative therapeutic agent for childhood giardiasis in Turkey. Clin Microbiol Infect. 2004;10(6):527-529.

30. Pengsaa K, Limkittikul K, Pojjaroen-anant C, Lapphra K, Sirivichayakul C, Wisetsing P, et al. Single-dose therapy for giardiasis in school-age children. Southeast Asian J Trop Med Public Health. 2002;33(4):711-717.

31. Organizacion Panamericana de la Salud. Epidemilogia y control de lateniasis/cisticercosis em America Latina. Washington; 1994.

32. Costa-Cruz JM, Rocha A, Silva AM, et al. Ocorrência de cisticercose em necropsias realizadas em Uberlândia, Minas Gerais, Brasil. Arq Neuropsiquiatr. 1995;53(2):227-232.

33. World Health Organization. The prevention and control of schistosomiasis and soil-transmitted helminthiasis. Geneva; 2002.

34. World Health Organization. Report of the WHO informal consultation on the use of chemotherapy for the control of morbidity due to soil-transmitted nematodes in humans. Division of Control of Tropical Diseases. Geneva; 1996.

35. Neves DP. Parasitologia humana. 11. ed. Rio de Janeiro: Atheneu; 2005.

36. Gemmell M, Matyas Z, Pawlowski Z, Soulsby EJL, Larralde C, editors. Guidelines for surveillance prevention and control oftaeniasis/cysticercosis. Geneva: WHO; 1983.

37. Alarcon Egas F, Escalante L, Suarez J. Neurocisticercosis: revisión de 65 pacientes. Arch Neurobiol. 1988;51(5):252-68.

38. García-Albea E. Cisticercosis en España. Algunos datos epidemiológicos. Rev Clin Esp. 1989;184(1):3-6.

39. Salazar Schettino B, de Haro I, Robert Guerrero L, Gutiérrez Quiroz M, Salazar Schettino PM. Neurocysticercosis and occupational medicine. Bol Chil Parasitol. 1990;45(1-2):8-12.

40. Sartí Gutiérrez EJ, Gutiérrez Ospina I. La teniasis y cisticercosis en México (revisión bibliográfica). Salud Publica Mex. 1986;28(5):556-563.

41. Schenone H, Villarroel F, Rojas A. Epidemiology of human cysticercosis in Latin America. In: Flisser A, editor. Cysticercosis: present state of knowledge and perspectives. New York: Academic; 1982. p. 25-38.

42. Silva-Vergara ML, Vieira C de O, Castro JH, Micheletti LG, Otano AS, Franquini Junior J, et al. Achados neurológicos e laboratoriais em população deárea endêmica para teníase-cisticercose, Lagamar, MG, Brasil (1992-1993). Rev Inst Medtrop São Paulo. 1994;36(4):335-342.

43. Penna GO, organizadora. Doenças infecciosas e parasitárias: aspectos clínicos de vigilância epidemiológica e de controle: guia de bolso. Brasília: MS; 1998.

44. Reiff FM. Importance of environmental health measures in the prevention and control of taeniasis and cysticercosis. Encontro do Cone Sul e Seminário Latinoamericano sobre Teníase e Cisticercose; 1994; Curitiba. Curitiba: Secretaria da Saúde do Paraná; 1994. p. 76-90.

45. Flisser A, Planoarte A. Diagnostico, tratamiento y mecanismos de evasioninmune de lacisticercosis por larvas de Taeniasoliumen seres humanos y cerdos. Rev Asoc Guatemalteca Parasitol Med Trop. 1991;6(1):43-54.

46. Flisser A. Teniasis-cysticercosis: an introduction. Southeast Asian J Trop Med Public Health. 1991;22:233-235.

47. Ndimubanzi PC, Carabin H, Budke CM, Nguyen H, Qian YJ, Rainwater E, et al. A systematic review of the frequency of neurocyticercosis with a focus on people with epilepsy. PLoS Negl Trop Dis. 2010;4(11):e870.

48. Brasil, Ministério da Saúde, Secretaria de Vigilância em Saúde, Departamento de Vigilância Epidemiológica.Vigilância da Esquistossomose Mansoni: diretrizes técnicas. 4. ed. Brasília; 2014.

49. Souza EC, Martinez MB, Taddei CR, Mukai L, Gilio AE, Racz ML, et al. Perfil etiológico das diarréias agudas de crianças atendidas em São Paulo. J Pediatr (Rio J). 2002;78(1):31-38.

50. World Gastroenterology Organisation. Practice guideline: acute diarrhea [Internet]. Milwaukee; 2008 [capturado em 19 abr. 2018]. Disponível em: http://www.worldgastroenterology.org/guidelines/global-guidelines/acute-diarrhea.

51. Escobedo AA, Canete R, Gonzalez ME, Pareja A, Cimerman S, Almirall P. A randomized trial comparing mebendazole and secnidazole for the treatment of giardiasis. Ann Trop Med Parasitol. 2003;97(5):499-504.

52. Marcos L, Terashima A, Samalvides F, Alvarez H, Lindo F, Tello R, et al. Thiabendazole for the control of Strongyloides stercoralis infection in a hyperendemic area in Peru. Rev Gastroenterol Peru. 2005;25(4):341-348.

53. Quiros-Buelna E. Furazolidone and metronidazole for treatment of giardiasis in children. Scand J Gastroenterol Suppl. 1989;169:65-69.

CAPÍTULO 175

Hepatites

Claudia Mota de Carvalho
Naila Mirian Las-Casas Feichas

Aspectos-chave

▶ A hepatite aguda pode ser causada por vírus, toxinas ou ser a primeira manifestação de hepatopatia crônica.

▶ A principal característica clínica que diferencia os vírus causadores das hepatites é a sua capacidade de determinar infecções crônicas.

▶ As hepatites virais fazem parte da lista de doenças de notificação compulsória, sendo necessário fazer a notificação e a investigação dos casos suspeitos, casos confirmados e surtos de hepatite por meio do Sistema Nacional de Agravos de Notificação (SINAN).

▶ Os marcadores sorológicos são essenciais para o diagnóstico e para avaliar a atividade da doença, incluindo a diferenciação de pessoas com infecção aguda e infecção crônica e portadores crônicos assintomáticos.

▶ Devem ser considerados o modo de transmissão, a prevenção e a vacinação dos contatos.

Caso clínico

Linda, 58 anos, digitadora, casada. Vive com o marido e duas filhas (a mais velha grávida de 4 meses). Nos exames pré-operatórios para histerectomia por miomatose uterina, descobriu ser portadora do vírus da hepatite C (HCV). É diabética e hipertensa com bom controle. Relata uma internação há 38 anos por anemia e, na ocasião, foi hemotransfundida.

Teste seu conhecimento

1. Linda quer saber um pouco mais sobre hepatite e o médico de família lhe explica que, em seu caso:
   a. É uma doença infecciosa transmitida por água ou alimentos contaminados
   b. Existe vacina contra este agravo e que sua família deve tomá-la
   c. É uma doença infecciosa caracterizada por elevação das transaminases (> 10 vezes)
   d. Todos os seus contatos intradomiciliares devem fazer pesquisa do vírus

2. Linda se preocupa com sua filha, que está grávida e mora com ela. O médico de família orienta que:
   a. A moça não deve fazer os exames pré-natais, entre eles pesquisa de antígeno de superfície da hepatite B, antivírus da hepatite C e antivírus da hepatite E
   b. Ela precisa ser vacinada contra hepatite B com três doses, caso não tenha realizado
   c. Ela também precisa ser vacinada contra hepatite C e hepatite A
   d. Como ela tem *piercing*, deve fazer sorologia para hepatites B e C

3. Para o acompanhamento da hepatite C de Linda, devem-se solicitar os seguintes exames:
   a. Hemograma completo, glicemia, creatinina
   b. Transaminases, bilirrubinas e carga viral para HCV
   c. Fosfatase alcalina, gama-glutamilpeptidase e lipidograma
   d. Hemograma, coagulograma, ureia

4. Quanto ao acompanhamento de Linda, deve-se orientar para que:
   a. Ela seja acompanhada, exclusivamente, em ambulatório especializado até o controle da doença
   b. Ela faça o acompanhamento, exclusivamente, na sua unidade de saúde de família
   c. Ela faça acompanhamento em conjunto à unidade de saúde da família e ambulatório especializado
   d. Ela fique internada em hospital especializado para hepatites virais até o controle da doença

5. Linda foi orientada a usar a seguinte medicação para controle/cura da hepatite C:
   a. Vitaminas hepatoprotetoras, como complexo B
   b. Lamivudina e renofovir
   c. Interferon com ribavarina, ou daclatasvir com sofosbuvir
   d. Ribavarina com corticoide até o transplante hepático

Respostas: 1C, 2B, 3B, 4C, 5C

Do que se trata

As hepatites caracterizam-se por processos inflamatórios no fígado, de evolução aguda ou crônica e etiologias diversificadas (Quadro 175.1), que resultam em alterações morfológicas, clínicas e laboratoriais, de graus variados, e muitas vezes impõem diagnóstico diferencial com outras entidades ou situações clínicas especiais.[1,2] O médico de família e comunidade e a equipe de saúde têm papel relevante no diagnóstico e no acompanhamento das pessoas portadoras sintomáticas ou não de hepatites. As hepatites virais são um grave problema de saúde pública no Brasil e no mundo. Segundo estimativas, bilhões de pessoas já tiveram contato com vírus das hepatites e milhões são portadores crônicos.[3]

No Plano Estratégico da Organização Pan-Americana de Saúde (OPAS), consta como uma das prioridades para a região a eliminação das hepatites virais e a necessidade de garantir um começo de vida saudável para as crianças, faixa etária muito afetada pelas hepatites virais. A meta é a redução da incidência em 90% e da mortalidade em 65% até 2030.[4]

Dados da Organização Mundial da Saúde (OMS) estimam que, em 2012, 3,3 milhões de pessoas morreram em consequência do abuso de álcool (5,9% de todas as mortes no mundo) e que 5,1% da população mundial adoeceram pela mesma razão. No Brasil, entre 5 e 9,9% das mortes em 2012 foram por abuso de álcool. As pessoas que fazem uso abusivo de álcool têm maior morbimortalidade por cirrose e hepatite alcoólica, entre outros acometimentos gastrintestinais, e por causas externas, como acidentes e violência.[5]

A esteatose hepática não alcoólica (EHNA) incide principalmente em obeso grau III, estando associada à síndrome metabólica e ao aumento da resistência à insulina e do risco de doença cardiovascular.[6]

O que fazer

Anamnese

Uma minuciosa avaliação clínica deve ser realizada, norteada preferencialmente pela abordagem centrada na pessoa, considerando aspectos como idade, profissão ou ocupação, história detalhada da doença atual, história de doenças hepáticas ou quadros de icterícia aguda, gestação, utilização de medicamentos hepatotóxicos, uso de drogas com compartilhamento de materiais, drogas injetáveis (cocaína, anabolizantes e complexos vitamínicos), inaláveis (cocaína) ou pipadas (*crack*), prática sexual sem preservativo, transfusão de sangue ou hemoderivados antes de 1993, história de etilismo e acidentes ocupacionais (Figura 175.1). Deve-se abordar também as condições de saneamento básico e o local de procedência destes usuários do sistema de saúde.[7]

Outros dados, quando bem analisados e correlacionados com as características clínica e epidemiológica dos agentes virais (Tabela 175.1),[8] auxiliam no estabelecimento e na orientação para o diagnóstico provável e a conduta.

Exame físico

No exame físico, os indivíduos podem ou não apresentar sinais de comprometimento hepático. É necessário considerar os dados da anamnese e uma minuciosa inspeção geral e palpação abdominal. Alguns sintomas encontrados sobretudo em episódios agudos são febre, fadiga, diminuição do apetite, hipo ou acolia fecal, colúria e icterícia – que em geral é o motivo da procura pelo atendimento médico –, além de hepatomegalia (presente em aproximadamente 80% dos casos de doença hepática aguda) e/ou esplenomegalia. O prurido está, com frequência, presente na hepatite crônica, resultante, em geral, da colestase. Pode ter intensidade variável, de apresentação intermitente, leve, ou por vezes, muito severa e acomete mais o tronco e os membros inferiores. Ainda nos quadros crônicos, a presença de gengivorragia e/ou equimoses em locais de trauma pode sugerir evolução desfavorável por distúrbios de coagulação.[1,2]

Alguns sinais e sintomas podem indicar gravidade ou evolução crônica das hepatites (Quadro 175.2).[8]

Quadro 175.1 | Etiologia das hepatites

Hepatite aguda ou crônica por causas infecciosas	▶ Vírus hepatotrópicos clássicos: A (HAV), B (HBV), C (HCV), D (HDV), E (HEV) ▶ Vírus com tropismo hepático (G, TTV, SEN-V) ainda sem importância clínica bem estabelecida como agentes de hepatites agudas ▶ Outros vírus não relacionados às hepatites clássicas, mas que causam hepatites em circunstâncias especiais: EBV, CMV, herpesvírus, vírus da rubéola, da varicela, da febre amarela, da dengue, Echo e vírus do sarampo ▶ Vírus "exóticos" altamente patogênicos: vírus Marburg, da febre Lassa, Ebola e outros ▶ Coinfecções entre os próprios vírus hepatotrópicos ou com o HIV ▶ Infecções bacterianas: *Salmonella typhi* e *S. paratyphi*, listeriose, tularemia, *Haemophilus*, *Campylobacter*, *Meningococcus*, *Chlamydia*, psitacose, TB, micobacteriose atípica, sífilis, febre Q, *Yersinia*, brucelose, *Mycoplasma*, doença de Lyme ▶ Infecções fúngicas: candidíase, criptococose, histoplasmose, paracoccidioidomicose, esporotricose ▶ Infecções por protozoários: *Entamoeba histolytica*, toxoplasmose, pneumocistose, leishimaniose, criptosporidiose, malária
Hepatite aguda ou crônica por causas não infecciosas	▶ Medicamentos: • Dose-dependente: paracetamol • Idiossincrática: halotano, isoniazida, fenitoína, AAS, AINEs, metildopa, propiltiouracil, amiodarona, cetoconazol, tetraciclina, ácido valproico ▶ Toxinas: álcool, drogas, venenos e agentes tóxicos ambientais ▶ Fenômeno autoimune ▶ Doenças metabólicas: de Wilson, hemocromatose, deficiência de α_1-antitripsina ▶ EHNA ▶ Esteatose aguda da gravidez ▶ Isquemia hepática secundária a baixo DC ▶ Tamponamento cardíaco ▶ Migração de cálculos nos ductos biliares e impactação abrupta na papila duodenal ▶ Síndrome HELLP ▶ Tumores metastáticos

DC, débito cardíaco; AAS, ácido acetilsalicílico; AINEs, anti-inflamatórios não esteroides; EHNA, esteatose hepática não alcoólica; TB, tuberculose; HIV, vírus da imunodeficiência humana; CMV, citomegalovirus; EBV, vírus Epstein-Barr; G, vírus G; TTV, vírus transmitido por transfusão; SEN-V, vírus SEN; HAV, vírus da hepatite A; HBV, vírus da hepatite B; HCV, vírus da hepatite C; HDV, vírus da hepatite D; HEV, vírus da hepatite E.

Fonte: Adaptado de Ferraz e colaboradores.[2]

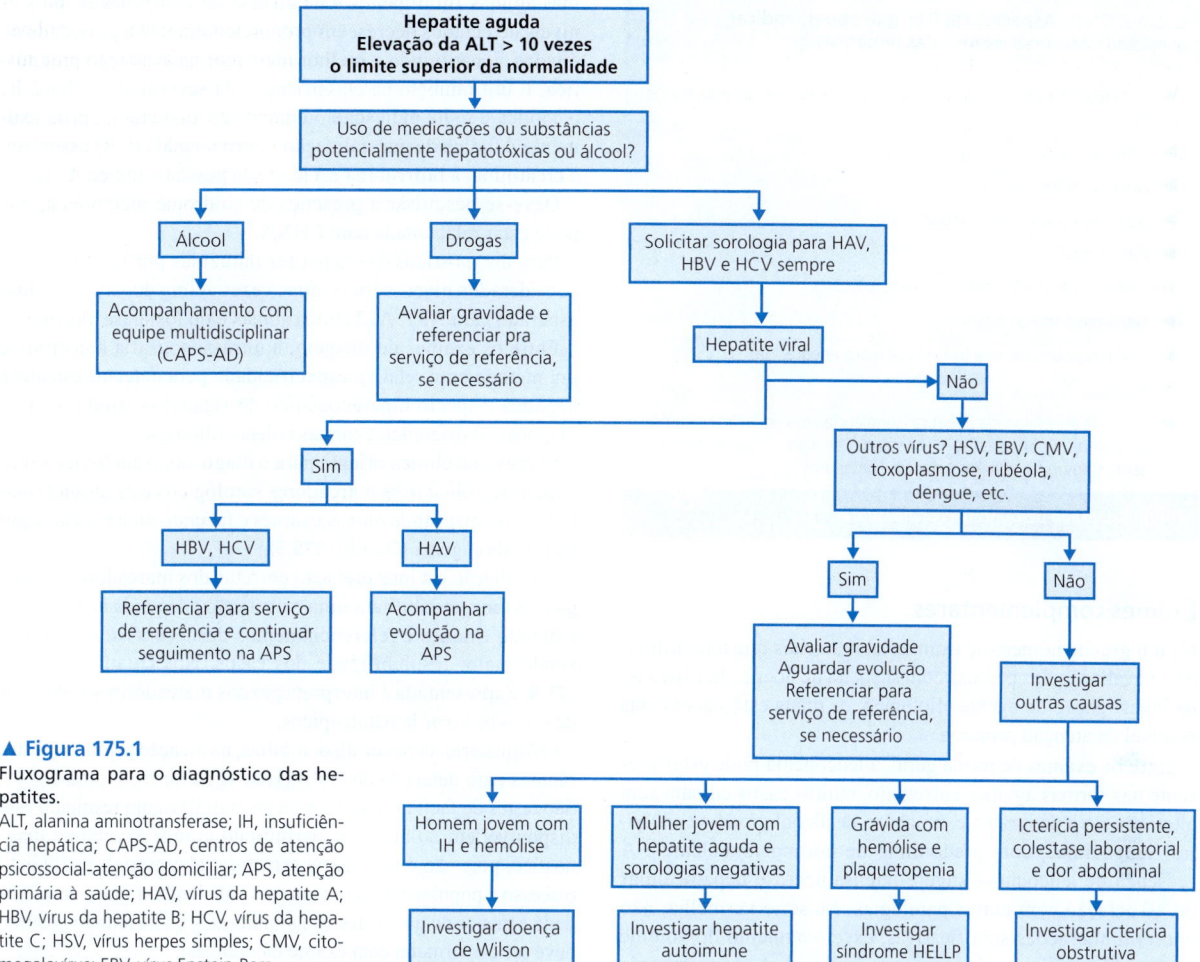

▲ **Figura 175.1**
Fluxograma para o diagnóstico das hepatites.
ALT, alanina aminotransferase; IH, insuficiência hepática; CAPS-AD, centros de atenção psicossocial-atenção domiciliar; APS, atenção primária à saúde; HAV, vírus da hepatite A; HBV, vírus da hepatite B; HCV, vírus da hepatite C; HSV, vírus herpes simples; CMV, citomegalovírus; EBV, vírus Epstein-Barr.

Tabela 175.1 | **Características clínica e epidemiológica das hepatites virais**

Agente	A	B	C	D	E
Período de incubação	15-49 dias Média = 25 dias	28-180 dias Média = 60 dias	14-160 dias	60-90 dias	15-60 dias Média = 62 dias
Transmissão parenteral	Não	Sim	Sim	Sim	Não
Transmissão fecal-oral	Sim	Não	Não	Não	Sim
Transmissão vertical	Não	Sim	Sim	Não	Não
Transmissão sexual	Não	Sim	Rara	Não	Não
Idade preferencial da infecção	Crianças e adolescentes	Qualquer idade	Qualquer idade	Qualquer idade	Adultos jovens
Curso clínico (início)	Agudo	Insidioso	Insidioso	Variável	Agudo
Presença de icterícia	Crianças: > 5% Adultos = 30%	30% dos pacientes adultos	5-10% dos pacientes	Muito variável	Comum
Cronificação	Não existe relato de formas crônicas	90% em neonatos e 5-10% após os 5 anos de idade	70-85%	Variável	Raramente em imunodeprimidos
Forma fulminante	> 1%	0,1-0,5% dos pacientes	Até 0,5%	2-7,5% na coinfecção	< 1%
Vacina	Sim	Sim	Não	Não	Sim

Fonte: Adaptada de Duncan e colaboradores.[8]

Quadro 175.2 | Aspectos clínicos que podem indicar gravidade ou curso crônico das hepatites

- Hepatomegalia não dolorosa de consistência endurecida e superfície nodular
- Eritema palmar
- Aranhas vasculares
- Dedos em baqueta de tambor
- Ginecomastia
- Presença de vômitos e/ou diarreia incoercíveis
- Febre prolongada
- Hálito hepático (lembra o cheiro de maçã apodrecida)
- Ascite
- Sinais de encefalopatia hepática (sonolência e/ou agitação psicomotora, *flapping* ou *asterixis* – ao estender as mãos, o paciente apresenta tremores e as mãos parecem "bater asas")

Fonte: Adaptado de Duncan e colaboradores.[8]

Exames complementares

Há um grande número de exames laboratoriais que têm utilidade na avaliação das pessoas com suspeita de doença hepática ou na investigação do agente etiológico, os quais estão acessíveis no nível da atenção primária.

Entre os exames de rotina geral, a leucopenia pode estar presente nas formas agudas; entretanto, muitos casos cursam sem alteração no leucograma e, no abuso de álcool, pode-se encontrar leucocitose, com predomínio de polimorfonucleares. A presença de leucocitose sugere intensa necrose hepatocelular ou associação com outras patologias. Na série vermelha, não ocorrem alterações significativas, exceto aumento do volume corpuscular médio nos que abusam de álcool. A plaquetopenia pode ser frequente na infecção crônica pelo HCV.[9,10]

Os testes de função hepática, principalmente os níveis séricos da aspartato aminotransferase/transaminase glutâmico-oxacética (AST/TGO) e da alanino aminotransferase/transaminase glutâmico-pirúvica (ALT/TGP), constituem as enzimas celulares que melhor representam fenômenos necróticos a que estão submetidos os hepatócitos durante a agressão pelos vírus. Nas formas agudas, esses testes atingem valores até 25 vezes acima do normal, embora algumas pessoas apresentem níveis mais baixos, sobretudo na infecção pelo HCV. Em geral, os níveis começam a elevar-se uma semana antes do início da icterícia e normalizam-se em cerca de 3 a 6 semanas de curso da doença.[2,11] Em adultos ou crianças sem qualquer imunidade prévia, a elevação das aminotransferases pode prolongar-se por vários meses, caracterizando as formas agudas prolongadas.[1]

As bilirrubinas elevam-se após o aumento das aminotransferases e, nas formas agudas, alcançam de 20 a 25 vezes o valor normal. Sua normalização costuma ocorrer antes das aminotransferases, exceto nas formas colestáticas.

A gama-glutamiltransferase (γ-GT) está mais relacionada às patologias colestáticas, intra ou extra-hepáticas. Em geral, há aumento nos níveis de γ-GT nas hepatopatias alcoólicas, nas hepatites tóxico-medicamentosas, em icterícias obstrutivas e tumores hepáticos; nas hepatites virais, ocorre uma discreta elevação. Não deve ser solicitada no acompanhamento de casos agudos.[2,9]

A atividade de protrombina sofre pouca alteração nas formas agudas e crônicas; no entanto, apresenta grande importância nos quadros de insuficiência hepática (IH) encontrada nas formas agudas fulminantes e na cirrose descompensada, pois os níveis detectados decrescem proporcionalmente à gravidade do quadro, constituindo o melhor marcador na avaliação prognóstica. É útil também na classificação da severidade da hepatite alcoólica e se há indicação ou não de corticoterapia, principalmente o índice de normalização internacional (INR) associado à creatinina, à bilirrubina e à idade da pessoa – índice ABIC.[9,10]

Deve-se pesquisar a presença de síndrome metabólica, que pode estar relacionada com EHNA.[2]

Para diagnósticos das hepatites induzidas por fármacos, são considerados níveis séricos duas vezes acima do valor máximo esperado para AST, ALT, bilirrubinas e/ou fosfatase alcalina.

Entre os exames de imagem, a ultrassonografia constitui-se um método com relativa especificidade para detectar esteatose hepática (aspecto hiperecogênico do fígado) ou ainda realizar diagnóstico diferencial com as coledocolitíases.

Se o exame clínico orienta para o diagnóstico etiológico viral, podem-se solicitar os marcadores sorológicos e as aminotransferases, dispensando outros exames e fazendo uma investigação menos abrangente (Quadro 175.3).

A avaliação e a interpretação corretas dos marcadores sorológicos virais possibilitam uma orientação adequada ao paciente, evitando exames e referenciamentos desnecessários e promovendo maior resolubilidade dos casos. Nos Quadros 175.4 a 175.9, é apresentada a interpretação dos marcadores sorológicos de todos os vírus hepatotrópicos.

O Ministério da Saúde disponibiliza, na atenção primária, testes rápidos para detecção do HVB (HBsAg) e do HCV (anti-HCV). São testes de fácil execução (punção digital) e cujo resultado está disponível em 20 minutos, permitindo grande avanço no diagnóstico, pois não é necessária estrutura laboratorial, facilitando o acesso a populações mais remotas. Vale lembrar que a sensibilidade é menor do que os testes laboratoriais, e o resultado positivo deve ser confirmado com exame laboratorial.[12]

Os exames de biologia molecular são utilizados para detecção do ácido nucleico do vírus, sendo o DNA para o HBV (HBV-DNA) usado na suspeita de cepas com mutações, no curso da terapia antiviral, na supressão imunológica e no monitoramento terapêutico, e o RNA para os demais vírus, utilizado para diagnóstico e monitoramento terapêutico nos casos de infecção

Quadro 175.3 | Exames orientados para alguns agentes etiológicos

Agente	Exame
Hepatites virais	Marcadores sorológicos virais
Hepatite autoimune	Gamaglobulinas, anticorpos de autoimunidade
Deficiência de α_1-antitripsina	α_1-AT-sérica
Doença de Wilson	Exame oftalmológico (anel de Kayser-Fleischer) ceruloplasmina e cobre sérico urinário de 24 horas
Glicogenose	GJ, ácido úrico, gasometria
Fibrose cística	Tripsina imunorreativa sérica, dosagem de cloro no suor (teste do suor)

GJ, glicemia de jejum.
Fonte: Adaptado de Gastaldi.[11]

Quadro 175.4 | Avaliação dos marcadores sorológicos da hepatite A

IgM anti-HAV	Infecção recente pelo HAV
IgG anti-HAV	Imune à hepatite A (infecção prévia pelo HAV ou imunidade pós-vacinação)

IgM, imunoglobulina M; IgG, imunoglobulina G; HAV, vírus da hepatite A.
Fonte: Adaptado de Duncan e colaboradores.[8]

Quadro 175.5 | Avaliação dos marcadores sorológicos da hepatite B aguda

HBsAg	É o primeiro marcador que aparece no curso da infecção pelo HBV, declinando a níveis indetectáveis em 6 meses na doença aguda e correspondendo ao antígeno de superfície viral
Anti-HBc-IgM	É marcador de infecção recente, encontrado no soro até 8 meses após a infecção
Anti-HBc total	É marcador presente nas infecções agudas pela presença de IgM e crônicas pela presença de IgG. Representa contato prévio com o vírus
HBeAg	É marcador de replicação viral; sua positividade indica alta infecciosidade e corresponde ao antígeno do *core* viral
Anti-HBe	Surge após o desaparecimento do HBeAg, indicando o fim da fase replicativa. Convalescença
HBV-DNA	É indicativo de infecção presente
Anti-HBs	É o único anticorpo que confere imunidade ao HBV. Está presente no soro após o desaparecimento do HBsAg, sendo indicador de cura e imunidade. Está presente isoladamente em pessoas vacinadas

HBsAg, antígeno de superfície da hepatite B; HBeAg, antígeno e da hepatite B; IgM, imunoglobulina M; DNA, ácido desoxirribonucleico; HBV, vírus da hepatite B.
Fonte: Adaptado de Brasil.[3]

Quadro 175.6 | Avaliação dos marcadores sorológicos da hepatite B crônica

HBsAg	Sua presença por mais de 6 meses é indicativa de hepatite crônica
HBeAg	Na infecção aguda ou crônica, está presente enquanto ocorrer alta replicação viral
Anti-HBe	Sua presença sugere redução ou ausência de replicação viral, exceto nas cepas com mutação pré-*core* (não produtoras da proteína "e")

HBsAg, antígeno de superfície da hepatite B; HBeAg, antígeno e da hepatite B.
Fonte: Adaptado de Brasil.[3]

Quadro 175.7 | Avaliação dos marcadores sorológicos da hepatite C

Anti-HCV	Indica contato prévio com o vírus da hepatite C, porém, não define se a infecção é aguda ou pregressa e curada espontaneamente, ou se houve cronificação da doença
HCV-RNA	Indica infecciosidade presente. Possibilita a genotipagem viral – existem seis genótipos. Auxilia na escolha terapêutica

RNA, ácido ribonucleico; HCV, vírus da hepatite C.
Fonte: Adaptado de Brasil.[3]

Quadro 175.8 | Avaliação dos marcadores sorológicos da hepatite D

HDVAg	Marcador sorológico de infecção aguda precoce. Presente em 26% na coinfecção aguda HBV1-HDV. Marcador de tecido hepático: fase aguda, fulminante e crônica
IgM anti-HDV	Marcador de infecção aguda e infecção ativa persistente
IgG anti-HDV	Marcador de infecção passada e imunidade. É um anticorpo estável
HDV-RNA	Expressão intra-hepática do HDVAg, marcador de replicação na fase aguda ou crônica

HDVAg, antígeno do vírus da hepatite D; HBV, vírus da hepatite B; IgM, imunoglobulina M; IgG, imunoglobulina G; RNA, ácido ribonucleico.
Fonte: Adaptado de Brasil.[3]

Quadro 175.9 | Avaliação dos marcadores sorológicos da hepatite E

IgM anti-HEV	Marcador sorológico de infecção aguda
IgG anti-HEV	Marcador de infecção passada e imunidade

IgM, imunoglobulina M; IgG, imunoglobulina G; HEV, vírus da hepatite E.
Fonte: Adaptado de Duncan e colaboradores.[8]

pelo HCV (HCV-RNA).[2] As pessoas que apresentam coinfecção HBV/HIV podem evoluir com "HBV oculto", caracterizado por carga viral baixa de HBV-DNA e HBsAg não reagente, devendo, nesta situação, ser realizado o exame de HBV-DNA para elucidação diagnóstica.[13]

Não há evidência para rastreamento de HCV em pessoas com tatuagem, *piercing* ou história de aplicação de acupuntura, principalmente se frequentam estabelecimentos licenciados.[2]

Conduta proposta

A abordagem prática das hepatites agudas de origem viral deve basear-se, em princípio, em medidas de suporte, não havendo medicação específica para as formas agudas. A maioria das pessoas pode ser tratada no domicílio e receber acompanhamento da equipe de saúde.[8]

O prognóstico é muito bom nas hepatites A e E, sendo a sua evolução para cura clínica e microbiológica.[1] A resolução espontânea da hepatite pelo vírus B ocorre em 90 a 95% dos casos em adultos jovens previamente saudáveis, o que dispensa terapêutica medicamentosa antiviral. O tratamento tem pouca influência no curso natural da doença.[8,14,15]

O uso de fármacos com potencial hepatotóxico, como paracetamol, deve ser evitado, e, em caso de absoluta contraindicação de outros analgésicos e/ou antitérmicos, deve-se observar a dose máxima diária recomendada, 4 gramas ao dia. As medicações consideradas "hepatoprotetoras" não têm nenhum valor terapêutico. A administração de corticosteroide está formalmente contraindicada.[2,5,9]

O acompanhamento aos indivíduos com hepatite alcoólica deve ser suportivo e sintomático, e a única medida específica é a abstinência de álcool. Deve-se realizar, de preferência, um acompanhamento multiprofissional, enfatizando que o sucesso no tratamento passa necessariamente pela parada do uso de álcool. O médico de família e comunidade, por estar próximo a estes dependentes de álcool, é o profissional ideal para realizar intervenções psicoterápicas breves, que são muito eficazes.[14,16]

Na hepatite não alcoólica, o objetivo do tratamento não farmacológico é a perda gradual de peso, com melhora da resistência periférica à insulina, que pode ser alcançada com estímulo à atividade física e reeducação alimentar com dietas hipocalóricas, sendo recomendável a participação da família nessas atividades.[2]

As consultas dos indivíduos com quadros de hepatite aguda devem ter um intervalo de 2 semanas, independentemente do resultado dos exames. As consultas subsequentes devem ser realizadas em intervalos de 4 semanas, acompanhadas de seguimento ambulatorial com dosagem de aminotransferases, tempo de protrombina (TP), bilirrubinas e albumina, com o mesmo intervalo, até que se obtenham duas dosagens normais em um intervalo de 4 semanas.[3]

Deve-se liberar a alta do acompanhamento quando ocorrer remissão dos sintomas e normalização das bilirrubinas, do TP e das aminotransferases, com ao menos duas dosagens normais, em um intervalo de 4 semanas, devido à possibilidade de recrudescência, visto que os principais marcadores de lesão hepática são as aminotransferases.[5,9]

O tratamento medicamentoso (Tabelas 175.2 e 175.3) está indicado para algumas formas da doença crônica e, em razão de sua complexidade, deverá ser realizado em ambulatório especializado. Estima-se que um terço dos casos de hepatite crônica necessitará de tratamento.[17]

O Sistema Único de Saúde, desde 2015, incorporou três novas medicações ao tratamento da hepatite C (DAA, do inglês *direct acting-antiviral*: daclatasvir, simeprevir e sofosbuvir) que aumentaram muito (90%) a chance de cura e com menos efeitos colaterais. Apenas os pacientes com lesão hepática de moderada a grave têm acesso aos DAA. Até o final de 2015, 7.462 pessoas haviam recebido essas novas medicações. Estudos recentes mostram a necessidade de novas pesquisas sobre os genótipos do vírus da hepatite C (existem seis genótipos diferentes) para orientar o tratamento com as novas medicações e sugerem que o conhecimento regional da genotipagem viral pode auxiliar na criação de protocolos de tratamento nacionais. As novas medicações (DAA) têm alto custo e cada país tem suas diretrizes para inclusão no tratamento.[17,18]

No caso da hepatite B, também há genótipos com pequenas diferenças entre si e quatro subtipos de genótipos de acordo com variações no antígeno de superfície (HBsAg), o que determina melhor ou pior resposta ao interferon.[18]

A indicação de tratamento baseia-se no grau de acometimento hepático observado e, também, nas variáveis apresentadas a seguir:

Indicações para tratamento da hepatite B:[1]

- Apresentar HBsAg positivo por mais de 6 meses.
- Apresentar HBeAg positivo ou HBV-DNA > 10^4 cópias/mL ou 2.000 UI/mL (fase de replicação).

Tabela 175.2 | **Esquemas terapêuticos para tratamento da hepatite B crônica**

Fármaco	Dose	Via	Duração
Interferon convencional	5 milhões de unidades diariamente, ou 10 milhões de unidades 3 vezes/semana	SC	16 semanas
Lamivudina	100 mg, uma vez por dia	VO	48 semanas
Tenofovir	300 mg, uma vez ao dia	VO	Depende da soroconversão
Entecavir	0,5-1,0 mg, uma vez ao dia	VO	Depende da clínica do paciente

Tabela 175.3 | **Novos esquemas terapêuticos (DAA) da hepatite C crônica**

Medicação	Classe terapêutica	Atua nos genótipos	Associações	Duração/dose
Daclatasvir	Inibidor NS5A	1, 2, 3, 4	Sofosbuvir ± Ribavirina	12-24 semanas; 30, 60 ou 90 mg; 1x ao dia
Simeprevir	IP do HCV	1 e 4	Sofosbuvir ± Ribavirina	12-24 semanas; 150 mg 1x ao dia
Sofosbuvir	Inibidor de polimerase nucleotídeo do HCV	Todos		

HCV, vírus da hepatite C; IP, inibidor de protease.
Fonte: Adaptada de Petruzziello e colaboradores.[17]

- Apresentar ALT/TGO maior que duas vezes o limite superior da normalidade.
- A biópsia hepática vem sendo considerada opcional na maioria dos consensos, podendo até ser dispensada nos casos com ALT elevada e HBV-DNA elevado que preencham claramente os critérios de tratamento.

Há consenso quanto ao tratamento convencional da hepatite C nas pessoas com idade a partir de 18 anos com HCV-RNA positivo e fibrose hepática significativa. Considera-se o tratamento se o indivíduo está motivado e preparado para uma boa adesão ao regime. São critérios de exclusão ao tratamento idade avançada, descompensação hepática, especialmente a plaquetopenia < 70.000/mL, ascite de difícil controle, encefalopatia e neutrófilos < 1.500 mm³.[1]

No tratamento para hepatite D, o interferon (IFN) convencional ou IFN-PEG tem sido uma opção viável, pois o uso de outras medicações antivirais, como aciclovir, ribavirina, lamivudina e adenovirdipivoxil, apresentou resultados insatisfatórios.[1]

Quando referenciar

- Pessoas com HBsAg positivo.[19]
- Pessoas com anti-HCV positivo.*
- Pessoas com sinais e sintomas que indiquem gravidade (ver Quadro 175.2).
- Casos de hepatite crônica com indicação de tratamento.
- Pessoas com diagnóstico de coinfecção ou superinfecção HBV/HDV.
- Pessoas com suspeição ou diagnóstico de hepatites por outras causas (ver Quadro 175.1).

Erros mais frequentemente cometidos

▶ Não avaliar criteriosamente os aspectos clínicos e epidemiológicos, levando a um amplo espectro de investigação

▶ Não utilizar a abordagem centrada na pessoa na identificação dos casos suspeitos

▶ Não realizar busca ativa dos comunicantes

▶ Solicitar exames desnecessários, como γ-GT, no acompanhamento dos quadros agudos

▶ Interpretar erroneamente os marcadores sorológicos

▶ Utilizar fármacos "hepatoprotetores" que não apresentam nenhum valor terapêutico e oneram desnecessariamente o tratamento para o usuário

Prognóstico e complicações possíveis

Considerando as hepatites de origem viral, o principal fator associado para cronicidade, nestas situações, é a faixa etária na qual a infecção do HBV ocorre, sendo que, em neonatos filhos de mães com HBsAg e HBeAg (marcador de replicação viral) reagentes, a taxa de cronicidade é superior a 90%, e em crianças entre 1 e 5 anos, situa-se entre 20 e 30%.[20] O risco de evolução das doenças hepáticas para as formas mais avançadas (cirrose) ou hepatocarcinoma (CHC) é maior nas pessoas portadoras do HBV e do HDV.[21,22]

O prognóstico é benigno nas hepatites por HAV e HEV. A ocorrência de IH aguda grave é de menos de 1% dos casos, porém aumenta com a faixa etária e hepatopatia crônica preexistente, chegando a 1% após os 45 anos de idade.[15]

Na hepatite B, mais de 95% dos indivíduos com infecção aguda alcançarão soroconversão com aparência de anti-HBs na ausência de tratamento.[23] A evolução para cronicidade é de 5 a 10% em adultos infectados, e aumenta exponencialmente nos neonatos de gestantes com replicação viral (até 90%). Cerca de 20 a 25% dos casos crônicos do HBV com replicação viral evoluem para cirrose e CHC. O acometimento renal nestes pacientes é frequente devido à excreção viral, aqueles que estiverem em falência renal devem ter suas doses de medicamentos ajustadas.[12]

A infecção crônica pelo HBV tem sua história natural alterada e a replicação viral aumentada na presença do HIV, gerando formas mais graves de doença hepática. Os indivíduos coinfectados HBV/HIV apresentam de 5 a 6 vezes mais chance de se tornarem portadores crônicos do HBV, se comparados às pessoas soronegativas para o HIV. Outros fatores também podem estar associados para progressão crônica da hepatite B (Quadro 175.10).[7,24]

A cronificação da hepatite pelo vírus C ocorre em 70 a 85% dos casos, sendo que um terço pode evoluir para formas histológicas graves ou cirrose no período de 20 anos, caso não haja intervenção terapêutica.[3]

A infecção crônica pelo HDV é a principal causa da cirrose hepática em crianças e adultos jovens em áreas endêmicas (Amazônia Ocidental).[3]

Nos casos de EHNA, o prognóstico para cirrose é semelhante ao dos portadores do HCV.[25]

O prognóstico da hepatite alcoólica é bastante variável, podendo a evolução para cirrose variar de zero, em casos assintomáticos ou oligossintomáticos, até mais de 80%, nos casos graves, sendo indicações de mau prognóstico hemorragia digestiva, encefalopatia, insuficiência renal, icterícia, leucocitose intensa, hipoalbuminemia e atividade de protrombina baixa, além da presença de ascite e cirrose.[26]

Quadro 175.10 | Fatores de risco associados com a progressão da hepatite B crônica

▶ Sexo masculino
▶ Idade avançada
▶ Hepatite com soropositividade HBeAg persistente
▶ Elevação persistente do HBV-DNA em soro
▶ Elevação persistente da ALT sérica
▶ Coinfecção pelo HIV
▶ Genótipos C e D do HBV
▶ Coinfecção com HCV e HDV
▶ Tabagismo
▶ Excesso de ingestão alcoólica
▶ História familiar de CHC
▶ Polimorfismos genéticos do hospedeiro
▶ Exposição às aflatoxinas

CHC, hepatocarcinoma; HBeAg, antígeno e da hepatite B; HBV, vírus da hepatite B; DNA, ácido desoxirribonucleico; ALT, alanina aminotransferase; HIV, vírus da imunodeficiência humana; HCV, vírus da hepatite C; HDV, vírus da hepatite D.

Fonte: Adaptado de World Gastroenterology Organization.[24]

---

* Nos serviços de atenção primária, que disponibilizam os exames de biologia molecular, o acompanhamento das pessoas com HCV positivo pode ser feito pelo monitoramento das transaminases a cada 6 meses, referenciando nas situações de alteração AST/ALT ou na presença de comorbidades.

Atividades preventivas e de educação e papel da equipe multiprofissional

As medidas de prevenção adotadas no âmbito da atenção primária incluem um serviço humanizado, que disponibilize acolhimento adequado ao usuário, informações necessárias sobre modos de transmissão e medidas de prevenção das hepatites, além de ouvir suas necessidades e dúvidas, buscando contribuir para a redução das hepatites virais.

O aconselhamento proporciona às pessoas condições necessárias para que avaliem seus próprios riscos e reconheçam-se como sujeitos na prevenção e na manutenção da sua saúde. Devem-se considerar o contexto de vida e os aspectos socioculturais nos quais os usuários estão inseridos.[27]

O médico de família e comunidade é o especialista mais capacitado a acompanhar pessoas que, frente ao diagnóstico de uma patologia crônica potencialmente fatal e estigmatizante (transmissão sexual), necessitam de forte vínculo e cuidado longitudinal sensível às angústias em entender como adquiriram a doença, ao temor de transmiti-la a outros e a necessidade de mudanças de alguns estilos de vida (bebidas, uso de preservativos), entre outros. Enfrentar os efeitos do tratamento também é um desafio a ser considerado. Ser portador do vírus da hepatite exige, muitas vezes, ressignificar sua história de vida e seu papel na família e na sociedade.[28,29]

O médico de família e comunidade e o enfermeiro da equipe devem instruir os usuários sobre a lavagem completa das mãos e a disposição sanitária dos resíduos. Práticas cuidadosas de manuseio de alimentos, particularmente de produtos frescos e mariscos, são de extrema importância. As pessoas com alto risco de infecção pelo vírus da hepatite A devem ser avisadas sobre a imunização (p. ex., viajantes de determinados países, usuários de drogas ilícitas, pessoas que recebem concentrados de fator de coagulação e indivíduos com doença hepática crônica). Os pacientes devem evitar o consumo excessivo de paracetamol e álcool e ter uma dieta equilibrada.[30,31]

Deve-se aconselhar as mulheres que não há risco de transmissão de HBV aos bebês através da amamentação se a orientação sobre a vacinação contra hepatite B tiver sido seguida e que podem continuar o tratamento antiviral durante a amamentação.[32]

Outra medida preventiva muito importante é a imunização, disponível para as formas HAV e HBV. Os estudos de metanálise encontraram evidências da eficácia da profilaxia pré-exposição tanto com a vacina contra hepatite A quanto com a Ig. (A) No entanto, o uso de Ig para profilaxia pré-exposição reduziu consideravelmente desde a introdução da imunização ativa com vacina contra hepatite A.[33]

A vacina contra hepatite A é realizada pelo Programa Nacional de Imunização (PNI), em dose única entre 15 e 23 meses, podendo ser feita até 4 anos de idade.[34] É disponibilizada nos Centros de Referência para Imunobiológicos Especiais (CRIE), apenas nas indicações descritas no Quadro 175.11.

A vacinação contra o HBV é a maneira mais eficaz de prevenção de infecção aguda ou crônica e também de eliminação do vírus em todas as faixas etárias, além de reduzir a incidência de hepatite crônica, cirrose e CHC na população imunizada.[10,18]

O PNI realiza imunização para HBV ao nascimento e para todas as crianças e adolescentes até 19 anos de idade. O documento da OPAS destaca a importância da vacinação nas primeiras 24 horas de vida, o que já é preconizado no Brasil. O esquema para imunização de pessoas imunocompetentes é de três doses, com intervalo de 1 mês entre a primeira e a segunda dose e 6 meses entre a primeira e a terceira dose. Prematuros menores de 33 semanas ou 2.000 g devem receber dose extra com 2 meses de idade.[17]

O PNI, além da vacinação universal contra hepatite B, para crianças e adolescentes, também disponibiliza esta vacina (nos CRIEs) para indivíduos suscetíveis, com alto risco de aquisição do HBV (Quadro 175.12).

Quadro 175.11 | Indicações para imunização da hepatite A

- Hepatopatias crônicas de qualquer etiologia
- Estado de portador crônico de hepatite B e/ou C
- Coagulopatias
- Crianças menores de 13 anos com HIV/Aids
- Adultos com HIV/Aids que sejam portadores de hepatite B e/ou C
- Doenças de depósito
- Fibrose cística
- Trissomias
- Imunodepressão terapêutica ou por doença imunodepressora
- Candidatos a transplante de órgão sólido, cadastrados em programas de transplante
- Transplantados de órgão sólido ou de medula óssea
- Doadores de órgão sólido ou de medula óssea, cadastrados em programas de transplantes
- Hemoglobinopatias

Fonte: Adaptado de Brasil.[3]

Quadro 175.12 | Indivíduos suscetíveis, com alto risco de aquisição do vírus da hepatite B

- Vítimas de abuso sexual
- Vítimas de acidentes com material biológico positivo ou fortemente suspeito de infecção por HBV
- Comunicantes sexuais de portadores de HBV
- Profissionais de saúde
- Pacientes com hepatopatias crônicas e portadores de hepatite C
- Doadores de sangue
- Transplantados de órgãos sólidos ou de medula óssea
- Doadores de órgãos sólidos ou de medula óssea
- Potenciais receptores de múltiplas transfusões de sangue ou politransfundidos
- Pacientes com nefropatias crônicas/dialisados/síndrome nefrótica
- Convívio domiciliar contínuo com pessoas portadoras de HBV
- Pessoas com asplenia anatômica ou funcional e doenças relacionadas
- Pessoas com fibrose cística (mucoviscidose)
- Pessoas com doença de depósito
- Imunodeprimidos
- Populações indígenas
- Usuários de drogas injetáveis e inaláveis
- Pessoas reclusas (presídios, hospitais psiquiátricos, instituições de menores, forças armadas, etc.)
- Carcereiros de delegacias e penitenciárias
- Homens que fazem sexo com homens
- Profissionais do sexo
- Coletadores de lixo hospitalar e domiciliar
- Bombeiros, policiais militares, policiais civis e policiais rodoviários
- Profissionais envolvidos em atividade de resgate

Fonte: Adaptado de Brasil.[5]

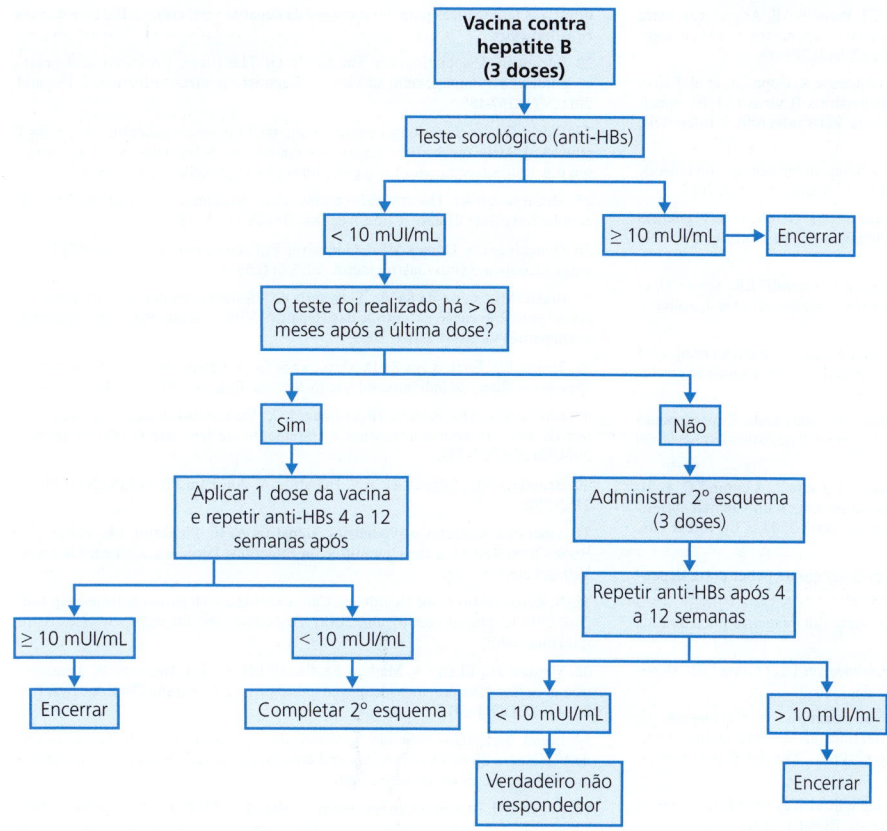

◀ **Figura 175.2**
Conduta pós-exposição vacinal.
Fonte: Adaptada de Lopes.[35]

O teste sorológico pré-vacinal (dosagem de HBsAg) não é de rotina, exceto para gestantes. O teste pós-vacinal (dosagem de anticorpos anti-HBs) também não é indicado para a população em geral, devido à alta eficácia da vacina.[35] É recomendado para indivíduos com alto risco de exposição/infecção pelo HBV e para aqueles em que se observa resposta subótima, incluindo pacientes com lesão renal crônica. Este teste deve ser realizado 1 a 2 meses após a última dose.[36] Os indivíduos que apresentam titulação de anticorpos anti-HBs, 10 UI/mL, medidos após 30 a 90 dias do esquema básico de imunização, são considerados não respondedores (Figura 175.2) e, caso sejam trabalhadores da saúde, devem fazer uma quarta dose da vacina e reavaliar.[37]

É importante lembrar que os grupos mais suscetíveis (ver Quadro 175.12) são também os que menos costumam procurar atendimento de saúde e necessitam da especificidade da medicina de família e comunidade em ofertar testes sorológicos rápidos por meio de medidas de busca ativa extramuros destas pessoas, como a desenvolvida pela atenção primária Orientada para a Comunidade. Os serviços de redução de danos para usuários de drogas injetáveis são outra estratégia importantíssima para prevenir a doença nesta população.[38]

Profilaxia pós-exposição

É utilizada para profilaxia pós-exposição à imunoglobulina humana anti-hepatite B (IgHHB), obtida de plasma de doadores selecionados, submetidos recentemente à imunização ativa contra HBV, com altos títulos de anticorpos específicos (anti-HBS). A IgHHB deve ser administrada na dose de 0,5 mL para recém-nascidos ou 0,06 mL/kg de peso corporal, atingindo o máximo de 5 mL para as demais idades. Deve ser aplicada de forma intramuscular, inclusive na região glútea. Quando administrada com a vacina contra hepatite B, a aplicação deve ser feita em grupo muscular diferente.[3,35]

Tem indicação para pessoas não vacinadas, após exposição ao HBV, nas seguintes situações:[3]

- Prevenção da infecção perinatal pelo HBV.
- Vítimas de acidentes com material biológico positivo ou fortemente suspeito de infecção por HBV, sem vacinação para hepatite B.
- Comunicantes sexuais de casos agudos de hepatite B.
- Vítimas de abuso sexual.
- Imunodeprimidos após exposição de risco, mesmo que previamente vacinados.

Notificação

Todos os casos suspeitos ou confirmados e os surtos de hepatites virais devem ser notificados e investigados, visando à proteção dos contatos não infectados. Um sistema bem estruturado e eficiente permite a geração de informações atualizadas, servindo como instrumento eficaz para a tomada de decisões.

REFERÊNCIAS

1. Veronesi R, Focaccia R. Tratado de infectologia. 5. ed. São Paulo: Atheneu; 2015.

2. Ferraz MLG, Schiavon JLN, Silva AEB. Guia de hepatologia. São Paulo: Manole; 2014.

3. Brasil. Ministério da Saúde. Secretaria de Vigilância em Saúde. Hepatites virais: o Brasil está atento. Brasília; 2008.

4. Pan American Health Organization. Epidemiological update: yellow fever [Internet]. Washington; 2017 [capturado em 07 abr. 2018]. Disponível em: http://webcache.googleusercontent.com/search?q=cache:47rC7n0pXx8J:www.paho.org/hq/index.php%3Foption%3Dcom_docman%26task%3Ddoc_download%26Itemid%3D270%26gid%3D37709%26lang%3Dpt+&cd=1&hl=pt-BR&ct=clnk&gl=br.

5. World Health Organization. Global report on acess to hepatitis C treatment: focus on overcoming barriers. Geneve; 2016.

6. Chaves GV, Souza DS, Pereira SE, Saboya CJ, Peres WAF. Associação entre DHGNA e marcadores de lesão/função hepática com componentes da SM em indivíduos obesos classe III. Rev Assoc Med Bras. 2012;58(3):288-93.

7. Lascar RM, Lopes AR, Gilson RJ, Dunn C, Johnstone R, Copas A, et al. Effect of HIV infection and antiretroviral therapy on hepatitis B virus (VHB): specific T cell responses in patients who have resolved VHB infection. J Infect Dis. 2005;191(7)1169-1179.

8. Duncan BB, Schimidt MI, Giugliani ERJ. Medicina ambulatorial: condutas de atenção primária baseadas em evidências. 4. ed. Porto Alegre: Artmed; 2013.

9. Brasil. Secretaria de Estado de Saúde de Minas Gerais. Gerência de Vigilância Epidemiológica. Guia estadual de orientações técnicas das hepatites virais. Belo Horizonte; 2007.

10. Almeida JRS, Araújo RC, Castilho GV, Stahelin L, Pandolfi LR, Silva CQ, et al. Usefulness of a new prognostic index for alcoholic hepatitis. Arq Gastroenterol. 2015;52(1):22-26.

11. Gastaldi LA. Hepatopatias na criança: abordagem diagnóstica [Internet]. Florianópolis; 2010 [capturado em 07 abr. 2018]. Disponível em: www.saude.sc.gov.br/hijg/gastro/HepatopatiasNaCrianca.pdf.

12. Brasil. Ministério da Saúde. Secretaria de Vigilância em Saúde. Departamento de DST, Aids e Hepatites Virais. O manual técnico para o diagnóstico das hepatites virais. Brasília; 2015.

13. Neau D, Winnock M, Jouvencel AC, Faure M, Castéra L, Legrand E, et al. Occult hepatitis B virus infection in HIV-infected patients with isolated antibodies to hepatitis B core antigen: acquitane cohort, 2002-2203. Clin Infect Dis. 2005;40(5):750-3.

14. Fontes A, Figlie NB, Laranjeira R. O comportamento de beber entre dependentes de álcool: estudo de seguimento. Rev Psiquiatr Clín. 2006 ;33(6):304-312.

15. Galizzi Filho J, Galizzi HO. Hepatites agudas virais: abordagem clínica. Prática Hospitalar. 2008;60(10):83-93.

16. Gonçalves CS, Gomes MPZ, Gonçalves PLF, Gonçalves LL, Pereira FEL. Hepatitealcoólica. J Bras Gastroenterol. 2008;6(2):59-68.

17. Petruzziello A, Marigliano S, Loquercio G, Cozzolino A, Cacciapuoti C. Global epidemiology of hepatitis C virus infection: an up-date of the distribution and circulation of hepatitis C virus genotypes. World J Gastroenterol. 2016;22(34):7824-7840.

18. Brasil. Ministério da Saúde. Protocolo clínico e diretrizes terapêuticos para o tratamento da hepatite viral crônica B e coinfecções. Brasília; 2011.

19. National Institute for Health and Care Excellence. Hepatitis B(chronic) diagnosis and management [Internet]. London; 2013 [capturado em 07 abr. 2018]. Disponível em: https://www.nice.org.uk/guidance/cg165.

20. Xu WM, Cui YT, Wang L, Yang H, Liang ZQ, Li XM. Efficacy and safety of lamivudine in late pregnancy for the prevention of mother-child-pugh transmission of hepatitis B: a multicentre, randomized study. J Viral Hepatitis. 2009;16(2):94-103.

21. Gish RG, Gadano AC. Chronic hepatitis B: current epidemiology in the Americas and implications for management. J Viral Hepatitis. J Viral Hepat. 2006;13(12):787-798.

22. Brasil. Ministério da Saúde. Secretaria de Vigilância em Saúde. Programa Nacional para a Prevenção e o Controle das Hepatites Virais: protocolo clínico e diretrizes terapêuticas para o tratamento da hepatite viral crônica B e coinfeccoes. Brasília; 2009.

23. European Association For The Study Of The Liver. EASL clinical practice guidelines: management of chronic hepatitis B virus infection. J Hepatol. 2012;57(1):167-185.

24. World Gastroenterology Organization. WGO practice guideline: hepatitis B [Internet]. Milwaukee; 2008 [capturado em 07 abr. 2018]. Disponível em: http://www.worldgastroenterology.org/guidelines/global-guidelines/hepatitis-b.

25. McCullough AJ. The clinical features, diagnosis and natural history of non alcoholic fatty liver disease. Clin Liver Dis. 2004;8(3):521-33.

26. Gonçalves CS, Gomes MPZ, Gonçalves PLF, Gonçalves LL, Pereira FEL. Hepatite alcoólica. J Bras Gastroenterol. 2008;6(2):59-68.

27. Brasil. Ministério da Saúde. Secretaria de Vigilância em Saúde. Programa Nacional para Prevenção e Controle das Hepatites Virais. Manual de aconselhamento em hepatites virais. Brasília; 2005.

28. Teston EF, Torre-Silva RLD, Marcon SS. Convivendo com hepatite: repercussões no cotidiano do indivíduo infectado. Rev Esc Enferm USP. 2013;47(4):860-868.

29. Kunrath AAF, Junkes JR, López LC. Vulnerabilidades e subjetividades de pessoas com diagnóstico e tratamento de hepatite C. Saúde Debate. 2014;38(101):225-233.

30. Brundage SC, Fitzpatrick AN. Hepatitis A. Am Fam Physician. 2006;73(12): 2162-2168.

31. American Academy of Pediatrics. Hepatitis A. In: Pickering LK, editor. Red Book: 2006 Report of the Committee on Infectious Diseases. 27th ed. Elk Grove Village; 2006. p. 326.

32. National Institute for Health and Care Excellence. Hepatitis B [Internet]. London; 2014 [capturado em 07 abr. 2018]. Disponível em: https://www.nice.org.uk/guidance/qs65.

33. Mathew JL, El Dib R, Mathew PJ, Boxall EH, Brok J. Hepatitis A immunisation in persons not previously exposed to hepatitis A. Cochrane Database Syst Rev. 2012;(7):CD009051.

34. Brasil. Ministério da Saúde. Secretaria de Vigilância em Saúde. Departamento de Vigilância Epidemiológica. Manual dos centros de referência para imunobiológicos Especiais. 3. ed. Brasília; 2006.

35. Lopes MH. Prevenção da hepatite B e Delta. Braz J Infect Dis. 2006;10(1):72-78.

36. Poland GA, Jacobson RM. Prevention of hepatitis B with the hepatitis B vaccine. N Engl J Med. 2004;351:2832-2838.

37. Nota informativa sobre mudanças no calendário nacional de vacinação para o ano de 2017 [Internet]. 2016 [capturado em 07 abr. 2018]. Disponível em: http://portalarquivos2.saude.gov.br/images/pdf/2016/dezembro/28/Nota-Informativa-384--Calendario-Nacional-de-Vacinacao-2017.pdf.

38. Organização Pan-Americana da Saúde. OPAS/OMS encoraja países das Américas a reduzir mortes por hepatites e melhorar prevenção e tratamento [Internet]. Brasília; 2016 [capturado em 07 abr. 2018]. Disponível em: http://www.paho.org/bra/index.php?option=com_content&view=article&id=5185:opas-oms-encoraja--paises-das-americas-a-reduzir-mortes-por-hepatites-e-melhorar-prevencao-e--tratamento&Itemid=812.

SEÇÃO XVII ▸ CAPÍTULO 176

Obesidade

Cristina Rolim Neumann
Emilian Rejane Marcon
Cynthia Goulart Molina-Bastos

Aspectos-chave

▶ A obesidade diminui a qualidade de vida das pessoas. Orientações preventivas devem fazer parte da rotina dos médicos.

▶ Qualquer dieta com um balanço energético negativo emagrece; a melhor dieta é a que for mais adequada para um indivíduo em particular.

▶ Traçar objetivos realistas é importante para o sucesso, visto que uma perda de 5 a 10% do peso corporal já é benéfica. A atividade física é benéfica, mesmo quando não acompanhada de modificações ponderais.

▶ Intervenções que mostraram eficácia na redução ponderal em relação a placebo são dieta hipocalórica, exercício físico, aconselhamento intensivo individual ou em grupo, farmacoterapia e cirurgia bariátrica. Essas intervenções reduzem os fatores de risco para doenças crônicas.

▶ O tratamento é lento, e o acolhimento pela equipe de saúde nos momentos de insucesso e o estímulo para reiniciar o tratamento são essenciais para o benefício em longo prazo.

Caso clínico

Carmem, 36 anos, atualmente desempregada, tem 111 kg e 1,63 m de altura. Vem à consulta para coletar citopatológico de colo uterino. Ela relata dores nos joelhos e gostaria de emagrecer. Já fez várias dietas e, em algumas ocasiões, conseguiu emagrecer, mas tende a engordar novamente. Não gosta de verduras, embora coma frutas; relata não ter tempo e não gostar de fazer exercícios. O esposo, Geraldo, pesa 83 kg e tem altura de 1,66 m; trabalha como porteiro em um edifício próximo à sua casa. O casal tem uma filha, Clara, de 12 anos, que pesa 59 kg e mede 1,50 m. Clara estuda em uma escola próxima à sua casa e costuma, no horário da tarde, ficar com sua mãe assistindo à televisão e brincando com *videogames*. Carmem preocupa-se com o peso da filha e do esposo e quer ajudá-los. Ela se vê como incapaz de controlar seus hábitos e acredita que esse fato levou toda a sua família a engordar. Gostaria de fazer uma dieta definitiva e nunca mais pensar em ter de controlar o peso.

Teste seu conhecimento

1. Qual é a investigação inicial necessária para avaliar um adulto com obesidade?
   a. Anamnese e exame físico – incluindo pressão arterial, peso, altura e índice de massa corporal, glicemia, colesterol total, lipoproteína de alta densidade, triglicérides
   b. Anamnese e exame físico – incluindo pressão arterial, peso, altura e avaliação da gordura corporal por bioimpedância, ou medida das pregas cutâneas
   c. Anamnese e exame físico – incluindo pressão arterial, peso e altura, tireotrofina e cortisolúria de 24 horas
   d. Anamnese e exame físico – incluindo pressão arterial, peso, altura e índice de massa corporal

2. Que recomendações são úteis para a redução do peso no adulto?
   a. Caminhar 150 minutos por semana
   b. Fazer uma dieta com balanço energético negativo adaptada às preferências da pessoa
   c. Registrar todos os alimentos ingeridos diariamente e pesar-se com regularidade
   d. Todas as alternativas

3. Em relação ao paciente obeso mórbido e à cirurgia bariátrica:
   a. Os indivíduos devem ser referenciados para a cirurgia, que é o único tratamento efetivo
   b. Os pacientes podem ser referenciados; entretanto, precisam manter acompanhamento clínico e estímulo para mudança de vida
   c. Os pacientes devem ser estimulados a ganhar peso e a alcançar os critérios para cirurgia
   d. Pessoas com transtornos psiquiátricos, incluindo depressão, não podem ser referenciadas à cirurgia

4. Em relação à abordagem dietética inicial da obesidade no adulto, a melhor orientação ao indivíduo é:
   a. Dieta pobre em gorduras
   b. Dieta pobre em carboidratos
   c. Dieta com balanço energético negativo
   d. Não importa a qualidade da alimentação se há aumento da atividade física

Respostas: 1A, 2D, 3B, 4C

Do que se trata

A obesidade é o acúmulo excessivo de gordura corporal causada pelo balanço energético positivo, isto é, a ingestão calórica excede o gasto calórico. Isso acarreta repercussões à saúde, com perda importante na qualidade de vida do indivíduo, bem como no aumento de comorbidades.[1] O local onde a gordura se acumula tem repercussões em suas complicações, sendo que a obesidade abdominal é mais associada ao diabetes e à doença vascular. As causas da obesidade incluem influências genéticas, ambientais e sociais.[2]

O acúmulo de gordura pode ser mensurado por meio do índice de massa corporal (IMC), calculado pela divisão do peso em quilogramas pelo quadrado da altura em metros. O IMC correlaciona-se com os fatores de risco à saúde e é utilizado para classificar o grau de obesidade (Tabela 176.1).

A obesidade é a doença nutricional mais frequente. Sua prevalência aumenta com a idade e é mais comum no sexo feminino, em pessoas de baixa renda, com grau de instrução correspondente ao ensino médio, ou inferior, e em negros. A Pesquisa Nacional de Saúde (PNS) mostrou um aumento gradual no peso da população brasileira nos últimos 10 anos. Para os homens, a prevalência de excesso de peso aumentou de 42,4% em 2002-2003 para 57,3% em 2013, e a obesidade, de 9,3% para 17,5%. No caso das mulheres, esse aumento foi mais acentuado, passando de 42,1% em 2002-2003 para 59,8% em 2013, ao passo que a obesidade passou de 14,0% para 25,2%.[3] A prevalência em 2013 na população adulta brasileira[3] é apresentada na Tabela 176.1. A ocorrência de obesidade classe III é maior em indivíduos de baixa renda e em mulheres, com média nacional de 0,95% em mulheres e 0,32% em homens.[4] Nas crianças brasileiras entre 5 e 9 anos, o sobrepeso e a obesidade ocorrem em 34,8 e 16,6% entre meninos, e em 32 e 11,8% entre meninas, e esse percentual vem aumentando.[3]

O que pode ocasionar

O IMC, como medida de excesso de peso, tem mostrado uma correlação linear com o risco de doença cardiovascular (DCV) e com o desenvolvimento de diabetes melito tipo 2 (DM2), bem como de hipertensão arterial sistêmica (HAS) e doença da vesícula biliar. Comparando indivíduos com IMC de 26 com outros com IMC de 21, o risco de desenvolver diabetes foi 4 vezes aumentado para homens e 8 vezes para mulheres. Além desses riscos, a obesidade é também associada a vários tipos de câncer, a doenças osteomusculares, pulmonares e reprodutivas. A adiposidade está relacionada a outras doenças por vários mecanismos: o tecido adiposo em excesso se acompanha de aumento de macrófagos e outras células imunes que secretam mediadores inflamatórios que contribuem para o desenvolvimento de resistência à insulina; a adiposidade generalizada nos tecidos leva a problemas mecânicos (compressão renal, refluxo gastresofágico [RGE], sobrecarga das articulações, entre outros) e metabólicos, como, por exemplo, lipotoxicidade dos ácidos graxos livres, levando à esteatose e à cirrose.[5] No Quadro 176.1, são mostradas as principais condições associadas à obesidade.[1] A prevalência de sobrepeso e obesidade no mundo entre 1980 e 2015 dobrou entre crianças e adultos, bem como a carga de doenças atribuídas ao aumento do IMC. A mortalidade atribuída ao IMC aumentado foi responsável por 4 milhões de óbitos no mundo e atribuída à DCV em 70% dos casos. É interessante destacar que o aumento

Tabela 176.1 | **Classificação do índice de massa corporal, do risco de comorbidades e da prevalência das categorias de peso na população brasileira**

Classifi-cação	IMC (kg/m²)	Risco de comorbidades	Prevalência no Brasil*	
			Homens (%)	Mulheres (%)
Baixo	< 18,5	Baixo – maior risco de problemas clínicos	2,1	2,8
Saudável	≥ 18,5-24,9	Risco normal	42,3	39
Sobrepeso	≥ 25-29,9	Risco aumentado	38,8	33,8
Obesidade I	≥ 30-34,9	Risco moderado	16,8	24,4
Obesidade II	≥ 35-39,9	Risco intenso		
Obesidade III	≥ 40	Risco muito intenso		

*Prevalência de pessoas com déficit de peso, excesso de peso e obesidade no total de pessoas de 18 anos ou mais de idade, por sexo, segundo os grupos de idade.

Fonte: Instituto Brasileiro de Geografia e Estatística.[3]

Quadro 176.1 | **Problemas de saúde potencialmente associados à obesidade**

Sistema orgânico/tipo de enfermidade	Efeito sobre a saúde
Câncer	▶ Homens: câncer de esôfago, estômago, colorretal, fígado, vesícula biliar, pâncreas, próstata, rim, linfoma não Hodgkin, mieloma múltiplo, leucemia ▶ Mulheres: câncer de endométrio, cérvice uterina, ovário, mama, colorretal, fígado, vesícula biliar, rim, linfoma não Hodgkin, mieloma múltiplo
Sistema cardiovascular	▶ Aterosclerose, infarto do miocárdio, AVC
Pele e fâneros	▶ Acantose nigricante, marcas na pele, acne, furúnculos, hirsutismo, dermatite de pregas cutâneas, hiperceratose plantar, celulites, varizes
Sistema endócrino	▶ Resistência à insulina, DM2
Sistema gastrintestinal	▶ Esteatose hepática, doença da vesícula biliar
Sistema musculo-esquelético	▶ Osteoartrose degenerativa, alterações na anatomia dos pés devido ao peso excessivo
Sistema respiratório	▶ AOS
Sistema reprodutivo	▶ Homens: declínio prematuro da testosterona, disfunção erétil ▶ Mulheres: SOP

DM2, diabetes melito tipo 2; AVC, acidente vascular cerebral; AOS, apneia obstrutiva do sono; SOP, síndrome dos ovários policísticos.

da mortalidade relacionado ao IMC elevado ocorreu tanto em pessoas com sobrepeso (40%) quanto com obesidade (60%).[6]

O que fazer
Anamnese

Na avaliação inicial, deve ser investigada a história do excesso de peso: idade de início, maior e menor pesos alcançados, história familiar de obesidade, tentativas anteriores de emagrecimento, sucessos obtidos e fatores precipitantes das recaídas. É necessário conhecer o estilo de vida investigando sobre comportamento alimentar e padrão de atividade física pessoal e familiar, suas expectativas relacionadas ao peso desejado, isto é, quanto a pessoa espera pesar ao final do tratamento, a velocidade de perda esperada e as consequências da perda de peso dos pontos de vista psíquico e físico. Esses dados permitem avaliar as possíveis causas da obesidade, assim como suas repercussões psicológicas.

As consequências físicas são avaliadas pela presença de comorbidades, como DM2, hipertensão, DCV, osteoartrite, dislipidemia, apneia do sono e outros problemas clínicos.

Raramente, a obesidade pode estar associada a causas secundárias. Na anamnese, devem-se buscar sintomas de:

- Doenças endócrinas: sintomas de hipotireoidismo, síndrome de Cushing, acromegalia.
- Uso de medicamentos associados ao ganho de peso: antidiabéticos (insulina, sulfonilureias, tiazolidinedionas), hormônios esteroides, antipsicóticos, estabilizadores do humor (lítio), antidepressivos (tricíclicos, paroxetina, mirtazapina, inibidores da monoaminoxidase), anticonvulsivantes (valproato, gabapentina, carbamazepina), betabloqueadores.
- Transtornos psiquiátricos: depressão, estresse pós-traumático, ansiedade, transtorno do humor bipolar, uso de drogas, transtorno do Binge e bulimia são comumente associados à obesidade, e seu manejo deve ser providenciado.

Exame físico

O IMC é recomendado como uma estimativa prática de sobrepeso em adultos, mas necessita ser interpretado com cautela porque não é uma medida direta da adiposidade. Em adultos com grande massa muscular, o IMC superestima a adiposidade. Não se recomenda como rotina o uso da bioimpedância para medida da adiposidade geral.

Em crianças e adolescentes, o limite de normalidade é estabelecido por curvas de percentil do IMC, nas quais o sobrepeso corresponde ao IMC entre 85 e 95% para faixa etária e sexo, e a obesidade corresponde ao valor acima de 95% (Tabela 176.2).

A avaliação da gordura abdominal – medida da circunferência – deve ser usada em adultos com IMC menor do que 35 kg/m^2 (Quadro 176.2). Na criança, essa medida não é recomendada como rotina, mas pode ser usada como uma avaliação adicional de risco.

No exame físico, devem-se buscar sinais de doenças associadas à obesidade secundária: pele seca, fria e descamativa, cabelos finos e secos, voz rouca, madarose, edema duro, presença de bócio (hipotireoidismo), obesidade centrípeta e com giba, presença de acantose nigricante, estrias purpúricas (síndrome de Cushing), aspecto facial característico de acromegalia com prognatismo e feições rudes, mãos grandes e com aumento dos tecidos moles.

Tabela 176.2 | **Percentil do índice de massa corporal conforme idade e sexo para adolescentes entre 10 e 19 anos**

Idade	Limites do IMC para meninas		Limites do IMC para meninos	
	85 (sobrepeso)	95 (obesidade)	85 (sobrepeso)	95 (obesidade)
10	20,19	23,20	19,60	22,60
11	21,18	24,59	20,35	23,70
12	22,17	25,95	21,12	24,89
13	23,08	27,07	21,93	25,93
14	23,88	27,97	22,77	26,93
15	24,29	28,51	23,63	27,76
16	24,74	29,10	24,45	28,53
17	25,23	29,72	25,28	29,32
18	25,56	30,22	25,95	30,02
19	25,85	30,72	26,63	30,66

Fonte: Brasil.[2]

Quadro 176.2 | **Associação entre circunferência abdominal e risco**

IMC	Risco associado à circunferência abdominal		
	Normal	Aumentada	Muito aumentada
Sobrepeso	Sem risco adicional	Risco aumentado	Risco muito aumentado
Obesidade 1	Risco aumentado	Alto risco	Risco muito alto

Homens: normal < 94 cm; aumentada 94-102 cm; muito aumentada > 102 cm.

Mulheres: normal < 80 cm; aumentada 80-88 cm; muito aumentada > 88 cm.

Exames complementares

Em geral, é suficiente a medida de perfil lipídico, glicemia e pressão arterial (PA). Quando existe suspeita de doenças causando a obesidade, deve-se proceder à investigação apropriada.

Conduta proposta
Tratamento

Orientações gerais

As mudanças comportamentais necessárias à perda de peso só serão possíveis em pessoas motivadas. Assim, é sempre necessário avaliar se a pessoa deseja perder peso e oferecer informações e apoio, respeitando sua autonomia. O nível de intervenção proposto inicialmente deve basear-se no Quadro 176.3.[7] O uso de intervenções múltiplas envolvendo estratégias combinadas e farmacoterapia, quando indicado, é recomendado (A).[1,8] Tem-se debatido sobre o nível de intervenção desejável sobre a pessoa

Quadro 176.3 | Abordagem terapêutica conforme o índice de massa corporal, a circunferência abdominal e as comorbidades associadas à obesidade

Classificação do IMC	Circunferência abdominal			Presença de comorbidades
	Normal	Aumentada	Muito aumentada	
Sobrepeso				
Obesidade I				
Obesidade II				
Obesidade III				

Recomendações gerais sobre peso corporal e estilo de vida

Dieta e atividade física

Dieta, atividade física, considerando medicações

Dieta, atividade física, considerando medicações e cirurgia bariátrica

---

com sobrepeso, mas é interessante lembrar-se de que 40% da sobrecarga de doenças associadas ao aumento do IMC ocorre em pessoas com sobrepeso.[6] A posição de orientar todas as pessoas e tratar mais intensivamente aquelas com fatores de risco tem sido a mais expressa nos consensos. No caso de uso de medicamentos que aumentam o peso, recomenda-se avaliar a possibilidade de modificações nos esquemas terapêuticos, o que nem sempre é possível. Também se deve avaliar, tratar ou referenciar para tratamento os indivíduos que apresentam comorbidades psiquiátricas.

Tratamento nutricional

No momento em que o profissional da saúde pretende orientar o indivíduo com sobrepeso e obesidade a alterar seus hábitos alimentares, ele está assumindo um compromisso com esse indivíduo, que precisa de consultas periódicas, novas orientações e estímulos para manter o tratamento e as modificações agregadas à sua vida. Por sua vez, o profissional precisa estar preparado para lidar com a sua frustração pessoal perante as diversas dificuldades de todo o processo.

Existem vários tipos de dietas e todas podem ser benéficas, se forem adequadas individualmente (B). O mais importante, no momento da escolha do cardápio, é o balanço energético negativo e a capacidade de mantê-lo pelo período proposto. Uma forma prática é reduzir moderadamente gorduras e carboidratos, para provocar déficit calórico de 500 a 1.000 calorias abaixo da necessidade calórica estimada, o que resulta em uma perda de 0,5 a 1 kg/semana (B). A necessidade calórica diária pode ser estimada multiplicando-se o peso ideal por 30. Essa fórmula, que é uma simplificação da estimativa que usa o cálculo do consumo metabólico basal (Harris-Benedict) multiplicado pelo fator de atividade física e somado ao efeito térmico do alimento, hiperestima o consumo em pessoas idosas e pouco ativas e o subestima em jovens e pessoas com grande atividade física:[9]

- Dieta rica em gordura e pobre em carboidrato. Em longo prazo, se hipocalórica, reduzirá o peso. Os benefícios da indução de cetose, que seriam saciedade maior e bem-estar, não são comprovados (B). Além disso, essa dieta por um período longo de tempo leva à deficiência de micronutrientes, sendo necessária a suplementação (D).[10] Recentemente, um estudo conduzido em 18 países, que avaliou a relação entre o padrão alimentar e as DCVs (PURE), identificou que o consumo de altas quantidades de carboidrato está relacionado a maior risco de mortalidade, mas o consumo de gorduras não foi associado à mortalidade por DCV e o consumo de gorduras saturadas teve uma relação inversa com a mortalidade por DCV.[10]

- Dieta balanceada. A grande vantagem dessa dieta é a maior opção de substituição de alimentos, o que facilita sua manutenção pela diversidade. Com a escolha correta de alimentos, a dieta balanceada não necessita de suplementação (B). Além disso, reduz o colesterol lipoproteína de baixa densidade (LDL), os triglicérides e os níveis de PA (B).

- Dieta pobre em gordura. Dieta rica em vegetais. Com baixa quantidade de gorduras, açúcares e farinhas, reduz o peso em longo prazo, se o balanço energético for negativo. É importante salientar que dietas muito pobres em gorduras podem ser deficientes em vitaminas E, B_{12} e zinco.

- Substituição de refeições. Substituir refeições por *shakes*, barras de cereais ou sopas pode ser uma estratégia interessante para perda de peso inicial ou quando o objetivo individual é a redução de pouco peso. Não há evidências de tratamentos por grandes períodos de tempo (mais de cinco anos).

Tratamento comportamental

O tratamento comportamental é uma das técnicas terapêuticas auxiliares para o controle do peso (D). Baseia-se em análise e modificações de comportamentos disfuncionais associados ao estilo de vida da pessoa. O objetivo é implementar estratégias que auxiliem no controle do peso, reforçando a motivação e ajudando a evitar a recaída. Estudos de acompanhamento de obesos indicam que a frequência a sessões de mudança de estilo de vida tem impacto no resultado, sendo sugerido um número superior a 14 sessões em seis meses para obter uma redução de peso entre 5 e 10%.[11] As técnicas enfatizam a busca e a experimentação de soluções que levem em conta as características do indivíduo e estimulem mudanças globais em outras esferas do comportamento, como aumento da autoestima, melhor qualidade de relacionamentos, gerenciamento do estresse associado à rotina de trabalho, atividade física, sono e lazer. As principais técnicas comportamentais[8] utilizadas são:

- Automonitoramento. Registro por escrito realizado pela própria pessoa sobre o tipo e a quantidade dos alimentos ingeridos, incluindo horários, episódios compulsivos, fatores desencadeantes, pensamentos e sentimentos relacionados. Esses registros são úteis para planejar mudanças na dieta e nas atividades diárias para enfrentar as compulsões alimentares. Além disso, quando associados ao registro dos pensamentos e sentimentos relacionados aos alimentos ingeridos, os registros podem ser utilizados para identificar os pensamentos disfuncionais e promover uma reestruturação cognitiva.

- Controle dos estímulos. Planejamento de estratégias que favoreçam a modificação de comportamentos disfuncionais. Exemplos da aplicação dessas estratégias são planejar as compras de alimentos, evitando ou reduzindo a compra de itens que possam atrapalhar a dieta, como doces, pães e bolos; aumentar a atividade física utilizando escadas e usando menos o automóvel; planejar atividades novas em horários habituais de compulsão, evitando as atividades associadas à compulsão, como comer assistindo à televisão, etc.

- Resolução de problemas. Busca identificar estratégias que auxiliem a resolver os problemas diários relacionados ao peso e à adesão ao tratamento. Essas técnicas envolvem desde como lidar com situações estressantes até como participar de reuniões com amigos, como festas e jantares. A pessoa deve ser estimulada a testar e a discutir as estratégias.
- Reestruturação cognitiva. Consiste em identificar crenças e pensamentos disfuncionais com relação ao peso e à alimentação. Uma vez identificados os pensamentos disfuncionais, deve-se questioná-los para auxiliar a pessoa a examiná-los e reformulá-los em uma base mais realista. Os pensamentos e crenças costumam ser explorados por meio da contestação dos pensamentos, verificando quais as evidências os corroboram ou não. Essa técnica remete ao questionamento socrático. Uma das crenças disfuncionais externadas pela paciente Carmem, no Caso clínico descrito, é o de que ela é incapaz de controlar seus hábitos, podendo-se questioná-la da seguinte forma: "Carmem, você relata ter emagrecido algumas vezes. Como lidou com seus hábitos nessas ocasiões?". Sobre a ideia de que gostaria de emagrecer e nunca mais pensar em controlar o peso, uma abordagem seria: "A maioria das pessoas magras que você conhece costuma comer livremente e não se exercitar?". A contestação do pensamento busca estimular o exame, a ponderação, a avaliação e a síntese de diversas fontes de informação, objetivando uma avaliação independente e racional dos problemas e de suas soluções. Não se costuma corrigir respostas, pois, em geral, não há "certo" e "errado". Quando bem utilizada, tem forte impacto sobre a organização cognitiva da pessoa, mas é um processo que requer paciência e tempo. Alguns exemplos de pensamentos disfuncionais comumente encontrados no obeso são:
  - Abstração seletiva. Prestar atenção e dar mais valor a informações que confirmem as suas superstições, como, por exemplo: "Ter comido este doce indica que eu não sou capaz de exercer controle sobre o meu comportamento alimentar e não tenho poder sobre a comida".
  - Pensamento dicotômico. Pensar em termos extremos: "Ou eu sigo a dieta perfeitamente e emagreço rápido ou não faço nada e sou um fracasso" ou "Os alimentos são proibidos ou permitidos".
  - Pensamento supersticioso. Acreditar que existe relação entre situações não relacionadas: "Se eu for ao *shopping* sairei da dieta".
  - Idealizações. Almejar resultados que não dependem necessariamente de emagrecer, por exemplo: "Acredito que, quando ficar magra, saberei melhor o que quero", "Quando ficar magra, serei mais clara nas minhas relações".
- Tratamento em grupo ou individual. Não há evidências de benefícios maiores com tratamentos individuais ou em grupo. Nos tratamentos em grupos, otimiza-se o suporte social, há maior número de ensaios comportamentais, podendo ser testadas, na prática, algumas estratégias para solução de problemas, como realizar confraternizações com alimentos pouco calóricos e exercícios em grupo. Na estratégia de saúde da família (ESF), em que atividades em grupo são bastante empregadas, é importante não perder a perspectiva dos objetivos terapêuticos e utilizar, sempre que possível, as técnicas comportamentais, estimulando sempre a realização da automonitoração. Alguns estudos mostram que o número de encontros com a equipe de atendimento apresenta uma correlação positiva com a perda de peso (A).
- Benefícios da terapia comportamental. Em estudos controlados, a perda de peso média em terapia cognitivo-comportamental (TCC) é de 4,7 kg (0,2-12,9 kg) e se dissipa após 3 anos de seguimento (A). Não há evidência de benefícios de uma técnica comportamental sobre as outras (D), sendo que estratégias multimodais são mais efetivas (A).

Medicamentos

Há, no mercado, uma série de medicamentos que podem ser utilizados na redução de peso. É importante salientar para a pessoa que os medicamentos são auxiliares na redução de peso e que seu uso não substitui a reeducação alimentar associada à atividade física, assim como a necessidade de visitas regulares à equipe de saúde. A perda de peso associada à medicação é modesta, em torno de 5 kg. Não há evidências que comprovem que um fármaco é mais eficaz que outro (A). O uso de medicamentos para emagrecer é bem descrito em indivíduos maiores de 18 anos e com IMC maior do que 30 kg/m² ou com IMC entre 25 e 30 e comorbidades. Nas pessoas com sobrepeso, o uso de medicamento deve ser analisado individualmente.

Entre os medicamentos mais utilizados, estão:

- Orlistat. Inibidor da lipase gástrica e pancreática, promove má absorção e reduz a absorção de gorduras em aproximadamente 30%. É eficaz em comparação com placebo com uma redução média de peso em 2,7 a 2,9 kg (A). Não apresenta risco cardiovascular, podendo ser usado em pacientes cardiopatas, assim como em crianças obesas acima de 12 anos como parte do manejo que inclui educação alimentar, exercício físico, suporte emocional.[7] Como efeitos colaterais pode provocar surgimento de gordura nas fezes, flatulência e diarreia, o que, muitas vezes, faz o paciente descontinuar o tratamento. Esses efeitos indesejáveis podem ser controlados pela redução da gordura na dieta. Dessa forma, tem papel no treinamento comportamental do manejo da dieta. O paciente mantém a perda de peso com a continuidade do uso. Está contraindicado na gestação e em pacientes com má absorção crônica. É apresentado em comprimidos de 120 mg, que devem ser utilizados com as refeições principais três vezes por dia.[7,12]
- Liraglutida. É um hipoglicemiante, agonista do peptídeo 1 similar ao glucagon (GLP-1), que provoca atraso no esvaziamento gástrico e reduz a ingesta calórica por ação central. Reduz a glicemia e hemoglobina glicada, sendo uma boa opção para o uso em diabéticos, mas também pode ser utilizado em pessoas não diabéticas, e geralmente não causa hipoglicemia. A dose inicial é 0,6 mg em dose única diária em injeção subcutânea. A dose pode ser aumentada semanalmente até atingir 3 mg (dose utilizada nos estudos para redução de peso). A perda ponderal em média varia de 4,2 a 5,9 kg. O uso em pessoas com pré-diabetes reduziu o desenvolvimento de diabetes. Os efeitos colaterais são náusea, vômitos, constipação, hipoglicemia, diarreia, fadiga, tontura, dor abdominal e aumento dos níveis de lipase.[13] Tais efeitos colaterais costumam ser transitórios, e a taxa

de abandono da medicação devido aos efeitos costuma ser menor do que a observada com orlistat (12% com liraglutida vs. 17% com orlistat). Seus principais inconvenientes são a administração parenteral e o alto custo.[7]

- Sibutramina. É um inibidor da recaptação da serotonina, da dopamina e da norepinefrina. A dose recomendada é de 10 a 15 mg/dia. Age aumentando a saciedade pós-ingestão e a taxa metabólica. Não há evidências do aumento da PA, tanto sistólica (PAS) quanto diastólica (PAD), com doses de sibutramina até 15 mg/dia. Entretanto, com doses maiores, existe essa relação sem benefício para a redução de peso; de qualquer forma, só se deve iniciar o tratamento quando os valores pressóricos estiverem estabilizados. Há relatos de melhora discreta nos níveis de colesterol HDL e triglicérides. Estudos apontam uma perda em torno de 4 a 5 kg em 12 meses; porém, é bom salientar que podem ocorrer variações conforme o excesso de peso. Os efeitos colaterais mais comuns são disforia, cefaleia, boca seca, vertigem, alteração do paladar, insônia e dismenorreia, alterações da PA e da frequência cardíaca (FC), sendo que a maioria dos sintomas diminui com o tempo de uso. Devido aos efeitos cardiovasculares, não deve ser usado em cardiopatas (A).
- Bupropiona. Antidepressivo de uso combinado, dopaminérgico e noradrenérgico, unicíclico. Utilizado comumente como auxiliar no tratamento para cessação do tabagismo. A dose recomendada é de 100 a 400 mg/dia. Existem poucos estudos em relação ao uso de bupropiona na redução de peso, mas os que existem mostram efeitos de redução quando comparados com placebo. A média de perda de peso é de aproximadamente 3 kg entre 6 e 12 meses. Os efeitos colaterais mais comuns são insônia, boca seca e tremores; reduz o limiar para convulsões (há risco se houver história de crise convulsiva) (A). Em outros países, é comercializado associado à naltrexona, com melhores efeitos na perda ponderal, porém com mais efeitos colaterais.
- Metformina. É um medicamento do grupo das biguanidas que atua aumentando a sensibilidade à insulina nos tecidos periféricos, sobretudo no fígado, diminuindo a produção hepática de glicose. Em mulheres com sobrepeso ou obesas com SOP, o uso de metformina (1.500 mg/dia) ajuda na redução de peso, reduzindo o IMC em 1 kg/m², uma redução de menos 2,9% do peso (A). Entre os efeitos colaterais estão anorexia e sintomas gastrintestinais. Esses últimos podem ser amenizados com o aumento lento da dose do medicamento.
- Topiramato. Anticonvulsivante, aprovado em meados dos anos de 1990, administrado em doses de 25 a 200 mg/dia. Os melhores resultados para redução de peso estão associados a doses mais altas da medicação. O topiramato reduz em torno de 8% do peso (A). Entre os efeitos adversos mais comuns estão parestesias, alteração de paladar e disfunção cognitiva. Em outros países, é comercializado em associação fixa com fentermina (medicamento não liberado no Brasil) com melhores resultados na redução ponderal.
- Lorcaserina. É um agonista seletivo da recaptação de serotonina, que promove saciedade e reduz a ingesta de alimentos. É administrado em comprimidos de 10 mg, duas vezes ao dia. Promove uma perda ponderal média de 3,2 kg. Seus efeitos colaterais são cefaleia, tonturas, fadiga, náusea, boca seca, constipação. Em diabéticos, pode provocar hipoglicemia. Este medicamento é utilizado em outros países e foi liberado pela Anvisa para uso no Brasil no final de 2016. Está disponível apenas em farmácias de manipulação.[5]

Atividade física

O exercício físico é um fator importante na prevenção primária e secundária, bem como no tratamento da obesidade. Sabe-se que pessoas que se mantêm ativas ao longo da vida têm menores chances de se tornarem obesas, além de melhor distribuição de gordura corporal, com menores depósitos na região intra-abdominal.

O exercício físico promove benefícios antropométricos, metabólicos, neuromusculares e psicológicos ao indivíduo obeso. Quando realizado de forma regular, melhora a resistência cardiorrespiratória, o perfil lipídico, o bem-estar geral, a energia, promove a elevação da sensibilidade dos tecidos à insulina, auxilia no controle do DM2, reduz riscos cardiovasculares, mesmo quando não ocorre perda de peso (A). Autoestima, imagem corporal, humor, redução da ansiedade e depressão também são alterados de forma positiva.

O paciente deve ser estimulado a uma vida mais ativa, reduzindo o tempo total gasto em atividades sedentárias e intercalando sessões curtas de atividade física entre períodos de atividade sedentária, independentemente do seu hábito de exercício físico. A recomendação atual é a prática de exercícios físicos de, no mínimo, 150 minutos de exercícios moderados por semana para a manutenção do peso e da saúde e mais de 150 minutos por semana para promover o emagrecimento e evitar a recuperação do peso. Há uma relação entre dose e resposta, ou seja, quanto maior a duração, a frequência e a intensidade, maiores serão os benefícios. No entanto, um programa que não inclua todos os componentes de exercícios ou alcance um volume inferior ao recomendado (intensidade, duração e frequência) de exercício também pode trazer benefícios, em especial para pessoas que são habitualmente inativas. Tanto as sessões contínuas quanto múltiplas sessões de pelo menos 10 minutos são aceitáveis para acumular a quantidade desejada de exercício físico diário. Para os indivíduos com níveis muito elevados de IMC, em função da dificuldade da execução de exercícios físicos, estas metas menores podem ser benéficas para a saúde, mesmo que não apresentem impacto sobre o peso. Marcon e cols.[14] avaliaram o impacto de um programa de exercícios físicos de baixa intensidade sobre a capacidade funcional e fatores de risco cardiometabólicos em indivíduos com obesidade mórbida, observando que o exercício físico promoveu uma melhora significativa no peso, perfil lipídico, na PA e na capacidade funcional destes indivíduos. Além disso, pacientes referenciados à cirurgia bariátrica, quando praticam atividade física no pré-operatório, podem melhorar a adesão no pós-operatório, em que a falta de motivação leva 78% dos pós-cirúrgicos a não realizarem exercício físico regular.

Apesar dos benefícios do exercício, uma grande proporção de adultos não consegue alcançar os níveis recomendados de atividade física. As atividades de baixa e moderada intensidade parecem ter melhor adesão do que as de alta intensidade em indivíduos inativos. A supervisão do exercício realizada por um professor experiente em exercícios, ambientes com distrações envolventes, como música, televisão, cenário, podem melhorar as experiências afetivas e parecem ser fatores importantes para aumentar a adesão.[15]

O hábito da prática de exercícios físicos deve ser gradual, e o médico de família pode motivar o paciente auxiliando-o a planejar sua atividade física (Quadro 176.4). Programas de caminhadas, danças, jogos no parque, dias mais ativos, como subir escadas, andar pelas ruas da cidade, usar menos o carro como meio de locomoção e fazer atividades em família, como andar de bicicleta, passear no parque e mesmo os jogos eletrônicos de

Quadro 176.4	Como orientar exercícios físicos
Orientações gerais	▶ Checar alterações musculoesqueléticas ▶ Ter o acompanhamento de um educador físico é muito importante ▶ Promover a prática de exercícios isométricos (causam menos lesão muscular) ▶ Fazer treinos de resistência é importante para preservar e restaurar a massa muscular magra ▶ Criar uma rotina para a prática do exercício ▶ Crianças podem optar e trocar a modalidade esportiva com frequência, desde que, antes de interromper uma atividade, já estejam envolvidas em outra
Tipo de exercícios	▶ Levar em consideração o gosto pessoal (caminhadas são geralmente bem aceitas) ▶ Fazer exercícios realizados na água, hidroginástica, natação, caminhadas ▶ Optar por exercícios de fácil execução ▶ Realizar ciclos ergômetros
Frequência/duração	▶ Os exercícios podem ser cumulativos ao longo do dia (p. ex., caminhadas em ciclos de 3 vezes de 10 minutos cada) ▶ Para pacientes obesos classe III, iniciar com caminhadas de 3 a 5 minutos várias vezes ao dia ▶ Procurar realizar movimentos que envolvam grandes grupos musculares

videogames ativos que estimulam o movimento com jogos de tênis, dança, simulações de caminhadas, etc., podem ser alternativas para iniciar o combate ao sedentarismo.

Quanto às crianças e aos adolescentes, também existe a necessidade de serem criados programas de incentivo à prática de esportes. O nível de atividade física e o tempo que a criança fica em frente à televisão têm sido associados com a ocorrência de sobrepeso/obesidade infantil. O Brasil ultrapassou os EUA e hoje é o país em que as crianças mais assistem à televisão (uma média de 4 horas e 51 minutos por dia em 2005).[16] A família tem um papel importante nesse processo. O tempo de "lazer ativo" deve ser estimulado, como passeios no parque e andar de bicicleta, patins, *skate*, que são atividades bem aceitas pelas crianças e, se estimuladas, terão fácil adesão.

Cirurgia bariátrica

A cirurgia bariátrica é uma opção de tratamento para pessoas com obesidade mórbida que não obtiveram sucesso por, pelo menos, 2 anos com alteração de hábitos alimentares, atividade física, medicamento ou tratamentos alternativos. O objetivo da operação é induzir uma perda de peso substancial – 50 a 80% do excesso de peso – que diminua as comorbidades associadas à obesidade. Desde 1999, é realizada pelo Sistema Único de Saúde (SUS), havendo aumento progressivo do número de procedimentos executados, sendo a Região Sudeste do Brasil responsável por aproximadamente 50% das operações. Mesmo assim, considerando o potencial de obesos mórbidos, o SUS tem a capacidade de tratar cirurgicamente 0,8% das pessoas, o que significa longas filas de espera e necessidade de tratamento clínico nesse período.

A técnica mais realizada é a cirurgia mista – restritiva e mal absortiva – chamada de *bypass* gástrico com Y de Roux, embora venha aumentando o número de cirurgias por videolaparoscopia, hoje autorizadas pelo SUS. O *bypass* gástrico aberto ou por laparoscopia e a gastrectomia vertical laparoscópica levaram à redução do IMC e não houve diferenças consistentes entre as técnicas.[17]

No Canadá, o número de cirurgias bariátricas aumentou de forma significativa após 2009. O procedimento cirúrgico mais realizado é o *bypass* gástrico, seguido pela gastrectomia vertical.[18]

Os detalhes sobre a cirurgia bariátrica estão no Quadro 176.5. Quando a pessoa tem indicação para o procedimento, é importante que participe de reuniões informativas sobre o assunto. Algumas orientações gerais podem ser fornecidas pelo médico de família (Quadros 176.6 e 176.7).

Pacientes pós-cirurgia bariátrica: como é o cuidado em longo prazo

O tempo de acompanhamento em serviço especializado é variável. Frequentemente, a recomendação é o acompanhamento de pelo menos 2 anos nos Serviços de Cirurgia Bariátrica. A avaliação, nesses 2 anos, deve incluir:[7,19]

- Monitoramento da ingesta nutricional e das deficiências minerais
- Monitoramento das comorbidades
- Revisão das medicações
- Avaliação e suporte nutricional
- Avaliação e suporte para atividade física
- Manejo das condições psicológicas

Após, os pacientes devem ser acompanhados anualmente para avaliar o *status* nutricional, a suplementação e o manejo de doenças crônicas.

A dificuldade de manter o acompanhamento dos pacientes após cirurgias bariátricas pelas equipes cirúrgicas apresenta diversas justificativas. As equipes podem manter os pacientes em acompanhamento especializado por um período predeterminado, e pode haver alterações no plano de saúde do paciente ou mudança de Estado, por exemplo. O fim do acompanhamento pelo especialista focal justifica a atenção dos profissionais da atenção primária para o acompanhamento dos pacientes pós-cirurgia bariátrica ao longo dos anos, observando as características específicas dessa população. O paciente com obesidade que foi submetido à cirurgia bariátrica necessita de acompanhamento contínuo em relação à obesidade, ainda que o peso esteja dentro dos limites adequados – sobrepeso ou eutrofia.

Os pacientes devem ser encorajados à ingestão de proteínas magras, evitanto líquidos calóricos ou gaseificados, alimentos processados e mais de cinco refeições por dia. O monitoramento de risco cardiovascular e das comorbidades associadas à obesidade, tais como DM2, é essencial e deve ser realizado anualmente. A observação e a orientação em relação ao risco de fraturas e prevenção de perda óssea devem ser rotineiras.

A avaliação de deficiência nutricional consiste na avaliação da ingesta adequada de vitaminas e na identificação de deficiências, como vitamina D, vitamina B_{12}, tiamina, folato, ferro, zinco, cobre, selênio e cálcio. O monitoramento anual pode variar conforme a diretriz consultada. Sugere-se a solicitação de hemograma completo, eletrólitos, glicose, perfil de ferro, vitamina B_{12}, função hepática, albumina, perfil lipídico, vitamina D, tiamina, folato, zinco e cobre.

Sintomas gastrintestinais

As náuseas e os vômitos podem ser mais bem controlados com educação e seleção adequada do comportamento alimentar. Pa-

Quadro 176.5 | Detalhes sobre a cirurgia bariátrica

Critérios de indicação	Critérios de exclusão
▶ Peso: IMC > 40 kg/m² ou IMC > 35 kg/m² associado a comorbidades ▶ Tratamento por pelo menos 2 anos sem sucesso (incluir programas como Vigilantes do Peso, Centro de Recuperação e Estudo da Obesidade [CREEO], Comedores Compulsivos, Grupos de Emagrecimento) ▶ Adesão: expectativa de que a pessoa vai aderir ao tratamento pós-operatório (visitas e acompanhamento com a equipe multidisciplinar, assim como o uso de suplementos alimentares, procedimentos ou testes recomendados)	▶ Distúrbios endócrinos reversíveis ou outros que possam causar a obesidade ▶ Abuso de álcool ou drogas ▶ Doença psiquiátrica grave ou descontrolada ▶ Incapacidade de compreender os riscos, os benefícios, os resultados esperados e as mudanças de estilo de vida

Benefícios	Complicações frequentes
▶ Melhora dos sintomas de incontinência urinária, DRGE, dores articulares e apneia do sono (em torno de 40% das pessoas) ▶ Melhora da resposta fisiológica aos hormônios intestinais relacionados à regulação da glicose e do apetite (grelina, GLP-1 e peptídeo YY) ▶ Melhora do perfil lipídico, da função cardíaca, dos níveis de PA (em torno de 66% das pessoas), da asma, da esteatose hepática, da SOP, da infertilidade e das complicações na gestação ▶ Remissão do DM2, se a doença tiver pouco tempo de evolução, e diminuição da dose de insulina ou até mesmo a suspensão em pessoas com DM2 insulino-dependentes. É a resposta mais expressiva da cirurgia bariátrica, entre 40-100% das pessoas, pois, além da alteração da resposta hormonal, pequenas reduções no peso alteram o DM2 ▶ Melhora da qualidade de vida e psicossocial	▶ Distúrbio acidobásico e de eletrólitos (diminuição de cálcio, potássio, magnésio, sódio e fósforo) ▶ Carência de vitaminas (principalmente as lipossolúveis, A, D, E, K), tiamina, B_{12}, ácido fólico e ferro ▶ Osteoporose (não há indicação de densitometria óssea prévia, exceto em casos particulares) ▶ Dificuldade para progressão da dieta: de forma geral, a dieta líquida dura em torno de 4 semanas, progredindo para alimentos leves (com preferência por proteínas no início da alimentação); após 6 semanas do procedimento, segue-se a alimentação balanceada conforme tolerância individual ▶ Nos primeiros 6 meses, pode acontecer intolerância ao frio, queda de cabelo e cansaço, que melhoram após a estabilização do peso ▶ A mortalidade associada ao procedimento é extremamente baixa (0-1,9%) e varia conforme a experiência da equipe e os riscos individuais. Pessoas com menos comorbidades apresentam menor risco

DRGE, doença do refluxo gastresofágico; GLP-1, peptídeo 1 similar ao glucagon; PA, pressão arterial; SOP, síndrome dos ovários policísticos; DM2, diabetes melito tipo 2.

Quadro 176.6 | O que toda pessoa deveria saber antes de ser referenciada para cirurgia bariátrica

▶ O procedimento cirúrgico tem a duração de alguns minutos, mas o tratamento é para sempre
▶ O risco de vida do procedimento cirúrgico é baixíssimo
▶ Mulheres não devem engravidar no primeiro ano pós-cirurgia, sendo mais indicado a partir dos 18 a 24 meses. Nesse caso, será necessário acompanhamento devido ao déficit de nutrientes. Por outro lado, a gestação em uma mulher que teve uma perda considerável de peso reduz a incidência de pré-eclâmpsia, diabetes gestacional, desproporção cefalopélvica, macrossomia e necessidade de cesariana. Se comparados com irmãos que nasceram antes da cirurgia bariátrica, o RN pode pesar menos. As complicações mais comuns em gestantes pós-bariátricas são vômitos frequentes, sangramento digestivo e deficiência de micronutrientes
▶ A atividade física deve ser iniciada após o procedimento cirúrgico, após a liberação do cirurgião responsável, e seguindo suas orientações
▶ A adesão às orientações dietéticas em relação à quantidade e à qualidade dos alimentos é importante para o sucesso da perda de peso. No primeiro mês, é essencial para evitar fístulas e outras complicações
▶ A progressão da dieta depende muito da equipe que realiza o procedimento, mas, de forma geral, entre 30 e 60 dias já é possível comer diversas qualidades de alimentos. Entretanto, nesse período, ainda não houve perda de 100% do excesso de peso, ou seja, se a pessoa ainda quer emagrecer, precisa selecionar os alimentos
▶ É possível engordar após a cirurgia bariátrica, portanto há necessidade de reeducação alimentar e adesão à atividade física para a manutenção do peso perdido
▶ Existe uma perda de peso importante nos primeiros 30 a 60 dias; com o passar do tempo, a perda de peso diminui, mas permanece gradual, até o peso estabilizar em torno de 12 a 18 meses. Após 2 a 3 meses de estabilização do peso, é o momento de consultar um cirurgião plástico para possíveis procedimentos reparadores

RN, recém-nascido.

cientes com episódios de vômitos prolongados devem ser avaliados para possíveis obstruções e restrições. Os pacientes com sintomas neurológicos devem ser rastreados para detecção de deficiência de tiamina.

Dor abdominal sem explicação pode acontecer com pacientes após cirurgia bariátrica; muitas vezes, os pacientes necessitam de avaliação laparoscópica para identificar hérnia interna oculta, intussuscepção ou pequena obstrução intestinal.

A presença de disfagia ou RGE pode sinalizar a necessidade de exames endoscópicos ou de imagem para avaliar possíveis dilatações ou erosões do esôfago ou prolapso gástrico. Úlceras gastrojejunais podem ocorrer em até 25% dos pacientes com dor epigástrica e náuseas, estando associadas ao uso de fumo ou anti-inflamatórios.

A síndrome de *dumping* é uma forma de hipoglicemia reativa pós-prandial, frequentemente associada ao consumo de alimentos doces. Os sintomas resultam em taquicardia, dor abdominal, náuseas, vômitos, diarreia e hipoglicemia. Os pacientes que apresentam *dumping* devem ser aconselhados a evitar ingesta de alimentos que possam desencadear crises.

Os pacientes com sintomas abdominais após cirurgia bariátrica podem apresentar formação de litíase biliar associada à rápida perda de peso.

Alterações dermatológicas

As lesões de pele provocadas por dobras cutâneas precisam ser tratadas, e o paciente deve ser orientado em relação aos cuidados. As cirurgias plásticas para contorno corporal podem melhorar a saúde física e mental dos pacientes e apresentam um efeito protetor para o ganho de peso, particularmente em mulheres.

Quadro 176.7 | Intervenções bariátricas realizadas no Brasil

Técnica	Vantagens	Desvantagens
Balão intragástrico: considerado como uma terapia auxiliar para perda de peso, consiste em um balão de silicone que ocupa parte do estômago, causando saciedade precoce e consequente perda de peso. É um método temporário, normalmente utilizado quando há necessidade de redução de peso antes da cirurgia bariátrica e em casos específicos de sobrepeso	▶ Método endoscópico ▶ Baixo risco ▶ Redução de excesso de peso de 23 a 50%, embora haja recuperação do peso em 18 meses	▶ Temporário ▶ Alto custo
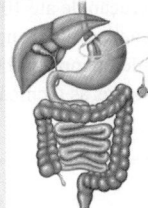 **Banda gástrica**: representa 5% dos procedimentos realizados no Brasil. Consiste na colocação de um anel de silicone inflável ajustável ao redor do estômago, tornando possível controlar o esvaziamento gástrico	▶ Menor ingestão de alimentos pela pessoa ▶ A banda pode ser ajustada ▶ Redução média de excesso de peso de 43%	▶ Refluxo ▶ Ineficiente para pessoa com alta ingestão de líquidos/alimentos hipercalóricos
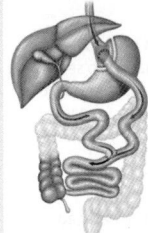 ***Bypass* gástrico**: é a técnica mais utilizada, com característica mista (disabsortiva e restritiva). No Brasil, segundo a Sociedade de Cirurgia Bariátrica, consiste em 75% das cirurgias realizadas, devido à sua segurança e eficácia. É feito grampeamento do estômago (restritiva) e desvio intestinal (disabsortiva)	▶ Perda de peso duradoura e melhora importante das patologias associadas à obesidade ▶ Redução de excesso de peso em 5 anos de 60 a 70%	▶ Cirurgia definitiva ▶ *Dumping* ▶ Anemia e deficiências nutricionais
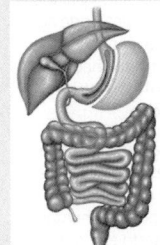 **Gastrectomia vertical**: o estômago é transformado em um tubo, por meio de uma incisão vertical, com capacidade de 80 a 100 mL	▶ Digestão e absorção normais ▶ Redução do excesso de peso de 20%	▶ Cirurgia restritiva ▶ Pode ser necessária nova intervenção cirúrgica devido à perda de peso ineficiente
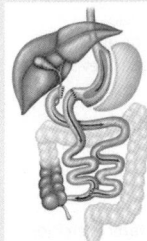 ***Switch* duodenal**: é a associação entre a gastrectomia vertical e o desvio intestinal. Representa aproximadamente 5% das técnicas realizadas no Brasil	▶ Perda de peso importante, sobretudo em superobesos ▶ Redução do excesso de peso em até 75%	▶ *Dumping* ▶ Anemia e outros déficits nutricionais mais intensos do que nas técnicas anteriores

Fonte: Sociedade Brasileira de Cirurgia Bariátrica e Metabólica.[20]

Quando referenciar

Deve-se buscar atenção secundária ou terciária quando houver suspeita de obesidade secundária que necessite atenção especializada para o seu diagnóstico e/ou manejo ou se a pessoa, pela obesidade ou por suas comorbidades, necessita de recursos não disponíveis na atenção primária. Além disso, devem ser referenciadas as pessoas com indicação de cirurgia bariátrica e também indivíduos que apresentam transtornos alimentares e/ou problemas psicológicos graves que não possam ser manejados pelo médico de família.

Erros mais frequentemente cometidos

Alguns erros cometidos por pessoas que estão fazendo controle de peso:

▶ Ter expectativas irreais (emagrecer muito em período de tempo muito curto)
▶ Tentar emagrecer sem atividade física
▶ Não manter a dieta nem os exercícios após o emagrecimento inicial

(Continua)

- ▶ Decepcionar-se quando comete algum abuso
- ▶ Abandonar a dieta

O profissional de saúde também costuma se equivocar quando:

- ▶ Não pesa os indivíduos com visível obesidade e sobrepeso, nem oferece ajuda para emagrecer. Além de oferecer auxílio para iniciar um programa de emagrecimento, é importante acolher o indivíduo que tem dificuldade e não atinge as metas combinadas
- ▶ Não mantém em tratamento clínico as pessoas que aguardam a cirurgia bariátrica. Em todo o Brasil, a disponibilidade para esse tratamento é muito baixa, gerando anos de espera, e o prognóstico da pessoa que emagrece antes da cirurgia é melhor

Prognóstico e complicações possíveis

De forma geral, as pessoas recuperam parte do peso em torno de 1 ano após a cirurgia bariátrica, e pouco mais de 10% mantêm a redução por mais de 5 anos. Há associação entre o sucesso da perda e da manutenção do peso com a frequência de consultas e o tempo despendido nelas. A perda de peso média é de 8% entre 4 e 6 meses e de 4% em 3 a 5 anos.

A eficácia da cirurgia bariátrica depende da técnica (ver Quadro 176.7) empregada, com redução variando de 47 a 70% do excesso de peso (IMC original – 24); essa perda ocorre entre 12 e 18 meses após a cirurgia, e há uma recuperação de até 10% nos próximos 10 anos. Uma revisão Cochrane[17] comparando manejo cirúrgico e não cirúrgico da obesidade encontrou benefícios maiores na abordagem cirúrgica (por todas as técnicas)

Dicas

Como orientar a reeducação alimentar

- ▶ A dieta precisa atender as preferências de cada pessoa e ter um objetivo de redução de peso factível, em torno de 500 gramas por semana.
- ▶ Comer devagar e dividir as refeições entre quatro e cinco por dia, incluindo café da manhã, aumenta a saciedade e diminui a quantidade de alimentos por refeição (D).
- ▶ Sugerir a troca dos pratos por pratos menores (prato da refeição por prato de sobremesa) e iniciar a refeição por saladas pode ser um grande aliado para a redução de peso.
- ▶ Deve-se ter em casa alimentos de baixa caloria que possam ser consumidos e ter sempre algum alimento de "escape" para os momentos em que não for possível controlar o excesso.
- ▶ A reeducação alimentar é uma alteração de estilo de vida permanente, por isso, mudanças radicais são indesejadas (B). As alterações lentas e progressivas, com pequenas mudanças graduais, são mais permanentes e efetivas (B).
- ▶ Não há diferença de perda de peso, em longo prazo, entre dietas hipocalóricas (1.000-1.500 kcal/dia) e dietas de baixíssimas calorias (400-800 kcal/dia) (A).
- ▶ O diário alimentar é uma ferramenta importante. Solicitar a anotação de tudo que for ingerido durante 1 semana, ou menos, com horário, quantidade, qualidade dos alimentos e bebidas, e comparar com a pesagem antes e depois gera um processo de racionalização sobre o que se está comendo e como aquela determinada quantidade e qualidade de alimento age no corpo.

Dicas para o manejo das crianças

- ▶ Estimular aleitamento materno exclusivo até os 6 meses de idade.
- ▶ Evitar açúcar e refrigerantes pelo menos no primeiro ano de vida.
- ▶ Estimular a ingestão de frutas, verduras e legumes desde os primeiros anos de vida. Não esquecer que a criança copia os hábitos dos adultos, sendo desejável que toda a família tenha hábitos alimentares saudáveis.
- ▶ Em uma família, quando apenas um filho é obeso, salientar que a modificação do estilo de vida é em busca de saúde e que a redução de peso é uma consequência natural, ou seja, o filho eutrófico não está sendo condenado a uma dieta restritiva; ele também está aprendendo a comer melhor.
- ▶ É preciso ter bom senso, pois não há necessidade de privação total. As crianças estão em fase de crescimento, então apenas diminuir os exageros, como frituras, gorduras e lanches rápidos, normalmente hipercalóricos e pouco nutritivos, é suficiente.

Dicas para o exercício físico (ver também Cap. 77, Orientação à atividade física)

- ▶ Assim como não existe uma dieta ideal, também não existe um "exercício ideal". O que mais poderia se aproximar disso seria aquele que levasse em conta o peso, a idade, as restrições físicas e, principalmente, aquele que despertasse interesse e prazer em quem for praticá-lo.
- ▶ Corridas gastam mais calorias do que caminhadas, mas indivíduos obesos devem executar exercícios com menor impacto articular, como, por exemplo, caminhadas, natação, hidroginástica, musculação, danças, ciclo ergômetro, etc.
- ▶ Indivíduos com obesidade grau III apresentam muita dificuldade para realizar atividades da vida diária. O exercício físico pode agir de forma a melhorar sua mobilidade, assim como alongamentos realizados diariamente. Programas gradativos de caminhada, iniciando com durações muito baixas (abaixo de 10 minutos), também podem ser recomendados e bem aceitos.
- ▶ *Videogames* ativos, isto é, aqueles que necessitam de atividade física além do uso dos controladores manuais, estão associados a gasto calórico compatível com atividade física moderada, semelhante a caminhar (A). O gasto energético pode aumentar 222%, e a FC em 64% em relação ao basal. O gasto energético é mais baixo nos jogos que utilizam somente a parte superior do corpo (como boliche e tênis) e maior nos que utilizam também a parte inferior do corpo (como boxe e dança). Não são conhecidos os efeitos desses jogos na promoção de atividade física em longo prazo, mas podem ser alternativas à televisão e a outros tipos de jogos.
- ▶ Os pedômetros, pequenos instrumentos de baixo custo que, presos junto ao corpo, contam o número de passos durante o dia, utilizados para aumentar a atividade física em caminhadas, provocam modestas perdas de peso – 1,27 kg (A).
- ▶ Indivíduos obesos podem relatar dificuldade em fazer exercícios em locais públicos. Podem ser estimulados a realizar inicialmente exercícios em casa, quando possível com a supervisão de um educador físico, para facilitar a adesão.
- ▶ Exercícios realizados com excesso de carga (duração, intensidade, frequência) podem conduzir a complicações musculoesqueléticas e levar à desistência.
- ▶ A intervenção de um profissional de educação física junto aos centros de saúde é uma forma de criar atividades para a comunidade. Na maioria das cidades, academias comunitárias ou particulares oferecem atividades variadas, conseguindo atender idades, gêneros e níveis socioeconômicos diferentes; deve-se estimular a busca por esses serviços.
- ▶ Uma metanálise de ensaios clínicos avaliando múltiplas intervenções comportamentais e educativas em crianças visando à prevenção da obesidade não mostrou benefícios sobre o IMC em relação aos controles. Essa é uma área que necessita de estudos nos próximos anos.

com relação à perda de peso, à qualidade de vida e ao diabetes, mas com maior observação de efeitos colaterais graves na abordagem cirúrgica.

A recuperação do peso nos pacientes pós-cirurgia bariátrica é um processo frequente e que deve ser abordado especialmente na atenção primária. Os profissionais devem estar atentos aos fatores que favorecem ao reganho de peso para uma intervenção precoce.

A capacidade gradual de tolerar a alimentação para sólidos e o aumento de volume alimentar favorecem o reganho de peso. O consumo de líquidos durante os lanches ou refeições, refeições lentas, ou seja, com duração superior a 30 minutos, ou comportamento de pastagem – comer pequenas quantidades diversas vezes ao dia –, o consumo de bebidas gaseificadas e a adaptação à sensação de plenitude ou saciedade são alguns comportamentos que favorecem a tolerância a alimentos sólidos, favorecendo o reganho de peso.

Fatores que favorecem a recuperação do peso:

- Aumento da ingesta de calorias.
- Seleção de alimentos com alta densidade calórica.
- Fracionamento da alimentação em mais de cinco alimentações diárias.
- Consumo de bebidas calóricas.
- Interrupção ou diminuição da atividade física.
- Interrupção ou descontinuação do monitoramento.
- Alteração da saúde física ou mental capaz de afetar o estilo de vida.

Atividades preventivas e de educação

Programas de exercício físico para a comunidade, estimulados pela Portaria nº 1.893, de 15/10/2001,[21] chamada Programa de Promoção de Atividade Física, estão sendo realizados em diversas instituições no Brasil, mas esse processo está apenas iniciando. Um exemplo é a Academia Carioca da Saúde, onde são disponibilizados equipamentos leves, sem carga de pesos, junto às Unidades de Saúde, facilitando, dessa forma, o acesso da população à prática regular de exercícios físicos com orientação de um profissional de educação física. Outro programa de incentivo à prática regular de exercícios físicos é o "Agita Brasil". Esse programa, desenvolvido desde 1996, iniciou na cidade de São Paulo e hoje está sendo desenvolvido em diversas cidades do Brasil. Tem por objetivo estimular as pessoas a um estilo de vida mais ativo, acumulando pelo menos 30 minutos de atividade física moderada por dia, na maioria dos dias da semana. Promove eventos locais com atividades físicas para públicos diferentes e se utiliza da cultura local para disseminar a mensagem do programa.

REFERÊNCIAS

1. Aronne LJ, Wassas H. The obesity epidemic: strategies in reducing cardiometabolic risk. Am J Med. 2009;122(4A):S4-S35.

2. Brasil. Ministério da Saúde. Obesidade. Brasília: MS; 2006.

3. Instituto Brasileiro de Geografia e Estatística. Pesquisa Nacional de Saúde 2013 – Ciclos de vida: Brasil e grandes regiões [Internet]. Rio de Janeiro: IBGE; 2015 [capturado em 10 mar. 2018]. Disponível em: http://www.abeso.org.br/uploads/downloads/102/59496c2f9561d.pdf.

4. Santos LMP, Oliveira IV, Peters LR, Conde WL. Trends in morbid obesity and in bariatric surgeries covered by the brazilian public health system. Obes Surg. 2010;20(7):943-948.

5. Heymsfield SB, Wadden TA. Mechanisms, pathophysiology, and management of obesity. N Engl J Med. 2017;376(3):254-266.

6. The GBD 2015 Obesity Collaborators. Health effects of overweight and obesity in 195 countries over 25 years. N Engl J Med. 2017;377(1):13-27.

7. National Institute for Health and Clinical Excellence. Obesity guidance for prevention, identification, assessment and management of overweight and obesity in adults and children [Internet]. London: NICE; 2014 [capturado em 10 mar. 2018]. Disponível em: https://www.nice.org.uk/guidance/CG189.

8. Associação Brasileira para o Estudo da Obesidade e da Síndrome Metabólica. Diretrizes brasileiras de obesidade [Internet]. 4.ed. São Paulo: Abeso; 2016 [capturado em 10 mar. 2018]. Disponível em: http://www.abeso.org.br/uploads/downloads/92/57fccc403e5da.pdf.

9. Johnson RK. Energia. In: Mahan LK, Escott-Stump S, editores. Alimentos, nutrição e dietoterapia. 10. ed. São Paulo: Roca; 2002.

10. Dehghan M, Mente A, Zhang X, Swaminathan S, Li W, Mohan V, et al. Associations of fats and carbohydrate intake with cardiovascular disease and mortality in 18 countries from five continents (PURE): a prospective cohort study. Lancet. 2017;390(10107):2050-2062.

11. American College of Cardiology/American Heart Association Task Force on Practice Guidelines, Obesity Expert Panel, 2013. Expert Panel Report: Guidelines (2013) for the management of overweight and obesity in adults. Obesity (Silver Spring). 2014;22 Suppl 2:S41-410.

12. Wharton S, Lee J, Christensen AG. Weight loss medications in Canada – a new frontier or a repeat of past mistakes? Diabetes Metab Syndr Obes. 2017;10:413-417.

13. National Institute for Health and Clinical Excellence. Obese, overweight with risk factors: liraglutide (Saxenda) [Internet]. London: NICE; 2017 [capturado em 10 mar. 2018]. Disponível em: https://www.nice.org.uk/advice/es14/chapter/Key-points.

14. Marcon ER, Gus I, Neumann CR. Impacto de um programa mínimo de exercícios físicos supervisionados no risco cardiometabólico de pacientes com obesidade mórbida. Arq Bras Endocrinol Metabol. 2011;55(5):331-338.

15. Donnelly JE, Blair SN, Jakicic JM, Manore MM, Rankin JW, Smith BK, et al. Appropriate physical strategies for weight loss and prevention of weight regain for adults. Med Sci Sports Exerc. 2009;41(2):459-471.

16. Almeida AL. Mídia, educação e cidadania na aldeia global: para que mundo estamos educando? Unirevista. 2006;1(3):1-9.

17. Colquitt JL, Pickett K, Loveman E, Frampton GK Cochrane Database Syst Rev. Surgery for weight loss in adults 2014;(8):CD003641.

18. Canadian Institute for Health Information. Bariatric surgery in Canada [Internet].Toronto: CIHI; 2014 [capturado em 10 mar. 2018]. Disponível em: https://secure.cihi.ca/free_products/Bariatric_Surgery_in_Canada_EN.pdf.

19. Kreykes A, Choxi H, Rothberg A. Post-bariatric surgery patients: your role in their long-term care J Fam Pract. 2017;66(6):356-363

20. Sociedade Brasileira de Cirurgia Bariátrica e Metabólica. Cirurgia bariátrica e metabólica: técnicas cirúrgicas. São Paulo: SBCBM; 2011.

21. Brasil. Ministério da Saúde. Portaria nº 1.893, de 15 de outubro de 2001. Criação do programa de promoção da atividade física [Internet]. Brasília: MS; 2001 [capturado em 10 mar. 2018]. Disponível em: http://www.saudeemmovimento.com.br/conteudos/conteudo_exibe1.asp?cod_noticia=787.

CAPÍTULO 177

Dislipidemia

Pedro Gomes Cavalcante Neto
Marco Túlio Aguiar Mourão Ribeiro
Tatiana Monteiro Fiuza
Renan Montenegro Jr.

Aspectos-chave

▶ A dislipidemia não apresenta sintomas.

▶ Na avaliação laboratorial, devem ser solicitados exames de colesterol total (CT), lipoproteína de alta densidade (HDL) e triglicérides; a lipoproteína de baixa densidade (LDL) pode ser calculada pela fórmula de Friedwald.

▶ É importante estratificar o risco da pessoa antes de intervir.

▶ As metas a serem alcançadas devem ser reavaliadas periodicamente.

▶ Para promover mudanças no estilo de vida, o ideal é o trabalho com equipe multiprofissional.

Caso clínico

José, 58 anos, casado, motorista, natural de Fortaleza (CE), procura seu médico de família e comunidade para realizar exames de rotina. Nunca havia consultado antes e estava preocupado, pois um colega de trabalho havia "sofrido de infarto" recentemente.

José foi orientado a procurar o Centro de Saúde da Família Nova Esperança pela Agente Comunitária de Saúde (ACS). Ele chegou às 7h30min ao local, onde foi acolhido pela técnica de enfermagem, que identificou: pressão arterial (PA) de 150/90 mmHg; peso de 110 kg; estatura de 1,70 m. Foi referenciado para consulta com o médico de família e comunidade.

José relata que nunca havia verificado seus índices pressóricos; trabalhava como motorista de carreta, tendo horários irregulares; fazia uso excessivo de café, não praticava atividade física, sua alimentação era rica em carne vermelha e gorda (almoçava pelo menos 3 vezes na semana em churrascarias de beira de estrada), ovos e frituras. Nega tabagismo, mas faz uso diário de duas latas de cerveja e, nos fins de semana, "tomava umas cachacinhas".

Nega cefaleia, tontura, precordialgia ou outros sintomas. Nega doenças prévias. O pai faleceu aos 60 anos por causa desconhecida, e a mãe "teve derrame" com 70 anos de idade.

O médico obtém os seguintes dados ao exame físico: peso: 110 kg; estatura: 1,70 m; circunferência abdominal: 103 cm; PA: 150/90 mmHg (1ª medida); e 142/85 mmHg (2ª medida). Bulhas normorrítmicas, normofonéticas em 2 tempos, sem sopros. Frequência cardíaca: 98 bpm. Sem outras alterações ao exame físico. Nunca realizou exames laboratoriais.

O médico resolve solicitar medidas de PA durante 2 semanas, exames laboratoriais e eletrocardiograma (ECG) para melhor avaliação do paciente.

José retorna para consulta 2 semanas depois, apresentando controle pressórico (PA média 120/80 mmHg) e com os seguintes resultados de exames:

▶ CT: 220 mg/dL
▶ Colesterol HDL: 50 mg/dL
▶ Triglicérides: 150 mg/dL
▶ Glicemia de jejum: 82 mg/dL
▶ Creatinina (Cr): 0,7
▶ Sumário de urina (SU): sem alterações
▶ ECG: normal

Teste seu conhecimento

1. Qual dos fatores a seguir pode ser considerado risco maior para José, no Caso clínico descrito?
   a. Idade
   b. Etilismo
   c. Sedentarismo
   d. História familiar de doença cardíaca coronariana

2. Após avaliação clínica e laboratorial, qual deverá ser o plano terapêutico para José?
   a. Iniciar sinvastatina e reavaliação laboratorial em 3 meses
   b. Prescrever dieta e atividade física, reavaliação laboratorial em 3 meses
   c. Prescrever dieta e atividade física, iniciar sinvastatina e reavaliação laboratorial em 6 meses
   d. Referenciar para o cardiologista devido ao alto risco cardiovascular

3. Sobre as principais recomendações dietéticas para José, assinale a alternativa correta:
   a. Preferir os ácidos graxos trans, que reduzem o LDL e os triglicérides
   b. A substituição dos ácidos graxos poli-insaturados por ácidos graxos saturados, pois diminui o CT, o LDL e os triglicérides
   c. Os ácidos graxos saturados são encontrados nos vegetais (soja, canola e linhaça) e em peixes de águas frias (cavala, sardinha, salmão e arenque)
   d. Óleo de oliva, óleo de canola, azeitona, abacate e oleaginosas (amendoim, castanhas, nozes, amêndoas) diminuem o CT, o LDL e os triglicerídeos, sem, no entanto, diminuir o HDL

Respostas: 1A, 2B, 3D

Do que se trata

A dislipidemia consiste em alterações no metabolismo dos lipídeos que podem ocasionar repercussões nos níveis séricos das lipoproteínas. Os lipídeos exercem funções fundamentais na absorção de nutrientes lipofílicos, como as vitaminas, além de atuarem no armazenamento e na produção de energia. No entanto, as taxas excessivas são prejudiciais, visto que o aumento dos seus níveis séricos está associado à aterosclerose.[1]

Quando pensar

A dislipidemia *per se* não causa sintomas, e por essa razão sua detecção ocorre em pessoas assintomáticas. Mas quando deve ser realizada esta investigação? Para quais pessoas devem ser solicitados esses exames? Qual é a periodicidade?

Tais recomendações ainda são bastante controversas, e alguns estudos sugerem essas investigações para determinados grupos populacionais, e outros, não. É importante que o médico de família esteja sempre atualizado a respeito dessas recomendações e das principais evidências para a recomendação ou não do rastreamento para dislipidemia. É essencial lembrar-se de que a decisão deve ser sempre compartilhada com o paciente e deverá ser subsidiada por dois alicerces: a medicina baseada em evidências (MBE) e a abordagem centrada na pessoa.

> ▶ O rastreamento da dislipidemia deve ser realizado sempre no contexto da avaliação do risco cardiovascular (RCV) global; para o médico de família e comunidade, o perfil lipídico isolado tem pouco valor e deve ser usado para ferramentas e tabelas de risco global cardiovascular (ver Cap. 72, Rastreamento de doenças, Cap. 157, Prevenção primária e secundária para doenças cardiovasculares, e Apêndice 2, Tabela de recomendações de rotina em adultos segundo a faixa etária). Por isso, as recomendações de rastreamento de dislipidemia devem seguir as recomendações com melhores evidências para RCV com potencial de intervenção (observação atenta, modificação de estilo de vida, ou medicação).

Em 2008, a United States Preventive Service Task Force (USPSTF) publicou suas recomendações para o rastreamento de dislipidemias em pessoas com mais de 20 anos e que ainda não tenham sido diagnosticadas previamente. Essa instituição recomendava o rastreamento em homens com mais de 35 anos e mulheres com mais de 45 que tenham fatores de risco. Também recomendava a avaliação de homens e mulheres entre 20 e 35 ou 45 anos com elevado risco de doença coronariana. Esta recomendação foi arquivada pela força-tarefa[2] e substituída pela recomendação do uso de estatina para prevenção primária de eventos cardiovasculares (ou seja, quem nunca teve evento) (Tabela 177.1).[3]

O National Institute for Health and Clinical Excellence (NICE) recomenda o uso da ferramenta de avaliação de risco QRISK, que pode ser acessada no *link* https://qrisk.org/. Aqueles com risco calculado > 10% em 10 anos deverão ter suas dosagens de lipídeos realizadas.[4]

O intervalo ideal é incerto. Uma opção razoável seria a cada 5 anos, com intervalos mais curtos para as pessoas que têm níveis lipídicos próximos daqueles que justificam a terapia, e intervalos maiores para aqueles que não têm risco elevado ou cujos níveis de lipídeos foram repetidamente normais.[5]

Para crianças e adolescentes (2-19 anos), tanto o rastreamento quanto a segurança e o benefício do tratamento são incertos,

Tabela 177.1 | **Recomendações para rastreamento do perfil lipídico para avaliação do risco cardiovascular**

Instituição	Idade	Recomendação
USPSTF*	40-75 anos	Perfil lipídico para uso de estatina de dose baixa a moderada para pacientes sem história de DCV (p. ex., DAC sintomática ou AVCi) quando todos os seguintes critérios são atendidos: 1) estão entre 40 e 75 anos; 2) têm um ou mais fatores de risco de DCV (ou seja, dislipidemia, diabetes, hipertensão ou tabagismo); e 3) risco calculado de um evento cardiovascular de 10% ou mais em 10 anos
NICE**	40-84 anos	Aplicar o QRISK, que envolve perfil lipídico; não aplicar para pacientes com DM1 ou TFG > 60 mL/min/1,73 m² ou com albuminúria, pois estes têm recomendações específicas
RACGP***	45 anos	A cada 5 anos, para RCV < 10% em 10 anos; a cada 2 anos para RCV entre 10 e 15% em 10 anos; anual para RCV >15% em 10 anos

*USPSTF, United States Preventive Service Task Force.[3]
**NICE, National Institute for Health and Clinical Excellence.[7]
***RACGP, Royal Australian College of General Practitioners.[8]
DM, diabetes melito; DCV, doença cardiovascular; RCV, risco cardiovascular; AVCi, acidente vascular cerebral isquêmico; DAC, doença arterial coronariana.

merecendo mais pesquisas para determinar seu papel na redução de doenças cardiovasculares (DCVs).[6]

O que fazer

Anamnese

Na história clínica de uma pessoa com dislipidemia e na avaliação de RCV, devem-se obter informações quanto à história familiar, hábitos alimentares, atividade física, tabagismo, alcoolismo, uso de medicamentos, sintomas de doença arterial coronariana (DAC), insuficiência arterial periférica, ataque isquêmico transitório (AIT), hipertensão, diabetes, dislipidemias prévias, doença renal crônica, doenças autoimunes (em especial, lúpus eritematosos sistêmico e artrite reumatoide), enxaqueca, problemas psiquiátricos, uso de antipsicótico atípico ou corticosteroides.[4]

Exame físico

No exame físico, o médico de família e comunidade não pode deixar de avaliar PA, estatura, peso, circunferência abdominal, ausculta cardíaca e pulsos periféricos.

Exames complementares

Uma vez reconhecida a pessoa que deve ser rastreada para dislipidemia, devem ser solicitados CT, HDL (conhecido como "colesterol bom") e triglicérides, sendo o LDL (conhecido como "colesterol mau") calculado pela fórmula de Friedwald desde que o valor dos triglicérides seja de até 400 mg/dL. Segundo a diretriz do Adult Treatment Panel III (ATP III), o LDL é o principal valor para a tomada de decisões (Tabela 177.2).

Fórmula Friedwald:
LDL (mg/dL) = CT − HDL − (Triglicérides/5)

Diagnóstico e estratificação de risco dos pacientes

Após consulta médica, com história clínica, exame físico e exames complementares realizados, poderiam ser elencadas as hipóteses diagnósticas e a lista de problemas, assim como ser feita a estratificação de risco das pessoas.

Após classificar a pessoa como portadora de hipercolesterolemia isolada, hiperlipidemia mista, hipertrigliceridemia isolada ou HDL baixo, procede-se à estratificação de risco. Hoje, a tabela mais completa é o QRISK, que, na Inglaterra, envolve inclusive o código postal para inclusão de vulnerabilidade social no RCV.[4] Após essa classificação, é possível reconhecer três grupos: alto risco (risco de DCV em 10 anos maior do que 20%), risco intermediário (risco de DCV em 10 anos entre 10 e 20%) e baixo risco (risco de DCV em 10 anos menor do que 10%) (Tabela 177.3).

Tabela 177.2 | **Classificação do Adult Treatment Panel III para nível sérico de lipídeos (mg/dL)**

LDL	Classificação
< 100	Ótimo
100-129	Quase ótimo
130-159	Limítrofe
160-189	Elevado
≥ 190	Muito elevado
CT	**Classificação**
< 200	Desejável
200-239	Limítrofe
≥ 240	Elevado
HDL	**Classificação**
< 40	Baixo
≥ 60	Alto
Triglicérides*	**Classificação**
< 150	Normal
150-199	Limítrofe
200-499	Elevado
≥ 500	Muito elevado

*Após 12 horas de jejum.
Fonte: Expert Panel on Detection, Evaluation, and Treatment of High Blood Cholesterol in Adults.[9]

Conduta proposta

Tratamento

A redução dos níveis de colesterol não HDL já é aceita como fator importante na prevenção de eventos cardiovasculares e cerebrovasculares, como demonstraram diversos estudos e metanálises.[10,11] Da mesma forma, o aumento do HDL é visto como fator de proteção.

Em 2008, o National Heart, Lung, and Blood Institute iniciou os trabalhos para elaboração do que viria a ser o Fourth Report of the National Cholesterol Education Program (NCEP) Expert Panel on Detection, Evaluation, and Treatment of High Blood Cholesterol in Adults (ATP IV). Essa tarefa foi transferida para o American College of Cardiology e American Heart Association (ACC/AHA), que publicaram em 2013 suas recomendações.[12]

Foram identificados quatro grupos com indicação para uso de estatinas:

1. Pessoas com doença cardiovascular aterosclerótica clínica (ASCVD): síndrome coronariana aguda, história de infarto agudo do miocárdio, angina, revascularização arterial coronariana, ou outra, acidente vascular cerebral (AVC), AIT ou doença arterial periférica.
2. Pessoas com elevação primária de LDL ≥ 190.
3. Pessoas de 40 a 75 anos com diabetes e LDL entre 70 e 189 sem ASCVD.
4. Pessoas de 40 a 75 anos sem ASCVD ou diabetes com risco em 10 anos estimado ≥ 7,5%.

Surgiram diversas críticas a esta nova diretriz, em especial à redução do grau de risco cardiovascular para prescrição medicamentosa (de 20 para 7,5%).[13,14] Uma delas compara a proporção de homens > 55 anos e mulheres > 65 anos com indicação do uso de estatinas da atual diretriz com a anterior (Tabela 177.3).[15] A população do estudo é holandesa, oriunda de um estudo de coorte. Pode-se perceber que quase todos os homens e um percentual elevado de mulheres teriam indicação de medicação para dislipidemia.

O tratamento da pessoa adulta (> 20 anos) aqui recomendado se baseou no Third Report of the National Cholesterol Education Program (NCEP) Expert Panel on Detection, Evaluation,

Tabela 177.3 | **Recomendação para uso de estatina do ACC/AHA e do ATP III (em percentuais)**

Categoria de tratamento	Diretriz	
	ACC/AHA	ATP-III
Homens > 55 anos		
▶ Tratamento recomendado	96,4	52,0
▶ Tratamento considerado	3,3	14,2
▶ Sem tratamento	0,3	33,8
Mulheres > 65 anos		
▶ Tratamento recomendado	65,8	35,5
▶ Tratamento considerado	14,2	14,1
▶ Sem tratamento	20,0	50,4

Fonte: Adaptada de Kavousi e colaboradores.[15]

Tabela 177.4 | **Metas da lipoproteína de baixa densidade e pontos de corte para modificação de estilo de vida e terapia medicamentosa em diferentes categorias de risco***

Categoria de risco	Meta de LDL (mg/dL)	Nível de LDL no qual se inicia MEV (mg/dL)	Nível de LDL no qual se considera terapia medicamentosa (mg/dL)
Risco em 10 anos > 20%	< 100	≥ 100	≥ 130 (100-129 – medicamento é opcional*)
Risco em 10 anos de 10 a 20%	< 130	≥ 130	Risco em 10 anos entre 10-20%: ≥ 130
			Risco em 10 anos < 10%: ≥ 160
Risco em 10 anos < 10%	< 160	≥ 160	≥ 190 (160-189 – medicamento é opcional)

*Alguns estudos sugerem uso de medicamento nesta categoria se LDL < 100 não pode ser obtido por meio de modificação do estilo de vida (MEV); outros preferem uso de medicamentos que primariamente modificam triglicérides e HDL como ácido nicotínico e fibrato; conforme o julgamento clínico, também se pode optar por adiar a terapia medicamentosa neste caso.

Fonte: Expert Panel on Detection, Evaluation, and Treatment of High Blood Cholesterol in Adults.[9]

and Treatment of High Blood Cholesterolin Adults (ATP III)[9] e é resumido na Tabela 177.4 e na Figura 177.1. A meta de LDL 70 mesmo para pessoas de alto risco ainda é controversa, devendo ser apenas considerada para prevenção secundária (para quem já teve algum evento cardiovascular).

Mudanças no estilo de vida

Mudanças no estilo de vida (MEVs) são essenciais na prevenção de DCV.[16] Na presença de uma equipe multiprofissional, o acompanhamento com nutricionista é a situação ideal, para fins de orientação dietética.[17] Da mesma forma, a atividade física deve ser indicada e assistida por um profissional da educação física. Quando isso não for possível, as recomendações a seguir podem ser oferecidas pelo médico.

Dieta

Deve-se recomendar a redução do consumo de alimentos de origem animal (vísceras, carnes gordurosas, leite integral, derivados, pele de aves e frutos do mar), polpa e leite de coco e alguns óleos vegetais, como dendê. É importante evitar também os ácidos graxos trans, que elevam o LDL e os triglicérides e reduzem o HDL. A principal fonte de ácidos graxos trans é a gordura vegetal hidrogenada, utilizada no preparo de sorvetes cremosos, chocolates, pães recheados, molhos para salada, sobremesas cremosas, biscoitos recheados, alimentos com consistência crocante (*nuggets*, *croissants*, tortas), bolos industrializados, margarinas duras e alguns alimentos produzidos em redes de *fast-foods*.[18]

A substituição dos ácidos graxos saturados por ácidos graxos poli-insaturados diminui o CT, o LDL e os triglicérides. Estes são encontrados nos vegetais (soja, canola e linhaça) e em peixes de águas frias (cavala, sardinha, salmão e arenque). Os ácidos graxos monoinsaturados exercem o mesmo efeito sobre a colesterolemia, sem, no entanto, diminuir o HDL e provocar oxidação lipídica. Suas principais fontes dietéticas são óleo de oliva, óleo de canola, azeitona, abacate e oleaginosas (amendoim, castanhas, nozes, amêndoas).[18] O efeito das oleaginosas foi confirmado por revisões sistemáticas.[19,20]

As fibras solúveis, que reduzem a absorção do colesterol, são representadas pela pectina (frutas) e pelas gomas (aveia, cevada e leguminosas: feijão, grão-de-bico, lentilha e ervilha). O farelo de aveia é o alimento mais rico em fibras solúveis. As fibras insolúveis não atuam sobre a colesterolemia, mas aumentam a saciedade, auxiliando na redução da ingestão calórica.[18]

A ingesta de proteína da soja pode reduzir o colesterol plasmático.[21] As principais fontes de soja na alimentação são feijão de soja, óleo de soja, queijo de soja (tofu), molho de soja (*shoyu*), farinha de soja, leite de soja e o concentrado proteico da soja. Os flavonoides podem estar envolvidos na prevenção da aterosclerose por inibirem a oxidação do LDL, diminuindo sua aterogenicidade. São encontrados nas verduras, frutas (cereja, amora, uva, morango, jabuticaba), grãos, sementes, castanhas e vinho.[18]

Pessoas com níveis muito elevados de triglicérides devem reduzir a ingestão de gordura total da dieta.[18]

Atividade física

A prática de atividade física está associada a uma melhora no perfil lipídico[22,23] e, portanto, a uma redução do RCV. Existem algumas evidências científicas de que a associação entre atividade física e dieta é mais eficaz do que apenas a dieta.

A atividade física estimula a resposta termogênica, aumentando o metabolismo basal e a termogênese induzida pela dieta, levando consequentemente a um aumento do gasto energético. A sensação de fome é suprimida após atividade física, sendo que nas atividades moderadas e mais prolongadas, consegue-se suprimir a fome por um intervalo de tempo maior.

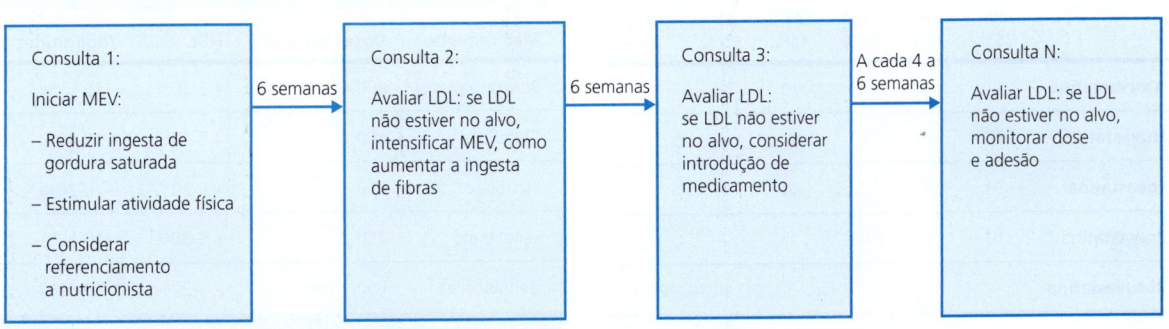

▲ **Figura 177.1**
Modelo de passos para se instituírem modificações de estilo de vida (MEV) e medicação.
Fonte: Expert Panel on Detection, Evaluation, and Treatment of High Blood Cholesterol in Adults.[9]

Outra alteração importante desencadeada pela atividade física é o aumento da atividade da lipase lipoproteica muscular, da diminuição da insulina e da atividade da lipase hepática, o que levará ao aumento do HDL e à redução do LDL e dos triglicérides (ver Cap. 77, Orientação à atividade física).

Outros

É importante aconselhar sobre a cessação do tabagismo[18] e o tratamento adequado das outras morbidades porventura associadas, como hipertensão, diabetes e obesidade.

Tratamento medicamentoso

O uso de medicamentos, conforme já mencionado, deve ser indicado de imediato para pessoas consideradas de alto risco e para aquelas de risco moderado ou baixo após tentativa de mudança no estilo de vida por 3 ou 6 meses, respectivamente.[9]

Em se tratando de hipercolesterolemia isolada, a opção preferencial é pelas estatinas.[18] Uma revisão sistemática[24] mostrou que é possível alcançar reduções nos níveis de LDL com doses equivalentes das diversas estatinas disponíveis, corroborando o que é exposto na Tabela 177.5. Também concluiu que o potencial de elevar HDL e reduzir triglicérides é semelhante entre os vários fármacos dessa classe.

As estatinas de meia-vida curta (fluvastatina, lovastatina e sinvastatina) devem ser administradas à noite.[18]

A associação de estatinas com ezetimiba permite reduzir 20% a mais os níveis do LDL, podendo ser usada em casos de elevações persistentes do LDL, apesar de doses adequadas de estatinas, em casos de hipercolesterolemia familiar homozigótica ou como primeira opção terapêutica conforme indicação clínica. A ezetimiba é empregada na dose única de 10 mg ao dia, sendo administrada a qualquer hora do dia.[18] Está disponível no mercado brasileiro como medicamento isolado ou em associação com sinvastatina.

O uso de estatinas requer alguns cuidados: dosagem dos níveis basais de bilirrubina direta, creatinofosfocinase (CPK), também chamada de creatinocinase (CK), e transaminases, devendo ser repetidos na primeira reavaliação ou quando houver aumento de dose. Aquelas pessoas com aumento de CK de 3 a 7 vezes o limite superior da normalidade (LSN) ou com dor muscular devem ser monitoradas cuidadosamente, devendo suspender a medicação se houver aumento progressivo da CK, aumento da CK acima de 10 vezes o LSN ou persistência dos sintomas musculares. Naquelas com sinais de hepatotoxicidade (icterícia, hepatomegalia, aumento de bilirrubina direta e do tempo de protrombina), recomenda-se a suspensão da estatina e pesquisa da etiologia. Nas assintomáticas, uma elevação das transaminases isolada e superior a 3 vezes o LSN deve ser confirmada por meio de novo exame, e a etiologia deve ser investigada. Nesses casos, a redução da dose ou a suspensão da estatina deverá ser baseada no julgamento clínico.

Cabe ressaltar que não há contraindicação ao uso de estatinas em pessoas com doença hepática crônica ou esteatose não alcoólica. Entretanto, seu uso é contraindicado na presença de hepatopatias agudas.[18]

Na presença de hipertrigliceridemia isolada ou HDL baixo baixo, opta-se por fibratos (1ª escolha) ou ácido nicotínico, ou ambos. Quando os triglicérides forem muito elevados (> 500 mg/dL), são recomendados inicialmente, junto com as medidas não farmacológicas.[18] A Tabela 177.6 mostra as opções de fibratos e as doses recomendadas. Os efeitos colaterais são infrequentes. Casos de rabdomiólise têm sido descritos com a associação de estatinas com genfibrozila, devendo ser evitada. Recomenda-se atenção especial nos portadores de doença biliar, no uso concomitante de anticoagulante oral, cuja posologia deve ser ajustada, e nas pessoas com função renal diminuída.[18]

O ácido nicotínico pode ser usado em pessoas com HDL baixo isolado, mesmo sem hipertrigliceridemia associada, e como alternativa aos fibratos e estatinas ou em associação com esses fármacos em portadores de hipercolesterolemia, hipertrigliceridemia ou dislipidemia mista. Sugere-se iniciar com uma dose de 500 mg ao dia, com aumento gradual, em geral para 750 mg e depois para 1.000 mg, com intervalos de 4 semanas a cada titulação de dose, buscando-se atingir 1 a 2 g diários.[18]

Na hiperlipidemia mista, a conduta dependerá dos níveis de triglicérides:

- Acima de 500 mg/dL: introduzir um fibrato, adicionando, se necessário, o ácido nicotínico. Após reavaliação, caso haja necessidade de redução adicional da colesterolemia, acrescenta-se uma estatina.
- Abaixo de 500 mg/dL: iniciar o tratamento com uma estatina isoladamente ou associada à ezetimiba.[18]

É importante lembrar-se de que a alteração dos lipídeos pode ser secundária ao hipotireoidismo (clinicamente manifesto ou subclínico), devendo ser tratada com posterior avaliação da necessidade de introduzir medicamentos para dislipidemia.[18]

Tabela 177.5 | **Doses (mg) de estatinas requeridas para a redução de lipoproteína de baixa densidade**

	20-25%	26-30%	31-35%	36-40%	41-50%	51-55%
Atorvastatina	–	–	10	20	40	80
Fluvastatina	20	40	80	–	–	–
Lovastatina	10	20	40	80	–	–
Pravastatina	10	20	40	–	–	–
Rosuvastatina	–	–	–	5	10	20, 40
Sinvastatina	–	10	20	40	80	–

Fonte: Mahley e Bersot.[25]

Tabela 177.6 | **Doses dos fibratos disponíveis e efeito sobre lipoproteína de alta densidade e triglicérides**

Medicamento	Dose (mg/dia)	HDL	Triglicérides
Bezafibrato	400-600	+ 5-30%	– 15-55%
Ciprofibrato	100	+ 5-30%	– 15-45%
Etofibrato	500	+ 5-20%	– 10-30%
Fenofibrato	250	+ 5-30%	– 10-30%
Genfibrozila*	600-1.200	+ 5-30%	– 20-60%

*Não deve ser usada em associação à estatina devido ao risco de miotoxicidade.

Fonte: Faludi e colaboradores.[18]

Decisão compartilhada

É importante envolver a pessoa na tomada de decisão sobre seu tratamento. O terceiro componente da abordagem centrada na pessoa aborda essa questão (ver Cap. 15, Consulta e abordagem centrada na pessoa). Em se tratando especificamente do uso de estatinas, o NICE publicou um documento, em 2014, para ajudar nesse processo. Foram elaborados pictogramas que demonstram o potencial benefício do uso. A seguir, um exemplo:

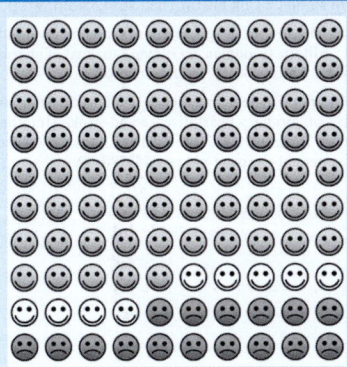

Para pessoas com risco cardiovascular de 25% em 10 anos

Se todas as 100 pessoas tomam atorvastatina por 10 anos, durante esse tempo em média:

75 pessoas não desenvolverão doença coronariana nem terão um AVC, mas não teriam esse desfecho de qualquer forma (as faces verdes)

9 pessoas serão salvas de desenvolver doença coronariana ou ter um AVC (as faces amarelas)

16 pessoas ainda desenvolverão doença coronariana ou terão um AVC (as faces vermelhas)

Fonte: National Institute for Health and Clinical Excellence.[26]

O documento completo contendo gráficos para outras faixas de risco, assim como um guia para uso dessa ferramenta, está disponível gratuitamente no *link* https://www.nice.org.uk/guidance/cg181/resources/cg181-lipid-modification-update-patient-decision-aid2.

Crianças

O tratamento de crianças deve sempre iniciar com adoção de MEVs (educação alimentar e atividade física), de forma análoga ao exposto. Não há estudos com boa evidência que possam determinar uma conduta em crianças. Por isso, sugere-se que crianças e adolescentes com história de hipercolesterolomia familiar e alteração importante dos lipídeos, ou outros fatores de risco, sejam referenciadas para acompanhamento especializado de acordo com a avaliação do médico de família.

Quando referenciar

- Quando a variabilidade entre os resultados das dosagens de CT, LDL, HDL e triglicérides persistir além da esperada, mesmo na 3ª avaliação (ver Figura 177.1), a pessoa deverá ser referenciada para confirmação diagnóstica e intervenção terapêutica específica.[18]
- Pessoas com formas graves de dislipidemia e que têm pequena ou mesmo nenhuma resposta ao uso dos medicamentos em doses habituais.[18]
- Crianças com história de hipercolesterolomia familiar ou alteração laboratorial proeminente.
- Pessoas com doença coronariana sintomática.

Erros mais frequentemente cometidos

▶ Solicitar dosagem de lipídeos indiscriminadamente
▶ Recomendar uso de sinvastatina pela manhã
▶ Deixar de corrigir a dose do medicamento quando a meta não foi atingida
▶ Não pactuar metas com a pessoa
▶ Não aprazar retorno para reavaliação
▶ Não solicitar exames periodicamente (trimestral) até controle da dislipidemia
▶ Tratar com medicamentos pessoas com dislipidemia sem estratificar seu risco

Prognóstico e complicações possíveis

- Desenvolvimento de DAC, insuficiência arterial periférica, doença cerebrovascular.
- Pancreatite em pessoas com triglicérides acima de 500.

Atividades preventivas e de educação

- Orientação sobre uma alimentação saudável e atividade física regular para crianças e adolescentes nas escolas.
- Orientação de mudança de hábitos para hipertensos e diabéticos.
- Educação permanente para os Agentes Comunitários de Saúde para que possam fazer as orientações adequadas e identificar pessoas na comunidade com fatores de risco.
- Realização de planejamento junto à equipe para estratificação de RCV em adultos nas idades sugeridas pela literatura.

REFERÊNCIAS

1. Martinez TLR, Nogueira Filho J, Fernandes SC. Dislipidemias. 2005;2(2):91-122.

2. US Preventive Services Task Force. Archived: lipid disorders in adults (cholesterol, dyslipidemia): screening [Internet]. Rockville: USPSTF; 2008 [acesso em 22 fev. 2018]. Disponível em: https://www.uspreventiveservicestaskforce.org/Page/Document/UpdateSummaryFinal/lipid-disorders-in-adults-cholesterol-dyslipidemia-screening.

3. U.S. Preventive Services Task Force. Statin use for the primary prevention of cardiovascular disease in adults: preventive medication [Internet]. Rockville: USPSTF; 2016 [acesso em 22 fev. 2018]. Disponível em: https://www.uspreventiveservicestaskforce.org/Page/Document/UpdateSummaryFinal/statin-use-in-adults-preventive-medication1?ds=1&s=statin.

4. QRisk [Internet]. ClinRisk Ltd [acesso em 22 fev. 2018]. Disponível em: https://qrisk.org/.

5. U.S. Preventive Services Task Force. Screening for lipid disorders in adults: recommendation statement [Internet]. Rockville: USPSTF; 2008 [capturado em 27 fev. 2011]. Disponível em: https://www.aafp.org/afp/2009/1201/p1273.html

6. Ferranti SD, Newburger JW. Identifying the child at-risk for atherosclerosis. Waltham: UpToDate; 2011.

7. National Clinical Guideline Centre (UK). Lipid modification: cardiovascular risk assessment and the modification of blood lipids for the primary and secondary prevention of cardiovascular disease. London: National Institute for Health and Care Excellence (UK); 2014.

8. The Royal Australian College of General Practitioners. Guidelines for preventive activities in general practice. 9th ed. East Melbourne: RACGP, 2016.

9. Expert Panel on Detection, Evaluation, and Treatment of High Blood Cholesterol in Adults. Executive summary of the third report of the National Cholesterol Education Program (NCEP) expert panel on detection, evaluation, and treatment of high blood cholesterol in adults (Adult Treatment Panel III). JAMA. 2001;285(19):2486-2497.

10. Robinson JG, Wang S, Smith BJ, Jacobson TA. Meta-analysis of the relationship between non-high-density lipoprotein cholesterol reduction and coronary heart disease risk. J Am Coll Cardiol. 2009;53(4):316-322.

11. Delahoy PJ, Magliano DJ, Webb K, Grobler M, Liew D. The relationship between reduction in low-density lipoprotein cholesterol by statins and reduction in risk of cardiovascular outcomes: an updated meta-analysis. Clin Ther. 2009;31(2):236-244.

12. Stone NJ, Robinson JG, Lichtenstein AH, Bairey Merz CN, Blum CB, Eckel RH, et al. 2013 ACC/AHA guideline on the treatment of blood cholesterol to reduce atherosclerotic cardiovascular risk in adults: a report of the American College of Cardiology/American Heart Association Task Force on Practice Guidelines. J Am Coll Cardiol. 2014;63(25 Pt B):2889-2934.

13. Abramson JD, Rosenberg HG, Jewell N, Wright JM. Should people at low risk of cardiovascular disease take a statin? BMJ. 2013;347:f6123.

14. Prasad, V. Statins, primary prevention, and overall mortality. Ann Intern Med. 2014;160(12):867-869.

15. Kavousi M, Leening MJ, Nanchen D, Greenland P, Graham IM, Steyerberg EW, et al. Comparison of application of the ACC/AHA guidelines, Adult Treatment Panel III guidelines, and European Society of Cardiology guidelines for cardiovascular disease prevention in a European cohort. JAMA. 2014;311(14):1416-1423.

16. Kelly RB. Diet and exercise in the management of hyperlipidemia. Am Fam Physician. 2010;81(9):1097-1102.

17. Thompson RL, Summerbell CD, Hooper L, Higgins JP, Little PS, Talbot D, et al. Dietary advice given by a dietitian versus other health professional or self-help resources to reduce blood cholesterol. Cochrane Database Syst Rev. 2003;(3):CD001366.

18. Faludi AA, Izar MCO, Saraiva JFK, Chacra APM, Bianco HT, Afiune Neto A et al. Atualização da Diretriz Brasileira de Dislipidemias e Prevenção da Aterosclerose – 2017. Arq Bras Cardiol 2017;109(2 Supl.1):1-76

19. Mukuddem-Petersen J, Oosthuizen W, Jerling JC. A systematic review of the effects of nuts on blood lipid profiles in humans. J Nutr. 2005;135(9):2082-2089.

20. Sabaté J, Oda K, Ros E. Nut consumption and blood lipid levels: a pooled analysis of 25 intervention trials. Arch Intern Med. 2010;170(9):821-827.

21. Reynolds K, Chin A, Lees KA, Nguyen A, Bujnowski D, He J. A meta-analysis of the effect of soy protein supplementation on serum lipids. Am J Cardiol. 2006;98(5):633-640.

22. Tambalis K, Panagiotakos DB, Kavouras SA, Sidossis LS. Responses of blood lipids to aerobic, resistance, and combined aerobic with resistance exercise training: a systematic review of current evidence. Angiology. 2009;60(5):614-632.

23. Kelley GA, Kelley KS. Impact of progressive resistance training on lipids and lipoproteins in adults: a meta-analysis of randomized controlled trials. Prev Med. 2009;48(1):9-19.

24. Weng TC, Yang YH, Lin SJ, Tai SH. A systematic review and meta-analysis on the therapeutic equivalence of statins. J Clin Pharm Ther. 2010;35(2):139-151.

25. Mahley RW, Bersot TP. Drug therapy for hypercholesterolemia and dyslipidemia. In: Brunton LL, Parker KL, editors. Goodman & Gilman's manual of pharmacology and therapeutics. New York: McGraw-Hill; 2008. p. 603-620.

26. National Institute for Health and Clinical Excellence. Patient decision aid: taking a statin to reduce the risk of coronary heart disease and stroke [Internet]. London: NICE; 2014 [capturado em 22 fev. 2018]. Disponível em: https://www.nice.org.uk/guidance/cg181/resources/patient-decision-aid-pdf-243780159.

CAPÍTULO 178

Diabetes melito tipos 1 e 2

Ana Cláudia Santos Chazan
Rosimere de Jesus Teixeira
Cláudia Ramos Marques da Rocha
Kelly Winck

Aspectos-chave

- Dos casos de diabetes melito (DM), 90 a 95% são do tipo 2 (DM2), e, destes, 80% estão relacionados a sobrepeso ou obesidade.
- A busca ativa do diagnóstico do DM2 deve ser orientada pela presença de fatores de risco, uma vez que muitos indivíduos acometidos podem permanecer assintomáticos durante muito tempo.
- A recomendação terapêutica atual para o DM2 de diagnóstico recente inclui o uso de metformina.
- O DM2 é uma doença evolutiva, e, independentemente da adesão adequada ao tratamento, com o tempo, muitas pessoas precisarão de terapia combinada com ou sem insulina.
- O tratamento do DM tipo 1 (DM1) é sempre insulinoterapia intensiva.
- No plano terapêutico, deve-se enfatizar a diminuição do risco cardiovascular global por meio de mudanças no estilo de vida (MEVs), incluindo alimentação, aconselhamento sobre tabagismo, uso de álcool e outras drogas e atividade física.
- A abordagem centrada na pessoa e a participação em grupos de suporte, reflexão e educação em saúde permitem a livre expressão, pelos pacientes, de suas dúvidas, escolhas e desafios em relação ao seu próprio cuidado.

Caso clínico

Sr. José Carlos, 66 anos, casado, pai de dois filhos, é aposentado e abriu um negócio próprio. Há 5 anos, no pré-operatório de uma cirurgia de hérnia umbilical, descobriu ter pressão alta e que sua glicose estava um pouco alta. Nesta época, ele foi referenciado do Hospital Universitário, pois, segundo a cardiologista que lhe atendeu, "sua hipertensão poderia ser tratada no posto". Ele foi à Unidade de Básica de Saúde para levar seus exames: sua glicemia era de 120 mg/dL, e a hemoglobina glicada (HbA1c), de 6,4%. Seu peso era de 96 kg, e o índice de massa corporal (IMC), de 36 kg/m². Sempre foi sedentário, nunca teve colesterol alto e nunca fumou. Foi solicitado um teste oral de tolerância à glicose (TOTG) que mostrou glicemia de jejum (GJ) de 118 mg/dL e pós-sobrecarga de 189 mg/dL. Disseram-lhe que ele tinha "diabetes leve" e que precisaria ter uma alimentação saudável e fazer atividade física para não ter complicações no futuro.

No princípio, o medo o fez seguir as orientações recebidas, pois sua mãe "tinha falecido de diabetes". Mas, como "não sentia nada" e teve necessidade de trabalhar mais para dar conta das despesas da casa e da família, primeiro abandonou a atividade física, depois relaxou com a alimentação.

Como faltava às consultas, não fazia exames. Há 2 meses, procurou novamente o serviço médico, pois notou perda de peso e não estava dormindo bem (acordava para urinar muito à noite). Ficou preocupado com seu peso – 92 kg – e com a pressão – 150/90 mmHg –, e seus exames mostraram glicemia de 180 mg/dL e HbA1c de 7,4%.

Teste seu conhecimento

1. Você concorda com o diagnóstico inicial de diabetes no caso do Sr. José Carlos?
   a. Sim, em função do TOTG
   b. Não, pois não se pode utilizar a HbA1c como critério diagnóstico
   c. Não, pois seu quadro clínico inicial e seus exames são sugestivos de risco aumentado para diabetes
   d. Sim, pois além de ser obeso e hipertenso, vem apresentando glicemias maiores do que 100 mg/dL

2. Após a última avaliação clínica, a conduta farmacológica mais validada para Sr. José é:
   a. Glibenclamida em monoterapia
   b. Metformina em monoterapia
   c. Metformina em terapia combinada
   d. Insulina protamina neutra de Hagedorn

3. Sobre a avaliação do controle do diabetes, é correto afirmar:
   a. A GJ isolada é o parâmetro mais confiável
   b. O automonitoramento da glicemia capilar duas vezes por dia é suficiente
   c. Apenas a HbA1c é necessária
   d. A GJ e a HbA1c fornecem informações complementares

4. Quanto à meta do tratamento do diabetes para o Sr. José Carlos, é recomendado:
   a. Níveis da HbA1c entre 6,0 e 6,5% para todos os pacientes
   b. Controle mais flexível da HbA1c por ser idoso
   c. Normalização dos níveis de glicemia e variabilidade glicêmica menor do que 50 mg/dL
   d. Controle da glicemia e perda de peso, até a normalização do IMC

5. Que medidas são importantes para Sr. José em relação à prevenção das complicações do diabetes?
   a. Tratamento da obesidade, da hipertensão e da dislipidemia, o que reduz substancialmente o risco de complicações
   b. Prescrição de agentes antiplaquetários em baixas doses para todos os diabéticos
   c. Rastreamento das complicações quando as pessoas apresentam sintomas sugestivos
   d. Rastreamento para retinopatia e microalbuminúria após 10 anos de diagnóstico

Respostas: 1C, 2B, 3D, 4B, 5A

Do que se trata

DM é uma síndrome caracterizada por hiperglicemia crônica, resultante de defeitos na ação da insulina, na secreção de insulina ou em ambas. A classificação proposta pela Organização Mundial da Saúde e pela Associação Americana de Diabetes (ADA), e recomendada pela Sociedade Brasileira de Diabetes (SBD), inclui quatro classes clínicas:[1,2] DM tipo 1 (DM1), DM tipo 2 (DM2), outros tipos específicos de DM e DM gestacional (DMG) (Quadro 178.1). Há ainda duas condições, referidas como pré-diabetes, que são a GJ alterada e a tolerância à glicose diminuída, nomeadas atualmente como *risco aumentado de diabetes*[2] (Tabela 178.1).[3]

Devido ao envelhecimento populacional, à crescente prevalência de obesidade e ao sedentarismo e à maior sobrevida dos pacientes, o diabetes está atingindo proporções epidêmicas em todo o mundo.[4] No Brasil, a prevalência de DM foi estimada em 7,6%.[5] Segundo dados da Vigilância de Fatores de Risco e Proteção para Doenças Crônicas por Inquérito Telefônico realizado pelo Ministério da Saúde (MS),[6] na população com idade igual ou maior de 18 anos, no conjunto das 27 capitais, a frequência do diagnóstico médico prévio de diabetes foi de 8,9%, sendo menor entre homens (7,8%) do que entre mulheres (9,9%) e mais comum com o avanço da idade para ambos os sexos. Esse percentual pode ser utilizado pelas equipes da estratégia de saúde da família para estimar o número de diabéticos do seu território e comparar com o número de cadastrados, avaliando a necessidade ou não de intensificar ações de busca ativa do diagnóstico.

O DM está entre os cinco principais problemas manejados pelo médico de família e comunidade.[7] É responsável por cerca de 5% da taxa de internação por condições sensíveis à atenção primária à saúde (APS) no Brasil,[8] com tendência à queda nos últimos anos, provavelmente relacionada à reorganização da APS no país.[9,10]

O manejo clínico adequado, o estímulo à autonomia do usuário por meio de estratégias centradas na pessoa e a continuidade dos cuidados são eficazes na redução de complicações e mortalidade por DM.[11] Assim, para um cuidado efetivo, é necessário ao médico conhecimento técnico atualizado, habilidades de comunicação e uso de tecnologias próprias da APS.

Quando pensar

A grande maioria das pessoas com diabetes permanece assintomática por um longo período, e, com certa frequência, a suspeita surge pela presença de uma complicação tardia da doença. Estima-se que 50% dos casos de diabetes não são diagnosticados;[5] portanto, é importante a busca ativa do diagnóstico, a partir da compreensão de seus fatores de risco (B) (Quadro 178.2) (ver Cap. 72, Rastreamento de doenças).

O U.S. Preventive Services Task Force, que tem sido utilizado como referência nesta obra, recomenda rastreamento apenas para pacientes assintomáticos que tenham pressão arterial sistólica (PAS) maior do que 135 ou pressão arterial diastólica (PAD) maior do que 80 mmHg, ambas sustentadas (ver Cap. 72, Rastreamento de doenças); porém, é importante conhecer os critérios clínicos recomendados pela ADA para orientar o rastreamento (Quadro 178.2).

Uma estratégia para identificar as pessoas com risco para diabetes, que tem ganhado força em nosso meio, é o uso do questionário FINDRISC.[12] A aplicação do questionário pode ser feita pelos técnicos de enfermagem e Agentes Comunitários de Saúde após treinamento breve e o rastreamento específico para dia-

Quadro 178.1 | Classificação e etiologia do diabetes

DM1	Destruição das células beta-pancreáticas, maioria autoimune	De 5 a 10%. Mais frequente em crianças. Pode ser autoimune (tipo 1A) ou idiopático (tipo 1B). A LADA é a forma de evolução mais lenta em adultos. Sintomatologia clássica presente. Risco para CAD
DM2	Defeitos na secreção e ação da insulina	De 90 a 95%. A prevalência aumenta com a idade, sendo 80% associado a sobrepeso e sedentarismo. A maioria é assintomática. É possível a presença de complicações crônicas no diagnóstico
Outros tipos específicos	Defeito ou processo subjacente específico	MODY, doenças do pâncreas exócrino (pancreatite, neoplasia, fibrose cística, etc.), endocrinopatias (síndrome de Cushing, acromegalia, feocromocitoma, hipertireoidismo, etc.), induzido por medicamentos (glicocorticoides, hormônios tireoidianos e outros), infecções (rubéola congênita, CMV, outras síndromes genéticas por vezes associadas ao DM (síndromes de Down, Klinefelter, Turner, Prader-Willi)
DMG	Defeitos na secreção e ação da insulina	Qualquer alteração glicêmica, de magnitude variável, com início ou diagnosticada durante a gestação. Ocorre em 1 a 14% de todas as gestações. Deve-se reavaliar 4 a 6 semanas após o parto e reclassificar como apresentando DM, GJ alterada, tolerância à glicose diminuída ou normoglicemia. Na maioria dos casos, há reversão para a tolerância normal após a gravidez, porém há risco de 10 a 63% de desenvolvimento de DM2 dentro de 5 a 16 anos após o parto

CMV, citomegalovirus; LADA, *latent autoimmune diabetes in adults*; MODY, *maturity-onset diabetes of young*; CAD, cetoacidose diabética.
Fonte: Sociedade Brasileira de Diabetes.

Quadro 178.2 | **Critérios para rastreamento do diabetes em adultos assintomáticos segundo a American Diabetes Association***

IMC > 25 kg/m² e

1. Sedentarismo
2. História familiar (1° grau) para diabetes
3. HAS
4. Dislipidemia (triglicérides ≥ 250 mg/dL ou HDL ≤ 35 mg/dL)
5. História de DMG ou RN com mais de 4 kg
6. SOP
7. História prévia de alteração do nível glicêmico
8. Acantose nigricante
9. História de DCV

*Na ausência dos critérios anteriores, o rastreamento deve ser iniciado a partir dos 45 anos.

IMC, índice de massa corporal; HAS, hipertensão arterial sistêmica; DMG, diabetes melito gestacional; HDL, lipoproteína de alta densidade; SOP, síndrome dos ovários policísticos; DCV, doença cardiovascular; RN, recém-nascido.

Fonte: American Diabetes Association.[2]

O diagnóstico de DM (Tabela 178.1) é feito de acordo com o valor da GJ, glicemia casual e glicemia 2 horas pós-sobrecarga de 75 g de glicose (TOTG). Recentemente, a HbA1c (ou A1C) foi recomendada como critério diagnóstico[2,3] devido à correlação bem estabelecida entre seus níveis e o risco para complicações tardias do DM (A).[13,14] Isso não quer dizer que a A1C (B) deva substituir os critérios por glicemia plasmática (A), pois, apesar de ser um exame específico, é menos sensível que os demais,[15,16] o que torna sua relação custo-benefício incompatível para a economia dos sistemas de saúde.

Na presença de sintomas sugestivos, uma glicemia casual acima de 200 mg/dL confirma o diagnóstico. Em indivíduos assintomáticos ou com sintomas leves, são necessárias duas GJ acima de 126 mg/dL. É importante orientar o usuário a não mudar sua alimentação antes da realização dos exames confirmatórios, a fim de evitar o mascaramento do diagnóstico. Para indivíduos com forte suspeita clínica (presença de dois ou mais fatores de risco) de diabetes e GJ alterada, entre 100 e 126 mg/dL, o TOTG está indicado para complementar a investigação.

Em algumas raras situações, em especial em adultos jovens, é necessário solicitar anticorpos anti-ilhota (ICA, do inglês *islet-cell antibody*), anti-insulina (IAA) e antidescarboxilase do ácido glutâmico (anti-GAD) para diferenciar DM1 e DM2 (presentes no tipo 1). É preciso verificar, em cada realidade, quais dosagens estão disponíveis.[11]

O que fazer

Anamnese

A avaliação inicial deve englobar uma história completa para classificação do diabetes, a identificação de comorbidades (outros fatores de risco cardiovascular ou transtornos mentais, como ansiedade e depressão, que interferem na adesão) e de complicações crônicas, além da revisão de tratamentos e controle glicêmico anterior (incluindo efeitos colaterais ou episódios de hipoglicemia). É essencial dar ênfase às dificuldades, expectativas e medos em relação à doença e ao futuro e ampliar a escuta sobre o exercício da sexualidade, visando à elaboração de um plano terapêutico conjunto, que inclua abordagem familiar e/ou a participação em grupos educativos.

---

betes, com a GJ oferecida para aqueles identificados como de moderado a alto risco.

As seguintes apresentações, contudo, devem levantar a suspeita de diabetes:

- Os "polis": poliúria, polidpsia, polifagia com perda ponderal não explicada. A hiperglicemia leva à glicosúria, que é responsável pelos sintomas clássicos.
- Cansaço, alteração visual ("visão embaçada") ou candidíase genital (vaginite ou balanopostite).
- No DM1, o início geralmente é abrupto, com emagrecimento rápido e inexplicado, hiperglicemia grave associada à desidratação, à cetonemia e à cetonúria.
- A cetoacidose diabética (DM1) e o coma hiperosmolar não cetótico (DM2) são formas de apresentação mais graves, que podem exigir remoção imediata para unidades de emergência.

Tabela 178.1 | **Critérios diagnósticos de acordo com o exame solicitado**

Categoria	GJ*	Glicemia 2 h após 75 g de dextrosol	Glicemia casual**	HbA1c
Normal	< 100	< 140		< 5,7%
Risco aumentado para diabetes:				
▶ GJ alterada	100-125			5,7-6,4%
▶ Tolerância à glicose diminuída		140-199		
DM	≥ 126*	≥ 200	≥ 200 com sintomas clássicos***	≥ 6,5%****

*O período de jejum deve ser definido como ausência de ingestão calórica por pelo menos 8 horas.

**Glicemia plasmática casual é aquela realizada a qualquer hora do dia, sem se observar o intervalo desde a última refeição.

***Os sintomas clássicos do DM incluem poliúria, polifagia, polidipsia e perda não explicada de peso.

****Dispensável em caso de sintomas ou glicemia ≥ 200 mg%.

Nota: o diagnóstico do DM deve sempre ser confirmado pela repetição dos testes (GJ e HbA1c) em outro dia, exceto no TOTG, a menos que haja hiperglicemia inequívoca com descompensação metabólica aguda ou sintomas óbvios de DM.

Fonte: American Diabetes Association[2] e Sociedade Brasileira de Diabetes.[3]

Rastreamento da sensibilidade dos pés usando o monofilamento de Semmes-Weinstein

1. Os pontos a serem testados estão indicados na foto 1. Eles identificam 90% dos pacientes com sensibilidade dos pés alterada.
2. Posicione o monofilamento perpendicularmente à pele, como na foto 2.
3. A pressão aplicada deve ser suficiente para dobrar o monofilamento, como na foto 3.
4. O tempo total de contato do monofilamento com a pele deve ser de 1,5 segundos.
5. O monofilamento não pode escorregar na pele, nem ser aplicado repetidas vezes no mesmo ponto.
6. A ordem dos pontos testados deve ser aleatória, em ambos os pés.
7. O teste não deve ser feito em pontos com calosidade, úlcera, necrose ou cicatrização.
8. Considere o pé sob risco se não houver sensibilidade em qualquer um dos pontos testados.

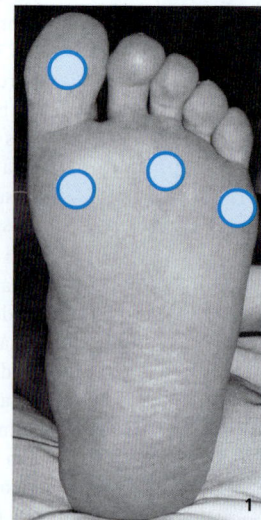
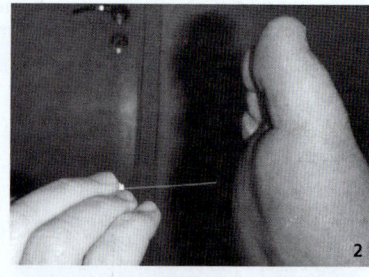
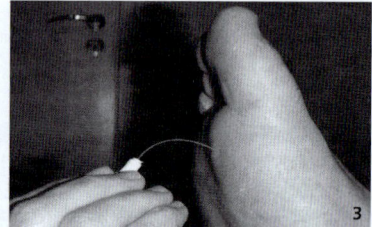

▲ **Figura 178.1**
Teste do monofilamento de Semmes-Weinstein.

Exame físico

O exame físico deve ser orientado para a verificação da presença de outros fatores de risco cardiovasculares e de complicações micro e macrovasculares. Frequentemente negligenciado na prática clínica,[17] o exame dos pés, que inclui avaliação da sensibilidade superficial (monofilamentos de 10 g) (Figura 178.1, fotos 1 e 3) e profunda (diapasão), palpação de pulsos e avaliação sobre a presença de feridas, infecções, deformidades e alterações de trofismo, deve ser realizado no mínimo anualmente (B).

Exames complementares

Uma vez estabelecido o diagnóstico de diabetes, o controle glicêmico é feito mediante a avaliação dos parâmetros tradicionais: GJ, glicemia pós-prandial e HbA1c (A) (Tabela 178.2). Os testes de glicemia refletem o nível glicêmico no momento exato em que foram realizados, e a HbA1c revela a glicemia média pregressa dos últimos 2 a 4 meses.[2,3] A HbA1c deve ser solicitada quando a GJ atinge as metas desejáveis para um bom controle. Estima-se que, para a HbA1c de 6%, corresponderia a uma glicemia média de 126 mg/dL e que, para cada 1 ponto percentual a mais de HbA1c, haja uma elevação de 30 mg/dL na média das glicemias.[2]

> **Dica**
> ▶ A glicemia média pode ser calculada por meio da seguinte fórmula:
> Glicemia média estimada: 28,7 x HbA1c − 46,7

Nos casos em que a GJ já normalizou e a HbA1c permanece elevada, deve-se suspeitar de hiperglicemia pós-prandial, que pode ser evidenciada pelo automonitoramento da glicemia capilar (AMGC), quando disponível (Quadro 178.3). A GJ e a HbA1c devem ser pedidas a cada 3 meses para aqueles que precisam de reavaliação do esquema terapêutico para o alcance das metas de HbA1c (D) (ver Quadro 178.3), uma vez que fornecem informações complementares. Ainda que o MS recomende tiras de glicemia capilar apenas para quem usa insulina, AMGC pode ser necessário eventual e temporariamente para pacientes com DM2 que não usam insulina, em casos de descompensação metabólica por estresse clínico ou cirúrgico, uso de corticosteroides ou hipoglicemias graves.[18] A Tabela 178.2 mostra os

Tabela 178.2 | **Metas para o tratamento do diabetes melito em adultos**

Exame	
Gj (mg/dL)	Normoglicemia até 130 mg/dL
Glicemia pré-prandial	Normoglicemia até 130 mg/dL
Glicemia pós-prandial (mg/dL) dosada 2 horas após a refeição habitual	Menor do que 160, sendo aceitável até 180 mg/dL
HbA1c	≤ 7,0% em adultos
	7,5-8,5% em crianças, adolescentes, idosos, dependendo do estado de saúde
CT	< 200
HDL	> 40
LDL Colesterol não HDL*	< 100 (risco baixo e intermediário) e < 70 (alto risco)
	< 130 (risco baixo e intermediário) e < 100 (alto risco)
	*Utilizado como referência preferencial quando os triglicérides estiverem > 300 mg/dL, devido à imprecisão do cálculo do LDL
Triglicérides	< 150
IMC (kg/m^2)	20-25
PA (mmHg)	< 130/80

IMC, índice de massa corporal; GJ, glicemia de jejum; HbA1c, hemoglobina glicada; PA, pressão arterial; CT, colesterol total; HDL, lipoproteína de alta densidade; LDL, lipoproteína de baixa densidade.

Fonte: American Diabetes Association[2] e Sociedade Brasileira de Diabetes.[3]

parâmetros de avaliação do controle glicêmico que devem ser avaliados.[18]

As metas do tratamento do DM envolvem, além da redução de níveis glicêmicos e pressóricos, a adequação do peso e do perfil lipídico (ver Tabela 178.2), mas estas devem ser flexibilizadas conforme cada pessoa, dependendo de uma série de fatores, especialmente comorbidades (A).

Como o nível de HbA1c se correlaciona com o risco progressivamente maior de complicações crônicas, define-se como 7% a meta de HbA1c para adultos com diabetes e na ausência de gravidez, acima do qual está indicada a revisão da terapia em vigor. Para pessoas com diagnóstico recente, longa expectativa de vida, sem doenças cardiovasculares (DCVs) e pouco risco de hipoglicemias, pode-se ser mais rígido, com metas de HbA1c entre 6,0 e 6,5% (B). Entretanto, para crianças, adolescentes, idosos fragilizados e pessoas com expectativa de vida limitada, um controle mais flexível com HbA1c entre 7,5 e 8,5% pode ser aceito (C).[2,3,18] Demonstrou-se que o controle metabólico muito rígido em DM2 com comorbidades importantes e alto risco cardiovascular pode aumentar a mortalidade e o número de episódios de hipoglicemia grave.[19]

Nos indivíduos estáveis, a GJ deve ser solicitada a critério clínico, e a HbA1c, a cada 6 meses. Em relação ao perfil lipídico, se estiver na faixa aceitável, deve ser monitorado anualmente ou com mais frequência se tiver sido instituído tratamento para dislipidemia (ver Cap. 177, Dislipidemia). A função renal (exame qualitativo de urina, creatinina com estimativa do *clearance* e pesquisa de microalbuminúria) e o exame oftalmológico (fundo de olho – A) devem ser avaliados anualmente a partir do diagnóstico do DM2 e após 5 anos do diagnóstico do DM1.[3] No Quadro 178.3, é apresentada uma síntese dos aspectos a serem abordados no acompanhamento dos usuários.

Quadro 178.3 | Aspectos a serem abordados no acompanhamento das pessoas com diabetes

	Frequência	Observações
Terapêutica		
Dieta, atividade física, tabagismo	Em todos os encontros	
Dificuldades no autocuidado	Em todos os encontros	
Avaliação do controle glicêmico		
GJ	2-4x/ano	Dependendo do controle glicêmico e a critério clínico
HbA1c	2-4x/ano	Dependendo do controle glicêmico
AMGC	Variável. Testes pré-prandiais: antes do café da manhã, almoço e jantar. Testes pós-prandiais: 2 horas após o café, almoço e jantar. Testes adicionais para DM1 e DM2 em usuário de insulina: hora de dormir e madrugada (3 horas da manhã)	Dependendo do controle glicêmico e da terapêutica (usuários de insulina)
Avaliação de comorbidades e outros fatores de risco		
PA	Em todos os encontros para hipertensos	
Peso, IMC, CA	Em todos os encontros para pessoas com sobrepeso	
Perfil lipídico	Anual	Deve ser mais frequente quando houver dislipidemia
Avaliação de complicações micro/macrovasculares		
Função renal: ▶ Cr com estimativa do *clearance* ▶ ClCr estimado = (140 – idade) x Peso/72 x Cr (multiplicar o resultado por 0,85 em mulheres) ▶ Microalbuminúria	Anual	Referenciar ao nefrologista os pacientes com TFG < 30 mL/min/1,73 m², macroalbuminúria ou perda rápida de função renal
Fundoscopia ou retinografia digital	Anual	Referenciar para oftalmologista ou realizar retinografia digital na ESF
Exame dos pés (monofilamento, diapasão, feridas, pulsos, onicomicose)	Anual	Deve ser mais frequente se houver sinais de neuropatia, deformidade, feridas ou insuficiência arterial
Imunização		
Vírus influenza	Anual	
DT	A cada 10 anos	Ver Cap. 74, Imunização e vacinação
Pneumococos	Dose única se > 65 anos, repetir se < 65 anos ou comorbidades	

GJ, glicemia de jejum; Cr, creatinina; TFG, taxa de filtração glomerular; ESF, estratégia de saúde da família; DT, difteria-tétano; HbA1c, hemoglobina glicada; AMGC, automonitoramento da glicemia capilar; PA, pressão arterial; CA, circunferência abdominal.
Fonte: Sociedade Brasileira de Diabetes.[3,18]

Conduta proposta

Tratamento

Os benefícios do bom controle glicêmico inicial persistem em longo prazo, prevenindo a morbimortalidade por DM,[13,14,20,21] o que torna imprescindível o tratamento adequado logo após o diagnóstico (A); entretanto, um estudo multicêntrico brasileiro revelou que 76% dos diabéticos não atingiram o controle glicêmico preconizado.[22] A caracterização do bom controle glicêmi-

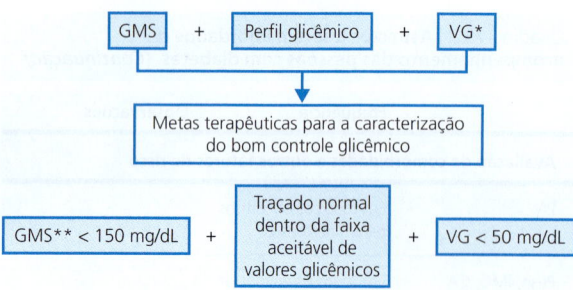

▲ **Figura 178.2**
Parâmetros mais recentes de avaliação do controle glicêmico.
* O conceito de VG está mais comprovado em pacientes com DM1 ou naqueles que utilizam insulina.
**GMS = 150 mg/dL é equivalente à HbA1c= 6,9%.
Os parâmetros de GMS, VG e perfil glicêmico são calculados com o auxílio de *softwares* especiais equipando os monitores de glicemia.
GMS, glicemia média semanal; VG, variabilidade glicêmica.
Fonte: Sociedade Brasileira de Diabetes.[18]

co requer a normalização conjunta dos três parâmetros indicados na Figura 178.2.

O sucesso terapêutico depende da implicação da própria pessoa no seu autocuidado. Para isso, tornam-se fundamentais as intervenções de educação em saúde, individuais ou em grupo, pela equipe de saúde.[18]

Não farmacológico

As MEVs – incluindo dieta adequada, atividade física regular, aconselhamento sobre o uso de álcool, cigarro e outras drogas – têm efeito sobre o controle glicêmico, semelhante aos antidiabéticos orais, além de reduzirem o risco cardiovascular global. Um plano alimentar balanceado combinado à prática regular de atividades físicas é considerado terapia de primeira escolha para DM (A). O grau de obesidade e a inatividade física afetam a sensibilidade insulínica, podendo perpetuar um descontrole metabólico, independentemente do tratamento farmacológico.

A alimentação indicada ao portador de diabetes deve ser individualizada de acordo com sexo, idade, peso e gasto calórico habitual (ver Cap. 76, Orientações essenciais em nutrição). É importante ressaltar os meios de evitar hipoglicemia ao usar secretagogos ou insulina, como obedecer aos horários das refeições, evitar bebidas alcoólicas e incluir uma ceia noturna antes de deitar.

A atividade física reduz a HbA1c, independentemente da redução de peso, diminui o risco cardiovascular e melhora a autoestima. O exercício físico, por mais de 150 minutos semanais de intensidade moderada a vigorosa, é altamente recomendado para prevenção e controle do DM2 e na prevenção das DCVs em diabéticos (A). Preferencialmente, a combinação de exercícios aeróbicos e de resistência é recomendada tanto para a prevenção como para o controle do DM (A)[3] (ver Cap. 77, Orientação à atividade física). Há maior risco de hipoglicemia durante a atividade física, principalmente naqueles que utilizam insulina, de modo que ajustes na quantidade e tipo de carboidratos na alimentação, bem como nas doses e locais de aplicação da insulina, podem ser necessários. Retinopatia proliferativa e neuropatia autônomica grave contraindicam exercícios vigorosos, e alteração da sensibilidade ou lesões nos pés requerem cuidados com o calçado e o tipo de atividade realizada.

Para os indivíduos com risco aumentado para diabetes, a MEV – redução de 5 a 10% de peso corporal caso apresentem sobrepeso ou obesidade e aumento da atividade física, como caminhadas, de pelo menos 150 minutos por semana – deve ser recomendada, pois pode reduzir em até 58% o risco de desenvolver DM (A).[23,24] Além da MEV, o uso de metformina (indicação prioritária, sobretudo em portadores de obesidade) pode ser considerado.[18]

Farmacológico

DM1. Para um controle adequado e para evitar cetoacidose e coma, é necessária a insulinização plena, com múltiplas doses ao dia, associando a insulina basal a bólus de insulina ultrarrápida ou rápida. É um esquema complexo que exige o acompanhamento por especialista experiente nessa técnica. As crianças, principalmente, são mais vulneráveis à hipoglicemia, e suas famílias requerem mais treinamento. Cabe ao médico de família ficar atento ao crescimento e desenvolvimento das crianças e jovens acometidos, oferecer suporte no caso de dúvidas sobre o tratamento e prestar o primeiro atendimento no caso de intercorrências infecciosas e/ou complicações agudas ocorridas na região em que atua.

DM2. O tratamento é feito em etapas, com complexidade crescente (Quadro 178.4). O tratamento inicial indicado é a MEV associada ao uso de metformina (A). Caso o controle esteja inadequado, mesmo com essas medidas, recomenda-se a introdução progressiva de outros fármacos, evoluindo também para insulinoterapia.[3,18,25]

Antidiabéticos orais

As medicações usadas para o tratamento do DM2 têm mecanismos de ação diferentes, e a escolha depende dos valores glicêmicos e de particularidades do usuário, como peso, idade, presença de complicações ou comorbidades, bem como intolerância aos efeitos colaterais (Quadro 178.4). De acordo com o mecanismo de ação principal, os antidiabéticos eram inicialmente separados naqueles que:

- Incrementam a secreção de insulina (sulfonilureias e glinidas).
- Reduzem a velocidade de absorção de glicídeos (inibidores das α-glicosidases).
- Diminuem a produção hepática de glicose (biguanidas).
- Aumentam a utilização periférica de glicose (glitazonas).

Atualmente, têm-se duas outras classes:

- As incretinas, cujo efeito é mediado pelos hormônios peptídeo 1 similar ao glucagon (GLP-1) e polipeptídeo insulinotrópico dependente de glicose (GIP), que aumentam a secreção de insulina, reduzem a velocidade do esvaziamento gástrico e inibem a secreção de glucagon. Pertencem a essa classe os miméticos (exenatida) e os análogos (liraglutida e lixisenatida) do GLP-1 e, ainda, os inibidores da enzima dipeptidil peptidase 4 (DPP-4) (gliptinas). O bloqueio da enzima DPP-4 reduz a degradação do GLP-1, aumentando, assim, a sua vida média, com promoção das suas principais ações.
- Os inibidores do contratransporte sódio/glicose 2 nos túbulos proximais dos rins, conhecidos como inibidor de SGLT2, que reduzem a glicemia via inibição da recaptação de glicose nos rins, promovendo glicosúria. Dessa maneira,

podem controlar a glicemia independentemente da secreção da insulina, com consequente menor risco de hipoglicemia, podendo favorecer a perda de peso.[3,18]

As sulfonilureias e a metformina são fármacos amplamente disponíveis na rede pública, e seus resultados foram validados por estudos de longo prazo.

Quadro 178.4 | **Antidiabéticos orais**

Medicamentos (posologia mínima e máxima em mg)	Mecanismo de ação	Redução da GJ (mg/dL)	Redução da HbA1c (%)	Contraindicações	Efeitos colaterais	Outros efeitos benéficos
Sulfonilureias						
Clorpropamida (125-500) Glibenclamida (2,5-20) Glipizida (2,5-20) Gliclazida (40-320) Gliclazida MR (30-120) Glimepirida (1-8) (uma a duas tomadas/dia)	Aumento da secreção de insulina	60-70	1,5-2	Gravidez, IR ou IH	Hipoglicemia e ganho ponderal A clorpropamida não protege contra a retinopatia	–
Metiglinidas						
Repaglinida (0,5-16) Nateglinida (120-360) (três tomadas/dia)	Aumento da secreção de insulina	20-30	1-1,5	Gravidez	Hipoglicemia e ganho ponderal discreto	Redução do espessamento médio intimal carotídeo (repaglinida)
Biguanidas						
Metformina (1.000-2.550) (duas a três tomadas/dia) Metformina XR (1.000-2.550) (uma a três tomadas/dia)	Reduz a produção hepática de glicose com menor ação sensibilizadora da ação insulínica	60-70	1,5-2	Gravidez, IR, IH, IC, insuficiência pulmonar e acidose grave	Desconforto abdominal, diarreia A apresentação de liberação prolongada (XR) causa menos efeitos gastrintestinais	Diminuição de eventos cardiovasculares Prevenção de DM2 Melhora do perfil lipídico Diminuição do peso Não causa hipoglicemia
Inibidores da alfaglicosidase						
Acarbose (50-300) (três tomadas/dia)	Retardo na absorção de carboidratos	20-30	0,5-0,8	Gravidez	Meteorismo, flatulência e diarreia	Diminuição de eventos cardiovasculares Prevenção de DM2 Redução do espessamento médio intimal carotídeo Melhora do perfil lipídico
Glitazonas						
Pioglitazona (15-45) (uma tomada/dia)	Aumento da sensibilidade à insulina em músculo, adipócito e hepatócito	35-65*	0,5-1,4*	Gravidez, IC classes III e IV, IH	Retenção hídrica, anemia, ganho de peso, IC e fraturas	Prevenção de DM2 Redução do espessamento médio intimal carotídeo Melhora do perfil lipídico Redução da gordura hepática

(Continua)

Quadro 178.4 | **Antidiabéticos orais** *(Continuação)*

Medicamentos (posologia mínima e máxima em mg)	Mecanismo de ação	Redução da GJ (mg/dL)	Redução da HbA1c (%)	Contraindicações	Efeitos colaterais	Outros efeitos benéficos
Gliptinas (inibidores da DPP-4)						
Sitagliptina (50 ou 100) (uma ou duas tomadas/dia) Vildagliptina (50) (duas tomadas/dia) Saxagliptina (2,5-5) (uma tomada/dia) Linagliptina (5) (uma tomada/dia) Alogliptina (6,25 ou 12,5, ou 25) (uma tomada/dia)	Efeito incretínico: o bloqueio da enzima DPP-4 aumenta o nível de GLP-1, com aumento da síntese e secreção de insulina, além da redução de glucagon	20*	0,6-0,8	Hipersensibilidade aos componentes do medicamento	Faringite, infecção urinária, náuseas e cefaleia	Aumento da massa de células beta em modelos animais Segurança e tolerabilidade Efeito neutro no peso corporal Não causam hipoglicemia Estudos indicam segurança cardiovascular[19]
Mimético e análogos do GLP-1						
Exenatida (5 e 10 mcg) Uma injeção SC antes do desjejum e antes do jantar Liraglutida (0,6, 1,2 e 1,8) Uma injeção SC ao dia sempre na mesma hora, independente da refeição Lixisenatida (10 e 20 mcg) Uma injeção SC ao dia sempre na mesma hora, independente da refeição	Efeitos anteriormente relatados em resposta à dose farmacológica do análogo do GLP-1 com ação	30*	0,8 a 1,2	Hipersensibilidade aos componentes do medicamento	Náuseas, vômitos e diarreia	Aumento da massa de células beta em modelos animais Redução de peso Promovem saciedade em nível do SNC Retardo no esvaziamento gástrico Redução da PAS Baixo risco de hipoglicemia Estudo com liraglutida mostrou redução de desfecho cardiovascular, morte cardiovascular e desfechos renais[19]
Inibidores da SGLT2						
Dapagliflozina (5-10) 1 vez/dia Empagliflozina (10-25) 1 vez/dia Canagliflozina (100-300) 1 vez/dia, em qualquer horário	Inibidor de SGLT2 Em túbulo proximal renal	30*	0,5-1	Não deve ser usado em pacientes com disfunção renal moderada a grave (TFG estimada persistentemente < 45 mL/min/1,73 m² – MDRD ou ≤ 60 mg/min – Cockcroft-Gault)	Infecção genital Infecção urinária Poliúria	Perda de peso Redução de PAS Baixo risco de hipoglicemia Estudo com empaglifozina mostrou redução de desfecho cardiovascular, morte cardiovascular[19]

*Reduções médias da GJ e da HbA1c para monoterapia. No caso de terapia combinada, pode ocorrer efeito sinérgico, com potencialização da redução dos níveis glicêmicos.

DM2, diabetes melito tipo 2; DPP-4, dipeptidil peptidase-4; GLP-1, peptídeo 1 similar ao glucagon; HbA1c, hemoglobina glicada; MDRD, modificação da dieta em doença renal; PAS, pressão arterial sistólica; SC, via subcutânea; SGLT2, cotransportador sódio/glicose 2; IC, insuficiência cardíaca; IR, insuficiência renal; IH, insuficiência hepática; TFG, taxa de filtração glomerular.

Fonte: Sociedade Brasileira de Diabetes [3,18]

A metformina é o fármaco de escolha para pessoas com sobrepeso e obesidade, apresentando melhores resultados nos desfechos estudados.[26] Não causa hipoglicemia, pode promover discreta perda de peso e exerce efeito na redução de LDL e triglicérides. A dose inicial pode ser 500 mg ou 850 mg após a refeição, preferencialmente no jantar. Os efeitos colaterais são frequentes, mas diminuem com o tempo e são minimizados com o aumento lento e gradual das doses subsequentes ou com apresentações de ação prolongada. Pacientes com TFG menor do que 30 mL/min têm absoluta contraindicação para o uso da metformina. Valores de TFG de 30 a 59 mL/min precisam alertar sobre outros fatores de risco para acidose láctica antes da prescrição ou da continuidade do uso da metformina. Deve-se ter cautela no pré e pós-operatório e em pacientes submetidos a exames de imagem com contraste.[3,18]

As sulfonilureias são utilizadas como primeira escolha em diabéticos tipo 2 com emagrecimento por estimular um aumento da secreção pancreática de insulina e provocar ganho de peso. Devem ser usadas com cautela em idosos pelo risco de hipoglicemia. A clorpropamida e a glibenclamida apresentam maior risco de hipoglicemia.[18] As sulfonilureias e seus metabólitos não devem ser utilizados em pacientes com perda significativa de função renal, com exceção da gliclazida, que pode ser usada com muita cautela.[3] Elas proporcionaram redução de complicações crônicas e mortalidade de forma semelhante à insulina.[14] Porém, tem sido relatada interferência no recondicionamento cardíaco pós-isquêmico notadamente com a glibenclamida. Uma alegada ação deletéria em células beta humanas ainda não foi estabelecida.[18] A gliclazida teve sua segurança cardiovascular comprovada pelo estudo ADVANCE.[27]

As gliptinas agem essencialmente na estabilização do GLP-1 endógeno pela inibição da enzima que o degrada, a DPP-4. O glucagon, hormônio produzido pela célula α-pancreática, tem como função manter a glicemia no período de jejum, devendo ter seus níveis reduzidos no pós-prandial. Pacientes com DM2 apresentam diminuição dos níveis de GLP-1 no estado pós-prandial, contribuindo para a redução do estímulo fisiológico da secreção de insulina e impedindo a supressão do glucagon. Ocorre que o GLP-1 tem uma meia-vida extremamente curta, por ser inativado pela enzima DPP-4; assim, com o uso de inibidores dessa enzima, os níveis de GLP-1 ativo aumentam em duas a três vezes. A sitagliptina, a vildagliptina, a saxagliptina e a alogliptina requerem ajuste posológico na insuficiência renal (IR), e a linagliptina é o único agente desta classe que não requer redução de dose. A utilização das gliptinas em monoterapia pode promover redução modesta da HbA1c e são neutras quanto a efeitos no peso. Esses medicamentos podem ser usados associados a metformina, glitazonas, sulfonilureias e, mais recentemente, surgiram estudos com insulina.[3]

Outros agentes da classe de incretinas são exenatida, liraglutida e lixisenatida – o primeiro, um mimético do GLP-1; os dois últimos, análogos ao GLP-1. São indicados como terapia adjunta para melhorar o controle da glicose em pacientes com DM2 que estão em tratamento com metformina, uma sulfonilureia, ou na combinação com esses dois medicamentos, quando não obtiveram resultados satisfatórios. O diabético obeso em monoterapia ou combinação de agentes orais com HbA1c > 7% é o melhor candidato, em razão da possibilidade de obter melhor controle com menor risco de hipoglicemia acompanhado da perda de peso e possível redução no risco cardiovascular. Todas promovem intolerância gastrintestinal; portanto, no início do tratamento, deve-se utilizar a menor dosagem. Embora o perfil desses três agentes seja semelhante, a exenatida e a liraglutida apresentam mais efeitos gastrintestinais, ao passo que a lixisenatida oferece maior risco de hipoglicemia sintomática. A liraglutida é a única da classe aprovada para uso em monoterapia.[3]

Os inibidores do SGLT2 promovem glicosúria, por impedirem a reabsorção de glicose nos túbulos renais. Apresentam baixo risco de hipoglicemia, promovem perda de peso de 2 a 3 kg e redução da PAS de 4 a 6 mmHg. Podem ser combinadas com todos os agentes orais e insulina; por outro lado, têm risco aumentado para infecções genitais e de trato urinário. Apresentam ação diurética (glicosúria) e podem levar à depleção de volume (no caso do paciente específico com risco de depleção de volume, reduzir a dose ou não usar). Tal classe não deve ser indicada na IR moderada ou grave.

> ▶ A hiperglicemia pós-prandial é um fator independente de risco para a doença macrovascular, impactando também no risco das seguintes complicações: retinopatia, aumento da espessura da camada íntima média da carótida, estresse oxidativo, inflamação e disfunção endotelial, redução do fluxo sanguíneo do miocárdio, aumento do risco de câncer e comprometimento da função cognitiva em idosos com DM2.[18]

Insulinoterapia

O declínio progressivo da função das células beta faz parte do processo natural da doença, sendo a prescrição de insulina reconhecida atualmente como necessária para a maioria dos portadores de DM2. Seu uso é indicado ao diagnóstico, quando a sintomatologia for proeminente, ou no curso do tratamento, quando houver falha ou contraindicação aos agentes orais (ver Quadro 178.4), ou, ainda, em situações especiais, como na gestação ou em intercorrências clínicas – infecção, cirurgia, após infarto agudo do miocárdio ou acidente vascular cerebral, IH e IR. Quando há o diagnóstico, nessa situação, a insulinoterapia deve ser plena e pode ser temporária. Na prática, contudo, observa-se que a insulinoterapia ainda é pouco utilizada ou iniciada tardiamente devido ao receio por parte de médicos e pacientes.

A introdução da insulinoterapia em dose única, antes de deitar (*bed time*), associada aos antidiabéticos orais (terapia combinada), é considerada a estratégia preferencial para início da terapia insulínica no DM2 (A),[3] pois costuma ser bem recebida pelos usuários e tem o benefício de requerer menores doses de insulina e reduzir o risco de hipoglicemia.[25] A falta de controle adequado com a insulina noturna requer uma (re)avaliação da adesão ao plano alimentar e à atividade física, bem como da técnica de aplicação da insulina, além de ser mandatório afastar intercorrências clínicas e/ou psicossociais. Afastadas essas condições, pode ser que os antidiabéticos orais não sejam suficientes para manter a glicemia controlada durante o dia, sendo necessários esquemas mais complexos de insulinização. Para isso, deve-se obter um perfil glicêmico, por meio do AMGC, com medidas pré e pós-prandiais e ao deitar. O resultado orientará sobre qual insulina utilizar e em que horário. Para isso, é indispensável o conhecimento sobre o tempo do pico de ação das insulinas disponíveis.

Basicamente, existem quatro modalidades de apresentações comerciais de insulinas no mercado brasileiro: humanas isoladas; humanas em pré-mistura; análogos de insulina humana isolados; e análogos bifásicos ou pré-mistura de insulina humana. O Quadro 178.5 resume as principais características dos perfis de ação das preparações insulínicas disponíveis.

A insulinoterapia deve ser intensificada de forma progressiva e adequada, para facilitar a adesão e evitar hipoglicemia, que podem ser uma barreira para alcançar o bom controle glicêmico. Ao se iniciar a terapia de combinação injetável, o tratamento com metformina deve ser mantido, e os demais tratamentos com agentes orais podem ser continuados, respeitando-se a individualização do tratamento, para evitar esquemas complexos e de alto custo.[18] De forma didática, o processo de insulinização pode ser resumido no Quadro 178.6.

A hipoglicemia pode ocorrer com o uso dos antidiabéticos orais (sulfonilureias e glinidas) ou insulina. Em geral, ocorre por omissão de refeição, diminuição da quantidade de carboidratos da refeição e/ou excesso de exercício físico. Palidez, extremidades frias, sudorese, tremores, palpitações, sensação de fome, dor abdominal, dor de cabeça, tontura, fadiga, sonolência, alteração do humor (irritabilidade) ou do comportamento são os sinais e sintomas mais comuns. Usuários e familiares devem ser orientados a reconhecer o quadro, realizar o pronto diagnóstico por meio da glicemia capilar (< 70 mg/dL) e tratar a hipoglicemia enquanto a pessoa está lúcida e consegue deglu-

Quadro 178.5 | **Propriedades farmacocinéticas das insulinas e análogos**

Insulina	Início de ação	Pico de ação	Duração do efeito terapêutico
Longa duração			
Glargina – 100 UI/mL (Lantus®)	2-4 h	Não apresenta	20-24 h
Detemir (Levemir®)	1-3 h	6-8 h	18-22 h
Ação ultra-longa			
Glargina – 300 UI/mL (Toujeo®)	6 h	Não apresenta	36 h
Degludeca (Tresiba®)	21-41 min	Não apresenta	42 h
Ação intermediária			
Insulina NPH	2-4 h	4-10 h	10-18 h
Ação rápida			
Insulina regular	0,5-1 h	2-3 h	5-8 h
Ação ultrarrápida			
Asparte (Novorapid®)	5-15 min	0,5-2 h	3-5 h
Lispro (Humalog®)	5-15 min	0,5-2 h	3-5 h
Glulisina (Apidra®)	5-15 min	0,5-2 h	3-5 h
Pré-misturas			
70% NPH+30% R (Humulin® 70/30)	0,5-1 h	3-12 h (duplo)	10-16 h
75% NPL+25% lispro (Humalog® Mix 25)	5-15 min	1-4 h (duplo)	10-16 h
50% NPL+50% lispro (Humalog® Mix 50)	5-15 min	1-4 h (duplo)	10-16 h
70% NPA+30% asparte (NovoMix® 70/30)	5-15 min	1-4 h (duplo)	10-16 h

NPH, protamina neutra Hagedorn; NPL, protamina neutra lispro; NPA, protamina neutra asparte.
Fonte: Sociedade Brasileira de Diabetes.[3,18]

Quadro 178.6 | **Etapas e opções para tratamento insulínico no diabetes melito tipo 2**

Etapas para o tratamento insulínico

1. Dose única de insulina humana NPH ou de análogos de insulina de longa duração (glargina U 100 ou detemir) ou de ultralonga (degludeca ou glargina U 300) ao deitar, associada a agentes orais. A dose noturna de insulina visa reduzir a produção hepática de glicose e, assim, melhorar a glicemia, principalmente a de jejum. Dose inicial sugerida: 10 UI ou 0,1 a 0,2 UI/kg para os mais obesos, que deve ser reajustada, em 2 ou 4 U ou 10-15%, conforme a média de três glicemias capilares de jejum consecutivas, por 1 a 2 semanas até atingir a meta. A titulação deve ser feita pela GJ

2. Caso persista a hiperglicemia pós-prandial, utiliza-se o esquema basal-*plus*, que consiste em uma aplicação de insulina de duração longa ou intermediária, associada à dose de insulina regular, ou análoga de curta duração na principal refeição do dia. O uso de pré-misturas pode ser considerado

3. Quando a hiperglicemia pós-prandial ocorre após mais de uma refeição, o esquema basal-*plus* deve ser ampliado para incluir uma segunda dose de insulina ou análogo de curta duração ou pré-mistura

4. Não havendo resposta adequada para os esquemas anteriores, recomenda-se a insulinização plena, com duas doses de insulina humana NPH, associadas a três doses de insulina rápida ou análogo de curta duração. Também podem ser usados os análogos de longa duração (glargina U 100 ou detemir) ou de ultralonga duração (degludeca ou glargina U 300)

Opções para o tratamento insulínico

1. Um esquema opcional que tem proporcionado bons resultados em muitos casos consiste em três doses de insulina humana NPH com o objetivo de oferecer uma cobertura mais uniforme de insulina basal durante as 24 horas do dia

2. O uso de análogos de insulina de longa duração como a glargina U 100 ou detemir em uma ou duas doses diárias pode proporcionar níveis adequados de insulina basal durante as 24 horas do dia. As insulinas de duração ultralonga (degludeca ou glargina U 300) também podem ser usadas como insulina basal. A cobertura prandial pode ser proporcionada por doses de insulina regular, ou análogos de curta duração

Fonte: American Diabetes Association[2] e Sociedade Brasileira de Diabetes.[18]

tir. Nesses casos, 10 a 20 g de carboidrato de absorção rápida (um copo de suco ou de refrigerante comum, ou água com uma colher de sopa de açúcar) podem ser suficientes, devendo-se repetir a dose se não houver melhora em 15 minutos. Na recuperação, antecipa-se a refeição do horário. Nos diabéticos em uso de insulina, deve-se descobrir e tratar a causa; na ausência de causa conhecida para a hipoglicemia, diminuir a dose em 4 U ou 10 a 20%.[3,18]

A SBD apresentou uma nova proposta de algoritmo para o tratamento do DM2 baseada nas recomendações da ADA/EASD[28] e da American Association of Clinical Endocrinologists (AACE).[29] Enfatiza-se aqui a necessidade da individualização do tratamento e a importância da participação do paciente nas decisões terapêuticas. O intervalo para reavaliação da conduta terapêutica pode variar de 1 a 3 meses, dependendo das manifestações clínicas iniciais e da HbA1c. Nos casos com HbA1c maior ou igual a 7,5% e maior ou igual a 9%, a terapia dupla combinada com a metformina e a insulinoterapia, respectivamente, são as opções para o tratamento inicial.[18] Na Figura 178.3, é apresentado o algoritmo de tratamento para o DM2.

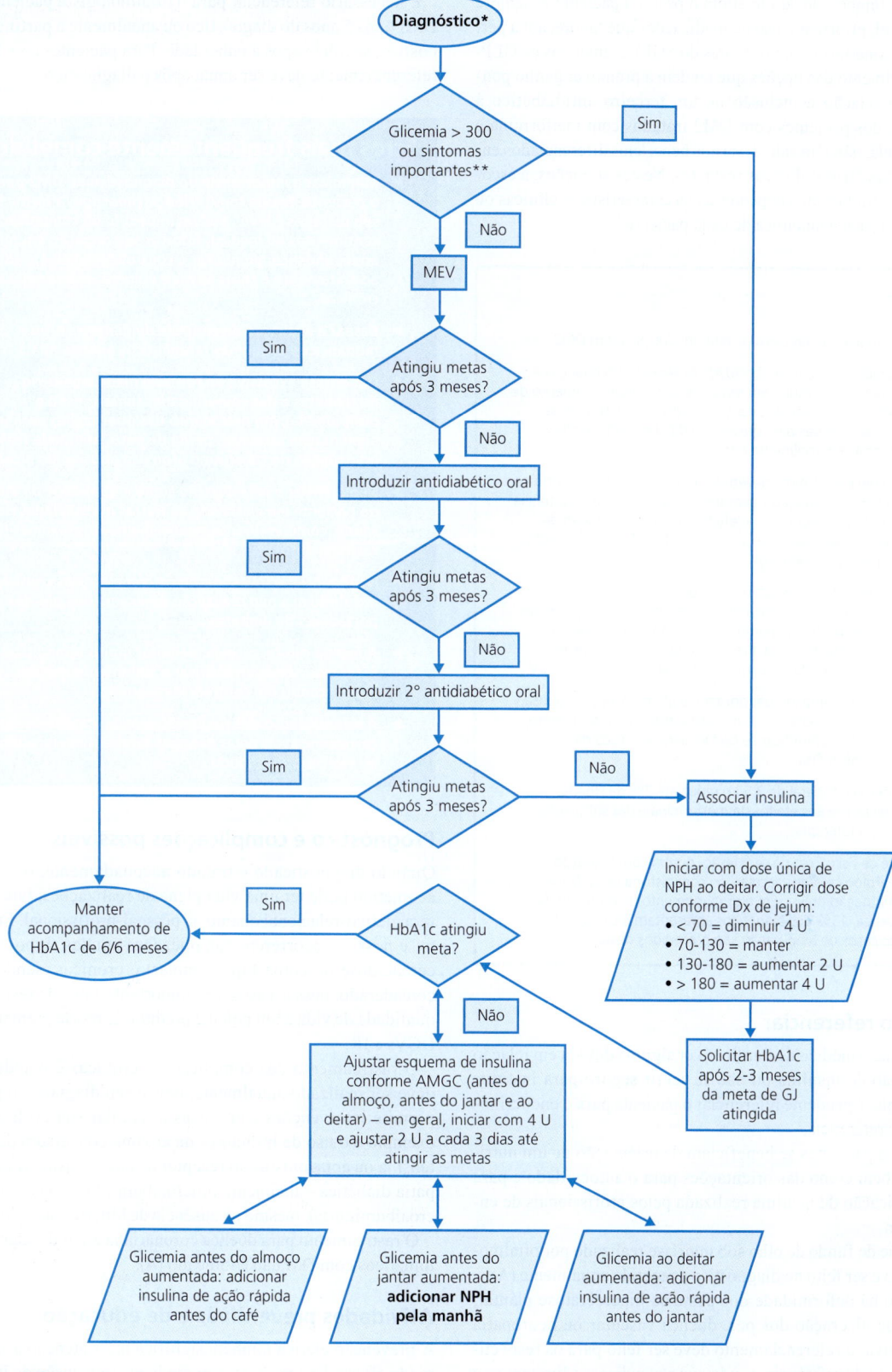

▲ Figura 178.3
Algoritmo para terapêutica de diabetes melito tipo 2. Adaptada da Diretriz ADA/EASD.[28]
Fonte: Federación Internacional de Diabetes.[32]
*Introduzir metformina ao diagnóstico para pessoas com sobrepeso e obesos.
**Quando há o diagnóstico, nessa situação, a insulinoterapia deve ser plena e pode ser temporária.

Deve-se também levar em conta o peso do paciente e, sempre que possível, priorizar o uso de medicações que favoreçam a perda de peso (metformina, inibidores do SGLT2, análogos de GLP-1) em detrimento das opções que tendem a promover ganho ponderal. Em relação à inclusão de um terceiro antidiabético à prescrição dos pacientes com DM2 tratados com metformina e sulfonilureia, não têm sido descritos benefícios diferenciados entre as opções farmacológicas restantes. Nestas situações, a escolha do terceiro fármaco dependerá das características clínicas ou da situação socioeconômica de cada paciente.[18]

> **Dicas**
>
> ▶ De 50 a 80% das pessoas têm um dos pais com DM2.
>
> ▶ A epidemia atual de obesidade observada em crianças e adolescentes resulta em maior risco de desenvolvimento de DM2, hipertensão arterial e dislipidemia (A). Devem-se direcionar ações para prevenção da obesidade desde a infância, especialmente nos grupos de risco.
>
> ▶ Os cuidados clínicos devem ser individualizados levando-se em conta motivação e preferências do paciente, ocorrência de risco de hipoglicemia, efeitos colaterais, duração de doença, expectativa de vida, comorbidades, complicações e aspectos econômicos.
>
> ▶ O bom controle metabólico do diabetes previne o surgimento ou retarda a progressão de suas complicações crônicas, particularmente as microangiopáticas (A); o controle pressórico, a adequação do peso e do perfil lipídico, devendo ser considerados na prevenção da DCV.
>
> ▶ O familiograma (ou genograma) é útil para a compreensão do que pode estar prejudicando a adesão ao tratamento, ajudando a identificar se há familiares em risco de desenvolver DM.
>
> ▶ A perda ponderal de 3,5 kg reduz até 2% da HbA1c, o equivalente aos efeitos da metformina e das sulfoniureias em monoterapia.
>
> ▶ "Pé de risco" é o pé sem lesão, porém com alteração neurológica e/ou vascular, ou com história de lesão ou amputação prévia. Em algum momento da evolução da doença, 15% dos diabéticos apresentam úlceras, e 80% dos casos de amputação são precedidos destas.

Quando referenciar

Sempre que o médico de família tiver alguma dúvida em relação à indicação de insulina ou não se sentir seguro para instituir essa terapia, é prudente referenciar o paciente para o endocrinologista de referência.

Todos os pacientes se beneficiam da orientação de um nutricionista, bem como das orientações para o autocuidado e para a autoaplicação de insulina realizada pelos profissionais de enfermagem.

O exame de fundo de olho sob midríase realizado por oftalmologista deve ser feito no diagnóstico e repetido anualmente (A).

Quando há deformidade dos pés e/ou hiperceratose plantar, história de ulceração dos pés, doença vascular ou neuropatia significativa, o referenciamento deve ser feito para os respectivos serviços de referência, sendo que a claudicação limitante e a dor em repouso configuram urgências que precisam ser avaliadas dentro de 48 horas pelo cirurgião vascular.

Deve-se referenciar para o nefrologista os pacientes com TFG < 30 mL/min/1,73 m², macroalbuminúria ou perda rápida de função renal.

É necessário referenciar para o oftalmologista pacientes com DM1 após 5 anos do diagnóstico ou anualmente a partir do diagnóstico, se início após a puberdade. Para pacientes com DM2, o referenciamento deve ser anual após o diagnóstico.

> **Erros mais frequentemente cometidos**
>
> ▶ Minimizar a importância do diagnóstico de DM2 para o paciente. Frases como "Não se preocupe, a forma do seu diabetes é leve" podem impedi-lo de comunicar seus sentimentos ao médico, reforçar sua negação em relação ao diagnóstico, prejudicar o controle precoce e a adesão ao tratamento e torná-lo mais vulnerável a complicações crônicas
>
> ▶ Basear a avaliação do controle do diabetes e/ou a mudança de esquemas terapêuticos apenas na GJ
>
> ▶ Dar ênfase excessiva ao controle medicamentoso do diabetes e das comorbidades (hipertensão e dislipidemia), em detrimento das orientações para uma alimentação saudável, perda de peso, atividade física e interrupção do tabagismo e/ou uso abusivo do álcool
>
> ▶ Negligenciar a investigação sobre a qualidade de vida do paciente e a existência de outras necessidades de saúde, como vacinação, aconselhamentos, exames de rastreamento, etc.
>
> ▶ Negligenciar a investigação de complicações crônicas, incluindo aí a não realização do exame dos pés dos portadores de diabetes
>
> ▶ A inércia clínica, ou seja, demorar muito tempo para fazer reajustes e intensificar o tratamento mesmo identificando um controle inadequado
>
> ▶ A infantilização dos pacientes, que os impede de serem corresponsáveis pelas decisões terapêuticas relacionadas ao seu próprio cuidado

Prognóstico e complicações possíveis

Quando diagnosticado e tratado adequadamente, o indivíduo acometido pode ter uma vida plena de realizações, tanto na esfera afetivo-relacional quanto na pessoal-profissional. Entretanto, é possível ocorrerem complicações agudas (hipoglicemia, cetoacidose ou coma hiperosmolar) e crônicas, sendo o DM considerado, nesses casos, um importante fator de restrição da qualidade de vida e um potente preditor de morte prematura por DCVs e IR.

O rastreamento das complicações crônicas é mandatório e deve ser realizado anualmente, pois o seu diagnóstico precoce permite intervenções com vistas a retardar sua evolução. Um exemplo é o uso de inibidores da enzima conversora da angiotensina ou antagonistas do receptor da angiotensina II na nefropatia diabética – incipiente (microalbuminúria) ou clínica (macroalbuminúria), mesmo na ausência de hipertensão arterial (A).

O rastreamento para doença coronariana em indivíduos assintomáticos com DM não é indicado (A).

Atividades preventivas e de educação

A prevenção efetiva também significa mais atenção à saúde de modo eficaz. Isso pode ocorrer mediante prevenção do início do DM (prevenção primária) ou de suas complicações agudas ou crônicas (prevenção secundária). Atualmente, a prevenção primária de DM1 não tem uma base racional que se possa aplicar a toda a população. Quanto ao DM2, condição na qual a maioria dos indivíduos também apresenta obesidade, hipertensão

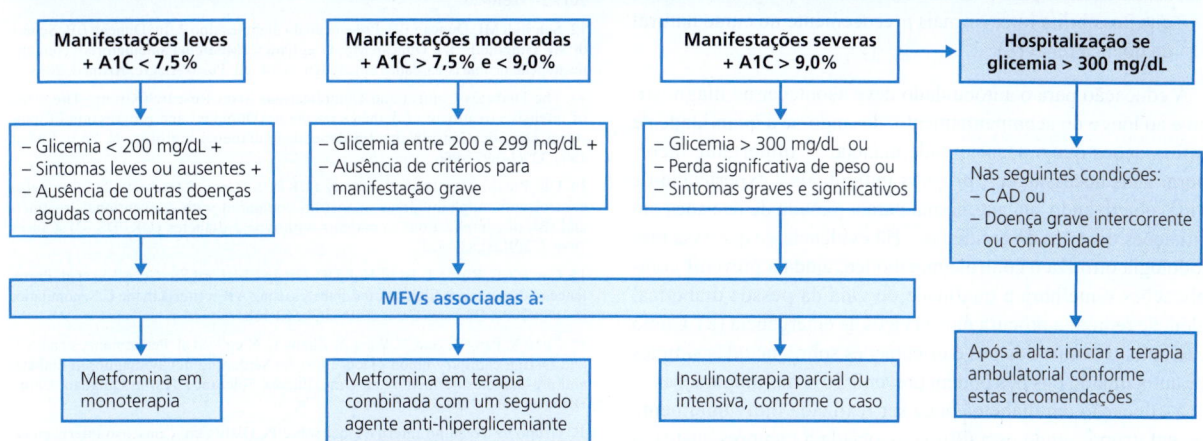
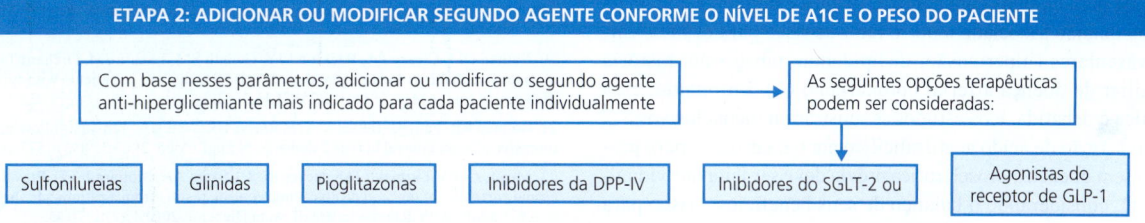
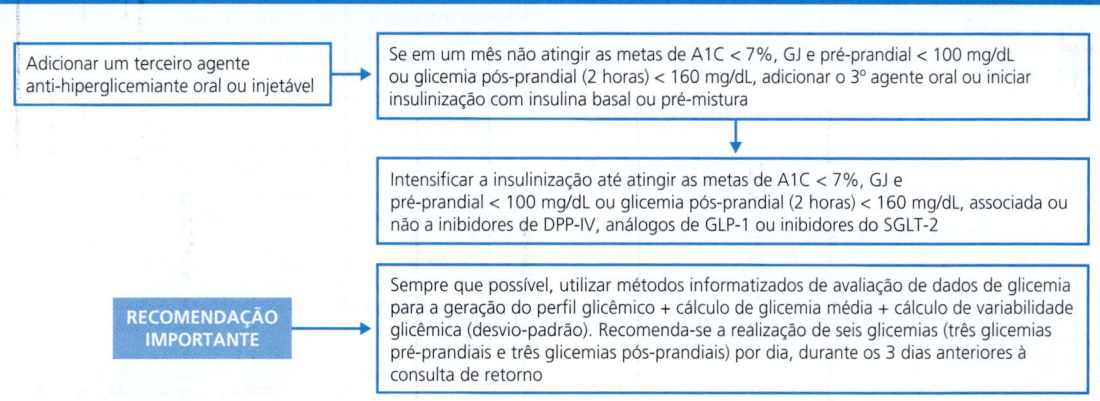

▲ Figura 178.4
Algoritmo para o tratamento do diabetes melito tipo 2.
Fonte: Sociedade Brasileira de Diabetes.[18]

arterial e dislipidemia, as intervenções devem abranger essas múltiplas anormalidades metabólicas, o que, além de prevenir o surgimento de diabetes, evitaria também DCVs e reduziria a mortalidade (A),[2,13,14,18] lembrando que a maioria das pessoas com DM morrerá de DCV.[30]

Outras medidas importantes na prevenção secundária são:[31]

- Tratamento da hipertensão e dislipidemia, o que reduz substancialmente o risco de complicações do DM (A).
- Prevenção de ulcerações nos pés e amputações de membros inferiores por meio de cuidados específicos que podem reduzir tanto a frequência e a duração de hospitalizações quanto a incidência de amputações em 50% (A).
- Rastreamento para diagnóstico e tratamento precoce da retinopatia, que apresenta grande vantagem do ponto de vista de custo-efetividade devido à importante repercussão nos custos diretos, indiretos e intangíveis da cegueira (B).

- Rastreamento para microalbuminúria é um procedimento recomendável para prevenir ou retardar a progressão da IR, que possibilita intervir mais precocemente no curso natural da doença renal (B).

A educação para o autocuidado deve acontecer no diagnóstico e ao longo do acompanhamento, dosando-se a quantidade de informações que o usuário pode manejar. É importante incorporar suas necessidades, projetos individuais e experiência de vida, objetivando sua autonomia para a tomada de decisões em situações diversas do cotidiano.[32] Há evidência de que essa metodologia otimiza o controle metabólico, ajuda a prevenir complicações e melhora a qualidade de vida da pessoa diabética, além de reduzir a procura por serviços de emergência (B). Como exemplo, o exame dos pés e orientações sobre medidas simples de autocuidado dos pés podem prevenir 50% das amputações.[17]

A educação em diabetes pode ser realizada individualmente ou em grupo, sendo esta última associada a menores custos, à promoção da troca de experiências entre os usuários e à ampliação da rede social.

A prescrição de agentes antiplaquetários em baixas doses é recomendada por diversas diretrizes para prevenção primária do DM para homens com mais de 50 anos e mulheres com mais de 60 quando associado a outro fator de risco para eventos cardiovasculares (hipertensão, dislipidemia, tabagismo, história familiar de doença arterial coronariana) (C). Entretanto, essa prática é debatida, e os estudos se mostraram inconclusivos.[33,34] A prescrição de ácido acetilsalicílico em baixas doses para pessoas sem doença aterosclerótica prévia deve ser feita individualmente, considerando o balanço de seus benefícios e risco para eventos hemorrágicos (D).

As ações de saúde bucal e a imunização contra influenza e pneumococos também devem ser incluídas no plano de cuidados oferecido aos pacientes portadores de DM.

REFERÊNCIAS

1. Alberti KGMM, Zimmet PZ, World Health Organization Consultation. Definition, diagnosis and classification of diabetes mellitus and its complications. Part 1: diagnosis and classification of diabetes mellitus. Report of a WHO Consultation. Geneva: WHO, 1999.

2. American Diabetes Association. Standards of Medical Care in Diabetes 2017. J Diabetes. 2017;9(4):320-324.

3. Sociedade Brasileira de Diabetes. Princípios básicos, avaliação e diagnóstico do Diabetes Mellitus: diretrizes da Sociedade Brasileira de Diabetes 2015-2016. São Paulo: AC Farmacêutica; 2016.

4. Wild S, Roglic G, Green A, Sicree R, King H. Global prevalence of diabetes: estimates for the year 2000 and projections for 2030. Diabetes Care. 2004;27(5):1047-1053.

5. Malerbi D, Franco LJ. Multicenter study of the prevalence of diabetes mellitus and impaired glucose tolerance in the urban Brazilian population aged 30-69 years. The Brazilian Cooperative Group on the Study of Diabetes Prevalence. Diabetes Care.1992;15(11):1509-1516.

6. Brasil. Ministério da Saúde. Vigitel Brasil 2016: vigilância de fatores de risco e proteção para doenças crônicas por inquérito telefônico: estimativas sobre frequência e distribuição sociodemográfica de fatores de risco e proteção para doenças crônicas nas capitais dos 26 estados brasileiros e no Distrito Federal [Internet]. Brasília: MS; 2017 [capturado em 10 mar. 2018]. Disponível em: http://portalarquivos.saude.gov.br/images/pdf/2017/junho/07/vigitel_2016_jun17.pdf.

7. Gusso GDF. Diagnóstico de demanda em Florianópolis utilizando a Classificação Internacional de Atenção Primária: (CIAP-2). 2. ed. São Paulo: USP; 2009.

8. Alfradique ME, Bonolo PF, Dourado I, Lima-Costa MF, Macinko J, Mendonça CS, et al. Internações por condições sensíveis à atenção primária: a construção da lista brasileira como ferramenta para medir o desempenho do sistema de saúde (Projeto ICSAP – Brasil). Cad Saúde Pública. 2009;25(6):1337-1349.

9. Elias E, Magajewisky F. A atenção primária à saúde no sul de Santa Catarina: uma análise das internações por condições sensíveis à atenção ambulatorial, no período de 1999 a 2004. Rev Bras Epidemiol. 2008;11(5):633-647.

10. Rehem TCMSB, Egry EY. Internações por condições sensíveis à atenção primária no Estado de São Paulo. Cien Saude Colet. 2011;16(12):4755-4766.

11. Worral G, Knight J. Continuity of care is good for elderly people with diabetes: retrospective cohort study of mortality and hospitalization. Can Fam Physician. 2011;57(1):e16-20.

12. Schmidt MI, Duncan BB. Prevenção do diabetes tipo 2. In: Duncan BB, Schmidt MI, Giugliani ERJ, Duncan MS, Giugliani C. Medicina ambulatorial: condutas de atenção primária baseadas em evidências. 4. ed. Porto Alegre: Artmed, 2013.

13. The Diabetes Control and Complications Trial Research Group. The effect of intensive treatment of diabetes on the development and progression of long-term complications in insulin-dependent diabetes mellitus. N Engl J Med. 1993;329(14):977-986.

14. UK Prospective Diabetes Study (UKPDS) Group. Intensive blood-glucose control with sulphonylureas or insulin compared with conventional treatment and risk of complications in patients with type 2 diabetes (UKPDS 33). Lancet. 1998;352(9131):837-853.

15. Cowie CC, Rust KF, Byrd-Holt DD, Gregg EW, Ford ES, Geiss LS, et al. Prevalence of diabetes and high risk for diabetes using A1C criteria in the U.S. population in 1988-2006. Diabetes Care. 2010;33(3):562-568.

16. Zhou X, Pang Z, Gao W, Wang S, Zhang L, Ning F, et al. Performance of an A1C and fasting capillary blood glucose test for screening newly diagnosed diabetes and pre-diabetes defined by an Oral Glucose Tolerance Test in Qingdao, China. Diabetes Care. 2010;33(3):545-50.

17. Grupo de Trabalho Internacional sobre Pé Diabético. Consenso internacional sobre pé diabético [Internet]. Brasília: Secretaria de Estado de Saúde do Distrito Federal; 2001 [capturado em 10 mar. 2018]. http://189.28.128.100/dab/docs/publicacoes/geral/conce_inter_pediabetico.pdf

18. Sociedade Brasileira de Diabetes. Posicionamento Oficial SBD nº 02/2017 Conduta terapêutica no diabetes tipo 2: algoritmo SBD 2017. São Paulo: SBD; 2017.

19. The Action to Control Cardiovascular Risk in Diabetes Study Group. Effects of intensive glucose lowering in type 2 diabetes. N Engl J Med. 2008;358(24):2545-2559.

20. Nathan DM, Cleary PA, Backlund JY, Genuth SM, Lachin JM, Orchard TJ, et al. Intensive diabetes treatment and cardiovascular disease in patients with type 1 diabetes. N Engl J Med. 2005;353(25):2643-2653.

21. Holman RR, Paul SJ, Bethel MA, Mathews DR, Neil HA. Ten-year follow-up of intensive glucose control in type 2 diabetes. N Engl J Med. 2008;359(15):1577-1589.

22. Mendes ABV, Fittipaldi JAS, Neves RCS, Chacra AR, Moreira Jr ED. Prevalence and correlates of inadequate glycaemic control: results from a nationwide survey in 6.671 adults with diabetes in Brazil. Acta Diabetol. 2010;47(2):137-145.

23. Diabetes Prevention Program Research Group. Reduction of the incidence of type 2 diabetes with life style intervention or metformin. N Engl J Med. 2002;346(6):393-403.

24. Tuomilehto J, Lindstrom J, Eriksson JG, Valle TT, Hamalainen H, Hanne-Parikka P, et al. For the Finnish Diabetes Prevention Program. Prevention of type 2 diabetes mellitus by changes in life style among subjects with impaired glucose tolerance. N Engl J Med. 2001;344(18):1343-1350.

25. Nathan DM, Buse JB, Davidson MB, Ferrannini E, Holman RR, Sherwin R, et al. Medical management of hyperglycemia in type 2 diabetes: a consensus algorithm for the initiation and adjustment of therapy. A consensus statement of the American Diabetes Association and the European Association for the Study of Diabetes. Diabetes Care. 2009;32(1):193-203.

26. UK Prospective Diabetes Study (UKPDS) Group. Effect of intensive blood-glucose control with metformin on complications in overweight patients with type 2 diabetes (UKPDS 34). Lancet. 1998;352(9131):854-685.

27. The ADVANCE Collaborative Group. Intensive blood glucose control and vascular outcomes in patients with type 2 Diabetes. N Engl J Med. 2008;358(24):2560-2572.

28. Inzucchi SE, Bergenstal RM, Buse JB, Diamant M, Ferrannini E, Nauck M, et al. Management of Hyperglycemia in Type 2 Diabetes: A Patient-Centered Approach. Position Statement of the American Diabetes Association (ADA) and the European Association for the Study of Diabetes(EASD). Diabetes Care. 2012;35(6):1364-1379.

29. Garber AJ, Abrahamson MJ, Barzilay JI, Blonde L, Bloomgarden ZT, Bush MA, et al. AACE comprehensive diabetes management algorithm 2013. Endocr Pract. 2013;19(2):327-336.

30. International Diabetes Federation. IDF Diabetes Atlas [Internet]. 6th ed. Brussels: IDF; 2014 [capturado em 10 mar. 2018]. Disponível em: http://www.idf.org/diabetesatlas.

31. World Health Organization. The World Health Organization Report 2002: reducing risks, promoting healthy life. Geneve: WHO; 2002.

32. Federación Internacional de Diabetes. Estándares Internacionales de Educación Diabética. 3. ed. Bruxelas: FID; 2009.

33. De Berardis G, Sacco M, Strippoli GFM, Pellegrini F, Graziano G, Tognoni G, et al. Aspirin for primary prevention of cardiovascular events in people with diabetes: meta-analysis of randomised controlled trials. BMJ. 2009; 339:b4531.

34. Belch J, MacCuish A, Campbell I, Cobbe S, Taylor R, Prescott R. The prevention of progression of arterial disease and diabetes (POPADAD) trial: factorial randomised placebo controlled trial of aspirin and antioxidants in patients with diabetes and asymptomatic peripheral arterial disease. BMJ. 2008;337:a1840.

CAPÍTULO 179

Problemas de tireoide

Anderson Soares da Silva
Léa Maria Zanini Maciel
Patricia Künzle Ribeiro Magalhães

Aspectos-chave

- Em razão de sua considerável prevalência (5-6% apenas para o hipotireoidismo), o médico de família e comunidade muito provavelmente se deparará com pessoas acometidas por doenças tireoidianas (em ordem de frequência: hipotireoidismo, doença nodular e hipertireoidismo).

- No contexto da atenção primária, muitas vezes, as doenças tireoidianas se manifestam por meio de queixas vagas ou inespecíficas (p. ex., emagrecimento, sintomas depressivos, irritabilidade ou irregularidade menstrual).

- Apesar de a morbimortalidade associada aos problemas de tireoide ser baixa, o não reconhecimento das principais condições relacionadas à glândula pode gerar sérias consequências aos indivíduos acometidos: fibrilação atrial, osteoporose, insuficiência cardíaca, transtornos psiquiátricos ou mesmo câncer em estágio avançado.

- Os profissionais de saúde têm à sua disposição, no Sistema Único de Saúde, testes sensíveis e específicos, além de alternativas terapêuticas eficazes para o adequado diagnóstico e tratamento dos principais problemas de tireoide.

Caso clínico

Durante uma consulta com seu médico de família, Cristiane, 46 anos, fez a seguinte afirmação: "Doutor, acho que estou com vermes". Ao especificar melhor sua queixa, ela referiu que sentia vontade de comer tijolos e arroz cru (sintomas semelhantes aos de crianças com vermes, comuns em sua terra natal). Devido ao horário restrito (outras pessoas aguardavam sua vez para serem atendidas), foi realizado um exame físico breve, no qual se constatou palidez palmar e conjuntival. Seu médico optou, então, por solicitar um exame de sangue (hemograma) de urgência. Quando ela retornou para checar o resultado do exame (hematimetria: 4,23 milhões/μL; hemoglobina: 9,3 g/dL; hematócrito: 30%; série branca normal; plaquetas: 184 mil/μL), após nova anamnese, ele descobriu alguns dados novos: emagrecimento, mãos trêmulas e "sensação de batedeira". De posse desses dados e após novo exame físico (desta vez, mais detalhado), ele chegou a uma conclusão diagnóstica, solicitando um exame complementar confirmatório e iniciando a medicação, com a qual a paciente apresentou melhora dos sintomas.

Teste seu conhecimento

1. Tendo-se como base o Caso clínico apresentado, suponha que, durante a anamnese, se descobre também que o fluxo menstrual da paciente aumentou e que ela tem se irritado mais facilmente, com o exame físico revelando aumento do volume cervical, palidez palmar/conjuntival e taquicardia sinusal (112 bpm). Assinale a alternativa que contenha os exames mais adequados para elucidar as principais hipóteses diagnósticas:
   a. Parasitológico de fezes e ultrassonografia transvaginal
   b. Eletrocardiograma e hemograma
   c. Ultrassonografia transvaginal e Holter
   d. Hemograma e hormônio estimulante da tireoide

2. Durante o exame físico de um homem de 45 anos, nota-se a presença de um nódulo de cerca de 2 cm no lobo tireoidiano esquerdo. Qual é o próximo passo a seguir?
   a. Solicitar ultrassonografia de tireoide e dosagem de hormônio estimulante da tireoide
   b. Referenciá-lo a um profissional habilitado
   c. Solicitar cintilografia de tireoide
   d. Tranquilizá-lo sobre a benignidade do achado

3. Carla, 50 anos, saudável, é referenciada a ambulatório secundário devido à hipótese de hipotireoidismo. Suas dosagens hormonais são as seguintes: hormônio estimulante da tireoide 10,5 mUI/L e tiroxina livre 1,2 ng/dL. Que conduta deve ser adotada?
   a. Iniciar tratamento com levotiroxina, 50 mcg/dia
   b. Solicitar teste de captação de iodo radiativo para análise da função da tireoide
   c. Tranquilizá-la e realizar novas dosagens hormonais em 1 a 2 meses
   d. Solicitar teste de estimulação de hormônio estimulante da tireoide

4. Andreia, 58 anos, procura o médico preocupada, pois o resultado do exame de ultrassonografia de tireoide solicitado por seu ginecologista, para avaliação de bócio (que possui há muitos anos), revelou bócio multinodular. O que se deve fazer agora?
   a. Solicitar cintilografia da tireoide
   b. Requisitar dosagens de hormônio estimulante da tireoide
   c. Referenciá-la para a realização de punção aspirativa com agulha fina
   d. Tranquilizá-la sobre a provável benignidade do quadro é suficiente nesse caso

5. Uma moça de 25 anos é atendida com queixa de atraso menstrual há 4 semanas e o exame de gravidez é positivo. Além disso, ela se revela preocupada, pois faz uso de metimazol: "Será que essa medicação pode prejudicar meu bebê?". O próximo passo é:
   a. Suspender imediatamente o metimazol, substituindo-o pelo propiltiouracil
   b. Referenciá-la para realização de radioiodoterapia
   c. Solicitar uma ultrassonografia da tireoide
   d. Manter o metimazol e referenciá-la ao ambulatório de gestação de alto risco

Respostas: 1D, 2A, 3C, 4B, 5A

As doenças da tireoide são comuns no contexto da atenção primária à saúde (APS), fazendo parte do conjunto das 25 condições mais frequentemente diagnosticadas por médicos de família nos EUA.[1] De fato, ao longo de sua prática clínica, o médico de família e comunidade encontrará, muito provavelmente, pessoas portadoras de doenças tireoidianas clinicamente evidentes ou, mais ainda, portadoras apenas de alterações laboratoriais sugestivas de condições subclínicas (hipo ou hipertireoidismo subclínicos).

Hipotireoidismo

Do que se trata

Mundialmente, o principal distúrbio da tireoide é o bócio endêmico (ou bócio carencial); contudo, a principal disfunção hormonal tireoidiana é o hipotireoidismo primário, que se caracteriza pela diminuição da produção e secreção dos hormônios tireoidianos (HTs).

O hipotireoidismo é uma doença comum, que afeta mais as mulheres do que os homens e se torna mais frequente com o avanço da idade. Um dos estudos prospectivos mais bem conduzidos sobre a epidemiologia das doenças da tireoide, realizado na cidade inglesa de Whickham, constatou, ao final de 20 anos de acompanhamento, uma incidência média anual de hipotireoidismo de 4,1 casos/mil entre as mulheres e de 0,6 casos/mil nos homens.[2] No Brasil, um estudo transversal realizado em São Paulo verificou que 6,6% dos indivíduos adultos analisados apresentavam hipotireoidismo.[3]

De maneira geral, as causas de hipotireoidismo podem ser classificadas de acordo com a origem do problema: *hipotireoidismo primário*, quando a disfunção tem origem na própria tireoide; *hipotireoidismo secundário*, quando a etiologia é hipofisária, levando a uma diminuição na secreção do hormônio estimulante da tireoide, ou tireotrofina (TSH); e *hipotireoidismo terciário*, quando houver qualquer alteração na secreção do hormônio liberador de tireotrofina (TRH). As duas últimas condições são agrupadas em *hipotireoidismo central* e respondem por menos de 5% dos casos. Além disso, de acordo com o grau da disfunção tireoidiana, o hipotireoidismo primário pode ser dividido em *hipotireoidismo subclínico* e *hipotireoidismo declarado*. Na primeira situação, a falência da glândula é mínima, ocorrendo uma discreta diminuição dos HTs, embora suas concentrações se situem dentro da faixa de normalidade; no entanto, devido à elevada sensibilidade hipofisária, ocorre elevação de TSH, podendo chegar até a 20 mUI/L. No *hipotireoidismo declarado*, existe uma diminuição mais acentuada da produção hormonal pela tireoide, com consequente redução dos HTs (abaixo da faixa de normalidade) e elevação de TSH.

O hipotireoidismo pode ter diversas causas (Quadro 179.1), sendo a tireoidite de Hashimoto, ou tireoidite crônica autoimune, a etiologia mais comum em adultos residentes em áreas suficientes em iodo. É uma doença autoimune, tanto humoral quanto celular, que tem como alvo a glândula tireoide. Apresenta algumas peculiaridades, como suscetibilidade genética com agregação familiar, intenso infiltrado inflamatório linfomonocitário do parênquima tireoidiano e presença de autoanticorpos dirigidos contra antígenos tireoidianos, principalmente a tireoglobulina (Tg), a tireoperoxidase (TPO) e o receptor de TSH. As mulheres são cerca de sete vezes mais afetadas do que os homens, e o pico de incidência está entre 40 e 60 anos de idade.

Outros tipos de tireoidites autoimunes, como a tireoidite pós-parto (também conhecida como tireoidite linfocítica) e a tireoidite de De Quervain (ou tireoidite subaguda), podem resultar em um estado transitório de hipotireoidismo (cerca de um ano), comumente precedido de um período de tireotoxicose, pela destruição dos folículos tireoidianos e consequente liberação de HT. A tireoidite pós-parto é a mais comum, afetando em torno de 5 a 7% das puérperas nos primeiros meses pós-parto. Quanto à tireoidite subaguda, é a principal causa de dor na tireoide, devido ao processo inflamatório que se instala na glândula (o gatilho pode ser uma infecção nas vias aéreas superiores). Ambas possuem ótimo prognóstico, evoluindo para o estado de eutireoidismo em 75 a 85% dos casos.[4]

A ingestão de fármacos (lítio, amiodarona) ou de medicamentos e alimentos que contenham iodo pode ocasionar quadros de hipotireoidismo transitório ou até mesmo permanente, sobretudo em indivíduos suscetíveis (moradores de países com maiores concentrações de iodo alimentar, portadores de doença autoimune da tireoide ou aqueles que foram submetidos à radioiodoterapia). Acredita-se que tal mecanismo se dê pela inibição tanto da síntese quanto da excreção do HT por esses medicamentos. Fármacos como o interferon (IFN) ou as interleucinas (IL), uti-

---

Quadro 179.1 | Grupos de causas de hipotireoidismo importantes para o médico generalista

Hipotireoidismo primário (95% dos casos)
- Tireoidite de Hashimoto
- Pós-radioiodoterapia (doença de Graves)
- Pós-cirurgia (tireoidectomia)
- Deficiência de iodo alimentar
- Fármacos (p. ex., amiodarona, lítio, interferon)
- Tireoidite pós-parto
- Doenças infiltrativas (p. ex., amiloidose, sarcoidose)

Hipotireoidismo secundário/terciário
- Neoplasias do hipotálamo ou da hipófise
- Pós-radioterapia da cabeça
- Necrose hipofisária (síndrome de Sheehan)

lizados no tratamento de indivíduos com hepatite viral (B e C) e tumores malignos, também podem causar hipotireoidismo via indução de autoanticorpos contra a tireoide.[5]

O que fazer

Anamnese

Raramente o médico encontrará quadros típicos de "figura-de-livro" (pessoa com fácies infiltrada, rouquidão, letargia, ganho de peso, pele seca ou intolerância ao frio), ensinados nas salas de aula ou nos laboratórios das faculdades de medicina. Pelo contrário, na maioria das vezes, devido à evolução insidiosa da doença, o médico encontrará pessoas com queixas inespecíficas, como ganho de peso (leve a moderado), constipação intestinal ou sensação de parestesia (Quadro 179.2).[6] Além da instalação lenta e progressiva da doença, muito provavelmente contribuem para a dificuldade diagnóstica o amplo leque de condições médicas ou de vida (separações, falecimentos na família, etc.), capazes de simular as manifestações do hipotireoidismo, ou até mesmo a própria diminuição da capacidade de reconhecimento pela pessoa de que algo não está bem.

Portanto, a maneira como o hipotireoidismo se manifesta clinicamente depende tanto da duração e do grau de diminuição do HT circulante (abrupto, após a remoção cirúrgica da glândula, ou paulatino, típico das tireoidites autoimunes) quanto da presença de outras condições (menopausa, depressão, fibromialgia, etc.), comuns na faixa etária em que a doença é mais frequente.

Ademais, algumas situações requerem maior atenção do médico, e o hipotireoidismo sempre deve fazer parte do diagnóstico diferencial em situações como as que se seguem:

- Crianças com atraso no desenvolvimento puberal, retardo no crescimento ósseo e baixo rendimento escolar.[7]
- Mulheres em idade fértil com oligomenorreia, amenorreia ou dificuldade de engravidar, aquelas com menorragia ou metrorragia, hiperprolactinemia e síndrome do climatério.[8]
- Idosos com ausência de sintomas clássicos (ganho de peso, parestesia, intolerância ao frio) mas que, quando presentes (p. ex., sensação de cansaço ou fraqueza), podem ser confundidos com sinais ou sintomas de outras doenças prevalentes nessa faixa etária.[9]

Por fim, é importante que o profissional esteja atento a algumas situações em que é maior o risco de desenvolvimento de hipotireoidismo: puérperas; pessoas com história familiar de doença autoimune da tireoide, ou história patológica pregressa de irradiação da cabeça e/ou pescoço, ou radioterapia/cirurgia da tireoide; e portadores de outras doenças autoimunes (p. ex., insuficiência suprarrenal, anemia perniciosa, diabetes melito tipo 1 [DM1], doença celíaca, vitiligo, síndrome de Sjögren).

Exame físico

Os principais sinais presentes na pessoa com hipotireoidismo são descritos no Quadro 179.3, mas o exame físico desses indivíduos pode revelar outros achados compatíveis com as duas principais alterações induzidas pela diminuição/ausência dos HTs: interferência no metabolismo geral do organismo, levando à diminuição da fase de relaxamento dos reflexos osteotendíneos, bradicardia, hipertensão e acúmulo de moléculas glicosaminoglicanas no interstício tecidual, responsável pelo aspecto infiltrado e pálido da pele, queda dos pelos/cabelo, edema, etc.

Em relação ao exame da tireoide, o aumento da glândula (bócio) pode ou não estar presente. Na tireoidite de Hashimoto, a tireoide está aumentada difusamente em 90% dos casos, apresentando consistência firme (semelhante à de uma borracha escolar), irregular e indolor à palpação. Na tireoidite pós-parto, a maioria das pessoas apresenta bócio pequeno, firme e indolor. A tireoidite subaguda caracteriza-se por um quadro de dor intensa na tireoide, associado a febre e mal-estar geral.

Exames complementares

A confirmação laboratorial é feita pela dosagem de TSH e de tiroxina livre (T_4L) no plasma. No *hipotireoidismo primário declarado*, ocorre elevação de TSH com diminuição de T_4L, e na forma subclínica, só é detectado um aumento discreto de TSH (geralmente até 20 mUI/L), com T_4L ainda dentro da faixa de normalidade. O *hipotireoidismo central* é caracterizado por uma diminuição de T_4L associada a uma concentração de TSH não elevada. A dosagem de tri-iodotironina (T_3) não está indicada no diagnóstico do hipotireoidismo.[10]

Pode-se também requisitar a dosagem de anticorpos antitireoidianos: antitireoperoxidase (anti-TPO, antes denominados antimicrossomais) e antitireoglobulina (anti-TgAb), pois, quando presentes em altas titulações no plasma, sobretudo anti-TPO (positiva em 80-100% dos casos de tireoidite de Hashimoto), reforçam bastante a possibilidade de tireoidite autoimune.[11] Além de possuírem valor diagnóstico, também apresentam valor prognóstico, como no caso do hipotireoidismo subclínico: quanto maior a titulação plasmática, maior o risco de evoluir para hipotireoidismo declarado.

Uma vez que os sinais e os sintomas do hipotireoidismo podem gerar dúvidas, o médico de família deve estar sempre atento a algumas alterações laboratoriais que podem ser a chave para o diagnóstico dessa condição. Algumas delas são anemia normocrômica normocítica, hipercolesterolemia (presente em cerca de 4-14% dos hipotireóideos), hiponatremia, hiperprolac-

---

Quadro 179.2 | Sintomas mais comuns relacionados ao hipotireoidismo

- ▶ Sudorese diminuída
- ▶ Rouquidão
- ▶ Parestesia
- ▶ Pele seca
- ▶ Constipação intestinal
- ▶ Acuidade auditiva diminuída
- ▶ Ganho de peso

Fonte: Zulewski e colaboradores.[6]

Quadro 179.3 | Sinais mais comuns relacionados ao hipotireoidismo

- ▶ Atraso na fase de relaxamento dos reflexos osteotendíneos
- ▶ Edema periorbital
- ▶ Pele infiltrada
- ▶ Pele fria
- ▶ Letargia

Fonte: Zulewski e colaboradores.[6]

tinemia, hipoglicemia e elevação da creatinofosfocinase (CK) (com predomínio da fração MM).[12]

Conduta proposta

O tratamento do *hipotireoidismo declarado* consiste na reposição com HT sintético, a levotiroxina sódica. Trata-se de uma medicação efetiva, que requer apenas uma tomada ao dia e apresenta baixa incidência de efeitos colaterais. Vale frisar que as apresentações farmacêuticas existentes no mercado não são bioequivalentes, devendo-se evitar a troca de preparações farmacêuticas e a manipulação desse fármaco em farmácias de manipulação. Não existem evidências que suportem o uso combinado de T_3 e T_4 no tratamento do hipotireoidismo.

A dose de manutenção para tratamento do hipotireoidismo declarado, em adultos, situa-se em torno de 1,6 mcg/kg e deve ser atingida de maneira escalonada, de acordo com a idade e as condições mórbidas associadas: em indivíduos com menos de 60 anos e sem comorbidades – iniciar com 50 mcg/dia (em indivíduos mais jovens, pode-se iniciar com a dose plena); naqueles com mais de 60 anos e/ou doenças associadas – iniciar com 25 mcg/dia (aqui, os incrementos na dose devem ser feitos com parcimônia – 12,5-25 mcg a cada 2 semanas). No cálculo desta dose, também devem ser consideradas outras variáveis, como a causa do hipotireoidismo e o valor de TSH inicial. No hipotireoidismo subclínico, sugere-se uma dose mais baixa (1,1-1,2 mcg/kg).[10,13]

A levotiroxina deve ser tomada com água, em jejum, entre 30 e 60 minutos antes do café da manhã, ou à noite, 4 horas após a última refeição. Não deve ser ingerida junto com substâncias ou medicações que interfiram na sua absorção, como ferro, cálcio, suplementos minerais, hidróxido de alumínio, inibidores da bomba de prótons (omeprazol, pantoprazol) e sucralfato.

É digno de nota considerar que pessoas com síndrome de má absorção ou cirurgia de *bypass* do intestino podem apresentar prejuízo na absorção da levotiroxina. Há também certos fármacos que aceleram o metabolismo da levotiroxina – rifampicina, fenobarbital, fenitoína, carbamazepina –, podendo ser necessário o ajuste da dose de manutenção.

O objetivo do tratamento é normalizar o TSH, o qual deve ser avaliado só 4 a 8 semanas após a dose-alvo de levotiroxina ter sido iniciada. Os valores normais de TSH variam de acordo com a idade do paciente. Assim, recomenda-se que o paciente mais jovem (< 60 anos) tenha como alvo terapêutico níveis de TSH de 1 a 2,5 mUI/L; nos pacientes entre 60 e 70 anos, o alvo de TSH deve ser 3 a 4 mUI/L; nos pacientes com mais de 70 anos, a dose deve ser 4 a 6 mUI/L.[13]

Quanto ao *hipotireoidismo subclínico*, o tratamento ainda encontra recomendações divergentes na literatura. Contudo, é consenso que o tratamento do hipotireoidismo subclínico só deve ser realizado em casos de alteração tireoidiana persistente (sempre deve ser realizada a confirmação dos valores iniciais de TSH após 3-6 meses). Também é consenso o tratamento com levotiroxina de todos os indivíduos com TSH persistentemente ≥ 10 mUI/L em razão da maior probabilidade de progressão para hipotireoidismo declarado, do maior risco de insuficiência cardíaca (IC), doença arterial coronariana (DAC), morte e de evidências do benefício do tratamento sobre as concentrações de colesterol total. Naqueles pacientes com hipotireoidismo subclínico persistente e TSH < 10 mUI/L, o tratamento com levotiroxina pode ser considerado em alguns subgrupos de pacientes ≤ 65 anos, como aqueles com anti-TPO positiva e/ou alterações ultrassonográficas sugestivas de tireoidite de Hashimoto e/ou elevação progressiva de TSH (maior risco de progressão para hipotireoidismo declarado), aqueles com maior risco cardiovascular (síndrome metabólica, dislipidemia, DM, hipertensão arterial sistêmica) ou doença cardiovascular (DCV) preexistente, especialmente se TSH > 7 mUI/L, e aqueles com sintomas de hipotireoidismo, como teste terapêutico. Não é recomendado o tratamento com levotiroxina em pacientes > 65 anos com TSH < 10 mUI/L, nem mesmo para alívio dos sintomas ou melhora na qualidade de vida ou na função cognitiva (Quadro 179.4).[14]

Cuidados devem ser tomados para evitar-se o tratamento excessivo com a levotiroxina, cujas principais consequências são distúrbios cardiovasculares, alterações ósseas e distúrbios do humor. O idoso é particularmente suscetível à fibrilação atrial, e a mulher menopausada, à acelerada perda óssea. É relatado que o hipertratamento acontece em 20% dos indivíduos que usam levotiroxina.

> **Dicas**
>
> Seguem algumas orientações quanto à monitoração do tratamento com levotiroxina:
>
> ▶ Oriente o paciente a tomar o medicamento pela manhã, em jejum (aguardar meia hora antes do café), com bastante água (1 copo pelo menos).
>
> ▶ Ajuste a dose em 25 mcg por vez (faça ajustes menores – p. ex., 12,5 mcg – em idosos ou pessoas com problemas cardíacos).
>
> ▶ Requisite novo TSH em 4 a 8 semanas a cada ajuste de dose.
>
> ▶ Reforce o uso correto da medicação e repita a dosagem de TSH em 2 meses, pois existem pessoas que apresentam valores aumentados de TSH por não estarem tomando a levotiroxina de maneira adequada. Caso os valores de TSH permaneçam elevados, é preciso reajustar a dose.
>
> ▶ Após atingir o controle adequado (TSH dentro do valor normal), dose TSH anualmente, ou antes, caso a pessoa apresente sintomas, em mulheres que desejem engravidar e em gestantes.
>
> ▶ Coronariopatas ou portadores de outras DCVs devem ser tratados de maneira conservadora (tolerando-se níveis séricos de TSH um pouco acima do valor de referência), a fim de se evitar a indução a um quadro de hipertireoidismo iatrogênico.
>
> ▶ Alerte a pessoa sobre a demora na melhora dos sintomas clínicos (pode levar 3-6 meses após a normalização do TSH).

Quando referenciar

Embora a maioria dos médicos de família e comunidade esteja apta a diagnosticar e tratar pessoas com hipotireoidismo, em algumas situações, é aconselhável referenciá-las ao especialista:[15]

- Crianças e adolescentes.
- Gestantes ou mulheres no período pós-parto.
- Pessoas sem melhora clínica, independente da prescrição correta da levotiroxina.
- Portadores de DCV ou gravemente enfermos.
- Pessoas em uso concomitante de fármacos, como lítio, amiodarona, ou anticonvulsivantes (fenitoína e carbamazepina).
- Indivíduos com alterações estruturais da glândula: bócios volumosos, nódulos.
- Pacientes com hipotireoidismo grave, levando ao mixedema.
- Pacientes com hipotireoidismo central.

Quadro 179.4 | **Recomendações para o tratamento do hipotireoidismo subclínico persistente**

	TSH > 4,5 e < 10 mUI/L	TSH ≥ 10 mUI/L
Idade ≤ 65 anos		
Sem comorbidades	Não	Sim
Risco de hipotireoidismo declarado	Considerar tratamento	Sim
DCV preexistente ou maior RCV	Considerar tratamento de TSH ≥ 7 mUI/L	Sim
Sintomas de hipotireoidismo	Considerar teste terapêutico	Sim
Idade > 65 anos	Não	Sim

DCV, doença cardiovascular; RCV, risco cardiovascular.
Fonte: Sgarbi e colaboradores.[14]

Tireotoxicose

Do que se trata

Na literatura, podem-se encontrar os termos hipertireoidismo e tireotoxicose empregados como sinônimos, porém, conceitualmente, o primeiro se refere ao aumento da produção de hormônios pela tireoide, e o segundo se refere ao quadro clínico decorrente da exposição dos tecidos-alvo ao excesso de HT (seja por dano, hiperfunção da glândula ou por ingestão de HT). Apenas em raras ocasiões, o hipertireoidismo não leva à tireotoxicose, como no caso da resistência aos HTs, em que os tecidos-alvo não são capazes de responder ao seu estímulo.

Tal como o hipotireoidismo, o hipertireoidismo também pode ser subdividido em *declarado* e *subclínico*. Na primeira condição, ocorre aumento das concentrações de HT e supressão de TSH, ao passo que o *hipertireoidismo subclínico* é definido como concentração suprimida de TSH com valores normais de HT, na ausência de doença hipofisária ou hipotalâmica.

Quanto à epidemiologia dessa condição, segundo o já citado estudo prospectivo sobre a epidemiologia das doenças tireoidianas (Whickham Survey), a incidência média de hipertireoidismo nas mulheres foi de 0,8 casos por mil/ano, sendo insignificante nos homens.[2] Estudos de prevalência demonstram que a presença de hipertireoidismo se situa em torno de 2 a 3% das mulheres e 0,2% dos homens,[16] sendo essas taxas semelhantes no Brasil.[3]

Há também diferenças quanto à prevalência das principais causas de hipertireoidismo em relação à suficiência de iodo na dieta (áreas com carência de iodo apresentam maior número de indivíduos com bócio multinodular em relação à doença de Graves) e quanto à idade (bócio multinodular é mais comum em idosos).

De maneira didática, as causas de tireotoxicose podem ser divididas em dois grandes grupos: 1) endógenas: decorrentes do aumento da produção hormonal pela tireoide ou da destruição do tecido tireoidiano por processo inflamatório, com a liberação do HT na corrente sanguínea; e 2) exógenas: relacionadas ao uso de certas medicações.

A grande maioria dos casos de tireotoxicose por hipertireoidismo pertence a três etiologias principais: doença de Graves, bócio multinodular e adenoma tóxico, com uma pequena contribuição das tireoidites. As demais causas podem ser vistas no Quadro 179.5.

A principal causa de hipertireoidismo é a doença de Graves (60-80% dos casos). Caracteriza-se por ser uma disfunção autoimune causada pela existência de anticorpos IgG estimuladores do receptor do TSH, que mimetizam o efeito da tireotrofina produzida pela hipófise, estimulando o aumento de volume e a função da tireoide. Além de sua característica clássica (hipertireoidismo), a doença de Graves frequentemente está associada à orbitopatia autoimune infiltrativa (orbitopatia de Graves) e, mais raramente, à dermopatia ou mixedema pré-tibial.[17] Alguns autores trazem uma interessante revelação sobre a possibilidade de estímulos ambientais (eventos estressantes de vida, infecções virais) desencadearem a produção dos anticorpos pelo organismo.[18] Vale salientar que os termos "doença de Graves" e "hipertireoidismo" não são sinônimos, pois algumas pessoas apresentam manifestações oculares sem hipertireoidismo, e, conforme já explicitado, existem outras causas de hipertireoidismo que não a doença de Graves.

O bócio multinodular tóxico é a segunda causa mais comum de hipertireoidismo. Caracteriza-se pela presença de um ou mais nódulos autônomos hiperfuncionantes. A evolução de um bócio difuso para um bócio multinodular atóxico e deste para um bócio multinodular tóxico é gradual (em geral, muitos anos) e depende, em grande parte, da quantidade diária de iodo ingerido na dieta (em áreas com carência de iodo, é 10 vezes mais comum). Acomete mais indivíduos acima de 60 anos e é mais comum no sexo feminino.[19]

O adenoma tóxico causa hipertireoidismo por mecanismo semelhante ao do bócio multinodular (produção de HT pelas célu-

Quadro 179.5 | **Grupo de causas de tireotoxicose importantes para o médico generalista**

Endógenas

▶ Doença de Graves
▶ Bócio nodular tóxico (uni ou multinodular)
▶ Tireoidite
  • Subaguda (granulomatosa ou De Quervain)
  • Autoimune (Hashimoto, atrófica, pós-parto)
▶ Estímulo da tireoide pela β-hCG
  • Mola hidatiforme
  • Coriocarcinoma
▶ *Struma ovarii* (produção ectópica de HT)
▶ Induzida por excesso de iodo
  • Medicamentos (amiodarona, contraste)
  • Pós-dose terapêutica com iodo radiativo
  • Suplementos nutricionais
▶ Induzida por excesso de TSH
  • Tumores hipofisários produtores de TSH
  • Resistência aos HTs
▶ Câncer folicular tireoidiano (raramente)

Exógenas

▶ Iatrogênica: excesso de ingestão de HT (levotiroxina, alimentos contendo HT)
▶ Factícia

β-hCG, gonadotrofina coriônica humana.

las foliculares, independentemente da regulação de TSH). A diferença é que, ao contrário do bócio multinodular tóxico (em que as alterações genéticas responsáveis pelo automatismo são, na maioria, indeterminadas), no adenoma tóxico, o crescimento e a diferenciação celular das células foliculares são secundários a uma mutação no gene que expressa o receptor de TSH. Sua prevalência aumenta com a idade, também é mais comum em mulheres e geralmente desenvolve autonomia quando o nódulo atinge diâmetro maior do que 3 cm. À semelhança do anterior, apresenta maior prevalência em áreas com carência de iodo alimentar.

Outras causas não incomuns de hipertireoidismo são aquelas induzidas por medicamentos, sendo o de maior importância, pela frequência de seu uso, a amiodarona. Trinta e sete por cento da estrutura química desse antiarrítmico é composta por iodo, o que se traduz em uma liberação diária desse composto no organismo da ordem de 75 a 225 mg (correspondente à dose de manutenção de 200 a 600 mg/dia de amiodarona). Portanto, cerca de 3% das pessoas que usam esse fármaco podem tornar-se hipertireóideas basicamente por meio de dois mecanismos: a) o excesso de iodo contido na amiodarona induz a síntese de HT (efeito semelhante ao fenômeno de Jod-Basedow – hipertireoidismo induzido pela ingestão de iodo), em especial nas pessoas com uma doença subjacente da tireoide (p. ex., doença de Graves ou bócio uni ou multinodular tóxico latente); e b) a ação tóxica direta da amiodarona leva à destruição das células foliculares e à consequente liberação de HT na circulação sanguínea.[20] Devido à sua complexidade (p. ex., descontinuar ou não a amiodarona), geralmente, esses casos requerem a opinião de um endocrinologista experiente.

O que fazer

Anamnese

Os sintomas clássicos de tireotoxicose são hiperatividade, perda de peso, sudorese excessiva, irritabilidade e palpitações (Quadro 179.6).[21] Contudo, geralmente, as manifestações clínicas surgem de maneira insidiosa, influenciadas pela idade da pessoa (em geral, os quadros são menos evidentes nos idosos), etiologia e duração da doença, grau de excesso de HT circulante e presença de comorbidades (p. ex., DAC, IC ou transtorno psiquiátrico).

Ao entrevistar a pessoa, o médico de família deve estar atento aos seguintes fatores de risco associados ao desenvolvimento de hipertireoidismo: a) pessoais: predominância no sexo feminino, disfunção tireoidiana anterior, uso de medicamentos (amiodarona, citocinas, lítio) ou compostos com iodo, tabagismo (risco maior para oftalmopatia), puerpério, fator estressante ambiental (separação, morte, etc.); e b) familiares: doenças da tireoide, doenças autoimunes (miastenia grave, DM1, insuficiência suprarrenal primária).[19,22]

Exame físico

Os achados do exame físico mais comuns em um indivíduo com tireotoxicose estão descritos no Quadro 179.7.

Na doença de Graves, a maioria dos indivíduos apresenta tireoide difusamente aumentada (em geral, 2-3 vezes o tamanho normal), lisa, firme e indolor. Pode-se encontrar também a presença de frêmito e sopro nos bócios de maior volume. Naqueles com bócio multinodular, o exame da glândula revela aumento irregular, com a presença de nódulos de diversos tamanhos em sua superfície. No adenoma tóxico, o achado característico é a presença de nódulo unilateral, firme, bem definido, normalmente maior do que 3 cm.

Em relação aos olhos, pode ocorrer retração das pálpebras superiores e/ou inferiores, que é frequente em todas as formas de tireotoxicose, independentemente da sua causa. Também é comum o atraso palpebral. Essas manifestações oculares parecem resultar do aumento do tônus adrenérgico, devendo ser diferenciadas da orbitopatia infiltrativa, que ocorre apenas na doença de Graves.

A orbitopatia de Graves é uma doença autoimune em que linfócitos T circulantes dirigidos contra o antígeno das células foliculares tireoidianas reconhecem um antígeno semelhante em tecidos orbitários, com consequente infiltração da órbita por células T ativadas, liberação de citocinas (IFN-γ, IL e fator de necrose tumoral beta [TNF-β]), estimulação da expressão de proteínas imunomoduladoras e produção de moléculas glicosaminoglicanas pelos fibroblastos orbitários. Devido à inflamação e ao acúmulo dessas moléculas glicosaminoglicanas (sobretudo ácido hialurônico), nos músculos extraoculares e nos tecidos adiposo e conectivo retro-orbitários, ocorre aumento do volume, elevação da pressão retrobulbar, com edema e hiperemia conjuntival, exoftalmia, alteração da motilidade muscular, diplopia e, em casos graves, disfunção do nervo óptico.[17,23]

A dermopatia da doença de Graves (mixedema pré-tibial) caracteriza-se por uma lesão nodular ou em placa, eritematoinfiltrada (aspecto semelhante ao de uma casca de laranja), localizada geralmente na região tibial anterior ou dorsal do pé. É um achado bem menos frequente (menos de 5% dos casos) e em geral está associado à orbitopatia.

Por fim, o quadro clínico dos indivíduos com bócio, uni ou multinodular tóxico, é menos flagrante que aquele dos indivíduos com doença de Graves, pelo fato de haver menor quantida-

---

Quadro 179.6 | Sintomas mais comuns nos quadros de tireotoxicose

- ▶ Irritabilidade/nervosismo, hiperatividade
- ▶ Intolerância ao calor, sudorese excessiva
- ▶ Palpitação
- ▶ Cansaço, fraqueza
- ▶ Perda de peso com aumento do apetite
- ▶ Diarreia
- ▶ Poliúria
- ▶ Oligomenorreia, perda da libido

Fonte: Jameson e colaboradores.[21]

Quadro 179.7 | Sinais mais comuns nos quadros de tireotoxicose

- ▶ Taquicardia, fibrilação atrial
- ▶ Tremor de extremidades
- ▶ Bócio
- ▶ Pele quente e úmida
- ▶ Fraqueza muscular, miopatia proximal
- ▶ Retração palpebral
- ▶ Ginecomastia

Fonte: Jameson e colaboradores.[21]

de de HT circulante nos casos de doença nodular e por apresentar maior incidência em faixas etárias mais tardias.

Exames complementares

Assim como no hipotireoidismo, a confirmação diagnóstica também se faz pela dosagem de TSH e HT (geralmente T_4L), que, na forma declarada da doença, se encontra diminuída (em geral < 0,1 mUI/L) e elevada, respectivamente. No hipertireoidismo subclínico, a concentração sérica de TSH encontra-se suprimida (abaixo de 0,3 mUI/L), e os valores de HT estão dentro da faixa de normalidade.

Uma causa rara de tireotoxicose é o hipertireoidismo induzido por TSH devido a um adenoma produtor de TSH ou à resistência aos HTs; nesses casos, a pessoa apresenta concentração de TSH normal ou elevada, apesar das altas concentrações de HT.[24]

A dosagem dos anticorpos antirreceptores de TSH (TRAb) representa um recurso auxiliar para o diagnóstico diferencial das causas de hipertireoidismo (estão presentes em mais de 90% das pessoas com doença de Graves), mas a sua utilidade diagnóstica é limitada, pois a análise dos sinais e sintomas, aliada à constatação da hiperfunção da glândula por TSH/T_4L, torna a determinação do TRAb, na maioria dos casos, desnecessária. Há, no entanto, algumas situações nas quais se justificaria a determinação desse anticorpo: 1) para rastrear indivíduos eutireóideos com oftalmopatia de Graves; 2) para avaliar o risco de hipertireoidismo neonatal em mães com doença de Graves; e 3) para analisar a probabilidade de recidiva em indivíduos com doença de Graves após a suspensão do tratamento clínico.[19]

O exame de captação de iodo radiativo (I^{123} ou I^{131}), outrora usado como recurso diagnóstico, perdeu espaço para as técnicas mais modernas de dosagem de TSH ultrassensíveis e dosagem de anticorpos. Contudo, ainda é solicitado quando a história clínica, o exame físico e as dosagens hormonais não conseguem definir a etiologia da tireotoxicose, como destruição de folículos tireoidianos por neoplasias, tireoidites autoimunes, radiação ou tireotoxicose factícia (nesses casos, a captação de iodo radiativo encontra-se suprimida), e para auxiliar no cálculo da dose de I^{131} na radioiodoterapia.

Nos indivíduos com suspeita de doença nodular e que apresentam tireotoxicose, a cintilografia da tireoide está formalmente indicada, a fim de se estabelecer o diagnóstico diferencial entre bócio multinodular (nesse acaso, a concentração de radioisótopo se distribui de maneira heterogênea), adenoma tóxico (revela um nódulo único hiperfuncionante, com o restante da glândula hipofuncionante) e doença de Graves com nódulo (captação difusa e homogênea, com ou sem hipocaptação na projeção do nódulo) e também na tomada de decisão quanto à necessidade ou não de punção aspirativa com agulha fina (PAAF), identificando a área que será puncionada.

Conduta proposta

A escolha do tipo de tratamento depende de vários fatores – entre eles, causa e gravidade da doença, idade da pessoa, tamanho do bócio, preferências regionais, custo, doenças associadas e preferências da pessoa.[25] Além da ciência desses fatores, cabe ao médico de família considerar o referenciamento dessas pessoas para profissionais ou serviços com maior experiência no tratamento de doenças da tireoide (isso dependerá da segurança desse profissional em lidar com pessoas com hipertireoidismo, da estrutura e da organização do sistema de saúde local, etc.).

Como terapia adjuvante ao controle dos sintomas adrenérgicos (palpitações, tremores, nervosismo), são usados fármacos betabloqueadores (propranolol, atenolol) em doses progressivamente maiores até a melhora dos sintomas (p. ex., 80-120 mg de propranolol/dia), especialmente em pacientes idosos, com frequência cardíaca (FC) acima de 90 bpm em repouso, ou com DCV coexistente. No caso das tireoidites, muitas vezes, são os únicos medicamentos utilizados para o controle da curta fase de hipertireoidismo característica desse grupo de doenças. É importante lembrar que tais medicamentos não devem ser prescritos para pacientes com asma brônquica ou doença pulmonar obstrutiva crônica. Quando há necessidade de controle da FC nestes pacientes ou naqueles que apresentem fenômeno de Raynaud sintomático, um β1-bloqueador seletivo (p. ex., metoprolol) pode ser utilizado, porém com cautela e com monitoração contínua da função pulmonar.

Quando a escolha for o uso de medicamentos antitireoidianos, tem-se à disposição, no Brasil, propiltiouracil e metimazol. Essas tionamidas agem basicamente bloqueando a oxidação e a organificação do iodo na tireoide, suprimindo, assim, a síntese do hormônio pela glândula. O propiltiouracil prescrito em altas doses também possui ação periférica, bloqueando a conversão de T_4 em T_3 (efeito desejável nos casos de hipertireoidismo grave).

Apesar de ambas serem efetivas, a recomendação atual é que se dê preferência ao metimazol, devido à sua comodidade posológica (uma tomada ao dia), ao menor custo e à menor incidência de efeitos colaterais (raros em doses menores do que 20 mg/dia). Só no primeiro trimestre da gestação, nas crises tireotóxicas e em raros pacientes que apresentaram efeitos colaterais menores ao metimazol e que recusam a radioiodoterapia e a cirurgia, é utilizado o propiltiouracil. Antes do início do tratamento com medicação antitireoidiana, devem ser solicitados hemograma, enzimas hepáticas e bilirrubinas, e o paciente deve ser orientado quanto aos riscos de agranulocitose e hepatotoxicidade e quanto à suspensão da medicação, caso apresente qualquer manifestação clínica compatível com uma destas situações.

A dose inicial do metimazol é de 15 a 30 mg/dia, devendo ser reajustada de acordo com as dosagens de TSH/T_4L (em geral, atinge-se controle satisfatório com 6-12 semanas de tratamento). É importante salientar que o melhor parâmetro laboratorial de controle do hipertireoidismo são os níveis de T_4L e T_3L, visto que as dosagens de TSH podem permanecer suprimidas por vários meses, mesmo quando as pessoas se tornam eutireóideas.[16]

No caso da doença de Graves, se TSH normal, após 12 a 18 meses de tratamento clínico, o medicamento antitireoidiano deve ser suspenso, e os títulos de TSH/T_4L, acompanhados a intervalos regulares. A remissão do hipertireoidismo é obtida em até 50% dos casos de pessoas com doença de Graves, havendo maiores chances de retorno dos sintomas após a suspensão do tratamento em pessoas com bócios volumosos, longo tempo de doença e níveis muito elevados de T_3.[19] Caso haja recidiva da doença, o melhor a fazer é referenciar a pessoa para tratamento definitivo (radioiodoterapia ou cirurgia, com preferência para a primeira opção).

No caso de bócios multi ou uninodulares, o tratamento medicamentoso é usado apenas para compensação do hipertireoidismo até que a conduta definitiva possa ser tomada (radioiodoterapia ou cirurgia, dependendo do tamanho do bócio, das condições clínicas e da preferência do paciente). O uso, em longo prazo, de medicamentos antitireoidianos pode estar indicado para pacientes idosos ou para portadores de comorbidades, com expectativa de vida reduzida, ou para pacientes que prefiram esta opção terapêutica.

O uso do iodo radiativo (I^{131}) é a primeira opção para o tratamento da doença de Graves nos EUA e em alguns países da Europa. Também se opta por esse tipo de terapia nos casos de bócio multinodular ou adenoma tóxico. Por causar destruição celular e atrofia da glândula, a maioria das pessoas torna-se hipotireóidea ao final de 1 ano da radioiodoterapia (fato que precisa ser informado à pessoa). É, pois, uma terapia de baixo custo, eficaz, de fácil administração e segura (não há evidências de que esteja associada a maiores índices de câncer da tireoide ou a outros tipos de neoplasias).[16]

O tratamento cirúrgico é empregado apenas em casos bem selecionados (p. ex., bócios muito volumosos, presença de nódulos malignos, falha do tratamento clínico em gestantes durante o último trimestre). A extensão da cirurgia dependerá da causa do hipertireoidismo (tireoidectomia quase total, ou total, para doença de Graves, bócios com nódulos em ambos os lobos e hemitireoidectomia para adenomas tóxicos).

Para o tratamento dos quadros de tireotoxicose que acompanham as tireoidites, conforme já mencionado, a maioria dos casos não necessita de tratamento específico, apenas o uso de betabloqueadores na fase inicial. No caso da tireoidite subaguda, para o controle da dor, podem ser prescritos analgésicos comuns (paracetamol), anti-inflamatórios não esteroides (AINEs) ou até mesmo esteroides por via oral (prednisona 20-40 mg/dia, com retirada gradual).

O tratamento do *hipertireoidismo subclínico*, ainda que controverso, encontra consenso entre os especialistas nas seguintes situações: idosos (> 60-65 anos) ou mulheres na pós-menopausa que não estejam em reposição hormonal ou em uso de bifosfonatos, pacientes com evidência de doença cardíaca (p. ex., fibrilação atrial recente, IC, DAC), indivíduos com osteoporose e pessoas que possuam dosagem de TSH inferior a 0,1 mUI/L.[25–27]

> **Dica**
> ▶ Para a confirmação diagnóstica de hipertireoidismo, é preferível utilizar as dosagens séricas de T_4L (eventualmente T_3L), pois condições que afetam as concentrações das globulinas ligadoras dos hormônios tireoidianos podem afetar as dosagens de T_3 e T_4 totais (T_3T e T_4T) (Quadro 179.8).[4]

Quadro 179.8 | Circunstâncias associadas a alterações da ligação dos hormônios tireoidianos à globulina carreadora

Aumentam	Diminuem
▶ Doença hepática	▶ Hipoproteinemia
▶ Linfoma	▶ Síndrome nefrótica
▶ Gravidez	▶ Desnutrição grave
▶ Infecção pelo HIV	▶ Enteropatia perdedora de proteína
▶ Anticoncepcionais hormonais	▶ Androgênios
▶ Anfetaminas	▶ Salicilatos
▶ Amiodarona	▶ Furosemida
▶ Propranolol	▶ Altas doses de glicocorticoides
▶ Heroína	▶ Fenitoína

HIV, vírus da imunodeficiência humana.
Fonte: Fischbach e Dunning.[28]

Às vezes, nos estágios iniciais de tireotoxicose, o clínico pode deparar-se com a seguinte situação: TSH supresso, T_4L normal e T_3L aumentado (quadro conhecido como tireotoxicose por T_3).

É aconselhável a realização de hemograma e avaliação hepática (enzimas hepáticas e bilirrubina) antes do início da medicação antitireoidiana. Contudo, não há necessidade de submeter o paciente à análise seriada destes exames ao longo do tratamento, mas, sim, orientá-lo quanto à necessidade de interrupção do tratamento e da procura imediata de assistência médica caso apresente dores de garganta, febre ou outro sinal de imunossupressão, icterícia, colúria ou prurido cutâneo. Durante o primeiro trimestre da gestação e na lactação, o fármaco de escolha é o propiltiouracil.

Quando referenciar

Conforme já mencionado, a menos que o médico de família seja bastante experiente no manejo de indivíduos com hipertireoidismo (declarado e subclínico), é aconselhável seu referenciamento a especialistas habilitados.

Seria interessante que, em comum acordo com o endocrinologista, a pessoa já saia do consultório do generalista medicada (betabloqueadores e, talvez, tionamidas), para que se ganhe tempo no controle dos sintomas, evitando-se também complicações relacionadas à doença.

Nódulos tireoidianos
Do que se trata

Nódulos tireoidianos palpáveis constituem o achado clínico mais comum, apresentando uma prevalência de 4 a 7% nas mulheres e 1% nos homens em áreas consideradas suficientes em iodo.[29] Entretanto, essa prevalência é bem maior se utilizado o exame ultrassonográfico como método de detecção, podendo chegar a 67%. A frequência dos nódulos tireoidianos é, em geral, mais elevada em mulheres idosas.[30]

O que fazer

O principal desafio do médico de família diante de uma pessoa com suspeita de nódulo tireoidiano é excluir neoplasia maligna, pois, embora a grande maioria dos nódulos seja benigna, cerca de 5 a 10% deles são carcinomas de tireoide.

A melhor forma de avaliar o risco de malignidade na doença nodular tireoidiana é aliar uma avaliação clínica criteriosa à realização de dosagem de TSH, ultrassonografia (US) e classificação citológica por meio da PAAF.

Anamnese e exame físico

O exame clínico (anamnese e exame físico) deve ser realizado de maneira a buscar os principais fatores de risco para o câncer de tireoide, quais sejam: irradiação de cabeça ou pescoço quando criança, ou irradiação total recebida (p. ex., preparação para transplantes de medula), história familiar de câncer de tireoide (familiares de primeiro grau) ou neoplasia endócrina múltipla, queixas de mudanças na voz ou paralisia ipsilateral de corda vocal, crescimento rápido do nódulo, nódulo endurecido, aderido a planos profundos, pouco móvel, presença de linfadenomegalia cervical, sobretudo ipsilateral ao nódulo, e nódulo incidentalmente detectado no exame *fluorodeoxyglucose positron emission tomography-18F* (FDG-PET) (captação focal) em pacientes oncológicos.[31]

Exames complementares

A dosagem de TSH sanguíneo deve ser realizada em todas as pessoas com nódulo > 1 cm.[32] A grande maioria das pessoas com neoplasia maligna da tireoide é eutiróidea. Nas situações em que há diminuição de TSH, o que sugere hipertireoidismo, ainda que seja subclínico, é necessário solicitar cintilografia de tireoide, preferencialmente com iodo radiativo, para determinar se o nódulo é hiperfuncionante. Neste caso, a PAAF não está indicada, pois raramente nódulos hiperfuncionantes são malignos. Apesar de haver associação entre valores elevados de TSH e maior risco de malignidade do nódulo tireoidiano em estágios mais avançados do câncer de tireoide, a conduta adotada deve ser igual à dos pacientes com TSH normal.[31,32]

O exame ultrassonográfico apresenta sensibilidade de 95% na detecção de nódulos tireoidianos e deve ser realizado em todo paciente com nódulo palpável ou incidentalmente achado em outro exame de imagem (FDG-PET, tomografia computadorizada ou ressonância magnética).[31,32] Ele permite a avaliação do número, do tamanho, da localização e das características dos nódulos (composição, ecogenicidade, margens, presença e tipo de calcificações, forma e vascularização), a detecção de gânglios suspeitos em região cervical e a PAAF dirigida. Além de sua finalidade diagnóstica, também pode auxiliar na terapia (p. ex., aspiração de cistos, injeção de etanol, terapia com *laser*) e é útil no monitoramento dos nódulos. Apresenta limitação na diferenciação de nódulos benignos de malignos, mas pode fornecer alguns achados que são sugestivos de malignidade (nódulos sólidos, mais altos do que largos, hipoecogenicidade, presença de microcalcificações, margens irregulares e hipervascularização intranodular).[31,32] As características ultrassonográficas dos nódulos estão associadas com maior ou menor risco de malignidade e, aliadas ao tamanho dos nódulos, direcionarão a realização ou não da PAAF e de qual nódulo deve ser puncionado.

A PAAF é o exame tido como padrão-ouro para se diferenciarem nódulos benignos de malignos (possui acurácia ainda maior quando é guiada por US) e, atualmente, sua indicação está baseada na estratificação de risco obtida pelas características ultrassonográficas do nódulo (Tabela 179.1).[32]

Quando o paciente apresenta múltiplos nódulos ≥ 1 cm, a PAAF deve ser realizada naquele nódulo de maior suspeição de malignidade. Se todos os nódulos apresentarem as mesmas características, sem evidências de risco alto ou intermediário de malignidade, deve-se puncionar o maior nódulo. No caso de bócios multinodulares associados à TSH diminuído, a PAAF deve ser dirigida ao nódulo hipoconcentrante.[32]

Nódulos menores do que 1 cm devem ser seguidos clinicamente, sem indicação de PAAF imediata, a não ser que associados a gânglio suspeito para metástase cervical.[32]

Todo gânglio suspeito (arredondado, hiperecogênico, sem hilo, com componente cístico ou com microcalcificações) deve ser puncionado, com dosagem de Tg no lavado de PAAF.[32]

Para o laudo citológico, é usado o sistema Bethesda, em que a amostra é classificada em uma de 6 categorias que fornecem um risco estimado de câncer de tireoide (Tabela 179.2).[33]

Conduta proposta

Para os casos em que a PAAF indicar malignidade (Bethesda VI) ou suspeita de malignidade (Bethesda V), o tratamento primário é a remoção cirúrgica da glândula tireoide (hemitireoidectomia ou tireoidectomia total, dependendo do tamanho e do tipo histológico do tumor, da presença ou não de extensão tireoidiana e/ou dos gânglios cervicais acometidos pela neoplasia).

Para os casos com resultado benigno na citologia obtida pela PAAF (Bethesda II), nenhuma conduta imediata é necessária. Aconselha-se acompanhamento clínico, com realização de novo exame de US e PAAF em 12 meses para nódulos com alta sus-

Tabela 179.1 | Características ultrassonográficas, risco estimado de malignidade e indicação de punção aspirativa com agulha fina em nódulos tireoidianos

Grau de suspeição para malignidade	Características ultrassonográficas	Risco estimado de malignidade (%)	Indicação de PAAF (maior diâmetro do nódulo)
Alta	Nódulo sólido e hipoecoico ou componente sólido de um nódulo misto com uma das seguintes características: margens irregulares (infiltrativa ou microlobulada), presença de microcalcificações, nódulo mais alto do que largo, calcificações da borda com interrupções, sugerindo extrusão do tecido tumoral, evidência de extensão extratireoidiana	> 70-90	≥ 1 cm
Intermediária	Nódulo sólido e hipoecoico, mas sem as caraterísticas de alta suspeição para malignidade	10-20	≥ 1 cm
Baixa	Nódulo sólido, iso ou hiperecoico, ou parcialmente cístico, com áreas sólidas excêntricas, sem as caraterísticas de alta suspeição para malignidade	5-10	≥ 1,5 cm
Muito baixa	Nódulo espongiforme ou parcialmente cístico, sem as caraterísticas de alta, intermediária ou baixa suspeição para malignidade	< 3	≥ 2 cm/observação sem PAAF também pode ser uma conduta adequada
Nódulo benigno	Nódulos puramente císticos (sem componente sólido)	< 1	Não indicada PAAF, a não ser para esvaziamento do cisto devido a sintomas compressivos ou estéticos

Fonte: Haugen e colaboradores.[32]

Tabela 179.2 | **Sistema Bethesda para laudo citopatológico de tireoide**

Categoria		Risco de malignidade (%)
I	Não diagnóstica	1-4
II	Benigna	0-3
III	Atipia ou lesão folicular de significado indeterminado	5-15
IV	Neoplasia folicular ou suspeita de neoplasia folicular	5-30
V	Suspeita de malignidade	60-75
VI	Maligna	97-99

Fonte: Haugen e colaboradores.[32]

peita de malignidade. Para nódulos com suspeita intermediária ou baixa de malignidade, deve-se repetir a US em 12 a 24 meses e realizar nova PAAF apenas se houver crescimento do nódulo (aumento de ≥ 20% em, pelo menos, dois diâmetros do nódulo e de no mínimo 2 mm, ou aumento de 50% no volume do nódulo) ou caso tenha aparecido alguma característica ultrassonográfica de alta suspeição para malignidade. Para casos de muito baixa suspeição de malignidade, não há necessidade de repetir a US, mas, se isso for feito, o intervalo deve ser ≥ 24 meses. Devido à baixa taxa de falso-negativos da citologia tireoidiana, no caso de nódulos com duas citologias benignas, o seguimento ultrassonográfico não se faz mais necessário.

Para casos em que a citologia não foi diagnóstica (Bethesda I), a PAAF deve ser repetida. Caso continue não diagnóstica, o paciente pode ser observado clinicamente ou referenciado para cirurgia de acordo com os fatores de risco clínicos de malignidade, as características ultrassonográficas do nódulo e a preferência do paciente.

Nos nódulos com citologia Bethesda III e IV, pode-se lançar mão de testes moleculares. Caso estes não estejam disponíveis ou tenham resultado inconclusivo, o paciente deve ser referenciado para cirurgia para diagnóstico definitivo no caso de Bethesda IV. No caso de Bethesda III, a conduta pode ser o acompanhamento clínico e a repetição da PAAF, ou cirurgia, na dependência dos fatores de risco clínicos de malignidade, das características ultrassonográficas do nódulo e da preferência do paciente.

Quando referenciar

Indivíduos sem fatores de risco clínico ou ultrassonográfico para câncer de tireoide, que apresentam nódulos palpáveis com as mesmas características por anos, ou com nódulos não palpáveis assintomáticos, recém-descobertos por exame de imagem do pescoço, podem ser acompanhados por um médico de família.

Contudo, seguem algumas situações que merecem referenciamento a especialista habilitado, segundo o grau de urgência:[34]

- Não urgente: quando avaliação inicial demonstrar TSH diminuído ou supresso.
- Urgente (espera permitida de 2 semanas): mudanças na voz ou rouquidão sem causa aparente, nódulo tireoidiano em crianças, surgimento de adenopatia cervical (região cervical profunda ou supraclavicular), crescimento rápido e assintomático da tireoide em um período de semanas (apresentação rara de câncer de tireoide).

Atividades preventivas e de educação

O rastreamento populacional de disfunções tireoidianas em adultos assintomáticos, realizado por meio da mensuração de TSH a cada 5 anos, a partir dos 35 anos, é recomendado pela American Thyroid Association (ATA) e pela Sociedade Brasileira de Endocrinologia e Metabologia (SBEM).[35,36] Apesar da força de evidência ser fraca para tal recomendação (D), essas sociedades médicas justificam-na com base nas seguintes premissas: 1) prevalência e relevância como problema de saúde; 2) dificuldade em realizar o diagnóstico precoce; 3) teste de confirmação diagnóstica simples e de elevada acurácia; 4) tratamento seguro e custo-efetivo.[37]

Por outro lado, a Força-Tarefa Americana de Prevenção (U.S. Preventive Services Task Force) não recomenda o rastreamento de indivíduos assintomáticos, justificando que há necessidade de mais estudos que comprovem os benefícios clínicos associados ao rastreamento das disfunções tireoidianas.[38]

Ao contrário do rastreamento populacional, a estratégia de busca ativa (*case-finding*) encontra consenso entre os vários especialistas, justificando-se nos indivíduos de maior risco para desenvolver disfunções tireoidianas, tais como indivíduos com doenças autoimunes (DM1, anemia perniciosa, vitiligo), história prévia de cirurgia tireoidiana ou radioterapia cervical, história familiar (familiar de primeiro grau) de doença autoimune da tireoide, indivíduos com doenças psiquiátricas, demência ou hipercolesterolemia, uso de lítio ou amiodarona, entre outras.[35,36]

Em relação ao rastreamento populacional do câncer da tireoide por meio de US, não há, ainda, respaldo na literatura,[39] embora seja uma prática comum com grande risco de iatrogenia, como falso-positivos e sobrediagnósticos, como ocorreu na Coreia do Sul.[40]

Papel da equipe multiprofissional

Toda a equipe deve estar ciente das evidências científicas em relação ao rastreamento populacional de problemas de tireoide, em especial quanto ao uso indiscriminado de US para colaborar na orientação e na tranquilização das pessoas.

A equipe de enfermagem deve conhecer a cascata diagnóstica, a fim de colaborar com a busca ativa e com a coordenação do cuidado, bem como na orientação dos próximos passos e dos riscos e benefícios de cada etapa. É comum, neste processo, ocorrerem momentos de incerteza diagnóstica; dessa forma, a equipe pode colaborar tranquilizando e orientando as pessoas.

REFERÊNCIAS

1. Stange KC, Zyzanski SJ, Jaen CR. Illuminating the 'black box'. A description of 4454 patient visits to 138 family physicians. J Fam Pract. 1998;46(5):377-389.

2. Vanderpump MP, Tunbridge WM, French JM. The incidence of thyroid disorders in the community: a twenty-year follow-up of the Whickham Survey. Clin Endocrinol (Oxf). 1995;43(1):55-68.

3. Camargo RYA, Tomimori EK, Neves SC. Prevalence of chronic autoimmune thyroiditis in the urban area neighboring a petrochemical complex and a control area in Sao Paulo, Brazil. Clinics. 2006;61(4):307-12.

4. Pearce EN, Farwell AP, Braverman LE. Thyroiditis. N Engl J Med. 2003;348(26):2646-2455.

5. Ross DS. Disorders that cause hypothyroidism. Waltham: UpToDate; 2017.

6. Zulewski H, Muller B, Exer P. Estimation of tissue hypothyroidism by a new clinical score: evaluation of patients with various grades of hypothyroidism and controls. J Clin Endocrinol Metab. 1997;82(3):771-776.

7. Levy MJ, Gleeson H. Endocrine disease. In: Kumar P, Clark M, editors. Clinical medicine. 9th ed. Edinburgh: Elsevier; 2017.

8. Nogueira CR, Kimura ET, Carvalho GA. Hipotiroidismo: diagnóstico. Primeiras Diretrizes Clínicas na Saúde Suplementar: versão preliminar. Rio de Janeiro: Agência Nacional de Saúde Suplementar; 2009.

9. Doucet J, Trivalle C, Chassagne P. Does age play a role in clinical presentation of hypothyroidism? J Am Geriatr Soc. 1994;42(9):984-986.

10. Garber JR, Cobin RH, Gharib H, Hennessey JV, Klein I, Mechanick JI, et al. Clinical practice guidelines for hypothyroidism in adults: cosponsored by the American Association of Clinical Endocrinologists and the American Thyroid Association. Thyroid. 2012;22(12):1200-35. Erratum in: Thyroid. 2013;23(2):251. Thyroid. 2013;23(1):129.

11. Saravanan P, Dayan CM. Thyroid autoantibodies. Endocrinol Metab Clin North Am. 2001;30(2):315-337, viii.

12. Chaker L, Bianco AC, Jonklaas J, Peeters RP. Hypothyroidism. Lancet. 2017;390(10101):1550-1562.

13. Brenta G, Vaisman M, Sgarbi JA, Bergoglio LM, Andrada NC, Bravo PP, et al. Clinical practice guidelines for the management of hypothyroidism. Arq Bras Endocrinol Metabol. 2013;57(4):265-291.

14. Sgarbi JA, Teixeira PF, Maciel LM, Mazeto GM, Vaisman M, Montenegro Junior RM, et al. The Brazilian consensus for the clinical approach and treatment of subclinical hypothyroidism in adults: recommendations of the thyroid Department of the Brazilian Society of Endocrinology and Metabolism. Arq Bras Endocrinol Metabol. 2013;57(3):166-183.

15. Garber JR, Hennessey JV, Liebermann JA 3rd. Clinical update: managing the challenges of hypothyroidism. J Fam Pract. 2006;55(6):S1-8.

16. Reid JR, Wheeler SF. Hyperthyroidism: diagnosis and treatment. Am Fam Physician. 2005;72(4):623-630.

17. Smith TJ, Hegedüs L. Graves' Disease. New England Journal of Medicine. 2016;375(16):1552-1565.

18. Lazarus JH. Hyperthyroidism. Lancet. 1997;349(9048):339-343.

19. Maia ALS, Vaisman M. Hipertiroidismo. São Paulo: Associação Médica Brasileira; 2006.

20. Pavan R, Jesus AMX, Maciel LMZ. A amiodarona e a tireóide. Arq Bras Endocrinol Metabol. 2004;48(1):176-82.

21. Jameson JL, Mandel SJ, Weetman AP. Disorders of the thyroid gland. In: Longo J, Fauci AS, Kasper DL, Hauser SL, Jameson JL, Loscalzo J, editors. Harrison's principles of internal medicine. 19th ed. New York: McGraw-Hill; 2015.

22. Ginsberg J. Diagnosis and management of Graves' disease. CMAJ. 2003;168(5):575-585.

23. Bahn RS. Graves' ophthalmopathy. N Engl J Med. 2010;362(8):726-738.

24. Weiss RE, Refetoff S. Resistance to thyroid hormone. Rev Endocr Metab Disord. 2000;1(1-2):97-108.

25. Ross DS, Burch HB, Cooper DS, Greenlee MC, Laurberg P, Maia AL, et al. 2016 American Thyroid Association Guidelines for Diagnosis and Management of Hyperthyroidism and Other Causes of Thyrotoxicosis. Thyroid. 2016;26(10):1343-1421.

26. Cooper DS. Approach to the patient with subclinical hyperthyroidism. J Clin Endocrinol Metab. 2007;92(1):3-9.

27. Biondi B, Bartalena L, Cooper DS, Hegedüs L, Laurberg P, Kahaly GJ. The 2015 European Thyroid Association Guidelines on Diagnosis and Treatment of Endogenous Subclinical Hyperthyroidism. Eur Thyroid J. 2015;4(3):149-163.

28. Fischbach FT, Dunning III MB. A manual of laboratory and diagnostic tests. 7th ed. Philadelphia: Lippincott; 2004.

29. Kimura ET, Tincani AJ, Ward LS. Doença nodular da tireóide: diagnóstico. Rio de Janeiro: Agência Nacional de Saúde Suplementar; 2009.

30. Burman KD, Wartofsky L. Clinical practice: thyroid nodules. N Engl J Med. 2015;373(24):2347-2356.

31. Rosário PW, Ward LS, Carvalho GA, Graf H, Maciel RM, Maciel LM, et al. Thyroid nodules and differentiated thyroid cancer: update on the Brazilian consensus. Arq Bras Endocrinol Metabol. 2013;57(4):240-264.

32. Haugen BR, Alexander EK, Bible KC, Doherty GM, Mandel SJ, Nikiforov YE, et al. 2015 American Thyroid Association Management Guidelines for Adult Patients with Thyroid Nodules and Differentiated Thyroid Cancer: The American Thyroid Association Guidelines Task Force on Thyroid Nodules and Differentiated Thyroid Cancer. Thyroid. 2016;26(1):1-133.

33. Cibas ES, Ali SZ. The Bethesda system for reporting thyroid cytopathology. Am J Clin Pathol. 2009;132:658-665.

34. British Thyroid Association. Guidelines for the management of thyroid cancer. London: Royal College of Physicians; 2007.

35. Ladenson PW, Singer PA, Ain KB, Bagchi N, Bigos ST, Levy EG, et al. American Thyroid Association guidelines for detection of thyroid dysfunction. Arch Intern Med. 2000;160(11):1573-1575.

36. Carvalho GA, Perez CLS, Ward LS. Utilização dos testes de função tireoidiana na prática clínica. Arq Bras Endocrinol Metab. 2013;57(3):193-204.

37. Garber JR, Cobin RH, Gharib H, Hennessey JV, Klein I, Mechanick JI, et al. Clinical practice guidelines for hypothyroidism in adults: cosponsored by the American Association of Clinical Endocrinologists and the American Thyroid Association. Endocr Pract. 2012;18(6):988-1028.

38. Rugge JB, Bougatsos C, Chou R. Screening and treatment of thyroid dysfunction: an evidence review for the U.S. Preventive Services Task Force. Ann Intern Med. 2015;162:35-45.

39. US Preventive Services Task Force. Screening for thyroid cancer U.S. Preventive Services Task Force Recommendation Statement. *JAMA*. 2017;317(18):1882-1887.

40. Vaccarella S, Franceschi S, Bray F, Wild CP, Plummer M, Dal Maso L. Worldwide thyroid-cancer epidemic? The increasing impact of overdiagnosis. N Engl J Med. 2016;375(7):614-617.

CAPÍTULO 180

Outros problemas endocrinológicos

Caroline Saori Sakurai Tamaki
Diego José Brandão

Aspectos-chave

▶ As manifestações clínicas dos tumores hipofisários são derivadas dos seguintes fatores: produção excessiva de hormônios, hipopituitarismo parcial ou total e efeitos mecânicos da expansão tumoral na sela túrcica. Apenas tumores hipofisários > 10 mm causam sintomas mecânicos de expansão, como cefaleia, distúrbios visuais e paralisias de nervos cranianos.

▶ Entre os tumores hipofisários, os prolactinomas são os mais comuns. Devem ser suspeitados em situações clínicas como em mulheres com oligo ou amenorreia e galactorreia, e em homens com disfunção erétil e diminuição da libido.

▶ A terapia com glicocorticoides deve ser realizada com cautela, pois uma hiperdosagem é responsável pela grande maioria das síndromes de Cushing; além disso, a interrupção abrupta de terapia com corticosteroides pode resultar em insuficiência suprarrenal.

▶ Entre as doenças endocrinológicas, apenas o diabetes melito (DM) e os problemas da tireoide são mais frequentes do que o hiperparatireoidismo primário. O diagnóstico muitas vezes ocorre por um achado inesperado de elevação aparentemente assintomática do cálcio sérico; sintomas clássicos, como crises de litíase renal recorrentes e/ou osteíte fibrosa cística, são incomuns. Quando detectada, a hipercalcemia deve ser investigada.

Caso clínico 1

Joyce, 26 anos, secretária, agendou consulta com queixa de não menstruar há 6 meses. Ela já fez vários exames de gravidez, e todos foram negativos. Está muito estressada com seu trabalho, pois foi promovida há 1 ano sem se sentir preparada para as novas responsabilidades. Para relaxar, iniciou academia, onde tem realizado atividades aeróbicas diariamente, com perda de 2 kg no último mês. Vem tentando engravidar nos últimos anos, sem sucesso, o que tem provocado discussões com seu marido. Nega antecedentes mórbidos. A menarca foi aos 13 anos, com ciclos regulares; nega história pregressa de gravidez. Há um ano, notou que os ciclos se tornaram mais espaçados e imprevisíveis. Ao exame físico, não há sinais de virilização ou acne; a tireoide é normopalpável e a pressão arterial (PA) é normal. O exame ginecológico revela atrofia discreta de mucosa vaginal. Há saída de leite à expressão mamilar.

Caso clínico 2

Anita, 55 anos, do lar, vem à consulta queixando-se de cansaço, desânimo, diminuição na memória, inapetência, constipação e dor nas costas nos últimos anos. Nega fatores estressores ou alterações recentes em hábitos de vida. Sempre foi saudável e forte, mas ultimamente tem ficado "cansada à toa". Os familiares têm-se queixado de como anda "aérea". Nega alteração de peso ou intolerância ao frio. Tem antecedente de litíase renal e foi submetida a uma cirurgia para fixação de fratura de Colles há 10 anos. Anita não faz uso de medicamentos de uso contínuo. É casada, tem dois filhos e um bom relacionamento familiar. Apresenta-se em bom estado geral, corada, com humor deprimido, afeto ressonante. Ao exame físico, não há alterações, exceto PA de 165/100 mmHg e frequência cardíaca de 58 bpm.

Teste seu conhecimento

1. Qual é a alternativa mais correta em relação à Joyce, no Caso clínico 1?
   a. Joyce deve ser alertada sobre a provável gravidade do caso. Investigação diagnóstica deve ser iniciada com níveis séricos de hormônio luteinizante, hormônio folículo-estimulante, estrogênio, progesterona e testosterona, além de ultrassonografia transvaginal e tomografia computadorizada de sela túrcica
   b. Exame neuro-oftalmológico deve ser solicitado para averiguação de perda de campo visual periférico, o que indicaria presença de macroprolactinoma, o mais prevalente dos subtipos de tumores hipofisários
   c. Joyce deve ser orientada e tranquilizada quanto à benignidade do quadro, já que, com base na história de estresse psicológico e físico recente, além da intensa atividade física com perda de peso, se pode concluir que o diagnóstico é de uma amenorreia funcional hipotalâmica
   d. Joyce deve ser orientada quanto aos possíveis diagnósticos, e uma investigação pode ser iniciada com níveis séricos de hormônio estimulante da tireoide, hormônio luteinizante, hormônio folículo-estimulante e prolactina

2. No Caso clínico 1, o que se pode afirmar sobre Joyce?
   a. Um tumor de hipófise poderia causar os sinais e sintomas de Joyce, mas pode ser descartado devido à ausência de cefaleia ou de distúrbios visuais
   b. Se um tumor de hipófise for detectado, é altamente provável que Joyce apresente hemianopsia bitemporal a um exame neuro-oftalmológico
   c. A patologia mais comumente associada à galactorreia é um tumor hipofisário
   d. A principal hipótese diagnóstica é amenorreia funcional hipotalâmica

3. Qual das alternativas a seguir não causa galactorreia?
   a. Lesão renal crônica
   b. Doença tireoidiana
   c. Tumor hipofisário
   d. Uso de agonistas dopaminérgicos

4. No Caso clínico 2, quanto ao processo de elucidação diagnóstica dos sintomas de Anita, pode-se dizer que:
   a. Os sintomas são sugestivos de depressão ou de síndrome da fadiga crônica, não sendo necessário iniciar investigação bioquímica
   b. Devem-se dosar hormônio estimulante da tireoide e hemograma. Se ambos forem normais, pode-se diagnosticar depressão
   c. Os sintomas são pouco sensíveis, mas bastantes sugestivos de hipotireoidismo
   d. Os sintomas são pouco específicos e dão margem a uma vasta possibilidade de diagnósticos

5. Sobre o Caso clínico 2, ao longo do acompanhamento de Anita, o rastreamento para depressão e ansiedade é negativo. Hemograma, glicemia, eletrólitos, função renal, hepática e tireoidiana são normais. Checando o prontuário, você nota uma hipercalcemia limítrofe no passado. Considerando-se a possibilidade de um hiperparatireoidismo ser a causa dos sintomas de Anita, quais exames você deve solicitar para elucidação diagnóstica?
   a. Cálcio sérico, ultrassonografia de paratireoides e cintilografia óssea
   b. Cálcio e fosfato séricos e calciúria
   c. Cálcio e fosfato séricos, paratormônio, densitometria óssea e ultrassonografia das paratireoides
   d. Cálcio sérico, ultrassonografia de vias urinárias e de paratireoides

Respostas: 1D, 2C, 3D, 4D, 5B

Este capítulo aborda sucintamente as doenças endocrinológicas menos comuns na atenção primária à saúde (APS), mas que merecem destaque por apresentarem altas taxas de morbimortalidade se não tratadas precocemente. Como apresentam manifestações clínicas pouco específicas, porém muito comuns na população em geral, essas doenças constituem sempre um desafio diagnóstico. Indivíduos portadores dessas condições exigem um cuidado contínuo mais prolongado e podem viver por muitos anos sem um diagnóstico definitivo, aumentando, assim, o risco de apresentarem complicações das doenças de base. Por isso, é preciso ficar atento a sinais e sintomas que exijam investigação ou referenciamento ao especialista focal para esclarecimento diagnóstico e tratamento que, por serem realizados em centros especializados de atenção secundária ou terciária, são pouco discutidos neste capítulo. Durante o tratamento do paciente, o papel do médico de família é essencial, mantendo a longitudinalidade, a coordenação dos cuidados e garantindo a adesão medicamentosa. O acesso facilitado que o serviço de APS oferece permite também a detecção precoce de intercorrências.

Tumores hipofisários

Do que se trata

Os tumores hipofisários são muito frequentes (prevalência de 10 a 25% em séries de autópsias),[1] e correspondem a 10% de todos os casos de tumores intracranianos.[2] A maioria é microadenoma (< 10 mm) e, portanto, exerce pouco efeito de compressão local.[1]

As manifestações clínicas são muito variáveis (Tabela 180.1) e incluem sinais e sintomas que podem ser derivados de:[1]

- Produção excessiva de hormônios.
- Função hipofisária prejudicada, com hipopituitarismo parcial ou total.
- Efeitos mecânicos da expansão tumoral na sela túrcica, como cefaleia, distúrbios visuais e paralisias de nervos cranianos.

São abordados, neste capítulo, o prolactinoma (tumor hipofisário mais comum) e as manifestações clínicas de tumores hipofisários menos prevalentes: acromegalia (adenomas somatotróficos) e síndrome de Cushing (adenomas corticotróficos).

Tabela 180.1 | **Características dos tumores hipofisários mais comuns**

	Tumor		
	Prolactinomas	Adenomas somatotróficos	Adenomas corticotróficos
Hormônio produzido	Prolactina	GH	ACTH
Prevalência	60-500 por milhão[3,4]	53-60 por milhão[5,6]	39 por milhão[7]
Apresentação	Mulher: oligo ou amenorreia; galactorreia Homem: disfunção erétil; ↓ libido Cefaleia e hemianopsia, se macroprolactinomas[3]	Alteração facial e corporal, hiper-hidrose, queixas cardiovasculares e respiratórias, apneia do sono, hemianopsia[5]	Acúmulo de gordura facial, supraclavicular e dorsocervical, pletora facial, estrias, equimoses, perda muscular proximal, hirsutismo[8]
Complicações	Osteoporose, infertilidade[3]	Complicações cardiovasculares, artropatias[6]	Osteoporose, diminuição da imunidade, complicações cardiovasculares[8]
Diagnóstico	Excluir uso de medicamentos, dosagem de prolactina,[9] RM[3]	Nível de GH pós-carga de glicose oral, IGF-I[5]	Cortisol urinário de 24 h, teste de supressão da dexametasona, concentração de cortisol salivar[10]
Tratamento	Em princípio, conservador, mas pode ser cirúrgico[11]	Normalmente cirúrgico[5]	Normalmente cirúrgico[10]

GH, hormônio do crescimento; ACTH, hormônio adrenocorticotrófico; RM, ressonância magnética; IGF-I, fator de crescimento insulina-símile I.

Prolactinomas

Do que se trata

Os prolactinomas representam a maioria (40-45%) dos adenomas hipofisários diagnosticados e se caracterizam por hipersecreção de prolactina (o Quadro 180.1 mostra outras causas de hiperprolactinemia). Mais de 99% dos prolactinomas são benignos.[12]

Entre a segunda e a terceira década de vida, os prolactinomas ocorrem mais frequentemente em mulheres (10M:1H). Após os 50 anos de idade, a proporção entre homens e mulheres é similar.[1]

As mulheres costumam apresentar microprolactinomas (< 10 mm) em mais de 90% dos casos, ao passo que os homens apresentam mais macroprolactinomas (> 10 mm).[13] Cogita-se que essa disparidade se deva à diferença, nos dois sexos, entre o intervalo de tempo desde o início dos sintomas até a procura de um serviço de saúde. As mulheres procuram atenção médica mais precocemente, com queixas de amenorreia e infertilidade.[3]

A hiperprolactinemia causa disfunções gonadais e sexuais devido ao efeito inibitório da prolactina na secreção pulsátil do hormônio liberador de gonadotrofinas (GnRH), causando um hipogonadismo hipogonadotrófico. Além disso, inibe a liberação dos hormônios luteinizante (LH) e folículo-estimulante (FSH), reduzindo diretamente a esteroidogênese gonadal.[13] Se não tratada, pode cursar com todas as complicações da privação estrogênica crônica.[3]

Os prolactinomas apenas causam sintomas de expansão tumoral quando o tumor é um macroprolactinoma (> 10 mm). Esses sintomas podem ser cefaleia, disfunções de nervos cranianos, hemianopsia temporal bilateral e hipopituitarismo por compressão de outras células hipofisárias ou do tronco hipotálamo-hipofisário.[9]

Os sinais mais comuns de hiperprolactinemia em mulheres na pré-menopausa são amenorreia e galactorreia, sendo raros casos assintomáticos.[4] Entre os casos de amenorreia secundária (ver Cap. 136, Amenorreia), 20 a 25% são causados pelo nível elevado de prolactina.[13]

Em homens, a hiperprolactinemia se manifesta mais comumente com impotência, diminuição da libido e diminuição do crescimento da barba, e o macroprolactinoma causa cefaleia e alterações de campo visual.[9]

A galactorreia ocorre em 30 a 80% dos prolactinomas, e pode ser apenas um achado de exame físico.[9] Ela é definida como a secreção inapropriada de substâncias semelhantes ao leite pelos mamilos, tanto de homens como de mulheres. Pode ocorrer fisiologicamente até um período de 6 meses após a interrupção da amamentação.[12] Em um indivíduo com galactorreia, a anamnese detalhada é essencial para elucidação diagnóstica, visto que há uma grande variedade de possibilidades etiológicas (ver Quadro 180.1), e entre todas, o tumor de hipófise é a principal causa patológica.[9] Cinquenta por cento dos pacientes com acromegalia também apresentam hiperprolactinemia e podem cursar com galactorreia.[13]

O que fazer

Os homens devem ser investigados quando apresentarem queixas de hipogonadismo, diminuição da libido, disfunção erétil e infertilidade.[13] As mulheres com queixa de oligomenorreia, espaniomenorreia ou amenorreia e infertilidade, que não apresentem nem estigmas de hiperandrogenismo (quando se deve pensar em síndrome dos ovários policísticos [SOP]), nem sintomas de hipotireoidismo, devem ter o nível sérico de prolactina dosado. A galactorreia aumenta a probabilidade clínica pré-teste para hiperprolactinemia, mas devem-se sempre excluir outras causas mais comuns de aumento da prolactina (ver Quadro 180.1). Apenas após a exclusão de outras causas de hiperprolactinemia, a ressonância magnética (RM) deve ser solicitada para avaliação da sela túrcica e exclusão de tumores do sistema nervoso central.[3]

Para exclusão de hiperprolactinemia secundária a uso de medicamentos em indivíduo sintomático, pode-se suspendê-los (ou substituí-los) por 3 dias, com reavaliação da prolactinemia.[4] Lembre-se de que a prolactinemia pode ultrapassar o limite superior da normalidade (LSN) em situações de estresse emocional ou físico, como no caso de múltiplas venopunções.[9] A amostra pode ser coletada a qualquer hora do dia e deve ser precedida de 30 minutos de repouso. No caso de hiperprolactinemia, devem-se excluir também hipotireoidismo primário (que em 40% dos casos pode ser acompanhado de hiperprolactinemia) e insuficiência renal ou hepática, pois estas cursam com diminuição da depuração de prolactina.[9]

Os níveis séricos de prolactina costumam coincidir com o tamanho do tumor.[14] Níveis de prolactina entre o intervalo dos LSNs (> 25 ng/mL para mulheres, > 20 ng/mL para homens) até 100 ng/mL podem ser um efeito de medicações psicoativas ou outra causa funcional. No entanto, a possibilidade de um microprolactinoma não deve ser descartada.[9] Pacientes com microprolactinomas geralmente têm níveis séricos de prolactina que variam entre 100 e 250 ng/mL. Por outro lado, os níveis séricos de prolactina acima de 250 ng/mL normalmente indicam um macroprolactinoma.[9]

Quadro 180.1	Causas de hiperprolactinemia
Fisiológicas	Gravidez, lactação
	Estresse psicológico ou físico, exercício físico
	Estimulação mamária, coito
Farmacológicas	Neurolépticos: fenotiazinas, butirofenonas, risperidona, sulpirida
	Antidepressivos: IMAOs, tricíclicos, ISRSs
	Anti-histamínicos
	Anti-hipertensivos: verapamil, reserpina, metildopa
	Medicamentos de ação gastrintestinal: domperidona, metoclopramida
	Opioides e cocaína
	Antagonistas dos receptores H_2 de histamina: cimetidina
	Estrogênios
Patológicas	Adenomas produtores de prolactina
	Compressão ou destruição da haste hipofisária (por granulomas, craniofaringiomas, meningiomas, radiação ou trauma, entre outros)
	Hipotireoidismo primário
	LRC e cirrose hepática
	Crises epilépticas

IMAOs, inibidores da monoaminoxidase; ISRSs, inibidores seletivos de recaptação da serotonina; LRC, lesão renal crônica.

Fonte: Kars e colaboradores,[3] Melmed e colaboradores[4] e Picón e colaboradores.[13]

O tratamento dos prolactinomas visa: 1) à redução da prolactinemia e de suas consequências; 2) à diminuição da massa tumoral e dos sintomas de compressão local; 3) à preservação da função da hipófise; 4) ao monitoramento do crescimento da massa tumoral; e 5) à melhora da qualidade de vida.[11]

Os agonistas dopaminérgicos, como a bromocriptina e a cabergolina, são a primeira escolha de tratamento clínico e rapidamente normalizam os níveis de prolactinemia, restauram a função reprodutiva, cessam a galactorreia e diminuem o tamanho do tumor.[11] Após instituída a terapêutica, a normalização da função gonadal ocorre em mais de 80% dos pacientes com micro e macroprolactinomas e reduz em até 25% o tamanho de 80% dos macroprolactinomas não tratados.[15] Como pode haver discrepância entre os resultados clínicos e os laboratoriais, com a função gonadal sendo restaurada antes da normalização da prolactinemia, é importante lembrar-se de que o ajuste do tratamento deve basear-se na resposta clínica, e não nos níveis séricos de prolactina.[16] Uma vez que a prolactinemia esteja normalizada, seus níveis poderão ser monitorados anualmente.[16] A recorrência da hiperprolactinemia após a retirada do agonista dopaminérgico ocorre em uma proporção substancial de pacientes.[17] Dessa forma, a avaliação da retirada da terapêutica deve ser realizada em conjunto com o especialista focal.

Quanto ao uso de agonista dopaminérgico durante a gravidez, a recomendação é que todas as grávidas sejam expostas ao menor tempo de uso, principalmente no primeiro trimestre da gestação.[18] É importante orientar o uso de contraceptivos de barreira até que a menstruação esteja regularizada pelo menos por três meses. Deve-se descontinuar a terapia com agonista da dopamina, uma vez que a gravidez seja confirmada, limitando a exposição fetal potencial.[19] Recomenda-se, também, que o planejamento da gravidez seja realizado em conjunto com o especialista focal, já que pode ocorrer crescimento do tumor, além de necessidade de cirurgia ou troca de medicamentos.[1]

Apenas uma minoria dos pacientes irão requerer um tratamento cirúrgico.[19] Este deve ser uma opção terapêutica nas seguintes situações: 1) insucesso ou intolerância ao tratamento clínico; 2) persistência do crescimento tumoral; e 3) efeitos mecânicos da expansão tumoral na sela túrcica.[20] Os pacientes com microprolactinomas assintomáticos talvez não precisem de tratamento, pois raramente crescem de forma significativa.[19] No entanto, é aconselhável acompanhar de perto os microprolactinomas não tratados para potenciais crescimento e desenvolvimento de sintomas de hiperprolactinemia.[11] A ressecção cirúrgica de microprolactinomas sintomáticos em pacientes jovens pode ser considerada um tratamento primário, sendo uma alternativa ao tratamento de longa data com agonista dopaminérgico.[11] A radiocirurgia estereotáxica pode ser utilizada quando o tratamento medicamentoso e o cirúrgico falharam.[21]

Em pacientes com hipogonadismo crônico, é importante prevenir osteoporose e avaliar a densidade mineral óssea (DMO).[4]

Acromegalia

Do que se trata

A acromegalia é uma doença rara que, em mais de 98% dos casos, é secundária a um tumor pituitário benigno secretor de hormônio do crescimento (GH). Apenas a acromegalia causada por esta etiologia é discutida neste capítulo. As causas mais raras são produção excessiva de hormônio liberador de hormônio do crescimento (GHRH) por tumor hipotalâmico e secreção ectópica de GHRH ou de GH por tumores neuroendócrinos.[22]

A idade típica de apresentação da acromegalia é entre 30 e 50 anos.[23] O crescimento lento do adenoma hipofisário atrasa a procura por atenção médica por parte dos pacientes,[5] e a maioria inicia investigação clínica com uma história de 5 a 10 anos de alterações na aparência (feições faciais embrutecidas, crescimento exagerado de mãos e pés, hipertrofia de tecidos moles, prognatismo), artralgia, DM, hipertensão arterial e sintomas cardiovasculares.[1,5] A mortalidade desses indivíduos em relação à população geral é 2 a 3 vezes maior, sendo as principais causas de mortalidade complicações cardiovasculares e respiratórias.[22]

Os tumores com crescimento mais rápido proporcionam um diagnóstico mais precoce. Se ocorrerem antes do fechamento epifisário, podem causar gigantismo.[5]

A acromegalia pode se apresentar com uma ampla variedade de sinais e sintomas, englobando hiper-hidrose, bócio, osteoartrite, síndrome do túnel do carpo, fadiga, anormalidades visuais, paralisias de nervos cranianos, cefaleia não específica, pólipos colônicos, apneia do sono, problemas reprodutivos, DM, disfunção respiratória e alterações cardiovasculares (mais comumente hipertrofia cardíaca, hipertensão e arritmias).[1,5] Ocorre também visceromegalia generalizada, com macroglossia e aumento das glândulas salivares, do coração, dos pulmões, do fígado, da tireoide e do baço.[5] Sintomas consequentes do efeito de massa do tumor também podem ocorrer, uma vez que os adenomas hipofisários podem tornar-se volumosos.[22] A disfunção respiratória está relacionada ao edema de tecidos moles, pólipos nasais, prognatismo, macroglossia e pneumomegalia, que, com a apneia do sono, foram documentados em mais de 50% dos pacientes.[5]

Apesar de grande parte das manifestações serem reversíveis com o tratamento da doença de base, algumas das complicações, como a cardiomiopatia, a disfunção respiratória e a artropatia, só podem ser prevenidas com o diagnóstico e tratamento precoces.[23]

O que fazer

O nível de suspeição deve ser elevado em indivíduos com queixas de: mudanças na aparência (pele espessada e oleosa, desfiguração facial, aumento do tamanho dos pés e aumento do espaçamento entre os dentes) e engrossamento da voz, sudorese, parestesias, fraqueza muscular proximal, insuficiência cardíaca progressiva e bócio.[24]

O diagnóstico é feito por meio da dosagem dos níveis de fator de crescimento insulina-símile I (IGF-I). Se o resultado for acima do valor de referência, procede-se à dosagem sérica de GH durante o período de duas horas após uma carga de 75 g de glicose oral.[22] Se o IGF-I estiver elevado e o GH não for suprimido pela sobrecarga de glicose, deve-se solicitar RM para investigação de tumor hipofisário.[22] É recomendado medir o IGF-I sérico para excluir acromegalia em um paciente com massa pituitária.[25]

Caso não seja possível realizar tais testes na APS, deve-se referenciar o paciente ao especialista focal para elucidação diagnóstica. O tratamento é normalmente cirúrgico (hipofisectomia transesfenoidal).[25]

O tratamento farmacológico é realizado com análogos da somatostatina (maior eficácia) ou agonistas dopaminérgicos, como bromocriptina ou cabergolina. Costuma ser reservado a indivíduos que estejam muito sintomáticos (p. ex., com apneia do sono ou cefaleia) enquanto aguardam cirurgia, ou que tenham apresentado refratariedade ao tratamento cirúrgico e/ou contraindicações.[22]

Síndrome de Cushing

Do que se trata

A síndrome de Cushing é uma condição clínica rara que, na maioria das vezes, é causada por terapia exógena de glicocorticoides, porém em menos de 1% dos casos é decorrente de tumor de hipófise. Seus sinais e sintomas decorrem de um nível inapropriadamente elevado de glicocorticoides (Quadro 180.2), seja por causas endógenas, seja por uso farmacológico de corticosteroides.

Sua apresentação clínica engloba hipertensão, intolerância à glicose e transtornos psicológicos que, além de não serem patognomônicos, são muito comuns na população em geral. As formas mais leves da síndrome de Cushing ainda podem ser confundidas com SOP, síndrome metabólica, hipertensão essencial e hirsutismo idiopático.[26] Além disso, há sobreposição clínica e laboratorial do Cushing a patologias comuns, que integram os estados de pseudocushing, como alcoolismo, ansiedade, depressão, DM mal controlado e obesidade mórbida.[26,27] Portanto, é de suma importância que a investigação para a síndrome de Cushing não ocorra de forma indiscriminada.[26,27]

Como a principal causa é iatrogênica, por administração de corticoides, é essencial obter história cuidadosa de uso de glicocorticoides, tanto oral quanto injetável, tópico, intra-articular, retal ou inalatório.[10]

A síndrome de Cushing aumenta a morbimortalidade das pessoas, por ocasionar obesidade visceral, resistência à insulina e dislipidemia. Suas consequências, como hipertensão, hipercoagulabilidade e anormalidades ventriculares, podem persistir por até 5 anos após a resolução do hipercortisolismo e devem ser tratadas.[4]

A síndrome de Cushing endógena é mais rara, correspondendo a menos de 1% dos casos com incidência anual de 1 a 2 por milhão.[12] Entre os casos de síndrome de Cushing endógena, 70 a 80% são causados pelo aumento da secreção de hormônio adrenocorticotrófico (ACTH) por um adenoma hipofisário.[8,21,28] O aumento do ACTH promove hiperplasia adrenocortical bilateral, com hipersecreção de glicocorticoides e hormônios sexuais. A síndrome de Cushing endógena ocorre mais comumente em mulheres entre 35 e 44 anos (3-5M:1H).[24,26]

Os demais 20 a 30% dos casos de síndrome de Cushing endógena são decorrentes de secreção de cortisol por tumores suprarrenais, ou secreção ectópica de ACTH (p. ex., por câncer de pulmão de células pequenas ou tumores suprarrenais).[8,24,28]

O que fazer

Em adultos, suspeita-se da síndrome de Cushing quando ocorrem múltiplos sinais e/ou sintomas compatíveis com a síndrome, especialmente os com alto valor discriminatório, ou se o quadro clínico é incomum para a idade do indivíduo. Por exemplo, uma pessoa jovem com osteoporose, ou um hipertenso jovem sem história familiar. Em crianças, pode-se suspeitar da síndrome se há queda do percentil de altura e aumento do peso.[27]

O sinal mais sensível é a distribuição anormal de gordura (na fossa supraclavicular e na região dorsocervical). Miopatia proximal, pletora facial e equimoses não provocadas são sinais altamente específicos.[29]

Nos casos de síndrome de Cushing iatrogênica, deve-se parar ou minimizar, se possível, e cautelosamente (devido à possibilidade de supressão do eixo hipotálamo-hipofisário pelo uso crônico de glicocorticoides), o uso dos corticoides.[24] Devem-se considerar, na retirada ou na diminuição da dose, a doença de base, o tempo de uso do glicocorticoide e a resposta clínica. A redução deve ser gradual, e vários esquemas são possíveis, sugerindo-se reduzir a dose de glicocorticoide entre 10 e 20% a cada 1 a 4 semanas.[30] No caso de possibilidade de piora do quadro inflamatório ou autoimune sendo tratado, deve-se referenciar o indivíduo para a especialidade focal respectiva para que um tratamento alternativo seja iniciado.

Destaca-se que investigações indiscriminadas não são recomendadas (Tabela 180.2).[27]

A medida da excreção de cortisol de urina em três amostras de 24 horas é o teste padrão-ouro para o diagnóstico da síndrome de Cushing endógena. Caso sejam observados valores 3 a 4

Quadro 180.2 | Consequências da exposição prolongada a um alto nível de glicocorticoides

Alvo	Ação	Consequência
Hepatócitos	↑ Anabolismo	Gliconeogênese → ↑ glicemia → ↑ insulina
Miócitos e adipócitos	↓ Ação do transportador GLUT 4	↑ Glicemia → ↑ insulina
	↑ Catabolismo	Atrofia muscular → fraqueza proximal (a lipólise é superada pela lipogênese causada pelo ↑ insulina)
Fibroblastos	↓ Proliferação e ↓ formação de colágeno	Afinamento da pele e perda de tecido conectivo → lesões na pele e formação de estrias
Osteoblastos	↓ Proliferação	↓ Osteogênese → osteoporose
Osteoclastos	↑ Ação	↑ *Turnover* do tecido ósseo → osteoporose
Rins	↓ Absorção de cálcio	Osteoporose
	↑ Excreção de fosfato	Retenção de sódio e água
	↑ TFG	Hipertensão arterial
	Age nos receptores da aldosterona	
Intestino	↓ Absorção de cálcio	Osteoporose
SNC	Altera excitabilidade neuronal	Efeitos no humor e no comportamento
	Induz morte neuronal	
Sistema imune	↓ Síntese de ácido araquidônico	↓ Imunidade celular e humoral
	Estabiliza lisossomos (↓ liberação de enzimas proteolíticas)	
	Afeta ação de células inflamatórias	
Feto	↑ Maturação do SNC, retina, pele, TGI e pulmões	Maturidade fetal

GLUT 4, transportador de glicose 4; SNC, sistema nervoso central; TGI, trato gastrintestinal; TFG, taxa de filtração glomerular.

Tabela 180.2	Sinais e sintomas da síndrome de Cushing
Manifestações com alto poder discriminatório, mas com baixa sensibilidade	
▶ Distribuição anormal de gordura (nas fossas supraclavicular e temporal e na região dorsocervical)	
▶ Perda de massa muscular proximal, com fraqueza	
▶ Estrias violáceas com mais de 1 cm de largura	
▶ Em crianças, ganho de peso com diminuição da velocidade de crescimento	
Sinais e sintomas clínicos da síndrome de Cushing e porcentagem nos indivíduos	
▶ Diminuição da libido	91-100%
▶ Face de "lua cheia"	
▶ Obesidade	
▶ Tolerância à glicose alterada	
▶ Alterações menstruais	71-90%
▶ Hirsutismo	
▶ Estrias	
▶ Fraqueza muscular	
▶ Osteopenia, osteoporose ou fraturas	51-70%
▶ Transtornos psíquicos (ansiedade, euforia, depressão)	
▶ Aterosclerose	
▶ Hematomas não provocados	
▶ Diminuição da cicatrização cutânea	
▶ Cefaleias	21-50%
▶ Lombalgias	
▶ Infecções recorrentes	
▶ Edema	
▶ Acne	11-20%
▶ Perda de cabelo	

Fonte: Nieman e Ilias[8] e Bertagna e colaboradores.[26]

vezes maiores em relação aos valores normais, nenhum teste adicional é necessário para confirmar o diagnóstico.[10] Caso haja aumento menos expressivo no nível urinário de cortisol livre, outras abordagens diagnósticas são necessárias, como o teste de supressão de dexametasona durante a noite ou a medição da concentração de cortisol salivar à noite.[10] Se algum dos testes resultar positivo, o indivíduo deverá ser referenciado ao especialista focal.

Para realização do teste de supressão da secreção de cortisol, um miligrama de dexametasona deve ser administrado por via oral entre as 23 horas e a meia-noite, e o cortisol plasmático deve ser medido na manhã seguinte, entre 8 e 9 horas da manhã.[26] Em sujeitos normais, o nível de cortisol será suprimido (valores de corte variam para cada laboratório).[28] Este teste é conveniente, porém pouco específico, especialmente em indivíduos obesos.[26]

No caso de resultados normais dos testes diagnósticos, não é necessário prosseguir com a investigação. Pode-se solicitar à pessoa para que retorne em 6 meses, caso os sintomas persistam.[27]

O tratamento é normalmente a hipofisectomia transesfenoidal, e o desfecho clínico depende bastante do centro de tratamento e da experiência do cirurgião.[31] Vários medicamentos podem ser também utilizados no tratamento da síndrome de Cushing, com o objetivo de reduzir a cortisolemia antes da terapia definitiva. Tais medicamentos são cetoconazol, metirapona, mitotano e etomidato.[31]

As características do hipercortisolismo costumam regredir em um período de 2 a 12 meses, mas podem persistir por anos.[32] Dessa maneira, é recomendável estar atento a situações clínicas associadas à síndrome de Cushing, como aumento de risco cardiovascular, osteoporose e sintomas psiquiátricos.[31]

Hiperparatireoidismo primário

Do que se trata

Entre as doenças endocrinológicas, apenas o DM e os distúrbios da tireoide são mais frequentes do que o hiperparatireoidismo primário. Sua prevalência é estimada entre 20 e 100 por 100.000 pessoas.[33–35] Ocorre mais comumente em indivíduos entre 50 e 60 anos de idade e raramente em crianças. Três em quatro pacientes são mulheres, e cerca de 50% dos acometidos podem ser assintomáticos.[33,35]

As quatro glândulas paratireóideas secretam o paratormônio (PTH), que é o principal regulador da homeostase do cálcio.[36] O hiperparatireoidismo primário é causado por uma secreção inapropriada de PTH, que ativa receptores de PTH e de calcitriol nos órgãos-alvo periféricos, sobretudo nos rins, no intestino delgado e nos ossos. Nos ossos, ocorre uma reabsorção excessiva crônica de cálcio, o que pode complicar com osteíte fibrosa cística.[35] Nos rins, ocorre maior absorção e excreção do cálcio, o que pode predispor à litíase. A absorção de cálcio é também intensificada no intestino delgado.[33]

A maioria (85-95%) é esporádica, causada por um adenoma único.[35] O restante é causado por doenças hereditárias autossômicas dominantes, que podem se apresentar isoladamente ou em situações mais complexas, por exemplo, no contexto de neoplasia endócrina múltipla. Apenas menos de 1% decorre de carcinoma paratireoidiano.[33]

O hiperparatireoidismo é a principal causa de hipercalcemia em casos ambulatoriais. O diagnóstico em geral ocorre pela descoberta de uma hipercalcemia aparentemente assintomática.[36] Entretanto, uma anamnese focada pode evidenciar sintomas antes menosprezados, como fraqueza, fatigabilidade, anorexia ou ansiedade.[36]

A apresentação clínica tem mudado ao longo dos anos: a "apresentação clássica", antes da década de 1970, consistia em crises de litíase renal recorrentes e/ou de osteíte fibrosa cística. Com o advento dos "exames laboratoriais de rotina", ou *check-ups*, e com o aumento da aferição dos níveis de cálcio sérico, a hipercalcemia e, consequentemente, o hiperparatireoidismo passaram a ser diagnosticados muito antes de se tornarem sintomáticos.[36]

Em pacientes que procuram atenção médica com queixas secundárias ao hiperparatireoidismo, o quadro clínico é normalmente insidioso, com poucos sinais e sintomas inespecíficos (fraqueza muscular, fadiga, hipertensão, alterações gastrintestinais, desidratação, dor óssea e articular, confusão, depressão)[33] e é muito variável. Em 5% dos casos, o diagnóstico é realizado durante internação por uma crise paratireotóxica, com hipercalcemia grave, desidratação, insuficiência renal, alterações neurológicas e até mesmo coma.[33]

Outra consequência da hipercalcemia é o aumento da secreção ácida no estômago. Pessoas com hiperparatireoidismo podem apresentar maior prevalência de doença péptica. As manifestações cardiovasculares incluem hipertensão, bradicardia, encurtamento do intervalo QT e hipertrofia ventricular.[35] Alterações ósseas no hiperparatireoidismo primário são cada vez menos observáveis em radiografias. Os achados são desmineralização óssea generalizada, reabsorção subperiosteal, cistos ósseos, osteoclastomas ou tumores marrons (compostos por numerosos osteoclastos mesclados com células estromais e matriz) e fraturas patológicas. O crânio pode exibir aspecto radiográfico finamente mosqueado, em sal com pimenta, com perda da definição dos córtices interno e externo.[37]

Embora a apresentação clássica seja cada vez menos comum, deve-se pensar em hiperparatireoidismo nos casos de indivíduos com queixas e alterações ósseas à radiografia e episódios de litíase renal de repetição. Sintomas vagos e prolongados e queixas de alteração no humor e na memória, que não respondem a tentativas terapêuticas, justificam a solicitação de um nível sérico de cálcio.[36]

O diagnóstico do hiperparatireoidismo primário depende da detecção da hipercalcemia. A elevação do nível de cálcio sérico comumente está associada à hipofosfatemia e à hipercalciúria, com um nível alto de PTH, que não responde ao *feedback* negativo dos altos níveis séricos de cálcio. Não são necessários estudos de imagem.[35]

O que fazer

A hipercalcemia deve ser confirmada repetindo-se a dosagem do cálcio. Deve-se corrigir o valor obtido para a concentração de albumina sérica. Se houver hipoalbuminemia, deve-se adicionar 0,8 mg/dL (0,20 mmol/L) ao cálcio sérico total para cada 1 g/dL (10 g/L) se a albumina sérica for menor do que 4 g/dL.

Se a hipercalcemia for grave, ou se o paciente estiver em crise paratireotóxica, deve-se iniciar hidratação intravenosa rigorosa, com uso de diurético de alça que espolie cálcio, como a furosemida,[36] e deve-se referenciar o paciente ao pronto-socorro.

Se o indivíduo for oligossintomático, com hipercalcemia discreta, pode ser referenciado ao especialista focal para elucidação diagnóstica.

O tratamento do hiperparatireoidismo primário vem evoluindo com a alteração da apresentação da doença. Previamente, quando o hiperparatireoidismo só era diagnosticado em fases avançadas, a cirurgia era a única forma de cura. A contraposição entre o tratamento conservador e o tratamento cirúrgico tem bons argumentos em ambos os lados. A paratireoidectomia promove uma melhoria na DMO e na hipertrofia ventricular[33,37] e pode ser realizada, hoje, por meios minimamente invasivos. Já a conduta expectante se baseia na ausência de progressão da doença na maior parte dos casos assintomáticos, e os riscos são inerentes a quaisquer procedimentos cirúrgicos, entre outros argumentos.[37]

Se assintomáticas, as pessoas podem ser seguidas ambulatorialmente para detecção precoce de sintomas da doença. Sugere-se realizar calcemia e creatinina, anualmente, e monitorização da DMO em três locais (quadril, coluna e antebraço) a cada 1 a 2 anos (o PTH tem efeito catabólico no osso cortical, e essa alteração só pode ser evidente no antebraço distal).[36]

Recomenda-se a realização de paratireoidectomia em pessoas assintomáticas com hiperparatireoidismo primário e qualquer uma das seguintes situações:[38]

- Nível sérico de cálcio superior a 1,0 mg por dL (0,25 mmol por L) acima do LSN.
- Depuração de creatinina inferior a 60 mL por minuto por 1,73 m² (1 mL por segundo por m² ou desenvolvimento de nefrolitíase.
- T-*score* de DMO inferior a -2,5 em quadril, espinha ou antebraço ou qualquer fratura vertebral.
- Idade inferior a 50 anos.

A reposição de vitamina D (dose inicial de 800-1.000 UI/dia), para atingir níveis séricos de 25-hidroxi-vitamina D > 20 ng/dL, está indicada em todos os pacientes com manejo clínico.[38] Quanto à utilização de bifosfonatos e cinacalcet, os dados de longo prazo são insuficientes em relação ao benefício/segurança e, se não houver a necessidade de melhorar a densitometria óssea (bifosfonatos) ou diminuir a concentração sérica de cálcio, esses agentes farmacológicos não devem ser usados.[38] Não é recomendado limitar a ingesta de cálcio.[38]

Insuficiência suprarrenal

Do que se trata

A causa mais comum de insuficiência suprarrenal é a suspensão do uso crônico de glicocorticoides em altas doses. O uso prolongado desses medicamentos pode suprimir o eixo hipotálamo-hipófise-córtex suprarrenal, causando atrofia cortical e diminuição da produção do cortisol. A atrofia suprarrenal pode perdurar por meses após a parada do tratamento com corticoides e deve ser prevista em indivíduos em uso de doses equivalentes a mais de 30 mg/dia de hidrocortisona (ou 7,5 mg de prednisona, ou 0,75 mg de dexametasona) por mais de 3 semanas.[32]

O hipoadrenalismo cortical pode ocorrer, também, por uma falha no ajuste de dose de reposição de glicocorticoides em situações intercorrentes de estresse e em pacientes em uso crônico destes medicamentos.[32]

A insuficiência suprarrenal primária, descrita por Thomas Addison em 1855, apesar de mais rara, é ainda relevante hoje por sua natureza letal. Sua principal causa, globalmente, são infecções, sobretudo por tuberculose, doenças fúngicas (histoplasmose, criptococose) e citomegalovirose, e em países desenvolvidos, a principal etiologia é a destruição autoimune do córtex suprarrenal.[39] Em estudo realizado em São Paulo, as etiologias mais prevalentes foram autoimune (39%), seguida de paracoccidioidomicose (28%), tuberculose (11%) e adrenoleucodistrofia (7,3%).[40] A insuficiência suprarrenal crônica primária é rara, com prevalência de 50 por milhão (chega a 140 por milhão na Escandinávia),[41] sendo mais prevalente em mulheres (1,8[32]-3[42]M:1H). Existe uma alta taxa de comorbidades autoimunes, como doenças tireoidianas, DM tipo 1 (DM1), vitiligo, deficiência de vitamina B_{12} e insuficiência ovariana prematura.[41,43]

A insuficiência suprarrenal pela retirada de corticoides exógenos é suspeitada com base na história e no exame físico. Normalmente, o paciente apresenta fraqueza, fadiga, anorexia, artralgia, náuseas, dor abdominal e tontura.[44] Recomenda-se que todos os pacientes com sintomas inexplicados após a retirada de esteroides sejam testados quanto a uma possível insuficiência suprarrenal.[44]

Inicia-se investigação para doença de Addison em pessoas com:[45]

- Crise addisoniana (hipotensão, dor abdominal aguda, febre baixa, vômitos) precipitada por uma infecção ou outro fator estressante.
- Hiperpigmentação, decorrente do aumento do ACTH hipofisário. A alteração da coloração da pele está presente ape-

nas no hipoadrenalismo primário e ocorre especialmente em áreas expostas ao sol, cicatrizes recentes, áreas de fricção, dobras palmares e membranas mucosas.[32]
- Perda de pelos axilares ou púbicos (em mulheres), ou puberdade tardia.
- Hipotireoidismo cujos sintomas pioram com o início da terapia com tiroxina. Lembrar-se de que nível alto de hormônio estimulante da tireoide (TSH) e nível baixo de tiroxina sérica podem ser apenas parte da crise suprarrenal e não são suficientes para diagnosticar hipotireoidismo. Devem-se repetir os testes de função tireoidiana após o tratamento da insuficiência suprarrenal.[43]
- DM1 com episódios de hipoglicemia inexplicados.
- Outras doenças autoimunes, como vitiligo, anemia perniciosa, hepatite crônica ativa, alopecia ou doença celíaca.
- Hiponatremia e hipercalemia.

Entretanto, os sintomas mais frequentes ao diagnóstico, obtidos de pacientes com doença de Addison, na Noruega, foram os menos específicos: fadiga (95%), inapetência (67%), desejo por sal (64%), náuseas, vômitos, dor abdominal e tontura postural. Os sinais mais frequentes foram hiperpigmentação (74%), perda de peso (73%) e PA baixa (68%). Distúrbios eletrolíticos estavam presentes em apenas 35% dos casos.[41] Na Faculdade de Medicina de Ribeirão Preto – Universidade de São Paulo (FMRP-USP), as manifestações clínicas em indivíduos já em acompanhamento foram similares (Tabela 180.3).[40]

O que fazer

O diagnóstico é realizado tradicionalmente pela determinação do cortisol sérico antes e 30 ou 60 minutos depois da administração de 250 mcg de ACTH sintético por via intramuscular ou intravenosa. Os valores de corte para normalidade variam entre os laboratórios, mas em geral são acima de 18 mcg/dL.[46] Dosam-se, também, os níveis de ACTH.[46]

Na insuficiência suprarrenal primária, os níveis basais de cortisol plasmático são baixos (< 5 mcg/dL), e os de ACTH, muito elevados (> 100 pg/mL). Na insuficiência suprarrenal secundária, o nível de ACTH será normal ou baixo.[40]

Tabela 180.3 | **Manifestações clínicas e laboratoriais em 44 pacientes com insuficiência suprarrenal primária, no Hospital das Clínicas da Faculdade de Medicina de Ribeirão Preto-Universidade de São Paulo**

Manifestação clínica	%
Hiperpigmentação mucocutânea	80
Hipercalemia	79
Perda de peso	78
Fraqueza/astenia/fadiga	74
Hiponatremia	68
Vômito	65
Anorexia	56,5
Hipotensão postural	30

Fonte: Silva e colaboradores.[40]

Como o procedimento anterior pode ser inviável em um serviço de APS, pode-se referenciar o paciente à atenção secundária para investigação, uma vez realizada a hipótese diagnóstica e se o paciente estiver hemodinamicamente estável.

Caso o paciente apresente-se em choque, iniciar estabilização hemodinâmica, obtendo acessos venosos calibrosos e infundindo 2 a 3 L de solução fisiológica,[32] antes de referenciá-lo ao pronto-socorro para continuidade dos cuidados e investigações.

O tratamento ambulatorial deve ser realizado com a menor dose de glicocorticoides necessária para a manutenção do controle dos sintomas.[47] Deve-se utilizar, preferencialmente, a hidrocortisona (15-25 mg/dia) em 2 ou 3 tomadas ao dia, ou a prednisolona (3-5 mg/dia) em uma ou duas tomadas.[46] Deve-se, também, realizar a reposição mineralocorticoide com fludrocortisona, em uma dose de 0,05 a 0,1 mg uma vez ao dia,[46] para normalizar a volemia e corrigir os distúrbios hidreletrolíticos.[40] Infelizmente, tanto a hidrocortisona oral quanto a fludrocortisona não são amplamente disponíveis no Brasil.[40] Não é aconselhável o uso de dexametasona devido aos efeitos colaterais e à dificuldade de titulação.[46] Pode-se orientar ingestão de sal à vontade.[46]

Nenhum dos esquemas de reposição hormonal reproduz a variação circadiana dos níveis de cortisol endógeno, que conta com um pico matinal antes do despertar e um nadir noturno durante o sono. Bombas de infusão subcutânea e formulações de liberação prolongada estão sendo pesquisadas.[39]

Mesmo com tratamento, os indivíduos com insuficiência suprarrenal mantêm uma qualidade de vida inferior à de controles sem a doença,[41] provavelmente devido à reposição esteroidal não fisiológica. Muitos pacientes têm fadiga persistente que, em alguns casos, chega a ser debilitante, a ponto de impedir atividades laborais.[43] Além disso, o tratamento com altas doses de glicocorticoides pode, a longo prazo, causar efeitos deletérios à DMO e aumentar a morbidade e a mortalidade cardiovascular.[41] É importante, portanto, que em todas as consultas, os pacientes sejam avaliados para sinais clínicos de hipercortisolemia.[40]

O referenciamento ao especialista focal se faz necessário para otimização do tratamento e para investigação de comorbidades autoimunes.

É importante alertar portadores de insuficiência suprarrenal quanto à necessidade de aumentar (dobrar ou até mesmo triplicar) a dose de glicocorticoides durante episódios agudos de doenças, para mimetizar o aumento fisiológico de cortisol que ocorre em situações de estresse.[46] A dose de mineralocorticoide não precisa ser alterada.[46] Tais pacientes podem, também, ser orientados a ter em casa uma seringa pré-pronta com 4 mg de dexametasona, que deverá ser injetada por via intramuscular em casos de estresse grave ou trauma, mesmo antes de procurar atendimento médico.[32] Deve-se sempre providenciar a estes pacientes um cartão de identificação para emergências, em que conste seu diagnóstico e a dependência à terapia com glicocorticoide, além de orientações sobre medidas necessárias em situações de risco.[40]

REFERÊNCIAS

1. Arafah BM, Nasrallah MP. Pituitary tumors: pathophysiology, clinical manifestations and management. Endocr Relat Cancer. 2001;8(4):287-305.

2. Gsponer J, De Tribolet N, Deruaz JP, Janzer R, Uske A, Mirimanoff RO, et al. Diagnosis, treatment, and outcome of pituitary tumors and other abnormal intrasellar masses. Retrospective analysis of 353 patients. Medicine. 1999;78(4):236-2369.

3. Kars M, Dekkers OM, Pereira AM, Romijn JA. Update in prolactinomas. Neth J Med. 2010;68(3):104-112.

4. Melmed S, Casanueva FF, Hoffman AR, Kleinberg DL, Montori VM, Schlechte JA, et al. Diagnosis and treatment of hyperprolactinemia: an Endocrine Society clinical practice guideline. J Clin Endocrinol Metab. 2011;96(2):273-288.

5. Melmed S. Medical progress: acromegaly. N Engl J Med. 2006;355(24):2558-2573.

6. Bush ZM, Vance ML. Management of acromegaly: is there a role for primary medical therapy? Rev Endocr Metab Dis. 2008;9(1):83-94.

7. Bademci G. Pitfalls in the management of Cushing's disease. J Clin Neurosc. 2007;14(5):401-408; discussion 9.

8. Nieman LK, Ilias I. Evaluation and treatment of Cushing's syndrome. Am J Med. 2005;118(12):1340-1346.

9. Wong A, Eloy JA, Couldwell WT, Liu JK. Update on prolactinomas. Part 1: Clinical manifestations and diagnostic challenges. J Clin Neurosci. 2015;22(10):1562-1567.

10. Bansal V, El Asmar N, Selman WR, Arafah BM. Pitfalls in the diagnosis and management of Cushing's syndrome. Neurosurg Focus. 2015;38(2):E4.

11. Wong A, Eloy JA, Couldwell WT, Liu JK. Update on prolactinomas. Part 2: Treatment and management strategies. J Clin Neurosci. 2015;22(10):1568-1574.

12. Melmed S, Kleinberg D. Hipófise anterior. In: Kronenberg HM, Melmed S, Polonsky KS, Larsen PR, editores. Williams textbook of endocrinology. 11. ed. São Paulo: Elsevier; 2010.

13. Picon P, Gadelha M, Beltrame A. Protocolo clínico e diretrizes terapêuticas: hiperprolactinemia. Brasília: MS; 2010.

14. Maiter D, Delgrange E. Therapy of endocrine disease: the challenges in managing giant prolactinomas. Eur J Endocrinol. 2014;170(6):R213-27.

15. Webster J. Clinical management of prolactinomas. Baillieres Best Pract Res Clin Endocrinol Metab. 1999;13(3):395-408.

16. Klibanski A. Clinical practice. Prolactinomas. N Engl J Med. 2010;362(13):1219-1226.

17. Dekkers OM, Lagro J, Burman P, Jorgensen JO, Romijn JA, Pereira AM. Recurrence of hyperprolactinemia after withdrawal of dopamine agonists: systematic review and meta-analysis. J Clin Endocrinol Metab. 2010;95(1):43-51.

18. Brasil. Ministério da Saúde. Protocolo clínico e diretrizes terapêuticas: hiperprolactinemia. Portaria SAS/MS nº 1160, de 18 de novembro de 2015 [Internet]. Brasília: MS; 2015 [capturado em 22 fev. 2018]. Disponível em: http://portalarquivos2.saude.gov.br/images/pdf/2016/fevereiro/04/Hipeprolactinemia---PCDT--Formatado--.pdf.

19. Rabinovich IH, Gomez RC, Mouriz MC, Garcia-Agullo DO. Clinical guidelines for diagnosis and treatment of prolactinoma and hyperprolactinemia. Endocrinol Nutri. 2013;60(6):308-319.

20. Vrooonen L, Jaffrain-Rea ML, Petrossians P, Tamagno G, Chanson P, Vilar L, et al. Prolactinomas resistant to standard doses of cabergoline: a multicenter study of 92 patients. Eur J Endocrinol. 2012;167(5):651-662.

21. Oh MC, Kunwar S, Blevins L, Aghi MK. Medical versus surgical management of prolactinomas. Neurosurg Clin N Am. 2012;23(4):669-678.

22. Picon PD, Gadelha MIP, Alexandre RF. Protocolo clínico e diretrizes terapêuticas: acromegalia. Portaria SAS/MS nº 199, de 25 de fevereiro de 2013 [Internet]. Brasília: MS; 2013 [capturado em 22 fev. 2018]. Disponível em: http://portalarquivos.saude.gov.br/images/pdf/2014/abril/02/pcdt-acromegalia-livro-2013.pdf.

23. Colao A, Ferone D, Marzullo P, Lombardi G. Systemic complications of acromegaly: epidemiology, pathogenesis, and management. Endocr Rev. 2004;25(1):102-152.

24. Simon C, Everitt H, van Dorp F. Pituitary problems. In: Simon C, Everitt H, van Dorp F, editors. Oxford handbook of general practice. 3rd ed. Oxford: Oxford University; 2010.

25. Katznelson L, Laws ER, Jr., Melmed S, Molitch ME, Murad MH, Utz A, et al. Acromegaly: an endocrine society clinical practice guideline. J Clin Endocr Metab. 2014;99(11):3933-3951.

26. Bertagna X, Guignat L, Groussin L, Bertherat J. Cushing's disease. Best Pract Res Clin Endocrinol Metab. 2009;23(5):607-623.

27. Nieman LK, Biller BM, Findling JW, Newell-Price J, Savage MO, Stewart PM, et al. The diagnosis of Cushing's syndrome: an Endocrine Society Clinical Practice Guideline. J Clin Endocrinol Metab. 2008;93(5):1526-1540.

28. Reimondo G, Pia A, Bovio S, Allasino B, Daffara F, Paccotti P, et al. Laboratory differentiation of Cushing's syndrome. Clin Chim Acta. 2008;388(1-2):5-14.

29. Boscaro M, Arnaldi G. Approach to the patient with possible Cushing's syndrome. J Clin Endocrinol Metab. 2009;94(9):3121-3131.

30. Furst DE, Saag KG. Glucocorticoid withdrawal [Internet]. Waltham: UpToDate; 2018 [capturado em 22 fev. 2018]. Disponível em: https://www.uptodate.com/contents/glucocorticoid-withdrawal.

31. Nieman LK, Biller BM, Findling JW, Murad MH, Newell-Price J, Savage MO, et al. Treatment of Cushing's syndrome: an Endocrine Society Clinical Practice Guideline. The J Clin Endocrinol Metab. 2015;100(8):2807-2931.

32. Stewart PM. O cortex suprarrenal e hipertensão endócrina. In: Kronenberg HM, Melmed S, Polonsky KS, Larsen PR, editores. Williams tratado de endocrinologia. 11. ed. São Paulo: Elsevier; 2010.

33. Sitges-Serra A, Bergenfelz A. Clinical update: sporadic primary hyperparathyroidism. Lancet. 2007;370(9586):468-470.

34. al Zahrani A, Levine MA. Primary hyperparathyroidism. Lancet. 1997;349(9060):1233-1238.

35. Kim L. Hyperparathyroidism [Internet]. San Diego: Emedicine.com; 2017 [capturado em 22 fev. 2018]. Disponível em: http://emedicine.medscape.com/article/127351-overview.

36. Michels TC, Kelly KM. Parathyroid disorders. Am Fam Physician. 2013;88(4):249-257.

37. Bringhurst FR, Demay MB, Kronenberg HM. Hormonios e disturbios do metabolismo mineral. In: Kronenberg HM, Melmed S, Polonsky KS, Larsen PR, editores. Williams tratado de endocrinologia. 11. ed. São Paulo: Elsevier; 2010.

38. Bilezikian JP, Brandi ML, Eastell R, Silverberg SJ, Udelsman R, Marcocci C, et al. Guidelines for the management of asymptomatic primary hyperparathyroidism: summary statement from the Fourth International Workshop. J Clin Endocrinol Metab. 2014;99(10):3561-3569.

39. Neary N, Nieman L. Adrenal insufficiency: etiology, diagnosis and treatment. Current opinion in endocrinology, diabetes, and obesity. 2010;17(3):217-223.

40. Silva RdC, Castro Md, Kater CE, Cunha AA, Moraes AMd, Alvarenga DBd, et al. Insuficiência adrenal primária no adulto: 150 anos depois de Addison. Arq Bras Endocrinol Metab. 2004;48(5):724-738.

41. Erichsen MM, Lovas K, Skinningsrud B, Wolff AB, Undlien DE, Svartberg J, et al. Clinical, immunological, and genetic features of autoimmune primary adrenal insufficiency: observations from a Norwegian registry. J Clin Endocrinol Metab. 2009;94(12):4882-4890.

42. Leung AK, Pacaud D. Diagnosis and management of galactorrhea. Am Fam Physician. 2004;70(3):543-550.

43. Lovas K, Husebye ES. Addison's disease. Lancet. 2005;365(9476):2058-2061.

44. Broersen LH, Pereira AM, Jorgensen JO, Dekkers OM. Adrenal insufficiency in corticosteroids use: systematic review and meta-analysis. J Clin Endocrinol Metab. 2015;100(6):2171-2180.

45. Clinical Knowledge Summaries [Internet]. London: National Institute for Health and Clinical Excellence; c2011 [capturado em 24 out. 2011]. Disponível em: http://www.cks.nhs.uk/addisons_disease/management/scenario_diagnosis/view_full_scenario.

46. Bornstein SR, Allolio B, Arlt W, Barthel A, Don-Wauchope A, Hammer GD, et al. Diagnosis and treatment of primary adrenal insufficiency: an Endocrine Society Clinical Practice Guideline. J Clin Endocrinol Metab. 2016;101(2):364-389.

47. Picon PD, Gadelha MIP, Beltrame A. Protocolo clínico e diretrizes terapêuticas: insuficiência adrenal primária: doença de Addison. Portaria SAS/MS nº 1170, de 19 de novembro de 2015 [Internet]. Brasília: MS; 2016 [capturado em 22 fev. 2018]. Disponível em: http://portalarquivos.saude.gov.br/images/pdf/2016/fevereiro/24/Insufici--ncia-Adrenal-Cong--nita---PCDT-Formatado--.pdf.

SEÇÃO XVIII ▸ CAPÍTULO 181

Rinites

Felipe Eduardo Broering
Leandro Ramos de Carvalho
Paulo da Veiga F. Mendes Júnior
Patrícia Carla Gandin Pereira

Aspectos-chave

▸ Normalmente, a rinite apresenta-se de forma benigna, mas nem sempre pode ser considerada um problema menor. Em alguns casos, pode cursar com importante prejuízo na qualidade de vida, podendo estar associada a asma, sinusite, otite média, conjuntivite e apneia obstrutiva do sono.

▸ A maioria das causas de rinite aguda são as infecções virais (resfriado comum), e a rinite alérgica é o tipo mais frequente de rinite crônica, com prevalência em crescimento.

▸ A maior parte dos sintomas da rinite pode e deve ser manejada na atenção primária. A boa adesão às medidas comportamentais, sempre que indicadas, e o uso racional da terapêutica farmacológica básica controlarão os sintomas na maioria das pessoas.

▸ Indivíduos com rinite alérgica persistente devem ser avaliados quanto à possibilidade de coexistência de asma, por meio do exame clínico e, quando necessário, de teste de função pulmonar.

▸ Quase 80% dos pacientes com asma têm o diagnóstico associado de rinite alérgica. O controle da rinite, também auxiliará no controle da asma.

Caso clínico

Marcelo, 27 anos, funcionário de *pet shop*, procura atendimento médico queixando-se de coriza abundante e obstrução nasal. Notou que os sintomas diminuem de intensidade nas férias, embora não desapareçam. Relata que, quando precisa substituir outro funcionário no banho e na tosa, seus olhos e garganta coçam muito, com alívio somente 1 ou 2 dias depois. Informa ainda que, ao sair do banho, costuma ter crises de espirros e piora da coriza. Usa descongestionante em gotas, várias vezes ao dia, há cerca de 6 meses, e guarda frascos dessa medicação em sua mochila, em casa e no trabalho. Sente chiado no peito e falta de ar ocasionalmente, durante o jogo de futebol semanal. Lembra-se de ter feito nebulização diversas vezes no pronto-atendimento, quando criança. É adotado e não tem informações sobre sua família biológica. Tem dois gatos, que possuem trânsito livre a todos os cômodos da casa.

Teste seu conhecimento

1. Com base nas informações do paciente, qual é a hipótese diagnóstica mais provável para o caso descrito?
   a. Rinite medicamentosa
   b. Rinite alérgica persistente moderada a grave
   c. Rinite vasomotora
   d. Rinite mista (alérgica e não alérgica)

2. Que medidas podem ser tomadas como parte do tratamento, em uma primeira abordagem ao problema?
   a. Identificação do alérgeno, por meio de testes cutâneos ou *in vitro*
   b. Proibição da permanência dos gatos dentro da residência do paciente
   c. Suspensão do uso de descongestionantes tópicos e introdução de corticosteroide nasal
   d. Aconselhamento ao paciente quanto à mudança de atividade laboral

3. Quanto às opções de medicamentos disponíveis para o manejo da rinite, quais, entre as opções a seguir, são os menos indicados?
   a. Corticosteroide intranasal associado a um anti-histamínico oral de segunda geração
   b. Cromoglicato dissódico intranasal associado a corticosteroide sistêmico intramuscular ou oral
   c. Antileucotrieno oral associado a anti-histamínico oral de segunda geração e corticosteroide intranasal
   d. Anti-histamínico intranasal associado a corticosteroide intranasal

4. Constituem situações em que o referenciamento para o otorrinolaringologista se faz necessário, EXCETO:
   a. Desvio de septo, sem queixas obstrutivas, palidez de mucosa nasal e hipertrofia de cornetos
   b. Rinorreia purulenta unilateral fétida em crianças
   c. Rinorreia purulenta associada à polipose nasal
   d. Pacientes que não apresentem resposta ao tratamento, ou que não se mostrem tolerantes às medicações propostas

5. Constituem recomendações de prevenção primária de rinite alérgica, EXCETO:
   a. Crianças e gestantes devem evitar exposição ambiental à fumaça de cigarro, para reduzir o risco de desenvolvimento de quadros alérgicos
   b. Sugere-se aleitamento materno exclusivo ao menos pelos primeiros 3 meses, independentemente da história familiar de atopia

c. Indivíduos expostos a agentes ocupacionais devem adotar medidas que reduzam ou eliminem a exposição a tais desencadeantes, a fim de reduzir o risco de sensibilização e de desenvolvimento subsequente de rinite e/ou asma ocupacionais

d. Recomenda-se que gestantes ou nutrizes adotem medidas dietéticas que evitem exposição a antígenos, para prevenir o desenvolvimento de alergias em crianças

Respostas: 1D, 2C, 3B, 4A, 5D

Do que se trata

Rinite é definida como uma condição inflamatória que afeta a mucosa nasal. Os sintomas de rinite incluem obstrução nasal, hiperirritabilidade causando espirros, prurido nasal, ocular e faríngeo, além de hipersecreção (coriza hialina ou mucoide).[1] A presença de ao menos dois dos sintomas descritos, durante 1 hora diariamente, por um mínimo de 12 semanas por ano, define a rinite crônica.[2]

Em termos de fisiopatologia, a rinite pode ser classificada em alérgica e não alérgica, sendo esta última subdividida em diversas subcategorias, como elencado no Quadro 181.1. Na rinite alérgica, a reação inflamatória decorre da produção de imunoglobulina E (IgE) em resposta ao contato com alérgenos específicos, o que desencadeará a ativação de mastócitos, com a consequente liberação de uma série de mediadores inflamatórios, como a histamina, os leucotrienos e as citocinas diversas.[1,2]

Estima-se que o diagnóstico clínico de rinite alérgica seja mais prevalente do que outras formas de rinite, na proporção de 3:1. Na prática, esta divisão pode não ser clara, sobretudo porque uma parcela significativa dos pacientes com rinite apresentará ambas as formas da doença (rinite crônica mista).[3]

Estima-se que a rinite crônica afete mais de 30% da população mundial. A prevalência da rinite alérgica tem sido extensivamente documentada. A rinite alérgica corresponde ao quinto mais prevalente problema crônico de saúde, considerando-se todas as faixas etárias, e à maior patologia crônica na população pediátrica. Atinge três a cada 10 adultos, e quatro em cada 10 crianças nos EUA.[4]

A rinite alérgica tem um importante impacto econômico no sistema de assistência médica nos EUA. Um estudo recente relata que 66% dos adultos americanos acreditam que seus sintomas nasais alérgicos tiveram algum tipo de impacto sobre sua vida diária. Os custos médicos diretos e indiretos atribuídos à rinite alérgica podem ser substanciais, em parte devido a falta de tratamento, tratamento ineficaz, baixa adesão à medicação e comorbidades associadas (p. ex., sinusites crônicas, conjuntivite alérgica, disfunção tubária, cefaleia nasossinual, apneia do sono, polipose nasal e asma).[4]

É estimado que os custos médicos diretos para tratar a rinite alérgica, incluindo prescrições medicamentosas e consultas médicas, variem entre 2 e 5 bilhões de dólares ao ano. Os custos indiretos, devido à perda de produtividade no trabalho e estudo, cancelamento de atividades de lazer e comprometimento geral da qualidade de vida, variam entre 5,5 e 9,7 bilhões de dólares ao ano, superando até mesmo os custos atribuídos à asma.[1]

Quando pensar

A hipótese de rinite alérgica deve ser aventada na presença de seus principais sintomas, ou seja: espirros, rinorreia clara, prurido em nariz, olhos e palato, sensação de gotejamento pós-nasal, manobras de limpeza frequente da garganta e congestão nasal. Relatos de sensação de se estar permanentemente resfriado devem ser valorizados. Em crianças, fadiga e cansaço frequente podem estar presentes. Não há predileção de gênero na rinite alérgica e, uma vez que 80% dos pacientes desenvolvem sintomas antes dos 20 anos de idade, os pacientes podem experimentar muitos anos de sintomas antes de serem apropriadamente diagnosticados e tratados. Estudos na Europa e nos EUA demonstram que a rinite alérgica permanece sem diagnóstico em mais de um terço dos pacientes adultos acometidos.[4,5]

Na rinite alérgica, normalmente, o início dos sintomas atópicos ocorre na infância, com possível história familiar associada, e frequentemente há relatos de vários tratamentos, em sua maioria sem muita continuidade.

A rinite não alérgica geralmente se apresenta na vida adulta, com sintomas relacionados a mudanças de temperatura e umidade ou na presença de ar condicionado, como também a exposição de cheiros fortes (produtos químicos, cigarros, perfumes), e relação com a ingesta de determinados alimentos.[4]

Quadro 181.1 | Classificação das rinites[5]

▶ **Infecciosa**
- Viral
- Bacteriana
- Fúngica

▶ **Alérgica**
- Sazonal
- Perene
- Intermitente
- Persistente
- Episódica
- Local[1]

▶ **Não alérgica[2]**
- Induzida por medicamentos
  - Vasoconstritores tópicos (rinite medicamentosa)
  - AINEs
  - Anti-hipertensivos
  - Psicotrópicos (antipsicóticos)
  - Cocaína
  - Outros fármacos
- Hormonal (gestacional, relacionada ao ciclo menstrual)
- RENA
- Rinite neurogênica (vasomotora)
  - Gustatória
  - Emocional
  - Irritantes (ar frio)
  - Senil
- Rinite atrófica
- Rinite associada a RGE

▶ **Outras**
- Idiopática
- Rinite mista[4]
- Rinite ocupacional
  - Alérgica
  - Não alérgica

AINEs, anti-inflamatórios não esteroides; RGE, refluxo gastroesofágico; RENA, rinite eosinofílica não alérgica.

Fonte: Sakano e colaboradores.[6]

O painel de discussão Allergic Rhinitis and its Impact on Asthma (ARIA),[1] em colaboração com a Organização Mundial da Saúde (OMS), propõe classificar a rinite alérgica em quatro categorias, combinando componentes da sua duração e da sua intensidade: intermitente leve, persistente leve, intermitente moderada a grave e persistente moderada a grave (Quadro 181.2).

O que fazer

Anamnese

É importante que exista uma abordagem ampla da pessoa com rinite, explorando-se, além da própria doença, a experiência da doença, incluindo avaliação da qualidade de vida e enfatizando-se os aspectos pessoais, profissionais e familiares envolvidos. Devem-se avaliar padrão de apresentação, cronicidade, sazonalidade, fatores desencadeantes, presença ou ausência de sintomas relacionados, assim como de sinais de alerta vermelho (ver seção "Quando referenciar").

É necessário lembrar-se de que a rinite alérgica não tratada pode levar à astenia, à irritabilidade, a roncos e a alterações do padrão de sono, à diminuição da concentração, à anorexia, à ansiedade e à depressão.[1] O diagnóstico é basicamente clínico, com associação de vários dos seguintes sintomas: espirros em salva, coriza clara abundante, obstrução nasal e intenso prurido nasal. Em crianças, o hábito de coçar o nariz com a palma da mão de baixo para cima (saudação alérgica) pode produzir uma linha de expressão horizontal no dorso nasal, facilmente identificável, que é sugestiva, embora não patognomônica, de rinite alérgica. Epistaxe recorrente, pela fricção frequente, pode estar presente. Como sintomas oculares, lacrimejamento, hiperemia conjuntival, prurido, por vezes intenso, e até fotofobia e dor podem fazer parte do quadro clínico. Prurido no conduto auditivo, no palato e na faringe é frequente. A obstrução nasal pode ser intermitente ou persistente, uni ou bilateral, alternando com o ciclo nasal, sendo geralmente mais severa durante a noite. A congestão nasal pode interferir com a aeração dos seios paranasais e da tuba auditiva, provocando, por vezes, dor facial, cefaleia, sensação de orelha tampada, otalgia e diminuição da acuidade auditiva.[4,5,6] O Quadro 181.3 sumariza condições cujos sintomas poderiam se assemelhar ao quadro clínico observado na rinite alérgica.

Uma investigação clínica adequada deve incluir a época de início do quadro, a duração, a intensidade, a frequência dos sintomas, os fatores desencadeantes e/ou agravantes da rinite. Esses dados fornecem elementos importantes para a categorização do tipo e da severidade da patologia, guiando, assim, o plano terapêutico (ver Quadro 181.2). Um breve questionário com quatro perguntas simples, acerca da possibilidade de coexistência de asma, deve ser aplicado a todas as pessoas que se apresentem com rinite persistente e/ou moderada a grave (Quadro 181.4). É estimado que 19 a 38% dos pacientes com rinite alérgica tenham asma, e uma proporção bem maior (85-95%) dos pacientes com asma tenham rinite alérgica concomitante. Essa associação deve ser sempre aventada, uma vez que a rinite não tratada é um importante fator de perpetuação e agravamento da asma.[7,8]

Quadro 181.3 | Condições que mimetizam as rinites[5]

▶ **Anormalidades anatômicas/estruturais**
- Desvio do septo nasal
- Insuficiência da válvula nasal
- Atresia coanal
- Estenose de narina ou do orifício piriforme
- Hipertrofia da concha nasal inferior ou média
- Perfuração do septo nasal
- Anomalias craniofaciais
- Traumas (fraturas e sinéquias)
- Síndrome do nariz vazio

▶ **Hipertrofia de adenoides**

▶ **Rinossinusites**

▶ **Pólipos nasais**

▶ **Discinesia ciliar**

▶ **Defeitos primários do muco**
- Fibrose cística

▶ **Doenças sistêmicas autoimunes**
- LES
- AR
- Síndrome de Sjögren
- Policondrite recidivante

▶ **Doenças granulomatosas**
- Sarcoidose
- Granulomatose de Wegener

▶ **Fístulas do LCS**

▶ **Outras**
- Tumores nasais ou do SNC
- Corpo estranho

LES, lúpus eritematoso sistêmico; AR, artrite reumatoide; LCS, líquido cerebrospinal; SNC, sistema nervoso central.

Fonte: Sakano e colaboradores.[6]

Quadro 181.2 | Classificação da rinite alérgica

▶ **Quanto à duração**
- Intermitente
  - Sintomas presentes < 4 dias/semana ou < 4 semanas
- Persistente
  - Sintomas presentes ≥ 4 dias/semana ou ≥ 4 semanas

▶ **Quanto à intensidade**
- Leve – Nenhum dos seguintes itens está presente:
  - Distúrbio do sono
  - Prejuízo de atividades diárias, lazer ou esportes
  - Prejuízo de atividades na escola ou no trabalho
  - Sintomas insuportáveis
- Moderada a grave – Um ou mais dos seguintes itens está presente:
  - Distúrbio do sono
  - Prejuízo de atividades diárias, lazer ou esportes
  - Prejuízo de atividades na escola ou no trabalho
  - Sintomas insuportáveis

Fonte: Brozek e colaboradores.[1]

Quadro 181.4 | Avaliação da possibilidade de asma

Fazer quatro perguntas simples: se o indivíduo responder SIM a qualquer uma das perguntas, a investigação para asma se faz necessária.

1. Já teve um ou mais ataques de sibilância?
2. Tem tosse incomodativa, especialmente à noite?
3. Tosse ou sibila depois de exercícios?
4. Tem sensação de aperto no peito?

Fonte: Brokek e colaboradores.[1]

Devem ser pesquisados ainda os medicamentos previamente prescritos, a frequência de uso, a resposta clínica obtida e os efeitos adversos. Condições patológicas relacionadas à atopia podem estar presentes, devendo ser identificadas, como asma, conjuntivite alérgica, eczema atópico, sinusites e otites de repetição. O histórico familiar deve incluir a pesquisa de doenças atópicas. Os hábitos de vida (tabagismo, *hobbies*, atividades esportivas e de lazer), condições ambientais domiciliares, regionais e de trabalho devem ser igualmente investigados.[5]

Exame físico

Na primeira consulta, o exame físico deve ser mais completo, contemplando os sistemas potencialmente afetados por alergias, com ênfase na via aérea superior (Quadro 181.5). Características faciais típicas estão presentes em grande número de pacientes com rinite alérgica, como olheiras, linhas duplas de Dennie-Morgan e prega nasal horizontal (saudação alérgica). O exame da cavidade nasal é essencial e fornece informações importantes. O exame de rinoscopia anterior deve ser realizado em todos os pacientes com queixas nasais.[1] Na rinoscopia anterior, é importante avaliar a coloração da mucosa nasal, o edema da mucosa e dos cornetos inferiores, a presença de secreções, de lesões crostosas ou ulcerativas e hipervascularização na área anterior do septo nasal, à procura de sinais de sangramento recente e presença de tumorações ou de desvio de septo nasal. Nos casos de rinite alérgica, em geral, a mucosa nasal é pálida, edemaciada e com abundante secreção aquosa clara. A mucosa está geralmente avermelhada na presença de infecções ou do uso abusivo de vasoconstritores tópicos ou irritantes (cocaína). A formação de crostas pode sugerir rinite atrófica ou doença sistêmica.[4]

Deve-se procurar atentamente por asma, otite, sinusite aguda ou crônica, pólipos nasais, conjuntivite e dermatite atópica. Mesmo com história sugestiva, pode haver mínimos ou nenhum achado de exame físico.[1] O exame do nariz, das orelhas e da orofaringe pode ser realizado com espéculo nasal simples e iluminação adequada, um otoscópio, que, por vezes, apresenta um adaptador nasal e um abaixador de língua.

> Embora o diagnóstico definitivo dependa da evidência de uma resposta IgE-mediada a um alérgeno específico, detectado por meio de teste cutâneo ou sanguíneo, na maioria do pacientes, é sensato fazer o diagnóstico inicial e começar um tratamento com base apenas na história e no exame físico. Isso é particularmente importante naqueles pacientes cujo desempenho laboral ou escolar, bem como sua qualidade de vida estejam comprometidos pela severidade de seus sintomas. Uma boa resposta ao afastamento de alérgenos suspeitos e a uma terapia empírica apropriada reforça o diagnóstico de rinite alérgica e pode dispensar a necessidade de testes complementares (Quadro 181.6).[4]

Testes imunológicos específicos (cutâneos e sanguíneos). A pesquisa de IgE específico (Quadro 181.7), por meio de exame sanguíneo ou reação cutânea, deve ser solicitada aos pacientes com diagnóstico clínico de rinite alérgica que não respon-

---

Quadro 181.5 | Exame físico do paciente com sintomas de rinite

- **Sinais vitais**, além de peso e altura
- **Estado geral:** palidez facial, fácies alongada, respiração bucal, sinal de doença sistêmica
- **Olhos:** lacrimejamento excessivo, eritema e edema da conjuntiva bulbar e/ou palpebral, conjuntiva tarsal em pedra de calçamento, edema ou dermatite de pálpebras externas, linhas de Dennie-Morgan, estase venosa abaixo das pálpebras inferiores ("olheiras alérgicas")
- **Nariz:** válvula nasal com abertura reduzida, columela alargada, colapso alar, prega transversal no dorso nasal, deformidade externa, como nariz em sela, desvio ou perfuração de septo, úlceras, perfurações, veias proeminentes ou escoriações, hipertrofia de conchas nasais, edema, palidez ou eritema, secreções (quantidade, coloração, consistência) e pólipos nasais. Deve ser notada a presença de tumores ou corpos estranhos
- **Orelhas:** transparência das membranas timpânicas, eritema, retração, perfuração, mobilidade reduzida ou aumentada à manobra de Valsalva, nível hidroaéreo
- **Orofaringe:** halitose, má oclusão dentária, palato elevado, hipertrofia tonsilar ou adenoideana. Observar associação de má oclusão e palato elevado com respiração bucal crônica, hipertrofia tonsilar, epitélio de orofaringe em pedra de calçamento, rinorreia posterior, dor na ATM ou clique de oclusão, enrugamento, camada ou ulceração na língua ou na mucosa oral
- **Pescoço:** linfadenopatia, crescimento de tireoide ou sensibilidade
- **Tórax:** sinais de asma, deformidade ou sensibilidade de parede torácica, anormalidades na percussão, egofonia, sibilância audível, diminuição ou anormalidades dos sons pulmonares
- **Abdome:** sensibilidade, distensão, massas, hepato ou esplenomegalia
- **Pele:** *rashes*, ressecamento e descamação, aspecto eczematoso ou urticária (distribuição e aspecto), dermografismo
- **Outros órgãos e sistemas:** devem estar incluídos quando a história ou observação geral indicar

ATM, articulação temporomandibular.
Fonte: Wallace e colaboradores.[5]

Quadro 181.6 | Diagnóstico da rinite alérgica

Pontos importantes
O diagnóstico da rinite alérgica é primariamente clínico

- Sintomas
- História pessoal e familiar de atopia
- Exame físico

Recursos diagnósticos auxiliares na rinite alérgica

- Etiológico:
    - Teste cutâneo por punctura (*prick* ou intradérmico)
    - IgE sérica específica
    - Provocação nasal
- Citologia nasal
- Exames inespecíficos e complementares:
    - IgE total
    - Bacterioscopia
    - Rinomanometria e rinometria acústica
    - Endoscopia nasossinusal
    - Exames radiológicos
    - Biópsia nasal
    - Testes de função pulmonar
    - EDA
    - Esofagomanometria e pHmetria de 24 horas
    - Outros

IgE, imunoglobulina E; EDA, endoscopia digestiva alta.
Fonte: Adaptado de Sakano e colaboradores.[6]

Quadro 181.7	Testes IgE-específicos		
	Vantagens	**Desvantagens**
Testes cutâneos (*prick-test* e teste intradérmico)	▶ Permite a observação direta da hiper-reação do organismo ao antígeno ▶ Possibilidade de anafilaxia ▶ Considerado mais sensível do que a dosagem sérica ▶ Resultados podem ser afetados por medicações em uso (anti-histamínicos, antidepressivos) ▶ O teste intradérmico é mais sensível do que o *prick-test* ▶ Contraindicado na presença de asma severa ou de difícil controle ▶ Menor custo do que os testes sanguíneos	
Teste sanguíneo (dosagem sérica) IgE-específico	▶ Ausência do risco de anafilaxia	▶ Requer laboratório confiável (possibilidade de erros de processamento/execução)
	▶ Não é afetado pelo uso de medicação	
	▶ Pode ser usado mesmo em pacientes com condições dermatológicas, como dermografismo e eczema severo	
	▶ Pode ser usado em paciente com comorbidades que contraindiquem o teste cutâneo	

Fonte: Seidman e colaboradores[4] e Wallace e colaboradores.[5]

dem ao tratamento empírico, ou quando o diagnóstico não pode ser inequivocamente assegurado, ou mesmo quando a causa alérgica específica é necessária para uma terapia direcionada (como na imunoterapia). É importante ter em mente que a sensibilização por algum alérgeno específico, nestes testes, não é sinônimo de diagnóstico clínico. Na ausência de sintomas clínicos, um exame cutâneo ou sanguíneo positivo para um alérgeno não significa que o paciente tenha de fato alergia àquele alérgeno em particular. O exame de dosagem sérica de IgE total, assim como a de IgG ou IgM, não fornece informações úteis ao diagnóstico e ao manejo da rinite alérgica, e sua solicitação é contraindicada pelos consensos mais recentes.[1,4,6]

Teste de provocação nasal. De pouco uso na prática clínica diária, pode ser útil no diagnóstico de rinite ocupacional. Seu objetivo é identificar e quantificar a relevância clínica de alérgenos inaláveis e irritantes ocupacionais.

Citologia nasal. Pode fazer o diagnóstico diferencial entre as rinites eosinofílicas e não eosinofílicas, de acordo com a predominância de eosinófilos na secreção nasal (superior a 10%). Quadro clínico sugestivo, testes imunológicos específicos positivos e eosinofilia na secreção nasal confirmam o diagnóstico de rinite alérgica. A predominância de eosinófilos com ausência de reação alérgeno-específica (cutânea ou sanguínea) indica rinite eosinofílica não alérgica (RENA). Quando a citologia nasal tem predominância de neutrófilos, a suspeita recai sobre rinite infecciosa.

Investigação da permeabilidade nasal. Por meio de exames, como a rinometria acústica e a rinomanometria computadorizada, procura-se quantificar a obstrução nasal, avaliar a resposta ao teste de provocação nasal e monitorizar a resposta a tratamento clínico e/ou cirúrgico. Não é usado de rotina na prática clínica.

Endoscopia nasal. Avalia a anatomia nasal, ajudando no diagnóstico diferencial de outras patologias que possam comprometer a função nasal, como desvios septais, hipertrofia de cornetos, polipose nasal, rinossinusites e tumores da cavidade nasal e paranasal.

Exames radiológicos. Não são solicitados rotineiramente. A tomografia computadorizada de seios paranasais está indicada na investigação de possíveis complicações locais associadas à rinite, ou de patologias que entrem em seu diagnóstico diferencial (polipose nasal, rinossinusites, tumores da cavidade nasal, etc.). A ressonância magnética fornece melhores informações sobre partes moles, não sendo solicitada de rotina. A radiografia simples geralmente não tem indicação, pois apresenta um elevado número de falso-positivos e falso-negativos na avaliação de complicações como sinusites,[1,8] mas pode ser solicitada para crianças abaixo de 6 anos, para avaliação da região de *cavum* ou rinofaringe, quando estas não toleram a realização da endoscopia nasal na investigação de hipertrofia adenoideana.

Biópsia nasal. Indicada para investigar se uma lesão é neoplásica ou granulomatosa, ou se existe anormalidade da estrutura ciliar.[1]

Conduta proposta

Parte da estratégia de tratamento deve prever consultas de reavaliação dentro de 2 a 4 semanas para todos os quadros com sintomas moderados a severos ou persistentes até que se obtenha seu controle adequado, lembrando que a ação das medicações pode levar dias a semanas para ser percebida pelo paciente. Como exemplo, o efeito pleno do corticoide nasal é obtido a partir de 3 semanas de uso contínuo. Se o controle for satisfatório, pode-se acompanhar o paciente com o uso da medicação durante a época mais crítica do aparecimento dos sintomas (p. ex., quem é alérgico a ácaro geralmente sofre mais no outono e no inverno; se for a pólen, na primavera).

Diante de um quadro sugestivo de rinite, procura-se classificá-la e adotar medidas não farmacológicas e farmacológicas mais adequadas para cada situação. As medidas farmacológicas dependerão da intensidade e da duração da condição apresentada.

Não havendo resposta, recomenda-se revisão diagnóstica, investigação sobre adesão e considerações acerca das opções terapêuticas. Deve-se reavaliar o indivíduo em 2 a 4 semanas; havendo melhora, o tratamento é mantido por pelo menos 30 a 60 dias. Caso não haja controle satisfatório dos sintomas, deve-se considerar referenciamento para o especialista.

Controle do ambiente

O controle do ambiente é uma medida muitas vezes negligenciada na abordagem terapêutica da rinite alérgica. Embora o controle sobre determinados alérgenos possa ser muito difícil, como no caso do pólen em estações específicas do ano, esforços concentrados para se reduzir a quantidade de alérgenos intradomiciliares são uma ferramenta de grande valor no combate aos sintomas alérgicos. No Quadro 181.8, destacam-se medidas que o paciente e sua família podem tomar quanto ao controle do ambiente para reduzir sua exposição aos fatores desencadeantes/agravantes dos sintomas de rinite.[8]

Tratamento farmacológico

Os fármacos mais recomendados são os corticosteroides tópicos, os anti-histamínicos, tópicos ou orais, e as eventuais combinações terapêuticas, dependendo da sintomatologia e da severidade do quadro. Entre as outras medicações usadas no controle da rinite alérgica estão os antagonistas da síntese de leucotrienos (montelucaste, disponível no Brasil), descongestionantes tópicos e orais, cromonas e corticoides orais (Quadro 181.9). O efeito das medicações sobre os sintomas da rinite estão sumarizados na Tabela 181.1. As principais opções de medicamentos no tratamento da rinite estão dispostas no Quadro 181.10, junto com algumas considerações terapêuticas.

As Tabelas 181.2 a 181.5 apresentam as medicações disponíveis atualmente no Brasil para tratamento da rinite, junto com suas formas de apresentação e posologia usuais.

Quadro 181.8 | Medidas de controle ambiental no tratamento da rinite alérgica

- ▶ O quarto de dormir deve ser preferentemente bem ventilado e ensolarado
- ▶ Evite travesseiro e colchão de palha ou pena. Prefira os de espuma, fibra ou látex, sempre que possível, envoltos em material plástico (vinil) ou em capas impermeáveis aos ácaros. Recomenda-se limpar o estrado da cama duas vezes por mês
- ▶ Evite tapetes, carpetes, cortinas e almofadões. Dê preferência a pisos laváveis (cerâmica, vinil e madeira) e cortinas tipo persianas ou de material que possa ser limpo com pano úmido
- ▶ Camas e berços não devem ser justapostos à parede
- ▶ Evite bichos de pelúcia, estantes de livros, revistas, caixas de papelão ou qualquer outro local onde possam ser formadas colônias de ácaros no quarto de dormir
- ▶ Combata o mofo e a umidade, principalmente no quarto de dormir, reduzindo-a a < 50%. Verifique periodicamente as áreas úmidas de sua casa, como banheiro (cortinas plásticas do chuveiro, embaixo das pias, etc.). A solução de ácido fênico entre 3 e 5% ou solução diluída de água sanitária podem ser aplicadas nos locais mofados, até sua resolução definitiva
- ▶ Evite o uso de vassouras, espanadores e aspiradores de pó comuns. Passe pano úmido diariamente na casa ou use aspiradores de pó com filtros especiais 2 vezes na semana. Afaste o alérgico do ambiente enquanto se faz a limpeza
- ▶ Evite animais de pelo e pena, especialmente no quarto e na cama do paciente. De preferência, animais de estimação para crianças alérgicas são peixes e tartarugas
- ▶ Evite inseticidas e produtos de limpeza com forte odor, mas o extermínio de baratas e roedores pode ser necessário
- ▶ Mantenha alimentos fechados e acondicionados e não armazene lixo dentro de casa
- ▶ Dê preferência a pastas e sabões em pó para limpeza de banheiro e cozinha. Evite talcos, perfumes, desodorantes, sobretudo na forma de *sprays*
- ▶ Não fume nem permita que se fume dentro da casa e do automóvel
- ▶ Roupas de cama e cobertores devem ser lavados e secados ao sol ou ar quente antes do uso
- ▶ Evite banhos extremamente quentes. A temperatura ideal da água é a temperatura corporal
- ▶ Dê preferência à vida ao ar livre. Esportes podem e devem ser praticados, evitando-se dias com alta exposição aos pólens ou poluentes em determinadas áreas geográficas

Fonte: Sakano e colaboradores.[6]

Tabela 181.1 | Efeitos das medicações mais utilizadas nos sintomas de rinite alérgica

	Espirros	Rinorreia	Congestão nasal	Prurido nasal	Sintomas oculares
Anti-histamínicos H_1					
▶ Oral	++	++	+	+++	++
▶ Intranasal	++	++	+	++	0
▶ Colírio	0	0	0	0	+++
Corticosteroides					
▶ Intranasal	+++	+++	+++	++	++
▶ Colírio	0	0	0	0	++++
Cromoglicato dissódico					
▶ Intranasal	+	+	+	+	0
Descongestionantes					
▶ Intranasal	0	0	++++	0	0
▶ Oral	0	0	+	0	0
Antileucotrienos	0	+	++	0	++

Quadro 181.9 | **Medicamentos utilizados no tratamento da rinite alérgica**
▶ Anti-histamínicos (tópicos e orais)
▶ Descongestionantes (tópicos e orais)
▶ Corticosteroides (tópicos e orais)
▶ Antileucotrienos
▶ Outros: • Cromoglicato dissódico   • Brometo de ipratrópio

Na Figura 181.1 é apresentado o fluxograma acerca do manejo da rinite alérgica.

Imunoterapia específica

A imunoterapia[6] (IT) específica com alérgeno foi introduzida na prática médica para o tratamento de rinite alérgica e é recomendada em diretrizes nacionais e internacionais como única terapêutica específica para as rinites alérgicas, com potencial curativo. A IT é "[...] a prática de administrar quantidades gradualmente maiores de um extrato alergênico em indivíduo alérgico para melhorar os sintomas associados à exposição subsequente ao mesmo alérgeno".[6] A IT é um procedimento efetivo no tratamento de pacientes com doenças alérgicas mediadas por

Quadro 181.10 \| **Principais opções de medicamentos para rinite, com considerações terapêuticas**

Rinite alérgica	
Monoterapia	**Considerações terapêuticas**
Medicamentos orais	
Anti-histamínicos	O uso contínuo é mais eficaz para RAS e RAP; seu início de ação relativamente rápido os torna apropriados para uso como resgate em rinite alérgica episódica
	Menos eficaz para congestão nasal quando comparado a outros sintomas
	Outras opções, em geral, são melhores escolhas para rinite alérgica mais severa
	Menos eficaz para rinite alérgica do que corticosteroide intranasal, com eficácia similar a corticosteroide intranasal para sintomas oculares associados
	Por ser geralmente ineficaz para rinite não alérgica, outras escolhas são normalmente melhores para rinite mista
	Geralmente, dá-se preferência aos anti-histamínicos de segunda geração devido aos efeitos colaterais dos medicamentos de primeira geração: sedação (em geral, subjetivamente não percebida), prejuízo no desempenho e efeitos anticolinérgicos (B)
	Medicamentos de segunda geração, sem efeitos sedativos em doses recomendadas: loratadina, desloratadina, fexofenadina, ebastina (A)
Antileucotrienos	Montelucaste é eficaz para RAS e RAP (A)
	Não há diferença significativa na eficácia entre antileucotrieno e anti-histamínico oral (loratadina como fármaco comparado)
	Aprovado para asma e rinite, podendo ser considerado em indivíduos com as duas condições
	Pacientes com asma, sobretudo a induzida por exercício e a exacerbada por AAS, podem-se beneficiar do uso desta medicação[1]
	Efeitos colaterais mínimos
Corticosteroides	Um curso de pequena duração (5-7 dias) pode estar bem indicado para sintomas nasais muito severos (D)
	Dá-se preferência aos corticosteroides orais em detrimento das injeções intramusculares, sejam únicas ou recorrentes
Descongestionantes	Pseudoefedrina e fenilefrina reduzem a congestão nasal (A)
	Podem ser considerados para uso de curta duração (3-5 dias) em doentes selecionados, contraindicados em várias condições, associados a muitos efeitos colaterais: insônia, palpitações, hipertensão e risco de rinite medicamentosa (C)
Medicamentos intranasais	
Anti-histamínicos	Eficazes para RAS e RAP, porém menos eficazes do que corticosteroide intranasal (A)
	Seu início de ação relativamente rápido os torna apropriados para uso como resgate em rinite alérgica episódica
	Eficácia para rinite alérgica igual ou superior a anti-histamínicos orais de segunda geração com efeitos clinicamente significativos na congestão nasal (A)
	Menos eficazes do que corticosteroide intranasal para sintomas nasais
	Escolha apropriada para rinite mista, pois é aprovado também para rinite vasomotora
	Efeitos colaterais com azelastina intranasal: gosto amargo, sonolência (A)

(Continua)

Quadro 181.10 | **Principais opções de medicamentos para rinite, com considerações terapêuticas** *(Continuação)*

Rinite alérgica

Monoterapia	Considerações terapêuticas
Corticosteroides	A monoterapia mais eficaz para rinite alérgica (A)
	Eficaz para todos os sintomas de RAS e RAP, incluindo a congestão nasal (A)
	Passível de uso como medicamento de resgate para RAS (utilizado em > 50% dos dias) (B)
	Pode-se considerar para rinite alérgica episódica
	Início de ação normalmente mais lento do que anti-histamínico oral ou intranasal, em geral ocorre em 12 horas, em alguns indivíduos, pode iniciar em 3-4 horas
	Eficácia similar à de anti-histamínicos para sintomas oculares associados da rinite alérgica
	Escolha apropriada para rinite mista, pois são também eficazes para algumas rinites não alérgicas (A)
	Sem efeitos colaterais sistêmicos significativos (A)
	Não foi demonstrada supressão no crescimento em crianças com RAP quando utilizado nas doses recomendadas
	Efeitos colaterais locais mínimos (nível de evidência moderado), podendo ocorrer sangramento e irritação, raramente perfuração de septo
Cromoglicato dissódico	Para tratamento de manutenção e prevenção da rinite alérgica, com início de ação entre 4-7 dias, benefício total podendo levar semanas (A)
	Para rinite episódica, a administração logo antes da exposição alergênica protege por 4-8 horas contra a resposta ao alérgeno
	Menos eficaz do que corticosteroides intranasais; dados insuficientes para comparação com antileucotrienos e anti-histamínicos (A)
	Efeitos colaterais mínimos (A)
Descongestionantes	Para uso de curta duração, pode-se utilizar como terapia de resgate na congestão nasal, mas é inapropriado para uso diário devido ao risco de rinite medicamentosa
	Pode auxiliar na administração de outros medicamentos quando houver edema significativo de mucosa nasal

Terapia combinada	Considerações terapêuticas
Anti-histamínico oral + anti-histamínico intranasal	Pode ser considerado, embora faltem estudos controlados que demonstrem benefício adicional
Anti-histamínico oral + antileucotrieno	Pode ser mais eficaz do que monoterapia apenas com anti-histamínico ou com antileucotrieno
	Menos eficaz do que corticosteroide intranasal
	Alternativa para indivíduos que não responderam, ou não aderiram, ao tratamento com corticosteroide intranasal
Anti-histamínico oral + descongestionante oral	Mais eficaz no alívio de congestão nasal do que anti-histamínico isolado
Anti-histamínico oral + corticosteroide intranasal	Podem ser considerados, embora estudos que os suportem sejam limitados
Anti-histamínico intranasal + corticosteroide intranasal	Podem ser considerados, embora estudos que os suportem sejam limitados
	Dados insuficientes quanto ao intervalo ótimo de administração entre os dois jatos
	Pode haver benefício adicional utilizado para rinite mista

(Continua)

Quadro 181.10 | **Principais opções de medicamentos para rinite, com considerações terapêuticas** *(Continuação)*

Rinite alérgica

Monoterapia	Considerações terapêuticas
Antileucotrieno oral + corticosteroide intranasal	Alívio adicional subjetivo em estudos limitados; dados insuficientes

Rinite não alérgica (idiopática)

Monoterapia	Considerações terapêuticas (efeitos colaterais, ver acima)
Medicamentos orais	
Anti-histamínicos	Geralmente ineficazes para rinite não alérgica
Descongestionantes	Pseudoefedrina reduz a congestão nasal (A)
Medicamentos intranasais	
Anti-histamínicos	Eficaz para rinite vasomotora (A)
Corticosteroide	Eficaz para algumas formas de rinite não alérgica, incluindo rinite vasomotora e RENA (A)
Terapia combinada	Dados insuficientes para fornecer recomendações em rinite não alérgica

RENA, rinite eosinofílica não alérgica; RAS, rinite alérgica sazonal; RAP, rinite alérgica perene; AAS, ácido acetilsalicílico.

Tabela 181.2 | **Anti-histamínicos H₁ de primeira geração**

Nome	Apresentação	Posologia	
		Crianças	Adultos e crianças > 12 anos
Cetotifeno	Xarope: 0,2 mg/mL Solução oral: 1 mg/mL Comprimidos: 1 mg	6 meses-3 anos: 0,05 mg/kg, 12/12 h > 3 anos: 5 mL, 2x/dia	1 cp. a cada 12 h
Clemastina	Xarope: 0,05 mg/mL Comprimidos: 1 mg	< 1 ano: 2,5-5 mL, 12/12 h 3-6 anos: 5 mL, 12/12 h 6-12 anos: 7,5 mL, 12/12 h	20 mL a cada 12 h ou 1 cp. a cada 12 h
Dexclorfeniramina	Xarope: 2 mg/5 mL Comprimidos: 2 mg Drágeas: 6 mg	2-6 anos: 1,25 mL, 8/8 h 6-12 anos: 2,5 mL, 8/8 h	5 mL ou 1 cp., 8/8 h (máximo 12 mg/dia)
Hidroxizina	Xarope: 2 mg/mL Comprimidos: 10 e 25 mg	< 6 anos: até 50 mg/dia > 6 anos: até 100 mg/dia	Até 150 mg/dia
Prometazina	Xarope: 5 mg/5 mL Comprimidos: 25 mg	1 mg/kg/dia, 2-3x/dia	20-60 mg/dia

Fonte: Greiwe e Bernstein.[8]

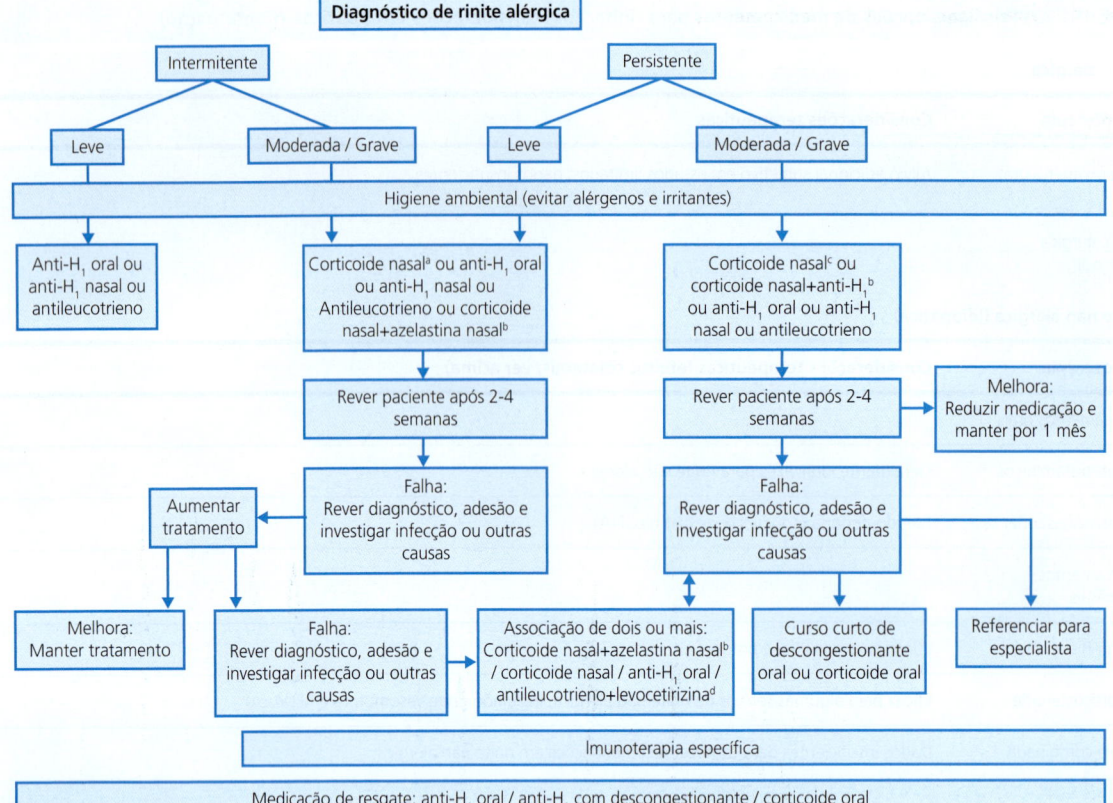

▲ **Figura 181.1**
Fluxograma para o tratamento da rinite alérgica.
Anti-H$_1$, anti-histamínico H$_1$
[a]Sem ordem de preferência.
[b]Acima de 6 anos.
[c]Em ordem de preferência.
[d]Acima de 18 anos.
Fonte: IV Brazilian Consensus on Rhinitis: 2017 update.

IgE para alérgenos definidos. É recomendada para pacientes com alergia respiratória mediada por anticorpos IgE, cujos sintomas respondem inadequadamente à terapêutica recomendada por diretrizes clínicas.[6]

A indicação de IT deve estar fundamentada em alguns aspectos principais:

- Comprovação da sensibilização alérgica mediada por IgE.
- Relevância da alergia no desencadeamento de sintomas do paciente.
- Disponibilidade do extrato alergênico padronizado para o tratamento.

A IT pode ser administrada por via intravenosa (IV), subcutânea (SC) ou sublingual (SL). Na primeira, as pesquisas informam maior eficácia, mas com maior chance de reação alérgica. Então, há orientação para que as aplicações sejam feitas próximas de um médico e com aparelhos de suporte de reanimação. Cada vez mais em uso, a via SL é mais segura, de maior comodidade para o paciente, que pode fazê-la em casa e levar o frasco em ambiente refrigerado para qualquer lugar.

A escolha para indicar a IT em pacientes com rinites alérgicas vai desde o não controle dos sintomas com os medicamentos e a higiene ambiental, coexistência de asma, alergia ocular com sintomas nasais intensos e persistentes, até não conseguir evitar os antígenos que desencadeiam a rinite alérgica.

A IT é o único tratamento atualmente que altera a resposta imunológica e com efeitos que persistem anos após sua descontinuação. Pacientes monossensibilizados têm maior probabilidade de demonstrar os efeitos da IT com alérgenos. Não há limite maior ou menor de idade para IT com alérgenos. A IT por via SL pode ser um tratamento seguro e eficaz para todas as idades, apesar de a eficácia em crianças menores de 5 anos de idade não estar muito bem documentada.

Cabe ressaltar que as preparações para IT específica com alérgenos, para uso SC ou SL, devem ser individualizadas quanto à composição e à concentração e só podem ser disponibilizadas por prescrição médica. Portanto, não são passíveis de comercialização em farmácias e drogarias. Para orientar a aplicação de IT, o médico deve ter capacitação específica. A aplicação de IT com alérgenos por qualquer via é acompanhada de riscos.

A IT está contraindicada em pacientes com doença coronariana ou em uso de betabloqueadores e nos casos de alterações do sistema imunológico, tais como imunodeficiências e doenças autoimunes. A IT pode ser indicada em crianças pré-escolares e nos idosos, não devendo ser iniciada durante a gravidez. Todavia, mulheres em uso de IT que venham a engravidar podem continuar o tratamento.

Tratamento das rinites não alérgicas

É muito comum o paciente ter a rinite mista, ou seja, a rinite alérgica e a não alérgica. Destas, as mais incidentes são as vasomotoras provocadas por mudança de temperatura. Por isso, recomenda-se evitar a exposição ao ar condicionado, como também à câmara fria/caldeira. É mais difícil para indivíduos que vivem em cidades com muita oscilação térmica. Sendo assim, o

Tabela 181.3 | **Anti-histamínicos H₁ de segunda geração**

Nome	Apresentação	Posologia Crianças	Posologia Adultos e crianças > 12 anos
Cetirizina	Gotas: 10 mg/mL Solução oral: 1 mg/mL Comprimidos: 10 mg	2-6 anos: 2,5 mg, 12/12 h 6-12 anos: 5 mg, 12/12 h	10 mg/dia
Desloratadina	Solução oral: 0,5 mg/mL Comprimidos: 5 mg	6 m-2 anos: 2 mL, 1x/dia 2-6 anos: 2,5 mL, 1x/dia 6-11 anos: 5 mL, 1x/dia	5 mg/dia
Ebastina	Xarope: 1 mg/mL Comprimidos: 10 mg	2-6 anos: 2,5 mL, 1x/dia 6-12 anos: 5 mL, 1x/dia	10 mg/dia
Epinastina	Comprimidos: 10 ou 20 mg		10-20 mg/dia
Fexofenadina	Comprimidos: 30, 60, 120 e 180 mg	6-11 anos: 30-60 mg/dia	60 mg, 12/12 h, ou 120 mg/dia
Levocetirizina	Comprimidos: 5 mg	> 6 anos: 5 mg/dia	5 mg/dia
Loratadina	Solução oral: 5 mg/mL Comprimidos: 10 mg	> 2 anos < 30 kg: 5 mg/dia > 30 kg: 10 mg/dia	10 mg/dia
Rupatadina	Comprimidos: 10 mg		10 mg/dia

Fonte: Adaptada de Greiwe e Bernstein.[8]

ideal é manter o uso do corticoide nasal pelo tempo que ocorrerem estas alternâncias de temperatura.

A rinite medicamentosa, sobretudo por uso de vasoconstritores ou descongestionantes nasais, é uma situação que provoca vício físico, devido ao seu efeito-rebote, como também psicológico, pois a pessoa fica ansiosa se não estiver próxima destes remédios, se por acaso ocorrer uma obstrução nasal. O ideal é alertar do seu perigo, que pode ter comprometimento cardíaco (taquicardias, aumento da pressão arterial e infarto do miocárdio). Além de orientar para que não sejam mais usados, deve-se contar com outros medicamentos (corticoides nasais, soros fisiológicos nasais e descongestionantes orais e antialérgicos).

Há também a rinite ocupacional, ou seja, quando o ambiente do trabalho pode provocar um quadro de rinite no trabalhador, que geralmente não tem os sintomas quando não está no trabalho (férias, finais de semana), ou pode também ocorrer uma piora dos sintomas para quem já tem o diagnóstico. Pode ser alérgica e não alérgica, e os tratamentos são os mesmos, além de reforçar a pesquisa do agente causador, tentar evitar a exposição do que ocasiona ou agrava os sintomas e evitar que a doença progrida principalmente para uma asma ocupacional.

Tabela 181.4 | **Anti-histamínicos H₁ de uso tópico (intranasal e ocular)**

Nome	Apresentação	Posologia Crianças	Posologia Adultos e crianças > 12 anos
Azelastina (intranasal)	Spray nasal: 1 mg/mL	> 6 anos: 1 jato em cada narina, 12/12 h	1 jato em cada narina, 12/12 h
Cetotifeno (ocular)	Colírio: 0,25 e 0,5 mg/mL	> 3 anos: 1 gota em cada olho, 12/12 h (máximo 6 semanas)	1 gota em cada olho, 12/12 h ou 6/6 h (máximo 6 semanas)
Epinastina (ocular)	Colírio: 0,5 mg/mL		1 gota em cada olho, 12/12 h
Olopatadina (ocular)	Colírio: 1 mg/mL e 2 mg/mL	> 3 anos: 1 gota em cada olho, 12/12 h 1 gota em cada olho, 1x/dia	1 gota em cada olho, 12/12 h 1 gota em cada olho, 1x/dia

Fonte: Adaptada de Greiwe e Bernstein.[8]

Tabela 181.5 | **Corticosteroides de uso tópico (intranasal)**

Corticosteroide	Dosagem e administração	Dose	Idade
Beclometasona	50 e 100 µg/jato 1-2 jatos/narina, 1-2 vezes/dia	100-400 µg/dia	> 6 anos
Budesonida	32/50/64 e 100 µg/jato 1-2 jatos/narina, 1 vez/dia	100-400 µg/dia	> 4 anos
Fluticasona (furoato)	27,5 µg/jato 1-2 jatos, 1 vez/dia	55-110 µg/dia	> 2 anos
Fluticasona (propionato)	50 µg/jato 1-2 jatos/narina, 1 vez/dia	100-200 µg/dia	> 4 anos
Fluticasona (associada à azelastina anti-H_1)	50 µg fluticasona + 137 µg azelastina/jato 1 jato, 12/12 h	100 µg fluticasona + 174 µg azelastina/dia	> 12 anos
Mometasona	50 µg/jato 1-2 jatos/narina, 1 vez/dia	100-200 µg/dia	> 2 anos
Triancinolona	55 µg/jato 1-2 jatos/narina, 1-2 vezes/dia	100-440 µg/dia	> 6 anos

Fonte: Adaptada de Greiwe e Bernstein.[8]

Situações especiais

Crianças. As crianças com rinite alérgica têm frequência elevada de infecções de vias aéreas superiores, que tendem a agravar a rinite e podem acarretar complicações.[6] Rinites virais podem ocorrer já nas primeiras semanas de vida, tornando-se mais frequentes com o contato com outras crianças em creches, escolas e com seus irmãos.

Na faixa etária de 2 a 6 anos, a frequência média é de seis resfriados ao ano. No entanto, infecções bacterianas secundárias podem prolongar esse tipo de rinite por várias semanas. Rinites de natureza viral com duração maior do que 7 a 10 dias sugerem fortemente rinossinusite.

Rinite desencadeada por aeroalérgenos é pouco observada até os 4 ou 5 anos de vida, sendo difícil de ser diferenciada das rinites infecciosas. Com o avançar da idade, há um progressivo aumento de sua incidência, atingindo seu pico entre o período de adolescência e adulto jovem. Segundo o estudo ISAAC, conduzido no Brasil, a prevalência média do diagnóstico de rinite foi de 19,9% para crianças de 6 a 7 anos. Em crianças que apresentem rinossinusites infecciosas, otites médias e tonsilites recorrentes, é importante a avaliação de uma causa alérgica ou de uma deficiência imunológica.

Rinite idiopática, RENA e polipose nasal são condições pouco frequentes na infância. Entretanto, a sua presença torna obrigatória a exclusão diagnóstica de fibrose cística. A intolerância ao ácido acetilsalicílico (idiossincrasia) ocorre mais comumente em adolescentes e adultos jovens.[6]

Idosos. A rinite persistente nos idosos raramente tem causa alérgica, sendo em geral provocada por mecanismos não alérgicos, como o desequilíbrio autonômico ou sequela de distúrbios nasais prévios e do uso de medicamentos.[6] Um dos melhores exemplos de hiper-reatividade nasal nesta faixa etária é o "gotejamento nasal do idoso", caracterizado por rinorreia aquosa clara e profusa, formando um gotejamento retronasal. Nesses casos, a instilação de brometo de ipratrópio pode ser benéfica. Rinite de causa alérgica também pode estar presente, sendo recomendável cautela na escolha terapêutica, devido à idade. Os anti-histamínicos de segunda geração são mais seguros nos idosos; já os clássicos podem causar retenção urinária e problemas de acomodação visual. Vasoconstritores, sobretudo os sistêmicos, mais frequentemente promovem efeitos colaterais cardiovasculares, do sistema nervoso central e retenção urinária. A probabilidade de ocorrer interação entre medicamentos aumenta com a idade e com a quantidade em uso. Alguns medicamentos, como inibidores da enzima conversora da angiotensina e betabloqueadores, podem agravar a obstrução nasal.[6]

Gestantes e nutrizes. Obstrução nasal e rinorreia podem ocorrer, sobretudo no último trimestre da gestação e costumam desaparecer rapidamente após o parto.[6] A intensidade dos sintomas se correlaciona com os níveis de estrogênio no sangue. A rinite alérgica pode potencialmente melhorar, piorar ou até mesmo ficar inalterada durante a gravidez. O tratamento deve ser cauteloso nesta fase. Anti-histamínicos de primeira geração têm sido os mais usados. Uma metanálise não documentou aumento de malformações congênitas entre gestantes tratadas com anti-histamínicos de primeira geração. A segurança dos anti-histamínicos de segunda geração em gestantes tem menor número de estudos controlados. Levantamentos em bases de dados populacionais não têm documentado associação entre esses fármacos e aumento de malformações congênitas. Estudos experimentais em animais, com cetirizina, levocetirizina e loratadina, mostraram serem esses fármacos seguros, mas, apesar disso, receberam pela Food and Drug Administration (FDA) o grau de moderada evidência. A fexofenadina e a desloratadina apresentam evidência fraca. A quantidade de anti-histamínico (fexofenadina, loratadina, desloratadina) excretada no leite materno é muito baixa e tem pouca chance de causar distúrbios nos lactentes em aleitamento materno. Estudos têm demonstrado que os descongestionantes sistêmicos podem causar distúrbios vasculares na placenta e no feto. Solução salina e cromoglicato dissódico podem ser utilizados como terapêutica adjuvante. Nos casos mais graves, os corticosteroides de uso tópico nasal, que já demonstraram poucos efeitos adversos, devem ser considerados, dando-se preferência à budesonida (moderada evidência) por ter volume significativo de estudos durante a gestação. Estudos que avaliaram a quantidade desse fármaco excretada no leite materno mostraram concentração muito baixa e destituída de possíveis riscos de efeitos sobre o lactente. Na presença de rinite infecciosa bacteriana durante a gravidez, a amoxicilina deve ser o antibiótico de primeira escolha.[6]

Atletas. Não constitui a forma mais comum, mas é importante lembrar-se de que o exercício pode ser um fator desencadeante de doenças de natureza alérgica, como asma, urticária e anafilaxia. A rinite desencadeada por exercício tem como principal manifestação a rinorreia, sendo esta mais intensa e com maior potencial de interferir sobre o desempenho aos exercícios, entre os indivíduos com doença alérgica de base. O exercício físico normalmente tem um potente efeito vasoconstritor, proporcionando uma interessante diminuição da resistência nasal com o aumento da frequência cardíaca, devido principalmente à liberação de norepinefrina. Em circunstâncias normais, não ocorre efeito-rebote e a vasoconstrição tem duração de cerca de 1 hora após o exercício.[6] Ao se prescrever medicação para o controle da rinite em atletas, dois princípios devem ser considerados: a) o medicamento preconizado não pode ser proibido nas competições e b) a medicação não deve ter efeito adverso que afete o desempenho no esporte. Deve-se ter em mente que os vasoconstritores e costicosteroides, tópicos ou sistêmicos, podem causar exames positivos para *doping*. Anti-histamínicos, antileucotrienos, ipratrópio nasal, cromoglicato nasal e IT específica são permitidos. Anti-histamínicos de primeira geração têm efeito sedante e anticolinérgico, prejudicando o desempenho físico. A IT pode causar desconforto no local da injeção SC por vários dias. Levando-se em conta essas considerações, se o atleta com rinite alérgica necessitar de tratamento medicamentoso, deve-se preferir um anti-histamínico H_1 de segunda geração e/ou um corticosteroide tópico. Em casos de rinite sazonal, a IT pode reduzir a necessidade ou a quantidade de medicação adicional. Ela deve ser iniciada 3 meses antes da temporada esportiva, e os pacientes deveriam ser aconselhados a evitar exercícios físicos mais intensos no dia da injeção. É importante que todas as medicações preconizadas para atletas com rinite sejam notificadas aos órgãos responsáveis pela organização das competições.[6]

Quando referenciar

- Doentes com sinais e sintomas sugestivos de complicações orbitárias, como dor ocular severa de início recente, proptose, rebaixamento agudo da visão, celulite orbitária, devem ser referenciados com urgência.
- Indivíduos com sinais de alerta vermelho (*red flags*), como dor e obstrução nasal, frequentemente unilateral, e rinorreia sanguinolenta, devem ser referenciados para serviço de cirurgia otorrinolaringológica, podendo indicar sinal de malignidade.
- Dor nasal, congestão, epistaxe, crostas e deformidade nasal secundária à perfuração de septo também devem ser referenciados, podendo ser os primeiros sinais de granulomatose de Wegener ou outras doenças granulomatosas de origem infecciosa (paracoccidioidomicose, leishmaniose, sífilis, etc.).
- Corpos estranhos e sinais e sintomas sugestivos de celulite orbitária (dor ocular severa de início recente, proptose, rebaixamento agudo da visão) devem ser referenciados com urgência.
- Rinorreia líquida transparente desencadeada imediatamente à manobra de Valsalva ou a outros esforços, associada ou não a histórico de trauma craniano ou cirurgias de seios da face e/ou internações pregressas por meningite, deve levantar a suspeita de rinoliquorreia.
- Pessoas que requeiram medicamentos em doses não habituais para determinada condição.
- Indivíduos com diagnóstico incerto, resposta insatisfatória à terapia e que necessitem de investigação adicional; teste alérgico cutâneo ou *in vitro* (identificação de IgE específica), entre outros.
- Crianças com rinite e asma com suspeita de alergia alimentar são indivíduos que apresentam risco aumentado de reações fatais a alimentos e necessidade de teste de provocação alimentar.
- Doentes com suspeita de asma ou rinite ocupacional, já que a identificação precoce de fatores desencadeantes oferece possibilidade de cura.
- Indivíduos com rinite alérgica sazonal sem resposta ao tratamento ou intolerantes a tratamentos convencionais, já que podem beneficiar-se de IT.
- Indivíduos que tenham tido anafilaxia com envolvimento cardíaco ou respiratório.
- Pacientes pediátricos ou com alterações cognitivas, que se apresentem com rinorreia fétida unilateral, devido à suspeita de se tratar de corpo estranho em cavidades nasais.

Erros mais frequentemente cometidos

- Subestimar a doença. Lembrar-se de que a rinite pode cursar com importante prejuízo no desempenho e na qualidade de vida das pessoas. Não raramente há dissociação entre a experiência do doente e as interpretações do médico
- Referenciar quadros com características benignas. A maior parte dos sintomas da rinite pode e deve ser manejada na atenção primária, com a adequada atenção que o quadro demanda
- Falhar nos aspectos ambientais quando estes possam indicar maior relevância no manejo do caso
- Usar incorretamente os dispositivos inalatórios. A explicação dos métodos corretos de administração dos medicamentos faz parte da consulta e melhora a adesão ao tratamento
- Fazer escolhas ou associações inadequadas de medicamentos. As melhores escolhas combinam as melhores evidências às particularidades, aos recursos e às opiniões de cada paciente
- Esquecer-se de que em doentes com sintomatologia persistente, deve-se investigar a possibilidade de asma. Indivíduos com rinite alérgica têm risco aumentado para o desenvolvimento de asma
- Não pesquisar, além de asma, por demais condições associadas, como otites, sinusite crônica, pólipos nasais, conjuntivite e dermatite atópica

Prognóstico e complicações possíveis

A maior parte dos casos de rinite deve ser manejada na atenção primária. Uma boa adesão às medidas comportamentais, sempre que indicadas, e o uso racional da terapêutica farmacológica básica, corticosteroides tópicos e anti-histamínicos de segunda geração, sistêmicos ou tópicos, controlarão os sintomas na grande maioria das pessoas. Embora grande parte desses casos seja benigna, com relativa curta duração, e autolimitada, existe um número considerável de indivíduos que sofre de sintomas mais severos, por tempo mais prolongado, ou com baixa resposta ao tratamento, necessitando de intervenções proporcionais à gravidade do caso[9] e de seguimento compartilhado com outros níveis de atenção. As complicações mais comuns, por sua vez, constituem-se nas otites e nas sinusites, que podem cronificar, mas boa parcela ainda poderá ser manejada na atenção primária.

Atividades preventivas e de educação

Atividades educativas e de prevenção secundária, tanto as relacionadas às medidas de controle ambiental (ver Quadro 181.8), quando indicadas, quanto ao uso correto dos dispositivos inalatórios, por exemplo, podem consistir em elemento que promova maior adesão e que possibilite melhores respostas no tratamento das rinites de forma geral.

As principais recomendações de prevenção primária são citadas a seguir:[1]

- Sugere-se o aleitamento materno exclusivo ao menos pelos primeiros 3 meses, independentemente da história familiar de atopia. Apesar da evidência não ser convincente como forma de prevenir alergia ou asma, deve ser incentivada, pois os benefícios ultrapassam quaisquer dificuldades de uma amamentação, excetuando-se as contraindicações absolutas ao aleitamento materno (galactosemia clássica, infecção materna pelo vírus da imunodeficiência humana [HIV], etc.).
- Sugere-se que não sejam adotadas medidas dietéticas que evitem exposição a antígenos em gestantes ou nutrizes para prevenir o desenvolvimento de alergias em crianças (recomendação fraca com evidência de muito baixa qualidade). É mais válida uma adequada nutrição de mães e filhos do que o efeito incerto dessa medida.
- Recomenda-se que crianças e gestantes evitem completamente a exposição ambiental à fumaça de cigarro (tabagismo passivo) para reduzir o risco de crianças desenvolverem alergia, sibilância ou asma; constitui raro caso de forte recomendação com evidência relacionada de muito baixa qualidade.
- Sugerem-se intervenções multifacetadas para reduzir a exposição precoce de crianças (lactentes e pré-escolares) a ácaros; trata-se de recomendação fraca, com evidência de baixa qualidade. Os custos para tais medidas costumam ser altos (capas para todos os colchões e travesseiros da casa, uso rotineiro de aspiradores de pó com filtro de alta eficiência, lavagem de camas e brinquedos a temperatura acima de 55°C, uso de produtos acaricidas domésticos, assoalho liso sem carpete, etc.) para uma redução pequena e incerta no risco de desenvolvimento de sibilância ou asma. No entanto, maior atenção deve ser dada à presença de pelo menos um dos pais e/ou um ou mais irmãos com asma ou outra condição alérgica.
- Sugere-se que não exista nenhuma medida especial contra a exposição de lactentes e pré-escolares a animais de estimação (recomendação fraca com evidência de baixa qualidade). Pode existir maior possibilidade de prejuízo psicossocial em não ter um animal de estimação do que possibilidade de redução no risco, incerto, de desenvolver asma ou alergia. Entretanto, devem ser consideradas nas situações em que outros membros da família possam ser sensibilizados.
- Recomendam-se, para indivíduos expostos a agentes ocupacionais, medidas preventivas específicas que reduzam ou eliminem a exposição a tais desencadeantes, a fim de se reduzir o risco de sensibilização e desenvolvimento subsequente de rinite ocupacional e asma ocupacional (forte recomendação, com evidência de baixa qualidade). Nesse caso específico, evitar totalmente a exposição aos alérgenos parece ser a medida de prevenção primária mais eficaz.

Papel da equipe de saúde

O trabalho em equipe é sempre positivo, e algumas atividades podem ser executadas por outros profissionais, reforçando o cuidado de saúde e auxiliando na recuperação. A boa adesão às medidas comportamentais, sempre que indicadas, e o uso racional da terapêutica farmacológica básica controlarão os sintomas na maioria das pessoas e podem ser reforçados com o trabalho dos enfermeiros e farmacêuticos. Após as consultas com o médico de família, o ensino do uso correto de espaçadores inalatórios para o tratamento da asma, por exemplo, pode ser orientado por esses profissionais. Atividades educativas e de prevenção relacionadas às medidas de controle ambiental, quando indicadas, podem ser orientadas pelos agentes de saúde.

REFERÊNCIAS

1. Brożek JL, Bousquet J, Agache I, Agarwal A, Bachert C, Bosnic-Anticevich S, et al. Allergic Rhinitis and its Impact on Asthma (ARIA) guidelines – 2016 revision. J Allergy Clin Immunol. 2017;140(4):950-8.

2. Baraniuk JN. Pathogenesis of the allergic rhinitis. J Allergy Clin Immunol. 1997;99(2):S763-72.

3. Khan DA. Allergic rhinitis and asthma: epidemiology and common pathophysiology. Allergy Asthma Proc. 2014;35(5):357-61.

4. Seidman MD, Gurgel RK, Lin SY, Schwartz SR, Baroody FM, Bonner JR, et al. Clinical Practice Guideline: Allergic Rhinitis. Otolaryngol Head Neck Surg. 2015;152(2):197-206.

5. Wallace DV, Dykewicz MS, Bernstein DI, Blessing-Moore J, Cox L, Khan DA, et al. The diagnosis and management of rhinitis: an updated practice parameter. J Allergy Clin Immunol. 2008;122(Suppl 2):S1-84.

6. Sakano E, Sarinho ES, Cruz AA, Patorino AC, Tamashiro E, Kuschnir F, et al. IV Brazilian Consensus on Rhinitis: 2017 update. Braz J Otorhinolaryngol. 2017;pii: S1808-8694(17)30187-8.

7. Church DS, Church MK, Scadding GK. Allergic rhinitis: impact, diagnosis, treatment and management [Internet]. Clinical Pharmacist; 2016 [capturado em 26 maio 2018]. Disponível em: http://www.pharmaceutical-journal.com/research/review-article/allergic-rhinitis-impact-diagnosis-treatment-and-management/20201509.article.

8. Greiwe JC, Bernstein JA. Combination therapy in allergic rhinitis: what works and what does not work. Am J Rhinol Allergy. 2016;30(6):391-6.

9. Hellings PW, Klimek L, Cingi C, Agache I, Akdis C, Bachert C, et al. Non-allergic rhinitis: position paper of the European Academy of Allergy and Clinical Immunology. Allergy. 2017;72(11):1657-65.

CAPÍTULO 182

Epistaxe na atenção primária à saúde

Patricia Taira Nakanishi
Marcio Nakanishi

Aspectos-chave

▶ Noventa por cento dos casos de epistaxe são de sangramento nasal anterior.

▶ Em geral, a epistaxe é autolimitada – a maioria dos sangramentos nasais cessa entre 10 e 15 minutos.

▶ Deve-se perguntar sempre se o sangramento é uni ou bilateral.

▶ É necessário avaliar a pessoa com epistaxe considerando etiologias locais e sistêmicas.

▶ Antes de examinar a pessoa com epistaxe, garanta a sua proteção (óculos, máscara, capote, luvas), além de materiais e equipamentos adequados.[1]

Caso clínico

Roberta, 24 anos, casada, operadora de caixa, chega à Unidade Básica de Saúde com epistaxe intensa. Enquanto vai sendo acolhida, informa que é tabagista, mas não tem problemas de saúde, exceto rinite, e nega uso de drogas. Não soube mensurar a perda sanguínea, nem o tempo. Ao exame: hidratada, normocorada, frequência cardíaca 80, pressão arterial (PA) 130 × 80 mmHg, com epistaxe unilateral. Enquanto preparavam o material para exame e tamponamento, posicionaram Roberta sentada na maca, com o tronco ligeiramente fletido e fazendo digitopressão sobre as asas nasais. Em 10 minutos, tendo parado a hemorragia, foi identificado ponto de sangramento na área de Kiesselbach. Com a cauterização, Roberta recebeu as orientações, com retorno agendado para reavaliação.

Teste seu conhecimento

1. Em caso de epistaxe, quais são os sinais de alerta para referenciamento a serviço especializado?
   a. Sangramento nasal persistente
   b. Alterações de sinais vitais
   c. Crianças menores de 2 anos
   d. Todas as alternativas

2. Em caso de suspeita de causa secundária, qual(is) a(s) causa(s) possível(is) de epistaxe?
   a. Uso inalado de drogas
   b. Discrasia sanguínea
   c. Uso de ácido acetilsalicílico
   d. Todas as alternativas

3. Em caso de sangramento unilateral, qual das assertivas a seguir NÃO condiz com a hipótese diagnóstica provável?
   a. Abuso de descongestionantes nasais
   b. Desvio de septo
   c. Alcoolismo
   d. Tumor

4. Em caso de sangramento bilateral, qual(is) a(s) hipótese(s) diagnóstica(s) deve(m) ser pensada(s)?
   a. Hipertensão arterial sistêmica
   b. Uso de fármacos, como ácido acetilsalicílico, paracetamol, furosemida
   c. Hepatopatias
   d. Todas as alternativas

5. Na atenção primária à saúde, contando com o acompanhamento ao longo do tempo, a situação de epistaxe recorrente pode ser frequente. Neste caso, para prevenção de epistaxe recorrente, é correto:
   a. Orientar primeiros socorros
   b. Orientar quando procurar serviço de saúde
   c. Prescrever o uso de antibiótico tópico
   d. Todas as alternativas

Respostas: 1D, 2D, 3C, 4D, 5D

Do que se trata

A epistaxe é definida como sangramento proveniente da mucosa nasal.[1,2]

Epidemiologia

Calcula-se que 60% da população adulta já tenha apresentado ao menos um episódio de epistaxe.[3] Por ser uma condição comum, apresenta-se em 7 a 14% da população a cada ano. Trata-se, no entanto, de uma condição, em geral, autolimitada. A incidência parece ser mais alta nos homens e mais frequente nos meses mais frios.[1,4] No pronto-socorro otorrinolaringológico da cidade de São Paulo, registram-se cerca de 100 casos de epistaxe mensalmente. A incidência estimada é de 26 a 108/100.000 pessoas por ano.[2]

Estima-se que apenas 6% dos casos de epistaxe necessitem de intervenção médica para contenção do sangramento, e a taxa de mortalidade por epistaxe maciça é de menos de 0,01%.[5]

Na atenção primária à saúde, muitas pessoas não apresentam sangramento ativo no momento da consulta; contudo, a procura ao serviço médico é motivada pela ansiedade da pessoa em relação à gravidade e à eventual recorrência da hemorragia.

Considerando a elevada frequência da epistaxe e a possibilidade de repercussões locais e sistêmicas importantes, este capítulo tem por objetivos revisar a anatomia da irrigação sanguínea nasal, comentar a etiopatogenia, o diagnóstico e o tratamento de casos agudos e crônicos na esfera da APS.

Anatomia aplicada (ou revisão da anatomia)

O suprimento arterial do nariz ocorre pelos ramos das carótidas interna e externa. A artéria carótida interna fornece ramos para a artéria etmoidal anterior e posterior, e a artéria carótida externa oferece ramos para a artéria esfenopalatina, que supre a maior parte das fossas nasais.

A mucosa da região mais anterior do septo nasal apresenta uma área de anastomoses vasculares conhecida como plexo de Kiesselbach (Figura 182.1), ou área de Little. Por estar mais anteriorizada, é mais vulnerável a traumas e à formação de crostas, cuja remoção pode desencadear sangramentos unilaterais.

A região posterior do nariz é responsável pelos sangramentos mais volumosos, cuja irrigação é dada pela artéria esfenopalatina, que pode fazer anastomoses e formar, nessa região, o plexo de Woodruff.[1]

Classificação e etiopatogenia

Como o sangramento nasal se trata de um sintoma, é necessária a busca da sua causa. A etiologia é identificada em apenas 15% dos casos. Pode ser de origem arterial ou venosa, causada por alterações locais ou sistêmicas. As causas mais frequentes são trauma local por escoriação, ressecamento da mucosa nasal, seja por ar seco ou uso de cateter nasal, inflamação da mucosa nasal, uso de medicações nasais, desvio de septo ou outras variações anatômicas. Em crianças, deve-se sempre suspeitar de corpo estranho.[6]

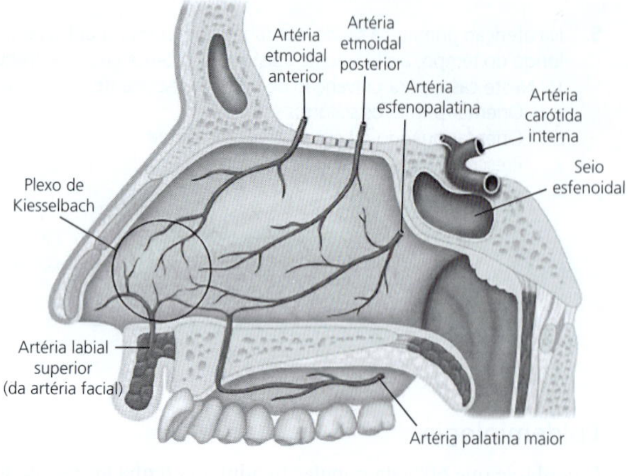

Se o sangramento é recorrente ou de difícil controle, é importante considerar referenciamento ao especialista, uma vez que se devem investigar anomalias vasculares, tumores, coagulopatias e outras condições (Quadro 182.1).

A classificação da epistaxe é de suma importância, pois está relacionada com a etiopatogenia e com a conduta a ser tomada. Essa classificação é dividida em anterior e posterior.

Epistaxe anterior

Representa o tipo mais comum de sangramento, costumando ser unilateral e autolimitado. Observa-se sangramento anterior, exteriorizando-se por uma narina, e, ao exame da cavidade oral e orofaringe, não há indícios de sangramento. Na maioria dos casos, o local de sangramento ocorre no plexo de Kiesselbach, área situada no terço anterior da cavidade nasal que pode ser visualizada na rinoscopia anterior. Ela costuma ocorrer mais em crianças e adultos jovens, que são mais suscetíveis a traumas locais, sobretudo as crianças, pela manipulação do septo nasal anterior, seguido da remoção de crostas.

Epistaxe posterior

Esse tipo de sangramento é mais raro, porém mais grave e volumoso. Observa-se a predominância do sangue na parede pos-

Figura 182.1
Área de Kiesselbach.

Quadro 182.1	**Condições mais frequentes relacionadas à epistaxe**	
Alterações locais	Traumas	Mais comuns em crianças, pela manipulação do septo nasal anterior e lesão da área de Kiesselbach
	Desvio de septo	Mais comum em adultos jovens do sexo masculino
	Inflamação	IVAS, rinossinusites
	Outras	Corpo estranho, míiase, solventes, fármacos, abuso de descongestionantes nasais, corticosteroides tópicos nasais ou outras drogas, além de tumores como o nasoangiofibroma
Alterações sistêmicas	Alcoolismo	Diminuição de protrombina, deficiência de vitamina K
	Medicamentos	AAS, anticoagulantes, AINEs, alguns antibióticos – como β-lactâmicos e aminoglicosídeos —, anticoncepcional oral, paracetamol e furosemida
	Discrasias sanguíneas	História familiar presente em 42% dos casos; a mais comum é a hemofilia
	HAS	Doença sistêmica associada mais comum
	Outras	Hepatopatias (cirrose), IR, neoplasias, intoxicação por metais pesados

HAS, hipertensão arterial sistêmica; IVAS, infecção de vias aéreas superiores; AAS, ácido acetilsalicílico; AINEs, anti-inflamatórios não esteroides; IR, insuficiência renal.

Fonte: Araújo e colaboradores.[7]

terior da orofaringe e da cavidade oral. Com a flexão anterior da cabeça, pode-se observar o sangue exteriorizando-se pelas narinas também. Durante o exame, deve-se procurar *identificar o lado do sangramento*. Em decorrência do grande volume de sangue, muitas vezes torna-se difícil identificar a lateralidade do sangramento posterior, devido à formação de coágulos na rinofaringe. Ocorre com mais frequência a partir da 4ª década de vida, provavelmente associado às alterações degenerativas na túnica média dos vasos.[1]

O que fazer

Como em toda consulta na APS, ao utilizar o método SOAP (Subjetivo, Objetivo, Avaliação, Plano), deve-se atentar principalmente para:

- **Subjetivo.** Avaliar o tempo (duração), o local e a quantidade de sangramento, os traumas, as comorbidades e o uso de medicação.
- **Objetivo.** Realizar rinoscopia anterior (pode ser feita com otoscópio e espéculo grande), lateralidade do sangramento, se anterior ou posterior, avaliação de pressão e outras comorbidades.
- **Avaliação.** Classificar em epistaxe anterior ou posterior.
- **Plano.** Depois das medidas de primeiros socorros e a tentativa de estancar o sangramento, a conduta será exposta a seguir.

Episódio agudo

Não costuma haver comprometimento das vias aéreas, respiração, pulso e PA. Portanto, se a pessoa encontra-se bem, de modo geral, deve-se questionar sobre quando iniciou o sangramento e em qual lado; quanto sangue ela perdeu, para estimar se o sangramento é vultoso ou não (perguntar sobre quantos copos, por exemplo, acha que perdeu, pois sangramentos de grande monta exigem internação hospitalar); se foi introduzido algum objeto no nariz (como algodão ou gaze) antes de procurar ajuda médica; bem como sobre episódios prévios de epistaxe e como foi o tratamento.

Deve-se suspeitar de sangramento posterior se o sangramento for profuso, bilateral e o local do sangramento não for visualizado ao exame especular.

É importante determinar se há possibilidade de causa secundária em caso de história de cirurgia ou trauma recente; sintomas sugestivos de tumor (obstrução nasal geralmente unilateral, rinorreia, dor facial ou evidência de neuropatia de nervos cranianos); medicações em uso (anticoagulantes, fármacos de administração nasal); outras condições que predisponham ao sangramento (como hemofilia ou leucemia); história familiar de discrasias sanguíneas (características de telangiectasias hemorrágicas hereditárias); e fatores ambientais, como umidade e alérgenos.[8]

Crianças menores de 2 anos devem ser referenciadas ao especialista, por indicar risco elevado (*red flag*), para investigação de causa secundária provável.

O primeiro passo é realizar medidas de primeiros socorros e, então, identificar se o sangramento é anterior ou posterior.

Deve-se tranquilizar a pessoa, colocá-la sentada, com a cabeça fletida para frente, para evitar acúmulo de coágulos de sangue na orofaringe, examinar o pulso e a PA. Deve-se pedir à pessoa que assoe o nariz (retirada de crostas eventuais) e fazer uma leve compressão da região da asa nasal (diminuição do sangramento) por aproximadamente 10 minutos. É importante ter à mão uma boa fonte de luz e espéculo nasal para poder identificar a origem do sangramento.[2,8]

Se o episódio de epistaxe for resolvido com medidas de primeiros socorros, pode-se considerar aplicação tópica de antisséptico, particularmente em crianças, para as quais a cauterização não é a primeira opção.

Se não houve melhora com as medidas de primeiros socorros, deve-se proceder à aplicação de anestésico local (lidocaína a 2%) e vasoconstritor tópico (oximetazolina a 0,05%, 2 jatos de cada lado) e aguardar mais 10 minutos com compressão da asa nasal, antes de se proceder ao exame.[9] Em torno de 65% dos pacientes melhora com este procedimento.[6]

Se ainda houver sangramento após 10 minutos do uso de vasoconstritor e se puder visualizar o ponto de sangramento (pequeno ponto vermelho, 1 mm), procede-se à cauterização química (com nitrato de prata [C],[10] ácido tricloroacético), iniciando pela região circunjacente ao ponto de sangramento até que apareça uma cor branco-acinzentada no local. Após a cauterização, deve-se umedecer a área cauterizada com chumaço de algodão para remover excesso químico ou sangue e aplicar pomada antibiótica no local (C).[10] Usar pomada de sulfato de neomicina, 5 mg, quatro vezes ao dia, por 10 dias. Não há necessidade de curativo diário no lado afetado. Para crianças, utiliza-se pomada antisséptica (E).[2,7,8]

Se não houver melhora do sangramento ou, sendo sangramento anterior, não for visualizado o ponto de sangramento e se há condições de se realizar o procedimento, faz-se o tamponamento nasal anterior. O tamponamento pode ser feito após anestesia local (caso não tenha sido realizada), com gaze embebida em vaselina, por empilhamento ou sanfona. Se há controle do sangramento, não retirar tamponamento e orientar retorno para retirá-lo em 24 a 48 horas. Se não houver melhora ou se, à retirada do tampão, reiniciar o sangramento, deve-se referenciar ao especialista.

Observação importante: colocando-se diretamente a gaze embebida em vaselina, deve-se contar o número de gazes colocadas, para garantia da retirada de todas elas.

Devido ao risco de aspiração e deslocamento da gaze, pode ser utilizado o tampão em dedo de luva.

Atenção: há risco da síndrome do choque tóxico, pela liberação de toxinas do *Staphylococcus aureus* pela mucosa nasal, cuja solução é a retirada imediata do tampão.

Se o sangramento for posterior, procede-se ao tamponamento posterior com sonda de Foley (10-14). Insere-se a sonda pela fossa nasal até a visualização do balão na orofaringe. Em seguida, insufla-se o balão com 15 mL de solução fisiológica e fixa-se a extremidade na pele (cuidado para não lesar a asa nasal – risco de necrose). Deve-se referenciar ao serviço de emergência, de preferência com especialista.[2,8]

Quando referenciar

Deve-se referenciar para internação hospitalar se houver complicações da perda de sangue, sangramento persistente ou pessoas idosas com comorbidades (E),[8,10] como doença arterial coronariana, hipertensão grave, distúrbios da coagulação ou anemia grave.

Considera-se referenciamento ao especialista se a pessoa apresentar episódios recorrentes ou houver alto risco de causa secundária grave.

É essencial usar o discernimento clínico e considerar referenciamento caso se trate dos seguintes grupos: homens entre 12 e 20 anos, pois o nasoangiofibroma é possível, apesar de raro;

chineses de meia-idade, devido à alta incidência de câncer nasofaríngeo; pessoas acima de 50 anos, pelo fato de o câncer de cabeça e pescoço ser mais comum, apesar de estar associado a outros sintomas; pessoas com qualquer sintoma sugestivo de neoplasia (obstrução nasal, dor facial, perda auditiva, sintomas oculares – diplopia, proptose, adenomegalia cervical); e pessoas com história familiar de telangiectasia hemorrágica hereditária; e pessoas com história de exposição ocupacional à serragem ou a produtos químicos.

Epistaxe recorrente

Deve-se avaliar a pessoa e, se possível, identificar causa subjacente de sangramento nasal; aconselhar sobre os cuidados de primeiros socorros para quando ocorrer episódio de sangramento; discutir opções de manejo para epistaxe recorrente; e referenciar a pessoa ao especialista se o tratamento em APS foi ineficaz ou se houver suspeita de causa subjacente grave.

Exames complementares não são usuais, a não ser que haja suspeita de causa secundária. Um hemograma completo é importante se o sangramento foi de grande volume ou recorrente, ou se houver suspeita de anemia. Estudos de distúrbios da coagulação são importantes em caso de suspeita de diátese hemorrágica ou se for necessário o índice de normalização internacional (INR) para determinar ajuste de anticoagulantes.[8]

Manejo da epistaxe recorrente

Se a pessoa não está em alto risco de ter epistaxe grave, deve-se discutir o tratamento para epistaxe recorrente. O tratamento tópico com creme antisséptico para reduzir crostas e vestibulite é particularmente bom para crianças e mais fácil de tolerar do que a cauterização.

Deve-se referenciar para o especialista se (E) não houver melhora com o tratamento na APS e se houver risco de causa secundária.

Prescrição do antibiótico tópico: sulfato de neomicina (4x/dia, por 10 dias) ou mupirocina a 2% (2-3x/dia, por 7 dias).

> ### Erros mais frequentemente cometidos
> ▶ Não tamponar a pessoa com sangramento posterior se a referência for distante ou o acesso difícil
> ▶ Não cauterizar bilateralmente. Cauteriza-se apenas um lado do septo para evitar perfuração septal

Prognóstico e complicações possíveis

Na maioria dos casos (mais de 90%), o episódio tem solução espontânea. Deve-se evitar lesar áreas sadias (p. ex., pele da face, vestíbulo, etc.). Se a epistaxe for recorrente, evitar cauterizar na APS, pelo risco de perfuração de septo nasal.

Atividades preventivas e de educação

Durante as primeiras 24 horas, deve-se evitar atividade física que possa aumentar o risco de ressangramento, que inclui: assoar o nariz (principalmente se o nariz foi cauterizado) ou mexer no nariz; levantar peso ou fazer exercício extenuante; ficar deitado; beber álcool ou drinques pesados (vasodilatação). Se recomeçar o sangramento e não parar com as medidas de primeiros socorros, deve-se procurar o serviço médico mais próximo.

Em um estudo de seguimento de 54 pessoas com epistaxe não traumática em um hospital terciário de Porto Alegre, RS, observou-se recidiva de 37% em um ano, sendo que 70% dos que recidivaram apresentavam hipertensão arterial sistêmica, 35% eram usuários de ácido acetilsalicílico e 55% eram tabagistas. Quarenta por cento das recidivas ocorreram na primeira semana após o primossangramento.[11]

Papel da equipe multiprofissional

A equipe deve imediatamente socorrer a pessoa com epistaxe, devendo preparar todo o material, para que se possa estancar o sangramento. O controle das comorbidades é essencial para esses casos; portanto, o profissional da equipe de saúde que primeiro tiver contato com a pessoa deve já ir realizando a aferição da PA e da glicemia capilar, entre outros.

ÁRVORE DE DECISÃO

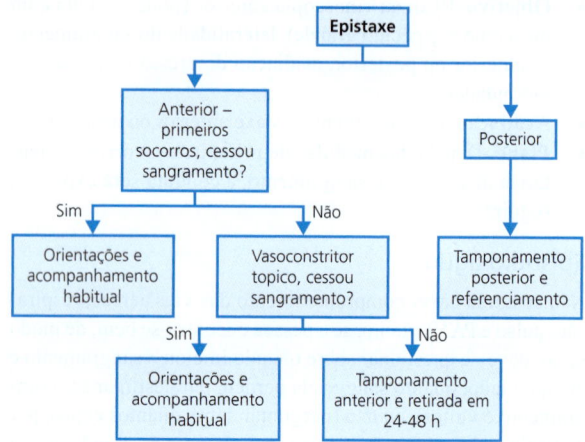

REFERÊNCIAS

1. Andrade JSC, Andrade NA. Epistaxe. In: Pignatari SSN, Anselmo-Lima WT. Tratado de otorrinolaringologia. 3. ed. Rio de Janeiro: Elsevier; 2018.

2. Beck R, Sorge M, Schneider A, Dietz A. Current approaches to epistaxis treatment in primary and secondary care. Dtsch Arztebl Int. 2018;115(1-02):12-22.

3. Pallin DJ, Chng YM, McKay MP, Emond JA, Pelletier AJ, Camargo CA Jr. Epidemiology of epistaxis in US emergency departments, 1992 to 2001. Ann Emerg Med. 2005;46(1):77-81.

4. Rezende GL, Granjeiro RC, Furtado PL, Pinheiros GB, Nakanishi M. O clima seco está relacionado com a internação hospitalar por epistaxe? Arq Int Otorrinolaringol. 2009;13(2):172-7.

5. Turri-Zanoni M, Arosio AD, Stamm AC, Battaglia P, Salzano G, Romano A, et al. Septal branches of the anterior ethmoidal artery: anatomical considerations and clinical implications in the management of refractory epistaxis. Eur Arch Otorhinolaryngol. 2018;275(6):1449-56.

6. Morgan DJ, Kellerman R. Epistaxis: evaluation and treatment. Prim Care. 2014;41(1):63-73.

7. Araújo E, Migliavacca R, Pereira DRR. Epistaxe. In: Duncan BB, Schimidt MI, Giugliani ERJ, organizadores. Medicina ambulatorial: condutas de atenção primária baseadas em evidências. 4. ed. Porto Alegre: Artmed; 2014.

8. Faistauer M, Faistauer A, Grossi RS, Roithmann R. Clinical outcome of patients with epistaxis treated with nasal packing after hospital discharge. Braz J Otorhinolaryngol. 2009;75(6):857-865.

9. Bequignon E, Vérillaud B, Robard L, Michel J4 Prulière Escabasse V, Crampette L, et al. Guidelines of the French Society of Otorhinolaryngology (SFORL). First-line treatment of epistaxis in adults. Eur Ann Otorhinolaryngol Head Neck Dis. 2017;134(3):185-189.

10. Kucik CJ, Clenney T. Management of epistaxis. Am Fam Physician. 2005;71(2):305-311.

11. National Institute for Health and Clinical Excellence. Epistaxe [Internet]. London; c2011 [capturado em 30 maio 2018]. Disponível em: http://www.cks.nhs.uk/epistaxis/management/scenario_acute_epistaxis.

CAPÍTULO 183

Disfonia

Cláudia Schweiger
Michelle Lavinsky-Wolff

Aspectos-chave

▶ A grande maioria das disfonias é benigna e autolimitada, causada por infecções virais nas vias aéreas superiores (IVAS) e/ou por abuso vocal.

▶ Disfonia que dura mais do que 15 dias em pessoa tabagista e/ou etilista e mais do que 3 meses em pessoa sem sinal de alerta deve ser sempre investigada com exames complementares.

▶ O primeiro exame complementar que deve ser solicitado em casos de disfonia é a videolaringoscopia (laringoscopia indireta).

▶ O tratamento das disfonias de início recente (menos de 15 dias), geralmente de causa traumática ou inflamatória/infecciosa, é não medicamentoso, com repouso vocal e hidratação. O uso de corticoides orais não é recomendado em casos de disfonia aguda ou crônica por haver ensaios clínicos randomizados mostrando efeitos adversos e pela falta de ensaios clínicos mostrando benefício.

▶ O manejo das patologias de laringe que causam disfonia pode envolver medicamentos, fonoterapia, cirurgia e, em casos de patologia maligna, também radioterapia e quimioterapia.

Caso clínico

Maria, 56 anos, do lar, refere ter iniciado, há cerca de 3 meses, com rouquidão e cansaço para falar, que vêm piorando ao longo dos dias. Procurou a Unidade Básica de Saúde (UBS) na primeira semana de evolução do quadro, quando recebeu prescrição de corticoides orais, hidratação via oral e orientação de repouso vocal. Sua disfonia foi atribuída pelo médico ao excesso de ensaios realizados pelo coral em que a paciente canta. A paciente seguiu o tratamento prescrito, mas não notou qualquer mudança. A paciente procurou novamente a UBS. Refere não ter notado nenhuma melhora da voz nesses últimos 3 meses e, há 15 dias, iniciou com disfagia para sólidos. Nega emagrecimento, odinofagia, dispneia ou febre. Fuma uma carteira de cigarros por dia há 40 anos. Nega uso de álcool. Nega patologias crônicas ou uso de medicações diariamente.

Teste seu conhecimento

1. Analisando a história e o quadro clínico, qual item a seguir não é considerado um sinal de alerta para patologia laríngea maligna?
   a. Disfagia
   b. Cansaço para falar
   c. Tabagismo
   d. Sem melhora em 3 meses

2. Considerando a conduta inicial do médico da UBS (primeira consulta da paciente), é correto afirmar que:
   a. Está totalmente correta
   b. Está parcialmente correta: o médico deveria ter acrescentado antibióticos ao tratamento prescrito, o que provavelmente resolveria o caso
   c. Está parcialmente correta: não seria necessária a prescrição de corticoides; apenas hidratação e repouso vocal. Além disso, seria recomendada a reavaliação da paciente em uma semana e o referenciamento para um otorrinolaringologista se a paciente não melhorasse nesse período
   d. Está totalmente incorreta: qualquer paciente tabagista deve ser referenciado imediatamente ao otorrinolaringologista, pois pacientes tabagistas nunca apresentam disfonia de causa benigna

3. Na segunda consulta da paciente, qual seria o próximo passo na investigação após a anamnese e o exame físico?
   a. Indicar observação, pois rouquidão em pacientes que cantam geralmente é um sinal benigno e vai melhorar com o tempo
   b. Tomografia computadorizada da região cervical
   c. Ultrassonografia da região cervical
   d. Laringoscopia no consultório e/ou referenciamento para otorrinolaringologista

4. Que patologia a seguir não contribui para alterações da voz?
   a. Hipotireoidismo
   b. Doença do refluxo gastresofágico
   c. Infecção viral nas vias aéreas superiores
   d. Nódulo benigno de tireoide

5. Em caso de rouquidão acompanhada de um quadro de infecção viral nas vias aéreas superiores, qual medida está recomendada para a melhora da voz?
   a. Repouso vocal e hidratação (mesma conduta que para disfonia associada a trauma vocal/uso excessivo da voz)
   b. Curto período de tratamento com corticoides orais
   c. Antibióticos
   d. Medicações antirrefluxo durante o período da infecção

Respostas: 1B, 2C, 3D, 4D, 5A

Do que se trata

A voz é uma função do sistema estomatognático que, aliada à fala, possibilita a comunicação. A qualidade vocal do indivíduo é única, assim como suas características corporais e de personalidade.[1]

O conceito de voz em geral varia bastante, sendo considerada normal aquela voz que soa agradável ao ouvinte, com predomínio de sons harmônicos, que é produzida sem esforço e com características condizentes com o sexo, com a estrutura corporal e com a personalidade do falante.[1]

"Rouquidão" refere-se ao sintoma (voz com qualidade alterada), e "disfonia", ao diagnóstico médico; no entanto, muitas vezes, na literatura, ambos os termos são usados como sinônimos.[2] A disfonia pode ser definida como uma alteração na produção natural da voz que prejudica a comunicação social e profissional, podendo ter como causa várias patologias (Quadro 183.1).[3]

Estima-se a prevalência da rouquidão em 29,9% (porcentagem de pessoas que apresentam algum distúrbio da voz ao longo de suas vidas) e uma prevalência pontual de 6,6% (porcentagem de pessoas afetadas em um determinado ponto no tempo). A rouquidão é mais prevalente em alguns grupos, como professores e cantores, mas qualquer pessoa pode ser afetada. Afeta mais adultos de meia-idade e mulheres, em uma proporção de 60:40 (feminino:masculino), mas homens costumam faltar mais ao trabalho por queixas relacionadas à voz.[4–6]

Além do impacto na saúde e na qualidade de vida, a rouquidão leva a frequentes consultas a clínicos e especialistas e ao gasto de milhões de reais com medicações e falta ao trabalho. Na população em geral, estima-se que 7,2% dos indivíduos faltem ao trabalho por um ou mais dias em função de problemas com a voz.[4] Em estudo publicado em 2012, relatou-se uma média de 39 dias de falta ao trabalho relacionada a um quadro de disfonia.[6] Entre professores, essa prevalência sobe para 20%.[7]

A rouquidão geralmente é causada por condições benignas e autolimitadas, mas pode ser o primeiro sintoma de uma patologia mais grave e progressiva, que requer diagnóstico imediato e tratamento rigoroso.

A rouquidão apresenta implicações importantes na saúde pública. As pessoas podem sofrer isolamento social, depressão e diminuição nos índices de qualidade de vida, mesmo quando a causa da disfonia é benigna.[4]

Entre as pessoas que apresentam problemas com a voz, entretanto, apenas 5,9% procuram tratamento.[4] Do mesmo modo, um estudo recente mostrou que apenas 14,3% dos professores com rouquidão consultou um otorrinolaringologista ou fonoaudiólogo, mesmo que a voz seja essencial na sua profissão.[8] Das pessoas com câncer de laringe, 40% esperaram mais de 3 meses para procurar ajuda profissional, pois o único sintoma apresentado era a rouquidão. Destas, apenas 16,7% procuraram ajuda por insistência de familiares, pois pensavam que a rouquidão era um sintoma benigno.[9]

O que fazer

Anamnese

O médico de família e comunidade ou o clínico geral deve diagnosticar disfonia em qualquer pessoa com qualidade de voz alterada, tom de voz alterado ou esforço vocal que prejudique a comunicação ou reduza a qualidade de vida da pessoa.[2] A disfonia deve ser sempre vista pelo médico como uma patologia que potencialmente exija investigação adicional e manejo específico.

O médico deve sempre ter em mente que muitas pessoas com condições laríngeas benignas e autolimitadas podem apresentar significativo impacto na qualidade de vida e, ao contrário, pessoas com patologias malignas podem apresentar mínimo comprometimento da voz e das atividades diárias. Por isso, logo após a queixa de rouquidão por parte da pessoa e da sua caracterização (Quadro 183.2), deve-se questionar os sinais e sintomas de alerta para patologia laríngea grave (Quadro 183.3) e, caso a pessoa apresente qualquer um desses fatores, deve-se referenciá-la imediatamente a um especialista. É importante, também, investigar medicações que a pessoa esteja usando e que possam influenciar a qualidade da voz (Quadro 183.4).[2]

Exame físico

Como a grande maioria das disfonias tem como causa uma IVAS viral, o exame físico realizado pelo clínico deve sempre atentar inicialmente para sinais sugestivos dessas afecções. Desse modo, no exame físico, podem-se encontrar:

- À rinoscopia: secreção hialina/purulenta nasal, hiperemia de cornetos inferiores, vestibulite, crostas sero-hemáticas.
- À oroscopia: hiperemia e aumento do tamanho das tonsilas palatinas e da faringe, placas brancas nas amígdalas, petéquias no palato e na faringe.

Quando a história e o exame físico levam a pensar em patologias laríngeas que demandem investigação adicional, como dis-

---

Quadro 183.1 | Diagnóstico diferencial da disfonia

- ▶ Causas infecciosas
    - Virais (gripe e resfriado comum, HPV – papilomatose respiratória recorrente)
    - Bacterianas (*Haemophilus influenzae*, tuberculose, hanseníase, sífilis)
    - Fúngicas (paracoccidioidomicose, candidíase, histoplasmose)
- ▶ Lesões fonotraumáticas das pregas vocais
    - Nódulos vocais
    - Pólipos da prega vocal
    - Edema de Reinke
- ▶ Alterações estruturais mínimas das pregas vocais
    - Sulco vocal
    - Cisto epidermoide
    - Ponte mucosa
    - Microdiafragma de comissura anterior
    - Vasculodisgenesias das pregas vocais
- ▶ Causas hormonais (síndrome vocal pré-menstrual, síndrome vocal da menopausa, laringopatia gravídica, muda vocal)
- ▶ Medicações (ver Quadro 183.4)
- ▶ Disfonias funcionais/abuso vocal
- ▶ Distúrbios neurológicos e neuromusculares da laringe (Parkinson, distonias laríngeas)
- ▶ Paralisias de pregas vocais
- ▶ Refluxo faringolaríngeo/RGE
- ▶ Traumas na laringe (externos ou internos, como IET)
- ▶ Estenose laringotraqueal
- ▶ Neoplasias de laringe e faringe

HPV, papilomavírus humano; RGE, refluxo gastroesofágico; IET, intubação endotraqueal.
Fonte: Campos e Costa.[3]

Quadro 183.2 | Anamnese: caracterização da disfonia

- ▶ Seu problema começou abrupta ou gradativamente?
- ▶ A sua voz era completamente normal antes?
- ▶ Você sente dor quando fala?
- ▶ Você cansa quando fala?
- ▶ Você está tendo de fazer mais esforço para falar?
- ▶ O que está diferente na sua voz?
- ▶ Você tem dificuldade em falar alto ou gritar?
- ▶ A sua voz apresenta falhas ao falar?
- ▶ A sua voz está mais grave ("grossa") do que o normal?
- ▶ História médica relevante:
  - Profissão?
  - Falta ao trabalho devido à rouquidão?
  - Episódios anteriores de rouquidão?
  - Intubação prévia recente, relacionada ao início do sintoma?
  - Cirurgia cervical ou torácica recente?
  - Sinais e sintomas de infecção nas vias aéreas concomitantes?
  - Trauma em região cervical recente?
  - Doenças crônicas (AVC, DM, miastenia grave, esclerose múltipla, Parkinson, ELA, rinite alérgica, HAS, osteoporose, asma e uso crônico de corticoides inalatórios, síndrome de Sjögren, hipotireoidismo, aneurisma aórtico)?

AVC, acidente vascular cerebral; DM, diabetes melito; HAS, hipertensão arterial sistêmica; ELA, esclerose lateral amiotrófica.

Quadro 183.3 | Condições que levam a suspeitar de doença laríngea grave como causa da rouquidão

- ▶ Rouquidão em pessoa com história de tabagismo e/ou etilismo
- ▶ Rouquidão concomitante a aparecimento de massa em região cervical
- ▶ Rouquidão após trauma
- ▶ Rouquidão associada à hemoptise, à disfagia, à odinofagia, à otalgia ou a sinais de obstrução nas VAS (dispneia, estridor)
- ▶ Rouquidão com aparecimento concomitante de sinais e sintomas neurológicos
- ▶ Rouquidão com perda de peso inexplicável
- ▶ Rouquidão que está piorando rápida e progressivamente
- ▶ Rouquidão em pessoa imunocomprometida
- ▶ Rouquidão e história de possível aspiração de corpo estranho
- ▶ Rouquidão após cirurgia da região cervical, radioterapia recente ou IET

VAS, vias aéreas superiores; IET, intubação endotraqueal.

fagia ou uma massa cervical ao exame do pescoço, por exemplo, devem-se fazer exames complementares e/ou referenciar para um especialista que possa realizar esses exames.

Exames complementares

A laringoscopia indireta é o exame que deve ser inicialmente solicitado ou realizado pelo médico. Ela pode ser feita com o espelho de Garcia, com o videolaringoscópio (fibra óptica rígida) ou com o fibronasofaringolaringoscópio (fibra óptica flexível), dependendo da disponibilidade dos aparelhos e da experiência do médico.[10] Como o clínico geralmente não possui experiência com o uso do espelho de Garcia e os outros aparelhos não estão disponíveis no seu consultório, ele deve referenciar a pessoa ao otorrinolaringologista.

Ultrassonografias (US) cervicais, tomografias computadorizadas (TC) e ressonâncias magnéticas dificilmente auxiliam no diagnóstico inicial de qualquer doença laríngea, devendo ser reservadas para situações específicas posteriores à realização da laringoscopia, como investigação da causa de paralisia de prega vocal ou de etiologia de massa em região laríngea ou cervical (Quadro 183.5).[11]

Quadro 183.4 | Medicações que podem causar rouquidão

Medicação	Mecanismo da rouquidão
Trombolíticos, cumarínicos	Hematoma de pregas vocais
Bifosfonados	Laringite química
IECA	Tosse
Anti-histamínicos, diuréticos e anticolinérgicos	Desidratação da mucosa
Testosterona	Alteração da produção hormonal
Antipsicóticos	Distonia laríngea
Corticoides inalatórios	Irritativos da mucosa, laringite fúngica
AAS	Hemorragia das pregas vocais

IECA, inibidores da enzima conversora da angiotensina; AAS, ácido acetilsalicílico.
Fonte: Schwartz e colaboradores.[2]

Quadro 183.5 | Dados coletados e hipótese diagnóstica na disfonia

Dados da história ou exame físico associados à disfonia	Principal hipótese diagnóstica
Dor de garganta, rinorreia, tosse seca	Infecção viral aguda em vias aéreas superiores, alergia
Tabagismo e/ou etilismo e/ou disfagia e/ou dispneia e/ou massas cervicais e/ou perda de peso e/ou hemoptise	Carcinoma
História de intubação prévia e/ou radioterapia no pescoço e/ou estridor	Paralisia de prega vocal, estenose subglótica
Profissional da voz e/ou abuso vocal	Disfonia funcional, nódulos vocais
Uso de medicações associadas à disfonia	Efeito da medicação
Sintomas neurológicos	Parkinson, distonia laríngea
História recente de cirurgia no pescoço ou tórax	Paralisia de prega vocal
Pirose e/ou regurgitação	Refluxo laringofaríngeo

Conduta proposta

Não farmacológica

O tratamento das disfonias de início há menos de 15 dias, sem sinais de alerta, é geralmente não medicamentoso, com repouso vocal e hidratação.[12] Em quase todos os casos de disfonia benigna, a hidratação e o repouso vocal estão indicados, pois, mesmo não sendo tratamentos específicos para muitas doenças da laringe, tais medidas diminuem o edema das pregas vocais, em geral melhorando a qualidade da voz.

O repouso vocal pode ser absoluto ou relativo. O repouso absoluto raras vezes é indicado, pois a pessoa dificilmente conseguirá aderir a essa recomendação plenamente. O repouso relativo, em que se orienta a evitar falar demais, evitar falar em ambientes ruidosos (em que tenha de gritar para se fazer ouvir), não gritar e não cochichar, é o mais prescrito (B).[2]

O tratamento não farmacológico mais usado em casos de disfonia benigna é, sem dúvida, a fonoterapia (A).[13] Essa deve ser sempre doença-específica, isto é, deve-se referenciar ao fonoaudiólogo somente após se estabelecer um diagnóstico preciso. O fonoaudiólogo necessita saber exatamente qual é a patologia de base da pessoa para poder adequar sua terapêutica. Técnicas diferentes são usadas se a alteração nas pregas vocais trata-se de um nódulo, um cisto ou um pólipo, por exemplo.[14,15]

A fonoterapia consiste em diversas técnicas vocais para tratamento de doenças laríngeas benignas. A terapia vocal consiste em um programa delineado para reduzir a disfonia por meio de mudanças no comportamento vocal e no estilo de vida.[14] A fonoterapia engloba uma variedade de exercícios vocais com o objetivo de eliminar comportamentos vocais danosos, promover o comportamento vocal saudável e melhorar a cicatrização das pregas vocais após cirurgia ou traumas.[15] Consiste, geralmente, em uma a duas sessões por semana com fonoaudiólogo, por cerca de 4 a 12 semanas, dependendo do problema a ser tratado. É muito importante a adesão da pessoa a essa terapia, uma vez que ela deve continuar fazendo os exercícios em casa nos outros dias da semana.

Farmacológica

Não se devem prescrever rotineiramente antibióticos, medicações antirrefluxo ou corticoides para tratamento empírico das disfonias (Quadro 183.6).[2] Essas medicações têm indicações específicas no caso de algumas doenças laríngeas.

Antibióticos

Como a grande maioria dos casos de rouquidão são causados por laringites virais agudas ou IVAS agudas, não se recomenda a prescrição de antibióticos.[12] Existem apenas dois estudos na literatura sobre prescrição de antibióticos em casos de laringites agudas em adultos, um com eritromicina e outro com penicilina, sendo que nenhum deles encontrou benefícios em usar essas medicações.[16] Uma revisão da Cochrane também não evidenciou benefícios do uso de antibióticos em gripes e resfriados com sintoma de rouquidão.[17]

Os antibióticos devem ser prescritos somente em situações específicas, como tuberculose laríngea[18] e laringotraqueíte bacteriana em crianças.[19]

Medicação antirrefluxo

O tratamento antirrefluxo tornou-se uma das ferramentas terapêuticas empíricas mais usadas por clínicos e otorrinolaringologistas quando a pessoa se queixa de rouquidão e não se consegue obter um diagnóstico preciso. Sabe-se que qualquer episódio de refluxo ácido ou não ácido pode piorar ou mesmo provocar alterações laríngeas, mas a prescrição rotineira de medicações que evitem o refluxo em pessoa sem sintomas de doença do refluxo gastresofágico não deve ser a regra.

Em uma pessoa com rouquidão e sintomas dispépticos, a terapia antirrefluxo está indicada e tem mais chance de melhorar a disfonia.[20] Pode-se, então, prescrever um tratamento empírico para o refluxo. Se a disfonia não melhorar ou se os sintomas piorarem, a medicação deve ser suspensa e causas alternativas para a rouquidão devem ser investigadas por meio de laringoscopia.

O uso de medicações antirrefluxo está sempre indicado nos casos de rouquidão com laringoscopia mostrando sinais de laringite crônica, principalmente edema ou ulceração de glote posterior, irregularidades na região interaritenóidea (paquidermia posterior) ou granuloma em processo vocal de aritenoides.[21] Indica-se, também, no pós-operatório de cirurgias de doenças benignas de laringe, em geral.[22,23]

Geralmente, o uso de inibidores da bomba de prótons tem-se mostrado mais eficaz do que o uso de bloqueadores de receptor H_2 para o tratamento de doenças laríngeas. Recomenda-se o uso de omeprazol 20 mg, duas vezes ao dia, ou equivalente.[24]

Corticoides

Embora a rouquidão seja em geral atribuída à inflamação aguda ou crônica das pregas vocais, a tentativa de melhorar esse sintoma com o uso de corticoides sistêmicos ou inalados não parece trazer benefícios, além de potencialmente causar sérios efeitos adversos. Não se têm, na literatura, ensaios clínicos demonstrando qualquer benefício dos corticoides como tratamento em-

---

Quadro 183.6 | Uso de medicações em disfonia

Antibióticos
- Há revisões sistemáticas (Cochrane) mostrando não haver benefícios em prescrever antibióticos para quadros de IVAS agudas que cursam com rouquidão + revisões sistemáticas mostrando potenciais danos da terapia antimicrobiana (efeitos adversos)

Tratamento antirrefluxo em pessoa com rouquidão
- Há ensaios clínicos randomizados com limitações mostrando ausência de benefício para terapia antirrefluxo em pessoas com sintomas laríngeos (rouquidão) + estudos observacionais com resultados inconsistentes ou inconclusivos + evidências inconclusivas em relação à prevalência de rouquidão como única manifestação de doença do refluxo faringolaríngeo

Tratamento antirrefluxo em pessoa com laringite crônica (evidenciada por laringoscopia)
- Há estudos observacionais com limitações mostrando benefício para terapia antirrefluxo em pessoa com sintomas laríngeos, incluindo rouquidão, e evidência de laringite crônica + estudos observacionais com limitações mostrando melhora nos sinais laringoscópicos de laringite crônica após o uso de tratamento antirrefluxo

Corticoides
- Não há ensaios clínicos demonstrando qualquer benefício dos corticoides como tratamento empírico nos casos de rouquidão aguda ou crônica + inúmeros ensaios clínicos randomizados mostrando os efeitos adversos dos corticoides

Fonte: Schwartz e colaboradores.[2]

pírico nos casos de disfonia aguda ou crônica. Em contrapartida, têm-se inúmeros ensaios clínicos randomizados mostrando os efeitos adversos dos corticoides.[2]

Alguns casos específicos de rouquidão devem ser tratados com corticoides, como laringite alérgica, laringite viral em crianças[25,26] e doenças autoimunes envolvendo a laringe, como lúpus eritematoso sistêmico, sarcoidose e granulomatose de Wegener.[27,28] Essas patologias, entretanto, demandam diagnóstico preciso pelo médico, isto é, não se trata de tratamento empírico para disfonia.

Dicas

- Esteja sempre atento para sinais de alerta em pessoas com queixa de disfonia – não se pode deixar de diagnosticar patologias malignas com brevidade, pois estágios iniciais da neoplasia de laringe têm excelente prognóstico, o que não ocorre com estágios mais avançados.
- Mesmo quando uma pessoa, sobretudo um profissional da voz, necessita melhora rápida do sintoma para voltar ao trabalho, não há medicação que acelere essa melhora. Hidratação e repouso vocal são as melhores ferramentas para se combater a rouquidão aguda por IVAS e/ou abuso vocal.

Quando referenciar

A pessoa deve ser referenciada ao otorrinolaringologista sempre que o clínico geral suspeitar de patologia laríngea grave, se a disfonia durar mais de 15 dias em paciente tabagista e/ou etilista, ou se a disfonia durar mais de 3 meses sem melhora progressiva em paciente sem fatores de risco (Quadro 183.7).

Erros mais frequentemente cometidos

- Não valorizar a queixa da pessoa em relação à sua voz, sobretudo em pessoas com sinais de alerta, tabagistas e etilistas, com história recente de intubação e/ou cirurgia na região cervical, história de radioterapia em região cervical e em pessoas que usam a voz profissionalmente
- Realizar exames complementares que dificilmente auxiliam no diagnóstico de patologias laríngeas, como US e TC
- Tratar qualquer disfonia em adulto como refluxo laringofaríngeo, sem tentar encontrar a causa do sintoma
- Referenciar para fonoaudiólogo antes de fazer o diagnóstico apropriado

Prognóstico e complicações possíveis

O tempo de resolução da disfonia varia de acordo com a causa e com o tratamento empregado. Disfonia que dura mais de 3 meses, em qualquer pessoa, deve ser sempre investigada com exames complementares.

Quando a causa da disfonia é viral, a resolução completa é atingida em até 15 dias após o seu início, independentemente de tratamento.[12] Se houver história de trauma ou esforço vocal, entretanto, esse tempo pode ser mais prolongado.

Em função do clínico geral não estar apto a examinar a laringe diretamente, passo crucial na avaliação etiológica de um paciente com queixa de rouquidão, o não referenciamento ou o referenciamento tardio ao otorrinolaringologista pode levar a atraso no diagnóstico, ao manejo inadequado desses pacientes e também ao aumento dos custos no tratamento.[29,30] Estudo recente mostrou que, mesmo nos EUA, os clínicos gerais muitas vezes o atrasam simplesmente por não valorizarem essa queixa do paciente, e que um processo de melhor orientação a esses profissionais é necessário.[30]

Quadro 183.7 | Quando referenciar a pessoa com queixa de rouquidão

- Referenciar a pessoa com urgência, independentemente do tempo de evolução, em caso de:
    - Cirurgia recente envolvendo o pescoço
    - Cirurgia recente no trajeto dos nervos laríngeos recorrentes (cirurgia cardíaca, torácica ou neurocirurgia)
    - IET, principalmente se associada a estridor e dispneia
    - Radioterapia prévia recente na região do pescoço
    - Uso profissional da voz
    - Sinais de alerta, como disfagia, perda de peso, massas cervicais
- Referenciar se disfonia há mais de 15 dias em caso de:
    - Tabagismo
    - Etilismo
- Referenciar (sem nenhum dos sinais de alerta anteriores) se:
    - Disfonia há mais de 3 meses

Atividades preventivas e de educação

Ver Quadro 183.8, a seguir.[29,31–32]

Papel da equipe multiprofissional

Qualquer profissional da saúde que atenda uma pessoa com queixa de rouquidão deve estar atento ao encontrar sinais de alerta na anamnese e no exame físico. Deixar de referenciar um paciente que pode estar apresentando estenose de laringe com sinais eminentes de obstrução, paralisia de prega vocal ou neo-

Quadro 183.8 | Orientações preventivas

- Dormir adequadamente
- Cuidar a postura
- Hidratar-se diariamente – ingerir 2 litros de água em temperatura ambiente por dia
- Articular bastante ao falar
- Evitar falar demais ou com esforço
- Evitar falar muito após ingerir leite ou derivados
- Evitar falar excessivamente durante quadros gripais ou crises alérgicas
- Não praticar exercícios físicos falando
- Não falar em ambientes ruidosos ou abertos (competição da voz com o ruído ambiental)
- Evitar discutir com frequência
- Evitar gritar, cochichar ou rir alto (gargalhada)
- Evitar cantar inadequada ou abusivamente
- Evitar ambientes secos ou empoeirados
- Evitar tossir ou pigarrear em excesso
- Evitar mudanças bruscas de temperatura
- Evitar drogas, álcool e cigarro

Fonte: Andrada e Silva,[29] Behlau e Pontes[31] e Pinho.[32]

plasia de laringe causa atraso no diagnóstico e no tratamento dessas patologias potencialmente letais.

Ao contrário, tranquilizar um paciente que não tem nenhum sinal de alerta e que apresenta rouquidão de início recente associado à IVAS ou a trauma e abuso vocal também é papel de qualquer profissional da saúde envolvido no cuidado dessa pessoa, evitando avaliações e tratamentos desnecessários.

O principal papel da equipe multidisciplinar, entretanto, consiste na orientação de medidas preventivas aos pacientes com fatores de risco para patologias de laringe. Educar pacientes tabagistas e etilistas sobre o efeito direto desses irritantes sobre a mucosa das pregas vocais deveria ser rotina em qualquer ambulatório.

ÁRVORE DE DECISÃO

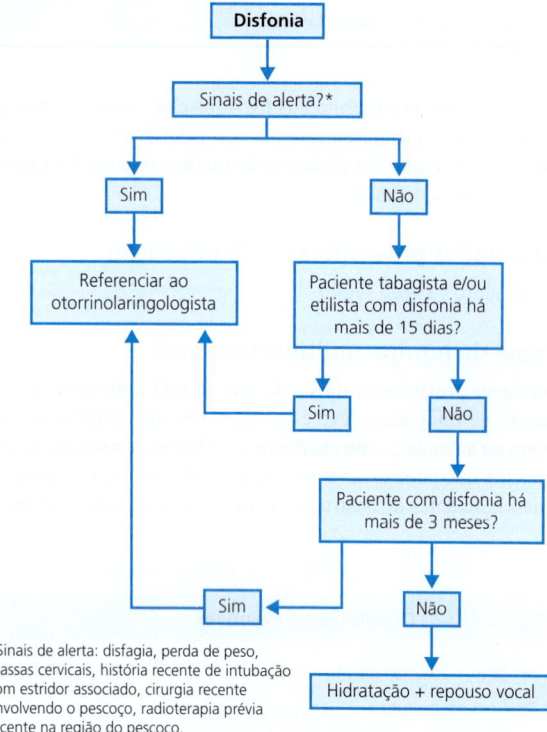

*Sinais de alerta: disfagia, perda de peso, massas cervicais, história recente de intubação com estridor associado, cirurgia recente envolvendo o pescoço, radioterapia prévia recente na região do pescoço.

REFERÊNCIAS

1. Junqueira PAS, Trezza PA. Princípios básicos da terapia vocal. In: Costa SS, Cruz OLM, Oliveira JAO, editores. Otorrinolaringologia: princípios e práticas. Porto Alegre: Artmed; 2006.

2. Schwartz SR, Cohen SM, Dailey SH, Rosenfeld RM, Deutsch ES, Gillespie MB, et al. Clinical practice guideline: hoarseness (dysphonia). Otolaryngol Head Neck Surg. 2009;141(3 Suppl 2):S1-31.

3. Campos CAH, Costa HOO. Tratado de otorrinolaringologia. São Paulo: Roca; 2003.

4. Roy N, Merrill RM, Gray SD, Smith EM. Voice disorders in the general population: prevalence, risk factors, and occupational impact. Laryngoscope. 2005;115(11):1988-95.

5. Coyle SM, Weinrich BD, Stemple JC. Shifts in relative prevalence of laryngeal pathology in a treatment-seeking population. J Voice. 2001;15(3):424-40.

6. Cohen SM, Kim J, Roy N, Asche C, Courey M. The impact of laryngeal disorders on work-related dysfunction. Laryngoscope. 2012;122(7):1589-94.

7. Smith E, Kirchner HL, Taylor M, Hoffman H, Lemke JH. Voice problems among teachers: differences by gender and teaching characteristics. J Voice. 1998;12(3):328-34.

8. Roy N, Merrill RM, Thibeault S, Parsa RA, Gray SD, Smith EM. Prevalence of voice disorders in teachers and the general population. J Speech Lang Hear Res. 2004;47(2):281-93.

9. Brouha XD, Tromp DM, de Leeuw JR, Hordijk GJ, Winnubst JA. Laryngeal cancer patients: analysis of patient delay at different tumor stages. Head Neck. 2005;27(4):289-95.

10. Dailey SH, Spanou K, Zeitels SM. The evaluation of benign glottic lesions: rigid telescopic stroboscopy versus suspension microlaryngoscopy. J Voice. 2007;21(1):112-8.

11. Pretorius PM, Milford CA. Investigating the hoarse voice. BMJ. 2008;337:a1726.

12. Dworkin JP. Laryngitis: types, causes, and treatments. Otolaryngol Clin North Am. 2008;41(2):419-36, ix.

13. Ramig LO, Verdolini K. Treatment efficacy: voice disorders. J Speech Lang Hear Res. 1998;41(1):S101-16.

14. Pedersen M, Beranova A, Møller S. Dysphonia: medical treatment and a medical voice hygiene advice approach. A prospective randomised pilot study. Eur Arch Otorhinolaryngol. 2004;261(6):312-5.

15. Boone DR, McFarlane SC, Von Berg SL. The voice and voice therapy. 7th ed. Boston: Allyn and Bacon; 2005.

16. Reveiz L, Cardona AF, Ospina EG. Antibiotics for acute laryngitis in adults. Cochrane Database Syst Rev. 2007;(2):CD004783.

17. Arroll B, Kenealy T. Antibiotics for the common cold and acute purulent rhinitis. Cochrane Database Syst Rev. 2005;(3):CD000247.

18. Singh B, Balwally AN, Nash M, Har-El G, Lucente FE. Laryngeal tuberculosis in HIV-infected patients: a difficult diagnosis. Laryngoscope. 1996;106(10):1238-40.

19. Hopkins A, Lahiri T, Salerno R, Heath B. Changing epidemiology of life-threatening upper airway infections: the reemergence of bacterial tracheitis. Pediatrics. 2006;118(4):1418-21.

20. Qua CS, Wong CH, Gopala K, Goh KL. Gastro-oesophageal reflux disease in chronic laryngitis: prevalence and response to acid-suppressive therapy. Aliment Pharmacol Ther. 2007;25(3):287-95.

21. Vaezi MF, Richter JE, Stasney CR, Spiegel JR, Iannuzzi RA, Crawley JA, et al. Treatment of chronic posterior laryngitis with esomeprazole. Laryngoscope. 2006;116(2):254-60.

22. Kantas I, Balatsouras DG, Kamargianis N, Katotomichelakis M, Riga M, Danielidis V. The influence of laryngopharyngeal reflux in the healing of laryngeal trauma. Eur Arch Otorhinolaryngol. 2009;266(2):253-9.

23. Wani MK, Woodson GE. Laryngeal contact granuloma. Laryngoscope. 1999;109(10):1589-93.

24. Iskedjian M, Elinarson TR. Meta-analysis of cisapride, omeprazole and ranitidine in the treatment of GORD: implications for treating patient-subgroups. Clin Drug Invest. 1998;16(1):9-18.

25. Leung AK, Kellner JD, Johnson DW. Viral croup: a current perspective. J Pediatr Health Care. 2004;18(6):297-301.

26. Jackson-Menaldi CA, Dzul AI, Holland RW. Hidden respiratory allergies in voice users: treatment strategies. Logoped Phoniatr Vocol. 2002;27(2):74-9.

27. Dean CM, Sataloff RT, Hawkshaw MJ, Pribikin E. Laryngeal sarcoidosis. J Voice. 2002;16(2):283-8.

28. Ozcan KM, Bahar S, Ozcan I, Pasaoglu L, Sennaroglu E, Karaaslan Y, et al. Laryngeal involvement in systemic lupus erythematosus: report of two cases. J Clin Rheumatol. 2007;13(5):278-9.

29. Andrada e Silva MA. Saúde vocal. In: Pinho SMR. Fundamentos em fonoaudiologia: tratando os distúrbios da voz. Rio de Janeiro: Guanabara-Koogan; 1998.

30. Cohen S, Kim J, Roy N, Courey M. Delayed otolaryngology referral for voice disorders increases health care costs. Am J Med. 2015;128:e11-8.

31. Behlau M, Pontes P. Higiene vocal: cuidando da voz. 3. ed. Rio de Janeiro: Revinter; 2001.

32. Pinho SMR. Manual de higiene vocal para profissionais da voz. 2. ed. Carapicuiba: Pró-Fono; 1999.

CAPÍTULO 184

Perda auditiva

Michelle Lavinsky-Wolff
Joel Lavinsky
Cláudia Schweiger
Luis Lavinsky

Aspectos-chave

▶ A perda auditiva pode ser causada por problemas na orelha externa, média e interna.
▶ A identificação da causa da perda auditiva é fundamental para o adequado manejo do caso.
▶ Perdas condutivas devem ser referenciadas para avaliação da possibilidade de tratamento cirúrgico.
▶ A reabilitação precoce em crianças é importante para a adequada aquisição e para o desenvolvimento da linguagem oral.
▶ A perda auditiva neurossensorial unilateral deve ser investigada, sendo neurinoma do acústico uma possibilidade diagnóstica.
▶ Os implantes cocleares podem ser uma opção para casos selecionados que não apresentaram resposta satisfatória com o uso de aparelho de amplificação sonora individual.

Caso clínico

Carlos, 45 anos, apresenta sintomas de zumbido nas orelhas. Tem referido dificuldade de entendimento da fala em ambientes ruidosos. Nega história familiar de surdez. Nega comorbidades. Trabalha em indústria metalúrgica há 20 anos, porém sem o uso de equipamento de proteção individual (EPI). Gosta de escutar música alta nos fones de ouvido. Nega antecedentes de otites. O exame de otoscopia é normal.

Teste seu conhecimento

1. A hipótese diagnóstica mais provável para a causa da perda auditiva é:
   a. Otoesclerose
   b. Otite externa
   c. Perda auditiva induzida por ruído
   d. Otite média com efusão

2. No exame com diapasão, espera-se encontrar:
   a. Via aérea direita = via aérea esquerda, Rinne positivo bilateral, Weber indiferente
   b. Via aérea direita < via aérea esquerda, Rinne negativo, Weber lateralizando para a direita
   c. Via aérea direita > via aérea esquerda, Rinne negativo, Weber lateralizando para a direita
   d. Via aérea direita < via aérea esquerda, Rinne negativo, Weber lateralizando para a esquerda

3. Carlos deve ser orientado a:
   a. Realizar audiometria e evitar a exposição ao ruído
   b. Realizar audiometria e fazer exame de ressonância magnética
   c. Realizar audiometria e ser referenciado para compra de aparelho auditivo
   d. Realizar audiometrias seriadas para acompanhar a evolução da perda auditiva

4. Após avaliação dos elementos da história, do exame físico, da acumetria e da audiometria de Carlos, não é considerada a hipótese de neurinoma do acústico, porque:
   a. Ele é muito jovem
   b. A sua perda auditiva é simétrica
   c. A ausência de zumbido e tontura deixa o quadro do neurinoma menos provável
   d. Não há história familiar de neurinoma do acústico

5. Suspeita-se de neurinoma do acústico em perdas auditivas:
   a. Condutivas e simétricas
   b. Condutivas e assimétricas
   c. Neurossensoriais e simétricas
   d. Neurossensoriais e assimétricas

Respostas: 1C, 2A, 3A, 4B, 5D

Do que se trata

A Organização Mundial da Saúde estima que cerca de 10% da população mundial apresenta algum grau de perda auditiva. No Brasil, são cerca de 15 milhões de indivíduos acometidos, dos quais 350 mil têm perda auditiva considerada severa ou profunda.[1]

A perda auditiva é um problema que pode acometer indivíduos de todas as idades. Na criança, pode ser confundida com quadro de transtorno de déficit de atenção e hiperatividade, podendo estar associada a prejuízo no desempenho escolar, à troca de fonemas e/ou a atraso no desenvolvimento da fala.

A perda auditiva relacionada à idade é conhecida como presbiacusia. Caracteriza-se por perda auditiva lentamente progressiva, bilateral, mais acentuada nas frequências altas do audiograma. Estima-se que 25% da população americana entre 65 e 74 anos e 38% da população maior de 75 anos apresente algum grau de presbiacusia. É causa de isolamento social e perda de autonomia, associada à ansiedade, à depressão e a declínio cognitivo no idoso.[2]

A determinação da etiologia da perda auditiva é fundamental para a determinação do prognóstico e do tratamento, que pode envolver medidas comportamentais, clínicas, cirúrgicas e/ou reabilitação com amplificação sonora.

O que pode ocasionar

A onda sonora é captada pelo pavilhão auricular e conduzida através do conduto auditivo externo (CAE) até a membrana timpânica (MT). Ela provoca vibração da MT, movimentando a ca-

Quadro 184.1 | Principais etiologias no diagnóstico diferencial de perda auditiva condutiva

Orelha externa – Surdez condutiva

	Características	Manifestações clínicas
Malformação congênita	▶ Falha no desenvolvimento na 8ª-28ª semana de gestação	▶ Surdez condutiva leve a moderada, até 60 dB em casos de atresia ou estenose significativa
Cerume	▶ Produto de glândula sebácea e ceruminosa ▶ Acúmulo: aumento da produção, alteração anatômica ou estreitamento do CAE, falha no mecanismo de "autolimpeza", uso de cotonetes e protetores auriculares	▶ Se impactado, pode causar perda auditiva condutiva (5-40 dB), desconforto, sensação de orelha cheia, prurido, zumbido
Otite externa	▶ Bloqueio do CAE por acúmulo de debris, edema ou inflamação	▶ Dor à manipulação do pavilhão auricular e trágus, otorreia
Tumores	▶ Carcinoma epidermoide: tipo histológico mais comum entre os malignos ▶ Exostoses e osteomas: crescimentos ósseos benignos do CAE recobertos por pele normal	▶ Dor, otorreia, perda auditiva ▶ Ausência de resposta a múltiplos tratamentos com antibiótico

Orelha média – Surdez condutiva

Congênita	▶ Atresia ou malformação da cadeia ossicular	▶ Otoscopia normal ▶ Perda auditiva condutiva
Otoesclerose fenestral	▶ Osteodistrofia localizada da cápsula ótica com fixação do estribo; mobilidade da cadeia ossicular prejudicada	▶ Otoscopia normal ▶ Evolução progressiva. Componente coclear pode gerar surdez mista ▶ Autossômico dominante, penetrância variável
OMA	▶ Secreção na orelha média: diminuição da vibração da cadeia ossicular	▶ Otalgia, febre, sensação de orelha cheia ▶ Otoscopia: hiperemia, abaulamento da MT ▶ Após resolução do quadro: secreção ainda pode se manter na orelha média por períodos variáveis
OME	▶ Efusão na orelha média na ausência de sinais de infecção ▶ Geralmente segue episódio reconhecido ou não de OMA	▶ Mais comum em crianças ▶ Períodos prolongados de perda auditiva durante os anos de aquisição de linguagem podem gerar atraso no desenvolvimento da fala
Perfuração timpânica	▶ Por trauma, infecções, cotonete, otite média crônica ▶ Perfurações pequenas e localizadas em quadrantes anteriores e inferiores: menor grau de perda auditiva	▶ Perda auditiva de graus variáveis, dependendo da localização e do tamanho da perfuração ▶ Otorreia episódica relacionada a quadros de contaminação com água do meio externo ou episódio de IVAS
Otite média crônica colesteatomatosa	▶ Crescimento de epitélio escamoso na orelha média ▶ Possibilidade de envolvimento e erosão da cadeia ossicular, mastoide e CAE	▶ Perda auditiva, otorreia fétida contínua, indolor ▶ Otoscopia: graus variáveis de destruição das estruturas da orelha média; o epitélio pode ser visível
Tumor do glomo jugular	▶ Paragangliomas benignos do promontório coclear ou bulbo da jugular. Erosão óssea adjacente	▶ Massa avermelhada retrotimpânica pulsátil ▶ Perda auditiva condutiva, zumbido pulsátil

CAE, conduto auditivo externo; IVAS, infecções das vias aéreas superiores; OMA, otite média aguda; OME, otite média com efusão; MT, membrana timpânica.

deia ossicular, o que resulta em movimento de pistão do estribo. A mobilidade do estribo movimenta o líquido da orelha interna através das espiras da cóclea. No interior da cóclea está o órgão de Corti, cujas células são despolarizadas pela mobilidade do líquido intracelular, gerando um estímulo elétrico que é transmitido via nervo auditivo até o cérebro.[3] Nesse ponto, a mensagem auditiva é decodificada e interpretada.

Os problemas de audição podem ser causados por qualquer distúrbio que interfira na transmissão da onda sonora do meio externo ao sistema nervoso central. A patologia pode estar localizada na orelha externa (pavilhão auricular e CAE), orelha média (MT, cadeia ossicular e espaço da orelha média), orelha interna (cóclea, canais semicirculares e conduto auditivo interno) e/ou conexões centrais.

A perda auditiva é considerada condutiva se a onda sonora for impedida, em algum grau, de atingir as estruturas da orelha interna. Dessa forma, a audição fica prejudicada, mesmo se o restante da via auditiva (orelha interna, nervo auditivo e conexões centrais) estiver intacta. São exemplos de perda auditiva condutiva: deformidades congênitas no pavilhão auricular, cerume, perfuração timpânica, erosão ou fixação da cadeia ossicular. A surdez condutiva geralmente está relacionada com problemas na orelha externa e média.[3]

A surdez é considerada neurossensorial quando a patologia envolver estruturas da orelha interna e do nervo auditivo. A surdez é dita mista quando houver componentes condutivos e sensorioneurais associados.

Nos Quadros 184.1 e 184.2, estão resumidas as principais etiologias a serem consideradas no diagnóstico diferencial da perda auditiva condutiva e neurossensorial, respectivamente.

O que fazer

Anamnese

Deve-se lembrar de que a surdez é um sintoma e pode representar uma série de patologias que merecem investigação. A entre-

Quadro 184.2 | **Principais entidades envolvidas no diagnóstico diferencial da perda auditiva neurossensorial**

Orelha interna – Surdez neurossensorial

	Características	Manifestações clínicas
Surdez genética	▶ Autossômica dominante ou recessiva (mais comum)	▶ Associada à síndrome ou à mutação espontânea ▶ Perda auditiva presente ao nascimento, progressiva desde o nascimento ou de início na idade adulta
Infecções	▶ CMV, rubéola, toxoplasmose, sífilis gestacional ou perinatal	▶ Perda auditiva em graus variados podendo ser a causa de surdez congênita profunda
Presbiacusia	▶ Perda auditiva associada ao envelhecimento ▶ Intensidade e progressão influenciadas por infecções, uso de medicamentos, genética, exposição ao ruído ao longo da vida, comorbidades	▶ Mais significativa após os 60 anos, bilateral, simétrica, iniciando com perda em altas frequências (agudos) ▶ Dificuldade de escutar ou compreender sons agudos em locais ruidosos ▶ Zumbido pode estar associado
Doença de Ménière	▶ Anormalidade na hemostase iônica e do líquido da orelha interna ▶ Excesso de endolinfa e distensão do labirinto membranoso	▶ Crises episódicas de vertigem ▶ Piora da perda auditiva e zumbido durante crises, plenitude aural ▶ Perda auditiva em frequências baixas (graves), flutuante
PAIR	▶ Ocupacional, uso de fones de ouvido em volume alto ▶ Perda auditiva em indivíduos suscetíveis se intensidade e tempo de exposição forem suficientes	▶ A perda auditiva inicia em altas frequências, progressão gradual ▶ Geralmente, a perda auditiva não ultrapassa 45 dB nas frequências baixas e 75 dB nas altas
Tumores	▶ Orelha interna: geralmente benignos ▶ Mais comum: neurinoma do acústico (schwannoma vestibular)	▶ Perda auditiva unilateral ou assimétrica ▶ Zumbido unilateral, desequilíbrio, cefaleia, hiperestesia facial
Alterações sistêmicas e metabólicas	▶ Diabetes, hiperinsulinismo, aterosclerose, doença vascular periférica, hipertensão, dislipidemia, alterações tireoidianas: fatores possivelmente associados com perda auditiva	▶ Em geral, perda auditiva bilateral, simétrica e lentamente progressiva
Surdez autoimune	▶ Deposição de imunocomplexos na orelha interna ▶ Pode estar associada a outras doenças autoimunes sistêmicas	▶ Perda auditiva bilateral, assimétrica, flutuante e pode ser rapidamente progressiva
Ototoxicidade	▶ Substâncias que podem afetar o sistema auditivo e vestibular ▶ Antibióticos e quimioterápicos: gentamicina, estreptomicina, tobramicina, cisplatina, amicacina, neomicina, entre outros ▶ Alguns diuréticos (furosemida) e salicilatos também são classicamente associados	▶ Perda auditiva associada ou não com zumbido, labirintopatia periférica
Neurológica	▶ AVC, esclerose múltipla e malformação de Arnold-Chiari podem manifestar-se com perda auditiva e vertigem	▶ AVC: perda auditiva, ataxia de início recente, dificuldades na articulação das palavras, vertigem, instabilidade ▶ Arnold-Chiari: perda auditiva, dor facial, cefaleia, fraqueza muscular

AVC, acidente vascular cerebral; CMV, citomegalovírus; PAIR, perda auditiva induzida por ruído.

vista da pessoa com dificuldade para escutar tem como principal objetivo identificar a causa do problema. Só assim será possível planejar um tratamento adequado e tentar estabelecer um prognóstico para cada caso. É importante caracterizar se o problema é uni ou bilateral, de evolução lenta ou de instalação súbita, se tem comportamento estável ou flutuante. A associação com outros sintomas otoneurológicos, como vertigem e/ou zumbido, deve ser questionada.

A presença de otorreia crônica e fétida associada à perda auditiva lembra casos de otite média crônica colesteatomatosa (ver Quadro 184.1). Quadros de perda auditiva associados à otorreia e à otalgia, principalmente quando há mobilização do pavilhão auricular, são comuns em casos de otite externa. História de banhos de imersão, hábitos de limpeza e manipulação traumática do CAE costumam estar ligados ao início do quadro.

Na criança com surdez desde o nascimento, é importante detalhar a história peri e pré-natal, prematuridade, internação em unidade de tratamento intensivo e uso de antibióticos. Infecções como citomegalovirose, rubéola e sífilis no período pré e perinatal podem ser causa de surdez profunda e devem ser investigadas.

No adulto, a anamnese também inclui a busca por comorbidades que possam alterar o suprimento energético da orelha interna, tais como aterosclerose, diabetes melito (DM), dislipidemia, alterações hormonais, anemia, doença cerebrovascular, doença cardiovascular, entre outras.

Exame físico

Os seguintes passos são importantes no exame físico para diferenciar perdas auditivas condutivas e neurossensoriais:

- Palpação do trágus e manipulação do pavilhão auricular: se essas manobras provocarem otalgia, pode-se estar diante de um quadro de otite externa (ver Quadro 184.1).
- Otoscopia: inicialmente se realiza a inspeção do CAE em busca de lacerações, hiperemia, otorreia ou alguma lesão suspeita. Frequentemente, há cerume no CAE, que deve ser removido antes de se seguir com a investigação da perda auditiva, até que a completa visualização da MT seja alcançada. Muitas vezes, a simples remoção do cerume já altera o padrão da perda auditiva. A MT deve ser inspecionada em seus quatro quadrantes. A presença de alterações estruturais da orelha média, como perfuração timpânica, retrações da MT e erosão da cadeia ossicular, é sinal de otite média crônica. Achados de opacidade da MT, coloração amarelada ou presença de nível líquido retrotimpânico indicam presença de líquido na orelha média, caracterizando otite média com efusão (OME). É comum encontrar otoscopia normal em indivíduos com queixa de perda auditiva, já que a otoscopia não é alterada na perda auditiva neurossensorial e na perda auditiva condutiva que não envolva a MT, como otoesclerose, malformação ou interrupção da cadeia ossicular.[4]
- Acumetria: o teste com o diapasão pode ajudar a distinguir se a perda auditiva é secundária a problemas da orelha média (perda auditiva condutiva) ou da orelha interna (perda auditiva neurossensorial).[5] Inicialmente, compara-se a percepção do som na frente do pavilhão auricular (via aérea) nas duas orelhas. Após, segue-se com o teste de Rinne e o teste de Weber.

Teste de Weber: o diapasão é posicionado no centro da testa. A pessoa é questionada sobre em qual orelha o som é mais alto. Se o som é percebido da mesma forma em ambas as orelhas ou se não é possível localizá-lo, o teste é considerado normal ou Weber indiferente. Nos casos de perda auditiva condutiva, o Weber lateraliza para o mesmo lado da perda auditiva. Em casos de perda auditiva neurossensorial, a lateralização é para o lado oposto da orelha acometida.

Teste de Rinne: o diapasão é posicionado no osso da mastoide (via óssea) e, após, na frente do pavilhão auricular (via aérea). A pessoa é questionada sobre em qual das duas posições o som é percebido mais alto. Em situações normais, a condução do som por via aérea é mais alta do que por via óssea. Nesses casos, o Rinne é considerado positivo. O teste de Rinne é negativo quando a percepção do som é maior por via óssea do que por via aérea. Rinne negativo indica perda auditiva condutiva daquele lado. O teste de Rinne é positivo em indivíduos com audição normal com ou sem perdas neurossensoriais.

Exames complementares

Indivíduos sem etiologia clara definida para a perda auditiva (como otite externa ou tampão de cerume) devem ser submetidos ao teste audiométrico. A audiometria tonal e vocal é útil para confirmar o grau de perda auditiva (leve, moderada, severa ou profunda) e se ela é condutiva neurossensorial ou mista. As Figuras 184.1, 184.2 e 184.3 exemplificam diferentes tipos de traçados audiométricos.

Para aqueles casos com perda auditiva neurossensorial sem causa identificada, recomenda-se a realização de avaliação laboratorial para identificar anormalidades metabólicas que possam estar associadas à perda auditiva. O Quadro 184.3 lista os principais itens a serem considerados na avaliação laboratorial.

Em casos de surdez neurossensorial progressiva unilateral ou assimétrica, a ressonância magnética de encéfalo e nervos auditivos deve ser acrescentada na investigação diagnóstica para exclusão de tumores, como o neuroma do acústico. A tomografia computadorizada de orelhas pode ser solicitada na investigação de casos com otite média crônica para avaliação de extensão da doença e complicações. Também pode auxiliar na avaliação morfológica da orelha interna em casos de suspeita de malfomações congênitas como causa de surdez neurossensorial.

Em crianças menores de 2 ou 3 anos de idade ou naquelas que não cooperam com a audiometria, a avaliação auditiva pode ser realizada usando testes comportamentais. As reações da criança aos estímulos sonoros de diversas características são observadas. Estudos eletrofisiológicos da via auditiva podem ser agregados na investigação dos limiares auditivos da criança.[6]

Conduta proposta

Quando se estiver diante de um indivíduo com surdez, é importante lembrar-se de que, por trás desse sintoma, há várias

---

Quadro 184.3 | Principais exames laboratoriais solicitados para avaliação de perda auditiva neurossensorial sem causa identificada

- ▶ Hemograma completo
- ▶ Glicemia
- ▶ Função tireoidiana
- ▶ VDRL
- ▶ Testes de autoimunidade (FAN, FR)
- ▶ Perfil lipídico

VDRL, *Veneral Disease Research Laboratory*; FAN, fator antinuclear; FR, fator reumatoide.

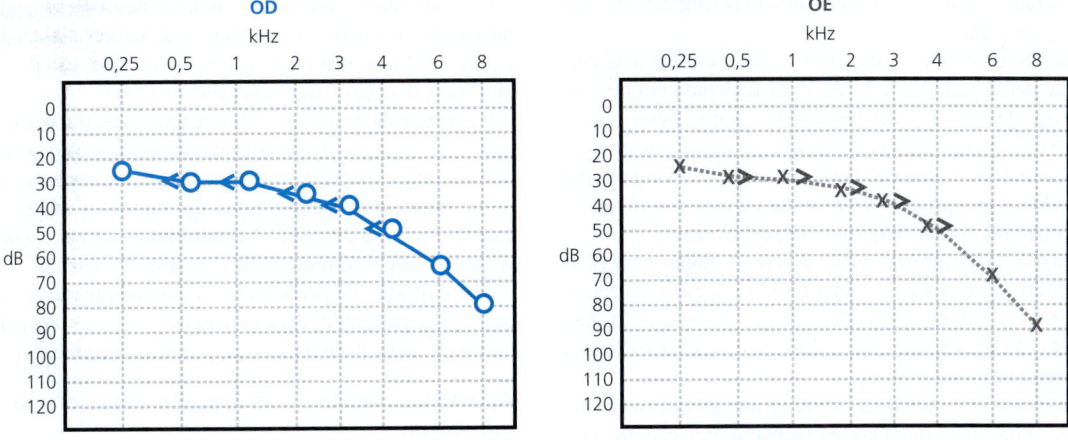

▲ **Figura 184.1**
Audiometria com perda auditiva neurossensorial bilateral simétrica em altas frequências, compatível com quadro de presbiacusia.
OE, orelha esquerda; OD, orelha direita.

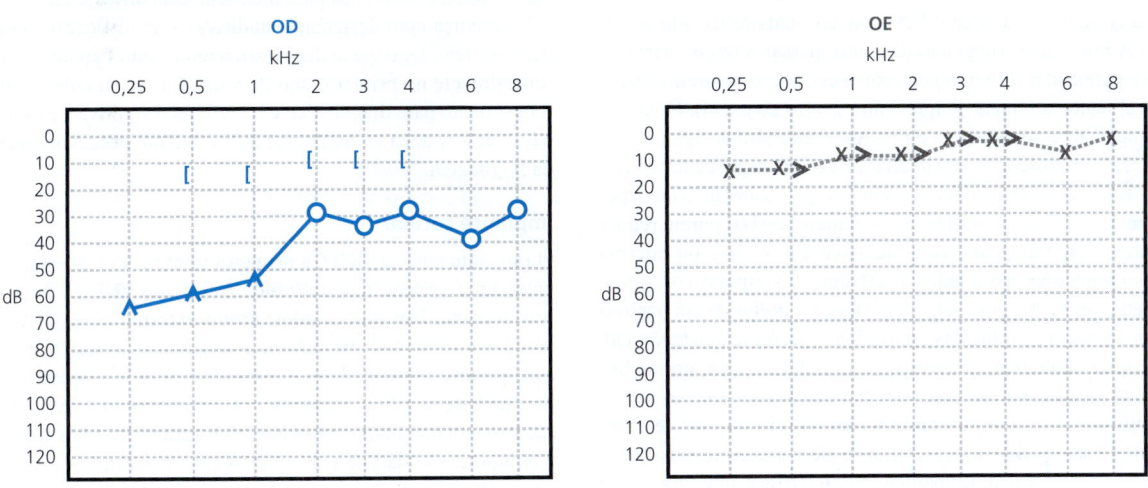

▲ **Figura 184.2**
Audiometria com perda auditiva condutiva à direita.
OE, orelha esquerda; OD, orelha direita.

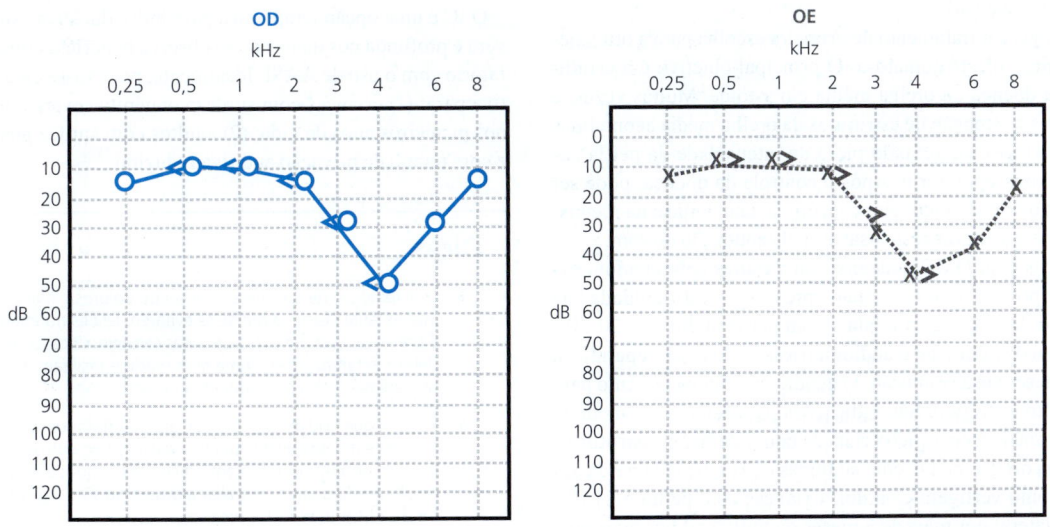

▲ **Figura 184.3**
Audiometria com características de perda auditiva induzida por ruído e perda neurossensorial mais pronunciada na frequência de 4.000 Hz.
OE, orelha esquerda; OD, orelha direita.

possibilidades diagnósticas que devem ser investigadas antes de se partir para o tratamento.

A remoção de cerume é o primeiro passo em pessoas com queixa de perda auditiva. Não deve ser realizada em pessoas sem queixas de hipoacusia ou desconforto, já que, nesses casos, a eliminação do cerume costuma acontecer espontaneamente.[7] Quando indicada, a remoção deve ser realizada com métodos e instrumentos apropriados. Os métodos de remoção envolvem agentes ceruminolíticos, irrigação e remoção manual.

No cenário da atenção primária, sugere-se iniciar com gotas ceruminolíticas, que não requerem equipamento e oferecem menor risco de perfuração timpânica do que a irrigação.[7] A dose de 3 gotas, 3 vezes ao dia, por 5 dias, costuma ser suficiente para dissolver o cerume.

É frequente a necessidade de irrigação, mesmo após o uso das gotas ceruminolíticas, para complementar a remoção do cerume. Deve-se evitar irrigação em casos de perfuração timpânica (para evitar dano às estruturas da orelha média) e otite externa.

Prefere-se seringa larga (200 mL) com água em temperatura ambiente. O pavilhão auricular é tensionado para trás e para cima de modo que o CAE fique o mais retificado possível. A ponta da seringa não deve ultrapassar o terço lateral do CAE para evitar proximidade com as estruturas da orelha média (geralmente não mais do que 8 mm dentro do canal). O jato da seringa é direcionado para cima. Após cada jato de água, deve-se realizar otoscopia para avaliar o sucesso do procedimento.[8]

A remoção manual deve ser feita por profissionais com experiência e equipamento adequados. É mais precisa, porém requer visualização adequada, geralmente com otoscópio ou microscópio binocular, associados a instrumentos específicos, como cureta, aspiração, porta-algodão. Deve ser preferida em pessoas com alterações otológicas conhecidas (perfuração timpânica), cirurgias otológicas prévias ou imunodeficiência, condições que, associadas à irrigação, podem predispor a infecções.

Indivíduos com perda auditiva condutiva devem ser referenciados para avaliar a possibilidade de tratamento cirúrgico. Casos de perfuração timpânica, otoesclerose e interrupção de cadeia ossicular são candidatos a tratamento cirúrgico com chance de ótimos resultados auditivos. A amplificação sonora com aparelhos auditivos também é uma opção para indivíduos que apresentem risco cirúrgico aumentado ou que não desejem se submeter à cirurgia.

A cirurgia é o tratamento de primeira escolha para a otite média crônica colesteatomatosa. O principal objetivo é a erradicação da doença da orelha média e mastoide. Muitas vezes, é necessária a remoção de estruturas da orelha média acometidas pelo colesteatoma, gerando piora da intensidade da perda auditiva no pós-operatório. Após o controle da doença, pode ser necessário um segundo tempo cirúrgico com ênfase na reconstrução das estruturas responsáveis pela condução do som.

Crianças com OME podem ser manejadas com conduta expectante por até 3 meses se não apresentarem dificuldades na aquisição da linguagem e fala e com perda auditiva < 20 dB.[9] As avaliações clínicas e audiométricas devem ser repetidas a cada 3 meses até a resolução do quadro ou referenciamento para tratamento cirúrgico. São indicações para referência imediata para tratamento cirúrgico crianças com alterações estruturais da MT ou orelha média, com sintomas outros além da perda auditiva, como vertigem e/ou dor. Crianças com perda > 21 dB, OME bilateral por mais de 3 meses ou unilateral por mais de 6 meses também são referenciadas para avaliação cirúrgica para colocação de tubo de ventilação.[9]

Em indivíduos com perda auditiva neurossensorial, recomenda-se o controle e a interrupção de fatores associados com a perda auditiva, tais como exposição a ruído, uso de fármaco ototóxico, doenças sistêmicas e metabólicas.

O controle da doença de Ménière tem como um dos objetivos reduzir a perda auditiva e o zumbido associados com as crises de vertigem. Envolve medidas comportamentais e medicamentosas. Entre as primeiras, estão a redução da ingesta de sal, cafeína, nicotina e álcool.[10,11] O tratamento farmacológico pode envolver o uso de diuréticos, beta-histina e corticoide.

A reabilitação da perda auditiva com amplificação sonora é uma opção para indivíduos com perda auditiva, independentemente da idade. Pode ser realizada com as seguintes estratégias:

Aparelhos auditivos de amplificação sonora individual

Os aparelhos auditivos de amplificação sonora individual (AASI) são uma opção para indivíduos que apresentem perda auditiva que interfira em suas atividades sociais e profissionais e que estejam motivados para melhorar essa dificuldade.

Na criança com deficiência auditiva, a amplificação sonora deve ser feita logo que o diagnóstico tenha sido firmado, preferencialmente no primeiro ano de vida. A precocidade do referenciamento para diagnóstico e reabilitação auditiva é essencial para que a criança tenha chance de um melhor desenvolvimento da linguagem.[12]

Implante coclear

O implante coclear (IC) é a primeira integração bem-sucedida entre uma prótese manufaturada e funções neurais do cérebro humano. Um processador, usado externamente, distribui sinais elétricos com frequência e amplitude específicas para uma prótese implantada na orelha interna, a fim de estimular diretamente as fibras remanescentes do nervo auditivo.[13] Esse recurso tem habilitado indivíduos com surdez pré e pós-linguais à compreensão da fala e da linguagem. As avaliações a longo prazo revelam que os resultados clínicos tendem a se aprimorar com o passar dos anos.[14] Em função dos resultados de reabilitação auditiva em surdos profundos, o número de cirurgias tem aumentado, e mais de 100 mil indivíduos em todo o mundo já foram submetidos ao IC.

O IC é uma opção terapêutica para indivíduos com surdez severa e profunda nos quais não se observa benefício clínico satisfatório com o uso de AASI. Idealmente, reserva-se essa alternativa para: (1) crianças com surdez congênita severa a profunda nos primeiros anos de vida; (2) adultos com surdez pós-lingual e com tempo de privação auditiva reduzido.[15,16]

> **Dicas**
>
> ▶ Se a remoção de cerume estiver sendo dolorosa, não é interessante insistir, a fim de se evitarem lesões traumáticas. É preferível usar um curso de gotas ceruminolíticas, que deixam o tampão de cerume mais macio e facilitam o procedimento em um segundo momento.
>
> ▶ Sempre que houver otorreia e sinais inflamatórios na orelha externa e média que dificultem a realização da otoscopia, deve-se priorizar o tratamento da entidade aguda e, após a resolução do quadro, reavaliar a otoscopia. O diagnóstico tende a ficar mais fácil e preciso.

Quando referenciar

Crianças com perda auditiva devem ser referenciadas com vistas à reabilitação auditiva tão logo seja possível, de preferência ainda no primeiro ano de vida.

Adultos com linguagem oral estabelecida, surdez severa ou profunda e desempenho insuficiente com AASI devem ser referenciados para avaliar a possibilidade de reabilitação com IC.

Indivíduos com patologia da orelha média e perda auditiva condutiva em que há opção de tratamento cirúrgico (perfuração timpânica, otoesclerose, OME, otite média colesteatomatosa, etc.) devem ser referenciados.

Indivíduos com perda auditiva neurossensorial unilateral ou assimétrica devem ser referenciados para investigação de tumores, como neurinoma do acústico.

> **Erros mais frequentemente cometidos**
> - Indicar aparelho auditivo para qualquer tipo de surdez, sem se preocupar em conhecer a doença que pode estar sendo a causa do problema
> - Não identificar (e, portanto, não referenciar) casos de surdez que possam ser melhorados ou curados cirurgicamente
> - Não referenciar crianças surdas em idade precoce para reabilitação auditiva
> - Esquecer que, por trás de surdez unilateral ou assimétrica, pode haver um tumor
> - Realizar remoção de cerume com irrigação em indivíduos com perfuração timpânica

Prognóstico e complicações possíveis

O prognóstico da surdez depende da sua etiologia. A perda auditiva pode ser resolvida com uma simples remoção de cerume. A presbiacusia tem uma evolução lenta e gradual. O tratamento cirúrgico para perdas auditivas condutivas e IC pode resultar em ótimos resultados de reabilitação auditiva.

Atividades preventivas e de educação

As infecções perinatais ainda constituem uma importante causa de surdez congênita no Brasil.[17] Atividades preventivas incluem vacinação e controle da transmissão vertical de infecções, como sífilis, rubéola, citomegalovirose e toxoplasmose. Incentivar o uso de EPI para exposição a ruído ocupacional é uma medida importante na prevenção da perda auditiva induzida por ruído (PAIR). A exposição recreacional com fones de ouvido também deve ter seu volume e duração controlados.

Papel da equipe multiprofissional

O médico tem o papel de realizar o diagnóstico e prescrever o tratamento/reabilitação da perda de audição. O diagnóstico correto pode identificar a etiologia da surdez e permitir um tratamento direcionado. Podem ser identificadas doenças relevantes como etiologia da perda auditiva, como neurinoma do acústico e DM tipo 2. O fonoaudiólogo tem o papel de auxiliar nos testes diagnósticos solicitados pelo médico e de participar no processo de reabilitação auditiva, quando indicado.

ÁRVORE DE DECISÃO

A perda auditiva tem um espectro amplo de possibilidades diagnósticas e terapêuticas. Dessa forma, é crucial que sejam realizadas otoscopia e acumetria apropriadas, a fim de se direcionar o diagnóstico na primeira avaliação. Nesse exame físico, será possível separar a perda auditiva em condutiva ou neurossensorial. O próximo passo é a realização de um exame de audiometria para confirmar os achados da acumetria e quantificar a perda auditiva. De acordo com o diagnóstico, serão necessários outros exames e, finalmente, direcionar para o tratamento apropriado. A seguir, na Árvore de decisão, são apresentados alguns exemplos de causas de perda auditiva.

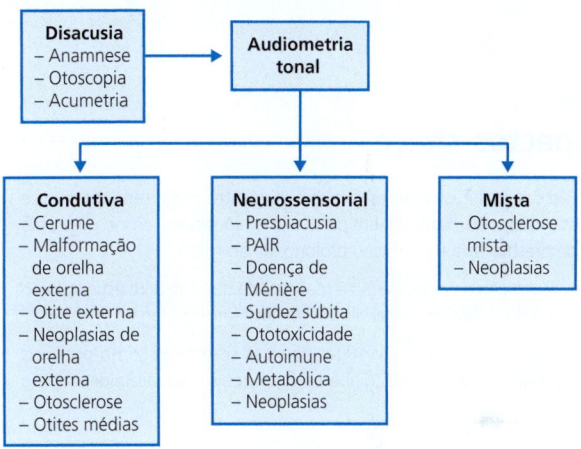

REFERÊNCIAS

1. World Health Organization. WHO calls on private sector to provide affordable hearing aids in developing world. Geneva: WHO; 2001.

2. Parham K, McKinnon BJ, Eibling D, Gates GA. Challenges and opportunities in presbycusis. Otolaryngol Head Neck Surg. 2011;144(4):491-495.

3. Weber PC. Etiology of heariang loss in adults, 2011 [Internet]. Waltham: UpToDate; 2011 [capturado em 20 mar. 2018]. Disponível em: https://www.uptodate.com/contents/etiology-of-hearing-loss-in-adults.

4. Assessment of hearing loss. New York: BMJ Group Limited; 2011.

5. Vikram KB, Naseeruddin K. Combined tuning fork tests in hearing loss: explorative clinical study of the patterns. J Otolaryngol. 2004;33(4):227-234.

6. Campos CAH, Costa HOO. Tratado de otorrinolaringologia. São Paulo: Roca; 2003.

7. Roland PS, Smith TL, Schwartz SR, Rosenfeld RM, Ballachanda B, Earll JM, et al. Clinical practice guideline: cerumen impaction. Otolaryngol Head Neck Surg. 2008;139(3 Suppl 2):S1.

8. Dinces AE. Cerumen [Internet]. Waltham: UpToDate; 2011 [capturado em 22 mar. 2018]. Disponível em: https://www.uptodate.com/contents/cerumen

9. American Academy of Family Physicians. Head and neck surgery: otitis media with effusion. Pediatrics. 2004;113(5):1412-1418.

10. Santos PM, Hall RA, Snyder JM, Hughes LF, Dobie RA. Diuretic and diet effect on Ménière's disease evaluated by the 1985 Committee on Hearing and Equilibrium guidelines. Otolaryngol Head Neck Surg. 1993;109(4):680.

11. Coelho DH, Lalwani AK. Medical management of ménière's disease. Laryngoscope. 2008;118(6):1099-1201.

12. Yoshinaga-Itano C, Sedey AL, Coulter DK, Mehl AL. Language of early- and later-identified children with hearing loss. Pediatrics. 1998;102(5):1161.

13. Lavinsky-Wolff M, Lavinsky L. Análise comparativa de duas técnicas de implante coclear: estudo de coorte com resultado em longo prazo [dissertação]. Porto Alegre: UFRGS; 2008.

14. Beadle EAR, McKinley DJ, Nikolopoulos TP, Brough J, O'Donoghue GM, Archbold SM. Long-term functional outcomes and academic-occupational status in implanted children after 10 to 14 years of cochlear implant use. Otol Neurotol. 2005;(26):1152-1160.

15. Papsin BC, Gordon KA. Cochlear implants for children with severe-to-profound hearing loss. N Engl J Med. 2007;357(1154):2380-2387.

16. Rubinstein JT. Paediatric cochlear implantation: prosthetic hearing and language development. Lancet 2002;360(9331):483-485.

17. de Nobrega M, Weckx LL, Juliano Y. Study of the hearing loss in children and adolescents, comparing the periods of 1990-1994 and 1994-2000. Int J Pediatr Otorhinolaryngol. 2005;69(6):829-838.

CAPÍTULO 185

Zumbido

Joel Lavinsky
Michelle Lavinsky-Wolff
Luis Lavinsky

Aspectos-chave

▶ Fatores otológicos são as causas subjacentes mais frequentemente associadas ao zumbido, em particular a hipoacusia, como nos casos de presbiacusia e exposição prolongada ao ruído.

▶ A realização da audiometria é mandatória durante a investigação do zumbido, a fim de buscar algum possível fator otológico envolvido.

▶ Sempre é necessário investigar doenças sistêmicas como possíveis agravantes do zumbido (diabetes, hipotireoidismo, dislipidemia).

▶ A existência de zumbido unilateral deve ser investigada com imagem (preferencialmente, ressonância magnética [RM]), a fim de excluir neoplasias na orelha interna e no ângulo pontocerebelar, como o schwannoma vestibular.

▶ A terapia de retreinamento do zumbido (TRT, do inglês *tinnitusretraining therapy*), também conhecida como habituação ou retreinamento, pode enfraquecer as alças de estímulo ao nível do sistema límbico e do sistema nervoso autônomo (SNA).

Caso clínico

Há dois anos, Rui, 40 anos, iniciou com zumbido não pulsátil na orelha esquerda. Nega hipoacusia, mas, muitas vezes, não consegue entender as palavras e frases ditas por outros. Portanto, escuta o som, mas não consegue entender. Nega zumbido ou hipoacusia na orelha direita. Nega comorbidades. Nega história prévia de problemas de ouvido. Ao exame físico, a otoscopia está normal. Na acumetria com diapasão, o teste de Rinne foi positivo em ambas as orelhas, e o de Weber lateralizou para a direita. O restante do exame físico otorrinolaringológico estava normal.

Solicitada audiometria tonal e vocal, houve identificação de hipoacusia neurossensorial leve e discriminação vocal desproporcionalmente reduzida. Considerando que todo paciente com surdez e/ou zumbido pode apresentar alguma doença retrococlear ao nível do nervo auditivo, está sempre recomendada a investigação por meio de exames de imagem. Dessa forma, foi solicitada RM de encéfalo com ênfase em ângulo pontocerebelar, e os achados da RM sugeriram um neurinoma do acústico (schwannoma vestibular), ainda restrito ao conduto auditivo interno. Esse diagnóstico explica a etiologia da hipoacusia e do zumbido unilateral com comprometimento da discriminação auditiva, pois a doença está ao nível retrococlear. Assim, destaca-se ainda mais a importância de se investigar a surdez e o zumbido unilateral de forma apropriada, pois poderia ter sido deixado de se diagnosticar uma grave neoplasia intracraniana.

Teste seu conhecimento

1. Quais seriam o primeiro e o segundo exames a serem solicitados, respectivamente, para o esclarecimento do zumbido unilateral esquerdo?
    a. RM de encéfalo; audiometria
    b. Potencial evocado auditivo de tronco encefálico; tomografia computadorizada de crânio com contraste
    c. Audiometria; RM de encéfalo
    d. Tomografia computadorizada de crânio com contraste; potencial evocado auditivo de tronco encefálico

2. Ao realizar a otoscopia em uma pessoa com queixa de zumbido pulsátil unilateral, é identificada uma massa atrás do tímpano visualizada por transparência e com aspecto avermelhado. Qual é a principal hipótese diagnóstica e qual é o exame complementar necessário?
    a. Mioclonia dos músculos da orelha média; RM de ouvidos
    b. Tuba patente; imitanciometria
    c. Glômus timpânico; tomografia de ossos temporais
    d. Hipertensão intracraniana idiopática benigna; angiorressonância

3. Qual é o exame mais sensível e mais específico para o diagnóstico de uma patologia retrococlear como o schwannoma vestibular?
    a. Potencial evocado auditivo de tronco encefálico
    b. Emissões otoacústicas
    c. RM de ouvidos com gadolíneo
    d. Tomografia computadorizada de ouvidos e mastoides

4. Entre as medicações a seguir, qual dessas não está relacionada à ocorrência de zumbido?
    a. Ácido acetilsalicílico
    b. Anti-inflamatório não esteroide
    c. Aminoglicosídeos
    d. Paracetamol

5. Existe uma grande variedade de etiologias associadas ao zumbido. Entre as etiologias mais frequentemente relacionadas ao zumbido, estão:
    a. Ototoxicidade e otites
    b. Presbiacusia e exposição prolongada ao ruído
    c. Diabetes e surdez condutiva
    d. Depressão e presbiacusia

Respostas: 1C, 2C, 3C, 4D, 5B

Do que se trata

Zumbido pode ser definido como a percepção de um som sem o estímulo acústico externo. É uma sensação sonora não relacionada a uma fonte sonora externa. Pode manifestar-se como um sintoma leve e sem importância ou pode afetar seriamente a qualidade de vida do indivíduo.[1]

Até 40% da população norte-americana apresentará zumbido em algum momento da vida. Destes, 15 a 17% apresentarão zumbido constante. A prevalência é semelhante entre os sexos. Frequentemente, perturba a atividade diária, a capacidade ocupacional e interfere no sono (até dois terços dos casos). Em 2% dos casos, o zumbido é grave e incapacitante. Em 55% dos casos, é bilateral e um terço das pessoas apresenta tontura associada.[2]

O zumbido deve ser considerado sintoma de alguma doença ou sequela de alguma agressão sofrida pelo sistema auditivo. Geralmente, é referido como chiado, apito, barulho de chuveiro, de cachoeira, de cigarra, de escape de panela de pressão, de campainha ou de pulsação do coração. A sua intensidade é variável, podendo ser intermitente ou constante, e mono ou politonal.[1]

O que pode ocasionar

A classificação tradicional divide o zumbido em subjetivo (percebido apenas pela pessoa) e objetivo (identificado também pelo examinador). A apresentação objetiva é a menos frequente.[1]

Quanto à intensidade, pode ser considerado como leve, quando só é percebido pelo indivíduo em situações específicas; moderado, quando apesar de reconhecer a sua existência, não há incômodo; intenso, quando a sensação desagradável o perturba, causando prejuízo em diversas situações e atividades; e incapacitante, quando a manifestação é intolerável constantemente.

Em termos de topografia, o zumbido pode ser gerado por estruturas para-auditivas (estruturas adjacentes ao órgão auditivo), pelo sistema auditivo ou pelo sistema somatossensorial (modulação por estimulação somática). O zumbido de origem sensorioneural pode ainda ser dividido em periférico (origem no órgão de Corti da cóclea e no nervo coclear) e central (origem no sistema nervoso central [SNC]).[3]

Neste capítulo, preferiu-se classificar a queixa em dois grandes grupos de apresentação clínica: (1) zumbido associado à hipoacusia e (2) zumbido pulsátil. Essa classificação permite uma abordagem mais prática do manejo do zumbido na atenção primária à saúde (APS).

Zumbido associado à hipoacusia

Entre as diversas etiologias implicadas, as primárias da orelha interna são as mais prevalentes.

Pessoas com zumbido apresentam algum grau de hipoacusia sensorioneural em mais de 80% dos casos, especialmente em altas frequências (75% dos casos com perda auditiva em altas frequências superiores a 30 dB). Somente 8% dos casos apresentam audiometria normal. As etiologias mais comuns são a presbiacusia e a exposição ao ruído. Além dessas, otosclerose, otite crônica, cerume e doença de Ménière são etiologias de hipoacusia a serem lembradas que podem estar associadas ao zumbido.[2] A frequência do zumbido costuma corresponder às frequências com maior perda auditiva na audiometria, geralmente entre 3 e 8 kHz.[2]

Problemas sistêmicos são responsáveis pelo agravamento do quadro de zumbido devido ao comprometimento da perfusão da orelha interna (doenças cardiovasculares) ou da fisiologia da estria vascular (doenças metabólicas). A alteração no metabolismo de glicídeos, lipídeos e hormônios tireoidianos é causa frequentemente implicada no surgimento ou agravamento do zumbido e, em alguns casos, pode haver remissão do sintoma ao ser controlada. A deficiência de zinco, assim como o uso de algumas medicações ototóxicas (p. ex., ácido acetilsalicílico [AAS], anti-inflamatórios não esteroides [AINEs], aminoglicosídeos), também podem estar relacionadas com a ocorrência de zumbido.[1]

Zumbido pulsátil

O zumbido pulsátil é gerado por estruturas para-auditivas, ou seja, externas ao sistema auditivo. Corresponde a até 20% dos casos e é, na maioria das vezes, relacionado a causas identificáveis e tratáveis. O diagnóstico preciso é fundamental (Figura 185.1), já que a abordagem é específica e pode ser curativa.[4]

O zumbido pulsátil pode ter etiologia vascular ou não vascular.[4]

Zumbido pulsátil vascular

O zumbido pulsátil de etiologia vascular é o mais prevalente no grupo do sistema para-auditivo, correspondendo a 81% dos casos. É a causa mais comum de zumbido objetivo. Geralmente, é unilateral e síncrono com o batimento cardíaco.[4] As causas mais comuns são:

- **Aterosclerose de carótidas.** É a causa mais frequente de zumbido pulsátil de causa vascular. Na ausculta cervical, é frequente a identificação de um sopro carotídeo. É comum em maiores de 50 anos, hipertensos, diabéticos, dislipidêmicos, obesos e tabagistas. O diagnóstico pode ser confirmado com ultrassonografia (US) Doppler cervical, ou angiorressonância.

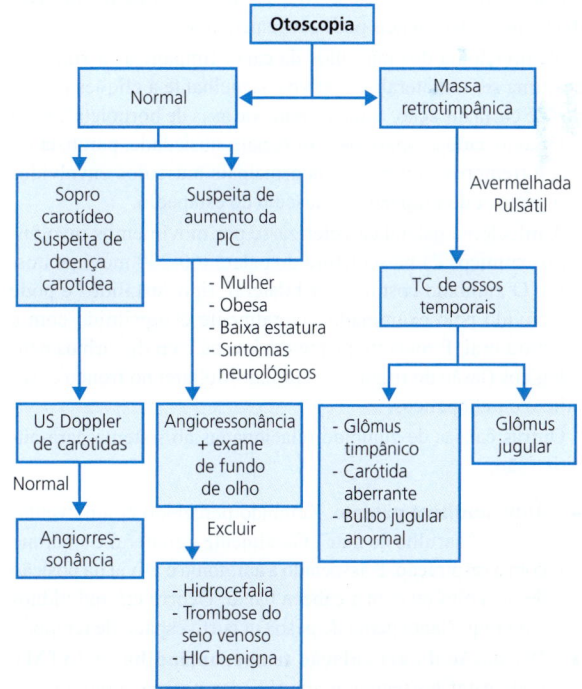

▲ **Figura 185.1**
Algoritmo de investigação do zumbido pulsátil de causa vascular.
TC, tomografia computadorizada; PIC, pressão intracraniana; HIC, hipertensão intracraniana; US, ultrassonografia.

- **Paraganglioma.** É tumor vascular benigno que pode estar localizado na região da fossa jugular (glômus jugular) ou no promontório coclear (glômus timpânico, mais comum). Caracteriza-se por apresentar, na otoscopia, uma massa avermelhada retrotimpânica pulsátil. Diferente do hum venoso, o zumbido não se altera com compressão ou rotação do pescoço. O diagnóstico pode ser confirmado com tomografia computadorizada (TC) ou RM de ossos temporais.
- **Hum venoso.** É resultante de um fluxo turbulento na veia jugular interna devido à pressão na segunda vértebra cervical ou ao aumento do retorno venoso. Ocorre principalmente em mulheres jovens e, em geral, é unilateral. O zumbido melhora com uma suave pressão no pescoço sobre a veia jugular (evitando a oclusão da carótida) ou com a rotação da cabeça para o lado ipsilateral ao zumbido. Piora com rotação contralateral, durante a manobra de Valsalva ou respiração profunda.
- **Malformações vasculares.** Podem ser arteriais (trajeto aberrante da carótida, estenose, persistência da artéria estapediana, aneurismas), venosas (bulbo de veia jugular deiscente, bulbo jugular alto, magabulbo) ou arteriovenosas (fístula da artéria occipital com o seio transverso).
- **Hipertensão intracraniana (HIC) idiopática benigna (pseudotumor cerebral).** É uma causa rara de zumbido pulsátil, associada à HIC sem hidrocefalia. Acomete mulheres de meia-idade e obesas. Pode apresentar outros sintomas neurológicos (diplopia, oftalmoplegia, náuseas).

Zumbido pulsátil não vascular

Está representado pelas mioclonias e corresponde a 19% das etiologias de zumbido localizadas no sistema para-auditivo.[4] Ocorre devido à contração rítmica e geralmente involuntária de um ou vários músculos da orelha média (15% dos casos) ou do palato mole (4% dos casos). Não acompanha o batimento cardíaco, mas a frequência pode ser semelhante.

Na mioclonia dos músculos da caixa timpânica, o zumbido costuma ser unilateral, subjetivo e semelhante a cliques repetidos de curta duração, como o "bater de asas de borboleta". Pode estar associado a espasmos hemifaciais, ansiedade, paralisia facial e tremores palpebrais. Os principais músculos envolvidos são o tensor do tímpano e o músculo do estapédio.

A mioclonia palatal caracteriza-se por movimentos involuntários rítmicos da musculatura do palato (60-200 movimentos/min). O zumbido costuma ser bilateral, tipo "estalido" e pode ser ouvido pelo examinador. Geralmente é suprimido com a abertura oral. É mais frequente em jovens com distúrbios neurológicos (lesão do trígono de Guillan-Mollaret no tronco encefálico) ou idiopáticos.

Outras causas de zumbido relacionadas ao sistema para-auditivo são:

- **Tuba auditiva patente.** Zumbido percebido como "ventania" ou "barulho do mar". Geralmente unilateral e síncrono com a respiração. É associado à autofonia e alivia na posição de decúbito ou com a cabeça baixa. Ocorre em indivíduos com importante perda de peso em curto espaço de tempo.[1]
- **Disfunção da articulação temporomandibular (ATM).** Pode estar presente em até 45% das pessoas com zumbido severo. É considerado um potencializador do zumbido. Costuma estar associada à plenitude aural e à flutuação do zumbido. O tratamento da disfunção da ATM pode reduzir o sintoma de zumbido.[2]
- **Psicogênica.** Fatores psicológicos podem influenciar a percepção, a intensidade e a repercussão do zumbido na qualidade de vida do indivíduo.

O que fazer

Anamnese

Na anamnese, é relevante detalhar o zumbido, a intensidade e o desconforto que produz. É necessário identificar se é uni ou bilateral, mono ou multitonal, constante ou intermitente, pulsátil ou não pulsátil, bem como reconhecer fatores de piora ou de melhora. É preciso identificar história de exposição ao ruído, graduar a interferência do zumbido na atividade intelectual, profissional e de lazer, além de questionar sobre outras manifestações otoneurológicas (hipoacusia, vertigem, plenitude aural). É importante incluir na anamnese fatores psicológicos potencialmente envolvidos (estresse, ansiedade, depressão).[1]

Exame físico

O exame físico deve envolver a mensuração da pressão arterial, da frequência cardíaca e do peso. Deve-se realizar acumetria com diapasão e exame estático e dinâmico do equilíbrio. A otoscopia deve ser minuciosa, a fim de detectar possíveis causas otológicas. A palpação da ATM é importante para identificar possível disfunção.[1]

Exames complementares

Todas as pessoas devem realizar avaliação audiométrica de rotina, a fim de identificar uma perda auditiva associada, mesmo que assintomática, importante para definir a existência de uma causa otológica e quantificar o grau de perda auditiva.[5]

A existência de uma doença sistêmica associada pode influenciar o curso clínico do zumbido. Além disso, pode ser um "sinal brando" de uma doença sistêmica subjacente. Por isso, especialmente na suspeita clínica, deve se solicitar hemograma completo, estudos da função tireoidiana, perfil lipídico, glicemia e veneral disease research laboratory (VDRL). A suspeição clínica será fundamental na investigação de outras possíveis etiologias sistêmicas.[6]

A indicação de exames de imagem está estabelecida nos casos de zumbido unilateral (RM), de suspeita de anomalias/neoplasias do osso temporal (TC) e no zumbido pulsátil (US Doppler de carótidas/angiorressonância).

Conduta proposta

Tratamento

Tratamento inicial

Em geral, 25% das pessoas melhoram após o início do quadro, 50% apresentam melhora parcial e 25% permanecem com zumbido inalterado. Qualquer distúrbio otológico (otosclerose, doença de Ménière, otites, cerume) ou clínico (hipotireoidismo, dislipidemia, diabetes) deve ser tratado (Quadro 185.1).[6]

A pessoa deve evitar chocolate, café, chá, cola e outras medicações contendo cafeína (estimulante do SNC). Cerca de 50% das pessoas com zumbido grave consomem bebidas cafeinadas diariamente. O tabagismo deve ser desestimulado. Deve-se evitar o uso de medicamentos com potencial ototóxico, especialmente no caso de AAS e AINEs. A exposição a ambientes ruidosos deve ser controlada, a fim de evitar maior lesão de células ciliadas, o que pode piorar o zumbido.[6]

Quadro 185.1 | Tratamentos específicos de acordo com a etiologia do zumbido

Causa do zumbido	Tratamento inicial
▶ Distúrbios vasculares	▶ Acompanhamento
	▶ Cirurgia, quando indicada
▶ Mioclonias	▶ Sedativos
	▶ Relaxantes musculares
	▶ Cirurgia, quando indicada
▶ Zumbido idiopático refratário	▶ Medidas inespecíficas (medicamentos, TRT, mascaramento)
▶ Ototoxicidade	▶ Descontinuidade da medicação
▶ Presbiacusia ▶ PAIR	▶ Aparelho auditivo
▶ Cerume ▶ Surdez súbita ▶ Otite média ▶ Doença de Ménière ▶ Otosclerose ▶ Neurinoma de acústico	▶ Tratamento da doença otológica específica
▶ Dismetabolopatia ▶ Disfunção de ATM ▶ Doenças neurológicas	▶ Tratamento das condições clínicas específicas

ATM, articulação temporomandibular; PAIR, perda auditiva induzida por ruído; TRT, terapia de retreinamento do zumbido (do inglês *tinnitus retraining therapy*).

Em pessoas com depressão ou ansiedade, teste e avaliação psicológica são aconselháveis, permitindo ao médico manejar o tratamento de forma mais eficaz.[5]

Todas as pessoas podem ser orientadas a respeito do mascaramento caseiro, especialmente aquelas que relatam dificuldade para conciliar o sono devido ao zumbido. Nesses casos, pode ser útil o uso de um ruído "branco", ou seja, frequência média, baixa intensidade e constante. Deve-se orientar a procura de ambientes com ruído de fundo, música ambiente, som de máquinas, ventiladores e outras formas de evitar locais muito silenciosos.[1]

O aparelho de amplificação sonora individual (AASI), conhecido como aparelho auditivo, é uma alternativa para o tratamento de zumbido nos casos de hipoacusia associada. O som amplificado pelo aparelho mascara o som ofensor e diminui a perturbação percebida.[5]

Tratamento medicamentoso

O tratamento deve ser direcionado para a causa do zumbido. Quando não for possível identificar a etiologia ou se houve falha com a terapêutica direcionada, pode-se optar por um tratamento medicamentoso inespecífico. A evidência de eficácia dos tratamentos a seguir é limitada. Após uma investigação diagnóstica completa, esses tratamentos poderiam ser iniciados ao nível da APS. De modo geral, o tratamento medicamentoso tem efetividade limitada. Nenhum medicamento apresenta alto nível de evidência para o tratamento do zumbido. Deve-se dar preferência à monoterapia, sendo utilizada, inicialmente, por 30 a 60 dias. Em caso de melhora, prolongar por mais 30 dias com diminuição da dose. Se possível, retirar ou manter a menor dose possível. Em caso de piora, deve-se retornar à dose inicial.[5]

Benzodiazepínicos. O uso de clonazepam e oxazepam mostrou benefício em ensaios clínicos, porém apresentou recorrência após a cessação do uso.[7] A dose inicial do clonazepam é de 0,5 a 2 mg/dia, até 4 mg/dia no máximo. É necessário monitorar potencial dependência, utilizando gotas e limitando o uso a 4 meses.

Antidepressivos. Os inibidores seletivos de recaptação da serotonina (ISRS) podem ser utilizados nas pessoas com zumbido associado a distúrbios do sono ou depressão maior. A metanálise que avaliou os tricíclicos e os ISRSs apresentou resultados inconclusivos quanto ao benefício em relação ao zumbido.[8]

Ginkgo biloba 761. Antiagregante e modulador de fluxo sanguíneo. A dose utilizada é de 80 a 120 mg, duas vezes ao dia, por, no mínimo, 8 a 12 semanas. Entretanto, foi demonstrado em metanálises que a sua eficácia é semelhante à do placebo.[9]

Vitaminas e minerais. Os resultados com suplementação com zinco mostraram resultados inconsistentes.[10] O uso do zinco no zumbido foi proposto a partir da identificação da relação entre a deficiência de zinco e a presbiacusia. Está preconizado em alguns centros o uso por meio de cápsulas entéricas de ácido pangâmico (B_{15}) 100 mg, piridoxina (B_6) 300 mg e sulfato de zinco 80 mg, de 12/12 horas, por 30 dias. A vitamina A também pode ser utilizada na dose de 50.000 UI, duas vezes ao dia, nas refeições.

Beta-histina. Produz vasodilatação do sistema vertebrobasilar e da orelha interna. Está indicada nas pessoas com zumbido associado a sintomas vertiginosos (na suspeita de hidropsia endolinfática ou doença de Ménière).

Outras medicações. Embora estas medicações não apresentem evidências de efetividade,[11] a pentoxifilina (400 mg, 3 vezes ao dia, ou 600 mg, 2 vezes ao dia) é utilizada nos casos de zumbido e história de doença vascular periférica ou sinais de insuficiência vertebrobasilar. A cinarizina/flunarizina (10 mg, dose única diária), apesar de diversos efeitos colaterais (tremores, depressão, ganho de peso), pode ser usada nos casos de zumbido associado à cefaleia.

Tratamento no zumbido persistente

O aconselhamento sobre hábitos de vida, mascaramento domiciliar, compensação das doenças sistêmicas e o tratamento dos fatores otológicos são medidas importantes para iniciar o tratamento nas pessoas com zumbido. Esse manejo inicial pode ser realizado ao nível da APS. Uma sequência de técnicas de tratamento pode ser delineada para a pessoa com sintoma não responsivo ao tratamento convencional (medicamentoso ou AASI).[5]

Mascaramento. O princípio do mascaramento é o de que um ruído externo pode ser capaz de "cobrir" o som gerado internamente, sendo apenas um alívio, e não uma cura. O ruído externo produzido por meio de equipamentos pode ser configurado quanto à sua origem (som de vento, de chuva), intensidade e duração. Quanto mais o ruído conseguir mimetizar o zumbido, mais efetivo será o mascaramento. Embora seja relatado algum grau de melhora, não existe evidência conclusiva sobre a sua eficácia.[12]

Aparelho auditivo. Pode ser a forma mais simples de mascaramento nos casos de hipoacusia sensorioneural associada. A amplificação sonora pode ser combinada com um mascarador no mesmo aparelho. O aspecto é semelhante ao do aparelho auditivo tradicional. A taxa de sucesso, nessa combinação, alcança 55%.[2]

TRT. Também conhecida como habituação ou retreinamento do zumbido, seu objetivo é enfraquecer as alças de estímulo ao nível do sistema límbico e do SNA. Não mascara o zumbido. É composta de duas fases: aconselhamento terapêutico (orientações, habituação) e enriquecimento sonoro. Nessa técnica, a pessoa é estimulada com ruído de banda larga por até 16 horas ao dia. O nível de ruído ou mascaramento, inicialmente apresentado, é bastante baixo, sendo aumentado de forma progressiva até que seja audível pela pessoa, mas sem mascarar seu próprio zumbido. Ao longo de um período de 10 a 18 meses, o zumbido pode tornar-se não perceptivo ou não ser perturbador. Os resultados de um grande ensaio clínico mostraram superioridade da TRT frente às demais técnicas de mascaramento. A taxa de sucesso pode aproximar-se de 80%.[13]

Terapia cognitivo-comportamental. É um tipo de intervenção que objetiva alterar a resposta psicológica ao zumbido, utilizando técnicas de distração e relaxamento. Estudos mostraram benefícios na qualidade de vida (não na intensidade do zumbido), mas com resultados inferiores à TRT.[14]

Quimiocirurgia intratimpânica. Em casos refratários aos tratamentos tradicionais, pode-se recorrer à utilização de injeções de dexametasona intratimpânicas. Mostrou sucesso nos casos de zumbido por doença coclear devido à etiologia autoimune e na doença de Ménière.[15]

Implante coclear. Os casos com zumbido e surdez profunda, que são submetidos ao implante coclear, podem apresentar melhora ou desaparecimento do zumbido em 50 a 90%.[16]

Estimulação eletromagnética. O princípio é o de estimulação da cóclea por via transcutânea. Ainda está em investigação e é considerado um método experimental, mas mostrou eficácia em pessoas com perda auditiva associada. Outra tecnologia é a estimulação cerebral profunda (transcraniana), mas os resultados apresentados proporcionam efeitos de curta duração.[17]

Acupuntura. O papel da acupuntura ainda é controverso. Alguns estudos já mostraram eficácia semelhante à do placebo, porém outros ensaios clínicos apontam que a acupuntura pode apresentar benefício.[18]

Tratamento do zumbido pulsátil

O tratamento das causas de zumbido pulsátil vascular, quando necessário, envolve a ligadura cirúrgica ou embolização do vaso acometido (hum venoso, malformações vasculares). Os paragangliomas (glômus) timpânicos podem ser cauterizados, e os jugulares necessitam de uma abordagem mais extensa. Os casos de aterosclerose carotídea e hipertensão idiopática benigna devem ser referenciados para avaliação específica.[4,19]

Nas mioclonias dos músculos da orelha média, podem ser utilizados relaxantes musculares (tiocolchicosídeo, 4 mg/dia) ou ansiolíticos. Em alguns casos mais severos, pode ser necessária a secção cirúrgica do tendão do músculo tensor do tímpano e do estapédio. Na mioclonia palatal, é recomendado o uso de relaxantes musculares, ansiolíticos e, nos casos refratários, a injeção de toxina botulínica no palato mole.[4]

Tratamento do zumbido com audição normal

Os indivíduos com audição normal representam um grupo de difícil tratamento. Pode ocorrer hiperacusia, ou seja, sons que normalmente não são considerados perturbadores (lâmpadas fluorescentes, refrigerador) geram incômodo. O mascaramento não costuma ser tolerado, e o tratamento de escolha é com antidepressivos.[2,20,21]

Da mesma forma, pessoas com anacusia, ou perda auditiva profunda, costumam ser refratárias à maioria das modalidades terapêuticas, sendo o implante coclear uma opção interessante.

Sinal de alerta ▶ Zumbido unilateral

O zumbido unilateral pode indicar uma neoplasia da fossa posterior, mais comumente o schwannoma vestibular ou neuroma do acústico. O zumbido unilateral está presente em 66% dos casos e costuma preceder a hipoacusia. Da mesma forma que a hipoacusia sensorioneural unilateral, o zumbido unilateral merece uma investigação com imagem (RM) para excluir neoplasias (Figura 185.2).

> **Dicas**
>
> ▶ A busca da etiologia do zumbido é fundamental para seu tratamento.
>
> ▶ Após a investigação, tranquilizar a pessoa quanto à ausência de patologias malignas ou graves costuma ter um efeito importante na redução da intensidade do zumbido.
>
> ▶ O enriquecimento sonoro (caseiro), em especial antes de dormir, com ruído de fundo "branco" (ventiladores, som de máquinas, televisão/rádio), independentemente da etiologia relacionada, melhora a qualidade de vida da pessoa.
>
> ▶ Após excluir as principais etiologias, é necessário identificar fatores psicológicos potencialmente envolvidos (ansiedade, depressão).
>
> ▶ É importante desencorajar o uso de estimulantes do SNC (café, chá, cola).

Quando referenciar

- Diagnóstico etiológico indefinido ou duvidoso.
- Zumbido pulsátil (especialmente no tipo vascular), o qual pode demandar tratamento cirúrgico.

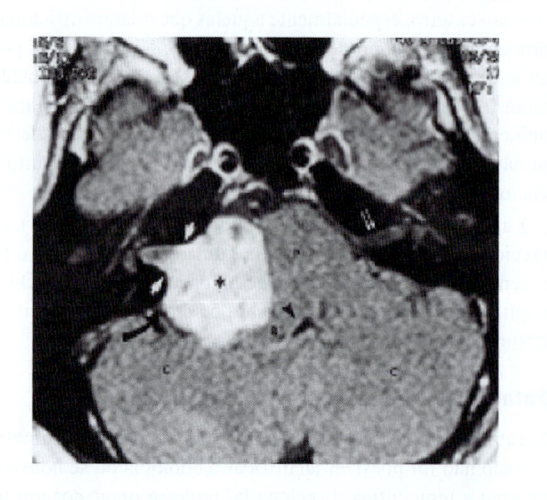

▲ Figura 185.2
RM axial com schwannoma vestibular direito (em forma de "cachimbo") saindo do conduto auditivo externo e se insinuando em direção ao ângulo pontocerebelar.

- Fator otológico identificado como surdez condutiva (suspeita de otosclerose, otite média secretora, perfuração timpânica), sendo que, em alguns casos, o tratamento cirúrgico está indicado.
- Zumbido refratário ao tratamento clínico convencional (medicamentoso ou com amplificação sonora) com o objetivo de oferecer técnicas específicas.

Erros mais frequentemente cometidos
- Informar à pessoa que não há tratamento disponível e que ela terá de se conformar com o incômodo
- Oferecer tratamento medicamentoso, especialmente com sedativos, sem identificação prévia da etiologia
- Realizar otoscopia imprecisa na identificação de causas otológicas

Prognóstico e complicações possíveis
Ver Cap. 184, Perda auditiva.

Atividades preventivas e de educação
A principal forma de prevenir o zumbido seria impedir a perda de audição, especialmente quando resultante da exposição ocupacional e/ou recreativa ao ruído. Por isso, é importante a conscientização da população quanto aos seus cuidados auditivos.

Papel da equipe multiprofissional
Para o manejo inicial do zumbido, é necessária a participação do médico e do fonoaudiólogo na equipe multiprofissional. O médico realiza o diagnóstico da causa do zumbido e indica o tratamento apropriado. O fonoaudiólogo realiza os testes auditivos e acompanha o processo de reabilitação do zumbido, especialmente quando são prescritos os AASI. De acordo com a etiologia identificada do zumbido, podem ser recrutados profissionais de outras áreas para contribuir na conduta em situações específicas. É importante que essa equipe seja integrada para promover o melhor manejo do paciente.

Na Árvore de decisão a seguir, é apresentado um fluxograma sobre zumbido.

REFERÊNCIAS
1. Lavinsky L. Tratamento em otologia. Rio de Janeiro: Revinter; 2006.
2. Bailey B, Johnson J. Otorrinolaringologia e cirurgia de cabeça e pescoço. 4. ed. Rio de Janeiro: Revinter; 2010.
3. Cummmings CW, Haughey BH, Thomas JR, Harker LA, Flint PW. Cummmings otolaryngology head and neck surgery. 2nd ed. St Louis: Mosby; 1993.
4. Sanchez TG, MiottoNeto B, Bento RF. Zumbidos gerados por alterações vasculares e musculares. Arq Fun Otorrinolaringol. 2000;4(4):136-142.
5. Lockwood AH, Salvi RJ. Current concepts: tinnitus. N Engl J Med. 2002;347(12):904-910.
6. Sanchez TG, Medeiros IRT, Bento RF. Frequência de alterações da glicose, lipídeos e hormônios tireoidianos em pessoas com zumbido. Arq Fun Otorrinolaringol. 2001;5(1):16-20.
7. Johnson RM, Brummett R. Use of alprazolam for relief of tinnitus, a double-blind study. Arch Otolaryngol Head Neck Surg. 1993;119(8):842-845.
8. Baldo P, Doree C, Lazzarini R, Molin P, McFerran DJ. Antidepressants for patients with tinnitus. Cochrane Database Syst Rev. 2006;(4):CD003853.
9. Rejali D, Sivakumar A, Balaji N. Ginkgo biloba does not benefit patients with tinnitus: a randomized placebo-controlled double-blind trial and meta-analysis of randomized trials. Clin Otolaryngol Allied Sci. 2004;29(3):226-228.
10. Arda HN, Tuncel U, Akdogan O, Ozluoglu LN. The role of zinc in the treatment of tinnitus. Otol Neurotol. 2003;24(1):86-90.
11. Dobie RA. A review of randomized clinical trials in tinnitus. Laryngoscope. 1999;109(8):1202-1211.
12. Hobson J, Chisholm E, El Refaie A. Sound therapy (masking) in the management of tinnitus in adults. Cochrane Database Syst Rev. 2010;(12):CD006371.
13. Phillips JS, McFerran D. Tinnitus Retraining Therapy (TRT) for tinnitus. Cochrane Database Syst Rev. 2010;(3):CD007330.
14. Martinez Devesa P, Waddell A, Perera R, Theodoulou M. Cognitive behavioural therapy for tinnitus. Cochrane Database Syst Rev. 2007;(1):CD005233.
15. Garduño-Anaya MA, Couthino TH, Hinojosa-González R, Pane-Pianese C, Ríos-Castañeda LC. Dexamethasone inner ear perfusion by intratympanic injection in unilateral Ménière's disease: a two-year prospective, placebo-controlled, double-blind, randomized trial. Otolaryngol Head Neck Surg. 2005;133(2):285-289.
16. Miyamoto RT, Bichey BG. Cochlear implantation for tinnitus suppression. Otolaryngol Clin North Am. 2003;36(2):345-347.
17. Kapkin O, Satar B, Yetiser S. Transcutaneous electrical stimulation of subjective tinnitus. A placebo-controlled, randomized and comparative analysis. ORL J Otorhinolaryngol Relat Spec. 2008;70(3):156-158.
18. Park J, White AR, Ernst E. Efficacy of acupuncture as a treatment for tinnitus: a systematic review. Arch Otolaryngol Head Neck Surg. 2000;126(4):489-493.
19. Pegge SAH, Steens SCA, Kunst HPM, Meijer FJ. Pulsatile tinnitus: differential diagnosis and radiological work-up. Curr Radiol Rep. 2017;5(1):5.
20. Møller AR. Sensorineural tinnitus: its pathology and probable therapies. Int J Otolaryngol. 2016;2016:2830157.
21. Langguth B. Treatment of tinnitus. Curr Opin Otolaryngol Head Neck Surg. 2015;23(5):361-368.

ÁRVORE DE DECISÃO

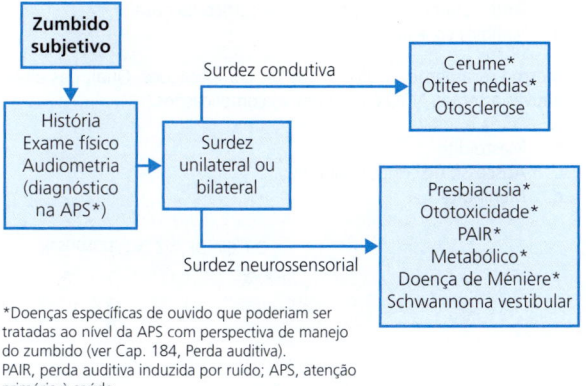

*Doenças específicas de ouvido que poderiam ser tratadas ao nível da APS com perspectiva de manejo do zumbido (ver Cap. 184, Perda auditiva).
PAIR, perda auditiva induzida por ruído; APS, atenção primária à saúde.

▶ **CAPÍTULO 186**

Dor de ouvido e otite média aguda

Angelmar Constantino Roman

Aspectos-chave

- O diagnóstico de otite média aguda (OMA) é feito apenas na presença de efusão na orelha média, evidenciada por:[1]
    - Abaulamento *moderado* a *intenso* da membrana timpânica (MT) ou início recente de otorreia não devida à otite externa aguda, ou
    - Abaulamento *leve* da MT ao mesmo tempo com dor de ouvido nas últimas 48 horas (puxar ou esfregar a orelha em crianças que ainda não falam) ou hiperemia *intensa* de MT.
- A maior causa de uso indevido de antibióticos em crianças é por OMA, portanto, uma das mais frequentes situações que causam aumento da resistência bacteriana.
- Cerca de 80% dos casos têm resolução espontânea, sem uso de antibióticos.[2]
- Os antibióticos não mudam o risco de complicações. Eles podem levar à rápida resolução da dor, mas também causam aumento no risco de efeitos adversos, como *rash*, diarreia, náusea e vômito.

Caso clínico

Regina, 18 anos, diarista, fumante desde os 15 anos, traz seu filho Heitor, 14 meses, para consulta porque acha que ele está com inflamação no ouvido, seguindo um quadro gripal iniciado há 5 dias. Na última noite, a criança chorou muito, com febre não aferida, irritabilidade e vômito, sempre esfregando e puxando a orelha direita. Só quer ficar no colo e não larga a chupeta. Ele tem apresentado quadros gripais nos últimos meses, não permitindo que permaneça na creche, o que exige que a mãe falte ao trabalho com frequência para cuidá-lo. A gravidez foi fruto de um namoro curto, e Regina permanece morando com os pais. Heitor foi amamentado por 2 meses, e após, recebeu aleitamento artificial.

Teste seu conhecimento

1. Heitor tem dor de ouvido, segundo sua mãe. Se essa dor de ouvido expressa uma OMA, quais elementos da história contêm fatores que NÃO aumentam a probabilidade dessa infecção?
    a. A mãe é diarista e, por isso, se expõe a amplos contaminantes para OMA
    b. Aleitamento materno por menos de 3 meses
    c. Heitor frequenta creche e usa chupeta
    d. A mãe é fumante

2. Que sinais encontrados no exame físico e na otoscopia têm baixa acurácia e, por isso, baixo valor preditivo?
    a. Palpação do trágus
    b. Opacificação da MT
    c. MT intensamente abaulada
    d. Redução da mobilidade da MT

3. Quais são os critérios diagnósticos de OMA?
    a. Hiperemia de conduto auditivo + tosse
    b. Eritema de MT + rinorreia
    c. Evidência de pus na orelha média (abaulamento da MT)
    d. Otorreia de longa data

4. Qual a conduta indicada para a grande maioria de casos com suspeita diagnóstica de OMA?
    a. Anti-inflamatório não esteroide + antibiótico + descongestionante
    b. Analgésico + observação
    c. Anti-histamínico + antibiótico + corticoide nasal
    d. Antibiótico + analgésico

5. Mesmo raramente, a OMA pode ter complicações. Qual, das alternativas a seguir, NÃO é uma dessas complicações?
    a. Perda auditiva
    b. Mastoidite
    c. Abscesso de conduto auditivo
    d. Meningite

Respostas: 1A, 2A, 3C, 4B, 5C

Do que se trata

A *dor de ouvido* é uma das queixas mais frequentes nas consultas de atenção primária à saúde (APS). Em crianças maiores e em adultos, a dor é relatada, ao passo que em crianças que ainda não se comunicam, a dor geralmente é deduzida pelos pais ou cuidadores por vê-las com sintomas gerais, ou por manipularem o pavilhão auricular esfregando e puxando.[2]

A *OMA* é uma infecção da orelha média, com consequente presença de líquido (efusão) preenchendo a sua cavidade sob pressão, com início abrupto dos sinais e sintomas causados pela inflamação.² Pode ser não complicada (OMA sem otorreia), não severa (otalgia leve e temperatura < 39º), severa (otalgia moderada a severa, ou febre > 39º) e recorrente (três ou mais episódios isolados e documentados nos últimos 6 meses ou quatro ou mais episódios nos últimos 12 meses com ao menos um episódio nos últimos 6 meses).[1] Tem alta prevalência e morbidade, baixíssima mortalidade, sendo o motivo mais frequente de prescrição de antibióticos na infância.[3] Setenta e cinco por cento das crianças experimentam ao menos uma infecção de ouvido antes da idade escolar.[4]

O que pode ocasionar e quando pensar

A dor de ouvido está associada frequentemente a infecção das vias aéreas superiores (IVAS), corpo estranho, OMA, otite externa e rolha de cerume. As causas pouco frequentes exigem exame acurado e incluem paralisia de Bell, abscesso peritonsilar, disfunção temporomandibular, colesteatoma e alterações de dentes, faringe e laringe.[5]

Geralmente, a OMA segue uma IVAS aguda e, por isso, o líquido da orelha média, na maioria das vezes, apresentará vírus associados a bactérias. Destas, *Haemophilus influenzae*, *Moraxella catarrhalis* e *Streptococcus pneumoniae* são, respectivamente, as mais prevalentes.[1] A vacinação para *S. pneumoniae* substituiu os sorotipos presentes na vacina por outros germes e reduziu o risco absoluto de OMA em apenas 6 a 8%.[6]

Deve-se pensar em OMA sempre que houver dor de ouvido. Em crianças pequenas, a otoscopia pode confirmar ou afastar o diagnóstico, especialmente se houver início súbito de febre após 4 ou 5 dias de IVAS, irritabilidade, dificuldade em permanecer na posição horizontal ("só quer dormir no colo; se colocar no berço, desperta irritada"), choro inconsolável ou alteração no sono.

Foram estudados fatores protetores e de risco. O aleitamento materno exclusivo no primeiro semestre de vida reduz em 63% a chance de OMA (OR = 0,37). O adoçante xilitol, que é encontrado em frutas e legumes, usado sistematicamente mostrou ser protetor. Ao contrário, condições como frequentar creche, usar chupeta ou mamadeira aumentam a probabilidade de OMA.[1,7]

O que fazer

Em caso de dor de ouvido relatada ou suspeitada, dois desafios devem ser enfrentados pelo médico de família e comunidade: diagnosticar a causa dessa dor e, em caso de constatar efusão na orelha média, avaliar a necessidade de tratamento antibiótico, já que a maioria dos casos regride espontaneamente apenas com analgesia. O Quadro 186.1 mostra os critérios para a aproximação diagnóstica.

A otalgia que se segue de febre e agravamento da sintomatologia pode indicar que se iniciou uma infecção e sempre exigirá otoscopia. O relato de sintomas agudos (otalgia, febre, irritabilidade, congestão nasal, vômito) melhora o valor preditivo dos sinais encontrados na otoscopia. Não há, porém, certeza absoluta diagnóstica de OMA nos procedimentos praticáveis na prática da APS.

Anamnese

A dor de ouvido que segue um quadro de resfriado comum ou de gripe, com tosse e rinorreia tem associação significativa com OMA, da mesma forma que a menoridade gestacional ao nascer, frequentar creche, ter pais fumantes ou irmãos mais velhos.[8]

Adulto e criança que já se comunica referem dor ou desconforto na área auricular. Na criança menor, pais ou cuidadores referem que a criança está irritada, chorosa, deseja permanecer no colo em posição vertical, tem dificuldade em aceitar alimentação e está com o sono agitado. Como sintoma local, às vezes esfrega ou puxa o pavilhão auricular. A OMA sem dor, se não for feita a otoscopia, vai chamar a atenção apenas após a ruptura da MT. Com exceção da otorreia que demonstra efusão no ouvido médio, não há sintoma específico suficiente para o diagnóstico, mas a história de sintomas agudos melhora o valor preditivo da otoscopia. Em bebês pequenos, a história de aleitamento artificial pode aumentar o risco de OMA em até cinco vezes.[9] Febre e intensidade da dor são elementos importantes da história:

- Temperatura < 39º + otalgia leve = OMA leve
- Temperatura ≥ 39º + otalgia moderada/intensa = OMA severa

Exame físico

Um exame sem resistência do examinado ou evidência de dor local durante a acomodação do otoscópio no conduto não impossibilita, mas reduz a probabilidade de inflamação da orelha média. A compressão do trágus não tem acurácia estudada e, por isso, não apresenta utilidade prática. Em geral, o calor local de eventual inflamação tende a reduzir a presença de cerume. A sua retirada para melhorar a visão da MT é recomendada em ambiente ambulatorial de especialidades focais, mas, na APS, só deverá ser realizada se o médico foi treinado para isso e houver disponibilidade de otoscópio próprio para manipulação do conduto auditivo sob visão.

Não há OMA sem efusão em orelha média. Portanto, a *otoscopia* é fundamental para a tomada de decisão terapêutica. A intensidade do *abaulamento* da MT (Figura 186.1) é o mais importante achado. O Quadro 186.1 mostra os critérios para interpretação da otoscopia no quadro clínico.[1] Em crianças pequenas, a otoscopia é menos acurada e de realização mais trabalhosa. Por isso, para reduzir sub ou sobrediagnósticos e melhorar o valor preditivo, o médico deve realizar a otoscopia após uma boa história.[10]

A alteração da mobilidade da MT, avaliada pela otoscopia pneumática, tem boa acurácia; entretanto, é de difícil execução no cotidiano da APS, seja por falta de treinamento dos profissionais, seja por falta de equipamento adequado (otoscópio com espéculo selante e pera de insuflação).

A acurácia dos sinais clínicos mostrou que os achados da MT que são altamente sugestivos de OMA são *abaulamento* (boa especificidade e razão de verossimilhança [RV] positiva de 51) e *opacificação* (RV positiva 34). A imobilidade da MT tem boa acurácia, mas apenas em presença de abaulamento. A hiperemia discreta da membrana tem baixa acurácia diagnóstica (pode surgir em qualquer febre ou choro da criança), ao passo que a coloração intensamente hiperemiada da membrana mostrou ser sugestiva de OMA, com uma RV positiva de 8,4 e, se apresentar coloração normal, é improvável que seja OMA, pois possui uma

Quadro 186.1	Critérios diagnósticos de otite média aguda
Abaulamento leve da MT + otalgia há < 48 h (segurar, puxar ou esfregar a orelha em criança não verbal) ou hiperemia intensa de MT
Abaulamento moderado/intenso da MT
Otorreia de início recente não devida à otite externa
Obs: Não há diagnóstico de OMA na ausência de efusão da orelha média.
Fonte: Lieberthal e colaboradores.[1]

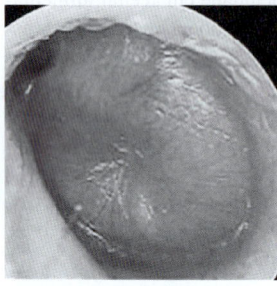
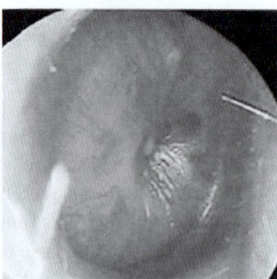
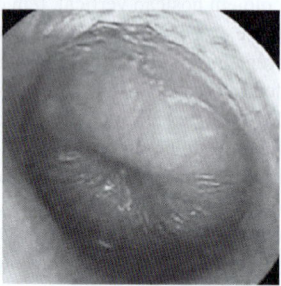

▲ Figura 186.1
Membrana timpânica.
Fonte: Lieberthal e colaboradores.[1]

RV negativa de 0,2.[11] A medida *razão de verossimilhança positiva* (RVP) mostra o quanto é provável que o resultado de determinado teste esteja correto, comparativamente à probabilidade de que tal teste esteja incorreto. Por isso, para decidir sobre a acurácia de um teste, os resultados da RVP tanto mais interessam quanto mais distantes estejam do valor 1 (que mostraria semelhantes possibilidades de um teste ser ou não correto).

Exames complementares

A otoscopia é suficiente e definitiva. A timpanometria (só possível em crianças maiores de 7 meses), não praticável na APS, pode ser útil com referenciamento, quando há dúvidas diagnósticas em OMA de repetição, já que tem boa acurácia.[1] A tomografia computadorizada pode ser útil apenas para avaliar complicações como mastoidite.[12]

Conduta proposta

As estratégias de conduta são início precoce de antibiótico ou suporte à dor com medidas nãofarmacológicas com observação contínua e atenta (Quadro 186.2). Para crianças com idade menor do que 6 meses e diagnóstico confirmado de OMA, está indicado o uso imediato de antibioticoterapia. Para os demais, os sintomas melhoram em 24 horas em cerca de 60% das crianças, e, em 3 dias, a condição se resolve em 80% delas.[13]

Medidas não farmacológicas

A abordagem multimodal, abrangendo outros cuidados além dos medicamentos químicos, pode envolver a família da criança com OMA, buscando ressignificar a doença reduzida pela biomedicina a um evento meramente infeccioso que deve ser combatido. A OMA exige cuidado, paciência e persistência dos cuidadores com essa criança que está sendo preparada para o mundo. Este momento pode ser valorizado pelo médico de família e comunidade como uma experiência desafiante pela qual essa criança está passando e que, por isso, deve contar com o afeto explícito de quem dela cuida. Uma compressa morna e a manutenção no colo são medidas também de reforço do vínculo e de compromisso da atenção. Ou seja, o envolvimento dos cuidadores no sofrimento pela dor pode ser um momento para ritualizar o afeto terapêutico. Algumas recomendações que o médico de família pode fazer aos pais de crianças com suspeita de OMA concomitantemente ao tratamento farmacológico estão no Quadro 186.2.

Medidas farmacológicas

Manejo da dor. Anti-histamínicos e descongestionantes não mostraram redução dos sintomas, ao passo que anestésico local em gotas pode reduzir o desconforto por alguns minutos, mas não de forma duradoura.[1] Tanto paracetamol como ibuprofeno, por demanda e não em horários fixos, mostraram redução proporcional dos sintomas e, por isso, são os fármacos de escolha para a maioria dos casos, nas doses seguintes, sempre evitando o uso concomitante de anti-histamínicos e antitussígenos, para impedir interação medicamentosa:[12]

- Paracetamol
    - 200 mg/mL – 1 gota = 10 mg, ou 500 mg
    - 10 a 15 mg/kg/dose a cada 4 ou 6 h – Máximo de 75 mg/kg/dia
    - Adulto: 500 mg de até 6 em 6 h – Máximo de 4.000 mg/dia
- Ibuprofeno
    - 50 ou 100 mg/mL – 1 gota = 5 ou 10 mg, 200 mg ou 300 mg
    - 5 a 10 mg/kg/dose a cada 6 a 8 h – Máximo de 4 doses/dia
    - Adulto: 200 a 400 mg de 8 em 8 h – Máximo de 3.200 mg/dia

Quadro 186.2	**Recomendações complementares aos pais e cuidadores para otite média aguda**
Quanto ao cuidado	Manter o máximo a criança no colo, confortável e calorosamente, na posição vertical, revezando entre os cuidadores (geralmente, o pai e a mãe). Essa atitude acalma a criança e tende a reduzir o sofrimento, pela aproximação carinhosa. Ao colocar no berço, manter a cabeceira elevada. A criança não deve mamar na posição deitada. As crianças menores de 1 ano ainda possuem a tuba auditiva horizontalizada, o que facilita a migração de secreção presente na mucosa nasal/sinus para a orelha média, via tuba auditiva. Uso de chupeta após os primeiros 6 meses de vida está associado a recorrências de OMA
Medidas locais	Podem ser usadas 2 gotas de azeite de oliva, ou, ainda, tapar a orelha com algodão untado com azeite de oliva.[5] Não há necessidade de aquecer o óleo, pois a própria temperatura do corpo o fará. Nos dias frios, é recomendado o uso de gorro que proteja as orelhas. Existem algumas provas da redução da dor com aplicação de gotas com a mistura de alho (*Allium sativa*) esmagado + azeite de oliva[6]
Calor seco local	Usar fralda, toalha ou outro tecido macio como compressa seca, que é aquecida com ferro de passar roupa. Enquanto uma compressa é aplicada na orelha dolorida, outra é aquecida com o ferro de passar para serem alternadas, mantendo, durante cerca de 10 a 15 minutos, o calor local. A compressa úmida pode oferecer riscos de queimaduras e não tem vantagens sobre a compressa seca

Manejo da infecção. O uso de antimicrobiano deve ser restrito aos casos selecionados de OMA, em que há claro benefício. O tratamento antibiótico reduz a dor em 2 a 7 dias, com um número necessário a tratar para um benefício (NNTB) de 16. O Quadro 186.3 mostra critérios de estratificação para o uso racional de antibióticos.

A Tabela 186.1 lista os antibióticos indicados para o tratamento de OMA, sendo a amoxicilina a primeira escolha.[1,12] A azitromicina e o sulfa-trimetoprim não são mais recomendados como primeira escolha.

Duração do tratamento antibiótico

- OMA severa *OU* < 2 anos de idade   10 dias
- OMA leve ou moderada, se 2 a 5 anos   7 dias
- OMA leve ou moderada, se > 6 anos   5 a 7 dias

Quando referenciar

Casos de persistência dos sintomas e sinais 48 a 72 horas após antibioticoterapia, se indicada, deverão ser referenciados para atendimento especializado, assim como aqueles em que a família perceba algum tipo de déficit auditivo após um episódio de OMA.

Quadro 186.3 | **Estratificação para o uso racional dos antibióticos em otite média aguda**

Condição	Decisão
OMA severa: otalgia moderada/intensa, OU há mais de 48 h, OU febre ≥ 39°	Iniciar antibiótico
OMA bilateral não severa em crianças de 6-24 meses: otalgia leve, há menos de 48 h E temperatura < 39°	Iniciar antibiótico
OMA unilateral não severa em crianças de 6-24 meses: otalgia leve, há menos de 48 h, e temperatura < 39°	▶ Iniciar antibiótico OU ▶ Oferecer observação contínua, por decisão compartilhada com os cuidadores, desde que seja assegurado o seguimento e a possibilidade de iniciar antibiótico se não houver melhora em 48/72 h do início dos sintomas OU ▶ Fornecer a receita do antibiótico para ser usada posteriormente se não houver tal melhora
OMA não severa em crianças > 24 meses: otalgia leve, há menos de 48 h, e temperatura < 39°	▶ Iniciar antibiótico OU ▶ Oferecer observação contínua, por decisão compartilhada com os cuidadores, desde que seja assegurado o seguimento e a possibilidade de iniciar antibiótico se não houver melhora em 48/72 h do início dos sintomas ▶ Fornecer a receita do antibiótico para ser usada posteriormente se não houver tal melhora

Fonte: American Academy of Pediatrics.[16]

Erros mais frequentemente cometidos

▶ Diagnosticar OMA pela apresentação apenas de hiperemia de MT: esse sinal pode ocorrer em IVAS, febre, choro ou otalgia sem infecção

▶ Tratar dor de ouvido com antibiótico

▶ Usar antibiótico em todos os casos suspeitos de OMA: cerca de 80% evoluem para cura espontânea. Por isso, é preciso selecionar os casos em que o antibiótico deve ser iniciado

▶ Usar anti-histamínico, descongestionantes nasais e corticoide: estão contraindicados, pois não favorecem o restabelecimento e podem agravar o quadro

Prognóstico e complicações possíveis

A resolução espontânea ocorre em 3 a 4 dias em 97% das crianças que não encontraram critérios para uso de antibiótico, segundo o fluxograma da Figura 186.2. Em crianças com menos

Tabela 186.1 | **Antibióticos mais frequentemente indicados para o tratamento de otite média aguda**

Antibiótico	Custo	Dose	Indicação	Efeitos adversos mais comuns
Amoxicilina	+++	75-90 mg/kg/dia, divididos em 2 tomadas/dia OU 45-60 mg/kg/dia divididos em 3 tomadas/dia. Máximo 1 g/dose	Primeira escolha para OMA não severa e se não utilizou amoxicilina nos últimos 30 dias. Geralmente disponível nas unidades de saúde	Diarreia, náusea, vômito e *rash* cutâneo (iogurte caseiro concomitante pode prevenir). Escurecimento dos dentes (reduz com escovação). Menos frequente: superinfecção grave com colite por *Clostridium difficile*
Amoxicilina + clavulanato	++++++	90 mg/6,4 mg/kg/dia, divididos em 2 doses diárias, junto com alimentos	OMA com conjuntivite purulenta (*H. influenzae* β-lactamase positivo ou *M. catarrhalis*) ou OMA severa ou utilizou amoxicilina nos últimos 30 dias	Diarreia ou perda de fezes, náusea, vômito, urticária e *rash* cutâneo. Menos frequente: superinfecção grave com colite por *Clostridium difficile*
Ceftriaxona	++	50 mg/kg, IM, dose única. Até 1 g/dose	Intolerância à medicação via oral, ou alergia à amoxicilina	Reação local: dor, calor, flebite, endurecimento. Demais efeitos: raros por ser dose única
Clindamicina + ceftriaxona	++++++	Ceftriaxona: 50 mg/kg, IM, 1x dia, por 3 dias. Clindamicina: 30-40 mg/kg/dia divididos em 3 doses, por 10 dias	Falha ao tratamento antibiótico, após 48/72 h	Reação local: dor, calor, flebite, endurecimento. Erupção morbiliforme, dor abdominal, diarreia, icterícia

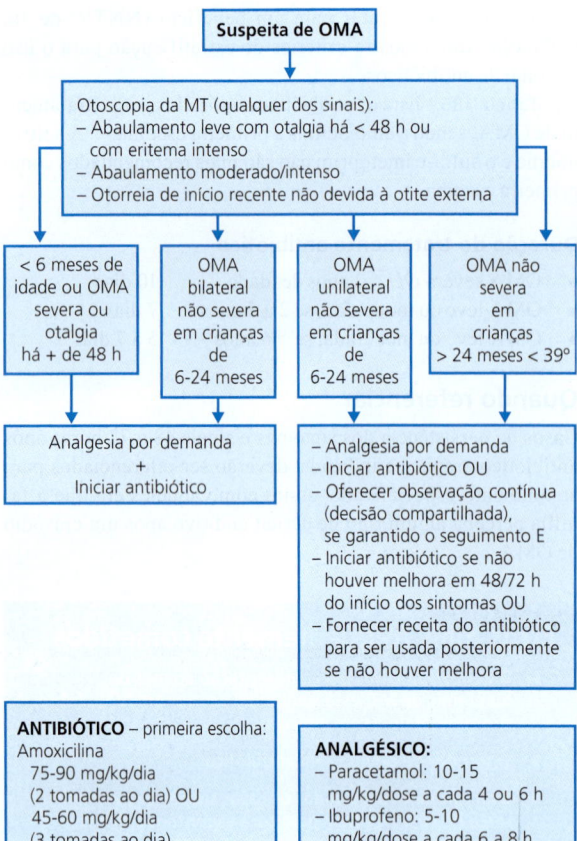

▲ **Figura 186.2**
Abordagem farmacológica da otite média aguda segundo intensidade dos sinais e sintomas.
Fonte: Adaptada de American Academy of Pediatrics Subcommittee on Management of Acute Otitis Media.[15]

de 2 anos, os sintomas eventualmente persistem por até 7 dias. Podem advir recorrências, que têm curto período de duração, e seu manejo é semelhante ao da OMA não recorrente. Complicações como meningite, mastoidites e redução da acuidade auditiva são raras, e o uso de antibióticos não altera o prognóstico.

Atividades preventivas e de educação

A vacinação contra influenza tem limitadas e inconsistentes provas para prevenção,[14] ao passo que algumas recomendações provavelmente reduzem o risco de OMA:[7]

- Dar leite materno ao menos nos 6 primeiros meses de vida.
- Reduzir a probabilidade de IVAS pela alteração dos planos de cuidados.
- Limitar o uso de chupeta nos primeiros 6 meses de vida, para apenas na hora do sono.
- Evitar tabagismo passivo.

Papel da equipe multiprofissional

No atendimento da família com uma criança com dor aguda, como é o caso da OMA, é fundamental que o enfermeiro da equipe faça o acolhimento, independentemente da agenda do serviço, já que o referenciamento para unidades de pronto-atendimento aumenta o risco do uso indevido de fármacos.

A triagem pelos sintomas iniciais e a expressão de sofrimento narrado pelos cuidadores selecionam as crianças que deverão ser atendidas para realização da otoscopia. O médico de família e comunidade também poderá ser chamado para, em uma consulta de enfermagem, realizar apenas a otoscopia de apoio para verificar a necessidade da avaliação médica.

REFERÊNCIAS

1. Lieberthal AS, Carroll AE, Chonmaitree T, Ganiats TG, Hoberman A, Jackson MA, et al. The diagnosis and management of acute otitis media. Pediatrics. 2013;131(3):e964-e999.

2. Sih T. Otite média aguda. In: Burns DAR, Campos Júnior D, Silva LR, Borges WG, organizadores. Tratado de pediatria: Sociedade Brasileira de Pediatria. 4. ed. Barueri: Manole; 2017.

3. Grijalva CG, Nuorti JP, Griffin MR. Antibiotic prescription rates for acute respiratory tract infections in US ambulatory settings. JAMA. 2009;302(7):758-766.

4. Vergison A, Dagan R, Arguedas A, Bonhoeffer J, Cohen R, Dhooge I, et al. Otitis media and its consequences: beyond the earache. Lancet Infect Dis. 2010;10(3):195-203.

5. Siddiq MA, Samra MJ. Otalgia. BMJ. 2008;336(7638):276-277.

6. Casey JR, Adlowitz DG, Pichichero ME. New patterns in the otopathogens causing acute otitis media six to eight years after introduction of pneumococcal conjugate vaccine. Pediatr Infect Dis J. 2010;29(4):304-309.

7. Lubianca Neto JF, Hemb L, Silva DB. Systematic literature review of modifiable risk factors for recurrent acute otitis media in childhood. J Pediatr (Rio J). 2006;82(2):87-89.

8. Ladomenou F, Moschandreas J, Kafatos A, Tselentis Y, Galanakis E. Protective effect of exclusive breastfeeding against infections during infancy: a prospective study. Arch Dis Child. 2010;95(12):1004-1008.

9. Sarrell EM, Cohen HA, Kahan E. Naturopathic treatment for ear pain in children. Pediatrics. 2003;111(5 Pt 1):e574.

10. Rothman R, Owens T, Sime DL. Does this child have acute otitis media? JAMA. 2003;290(12):1633-1640.

11. Karma PH, Penttilä MA, Sipilä MM, Kataja MJ. Otoscopic diagnosis of middle ear effusion in acute and non-acute otitis media. I. The value of different otoscopic findings. Int J Pediatr Otorhinolaryngol. 1989;17(1):37-49.

12. Pirozzo S, Del Mar C. Acute otitis media. West J Med. 2001;175(6):402-407.

13. Le Saux N, Robinson JL; Canadian Paediatric Society, Infectious Diseases and Immunization Committee. Management of acute otitis media in children six months of age and older. Paediatr Child Health. 2016;21(1):39-50.

14. Blomgren K, Pitkäranta A. Current challenges in diagnosis of acute otitis media. Int J Pediatr Otorhinolaryngol. 2005;69(3):295-9.

15. O'Neill P. Clinical evidence: acute otitis Media. Am Fam Physician. 2002;65(3):467.

16. American Academy of Pediatrics Subcommittee on Management of Acute Otitis Media. Diagnosis and management of acute otitis media. Pediatrics. 2004;113(5):1451-1465.

CAPÍTULO 187

Dor de garganta

Ângela Jornada Ben
Carmen Vera Giacobbo Daudt

Aspectos-chave

▶ Episódios de dor de garganta são motivos frequentes de atendimento na atenção primária.

▶ Em geral, os episódios de dor de garganta apresentam boa evolução e são autolimitados em populações não vulneráveis.

▶ Apesar do conhecimento de que a maior parte das dores de garganta seja de etiologia viral, antibióticos ainda são prescritos inadvertidamente.

▶ O principal desafio para o médico de família e comunidade é identificar os casos de dor de garganta que necessitam de tratamento com antibióticos.

▶ Uma abordagem centrada na pessoa e o acompanhamento da pessoa ao longo do tempo, aliados ao conhecimento das doenças prevalentes na população assistida e à medicina baseada em evidências, podem auxiliar o médico de família e comunidade a prevenir a prescrição desnecessária de antibióticos para pessoas com dor de garganta.

Caso clínico

Ana, 17 anos, procurou atendimento na Unidade Básica de Saúde por apresentar dor de garganta, febre e mal-estar desde o dia anterior, sem mais queixas. O médico da unidade a conhece desde o nascimento e sabe que ela está namorando um rapaz da comunidade. Naquele momento, Ana estava um pouco abatida, respirando e conversando bem, mas febril (38,8°C). No exame físico, apresentava hiperemia de orofaringe, com exsudato amigdaliano branco-acinzentado. Também havia linfonodos na região cervical anterior e posterior palpáveis e dolorosos.

Teste seu conhecimento

1. Diante das informações clínicas, qual é a principal hipótese diagnóstica?
   a. Faringoamigdalite estreptocócica
   b. Faringoamigdalite por vírus Epstein-Barr
   c. Faringoamigdalite gonocócica
   d. Faringoamigdalite por citomegalovírus

2. Diante das informações clínicas, a conduta recomendada é:
   a. Solicitar monoteste e hemograma para confirmar o diagnóstico
   b. Solicitar testagem rápida para *Streptococcus pyogenes* para confirmar o diagnóstico
   c. Solicitar testagem rápida para *Neisseria gonorrhoeae* para confirmar o diagnóstico
   d. Não solicitaria testes adicionais

3. Em relação ao diagnóstico de Ana, pode-se esperar que:
   a. Os sintomas cessem espontaneamente, e ela permanecerá com o vírus de forma latente
   b. Os sintomas cessem espontaneamente com o uso de sintomáticos
   c. Os sintomas cessem espontaneamente, e ela não terá mais a doença
   d. Os sintomas cessem com o uso de antibióticos

4. Quanto ao tratamento medicamentoso, o médico recomenda à Ana:
   a. Usar paracetamol ou prednisona para dor de garganta
   b. Usar paracetamol e penicilina para dor de garganta
   c. Usar paracetamol ou ibuprofeno para dor de garganta
   d. Usar prednisona e penicilina para dor de garganta

5. Em casos de faringoamigdalite estreptocócica, a prescrição de antibióticos está indicada:
   a. Para alívio da dor de garganta e prevenção de complicações supurativas da infecção, como otite e sinusite
   b. Para alívio da dor e prevenção de complicações não supurativas da infecção, como febre reumática e glomerulonefrite
   c. Para prevenção de complicações não supurativas e supurativas da infecção
   d. Para alívio da dor e prevenção de complicações, como otite, sinusite e febre reumática

Respostas: 1B, 2A, 3C, 4C, 5D

Do que se trata

A dor de garganta é um sintoma causado pela inflamação na faringe, nas amígdalas ou na nasofaringe. A etiologia viral é responsável por 50 a 80% dos casos. As demais etiologias incluem infecção bacteriana ou causas não infecciosas, como alergia, tabagismo, baixa umidade do ar, doença do refluxo gastresofágico (DRGE), etc.[1,2] Dados epidemiológicos acurados e atualizados sobre o sintoma não são completamente disponíveis na literatura por diversos fatores, entre eles, pelo fato de a dor de garganta apresentar diversos agentes etiológicos, que podem ser diferentes, dependendo das características das populações avaliadas, e por haver controvérsias sobre métodos diagnósticos apropriados ou dificuldades na coleta de informações e na disponibilidade de sistema de registros.

Estudos em países desenvolvidos mostram que, em adultos e em menores de 3 anos, os vírus causadores de dor de garganta mais frequentes são os responsáveis pelos sintomas do resfriado comum[1] ou nasofaringite – rinovírus, coronavírus e influenza.[3] Entre os vírus menos prevalentes responsáveis por nasofaringites estão o vírus sincicial respiratório (VSR), parainfluenza, adenovírus, enterovírus e metapneumovírus[3] (ver Cap. 154, Infecções de vias aéreas superiores, resfriado comum e gripe). Em menor frequência do que as nasofaringites, as faringites e as faringoamigdalites, em adultos, podem ser causadas por vírus herpes simples (HSV) tipos 1 e 2, vírus Epstein-Barr (EBV) e citomegalovírus (CMV) (Quadro 187.1).[2]

Em crianças acima de 3 anos e adolescentes, os principais vírus causadores de dor de garganta incluem EBV, vírus responsáveis pelo resfriado comum, gripe, enterovírus (Herpangina) e HSV.[4] É importante lembrar que a dor de garganta também pode ser um sintoma associado à infecção primária pelo vírus da imunodeficiência humana (HIV).[4]

As principais bactérias envolvidas na infecção da faringe são o estreptococo beta-hemolítico do grupo A (EBGA), de Lancefield (*Streptococcus pyogenes*), do grupo C e G, *Neisseria gonorrhoeae*, *Corynebacterium diphteriae*, *Mycoplasma pneumoniae*, *Chlamydia pneumoniae* e *Treponema pallidum*.[1] A infecção por EBGA representa um importante problema de saúde pública por estar associada a complicações pós-infecciosas, como a febre reumática e a glomerulonefrite pós-estreptocócica, em populações em situação de vulnerabilidade social.[5] Após a descoberta da penicilina e a implementação de medidas de saúde pública no século XX, houve declínio na incidência de complicações.[6] Entretanto, em países com baixo índice de desenvolvimento humano e em desenvolvimento, as infecções estreptocócicas ainda apresentam grande magnitude e transcendência.

Não há dados específicos sobre a prevalência e a incidência de faringoamigdalite estreptocócica na atenção primária no Brasil. A Sociedade Brasileira de Cardiologia (SBC), baseada nos dados da Organização Mundial da Saúde (OMS), estima que ocorram cerca de 10 milhões de episódios de faringoamigdalites estreptocócicas anualmente no Brasil, os quais podem resultar em 30.000 novos casos de febre reumática.[7]

Por outro lado, apesar do conhecimento de que a maior parte das dores de garganta seja de etiologia viral e de que o EBGA é responsável por 15 a 30% das causas em crianças e cerca de 5 a 15% em adultos,[8–10] antibióticos ainda são prescritos inadvertidamente. Assim, a dor de garganta passou a ser uma das principais causas de prescrição desnecessária de antibióticos. Além disso, nos últimos 30 anos, países desenvolvidos têm apresentado novos casos de faringoamigdalite bacteriana, resultado de mutações gênicas, possivelmente devido ao uso indiscriminado de antibióticos.[11]

Quadro 187.1 | **Principais causas de dor de garganta***

	Crianças < 3 anos	Crianças ≥ 3 anos e adolescentes	Adultos
Vírus	Vírus causadores do resfriado comum**: adenovirose, herpangina***	EBV Vírus causadores do resfriado comum** Gripe Herpangina*** HSV HIV	Vírus causadores do resfriado comum:** Gripe HSV EBV CMV HIV
Bactérias	*Mycoplasma pneumoniae* *Chlamydia pneumoniae* *Neisseria gonorrhoeae*	EBGA *Neisseria gonorrhoeae* Estreptococo beta-hemolítico grupos C e G, de Lancefield *Mycoplasma pneumoniae* *Chlamydia pneumoniae* *Corynebacterium diphteriae*	EBGA Estreptococo beta-hemolítico grupos C e G, de Lancefield *Corynebacterium diphteriae***** *Neisseria gonorrhoeae* *Chlamydia pneumoniae* *Mycoplasma pneumoniae* *Treponema pallidum*
Outras infecções	Abscesso retrofaríngeo Abscesso amigdaliano Epiglotite	Abscesso retrofaríngeo Abscesso amigdaliano Epiglotite	
Outras causas	Alergia Corpo estranho	Alergia	Alergia Tabagismo Baixa umidade do ar DRGE

*Dados epidemiológicos da população norte-americana.

**Vírus causadores do resfriado comum: rinovírus, coronavírus e influenza, VSR, parainfluenza, adenovírus, enterovírus e metapneumovírus. A situação epidemiológica dos vírus respiratórios pode ser acessada no *site* do Ministério da Saúde: http://portalsaude.saude.gov.br/index.php/situacao-epidemiologica-dados-influenza.

***Coxsakie virus, família enterovírus.

****Após a introdução da vacina dTpa no calendário vacinal infantil no Brasil, houve redução significativa da incidência de crupe por difteria.[17]

Fonte: Adaptado de Chow e Doron,[2] Grief[3] e Fleishner.[4]

Em uma tentativa de diminuir a prescrição desnecessária de antibióticos, pesquisas têm sido realizadas para desenvolver testes rápidos acurados em detectar patógenos, os quais poderiam ser feitos no momento do atendimento da pessoa, facilitando o diagnóstico etiológico.[12,13] Entretanto, a orofaringe contém vários microrganismos, e sua identificação em culturas pode ser atribuída erroneamente à causa da dor de garganta, o que resultaria em agravamento do uso desnecessário de procedimentos e medicamentos.[6]

Embora os episódios de dor de garganta tenham um curso autolimitado e sem complicações, como ocorrem frequentemente na população,[14,15] demandam por atendimento nos serviços de saúde e incorrem em gastos com medicamentos, cuidadores, absenteísmo ao trabalho e à escola, tendendo a sobrecarregar os sistemas de saúde e a sociedade, se não devidamente abordados.[5]

Nesse contexto, e tendo em vista que as faringites e/ou amigdalites são condições sensíveis à atenção primária,[16] o presente capítulo tem por objetivo discutir a abordagem da dor de garganta pelo médico de família e comunidade e, especificamente, suas principais etiologias: a faringoamigdalite estreptocócica, por EBV, CMV, HSV, enterovírus, adenovírus, HIV, gonorreia e sífilis. As causas de dor de garganta relacionadas às infecções sexualmente transmissíveis (ISTs) são aprofundadas e discutidas no Capítulo 140, Infecções sexualmente transmissíveis.

Faringoamigdalite estreptocócica

O EBGA, ou *S. pyogenes,* é uma bactéria gram-positiva que coloniza a garganta e a pele do hospedeiro. É transmitida pelo contato direto com a pessoa infectada, por inalação de secreções, por meio de tosse ou espirros, contato de pele ou por fômites contaminados.[10] Em geral, acomete pessoas entre 5 e 15 anos.[18] Não é comum causar infecção em crianças menores de 3 anos.[19]

A bactéria pode causar infecções superficiais (impetigo, erisipela, vaginite, faringoamigdalite, infecções pós-parto), profundas (bacteriemia, celulite, miosite, fascite necrosante, sepse puerperal, pericardite, meningite, pneumonia) e infecções mediadas por toxinas (febre escarlatina e síndrome do choque tóxico estreptocócico).[6,11]

Houve diminuição da incidência da infecção por EBGA após a descoberta da penicilina. Entretanto, há outros fatores, talvez associados à infecção e suas complicações, como suscetibilidade do hospedeiro, tipo de cepa bacteriana, além das condições socioeconômicas, como situações de higiene precária, falta de saneamento básico ou em populações indígenas ou de baixa renda.[6,10] Além disso, as pessoas podem ser portadoras assintomáticas do EGBA e não desenvolverem a doença.

A faringoamigdalite estreptocócica apresenta um quadro clínico autolimitado em pessoas saudáveis. Em pessoas com 3 anos ou mais, a doença se manifesta por dor de garganta de início súbito, seguido de linfadenite cervical anterior dolorosa e febre. Pode ser acompanhada por dor abdominal, náuseas e vômitos. Em geral, não há tosse, coriza, rouquidão ou diarreia. Os sintomas cedem, espontaneamente, sem tratamento, entre 3 e 5 dias, com duração máxima de 7 dias.[20] Em crianças, o quadro pode ser atípico, incluindo prostração, congestão e secreção nasal e febre baixa (< 38,3°C). No exame físico, há hiperemia faríngea e hipertrofia amigdaliana, com ou sem exsudato, e linfonodos cervicais anteriores dolorosos à palpação. Pode haver petéquias no palato. A infecção ocorre, geralmente, no final do inverno e início da primavera.[18] A acurácia estimada dos sinais e sintomas, isoladamente, para faringoamigdalite estreptocócica está apresentada na Tabela 187.1, a qual foi adaptada da revisão sistemática realizada por Aalbers e cols.[21] Segundo os autores, a presença de qualquer exsudato amigdaliano poderia aumentar em 15 a 20% a probabilidade de amigdalite estreptocócica. Por outro lado, a ausência de adenopatia cervical anterior dolorosa, isoladamente, poderia diminuir a probabilidade de doença em 15 a 20%. Ao avaliar a acurácia dos sintomas isoladamente para predizer amigdalite estreptocócica, através das áreas sob as curvas ROC, os autores constataram que as curvas se sobrepunham, o que levou à conclusão de não haver diferença significativa entre as medidas. Ou seja, um sinal ou sintoma avaliado isoladamente não pode ser considerado como bom preditor de infecção por EBGA.[21,22]

Em uma tentativa de aumentar a predição clínica de amigdalite estreptocócica, foram desenvolvidos vários escores com base em uma combinação de sinais e sintomas nos últimos 40 anos. O objetivo principal do desenvolvimento de escores é contribuir para

Tabela 187.1 | Acurácia estimada dos sinais e sintomas isoladamente para faringoamigdalite estreptocócica comparada à cultura

Sinal ou sintoma	Sensibilidade (IC 95%)	Especificidade (IC 95%)	Razão de probabilidade + (IC 95%)	Razão de probabilidade – (IC 95%)
Ausência de tosse	0,74 (0,68-0,79)	0,49 (0,40-0,58)	1,46 (1,28-1,66)	0,53 (0,46-0,61)
Febre ≥ 38°C	0,50 (0,39-0,62)	0,70 (0,58-0,79)	1,65 (1,40-1,95)	0,71 (0,64-0,80)
Adenopatia cervical anterior	0,65 (0,55-0,74)	0,55 (0,45-0,64)	1,45 (1,25-1,67)	0,63 (0,52-0,76)
Adenopatia cervical anterior dolorosa	0,67 (0,52-0,79)	0,59 (0,49-0,69)	1,65 (1,41-1,92)	0,56 (0,41-0,76)
Qualquer exsudato	0,57 (0,44-0,70)	0,74 (0,63-0,82)	2,20 (1,76-2,74)	0,58 (0,47-0,72)

Sensibilidade = proporção de pessoas com teste positivo entre todos os doentes. Quando o teste é altamente sensível, considera-se que o resultado negativo pode ser afastado do diagnóstico diferencial.

Especificidade = proporção de pessoas com teste negativo entre os que não estão doentes. Quando o teste é altamente específico, considera-se que o resultado positivo pode definir o diagnóstico.

Razão de probabilidade positiva (+) = o quanto é mais provável que a pessoa tenha a doença quando o teste é positivo.

Razão de probabilidade negativa (–) = o quanto é mais provável que a pessoa não tenha a doença quando o teste é negativo.

IC, intervalo de confiança.

Fonte: Adaptada de Aalbers e colaboradores.[21]

uma prescrição adequada de antibióticos sem a realização de cultura para EBGA em todas as pessoas com dor de garganta. O escore de Centor[21] consiste em um escore de predição clínica com base em quatro sintomas e sinais, sendo seu uso recomendado por entidades médicas internacionais, como o National Institute for Health and Care Excellence (NICE), no Reino Unido.[23]

Como regra de decisão para a prescrição de antibióticos, um escore de Centor ≥ 3 tem especificidade de 82%, com probabilidade pós-teste de 12 a 40% com base em prevalência prévia de EBGA entre 5 e 20%, respectivamente, como apresentado na Tabela 187.2.[21] Ou seja, um escore maior ou igual a 3 pode definir o diagnóstico em 82% dos casos, mas a probabilidade pós-teste de doença é apenas de 12% quando a prevalência da infecção por EBGA na comunidade é baixa (5%). Assim, em regiões com baixa prevalência, mais pessoas receberiam antibiótico sem necessidade. Por outro lado, uma prevalência de 20% aumentaria a probabilidade da doença para 40%. Assim, embora o escore de Centor seja acurado, sua utilidade clínica depende da frequência da doença na população. O médico de família e comunidade, estando ciente da prevalência de faringoamigdalite estreptocócica na sua comunidade, pode utilizar as informações da Tabela 187.2 para encontrar a probabilidade pós-teste correspondente de infecção por EBGA e, assim, decidir sobre o uso de antibióticos.

A American Family Physician[9] recomenda utilizar o escore de Centor modificado, também conhecido como McIsaac, o qual considera categorias de idade na pontuação do escore de Centor,[24] tendo sido validado em pessoas atendidas na atenção primária[25] (Tabela 187.3).

As complicações da faringite estreptocócica não são frequentes[1] em países desenvolvidos, sendo prevalentes e incidentes em países subdesenvolvidos ou em desenvolvimento.[10] As complicações incluem as chamadas supurativas – rinossinusite, otite, abscesso amigdaliano e retrofaríngeo – e não supurativas pós-infecciosas – febre reumática (Cap. 208, Laboratório nas doenças reumáticas), glomerulonefrite e febre escarlatina (Cap. 263, Doenças exantemáticas na criança).

O abscesso retrofaríngeo é uma linfadenite purulenta, localizada na região cervical posterior.[26]

Tabela 187.3 | **Escore de Centor modificado, ou McIsaac***

Critério	Pontos
Ausência de tosse	1
Linfonodos cervicais anteriores dolorosos e aumentados	1
Temperatura > 38°C	1
Edema amigdaliano e exsudato	1
Idade:	
▶ 3-14 anos	1
▶ 15-44 anos	0
▶ 45 anos ou mais	−1

Escore	Risco de faringoamigdalite estreptocócica (%)
≤ 0	1-2,5
1	5-10
2	11-17
3	28-35
4	51-53

*McIsaac acrescentou categorias de idade ao escore preditivo de Centor.[24,25]

Fonte: Adaptada de Kalra e colaboradores,[9] com base no estudo de McIsaac e colaboradores.[24]

A glomerulonefrite pós-estreptocócica é causada por uma cepa específica do EBGA que induz a formação de imunocomplexos, os quais se depositam nos glomérulos, sendo responsáveis pela lesão renal. A glomerulonefrite pós-estreptocócica

Tabela 187.2 | **Probabilidade pós-teste de faringoamigdalite estreptocócica conforme escore de Centor em pessoas com 15 anos ou mais**

Escore de Centor	S (IC 95%)	E (IC 95%)	RP + (IC 95%)	Probabilidade pré-teste de faringoamigdalite estreptocócica em %							
				5	10	15	20	25	30	35	40
≥ 1	0,95 (0,91-0,97)	0,18 (0,12-0,26)	1,16 (1,08-1,25)	6	11	17	22	28	33	38	44
≥ 2	0,79 (0,71-0,86)	0,55 (0,45-0,65)	1,76 (1,51-2,07)	8	16	24	31	37	43	49	54
≥ 3	0,49 (0,38-0,60)	0,82 (0,72-0,88)	2,68 (1,92-3,75)	12	23	32	40	47	53	59	64
≥ 4	0,18 (0,12-0,27)	0,95 (0,92-0,97)	3,85 (2,05-7,24)	17	30	40	49	56	62	67	72

S = sensibilidade = proporção de pessoas com teste positivo entre todos os doentes. Quando o teste é altamente sensível, considera-se que o resultado negativo pode ser afastado do diagnóstico diferencial.

E = especificidade = proporção de pessoas com teste negativo entre os não doentes. Quando o teste é altamente específico, considera-se que o resultado positivo pode definir o diagnóstico.

RP + = Razão de probabilidade positiva = o quanto é mais provável que a pessoa tenha a doença quando o teste é positivo.

Probabilidade pré-teste = prevalência (frequência) da doença na população.

Fonte: Adaptada de Aalbers e colaboradores.[21]

acontece esporadicamente e em surtos epidêmicos. Pode ser assintomática, causar hematúria microscópica ou síndrome nefrítica (hematúria macroscópica, proteinúria, edema, hipertensão e elevação da creatinina sérica). O tratamento é apenas sintomático e, geralmente, engloba medidas para diminuição da sobrecarga de volume.[1,27]

Faringite/faringoamigdalite por vírus Epstein-Barr

O EBV é um herpesvírus responsável por 90% dos casos de mononucleose infecciosa, sendo o percentual restante causado por CMV, HSV-6, toxoplasmose (raramente causa faringite), HIV e adenovírus.[28,29] A maior incidência da síndrome é entre 15 e 24 anos de idade.[30] Uma vez a pessoa infectada, ela permanece com o vírus pela vida inteira, de forma latente, podendo transmitir o vírus pela saliva ou por secreções nasofaríngeas. Devido à baixa carga viral no período latente, o contato precisa ser mais próximo; por isso, a mononucleose infecciosa também é chamada de "doença do beijo". Por outro lado, na primoinfecção, como a carga viral é alta, o vírus pode ser transmitido facilmente por contato direto com secreções respiratórias ou por fômites. A reativação da infecção pode ocorrer em pessoas imunocomprometidas.[29]

A maior parte das pessoas (~ 95%) no mundo é portadora assintomática. Além disso, a primoinfecção pode não causar sintomas. O período de incubação é de 4 a 7 semanas, e o quadro infeccioso tende a se resolver entre 2 e 4 semanas. Os sintomas iniciam com mal-estar, febre, dor de garganta e linfadenopatia cervical anterior e posterior. Também pode haver linfadenopatia axilar e inguinal.[30] A tríade dos sintomas (febre, dor de garganta e linfadenopatia cervical) está presente em 98% dos casos.[29] Outros sinais incluem presença de petéquias no palato (25-50%), esplenomegalia (8%), hepatomegalia (7%) e icterícia (6-8%).[29] Geralmente, a esplenomegalia não é detectada no exame clínico, mas está presente na maioria dos casos na ultrassonografia (US) abdominal. Exantemas morbiliforme, maculopapular, urticariforme ou petequial podem ocorrer, ocasionalmente, e têm sido associados ao uso de antibióticos como amoxicilina e ampicilina.[31] Úlceras vaginais podem acompanhar o quadro.[28]

A linfadenopatia cervical posterior diferencia a mononucleose infecciosa da faringoamigdalite estreptocócica. Além disso, o exsudato amigdaliano branco-acinzentado difere do exsudato branco e irregular (salpicado) da faringoamigdalite estreptocócica e das demais faringoamigdalites virais que, geralmente, não produzem exsudato amigdaliano (Figura 187.1).[29]

Na atenção primária, o quadro clínico sugestivo geralmente é suficiente para permitir o manejo dos sintomas. Entretanto, a confirmação diagnóstica é realizada quando há quadro clínico característico associado à linfocitose, com linfócitos atípicos, e teste rápido para pesquisa de anticorpos heterófilos tipo IgM (monoteste ou monospot) positivo.[28,29,31] Percentual de linfócitos ≥ 50% e linfócitos atípicos ≥ 10% são critérios característicos da síndrome – critérios de Hoagland.[32] Quando a contagem de linfócitos for ≤ 4.000 mm³, há 99% de probabilidade de a pessoa não apresentar infecção por EBV.[33] Aminotransferases podem estar levemente aumentadas, mas hiperbilirrubinemia e icterícia são incomuns.[28]

A infecção costuma ser autolimitada. As complicações podem incluir encefalite, meningoencefalite, vertigem, neurite óptica, perda auditiva súbita, paralisia facial, síndrome de Guillain-Barré, anemia hemolítica, trombocitopenia, anemia aplástica, pancitopenia, agranulocitose, pancreatite, pneumonia intersticial, miocardite, rabdomiólise e transtornos psicológicos.[29]

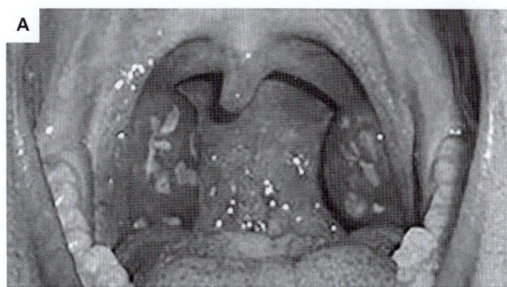
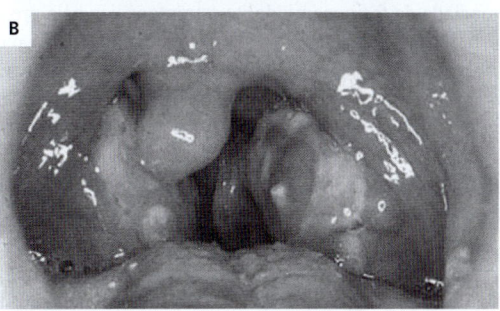

▲ Figura 187.1
Diferenças entre amigdalite estreptocócica (A) e por vírus Epstein-Barr (B). A) Exsudato amigdaliano branco e irregular salpicado. B) Exsudato pseudomembranoso branco-acinzentado.
Fonte: A) Leão.[34] B) Seminários ORL HCFMUSP.[35]

É conhecida a associação da infecção por EBV com linfoma de Burkitt e carcinoma, mas ainda é controversa a associação com a síndrome da fadiga crônica ou esclerose múltipla.[28,29] A ruptura esplênica não é frequente e ocorre em 0,1 a 0,5% das pessoas com mononucleose infecciosa, sendo o maior risco nas primeiras três semanas de doença[9,28,29] e com a manobra de Valsalva.

Faringite/faringoamigdalite por citomegalovírus

O CMV é um herpesvírus que pode causar a mononucleose infecciosa e infecção latente, como o EBV. É transmitido pelo contato direto com secreções nasofaríngeas, vaginais, pela urina, sangue, fezes, lágrima e leite materno, assim como pode ocorrer transmissão transplacentária durante viremia materna (infecção na gestação). Em geral, a infecção é autolimitada, tem curso benigno e muitas vezes é assintomática.[36,37] O quadro clínico e laboratorial (linfocitose) é semelhante ao da infecção por EBV; entretanto, pode diferir:

- Na infecção por CMV, os sintomas sistêmicos, como febre e mal-estar, são mais evidentes do que a adenopatia cervical e dor de garganta presente na infecção por EBV.
- O CMV em geral não causa amigdalite com exsudatos.
- O CMV, geralmente, infecta pessoas em uma faixa etária maior do que o EBV.
- O EBV parece estar mais associado à esplenomegalia do que o CMV.

Faringite/faringoamigdalite por herpes simples

A primoinfecção por HSV-1 pode manifestar-se por dor de garganta intensa, edema na faringe e exsudato amigdaliano com lesões orais. Pode acompanhar febre e mal-estar, mialgia e adenopatia cervical. Às vezes, as lesões orais podem não aparecer. A dor de garganta costuma ceder em 2 a 8 dias, e a adenopatia, em algumas semanas.[38] A transmissão é feita pelo contato direto com secreções ou vesículas. Como os outros vírus da família herpesvírus, pode manter-se de forma latente no organismo.

Herpangina

A infecção pelo coxsackievírus pertencente ao gênero enterovírus é chamada de Herpangina quando ocasiona febre alta (38,9-40°C) e dor de garganta (Figura 187.2). Pode estar acompanhada de dor de cabeça, cervicalgia e dorsalgia com rigidez, náuseas, anorexia e cólicas abdominais. Quando ocasiona exantema macular, maculopapular ou vesicular não pruriginoso nas mãos e nos pés, é chamada de doença mão-pé-boca. A transmissão é via fecal-oral, ou por contato direto com secreções respiratórias. O período de incubação pode ser de 1 a 10 dias. Pode ser diferenciada da faringoamigdalite estreptocócica pela presença de lesões papulovesiculares amarelo-acinzentadas no palato, nos pilares amigdalianos e na úvula. O número de lesões varia, mas, geralmente, é inferior a 10. É mais comum em crianças entre 5 e 7 anos, tem evolução benigna e as complicações não são frequentes (encefalite, paralisia flácida e meningite asséptica). A febre cede em, aproximadamente, 2 dias, e as lesões orofaríngeas, em 3 a 10 dias do início do quadro clínico.[39]

Faringite por adenovírus

Os adenovírus compõem uma família de vírus considerada a causa mais comum de faringoamigdalite em crianças. O quadro clínico depende da imunidade da pessoa e inicia-se com febre, dor de garganta e coriza. Pode estar associado a conjuntivite, laringotraqueíte, bronquite ou pneumonia. Algumas vezes, pode apresentar-se como faringoamigdalite estreptocócica. Em geral, os sintomas duram de 5 a 7 dias, com diminuição gradual em 2 semanas. A incidência é maior no verão. A transmissão ocorre por contato com secreções (espirros, tosse), por via fecal-oral, por fômites, sangue ou no parto vaginal.[40]

Faringite por infecção primária por HIV

A dor de garganta é um sintoma frequente na primoinfecção por HIV. Em geral, há hiperemia na faringe não acompanhada de edema ou exsudato amigdaliano. Também podem estar acompanhadas de úlceras orais.[41]

Faringite por gonorreia ou gonorreia oral

A faringite por gonorreia em geral é assintomática, sendo a orofaringe considerada um reservatório da bactéria.[42] Porém, em alguns casos, pode causar exsudatos faríngeos e lindadenopatia cervical. A infecção orofaríngea por gonococo ainda é pouco estudada e identificada, por motivos que incluem desde a não abordagem pelo profissional de saúde sobre práticas sexuais das pessoas que procuram atendimento e investigação de exposição a ISTs até a não disponibilidade de testes diagnósticos, registro inadequado ou sistema de informações não disponível.

Faringite na sífilis secundária

O quadro clínico prodrômico da sífilis secundária pode ser semelhante ao da síndrome gripal, com dor de garganta (faringite), cefaleia e mialgia. Também pode haver adenopatia cervical, mas em geral não há febre.[44,45]

O que fazer

Anamnese e exame físico

A avaliação inicial da pessoa com dor de garganta tem como principal objetivo a identificação dos casos que necessitam de tratamento com antibiótico. O reconhecimento e o tratamento da faringoamigdalite estreptocócica são considerados medidas preventivas primárias para casos de febre reumática.[7] Dessa forma, recomenda-se utilizar o escore de Centor modificado com base nas informações obtidas na anamnese e no exame físico. Entretanto, é necessário caracterizar o quadro clínico antes de aplicar o escore. Por exemplo, se a pessoa apresentar sinais de adenopatia cervical anterior e posterior e/ou exsudato branco-acinzentado e linfocitose, a principal hipótese seria mononucleose infecciosa por EBV. Assim, não seria útil aplicar o escore de Centor modificado.

Outro aspecto a ser considerado são as faringites devido às ISTs, como gonorreia e sífilis, em decorrência de sexo oral desprotegido. O médico de família e comunidade precisa estar atento e treinado para a abordagem das pessoas em risco de ISTs, pois são doenças passíveis de tratamento e prevenção.

É importante verificar se a pessoa tem história prévia de febre reumática e se faz ou fez uso de profilaxia secundária para prevenir colonização ou infecção por EBGA e recorrência de complicações. Pessoas com história prévia de febre reumática são consideradas como de alto risco para nova infecção.

A Figura 187.3, apresentado ao final do capítulo, pode auxiliar na sistematização das informações clínicas para o diagnóstico considerando as demais causas de dor de garganta.

Exames complementares

Em geral, a anamnese e o exame clínico, bem como o acompanhamento da evolução do quadro clínico, fornecem informações suficientes para o diagnóstico sindrômico. Exame complementares não são recomendados para crianças ou adultos com dor de garganta associada a características clínicas e epidemiológicas fortemente sugestivas de etiologia viral (p. ex., presença de sintomas como tosse, rinorreia, rouquidão ou úlceras orais).[9,46] A seguir, apresentamos os principais exames complementares para os tipos de amigdalite apresentados. No item "Conduta proposta", discutimos sua utilidade clínica.

Faringoamigdalite estreptocócica

O EBGA pode ser identificado por teste rápido (TR) para detecção de antígenos da bactéria (RADT, ou TR-EBGA) ou por cultura. Ambos os exames são realizados em material proveniente das amígdalas coletado por cotonete ou espátula específica para o exame (swab). Amostras coletadas da língua, do palato duro ou da mucosa oral não são adequadas e podem resultar em falso-negativos.

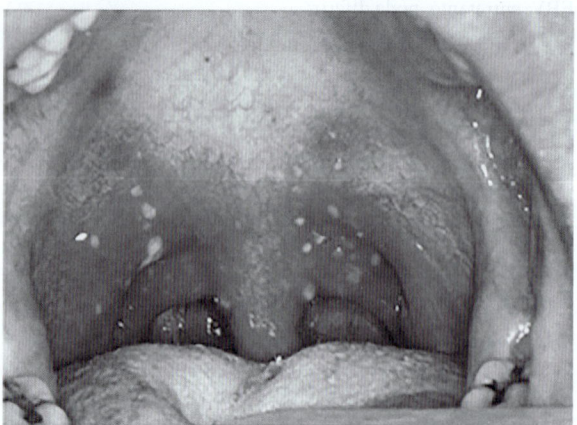

▲ Figura 187.2
Herpangina: presença de lesões papulovesiculares amarelo-acinzentadas no palato, nos pilares amigdalianos e na úvula.
Fonte: Diseases Forum.[43]

A cultura é considerada o padrão-ouro para o diagnóstico; entretanto, quando comparada à testagem rápida, pode atrasar o diagnóstico em 24 a 48 horas, tempo para crescimento da bactéria no meio de cultura ágar-sangue. O TR-EBGA pode ser realizado nos locais de atendimento e apresenta alta especificidade (≥ 95%) e sensibilidade (70-90%)[18] para identificação da bactéria quando comparado à cultura, considerando uma prevalência de 21,3% em adultos[47] e de 30% em crianças maiores de 3 anos.[48]

É importante lembrar que os resultados do TR-EBGA devem ser avaliados em conjunto com o quadro clínico e/ou com regras de decisão clínica validadas, como o escore de Centor modificado.[9,21] Da mesma forma, o médico de família e comunidade deve estar atento à coleta adequada e aos tipos de testes disponíveis em sua unidade de atendimento. O TR-EBGA e/ou a cultura não são indicados para crianças menores de 3 anos devido à baixa incidência da bactéria e de febre reumática nessa população.[46] Além disso, o TR-EBGA não é necessário para diagnóstico de faringoamigdalite estreptocócica quando o quadro clínico é fortemente sugestivo (escore de Centor modificado = 4) (1C).[1]

Faringoamigdalite por vírus Epstein-Barr

Na suspeita de mononucleose infecciosa por EBV, pode ser solicitado o TR para pesquisa de anticorpos heterófilos tipo IgM (monoteste ou monospot) em amostra de sangue, o qual tem acurácia diagnóstica de 71 a 90%; entretanto, pode resultar em falso-negativos na primeira semana de doença.[30] Os preditores clínicos de monoteste positivo são linfadenopatia axilar, linfadenopatia cervical posterior, presença de petéquias no palato e linfadenopatia inguinal.[30] É importante lembrar que a testagem rápida isoladamente não é diagnóstica. A confirmação diagnóstica é realizada pelo quadro clínico característico associado à testagem rápida positiva e linfocitose com linfócitos atípicos circulantes.

Quando o quadro clínico é sugestivo, mas a testagem rápida for negativa e há linfocitose com linfócitos atípicos, pode ser solicitada pesquisa de anticorpos específicos para EBV em amostra de sangue. Anticorpos IgM surgem, aproximadamente, em 7 dias do contágio e desaparecem em 4 a 6 semanas. Anticorpos IgG podem aparecer na fase aguda e persistem por toda a vida da pessoa.[29]

Não é necessária a realização de US para detectar esplenomegalia. Há controvérsia sobre solicitar TR-EBGA em casos de mononucleose infecciosa, pois um teste positivo pode indicar colonização.[28] Em gestantes com suspeita de mononucleose infecciosa, devido ao risco de doença fetal por transmissão transplacentária, pode ser solicitado IgM para CMV.[28]

Faringoamigdalite por citomegalovírus

Em geral, suspeita-se de mononucleose infecciosa por CMV quando os testes para EBV são negativos. Anticorpos IgM são detectados em 1 a 2 semanas após o início dos sintomas e podem persistir por 4 a 6 meses.

Faringoamigdalite por infecções sexualmente transmissíveis

Teste diagnósticos para ISTs estão recomendados conforme avaliação clínica. Em uma pessoa referindo dor de garganta e que tenha história de sexo oral desprotegido, podem ser solicitados o teste de ácidos nucleicos amplificados (NAAT) e o exame de reação em cadeia da polimerase (PCR), ou cultura para gonorreia de material coletado das amígdalas por *swab*. Ambos os exames são realizados em laboratórios.[49,50] Testes rápidos para detecção de gonorreia em unidades de atendimento ainda apresentam acurácia inadequada e, por enquanto, sua realização não é recomendada.[51] Havendo suspeita de sífilis, podem ser solicitados os testes conforme protocolo de abordagem para ISTs.[52]

Conduta proposta

Escore de Centor ≤ 1

Para pessoas identificadas com escore igual a 1 ou menor, não é necessário solicitar exames adicionais para diagnóstico de faringoamigdalite estreptocócica ou iniciar tratamento com antibióticos, pois a probabilidade de as pessoas apresentarem a doença é baixa. O uso de antibiótico em pessoas com baixo risco de infecção estreptocócica com o objetivo de prevenir complicações supurativas e não supurativas não está justificado (1A).[1]

Outras causas de dor de garganta precisam ser investigadas conforme história e exame clínico, como resfriado comum, gripe, faringoamigdalite por EBV, CMV, herpes, faringite por HIV ou outras ISTs, alergia, tabagismo, baixa umidade do ar e DRGE.

Pessoas classificadas com escore de Centor ≤ 0, mas com história prévia de febre reumática ou de infecção por EBGA, são consideradas de alto risco para novo episódio. Assim, a realização de TR-EBGA ou cultura para verificar a presença de EBGA está adequada.

Em relação ao tratamento para a dor de garganta, tanto o ibuprofeno quanto o paracetamol são recomendados para adultos e crianças (1A).[1,9,19] Ambos resultam em alívio da dor em até 2 horas, embora o ibuprofeno tenha melhor efeito do que o paracetamol após 3 a 6 horas.[9,53] A apresentação do ibuprofeno e paracetamol e a posologia são apresentadas na Tabela 187.4. O uso de corticoides em dose única para alívio da dor de garganta não é recomendado para casos leves a moderados de dor.[1,9] Além disso, uma revisão sistemática recente concluiu que há evidência insuficiente de que o uso de corticoides alivie a dor de garganta em pessoas com mononucleose, assim como é limitada a avaliação de efeitos adversos do medicamento.[54]

Pastilhas e anestésicos tópicos podem aliviar a dor de garganta, mas têm curto período de ação, necessitando uso a cada 2 horas. O uso de pastilhas não é recomendado para crianças e adolescentes. Além disso, houve relato de casos de metemoglobinemia após uso de benzocaína pastilha em adultos.[9]

Medidas não medicamentosas, como ingestão de chás, sopas, bebidas geladas ou sorvetes e umidificação do ambiente, podem ser úteis no alívio da dor e, embora seu benefício ainda não tenha sido comprovado por estudos, não representam riscos à saúde das pessoas.

Escore de Centor 2 e 3

Pessoas com escore igual a 2 e 3 têm probabilidade intermediária de apresentar faringoamigdalite estreptocócica. Nesse caso, como há dúvida diagnóstica, está recomendada a solicitação de TR-EBGA.[1,9] Não havendo acesso ao TR-EBGA e/ou à cultura, pode ser iniciada antibioticoterapia empírica com escore igual a 3.[23]

Em caso de acesso ao TR-EBGA e frente a um resultado negativo, não é necessário solicitar cultura ou prescrever antibióticos em adultos, e sugere-se avaliar outras causas de dor de garganta. Em adolescentes e adultos, a infecção por EBV e CMV, gripe, assim como infecções sexualmente transmissíveis, podem ser consideradas conforme a história e o exame clínico. Em crian-

Tabela 187.4 | **Tratamento sintomático para dor de garganta**

Medicamento e apresentação disponível na Rename[55]	Posologia
Ibuprofeno Comprimidos de 200, 300, 600 mg Suspensão oral 50 mg/mL	Adultos 200-400 mg, VO, a cada 4-6 horas Máximo 3.200 mg/dia
	Crianças ≥ 6 meses 4-10 mg/kg, VO, a cada 6-8 horas Máximo 40 mg/kg/dia
Paracetamol Comprimido de 500 mg Solução oral 200 mg/mL	Adultos 750 mg, VO, a cada 4-6 horas ou 1.000 mg a cada 6 horas Máximo 4.000 mg/dia
	Crianças 10-15 mg/kg/dose, VO, a cada 4-6 horas Máximo 75 mg/kg/dia. Não exceder 4.000 mg diariamente
Para casos de faringoamigdalite estreptocócica em uso de antibiótico	
Acetato de betametasona + fosfato dissódico de betametasona Solução injetável 3 mg/mL + 3 mg/mL (equivalente a 3 mg de betametasona)	Adultos *Dose única estimada de 8 mg, IM, + antibiótico[56]
Fosfato dissódico de dexametasona Solução injetável 4 mg/mL Comprimidos de 4 mg Elixir 0,1 mg/mL	Crianças ≥ 12 anos *0,6 mg/kg, IM, dose única + antibiótico[57] Máximo 10 mg
	Adultos Dose única estimada de 10 mg, IM, + antibiótico[56]
Prednisona Comprimidos de 5 e 20 mg	Adultos Dose única de 60 mg + antibiótico[56]

*Dose descrita nos estudos[56]
Rename, Relação Nacional de Medicamentos Essenciais.

ças com TR-EBGA negativo, como o risco de complicações é maior, pode ser solicitada cultura.[9] Quando a cultura é negativa, outras causas de dor de garganta, por exemplo, infecções por adenovírus, podem ser muito semelhantes ao quadro clínico da faringite estreptocócica em crianças.

Havendo positividade no teste para detecção de EBGA, o tratamento com antibiótico está indicado.[1,9,19,20] A principal indicação do tratamento com antibióticos é reduzir a febre reumática e as complicações supurativas, como otite média e sinusite, e diminuir a transmissão da doença.[20] Segundo a mesma revisão citada, é necessário tratar 100 pessoas para evitar um caso de febre reumática.[20] O número necessário de pessoas a serem tratadas para evitar um caso de otite média aguda (OMA) foi de 50 e 200, considerando a prevalência de OMA de 3 e 0,7%, respectivamente.[20] A eficácia do antibiótico em prevenir a febre reumática pode ser obtida em até 9 dias após o episódio infeccioso.[7] Não há estudos robustos que comprovem a redução da incidência de glomerulonefrite.[20]

O tratamento com antibiótico também reduz moderadamente os sintomas de dor de garganta em 1 a 3 dias comparado ao placebo.[20] Segundo a revisão da Cochrane, é necessário tratar, aproximadamente, 4 pessoas com dor de garganta e teste positivo para EBGA, para reduzir os sintomas em 1 a 3 dias.[20] É importante ressaltar que a revisão sistemática da Cochrane sobre o benefício do antibiótico para tratamento da faringoamigdalite estreptocócica, a qual embasa as atuais recomendações, incluiu estudos das décadas de 1950 e 1970, quando a incidência e a prevalência de febre reumática e as complicações supurativas eram maiores do que nos países desenvolvidos atualmente. Além disso, os estudos foram realizados em populações desenvolvidas ou em população aborígine na Austrália. Não foram incluídos estudos com populações de países subdesenvolvidos ou em desenvolvimento, como o Brasil.

A penicilina é o tratamento de primeira escolha (1A).[1,9] Para pessoas com história de reação de hipersensibilidade tipo IV (exantema), a cefalosporina de primeira geração é a alternativa. Pessoas com história de reação de hipersensibilidade tipo I (anafilaxia), as opções são clindamicina, claritromicina ou azitromicina.[9] Os principais efeitos adversos dos antibióticos são diarreia e exantema.[20] Até o momento, não há relato de resistência do EBGA à penicilina ou a cefalosporinas, mas há relatos de resistência a macrolídeos.[58] A Tabela 187.5 apresenta os medicamentos, a apresentação e a posologia utilizados para o tratamento da faringite estreptocócica.

Tabela 187.5 | **Tratamento antibiótico para faringoamigdalite estreptocócica**

Medicamento e apresentação disponível na Rename[55]	Posologia
Fenoximetilpenicilina potássica Pó para solução oral 80.000 UI/mL	Crianças < 12 anos 40.000 UI/kg/dia, VO, a cada 12 horas por 10 dias Máximo 1.000 mg/dia
	Adultos 200.000-500.000 UI, VO, a cada 6 ou 8 horas por 10 dias Máximo 1.000 mg/dia
Penicilina benzatina Pó para suspensão injetável 600.000 UI Pó para suspensão injetável 1.200.000 UI	Crianças < 27 kg 600.000 UI, IM, dose única
	Adultos 1.200.000 UI, IM, dose única

(Continua)

Tabela 187.5 | **Tratamento antibiótico para faringoamigdalite estreptocócica** *(Continuação)*

Medicamento e apresentação disponível na Rename[55]	Posologia
Amoxicilina Comprimido ou cápsula de 500 mg Pó para suspensão oral 50 mg/mL	**Crianças** 50 mg/kg/dia, VO, a cada 8 horas, por 10 dias Máximo 1.000 mg/dia **Adultos** Casos leves: 500 mg, VO, a cada 12 horas por 10 dias Casos graves: 875 mg, VO, a cada 12 horas por 10 dias
Tratamento para pessoas com reação de hipersensibilidade tipo IV	
Cefalexina Comprimido ou cápsula de 500 mg Pó para suspensão oral 50 mg/mL	**Crianças** 25-50 mg/kg/dia, VO, a cada 12 horas por 10 dias **Adultos** 500 mg, VO, ao dia a cada 12 horas por 10 dias
Tratamento para pessoas com reação de hipersensibilidade tipo I	
Azitromicina Comprimido ou cápsula de 250 e 500 mg Pó para suspensão oral 40 mg/mL	**Crianças** 12 mg/kg/dia, VO, por 5 dias Máximo 500 mg/dia **Adultos** 500 mg, VO, por 1 dia, seguido de 250 mg por mais 4 dias
Claritromicina Comprimido de 500 mg	**Crianças** 7,5 mg/kg, VO, a cada 12 horas por 10 dias **Adultos** 250 mg, VO, a cada 12 horas por 10 dias
Clindamicina Cápsula de 150 mg	**Crianças** 21 mg/kg/dia, VO, a cada 8 horas por 10 dias Máximo 30 mg por dose **Adultos** 300 mg, VO, a cada 8 horas por 10 dias

Rename, Relação Nacional de Medicamentos Essenciais.
Fonte: Adaptada de Kalra e colaboradores.[9]

O tratamento sintomático é semelhante ao escore ≤ 1. Entretanto, em relação ao uso de corticoides, parece haver algum benefício da dose única associada com antibióticos no alívio da dor forte[56] (ver Tabela 187.4).

A indicação de tonsilectomia deve ser parcimoniosa, dado que, geralmente, há diminuição dos episódios de infecção após os 10 anos de idade. Além disso, o procedimento cirúrgico não deve ser recomendado apenas com o objetivo de evitar casos de faringoamigdalite estreptocócica recorrente.[46] Alguns critérios a serem considerados na decisão de realizar tonsilectomia são o uso frequente de antibióticos, a alergia a antibióticos e a história de abscesso amigdaliano.[9,46]

Recomendações gerais

Em qualquer escore, a não diminuição da dor de garganta ou piora da dor após 3 dias com tratamento otimizado pode indicar surgimento de complicações e, por isso, recomenda-se reavaliar a pessoa após esse período.

As pessoas com faringites/faringoamigdalites virais podem ser afastadas do trabalho ou escola para diminuir a transmissibilidade da virose. O pico de transmissibilidade ocorre junto com o pico de replicação viral e aumento da carga viral em 2 a 3 dias do início dos sintomas.[58,59] Dessa forma, geralmente, o afastamento é feito por 5 a 7 dias, mas deve ser individualizado conforme cada caso. Um resumo sobre as medidas preventivas para reduzir a transmissibilidade de vírus é apresentado no Quadro 187.2.

Para os casos de mononucleose infecciosa por EBV, não há consenso sobre a quantidade de semanas de afastamento das atividades esportivas a recomendar devido ao risco de ruptura esplênica que pode ocorrer em 4, 7, 8 ou até 24 semanas do início do episódio infeccioso.[29]

Quadro 187.2 | **Ações preventivas com o objetivo de reduzir a transmissão de vírus**

Lavagem das mãos[60]	A lavagem frequente das mãos, com ou sem antissépticos (álcool gel a 62%), principalmente em crianças, diminui a transmissão viral (1C)
	Faltam evidências/estudos sobre a efetividade das ações educativas para lavagem das mãos
Uso de máscara facial[61,62]	O benefício do uso de máscaras faciais para evitar contágio ainda é pouco estudado, sobretudo na atenção primária à saúde
	O uso de máscaras por profissionais de saúde para prevenir contágio por paciente ao nível hospitalar não mostrou diminuir episódios de resfriado comum[63] (1B)
Desinfecção de fômites[64]	A desinfecção de fômites (superfícies) parece estar associada à diminuição da transmissão e prevenção de episódios
Cobrir a boca ao tossir ou espirrar[65]	Cobrir a boca com as mãos, ou lenços, parece não impedir a transmissão viral

Qualidade da evidência GRADE:

Alta qualidade: ensaios clínicos randomizados bem delineados e executados, produzindo resultados consistentes e aplicáveis e/ou estudos observacionais muito bem delineados e com grandes estimativas de efeito.

Moderada qualidade: ensaios clínicos randomizados com grandes limitações ou estudos observacionais bem delineados com grandes estimativas de efeito.

Baixa qualidade: estudos observacionais bem delineados e, ocasionalmente, ensaios clínicos randomizados com limitações importantes

Muito baixa qualidade: estudos observacionais mal controlados e observações clínicas não sistemáticas (séries ou relatos de casos).

Grau de recomendação GRADE:

1. Forte: Os benefícios compensam claramente os riscos para a maioria, senão todos, dos pacientes.

2. Fraca: Benefícios e riscos são pouco equilibrados e/ou incertos.

Fonte: Adaptada de Balshem e colaboradores[66] e Brasil.[67]

Após 24 horas do início da antibioticoterapia para faringoamigdalite estreptocócica, a pessoa não transmite mais a bactéria,[9] podendo retornar às suas atividades conforme o estado clínico.

> ### Erros mais frequentemente cometidos
>
> ▶ Prescrição desnecessária de antibióticos
>
> Estudos têm investigado os fatores associados à prescrição de antibióticos para infecção de vias aéreas superiores, de modo a sugerir possíveis ações preventivas para o uso indiscriminado desses medicamentos. Fatores pesquisados incluem aqueles relacionados ao médico (medo de falhar, incerteza diagnóstica, treinamento inadequado, etc.); ao sistema de saúde (regulação da prescrição e dispensação de medicamentos, falta de recursos diagnósticos, etc.); e ao paciente (experiências prévias, história de vulnerabilidade, etc.).[68]
>
> Um fator fortemente associado à prescrição de antibióticos para infecções respiratórias é a percepção do médico de que a pessoa quer tomar o medicamento, assim como a tendência de evitar confronto com o paciente.[68] No entanto, a satisfação da pessoa com o problema de saúde parece não estar relacionada com a prescrição de antibióticos, mas associada ao acesso à informação de forma segura por parte do médico.[68]
>
> Frente a isso, o método clínico centrado na pessoa pode ser uma ferramenta útil para identificar quais são as necessidades e expectativas da pessoa e também do médico.[69] O desenvolvimento e o treinamento de habilidades em comunicação e o acompanhamento da pessoa ao longo do tempo, aliados ao conhecimento das doenças prevalentes na população assistida e ao conhecimento técnico baseado em evidências, podem auxiliar o médico de família e comunidade a prevenir a exposição da pessoa à prescrição desnecessária.[68]
>
> ▶ Solicitação de exames complementares sem embasamento clínico ou objetivo específico
>
> O conhecimento e o treinamento da abordagem às doenças frequentes na comunidade de forma continuada podem auxiliar o médico de família e comunidade a evitar a solicitação demasiada de exames e a exposição da pessoa com problema de saúde a procedimentos desnecessários.

Atividades preventivas e de educação

Até o momento, não há vacina para a prevenção da faringite estreptocócica ou para as viroses apresentadas neste capítulo, embora haja estudos nesse sentido.[10,30,37,38,70] Na ausência de vacinas, as medidas preventivas têm como objetivo diminuir a transmissão das doenças e, especificamente, nos casos de infecção por EBGA, diminuir a incidência de febre reumática em pessoas em risco, além de evitar o uso indiscriminado de antibióticos. A identificação de portadores assintomáticos de EBGA e tratamento profilático não é recomendada, pois foi observado que há baixa probabilidade de transmissão da bactéria e de desenvolvimento de complicações nesses casos.[46] Surtos de infecção por EBGA têm sido associados à transmissão por alimentos, o que reforça a importância das medidas de higiene, como lavagem das mãos e cozimento dos alimentos.[71]

Papel da equipe multiprofissional

A equipe de saúde pode ajudar a identificar pessoas que consultam frequentemente por dor de garganta e fatores associados, não diretamente observados durante a consulta médica, como, por exemplo, situações de vulnerabilidade, violência, cuidados precários, conflitos familiares, risco familiar, etc. Essas informações podem ajudar na elaboração do plano terapêutico da pessoa com dor de garganta.

O planejamento e o desenvolvimento de protocolos de fluxos de atendimento também podem ser realizados pela própria equipe, com o objetivo de definir os papéis de cada profissional na assistência e no cuidado da pessoa durante e após episódios de dor de garganta, se houver necessidade identificada.

> ### Discussão do Caso clínico
>
> A principal hipótese diagnóstica, no caso de Ana, é faringoamigdalite por EBV, por ela apresentar dor de garganta, febre e adenopatia cervical posterior (1B). A tríade de sintomas está presente em 98% dos casos de mononucleose infecciosa causada por EBV. Além disso, a maior parte das dores de garganta são de etiologia viral (50-80%), e a maior incidência da síndrome é entre 15 e 24 anos de idade, reforçando a hipótese diagnóstica de faringoamigdalite por EBV. O CMV pode causar dor de garganta, febre e adenopatias, mas, em geral, não causa exsudatos amigdalianos. O exsudato branco-acinzentado pseudomembranoso difere do exsudato branco irregular característico da faringoamigdalite estreptocócica, assim como a presença de adenopatia cervical posterior. A faringoamigdalite gonocócica, geralmente, é assintomática e, às vezes, pode causar dor de garganta, não sendo a principal hipótese diagnóstica.
>
> No caso de Ana, o quadro clínico é fortemente sugestivo de mononucleose infecciosa por EBV. Linfocitose com linfócitos atípicos e monoteste para EBV positivo confirmam o diagnóstico (2A). Como Ana apresenta adenopatia cervical posterior ou exsudato branco-acinzentado, febre e dor de garganta característicos da mononucleose infecciosa por EBV, não seria necessária a testagem rápida para S. pyogenes (EBGA). Há controvérsia sobre solicitar testagem rápida para EBGA em casos de mononucleose infecciosa, pois um teste positivo pode indicar colonização, em vez de infecção. Sendo identificada situação de risco para gonorreia (sexo oral sem proteção), é recomendada realização de NAAT/PCR de mucosa orofaríngea (swab) ou cultura para N. gonorrhoeae, em vez de testagem rápida, devido à sua inadequada acurácia demonstrada em estudos (Cap. 140, Infecções sexualmente transmissíveis).
>
> Considerando que Ana apresenta mononucleose infecciosa por EBV, espera-se que os sintomas cessem espontaneamente, sendo que ela permanecerá com o vírus de forma latente (3A). Sintomas de mononucleose infecciosa cessam espontaneamente, apesar do uso de sintomáticos ou antibióticos. Além disso, em situações de imunossupressão, pode haver recorrência dos sintomas. Não há indicação de uso de antibiótico para casos de mononucleose infecciosa.
>
> Em relação ao tratamento para dor de garganta, tanto ibuprofeno quanto paracetamol são recomendados para adultos e crianças. Ambos resultam em alívio da dor em até 2 horas, embora o ibuprofeno tenha melhor efeito do que o paracetamol após 3 a 6 horas (4C). Há evidência insuficiente sobre o benefício do uso de prednisona para tratamento da dor de garganta em casos de mononucleose infecciosa, assim como avaliação sobre risco e efeitos adversos. Não há indicação de uso de antibiótico para casos de mononucleose infecciosa.
>
> A prescrição de antibióticos em casos de faringoamigdalite estreptocócica está indicada para aliviar a dor de garganta e prevenir complicações supurativas, como otite e sinusite, e não supurativas, como febre reumática (D). Há evidência insuficiente sobre o benefício do tratamento com antibióticos para prevenção de glomerulonefrite.

ÁRVORE DE DECISÃO

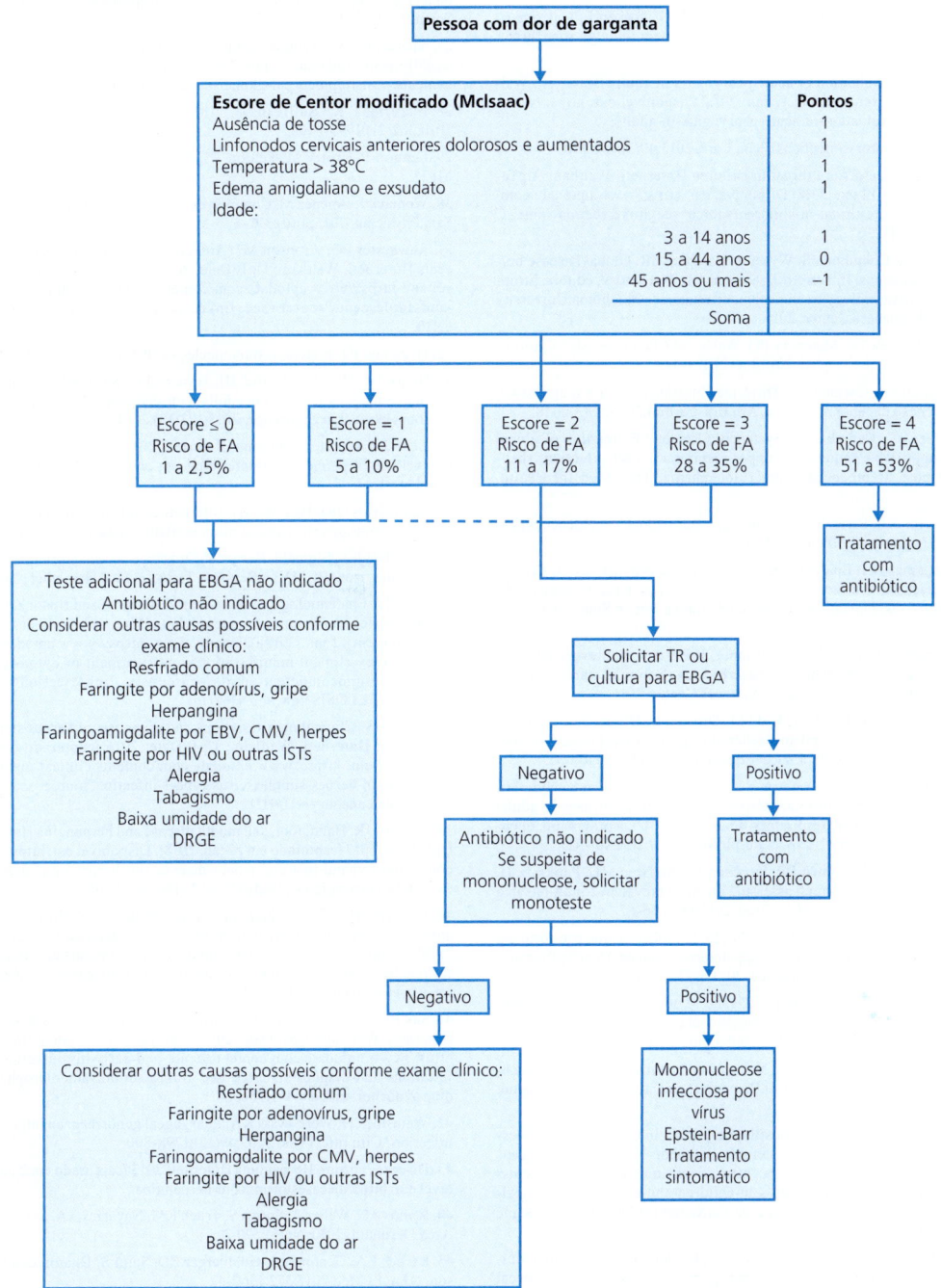

▲ **Figura 187.3**
Fluxograma sugerido para avaliação da pessoa com dor de garganta. Suspeita de mononucleose infecciosa por EBV: pessoa com dor de garganta, febre, fadiga, linfadenopatia axilar, linfadenopatia cervical posterior, presença de petéquias no palato e linfadenopatia inguinal.[30] Monoteste = teste rápido para pesquisa de anticorpos heterófilos tipo IgM EBV. Linha pontilhada = para pessoas com escore igual a 1, pode ser considerada a solicitação de TR-EBGA ou cultura a critério clínico e conforme a prevalência da infecção na população. Entretanto, na decisão de solicitar ou não exame complementar, é importante considerar que a presença de um sinal ou sintoma não é bom preditor de infecção por EBGA.[22] Além disso, o EBGA pode colonizar as pessoas sem causar doença, o que pode resultar em prescrição de antibiótico desnecessária, pois foi observado que há baixa probabilidade de transmissão e de desenvolvimento de complicações em pessoas colonizadas pela bactéria.[46]
Fonte: Adaptado de Kalra e colaboradores.[9]

REFERÊNCIAS

1. ESCMID Sore Throat Guideline Group, Pelucchi C, Grigoryan L, Galeone C, Esposito S, Huovinen P,et al. Guideline for the management of acute sore throat. ClinMicrobiol Infect. 2012;18 Suppl 1:1-28.

2. Chow AW, Doron S. Evaluation of acute pharyngitis in adults [Internet]. Waltham: UpToDate; 2016 [capturado em 12 jan. 2018].Disponível em: https://www.uptodate.com/contents/evaluation-of-acute-pharyngitis-in-adults.

3. Grief SN. Upper respiratory infections. Prim Care. 2013;40(3):757-770.

4. Fleisher GR. Evaluation of sore throat in children [Internet]. Waltham: UpToDate; 2015 [capturadoem 12 jan. 2018].Disponível em: https://www.uptodate.com/contents/evaluation-of-sore-throat-in-children?source=see_link&sectionName=CAUSES&anchor=H2#H12.

5. Sims Sanyahumbi A, Colquhoun S, Wyber R, Carapetis JR. Global Disease burden of group a streptococcus. In:Ferretti JJ, Stevens DL, Fischetti V, editors. Streptococcus pyogenes: basic biology to clinical manifestations. Oklahoma:University of Oklahoma Health Sciences Center; 2016.

6. Henningham A, Barnett TC, Maamary PG, Walker MJ. Pathogenesis of group a streptococcal infections. Discov Med. 2012;13(72):329-42.

7. Sociedade Brasileira de Cardiologia. Diretrizes brasileiras para o diagnóstico, tratamento e prevenção da febre reumática. Arq BrasCardiol.2009;93(3):3-18.

8. Jackson SJ, Steer AC, Campbell H. Systematic Review: Estimation of global burden of non-suppurative sequelae of upper respiratory tract infection: rheumatic fever and post-streptococcal glomerulonephritis. Trop Med Int Health. 2011;16(1):2-11.

9. Kalra MG, Higgins KE, Perez ED. Common questions about streptococcal pharyngitis. Am Fam Physician. 2016;94(1):24-31.

10. Efstratiou A, Lamagni T. Epidemiology of streptococcus pyogenes. In:Ferretti JJ, Stevens DL, Fischetti V, editors. Streptococcus pyogenes: basic biology to clinical manifestations. Oklahoma: University of Oklahoma Health Sciences Center; 2016.

11. Cattoir V. Mechanisms of antibiotic resistance. In:Ferretti JJ, Stevens DL, Fischetti V, editors. Streptococcus pyogenes: basic biology to clinical manifestations. Oklahoma: University of Oklahoma Health Sciences Center; 2016.

12. Zumla A, Al-Tawfiq JA, Enne VI, Kidd M, Drosten C, Breuer J,et al. Rapid point of care diagnostic tests for viral and bacterial respiratory tract infections–needs, advances, and future prospects. Lancet Infect Dis. 2014;14(11):1123-35.

13. Brendish NJ, Malachira AK, Armstrong L, Houghton R, Aitken S, Nyimbili E,et al. Routine molecular point-of-care testing for respiratory viruses in adults presenting to hospital with acute respiratory illness (ResPOC): a pragmatic, open-label, randomised controlled trial. Lancet Respir Med. 2017;5(5):401-411.

14. St Sauver JL, Warner DO, Yawn BP, Jacobson DJ, McGree ME, Pankratz JJ, et al. Why patients visit their doctors: assessing the most prevalent conditions in a defined American population. Mayo Clin Proc. 2013;88(1):56-67.

15. Gusso GDF, Lotufo P, Benseñor IM. Avaliação da probabilidade pré-teste em atenção primária à saúde usando a Classificação Internacional de Atenção Primária 2 (CIAP-2). RevBrasMedFam e Comunidade. 2013;8(27):112-120.

16. Brasil. Ministério da Saúde. Portaria nº 221, de 17 de abril de 2008 [Internet]. Brasília; 2008 [capturadoem 12 jan. 2018]. Disponível em: http://bvsms.saude.gov.br/bvs/saudelegis/sas/2008/prt0221_17_04_2008.html.

17. Brasil. Ministério da Saúde. Programa Nacional de imunizações: 30 anos Brasília: BVS; 2003 [capturado em 12 jan. 2018].Disponível em: http://pesquisa.bvsalud.org/bvsms/resource/pt/mis-176.

18. Wald ER. Group a streptococcal tonsillopharyngitis in children and adolescents: clinical features and diagnosis [Internet]. Waltham: UpToDate; 2017 [capturado em 12 jan. 2018].Disponível em: https://www.uptodate.com/contents/group-a-streptococcal-tonsillopharyngitis-in-children-and-adolescents-clinical--features-and-diagnosis?source=see_link&sectionName=EPIDEMIOLOGY&anchor=H4221682720#H4054551418.

19. Shulman ST, Bisno AL, Clegg HW, Gerber MA, Kaplan EL, Lee G,et al. Clinical practice guideline for the diagnosis and management of group A streptococcal pharyngitis: 2012 update by the Infectious Diseases Society of America. Clin Infect Dis. 2012;55(10):1279-82.

20. Spinks A, Glasziou PP, Del Mar CB. Antibiotics for sore throat. Cochrane Database Syst Rev. 2013;(11):CD000023.

21. Aalbers J, O'Brien KK, Chan WS, Falk GA, Teljeur C, Dimitrov BD,et al. Predicting streptococcal pharyngitis in adults in primary care: a systematic review of the diagnostic accuracy of symptoms and signs and validation of the Centor score. BMC Med. 2011;9:67.

22. Ebell MH. Diagnosis of streptococcal pharyngitis. Am Fam Physician. 2014;89(12):976-7.

23. National Institute for Health and Care Excellence. Respiratory tract infections (self-limiting): prescribing antibiotics [Internet]. London; 2008 [capturadoem 12 jan. 2018]. Disponível em: https://www.nice.org.uk/guidance/CG69/chapter/1--guidance#identifying-those-patients-with-rtis-who-are-likely-to-be-at-risk-of--developing-complications.

24. McIsaac WJ, White D, Tannenbaum D, Low DE. A clinical score to reduce unnecessary antibiotic use in patients with sore throat. CMAJ.1998;158(1):75-83.

25. McIsaac WJ, Goel V, To T, Low DE. The validity of a sore throat score in family practice. CMAJ. 2000;163(7):811-5.

26. Harkani A, Hassani R, Ziad T, Aderdour L, Nouri H, Rochdi Y,et al. Retropharyngeal Abscess in Adults: Five Case Reports and Review of the Literature. ScientificWorldJournal. 2011;11:1623-9.

27. Niaudet P. Poststreptococcal glomerulonephritis [Internet]. Waltham: UpToDate; 2016 [capturado em 12 jan. 2018]. Disponível em: https://www.uptodate.com/contents/poststreptococcal-glomerulonephritis?source=see_link#H18.

28. Luzuriaga K, Sullivan JL. Infectious mononucleosis. N Engl J Med. 2010;362(21):1993-2000.

29. Lennon P, Crotty M, Fenton JE. Infectious mononucleosis. BMJ. 2015;350: h1825.

30. Womack J, Jimenez M. Common questions about infectious mononucleosis. Am Fam Physician. 2015;91(6):372-6.

31. Auwaerter PG, Aronson MD. Infectious mononucleosis in adults and adolescents [Internet]. Waltham: UpToDate; 2017 [capturado em 12 jan. 2018]. Disponível em: https://www.uptodate.com/contents/infectious-mononucleosis-in-adults--and-adolescents?source=see_link&sectionName=DIAGNOSIS&anchor=H18#H10.

32. Hoagland RJ. Infectious mononucleosis. Prim Care. 1975;2(2):295-307.

33. Biggs TC, Hayes SM, Bird JH, Harries PG, Salib RJ. Use of the lymphocyte count as a diagnostic screen in adults with suspected Epstein-Barr virus infectious mononucleosis. Laryngoscope. 2013;123(10):2401-4.

34. Leão J. Faringite bacteriana. [Internet] 2013 [capturado em 2 out. 2018]. Disponível em: http://medicinafontes.blogspot.com/2013/11/faringite-bacteriana-ou--viral.html.

35. Seminários ORL HCFMUSP. [Internet] 2014 [capturado em 2 out. 2018]. Disponível em: www.otorrinousp.org.br/imageBank/aulas/aula_77.doc

36. Schottstedt V, Blumel J, Burger R, Drosten C, Groner A, Gurtler L, et al. Human cytomegalovirus (HCMV) – Revised. Transfus Med Hemother. 2010;37(6):365-75.

37. Friel TJ. Epidemiology, clinical manifestations, and treatment of cytomegalovirus infection in immunocompetent adults [Internet]. Waltham: UpToDate; 2017 [capturado em 12 jan. 2018].Disponível em: https://www.uptodate.com/contents/epidemiology-clinical-manifestations-and-treatment-of-cytomegalovirus-infection-in-immunocompetent-adults?source=see_link&sectionName=CMV%20MONONUCLEOSIS&anchor=H6#H6.

38. Klein RS. Clinical manifestations and diagnosis of herpes simplex virus type 1 infection [Internet]. Waltham: UpToDate; 2016 [capturado em 12 jan. 2018]. Disponível em: https://www.uptodate.com/contents/clinical-manifestations-and--diagnosis-of-herpes-simplex-virus-type-1-infection?source=see_link&sectionName=Adults&anchor=H11#H11.

39. Romero JR. Hand, foot, and mouth disease and herpangina [Internet]. Waltham: UpToDate; 2017 [capturado em 12 jan. 2018]. Disponível em: https://www.uptodate.com/contents/hand-foot-and-mouth-disease-and-herpangina?source=search_result&search=herpangina&selectedTitle=1~19#H456270554.

40. Flomenberg P, Kojaoghlanian T. Epidemiology and clinical manifestations of adenovirus infection [Internet]. Waltham: UpToDate; 2016 [capturado em 12 jan. 2018]. Disponível em: https://www.uptodate.com/contents/epidemiology-and-clinical-manifestations-of-adenovirus-infection?source=search_result&search=adenovirose&selectedTitle=1~150#H4.

41. Sax PE. Acute and early HIV infection: clinical manifestations and diagnosis [Internet]. Waltham: UpToDate; 2017 [capturado em 12 jan. 2018]. Disponível em: https://www.uptodate.com/contents/acute-and-early-hiv-infection-clinical-manifestations-and-diagnosis?source=see_link&sectionName=Oropharyngeal%20findings&anchor=H956384#H956384.

42. Weinstock H, Workowski KA. Pharyngeal gonorrhea: an important reservoir of infection? Clin Infect Dis. 2009;49(12):1798-800.

43. Diseases Forum. Herpangina [Internet] 2013 [capturado em 2 out. 2018]. Disponível em: http://diseasesforum.com/herpangina/.

44. Kolios AG, Weber A, Spörri S, Trüeb RM, Navarini AA. Syphilitic pharyngitis. Arch Dermatol. 2010;146(5):570-2.

45. Barbee LA, Centor RM, Goldberger ZD, Saint S, Dhanireddy S. A history lesson. NEngl J Med.2015;372:1360-4.

46. Shulman ST, Bisno AL, Clegg HW, Gerber MA, Kaplan EL, Lee G, et al. Clinical Practice guideline for the diagnosis and management of group a streptococcal pharyngitis: 2012 update by the Infectious Diseases Society of America. Clin Infect Dis. 2012;55(10):1279-82.

47. Stewart EH, Davis B, Clemans-Taylor BL, Littenberg B, Estrada CA, Centor RM. Rapid antigen Group A streptococcus test to diagnose pharyngitis: a systematic review and meta-analysis. PLoS One. 2014;9(11):e111727.

48. Cohen JF, Bertille N, Cohen R, Chalumeau M. Rapid antigen detection test for group A streptococcus in children with pharyngitis. Cochrane Database Syst Rev. 2016;7:CD010502.

49. Unemo M, editor. Laboratory diagnosis of sexually transmitted infections, including human immunodeficiency virus [Internet]. Geneve: WHO; 2013 [capturado em 12 jan. 2018]. Disponível em: http://apps.who.int/iris/bitstream/10665/85343/1/9789241505840_eng.pdf.

50. Nelson HD, Zakher B, Cantor A, Deagas M, Pappas M. Screening for gonorrhea and chlamydia: a systematic review for the U.S. Preventive Services Task Force. Ann Intern Med.2014;161:884.

51. Gaydos C, Hardick J. Point of care diagnostics for sexually transmitted infections: perspectives and advances. Expert RevAntiInfectTher. 2014;12(6):657-72.

52. Comissão Nacional de Incorporação de Tecnologias no SUS. Protocolo clínico e diretrizesterapêuticas, infecções sexualmente transmissíveis [Internet]. Brasília; 2015 [capturado em 12 jan. 2018]. Disponível em: http://conitec.gov.br/images/Consultas/Relatorios/2015/Relatorio_PCDT_IST_CP.pdf.

53. Stead W. Symptomatic treatment of acute pharyngitis in adults [Internet]. Waltham: UpToDate; 2017 [capturado em 12 jan. 2018]. Disponível em: https://www.uptodate.com/contents/symptomatic-treatment-of-acute-pharyngitis-in-adults?source=search_result&search=sore%20throat&selectedTitle=3~150#H3273717813.

54. Rezk E, Nofal YH, Hamzeh A, Aboujaib MF, AlKheder MA, Al Hammad MF. Steroids for symptom control in infectious mononucleosis. Cochrane DatabaseSyst Rev. 2015;(11):CD004402

55. Brasil. Ministério da Saúde. Relação nacional de medicamentos essenciais 2017 [Internet]. Brasília; 2017 [capturado em 15 jan. 2018]. Disponível em: http://bvsms.saude.gov.br/bvs/publicacoes/relacao_nacional_medicamentos_rename_2017.pdf.

56. Hayward G, Thompson MJ, Perera R, Glasziou PP, Del Mar CB, Heneghan CJ. Corticosteroids as standalone or add-on treatment for sore throat. Cochrane Database Syst Rev. 2012;10:CD008268

57. Schams SC, Goldman RD. Steroids as adjuvant treatment of sore throat in acute bacterial pharyngitis. Can Fam Physician. 2012;58(1):52-4.

58. Pichichero ME. Antibiotic failure in the treatment of streptococcal tonsillopharyngitis [Internet]. Waltham: UpToDate; 2017 [capturado em 12 jan. 2018]. Disponível em: http://cursoenarm.net/UPTODATE/contents/mobipreview.htm?10/45/10975?source=see_link.

59. Lau LL, Cowling BJ, Fang VJ, Chan KH, Lau EH, Lipsitch M,et al. Viral shedding and clinical illness in naturally acquired influenza virus infections. J Infect Dis. 2010;201(10):1509-16.

60. Jansen RR, WieringaJ,Koekkoek SM,Visser CE, Pajkrt D, Molenkamp R, et al. Frequent detection of respiratory viruses without symptoms: toward defining clinically relevant cutoff values. J ClinMicrobiol. 2011;49(7):2631-6.

61. Jefferson T, Del Mar CB, Dooley L, Ferroni E, Al-Ansary LA, Bawazeer GA, et al. Physical interventions to interrupt or reduce the spread of respiratory viruses. Cochrane Database Syst Rev. 2011;(7):CD006207.

62. Sim SW, Moey KS, Tan NC. The use of facemasks to prevent respiratory infection: a literature review in the context of the Health Belief Model. Singapore Med J. 2014;55(3):160-7.

63. MacIntyre CR, Chughtai AA. Facemasks for the prevention of infection in healthcare and community settings. BMJ.2015;350:h694.

64. Jacobs JL, Ohde S, Takahashi O, Tokuda Y, Omata F, Fukui T. Use of surgical face masks to reduce the incidence of the common cold among health care workers in Japan: a randomized controlled trial. Am J Infect Control. 2009;37(5):417-9.

65. Boone SA, Gerba CP. Significance of fomites in the spread of respiratory and enteric viral disease. Appl Environ Microbiol. 2007;73(6):1687-96.

66. Zayas G, Chiang MC, Wong E, MacDonald F, Lange CF, Senthilselvan A,et al. Effectiveness of cough etiquette maneuvers in disrupting the chain of transmission of infectious respiratory diseases. BMC Public Health. 2013;13:811.

67. Balshem H, Helfand M, Schünemann HJ, Oxman AD, Kunz R, Brozek J,et al. GRADE guidelines: 3. Rating the quality of evidence. J ClinEpidemiol. 2011;64(4):401-6.

68. Brasil. Ministério da Saúde. Diretrizes metodológicas:sistema GRADE – manual de avaliação da qualidade da evidência e força da recomendação para tomada de decisão em saúde [Internet]. Brasília; 2014 [capturado em 12 jan. 2018]. Disponível em: http://bvsms.saude.gov.br/bvs/publicacoes/diretrizes_metodologicas_sistema_grade.pdf.

69. McKay R, Mah A, Law MR, McGrail K, Patrick DM. Systematic review of factors associated with antibiotic prescribing for respiratory tract infections. Antimicrob Agents Chemother. 2016;60(7):4106-18.

70. Stewart M, Brown JB, Weston W, McWhinney IR, McWilliam CL, Freeman T. Patient-centered medicine: transforming the clinical method. 3rd ed. CRC; 2013.

71. Arduino PG, Porter SR. Herpes Simplex Virus Type 1 infection: overview on relevant clinico-pathological features. J Oral Pathol Med. 2008;37(2):107-21.

72. Pichichero ME. Treatment and prevention of streptococcal tonsillopharyngitis [Internet]. Waltham: UpToDate; 2017 [capturado em 12 jan. 2018]. Disponível em: https://www.uptodate.com/contents/treatment-and-prevention-of-streptococcal-tonsillopharyngitis?source=search_result&search=faringite%20estreptoc%C3%B3cica%20tratamento&selectedTitle=1~97#H18.

CAPÍTULO 188

Rinossinusites

Violeta Vargas Lodi
Marcello Dala Bernardina Dalla

Aspectos-chave

- Rinite e sinusite são condições clínicas indissociáveis.
- Rinossinusite não é sinônimo de infecção bacteriana aguda.
- É importante o uso racional de exames complementares, de medicamentos e, sobretudo, de antibióticos.
- É necessário utilizar critérios para referenciamento ao otorrinolaringologista ou para internação hospitalar.
- É também importante a promoção de medidas educativas e de controle ambiental.

Caso clínico 1

Anita, 36 anos, vem à consulta com a médica de família e comunidade porque está resfriada há 1 semana, e há 3 dias apresenta dor de cabeça, principalmente na fronte, congestão nasal, tosse, dores pelo corpo e febre não aferida. Relata que não se sente bem, não consegue comer direito e não conseguiu ir trabalhar devido aos sintomas. Quando perguntada, Anita confirma que é fumante, mesmo sabendo que tem rinite alérgica. Já tentou vários tratamentos, inclusive os "alternativos", como ela se refere à homeopatia e à acupuntura. Ao exame, apresentou temperatura axilar de 37,8°C, edema de mucosa e secreção purulenta à rinoscopia anterior e dor à palpação de seio frontal.

Caso clínico 2

No mesmo dia em que atendeu Anita, a médica de família atende Tatiana, que tem 3 anos e é levada pela mãe, Valesca. Esta informa que há 4 dias a criança apresenta febre de 38°C, drenagem de secreção purulenta nasal e tosse "carregada", nas suas palavras. Os sintomas haviam melhorado no 3° dia, mas voltaram a piorar naquela noite, deixando todos sem dormir na casa. Valesca confessa que sempre guarda um "restinho" de amoxicilina em casa, por isso deu para o filho mais velho, Naldo, 10 anos, já que acha que essas infeções só acontecem no fim de semana e não gosta de levar os filhos na emergência. Quando consegue uma consulta na Unidade, se conforma em levar uma bronca do médico, mas tudo bem, não faz por maldade. Ela diz ainda que ficou tentada a usar o antibiótico para Tatiana, mas teve medo, porque acha ela muito pequena, mas tem certeza de que ela precisa de um antibiótico.

Teste seu conhecimento

1. Qual é o principal agente infeccioso das rinossinusites?
   a. *Streptococcus pneumoniae*
   b. *Haemophilus influenzae*
   c. Vírus
   d. *Moraxella catarrhalis*

2. Qual é o principal achado que caracteriza um quadro de rinossinusite aguda bacteriana?
   a. Pressão facial
   b. Drenagem de secreção pós-nasal
   c. Duração dos sintomas
   d. Início rápido dos sintomas

3. Suspeitando-se, por meio de história clínica e exame físico, de rinossinusite bacteriana, como deve ser feita a abordagem?
   a. Escolha inicial de antibiótico de estreito espectro associado à irrigação nasal salina
   b. Escolha inicial de antibiótico de mais largo espectro, devido à resistência antimicrobiana crescente do *S. pneumoniae* e do *H. influenzae* na comunidade, para garantir a eficácia do tratamento
   c. Solicitar exame de imagem, se disponível, para confirmar o diagnóstico e evitar o uso desnecessário de antibióticos
   d. Solicitar cultura de secreção dos seios paranasais, por ser considerado o padrão-ouro para o diagnóstico

4. Analise a seguir as terapias indicadas para rinite crônica:
   I. Corticoide tópico
   II. Imunoterapia sublingual
   III. Acupuntura
   IV. Homeopatia

   Indique a seguir qual é a opção que inclui terapia(s) em que há evidências da sua eficácia para o controle da rinite crônica:
   a. I e II
   b. I, II, III
   c. III e IV
   d. I, II, III e IV

5. Com base nos dados do Caso clínico 2, marque a afirmativa correta:
   a. O diagnóstico provável é de rinossinusite viral. Com apenas 4 dias de evolução, é pouco provável que seja bacteriana, devendo-se aguardar a persistência de 7 a 10 dias dos sintomas para pensar em rinossunusite bacteriana e considerar início de antibioticoterapia
   b. Deve-se referenciar ao especialista, pois se trata de rinossinusite complicada
   c. O diagnóstico de rinossinusite pode ser afastado, pois, nessa idade, ainda não houve desenvolvimento dos seios paranasais
   d. Trata-se de caso de rinossinusite não complicada em crianças

Respostas: 1C, 2C, 3A, 4A, 5A

Do que se trata

O termo rinossinusite, quando utilizado de forma isolada, geralmente se refere a quadros infecciosos. Porém, de maneira mais ampla e atual, entende-se que a rinossinusite é consequência de processos infecciosos virais (as mais prevalentes), bacterianos e fúngicos (mais raramente) e pode estar associada a alergias, sobretudo rinite alérgica, polipose nasossinusal e disfunção vasomotora da mucosa. As demais doenças acompanham o termo principal. Daí utilizar-se a nomenclatura rinossinusite viral, rinossinusite fúngica, rinossinusite alérgica.[1,2]

Para facilitar o diagnóstico clínico, o médico deve solicitar à pessoa atendida que ela indique, em uma escala visual analógica, qual é a intensidade dos sintomas (Figura 188.1). Somando-se essa informação ao tempo de evolução dos sintomas e à frequência de seu aparecimento, é possível classificar a condição apresentada, conforme consta na Tabela 188.1. Em geral, a rinossinusite pode ser dividida em rinossinusite aguda (RSA), que é infecciosa por natureza, e rinossinusite crônica (RSC), considerada multifatorial. Além das duas, inclui-se a rinossinusite subaguda (RSSA), que tem características das RSAs, mas por um período mais prolongado. A Tabela 188.1 apresenta uma classificação mais detalhada.

A rinossinusite viral é a mais prevalente, e estima-se que o adulto tenha em média dois a cinco resfriados por ano, e a criança, seis a dez. Entretanto, essa incidência é difícil de ser estabelecida corretamente, pois a maioria das pessoas os resolve sem procurar assistência médica. Desses episódios virais, 0,5 a 10% evoluem para infecções bacterianas, o que denota a alta prevalência dessa afecção na população geral.[1]

Estudos sobre a prevalência de portadores da RSC estimam que ela atinja, nos EUA, 14% da população; e no Canadá, 3,4% dos homens e 5,7% das mulheres; na Coreia do Sul, um estudo identificou 1,01% na população geral.[1]

São raros os trabalhos sobre prevalência e incidência relacionadas às rinossinusites no Brasil. Muita controvérsia ainda existe sobre o tema, sobretudo em relação às crônicas. Há evidências cada vez mais consistentes de que as RSCs representam uma resposta imunológica e inflamatória do hospedeiro desencadeada por uma infecção inicial, que cursa com a obstrução dos óstios de drenagem dos seios paranasais.[1]

Ainda não é possível afirmar com clareza os verdadeiros mecanismos patogênicos e agentes etiológicos envolvidos. Uma das frentes de investigação tem voltado a atenção para a compreensão dos mediadores inflamatórios envolvidos na RSC.[3] Alguns dos fatores desencadeantes e associados estão resumidos na Tabela 188.2.

Entre os fatores predisponentes, há muita controvérsia, mas tem importância a rinite alérgica, que é uma condição crônica comum, com prevalência crescente nas últimas duas décadas, e observa-se a sua ascensão com outras doenças, sobretudo asma, atingindo 10 a 25% da população geral[4] e alcançando índices entre 10 e 40% das crianças em todo o mundo, sendo a rinite sa-

▲ **Figura 188.1**
Escala visual analógica.
Fonte: Diretrizes Brasileiras de Rinossinusites.[1]

Tabela 188.1 | **Classificação das rinossinusites**

Diagnóstico	Tempo de duração dos sintomas
RSA	Até 4 semanas
RSSA	Maior do que 4 e menor do que 12 semanas
RSC	Maior do que 12 semanas
RSR	Quatro ou mais episódios de RSA no intervalo de 1 ano, com resolução completa dos sintomas entre eles
RSCA	Mais de 12 semanas com sintomas leves e períodos de intensificação
Rinossinusite leve	Escores de 0-4 na EVA
Rinossinusite moderada/acentuada	Escores de 5-10 na EVA

EVA, escala visual analógica; RSA, rinossinusite aguda; RSSA, rinossinusite subaguda; RSC, rinossinusite crônica; RSR, rinossinusite recorrente; RSCA, rinossinusite crônica com períodos de agudização.

Fonte: Adaptada das Diretrizes Brasileiras de Rinossinusites.[1]

Tabela 188.2 | **Fatores desencadeantes, associados e predisponentes das rinossinusites**

Fator	RSA	RSC	RSC com polipose nasal
Rinite alérgica/alergia	X	X	X
Tabaco	X	X	
Alterações estruturais	X		
Corpo estranho	X		
Barotrauma	X		
Alteração do transporte mucociliar		X	
Asma		X	X
DRGE		X	
Estado imunológico		X	
Fatores genéticos		X	X
Gestação		X	
Fatores locais		X	
Microrganismos		X	
Fatores ambientais		X	
Fatores iatrogênicos		X	
Sensibilidade ao ácido acetilsalicílico			X

DRGE, doença do refluxo gastresofágico.

Fonte: Diretrizes Brasileiras de Rinossinusites.[1]

zonal mais comum na primavera.[5] É considerada um problema de saúde pública e o tipo mais comum de todas as rinites.[6] Os sintomas, em adultos, são congestão nasal, prurido e espirros[2,4] e, em crianças, espirros, coriza e lacrimejamento.[5] Entre os fatores predisponentes estão a interação entre fatores genéticos e ambientais, sendo os últimos provavelmente os maiores determinantes da manifestação de problemas alérgicos. Estudos demonstram fatores de risco como poluição, menor exposição a germes, mudanças dietéticas, exposição a alérgenos, entre outros.[7,8]

Apesar das pesquisas, não foi evidenciado qual seria o principal (ou os principais) fator(es) desencadeador(es) da hiper-regulação da atividade inflamatória (eosinofílica e linfocitária) que ocorre na RSC, que, por sua vez, desencadeia os eventos inflamatórios subsequentes na mucosa nasossinusal.

Quanto à análise microbiológica, dois trabalhos encontraram resultados semelhantes. O primeiro demonstrou, por meio de pesquisa realizada em 62 portadores de sinusite crônica, com coleta feita em seio maxilar por via endoscópica nasal, que: em 33 (53,2%) não houve crescimento de microrganismos; em 29 (45,2%), ocorreu isolamento de aeróbios; em apenas um caso (1,6%), houve crescimento de fungo; e, em nenhum dos casos analisados, houve isolamento de microrganismos anaeróbios. *Pseudomonas aeruginosa* foi isolada com maior frequência – em oito amostras (27,6%); *Staphylococcus aureus* e *Staphylococcus epidermidis*, em quatro amostras cada um (13,9%); *Streptococcus pneumoniae*, em três amostras (10,4%); e outros gram-negativos, em 17 amostras (31%).[3] Esses resultados são semelhantes aos da literatura mundial mais recente.

No outro trabalho, que comparou portadores de RSC com indivíduos sadios, demonstrou-se que, no grupo com RSC, foram cultivados 220 microrganismos, dentre os quais os mais frequentes foram o *S. aureus*, em 31% das amostras, e o *Staphylococcus* coagulase-negativo (SCN), em 23%, gram-negativos ou facultativos, em 37%, anaeróbios, em 12% e fungos, em 14%. Nos indivíduos sadios, o SCN foi isolado em 40% das amostras, e o *S. aureus*, em 18%. Em 12% dos indivíduos, a cultura para fungos foi positiva, e o exame direto foi negativo. Todas as culturas anaeróbias foram estéreis.[9]

O que fazer

Anamnese e exame físico

Como os consensos e as diretrizes são quase sempre direcionados para otorrinolaringologistas, foram selecionados aqueles achados que são do cotidiano do médico de família e comunidade ao atender pessoas com condição suspeita de rinossinusite.

É essencial a coleta de uma boa história clínica, e, ao ouvir um possível portador de rinossinusite, é preciso ter claro que essa condição deve ser entendida como um processo inflamatório da mucosa do nariz e dos seios paranasais, e não como um sinônimo de doença infecciosa bacteriana.

Tomando uma história clínica compatível com rinossinusite e interpretando-a como condição infecciosa desde o início, o médico pode inibir a escuta e direcionar o próprio raciocínio para a etapa final, ou seja, enquanto a pessoa fala, já vai imaginando qual antibiótico deve prescrever. Isso pode eliminar informações relevantes sobre o problema e compromete consequentemente a abordagem integral da pessoa.

Portanto, a RSA é caracterizada por dois ou mais dos seguintes sintomas:

- Obstrução nasal.
- Rinorreia anterior ou posterior.
- Dor ou pressão facial.
- Redução ou perda do olfato.

Apesar de os achados seguintes não serem essenciais para o diagnóstico, é importante entendê-los para uma melhor abordagem do portador de rinossinusite:

- Um ou mais achados endoscópicos: pólipos, secreção mucopurulenta drenando do meato médio, edema obstrutivo da mucosa no meato médio.
- Alterações de mucosa do complexo ostiomeatal ou seios paranasais visualizados na tomografia computadorizada.[1]

Deve-se pensar em RSA bacteriana quando uma condição aguda prolongar-se por mais de 10 dias ou quando os sintomas se intensificarem após o quinto dia. Apesar de não existir sinal ou sintoma que seja específico para diferenciar a etiologia da rinossinusite, a seguir, são listados os mais comumente observados:[1,10]

- Edema periorbitário, sem hiperemia ou sinais infecciosos, que, nesse caso, levantariam a suspeita de alguma complicação.
- Halitose, causada pela presença de secreções purulentas.
- Dor à palpação facial correspondente à região dos seios (maxilar, frontal e etmoidal).
- Secreção em região de meato médio ou nas fossas nasais.
- Drenagem posterior de secreção mucopurulenta.
- Hiperemia da parede posterior da orofaringe.

Para diferenciar as RSAs das RSCs, o principal é a avaliação do tempo maior do que 12 semanas de sintomas nas RSCs. Alguns sintomas podem ser semelhantes; no entanto, na RSC, a obstrução e a congestão nasal são menos frequentes e podem associar-se a desvios septais, à rinite alérgica, entre outros. A rinorreia (nasal ou pós-nasal) é mais branda, podendo ser mucopurulenta ou não. A tosse seca é um sintoma comum, com exacerbação à noite. A dor facial é pouco frequente, podendo sugerir reagudização quando estiver presente. Alterações olfatórias também podem ocorrer (hiposmia ou anosmia), sendo mais importantes quando há presença de polipose nasal (PN) associada. Nessa associação com PN, dependendo da quantidade, podem existir graus variados de obstrução nasal, congestão nasal e pressão facial constantes.[1]

Exames complementares

Para a grande maioria das situações, não são necessários exames complementares, e não há evidência que sustente o seu uso rotineiro. Dessa forma, eles devem ser reservados para casos específicos, como nas suspeitas de complicações e nos casos recorrentes e crônicos.

A rinoscopia direta é bastante acessível, uma vez que o equipamento é de fácil aquisição e tem baixo custo. São necessários espéculos nasais infantis e adultos, que podem ser de aço (Hartmann, Vienna ou Killian) ou descartáveis (plástico ou PVC); para exame com iluminação direta, lanterna ou rinoscópio, e também há a alternativa com iluminação indireta e uso de espelho frontal de Ziegler com um foco de luz clínico como fonte de iluminação (Figura 188.2).

Por meio da rinoscopia direta, é possível avaliar a mucosa nasal, observando-se coloração e trofismo, sobretudo a região da concha inferior e o septo nasal; porém, não é adequada para visualizar alterações no meato médio e porções superiores e posteriores do nariz. Pode-se ainda analisar o aspecto da secreção

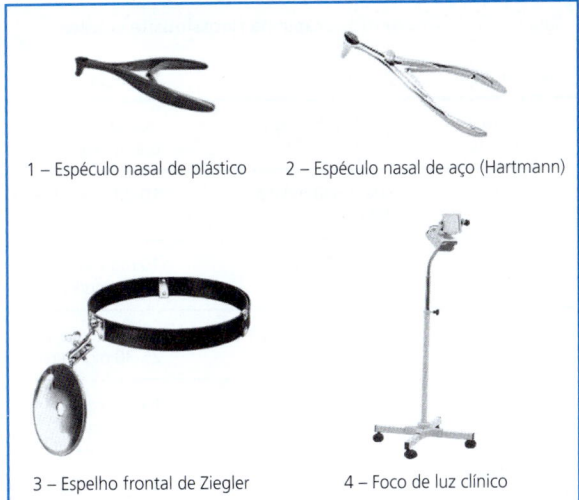

▲ Figura 188.2
Material para rinoscopia direta.

na cavidade nasal. O exame direto ajuda a compor o raciocínio clínico para a tomada de decisão, seja para conduta imediata ou para referenciamento ao otorrinolaringologista.

Conduta proposta

O médico de família e comunidade deve estar atento para uma resolução rápida e efetiva do problema, para reduzir o absenteísmo nos casos que acometem adultos e a perda de aulas, sobretudo das crianças.[11]

É preciso que haja, nos casos agudos, o diagnóstico correto e o tratamento imediato e, nos crônicos, o manejo dos fatores desencadeantes. Um tratamento criterioso com antibióticos só deve ser feito quando necessário, questionando-se sempre a pessoa quanto ao uso de automedicação, sobretudo pelos riscos de resistência bacteriana, e descongestionante.[13]

Em caso de necessidade de estabelecer conduta medicamentosa, esta deve ser voltada para controlar o processo inflamatório envolvido, ou seja, deve restaurar a permeabilidade do óstio e recuperar a função dos seios paranasais, melhorando a drenagem e aliviando os sintomas decorrentes da obstrução.[10]

As evidências que demonstram que a poeira doméstica exacerba os sintomas da rinite alérgica são limitadas, bem como as medidas ambientais para o seu controle. Quanto aos acaricidas, tanto como intervenção isolada quanto combinada com um rigoroso controle ambiental domiciliar, podem reduzir os sintomas da rinite alérgica para algumas pessoas, mas a evidência não é forte, sendo necessárias mais pesquisas.[12]

A solução salina tem sua origem na tradição iogue e na homeopatia. Uma revisão sobre seu uso em RSC mostrou que há evidências de que alivia os sintomas e é um bom adjuvante no tratamento com corticoides, além de ser bem tolerada pela maioria das pessoas; entretanto, não há evidências de que possa substituir o uso do corticoide tópico. Portanto, há recomendação para que a solução salina seja usada como adjuvante no tratamento da RSC.[13]

Uma atualização em 2010 de uma revisão sobre imunoterapia sublingual para o tratamento de rinite reforçou a conclusão do trabalho original de 2003 de que é uma terapia efetiva para a rinite alérgica (incluindo a sazonal) e demonstrou que essa via é segura para a sua administração.[14] A via injetável também se mostrou eficaz e com baixo índice de efeitos colaterais para o tratamento de rinite alérgica sazonal (em participantes com rinite sazonal comprovada) em uma revisão da *Cochrane Colaboration*.[15] Nessa mesma revisão, ficou demonstrado que o uso de imunoterapia com alérgenos específicos em pessoas com rinite sazonal provoca uma redução significativa dos sintomas e do uso de medicação, além de ter um baixo risco de efeitos adversos graves (também não foram encontradas evidências desses efeitos a longo prazo). Não há evidências consistentes para se recomendar outras terapias.

Uma revisão sistemática sobre a associação de anti-histamínicos e corticoides, em apresentação oral ou tópica, para o tratamento de crianças e adultos com rinite alérgica, não chegou à conclusão sobre a sua eficácia, pois não há evidências suficientes para qualquer recomendação. O médico de família e comunidade deve ser cauteloso ao indicar essa associação, pela incidência de efeitos colaterais dos anti-histamínicos e pelo aumento do custo do tratamento.[5]

Em outra revisão sobre uso de descongestionantes nasais em resfriado comum em adultos, não foi possível tirar conclusões sobre os medicamentos de dose única, mostrando, entretanto, que há um pequeno benefício para aliviar a congestão nasal com uso de doses múltiplas. Nenhum estudo relatou o bem-estar geral do paciente. Não houve diferenças no número de eventos adversos em pacientes em uso de um descongestionante nasal e aqueles sem uso. Não foi possível determinar se existia uma diferença no efeito entre apresentações em *sprays* e comprimidos. Não havia nenhuma evidência sobre a eficácia ou segurança de descongestionantes nasais para crianças.[10]

Quanto ao uso de antibióticos nas RSAs não complicadas, cada vez mais surgem evidências de seu pequeno ou quase nulo benefício, e de que sua prescrição inapropriada pode piorar os sintomas. Como mencionado, o tratamento deve buscar o controle do processo inflamatório envolvido, reservando o uso de antibióticos para casos graves e altamente suspeitos de infecção bacteriana.[11]

Quando houver necessidade de antibióticos, o médico deve ter em mente qual espectro que necessita atingir e o perfil de resistência bacteriana de sua região. Basicamente, deve combater *S. pneumoniae*, *Haemophilus influenzae* e *Moraxella catarrhalis*, e o antibiótico de escolha deve ser a amoxicilina (500 mg, de 8/8 h), associada ou não ao clavulanato, que combate bem *H. influenzae* e *M. catarrhalis*. Altas doses (80-90 mg/kg/dia, no máximo de 3 g/dia) devem ser reservadas para regiões em que há resistência elevada do *S. pneumoniae*.[11]

O uso criterioso de corticoide intranasal (CIN) se baseia no alívio de sintomas relacionados ao processo inflamatório desencadeado na rinossinusite. Há vários estudos comparando o uso de CIN isolado ou em associação com antibióticos, com excelente resultado para a primeira situação, visto que em torno de 90% dos casos não há infecção bacteriana. Os mais utilizados são a budesonida e a flunisolida (um jato em cada narina, três vezes ao dia), a fluticasona (dose única) e a mometasona (duas doses diárias).[2,11]

Apesar de não haver evidências suficientes na literatura, a antibioticoterapia tem sido a forma mais comum de tratamento da RSC, como coadjuvante, devido à origem multifatorial da doença (Tabela 188.3). Deve ter cobertura eficaz para os germes prevalentes, como *S. aureus*, SCN e bactérias anaeróbias. Em crianças, deve-se considerar também a presença de *H. influen-*

zae resistente a betalactâmicos e de pneumococos com mutações na proteína receptora de penicilina.[1]

Na RSC, a terapêutica antimicrobiana é, geralmente, coadjuvante, e a cobertura deve ser eficaz contra os microrganismos aeróbios mencionados, além das bactérias anaeróbias estritas. Considerando a maior prevalência de *S. aureus* e SCNs nos quadros crônicos e a associação possível com bactérias anaeróbias, a clindamicina ou a combinação de amoxicilina com clavulanato de potássio são uma boa opção terapêutica. A utilização do metronidazol associado a uma cefalosporina de primeira geração (cefalexina) ou segunda geração (cefprozil, axetil cefuroxima, cefaclor), ativas contra *S. aureus*, pode ser considerada. As fluroquinolonas respiratórias também podem ser utilizadas na RSC. Na criança, por uma maior probabilidade da presença de *H. influenzae* resistente aos betalactâmicos e de pneumococos com mutações na proteína receptor de penicilina, o uso de amoxicilina em doses usuais (45 mg/kg) deve ser evitado nos casos crônicos. A amoxicilina é geralmente usada em doses maiores (90 mg/kg/dia) e preferencialmente associada aos inibidores de betalactamase.[1]

O tempo de tratamento pode variar de 3 a 6 semanas. Quando não houver resposta ao tratamento clínico instituído, o paciente deverá ser referenciado ao especialista, pois serão necessários exames complementares mais acurados e avaliação quanto a um possível tratamento cirúrgico.[1]

Tabela 188.3 | **Antibioticoterapia na rinossinusite crônica**

Antibióticos	Adultos	Crianças
Amoxicilina + clavulanato	1,5-4 g/250 mg/dia 8/8 ou 12/12 h	90 mg/ 6,4 mg/kg/dia
Clindamicina	900-1.800 mg/dia 8/8 h	10-30 mg/kg/dia
Metronidazol + cefalexina	1,2 g + 1,5 g/dia 8/8 h	15 mg/kg/dia + 25-50 mg/kg/dia
Metronidazol + cefuroxima	1,2 g + 500 mg a 1 g/dia 12/12 h	15 mg/kg/dia + 25-30 mg/kg/dia
Metronidazol + cefprozil	1,2 g + 500 mg a 1 g/dia 12/12 h	15 mg/kg/dia + 15 mg/kg/dia
Moxifloxacino	400 mg/dia, 24/24 h	
Levofloxacino	500 mg/dia, 24/24 h	

Fonte: Diretrizes Brasileiras de Rinossinusites.[1]

> **Dicas**
>
> ▶ Ouça a história clínica de rinossinusite com atenção.
> ▶ Concentre sua consulta em aliviar os sintomas e definir a abordagem em longo prazo.
> ▶ Estabeleça a conduta medicamentosa para restaurar a permeabilidade do óstio e recuperar a função dos seios paranasais.
> ▶ No caso de tabagismo, não concentre a consulta na tentativa de convencer a pessoa a parar de fumar.
> ▶ Antibióticos podem piorar os sintomas, quando mal indicados.
> ▶ Use antibióticos apenas em casos altamente suspeitos de envolvimento bacteriano.
> ▶ Indique criteriosamente um adjuvante do tratamento.
> ▶ Sinais e sintomas da dengue, como febre e dor nos olhos ou por trás destes, podem confundir com quadro de rinossinusite.

Quando referenciar

Em síntese, o médico de família e comunidade deve analisar o referenciamento em casos de RSA quando os sintomas são moderados e não melhoram com a conduta adotada (CIN) após 14 dias. Ele deve indubitavelmente referenciar para um especialista os casos com condições graves e que não respondem ao tratamento instituído (antibióticos + CIN) após 48 horas de iniciada a conduta.[11]

Uma pessoa com quaisquer dos sinais ou sintomas a seguir (no primeiro atendimento ou se surgirem durante o acompanhamento) deve ser referenciada para internação hospitalar, pela provável gravidade do quadro:[11]

- Edema periorbital.
- Globo ocular (um, ou ambos) deslocado.
- Visão dupla.
- Oftalmoplegia (fraqueza/paralisia de um dos músculos do olho).
- Diminuição da acuidade visual.
- Cefaleia frontal intensa unilateral ou bilateral.
- Inchaço na fronte.
- Sinais de meningismo ou sinais neurológicos focais.

Um estudo analisou a adequação dos referenciamentos da atenção primária à saúde (APS) para a secundária em otorrinolaringologia pediátrica. Foram avaliadas 408 crianças pré-escolares, e as variáveis analisadas foram a concordância dos diagnósticos na APS e secundária, o tempo de espera pela consulta, o acompanhamento e o especialista que examinou a criança na APS. A inadequação dos referenciamentos foi expressa pelo longo tempo de espera pela consulta e pela baixa concordância de diagnósticos firmados entre os níveis de atenção para as mesmas pessoas avaliadas.[16]

Portanto, o médico de família e comunidade deve ficar atento, pois mesmo casos aparentemente simples de rinossinusite, se forem manejados sempre como condição infecciosa bacteriana, podem evoluir para complicações, sobretudo se houver uso indiscriminado de antibióticos, gerando referenciamentos inadequados, aumentando os custos e onerando o sistema de saúde, além de promover o aumento de absenteísmo e faltas escolares.

Não há estudos conclusivos sobre a eficácia da adenoidectomia em crianças com recorrência de sintomas nasais crônicos; portanto, o médico deve fazer referenciamentos de forma criteriosa, para minimizar a indicação de cirurgias desnecessárias.[17]

> **Erros mais frequentemente cometidos**
>
> ▶ Acreditar que as rinossinusites são condições simples de se abordar
> ▶ Acreditar que as rinossinusites são sinônimo de doenças infecciosas bacterianas dos seios paranasais

ÁRVORE DE DECISÃO

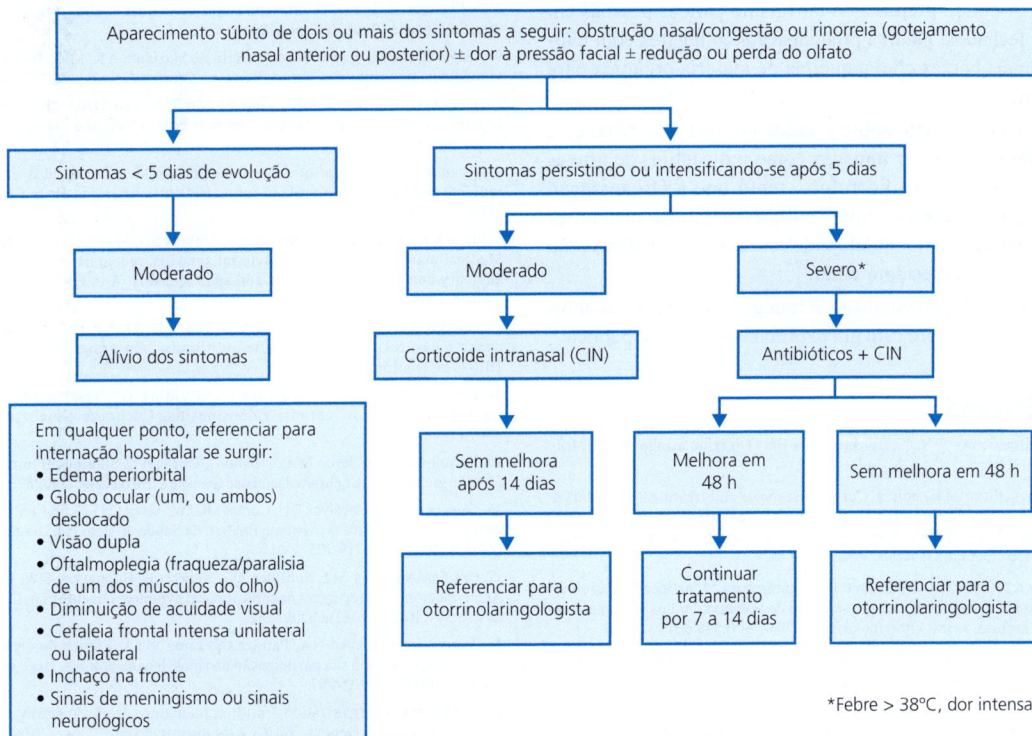

Fonte: Adaptada de Ryan.[11]

> ▶ Negligenciar o processo inflamatório e a obstrução dos óstios dos seios paranasais como elementos-chave na abordagem clínica
> ▶ Tentar resolver as rinossinusites, principalmente condições crônicas, apenas com manejo de antibióticos
> ▶ Acreditar que o fator ambiental é o único desencadeante envolvido no processo
> ▶ Concentrar a consulta na cessação do tabagismo

Prognóstico e complicações possíveis

Entre as complicações citadas em casos de RSA, as que mais chamam a atenção e merecem referenciamento imediato são as que envolvem o sistema nervoso central. Ainda assim, são raras as complicações, mesmo na casuística de otorrinolaringologistas.[1] O médico de família e comunidade também deve presenciar um pequeno número de complicações, o que gera a necessidade de atenção e cuidado na abordagem de pessoas com suspeita de rinossinusite, sempre pensando em prováveis complicações no decorrer do acompanhamento e tendo maior precisão em eventuais referenciamentos.

Atividades preventivas e de educação

Segundo dados do Ministério da Saúde em 2006, 16,2% da população adulta brasileira consome cigarro diariamente. Apesar da ampla divulgação nos veículos de comunicação sobre os efeitos maléficos do tabagismo, pouco se sabe a respeito da associação entre exposição ao cigarro e desenvolvimento de doenças correlatas, como a RSC. Embora existam dados que fortaleçam um vínculo entre o hábito de fumar e a RSC, em seu conjunto, os estudos demonstram que deve haver grande dependência da suscetibilidade individual na resposta à fumaça de cigarro para o desenvolvimento ou a manutenção da RSC.[18]

Ao atender uma pessoa com rinossinusite que seja tabagista, o médico de família e comunidade deve ter o cuidado de não concentrar seu tempo apenas na tentativa de convencê-la a deixar o hábito de fumar. Apesar de não haver evidências relacionando o tabaco como fator envolvido nas rinossinusites, é importante sua abordagem na APS (ver Cap. 242, Tabagismo). Outra meta do médico deve ser o alívio dos sintomas da rinossinusite, sem deixar de avaliar em que fase a pessoa se encontra para a abordagem da cessação do tabagismo.

Além da rotina de analisar e recomendar a tomada de vacinas por grupo etário, pela prevalência dos principais microrganismos envolvidos, o médico pode considerar a indicação da imunização anti-hemófilo, antipneumococo e anti-influenza em casos selecionados e que não estão incluídos nas faixas de idade recomendadas no calendário vacinal.

Papel da equipe multiprofissional

O envolvimento da equipe de saúde é importante em relação à abordagem do tabagismo e da vacinação, com ações de repercussões em vários aspectos de saúde. Porém, é fundamental que se amplie a abordagem em relação à educação das pessoas, sobretudo quanto à poluição do ar ocasionada pelo ato de fumar. Em um primeiro momento, o termo conduz à poluição externa (*outdoor pollution*), mas há um crescente entendimento da importância da poluição em ambiente interno/domiciliar (*indoor pollution*). Além do prejuízo do tabagismo para as pessoas em ambientes fechados, há uma preocupação em lugares com temperaturas mais baixas com a queima de matéria orgânica para aquecimento.[19]

Há um evidente efeito sobre a saúde de toda a família, e as rinossinusites podem ser tomadas como indicadores de graves problemas respiratórios no futuro, tanto que a Organização Mundial da Saúde estimou que 7 milhões de mortes podem ser atribuídas à poluição no mundo todos os anos, e 60% destas são devidas à poluição intradomiciliar.[19]

As equipes estão em condição estratégica para fazer tal abordagem preventiva sobre este grave problema de saúde pública.

REFERÊNCIAS

1. Diretrizes Brasileiras de Rinossinusites. Rev Bras Otorrinolaringol. 2008;74(2):6-59.

2. Preface. In: Lalwani AK, editor. Current diagnosis and treatment in otolaryngology: head and neck surgery [Internet]. 3rd ed. New York: McGraw-Hill; 2012 [capturado em 22 mar. 2018]. Disponível em: http://accessmedicine.mhmedical.com/content.aspx?bookid=386&sectionid=39944029.

3. Mantovani K, Bisanha AA, Demarco RC, Tamashiro E, Martinez R, Anselmo-Lima WT. Análise microbiológica em secreção de seio maxilar nos pacientes com rinossinusite crônica. J Bras Otorrinolaringol. 2010;76(5):548-551.

4. Cheng J, Yang XN, Liu X, Zhang SP. Capsaicin for allergic rhinitis in adults. Cochrane Database Syst Rev. 2006;(2):CD004460.

5. Nasser M, Fedorowicz Z, Aljufairi H, McKerrow W. Antihistamines used in addition to topical nasal steroids for intermittent and persistent allergic rhinitis in children. Cochrane Database Syst Rev. 2010;(7):CD006989.

6. Dolci JEL, Augusto AGL, Bettencourt S, Dolci ELL, Fonseca, ACO. Rinite alérgica. Rev Bras Med. 2009;6(5):105-113.

7. Casagrande RRD. Prevalência de asma e fatores de risco em escolares da cidade de São Paulo. Rev Saúde Pública. 2008;42(3):125-129.

8. Torres-Borrego J, Molina-Terán AB, Montes-Mendoza C. Prevalence and associated factors of allergic rhinitis and atopic dermatitis in children. Allergol Immunopathol (Madr). 2008;36(2):90-100.

9. Araujo E, Dall C, Cantarelli V, Pereira A, Mariante AR. Microbiologia do meato médio na rinossinusite crônica. Rev Bras Otorrinolaringol. 2007;73(4):549-555.

10. Deckx L, De Sutter AIM, Guo L, Mir NA, van Driel ML. Nasal decongestants in monotherapy for the common cold. Cochrane Database Syst Rev. 2016;(10):CD009612.

11. Ryan D. Management of acute rhinosinusitis in primary care: changing paradigms and the emerging role of intranasal corticosteroids. Prim Care Respir J. 2008;17(3):148-155.

12. Brook I, Gooch III WM, Reiner SA, Jenkins SG, Sher L, Pichichero ME, et.al. Medical management of acute bacterial sinusitis: recommendations of a clinical advisory committee on pediatric and adult sinusitis. Ann Otol Rhinol Laryngol. 2000;109:1-20

13. Sheikh A, Hurwitz B, Nurmatov U, van Schayck CP. House dust mite avoidance measures for perennial allergic rhinitis. Cochrane Database Syst Rev. 2010;(7):CD001563.

14. Harvey R, Hannan SA, Badia L, Scadding G. Nasal saline irrigations for the symptoms of chronic rhinosinusitis. Cochrane Database Syst Rev. 2007;(3):CD006394.

15. Radulovic S, Calderon MA, Wilson D, Durham S. Sublingual immunotherapy for allergic rhinitis. Cochrane Database Syst Rev. 2010;(12):CD002893.

16. Guerra AFM, Gonçalves DU, Côrtes MCJW, Alves CRL, Lima TMA. Otorrinolaringologia pediátrica no Sistema Público de Saúde de Belo Horizonte. Rev Saúde Publica. 2007;41(5):719-725.

17. van den Aardweg MT, Schilder AG, Herkert E, Boonacker CW, Rovers MM. Adenoidectomy for recurrent or chronic nasal symptoms in children. Cochrane Database Syst Rev. 2010;(1):CD008282.

18. Tamashiro E, Cohen NA, Palmer JN, Lima WTA. Efeitos do cigarro sobre o epitélio respiratório e sua participação na rinossinusite crônica. Braz J Otorhinolaryngol. 2009;75(6):903-907.

19. World Health Organization 7 million premature deaths annually linked to air pollution [Internet]. Geneva: WHO; 2014 [capturado em 22 mar. 2018]. Disponível em: http://www.who.int/mediacentre/news/releases/2014/air-pollution/en/.

SEÇÃO XIX ▶ CAPÍTULO 189

Perda da acuidade visual

Adriana Vieira Cardozo
Marcello Dala Bernardina Dalla

Aspectos-chave

▶ A catarata senil é a primeira causa de cegueira reversível no mundo. Em contrapartida, o glaucoma é a primeira causa de cegueira irreversível no mundo.

▶ Cerca de 50% dos diabéticos com 15 anos de doença terão retinopatia diabética, que pode causar baixa visual e cegueira.

▶ A degeneração macular senil é a primeira causa de cegueira em adultos nos países industrializados.

▶ O corticoide sistêmico, ou tópico, pode levar ao aumento da pressão intraocular, ao glaucoma secundário e à catarata.

Caso clínico

Sr. Alberto, 65 anos, é portador de diabetes melito (DM) há 10 anos. Ele nega hipertensão arterial sistêmica (HAS). Há 6 meses, notou uma diminuição progressiva da visão no olho direito, mas nega dor e irritação ocular. Ele refere que consultou com a médica oftalmologista há 2 anos, quando então ela lhe prescreveu óculos, mas ele parou de usá-los há 2 meses por achar que não ajuda mais para enxergar.

Teste seu conhecimento

1. Diante do relato do Caso clínico, qual pode ser a causa da baixa acuidade visual de Sr. Alberto?
   a. Retinopatia diabética
   b. Erro de refração
   c. Catarata
   d. Todas as alternativas acima

2. Dos exames relacionados a seguir, qual deles é mais útil para o diagnóstico diferencial da baixa acuidade visual de Sr. Alberto?
   a. Avaliação da acuidade visual com a tabela de Snellen
   b. Teste do reflexo vermelho
   c. Avaliação do fundo do olho por meio de oftalmoscopia
   d. Campo visual de confrontação

3. Das possíveis causas da baixa visual relacionadas a seguir, qual a de maior prevalência na população em geral?
   a. Retinopatia diabética
   b. Degeneração macular relacionada à idade
   c. Ametropia (erro de refração)
   d. Catarata senil

4. Das doenças relacionadas a seguir, qual é considerada a principal causa de cegueira irreversível no mundo?
   a. Catarata senil
   b. Glaucoma
   c. Degeneração macular relacionada à idade
   d. Retinopatia diabética

5. Diante da suspeita de hemorragia vítrea, no exame de fundo de olho (oftalmoscopia), é possível observar:
   a. Papila óptica borrada
   b. Dificuldade em observar as estruturas do fundo do olho
   c. Hemorragia em chama de vela
   d. Estreitamento arteriolar difuso

Respostas: 1D, 2C, 3C, 4B, 5B

O que pode ocasionar

A perda da acuidade visual pode ser dividida em aguda e progressiva, a primeira sendo uma urgência oftalmológica. As causas mais frequentes de perda aguda da acuidade visual são:

Perda visual aguda transitória. Acomete um ou ambos os olhos, com duração de até 24 horas. Tem como causa oclusão vascular temporária na circulação intraocular ou córtex visual, depressão neuronal pós-enxaqueca ou acidente vascular cerebral.[1]

Perda visual aguda persistente. Não é causada por isquemia transitória, com duração maior de 24 horas. Tem como etiologia distúrbios nos meios ópticos (córnea, humor aquoso, cristalino, humor vítreo), na retina e nas vias ópticas.[1]

As alterações nos meios ópticos podem ser causadas por ceratite infecciosa ou não infecciosa, edema corneano (p. ex., no glaucoma agudo), hifema (sangue na câmara anterior) espontâneo ou traumático, alterações cristalinianas (espessamento e deslocamento), hemorragia vítrea espontânea ou traumática e uveíte.[1,2]

Os distúrbios retinianos podem ser decorrentes de oclusão vascular retiniana, descolamento de retina, maculopatia aguda.[1,2]

Os distúrbios nas vias ópticas decorrem de neuropatia óptica por isquemia ou inflamação, papiledema (p. ex., na hipertensão intracraniana), distúrbios quiasmáticos (tumor de hipófise), distúrbios retroquiasmáticos (lesões cerebrais nas vias ópticas) e trauma.[1,2]

A perda visual progressiva tem como causas:

- Ametropia.
- Catarata.
- Glaucoma.
- Degeneração retiniana.
- Retinopatia hipertensiva e diabética.

Ametropia é a presença de erro refrativo; emetropia, sua ausência.[3] Segundo dados da Organização Mundial da Saúde (OMS), até o ano de 2008, havia 153 milhões de pessoas com deficiência visual devido a erro de refração não corrigido em todo o mundo. Desses, 8 milhões perderam a visão (acuidade visual < 20/400).[4]

Os erros de refração são herdados, envolvem muitas variáveis e não necessariamente estão presentes ao nascimento. São divididos em hipermetropia, miopia e astigmatismo:[5]

Hipermetropia

Na hipermetropia, a imagem se forma depois do ponto focal na retina. Ela pode ser axial ou refrativa (Figura 189.1). Entre as causas da hipermetropia axial, citam-se:

- Bulbo ocular mais curto do que o normal. É comum nas crianças, pois, seus olhos são menores; o grau da hipermetropia tende a diminuir com o crescimento do indivíduo.
- Aumento do raio de curvatura da córnea.
- Diminuição da curvatura das faces do cristalino.

Entre as causas da hipermetropia refrativa, citam-se:

- Diminuição do índice de refração do cristalino e humor aquoso.
- Aumento do índice de refração do vítreo.
- Falta do cristalino (afacia).

A hipermetropia é de grande importância na infância, pois, se não puder ser corrigida pela acomodação (hipermetropia manifesta), será uma das causas de ambliopia de deprivação em crianças, podendo ser bilateral.[3,5] A hipermetropia é uma causa frequente de esotropia (estrabismo) e ambliopia monocular.[3,5]

Miopia

Na miopia, os olhos são capazes de focar objetos que se encontram perto, mas não conseguem visualizar, com clareza, objetos situados mais distantes. A imagem se forma antes do ponto focal na retina (Figura 189.2).

Os olhos de indivíduos míopes apresentam uma acentuada curvatura da córnea ou o comprimento do olho além do normal, ou seja, o comprimento físico do olho é maior do que o comprimento óptico.

Astigmatismo

O astigmatismo é uma deficiência visual provocada em pessoas que apresentam um formato irregular da córnea ou do cristalino, o que gera, no olho, vários focos em diferentes eixos, fazendo com que a pessoa tenha uma visão desfocada, distorcida e deformada dos objetos. Pode causar dificuldade visual tanto para longe quanto para perto (Figura 189.3).

Presbiopia

A presbiopia não é considerada erro de refração: ela decorre da perda do poder acomodativo e está relacionada à dade.[5] Manifesta-se pela dificuldade em ler letras pequenas ou distinguir objetos que estão bem próximos ocorrendo por volta dos 40 anos de idade.

Catarata

A palavra catarata se origina do latim *catarractes*, que significa queda d'água. Os maiores avanços no tratamento cirúrgico da catarata no último século não foram acompanhados por avan-

▲ **Figura 189.1**
Hipermetropia. (A) Formação da imagem "atrás" da retina no olho hipermétrope. (B) Correção da hipermetropia com uso de lentes convexas (positivas). Imagem formada no ponto focal na retina.

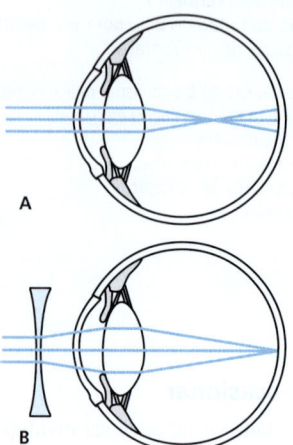

▲ **Figura 189.2**
Olho míope. (A) Formação da imagem "antes" da retina no olho míope. (B) Correção da miopia com uso de lentes côncavas (negativas).

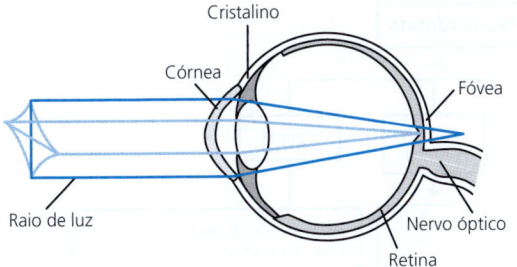

▲ **Figura 189.3**
Olho astigmata: dois focos diferentes de formação de imagem.

ços no entendimento da sua formação, nas medidas preventivas ou nas terapias não cirúrgicas.[5] Sua classificação etiológica é a seguinte:[2]

- Senil – subcapsular, nuclear e cortical.
- Traumática.
- Metabólica – DM, galactosemia, doença de Wilson, hipocalcemia.
- Tóxica – corticoide, clorpromazina, mióticos, ouro.
- Secundária – uveíte, alta miopia.
- Infecção materna – rubéola, toxoplasmose, citomegalovírus.
- Ingestão materna de substâncias – talidomida, corticoide.
- Hereditária.

A catarata senil é a mais frequente. De acordo com os últimos dados da OMS, esse tipo de catarata responde por 51% dos casos de cegueira no mundo, o que representa 20 milhões de pessoas.[4] Sua prevalência aumenta com a idade.[4]

Os fatores de risco para catarata senil incluem: diabetes, exposição prolongada à radiação solar, tabagismo, síndrome metabólica, alcoolismo, uso de corticoide sistêmico ou tópico. Hipertensão arterial e índice de massa muscular aumentado são identificados como fatores adicionais de risco.[2]

Glaucoma

O glaucoma é a primeira causa de cegueira irreversível no mundo e corresponde a 2% de todos os casos.[2,6] O glaucoma é uma neuropatia óptica, em que a lesão do nervo resulta em progressiva perda dos axônios das células ganglionares.[7] Manifesta-se inicialmente com perda do campo visual e termina com cegueira irreversível, se não tratada.[2]

O glaucoma primário de ângulo aberto é o mais frequente e tem como fatores de risco:

- Pressão intraocular aumentada.
- Idade avançada.
- História familiar.
- Raça negra.
- Baixa pressão diastólica de perfusão.
- Doença cardiovascular.
- DM.
- HAS.
- Hipotireoidismo.
- Miopia.

Pessoas com glaucoma de ângulo aberto relatam diminuição na qualidade de vida e dificuldades para executar as atividades de vida diária, incluindo dirigir carros.

Doenças retinianas

Retinopatia diabética

Uma das principais causas de cegueira no mundo ocidental,[4] cerca de 50% dos diabéticos com 15 anos de doença apresentam retinopatia diabética. Cerca de 80% daqueles com 25 anos de doença terão retinopatia, e cerca de 5% das pessoas com 30 anos de doença desenvolverão cegueira.[2,3]

A retinopatia diabética é uma microangiopatia progressiva, caracterizada por oclusão e danos aos pequenos vasos sanguíneos.

É recomendado que pessoas com DM1 sejam referenciadas para avaliação oftalmológica dentro de 3 anos após o início da doença e, a partir daí, façam avaliação anual. Aquelas com DM2 devem ser referenciadas para avaliação oftalmológica no momento do diagnóstico e reexaminadas pelo menos uma vez ao ano. Toda gestante diabética deve ser examinada pelo oftalmologista no primeiro trimestre e pelo menos a cada 3 meses até o parto, já que a retinopatia diabética se torna mais agressiva durante a gravidez.[3]

Retinopatia hipertensiva

Caracteriza-se por alterações vasculares causadas pela hipertensão arterial no olho. Sua evolução depende da rapidez de sua instalação, da duração da doença hipertensiva e da idade.[2] As alterações nos vasos retinianos ocorrem de forma semelhante nos rins, no cérebro e em outros órgãos.[2]

Degeneração macular relacionada à idade

Degeneração da mácula que causa perda da visão central, prevalecendo na população idosa, é a primeira causa de cegueira em adultos nos países industrializados.

Buraco macular

É a ausência de retina neurossensorial na região foveal ou perifoveal, deixando relativamente íntegros o epitélio pigmentar da retina e outras estruturas subjacentes. Apresenta incidência aumentada em mulheres (3:1), tendo prevalência total de 1/3.300. Manifesta-se com baixa da acuidade visual e metamorfopsia (alteração da forma) em seus estágios iniciais.

O que fazer

Anamnese

Diante de um indivíduo com perda da acuidade visual, lembrar-se de que a história clínica cuidadosa é a chave para o diagnóstico diferencial e direciona o exame clínico (Figura 189.4): o diagnóstico precoce e o tratamento podem influenciar na acuidade visual final. As perguntas a fazer são:

- Há quanto tempo notou o embaçamento visual?
- O início foi súbito?
- Veio acompanhado de outro sinal ou sintoma?
- Tem história de trauma ocular ou craniano?
- Tem história de cirurgia ocular recente?
- É usuário de lentes de contato?

Exame clínico

- **Inspeção.** Procura-se observar a presença de hiperemia conjuntival, de lacrimejamento e de fotofobia.

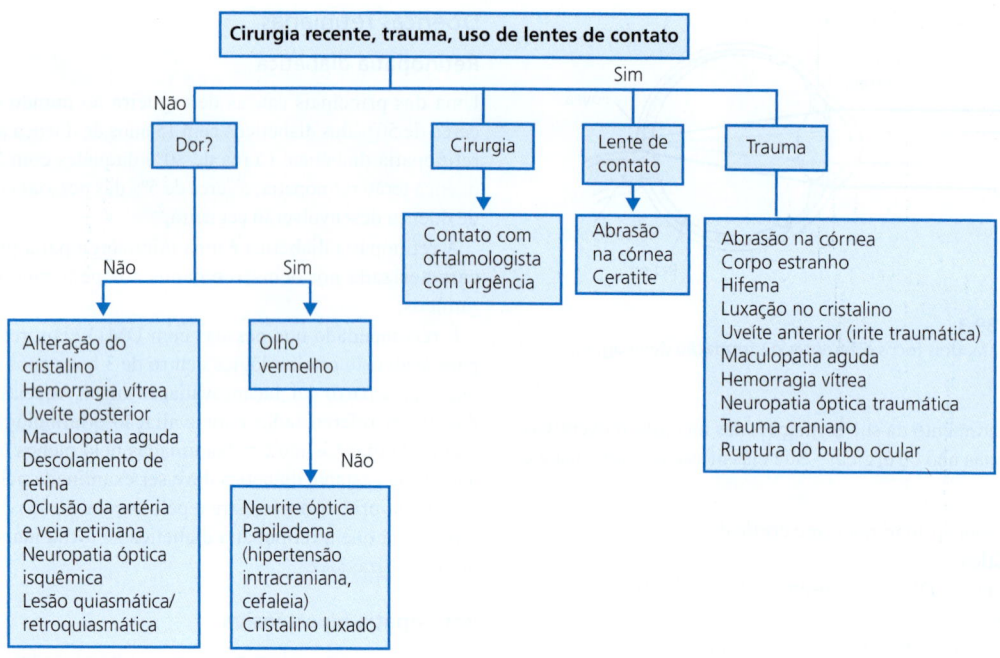

▲ **Figura 189.4**
Conduta diante de uma pessoa com perda visual aguda.
Fonte: Adaptada de Leveque.[1]

- **Avaliação da acuidade visual.** Pode ser feita utilizando-se a tabela de Snellen, posicionada a 20 pés de distância dos olhos do paciente. Examinar um olho de cada vez, com o paciente usando a correção visual (óculos), caso seja usuário.
- **Avaliação da motilidade ocular.**
- **Campo visual de confrontação.**
- **Avaliação da pupila.** Observar a simetria da pupila e a presença ou não do reflexo pupilar.
- **Uso da fluoresceína.** Para evidenciar lesão do epitélio corneano.
- **Tensão ocular (palpação).** Na suspeita de crise glaucomatosa aguda, o olho terá uma consistência endurecida.
- **Avaliação do reflexo vermelho.** Para diagnóstico de suspeição de opacidade dos meios.
- **Oftalmoscopia.** Permite a observação do fundo do olho, onde podem ser observadas alterações da retinopatia diabética (ver Figura 189.5).
- **Quando há opacidades dos meios** (catarata, hemorragia vítrea), não é possível observar fundo do olho.
- **Tela de Amsler.** Pessoas com degeneração macular relacionada à idade e buraco macular apresentam metamorfopsia ou mesmo escotoma nos casos mais graves.

O USTF aponta, entretanto, que as evidências são insuficientes para que seja realizado o rastreamento de perda de acuidade visual nos idosos em geral,[8] o que não ocorre com crianças, que devem ser rastreadas a partir dos 3 anos de idade (B).[9]

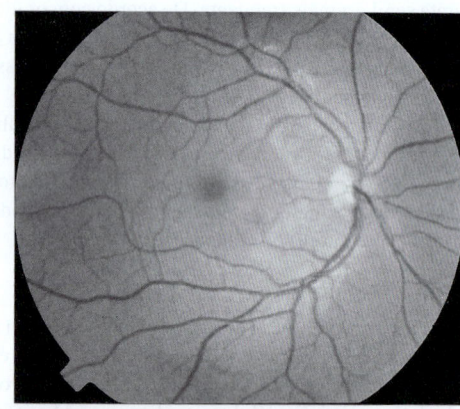

Fundo do olho: aspecto normal.

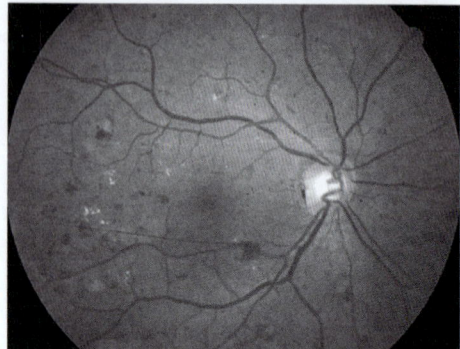

Retinopatia diabética não proliferativa: hemorragias, exsudatos duros e algodonosos.

▲ **Figura 189.5**
Oftalmoscopia.

Quando referenciar

Referenciar com emergência ao oftalmologista em caso de:

- Ceratite infecciosa.
- Endoftalmite.
- Hifema.
- Descolamento de retina.

Referenciar com urgência (24-48 horas) os casos de:

- Uveíte.
- Hemorragia vítrea.
- Maculopatia aguda.
- Oclusão da veia e artéria central da retina.
- Neurite óptica.

Atividades preventivas e de educação

- Controle clínico do DM e da HAS.
- Uso de óculos com proteção para radiação ultravioleta.
- Evitar cigarro e álcool.
- Avaliação prévia e acompanhamento da pressão intraocular nos indivíduos que usam corticoide oral ou sistêmico.

ÁRVORE DE DECISÃO

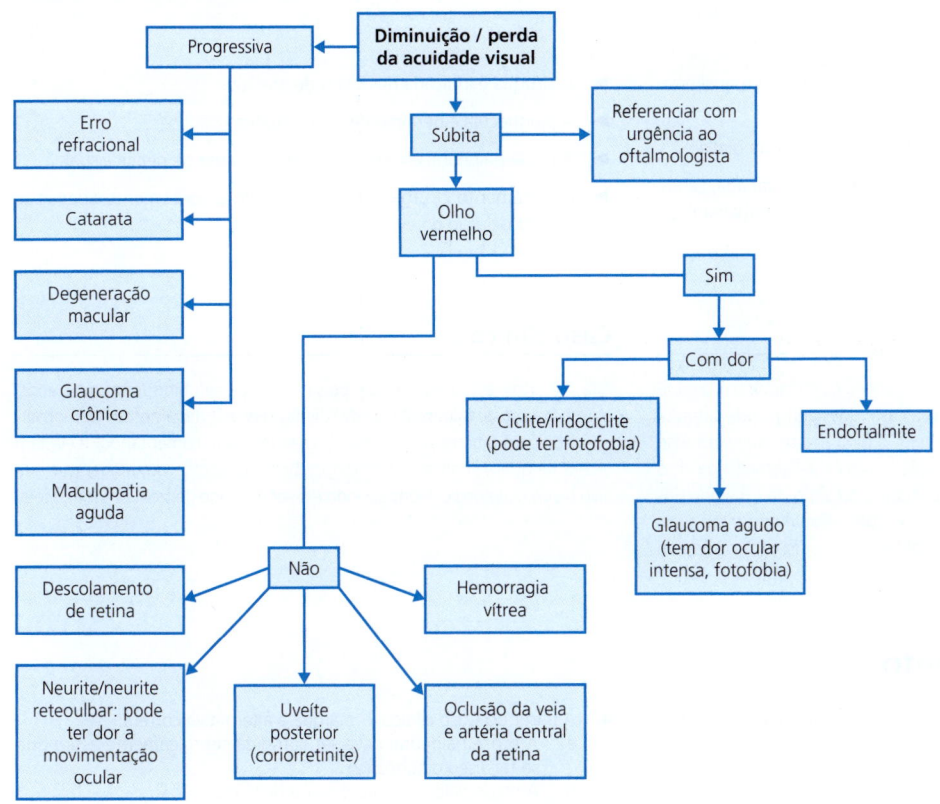

REFERÊNCIAS

1. Leveque T. Approach to the adult with acute persistent visual loss [Internet]. Waltham: UpToDate; 2017 [capturado em 03 ago. 2018]. Acesso restrito. Disponível em: http://www.uptodate.com/contents/approach-to-the-adult-with-acute-persistent-visual-loss?source=search_result&selectedTitle=1%7E150.

2. Kanski JJ, B Bowling. Kanski oftalmologia clínica: uma abordagem sistêmica. 8. ed. Rio de Janeiro: Elsevier; 2016.

3. Vaughan D, Asbury T, Riordan-Eva P. Oftalmologia geral. 15. ed. São Paulo: Atheneu; 2003.

4. Wolrd Health Organization. Blindness and vision impairment prevention [Internet]. Geneva: WHO; c2018 [capturado em 03 ago. 2018]. Disponível em: http://www.who.int/blindness/causes/priority/en/index1.html.

5. Mian SI. Visual impairment in adults: refractive disorders and presbyopia [Internet]. Waltham: UpToDate; 2018 [capturado em 03 ago. 2018]. Acesso restrito. Disponível em: http://www.uptodate.com/contents/visual-impairment-in-adults-refractive-disorders-and-presbyopia?source=search_result&selectedTitle=4%7E150.

6. World Health Organization. Global datavisual impairments 2010 [Internet]. Geneva: WHO; 2012 [capturado em 03 ago. 2018]. Disponível em: http://www.who.int/blindness/GLOBALDATAFINALforweb.pdf?ua=1.

7. Paranhos A Jr, Omi CA, Prata JÁ Jr, coordenadores. 3º Consenso Brasileiro: glaucoma primário de ângulo aberto. 3. ed. São Paulo: Sociedade Brasileira de Glaucoma; 2009.

8. Pelletier AL, Rojas-Roldan L, Coffin, J. Vision loss in older adults. Am Fam Physician. 2016;94(3):219-226.

9. Bell AL, Rodes, ME, Collier Kellar, L. Childhood eye examination. Am Fam Physician. 2013;88(4):241-248.

CAPÍTULO 190

Pterígio, pinguécula e ptose

Adriana Vieira Cardozo
Marcello Dala Bernardina Dalla

Aspectos-chave

▶ Deve-se estar atento ao conhecimento leigo, conforme o qual erroneamente o pterígio é chamado de catarata.

▶ Catarata não cursa com hiperemia conjuntival e irritação ocular.

▶ A incidência de pterígio na população geral é muito variada, sendo maior em países de clima tropical e em pessoas que trabalham expostas ao sol.

▶ A cirurgia é indicada nos casos de pterígio.

▶ A pinguécula é geralmente assintomática.

▶ A ptose palpebral em crianças pode ser causa de déficit visual.

▶ O tratamento cirúrgico da ptose é feito precocemente apenas se houver oclusão do eixo visual.

Caso clínico 1

Sra. Sebastiana, lavradora, 60 anos, procura a médica de família e comunidade, na unidade de saúde próxima à sua casa, queixando-se de catarata no olho esquerdo e alegando que, por isso, o olho fica sempre vermelho e irritado. Refere que o problema começou como uma "carne" no canto do olho que foi crescendo, estando atualmente próximo da "menina dos olhos". Notou diminuição progressiva da acuidade visual no último mês, e relata que seu primo tinha o mesmo problema e que fez uma raspagem no olho e ficou bom.

Caso clínico 2

Rita, 37 anos, está preocupada, pois notou que seu filho João, de 2 anos, apresenta ptose palpebral no olho direito desde o nascimento. Não observou piora nos últimos meses, mas as pessoas ficam comentando, e ela tem receio de que a criança não enxergue bem desse olho ou, ainda, que vire alvo de chacota dos colegas quando estiver na idade de frequentar a escola.

Teste seu conhecimento

1. Diante de um caso como o de Sra. Sebastiana, qual é o diagnóstico mais provável para seu problema?
    a. Catarata
    b. Pterígio
    c. Pinguécula
    d. Catarata e pinguécula

2. Qual dado da história clínica é o mais relevante para a avaliação do prognóstico visual do Caso clínico 1?
    a. Presença de alteração da acuidade visual
    b. O fato de Sebastiana ser lavradora e estar exposta à radiação ultravioleta
    c. A presença da irritação ocular
    d. A possibilidade de doença genética pelo fato de seu primo ter tido o mesmo problema

3. Ao comparar pterígio com pinguécula, é correto dizer:
    a. À ectoscopia, apresenta-se como o pterígio, podendo estender-se até a córnea
    b. Deve sempre ser referenciada ao oftalmologista para tratamento cirúrgico
    c. É assintomática na grande maioria dos casos
    d. Evolui invariavelmente para pterígio

4. A partir do Caso clínico 2, marque a alternativa correta:
    a. A ptose palpebral deve ser corrigida cirurgicamente assim que se faça seu diagnóstico
    b. A ptose palpebral não é causa de baixa visão
    c. A correção cirúrgica da ptose palpebral deve ser feita precocemente se a pálpebra superior ocluir o eixo visual
    d. Não é necessária correção cirúrgica, pois ainda pode haver melhora espontânea da ptose de João

5. Em relação ao exame físico de João, qual é a alternativa correta?
    a. Deve-se fazer a avaliação de puericultura de rotina e referenciá-lo prontamente ao oftalmologista
    b. Devem-se fazer a avaliação de puericultura e a medida da acuidade visual
    c. Devem-se fazer as avaliações de puericultura e do grau da ptose observando se há oclusão do eixo visual
    d. Devem-se fazer avaliação de puericultura e fundoscopia

Respostas: 1D, 2A, 3C, 4C, 5C

Pterígio

Do que se trata

Pterígio é uma lesão triangular, subepitelial, de tecido fibrovascular degenerado da conjuntiva bulbar na região do limbo, a qual pode cobrir a córnea. Caracteristicamente, desenvolve-se em pessoas que moram em locais de clima quente e pode representar uma resposta à exposição crônica ao ressecamento e à radiação ultravioleta (Figura 190.1).

Aspectos clínicos

Pode causar sensação de corpo estranho, apresentar inflamação intermitente, acarretar dificuldade no uso de lentes de contato e, se ultrapassar a córnea em mais de 4 mm, pode induzir astigmatismo. Se atingir o eixo visual, pode cursar com diminuição da acuidade visual.

Conduta proposta

O tratamento deve ser clínico-sintomático com uso de lubrificantes oculares, para alívio da sensação de corpo estranho, e esteroides ou anti-inflamatórios não esteroides (AINEs) tópicos, se houver inflamação. Deve-se orientar a pessoa a usar óculos de sol para reduzir a exposição aos raios ultravioleta e diminuir o estímulo para o crescimento do pterígio. O tratamento cirúrgico é indicado em lesões maiores de 4 mm.

Alerta amarelo

- Corticoide tópico pode causar catarata e aumento da pressão intraocular.
- AINE tópico pode causar ceratite.

Pinguécula

Do que se trata

É uma condição extremamente comum, inócua, em geral bilateral e assintomática.

Manifesta-se como depósito branco-amarelado na conjuntiva bulbar adjacente ao limbo nasal ou temporal (Figura 190.2).

Aspectos clínicos

Normalmente é assintomática, exceto quando inflama.

Conduta proposta

O tratamento se dá pelo uso de lubrificantes oculares. O uso de corticosteroide tópico é indicado quando há inflamação.

No Brasil, as taxas de incidência de pterígio e pinguécula foram de 13,05%, em estudo realizado em Pernambuco,[1] e de 13,2 e 9,7%, respectivamente, em estudo realizado em Santa Catarina.[2]

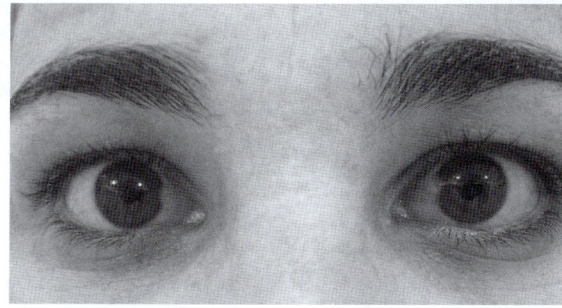

▲ **Figura 190.1**
Pterígio nasal bilateral.

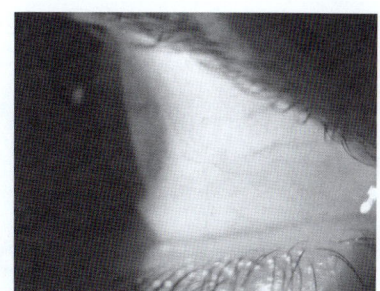

▲ **Figura 190.2**
Pinguécula nasal.

Ptose

Do que se trata

Blefaroptose ou ptose palpebral

A margem palpebral superior normalmente cavalga o limbo em 2 mm. A blefaroptose ou ptose, como normalmente é referida, é o quadro no qual uma ou ambas as pálpebras superiores assumem uma posição anormalmente baixa. Pode ser congênita ou adquirida. Na maioria das vezes, pode ser apenas um problema estético, mas, além disso, pode causar um sério déficit funcional nos casos em que cobre o eixo visual (Quadro 190.1).

A ptose pode ser classificada em:

- **Miogênica.** Malformação do músculo elevador da pálpebra superior, oftalmoplegia progressiva crônica externa, síndrome oculofaringeana, distrofia muscular progressiva, miastenia grave, fibrose congênita da musculatura extraocular (Figura 190.3).
- **Aponeurótica.** Ptose senil, trauma da aponeurose do elevador, associado à doença de Graves, uso prolongado de lentes de contato (Figura 190.4).

Quadro 190.1 | Principais causas de ptose palpebral e manifestações

Causa	Acometimento	Achado clínico
Anormalidade congênita do músculo elevador da pálpebra	Geralmente unilateral	Muitas pessoas têm estrabismo e ambliopia
Ptose aponeurótica	Uni ou bilateral	Apresenta apenas a ptose
Paralisia do III nervo craniano	Geralmente unilateral	Limitação da motilidade ocular no olho ipsilateral. Se a pupila ipsilateral estiver dilatada, pesquisar aneurisma com urgência
Síndrome de Horner	Geralmente unilateral	Pupila ipsilateral miótica
Miastenia grave	Uni ou bilateral	Variável com a fadiga. Diplopia e alteração nos músculos extraoculares geralmente estão presentes

Fonte: Lee.[3]

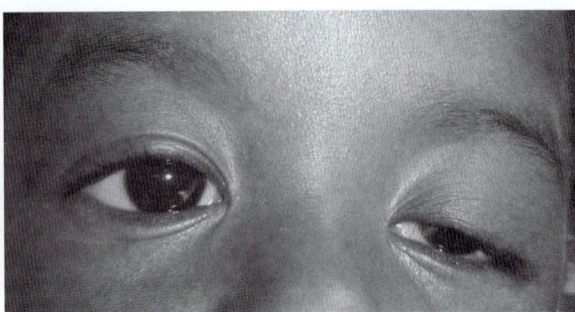

▲ Figura 190.3
Ptose miogênica do olho esquerdo.

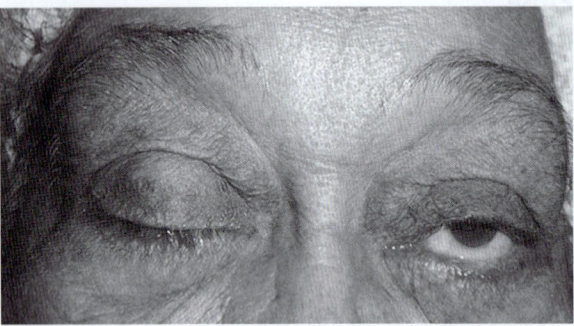

▲ Figura 190.4
Ptose aponeurótica bilateral, mais acentuada no olho direito.

- **Neurogênica.** Causada por lesão do nervo oculomotor, oftalmoplegia pós-traumática, síndrome de Marcus Gunn,* síndrome de Horner, enxaqueca oftalmoplégica, esclerose múltipla.
- **Mecânica.** Devido ao efeito de massa causado por uma neoplasia ou ao efeito restritivo de uma cicatriz.

Alerta vermelho

Ptose e diplopia frequentemente são manifestações iniciais de miastenia grave.

Aspectos clínicos

Anamnese

A partir de uma anamnese bem dirigida, é possível obter a maioria das informações necessárias para determinar a classificação da ptose e a conduta adequada a ser seguida. Ao avaliar a criança, de modo geral, os pais são capazes de fornecer quase todos os dados necessários que permitem distinguir as ptoses congênitas por distrofia do músculo elevador das demais causas congênitas ou perinatais.

Algumas perguntas são de grande ajuda para a definição da etiologia da ptose:

- Está presente desde o nascimento?
- Surgiu aguda ou progressivamente?
- O grau de ptose varia ao longo do dia ou com a fadiga?
- Está associada à cefaleia ou à diplopia?

---

* Síndrome de Marcus Gunn: descrita pela primeira vez em 1883 como uma sincinesia que cursa com ptose palpebral congênita associada a movimentos da mandíbula.

- Tem história de cirurgia ocular, trauma (incluindo trauma ao nascimento) ou uso de lentes de contato?
- Tem história familiar de ptose?
- A abertura palpebral se altera com os movimentos da mandíbula?

A análise de fotografias antigas pode ser muito útil para ajudar a definir a época do aparecimento da ptose.

Exame físico

Com o auxílio de uma lanterna, pede-se que a pessoa olhe para a luz da lanterna, que deverá estar posicionada na frente dos olhos do paciente, a uma distância de aproximadamente 40 cm. Observa-se, então, a distância entre a borda palpebral superior e o reflexo pupilar. Essa distância pode ser medida com uma régua, sendo seu valor normal entre 3,5 e 4 mm. Se essa distância for menor do que 3,5 a 4 mm, a pálpebra está ptosada.

Conduta proposta

O tratamento da ptose é habitualmente cirúrgico, mas certos casos devem ser tratados com medicamentos ou, eventualmente, pode estar contraindicada qualquer medida terapêutica.

Se a ptose leva à oclusão do eixo visual, ela deve ser tratada prontamente, sobretudo em crianças ainda em fase de desenvolvimento da visão, pois pode ser causa de déficit visual irreversível (ambliopia).

A ptose causada pela miastenia grave tem tratamento eminentemente clínico.

Se, durante a história clínica, há relato de surgimento ou piora da ptose no final do dia, pode ser miastenia grave.

Quando referenciar

Os casos de pinguécula devem ser referenciados apenas se houver suspeita de pingueculite (inflamação da pinguécula, Figura 190.5).

Os casos de pterígio devem ser referenciados se forem próximos à borda pupilar ou se estiverem muito hiperemiados e causando sensação de corpo estranho. A vontade da pessoa em submeter-se à cirurgia de pterígio também pode ser indicativa de referenciamento ao oftalmologista.

Os casos de ptose palpebral com oclusão do eixo visual devem ser sempre referenciados.

Medidas profiláticas

O uso de óculos com fator de proteção para radiação ultravioleta pode prevenir o surgimento e a progressão do pterígio.

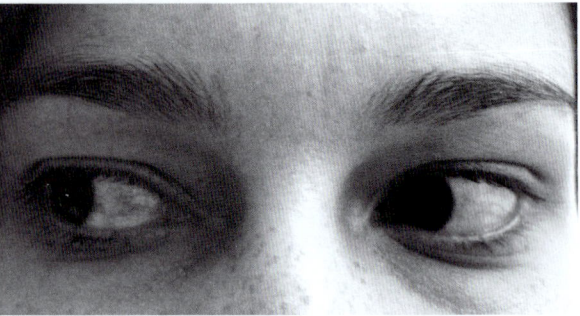

▲ Figura 190.5
Pingueculite nasal no olho direito.

Dicas

▶ O pterígio é causa frequente e constante de hiperemia conjuntival e, por isso, o indivíduo se sente motivado a ser submetido à cirurgia, por questões estéticas e até profissionais. Entretanto, a recidiva após a cirurgia é alta e, mesmo após o procedimento, não há garantia de "conjuntiva clara".

▶ A ptose palpebral causa grande angústia nos pais e, mais tarde, na própria criança, por afetar a estética. Porém, deve-se considerar que quanto mais tarde a cirurgia for feita, desde que não oclua o eixo visual, maior é a chance de obter bons resultados e de ser definitiva. É importante observar se há oclusão do eixo visual pela pálpebra ptosada.

▶ Vale lembrar que, a partir dos 3 meses de idade, o bebê já tem capacidade de fixar a luz, sendo possível, portanto, observar a relação da borda palpebral com o reflexo pupilar.

▶ Deve-se observar se há variação da posição da pálpebra conforme o movimento da mandíbula, pois se pode estar diante do fenômeno de Marcus Gunn, que, na maioria das vezes, não tem indicação de tratamento.[4]

REFERÊNCIAS

1. Espósio P, Ramalho F, Amorim MS, Cordeiro FA. Avaliação de lares na Aldeia Fulni-Ô do estado de Pernambuco. 30. Congresso Brasileiro de Oftalmologia; 1999 jun 19; Recife: Sociedade Brasileira de Oftalmologia; 1999.

2. Netto AA, Muller TPS, Queiroz AA de, Siewert MC. Prevalência das doenças conjuntivais no atendimento emergencial do Serviço de Oftalmologia do Hospital Universitário da Universidade Federal de Santa Catarina. Arq Catarinenses Med. 2006;35(4):97-103.

3. Lee MS. Overview of ptosis [Internet]. Waltham: UpToDate; 2010 [capturado em 28 fev. 2011]. Disponível em: http://www.uptodate.com/contents/overview-of-ptosis?source=search_result&selectedTitle=1%7E132.

4. Torres MRF, Calixto Jr N, Oliveira LR, Steiner AS, Iscold AM. Fenômeno de Marcus Gunn: diagnóstico diferencial das ptoses palpebrais na criança. J Pediatr (Rio J). 2004;80(3):249-52.

CAPÍTULO 191

Olho vermelho

Adriana Vieira Cardozo
Marcello Dala Bernardina Dalla

Aspectos-chave

- Crise glaucomatosa aguda ocorre com dor ocular, que pode estar acompanhada de náusea e vômito, além de olho vermelho e turvação visual.
- Conjuntivite viral é responsável pelos surtos epidêmicos de conjuntivite.
- Conjuntivite viral pode cursar com baixa acuidade visual, se houver comprometimento da córnea.
- Olho vermelho associado à baixa da acuidade visual tende a ser mais grave.

Caso clínico

Eduardo, 21 anos, estudante de engenharia mecânica, apresenta, há 2 dias, hiperemia conjuntival no olho direito, com lacrimejamento e secreção ocular, principalmente ao acordar (fica com o "olho grudado"). Nega diminuição da visão. Refere que os sintomas iniciaram após aula no laboratório da faculdade, e que um colega de turma teve o mesmo problema há 1 semana. Eduardo está preocupado porque está fazendo estágio em uma indústria e não gostaria de faltar.

Teste seu conhecimento

1. Diante de uma pessoa com olho vermelho, qual(ais) é(são) o(s) possível(is) diagnóstico(s)?
   a. Catarata
   b. Crise glaucomatosa aguda e conjuntivite
   c. Uveíte
   d. Descolamento de retina

2. Com base na história clínica de Eduardo, qual é o diagnóstico mais provável?
   a. Conjuntivite viral
   b. Conjuntivite bacteriana
   c. Uveíte
   d. Crise de glaucoma agudo

3. Qual exame é fundamental, diante do olho vermelho, para avaliar o prognóstico visual?
   a. Tonometria de aplanação
   b. Avaliação da acuidade visual com a tabela de Snellen
   c. Exame de fundo de olho
   d. Campo visual de confrontação

4. Das conjuntivites relacionadas a seguir, qual tem maior risco de contágio e disseminação?
   a. Conjuntivite viral
   b. Conjuntivite alérgica
   c. Conjuntivite bacteriana
   d. Conjuntivite fúngica

5. Diante de um quadro de conjuntivite bacteriana, qual é a melhor conduta?
   a. Uso de colírio antibiótico e anti-inflamatório oral
   b. Uso de anti-inflamatório oral e água boricada
   c. Conduta expectante, pois é autolimitada
   d. Uso de colírio antibiótico tópico, para abreviar o curso da conjuntivite

Respostas: 1B, 2B, 3B, 4A, 5C

Do que se trata

Olho vermelho é a vermelhidão da superfície branca do olho decorrente da dilatação dos vasos sanguíneos que se encontram sobre a esclera. Pode ser manifestação de lesões em várias partes do bulbo ocular, assim como de doenças sistêmicas.[1]

Diagnóstico diferencial

O diagnóstico diferencial de olho vermelho (Tabela 191.11 e Figura 191.1) deve ser realizado entre os quadros inflamatórios, a crise glaucomatosa e o trauma. As grandes ameaças à visão são as ceratites, as iridociclites, o glaucoma agudo e alguns tipos de traumas mais graves.[1-5]

Quadros inflamatórios

Ceratites

As ceratites são inflamações da córnea. Na maioria das vezes, decorrem de infecção bacteriana, viral ou fúngica, ou ainda, por queimadura por radiação ultravioleta (p. ex., solda elétrica).[1-4]

Tabela 191.1 | Diagnóstico diferencial e conduta no olho vermelho

	Acuidade	Sensação de CE	Fotofobia	Secreção	Sinal cardinal	Tratar/referenciar
Pálpebra/cílios						
Hordéolo	Normal	–	–	–	Processo tumoral inflamatório	Tratar
Calázio	Normal	–	–	–	Processo tumoral não inflamatório	Tratar
Blefarite	Normal	–	–	Crostas nos cílios	Cronicidade	Tratar
Conjuntivite						
Bacteriana	Normal	–	–	Mucopurulenta	Secreção todo o dia	Tratar
Viral	Normal ou baixa			Mucosserosa	Não	Tratar.
Alérgica	Normal	–	–	Mucosserosa	Prurido	Tratar
Córnea						
Abrasão	Normal ou baixa	+	+	Lacrimejamento	História/trauma cora com a fluoresceína	Tratar
Corpo estranho	Normal ou baixa	+	+	Mucosserosa	História/trauma	Tentar retirar o corpo estranho e referenciar em 24 h
Ceratite infecciosa						
Bacteriana	Normal ou baixa	+	+	Mucopurulenta	Pontos na córnea corados pela fluoresceína	Referenciar no mesmo dia (emergência)
Viral	Normal ou baixa	+	+	Lacrimejamento	Lesão dendrítica, que pode corar com a fluoresceína	Referenciar em 1 a 2 dias (urgência)
Olho seco	Oscila	+	–	Se presente, mucoide, pequena quantidade	Ardência ocular, sensação de corpo estranho	Lubrificantes oculares

CE, corpo estranho.
Fonte: Adaptada de Jacos[3] e Visscher.[4]

Manifestam-se por dor aguda acompanhada de lacrimejamento e blefarospasmo. Melhora após instilação de colírio anestésico, o que não ocorre na iridociclite e no glaucoma. Pode haver baixa da acuidade visual.[1–5]

Se a ceratite for causada por radiação ultravioleta, proceder à oclusão ocular com pomada oftálmica que contenha acetato de retinol, aminoácidos, metionina e cloranfenicol, para promover a reepitelização corneana e referenciar ao oftalmologista.

As ceratites de etiologia bacteriana, viral, fúngica ou por queimadura devem ser referenciadas ao oftalmologista com urgência.

Iridociclites

As iridociclites são inflamações da íris e do corpo ciliar que se manifestam por exsudação proteica, dentro da câmara anterior (hipópio). Na maior parte das vezes, surgem de traumas contusos. Podem estar associadas a doenças sistêmicas, como espondilite anquilosante e doença de Behçet.

Manifesta-se por dor que piora à palpação, originada pelo espasmo do músculo ciliar e, por isso, melhora com uso de colírio de atropina e derivados sintéticos. Como mencionado, na câmara anterior, pode-se observar o hipópio.[1,3,5]

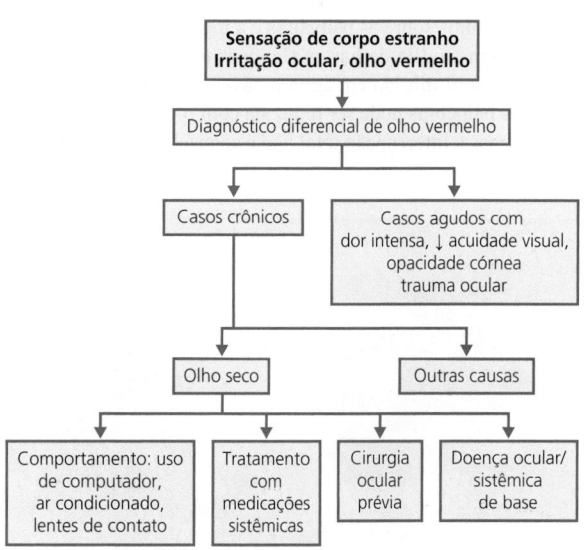

▲ Figura 191.1
Diagnóstico diferencial de olho vermelho.

Instilar uma gota de atropina colírio ou derivados sintéticos, para alívio da dor, e referenciar com urgência ao oftalmologista.

Episclerites

A episclerite é uma doença benigna, autolimitada, com inflamação do tecido episcleral superficial. Pode estar associada a doenças do tecido conectivo.

Hiperemia conjuntival localizada, sem secreção. Às vezes, são acompanhadas de dor de pequena intensidade, que melhoram espontaneamente. Não têm maiores consequências para o olho.[1,3]

Tratamento sintomático com compressas frias e lubrificantes oculares. Em episódio único, não é necessária investigação sistêmica (Figura 191.2).

Esclerite

Inflamação grave da esclera, associada, com frequência, a doenças sistêmicas, como artrite reumatoide, granulomatose de Wegener, panarterite nodosa e lúpus eritematoso sistêmico.

Apresenta-se como quadro gradual de dor ocular severa, com característica de irradiação para face ipsilateral.

Devido a alta associação com doença sistêmica, está indicada investigação para tal, além de avaliação por oftalmologista para diagnóstico dos diferentes tipos de esclerite e tratamento específico.[1]

Blefarites

São inflamações crônicas das bordas palpebrais, resultantes da superpopulação de *Staphylococcus*, mais frequente em jovens e mulheres na meia idade; ou seborreica, que é mais frequente em idosos.

O olho fica constantemente avermelhado por irritação das toxinas bacterianas. Geralmente são bilaterais e simétricas. Pode haver a presença de crostas nos cílios.[1,2,6]

Pode se manifestar com ardência ocular, fotofobia moderada, com períodos de remissão e piora, irritação e prurido das margens palpebrais. Os sintomas são piores pela manhã, embora, em pessoas com olho seco, possam ser piores durante o dia.[1,2,6]

A pessoa deve ser alertada sobre a necessidade de tratamento por toda a vida e que a cura é improvável, sendo possível apenas o controle dos sintomas, na grande maioria dos casos.

O tratamento consiste na aplicação de compressas mornas por alguns minutos sobre as pálpebras e a higienização 1 a 2 vezes ao dia, com auxílio de hastes flexíveis embebidas em xampu neutro infantil diluído em água potável. A frequência da limpeza das pálpebras pode ser reduzida com o controle do quadro clínico, mas a interrupção total não é aconselhável.[2,6]

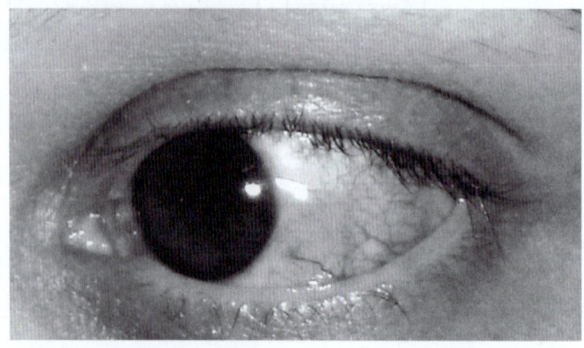

▲ Figura 191.2
Episclerite na conjuntiva bulbar temporal.

Conjuntivites

São inflamações da conjuntiva, que podem ter bactérias, vírus ou fungos como agentes etiológicos, além de ter causa alérgica.[1-4]

Manifestam-se clinicamente por sensação de corpo estranho (CE), hiperemia conjuntival, edema palpebral (mais acentuado e persistente nas conjuntivites virais com formação de pseudomembrana), fotofobia, lacrimejamento, prurido e embaçamento visual (que melhora com o piscar, porque decorre do acúmulo de secreção). Nas conjuntivites virais por adenovírus e enterovírus, que podem cursar com infiltrados subepiteliais se localizados na região do eixo visual, levam à baixa acuidade visual de duração variável.[1,3,4]

O tipo de secreção dá uma pista do agente etiológico:

- Secreção mucopurulenta: conjuntivite bacteriana.
- Secreção serosa: conjuntivite viral.
- Muco hialino e filamentos: conjuntivite alérgica.

O tempo de evolução da conjuntivite bacteriana é em torno de 3 a 5 dias; o da viral pode chegar a 15 dias, sendo que a conjuntiva pode permanecer vermelha por mais tempo se houver hemorragia subconjuntival.[1,3,]

Na Tabela 191.2, estão as principais manifestações clínicas da conjuntivite de acordo com a etiologia e a conduta em cada caso.[1,3,4]

Oftalmia neonatal

Conjuntivite purulenta do recém-nascido, no 1º mês de vida, geralmente contraída durante o seu nascimento, a partir do contato com secreções genitais maternas contaminadas.[1,7]

Os agentes etiológicos mais frequentes são a *Chlamydia trachomatis* e a *Neisseria gonorrhoeae*.

- **Conjuntivite por *Chlamydia trachomatis*.** Os sintomas aparecem de 5 a 14 dias após o nascimento, com eritema e edema palpebral e conjuntival, e a secreção, quando presente, é mucopurulenta.[1,7]
- **Conjuntivite por *Neisseria gonorrhoeae*.** Os sintomas surgem após 2 a 5 dias de vida, com eritema e edema palpebral e conjuntival, e a secreção, quando presente, é purulenta e abundante.[1,7]

Tratar imediatamente, para prevenir dano ocular. A conjuntivite pode ser também marcador de uma infecção neonatal generalizada.[7] Na maioria dos casos, o diagnóstico é apenas clinico, sem a identificação do agente etiológico, devendo ser tratada como oftalmia neonatal.

Conduta proposta

- **Terapia recomendada para a oftalmia neonatal:** ceftriaxona, 25-50 mg/kg/dia, intramuscular (IM), dose única, até dose máxima de 125 mg.[7]
    Observações: Recomenda-se instilação local de solução fisiológica (SF), de hora em hora. Não é recomenda a instilação local de penicilina.
- **Terapia recomendada para conjuntivite gonocócica:** penicilina cristalina, 100.000 UI/kg/dia, de 12/12 h (em crianças com até 7 dias de vida), ou de 6/6 h (em crianças com mais de 7 dias de vida), intravenosa (IV), por 7 dias.
    Se houver resistência ou alergia à penicilina, pode-se utilizar:
    - Ceftriaxona, 25-50 mg/kg/dia, intramuscular (IM), 1 vez ao dia, dose única **ou**

Tabela 191.2 | Sinais clínicos e conduta nas conjuntivites

	Secreção	Lacrimejamento	Injeção conjuntival	Prurido	Conduta
Viral	+/–	+++	++	+	Compressa gelada de SF 0,9%. Se não melhorar em 5 dias, referenciar ao oftalmologista
Bacteriana	+++	+	++	+	Limpeza com SF 0,9% Colírio de tobramicina ou ofloxacina ou ciprofloxacina, 4-5x/dia, por 7 dias, se não melhorar espontaneamente em 3 dias
Fúngica	+/–	+/–	+	–	Referenciar ao oftalmologista
Parasitária	+/–	+/–	+	–	Retirada mecânica dos parasitas ou ivermectina oral, se maior de 3 anos de idade
Alérgica	+/–	++	+	+++	Compressa gelada com SF 0,9%, colírio de cromoglicato-dissódico, 2 ou 4%, de 8/8 h, por 14 dias, ou olopatadina 0,1%, de 12/12 h, ou 0,2%, de 24/24 h, por 30 dias

SF, solução fisiológica.
Alerta amarelo ▶ SF a 0,9% pode ser substituída por água limpa e fervida.

- Cefotaxima, 25-50 mg/kg/dia, IV ou IM, de 12/12 h, por 7 dias.

Nos casos de resposta terapêutica não satisfatória, considerar a hipótese de infecção por clamídia simultaneamente.[7]

- **Terapia recomendada para conjuntivite não gonocócica:** eritromicina (estearato), 50 mg/kg/dia, via oral (VO), de 6/6 h, durante 2 semanas.

Se houver recorrência da conjuntivite de inclusão após a conclusão do tratamento, o estearato de eritromicina deve ser novamente utilizado, por mais 2 semanas.[7]

Não há evidência de que a terapia tópica ofereça benefício adicional, nesse caso.

Profilaxia

No período neonatal, deve ser feita rotineiramente com:
- Povidona a 2,5% aplicação única, na 1ª hora após o nascimento[8] **ou**
- Nitrato de prata 1% (método de Credé), aplicação única, na 1ª hora após o nascimento, **ou**
- Eritromicina a 0,5% (colírio), aplicação única, na 1ª hora após o nascimento, **ou**
- Tetraciclina 1% (colírio), aplicação única, na 1ª hora após o nascimento.[9]

Doença ocular seca (olho seco)

O olho seco é uma doença global, afetando centenas de milhares de pessoas em todo o mundo, e uma das principais queixas oculares em consultas oftalmológicas. É uma doença multifatorial da superfície ocular caracterizada pela perda da homeostase do filme lacrimal e acompanhada de sintomas oculares. Tem como fatores etiológicos a instabilidade e a hiperosmolaridade do filme lacrimal, a inflamação e danos da superfície ocular e as anormalidades neurossensoriais.

São alguns dos fatores de risco para a doença do olho seco: idade, sexo, raça, tabagismo, disfunção das glândulas de meibômio, uso de medicamentos (anti-hipertensivos, antidepressivos, anticoncepcional oral, diuréticos, anti-histamínicos), algumas doenças sistêmicas (síndrome da deficiência androgênica, doenças do tecido conectivo, síndrome de Sjögren, gota), fatores ambientais (p. ex., poluição, síndrome do edifício doentio, baixa umidade do ar, uso de computador, uso de televisão), cirurgias (*lasik*, cirurgias faciais), uso de lentes de contato, transplante de células-tronco hematopoiéticas.[2]

Do que se trata

Manifesta-se por hiperemia conjuntival leve à moderada, sensação de CE ocular, embaçamento visual, oscilação da qualidade da visão, sensação de olho seco ou de olho "grudando", dor ocular em pontada de pequena intensidade, dor ao acordar de madrugada, dificuldade em abrir as pálpebras, ardência ocular, lacrimejamento.[1]

O que fazer

Uso de lubrificantes oculares tópicos.[2]

Glaucoma agudo

É um aumento súbito da pressão intraocular que ocorre em olhos predispostos (glaucoma agudo de ângulo fechado), geralmente em idosos.[1]

Dor ocular aguda, de forte intensidade, podendo ser referida pelo paciente como cefaleia unilateral e às vezes acompanhada por vômitos. Aumento da tensão ocular à palpação, que pode ser percebida pelo endurecimento do bulbo ocular com o paciente olhando para baixo, e posicionando-se os dois dedos indicadores sobre as pálpebras superiores faz-se uma leve pressão de forma alternada. A pupila geralmente está em midríase moderada e não reage à luz. Ocorre baixa importante da acuidade visual. A câmara anterior costuma ser rasa, e pode ser avaliada a sua profundidade incidindo-se a luz da lanterna lateralmente ao olho; se a câmara for profunda, toda a íris é iluminada; se for rasa, a íris do lado oposto aparece mais escura.[1,5]

Conduta proposta

Tratamento

Acetazolamida, 500 mg, VO ou IV, 5 a 10 mg/kg/peso a cada 6 horas, **ou**

agentes hiperosmóticos (glicerol ou isosorbitol 1,5 mL/kg/peso de solução a 50%, VO; manitol 1,5 g/kg/peso de solução a 20%, IV – correr em 30 a 60 minutos). O manitol é o agente hiperosmóstico IV mais utilizado. Tem sua ação máxima em 30 minutos e efeito com duração de 6 horas; a velocidade de sua administração não deve ser maior do que 60 gotas/min, associado a:

- Betabloqueador, colírio, 1 gota no olho afetado de 12/12 h e
- Pilocarpina 2%, colírio, 1 gota a cada 4 horas

Pode-se associar colírio de corticoide, uma gota, para diminuir a reação inflamatória e melhorar a resposta aos agentes hipotensores e mióticos.

Após sair da crise glaucomatosa, deve-se referenciar a pessoa ao oftalmologista, para melhor avaliação e tratamento.[5,7]

Alerta vermelho ▶ O colírio de betabloqueador está contraindicado em pacientes com asma brônquica ou história de asma brônquica, ou doença pulmonar obstrutiva crônica grave, e nos pacientes com bradicardia sinusal.

Trauma ocular

A anamnese é fundamental nos casos de trauma, pois indicará a gravidade do caso.

Exame clínico

No exame clínico, deve-se: avaliar a acuidade visual, sempre que possível; observar a pupila, seu diâmetro e sua simetria; avaliar a motilidade ocular.

Abrasão corneana

Lesão superficial causada por agente de contato, atrito ou raspão com a córnea. Tem como uma das causas mais frequentes a retirada de CE na superfície da córnea (Figura 191.3).[1]

Alerta vermelho ▶ Pupila desviada após trauma ocular pode ser indicativa de perfuração ocular.

Conduta proposta

Aplica-se uma gota de fluoresceína (colírio) e, com o auxílio de uma lanterna, procura-se por áreas que se coram de amarelo, ou com o luz azul do oftalmoscópio, se coram de verde (Figura 191.4).

Instilação ocular de uma gota de colírio anestésico e irrigação do olho com SF a 0,9%, seguida de instilação de uma gota de colírio de atropina a 1% ou cloridrato de ciclopentolato a 1%. Se a lesão for pequena (menor de 9 mm²), pode-se fazer tratamento com pomada antibiótica contendo acetato de retinol, 10.000UI, cloranfenicol, 5 mg, metionina, 5 mg, aminoácidos, 25 mg, 3 vezes ao dia por 5 dias. Nas lesões maiores, fazer a aplicação da referida pomada seguida de oclusão ocular por 24 horas.[10]

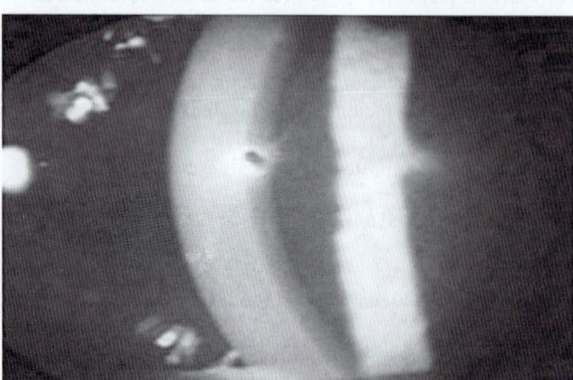

▲ Figura 191.3
Corpo estranho metálico na superfície corneana (limalha de ferro).

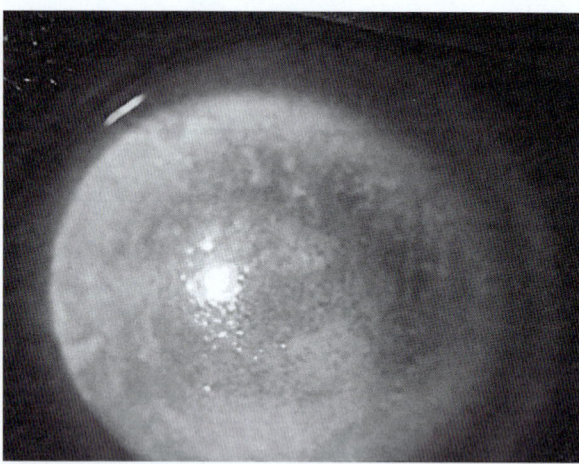

▲ Figura 191.4
Aspecto da superfície corneana corada com fluoresceína, iluminada diretamente com a luz do oftalmoscópio.

Aconselha-se que o paciente seja avaliado posteriormente em um serviço de oftalmologia.

Corpo estranho corneano ou conjuntival
Conduta proposta

Instilar uma gota de colírio anestésico e proceder à irrigação do globo ocular com um jato fino de SF a 0,9%, ou de água destilada, lembrando-se de everter a pálpebra superior, pois, muitas vezes, o CE está alojado no saco conjuntival superior.[1,10]

Se for possível a visualização do CE, pode-se tentar removê-lo com o auxílio de um cotonete. Porém, essa manobra deve ser feita apenas uma vez, pois, se persistente, pode acarretar maior dano ao epitélio corneano ou conjuntival.

Deve-se fazer a oclusão do olho após aplicação de pomada oftalmológica antibiótica e referenciar ao serviço de oftalmologia.[1,10]

Queimadura física: radiação ultravioleta
Conduta proposta

Dor ocular com intensa fotofobia. Aplica-se uma gota de fluoresceína (colírio) e, com o auxílio de uma lanterna, procura-se por áreas que se coram de amarelo, ou com luz azul do oftalmoscópio, se coram de verde.[1,11]

Instilar uma gota de colírio anestésico e, em seguida, fazer a oclusão ocular após aplicação de pomada antibiótica (p. ex., associação de acetato de retinol, 10.000 UI, aminoácidos, 25 mg, metionina, 5 mg, cloranfenicol, 5 mg). Se a dor for muito intensa, pode-se instilar uma gota de atropina a 1% (colírio) antes da oclusão do olho afetado. Normalmente, o epitélio corneano se regenera em 48 a 60 horas.[1,11]

Queimadura química

É fundamental nos traumas com substâncias químicas, sempre que possível, estabelecer se a substância é um ácido ou um álcali. As queimaduras com álcalis são mais graves do que as com ácidos.[1,11]

Irrigar imediata e abundantemente com SF a 0,9%, ou mesmo água limpa corrente. Fazer a oclusão com pomada oftálmica contendo antibiótico e corticoide e referenciar urgentemente ao serviço de oftalmologia.[1,11]

Trauma contuso

Exame físico

- Avaliar a acuidade visual.
- Verificar a presença de hiperemia conjuntival, pois pode ser causa de iridociclite.[9]

Alerta vermelho ▶ Trauma contuso com baixa da acuidade visual pode indicar descolamento de retina. Deve ser referenciado com urgência ao serviço de oftalmologia.

Trauma com suspeita de perfuração ocular

Verificar se a pupila está desviada, ou se há alteração da profundidade da câmara anterior. Nos casos mais graves, pode-se observar a saída do humor aquoso ou mesmo da íris e cristalino através da lesão.

Não comprimir o globo ocular e orientar ao paciente que não o faça. Fazer um curativo frouxo e referenciar com urgência ao serviço de emergência oftalmológica cirúrgica.[9]

Hemorragia conjuntival

Coleção de sangue debaixo da conjuntiva. Na maioria das vezes, resulta do sangramento espontâneo de pequenos vasos conjuntivais, ou após manobra de Valsava associada à tosse, a vômito, a espirros, ao ato de defecar, ou decorrentes de pico hipertensivo arterial sistêmico. Geralmente, são assintomáticas.[1]

É possível observar à ectoscopia o sangue depositado abaixo da conjuntiva.

Conduta proposta

É expectante. Orientar o paciente de que o quadro é benigno, sem consequências visuais, e que o sangue será absorvido pelo organismo.

Quando referenciar

- Hiperemia conjuntival e alteração da acuidade visual (pode ser caso de iridociclite, de crise glaucomatosa, ou ainda, de conjuntivite viral com infiltrados subepiteliais).
- Trauma ocular com baixa da acuidade visual.
- Trauma ocular com desvio da pupila.
- CE corneano que não pode ser removido.
- Abrasão corneana que não melhora ou persiste após 48 a 72 horas.
- Queimadura química.

CONCLUSÃO

Diante de um indivíduo com olho vermelho, algumas perguntas são fundamentais:

- Tem alteração da acuidade visual?
- Apresenta secreção? Qual é o tipo de secreção?
- Vem acompanhada de prurido?
- Vem acompanhada de lacrimejamento?
- Tem dor?
- Tem fotofobia?
- Tem sensação de CE?

No exame físico, devem constar os seguintes passos:

- Medição da acuidade visual com uso de tabela de Snellen.
- Avaliação da origem da vermelhidão conjuntival:
    - Hiperemia conjuntival = ingurgitamento dos vasos conjuntivais.
    - Injeção ciliar = turgescência dos vasos profundos episclerais que circundam a córnea.
    - Hemorragia conjuntival ou qualquer combinação destas.

Das três primeiras, a injeção conjuntival é a que tem maior probabilidade de estar relacionada a uma enfermidade grave.

ÁRVORE DE DECISÃO

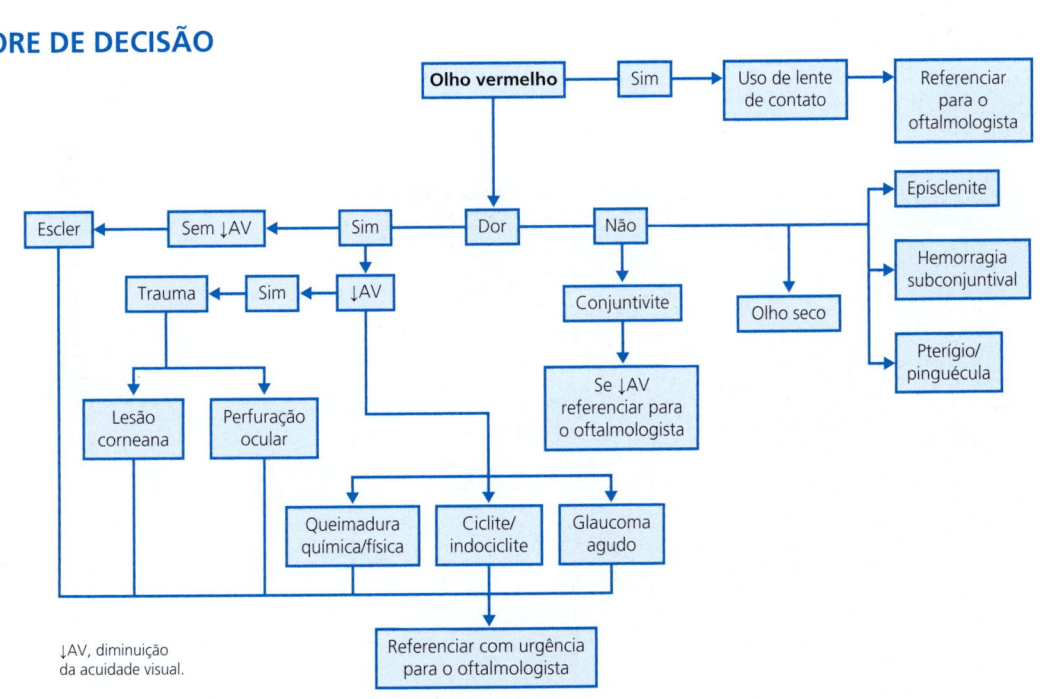

↓AV, diminuição da acuidade visual.

Está presente nas ceratites, nas uveítes anteriores e no glaucoma.

- Detecção de rupturas do epitélio corneano: avaliação da profundidade da câmara anterior e da presença de sangue (hifema) ou pus (hipópio). Hifema ou hipópio desenham uma meia lua no polo inferior da íris.
- Avaliação de irregularidades no tamanho e na forma da pupila, sempre comparando ambos os olhos.
- Avaliação da tensão ocular: deve ser feita sempre que houver hiperemia ocular sem causa aparente.
- Caracterização da secreção conjuntival:
    - Purulenta-amarelada.
    - Mucopurulenta-branco cremosa.
    - Serosa-aquosa amarelada.
    - Mucosa-filamentar e transparente.

REFERÊNCIAS

1. Kanski JJ. Clinical ophthalmology: a systematic approach. 6th ed. Philadelphia: Elsevier; 2007.

2. Craig JP, Nelson JD, Azar DT, Belmonte C, Bron AJ, Chauhan SK, et al. TFOS DEWS II Report Executive Summary. Ocul Surf. 2017;15(4):802-812.

3. Jacos DS. Evaluation of red eyes [Internet]. Waltham: UpToDate; 2010 [capturado em 21 mar. 2018]. Disponível em: https://www.uptodate.com/contents/evaluation-of-the-red-eye

4. Visscher KL. Evidence-based treatment of acute infective conjunctivitis. Breaking the cycle of antibiotic prescribing. Can Fam Physician. 2009;55(11):1071-1075.

5. American Academy of Ophthalmology. Primary angle closure PPP [Internet]. San Francisco: AAO; 2015 [capturado em 21 mar. 2018]. Disponível em: https://www.aao.org/preferred-practice-pattern/primary-angle-closure-ppp-2015.

6. Jackson WB. Blepharitis: current strategies for diagnosis and management. Can J Ophthalmol. 2008;43(2):170-179

7. Brasil. Ministério da Saúde. Protocolo clínico e diretrizes terapêuticas: infecções sexualmente transmissíveis. Relatório de recomendação [Internet]. Brasília: MS; 2015 [capturado em 21 mar. 2018]. Disponível em: http://conitec.gov.br/images/Consultas/Relatorios/2015/Relatorio_PCDT_IST_CP.pdf.

8. Brasil. Ministério da Saúde. Diretrizes de atenção à saúde ocular na infância: detecção e intervenção precoce para a prevenção de deficiências visuais[Internet]. Brasília: MS; 2013 [capturado em 21 mar. 2018]. Disponível em: http://bvsms.saude.gov.br/bvs/publicacoes/diretrizes_atencao_saude_ocular_infancia.pdf.

9. Spoor TC. Atlas do trauma ocular. São Paulo: Manole; 1999.

10. Ahmed F, House RJ, Feldman BH. Corneal abrasions and corneal foreign bodies. Prim Care. 2015;42(3):363-375

11. Holland EJ, Mannis MJ, Lee WL. Doenças da superfície ocular: córnea, conjuntiva e filme lacrimal. Rio de Janeiro: Elsevier; 2015.

SEÇÃO XX ▸ CAPÍTULO 192

Princípios dos cuidados com a pele

Joel Schwartz
Renata Hübner Frainer
Lisia Martins Nudelmann-Lavinsky
Fernanda Musa Aguiar

Aspectos-chave

▸ Diversos quadros clínicos na dermatologia são diagnosticados por meio da análise minuciosa das lesões elementares, de seus arranjos, de sua distribuição e dos sintomas associados.

▸ O médico de família e comunidade deve estar bastante fundamentado nos aspectos semiológicos da dermatologia, com especial atenção aos padrões de lesões elementares, e conhecer os recursos propedêuticos disponíveis para que possa oferecer atenção de qualidade às pessoas com problemas de pele.

▸ Compreender bem a anatomia, a fisiologia e a semiologia da pele, bem como os métodos diagnósticos empregados em dermatologia, é fundamental ao estudo das condições de pele com etiologia específica.

Caso clínico

Sr. Paulo, 63 anos, economista aposentado, natural e procedente de Porto Alegre, hipertenso, procura pronto atendimento por dor na região precordial, com início há 2 dias, acompanhada de ardência e parestesia local, além de mal-estar geral. Nega fatores de alívio ou piora dos sintomas.

Ao exame clínico, apresenta-se em bom estado geral, com fácies de dor e com ausculta cardíaca e pulmonar normais. Na inspeção do referido local, visualizam-se vesículas agrupadas sobre base eritematosa em trajeto metamérico.

Teste seu conhecimento

1. Qual é a principal hipótese diagnóstica para o Caso clínico descrito?
   a. Dor precordial de origem isquêmica, que não apresenta relação com as lesões de pele descritas
   b. Dor precordial de origem não isquêmica sem relação com as lesões de pele descritas
   c. Dor e ardência provocadas por alergia cutânea secundária à ingestão de medicamentos
   d. Os sintomas e características descritos representam de maneira típica um caso de herpes-zóster

2. Quais dos sinais e sintomas a seguir auxiliam de maneira taxativa o diagnóstico em questão?
   a. Dor precordial presente há 3 dias, permanente, sem fatores de piora ou alívio
   b. Dor precordial associada a lesões com base eritematosa encimadas por pápulas e vesículas e acompanhando trajeto metamérico
   c. Pessoa hipertensa com dor precordial e parestesia local
   d. Nenhuma das alternativas

3. Com base no Caso clínico, qual das condutas a seguir é a mais adequada?
   a. Solicitar eletrocardiograma de repouso, afinal a pessoa apresenta dor precordial e é hipertensa
   b. Solicitar eletrocardiograma de repouso e enzimas cardíacas para afastar a hipótese de condição cardíaca isquêmica aguda
   c. Tranquilizar a pessoa, explicando que todos os sintomas se relacionam a uma infecção viral e que nada têm a ver com alterações cardiológicas, iniciando medicação antiviral adequada
   d. Solicitar exames de sangue para confirmar a infecção aguda pelo vírus varicela-zóster, já que, sem eles, não se pode fornecer um diagnóstico de certeza

Respostas: 1D, 2B, 3C

Anatomia da pele

A pele é um órgão complexo responsável por aproximadamente 15% da superfície corporal de um adulto, representando o maior órgão do corpo humano.[1,2] É dividida em três grandes camadas: epiderme, derme e hipoderme, além de ser composta pelos anexos cutâneos (Figura 192.1).

Camadas da pele e seus anexos

Epiderme

A epiderme é a camada mais superficial da pele, é avascular e apresenta função de barreira semipermeável, função imune, de adesão celular e de proteção contra a radiação ultravioleta (UV).

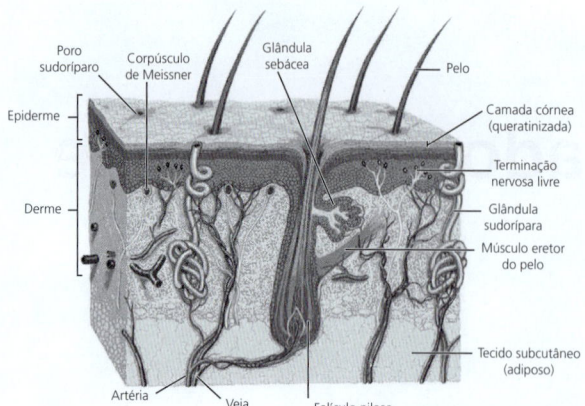

▲ **Figura 192.1**
Desenho das camadas da pele e seus anexos.
Fonte: Adaptada de Vilela.[3]

É formada por epitélio estratificado, do qual emergem folículos pilossebáceos, glândulas sebáceas, glândulas sudoríparas e unhas.[4] Há quatro principais tipos de células presentes nessa camada: queratinócitos, melanócitos, células de Langerhans[5] e células de Merkel.[6]

Os queratinócitos representam 90 a 95% das células dessa camada,[5] sendo sua principal função a síntese de proteínas.[7]

Os melanócitos são responsáveis pela formação de melanina, que confere proteção da pele contra a radiação UV[4] e aumentam com a exposição solar.[7]

As células de Langerhans são as células apresentadoras de antígeno, sendo, assim, responsáveis pela imunidade da pele.[5,6]

As células de Merkel são neuroendócrinas, com origem e função ainda não bem definidas.[6]

Derme

A derme é a camada mais estruturada e apresenta componentes celulares, estruturas vasculares, linfáticas e nervosas.[4,5]

Hipoderme

A hipoderme, ou tecido subcutâneo, é a camada mais profunda da pele, formada principalmente por adipócitos, responsáveis pela proteção mecânica, pelo fornecimento de energia e pela termorregulação,[1] além de atuar na estética, proporcionando forma ao corpo.[4]

Anexos cutâneos

Os anexos cutâneos são compostos pelas unhas, pelos folículos pilossebáceos, pelas glândulas sebáceas e sudoríparas.

Fisiologia da pele

A pele possui diversas funções essenciais para a manutenção da vida.[8–10]

Função imunológica. Pode ser inata ou adquirida e tem como principal papel o combate a infecções. É representada pelas células de Langerhans e células dendríticas localizadas na epiderme, pelos linfócitos e por anticorpos circulantes, com o papel de reconhecer organismos estranhos ao corpo e combatê-los. Além disso, a secreção sebácea possui propriedades antimicrobianas que também auxiliam no combate a infecções.

Função de barreira e proteção. Evita a perda de líquidos, de eletrólitos e de outras moléculas do meio interno, bem como protege contra a penetração de agentes externos, como microrganismos, substâncias tóxicas e radiação UV. Essa última é realizada pela melanina contida na pele. O tecido subcutâneo da pele é responsável pela proteção mecânica a traumas, sendo esse papel realizado pelos adipócitos.

Nutrição. É fornecida pela circulação cutânea, por meio dos sistemas hematológico e linfático.

Termorregulação. A manutenção da temperatura corporal é fornecida pela pele por meio do sistema circulatório, da vasoconstrição e da vasodilatação em conjunto com o suor produzido pelas glândulas sudoríparas écrinas.

Percepção. A inervação da pele, localizada na camada dérmica, é responsável pelas sensações de calor, frio, prurido, tato e dor.

Produção de vitamina D. A secreção sebácea possui substâncias precursoras da vitamina D.

Comunicação hormonal. Ocorre por meio do hormônio adrenocorticotrófico, que apresenta efeitos benéficos em doenças cutâneas inflamatórias.

Pele como atrativo. Importante na comunicação social e sexual entre os humanos.

Semiologia dermatológica

O médico sempre deve avaliar o indivíduo como um todo. Este deve ser inspecionado por completo, preferencialmente com lupa ou dermatoscópio, em ambiente com boa iluminação.

A sintomatologia subjetiva deve ser valorizada, pois torna-se mais um dado para complementar a hipótese diagnóstica. O exame clínico deve levar em consideração aspectos extracutâneos, que podem indicar correlação com a doença de base, e lesões dermatológicas, que devem ser analisadas em seu aspecto elementar e em seu arranjo para um diagnóstico mais preciso.

Em uma consulta dermatológica, devem constar os seguintes itens:[4,7]

- **Nome do paciente.** Muito importante para o bom início da relação médico-paciente. Sempre deve chamá-lo pelo nome, pois o indivíduo se sente valorizado.
- **Sexo.** Muitas doenças têm maior prevalência em um sexo e em uma raça, como, por exemplo, o lúpus eritematoso no sexo feminino e o queloide nos negros.
- **Idade.** Importante elemento contribuinte para a cronologia da doença. Auxilia no diagnóstico de genodermatoses, por exemplo.
- **Profissão.** Auxilia muito em relação à exposição a certos agentes. Agricultores são submetidos à exposição solar muito intensa, o que aumenta o risco de cânceres de pele.
- **Procedência.** Há zonas endêmicas no mundo que direcionam o diagnóstico clínico com base nas exposições locais. Por exemplo, leishmaniose.
- **Variação sazonal.** Algumas dermatoses ocorrem no verão, como a miliária; outras no inverno, como o eritema pérnio.
- **Tratamento prévio.** Muitas vezes, tratamentos prévios errôneos e até mesmo incompletos modificam a estrutura da lesão, levando a uma dificuldade diagnóstica.
- **Sintomas associados.**
- **Cronologia e tempo de duração das lesões.**

- **Doenças associadas.** Doenças cardiovasculares ou endócrinas, no caso de úlcera de membro inferior, ou alergia respiratória, no caso de dermatite atópica.
- **História medicamentosa.**
- **História familiar de doenças dermatológicas.** Por exemplo, melanoma cutâneo.
- **Revisão de todos os sistemas.**

Lesões elementares

O adequado reconhecimento das lesões elementares, seu padrão de distribuição e as principais doenças em que elas ocorrem são fundamentais para o adequado diagnóstico e posterior tratamento em dermatologia.

As lesões elementares são divididas em planas (Quadro 192.1 e Figura 192.2), sólidas com relevo (Quadro 192.2 e Figuras 192.3 e 192.4), com conteúdo líquido (Quadro 192.3 e Figura 192.5), com alteração da espessura (Quadro 192.4 e Figura 192.6), com perdas e reparos teciduais (Quadro 192.5 e Figura 192.7) e vasculares (Quadro 192.6 e Figura 192.8).[4,5,103]

A forma e a configuração das lesões estão descritas no Quadro 192.7.

Sinais semiológicos

Auxiliam no diagnóstico de determinadas dermatoses e estão descritos no Quadro 192.8.

Quadro 192.1 | Lesões planas

Tipo de lesão	Descrição
Mácula	Alteração de coloração da pele, sem relevo e não palpável, de 0,5-1 cm de diâmetro (dependendo da bibliografia). Por exemplo, melanose solar, lentigo, efélide, hipomelanose gutata
Mancha	Alteração de coloração da pele, sem relevo, não palpável e com mais de 0,5-1 cm de diâmetro (dependendo da bibliografia). Por exemplo, vitiligo, melasma, mancha *café-au-lait*
Eritema	Coloração da pele avermelhada devido à dilatação de vasos da derme. Por exemplo, erupção por medicamentos, exantema viral, dermatite
Eritrodermia	Vermelhidão que envolve mais de 90% da superfície corporal. Por exemplo, psoríase eritrodérmica, micose fungoide, medicamentosa

Quadro 192.2 | Lesões sólidas com relevo

Tipo de lesão	Descrição
Pápula	Lesão palpável, elevada, menor do que 0,5-1 cm de diâmetro (dependendo da bibliografia). Por exemplo, acne, nevo intradérmico, molusco contagioso
Placa	Lesão palpável, elevada, maior do que 0,5-1 cm de diâmetro (dependendo da bibliografia). Pode ser formada pela confluência de pápulas. Por exemplo, psoríase em placas, líquen simples crônico, sarcoidose
Nódulo	Lesão arredondada ou elíptica, geralmente mais palpável do que visível. Por exemplo, eritema nodoso, cisto epidérmico, neurofibromas, metástase, linfoma cutis
Tumor	Pode ser considerado um nódulo. Nome dado a qualquer massa. Por exemplo, lipoma, hemangiomas, melanoma nodular
Goma	Lesão nodular que se liquefaz na porção central e posteriormente ulcera. Por exemplo, sífilis terciária, escrofuloderma (tuberculose coliquativa)
Cisto	Cavidade esférica ou ovalada, encapsulada ou envolta por epitélio, que contém líquido ou material semissólido. Por exemplo, cisto epidérmico, cisto mixoide
Urtica ou ponfo	Edema cutâneo fugaz causado por extravasamento de plasma da parede do vaso na parte superior da derme. Por exemplo, urticária
Comedo	Dilatação do infundíbulo do folículo piloso com rolha de queratina e lipídeos. Plugue folicular com atrofia de glândula sebácea. Pode ser aberto (preto) ou fechado (esbranquiçado). Por exemplo, acne comedoniana
Vegetação	Lesão sólida, pedunculada ou com aspecto de couve-flor, branco-avermelhada. Por exemplo, condiloma, micoses profundas
Verrucosidade	Lesão elevada, endurecida, inelástica, amarelada, hiperceratótica. Por exemplo, verruga vulgar, cromomicose, nevo sebáceo, ceratose seborreica

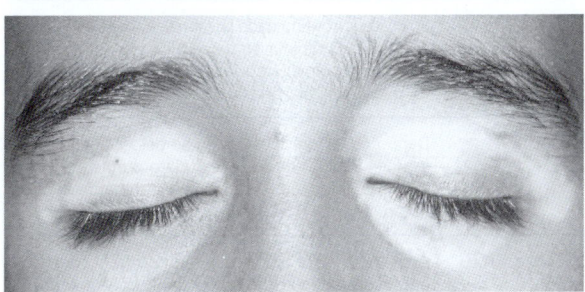

▲ **Figura 192.2**
Manchas acrômicas nas pálpebras, características de vitiligo.
Fonte: Cortesia do acervo do serviço de dermatologia da Santa Casa de Porto Alegre.

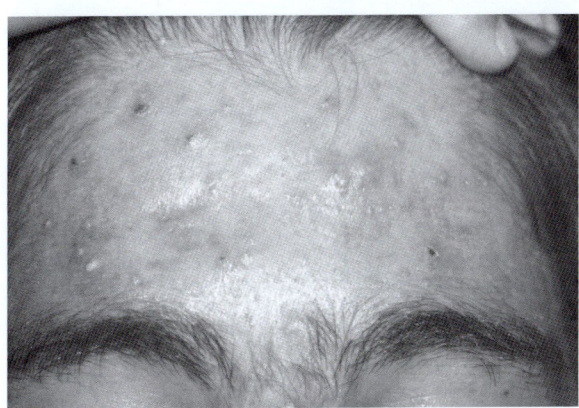

▲ **Figura 192.3**
Presença de pápulas e pústulas na fronte, caracterizando acne papulopustulosa
Fonte: Cortesia do acervo do Serviço de Dermatologia da Santa Casa de Porto Alegre.

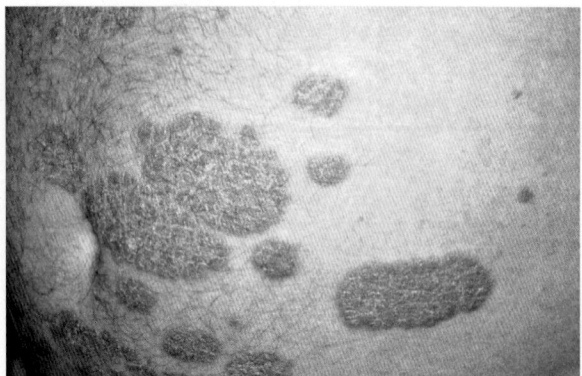

▲ Figura 192.4
Placas eritematodescamativas na região abdominal características da psoríase em placas.
Fonte: Cortesia do acervo do serviço de dermatologia da Santa Casa de Porto Alegre.

Quadro 192.3 | **Lesões de conteúdo líquido**

Tipo de lesão	Descrição
Vesícula	Lesão elevada com conteúdo líquido claro no seu interior, menor do que 0,5-1 cm (dependendo da bibliografia). Por exemplo, herpes simples, herpes--zóster, eczema disidrótico, dermatite herpetiforme
Bolha	Lesão elevada com conteúdo líquido citrino, hemorrágico ou purulento, maior do que 0,5-1 cm (dependendo da bibliografia). Por exemplo, pênfigos, epidermólise bolhosa, bolha por fricção
Pústula	Lesão elevada, superficial, que contém coleção purulenta. Pode ter tamanhos variados. Por exemplo, iodermites, acne, foliculite, psoríase pustular
Furúnculo	Foliculite necrosante profunda com supuração. Representa um folículo inflamado com um ponto necrótico central circundado por coleção purulenta. Vários furúnculos podem coalescer e formar um carbúnculo
Abscesso	Acúmulo de material purulento na derme profunda ou no tecido subcutâneo

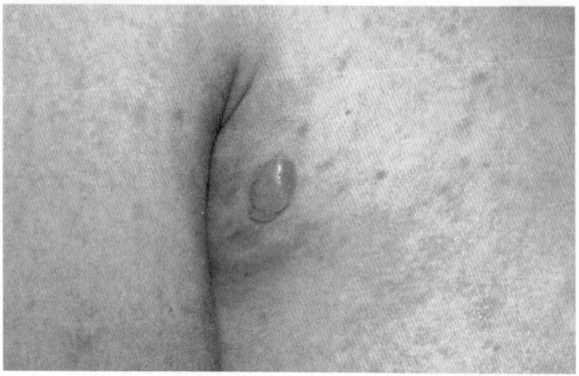

▲ Figura 192.5
Bolha de conteúdo citrino na região periaxilar.
Fonte: Cortesia do acervo do Serviço de Dermatologia da Santa Casa de Porto Alegre.

Quadro 192.4 | **Alterações da espessura**

Tipo de lesão	Descrição
Queratose	Espessamento da pele endurecido, inelástico, geralmente com superfície áspera. Por exemplo, corno cutâneo
Liquenificação	Espessamento com acentuação dos sulcos e da cor por fricção. Por exemplo, líquen simples crônico, dermatite atópica
Edema	Aumento da espessura depressível. Infiltração da pele por extravasamento de líquidos do organismo. Por exemplo, edema dos membros inferiores, celulite
Infiltração	Aumento da espessura e da consistência da pele, com diminuição dos sulcos. Por exemplo, mucinoses, carcinomas
Esclerose	Endurecimento circunscrito ou difuso da pele, resultante da fibrose dérmica. Por exemplo, morfeia
Atrofia	Diminuição da espessura da epiderme e/ou derme e/ou tecido subcutâneo. A pele fica fina, transparente, preguável e, às vezes, deprimida. Por exemplo, atrofia por uso prolongado de corticoide tópico, estria
Cicatriz	Decorrente de processo de reparo com neoformação de tecido conectivo. Pode ser normal, atrófica ou hipertrófica. Por exemplo, lesão após trauma cortante

Quadro 192.5 | **Perdas e reparos teciduais**

Tipo de lesão	Descrição
Descamação	Destacamento da camada córnea. Por exemplo, ictioses
Erosão	Perda da epiderme no máximo até a derme superficial. Por exemplo, necrólise epidérmica tóxica, fricção, trauma, pênfigo, impetigo
Escoriação	Erosão traumática, normalmente linear ou em cruzamento. Por exemplo, lesão por coçadura excessiva
Úlcera	Remoção da derme com posterior cicatriz. Por exemplo, úlcera de estase, úlcera de pressão, pioderma gangrenoso
Fissura	Solução de continuidade linear resultante de tensão excessiva ou diminuição da elasticidade. Por exemplo, fissura palmar associada à dermatite de contato, queilite angular
Crosta	Depósitos endurecidos devido ao dessecamento de sangue, líquido seroso ou exsudato purulento. Por exemplo, impetigo, secundária a trauma ou escoriação
Escara	Área circunscrita, aderente, endurecida, recoberta por crosta enegrecida. Por exemplo, queimadura, úlcera de pressão.
Fístula	Trajeto linear que conecta a cavidade profunda à superfície cutânea. Por exemplo, hidrossadenite supurativa, acne conglobata

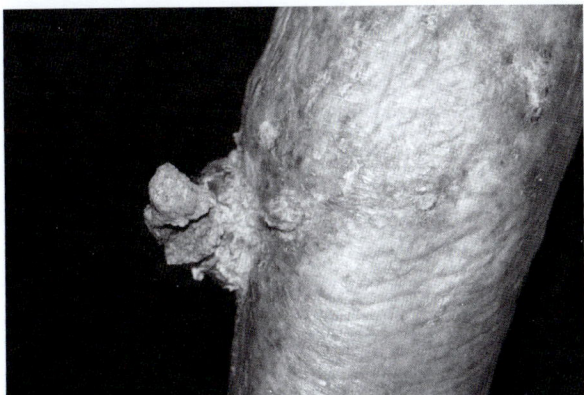

▲ **Figura 192.6**
Lesão hiperceratótica caracterizada como corno cutâneo.
Fonte: Cortesia do acervo do Serviço de Dermatologia da Santa Casa de Porto Alegre.

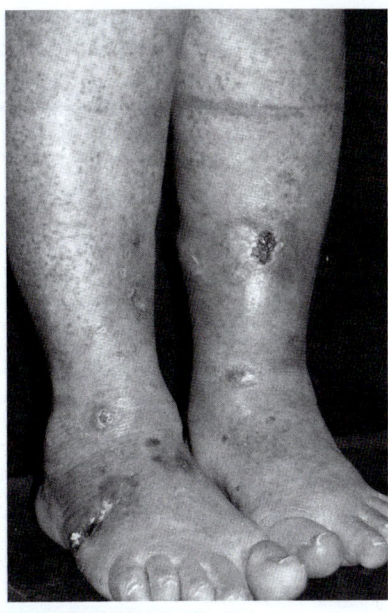

▲ **Figura 192.8**
Presença de lesões purpúricas disseminadas nos membros inferiores, acompanhadas por ulcerações e crostas.
Fonte: Cortesia do acervo do Serviço de Dermatologia da Santa Casa de Porto Alegre.

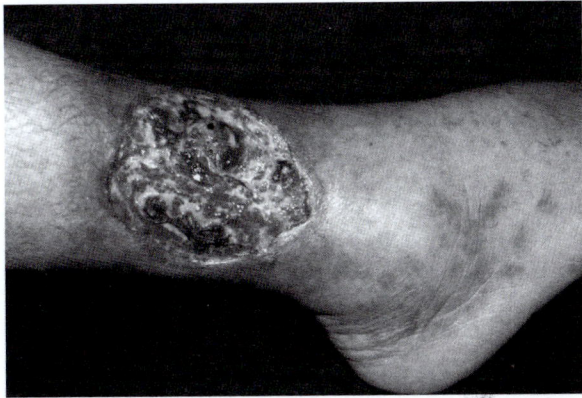

▲ **Figura 192.7**
Úlcera com bordos definidos e centro com presença de necrose e de fibrina no membro inferior.
Fonte: Cortesia do acervo do Serviço de Dermatologia da Santa Casa de Porto Alegre.

Quadro 192.7 | **Forma e configuração das lesões**

Formato da lesão	Descrição
Anular	Possui forma de anel com centro limpo, poupado ou menos evidente do que a periferia
Alvo	Pequenos círculos concêntricos de pigmentação irregular
Numular	Possui forma de moeda, geralmente redondas ou ovais
Arciforme	Em forma de arco, muitas vezes com círculo incompleto
Policíclica	Formada por círculos coalescentes
Linear	Aparece em linha reta ou ao longo das linhas de Blaschko
Reticular	Possui aspecto de redes entrelaçadas
Serpiginosa	Sinuosa, em forma de serpente ou cobra
Gutata	Em forma de gota

Quadro 192.6 | **Lesões vasculares**

Tipo de lesão	Descrição
Púrpura	Lesões eritemato-violáceas resultantes do extravasamento de sangue na pele, que não desaparecem à vitropressão
Petéquias	Púrpuras puntiformes maculares
Equimoses purpúricas	Grandes placas purpúricas que, durante sua evolução, adquirem colorações eritemato-violáceas a amarelo-acastanhadas ou esverdeadas. Por exemplo, vasculite leucocitoclástica
Telangiectasias	Linhas ou rede de linhas finas vermelhas causadas por dilatação persistente de pequenos capilares da derme superficial. Podem ou não desaparecer à vitropressão. Por exemplo, aranhas vasculares

Métodos diagnósticos auxiliares mais utilizados em dermatologia[11–13]

Lâmpada de Wood

Aparelho com luz azulada que auxilia no diagnóstico de micoses superficiais, tornando a coloração esverdeada até rósea-dourada, dependendo do fungo. Na porfiria, evidencia um tom alaranjado na urina; hipocromias e hipercromias ficam mais

Quadro 192.8 | Sinais semiológicos

Nome do sinal	Descrição
Sinal de Auspitz ou orvalho sangrento	Presença de gotículas de sangue após remoção de escama aderente. Por exemplo, psoríase
Sinal de Asboe-Hansen	A compressão da lateral de uma bolha causa seu deslocamento para o lado. Por exemplo, bolhas intraepidérmicas
Sinal de Darier	Após fricção da lesão, aparece eritema e edema. Por exemplo, mastocitose
Sinal de Nikolsky	Aparecimento de bolha após pressão de área sadia. Por exemplo, bolhas intraepidérmicas
Sinal de Zileri	Descamação após estiramento da pele. Por exemplo, pitiríase versicolor
Sinal da vela	Desprendimento de escamas como um pó branco e fino de vela. Por exemplo, psoríase
Fenômeno de Köebner	Aparecimento de lesões típicas de determinada doença após trauma em local de pele sadia. Por exemplo, vitiligo, psoríase, líquen plano

evidentes. Auxilia também no diagnóstico diferencial de lesões hipo ou acrômicas.

Dermatoscopia

Método diagnóstico não invasivo que auxilia no diagnóstico de lesões pigmentadas da pele, utilizando um aparelho chamado dermatoscópio, que consegue visualizar a lesão com um aumento de 10 vezes. Permite a observação de estruturas da epiderme, da junção dermoepidérmica e da derme papilar e reticular superficial, não observável a olho nu.

Há vários tipos disponíveis no mercado, desde os dermatoscópios, que exigem contato com a pele, até a dermatoscopia digital, que captura as imagens por uma câmera digital ou por vídeo. A principal indicação é para auxiliar no diagnóstico de melanoma cutâneo, porém, atualmente, tem sido empregada em diversas doenças dermatológicas cutâneas, bem como de seus anexos.

Biópsia de pele

Método auxiliar principalmente no esclarecimento diagnóstico de lesões neoplásicas e inflamatórias. Deve ser realizada em local adequado, com material esterilizado, recipiente contendo formol ou solução fisiológica (SF), dependendo do tipo de análise a ser realizada, para que a peça seja colocada e transportada até o laboratório onde ela será analisada.

Com o material coletado na biópsia de pele, pode-se realizar o exame anatomopatológico (análise histológica) e a imunofluorescência direta, utilizada para observar a presença de anticorpos específicos nas peças.

Exame micológico

Na suspeita clínica de uma infecção fúngica, o exame micológico, direto e cultural, é de extrema importância para o diagnóstico correto e para a identificação do agente, já que este é importante para a instituição do tratamento correto. A coleta do material é realizada por meio da raspagem do local acometido.

Intradermorreações

Fornecem dados sobre o estado imunológico da pessoa em relação a uma determinada doença por meio da administração subcutânea de antigênico específico.

- Montenegro: Leishmaniose.
- Fava-Neto: Paracoccidioidomicose.
- Mitsuda: Hanseníase.
- Mantoux (teste tuberculínico): Tuberculose.
- Frei: Clamídia (linfogranuloma venéreo).

Conhecer a anatomia, a fisiologia, as lesões elementares, suas formas de apresentação e os exames complementares de que se dispõe na área da dermatologia é essencial para o correto diagnóstico e tratamento das patologias cutâneas.

Cuidados diários com a pele

Hidratação

A hidratação é uma medida tanto terapêutica quanto preventiva. Ela auxilia na manutenção da integridade cutânea, evitando irritação, infecções e descamação,[14] além de atuar no retardamento do envelhecimento precoce.[15] Múltiplas doenças cursam com xerose cutânea (psoríase, dermatite atópica, diabetes melito [DM], hipotireoidismo)[16] e apresentam a hidratação como uma das principais condutas terapêuticas.

Os hidratantes são classificados conforme o mecanismo de ação de seus componentes. Eles podem ser oclusivos, umectantes ou emolientes.[15] O Quadro 192.9 a seguir sintetiza as principais características dos hidratantes.

Deve-se ressaltar que peles oleosas devem ser igualmente hidratadas. Nessas situações, opta-se por produtos *oil-free*.[14]

Outras medidas para manter a hidratação adequada da são: ingerir água de forma adequada, evitar uso excessivo de sabonete, esfoliantes e buchas; evitar água quente e banhos prolongados; evitar exposição solar prolongada.[14]

Fotoproteção

Os efeitos deletérios da exposição solar na pele são causados principalmente pelas radiações ultravioletas tipo A (UVA) e tipo B (UVB). Elas apresentam comprimentos de ondas distintos – UVA 315-400nm e UVB 280-315nm – causando consequentemente diferentes tipos de dano ao tecido.[17,18]

A radiação UVA atinge a derme profunda, gerando envelhecimento cutâneo. É responsável pela pigmentação (bronzeamento)

Quadro 192.9 | Características dos tipos de hidratantes

Tipo	Característica	Exemplo
Oclusivo	Formam filme oclusivo, hidrofóbico, evitando a perda de água epidérmica	Ceras, óleos, silicones, ácidos graxos
Umectante	Substâncias hidrofílicas, que retêm água na camada córnea por atração dérmica ou do ambiente	Glicerina, ureia, pantenol, lactato de amônia, ácido hialurônico, propilenoglicol, gelatina
Emoliente	Substâncias hidrofóbicas que aumentam a capacidade oclusiva por aumento de coesão intercelular	Silicone, propilenoglicol, ceramidas, óleos

imediata e persistente da pele. Atualmente, é considerada danosa se em quantidade excessiva e exposição prolongada.[18]

A radiação UVB apresenta comprimento de onda mais curto e alta energia. Penetra até a derme papilar, atingindo principalmente as camadas superiores da epiderme. É responsável por queimaduras solares, bronzeamento e fotoenvelhecimento. A UVB é considerada carcinogênica por propiciar mutações no DNA dos queratinócitos, além de exercer efeito supressor no sistema imune cutâneo.[19,20]

Os fotoprotetores são substâncias que protegem a pele das radiações ultravioletas (UVs).[17] O filtro solar ideal deve ter amplo espectro, protegendo tanto dos raios UVA quanto UVB.[14] A efetividade de um fotoprotetor é expressa pelo fator de proteção solar (FPS), que consiste na razão entre o tempo mínimo de exposição à radiação UVB necessária para produzir eritema na pele com o fotoprotetor e o tempo para produzir o mesmo efeito na pele desprotegida.[16,17] Por exemplo, se uma pessoa pode ficar no máximo 20 minutos sem fotoproteção até produzir um eritema, com FPS 15 ela pode ficar 300 minutos (15 × 20).

Os fotoprotetores podem ser classificados em físicos ou inorgânicos e químicos ou orgânicos.[17]

- **Fotoprotetores físicos**. São substâncias opacas, insolúveis em água, com alto índice de refração da partícula, impedindo que as radiações atinjam a pele. Por não penetrar na camada córnea e não ter penetração sistêmica,[18] eles apresentam, consequentemente, baixo potencial alergênico, sendo muito usado nas formulações infantis.[16,17] São exemplos de fotoprotetores físicos o óxido de zinco e o dióxido de titânio. Ambos previnem a penetração na pele da UVB, UVA_1 e UVA_2, além da luz visível e do raio infravermelho.[18] Em geral, são esteticamente pouco aceitáveis, sobretudo devido ao desenvolvimento de coloração esbranquiçada sobre a pele após aplicação e ao favorecimento da comedogênese.[20,21]
- **Fotoprotetores químicos**. São compostos aromáticos conjugados com um grupo carbonila que são capazes de absorver a UV, impedindo que a pele seja atingida.[17,18] Compreende vários grupos de substâncias, como ácido paraminobenzóico (PABA), benzofenonas, cinamatos, salicilatos, antranilatos, derivados canforados, entre outros.[16,20] Por apresentar absorção cutânea, são geralmente hidro ou lipossolúveis,[20] podendo ocasionar maior incidência de dermatite de contato. Os fotoprotetores químicos são, atualmente, os mais comercializados, sobretudo por sua estética.

A fotoproteção deve ser feita também por meio do uso de roupas, chapéus e óculos escuros. Recomenda-se a não exposição solar entre as 10 e 16 horas, quando a radiação UVB é mais intensa.[14]

Higiene

A higiene da face em pacientes hígidos deve ser realizada duas vezes ao dia, a fim de evitar oleosidade, resíduos de maquiagem e acúmulo de poluentes e de poeira. Essa simples medida diminui a incidência de acne por evitar o acúmulo dessas substâncias nos poros e consequentemente diminuir a sua obstrução.[14,22]

A escolha do tipo de sabonete é orientada conforme o tipo de pele. A preferência é sempre para o sabonete líquido. Para peles oleosas a mistas, deve ser orientado o uso de sabonetes à base de ingredientes adstringentes com alfa-hidroxiácidos e enxofre. Para peles normais e secas, deve ser dada a preferência para produtos com pH neutro.[14]

Classificação do tratamento tópico

Quadro 192.10 | **Definições de veículos para tratamentos tópicos**[23]

Veículo	Definição	Formulação
Solução	Combinação de uma substância e um líquido ao qual a substância seja solúvel	Aquosa ou alcoólica, hidroalcoólica, entre outras
Loção	Veículo com partículas insolúveis em seu interior. Importantes para áreas de tratamento extensos por serem de mais fácil aplicação	Líquida ou semilíquida
Gel	Fase líquida e outra sólida, que contém um agente gelificante que fornece rigidez. Pode conter substâncias ativas. Para melhorar a estética, pode ser misturado ao creme, formando um gel-creme	Aquosa ou alcoólica–consistente, fluida ou líquida (sérum)
Emulsão	Mistura de dois líquidos não miscíveis, que, adicionados a uma substância tensoativa, estabilizam. Fazem parte do grupo os cremes e as loções cremosas	Água em óleo, ou óleo em água
Pomada	Substância oleosa associada a princípios ativos. Hidrofóbica e antiestética	Óleo de origem animal (p. ex., lanolina), vegetal (p. ex., manteiga de cacau) ou mineral (p. ex., vaselina)
Pasta	Mistura de um líquido com pós. Consistência dependerá da concentração do pó. Textura porosa	Água ou óleo

REFERÊNCIAS

1. Kanitakis J. Anatomy, histology and immunohistochemistry of normal human skin. Eur J Dermatol. 2002;12(4):390-401.

2. Lee HS, Jeong SK, Ahn SH. An update of the denfesive barrier function of skin. Yonsei Med J. 2006;47(3):293-306.

3. Vilela ALM. A pele e o sentido do tato [Internet]. AFH; 2012 [capturado em 06 fev. 2018]. Disponível em: http://www.afh.bio.br/sentidos/sentidos10.asp.

4. Garg A, Levin NA, Bernhard JD. Structure of skin lesions and fundamentals of clinical diagnosis. In: Wolff K, Goldsmith LA, Katz SI, Gilchrest BA, Paller AS, Leffell DJ, editors. Fitzpatrick's dermatology in general medicine. New York: McGraw-Hill; 2008. p. 23-40.

5. Bergstresser PR, Costner MI. Anatomy and physiology. In: Bologna G, editor. Dermatology. Rio de Janeiro: Elsevier; 2005. p. 25-35.

6. Habif TP. Clinical dermatology: a color guide to diagnosis and therapy. St. Louis: Morby; 2004.

7. Ramos-e-Silva M, De Castro MCR. Fundamentos da dermatologia. São Paulo: Atheneu; 2009.

8. Jungersted JM, Hellgren LI, Hogh, JK, Derchmann T, Jemec GBE, Agner T. Ceramides and barrier function in healthy skin. Acta Derm Venereol. 2010;90(4):350-353.

9. Elias PM. Skin barrier function. Curr Allergy Asthma Rep. 2008;8(4):299-305.

10. Roselino AMF. Semiologia cutânea: lesões elementares. Medicina. 1994;27(1/2):56-65.

11. Cavalcanti I. Principais temas em dermatologia para residência médica. São Paulo: Medcel; 2006.

12. Frange VMN, Arruda LHF, Daldon PEC. Dermatoscopia: importância para a prática clínica. Rev Ciênc Méd. 2009;18(4):209-215.

13. Tasli L, Oguz O. The role of various immersion liquids at digital dermoscopy in structural analysis. Indian J Dermatol Venereol Leprol. 2011;77(1):110.

14. Sociedade Brasileira de Dermatologia. Cuidados diários com a pele [Internet]. Rio de Janeiro; c2017 [capturado em 06 fev. 2018]. Disponível em: http://www.sbd.org.br/dermatologia/pele/cuidados/cuidados-diarios-com-a-pele/.

15. Costa A. Hidratação cutânea. Rev Bras Med. 2009;66:15-21.

16. Rivitti EA. Manual de dermatologia clínica de Sampaio e Rivitti. São Paulo: Artes Médicas; 2014.

17. Monteiro EO. Filtros solares e fotoproteção. RBM Rev Bras Med. 2010;67(6).

18. Criado PR, Belda Júnior W, di Chiacchio N. Tratado de dermatologia. 2. ed. São Paulo: Atheneu; 2014.

19. Castilho IG, Sousa MAA, Leite RMS. Fotoexposição e fatores de risco para câncer da pele: uma avaliação de hábitos e conhecimentos entre estudantes universitários. An Bras Dermatol. 2010;85(2):173-178.

20. Schalka S, Steiner D, Ravelli FN, Steiner T, Terena AC, Marçon CR, et al. Consenso Brasileiro de Fotoproteção. An Bras Dermatol. 2014;89(6 Supl 1):S6-75.

21. Balogh TS, Velasco MVR, Pedriali CA, Kaneko TM, Baby AR. Proteção à radiação ultravioleta: recursos disponíveis na atualidade em fotoproteção. An Bras Dermatol. 2011;86(4): 732-742.

22. Zaenglein AL, Pathy AL, Schlosser BJ, Alikhan A, Baldwin HE, Berson DS. Guidelines of care for the management of acne vulgaris. J Am Acad Dermatol. 2016;74(5):945-973.

23. Azulay RD, Azulay DR, Azulay-Abulafia L. Dermatologia. 6. ed. Rio de Janeiro: Guanabara Koogan, 2013.

CAPÍTULO 193

Problemas do couro cabeludo (capilares)

Guilherme Bruno de Lima Júnior

Aspectos-chave

▶ As alopecias podem ser classificadas em cicatriciais e não cicatriciais, focais ou difusas e, frequentemente, estão relacionadas a alterações nas etiogenias inflamatória, genética, ambiental e/ou hormonal.

▶ As causas mais comuns de alopecia em ambos os sexos são a alopecia androgenética (AAG) e o eflúvio telógeno.

▶ Apesar de raramente associada a doenças graves subjacentes, a alopecia está vinculada a importantes efeitos psicossociais negativos, especialmente nas mulheres.

▶ O conhecimento do ciclo capilar normal, o padrão de distribuição de queda dos fios, seu início, tempo de evolução, além das características dos fios, são essenciais para o diagnóstico e tratamento adequado da condição.

▶ Avaliação laboratorial extensa, na maioria das vezes, não é necessária, pois a base do diagnóstico reside na abordagem centrada na pessoa, na anamnese e no exame físico bem realizados.

Caso clínico

Maria Aparecida, 45 anos, professora do ensino médio, vem ao centro de saúde se queixando de que "o cabelo todo está caindo" há cerca de 2 semanas, sem prurido ou descamação associados. Diante do ocorrido, trocou o xampu e o creme hidratante do cabelo, mas, sem perceber melhora do quadro, buscou atendimento. Há 4 meses, havia se consultado devido a uma queixa de insônia e, na ocasião, também havia comentado que ficara muito abalada após a descoberta, algumas semanas antes, de uma relação extraconjugal do marido, Juvenal, 40 anos, pedreiro. As duas filhas adolescentes do casal, Marina e Fernanda, ambas mães solteiras há 1 ano, em algumas ocasiões, comentavam com a agente comunitária de saúde estarem preocupadas com a mãe, pois, desde a referida descoberta, apresentava crises de choro frequentes e, às vezes, até se agredia com socos e arranhões. É também portadora de hipotireoidismo, com controle satisfatório com levotiroxina, 125 mcg ao dia, e já foi submetida a uma histerectomia total 4 anos antes por miomatose uterina. Ao fim da consulta, pede ajuda com veemência, pois tem muito medo de ficar "careca".

Teste seu conhecimento

1. Qual dos seguintes diagnósticos diferenciais é o menos provável neste caso?
   a. Eflúvio telógeno
   b. Tricotilomania
   c. Alopecia em padrão feminino
   d. Tinha do couro cabeludo

2. No eflúvio telógeno, o tratamento mais indicado é:
   a. Indicar minoxidil a 2%, tópico, duas vezes ao dia, por 3 meses
   b. Investigar a causa subjacente
   c. Oferecer suporte psicológico imediato, uma vez que a progressão da alopecia é inevitável e escalonada
   d. Referenciar para a atenção secundária, pois é uma manifestação inicial de doença grave subjacente

3. Na AAG, chama a atenção:
   a. Fios quebradiços e sem brilho, com cor variada
   b. Início abrupto, geralmente após evento de grande impacto psicológico
   c. Miniaturização difusa dos fios, com padrão variável entre os sexos e tempo de evolução arrastado
   d. Padrão bizarro de distribuição das áreas de rarefação dos pelos, com quebra destes em vários comprimentos

4. Sobre a alopecia areata, quais características são bastante comuns?
   a. Fios com aspecto em "ponto de exclamação"
   b. Áreas com pelos claros e pele hiperemiada no entorno
   c. Tempo de evolução arrastado, de meses a anos, geralmente piorando em idades mais avançadas e com a polifarmácia
   d. Transmissão por contato com fômites e animais portadores

5. Considerando-se a possibilidade de dermatofitose do couro cabeludo, pode-se observar, com frequência:
   a. Pelos "em clava", com raízes atrofiadas, que se desprendem facilmente no teste da tração
   b. Pelos curtos, com quebra da haste alguns milímetros acima do ponto de emergência do couro cabeludo, além de eritema e descamação
   c. Predominância no sexo feminino, em idades avançadas
   d. Aumento da incidência nos meses de inverno

Respostas: 1D, 2B, 3C, 4A, 5B

Do que se trata

Os problemas capilares na atenção primária à saúde (APS) se relacionam principalmente às queixas do couro cabeludo e aos cabelos. A mais frequente destas, neste nível do sistema de saúde, é a "queda de cabelo" (ou alopecia), que pode ser desencadeada por quaisquer tipos de distúrbios que interfiram no ciclo capilar normal. Os distúrbios capilares também podem estar relacionados às alterações da densidade capilar e na espessura da fibra capilar.[1,2] Os pelos são hastes resultantes de placas de queratina fusionadas que se elevam desde a superfície do couro cabeludo. Um adulto tem de 100.000 a 150.000 fios de cabelo, com perda média de até 100 fios por dia.[3] Seu crescimento normal ocorre em três ciclos, (Figura 193.1): uma fase de crescimento (chamada *anágena*), com duração média de 2 a 6 anos, durante a qual os pelos crescem cerca de 0,35 mm por dia; em seguida, há uma fase curta (2-3 semanas) de involução do pelo e interrupção do seu crescimento (chamada *catágena*); e por fim, vem uma fase de descanso, ou *telógena*, com duração média de 3 meses, que termina com a queda do fio (chamada de *exógena*) e o reinício do ciclo.[1,2,4,5] A duração da fase anágena determina o comprimento do fio.[4] Em geral, o crescimento nos folículos não é sincronizado: cerca de 10 a 15% dos fios do couro cabeludo se encontram na fase telógena, 1%, na catágena, e 85 a 90%, na anágena.[3,4,6] Ao longo da vida, cada folículo individual normalmente completa 10 a 30 ciclos, e todos os fios do couro cabeludo são substituídos a cada 3 a 5 anos.[2] Em condições fisiológicas normais, cada folículo capilar continua seu ciclo ao longo de toda vida da pessoa. Quaisquer alterações na duração de uma ou de algumas das fases desse ciclo podem ocasionar alopecia, ou seu oposto menos frequente, a hipertricose (p. ex., crescimento excessivo do fio de cabelo, com duração prolongada da fase anágena ou ciclagem tardia desta para a catágena)[1] (ver Cap. 196, Hirsutismo).

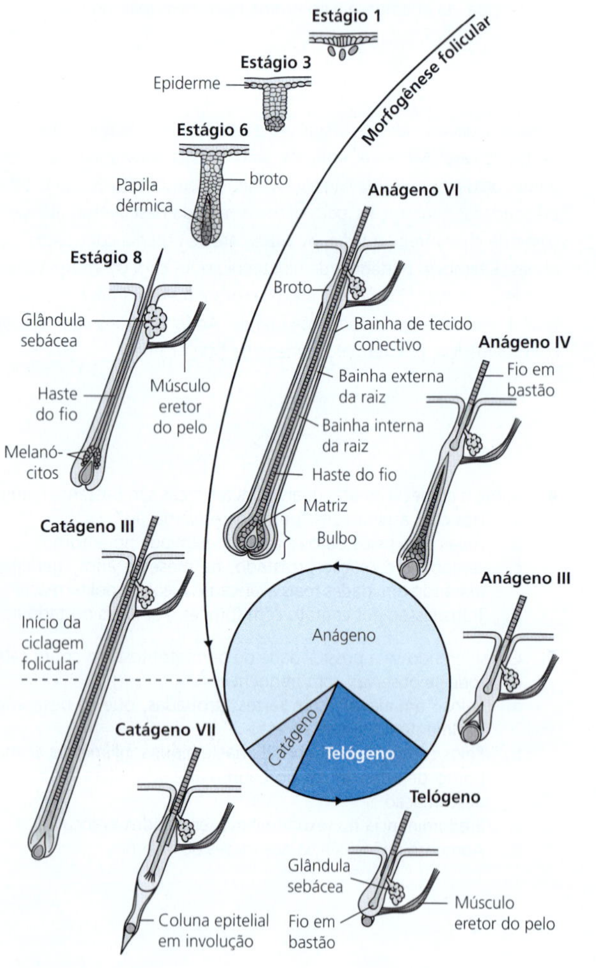

Os dois principais tipos de folículos capilares no corpo humano são os terminais e os *velus*. Os terminais são maiores do que os *velus* e se aprofundam até a gordura subcutânea (2-5 mm desde a superfície da pele). Os *velus* são mais superficiais, estendendo-se apenas até a camada reticular da derme. Os fios produzidos pelo folículo terminal têm pelo menos 0,06 mm de diâmetro, e os pelos *velus* são menores, finos, geralmente com diâmetro menor do que 0,03 mm. Pelos ditos intermediários têm dimensões entre 0,03 e 0,06 mm.[1,6] Ao nascimento, os pelos terminais são encontrados no couro cabeludo, nas sobrancelhas, nos cílios, e o restante do corpo é coberto pelos fios tipo *velus*. Durante a puberdade, os pelos *velus* em certas regiões (genitais e axilas), por estimulação hormonal fisiológica, se tornam terminais. A transição entre os pelos terminais para os pelos *velus*, ou vice-versa pode também ocorrer em situações patológicas. Por exemplo, no hirsutismo, ocorre transição anormal de *velus* para terminais em algumas mulheres. Na alopecia androgenética, ocorre a transição oposta (chamada de miniaturização folicular).[1]

Os fatores desencadeantes das queixas mais frequentes relacionadas aos fios de cabelo são múltiplos e variados, mas, na maioria das vezes, as alterações subjacentes podem ser enquadradas em uma (ou na combinação delas) das seguintes categorias: inflamatórias, genéticas, ambientais ou hormonais.[1]

Apesar de não ameaçar a vida, a alopecia pode estar associada a condições de saúde mais sérias[1] e frequentemente ocasiona importantes efeitos psicossociais negativos,[2] baixa autoestima, depressão e insatisfação com a aparência corporal, especialmente nas mulheres, para as quais o cabelo tem grande representação de beleza, feminilidade e sexualidade.[4,7-10] Fatores genéticos, étnicos, culturais, comportamentais, sazonais e clínicos podem ter relação com o quadro, que acomete homens e mulheres, com predominância no sexo masculino.

O ciclo capilar normal, o padrão de distribuição de queda dos fios, seu início, tempo de evolução, características dos fios, diagnósticos diferenciais mais comuns e opções terapêuticas devem ser conhecidos pelo médico de família e comunidade,[5] que tem a habilidade de aplicar o método clínico centrado na pessoa (MCCP) e compreender sua doença e seu processo de adoecimento, sabendo distinguir quando a perda de cabelos representa uma patologia verdadeira.[1]

Quando pensar

A fim de que se torne clinicamente aparente, a diminuição da densidade capilar deve ser considerada quando diminui em menos da metade a densidade normal para a pessoa.[4,8] As causas de alopecia são variadas, mas didaticamente as mais comuns na APS podem ser divididas em focais ou difusas. Além da localização, podem também ser classificadas como cicatriciais e não cicatriciais.[4] Menos comuns, as cicatriciais estão relacionadas à inflamação,[1,8] à fibrose e à substituição permanente do tecido por cicatrizes, com destruição do folículo capilar. É o que pode ocorrer em doenças do tecido conectivo (p. ex., lúpus eritemato-

▲ **Figura 193.1**
Ciclo capilar normal.
Fonte: Habif.[7]

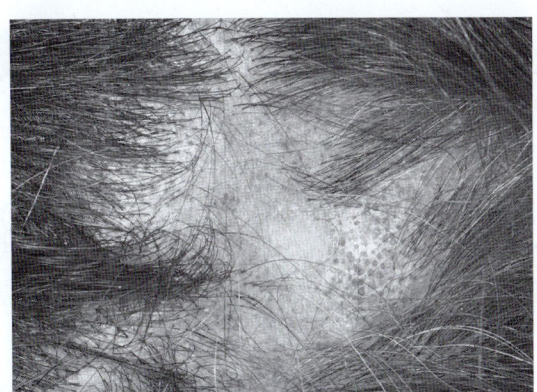

▲ Figura 193.2
Alopecia cicatricial.
Fonte: Habif.[7]

so discoide, alopecia cicatricial central centrífuga), tumores e infecções graves de pele, dissecantes ou bolhosas (Figura 193.2).[8] Apesar de raras, as causas não cicatriciais também podem ocorrer associadas às cicatriciais.[6,9] Logo, assim que um quadro de alopecia cicatricial for suspeitado, este deve ser prontamente referenciado para abordagem específica na atenção secundária.

Entre as causas difusas não cicatriciais, as mais prevalentes são a AAG e os eflúvios telógeno e anágeno.

Alopecia androgenética

Na AAG, há miniaturização progressiva do folículo capilar em ambos os sexos, com a transformação de folículos terminais em *velus*.[4,6,8,10] Provavelmente, há envolvimento poligênico que determina a idade de início, a progressão, os padrões e a gravidade da alopecia.[1] É a mais frequente das alopecias nos homens,[8] nos quais também é conhecida como alopecia em padrão masculino, estimando-se que sua prevalência seja de 70 a 80% em indivíduos brancos aos 70 anos, com aumento da gravidade e frequência da queda dos cabelos com a progressão da idade desde a puberdade. A solicitação de exames laboratoriais na alopecia em padrão masculino inicialmente é desnecessária, porque a causa hormonal é improvável. A extensão propedêutica está indicada apenas se há suspeita de condição clínica subjacente associada. Atualmente, aumentou a preocupação sobre uma possível correlação positiva entre alguns subtipos de AAG padrão masculino e o aumento do risco de câncer de intestino e do câncer de próstata,[11,12] embora não se justifique a indicação de seu rastreamento do câncer prostático em homens calvos por este motivo. Mais estudos controlados são necessários para se confirmar essas associações.

Nas mulheres adultas, também é a causa mais frequente das alopecias, sendo, aos 70 anos, sua prevalência estimada em 40%,[1,8,10] com aumento após a menopausa.[13] O termo "alopecia em padrão feminino" é preferível à "AAG feminina" devido à sua relação controversa com os androgênios.[10,13] Hoje, existe base científica sugerindo herança poligênica também nas mulheres, com aumento do risco naquelas em que o pai é portador. Pode se apresentar inicialmente com prurido e dor no couro cabeludo (tricodinia), mas a característica mais significativa para seu diagnóstico é o padrão de distribuição da queda de cabelo. Nas mulheres, a apresentação mais comum é a rarefação dos fios ao longo da área central do couro cabeludo e o alargamento da área da linha mediana, preservando a linha de implantação frontal[8,10] (Figura 193.3). Nos homens, pelo menos metade apresentará, aos 50 anos, alopecia que mais comumente se inicia com um retrocesso bi-temporal espalhando-se para uma rarefação dos pelos nas regiões do vértex e frontal, preservando-se os folículos terminais da região occipital do couro cabeludo,[1,8] lembrando o formato da letra "M" (Figura 193.4). Como o processo de miniaturização dos folículos não é uniforme ou intenso nas mulheres, diferentemente dos homens, é mais difícil que elas desenvolvam áreas de alopecia completa.[10] A di-hidrotestosterona, produto da conversão da testosterona pela 5α-redutase, tem papel essencial na queda de cabelos dos homens,[1] por meio da ativação do receptor hormonal na raiz do pelo, que induz à miniaturização das hastes/folículos pilosos. Outros fatores que influenciam a alopecia em padrão feminino são a resistência à insulina, a insuficiência microvascular e as alterações inflamatórias. Há também, nessas mulheres, maior

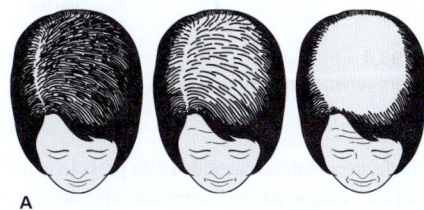

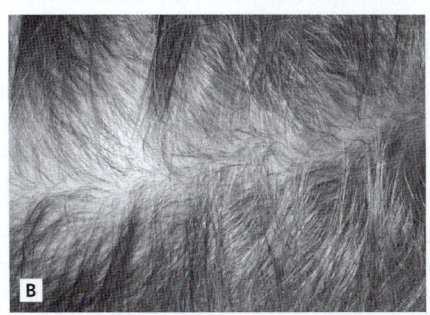

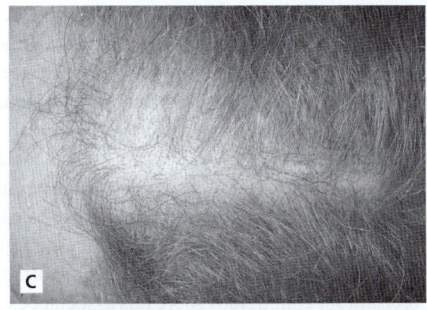

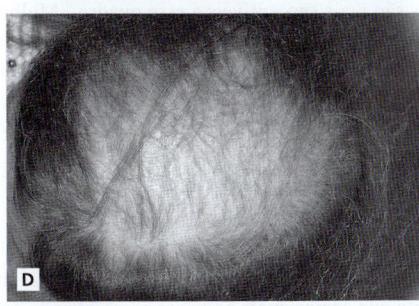

▲ Figura 193.3
Alopecia androgenética feminina e escala de Ludwig.
Fonte: Habif.[7]

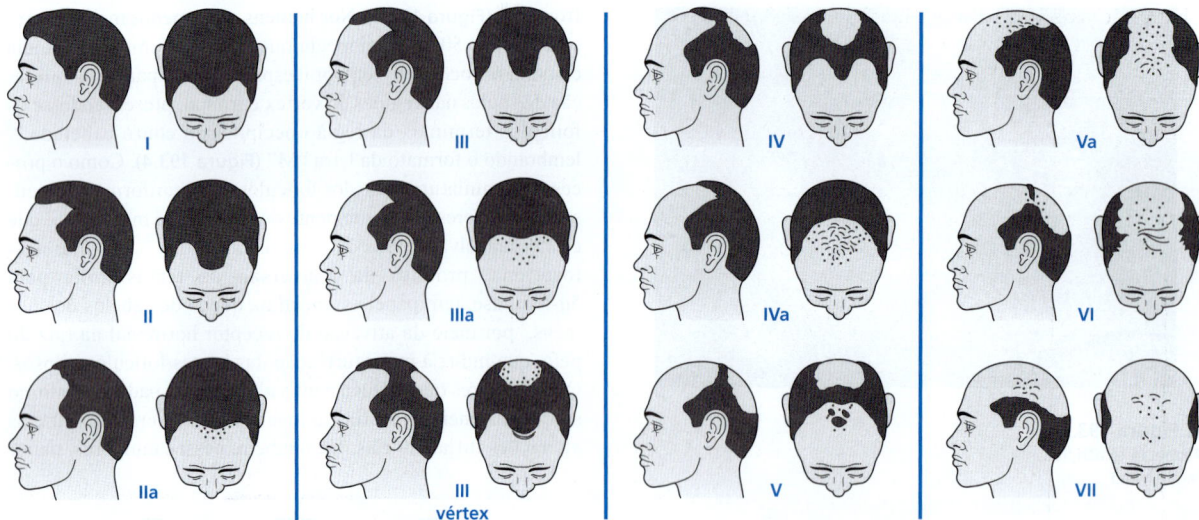

▲ **Figura 193.4**
Alopecia androgenética masculina e escala de Norwood.
Fonte: Habif.[7]

prevalência de ateromatose carotídea e de pressão arterial sistólica elevada em relação às mulheres sem alterações capilares, sugerindo associação com fatores de risco cardiovasculares.[13]

Eflúvio telógeno

O eflúvio telógeno é um processo reversível, em geral notado quando há queda rápida maior do que 20 a 30% dos pelos, frequentemente relatados como "caindo inteiros com a raiz".[4] No eflúvio, há um aumento simultâneo do número de fios que entram na fase telógena,[2,6] com a queda destes de forma súbita e em conjunto cerca de 3 meses após, durando até 6 meses após a resolução do fator desencadeante inicial.[4] Várias condições, principalmente as ambientais e hormonais, podem precipitá-lo:[1,2,8] estresse fisiológico (traumas, procedimentos operatórios, infecções, febre alta, doenças crônicas, hemorragia), condições clínicas subjacentes (doença tireoidiana e paratireoidiana, diabetes melito [DM], insuficiência renal e hepática, doenças do tecido conectivo e outras doenças inflamatórias), infecciosas (HIV, sífilis secundária), dietéticas (especialmente em grandes e rápidos emagrecimentos, mas também em deficiências nutricionais de zinco, vitamina D e biotina, além da desnutrição), medicações (Quadro 193.1) e puerpério. O estresse psicológico e a anemia ferropriva apresentam controvérsia na literatura acerca de serem causas possíveis do eflúvio telógeno, portanto, mais estudos precisam ser conduzidos sobre tais associações. Mulheres idosas são mais susceptíveis a esse quadro.[2] Mulheres com apresentação sugestiva de hiperandrogenismo (ciclos menstruais irregulares, hirsutismo, galactorreia, seborreia, acne grave, história de infertilidade, obesidade) merecem investigação laboratorial e condução específica.[10,13] A morfologia dos pelos geralmente é normal e, apesar de serem várias as causas, em até 30% dos casos não se consegue defini-las.

Eflúvio anágeno

Como a maior parte dos fios se encontra na fase anágena, qualquer evento que comprometa as raízes nesse período gera perda rápida e quebra de 80 a 90% dos fios do couro cabeludo, em menor extensão em outras áreas do corpo, mas sem comprometimento do óstio folicular. É um processo frequentemente iatrogênico e ocorre, em geral, em 1 a 3 semanas após a exposição. Agentes alquilantes, citotóxicos, antimitóticos, intoxicação por metais pesados (principalmente mercúrio, tálio, bismuto, cobre e cádmio), pesticidas e radiação podem desencadear o quadro, com gravidade variável de acordo com o tempo de exposição aos agentes.[3,4] Após a interrupção da causa, em geral, o ciclo capilar volta ao normal após poucas semanas e se torna clinicamente aparente em 1 a 3 meses, mas, em alguns casos, pode ser irreversível, embora sem cicatrizes. Pode ocorrer também modificação na textura, na coloração, na espessura ou na ondulação dos fios após o eflúvio anágeno ser resolvido, devido às alterações secundárias no epitélio da bainha interna da raiz do pelo.[3] Como é um processo frequentemente secundário, outros sinais e sintomas orgânicos associados podem ajudar na indicação da causa subjacente.

Quadro 193.1 | Alguns medicamentos que podem desencadear o eflúvio telógeno

- ▶ Ácido valproico
- ▶ Albendazol
- ▶ Alopurinol
- ▶ Amiodarona
- ▶ Anticoagulantes
- ▶ Anticonvulsivantes
- ▶ Captopril
- ▶ Cetoconazol
- ▶ Cimetidina
- ▶ Colchicina
- ▶ Enalapril
- ▶ Estatinas
- ▶ Fenitoína
- ▶ Glibenclamida
- ▶ Hormônios
- ▶ ISRS
- ▶ Interferona
- ▶ Isotretinoína
- ▶ Levodopa
- ▶ Lítio
- ▶ Penicilamina
- ▶ Propiltiouracil
- ▶ Propranolol
- ▶ Sulfassalazina
- ▶ Venlafaxina

ISRS, inibidores seletivos de recaptação da serotonina.
Fonte: Adaptado de Grover e Khurana,[2] Kanwar e Narang[3] e Moghadam-Kia e Franks.[8]

Entre as causas focais não cicatriciais, as mais frequentes são a alopecia areata, a tinha do couro cabeludo e a alopecia por tração.

Alopecia areata

A alopecia areata (AA) é uma das formas mais comuns das doenças inflamatórias autoimunes não cicatriciais associadas à queda de cabelo,[1,5] na qual ocorre uma inflamação em torno dos folículos pilosos mediada pelos linfócitos T, com expressão de diversas citocinas inflamatórias e moléculas pró-apoptóticas.[8] Isto leva à disfunção na integridade do folículo capilar e interfere em seu ciclo normal,[1] forçando-o às fases catágena e telógena.[6] Tem associação com certas doenças autoimunes:[5] até 25% dos casos com tireoidite autoimune, vitiligo e inclusive DM tipo 1 (DM1). Atualmente também existe evidência de estudos com gêmeos monozigóticos acerca da predisposição genética para a manifestação do quadro.[1,5] Nos casos mais graves, pode evoluir com perda de todos os pelos do couro cabeludo (AA total) e até os fios do corpo inteiro (AA universal), sem destruição dos folículos (Figuras 193.5 e 193.6). Afeta igualmente homens e mulheres, em geral, antes dos 40 anos em 70 a 80% dos casos,[5] com impacto psicossocial negativo e mais intenso nestas. Vários fatores podem ser relacionados como desencadeantes dos episódios, como uso de medicamentos, vacinas e infecções. Em muitas pessoas, há evidências de que os transtornos de humor, a ansiedade e o estresse psicológico intenso podem atuar como gatilho. Outros fatores podem estar associados com pior prognóstico e/ou alta probabilidade de recorrência (Quadro 193.2). Até mais da metade das pessoas com anormalidades nas unhas pode desenvolver AA, sendo a mais comum o *pitting* (pequenas depressões na superfície das unhas).[5] Pessoas com outras condições genéticas, como a síndrome de Down, também têm risco aumentado.

Seu curso é caracteristicamente assintomático, com discretas áreas bem delimitadas, lisas, circulares e desprovidas de pelos, que se desenvolvem ao longo de poucas semanas (em contraste com a AAG, que geralmente se desenvolve ao longo de anos). Podem ocorrer prurido, hipersensibilidade, sensação de queimação e/ou dor nos locais antes da queda ocorrer.[8] Os fios pequenos se quebram a poucos milímetros do couro cabeludo – sinal do "ponto de exclamação" – e são mais visíveis nos limites das áreas afetadas[5,15] (Figura 193.7). Essas áreas podem eventualmente coalescer, formando padrões incomuns.

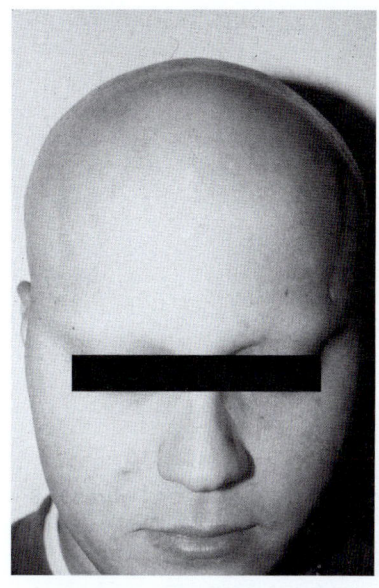

◀ Figura 193.6
Alopecia areata universal.
Fonte: Sampaio e Rivitti.[14]

Quadro 193.2 | **Fatores associados com pior prognóstico e/ou alta probabilidade de recorrência da alopecia areata**

▶ Início na infância
▶ Concomitância de outras doenças autoimunes (atopia, tireoidite de Hashimoto)
▶ Apresentação extensa, especialmente na alopecia total e universal
▶ Padrão em *ofíase* (quando a queda de cabelos se localiza nas laterais e na parte inferior e posterior do couro cabeludo)
▶ História familiar da doença
▶ Onicodistrofias

Fonte: Adaptado de Grover e Khurana,[2] Kanwar e Narang[3] e Moghadam-Kia e Franks.[8]

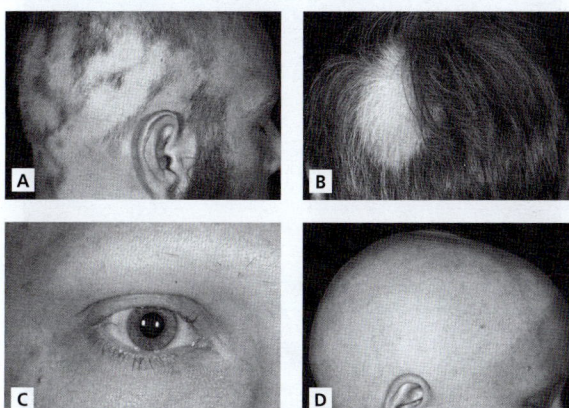

▲ Figura 193.5
Alopecia areata e alopecia total.
Fonte: Habif.[7]

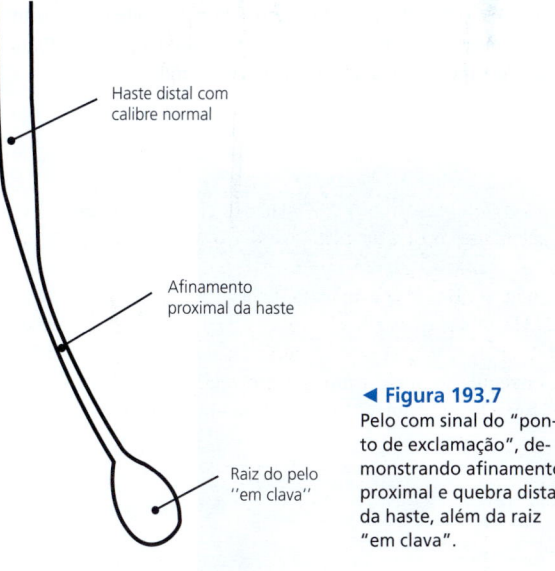

◀ Figura 193.7
Pelo com sinal do "ponto de exclamação", demonstrando afinamento proximal e quebra distal da haste, além da raiz "em clava".

Tinha do couro cabeludo

As dermatofitoses do couro cabeludo são mais frequentes em crianças pequenas e em geral se apresentam como áreas de alopecia arredondadas (Figura 193.8), frequentemente com descama-

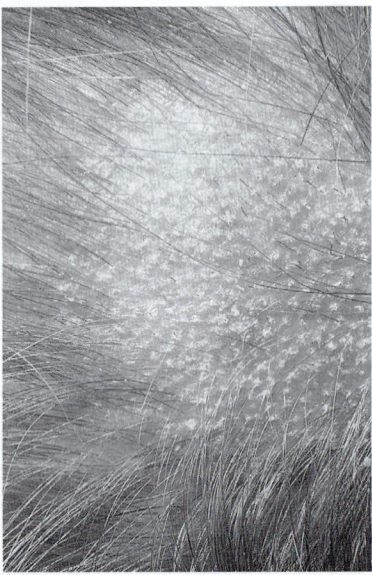

◀ **Figura 193.8**
Tinha do couro cabeludo.
Fonte: Habif.[7]

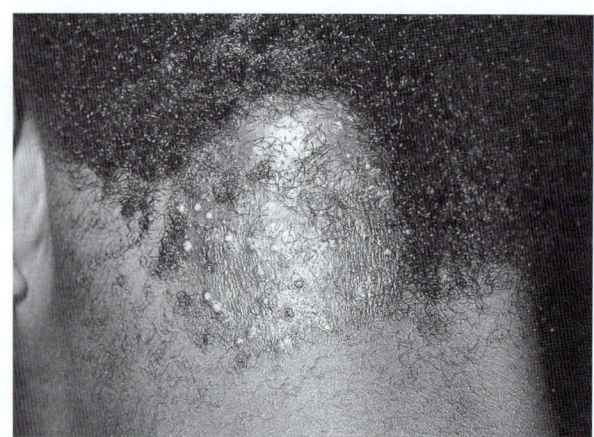

▲ **Figura 193.9**
Kerion.
Fonte: Habif.[7]

ção, eritema e linfadenomegalia.[8] Em adultos, pode ser confundida com dermatite seborreica e outras condições inflamatórias. Os dermatófitos mais prevalentes no Brasil são o *Trichophyton tonsurans* e o *Microsporum canis*.[16] É transmitida pelo contato indireto com fios de cabelo caídos e células descamadas, compartilhamento de chapéus, escovas de cabelos e pentes, ou até pelo contato com animais de estimação infestados.[16] Um estudo concluiu que a linfadenopatia auricular posterior, em combinação com prurido, descamação ou alopecia, tinham alto valor preditivo positivo para uma cultura positiva na tinha do couro cabeludo (*likelihood ratio* positivo: 7.5).[16] Inicialmente, apresenta área única (ou simultânea) de queda dos fios que avança centrifugamente por semanas a meses até cessar o espalhamento, persistindo cronicamente a partir daí. Os fios podem se apresentar com região de quebra (tonsura) perto da base, diferentemente da AA, na qual ocorre afinamento da base do pelo em relação à parte distal.[4,15] Em casos graves de tinha do couro cabeludo, pode haver formação de massa inflamatória, chamada *kerion* (Figura 193.9), que pode deixar cicatriz, com alopecia permanente.[16]

Alopecia por tração

A alopecia por tração ocorre em pessoas que costumam usar penteados com muita tensão na base do pelo (Figura 193.10), mais frequentemente em mulheres afro-descendentes.[15] O trauma continuado pode levar à perda permanente do fio, às vezes com formação de cicatrizes.[17] A tricotilomania, alopecia por tração mais comum na infância, é também um transtorno geralmente relacionado a um quadro psiquiátrico subjacente (p. ex., transtorno obsessivo-compulsivo [TOC]), devendo o diagnóstico e o tratamento ser direcionados quando for possível a sua identificação. Consiste em arrancar os próprios fios de cabelo de forma recorrente, resultando em alopecia visível.[4,8] Em geral, tem predominância no sexo feminino e pode se prolongar ao longo da vida.[18] Os fios tendem a se quebrar em diferentes tamanhos,[6,18] e as áreas de alopecia não são totalmente desprovidas de pelos – ao contrário da AA, que é em geral lisa e sem pelos em fases mais avançadas[5] (Figura 193.11), embora a fratura dos fios possa ocorrer em ambos os casos, com alguma dificuldade para distingui-las nas fases iniciais.[15] O Quadro 193.3 resume as características principais dos diagnósticos diferenciais descritos, que podem auxiliar no diagnóstico.

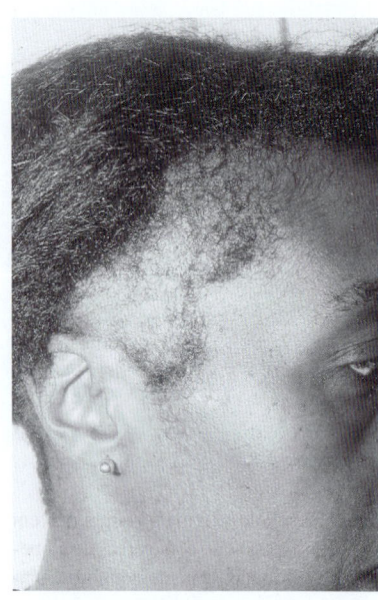

◀ **Figura 193.10**
Penteado com tensão-alopecia por tração.
Fonte: Sampaio e Rivitti.[14]

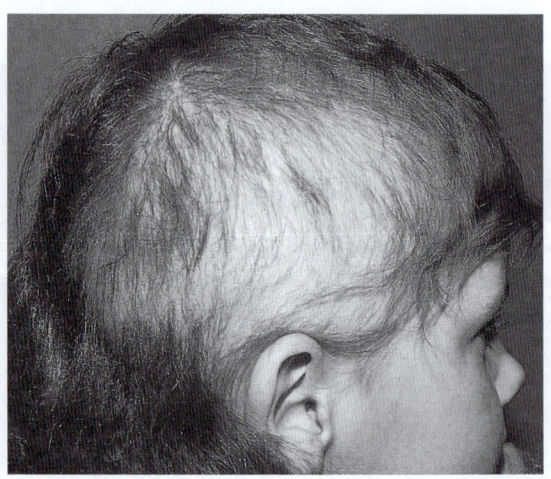

▲ **Figura 193.11**
Tricotilomania.
Fonte: Habif.[7]

Quadro 193.3 | Comparação entre as características dos principais diagnósticos diferenciais de alopecias focal e difusa na atenção primária à saúde

Diagnóstico diferencial	Padrão de alopecia	Característica do fio	Tempo de evolução	Teste da tração	Distribuição da alopecia
Alopecia androgenética	Padrão característico nos homens ("M") e nas mulheres ("árvore de natal"), apesar de outros serem possíveis	Miniaturização das hastes/normais	Lento, de meses a anos	Negativo	Difusa
Tinha do couro cabeludo	Áreas de alopecia circulares, descamativas, eritematosas; presença comum de linfadenomegalias cervicais occipitais	Tonsurados perto da base	Moderado, de semanas a meses	Negativo	Focal
Alopecia areata	Pequenas áreas de alopecia lisas, circunscritas, que podem coalescer	Sinal do "ponto de exclamação"	Rápido, geralmente em poucas semanas	Positivo	Focal/difusa
Eflúvio telógeno	Rarefação difusa dos pelos	Geralmente normais	Rápido, geralmente em algumas semanas	Positivo	Difusa
Tricotilomania	Padrão bizarro e assimétrico de quebra de fios	Quebrados em tamanhos diferentes	Variável	Negativo	Focal

O que fazer

Anamnese

A anamnese deve ser ampla, buscando identificar informações que guiem o raciocínio clínico, sempre sob a óptica do MCCP. Deve-se incluir a história da queda de cabelo: início, tempo de evolução, se o pelo "cai com a raiz" (em geral, ocorre no eflúvio telógeno, na AA e na AAG) ou se é quebradiço (que pode ocorrer, p. ex., na tinha do couro cabeludo, na tricotilomania, no eflúvio anágeno e na agressão química aos fios); seu padrão (focal ou difuso, cicatricial ou não cicatricial), além de se explorarem outros sinais e sintomas no couro cabeludo associados (prurido, queimação, tricodinia, etc.) e alterações na morfologia dos pelos (se estão ficando mais finos).[2,4] Avaliar o medo de "ficar careca", que pode estar oculto, o impacto psicológico e na qualidade de vida da pessoa. Obter também informações sobre autocuidado, cuidados com os cabelos, higiene e produtos de beleza utilizados (calor excessivo frequente, clareamento dos fios, uso de relaxantes químicos, uso prolongado e/ou muito recorrente de "permanentes"), e estilo de cabelo mais comumente utilizado (pensando no padrão de tensão na base do fio). O padrão alimentar deve buscar por desequilíbrios de nutrientes (em especial de ferro e proteínas),[4] incluindo se houve mudanças dietéticas recentes e abruptas, com impacto rápido sobre o peso corporal. Exposições ambientais conhecidas e recorrentes a produtos químicos não devem ser esquecidas. Na história familiar, perguntar sobre casos de alopecia, doenças autoimunes, endocrinopatias, atopia. Na história pregressa, deve-se perguntar sobre doenças (inclusive psiquiátricas), febre alta nos últimos 12 meses, procedimentos cirúrgicos, tratamentos, medicamentos/prescrições, quimioterapia, uso de vitaminas e outros fármacos que não necessitam de prescrição.[3] Sinais e sintomas de doença tireoidiana, desnutrição, distúrbios gastrintestinais, síndromes disabsortivas, histórias reprodutiva e menstrual nas mulheres também devem ser lembrados. O eflúvio pós-parto, por exemplo, pode ocorrer em até 3 meses após o término da gestação, em 30 a 50% das gestações.[2] Na menopausa, a reposição hormonal com progestagênios que têm metabólitos androgênicos, ou testosterona, podem agravar ou causar a queda de cabelo, bem como nos casos de remoção de ambos os ovários.[4] Avaliar os fatores de risco para infecção sexualmente transmissível (IST), como histórico de sífilis e infecção pelo vírus HIV. O tabagismo deve ser abordado, pois há evidência de sua participação na alopecia.

Exame físico

Com boa fonte de iluminação, lente de magnificação (ou dermatoscópio, se disponível), o examinador em pé, e a pessoa inicialmente sentada em uma cadeira (em vez da maca nesta primeira fase do exame físico), a inspeção avalia os óstios foliculares (p. ex., a ausência do óstio folicular é altamente sugestiva de alopecia cicatricial).[4,9] Contra uma folha branca, para aumentar o contraste, percebe-se a cor, o calibre, o comprimento e os pontos de quebra dos fios. Avaliar a densidade e a distribuição dos fios pelo couro cabeludo, comparando as regiões frontal com a occipital, e com as escalas de gravidade da perda de cabelos. A variabilidade do diâmetro dos fios (anisotricose) costuma ser mais elevada nos casos de AAG e AA, com maior predominância da miniaturização uniforme na última, ao contrário da primeira, em que há diferentes graus de afinamento dos fios.[6,15] Nos casos de eflúvio telógeno, por exemplo, as características mais frequentes ao exame físico são a presença de folículos vazios e numerosos fios curtos em crescimento com espessura normal (> 0,03 mm)[15] Embora forneça estimativa grosseira e seja examinador-dependente, o teste da tração deve ser realizado rotineiramente nas pessoas com alopecia. Prendem-se 25 a 50 fios de cabelo entre as polpas digitais do polegar, do indicador e do terceiro dedo, fazendo-se uma tração suave da base até a ponta dos fios, repetindo nas áreas frontal, parietal e occipital. Em geral, a recuperação de 2 a 3 fios nesse teste é normal, sendo considerado anormal acima de 6 fios. Espera-se o teste ser positivo na AA (também na total e universal), no eflúvio anágeno e telógeno.[2–4,8] Nos demais diagnósticos diferenciais, especialmente na AAG, espera-se que seja negativo (Quadro 193.4). Concluindo o restante do exame físico na maca, avalia-se também o pescoço, iniciando pela tireoide, para determinação de seu tamanho e nodularidade, e se há linfadenomegalia cervical, indicativa de infecção no couro cabeludo quando ocorre na região occipital. A avaliação das unhas, buscando por *pitting*, é importante, devido à elevada associação com AA. Nas mulheres, sugere-se examinar a densidade capilar (hirsutismo) em outras áreas do corpo, como extremidades e face, buscando sinais de hiperandrogenismo.[10,13]

Quadro 193.4 | **Principais tratamentos farmacológicos para alopecia, conforme seus diagnósticos diferenciais**

Diagnóstico diferencial	Opção de tratamento	Dose usual	Risco mais frequente	Comentário
Alopecia em padrão feminino	Minoxidil 2% ou 5% (B)	Aplicar 1 mL no couro cabeludo seco, 2x/dia, uso prolongado	Algumas pessoas podem apresentar hipertricose na face e irritação no couro cabeludo	Os efeitos são dose-dependentes e reversíveis com a suspensão do uso
Alopecia em padrão masculino	Minoxidil 2 ou 5% (A)	Aplicar 1 mL no couro cabeludo seco, 2x/dia, uso prolongado	Algumas pessoas podem apresentar hipertricose na face e irritação no couro cabeludo	Os efeitos são dose-dependentes e reversíveis com a suspensão do uso ou diminuição da concentração
	Finasterida 1 mg (A)	Ingerir 1 comprimido ao dia; uso prolongado	Pode ocasionar disfunção erétil em cerca de 2% dos homens; pode também alterar a fertilidade masculina. Monitorar o risco de depressão	Os efeitos são dose-dependentes e reversíveis com a suspensão do uso.
Alopecia areata	Tópico: propionato de clobetazol 0,05% creme (B). Intradérmico: Triancinolona acetonido (B)	Corticoide tópico: aplicar nas áreas afetadas do couro cabeludo, 2x/dia, ocluindo. Intralesional: na diluição de 5 mg/mL, 0,1 mL por local de injeção, com 1 cm de espaçamento entre as aplicações (máx. 3-4mL por sessão)	O uso prolongado pode ocasionar supressão do eixo hipotálamo-hipófise-suprarrenal, atrofia local, foliculite	Evitar uso na face; aguardar pelo menos 3 meses antes de avaliar o efeito
Tinha do couro cabeludo	Griseofulvina ultramicronizada ou micronizada (A)	Ultramicronizada: 10-15 mg/kg/ por dia, por 6-12 semanas. Dose máxima de 750 mg/dia. Micronizada: 20-25 mg/kg por dia, por 6-12 semanas. Dose máxima de 1.000 mg/dia	Evitar o uso em menores de 2 anos e em gestantes	Ingestão com alimentos com teor mais alto de gordura (p. ex., leite integral, pasta de amendoim) aumenta a absorção. Não requer checagem de enzimas hepáticas antes do tratamento
	Cloridrato de terbinafina (A)	Comprimidos de 250 mg. Tratamento de 4-6 semanas, conforme o peso: ▶ 10-20 kg: 62,5 mg/dia ▶ 20-40 kg: 125 mg/dia ▶ acima de 40 kg: 250 mg/dia	Pode provocar *rash* cutâneo e urticária em pessoas sensíveis; alterações gastrintestinais transitórias, cefaleia. Em casos raros, pode haver hepatotoxicidade, leucopenia e granulocitopenia	Ingestão concomitante de alimentos não interfere na absorção. Hepatopatas devem ser cuidadosamente monitorados. Deve ser evitado em nefropatas e hepatopatas. Requer checagem da função hepática antes do início do tratamento
Tricotilomania	Cloridrato de fluoxetina (A)	Cápsulas de 10 e 20 mg. Iniciar com doses baixas (10-20 mg), aumentando gradativamente até 40-60 mg/dia	Pode ocasionar insônia, náuseas, diarreia, sonolência, cefaleia, ansiedade, anorexia, xerostomia, redução da libido, retardo na ejaculação, dispepsia	Considerar falha terapêutica apenas após 10-12 semanas do início do tratamento, se não houver melhora
	Cloridrato de clomipramina (B)	Drágeas de 10, 25 e 75 mg. Iniciar com 25 mg/dia, aumentando até a dose de 100 mg/dia (máximo de 250 mg/dia), dividida ou 1× antes de deitar	Pode ocasionar hipotensão postural, náuseas, vertigem, sonolência, boca seca, constipação intestinal, ganho de peso, redução da libido, retardo na ejaculação	Evitar na fase aguda do infarto agudo do miocárdio; alternativa à fluoxetina

Fonte: Adaptado de Herskovitz e Tosti,[10] Atanaskova Mesinkovska e Bergfeld[13] e Zuuren e colaboradores.[20]

Exames complementares

Não é necessário realizar exames laboratoriais de forma rotineira na avaliação de pessoas com alopecia. Ocasionalmente, alguns exames laboratoriais podem ajudar na avaliação de causas subjacentes e fatores de risco associados à alopecia. A decisão sobre quais testes serão solicitados se baseia essencialmente nos achados obtidos da anamnese e no exame físico.[5] Nas mulheres com perda de cabelo difusa, em homens com apresentação atípica e nas pessoas em que há suspeita de causa subjacente, considerar tireotrofina (tireoideopatia) e hemograma (anemia e infecção).[2,4] Se necessário, estender a propedêutica com ferro sérico, ferritina e capacidade total de ligação do ferro (B).

Se houver história de doenças autoimunes e a avaliação inicial for inconclusiva, considerar solicitação do fator antinuclear, de fator reumatoide e da proteína C-reativa, para descartar causa inflamatória ou doença autoimune. Também conforme critério clínico, avaliar função renal e hepática[8] (B).

Mulheres que apresentarem sinais e sintomas de hiperandrogenismo, como irregularidades menstruais, infertilidade, acne, virilização ou galactorreia, podem ser avaliadas inicialmente com testosterona livre, sulfato de desidroepiandrosterona e prolactina.[13] Outros exames podem incluir 17-hidroxiprogesterona, hormônio luteinizante, hormônio folículo-estimulante e cortisol (B), de acordo com a necessidade.[4] A causa mais comum de hiperandrogenismo na APS é a síndrome dos ovários policísticos.[10] Em pessoas com alopecia focal, a análise do raspado de pele do couro cabeludo e/ou amostras de fios, com o hidróxido de potássio a 10% (KOH 10%), levados ao microscópio, podem evidenciar hifas de M. Canis e esporos de T. tonsurans nos casos duvidosos[16] (Figura 193.12) (B). Nos casos em que houver pústulas ou sinais infecciosos locais, uma cultura bacteriana também deve ser solicitada.[4] Sem linfadenomegalias, a infecção por dermatófitos é menos provável e um teste confirmatório é indicado. A cultura para fungos também está indicada nos casos em que houver falha terapêutica empírica, para se identificar o microrganismo e sua espécie.[16]

Lâmpada de Wood (luz negra)

Nos casos suspeitos de tinha do couro cabeludo, a luz negra pode auxiliar na definição do agente etiológico, uma vez que o *M. canis* geralmente fluoresce na cor verde, e o *T. tonsurans* não fluoresce na presença dessa luz. Este instrumento pode ser aliado importante nos diagnósticos diferenciais de lesões hiper/hipopigmentadas e outras infecções de pele[16] (B).

Nos indivíduos sob risco, *veneral disease research labratory* (VDRL) e anti-HIV devem ser oferecidos (a fim de se descartar sífilis/alopecia sifilítica[6] e infecção pelo vírus HIV) (C).

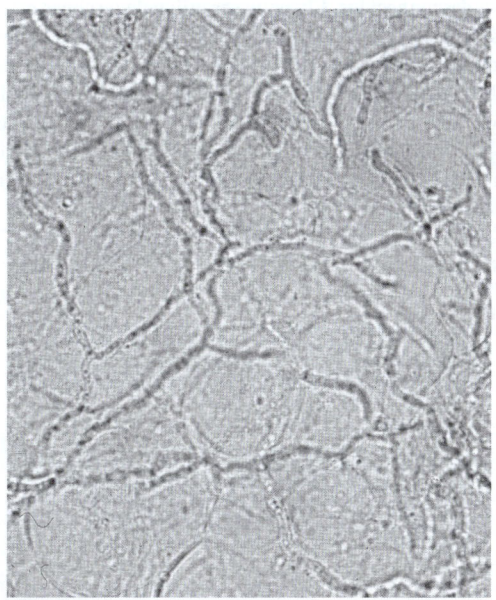

▲ **Figura 193.12**
Exame do KOH.
Fonte: Habif.[7]

Se houver sinais de desnutrição, distúrbio gastrintestinal ou síndrome disabsortiva, considerar dosagens de vitamina B[12], vitamina D, zinco e albumina.[5] Quanto mais prolongada for a alopecia, mais provável será a detecção de deficiências no sangue (C).

Casos em que a biópsia do couro cabeludo for necessária devem ser referenciados ao especialista focal.[4,9]

Conduta proposta

Tratamento

O tratamento das alopecias depende da causa subjacente. De forma geral, os tratamentos podem atuar em uma ou mais das seguintes categorias: modificando a duração do ciclo capilar (duração da fase anágena, telógena ou momento da exógena); modificando o tamanho do folículo (terminal, *velus* ou intermediário); normalizando a densidade dos folículos capilares (número de folículos por unidade de área); e/ou removendo a causa subjacente que desencadeou o problema, quando possível (permitindo regeneração dos folículos danificados).[1] Em grande parte dos casos, como na alopecia em padrão masculino/feminino, a opção por não se tratar com medicamentos pode ser inclusive uma alternativa, uma vez que seus resultados nem sempre são satisfatórios e os tratamentos são por vezes dispendiosos e prolongados. As opções terapêuticas possíveis devem ser discutidas de forma individualizada, com avaliação das expectativas das pessoas, informação sobre os resultados esperados, do tempo mínimo para avaliação do resultado, dos efeitos adversos mais comuns e, quando possível, sobre os custos. Medidas não farmacológicas (estéticas) também podem ser consideradas (D), como uso de perucas, apliques, novos estilos de se pentear, colorir os cabelos e produtos de beleza que promovam melhores efeitos estéticos,[9,19] sendo mais efetivos nas mulheres do que nos homens. Nesses, a adoção de outros estilos de corte do cabelo (como "barbear" o couro cabeludo) podem ser mais esteticamente aceitáveis por algumas pessoas. O transplante de fios de cabelo e cirurgias de redução da área de alopecia definitiva são opções em pessoas com quadros já irreversíveis, uma vez que as lesões e as causas subjacentes estejam resolvidas e estabilizadas,[9,19] com resultados mais satisfatórios em homens do que em mulheres.[10] De qualquer forma, deve-se estimular a adoção de hábitos de vida saudáveis, cessação do tabagismo e dieta adequada para suprimento das quantidades diárias necessárias de minerais, vitaminas e proteínas.[10] Devem-se avaliar os sentimentos, as ideias, as expectativas e o impacto na funcionalidade psicossocial da pessoa. O apoio psicológico é fundamental e deve ser abordado em todos os casos (B). O Quadro 193.4 resume as principais alternativas farmacológicas.

Na alopecia em padrão feminino, o tratamento farmacológico com o minoxidil (B) é o único aprovado pela Food and Drug Administration (FDA), nos EUA, em mulheres acima de 18 anos não grávidas, com essa manifestação,[10,20] com preferência atual para a dose de 5%.[13] As que apresentarem sinais de hiperandrogenismo podem ter resultados mais limitados com o medicamento tópico. Para essas, oferecer a espironolactona (C) pode retardar a alopecia, bem como o uso de anticoncepcionais orais combinados contendo ciproterona, ou a flutamida[10,13] (C). O uso da finasterida não é indicado para mulheres. Com relação ao uso da dutasterida, os dados na literatura ainda são limitados.[10] Na alopecia em padrão masculino, o minoxidil tópico 2 e 5% (A), 2 vezes ao dia, e a finasterida oral, dose única diária (A), são os únicos tratamentos aprovados pela FDA norte-americana para homens acima de 18 anos, de acordo com a preferência posológica e a via de administração. Não há evidência atualmente que comprove o aumento na eficácia com a terapia dupla, tampouco a eficácia maior de um sobre o outro. Alguns estudos sugeriram associação do uso da finasterida com risco de indução de depressão e ideação suicida, devendo-se avaliar com critério o uso em indivíduos com alto risco para a doença.[21] Também há algumas evidências indicando que mesmo em doses baixas, a finasterida pode causar redução reversível na contagem de espermatozoides. Em homens que se preocupem com a fertilidade e naqueles em que há subfertilidade com oligospermia, a medicação não deve ser utilizada.[22] Comparada com a finasterida, a dutasterida é um inibidor da 5-α-redutase mais potente, mas os dados na literatura atual para a sua indicação como tratamento de escolha na AAG ainda são escassos.[10] Também não deve ser utilizado em mulheres em idade fértil. Nos casos de alopecia por tração, deve-se buscar a eliminação da fonte de tensão do fio, como mudar a técnica de estilizar os cabelos para alternativas que diminuam a força sobre a raiz do pelo, bem como evitar o uso de produtos químicos em excesso.[17] Na tricotilomania, existem algumas evidências a favor do uso da fluoxetina (A) ou da clomipramina (B), associadas ou não à terapia cognitivo-comportamental (TCC)[18] (B). A N-acetilcisteína, na dose de 1.200 a 2.400 mg/dia, pode ser também utilizada como terapêutica adjuvante (B). O tratamento do eflúvio telógeno envolve a remoção da causa subjacente (quando identificável) ou a correção das condições clínicas precipitantes (p. ex., hipotireoidismo, medicações, hiperandrogenismo, etc.). É importante tranquilizar a pessoa sobre a reversão do quadro após a cessação do estímulo, o que, em geral, ocorre de 3 a 6 meses após.[2] Nenhuma suplementação vitamínica é indicada na ausência de uma deficiência comprovada. Nos casos de eflúvio anágeno induzido por quimioterápicos, terapêuticas preventivas produzem melhor efeito do que aquelas após a queda dos fios. A hipotermia do couro cabeludo (menor do que 24 °C) induzida por medidas que resfriam ativamente a região, por exemplo, é uma das formas mais utilizadas em alguns casos durante a infusão de quimioterápicos de meia-vida curta e rápida metabolização do organismo. Nem sempre é bem tolerada pelos indivíduos.[3] A utilização do minoxidil (A) tópico (2 e 5%) duas vezes ao dia pode ajudar no recrescimento mais rápido dos cabelos, mas não impede sua queda durante a quimioterapia. A medida mais importante, entretanto, é a educação da pessoa sobre a inevitabilidade da perda de cabelo (temporária na maioria das vezes), a abordagem de suas expectativas e o encorajamento contínuo durante o tratamento quimioterápico, quando for este o caso, bem como da evolução natural do ciclo capilar após o término do tratamento, embora os cabelos possam retornar com alterações em suas características, conforme descrito. Manter os cabelos curtos ou raspados traz melhoria no aspecto, protegendo o couro cabeludo com coberturas (algo que tem seleção e adesão individualizada em cada pessoa) e principalmente evitando sua exposição ao sol e ao frio.[3] Na AA, há poucos estudos randomizados e controlados de boa qualidade sobre o tratamento. O curso natural da doença pode ser imprevisível, com algumas pessoas apresentando um único episódio ao longo da vida, ao passo que outras, múltiplos episódios.[5] A conduta expectante pode ser uma opção terapêutica, uma vez que cerca de 80% dos casos leves ou com menos de 40% de área de queda dos fios apresentam recrescimento em até 12 meses sem tratamento medicamentoso,[5,19] frequentemente se apresentando hipopigmentados de forma temporária ou definitiva.[8] Ocorrendo em áreas localizadas do couro cabeludo, sugere-se injeção intralesional (a cada 4-6 semanas) ou aplicação tópica com corticoides de alta potência (B), como o clobetazol 0,05%, de acordo com a preferência da pessoa, evitando-se o uso em mulheres grávidas ou em lactação. A triancinolona acetonido (B), nas concentrações entre 2,5 a 10 mg/mL, é a forma injetável mais utilizada.[19] Ainda como alternativa, pode-se usar o minoxidil (B) 5% tópico como adjuvante aos anteriores, da mesma forma como é utilizado na alopecia padrão feminino. Os resultados dificilmente são vistos antes de 3 meses de tratamento (em geral, até 12 meses). Nos casos em que já houver evidência de recrescimento de pelos, não se deve iniciar o tratamento.

Na tinha do couro cabeludo, ambos os dermatófitos respondem bem ao mesmo tratamento. Crianças que se apresentem com prurido, descamação ou alopecia no couro cabeludo associada com linfadenomegalia occipital ou auricular posterior podem ser tratadas empiricamente.[16] A griseofulvina (A) é a medicação de escolha, embora a terbinafina (A) (também o fluconazol/itraconazol) apresente eficácia semelhante contra o *Trichophyton*. Apesar de serem mais caros, esses medicamentos têm menor duração de tratamento e são alternativas para as pessoas alérgicas à griseofulvina. Nos casos suspeitos e confirmados por *Microsporum*, a griseofulvina demonstrou-se superior à terbinafina como terapêutica.[23] O tratamento da causa subjacente resolve o *kerion* nos casos mais graves, então a antibioticoterapia não deve ser prescrita rotineiramente.[16] O uso de corticoides intralesionais pode melhorar o desconforto, mas ainda não há evidência científica que apoie o seu uso concomitante rotineiramente. Novas evidências têm surgido a respeito de algumas terapias não farmacológicas. Uma delas é o uso laser de baixa intensidade, fotobiomodulação ou fotobioestimulação, que tem demonstrado eficácia no aumento da densidade capitar terminal,[10,24] embora ainda com resultados inferiores aos do minoxidil e da finasterida em ensaios clínicos com duração maior do que 1 ano. Dispositivos que emitem este tipo de luz têm demonstrado resultados favoráveis em homens, com alguns estudos demonstrando resultados semelhantes em mulheres.[25] Os mecanismos pelos quais esta terapia produz seus efeitos ainda são desconhecidos. Ela pode ser utilizada (escovas ou capacetes/bonés com a tecnologia integrada) de maneira adjuvante aos demais tratamentos tópicos,[13] uma vez ao dia, com baixa incidência de efeitos colaterais reversíveis – que estão mais relacionados à irritação da pele do couro cabeludo, quando ocorrem. O comprimento de onda mais adequado e os parâmetros dosimétricos ótimos ainda precisam ser melhor estabelecidos.[26]

Dicas

▶ Para facilitar a compreensão da percepção da pessoa sobre sua queda de cabelo, pode-se recorrer à coleta seriada dos fios que caíram.[2] Pede-se à pessoa que recolha todos os fios de cabelo desprendidos no dia em que não lavar a cabeça, desde que acordou até à hora em que for dormir, acondicionando-os em um saco plástico transparente, anotando a data da coleta. Este procedimento deve ser repetido uma vez a cada 2 semanas, durante 8 semanas, com cada ciclo de coleta em um saco individual. Ao término das 8 semanas, a pessoa deve levar ao seu médico em consulta, que, por sua vez, faz uma estimativa visual da quantidade recolhida em cada dia, em vez de contar o número de fios. O comprimento médio dos fios deve ser anotado antes do início das coletas para que seu volume possa ser corretamente avaliado.[4]

▶ Devido à demora na resposta terapêutica na AAG feminina, o acompanhamento, por meio de fotografias e escalas clínicas padronizadas da gravidade do quadro, é bastante útil, tanto para a pessoa quanto para o médico de família e comunidade. Embora existam outras opções, as escalas de Ludwig (para mulheres) e Norwood/Hamilton (para homens) são as mais utilizadas para avaliação objetiva da gravidade do caso e para acompanhamento da evolução do tratamento (ver Figuras 193.3 e 193.4).

▶ É muito importante oferecer outro método contraceptivo em substituição ao hormonal quando houver suspensão deste para avaliação laboratorial do hiperandrogenismo.

▶ Na tinha do couro cabeludo, deve-se evitar compartilhar fômites da pessoa afetada, pois a transmissão entre familiares ou colegas de escola/trabalho é bastante frequente.[4] As roupas devem ser lavadas com água quente, e as escovas de cabelo/pentes devem ser limpos com água sanitária e lavados a seguir. Caso a transmissão de M. canis seja a suspeita, os animais de estimação devem ser também avaliados pelo médico veterinário.[16] No tratamento da AA, deve-se explicar à pessoa que, apesar de poderem promover recrescimento dos pelos, os medicamentos não curam a doença, nem previnem a recorrência e que a doença tem curso imprevisível.[5,22] O apoio contínuo e longitudinal na atenção primária é fundamental nesses casos. Evitar usar o termo "careca" para as mulheres, exceto nos casos em que se puder dizer "você não irá ficar careca". Alopecia em padrão feminino raramente evolui para perda total do cabelo.

▶ É recomendável o uso de filtro solar para proteção das áreas sem pelos (D).

Quando referenciar

Sugere-se referenciamento para especialistas focais/atenção secundária nos seguintes casos:

- Casos de alopecia cicatricial.
- AAG em adolescentes e crianças sem sinais de puberdade precoce.
- Casos de AA extensa (área de perda maior do que 50%), bem como nas formas total e na universal.
- Casos de AA em crianças e mulheres gestantes. Falha nas terapêuticas intralesional ou tópica na AA.
- Evidência laboratorial de hiperandrogenismo, quando a investigação e o manejo não puderem ser feitos na APS.
- Necessidade de realização de biópsia.
- Casos com doenças subjacentes que necessitem de acompanhamento na atenção secundária.
- Pessoa com desejo de recorrer aos implantes de cabelo como opção terapêutica.
- Apresentações atípicas, incerteza diagnóstica e evolução desfavorável. Alopecia em pessoas imunocomprometidas.

Erros mais frequentemente cometidos

Devido às importantes implicações psicológicas negativas e ao diagnóstico pelo exame clínico bem conduzido, são ressaltadas as seguintes "armadilhas":

▶ Deixar de aplicar o MCCP, focando-se apenas no problema capilar.

▶ Solicitar exames complementares nos casos em que o diagnóstico é evidente e não direcionado pelo exame clínico.

▶ Referenciar a pessoa ao especialista focal sem esgotar uma avaliação pormenorizada racional para as causas mais comuns, salvo exceções.

Prognóstico e complicações possíveis

Na AAG, a perda progressiva dos pelos pode levar anos, caso não haja tratamento, com áreas lisas que dificilmente respondem aos medicamentos.

ÁRVORE DE DECISÃO

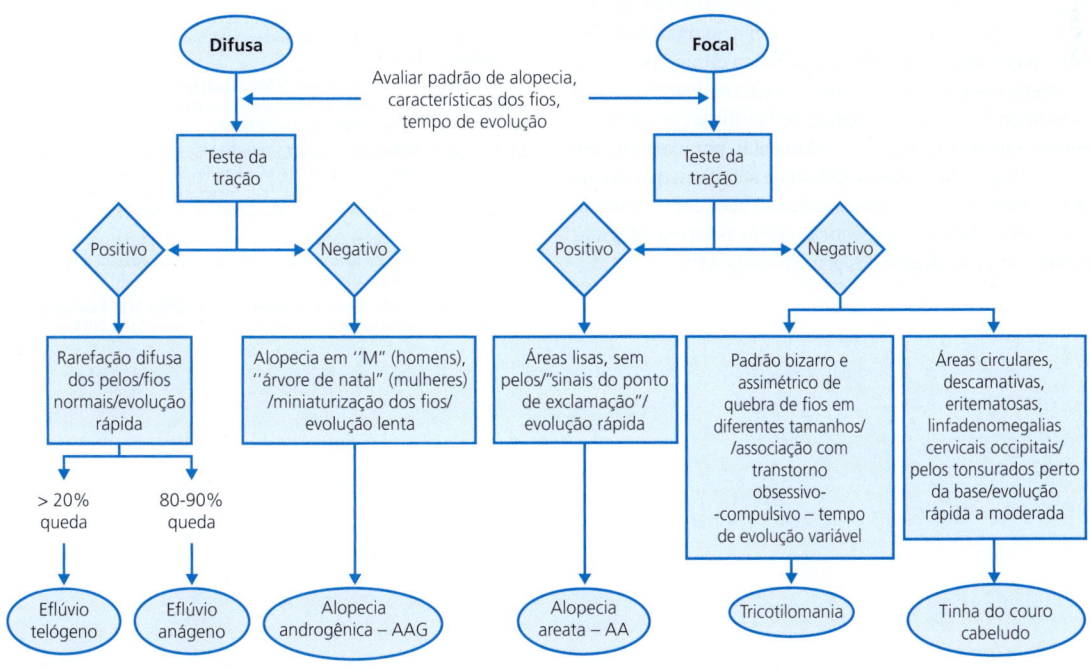

▲ Figura 193.13
Fluxograma para diagnóstico de alopecia não cicatricial na atenção primária à saúde.

As pessoas com mais chances de sucesso no tratamento são as que o fazem no começo do processo e quando este já não esteja avançado. Em alguns casos de eflúvio anágeno, o recrescimento pode não ser completo. Na AA, o curso da doença é imprevisível. Cerca de 50% das pessoas com pequenas áreas de alopecia circunscritas podem ter recrescimento dos fios em até 1 ano, mas a recorrência é comum. Pequena parte dos indivíduos desenvolve AA total ou universal. A tinha do couro cabeludo que evolui para o *kerion,* em raras situações, pode ser complicada por infecção secundária estafilocócica, que se resolve com o tratamento da dermatofitose subjacente, podendo entretanto deixar cicatrizes.[16] Nas alopecias por tração, se a tensão tiver ocorrido por muito tempo, a cicatrização pode comprometer a raiz do pelo.

Atividades preventivas e de educação

As pessoas devem ser orientadas sobre o ciclo básico capilar, pois esse entendimento pode facilitar a aceitação do longo prazo de espera (em geral, 6-12 meses) até que os resultados sejam visíveis, bem como na adesão terapêutica. É importante desmistificar que a lavação dos cabelos com muita frequência aumenta a queda de cabelo ou que o seu tamanho influencia na queda. Os cabelos podem ser lavados com a frequência desejada, bem como serem orientadas sobre seus cuidados básicos. Por fim, deve-se também informar que a suspensão dos medicamentos faz cessar os benefícios (bem como as reações adversas), com a possibilidade de alopecia rebote. Embora efetivos na maioria das vezes, os resultados podem ser insatisfatórios.

Papel da equipe multiprofissional

A equipe multiprofissional pode ter grande apoio nos quadros de alopecia. Casos em que se observe grande impacto funcional secundário ao quadro emocional e os casos de tricotilomania que se beneficiam de psicoterapia podem ser referenciados ao psicólogo. Nos casos em que o quadro é secundário a deficiências nutricionais específicas, em especial pessoas que tiveram grande emagrecimento após dietas altamente restritivas ou submetidas à cirurgia bariátrica, a avaliação nutricional pode desempenhar papel importante. O farmacêutico clínico pode ajudar a pessoa na seleção entre as possíveis alternativas prescritas pelo seu médico. Junto com o médico de família e comunidade, o enfermeiro também tem papel fundamental, por exemplo, em ajudar na promoção da educação em saúde sobre seu quadro, na orientação sobre cuidados com os cabelos, bem como ajudá-lo na adesão às modalidades terapêuticas estéticas farmacológicas e não farmacológicas, dentro dos princípios da APS.

REFERÊNCIAS

1. Breitkopf T, Leung G, Yu M, Wang E, McElwee KJ. The basic science of hair biology: what are the causal mechanisms for the disordered hair follicle? Dermatol Clin. 2013;31(1):1-19.

2. Grover C, Khurana A. Telogen effluvium. Indian J Dermatol Venereol Leprol. 2013;79(5):591-603.

3. Kanwar AJ, Narang T. Anagen effluvium. Indian J Dermatol Venereol Leprol. 2013;79(5):604-612.

4. Jackson AJ, Price VH. How to diagnose hair loss. Dermatol Clin. 2013;31(1):21-28.

5. Spano F, Donovan JC. Alopecia areata: Part 1: pathogenesis, diagnosis, and prognosis. Can Fam Physician. 2015;61(9):751-755.

6. Childs JM, Sperling LC. Histopathology of scarring and nonscarring hair loss. Dermatol Clin. 2013;31(1):43-56.

7. Habif TP. Dermatologia clínica: guia colorido para diagnóstico e tratamento. 4. ed. Porto Alegre: Artmed; 2005.

8. Moghadam-Kia S, Franks AG Jr. Autoimmune disease and hair loss. Dermatol Clin. 2013;31(1):75-91

9. Otberg N. Primary cicatricial alopecias. Dermatol Clin. 2013;31(1):155-66.

10. Herskovitz I, Tosti A. Female pattern hair loss. Int J Endocrinol Metab. 2013;11(4):e9860.

11. Amoretti A, Laydner H, Bergfeld W. Androgenetic alopecia and risk of prostate cancer: a systematic review and meta-analysis. J Am Acad Dermatol. 2013;68(6):937-943.

12. Keum N, Cao Y, Lee DH, Park SM, Rosner B, Fuchs CS, et al. Male pattern baldness and risk of colorectal neoplasia. Br J Cancer. 2016;114(1):110-117.

13. Atanaskova Mesinkovska N, Bergfeld WF. Hair: what is new in diagnosis and management? Female pattern hair loss update: diagnosis and treatment. Dermatol Clin. 2013;31(1):119-27.

14. Sampaio SAP, Rivitti EA. Dermatologia. 4. ed. São Paulo: Artes Médicas; 2018.

15. Miteva M, Tosti A. Hair and scalp dermatoscopy. J Am Acad Dermatol. 2012;67(5):1040-1048.

16. Kelly BP. Superficial fungal infections. Pediatr Rev. 2012;33(4):e22-37.

17. Haskin A, Aguh C. All hairstyles are not created equal: what the dermatologist needs to know about black hairstyling practices and the risk of traction alopecia (TA). J Am Acad Dermatol. 2016;75(3):606-611.

18. Kuhn H, Mennella C, Magid M, Stamu-O'Brien C, Kroumpouzos G. Psychocutaneous disease: clinical perspectives. J Am Acad Dermatol. 2017;76(5):779-791.

19. Spano F, Donovan JC. Alopecia areata: Part 2: treatment. Can Fam Physician. 2015;61(9):757-61.

20. van Zuuren EJ, Fedorowicz Z, Carter B, Andriolo RB, Schoones J. Interventions for female pattern hair loss. Cochrane Database Syst Rev. 2012;(5):CD007628.

21. Irwig MS. Depressive symptoms and suicidal thoughts among former users of finasteride with persistent sexual side effects. J Clin Psychiatry. 2012;73(9):1220-1223.

22. Samplaski MK, Lo K, Grober E, Jarvi K. Finasteride use in the male infertility population: effects on semen and hormone parameters. Fertil Steril. 2013;100(6):1542-1546.

23. Gupta AK, DrummondMain C. Metaanalysis of randomized, controlled trials comparing particular doses of griseofulvin and terbinafine for the treatment of tinea capitis. Pediatr Dermatol. 2013;30(1):1-6.

24. Jimenez JJ, Wikramanayake TC, Bergfeld W, Hordinsky M, Hickman JG, Hamblin MR, et al. Efficacy and safety of a low-level laser device in the treatment of male and female pattern hair loss: a multicenter, randomized, sham device-controlled, double-blind study. Am J Clin Dermatol. 2014;15(2):115-127.

25. Lanzafame RJ, Blanche RR, Chiacchierini RP, Kazmirek ER, Sklar JA. The growth of human scalp hair in females using visible red light laser and LED sources. Lasers Surg Med. 2014;46(8):601-607.

26. Avci P, Gupta GK, Clark J, Wikonkal N, Hamblin MR. Low-level laser (light) therapy (LLLT) for treatment of hair loss. Lasers Surg Med. 2014;46(2):144-151.

CAPÍTULO 194

Prurido

Rodrigo de Novaes Lima

Aspectos-chave

▶ A extensa maioria dos casos de prurido identificados em ambulatório pode ser conduzida satisfatoriamente pelo médico de família e comunidade.

▶ Exames como o teste de contato são úteis, mas sua ausência não impede que a maioria dos casos seja tratada com êxito.

▶ A abordagem diagnóstica da pessoa com prurido embasa-se, na maioria das vezes, em anamnese e exame físico.

▶ O tratamento sistêmico com corticosteroides deve ser criterioso, restrito aos casos com maior acometimento e com período de duração definido.

Caso clínico

Sr. José, 79 anos, veio à consulta para trocar sua receita de medicamentos para hipertensão. Na ocasião, queixou-se de prurido nos membros. Fumara por mais de 20 anos, interrompendo o vício há mais de 10. Não apresenta comorbidades, com exceção de hipertensão arterial. Nega perda de peso ou outras sintomatologias. Não faz uso de protetor solar. Ao exame, apresenta pele branca e olhos claros. Não se identificam outros achados, exceto discreto ressecamento do tegumento e lesões tipo máculas bem delimitadas em braço direito. Quando questionado, refere que elas existem há mais de 10 anos.

Teste seu conhecimento

1. Qual é a conduta mais recomendada para o Caso clínico descrito?
    a. Solicitar exames laboratoriais, pelo risco de que os sintomas estejam relacionados à doenças sistêmicas
    b. Tratar com ivermectina, pela alta prevalência de escabiose na população
    c. Orientar o uso de hidratante, protetor solar e sabonete neutro
    d. Solicitar avaliação do dermatologista para acompanhamento das máculas em membros

2. Qual das doenças a seguir é uma causa comum de prurido em âmbito ambulatorial?
    a. Dermatite atópica
    b. Dermatite de contato
    c. Micose superficial
    d. Todas as alternativas

3. Quando devem ser solicitados exames nos pacientes com prurido?
    a. Preferencialmente na ausência de manifestações cutâneas
    b. Quando os pacientes apresentarem vesículas
    c. Os exames devem ser solicitados em todos os pacientes com sintomas compatíveis com doenças sistêmicas
    d. Quando se identificarem condições clínicas associadas, como o tabagismo e o uso de drogas

4. Qual o tratamento mais recomendado para um caso de dermatite de contato?
    a. Afastamento do desencadeante e corticoides tópicos
    b. Afastamento do irritante ou alergênico, corticoides tópicos e antibioticoterapia profilática
    c. Hidratantes e anti-histamínicos crônicos
    d. Corticoterapia sistêmica

5. Que exame não deve ser pedido habitualmente na suspeita de prurido de origem sistêmica?
    a. Dosagem de transaminases
    b. Hemograma
    c. Creatinina sérica
    d. Complementenemia

Respostas: 1C, 2D, 3A, 4A, 5D

Do que se trata

O prurido é uma sensação desagradável que provoca na pessoa o desejo de se coçar. Ele é um dos sintomas mais prevalentes entre as pessoas que frequentam as unidades de saúde com queixas dermatológicas, acometendo todas as idades e cujas causas variam de acordo com as condições socioeconômicas e com a faixa etária das pessoas examinadas.

O conhecimento acerca da fisiopatologia do prurido evoluiu muito. A sua modulação está diretamente relacionada à sua etiologia. A via de transmissão do prurido, hoje identificada, corresponde às fibras C aferentes não mielinizadas.[1] Os mecanismos relacionados aos pruridos envolvem múltiplas estruturas no córtex e na medula, bem como mediadores, como acetilcolina, histamina, catecolaminas, citocinas, endotelinas, proteases e prostaglandinas.

Estudos descritivos apontaram aumento da prevalência de prurido crônico com a idade. Em um estudo com mais de 11 mil pessoas na Alemanha, demonstrou-se aumento da prevalência de prurido crônico com a idade. Em torno de 12,3% da população que possuía entre

16 e 30 apresentava prurido crônico, ao passo que na população entre 61 e 70 anos, a prevalência do achado alcançou 20,3%.[2]

Classificação

As causas do prurido dividem-se de acordo com a forma de apresentação aguda (sintomas por menos de 6 semanas) ou crônica (sintomas por mais de 6 semanas).[1]

O prurido crônico pode ser classificado, de acordo com as alterações cutâneas, em: prurido na pele inflamada com doença primária; prurido na pele não inflamada ou normal; prurido decorrente de lesões secundárias pelo ato de coçar.

Com base no local de geração dos estímulos, o prurido pode ser classificado em:[1,3]

- **Prurido dermatológico.** Relacionado à ativação de pruritorreceptores epidérmicos e dérmicos (p. ex., na urticária, na xerose cutânea, na escabiose).
- **Prurido sistêmico.** Relacionado a doenças que acometem órgãos, por exemplo, o rim, o fígado, o sangue (linfoma de Hodking) e ao uso de medicamentos.
- **Prurido neurológico.** Por ativação de algum dos componentes da via do prurido (p. ex., na esclerose múltipla, nos tumores cerebrais e no prurido braquial por compressão de raízes nervosas do plexo braquial).
- **Prurido psicogênico.** Associado a transtornos mentais, como a esquizofrenia ou a depressão.
- **Prurido de etiologia mista.** Relacionado a condições em que muitas causas podem estar presentes (p. ex., no prurido pós-queimadura, relacionado a lesões cutânea e neurológica, e em pacientes com HIV, em que podem estar presentes a foliculite eosinofílica, a xerose e a escabiose superajuntadas).
- **Prurido de etiologia desconhecida.**

Entre as várias patologias que cursam com prurido destacam-se, quanto à frequência: a dermatite atópica, a dermatite de contato, o eczema (ver Cap. 197, Eczema), a urticária, as infecções de pele (Cap. 203, Celulites e piodermites), as micoses superficiais (Cap. 204, Micoses e onicomicoses), o líquen simples crônico e o líquen plano, a dermatite seborreica, a pitiríase rósea, grande parte das doenças exantemáticas da infância, a escabiose, a pediculose e outras infestações (Cap. 201, Escabiose e pediculose), a psoríase (Cap. 206, Psoríase), o prurido senil, alguns tipos de farmacodermia e as patologias sistêmicas, abordadas mais adiante.[4]

O que fazer

Anamnese

Na avaliação de uma pessoa com prurido, como apontado, é importante distinguir sua duração entre aguda ou crônica (mais do que 6 semanas). Deve-se investigar o caráter abrupto ou insidioso do seu início, a localização, a duração, os fatores de piora e a melhora do sintoma. Nessa abordagem inicial, o médico de família e comunidade deve identificar se o quadro trata-se de prurido localizado (de etiologia dermatológica) ou de prurido generalizado (presente em problemas de pele e em doenças sistêmicas).

Nos pacientes com prurido crônico, é essencial saber se a pele possui aspecto normal ou não.[5] As lesões primárias, quando existem, devem ser diferenciadas daquelas decorrentes do ato de coçar. Se a pessoa apresenta lesões primárias, o diagnóstico deve ser amparado na característica das lesões, no anatomopatológico das lesões ou em exames complementares apontados adiante, quando necessários.

O médico de família deve atentar para a presença de outros sintomas concomitantes, doenças coexistentes e outros problemas clínicos eventualmente presentes. Então, deve se investigar a associação com medicamentos possivelmente causadores dos sintomas. Nesse caso, é aconselhável a investigação da relação de cada medicamento utilizado com o sintoma. O prurido associado a lesões cutâneas e ao uso de medicamentos chama-se farmacodermia. Entre crianças, é comumente causado por antibióticos, antineoplásicos, corticosteroides, anticonvulsivantes e psicofármacos.[6] Entre os adultos, por analgésicos, antipiréticos, anti-inflamatórios, antibióticos antineoplásicos e diuréticos. A farmacodermia cursa, em algumas situações, com prurido, sendo muitas vezes subdiagnosticada ou confundida com as doenças exantemáticas da infância em crianças. Seu início é sempre abrupto, em minutos ou horas.

Numerosas doenças sistêmicas podem cursar com prurido, como doenças hepáticas (predominantemente obstrutiva), prurido da pele senil, doença renal, hipertireoidismo, diabetes melito (DM), síndromes carcinoides, linfomas e leucemias, policitemia vera e ancilostomíase. Grande parte das patologias sistêmicas não tem lesão que as caracterize, firmando-se o diagnóstico nos sintomas e sinais da doença de base respectiva.

Se nenhum achado da história, do exame físico ou dos exames laboratoriais apontar a etiologia do prurido, deve-se atentar para a possibilidade de que o prurido tenha causa psicogênica. Esse quadro acomete frequentemente a pele do couro cabeludo (mas pode apresentar-se em qualquer lugar do corpo) e pode estar associado a outras sintomatologias que remetem, no conjunto do quadro, à saúde mental, como dispepsia, taquicardia, etc. Deve, no entanto, constituir-se em diagnóstico de exceção.

O sumário das principais causas está listado no Quadro 194.1.

A dermatite atópica é uma das mais prevalentes causas de prurido em crianças e adultos na prática do médico de família e comunidade. Pode ter caráter agudo, subagudo e crônico, de início na lactância. Seus componentes mais importantes são a pele seca e o prurido. Os pacientes devem ser inquiridos em sua história pessoal sobre doenças como asma e rinite alérgica. Ainda para auxiliar o diagnóstico, deve-se investigar atopia nos familiares. Normalmente, as pessoas apresentam piora no inverno e melhora no verão (ver Quadro 194.2).

A dermatite de contato é uma dermatose inflamatória frequente, causada por agentes externos em contato com a pele. Acredita-se que o contato de substâncias com a pele possa lesioná-la por fenômenos irritativos, alergênicos, fotoalérgicos e fototóxicos, sendo os dois últimos semelhantes aos primeiros, com a diferença de serem catalisados pela luz solar (A).[7]

A dermatite seborreica é uma doença igualmente comum no ambulatório. Os picos de incidência concentram-se nos primeiros meses de vida, na puberdade e na vida adulta, época em que se encontram a grande maioria dos casos. Existe uma discreta predileção da moléstia para o sexo masculino. Observa-se variação sazonal, com piora no inverno.

A urticária apresenta, em sua história, o súbito aparecimento das lesões (urticas), sempre pruriginosas, decorrentes da liberação de histamina pelos mastócitos. Vários são os desencadeadores, como penicilinas e outros antibióticos, vitaminas (como a tiamina), analgésicos, opioides (como morfina e codeína), antiespasmódicos e laxativos, sedativos, psicotrópicos, estrogênios e vacinas. Numerosos condicionantes estão envolvidos, como peixes, mariscos, ovos, queixo, carne de porco, poeira, penas, cosméticos, desinfetantes, calor, frio, luz e parasitas, como o áscaris (ver Quadro 194.2).

Quadro 194.1 | **Principais causas de prurido**	
Causas comuns	**Causas incomuns**
▶ Dermatite atópica	▶ Ascaridíase
▶ Urticária	▶ Amebíase
▶ Picada de inseto	▶ Giardíase
▶ Infecção por oxiúros	▶ Larva migrans cutânea
▶ Escabiose	▶ Esquistossomose
▶ Líquen plano	▶ Infecção por tênia
▶ Psoríase	▶ Triquinelose
▶ Xerose cutânea	▶ Dermatite herpetiforme
▶ Prurido colestático	▶ Anemia ferropriva
▶ LRC	▶ Penfigoide bolhoso
▶ Depressão	▶ Neuropatia periférica diabética
▶ Esquizofrenia	▶ Linfoma de Hodking
▶ Prurido induzido por medicamentos	▶ Policitemia vera
	▶ Infecção pelo HIV
▶ Doenças hepáticas	▶ Disfunção tireoidiana
▶ Prurido pós-queimadura	▶ Prurido paraneoplásico
	▶ Tumor cerebral
	▶ AVC
	▶ Prurido psicogênico
	▶ Transtorno delirante persistente
	▶ Filariose
	▶ Infecção por *Strongiloides*

LRC, lesão renal crônica; HIV, vírus da imunodeficiência humana; AVC, acidente vascular cerebral.
Fonte: BMJ Best Practice.[1]

Os prurigos pertencem a quadros agudos e quase sempre pruriginosos. O mais comum deles é o estrófulo, prevalente no primeiro e segundo ano de vida, decorrente de reação de hipersensibilidade a diversos agentes.[6] Os agentes mais frequentes são as toxinas das picadas de insetos. É comum a associação com crianças atópicas. A evolução se dá por surtos de intensidade variável, em que coçaduras, escoriações e infecções secundárias frequentemente se associam ao quadro. O maior diagnóstico diferencial é com a escabiose. No adulto e no adolescente, o prurigo simples guarda características do estrófulo, mas com diversas formas clínicas e etiologias, como a picada de artrópodes e a exposição ao sol no verão.[8] Por último, o prurigo pode apresentar-se como eczema morfologicamente, possuindo, em geral, prurido persistente.

Muitos dos usuários de ácido acetilsalicílico, opioides e outros medicamentos podem apresentar prurido sem lesão aparente. Essas pessoas passam, por vezes, anos com o sintoma, até que se identifique a causa.

A psoríase, moléstia prevalente na atenção primária à saúde (APS) e de caráter incapacitante, é descrita no Cap. 206.

O prurido é queixa frequente em consultas de pessoas idosas. Nessa população, ele pode cursar sem lesão dermatológica evidente em grande parte dos casos. O prurido senil é comum nessa população. Sua etiologia é incerta, mas a maior parte dos estudiosos atribui o sintoma à xerose, ou pele seca. Muitas são as causas de prurido na população idosa e deve-se atentar a todas elas antes que se faça o diagnóstico de exclusão de prurido senil. As doenças envolvidas com o prurido no idoso estão listadas no Quadro 194.3. Entre os principais diagnósticos, devem-se destacar a insuficiência renal, a colestase, a deficiência de ferro, a tireotoxicose e o prurido senil.[9]

A pitiríase rósea é uma doença dermatológica de clínica e evolução peculiar. Caracteristicamente, é descrita lesão única em placa, descrita como primária ou precursora que precede em dias a erupção generalizada que obedece a padrão de distribuição típico, regredindo espontaneamente em 6 a 12 semanas. O prurido está presente em 75% dos casos. A patologia tem curso benigno, com cura espontânea em todos os casos.

O líquen simples crônico é uma forma especial de liquenificação que ocorre como resultado de atrito e coçaduras repetitivas. Ocorre em indivíduos com mais de 20 anos, sendo mais comum em mulheres. Como toda liquenificação, é uma hiperqueratose, e a hiperplasia epidérmica decorre das múltiplas agressões à pele.

A urticária pode ser considerada crônica quando sua duração ultrapassa 4 a 6 semanas. Nessa forma de apresentação, as lesões são menos intensas e menos extensas, estando mais localizadas e com maior persistência.

Apesar do caráter característico do quadro clínico, a descoberta do agente causal pode ser extremamente difícil, sobretudo nos casos crônicos.

Quadro 194.2 | **Fatores desencadeantes de dermatite tópica e de urticária**			
Fatores desencadeantes comumente relacionados com dermatite atópica	**Fatores desencadeantes comumente relacionados com urticária**		
▶ Ovo	▶ Poeira	▶ Crustáceos	▶ Vitaminas
▶ Soja	▶ Penas	▶ Leite	▶ Analgésicos
▶ Leite de vaca	▶ Pólen	▶ Carne de porco	▶ Opioides
▶ Amendoim	▶ Perfumes	▶ Nozes	▶ Antiespasmódicos
▶ Peixe	▶ Cosméticos	▶ Trigo	▶ Laxativos
▶ Antimicrobianos	▶ Desinfetantes	▶ Chocolate	▶ Vacinas
▶ Inalantes	▶ Peixes	▶ Conservantes	▶ Calor
▶ Estresse emocional	▶ Mariscos	▶ Corantes	▶ Frio
	▶ Ovos	▶ Penicilinas e outros antibióticos	

Fonte: Fitzpatrick e colaboradores.[6]

> **Quadro 194.3 | Prurido na pessoa idosa**
>
> ▶ Xerose
> ▶ Doenças inflamatórias
>   • Dermatites
>   • Dermatite desidrótica
>   • Reação a fármacos
>   • Urticária
>   • Dermatite atópica (rara)
> ▶ Doenças eritematopapuloescamosas
>   • Dermatite seborreica
>   • Psoríase
>   • Pustulose palmoplantar
>   • Líquen plano
>   • Pitiríase rubra
>   • Doença de Darier
>   • Doença de Hailey-Hailey
>   • Doença de Grover
>   • Erupções polimórficas à luz
> ▶ Doenças bolhosas autoimunes
>   • Pênfigo bolhoso
>   • Epidermólise bolhosa adquirida
>   • Dermatite herpetiforme
>   • Pênfigo vulgar
> ▶ Doenças autoimunes do tecido conectivo
>   • Dermatomiosite
>   • Esclerose sistêmica
>   • Síndrome de Sjögren
> ▶ Infecções e infestações de pele
>   • Herpes simples
>   • Herpes-zóster
>   • Tíneas
>   • Cândida intertrigo
>   • Malassezia folliculitis
>   • Doença de Ofuji
>   • Escabiose
>   • Pediculose
>   • Larva migrans
>   • Estrófulo
> ▶ Rosácea
> ▶ Mastocitose
> ▶ Linfoma cutâneo
>
> Fonte: Cheesbrough.⁹

Outra causa comum de prurido na prática clínica é o prurido anal. Queixa frequente no ambulatório, ele pode ter inúmeras etiologias, sendo listadas as mais prevalentes: causas dermatológicas (psoríase, dermatite seborreica, dermatite de contato, eczema atópico, condiloma acuminado, líquen plano), doenças anorretais (fístulas e fissuras, pregas cutâneas, neoplasias), causas fúngicas, parasitoses, entre outras. O prurido nas hemorroidas só está presente em condições de má higiene.[10] O reconhecimento da condição clínica é indispensável para o tratamento eficaz.

Algumas pessoas sem lesão cutânea aparente podem apresentar infestações dermatológicas, como a escabiose. A escabiose e a pediculose do corpo, quando sem lesão cutânea aparente, também é um diagnóstico de exceção.

Exame físico

O exame físico das pessoas com o sintoma deve incluir todos os aparelhos, uma vez que é comum a etiologia sistêmica. A etapa seguinte, obviamente de maior relevância, é a avaliação do tegumento das pessoas com prurido localizado ou cutâneo.

A semiologia da pele requer a existência de iluminação homogênea e de preferência pela luz solar. Em determinados momentos do exame, prefere-se a luz lateral, de forma a facilitar a avaliação de alterações do relevo e textura da pele afetada. Para uma avaliação adequada, convém que a pessoa esteja completamente despida.[11]

O prurido de etiologia sistêmica, neurológica ou psicogênica frequentemente não cursa com alterações cutâneas características, mas muitos pacientes apresentam lesões secundárias ao ato de coçar, como escoriações ou liquenificações. Da mesma forma, no prurido pós-queimadura, pode ser observada lesão adicional decorrente do ato de coçar.

Uma forma interessante de se avaliar a intensidade do prurido é pedir a pessoa que o quantifique utilizando uma escala visual analógica.[12]

Algumas condições que cursam com prurido podem ser diagnosticadas apenas com sintomas clínicos, como xerose cutânea, picadas de inseto, neuropatia diabética, prurido pós-herpético, depressão, esquizofrenia e distúrbios somatoformes. A xerose ou pele seca é sintoma comum a várias patologias, como dermatite atópica, diabetes e prurido senil, e facilmente tratável pelo médico de família e comunidade.[13] Trata-se de uma das características mais importantes a serem avaliadas, tanto na pele saudável quanto na pele com lesão. Na dermatite atópica, ela está sempre presente, facilitando o diagnóstico. Ainda podem ser vistas pápulas e placas eritematosas mal definidas, com ou sem descamação. As crianças com dermatite atópica, quando o quadro é agudo, podem apresentar a pele túrgida e edemaciada, associadas ou não a erosões úmidas, crostosas, lineares ou puntiformes. No lactente, é comum quadro de vermelhidão generalizada, descamação e exsudato. As pessoas com acometimento crônico podem ter o desenvolvimento de liquenificação, ou espessamento da pele, com acentuação dos sulcos cutâneos.

A dermatite atópica (Figura 194.1) no adulto tem predileção por áreas flexoras, região anterior e lateral de pescoço, pálpebras, fronte, face, punhos, dorso de pés e mãos. No pré-escolar, são encontradas lesões papulosas, placas liquenificadas, erosões e crostas, principalmente na fossa antecubital e poplítea, pescoço e face.

Um sinal característico da dermatite atópica é o dermografismo branco, que corresponde à palidez da área decorrente da pressão sobre a pele. Em indivíduos normais, após a manobra, é observada hiperemia.

A dermatite de contato comumente apresenta semelhança em suas lesões de etiologias alérgica ou irritativa. Elas podem apresentar características de eczema agudo (eritema predominante, com edema, vesículas, bolhas e exsudato), subagudo (predomínio de formações crostosas) e crônico (predomínio de descamação e liquenificação). Na dermatite de contato, ainda podem ser observadas lesões urticariformes, papulosas, liquenoides, purpúricas, pustulentas e hipercrômicas. O diagnóstico é baseado na clínica e em uma rigorosa anamnese.

A pessoa com dermatite seborreica (Figura 194.2) apresenta pele vermelho-alaranjada ou branco-acinzentada, descamação seca e esbranquiçada e pápulas de tamanhos variados (5-20 mm). Crostas aderentes e fissuras são comumente encontradas

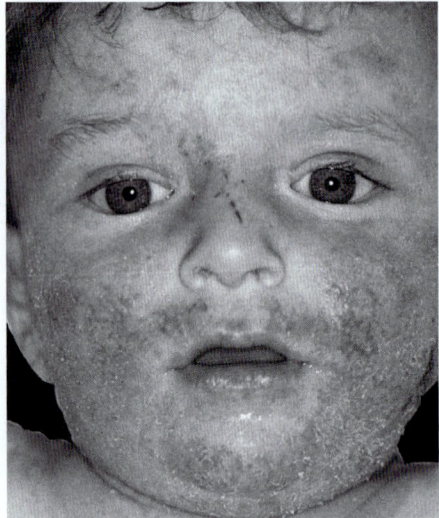

▲ Figura 194.1
Dermatite atópica.
Fonte: Fitzpatrick e colaboradores.⁶

em dobra retroauricular. Observa-se ainda descamação acentuada no couro cabeludo (caspa). As lesões se distribuem comumente na área pilosa de cabeça, face, pregas nasolabiais, sobrancelhas, dobras cutâneas de axila, virilha e genital.

As urticas, lesões características da urticária (Figura 194.3), podem ter alguns milímetros a diversos centímetros de tamanho, formando, às vezes, placas extensas. Diferenciam-se das demais patologias pela vermelhidão muitas vezes intensa e pelo prurido marcante.

Elas podem atingir apenas algumas regiões ou estender-se por todo o corpo. Pode ainda ocorrer esmaecimento central, constituindo-se aspectos bizarros com contornos circulares, arcados ou serpiginosos.

O prurigo apresenta em seu quadro lesões agudas, papulosas, de vários aspectos (foliculares, individuais, achatadas, puntiformes ou agrupadas em placas liquenificadas, brilhantes). Podem ainda ser edematosas e encimadas na parte central por vesícula minúscula. Essa última característica é mais comum ao estrófulo, em que muitas vezes o quadro se acompanha de urticas. Após algumas horas, as lesões urticariformes desaparecem no estrófulo, permanecendo as papulovesiculosas.

As pessoas com farmacodermia podem apresentar reações cutâneas de múltipla morfologia, como exantema súbito, eritema pigmentar fixo (manchas de limites nítidos), entre outras, mas, nos quadros que se assemelham à urticária, o prurido está mais presente.

No exame físico do idoso, deve-se atentar para xerose e para o exame dirigido para os múltiplos aparelhos que podem estar envolvidos na gênese do sintoma.

O achado de lesão única no tronco, em placa (o "medalhão inicial"), oval, de 2 a 5 cm, levemente elevada, vermelho-salmão, com fina descamação na periferia, precedendo em 1 a 2 semanas o aparecimento de múltiplas lesões no tronco, sugere o diagnóstico de pitiríase rósea (Figura 194.4). As lesões subsequentes apresentam as seguintes características: papulodescamativas, finas, coloração rosa-escuro, ou castanho-amarelado, aspecto oval, dispersas, com distribuição característica. Todas as lesões se restringem ao tronco e às porções proximais de membros (Figura 194.5). As lesões tendem a regredir espontaneamente em 6 a 12 semanas.

O líquen simples crônico (Figura 194.6) ocorre em placas circunscritas, acompanhado de história compatível com dermatite atópica. Observa-se comumente no quadro placa sólida de liquenificação. O líquen plano apresenta, em sua morfologia, placas e pápulas pruriginosas, poligonais, planas, purpúricas (os 6 "Ps").

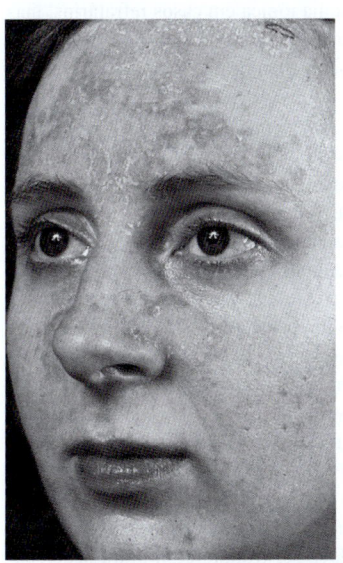

◀ **Figura 194.2**
Dermatite seborreica.
Fonte: Fitzpatrick e colaboradores.[6]

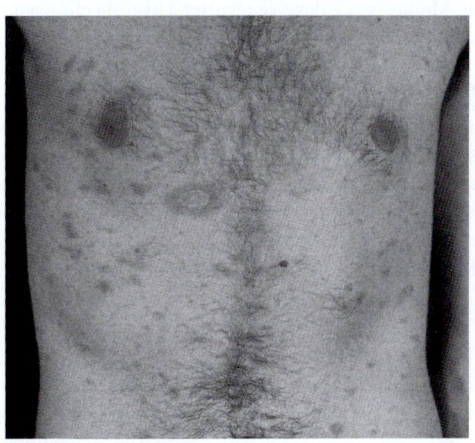

▲ **Figura 194.4**
Pitiríase rósea.
Fonte: Fitzpatrick e colaboradores.[6]

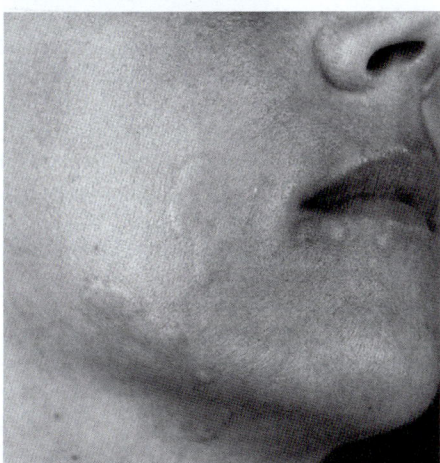

▲ **Figura 194.3**
Urticária.
Fonte: Fitzpatrick e colaboradores.[6]

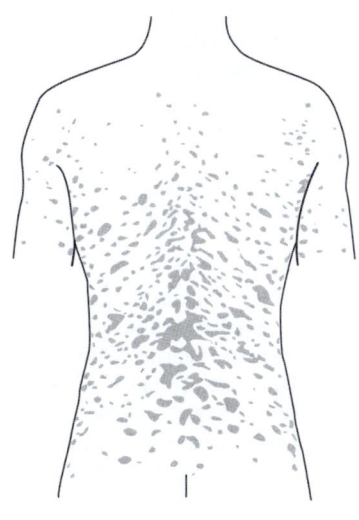

◀ **Figura 194.5**
Esquema de distribuição da pitiríase rósea.
Fonte: Modificada de MDGuidelines.[14]

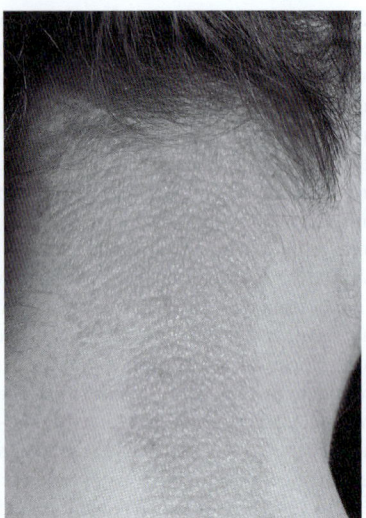

▲ Figura 194.6
Líquen simples crônico.
Fonte: Fitzpatrick e colaboradores.[6]

Nem sempre são visualizadas lesões ao exame físico do prurido anal. Muitas vezes, deve-se recorrer à história clínica ou realizar prova terapêutica para se identificar a patologia envolvida.

Exames complementares

As pessoas que apresentarem pele de aparência saudável ou com lesões pela coçadura devem realizar exames laboratoriais que incluem a morfologia das células sanguíneas, a velocidade de hemossedimentação, ferro sérico, testes de função hepática e renal, glicose, tireotrofina. Em alguns casos, pode ser aconselhável solicitar-se sorologia para o vírus do HIV. Quando necessário, deve ser realizada biópsia da pele, no sentido de se descartarem dermatoses subclínicas ou doenças cutâneas camufladas pelas lesões secundárias ao ato de coçar.[1]

Na investigação de doenças dermatológicas de característica alérgica, como a dermatite de contato e a urticária, alguns exames devem ser considerados, como o nível sérico de imunoglobulina E (IgE), níveis de IgE alérgeno-específicos, testes de imunossensibilidade por alérgenos específicos (aeroalérgenos, alérgenos alimentares, medicamentos) e eventualmente biópsia de pele.[1]

A biópsia de pele deve ser preferencialmente solicitada por especialista. As pessoas com prurido sem lesão aparente ou com lesões discretas e não características (algumas pessoas com dermatite atópica e quadro de prurido cronificado) devem ser submetidas aos exames que abordam o prurido de etiologia sistêmica, descritos mais adiante.

Na urticária, podem ser solicitados exames quando as lesões remetem a outras causas, como fator antinuclear, hemograma, dosagem de complemento, exame micológico, urina I, radiografia de face e arcada dentária.

Considerando-se etiologias sistêmicas, a biópsia de linfonodos é usada para a confirmação do linfoma de Hodking no prurido neoplásico. O aspirado de medula óssea auxilia no diagnóstico de policitemia vera e neoplasias hematológicas. Para a investigação de causas neurológicas de prurido, como o acidente vascular cerebral e a esclerose múltipla, são necessários exames como a ressonância magnética e a tomografia computadorizada. Esses e outros exames devem ser preferencialmente indicados por especialistas.

A solicitação dos exames deve respeitar as etiologias mais frequentes de prurido, referidas no início do capítulo e enumeradas no Quadro 194.3.

Conduta proposta

Tratamento

O tratamento das causas agudas muitas vezes é mais fácil porque a maior parte dos pacientes possui lesões do tegumento que apontam para patologias específicas da pele. Em muitas situações, particularmente no prurido crônico, depois de vasta investigação, não se identifica a causa do prurido. Nesses casos, antes que se pense em uma biópsia ou referenciamento, vale a pena tratar o sintoma considerando as patologias mais prevalentes. Nesse sentido, medidas como o uso de hidratantes corporais, sabonetes neutros e a evitação do calor e de irritantes (como lã e produtos de limpeza), de eventos estressores e do ato de coçar podem possuir efeito terapêutico (C).[15]

Terapias farmacológicas locais são úteis apenas nos casos de prurido localizado. Os corticoides tópicos, por exemplo, são efetivos apenas em doenças inflamatórias da pele, como dermatite atópica. Uma revisão sistemática encontrou resultados inconsistentes para o uso de capsaicina tópica em casos refratários, mas esse tratamento tem sido usado em casos de falha na terapêutica.[16]

Anestésicos como a lidocaína e a pramoxina, a 1%, duas vezes ao dia, (B) têm sido usados com sucesso no tratamento de prurido.[17]

A intervenção mais importante na dermatite atópica e de outras dermatites alérgicas consiste em orientar a pessoa para que evite o atrito e a arranhadura, bem como substâncias desencadeantes. Adultos e principalmente crianças devem usar sabonete glicerinado ou neutro e apenas em dobras, lavando o resto do corpo apenas com água corrente. Devem igualmente evitar banhos muito quentes. Hidratantes devem ser usados na dermatite atópica e na maior parte dos casos de dermatites alérgicas. Loções antipruriginosas com mentol e cânfora aliviam os sintomas. Infecções bacterianas secundárias devem ser tratadas com penicilinas ou com eritromicina. O tratamento agudo envolve curativo úmido, corticoides tópicos (B) (não excedendo 10 dias para evitar atrofia cutânea)[18] e antibióticos tópicos ou sistêmicos quando houver infecção secundária (penicilinas ou eritromicina). O quadro subagudo deve ser tratado com hidratação (banhos oleosos ou com farinha de aveia) seguida da aplicação de emolientes (p. ex., vaselina hidratada). Loções de lactato de amônia a 12% ou loção de ácido alfa-hidroxílico a 10% são muito eficazes para a xerose. Os anti-histamínicos aliviam o prurido e estão listados na Tabela 194.1 (A).[18]

Os corticoides sistêmicos, usados hoje exageradamente, ficam reservados para casos mais sérios. Adultos podem se beneficiar de prednisona, 60 a 80 mg, por 2 dias, seguidos da redução da dose a cada 2 dias e retirada em 6 dias. As opções de tratamento estão descritas no Quadro 194.4. Os imunossupressores tópicos tacrolimus e pimecrolimus têm eficácia comprovada (A), porém devem ser recomendados para os casos graves.[18,19]

A medida mais importante na dermatite de contato é o afastamento do irritante ou alérgeno (A). Topicamente, podem-se usar corticosteroides, por períodos determinados, associados ou não a antibióticos tópicos quando necessário (C).[15] Recentemente, imunossupressores macrolídeos (pimecrolimus, tacrolimus) têm sido úteis na substituição dos corticoides tópicos em áreas de pele fina. Em casos mais graves, recorre-se a corticoides sistêmicos, como a prednisona 0,5 a 2 mg/kg/dia, em doses crescentes e desmame em até 10 dias.

Tabela 194.1 | **Anti-histamínicos comumente usados na clínica**

Anti-histamínicos sedantes	Anti-histamínicos não sedantes
▶ Hidroxizina (25-100 mg/dia) ▶ Prometazina (25-50 mg/dia)	▶ Astemizol (10 mg/dia) ▶ Cetirizina (10 mg/dia) ▶ Desloratadina (5 mg/dia) ▶ Fexofenadina (180-360 mg/dia) ▶ Loratadina (10 mg/dia)

Fonte: Duncan e colaboradores.[10]

Quadro 194.4 | **Tratamento da dermatite atópica**

▶ Emolientes basais
▶ Pimecrolimo, creme 1%, e tacrolimo, pomada, 0,03% ou 0,1% *
▶ Corticoides tópicos (como hidrocortisona creme, 1%, ou dexametasona creme, 0,1%) na exacerbação
▶ Antibióticos, quando indicados
▶ Hidroxizina para prurido

*São medicamentos relativamente novos, e o uso prolongado não foi devidamente estudado.
Fonte: Fitzpatrick e colaboradores.[6]

As loções e xampus de cetoconazol a 2% têm eficácia bem documentada em muitos casos de dermatite seborreica (A).[20,21] Da mesma forma, xampus de sulfeto de selênio (B) e piritionato podem ser igualmente úteis.[17] Nos quadros agudos, pode-se recorrer a corticoides tópicos. Nos quadros crônicos, podem ser usados xampus de cetoconazol a 2% ou alcatrão. Classicamente, na falência dos primeiros, recorre-se a enxofre precipitado a 3% e ácido salicílico a 2% em base oleosa e, se não houver melhora, a creme de hidrocortisona a 2% por períodos curtos de até 10 dias.

O tratamento da farmacodermia é o afastamento do irritante. Anti-histamínicos podem ser usados para o prurido e, em casos mais graves, corticoides sistêmicos.

A urticária pode ser bem manejada com anti-histamínicos nas formas mais leves. Corticoides sistêmicos podem ser usados nos casos mais graves, por 7 a 10 dias, em doses decrescentes. Tópicos como pasta d'água e talco mentolado aliviam o prurido.

A maior parte dos pacientes com estrófulo tem melhora com anti-histamínicos, prescritos segundo peso e idade. Os corticoides são usados nos casos mais graves. A medicação tópica é pouco efetiva, podendo-se administrar pasta d'água ou corticoides. Deve-se atentar para a infecção secundária, principalmente em crianças.

De curso benigno, a pitiríase rósea pode ser tratada com anti-histamínicos orais para o prurido e loções tópicas antipruriginosas. Se necessário, pode-se ainda recorrer a corticoides tópicos e mesmo sistêmicos (0,5-1 mg/kg/dia de prednisona, dose única pela manhã, 7 a 10 dias esquema decrescente).[10] As lesões podem melhorar com a exposição à luz solar se o tratamento medicamentoso for iniciado na primeira semana.

O líquen simples crônico tem tratamento difícil. O mais importante é solicitar que a pessoa evite coçar as lesões. Ataduras oclusivas à noite evitam a coçadura. Preparações com óxido de zinco e alcatrão cru a 5% em gaze e cobertas por plástico podem ser úteis, permanecendo nas lesões por 24 horas. Pessoas com líquen plano podem se beneficiar de curativos oclusivos com acitretina (C) ou corticosteroides tópicos.[22]

O tratamento do prurido senil é muitas vezes pouco satisfatório. Quando identificada, a causa primária deve ser sempre abordada. Anti-histamínicos sedativos, como prometazina, 25 mg, à noite, podem ser efetivos em alguns casos, atentando-se sempre para a polifarmácia. Da mesma forma, deve-se preferir o banho com temperaturas amenas.

O tratamento do prurido anal deve seguir a etiologia de base, podendo-se recorrer a parasitários, antifúngicos e outras substâncias. Algumas pessoas se beneficiam de hidroxizina, 80 mg/dia, ou de corticosteroides por períodos curtos.[10] A xilocaína tópica a 5% reduz a coceira em alguns pacientes.

No tratamento do prurido de etiologia sistêmica, deve-se direcionar a atenção para a causa de base. A colestiramina pode ser útil nos pacientes com colestase (B), bem como a rifampicina, na dose de 150 a 300 mg, uma a duas vezes ao dia (A).[23] A fototerapia de raios UVB em câmara fechada pode ser eficaz no prurido urêmico, mas deve ser prescrita por especialista.

Medicações como a paroxetina podem ser usadas no prurido crônico em pessoas submetidas à paliação (B).[24]

Dicas

▶ Sempre examinar todo o corpo da pessoa. Muitas vezes, a lesão mais característica não foi apontada por ela.
▶ Observar, antes de tudo, a presença ou não de xerose.
▶ Questionar, em todas as pessoas com prurido, a história de atopia pessoal ou familiar. Muitas pessoas podem ter a coexistência de mais de uma causa de prurido.
▶ Sempre pergunte como está o prurido após o tratamento. O sintoma, quando muito intenso, prejudica o bem-estar das pessoas.
▶ Em lesão associada à infecção, tratar primeiramente o quadro infeccioso e marcar retorno, para, então, avaliar a doença dermatológica de base.

Quando referenciar

A grande maioria das pessoas não necessita de referenciamento. As pessoas que necessitarem de biópsia de pele devem preferencialmente ser referenciadas. Da mesma forma, portadores de psoríase que se beneficiarem de tratamento com UVB devem também ser referenciados. Por último, referenciar quando houver múltiplo insucesso da terapêutica.

Erros mais frequentemente cometidos

▶ Fazer uso indiscriminado de corticosteroides sistêmicos e não orientar a família sobre os riscos do uso continuado do fármaco.
▶ Subestimar as infecções secundárias das lesões pruriginosas, sobretudo em crianças.
▶ Abordar as doenças de pele de forma puramente medicamentosa sem atentar para as medidas comportamentais, imprescindíveis em muitas doenças.

▶ É importante considerar que o prurido pode ser sintoma de doenças graves, como infecção pelo HIV, tumores sólidos, neoplasias hematológicas e lesões cerebrais.

ÁRVORE DE DECISÃO

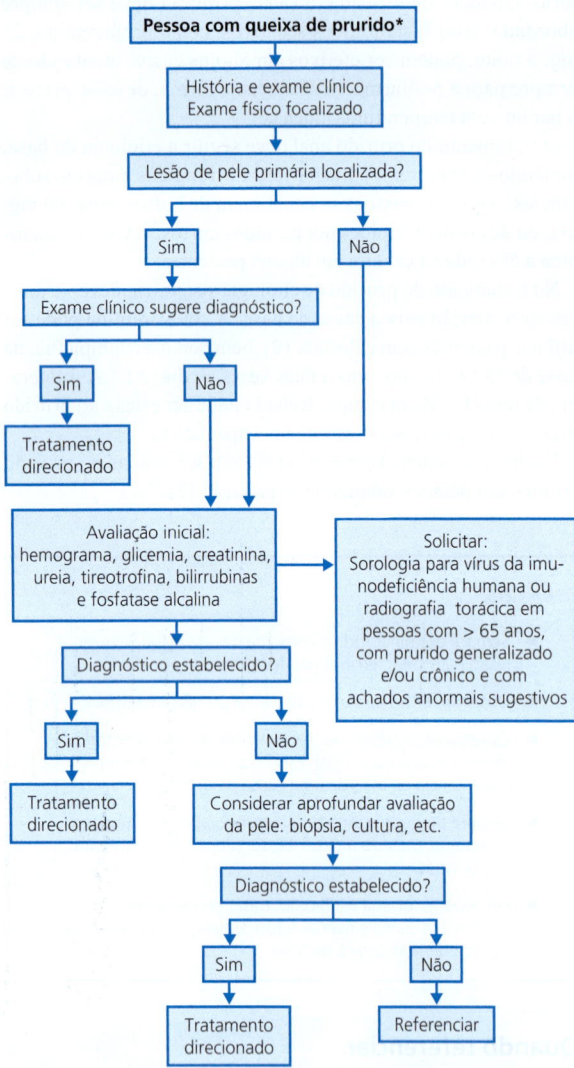

*Todo paciente com prurido deve ser investigado a respeito da presença de outras comorbidades ou do uso de medicações relacionadas ao ato de coçar, mas essas ocorrências são mais prevalentes nos casos de prurido crônico.
Fonte: Adaptada de Reamy e colaboradores.[25]

Prognóstico e complicações possíveis

A maioria das patologias listadas tem prognóstico benigno. A dermatite atópica, que por vezes incomoda consideravelmente a vida das crianças, apresenta tendência à melhora ou remissão a partir da adolescência na maioria dos casos. A psoríase, na maioria das vezes, tem um curso crônico e características que impactam a qualidade de vida das pessoas.

Atividades preventivas e de educação

Para grande parte das patologias listadas, a mudança dos hábitos diários tem relevância na evolução dos casos. Em portadores de dermatite atópica, de contato e urticária de repetição, a evitação dos fatores desencadeantes (quando conhecidos) é imprescindível para um tratamento adequado. As pessoas devem ser orientadas a não coçar as lesões, evitando a liquenificação. Tantos nos atópicos quanto nos portadores de seborreia, devem-se evitar banhos excessivos nos lactentes e o banho a altas temperaturas. Os sabonetes usados devem ser preferencialmente glicerinados.

Papel da equipe multiprofissional

O prurido é um dos sintomas mais comuns da prática clínica. Pode ser abordado por qualquer profissional da equipe. O enfermeiro da equipe pode identificar o sintoma e muitas vezes apontar sua etiologia pelo exame físico, como a escabiose e a dermatite seborreica, patologias comuns da infância.

REFERÊNCIAS

6. BMJ Best Practice. Avaliação do prurido [Internet]. [capturado em 30 maio 2017]. Disponível em: http://brasil.bestpractice.bmj.com/best-practice/monograph-pdf/612.pdf

7. Ständer S, Schäfer I, Phan NQ, Blome C, Herberger K, Heigel H, et al. Prevalence of chronic pruritus in Germany: results of a cross-sectional study in a sample working population of 11,730. Dermatology. 2010;221(3):229-235.

8. Ständer S, Weisshaar E, Mettang T, Szepietowski JC, Carstens E, Ikoma A, et al. Clinical classification of itch: a position paper of the International Forum for the Study of Itch. Acta Derm Venereol. 2007;87(4):291-294.

9. Arnold LI Jr, Odom RB, James WD. Doenças da pele de Andrews. São Paulo: Manole; 1994

10. Weisshaar E, Szepietowski JC, Darsow U, Misery L, Wallengren J, Mettang T, et al. European guideline on chronic pruritus. Acta Derm Venereol. 2012;92(5):563-581.

11. Fitzpatrick TB, Wolf K, Johnson RA, Suurmond D. Dermatologia: atlas e texto. 5. ed. Rio de Janeiro: McGraw-Hill; 2006.

12. American Academy of Allergy, Asthma and Immunology; American College of Allergy, Asthma and Immunology. Contact dermatitis: a practice parameter. Ann Allergy Asthma Immunol. 2006;97(3 Suppl 2):S1-38.

13. Osmar R. Guia de dermatologia: clínica, cirúrgica e cosmiátrica. São Paulo: Manole; 2008.

14. Cheesbrough MJ. Pruritus. In: Rai GS, Mulley GP. Elderly medicine: a training guide. London: Martin Dunitz; 2002.

15. Duncan BB, Schmidt MI, Giugliani ERJ, organizadores. Medicina ambulatorial: condutas de atenção primária baseadas em evidência. 4. ed. Porto Alegre: Artmed; 2014.

16. Ramos JR. Semiotécnica da observação clínica: fisiopatologia dos sintomas e sinais. São Paulo: Sarvier; 1986.

17. Ständer S, Augustin M, Reich A, Blome C, Ebata T, Phan NQ, et al. Pruritus assessment in clinical trials: consensus recommendations from the International Forum for the Study of Itch (IFSI) Special Interest Group Scoring Itch in Clinical Trials. Acta Derm Venereol. 2013;93(5):509-14

18. Berger TG. Pruritus. In: Mcphee SJ, Papadakis AP. Current medical diagnosis and treatment. New York: McGraw-Hill; 2011.

19. MDGuidelines. Pityriasis rósea [Internet]. 2010 [capturado em 23 fev. 2018]. Disponível em: http://www.mdguidelines.com/pityriasis-rosea.

20. Fazio SB, Yosipovitch G. Pruritus: overview of management. Waltham: Uptodate; 2018.

21. Gooding SM, Canter PH, Coelho HF, Boddy K, Ernst E. Systematic review of topical capsaicin in the treatment of pruritus. Int J Dermatol. 2010;49(8):858-865.

22. Chosidow O. Clinical practices. Scabies. N Engl J Med. 2006;354(16):1718-1727.

23. Hanifin JM, Cooper KD, Ho VC, Kang S, Krafchik BR, Margolis DJ, et al. Guidelines of care for atopic dermatitis, developed in accordance with the American Academy of Dermatology (AAD)/American Dermatology Association "Administrative Regulations for Evidence-Based Clinical Practice Guidelines". J Am Acad Dermatol. 2004;50(3):391-404.

24. National Institute for Health and Care Excellence. Tacrolimus and pimecrolimus for atopic eczema [Internet]. London: NICE; 2004 [capturado em 22 fev. 2018]. Disponível em: https://www.nice.org.uk/guidance/ta82.

25. Finnish Medical Society Duodecim. Seborrhoeic dermatitis. In: EBM Guidelines. Evidence-based medicine. Helsinki: Wiley Interscience; 2007.

26. Ford GP, Farr PM, Ive FA, Shuster S. The response of seborrhoeic dermatitis to ketoconazole. Br J Dermatol. 1984;111(5):603-7.

27. Cribier B, Frances C, Chosidow O. Treatment of lichen planus. An evidence-based medicine analysis of efficacy. Arch Dermatol. 1998;134(12):1521-1530.

28. Lindor KD, Gershwin ME, Poupon R, Kaplan M, Bergasa NV, Heathcote EJ, et al. Primary biliary cirrhosis. Hepatology. 2009;50(1):291-308.

29. Siemens W, Xander C, Meerpohl JJ, Buroh S, Antes G, Schwarzer G, Becker G. Pharmacological interventions for pruritus in adult palliative care patients. Cochrane Database Syst Rev. 2016;(11):CD008320.

30. Reamy BV, Bunt CW, Fletcher S. A diagnostic approach to pruritus. Am Fam Physician. 2011;84(2):195-202.

CAPÍTULO 195

Sudorese

Joel Schwartz
Vanessa Raquel Zaleski Sebastiani
Raquel Bissacotti Steglich
Gabriela Mosena

Aspectos-chave

▶ A sudorese é a maneira encontrada pelo organismo para diminuir a temperatura corporal durante o exercício físico, contribuindo de maneira importante no mecanismo de adaptação aos diferentes climas do planeta. Falhas nesse mecanismo podem gerar exaustão pelo calor, hipertermia e morte.

▶ As maiores queixas estão relacionadas com a atividade exagerada das glândulas sudoríparas, conhecida como hiperidrose.

▶ A hiperidrose primária é geralmente focal, simétrica e localizada em regiões de maior concentração de glândulas sudoríparas, como palmas, plantas, axilas, face e região inguinal. Ela não possui relação com as necessidades de perda calórica do organismo.

Caso clínico

Vera, 36 anos, é solteira e trabalha como auxiliar de limpeza. Ela sofre por suar excessivamente nas palmas das mãos e nas plantas dos pés desde a infância. Relembra que, na escola, fora várias vezes chamada a atenção por ter cadernos amassados e com borrões. Em casa, colocava sacos plásticos nas mãos para não estragar os livros da biblioteca. Vem para consulta após assistir a uma reportagem que falava sobre um tratamento cirúrgico que poderia curar o seu problema. Relata que achava normal ter as mãos úmidas, pois sua mãe também apresentava o mesmo quadro.

Teste seu conhecimento

1. Qual é a principal hipótese diagnóstica em relação à etiologia da hiperidrose de Vera?
   a. Hiperidrose fisiológica
   b. Hiperidrose primária
   c. Hiperidrose secundária à neoplasia
   d. Hiperidrose secundária a hipertireoidismo

2. Qual é o tratamento de escolha para hiperidrose primária axilar?
   a. Antitranspirantes tópicos
   b. Iontoforese
   c. Aplicação de toxina botulínica A
   d. Simpatectomia

3. Quais medidas clínicas poderiam ser tomadas para alívio do quadro?
   a. Evitar o uso de luvas de borracha
   b. Usar hidratantes
   c. Lavar frequentemente as mãos
   d. Nenhuma medida

4. Qual das seguintes alternativas é a mais importante para o diagnóstico das causas de hiperidrose?
   a. Avaliação hormonal
   b. Função renal
   c. História e exame físico
   d. Ressonância magnética de encéfalo

5. Qual das seguintes alternativas de tratamento é extremamente efetiva contra hiperidrose axilar?
   a. Toxina botulínica tipo A
   b. Simpatectomia cirúrgica
   c. Cloreto de alumínio tópico
   d. Curetagem cirúrgica local das glândulas sudoríparas

Respostas: 1B, 2A, 3A, 4C, 5A

Do que se trata

As glândulas sudoríparas écrinas exercem uma função vital para a sobrevivência por meio da sudorese – o meio mais eficaz de regulação da temperatura corpórea. Com aproximadamente 2 a 4 milhões de glândulas distribuídas irregularmente por quase toda a superfície corpórea (há maior concentração nas palmas das mãos, nas plantas dos pés e nas axilas), uma pessoa bem aclimatada pode suar vários litros por hora e 10 litros por dia. Essas glândulas são inervadas por fibras simpáticas colinérgicas[1] e têm sua atividade modificada em resposta a fatores térmicos, osmóticos, mentais e gustatórios.[2]

A sudorese excessiva, ou hiperidrose, pode ser classificada em fisiológica, primária ou secundária. A *hiperidrose fisiológica* inclui o processo de aclimatação em climas tropicais, sudorese quando certas especiarias ou alimentos são consumidos, durante a menopausa e suor devido ao esforço físico ou obesidade.[3] No diagnóstico de *hiperidrose secundária*, deve-se averiguar a existência de causas endócrinas, neoplásicas, disfunções neurológicas, infecções, malformações nevoides, uso de medicamentos e iatrogenia[3,4] (Quadro 195.1).[5] A possibilidade de *hiperidrose primária* não deve ser considerada até que essas causas sejam descartadas.[1]

A hiperidrose primária é uma entidade de etiologia desconhecida, relativamente comum, com prevalência de 1 a 3%. Afeta igualmente o sexo masculino e feminino, e situações de ansiedade, medo e estresse pioram os sintomas.[3] Afeta de 0,6 a 1% da população. Geralmente inicia na infância ou adolescência,[2] e em 30 a 50% dos indivíduos observa-se história familiar semelhante.[4]

Essa condição resulta quando o sistema sudomotor funciona excessivamente sem nenhuma causa aparente. Sabe-se que as glândulas écrinas são morfológica e funcionalmente normais nos indivíduos afetados, apresentando hiperatividade devido ao maior estímulo adrenérgico.[6-8] Na hiperidrose primária, a sudorese é estimulada pela emoção e pelo estresse e não ocorre durante o sono, ao contrário da hiperidrose fisiológica, que é controlada sobretudo pela termorregulação e ocorre independentemente do nível de consciência.[4]

A hiperidrose primária pode ser definida como uma condição de sudorese localizada e excessiva, sem causa aparente, com ao menos 6 meses de duração e com pelo menos duas das seguintes características:

- Ser bilateral e relativamente simétrica.
- Ser prejudicial às atividades diárias.
- Ter pelo menos um episódio por semana.
- Ter início antes de 25 anos de idade.
- Ter história familiar positiva.
- Ter cessação da sudorese focal durante o sono.

Como a transpiração pode ser episódica, o grau de transpiração anotado no exame pode variar de mínimo até suor pingando no chão, em casos graves. A temperatura das mãos e dos pés é, muitas vezes, inferior, com sensação de frio e umidade.[2] A coloração pode variar da palidez ao rubor, e edema nos dedos pode ocorrer.[3]

Formas localizadas (p. ex., hiperidrose axilar, hiperidrose das mãos e pés, hiperidrose facial) também devem ser diferenciadas de formas generalizadas.[1] A forma generalizada geralmente reflete um aumento do metabolismo e pode ter como causa doenças neoplásicas, hipertireoidismo ou doenças infecciosas. A hiperidrose secundária focal pode estar relacionada com causas neurológicas, e sua distribuição varia de acordo como o nervo periférico afetado (p. ex., sudorese compensatória pós-simpatectomia, sudorese localizada no dermátomo pós-herpes-zóster, síndrome de Frey – sudorese facial na topografia da parótida pós-parotidectomia).[9]

O que pode ocasionar

Pessoas com hiperidrose primária muitas vezes se deparam com situações constrangedoras que repercutem na sua vida pessoal e profissional, restringindo algumas práticas de trabalho e de lazer. Na infância, provoca afastamento de atividades em grupo e, na adolescência, costuma piorar as relações interpessoais, tendendo ao isolamento. Alguns estudos mostram que o impacto na qualidade de vida da pessoa com hiperidrose pode ser comparado com doença renal terminal, artrite reumatoide, esclerose múltipla e psoríase grave.[10]

Questionários específicos são empregados para avaliar a efetividade das terapias empregadas na hiperidrose. Um dos mais utilizados consiste no Hyperhidrosis Disease Severity Scale, que fornece medida qualitativa da gravidade da condição do paciente e o impacto na sua qualidade de vida diária.[3,7,11] A me-

---

Quadro 195.1 | Causas de hiperidrose secundária

Hiperidrose secundária localizada

- Devida a infarto cerebral
- Associada à lesão da medula espinal
  - Disrreflexia autonômica
  - Siringomielia pós-traumática
  - Hipotensão ortostática
- Associada a outras doenças do SNC
  - Malformação de Chiari tipo I e II
  - Mielopatia por infarto, siringomielia ou tumor
  - Síndrome do suor induzida pelo frio
- Associada com doenças do SNP
  - Neuropatia motora periférica com disfunção autonômica
  - Hiperidrose focal ou em um dermátomo devido à irritação do tronco nervoso
  - Hiperidrose segmentar compensatória (pós-simpatectomia, síndrome de Ross, falência autonômica)
- Sudorese gustatória
  - Fisiológica
  - Idiopática
  - Pós-herpética
  - Pós-lesão nervosa (pós-cirúrgica, neuropatia autonômica diabética, pós-infecciosa, invasão tumoral)
- Sudorese lacrimal
- Síndrome do Harlequim
- Hiperidrose idiopática localizada
  - Hiperidrose circunscrita unilateral idiopática
  - Hiperidrose localizada pós-menopausa
- Associada com doença cutânea local
  - *Blue rubber bleb nevus*
- Hamartoma angiomatoso écrino
- Tumor glômico
- Síndrome dos pés ardentes
- Paquidermoperiostose
- *Granulosis rubra nasi*
- Mixedema pré-tibial
- Síndrome de POEMS (polineuropatia, organomegalia, endocrinopatia, proteína M, alterações cutâneas)

Hiperidrose secundária generalizada

- Associada com doença do SNC
  - Hipotermia episódica com hiperidrose
  - Pós-traumática ou pós-hemorrágica
  - Doença de Parkinson e insônia familiar fatal
- Associada com febre e infecção crônica
  - Tuberculose, malária, brucelose, endocardite
- Associada com doenças metabólicas e sistêmicas
  - Hipertireoidismo, DM, hipoglicemia, hipercortisolismo, acromegalia
- Associada com malignidade
  - Leucemia, linfoma, feocromocitoma, doença de Castelman, síndrome carcinoide, carcinoma de células renais
- Induzida por medicamento
  - Síndrome serotonérgica, outras medicações
  - SNM
- Síndromes tóxicas
  - Álcool, abstinência de opioides, *delirium tremens*
- Associada com doenças do SNC e do SNP
  - Disautonomia familiar (Riley-Day), coreia de Morvan
- Iatrogênica (sudorese compensatória pós-operatória)

DM, diabetes melito; SNC, sistema nervoso central; SNP, sistema nervoso periférico; SNM, síndrome neuroléptica maligna.

Fonte: Adaptado de Fealey e Sato.[5]

lhora de um ponto nessa escala foi associado à redução de 50% na produção de suor.[3,7]

A hiperidrose é uma condição que incentiva o desenvolvimento de outras doenças, como micoses, infecções bacterianas (como queratólise plantar sulcada), verrugas virais, lesões eczematosas e bromidrose.[8] A bromidrose é uma condição que associa odor desagradável à hiperidrose.[10] Ocorre principalmente nas axilas e nos pés e está relacionada com a maceração da queratina e degradação bacteriana. A troca frequente de roupas, com higiene adequada, o uso de sabonetes antissépticos e o corte dos pelos são medidas utilizadas para minimizar o problema.

O que fazer

Anamnese

A história deve ser dirigida para diferenciar as causas de hiperidrose.

Exame físico

O suor em excesso pode ser facilmente observado nas regiões afetadas (Figura 195.1).

Exames complementares

A área hiperidrótica da pele pode ser definida por meio do teste de iodo-amido. Uma solução de iodo a 2% é aplicada à região afetada. Uma vez que a solução tenha secado, uma fina camada de amido de milho ou arroz em pó deve ser polvilhada sobre a área. O suor, em reação com o iodo, provoca uma coloração negro-azulada no amido. O teste do iodo-amido facilita a escolha da melhor terapêutica, bem como o seguimento após o tratamento (Figura 195.2).[9]

Diagnóstico

Quando a história é típica, a anamnese e o exame físico são suficientes para diagnosticar a hiperidrose primária.[2]

Conduta proposta

Tratamento

O tratamento visa a reduzir o impacto da doença na qualidade de vida dos pacientes. Inclui opções clínicas e cirúrgicas. O tratamento clínico pode ser tópico ou sistêmico. Entre as opções tópicas, destaca-se o uso de antitranspirantes, a iontoforese e a aplicação de toxina botulínica. Os antitranspirantes atuam sobre a abertura das glândulas sudoríparas, bloqueando a eliminação de suor. São indicados nos casos de hiperidrose palmar e axilar de intensidade leve a moderada.[3,12] O cloreto de alumínio a 20% é a solução mais utilizada.[3] Deve ser aplicado na pele seca, preferencialmente à noite, quando a sudorese diminui, e removido pela manhã.[11] A aplicação recomendada é de 3 a 5 noites por

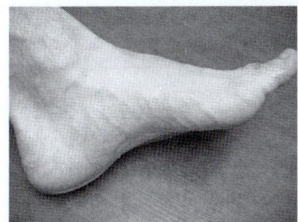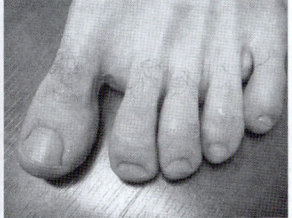

▲ Figura 195.1
É possível observar as gotas de suor porejando na região plantar.

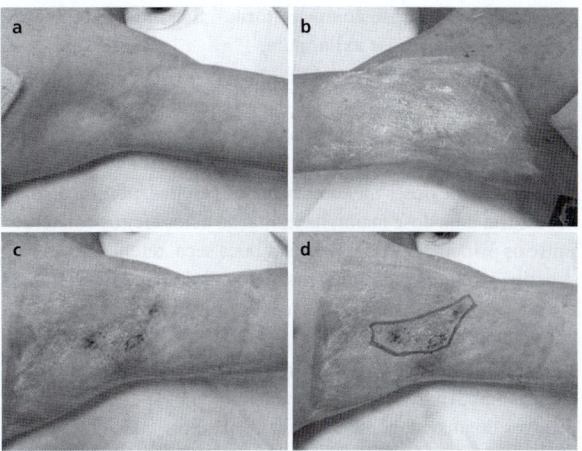

▲ Figura 195.2
Teste de iodo-amido: (a) demarcação com iodo da região da pele a ser avaliada; (b) aplicação de fina camada de amido de milho; (c) a reação do suor com o iodo e o amido provoca uma coloração negro-azulada; (d) demarcação precisa da área a ser tratada (p. ex., com toxina botulínica).

semana, e quando alcançada a melhora clínica, em aproximadamente 1 a 2 semanas, as aplicações podem ser espaçadas para uma ou duas vezes na semana. Sensação de queimação local e irritação são os principais limitantes ao tratamento.[12]

Entre os tópicos, principalmente para hiperidrose craniofacial, podem-se utilizar anticolinérgicos, como o glicopirrolato 0,5 a 2%.[3] Geralmente são bem tolerados, porém deve-se lembrar de que, mesmo sendo tópicos, podem causar efeitos colaterais graves, como glaucoma e retenção urinária, entre outros.[13] Importante ressaltar que, no entanto, esses efeitos são menos pronunciados que com o uso da terapia oral.[6]

A iontoforese, que consiste em imersão da área afetada em solução ionizada com corrente elétrica de baixa voltagem, é um método eficaz, tanto com água de torneira quanto com a adição de anticolinérgicos. Pode ser realizada em clínicas especializadas ou com aparelhos para uso doméstico. Esses se dividem em uso axilar ou palmar/plantar.[14] Inicia-se com três sessões semanais, e, após melhora do quadro, pode ser realizado intervalo maior, geralmente semanal ou quinzenal. As limitações incluem a disponibilidade do aparelho, o tempo gasto com o método (30-40 minutos diários por área afetada) e eventuais irritações nos locais de tratamento. É contraindicado em gestantes, crianças, portadores de marca-passo e próteses metálicas nos locais da iontoforese. Também é contraindicado em mulheres portadoras de dispositivo intrauterino metálico, quando a queixa for hiperidrose plantar.[15]

A toxina botulínica tipo A também é uma opção no tratamento, realizando bloqueio na liberação de acetilcolina na junção neuroglandular com consequente diminuição do impulso nervoso transmitido à glândula sudorípara.[3] Antes da aplicação, deve ser realizado o teste iodo-amido, a fim de demarcar os locais a serem tratados. A dor local pode ser minimizada com anestésicos tópicos ou bloqueio nervoso. A dose aproximada de 50 U de toxina botulínica tipo A para cada axila teve bons resultados em diversos ensaios clínicos. É contraindicada em pessoas com doença neuromuscular (como a miastenia grave), gestação, lactação, causas orgânicas de hiperidrose e distúrbios hematológicos.[14] Com efeitos colaterais leves e temporários, perde pelo alto custo e pouca durabilidade (cerca de 6 meses). O quadro álgico também é uma desvantagem dessa opção terapêutica.[16] Não é observada hiperidrose compensatória.[15] Sua melhor indicação consiste na hiperidrose axilar pura.[3]

O tratamento sistêmico inclui o uso de medicações anticolinérgicas que atuam como antagonistas dos receptores muscarínicos das glândulas sudoríparas. A oxibutinina é umas das mais utilizadas, de 5 a 10mg ao dia.[3] Há estudos recentes demonstrando o uso de doses menores com bons efeitos; porém, quando necessária uma dose maior, há limitação pelos efeitos colaterais. Entre os principais, podem-se citar boca seca, retenção urinária, constipação intestinal, hipotensão postural, dispepsia, náuseas e vômitos.[3,6,17] Essa medicação não deve ser utilizada em indivíduos com glaucoma.[3,8]

Outras medicações orais são relatadas, como a clonidina[14] e o clonazepam, indicados principalmente quando associado com quadros de ansiedade. Seus efeitos colaterais mais comuns incluem sedação, hipotensão, constipação e fraqueza.

Uso de radiofrequência fracionada com microagulhamento, *lasers*, terapia com micro-ondas e ultrassom ultrafocado são opções terapêuticas promissoras para reduzir a hiperidrose.[7,8,14,18]

Entre as opções cirúrgicas, há a simpatectomia torácica e a excisão das glândulas sudoríparas. Na excisão, a maior quantidade possível das glândulas é removida por curetagem ou lipossucção. Indicada apenas para hiperidrose axilar. Tem sucesso de aproximadamente 90%, porém tem complicações, como infecção, cicatrizes e alterações na coloração da pele no local tratado. A excisão é indicada para pessoas com hiperidrose moderada a grave, com pouca resposta à terapêutica prévia e que não querem se submeter à simpatectomia.[15]

Na simpatectomia, primeiramente indicada para hiperidrose axilar, porém com melhores resultados obtidos na forma palmar,[16] os gânglios torácicos T2 e T3 são destruídos por eletrocoagulação ou com o uso de clipes cirúrgicos. O principal efeito colateral é a hiperidrose compensatória, que pode ocorrer no tronco, face, plantas e outras áreas, com sudorese difusa. Casos graves ocorrem em 1 a 2%. Outras complicações incluem hemotórax, pneumotórax e síndrome de Horner. A simpatectomia constitui a terapêutica mais invasiva e deve ser indicada nos casos moderados a graves sem resposta a nenhuma das outras opções de tratamento.[6,15] O Quadro 195.2 resume as opções terapêuticas para o tratamento de hiperidrose.

> **Dicas**
>
> ▶ É fundamental o suporte emocional ao portador de hiperidrose. O isolamento emocional, muitas vezes, inicia na infância e deve ser trabalhado ao longo das revisões clínicas.
>
> ▶ O tratamento tópico inicial deve ser estimulado, principalmente após a melhora inicial. A manutenção é obrigatória, pois os efeitos cessam em aproximadamente uma semana.

As queixas femininas são mais intensas. Grande parte dos homens acredita que certo grau de sudorese é normal.

Quadro 195.2 | Tratamento da hiperidrose

	Terapêutica	Frequência	Efeitos colaterais	Duração	Comentários
Primeira escolha	Tópicos ▶ Cloreto de alumínio 20% em solução hidroalcoólica ▶ Tetracloreto de alumínio 6,25%	Diário por 3-5 noites; após, com intervalo 2-3 dias	Queimação Dermatite de contato	Dias	Bloqueio dos dutos sudoríparos
Segunda escolha	Iontoforese	2-3x/semana	Desconforto durante o procedimento	Dias	Bloqueio dos dutos sudoríparos
	Toxina botulínica A	A cada 4-6 meses	Desconforto durante o procedimento Fraqueza muscular	Meses	Previne a liberação de acetilcolina
	Terapia oral				
	Oxibutinina	1,5-5 mg, 2x/dia	Boca seca e retenção urinária	Horas	Anticolinérgico
	Glicopirrolato	1-2 mg, 2x/dia	Boca seca e retenção urinária	Horas	Anticolinérgico
	Clonidina	0,1-0,3 mg, 2x/dia	Hipotensão	Horas	Agonista α_2-adrenérgico
	Clonazepam	0,25-0,5 mg, 2x/dia	Sedação	Horas	Ansiolítico
Terceira escolha	Excisão local	Única	Cicatrizes	Permanente	Último recurso
	Simpatectomia	Única	Hiperidrose compensatória Síndrome de Horner	Em geral, permanente	Último recurso

Fonte: Adaptado de Miller e Hurley.[12]

Quando referenciar

Se as características sugestivas de hiperidrose secundária estiverem presentes, ou se a apresentação for atípica (p. ex., sintomas unilaterais ou assimétricos), então as investigações específicas devem ser realizadas. Essas podem incluir testes de função tireoidiana, hemograma completo e exames de imagem sempre que uma causa neoplásica, infecciosa ou neurológica for suspeita. Consultar o parecer de um especialista também pode ser indicado.[2]

Também está indicado o referenciamento ao se esgotarem as possibilidades terapêuticas e houver indicação de tratamento cirúrgico ou com toxina botulínica.

> ### Erros mais frequentemente cometidos
> - A maioria das pessoas que procuram o médico por hiperidrose se enquadra na categoria primária, porém é fundamental que sejam investigadas causas de hiperidrose secundária, evitando postergar o tratamento da doença de base.[9]
> - Desencorajar o tratamento.
> - Minimizar as queixas da pessoa.
> - Abordar como paciente "difícil".
> - Utilizar a medicação inicial e não reforçar o tratamento de manutenção.

Prognóstico e complicações possíveis

Há uma melhora do quadro após a quarta década.[3] Em mulheres, as queixas podem ser agravadas durante o climatério.

A umidade constante pode facilitar o desenvolvimento de infecções bacterianas e fúngicas, às vezes, recorrentes.

Atividades preventivas e de educação

É importante chamar a atenção para o vestuário da pessoa. Sapatos fechados e de borracha geralmente exacerbam o problema ao aumentarem a sudorese. As pessoas devem usar meias de algodão e trocá-las com frequência, assim como alternar o uso dos sapatos, deixando que sequem, já que meias e sapatos são fontes de reinfecção fúngica e bacteriana.[2] Substâncias como café, álcool ou especiarias quentes podem aumentar a transpiração e, portanto, devem ser evitadas.[1]

Papel da equipe multiprofissional

A equipe multiprofissional deve realizar o acolhimento do paciente e fornecer o apoio psicológico necessário, por meio de grupos de apoio ou atendimento individual dos pacientes.

ÁRVORE DE DECISÃO

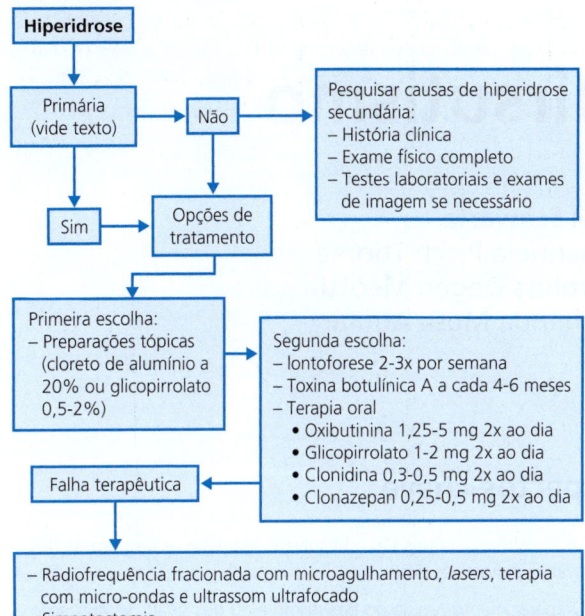

REFERÊNCIAS

1. Togel B, Greve B, Raulin C. Current therapeutic strategies for hyperhidrosis: a review. Eur J Dermatol. 2002;12(3):219-223.

2. Scarff CE. Sweaty, smelly hands and feet. Aust Fam Physician. 2009;38(9): 666-669.

3. Romero FR, Haddad GR, Miot HÁ, Cataneo DC. Hiperidrose palmar: aspectos clínicos, fisiopatológicos, diagnósticos e terapêuticos. An Bras Dermatol. 2016;91(6):716-725.

4. Eisenach JH, Atkinson JLD, Fealey RD. Hyperhidrosis: evolving therapies for a well-established phenomenon. Mayo Clin Proc. 2005;80(5):657-666.

5. Fealey RD, Sato J. Disorders of the eccrine sweat gland and sweating. In: Wolff K, Goldsmith LA, Katz SI, Gilchrest BA, Paller AS, Leffell DJ. Fitzpatrick's dermatology in general medicine. New York: McGraw-Hill; 2008. p. 720-730.

6. Nicholas R, Quddus A, Baker DM. Treatment of primary craniofacial hyperhidrosis: a systematic review. Am J Clin Dermatol. 2015;16(5):361-370.

7. Stashak AB, Brewer JD. Management of hyperhidrosis. Clin Cosmet Investig Dermatol. 2014;7:285-299.

8. Delort S, Marchi E, Corrêa MA. Oxibutinina como alternativa de tratamento da hiperidrose. An Bras Dermatol. 2017;92(2):220-223.

9. Avè BRC. Hiperidrose e outras alterações das glândulas sudoríparas. In: Ramos e Silva M, Castro MCR. Fundamentos de dermatologia. Rio de Janeiro: Atheneu; 2010. p. 851-8.

10. Solish N, Wang R, Murray CA. Evaluating the patient presenting with hyperhidrosis. Thorac Surg Clin. 2008;18(2):133-140.

11. Pariser DM, Ballard A. Topical therapies in hyperhidrosis care. Dermatol Clin. 2014;32(4):485-490.

12. Miller JL, Hurley HJ. Disease of the eccrine and apocrine sweat glands. In: Bolognia JL, Jorizzo JL, Rapini RP. Dermatology. London: Mosby Elsevier; 2008. p. 531-548.

13. Kim WO, Kil HK, Yoon KB, Yoon DM. Topical glycopyrrolate for patients with facial hyperhidrosis. Br J Dermatol. 2008;158(5):1094-1097.

14. Sammons JE, Khachemoune A. Axillary hyperhidrosis: a focused review. J Dermatol Treat. 2017;28(7):582-590.

15. Vorkamp T, Foo FJ, Khan S, Wilson P. Hyperhidrosis: evolving concepts and a comprehensive review. Surgeon. 2010;8(5):287-292.

16. Vannuci F, Araújo JA. Thoracic sympathectomy for hyperhidrosis: from surgical indications to clinical results. J Thorac Dis. 2017;9(Suppl 3):S178-S192.

17. Bajaj V, Langtry JAA. Use of oral glycopyrronium bromide in hyperhidrosis. Br J Dermatol. 2007;157(1):118-121.

18. Glaser DA, Galperin TA. Managing hyperhidrosis: emerging therapies. Dermatol Clin. 2014;32(4):549-553.

CAPÍTULO 196

Hirsutismo

Joel Schwartz
Emanuela Plech Thomé
Carolina Degen Meotti
Fernanda Musa Aguiar

Aspectos-chave

▶ Os tipos mais comuns são o hirsutismo idiopático e a síndrome dos ovários policísticos (SOP).

▶ O aparecimento rápido do hirsutismo e/ou dos sinais de virilização associados sugere etiologia neoplásica.

▶ A avaliação diagnóstica deve focar na identificação da etiologia e no risco de comorbidades associadas.

▶ Os objetivos do tratamento são diminuir o excesso de pelos com medidas estéticas e/ou farmacológicas e tratar doenças subjacentes, se houver.

Caso clínico

Madalena, 52 anos, secretária, veio à consulta com queixa de excesso de pelos no rosto. Sua menarca ocorreu aos 13 anos de idade e tem ciclos menstruais regulares. Tem dois filhos de gestações normais. O crescimento de pelos faciais piorou gradativamente com o passar dos anos. Tem utilizado *laser* para remover pelos no lábio superior, mas está preocupada com o excesso de pelos em toda a face. Ao exame físico, pôde-se constatar que é magra e tem pressão arterial (PA) normal. Apresenta excesso de pelos terminais escuros nas regiões supralabial, mento, lombar e periareolar. A dosagem de testosterona sérica é de 40 ng/mL (valor de referência [VR] < 90 ng/mL).

Teste seu conhecimento

1. Qual é a principal hipótese etiológica para o hirsutismo no Caso clínico descrito?
   a. SOP
   b. Tumor de origem ovariana
   c. Tumor de origem suprarrenal
   d. Hirsutismo idiopático

2. Na avaliação de mulheres hirsutas, é importante observar:
   a. PA e índice de massa corporal
   b. Se há irregularidade menstrual e/ou sinais de virilização
   c. O impacto psicológico dos sintomas
   d. Todas as alternativas

3. O hirsutismo pode estar associado às seguintes alterações:
   a. Seborreia, acne, alopecia
   b. Verrugas virais
   c. Acantose nigricante
   d. As alternativas A e C estão corretas

4. Acne, hirsutismo e obesidade são achados comuns em:
   a. SOP
   b. Acromegalia
   c. Neoplasia endócrina múltipla
   d. Insuficiência suprarrenal crônica

5. Sobre a terapêutica, qual é a alternativa INCORRETA?
   a. Podem ser utilizados métodos de depilação ou descoloração dos pelos
   b. Os medicamentos antiandrogênicos propiciam diminuição do crescimento dos pelos, sendo o resultado clínico observado poucos dias após o início do uso
   c. A anticoncepção adequada é obrigatória durante o uso de todas as medicações antiandrogênicas
   d. A espironolactona tem ação antiandrogênica periférica importante e também inibe a biossíntese ovariana e suprarrenal de androgênios

Respostas: 1D, 2D, 3D, 4A, 5B

Do que se trata

O hirsutismo é o aumento de pelos terminais com padrão de distribuição masculino em mulheres. Ocorre em áreas dependentes de androgênios, como o mento, a região supralabial (Figura 196.1), o tórax anterior, as mamas, o abdome, o dorso e a porção interna das coxas.[1] Nessas áreas, os androgênios circulantes aumentam o tamanho e o diâmetro da fibra capilar, como é visto na puberdade com a transformação de pelos velus (claros e finos) em pelos terminais (pigmentados e grossos) nas regiões axilares e pubiana, nas mulheres, e na área da barba, nos homens.[2] Há variações no crescimento dos pelos conforme os grupos étnicos, que são gene-

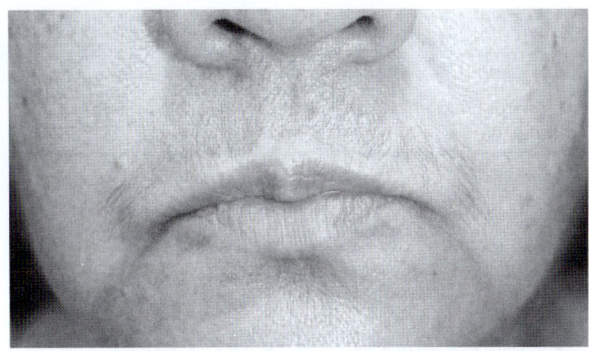

▲ **Figura 196.1**
Mulher com aumento de pelos na região supralabial.

ticamente determinadas. Os indígenas e os povos do oriente, por exemplo, são os que têm menor quantidade de pelos.[3] É uma afecção relativamente comum, com prevalência de 5 a 10% nas mulheres em idade reprodutiva.[2,4]

O hirsutismo deve ser diferenciado da hipertricose, que é um crescimento generalizado de pelos velus não desencadeado por ação de androgênios, podendo ter como causas uso de medicamentos (ver Quadro 196.1), fatores hereditários, alterações metabólicas (hipotireoidismo, desnutrição, anorexia, porfiria) ou também ser manifestação paraneoplásica (hipertricose lanuginosa adquirida).[5-7]

O hirsutismo pode ser consequente à produção aumentada de androgênios pelos ovários ou glândulas suprarrenais (ou ambos), à exposição exógena a androgênios (fármacos) ou ao aumento da sensibilidade do folículo piloso aos androgênios circulantes em níveis normais.[2] Além disso, condições clínicas que alteram a produção hepática da globulina ligadora de hormônios sexuais (SHBG) modificam os níveis de androgênios livres, que são aqueles biologicamente ativos, podendo ocasionar ou piorar o hirsutismo.[6] Há também associação do hirsutismo com doenças sistêmicas como, por exemplo, hipertensão arterial, doenças cardiovasculares, dislipidemia e resistência à insulina.

O que pode ocasionar

De acordo com a etiologia, pode se manifestar como queixa isolada ou ser acompanhada de outros sinais de hiperandrogenismo (acne, seborreia, alopecia), virilização (hipertrofia clitoridiana, aumento da massa muscular, modificação do tom de voz), distúrbios menstruais e/ou infertilidade ou alterações metabólicas.[8]

Os tipos mais comuns são o hirsutismo idiopático e a SOP; os menos frequentes são endocrinopatias, uso de medicamentos, hiperplasia suprarrenal congênita não clássica (HSCNC), tumores, hipertecose (aumento na produção de androgênios pela teca ovariana), hiperplasia ovariana familiar, síndrome HAIR-AN (hiperandrogenismo, resistência insulínica e acantose nigricante).[1,9,10] Essa última representa um grupo de síndromes hereditárias que apresentam muitas características em comum com a SOP, mas os distúrbios do metabolismo da insulina e da glicose são mais acentuados.[1]

Cerca de 50% dos indivíduos com hirsutismo leve a moderado apresentam um quadro de hirsutismo idiopático[6] e frequentemente familiar. Nessa condição, os ciclos menstruais são regulares e não há aumento de androgênios nos testes laboratoriais.[9]

A SOP é a endocrinopatia mais comum em mulheres em idade reprodutiva.[4] Costuma estar associada à oligoamenorreia e à infertilidade. Os sintomas iniciam no período peripuberal e progridem com o tempo.[6] De acordo com os critérios de Rotterdam, tem-se o diagnóstico quando dois dos três critérios seguintes estão presentes:

1. Irregularidade menstrual (menos de oito menstruações por ano ou ciclos menstruais mais longos do que 35 dias).
2. Evidência clínica (hirsutismo, acne, alopecia androgenética) ou laboratorial de hiperandrogenismo; sendo outras causas excluídas.
3. Ovários policísticos (> 12 folículos em cada ovário medindo 2 a 9 mm de diâmetro e/ou aumento do volume ovariano em > 10 mL) em exame ultrassonográfico.[4]

Mulheres com SOP têm alta prevalência de obesidade e risco aumentado de desenvolver tolerância diminuída à glicose, diabetes melito tipo 2 (DM2) e eventos cardiovasculares,[6] embora essas condições não estejam nos critérios diagnósticos.

A HSCNC é um distúrbio autossômico recessivo devido à deficiência da enzima 21-hidroxilase, que pode ou não ser sintomática. Ocorre diminuição da biossíntese do cortisol, que leva ao aumento do hormônio adrenocorticotrófico pela diminuição do *feedback* negativo. Crianças podem apresentar pubarca precoce, aumento do clitóris, aceleração do crescimento durante a infância e estatura final baixa pelo fechamento precoce das epífises (esses sintomas são mais proeminentes na hiperplasia suprarrenal congênita clássica). Na adolescência e na idade adulta, podem ocorrer acne, alopecia, alterações menstruais e hirsutismo.[5] Em um estudo multicêntrico, o hirsutismo estava presente em 59% das mulheres com HSCNC.[11]

Uma virilização rápida e progressiva chama a atenção para a possibilidade de neoplasia ovariana, suprarrenal ou causa exógena (fármacos – ver Quadro 196.1).[10] Os tumores secretores de androgênios são raros (0,2% nas mulheres com hiperandrogenemia) e mais da metade deles é maligno.[8]

Síndrome de Cushing, distúrbios da tireoide, hiperprolactinemia e acromegalia são também causas de hirsutismo e hiperandrogenemia, mas geralmente apresentam de forma mais evidente outras manifestações clínicas que não o hirsutismo.[8]

O que fazer

Primeiramente, deve-se avaliar se a pessoa apresenta hirsutismo ou apenas aumento de pelos indesejados.

O escore de Ferriman-Gallwey modificado (Figura 196.2) é definido pela soma da pontuação de nove áreas do corpo (0-4 pontos cada uma, de acordo com a intensidade do aumento de pelos no local). Diagnostica-se hirsutismo quando o escore for de 8 pontos ou mais. No escore de 8 a 15, é classificado como leve.[1,8] As limitações desse método são não considerar diferenças raciais, subjetividade do observador e dificuldade para avaliar pessoas que utilizam métodos depilatórios ou de camuflagem.[1]

Anamnese

Investigar início e evolução do hirsutismo e sintomas associados (seborreia, acne e alopecia). Averiguar data da menarca, padrão da menstruação, história gestacional e familiar (de diabetes e de SOP), se houve aumento de peso ou outro sintoma sugestivo de endocrinopatia.[4,8]

Questionar sobre uso de medicamentos, pois vários podem causar hipertricose e hirsutismo (ver Quadro 196.1).[1]

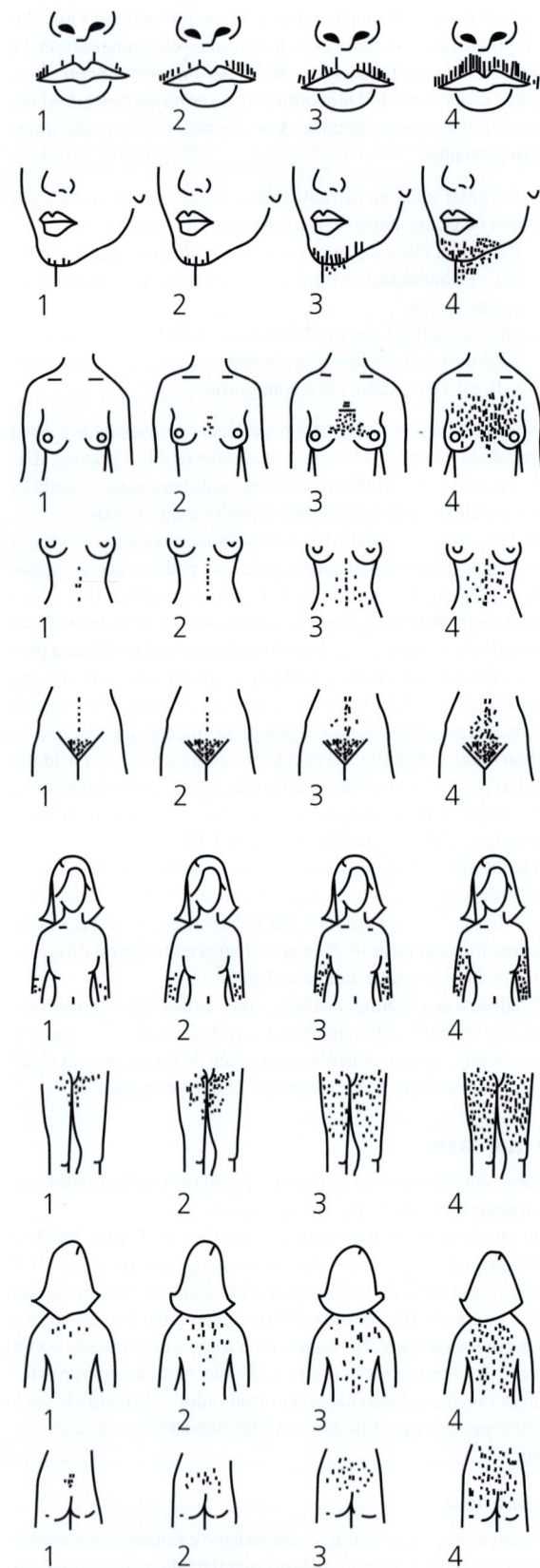

▲ **Figura 196.2**
Escore semiquantitativo.
Fonte: Modificada de Ferriman e Gallwey.[12]

Quadro 196.1 | **Fármacos que podem causar hirsutismo e hipertricose**

Fármacos relacionados ao hirsutismo	Fármacos relacionados à hipertricose*
▶ Testosterona	▶ Ciclosporina
▶ Danazol	▶ Fenitoína
▶ ACTH	▶ Minoxidil
▶ Metirapona	▶ Minociclina
▶ Fenotiazinas	▶ Psoralenos
▶ Esteroides anabolizantes	▶ Penicilamina
▶ Progesteronas androgênicas	▶ Hexaclorobenzeno
• Levonorgestrel	▶ Glicocorticoides
• Norgestrel	▶ Diazóxido
• Noretindrona	▶ Ácido azelaico
▶ Acetazolamida	▶ Acitretina
▶ Ácido valproico	▶ Citalopram
▶ Fluoxetina	▶ Cetirizina
▶ Bupropiona	
▶ Venlafaxina	

*Fármacos que causam hipertricose são medicações não androgênicas.
Fonte: Somani e colaboradores[1] e Bode e colaboradores.[13]

Exame físico

Aferir PA, peso e altura. No exame da pele, procurar outros sinais de hiperandrogenismo, como acne, seborreia e alopecia androgenética.[7,14] A identificação de manchas acastanhadas e aveludadas nas regiões axilares e cervical (acantose nigricante) é sugestiva de resistência insulínica.[14]

Na síndrome de Cushing, podem ser identificadas estrias largas e violáceas, face em lua cheia, redistribuição da gordura corporal, fragilidade cutânea e fraqueza da musculatura proximal.[2]

Alteração na textura da pele, bócio e queda de cabelos sugerem alteração tireoidiana; galactorreia sugere hiperprolactinemia.[2]

No exame ginecológico, a palpação pélvica pode, raramente, identificar massa ovariana.[4]

Exames complementares

Os exames laboratoriais e de imagem serão solicitados de acordo com as hipóteses diagnósticas, apoiadas pelo exame físico.[8]

Há controvérsia sobre a necessidade de avaliação laboratorial em pessoas com hirsutismo leve (escore de Ferriman-Gallwey 8-15) sem outros sintomas e sem história de infertilidade. Alguns autores sugerem dosagem de testosterona total e livre para todas as pessoas.[9] Níveis aumentados podem ser encontrados em várias situações causadoras de hiperandrogenismo, tanto de origem suprarrenal (tumores, HSCNC, síndrome de Cushing) quanto ovariana (tumores, SOP) e ainda no uso de medicamentos, como o ácido valproico.[15,16] O uso de anticoncepcional oral combinado (ACO) pode diminuir os níveis de testosterona, causando uma falsa ideia de normalidade. A fração livre é mais sensível do que a total, pois as mulheres hirsutas podem apresentar níveis de SHBG diminuídos. Portanto, mulheres com níveis normais de testosterona total podem ter a fração livre aumentada por não estar ligada à SHBG. Situações que provocam diminuição da SHBG são hiperandrogenismo, hipotireoidismo e hiperinsulinemia.[16] Se os níveis de testosterona estiverem 1,5 a 2 vezes acima do limite máximo da normalidade ou se houver sinais de virilização ou início rápido e progressivo do hirsutismo, solicitar sulfato de desidroepiandrosterona (SDHEA) e androstenediona para identificar a origem da hiperandrogenemia (suprarrenal ou ovariana).[4]

O SDHEA representa a medida direta da atividade androgênica suprarrenal. Os valores podem estar elevados na hiperplasia suprarrenal congênita (HSC), na síndrome de Cushing, na SOP, na hiperprolactinemia e no carcinoma suprarrenal. Em raros casos de carcinoma suprarrenal, os níveis podem estar normais.[15]

Na HSCNC, há aumento da dosagem sérica de 17-hidroxiprogesterona, androstenediona, testosterona e SDHEA.[1,5]

Se houver queixa de amenorreia, investigar gestação e endocrinopatias por meio de dosagens de gonadotrofina coriônica humana beta (β-HCG), prolactina e tireotrofina (TSH).[6]

Nos casos de SOP, rastrear dislipidemia, diabetes e tolerância diminuída à glicose. Os níveis de testosterona e SDHEA podem estar aumentados, os níveis do SHBG podem estar diminuídos e a relação entre hormônio luteinizante (LH) e hormônio folículo-estimulante (FSH) pode estar aumentada (> 2).[4]

A ultrassonografia transvaginal (USTV) possibilita o estudo morfológico dos ovários, identificando tumores ovarianos e ovários policísticos. Sempre deve ser solicitada quando há irregularidade menstrual ou hiperandrogenemia.[4,14]

A ultrassonografia (US) abdominal é útil no diagnóstico de tumores da suprarrenal, mas pode ser necessária a realização de tomografia computadorizada (TC) ou ressonância magnética (RM).[14]

Quando houver suspeita clínica, solicitar exames diagnósticos para síndrome de Cushing, acromegalia e hiperprolactinemia.[9]

O Quadro 196.2 resume os principais achados clínicos e laboratoriais, e a Figura 196.3 apresenta um algoritmo para auxílio no diagnóstico.

Quadro 196.2 | Principais achados clínicos e laboratoriais da hipertricose

Doença	Características clínicas	Características laboratoriais
SOP	Irregularidade menstrual, ovários policísticos na ecografia, obesidade central, infertilidade, resistência insulínica, acantose nigricante	▶ Testosterona: normal à elevada ▶ 17-OHP: normal ▶ LH/FSH: LH – normal a elevado; FSH – diminuído a normal ▶ Prolactina: normal à elevada ▶ SDHEA: normal a elevado ▶ Cortisol: normal
Hiperandrogenismo idiopático	Regularidade menstrual Ovários normais na ecografia	▶ Testosterona: aumentado ▶ 17-OHP: normal ▶ LH/FSH: normal ▶ Prolactina: normal ▶ SDHEA: normal ▶ Cortisol: normal
Hirsutismo idiopático	Regularidade menstrual Ovários normais na ecografia	▶ Testosterona: normal ▶ 17-OHP: normal ▶ LH/FSH: normal; normal ▶ Prolactina: normal ▶ SDHEA: normal ▶ Cortisol: normal
Hiperplasia suprarrenal	História familiar de hiperplasia suprarrenal forma não clássica: pubarca precoce, aumento do clitóris, estatura final baixa; oligoanovulação, infertilidade, irregularidade menstrual	▶ Testosterona: normal à aumentada ▶ 17-OHP: aumentada ▶ LH/FSH: normal ▶ Prolactina: normal ▶ SDHEA: normal a aumentado ▶ Cortisol: normal a diminuído
Tumores secretores de androgênios	Hirsutismo de início rápido com progressão, apesar do tratamento, virilização, massa abdominal ou pélvica palpável	▶ Testosterona: aumentada ▶ 17-OHP: normal ▶ LH/FSH: normal ▶ Prolactina: normal ▶ SDHEA: normal no tumor ovariano; aumentado no tumor suprarrenal ▶ Cortisol: normal no tumor ovariano; normal a aumentado no tumor suprarrenal

(Continua)

Quadro 196.2	Principais achados clínicos e laboratoriais da hipertricose *(Continuação)*		
Doença	**Características clínicas**	**Características laboratoriais**
Hirsutismo iatrogênico	História de medicação (ver Quadro 196.1)	▶ Testosterona: normal ▶ 17-OHP: normal ▶ LH/ FSH: normal ▶ Prolactina: normal ▶ SDHEA: normal ▶ Cortisol: normal

17-OHP, 7-α-hidroxiprogesterona; LH, hormônio luteinizante; FSH, hormônio folículo-estimulante; SDHEA, desidroepiandrosterona; SOP, síndrome dos ovários policísticos.
Fonte: Adaptado de Bode e colaboradores[13] e Hunter e Carek.[17]

Conduta proposta

Tratamento

Os objetivos do tratamento são tratar condições subjacentes e remover o excesso de pelos.[2] A diminuição do peso, além de diminuir a resistência periférica à insulina e o risco cardiovascular, pode melhorar o hirsutismo.[9]

Tratamento estético

As medidas estéticas têm um importante papel no tratamento, representando a principal forma terapêutica para casos leves. São exemplos de tratamento estético:[14]

Descoloração. Utilização de substâncias, como água oxigenada e compostos de amoníaco.[14]

Depilação mecânica ou química. Vários métodos estão disponíveis (ceras, lâminas de barbear, cremes depilatórios, depiladores elétricos). A preferência pessoal é o que guia a escolha do método.[18]

Eletrólise. Utiliza-se corrente elétrica para a destruição do folículo piloso. Cada folículo é tratado individualmente. É operador-dependente, devendo ser realizada por médico treinado.[2]

Laserterapia. Não propicia a redução completa e permanente dos pelos, mas é mais efetiva do que os outros métodos, promovendo redução parcial dos pelos por tempo mais prolongado. As candidatas ideais são mulheres de pele clara com pelos escuros. Deve ser realizada por médico treinado.[2]

Farmacológico

O tratamento medicamentoso pode inibir ou diminuir o crescimento dos pelos, mas não fará desaparecer aqueles já presentes. A maioria dos medicamentos utilizados no tratamento do

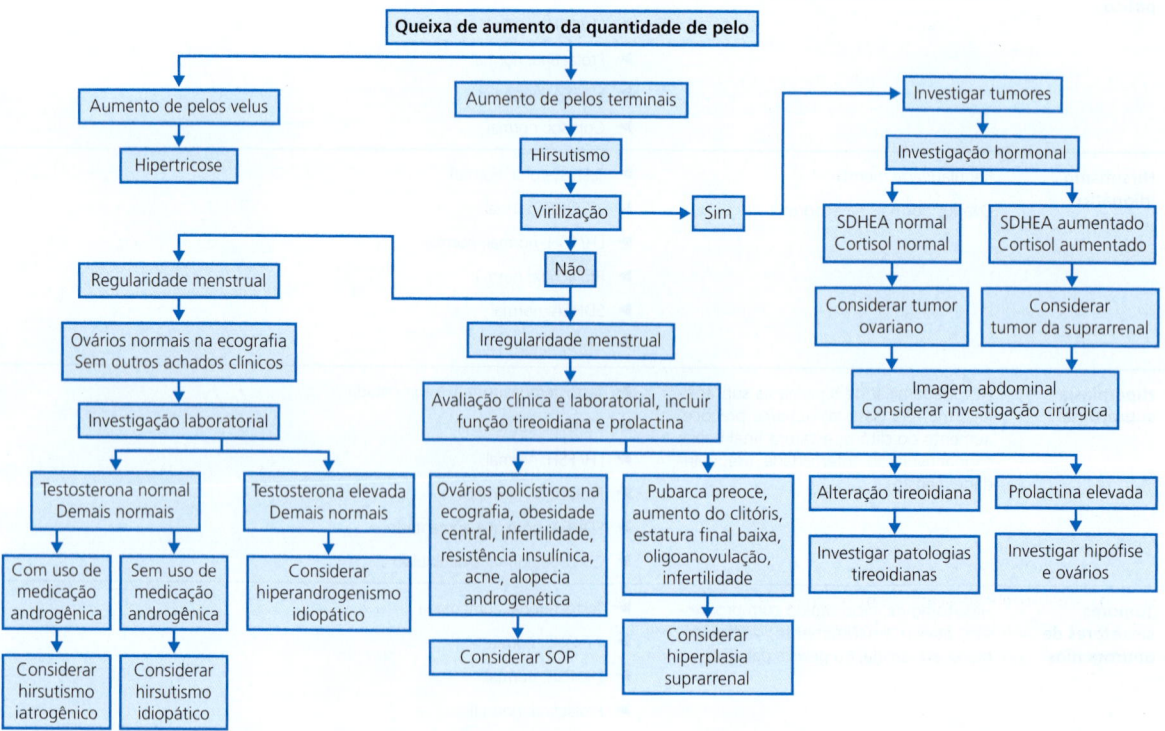

▲ **Figura 196.3**
Algoritmo para diagnóstico do hirsutismo.
SOP, síndrome dos ovários policísticos; SDHEA, desidroepiandrosterona.
Fonte: Algoritmo com base em Bode e colaboradores[13] e Hunter e Carek.[17]

hirsutismo pertence a dois grandes grupos: medicamentos que promovem a supressão da produção ovariana e/ou suprarrenal de androgênios (ACOs) e medicamentos que diminuem a ação periférica dos androgênios (espironolactona, acetato de ciproterona, finasterida). A resposta clínica à medicação costuma ocorrer somente após 6 meses de tratamento, sendo máxima após 9 meses.[14,16]

Serão abordados aqui os medicamentos que podem ser usados para hirsutismo de causa idiopática e por SOP (quando não há desejo de engravidar). A via de administração é a oral.

Anticoncepcional oral combinado

Os ACOs são eficazes na redução da acne, do hirsutismo e da oleosidade da pele. Suprimem a secreção de LH e, portanto, a produção e a secreção de androgênios ovarianos mediados por esse hormônio. O componente estrogênico estimula a produção hepática de SHBG, diminuindo a testosterona livre.[14]

Na escolha do ACO, deve-se dar preferência para os compostos por progesteronas menos androgênicas, como acetato de ciproterona, drospirenona, desogestrel e norgestimato.[9] As duas primeiras apresentam efeito antiandrogênico, mas o da drospirenona é leve.[16]

Antes de iniciar o uso, deve-se avaliar se há contraindicação (ver Cap. 129, Contracepção).

Espironolactona

A espironolactona tem ação antiandrogênica periférica, mostrando-se efetiva no tratamento do hirsutismo. Seu efeito é dose-dependente.[14] A dose usual para o hirsutismo é de 100 a 200 mg/dia, divididos em duas tomadas.[9,15] Em geral, é bem tolerada, podendo ocorrer hipotensão postural, irregularidade menstrual, alteração hepática e epigastralgia.[2] A hipercalemia é rara em pacientes jovens hígidas, sem alteração da função renal, hepática ou suprarrenal.[19] Um estudo publicado no JAMA,[20] em 2015, avaliou 967 mulheres entre 18 e 45 anos em uso de 50 a 200 mg por dia de espironolactona para o tratamento de acne. Foram solicitados no total 1.723 exames para avaliação do potássio sérico, e só 0,75% desses exames evidenciaram dosagem sérica maior ou igual a 5 mmol/L. A partir desse achado, os autores sugerem que a dosagem pré-tratamento de potássio e o seu controle são desnecessários.[20] Deve-se atentar que o estudo excluiu pacientes com doença renal, cardiovascular, em uso de inibidores da enzima conversora de angiotensina (IECA) e bloqueadores do receptor da angiotensina (BRA). Ainda é preconizado o controle de potássio para pacientes mais maduras e naquelas em uso de IECA, BRA, anti-inflamatório não esteroide (AINE) e digoxina.[4,19] O seu uso deve ser evitado em pessoas portadoras de insuficiência renal (IR).[4] Como toda medicação antiandrogênica, a contracepção adequada é obrigatória, principalmente pelo risco de feminização do feto masculino.[14]

Acetato de ciproterona

É uma progesterona com ação antiandrogênica. Não deve ser utilizado em gestantes ou em mulheres que pretendam engravidar. Deve ser usado na dosagem de 2 mg associado a estrogênio no anticoncepcional oral. Para um efeito mais eficaz, associar dosagem adicional nos primeiros 10 dias da cartela de ACO (12,5-100 mg/dia). Efeitos adversos possíveis são aumento de peso, diminuição da libido, depressão, mastalgia, cefaleia e feminização de fetos masculinos.[4]

Finasterida

O mecanismo de ação é a inibição de 5-α-redutase, enzima responsável pela conversão da testosterona em di-idrotestosterona (DHT). Tem-se mostrado eficiente e segura no tratamento do hirsutismo.[13] Um estudo de revisão reportou a redução nos escores de hirsutismo em 30 a 60%,[16] que é comparável aos outros antiandrogênios.[16,18] A dose é de 2,5 a 5 mg ao dia. Em geral, é bem tolerada, sendo a feminização de fetos masculinos o principal efeito adverso. Por isso, é necessária a anticoncepção. Com base na meia-vida de ação, aguardar no mínimo 10 dias após interrupção para engravidar.[18]

Agentes sensibilizantes da insulina

Pacientes com SOP apresentam hiperinsulinemia, causando, entre outras consequências, aumento da produção androgênica pelos ovários. Os agentes sensibilizantes da insulina são a metformina e a tiazolidinediona. A metformina reduz a gliconeogênese hepática, aumenta a sensibilidade dos tecidos musculares à insulina, levando à diminuição da produção de androgênios pelo ovário. A dose recomendada é de 500 a 800 mg em três tomadas diárias durante a refeição (café, almoço e jantar). Seu principal efeito colateral é a intolerância gastrintestinal. Entre os medicamentos pertencentes ao grupo da tiazolidinediona estão troglitazona, pioglitazona, rosiglitazona, que agem por meio da melhor absorção da insulina no tecido hepático, muscular e adiposo.[21] A Food and Drug Administration (FDA), em 2007, lançou uma nota de alerta aos médicos americanos sobre o uso da rosiglitazona em paciente com DM2 devido ao aumento do risco do infarto do miocárdio demostrado na metanálise de Steven Nissen.[22] Em 2010, a Anvisa cancelou o registro da medicação no país. Atualmente, é apenas comercializado no Brasil o cloridrato de pioglitazona.

> ### Dicas
>
> ▶ A flutamida é um antiandrogênio potente que não está mais sendo utilizado devido ao risco de hepatotoxicidade.[16]
>
> ▶ Ainda não disponível no Brasil, o uso tópico de *Eflornithine hydrochloride* em creme foi liberado pela FDA para tratamento de hirsutismo facial.[9] Ele diminui a velocidade do crescimento dos pelos por meio da inibição da enzima ornitina descarboxilase. Ocorre recidiva após 8 semanas de descontinuação do uso. A aplicação é feita 2x ao dia, e efeitos adversos possíveis são dermatite de contato, acne e pseudofoliculite.[1]
>
> ▶ A síndrome SAHA (seborreia, alopecia, hirsutismo e acantose nigricante) não é um diagnóstico, mas um espectro dermatológico de sinais e sintomas associados ao hiperandrogenismo.[2]
>
> ▶ A dosagem de testosterona deve ser realizada pela manhã, entre o 4° e o 10° dia do ciclo menstrual.[1]
>
> ▶ Evitar trocar ou acrescentar medicação antiandrogênica antes do período de 6 meses de uso.[16]

Quando referenciar

Referenciar ao endócrino ou ao ginecologista as mulheres hirsutas nas seguintes condições:

- Com dúvida diagnóstica.

- Que tenham SOP e desejem engravidar (são utilizados agentes ovulatórios, metformina) ou que apresentem comorbidades.
- Com suspeita de tumor produtor de androgênios (solicitar testosterona, SDHEA, androstenediona, USTV e US abdominal para agilizar a investigação).
- Com endocrinopatias, como síndrome de Cushing, HSC, acromegalia, hiperprolactinemia.
- Com progressão dos sintomas, apesar dos tratamentos instituídos (informar ao especialista quais foram os tratamentos e por quanto tempo foram utilizados).

Erros mais frequentemente cometidos

▶ Criar falsas expectativas quanto ao resultado do tratamento medicamentoso em curto prazo.

▶ Ignorar ou minimizar o impacto psicológico do hirsutismo.

▶ Referenciar a pessoa para tratamento estético sem antes ter feito avaliação para identificar a etiologia.

Prognóstico e complicações possíveis

Trata-se de um distúrbio crônico que melhora geralmente poucos meses após a instituição da terapia. Alguns casos podem ser curados, como após a cura de tumor secretor de androgênios.

Deve-se dar atenção a possíveis comorbidades associadas.

Atividades preventivas e de educação

Orientar a pessoa hirsuta a evitar a automedicação. Encorajar hábitos de vida saudáveis e perda de peso sempre que houver indicação.

CONCLUSÃO

O hirsutismo pode ser um indicador de condições clínicas subjacentes que necessitam de tratamento específico.[16]

Como a presença de uma distribuição de pelos de padrão masculino na mulher pode causar repercussões na sua autoimagem e feminilidade, deve-se avaliar a percepção da pessoa em relação ao hirsutismo, pois mesmo casos leves podem causar transtornos psicológicos desproporcionais.[14]

A solicitação de avaliação dos níveis séricos de androgênios para todas as pacientes é controversa, mas está bem definida a sua importância quando o hirsutismo é de moderado a grave, de início súbito, rapidamente progressivo ou quando associado a alguma das seguintes condições: irregularidade menstrual, infertilidade, obesidade central, acantose nigricante, sinais de virilização.[16]

O tratamento estético é importante, sendo, em casos leves, a única medida necessária e atua como adjuvante aos tratamentos farmacológicos no hirsutismo moderado a grave. O grau de recomedação da *laserterapia* é (A), ao passo que o dos outros métodos de remoção e camuflagem dos pelos é (B).[9]

Para mulheres pré-menopáusicas, o ACO constituído de progesterona antiandrogênica é, em geral, a primeira escolha.[4] Após 6 meses de uso, se a resposta não for satisfatória, acrescentar antiandrogênio.

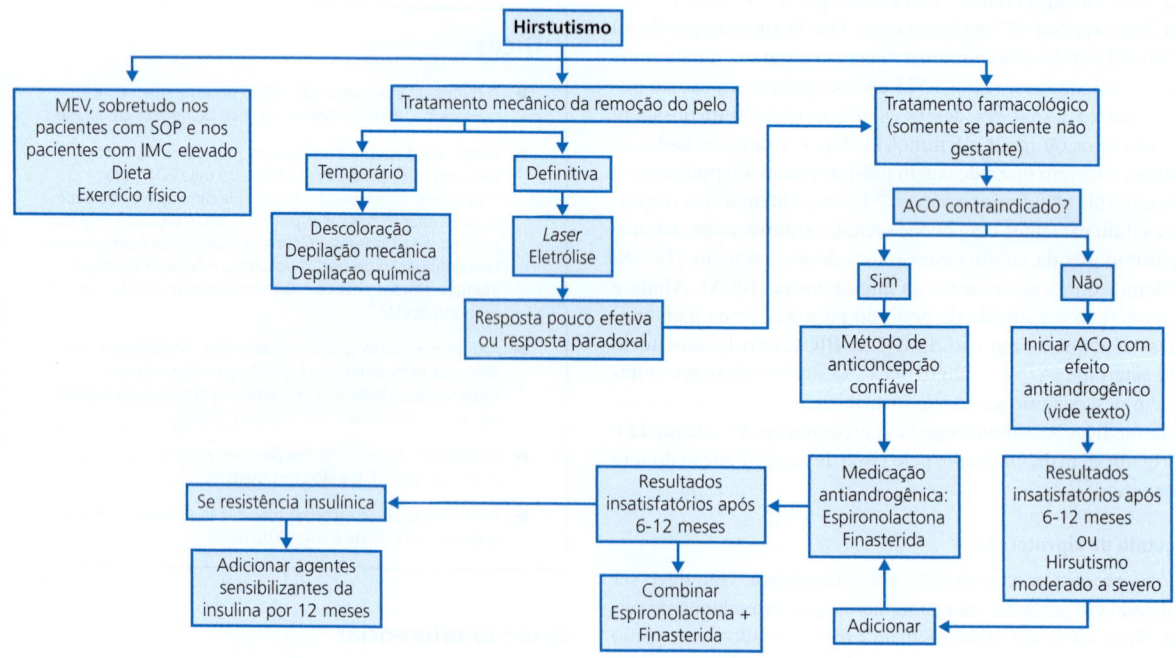

▲ **Figura 196.4**
Tratamento do hirsutismo.
ACO, anticoncepcional oral; SOP, síndrome dos ovários policísticos; IMC, índice de massa corporal; MEV, mudanças no estilo de vida.
Fonte: Algoritmo com base no trabalho de Somani e Turvy[23] conforme medicações disponíveis no Brasil até maio de 2017.

Todas as medicações antiandrogênicas são contraindicadas na gestação.[14]

Papel da equipe multiprofissional

- Papel do enfermeiro: realização da ficha do paciente com dados de identificação e anamnese simples, constando data da menarca, ciclo menstrual, comorbidades, medicação de uso contínuo e alergias. O exame físico deve incluir aferição do peso, da altura e da PA.
- Papel do nutricionista: avaliação antropométrica. Reeducação alimentar para pacientes com indicação. Acompanhamento.
- Papel do psicólogo: avaliar e tratar as repercussões em relação ao impacto emocional e social causado pela doença. Acompanhamento.

REFERÊNCIAS

1. Somani N, Harrison S, Bergfeld WF. The clinical evaluation of hirsutism. Dermatol Ther. 2008;21(5):376-391.

2. Harrison S, Somani N, Bergfeld WF. Update on the management of hirsutism. Cleve Clin J Med. 2010;77(6):388-398.

3. Margoto JA. Hirsutismo: parte 1 Medcenter Medscape; 2012.

4. Alsantali A, Shapiro J. Management of Hirsutism. Skin therapy Lett. 2009;14(7):1-3.

5. Witchel SF, Azziz R. Nonclassic congenital adrenal hyperplasia. Int J Pediatr Endocrinol. 2010;2010:625105.

6. Spritzer PM. Diagnóstico etiológico do hirsutismo e implicações para o tratamento. Rev Bras Ginecol Obstet. 2009;31(1):41-47.

7. Wolff K, Goldsmith LA, Katz SI, Gilchrest BA, Paller AS, Leffell DJ, editors. Fitzpatrick´s dermatology in general medicine. 7th ed. New York: McGraw-Hill; 2008.

8. Associação Médica Brasileira de Endocrinologia e Metabologia. Hirsutismo: diagnóstico. São Paulo: CFM; 2006.

9. Lebwohl MG, Heymann WR, Berth-Jones J, Coulson I. Treatment of skin disease. 3rd ed. Philadelphia: Saunders; 2010.

10. Campos S. Hirsutismo: descrição São Paulo: Escelsanet; 2003.

11. Moran C, Azziz R, Carmina E, Dewailly D, Fruzzetti F, Ibanez L. 21-hydroxylasedeficient nonclassic adrenal hyperplasia is a progressive disorder: a multicenter study. Am J Obstet Gynecol. 2000;183(6):1468–1474.

12. Ferriman D, Gallwey JD. Clinical assessment of body hair growth in women. J Clin Endocrin Metab. 1961;21:1140-7.

13. Bode D, Seehusen DA, Baird D. Hirsutism in women. Am Fam Physician. 2012;85(4):373-380.

14. Chieppe AO. Hirsutismo: diagnóstico e tratamento.Medcenter Medscape; 2012.

15. Soares JLMF, Pasqualotto AC, Rosa DD, Leite VRS. Métodos diagnósticos: consulta rápida. 2. ed. Porto Alegre: Artmed; 2012.

16. Martin KA, Chang RJ, Ehrmann DA, Ibanez L, Lobo RA, Rosenfield RL, et al. Evaluation and treatment of hirsutism in premenopausal women: an endocrine society clinical practice guideline. J Clin Endocrinol Metab. 2008;93(4):1105–1120.

17. Hunter MH, Carek PJ. Evaluation and treatment of women with hirsutism. Am Fam Physician. 2003;67(12):2565-2572.

18. Blume-Peytavi U, Hahn S. Medical treatment of hirsutism. Dermatol Ther. 2008;21(5):329-339.

19. Zaenglein AL, Pathy AL, Schlosser BJ, Alikhan A, Baldwin HE, Berson DS, et al. Guidelines of care for the management of acne vulgaris. J Am Acad Dermatol. 2016;74(5):945-73.e33.

20. Plovanich M, Weng QY, Mostaghimi A. Low usefulness of potassium monitoring among healthy young women taking spironolactone for acne. JAMA Dermatol. 2015;151(9):941-944.

21. Yarak S, Bagatin E, Hassun KM, Parada MOAB, Talarico Filho S. Hiperandrogenismo e pele: síndrome do ovário policístico e resistência periférica à insulina. An Bras Dermatol. 2005;80(4):395-410.

22. Nissen SE, Wolski K. Rosiglitazone revisited: an updated meta-analysis of risk for myocardial infarction and cardiovascular mortality. Arch Intern Med. 2010 Jul 26;170(14):1191-1201.

23. Somani N, Turvy D. Hirsutism: an evidence-based treatment update. Am J Clin Dermatol. 2014;15(3):247-266.

CAPÍTULO 197

Eczema

Rafael Mitchell
Brunela Madureira
Thiago Dias Sarti

Aspectos-chave

▶ Fatores emocionais têm influência nos eczemas.

▶ Nas pessoas atópicas, a xerose é a expressão clínica da anormalidade da barreira cutânea. Portanto, o uso de hidratantes deve ser contínuo. Além disso, a temperatura do banho diário deve ser de morna a fria, com duração de 5 minutos, sem o uso de buchas e uso excessivo de sabonetes.

▶ Manter as unhas curtas para evitar escoriação e infecção secundária devido ao prurido.

▶ Os anti-inflamatórios inibidores da calcineurina – tacrolimus (0,03 e 0,1%) e pimecrolimus (1%) – são uma alternativa aos corticosteroides tópicos, sem os efeitos colaterais que esses apresentam.

Caso clínico 1

Ana, 16 anos, vem à Unidade Básica de Saúde (UBS) com queixa de mancha avermelhada no pescoço e nas dobras antecubitais, com muito prurido. Refere ter uma pele muito escura e facilmente apresenta manchas pelo corpo. Ao entrar na sala do médico de família e comunidade, ofegante, fala muito rápido: "Doutor, me ajuda, estou horrível, está todo mundo me gozando na escola. Outra coisa que queria saber é se posso passar isso para o meu namorado, se isso é contagioso".

Ela já fez diversos tratamentos, tendo usado todos os tipos de pomada possíveis que aparecem na televisão e na internet.

Caso clínico 2

As cabeleireiras Isabel e Natália vão à UBS e procuram a médica de família e comunidade para conversar sobre tintas e cremes descolorantes usados nas pinturas de cabelos. A médica explica que as tintas utilizadas nos salões de beleza podem desencadear reações tipo eczema, tanto nas profissionais quanto nas clientes, quando a tinta escorrer pelos cabelos.

Teste seu conhecimento

1. Qual é a principal hipótese diagnóstica para o Caso clínico 1?
    a. Eczema atópico
    b. Eczema seborreico
    c. Psoríase
    d. Dermatite de contato

2. Quanto às dúvidas de Ana, marque a resposta INCORRETA.
    a. O tratamento de escolha para a Ana é o costicosteroide tópico de alta potência por um curto período
    b. As características descritas no texto que auxiliam o médico no diagnóstico são o prurido e a localização das lesões
    c. A condução do caso pode ser feita pelo médico de família e comunidade
    d. O uso de pomadas sem orientação médica altera a morfologia das lesões, podendo dificultar o diagnóstico clínico

3. Assinale a alternativa INCORRETA.
    a. Certos alimentos podem desencadear crises de eczema em crianças propensas à alergia alimentar. Uma dieta adequada pode auxiliar nesses casos
    b. Sobre a xerose cutânea presente na dermatite atópica, deve-se orientar os pacientes a usar hidratantes com o corpo úmido após o banho, para melhor absorção do produto e evitar excesso de sabões e sabonetes
    c. As doenças de pele preexistentes podem facilitar a penetração de agentes sensibilizantes, ocasionando uma dermatite de contato
    d. A criança com eczema está proibida de tomar banho de piscina devido à ação irritativa do cloro

4. Assinale a alternativa INCORRETA.
    a. A dermatite de fralda é um exemplo de dermatite de contato que acomete mais intensamente as superfícies convexas, geralmente poupando dobras
    b. Tanto no eczema de contato alérgico quanto no eczema de contato por irritante, as lesões ocorrem nas áreas de contato com a substância sensibilizante, onde são mais intensas, e também à distância, podendo ser disseminadas.
    c. Nas dermatites de contato por irritantes, existe envolvimento primário do sistema imunológico, sendo exemplo clássico da hipersensibilidade tipo IV, de Gell e Coombs (hipersensibilidade retardada ou mediada por células)
    d. O tratamento nas dermatites de contato é: na fase aguda exsudativa: compressas calmantes; na fase menos exsudativa: creme de corticoide; na fase crônica: corticosteroide pomada, oclusivo ou intralesional; nos casos generalizados (eritrodermia): costicosteroide oral

5. Sobre as dermatites ocupacionais, marque a alternativa INCORRETA.
    a. O médico de família rotineiramente percebe que os trabalhadores que apresentam maior probabilidade de desenvolver eczemas de contato são os que têm contato com produtos de limpeza
    b. Nas dermatites de contato ocupacionais, os gêneros são igualmente afetados, porém as substâncias sensibilizantes variam se-

gundo o gênero. Nos homens, o sensibilizante mais frequente encontra-se no cimento e na borracha dos equipamentos de proteção individual (EPI), e nas mulheres, o sensibilizante mais frequente é o níquel, por contato não relacionado ao trabalho, mas ao uso de bijuterias, o que, muitas vezes, torna a pessoa incapacitada para diversas ocupações
c. Saber se o eczema de contato melhora com o afastamento e piora com o retorno ao trabalho não tem relevância para identificação do fator causal
d. Nos eczemas de contato ocupacionais, é importante coletar a história de exposição ocupacional: observar a concordância entre o início do quadro e o início da exposição, e a localização das lesões em áreas de contato com os agentes suspeitos

Respostas: 1A, 2A, 3D, 4B, 5C

Do que se trata

O termo eczema tem origem na palavra grega *ékzema*, que significa transbordar ou entrar em ebulição, abarcando uma grande variedade de dermatoses inflamatórias específicas que acometem ambos os sexos em todas as idades. É uma doença de pele muito frequente, de natureza inflamatória aguda ou crônica, caracterizada por distintos graus de eritema (vermelhidão), prurido, ressecamento, edema, vesiculação, papulação, descamação, queratinização, liquenificação, exsudação e formação de crostas. O sintoma marcante dessa condição é o prurido, que pode ser intenso o suficiente para prejudicar a qualidade de vida da pessoa e seus contatos próximos. Nas apresentações clínicas agudas, as lesões são predominantemente edematosas e exsudativas, ao passo que processos cronificados se caracterizam principalmente por ressecamento da pele, hiperqueratose e liquenificação.[1-4]

Os eczemas, quando caracterizados pela presença de lesões eritematovesiculosas com exsudação, são denominados eczema agudo; no eczema subagudo, as lesões são eritematoescamosas; e no eczema crônico, liquenificadas.

Optou-se, neste capítulo, por descrever os eczemas de maior interesse para o médico de família, que são: eczemas de contato, eczema seborreico, eczema atópico e disidrose.

Classificação e/ou diagnóstico diferencial

Eczema de contato

É uma reação inflamatória da pele causada pelo contato de uma substância exógena. São de dois tipos, com etiologia e etiopatogenia distintas: eczema de contato por irritante primário e eczema de contato alérgico.[1,3,5,6]

Por irritante primário

É provocado por substâncias alcalinas ou ácidas fracas que, não tendo capacidade de provocar queimadura ou necrose, produzem apenas irritação cutânea sem envolvimento do sistema imunológico. É frequentemente dermatose de caráter ocupacional (pedreiros, químicos, cabeleireiros, pintores, donas de casa). As lesões surgem após exposições à substância irritante, sucessivas ou não, e são sempre restritas às áreas de contato. As lesões surgem horas depois do contato com agentes irritantes mais fortes ou semanas após contato continuado, caso os agentes irritantes sejam considerados fracos. O quadro clínico é caracterizado por eritema, descamação, às vezes vesículas e bolhas, podendo ser acompanhado de prurido discreto ou ausente.[1-5]

Alérgico

No eczema de contato alérgico, existe envolvimento primário do sistema imunológico, sendo exemplo clássico da hipersensibilidade tipo IV de Gell e Coombs (hipersensibilidade retardada ou mediada por células). O tempo desse processo será de poucos dias quando os alérgenos tiverem alto poder sensibilizante, podendo levar anos para outros antígenos. Portanto, é esperado, na anamnese, que o paciente questione o diagnóstico dado pelo médico, visto que sempre usou determinado produto e que nunca teve eczema.[1,3,5,6]

Quanto à localização desse eczema, acomete áreas de contato com a substância sensibilizante, onde são mais intensas. Deve-se ter atenção para o surgimento de lesões à distância que podem disseminar-se. Após a exposição prévia, as lesões surgem em períodos de tempo variáveis, sendo necessário um período mínimo de uma semana para a sensibilização, e podem ocorrer após meses ou anos de contato. Após o contato prévio com o sensibilizante, o eczema de contato alérgico pode surgir de forma abrupta, e a cada reexposição, a intensidade e a extensão das lesões podem piorar e surgir mais rapidamente. A hipersensibilidade adquirida persiste por toda a vida, embora, eventualmente, ocorra a tolerância com a exposição continuada, havendo então a cura.[1,3,5,6]

Eczema atópico

É o tipo de eczema mais comum, afetando 10 a 20% das pessoas na infância. Nos últimos 30 anos, sua prevalência tem aumentado nos países industrializados, tornando-se um problema de saúde pública. É a principal manifestação cutânea de atopia.[1]

Os conhecimentos atuais indicam que no eczema atópico há uma interação de fatores genéticos, tipo herança poligênica, com alterações imunológicas fortemente influenciadas por fatores ambientais e, às vezes, emocionais.[1]

O eczema atópico surge muito cedo em crianças (80% até os 10 anos de idade), não havendo diferença entre os sexos, tendendo a regredir até o início da adolescência. Há padrões distintos de manifestação conforme a faixa etária:[1-4,7]

- **Lactente (0-2 anos).** As lesões são do tipo inflamatório agudo: eritematovesico-descamativas, secretantes e crostosas e se localizam em geral na face (regiões malares), na superfície extensora dos membros, podendo, em alguns casos, ser generalizadas. O prurido é intenso, geralmente não há liquenificação, os episódios ocorrem em surtos e a infecção secundária é frequente.
- **Infantil (2-12 anos).** Há predomínio de eritema, exsudação e vesiculação nas fases agudas e nas fases crônicas, ocorrendo liquenificação. Geralmente, acomete superfícies flexurais dos membros (dobras antecubitais e poplíteas), nádegas, raiz posterior das coxas, podendo acometer a região palmoplantar. A evolução também ocorre por surtos, mas raramente evolui com infecção secundária, mesmo com a presença característica de prurido intenso com escoriações.
- **Adolescente e adulto (acima de 12 anos).** As lesões ocorrem preferencialmente nas flexuras, no couro cabeludo, no

pescoço e no tronco superior. Pode acometer também pálpebras, mãos, pés, punhos, tornozelos e mamilos.

Eczema seborreico

É uma doença inflamatória crônica, com caráter constitucional, caracterizada por placas eritematoescamosas, recobertas por escamas graxentas ou úmidas ou placas crostas róseas, ou amareladas de graus variáveis de extensão e intensidade. Nas crianças, o quadro é autolimitado, acometendo principalmente o couro cabeludo, mas podendo estar presente na face e nas dobras do corpo. Nos adultos, tem curso crônico com predileção por face, couro cabeludo e tórax. A fisiopatologia da doença ainda não está totalmente estabelecida, mas sabe-se que os indivíduos acometidos apresentam maior frequência e carga do fungo *Malassezia* sp. na pele. Algumas doenças sistêmicas apresentam maior incidência de eczema seborreico, como infecção por HIV, doença de Parkinson, infarto agudo do miocárdio (IAM), epilepsia, obesidade e alcoolismo.[1-4,8]

Eczema disidrótico

Representam cerca de 20% dos quadros eczematosos das mãos, geralmente de caráter crônico e recidivante. Manifesta-se pela formação de vesículas, em especial nas porções laterais e dorsais dos dedos das mãos e dos pés, com acometimento bilateral e simétrico. A disidrose pode ser classificada em disidrose idiopática, quando não se identificam os agentes etiopatogênicos; e em erupções disidrosiformes, quando há relação causal determinada (atopia, dermatite de contato, medicamentos, fatores emocionais, dermatofítides, etc.). O diagnóstico do eczema disidrótico é clínico e a cura definitiva depende da identificação do agente etiológico, que, na maioria das vezes, é muito difícil.[1-4]

O que fazer

Anamnese

É fundamental que o médico de família e comunidade faça uma abordagem centrada na pessoa contemplando seus diversos componentes. O médico deve estar atento ao desenvolvimento do quadro clínico, pois pistas podem indicar a condição que acomete a pessoa. Alguns elementos são essenciais na anamnese: ocupação da pessoa, detalhes sobre o início, duração e o curso do problema, fatores de piora e melhora, experiências prévias, relação do problema com as atividades rotineiras da pessoa, incluindo as ocupacionais, etc.[1-4]

Deve-se questionar sobre tratamentos prévios realizados e sua efetividade em acordo com a singularidade da pessoa. Um elemento importante a ser investigado é a dimensão do autocuidado, ou seja, quais são as expectativas da pessoa e suas possibilidades e dificuldades para dedicar-se a tratamentos que frequentemente tomam tempo da pessoa e exigem certa disciplina (p. ex., pais cuidando de crianças atópicas). É fundamental identificar o nível de estresse ocasionado pela condição da pessoa e abordar a questão globalmente. O médico deve estar atento às comorbidades da pessoa, interrogando ativamente sobre a existência de doenças prévias e uso de medicamentos para outros problemas.[1-4]

Exame físico

Devem-se identificar as lesões predominantes e a sua localização, pois isso sugere a condição específica que acomete a pessoa, bem como a evolução do problema. Sinais de atopia devem ser investigados em casos suspeitos.[1-4]

Exames complementares

O diagnóstico de eczema em suas variações é eminentemente clínico, sendo exigidos exames complementares em situações bem específicas e incomuns.

Com níveis de evidência frágeis, alguns exames podem ser solicitados em quadros com cursos atípicos ou que geram dúvidas ao médico. Eis algumas opções:[1-4]

- IgE. Não é obrigatória sua solicitação para diagnóstico de atopia, não sendo indicada para monitoramento de tratamentos.
- *Swabs*, culturas e exame a fresco para infecções bacterianas e fúngicas.
- Exame microscópico, por exemplo, escabiose.
- Biópsias. Por exemplo, no diagnóstico diferencial com psoríase.
- Teste cutâneo (*patch testing*). O uso rotineiro dos testes de contato não está indicado para a prática do médico de família e comunidade. Esses testes não estão indicados na abordagem de pessoas com apresentações típicas de eczemas endógenos (p. ex., dermatites atópicas e seborreicas ou ptiríase alba). Eles podem, contudo, ter algum papel em apresentações atípicas e assimétricas, sobretudo em pessoas com lesões de face e extremidades superiores e inferiores. Em pessoas com dermatite de contato provocada por agentes conhecidos ou altamente suspeitos, o primeiro passo é observar a evolução do quadro clínico com o afastamento da substância. Na ausência de resposta clínica satisfatória e nos casos de dúvidas quanto aos agentes causadores, o teste de contato pode estar indicado, sendo necessário o referenciamento para profissional experiente na sua realização, dada sua complexidade. Importante destacar que o afastamento do contato de alguma substância positiva no teste pode não levar à resolução do problema, pois o eczema pode ter como causa mais de um alérgeno. Além disso, os médicos assistentes devem procurar em determinadas situações por alérgenos inesperados, como medicações tópicas cujo uso não é lembrado durante a consulta ou outras substâncias encontradas facilmente no ambiente frequentado pela pessoa.[1-4]

Conduta proposta

Tratamento geral dos eczemas

Para tratamento de eczema na fase aguda exsudativa, utilizam-se compressas com solução fisiológica (SF) ou permanganato de potássio (p. ex., 1 envelope diluído em 5 litros de água em temperatura ambiente, 3 vezes ao dia, por 3 dias). Com a melhora da exsudação, iniciam-se cremes de corticosteroides. Na fase subaguda, usa-se corticoide em creme, sendo que, na fase crônica, preferencialmente, deve-se usá-lo na forma de pomada. A potência e o tempo de tratamento com o corticosteroide variam de acordo com a localização da dermatose e sua extensão. Na face, na genitália e na região de dobras, usar preferencialmente corticoide *não fluorado* (p. ex., furoato de mometasona e desonida), tendo como opção os imunomoduladores tópicos (p. ex., pimecrolimus e tacrolimus). Nos adultos, utilizam-se concentrações de tacrolimus de 0,03 a 0,1%, sendo que, para crianças de 2 a 15 anos, se deve optar pela concentração de 0,03%. Na região de membros, por sua vez, pode-se usar um corticoide de média potência de 2 a 3 vezes ao dia, por 7 a 15 dias, podendo aumentar o tempo de uso, caso necessário. Nas lesões extensas, corticoides sistêmicos são empregados em doses de 0,5 a 1 mg/kg/dia por curtos períodos. Anti-inflamatórios *não esteroides* (AINEs) e anti-histamínicos também podem ser utilizados sintomaticamente. Por isso há uma descamação na fase de recuperação da pele, cuja abordagem com bons hidratantes trará conforto para o paciente.[1-4]

Tratamento específico dos eczemas

Eczema atópico

A medicação de primeira escolha para o eczema atópico é o costicosteroide *tópico*. Sua utilização não é indicada para áreas extensas de pele, nem por longa duração devido aos efeitos colaterais locais e sistêmicos provocados pela absorção cutânea. Os imunomoduladores tópicos (tacrolimus e pimecrolimus) *são uma boa opção pela ação anti-inflamatória, inibição da liberação de* interleucina (IL) mais seletiva do que os costicosteroides e sem os efeitos colaterais. Os corticosteroides sistêmicos devem ser evitados, devido ao seu efeito rebote. Em casos de piora súbita ou não resposta ao tratamento convencional proposto, deve-se pensar em supercolonização por *S. aureus*. Nesses casos, a indicação é por antibioticoterapia antiestafilocócica oral, mesmo na ausência franca de infecção secundária.[1-4,7]

São importantes as orientações sobre a hidratação da pele e quanto aos agravantes do eczema. A hidratação da pele deve ser feita com emolientes (óleos minerais, vaselina) de uso contínuo. Em pacientes com lesões em atividade, devem-se evitar hidratantes com altas concentrações de ureia e lactato de amônia, por ocasionarem ardor e irritação. Os pacientes devem evitar excessos de sabões, contato com lã, oscilação extrema de temperatura, baixa umidade, exposição a antígenos inalantes, banhos demorados e quentes, roupas sintética e substâncias irritantes à pele. Deve-se estimular o cuidado adequado com as unhas, a higienização do ambiente, as dietas restritivas a possíveis agentes alimentares provocadores da doença e o uso contínuo de hidratantes após o banho com reaplicação, caso necessário.[1-4,7]

Eczema de contato

A orientação fundamental aos pacientes com qualquer tipo de dermatite de contato é afastar o agente causal. O tratamento medicamentoso é com corticosteroides tópicos ou sistêmicos com a finalidade de redução da reação inflamatória, conforme detalhado no tópico "Tratamento geral dos eczemas".[1-6]

Eczema seborreico

No tratamento do eczema seborreico, devem-se considerar os locais acometidos e a intensidade das lesões. Podem ser utilizados: corticosteroides tópicos, antifúngicos tópicos e imunomoduladores tópicos (tacrolimus e pimecrolimus).[1-4,8]

Quando houver acometimento de couro cabeludo, o ideal é utilizar uma combinação de diferentes classes de medicamentos e/ou terapia rotacional, incluindo:[1-4,8]

1. Xampus com antifúngicos: cetoconazol 2%, ciclopirox olamina 1%, sulfeto de selênio 2,5%, pitirionato de zinco 1%.
2. Xampus antiproliferativos (antimitóticos e citostáticos) à base de coaltar.
3. Xampus ceratolíticos: à base de ácido salicílico (2-6%) com ou sem enxofre (2-5%) – provocam remoção das escamas aderentes.
4. Xampus anti-inflamatórios com corticosteroides: *têm efeitos semelhantes aos usados como soluções capilares*.

Na face, utiliza-se antifúngico *tópico*, como o cetoconazol creme associado a um corticoide de baixa potência (p. ex., hidrocortisona), duas vezes ao dia, por 10 a 15 dias. Nas demais regiões corporais, corticoides de potências mais elevadas podem ser utilizados.[1-4,8]

A seguir, no Quadro 197.1, são apresentadas as características e as etiologias dos eczemas.

Quando referenciar

O referenciamento urgente deve ser feito nos casos de dermatite atópica grave e/ou com infecção bacteriana subjacente sem resposta ao tratamento. Sem urgência, o referenciamento para a dermatologia pode ser feito nas seguintes situações: incerteza diagnóstica; resposta insatisfatória ao tratamento; necessidade de exames complementares específicos (p. ex., *patch testing*); comprometimento substancial da qualidade de vida da pessoa e seus contatos com resposta insatisfatória às medidas iniciais (p. ex., distúrbios do sono, prejuízo no desempenho escolar, etc.); recorrência de quadros infecciosos (p. ex., abscessos); distúrbio de desenvolvimento infantil. Em determinadas situações, apoio psicológico e de outros profissionais pode ser necessário, dependendo da gravidade do problema, incluindo a reação dos pais e outros cuidadores ou contatos da pessoa.[1-4]

> ### Erros mais frequentemente cometidos
> ▶ Usar corticosteroides com potência e/ou por um período de tempo inapropriado para o segmento corporal.
> ▶ Não enfatizar a importância da adesão das pessoas acometidas e seus familiares às orientações gerais sobre o plano terapêutico geral, especialmente mudanças alimentares e controle de questões emocionais.
> ▶ Dar ênfase apenas à terapia medicamentosa.
> ▶ Não esclarecer sobre o caráter crônico de alguns tipos de eczema ao paciente.
> ▶ No caso das dermatoses ocupacionais, não manejar adequadamente a adesão dos trabalhadores ao uso dos EPIs adequados (botas, gorro, máscara, avental e luvas), ao uso de roupas especiais e à adequada higiene pessoal.

Atividades preventivas e de educação

Não há comprovação de que alguma intervenção possa prevenir a dermatite atópica. As evidências são de baixa qualidade, com limitações metodológicas importantes e conflitantes em relação às práticas preventivas. Alguns estudos sugerem que a amamentação adequada, o baixo consumo de leite de vaca em pó de fórmulas específicas na primeira infância e o uso de probióticos nos períodos pré e pós-natal podem atuar como fator de prevenção para dermatite atópica. Contudo, deve-se ter cautela ao orientar os familiares, devido às limitações e aos conflitos desses achados. Outros fatores potencialmente protetivos à dermatite atópica, reconhecendo também as limitações metodológicas dos estudos, é a coexistência com irmãos, possuir cães ou gatos em casa (RR = 0,75, IC 95% 0,67-0,85), frequentar creche ou residir em zona rural com contato com animais.[1,3,9-14]

Em relação à prevenção de dermatite de contato, um aspecto primordial é excluir o contato com o alérgeno responsável pelo problema. Barreiras de contato podem ser as opções plausíveis em pessoas cujo total afastamento do contato seja difícil. Assim, algumas ações são: uso de luvas de vinil à prova de água e

Quadro 197.1 | Características e etiologias dos eczemas

Estágio	Aspecto das lesões	Sintomas	Etiologia	Tratamento
Agudo	Eritema intenso, vesículas e bolhas	Prurido intenso	Dermatite de contato, infecções fúngicas, disidrose, eczema numular agudo	Compressas úmidas, esteroides sistêmicos e tópicos, anti-histamínicos
Subagudo	Vermelhidão, descamação e fissuras	Prurido intenso a moderado, dor ou queimação	Dermatite de contato, eczema numular, eczema atópico	Esteroides tópicos com ou sem oclusão, anti-histamínicos, antibióticos, alcatrão
Crônico	Espessamento, liquenificação, fissuras e escoriações da pele	Prurido intenso a moderado	Eczema atópico, líqueno simples crônico, eczema numular	Esteroides tópicos com oclusão, esteroides sistêmicos ou intralesionais, anti-histamínicos, uso de cremes hidratantes

Fonte: Adaptado de Habif.[1]

ÁRVORE DE DECISÃO

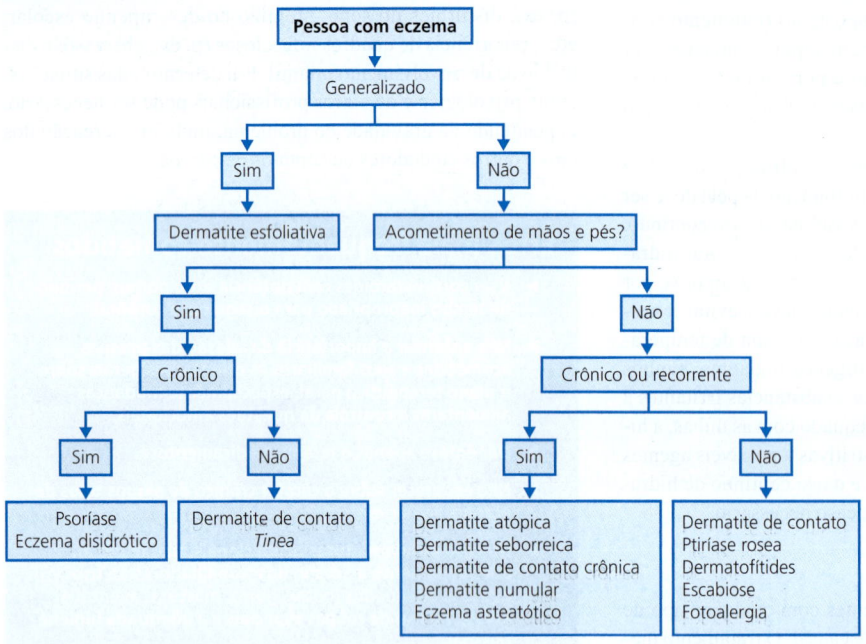

◀ **Figura 197.1**
Diagnóstico de eczema
Fonte: Adaptada de EB Medicine.[15]

resistente (luvas de algodão por baixo pode gerar mais conforto); uso de roupas compridas, especialmente durante atividades ao ar livre com alto risco de contato ao alérgeno; lavagem local com água corrente e sabão neutro quando contato com determinados tipos de alérgenos – lembrar-se de limpar também as roupas ou ferramentas e utensílios expostos; uso de emolientes e protetores específicos para a pele, reduzindo o contato aos alérgenos.[1-3]

Outro aspecto é a realização de sessões e atividades educacionais estruturadas para as pessoas que sofrem com dermatite atópica e seus contatos/cuidadores envolvendo equipe multiprofissional. Os estudos que subsidiam tais práticas possuem importantes limitações metodológicas, mas parecem indicar significativo ganho em qualidade de vida a partir da participação das pessoas ou de seus familiares nesses grupos. Infelizmente, ainda não se dispõem de evidências sólidas sobre atividades de grupo com foco nos aspectos psicológicos da doença.[10]

Papel da equipe multiprofissional

A equipe multiprofissional pode participar da abordagem das pessoas com eczema em suas diversas apresentações de variadas formas. Ela deve estar atenta para esses problemas e suas complicações em eventuais contatos com as pessoas, referenciando para o médico de família e comunidade oportunamente. Além disso, todos os profissionais podem oferecer suporte emocional, sobretudo às pessoas que sofrem com quadros mais graves e com algum comprometimento da qualidade de vida. Psicólogos podem ter papel ativo e fundamental em pessoas com apresentações graves e comprometimento psicológico. Além disso, a equipe multiprofissional (enfermeiros, nutricionistas, médicos, psicólogos, etc.) pode contribuir com a educação para o autocuidado da pessoa e sua família, incluindo sessões estruturadas de manejo da condição e suas complicações.[1,3]

REFERÊNCIAS

1. Habif TP. Habif's clinical dermatology. 6th ed. Philadelphia: Elsevier; 2015.

2. Ingram JR. Eczematous disorders. In: Griffiths CEM, Barker J, Blelker T, Chalmers R, Creamer D, editors. Rook's Textbook of Dermatology. 9th edition. West Sussex: John Wiley and Sons; 2016. p. 39.1-39.35.

3. Weber MB, Bonamigo RR. Dermatites eczematosas e reações cutâneas medicamentosas. In: Duncan BB, Schmidt MI, Giugliani ERJ, Duncan MS, Giugliani C. Medicina ambulatorial: condutas de atenção primária baseadas em evidências. 4. ed. Porto Alegre: Artmed, 2013. p. 1708-1719.

4. Azulay RD, Azulay DR, Azulay-Abulafia L, organizadores. Dermatologia. 7. ed. São Paulo: Guanabara Koogan; 2017.

5. Usatine RP, Riojas M. Diagnosis and management of contact dermatitis. Am Fam Physician. 2010;82(3):249-255.

6. Duarte I, Lazzarini R, Buense R, Pires MC. Dermatite de contato. An Bras Dermatol. 2000;75(5):529-548.

7. Sehra S, Holbreich M, Kaplan MH, Tuana FMB, Mousdicas N, Travers JB. Dermatite atópica: implicações clínicas de avanços recentes na patogênese. An Bras Dermatol. 2008 83(1):57-73.

8. Sampaio ALSB, Mameri ACA, Vargas TJS, Ramos-e-Silva M, Nunes AP, Carneiro SCS. Dermatite seborreica. An Bras Dermatol. 2011 86(6):1061-1074.

9. Staab D, Diepgen TL, Fartasch M, Kupfer J, Lob-Corzilius T, Ring J, et al. Age related, structured educational programmes for the management of atopic dermatitis in children and adolescents: multicentre, randomised controlled trial. BMJ. 2006;332(7547):933-938.

10. Ersser SJ, Cowdell F, Latter S, Gardiner E, Flohr C, Thompson AR, et al. Psychological and educational interventions for atopic eczema in children. Cochrane Database Syst Rev. 2014;(1):CD004054.

11. Benn CS, Melbye M, Wohlfahrt J, Björkstén B, Aaby P. Cohort study of sibling effect, infectious diseases, and risk of atopic dermatitis during first 18 months of life. BMJ. 2004;328(7450):1223.

12. Osborn DA, Sinn JK. Prebiotics in infants for prevention of allergy. Cochrane Database Syst Rev. 2013;(3):CD006474.

13. Boyle RJ, Boyle RJ, Ierodiakonou D, Khan T, Chivinge J, Robinson Z, Geoghegan N, et al. Hydrolysed formula and risk of allergic or autoimmune disease: systematic review and meta-analysis. BMJ. 2016;352:i974.

14. Lodge CJ, Tan DJ, Lau MX, Dai X, Tham R, Lowe AJ, et al. Breastfeeding and asthma and allergies: a systematic review and meta-analysis. Acta Paediatr. 2015;104(467):38-53.

15. EB Medicine [Internet]. Williamsport: EB Medicine; c2018 [capturado em 10 mar. 2018]. Disponível em: https://www.ebmedicine.net/.

CAPÍTULO 198

Problemas nas unhas

Rafaela Aprato Menezes

Aspectos-chave

▶ O organismo mais frequentemente associado com paroníquia aguda é o *Staphylococcus aureus*.

▶ A psoríase de unhas pode apresentar aspecto muito semelhante à paroníquia crônica.

▶ A extração da unha encravada deve ser evitada, pois quando ela voltar a crescer terá uma grande probabilidade de encravar novamente.

Caso clínico

Elizabeth, 57 anos, vai à consulta para acompanhamento do diabetes melito (DM) na sua Unidade Básica de Saúde (UBS). Ela faz consultas frequentes, mas não está apresentando um bom controle da doença. Refere que não segue a dieta conforme orientada e se mantém sedentária, apesar do uso regular dos medicamentos. No exame clínico, ao avaliar as pernas e os braços, seu médico encontra alterações nas unhas de ambas as mãos. Elas apresentam inflamação das pregas ungueais proximais, com discreto edema, sem secreção purulenta ou calor local. Não apresenta espessamento ungueal. Quando questionada sobre o tempo de evolução deste problema, Elizabeth refere que há muitos meses percebeu esta alteração e que no início do quadro teve um pouco de dor, mas que agora não apresenta desconforto no local. Ela atualmente trabalha em serviços gerais e diz que, em dias em que tem muito contato com produtos de limpeza e água, as lesões nos dedos e unhas pioram. Já tentou tratamentos anteriores, sem melhora duradoura.

Teste seu conhecimento

1. Joana, auxiliar de enfermagem, 43 anos, busca atendimento com queixa de dor e lesões vesiculares no dedo da mão direita, conforme a foto a seguir. Refere que inicialmente apresentou intenso prurido no local, com eritema. Ela trabalha em uma Unidade de Terapia Intensiva, com muitos transplantados renais. Nega fatores de risco para infecção pelo vírus da imunodeficiência humana. No exame físico, além das lesões vesículo-papulosas com eritema circundante no dedo, palpam-se linfonodos axilares à direita, aumentados e dolorosos. Com essas informações, qual é o provável diagnóstico?

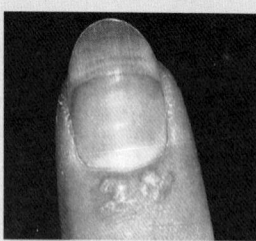

   a. Paroníquia aguda
   b. Paroníquia crônica
   c. Paroníquia herpética
   d. Hematoma subungueal

2. Sra. Francisca, 67 anos, uma conhecida moradora da comunidade que trabalha como lavadeira, vem à UBS para revisar seu tratamento para hipertensão arterial sistêmica. Durante o exame físico, sua médica de família e comunidade observa um problema em duas unhas da mão direita. Quando questionada, Sra. Francisca diz que há muito tempo essas unhas não estão boas. As unhas do 3° e do 4° dedos têm uma coloração arroxeada, com edema e deslocamento de eponíquio. As unhas apresentam sulcos transversais e irregularidades na superfície. Nesse caso, pode-se pensar em:
   a. Paroníquia crônica, com infecção por *Candida albicans*
   b. Paroníquia crônica, com infecção por estreptococo
   c. Paroníquia aguda, com infecção por agentes aeróbios e anaeróbios
   d. Abscesso subungueal

3. Sra. Margarida apresenta descolamento da unha do leito ungueal. Refere que o problema iniciou na prega distal e está progredindo de forma irregular para a prega proximal. As possíveis causas de onicólise incluem, EXCETO:
   a. Doenças da tireoide
   b. Dermatite de contato
   c. Infecção fúngica
   d. Infecções em via aérea

4. Marina, 26 anos, queixa-se de unhas quebradiças durante sua consulta. O médico orienta alguns cuidados que poderão auxiliar a fortalecer as unhas. Entre eles, qual NÃO deve ser recomendado?
   a. Evitar uso frequente de removedores de esmalte
   b. Utilizar hidratantes sempre após a imersão das mãos na água
   c. Trocar o esmalte várias vezes na semana
   d. Ingerir vitaminas do complexo B

Respostas: 1C, 2B, 3D, 4C

Do que se trata

As unhas não têm apenas função estética, mas também são funcionais. Elas contribuem para apreensão de objetos, conferindo mais firmeza e melhor sensação tátil, além de ajudar a compor a estabilidade dos dedos, permitindo uma deambulação adequada. As unhas são formadas em uma invaginação epidérmica na porção dorsal das falanges distais dos dedos. São lâminas endurecidas da zona córnea da epiderme que têm como função proteger as extremidades dos dígitos e atuarem como garras.[1] O aparelho ungueal é formado pela prega ungueal proximal, matriz, leito, hiponíquio, pregas ungueais laterais e lâmina ungueal. A espessura da unha varia de 0,5 a 0,75 mm, e a velocidade de crescimento é cerca de 1,8 a 4,5 mm/mês, para os dedos das mãos, e de um terço à metade dessa velocidade para as unhas dos pés, com algumas variações individuais. A velocidade de crescimento diminui com a idade e pode ser influenciada por doenças da pele ou sistêmicas. A pele da falange distal dobra-se sobre ela mesma constituindo a dobra ungueal proximal, que se adere à lâmina ungueal pela cutícula. A lâmina ungueal é produzida pela matriz ungueal, a partir de células córneas anucleadas organizadas na forma de um estrato compacto e duro. A matriz é composta por duas porções: a matriz proximal (raiz) e a matriz distal (corpo). As camadas superiores da lâmina ungueal são produzidas pela matriz proximal, e a matriz distal produz as camadas inferiores. A lúnula tem o formato de meia-lua com convexidade voltada para a extremidade distal, sendo a porção visível da matriz. O leito ungueal encontra-se firmemente aderido à lâmina ungueal e também participa, embora pouco, na formação desta. Tem coloração rosada pela presença dos capilares que nutrem o dedo e correm em paralelo em diversos níveis de profundidade. O leito termina no hiponíquio, espessamento da epiderme, que dá origem à polpa digital. As dobras ungueais laterais delimitam e protegem lateralmente a unha. A unha mantém-se aderida ao leito ungueal e, normalmente, possui margens que não se conectam ao tecido frouxo adjacente, formando entre ambos o chamado sulco. A matriz da unha absorve água, e sua flexibilidade depende disto também.[1,2]

As alterações patológicas das unhas são multiformes, podendo ser congênitas, hereditárias ou adquiridas. Uma unha doente é seca, quebradiça, sem brilho e mais endurecida, mas uma unha saudável é hidratada, fácil de reparar, brilhante e amolecida (Quadro 198.1).[2,3]

Os problemas nas unhas são muito comuns na população e aumentam sua incidência entre os idosos. No entanto, muitas vezes, não são devidamente valorizados e tratados, sendo negligenciados pelas pessoas, pelos familiares e pela própria equipe de saúde. Sabe-se que as alterações nas unhas podem trazer muito desconforto às pessoas, prejudicando inclusive atividades diárias. Além disso, o aspecto estético é bastante valorizado, e "unhas doentes" podem ter repercussões psicológicas importantes.[2,3]

Considerando o número de casos de problemas de unhas e a sua relevância para as pessoas, é muito importante que o médico de família e comunidade realize o diagnóstico adequado das situações clínicas, suas causas subjacentes e os respectivos tratamentos, proporcionando um atendimento adequado.

Quando pensar

A forma e opacidade das unhas variam entre as pessoas, e o envelhecimento pode aumentar ou diminuir a espessura das unhas. Cristas longitudinais (Figura 198.1) são comuns nas pessoas mais velhas e eventualmente podem ser encontradas nos jovens. Faixas longitudinais podem ocorrer em mais de 90% das pessoas negras (Figura 198.2).[5]

A estrutura da unha pode ser alterada por doenças cutâneas primárias, infecções, traumas, doenças sistêmicas, síndromes congênitas, tumores e uso de determinados medicamentos. Neste capítulo, é apresentado especificamente problemas primários das unhas, como paroníquia aguda, paroníquia crônica e trau-

Quadro 198.1 | **Termos relevantes sobre problemas nas unhas**

Termo dermatológico	
Anoníquia	Ausência da lâmina ungueal
Braquioníquia	Unha curta e larga
Coiloníquia	Depressão central da lâmina ungueal com elevação das bordas, conferindo aspecto de colher
Leuconíquia	Presença de coloração esbranquiçada na lâmina ungueal. Pode ser verdadeira (na lâmina) ou aparente (no leito)
Linhas de Beau	Depressões transversais da lâmina ungueal
Linhas de Muehrcke	Duas linhas brancas transversais paralelas, que desaparecem ao se fazer a compressão da lâmina
Onicocriptose	Unha encravada
Onicorrexe	Presença de fissuras e sulcos longitudinais e aspecto fragmentado na borda livre
Onicosquizia	Separação em camadas ou descamação da borda livre da lâmina ungueal
Onicólise	Descolamento da lâmina ungueal do leito distal
Onicomadese	Descolamento da porção proximal da lâmina ungueal. É o grau extremo de uma linha de Beau
Paroníquia	Inflamação aguda ou crônica do tecido periungueal
Pitting	Depressões cupuliformes na superfície da lâmina ungueal secundárias a alterações na matriz proximal
Pterígio	Pterígio dorsal é decorrente de uma cicatriz na matriz
Traquioníquia	Presença de pequenas e finas estrias na superfície da lâmina ungueal conferindo aspecto rugoso
Unhas de Lindsay (unhas meio a meio)	Unhas nas quais a metade proximal é normal, e a metade distal apresenta coloração marrom-claro
Unhas de Terry	Unhas que apresentam leuconíquia aparente total com uma faixa eritematosa distal, classicamente descrita em pessoas com cirrose hepática
Unhas hipocráticas	Aumento da convexidade ungueal acompanhada ou não de hipertrofia de partes moles e cianose

Fonte: Loureiro[3] e Fawcett e colaboradores.[4]

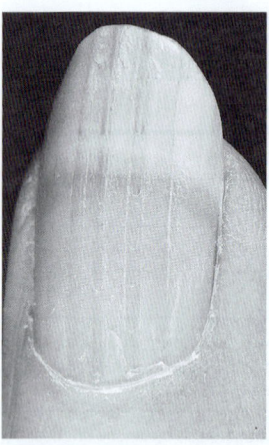

◄ **Figura 198.1**
Unhas com cristas longitudinais.
Fonte: Habif.[2]

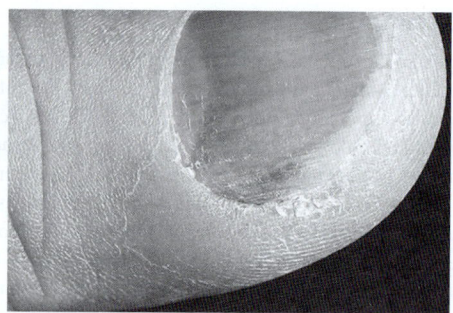

▲ **Figura 198.3**
Paroníqua aguda.
Fonte: Habif.[2]

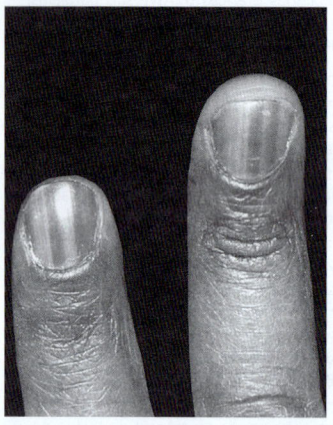

◄ **Figura 198.2**
Faixas longitudinais nas unhas de pessoas negras.
Fonte: Habif.[2]

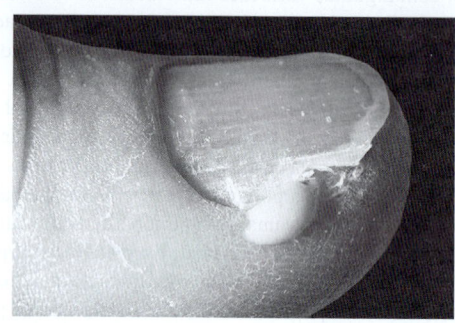

▲ **Figura 198.4**
Infecção superficial, com acúmulo de material purulento.
Fonte: Habif.[2]

mas das unhas (onicólise, unha encravada, unha quebradiça) e alguns pequenos procedimentos possíveis de serem executados na atenção primária à saúde (APS). As infecções fúngicas das unhas serão abordadas no Cap. 204, Micoses e onimicoses.

A *paroníquia* é uma das infecções mais comuns das unhas e pode se apresentar na forma aguda ou crônica. Caracteriza-se por uma infecção localizada e superficial dos tecidos adjacentes à unha. Qualquer interrupção entre a prega proximal da lâmina ungueal e a unha pode propiciar a porta de entrada para infecções, sobretudo, bacterianas. Causas não infecciosas em paroníquia incluem dermatites de contato (substâncias irritantes) e umidade excessiva. Os tratamentos, dependendo da situação, podem ser feitos com limpeza local, terapia antimicrobiana ou intervenção cirúrgica.

O início rápido de edema doloroso (vermelho brilhante) da prega ungueal proximal e lateral, seja espontâneo ou após trauma ou manipulação, caracteriza a *paroníquia aguda* (Figura 198.3).

Essa situação tem sido frequentemente associada ao hábito de roer unhas ou de chupar os dedos, a procedimento agressivo de manicure e a traumas penetrantes com corpo estranho. A colocação de unhas postiças também tem sido associada ao desenvolvimento de paroníquia. As infecções superficiais apresentam acúmulo de material purulento abaixo da cutícula (Figura 198.4).

O edema doloroso e difuso sugere um quadro infeccioso mais profundo, muitas vezes, necessitando antibioticoterapia sistêmica. O organismo infectante mais comum é o estafilococo, seguido de estreptococos e pseudomonas. Organismos gram-negativos, herpes-vírus simples e dermatófitos também são agentes causadores de paroníquia aguda. As crianças são mais propensas, devido à inoculação direta dos dedos na boca e ao contato com a flora da boca. A paroníquia aguda raramente evolui à paroníquia crônica.[2]

A *paroníquia crônica* não é uma infecção fúngica ou bacteriana, mas sim a inflamação da prega ungueal proximal, de causa multifatorial. A paroníquia crônica evolui de forma lenta e se apresenta inicialmente com sensibilidade e edema leve sobre as pregas ungueais (Figura 198.5).

As pessoas em maior risco de desenvolver paroníquia crônica incluem aquelas repetidamente expostas a substâncias irritantes (produtos de limpeza e higiene, solventes, tintas) ou à umidade.

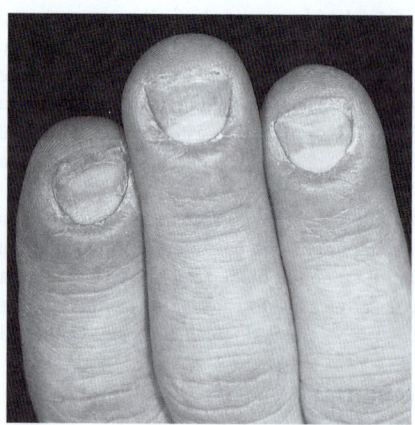

▲ **Figura 198.5**
Paroníqua crônica.
Fonte: Habif.[2]

A manipulação da cutícula acelera estes processos inflamatórios. Geralmente, muitos ou todos os dedos estão acometidos pelo problema. A cutícula se separa da placa ungueal, deixando o espaço entre a prega ungueal proximal e a unha exposto à infecção. Muitos patógenos e contaminantes desenvolvem-se nesse espaço intertriginoso quente e úmido. Eventualmente, uma pequena quantidade de pus pode ser encontrada na prega ungueal proximal, mas em um volume substancialmente menor do que na paroníquia aguda. A placa ungueal não está infectada e se mantém íntegra, embora a sua superfície possa ser marrom e rugosa. Não existe espessamento ungueal, diferentemente da infecção fúngica.[2] Deve-se ressaltar que o processo é crônico, e o tratamento, muito lento (Quadro 198.2).[5]

A *onicólise*, ou seja, a separação indolor entre a unha e o leito ungueal, é comum, iniciando com a separação na prega distal e progressão irregular em direção à prega proximal. As causas de onicólise incluem psoríase, trauma, infecção por *Candida* ou *Pseudomonas*, medicamentos, contato com substâncias químicas ou dermatite de contato. Sabe-se também que ela está relacionada a patologias da tireoide (principalmente hipertireoidismo). Portanto, cabe lembrar que pessoas com onicólise de causa inespecífica devem ser rastreadas para tireoidopatias. Mulheres sem sinais de outras doenças podem apresentar esse problema devido às unhas longas, que facilitam o descolamento do leito ungueal (Figura 198.6).

Unhas encravadas, ou onicocriptose, nas mãos ou nos pés, são problemas comuns na prática clínica, acometendo principalmente o hálux. A onicocriptose surge na segunda ou terceira década de vida. Existem três estágios descritos da progressão das unhas encravadas:

- No estágio I, a prega ungueal lateral apresenta eritema, edema leve e dor quando se aplica pressão.
- No estágio II, o paciente apresenta sintomas mais graves, com infecção e supuração. É uma situação clínica que traz mais desconforto.
- No estágio III, surge o tecido de granulação na prega ungueal lateral e hipertrofia da parede lateral.

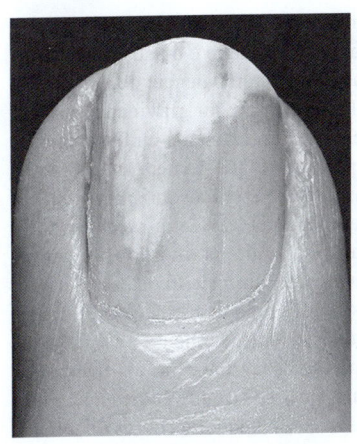

◀ Figura 198.6
Onicólise.
Fonte: Habif.[2]

As unhas encravadas podem ser de três tipos:

1. **Unha subcutânea.** Acontece devido a um corte inadequado do canto da unha, o que leva ao crescimento de proeminências para dentro do tecido frouxo adjacente, produzindo irritação e inflamação.
2. **Distorção da unha.** As margens laterais da unha são comprimidas pelo tecido frouxo circundante. As interfaces entre a unha e o tecido adjacente tornam-se inflamadas. Há uma hipertrofia da unha deslocada e, frequentemente, uma exocitose subungueal.
3. **Hipertrofia da aba lateral.** A pressão provocada pela margem da unha causa inflamação e consequente hipertrofia da aba do tecido frouxo adjacente.

A unha perfura a prega lateral e entra na derme, atuando como um corpo estranho. O quadro apresenta-se com dor intensa, secreção purulenta e edema. A área da penetração torna-se purulenta e edematosa à medida que o tecido de granulação cresce sobre a porção de unha penetrante. As unhas encravadas são causadas por pressão lateral de calçados mal ajustados, por corte inadequado ou excessivo da placa ungueal lateral ou por trauma.[2,5] Os fatores associados a unhas encravadas são: uso de salto alto, trauma repetido, deformidades congênitas, unhas muito côncavas e tumorações subungueais, hiperidrose, DM, alterações ungueais dos idosos (onicogrifose e onicomicose), além de obesidade, corroborando para o desenvolvimento destas lesões nas unhas (Figura 198.7).

As *unhas quebradiças* caracterizam-se pela ruptura em camadas das unhas ou pela descamação da placa distal, semelhante à descamação da pele seca. Em torno de 20% da população apre-

Quadro 198.2 | Comparação de paroníquia aguda e paroníquia crônica

Aspectos	Paroníquia aguda	Paroníquia crônica
Clínica	Prega ungueal avermelhada, quente, edemaciada, com ou sem abscesso	Prega ungueal avermelhada (não como a aguda), edemaciado, raramente tem flutuação
Pessoas com maior risco	Pessoas que roem unhas ou chupam os dedos e após traumas (manicure)	Pessoas repetidamente expostas à água (lavadeiras, camareiros, etc.)
Patógenos	*Staphylococcus aureus*, estreptococos, pseudômonas, anaeróbios	*Candida albicans* (95%), micobactéria atípica, bactérias gram-negativas
Tratamento	Banho com água morna, antibioticoterapia (clindamicina ou amoxicilina-clavulanato), drenagem espontânea, se possível, ou incisão cirúrgica e drenagem, se necessário	Evitar água e substâncias irritantes, usar esteroides tópicos e antifúngicos. A intervenção cirúrgica deve ser o último recurso

Fonte: Abdullah e Abbas[5] e Rockwell.[6]

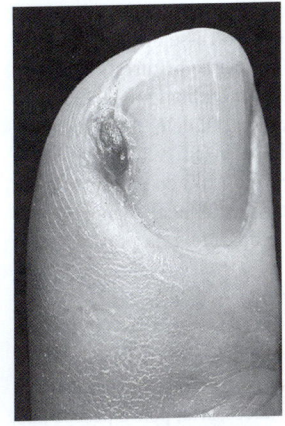

◀ Figura 198.7
Unha encravada.
Fonte: Habif.[2]

senta esses problemas, sendo mais prevalente entre mulheres e idosos. A exposição frequente à umidade e o uso constante de removedores de esmalte aumentam a incidência de unhas quebradiças. Manifesta-se clinicamente com gravidade variável desde onicosquizia (processo de descolamento ou fissuramento de origem traumática ou patológica) até a onicorrexia (fragilidade e adelgaçamento das unhas). A onicosquizia geralmente é causada pelo comprometimento da adesão intracelular entre células da lâmina ungueal, resultando na divisão transversal, com quebra das bordas laterais da lâmina e divisão lamelar da borda livre e da porção distal da lâmina ungueal. Fatores exógenos, como os ciclos repetitivos de umedecimento e secagem, os traumas, as infecções fúngicas e os produtos proteolíticos, além dos produtos químicos ou cosméticos (removedores de cutícula, de unha, de esmaltes, solventes e endurecedores de unhas), estão entre as causas subjacentes de unhas quebradiças. Na onicorrexe, observa-se divisão da lâmina ungueal e um rearranjo com espessamento longitudinal e fragmentos na borda livre. Geralmente, resulta de anormalidade do crescimento epitelial e da queratinização, com envolvimento da matriz ungueal. Entre os vários fatores que causam onicorrexe estão anormalidade de vascularização e oxigenação (anemia ou aterosclerose), assim como distúrbios sistêmicos (p. ex., metabólicos e doenças endócrinas) e dermatológicos.

O que fazer

Pessoas com paroníquia aguda devem ser orientadas a fazer imersões em água morna, três a quatro vezes ao dia, caso não exista ainda um abscesso formado. Se a infecção persistir, além desse cuidado, deve-se indicar antibioticoterapia antiestafilocócica e manutenção da área protegida, a fim de evitar traumas. Nessa fase inicial, em que a inflamação do tecido periungueal se apresenta como uma celulite, o tratamento indicado é a antibioticoterapia, além de curativos. Crianças que chupam os dedos e pessoas que roem as unhas devem ser tratadas também contra anaeróbios. Penicilina e ampicilina são os antibióticos mais eficazes nessas situações.[2-5] No entanto, S. aureus podem ser resistentes a esses medicamentos, e o uso de clindamicina ou amoxicilina + clavulanato está indicado para a maioria dos patógenos isolados nesse tipo de infecção. Cefalosporinas de primeira geração apresentaram resistência a algumas bactérias anaeróbias.[2-5]

Quando se formar abscesso ou existir flutuação, deve-se realizar a drenagem, seja espontânea ou cirúrgica.[1] Em situações em que não se realiza o tratamento adequadamente, a infecção pode acometer todo o leito ungueal e provocar o descolamento da unha. Esses casos são mais complicados e podem necessitar da remoção da unha para que a drenagem seja efetiva.

Na fase em que as margens ungueais são acometidas pelo processo inflamatório e infeccioso, indica-se drenagem cirúrgica, que deve ser realizada com lâmina de bisturi nº 11 ou 15, por meio de incisão puntiforme, entre o eponíquio e a raiz da unha, facilitando a saída da secreção purulenta. Após, deve-se realizar limpeza com solução fisiológica (SF) a 0,9%, ou solução antisséptica, mantendo o membro apoiado em uma tipoia (o antebraço e o braço devem ficar flexionados mantendo um ângulo de 90°), evitando edema e dor, além da prevenção de novas contaminações.[6]

O tratamento cirúrgico, com drenagem do abscesso, deve ser feito com anestesia local, por meio do bloqueio digital. Caso a pele sobrejacente ao abscesso esteja amarela ou branca, indicando que as terminações nervosas sofreram infarto, a aplicação da anestesia local torna-se desnecessária, pois a pessoa não sentirá dor. A lâmina do bisturi, no momento da incisão, deve ser direcionada para fora, pois, dessa forma, evitam-se complicações. Após a drenagem da secreção purulenta, a área deve ser abundantemente lavada com SF a 0,9% e fechada com curativo simples (sem adição de pomadas ou cremes). Deve-se, então, iniciar antibioticoterapia oral.[2,3,7-9]

Nos casos mais complexos, a drenagem do abscesso deve ser realizada afastando-se o eponíquio da unha com bisturi de lâmina nº 11 ou 15, inserida no terço proximal, seccionando dois triângulos de base lateral. Coloca-se por baixo da unha uma pinça de Halstead que irá separar a unha do leito ungueal, passando o dreno de Penrose, como se pode visualizar na Figura 198.8. Realiza-se curativo diariamente e retirada gradual do dreno. Essas situações em geral necessitam ser referenciadas para o cirurgião, pois são profissionais mais preparados para esse tipo de procedimento.

O principal tratamento da paroníquia crônica é evitar a exposição a fatores predisponentes, como substâncias irritantes, tempo de contado muito prolongado com água, manipulação excessiva das unhas e cutículas e traumas. Deve-se tentar ao máximo manter a prega ungueal proximal seca. O controle da inflamação é o objetivo principal. O tratamento é bastante prolongado. A mão deve ser mergulhada em uma bacia com permanganato de potássio (1:10.000), por 15 minutos, três vezes ao dia.[2] Devem-se combinar esteroides tópicos e um fármaco antifúngico. A literatura tem mostrado que o resultado do antifúngico tópico é muito eficaz, raramente sendo necessário o uso de antifúngico oral.

As opções para o tratamento antifúngico tópico no Brasil incluem:

- Ciclopirox 8% esmalte aplicado uma vez por dia por até 48 semanas.
- Solução de tioconazol a 28% aplicada duas vezes ao dia por 6 a 12 meses.
- Esmalte de amorolfina a 5% aplicada 1 a 2 vezes por semana durante 6 a 12 meses.

Antifúngicos sistêmicos devem ser considerados nas seguintes situações: onicomicose subungueal distal e lateral envolvendo > 50% da unha dos pés, qualquer envolvimento de lunula, > 3 ou 4 unhas envolvidas, falta de resposta à terapia tópica e onicomicose por *Candida*.

As opções para antifúngicos sistêmicos incluem:

- Terbinafina 250 mg (62,5 mg se o doente é < 20 kg, 125 mg se o doente é de 20-40 kg) por via oral, VO, uma vez por dia, durante 12 semanas (6 semanas para as unhas das mãos), em pacientes sem doença renal ou hepática. A terbinafina parece ser o agente mais eficaz para a onicomicose dermatófita (monitorar enzimas hepáticas na terbinafina).

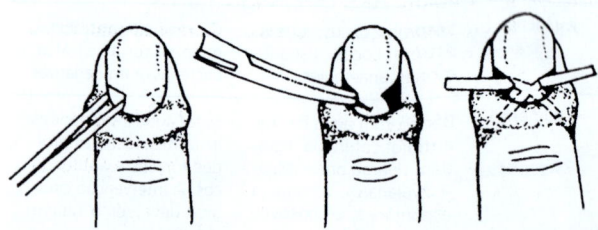

▲ Figura 198.8
Drenagem de abscesso.
Fonte: Kruel e colaboradores.[8]

- Itraconazol 200 mg, VO, uma vez por dia, durante 12 semanas (6 semanas para as unhas das mãos), ou administração de pulso com 200 mg, VO, duas vezes por dia, durante 1 semana por mês (5 mg/kg/dia durante 1 semana/mês em crianças), por 3 pulsos (2 pulsos para as unhas das mãos).
- Para pacientes incapazes de tolerar terbinafina ou itraconazol, considere fluconazol 150 a 450 mg uma vez por semana (3-6 mg/kg uma vez por semana em crianças) por ≥ 6 meses (3 meses para unhas), ou griseofulvina 500 a 1.000 mg/dia (10 mg/kg/dia em crianças) por 12 a 18 meses (6-9 meses para as unhas).
- Para a onicomicose por *Candida*, considerar itraconazol como tratamento de primeira escolha e fluconazol como alternativa.
- As taxas de sucesso completas são baixas devido às altas taxas de recidiva e reinfecção, podendo levar até 18 meses para o crescimento completo da placa de unha.[10–13]

Os cremes de esteroide, aplicados duas vezes ao dia, por até 3 semanas, são mais efetivos do que os antifúngicos sistêmicos. O tratamento de infecções bacterianas secundárias também pode ser tópico, com soluções ou pomadas antibacterianas.[1,14–16]

Quando ocorre falha do tratamento medicamentoso ou se há necrose da unha, indica-se a cirurgia. Sempre que possível, deve ser extirpado apenas o terço distal ou a porção necrótica da unha. Após, realizam-se curativos diários com gaze vaselinada. Também pode ser realizada a marsupialização do eponíquio, com exérese da unha.[1,2,17]

A onicólise deve ser tratada com a remoção de toda a unha que estiver separada do leito ungueal, pois, dessa forma, evita-se o processo de alavanca, que aumenta a área descolada. Não se deve cobrir a unha ocluída, e a manipulação deve ser desestimulada. Os fungos geralmente crescem nesse espaço entre o leito e a unha e, por esse motivo, podem-se indicar agentes tópicos líquidos que podem fluir sob a unha, como tinturas com miconazol.

As unhas quebradiças também podem ser difíceis de tratar. A principal medida terapêutica consiste em manter as unhas bem hidratadas, com emolientes ricos em fosfolipídeos. Aplicação de endurecedores de unhas, com formaldeído, pode ser usada para reforçar a lâmina ungueal, mas com certo cuidado, pois o uso excessivo pode provocar fragilização, hiperceratose subungueal e onicólise.[2] Estudos têm mostrado que a ingestão diária de 2,5 mg de biotina, de um mês e meio a 15 meses, pode trazer algum benefício. No entanto, não se tratam de estudos controlados ou com cegamento apropriado.[2,4] Um estudo de revisão investigou se o uso de vitamina E (biotina), vitamina C (ácido ascórbico), vitamina A, retinoides, silício, zinco, ferro, cobre, selênio ou vitamina B_{12} alteravam a saúde das unhas. Nenhuma evidência sustentou que o uso desses complementos em pessoas bem nutridas e saudáveis trouxesse alguma melhora naquelas que tinham unhas quebradiças (frágeis).[4]

As unhas encravadas, decorrentes de alterações anatômicas e de fatores comportamentais, como a forma de cortar as unhas e o uso de sapatos apertados e que causam traumas, podem receber uma abordagem conservadora ou cirúrgica, dependendo da gravidade da situação. Entre as abordagens conservadoras, indica-se mergulhar o pé em água morna e sabão, colocar mechas de algodão ou fio dental sob a borda da unha encravada ou colocar órteses nas unhas doentes. As abordagens cirúrgicas incluem avulsão ungueal ou parcial das unhas, com matricectomia por fenol, hidróxido de sódio, *laser* ou eletrocirurgia. A extração da unha deve ser evitada sempre que possível, pois, quando ela voltar a crescer, há grande probabilidade de encravar novamente.

A unha encravada grau I (sem inflamação e sem tecido de granulação) deve ser tratada separando a ponta anterior distal e as bordas laterais dos tecidos moles adjacentes com um feixe de algodão absorvente recoberto com colódio. Esse procedimento traz alívio imediato da dor e auxilia o crescimento adequado da unha. O colódio fixa o algodão no lugar, impermeabiliza a área e permite o banho. Pode ser necessária a reinserção do algodão durante o tratamento (3-6 semanas). O algodão sem colódio pode ser utilizado, sem prejuízo ao tratamento, mas pode necessitar recolocações frequentes. É importante ressaltar que esse método não é aplicável a pessoas com inflamação aguda infectada da prega ungueal lateral.

A cantoplastia (ressecção cirúrgica do bordo lateral da unha) é indicada para unhas encravadas graus II e III. Situações como onicomicose, em que a pressão sobre a unha provoca dor, onicofrigose (unha deformada, curvada) e unha em telha são indicações clássicas de cantoplastia.[19] A prega ungueal lateral é infiltrada com lidocaína a 1 ou 2%.[1,18] A técnica de bloqueio dos nervos periféricos dos dedos está descrita no Quadro 198.3.

As contraindicações relativas para cantoplastia são DM, doença vascular periférica, principalmente quando houver isquemia periférica, coagulopatia ou diátese hemorrágica, pacientes não cooperativos e situações com infecção bacteriana conhecida do sítio operatório. Cabe ressaltar que a maioria das unhas encravadas com aspecto infeccioso não contém bactérias, mas apenas se trata de uma reação inflamatória estéril.[19]

Tesouras de unha (tentacânulas), ou pinças hemostáticas, são inseridas sob a unha encravada, paralelamente à prega ungueal lateral. A ponta é inserida em direção à matriz da unha (raiz) até ser encontrada resistência, a mais ou menos 3 mm da margem lateral. Então, um bisturi de lâmina 11 ou 15 secciona a unha, tendo a tentacânula como guia, e retira-se a borda ungueal junto com a matriz daquele segmento. Não há necessidade de seccionar a pele que recobre a matriz. Depois, corta-se o granuloma em elipse. Com o procedimento finalizado, faz-se um curativo compressivo. O tecido de granulação também pode ser reduzido com uma aplicação de nitrato de prata ou removido com cureta. Durante alguns dias, o local inflamado é tratado com compressas frescas de Burow até o edema e a inflamação cederem. Calçados fechados e apertados devem ser evitados nesse período de recuperação (Figura 198.9).[18]

Pessoas com unhas encravadas recorrentes podem necessitar do uso de fenol líquido solução 3 a 5% para a destruição permanente das porções laterais da matriz ungueal. Após a ressecção

---

Quadro 198.3 | Bloqueio digital

Essa técnica consiste em bloquear a condução da sensibilidade do local do procedimento à distância. É realizada por injeção de anestésico, diretamente, ou muito próxima ao nervo e ao tronco nervoso, responsáveis pela inervação do local. A técnica preferida consiste na lavagem pré-operatória com iodo aquoso, seguida da palpação da articulação metacarpofalângica (mão) ou metatarsofalângica (pé). Injetam-se nessa área de 1 a 2,5 mL de lidocaína 2% sem vasoconstritor. A agulha deve ser introduzida de anterior para posterior. Após, remove-se a agulha, não completamente, para a superfície, e realiza-se dorsiflexão do dedo, para que a agulha passe por baixo do tendão, infiltrando o anestésico novamente. Após o bloqueio troncular, introduz-se a tentacânula entre a unha e o leito ungueal até atingir a raiz. Detalhes sobre anestesia local podem ser encontrados nos Caps. 91 e 92, Procedimentos em atenção primária à saúde.

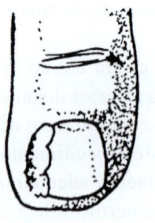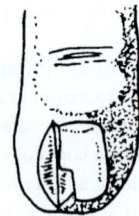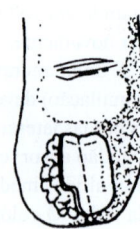

▲ Figura 198.9
Cantoplastia.
Fonte: Kruel e colaboradores.[8]

da borda lateral da unha, introduz-se um cotonete embebido em fenol na raiz da unha para destruição daquela porção da matriz. Como opção, pode-se utilizar eletrocautério ou a simples raspagem da matriz ungueal. Deixa-o em contato com a área por 1 a 2 minutos, e, após, deve-se limpar a ferida com gaze embebida em álcool etílico a 70%, neutralizando o fenol residual. O uso de antibióticos orais com terapia adjuvante nesse tratamento não reduz o tempo de cicatrização ou a morbidade pós-procedimento. Os estudos mostram que a técnica com uso de fenol proporcionou maior satisfação dos usuários e menor número de recidivas.

Passo a passo do procedimento – cantoplastia

- **Etapa 1**: posicionar o paciente em posição supina, com joelhos flexionados e planta dos pés apoiada sobre a maca. Realizar o bloqueio digital (conforme descrito antes):
  - Não há necessidade da utilização de luvas estéreis.
  - Aguardar de 5 a 10 minutos após realização do bloqueio.
  - Testar sensibilidade à dor no dedo do paciente.
- **Etapa 2**: liberar a lâmina ungueal da prega ungueal proximal. Criar uma passagem entre a lâmina e o leito ungueal com a tentacânula, permitindo a passagem do alicate de unha e a remoção da porção da unha (de um quinto a um terço).
- **Etapa 3**: realizar avulsão parcial da unha, cortá-la com um alicate, de forma retilínea, até abaixo da prega ungueal proximal:
  - Procurar não danificar o leito ungueal.
  - Não cortar a prega ventral.
- **Etapa 4**: segurar a porção lateral da unha com pinças hemostáticas retas e levantá-la:
  - Pinçar a maior porção possível da lâmina lateral da unha antes de tentar retirá-la.
  - Retirar qualquer fragmento de unha remanescente que possa ter ficado e venha a interferir nas melhorias e no processo de cicatrização.
- **Etapa 5**: matricectomia química ou eletrocirúrgica. Ativar o eletrodo por 3 a 10 segundos.
  - Se necessário, o tecido lateral hipertrófico pode ser cortado ou sofrer ablação com eletrodo ou bisturi.[19]

Instruções pós-procedimento

O pé deve permanecer em repouso e preferencialmente elevado no primeiro dia após a cantoplastia. Podem-se prescrever anti-inflamatórios não esteroides (AINEs) para analgesia. O curativo deve ser trocado uma vez por dia, com uso de água morna para remoção do curativo, pois existe um exsudato estéril drenando continuamente. Enfatizar a boa higiene da unha, a fim de uma recuperação mais rápida.[19]

> **Dica**
> ▶ Medicamentos como os inibidores da protease lamivudina e indinavir, utilizados no tratamento do HIV/Aids, foram relatados como causa de paroníquia e de unhas encravadas dos pés em cerca de 4% das pessoas recebendo tais fármacos. As lesões surgem de 2 a 12 meses após o início do tratamento, e a regressão ocorre dentro de 9 a 12 semanas após a sua suspensão.[5,16]

Atividades preventivas e de educação

Pessoas com unha encravada tipo I devem ser orientadas sobre a necessidade de evitar o uso de calçados que pressionem a parte anterior do pé, sobre o modo correto de cortar as unhas, formando um ângulo de 90° com o eixo longitudinal do dígito e, naquelas com unhas côncavas, deve-se fazer um sulco longitudinal no meio da unha, gastando-se a sua parte central com a ponta da tesoura, sem ultrapassar a sua espessura.

Quanto à drenagem de hematoma subungueal (Figura 198.10), é importante considerar:

- O acúmulo traumático de sangue sob a lâmina ungueal pode criar uma lesão extremamente dolorosa. A dor em geral é decorrente do aumento da pressão no interior do espaço fechado entre o leito e a matriz ungueal, causando dor pulsátil. A dor desta lesão pode ser aliviada instantaneamente após a realização do procedimento. Durante a drenagem, deve-se cuidar para não exercer uma pressão muito intensa sobre o leito da unha, pois aumenta consideravelmente a dor. Parece haver pouca melhora nos sintomas caso o procedimento seja realizado após 48 a 72 horas da lesão inicial.[19]
- Até 25% de todos os hematomas subungueais apresentam fratura de falange distal associados. Alguns médicos, portanto, consideram necessário realizar exame de imagem complementar nestes traumas, principalmente se forem crianças.
- A drenagem é indicada para pacientes que apresentam dor intensa por hematoma subungueal após lesão traumática aguda. O procedimento não deve ser prescrito naqueles pacientes que não referem mais dor, com repouso de 48 a 72 horas.[19]

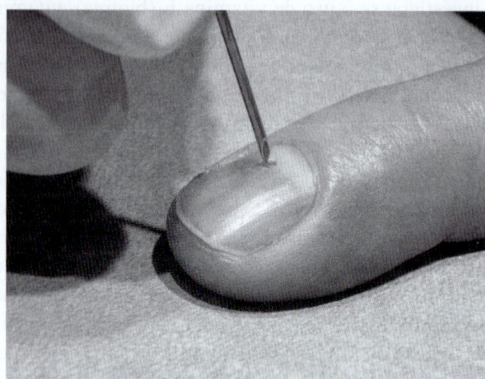

▲ Figura 198.10
Drenagem de hematoma subungueal.
Fonte: MayeauxJr.[19]

REFERÊNCIAS

1. Quevedo J, Silva VU. Cirurgia da unha. In: Almeida HC, Guimarães JR. 2. ed. Porto Alegre: UFRGS; 2003.

2. Habif TP. Doenças das unhas. In: Habif TP. Dermatologia clínica: guia colorido para diagnóstico e tratamento. 4. ed. Porto Alegre: Artmed; 2005. p. 878-906.

3. Loureiro WR. Doença das unhas. Medicinanet [Internet]. 2012 [capturado em 26 maio 2018]. Disponível em: http://www.medicinanet.com.br/conteudos/revisoes/1431/doenca_das_unhas.htm.

4. Fawcett RS, Linford S, Stulberg DL. Nail abnormalities: clues to systemic disease. Am Fam Physician. 2004;69(6):1417-1424.

5. Abdullah L, Abbas O. Common nail changes and disorders in older people: diagnosis and management. Can Fam Physician. 2011;57(2):173-181.

6. Rockwell PG. Acute and chronic paronychia. Am Fam Physician. 2001;63(6):1113-1116.

7. Jebson PJ. Infections of the fingertip. Paronychias and felons. Hand Clin. 1998;14(4):547-555, viii.

8. Kruel CDP, Gurksi RR, Kruel CRP. Cirurgia da unha. In: Duncan BB, Schmidt MI, Giugliani ERJ, organizadores. Medicina ambulatorial: condutas de atenção primária baseadas em evidências. 4. ed. Porto Alegre: Artmed; 2014.

9. Rounding C, Bloomfield S. Surgical treatments for ingrowing toenails. Cochrane Database Syst Rev. 2005;(2):CD001541.

10. Westerberg DP, Voyack MJ. Onychomycosis: current trends in diagnosis and treatment. Am Fam Physician. 2013;88(11):762-770.

11. Ameen M, Lear JT, Madan V, Mohd Mustapa MF, Richardson M. British Association of Dermatologists' guidelines for the management of onychomycosis 2014. Br J Dermatol. 2014;171(5):937-958.

12. Eisman S, Sinclair R. Fungal nail infection: diagnosis and management. BMJ. 2014;348:g1800.

13. DynaMed Plus [Internet]. Ipswich: EBSCO Information Services. 1995 – Record No. 115521, Onychomycosis; [updated 2016 Mar 14, cited place cited date here]; [about 18 screens]. Disponível em: http://www.dynamed.com/login.aspx?direct=true&site=DynaMed&id=115521. Registration and login required.

14. Tosti A. Paronychia associated with antiretroviral therapy. Br J Dermatol. 1999;140(6):1165.

15. Chapeskie H. Ingrown toenail or overgrown toe skin?: alternative treatment for onychocryptosis. Can Fam Physician. 2008;54(11):1561-1562.

16. Costa IMC, Nogueira LSC, Garcia OS. Síndrome das unhas frágeis. An Bras Dermatol. 2007;82(3):263-267.

17. Heidelbaugh JJ, Lee H. Management of the ingrown toenail. Am Fam Physician. 2009;79(4):303-8, 311-312.

18. Information from your family doctor. Ingrown toenail removal. Am Fam Physician. 2002;65(12):2557-2558.

19. Mayeaux Jr EJ. Guia ilustrado de procedimentos médicos. Porto Alegre: Artmed, 2011.

CAPÍTULO 199

Cuidados com feridas

Silvia Justo Tramontini
Anaelí Brandelli Peruzzo
Diani de Oliveira Machado

Aspectos-chave

▶ No presente capítulo optou-se por dar enfoque ao cuidado às pessoas com úlcera venosa (UV) por ser a lesão de pele mais prevalente na atenção primária à saúde (APS). No entanto, a terapia tópica mencionada no capítulo pode ser extrapolada para o cuidado das feridas em geral.

▶ Um estudo australiano menciona que aproximadamente 80% das úlceras de perna sejam tratadas na comunidade.[1]

▶ As úlceras de perna são uma condição comum, debilitante e crônica que pode ocorrer em qualquer idade. É uma das principais causas de morbidade entre idosos, particularmente as mulheres nos países ocidentais.[1]

▶ A APS é considerada a modalidade de atendimento mais apropriada para o cuidado das pessoas com UV devido à necessidade prolongada de acompanhamento e da longitudinalidade como princípio da APS.

▶ O tratamento direcionado às pessoas com UV deve levar em consideração o controle da estase venosa, as características da ferida, o processo de cicatrização, os sinais flogísticos, a utilização de medidas de compressão e a prevenção de recidivas.

Caso clínico

Rita, 50 anos, sexo feminino, obesa, tabagista e sedentária, trabalha como empregada doméstica desde os 15 anos. Mostra-se incomodada com uma ferida na perna direita, principalmente devido à dor, ao odor e à necessidade de troca frequente do curativo. Relata estar incapacitada para o trabalho e excluída socialmente. Apresenta no membro inferior direito (MID) edema, varizes, dermatite ocre e ferida na face medial anterior da perna. A ferida teve início há aproximadamente 18 meses. Atualmente recebe benefício junto ao Instituto Nacional de Seguridade Social (INSS). Relata fazer uso de anti-hipertensivos.

Teste seu conhecimento

1. Ao realizar a avaliação da ferida, o reconhecimento do tecido no leito da lesão é primordial para o estabelecimento da conduta a ser tomada. Aponte a alternativa INCORRETA.
   a. Quando se identifica, no leito da lesão, necrose de coagulação, deve-se utilizar uma cobertura e/ou produto que promova o debridamento
   b. O tecido de granulação é um tecido viável; a predominância desse tecido leva a pensar que a lesão está em recuperação
   c. Diversos fatores podem afetar a cicatrização de lesões: excesso de exsudato, edema, presença de tecido desvitalizado, infecção e perfusão local inadequada, idade avançada, desnutrição e obesidade, neoplasias, diabetes, tabagismo, etilismo, mau estado geral, problemas cardiovasculares, respiratórios, imunológicos e tratamento inadequado da lesão, medicações citotóxicas, anti-inflamatórios esteroides, radioterapia, medicamentos anticoagulantes, vasoativas
   d. Independentemente do tecido que se apresenta em uma lesão, deve-se trocar o curativo com frequência para mantê-lo limpo.

2. O processo de cicatrização de uma lesão é sistêmico, pois vários fatores compõem sua recuperação. Identifique a alternativa INCORRETA.
   a. A ferida mantida em meio seco cicatriza de 3 a 5 vezes mais rápido e com menos dor do que as lesões submetidas a meio úmido
   b. O edema interfere na oxigenação e na nutrição dos tecidos em formação
   c. A condição nutricional da pessoa é de suma importância, pois a carência de vitaminas, albumina, proteínas, carboidratos, gorduras, entre outros, interfere na resposta imunológica e no processo de cicatrização
   d. A idade avançada torna as pessoas mais suscetíveis a lesões e retarda as fases de cicatrização

3. O debridamento é a remoção de tecido não viável. Qual das alternativas a seguir NÃO se aplica?
   a. Para a efetividade dessa ação, o profissional deve conhecer as técnicas disponíveis e os produtos a serem utilizados
   b. O debridamento instrumental é classificado como técnica de Cover, Square, Slice
   c. A papaína a 10% promove o debridamento enzimático
   d. O profissional deve optar por uma única técnica de debridamento: cirúrgico, instrumental, mecânico, enzimático ou autolítico.

4. Sobre a criação de protocolos, assinale a alternativa INCORRETA.
   a. Sistematiza a assistência por meio de diretrizes unidirecionais com base nas evidências científicas
   b. Fortalece o vínculo e a confiabilidade da pessoa por ela perceber a uniformidade de condutas pelos profissionais de saúde
   c. Alicerça o cuidado de enfermagem, tornando-se desnecessárias as educações continuadas com a equipe
   d. Compromete o gestor em garantir a efetividade da assistência

Respostas: 1D, 2A, 3D, 4C

Do que se trata

A úlcera de perna é definida como uma área de descontinuidade da epiderme e da derme que persiste por 4 semanas ou mais, mesmo diante de um tratamento adequado. Alguns autores divergem quanto ao período de 4 e 6 semanas.[1,2] As úlceras de perna, em geral, não são uma doença em si, mas o sintoma de uma doença subjacente, fato que deve ser levado em consideração na definição de sua etiologia.[3]

Neste capítulo, será abordada a gestão da UV, por ser a mais prevalente entre as úlceras de perna. Sua fisiopatologia não é inteiramente clara. Entretanto, a hipertensão venosa é o principal fator associado à ulceração.[4] A hipertensão venofibrinogeniosa se desenvolve devido à ação inadequada da bomba muscular da panturrilha e à insuficiência valvar primária (sem etiologia subjacente óbvia) ou secundária (como visto após trombose venosa profunda [TVP]). Algumas hipóteses têm sido propostas para explicar a UV, uma vez que a hipertensão venosa se desenvolve. A primeira afirma que a distensão dos leitos capilares ocorre devido ao aumento da estase. Isto leva a uma fuga de fibrinogênio para a derme circundante. Ao longo do tempo, é formado um manguito pericapilar fibrinoso, impedindo o fornecimento de oxigênio e outros nutrientes ou fatores de crescimento ao tecido afectado. A lesão hipóxica resultante leva à fibrose e à ulceração.[5]

Outra hipótese sugere que o endotélio é danificado pelo aumento da pressão venosa e ativação leucocitária. As enzimas proteolíticas e os radicais livres são liberados através das paredes dos vasos e danificam o tecido circundante, levando a lesões e à ulceração. Estudos têm mostrado uma relação entre obesidade, doença venosa crônica e compressão venosa poplítea. Esta síndrome pode esclarecer as apresentações venosas anteriormente inexplicadas. Outras explicações do aumento da incidência de úlceras vasculares em pacientes obesos podem ser o resultado direto da compressão venosa intra-abdominal.[5]

Classificação e/ou diagnóstico diferencial

As UVs são o tipo mais comum entre as úlceras de perna e constituem cerca de 50 a 60% delas. Entre as pessoas com UV, 15 a 20% têm lesão arterial. Essas feridas são então denominadas úlceras mistas e geralmente combinam características clínicas de insuficiência venosa e úlceras arteriais.[3] Outras causas comuns incluem oclusão arterial, pressão prolongada e neuropatia diabética e estão descritas no Quadro 199.1.

Realizar o diagnóstico diferencial entre a UV e a úlcera alterial é fundamental, pois a terapia compressiva é o padrão-ouro para o tratamento da UV, e na úlcera arterial, é contraindicada na presença de doença arterial oclusiva significativa. As diferenças entre as características das úlceras arteriais e venosas estão descritas no Quadro 199.2.

Estima-se que entre 10 a 20% das úlceras de perna tenham origens diversas, e frequentemente essas feridas são denominadas úlceras atípicas, incluindo úlceras infecciosas, diferentes formas de vasculite, pioderma gangrenoso, doenças sistêmicas, como artrite reumatoide (AR), anemia falciforme, tumores cutâneos ulcerados, entre outros. Em alguns casos, a causa da úlcera não é identificada.[2]

O que fazer

Anamnese

Para determinar a etiologia da úlcera, é necessária uma avaliação abrangente da pessoa:[1,3]

História médica e cirúrgica e no contexto da UV. Fatores clínicos associados à UV: doença venosa; incluindo síndrome pós-trombótica; insuficiência venosa (superficial ou profunda), TVP e cirurgias prévias, flebite ou varizes, úlcera anterior diagnosticada como de origem vascular; história de exercício vigoroso ou ocupação/estilo de vida com posição ortostática prolongada ou sentada; dor torácica, hemoptise ou embolia pulmonar; cirurgia ou trauma da perna afetada; história familiar de ulceração venosa de perna; gravidez múltipla; obesidade; idade > 50 anos; tempo de duração da úlcera.[3]

Avaliação das comorbidades, medicamentos em uso e hábitos de vida. As comorbidades podem influenciar o tratamento da doença venosa e requerem manejo concomitante.[3] Investigar doenças vasculares, doença arterial periférica; AR; vasculite; DM; história anterior de câncer de pele; subnutrição; obesidade e

---

Quadro 199.1 | **Úlceras comumente encontradas**

Úlceras mais comuns[4]

Úlcera*	Características	Fisiopatologia	Achados clínicos	Tratamento
Arterial	Associada à doença cardíaca ou cerebrovascular. As pessoas podem apresentar claudicação, dor distal em MMII	Isquemia do tecido	As úlceras são profundas, com margens bem definidas, circundadas por pele isquêmica e cobertas por tecido desvitalizado. Os achados incluem pulsos pedial e maleolar anormais ou ausentes, membros frios, tempo de enchimento venoso prolongado	Revascularização, medicamentos antiplaquetários, manejo de fatores de risco
Neuropática	Causa mais comum de úlceras de pé, em geral associada ao DM	Trauma, pressão prolongada	Geralmente ocorre na região plantar em pessoas com diabetes ou hanseníase	Redistribuição da pressão e coberturas
Lesão por pressão	Presente em pessoas com mobilidade reduzida	Isquemia tecidual e necrose secundárias à pressão prolongada	Localizada sobre proeminências ósseas. Fatores de risco incluem umidade excessiva, desnutrição, imobilidade e estado mental alterado	Alívio e redistribuição da pressão. Redução da umidade excessiva e fricção, nutrição adequada e coberturas

*A UV, apesar de ser a mais comum, não foi citada porque será detalhada no decorrer do capítulo.
DM, diabetes melito; MMII, membros inferiores.

Quadro 199.2 | Características das úlceras venosas e arteriais

Características	Úlcera venosa	Úlcera arterial
Localização	Região maleolar medial	Face anterior, região distal do MII
Característica da ferida	Exsudativa, rasa e extensa. Bordas irregulares	Pequena, arredondada, superficial, leito com necrose ou tecido de granulação pálido e esfacelo. Mínimo exsudato. Bordas demarcadas e regulares
Dor	Reduz com a atividade muscular e com elevação da extremidade. Mais intensa à noite. Cãibras	Geralmente profunda, intensa e incapacitante. Aumenta com elevação do MII e atividade muscular e reduz quando o membro fica pendente
Pulso (pedioso, tibial posterior, femoral ou poplíteo)	Presente	Ausente conforme o nível de obstrução

Fonte: Van Hof e colaboradores[6] e Asociación Española de Enfermería Vascular y Heridas.[7]

mobilidade reduzida.[3] O uso de imunossupressores e esteroides pode potencialmente impedir a cicatrização de feridas.[8]

Questionar a pessoa sobre o uso do tabaco, em caso positivo, obter informações sobre tentativas anteriores de cessação do tabagismo e interesse em novas tentativas, a fim de otimizar os resultados de cicatrização de feridas. A nicotina inalada é um potente vasoconstritor que pode afetar negativamente a perfusão das extremidades inferiores, reduzindo o fluxo sanguíneo.[8]

História da úlcera de perna. Coletar informações sobre a duração da úlcera, a existência de úlceras anteriores, o tempo sem úlceras, a eficácia das estratégias utilizadas no tratamento e o tempo necessário para curar úlceras anteriores.[3]

História de dor. Uma avaliação mais precisa da dor pode ser obtida com a utilização de uma ferramenta de dor analógica validada. Durante a avaliação, o profissional de saúde deve questionar sobre: localização da dor associada à úlcera; gravidade da dor; qualidade, características, frequência da dor e quando ela ocorre (p. ex., troca de curativo); impacto da dor na qualidade de vida da pessoa e capacidade funcional.[3] Dores fortes ou referidas como insuportáveis geralmente estão associadas a pessoas com comprometimento arterial. A dor em pessoas com UV é descrita como sensação de peso intenso e prurido, em geral aliviando com a elevação das pernas ao nível do coração ou acima dele, tendo maior intensidade ao final do dia.[8]

***Status* psicológico, cognitivo e qualidade de vida.** Avaliação da capacidade cognitiva das pessoas (p. ex., usando o miniexame de estado mental), redes de apoio social, avaliação geral da qualidade de vida e rastreamento de problemas de saúde mental. Um grande número de avaliações sobre a qualidade de vida específicas da doença têm alta sensibilidade quando usadas para avaliar pessoas com doença venosa.[3]

História bioquímica. Investigações bioquímicas devem ser realizadas para o diagnóstico da doença venosa e de comorbidades.[3] As investigações laboratoriais podem incluir: nível de glicose no sangue e/ou hemoglobina glicada, hemoglobina, ureia e eletrólitos, albumina e pré-albumina sérica, lipídeos, fator reumatoide, contagem de leucócitos, taxa de sedimentação eritrocitária, proteína C-reativa, testes de função hepática.[3]

Exame físico

Avaliação dos membros inferiores. Indica-se na primeira avaliação e em intervalos frequentes. Em pessoas com UV, estão presentes: edema, capilares visíveis ao redor do tornozelo (coroa flebectásica), alterações tróficas da pele, como hiperpigmentação causada por depósitos de hemossiderina, atrofia branca, induração da pele e tecido subjacente (lipodermatoesclerose), eczema de estase e alteração do formato da perna que fica semelhante a uma garrafa de champanhe invertida.[3] Os achados da avaliação podem ser utilizados para classificar a doença venosa. Para tanto, sugere-se a utilização do sistema de classificação CEAP (achados clínicos [C], etiologia [E], anatomia [A] do refluxo e fisiopatologia [P]) internacionalmente reconhecido[3] (Tabela 199.3). Para todas as pessoas com úlcera de perna, o exame completo do suprimento arterial é essencial. A palpação dos pulsos dorsal dos pés e tibial posterior deve ser realizada.[9]

Localização e características da UV. Em geral, presentes no terço inferior da perna ("área da gaiter"), particularmente sobre ou acima do maléolo medial, mas também podem aparecer lateral ou posteriormente; podem tornar-se circunferenciais.[5,9] São feridas irregulares, superficiais e exsudativas. O tecido de granulação e o tecido desvitalizado estão, com frequência, presentes no leito da úlcera.[4]

Infecção da úlcera venosa. Pessoas com esse tipo de feridas têm alto risco de desenvolver celulite, a prevalência de osteomielite é baixa, assim como o risco de amputação.[9] Os sinais e sintomas de uma infecção de ferida crônica incluem: dor, odor fétido, aumento da ferida e do tecido desvitalizado, tecido friável e/ou hipergranulado, atraso do processo de cicatrização, aumento do exsudato e presença de exsudato purulento (coloração esverdeada e marrom), bordas solapadas e/ou maceradas, calor e rubor perilesional.[3]

Mobilidade e *status* funcional. A mobilidade da articulação da perna deve ser avaliada em função da bomba muscular da panturrilha. É importante avaliar e compreender as capacidades físicas da pessoa com UV para desenvolver um plano de tratamento viável ao qual a pessoa possa aderir (p. ex., capacidade de elevar pernas, capacidade de colocar e tirar meias de compressão), ou a presença de cuidador que possa auxiliar.[3]

Exames complementares

O diagnóstico de UV é geralmente clínico. Entretanto, alguns exames podem ser realizados para auxiliar o diagnóstico. O índice tornozelo-braço (ITB) é um exame simples e passível de ser realizado na prática clínica da APS, desde que disponível o Doppler Manual.

Determinar o ITB é frequentemente necessário para excluir a doença arterial em pacientes com ulceração de perna ou sintomas compatíveis com doença arterial periférica (p. ex., claudicação).[10] O ITB deve ser interpretado no contexto de uma avaliação clínica completa[11] (Tabela 199.1).

Caso o diagnóstico de UV não esteja claro, exames como ultrassonografia Doppler venosa e arterial podem ser solicitados, e o referenciamento ao especialista – cirurgião vascular, dermatologista – é fundamental. Uma recente diretriz da European Wound Management Association recomenda que sejam biopsiadas todas as feridas sem sinais de cicatrização em 6 meses de tratamento adequado.[3] O exame histopatológico pode ser particularmente útil quando vasculite, distúrbios de oclu-

Tabela 199.1	Interpretação do índice tornozelo-braço
ITB	Conduta
0,91≥ ≤1,3	Normal. Exclui a oclusão arterial, e a terapia de alta compressão pode ser utilizada
≤ 0,9	Indica doença arterial oclusiva. Possui 95% de sensibilidade e 100% de especificidade para detectar patologias arteriais oclusivas
0,9 ≥ ≤ 0,8	Exclui doença arterial significativa. Tratamento compressivo pode ser utilizado
< 0,8	Indica doença arterial. Bandagens de baixa compressão podem ser utilizadas. Realizar referenciamento eletivo para o especialista
< 0,5	Obstrução arterial grave, geralmente associada à dor em repouso, úlcera isquêmica, gangrena em extremidade do MI. Realizar referenciamento ao serviço de urgência e emergência. Terapia compressiva contraindicada
> 1,3	Sugere a presença de vasos calcificados que resultam em um falso-positivo, principalmente em pacientes diabéticos. O referenciamento eletivo para o especialista é indicado. Terapia compressiva é contraindicada

Fonte: Rudolph,[8] Worboys[11] e Mitchell.[12]

são microvascular, paniculite, infecção ou malignidade estão no diagnóstico diferencial.[3]

Conduta proposta

Tratamento

A APS é considerada o cenário de cuidados mais apropriado para o seguimento das pessoas com UV devido à necessidade prolongada de acompanhamento e da longitudinalidade como princípio da APS. Um estudo australiano menciona que aproximadamente 80% das úlceras de perna sejam tratadas na comunidade.[1]

O tratamento de úlceras de perna deve ser centrado na pessoa e organizado em torno de preocupações, experiências, qualidade de vida, tendo como pilares a terapia compressiva adequada e a terapia tópica apropriada. A elevação da perna acima do nível cardíaco durante 30 minutos, de 3 a 4 vezes por dia, auxilia na redução do edema em MII e facilita a microcirculação (C).[4] No entanto, na doença avançada e com presença de UV, a terapia de compressão é o tratamento de melhor resposta[13](A).

Uma recente metanálise verificou que a aplicação de compressão é superior em relação à cicatrização de UV que a não utilização da terapia compressiva. Os sistemas multicamadas parecem ter um desempenho melhor, e entre eles, o sistema de quatro camadas (quatro bandagens diferentes aplicadas à perna, incluindo uma elástica) cicatrizaram as úlceras mais rapidamente (A).[13]

Tratamento da lesão

Princípios para o tratamento da lesão:[14]

- Definir a etiologia.
- Controlar os fatores que afetam a cicatrização.
- Selecionar a cobertura apropriada.
- Monitorar a evolução cicatricial.

A cicatrização normal de lesões requer circulação local adequada, nutrição, estado imunológico, assim como evitar forças mecânicas locais[15] é um processo dinâmico, contínuo, que consiste em quatro fases sobrepostas e precisamente programadas que levam de 3 a 14 dias para serem concluídas.[16]

Os acontecimentos de cada fase devem ocorrer de forma precisa, e interrupções ou prolongamento dos processos podem retardar ou impedir a cicatrização.[16] Cabe lembrar que, nas lesões crônicas, há um aumento da duração da fase inflamatória.[16]

Diversos fatores podem afetar a cicatrização de lesões e interferir em uma ou mais fases do processo:[16,17]

- Condições locais da lesão: traumas no leito, excesso de exsudato, edema, presença de tecido desvitalizado e infecção e perfusão local inadequada.
- Idade avançada.
- Fatores fisiopatológicos: desnutrição e obesidade, neoplasias, diabetes, tabagismo, etilismo, mau estado geral, problemas cardiovasculares, respiratórios e imunológicos.
- Tratamento inadequado da lesão: terapia tópica e técnica imprópria para realização do curativo.
- Efeitos adversos de outras terapias: medicações citotóxicas, anti-inflamatórios esteroides, radioterapia, medicações anticoagulantes, vasoativas, entre outros.
- Fatores psicossociais: dor, autoimagem prejudicada, odor, dificuldade para descansar, estresse e isolamento social.

O conhecimento referente a esses fatores auxilia a equipe de saúde a intervir de forma a promover as condições fisiológicas ideais para a cicatrização. Para definição do tratamento apropriado, a avaliação da ferida é determinante.

Fatores a serem avaliados no tratamento da lesão

Leito da lesão. Diferentes tipos de tecidos podem estar presentes no leito da lesão (granulação, epitelização e necrose) e determinam a estratégia terapêutica.[15] As UVs em geral são feridas rasas.

Bordas da ferida. A cicatrização fisiológica ocorre das bordas para o centro pela migração celular, portanto as bordas da ferida indicam a tendência de epitelização e/ou possível causa de cronicidade. Devem ser presas ao leito da ferida e quando enroladas (uma condição chamada epibole) indicam uma ferida crônica, na qual as células epiteliais são incapazes de aderir a um leito de ferida úmido, não podendo migrar e epitelizar a lesão.[7,18] As bordas das UVs são em geral irregulares e mal definidas.[15] Observar também as bordas descoladas, solapadas, maceradas e com evidências de contração ou epitelização.

Exsudato. Observar cor, consistência, quantidade e odor; pode ser de aspecto seroso, sero-hemático, sanguinolento ou purulento.[3] As UVs geralmente são muito exsudativas, o que pode atrasar a cicatrização e causar maceração da pele circundante.[7]

Região perilesional. Observar varizes, edema, linfedema, dermatite ocre, pele escamada, eritema, maceração, prurido, celulite, eczema; em estágios avançados, podem ocorrer lipodermatoesclerose, cicatriz branca e telangiectasias – características que devem ser manejadas com a compressão.[3,9] A integridade da pele circundante é vulnerável a danos causados por excesso de umidade e adesivos de fixação. Cremes, pomadas e *spray* sem álcool estão disponíveis para proteger esta região.[15]

Colonização e infecção local

As bactérias estão presentes em quase em todas as feridas abertas. Quando o crescimento e a morte de micro-organismos são mantidos em equilíbrio pelas defesas do hospedeiro, uma ferida é considerada colonizada. Em alguns casos, a colonização pode acelerar a cicatrização de feridas, aumentando a perfusão do leito. Contudo, diante de uma colonização crítica, quando as defesas do hospedeiro não podem mais manter este equilíbrio, a ferida pode entrar em um estado inflamatório crônico não curativo. Nesses casos, há formação de biofilme, não existindo características de infecção da lesão, mas interferindo diretamente no processo cicatricial.[15]

As lesões ficam clinicamente infectadas quando as defesas do hospedeiro estão sobrecarregadas. Feridas infectadas apresentam edema, calor, dor e aumento de eritema e do exsudato. Pode haver mal-estar associado. Sinais sistêmicos, como febre, calafrios e leucocitose, sugerem que a infecção pode ter evoluído para bacteremia ou septicemia. As infecções de feridas crônicas são muitas vezes polimicrobianas, com *Staphylococcus aureus* e anaeróbios entre os agentes patogênicos mais comuns. Sinais de infecção da ferida são por vezes sutis, especialmente nos idosos, que podem não ter respostas inflamatórias rápidas. As infecções microbacterianas e fúngicas podem de forma semelhante apresentar sinais intensos de inflamação.[15]

A cultura do leito de ferida pelo método de *swab* é desencorajada, dada a alta probabilidade de crescimento bacteriano de contaminação. Os antibióticos orais devem ser instituídos quando houver evidência de infecção.[3]

Preparação do leito da ferida

A preparação do leito da ferida facilita a restauração ordenada, a regeneração do tecido danificado e a potencialização da função de produtos especializados para tratamento de feridas.[19]

Limpeza da ferida por irrigação

A limpeza é um passo importante na preparação do leito da lesão e tem por objetivos favorecer a cicatrização por meio da remoção de qualquer corpo estranho (resíduos, esfacelos, exsudato), ser atraumática para o tecido viável e proporcionar melhor visualização da ferida para avaliação.[20] A solução fisiológica (SF) morna (37°C) (SF 0,9%) é usada, porque é isotônica, não interfere no processo de cicatrização normal, não danifica os tecidos, não causa sensibilidade, alergias ou altera a flora bacteriana normal da pele.[19]

No entanto, revisões sistemáticas não encontraram diferenças significativas nas taxas de infecção com irrigações realizadas por água da torneira em comparação com SF.[21] A adição de iodo diluído ou outras soluções antissépticas (p. ex., clorexidina) é geralmente desnecessária. Essas soluções têm ação mínima contra bactérias e podem potencialmente impedir a cicatrização de feridas por meio de efeitos citotóxicos.[19] Na prática clínica, são utilizadas agulhas 40x12 para perfurar frascos de SF a 0,9% semirrígidos de polietileno ou bolsas flexíveis de cloreto de polivinil.

Debridamento

O debridamento é o processo de remoção de tecido desvitalizado, exsudatos, biofilmes bacterianos do leito da ferida para permitir a cicatrização. É indicado que a remoção seja realizada até a visualização do tecido vascularizado.[15] Existem diferentes tipos de debridamento, e as técnicas podem ser concomitantes (Quadro 199.3).

Escolha da cobertura

A cobertura é um recurso de terapia tópica e deve estar em contato com toda superfície do leito da ferida (B).[22] Na prática clínica, a cobertura é chamada de curativo primário, e o curativo secundário sobrepõe o primário. As trocas devem ser realizadas conforme a recomendação das coberturas escolhidas. Trocas desnecessárias provocam o resfriamento da ferida, interferem na ação do produto utilizado e consequentemente retardam a cicatrização.

Quadro 199.3 | Tipos de debridamento

Debridamento	Definição	Exemplos
Autolítico (debridamento seletivo)	Separação do leito da ferida e do tecido necrótico que ocorre lentamente em um ambiente de ferida úmida. Podem ser utilizados produtos que favoreçam este ambiente (debridamento químico)	Curativo úmido: Ácidos graxos essenciais em gazes umedecidas com SF 0,9% ou apenas gazes umedecidas com SF 0,9% Hidrocoloides Hidrogéis Alginatos na presença de umidade
Enzimático (debridamento não seletivo)	Produtos que possuem enzimas que destroem o tecido necrótico e o exsudato da ferida (debridamento químico) Deve-se ter cuidado para garantir que o produto entre em contato apenas com o tecido não viável dentro da ferida e não com a pele circundante	Papaína creme ou gel 6-10% Colagenase Elastase Fibrinolisina
Instrumental	Retirada do tecido inviável de forma seletiva com técnica estéril e utilização de instrumental (pinça, bisturi e/ou tesoura) na unidade da pessoa	O enfermeiro habilitado realiza o procedimento interrompendo-o na presença de dor e sangramento através da técnica de Cover, Square ou Slice
Mecânico	Abrasão mecânica com uso de gaze salinizada no leito da ferida que, após estar seca, é removida	A indicação é questionável, porque esta técnica está associada a um alto grau de dor e não é seletiva aos tecidos inviáveis
Larval	Utilização de larvas estéreis (*Lucilia Sericata*) que se alimentam do tecido necrosado	Técnica não difundida no Brasil

Fonte: Fonder e colaboradores.[15]

Um ambiente fisiológico para a cicatrização da lesão é alcançado quando a cobertura consegue atingir os seguintes objetivos:[13,23–25]

- Debridar o tecido não viável.
- Manter o leito da lesão com umidade natural.
- Eliminar os espaços mortos na lesão.
- Ser atraumática.
- Minimizar a dor.
- Absorver o exsudato em excesso, sem extravasamentos para as bordas e região perilesional.
- Proteger contra a infecção e os fatores externos.
- Fornecer o pH ideal, a termorregulação e a troca gasosa
- Ter mínima toxicidade para a pele circundante e leito da lesão.
- Ser alergênica.
- Ser confortável;
- Favorecer a estética.

Não existem evidências que suportem a indicação de uma cobertura específica para a cicatrização da UV.[26,27] As decisões relativas à terapia tópica devem basear-se nos protocolos clínicos institucionais, na prática do profissional, no quadro clínico e na realidade da pessoa com UV. O Quadro 199.4 indica as coberturas de acordo com o tecido no leito da lesão.

Monitoramento cicatricial

A mensuração do tamanho da ferida como método para avaliar cicatrização é amplamente recomendada (B) e deve ser realizada durante a avaliação da lesão.[20,22] Destacam-se duas formas de mensuração da área:

- Utilização de régua limpa e descartável. São mensurados o maior comprimento cefalocaudal e a maior largura perpendicular (90°) ao comprimento.
- Planimetria (traçado da ferida). Traçado da lesão em papel transparente de acetato com duas camadas. Para cálculo da área, o decalque é colocado acima de papel quadriculado e são contados os quadrados inteiros.

A profundidade pode ser verificada por instrumento estéril de ponta romba.

Quadro 199.4 | Guia de orientação para o manejo de feridas de acordo com as características do tecido no leito da lesão

Tipo de tecido na Ferida	Preparação do leito da ferida	Papel da cobertura	Opções de tratamento			Cobertura secundária[‡]
			Cobertura primária [1–6,9,15,23,25,28]	Frequência de troca	
▶ Necrótico (cor amarela, marrom, preta ou cinza) ▶ Baixo exsudato	▶ Debridamento instrumental ou químico* ▶ Realizar limpeza da ferida com SF 0,9% morna em jato[9–10]	▶ Hidratar o leito da ferida ▶ Promover o debridamento ▶ Controlar a umidade[†]	▶ Gel hidroativo	Até 48 horas ou Q/S Se infecção a cada 24 horas	▶ Gaze ou apósito ▶ Gaze e filme de poliuretano
			▶ Gaze umedecida com SF 0,9%	1x/dia ou Q/S	▶ Gaze e/ou apósito
			▶ Papaína ▶ 6-10%	1x/dia ou Q/S	
			▶ Colagenase	1x/dia ou Q/S	
			▶ Ácido graxo essencial com gaze umedecida com SF 0,9%	1x/dia ou Q/S	
▶ Necrótico (cor amarela, marrom, preta ou cinza) ▶ Moderado para alto exsudato	▶ Debridamento instrumental ou químico* ▶ Realizar limpeza da ferida com SF 0,9% morna em jato[9–10]	▶ Absorver excesso de exsudato[†] ▶ Promover debridamento autolítico	▶ Alginato de cálcio e/ou sódio	Até 48 horas ou Q/S Se infecção a cada 24 horas	▶ Gaze e/ou apósito
			▶ Hidrofibra antimicrobiana**	Até 14 dias ou Q/S	
			▶ Espuma absorvente de silicone ou polimérica	Até 7 dias ou Q/S	
			▶ Gaze umedecida com SF 0,9%	1x/dia ou Q/S	
			▶ Papaína ▶ 6-10%	1x/dia ou Q/S	
			Colagenase	1x/dia ou Q/S	
			▶ Ácido Graxo essencial com gaze umedecida com SF 0,9%	1x/dia ou Q/S	

(Continua)

Quadro 199.4 | **Guia de orientação para o manejo de feridas de acordo com as características do tecido no leito da lesão** *(Continuação)*

Tipo de tecido na Ferida	Preparação do leito da ferida	Papel da cobertura	Opções de tratamento			Cobertura secundária[‡]
			Cobertura primária[1-6,9,15,23,25,28]	Frequência de troca	
▶ Granulação (cor vermelha)	▶ Realizar limpeza da ferida com SF 0,9% morna em jato[9,8,12]	▶ Controlar a umidade[†] ▶ Ser atraumático	▶ Gel hidroativo	Até 48 horas ou Q/S Se infecção a cada 24 horas	▶ Gaze e/ou apósito
			▶ Gaze umedecida com SF 0,9%	1x/dia ou Q/S	
			▶ Ácido graxo essencial com gaze umedecida com SF 0,9%	1x/dia ou Q/S	
			▶ Papaína 2%	1x/dia ou Q/S	
			▶ Tela de silicone	Até 14 dias Em feridas não infectadas e com boa evolução cicatricial Neste período, pode ser retirada, lavada com SF e reaplicada	
			▶ Gaze parafinada	Até 72 horas ou Q/S	
			▶ Gaze com petrolato	Quando reduzir a não adesão	
			▶ Espuma absorvente	Até 7 dias ou Q/S	
▶ Epitelização (cor vermelho-claro ou rosa)	▶ Realizar limpeza da ferida com SF 0,9% morna em jato[9,8,12]	▶ Equilibrar umidade ▶ Proteger o leito da ferida e o tecido em crescimento	▶ Gaze parafinada	Até 72 horas ou Q/S	▶ Gaze ou apósito
			▶ Gaze com petrolato	Quando reduzir a não adesão	
			▶ Gaze umedecida com SF 0,9%	1x/dia ou Q/S	
			▶ Ácido graxo essencial com gaze umedecida com SF 0,9%	1x/dia ou Q/S	
			Outras gazes não aderentes de pronto uso	Conforme orientação do fabricante	
▶ Infectado ▶ Baixo para alto exsudato	▶ Realizar limpeza da ferida com SF 0,9% morna em jato[9-10]	▶ Promover ação antimicrobiana ▶ Controlar a umidade[†] ▶ Controlar o odor	▶ Hidrofibra antimicrobiana**	Até 14 dias ou Q/S	▶ Gaze e/ou apósito
			▶ Papaína 6%	1x/dia ou Q/S	
			▶ Ácido graxo essencial com gaze umedecida com SF 0,9%	1x/dia ou Q/S	
			▶ Alginato de cálcio e/ou sódio	Até 48 horas ou Q/S Se infecção a cada 24 horas	

* Existem outros produtos para debridamento, porém pouco utilizados no nosso meio.
[†] Para feridas profundas e/ou descolamento de bordas, preencher a cavidade sem comprimir.
[‡] O curativo secundário deve ser substituído sempre que saturado.
** Os antimicrobianos comumente utilizados incluem produtos que contêm iodo, prata, poliexanida e devem ser utilizados quando a carga bacteriana é barreira para a cicatrização. O uso deve ser limitado a períodos curtos (recomendações sugerem não mais do que 2 semanas).[23]
Q/S, quando solicitado.

A utilização de instrumentos validados para a avaliação cicatricial também é recomendada, e estes devem ser aplicados no mínimo semanalmente.[29,30] No Brasil, instrumentos de avaliação cicatricial validados ainda são escassos; ressalta-se o instrumento Pressure Ulcer Scale for Healing (PUSH)[30,31] e o instrumento Bates-Jensen Wound Assessment Tool (BWAT).[29]

A fotografia da ferida também pode ser utilizada, mas apenas para comparação visual da evolução cicatricial.[32] *Softwares* disponíveis comercialmente têm utilizado o mesmo princípio da planimetria; no entanto, utilizam fotos para demarcação das bordas da lesão.[33] Um exemplo é o *software* Image Tool, desenvolvido pela Universidade do Texas para a Microsoft Windows®, que permite a mensuração da ferida de forma ágil.[32]

Terapia compressiva

O objetivo da terapia compressiva é contribuir na reversão dos efeitos da hipertensão venosa sustentada, redução do edema e dor, melhora da lipodermatosclerose, prevenção da recorrência e cicatrização da úlcera.[3,4,9]

A unidade de pressão comumente usada na terapia compressiva é milímetros de mercúrio (mmHg). A pressão externa é exercida pela aplicação de um dispositivo (bandagem) no membro afetado. A ação deste dispositivo é de natureza mecânica, definida pela curva de estiramento de um corpo elástico com pressão externa máxima no nível do tornozelo, reduzindo proximalmente de forma gradual.[34]

A distinção entre a pressão de repouso e de trabalho é necessária para entender os efeitos da terapia de compressão. A pressão de repouso é o resultado da compressão da extremidade em repouso. Isso corresponde à força exercida pela bandagem quando os músculos estão relaxados. A pressão de trabalho é a pressão gerada através da interação da contração muscular e compressão quando o corpo está em movimento. Ela surge da resistência que a bandagem exerce em relação ao movimento muscular. Quanto maior a resistência da bandagem maior a pressão de trabalho. Ambos os tipos de pressão dependem do material utilizado, do número de camadas aplicadas, bem como da força à qual a compressão foi aplicada. Dado que a pressão de trabalho é gerada pela contração muscular ativa, ela é sempre maior do que a pressão de repouso.[19,35]

O uso da terapia compressiva não é totalmente sem risco. Uma metanálise sobre o tema menciona relatos de danos provocados pela aplicação de pressão excessiva ou à aplicação de pressão na presença de insuficiência arterial. As diretrizes clínicas nacionais no Reino Unido e nos EUA recomendam que todos os pacientes que se apresentam com uma úlcera de perna sejam examinados para doença arterial usando a medida do ITB por profissional devidamente treinado.[13] O valor ideal do ITB para aplicação da terapia compressiva considerado normal é $0,91 \geq \leq 1,3$.

Em pessoas com ITB < 0,8, pessoas com diabetes e ITB entre 0,8 e 0,9, a compressão só deve ser utilizada sob aconselhamento especializado e com monitoramento contínuo.[36,37] Pessoas não diabéticas e com ITB acima de 0,8 apresentam suprimento arterial provavelmente adequado para compressão de alta resistência, mas devem ser acompanhadas sistematicamente pelo profissional.[36,37] Pessoas com ITB > 1,3 tem contraindicação para terapia compressiva, porque os valores altos podem ser devidos a artérias calcificadas e incompressíveis. Nessas pessoas, uma avaliação vascular especializada é indicada.[37]

Na impossibilidade de obter o ITB por não haver o material disponível na Unidade Básica de Saúde (UBS), a terapia compressiva pode ser instituída desde que o médico tenha o diagnóstico claro de UV. Nesses casos, deve-se iniciar o tratamento com compressão leve, aumentar gradativamente e monitorar o paciente com frequência. Diante de qualquer piora da lesão ou alteração circulatória do membro, deve-se suspender a terapia compressiva (D).

A escolha da intensidade da compressão deve levar em consideração preferências da pessoa, estilo de vida, frequência requerida de aplicação e experiência dos profissionais para aplicação da terapia. É importante começar com uma compressão mais leve, a fim de evitar a rejeição da pessoa à terapia e, conforme se habituar ao tratamento, o profissional inicia a aplicação da compressão recomendada. Ao iniciar a compressão, os pacientes devem ser orientados para retornarem ao serviço de saúde antes da data prevista, em caso de complicações.

As bandagens de compressão e a meia de compressão são formas de terapia de compressão estática, caracterizada por gradiente de pressão constante da extremidade distal para a proximal. Embora as bandagens de compressão possam ser compostas de materiais elásticos ou inelásticos, ou uma combinação dos dois, como no caso de bandagens multicamadas, a meia de compressão é necessariamente elástica, embora em graus variáveis, dependendo do material utilizado.[19]

A pressão ideal necessária para superar a hipertensão venosa não está bem definida, em geral a literatura menciona uma pressão externa de 35 a 40 mmHg.

Aplicando a terapia compressiva inelástica

A camada de proteção dentro da terapia de compressão é indiscutivelmente a camada mais importante, mesmo sem exercer nenhuma pressão. Sua principal função é proteger a pele da pressão da bandagem, sem a qual o paciente desenvolveria danos em relação à pressão.[38] Na bota de Unna, a bandagem em pasta é colocada diretamente na pele sobre a cobertura no leito da ferida (Figuras 199.1-3). Em geral, a troca da bandagem é realizada a cada 7 dias. Caso a pessoa apresentar edema no tornozelo e atrofia muscular da panturrilha, pode haver pouca diferença entre o tornozelo e a circunferência da panturrilha e, neste caso, deve-se adicionar um curativo de preenchimento extra na região da panturrilha, para garantir a graduação da compressão, uma vez que a maior pressão deve ser aplicada no tornozelo e reduzir gradualmente pela perna.[39]

Ao aplicar qualquer tipo de bandagem, é importante manter o dorso do pé flexionado em um ângulo de 90 graus para a perna. Isso evita excesso de pressão ou trauma na área anterior do tornozelo.[8]

Uma bandagem corretamente aplicada oferece ao paciente a sensação de suporte firme e relativo conforto. As ligaduras de compressão alcançam sua eficácia total em conjunto com o movimento ativo. As camadas elásticas de bandagem também são aplicadas a partir da base dos dedos dos pés. A falta de tensão apropriada sobre o pé pode levar a uma acumulação rápida de edema sobre o dorso do pé.

Aplicação da bota de Unna

Ver Figuras 199.1-3.

Quando referenciar

Mediante a não confirmação do esclarecimento do diagnóstico e etiologia da úlcera e condutas estabelecidas sem a obtenção de respostas satisfatórias, a equipe da APS deve referenciar a um especialista relacionado à hipótese diagnóstica.

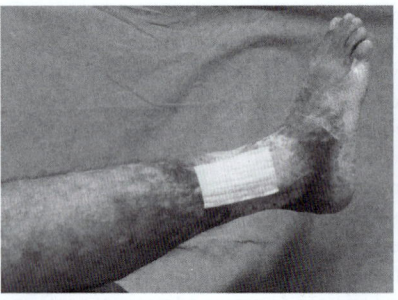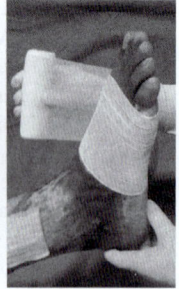

▲ **Figura 199.1**
Realizar o curativo da ferida e aplicar a cobertura. Aplicar sem tensão de maneira circular a partir da base dos dedos do pé. Manter a bandagem sem rugas.
Foto: arquivo pessoal.

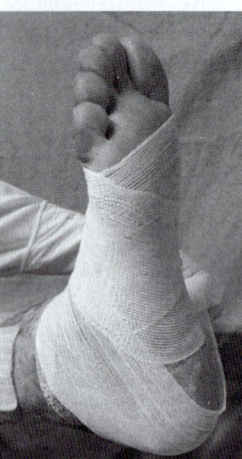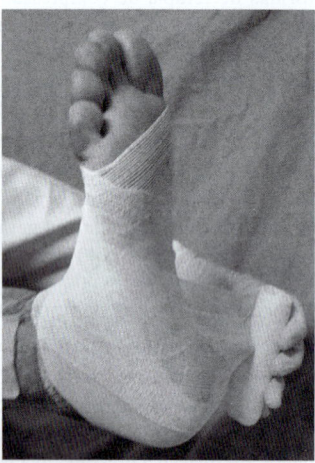
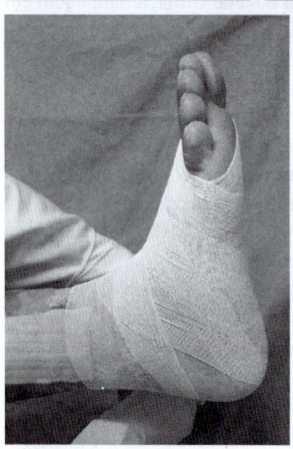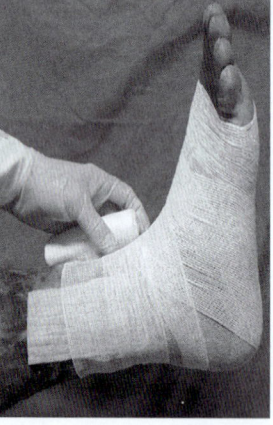

▲ **Figura 199.2**
Aplicar a bandagem cobrindo parte do calcanhar e realizar a aplicação na circunferência do tornozelo em forma de oito. É fundamental manter o dorso do pé flexionado. Aplicar a bandagem em espiral com 50% de sobreposição entre cada aplicação em volta da circunferência da perna até a tuberosidade tibial do joelho.
Foto: arquivo pessoal.

Pessoas com úlcera de perna não cicatrizante ou atípica devem ser referenciadas para investigações posteriores, incluindo a consideração de biópsia, caso essa não seja possível de ser realizada na APS.[3] Pessoas com diagnóstico ou suspeita de úlcera arterial, com classificação clínica, etiologia, anatomia e fisiopatologia (CEAP) C4-C6 têm indicação de referenciamento

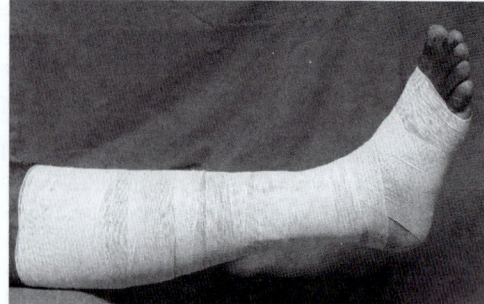
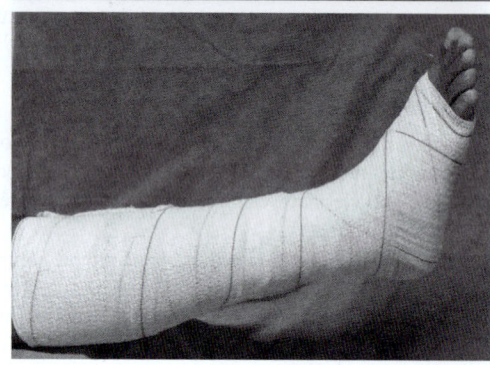

▲ **Figura 199.3**
Aplicar gazes sobre a bota no local da lesão e, após, aplicar atadura simples para proteção.
Foto: arquivo pessoal.

para cirurgião vascular. Em caso de úlceras infectadas que não apresentarem resposta ao tratamento na APS, o referenciamento é destinado ao serviço de pronto-atendimento.

Atividades preventivas e de educação

Após a cicatrização da UV, é imprescindível a manutenção da compressão, por meio do uso diário de meia elástica de alta compressão, para reduzir o risco de recorrência, embora estas também possam ser utilizadas para tratar ulcerações pequenas.[13]

Existem três comprimentos diferentes disponíveis: 3/4, 7/8 e completa a serem indicadas conforme a localização da deficiência do sistema venoso e a indicação da compressão (Tabela 199.2).[34] As meias de compressão são removidas à noite e devem ser substituídas a cada 6 meses, porque perdem a capacidade de compressão com a lavagem.

São limitadas as pesquisas que avaliam as razões para não adesão ao tratamento compressivo; no entanto, observa-se, na

Tabela 199.2 | **Classificação das meias elásticas, de acordo com o nível de compressão aplicado ao membro**

Classe	Pressão no tornozelo	Suporte	Indicação
I	14-17 mmHg	Leve	Varizes mais graves e para prevenir UVs na perna
II	18-24 mmHg	Moderada	Varizes mais graves e para prevenir UVs na perna
III	25-35 mmHg	Alta	Varizes mais graves e para prevenir UVs na perna

Fonte: O'Meara e colaboradores.[13]

prática clínica, que havendo vinculação e confiança do paciente com o profissional, há melhora da adesão.[3] A concordância na adesão da compressão pode estar comprometida por limitações físicas, obesidade, dermatite de contato[4] e particularmente porque as meias elásticas, muitas vezes, são difíceis de aplicar e de usar no período de verão.

Outras medidas, como evitar aumento de peso e tabagismo, manter a mobilidade da articulação dos membros inferiores (MMII) (caminhadas e exercício físico), hidratar a pele, intercalar posição pendente e elevação de MMII durante a atividade laboral, cuja recomendação, embora difícil de seguir, é elevar os MMII por 30 minutos, de 3 a 4 vezes durante o dia,[9] (devem ser orientadas e reforçadas periodicamente pela equipe multiprofissional da APS.

A equipe multiprofissional deve atentar para a busca de novas abordagens aplicando instrumentos, a exemplo, entrevista motivacional, consulta sequencial, atenção centrada na pessoa, incluindo-a na participação da tomada de decisão e estabelecimento de metas a curto e longo prazo.

Papel da equipe multiprofissional

A gestão do cuidado das pessoas com lesões de pele é de competência do enfermeiro, compartilhada com os demais profissionais, em destaque o médico, devido ao diagnóstico da etiologia da ferida e do manejo das comorbidades.

Cabe ao enfermeiro aperfeiçoar e padronizar as ações de prevenção e cuidado de lesões de pele, a construção de protocolos técnicos que garantam respaldo legal, técnico e científico aos profissionais. O enfermeiro possui respaldo ético-legal para intervir, junto à pessoa com feridas, na avaliação até a prescrição do tratamento tópico, considerando o previsto na Lei do Exercício Profissional de Enfermagem (Lei nº 7.498/86), bem como as

ÁRVORE DE DECISÃO

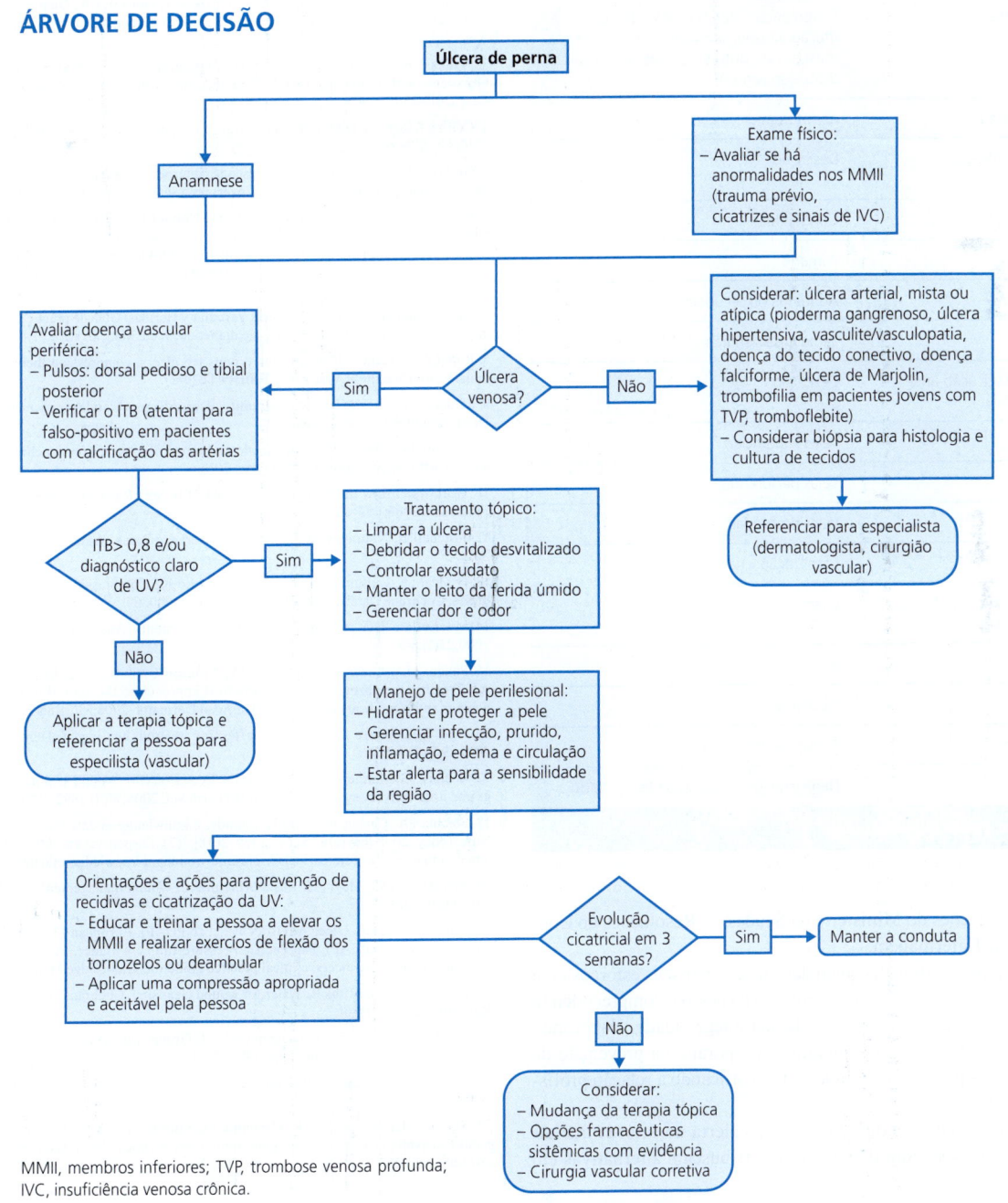

MMII, membros inferiores; TVP, trombose venosa profunda; IVC, insuficiência venosa crônica.

Anexo 199.1 | Classificação CEAP: sinais clínicos, etiologia, anatomia, fisiopatologia

Classificação clínica	Descrição
C0	Não há sinais visíveis ou palpáveis de doença venosa
C1	Telangiectasias e/ou veias reticulares
C2	Veias varicosas
C3	Veias varicosas e edema
C4a	Eczema ou hiperpigmentação
C4b	Lipodermatosclerose ou atrofia branca
C5	Úlcera venosa cicatrizada
C6	Úlcera de perna presente
Classe s	Sintomático – dor, sensação de aperto, irritação da pele, sensação de peso, cãibras musculares, outras queixas atribuíveis à disfunção venosa
Classe a	Assintomático
Classificação etiológica	Descrição
Ec	Congênita
Ep	Primária
Es	Adquirida ou secundária (pós-trombótico)
En	Sem causa definida
Classificação anatômica	Descrição
As	Veias superficiais
Ap	Veias perfurantes
Ad	Veias profundas
An	Localização v não identificada
Classificação fisiopatológica	Descrição
Pr	Refluxo
Po	Obstrução
Pr, o	Refluxo e obstrução
Pn	Nenhuma identificação de fisiopatologia

Fonte: Franks e colaboradores.[3]

normatizações do Ministério da Saúde e as Resoluções do Conselho de Enfermagem.[39]

A equipe multiprofissional deve direcionar seus esforços com destaque no método clínico centrado na pessoa, compreendendo a sua experiência, considerando sua integralidade, elaborando um projeto de cuidado comum, incorporando a prevenção de agravos, a promoção da saúde e intensificando a relação profissional-pessoa.

No cotidiano, a equipe deve estar alerta ao fato de que algumas pessoas com doenças crônicas buscam alternativas em crenças populares, tentando obter ganhos secundários, afetivos ou financeiros, cronificando ainda mais seu estado de saúde, por apresentarem dificuldade em aceitar a sua nova condição de vida comprometendo a adesão ao tratamento, a sua recuperação e a autonomia. Também há de se considerar o papel relevante da família e ou cuidador, por estarem diretamente relacionados ao restabelecimento, à independência, às relações sociais e a uma melhor qualidade de vida.

A abordagem da equipe multiprofissional gerencia o cuidado com possibilidade de referenciamento aos especialistas. Nesse processo, participam diversos atores, sendo que cada profissional tem seu papel definido, e a pessoa é a protagonista da sua recuperação.

REFERÊNCIAS

1. Templeton S, Telford, K. Diagnosis and management of venous leg ulcers: a nurse's role? Wound Pract Res. 2010;18(2):72-79.

2. Afonso A, Barroso P, Marques G, Gonçalves A, Gonzalez A, Duarte N, et al. Úlcera crônica do membro inferior: experiência com cinquenta doentes. Angiol Cir Vasc. 2013;9(4):148-153.

3. Franks P, Barker J, Collier M, Gethin G, Haesler E, Jawien A, et al. Management of patients with venous leg ulcer: challenges and current best practice. J Wound Care. 2016;25(6):1-67.

4. Collins L, Seraj S. Diagnosis and treatment of venous ulcers. Am Fam Physician. 2010;8(8):989-996.

5. Grabriel A. Vascular Disease. Medscape [internet]. Disponível em: http://emedicine.medscape.com/article/1298345-overview#showall. Acesso em: 03 mai.2017.

6. Van Hof N, Balak FSR, Apeldoorn L, De Nooijer HJ, Vleesch Dubois V, Van Rijn-van Kortenhof NMM. Úlcera venosa da perna. Resumo de diretriz NHG M16 (agosto 2010) [Internet]. Rio de Janeiro: SBMFC; 2014 [capturado em 22 fev. 2018]. Disponível em: http://sbmfc.org.br/media/NHG%2041%20%C3%9Alcera%20venosa%20da%20perna(1).pdf.

7. Asociación Española de Enfermería Vascular y Heridas. Guía de práctica clínica: consenso sobre úlceras vasculares y pie diabético. 3. ed. Madrid: AEEVH; 2017.

8. Rudolph D. Standards of care for venous leg ulcers: compression therapy and moist wound healing. J Vasc Nurs. 2001;19(1):20-27.

9. Kirsner RS, Vivas AC. Lower extremity ulcers: diagnosis and management. Br J Dermatol. 2015;173(2):379-390.

10. Alguire PC. Mathes BM. Diagnostic evaluation of lower extremity chronic venous insufficiency. Waltham: UpToDate; 2018.

11. Worboys F. How to obtain the resting ABPI in leg ulcer management. Wound Essentials. 2006;1:55-60.

12. Mitchell E. Noninvasive diagnosis of arterial disease. Waltham: UpToDate; 2018.

13. O'Meara S, Cullum N, Nelson EA, Dumville JC. Compression for venous leg ulcers. Cochrane Database Syst Rev. 2012;(11):CD000265.

14. MacLellan DG. Chronic wound management. Australian Prescriber. 2000;23(1):6-9.

15. Fonder MA, Lazarus GS, Cowan DA, Aronson-Cook B, Kohli AR, Mamelak AJ. Treating the chronic wound: a practical approach to the care of nonhealing wounds and wound care dressings. J Am Acad Dermatol. 2008;58(2)185-206.

16. Guo S, Dipietro LA. Factors affecting wound healing. J Dental Res. 2010;89(3):219-229.

17. Boateng JS, Matthews KH, Stevens HN, Eccleston GM. Wound healing dressings and drug delivery systems: a review. J Pharm Sci. 2008;97(8):2892-2923.

18. Slachta PA. Caring for chronic wounds: a knowledge update [Internet]. Am Nurs Today. 2008 [capturado em 22 fev. 2018];3(7). Disponível em: https://www.americannursetoday.com/caring-for-chronic-wounds-a-knowledge-update/.

19. Armstrong DG, Meyr AJ. Basic principles of wound management. Waltham: UpToDate; 2018.

20. National Pressure Ulcer Advisory Panel (NPUAP), European Pressure Ulcer Advisory Panel (EPUAP), Pan Pacific Pressure Injury Alliance. Prevention and treatment of pressure ulcers: clinical practice guideline. Cambridge Media; 2014.

21. Fernandez R, Griffiths R. Water for wound cleansing. Cochrane Database Syst Rev. 2012;(2):CD003861.

22. The Wound Healing and Management Node Group. Venous leg ulcers: choosing an appropriate dressing. Wound Pract Res. 2011;19(1):14-15.

23. Vowden K, Vowden P. Wound dressings: principles and practice. Surgery. 2014;32(9):462-427.

24. Skórkowska-Telichowska K, Czemplik M, Kulma A, Szopa J. The local treatment and available dressings designed for chronic wounds. J Am Acad Dermatol. 2013;68(4):17-26.

25. Abdelrahman T, Newton H. Wound dressings: principles and practice. Surgery. 2011;29(10):491-495.

26. O'Meara S, Martyn-St James M. Foam dressings for venous leg ulcers. Cochrane Database Syst Rev. 2013;(5):CD009907.

27. O'Meara S, Martyn-St James M, Adderley UJ. Alginate dressings for venous leg ulcers. Cochrane Database Syst Rev. 2015;(8):CD010182.

28. Boateng JS, Matthews KH, Stevens HN, Eccleston GM. Wound healing dressings and drug delivery systems: a review. J Pharm Sci. 2008;97(8):2892-2923.

29. Alves DFS, Almeida AO, Silva JLG, Morais FI, Dantas SRPE, Alexandre NMC. Translation and adaptation of the Bates-Jensen Wound Assessment Tool for the Brazilian culture. Texto Contexto Enferm. 2015;24(3):826-33.

30. Santos VL, Azevedo MA, Silva TS, Carvalho VM, Carvalho VF. Crosscultural adaptation of the pressure ulcer scale for healing to the Portuguese language. Rev Lat Am Enfermagem. 2005;13(3):305-13.

31. Santos VLCG, Sellmer D, Massulo MME. Inter rater reliability of Pressure Ulcer Scale for Healing (push) in patients with chronic leg ulcers. Rev Latino Am Enfermagem. 2007;15(3):391-396.

32. Sousa ATO, Vasconcelos JMB, Soares MJGO. Software image tool 3.0 como um instrumento para mensuração de feridas. Revista de Enfermagem UFPE. 2012;6(10):2569-2573.

33. Australian Wound Management Association. Pan pacific clinical practice guideline for the prevention and management of pressure injury. Abridged Version [Internet]. Osborne Park: Cambridge Publishing; 2012 [capturado em 23 fev. 2018]. Disponível em: http://www.nzwcs.org.nz/images/ppig/2012_awma_pan_pacific_abridged_guideline.pdf.

34. Hague A, Pherwani A, Rajagopalan S. Role of compression therapy in pathophysiology of the venous system in lower limbs. Surgeon. 2017;15(1):40-6.

35. Dissemond J, Assenheimer B, Bültemann A, Gerber V, Gretener S, Kohler von Siebenthal E, et al. Compression therapy in patients with venous leg ulcers. JDDG. 2016;14(11):1072-87.

36. Scottish Intercollegiate Guidelines Network. Management of chronic venous leg ulcers: a national clinical guideline [Internet]. Edinburgh: SIGN; 2010 [capturado em 23 fev. 2018]. Disponível em: http://www.sign.ac.uk/assets/sign120.pdf.

37. Langer V. Compression therapy for leg ulcers. Indian Dermatol Online J. 2014;5(4):533-534.

38. Beldon P. Compression therapy for venous leg ulcers: padding layer. Wounds Essentials. 2012;7(1):10-17.

39. FerreiraI AM, Candido MCFS, Candido MA. O cuidado de pacientes com feridas e a construção da autonomia do enfermeiro. Rev Enferm UERJ. 2010;18(4):656-660.

▶ **CAPÍTULO 200**

Acne

Carla Baumvol Berger
Arnildo Dutra de Miranda Junior
Sara Elisa Koefender Castro

Aspectos-chave

▶ O tratamento da acne pode ser realizado na atenção primária à saúde (APS).

▶ O tratamento é longo e exige persistência nos cuidados.

▶ Lesões cicatriciais são mais frequentes se o tratamento é postergado.

▶ O uso de retinoides tópicos é seguro.

▶ A revisão deve ocorrer a cada 6 semanas.

Caso clínico

Joana, 22 anos, vem à consulta queixando-se de lesões na face e no tronco (desde os 13 anos, apresenta algumas pápulas características de acne). Ela já consultou algumas vezes e iniciou alguns tratamentos, mas não conseguiu ser persistente. Está preocupada, pois planeja ir para a praia no verão e tem vergonha das lesões do corpo. Gostaria de fazer um tratamento, pois se sente feia.

Teste seu conhecimento

1. São recomendações durante o tratamento da acne, exceto:
    a. Usar filtro solar, pois algumas medicações usadas no tratamento da acne são fotossensíveis
    b. Lavar a pele várias vezes ao dia e esfoliá-la pelo menos uma vez ao dia, pois má higiene tem relação com aumento da oleosidade da pele e piora da acne
    c. Retirar maquiagem à noite
    d. Não fazer extração manual dos comedões

2. São causas de acne secundária, exceto:
    a. Síndrome dos ovários policísticos
    b. Síndrome de Cushing
    c. Hiperplasia suprarrenal congênita
    d. Uso de fluoxetina

3. Em relação ao tratamento tópico da acne, qual das afirmativas é verdadeira?
    a. O peróxido de benzoíla diminui o risco de resistência aos antibióticos tópicos
    b. Para acne leve, o tratamento inicial não deve incluir medicamentos. A higiene da pele, três vezes ao dia com sabonetes que combatam a oleosidade, muitas vezes é suficiente
    c. O adapaleno 0,1% diminui o risco de resistência aos antibióticos tópicos
    d. Para acne grave, deve-se preferir o tratamento com antibióticos via oral, em monoterapia

4. Em relação ao tratamento da acne grave, é correto afirmar:
    a. O uso de retinoide sistêmico (isotretinoína) pode ser necessário, e seu uso rotineiro na APS deve ser encorajado, evitando referenciamentos desnecessários ao dermatologista
    b. Independentemente do grau da acne, o uso de isotretinoína deve ser sempre evitado, por se tratar de uma medicação com muitos efeitos colaterais e alto potencial de teratogenicidade
    c. Pessoas com acne severa podem precisar ser tratadas com isotretinoína sistêmica. Esse medicamento deve ser prescrito por dermatologista ou por médico com experiência no uso, não sendo recomendado uso rotineiro na APS
    d. Geralmente, a monoterapia com antibióticos sistêmicos é suficiente, devendo ser mantida a menor dose possível para controle da doença, por até 2 anos

5. Quais medicamentos estão comumente associados ao surgimento de acne?
    a. Lorazepan, sulfato ferroso e fenobarbital
    b. Fenobarbital, prednisona e vitamina B
    c. Vitamina B, lorazepan e hidroclorotiazida
    d. Hidroclorotiazida, sulfato ferroso e prednisona

Respostas: 1B, 2D, 3A, 4C, 5B

Do que se trata

A acne vulgar é um dos distúrbios cutâneos mais comuns na adolescência, com prevalência estimada em 85% das pessoas nessa faixa etária. Sua apresentação clínica pode variar, de leve à severa. Embora as lesões sejam mais comuns até os 20 anos, em uma minoria, a acne pode persistir durante a vida.[1,2] O impacto social, psicológico e emocional envolvido nessa condição não deve ser ignorado, uma vez que a acne pode contribuir para isolamento social, distorção da imagem corporal, insegurança, baixa autoestima, depressão e até ideação suicida.[1,3,4]

A acne é uma doença folicular inflamatória, cujas principais anormalidades são a obstrução e a distensão do folículo pilossebáceo. Sabe-se que é a hiper-responsividade dos sebócitos e dos queratinócitos aos androgênios – e não o excesso de androgênios – que leva à hiperplasia das glândulas sebáceas e ao aumento da oleosidade da pele que caracteriza a acne. Contudo, o excesso de androgênios também pode ocasioná-la. Outros fatores envolvidos na gênese da acne são a colonização do folículo pilossebáceo pelo *Propionibacterium acnes*, desencadeando uma reação inflamatória.[5] A acne também pode ser secundária ao uso de medicamentos, cosméticos ou distúrbios hormonais.

Clinicamente, a acne é caracterizada por lesões não inflamatórias (comedões abertos e fechados), lesões inflamatórias (pápulas, pústulas e até nódulos) e lesões cicatriciais em graus variados, distribuídas nas áreas de alta densidade de unidades pilossebáceas (face, região cervical, região superior do tronco).[6]

Devem ser considerados como diagnósticos diferenciais:

- Ceratose pilar.
- *Milium*.
- Rosácea.
- Dermatite perioral.
- Molusco contagioso.
- Acne venenata.
- Esclerose tuberosa.
- Pseudofoliculite da barba.

O que pode ocasionar

Fatores externos. O uso de cosméticos em creme pode obstruir os poros, e produtos para cabelos que contenham óleos podem exacerbar lesões de pele. Ao mesmo tempo, lavar excessivamente a pele, com produtos adstringentes ou que promovem esfoliação, também pode ser prejudicial por causar trauma mecânico. Roupas oclusivas, colocação de gesso em fraturas e uso de capacetes podem causar acne mecânica por irritação contínua e dificuldade de transpiração da pele. O tabagismo também tem sido estabelecido como um fator causal e de piora para acne, sendo maior o risco quanto maior o número de cigarros fumados em um dia.[7]

Dieta. Existem controvérsias quanto à relação entre acne e alimentos, e as evidências são insuficientes para que se recomende mudança na alimentação como forma de prevenção à acne.[8,9]

Estresse. Provavelmente não causa acne, apesar de muitas pessoas acreditarem que exista relação com a sua exacerbação.[8]

Medicamentos. Alguns medicamentos que podem estimular ou exacerbar o aparecimento de acne, como, por exemplo:[10]

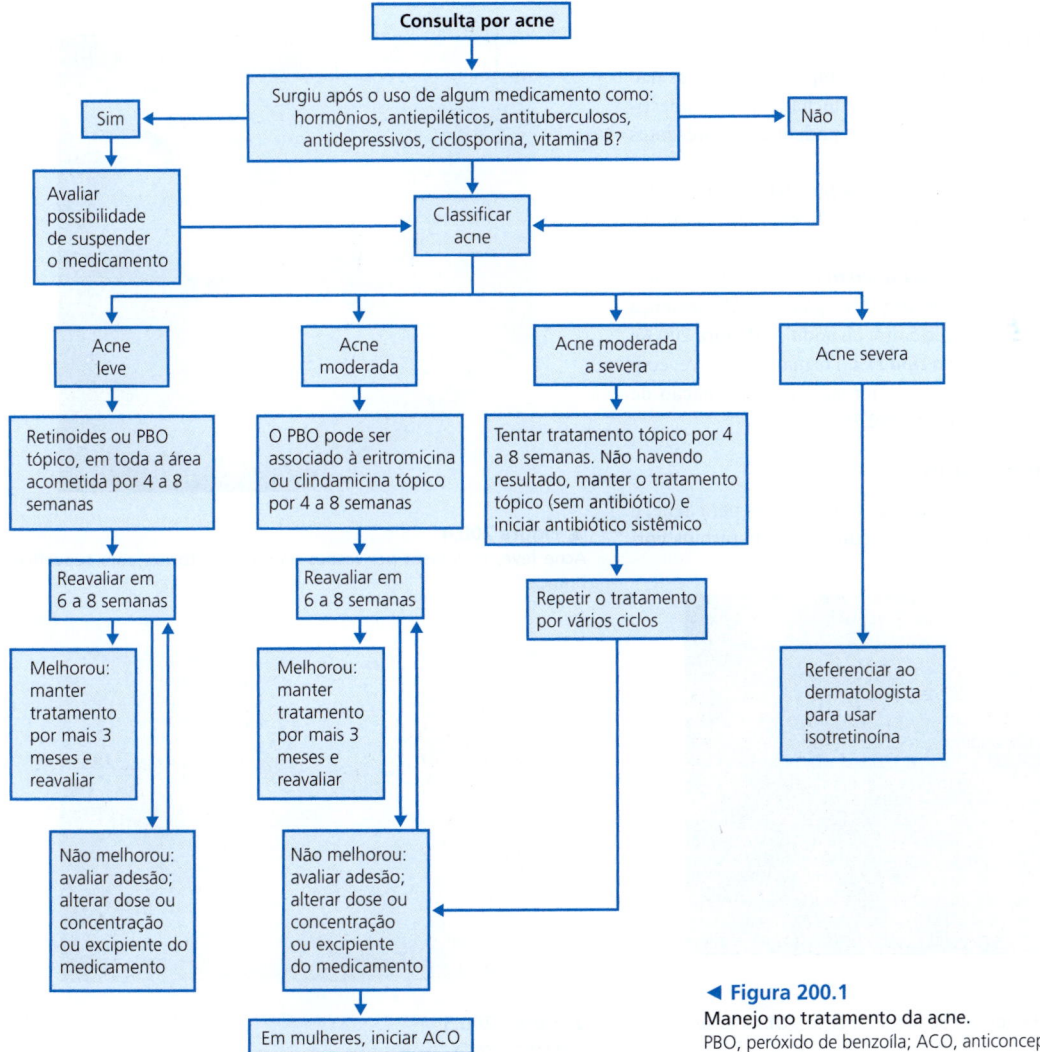

◄ **Figura 200.1**
Manejo no tratamento da acne.
PBO, peróxido de benzoíla; ACO, anticoncepcional oral.

- Hormônios: androgênios, contraceptivos com progesterona, anabolizantes, corticoides.
- Antiepiléticos: carbamazepina, fenitoína e fenobarbital.
- Antituberculosos: etionamida, isoniazida e rifampicina.
- Antidepressivos: lítio e amoxapina.
- Ciclosporina.
- Vitaminas B_2, B_6 e B_{12}.

O que fazer (Figura 200.1)

Anamnese

É importante destacar: Deve-se determinar quando se deu o início das lesões, se está havendo piora, quais os medicamentos em uso e se há alguma exposição a algum fator de risco. Em mulheres, deve-se indagar sobre sinais de possível hiperandrogenismo (ciclos menstruais irregulares, excesso de pelos no corpo, cabelo fino, rarefação de cabelos). O método clínico centrado na pessoa (MCCP) pode ser um recurso importante para avaliação dos fatores psicossociais envolvidos no quadro.

Exame físico

A realização de um exame físico adequado, com exposição das áreas afetadas e boa iluminação, é fundamental para o diagnóstico e classificação adequada das lesões. É importante observar as áreas do corpo mais acometidas, como face, pescoço, tronco e membros superiores (MMSS).

Classificação da acne[1,3,4]

Acne leve (comedoniana ou tipo I). Composta por lesões não inflamatórias (comedões), abertas e/ou fechadas, com superfície preta ou branca. Algumas pápulas podem estar presentes (Figuras 200.2 a 200.4).

Acne moderada (papulopustulosa ou tipo II). Composta por comedões e lesões inflamatórias, incluindo pápulas e algumas pústulas (Figura 200.5).

Acne moderada a severa (nodulocística ou tipo III). Composta por numerosos comedões, pápulas e pústulas. Há presença de alguns cistos maiores do que 5 mm ou nódulos (Figura 200.6).

Acne severa (conglobata ou tipo IV). Forma mais grave, com numerosos cistos e/ou nódulos, dolorosos, com formação de abscessos e escarificação (Figura 200.7).

Exames complementares

Não há necessidade de investigações diagnósticas para acne, a não ser que haja suspeita de acne secundária a distúrbios hormonais. Nesses casos, devem ser avaliadas condições clínicas que podem estar associadas:

- Síndrome dos ovários policísticos (SOP).
- Hiperplasia suprarrenal congênita (HSC) de início tardio.

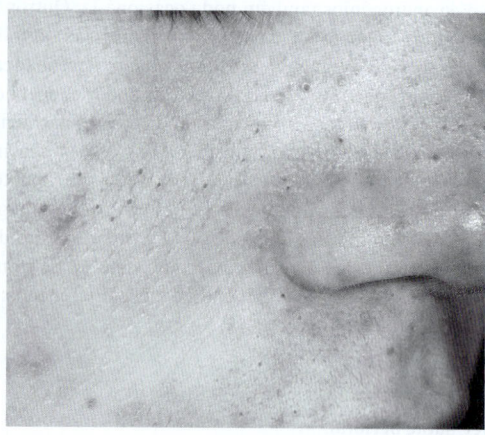

▲ Figura 200.3
Acne leve, composta por lesões não inflamatórias, com superfície preta.

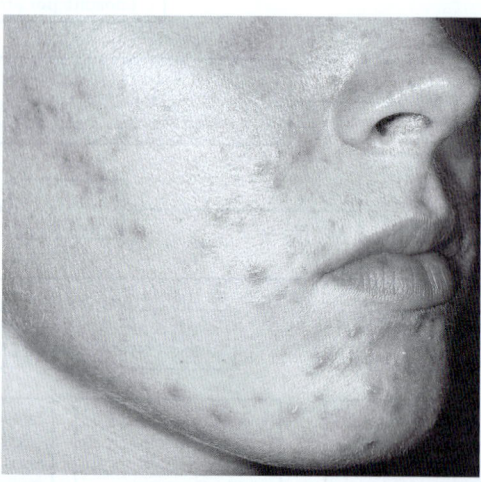

▲ Figura 200.4
Acne leve, composta por lesões não inflamatórias, com superfície branca.

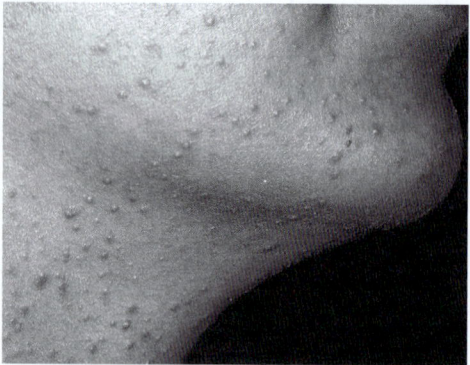

▲ Figura 200.2
Acne leve, provocada por uso de medicamentos. Observa-se a ocorrência de pápulas.

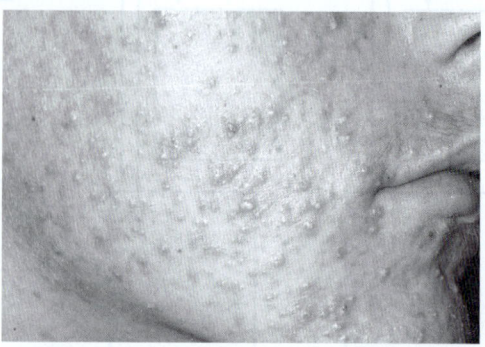

▲ Figura 200.5
Acne moderada.

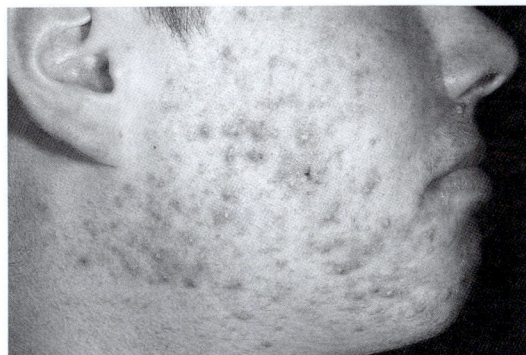

▲ Figura 200.6
Acne moderada a severa.

- Hiperprolactinemia.
- Síndrome de Cushing.

Existem outros tipos de acne, a acne fulminante e a rosácea fulminante, que, por serem mais graves, terem baixa prevalência e necessidade de cuidados com dermatologista, não serão abordadas neste capítulo.

Conduta proposta

Tratamento

Antes de iniciar o uso de medicamentos, devem ser feitas recomendações sobre cuidados com a pele.[8]

- Evitar lavar a pele mais do que duas vezes ao dia; muitas pessoas relacionam acne com má higiene da pele e, por isso, fazem uso excessivo de sabonetes, acreditando que podem melhorar ou prevenir acne. Pelo contrário, o uso de sabonetes pode agravá-la e até ocasioná-la.
- Lavar a pele é importante para prepará-la para a aplicação de tratamentos tópicos.[5]
- Usar um sabonete neutro e água em temperatura ambiente (tanto a água fria como a quente podem piorar a acne).
- Evitar a esfoliação vigorosa nas áreas com acne, ou a utilização de sabonetes abrasivos, produtos esfoliantes ou adstringentes. Orientar uso de pano ou esponja macia, ou mesmo os dedos.
- Não espremer ou esfregar os comedões.
- Evitar uso excessivo de cosméticos, mas se é necessário utilizá-los, que sejam à base de água, e não comedogênicos.
- Retirar toda a maquiagem à noite.
- Utilizar um hidratante neutro e sem cheiro, apenas se a pele estiver ressecada.
- Utilizar protetor solar durante o dia.

É fundamental, também, poder discutir os objetivos do tratamento:[11]

- Controlar as lesões de acne (prevenir o surgimento de novas lesões).
- Prevenir a escarificação.
- Minimizar a morbidade.

Existem diversos tratamentos tópicos e sistêmicos, dependendo do tipo de acne. Podem-se utilizar medicamentos com base em gel, creme ou solução, dependendo do tipo de pele e opção individual. O gel e a solução têm um efeito secante, e os cremes

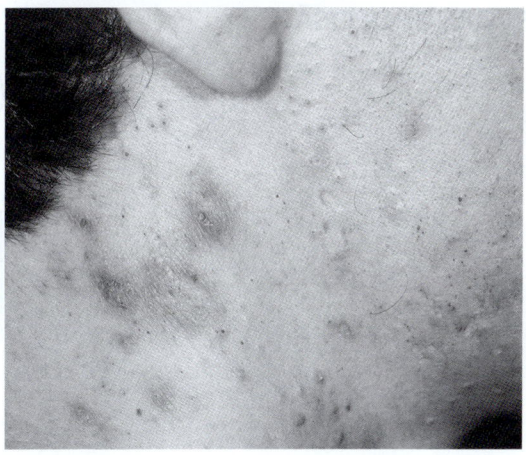

▲ Figura 200.7
Acne severa.

e as loções são umidificantes.[12] O Quadro 200.1 apresenta um resumo do tratamento para acne conforme a classificação.

Retinoides tópicos

A tretinoína e o adapaleno são os fármacos de primeira escolha para a acne leve, pois normalizam a queratinização folicular e previnem a formação de novos comedões. Existem fortes evidências em estudos clínicos para embasar essa forma de tratamento.[8] Todos os retinoides podem causar irritação. A irritação local causada pela tretinoína pode ser minimizada se o tratamento começar com a menor concentração (0,025% em creme, 0,01% em gel, 0,05% em creme, 0,025% em gel, 0,1% em creme e 0,05% em solução) (A).[11,12] O adapaleno produz menos irritação cutânea do que a tretinoína, mas ambos aumentam a sensibilidade à luz do sol. Portanto, a aplicação deve ser realizada à noite e, pela manhã, deve-se utilizar protetor solar.[14] Devido à limitação dos dados, é recomendado o uso criterioso durante a gestação e a lactação, embora nos poucos estudos disponíveis, o adapaleno tópico tem-se mostrado seguro, em especial na lactação.

Outros agentes tópicos

O peróxido de benzoíla tem propriedades bacteriostáticas e comedolíticas.[12,14] Sua ação em lesões inflamatórias é similar à dos antibióticos tópicos, mas tem-se mostrado superior em lesões não inflamatórias. Assim como os retinoides tópicos, é uma das primeiras opções de tratamento da acne leve (B), devendo ser aplicado duas vezes ao dia.[11] Pode ser usado como monoterapia, mas formulações com antibióticos ou com retinoides têm-se mostrado superior ao seu uso isolado.[8]

O ácido azelaico tem ação antimicrobiana, anti-inflamatória e comedolítica, reduzindo a concentração de *Propionibacterium acnes* (*P. acnes*) na superfície da pele e nos folículos, sem induzir resistência bacteriana. Pode causar hipopigmentação da pele, e pacientes de pele escura devem ter seu uso monitorado. Por outro lado, alguns estudos sugerem que seu uso pode reduzir a hiperpigmentação pós-inflamatória característica da acne. Permanece como tratamento de segunda escolha para acne leve, por ter eficácia limitada em comparação com outros agentes.[6,8,14]

O ácido salicílico está presente em diversas soluções e sabonetes, sendo utilizado como comedolítico. No entanto, não há ensaios clínicos de boa qualidade demonstrando esse efeito.[8,12]

ÁRVORE DE DECISÃO

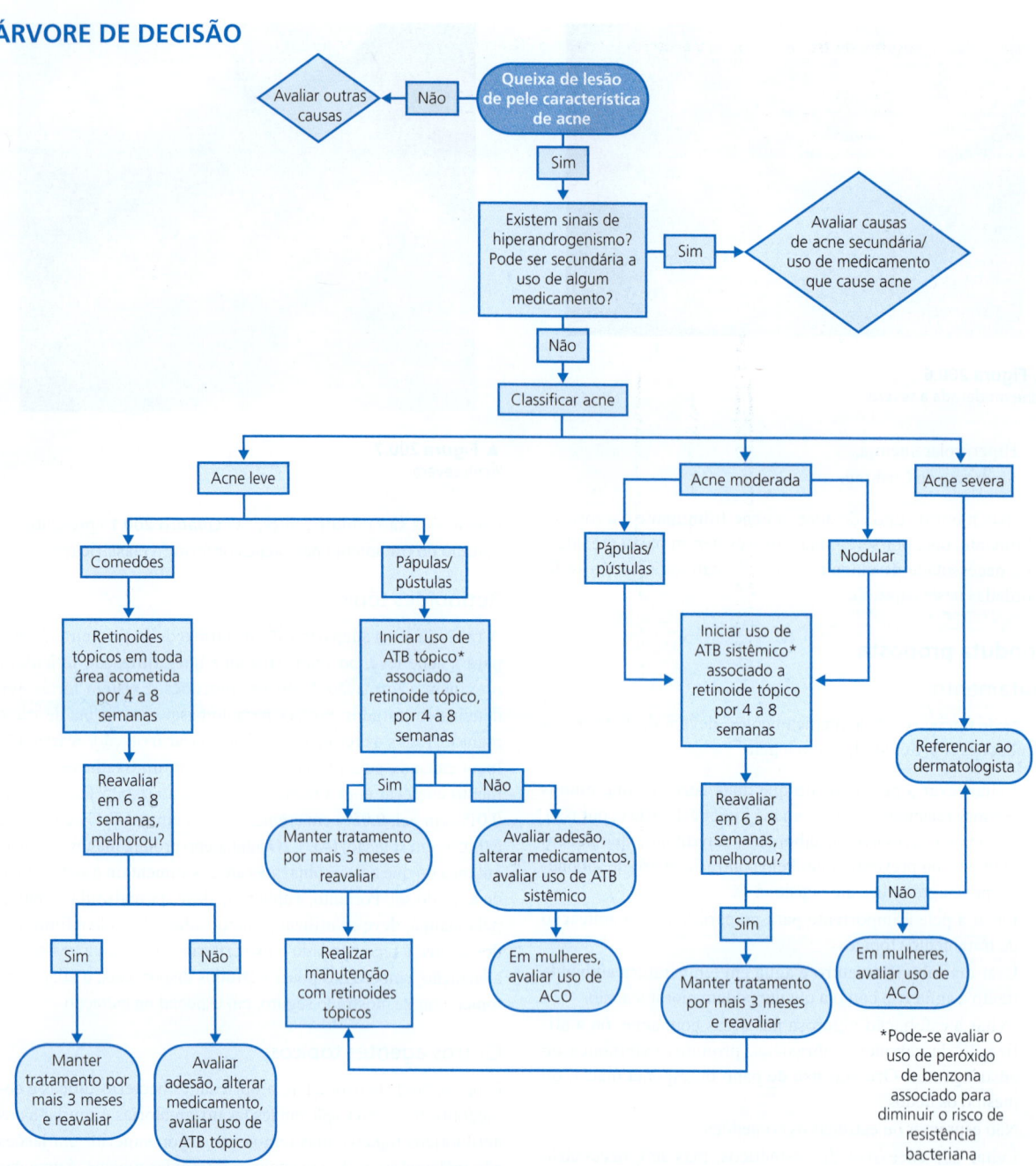

ACO, anticoncepcionais orais; ATB, antibióticos.

Antibióticos tópicos

Os antibióticos tópicos são utilizados para eliminar o *P. acnes* do folículo sebáceo, com ação anti-inflamatória e antibacteriana. São bem tolerados, mas oferecem benefício limitado para o tratamento da acne comedônica. Seu uso prolongado pode promover o aparecimento de cepas resistentes, não sendo recomendados como monoterapia. O uso combinado com peróxido de benzoíla é considerado a estratégia primária para prevenir essa resistência.[3,12,14] Os antibióticos tópicos mais comumente utilizados são a eritromicina (2-4%, não há diferença significativa no uso de 2 ou 4%) e a clindamicina (1%). É possível encontrar o peróxido de benzoíla gel a 5% associado à eritromicina 3%. A combinação de antibióticos e retinoides tópicos também é possível, sendo mais eficiente do que quando ambos os medicamentos são usados de forma isolada. Todavia, diferentemente do PBO, os retinoides não oferecem proteção contra o surgimento de cepas resistentes.

Antibióticos sistêmicos

Os antibióticos sistêmicos inibem a colonização do folículo pelo *P. acnes* de forma mais rápida, no entanto, há um risco maior de efeitos adversos. Costumam ser reservados para acne moderada/severa, acne predominantemente no tronco e acne irresponsiva à terapia tópica.[6] Não há evidência conclusiva de que um antibiótico seja superior a outro, nem de que doses mais altas sejam mais

Quadro 200.1	Resumo do tratamento para acne conforme classificação				
	Acne leve		Acne moderada		Acne severa
	Comedões	Pápulas/pústulas	Pápulas/pústulas	Nodular**	Nodular/conglobata
Primeira escolha	Retinoides tópicos	Retinoides tópicos +/– PBO + antimicrobiano tópico	Antimicrobiano oral + retinoide tópico*** PBO	Antimicrobiano oral + retinoide tópico*** PBO	Isotretinoína oral
Alternativas*	Retinoide tópico alternativo OU Ácido azelaico OU PBO	Retinoide tópico alternativo +/– PBO Antimicrobiano alternativo OU Ácido azelaico	Antimicrobiano oral alternativo + retinoide tópico alternativo*** PBO	Isotretinoína oral OU Antimicrobiano oral alt. + retinoide tópico alternativo*** PBO/ácido azelaico	Antimicrobiano oral em altas doses + retinoide tópico + PBO
Alternativa para mulheres	Ver primeira escolha	Ver primeira escolha	Antiandrogênico oral + retinoide tópico / ácido azelaico*** Antimicrobiano tópico	Antiandrogênico oral + retinoide tópico*** Antimicrobiano oral	Altas doses de antiandrogênico oral + retinoide tópico*** Antimicrobiano tópico alternativo
Terapia de manutenção	Retinoide tópico		Xx	Xx	Xx

*Considerar remoção física dos comedões.
**Com nódulos pequenos (0,5-1,0 cm).
***Considerar o uso associado ou não.
PBO, peróxido de benzoíla.
Fonte: Adaptado de Layton.[13]

efetivas do que doses mais baixas. A escolha do antibiótico deve levar em consideração a preferência do paciente, o custo e o perfil de efeitos colaterais. As tetraciclinas (tetraciclina, doxiciclina e minociclina) costumam ser indicadas como agentes de primeira escolha para o tratamento da acne; contudo, o uso de sulfametoxazol/trimetropim, eritromicina, azitromicina, amoxicilina/clavulanato e cefalexina também pode ser indicado (Quadro 200.2).

A prescrição de antibióticos sistêmicos deve ser limitada a menor duração possível, devendo-se reavaliar em 3 a 4 meses e evitando a monoterapia, para minimizar o desenvolvimento de resistência bacteriana, com diminuição gradual da dose, podendo suspender conforme a melhora da acne. O uso concomitante de PBO pode reduzir problemas com resistência bacteriana, mas a associação de antibiótico oral e tópico deve ser evitado.[6,14]

Caso um indivíduo não responda ou pare de responder ao tratamento com antibióticos orais, a dose pode ser aumentada, embora não haja evidência de que essa medida seja efetiva.

O uso concomitante de PBO pode reduzir problemas com resistência bacteriana. Limitar o uso de antibióticos orais é importante, uma vez que seu uso está associado à doença intestinal inflamatória (DII), à faringite, à infecção por *C. difficile* e à vulvovaginite por cândida.[15]

Anticoncepcional oral

Os anticoncepcionais orais combinados (ACO) são recomendados como monoterapia ou tratamento adjunto de primeira escolha para mulheres que têm acne. Em uma metanálise que comparou antibioticoterapia oral e ACO combinados, após 6 meses de tratamento, as duas terapias se mostraram equivalentes, e os ACO são considerados alternativa de primeira-linha no tratamento prolongado da acne em mulheres.[16]

Quadro 200.2	Antibióticos sistêmicos para acne		
Medicamento	Dose	Efeitos colaterais	Outras considerações
Tetraciclina	250-500 mg, uma a duas vezes por dia	Sintomas gastrintestinais altos	Tratamento com baixo custo, posologia limitada por necessitar tomada em jejum
Doxiciclina	50-100 mg, uma a duas vezes por dia	Fotossensibilidade	A dose de 20 mg é apena anti-inflamatória
Minociclina	50-100 mg, uma a duas vezes por dia	Hiperpigmentação dos dentes, mucosa oral e pele. Reações lúpus-*like* com tratamentos de longo prazo	
Sulfametoxazol + Trimetropim	800 mg + 160 mg, duas vezes ao dia	Reações alérgicas, reação de Steven-Johnson	Trimetoprim pode ser utilizado sozinho na dose de 300 mg, duas vezes ao dia
Eritromicina	250-500 mg, duas a quatro vezes por dia	Sintomas gastrintestinais altos	Resistência bacteriana, eficácia limitada

Fonte: Adaptado de James.[4]

Existem evidências de que seu uso é efetivo na redução do número de lesões e da severidade da acne.[4] Segundo uma revisão sistemática da Cochrane, os ACOs com propriedades antiandrogênicas, como a ciproterona e a drospirenona, associados ao estrogênio, parecem ter melhores resultados, contudo mais estudos são necessários.[16] É necessário um tempo mínimo de 3 a 6 meses para avaliar a eficácia do tratamento. (A)[17]

Anticoncepcionais de progestagênio isolado frequentemente pioram a acne e devem ser evitados em mulheres que não tenham contraindicação para o uso do ACO combinado.

Isotretinoína

A isotretinoína é um medicamento de uso sistêmico, derivado da vitamina A, utilizado no tratamento de acne severa. É o único medicamento com potencial de suprimir a acne em longo prazo.[11] É indicada quando não há resposta ao uso de antibióticos sistêmicos associado com outros fármacos tópicos.

Na acne nodulocística, nos casos em que há formação de cicatrizes, lesões no tronco e em pessoas com sintomas psicossociais pronunciados, deve-se pensar na utilização precoce da isotretinoína.[18] A dose usual é de 0,5 mg a 1 mg/kg/dia, diariamente, por 4 meses ou mais. O efeito da isotretinoína só pode ser avaliado vários meses após o término do tratamento, pois a pele continua melhorando nesse período. A isotretinoína só pode ser prescrita por médico dermatologista ou que tenha experiência no seu uso, pois é um fármaco teratogênico, com muitos efeitos adversos.[19]

No Quadro 200.3, estão sistematizados os diversos medicamentos para tratamento da acne, apresentações, modo de usar e efeitos adversos mais comuns.

Quadro 200.3 | **Tratamento medicamentoso tópico para acne**

Fármaco	Apresentações	Modo de usar	Efeitos adversos
Tretinoína	Gel 0,01%, 0,025% e 0,05% Creme 0,1%, 0,025% e 0,05%	1 vez ao dia	Ressecamento, descamação e irritação da pele. Fotossensibilidade
Adapaleno	Gel 0,1% Creme 0,1%	1 vez ao dia	Ressecamento, descamação e irritação da pele, porém menor do que a tretinoína. Fotossensibilidade
Peróxido de benzoíla	Gel 2,5%, 5% e 10%	1 a 2 vezes ao dia	Ressecamento, eritema, descamação e dermatite de contato. Pode manchar roupas
Ácido azelaico	Creme 20% Gel 15%	2 vezes ao dia	Ressecamento, eritema, descamação, queimação, irritação, prurido e raramente hipopigmentação
Eritromicina tópico	Creme 4% Solução 2%	2 vezes ao dia	Irritação local, mancha roupas
Clindamicina tópico	Gel 1% Solução 1%	2 vezes ao dia	Irritação local, mancha roupas

> ### Erros mais frequentemente cometidos
> ▶ Considerar acne uma condição normal da adolescência.
> ▶ Não levar em conta os aspectos psicossociais envolvidos na acne.
> ▶ Referenciar todos os casos de acne ao dermatologista.
> ▶ Retardar o início do tratamento.

Prognóstico e complicações possíveis

O prognóstico da acne, na maioria dos casos, é favorável. O quadro clínico costuma ser pior na adolescência, resolvendo-se com o passar dos anos. A escarificação ocorre em uma a cada cinco pessoas com acne, resultando de lesões profundas e em geral é de natureza atrófica. As lesões hipertróficas (queloides) são menos comuns. Pode ocorrer hiperpigmentação, sobretudo em pessoas com a pele mais escura. Um dos grandes objetivos no tratamento da acne é a prevenção de lesões cicatriciais, complicação que é mais frequente quando o tratamento é retardado.

Atividades preventivas e de educação

É importante esclarecer às pessoas os cuidados com a pele, evitando produtos oleosos e abrasivos à pele, como já abordado neste capítulo. Da mesma forma, é importante informar que, para um tratamento eficaz, os cuidados são prolongados, sendo necessário que a pessoa esteja envolvida com seu autocuidado.

Acne rosácea

A rosácea é uma doença crônica, muito similar à acne, porém a presença de telangiectasias e o fato de aparecer em adultos entre 30 e 60 anos auxiliam no diagnóstico. As principais características da rosácea são: dilatação vascular na face, incluindo nariz, bochechas, pálpebras e testa; possibilidade de eritema transitório no local, presença de pápulas e/ou pústulas (Figura 200.9). As pessoas com rosácea têm uma suscetibilidade maior a ficar

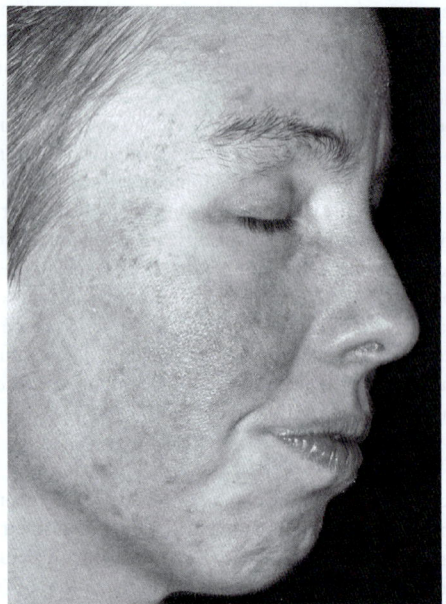

▲ Figura 200.9
Acne rosácea.

com a face corada, reação provocada por diversos estímulos, entre eles: bebida alcoólica, alimentos condimentados, extremos de temperaturas e reações emocionais. Problemas oculares, como conjuntivite e ceratite, podem ocorrer em pessoas com rosácea, assim como a rinofima (hiperplasia de tecidos moles do nariz), que ocorre após muitos anos de rosácea e mais comumente em homens.

O tratamento é similar ao da acne, devendo ser orientados os cuidados com a higiene da face e o uso de protetor solar. Há duas opções iniciais para tratamento: uma é o peróxido de benzoíla tópico, aplicado 1 a 2 vezes ao dia; e a outra opção é o metronidazol tópico 1% creme ou gel a 0,75%, 1 vez ao dia. Ambos os tratamentos devem ser utilizados por 4 a 6 semanas e reavaliados. Nos casos em que esses tratamentos não forem satisfatórios, pode-se tratar com antibióticos sistêmicos e isotretinoína, da mesma forma que a acne.[20]

> **Dicas**
>
> ▶ A extração do comedão pode ser útil como tratamento adjunto aos agentes tópicos. Um pré-tratamento de 4 a 6 semanas com tretinoína creme pode facilitar esse procedimento. Utilizando uma agulha de seringa estéril, rompa a superfície do comedão, alargando-a com cuidado.[21]
>
> ▶ A causa mais comum para falhas no tratamento é a má adesão ao uso dos medicamentos.[4]

Quando referenciar
- Casos de acne fulminante (associada a sintomas sistêmicos).
- Acne severa.
- Indivíduos com problemas psicossociais severos.
- Indivíduos com maior chance de formar cicatrizes.
- Acne moderada com várias tentativas de tratamento por, pelo menos, 6 meses e sem resposta,
- Casos de suspeita de acne secundária (SOP, medicamento).

Papel da equipe multiprofissional
É importante que toda a equipe esteja pronta para acolher a pessoa com acne. O(a) enfermeiro(a), sobretudo em consultas com adolescentes, deve estar atento às lesões características de acne, avaliando o impacto dessa condição sobre a vida do indivíduo e fazendo orientações sobre os cuidados com a pele.

REFERÊNCIAS

1. Thiboutot D, Zaenglein A. Pathogenesis, clinical manifestations, and diagnosis of acne vulgaris. Waltham: UpToDate; 2018.

2. Alsop R. Acne vulgaris. InnovAiT. 2008;1(7):470-473

3. National Health Services. Clinical knowledge summaries acne vulgaris. London: NHS; 2009.

4. James WD. Clinical practice. Acne. N Engl J Med. 2005;352(14):1463-1472.

5. Levin J. The relationship of proper skin cleansing to pathophysiology, clinical benefits, and the concomitant use of prescription topical therapies in patients with acne vulgaris. Dermatol Clin. 2016;34(2):133-145.

6. Williams HC, Dellavalle RP, Garner S. Acne vulgaris. Lancet. 2012;379(9813):361-372.

7. Knutsen-Larson S, Dawson AL, Dunnick CA, Dellavalle RP. Acne vulgaris: pathogenesis, treatment, and needs assessment. Dermatol Clin. 2012;30(1):99-106.

8. Cook D, Krassas G, Huang T. Acne: best practice management. Aust Fam Physician. 2010;39(9):656-660.

9. Mikkelsen CS, Hansen SR, Kroon S. Local treatment of acne. Tidsskr Nor Laegeforen. 2011;131(1):33-34.

10. Feijó RB, Costa COM, Hagel LD, Cruz NLA. Problemas comuns de saúde na adolescência. In: Duncan BB, Schmidt MI, Giuliani ERJ, Duncan MS, Giugliani C, organizadores. Medicina ambulatorial: condutas de atenção primária baseadas em evidências. 4. ed. Porto Alegre. Artmed; 2014.

11. Hansen SR, Mikkelsen CS, Kroon S. Systemic treatment of acne. Tidsskr Nor Laegeforen. 2011;131(2):133-135.

12. Graber E. Treatment of acne vulgaris. Waltham: UpToDate; 2018.

13. Layton AM. Top ten list of clinical pearls in the treatment of acne vulgaris. Dermatol Clin. 2016;34(2):147-157.

14. Kosmadaki, M, Katsambas, A. Topical treatments for acne. Clin Dermatol. 2017;35(2):173-178.

15. Zaenglein AL, Pathy AL, Schlosser BJ3, Alikhan A, Baldwin HE, Berson DS, et al. Guidelines of care for the management of acne vulgaris. J Am Acad Dermatol, 20016;74(5):945-973.

16. Koo EB, Petersen TD, Kimball AB. Meta-analysis comparing efficacy of antibiotics versus oral contraceptives in acne vulgaris. J Am Acad Dermatol. 2014;71(3):450-459.

17. Graber, E. Hormonal therapy for women with acne vulgaris. Waltham: UpToDate; 2018.

18. Arowojolu AO, Gallo MF, Lopez LM, Grimes DA. Combined oral contraceptive pills for treatment of acne. Cochrane Database Syst Rev. 2012;(7):CD004425.

19. Salvaggio HL, Zaenglein AL. Examining the use of oral contraceptives in the management of acne. Int J Womens Health. 2010;2:69-76.

20. National Health Services. Clinical knowledge summaries rosacea. London: NHL; 2009.

21. Dover JS. Light-bsaed, adjunctive, and other therapies for acne vulgaris. Waltham: UpToDate; 2018.

CAPÍTULO 201

Escabiose e pediculose

Nilson Massakazu Ando
Ricardo C. G. Amaral Filho
Ricardo Cesar Garcia Amaral
Thiago Fernandes dos Santos

Aspectos-chave

▶ Essas doenças dermatológicas podem apresentar impacto na qualidade de vida das pessoas acometidas, interferindo na autoestima e na percepção de saúde. Apesar de altamente prevalentes, costumam ser negligenciadas pelas políticas públicas e também pelos profissionais de saúde.

▶ O prurido noturno é um sintoma característico da escabiose, sendo importante investigar casos semelhantes na família. Procurar a lesão típica (o túnel), que tem localização preferencial nos dedos, pregas interdigitais, punhos, cotovelos, pregas axilares, genitália, abdome e região glútea. Em lactentes, as lesões também podem ser vistas no couro cabeludo, na palma das mãos e na planta dos pés.

▶ Na pediculose do couro cabeludo, os piolhos adultos e ninfas são difíceis de serem visualizados. Pessoas infestadas pelo *Pediculus humanus capitis* podem não ter sintomas; por isso, quando se encontra um membro de família com o problema, devem-se investigar todos os demais. É importante aplicar pediculicidas nos pentes e nas escovas de portadores de pediculose e lavar após 20 minutos.

▶ Na pediculose pubiana, não é conveniente a depilação, pois pode levar a foliculites, devido ao piolho estar firmemente aderido ao osteofolículo. Recomendar apenas o tratamento tópico, devendo-se avaliar a possibilidade de outras infecções sexualmente transmissíveis.

▶ Nos casos de foliculites de couro cabeludo em crianças, é de bom senso avaliar a possibilidade de pediculose do couro cabeludo. O ato de coçar o couro cabeludo pode levar à infecção bacteriana secundária.

▶ Encontrar lêndeas (ovos) no fio do cabelo necessariamente indica infestação presente: elas podem estar vazias (a ninfa já saiu) e geralmente são claras, bem visíveis e se apresentam mais distais ao fio de cabelo. As lêndeas viáveis são de cor escura e encontradas a 1 ou 2 mm do couro cabeludo.

Caso clínico

Maria do Socorro, 23 anos, dona de casa, comparece à Unidade Básica de Saúde (UBS) trazendo seu filho José, de 2 anos, que apresenta um prurido que surgiu há poucos dias, referindo que se coça mesmo quando está dormindo. Relata, ainda, que o filho mais novo, Paulo, com 10 meses de idade, também apresenta lesões na pele, sendo que era uma criança tranquila e agora anda muito irritada. José ainda apresenta uma "coceira na cabeça", mas que Maria associa ao banho com água de cacimba, utilizado em um período que faltou água no bairro. Utilizou "banho de ervas", sem melhoras, por isso resolveu procurar a UBS.

Ao avaliar as crianças, você visualiza pápulas em bolsa testicular, assim como nas palmas das mãos e nas plantas dos pés. José também apresenta lesões infectadas em couro cabeludo, além de escoriações em região do pescoço. Ao examinar Maria, detectam-se pápulas escoriadas no bordo anterior de axilas e também na região umbilical, além de escoriações em região retroauricular e do pescoço.

Teste seu conhecimento

1. Em relação ao quadro apresentado pela família de Maria, pode-se afirmar:
    a. Os pacientes assintomáticos, mas infectados, não são contagiosos como os que apresentam quadro clínico completamente estabelecido
    b. As crianças desempenham um papel importante na disseminação intrafamiliar por apresentarem contato físico próximo em casa ou com outras crianças
    c. O ato de coçar a cabeça, nas pediculoses, não aumenta os riscos potenciais de complicações, como infecções bacterianas, micoses e miíases
    d. O sintoma menos característico da pediculose do couro cabeludo é o prurido na cabeça, que desaparece 3 a 4 semanas após o início da infestação

2. Sobre a escabiose, assinale a alternativa INCORRETA.
    a. Entre as complicações clínicas, estão infecções bacterianas, como consequência do dano causado na pele pelo atrito decorrente do intuito de aliviar o prurido
    b. O envelhecimento leva a uma redução da imunidade, fazendo com que, no idoso com escabiose, os ácaros se multipliquem e sobrevivam em grande número
    c. Sabe-se que o ácaro não sobrevive fora do ambiente doméstico normal, morrendo logo após deixar a pele humana, diminuindo a chance de transmissão da doença
    d. Na escabiose do lactente, tem-se uma característica clínica altamente sugestiva da escabiose, que são as lesões nas palmas das mãos e nas plantas dos pés

3. Analise as proposições a seguir quanto ao tratamento da escabiose e assinale a alternativa correta.
   a. A automedicação (uso de anti-histamínicos e corticoides tópicos) pode ser um fator complicador no diagnóstico da escabiose, por mascarar as manifestações características
   b. O monossufiram não contraindica o uso de bebidas alcoólicas, porém é esteticamente pouco aceitável, deixando a pele amarela e pegajosa, além de manchas nas roupas
   c. No tratamento de gestantes e crianças pequenas, não é adequada a utilização de permetrina, pela possibilidade de efeitos nocivos, sobretudo para o feto
   d. A permetrina não é tida como efetiva em uma única aplicação, sendo obrigatória uma sequência delas, assim como repetir o tratamento após 1 mês da aplicação inicial

4. Analise as afirmações sobre a pediculose e assinale a correta.
   a. O sintoma mais característico da pediculose do couro cabeludo é a queda de cabelo, que se intensifica de 3 a 4 semanas após o início da infestação de piolhos
   b. São afecções cosmopolitas, que atingem somente as classes sociais de grupos de baixo nível socioeconômico e de maior vulnerabilidade
   c. Os índices de prevalência da pediculose nas crianças em fase escolar são baixos, sendo a escola um ambiente protegido, onde não ocorre a disseminação
   d. O exame físico, no caso da pediculose do couro cabeludo, poderá facilmente identificar a existência do parasita (p. ex., com o uso de um pente fino)

5. Quanto ao tratamento da pediculose, assinale a alternativa INCORRETA.
   a. Na pediculose do corpo, a principal medida do tratamento é incinerar as roupas, pois os ácaros e os ovos se concentram nelas, além de medidas para melhorar as condições de higiene
   b. A principal recomendação é sempre tratar toda a família e os contatos individuais. Do contrário, as reinfestações podem ocorrer, uma vez que mesmo os indivíduos assintomáticos são infectantes
   c. Na pediculose pubiana, o(a) parceiro(a) sexual não precisa ser tratado, somente existindo evidências de benefício em realizar a tricotomia da região pubiana
   d. Na pediculose do couro cabeludo, a permetrina a 1 % na forma de xampu deve ser deixada no couro cabeludo durante 10 minutos, enxaguando-se após esse tempo e repetindo após uma semana

Respostas: 1B, 2C, 3A, 4D, 5C

Do que se trata

As dermatozoonoses, ou dermatoses parasitárias, são doenças produzidas por agentes que parasitam a pele humana. Essas doenças dermatológicas podem apresentar impacto na qualidade de vida das pessoas acometidas, pois interferem na autoestima e na percepção de saúde, acarretando, ainda, situações de preconceito e limitações na vida social, escolar ou laboral.[1]

Além de altamente prevalentes, percebe-se a necessidade da valorização dessas afecções como problema de saúde pública pelos médicos de família e comunidade, assim como os demais membros da equipe e gestores, na aplicação de estratégias de diagnóstico e tratamento eficazes e em políticas sanitárias adequadas.[2]

Serão abordadas aqui duas das dermatozoonoses mais prevalentes e relevantes no âmbito da atenção primária à saúde (APS): a escabiose, também conhecida como sarna humana, e a pediculose, que é a infestação causada por piolhos.

Escabiose

A escabiose, ou sarna humana, é uma infestação cutânea parasitária frequente e consiste em uma erupção cutânea intensamente pruriginosa, com um padrão de distribuição característico.[3] A prevalência mundial foi estimada em 300 milhões de casos, apresentando uma distribuição mundial, com uma prevalência e incidência muito variáveis, sendo endêmica em países subdesenvolvidos.[4] Esta parasitose ocorre em ambos os sexos, em todas as idades e raças e em todos os níveis socioeconômicos. Os surtos epidêmicos realizam-se ciclicamente, a cada 15 a 30 anos, e dependem de fatores diversos, como a imunidade individual, as condições de vida, os hábitos higiênicos, as migrações e os aglomerados habitacionais.[5]

Apesar dos relatos regulares de sua alta prevalência, ela nunca foi prioridade em programas de saúde e pesquisas, talvez por suas complicações sofrerem fragmentações em uma ampla gama de especialidades, incluindo dermatologia, doenças infecciosas e pediatria. Daí a importância da visão integral da medicina de família e comunidade no acompanhamento, diagnóstico e tratamento dessa enfermidade.[5] Embora já fosse identificada como doença negligenciada, a escabiose foi adicionada à lista da Organização Mundial da Saúde (OMS) como doenças tropicais negligenciadas apenas em outubro de 2013.[6]

A sarna crostosa, ou escabiose norueguesa, é uma forma rara, grave e altamente contagiosa de infecção causada pelo mesmo ectoparasita da escabiose, mas caracterizada por intensa infestação, com grande número de parasitas na pele. É observada em pessoas com deficiência no sistema imunológico, principalmente na resposta imune mediada por células, incluindo aqueles com diabetes ou portadores do vírus da imunodeficiência humana (HIV) com infecções, pessoas desnutridas, idosos e pessoas institucionalizadas.[7] Ela também pode ocorrer durante o tratamento da hanseníase reacional, uma vez que pode haver imunossupressão devido ao uso de corticoide, ou em outras situações semelhantes.

A transmissão ocorre pelo contato cutâneo direto e prolongado com indivíduos parasitados, sobretudo por meio do contato sexual, ou indiretamente, por meio das roupas do leito, toalhas ou outros objetos, em especial na escabiose crostosa: quanto maior o número de parasitas no hospedeiro, maior é a probabilidade de transmissão. As crianças desempenham papel importante na disseminação intrafamiliar, pois apresentam contato físico próximo em casa ou com outras crianças.[8] Os indivíduos assintomáticos mas infectados são tão contagiosos quanto os com o quadro clínico completamente estabelecido.

Em climas temperados, a escabiose é mais comum no inverno, provavelmente devido ao maior aglomerado populacional que ocorre nesses meses e à maior sobrevida dos parasitas nas superfícies com temperaturas mais baixas.[9]

Pediculose

A pediculose é uma afecção cosmopolita que atinge todas as classes sociais, mas preferencialmente os grupos de classe socioeconômica mais baixa e com maior vulnerabilidade, tendo maior ocorrência no sexo feminino, talvez em decorrência do uso de cabelos longos.

Embora seja uma condição frequentemente assintomática, a pediculose do couro cabeludo pode manifestar-se por meio de lesões pruriginosas nessa região, na área retroauricular e na raiz do pescoço. Na primeira infestação, pode haver um período de 2 a 6 semanas até que o prurido se torne evidente, demonstrando o desenvolvimento da resposta imune à saliva e a excretas do ácaro. Nas infestações subsequentes, o prurido ocorre em torno de 24 a 48 horas. A reação da pele à mordida é muito leve e raramente pode ser vista por meio do cabelo. O ato de coçar causa riscos potenciais de complicações, como infecções bacterianas (p. ex., impetigo), micoses e miíases. Os linfonodos cervicais podem aumentar de volume, e manifestações sistêmicas podem ocorrer.

Embora essas infestações atinjam o homem há milhares de anos, em todas as partes do mundo, tendo sido constatadas em múmias egípcias de 3 mil anos a.C., em pentes encontrados nos desertos de Israel à época de Cristo, em múmias do Peru, no período pré-colombiano, ainda não existem estudos que permitam compreender de forma ampla a epidemiologia dessa doença e os cuidados prestados por profissionais e familiares no combate a essa ectoparasitose.

As escolas são, hoje, um dos principais ambientes onde ocorre a disseminação, sendo mais frequente em crianças de 3 a 10 anos e em seus familiares, independentemente de classe social. Os índices de prevalência da pediculose nas crianças em fase escolar podem chegar, em média, a mais de 50%.[10]

A infestação por piolho de cabeça em grupo de crianças pode acarretar a diminuição da produtividade nas atividades educacionais diárias, uma vez que está relacionada ao absenteísmo, à discriminação, à baixa concentração e ao desconforto, ocasionados pelo contínuo prurido, afetando seu padrão de sono e a autoestima.[11]

A pediculose corporal é mais comumente encontrada em moradores de rua, em situações de guerra ou em desastres naturais, em que as pessoas têm de ficar em abrigos lotados, com condições precárias de higiene. Clinicamente, apresenta pápulas urticariformes e hemorrágicas localizadas em regiões como tronco, abdome, nádegas e membros superiores e inferiores. Os piolhos e as lêndeas são encontrados nas dobras das roupas.[12]

A pediculose pubiana é em geral transmitida durante o contato sexual, mas a transmissão pode ocorrer em qualquer contato íntimo. O risco de adquirir piolhos púbicos em uma exposição sexual com um parceiro infestado é acima de 90%. O *P. pubis* tem como principal hábitat regiões em que existam glândulas apócrinas – logo, são encontrados nos pelos pubianos e axilares e, ocasionalmente, nos pelos do tronco e abdome. O prurido é intenso, podendo surgir máculas azul-acinzentadas (*Maculae ceruleae*). Podem, em alguns casos, levar a escoriações, a infecções secundárias e à eczematização. O diagnóstico é feito ao encontrar-se o parasita firmemente aderido ao osteofolículo e as lêndeas aderidas próximas à base dos pelos.[13]

O que pode ocasionar

A escabiose, ou sarna humana, é provocada pelo ácaro *Sarcoptes scabiei* var. *hominis* (coçar, do latim *scabere*), que pertence à classe Arachnida. A fêmea, depois de fecundada, penetra na camada córnea da pele, escavando um túnel (o túnel acariano), no qual deposita seus ovos. Essa atividade se processa fundamentalmente à noite, razão pela qual se nota prurido mais intenso nesse período. Entre 3 e 10 dias, as larvas eclodem dos ovos e se desenvolvem, chegando à fase adulta em cerca de 2 semanas.

A pediculose, por sua vez, é uma dermatose produzida por três espécies da subordem Anoplura: *Pediculus humanus capitis* (piolho da cabeça), *Pediculus humanus humanus* (piolho do corpo) e *Pthirus pubis* (piolho da região pubiana), todos hematófagos.

O que fazer
Escabiose

No caso da escabiose, os sintomas mais evidentes são:

- Irritação ou lesões na pele, em áreas de túneis ou galerias, ligeiramente salientes, apresentando forma linear e coloração avermelhada.
- Coceira intensa em quase todo o corpo, sobretudo à noite, geralmente manifestada de 4 a 6 semanas após a infestação, que pode ser agravada devido ao calor no ambiente em que a pessoa está. Em caso de reinfecção, o prurido pode aparecer em 1 ou 2 dias.
- Arranhões na pele causados pelo ato de coçar. Tais arranhões podem ser infectados por bactérias, gerando eczemas ou piodermites secundárias.

Deve-se suspeitar também da escabiose nos casos em que as lesões típicas ou discretas se localizem entre os espaços interdigitais, nas dobras axilares anteriores, nos mamilos, no pênis ou no entorno do umbigo.

Deve-se atentar para os casos em que a criança costuma esfregar as plantas dos pés enquanto está deitada. Há ainda os casos em que as lesões têm aspecto estrofuloso ou impetiginoso, localizadas na região glútea da criança.

Ressalta-se ainda que, nos casos de presença de eczemas e de impetiginização, podem-se observar as reações imunológicas intensas que se processam entre o hospedeiro e o antígeno do parasita, as quais podem dar lugar a reações alérgicas em que o ácaro não é mais encontrado. Há ainda os nódulos pós-escabióticos, tipo de lesão em que não são encontrados ácaros, persistindo mesmo após o tratamento e suas retomadas. Observa-se, em alguns casos, que o prurido permanece por certo tempo devido ao atraso na decomposição dos ácaros mortos e de seus excrementos, assim como pela memória da sensação pruriginosa.

Outra informação importante acerca da escabiose é quanto à sua transmissão, já que ela ocorre no contato direto com uma pessoa infectada. Sabe-se que um ácaro pode sobreviver durante dias no ambiente doméstico normal, após deixar a pele humana (os ácaros sobrevivem até 7 dias em lâminas montadas para microscopia com óleo mineral).

Os aspectos clínicos da sarna norueguesa podem simular outras dermatoses, como psoríase, doença de Darier e dermatite seborreica. À inspeção cutânea, podem-se observar lesões crostosas, acinzentadas, espessas e hiperqueratósicas (escamosas), devido à profusa proliferação do ácaro, associada a uma resposta imunológica ineficaz.[7] As principais regiões acometidas são as regiões palmares, plantares, subungueais e couro cabeludo.

O exame físico deverá ser realizado observando-se os sintomas mencionados. O diagnóstico é eminentemente clínico. Entretanto, pode-se realizar a pesquisa dos parasitas e seus produtos: ovos e fezes ("cíbalos"). Faz-se a escarificação de lesões típicas em locais suspeitos com lâmina e bisturi ou cureta apropriada, colocando o produto da coleta em uma lâmina de vidro com uma gota de óleo mineral e examinando-se ao microscópico. O exame positivo é muito útil, porém o exame negativo não invalida o diagnóstico. As lesões ideais para a amostra incluem os túneis e as pápulas recentes. Em pessoas jovens, o exame pode ser difícil, e a obtenção de amostras dos contatos adultos (no caso, os pais) pode ser considerada. Biópsia cutânea raramente é necessária. A videodermatoscopia é uma técnica não invasiva que também pode ser utilizada para diagnosticar escabiose.[2]

Pediculose

O sintoma mais característico da pediculose do couro cabeludo é o prurido intenso na cabeça, que se intensifica de 3 a 4 semanas após o início da infestação de piolhos. A reação da pele à mordida é muito leve e raramente pode ser vista afastando-se o cabelo. Coçar excessivamente as áreas infestadas de piolhos pode causar feridas, as quais podem ficar infectadas – portanto, devem-se identificar os piolhos ou as lêndeas (ovos), a fim de removê-los.

Entre as formas de procurar o piolho está a de pentear o cabelo com um pente fino. Penteia-se o cabelo, da pele para as pontas, para desprender a lêndea ou o piolho sobre um pano ou papel colorido, a fim de melhor visualizá-lo. O uso de pente fino para piolhos é a forma mais eficiente de detectar o piolho vivo.

Podem surgir, ainda, foliculite, furúnculo e impetigo. Os linfonodos cervicais aumentam de volume, podendo levar a manifestações sistêmicas.

A pediculose pubiana ou ftiríase tem nos pelos pubianos a principal região de infestação, podendo também ser encontrada em outras áreas do corpo em que há pelos. Assim como na pediculose do couro cabeludo, o principal sintoma é o prurido, que pode levar a escoriações, a infecções secundárias e à eczematização.

Em ambos os casos de pediculose, o diagnóstico é realizado pelo encontro do parasita na pele, em pregas de roupas ou do couro cabeludo, sendo que o local preferido, neste último caso, é a região posterior: o parasita geralmente é encontrado com parte da cabeça introduzida no folículo piloso ou pelas lêndeas presas próximas à base dos pelos.[12]

O exame físico poderá facilmente identificar a existência do parasita: no caso da pediculose do couro cabeludo, utiliza-se um pente fino para identificar os piolhos e/ou as lêndeas (ovos); nas demais pediculoses, a averiguação visual ou pelas pregas das roupas poderá facilmente identificar os parasitas.

As ninfas e os adultos podem ser difíceis de ser visualizados, porém as lêndeas ou os ovos que se prendem aos cabelos são facilmente identificados. A lâmpada de Wood e o dermatoscópio podem ser utilizados no auxílio ao diagnóstico, mas, independentemente disso, havendo queixa de prurido no couro cabeludo, a pediculose não deverá ser descartada.

Conduta proposta

Escabiose

Existem diversas medicações escabicidas disponíveis – a escolha do tratamento não deve ser determinada só pela eficácia e pelo potencial de toxicidade, mas também pelo custo, pela facilidade de aplicação, pela presença de eczematização secundária e pela idade da pessoa.

A principal recomendação é sempre tratar toda a família e os contatos individuais. Do contrário, as reinfestações podem ocorrer, uma vez que mesmo os indivíduos assintomáticos são infectantes. Mencionam-se, no Quadro 201.1, algumas medidas que podem ser tomadas para tratar a escabiose.

Tratamentos tópicos

- **Permetrina:** é um piretroide sintético atóxico, empregado sob a forma de creme ou loção a 5%. Tem alto poder de eficácia, se comparada com outros produtos, e baixo índice de efeitos colaterais. Dessa forma, pode ser considerado o fármaco de escolha para o tratamento da escabiose. Ela atua na membrana da célula nervosa do parasita, desregulando o canal de sódio, através do qual é regulada a polarização da membrana. A permetrina é rapidamente metabolizada por hidrólise a metabólitos inativos, que são excretados primariamente pela urina. Embora a quantidade de permetrina absorvida depois de uma aplicação única de creme a 5% não tenha sido precisamente determinada, estudos indicam que sua absorção é de 2% ou menos da quantidade aplicada. Esse produto pode ser indicado no tratamento de gestantes, lactantes e pessoas com muitas escoriações, sendo suficiente o período de ação de 2 horas.[13] Apesar de uma única aplicação ser curativa, uma segunda, com 7 dias de intervalo, é recomendada com o objetivo de reduzir o potencial de reinfestações, além de garantir a eliminação de ninfas que tenham sobrevivido. A medicação deve ser removida depois de 6 a 12 horas com um banho normal (*overnight treatment*).

- **Enxofre precipitado:** empregado a 5% em vaselina líquida ou pasta d'água, é menos irritante do que os preparados com enxofre mais concentrados (10-20%). Pode ser usado por três noites consecutivas e repetido depois de 7 a 10 dias. Embora seja esteticamente pouco aceitável e, por vezes, possa irritar a pele, é efetivo e seguro (adequado para crianças com menos de 2 meses, gestantes e lactantes; costuma ser indicado para crianças com escabiose eczematizada). É preciso lembrar-se de que o enxofre é usado para tratar escabiose há mais de 150 anos e poderá ser uma alternativa de fácil acesso às pessoas atendidas no âmbito da APS.

- **Monossulfiram:** é empregado diluído em água (1:2 para adultos e 1:3 em crianças com menos de 10 anos), durante 3 noites seguidas. Tido como um tratamento trabalhoso e menos utilizado, se comparado com outros medicamentos disponíveis no mercado, e esteticamente pouco aceitável, deixa a pele amarela e pegajosa, além de manchas nas roupas. É importante a abstenção de álcool quando o monossulfiram for utilizado por adultos, pois pode haver efeito antabuse, que pode ocorrer até 10 dias após o tratamento. Tal efeito

Quadro 201.1 | Orientações para o tratamento da escabiose

- ▶ A pessoa, os familiares e os outros contactantes devem ser tratados na mesma noite, mesmo na ausência de prurido ou sinais clínicos
- ▶ Adultos devem aplicar a medicação do pescoço aos pés, sem friccionar, evitando contato com mucosas e dando especial atenção à aplicação da medicação nos espaços interdigitais, no umbigo, nas genitais e no sulco interglúteo
- ▶ As unhas das mãos e dos pés devem ser mantidas curtas, e a medicação deve ser aplicada sob as unhas
- ▶ Em crianças e idosos, o couro cabeludo deve ser tratado
- ▶ Evitar passar escabicidas com a pele molhada ou úmida pelo suor, pois isso aumenta a absorção da medicação
- ▶ Não devem ser utilizados sabonetes escabicidas, pois causam irritações e são ineficazes
- ▶ Na manhã seguinte à aplicação da medicação, vestir roupas limpas e trocar os lençóis. As roupas usadas e os lençóis devem ser lavados e passados. Artigos que não possam ser lavados devem ficar 10 dias guardados em um saco, podendo-se também recorrer à lavagem a seco
- ▶ Dependendo do medicamento usado, um novo tratamento pode ser necessário
- ▶ Orientar para a possibilidade de persistência do prurido por alguns dias, mesmo com o sucesso terapêutico. Nesses casos, o uso de corticoides tópicos ou de anti-histamínicos sistêmicos pode aliviar os sintomas

Fonte: Arquivo pessoal dos autores.

se traduz por vasodilatação periférica, tontura, mal-estar e sensação de morte iminente. Esse fato ocorre porque o monossulfiram é estruturalmente correlato ao dissulfiram.
- **Lindano, ou gama-benzeno hexaclorado:** esse produto tem sua comercialização proibida no Brasil.
- **Benzoato de benzila:** loção a 25%, aplicada durante 3 dias, é considerado menos efetivo do que a permetrina e, com frequência, causa dermatite irritativa, o que tem restringido o seu uso.

Tratamentos sistêmicos

- **Ivermectina:** agente antiparasitário usado para o tratamento e a prevenção da oncocercose ("cegueira do rio") e de outras filarioses. Constitui-se como alternativa ao tratamento oral da escabiose, sendo que a dose usual é de 200 µg/kg. Frequentemente, a dose é repetida em 10 a 14 dias, mas a dose ideal para o tratamento não foi estabelecida (a dose tóxica é 60 vezes a recomendada). Uma única dose de ivermectina promove a cura em 70% dos casos, a qual aumenta para 95% com a segunda dose. Até estudos mais aprofundados, crianças com menos de 15 kg e mulheres gestantes ou lactantes não devem ser tratadas com ivermectina. O prurido tende a cessar dentro de 48 horas após o início do tratamento. Na sarna crostosa, associa-se ao emprego de queratolíticos tópicos, como a vaselina salicilada a 5% ou permetrina a 5%. A ivermectina não deve ser usada de maneira indiscriminada, sendo reservada para casos de imunodepressão ou em casos excepcionais. A dose recomendada de ivermectina, segundo o peso corporal, é:
  - 15 a 24 kg – ½ comprimido.
  - 25 a 35 kg – 1 comprimido.
  - 36 a 50 kg – 1 ½ comprimido.
  - 51 a 65 kg – 2 comprimidos.
  - 65 a 79 kg – 2 ½ comprimidos.
  - 80 kg ou mais – 3 comprimidos ou 200 µg/kg.

Tratamentos em formas especiais de escabiose

- **Escabiose crostosa (ou sarna norueguesa):** é considerado um tratamento problemático, pois ainda que agentes queratolíticos possam ser acrescentados ao tratamento tópico clássico da escabiose comum, na tentativa de controlar as crostas, esse tipo de escabiose é resistente e recorrente. O número grande de parasitas torna difícil o controle somente com produtos tópicos, e as recidivas podem ocorrer a partir dos focos localizados nos espaços subungueais e couro cabeludo, áreas de difícil acesso. A introdução do tratamento oral nas doses preconizadas tem sido eficaz.
- **Escabiose nodular:** lesões nodulares persistentes, mais comumente encontradas na bolsa testicular, são tratadas com esteroides intralesionais (p. ex., acetonida de triancinolona, 10 mg/mL).
- **Escabiose em casos de HIV/Aids.** O tratamento deve ser similar ao da escabiose crostosa: quanto mais profunda for a imunossupressão, mais atípica a morfologia e menos resposta à terapia pela pessoa. Aplicações recorrentes dos escabicidas mencionados poderão ser necessárias, assim como o uso de outros agentes, bem como terapia sistêmica com ivermectina. O isolamento da pessoa e o tratamento intensivo também dos contactantes são condutas apropriadas, tal como no tratamento da escabiose crostosa.[14]

Pediculose

- **Pediculose do couro cabeludo:** a permetrina a 1 % na forma de xampu deve ser deixada no couro cabeludo durante 10 minutos, enxaguando-se após esse tempo. Repetir após uma semana.
- **Pediculose do corpo:** a principal medida do tratamento é incinerar as roupas, pois os ácaros e os ovos se concentram nelas. Devem-se tomar medidas para melhorar as condições de higiene, pois essa doença ocorre em condições socioeconômicas precárias. Nas lesões de pele, podem-se usar corticoides tópicos e anti-histamínicos, via oral, para aliviar o prurido, evitando-se, assim, escoriações. Quando houver infecções secundárias, podem-se usar antibióticos orais.
- **Pediculose pubiana:** usar permetrina a 5% ou deltametrina a 0,02% em creme, aplicando à noite e removendo pela manhã. Usar durante 2 dias e repetir após 7 a 10 dias. O(s) parceiro(s) sexual(is) deve(m) ser tratado(s). Não existem evidências de benefício em realizar a tricotomia da região pubiana.

Quando referenciar

Caso o quadro clínico não esteja evoluindo bem, apesar de todos os protocolos terem sido realizados, deve-se referenciar ao dermatologista para que ele analise os diagnósticos diferenciais.

Erros mais frequentemente cometidos

▶ Pensar que os *Sarcoptes* são espécie-específicos. A escabiose não deve ser confundida com a sarna animal, que é causada por outras variedades de ácaro (p. ex., *S. scabiei*, *canis*, *suis* e *caprae*), e as lesões restringem-se aos animais infectados. Do ponto de vista clínico, o aspecto é diferente: as lesões são urticadas e localizam-se apenas nos locais de contato com o animal suspeito.

▶ No caso dos parasitas da pediculose, ressalta-se que os piolhos medem 2,1 a 3,6 mm, sendo o macho maior do que a fêmea, e os parasitas do couro cabeludo diferem daqueles do corpo, sendo ligeiramente maiores. Assim, não devem ser considerados como espécies diferentes.

▶ Deixar de tratar familiares e contactantes assintomáticos, uma vez que é possível encontrar pessoas com os cabelos infestados sem referir qualquer desconforto.

Dicas

▶ No tratamento da escabiose, sempre complementar o tratamento medicamentoso com orientações e medidas de higiene pessoal. Além disso, solicitar a troca da roupa utilizada na noite do tratamento, bem como de lençóis e demais roupas de cama.

▶ Ainda, no tratamento da escabiose, orientar sobre a necessidade de lavar normalmente as roupas, não esquecendo de estendê-las para secar expostas ao sol quente e complementar passando com ferro quente, sendo suficiente para eliminar a presença do parasita.

▶ A pediculose do couro cabeludo pode ser assintomática, sendo possível encontrar uma pessoa com os cabelos infestados de lêndeas e piolhos sem referir qualquer desconforto.

▶ Devido a esse fato, é aconselhável, quando se atender em comunidades com dificuldades socioeconômicas ou em alojamentos improvisados (para atender vítimas de desastres naturais – p. ex., enchentes, desabamentos de morros), que resulta em um grande número de pessoas em pequena área e condições não adequadas, realizar a busca por pessoas assintomáticas.

Prognóstico e complicações possíveis

Uma das complicações da pediculose é a infecção bacteriana dessas lesões causadas pela coceira, chamada piodermite. Essa infecção é causada quando a bactéria estafilococos, que vive na pele humana, contamina a ferida aberta pelo ato de coçar a cabeça freneticamente.

As consequências psicossociais, como os estigmas que podem acompanhar o diagnóstico dessas infestações, também devem ser levadas em consideração na abordagem feita pelo médico de família e comunidade.

Atividades preventivas e de educação

- O exame de crianças na escola pode ser visto com constrangimento, podendo-se aproveitar o momento da avaliação das condições físicas para a prática de esporte para realizar a avaliação das crianças quanto à presença desses parasitas.
- Os familiares e as pessoas que tiveram contato com portadores de pediculose devem ser submetidos à inspeção rigorosa, pois, se houver casos na família, pode haver recidivas (infecções "pingue-pongue").
- Escova e pentes usados pelos portadores devem ser lavados e colocados em contato com pediculicidas por 20 minutos. Deve-se deixar claro que o tratamento deve ser orientado pelo médico, evitando-se, assim, o uso de produtos tóxicos.
- Finamente, havendo prurido no couro cabeludo, é importante avaliar a possibilidade de pediculose de couro cabeludo, independentemente da condição socioeconômica da pessoa.

REFERÊNCIAS

1. Agostinho KM, Cavalcante KMH, Cavalcanti PP, Pereira DL. Doenças dermatológicas frequentes em Unidade Básica de Saúde. Cogitare Enferm. 2013;18(4):715-721.

2. Stade PML, Ferreira OGL, Veloso LSG, Silva FV, Moreira MASP, Bezerra VP. Concepções de estudantes universitários sobre a escabiose. Revista Interdisciplinar. 2014;7(1):167-172.

3. Canizares O. A Manual of dermatology for developing countries. 2nd ed. New York: Oxford, 1993.

4. Tavares M, Selores M. Escabiose: recomendações práticas para diagnóstico e tratamento. Nascer e Crescer. 2013;22(2):80-86.

5. Leone PA. Scabies and pediculosis pubis: an update of treatment regimens and general review. Clin Infect Dis. 2007;44 Suppl 3:S153-9.

6. World Health Organization. Neglected tropical diseases: scabies [Internet]. Geneva: WHO; 2013 [capturado em 03 ago. 2018]. Disponível em: http://www.who.int/neglected_diseases/diseases/scabies/en/

7. Costa JB, Sousa VLLR, Trindade Neto PB, Paulo Filho TA, Cabral VCDF, Pinheiro PMR. Norwegian scabies mimicking rupioid psoriasis. An Bras Dermatol. 2012;87(6):910-913.

8. Thomas J, Peterson GM, Walton SF, Carson CF, Naunton M, Baby KE. Scabies: an ancient global disease with a need for new therapies. BMC Infect Dis. 2015;15:250.

9. Pinheiro FGMS, Madi RR, Vaez AC, Pereira JB, Melo CM. Determinantes sociocomportamentais e vulnerabilidade de crianças da educação infantil à pediculose. Cogitare Enferm. 2015;20(3):504-511.

10. Santiago F, Januário G. Escabiose: revisão e foco na realidade portuguesa. Revista SPDV. 2017;75(2):129-37.

11. Franceschi AT, Franco BB, Steiger CMP, Padilha DZ, Irigaray JE, Schardosim JM, et al. Desenvolvendo estratégias para o controle da pediculose na rede escolar. Revista APS. 2007;10(2):217-220.

12. Paller AS, Mancini AJ. Dermatologia pediátrica: tratado de doenças da pele na infância e na adolescência. 3. ed. Rio de Janeiro: Revinter; 2009.

13. Petri V, editor. Guias de medicina ambulatorial e hospitalar: dermatologia. São Paulo: Manole; 2003.

14. Dewitt, CA, Buescher LS, Stone SP. Dermatology in general medicine. New York: McGraw-Hill; 2003.

ÁRVORE DE DECISÃO

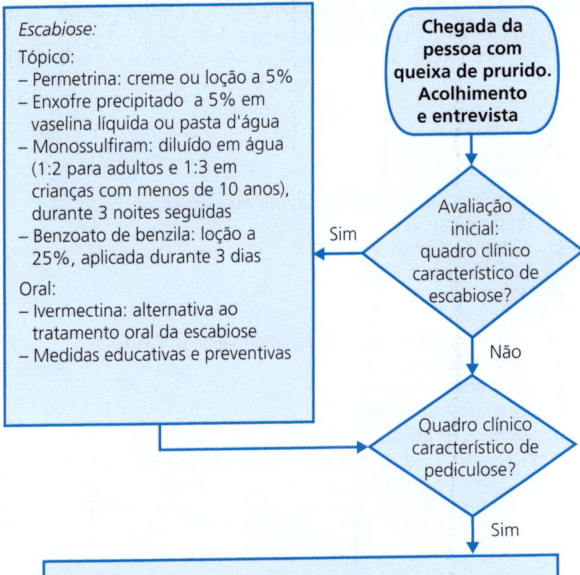

CAPÍTULO 202

Nevos, verrugas e tumores

Joel Schwartz
Raquel Bissacotti Steglich
Renata Hübner Frainer
Isabelle Maffei Guarenti

Aspectos-chave

▶ É importante enfatizar, incentivar e educar todas as pessoas sobre a necessidade de proteção solar diária.

▶ A proteção solar é um conjunto de atitudes: evitar exposição solar entre 10 e 15 horas; usar diariamente filtro solar, boné ou chapéu, camiseta e óculos escuros.

▶ Deve-se pensar em tumores de pele quando há o estabelecimento de lesões que não existiam ou mudanças nas lesões previamente existentes.

▶ Deve-se dar atenção às feridas que não cicatrizam, às lesões infiltradas, com mudança de cor ou tamanho, ao início recente de prurido, a sangramento aos pequenos traumas ou que sofrem alteração de superfície.

Caso clínico

Maurício, 48 anos, pardo, representante comercial, procura cuidados médicos em pronto-atendimento após seu turno de trabalho, em que percorreu longos trajetos a pé e iniciou com sangramento no hálux direito. Relata que já fez vários tratamentos para a verruga periungueal daquele dedo, com melhora seguida de recaída. Ao exame, apresenta lesão de limites maldefinidos, com alguns pontos hemorrágicos, comprometendo parte do leito ungueal e a borda lateral. A lâmina ungueal apresenta-se com melanoníquia. O plantonista identifica os sinais de alerta, e sua principal hipótese diagnóstica passa a ser um tumor maligno, para o qual ele toma as medidas adequadas.

Teste seu conhecimento

1. As queratoses actínicas são lesões potencialmente malignas que:
   a. São ligadas ao efeito cumulativo de raios ultravioleta
   b. Podem originar carcinomas espinocelulares
   c. Podem involuir espontaneamente
   d. Possuem todas as características anteriores.

2. O tratamento de escolha para o carcinoma basocelular esclerodermiforme é:
   a. Nitrogênio líquido
   b. 5-fluorouracil
   c. Cirurgia micrográfica de Mohs
   d. Ácido tricloroacético

3. Das assertivas a seguir, qual é a INCORRETA?
   a. Os nevos congênitos podem ser precursores de melanomas
   b. Os nevos atípicos podem ser precursores e marcadores de risco de melanoma
   c. Os melanomas, em sua maioria, têm origem em nevos adquiridos
   d. O melanoma lentiginoso acral é mais prevalente em pessoas de pele mais pigmentada

4. As verrugas virais são produzidas por qual vírus?
   a. Epstein-Barr vírus
   b. Citomegalovírus
   c. Vírus herpes simples
   d. Papilomavírus

5. São consideradas lesões cutâneas pré-malignas, EXCETO:
   a. Nevo displásico
   b. Queratose actínica
   c. Queratose seborreica
   d. Doença de Bowen

Respostas: 1D, 2C, 3C, 4D, 5C

Do que se trata

Queratose actínica

No Brasil, as queratose actínicas (QA) figuram entre as cinco principais causas de procura por dermatologistas.[1] As QA desenvolvem-se em consequência da exposição crônica à radiação ultravioleta, em pessoas idosas ou em adultos de meia-idade e pele clara, consoante exposição solar.[2] Trata-se de uma lesão pré-maligna, com potencial para tornar-se carcinoma espinocelular (CEC) que varia entre 0,025 a 16% ao ano.[3] A contínua exposição solar, a idade avançada e a imunossupressão (transplantados e síndrome da imunodeficiência adquirida) são fatores que promovem a conversão de QA em CEC.[1] As QA podem ainda sofrer regressão espontânea. Estudos relatam que a regressão ocorreu em até 25% das lesões em um ano, especialmente naquelas que foram protegidas da exposição solar.[3]

Doença de Bowen

A doença de Bowen (DB) é um CEC *in situ* que acomete pele e membranas mucosas e tem potencial para evoluir para CEC invasivo. O risco de uma DB não tratada progredir para CEC tem sido estimado em aproximadamente 5%. Após evolução para CEC invasivo, aproximadamente 13% dos carcinomas metastatizarão, e 10% desses indivíduos evoluirão para óbito por doença disseminada.[1]

Carcinoma espinocelular

O CEC é o segundo tumor maligno mais frequente na pele. Constituído por proliferação atípica de células da camada espinhosa da epiderme, tem caráter invasor, podendo originar metástases.[2] Tem como lesão prévia mais frequente a QA, podendo evoluir também de sítios de radiação, exposição química, inflamação, trauma crônico ou cicatrizes.[1]

Carcinoma basocelular

O carcinoma basocelular (CBC) é o tumor maligno mais comum nos seres humanos. É derivado de células não queratinizadas que se originam da camada basal da epiderme. Caso não seja tratado, ele invade localmente, podendo causar destruição tecidual importante com comprometimento funcional e estético. Metástases são extremamente raras. Seus principais fatores de risco são exposição à radiação ultravioleta e ter pele, cabelos e olhos claros. Pacientes com CBC apresentam risco aumentado para melanoma.[3]

Nevo melanocítico adquirido

São proliferações melanocíticas benignas, em sua grande maioria de tamanho pequeno, coloração homogênea e com as bordas das lesões distribuídas de maneira simétrica.[4] No entanto, podem variar significativamente em número, tamanho, cor e características clínicas.[5]

Os nevos melanocíticos adquiridos (NMA) compreendem os juncionais, os compostos, os intradérmicos, o de Clark, o de Spitz e o azul.[4,5] Iniciam seu aparecimento na puberdade, com pico de incidência entre a quarta e a quinta décadas de vida e com declínio na sexta e sétima década. Há evidências de que a exposição solar e a hereditariedade contribuam para o surgimento desses nevos. Um grande número de nevos indica risco aumentado de melanoma.[5]

Nevo melanocítico displásico

Também conhecido como nevo B-K, nevo atípico, nevo de Clark, entre outros, o nevo melanocítico displásico (NMD) é reconhecido como fator de risco para o desenvolvimento de melanoma maligno.[6,7] Possui maior prevalência na população jovem e há relação com exposição solar aguda e intensa.[7]

Melanoma maligno

O melanoma maligno (MM) é um tumor maligno de pele formado a partir da transformação de melanócitos em melanócitos atípicos.[1,6] Apesar de representar apenas 4% dos cânceres de pele, ele é responsável por até 77% das mortes por essa enfermidade, sendo o mais fatal entre os adultos jovens.[1] Apresenta leve predomínio no sexo feminino e pode ocorrer em qualquer idade, sendo que a maior frequência se encontra entre a quarta e a sexta décadas de vida.[4]

O MM é resultante da interação de fatores genéticos, constitucionais e ambientais. Os principais fatores de riscos são: mudança ou aparecimento de nevos melanocíticos e nevos displásicos; pessoas de pele e olhos claros, tendência à queimadura e inabilidade ao bronzeamento, alterações actínicas importantes da pele; exposição solar excessiva de forma intermitente (principalmente a que ocorre antes dos 18 anos); história familiar ou pessoal de MM ou qualquer outra forma de câncer de pele; doenças que possuam defeitos no reparo do DNA (como o xeroderma pigmentoso), além de mutações genéticas.[1,4,6]

O MM é dividido em quatro tipos principais: melanoma disseminativo superficial, melanoma nodular, lentigo maligno melanoma e melanoma lentiginoso acral, os quais serão esmiuçados a seguir. Há ainda outros subtipos, como o melanoma desmoplásico, o melanoma spitzoide e o melanoma amelanótico, que aqui são apenas citados.

Verruga viral

É uma proliferação benigna da pele e mucosas causada pela infecção por diversos tipos de papilomavírus humano (HPV). O contágio é direto ou indireto, com a inoculação do vírus por meio de defeitos no epitélio. É autoinoculável, e seu tempo de incubação varia de 2 a 9 meses. É mais comum em crianças e adolescentes.[2,3]

Tumores epiteliais benignos (acrocórdon, queratose seborreica)

Acrocórdon é o mais comum dos tumores fibrosos. Surge, geralmente, na meia-idade. Não tem importância clínica, exceto esteticamente.

Queratose seborreica (QS) é o tumor epidérmico benigno mais comum da pele; sua etiologia é desconhecida. Genética, exposição solar e infecção são tidas como possíveis fatores. O surgimento abrupto de múltiplas QS no tronco é considerado sinal paraneoplásico, sinal de Leser-Trélat, particularmente associado ao adenocarcinoma gástrico.[2,3]

Quando pensar

Deve-se pensar em tumores de pele quando há o estabelecimento de lesões que não existiam ou mudanças nas lesões previamente existentes. Deve-se ter atenção às feridas que não cicatrizam, às lesões infiltradas, com mudança de cor ou tamanho, ao início recente de prurido, ao sangramento aos pequenos traumas, à alteração de superfície, entre outros.

O que fazer

Anamnese

É importante investigar sobre exposição solar durante a infância, inclusive o número de queimaduras sofrido; sobre hábitos de lazer e trabalho na vida adulta; uso de filtro solar; exposição à irradiação radioterápica; uso de imunossupressores e história pessoal e familiar de câncer de pele.

Exame físico

Queratose actínica

São lesões maculopapulosas, eritematosas, recobertas por escamas secas, de superfície áspera (melhor reconhecida pela palpação do que pela inspeção) e de cor amarela a castanho-escura (Figuras 202.1 e 202.2). As escamas são aderentes e, ao serem destacadas, podem ocasionar pequenos sangramentos.[2] Há preferência por localizações em áreas expostas, como couro cabeludo, face, "V" do decote, dorso dos antebraços e mãos.[1]

Doença de Bowen

A DB é caracterizada por uma placa solitária, avermelhada, com bordos irregulares e limites bem definidos. Há descamação ou crosta na superfície que, quando retirada, mostra superfície granulosa e secretante. A lesão estende-se gradualmente, sem tendência à cura central (Figuras 202.3 e 202.4).[2] As localiza-

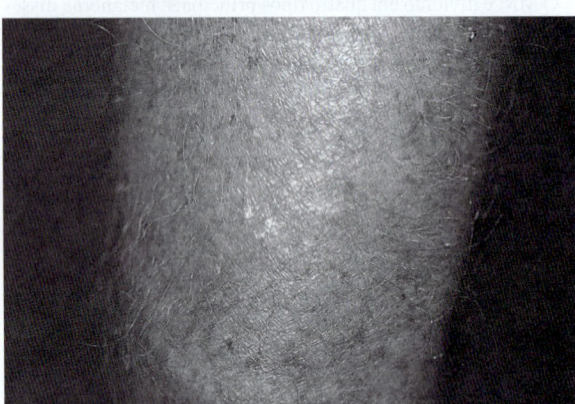

▲ **Figura 202.1**
Queratose actínica em região de fotoexposição crônica.

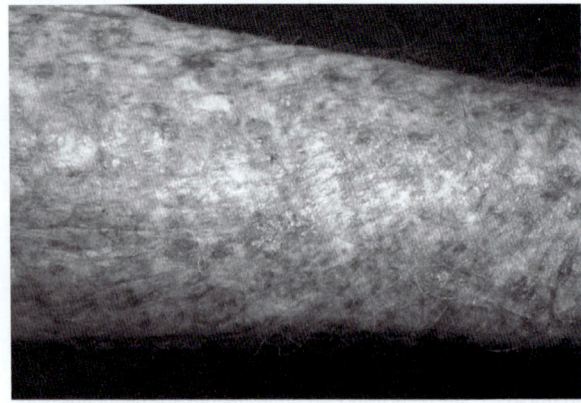

▲ **Figura 202.2**
Múltiplas queratose actínicas em antebraço de idoso.

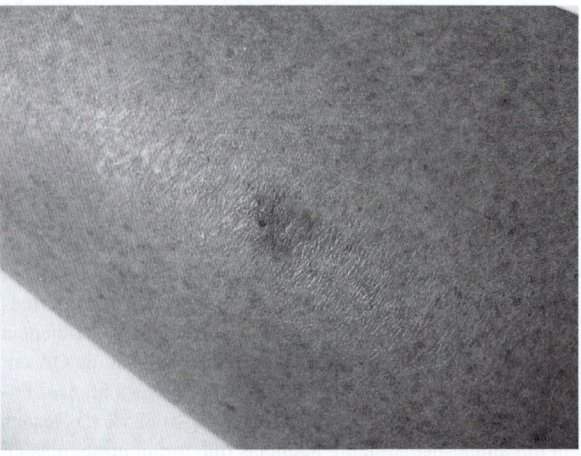

▲ **Figura 202.3**
Doença de Bowen.
Fonte: Imagem gentilmente cedida pela Dra. Louise Lovatto.

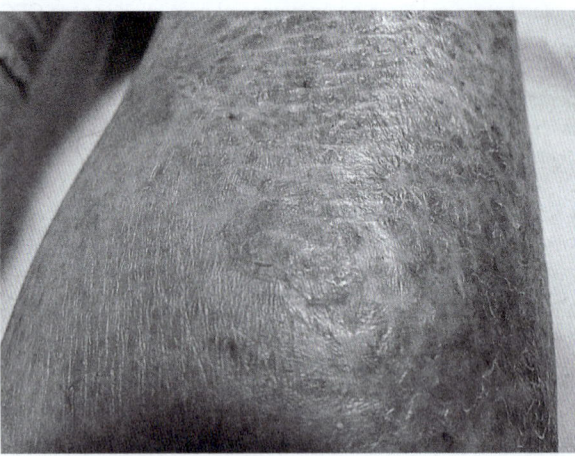

▲ **Figura 202.4**
Doença de Bowen.
Fonte: Imagem gentilmente cedida pela Dra. Louise Lovatto.

ções mais comuns são a cabeça e o pescoço, seguidos pelas pernas, mas qualquer parte do corpo pode ser afetada.

Carcinoma espinocelular

O CEC pode manifestar-se clinicamente na pele como pápula, pápula queratósica, nódulo, nódulo ulcerado e lesões em placa, vegetantes ou verrucosas (Figura 202.5).[1] As localizações mais comuns são lábio inferior, orelhas, face, dorso das mãos, mucosa bucal e genitália externa.[2] Tumores localizados no lábio, região temporal, dorso das mãos, fronte e orelhas apresentam maior índice de metástase.[1]

Carcinoma basocelular

O CBC geralmente se desenvolve nas áreas da cabeça e pescoço expostas à luz solar, mas pode ocorrer em outros locais do corpo, exceto mucosas, palmas e plantas.[2,3] Pode-se apresentar papuloso, translúcido, com telangiectasias, com ou sem ulceração e bordas cilíndricas e peroladas. As características do CBC variam conforme o subtipo clínico: nodular (o mais comum) (Figura 202.6), superficial (placa eritematodescamativa pouco infiltrada) (Figura 202.7), esclerodermiforme (placa escleroatrófica

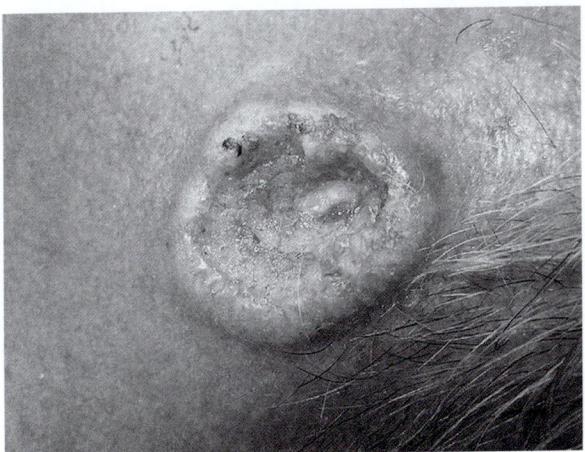

▲ **Figura 202.5**
Carcinoma espinocelular na fronte.

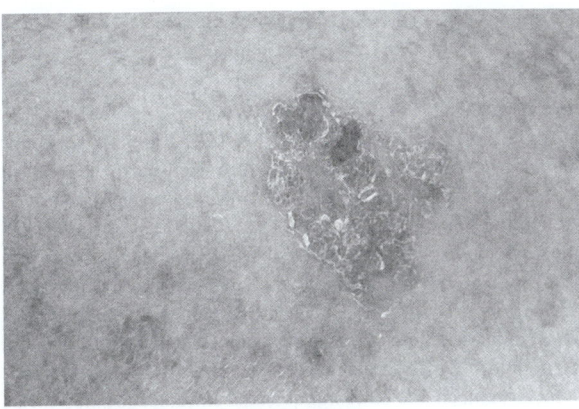

▲ **Figura 202.7**
Carcinoma basocelular superficial no tronco.

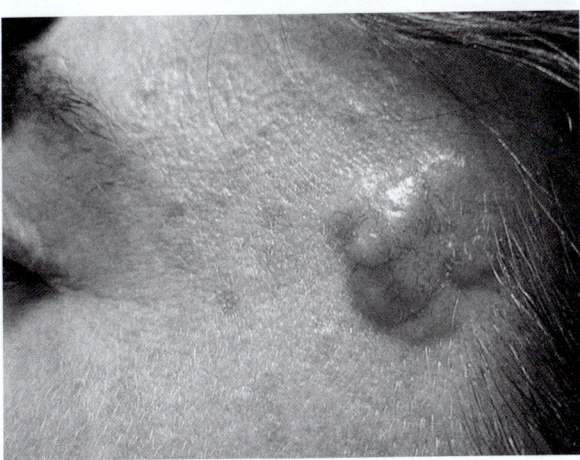

▲ **Figura 202.6**
Carcinoma basocelular nodular na face.

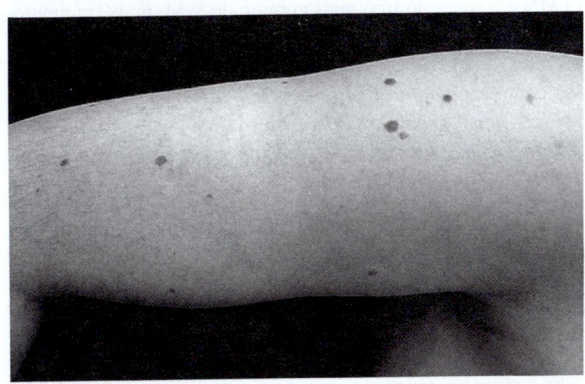

▲ **Figura 202.8**
Nevos melanocíticos adquiridos.

de bordas mal definidas), pigmentado (nodular com pigmentação melânica) e fibroepitelioma de Pinkus (pápula rósea).[2,3]

Nevo melanocítico adquirido

Pode aparecer em qualquer área da superfície corpórea. Normalmente são lesões pequenas que podem ser planas, cupuliformes, papilomatosas ou pólipos sésseis. Em relação à cor, variam do castanho à cor da pele, e sua pigmentação tem distribuição uniforme (Figura 202.8).[4]

Nevo melanocíticodisplásico

Não há um consenso sobre o diagnóstico clínico do NMD. No entanto, sugere-se que, na análise de uma lesão melanocítica, constem três das cinco características a seguir: (1) diâmetro maior do que 5; (2) bordas mal definidas; (3) margens irregulares; (4) múltiplas cores; (5) componentes maculares e papulares (Figura 202.9).[7]

Melanoma maligno

O paciente deve ter toda a sua superfície corporal examinada, inclusive o couro cabeludo, as regiões palmoplantares e as mucosas.

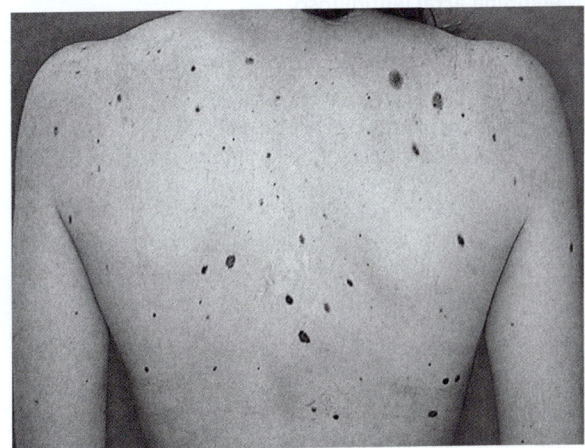

▲ **Figura 202.9**
Vários nevos displásicos no tronco.
Fonte: Imagem gentilmente cedida pela Dra. Louise Lovatto.

Um método importante para auxílio diagnóstico do MM é a regra do ABCDE.[1,4–6]

a. Assimetria de bordas.
b. Bordas ligeiramente elevadas, arciformes e irregulares.
c. Coloração variável – marrom, preta, rosa, cinza e branca.
d. Diâmetro geralmente maior do que 5 a 6 mm.
e. Evolução da lesão.

Como citado, os MM são divididos em quatro grandes grupos, os quais apresentam peculiaridades entre si.[6]

Melanoma disseminativo superficial

O MDS é o tipo mais comum de MM, sendo responsável por cerca de 70% deles (no Brasil, sua prevalência varia de 31-71%). Pode ocorrer em qualquer lugar do corpo, sendo mais comum no tronco (no homem) e nas pernas (nas mulheres).[5] Inicia como uma *mácula assintomática com coloração variada do negro ao marrom*. Pode surgir de um nevo preexistente ou ser uma nova lesão. Primeiramente, inicia com crescimento radial para depois aprofundar-se, quando a lesão pode apresentar forma de pápula ou nódulo, além de área de regressão, representada por uma coloração acinzentada ou esbranquiçada, entremeada pelas várias cores da mesma (Figura 202.10).[6]

Melanoma nodular

O MN é o segundo tipo mais comum de MM, mais frequentemente diagnosticado em homens, na sexta década de vida, com predileção pela cabeça, pescoço e tronco. Em geral, apresenta-se como um *nódulo de crescimento rápido, de cor preta ou azulada, com áreas vermelhas ou róseas, com um padrão de pigmentação assimétrico, podendo apresentar ulceração e sangramento*.[5,6]

Lentigo maligno melanoma

O LMM é o menos frequente dos MM, com maior índice de diagnóstico na sétima década de vida. Ocorre normalmente nas áreas fotoexpostas, sobretudo na face, e apresenta-se como uma *mancha hipercrômica acastanhada de crescimento muito lento, com bordas irregulares e com variações de coloração*.[5,6] O lentigo maligno é considerado o MM *in situ*, precursor do LMM, que é invasivo (Figuras 202.11 e 202.12).[1]

Melanoma acral lentiginoso

O MAL é um tipo incomum de MM também diagnosticado com maior frequência na sétima década de vida, porém responsável por até 70% dos casos de MM em negros. Comumente ocorre nas palmas, nas plantas e no aparato ungueal. Nas duas primeiras localizações, apresenta-se como uma *mácula amarronzada, assimétrica, com bordas irregulares e coloração variada, desde o marrom ao negro*. No aparato ungueal, a possibilidade de MM deve ser considerada sempre que houver uma *banda hiperpigmentada e irregular na unha*, especialmente em indivíduos claros, e se tiver mais de 3 mm de largura. Nos negros, a presença de bandas hiperpigmentadas aumenta com a idade, atingindo 75% das pessoas aos 30 anos (Figura 202.13).[6]

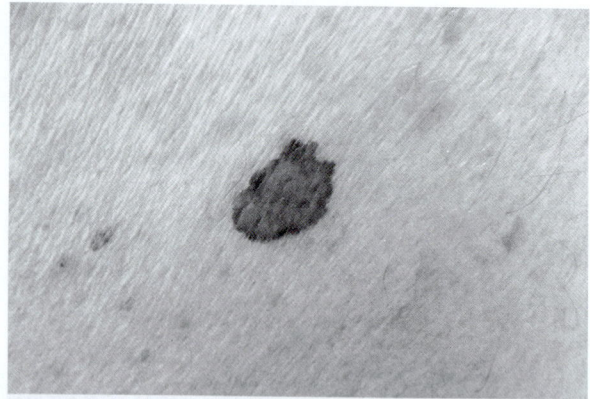
▲ Figura 202.11
Lentigo maligno.

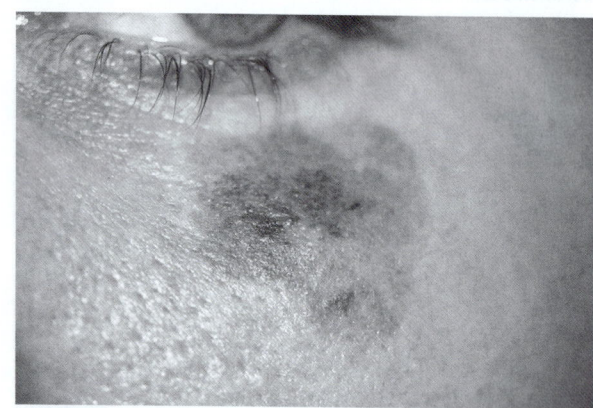
▲ Figura 202.12
Lentigo maligno na face.

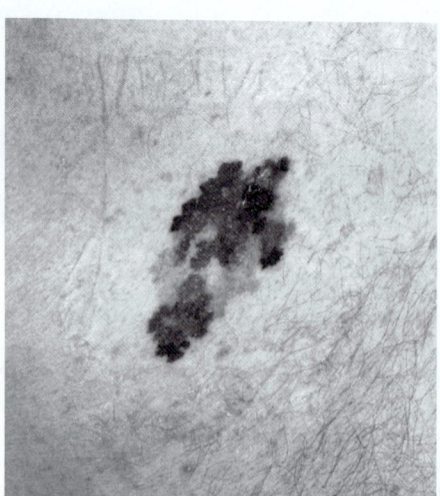
▲ Figura 202.10
Melanoma disseminativo superficial em fase vertical de crescimento.

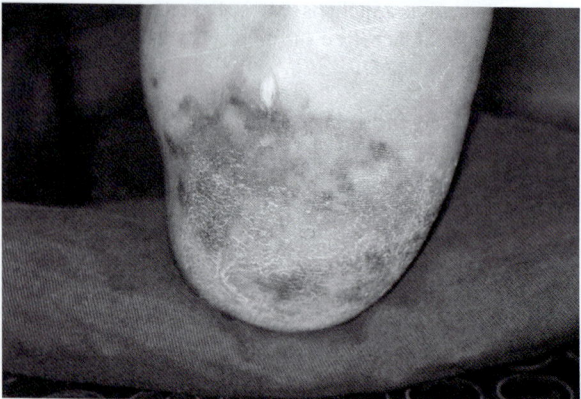
▲ Figura 202.13
Melanoma acral no calcâneo.

Verruga viral

As verrugas são descritas conforme sua morfologia ou localização. As verrugas comuns (vulgares) são pápulas ou nódulos de consistência firme, superfície dura e hiperqueratótica. Na sua superfície, pode haver pontos escuros ou pretos, que correspondem a alças capilares trombosadas (Figura 202.14). Elas podem ocorrer em qualquer área da pele. Podem ainda ser filiformes ou aparecer como cornos cutâneos. As verrugas plantares são pouco salientes, devido à pressão exercida pelo corpo, podendo ser dolorosas. Verrugas planas são pápulas planas de 1 a 5 mm de diâmetro, localizadas principalmente na face, no dorso das mãos e nos membros de crianças e adolescentes. As verrugas genitais ou condilomas acuminados apresentam-se como pápulas ou nódulos vegetantes, exofíticos, que variam em tamanho, podendo ser semelhantes a uma couve-flor. Nos adultos, na sua maioria, são devidas à transmissão sexual. Nas crianças, deve ser investigada a possibilidade de abuso sexual.[2,3]

Tumores epiteliais benignos

Os acrocórdons são pápulas filiformes, de 1 a 5 mm de tamanho, cor da pele ou castanhas, localizadas no pescoço, nas pálpebras, na porção superior do tronco e nas axilas (Figura 202.15).

As queratoses seborreicas são lesões papulosas, verrucosas, circunscritas, de cor branca a negra, geralmente múltiplas, localizadas no tronco, no pescoço, na face e nos membros (Figura 202.16). Elas podem ser confundidas com nevos ou com melanoma. Na dermatoscopia, as QS apresentam pseudocistoscórneos.[2,3]

Exames complementares

Muitas vezes, quando são examinados nevos, tumores e verrugas, é necessária uma confirmação histológica. Para isso, de acordo com a lesão, deve-se solicitar curetagem, *shaving*, ou biópsia. As biópsias podem ser incisionais (quando apenas uma porção da lesão é retirada como amostra) ou excisionais (quando a lesão é retirada por completo). As biópsias podem ser realizadas por *punchs* de diversos diâmetros ou com bisturi.

A dermatoscopia é o método auxiliar mais importante para a diferenciação de uma lesão melanocítica suspeita em relação ao MM. Foram publicadas metanálises que demonstraram um aumento na eficácia do diagnóstico do MM a respeito do exame clínico em 35%. Ela auxilia a indicação, com maior precisão, de quando uma biópsia deve ou não ser realizada. Esse método de estudo das lesões e a possibilidade de seguimento digital geraram a redução de exéreses desnecessárias de nevos em até 40% dos casos.[5]

Diagnóstico

O diagnóstico de QA é realizado com base no exame clínico ou, excepcionalmente, por meio de exame histológico quando existe suspeita de CEC.

Clinicamente, a DB pode ser confundida com várias dermatoses e tumores de pele; por isso, é justificável a realização de biópsia para confirmação diagnóstica.

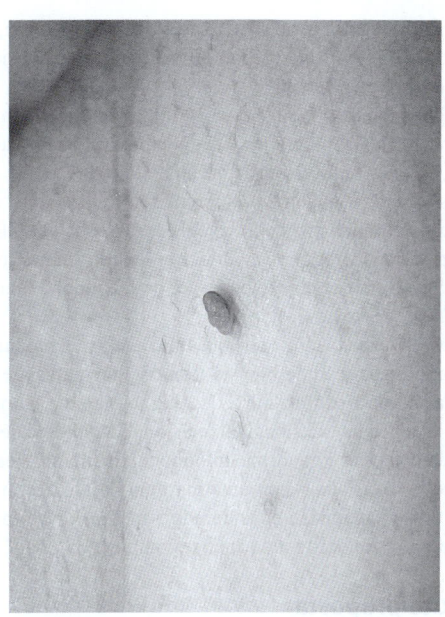

▲ Figura 202.15
Acrocórdon na axila.

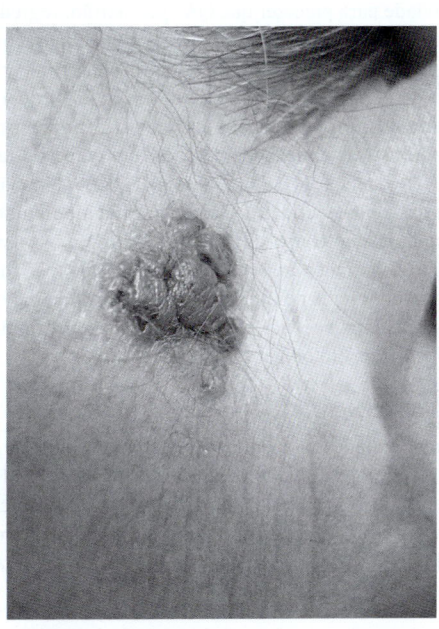

▲ Figura 202.16
Queratose seborreica na face.

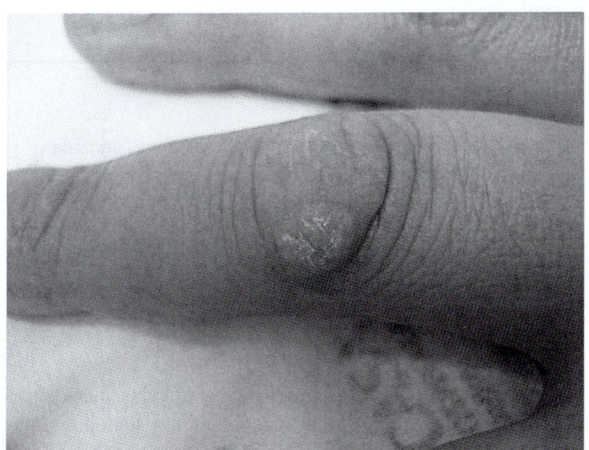

▲ Figura 202.14
Verruga vulgar no terceiro quirodáctilo.

Em relação ao CEC e ao CBC, a realização de biópsia, a qual fornece o parâmetro histológico, é necessária para orientar a melhor opção terapêutica.

O diagnóstico das verrugas virais, do acrocórdon e da queratose seborreica é clínico, mas, havendo dúvida quanto ao diagnóstico, é recomendável confirmação histológica.

Todos os nevos melanocíticos têm seu diagnóstico clínico pautado na simples inspeção visual. A regra do ABCDE: assimetria, bordas irregulares, variações de cor, diâmetro maior do que 5 a 6 mm e evolução da lesão, pode ajudar a identificar o MM.[6]

Se houver suspeita clínica de que uma lesão melanocítica seja maligna, a realização de biópsia torna-se obrigatória e é considerada método padrão-ouro de diagnóstico.[6,8] A opção de realizá-la de forma excisional ou incisional dependerá de localização, da extensão e da forma do tumor.[4] No entanto, realizá-la de maneira excisional, com uma margem de até 2 mm e uma porção do subcutâneo, é considerada a melhor opção por proporcionar ao patologista uma análise completa da lesão.[1,8]

Conduta proposta

Tratamento

Queratose actínica

A inabilidade para predizer que QAs persistirão, regredirão ou se tornarão CEC torna o seu tratamento altamente recomendado. Para a seleção do tratamento apropriado, não há consenso absoluto ou algoritmos. A escolha do tratamento depende da habilidade do profissional que executará o procedimento e das características clínicas da pessoa, bem como do tamanho da lesão, da localização e do número de QAs.[1] As modalidades terapêuticas incluem criocirurgia com nitrogênio líquido, curetagem com ou sem eletrocoagulação e excisão por *shaving*. O tratamento de grandes áreas pode ser feito com o uso tópico de 5-fluorouracil, creme de imiquimode a 5%, gel de diclofenaco a 3%, *criopeeling*, *peelings* químicos de média profundidade e profundos, terapia fotodinâmica ou *laser*.[3]

Doença de Bowen

Várias modalidades terapêuticas podem ser utilizadas, como: excisão e sutura, cirurgia micrográfica de Mohs (CMM), curetagem com ou sem eletrocoagulação, ablação química, com ácido tricloroacético, criocirurgia, uso tópico de 5-fluorouracil, creme de imiquimode, *laser* ablativo, radioterapia e terapia fotodinâmica.[1,3]

Carcinoma espinocelular e carcinoma basocelular

Na conduta, é importante avaliar os critérios de risco para recidiva e metástases. Esses fatores são: tamanho do tumor, grau de diferenciação celular, profundidade da invasão, localização anatômica, se é primário ou recidivado e envolvimento perineural. Entre as opções terapêuticas estão: criocirurgia, curetagem e eletrocoagulação, cirurgia excisional e CMM. Para o CBC superficial, pode ainda ser utilizada quimioterapia tópica (imiquimode e 5-fluorouracil), dependendo da localização e do tamanho da lesão. A CMM é o tratamento de escolha ou o preferido para CBC esclerodermiforme, tumores mal delimitados, removidos incompletamente, de alto risco, recorrentes, maiores do que 2 cm, ou que necessitem conservar mais tecido normal para preservar função. Quando se detecta tumor em vaso linfático, deve-se realizar o esvaziamento ganglionar, seguido de radioterapia.[1,3]

Nevo melanocítico adquirido

Essas lesões cutâneas não necessitam de tratamento, que pode ser realizado apenas para fins estéticos, se esse for o desejo da pessoa. São opções terapêuticas a exérese da lesão e a realização de *shaving*.

Nevo melanocítico displásico

Apesar de reconhecida associação entre NMD e o risco de desenvolvimento de MM, a maioria dos primeiros não progride para tal, por esse motivo, não há necessidade de sua excisão profilática.[7]

Melanoma maligno

O tratamento do MM dependerá do tipo histológico do tumor, da extensão da doença e do comprometimento de outros órgãos. A terapêutica de escolha é a excisão cirúrgica do tumor. A pesquisa do linfonodo sentinela é capaz de revelar micrometástases com precisão em mais de 98% dos casos. Crioterapia e imiquimod tópico são opções terapêuticas em casos reservados, como os lentigos malignos extensos da face, entre outros.[1,6]

Para casos metastáticos, diversas terapias adjuvantes são reconhecidas. Entre elas, podem-se citar a quimioterapia sistêmica, a imunoterapia com agentes microbianos, a terapia com interferon-α e a radioterapia.[1,6] Há também perfusão extracorpórea com hipertermia preconizada para mestástases em trânsito quando em membros.

Verruga viral

A escolha da terapia depende da localização, do tamanho, do número e do tipo de verruga a ser tratada, além da idade e cooperação da pessoa. Em crianças, é frequente a regressão espontânea das lesões. Nas verrugas genitais, os parceiros sexuais devem também ser examinados. Nenhum tratamento é uniformemente efetivo, e as recorrências são frequentes. Entre as diversas modalidades terapêuticas, estão: crioterapia com nitrogênio líquido, eletrocoagulação, curetagem, podofilina e podofilotoxina tópicas nas verrugas genitais, 5-fluorouracil creme, imiquimod, ácido salicílico, ácido retinoico, ácido tricloroacético.[3]

Tumores epiteliais benignos

O tratamento é indicado apenas para fins estéticos. Os acrocórdons e as QS podem ser tratados com crioterapia com nitrogênio líquido, exérese, *laser* ablativo, curetagem ou eletrocoagulação.[2,3]

> **Dicas**
> ▶ Atentar para um nevo que se distinga dos demais nevos da pessoa ("patinho feio").
> ▶ Observar lesões infiltradas e sangrantes.
> ▶ Levar em consideração o que a pessoa observa em relação às mudanças de sua lesão cutânea.

Quando referenciar

Referenciar ao especialista quando houver dúvidas, quando não houver acesso ao diagnóstico histopatológico, nem aos tratamentos propostos.

> **Erros mais frequentemente cometidos**
> ▶ Não realizar o diagnóstico da doença ou fazê-lo em uma fase avançada, quando os recursos terapêuticos podem tornar-se escassos.
> ▶ Realizar biópsias desnecessárias.

Prognóstico e complicações possíveis

Tanto o CBC quanto o CEC e a DB, se diagnosticados precocemente, apresentam bom prognóstico. As principais complicações dessas doenças são as recidivas locais dos tumores e as deformidades que as exéreses podem causar, conforme a extensão das lesões.

O prognóstico e as complicações do MM dependerão do estágio da doença no momento do diagnóstico.

A verruga viral tem um índice de cura de 100%; no entanto, em casos de pessoas imunossuprimidas, as lesões podem disseminar-se, dificultando a terapêutica.

Em relação aos tumores epiteliais benignos e aos NMA, podem-se encontrar complicações terapêuticas, como infecções locais e cicatrizes indesejáveis após exérese para fins de tratamentos estéticos.

Atividades preventivas e de educação

Enfatizar para as pessoas as seguintes orientações:
- Evitar exposição solar entre 10 e 15 horas.
- Usar filtro solar diariamente, reaplicando-o com frequência.
- Procurar um médico caso desconfie de alguma de suas lesões.
- Revisar regularmente a pele.

REFERÊNCIAS

1. Belda Junior W, Di Chiacchio N, Criado PR. Tratado de dermatologia. São Paulo: Atheneu; 2010.
2. Rivitti EA. Dermatologia de Sampaio e Rivitti. 4. ed. São Paulo: Artes Médicas; 2018.
3. Wolff K, Goldsmith LA, Katz SI, Gilchrest BA, Paller AS, Leffell, DJ. Fitzpatrick's dermatology in general medicine. New York: McGraw-Hill; 2008.
4. Ramos-E-Silva M, Castro MCR. Fundamentos de dermatologia. São Paulo: Atheneu; 2009.
5. Cabo H, Argenziano G. Dermatoscopia. Buenos Aires: Ediciones Journal; 2008.
6. Bolognia JL, Jorizzo JL, Rapini RP. Dermatology. Toronto: Elsevier; 2008.
7. Rezze GG, Leon A, Duprat J. Nevo displásico. An Bras Dermatol. 2010;85(6): 863-871.
8. Bichakjian CK, Halpern AC, Johnson TM, Foote Hood A, Grichnik JM, Swetter SM, et al. Guidelines of care for management of primary cutaneous melanoma. J Am Acad Dermatol. 2011;65(5):1032-47.

CAPÍTULO 203

Celulites e piodermites

Nilson Massakazu Ando
Ricardo C. G. Amaral Filho
Ricardo Cesar Garcia Amaral
Thiago Fernandes dos Santos

Aspectos-chave

▶ As piodermites são infecções cutâneas causadas por bactérias piogênicas, *Streptococcus pyogenes* (estreptococos beta-hemolíticos, em especial os do grupo A de Lancefield) e *Staphylococcus aureus*.

▶ As piodermites podem ser classificadas em primárias (quando ocorre na pele com aspecto aparente normal) e secundárias (o surgimento ocorre em área de perda da integridade da pele, resultante de lesões preexistentes, o que facilita a penetração da bactéria).

▶ Os organismos da flora residente da pele (cocos gram-positivos, difteroides e bastonetes anaeróbios) que se formam nas primeiras semanas de vida contribuem para a resistência contra a colonização por bactérias patogênicas, ao hidrolisar lipídeos e produzir ácidos graxos livres, que são tóxicos para diversas bactérias.

▶ A pele apresenta diversos mecanismos de proteção contra infecções, como a barreira física, a descamação e o baixo conteúdo hídrico da camada córnea, o pH baixo da superfície cutânea e as propriedades antimicrobianas do filme lipídico.

▶ Em decorrência do comprometimento dos diversos níveis da pele e suas estruturas, associados aos variados agentes etiológicos, têm-se os distintos quadros clínicos das piodermites: impetigo (quando compromete a epiderme); ectima (quando compromete a derme superficial e média); celulite e erisipela (quando compromete a derme profunda); osteofoliculite, foliculite, furúnculo e antraz (quando compromete o folículo) e paroníquia (quando compromete a unha).

Caso clínico

Sebastiana, 56 anos, costureira, comparece à Unidade Básica de Saúde (UBS) informando que está há 2 dias com febre, além de vermelhidão na perna esquerda e dor intensa, comprometendo o seu trabalho. Relata não ter utilizado nenhuma medicação até o presente momento, realizando apenas compressa morna local.

Ao exame físico, índice de massa corporal de 34, Sebastiana apresenta uma placa em perna esquerda, com sinais flogísticos e discreto edema. Ao examinar os espaços interdigitais dos dedos dos pés, constatam-se fissuras e macerações no 4º espaço do pododáctilo esquerdo. À palpação, apresenta dor intensa, além de dificuldades para deambular.

Teste seu conhecimento

1. Em relação ao quadro apresentado por Sebastiana, qual é a assertiva correta?
    a. Apresenta quadro característico de antraz, devendo ser realizada a sua drenagem
    b. Apresenta quadro característico de erisipela, devendo iniciar o uso de antibiótico sistêmico
    c. Apresenta quadro característico de erisipela, devendo manter apenas a compressa morna local
    d. Apresenta quadro característico de furúnculo, devendo ser realizada a sua drenagem

2. Qual afirmação está correta em relação à celulite?
    a. A celulite acomete, principalmente, a derme e o tecido celular subcutâneo
    b. A celulite apresenta-se como uma lesão elevada e bem delimitada
    c. A celulite não evolui com sintomas gerais, como febre e dor
    d. A perda da integridade da pele por trauma afasta o surgimento da celulite

3. Sobre o impetigo, qual é a alternativa correta?
    a. O impetigo não ocorre em qualquer área exposta do corpo, como face e pescoço
    b. O impetigo não bolhoso (crostoso) é o mais comum entre crianças de 2 a 5 anos
    c. O impetigo ocorre em qualquer idade, sendo mais comum em lactentes e crianças
    d. A maioria dos casos de impetigo resulta em glomerulonefrite aguda pós-estreptocócica

4. Marque a alternativa INCORRETA.
    a. A ectima deixa cicatriz devido ao nível de agressão à pele, que é causada pelo agente etiológico
    b. A osteofoliculite é um processo inflamatório profundo da unidade pilossebácea
    c. O antraz é um conjunto de furúnculos confluentes, que drenam por orifícios diferentes
    d. O hordéolo é a inflamação estafilocócica aguda das glândulas das pálpebras

Respostas: 1B, 2A, 3C, 4B

Do que se trata

A celulite é uma infecção de caráter agudo que atinge os tecidos mais profundos da pele, especialmente o tecido subcutâneo, acompanhada de febre, linfadenopatia regional e dor, representando uma complicação comum de feridas e úlceras. Na pele, manifestam-se com edema e eritema difusos, além de dor à palpação. O limite nítido entre a pele lesada e a pele sadia é impreciso e, se não tratadas a tempo, tendem à rápida disseminação.[1,2]

O termo *pyoderma* é derivado do grego *pyon* (pus) e *derma* (pele), portanto, piodermites são infecções purulentas da pele e dos seus anexos, ocasionadas, na maioria das vezes, por bactérias gram-positivas (estafilococos ou estreptococos), isolados, ou em associação.[1] As piodermites primárias são aquelas nas quais a infecção ocorre na pele previamente saudável, e o tratamento eficaz faz com que retorne às suas condições normais. As infecções secundárias podem ocorrer em lesões preexistentes, sendo colonizada por bactérias da flora residente na pele, transitória, ou mesmo por germes oportunistas. Algumas vezes, as afecções são resultantes da ação das toxinas produzidas por certos tipos de estafilococos ou estreptococos, como ocorre na síndrome da pele escaldada estafilocócica.[2]

Os distintos quadros clínicos das piodermites estão listados no Quadro 203.1.

Quadro 203.1 | Quadro clínico das infecções de pele

Quadro clínico	Do que se trata	Observação
Impetigo	Infecção superficial da pele causada por estafilococos, estreptococos, ou ambos É dividido em dois tipos clínicos: o bolhoso e o não bolhoso (crostoso)	Pode ocorrer em qualquer parte exposta do corpo (face, pescoço, mão e extremidades) e em qualquer idade, sendo mais comum em lactentes e crianças
Impetigo não bolhoso (crostoso)	Infecção inicialmente estreptocócica, com o estafilococo instalando-se como infecção secundária. Ocorre formação de vesículas ou pústulas transitórias, que evoluem para crostas	Em torno de 5% dos casos ocasionados pelo S. pyogenes pode resultar em glomerulonefrite aguda pós-estreptocócica
Impetigo bolhoso	Manifesta-se pelo surgimento rápido de vesículas e bolhas flácidas e superficiais, que em torno de 2 dias rompem, dando origem à crosta amarelada de aspecto circinado. As bolhas surgem devido à acantólise na camada granular da pele causada pela toxina esfoliativa produzida pelos estafilococos	Corresponde a uma forma localizada da síndrome da pele escaldada que ocorre nas crianças (é o mais comum entre de 2 a 5 anos)
Ectima	Inicia com uma vesícula, ou vesicopústula, que evolui para uma lesão ulcerada, recoberta por uma crosta aderente e circundada por halo eritematoso A ectima deixa cicatriz após o tratamento em decorrência do nível de agressão à pele, que é causada pelo agente etiológico	Frequentemente, localiza-se nas pernas e pode ser desencadeado por pequenos traumas, picadas de insetos, especialmente em pessoas com condição higiênica precária
Foliculites	São processos inflamatórios que atingem o folículo pilossebáceo	Apresenta quadros clínicos evolutivos distintos, de acordo com o nível anatômico atingido no folículo
Foliculite superficial, ou osteofoliculite	Processo inflamatório localizado no óstio do folículo piloso. Caracteriza-se por pequenas pústulas muito superficiais, centradas por um pelo, podendo comprometer qualquer parte do corpo	É frequente no couro cabeludo, nas nádegas e nos membros, não prejudicando o crescimento capilar
Foliculite decalvante	Foliculite crônica que leva à intensa destruição folicular, seguindo-se de atrofia que leva à alopecia cicatricial. O S. aureus frequentemente pode ser isolado das pústulas, mas sua etiologia não está esclarecida	Provavelmente resulta da resposta do hospedeiro às toxinas liberadas pela bactéria
Foliculite da barba, ou sicose da barba	Infecção estafilocócica crônica da barba. Manifesta-se por pápulas inflamatórias e pústulas com tendência à recidiva	Diagnóstico diferencial com tinha da barba, acne vulgar (encontrados comedões, pápulas, cistos e nódulos) e pseudofoliculite (pelos encurvados que penetram na pele)
Furúnculo	Infecção do folículo piloso e glândulas sebáceas, causada, em geral, pelo S. aureus e precedida por uma foliculite Apresenta nódulos eritematosos dolorosos, que, com o transcorrer do tempo, tornam-se flutuantes, quando então poderão ser drenados	Como fatores predisponentes: diabetes melito, obesidade, imunodeficiências, corticoide, terapia sistêmica e trauma local da pele Pelo mecanismo de autoinoculação, podem surgir novas lesões, prolongando o processo
Antraz, ou Carbúnculo	Conjunto de furúnculos confluentes, separados por septos que drenam por orifícios diferentes ("sinal do bico de regador"), tendo sua localização mais comum na nuca	É comum conceituá-lo: "antraz é um furúnculo atroz e atrás"

(Continua)

Quadro 203.1 | Quadro clínico das infecções de pele *(Continuação)*

Quadro clínico	Do que se trata	Observação
Hordéolo	Inflamação estafilocócica aguda das glândulas das pálpebras. O quadro clínico é caracterizado por eritema, dor e edema acentuado da pálpebra comprometida	As mais afetadas são as glândulas de Meibomius (produz a fase gordurosa do filme lacrimal) – nesse caso, há o hordéolo interno O comprometimento das glândulas de Zeis (pequena glândula sebácea) e de Moll (glândula sudorípara), que estão próximas dos cílios, constitui o hordéolo externo
Pseudofoliculite *(Pili incarnati)*	Processo inflamatório da área da barba e pescoço envolvendo folículos pilosos e a pele circunvizinha, decorrente da irritação da pele pela penetração de fios da barba antes de saírem do folículo piloso ou fios, que, ao emergirem do folículo, por serem curvos e fortes, penetram na pele, levando ao desencadeamento de uma reação ao corpo estranho Clinicamente apresenta pápulas, pústulas, cicatrizes queloidianas, manchas e pelos encravados, com predomínio na face e no pescoço	Acomete principalmente homens negros, podendo ocorrer em mulheres que fazem depilação na área da virilha (queixa muito frequente) O diagnóstico é estabelecido pelo exame clínico
Paroníquia estafilocócica	Inflamação aguda ou crônica que envolve as dobras das unhas e o tecido periungueal, sendo o agente etiológico envolvido o *S. aureus* Tem como característica clínica a presença de eritema, edema, com a formação de pus e presença de dor latejante	São fatores desencadeantes soluções de continuidade da epiderme resultante de traumas em manicure, onicomicose e exposição excessiva das mãos a detergente e água (donas de casa e lavadores de pratos)
Eritrasma	Infecção bacteriana de áreas intertriginosas que tem como agente etiológico o *Corynobacterium minutissimum*, um bastonete gram-positivo (maior ocorrência em países tropicais) Sua característica clinica são manchas acastanhadas, marrons ou avermelhadas localizadas em áreas de dobras, como espaços interdigitais dos pés, axilas, área inguinocrural e prega mamária, por serem úmidas e apresentarem maceração	Fatores predisponentes: diabetes melito, obesidade, hiperhidrose
Síndrome da pele escaldada estafilocócica	Infecção bolhosa causada por cepas toxigênicas do *S. aureus*, ocasionando uma bolha estéril na camada granular. Em consequência da localização, a bolha formada é flácida, devido ao seu teto fino. A intensidade da doença leva a uma perda superficial disseminada da pele Geralmente é precedida por conjuntivite, nasofaringite e rinite purulenta, seguida de exantema macular avermelhado com formação de bolhas que disseminam rapidamente Pode cursar com febre e irritabilidade As bolhas que se descolam dão origem a uma descamação laminar, deixando uma base úmida e eritematosa, causando o aspecto de grande queimado (pode levar a perdas hídricas extensas e desequilíbrio eletrolítico) O diagnóstico é feito fundamentado na clínica	Ocorre com mais frequência em neonatos e crianças com menos de 6 anos, pois a taxa de filtração glomerular da toxina epidermolítica é 50% menor do que o valor do adulto. Além disso, na criança, associada à filtração parcial da toxina epidermolítica tem-se a falta de imunidade especifica contra ela É importante fazer diagnóstico com necrólise epidérmica tóxica, causada por medicamentos
Celulite	Infecção e inflamação difusa, crescente, edematosa, eritematosa e supurativa da pele Acomete principalmente a derme e o tecido celular subcutâneo, manifestando-se como uma lesão não elevada e maldelimitada (é um diagnóstico diferencial com a erisipela)	Evolui com sintomas gerais como febre, dor e estado geral comprometido
Erisipela	Celulite superficial, observada mais frequentemente acima dos 60 anos, tendo como principal agente o estreptococos beta-hemolítico do grupo A Afeta principalmente os membros inferiores, e a penetração ocorre por soluções de continuidade, como as micoses interdigitais O diagnóstico é clínico, com lesão de instalação rápida e evolução com eritema e edema de limites bem definidos, além de calor e dor É comum observar comprometimento linfático	Surtos repetidos podem ocorrer em uma mesma região Os fatores predisponentes locais são principalmente a insuficiência venosa e a linfangite crônica Os fatores sistêmicos são obesidade, diabetes melito, hipertensão arterial, fumo e alcoolismo

Fonte: Adaptado de Gontijo e colaboradores,[1] Lazzetti,[2] Brasil[3] e Empinotti e colaboradores.[4]

O que pode ocasionar

Tanto a celulite quanto a piodermite são infecções cutâneas causadas por bactérias piogênicas, principalmente o *S. pyogenes* (estreptococos beta-hemolíticos, em especial os do grupo A de Lancefield) e o *Staphylococcus aureus*. Estes também são os responsáveis pela maioria das infecções secundárias em lesões preexistentes.[1]

Ocasionalmente, outras bactérias podem estar envolvidas: em crianças, sobretudo abaixo de 2 anos de idade, o *Haemophilus influenzae* deve ser considerado entre os agentes etiológicos. O *S. pneumoniae* também pode causar celulite em crianças mais novas, mais comumente na face e com lesões eritematopurpúricas. Bactérias entéricas, como *Pasteurella multicoda*, *Erisipelothrix* sp., *Cryptococcus neoformans* e micobactérias atípicas, podem produzir o quadro em crianças imunossuprimidas, inclusive nas portadoras do vírus da imunodeficiência humana (HIV).[1]

O que fazer

Anamnese

- Perguntar sempre sobre a presença de dor, prurido, duração e evolução da lesão.
- Verificar a presença de febre ou mal-estar, com comprometimento do estado geral.
- Em feridas causadas por mordidas/picadas, perguntar qual é o animal/inseto.
- No aparecimento de furúnculo, verificar o risco de resistência baixa (doença vascular periférica, diabetes melito, imunodeficiência, uso abusivo de álcool, uso crônico de corticoides orais ou fármacos citotóxicos, esplenectomia).
- Verificar a ocorrência de episódios anteriores, curso e, eventualmente, o tratamento prévio com agentes antimicrobianos.

Exame físico

Observar as características de cada quadro clínico, conforme apresentados no Quadro 203.1, e analisar os sintomas gerais.

Exames complementares

- Não são necessários exames sorológicos e de cultura.[5]

Conduta proposta

Celulite e erisipela

O tratamento da celulite e da erisipela envolve o uso de antibióticos, conforme as recomendações a seguir:

- Penicilina G procaína, 400.000 UI, IM, a cada 12 horas, por no mínimo 10 dias.
- Cefalexina, 500 mg, VO, 4x ao dia, por 10 dias.
- Ciprofloxacino, 500 mg, VO, 2x ao dia, por 10 dias.
- Eritromicina, 500 mg, VO, 4x ao dia, por 10 dias nas pessoas alérgicas à penicilina e às cefalosporinas.
- Casos recorrentes, utilizar penicilina benzatina, 1.200.000 UI, IM, de 3/3 semanas, por 1 ano.

Piodermites

Impetigo

O tratamento local do impetigo é realizado com higiene local (limpeza com água e sabonete, 2 a 3 vezes ao dia, para remoção das crostas) e antibióticos locais:

- Mucopirocina 2% (pomada), 3x ao dia.
- Ácido fusídico 2% (creme), 3x ao dia.

Se houver dificuldade na remoção de crostas, elas podem ser amolecidas com aplicação de vaselina.

É conveniente evitar o uso de neomicina tópica devido ao potencial de desenvolver eczema de contato.

Nos casos graves, quando existem lesões disseminadas e comprometimento do estado geral, está indicado o uso de antibióticos sistêmicos:

- Penicilina benzatina: 1.200.000 UI (para adultos) e 50.000 UI/kg, até no máximo 900.000 UI (para crianças com peso abaixo de 27 kg), dose única.
- Eritromicina 30 a 50 mg/kg/dia, 4x ao dia, VO (para crianças), e 500 mg, 4x ao dia, VO (para adultos), por 5 a 7 dias.
- Cefalexina 30 a 50 mg/kg peso/dia, 4x ao dia, VO (para crianças), e 500 mg, 4x ao dia, VO (para adultos), por 5 a 7 dias.
- Azitromicina 500 mg/dia, VO, durante 5 dias (para adultos), e 10mg/kg/dia, 1 dose por dia, 3x ao dia, ou 10 mg/kg no primeiro dia, seguido por 5 mg/kg, durante 4 dias, administrados em dose única diária (para crianças).

Deve-se preferir o uso de cefalexina em caso de suspeita de infecção por estafilococos devido à resistência bacteriana à penicilina e à eritromicina.

Furúnculo

Tratamento local com uso de antibióticos tópicos:
- Mucopirocina 2% (pomada), 3x ao dia.
- Ácido fusídico 2% (creme), 3x ao dia.

Tratamento com antibióticos sistêmicos:

- Eritromicina, 30 a 50 mg/kg/dia, 4x ao dia, VO (para crianças), e 500 mg, 4x ao dia, VO (para adultos), por 5 a 7 dias.
- Cefalexina, 500 mg, 4x ao dia, VO (para adultos), e 30 a 50 mg/kg/dia, 4x ao dia, VO (para crianças), por 5 a 7 dias.
- Azitromicina, 500 mg/dia, VO (para adultos), durante 5 dias e 10 mg/kg/dia, 1dose por dia, 3x ao dia ou 10 mg/kg no primeiro dia, seguido por 5 mg/kg, durante 4 dias, administrados em dose única diária (para crianças).

Realizar a drenagem da lesão quando estiver flutuante.

Antraz

No tratamento do carbúnculo/antraz, podem-se empregar compressas quentes, que aceleram a flutuação da lesão, seguidas pela drenagem cirúrgica. O tratamento medicamentoso segue igual ao dos furúnculos.

Hordéolo

O tratamento local considera: ciprofloxacino, 0,3%, pomada oftálmica, 3x ao dia.

O tratamento sistêmico considera: ciprofloxacino, 500 mg, VO, 2x ao dia, por 5 dias.

Pseudofoliculite, ou *Pili incarnati*

Podem-se usar antibióticos tópicos e sistêmicos, semelhantes ao tratamento dos impetigos.

Paroníquia estafilocócica

O tratamento consiste na drenagem cirúrgica (utilizar lâmina n° 11), o que levará a um grande alívio.

Utilizar antibióticos tópicos, como a mupirocina 2% (pomada), e o ácido fusídico 2% (creme).

Evitar neomicina tópica, pois pode causar eczema de contato. Caso necessário, utilizar antibiótico sistêmico, ou seja, cefalexina, 500 mg, 4x ao dia, VO, durante 7 dias.

Eritrasma

O tratamento deve ser feito com uso de antibiótico sistêmico:

- Eritromicina, 250 mg, VO, 4x ao dia, por 5 dias.
- Claritromicina, 1g, VO, dose única.

Para o tratamento tópico pode-se utilizar:

- Miconazol 1% (creme).
- Clotrimazol 1% (creme).
- Econazol 1% (creme).

É importante lembrar-se de que o eritrasma não responde ao tratamento com cetoconazol 2% (creme).

Síndrome da pele escaldada estafilocócica

O tratamento deve ser feito com a pessoa hospitalizada, devido à necessidade de reposição hidreletrolítica e de cuidados de enfermagem.

Devem-se utilizar antibióticos penicilinase-resistentes (p. ex., oxacilina, cefalotina, dicloxacilina) e intravenosos, para erradicar o estafilococo do foco da infecção, pois a maioria dos *S. aureus* produtores de toxinas epidermolíticas produzem penicilinase.

Quando referenciar

Caso o quadro clínico não esteja evoluindo bem, apesar de todos os protocolos terem sido realizados, deve-se referenciar ao especialista focal para que ele analise os diagnósticos diferenciais e a necessidade de internação hospitalar com vistas a tratamento com medicamento intravenoso.

Prognóstico e complicações possíveis

Uma variedade de complicações pode acompanhar as infecções causadas pelo estreptococo do grupo A, sendo a glomerulonefrite difusa aguda uma consequência das infecções estreptocócicas cutâneas. O tratamento do impetigo não reduz o risco de glomerulonefrite, mas diminui a disseminação da cepa nefritogênica para a população.[4]

Os sorotipos mais envolvidos na relação piodermite e glomerulonefrite são 2, 49, 55, 57 e 60, sendo o período de latência para a glomerulonefrite de 18 a 21 dias. O estreptococo beta-hemolítico do grupo A não é comumente observado antes dos 2 anos de idade, havendo um aumento progressivo entre crianças mais velhas.[1]

Atividades preventivas e de educação

Entre os conselhos de higiene em uma infecção da pele citam-se:

- Lavar as mãos regularmente com sabão e cortar as unhas curtas, usar toalha própria (troca diária da toalha).
- Lavar o corpo com sabão todos os dias.
- Evitar o contato com a pele infectada (p. ex., coçar).

Em infecções profundas da pele, deve-se limitar a carga na região comprometida e, sempre que possível, posicionar a parte do corpo afetada para o alto.

Por fim, aconselhar pessoas que trabalham na indústria alimentícia ou na área de saúde a entrar em contato com o médico da empresa.[5]

ÁRVORE DE DECISÃO

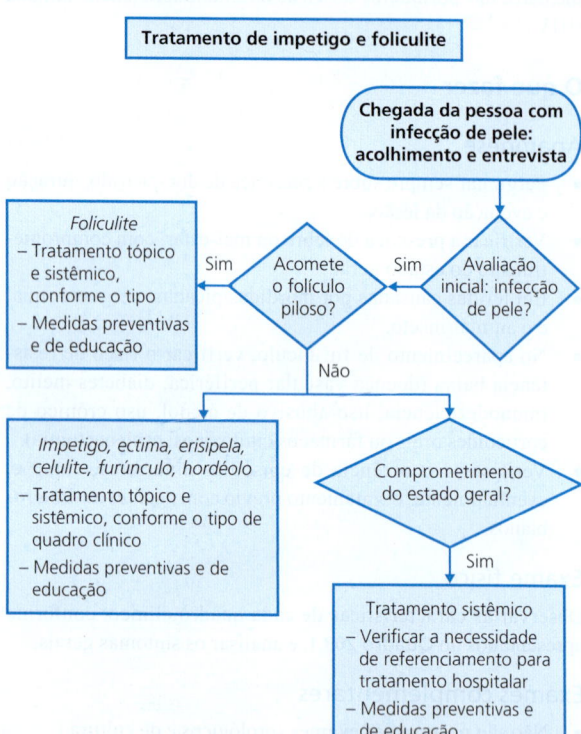

REFERÊNCIAS

1. Gontijo B, Pereira LB, Silva CMR. Antibióticos em dermatologia. In: Sociedade Brasileira de Pediatria. Antimicrobianos na prática clínica pediátrica: guia prático para manejo no ambulatório, na emergência e na enfermaria. Rio de Janeiro: SBP; 2003.

2. Iazzetti AV. Infecções cutâneas na criança: conduta terapêutica. Ped Modern. 2005;61:78-85.

3. Brasil. Ministério da Saúde. Acolhimento à demanda espontânea. Brasília: MS; 2013. Cadernos de Atenção Básica, n. 28, v. 1.

4. Empinotti JC, Uyeda H, Ruaro RT, Galhardo AP, Bonatto DC. Pyodermitis. An Bras Dermatol. 2012;87(2):277-284.

5. Wielink G, Koning S, Oosterhout RM, Wetzels R, Nijman FC, Draijer LW. Infecções bacterianas da pele. Resumo de diretriz NHG M68 (agosto 2007). Rio de Janeiro: SBMFC; 2014.

CAPÍTULO 204

Micoses e onicomicoses

Ana Paula Andreotti Amorim
Renata Alves de Souza Paluello

Aspectos-chave

▶ As infecções fúngicas superficiais, apesar de pouco graves, podem acarretar sintomas incômodos, como dor e prurido, além de piora da autoestima e do risco de infecções associadas.

▶ As micoses e as onicomicoses são causadas, sobretudo, por dermatófitos e cândida, que, embora possam apresentar quadros clínicos discretamente diferentes, compartilham o mesmo método diagnóstico e tratamento.

▶ O micológico direto é recomendado em todas as lesões sugestivas de micoses, sendo mandatório para se estabelecer o tratamento das onicomicoses.

▶ O tratamento preferencial das micoses de pele é tópico, recomendando-se os azóis, devido ao melhor custo-benefício, embora a terbinafina (uma alilamina) apresente maior taxa de cura. Uma boa higienização e a manutenção da região acometida seca também são importantes.

▶ No tratamento das onicomicoses, devem-se levar em conta a certeza diagnóstica, os efeitos negativos da doença e do tratamento (efeitos colaterais, baixa taxa de cura, duração prolongada e custos), uma vez que o tratamento é preferencialmente sistêmico.

Caso clínico

Marcos, 54 anos, com obesidade grau II e diabetes em bom controle glicêmico com dose baixa de hipoglicemiante oral, procurou o médico de família e comunidade com queixa de prurido em região inguinal há 4 semanas. Relata que percebeu, inicialmente, uma pequena mancha vermelha no local, que cresceu com o tempo.

Ao exame físico, nota-se, na região inguinal, bilateralmente, máculas eritematosas, úmidas, maceradas e descamativas acometendo cerca de 10 cm das raízes dos membros a partir do saco escrotal, com bordas elevadas distalmente e coloração acastanhada central, sem dor ou calor à palpação.

Teste seu conhecimento

1. Que exame deve ser solicitado para confirmar a principal hipótese diagnóstica no Caso clínico?
   a. Cultura
   b. Micológico direto
   c. Micológico direto e cultura
   d. Nenhum exame deve ser solicitado

2. Quais são os prováveis agentes etiológicos?
   a. Dermatófitos
   b. Cândida
   c. *Staphylococcus aureus*
   d. Dermatófitos ou cândida

3. Quais são os fatores predisponentes apresentados pelo paciente para desenvolver este problema?
   a. Obesidade
   b. Diabetes melito
   c. Sexo masculino
   d. Todas as alternativas

4. Qual é o tratamento mais adequado para Marcos?
   a. Azol tópico
   b. Azol via oral
   c. Terbinafina via oral
   d. Cefalexina via oral

5. Qual orientação não deve ser oferecida para evitar a recidiva do quadro?
   a. Evitar roupas que impeçam a ventilação
   b. Usar talcos absorventes
   c. Usar roupas íntimas limpas e secas
   d. Expor a região à lâmpada de calor

Respostas: 1B, 2D, 3D, 4A, 5D

Do que se trata

Micoses são infecções fúngicas. Neste capítulo, serão abordadas as micoses da pele e as onicomicoses (micoses das unhas).

As infecções fúngicas de pele representam uma parte significativa da busca espontânea pelos serviços de saúde e, por se tratarem de lesões, muitas vezes, assintomáticas e com evolução lenta, apresentam-se principalmente às unidades de atenção primária à saúde (APS).

A onicomicose é uma infecção fúngica da unha. Sua prevalência está entre 2,7 e 13% em adultos e entre 0,1 e 2,6% em crianças. É mais comum em países subdesenvolvidos e acomete a unha dos pés em cerca de 90% dos casos. Em 25%, há tinha dos pés associada.[1,2]

Os *agentes etiológicos* são adquiridos do meio ambiente ou do contato com outras lesões ou regiões do corpo já colonizadas. São três os tipos mais frequentes: *Candida* sp., dermatófitos e leveduras do gênero *Malassezia*.

A cândida é a mais importante causa de infecções fúngicas oportunistas no mundo. Pode ser detectada em 50% dos indivíduos como parte da flora normal, colonizando o trato gastrintestinal, oral e vaginal.[3] Torna-se agente de infecção oportunista quando ocorrem alterações nos mecanismos de defesa e na flora normal do hospedeiro.

Os dermatófitos são os agentes responsáveis pelas tinhas (dermatofitoses) que apresentam prevalência de 2,5%[4,5] a 15%[6] no meio clínico, conforme o tipo de tinha e a população estudada.

Na tinha do couro cabeludo, um grande hospital de São Paulo encontrou como agentes etiológicos principais o *Microsporum canis* (56,6%), seguido do *Trichophyton tonsurans* (36,6%).[7]

A *Malassezia* é causadora da pitiríase versicolor, uma infecção fúngica superficial muito comum. Apesar de ocorrer no mundo inteiro, apresenta maior incidência em climas tropicais, onde chega a apresentar prevalência de 50%.[8] O distúrbio não é contagioso, pois estes fungos são componentes da flora normal da pele.

Apesar de cada agente possuir descrições de lesão típica, a diferenciação na prática clínica é mais difícil e menos importante, já que o método diagnóstico e o tratamento são semelhantes. Além disso, existem *fatores predisponentes* para a infecção fúngica.

Na tinha inguinal, é fator predisponente o ambiente quente e úmido da região inguinal, ocasionado principalmente por transpiração excessiva.[9,10]

No caso das micoses intertriginosas (em regiões de dobras), os fatores de risco são o aumento da fricção e da umidade da pele, como acontece na obesidade, quando há uso de roupas justas ou oclusivas, na hiperidrose, com o uso de umectantes ou de produtos de higiene pouco absorventes.

No intertrigo das mãos, a exposição à umidade ou ao açúcar é fator de risco. O quadro acontece com maior frequência em profissionais como padeiros, confeiteiros, baristas, domésticas, lavadeiras e pessoas que usem luvas por períodos prolongados.

No caso da pitiríase versicolor, a exposição ao calor e à umidade, a hiperidrose e o uso de óleos na pele são fatores desencadeadores da transformação da colonização por *Malassezia* em infecção. Fatores genéticos, contracepção oral, imunossupressão e desnutrição parecem ser fatores predisponentes adicionais. Não há relação do quadro com má higiene e ocorre mais frequentemente em adolescentes e adultos jovens.

Para a onicomicose, são fatores predisponentes outras lesões de unhas, como trauma, diabetes, história prévia de onicomicose, insuficiência vascular periférica[1] e, em crianças, síndrome de Down.[2]

A diminuição da resposta imunológica também é um fator predisponente para as infecções fúngicas em geral. São exemplos: diabetes melito (DM); uso de corticoides tópicos e sistêmicos; quimioterapia; medicação imunossupressora; desnutrição, recém-nascidos prematuros; exposição ocupacional à açúcar; infecção pelo vírus da imunodeficiência humana (HIV); e uso de antibióticos, principalmente se crônico ou frequente.[3,11]

Os sinais e sintomas mais comuns das micoses da pele são descamação, eritema, prurido e maceração.[10]

São diagnósticos diferenciais:

- Micose dos pés: xerose, eritrasma e queratólise puntuada.[10]
- Micose das mãos: eczema, dermatite de contato, psoríase palmar, mãos mais grossas.[10]
- Micose da região inguinal: eritrasma.[10]
- Intertrigo: *tinha cruris*, dermatite atópica, dermatite de contato, psoríase invertida, eritrasma, intertrigo bacteriano, herpes simples, micose fungoide ou síndrome de Sézary, doença de Paget extramamária, pênfigo familiar benigno, síndrome do glucagonoma, histiocitose de células de Langerhans.[3]
- Tinha do tronco: eczema, impetigo, pitiríase rósea inicial, psoríase localizada.[10]
- Pitiríase versicolor: dermatite seborreica, pitiríase rósea, vitiligo, eritrasma, pitiríase alba, sífilis secundária, papilomatose confluente reticulada de Gougerot-Carteaud, micose fungoide.[8]

O que fazer
Anamnese

Nas micoses da pele, a queixa principal é normalmente o prurido. Pode haver o aparecimento de uma ou mais lesões, que são, em geral, eritematosas e descamativas. Em regiões úmidas do corpo, pode haver também odor desagradável. Na unha, são comuns relatos de dor e incômodo estético, com queixas de espessamento da unha e material poroso entre a lâmina e o leito ungueal.

Os sintomas podem estar presentes há poucos dias ou até meses, já que algumas micoses são oligossintomáticas, como a das unhas, e podem permitir, portanto, que a pessoa demore em procurar o serviço de saúde.

Exame físico
Micose do couro cabeludo

A principal é a tinha do couro cabeludo. Nesse quadro, podem ser encontradas erupções pustulosas e crostosas, áreas pruriginosas e placas de tonsura com cotos pilosos de 1 a 2 mm (ver Figura 204.1), que podem evoluir para lesões inflamatórias se não tratadas.

Uma forma aguda que apresenta intensa reação inflamatória é o *kerion celsi* (ver Figura 204.2), caracterizado por placa elevada, geralmente única, bem delimitada, dolorosa, com pústulas e microabscessos.[10,13]

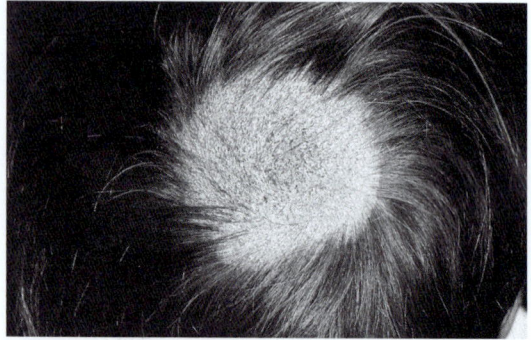

▲ **Figura 204.1**
Micose do couro cabeludo – tinha do couro cabeludo. Áreas de tonsura apresentando cotos pilosos.
Fonte: Klenk e colaboradores.[12]

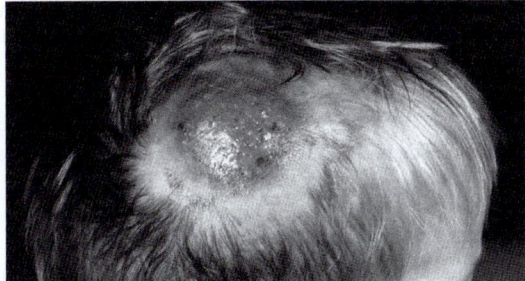

▲ **Figura 204.2**
Micose do couro cabeludo – *kerion*. Placa elevada, inflamatória, com pústulas.
Fonte: Klenk e colaboradores.[12]

O couro cabeludo também pode apresentar *pitiríase versicolor* (ver "Micose do tronco e membros").

Micose da face

Tinha da barba (ver Figura 204.3), ou tinha da face, é rara neste meio. Pode apresentar-se de diversas formas: lesões inflamatórias, exsudativas e supurativas; ou lesões anulares eritêmato-pápulo-escamosas com tendência à cura central sem a borda bem demarcada; ou ainda com lesões idênticas à foliculite da barba (sicosiforme).[10,13]

Crianças também podem ser acometidas por *pitiríase versicolor* em face (ver "Micose do tronco e membros").

Micose dos pés

A micose dos pés pode ser uma *tinha dos pés* ou uma *candidíase* e também é chamada de pé de atleta ou de frieira (ver Figura 204.4), esta última quando acomete a região interdigital e apresenta descamação, fissura, prurido e maceração.

Outro padrão de micose dos pés é o chamado pé-de-mocassim (ver Figura 204.5), quando afeta a região plantar, calcanhar, sola e laterais dos pés e apresenta descamação ou vesículas. Quando crônica, a superfície plantar pode ficar inteiramente recoberta por descamação, assumindo a aparência de hiperqueratose.[14]

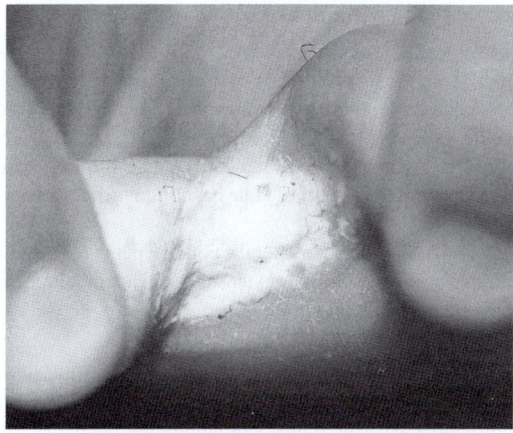

▲ **Figura 204.4**
Micose dos pés interdigital com área macerada.
Fonte: Klenk e colaboradores.[12]

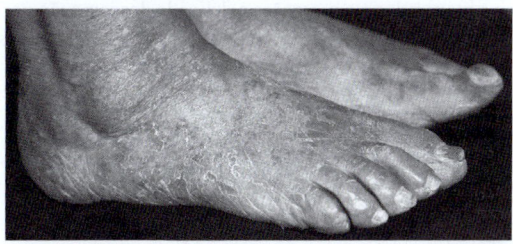

▲ **Figura 204.5**
Micose dos pés – tipo pé-de-mocassim. Eritema e queratodermia plantar. Observa-se, também, onicomicose.
Fonte: Klenk e colaboradores.[12]

Micose das mãos

Tinha das mãos (ver Figura 204.6) leva a uma hiperqueratose aparente nas palmas das mãos, com descamação fina acentuando seus sulcos. Pode estar associada à tinha dos pés e à onicomicose. É característico o acometimento unilateral das mãos.

A *candidíase interdigital* das mãos apresenta-se como eritema e maceração, com descamação periférica. Envolve principalmente o terceiro e o quarto espaço interdigital.

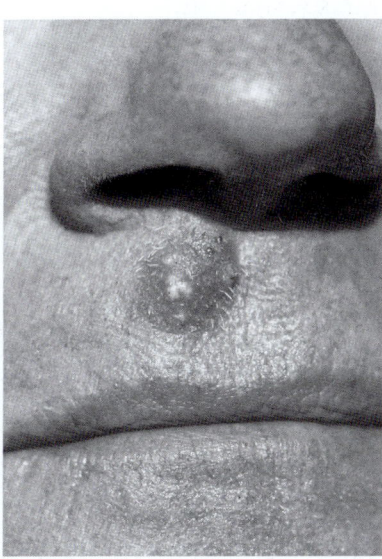

▲ **Figura 204.3**
Micose da barba com aspecto sicosiforme.
Fonte: Klenk e colaboradores[12]

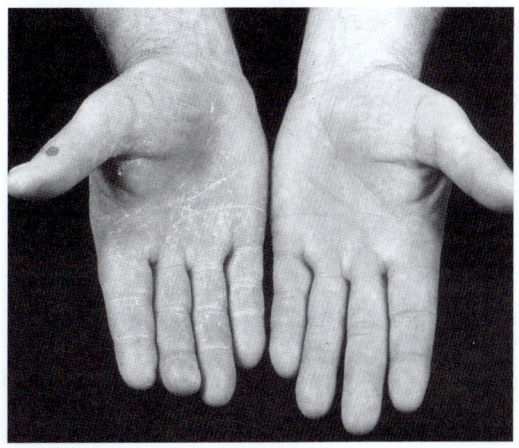

▲ **Figura 204.6**
Micose das mãos. Hiperqueratose e eritema com acometimento típico unilateral.
Fonte: Klenk e colaboradores.[12]

Micose da região inguinal

A lesão inicial da *tinha inguinal* (ver Figura 204.7) é na prega inguinal, com progressão para a coxa. Na borda interna, observa-se aspecto bem eritematoso ou mesmo acastanhado, característico de lesões mais antigas e, na borda externa, a lesão é bem delimitada, descamativa, elevada e circular, em que eventualmente se encontram vesículas. Pode haver liquenificação devido ao prurido.[10,13]

Normalmente, a tinha é bilateral e poupa o pênis e o escroto, e a candidíase, não. Nas formas extensas, pode acometer períneo, glúteos e parede abdominal.

Micose das pregas

As regiões mais frequentemente acometidas pela *candidíase intertriginosa* são a região de fraldas e os interdígitos, além das pregas inguinais, axilas, prega interglúta, prega inframamária e comissuras labiais (a queilite angular, presente principalmente em idosos). Essas micoses estão presentes em regiões úmidas e quentes.

As lesões apresentam-se como placas eritematosas, pruriginosas e maceradas, com erosões e delicada descamação periférica (ver Figura 204.8). São acompanhadas de pápulo ou pústulas eritematosas satélites, que se rompem facilmente exibindo uma base eritematosa e circulada por linha sinuosa de epiderme.[3] Elas podem apresentar também fissuras com sinais de infecção secundária, como dor, queimação e secreção.

Na região das fraldas, ocorre a *dermatite de fraldas* (ver Figura 204.9), uma candidíase caracterizada por placas eritematosas maceradas com pústulas satélites.

Micose do tronco e dos membros

A lesão inicial da *tinha do corpo* aparece como mácula eritematosa, pruriginosa e descamativa (Figura 204.10). Após progressão, há aumento de amplitude radial e elevação da borda. Enquanto a borda se expande, o centro clareia, pois há uma tendência à cura espontânea no centro da lesão.[10,13] Outras formas menos comuns são a forma vesiculosa, em que a lesão primária é a vesícula, que pode exulcerar e formar crostas e pode evoluir para a cura espontânea; e a forma em placas, em que há acometimento em placas, sem cura no centro da lesão, e podendo comprometer extensas áreas do corpo.[13]

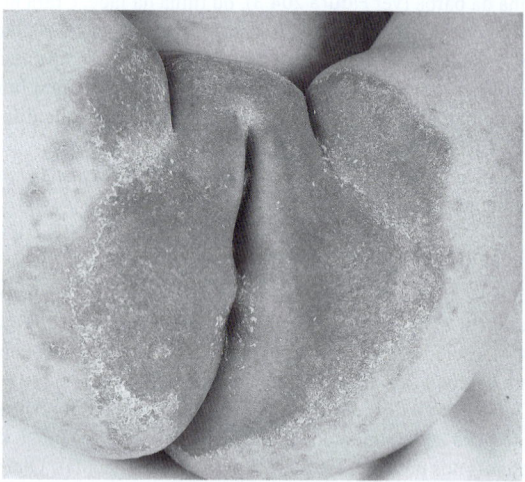

▲ Figura 204.9
Dermatite de fraldas. Placas eritematosas com descamação e pústulas periféricas.
Fonte: Klenk e colaboradores.[12]

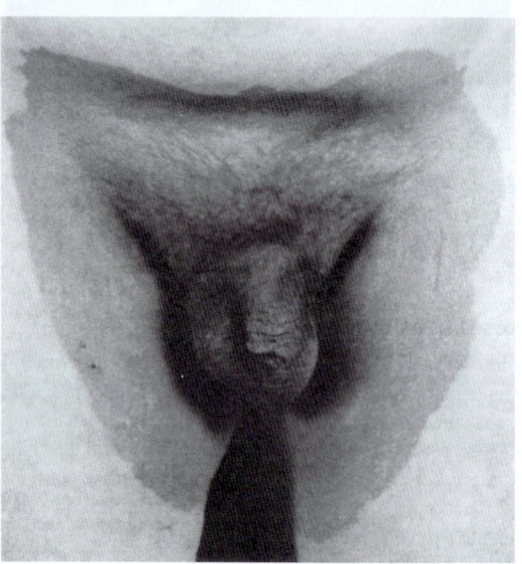

▲ Figura 204.7
Micose da região inguinal. Lesão eritematosa com bordas bem delimitadas e circulares, nesse caso, acometendo pênis e escroto.
Fonte: Klenk e colaboradores.[12]

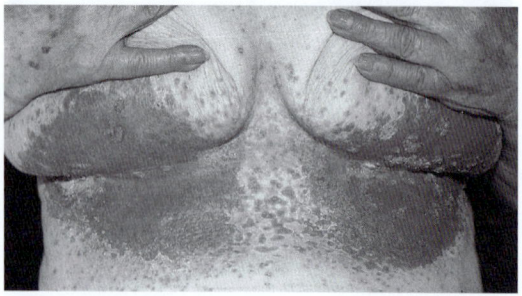

▲ Figura 204.8
Micose inframamária com candidíase intertriginosa. Placas eritematosas e maceradas com erosões e descamação periférica.
Fonte: Klenk e colaboradores.[12]

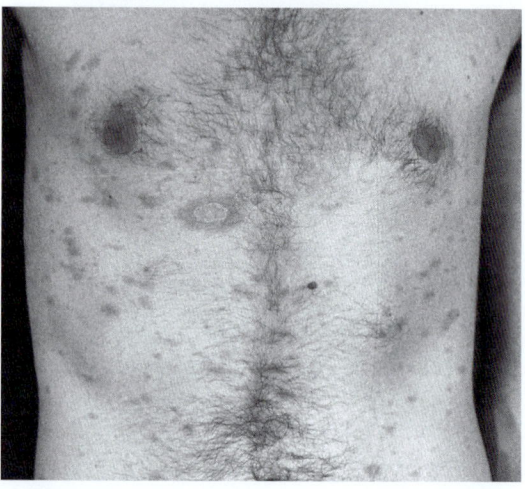

▲ Figura 204.10
Micose do tronco. Máculas eritematosas com centro claro.
Fonte: Klenk e colaboradores.[12]

A *pitiríase versicolor* acomete principalmente o tronco e o pescoço, mas também pode atingir o couro cabeludo e as regiões proximais dos membros superiores. Em crianças, acomete a face com maior frequência.

As lesões iniciais são individuais, arredondadas e pequenas, mas tendem a se tornarem numerosas, aumentar em tamanho e coalescer, formando áreas maiores e mais aparentes. Em geral, tem limites nítidos, embora irregulares. São circunscritas ou difusas e, frequentemente, há escamas finas na pele afetada.

As lesões possuem coloração variada – o que originou o nome versicolor – apresentando-se como máculas hipopigmentadas, hiperpigmentadas ou eritematosas. As cores das lesões variam entre indivíduos de colorações de pele diferentes, e também em um mesmo indivíduo. Lesões hipercrômicas costumam apresentar-se como castanho-claro em pessoas com pele clara e como castanho-escuro a branco-acinzentado em pessoas com pele escura. Lesões hipocrômicas são mais evidentes quando a pele é exposta ao sol e não se pigmentam como o resto da pele.[8,12,15]

Micose das unhas

Os sinais mais comuns da *onicomicose* são espessamento, endurecimento e perda de brilho das unhas, com dificuldade para cortá-las. Mas a infecção também cursa com estrias, alteração de cor de início distal (para o amarelo, marrom ou cinza), dor à manipulação e *paroníquia* – uma inflamação do tecido periungueal que pode ou não ter infecção ou colonização por microorganismos. O quadro de onicomicose cursa também com um material poroso e amarelado abaixo da unha, no leito ungueal.[1,13]

A invasão da unha tem início mais comumente pela extremidade distal, mas pode também se iniciar pela lateral, pela matriz da unha ou pela superfície.[5]

Quando a infecção tem início na superfície da unha, o resultado é uma unha porosa, embranquecida e superficial.[5,8]

É comum a presença de tinha dos pés, associada à tinha das unhas.[8]

Exames complementares

Embora a história e o exame físico característicos possam permitir o tratamento das tinhas sem confirmação laboratorial, essa é uma prática que leva a erros diagnósticos.[10] Por isso, a realização do micológico direto com solução de hidróxido de potássio é indicada para todas as lesões suspeitas de micoses (B).[8,16,17]

A cultura tem alta especificidade, mas baixa sensibilidade, e deve ser realizada nos casos em que nem o quadro clínico, nem o micológico direto, foram suficientes para afastar a hipótese diagnóstica de micose (B).[10,13]

A lâmpada de Wood revela lesões de pitiríase versicolor em um terço dos casos, que se apresentam como amarelas a verde fluorescente.[8]

O padrão-ouro dos exames diagnósticos para onicomicose é o micológico direto associado à cultura. No entanto, o micológico direto deve ser o exame de escolha, já que apresenta maior sensibilidade e menor custo. O quadro clínico característico associado ao micológico direto é suficiente para o tratamento.[1,2]

Conduta proposta

Tratamento farmacológico tópico

Os tratamentos tópicos são a primeira escolha para as micoses da pele. A eleição entre diversas medicações tópicas deve levar em consideração o custo, a posologia e a sua aceitabilidade, uma vez que os diferentes tipos de medicamentos tópicos têm mostrado taxas de curas significativas.[18] Os azóis são a alternativa de escolha para o tratamento inicial, devido à eficácia e ao baixo custo, apesar da terbinafina (uma alilamina) apresentar maior taxa de cura. As terapias tópicas de curta duração com terbinafina, naftifina ou butenafina são eficazes para a maioria das tinhas.[15]

Para a *tinha inguinal*, a terbinafina apresenta até 89% de cura, sendo a medicação mais eficaz para essa patologia.[9,10] Os azóis têm porcentagem de cura de 69% para o clotrimazol e de 78% para o miconazol, com maior tempo de tratamento.

No caso da *tinha do corpo*, azóis são os medicamentos de escolha e devem ser aplicados por 2 semanas, embora a terbinafina tenha maior eficácia.[10]

Para a *micose dos pés*, azóis apresentam taxa de cura de 88%, além de menor custo, e, por isso, constituem a melhor estratégia de tratamento, apesar de alilaminas serem medicações discretamente mais efetivas do que os azóis.[14] As duas classes podem ser usadas por 1 ou 2 semanas de tratamento, mas apresentam melhores resultados quando utilizadas por períodos mais prolongadas de 4 a 6 semanas. Outras opções efetivas de tratamento tópico são ciclopirox olamina, haloprogina e tolnaftato. O ácido salicílico pode ser utilizado isoladamente ou potencializado pela associação com nitrito.

Tratamentos tópicos para *onicomicose* ainda carecem de evidências[14] e são indicados para onicomicoses distais, no caso de impossibilidade do tratamento sistêmico. As opções são amorolfina, tioconazol, ciclopirox olamina e butenafina, que se mostraram efetivos[14] em formato de esmalte;[1] ou ureia associada a bifonazol. A avulsão não traumática da unha seguida de terapia tópica mostrou 65% de cura em um pequeno estudo.[2]

Tratamento farmacológico sistêmico

Pode ser utilizada para áreas hiperqueratósicas, como palmas e plantas, em situações de imunodepressão, para pessoas que não toleram a terapia tópica, ou que não obtiveram resposta, assim como para lesões com apresentações severas, extensas ou crônicas.

Cursos breves via oral (VO) de itraconazol ou terbinafina são eficazes e seguros.[10,14] A griseofulvina e o cetoconazol têm menor eficácia, sendo este último relacionado a graves efeitos colaterais.

O tratamento de escolha de tinha do couro cabeludo em crianças é sistêmico, e os fármacos mais eficazes e seguros são a terbinafina, o fluconazol e a griseofulvina, com 70 a 80% de chance de cura e pouca diferença entre eles.[4] Cetoconazol e itraconazol têm menor eficácia e segurança.

O tratamento de escolha da *onicomicose* é sistêmico.[19] A terapia combinada tópica e sistêmica tem pouca evidência[1] a seu favor. No entanto, para a indicação do tratamento, devem-se levar em conta a certeza diagnóstica, o comprometimento causado pela doença e as características do tratamento (tempo de tratamento, custos e perfil de efeitos colaterais). Em adultos, o medicamento sistêmico mais eficaz é a terbinafina.[19] O itraconazol mostrou a mesma eficácia em alguns estudos, mas com maior tempo de tratamento. Ambos possuem índice de cura entre 32 e 70%.[5,8,16] Fluconazol também é efetivo.[5]

Em crianças com onicomicose, a griseofulvina é a melhor opção devido à sua boa tolerabilidade, mas tratamento sistêmico também pode ser realizado com cetoconazol, itraconazol, fluconazol e terbinafina e deve ser evitado sempre que possível.

Tratamento não farmacológico

Medidas associadas ao tratamento são importantes no controle da infecção e na prevenção de recidivas. Assim, deve-se orientar quanto ao uso de calçados arejados, de meias e roupas íntimas limpas e secas, de talcos absorventes e cuidado ao entrar em contato com outras pessoas e animais portadores de tinhas.

É recomendado manter o local acometido com boa higienização e seco, mas não há boas evidências científicas de que lâmpadas de calor sejam benéficas para tratar ou secar áreas de intertrigo.[3]

Nas lesões intertriginosas, também podem ser recomendados, após um curso adequado de tratamento tópico, o uso de agentes secantes (talcos, pós contendo antifúngicos tradicionais ou ácido benzoico, agentes antissépticos, como solução de violeta genciana ou de permanganato de potássio).[3]

O debridamento ou avulsão da unha é controverso e, em geral, contraindicado, devido à dor causada pelo procedimento e ao risco de infecção.[5,8] De qualquer modo, a unha deve sempre ser mantida curta.[8]

Efeitos colaterais e contraindicações do tratamento farmacológico

Reações adversas a antifúngicos tópicos são raras e constituem sensação de queimação na pele, irritação, prurido, eritema ou dermatite de contato alérgica no local da aplicação.

Os efeitos colaterais das terapias sistêmicas são principalmente gastrintestinais, como náusea e vômito, mas podem causar também cefaleia e desconfortos na pele (*rash* discreto), sendo que o cetoconazol está também relacionado com lesão hepática potencialmente grave. Griseofulvina e triazóis podem causar taquicardia, congestão e mal-estar quando há ingestão concomitante de bebidas alcoólicas.[3]

Efeitos colaterais graves, como falência hepática, estiveram presentes em menos de 1% dos casos de tratamento de onicomicoses.[1] As transaminases elevam-se moderadamente (uma vez e meia a duas vezes o seu valor normal) e de maneira assintomática em aproximadamente 4% dos pacientes que usam esses medicamentos.[3] Alguns autores indicam a monitoração de função hepática a cada 4 a 8 semanas, em adultos, e a cada 2 meses, em crianças.[1,2]

Há relatos de anomalias ósseas e de partes moles relacionadas ao uso de itraconazol, VO, em crianças.[4]

A terapia VO é contraindicada para pessoas com insuficiência hepática.

Dicas

▶ Nos casos inflamatórios, pode-se utilizar corticoide tópico de baixa potência por um breve período inicial, não maior do que alguns dias.

▶ Substâncias com ação queratolítica, como ácido salicílico e ácido benzoico, podem ser utilizadas visando a expor a camada basal e otimizar o tratamento.[3,20]

▶ O tratamento da onicomicose pode ajudar no controle da tinha das mãos e dos pés.[10]

▶ Lesões intertriginosas são fator de risco para celulite de extremidades, e a tinha dos pés é a principal porta de entrada de infecções bacterianas.[21]

▶ Em crianças, dermatite de fraldas persistente pode ser um sinal de DM tipo 1 (DM1).

▶ A candidíase mucocutânea crônica ocorre em indivíduos com manifestações autoimunes.[22]

Quando referenciar

A infecção fúngica sistêmica é rara e mais frequente em indivíduos imunocomprometidos. Infecções fúngicas repetitivas, principalmente extensas, difusas ou profundas, devem servir como alerta ao médico de família e comunidade para situações de imunossupressão.

Falhas sequenciais aos tratamentos usuais devem ser analisadas cuidadosamente. Nesses casos, deve ser considerado o referenciamento ao especialista.

Erro mais frequentemente cometido

▶ O uso de corticoides tópicos associado a antifúngicos são mais frequentes entre os médicos generalistas do que entre os especialistas em dermatologia, podendo ser causa de falha terapêutica. Os de baixa potência podem ser usados por poucos dias nos casos inflamatórios e os de média e alta potência devem ser evitados.[3,21,23]

Atividades preventivas e de educação

Informar os pacientes sobre como realizar uma boa higiene e secagem adequada do corpo, com especial atenção para as áreas de dobras e periungueais, pode ser de fundamental importância para a prevenção de micoses, assim como orientar que substân-

ÁRVORE DE DECISÃO

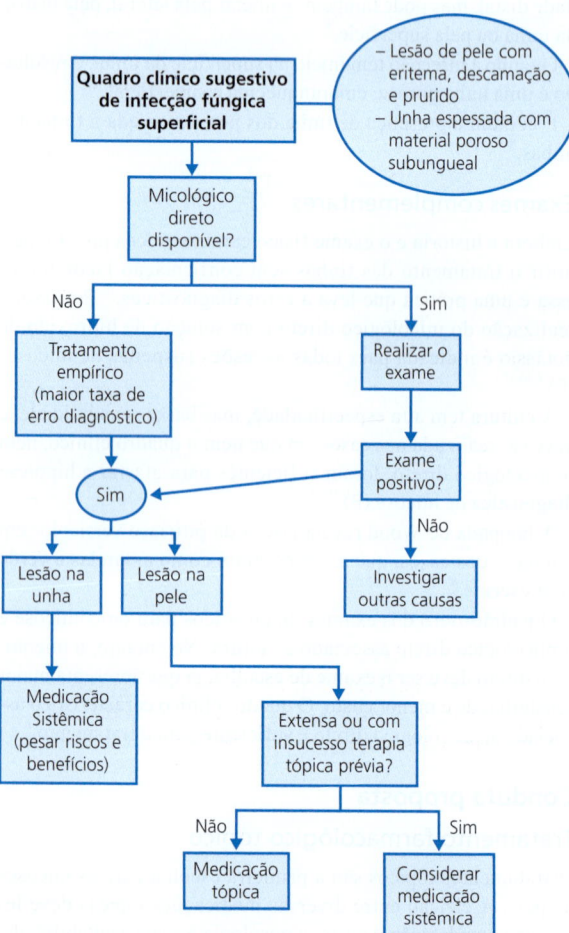

Tabela 204.1 | Medicamentos tópicos usuais

Fármaco	Apresentação e dosagem[24] (ou concentração)	Posologia	Duração do tratamento
Azóis (ilmidazóis)	Contra dermatófitos, Cândida e Malassezia		
Cetoconazol	Creme a 2%	1 ou 2 x/d	11-45 dias
	Xampu a 2%	5 minutos, 1 x/d	1-3 dias, para pitiríase versicolor
Miconazol	Creme, loção ou pó para pés a 2%	2-3 x/d	7-10 dias para pregas
			2-4 semanas
Clotrimazol	Creme, *spray* ou pó a 1%	2-3 x/d	1-4 semanas
Econazol	Creme ou loção a 1%	2-3 x/d	2-4 semanas
Isoconazol	Creme, loção ou *spray* a 1%	1 x/d	2-4 semanas
Tioconazol	Creme, loção ou pó a 1%	1-2 x/d	7 dias
	Solução para unhas a 28%	2 x/dia	6 meses
Oxiconazol	Creme e loção a 1%	1 x/d	Mínimo de 3 semanas
Alilaminas	Contra dermatófitos, Cândida e Malassezia		
Terbinafina	Creme, solução tópica ou gel a 1%	1-2x/d	1-4 semanas
Naftifina	Creme ou gel a 1%	1-2x/dia	1-4 semanas
Polienos	Contra Cândida		
Nistatina	Cremes, soluções e pomadas 100.000UI/mL	2-3 x/d	7-10 dias
Benzilaminas	Contra dermatófitos e ptiríase versicolor (eficácia incerta contra Cândida)		
Butenafina	Creme a 1%	1-2x/dia	1-4 semanas
Outros			
Ciclopirox olamina*	Creme ou loção a 1%	2 x/d	2-4 semanas
	Esmalte a 8%	1 x/semana	48 semanas
Tolnaftato**	Cremes, gel, pó e soluções tópicas	2-3 x/d	7 dias ou mais/4 semanas
Amorolfina	Creme a 0,25%	1 x/d	2-3 semanas
	Esmalte a 5%	1 x/sem	12 semanas (associado à terbinafina VO) para onicomicoses
		2 x/sem	6 meses (isolado)
Sulfeto de selênio	Loção ou xampu a 2,5%	1 x/d, durante 10 min	7 dias para pitiríase versicolor

*Trata dermatófito e cândida.
**Não trata cândida, é menos eficaz do que outras opções, para dermatófito.

cias hidratantes ou oleosas devem ser evitadas em regiões do corpo cuja pele produza transpiração ou oleosidade perceptível.

Essas orientações podem ser feitas de forma opostunística nos encontros do serviço com os pacientes, mesmo que sejam motivados por outras questões. Deverão ser ainda mais relevantes se focadas em grupos de pessoas que apresentam fatores predisponentes, como obesidade ou diabetes.

Papel da equipe multiprofissional

A educação quanto a hábitos de higiene pode e deve ser fornecida por todos os membros de uma equipe de saúde.

São especialmente importantes em momentos de orientações de cuidados para grupos de risco, como na avaliação do pé diabético, comumente feito pelos enfermeiros no Brasil.

Enfermeiros também são profissionais aptos a realizar diagnóstico e tratamento das lesões e podem fazê-lo de acordo com protocolo clínico dos serviços de saúde em que trabalham.

Tabela 204.2 | **Medicamentos, via oral, mais usados**

Fármaco	Apresentação[24]	Posologia	Duração do tratamento
Azóis	**Contra dermatófitos, Cândida e Malassezia**		
Imidazois			
Cetoconazol	Comprimido 200 mg	1 x/dia	14-45 dias para onicomicose
			7 dias para ptiríase versicolor
Triazóis			
Fluonazol	Cápsulas 50 e 100 mg	1 x/dia	5-20 dias para micoses
	Cápsulas 150 mg	1 x/sem	2-6 semanas para micoses
	Solução VO com 50 e 200 mg/5 mL para crianças	8mg/kg/sem 2-5(11) mg/kg/dia	4 semanas para tinha do couro cabeludo
Itraconazol (A)[19]	Solução VO 10 mg/mL para crianças	5 mg/kg/dia	Por 4 semanas
			1sem/mês (5mg/kg/dia) por 3 meses
	100 mg	1 x/dia	7-15 dias para micoses
	100 mg	2 cp 1 x/dia	12 semanas para onicomicoses
	100 mg	2 cp 2 x/dia	Somente na 1ª e 5ª semanas, para onicomicoses
	100 mg	2 x/dia	5d para pitiríase versicolor
Alilaminas	**Contra dermatófitos (eficácia contra candidíase cutânea é questionável)**		
Terbinafina (A)[19]	Comprimidos 125 ou 250 mg	Por peso corporal:	
		10-20 kg: 62,5 mg/dia	2-4 semanas em crianças
		20-40 kg: 125 mg/dia	4-12 semanas para tinha do couro cabeludo em adulto
		> 40 kg: 250 mg/dia	
			12-16 semanas para onicomicose
Outros	**Contra dermatófitos (principalmente tinha do couro cabeludo)**		
Griseofulvina	Comprimidos 500 mg (unicamente sólido)	2 cp 1x/dia 20-30 mg/kg/dia	30-45 dias

REFERÊNCIAS

1. Berker DMRCP. Fungal nail disease. N Eng J Med. 2009;360(20):2108-16.
2. Arenas R, Ruiz-Esmenjaud J. Onicomicose na infância: uma perspectiva atual com ênfase na revisão do tratamento. An Bras Dermatologia. 2004;79(2):225-32.
3. Parker ER. Candidal intertrigo [Internet]. Waltham: UpToDate; 2012 [capturado em 07 abr. 2018]. Disponível em: http://www.uptodate.com/contents/candidal-intertrigo.
4. Johnston KL, Chambliss LS. What is the best oral antifungal medication for tinea capitis? Clinical Inquiries from the Family Practice Inquiries Network. J Fam Pract. 2001;50(3):206-7.
5. Buckley DA, Fuller LC, Higgins EM, Vivier AWP. Lesson of the week: tinea capitis in adults. Br Med J. 2000;320(7246):1389-90.
6. Bell-Syer S, Hart R, Crawford F, Togerson DJ, Tyrrel W, Russell I. Oral treatments for fungal infections of the skin of the foot. Cochrane Database Syst Rev. 2002;(2):CD003584.
7. Veasey JV, Miguel BAF, Mayor SAS, Zaitz C, Muramatu LH, Serrano JA. Epidemiological pro le of tinea capitis in São Paulo City. An Bras Dermatol. 2017;92(2):283-4.
8. Goldstein BG, Goldstein AO. Tinea versicolor [Internet]. Waltham: UpToDate; 2012 [capturado em 07 abr. 2018]. Disponível em: http://www.uptodate.com/contents/tinea-versicolor.
9. Nadalo D, Montoya C. Whats is the best way to treat tinea cruris? Clinical inquiries. J Fam Pract. 2006;55(3):256-8.
10. Thomas B. Clear choices in managing epidermal tinea infections. J Fam Pract. 2003;52(11):850-62.
11. Nucci M, Queiroz-Telles F, Angela M, Tobo AM, Restrepo A, Colombo AL. Epidemiology of opportunistic fungal infections in Latin America. Clin Infect Dis. 2010;51(5):561-70.
12. Klenk AS, Martin AG, Heffernan MP. Yeast infections: candidiasis, pityriasis (tinea) versicolor. In: Freedberg IM, Eisen AZ, Wolff K, editors. Fitzpatrick's dermatology in general medicine. New York: McGraw-Hill; 2003. p. 2006.
13. Rivitti E. Dermatologia de Sampaio e Rivitti. 4. ed. São Paulo: Artes Médicas; 2018.
14. Crawford F, Hollis S. Topical treatments for fungal infections of the skin and nails of the foot. Cochrane Database Syst Rev. 2007;(3):CD001434.
15. Barros LA, coordenador. Dicionário de dermatologia [Internet]. São Paulo: Cultura Acadêmica; 2009 [capturado em 07 abr. 2018]. Disponível em: http://www.sobende.org.br/ Dicionario_dermatologia.pdf.
16. Schell WA. Biology of candida infections [Internet]. Waltham: UpToDate; 2012 [capturado em 07 abr. 2018]. Disponível em: http://www.uptodate.com/contents/biology-of-candida-infections.
17. Biblioteca Virtual em Saúde. Descritores em ciências da saúde [Internet]. 2011 [capturado em 07 abr. 2018]. Disponível em: http://decs.bvs.br.
18. El-Gohary M, van Zuuren EJ, Fedorowicz Z, Burgess H, Doney L, Stuart B, et al. Topical antifungal treatments for tinea cruris and tinea corporis. Cochrane Database Syst Rev. 2014;(8):CD009992.
19. Kreijkamp-Kaspers S, Hawke K, Guo L, Kerin G, Bell-Syer SE, Magin P, et al. Oral antifungal medication for toenail onychomycosis. Cochrane Database Syst Rev. 2017;7:CD010031.
20. Magalhães GAP. Antibióticos e quimioterápicos para o clínico. In: Tavares W, editor. São Paulo: Atheneu; 2007. p. 487-515.
21. Bernardes DHA, Augusto JCA, Lopes LTC, Cardoso KT, Santos JR, Santos LM. Experiência clínica na avaliação de 284 casos de erisipela. An Bras Dermatol. 2002;77(5):605-9.
22. Roifman CM. Chronic mucocutaneous candidiasis [Internet]. Waltham: UpToDate; 2011 [capturado em 07 abr. 2018]. Disponível em: http://www.uptodate.com/contents/chronic-mucocutaneous-candidiasis.
23. Goldstein AO, Goldstein BG, Dermatophyte (tinea) infections [Internet]. Up ToDate; 2017. Disponível em: https://www.uptodate.com/contents/dermatophyte-tinea-infections
24. Agência Nacional de Vigilância Sanitária: bulário eletrônico [Internet]. 2011 [capturado em 28 set. 2011]. Disponível em: http://www4.anvisa.gov.br/BularioEletronico.

CAPÍTULO 205

Hanseníase

Robson A. Zanoli

Aspectos-chave

▶ A hanseníase se caracteriza pelo acometimento da pele e dos nervos periféricos, provocando lesões, com redução da sensibilidade e dormência em mãos e pés.

▶ A transmissão se dá por contato direto, a partir da eliminação do *Mycobacterium leprae* pela via aérea superior (VAS), de uma pessoa, não tratada, com a forma multibacilar, para outra.

▶ As reações hansênicas tipo 1 (ou reação reversa) e tipo 2 (ou eritema nodoso hansênico) devem ser diagnosticadas e tratadas com urgência, para se evitarem os danos neurais delas decorrentes e as possíveis incapacidades causadas pela neurite.

▶ A hanseníase tem cura. Todas as pessoas com hanseníase são tratadas ambulatorialmente e de forma gratuita, de acordo com esquema padronizado pela Organização Mundial da Saúde (OMS) e adotado pelo Ministério da Saúde (MS), denominado poliquimioterapia (PQT).

▶ A melhor estratégia para prevenir as incapacidades são o diagnóstico precoce e o tratamento adequado das reações. A prevenção de incapacidades é o conjunto de medidas que visa a evitar a ocorrência de danos físicos, emocionais e socioeconômicos. Nos casos de danos já existentes, a prevenção consiste em medidas para evitar as complicações.

Caso clínico

Luciana, 26 anos, professora, procura seu médico de família e comunidade e queixa-se de uma mancha vermelha na coxa direita que apareceu há cerca de 5 meses. Como a mancha não a incomodava, já que não apresentava prurido ou qualquer outro sintoma, procurou atendimento na farmácia próxima à sua casa, onde o balconista lhe sugeriu que usasse uma pomada para micose. Após 1 mês usando o medicamento, não notou melhora. Há pouco mais de 1 mês, percebeu que a mancha se tornou dormente e estava aumentando, razão pela qual procurou a unidade de saúde de seu bairro. Diz não conhecer qualquer pessoa com problema de pele. Não apresenta nenhum outro problema de saúde. O cartão de vacinas está atualizado. Namora Lucas há 2 anos, com quem mantém atividade sexual com uso de preservativo. Mora com o pai, João, a mãe, Marília, e o irmão mais novo, Reinaldo.

Seu exame dermatoneurológico evidenciou mácula avermelhada com limites precisos em face lateral da coxa direita com cerca de 3 cm de diâmetro e com redução da sensibilidade para o frio (teste com algodão embebido em éter *versus* algodão seco). O restante do exame não apontou qualquer outro problema.

Teste seu conhecimento

1. Analise as afirmativas a seguir:
   I. A transmissão da hanseníase ocorre principalmente por contato direto com a pele de pessoas doentes.
   II. A VAS é a principal fonte de eliminação do bacilo para o meio ambiente, a partir de pessoas doentes.
   III. O *Mycobacterium leprae* tem baixa infectividade e alta patogenicidade.
   Está(ão) correta(s) a(s) seguinte(s) afirmativa(s):
   a. Apenas I
   b. I e II
   c. Apenas II
   d. II e III

2. O que é correto dizer em relação ao diagnóstico da hanseníase?
   a. É sempre necessária a baciloscopia de pele para conclusão diagnóstica
   b. A sensibilidade térmica é a primeira a ser perdida nas lesões hansênicas
   c. Toda lesão com redução de sensibilidade deve ser biopsiada para pesquisa da micobactéria e confirmação diagnóstica
   d. Em todo paciente com alteração de nervos, deve ser feita eletroneuromiografia

3. Deve ser considerado um caso suspeito de hanseníase toda pessoa que apresente uma ou mais das seguintes características:
   a. Baciloscopia positiva para *M. leprae*
   b. Acometimento de nervo(s) periférico(s), com ou sem espessamento, associado a alterações sensitivas e/ou motoras e/ou autonômicas
   c. Lesão(ões) ou área(s) de pele com alteração de sensibilidade
   d. Todas as alternativas anteriores

4. Os estados reacionais hansênicos são classificados em tipo I e II. Analise as afirmativas a seguir:
   I. A reação tipo I só ocorre nos casos multibacilares.
   II. A reação tipo II tem como característica o eritema nodoso.
   III. Nas pessoas com hanseníase e que desenvolvam reação, a PQT deve ser interrompida, com o objetivo de evitar interações medicamentosas.
   Está(ão) correta(s) a(s) seguinte(s) afirmativa(s):
   a. Apenas I
   b. Apenas II
   c. I e II
   d. II e III

5. O que está INCORRETO em relação à PQT?
   a. Existe um grande número de casos de resistência aos fármacos
   b. Os efeitos colaterais são raros e geralmente leves
   c. Na PQT paucibacilar, a pessoa deve tomar seis doses supervisionadas em até 9 meses
   d. Na PQT multibacilar, a pessoa deve tomar 12 doses supervisionadas em até 18 meses

Respostas: 1C, 2B, 3D, 4B, 5A

Do que se trata

Também conhecida como mal de Hansen, lepra ou simplesmente MH, a hanseníase é uma doença infecciosa causada pelo *Mycobacterium leprae*, ou bacilo de Hansen.[1] Contagiosa, em alguns casos, a hanseníase é uma doença de curso crônico com períodos agudos denominados reações hansênicas.[2]

De acordo com a OMS, no final de 2015, 176.176 pessoas estavam em tratamento poliquimioterápico no mundo, ao passo que o número de novos casos detectados reduziu de 215.656, em 2013, para 211.973, em 2015.[3]

Em 2015, o Sistema de Informação de Notificação de Agravos (SINAM) registrou 28.761 casos novos de hanseníase no Brasil, o que corresponde a um coeficiente de detecção geral de 14,07 casos novos por 100 mil habitantes, e as regiões Nordeste, Centro-Oeste e Norte são as responsáveis pelo maior número de casos.[4]

O *M. leprae* (bacilo de Hansen) é álcool-ácido-resistente, parasita intracelular obrigatório, com afinidade por células cutâneas e células dos nervos periféricos (células de Schwann), sítios em que ele pode proliferar-se.[1,5]

O homem é considerado o único reservatório natural do bacilo.[1] A sua transmissão ocorre pela VAS (mucosa nasal e orofaríngea) a partir de pessoas com as formas multibacilares (MBs), sem tratamento.[5]

É necessário o contato prolongado com indivíduos doentes MBs não tratados para contrair a doença, o que torna os contatos intradomiciliares o primeiro meio para adquiri-la.[1]

Tratando-se de uma doença polimorfa em suas apresentações clínicas, a hanseníase é classificada com o objetivo de facilitar o seu manejo.

Das muitas classificações, duas merecem destaque: a clínica – classificação de Madri (Quadro 205.1) – e a da OMS (Quadro 205.2).[6]

Quando pensar

Diante de toda pessoa com lesão de pele, o diagnóstico de hanseníase deve ser lembrado, porque o Brasil é um país onde a

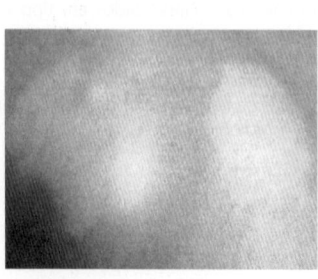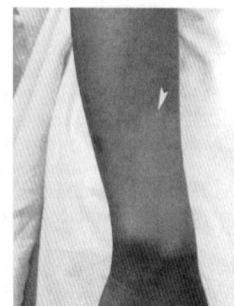

▲ Figura 205.1
Hanseníase indeterminada.

Quadro 205.1 | **Sinopse para classificação das formas clínicas de hanseníase**

Aspectos clínicos	Baciloscopia	Formas clínicas	Classificação operacional
Áreas de hipo ou anestesia, manchas hipocrômicas e/ou eritemato-hipocrômicas, com ou sem diminuição da sudorese e rarefação de pelos, sem comprometimento dos nervos	Negativa	Indeterminada (HI) (ver Figura 205.1)	PB
Placas eritematosas, eritemato-hipocrômicas, bem-delimitadas, hipo ou anestésicas, podendo ocorrer comprometimento de nervo	Negativa	Tuberculoide (HT) (ver Figura 205.2)	PB
Eritema e infiltração difusos, placas eritematosas, infiltradas e de bordas mal definidas, tubérculos e nódulos, madarose, lesões das mucosas, com alteração de sensibilidade	Positiva (bacilos abundantes e globias)	Virchowiana (HV) (ver Figura 205.3)	MB
Lesões pré-foveolares (eritematosas e planas com centro claro), lesões foveolares (eritematopigmentares de tonalidade ferruginosa ou pardacenta), apresentando alteração na sensibilidade	Positiva (bacilos e globias ou com raros bacilos) ou negativa	Dimorfa (HD) (ver Figura 205.4)	MB

MB, multibacilar; PB, paucibacilar.
Fonte: Espírito Santo. Secretaria de Estado de Saúde.[1]

Quadro 205.2 | **Classificação da hanseníase segundo a Organização Mundial da Saúde**

Classificação	Critérios
Paucibacilar	Pessoas com até cinco lesões cutâneas
Multibacilar	Pessoas com mais de cinco lesões cutâneas

Fonte: World Health Organization.[6]

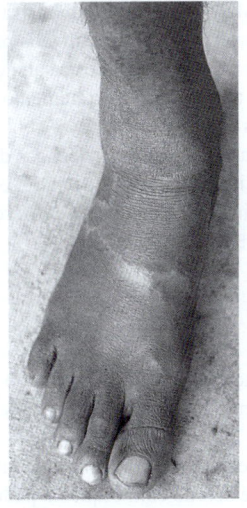
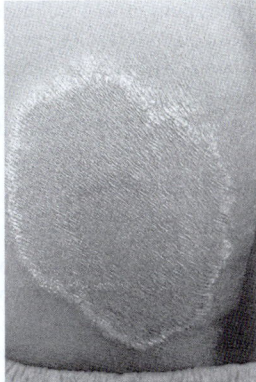

▲ Figura 205.2
Hanseníase tuberculoide.

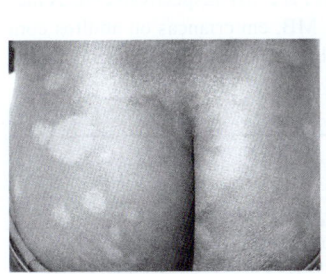
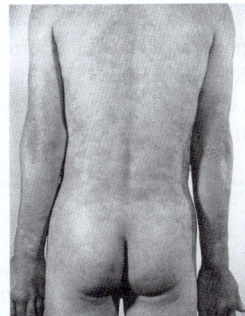

▲ Figura 205.3
Hanseníase virchowiana.

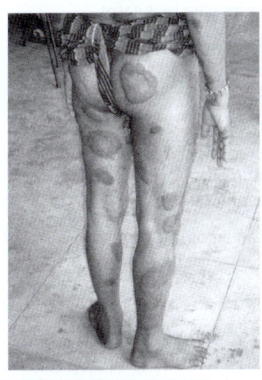
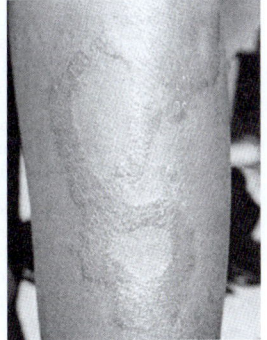

▲ Figura 205.4
Hanseníase dimorfa.

doença ainda é um problema de saúde pública, sobretudo nas regiões Norte, Nordeste e Centro-Oeste.

O diagnóstico de hanseníase é essencialmente clínico e epidemiológico, realizado por meio da análise da história, das condições de vida do indivíduo e do exame dermatoneurológico, para identificar lesões ou áreas de pele com alteração de sensibilidade e/ou comprometimento de nervos periféricos. Em poucas situações, é necessária a utilização de exames laboratoriais ou de exames complementares para definição do diagnóstico.

É considerado um caso de hanseníase o indivíduo que apresenta pelo menos uma das características a seguir, com ou sem história epidemiológica, e que requer tratamento específico:[7]

- Lesão(ões) e/ou área(s) da pele com alteração de sensibilidade.
- Acometimento de nervo(s) periférico(s), com ou sem espessamento, associado a alterações sensitivas e/ou motoras e/ou autonômicas.
- Baciloscopia positiva de esfregaço intradérmico.

O que fazer

Anamnese

Na anamnese, deve ser valorizada qualquer alteração na pele, como manchas hipocrômicas ou eritematosas, placas, infiltrações, nódulos ou tubérculos, bem como o tempo de seu aparecimento e sua evolução; possíveis alterações de sensibilidade em áreas da pele; presença de dores nos nervos periféricos, assim como fraqueza de mãos e/ou pés e cãibras.[5] Uma história epidemiológica negativa para hanseníase não exclui seu diagnóstico.

Exame físico

Para chegar ao diagnóstico de hanseníase, o exame dermatoneurológico e a correta interpretação dos achados são de importância fundamental.

A avaliação objetiva da sensibilidade nas lesões ou áreas suspeitas é realizada por meio dos testes de sensibilidade. Pesquisam-se três modalidades de sensibilidade: térmica, dolorosa e tátil, que se alteram nesta ordem.[1]

O teste de sensibilidade térmica é realizado com um pedaço de algodão seco, que representa a temperatura quente, e outro embebido em éter, que, por ser volátil, dá a sensação de frio ao ser encostado na pele. Tocam-se levemente as lesões de forma aleatória com os dois pedaços de algodão. Na presença de hipoestesia térmica, o indivíduo é incapaz de sentir o algodão frio, de forma total e/ou diminuída.[1,5]

Para a avaliação da sensibilidade dolorosa, utiliza-se a ponta de um alfinete ou agulha estéril, tocando-se aleatoriamente a área de pele sã e a suspeita com a ponta do alfinete ou da agulha. Na área com diminuição de sensibilidade, a pessoa não sentirá dor.[1,5]

A sensibilidade tátil é verificada tocando-se com algodão ou gaze e pedindo-se ao indivíduo que aponte ou nomeie os locais testados. Nas áreas com diminuição de sensibilidade, ele não sentirá o toque.[1,5]

A avaliação neurológica é realizada por meio da inspeção e da pesquisa de sensibilidade de olhos, mãos e pés, inspeção do nariz e avaliação da força muscular de mãos e pés. Também deve ser feita a avaliação dos principais troncos nervosos periféricos: facial e trigêmeo (avaliação indireta por meio do exame dos olhos) e a palpação dos nervos radial, ulnar, mediano, fibular e tibial (Figuras 205.5 a 205.9).[1] Os troncos nervosos devem ser palpados, buscando-se alterações de espessura, consistência e dor (neurite). É importante que seja feita a comparação com o nervo contralateral, pois as variações individuais são grandes.

Exames complementares

Baciloscopia de pele

A baciloscopia deve ser feita no momento do diagnóstico em todos os pacientes, independente da forma clínica.[1] É importante lembrar-se de que a baciloscopia negativa não afasta o diagnóstico, já que as formas PBs indeterminada e tuberculoide sempre apresentam exame baciloscópico negativo.

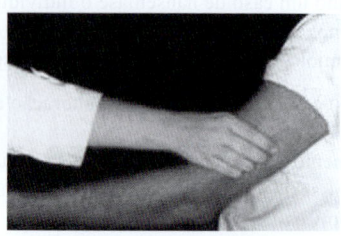

▲ Figura 205.5
Palpação do nervo radial.

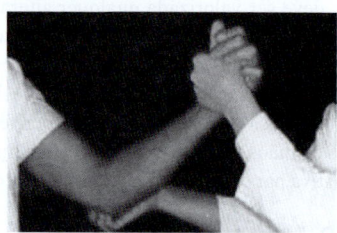

▲ Figura 205.6
Palpação do nervo ulnar.

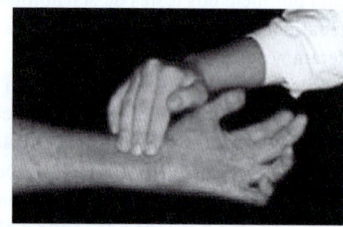

▲ Figura 205.7
Palpação do nervo mediano.

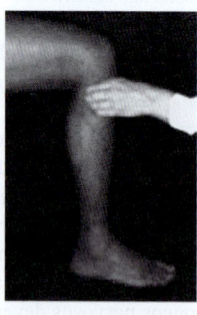

▲ Figura 205.8
Palpação do nervo fibular.

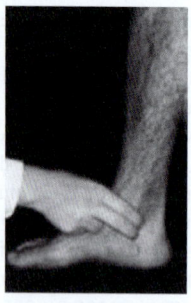

▲ Figura 205.9
Palpação do nervo tibial.

Outros testes diagnósticos

Nos casos em que haja dificuldade para realização dos testes de sensibilidade, como nas crianças e em indivíduos com alguma deficiência, podem ser realizadas as provas da histamina e da pilocarpina. Embora raramente seja necessário, o exame histopatológico de lesões suspeitas também pode ser feito.

A eletroneuromiografia (ENMG) é útil para demonstrar o comprometimento do nervo e, às vezes, pode ser utilizada para o diagnóstico. Os exames citados não são realizados na atenção primária, apenas nos centros de referência para tratamento de hanseníase, em situações clínicas especiais.

A principal diferença entre hanseníase e outras doenças dermatológicas é a perda da sensibilidade nas lesões de pele, sempre presente na primeira. Os principais diagnósticos diferenciais estão listados no Quadro 205.3.

Conduta proposta

Tratamento

A hanseníase tem cura. Todo paciente deve ser informado no diagnóstico que, com o tratamento adequado, a doença será curada.

Todos os indivíduos com hanseníase são tratados ambulatorialmente e de forma gratuita, de acordo com esquema padronizado em 1982 pela OMS e adotado pelo MS a partir de 1986, denominado PQT.[1,2,4,5,7]

O tratamento tem como objetivos principais curar o paciente, prevenir e tratar incapacidades e controlar a endemia.[5]

Nos Quadros 205.4 e 205.5, são descritos os esquemas terapêuticos adotados nas formas PB e MB, respectivamente. A melhor terapêutica PQT, PB e MB, em crianças ou adultos com peso menor do que 30 kg se baseia no peso corporal, como mostra a Tabela 205.1.

> **Dicas**
>
> ▶ Em pessoas MBs que iniciam o tratamento com índice baciloscópico alto ou que apresentem reações e lesões de nervos com mais frequência, ao final da 12ª dose, devem submeter-se à avaliação clínica e à prevenção de incapacidades e, se possível, realizar nova baciloscopia.
>
> ▶ A gravidez e o aleitamento materno não contraindicam o uso da PQT/OMS, e essas pessoas podem ser tratadas seguindo os esquemas adequados para seus casos.
>
> ▶ Nos indivíduos com tuberculose (TB), deve ser mantido o tratamento dessa doença, sendo a dose de RFM para TB associada à DDS diária, nos PBs, e à DDS diária e CFZ mensal e diária, nos MBs.
>
> ▶ Pessoas HIV-positivas ou com Aids devem ter o tratamento PQT-padrão mantido, lembrando que a dose mensal de RFM não interfere na ação dos antirretrovirais (ARVs).
>
> ▶ Os efeitos adversos aos medicamentos que compõem a PQT não são frequentes e em geral são bem tolerados. Nos casos com suspeita de efeitos adversos aos fármacos da PQT, deve-se suspender imediatamente o esquema terapêutico e referenciar o paciente para unidades de referência em hanseníase.[1,7]

Tabela 205.1 | Terapêutica segundo o peso corporal

Dose mensal	Dose diária
RFM: 10-20 mg/kg	–
DDS: 1,5 mg/kg	DDS: 1,5 mg/kg
CFZ: 5 mg/kg	CFZ: 1 mg/kg

RFM, rifampicina; DDS, dapsona; CFZ, clofazimina.
Fonte: Brasil.[7]

Quadro 205.3 | Diagnósticos diferenciais em relação às formas clínicas da hanseníase

Hanseníase indeterminada	Hanseníase tuberculoide	Hanseníase virchowiana
▶ Pitiríase alba	▶ Dermatofitose	▶ Neurofibromatose
▶ Pitiríase versicolor	▶ Pitiríase rósea	▶ Linfoma
▶ Nevos hipocrômicos	▶ Sarcoidose	▶ Sífilis
▶ Vitiligo	▶ Granuloma anular	▶ Colagenoses
▶ Pinta	▶ Sífilis	▶ Leishmaniose tegumentar
	▶ Psoríase	▶ Farmacodermias
	▶ Esclerodermia	▶ Xantomatose
	▶ Lúpus eritematoso	

Fonte: Duncan e colaboradores[2] e Brasil.[5]

Quadro 205.4 | Esquema poliquimioterápico-padrão (Organização Mundial da Saúde) – paucibacilar

Adulto	RFM: dose mensal de 600 mg (2 cápsulas de 300 mg) com administração supervisionada.
	DDS: dose mensal de 100 mg supervisionada e dose diária de 100 mg autoadministrada.
Criança	RFM: dose mensal de 450 mg (1 cápsula de 150 mg e 1 cápsula de 300 mg) com administração supervisionada.
	DDS: dose mensal de 50 mg supervisionada e dose diária de 50 mg autoadministrada.

Duração: seis doses supervisionadas.

Seguimento dos casos: comparecimento mensal para dose supervisionada.

Critério de alta: o tratamento estará concluído com seis doses supervisionadas em até 9 meses. Na 6ª dose, as pessoas deverão ser submetidas ao exame dermatológico, à avaliação neurológica simplificada e do grau de incapacidade física e receber alta por cura.

DDS, dapsona; RFM, rifampicina.
Fonte: Brasil.[7]

Dicas

▶ Considera-se como contato intradomiciliar toda pessoa que resida ou residiu (mesmo não familiar) nos últimos 5 anos com indivíduos apresentando hanseníase, independente de sua forma clínica.[5,7] Todos os contatos devem ser convocados para fazer o exame dermatoneurológico.

▶ A vacina BCG-ID (bacilo de Calmette e Guérin – intradérmico) deverá ser aplicada nos contatos intradomiciliares sem presença de sinais e sintomas de hanseníase no momento da avaliação, independente de serem contatos de casos de PB ou de MB. A aplicação da vacina segue as recomendações descritas no Quadro 205.6. Contatos intradomiciliares de hanseníase com menos de 1 ano, já vacinados, não necessitam da aplicação de outra dose de BCG. Contatos intradomiciliares de hanseníase com mais de 1 ano, já vacinados com a primeira dose, devem seguir as instruções do Quadro 205.6.[7]

Quadro 205.5 | Esquema poliquimioterápico-padrão (Organização Mundial da Saúde) – multibacilar

Adulto	RFM: dose mensal de 600 mg (2 cápsulas de 300 mg) com administração supervisionada
	DDS: dose mensal de 100 mg supervisionada e uma dose diária de 100 mg autoadministrada
	CFZ: dose mensal de 300 mg (3 cápsulas de 100 mg) com administração supervisionada e uma dose diária de 50 mg autoadministrada
Criança	RFM: dose mensal de 450 mg (1 cápsula de 150 mg e 1 cápsula de 300 mg) com administração supervisionada
	DDS: dose mensal de 50 mg supervisionada e uma dose diária de 50 mg autoadministrada
	CFZ: dose mensal de 150 mg (3 cápsulas de 50 mg) com administração supervisionada e uma dose de 50 mg autoadministrada, em dias alternados

Duração: 12 doses supervisionadas.

Seguimento dos casos: comparecimento mensal para dose supervisionada.

Critério de alta: o tratamento estará concluído com 12 doses supervisionadas em até 18 meses. Na 12ª dose, as pessoas deverão ser submetidas ao exame dermatológico, à avaliação neurológica simplificada e do grau de incapacidade física e receber alta por cura.

Os pacientes MB que excepcionalmente não apresentarem melhora clínica, com presença de lesões ativas da doença, no final do tratamento preconizado de 12 doses, deverão ser referenciados para avaliação em serviço de referência para verificar a conduta mais adequada para o caso.

CFZ, clofazimina; RFM, rifampicina; DDS, dapsona.
Fonte: Brasil.[7]

Quando referenciar

Indivíduos com hanseníase poderão ser referenciados às unidades de referência nas seguintes situações:[1]

- Suspeita de recidiva.
- Forma neural pura.
- Reações hansênicas que não responderem à terapêutica-padrão.
- Reações adversas aos medicamentos.
- Incapacidades físicas que necessitem de fisioterapia ou cirurgia reabilitadora.
- Dúvida diagnóstica.

Quadro 205.6 | Recomendações para aplicação de vacina BCG nos contatos intradomiciliares sadios de pessoas com hanseníase

Avaliação da cicatriz vacinal	Conduta
Sem cicatriz	Prescrever uma dose
Com uma cicatriz de BCG	Prescrever uma dose
Com duas cicatrizes de BCG	Não prescrever dose

Fonte: Brasil.[7]

> **Erros mais frequentemente cometidos**
>
> ▶ Retornar com a PQT, após alta por cura, nos pacientes que desenvolvem reação hansênica (ver a seguir).
>
> ▶ Suspender a PQT na vigência de estado reacional.
>
> ▶ Confundir as reações hansênicas com os efeitos adversos dos medicamentos da PQT.
>
> ▶ Solicitar o derivado proteico purificado (PPD, do inglês *purified protein derivative*) (teste tuberculínico/mantoux) antes de administrar a vacina BCG aos contatos sadios.
>
> ▶ Afastar a possibilidade de hanseníase quando o resultado da baciloscopia for negativo.
>
> ▶ Não examinar todo o corpo da pessoa.

Prognóstico e complicações possíveis

A hanseníase tem cura com o tratamento poliquimioterápico, e os pacientes recebem alta após seis doses supervisionadas, nos casos PBs, e após 12 doses supervisionadas, nos casos MBs.

Os casos de recidiva em hanseníase são raros e em geral ocorrem em período superior a 5 anos após a cura.[7] Todos os casos suspeitos de recidiva devem ser confirmados por unidades de referência.

As complicações mais frequentes em uma pessoa com hanseníase são as reações. As reações hansênicas ou estados reacionais são processos inflamatórios agudos ou subagudos no decorrer da infecção crônica hansênica. São desencadeadas por mecanismos imunológicos distintos, seja por alterações na imunidade celular, ou por distúrbios da imunidade humoral.[1,5,7]

As reações podem ocorrer antes (às vezes, levando à suspeição diagnóstica de hanseníase), durante ou após o término (meses a anos) do tratamento PQT. Caso aconteçam durante o tratamento, este não deverá ser interrompido, mas, caso aconteçam posteriormente ao término da PQT, o mesmo não deve ser reiniciado.[1,7,8]

Elas ocorrem nos casos tuberculoides, dimorfos e virchowianos, de forma mais comum nos casos MBs, sobretudo nos primeiros 5 meses de tratamento.[1] Aproximadamente 30 a 35% dos indivíduos com hanseníase desenvolvem reação ou dano neural em algum momento no curso da doença.[8] O diagnóstico das reações hansênicas é feito pelo exame físico geral e dermatoneurológico.

É muito mais importante e urgente reconhecer e tratar os danos neurais do que decidir qual é o tipo de reação (Tipos I e II). O Quadro 205.7 ilustra as diferenças entre os tipos de estados reacionais.

Os indivíduos portadores de estados reacionais devem ser tratados em unidades de referência e acompanhados pelo médico de família e comunidade.

O Quadro 205.8 traz os esquemas utilizados para o tratamento dos respectivos estados reacionais (ver Figuras 205.10 e 205.11).

Quadro 205.7 | Diferenças entre as reações hansênicas tipos I e II

Sinais e sintomas	Reação tipo I	Reação tipo II
Forma clínica	PBs e MBs (mais frequentemente)	MBs
Área envolvida	Mais localizado nas lesões preexistentes	Generalizada/sistêmica
Inflamação da pele	As lesões de pele estão inflamadas (eritema e edema), mas o resto da pele está normal	Nódulos sensíveis ao toque, vermelho-violáceos, independentemente da localização das lesões preexistentes
Acometimento neural	Frequente	Menos frequente
Estado geral do paciente	Bom, sem febre ou com febre baixa	Ruim, com febre e mal-estar geral
Tempo de aparecimento e tipo de paciente	Precocemente durante a PQT, tanto em paciente PB quanto em MB	Mais tardiamente no curso do tratamento; apenas nos casos MBs

PBs, paucibacilares; MBs, multibacilares; PQT, poliquimioterapia.
Fonte: Andrade e colaboradores.[9]

> **Dicas**
>
> ▶ Na utilização da prednisona, devem ser tomadas algumas precauções:[7–9]
>
> ▶ Registro do peso, da pressão arterial (PA) e da glicemia de jejum no sangue para controle.
>
> ▶ Tratamento antiparasitário com medicamento específico para *Strongiloydes stercoralis*, prevenindo a disseminação sistêmica desse parasita (tiabendazol 50 mg/kg/dia, em 3 doses por 2 dias, ou 1,5 g/dose única, ou albendazol na dose de 400 mg/dia, durante 3 dias consecutivos).
>
> ▶ Profilaxia da osteoporose: cálcio 1.000 mg/dia, vitamina D 400-800 UI/dia ou bisfosfonatos (p. ex., alendronato 10 mg/dia).
>
> ▶ A talidomida é contraindicada em mulheres em idade fértil (Lei nº 10.651, de 16 de abril de 2003) devido a seu efeito teratogênico (focomelia). Nesses casos, usar pentoxifilina na dose de 400 mg, 3x/dia, mantida por 2 a 3 meses após melhora do quadro, às vezes associada à prednisona 0,5 mg/kg/dia.[7–9]

Atividades preventivas e de educação

Com o objetivo de atingir o controle da hanseníase no seu território de atuação, o médico de família e comunidade deve priorizar as ações educativas voltadas para a população e para as equipes, sensibilizando, junto com os enfermeiros e os agentes comunitários de saúde, para que atuem como multiplicadores.

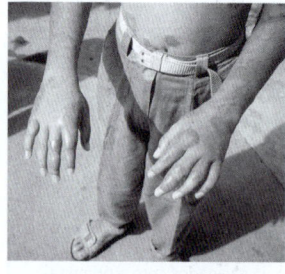 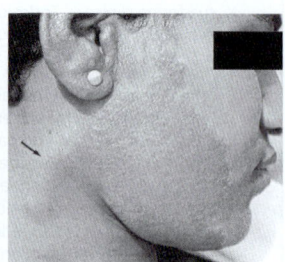

▲ **Figura 205.10**
Reação tipo I.

| Quadro 205.8 | Esquemas terapêuticos para os estados reacionais |

Reação tipo I	Reação tipo II
Prednisona na dose de 1-1,5 mg/kg/dia (D)	Talidomida 100-400 mg/dia (D); introduzir corticosteroide em caso de comprometimento de nervos, segundo o esquema para reação tipo I
Manter PQT se paciente ainda estiver em tratamento específico	Manter PQT se paciente ainda estiver em tratamento específico
Imobilizar o membro afetado com tala gessada em caso de neurite associada	Imobilizar o membro afetado com tala gessada em caso de neurite associada
Monitorar a função neural sensitiva e motora	Monitorar a função neural sensitiva e motora
Reduzir a dose de corticoide conforme resposta terapêutica	Reduzir a dose de talidomida e/ou corticoide conforme resposta terapêutica

PQT, poliquimioterapia.
Fonte: Andrade e colaboradores.[9]

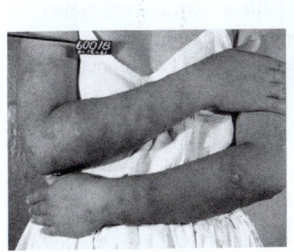 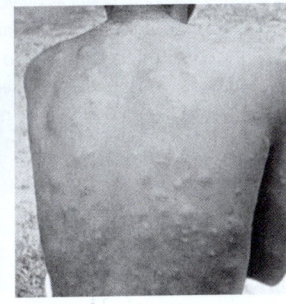

▲ Figura 205.11
Reação tipo II.

Devem ser realizadas atividades buscando melhorar o conhecimento sobre sinais e sintomas da hanseníase, bem como a importância do diagnóstico precoce, a difusão da existência de cura e a divulgação dos locais de diagnóstico e tratamento.

Os problemas dos pacientes devem ser contextualizados em seu estilo de vida e dentro do convívio familiar. Dessa forma, suas crenças, seus medos, expectativas, necessidades e forma de encarar a doença devem ser valorizados, objetivando diminuir o seu sofrimento e o de seus familiares durante o tratamento.

Papel da equipe multiprofissional

Os profissionais da equipe de saúde devem estar capacitados para realizar uma escuta ativa da pessoa portadora de hanseníase. Precisam estar preparados para realizar as atividades de diagnósticos, além de desenvolver atividades educativas junto aos demais profissionais dos demais pontos de atenção da rede de saúde, ressaltando a importância do diagnóstico precoce para prevenir as incapacidades físicas.[1] São atribuições dos profissionais de saúde:

Agente comunitário de saúde

- Identificação e referenciamento dos casos suspeitos de hanseníase ou de reação hansênica à unidade de saúde de sua área.
- Orientação sobre hanseníase na visita domiciliar, tanto à família quanto à comunidade.
- Acompanhamento mensal da pessoa em tratamento.
- Identificação e busca por pacientes que faltam ao tratamento.[1]

Enfermeiro(a)

- Suspeição diagnóstica em pessoas com sinais e sintomas de hanseníase e referenciamento para sua confirmação.
- Realização das atividades de investigação epidemiológica do caso suspeito.
- Administração do esquema de tratamento PQT:
  - Consulta mensal, com avaliação do estado geral da pessoa em tratamento com PQT, identificando casos com reações hansênicas, efeitos colaterais das medicações e demais intercorrências;
- Realização de atividades educativas junto à equipe de saúde, aos doentes e seus familiares e à comunidade em geral.[1]

REFERÊNCIAS

1. Espírito Santo. Secretaria de Estado de Saúde. Diretrizes clínicas: hanseníase. Vitória: SES/SE; 2008.

2. Duncan BB, Schmidt MI, Giugliani ERJ, Duncan MS, Giugliani C, organizadores. Medicina ambulatorial: condutas de atenção primária baseadas em evidências. 4. ed. Porto Alegre: Artmed; 2014.

3. World Health Organization [Internet]. Geneva: WHO; c2017 [capturado em 12 dez. 2017]. Disponível em: http://www.who.int.

4. Brasil. Ministério da Saúde. Programa Nacional de Controle da Hanseníase. Registro ativo: número e percentual, Casos novos de hanseníase: número, coeficiente e percentual, faixa etária, classificação operacional, sexo, grau de incapacidade, contatos examinados, por estados e regiões, Brasil, 2015 [Internet]. Brasília: MS; 2016 [capturado em 16 maio 2017]. Disponível em: http://portalarquivos.saude.gov.br/images/pdf/2016/julho/07/tabela-geral-2015.pdf.

5. Brasil. Ministério da Saúde. Guia para controle da hanseníase. Brasília: MS; 2002.

6. World Health Organization. Leprosy elimination [Internet]. Geneva: WHO; c2017 [capturado em 12 jan. 2012]. Disponível em: http://www.who.int/topics/leprosy/en/.

7. Brasil. Ministério da Saúde. Secretaria de Vigilância em Saúde. Departamento de Vigilância das Doenças Transmissíveis. Diretrizes para vigilância, atenção e eliminação da hanseníase como problema de saúde pública. Brasília: Ministério da Saúde; 2016.

8. René GN, Gerson OP, Maria LWO. Hanseníase. Rio de Janeiro: Di Livros; 2015.

9. Andrade ARC, Lehman LF, Schreuder PAM, Fuzikawa PL. Como reconhecer e tratar reações hansênicas. Belo Horizonte: Secretaria do Estado de Saúde de Minas Gerais; 2007.

CAPÍTULO 206

Psoríase

Rafaela Aprato Menezes

Aspectos-chave

▶ A psoríase é uma doença de origem multifatorial, tendo como fatores desencadeantes estresse, infecções e alguns medicamentos.

▶ O tipo mais comum de psoríase é a psoríase vulgar ou em placas, sendo que as unhas estão envolvidas em torno de 30% dos casos de pacientes com psoríase.

▶ Guselkumab e tildrakizumab são novos tratamentos para psoríase em placas moderada a grave.[13]

▶ Novas terapias visando à interleucina (IL)-23 estão surgindo para o tratamento de psoríase em placas moderada a grave e podem ser mais eficazes do que terapias biológicas antigas, como adalimumab e etanercept. Os dados de ensaios randomizados (ECKs) suportam a superioridade de anticorpos monoclonais IL-23, guselkumab e tildrakizumab, sobre adalimumab e etanercept, respectivamente.[1-3]

Caso clínico

Josué, 52 anos, procura atendimento médico em uma Unidade Básica de Saúde (UBS) por apresentar, no último ano, lesões na pele. Não procurou atendimento antes porque em alguns períodos apresentou melhora das lesões. No entanto, nas últimas semanas, elas pioraram, ficam maiores e surgem em diversas partes do corpo. As lesões tiveram início no couro cabeludo e, agora, estão atingindo cotovelos e joelhos. São constituídas por placas eritematodescamativas, bem delimitadas, com escamas branco-acinzentadas. Sobre doenças prévias, refere ter diabetes melito (DM), controlada com o uso de metformina, mas sem muitos cuidados com a alimentação. Quando questionado sobre a sua vida, fica calado por alguns segundos e diz que está desempregado há 6 meses e tem tido muitos problemas com o filho mais novo, pois ele está usando drogas. Os dias têm sido difíceis, com muito desânimo e episódios de choro e irritabilidade.

Teste seu conhecimento

1. Qual é a principal hipótese diagnóstica, no Caso clínico, em relação às lesões cutâneas?
    a. Pitiríase versicolor
    b. Dermatite seborreica
    c. Psoríase
    d. Pitiríase rósea

2. Pela descrição do quadro clínico, qual é o tipo de psoríase?
    a. Psoríase vulgar
    b. Psoríase *guttata*
    c. Psoríase invertida
    d. Psoríase eritrodérmica

3. Entre os fatores externos bem estabelecidos atualmente na etiopatogenia da psoríase, destacam-se, EXCETO:
    a. Distúrbios endócrinos ou metabólicos
    b. Uso de alguns fármacos, como lítio e anti-inflamatórios não esteroides
    c. Traumas físicos ou psíquicos
    d. Fungos do gênero Malassezia

4. O diagnóstico de psoríase é essencialmente clínico. Considerando este fato, assinale a alternativa correta.
    a. Uma manobra clínica muito útil para o diagnóstico de psoríase é a curetagem metódica de Brocq, onde surge o sinal da vela
    b. O sinal do orvalho sanguíneo, ou de Auspitz, é patognomônico de psoríase e caracteriza-se pelo surgimento de um pontilhado hemorrágico no leito da lesão, quando retirada a placa psoriática
    c. O fenômeno de Koebner está sempre presente e é patognomônico de psoríase
    d. O acometimento do couro cabeludo sempre existe e é típico. O diagnóstico diferencial com dermatite seborreica é fácil

5. Quanto às unhas na psoríase, assinale a alternativa correta.
    a. As unhas são sempre acometidas
    b. A manifestação mais comum neste tipo de psoríase é a presença de depressões puntiformes na lâmina ungueal
    c. A última alteração a surgir na unha é a "mancha de óleo"
    d. O descolamento distal da lâmina e seu espessamento são comuns

Respostas: 1C, 2A, 3D, 4A, 5B

Do que se trata

Psoríase é uma doença dermatológica crônica, caracterizada pelo processo inflamatório das células da epiderme e sua proliferação acelerada, em que existe uma predisposição genética conhecida. A psoríase afeta de 0,9 a 8,5% dos adultos, e a prevalência em crianças é de 0 a 2,1%. É caracterizada por lesões eritematoescamosas e placas confluentes branco-acinzentadas ou prateadas. Elas podem estar localizadas em todas as áreas do corpo, mas são encontradas mais comumente no couro cabeludo e em áreas de flexão, como joelhos e cotovelos.[1-3] Existem também variações pustulares e eritrodérmicas.[3] As pessoas geralmente apresentam uma maior preocupação com as mudanças estéticas que a doença provoca. Algumas vezes, também solicitam alívio para o prurido e a dor, que eventualmente surgem e trazem muito desconforto. O tratamento baseia-se no tipo de psoríase, na localização das lesões, na gravidade delas, na idade do paciente e na sua história de doença pregressa.[1,3] Observa-se que a frequência de problemas de pele, como urticária, acne e dermatite atópica, é reduzida em pacientes com psoríase. Sabe-se que a probabilidade de uma pessoa apresentar psoríase tem relação direta com a área geográfica, sendo maior a prevenção em áreas mais distantes do Equador. As lesões podem surgir em qualquer idade, mas quando iniciam na infância podem ter um curso mais grave. Os fatores desencadeantes variam desde infecções bacterianas, como na *psoriasis guttata*, em que as lesões surgem como um *rash* de múltiplas e pequenas lesões após a infecção, até exposição excessiva as radiações solares, especialmente UVB e fármacos.[2]

O médico de família e comunidade deve estar habilitado para reconhecer e tratar as formas leves, moderadas e localizadas de psoríase e deve ter conhecimento sobre o tratamento dos casos mais graves, determinando o momento adequado de referenciar ao dermatologista.

Aspectos multiprofissionais da psoríase

Sabe-se que o fator genético está relacionado com uma predisposição para o desenvolvimento de psoríase, além da forte influência de fatores ambientais e comportamentais.

Genética Em torno de 40% dos pacientes com psoríase, ou artrite psoriática, têm uma história familiar desses distúrbios em familiares de primeiro grau. Estudos mostram que entre gêmeos monozigóticos é mais comum o surgimento de lesões psoriáticas do que entre gêmeos dizigóticos. Múltiplos *loci* de susceptibilidade para a psoríase, muitos dos quais contêm genes envolvidos na regulação do sistema imunológico, foram encontrados. O lócus de susceptibilidade à psoríase no complexo de histocompatibilidade principal (MHC) no cromossomo 6p21 (localização dos genes no sistema antígeno leucocitário humano [HLA]) é considerado um importante determinante genético da psoríase. Entre outros genes do MHC que foram associados à psoríase, HLA-Cw6 é o alelo mais importante para a suscetibilidade à psoríase de início precoce. Vários outros genes envolvidos no sistema imune, inato ou adaptativo, podem estar associados à psoríase. Como exemplo, a psoríase de início tardio (psoríase com início após os 40 anos) pode estar associada a polimorfismos no gene *IL1B*.

Obesidade

A psoríase está associada à obesidade e ao maior índice de massa corporal em adultos e crianças. Antigamente se pensava que a obesidade em pacientes com psoríase era resultado de padrões de comportamento não saudáveis – os resultados do Nurses Health Study sugerem que a obesidade pode contribuir para o desenvolvimento de doenças mais graves. O aumento dos níveis de citocinas pró-inflamatórias, incluindo o fator de necrose tumoral alfa (TNF-α), em tecido ou soro em pacientes obesos, pode contribuir para a relação entre psoríase e obesidade.

Medicamentos

Múltiplos fármacos estão associados à piora da psoríase ou a erupções semelhantes a lesões psoriáticas. Os mais comuns são betabloqueadores, lítio e antimaláricos. Paradoxalmente, inibidores de TNF – fármacos utilizados para o tratamento da psoríase – ocasionalmente estão ligados ao desenvolvimento de lesões semelhantes à psoríase em pacientes tratados para outras doenças.

Infecções

Infecções, tanto bacterianas como virais, também podem estar associadas à piora da psoríase. A presença de infecção pelo vírus da imunodeficiência humana (HIV), por exemplo, pode desencadear ou piorar as lesões cutâneas.

Álcool

O consumo de álcool tem sido associado à psoríase. O abuso de álcool ocorre com maior frequência em pacientes com psoríase, e o seu uso pode estar associado ao risco de desenvolvimento ou piora da psoríase. O consumo de álcool diminui a resposta ao tratamento convencional de psoríase, talvez devido à diminuição da adesão ao tratamento. Além disso, o consumo de álcool e a própria psoríase foram ligados a uma maior toxicidade hepática do metotrexato (MTX), uma importante opção terapêutica no tratamento da psoríase extensa.

Deficiência de vitamina D

A deficiência de vitamina D pode estar associada ao risco aumentado de certas doenças imunológicas, incluindo DM tipo 1 (DM1), esclerose múltipla e doença inflamatória intestinal (DII). O papel do estado da vitamina D na psoríase ainda é incerto.

Apresentação clínica

A psoríase é uma doença que dura a vida toda, mas apresenta exacerbações recorrentes crônicas, que podem ser limitantes ou incapacitantes, e períodos de remissão. Existem muitas pessoas com potencial para desenvolver psoríase, requerendo apenas certa combinação de fatores ambientais e genéticos para o surgimento das lesões. O estresse ou algum problema emocional pode precipitar este episódio. Mudanças ambientais também parecem modificar o curso e a gravidade da doença.[4] A psoríase traz, para a maioria das pessoas, uma carga emocional muito grande e bem maior do que as limitações físicas. A pessoa com a doença pode ficar mais reclusa e retraída, com sua autoimagem abalada, tendo repercussões importantes na qualidade de vida.

As lesões da psoríase apresentam-se como pápulas vermelhas escamativas que coalescem, formando placas redondas e ovais (Figura 206.1). Estas escamas branco-acinzentadas mostram pontos hemorrágicos quando são removidas (sinal de Auspitz, ou sinal da Vela). As lesões são geralmente encontradas nas áreas flexoras, poupando palmas, plantas e face (Figura 206.2).

A maioria das pessoas tem doença localizada crônica, mas existem outras apresentações como pode ser visto no Quadro 206.1.

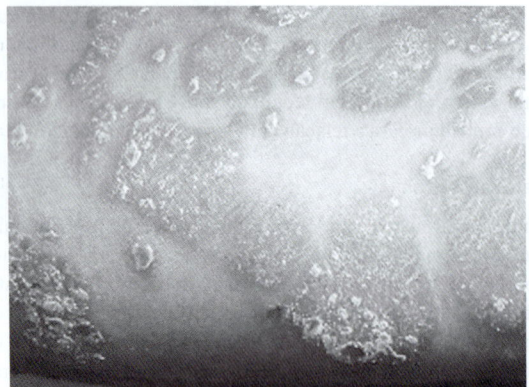

▲ Figura 206.1
Lesões da psoríase.
Fonte: Adaptada de Ponzio e Favaretto.[2]

Quadro 206.1 | **Apresentações clínicas da psoríase (morfologia e localização)**	
Variações na morfologia da psoríase	**Variações na localização da psoríase**
▶ Psoríase crônica em placa ▶ Psoríase gutata (psoríase eruptiva aguda) ▶ Psoríase pustulosa ▶ Psoríase eritrodérmica (psoríase disseminada) ▶ Psoríase sensível à luz ▶ Psoríase induzida pelo HIV ▶ Ceratodermia blenorrágica (síndrome de Reiter)	▶ Psoríase de couro cabeludo ▶ Psoríase das palmas e das plantas ▶ Psoríase pustulosa dos dedos ▶ Psoríase pustulosa das palmas e das plantas ▶ Psoríase inversa (psoríase das áreas flexoras) ▶ Psoríase de genitálias ▶ Psoríase das unhas ▶ Artrite psoriática
Fonte: Adaptado de Habif.[3]	

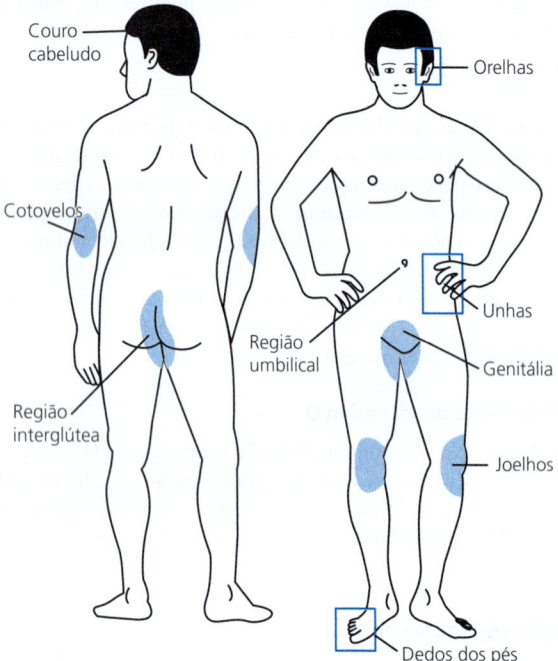

▲ Figura 206.2
Áreas comuns de distribuição da psoríase. As lesões são, em geral, simetricamente distribuídas e caracterizam-se por estarem localizadas nas orelhas, cotovelos, região umbilical, região interglútea e genitálias. As articulações (artrite psoriática), as unhas e o couro cabeludo são áreas também acometidas.
Fonte: Adaptada de Pardasani e colaboradores.[5]

As áreas de atrito podem até formar escamas, mas, devido ao atrito, elas ficam maceradas e surgem então como placas lisas e vermelhas, sendo o exemplo mais comum a prega interglútea.[3]

O que fazer

Anamnese

A história clínica em situações de queixas dermatológicas deve enfatizar a evolução das lesões, o período de início, as características das lesões iniciais, os sintomas associados, como prurido e dor, e a sensação de calor. A história médica pregressa deve ser lembrada, além da história familiar de patologias e a história social. Muitas manifestações cutâneas são decorrentes de alterações emocionais e estresse, e, por isso, esses aspectos devem ser abordados na anamnese. Existem vários fatores externos envolvidos com psoríase que devem ser avaliados. O uso de fármacos, como lítio, betabloqueadores, antimaláricos e anti-inflamatórios não esteroides, pode precipitar a psoríase ou exacerbar a doença.[1-3]

Exame físico

O diagnóstico da psoríase é essencialmente clínico, considerando a topografia e as características morfológicas das lesões. O exame físico deve focar no exame de toda a pele, inclusive couro cabeludo e fâneros. A análise cuidadosa das lesões deve ser feita observando o tipo de lesão elementar, a forma, a configuração das bordas, a distribuição corporal e a cor das lesões.

Pode-se recorrer a recursos semióticos complementares, como consta no Quadro 206.2.

As lesões caracterizam-se por pápulas descamativas vermelhas, que coalescem para formar placas redondas ou ovais, com bordas bem destacadas da pele normal que as circundam (Figura 206.3).

Variações da psoríase[3]

Psoríase crônica em placas ou psoríase vulgar. Placas crônicas, com bordas bem definidas, podem estar disseminadas por

Quadro 206.2 | **Recursos semióticos complementares para diagnóstico de psoríase**
Curetagem metódica de Brocq: destaca-se delicadamente uma placa psoriática, observando-se o desprendimento de escamas, como uma vela raspada (sinal da vela)
Fenômeno isomórfico de Köebner: reprodução de lesões semelhantes às originais, em locais que sofreram trauma (picada, prurido). Além da psoríase, o fenômeno pode existir em verrugas, molusco contagioso e líquen plano
Sinal do orvalho sanguíneo ou de Auspitz: pontilhado hemorrágico típico que surge quando uma placa psoriática é destacada. Não é patognomônico de psoríase
Fonte: Adaptado de Ponzio e Favaretto.[2]

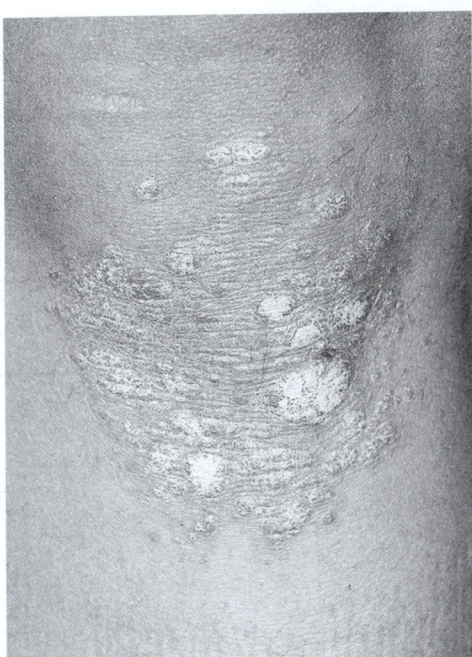

▲ Figura 206.3
Lesões da psoríase com pápulas descamativas vermelhas.
Fonte: Adaptada de Habif.[3]

toda a superfície corporal. É o tipo mais comum de psoríase. As placas aumentam até certo tamanho e coalescem, permanecendo assim por meses ou anos.

Psoríase gutata. Uma faringite estreptocócica ou uma infecção viral na via aérea podem preceder uma erupção cutânea em 1 ou 2 semanas. Pápulas descamativas surgem subitamente no tronco ou nas extremidades, não incluindo palmas ou plantas. Esta psoríase pode regredir de forma espontânea em **semanas ou meses e melhora imediatamente com o início do tratamento**.

Psoríase pustulosa generalizada. Esta é uma forma rara de psoríase, sendo uma doença grave e algumas vezes fatal. Surge subitamente um eritema em áreas de flexura e numerosas pústulas pequenas, que evoluem e coalescem. Elas se rompem com facilidade, e a pessoa fica toxemiada e febril. Estes pacientes devem ser referenciados ao dermatologista ou para o hospital.

Psoríase eritrodérmica. As lesões são generalizadas, acometendo todo o corpo. Assim como a psoríase pustulosa, é um caso grave e instável de psoríase. Os fatores precipitantes incluem a administração de corticoide sistêmico e o uso excessivo de esteroides tópicos. O tratamento inclui repouso no leito, proteção de raios de luz UV, compressas com solução de Burow, banhos de aveia coloidal, uso contínuo de emolientes, ingesta aumentada de proteínas e líquidos, anti-histamínicos (se houver prurido), tratamento sem esteroides tópicos potentes e, em casos graves, hospitalização. O alcatrão e a antralina podem piorar a doença, devendo ser evitados.

Psoríase do couro cabeludo. O couro cabeludo é uma das áreas mais acometidas na psoríase, podendo ser o único local afetado. Escamas densas e aderidas podem cobrir todo o couro cabeludo. Algumas vezes, pode ser difícil diferenciar de dermatite seborreica. Lembrar-se de que, mesmo nos casos mais graves, a queda do cabelo não é permanente.

Psoríase das unhas. Algumas alterações nas unhas são características de psoríase, sendo que as unhas devem ser cuidadosamente examinadas. A depressão ungueal é a anormalidade mais frequente (Figura 206.4). As células da placa ungueal descamam, deixando várias pequenas depressões na superfície da unha. É importante ressaltar que eczemas, infecções fúngicas e alopecia areata também podem causar depressões nas unhas. A lesão em mancha de óleo também é bastante comum. Caracteriza-se por uma mancha amarelo-avermelhada translúcida sob a placa ungueal e ocorre porque o soro e restos celulares ficam sob a placa da unha. O indivíduo com psoríase de unhas pode também ter onicólise (descolamento irregular da unha do leito ungueal) e deformidades ungueais severas, com envolvimento extenso da matriz da unha causando fragmentação e esfacelamento.

Artrite psoriática. Esta é uma forma distinta de artrite, na qual o fator reumatoide normalmente é negativo. A artrite psoriática pode anteceder, acompanhar ou, geralmente, proceder às manifestações cutâneas. O pico desta manifestação ocorre entre os 20 e 40 anos. A prevalência da artrite psoriática é maior entre os indivíduos com doença severa. Mulheres com artrite psoriática que engravidam apresentam melhora ou remissão em 80% dos casos. Apesar do tratamento, esse tipo de artrite pode ser deformante com o passar do tempo.

Os exames laboratoriais auxiliam na exclusão de outras doenças reumatológicas. Alguns exames, como anticorpo antinuclear, velocidade de hemossedimentação, contagem de leucócitos e ácido úrico, podem estar alterados, mas não são critérios para o diagnóstico de artrite psoriática.

Conduta proposta

Princípios do manejo da psoríase

Aproximadamente 75% das pessoas com psoríase têm doença localizada, envolvendo menos de 20% da área da superfície corporal total. Esses pacientes geralmente são tratados com medicamento tópico como primeira escolha. Pessoas que apresentaram falhas em tratamentos tópicos anteriores, que tenham impossibilidade de aplicação tópica e apresentem recidivas muito rápidas, devem ter o tratamento sistêmico considerado.

O objetivo do tratamento é reduzir a hiperproliferação epidérmica, diminuir o processo inflamatório e a resposta imunológi-

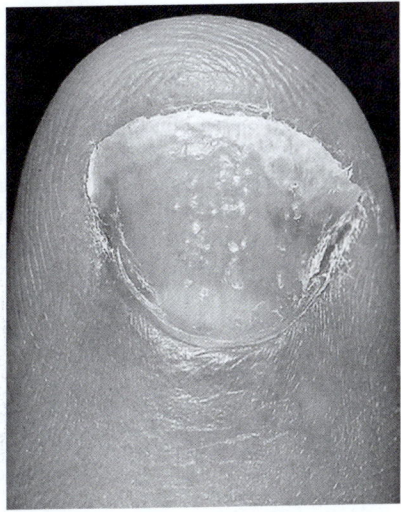

▲ Figura 206.4
Psoríase das unhas com depressão ungueal.
Fonte: Adaptada de Habif.[3]

ca, buscando alívio dos sintomas e melhora das lesões. Deve-se também buscar uma hidratação adequada da pele, pois um dos grandes problemas da psoríase é a pele seca.

As pessoas com psoríase necessitam tratamentos prolongados para que obtenham alguma melhora, e a suspensão das terapias geralmente leva a recidivas. A adesão ao tratamento é muito difícil, tanto pelo caráter crônico e recidivante da doença como pela efetividade moderada do tratamento e custo elevado de alguns medicamentos. Um estudo demonstrou uma associação entre a gravidade dos sintomas psoriáticos e o sofrimento psicológico. Portanto, psicoterapia, trabalho em grupos ou outras técnicas que auxiliem no manejo do estresse são adequadas e podem ser indicadas às pessoas com psoríase.[6]

Pacientes com psoríase atingindo mais de 20% da superfície corporal necessitam tratamentos especiais e mais complexos, devendo se considerar a possibilidade de referenciamento e de avaliação por um dermatologista.

As modalidades de tratamento são escolhidas com base na gravidade da doença, nas comorbidades relevantes, na preferência do paciente (incluindo custo e conveniência), na eficácia e na avaliação da resposta individual do paciente. Embora a segurança da medicação desempenhe um papel importante na seleção do tratamento, isso deve ser equilibrado pelo risco de tratamento insuficiente da psoríase, levando a uma melhora clínica parcial e a uma insatisfação no paciente.

Escolha da terapia

Para a maioria dos pacientes, a primeira questão a pensar é iniciar já ou não com terapia tópica ou sistêmica. No entanto, sabe-se que mesmo os pacientes com terapia sistêmica provavelmente continuarão a precisar de alguns agentes tópicos. A terapia tópica pode proporcionar alívio sintomático, minimizar as doses necessárias de medicamentos sistêmicos e pode até ser psicologicamente necessária para alguns pacientes. Para fins de planejamento do tratamento, os pacientes podem ser agrupados em categorias de doença leve a moderada e moderada a grave. A doença da pele limitada ou leve a moderada pode ser gerenciada com agentes tópicos, ao passo que, a doença moderada a grave pode necessitar fototerapia ou terapia sistêmica. A localização da doença e a presença de artrite psoriática também afetam a escolha da terapia. A psoríase da *mão, do pé ou do rosto pode ser debilitante, funcional ou socialmente, merecendo uma abordagem mais agressiva de tratamento.*

Tratamento tópico

A adesão do paciente pelo procedimento pode ser a maior barreira ao sucesso do tratamento com terapias tópicas. O acompanhamento precoce do paciente (dentro de uma semana após o início do tratamento) pode melhorar a adesão e o seguimento na atenção primária à saúde (APS) (Tabela 206.1).[5]

Emolientes. Hidratação e emolientes são adjuntos valiosos e baratos para o tratamento da psoríase. Manter a pele psoriática macia e úmida minimiza os sintomas de prurido e calor. Além disso, a manutenção de uma adequada hidratação da pele pode ajudar a prevenir a irritação e, portanto, o potencial de subsequente koebnerização (desenvolvimento de novas lesões psoriáticas em locais de trauma). Os mais eficazes são unguentos como vaselina ou cremes espessos, em especial quando aplicados imediatamente após o banho.

Corticosteroides. Os corticosteroides tópicos continuam a ser o principal suporte do tratamento da psoríase, apesar do surgimento de novos tratamentos (Figura 206.5). O mecanismo de

Tabela 206.1 | **Potência dos corticosteroides tópicos**

Corticosteroide	Pomada	Creme	Loção
Classe I: Superpotente			
Dipropionato de betametasona 0,05%	X	X	X
Propionato de clobetasol 0,05%	X	X	X
Propionato de halobetasol 0,05%		X	X
Classe II/III: Alta potência			
Amcinonida 0,1%		X	X
Dipropionato de betametasona (pomada, creme) 0,05%	X	X	
Desoximetasona 0,25%	X	X	
Valerato de diflucortolona 0,1%	X	X	
Fluocinonida 0,05%	X	X	
Halcinonida 0,1%	X	X	X
Furoato de mometasona pomada 0,1%	X		
Acetonida de triancinolona 0,5%		X	
Classe IV/V: Potência moderada			
Dipropionato de betametasona (loção) 0,05%			X
Valerato de betametasona 0,1%	X	X	X
Clobetasona 0,05%	X	X	
Desonida (pomada) 0,05%	X		
Desoximetasona 0,05%		X	
Fluocinonida 0,025%	X	X	
Valerato de hidrocortisona 0,2%	X	X	
Furoato de mometasona (creme, loção) 0,1%		X	X
Prednicarbato 0,1%		X	
Acetonida de triancinolona 0,1%	X	X	X
Classe VI/VII: Baixa potência			
Valerato de betametasona 0,05%	X	X	X
Desonida (creme, loção) 0,05%		X	X
Flucinonida 0,001%		X	X
Hidrocortisona 1%, 2,5%	X	X	
Acetato de hidrocortisona 1%	X	X	
Prednicarbato 0,05%	X	X	
Acetonida de triancinolona 0,025%		X	

Fonte: Adaptada de Afifi e colaboradores.[6]

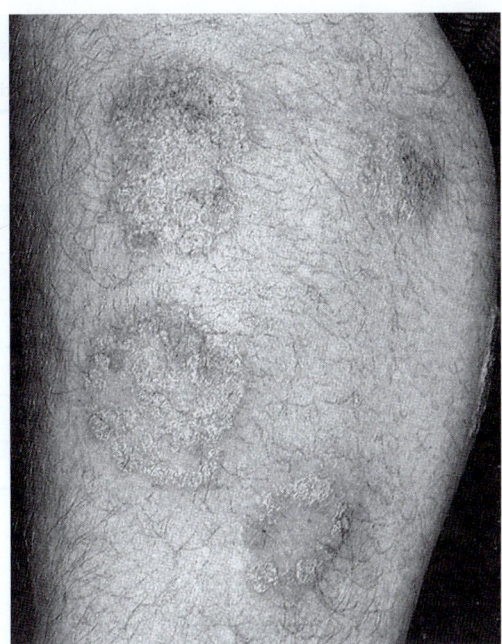

▲ **Figura 206.5**
Psoríase em tratamento com corticosteroide tópico.
Fonte: Adaptada de Habif.[3]

ação dos corticosteroides na psoríase não é totalmente compreendido. Os corticosteroides têm ações anti-inflamatórias, antiproliferativas e imunossupressoras, afetando a transcrição de genes. Os tratamentos tópicos estão disponíveis em pomadas, cremes, loções, géis, curativos e aerossóis. Essas preparações são classificadas conforme o potencial de ação de cada uma, medidas pelo seu efeito vasoconstritor.

A potência inerente de um corticosteroide tópico é frequentemente relatada usando uma escala de 1 a 7 com base em substâncias vasoconstritoras (ver Tabela 206.1). Na prática, a eficácia e a potência de um corticosteroide tópico dependem de muitos fatores, incluindo o tipo de pele, a espessura da placa e, talvez o mais importante, o tipo de psoríase.

Para minimizar os efeitos adversos e maximizar o resultado, o local de aplicação precisa ser considerado na escolha do corticosteroide mais potente:

- No couro cabeludo ou no canal auditivo externo, frequentemente, são indicados potentes corticosteroides, em solução ou veículo de espuma (p. ex., fluocinonide 0,05% ou propionato de clobetasol 0,05%). Clobetasol 0,05%, xampu ou *spray*, também pode ser usado para o envolvimento do couro cabeludo.
- No rosto e nas áreas intertribinas (grandes dobras), um creme de baixa potência (p. ex., hidrocortisona 1%) é frequentemente suficiente.
- Para placas grossas em superfícies extensoras, muitas vezes são necessárias preparações potentes (p. ex., betametasona 0,05% ou propionato de clobetasol 0,05%).

O regime típico consiste na aplicação de corticosteroides tópicos duas vezes por dia. A maioria dos pacientes mostrará uma diminuição rápida da inflamação com essa terapia, mas a normalização completa da pele ou remissão duradoura é imprevisível.

Os corticosteroides tópicos geralmente podem ser continuados enquanto o paciente tiver lesões ativas espessas. A atrofia da pele com corticosteroides tópicos em geral não é um problema, a menos que o medicamento seja continuamente aplicado depois que a pele retornou à espessura normal. Uma vez que a melhora clínica ocorre, a frequência de aplicação deve ser reduzida. Para os pacientes em que as lesões se repetem rapidamente, os corticosteroides tópicos podem ser aplicados de forma intermitente (como nos fins de semana apenas) para manter a melhora. A adição de tratamentos tópicos não corticosteroides também pode facilitar a prevenção de corticosteroides tópicos diários em longo prazo.

Os riscos de efeitos colaterais cutâneos e sistêmicos associados ao uso tópico crônico de corticosteroides são aumentados com formulações de alta potência. Nas situações em que for indicada a aplicação contínua de corticosteroides tópicos, de duas a quatro vezes na semana, a supervisão do médico da APS deverá ser frequente Os dados são menos claros quanto ao tempo dos tratamentos com corticosteroides tópicos menos potentes.

O custo dos corticosteroides tópicos varia muito. Existem preparações genéricas em cada classe de potência que reduzem o custo do tratamento. Exemplos de genéricos disponíveis incluem, por ordem de potência crescente, hidrocortisona 1%, triamcinolona 0,1%, fluocinonida 0,05%, dipropionato de betametasona 0,05% e clobetasol 0,05%.

Diferentes formulações foram desenvolvidas em um esforço para melhorar a absorção e a aceitação de corticosteroides tópicos. Por exemplo, o valerato de betametasona na forma de espuma teve eficácia superior para a psoríase do couro cabeludo e foi preferido pelos pacientes quando comparado com a loção de valerato de betametasona.

As pomadas parecem ser o sistema mais eficiente, pela alta solubilidade dos corticoides nesse tipo de base e pelos melhores resultados quando as lesões são tratadas com curativos oclusivos. No entanto, para lesões de couro cabeludo, as emulsões fluidas e loções parecem ser melhores.

Os corticosteroides tópicos são os tratamentos de primeira escolha para psoríase em placas leve e limitada (Tabela 206.2). Eles apresentam uma relação risco/benefício favorável, quando utilizados corretamente, e também são muito eficazes contra prurido, sintoma que acomete cerca de dois terços dos pacientes.[7,8] A facilidade de aplicação, a eficácia em pouco tempo de uso e a aceitabilidade pelo paciente podem proporcionar, no entanto, que seu uso seja realizado de forma excessiva e sem critérios. O médico deve ter cuidado ao prescrevê-lo em razão do risco de seus efeitos adversos locais e sistêmicos, se não utilizado adequadamente. Os problemas cutâneos mais comuns são atrofia da pele, telangiectasias, estrias, púrpuras, dermatites, hipertricose, erupções acneiformes e raramente dermatite de contato. Esses efeitos, quando ocorrem, acometem principalmente áreas mais sensíveis, como a face e as áreas intertriginosas. A absorção excessiva e o uso prolongado de corticosteroides potentes podem provocar a piora da psoríase, tornando-se mais grave que na doença sem tratamento (taquifilaxia). Corticosteroide tópico não deve ser utilizado durante longos períodos, ou seja, por mais de 6 semanas, de forma contínua.

Alternativas para pulsoterapia. Propionato de fluticasona, duas vezes ao dia, por 2 semanas, e, após, uma vez ao dia, durante 2 dias da semana, por 8 semanas. Esse esquema mostrou-se efetivo e não causou atrofias ou outras alterações. Uma alternativa: dipropionato de betametasona em pomada a 0,05%, três vezes ao dia, um dia por semana, até a remissão das lesões.[2,3,9]

Análogos da vitamina D (calcipotriol e calcitriol). Esses medicamentos agem ligando-se aos receptores de vitamina D

Tabela 206.2 | Tratamento da psoríase em placas

Gravidade da psoríase	Tratamento com agente	Via de administração	Efetividade*	Nível de evidência
Leve**	Dithranol	Local	++	2
	Corticosteroides (agente classe II -IV)	Local	++++	1
	Vitamina D_3 e seus análogos	Local	+++	1
Moderada a severa	UVB	Local	+++	2
	PUVA	Local	+++ a ++++	2
	Acitretino	VO	+	3
	Ciclosporina	VO	++ a +++	1
	Fumaratos	VO	++	2
	MTX	Preferencialmente SC	++	3
	Efalizumab	SC	+	1
	Etanercept	SC	+ a ++	1
	Infliximab	IV	+++ a ++++	1
	Adalimumab	SC	+++ a ++++	(1)***

*Escala de efetividade: (ruim) –, +/-, +, ++, +++, ++++ (bom).
**O tratamento tópico também é indicado para psoríase moderada a grave, em combinação com UV ou outras terapias sistêmicas.
***Medicamento ainda em estudo.
MTX, metotrexato; IV, intravenosa; VO, via oral; SC, subcutânea; PUVA, psoraleno + raios ultravioleta A; UVA, raios ultravioleta A.
Fonte: Adaptada de Mrowietz e Reich.[4]

nas células, modulando as sequências genéticas, atuando no processo inflamatório e controlando o crescimento da epiderme e a queratinização. O mecanismo de ação é por imunomodulação. No Brasil, comercializa-se o calcitriol pomada 3 g/g (duas vezes ao dia, até a remissão das lesões), que é um medicamento seguro e efetivo para o tratamento de psoríase em placas, sem provocar alteração nos níveis séricos de cálcio, calciúria ou efeitos cutâneos locais.

Uma revisão sistemática recente, com 131 ECRs e 21.448 participantes, mostrou que o tratamento com análogos de vitamina D foi significativamente mais eficaz do que o placebo, assim como todos os corticosteroides (várias potências) apresentaram melhor resultado no controle da doença do que o placebo.[8] Estudos que compararam os análogos de vitamina D com corticosteroides potentes ou muito potentes não encontraram diferenças significativas entre os dois tratamentos. No entanto, tratamento combinado de análogo de vitamina D com corticosteroide apresentou melhor desempenho que vitamina D sozinha ou monoterapia com corticosteroide.

Alcatrão. É um dos tratamentos tópicos mais antigos para psoríase. Quando usado como tratamento único, mostra-se tão efetivo quanto um corticosteroide tópico de baixa ou média potência. Um esquema muito utilizado é o método de Goeckerman modificado, indicado para as formas não eritrodérmicas da doença. Ele consiste na exposição da pele lesada à radiação UVB (natural ou artificial), que antes deverá ter sido preparada com a aplicação de pomada de coaltar de 2 a 5%. Geralmente o tratamento dura de 4 a 6 semanas, obtendo o máximo benefício. Os resultados mostram o clareamento das lesões com uma média de 18 dias de tratamento e, em 75% das situações, a resposta mantém-se por 1 ano. Pacientes com mais de 10% da superfície corporal atingida pela psoríase são candidatos a este tratamento.

Os xampus de alcatrão podem apresentar bons resultados em pessoas com psoríase de couro cabeludo. O xampu deve ser massageado e repousar no couro cabeludo por 10 minutos antes da remoção. O xampu é associado à aplicação, no couro cabeludo, de uma solução de corticosteroide de média potência, à noite. No entanto, a desvantagem desse medicamento é o odor, o que faz com que muitos pacientes abandonem o tratamento.

Antralina. A antralina é um dos agentes mais efetivos para tratamento tópico, agindo na redução da inflamação das células da epiderme e na proliferação ceratótica. Deve ser indicado somente para placas crônicas.[6,10,11] O tratamento com antralina parece ter um benefício semelhante ao do corticosteroide classe II. Seu uso está limitado devido ao odor e pelas manchas escuras (marrom-púrpura) que surgem após sua aplicação, provocando irritação cutânea. A radiação UVB pode ser associada a este tratamento, apresentando resultados mais efetivos.

A antralina é encontrada nas seguintes concentrações: 0,1, 0,25, 0,5, 1 e 3%. Costuma-se indicar a terapia de contato breve, em que se aplica a medicação e se lava a pele após 20 minutos. O período de contato pode ser aumentado em até 1 hora. Períodos maiores não trazem mais benefícios. O objetivo é manter um regime diário usando-se a maior concentração de antralina que o paciente tolerar, sem induzir inflamação. Os pacientes devem ser avisados sobre a irritação e as manchas que o tratamento pode provocar. Lubrificantes são aplicados para evitar o ressecamento e remover o produto. Se o paciente apresentar irritação, a antralina deve ser imediatamente suspensa e deve-se utilizar corticosteroide classe II, até a pele apresentar melhora.

As manchas cutâneas desaparecem após algumas semanas. Sabonetes ácidos suaves podem ser usados para lavar as manchas da pele. A trietanolamina aplicada após a remoção da antralina previne irritação e manchas.

Tazaroteno. É um retinoide sintético de terceira geração (derivado da vitamina A) aprovado especificamente para o tratamento de psoríase, disponível como gel e creme. Tem como efeito colateral importante a irritação cutânea. Apresenta resultados tão efetivos quanto os análogos de vitamina D e os corticosteroides e, quando usados alternadamente, apresentam resultados melhores. A aplicação de tazaroteno 0,05%, por 2 semanas, diminui a proliferação das placas e o processo inflamatório. Tazaroteno gel, 0,05 e 0,1%, aplicados uma ou duas vezes ao dia, mostraram-se efetivos. O gel 0,1% tem ação mais rápida, mas mais irritação. O gel 0,05%, quando aplicado apenas uma vez ao dia, pode ser menos eficaz.

Um dos benefícios do tazarotene em relação aos outros tratamentos tópicos é seu efeito sustentado, além da resolução rápida dos sinais e sintomas, diminuindo a espessura das placas já na primeira semana de tratamento, e o eritema após 6 semanas. O mais recomendado é o uso do tazaroteno gel, 0,05 ou 0,1%, uma vez ao dia, à noite, ou em dias alternados, até que as lesões regridam. Um estudo mostrou que a remissão da psoríase foi mantida por no mínimo 5 meses com um regime de tazaroteno em gel 0,1% aplicado em dias alternados e clobetasol pomada nos demais dias.

Pessoas tratadas com tazaroteno e UVB apresentaram melhores resultados do que as que receberam apenas UVB. O tazaroteno deixa o estrato córneo da epiderme mais fino, facilitando a aplicação do UVB.

Tratamento sistêmico

O tratamento sistêmico é indicado para pacientes com doença grave ou incapacitante. Isto inclui psoríase pustular generalizada, psoríase exfoliativa generalizada, artropatia psoriática severa, falha no tratamento tópico, psoríase grave descontrolada (geralmente acometendo mais de 20% da superfície corporal) e doença incapacitante socialmente. A psoríase gutata também pode receber tratamento sistêmico, pois poderá prevenir que esta se transforme em psoríase crônica. Pessoas com estas apresentações da psoríase podem ser referenciadas para acompanhamento com dermatologista, pois muitas vezes necessitarão de fototerapia, uso de retinoides e tratamentos imunossupressores. As indicações e os controles de muitos desses tratamentos devem ser feitos por especialistas, devido ao difícil manejo e a maior risco de efeitos adversos e custo elevado.

MTX. Mostra-se efetivo no controle de psoríase de apresentação grave, mas tem risco de sérios efeitos colaterais, o que limita muitas vezes seu uso crônico nos casos refratários.[12] Uso VO deve ser realizado em três doses, de 12/12 horas, uma vez por semana, ou dose única semanal (a mais indicada), sendo de 7,5 a 15 mg/dia. Se as náuseas forem significativas, pode-se utilizar a administração parenteral. O MTX tem toxicidade hematopoética, hepática e renal, necessitando monitoramento. No início do tratamento, os exames incluem hemograma, função hepática e renal, devendo ser semanais, seguido de hemograma mensalmente. Alterações nestas funções são raras na posologia para tratamento de psoríase. Fibrose hepática, no entanto, pode surgir após um tratamento prolongado. Algumas vezes, a biópsia hepática pré-tratamento ou após uma dose total acumulada de 1,5 g é recomendada.

Fototerapia. Indicada para psoríase moderada e severa, que não responde ao tratamento tópico sozinho. Muitas vezes, a aplicação da luz UV potencializa a ação dos medicamentos, trazendo ótimos resultados. O seu uso não deve ser prolongado e sim realizado em pulsos devido ao alto risco de câncer de pele. O tipo de radiação mais comumente utilizado é o UVB de espectro estreito (311 mm). A radiação UVA é usada após a administração de um fotossensibilizador (psoraleno) ingerido VO ou aplicado como creme. Este tratamento, conhecido como PUVA, é altamente eficaz. Os pacientes ingerem uma dose de metoxsaleno aproximadamente duas horas antes de serem expostos a uma quantidade cuidadosa de UVA. O regime do tratamento é dividido em duas fases: a de melhora, em que se faz um tratamento contínuo, até que as lesões regridam; a de manutenção, em que os tratamentos são menos frequentes, mas em quantidade suficiente para prevenir o recrudescimento da doença.

Retinoides sistêmicos. A acitretina é um retinoide oral e um dos mais seguros tratamentos sistêmicos da psoríase. Como monoterapia, é mais efetiva no tratamento da psoríase pustulosa e a eritrodérmica. A monoterapia é menos efetiva para psoríase em placas. No entanto, quando associada com PUVA ou UVB, os resultados são positivos. A acitretina é iniciada em dose baixa (10-25 mg/dia) e aumentada até a tolerância do paciente a seus efeitos colaterais e sua eficácia serem atingidas.

Ciclosporina A ciclosporina em doses de 2,5 a 5,0 mg/kg/dia administrada em pacientes cuidadosamente selecionados, apresenta resultados rápidos e favoráveis no controle da psoríase em placas grave. Após a doença ser controlada, a dose da medicação deve ser gradualmente reduzida. A microemulsão de ciclosporina está disponível em cápsulas de gelatina (25 mg, 100 mg) e solução oral (frasco de 50 mL em 100 mg/mL). Este é um tratamento que deve ser prescrito por dermatologistas e necessita monitorização de acompanhamento com 2 semanas, 4 semanas e mensalmente a seguir.

Tratamento com agentes biológicos

Muitos agentes biológicos estão sendo estudados ou disponibilizados para agirem seletivamente no sistema imunológico. Os agentes biológicos são proteínas que podem ser sintetizadas usando-se técnicas de DNA recombinante. Esses medicamentos se ligam a células específicas e não apresentam tantos efeitos adversos quando outros fármacos, como acitretina, ciclosporina e MTX. É provável que o risco de imunossupressão não seja maior que o de outros fármacos dermatológicos comumente prescritos.

Etanercept. É administrado duas vezes por semana, em injeção SC.

Infliximab. É administrado em infusão IV, em intervalos dependentes das condições clínicas do paciente.

Alefacept. Age inibindo a proliferação e ação das células T, que consequentemente reduz a memória imunológica e a resposta inflamatória. Estudos demonstram eficácia deste medicamento quando comparado com placebo. Não existem evidências de risco aumentado de malignidade quando usado este fármaco. Recomenda-se monitorização semanal das células T CD4.

Efalizumab. É administrado por via SC, uma vez por semana. Os efeitos adversos são leves ou moderados, com febre, cefaleia, náusea e astenia. Alguns pacientes apresentam exacerbação da doença com o uso do medicamento e devem ser orientados a suspendê-lo. Em torno de 0,3% dos pacientes submetidos a este tratamento apresentam plaquetopenia leve (< 50.000).

> ▶ Uma associação entre psoríase (especialmente psoríase gutata) e infecção estreptocócica tem contribuído para investigações sobre o papel da tonsilectomia no tratamento da psoríase. Existe uma revisão sistemática que avaliou sobre a amigdalectomia. No entanto, após o procedimento, 290 dos 410 pacientes apresentaram sintomas ou piora deles relacionado com psoríase. Os dados, no entanto, foram insuficientes para recomendar o uso rotineiro da amigdalectomia para psoríase.[13]

Quando referenciar

- É necessária a confirmação do diagnóstico.
- A resposta ao tratamento é inadequada, conforme medido pelo clínico, paciente ou ambos.
- Há um impacto significativo na qualidade de vida do indivíduo.
- O médico de APS não está familiarizado com a modalidade de tratamento recomendada, como PUVA, fototerapia ou medicamentos imunossupressores.
- O paciente tem doença grave generalizada.
- Nos casos de artrite psoriática, a avaliação com reumatologista está indicada.

Atividades preventivas e de educação

Os efeitos sociais e psicológicos podem ser muito significativos para alguns pacientes. A psoríase pode levar à solidão, ao isolamento social e à depressão. Visitas médicas agendadas regularmente podem auxiliar no reforço da necessidade do tratamento, no detalhamento da terapia e também no apoio psicológico tão importante neste momento. Informações sobre a doença, sobre sua condição ser contagiosa ou transmitida geneticamente, precisam ser abordadas de forma clara e simples. O médico de família deve explicar ao paciente sobre a natureza crônica e recidivante da doença, para que ele não crie expectativas sobre a sua cura.

As medidas preventivas, como manter a tranquilidade, evitar estresse, manter a pele bem hidratada, evitando queimaduras solares e outras formas de trauma cutâneo, devem ser abordadas com o paciente e com os familiares.

A segurança e a eficácia da maioria dos tratamentos para psoríase dependem da adesão do paciente aos cuidados. Por isso, estes devem sempre ser reforçados, inclusive com orientações escritas. Pessoas com doença extensa, refratária ao tratamento, de apresentação aguda ou pustular, podem ser referenciadas ao dermatologista, a fim de que ele considere tratamento como fototerapia, retinoides, antimetabólicos e imunossupressores. Na doença generalizada, principalmente nas formas eritrodérmica ou pustular, é comum haver necessidade de hospitalização.

Papel da equipe multiprofissional

Para tratar adequadamente pessoas com psoríase, a atuação da equipe multiprofissional é muito valiosa. A falta de conhecimento sobre a doença é um obstáculo para o tratamento, sendo necessária a abordagem em vários aspectos e várias profissões, trazendo resultados melhores e uma abordagem mais complexa da situação.

REFERÊNCIAS

1. Lee DJ, Shellow WVR. Management of psoriasis. In: Goroll AH, Mulley AG. Primary care medicine: office evaluation and management of the adult patient. 5th ed. Philadelphia: Lippincott Williams & Wilkins; 2006. p. 1197-1203.

2. Ponzio HA, Favaretto AL., Bozko MP. Dermatoses eritematoescamosas. In: Duncan BB, Schmidt MI, Giugliani ERJ. Medicina ambulatorial: condutas de atenção primária baseadas em evidências. 4. ed. Porto Alegre: Artmed; 2014. p. 962-969.

3. Habif TP. Psoríase e outras doenças papuloescamosas. In: Habif TP. Dermatologia clínica: guia colorido para diagnóstico e tratamento. 4. ed. Porto Alegre: Artmed; 2005. p. 223-253.

4. Mrowietz U, Reich K. Psoriasis: new insights into pathogenesis and treatment. Dtsch Arztebl Int. 2009;106(1-2):11-18.

5. Pardasani AG, Feldman SR, Clark AR. Treatment of psoriasis: an algorithm-based approach for primary care physician. Am Fam Physician. 2000;61(3):725-733.

6. Afifi T, Gannes G, Huang C, Zhou Y. Topical therapies for psoriasis: evidence-based review. Can Fam Physician. 2005;51:519-525.

7. Globe D, Bayliss MS, Harrison D. The impact of itch symptoms in psoriasis: results from physician interviews and patient focus groups. Health Qual Life Outcomes. 2009;7:62.

8. Mrowietz U, Elder JT, Barker J. The importance of disease associations and concomitant therapy for the long-term management of psoriasis patients. Arch Dermatol Res. 2006;298(7):309-319.

9. Mason AR, Mason J, Cork M, Dooley G, Edwards G. Topical treatments for chronic plaque psoriasis. Cochrane Database Syst Rev. 2009;(2):CD005028.

10. Harries M, Butterworth A, Griffiths CEM, Chalmers R. Methotrexate for psoriasis (Protocol for a Cochrane Review). Cochrane Database System Rev. 2011;(2).

11. Reich K, Mrowietz U. Treatment goals in psoriasis. J Dtsch Dermatol Ges. 2007;5(7):566-574.

12. Kurian A, Barankin B. Current effective topical therapies in the management of psoriasis. Skin Therapy Lett. 2011;16(1):4-7.

13. Rachakonda TD, Dhillon JS, Florek AG, Armstrong AW. Effect of tonsillectomy on psoriasis: a systematic review. J Am Acad Dermatol. 2015;72(2):261-275.

CAPÍTULO 207

Manifestações cutâneas das doenças sistêmicas

Brunela Madureira
Thiago Dias Sarti

Aspectos-chave

▶ Em quase todas as doenças de pele, a manutenção da hidratação da pele melhora a sua qualidade.

▶ A existência de quadros dermatológicos exuberantes e/ou atípicos indica uma investigação para doenças sistêmicas.

▶ O uso de medicamentos tópicos por longo período, sem a definição do diagnóstico, pode atrasar tratamento de uma doença com relevância.

Caso clínico 1

Pedro, 55 anos, com doença renal crônica dialítica, queixa-se de prurido em todo tegumento há 2 anos. Relata usar, sem orientação médica, pomadas para coceira, com pouca efetividade.

Caso clínico 2

Carlos, 38 anos, infectado pelo vírus da imunodeficiência humana (HIV) há 6 anos, queixa-se de prurido há 1 ano. Ao exame dermatológico, nota-se a presença de numerosas pápulas simétricas, alguns nódulos, lesões liquenificadas, hipercrômicas e cicatriciais localizadas em tronco e membros.

Teste seu conhecimento

1. Sobre o Caso clínico 1, marque a alternativa INCORRETA.
   a. O prurido é sintoma frequente, tanto na lesão renal aguda quanto na lesão renal crônica.
   b. A xerose é a manifestação dermatológica mais frequente nos doentes renais crônicos
   c. O prurido nos indivíduos com doença renal crônica, como no Caso clínico 1, pode alterar significativamente sua qualidade de vida e aumentar o risco de mortalidade
   d. Vários são os mecanismos citados na tentativa de explicar a fisiopatologia do prurido em pacientes renais crônicos, como: reações alérgicas, xerose cutânea, proliferação de mastócitos na pele, anemia ferropriva, hipervitaminose A, hiperparatireoidismo, neuropatia, citocinas, ácidos biliares, óxido nítrico, os distúrbios de eletrólitos, creatinina, proteínas totais, ureia, ferritina, transferrina e alterações do sistema imunológico

2. No Caso clínico 2, qual é o provável diagnóstico?
   a. Escabiose
   b. Dermatite atópica
   c. Erupção papular prurítica
   d. Foliculite pitirospórica

3. Assinale a opção incorreta acerca das manifestações cutâneas associadas ao HIV.
   a. As alterações cutâneas, nos indivíduos infectados pelo HIV, apresentam-se frequentemente com manifestação atípica, maior agressividade e refratárias à terapia habitual quando comparada ao indivíduo não infectado
   b. Aproximadamente 80 a 95% dos pacientes infectados pelo HIV apresentarão alguma lesão cutânea durante o curso da infecção, não havendo relação com a progressão da doença
   c. O vírus Epstein-Barr é responsável pelo surgimento de placas esbranquiçadas e enrugadas nas laterais da língua, em muitos doentes com HIV
   d. A síndrome retroviral aguda manifesta-se de modo semelhante à mononucleose infecciosa, com febre, linfadenopatia e exantema, sendo esses sinais referidos por 40 a 90% dos indivíduos infectados pelo HIV

4. No Caso clínico 2, qual tratamento deve ser proposto inicialmente?
   a. Anti-histamínicos e corticoides tópicos potentes
   b. Antibiótico sistêmico e tópico
   c. Ivermectina oral e permetrina tópica
   d. Corticoide sistêmico

5. O prurido é uma queixa dermatológica frequente em consultas médicas e sua evolução/intensidade influenciam negativamente a qualidade de vida dos pacientes, sendo alvo de constante preocupação por parte da equipe de saúde. Sobre o prurido, marque a alternativa INCORRETA.
   a. O prurido idiopático ocorre em torno de 70% dos casos, sendo que, em pelo menos 20% desses, quando minuciosamente investigados, encontra-se uma causa sistêmica
   b. O prurido pode ser secundário a doenças dermatológicas, como, por exemplo, xerose, eczemas, urticárias, líquen plano, dermatoses bolhosas, psoríase e pitiríase rósea de Gibert
   c. Entre as causas sistêmicas de prurido encontram-se: anemia ferropriva, diabetes, hepatopatias, lesão renal crônica/hemodiálise, doença tireoidiana, policitemia vera, reação medicamentosa,

síndromes paraneoplásicas, herpes-zóster, linfomas (Hodgkin e não Hodgkin), esclerose múltipla, acidente vascular cerebral (AVC), meralgia e notalgia parestésicas, tumores cerebrais

d. O conhecimento das principais patologias que cursam com prurido importante, associado ao desenvolvimento de novos fármacos, permitiu o desenvolvimento de protocolos efetivos no tratamento da doença

Respostas: 1A, 2C, 3B, 4A, 5D

Do que se trata

Classificação

Uma grande variedade de problemas de saúde pode se manifestar com alterações cutâneas de distintas ordens. Neste capítulo, serão abordadas apenas algumas situações de relevância para o médico de família e comunidade, pois são muitas, mas fogem ao escopo do capítulo. Doenças autoimunes, medicações, neoplasias, doenças cardiovasculares, hepáticas, endócrinas, etc., podem ter, entre seus sinais e sintomas, alguma manifestação cutânea, e o médico de família e comunidade deve estar atento em sua prática clínica diária.

A epidemiologia dependerá de cada doença considerada. Por exemplo, uma minoria (< 3%) das pessoas com diabetes melito (DM) apresentará necrobiose lipoídica, embora pessoas com essa condição têm alta probabilidade (11-62%) de ter DM. Apesar de carecer de mais estudos, sugere-se que o lúpus eritematoso cutâneo seja tão comum quanto o lúpus eritematoso sistêmico (LES), sendo mais comum em mulheres (3:1) no geral, embora seja mais prevalente que a vertente sistêmica em homens e idosos.[1]

Diagnóstico diferencial

O diagnóstico diferencial dependerá também do problema considerado. No caso da associação de neoplasias com manifestações cutâneas, por exemplo, é importante levar em consideração algumas questões. Tanto a neoplasia quanto a manifestação cutânea precisam ter início concomitante ou ao menos uma evolução temporal compatível; deve haver associação entre a localização ou o tipo do tumor com aquela manifestação cutânea; e evidências científicas de possível associação estatística ou genética entre a neoplasia e o tipo de manifestação cutânea apresentada. Esses aspectos devem ser levados em consideração no raciocínio clínico do médico de família e comunidade ao deparar-se com um caso provável de neoplasia.[1]

O que fazer

Serão abordadas a seguir as manifestações cutâneas em alguns problemas de saúde ou grupo de causas.

Manifestações cutâneas reveladoras de neoplasia

As doenças paraneoplásicas ocorrem em 1 a 7% dos cânceres e são definidas como distúrbios clínicos ou bioquímicos, hormonais, hematológicos, neurológicos ou dermatológicos relacionados a uma neoplasia, porém não associada diretamente à invasão pelo tumor primário nem por metástases.[2]

As síndromes endocrinológicas representam a síndrome paraneoplásica mais comum e, em seguida, são as manifestações mucocutâneas.[3]

Existem mais de 50 condições dermatológicas descritas como possíveis marcadores de malignidade. Neste capítulo, serão abordadas as dermatoses com forte associação com doença maligna, cujo reconhecimento implica a pesquisa sistemática de neoplasia subjacente, possibilitando o diagnóstico e a terapêutica precoce.

Acantose nigricante maligna

A acantose nigricante pode-se apresentar tanto na forma benigna quanto na maligna. Na sua forma benigna, que é relativamente comum, manifesta-se em um período mais precoce da vida, com progressão lenta. Pode estar associada à obesidade, ao uso de medicamentos, à síndrome dos ovários policísticos, ao DM, à insuficiência suprarrenal e outras a condições de insulino--resistência.[3–6]

A acantose nigricante maligna (ANM) (Figura 207.1) está associada a 90% de carcinomas abdominais, sendo o adenocarcinoma gástrico a neoplasia mais frequente. Pode também estar associada com carcinomas do ovário, do endométrio, de colo uterino, da mama, da tireoide, do pulmão, do rim, do pâncreas, do fígado, do esôfago, do testículo, da próstata, entre outros.[3–5]

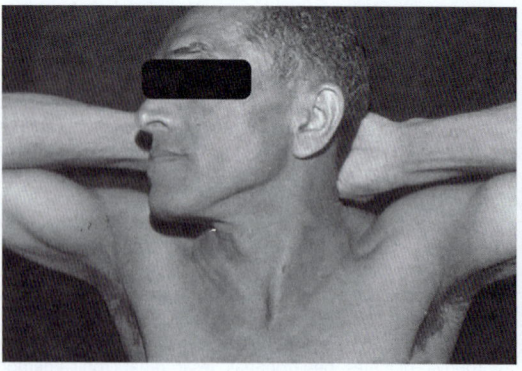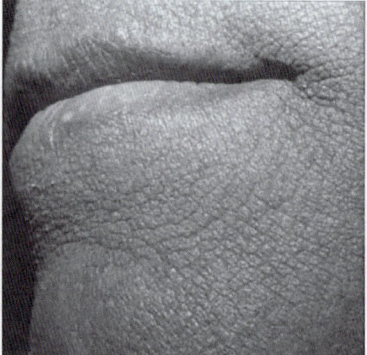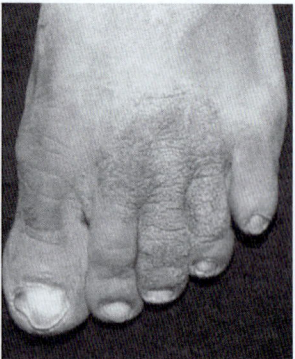

▲ **Figura 207.1**
Acantose nigricante maligna.
Fonte: Silva e colaboradores.[3]

A ANM é caracterizada pelo aparecimento súbito de espessamento cutâneo aveludado, hipercrômico, simétrico, extenso, exuberante, de rápida progressão, acometendo preferencialmente áreas intertriginosas, como axila, fossa cubital, região submamária, inguinal e cervical posterior. Pode estar acompanhada de acrocórdons, ceratodermia palmo-plantar (paquidermatoglifia adquirida) e múltipas lesões de ceratoses seborreicas (sinal de Leser-Trélat). Afeta adultos com faixa etária de 40 anos.[4,5]

Eritema necrolítico migratório

O eritema necrolítico migratório (ENM) está frequentemente associado ao glucagonoma, que é um raro tumor endócrino que se origina nas células alfapancreáticas, sendo menos comum no gastrinoma e no insulinoma. A tríade altamente sugestiva de glucanoma (síndrome do glucagonoma) é composta por ENM, intolerância à glicose e hiperglucagonemia em níveis > 1.000 pg/mL, ocorrendo em torno da quinta década e acometendo preferencialmente o sexo feminino.[2,4,5]

O quadro dermatológico é caracterizado por eritema maculopapular, de bordas irregulares e padrão arqueado ou policíclico proeminente nas áreas de trauma, frequentemente no joelho e em áreas intertriginosas. Importante salientar que o ENM por ser infectado por *C. albicans* ou *S. aureus*, podendo ser erroneamente diagnosticado como candidíase crônica refratária aos tratamentos convencionais.[4,5]

Em torno de 70% dos pacientes com glucagonoma apresentam quadro de perda ponderal e ENM. A confirmação diagnóstica é feita por dosagem de glucagon, radiologia e histopatologia de pele e do tumor.

Erythema gyratum repens

Aproximadamente 80% dos casos publicados de *Erythema gyratum repens* estão associados a tumores internos, mais comumente broncopulmonar (40%) seguido de mama (8%) e esôfago (6%).[2]

Caracteriza-se por uma erupção generalizada de lesões eritematoescamosas, serpiginosas, policíclicas, pruriginosas, migratórios, de cerca de 1 cm/dia, formando desenhos bizarros, como arabescos e nervuras de folhas.[2,4,5]

Hipertricose lanuginosa adquirida

As neoplasias mais frequentes associadas com a hipertricose lanuginosa adquirida (HLA) são colorretais e pulmonares.

Manifesta-se pelo crescimento excessivo de pelos tipo lanugem (delgado, macio e não pigmentado), sobretudo na face, associado em 50% dos casos à glossite dolorosa. Para o fechamento da HLA como dermatose paraneoplásica, devem-se afastar as etiologias metabólicas ou endócrinas (porfiria cutânea tarda e hipertireoidismo) e o uso de medicações, como minoxidil, ciclosporina, penicilamina, corticoides e espirolactona.[2,4,5]

Pênfigo paraneoplásico

As neoplasias mais encontradas são as de origem hematológica, incluindo linfomas, leucemia linfocítica crônica, timoma, macroglobulinemia de Waldenstrom e carcinomas fusiformes. Os achados clínicos típicos de pênfigo paraneoplásico incluem estomatite dolorosa intratável (mais típico) e lesões cutâneas polimórficas semelhantes ao pênfigo vulgar, ao líquen plano e ao eritema multiforme. O acometimento de mucosa está quase sempre presente, podendo ser ocular, oral, faríngea, laríngea e/ou vulvar.[2,4,5]

Sinal de Leser-Trélat

O sinal de Leser-Trélat (Figura 207.2) é caracterizado pelo surgimento súbito, com rápido aumento em número e tamanho, de múltiplas ceratoses seborreicas pruriginosas, em geral no tronco.

Aproximadamente 50% das neoplasias associadas ao sinal de Leser-Trélat são adenocarcinomas, sendo 32% de trato gastrintestinal, principalmente de estômago, e 21% de neoplasias hematológicas.[2,4,5]

Síndrome de Bazex

A síndrome de Bazex está mais frequentemente associada a carcinomas de células escamosas do trato aerodigestório superior (cavidade oral, faringe, laringe, traqueia, esôfago e pulmão).

Caracterizada por erupção psoriasiforme de distribuição típica em ponte nasal, hélice e região distal das extremidades, ceratose palmoplantar e onicodistrofia simétricas.[2,4,5]

Alterações cutâneas no diabetes melito

Infecções cutâneas

O DM causa alteração na função leucocitária, com diminuição da quimiotaxia dos leucócitos e fagocitose, e sua ação sobre a vasculatura leva a alterações da resposta imunológica, favorecendo as infecções e retardando sua resolução.[7]

As infecções bacterianas mais comuns são causadas por *Staphylococcus* sp. ou *Pseudomonas* sp., apresentando-se como furúnculos, abscessos, antraz, erisipela, otite externa maligna e fascite necrosante. A otite externa, causada por *Pseudomonas*, é uma condição grave do duto auditivo externo, podendo ter progressão intracraniana, com elevada taxa de mortalidade.[4,5]

A infecção fúngica mais comum no diabetes é a candidíase (vulvovaginal, balanoprepucial, queilite angular e paroníquia). Também são comuns a pitiríase versicolor, a tinha do corpo e as infecções por fungos oportunistas. Importante ressaltar as mucormicoses, caracterizadas por necrose tecidual centro-facial com rápida progressão e alta taxa de mortalidade, sendo que 70 a 80% delas ocorrem em diabéticos em cetoacidose.[4,5,8]

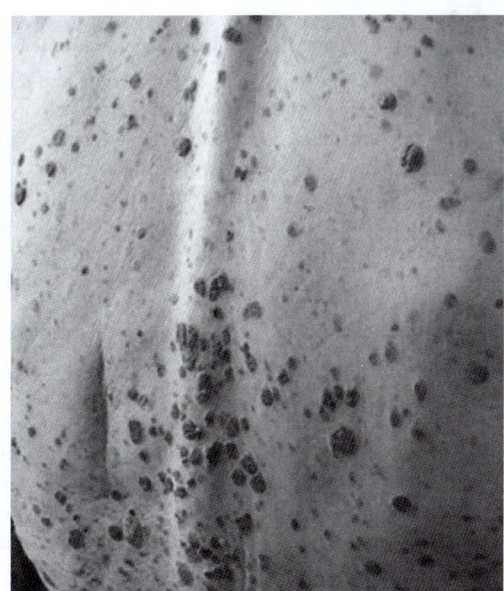

▲ Figura 207.2
Sinal de Leser-Trélat.
Fonte: Silva e colaboradores.[3]

O tratamento das infecções cutâneas nos diabéticos, em geral, não difere do indicado nos demais indivíduos, porém a infecção progride mais rapidamente, e a resposta terapêutica pode ser mais lenta.

Dermatopatia diabética

A dermatopatia diabética (DD) é a dermatose mais comum em pacientes diabéticos, afetando 50% dos homens e 30% das mulheres. Caracteriza-se por máculas acastanhadas, de formatos irregulares, de 1 a 2 cm, com superfície deprimida, assintomáticas. A distribuição é bilateral nos membros inferiores, principalmente as regiões pré-tibiais. Embora as lesões se resolvam em torno de 12 a 18 meses, o quadro apresenta-se em diferentes estágios evolutivos, pois novas lesões continuam surgindo. Há descrição da correlação entre lesão cutânea e retinopatia, nefropatia e neuropatia, podendo servir como um marcador de microangiopatia em outros sítios.[4,5,8]

O controle terapêutico do diabetes parece não influenciar no quadro dermatológico. Orientações gerais de cuidados com a pele, como manter uma boa hidratação, devem ser feitas, pois não existe tratamento específico para a DD.[4,5,8]

Necrobiose lipoídica

É uma doença crônica com degeneração do colágeno e depósito secundário de lipídeos, sendo possivelmente ocasionada por vasculite por imunocomplexos. A lesão inicia-se como um nódulo eritematoso evoluindo para uma placa irregular, achatada e muitas vezes apresentam uma atrofia central e telangiectasias. Embora não seja exclusiva de diabéticos, em torno de 90% desses pacientes sem doença relatam uma história familiar de diabetes ou desenvolverão algum grau de intolerância à glicose.[4,5,8]

O tratamento tem resultados variáveis e limitado: corticosteroides (tópicos, oral e intralesional), tacrolimus tópico, retinoides tópicos, tacrolimus tópico, medicações antiplaquetárias, pentoxifilina, micofenolato mofetil, ciclosporina, cloroquina, medicações antifator de necrose tumoral (anti-TNF), talidomida, PUVA, terapia fotodinâmica.[4,5,8]

Eritema nodoso como manifestação de doença sistêmica

O eritema nodoso (EN) é o tipo mais comum de paniculite predominantemente septal, sem vasculite. Caracteriza-se por uma síndrome de hipersensibilidade a estímulos bacterianos, virais, químicos, entre outros, representado por uma forma de hipersensibilidade tardia. O quadro clínico inicia-se com febre, artralgia e surgimento de erupção cutânea nodular, mais palpável do que visível, dolorosa, às vezes recorrente, acometendo principalmente a face extensora dos membros inferiores. Os nódulos não se ulceram.[4,5]

Embora, na maioria das vezes, o EN seja idiopático, dentre os vários fatores causais da doença, encontram-se: infecções estreptocócicas (causa infecciosa mais comum, surgindo em torno de 15 dias após infecção de vias aéreas), tuberculose, hanseníase, sarcoidose, medicamentos (sulfonamidas, penicilina, anticoncepcionais, barbitúricos, salicilatos, brometos iodetos), gestação, doença de Crohn, síndrome de Behçet, síndrome de Sweet, neoplasias malignas (carcinomas, linfomas e leucemias).[4,5]

O diagnóstico baseia-se na história clínica, no exame físico e na biópsia profunda, atingindo sempre o tecido celular subcutâneo. Dentre os exames a serem considerados, destaca-se cultura de orofaringe, dosagem de anticorpo estreptolisina O, radiografia torácica, derivado proteico purificado, pesquisa para bacilo-álcool-ácido-resistente na linfa, para investigação de hanseníase, velocidade de hemossedimentação (VHS) e investigação de outras infecções.[4,5]

O tratamento é da causa responsável pelo quadro, caso seja esclarecida. Além disso, repouso e elevação de membros, corticoides, analgésicos, anti-inflamatórios não esteroides (AINEs).[4,5]

Manifestações cutâneas no vírus da imunodeficiência humana

A pele é um dos órgãos mais acometidos na infecção pelo HIV, e os distúrbios mucocutâneos podem ser indicadores de imunossupressão. Aproximadamente 80 a 95% dos pacientes infectados pelo HIV apresentarão alguma lesão cutânea durante o curso da infecção. Entre elas, podem-se citar a fotodermatite, a psoríase, a dermatite seborreica, o eczema, o prurigo nodular, o molusco contagioso, as infecções fúngicas e bacterianas e a erupção pápulo-prurítica.[4,5]

As alterações cutâneas, nos indivíduos infectados pelo HIV, apresentam-se frequentemente com manifestação atípica, maior agressividade e refratárias à terapia habitual quando comparada ao indivíduo não infectado.[4]

Como a manifestação cutânea pode ser o primeiro sinal da infecção nos pacientes que desconhecem sua condição sorológica, o seu reconhecimento e o diagnóstico da infecção pelo HIV permitem a instituição de medidas terapêuticas importantes para retardar a sua progressão.[4,5]

No Quadro 207.1, são apresentadas as alterações cutâneas que podem indicar infecção pelo HIV.[4,5]

As afecções de pele também podem ser indicadoras do estado imunológico do paciente e da progressão da doença, havendo correlação estatisticamente significativa desses índices com a contagem de linfócitos CD4+. Assim, é relevante que o médico de família e comunidade conheça as doenças dermatológicas mais frequentes entre os pacientes infectados, especialmente a relação entre o surgimento das alterações cutâneas e o grau de imunossupressão, conforme mostra o Quadro 207.2.[8]

Exantema da síndrome retroviral aguda. Caracterizado por exantema, febre e linfadenopatia que ocorre de 1 a 3 semanas após a transmissão. Acomete preferencialmente a região superior do tronco e atinge em torno de 40 a 90% dos indivíduos infectados pelo HIV.

Leucoplasia pilosa oral. Placas brancas em faixa confluentes acometendo preferencialmente as bordas laterais da língua.

Quadro 207.1 | **Probabilidade de infecção pelo vírus da imunodeficiência humana associada a manifestações cutâneas**

Dermatoses altamente indicativas de infecção pelo HIV	Exantema da síndrome retroviral aguda, foliculite eosinofílica, leucoplasia pilosa oral, molusco contagioso em face de adultos, onicomicose ungueal proximal, sarcoma de Kaposi, úlceras herpéticas persistentes
Dermatoses fortemente associadas à infecção pelo HIV	Candidíase orofaríngea, candidíase vulvovaginal recorrente, IST, herpes-zóster
Dermatoses que podem estar associadas à infecção pelo HIV	Dermatite seborreica extensa e refratária à terapêutica, linfadenopatia generalizada, úlceras aftosas orais

IST, infecção sexualmente transmissível; HIV, vírus da imunodeficiência humana.

Quadro 207.2 | Grau de imunossupressão em pessoas infectadas pelo vírus da imunodeficiência humana e manifestações cutâneas comuns

Linfócitos T CD4+ < 500	Angiomatose bacilar.
Linfócitos T CD4+ < 200	Candidíase, dermatite atópica, dermatite seborreica, foliculite eosinofílica, HPV, ictiose adquirida, mononucleose, sarcoma de Kaposi, tuberculose, xerose
Linfócitos T CD4+ < 100	Infecção por CMV, histoplasmose, molusco contagioso, paracoccidioidomicose
Linfócitos T CD4+ < 50	Criptococose, herpes-zóster, infecção por micobactéria atípica, erupção pápulo-prurítica

CMV, citomegalovírus; HPV, papilomavírus humano.

O diagnóstico é clínico e histopatológico, e como a lesão é assintomática, não é necessário o tratamento. Podem ser usados, nesse caso, aciclovir, via oral, e antifúngicos, porém há risco de recorrência do quadro.

Onicomicose ungueal proximal. É comum nos pacientes com Aids e rara nos indivíduos sadios. O tratamento é com imidazólicos sistêmicos e tópicos.

Úlceras aftosas orais. São frequentes, e o exame histopatológico é importante para o diagnóstico diferencial com histoplasmose, criptococose e neoplasias. O tratamento é tópico (corticoide em base adesiva, bochechos com tetraciclina, bochechos com corticoides) e nos casos extensos e recorrentes, a talidomida oferece bons resultados.

Angiomatose bacilar. Causada pelas bactérias *Bartonella henselae* e *Bartonella quintana*, é caracterizada por pápulas vasculares eritemato-violáceas, friáveis, placas e nódulos subcutâneos, atingindo qualquer área do tegumento. O reservatório da *B. henselae* é o gato doméstico, e a transmissão seria por um vetor, como a pulga do gato ou por mordidas e/ou escoriações. O reservatório *B. quintana* não é conhecido. A confirmação diagnóstica é pelo exame histopatológico, e o tratamento é feito preferencialmente com eritromicina 500 mg, de 6 em 6 horas, ou doxiciclina 100 mg, de 12 em 12 horas, de 8 a 12 semanas.

Erupção pápulo-prurítica do HIV. É caracterizada por prurido crônico e erupção cutânea com numerosas pápulas simétricas, localizadas principalmente no tronco e extremidades, excluindo-se outras causas de prurido. As lesões, na maioria das vezes, iniciam-se eritematosas e algumas vezes podem ser vistas pequenas pústulas sobre as pápulas. São pouco comuns em pescoço, face, mucosas, palmas, plantas e regiões interdigitais. As lesões podem estar em diferentes estágios evolutivos em um mesmo paciente (pápulas, pústulas, hipercromia pós-inflamatória, lesões nodulares, liquenificadas e cicatriciais) e novas lesões podem aparecer diariamente. O tratamento é muito difícil, pois o prurido é severo e tem resposta variável aos medicamentos tradicionais. Podem-se usar corticosteroides tópicos e/ou orais combinados com anti-histamínicos orais, emolientes e tacrolimus. Podem ser usados também pentoxifilina, talidomida, isotretinoína e fototerapia com raios UVB.

Foliculite eosinofílica. É conhecida por alguns autores como dermatose que faz parte do espectro da erupção pápulo-prurítica. A diferença seria que na foliculite eosinofílica, as lesões são mais edematosas, as pústulas são pouco frequentes e acometem preferencialmente a linha superior do tronco, podendo acometer também a face, o pescoço, a região retroauricular e a região superior dos braços. O tratamento é feito com corticosteroides tópicos potentes, anti-histamínicos, corticoide oral, metronidazol, itraconazol, isotretinoína, dapsona, fototerapia com UVB e tacrolimus pomada.

Sarcoma de Kaposi associado ao HIV. É a neoplasia mais comum nos pacientes infectados pelo HIV. No início da epidemia, sua incidência era alta, porém, vem diminuindo com a introdução de medicações mais potentes no tratamento.

Prurido secundário a doenças sistêmicas

A ausência de achados que sugiram uma etiologia primária para pessoas com queixa de prurido deve levar o médico de família e comunidade a pensar em causas sistêmicas para o problema em seu raciocínio diagnóstico. As estatísticas são variáveis, mas uma doença sistêmica pode ser causa do prurido em 10 a 50% dos casos de pessoas que procuram o consultório médico devido essa queixa.[4,5,9-11]

Renal. Uma a três pessoas em quatro que estão em hemodiálise podem apresentar prurido, embora as novas técnicas do procedimento tenham reduzido essa manifestação. Aproximadamente um terço das pessoas com doença renal avançada que não estão em terapia substitutiva renal pode apresentar essa queixa. Importante lembrar que prurido não é comum em pessoas com lesão renal aguda.[4,5,9-11]

Hepatobiliar. A incidência de prurido em pessoas com colestase varia de acordo com a causa do problema, podendo acometer aproximadamente 60% das pessoas com cirrose biliar primária. Outras condições associadas a prurido são hepatite B e C, hepatite autoimune, cirrose alcoólica, colangites e neoplasias. Importante destacar que a correlação entre os níveis de bilirrubina sérica e a intensidade do prurido é fraca.[4,5,9-11]

Hematológico. Ocasionalmente, deficiência de ferro pode cursar com prurido, mesmo na ausência de anemia, sendo que o sintoma tende a desaparecer com a reposição de ferro. Outras condições hematológicas que podem levar a prurido são policitemia vera, hemocromatose, doença de Hodgkin (aproximadamente 30% de incidência, sendo a principal neoplasia associada a prurido) e outras neoplasias e em pessoas que receberam transplante de medula óssea.[4,5,9-12]

Endócrino. Diversos problemas endócrinos podem levar a prurido. Pessoas com DM podem se queixar de prurido generalizado ou mais concentrado no couro cabeludo, na genitália ou na região perianal, sendo secundário à candidíase, à pele ressecada, à neuropatia ou a efeito adverso de medicações. Tanto hipertireoidismo quanto hipotireoidismo pode levar a prurido, com mecanismo incerto. Problemas nas paratireoides também pode levar a prurido, bem como mulheres no período perimenopausal podem-se queixar de prurido vulvar.[4,5,9-11]

Neurológico. Prurido pode estar presente em pessoas com doenças neurológicas centrais ou periféricas, como AVC, esclerose múltipla, neuropatias periféricas, compressões neurais e neoplasias.[4,5,9-11]

Erros mais frequentemente cometidos

▶ Não considerar a possibilidade de doenças sistêmicas em manifestações cutâneas.

▶ Não considerar exame clínico mais aprofundado, como biópsias, para elucidação diagnóstica.

▶ Tratar lesões cutâneas indefinidamente sem preocupação com o esclarecimento diagnóstico.

Prognóstico e complicações possíveis

O prognóstico das manifestações cutâneas de doenças sistêmicas dependerá de cada caso, sendo que este capítulo apresentou um breve panorama dos principais problemas cutâneos secundários a doenças sistêmicas.

Atividades preventivas e de educação

A equipe de saúde pode esclarecer alguns aspectos das principais doenças citadas neste capítulo para as pessoas que recebem seus cuidados.

Papel da equipe multiprofissional

A equipe de saúde, em particular o enfermeiro, deve estar atenta a lesões cutâneas nos pacientes e encaminhá-los ao médico de família e comunidade para maiores esclarecimentos e avaliações. A equipe multiprofissional pode ter papel importante na avaliação do impacto do problema na vida da pessoa, seus sentimento e ideias a respeito do problema, propondo ações pontuais para o melhor manejo das condições, que por vezes são crônicas e com impacto negativo na subjetividade e na qualidade de vida da pessoa.

REFERÊNCIAS

1. Callen JP, Jorizzo JL, Zone JJ, Piette WW, Rosenbach MA, Vleugels RA, editors. Dermatological signs of systemic disease. 5th ed. New York: Elsevier; 2017.

2. Ramos-E-Silva M, Carvalho JC, Carneiro SC. Cutaneous paraneoplasia. Clin Dermatol. 2011;29(5):541-547.

3. Silva JA, Mesquita KC, Igreja ACSM, Lucas ICRN, Freitas AF, Oliveira SM et al. Paraneoplastic cutaneous manifestations: concepts and updates. An. Bras. Dermatol. 2013;88(1):09-22.

4. Azulay RD, Azulay DR. Dermatologia. 3rd ed. Rio de Janeiro: Guanabara Koogan; 2004. p. 182-192.

5. Rivitti EA. Dermatologia de Sampaio e Rivitti. 4. ed. São Paulo: Artes Médicas; 2018.

6. Costa MC, Martinez NS, Belicha MG, Leal F. Acanthosis nigricans and "tripe palm" as paraneoplastic manifestations of metastatic tumor. An Bras Dermatol. 2012;87(3):498-500.

7. Leonhardt JM, Heymann WR. Cutaneous manifestations of other endocrine diseases. In: Freedberg IM, Elsen AZ, Wolff K, Austen KF, Goldsmith LA, Katz SI, editors. Fitzpatrick's dermatology in general medicine. New York: MacGraw-Hill; 2003. p. 1662-1670.

8. Jindal N, Aggarwal A, Kaur S. HIV seroprevalence and HIV associated dermatoses among patients presenting with skin and mucocutaneous disorders. Indian J Dermatol Venereol Leprol. 2009;75(3):283-286.

9. Cunha PR, Delfini Filho O. Pruritus: still a challenge. An. Bras. Dermatol. 2012;87(5):735-741.

10. Yonova D. Pruritus in certain internal diseases. Hippokratia. 2007;11(2):67–71.

11. Reamy BV, Bunt CW, Fletcher S. A diagnostic approach to pruritus. Am Fam Physician. 2011;84(2):195-202.

12. Sander CA, Flaig MJ, Jaffe ES. Cutaneous manifestations of lymphoma: a clinical guide based on the WHO classification. World Health Organization. Clin Lymphoma. 2001;2(2):86-100.

SEÇÃO XXI ▶ CAPÍTULO 208

Laboratório nas doenças reumáticas

Lara Ribeiro Santiago Freitas
Daniela Cabral de Sousa

Aspectos-chave

▶ Não existem testes gerais de rastreamento para doenças reumáticas; o diagnóstico depende da anamnese e do exame físico.

▶ Geralmente, a investigação laboratorial das doenças reumáticas é útil em confirmar ou descartar uma hipótese de patologia reumática, depois que a hipótese clínica é considerada.

▶ Quando uma doença reumática é diagnosticada, alguns testes laboratoriais podem ajudar a avaliar o prognóstico ou a atividade da doença.

▶ Testes laboratoriais podem ajudar o médico a monitorar certas doenças reumáticas, guiando o tratamento ou verificando os efeitos adversos de certos fármacos.

Caso clínico

Maria José, 45 anos, dona de casa, comparece ao posto de saúde queixando-se de dores articulares. Relata que há cerca de 6 meses vem apresentando dor e edema nas articulações dos punhos, nas interfalangianas proximais (IFPs), nos joelhos e nos tornozelos. A dor é diária, apresentando períodos de exacerbação e de melhora, sem fatores precipitantes ou de alívio definidos. Ela relata o uso de diclofenaco de sódio para a dor, obtendo alívio transitório. Nos últimos 2 meses, vem apresentando sensação de febre, não aferida, aproximadamente 2 vezes por semana. É portadora de hipertensão arterial sistêmica (HAS), em uso de captopril, 50 mg/dia, e é dislipidêmica, em uso de sinvastatina, 20 mg/dia. Sedentária e com discreto sobrepeso, realiza sozinha as atividades domésticas, mas não associa suas atividades ao quadro álgico. Procurou assistência médica porque o uso frequente de diclofenaco vem "atacando o fígado".

Teste seu conhecimento

1. Que exames seriam úteis na abordagem do caso de Maria José?
    a. Dosagem de ácido úrico
    b. Dosagem de antiestreptolisina O (ASLO)
    c. Dosagem de fator reumatoide (FR)
    d. Dosagem de cálcio sérico e urinário

2. No caso de suspeita clínica de artrite reumatoide (AR), que autoanticorpo teria maior especificidade?
    a. Fator reumatoide (FR)
    b. Anti-Sm
    c. Fator antinuclear (FA)
    d. Antipeptídeo citrulinado cíclico.

3. Uma pessoa com monoartrite aguda teve como hipótese diagnóstica uma crise aguda de gota. Que exame seria mais útil na confirmação diagnóstica?
    a. Análise do líquido sinovial
    b. Dosagem de ácido úrico sérico
    c. Velocidade de hemossedimentação (VHS) e proteína C-reativa
    d. Dosagem da uricosúria de 24 horas

4. É útil solicitar o fator antinuclear (FA):
    a. Em todos os casos de poliartrite crônica e simétrica em mulheres
    b. Em todos os casos de febre prolongada e queixas osteoarticulares
    c. Em indivíduos aparentemente saudáveis, porém com queixas subjetivas de dor articular
    d. Em mulheres jovens com quadro de poliartrite, lesões cutâneas fotossensíveis e sintomas constitucionais

5. Na febre reumática:
    a. O exame ASLO aumenta em 3 a 4 semanas e permanece com seus títulos elevados por cerca de 1 mês
    b. VHS e proteína C-reativa avaliam a atividade inflamatória da doença, sendo que, pelo menos, um dos dois exames positivos constitui um critério diagnóstico
    c. O exame de ASLO positivo é considerado patognomônico da febre reumática
    d. A solicitação de ASLO é útil em um quadro de poliartrite aguda em pessoas de qualquer faixa etária

Respostas: 1C, 2D, 3A, 4D, 5B

Do que se trata

Para um diagnóstico preliminar das doenças reumáticas, o médico deve estar atento à realização de uma boa anamnese e de um exame físico completo, pois não existem exames "gerais" de rastreamento para as doenças articulares. O ato de pedir vários exames laboratoriais para pessoas com dor articular ou muscular aleatoriamente, sem a elaboração inicial de hipóteses, pode levar a resultados falso-positivos ou fazer o médico concluir que o paciente com exames normais tem as doenças reumáticas descartadas, o que não é verdade.

Várias doenças reumáticas comuns (p. ex., osteoartrite, lombalgias crônicas, reumatismos de partes moles, fibromialgia) podem ser diagnosticadas sem exames laboratoriais de investigação. Outras necessitam de exames laboratoriais específicos (p. ex., artrite reumatoide [AR] e lúpus eritematoso sistêmico [LES]), portanto, é preciso haver racionalidade na solicitação dos exames, evitando um "rastreamento geral".

O que fazer

As doenças reumáticas compreendem um heterogêneo grupo de afecções de diferentes etiopatogenias, incluindo doenças infecciosas, metabólicas, autoimunes, mecânico-degenerativas e neoplásicas. Dessa forma, a avaliação laboratorial dessas doenças será bastante variável, incluindo parâmetros de atividade inflamatória, autoanticorpos e avaliação bioquímica e metabólica em geral. Focando nas doenças mais prevalentes na atenção básica, será abordada a avaliação laboratorial por patologia, tentando esclarecer as dúvidas mais frequentes.

Hiperuricemia e gota

O termo gota engloba atualmente um grupo heterogêneo de doenças comuns (prevalência geral de 1-15%), que incluem as seguintes características:[1]

- Elevação dos níveis de ácido úrico sérico (hiperuricemia).
- Agregados de cristais de monourato de sódio depositados preferencialmente no espaço intra e/ou periarticular.
- Nefropatia (tubular/intersticial).
- Nefrolitíase.

Estudos recentes consideram a hiperuricemia como fator de risco para outros componentes da síndrome metabólica (SM) e maior risco cardiovascular (RCV), seja na forma de hiperuricemia assintomática ou dentro do contexto do paciente com diagnóstico de gota.[2,3]

O diagnóstico de certeza para gota baseia-se no achado de cristais de urato no líquido sinovial, no interior de uma bursa ou por meio da aspiração de tofos.[4] Os cristais têm formato de agulha, com birrefringência negativa à luz polarizada.[5] Após a artrocentese da articulação acometida, procede-se à análise do líquido sinovial (ALS), esperando-se os seguintes achados:[6]

- Aparência macroscópica: translúcida à turva.
- Viscosidade: alta.
- Celularidade: 3.000 a 50.000 células, com predomínio de polimorfonucleares (PMNs), > 90% (líquido inflamatório). Eventualmente, o líquido da artrite gotosa pode exceder 50.000 células.
- Cristais de ácido úrico presentes.
- Bioquímica (glicose, pH, proteínas, desidrogenase láctica [LDH]): valores inespecíficos – baixa utilidade clínica, exceto nos casos de dúvida com artrite séptica.

É importante realizar a bacterioscopia do líquido sinovial para descartar artrite séptica, principal diagnóstico diferencial da gota aguda. Ambas as condições podem coexistir.[3,7]

Os níveis normais de uricemia variam de acordo com a idade e o sexo. Na infância, os níveis variam entre 3 a 4 mg/dL para ambos os sexos, porém, na puberdade, há um acréscimo de 1 a 2 mg/dL no sexo masculino,[1] que se mantém por quase toda a vida. Nas mulheres, há um discreto acréscimo nos valores após a menopausa, quando se aproximam daqueles do sexo masculino. Considera-se hiperuricemia títulos acima de 6 mg/dL em mulheres pré-menopáusicas e de 7 mg/dL em homens.[8] A dosagem de ácido úrico normal não exclui o diagnóstico de gota, particularmente se for mensurado durante a crise.[7]

Entre as recomendações do European League Against Rheumatism (EULAR) para o diagnóstico da gota, salienta-se que a medida da excreção renal de ácido úrico (uricosúria de 24 horas) deve ser realizada em pessoas selecionadas, em especial aqueles com história familiar de gota iniciada na infância, aqueles com gota abaixo dos 25 anos de idade e aqueles com nefrolitíase. Fatores de risco para gota e suas comorbidades, como os elementos da SM (dislipidemia, hiperglicemia, obesidade e hipertensão), devem ser avaliados.[7]

Lúpus eritematoso sistêmico

Embora o LES não seja uma patologia habitualmente conduzida na atenção primária, é importante salientar alguns comentários sobre os aspectos laboratoriais de seu diagnóstico, em especial em relação ao fator antinuclear (FAN).

O LES é uma doença autoimune multissistêmica, caracterizada por lesão de tecidos e órgãos mediada por autoanticorpos. É mais frequente em mulheres na idade fértil, e sua prevalência nos EUA é estimada em 51 casos/100.000 habitantes. Em 2012, foram propostos novos critérios diagnósticos para o LES pelo Systemic Lupus International Collaborating Clinics (SLICC). Para um indivíduo ser classificado como portador de LES, é necessário preencher quatro critérios, sendo pelo menos um clínico (que inclui, curiosamente, alguns parâmetros laboratoriais, como anemia hemolítica, leucopenia, linfopenia, plaquetopenia, proteinúria, cilindrúria) e/ou critério imunológico (FAN, anti-DNA, anti-Sm, Coombs, C3,C4, anticorpos antifosfolípides ou *veneral diseases research laboratory* [VDRL] falso-positivo).[9] Percebe-se, portanto, que o FAN, apesar de muito importante, já que está presente em 98% das pessoas portadoras de LES, não se constitui isoladamente como diagnóstico da doença.

Um exame de FAN positivo representava, há algum tempo, a detecção de anticorpos apenas contra antígenos nucleares. Atualmente, o FAN engloba vários antígenos celulares (núcleo, nucléolo, citoplasma, aparelho mitótico e misto), o que aumenta sua sensibilidade, mas diminui significativamente sua especificidade, o que leva muitos indivíduos saudáveis ou com quadro clínico vago a apresentarem FAN positivo e receberem erroneamente o rótulo de portadores de doença autoimune. Entre doadores de sangue voluntários e sadios, por exemplo, a positividade pode chegar de 20 a 31%.

Para a valorização correta do resultado do FAN, alguns elementos são importantes:

- O exame só deve ser solicitado quando houver uma suspeita convincente de doença autoimune, baseada na história clínica e no exame físico.
- Pessoas com doença autoimune apresentam títulos moderados (1/160 e 1/320) a altos (≥ 1/640), e indivíduos sadios

com FAN positivo apresentam baixos títulos (1/80). No entanto, em ambas as situações, podem ocorrer exceções.
- O padrão de fluorescência também é importante. Alguns padrões são mais específicos de doenças autoimunes, e outros são encontrados com frequência em indivíduos sadios ou em outras condições não autoimunes, sendo, portanto, inespecíficos (p. ex., padrão nuclear pontilhado fino denso).
- O FAN é um exame particularmente útil na suspeita clínica de LES, de esclerose sistêmica (esclerodermia), de polimiosite/dermatomiosite e de síndrome de Sjögren para efeito diagnóstico. Em outras condições, pode ter valor prognóstico, como na artrite idiopática juvenil (AIJ), no fenômeno de Raynaud e na síndrome do anticorpo antifosfolípide (SAF). No contexto da suspeita de uma doença autoimune e de um teste de FAN positivo com títulos significativos, é necessário proceder à pesquisa dos antígenos específicos para cada doença (p. ex., anti-DNA e anti-Sm no caso de LES).

Osteoporose

A osteoporose é uma doença osteometabólica bastante prevalente na população geral (aproximadamente 10 milhões de portadores nos EUA), em que ocorre uma diminuição de massa óssea, levando à deterioração da microarquitetura óssea e ao consequente aumento do risco de fraturas. Seu diagnóstico precoce é fundamental, pois, sendo uma doença silenciosa, é recomendável que se estabeleça o tratamento antes da ocorrência de fraturas e deformidades.

O diagnóstico da osteoporose baseia-se na análise dos fatores de risco para perda de massa óssea e na mensuração da densidade mineral óssea (DMO), por meio da densitometria óssea, além da investigação de fraturas.

Embora a maioria dos casos de osteoporose seja pós-menopáusico ou idiopático, existem inúmeras causas de osteoporose secundária, sendo muitas delas tratáveis. Dessa forma, recomenda-se uma avaliação laboratorial, a fim de afastar causas secundárias de osteoporose. Devem ser solicitados: cálcio e fósforo séricos, fosfatase alcalina (FA), hemograma completo, velocidade de hemossedimentação (VHS), função renal e hepática, vitamina D, tireotrofina (TSH), sumário de urina (SU), paratormônio (PTH), eletroforese de proteínas e testosterona, em casos de osteoporose masculina.

Os marcadores bioquímicos de remodelação óssea, como FA óssea específica, osteocalcina e *cross-links* de colágeno, são utilizados em protocolos de pesquisa como parâmetros de resposta terapêutica. Como não representam bons preditores de DMO, não são utilizados na prática clínica, nem para diagnóstico, nem para seguimento dos pacientes.

Artrite reumatoide

A artrite reumatoide (AR) é uma doença inflamatória sistêmica, crônica e progressiva, que acomete preferencialmente a membrana sinovial, podendo levar à destruição óssea e cartilaginosa. Tem uma prevalência aproximada de 1% na população geral, sendo cerca de 3 vezes mais frequente no sexo feminino. A orientação para diagnóstico atualmente é baseada nos critérios de classificação do ACR-EULAR (2010).[10] Entre eles, os parâmetros laboratoriais são o fator reumatoide (FR), o antipeptídeo citrulinado cíclico (anti-CCP), a VHS e a proteína C-reativa. O anti-CCP tem alta especificidade para a doença (90-98%), porém com custo um pouco mais elevado. Os reagentes de fase aguda são inespecíficos, bem como o FR, que pode apresentar-se positivo na síndrome de Sjögren, na doença mista do tecido conectivo, no LES, na crioglobulinemia, no linfoma, na hanseníase, entre outras doenças. Portanto, para o diagnóstico, faz-se necessária a associação de critérios clínicos e laboratoriais.

Para a avaliação inicial de AR, é recomendado, além da anamnese, do exame físico e da radiografia das mãos, dos pés e das demais articulações acometidas, fazer avaliação com os seguintes exames laboratoriais (ver Quadro 208.1).

Para a avaliação do nível de atividade inflamatória em determinado momento, devido às características multifacetárias de AR, nenhum parâmetro, isoladamente, é adequado. Para tentar minimizar esse problema, foram criados os critérios de resposta, do Colégio Americano de Reumatologia (ARC), e o critério de resposta e o índice de atividade de doença, do EULAR. Os índices compostos de atividade de doença (ICADs), o escore de atividade de doença (DAS, do inglês *disease activity score*), o DAS com base em 28 articulações (DAS28), o índice simplificado de atividade de doença (SDAI, do inglês *simplified disease activity index*) e o índice clínico de atividade de doença (CDAI, do inglês *clinical disease activity index*) são instrumentos de grande utilidade para a medida da atividade da AR.[12]

O DAS28, apesar do cálculo complicado, pode ser acessado facilmente por aplicativos. O SDAI é o único ICAD que emprega cinco parâmetros e tem como grande vantagem o cálculo mais simplificado, uma vez que seu resultado é obtido pela soma simples de seus componentes (Quadro 208.2). Além disso, em vez de empregar a VHS, que é mais sujeita a alterações não associadas necessariamente à inflamação, emprega-se a proteína C-reativa como o parâmetro laboratorial de avaliação de inflamação.[12]

Consideram-se, entre os exames laboratoriais indicativos de fator de mau prognóstico, os altos títulos de FR e/ou anti-CCP, bem como VHS e/ou proteína C-reativa persistentemente elevados.

Quadro 208.1 | Exames recomendados para a avaliação inicial da pessoa com artrite reumatoide

- ▶ Hemograma completo
- ▶ VHS e/ou proteína C-reativa
- ▶ Função renal
- ▶ Enzimas hepáticas
- ▶ Exame qualitativo de urina
- ▶ FR (é realizado na avaliação inicial para se estabelecer o diagnóstico; se inicialmente negativo, pode-se solicitar anti-CCP)
- ▶ ALS (solicitar apenas se for necessário para excluir outras doenças; pode ser repetido durante o acompanhamento da pessoa com reagravamento do quadro, para se afastar alguma doença concomitante, como a artrite séptica)

Fonte: Bértolo e colaboradores.[11]

Quadro 208.2 | Índice simplificado e clínico de atividade de doença

- ▶ Número de articulações dolorosas
- ▶ Número de articulações edemaciadas
- ▶ Avaliação de atividade de doença-paciente
- ▶ Avaliação de atividade de doença-médico
- ▶ Proteína C-reativa

Fonte: Bértolo e colaboradores.[11]

Febre reumática

A febre reumática e a cardiopatia reumática crônica (CRC) são complicações não supurativas da faringoamigdalite causada pelo estreptococo β-hemolítico do grupo A e decorrem de resposta imune tardia a essa infecção em populações geneticamente predispostas. A febre reumática afeta especialmente crianças e adultos jovens. A mais temível manifestação é a cardite, que responde pelas sequelas crônicas, muitas vezes incapacitantes, em fases precoces da vida, gerando elevado custo social e econômico.[13]

Em países desenvolvidos ou em desenvolvimento, a faringoamigdalite e o impetigo são as infecções mais frequentemente causadas pelo estreptococo β-hemolítico do grupo A (EBGA). No entanto, apenas a faringoamigdalite está associada ao surgimento da febre reumática.[13]

O diagnóstico da febre reumática é clínico e laboratorial, segundo os critérios de Jones, não existindo sinal patognomônico ou exame específico. Os exames laboratoriais, apesar de inespecíficos, sustentam o diagnóstico do processo inflamatório e da infecção estreptocócica.

A febre reumática tem seu diagnóstico realizado pelos critérios de Jones (Quadro 208.3), associado à confirmação de infecção prévia pelo EBGA. Tal confirmação é feita mediante a elevação dos títulos de antiestreptolisina O (ASLO).

Exames sorológicos traduzem uma infecção pregressa e não têm valor para o diagnóstico do quadro agudo da faringoamigdalite estreptocócica. Os testes mais comumente utilizados são a ASLO e a antidesoxirribonuclease B (anti-DNase). A dosagem dos títulos de ASLO confirma apenas a presença de infecção estreptocócica anterior. A elevação dos títulos se inicia por volta do 7º dia após a infecção e atinge o pico entre a 4ª e a 6ª semana, mantendo-se elevada por meses, às vezes até por 1 ano após a infecção. Recomenda-se a realização de duas dosagens de ASLO com intervalo de 15 dias. Tem sido observado que aproximadamente 20% das pessoas com febre reumática não cursam com elevação da ASLO.[13]

Entre os critérios para o diagnóstico de febre reumática, os únicos exames solicitados são VHS e proteína C-reativa, que são indicadores de atividade inflamatória e ajudam no monitoramento da presença de processo inflamatório e no acompanhamento da remissão. A VHS se eleva nas primeiras semanas de doença. A proteína C-reativa se eleva no início da fase aguda, e seus valores diminuem no final da 2ª ou da 3ª semana. Sempre que possível, deve ser titulada, sendo mais fidedigna do que a VHS.[13] A presença das provas inflamatórias, mesmo que ambas estejam positivas, são consideradas como um critério menor da febre reumática.

Osteoartrite

A osteoartrite (OA) é um distúrbio musculoesquelético geralmente insidioso, progressivo e lento, que afeta as articulações das mãos, da coluna, do quadril e do joelho.

Para facilitar o diagnóstico de OA, o ACR padronizou critérios com base na sua localização. Tais critérios incluem parâmetros clínicos, radiológicos e laboratoriais (no caso de OA de joelho).

Na OA, não existe um exame laboratorial específico para fazer seu diagnóstico, assim como para seu acompanhamento.

O diagnóstico de OA é geralmente clínico e radiológico, sendo de grande utilidade uma boa anamnese e um exame físico detalhado.

Quando referenciar

O atraso no referenciamento ao especialista pode acarretar danos irreversíveis e, principalmente, atraso no início do tratamento. O médico de família é bem capacitado para diagnosticar a grande maioria das doenças reumáticas e manejar algumas mais simples que são condizentes com a sua rotina na atenção primária, como osteoartrose, fibromialgia, osteoporose, etc.

A Sessão de Pediatria do ARC estabeleceu alguns critérios de referenciamento ao especialista, que podem ser aplicados tanto aos pacientes pediátricos como aos adultos (Quadro 208.4).[14]

Quadro 208.4 | Guia de referenciamento para o especialista

Crianças ou adolescentes que devem ser referenciados ao reumatologista

▶ **Aqueles com:**
- Febre prolongada de origem indeterminada
- Perda de função no aparelho osteoarticular
- Dor ou edema articular sem causa aparente
- Alteração de testes laboratoriais reumatológicos (FAN e FR) com ou sem causa aparente
- Suspeita de doença autoimune

▶ **Avaliação diagnóstica e seguimento em longo prazo de:**
- AIJ (ou ARJ)
- Espondiloartropatias
- Dermatomiosite
- LES
- Doença mista do tecido conectivo
- SAFpide
- Esclerodermia localizada ou sistêmica
- Vasculites (com exceção de PHS
- Síndrome de Sjögren
- Sarcoidose
- Policondrite recorrente
- Osteoporose primária ou secundária
- Uveíte aguda ou crônica

▶ **Confirmação diagnóstica e auxílio na elaboração do plano terapêutico daqueles com:**
- Suspeita ou diagnóstico definitivo de febre reumática
- PHS
- Artrite reativa
- Síndrome de amplificação dolorosa ("dor do crescimento" e fibromialgia)
- Doença de Kawasaki

▶ **Diagnóstico ou avaliação do plano terapêutico de doenças autoimunes associadas a outras doenças primárias, como: imunodeficiência, neoplasia, doenças infecciosas, fibrose cística, doenças metabólicas e genéticas, etc.**

▶ **Fornecer uma segunda opinião ou avaliação confirmatória, quando necessário, em certos casos em que o médico de família pede auxílio ao especialista para ajudá-lo na aceitação da família no processo da doença, na aceitação do plano terapêutico, na diminuição da ansiedade, etc.**

PHS, púrpura de Henoch-Schönlein; AIJ, artrite idiopática juvenil; ARJ, artrite reumatoide juvenil; SAF, síndrome antifosfolipide.
Fonte: American College of Rheumatology.[14]

Dicas

▶ A presença de ASLO positivo ou sua elevação não é indicativa de febre reumática, mas apenas que a pessoa apresentou uma infecção estreptocócica pregressa.

▶ Mesmo com a positividade de VHS e da proteína C-reativa na febre reumática, os dois exames são considerados apenas como um critério menor nos critérios de Jones.

▶ Para o diagnóstico e o acompanhamento de OA, não existem exames laboratoriais específicos, sendo mais úteis uma boa anamnese, o exame físico e os exames radiológicos.

▶ A dosagem de ácido úrico durante a crise de gota pode estar normal. O diagnóstico de certeza baseia-se no achado de cristais de ácido úrico no líquido sinovial.

▶ O FAN é um exame útil quando há uma suspeita clínica consistente de doença autoimune. Um percentual significativo de indivíduos normais ou com outras patologias pode ter o exame positivo.

▶ Na osteoporose, os exames laboratoriais são direcionados para afastar causas secundárias da doença. Não são utilizados, portanto, nem para diagnóstico, nem para seguimento.

REFERÊNCIAS

1. Wortmann RL. Gout and hyperuricemia. In: Firestein GS, Budd RC, Sergent JS, McInnes IB, Ruddy S. Kelley's textbook of rheumatology. 8th ed. Philadelphia: Saunders; 2008.

2. Kuwabara M, Niwa K, Hisatome I, Nakagawa T, Roncal-Jimenez CA, Andres-Hernando A, et al. Asymptomatic hyperuricemia without comorbidities predicts cardiometabolic diseases: five-year Japanese cohort study. Hypertension. 2017;69(6):1036-1044.

3. Essex MN, Hopps M, Bienen EJ, Udall M, Mardekian J, Makinson GT. Evaluation of the relationship between serum uric acid levels and cardiovascular events in patients with gout: a retrospective analysis using electronic medical record data. J Clin Rheumatol. 2017;23(3):160-166.

4. Gaffo AL, Saag KG. Management of hyperuricemia and gout in CKD. Am J Kidney Dis. 2008;52(5):994-1009.

5. Quillen DM. Crystal arthropathies: recognizing and treating "the gouch". Prim Care. 2010;37(4):703-711, v.

6. El-Gabalawy HS. Synovial fluid analysis, synovial biopsy, and synovial pathology. In: Firestein GS, Budd RC, Sergent JS, McInnes IB, Ruddy S. Kelley's textbook of rheumatology. 8th ed. Philadelphia: Saunders; 2008.

7. Lioté F, Ea HK. Gout: update on some pathogenic and clinical aspects. Rheum Dis Clin North Am. 2006;32(2):295-311, vi.

8. Terkeltaub R. Crystal depositon diseases. In: Goldman L, Ausiello D. Cecil tratado de medicina interna. Philadelphia: Saunders; 2009.

9. Petri M, Orbai AM, Alarcón GS, Gordon C, Merrill JT, Fortin PR, et al. Derivation and validation of the systemic lupus international collaborating clinics classification criteria of systemic lupus erythematosus. Arthritis Reum. 2012;64(8):2677-2686.

10. Aletaha D, Neogi T, Silman AJ, Funovits J, Felson DT, Bingham CO 3rd, et al. 2010 Rheumatoid arthritis classification criteria: an American College of Rheumatology / European League Against Rheumatism collaborative initiative. Ann Rheum Dis. 2010;69(9):1580-1588.

11. Bértolo MB, Brenol CV, Schainberg CG. Atualização do Consenso Brasileiro no Diagnóstico e Tratamento da Artrite Reumatóide. Rev Bras Reumatol. 2007;47(3):151-159.

12. Pinheiro GRC. Instrumentos de medida da atividade da artrite reumatóide: por que e como empregá-los. Rev Bras Reumatol. 2007;47(5):362-365.

13. Diretrizes Brasileiras para o Diagnóstico, Tratamento e Prevenção da Febre Reumática. Arq Bras Cardiol. 2009;93(3 Supl. 4):1-18.

14. American College of Rheumatology. Guidelines for referral of children and adolescents to pediatric rheumatologists. Atlanta; 2011.

CAPÍTULO 209

Poliartralgia

Rodrigo Pastor Alves Pereira

Aspectos-chave

▶ A dor articular é um sintoma muito comum na atenção primária à saúde (APS), estando presente em um a cada sete atendimentos médicos.[1]

▶ O diagnóstico da condição causadora da dor é comumente dificultado pela grande gama de possibilidades diagnósticas diferenciais,[2] sendo esperada uma taxa em torno de 30% de pessoas com quadros indiferenciados.[3]

▶ A anamnese e o exame físico cuidadoso são os passos mais importantes na investigação.

▶ No início da investigação, deve-se averiguar a presença de sinais de alerta (redflags), que indicam condições potencialmente letais, ou que são capazes de levar a dano permanente à saúde.

▶ Exames laboratoriais nem sempre são necessários para a elucidação diagnóstica, podendo até mesmo confundir o raciocínio clínico quando solicitados como "rastreamento".

Caso clínico

Wilma, 33 anos, solicita atendimento ao seu médico de família, pois vem apresentando quadro de dor e inchaço nas articulações há cerca de 7 dias, com piora progressiva dos sintomas. As dores iniciaram há 2 dias após um curso de febre alta, 39° (que cedeu espontaneamente), e localizam-se bilateralmente nas articulações metacarpofalangianas (MCFs), nos punhos e nos cotovelos. Concomitantemente ao quadro de artralgia notou *rash* cutâneo macular e cefaleia, a qual cedeu após 1 dia de tratamento com analgésicos comuns. Durante o exame físico, nota-se discreto edema articular, com calor palpável em punhos e cotovelos, além de limitação à mobilização ativa e passiva dessas articulações. Os demais dados do exame encontram-se sem alterações. Wilma está muito preocupada com a possibilidade de ter um "reumatismo, desses que duram a vida toda e deformam as juntas" e tem como expectativa que o médico solicite exames para identificar a sua doença. Por fim, a paciente relata que várias pessoas no bairro desenvolveram sintomas semelhantes na sua rua, local em que os agentes comunitários de saúde (ACS) têm priorizado as estratégias coletivas de combate à dengue na região.

Teste seu conhecimento

1. Wilma apresenta dor articular em várias articulações. Entre os seguintes sinais e sintomas da paciente, qual poderia ser considerado um sinal de alerta da artralgia?
   a. Cefaleia
   b. Edema e calor articular
   c. Limitação da movimentação ativa articular
   d. Tempo de duração inferior a 6 semanas

2. Na investigação de Wilma, pode-se afirmar:
   a. A presença de sinais inflamatórios articulares é comum em diversas doenças virais agudas
   b. O curto tempo de evolução dos sintomas exclui a possibilidade de reumatopatias sistêmicas
   c. A presença de manifestações extra-articulares aponta para reumatopatias sistêmicas como causa e deve ser valorizada para a solicitação de provas diagnósticas
   d. A solicitação das "provas de atividade reumática" (fator reumatoide [FR] fator antinuclear [FA], velocidade de hemossedimentação [VHS], proteína C-reativa e antiestreptolisina O [ASLO]) é mandatória nesse momento

3. Em uma discussão do caso de Wilma com colegas do seu local de prática, um dos presentes levanta a hipótese de se realizar punção articular, com análise de líquido sinovial para esclarecimento do caso. Qual é a sua opinião a respeito da conduta?
   a. A punção e análise de líquido sinovial é um procedimento dispendioso e pouco útil para casos de artrite aguda e só deve ser utilizada em último caso
   b. A punção e análise de líquido sinovial é um importante instrumento no diagnóstico diferencial de artrites agudas, estando, entretanto, melhor indicada em casos de suspeita de artrite séptica ou gota, que são doenças que se manifestam mais comumente como mono ou oligoartrites
   c. Hemograma, VHS e proteína C-reativa dão informações mais úteis em casos de monoartrites agudas do que a punção e análise do líquido sinovial, devendo ser solicitados antes de se decidir pela realização ou não do procedimento
   d. A indicação desse tipo de procedimento deve sempre ficar a cargo do médico especialista e, nesse caso, seria mandatório o referenciamento para o reumatologista para a decisão sobre realizar ou não a punção.

4. Em relação à necessidade de exames de imagem para esse caso, assinale a alternativa INCORRETA.
   a. A radiografia apresenta baixa sensibilidade para alterações inflamatórias agudas e não deve ser solicitada
   b. A radiografia deve ser solicitada em caso de trauma significativo prévio à artralgia
   c. Caso houvesse a suspeita de artrite reumatoide, a ressonância magnética apresentaria maior sensibilidade para as alterações ósseas precoces quando comparada à radiografia
   d. A radiografia deve ser solicitada para todas as pessoas com quadro de artrite aguda, o que inclui Wilma

5. Qual alternativa descreve corretamente os achados semiológicos de Wilma?
   a. Monoartrite crônica, sem sinais extra-articulares
   b. Oligoartrite aguda, assimétrica, migratória, com sinais extra-articulares
   c. Poliartrite aguda, simétrica, com sinais extra-articulares
   d. Poliartralgia crônica, simétrica, intermitente, sem sinais extra-articulares

Respostas: 1B, 2A, 3B, 4D, 5C

Do que se trata

Aproximadamente uma a cada sete consultas com médicos de atenção primária apresenta como causa a dor articular.[1] A poliartralgia é descrita como a dor em mais de quatro articulações,[4] e, apesar de a maioria das pessoas com esse sintoma ter doenças benignas e autolimitadas, as artrites e as doenças musculoesqueléticas crônicas são as maiores causas de absenteísmo e disfunção no Brasil. Às vezes, a dor poliarticular pode estar associada a condições de alta gravidade e letalidade.

O que fazer

Apesar dos recentes avanços da propedêutica médica, a investigação da poliartralgia continua sendo um desafio, sobretudo na prática generalista, em que há uma grande gama de possibilidades diagnósticas (Quadro 209.1).

A avaliação de pessoas com poliartralgia tem, como pontos fundamentais, a coleta da história e o exame físico. A inobservância desse tópico leva, em geral, a testes diagnósticos e a tratamentos inapropriados. A solicitação de exames laboratoriais para "tranquilizar" o paciente quase sempre é desnecessária, e os testes podem ser anormais em pessoas sem doenças reumatológicas.

O primeiro passo na avaliação e no manejo da pessoa com dor poliarticular é excluir doenças graves que podem, às vezes, levar à disfunção articular ou até mesmo a risco de morte. As condições descritas no Quadro 209.2 devem ser excluídas antes de se proceder à etapa seguinte de avaliação.

Anamnese e exame físico

São seis os principais pontos da anamnese e do exame físico que permitem o estreitamento das possibilidades diagnósticas e a maior acurácia na requisição de exames complementares:

Presença de sinais inflamatórios (artrite/sinovite). Os sinais cardinais de inflamação (eritema, edema, dor e calor) devem ser pesquisados e diferenciados da hipertrofia óssea (exostose) das osteoartroses pela palpação da cápsula articular.[1,2,5] Além desses sinais, dois outros achados mostram-se acurados para a diferenciação da presença de inflamação: a rigidez matinal e a redução da amplitude de movimento ativa e passiva da articulação (nas lesões de partes moles – bursites, tendinites e dores musculares –, a mobilização passiva não é reduzida).[1,5] O padrão inflamatório, quando identificado, levanta a possibilidade de artrite infecciosa, gota/artrite por deposição de cristais, artrite reumatoide (AR), lúpus eritematoso sistêmico (LES) e artrites reativas.[2]

Duração dos sintomas. A duração dos sintomas deve ser classificada em aguda (menor do que 6 semanas) ou crônica (maior do que 6 semanas).[2,6] O padrão inflamatório agudo e poliarticular é mais comumente associado a duas potenciais causas: artrites reativas (virótica, bacteriana) e apresentação inicial de doenças reumáticas sistêmicas. O padrão inflamatório crônico é associado principalmente a doenças reumáticas sistêmicas.

Distribuição dos sintomas articulares. Deve-se procurar estabelecer se há simetria das articulações sintomáticas e verificar se há padrão de envolvimento típico de alguma doença específica.[2,6] Algumas condições seguem padrões específicos de aco-

Quadro 209.1 | Diagnóstico diferencial da dor poliarticular

Infecções virais	Parvovírus, enterovírus, adenovírus, EBV, coxsackievírus, CMV, rubéola, caxumba, hepatite B, VVZ, HIV, Chikungunya
Infecções bacterianas (indiretas-artrite reativa)	N. gonorrhoeae, endocardite, campylobacter, clamídia, salmonella, shigella, yersina, estreptococos do grupo A (febre reumática)
Infecções bacterianas (diretas)	N. gonorrhoeae, Staphylococcus aureus, bacilos gram-negativos, endocardite bacteriana
Outras infecções	Doença de Lyme, TB, fungos
Sinovite por deposição de cristais	Gota, pseudogota, hidroxiapatita
Doenças reumatológicas sistêmicas	AR, LES, polimiosite/dermatomiosite, ARJ, esclerodermia, síndrome de Sjögren, doença de Behçet, polimialgia reumática
Vasculites sistêmicas	Púrpura de Schönlein-vasculite por hipersensibilidade, poliarterite nodosa, granulomatose de Wegener, arterite de células gigantes
Espondiloartropatias	Espondilite anquilosante, artrite psoriática, DII, artrite reativa (síndrome de Reiter)
Endocrinopatias	Hiperparatireoidismo, hipertireoidismo, hipotireoidismo
Neoplasias	Câncer metastático, mieloma múltiplo
Outras	Osteoartrose, síndrome de hipermobilidade, sarcoidose, fibromialgia, osteomalácia, síndrome de Sweet, doença do soro

EBV, vírus Epstein-Barr; CMV, citomegalovirus; VVZ, vírus varicela-zóster; HIV, vírus da imunodeficiência humana; DII, doença inflamatória intestinal; AR, artrite reumatoide; LES, lúpus eritematoso sistêmico; ARJ, artrite reumatoide juvenil.

Fonte: Adaptado de Richie e Francis.[2]

Quadro 209.2 | Sinais de alerta e seus principais diagnósticos diferenciais na poliartralgia

Característica	Diagnóstico diferencial
História de trauma	Trauma de partes moles, lesões ligamentares e fraturas
Edema e calor articulares	Infecção, doença reumática sistêmica, gota e pseudogota
Sintomas constitucionais (febre, perda de peso e mal-estar)	Infecção, sepse, doenças reumáticas sistêmicas
Fraqueza focal	Síndrome compartimental, neuropatias compressivas, mononeurite múltipla, síndrome do neurônio motor, radiculopatia
Fraqueza difusa	Miosite, miopatia metabólica, síndrome paraneoplásica, doenças degenerativas neuromusculares, intoxicações, mielopatias
Dor neurogênica assimétrica (queimação, parestesias)	Radiculopatia, distrofia simpático-reflexa, neuropatias compressivas
Dor neurogênica simétrica (queimação, parestesias)	Mielopatia, neuropatia periférica
Padrão de claudicação	Doença arterial obstrutiva periférica, arterite de células gigantes, estenose lombar

Fonte: Adaptado de American College of Rheumatology.[1]

Quadro 209.3 | Manifestações extra-articulares de condições que cursam com poliartralgia

Achados na anamnese e no exame físico	Possíveis diagnósticos
Pele e membranas mucosas	
Rash	
Eritema infeccioso (*rash* reticular)	Infecção por parvovírus
Exantema facial	Infecção por parvovírus
Rash malar	LES, parvovírus, doença de Lyme, rosácea, seborreia, dermatomiosite
Placas e descamação	Psoríase
Eritema heliotrópico	Dermatomiosite
Eritema migrans	Doença de Lyme
Eritema marginatum rheumaticum	Febre reumática
Eritema nodosum	Sarcoidose, doença de Crohn
Piodema gangrenoso	Doença inflamatória intestinal, AR, LES, EA, sarcoidose, granulomatose de Wegener
Púrpura	Vasculite por hipersensibilidade, PHS, poliarterite nodosa
Livedo *reticularis*	SAF, vasculite, embolia gordurosa
Lesões	
Ceratoderma blenorrágico	Artrite reativa, artrite psoriática
Lesões discoides	Lúpus eritematoso discoide, LES, sarcoidose
Vesicopústulas em base eritematosa	Artrite gonocócica
Tofo	Gota
Telangiectasias	Esclerodermia
Espessamento dérmico	Esclerodermia, amiloidose, fascite eosinofílica
Adelgaçamento dos pelos	LES, hipotireoidismo
Icterícia	Hepatite, hemocromatose
Hiperpigmentação	Hemocromatose, doença de Whipple
Nódulos	AR, gota, doença de Whipple, febre reumática, amiloidose, sarcoidose
Olhos	
Irite ou uveíte	Espondiloartropatias, sarcoidose, granulomatose de Wegener
Conjuntivite	Espondiloartropatias, LES, granulomatose de Wegener
Exsudatos retinianos	LES

(Continua)

metimento articular. Esse é o caso, por exemplo, da osteoartrose das mãos, que envolve as interfalangianas distais (IFDs) e proximais (IFPs), preservando as metacarpofalangianas (MCFs). Por sua vez, a AR envolve, em geral, as IFPs e as MCFs e preserva as IFDs. Espondiloartropatias acometem, em geral, as grandes articulações de membros inferiores. A gota, que se apresenta como monoartrite aguda, às vezes, tem apresentação poliarticular (20% dos casos), sobretudo em idosos.[7]

O envolvimento articular é simétrico nas doenças sistêmicas, como AR, LES, polimialgia reumática, artrites virais e doença do soro. Nos casos de artrite psoriática, de artrites reativas e de gota, o acometimento é assimétrico. O envolvimento do esqueleto axial é comum nas osteoartroses (principalmente lombar e cervical) e nas espondiloartropatias. Nessas últimas, a dor é, com frequência, associada a sinais de entesite (inflamação das inserções tendíneas ou musculares).

Manifestações extra-articulares. Em muitas das doenças que cursam com dores poliarticulares, coexistem sinais e sintomas em outros órgãos e sistemas. A presença desses achados de maneira independente tem pouco valor diagnóstico, entretanto, na presença de outras manifestações articulares, é útil para aumentar a especificidade do exame clínico.[2] A anamnese e o exame físico devem ser dirigidos para alterações cutaneomucosas, cardiovasculares, linfáticas, geniturinárias e gastrintestinais (Quadro 209.3).[2,5,6,8]

Curso dos sintomas. Além da duração dos sintomas, a investigação de seu curso também ajuda no raciocínio clínico.[2,9] Existem dois padrões mais observados: artrite intermitente e migratória. No primeiro, os sintomas inflamatórios se apresen-

Quadro 209.3 | **Manifestações extra-articulares de condições que cursam com poliartralgia** *(Continuação)*

Achados na anamnese e no exame físico	Possíveis diagnósticos
Olhos	
Esclerite	AR, policondrite
Neurite óptica isquêmica	Arterite temporal (células gigantes), granulomatose de Wegener
Ouvidos, nariz e garganta	
Úlceras orais	LES, doença de Behçet, artrite reativa, granulomatose de Wegener
Aumento de parótidas	Síndrome de Sjögren, sarcoidose
Macroglossia	Amiloidose
Sensibilidade no couro cabeludo	Arterite temporal (células gigantes)
Sinusite grave/sanguinolenta	Granulomatose de Wegener
Inflamação do lobo do pavilhão auditivo	Policondrite
Unhas	
Onicólise	Artrite psoriática, hipertireoidismo
Depressão ungueal	Artrite psoriática
Baqueteamento digital	DII, doença de Whipple, hipertireoidismo
Sistema musculoesquelético	
Pontos dolorosos	Fibromialgia
Nódulos de Heberden (IFDs)	Osteoartrose
Nódulos de Bouchard (IFPs)	Osteoartrose
Dedos em "pescoço de cisne" e/ou botoeira	AR, LES, síndrome de Ehlers-Danlos
Dactilite "dedos em salsicha"	Espondiloartropatia
Bursite e entesite	Espondiloartropatia
Sintomas constitucionais	
Febre	Infecções viróticas e bacterianas, doença de Still, endocardite bacteriana, neoplasias
Bradicardia	Hipotireoidismo

(Continua)

Quadro 209.3 | **Manifestações extra-articulares de condições que cursam com poliartralgia** *(Continuação)*

Achados na anamnese e no exame físico	Possíveis diagnósticos
Sistema cardiovascular	
Regurgitação e/ou estenose mitral	Febre reumática
Regurgitação aórtica	EA, febre reumática, policondrite recidivante, artrite reativa, síndrome de Marfan, arterite de Takayasu
Miocardiopatia	Infecções viróticas, amiloidose, sarcoidose, LES, polimiosite
Sopro de início recente e febre	Febre reumática, endocardite bacteriana
Redução de amplitude de pulsos periféricos	Arterite temporal, arterite de Takayasu
Sistema gastrintestinal	
Esplenomegalia	Artrite associada a tumores, síndrome de Felty
Hepatomegalia	Doença de Whipple, hemocromatose, amiloidose, doença de Wilson
Presença de sangue oculto nas fezes (propedêutica complementar)	DII
Sistema geniturinário	
Prostatite	Artrite reativa, EA
Uretrite/cervicite	Artrite reativa, artrite gonocócica
Ulcerações escrotais ou vulvares	Síndrome de Behçet
Hipogonadismo	Hemocromatose
Balanitis circinata	Artrite reativa
Sistema neurológico	
Neuropatias compressivas	AR, hipotireoidismo, hiperparatireoidismo
Paralisia facial	Doença de Lyme
Neuropatia periférica	LES, amiloidose
Coreia	SAF, LES, febre reumática
Mononeurites múltiplas	AR, LES, doença de Lyme, vasculite
Convulsões	LES
Sistema linfopoiético	
Linfadenopatia	Artrites associadas a tumores, LES

EA, espondilite anquilosante; PHS, púrpura de Henoch-Schönlein; SAF, síndrome antifosfolipide.

Fonte: Adaptado de Richie e Francis.[2]

tam por um período breve (agudo, em geral, menor do que 6 semanas) e têm resolução completa antes de se reapresentarem. Essa apresentação é comum nas artrites induzidas por deposição de cristais. No segundo, a artrite é caracterizada pelo início rápido, oligoarticular (1 ou 2 articulações), com resolução em 24 a 36 horas e ressurgimento em outra articulação (geralmente assimétrica). Essas são manifestações comuns em casos de artrite gonocócica, febre reumática, sarcoidose, LES, doença de Lyme e endocardite bacteriana.

Questões demográficas. As principais variáveis demográficas a serem consideradas na avaliação da pessoa com poliartralgia são sexo, idade e história familiar. Em mulheres na pré-menopausa, a AR e o LES são, respectivamente, 4 e 9 vezes mais frequentes do que nos homens, diferença que diminui após os 50 anos de idade.[9,10] Outro exemplo de diferença entre os gêneros é a fibromialgia, que é 9 vezes mais comum em mulheres.[11] Essa diferença entre sexos é bem menor, por exemplo, nas espondiloartropatias.

Em relação à idade, certos diagnósticos estão mais associados a grupos etários específicos. É o caso de febre reumática, LES, AR, artrites reativas e espondiloartropatias, que acometem mais os indivíduos jovens. Inversamente, a osteoartrose, a polimialgia reumática e a arterite temporal tornam-se mais comuns em idades avançadas. Também é conhecida a agregação familiar de algumas doenças, como a AR e as espondiloartropatias.[10]

Exames complementares

Infelizmente, não existem testes laboratoriais patognomônicos das diversas condições discutidas. Sendo assim, tais testes devem ter sua solicitação e interpretação guiadas no contexto sugerido pela anamnese e pelo exame físico de cada pessoa. O uso de testes de maneira indiscriminada é desaconselhado, devido à alta probabilidade de falso-positivos e negativos, confundindo o raciocínio diagnóstico. As orientações a seguir buscam aumentar a acurácia do uso dos principais exames complementares na investigação da poliartralgia (Tabela 209.1).

Proteína C-reativa e a velocidade de hemossedimentação (VHS). São testes comumente utilizados, porém com pouca validade para distinguir entre condições inflamatórias e não inflamatórias. A VHS se eleva também em condições infecciosas e neoplásicas. As principais utilizações são: no diagnóstico de pessoas com queixas clínicas compatíveis com polimialgia reumática e/ou arterite temporal e no acompanhamento daquelas sabidamente portadoras de AR.[12]

Fator reumatoide (FR). Apesar do nome, o exame não é considerado específico, podendo elevar-se em condições clínicas diversas (reumatológicas, infecciosas, respiratórias, neoplásicas[5,12]), além de apresentar uma taxa de falso-positivo próxima a 20% em pessoas acima de 60 anos de idade.[5] Seu uso deve ser restrito àquelas que apresentam poliartrite com mais de 6 semanas de evolução, estando relacionado a pior prognóstico (para os casos de AR) em títulos altos, acima de 1:512.[12]

Fator antinuclear (FAN). Existem diversos padrões e títulos de anticorpos antinucleares (ANA) relacionados a diferentes doenças reumatológicas.[5,12,13] O exame deve ser utilizado nas seguintes situações: para investigar pessoas com anamnese e exame clínico sugestivos de doenças do tecido conectivo ou autoimunes, para excluir o diagnóstico de LES (sensibilidade próxima a 96%, com títulos 1:160) e na monitoração da nefrite lúpica.[13] Títulos baixos (1:40) podem estar presentes em até 32% da população em geral e raramente têm significado clínico em pessoas assintomáticas.

Tabela 209.1 | Utilidade dos testes de laboratório na abordagem das doenças reumáticas após anamnese e exame físico

Diagnóstico clínico/exame	Leucograma	VHS	Proteína C-reativa	FR	FAN	AU	HLA-B27	ALS
Osteoartrose	0	1	1	0	0	0	0	2
AR	3	3	1	3	2	0	0	3
Doenças do tecido conectivo	3	3	1	2	4	0	0	2
Gota	1	1	1	1	0	2	0	4
EA	2	1	1	0	0	0	2	2
Lombalgia aguda mecânica	0	0	0	0	0	0	0	0
Polimialgia reumática e arterite temporal	4	4	1	1	0	0	0	0
Artrite séptica	4	3	3	0	0	0	0	4
Fibromialgia	0	0	0	0	0	0	0	0

Fonte: Adaptada de Shojania.[12]

Complementos (C3 e C4). Diminuição dos níveis séricos de C pode ser encontrada em pessoas com doenças autoimunes (LES, vasculites e glomerulonefrites), sendo comumente utilizada como marcador da atividade da doença de base.[12]

Anticorpos anticitoplasma de neutrófilos (ANCA). Marcador sorológico altamente específico nas seguintes condições: granulomatose de Wegener e arterite microscópica. Deve ter seu uso restrito a pessoas com quadros clínicos sugestivos dessas doenças.[12]

Ácido úrico (AU). Sua dosagem auxilia na monitoração de portadores de gota que requerem tratamento para redução dos níveis de AU sérico. Seu uso no diagnóstico da crise aguda de artrite gotosa deve ser interpretado com cautela, visto que aproximadamente 10% dos indivíduos com gota se apresentam com baixos níveis séricos de AU. Há que se comentar ainda a alta prevalência de hiperuricemia em indivíduos assintomáticos (5-8% da população masculina em geral), sendo que poucos desses desenvolverão gota ou necessitarão de tratamento.[12]

Antígeno leucocitário humano (HLA)-B27. Esse antígeno está presente em 5 a 8% da população em geral (assintomática), em 95% dos indivíduos com EA (negros apresentam sensibilidade menor, próxima a 50%) e em 50 a 80% dos indivíduos com outras espondiloartropatias (artrite reativa, artrite psoriática e artrite associada à DII). Seu uso deve ser restrito a pessoas jovens, com lombalgia inflamatória e/ou uveíte, sem manifestações radiológicas da doença (sacroileíte). Não é considerado critério diagnóstico em nenhuma dessas condições.[12]

Punção e análise do líquido sinovial (ALS). Teste considerado padrão-ouro para o diagnóstico diferencial das artrites agudas não traumáticas. Deve ser utilizado em pessoas com essa apresentação, visando diferenciar quadros sépticos daqueles por deposição de cristais, hemorrágicos e reumáticos (Quadro 209.4).

Exames radiológicos. As manifestações radiológicas em doenças reumáticas são comuns, como observado, por exemplo, nas sacroileítes das espondiloartropatias, nas erosões e na osteopenia de AR, entre outras. Entretanto, o desenvolvimento desses achados é tardio na maioria das doenças, limitando o uso da radiografia em condições agudas e ressaltando o seu papel em condições crônicas. Exceção à regra é o uso da ressonância magnética (RM) em casos precoces de suspeita de AR, que demonstra maior sensibilidade do que a radiografia-padrão.[2]

Conduta proposta

O fluxograma da Figura 209.1 sintetiza a abordagem descrita para pessoas com poliartralgia.

Quando referenciar

Pacientes que tenham quadro sugestivo de monoartrite, sem diagnóstico presuntivo provável na anamnese e no exame físico, devem ter punção e ALS de maneira emergencial. Caso o médico de família e comunidade não tenha familiaridade com a técnica e/ou disponibilidade dos exames, deve referenciar o paciente para realizá-los em outro lugar de referência. Pacientes com poliartrite crônica sem etiologia confirmada, ou mesmo com uma etiologia confirmada para a qual o médico de família e comunidade não se sinta capacitado a iniciar tratamento, devem ser manejados em conjunto com o reumatologista.

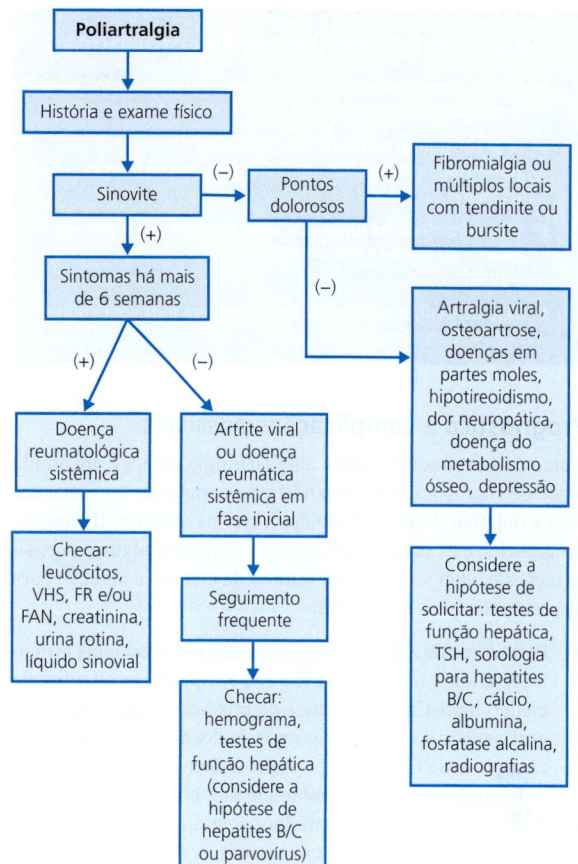

▲ **Figura 209.1**
Abordagem para pessoas com poliartralgia.

Quadro 209.4 | Características da análise do líquido sinovial nas doenças reumáticas

Parâmetros avaliados	Condições causadoras					
	Normal	Não inflamatória	AR	Gota e pseudo-gota	Artrite séptica	Hemorragia intra-articular
Cor	Transparente	Transparente	Translucente ou opaca	Translucente ou opaca	Opaca	Sanguínea
Viscosidade	Alta	Alta	Baixa	Baixa	Variável	Variável
Coloração pelo Gram	Negativa	Negativa	Negativa	Negativa	Positiva	Negativa
Cultura para bactérias	Negativa	Negativa	Negativa	Negativa	Positiva	Negativa
Contagem de leucócitos (x 10^9/L)	Abaixo de 200	200-2.000	2.000-10.000	2.000-40.000	Acima de 50.000	200-2.000
Porcentagem de PMNs	Abaixo de 25%	Abaixo de 25%	Acima de 50%	Acima de 50%	Acima de 75%	50-75%
Cristais	Negativa	Negativa	Negativa	Positiva	Negativa	Negativa

PMNs, polimorfonucleares.
Fonte: Adaptado de Shojania.[12]

> ### Erros mais frequentemente cometidos
> ▶ Solicitar exames laboratoriais como "rastreamento" para reumatopatias em todos os indivíduos com poliartralgia.
> ▶ Não considerar os sinais de alerta para doenças potencialmente graves na abordagem inicial dessas pessoas.
> ▶ Não considerar as hipóteses de artrite séptica e doença reumática em fase inicial em indivíduos com monoartrite aguda.
> ▶ Não investigar manifestações sistêmicas extra-articulares em pessoas com poliartralgia.

Prognóstico e complicações possíveis

Como demonstrado no texto, a poliartralgia abrange um amplo leque de condições, com prognóstico e complicações variáveis. Não é objetivo deste capítulo descrever as questões ligadas ao prognóstico e às suas complicações; no entanto, algumas considerações devem ser feitas no sentido de chamar a atenção para os problemas mais frequentes:

- Portadores de AR com acometimento de 20 ou mais articulações, altos índices de FR e (ou antipeptídeo citrulinado cíclico [anti-CCP]) presença de erosões ósseas (em radiografias) nos dois primeiros anos da doença, títulos de VHS e/ou proteína C-reativa, persistentemente elevados, e comprometimento extra-articular têm pior prognóstico.
- A demora em iniciar a antibioticoterapia, em casos de artrite séptica, em especial em pessoas idosas, leva ao aumento da morbimortalidade.
- Portadores de gota têm, em 90% dos casos, crises recorrentes, que podem causar doença articular erosiva. Eles também apresentam maior risco de doença renal e cardíaca.
- Artralgias virais, em geral, têm bom prognóstico, com remissão espontânea em poucas semanas. Em casos de febre Chikungunya, é esperada uma prevalência de dor articular crônica maior do que a média das infeções virais, podendo atingir até 60% dos pacientes com manifestações agudas da doença.

Papel da equipe multiprofissional

A equipe multiprofissional deve estar apta a reconhecer pacientes com sinais de alerta para as doenças com pior prognóstico. Em casos de diagnóstico de osteoartrose, fibromialgia, múltiplos pontos de tendinite/bursite e doenças articulares inflamatórias crônicas, a equipe multiprofissional de apoio, sobretudo fisioterapeuta e terapeuta ocupacional, deve atuar na terapêutica e na prevenção.[14]

Atividades preventivas e de educação

Em pessoas com poliartralgia ou poliartrite ainda sem definição diagnóstica, os seguintes temas podem ser abordados durante a consulta, visando à maior conscientização sobre o problema: estruturas envolvidas no processo de dores articulares; diferenças entre processos inflamatórios e não inflamatórios; motivos e necessidades de se solicitarem exames laboratoriais ou de imagem; busca por ajuda imediata.

REFERÊNCIAS

1. American College of Rheumatology. Guidelines for the initial evaluation of the adult patient with acute musculoskeletal symptoms. Arthritis Rheum. 1996;39(1):1-8

2. Richie AM, Francis ML. Diagnostic approach to polyarticular joint pain. AmFam Physician. 2003;68(6):1151-1160.

3. El-Gabaway HS, Duray P, Goldbach-Mansky R. Evaluating patients with arthritis of recent onset: studies in pathogenesis and prognosis. JAMA. 2000;284(18):2368-2373.

4. Moreira C, Carvalho MAP. Sistema locomotor. In: López M, Medeiros JL. Semiologia médica: as bases do diagnóstico clínico. 5. ed. Rio de Janeiro: Revinter; 2004. p. 1031-1034.

5. Shmerling RH. Evaluation of the adult with polyarticular pain [Internet]. Waltham: UpToDate; 2017 [capturado em 20 jun. 2017]. Disponível em: http://www.uptodate.com/contents/evaluation-of-the-adult-with-polyarticular-pain.

6. Philips AC, Polisson RP. The rational initial clinical evaluation of the patient with musculoskeletal complaints. Am J Med. 1997;103(6A):7S-11S.

7. Becker MA. Clinical manifestations and diagnosis of gout [Internet]. Waltham: UpToDate; 2017 [capturado em 20 jun. 2017]. Disponível em: http://www.uptodate.com/contents/clinical-manifestations-and-diagnosis-of-gout.

8. Samanta J, Kendall J, Samantha A. Polyarthralgia. BMJ. 2003;326(7394):859.

9. Barth WF. Office evaluation of the patient with musculoskeletal complaints. Am J Med. 1997;102(1A):3S-10S.

10. Klinkhoff A. Rheumatology 5: diagnosis and management of inflammatory polyarthritis. CMAJ. 2000;162(13):1833-8.

11. Wolfe F, Ross K, Anderson J, Russell IJ, Hebert L. The prevalence and characteristics of fibromyalgia in the general population. Arthritis Rheum. 1995;38(1):19-28.

12. Shojania K. Rheumatology 2: what laboratory tests are needed? CMAJ. 2000;162(8):1157-63.

13. Bloch DB. Measurement and clinical significance of antinuclear antibodies [Internet]. Waltham: UpToDate; 2017 [capturado em 20 jun. 2017]. Disponível em: http://www.uptodate.com/contents/measurement-and-clinical-significance-of-antinuclear-antibodies.

14. Helfgott SM. Overview of monoarthritis in adults [Internet]. Waltham: UpToDate; 2017 [capturado em 20 jun. 2017]. Disponível em: https://www.uptodate.com/contents/overview-of-monoarthritis-in-adults?

▶ CAPÍTULO 210

Dores musculares

Cesar Augusto de Freitas e Rathke
Henrique Bente

Aspectos-chave

▶ Os distúrbios musculoesqueléticos são a principal causa de incapacidade entre trabalhadores.

▶ As dores musculares acarretam importantes repercussões psicossociais na vida dos indivíduos.

▶ Casos de dor crônica demandam abordagem multiprofissional dos múltiplos fatores envolvidos na gênese e na amplificação dos sintomas e na sua perpetuação.

▶ Na maior parte dos casos, a anamnese e o exame físico são suficientes para diagnóstico.

Caso clínico

Karla, 32 anos, fonoaudióloga, reclama das frequentes e variadas dores que a acometem, mesmo depois de diversos atendimentos médicos, sem que elas tenham sido explicadas. Em um registro do seu prontuário, Karla é descrita como "poliqueixosa" e "depressiva". Sente dor intensa na nádega esquerda, com irradiação pela face posterior da coxa até o joelho, que não foi relacionada à compressão ciática. O joelho direito apresenta dor anterolateral, sem alterações significativas ao exame da articulação, nem na ressonância magnética (RM). Ela já buscou atendimento devido à dor na orelha direita e nos dentes homolaterais, sem que fossem encontradas alterações que explicassem o quadro. Um médico constatou dor excruciante à palpação de vários pontos em seus músculos e lhe prescreveu analgésicos, sem muita melhora. Trabalhou como operadora de caixa em uma casa noturna na época de estudante, realizando movimentos repetitivos e vendo-se frequentemente desviada de função, carregando pesos. Esperava melhorar quando se graduasse, mas estranha sentir dores na nova atividade, já que não realiza grandes esforços. Nunca fez alongamentos nem controlou a postura em repouso ou aos esforços, pois não achava importante.

Teste seu conhecimento

1. Qual dos seguintes itens descritos no Caso clínico é o mais importante para elucidar a causa das dores de Karla?
   a. RM normal
   b. Impressão anterior de "poliqueixosa" e "depressiva"
   c. Presença de pontos dolorosos à palpação de músculos
   d. História de esforços repetitivos

2. Que medida não farmacológica seria provavelmente mais útil para melhorar as dores de Karla?
   a. Mudança de emprego
   b. Psicoterapia
   c. Alongamento
   d. Hipnose

3. Qual medicamento seria mais útil para melhorar as dores de Karla?
   a. Paracetamol
   b. Amitriptilina
   c. Carbamazepina
   d. Codeína

4. Que elemento do exame físico seria mais útil para definir a condição que acomete Karla?
   a. Pesquisa do sinal de Lasègue
   b. Palpação das articulações temporomandibulares
   c. Exame da cavidade oral
   d. Palpação dos pontos dolorosos na musculatura

5. Qual é a condição que mais provavelmente acomete Karla?
   a. Síndrome dolorosa miofascial
   b. Artrite reumatoide (AR)
   c. Depressão
   d. Somatização

Respostas: 1C, 2C, 3B, 4D, 5A

Do que se trata

As dores musculares ou mialgias estão entre as queixas mais comuns na atenção primária (APS), e quase todas as pessoas sentirão dores em seus músculos em algum momento de suas vidas. Apesar de serem frequentemente de causa benigna e autolimitadas, as dores musculares podem indicar condições de considerável morbidade. Uma boa parte das causas de mialgia (ver Quadros 210.1 e 210.2) pode ser diagnosticada com anamnese e exame físico cuidadoso, e apenas mialgias intensas ou persistentes e de etiologia indeterminada demandam investigação complementar.

Uma vez que a abordagem exaustiva de todas as causas de dor muscular e de seus tratamentos foge ao escopo deste capítulo, será aqui proposta a abordagem inicial desta queixa em APS, bem como suas causas mais comuns neste cenário, com ênfase à síndrome dolorosa miofascial, causa frequente de dor muscular que não será abordada em outros capítulos desta obra.

Quando pensar

Abordagem inicial da queixa de dor muscular

As causas de mialgia são numerosas (ver Quadros 210.1 e 210.2), mas o leque de possibilidades pode ser diminuído com algumas informações obtidas na anamnese e no exame físico:

- A mialgia é localizada ou difusa?

Os Quadros 210.1 e 210.2 sumarizam as causas mais importantes de mialgia localizada e difusa, bem como fatores associados que as podem sugerir. Cabe salientar que frequentemente duas ou mais causas poderão coexistir.

Quadro 210.1 | **Causas de dor muscular localizada**

Causas	O que as sugere
Trauma	Anamnese, equimose/hematoma
Sobrecarga de exercício	Anamnese
Abscesso muscular e piomiosite	Calor local, edema, hiperemia, febre
SDM	PGs
Infarto muscular	Dor forte sem sinais inflamatórios em diabéticos
Síndrome compartimental	Dor forte sem sinais inflamatórios com trauma intenso recente

SDM, síndrome dolorosa miofascial; PGs, pontos-gatilho.

Quadro 210.2 | **Causas de dor muscular difusa**

Causas		O que as sugere
Infecções	Virais	Febre, sintomas respiratórios e/ou gastrintestinais
	Bacterianas	Febre, *rash* cutâneo, hipotensão, sopro cardíaco, calafrios, leucocitose
Não inflamatórias	Fibromialgia	Pontos sensíveis, sono insuficiente e não reparador, exames complementares normais
	Síndrome da fadiga crônica	Fadiga de longa data sem outra explicação, exames complementares normais
Reumáticas	Polimialgia reumática	Idade acima de 55 anos; mialgia proximal aguda; rigidez muscular; VHS elevada; resposta a corticosteroides
	AR	Poliartrite crônica e simétrica; fator reumatoide positivo
	LES	Acometimento de vários sistemas: poliartrite; nefrite; serosite; fotossensibilidade; *rash* malar; alterações psiquiátricas; ANA e/ou anti-DNA positivos.
	Espondiloartropatias	Psoríase; uretrite; colite; conjuntivite; dor lombar baixa
	Vasculites	Acometimento de vários sistemas: púrpura; alterações inflamatórias em exames de urina; nódulos e/ou cavidades pulmonares; nódulos subcutâneos; parestesias; alterações neurológicas focais; rastreamento para ANCA positivo
	Polimiosite/dermatomiosite	Fraqueza proximal; *rash* cutâneo; CPK aumentada; ENMG com padrão miopático
Endócrinas	Hipotireoidismo	Bócio; aumento de TSH; diminuição da tiroxina livre (T_4L)
	Insuficiência suprarrenal	Hiperpigmentação cutânea; fraqueza muscular; astenia; cortisol livre sérico baixo; teste de resposta ao ACTH alterado
	Neuropatia diabética	Parestesias simétricas; alterações neurológicas focais
Metabólicas	Osteomalácia	Níveis baixos de vitamina D
	Miopatias metabólicas	História familiar; intolerância ao exercício; fraqueza muscular; resultados característicos em biópsia muscular
Medicamentosas		Início recente de medicação (principalmente estatinas)
Psiquiátricas		História pregressa ou atual de transtorno de humor

DNA, ácido desoxirribonucleico; VHS, velocidade de hemossedimentação; AR, artrite reumatoide; LES, lúpus eritematoso sistêmico; ANA, anticorpo antinuclear; ANCA, anticorpo anticitoplasma de neutrófilos; TSH, tireotrofina; T_4L, tiroxina livre; ACTH, hormônio adrenocorticotrófico; CPK, creatinofosfocinase; ENMG, eletroneuromiografia.

- A dor muscular começou gradualmente, ou teve início súbito? Se súbito, houve trauma ou alguma atividade fora do habitual?

O diagnóstico de lesão muscular por trauma é normalmente evidente pela anamnese, em especial pela descrição do mecanismo de lesão.

Início gradual dos sintomas, ao final de muitas semanas ou meses, sugere hipotireoidismo, viroses crônicas (como a hepatite C), hipercalcemia e deficiência de vitamina D, bem como fibromialgia (ver Cap. 223, Fibromialgia), síndrome dolorosa miofascial (SDM) (que será abordada com mais detalhes adiante) e síndrome da fadiga crônica.

Quadros subagudos, que se instalam ao longo de vários dias ou semanas, são, em geral, derivados de mialgias causadas por medicação (como as estatinas). Os quadros agudos sugerem infecções (se acompanhados de outros sintomas constitucionais) e epolimialgia reumática (particularmente se a dor se localiza no pescoço, nas nádegas e na musculatura proximal dos membros de um idoso). Entre as infecções, é fundamental incluir no diagnóstico diferencial as arboviroses (como dengue, febre Zika e Chikungunya) para pronto manejo e notificação dos casos.

- A dor muscular é mais intensa na parte da manhã?

Dor muscular matinal é fortemente sugestiva de doença reumatológica (polimialgia reumática, AR, etc.), principalmente se associada à rigidez.

- Há sinais flogísticos, como hiperemia, edema ou calor na área dolorosa?

Flogose sugere causas infecciosas, como piomiosite e abscesso muscular, e sua ausência em quadros localizados de dor muscular intensa deve sugerir a possibilidade de infarto muscular (em particular, em diabéticos) e síndrome compartimental.

- Houve alguma medicação iniciada ou interrompida próximo ao surgimento da dor?

As drogas hipolipemiantes (estatinas, fibratos e ácido nicotínico) são causas frequentes de mialgia, assim como corticosteroides, zidovudina (AZT), cloroquina, colchicina, D-penicilamina, α-interferon, antipsicóticos (haloperidol, risperidona, clozapina, olanzapina), diuréticos (por meio de hipocalemia crônica). Mialgias também podem surgir com a interrupção súbita de tratamento com inibidores seletivos de recaptação da serotonina (ISRS) e corticosteroides orais.

- Há fraqueza muscular proximal associada?

Ainda que a dor possa limitar a avaliação da força dos músculos envolvidos, a presença de fraqueza muscular proximal sugere hipotireoidismo, mialgia induzida por medicamentos, hipercalcemia e miopatia inflamatória (como a polimiosite).

Causas frequentes de dor muscular

SDM. É uma das principais causas de dor muscular e pode ocasionar incapacidade significativa. É causada por pontos-gatilho (PGs, do inglês *trigger points*) miofasciais,[1] não devendo ser confundida com a fibromialgia, que envolve pontos sensíveis, ou *tender points*.[2] As diferenças entre PG e pontos sensíveis estão sumarizadas no Quadro 210.3.

Essas duas entidades clínicas podem coincidir e somar suas manifestações. Apesar de bastante frequente e há muito estudada, a SDM costuma passar despercebida ou não ser adequadamente avaliada. Seus critérios diagnósticos estão listados no Quadro 210.4.

Fibromialgia. Ver Cap. 223, Fibromialgia.

Distensão muscular. Lesão ocasionada por estiramento excessivo do músculo. As mais frequentes envolvem parte posterior da coxa (principalmente o jarrete), panturrilha, quadríceps, região lombar e adutores da coxa.[5] Rupturas completas são incomuns.

Cãibras. São contraturas involuntárias de um músculo ou grupo muscular, em geral, dolorosas.[6] Em alguns casos, podem ser frequentes e intensas, levando à incapacidade do indivíduo. Estudo inglês de prevalência do problema encontrou cãibras frequentes em 50% dos indivíduos acima dos 65 anos.[7] Suas causas são muito variadas, incluindo alterações ortopédicas (como pés planos); desidratação, exercício, alterações eletrolíticas e medicamentos (sobretudo diuréticos e estatinas).

Quadro 210.3 | Diferenças entre pontos-gatilho e pontos sensíveis

PGs	Pontos sensíveis
▶ Sensibilidade local, banda tensa, RCL, sinal do pulo	▶ Sensibilidade local
▶ Únicos ou múltiplos	▶ Múltiplos
▶ Podem ocorrer em quaisquer músculos esqueléticos	▶ Ocorrem em localizações específicas e simétricas
▶ Podem causar um padrão específico de dor referida e sintomas autonômicos	▶ Não causam dor referida, mas causam, com frequência, aumento geral na sensibilidade corporal à dor

RCL, reflexo contrátil localizado (do inglês *twitch response*); PGs, pontos-gatilho.

Fonte: Adaptado de Alvarez e Rockwell.[1]

Quadro 210.4 | Critérios diagnósticos da síndrome dolorosa miofascial

Critérios diagnósticos maiores
- ▶ Identificação de banda muscular tensa
- ▶ Dor intensa no PG da banda tensa
- ▶ Reprodução da dor relatada pelo indivíduo ao pressionar PG
- ▶ Limitação da ADM da musculatura acometida por PG

Critérios diagnósticos menores
- ▶ RCL visualmente ou à pressão de PG
- ▶ RCL ao agulhamento de PG
- ▶ ENMG demonstrando atividade elétrica característica de PG em uma banda tensa
- ▶ Dor/anormalidade sensitiva à compressão de um PG no seu padrão característico

O diagnóstico de SDM pode ser firmado com quatro critérios maiores e um menor

PG, pontos-gatilho; ADM, amplitude de movimento; SDM, síndrome dolorosa miofascial; RCL, reflexo contrátil localizado; ENMG, eletroneuromiografia.

Fonte: Adaptado de Simons e colaboradores[3] e Yeng.[4]

O que fazer

Anamnese

O registro adequado das características da dor (padrão, localização, intensidade, irradiação, fatores desencadeantes, atenuantes e agravantes, sintomas associados, evolução cronológica) é fundamental para monitorar os efeitos do tratamento.

É necessário inquirir sobre eventos e atividades potencialmente danosas às estruturas musculoesqueléticas, como sobrecargas, posturas inadequadas durante tarefas (inclusive sono e lazer), esforços repetitivos, traumas, sedentarismo associado a esforços físicos intensos esporádicos (p. ex., atletas de final de semana), esportes praticados, atividades de lazer. O histórico de outras afecções ligadas à gênese de dores musculares (inflamatórias, metabólicas, oncológicas, infecciosas, neuropáticas, musculoesqueléticas) pode trazer informações úteis.

SDM. Seu diagnóstico é eminentemente clínico. A avaliação da intensidade da dor é um ponto importante, principalmente em casos de dor crônica. Pessoas com PGs ativos em geral referem dor muscular persistente, com diminuição de força e/ou amplitude de movimento do músculo envolvido.

Distensão muscular. Costuma ocorrer durante contrações musculares excêntricas, ou seja, aquelas que envolvem resistência ao alongamento. Músculos que atuam em duas ou mais articulações, como os posteriores da coxa e o gastrocnêmio, são mais vulneráveis devido às variações simultâneas de ângulo e velocidade impostas pelas articulações envolvidas.[8] Habitualmente, há referência à dor súbita durante atividade. O tipo de movimento pode sugerir o diagnóstico. Distensões prévias, ou dolorimentos prodrômicos, devem ser pesquisadas, pois influenciam tanto o manejo quanto a prevenção de recorrência.[5]

Cãibras. Podem ser geradas ou intensificadas por estresses físicos, como desidratação ou esforços excessivos. Doenças neuromusculares e doenças neuropáticas (como esclerose lateral amiotrófica [ELA], neuropatias periféricas) comumente se acompanham de cãibras.[8] Hipotireoidismo, disfunções renais ou hepáticas, distúrbios eletrolíticos (como hipomagnesemia e hipocalcemia) e outras condições médicas podem ocasionar o problema. As cãibras idiopáticas costumam acometer mais comumente pernas e pés e ocorrem mais à noite.

Exame físico

SDM. Os PGs são pontos hipersensíveis situados na banda tensa (feixe de fibras contraídas) do músculo esquelético. São dolorosos à compressão, podendo gerar dor ou sensibilidade referida, bem como sintomas autonômicos e disfunção motora (diminuição da força e da amplitude de movimento [ADM]).[3] São classificados em ativos ou latentes. Os PGs ativos podem doer em repouso ou ao movimento. Os pontos latentes, mesmo assintomáticos, também podem causar disfunção motora e transformar-se em pontos ativos em situações propícias. À palpação, os PGs podem causar dor referida à distância. Próximo do PG ou na área de dor referida, podem-se encontrar outros PGs associados ao quadro, ativos ou não (PGs satélites). Devido à contração muscular local sustentada e ao encurtamento muscular resultante, pode haver reação inflamatória na inserção dos feixes musculares, tendões ou ligamentos, o que resulta em entesopatias,[3,4] muitas vezes causadoras do quadro álgico.

Quando estimulados, os PGs costumam gerar um RCL, uma contração palpável e muitas vezes visível da banda tensa, que é característica da SDM.[3,4] O "agulhamento" de um PG também pode causar essa contração.

A avaliação da ADM deve abordar a palpação da musculatura antagonista, uma vez que PG e outras lesões, como espasmos e encurtamentos nessas estruturas, podem passar despercebidas e, uma vez tratadas, restabelecer a ADM diminuída. Assim que os quadros álgicos musculares envolvem processos inflamatórios que podem se propagar à distância, a avaliação ampla da área acometida pode revelar outros músculos ou grupos musculares comprometidos em casos de dor refratária, principalmente musculatura distal à área identificada pela pessoa acometida.

Não há padrão de dor radicular ou neuropática ou distribuição metamérica ao exame, a não ser que haja outra condição álgica associada à SDM. É fundamental lembrar-se de que, com frequência, há outros problemas osteoarticulares associados ao quadro, como bursites, entesopatias, artralgias e neuropatias.[4] O alongamento do músculo ou infiltração do PG causa alívio da dor, o que é critério diagnóstico da SDM.[3,4]

Distensão muscular. As lesões ocorrem na parte mais fraca do complexo músculo-tendão, e a área mais suscetível é a junção miotendínea. Edema, equimose e dolorimento são achados comuns, podendo evoluir ao longo de vários dias.[5] A palpação costuma evidenciar sensibilidade e dor sobre a junção miotendínea. Uma depressão palpável pode corresponder à ruptura (parcial, extensa ou total). A mobilização da musculatura é dolorosa e limitada. A avaliação deve incluir exame neurovascular e comparação com a outra extremidade, uma vez que a síndrome compartimental, ainda que rara nesse contexto, é considerada uma emergência cirúrgica. Edema, dor ao alongamento passivo e pressão intracompartimental aumentada caracterizam o quadro. O diagnóstico diferencial inclui, ainda, tendinopatias, fraturas por estresse, avulsões, hematomas, contusões musculares e, raramente, infecções intramusculares.[5]

Cãibras. Podem não estar presentes quando o indivíduo é examinado, o que as diferencia dos **espasmos musculares**, que são contraturas involuntárias sustentadas, geralmente dolorosas. Processos inflamatórios próximos à musculatura envolvida devem ser pesquisados (p. ex., apendicite na contratura do músculo psoas ipsilateral, entesites, infecções), ainda que a dor muscular possa manter-se após a resolução do agente causal da inflamação e demandar tratamento específico.

Outras causas. Entesites, tenossinovites e bursites são causas comuns de dor muscular, pois induzem contraturas, alterações na ADM e formação de PG, devendo ser pesquisadas. Artroses ou artrites interapofisárias podem gerar mialgias dorsais e lombares com dor referida, e a persistência do processo álgico pode levar à formação de PG. A palpação das articulações, o pinçamento e a rolagem da pele reproduzem a dor referida.

Pode ser necessário investigar síndromes dolorosas decorrentes de compressões nervosas, como lombociatalgias e compressões de plexo braquial. Os processos dolorosos decorrentes de radiculopatias podem mesmo desencadear a formação de PG, que perpetuam a dor se não tratados. Colagenoses e medicamentos podem ocasionar dores musculares, geralmente na musculatura proximal dos membros[4] e em associação com elevação de marcadores de inflamação (velocidade de hemossedimentação [VHS]), creatinafosfocinase (CPK) e desidrogenase lática (DHL).

Exames complementares

SDM. Exames séricos e de imagem costumam ser normais na SDM, a não ser que existam outras afecções associadas. Se houver PG, a eletroneuromiografia (ENMG) mostra padrão característico, ainda que não patognomônico. Músculos com PG têm disfunções motoras sugeridas pelo padrão de fadiga em esforços que envolvam movimentos repetidos e pela demora na recuperação do tônus.[4] O uso da ultrassonografia (US) é controverso, pois há estudos que demonstram as bandas tensas e, ao agulhamento dos PGs, o RCL, ao passo que outros estudos não evidenciam esses achados.[3,4] Além disso, é um teste altamente dependente da habilidade e experiência do examinador.

Distensão muscular. Em suspeitas de estiramento ou ruptura muscular, um radiograma pode ajudar no diagnóstico diferencial, ao mostrar, por exemplo, fratura ou avulsão. US se tornou o principal exame em suspeitas de estiramento ou ruptura muscular. É especialmente útil nas suspeitas de rupturas proximais, em que o diagnóstico clínico é mais complexo – nas distais, a avaliação clínica costuma ser suficiente.[5] A US confirma o diagnóstico, avalia a extensão do dano e pode ser usada para avaliar o processo de recuperação. Em casos associados a hematoma, o exame pode guiar a drenagem.

Cãibras. De acordo com a suspeição levantada por anamnese e exame físico, podem ser solicitados testes laboratoriais para distúrbios metabólicos ou eletrolíticos (p. ex., tireotrofina [TSH], potássio, cálcio sérico).

Conduta proposta

O tratamento da dor muscular deve corresponder às demandas da condição clínica da pessoa afetada. Pode variar desde orientações posturais e medidas preventivas e de alívio até abordagem multiprofissional e emprego de exames complementares e diversas técnicas de tratamento, invasivas ou não.

A dor pode envolver manejo de situações como doenças sistêmicas, limitações funcionais, tratamentos prolongados, insucessos terapêuticos, variados níveis de comprometimento psicológico e social, necessidade de terapias físicas e mudanças nas atividades diárias dos indivíduos acometidos (adaptação a limitações funcionais, noções de ergonomia, etc.). Se o quadro álgico for crônico, aspectos relacionados ao significado e ao impacto da dor na vida do indivíduo (sentimentos, atividades diárias, relações interpessoais, situação financeira) e uma avaliação ampla e criteriosa da situação clínica são fundamentais, uma vez que muitos casos crônicos decorrem de diagnósticos errôneos e tratamentos inadequados. Tal situação, infelizmente corriqueira, gera uma miríade de consequências físicas, psicológicas e sociais. Em contrapartida, há bom potencial de melhora com manejo adequado.

O médico de família e comunidade deve, portanto, levar em conta todas essas facetas do quadro e estabelecer com o indivíduo um vínculo sólido de confiança, parceria e responsabilidade mútua, pois o tratamento exige mudanças de estilo de vida em muitos aspectos, intervenção sabidamente difícil. Cuidados com alimentação, sono, horários, ergonomia, alongamentos, execução de atividades físicas, controle do estresse, tratamento concomitante de comorbidades orgânicas e psíquicas, bem como adesão às terapias físicas, fazem parte do manejo.

Tratamento farmacológico

Analgésicos. O paracetamol mostrou eficácia e tolerabilidade. É uma boa alternativa aos anti-inflamatórios não esteroides (AINE) e deve ser a primeira escolha quando não há sinais flogísticos ou há contraindicações ao emprego dos AINEs.[9] O efeito analgésico é dose-dependente, e a dose máxima é de 4 g/dia. Em casos selecionados, pode ser empregado em associações conhecidas com opioides fracos (codeína ou tramadol). A dipirona é segura[10] e eficaz como analgésico em doses de até 2 g/dia.

AINEs. A administração de AINE é eficaz na dor aguda, o que facilita o emprego de outras medidas terapêuticas, como tratamento fisioterápico ou agulhamento. Eles são a primeira escolha na presença de sinais flogísticos. Os medicamentos do mesmo grupo farmacológico parecem ser equipotentes.[9] Entre os AINEs, há os inibidores não seletivos da ciclo-oxigenase (COX-2), os inibidores seletivos da COX-2 (p. ex., nimesulida, meloxicam) e os específicos da COX-2. Seu uso crônico não agrega benefício e está ligado a complicações como gastrite, úlcera péptica, dano renal e aumento da incidência de doenças cardiovasculares (DCVs).

- A dispepsia é a principal razão para interrupção do uso, e os inibidores específicos da COX-2, apesar de causarem menos sintomas gastrintestinais do que os AINEs não seletivos, ainda o fazem em maior frequência do que o placebo (A).[11] Coterapia com gastroprotetores diminui queixas gástricas, mas não previne sangramentos intestinais mais distais, e infecção por *Helicobacter pylori* aumenta o risco de úlceras e sangramentos associados a AINEs (A).[11] Pacientes com doença hepática compensada podem usar esses medicamentos, mas as enzimas hepáticas devem ser acompanhadas, e o tratamento deve ser suspenso se as mesmas se elevarem (C). Cirróticos não devem usar AINE (C).[11] Em indivíduos com insuficiência cardíaca congestiva (ICC), insuficiência renal (IR) ou transplante renal, os AINEs podem comprometer o fluxo sanguíneo renal e a filtração glomerular, o que pode levar até a quadros de lesão renal aguda (LRA). A depuração da creatinina endógena (DCE), facilmente estimável pela fórmula de Cockroft-Gault, deve ser avaliada no início e periodicamente quando há doença renal (B). DCE inferior a 60 indica cautela, e inferior a 30 mL/min contraindica o uso de AINE (C).[11] Os AINEs estão associados a maior risco de eventos cardiovasculares, como infarto do miocárdio em pacientes de risco e em uso prolongado dessa classe de medicamentos (A).[11]

- O uso regular de alguns AINEs, como, por exemplo, ibuprofeno, pode interferir com a função antiagregante do ácido acetilsalicílico (AAS); logo, o AAS deve ser ingerido uma hora antes do AINE (A). Os AINEs devem ser usados com cautela nos casos de suspeita de arbovirose, particularmente da dengue, pelo risco de suscitarem sangramentos importantes.

- O uso concomitante de AINEs e de AAS gera menos efeitos gastrintestinais quando são empregados os inibidores específicos da COX-2 (A).[11] Além disso, há evidências (a maioria delas em modelos animais) de que os AINEs podem retardar a recuperação em casos de estiramentos e rupturas parciais se usados por longos períodos, pois a COX tem papel importante na recuperação tecidual. Nesses casos, após o emprego inicial de AINE, devem-se oferecer com outras classes de medicamentos.[5] Dado o uso frequente dessa classe de medicamentos, é essencial observar as interações medicamentosas mais comuns, como aumento do efeito da insulina, da levotiroxina, dos anticoagulantes orais e da digoxina, e a inibição do efeito hipotensor de β-bloqueadores. Não há consenso quanto à duração recomendada para o tratamento com analgésicos ou AINE.[9]

AINEs tópicos. São efetivos e seguros quando usados no manejo de dores musculoesqueléticas agudas, como entorses, contusões e lesões por uso excessivo, provavelmente equivalentes às apresentações orais.[12] As formulações em gel (diclofenaco, ibuprofeno e cetoprofeno) e adesivos com diclofenaco tiveram os melhores resultados.[13] Nas dores crônicas, proporcionam bom alívio da dor em osteoartrite para uma minoria de pacientes, sem evidência de benefício em outras condições álgicas crônicas.[13]

Opioides. Esses medicamentos têm sido usados rotineiramente no manejo de dor em oncologia, mas sua utilidade no manejo de dores musculoesqueléticas ainda carece de evidências, sobretudo em casos crônicos.[9] Assim, são utilizados como tratamento adjuvante, se não forem obtidos resultados satisfatórios com analgésicos, AINE e medidas não farmacológicas.[14] Apesar das controvérsias, seu uso é aceitável nesses casos de difícil manejo.[11] Não são eficazes em todos os indivíduos, não havendo preditor da resposta ao tratamento.[14] Seu uso deve ser cuidadosamente acompanhado. No manejo de dores musculoesqueléticas, são utilizados os opioides fracos. Os principais efeitos adversos incluem depressão respiratória, náuseas, vômitos, tolerância e dependência, disfunção vesical, constipação, imunossupressão, sonolência, tontura, prurido, cefaleia e boca seca.

Relaxantes musculares. Os relaxantes musculares de ação periférica não parecem oferecer benefício.[4] Aqueles de ação central mostraram alguma redução da dor e melhora da mobilidade em pacientes com SDM.[4] Entre os de ação central, o mais utilizado em nosso meio é a ciclobenzaprina (15-30 mg/dia, por via oral [VO]), tanto isoladamente como em associação sob diversos nomes comerciais. A tizanidina (2-8 mg, 3x/dia, VO) também pode ser utilizada.

Psicofármacos. Podem ser utilizados na SDM. Os antidepressivos tricíclicos (amitriptilina, clomipramina ou nortriptilina, em doses de 25-100 mg/dia), ISRS e os inibidores seletivos duais da recaptação de serotonina e norepinefrina (ISRSN) (mirtazapina, venlafaxina) causam, além do efeito analgésico, relaxamento muscular e melhora do sono.[4] Os tricíclicos e os duais são aparentemente equipotentes e mais eficazes do que os ISRS,[9] os quais são indicados se comorbidades ou efeitos adversos contraindicam o uso dos demais. Os antidepressivos tricíclicos têm como principais efeitos adversos xerostomia, tremores, hipotensão postural, sonolência, retenção urinária. Fenotiazinas, como a clorpromazina (25-100 mg/dia), podem ser associadas para sedação. A gabapentina tem sido utilizada como medicamento adjuvante no manejo da SDM,[15] bem como a pregabalina. Os benzodiazepínicos são ansiolíticos de efeito miorrelaxante e alternativas válidas para tratamentos curtos. Seu uso prolongado, contudo, apresenta custo-benefício desfavorável diante de problemas como sedação, lentidão/confusão mental, tolerância e dependência.

Para o manejo de cãibras idiopáticas, quinino e seus derivados têm sido usados como primeira escolha desde a década de 1930.[6] Apesar de efetivo em reduzir a frequência de cãibras, a magnitude do efeito é pequena, e o medicamento está associado a efeitos adversos que, apesar de incomuns, são potencialmente graves (anomalias hematológicas, como púrpuras, diáteses hemorrágicas, coagulação intravascular disseminada [CIVD]). Dessa forma, o uso de derivados de quinino não é mais recomendado para o tratamento.[7] Além do quinino, diversas outras medicações foram testadas, como bloqueadores dos canais de cálcio (BCCs), anticonvulsivantes, relaxantes musculares e diversos tipos de suplementos vitamínicos e de sais minerais.[7] Carbamazepina e baclofeno, por exemplo, são utilizados no manejo dessa condição sem respaldo de ensaios clínicos. Estudos de nível 2 evidenciaram possível benefício com naftidrofurilo, complexo de vitamina B e diltiazem. Os dados disponíveis relativos à gabapentina e aos suplementos de magnésio sugerem que estes não são efetivos.[6] Há evidências limitadas suportando o emprego de exercícios e alongamentos orientados, ou de medicamentos como bloqueadores do cálcio, carisoprodol e vitamina B_{12}.[7]

Outros. Na SDM, o aspecto fundamental do tratamento é a inativação dos PGs. A inativação dos PGs principais pode levar à inativação dos PGs satélites. É fundamental avaliar se não há outras condições ocasionando ou mantendo a SDM, como doenças viscerais ou sistêmicas.

Atividade física. Deve ser proporcionada orientação abrangente sobre a prática de atividades físicas. Se a pessoa puder contar com suporte de profissional educador físico, podem ser realizados trabalhos de propriocepção, equilíbrio das cadeias musculares e uso adequado das estruturas musculoesqueléticas. Os exercícios físicos regulares e adequadamente executados diminuem a sensibilidade à dor, desenvolvem o condicionamento físico, fortalecem músculos e demais estruturas musculoesqueléticas e diminuem a intensidade da dor nos PGs, além de trazerem benefícios psicológicos e sociais variados. Em pessoas com dor muscular crônica, os exercícios físicos são aspectos-chave do tratamento. Com frequência, alongamentos e orientações posturais falham em prevenir recorrências de dores musculares, como lombalgias. No entanto, se associados a exercícios que visem ao fortalecimento da musculatura regional e à melhora do condicionamento físico, costumam prevenir ou minimizar novos episódios álgicos.[4]

Tratamento por métodos físicos. Diversas modalidades terapêuticas por métodos físicos têm sido empregadas no manejo de dores musculares. Elas incluem massoterapia, calor superficial (bolsas térmicas, compressas, almofadas elétricas) ou profundo (ondas curtas, ultrassom, micro-ondas), hidroterapia, crioterapia (bolsas de gelo ou aerossóis) e eletroterapia. Todas são utilizadas no intuito de diminuir a dor, atenuar processos inflamatórios, relaxar contraturas musculares e inativar PG. O calor superficial ou profundo contribui para o relaxamento muscular, com indicação na maioria dos casos. A crioterapia é fundamental no manejo inicial de contusões, de estiramentos ou de rupturas parciais. É efetiva, de baixo custo, fácil de aplicar e, se bem orientada, segura. Não deve ser realizada aplicação direta de gelo sobre a pele para que não ocorram lesões cutâneas.

Imobilização. Casos de lesão muscular podem exigir imobilização temporária, que varia de caso a caso e deve contar com apoio especializado. A imobilização prolongada deve ser evitada, pois há risco de rigidez permanente.[5]

Fisioterapia. Nos casos de contusão ou estiramento, um programa de exercícios deve ser iniciado assim que houver melhora da dor e do edema, a fim de recuperar a mobilidade e a força. Alguns especialistas recomendam o retorno às atividades normais quando houver recuperação de cerca de 80% da força em comparação com o membro oposto. A fisioterapia segue como importante auxiliar no manejo dos casos crônicos. As técnicas são variadas e, independentemente da técnica escolhida, há melhora temporária da dor, principalmente se for associada prática de atividade física orientada.[16]

Acupuntura e agulhamento seco. São eficazes no manejo de dores musculares. Além do relaxamento muscular, diminuem a dor ao modular a atuação do sistema nociceptivo por estimular a liberação de endorfinas e outras substâncias associadas aos mecanismos endógenos de supressão da dor da medula espinal e do encéfalo. Costumam, ainda, exercer efeito ansiolítico e colaborar para melhora na qualidade do sono.[4]

Infiltração com anestésico local. Em geral, são empregados os anestésicos procaína 0,5% (efeito mais prolongado) ou lidocaína

1% (início de efeito mais rápido), ambos sem vasoconstritor. A infiltração proporciona efeito rápido e, muitas vezes, de duração bastante superior à do anestésico empregado, o que sugere que o ato do agulhamento dos PGs e das bandas tensas é o fator mais importante para o efeito dessa técnica.[4] Em casos de PGs mais resistentes, pode ser indicado o emprego de toxina botulínica, embora a sua superioridade ainda não esteja estabelecida na literatura.[4]

Após relaxamento muscular ou inativação de PG com técnicas envolvendo agulhamento, recomenda-se o emprego de alongamentos e técnicas cinesioterápicas,[8] com exercícios de reabilitação.

Dicas

▶ A pesquisa de SDM é mandatória.

▶ O impacto biopsicossocial do quadro e as comorbidades psiquiátricas associadas devem ser sempre avaliados.

▶ Fatores predisponentes para dores musculares, principalmente SDM, devem ser abordados: assimetrias dos membros inferiores, posturas inadequadas (sobretudo se sustentadas por longos períodos) e esforços repetidos, malformações da pelve, disfunções endócrinas (geralmente, hipoestrogenismo e hipotireoidismo), anormalidades nutricionais (deficiências de vitaminas e/ou sais minerais), doenças reumatológicas, infecções crônicas (virais e bacterianas) e infestações parasitárias.

▶ Em distensões musculares, o tratamento se baseia na tétrade repouso, aplicação de frio, compressão e elevação do membro acometido, objetivando reduzir o edema e a dor, além de otimizar a recuperação tecidual.

▶ O processo de reabilitação pode ser prolongado e depende muito da aliança terapêutica estabelecida, pois a adesão do indivíduo às múltiplas orientações e modalidades terapêuticas determinará o sucesso da abordagem.

Quando referenciar

- Nas suspeitas de causas ameaçadoras à vida: infecções bacterianas, especialmente endocardite e sepse, que se apresentam com mialgia difusa, febre, calafrios, artralgia e fadiga; e na rabdomiólise, que se apresenta por mialgias difusas, bem como IR.
- Indisponibilidade dos métodos diagnósticos complementares necessários.
- Casos refratários às medidas aplicadas na APS.
- Dores associadas àscolagenoses ou a outras doenças sistêmicas que demandem atenção especializada.
- Rupturas extensas, hematomas musculares e outras condições que demandem avaliação e/ou procedimentos realizados por especialistas focais.

Erros mais frequentemente cometidos

▶ Manejar a dor muscular como algo de menor importância, com prescrição de sintomáticos e orientações superficiais, sem a adequada avaliação.

▶ No caso de dores de várias causas concomitantes, não avaliar e tratar cada uma delas individualmente.

▶ Confundir SDM com fibromialgia, atribuindo tais afecções a problemas psicológicos ou a manifestações psicossomáticas.

Prognóstico e complicações possíveis

Na SDM, a reativação ocasional de PGs não diagnosticados ou inadequadamente tratados é causa de dor recorrente por tempo indeterminado, até a causa ser manejada. A SDM não tratada se torna crônica, sendo potencialmente incapacitante e causa importante de absenteísmo ao trabalho. As distensões musculares podem requerer de 6 a 8 semanas para a completa regeneração tecidual.[5]

Atividades preventivas e de educação

- Controle do peso e manejo do estresse são fundamentais.[9]
- Foco na completa reabilitação, pois o retorno precipitado às atividades é causa importante de recorrência.[5]
- Atividade física (como caminhadas no plano por 30 minutos, três vezes por semana) é recomendada. Se caminhadas são inviáveis, as alternativas são hidroginástica, exercícios aeróbios de baixo impacto e musculação com carga baixa.[9]
- Atividades de educação em saúde, enfatizando alongamentos, aquecimento prévio às práticas esportivas, atividade física regular e orientada, noções de postura e ergonomia.

REFERÊNCIAS

1. Alvarez DJ, Rockwell PG. Trigger points: diagnosis and management. Am Fam Physician. 2002;65(4):653-60.

2. Hong CZ, Hsueh TC. Difference in pain relief after trigger point injections in myofascial pain patients with and without fibromyalgia. Arch Phys Med Rehabil. 1996;77(11):1161-6.

3. Simons DG, Travell JG, Simons LS. Dor e disfunção miofascial: manual dos pontos-gatilho. 2. ed. Porto Alegre: Artmed; 2005.

4. Yeng LT. Síndrome dolorosa miofascial. In: Teixeira YLT, Kaziyama HHS, editores. Dor: síndrome dolorosa miofascial e dor músculo-esquelética. São Paulo: Roca; 2008. p. 105-18.

5. Pescasio MB, Browning BB, Pedowitz RA. Clinical management of muscle strains and tears. J Musculoskelet Med. 2008;25(11):526-32.

6. Katzberg HD, Khan AH, So YT. Assessment: symptomatic treatment for muscle cramps (an evidence-based review): report of the therapeutics and technology assessment subcommittee of the American academy of neurology. Neurology. 2010;74(8):691-6.

7. Allen RE, Kirby KA. Nocturnal leg cramps. Am Fam Phys. 2012;86(4):350-5.

8. Miller TM, Layzer RB. Muscle cramps. Muscle Nerve. 2005;32(4):431-42.

9. Camargo Neto AAM, Motta CM, Senger MH, Martinez JE. Recomendações para a abordagem de dor musculoesquelética crônica em unidades básicas de saúde. Rev Bras Clin Med. 2010;8(5):428-33.

10. Agência Nacional de Vigilância Sanitária. Painel Internacional de Avaliação da Segurança da Dipirona. Brasília; 2011.

11. Hunt RH, Choquette D, Craig BN, De Angelis C, Habal F, Fulthorpe G, et al. Approach to managing musculoskeletal pain: acetaminophen, cyclooxygenase-2 inhibitors, or traditional NSAIDs? Can Fam Physician. 2007;53(7):1177-84.

12. Derry S, Moore RA, Gaskell H, McIntyre M, Wiffen PJ. Topical NSAIDs for acute musculoskeletal pain in adults. Cochrane Database Syst Rev. 2015;(6):CD007402.

13. Derry S, Moore RA, Rabbie R. Topical NSAIDs for chronic musculoskeletal pain in adults. Cochrane Database Syst Rev. 2012;(9):CD007400.

14. Kalso E. Opioids for persistent non-cancer pain. BMJ. 2005;330(7484):156-7.

15. Todorov AA, Kolchev CB, Todorov AB. Tiagabine and gabapentin for the management of chronic pain. Clin J Pain. 2005;21(4):358-61.

16. Tavares MRG. Diretriz clínica sobre o cuidado da pessoa com osteoartrose em atenção primária [Internet]. Sociedade Brasileira de Medicina de Família e Comunidade; 2007 [capturado em 15 maio 2018]. Disponível em: http://aps.bvs.br/lildbi/docsonline/get.php?id=051.

CAPÍTULO 211

Cervicalgia

Nilson Massakazu Ando

Aspectos-chave

▶ A maioria das cervicalgias possui uma base postural ou mecânica, constituindo as chamadas cervicalgias comuns, idiopáticas ou inespecíficas. Entre 67 e 70% da população adulta terá, em algum momento de sua vida, cervicalgia.

▶ As mulheres têm maior probabilidade do que os homens de desenvolver dores cervicais e de sofrer com problemas cervicais persistentes.

▶ É importante identificar os sinais de alerta vermelho, principalmente para investigação dos diagnósticos diferenciais.

▶ É preciso atuar sobre os riscos de cronicidade (alertas amarelos), em especial os relacionados aos fatores familiares e laborais.

▶ O tratamento para os quadros agudos visa, principalmente, ao alívio da dor. Quanto mais rápido a pessoa ficar assintomática, melhor o prognóstico.

Caso clínico

João da Silva, 48 anos, pedreiro desde os 20, queixa-se de dor cervical há cerca de 1 mês, evoluindo com irradiação para os braços, com perda discreta da força muscular, mais acentuado no lado esquerdo, associado à parestesia ocasional, sem relação com trauma. Relata que já teve outros episódios de cervicalgia que melhoravam com o uso de analgésico (paracetamol), mas refere piora da dor nas últimas semanas. Quando questionado sobre sua atividade laboral, conta que trabalha em uma empresa de construção civil, sem carteira assinada, há quase 10 anos, como prestador de serviço e tem trabalhado além do normal, em decorrência da redução de pessoal, mas que não reclama, pois afinal está "empregado". É casado com Maria da Silva, dona de casa, e tem um casal de filhos adolescentes, Francisco e Francisca. Descobriu recentemente que Francisco tem saído constantemente com os amigos e começou a fumar, o que o deixa preocupado, porém diz que é um excelente aluno na escola, assim como a filha Francisca. Tal como o filho, João também já foi tabagista, mas está há 2 anos sem fumar. Diz que se sente cansado, pois só tem dois ajudantes no serviço, o que sobrecarrega as atividades. Quando chega em casa à noite, precisa fazer a comida e arrumar a casa, porque sua esposa tem trabalhado até tarde, e os filhos não "ajudam". Por conta da cervicalgia, tem feito uso, por indicação de um amigo, de anti-inflamatório não esteroide (AINE) (ibuprofeno) sem melhora.

Teste seu conhecimento

1. Levando-se em conta a história clínica, qual é a principal hipótese diagnóstica quanto à cervicalgia?
    a. Síndrome do chicote
    b. Cervicalgia crônica
    c. Cervicalgia aguda
    d. Espondilite anquilosante

2. Qual dos sinais de alerta vermelho (que poderia indicar uma situação mais grave) está claramente presente?
    a. História de trabalho manual
    b. Perda da força muscular associada à parestesia
    c. Trabalho informal
    d. Uso indiscriminado de analgésico

3. Com base na história clínica, qual exame de imagem é indicado?
    a. Nenhum exame, pois não há suspeita de lesão cervical presente
    b. Radiografia simples da região cervical em anteroposterior e perfil
    c. Cintilografia óssea para descartar um processo expansivo, tendo em vista a irradiação para os braços
    d. Tomografia computadorizada para descartar a presença de lesões intramedulares

4. Com relação ao tratamento não farmacológico, o que pode ser indicado para João?
    a. Imobilização com o uso de colar cervical
    b. Utilização de travesseiro especial para corrigir a postura na hora de dormir
    c. Bloqueio anestésico
    d. Acupuntura

5. Levando-se em conta a evolução de João, quando estaria indicado o referenciamento para o especialista focal?
    a. No caso de não haver melhora após 6 semanas de tratamento
    b. Somente após a realização de uma tomografia computadorizada
    c. Sempre referenciar, mesmo havendo melhora, pois trata-se de uma cervicalgia crônica
    d. De imediato, devido à história de perda da força muscular

Respostas: 1B, 2B, 3B, 4D, 5A

Do que se trata

A dor na região cervical, ou cervicalgia, é uma queixa comum na prática do médico de família e comunidade,[1] estando, frequentemente, associada à miosite de tensão, podendo ser resultante de uma agressão por infecção, inflamação, tumor, trauma ou compressão da raiz nervosa.[2]

É responsável por 1,4% das consultas ao médico de família e comunidade nos EUA, sendo que estatísticas sugerem que entre 67 e 70% da população adulta terá, em algum momento de sua vida, cervicalgia, sendo mais prevalente em adultos de meia idade, em que as mulheres têm maior probabilidade do que os homens de desenvolverem dores cervicais e de sofrerem com problemas cervicais persistentes.[1,3,4]

Em 95% dos casos, não há sinais de comprometimento neurológico, e em 85% dos casos, está relacionada a má postura, lesões, tensões ou permanência por tempo prolongado em determinadas posturas, curvatura aumentada do tronco, uso prolongado do computador, estresse crônico, ansiedade, depressão, atividades de intensa vibração de mãos e braços, condições ergonômicas inadequadas e riscos associados ao trabalho ou desportivos.[3,5]

Por sua variabilidade e complexidade e pela falta de correlação entre achados e clínica, a cervicalgia representa um desafio à prática médica, estando, muitas vezes, associada a questões sociais e laborativas.[1]

O que pode ocasionar

Entre todas as causas não episódicas de dor na região cervical, a mais frequente, em 90% das vezes, é a artrose, que inclui a osteofitose e a discopatia degenerativa. Todas as outras causas não episódicas não ultrapassam 10% do total.[3]

A cervicalgia pode ser classificada conforme o tempo de evolução e a etiologia (Quadro 211.1).

O que fazer

Anamnese

A história clínica deve ser conduzida para investigar as características, o início, a localização, a irradiação, os fatores agravantes ou aliviadores, a intensidade da dor,[7] assim como para detectar sinais de risco (Quadro 211.2), alertas amarelos (*yellow flags*) e alertas vermelhos (*red flags*).

Os alertas amarelos (Quadro 211.3) indicam fatores psicossociais associados a um risco aumentado de cronicidade e incapacidade.

Os alertas vermelhos (Quadro 211.4) indicam risco aumentado de condições específicas, as quais exigem uma atenção urgente, porém nem sempre indicam a necessidade de referenciamento, ou que seja uma doença grave, apontando para a necessidade de investigação de uma causa mecânica ou não mecânica diferente da distensão ou da tensão muscular.

A técnica recomendada é a medicina centrada na pessoa (ver Cap. 1, Princípios da medicina de família e comunidade), sendo fundamental a exploração da doença e da experiência da doença, bem como o contexto pessoal (em especial, o profissional) e familiar em que a pessoa se encontra.

Um passo importante na anamnese é a caracterização minuciosa da dor, pela determinação do seu tempo, ritmo, etc. A cervicalgia mecânica comum, por exemplo, normalmente tem início súbito, após esforço inadequado ou sobrecarga de trabalho ou de exercícios físicos. A maior parte dos episódios de dor na coluna não incapacita as pessoas. Mais de 50% dos episódios

Quadro 211.1 | Classificação da cervicalgia

Duração	
Aguda	▶ Duração inferior a 3 meses
Crônica	▶ Duração superior a 3 meses
Recorrente	▶ Duração inferior a 3 meses, mas que retorna após um período sem dor
Causas (diagnóstico diferencial)	
Primárias	
Mecânicas	
Biomecânicas	▶ Discopatias
	▶ Abaulamentos e herniações
	▶ Osteoartrite
	▶ Síndrome do chicote
Comum, ou idiopática, e distensões musculares	▶ Torcicolos
	▶ Síndromes miofasciais
Secundárias	
Não mecânicas	
Inflamatórias	▶ AR
	▶ Espondilite anquilosante
Infecciosas	▶ Discites
	▶ Osteomielite
Neoplásicas	▶ Metástases
Metabólicas ou relacionadas a doenças sistêmicas	▶ Osteoporose
	▶ Hiperparatireoidismo
	▶ Osteomalácia
Referidas	
Causas psicogênicas e psicossomáticas	▶ Fibromialgia
	▶ Transtornos conversivos
	▶ Depressão
	▶ Histeria
Dores referidas	▶ Infarto do miocárdio
	▶ Vasculite de carótidas
	▶ Espasmo esofágico
	▶ Herpes-zóster

AR, artrite reumatoide.
Fonte: Adaptado de Guedes.[6]

Quadro 211.2 | Sinais de risco na cervicalgia

▶ Instabilidade da região
▶ Fraqueza muscular
▶ Perda progressiva de função

Fonte: Adaptado de Wagner e Bareiro.[1]

Quadro 211.3 | Alertas amarelos na cervicalgia

Atitudes e crenças acerca da dor nas costas:

- Crença de que a dor é prejudicial e que deve ser eliminada antes do retorno à atividade normal
- Atitude passiva ante a reabilitação

Comportamentais:

- Descanso prolongado e redução do nível de atividades, com a retirada significativa das AVDs
- Relato de intensidade extremamente alta da dor
- Qualidade do sono reduzida, desde o início da dor

Questões compensatórias:

- Falta de incentivos financeiros para retorno ao trabalho
- História de pedido(s) e/ou período(s) prolongado(s) de afastamento do trabalho, devido a uma lesão ou a outro problema de dor
- Experiência de diagnósticos contraditórios ou explicações para a dor, resultando em confusão
- Conselho para retirar-se do emprego

Emocionais:

- Medo do aumento da dor com a atividade ou o trabalho
- Depressão (especialmente baixa autoestima em longo prazo)
- Sentimento de incapacidade em manter o senso do controle

Familiar:

- Família superprotetora
- Falta de apoio familiar

Laborais:

- História de trabalho manual
- Insatisfação no trabalho, relações ruins com os colegas ou supervisores e falta de sentido vocacional
- Crença de que o trabalho é prejudicial, que fará dano ou será perigoso
- Ambiente de trabalho atual infeliz
- Baixa escolaridade, baixa condição socioeconômica
- Trabalho envolvendo turnos ou fora do horário normal

AVDs, atividades da vida diária.

Fonte: Adaptado de Dziedzic e colaboradores[8] e Albert e colaboradores.[9]

Quadro 211.4 | Alertas vermelhos na cervicalgia

Probabilidade de causa grave subjacente:

- Sintomas antes dos 20 anos ou após os 55 anos
- Fraqueza envolvendo mais de um miótomo ou perda de sensibilidade envolvendo mais de um dermátomo
- Dor persistente ou crescente

Sugerem compressão da medula espinal (mielopatia):

- Evolução insidiosa
- Manifestações neurológicas: distúrbios da marcha, perda da força ou da coordenação nas mãos, perda no controle sexual, vesical ou na função intestinal
- Sinais neurológicos:
  - Sinal de Lhermitte
  - Sinais de neurônio motor superior nos MMII (sinal de Babinski: até curso plantar, hiper-reflexia, reflexo, clônus, espasticidade)
  - Sinais de neurônio motor inferior nos MMSS (atrofia, hiporreflexia)
  - As alterações sensoriais são variáveis, com perda de vibração e senso de posição articular mais evidente nas mãos do que nos pés

Sugerem neoplasia, infecção ou inflamação:

- Mal-estar, febre, perda de peso inexplicada
- Dor que aumenta, não cessa ou perturba o sono
- História de artrite inflamatória, neoplasia, TB, imunossupressão, uso de drogas, Aids ou outra infecção
- Linfadenopatia
- Sensibilidade apurada ao longo de um corpo vertebral

Sugerem trauma ou lesão óssea grave:

- História de trauma violento (p. ex., um acidente de trânsito) ou queda de altura (lembrar que um pequeno trauma pode fraturar a coluna vertebral em pessoas com osteoporose)
- História de cirurgia prévia no pescoço
- Fatores de risco para osteoporose: menopausa precoce, uso de corticoides sistêmicos

Sugerem insuficiência vascular:

- Tonturas e desmaios (restrição da artéria vertebral) em movimento, especialmente na extensão do pescoço, quando olhando para cima
- Quedas

MMII, membros inferiores; MMSS, membros superiores; TB, tuberculose; Aids, síndrome da imunodeficiência adquirida.

Fonte: Adaptado de Clinical Knowledge Summaries[10] e Binder.[11]

---

melhoram em 1 semana; 90%, em 2 semanas; 7 a 10% restantes continuam a apresentar sintomas por mais de 6 meses.[6]

A dor de caráter mecânico está relacionada a atividades físicas e posturais, ou seja, ela normalmente é desencadeada pela atividade/exercício e melhora com o repouso. A dor inflamatória ou não mecânica pode aparecer ou piorar com o repouso e melhorar com o movimento. O indivíduo pode apresentar dor noturna, ao acordar, e dor acompanhada de rigidez matinal.[6]

As dores podem ser localizadas ou irradiadas e com ou sem envolvimento neurológico. As irradiações típicas seguem o dermátomo característico de uma raiz nervosa, e as atípicas normalmente correspondem à dor referida da lesão da coluna ou a pontos miofasciais da musculatura paravertebral.[6]

O Quadro 211.5 mostra um guia para a anamnese da coluna cervical.

Exame físico

Inspeção

É importante avaliar as atrofias musculares não só da região cervical, mas também do ombro, observando se a pessoa permanece com a cabeça fletida para um dos lados ou apresenta dificuldade na movimentação, traduzindo a existência de uma contratura muscular.[3,12]

Observar sempre a deambulação da pessoa quando entrar no consultório; a presença ou a ausência de movimentos normais do pescoço e oscilação dos braços na caminhada; a postura (cabeça para frente e ombros arqueados), os sinais ou a presença de atrofia e a inclinação ou rotação da cabeça.[3]

O Quadro 211.6 apresenta alguns fatores que interferem na movimentação da coluna cervical.

Quadro 211.5 | Anamnese da coluna cervical

Tempo de evolução	▶ Dor aguda: < 3 meses ▶ Dor crônica: > 3 meses ▶ Dor recidivante
Ritmo da dor	▶ Mecânico ▶ Inflamatório
Irradiação da dor	▶ Localizada ▶ Irradiada para membros
Sinais de alerta	▶ Ver Quadros 211.3 e 211.4
Situação trabalhista	▶ Continua trabalhando ▶ Incapacidade laboral ▶ Atividades ocupacionais ▶ Acidente de trabalho
Fatores de melhora e piora	▶ Posição: flexão ou extensão ▶ Marcha: claudicação
Início da dor	▶ Relação com esforço/trauma ▶ Súbito ▶ Progressivo ▶ História de colisão em veículo motor (efeito chicote)
Antecedentes pessoais	▶ Tabagismo ou abuso de álcool ▶ Comorbidades (problemas gastrintestinais, cardiovasculares, espondiloartropatias inflamatórias) ▶ Tratamentos prévios iniciados pela própria pessoa ou por outros profissionais de saúde ▶ Disfunção intestinal ou vesical ou distúrbio da marcha (patologia do primeiro neurônio motor) ▶ História de lesões ou problemas prévios na coluna cervical

Fonte: Adaptado de South-Paul e colaboradores[3] e Guedes.[6]

Quadro 211.6 | Fatores que interferem no movimento da coluna cervical

A amplitude do movimento da coluna cervical estará diminuída por:

- ▶ Contratura da musculatura cervical
- ▶ Anomalia da estrutura óssea (fusão vertebral)
- ▶ Doenças das articulações locais (AR, espondilite anquilosante)
- ▶ Doenças degenerativas dos discos intervertebrais (hérnia de disco, infecções)
- ▶ Traumas

A amplitude do movimento da coluna cervical estará aumentada por:

- ▶ Instabilidade atlantoaxial (AR, agenesia ou fratura do processo odontoide do áxis)
- ▶ Frouxidão ligamentar interna

AR, artrite reumatoide.
Fonte: Adaptado de Knoplich.[12]

Palpação

Com a pessoa em decúbito ventral, avaliar a sensibilidade dolorosa, a pressão dos processos espinhosos e as facetas articulares laterais. Com a pessoa sentada, avaliar a clavícula e verificar a presença de costela cervical. Avaliar, também, a consistência da massa muscular, sendo a nuca um ponto de pesquisa importante pela presença do ligamento nucal, da inserção do trapézio e do esternocleidomastoide. Verificar, ainda, os gânglios dessa região (cervicais, supraclaviculares e axilares).

Exame motor da musculatura da coluna cervical

O exame motor da musculatura da coluna cervical será realizado com a pessoa sentada, visando testar a musculatura intrínseca do pescoço e da coluna por grupos funcionais (Quadro 211.7).

Quadro 211.7 | Exame neurológico na cervicalgia

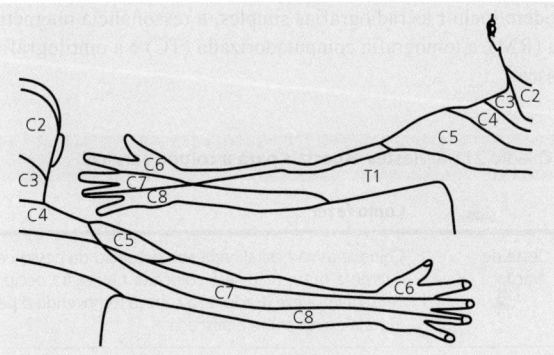

Raiz nervosa	Dermátomo	Miótomo	Reflexo
C2	Área occipital e anterior do pescoço	–	–
C3	Área supraclavicular e posterior do pescoço	–	–
C4	Área do ombro e supraescapular	Rotação externa do ombro	–
C5	Face lateral do braço	Abdução do ombro Flexão do cotovelo	Bicipital
C6	Face lateral do antebraço e da mão	Flexão do cotovelo Extensão do punho	Braquiorradial
C7	Terceiro quirodáctilo	Extensão do cotovelo Flexão do punho Extensão dos dedos	Tricipital
C8	Face medial do antebraço e da mão	Flexão dos dedos Abdução dos dedos	–
T1	Face medial do braço	Abdução dos dedos	–

Fonte: Adaptado de South-Paul e colaboradores,[3] Hoppenfeld[13] e Leal.[14]

Testes especiais para a coluna cervical

Alguns testes e manobras específicas estão diretamente relacionados à avaliação da coluna cervical, sendo descritas no Quadro 211.8.

Exames complementares

A indicação de exames complementares é determinada pela falta de resposta ao tratamento, pela dor provocada em decorrência de trauma ou, ainda, na presença de sinais de alerta, principalmente, quando existe comprometimento neurológico.[1]

Nas pessoas que apresentam fraqueza em MMSS, sem melhora com o tratamento, deve-se considerar a realização de eletroneuromiografia (EMG) e de estudos da condução nervosa (ECNs), sendo úteis para avaliar os distúrbios neurológicos, ajudando a distinguir entre lesões periféricas, incluindo o plexo braquial, e de raízes nervosas.

Exames de imagem

Os exames de imagem úteis para o estudo da coluna cervical podem incluir as radiografias simples, a ressonância magnética (RM), a tomografia computadorizada (TC) e a cintilografia óssea.[16]

As radiografias simples incluem uma série de três incidências básicas, anteroposterior, perfil e, para pessoas com história de trauma ou com mais de 50 anos, deve-se incluir uma radiografia transoral ou peroral (com a boca aberta) para avaliação da primeira e da segunda vértebra cervicais. Quando necessário, buscando uma melhor visualização, podem ser realizadas incidências oblíquas em flexão-extensão.[16,17]

Na presença de sinais de comprometimento neurológico (impotência funcional, parestesias, hiperestesias, contratura antálgica), com exame radiográfico normal, ou quando a radiografia sugere lesão óssea, com diminuição do espaço intervertebral e sintomas neurológicos, deve ser estudado o uso da RM ou da TC.[1]

A TC complementa a radiografia simples na avaliação de processos vertebrais degenerativos e na avaliação de desarranjos discais, podendo determinar confiavelmente a extensão de uma lesão, assim como visualizar precisamente linhas de fratura. Entretanto, não possibilita uma avaliação confiável nas alterações intramedulares.[6,17]

A RM é indicada para demonstrar infecção espinal oculta, avaliar elementos neuronais e estruturas paravertebrais, incluindo partes moles, além de não expor a pessoa à radiação.[6] Entre-

Quadro 211.8 | Testes especiais para a coluna cervical

	Como fazer	Resultado
Teste de tração	Coloque a mão espalmada sob o queixo da pessoa enquanto a outra mão será colocada na região occipital. Em seguida eleve (tracione) a cabeça removendo o peso que ela exerce sobre o pescoço	Promove alívio da dor, por ampliar o diâmetro foraminal, diminuindo a compressão radicular e a tensão nas estruturas de sustentação
Teste de compressão	Pressione para baixo o topo da cabeça da pessoa, que poderá estar sentada ou deitada. Caso haja agravamento da dor, observar a exata distribuição e se é circunscrita a algum dermátomo	Promove o aumento na dor cervical, causada pelo estreitamento foraminal secundário, aumento da pressão na raiz nervosa acometida, sobrecarga nas facetas articulares e maior sensibilização muscular Deve-se evitar tal manobra na suspeita de instabilidade cervical
Teste de deglutição	Solicite à pessoa que degluta, observando se ocorre dor ou dificuldade em tal procedimento	A presença de dor ou dificuldade para deglutir pode ser causada por patologias da coluna cervical, como: protuberâncias ósseas, osteófitos ou intumescências dos tecidos moles devido a hematomas, infecções ou tumores da face anterior da coluna cervical
Teste de Valsalva	Solicite à pessoa que prenda a respiração e faça força, como se quisesse evacuar, ou que faça uma expiração forçada contra a própria mão, segurando por cerca de 5 a 10 segundos. Em seguida, pergunte se houve agravamento da dor, com sua descrição e localização	Proporciona o aumento da pressão intratecal, ocasionando dor, caso exista alguma lesão expansiva, como um disco herniado ou tumor, presente no canal vertebral cervical É um teste subjetivo, que requer respostas precisas da pessoa
Teste de Adson	Palpe o pulso radial e, ao mesmo tempo, abduza, estenda e rode externamente o braço da pessoa examinada. Em seguida, solicite a ela que prenda a respiração e rode a cabeça para o lado que está sendo testado	A diminuição ou a ausência de pulso indica compressão da artéria subclávia, caracterizando um teste positivo, sendo sugestivo de síndrome do desfiladeiro torácico Deve ser realizado nos quadros de cervicobraquialgias, acompanhados por alterações vasculares de MMSS
Manobra de Spurling	Realize a extensão e rotação conjunta da cabeça da pessoa examinada para o mesmo lado acometido pela dor	Promove a reprodução ou o aumento da dor, demonstrando possível compressão ou irritação radicular
Sinal de Lhermitte	Realize a flexão do pescoço, provocando uma sensação, tipo "choque elétrico", que irradia para toda a coluna vertebral e para os membros	Promove a sensação de parestesias ou disestesias nas mãos ou nas pernas, durante a flexão cervical É frequentemente ocasionada por uma hérnia de disco volumosa, com compressão medular ou por formações osteofitárias em pessoas com canal vertebral estreito Também pode ser encontrado em pessoas com AR que apresentam subluxação atlantoaxial ou subaxial

AR, artrite reumatoide; MMSS, membros superiores.
Fonte: Adaptado de Hoppenfeld[13] e Antonio.[15]

tanto, apresenta um custo mais elevado em relação aos outros exames, possuindo valor limitado para a maioria dos casos de cervicalgia.[18] É contraindicado para pessoas que possuem valvas cardíacas artificiais com componentes metálicos ou corpos estranhos no humor vítreo.[17]

A cintilografia óssea está indicada na suspeita de tumor ósseo, primário ou metastático, de processos infecciosos e de trauma da coluna cervical.[17]

Uma vez que o diagnóstico por imagem da coluna vertebral deve ser realizado da maneira mais exata e confiável possível, o significado da ultrassonografia (US) nessa região é secundário, sendo a TC e a RM modalidades de imagem visivelmente superiores.[17]

O Quadro 211.9 apresenta um panorama do valor clínico dos principais exames de imagem utilizados no diagnóstico da cervicalgia.

Apesar dos avanços atuais nos exames de imagem, sobretudo TC e RM, a investigação com radiografias simples constitui o método ideal de rastreamento nas dores da coluna cervical, devido ao seu baixo custo (menos de 10% do custo de uma RM) e por ser mais acessível.[19]

Quadro 211.9 | **Valor clínico dos exames de imagem da coluna cervical**

Tipo de avaliação	Conteúdo de informação				
	Radiografia	TC	RM	US	Cintilografia
Estrutura óssea	++	+++	++	–	–
Artrose facetaria	+++	+++	++	–	++
Prolapso de disco	–	+++	+++	(+)	–
Disco sintomático (sem prolapso)	–	–	(+)	–	–
Trauma	+++	+++	+++	–	++
Espondilite	++	++	++	–	+++
Deformidades	+++	–	–	–	–
Tumor	+++	+++	+++	–	+++
Estenose vertebral central	+	+++	+++	–	–
Estenose lateral	(+)	+++	+++	–	–

– não fornece informação
(+) baixo conteúdo de informação
+ moderado conteúdo de informação
++ alto conteúdo de informação
+++ muito alto conteúdo de informação

Fonte: Adaptado de Castro e Jerosch.[17]

Exames laboratoriais

A grande maioria das pessoas com cervicalgia não precisa de exames laboratoriais durante a avaliação inicial, sendo importantes quando há sinais de alerta, para que sejam feitos os diagnósticos diferenciais.[6] Nesse caso, podem ser solicitados: hemograma, eletroforese de proteínas, prova de atividade inflamatória (velocidade de hemossedimentação [VHS], proteína C-reativa), cálcio sérico, fosfatase alcalina, entre outros, conforme o diagnóstico diferencial a ser investigado.

Considerando que o profissional de atenção primária à saúde (APS) deve ser resolutivo para os problemas de saúde que acometem a população sob sua responsabilidade, os vários diagnósticos diferenciais devem ser investigados e tratados em conjunto com especialistas focais, sempre que indicado, dada a sua baixa prevalência.

Conduta proposta

Tratamento

A abordagem terapêutica da cervicalgia é baseada na avaliação clínica, na presença ou não de comprometimento neurológico, nos fatores desencadeantes e no tempo de duração do quadro clínico, sendo voltada para a redução dos sintomas e para a melhora da função (Quadro 211.10 e Tabela 211.1).[20,21]

Tratamento da cervicalgia aguda

Na cervicalgia aguda, em que não há suspeita de trauma e não existe comprometimento neurológico, o conjunto de evidências sugere a utilização de AINEs ou analgésicos.[30]

Caso seja comprovada a presença de contratura muscular, existem evidências de que o uso de relaxantes musculares está indicado, no qual a tizanidina, o baclofeno e a ciclobenzaprina (relaxantes de ação central) e o carisoprodol (relaxante de ação periférica) têm ação superior ao placebo.[31]

Nos quadros agudos, afastando-se a possibilidade de lesão com comprometimento neurológico ou fratura, pode-se lançar mão de analgésicos opioides, nas situações em que a intensidade da dor justificar.[32]

Na dor aguda produzida pelo mecanismo de chicote, o uso de corticosteroides melhora o resultado, diminuindo os casos de dor persistente.[32]

Exercícios leves na região cervical estão indicados nos casos em que não há bloqueio motor, melhorando o tempo de recuperação das pessoas com cervicalgia aguda.[33,34]

Tratamento da cervicalgia por trauma

O atendimento a traumas cervicais geralmente é de responsabilidade dos serviços de pronto atendimento, mas, às vezes, são manejados na APS. Nas situações em que não ocorre lesão óssea, nem compressão de raiz nervosa ou de medula, o manejo pode ser feito pelo médico de família e comunidade.[21]

Na fase inicial, pós-trauma, em que há dor e o bloqueio álgico à movimentação é importante, está indicado o uso do colar cervical, por poucos dias, associado à administração de analgésicos e/ou anti-inflamatórios.[33] Após o alívio dos sintomas agudos, o início de exercícios físicos é indicado para a recuperação e a prevenção de cervicalgia crônica.[35] Quando o trauma desenvolve edema cervical, o uso de corticosteroides, VO, por 7 dias, auxilia na resolução da situação aguda.[36]

Quadro 211.10 | **Tratamento não farmacológico da cervicalgia**

Tratamento	Comentário
Exercícios de percepção sensorial e fisioterapia convencional	Comparando as pessoas que realizam a técnica de percepção sensorial com as que não realizam nenhuma intervenção, observa-se que aqueles que realizaram têm diminuição significativa da queixa de dor no pescoço e nos ombros, nas primeiras avaliações e, posteriormente, no intervalo de 1 a 2 anos; confirmando que há diferença entre não fazer nada e praticar exercícios de percepção sensorial (B)
Exercícios de fortalecimento, fisioterapia convencional e manipulação (A)	Recomenda-se um programa de treinos para fortalecimento da região cervical em sessões de aproximadamente 1 hora, com alongamento seguido de fortalecimento isométrico para flexores, extensores e inclinadores do pescoço, ambos com repouso; além de exercícios com pesos e levantamento do pescoço em posição supino (A)
Exercícios de fortalecimento e de resistência	Recomendam-se exercícios de fortalecimento muscular cervical, bem como treinamento de resistência muscular, três vezes por semana, durante 10 semanas, para melhora da dor no pescoço (A)
Exercícios supervisionados e domiciliares	Recomenda-se um programa de exercícios domiciliares supervisionados, por fisioterapeuta: duas sessões semanais de 45 minutos, durante 12 semanas, compreendendo aquecimento de MMSS, ombros e pescoço, estabilização cervicotorácica para restaurar a resistência e a coordenação cervical, treino de relaxamento para reduzir a tensão de músculos não necessários, suporte comportamental para reduzir ansiedade e medo da dor, exercícios de fixação dos olhos para prevenir tontura e treino em prancha de equilíbrio para melhorar o controle postural
	Esses exercícios podem ser benéficos na redução da dor cervical, mesmo quando realizados em ambiente domiciliar (A)
Massagem	A associação de compressão isquêmica nos pontos dolorosos miofasciais aumenta a eficácia dos exercícios de alongamento cervical na redução da dor, favorecendo o retorno ao trabalho em pessoas com cervicalgia inespecífica crônica (B)
Acupuntura	A acupuntura clássica, realizada de modo isolado ou associada à eletroacupuntura e à acupressura auricular, reduz a intensidade da dor e melhora a dor relacionada ao movimento cervical, em sessões de duas a três vezes por semana, durante 3 a 4 semanas ou até durante 3 meses (A)
Ergonomia	O uso de medidas ergonômicas pode ser indicado para trabalhadores que utilizam o computador durante o trabalho, como uso de suporte para antebraço para a melhoria de dores no pescoço, e o posicionamento correto de monitores e teclados (B)
	Aparentemente, os melhores resultados sobre o desconforto e a dor cervical são alcançados por programas cooperativos e individualizados, nos quais tanto os trabalhadores quanto os profissionais de ergonomia estão ativamente envolvidos (A)
Uso de travesseiros especiais	Não há evidência que defenda a utilização de travesseiros para melhorar a postura durante o sono e reduzir a dor cervical inespecífica (B)
Educação em saúde	Recomenda-se orientação educacional supervisionada quanto à postura e aos exercícios que devem ser realizados no domicílio, levando em consideração a adesão do paciente. A realização de exercícios com base nas brochuras educacionais, sem orientações prévias, não apresenta resultados satisfatórios (B)
(TCC)	Não há evidências científicas suficientes que sustentem o uso da TCC para a cervicalgia crônica, seja no tratamento ou na prevenção de sua recorrência, visto que os estudos apontam para resultados pouco expressivos e controversos (B)
Manipulação da coluna	O uso de técnicas de manipulação da coluna pode ser recomendado, pois traz benefícios, com redução de dor, de incapacidade da cervical e ganho de resistência e amplitude de movimento do pescoço. Quando possível, podem ser indicadas as técnicas de manipulação, junto com os treinos para fortalecimento da cervical, já que, na literatura, essa associação pode potencializar os benefícios terapêuticos da manipulação vertebral (A)
	Contudo, deve-se considerar o referenciamento aos serviços e terapeutas qualificados e capacitados a realizar os procedimentos de manipulação cervical, dada a grande variedade de profissionais que atuam nesse ramo e os riscos inerentes às técnicas de manipulação
Bloqueio anestésico	Há evidência de que a infiltração de lidocaína a 1%, sem vasoconstritor em pontos dolorosos miofasciais, é benéfica no tratamento de cervicalgia inespecífica crônica (B)
Uso de toxina botulínica	Não é recomendado o uso de toxina botulínica no tratamento da cervicalgia crônica, pois não há benefício ainda comprovado pela literatura (A)
Uso de meios físicos (tração manual, termoterapia e corrente interferencial [TENS])	Não há diferença entre as seguintes modalidades terapêuticas: tração manual, termoterapia e corrente interferencial com exercícios ativos, sendo assim, não há evidências que sustentem o uso dessas modalidades no tratamento da cervicalgia crônica (B)
	O uso de gelo e calor para o tratamento da dor aguda pode promover algum alívio
Fisioterapia	Tem evidência muito fraca na melhoria da dor aguda e crônica
Uso de colar cervical	Indicado apenas quando há instabilidade da região cervical
Repouso	Deve ser o mais breve possível, sendo que o prolongamento aumenta a chance de cronicidade

TCC, terapia cognitivo comportamental; MMSS, membros superiores; TENS, estimulação elétrica do nervo por meio da pele (do inglês *transcutaneous electrical nerve stimulation*).

Fonte: Adaptado de Gross e colaboradores,[22] Helenice e colaboradores,[23] Binder,[24] Associação Médica Brasileira[4,21] e Childs e colaboradores.[25]

Tratamento da cervicalgia crônica

O uso de AINEs e de relaxantes musculares não demonstra efetividade clínica nas pessoas com cervicalgia crônica,[31,37] sendo adequado o uso de analgésicos.[31,32] Assim, a personalização do manejo das pessoas que apresentam cervicalgia crônica é essencial para o sucesso do tratamento.[21]

O uso de acupuntura tem-se mostrado efetivo em situações de cervicalgia crônica, demonstrando redução da dor em relação a grupos-controle.[4,38] Entretanto, pessoas de grupos-controle, sem nenhum tratamento para a cervicalgia, apresentam um índice de remissão que oscila entre 30 e 40%, o que torna a interpretação dos dados complexa.[39]

Tabela 211.1 | **Tratamento farmacológico da cervicalgia**

Grupo medicamentoso	Opções	Dose	Comentários
Analgésico	Paracetamol	500-1.000 mg 4-6x/dia (máximo de 4 g/dia)	Não há evidência que sustente o uso de analgésico simples no tratamento da cervicalgia inespecífica crônica (B) Risco de toxicidade hepática dose-dependente
	Dipirona	500-1.000 mg até 4x/dia	Não há evidência que sustente o uso de analgésico simples no tratamento da cervicalgia inespecífica crônica (B) Risco de agranulocitose
AINEs	Ibuprofeno	400-800 mg 3x/dia (máximo de 2,4 g/dia)	Não há evidência que sustente o uso de anti-inflamatórios para o tratamento de cervicalgia inespecífica crônica (B) Risco de lesão e sangramento gástrico, no qual o uso de protetor gástrico pode minimizar tal efeito
	Diclofenaco	25-50 mg 3x/dia	Risco de complicações cardiovasculares e renais
	Naproxeno	250-500 mg 2x/dia (máximo de 1,25 g/dia)	
Relaxantes musculares	Carisoprodol	150 mg 3-4x/dia	Recomenda-se o uso de ciclobenzaprina, 10 mg diários, VO, durante 30 dias, em pessoas com cervicalgia crônica inespecífica decorrente de síndrome dolorosa miofascial do músculo trapézio superior. Nos casos de efeitos adversos, recomenda-se reduzir a dose para 5 mg Risco de sonolência e tontura (muito comuns) Risco de constipação intestinal
	Ciclobenzaprina	5 mg 3-4x/dia (máximo de 40 mg/dia)	
	Baclofeno	5 mg 3x/dia (máximo de 80 mg/dia)	
	Tizanidina	2-4 mg/dose 3x/dia (máximo de 36 mg/dia)	
Anti-inflamatórios esteroides (D)	Prednisona	5-20 mg/dia dose única matinal	Risco de lesão gastrintestinal Risco de supressão do eixo hipotálamo-hipófise-suprarrenal (rara em até 7 dias de uso com dose diária matinal) Risco de resistência à insulina Aumento de peso Retardo de crescimento
Opioides (D)	Codeína	30-60 mg 4-6x/dia (máximo de 240 mg/dia)	Risco de sonolência, tontura e instabilidade postural Déficit de atenção Risco de constipação intestinal; retenção urinária; náusea/vômito
	Tramadol	50-100 mg/dose 4-6x/dia (máximo de 400 mg/dia)	
	Morfina	10-30 mg/dose até 6x/dia	Deve ser evitada devido ao risco de dependência se for utilizada de forma inadequada

AINEs, anti-inflamatórios não esteroides; VO, via oral.
Fonte: Adaptada de Guedes,[6] Associação Médica Brasileira[4] e Clinical Knowledge Summaries.[26-29]

Exercícios físicos orientados para pessoas com cervicalgia crônica não demonstram evidência de melhora.[36,37] Entretanto, um estudo randomizado demonstrou pequena melhoria em grupos muito motivados, com assistência intensiva.[38] Aparentemente, a atividade física continuada produz elevação do limiar de dor, tendo um efeito benéfico para pessoas que conseguem manter um programa regular de exercícios físicos.[36,39]

Quando referenciar

O Quadro 211.11 apresenta algumas indicações de referenciamento nas cervicalgias. Parte dessas situações deve ser referenciada a um especialista focal (geralmente ortopedista ou neurocirurgião), sobretudo diante da identificação de comprometimento neurológico, caracterizado por instabilidade da região: bloqueio antálgico e impotência funcional em trajetos de nervos.[1]

Na cervicalgia sem sinais de alerta e na qual não há melhora clínica, a pessoa deve ser referenciada a uma equipe multidisciplinar da qual, de preferência, faça parte um fisioterapeuta. Na presença de sinais de alerta, os vários diagnósticos diferenciais devem ser investigados e tratados em conjunto com especialistas focais, sempre que indicado.

Erros mais frequentemente cometidos

▶ Avaliar previamente a pessoa com cervicalgia, diagnosticando cervicalgia inespecífica apenas pela prevalência, não realizando a anamnese e o exame clínico de forma adequada.
▶ Tentar vigorosamente encontrar alterações na coluna cervical em exames radiológicos na tentativa de justificar a dor.
▶ Não levar em conta a experiência passada da pessoa com cervicalgia e os seus hábitos atuais em lidar com a dor.
▶ Solicitar, sem critério, radiografias e outros exames de imagem.
▶ Tratar apenas com medicamento os casos de cervicalgia crônica ou recorrente.
▶ Relacionar a cervicalgia com o trabalho sem oferecer alternativas para a superação.
▶ Nos casos de cronicidade, não abordar e não tratar alertas amarelos, em especial os relacionados aos fatores emocionais, familiares e laborais.
▶ Referenciar pessoas com várias comorbidades ou com sinais de alerta amarelo ou com cervicalgia recorrente e sem sinais de alerta vermelho ao ortopedista. É recomendado que tais casos sejam referenciados a uma equipe multiprofissional para avaliar se foram esgotadas todas as alternativas na APS.

Quadro 211.11 | **Motivos para referenciamento na dor cervical**

Condições clínicas que indicam a necessidade de referenciamento para emergência	Suspeita de síndrome de compressão medular
	Exame de imagem com evidência de compressão medular e/ou mielopatia
	Suspeita de infecção (especialmente em pessoas imunossuprimidas e/ou usuárias de drogas ilícitas via IV)
	Suspeita de fratura vertebral, luxação ou lesão medular associada a trauma recente
	Diagnóstico de neoplasia acometendo a coluna vertebral
Condições clínicas que indicam a necessidade de referenciamento para exame de imagem (RM [preferencialmente], ou TC), se radiografia normal ou inconclusiva	Dor cervical com sinais de alerta, sem indicação de avaliação emergencial:
	Sintomas que iniciaram em pessoa com idade maior do que 70 anos ou menor do que 20 anos
	Pessoa com história prévia ou suspeita de câncer
	Pessoa com imunossupressão (HIV, uso crônico de corticoides ou outros imunossupressores)
	Presença de sinais ou sintomas sistêmicos (perda de peso de maneira involuntária, febre, outros achados)
	Pessoa com diagnóstico prévio de osteoporose
	Dor cervical com duração maior do que 8 semanas, sem resposta ao tratamento clínico
Condições clínicas que indicam a necessidade de referenciamento a ortopedia ou neurocirurgia	Diagnóstico de estenose de canal cervical ou mielopatia que não foram operados em caráter emergencial
	Pessoas com cervicalgia e AR
	Dor cervical e sintomas de radiculopatia (dor irradiada para os braços, fraqueza, parestesia), sem resposta após 6 semanas de tratamento clínico
	Dor cervical com sinais de alerta, sem indicação de avaliação emergencial, na impossibilidade de solicitar RM ou TC
	Dor cervical crônica inespecífica sem melhora após tratamento clínico por 6 meses, na ausência de serviço especializado para tratamento de dor crônica
Condições clínicas que indicam a necessidade de referenciamento para reumatologia	Dor cervical crônica (mais de 3 meses) de característica inflamatória
Condições clínicas que indicam a necessidade de referenciamento para serviço especializado para tratamento de dor crônica (fisiatria, acupuntura, equipe de tratamento da dor, ou outra referência disponível)	Dor cervical crônica inespecífica, sem melhora após tratamento clínico por 6 meses, sem indicação ou condição clínica para cirurgia

AR, artrite reumatoide; IV, intravenosa; TC, tomografia computadorizada; RM, ressonância magnética; HIV, vírus da imunodeficiência humana.
Fonte: Adaptado de Brasil.[40]

> **Dicas**
>
> ▶ A maioria das cervicalgias possui uma base postural ou mecânica, não havendo alteração radiológica que a justifique.
>
> ▶ Entre os fatores etiológicos estão: má postura, ansiedade, depressão, tensão no pescoço ou atividades profissionais e desportivas, sendo muitas vezes multifatoriais.
>
> ▶ A maioria das cervicalgias constitui as chamadas cervicalgias comuns, idiopáticas ou inespecíficas.
>
> ▶ A dor de caráter mecânico é desencadeada pela atividade/exercício e melhora com o repouso.
>
> ▶ A dor inflamatória ou não mecânica pode aparecer ou piorar com o repouso e melhorar com o movimento.
>
> ▶ Na dor inflamatória, a pessoa pode apresentar dor noturna, dor ao acordar e dor acompanhada de rigidez matinal.
>
> ▶ O exame mais utilizado na avaliação da cervicalgia é a radiografia simples. Em casos selecionados, podem ser solicitadas TC e RM.
>
> ▶ Exames laboratoriais, como hemograma, eletroforese de proteínas e provas de atividade inflamatória, podem ser solicitados na presença de sinais de alerta.
>
> ▶ O tratamento das cervicalgias deve ser iniciado rapidamente.
>
> ▶ As principais opções no tratamento farmacológico da cervicalgia aguda mecânica são os analgésicos, os AINEs e os relaxantes musculares.
>
> ▶ O repouso no leito não é indicado, e a volta à atividade habitual deve ser estimulada.
>
> ▶ Deve-se encorajar a pessoa com cervicalgia a permanecer tão ativa quanto possível, evitando a imobilização do pescoço.

Prognóstico e complicações possíveis

Grande parte das pessoas que apresentam cervicalgia melhora em dias ou semanas.[41] A causa, contudo, geralmente não é diagnosticada, mesmo após uma vasta investigação clínica e laboratorial e por imagens, caracterizando as cervicalgias inespecíficas.[7] Entretanto, quanto mais rapidamente a pessoa ficar assintomática, melhor o prognóstico; quanto mais tempo durar a cervicalgia, pior o prognóstico.

Quando presentes, os alertas amarelos aumentam a chance de cronicidade ou recorrência do quadro, sendo que até 40% das pessoas que tiveram trauma cervical relatam sintomas, mesmo após 15 anos de acompanhamento. A associação da cervicalgia com ciclismo, idade entre 45 e 59 anos e lombalgia também representa risco aumentado para cronicidade.[24]

Atividades preventivas e de educação

As correções posturais no dia a dia, sobretudo no ambiente de trabalho, são importantes na prevenção das cervicalgias. Devem-se evitar as posturas sentadas ou deitadas com flexão de cabeça mantidas por longos períodos, muito comum durante a leitura, no uso do computador e do *smartphone*. A inclinação lateral da cabeça e a elevação do ombro, ao atender ao telefone, ou a utilização do membro superior em elevação durante muito tempo também devem ser evitados.

A posição para dormir também pode ser determinante na cervicalgia, sendo o colchão e o travesseiro importantes fatores para a manutenção de um bom alinhamento da coluna vertebral (Figuras 211.1 e 211.2). O colchão deve ter uma densidade apropriada para cada pessoa (Tabela 211.2), e o travesseiro não pode ser alto, deixando a cabeça fora de alinhamento. Deve-se evitar dormir em decúbito ventral, pois essa postura pode provocar uma rotação cervical mantida por longo período, gerando desalinhamento entre as colunas cervical, dorsal e lombar.

Como área de sustentação entre a cabeça e a coluna, a nuca é uma das regiões que concentra todos os excessos a que as pessoas submetem seu organismo, sendo a ginástica laboral uma alternativa que pode ser usada para a prevenção das dores no pescoço. Os alongamentos previnem as lesões musculares e neurais. A cada 50 minutos, pode-se fazer alongamento muscular e neural nessas regiões da coluna cervical e nos MMSS.

Por fim, é essencial reforçar que se manter ativo é uma das bases terapêuticas, sendo importante a prática de atividade física regular, a alimentação adequada e a higiene do sono durante o período de recuperação e prevenção da cervicalgia, devendo ser sempre abordados no curso do cuidado com a pessoa (componente 4 da medicina centrada na pessoa).

Papel da equipe multiprofissional

A abordagem da cervicalgia pode ser realizada por toda a equipe de saúde, incluindo os membros da equipe multiprofissional da APS, incluindo o Agente Comunitário de Saúde (ACS), o técnico de enfermagem e os demais membros da equipe. Inclui também os membros do Núcleo Ampliado de Saúde da Família e Atenção Básica (NASF-AB) ou equipes semelhantes, conforme cada realidade, com ênfase para o papel do(a) fisioterapeuta.

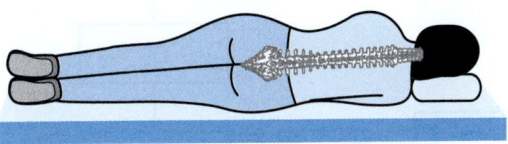

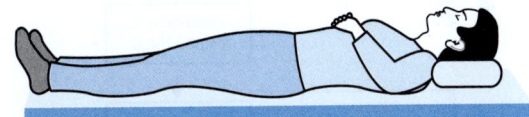

▲ Figura 211.1
Posição adequada para dormir.

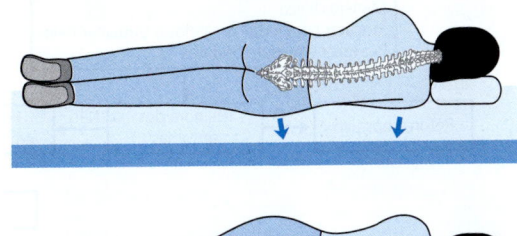

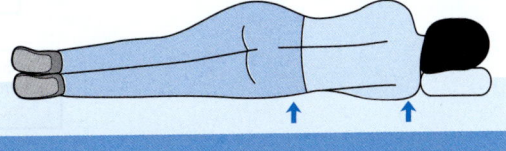

▲ Figura 211.2
Posição inadequada para dormir.

Tabela 211.2 | **Densidade do colchão a ser utilizado, conforme peso e altura**

Altura (m) / Peso (kg)	Até 1,50 m	1,51-1,60 m	1,61-1,70 m	1,71-1,80 m	1,81-1,90 m	Acima de 1,90 m
Até 50 kg	D23	D23	D23	D23	–	–
51-60 kg	D26	D26	D26	D26	–	–
61-70 kg	D28	D28	D28	D28	D28	–
71-80 kg	–	D33	D28*/33	D28*/33	D28*/33	–
81-90 kg	–	–	D33	D33*/28	D33*/28	D28
91-100 kg	–	–	D45	D45*/33	D45*/33	D33
101-120 kg	–	–	D45	D45	D45	D45/33*
121-150 kg	–	–	–	D45	D45	D45

*Preferencialmente.
A escolha para casais deve ser de acordo com a pessoa que requeira maior densidade.
Para recém-nascidos e crianças até 3 anos de idade, indica-se o colchão de espuma D18 e no máximo D20.

ÁRVORE DE DECISÃO

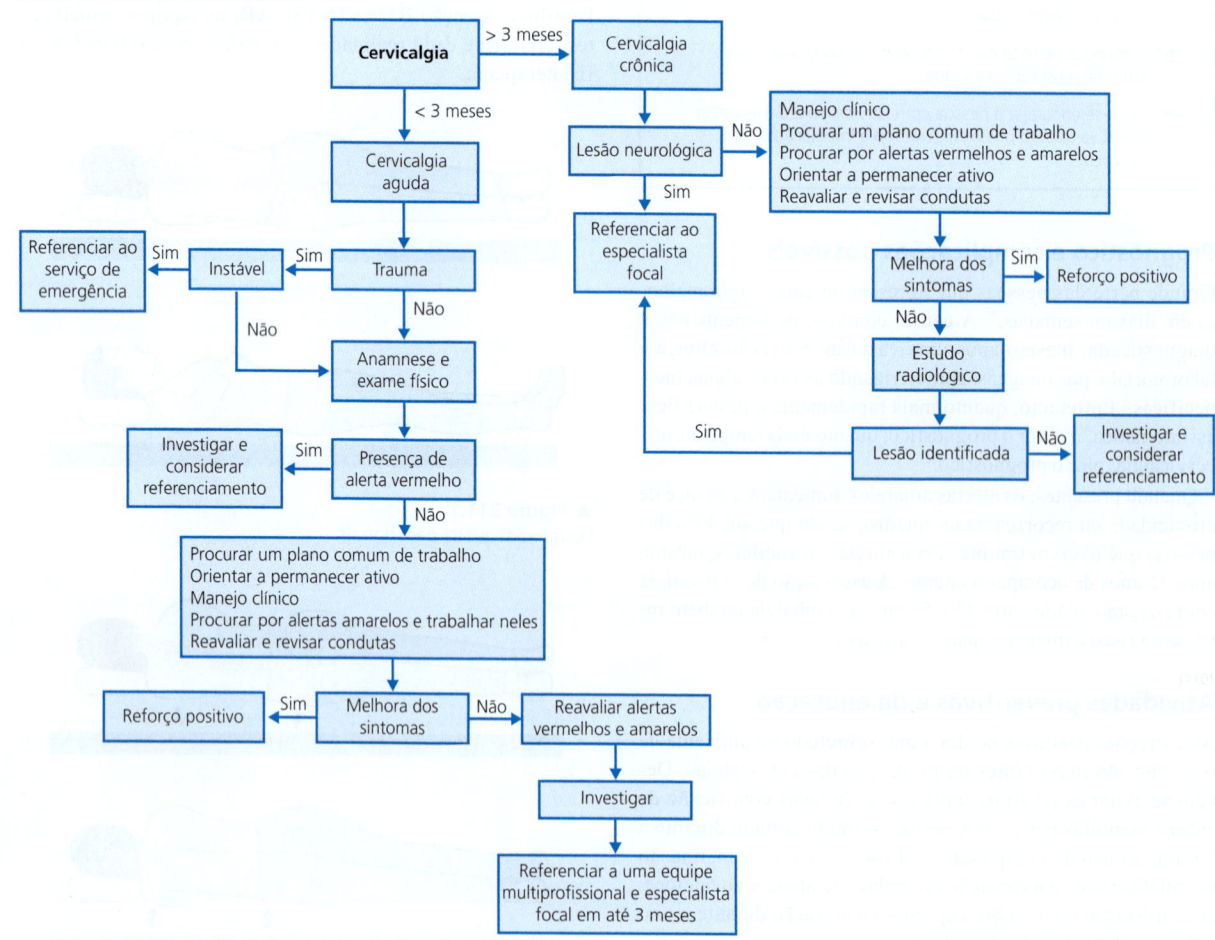

Pode-se resumir as seguintes abordagens para cada membro:

- Equipe multiprofissional
    - Acolhimento com escuta qualificada.
    - Direcionamento do atendimento para o(a) enfermeiro(a) ou médico(a) ou demais componentes da equipe.
- Equipe do NASF
    - Acolhimento com escuta qualificada.
    - Avaliação inicial específica.
    - Abordagem e medidas não farmacológicas.
    - Abordagem específica, conforme a área de atuação (fisioterapia, psicologia, outros).
- Enfermeiro(a)
    - Acolhimento com escuta qualificada.
    - Avaliação inicial.
    - Abordagem e medidas não farmacológicas.
- Médico(a)
    - Acolhimento com escuta qualificada.
    - Avaliação inicial.
    - Solicitação de exames complementares, conforme a necessidade.
    - Abordagem e medidas não farmacológicas e farmacológicas.
    - Realização de procedimentos específicos, quando pertinente.
    - Referenciamento para especialista focal, quando necessário.

REFERÊNCIAS

1. Wagner HL, Bareiro AOG. Cervicalgia: diagnóstico pelo médico de família e comunidade [Internet]. Florianópolis: Sociedade Brasileira de Medicina de Família e Comunidade; 2010 [capturado em 20 abr. 2018]. Disponível em: http://www.sbmfc.org.br/media/file/diretrizes/cervicalgia_diagnostico.pdf.

2. Ando NM, Amaral Filho RCG. Dorsalgia, cervicalgia e lumbago na prática do médico de família e comunidade e na atenção primária à saúde. PROMEF. 2009;4(3):9-57.

3. South-Paul JE, Matheny SC, Lewis EL. CURRENT: medicina de família e comunidade: diagnóstico e tratamento. 3. ed. Porto Alegre: AMGH; 2014.

4. Associação Médica Brasileira, Conselho Federal de Medicina. Projeto diretrizes: cervicalgia: reabilitação. Brasília; 2012.

5. Duncan BB, Schimidt MI, Giugliani ERJ, Duncan MS, Guigliani C. Medicina ambulatorial: condutas de atenção primária baseadas em evidências. 4. ed. Porto Alegre: Artmed; 2014.

6. Guedes LKN. Cervicalgia e lombalgia [Internet]. Porto Alegre: Medicina Net; 2009 [capturado em 20 abr. 2018]. Disponível em: http://www.medicinanet.com.br/conteudos/revisoes/2080/cervicalgia_e_lombalgia.htm.

7. Boresnstein D. Abordagem ao paciente com dor cervical. In: Imboden JB, Hellmann DB, Stone JH. Current reumatologia: diagnóstico e tratamento. 3. ed. Porto Alegre: AMGH; 2014. p. 79-85.

8. Dziedzic K, Doyle C, Huckfield L, Larkin T, Stevenson K, Sargiovannis P. Neck pain: management in primary care. Hands On. 2011;6(8):1-6.

9. Albert E, Francis H, Elkerton A. Whiplash: still a pain in the neck. Aust Fam Physician. 2003;32(3):152-7.

10. Clinical Knowledge Summaries. Neck pain: nonspecific [Internet]. London: National Institute for Health and Clinical Excellence; 2009 [capturado em 20 abr. 2018]. Disponível em: http://www.cks.nhs.uk/neck_pain_non_specific.

11. Binder A. The diagnosis and treatment of nonspecific neck pain and whiplash. Eura Medicophys. 2007;43(1):79-89.

12. Knoplich J. Enfermidades da coluna vertebral. 4. ed. São Paulo: Manole; 2015.

13. Hoppenfeld S. Propedêutica ortopédica: coluna e extremidades. São Paulo: Atheneu; 2002.

14. Leal J. Exame físico da coluna vertebral. Belo Horizonte: Edição do Autor; 2009.

15. Antonio SF. Diagnóstico diferencial das cervicalgias. In: Natour J, editor. Coluna vertebral: conhecimentos básicos. São Paulo: Etcetera; 2004.

16. American College of Radiology. Chronic neck pain in ACR appropriateness criteria [Internet]. 2013 [capturado em 20 abr. 2018]. Disponível em: https://acsearch.acr.org/docs/69426/Narrative/.

17. Castro WHM, Jerosch J. Exame e diagnóstico dos distúrbios musculoesqueléticos. 2. ed. Porto Alegre: Artmed; 2005.

18. International Association for the Study of Pain. Neck pain. Seattle: IASP; 2009.

19. Cardoso ALP, Silva NA, Daher S, Moraes FB, Carmo HF. Avaliação da coluna cervical no paciente com artrite reumatóide. Rev Bras Ortop. 2010;45(2):160-5.

20. Wagner HL, Bareiro AOG. Cervicalgia: tratamento pelo médico de família e comunidade [Internet]. 2009 [capturado em 20 abr. 2018]. Disponível em: http://www.sbmfc.org.br/media/file/diretrizes/cervicalgia_tratamento.pdf.

21. Associação Médica Brasileira. Conselho Federal de Medicina. Projeto diretrizes: cervicalgia: tratamento na atenção primária à saúde. Brasília; 2009.

22. Gross A, Kay TM, Paquin JP, Blanchette S, Lalonde P, Christie T, et al. Exercises for mechanical neck disorders. Cochrane Database Syst Rev. 2015;1:CD004250.

23. Helenice JCG, Coury RFC, Moreira NBD. Efetividade do exercício físico em ambiente ocupacional para controle da dor cervical, lombar e do ombro: uma revisão sistemática. Rev Bras Fisio. 2009;13(6):461-79.

24. Binder A. Neck pain. BMJ. 2008;8:1103.

25. Childs JD, Cleland JA, Elliott JM, Teyhen DS, Wainner RS, Whitman JM, et al. Neck pain: clinical practice guidelines linked to the International Classification of Functioning, Disability, and Health from the Orthopaedic Section of the American Physical Therapy Association. J Orthop Sports Phys Ther. 2008;38(9):A1-34.

26. Clinical Knowledge Summaries. Neck pain [Internet]. London; 2008 [capturado em 20 abr. 2018]. Disponível em: http://www.cks.nhs.uk/clinical_knowledge/clinical_topics/previous_version/neck_pain.pdf.

27. Clinical Knowledge Summaries. Analgesia: mild-to-moderate pain: management [Internet]. London: National Institute for Health and Clinical Excellence; 2010 [capturado em 20 abr. 2018]. Disponível em: http://www.cks.nhs.uk/analgesia_mild_to_moderate_pain.

28. Clinical Knowledge Summaries. Nonsteroidal anti-inflammatory drugs (standard or coxibs): prescribing issues: management [Internet]. London: National Institute for Health and Clinical Excellence; 2010 [capturado em 20 abr. 2018]. Disponível em: http://www.cks.nhs.uk/nsaids_prescribing_issues.

29. Clinical Knowledge Summaries. Corticosteroids: oral: management [Internet]. London: National Institute for Health and Clinical Excellence; 2010 [capturado em 20 abr. 2018]. Disponível em: http://www.cks.nhs.uk/corticosteroids_oral.

30. Guzman J, Haldeman S, Carroll LJ, Carragee EJ, Hurwitz EL, Peloso P, et al. Clinical practice implications of the Bone and Joint Decade 2000-2010 Task Force on Neck Pain and Its Associated Disorders: from concepts and findings to recommendations. J Manipulative Physiol Ther. 2009;32(2 Suppl):S227-43.

31. Chou R, Peterson K, Helfand M. Comparative efficacy and safety of skeletal muscle relaxants for spasticity and musculoskeletal conditions: a systematic review. J Pain Symptom Manage. 2004;28(2):140-75.

32. Peloso PMJ, Gross A, Haines T, Trinh K, Goldsmith CH, Burnie SJ. Medicinal and injection therapies for mechanical neck disorders. Cochrane Database Syst Rev. 2005;(2):CD000319.

33. Rosenfeld M, Seferiadis A, Carlsson J, Gunnarsson R. Active intervention in patients with whiplash-associated disosrders improves long-term prognosis: a randomized controlled clinical trial. Spine. 2003;28(22):2491-8.

34. Taimela S, Takala EP, Asklöf T, Seppälä K, Parviainen S. Active treatment of chronic neck pain: a prospective randomized intervention. Spine. 2000;25(8):1021-7.

35. González Ramírez S, Chaparro Ruiz ES, Díaz Vega M, Guzmán González JM, Jiménez Alcántara JA, López Roldán VM, et al. Clinical guideline for rehabilitation of patients with cervical whiplash at the primary care level. Rev Med Inst Mex Seguro Soc. 2005;43(1):61-8.

36. Yadla S, Ratliff JK, Harrop JS. Whiplash: diagnosis, treatment, and associated injuries. Curr Rev Musculoskelet Med. 2008;1(1):65-8.

37. Childers MK, Borenstein D, Brown RL, Gershon S, Hale ME, Petri M, et al. Low-dose cyclobenzaprine versus combination therapy with ibuprofen for acute neck or back pain with muscle spasm: a randomized trial. Curr Med Res Opin. 2005;21(9):1485-93.

38. Trinh K, Graham N, Gross AR, Goldsmith C, Wang E, Cameron I, et al. Acupuncture for neck disorders. Spine. 2007;32(2):236-43.

39. Ylinen J, Takaka EP, Kautiainen H, Nykknen A, Pohjolainen T, Karppi SL. Effect of long-term neck muscle training on pressure pain threshold: a randomized controlled trial. Eur J Pain. 2005;9(6):673-81.

40. Brasil, Ministério da Saúde. Protocolos de encaminhamento da atenção básica para a atenção especializada: reumatologia e ortopedia. Brasília; 2016.

41. Carroll LJ, Hurwitz EL, Côte P, Hogg-Johnson S, Carragee EJ, Nordin M, et al. Research priorities and methodological implications: the Bone and Joint Decade 2000-2010 Task Force on Neck Pain and Its Associated Disorders. J Manipulative Physiol Ther. 2009;32(2 Suppl):S244-51.

▶ CAPÍTULO 212

Lombalgia

Gustavo Gusso

Aspectos-chave

▶ O uso de paracetamol isoladamente não é efetivo para lombalgia aguda inespecífica.
▶ É importante avaliar a vulnerabilidade psicossocial do indivíduo.
▶ Devem-se descartar causas específicas na história e no exame físico.
▶ A demora por mais de 4 semanas para melhora ou a recorrência dessa condição são, por si só, sinais de alerta que exigem anamnese e exame físico minuciosos.
▶ O medicamento básico é o anti-inflamatório não esteroide (AINE) por poucos dias, mas é importante oferecer intervenções não farmacológicas efetivas de acordo com a preferência do paciente.

Caso clínico 1

Paula, 52 anos, relata dor lombar na região do "meio das costas" há 10 dias desde que fez uma corrida de aventura com a família. Naquele dia, fez diversas atividades; entre elas remou, nadou e correu 5 km. Ela costuma se exercitar com frequência na academia, sendo que corre 3 km, 3 vezes por semana. Descreve a dor como contínua, piora quando fica muito tempo deitada, mas melhora quando senta. Descreve "estalos na parte de trás da perna". Não há déficit sensitivo ao exame físico.

Caso clínico 2

Sr. André, 73 anos, relata dor lombar há 20 dias. Nega irradiação, mas diz que a dor tem aumentado nos últimos dias. Ele se diz ativo, trabalha como motorista de perua escolar das 6:00 às 9:00 da manhã. Mudou-se para a área desta unidade recentemente.

Teste seu conhecimento

1. De acordo com o Caso clínico 1, qual é o provável diagnóstico:
    a. Lombalgia inespecífica
    b. Espondilite anquilosante
    c. Contusão
    d. Hérnia de disco

2. Qual teste é o mais importante a ser realizado no exame físico do Caso clínico 1?
    a. FABER (do inglês *flexion, abduction, external rotation*)
    b. Schober
    c. Lasegue
    d. Romberg

3. No Caso clínico 2, qual pergunta não pode deixar de ser feita durante a anamnese?
    a. Tem história de câncer
    b. Gosta do trabalho
    c. Tem história de depressão
    d. É aposentado ou tem carteira assinada

4. Qual é a conduta mais adequada na lombalgia não específica?
    a. Oferecer radiografia simples para confirmação do diagnóstico
    b. Recomendar repouso
    c. Receitar paracetamol por curto período
    d. Prescrever AINE por curto período

5. Qual pergunta deve ser incluída no rastreamento de espondilite anquilosante?
    a. Início dos sintomas antes dos 40 anos
    b. Piora com atividade física
    c. Dor persiste por mais de 3 anos
    d. Início repentino

Respostas: 1A, 2C, 3A, 4D, 5A

Do que se trata

Lombalgia é a principal causa de incapacidade no mundo todo, sendo um dos principais motivos de ausência do trabalho (D)[1].

A lombalgia acomete entre 58 e 84% das pessoas ao longo da vida (D),[2] de 39 a 67% no último ano e 33% no último mês, ao passo que entre 13 e 28% relatarão esse sintoma no momento do estudo.[3] Está sempre na lista dos principais motivos de consulta, sendo que dor lombar sem irradiação é o terceiro sintoma mais relatado pelos pacientes após tosse e *rash* localizado e um dos 10 principais episódios, segundo dados do Transition Project da Holanda.[4]

Não há uma definição padronizada de degeneração discal. Isso faz com que os estudos e resultados sejam muito variados. Uma revisão da prevalência de degeneração discal em pessoas assintomáticas demonstrou que há abaulamento em 10 a 81% e estreitamento discal em 3 a 56% das pessoas assintomáticas.[5] Os estudos envolvem diferentes faixas etárias, em geral restritos a adultos, o que pode explicar em parte a variação. A ausência de um padrão para o diagnóstico das diferentes patologias discais é a principal responsável por essa variação. De qualquer forma, revisões como esta mostram que:

1. A prevalência de lombalgia é maior em mulheres.
2. A prevalência de lombalgia aumenta com a idade até a faixa dos 60 anos, aproximadamente; após essa idade, a prevalência é menos estudada.
3. As patologias discais são prevalentes em indivíduos assintomáticos.
4. Estudos em gêmeos idênticos indicam que a influência genética na degeneração discal é tão ou mais importante do que idade e a sobrecarga mecânica.

Classificação e diferencial diagnóstico

A maior parte das lombalgias, aproximadamente 85%, não tem uma causa específica e não há uma forma única de classificar essa condição. Em geral, as classificações usam como critérios a duração (Quadro 212.1), a etiologia e a semiologia (Quadro 212.2).[6]

Algumas classificações usam o conceito de recorrente, uma vez que até 87% das pessoas terão novo episódio em até 1 ano (sendo que só se deve considerar um novo episódio para fins de incidência se iniciar 30 dias após o anterior ter terminado).[7] Quanto à duração, algumas referências usam 6 semanas como parâmetro para lombalgia aguda.

Associação entre lombalgia e trabalho

Há evidência da relação entre a lombalgia com o trabalho pesado, em especial tarefas que envolvem elevação e vibração do corpo todo. Menos evidências foram encontradas para tarefas que exigem postura desconfortável (como flexão e torção do corpo) e esforço físico pesado (inespecífico). Não há evidência suficiente para relacionar trabalhos estáticos, como longo tempo em pé ou sentado, e dor lombar.[9] Em geral, o risco relativo varia de 1,5 a 5, podendo chegar a 20. Algumas profissões são mais estudadas, e a relação com lombalgia é mais estabelecida com trabalhadores da construção civil e enfermagem. Outras profissões frequentes no Brasil, como diarista, não são tão estudadas, ou por não serem frequentes, em que os estudos são mais conduzidos, ou por não serem tão organizadas. É importante ter em mente que o risco atribuível é um dado fundamental. Por exemplo, se a prevalência de lombalgia entre a população geral é 1/5 (20%) e o risco relativo para trabalhadores da construção civil é 2, então, o risco de lombalgia nessa população seria de 2/5. Ou seja, o risco atribuível à profissão (construção civil) é 2/5-1/5, ou seja, 1/5 (20% dos trabalhadores da construção civil teriam lombalgia devido à profissão e apenas metade dos trabalhadores da construção civil que tem esse problema é devido à profissão, sendo que a outra metade teria de qualquer forma).

Quando ocorre um evento desencadeador (como um movimento brusco) da dor, é mais fácil estabelecer a relação. Quando houver suspeita de relação com o trabalho, é importante orientar evitar a elevação de objetos pesados e, quando isso ocorrer, usar a musculatura dos membros inferiores. A principal orientação é o retorno imediato ao trabalho, evitando por alguns dias movimentos de elevação e esforços físicos extenuantes.[6]

Quadro 212.1 | Classificação quanto à duração

▶ Aguda: até 4 semanas (1 mês)
▶ Subaguda: entre 4 e 12 semanas (1-3 meses)
▶ Crônica: dor por, pelo menos, 12 semanas (3 meses) e dor em pelo menos metade dos dias nos últimos 6 meses

---

Quadro 212.2 | Classificação das lombalgias de acordo com a semiologia e a etiologia[8]

Não irradiadas

▶ Não específica (70-90%): Alguns protocolos e revisões ainda nomeiam este grupo de mecânicas. Neste caso, envolveria as radiadas e não radiadas. Quando se usa o conceito de "mecânicas", as lombalgias não específicas se enquadram no subgrupo das distensões e entorses, sendo que nem sempre há essa lesão. Além disso, tende a relacionar esse subgrupo com o excesso de esforço, mas essa associação não tem evidência suficiente, portanto, o termo "não específica" é mais preciso e tem sido cada vez mais usado

▶ Degenerativa (10%)

▶ Espondilolistese (3%): deslocamento anterior de uma vértebra ou da coluna vertebral em relação à vértebra inferior

▶ Espondilólise (1-4%): fratura por estresse ou trauma das facetas articulares

Irradiadas com radiculopatia (ciatalgia)

▶ Dor irradiada desde a região lombar até abaixo da região do joelho, sendo que a dor lombar é com menor intensidade do que a irradiada. Nem sempre é fácil fazer a distinção de dor irradiada ou não irradiada na história e no exame físico, pois se confunde frequentemente com dor na região poplítea, em especial em pessoas obesas e com pouca flexibilidade

   • Hérnia discal que necessita intervenção cirúrgica (2%)
   • Estenose espinal (3%)
   • Cauda equina (0,0004 ou 1-2% das hérnias discais)

Visceral (referida) ou outras causas específicas

▶ Sistêmica
   • Fratura por osteoporose (4%)
   • Infecção (osteomielite, abscesso paraespinhal, tuberculose) (0,01%)
   • Malignidade (0,7%)
   • Espondilite anquilosante (0,3%)
   • Doenças do tecido conectivo

▶ Referida
   • Aneurisma aórtico
   • Pancreatite aguda
   • Pielonefrite aguda
   • Cólica renal
   • Úlcera péptica

Os estudos disponíveis não permitem relacionar patologia discal ao trabalho, em especial devido à variação nas definições das patologias discais.

O que fazer

Anamnese

A história deve tentar eliminar a chance de alguma patologia específica, procurando classificar a lombalgia em um de três grupos (Quadro 212.3).[10]

É importante, durante a história, tentar responder a três perguntas-chave listadas no Quadro 212.4.

No Quadro 212.5, são apresentados exemplos de perguntas para sistematizar o plano de ação para a lombalgia.

Quadro 212.3 | Grupos de acordo com a especificidade da lombalgia

▶ Grupo 1: lombalgia associada à radiculopatia
▶ Grupo 2: lombalgia associada a alguma causa específica, como cauda equina, neoplasia, infecção, fratura vertebral, artrite inflamatória, pielonefrite, disfunção sacroilíaca
▶ Grupo 3: lombalgia inespecífica

Quadro 212.4 | Perguntas-chave a serem respondidas durante a história[11]

1. Existe uma doença sistêmica grave causando a dor?
2. Existe comprometimento neurológico que possa exigir avaliação cirúrgica?
3. Existe sofrimento social ou psicológico que possa amplificar ou prolongar a dor?

Quadro 212.5 | Exemplos de perguntas que ajudam a categorizar a lombalgia e preparar o plano de ação[12]

▶ Duração: "Você está com essa dor há quanto tempo?"
▶ Frequência: "Quantos dias a dor veio nos últimos 7 dias?"
▶ Severidade (escala de dor): "De zero a 10, quanto dói em geral?"
▶ Constância: "Quais momentos do dia a dor aparece?"
▶ Presença de irradiação: "A dor vai para as pernas? Para qual perna? Até onde ela vai?"
▶ Fraqueza: "Além da dor, tem fraqueza? Para fazer qual movimento?"
▶ Alteração na sensibilidade: "Tem alguma dormência ou formigamento?"
▶ Demais órgãos afetados: "Tem alguma alteração na urina ou nas fezes?"
▶ Relação com o trabalho: "Trabalha com o quê? Acha que pode ter relação com o trabalho?"
▶ Tratamentos anteriores: "Quais remédios já tomou para esta dor?"

A anamnese deve ser feita por meio de uma conversa, e as perguntas, elaboradas de acordo com o valor preditivo da resposta anterior, e não na forma de questionário fechado. Assim, não é obrigatório fazer todas as perguntas, embora algumas, como duração e presença de irradiação, sejam mandatórias (Quadro 212.6).

Um dos principais objetivos da história é identificar sinais de alerta que indiquem alguma conduta específica ou urgência. Nem sempre a presença de sinais de alerta vermelho indica a necessidade de referenciar para urgência, mas sim que se deve

Quadro 212.6 | Aspectos relevantes a serem abordados na história

▶ Cronologia
▶ Natureza da dor (irradiada ou não irradiada) e desencadeantes
▶ Impacto na função
▶ Sinais de alerta que indiquem causa específica ou urgência (vermelho)
▶ Sinais de alerta que indiquem um prognóstico ruim (amarelo)

Quadro 212.7 | Sinais de alerta vermelho

▶ Sinais ou sintomas sistêmicos: febre, calafrios, sudorese noturna e/ou perda de peso inexplicada (infecção/malignidade)
▶ Déficit neurológico focal progressivo ou profundo
▶ Trauma/lesão em alta velocidade
▶ Dor que é refratária a medicamentos/injeções e persistente por mais de 4 a 6 semanas
▶ Idade avançada (acima dos 70 anos)
▶ Uso prolongado de corticosteroides
▶ Contusão ou abrasões na coluna vertebral
▶ Doença sistêmica que cause imunocomprometimento, como Aids ou uso de drogas intravenosas (aumento do risco de osteomielite, que pode causar abscesso epidural)
▶ História de câncer
▶ Incontinência ou retenção urinária

seguir um protocolo específico, em geral referenciamento para outro serviço (que pode ser uma urgência) e/ou exame de imagem ou complementar (Quadro 212.7).

No Quadro 212.8, são apresentadas as doenças específicas para lombalgia

Com o advento dos medicamentos imunobiológicos para doenças reumatológicas, há a possibilidade de sobrediagnóstico (*overdiagnosis*) ou mesmo erros diagnósticos (*misdiagnosis*) de algumas doenças como espondilite anquilosante e artrite reumatoide (AR), entre outras. Um dos medicamentos dessa categoria mais comercializados (infliximabe) é usado para espondilite e há pressão da indústria farmacêutica para aumentar seu uso.

Quadro 212.8 | Doenças específicas: quando suspeitar

Quando suspeitar de câncer como causa da lombalgia:

▶ Paciente com história de câncer
▶ Pacientes que não melhoram em 4-6 semanas
▶ Pacientes acima de 50 anos
  • Sintomas da síndrome da cauda equina:
▶ Lombalgia severa
▶ Retenção urinária ou incontinência urinária e fecal
▶ Anestesia em sela
▶ Fraqueza nas pernas

Síndrome da cauda equina é a compressão aguda das raízes sacrais que formam a cauda equina; ocorre em geral em decorrência de uma grande hérnia, mas pode ser uma complicação de qualquer compressão, como no câncer ou na estenose.[8] É uma emergência, e a prevalência em pacientes com lombalgia é de 0,0004.[11]

Quando suspeitar de espondilite anquilosante (4 de 5 respostas positivas):

1. Início dos sintomas antes dos 40 anos
2. Início insidioso
3. Melhora com atividade física
4. Dor que persiste por mais de 3 meses
5. Rigidez matinal

Espondilite anquilosante é uma doença inflamatória que afeta o esqueleto axial com sintomas que começam em geral no final da adolescência e início da idade adulta, sendo que o marcador principal é a sacroileíte.

Quadro 212.9 | **Sinais de alerta amarelo (psicossociais) que podem indicar mau prognóstico[8]**

▶ Pensamento catastrófico (antecipa o pior desfecho possível para a lombalgia)
▶ Presença de sintomas que não apresentem correlação com a lombalgia (sintomas sem uma base anatômica ou fisiológica definida)
▶ Elevado comprometimento funcional basal
▶ Baixo estado geral de saúde
▶ Depressão, ansiedade ou pessimismo diante da vida

É fundamental identificar sinais de alerta amarelo (Quadro 212.9) que predizem risco de recorrência ou cronicidade. Portanto, uma conduta menos expectante, como presença de vulnerabilidades psicossociais, baixa capacidade de lidar com a lombalgia (evita atividades por medo de ter dor ou por medo de ter algum dano na região lombar).

O Quadro 212.10 apresenta a razão de verossimilhança (RV) para lombalgia.

Exame físico

A primeira tarefa do exame físico é localizar com mais precisão a dor e sua possível irradiação. Não é incomum a dor ser na rea-

Quadro 212.10 | **Razão de verossimilhança para alguns sintomas e as respectivas causas de lombalgia[8]**

Doença ou causa da lombalgia	Sintoma ou fator de risco	RV+ na presença do sintoma ou fator de risco	RV – na ausência do sintoma ou fator de risco	Qualidade da evidência
Hérnia de disco (idade média: 30-55 anos)	Sintomas típicos de ciatalgia	1,28	0,67	Moderada a boa
	Não melhora com repouso	1,1	0,59	Moderada
Estenose espinhal (idade média: 55 anos)	Claudicação neurogênica (dor com ou sem fraqueza ao esforço)	1,2		Boa
	Sintomas típicos de ciatalgia	2,2		
	Idade > 65 anos	2,5	0,33	Boa
Cauda equina	Retenção urinária (ou frequentemente incontinência de alto débito)	Sensibilidade 0,90	Probabilidade 1:10.000	Moderada
	Anestesia em sela	Sensibilidade 0,75		Moderada
Mielopatia por compressão radicular	Fraqueza	Sem dados		
	Hipertonicidade			
	Espasticidade			
	Hiper-reflexia			
Câncer	História de câncer	14,7		Boa
	Idade > 50 anos	2,7		Boa
	Perda de peso inexplicada	2,7		Boa
	Dor persistente por > 4 semanas	3,0		Boa
	Dor noturna	1,7	0,17	Moderada
Compressão por fratura	Idade > 70 anos	5,5-11,2	0,81-0,52	Boa
	Trauma importante	2,0-10,1	0,82-0,77	Moderada
	Uso prolongado de corticosteroide	6,0-48,5	0,95-0,75	Moderada
Infecção	Uso de drogas injetáveis, ITU, infecção na pele	Sensibilidade 0,40		Fraca
Espondilite anquilosante	Início dos sintomas < 40 anos	1,08	0,01	Moderada
	Dor não alivia na posição supina	1,57	0,41	Moderada
	Rigidez matinal	1,56	0,61	Moderada
	Duração maior do que 3 meses	1,54	0,54	Moderada
	Teste de rastreamento positivo (4 das 5 respostas positivas)	1,28	0,94	Moderada

ITU, infecção do trato urinário.

lidade na região glútea, como no caso da síndrome do piriforme, e a história é descrita como sendo na região lombar.

Em geral, o exame físico de qualquer paciente com lombalgia envolve os seguintes exames:

- Inspeção para observar se não há abaulamento ou sinais de trauma.
- Flexão do dorso para avaliar limitação e funcionalidade.
- Palpação das apófises e da região dolorida para avaliar extensão da dor e possibilidade de patologia localizada e específica.

A descrição de ciatalgia na história tem moderada sensibilidade (0,74-0,99), mas baixa especificidade (0,14-0,58).[8] Fraqueza é um sintoma com melhor especificidade para compressão radicular. Caso haja descrição ou suspeita de radiculopatia, é mandatório realizar os seguintes testes:

- Teste da elevação da perna reta (Lasègue): dor neste membro a 30 a 60 graus.
- Teste de elevação da perna oposta: dor no membro não elevado a 30 a 60 graus.

Esses testes são mais reprodutíveis se houver inclinômetro ou goniômetro; na sua ausência, o teste de elevação da perna oposta se torna mais reprodutível que o da perna reta ipsilateral à dor. Pode-se sensibilizar mais o Lasègue ao fazer uma dorsiflexão do pé (Figuras 212.1 e 212.2).

Outros testes que podem dar informações adicionais são:

- Suspeita de espondilite anquilosante:
  - Teste de Patrick ou FABER: posiciona-se o maléolo lateral de um pé encostado na patela contralateral e pressiona-se para baixo o joelho da perna fletida estabilizando a pelve contralateral com a outra mão; dor associada a esse teste pode indicar origem na articulação sacrilíaca.
  - Teste de Schober: com a pessoa em pé, marca-se um ponto na linha da coluna na altura de L5-S1 (projeção da espinha ilíaca posterior) e outro ponto 10 cm acima deste; quando a pessoa se agacha (flexão ventral), a distância aumenta 5 cm, ficando 15 cm no mínimo entre os dois pontos. O teste positivo (aumento inferior a 5 cm) pode indicar limitação funcional com a ressalva que idosos e obesos a possuem naturalmente. Esse teste é pouco específico e avalia apenas a funcionalidade.
- Discopatia:
  - Levantar da cadeira em uma perna ou subir em banqueta de 18 cm com uma perna: essa avaliação do quadríceps diferencia lesão de L3-L4 e L5-S1; teste positivo sugere lesão de L3-L4.
  - Reflexo de Aquileu diminuído: é importante notar que apenas 60% das pessoas assintomáticas e hígidas com mais de 60 anos têm este reflexo bilateral; teste positivo sugere lesão em S1.[11]
  - Dermátomo: testar a sensibilidade demanda tempo; a melhor estratégia é focar na simetria da dor provocada por um objeto pontiagudo nos dermátomos L4 (face medial da perna), L5 (dorso do pé) e S1 (maléolo lateral) (Figura 212.3).
  - Avaliação motora e sensitiva: fraqueza na dorsiflexão do tornozelo no teste contra a resistência do examinador e do hálux sugere lesão de L5.

Todos os pacientes que têm dor persistente (mais de 4 semanas) ou suspeita de lombalgia específica por radiculopatia, infecção, tumor, doença reumatológica ou dor referida (aproximadamente 20% do total de pacientes com lombalgia) necessitam de uma avaliação completa que envolve todos os testes citados mais exames complementares de acordo com a suspeita.

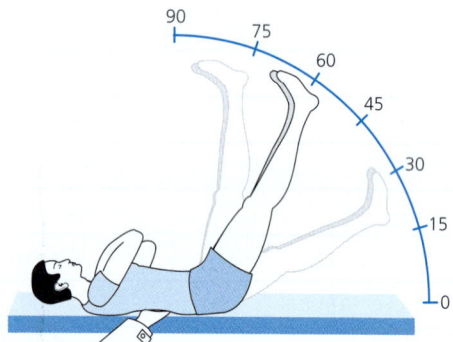

▲ Figura 212.1
Teste de Lasègue.[13]

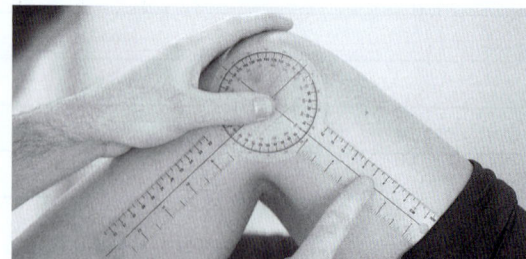

▲ Figura 212.2
Goniometria.[14]

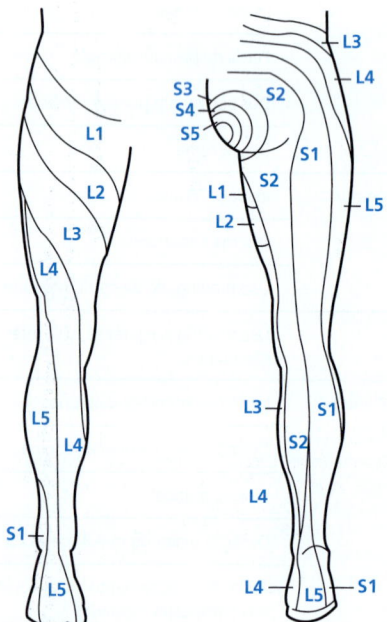

▲ Figura 212.3
Dermátomos para teste de sensibilidade.[11]

Exames complementares

Os exames complementares na lombalgia devem ser usados somente se necessários e quando há suspeita, por meio da história e do exame físico, de alguma causa que necessite intervenção imediata ou específica.

Exames de imagem

Não é necessário na avaliação inicial da pessoa com suspeita de lombalgia não específica; radiografias normais não descartam causa específica, ao passo que muitas alterações não têm relação com a dor e constituem apenas achados casuais. Até 81% das pessoas assintomáticas possuem abaulamento, e até 56% possuem estreitamento discal. Nem sempre o achado radiográfico explica a dor se não houver correlação com a história e o exame físico.[5] O Quadro 212.11 sugere uma situação em que se deve investigar com exame de imagem.

Os exames de imagem na lombalgia são em geral solicitados fora da atenção primária à saúde (APS) (ou na emergência ou por especialista), pois se o valor preditivo é alto suficiente para solicitar, também é alto para que o paciente seja referenciado, em especial para ressonância magnética (RM). Não se deve solicitar exame de imagem como complemento da história clínica apenas. Se há dúvida, é importante fazer o exame físico completo. Essa decisão é influenciada pela rede de serviços local, bem como pela abrangência da APS no sistema de saúde.

Exames laboratoriais

A grande maioria dos indivíduos não necessita de exames laboratoriais na avaliação inicial. Para pessoas idosas, com sintomas constitucionais ou com falha terapêutica, podem ser solicitados exames como:

- Hemograma completo, velocidade de hemossedimentação (VHS), proteína C-reativa: processo inflamatório ou neoplasia.
- Cálcio sérico e fosfatase alcalina (FA): doença óssea difusa.
- Eletroforese de proteínas séricas e urinárias: mieloma múltiplo.
- Antígeno prostático específico (PSA): metástase por câncer de próstata.
- Análise qualitativa da urina: doença renal.
- Sangue oculto nas fezes: úlceras e tumores gastrintestinais.

Conduta proposta

Tratamento

A Tabela 212.1 sumariza os achados mais recentes sistematizados pelo Pacific Northwest Evidence-based Practice Center.[16]

A Tabela 212.2 sumariza os principais riscos das medicações.

Com base na estratificação de risco físico e psicossocial (de urgência ou de mau prognóstico), as intervenções devem ser simples, a fim de evitar o sobretratamento em pacientes com lombalgia com ou sem ciatalgia e sem disfunção motora (fraqueza).[8] Na maioria das vezes, aconselhamento e manter-se ativo é suficiente. Pacientes com maior risco de pior prognóstico devem ter uma intervenção mais intensiva, como, por exemplo, terapia cognitivo-comportamental (TCC) e fisioterapia. Por isso, a estratificação de risco é fundamental na abordagem.[2]

O risco de sobretratamento é maior na lombalgia crônica. Os gastos com infiltrações epidurais aumentaram 629% em uma década e com opioides, 423%, ao passo que o número de RMs aumentou 307% sem ganho correspondente no desfecho.[18]

Quando se opta por tratamento farmacológico (Tabela 212.3), é fundamental abordar o histórico terapêutico do paciente e suas preferências durante a história, se possível antes do exame físico.

Quadro 212.11 | Situações em que o exame de imagem está ou não indicado na lombalgia aguda[15]

Não realizar exame de imagem:
- Na maior parte das lombalgias
- Quando existir exame de imagem prévio sem alteração e não houver mudança substancial na história e no exame físico

Teste de imagem imediato:
- Radiografia e VHS: alto risco de câncer
- RM:
  - Risco de infecção
  - Síndrome da cauda equina
  - Déficit neurológico severo

Imagem após o teste terapêutico:
- Radiografia com ou sem VHS
  - Risco mediano de câncer como na perda de peso e idade acima de 50 anos
  - Sinais e sintomas de espondilite anquilosante
  - Risco de compressão por fratura vertebral (evidência de osteoporose, trauma, uso de corticoide, idade avançada)
- RM:
  - Sinais e sintomas de radiculopatia
  - Suspeita de estenose espinhal

RM, ressonância magnética; VHS, velocidade de hemossedimentação.

Dicas

▶ Sempre avaliar com perguntas-chave o risco psicossocial e de mau prognóstico.

▶ Excluir sinais de alerta.

▶ Não usar paracetamol isoladamente.

▶ Encorajar o paciente a manter-se ativo sem sobrecarregar a coluna.

▶ Aproximadamente 85% das lombalgias são inespecíficas, sendo que, na maioria dos casos, não se acha uma alteração radiológica que justifique.

▶ O prognóstico é ruim se a dor persiste por mais do que 3 meses e em especial se persiste por mais de 1 ano; nesse caso, várias alternativas farmacológicas e não farmacológicas devem ser testadas, estando sempre alerta para os riscos.

▶ Os principais fatores de risco de cronicidade são psicossociais, dor recorrente e dor irradiada até abaixo do joelho.

▶ Repouso por mais de 3 dias é, em geral, nocivo.

▶ Explicar o tempo esperado para alívio da dor (em geral até 4 semanas).

▶ Tratamentos não farmacológicos que envolvem desde mudança de hábitos de vida até calor local e massagem devem ser sempre abordados e oferecidos conforme disponibilidade e aceitação da pessoa.

▶ Discutir casos difíceis nas equipes multiprofissionais que atuam na APS.

▶ É importante o suporte de equipes multiprofissionais que tenham, dentre outros profissionais, fisioterapeutas, enfermeiros e psicólogos para o tratamento das lombalgias crônicas com o enfoque na reabilitação da pessoa.

Tabela 212.1 | **Sumário das alternativas terapêuticas não invasivas e as respectivas evidências[14]**

Sintoma	Tipo de intervenção	Efeito	Intervenção	Força da evidência*
Dor lombar aguda sem radiculopatia**	Não farmacológica	++	Manter-se ativo	++
		+	Manipulação espinal	+
		++	Calor local	++
	Farmacológica	+	AINE	++
		++	Relaxante muscular	++
		–	Paracetamol	+
Dor lombar crônica sem radiculopatia	Não farmacológica	+	Fisioterapia	++
		++	Exercício de controle motor***	+
		++	Tai chi	+
		++	Yoga	+
		++ (apenas para dor)	TCC	+
		++	Acupuntura	++
		++	Reabilitação multidisciplinar (TCC + fisioterapia)	++
		–	Manipulação espinal	+
		–	Massagem/ultrassom/Estimulação transcutânea/*laser*	
	Farmacológica	++	AINE	++
		++	Tramadol	++
		+	Morfina e outros opioides	++
		+	Duloxetina	++
		–	Outros antidepressivos	++
Dor lombar com radiculopatia	Não farmacológica	+	Exercício	+
		– (se comparado com fisioterapia)	Tração	+
		+	Manipulação espinal + exercício em casa + aconselhamento	+
	Farmacológica	+	AINE	+
		–	Diazepan	+
		–	Corticoide sistêmico	++

* + ou ++ ou +++; nenhuma recomendação atingiu +++.

**A principal novidade das revisões recentes foi a constatação da ineficácia do paracetamol.[17] Dessa forma, a medicação preconizada atualmente para lombalgia é o AINE. Nos ensaios clínicos, nenhum se sobressaiu sobre os demais.

***Focado em evitar sobrecarga de algum músculo.

AINE, anti-infalamatório não estroide; TCC, terapia cognitivo-comportamental.

Fonte: Agency for Health Research and Quality.[14]

Tabela 212.2 | **Principais riscos de algumas medicações usadas no tratamento da lombalgia**[16]

Medicamento	Riscos
Opioide	Abuso, adição, *overdose* e morte
AINE	▶ Evento trombótico cardiovascular, incluindo IAM e AVC
	▶ Sangramento gastrintestinal e úlcera
Antidepressivo	Pensamento e comportamento suicida

AINE, anti-inflamatório não esteroide; IAM, infarto agudo do miocárdio; AVC, acidente vascular cerebral.

Quadro 212.12 | **Quando referenciar**[17]

Tempo de espera aceitável	Problema detectado
Emergência	Sinais de síndrome da cauda equina (disfunção esfincteriana, progressivo déficit motor, anestesia perineal – em sela, evidência de acometimento nervoso bilateral)
Até 1 semana	Patologia envolvendo medula espinal
Até 1 semana	Progressivo déficit motor ou sensitivo sem outros sinais de síndrome de cauda equina
Até 3 semanas	Dor irradiada (ciatalgia) que não melhora em até 6 semanas de tratamento
Até 2 meses	Suspeita de doença inflamatória, como espondilite anquilosante
Até 3 meses	Indivíduo com lombalgia que não volta às atividades normais em até 3 meses; nesse caso, referenciar para especialista focal e equipe multiprofissional, de preferência com a presença de fisioterapeuta

Quando referenciar

O Quadro 212.12 sumariza as principais situações que tornam o referenciamento quase mandatório e o tempo de espera permitido para cada uma delas.[19] É sempre importante levar em consideração outros aspectos, como multimorbidades e experiência do profissional da APS para lidar com o problema. Quando há dúvida sobre a possibilidade de uma patologia grave que necessite intervenção mais específica e imediata, a forma mais adequada de se lidar é por meio de discussão de caso, que pode ser feita presencialmente ou por telefone, em espaços formais ou informais. O referenciamento para o ortopedista de indivíduos hiperutilizadores sem sinais de alerta e sem que se esgotem todas as possibilidades de tratamento na APS constitui um dos erros mais comuns na abordagem da lombalgia.

Erros mais frequentemente cometidos

▶ Não estratificar risco de mau prognóstico.

▶ Oferecer apenas paracetamol e esquecer-se de intervenções não farmacológicas.

▶ Não abordar preferências do paciente e suas experiências com tratamentos anteriores.

▶ Imaginar que o paciente deseja medicação antes de abordar suas expectativas.

▶ Solicitar exame de imagem como complemento da anamnese e exame físico insuficiente ou para satisfazer um paciente complexo com riscos piscossociais.

▶ Não acionar equipe multiprofissional para casos selecionados.

▶ Quando aciona equipe multiprofissional para pacientes com vulnerabilidades psicossociais, deixa de se dedicar ao caso com o mesmo empenho.

Prognóstico e complicações possíveis

Há uma escala validada no Brasil para predição do risco de cronificação ou recorrência e que, portanto, é útil para categorizar as pessoas com lombalgia inespecífica chamada Subgroups Target Treatment Back Screening Tool (STarT).[20] Das nove questões, quatro abordam a dor e cinco, aspectos psicossociais, como catastrofização, medo e depressão (Quadro 212.13).

Atividades preventivas e de educação

É sempre importante reforçar que se manter ativo é uma das bases da terapia. Isso pode envolver modificações no trabalho, mas não afastamentos por longo período. Atividades físicas muito intensas, de forma esporádica, como prática de esporte ou realização de tarefas domésticas, podem causar lesões mecânicas agudas, como distensões. Fazer atividade física regularmente, alimentar-se adequadamente e dedicar-se à higiene do sono ajudam na recuperação e na prevenção da lombalgia e devem ser sempre abordados no curso do cuidado com a pessoa.

Papel da equipe multiprofissional

O fisioterapeuta é o profissional mais acionado para lombalgia recorrente ou crônica. Muitas vezes, recebe pacientes com perfil de vulnerabilidade psicossocial e nesses casos é importante o papel do psicólogo. Os estudos sugerem que a TCC ou a terapia breve tem impacto nesses casos.[14] Nem todos os psicólogos estão treinados para essa prática, mas essa deve ser a principal técnica usada, e esse acúmulo de evidências precisaria ser levado em consideração na seleção do profissional quando da contratação. Quanto maior a carteira de pacientes, maior a necessidade de uma seleção criteriosa no momento de acionar a equipe multiprofissional, caso contrário impossibilita a TCC individual que pode ser feita em 10 a 12 sessões de forma intensiva (3 vezes por semana) ou não. Dessa forma, mesmo na lombalgia crônica, o psicólogo e o fisioterapeuta devem ter contatos continuados por um período de tempo determinado, e não longitudinal, como o médico e o enfermeiro.

O enfermeiro pode ajudar monitorando a perda da função para pacientes com lombalgia recorrente, subaguda ou crônica. O questionário de Roland Morris validado pode ajudar o enfermeiro nesse monitoramento (Quadro 212.14).

Tabela 212.3 | **Opções de tratamento farmacológico**

Grupo medicamentoso	Opções	Dose	Risco[16]	Comentário
AINEs	Diversas		▶ Evento trombótico cardiovascular, incluindo IAM e AVC ▶ Sangramento gastrintestinal e úlcera	É importante avaliar risco-benefício de efeito colateral gastrintestinal e renal, bem como evitar uso contínuo
Relaxantes musculares	Carisoprodol	Até 350 mg no máximo, de 8/8 h	Sonolência e tontura (muito comuns), constipação intestinal	Usado em associação com analgésicos ou AINEs; evitar uso prolongado; nunca usar como a única estratégia de relaxamento muscular sem outras medidas comportamentais
	Ciclobenzaprina	5-10 mg, até de 8/8 h		
Opioides	Codeína	30-60 mg, até de 4/4 h	Sonolência, tontura e instabilidade postural, déficit de atenção, constipação intestinal, retenção urinária, náusea/vômito	Pode-se usar codeína com ou sem paracetamol; evitar uso crônico
	Tramadol	50-100 mg, até de 6/6 h (máximo recomendado 400 mg/dia)		
Antidepressivo	Duloxetina	30-60 mg/dia	Pensamento e comportamento suicida	Uso apenas para pacientes crônicos quando outras estratégias falharam; sempre reavaliar indivíduo para verificar se efeitos colaterais superam benefícios; começar com dose de 30 mg.

AINEs, anti-inflamatórios não esteroides; IAM, infarto agudo do miocárdio; AVC, acidente vascular cerebral.

Quadro 212.13 | **Questionário para estratificação de risco mau prognóstico – STarT Back Screening Tool- Brasil (SBST-Brasil)[219]**

Pensando nas 2 últimas semanas, assinale sua resposta para as seguintes perguntas:		
1. A minha dor nas costas se espalhou pelas pernas nas 2 últimas semanas.	Discordo (0)	Concordo (1)
2. Eu tive dor no ombro e/ou na nuca pelo menos uma vez nas últimas 2 semanas.	Discordo (0)	Concordo (1)
3. Eu evito andar longas distâncias devido à minha dor nas costas.	Discordo (0)	Concordo (1)
4. Nas 2 últimas semanas, tenho me vestido mais devagar devido à minha dor nas costas.	Discordo (0)	Concordo (1)
5. A atividade física não é realmente segura para uma pessoa com um problema como o meu.	Discordo (0)	Concordo (1)
6. Tenho ficado preocupado por muito tempo devido à minha dor nas costas.	Discordo (0)	Concordo (1)
7. Eu sinto que minha dor nas costas é terrível e que nunca vai melhorar.	Discordo (0)	Concordo (1)
8. Em geral, eu não tenho gostado de todas as coisas como eu costumava gostar.	Discordo (0)	Concordo (1)
9. Em geral, quanto a sua dor nas costas o incomodou nas 2 últimas semanas.	Nada (0) Pouco (0) ou Moderado (0)	Muito (1) ou Extremamente (1)

Pontuação total (9 itens): _____   **Subescala psicossocial (5-9 itens):** _____

Resultado:

▶ ≤ 3 na escala geral: baixo risco de mau prognóstico.
▶ > 3 na escala geral: médio ou alto risco de mau prognóstico.
▶ Neste caso, para discernir entre médio e alto risco, contar apenas os itens da subescala psicossocial (questões de 5 a 9):
  • ≤ 3 na subescala psicossocial: médio risco de mau prognóstico.
  • > 3 na subescala psicossocial: alto risco de mau prognóstico.

ÁRVORE DE DECISÃO

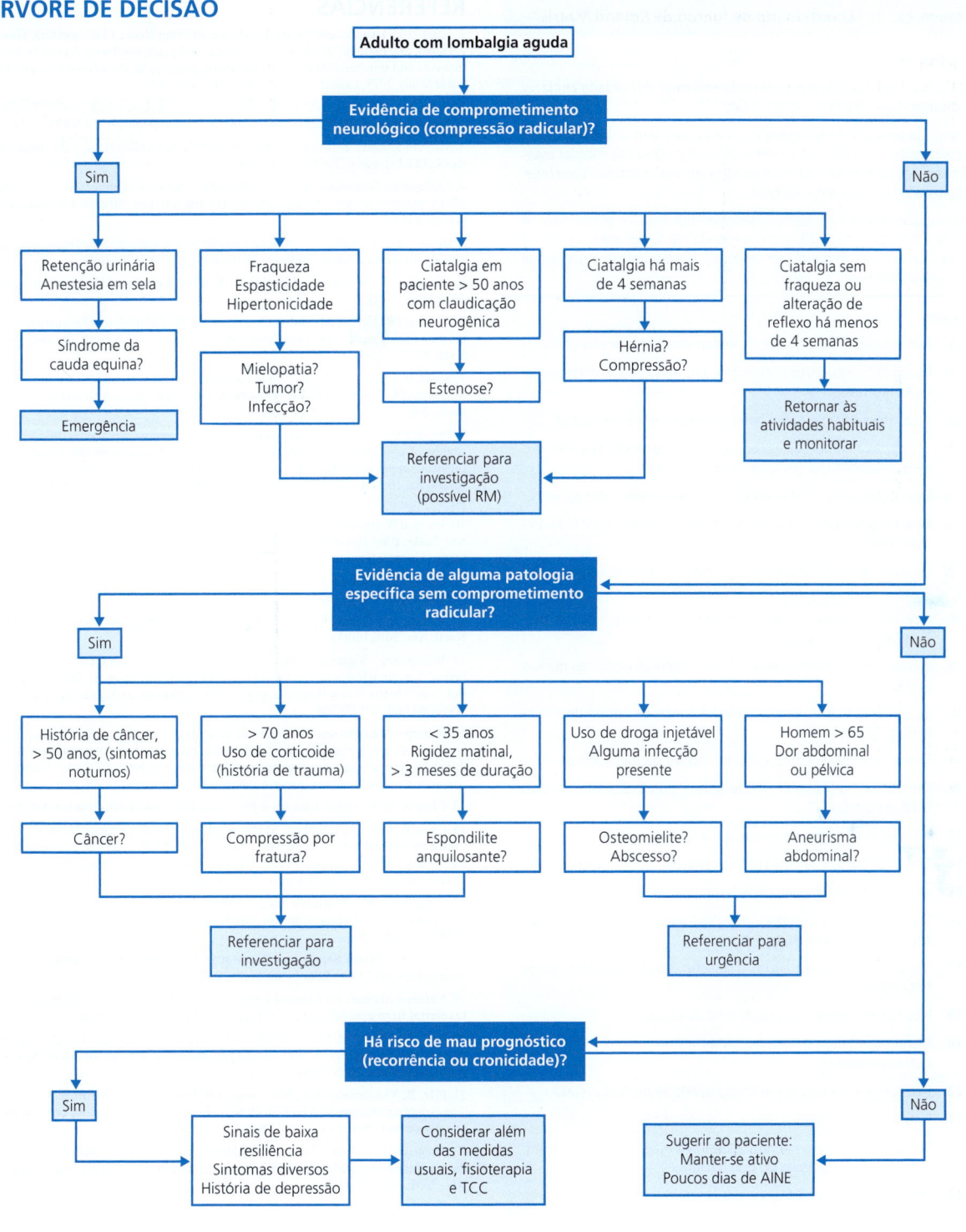

Quadro 212.14 | Questionário de função de Roland Morris[22]

Instruções:

Quando suas costas doem, você pode encontrar dificuldade em fazer algumas coisas que normalmente faz.

Esta lista possui algumas frases que as pessoas têm utilizado para se descreverem quando sentem dores nas costas. Quando você ler essas frases, pode notar que algumas se destacam por descrever você hoje. Ao ler a lista, pense em você hoje.

Quando você ler uma frase que descreve você hoje, responda sim. Se a frase não descreve você, então responda não e siga para a próxima frase. Lembre-se, responda sim apenas à frase que tiver certeza que descreve você hoje.

Frases:

1. Fico em casa a maior parte do tempo devido às minhas costas.
2. Mudo de posição frequentemente tentando deixar minhas costas confortáveis.
3. Ando mais devagar que o habitual devido às minhas costas.
4. Devido às minhas costas, eu não estou fazendo nenhum dos meus trabalhos que geralmente faço em casa.
5. Devido às minhas costas, eu uso o corrimão para subir escadas.
6. Devido às minhas costas, eu me deito para descansar mais frequentemente.
7. Devido às minhas costas, eu tenho de me apoiar em alguma coisa para me levantar de uma cadeira normal.
8. Devido às minhas costas, tento conseguir com que outras pessoas façam as coisas por mim.
9. Eu me visto mais lentamente do que o habitual devido às minhas costas.
10. Eu somente fico em pé por períodos curtos de tempo devido às minhas costas.
11. Devido às minhas costas, evito me abaixar ou me ajoelhar.
12. Encontro dificuldades em me levantar de uma cadeira devido às minhas costas.
13. As minhas costas doem quase que o tempo todo.
14. Tenho dificuldade em me virar na cama devido às minhas costas.
15. Meu apetite não é muito bom devido às dores em minhas costas.
16. Tenho problemas para colocar minhas meias (ou meia calça) devido às dores em minhas costas.
17. Caminho apenas por curtas distâncias devido às minhas dores nas costas.
18. Não durmo tão bem devido às minhas costas.
19. Devido às minhas dores nas costas, eu me visto com ajuda de outras pessoas.
20. Fico sentado a maior parte do dia devido às minhas costas.
21. Evito trabalhos pesados em casa devido às minhas costas.
22. Devido às dores em minhas costas, fico mais irritado e mal humorado com as pessoas do que o habitual.
23. Devido às minhas costas, eu subo escadas mais vagarosamente do que o habitual.
24. Fico na cama a maior parte do tempo devido às minhas costas.

O questionário ajuda a monitorar a perda da função de um paciente ao longo do tempo. Portanto, não tem uma nota de corte.

REFERÊNCIAS

1. GBD 2015 Disease and Injury Incidence and Prevalence Collaborators. Global, regional, and national incidence, prevalence, and years lived with disability for 310 diseases and injuries, 990-2015: a systematic analysis for the Global Burden of Disease Study 2015. Lancet. 2016;388(10053):1545-1602.

2. Bernstein IA, Malik Q, Carville S, Ward S. Low back pain and sciatica: summary of NICE guidance. BMJ. 2017;356:i6748.

3. McBeth J, Jones K. Epidemiology of chronic musculoskeletal pain. Best Pract Res Clin Rheumatol. 2007;21(3):403-425.

4. FaMe-net. Transition project [Internet]. [local desconhecido]: FaMe-Net; c2018 [capturado em 10 mar. 2018]. Disponível em: http://www.transhis.nl/downloads-en/.

5. Battie' MC, Videman T, Parent E. Lumbar disc degeneration: epidemiology and genetic influences. Spine (Phila Pa 1976).2004;29(23):2679–2690.

6. Violante FS, Mattioli S, Bonfiglioli R. Low-back pain. Handb Clin Neurol. 2015;131:397-410.

7. Stanton TR, Latimer J, Maher CG, Hancock M. Definitions of recurrence of an episode of low back pain: a systematic review. Spine (Phila Pa 1976).2009; 34 (9): E316–E322.

8. Smith B, Chou R, Deyo RA. Low back pain. In: Henderson MC, Tierney Jr LM, Smetana GW. The patient history: an evidence-based approach to differential diagnosis. 2nd ed. New York: McGrawHill; 2012.

9. Bernard BP, editor. Musculoskeletal disorders and workplace factors: a critical review of epidemiologic evidence for work-related musculoskeletal disorders of the neck, upper extremity, and low back [Internet]. Cincinnati: NIOSH; 1997 [capturado em 10 mar. 2018]. Disponível em: https://www.cdc.gov/niosh/docs/97-141/pdfs/97-141.pdf.

10. Irwin RW, Sherman A. Dor musculoesquelética na coluna lombar [Internet]. São Paulo: BMJ Best Practice; 2017 [capturado em 10 mar. 2018]. Disponível em: https://bestpractice.bmj.com/topics/pt-br/778.

11. Deyo RA, Rainville J, Kent DL. What can the history and physical examination tell us about low back pain? JAMA. 1992;268(6):760-765.

12. Patrick N, Emanski E, Knaub MA. Acute and chronic low back pain. Med Clin North Am. 2016;100(1):169-181.

13. Wikipedia. Signo de Lasègue [Internet]. [local desconhecido]: Wikipedia, La enciclopedia libre; 2018 [capturado em 10 mar. 2018]. Disponível em: https://es.wikipedia.org/w/index.php?title=Signo_de_Las%C3%A8gue&oldid=105259706.

14. Palmipé. Medição das limitações da articulação: entenda o que é e como é feita a goniometria de joelho [Internet]. São Paulo: Palmipé; 2017 [capturado em 10 mar. 2018]. Disponível em: http://institucional.palmipe.com.br/medicao-das-limitacoes--da-articulacao-entenda-o-que-e-e-como-e-feita-goniometria-de-joelho/.

15. Chou R. In the clinic. Low back pain. Ann Intern Med. 2014;160(11):ITC6-1.

16. Chou R, Deyo R, Friedly J, Skelly A, Hashimoto R, Weimer M, et al. Noninvasive treatments for low back pain [Internet]. Rockville: AHRQ; 2016 [capturado em 10 mar. 2018]. Disponível em: https://www.ncbi.nlm.nih.gov/pubmedhealth/PMH0086177/pdf/PubMedHealth_PMH0086177.pdf.

17. Saragiotto BT, Machado GC, Ferreira ML, Pinheiro MB, Abdel Shaheed C, Maher CG. Paracetamol for low back pain. Cochrane Database Syst Rev. 2016;(6):CD012230.

18. Deyo RA, Mirza SK, Turner JA, Martin BI. Overtreating chronic back pain: time to back off? J Am Board Fam Med. 2009;22(1):62-68.

19. National Institute for Clinical Excellence. Referral advice: a guide to appropriate referral from general to specialist services. London: NICE; 2001.

20. Hill JC, Dunn KM, Lewis M, Mullis R, Main CJ, Foster NE, Hay EM. A primary care back pain screening tool: identifying patient subgroups for initial treatment. Arthritis Rheum. 2008;59(5):632-641.

21. Pilz, B, Vasconcelos RA, Marcondes FB, Lodovichi SS, Mello W, Grossi DB. The Brazilian version of STarT Back Screening Tool – translation, cross-cultural adaptation and reliability. Braz J Phys Ther. 2014;18(5):453-461.

22. Nusbaum L, Natour J, Ferraz M, Goldenberg J. Translation, adaptation and validation of the Roland-Morris questionnaire – Brazil Roland-Morris. Braz J Med Biol Res. 2001;34(2):203-210.

CAPÍTULO 213

Dor no punho e nas mãos

Marcelo Suderio Rodrigues
Fernanda Naspolini Zanatta

Aspectos-chave

- As causas de dor na mão e no punho estão comumente relacionadas a lesões por traumas diretos ou quedas, ou a lesões devido ao uso repetitivo da mão ou do punho.
- As causas de dor secundárias a lesões traumáticas de mãos e dedos necessitam de avaliação radiográfica para afastar a possibilidade de fratura.
- O mecanismo de trauma e a localização da dor, do edema ou da deformidade se correlacionam bem com os ossos do punho que sofreram fratura.
- As causas de dor não traumáticas em geral têm diagnóstico clínico, sem necessidade da realização de exames complementares.

Caso clínico

Giovana, 40 anos, procura seu médico de família porque há alguns meses vem sentindo dor e formigamento na sua mão direita. No início, apresentava apenas um leve incômodo, mas os sintomas aumentaram, com sensação de dormência e dor, principalmente à noite. Os sintomas pioram se ela permanece longos períodos usando o computador, atividade que realiza em função de sua ocupação laboral. Diz que sacode um pouco as mãos para aliviar os sintomas. Fez uso por conta própria de ibuprofeno, e como não teve melhora, resolveu vir à consulta. Questiona se precisa realizar uma ultrassonografia (US) para saber o que tem.

Teste seu conhecimento

1. Considerando a avaliação diagnóstica, qual é a alternativa correta?
   a. O teste de Tinel negativo descarta o diagnóstico
   b. O teste de Phalen positivo confirma o diagnóstico
   c. A avaliação clínica não tem acurácia suficiente, sendo indicada a realização de exames de eletrodiagnóstico
   d. A presença de padrão clássico no diagrama de Katz, a hipoalgesia e a diminuição da força de abdução do polegar aumentam de forma significativa a hipótese diagnóstica

2. Sobre a realização de exames complementares para o caso, é correto afirmar:
   a. Em caso de dúvida, a US é útil para confirmação diagnóstica
   b. O estudo de condução nervosa pode ser normal em casos leves
   c. A eletroneuromiografia é alterada em quase todos os casos
   d. A US é indicada para realizar diagnóstico diferencial de radiculopatia ou de plexopatias

3. Sobre o tratamento, é correto afirmar:
   a. O uso de anti-inflamatório seletivo inibidor da ciclo-oxigenase (COX-2) é recomendado devido ao seu maior potencial analgésico, uma vez que a paciente não apresentou melhora com ibuprofeno
   b. Convém adicionar ao ibuprofeno o uso de nimesulida, pelo seu efeito sinérgico
   c. Pode-se recomendar o uso de tala, mas ela deve ser usada durante o dia para obter-se o efeito terapêutico
   d. Caso a paciente não apresente melhora com o uso de tala após o primeiro mês, pode-se recomendar que seu uso seja mantido e que seja feita infiltração local com corticoide

4. Em relação à opção de tratamento cirúrgico, assinale a resposta correta.
   a. A presença de lesão axonal no exame de eletroneuromiografia é uma indicação de tratamento cirúrgico
   b. A paciente não ter obtido boa resposta terapêutica com uso de anti-inflamatório sugere que seja necessário o tratamento cirúrgico
   c. O tratamento cirúrgico tem pouca eficácia e atualmente não é mais recomendado
   d. Caso seja considerado o tratamento cirúrgico, deve-se orientar a paciente a não usar tala, para evitar complicações pós-operatórias

5. Sobre o início do tratamento para o caso, é correto dizer:
   a. É necessário um estudo de condução nervosa alterado para indicar o uso de talas
   b. É necessário um estudo de eletroneuromiografia alterado para indicar o uso de talas
   c. É indicado o uso de talas com base apenas na avaliação clínica
   d. Não é indicado o uso de talas no início do tratamento

Respostas: 1D, 2B, 3D, 4A, 5C

Do que se trata

Os quadros de dor nas mãos e nos punhos podem ser idiopáticos, secundários a lesões devidas a traumas, associados a esforços repetitivos ou sobrecarga, ou a doenças reumatológicas, como osteoartrite e artrite reumatoide (AR) (ver Cap. 219, Osteoartrite e artrite reumatoide). A clínica pode estar associada à diminuição da destreza manual, à presença de tumoração localizada ou edema, à diminuição da amplitude dos movimentos articulares ou sintomas neurológicos, como também à diminuição da força muscular e disestesias.

O que pode ocasionar

As causas de dor nas mãos e nos punhos podem ser divididas em traumáticas e não traumáticas e estão listadas no Quadro 213.1.

O que fazer

Anamnese

A anamnese deve ser direcionada para a clínica do paciente, conforme os diagnósticos presuntivos e diferenciais. Inicialmente, buscar separar causas traumáticas (que necessitam de abordagem radiológica) de não traumáticas, observando história de trauma recente.

Em caso de trauma, caracterizar o mecanismo de lesão e o local da dor ajuda na correlação com os ossos do punho, que podem ter sido acometidos. A queixa de diminuição da destreza manual (como dificuldade no movimento de pinça ou diminuição da amplitude do movimento), a presença de tumoração, rigidez e sintomas neurológicos, como diminuição da força ou parestesias, auxiliam no diagnóstico diferencial.[1,2]

Também é importante avaliar o tipo de atividade que precipita os sintomas, o seu impacto nas atividades laborais e cotidianas e os possíveis ganhos secundários. A experiência com a doença deve ser levada em conta no planejamento terapêutico (ver Quadro 213.2).

Exame físico

Em caso de lesões traumáticas, deve-se avaliar presença de dor, edema, deformidade e equimose, correlacionando com o mecanismo do trauma, os sintomas e a sua localização.

Quadro 213.1 | **Causas (diagnóstico diferencial) de dor no punho e nas mãos**

Traumáticas	Não traumáticas
Dedo em martelo – lesão do extensor da articulação interfalangiana distal	Tenossinovite de De Quervain
Fratura do boxeador – lesão do quinto metacarpo	Cisto ganglionar
Dedo de Jersey – avulsão do tendão do flexor profundo dos dedos	Dedo em gatilho – tenossinovite do tendão flexor dos dedos
Polegar do esquiador – lesão do ligamento colateral ulnar	Síndrome do túnel do carpo
Fratura distal do rádio	Osteoartrite
Fratura do escafoide	Artrite reumatoide

▶ A fratura do escafoide é a fratura mais comum dos ossos do carpo. Dor na tabaqueira anatômica com história de trauma deve ser considerada fratura do escafoide, até que se prove o contrário. Por outro lado, a palpação indolor da tabaqueira anatômica, no tubérculo do escafoide, e a ausência de dor à supinação (Figura 213.5), contra a resistência do examinador, diminuem consideravelmente a probabilidade de fratura (LR- de 0,15, 0,23 e 0,09, respectivamente).

▶ Cisto ganglionar com dor sugere compressão nervosa ou de outra estrutura anatômica. Alguns pacientes com dedo em gatilho acordam com o dedo preso, que vai "soltando" ao longo do dia; o sintoma característico de bloqueio do dedo em gatilho pode não estar presente no momento do exame. O envolvimento bilateral é comum na síndrome do túnel do carpo. A diminuição da sensibilidade e da força muscular costuma ser tardia, e a sua ausência não exclui o diagnóstico.

Quadro 213.2 | **Planejamento terapêutico para dor no punho e nas mãos**

Lesão traumática	Sintomas	Mecanismo da lesão	Exame físico
Dedo em martelo[3–5]	Dor na região dorsal da articulação IFD	Flexão forçada na extremidade do dedo	Inabilidade de estender a falange distal ativamente
Fratura do boxeador[3,6]	Dor na cabeça do quinto metacarpo	Trauma recente no local	Avaliar o alinhamento dos dedos com o punho semicerrado
Dedo de Jersey[3]	Dor na região palmar da IFD	Extensão forçada na falange distal	Incapacidade de fletir a IFD ao cerrar o punho
Polegar do esquiador[3,7,8]	Dor na região ulnar do polegar	Abdução forçada e hiperextensão da articulação MCF	Teste de estresse em valgo: realizar apenas após confirmação radiográfica de ausência de fratura
Fratura distal do rádio[6,9]	Dor na região radial do punho	Queda sobre a mão, com o braço estendido, ou trauma direto	Edema, deformidade articular
Fratura do escafoide[6,9–11]	Dor no aspecto radial do punho e na tabaqueira anatômica	Queda com a mão estendida ou trauma com carga axial do punho	Palpação dolorosa da tabaqueira anatômica e do tubérculo do escafoide com o punho em extensão; Teste de compressão do escafoide; Dor à supinação contra resistência

(Continua)

Quadro 213.2 | Planejamento terapêutico para dor no punho e nas mãos *(Continuação)*

Lesões não traumáticas	Característica clínica	Exame físico
Tenossinovite de De Quervain[2,12,13]	Dor insidiosa na face radial do punho, com o movimento do punho e do polegar em pinça; pode apresentar dificuldade no movimento de pinça	Dor à palpação dos tendões dos músculos abdutor longo e extensor curto do polegar (tabaqueira anatômica) Dor com movimento de extensão e abdução contra resistência do polegar Edema próximo ao processo estiloide Teste de Finkelstein
Cisto ganglionar[12,14]	Cisto ou nódulo firme de crescimento gradual, próximo à bainha tendinosa	Consistência elástica à palpação Palpação indolor ou levemente dolorosa Transiluminação do cisto com lanterna
Dedo em gatilho[15–17]	Bloqueio do dedo na posição fletida, disfunção e dor à flexão e à extensão, com sensação de estalo	Dor e edema à palpação do tendão flexor do dedo e sensação de "clique" com o movimento Nódulo firme e doloroso na base do dedo Bloqueio do dedo em flexão Dor à extensão passiva ou à flexão contra resistência Diminuição da força de preensão Movimento completo, suave e indolor torna pouco provável o diagnóstico
Síndrome do túnel do carpo[17–19]	Dor, parestesia, queimação na distribuição do nervo mediano, que piora com atividade ou à noite; alívio com o movimento de "sacudir" da mão – sinal de Flick	Topografia clássica ou provável no diagrama de Katz Diminuição da força de abdução do polegar Alterações sensitivas Teste de Tinel e Phalen Teste de compressão
Osteoartrite[1,20]	Dor articular, relacionada à atividade, que alivia com repouso; rigidez de curta duração	Limitação da amplitude do movimento articular Hipertrofia óssea e deformidade articular das IFDs e IFPs
Artrite reumatoide[1,16,17,21]	Dor de início insidioso, rigidez prolongada após inatividade e edema poliarticular, simétrico acometendo, mãos, MCFs e IFPs Sintomas sistêmicos, como fadiga, anorexia, perda de peso e febre podem estar presentes	Nódulos subcutâneos de tamanhos variados, não aderidos, na porção extensora da ulna

IFD, interfalangiana distal; IFP, interfalangiana proximal; MCF, metacarpofalangiana

Teste de estresse em valgo. Avalia a integridade do ligamento colateral. Deve-se segurar a articulação carpometacárpica e o osso do metacarpo com uma mão; o polegar distal com a outra e forçar a articulação, fazendo uma alavanca na direção do ligamento colateral na região ulnar do polegar, comparando com a outra mão. Lassidão ligamentar menor de 30°, ou 15° menor do que o polegar saudável indica ruptura incompleta do ligamento colateral, e lassidões maiores indicam ruptura completa (Figuras 213.1, 213.2 e 213.3).

Teste de compressão do escafoide. Segurar o polegar e empurrar longitudinalmente em direção ao escafoide, pelo eixo longitudinal do metacarpo, provocando dor. Sensibilidade de 82%; especificidade de 58%; LR+ 2, LR- 0,24 (Figura 213.4).

O exame físico para avaliação das lesões não traumáticas envolve a inspeção, a palpação, a avaliação do movimento ativo, passivo e contra a resistência, a avaliação da força e sensibilidade e a realização de manobras específicas para o diagnóstico (Figuras 213.6 a 213.10).

Teste de Filkenstein. Dor no processo estiloide radial, ao realizar desvio ulnar do punho com o polegar do paciente fletido dentro do punho fechado. Pode ser positivo também no caso de osteoartrite da articulação carpometacárpica do polegar (Figura 213.11).

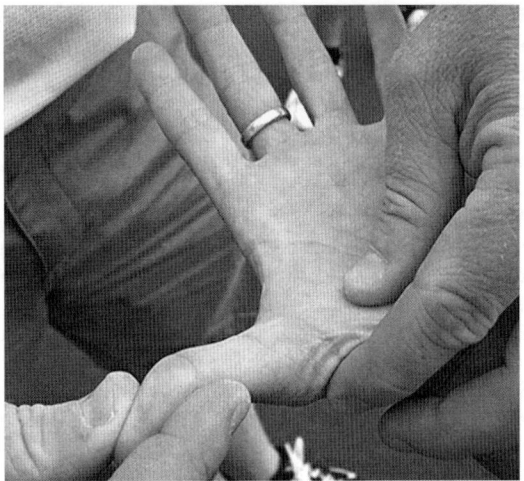

▲ **Figura 213.1**
Estresse em valgo do ligamento colateral ulnar – ligamento íntegro.
Fonte: *Uptodate*.

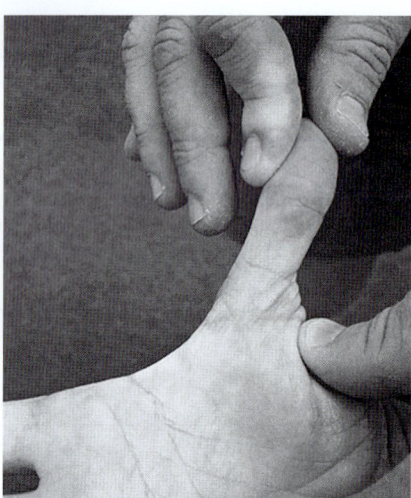

▲ **Figura 213.2**
Estresse em valgo do ligamento colateral ulnar com aumento da amplitude do movimento, por provável lesão parcial do ligamento.
Fonte: *Uptodate*.

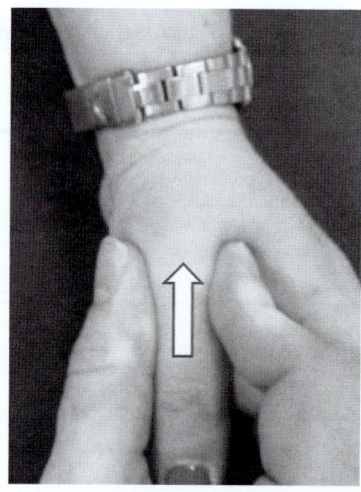

◄ **Figura 213.4**
Teste de compressão do escafoide.
Fonte: *Adults capho id fracture*

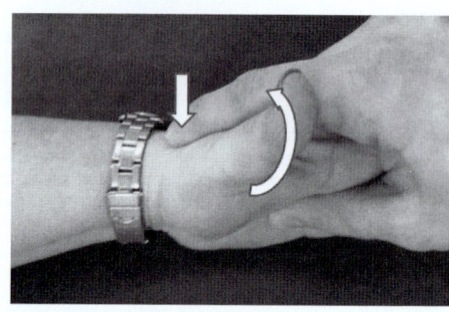

▲ **Figura 213.5**
Supinação contra a resistência.
Fonte: *Adults capho id fracture*.

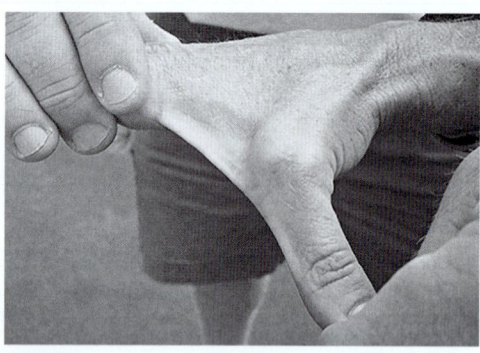

▲ **Figura 213.3**
Estresse em valgo do ligamento colateral ulnar com aumento importante da amplitude do movimento, indicando lesão completa do ligamento.
Fonte: *Uptodate*.

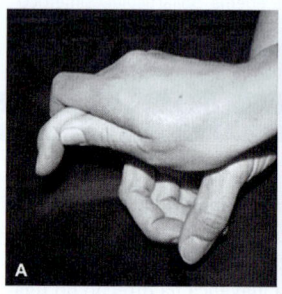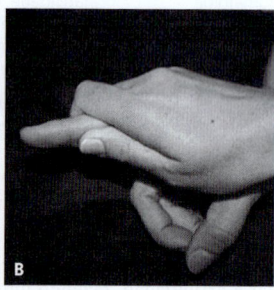

▲ **Figura 213.6**
Exame da extensão e flexão da articulação interfalangiana distal.
Fonte: *Uptodate*

Transiluminação do cisto ganglionar. Realizado com uma lanterna, em uma sala escura: cistos ganglionares transiluminam, ao passo que tumores sólidos, não.

Diminuição da força de abdução do polegar. Diminuição da força da abdução do polegar, contra a resistência. Sensibilidade de 66%; especificidade de 66%; LR+ 1,8, LR- 0,5 (Figura 213.12).

Avaliação sensitiva. Testes realizados para avaliar o comprometimento do nervo mediano na síndrome do túnel do carpo. São realizados na porção palmar do segundo dedo, comparando o resultado com o quinto dedo da mesma mão.

Hipoalgesia. Diminuição da sensibilidade à dor. Sensibilidade de 15 a 51%; especificidade de 85 a 93%; LR+ 3,1; LR- 0,7.

Sensação vibratória. Diminuição da sensibilidade vibratória com uso de diapasão de 126 Hz ou 256 Hz. Sensibilidade, 20 a 61%; especificidade de 71 a 81%; LR+ 1,3; LR-0,8.

Monofilamento. Sensação anormal com monofilamento de 2,83 g (ou 0,07 gf; filamento verde) ou maior. Sensibilidade e especificidade de 59%; LR+ 1,5; LR- 0,7.

Testes provocativos para síndrome do túnel do carpo. São considerados positivos quando o teste provoca parestesia na topografia do nervo medial.

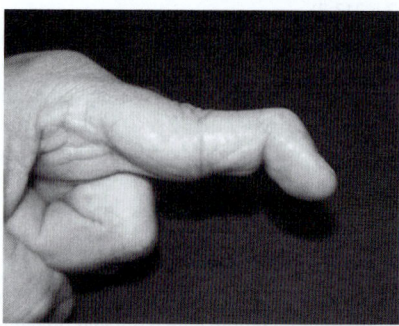

▲ **Figura 213.7**
Dedo em martelo – sem extensão da interfalangiana distal.
Fonte: *Uptodate*

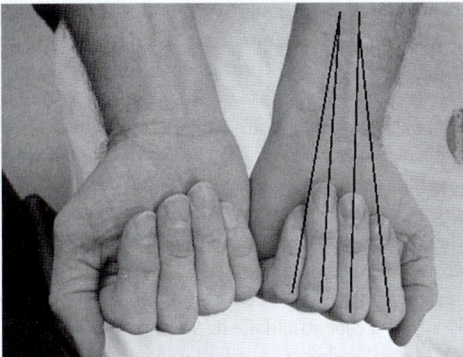

▲ **Figura 213.8**
Avaliação do alinhamento dos dedos com o punho semicerrado, sem alterações.
Fonte: *Uptodate*

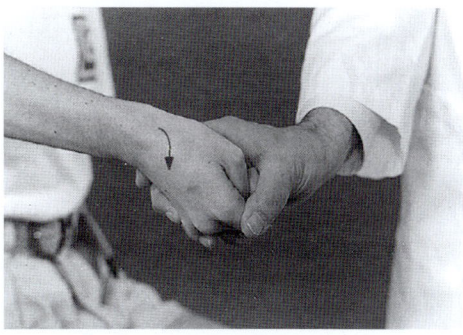

▲ **Figura 213.11**
Teste de Filkenstein.
Fonte: *Uptodate*.

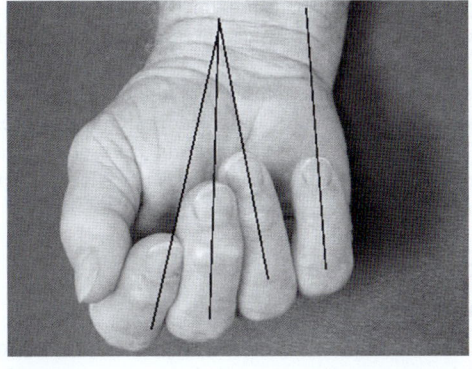

▲ **Figura 213.9**
Fratura do boxeador: desalinhamento do quinto dedo secundário à fratura da cabeça do quinto metacarpo.
Fonte: *Uptodate*.

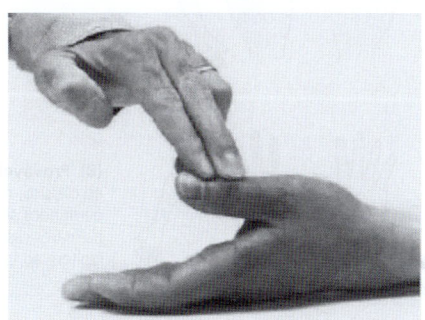

▲ **Figura 213.12**
Teste de abdução do polegar.
Fonte: *The rational clinical examination*

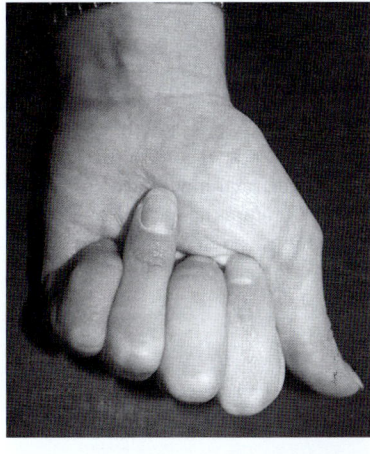

◄ **Figura 213.10**
Dedo de Jersey: incapacidade de flexão.
Fonte: *Uptodate*.

Teste de Tinel. O examinador realiza percussão na prega do punho, na localização do nervo medial. Sensibilidade, 23 a 60%; especificidade, 64 a 87%; LR+ 1,4; LR- 0,8.

Teste de Phalen. O examinador realiza a flexão completa do punho (90°) do paciente. Sensibilidade, 10 a 91%; especificidade, de 33 a 86%; LR+ 1,3; LR- 0,7.

Teste de compressão. O examinador comprime firmemente a região palmar da prega do punho do paciente por 60 segundos. Sensibilidade, 28 a 63%; especificidade, 33 a 74%. LR+ 1; LR- 1.

Diagrama de Katz. O paciente demonstra o local de seus sintomas (dor, dormência, formigamento ou diminuição da sensibilidade). O resultado pode ser um padrão clássico, provável ou improvável, conforme a topografia dos sintomas. O resultado clássico ou provável tem sensibilidade de 64%; especificidade de 73%; LR+ 2,4; LR- 0,5 (Figura 213.13).

Exames complementares

As lesões traumáticas na mão e nos punhos necessitam de avaliação radiográfica, com incidências de póstero-anterior, lateral e oblíqua, para afastar a possibilidade de fratura óssea. Em caso de suspeita de fratura do escafoide, solicitar também incidência para escafoide: pronação total com desvio ulnar do punho.[3,6,10,11]

Exames como cintilografia óssea, tomografia computadorizada (TC) e ressonância magnética (RM) têm maior sensibilidade e especificidade para o diagnóstico de fraturas distais do rádio e do escafoide, podendo ser realizadas em 3 a 5 dias (cintilografia) ou 5 a 10 dias (TC e RM) após a lesão. Além do custo e da disponibilidade, a possibilidade de confirmação da ausência de fratura, após 2 semanas repetindo-se a radiografia, deve ser levada em consideração antes da solicitação desses exames (ver manejo no Quadro 213.3).[6,10,11,23]

As causas não traumáticas de dor em mão e punho têm, em geral, diagnóstico clínico. A solicitação de exames complementares deve ser reservada para situações de dúvidas diagnósticas, para afastar outros diagnósticos ou, especialmente no caso de síndrome do túnel do carpo, para avaliar a gravidade e um possível tratamento cirúrgico.[1,18]

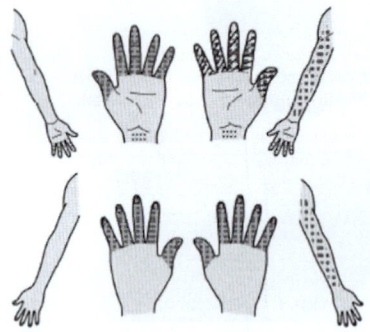

(A) Padrão clássico: dor ou parestesias em pelo menos dois dos três primeiros dedos, excluindo palma e dorso.

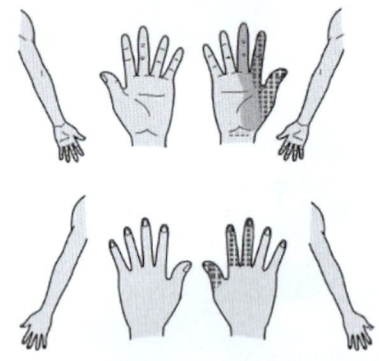

(B) Provável: igual ao clássico, mas são permitidos sintomas palmares caso se limitem ao lado ulnar.

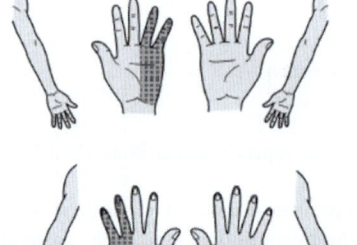

(C) Improvável: sem sintomas nos três primeiros dedos. Por fim, questionamos se havia exames complementares.

 dormência   dor 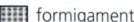 formigamento
 diminuição da sensibilidade

▲ **Figura 213.13**
Diagrama de Katz. A) Padrão clássico; B) Padrão provável; C) Padrão improvável.
Fonte: *Rational clinical examination.*

O diagnóstico de cisto ganglionar pode ser confirmado por US ou RM, mas, em geral, a realização de exames não é necessária. O diagnóstico é feito clinicamente. Em caso de dúvidas, a aspiração de líquido gelatinoso confirma o diagnóstico.[14,22]

Os testes eletrodiagnósticos incluem o estudo de condução nervosa e a eletroneuromiografia (ENMG), os quais podem auxiliar no diagnóstico da síndrome do túnel do carpo. O estudo de condução nervosa é capaz de demonstrar comprometimento da condução no nervo mediano no túnel do carpo, confirmando o diagnóstico de síndrome do túnel do carpo, mas que pode não estar presente em casos leves da síndrome. Eles têm sensibilidade de 49 a 84% e especificidade de 95 a 99%.

A ENMG é utilizada para avaliar lesão axonal. Em casos leves a moderados, na síndrome do túnel do carpo, não há degeneração axonal, e o exame será normal. Em casos avançados, há evidência de lesão axonal, com implicação prognóstica e possível tratamento cirúrgico. A ENMG também é capaz de diferenciar o padrão de lesão axonal da síndrome do túnel do carpo daquela presente em outras patologias, como radiculopatia, plexopatia, neuropatia do nervo mediano proximal ou polineuropatia, sendo útil, portanto, quando se consideram esses diagnósticos diferenciais.[18,20]

A osteoartrite da mão apresenta as alterações radiográficas típicas da doença: presença de osteófitos, diminuição de espaço articular, esclerose e cistos subcondrais, e erosões nas cartilagens e nos ossos são comuns nas lesões por AR (ver Cap. 219, Osteoartrite e artrite reumatoide).[1,20,21]

Conduta proposta

Tratamento

O tratamento medicamentoso da dor pode ser realizado com analgésicos comuns (paracetamol, dipirona) ou com anti-inflamatórios não esteroides (AINEs). Não há evidência da melhor eficácia analgésica de um AINE em relação a outro, devendo-se escolhê-los pelo seu perfil de efeitos colaterais, bem como pelo custo apresentado.[24] Além disso, sabe-se do efeito sinérgico do paracetamol com AINEs, sendo que isso não ocorre entre diferentes AINEs. É importante ressaltar que as evidências demonstram que não há benefício de uso de AINEs para alívio da dor em pessoas com síndrome do túnel do carpo.[18]

As lesões traumáticas em punho, com forte suspeita de fratura distal do rádio ou do escafoide, mas com radiografia normal, devem ser manejadas com imobilização e posterior reavaliação com exame de imagem para confirmar a ausência de fratura, especialmente se persistir a dor. Fraturas do escafoide sem luxação resolvem-se bem com imobilização, sendo indicado mantê-la até a evidência de consolidação, feita pela radiografia ou pela TC. Se não houver consolidação após 3 a 4 meses, avaliar a necessidade de correção cirúrgica.[6,10,11]

Quadro 213.3 | Manejo das lesões traumática nos punhos e nas mãos

	1ª escolha	2ª escolha	3ª escolha	Outros
Tenossinovite de De Quervain	Tala + AINE	Infiltração com corticoide	Cirurgia	
Dedo em gatilho	Modificação das atividades + Tala + AINE	Infiltração com corticoide	Cirurgia	
Cisto sinovial	Observação	Aspiração	Cirurgia	
Síndrome do túnel do carpo	Sintomas leves: tala Sintomas moderados a graves: cirurgia	Infiltração com corticoide	Cirurgia	Acupuntura

O tratamento da tenossinovite de De Quervain baseia-se, inicialmente, no tratamento conservador, com uso de imobilização por tala e uso de AINE.[25] Nos casos em que a resposta não for apropriada após 2 a 6 semanas de tratamento conservador, considerando a intensidade dos sintomas, recomenda-se infiltração local com corticoide.[26] Na persistência dos sintomas após a realização de uma a duas infiltrações, recomenda-se referenciamento ao ortopedista para avaliação e programação cirúrgica.

A abordagem do dedo em gatilho é semelhante. Deve-se realizar imobilização da articulação metacarpofalangiana em leve flexão, opcionalmente pode ser realizado *taping*, unindo o dedo afetado ao dedo ao lado.[27,28] Infiltrações com corticoides devem ficar restritas aos pacientes que não respondem ao tratamento conservador,[29] e caso não haja resposta, a abordagem cirúrgica deve ser avaliada. A cirurgia é efetiva, apresentando taxa de recorrência em torno de 3% dos casos.[30–33]

Pacientes com cistos sinoviais assintomáticos devem ficar em observação, visto que até 50% dos pacientes apresentam resolução espontânea.[34] Nos sintomáticos, recomenda-se a aspiração do cisto; entretanto, mais de 50% apresentam recorrência em 1 ano após o procedimento. Nos casos de limitação ou sintomas persistentes ou recorrentes, recomenda-se a cirurgia para excisão do cisto. Apesar da intervenção cirúrgica, até 10% dos casos recorrem.

Na síndrome do túnel do carpo, o tratamento conservador é recomendado inicialmente para os pacientes com sintomas leves, sendo já indicada cirurgia para pacientes com sintomas moderados a severos e com ENMG indicativa de perda axonal significativa. Mesmo para pacientes com sintomas severos, não se deve retardar o tratamento devido à espera pela ENMG, ficando, assim, indicado iniciar o tratamento conservador nesse ínterim.

O tratamento conservador baseia-se, inicialmente, no uso de tala, que imobilize o punho em posição neutra, no período noturno. O uso da tala noturna reduz os sintomas e melhora a velocidade de condução nervosa, sendo segura e bem tolerada pelos pacientes, bem como efetiva para alívio sintomático rápido. O uso contínuo da tala parece auxiliar na condução nervosa, mas não causa alívio sintomático quando comparado com o uso noturno. Quando há persistência dos sintomas após 1 mês de uso da tala, recomenda-se continuar o uso e realizar infiltração local com corticoide[35,36] (ou utilizar corticoide via oral por 10-14 dias).

No caso de pacientes que não respondem ao uso de tala e à infiltração com corticoide, ou como primeira escolha de tratamento em pacientes com sintomas moderados a graves, recomenda-se o tratamento cirúrgico para a descompressão.[37,38]

Em pacientes refratários que não podem ou não querem realizar o tratamento cirúrgico, as abordagens com fisioterapia, terapia ocupacional ou yoga apresentam baixa evidência de eficácia.

Apesar da baixa qualidade e quantidade dos estudos, algumas revisões se têm mostrado encorajadoras quanto ao uso da acupuntura para o tratamento da síndrome do túnel do carpo, mostrando inclusive melhor resposta comparativamente à injeção de corticoide. Devido à segurança, ao baixo custo e ao potencial terapêutico, recomendamos considerá-la como parte do arsenal terapêutico.[39]

Dicas

▶ Em crianças, manter alto nível de suspeição de lesões nas placas de crescimento com história de trauma em mãos.

▶ Em crianças, o uso de talas móveis tem resultados semelhantes à imobilização com gesso.[6] O retorno ao trabalho ou a esportes sem contato, em uso de imobilização, não é desaconselhado se o gesso não interferir com a atividade, devendo-se monitorar a sua integridade. Após a retirada do gesso, manter tala rígida na prática de esportes sem contato. Indicar a realização de fisioterapia e/ou terapia ocupacional após o uso de tala.[9]

▶ Orientar atletas com lesão de dedo em martelo, após o término das primeiras 6 semanas de tratamento, e usar a tala em todas as práticas esportivas por mais 6 semanas.[3,5]

Quando referenciar

Tenossinovite de De Quervain. Em caso de sintomas persistentes, referenciar para cirurgia. A taxa de sucesso do procedimento cirúrgico é de 80 a 90%.[12,13]

Dedo em gatilho. Indicar tratamento cirúrgico se houver necessidade de força externa para fletir o dedo ou se a pessoa não conseguir fleti-lo.[16,18]

Lesões traumáticas com confirmação de fratura. Devem ser referenciadas para ortopedia, assim como as lesões tendinosas flexoras.

Também devem ser referenciados os seguintes casos:

Lesão em dedo em martelo. Quando não for possível extensão passiva completa ou com subluxação da falange distal. Revisões sistemáticas recentes indicam que fraturas e luxações poderiam ser manejadas adequadamente com tratamento não cirúrgico. Por isso, devem-se avaliar as preferências da pessoa e a adesão ao tratamento com uso de tala.[3–5]

Todas as lesões em dedo de Jersey. O tratamento é cirúrgico em todos os casos. Até a avaliação ortopédica, deve-se manter o dedo em uma tala, com as IFDs e as IFPs levemente flexionadas, evitando-se extensão.[20]

No caso de teste de estresse valgar do polegar do esquiador. Evidenciar articulação instável, ou em falha do tratamento conservador, também se deve referenciar ao ortopedista.[3,7,8]

Fraturas do escafoide com deslocamento maior do que 1 mm ou inclinação do lunato. Não resolução da fratura em tratamento conservador sem resolução com o seguimento, presença de osteonecrose e pessoas que não desejam usar imobilização por 3 meses.[6,10,11]

Erros mais frequentemente cometidos

▶ Os testes de Tinel e Phalen, de compressão, a atrofia tenar e a pesquisa de alterações sensitivas, como a discriminação de 2 pontos, o teste de monofilamento e de sensibilidade à vibração têm valor limitado, ou nenhum valor, para distinguir pacientes com síndrome do túnel do carpo daqueles sem a patologia. Devem ser considerados no contexto clínico e nunca de forma isolada para confirmar ou descartar o diagnóstico.

▶ Não solicitar radiografias em pessoas com dor nas mãos ou nos punhos, com história de trauma, ou não confirmar a ausência de fratura em casos de forte suspeição, após 10 dias, com uma nova radiografia.[6]

▶ Solicitar exames para confirmação diagnóstica de causas não traumáticas de dor nas mãos e nos punhos (mesmo para o diagnóstico de osteoartrite nas mãos, a realização de radiografia não é essencial).[20]

▶ Não iniciar tratamento de causas não traumáticas por dor no punho ou na mão, incluindo síndrome do túnel do carpo, aguardando a realização de exames complementares; lembrar-se de que, na maioria dos casos, o diagnóstico é clínico.

▶ Não valorizar a experiência da pessoa com a doença como parte integrante das decisões terapêuticas.

Prognóstico e complicações possíveis

No início do quadro, o dedo em gatilho pode ser indolor, mas pode evoluir com dor, dificuldade para extensão do dedo e até necessidade de manipulação passiva para extensão.

A síndrome do túnel do carpo pode apresentar remissões e recorrências. Em quadros clínicos mais graves, há envolvimento motor, com diminuição da força e da destreza manual e atrofia tenar.

O diagnóstico adequado de fraturas em mãos e punhos pode evitar um tratamento inapropriado, o qual pode levar à deformidade e à rigidez crônica.[6]

Atividades preventivas e de educação

Em idosos com história de trauma por quedas, deve-se avaliar o risco de queda e referenciar para equipe multidisciplinar para lidar com os riscos.

As evidências são limitadas em relação a uso de computador e à prevenção de síndrome do túnel do carpo, mas orientações ergonômicas, como adotar posturas adequadas, realizar pausas após períodos longos de trabalho, fazer uso correto de teclados e de *mouses*, utilizar outras ferramentas adequadas, podem ser benéficas na prevenção de dores nas mãos e nos punhos.[19] A obesidade é um fator de risco significativo para síndrome do túnel do carpo, e sua abordagem deve ser realizada (ver Cap. 176, Obesidade).

A realização de exercícios de alongamento ajuda a evitar recorrências de dedo em gatilho.[18]

REFERÊNCIAS

1. Anderson BC. Evaluation of the patient with hand pain [Internet]. Waltham: UpToDate; 2009 [capturado em 25 jan. 2018]. Disponível em: www.uptodate.com/contents/evaluation-of-the-patient-with-hand--pain?source= search_result&search =2.%09Anderson+BC.+Evaluation+of+the+patient+with+hand+pain&selectedTitle=2%7E150.

2. Anderson BC. Evaluation of the patient with thumb pain [Internet]. Waltham: UpToDate; 2009 [capturado em 25 jan. 2018]. Disponível em: http://www.uptodate.com/contents/evaluation-of-the-patient-with-thumb-pain?Source =search_result&search=3.%09Anderson+BC.+Evaluation+of+the+patient+with+thumb+pain.&selectedTitle=1%7E150.

3. Leggit JC. Fracture (hand and finger) [Internet]. Eastern: EssentialEvidence Plus; 2009 [capturado em 25 jan. 2018]. Disponível em: http://www.essentialevidenceplus.com/.

4. Vail B, Bene RJ. Tendon injuries (rupture and laceration) [Internet]. Eastern: EssentialEvidence Plus; 2009 [capturado em 25 jan. 2018]. Disponível em: http://www.essentialevidenceplus.com/.

5. Bassett R. Extensor tendon injury of the distal interphalange joint (mallet finger) [Internet]. Waltham: UpToDate; 2009 [capturado em 25 jan. 2018]. Disponível em: http://www.uptodate.com/contents/extensor-tendon-injury-of-the--distal-interphalangeal-joint-mallet-finger?source=search_result&search=Extensor+ tendon+injury+of+the+distal+interphalange+joint&selectedTitle=2%7E150.

6. Kapoor MK, Pujalte GGA, Cross JD, Sawyer JR. Fracture (wrist in adults) [Internet]. Eastern: EssentialEvidence Plus; 2009 [capturado em 25 jan. 2018]. Disponível em: http://www.essentialevidenceplus.com/.

7. Anderson BC. Ulnar collateral ligament injury (gamekeeper's thumb or skier's thumb) [Internet]. Waltham: UpToDate; 2009 [capturado em 25 jan. 2018]. Disponível em: http://www.uptodate.com/contents/ulnar-collateral-ligament--injury--gamekeepers-or-skiers-thumb?source=search_result&search=Ulnar+collateral+ligament+injury &selectedTitle=1%7E7.

8. Anderson D. Skier's thumb. AustFam Physician. 2010;39(8):575-577.

9. Petron DJ. Distal radius fractures in adults [Internet]. Waltham: UpToDate; 2009 [capturado em 25 jan. 2018]. Disponível em: http://www.uptodate.com/contents/distal-radius-fractures-in-adults?source=search_result&search=Distal+radius+fractures+in+ adults&selectedTitle=1%7E24.

10. Phillips TG, Rebach AM, Slomiany P. Diagnosis and management of scaphoid fractures. Am Fam Physician. 2004;70(5):879-884.

11. Burroughs KE. Scaphoide fractures [Internet]. Waltham: UpToDate; 2009 [capturado em 25 jan. 2018]. Disponível em: http://www.uptodate.com/contents/scaphoid-fractures?source=search_result&search =Scaphoide+fractures&selectedTitle=1%7E150.

12. Anderson BC, Sheon RP. Quervain's tenosynovitis [Internet]. Waltham: UpToDate; 2010 [capturado em 25 jan. 2018]. Disponível em: http://www.uptodate.com/contents/de-quervains-tenosynovitis?source=search_result&search=8.%09Anderson+BC%2C+ Sheon+RP.+de+Quervain%E2%80%99s+tenosynovitis&selectedTitle=2%7E150.

13. Viikari-Juntura E. De Quervain's disease and other tendinitides of the wrist and forearm [Internet]. Eastern: EssentialEvidence Plus; 2009 [capturado em 25 jan. 2018]. Disponível em: http://www.essentialevidenceplus.com/.

14. Thommasen HV, Johnston S, Thommasen A. Management of the occasional wrist ganglion. Can J Rural Med. 2006;11(1):51-52.

15. Anderson BC. Trigger finger (stenosing flexor tenosynovitis) [Internet]. Waltham: UpToDate; 2010 [capturado em 25 jan. 2018]. Disponível em: http://www.uptodate.com/contents/trigger-finger-stenosing-f lexor--tenosynovitis?source=search_result&search=Trigger+finger+%28stenosing+flexor+tenosynovitis%29.&selectedTitle=1%7E10.

16. Evidence in Health and Social Care. Trigger finger: assessment [Internet]. NHS Evidence; 2009 [capturado em 25 jan. 2018]. Disponível em: http://www.evidence.nhs.uk.

17. Tallia AF, Cardone DA. Diagnostic and therapeutic Injection of the Wrist and Hand Region. Am Fam Physician. 2003;67(4):745-750.

18. Scott KR, Kothari MJ. Clinical manifestations and diagnosis of carpal tunnel syndrome [Internet]. Waltham: UpToDate; 2009 [capturado em 25 jan. 2018]. Disponível em: http://www.uptodate.com/contents/clinical-manifestations-and-diagnosis-of-carpal-tunnel-syndrome?source =search_result&search=Clinical+manifestations+and+ diagnosis+of+carpal+tunnel&selectedTitle=1%7E118.

19. Scott KR, Kothari MJ. Etiology of carpal tunnel syndrome [Internet]. Waltham: UpToDate; 2009 [capturado em 25 jan. 2018]. Disponívelem: http://www.uptodate.com/contents/etiology-of-carpal-tunnel-syndrome?source= search_result&search= Etiology+of+carpal+tunnel+syndrome&selectedTitle=1%7E118.

20. Kalunian KC. Clinical manifestations of osteoarthritis [Internet]. Waltham: UpToDate; 2009 [capturado em 25 jan. 2018]. Disponível em: http://www.uptodate.com/contents/clinical-manifestations-of-osteoarthritis?source= search_result&search=Clinical+manifestations+of+osteoarthritis.&selectedTitle=1%7E150.

21. Venables PJM, Maini RN. Diagnosis and differential diagnosis of rheumatoid arthritis [Internet]. Waltham: UpToDate; 2009 [capturado em 25 jan. 2018]. Disponível em: http://www.uptodate.com/contents/diagnosis-and-differential-diagnosis--of-rheumatoid-arthritis?source=search_result&search=Diagnosis+and+differential +diagnosis+of+rheumatoid+arthritis&selectedTitle=1%7E150.

22. Platz K, Harrison BK, Asplund CA. Ganglion cyst [Internet]. Eastern: EssentialEvidence Plus; 2009 [capturado em 25 jan. 2018]. Disponível em: http://www.essentialevidenceplus.com/.

23. Yin ZG, Zhang JB, Kan SL, Wang XG. Diagnosing suspected scaphoid fractures: a systematic review and meta-analysis. ClinOrthopRelat Res. 2010;468(3):723-734.

24. Macintyre PE, Schug SA. Acute pain management: a practical guide. Boca Raton: CRC; 2014.

25. Ring D, Schnellen A. Patient-centered care of de Quervain's disease. J Hand Microsurg. 2009;1(2):68-71.

26. Peters-Veluthamaningal C, Winters JC, Groenier KH, Meyboom-DeJong B. Randomised controlled trial of local corticosteroid injections for de Quervain's tenosynovitis in general practice. BMC Musculoskelet Disord. 2009;10:131.

27. Colbourn J, Heath N, Manary S, Pacifico D. Effectiveness of splinting for the treatment of trigger finger. J Hand Ther. 2008;21(4):336-43.

28. Makkouk AH, Oetgen ME, Swigart CR, Dodds SD. Trigger finger: etiology, evaluation, and treatment. Curr Rev Musculoskelet Med. 2008;1(2):92-96.

29. Wojahn RD, Foeger NC, Gelberman RH, Calfee RP. Long-term outcomes following a single corticosteroid injection for trigger finger. J Bone Joint Surg Am. 2014;96(22):1849-54.

30. Mishra SR, Gaur AK, Choudhary MM, Ramesh J. Percutaneous A1 pulley release by the tip of a 20-g hypodermic needle before open surgical procedure in trigger finger management. Tech Hand Up Extrem Surg. 2013;17(2):112-115.

31. Fowler JR, Baratz ME. Percutaneous trigger finger release. J Hand Surg Am. 2013;38(10):2005-2008.

32. Wang J, Zhao JG, Liang CC. Percutaneous release, open surgery, or corticosteroid injection, which is the best treatment method for trigger digits? Clin Orthop Relat Res. 2013;471(6):1879-86.

33. Guler F, Kose O, Ercan EC, Turan A, Canbora K. Open versus percutaneous release for the treatment of trigger thumb. Orthopedics. 2013;36(10):e1290-4.

34. Suen M, Fung B, Lung CP. Treatment of ganglion cysts. ISRN Orthop. 2013;2013:940615.

35. Marshall S, Tardif G, Ashworth N. Local corticosteroid injection for carpal tunnel syndrome. Cochrane Database Syst Rev. 2007;(2):CD001554.

36. Atroshi I, Flondell M, Hofer M, Ranstam J. Methylprednisolone injections for the carpal tunnel syndrome: a randomized, placebo-controlled trial. Ann Intern Med. 2013;159(5):309-17.

37. Jarvik JG, Comstock BA, Kliot M, Turner JA, Chan L, Heagerty PJ, et al. Surgery versus non-surgical therapy for carpal tunnel syndrome: a randomised parallel-group trial. Lancet. 2009;374(9695):1074-81.

38. Capasso M, Manzoli C, Uncini A. Management of extreme carpal tunnel syndrome: evidence from a long-term follow-up study. Muscle Nerve. 2009;40(1):86-93.

39. Bittar JP, Moré AOO. Manual clínico de acupuntura. São Paulo: Atheneu; 2014

CAPÍTULO 214

Dor no cotovelo

Alessandro da Silva Scholze

Aspectos-chave

▶ Na prática do médico de família e comunidade, as queixas em relação à dor no cotovelo são comuns, sobretudo no membro superior, dominante entre homens com história de esforços repetitivos no trabalho ou nos esportes.

▶ A maioria das pessoas com dor por tendinopatias do cotovelo evoluirão para melhora mesmo sem intervenções, dispensando procedimentos invasivos ou referenciamento para o nível secundário.

▶ Na maioria das vezes, a solicitação de exames de imagem para pessoas com dor no cotovelo sem história de trauma é desnecessária para o diagnóstico.

▶ A identificação e a modificação dos esforços relacionados com a ocorrência da dor no cotovelo são aspectos centrais do tratamento.

Caso clínico 1

Cassiano, 33 anos, é atendido pelo seu médico de família e comunidade, queixando-se de dormência na mão direita. Ele relata que já está usando uma tala para dormir, pois há 2 meses, quando os sintomas iniciaram, buscou o pronto-socorro por estar preocupado com a possibilidade de um derrame, como a sua avó sofrera há alguns anos. Foi-lhe dado o diagnóstico de síndrome do túnel do carpo, mas o tratamento não surtiu efeito. Questionado quanto à evolução do quadro, Cassiano descreve que a dormência se manteve estável, atingindo mais o 3º e 4º dedos, mas ele deixou de jogar tênis devido à dor na região anterior do cotovelo, que surgiu nas últimas semanas após os jogos, irradiada para o punho. Ele nega ter sofrido traumas na região. Não há registro de outras patologias, uso de medicamentos ou substâncias psicoativas.

Teste seu conhecimento

1. A localização anterior da dor no cotovelo sugere qual das seguintes hipóteses diagnósticas:
   a. Bursite olecraniana
   b. Síndrome do pronador redondo
   c. Cotovelo de tenista
   d. Compressão de raiz nervosa cervical

2. Ainda que muitas situações de dor no cotovelo tenham sido denominadas por suas relações com a prática de esportes, as condições de trabalho estão amplamente associadas a esses quadros. Diante disso, qual é a alternativa correta?
   a. As condições de dor no cotovelo relacionadas ao trabalho geralmente se apresentam sem outras alterações osteomusculares concomitantes
   b. O repouso absoluto até a melhora completa é parte integrante do tratamento conservador das lesões do cotovelo relacionadas ao trabalho
   c. Mesmo que as condições de trabalho não sejam modificadas, espera-se que a maior parte dos trabalhadores com epicondilite medial se recupere completamente em 1 ano
   d. A dor no cotovelo raramente é um quadro importante a ponto de exigir afastamento do trabalho

3. Quanto aos exames complementares para investigação da dor no cotovelo, é correto afirmar que:
   a. A ultrassonografia é indicada na avaliação diagnóstica inicial de tendinopatias
   b. A radiografia está indicada como exame inicial, ainda que existam sinais de dor não mecânica
   c. A eletroneuromiografia deve ser realizada o mais rapidamente possível diante de sintomas neurológicos
   d. A ultrassonografia sugestiva de lesão intra-articular é a indicação primária para realização de ressonância magnética

4. Todas as seguintes condições podem causar dor neuropática no nível do cotovelo, EXCETO:
   a. Síndrome de dor complexa regional
   b. Síndrome do túnel radial
   c. Cervicalgia
   d. Fibromialgia

5. Assinale a alternativa que aponta corretamente o tratamento que tem evidências de benefício para a condição de dor no cotovelo indicada:
   a. Acupuntura para melhora em curto prazo na epicondilite medial
   b. Tratamento com ondas de choque para epicondilite lateral
   c. Liberação de pontos-gatilho nas síndromes dolorosas miofasciais
   d. Uso de tala noturna para síndrome do túnel cubital

Respostas: 1B, 2C, 3B, 4D, 5C

Do que se trata

Em um grande estudo com base na atenção primária à saúde (APS), 11% da população apresentavam dor no cotovelo, que persistiu por 8 semanas em 58% dos casos. Mais de 40% das pessoas com epicondilite tinham consultado seu médico de família e comunidade no último ano, ao passo que 33% das que sofriam de dor no cotovelo por outras causas fizeram o mesmo. Faltas ao trabalho foram registradas por 5% dos indivíduos com epicondilite, estimando-se uma abstenção média de 29 dias de trabalho no ano anterior. Daqueles com epicondilite lateral, 27% relatavam que ao menos uma tarefa da vida diária (vestir-se, dirigir, dormir...) se tornou impossível, e o mesmo aconteceu com 24% das pessoas com epicondilite medial e 8% das que apresentavam outras causas de dor no cotovelo.[1]

A região do cotovelo é compreendida entre uma linha que passa transversalmente 5 cm abaixo do olécrano e outra linha transversal que passa imediatamente proximal ao olécrano. Nesse espaço, localizam-se três articulações: ulnoumeral, radioumeral e radioulnar proximal, as quais, apesar de serem bastante estáveis e habitualmente não suportarem peso, estão envolvidas em quase todos os movimentos das mãos. Além disso, as queixas identificadas no cotovelo, muitas vezes, mostram-se complexas em suas origens, envolvendo não apenas as estruturas articulares e nervosas locais, mas também dor referida nas regiões cervical e torácica. Os quadros de tendinopatias são considerados crônicos quando persistem por mais de 3 meses.[2]

As definições dos distúrbios musculoesqueléticos em geral e os critérios para diagnosticá-los são divergentes. Isso se dá com as condições que provocam dor no cotovelo, inexistindo consensos que estabeleçam parâmetros epidemiológicos, o que impede o critério de relações causais bem definidas e, até mesmo, a negligência em diagnósticos diferenciais. Neste capítulo, serão enfocados aqueles mais prevalentes em adultos (Quadro 214.1).

Quadro 214.1 | Diagnóstico diferencial da dor no cotovelo não traumática

Condições	Características clínicas	Localização anatômica
Quadros mecânicos e degenerativos		
Epicondilite lateral (ou cotovelo de tenista; epicondilalgia lateral; epicondilose lateral; tendinose lateral do cotovelo; tendinopatia proximal dos extensores do punho)	Dor ou queimação localizada no cotovelo lateral que pode irradiar-se ao longo da massa dos músculos extensores do punho, às vezes com irradiação proximal. Inicia de forma insidiosa, relacionada a movimentos de preensão (girar maçanetas, aperto de mãos, levantar objetos com a mão pronada); com a piora progressiva, pode haver dor mesmo em repouso	▲ Figura 214.1 Fonte: Gross, Fetto e Rosen.[3]
Epicondilite medial (ou cotovelo de golfista; epicondilalgia medial; epicondilose medial; tendinose medial do cotovelo)	Dez vezes menos comum do que a epicondilite lateral, surge mais entre 50-60 anos e ocorre igualmente entre os sexos, sendo 75% das vezes no membro dominante. A dor é insidiosa na porção medial do cotovelo, piorando com a pronação e a flexão da mão e dos dedos. A progressão do quadro pode levar à limitação dos movimentos e à contratura em flexão da extremidade, às vezes com edema e calor no epicôndilo medial	▲ Figura 214.2 Fonte: Gross, Fetto e Rosen.[3]

(Continua)

Quadro 214.1 | Diagnóstico diferencial da dor no cotovelo não traumática *(Continuação)*

Condições	Características clínicas	Localização anatômica
Quadros mecânicos e degenerativos		
SDM	Dor com distribuição característica para cada músculo envolvido, reprodutível com a digitopressão dos pontos-gatilho identificados na palpação de banda tensa, o que também pode provocar uma resposta contrátil local. A amplitude de movimento do músculo fica restrita	
Tendinopatia do bíceps	É a causa mais comum de dor na face anterior. Iniciada de forma insidiosa ou vaga, sendo exacerbada na flexão e supinação resistida do antebraço. Nos raros casos de ruptura, com o cotovelo fletido a 90°, ao realizar a supinação e a pronação do antebraço, o movimento do ventre muscular, como um pistão, estará ausente	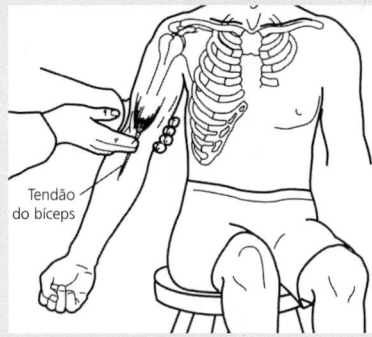 ▲ Figura 214.3 Fonte: Gross, Fetto e Rosen.[3]
Síndrome do pronador redondo	Ocorre quando há compressão do nervo mediano distalmente ao cotovelo, na passagem entre as cabeças ulnar e umeral do músculo pronador redondo, pela presença de pontos-gatilho. Também é possível a compressão nesse nível pelo ligamento de Struthers, aponeurose bicipital ou cabeça acessória do flexor longo do polegar. Pode surgir após prática de esportes com raquete ou arremesso. É caracterizada por dor no antebraço e no punho, dormência e parestesia atingindo do primeiro dedo até a metade do quarto dedo. Os sintomas são similares àqueles da síndrome do túnel do carpo, na qual a compressão do nervo ocorre mais distalmente	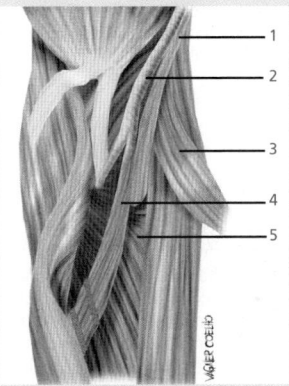 ▲ Figura 214.4 Fonte: Hebert e colaboradores.[4]
Síndrome do túnel cubital (ou compressão do nervo ulnar)	Segunda síndrome de compressão de nervo mais comum depois da síndrome do túnel do carpo. Disestesia, hipoestesia, ardência e dormência no quarto e quinto dedos da mão e porção medial do antebraço, que podem piorar à noite. Quando há comprometimento motor, pode apresentar dormência e fraqueza da garra. Também com edema e dificuldade para movimentar o cotovelo	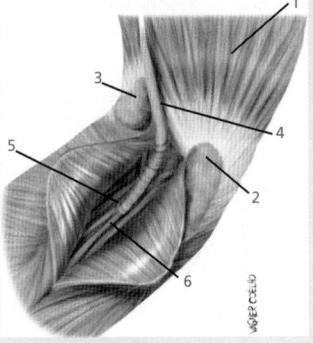 ▲ Figura 214.5 Fonte: Hebert e colaboradores.[4]

(Continua)

Quadro 214.1 | **Diagnóstico diferencial da dor no cotovelo não traumática** *(Continuação)*

Condições	Características clínicas	Localização anatômica
Quadros mecânicos e degenerativos		
Síndrome do túnel radial (ou compressão do nervo radial)	Neuropatia menos comum, identificada em 5% das pessoas com diagnóstico inicial de epicondilite lateral, provavelmente associada como um *continuum* à compressão do nervo interósseo posterior. Em ambas, há dor insidiosa e mal localizada no antebraço, em pessoas com histórico de pronação e supinação repetidas	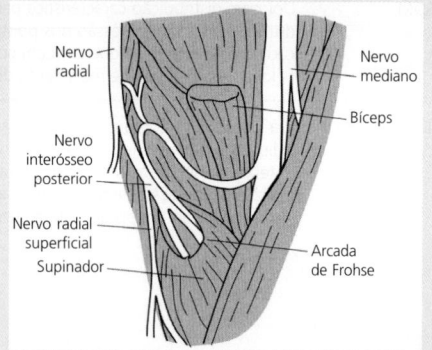 ▲ Figura 214.6 Fonte: Gross, Fetto e Rosen.[3]
Lesão do ligamento colateral medial (ou ligamento ulnar)	Ocorre quando o cotovelo é submetido a uma força em valgo, ou direcionada lateralmente. Mais comum em atletas que realizam arremesso sobre a cabeça, como basquete, tênis ou vôlei. Quando há lesão aguda, pode ser ouvido um estalo e surgir incapacidade para continuar o movimento. Cronicamente, inicia com dor vaga na região medial, piorando na fase de aceleração do lançamento. A presença de osteófitos pode limitar a extensão	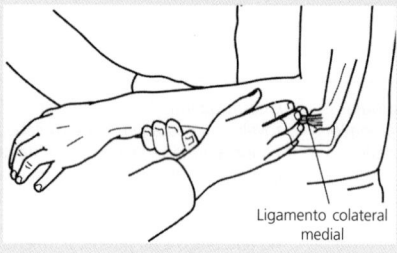 ▲ Figura 214.7 Fonte: Gross, Fetto e Rosen.[3]
Osteoartrite (ver Cap. 219, Osteoartrite e artrite reumatoide)	Menos frequente do que em articulações que sustentam peso, ocorre geralmente no membro dominante em homens com trabalho braçal extenuante. Em menores de 40 anos, costuma haver trauma prévio. A dor pode ser intensificada nos limites da extensão e da flexão, às vezes com limitação e travamento do movimento, por osteófitos ou corpos livres intra-articulares, presentes em cerca de 50% dos casos	
Quadros inflamatórios		
Bursite olecraniana	Ocorre mais em homens entre 30-60 anos, devido à exposição ocupacional. Geralmente após trauma repetitivo do cotovelo, ou fricção, como apoiar-se na mesa por longo tempo. Ocorre também em pessoas com AR ou por deposição de cristais ou associada à hemodiálise crônica, pelo apoio prolongado do membro superior. Dor, inchaço e eritema sobre a região da bursa. Em cerca de um terço dos casos, é séptica, verificando-se febre em 38% desses pacientes	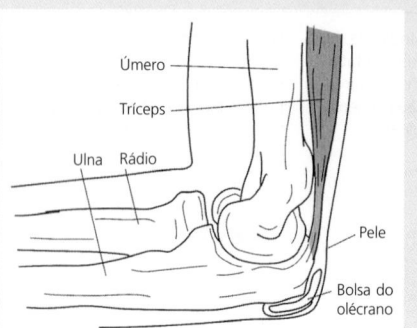 ▲ Figura 214.8 Fonte: Gross, Fetto e Rosen.[3]

(Continua)

Quadro 214.1 | Diagnóstico diferencial da dor no cotovelo não traumática *(Continuação)*

Condições	Características clínicas	Localização anatômica
Quadros inflamatórios		
Artrite reumatoide (ver Cap. 219, Osteoartrite e artrite reumatoide)	Até 50% das pessoas com AR se apresentam com sinovite do cotovelo, sendo esperado um envolvimento poliarticular, habitualmente atingindo também pequenas articulações, além de manifestações sistêmicas. A dor no cotovelo costuma ocorrer ao longo de todo o arco de movimento, produzindo instabilidade articular com a progressão para lesão articular	
Gota (ver Cap. 220, Gota)	Monoartrite recorrente que pode iniciar subitamente no cotovelo, apesar de haver maior incidência nos membros inferiores. Geralmente no sexo masculino, com comorbidades (diabetes, HAS, obesidade, LRA), uso de diuréticos, dieta rica em purinas, alcoolismo. Cronicamente, a bursa olecraniana é um local comum para a formação de tofos	
Lesões ósseas		
Osteocondrite dissecante	Geralmente em adolescentes que praticam esportes envolvendo os membros superiores, com sintomas progressivos por longo tempo antes da avaliação médica; 90% têm dor lateral no cotovelo, alguns com dor difusa, aliviada com repouso, além de limitação do movimento (extensão)	
Tuberculose (ver Cap. 156, Tuberculose)	1-5% dos casos de TB óssea estão localizados no cotovelo, com dor, inchaço e limitação de movimentos inicialmente discretos, mas progressivos, durante 5 a 47 meses até o diagnóstico. Em geral, com ausência de sintomas respiratórios, febre ou perda de peso	
Neoplasias	Tumores primários ou metastáticos são incomuns nos membros superiores. Na presença de alertas vermelhos, essa possibilidade deve ser considerada (Quadro 214.2)	
Dores referidas e difusas		
Cervicalgias (ver Cap. 211, Cervicalgia)	A sensibilidade nos dermátomos do cotovelo é estabelecida pelas raízes de C5 a T1, com a possibilidade de dor irradiada da região cervical. As áreas de C5 e T1, respectivamente lateral e medial à fossa antecubital, são muito importantes	
Fibromialgia	Dor disseminada por pelo menos 3 meses, reproduzida por palpação digital em 11 dos 18 *tender points*, localizados bilateralmente, um dos quais está 2 cm distal ao epicôndilo lateral	
Síndrome do desfiladeiro torácico	Evolui com fraqueza na mão e no antebraço, geralmente unilateral, até atrofia dos músculos tenares, porém é comum história de dor insidiosa no membro superior de longa data, com força preservada, mas fadiga mais rápida do que o habitual	
Síndrome de dor complexa regional	Inicia com edema cerca de 1 mês após trauma atingindo extremidades, evolui com dor neuropática e alterações vasomotoras que levam a alterações tróficas da pele, à contratura articular e à atrofia do membro	

AR, artrite reumatoide; HAS, hipertensão arterial sistêmica; SDM, síndrome de dor miofascial; TB, tuberculose; LRA, lesão renal crônica.
Fonte: Kane e colaboradores,[2] Gross e colaboradores,[3] Herbert e colaboradores,[4] Simons e colaboradores,[5] Bussieres e colaboradores[6] e Rodner e colaboradores.[7]

A dor no cotovelo é atribuída a situações em que há uso excessivo e/ou sobrecarga das articulações, além dos quadros dolorosos resultantes de traumas. Não por acaso os termos clássicos para denominar alguns dos diagnósticos comumente descritos estabelecem relações com esportes: cotovelo de tenista e cotovelo de golfista, embora, por exemplo, apenas 10% das epicondilites laterais aconteçam em tenistas. Outros esportes em que predomina o uso dos membros superiores também têm sido relacionados com dor no cotovelo, como boxe, natação, ginástica e modalidades de arremesso no atletismo.

A relação da dor no cotovelo com o trabalho é sugerida para diferentes ocupações, como cozinheiros, trabalhadores da indústria de processamento de carne e do setor de informática. Estudos sobre a associação entre trabalho com computadores e epicondilite não identificam evidências de relação causal. Entretanto, funções que envolvem ocupações manuais extenuantes, com repetição da extensão/flexão do cotovelo, utilizando ferramentas e exposição à vibração, parecem estar relacionadas à maior incidência de epicondilites, especialmente no membro dominante. Identificam-se também fatores psicológicos, como a baixa sensação de bem-estar, como significativamente associados à ocorrência de epicondilite na população geral, com razão de chances 4,5 (95% IC 2,1-9,5) para epicondilite lateral e 4,9 (95% IC 2,0-12,4) para epicondilite medial. Fatores culturais podem influenciar na identificação de queixas dolorosas entre trabalhadores de diferentes origens. Por outro lado, diabetes e tabagismo não parecem associados às epicondilites.[1]

As causas traumáticas representam 35% dos quadros de dor no cotovelo relacionados ao trabalho, incluindo fraturas e luxações, e contribuem entre 2 a 3% dos atendimentos em serviços de urgência. O cotovelo é a segunda articulação mais frequentemente luxada em adultos. As luxações podem ser simples, quando não há fratura, ou complexas, associadas a fraturas com avulsão. As fraturas do cotovelo somam cerca de 7% das fraturas no adulto, sendo mais comuns aquelas envolvendo a cabeça do rádio. Em jovens, a maioria das fraturas ocorre por lesões com alto impacto, como acidentes automobilísticos, quedas de grande altura e prática de esportes, ao passo que os idosos geralmente sofrem fraturas por traumas menores, como quedas da própria altura.[8]

O que fazer

Anamnese

Na história da pessoa com dor no cotovelo, deve-se considerar seu tempo de início, se é aguda ou insidiosa, e verificar a ocorrência de traumas relacionados ao surgimento da queixa, sejam eles maiores ou leves e repetitivos. A descrição das atividades laborais, esportivas e de lazer é esclarecedora, pois os esforços cotidianos são muitas vezes determinantes para o surgimento da dor, como no exemplo clássico dos tenistas, entre os quais 50% apresentarão epicondilite lateral em algum momento da vida. A dor pode ser relacionada, pela pessoa, à realização de certos movimentos habituais e as limitações em tais esforços. A descrição do mecanismo, da intensidade e da direção de um trauma também é importante, pois aponta as estruturas potencialmente atingidas.[2,5,8]

A correlação com as estruturas do cotovelo é possível a partir da localização da dor em suas regiões lateral, medial, posterior ou anterior. A partir disso, determina-se a ocorrência de irradiação, de intensidade e da característica da dor. Quando há dor com parestesias, hipoestesias ou acompanhada de perda de força, sugere-se o envolvimento de estruturas nervosas, ao passo que o relato de cliques ou travamentos aos movimentos se relaciona a alterações intra-articulares.[2,5,8]

A abordagem integral da pessoa mostra-se importante, não apenas pelas relações de piora ou alívio com suas atividades e mudanças no contexto de vida, as quais podem estar temporalmente relacionadas com o início da queixa, mas também pela ocorrência de outros sinais sistêmicos e patologias prévias, o que indicará mais agilidade para esclarecimento diagnóstico ou referenciamento, quando houver a presença de sinais de alerta vermelho (Quadro 214.2). Processos decorrentes de alterações mecânicas e degenerativas costumam ser locais e lentamente progressivos, ao passo que as condições inflamatórias podem ser de início súbito, inclusive apresentando-se no cotovelo como primeira manifestação de uma doença poliarticular ou como a sequência de uma história de acometimento de outras articulações. A história deve incluir ainda a relação de medicamentos que a pessoa utiliza.[2,5,8]

Quadro 214.2 | **Sinais de alerta vermelho**

Tumor	▶ História, sinais ou sintomas sugestivos de câncer
	▶ Deformidade ou edema significativo inexplicados
	▶ Massa palpável com aumento progressivo
	▶ Dor intensa sem exames de imagem prévios
Infecção	▶ Eritema, febre, queda no bom estado geral
Deslocamento e instabilidade articular	▶ Trauma sem investigação prévia
	▶ Perda de mobilidade sem diagnóstico
	▶ Alteração dos contornos normais da articulação
Lesão neurológica	▶ Trauma, dor aguda incapacitante e perda significativa de força
	▶ Déficits sensitivos ou motores inexplicados

Fonte: Adaptado de Bussieres e colaboradores.[6]

Exame físico

A avaliação sistemática da pessoa com dor no cotovelo envolve inspeção, palpação, exame de sinais neurológicos, verificação da amplitude de movimentos, comparando-se sempre com o membro contralateral, e testes específicos para determinadas condições. A observação inicia-se já na sala de espera, quando o médico pode ficar atento à postura da pessoa, se está protegendo o cotovelo e mantendo-o fixo, se consegue estender o braço para um aperto de mãos, até o exame físico, em que se observam suas limitações, por exemplo, ao despir-se para o exame.[2,5,8]

Com a pessoa sentada, identificam-se, pela palpação, os referenciais ósseos e as áreas dolorosas: epicôndilos lateral e medial, cabeça do rádio, olécrano e bursa olecraniana. O exame da extremidade deve incluir aspectos da pele, como edema, eritema, deformidades ou ferimentos com solução de continuidade, que podem sugerir quadros infecciosos. Observa-se cor e temperatura da pele, palpam-se os pulsos e avalia-se o enchimento capilar distal. Os aspectos neurológicos verificados são sensibilidade cutânea, presença de sinal de Tinel nos nervos ulnar, radial ou mediano na região do cotovelo, e reflexos dos tendões dos músculos bíceps e tríceps. Na suspeita de compressão do nervo cubital, deve-se avaliar todo o membro e a coluna cervical, para descartar outras compressões neurais (C).[1,2]

Solicita-se à pessoa que realize os arcos de movimento completos da flexão/extensão e pronação/supinação, registrando-se caso sejam normais, leves ou muito limitados. Os testes de força muscular devem ser realizados conforme a suspeita clínica.[2,5,8]

Rotineiramente, a palpação, a verificação de limitações dos movimentos e o teste de força devem ser estendidos ao ombro, ao pescoço e à mão, a fim de incluir no diagnóstico diferencial dores referidas, como radiculopatias, síndrome do desfiladeiro torácico ou dor complexa regional. Em 84% dos trabalhadores com epicondilite medial, foram identificados um ou mais distúrbios envolvendo outras áreas do membro superior, como mão ou ombro.[2]

O teste da extensão do cotovelo (Figura 214.9) é utilizado para afastar a ocorrência de fratura após trauma do cotovelo. A pessoa é posicionada sentada, com ambos os membros superiores expostos e em supinação, solicitando-se a ela que flexione os ombros em 90° e, então, realize extensão completa dos cotovelos e sustente-os. Compara-se o lado atingido em relação ao contralateral, avaliando a existência de diferenças na extensão

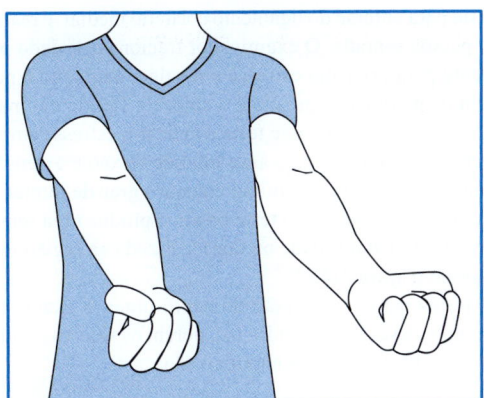

▲ **Figura 214.9**
Teste da extensão do cotovelo negativo afasta diagnóstico de fratura, quando a pessoa é capaz de estender completamente o cotovelo que sofreu o trauma, sustentando-o, de forma simétrica ao lado contralateral.

dos cotovelos. Quando o teste é positivo, com extensão incompleta do lado atingido, deve-se solicitar radiografia, pois há cerca de 50% de chance de haver fratura. O valor preditivo negativo (VPN) do teste é de 98,4% em adultos e 95,8% em crianças (A).[8]

Testes para epicondilite lateral são feitos quando há dor na palpação sobre o epicôndilo lateral, imediatamente anterior, medial e distal a ele. O teste de Cozen consiste em solicitar à pessoa que cerre o punho em pronação e realize extensão do punho contra a resistência do examinador, sendo considerado positivo quando provoca dor na região do epicôndilo lateral (Figura 214.10). No teste de Mill, o examinador palpa o epicôndilo lateral da pessoa com uma mão enquanto a outra prona o antebraço examinado, realizando flexão completa do punho e estendendo passivamente o cotovelo, da mesma forma que no anterior. O relato de dor na região do epicôndilo lateral indica um teste positivo (ver Figura 214.10).[2]

O teste para epicondilite medial à palpação do epicôndilo medial provoca dor, que é piorada pela resistência aplicada pelo examinador quando a pessoa é orientada a realizar pronação do antebraço e flexão do punho com o cotovelo estendido (Figura 214.11).[2]

O exame dos músculos para pontos-gatilho é feito na ocorrência de SDM provocando dor no cotovelo e envolve mais comumente os músculos considerados a seguir, porém pode ser resultado de pontos-gatilho mesmo em músculos distantes, como o supraespinal ou o peitoral maior. Eventualmente, a compressão dos nervos na região do cotovelo pode resultar da presença de pontos-gatilho em músculos diretamente relacionados com o trajeto dos nervos, como ocorre com o nervo mediano na síndrome do pronador redondo, como visto a seguir:[5]

Músculo supinador. Projeta dor para a região lateral do cotovelo, face dorsal do primeiro espaço interdigital e antebraço dorsal. A palpação dos pontos-gatilho é realizada com a pessoa mantendo o antebraço supinado e afastando-se lateralmente o músculo braquiorradial, de modo que se pode identificá-los logo abaixo da pele, entre o tendão do bíceps e o braquiorradial (Figura 214.12).[5]

Músculo braquiorradial. Seu padrão de dor envolve o epicôndilo lateral, projetando-se ao longo do antebraço até o primeiro espaço interdigital. Solicita-se à pessoa que flexione o cotovelo em 90°, com o antebraço apoiado, para destacar o bra-

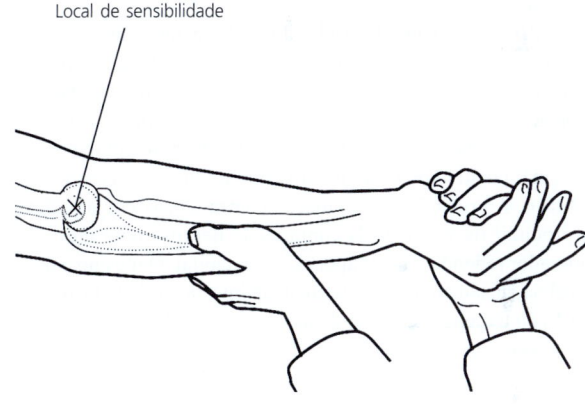

▲ **Figura 214.11**
Teste para epicondilite medial.

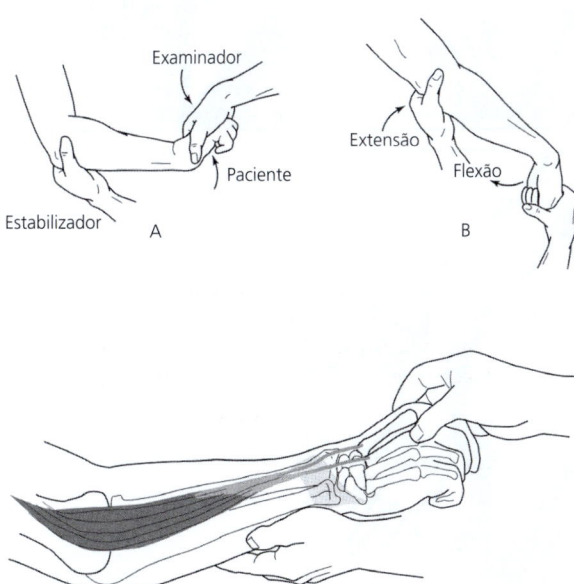

▲ **Figura 214.10**
Teste para epicondilite lateral.

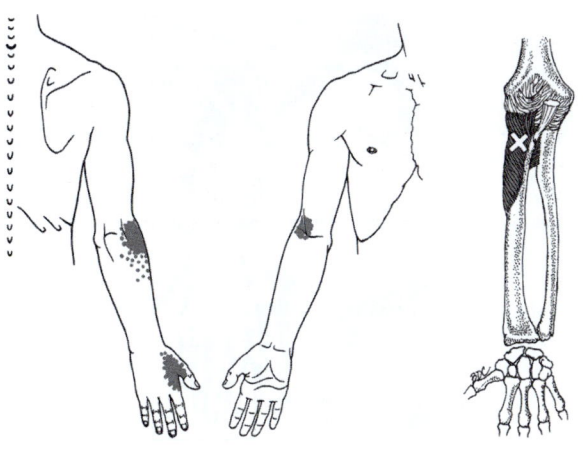

▲ **Figura 214.12**
Palpação de pontos-gatilho no músculo supinador.

quiorradial, e, com palpação em pinça, os pontos-gatilho são encontrados na profundidade a cerca de 2 cm da dobra antecubital (Figura 214.13).[5]

Músculos extensores radiais do carpo. Os pontos-gatilho desses músculos referem dor e sensibilidade desde o epicôndilo lateral até o dorso da mão e tabaqueira anatômica. Para identificação dos pontos-gatilho no extensor radial longo do carpo, a pessoa mantém o antebraço relaxado e apoiado, com a mão pendente e o cotovelo em flexão de 30°, e realiza-se palpação em pinça imediatamente distal ao epicôndilo lateral. Os pontos-gatilho do extensor radial curto do carpo são identificados por palpação plana contra o rádio, 5 a 6 cm distalmente à dobra do cotovelo (Figura 214.14).[5]

Músculo tríceps braquial. É mais comum a dor projetada na lateral do cotovelo, com irradiação para o ombro, sendo possível também dor distal ao olécrano ou no epicôndilo medial, conforme a cabeça do músculo envolvida. Colocando a pessoa em posição supina, o ponto-gatilho 1, na porção média, é identificado por palpação em pinça, profundamente junto ao úmero; o ponto-gatilho 2 é localizado por palpação plana 4 a 6 cm proximalmente ao epicôndilo lateral (Figura 214.15A); o ponto-gatilho 3 encontra-se na parte média da cabeça lateral do músculo, examinando-se com palpação plana; o ponto-gatilho 4 é encontrado profundamente logo acima do olécrano (Figura 214.15B); o ponto-gatilho 5 é encontrado por palpação plana, na porção central e profunda da porção média, com o ombro em rotação externa[6] (Figura 214.15C).

Síndrome do pronador redondo. A dor pelos pontos-gatilho no músculo pronador redondo é relatada como irradiada para a porção radial do antebraço e do punho, profundamente (Figura 214.16). Na compressão do nervo mediano distalmente ao cotovelo, há dor na porção anterior e parestesias, bem como o sinal de Tinel positivo pode ser identificado na face anterior do antebraço. A pronação e a supinação contra a resistência podem reproduzir os sintomas da compressão nervosa pelo músculo pronador redondo ou pela aponeurose bicipital. O mesmo é possível na flexão contra a resistência da interfalangiana proximal (IFP) do terceiro dedo quando há compressão do nervo entre as cabeças do músculo flexor superficial dos dedos.[5,7]

O teste para entorse do ligamento colateral medial é realizado com a pessoa sentada. O examinador traciona o 1° dedo posteriormente para criar um estresse em valgo, enquanto a pessoa mantém o antebraço supinado e o cotovelo fletido em mais de 90°. Uma modificação desse teste é aplicar o estresse em valgo enquanto a pessoa realiza o arco total de flexão e extensão do cotovelo. Verifica-se concomitantemente o grau de limitação da extensão. Nos dois casos, o teste positivo produz uma sensação de apreensão, instabilidade ou dor localizada na região medial do cotovelo (Figura 214.17).[2]

Nos testes para compressão do nervo ulnar, o exame físico não permite descartar o quadro (A), porém os valores preditivos positivos (VPPs) dos testes habituais são:

- Sinal de Tinel: 77%.
- Dor à palpação: 80%.
- Dor à compressão do nervo com o antebraço em flexão: 72%.
- Espessamento do nervo na palpação: 84%.

Nos testes para síndrome do túnel do rádio, pode-se identificar sinal de Tinel positivo sobre o túnel do rádio e dor na compressão distalmente à região posterior da cabeça do rádio. Com o antebraço e dedos estendidos, a pessoa com lesão do nervo interósseo posterior tem perda da força para manter o terceiro dedo nessa posição contra a resistência do examinador, sem o surgimento de dor. Na síndrome de compressão do nervo radial, não há nenhuma alteração motora, apenas a dor. Na epicondilite

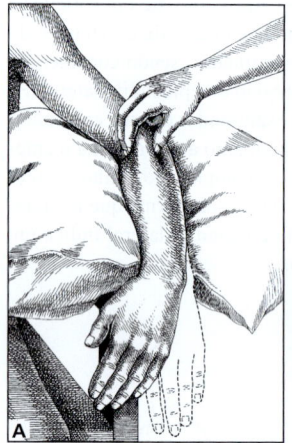
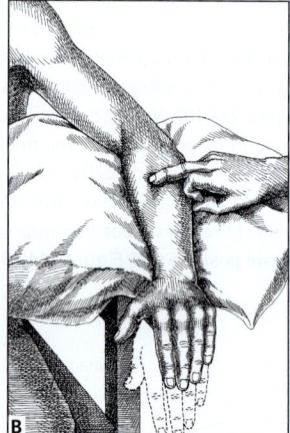
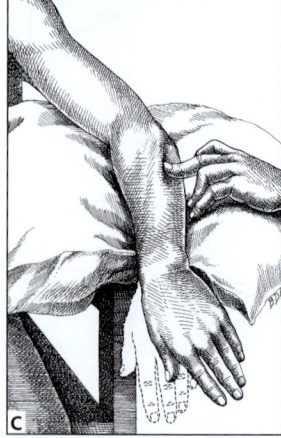

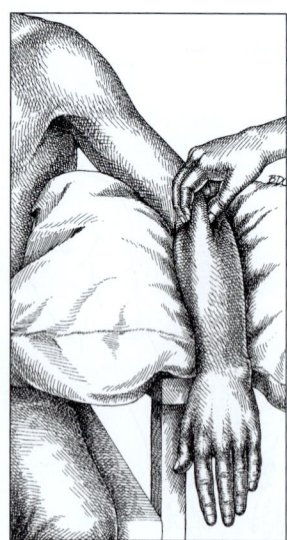

▲ **Figura 214.13**
Palpação de pontos-gatilho no músculo braquiorradial.

▲ **Figura 214.14**
Palpação de pontos-gatilho nos músculos extensores radiais do carpo.

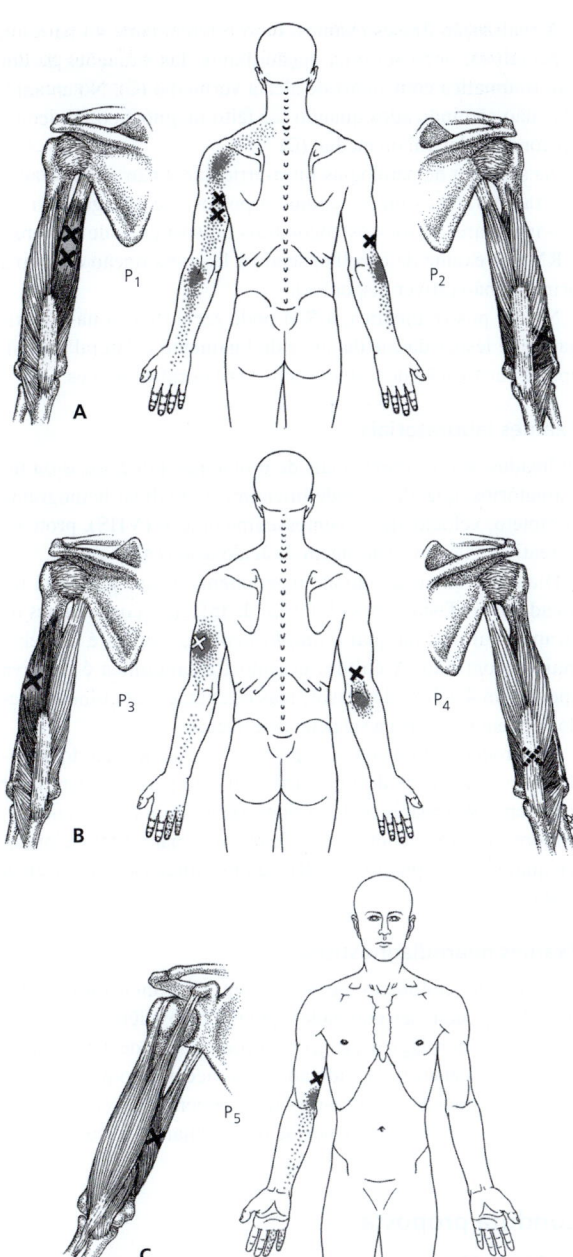

▲ Figura 214.15
Palpação de pontos-gatilho no músculo tríceps braquial.

Quadro 214.3	Indicações para realização de radiografias no diagnóstico da dor no cotovelo	
Radiografias não indicadas inicialmente	▶ Dor não traumática com duração menor do que 4 semanas (C)
	▶ Sinais de epicondilite lateral (C)
	▶ Sinais de epicondilite medial (D)
	▶ Dor inespecífica e difusa no antebraço e no punho (D)
Radiografias indicadas: AP, lateral 90° e oblíqua medial	▶ Dor não traumática sem resposta ao tratamento por 4 semanas (B)
	▶ Limitação significativa para atividades após 4 semanas (B)
	▶ Sinais de dor não mecânica: constante ou progressiva, sem alívio com repouso, não reprodutível no exame físico (B)
	▶ Sinais de alerta vermelho (B)
	▶ Dor crônica (C)

AP, anteroposterior em extensão.
Fonte: Adaptado de Bussieres e colaboradores.[6]

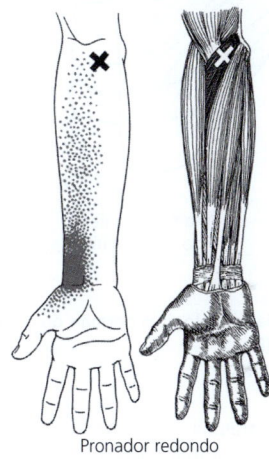

▲ Figura 214.16
Palpação de pontos-gatilho no músculo pronador redondo.

lateral, nesse mesmo teste, a manutenção do dedo estendido contra a resistência provoca dor na lateral do cotovelo.[2]

Exames complementares

Radiografia simples

As incidências habituais são a anteroposterior em extensão (AP) e lateral em 90°. Entre as incidências específicas, a projeção axial oferece uma visão da fossa olecraniana, a incidência oblíqua avalia a cabeça do rádio e aquelas realizadas sob estresse permitem verificar a estabilidade articular do cotovelo (ver Quadro 214.3).[6]

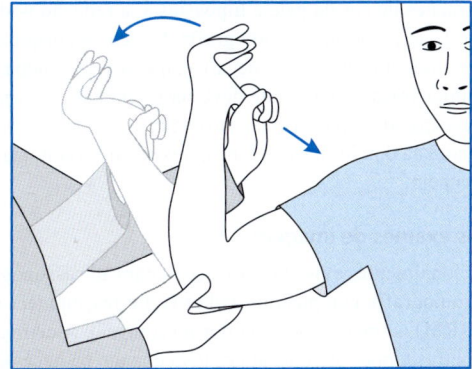

▲ Figura 214.17
Teste do estresse em valgo do cotovelo para diagnóstico de entorse do ligamento colateral medial.

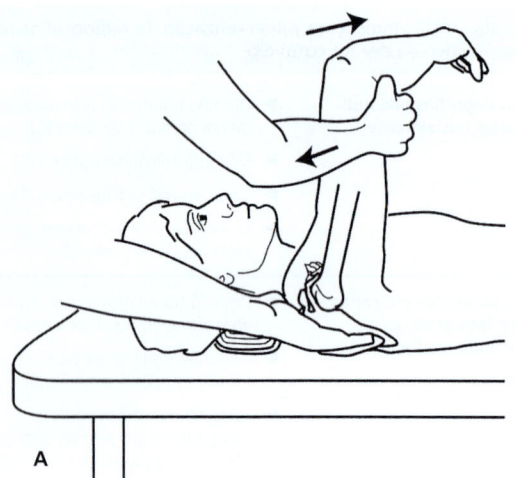

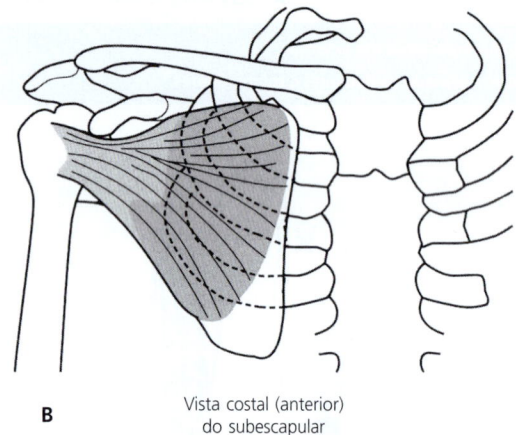

▲ Figura 214.18
Principais incidências radiológicas normais do cotovelo: ântero-posterior (A) e lateral (B).
Fonte: Gross e colaboradores.[3]

Nas situações de trauma em que há suspeita clínica de fratura, a radiografia simples é diagnóstica na maioria das vezes (C). Além das incidências habituais, realiza-se a medial oblíqua e, caso necessário, AP em pronação, axial e com estresse lateral. Quando a pessoa apresenta sinais de deslocamento articular e evidências de lesão vascular, com a extremidade fria, mostrando alterações de cor da pele e hipoestesia, a redução pode ser necessária antes mesmo da radiografia. Nos casos em que o teste de extensão do cotovelo foi negativo, não se realizando radiografia inicialmente, o paciente deve ser orientado a retornar se surgir incapacidade para a extensão completa, piora ou ausência de melhora da dor, limitações funcionais ou novos sintomas que o preocupem.[6,8]

Outros exames de imagem

Excepcionalmente, existem indicações para ultrassonografia (US), tomografia computadorizada (TC) e ressonância magnética (RM) na investigação da dor no cotovelo. A artrografia com contraste pode ser uma alternativa quando há necessidade de definir as superfícies articulares ou identificar corpos intra-articulares e defeitos capsulares.

A realização desses exames, ou o referenciamento para um especialista, pode ser uma opção diante das situações de dor não traumática com sinais de alerta vermelho (C). No entanto, eles não são indicados quando for feito diagnóstico clínico de epicondilite lateral ou medial (D).[6]

Na suspeita de patologias intra-articulares não identificadas nas radiografias simples, como corpos osteocartilaginosos intra-articulares, lesões osteocondrais ou suspeitas de tumores, a RM é o exame de escolha, sendo a US uma opção quando a primeira não estiver disponível.[6]

Na dor pós-traumática, a RM pode ser utilizada na investigação de lesões da cartilagem e do ligamento colateral medial, após a verificação de fraturas com a radiografia simples.[6]

Exames laboratoriais

Indicados se houverem sinais de problemas infecciosos ou inflamatórios, quando se pode inicialmente realizar hemograma completo, velocidade de hemossedimentação (VHS), proteína C-reativa, glicemia e dosagem de ácido úrico (AU) sérico.

Diante de sinais de bursite olecraniana, a aspiração está indicada para afastar a possibilidade de infecção com exames de Gram e cultura, na qual o *Staphylococcus aureus* é o agente mais encontrado. A cultura de amostra sanguínea é positiva apenas em 4 a 30% dos casos, mas os exames sanguíneos citados podem ser úteis na suspeita de infecção.

A artrocentese do cotovelo permite exame do líquido quando há evidências de derrame articular. Ela permite identificar a presença de cristais (gota), sangue ou gordura (fratura oculta, tumores) e fazer a contagem de leucócitos, para diferenciar entre quadros inflamatórios (AR), não inflamatórios (artrose) ou sépticos.

Exames neurodiagnósticos

Estudos de condução nervosa com eletroneuromiografia (ENMG) podem ser realizados quando há evidências clínicas de déficits neurológicos, sugerindo compressão de nervo ou radiculopatia cervical. Devido ao tempo necessário para a lesão neural se estabelecer, falso-negativos podem ocorrer quando o exame é realizado com menos de 6 a 8 semanas do surgimento do quadro.[2,5]

Conduta proposta

Tratamento

Uma vez que as situações de dor no cotovelo não traumáticas são, em sua maioria, relacionadas com o excesso de uso da articulação, a conduta inicial costuma envolver proteção da articulação, repouso, aplicação de gelo, compressão, elevação do membro, medicamentos analgésicos e fisioterapia. Dessa forma, busca-se controlar os sintomas e modificar as atividades em curto prazo, de modo que a reabilitação permita o retorno aos movimentos habituais do membro.[2,5,8]

Quanto ao manejo de situações específicas na atenção primária (Quadro 214.4), verifica-se que a maioria dos estudos enfoca a dor na região lateral do cotovelo, sob as diferentes denominações aplicadas à epicondilite lateral, mas, como apontado, há limitações e heterogeneidade nos critérios utilizados para definir os diagnósticos. As tendinopatias em geral podem ser abordadas de forma similar, de modo que é viável, na prática, extrapolar os resultados de terapêuticas empregadas na epicondilite lateral para aplicação na medial.

Quadro 214.4 | **Tratamento da dor no cotovelo não traumática na atenção primária à saúde**

Epicondilite lateral	▶ Afastar e minimizar os fatores que contribuem para o quadro no trabalho e no lazer (D)
	▶ A fisioterapia obtém melhora rápida, mas não modifica os resultados em 1 ano para a maioria das pessoas (A)
	▶ A infiltração local de corticoides deve ser reservada a casos crônicos selecionados, pois proporciona alívio da dor em curto prazo superior aos AINEs e à fisioterapia, mas em longo prazo os resultados são similares ou mais prejudiciais do que a conduta expectante (A)
	▶ AINEs orais têm resultados inconsistentes, mas podem ser utilizados em casos agudos ou crônicos (B)
	▶ Os AINEs tópicos produzem alívio da dor em curto prazo, tanto em casos agudos como crônicos (A)
	▶ Paracetamol deve ser considerado para controle da dor em pessoas com contraindicações aos AINEs (A)
	▶ Exercícios para aumentar a força excêntrica são efetivos na tendinopatia e podem reverter alterações degenerativas (B)
	▶ O uso de gelo local não traz benefício quando associado a um programa de exercícios concêntricos e excêntricos que reduz a dor ao final de 4 semanas (C)
	▶ Órteses podem ser utilizadas como tratamento adjuvante (B)
	▶ A terapia com ondas de choque é contraindicada, pois não mostra benefício, ou ele é muito pequeno, na melhora da dor e da função (A)
	▶ Acupuntura pode melhorar dor e função em curto prazo (B)
Epicondilite medial	▶ Cessar movimentos que provocam dor, evitando imobilização completa (D)
	▶ Gelo por 15-20 min, 3-4x/dia, é sugerido para alívio da dor (D)
	▶ AINEs orais por 7-14 dias, conforme tolerados, ou tópicos, por 3-4 semanas para analgesia, sem base fisiopatológica para uso (D)
	▶ A infiltração local de corticoides proporciona alívio da dor em curto prazo, sem melhora após 3 meses e 1 ano. É uma opção na falha do tratamento com AINEs e repouso (B)
	▶ Acupuntura não demonstra benefício em curto prazo (A)
	▶ Terapia por ondas de choque tem evidências limitadas, sem diferença na melhora em relação à injeção de corticoides no curto prazo (B)
	▶ Tratamentos fisioterápicos não contam com evidências de benefício, devendo ser descontinuados se não houver melhora na dor inicialmente (D)
SDM	▶ Modificar os fatores predisponentes e perpetuantes
	▶ A liberação dos pontos-gatilho pode ser feita com alongamento após aplicação de frio local, técnicas de fisioterapia com relaxamento muscular, pressão do ponto-gatilho, eletroestimulação, injeção do ponto-gatilho (C)

(Continua)

Quadro 214.4 | **Tratamento da dor no cotovelo não traumática na atenção primária à saúde** *(Continuação)*

Síndrome do túnel cubital (ou compressão do nervo ulnar)	▶ Nos casos leves a moderados, o tratamento conservador inclui modificação das atividades, fisioterapia ou terapia ocupacional
	▶ Uso de AINEs ou injeções de corticoides, conforme a necessidade
	▶ O uso de talas noturnas não parece melhorar os resultados (B)
Síndrome do túnel radial (ou compressão do nervo interósseo posterior)	▶ Interromper atividades que desencadeiam os sintomas
	▶ Uso de tala para manter o antebraço supinado e o punho em extensão
	▶ Fisioterapia envolvendo ergonomia, alongamento e, após, fortalecimento
Síndrome do pronador redondo	▶ Liberação dos pontos-gatilho quando houver SDM do músculo pronador redondo
	▶ Repouso, alongamento dos flexores, modificação de atividades desencadeantes e AINEs por pelo menos 6 meses (D)
	▶ A opção cirúrgica é controversa, pois 29-100% dos casos melhoram com tratamento conservador (C)
Bursite olecraniana	▶ A punção da bursa só deve ser realizada quando o diagnóstico é incerto ou para alívio sintomático em casos refratários, a fim de evitar infecção secundária ao procedimento (C)
	▶ AINEs por 10-14 dias
	▶ Repouso, compressão e gelo
	▶ Uso de apoios macios e faixas elásticas para o cotovelo (A)
	▶ Modificação das atividades, evitando pressão direta sobre o olécrano (A)
Bursite olecraniana	▶ Antibioticoterapia nos casos sépticos com início imediato, modificando conforme Gram e cultura, se necessário
	▶ Injeção de corticoides se houver quadro persistente após tratamento conservador e estiver afastado quadro infeccioso. Porém, parece não haver diferenças nos resultados entre injeção de corticoides ou o uso de AINEs associados à compressão em 4 semanas (B)
	▶ Indicação cirúrgica em casos recorrentes ou na bursite séptica que não responda a antibióticos, com melhora em 80% dos casos crônicos em longo prazo
Artrites não sépticas e artrose	▶ Analgesia com AINEs
	▶ Fisioterapia para manutenção da amplitude de movimento e proteção da articulação
	▶ Injeção intra-articular de corticoides se não houver melhora com o tratamento conservador

AINEs, anti-inflamatórios não esteroides; SDM, síndrome dolorosa miofascial.

Fonte: Kane e colaboradores,[2] Simons e colaboradores,[5] Bussieres e colaboradores,[6] Rodner e colaboradores[7] e Appelboam e colaboradores.[8]

> **Erros mais frequentemente cometidos**
> ▶ Deixar de verificar a relação da dor no cotovelo com atividades laborais ou esportivas.
> ▶ Realizar o tratamento sem modificação dos fatores predisponentes e perpetuantes.
> ▶ Solicitar exames de imagem, especialmente US, para pessoas com dor no cotovelo sem sinais de alerta ou cronificação.
> ▶ Persistir no tratamento fisioterápico para epicondilites quando não houver melhora inicial.

> **Dicas**
> ▶ A concomitância de SDM pode ser responsável pela persistência da dor quando há falha no tratamento das epicondilites.
> ▶ O nervo ulnar é um dos mais acometidos por neurite aguda ou crônica nas pessoas com hanseníase, devendo ser examinado no cotovelo para verificar alterações na forma, na consistência e no volume.
> ▶ Nas bursites olecranianas, a punção diagnóstica deve ser reservada à suspeita de quadros sépticos, porém sem que se aguardem os resultados da cultura para iniciar antibioticoterapia.
> ▶ Estimular a autonomia da pessoa e envolvê-la ativamente no tratamento é essencial diante da necessidade de mudanças na realização de esforços cotidianos.

Quando referenciar

O referenciamento para a cirurgia ortopédica deve ser realizado imediatamente após a imobilização quando há sinais de fratura complexa, com deslocamentos ou instável, assim como na suspeita de lesões significativas dos ligamentos. Fraturas simples também devem ser referenciadas quando não houver condições adequadas no local para o manejo na APS.[8]

As situações de dor no cotovelo, em que há sinais de alerta vermelho, sugerem avaliação com exames complementares mais rapidamente e, considerando-se a disponibilidade desses no contexto local, o referenciamento para especialista conforme a avaliação inicial.

Esse referenciamento é importante quando se suspeita de AR, em função dos benefícios do início precoce do tratamento na prevenção de deformidades articulares.

Nos demais quadros não traumáticos, o referenciamento para avaliação cirúrgica com ortopedista deve ser considerado na falha do tratamento conservador após 3 a 6 meses, ou diante da possibilidade de condições corrigíveis com cirurgia. Isso acontece especialmente quando há evidências de instabilidade articular, como na lesão do ligamento colateral medial, ou com corpos livres intra-articulares, comuns na artrose e na osteocondrite dissecante.[2,6]

Prognóstico e complicações possíveis

Em pessoas com diagnóstico de epicondilite lateral, os sintomas têm melhora completa ou quase em 78% dos casos, seja com fisioterapia ou observação expectante após 1 ano (A), com relatos de resolução dos sintomas em 70 a 95% das vezes com diferentes formas de tratamento não cirúrgico. A US, em geral, sugere um prognóstico ruim quando há persistência da dor após fisioterapia, quando são identificadas rupturas do ligamento colateral, especialmente quando estas têm maiores dimensões (B). A idade, o sexo, o lado afetado, a duração dos sintomas, a espessura ou a neovascularização do tendão não se correlacionam com pior prognóstico.

A epicondilite medial também tende a ser um quadro autolimitado, ainda que prejudique as atividades da vida diária (AVDs), com 10 a 30% dos acometidos se afastando do trabalho por até 12 semanas. De qualquer forma, 81% dos trabalhadores com epicondilite medial se recuperam em um período de 3 anos mesmo que não ocorram mudanças nas condições de trabalho.

Os casos de deslocamento com fraturas pequenas ou ausentes são considerados um problema leve, que raramente resulta em formas recorrentes ou instabilidade crônica, observando-se uma melhor recuperação da amplitude de movimento quando há períodos mais curtos de imobilização (C).[9] Por outro lado, não há evidências conclusivas quanto à melhora dos resultados no tratamento das fraturas com mobilização precoce.[10]

Após traumas com ou sem fratura, a rigidez do cotovelo é uma afecção comumente descrita, limitando os movimentos, mas, em geral, sem provocar dor. A indicação cirúrgica deve ser reservada para limitações significativas na amplitude de movimento no cotovelo, devido à possibilidade de complicações do procedimento (C). Naquelas pessoas que sofrem cirurgia para debridamento e remoção de fragmentos livres na articulação, como na osteocondrite dissecante, também se espera que permaneça algum grau de limitação no movimento.[11]

Na compressão do nervo ulnar, as complicações possíveis incluem a atrofia muscular irreversível e a contratura da mão. Porém, pessoas com sintomas leves ou intermitentes têm melhora espontânea.

A bursite do olécrano pode apresentar complicações devido à ruptura da bursa e ao derrame de origem simpática do cotovelo. Quando a bursite é séptica, a infecção pode tornar-se crônica, levar à formação de fístulas ou abscessos, evoluir para osteomielite ou, raramente, sepse. Mais comumente, os quadros traumáticos ou idiopáticos se resolvem com tratamento conservador, porém a recorrência pode ocorrer por traumas menores do que aquele que deu início ao quadro.

Atividades preventivas e de educação

As pessoas com dor no cotovelo devem ser orientadas quanto à natureza de seu problema, se relacionado com atividades laborais e esportivas, aos fatores de risco identificados, às medidas preventivas possíveis e aos objetivos do tratamento em cada caso. Busca-se modificar ou eliminar as atividades que possam agravar o quadro durante o tratamento. Como parte do retorno ao trabalho, pode-se reduzir o tempo de exposição da pessoa ou afastá-la de atividades que exijam movimentos repetitivos ou sustentados das mãos, dos punhos e dos cotovelos, que mantenham posições fixas prolongadas do cotovelo ou com exposição prolongada a vibrações.[2,5]

Nos casos de epicondilite lateral, recomenda-se restringir o trabalho a tarefas que não envolvam uso de ferramentas com vibração de alta amplitude, nem movimentos estereotipados da mão em garra ou pinça com grande uso de força.

Observou-se melhora da sensibilidade e dos sintomas motores por compressão do nervo ulnar com orientação para as pessoas acometidas a respeito da fisiopatologia e das mudanças de atividades (C).

Os exercícios concêntricos e excêntricos são propostos como parte do tratamento e da reabilitação das pessoas com dores nos epicôndilos (Quadro 214.5 e Figura 214.19). Para isso, o antebraço permanece pronado e apoiado sobre uma mesa, com a mão suspensa além da borda, sustentando um haltere de ½ a 1 kg (substituível por garrafas PET de 500 mL com água ou areia em diferentes quantidades). As séries devem ser de 10 repetições, com lentas flexões e extensões durando de 5 a 10 segundos, inicialmente com o antebraço em flexão de 90°; a seguir, uma nova série de 10 repetições com o cotovelo estendido sobre a mesa de apoio em 180°. Conforme as duas séries de 10 repetições forem realizadas sem esforço, aumenta-se o peso progressivamente. A melhora costuma surgir em 4 a 6 semanas, com prática diária.[12]

Quadro 214.5 | Programa de exercícios concêntricos e excêntricos no tratamento da epicondilite lateral

1. Inicie com um peso de ½ a 1 kg
2. Sente-se em uma cadeira próxima a uma mesa com a beirada livre do lado a ser exercitado
3. Flexione o cotovelo em 90°, com a palma da mão voltada para o chão, segurando o peso
4. Lentamente, abaixe o peso até o limite do movimento do punho e, a seguir, lentamente, elevá-lo em direção ao teto (isso pode causar alguma dor)
5. Repita o abaixar e elevar o peso 10 vezes, se possível, ou menos, se não conseguir repetir os movimentos
6. Repouse alguns minutos
7. Estenda o cotovelo completamente ao longo da mesa, também com a mão segurando o peso na beirada e a palma voltada para o chão
8. Lentamente abaixe e levante o peso 10 vezes, como descrito nos passos 4 e 5.
9. Uma vez que 10 repetições se tornem fáceis de fazer com pouca ou nenhuma dor, aumente o peso em ½ kg.
10. A dor deve começar a aliviar em 4-6 semanas. Pode ser necessário reavaliar o tratamento se não houver melhora nesse período.

Observação: Exercícios podem provocar dor. Ela pode ser "boa" quando ocorre durante o esforço e alivia no dia seguinte. Dor "ruim" piora no dia seguinte, o que indica a necessidade de diminuir o peso ou as repetições.

Fonte: Modificado de Finestone e Rabinovitch.[12]

Papel da equipe multiprofissional

Na condição de elemento de ligação da equipe de saúde da família com a comunidade, cabe aos Agentes Comunitários de Saúde (ACS) identificar as pessoas com dor no cotovelo e referenciá-las ao médico de família e comunidade, especialmente no sentido de prevenção quaternária, usando a função de filtro da atenção primária, a fim de não submeter a pessoa a investigações e tratamentos desnecessários para uma condição habitualmente autolimitada.

Os profissionais de enfermagem são também importantes no acolhimento das pessoas com queixas de dor no cotovelo, participando da orientação dos cuidados de enfermagem e acompanhamento longitudinal após o diagnóstico médico, uma vez que as condições mais comuns podem interferir nas AVDs de forma dramática e levar à busca recorrente dos serviços de saúde. Nesse sentido, o desenvolvimento de vínculo com a equipe na APS pode ser um elemento para evitar que a pessoa perambule por diferentes serviços.

Além do tratamento fisioterápico, essencial em condições como a SDM, o fisioterapeuta é um recurso precioso para orientar as mudanças relacionadas ao trabalho das pessoas com dores no cotovelo, ou mesmo, se o contexto laboral for comum a um grupo de trabalhadores acompanhados pela equipe, buscar formas de intervir nas condições de ergonomia e ginástica laboral no próprio local de trabalho.

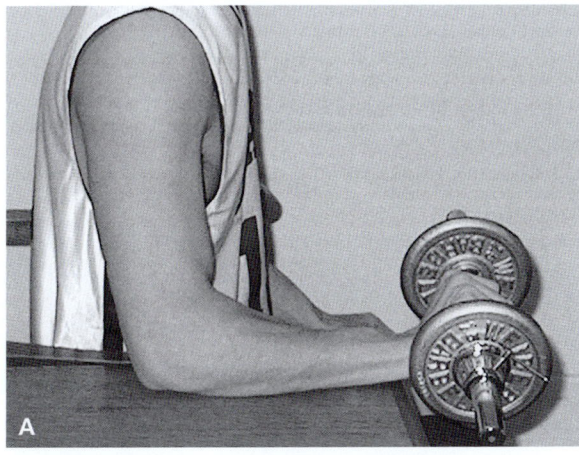
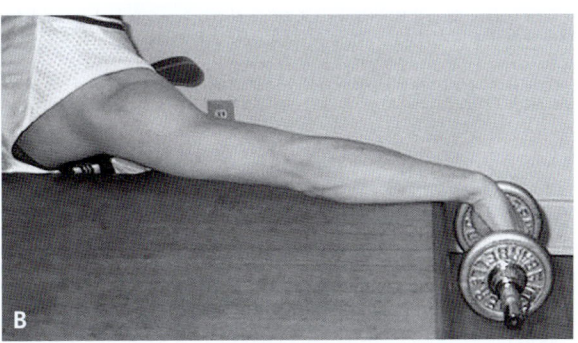

▲ Figura 214.19
Exercícios concêntricos e excêntricos para tratamento da epicondilite lateral. A) Cotovelo fletido a 90° para contração concêntrica dos músculos extensores do punho. B) Cotovelo estendido a 180° para contração excêntrica dos músculos extensores do punho.
Fonte: Modificada de Finestone e Rabinovitch.

ÁRVORE DE DECISÃO

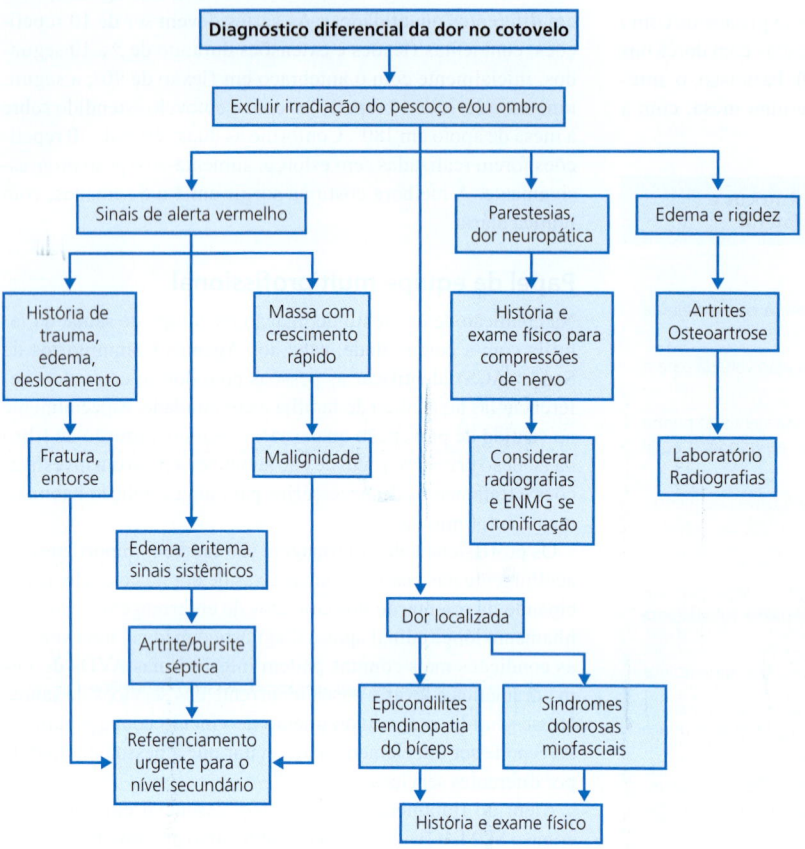

Fonte: Adaptada de Javed e colaboradores.[13]

REFERÊNCIAS

1. Walker-Bone K, Palmer KT, Reading I, Coggon D, Cooper C. Occupation and epicondylitis: a population-based study. Rheumatology. 2012;51(2):305-10.

2. Kane SF, Lynch JH, Taylor JC. Evaluation of elbow pain in adults. Am Fam Physician. 2014;89(8):649-57.

3. Gross J, Fetto J, Rosen E. Exame musculoesquelético. 2. ed. Porto Alegre: Artmed; 2005.

4. Hebert SK, Barros Filho TEP, Xavier R, Pardini Jr. AG, organizadores. Ortopedia e traumatologia: princípios e prática. 5. ed. Porto Alegre: Artmed; 2017.

5. Simons DG, Travell JG, Simons LS. Dor e disfunção miofascial: manual dos pontos-gatilho. 2. ed. Porto Alegre: Artmed; 2005. v. 1.

6. Bussieres AE, Peterson C, Taylor JA. Diagnostic imaging guideline for musculoskeletal complaints in adults-an evidence-based approach-part 2: upper extremity disorders. J Manipulative Physiol Ther. 2008;31(1):2-32.

7. Rodner CM, Tinsley BA, O'Malley MP. Pronator syndrome and anterior interosseous nerve syndrome. J Am Acad Orthop Surg. 2013;21(5):268-75.

8. Appelboam A, Reuben AD, Benger JR, Beech F, Dutson J, Haig S, et al. Elbow extension test to rule out elbow fracture: multicentre, prospective validation and observational study of diagnostic accuracy in adults and children. BMJ. 2008;337:5.

9. Harding P, Rasekaba T, Smirneos L, Holland AE. Early mobilisation for elbow fractures in adults. Cochrane Database Syst Rev. 2011;(6):CD008130.

10. Taylor F, Sims M, Theis JC, Herbison GP. Interventions for treating acute elbow dislocations in adults. Cochrane Database Syst Rev. 2012;(4):CD007908.

11. Kodde IF, van Rijn J, van den Bekerom MP, Eygendaal D. Surgical treatment of post-traumatic elbow stiffness: a systematic review. J Shoulder Elbow Surg. 2013;22(4):574-80.

12. Finestone HM, Rabinovitch DL. Tennis elbow no more: practical eccentric and concentric exercises to heal the pain. Can Fam Physician. 2008;54(8):1115-6.

13. Javed M, Mustafa S, Boyle S, Scott F. Elbow pain: a guide to assessment and management in primary care. Br J Gen Pract. 2015;65(640):610-2.

CAPÍTULO 215

Dor no ombro

Daniel Knupp Augusto

Aspectos-chave

▶ Dor no ombro é um problema frequente na atenção primária.

▶ Os sintomas e as lesões associados à síndrome do impacto são as causas mais frequentes de dor nos ombros.

▶ A chave para o diagnóstico preciso está na história clínica e no exame físico bem conduzido.

▶ Os exames de imagem estão indicados na falha do tratamento conservador, nas condições graves, em que há limitação importante da mobilidade, e nos casos em que o diagnóstico é incerto.

▶ O prognóstico depende fortemente do tempo de evolução do quadro, da idade e, nos quadros crônicos, da possibilidade de se intervir na etiologia do problema.

Caso clínico

"Doutor, essa dor tem me incomodado bastante (a pessoa apoia a mão esquerda sobre o ombro direito enquanto faz uma leve abdução deste). Já a sinto há mais de 1 ano, mas está bem pior nos últimos meses, depois que fiz umas reformas lá em casa. Já não consigo mais carregar meu neto no colo e tenho medo de perder os movimentos do braço por causa disso. Será que posso ter uma bursite? Gostaria que o senhor pedisse uma ultrassonografia para ver o que eu tenho nesse ombro."

Teste seu conhecimento

1. Sabe-se que a avaliação de pessoas com dor no ombro é parte do cotidiano dos médicos de família e comunidade. Em parte, a alta prevalência da dor no ombro está relacionada a aspectos da anatomia da articulação. Sobre isso, assinale a afirmativa correta:
    a. A articulação glenoumeral é consideravelmente estável e não depende de estruturas acessórias de suporte
    b. Os músculos que compõem o manguito rotador são o deltoide, o supraspinal, o redondo menor e o trapézio
    c. Entre os músculos do manguito rotador, o supraspinal é o mais suscetível a lesões
    d. A cápsula articular tem papel preponderante na estabilidade da articulação glenoumeral

2. A respeito da semiologia da dor no ombro, assinale a afirmativa correta.
    a. É importante, considerando o objetivo por um desfecho favorável, que se siga sempre um mesmo algoritmo na avaliação de uma pessoa com dor no ombro, havendo ou não relato de trauma
    b. O ponto fundamental na avaliação é definir se a dor é decorrente de um processo intrínseco ou extrínseco do ombro
    c. Podem-se mencionar, como causas extrínsecas de dor no ombro a isquemia do miocárdio, a radiculopatia cervical e a bursite subacromial
    d. A dor no ombro que se descreve como mal localizada está frequentemente relacionada a uma capsulite adesiva, não havendo motivo para considerar a associação com um transtorno depressivo

3. Sobre o exame físico do ombro, assinale a alternativa correta.
    a. Pode-se dizer que, considerando sua sensibilidade e especificidade, tem papel limitado na avaliação das pessoas com dor no ombro
    b. A inspeção e a palpação da articulação frequentemente são suficientes para a realização de um bom exame físico do ombro
    c. O exame físico do ombro, embora seja um importante componente na avaliação, não diminui a necessidade da realização de exames complementares
    d. A correlação entre o exame físico e a anatomia do ombro deve sempre se fazer presente nas avaliações realizadas pelo médico de família

4. É fundamental que os médicos de família e comunidade tenham bom conhecimento a respeito dos métodos de imagem que podem auxiliar no diagnóstico das condições do ombro. Diante disso, é correto afirmar que:
    a. A dificuldade de acesso à propedêutica de imagem não é empecilho ao diagnóstico apropriado e ao cuidado de qualidade para as pessoas com dor no ombro
    b. Os exames de imagem são de grande valia na prática clínica, pois, frequentemente, a conduta do médico de família e comunidade muda diante do resultado do exame
    c. A radiografia simples do ombro pode ser útil na avaliação da osteoartrose e nas pessoas vítimas de trauma, sendo um exame de grande relevância nas condições mais prevalentes do ombro
    d. A ressonância magnética é consideravelmente mais sensível e específica do que a ultrassonografia do ombro

5. Quanto ao tratamento e ao acompanhamento das pessoas com dor no ombro, pode-se afirmar que:
    a. O referenciamento ao especialista focal deve ser precoce, visando ao diagnóstico preciso e ao tratamento no momento oportuno.
    b. O repouso articular ajuda a reduzir a dor, entretanto, é preciso ter cuidado com as imobilizações, uma vez que seu uso está associado a algumas complicações.

c. Nos casos de dor no ombro relacionada a causas traumáticas, o início precoce de atividades de fisioterapia oferece bons resultados
d. O uso de anti-inflamatórios não esteroides tem papel limitado, uma vez que, na maioria dos casos, as aplicações intra-articulares de corticoides são necessárias

Respostas: 1C, 2B, 3D, 4A, 5B

Do que se trata

Médicos de família e comunidade atendem com muita frequência pessoas se queixando de dores nos ombros. Do ponto de vista funcional, o comprometimento das articulações do ombro causa restrição considerável e, em se tratando de dor no ombro, a restrição funcional não se limita apenas às questões relacionadas ao trabalho, compromete também as relações familiares e o papel social das pessoas.

É natural que as pessoas temam essa restrição funcional e que frequentemente verbalizem isso como o motivo de sua consulta. O medo ocasionado pela dor pode levar a uma restrição funcional ainda maior do que a devida, aumentando a probabilidade de que a condição se torne crônica.

A prevalência de dor no ombro é de cerca de 1% dos atendimentos em um serviço de atenção primária à saúde (APS). Sabe-se ainda que até 50% das pessoas que apresentam um episódio de dor no ombro evoluirão para a cronicidade. Das queixas osteomusculares, a dor no ombro é uma das mais comuns.[1]

Diante de um problema tão prevalente que causa tamanha repercussão para a pessoa, cabe ao médico de família e comunidade, como responsável pelo cuidado integral e longitudinal das pessoas de quem trata, ao deparar-se com tal problema, buscar sempre atuar de forma qualificada e resolutiva, estabelecendo um plano de cuidados centrado na pessoa.

Em geral, pessoas com dor no ombro podem beneficiar-se do acompanhamento por uma equipe multiprofissional, ou necessitar intervenções específicas de especialistas focais, mas, mesmo nesses casos, permanece a importância do vínculo e da coordenação de cuidados pelo médico de família e comunidade.[2]

Aspectos da anatomia do ombro

A grande prevalência desse quadro guarda estreita correlação com aspectos da anatomia da articulação. O ombro é a articulação do corpo humano com maior amplitude de movimentos. É composta por quatro articulações: esternoclavicular, acromioclavicular, glenoumeral e escapulocostal, conforme é demonstrado nas Figuras 215.1, 215.2 e 215.3.

A grande amplitude de movimento da articulação está relacionada a essas quatro articulações, em especial uma delas, a articulação glenoumeral.[4] Essa articulação é formada pela superfície articular do processo glenoide e pela cabeça do úmero. A superfície articular do processo glenoide cobre apenas 25% da área da superfície articular da cabeça do úmero, de modo que, do ponto de vista didático, se pode fazer uma analogia com uma esfera se articulando em uma superfície plana. Além disso, essa articulação possui uma cápsula articular que é relativamente frouxa.

Entretanto, existem, pelo menos, duas estruturas que têm função de conferir maior estabilidade a essa articulação.[4] A primeira delas é o labro, anel cartilaginoso que circunda a superfície articular do processo glenoide e aumenta discretamente a superfície articular entre a escápula e o úmero.

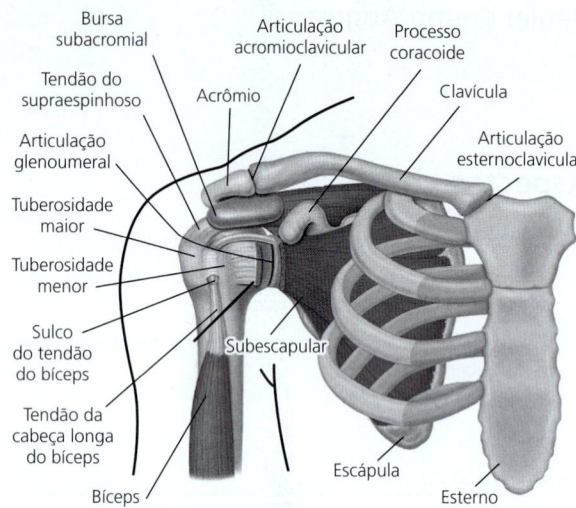

▲ Figura 215.1
Anatomia do ombro: visão anterior.
Fonte: Adaptada de *UpToDate*.[3]

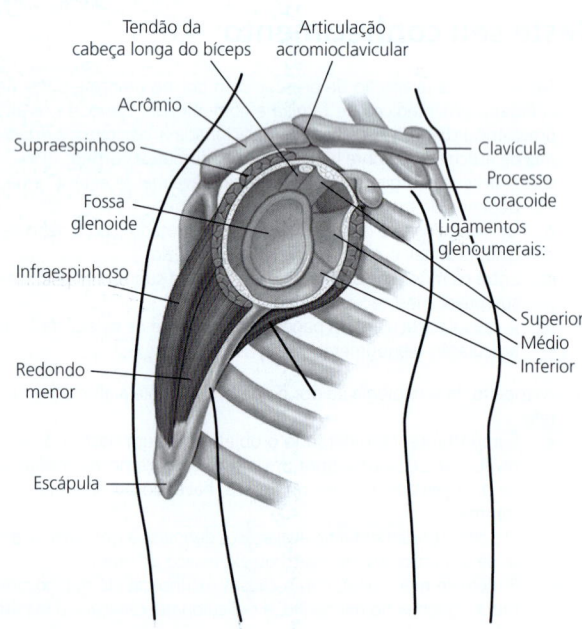

▲ Figura 215.2
Anatomia do ombro: visão lateral.
Fonte: Adaptada de *UpToDate*.[3]

A outra estrutura é o que se denomina manguito rotador. O manguito rotador é formado pelo conjunto de quatro músculos, o supraspinal, o infraspinal, o subescapular e o redondo menor. Esses músculos são adjacentes e circundam a cápsula articular, atuando como um reforço para ela.

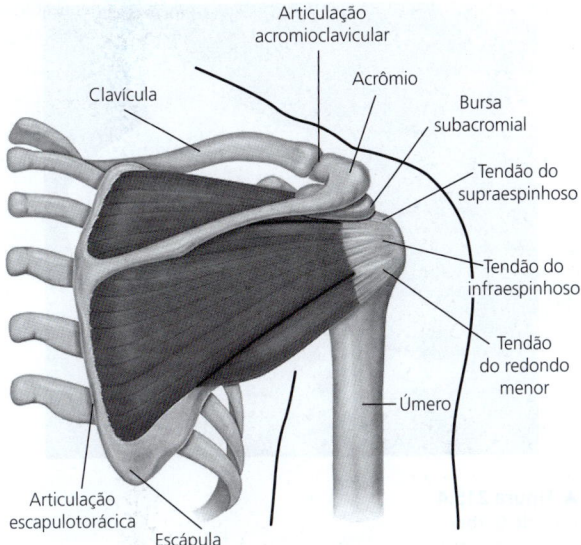

▲ Figura 215.3
Anatomia do ombro: visão posterior.
Fonte: Adaptada de *UpToDate*.[3]

O conhecimento da anatomia do ombro também é fundamental para uma melhor compreensão dos aspectos clínicos e semiológicos da avaliação das pessoas com dor no ombro. Nesse sentido, um ponto crítico da anatomia do ombro é o espaço subacromial, que é a área entre a articulação glenoumeral e o acrômio

O acrômio projeta-se da espinha da escápula e se localiza superior e anteriormente à cabeça do úmero, de modo que, na abdução do braço, a tuberosidade maior do úmero comprime as estruturas do manguito rotador (especialmente o tendão do músculo supraspinal) contra o acrômio.

Localizada na parte inferior do acrômio, a bursa subacromial, ou subdeltóidea, é uma estrutura que tem, como principal função, reduzir o atrito e a pressão que o acrômio faz sobre as estruturas localizadas no espaço subacromial.

Entretanto, nas situações em que as estruturas subacromiais estejam sujeitas a traumas recorrentes, atrito e isquemia por compressão, mesmo a bursa subacromial pode desenvolver processos inflamatórios e degenerativos.[5]

Ao conjunto de sintomas e lesões associadas à compressão das estruturas presentes no espaço subacromial dá-se o nome de síndrome do impacto.

Aspectos semiológicos

Abordagem geral

O algoritmo de raciocínio clínico na avaliação de pessoas com dor no ombro deve sempre iniciar com a identificação ou não de trauma, pois uma proporção considerável das pessoas com dor no ombro que buscam atendimento tem, em sua história, um episódio de trauma.[1]

O passo seguinte é identificar se se trata de dor no ombro relacionada a uma causa intrínseca, própria das estruturas da articulação, ou extrínseca, relacionada a qualquer outra estrutura que não a própria articulação (Quadro 215.1).

Pessoas com dor relacionada a condições intrínsecas ao ombro se apresentam com queixas de dor que se associam à movimentação da articulação, como redução da amplitude de movimentos, perda de força e de função, instabilidade, ou a combinação

Quadro 215.1 | Causas de dor no ombro de origem extrínseca

Neurológica
▶ Radiculopatia cervical
▶ Herpes-zóster
▶ Lesões do plexo braquial
▶ Compressão do nervo supraspinal
▶ Lesão raquimedular
▶ Condições afetando as vértebras cervicais

Abdominal
▶ Doença hepatobiliar
▶ Irritação diafragmática

Cardiovascular
▶ Isquemia do miocárdio
▶ Trombose de veia axilar
▶ Síndrome do desfiladeiro torácico

Torácica
▶ Pneumonia de lobo superior
▶ TEP
▶ Tumor pulmonar acometendo o ápice

TEP, tromboembolia pulmonar.

desses sintomas.[4] Essas características estão habitualmente ausentes nas pessoas que sofrem de dor no ombro relacionada a uma causa extrínseca.

É fundamental que se saiba a história detalhada da dor, incluindo as atividades que agravam o sintoma, a relação da dor com a atividade ocupacional e com o contexto da pessoa. Também é importante conhecer os tratamentos já realizados pela pessoa e outros aspectos clínicos. A capsulite adesiva, por exemplo, é mais comum em pessoas com diabetes do que na população em geral.[2]

Padrões de dor no ombro

Dor na região anterolateral do ombro

A dor na região anterolateral que é agravada pela elevação do braço acima da altura dos ombros é um padrão bastante comum. Diante de pessoas apresentando esse padrão de dor, deve-se considerar a hipótese de síndrome do impacto, particularmente a tendinopatia do supraspinal. Quando a tendinopatia do supraspinal cursa com a ruptura parcial ou total do tendão, a dor está associada à redução da força. Em pessoas cuja dor é acompanhada por perda considerável da amplitude de movimentos e rigidez articular, a capsulite adesiva (ou seja, o ombro congelado) é o diagnóstico mais provável.

A dor na região anterolateral que é bem localizada, possibilitando que a pessoa aponte o local preciso da dor, sugere condições que afetam a articulação acromioclavicular, como a luxação, caso tenha havido trauma, ou a osteoartrose. Nas condições que acometem a articulação glenoumeral, normalmente há dor associada à movimentação em várias direções. Por sua vez, a dor proveniente de lesões no tendão da cabeça longa do bíceps é anterior e agravada pela flexão do antebraço.

Dor na região posterior do ombro

Trata-se de um padrão de dor menos comum, que pode ser vista em pessoas com tendinopatia do manguito rotador envolvendo o músculo redondo menor e o infraspinal. Em geral, nesses casos, a dor pode ser mais difusa e tornar-se referida na região escapular.

Dores difusas na região posterior do ombro, em especial nos casos em que há correspondência com o músculo trapézio superior, podem ter correlação com condições que estejam afetando a coluna cervical.

Dor mal localizada

Em pessoas que apresentam dor mal localizada, difusa ou muito vaga em sua descrição, suspeita-se que a causa da dor seja extrínseca, ou seja, não ligada às estruturas articulares em si.

Uma radiculopatia cervical pode cursar com dor que irradia para o ombro. A dor mal localizada, especialmente na vigência de um exame físico normal do ombro, pode estar associada à patologia intra-abdominal. Mais raramente, uma condição que acomete o cotovelo também pode cursar com dor nos ombros.

Há ainda estudos que apontam que a dor mal localizada no ombro pode ter uma associação mais forte com doenças psiquiátricas, como a depressão, do que com condições acometendo o manguito rotador, por exemplo.

Dor relacionada a trauma

Nessa situação, é comum que a pessoa seja capaz de localizar com precisão a área dolorida. Muitas vezes, também é possível notar deformidades. Em geral, as pessoas com dor no ombro, em consequência de um trauma, apresentam-se aos médicos de família e comunidade em um curto espaço de tempo após o ocorrido. Entretanto, algumas pessoas podem procurar ajuda semanas ou meses após o trauma, com uma limitação dos movimentos articulares que já pode estar relacionada a uma capsulite adesiva.

As fraturas do úmero e da clavícula são as mais frequentes e estão associadas a quedas sobre o membro superior estendido. As fraturas de escápula são mais raras, podendo ser vistas quando há trauma contuso direto sobre esse osso.

As luxações das articulações acromioclavicular e glenoumeral são as mais frequentes e causam deformidade visível em boa parte das pessoas. A luxação da articulação acromioclavicular normalmente está relacionada a trauma contuso direto sobre o ombro, e a luxação da articulação glenoumeral é mais complexa, uma vez que se trata de uma lesão que depende da estabilidade da articulação, além do trauma em si, mas costuma estar associada a contusões com o membro superior em extensão e abdução.

Exame físico

O exame físico é parte fundamental da avaliação de pessoas com dor no ombro (Figuras 215.4, 215.5 e 215.6). Embora a maior parte dos testes e das manobras realizadas na avaliação do ombro tenham sensibilidade e especificidade limitadas e variável entre examinadores, a realização de um exame físico guiado pelos dados obtidos na história da pessoa é capaz de oferecer aproximações consideráveis do diagnóstico etiológico da dor.[4]

Embora não exista informação robusta derivada de estudos bem desenhados a respeito da sensibilidade e da especificidade dos testes e das manobras realizadas, sabe-se que o profissional que sistematicamente realiza um exame físico completo do

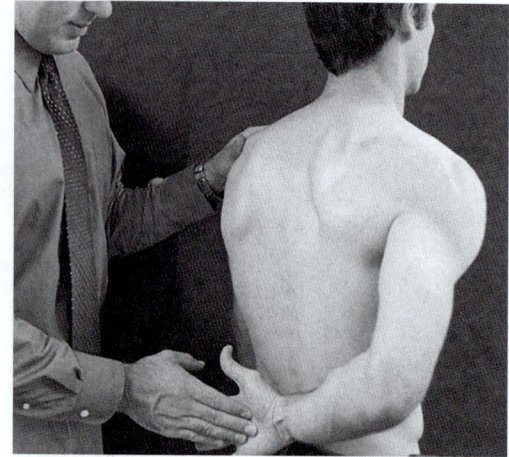

▲ Figura 215.4
Teste de Gerber.
Fonte: *UpToDate*.[3]

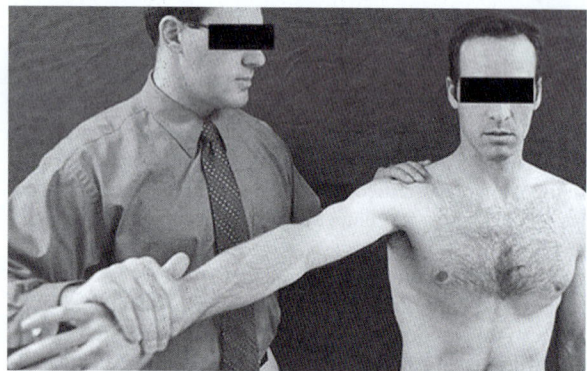

▲ Figura 215.5
Teste de Jobe.
Fonte: *UpToDate*.[3]

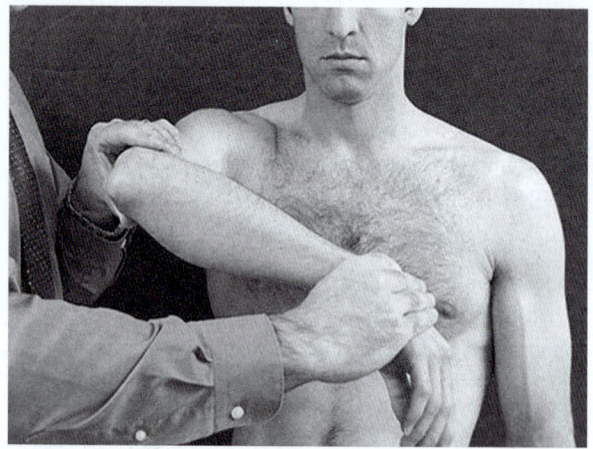

▲ Figura 215.6
Teste de Hawkins.
Fonte: *UpToDate*.[3]

ombro, nos casos em que há indicação, pode desenvolver sua habilidade e aprimorar a sensibilidade e a especificidade de seu próprio exame físico.

Também é importante frisar que, para os médicos de família e comunidade, o exame físico pode ser ainda mais importante. A responsabilidade pela gestão de recursos é uma das atribuições de um médico de família e comunidade, e um exame físico bem feito pode dispensar exames complementares desnecessários. Há ainda a peculiaridade de que, em muitos serviços, o acesso a exames complementares pode ser limitado ou bastante demorado, o que torna as informações obtidas no exame físico valiosas do ponto de vista clínico (Quadro 215.2).

Além disso, deve-se considerar que o exame físico é uma parte da consulta culturalmente aceita e valorizada pelas pessoas. Ao realizar um exame físico completo de uma pessoa com dor, o médico de família e comunidade pode demonstrar interesse e empatia pelo problema vivenciado pelo paciente.

Um exame físico do ombro, quando feito adequadamente, deve incluir:

- Inspeção da região com atenção aos contornos e às referências anatômicas.
- Avaliação da amplitude de movimentos, tanto ativos quanto passivos.
- Avaliação da força muscular em todas as direções.
- Palpação das estruturas do ombro.
- Testes e manobras específicas, guiadas pela história clínica.
- Avaliação da coluna cervical.
- Avaliação de outros órgãos e sistemas se a história clínica indicar que a dor pode estar relacionada a uma causa extrínseca.

Principais condições que levam à dor no ombro

Síndrome do impacto

É provavelmente a causa mais comum de dor no ombro na APS. Consiste no conjunto de sintomas, de achados no exame físico e de exames de imagem que podem ser atribuídos à compressão de estruturas do manguito rotador pela articulação glenoumeral. Tal compressão causa dor e disfunção.[6]

A síndrome do impacto pode ser classificada de acordo com sua gravidade, variando em um espectro que vai desde apenas edema das estruturas envolvidas até a ruptura de tendões acometidos.

Esse espectro consiste nos seguintes estágios:

- Estágio 1: Apenas edema e hemorragia tecidual.
- Estágio 2: Tendinopatia cursando com processo inflamatório em maior ou menor intensidade e fibrose.
- Estágio 3: Rupturas de tendões do manguito rotador ou da cabeça longa do bíceps ou alterações ósseas.

Quadro 215.2 | Correlação entre aspectos semiológicos e causas de dor no ombro

Epidemiologia e história clínica	Achados do exame físico	Diagnóstico provável
▶ Geralmente > 40 anos de idade ▶ Dor aumenta ao elevar-se o braço ▶ Atividades repetitivas com as mãos acima ou na altura dos ombros	▶ Região subacromial dolorosa ▶ Dor no teste de Apley ▶ Amplitude de movimentos preservada à mobilização passiva ▶ Força preservada testando-se contra a resistência do examinador ▶ Dor nas manobras de avaliação de síndrome do impacto (Neer e Hawkins)	Tendinopatia do manguito rotador
▶ Mesmas características da tendinopatia do manguito rotador, mas com presença frequente do relato de redução da força no ombro ▶ História de tendinopatia do manguito rotador, de diabetes ou de imobilização por qualquer causa ▶ Queixas de diminuição da amplitude de movimentos	▶ As mesmas características encontradas na tendinopatia do manguito rotador, mas com uma notável redução da força ▶ Diminuição significativa da amplitude de movimentos, tanto à movimentação ativa quanto à movimentação passiva	Ruptura de estruturas do manguito rotador Capsulite adesiva
▶ História de trauma acometendo o ombro no passado	▶ Diminuição significativa da amplitude de movimentos, tanto à movimentação ativa quanto à movimentação passiva	Osteoartrite da articulação glenoumeral
▶ Dor que aumenta ao carregar objetos com os cotovelos fletidos ou ao erguer objetos	▶ Dor à palpação do sulco do bíceps ▶ Dor na região anterior do ombro ao fletir o cotovelo contra a resistência do examinador	Tendinite da cabeça longa do bíceps
▶ Dor na região anterior do ombro, de início ou aumento súbito, e deformidade no braço	▶ Deformidade aparente na parte anterior do braço ▶ Dor ao fletir o cotovelo contra a resistência do examinador	Ruptura de tendões do bíceps
▶ História recente de trauma contuso com o braço em abdução ▶ Dor na região da articulação acromioclavicular	▶ Dor à palpação da articulação acromioclavicular ▶ Dor na abdução do braço ▶ Deformidade e assimetria à inspeção do ombro	Luxação da articulação acromioclavicular
▶ Dor na região da articulação acromioclavicular	▶ Dor à palpação da articulação acromioclavicular ▶ Dor na abdução do braço	Osteoartrite da articulação acromioclavicular

A síndrome do impacto deve ser entendida como uma condição evolutiva, de modo que o estágio mais avançado tem maior prevalência nas pessoas de idade mais avançada.

Tendinopatia do manguito rotador

Quadro que geralmente está relacionado à síndrome do impacto. O termo tendinopatia se refere ao processo histológico que ocorre nas estruturas acometidas, que envolve fibrose, formação de novas fibras de colágeno e neovascularização. O processo inflamatório de fato é mínimo, o que torna o termo tendinite inapropriado, pois ele não descreve bem a fisiopatologia da lesão.[5]

O principal músculo do manguito rotador envolvido é o supraspinal, que tem como ação realizar a abdução e, em menor grau, a rotação externa do braço. A ação do supraspinal o deixa bastante suscetível à compressão pela articulação glenoumeral contra o acrômio.

Os demais músculos do manguito rotador são acometidos em uma frequência consideravelmente menor do que o supraspinal.

Ruptura de tendões do manguito rotador e da cabeça longa do bíceps

Representa o estágio mais avançado da síndrome do impacto e é mais frequente em pessoas com idade superior a 60 anos.[7] Em pessoas mais jovens, está relacionada a traumas.

No que se refere ao manguito rotador, o tendão do supraespinhal é a estrutura acometida com maior frequência. O tendão da cabeça longa do bíceps, por sua vez, tem sua origem na parte superior do processo glenoide, no interior da cápsula da articulação glenoumeral. Portanto, está submetido a estresse semelhante ao supraespinhal.

A ruptura de tendões no ombro pode ser completa ou parcial. Em ambos os casos, os sintomas marcantes são a redução da força e a limitação dos movimentos. A distinção entre a ruptura parcial e a ruptura total se dá pelo grau de redução de força e de limitação, o que a torna difícil com base apenas no exame físico.[7]

Deve-se estar atento à possibilidade de sobrediagnóstico de rupturas de tendões do manguito rotador. Estima-se que a prevalência de rupturas do manguito rotador assintomáticas entre idosos possa aproximar-se de 20%, com uma tendência a aumento da prevalência diretamente proporcional à idade.[8]

Portanto, diante de um paciente com dor no ombro e um exame de imagem sugerindo ruptura de tendões do manguito rotador, deve-se ter cautela em assumir que a ruptura seja a causa única da dor. De modo geral, rupturas de tendões do manguito rotador não devem ser consideradas como sinônimo de tratamento cirúrgico. Assim, especialmente em idosos e na ausência de comprometimento funcional, o tratamento conservador deve ser a primeira opção.

Capsulite adesiva

O termo se refere a um padrão de enrijecimento das estruturas da cápsula da articulação glenoumeral que leva à limitação pronunciada dos movimentos do ombro.[1]

A capsulite adesiva pode ser um processo idiopático, que afeta com maior frequência as pessoas entre a quarta e a sexta década de vida. Entretanto, o mais comum é que o quadro seja secundário à outra condição do ombro ou à imobilidade de forma geral.[4]

A tendinopatia do manguito rotador, as fraturas do ombro e a plegia secundária a acidentes vasculares cerebrais (AVCs) são as causas mais frequentes. O diabetes melito (DM) também consiste em um fator de risco considerável.

É muito comum que o uso de tipoias sirva com um fator desencadeante, especialmente em pessoas que as usam por mais de uma semana.[4]

Exames de imagem

A propedêutica de imagem, na avaliação de dor no ombro, merece consideração especial, uma vez que a conduta do médico de família e comunidade diante de uma pessoa com dor no ombro raramente vai mudar de forma significativa em função do resultado do exame de imagem. Além disso, há alguns estudos que mostram indícios de que, de fato, os exames de imagem podem ser supervalorizados diante do que eles realmente podem oferecer nos cuidados das pessoas.

As radiografias simples da articulação podem ter alguma utilidade na avaliação de uma pessoa com suspeita de osteoartrose avançada da articulação, bem como naquelas vítimas de traumas.[9] Do contrário, achados radiológicos característicos de osteoartrose podem ser vistos em pessoas assintomáticas ou naquelas cujos sintomas se relacionam a outras lesões na articulação que não o processo degenerativo. Esse fato é mais notado à medida que aumenta a idade da pessoa.

O exame apresenta uma sensibilidade muito baixa para as condições mais frequentes de dor no ombro. Assim, não é raro deparar-se com exames radiológicos normais em pessoas com dor no ombro. A situação é bastante desconfortável, tanto para o médico de família e comunidade como para a pessoa. A solicitação do exame cria uma expectativa de que o seu resultado possa vir acompanhado de uma conduta que ofereça alívio à pessoa, o que geralmente não ocorre, visto que o exame, com frequência, está normal, gerando uma frustração em ambos.

Histórias de trauma, de dor em repouso, especialmente de dor intensa, de deformidades visíveis da articulação e de diminuição da amplitude de movimento da articulação são alguns dos fatores que podem servir de base para indicar o exame.

A radiografia simples pode oferecer algum benefício nas seguintes condições:

- Fraturas proximais do úmero, da clavícula e da escápula.
- Luxação da articulação glenoumeral.
- Osteoartrose da articulação glenoumeral.
- Lesões ou osteoartrose da articulação acromioclavicular.
- Lesões ou osteoartrose da articulação esternoclavicular.

Além disso, evidências indiretas de ruptura parcial ou total do manguito rotador podem ser vistas na radiografia simples do ombro. Um espaço subacromial menor do que 1 cm pode ter associação com tais lesões. Quando está indicada a realização de radiografia simples do ombro, as incidências mais importantes são a anteroposterior e a axilar.

A tomografia computadorizada (TC) do ombro é um bom método diagnóstico quando se está diante de uma pessoa vítima de trauma, em que haja suspeita de fratura na articulação. Nessa situação, a TC é capaz de mostrar com mais detalhes a complexidade da fratura, especialmente nas fraturas intra-articulares. Pequenos fragmentos ósseos e ângulos envolvidos na fratura também são visualizados com maior facilidade por meio da TC. Desse modo, é um exame que deve ser considerado para as pessoas vítimas de trauma em que se planeje realizar uma intervenção cirúrgica.[9]

Por outro lado, é um exame que não traz muitas informações relevantes na avaliação da pessoa com dor crônica ou subaguda no ombro, não relacionada a trauma, como aquelas que são vistas com maior frequência na atenção primária.

A ultrassonografia (US) do ombro pode ser útil na avaliação das estruturas do manguito rotador ou do tendão da cabeça longa do bíceps, que tem origem intra-articular, na mensuração do espaço subacromial e na detecção de atrofia muscular e calcificações. Nessas situações, é um exame que tem sensibilidade e especificidade muito próximas do que se pode alcançar por meio da ressonância magnética (RM). Entretanto, é um exame que depende muito da habilidade do operador e, portanto, essas características podem não ser reprodutíveis.[9]

Pode-se dizer que as principais vantagens da US, na propedêutica de uma pessoa com dor no ombro, são: custo relativamente baixo; segurança para a pessoa; capacidade de guiar punções articulares; portabilidade; boa aceitação por parte das pessoas atendidas. Por outro lado, as desvantagens da US são: grande dependência da qualidade do examinador; reduzida sensibilidade na avaliação de lesões nas estruturas ósseas e de instabilidade articular, ou de lesões do labro. Em relação à RM, a US também tem menor sensibilidade para detecção de lesões parciais e muito pequenas do manguito rotador.

A ressonância magnética (RM) tornou-se o padrão-ouro no diagnóstico das lesões de partes moles do ombro, particularmente a tendinopatia do manguito rotador e a síndrome do impacto no geral, para as quais tem grande especificidade. Suas principais vantagens são o fato de ser um exame pouco invasivo e de não envolver uso de contraste ou de radiação ionizante.[9]

Por outro lado, o custo elevado e a dificuldade de acesso são pontos negativos. Sabe-se ainda que lesões evidenciadas pela RM nem sempre têm correlação com a clínica da pessoa. Alguns estudos apontam que mais da metade das pessoas com mais de 60 anos de idade apresentam lesões assintomáticas do manguito rotador.

De modo geral, os exames complementares não são os únicos e nem os principais determinantes da qualidade da assistência a pessoas com dor no ombro. Assim, o médico não deve apoiar-se na limitação de acesso aos exames complementares como uma justificativa para uma avaliação superficial dessas pessoas ou para o referenciamento desnecessário à atenção secundária apenas como forma de ter acesso a exames complementares.

Na abordagem de uma pessoa com dor no ombro, a habilidade de se estabelecer uma relação centrada na pessoa, a habilidade clínica e o conhecimento a respeito da anatomia da articulação e da fisiopatologia das principais condições que a acometem, certamente, têm mais valor do que qualquer exame complementar.[10]

Conduta proposta

Tratamento

No manejo da dor no ombro, é de fundamental importância que a pessoa possa estabelecer os seus pontos prioritários, sejam eles relacionados ao controle da dor, à qualidade do sono ou à recuperação de funções específicas, como, por exemplo, a prática de alguma atividade de lazer.[10]

Além das prioridades estabelecidas pela pessoa, também se deve levar em consideração, no momento de se estabelecer um plano de cuidados para a pessoa com dor no ombro, fatores como a idade, a ocupação, o estilo de vida e outras comorbidades.

Embora possam existir especificidades no tratamento das diferentes condições que cursam com dor no ombro, há alguns pontos que são comuns a elas e podem servir de base para o tratamento. Há ainda, na literatura médica, considerável escassez de bons estudos que possam servir como evidência científica robusta a respeito das diversas opções de tratamento.

Crioterapia

O uso de aplicações de gelo parece ser uma medida capaz de reduzir o edema e o processo inflamatório e, por consequência, oferecer algum alívio da dor. O uso de crioterapia está indicado especialmente no manejo dos casos agudos, pois é quando ocorre maior benefício.[2] É uma boa prática orientar a pessoa quanto aos cuidados, para evitar queimaduras na pele devido ao frio.

Repouso

É uma medida importante no manejo da dor no ombro, mas que deve ser orientada com cautela. Entende-se por repouso a prática de se evitarem as atividades que causam dor, em especial as atividades que sejam realizadas com as mãos acima da linha dos ombros.[6]

O repouso absoluto do ombro, por meio de imobilização, pode ser bastante deletério, na medida em que está associado à hipotrofia da musculatura, à redução da flexibilidade e à evolução das tendinopatias para um quadro de capsulite adesiva.[1]

Anti-inflamatórios

Um curso breve de anti-inflamatórios não esteroides (AINEs) pode oferecer algum alívio da dor. Há uma considerável controvérsia na literatura quanto ao fato de haver ou não benefício do uso de AINEs no processo cicatricial das lesões do ombro.[6]

Entretanto, no que se refere à analgesia, parece haver consenso de que essas medicações podem oferecer benefício.

Não há na literatura evidências que apontem que determinado AINE pode ser superior a outro. Portanto, a escolha do anti-inflamatório deve basear-se na disponibilidade da medicação, no custo e, principalmente, na experiência prévia da pessoa e do médico com determinado fármaco.

Injeções intra-articulares

O uso de injeções de corticoide intra-articular pode oferecer um pequeno benefício. Em geral, o uso de corticoide intra-articular está indicado quando há insucesso no tratamento conservador.[5]

Fisioterapia

Imediatamente após o tratamento da fase aguda, que consiste em crioterapia, repouso e uso de anti-inflamatórios, a fisioterapia é uma intervenção capaz de oferecer considerável benefício às pessoas com dor no ombro.

Embora algumas dificuldades metodológicas – como falta de uma padronização de protocolos de tratamento, de critérios diagnósticos e de desfechos estudados – possam prejudicar a interpretação de estudos a respeito da fisioterapia no tratamento das condições do ombro, existem ensaios clínicos randomizados demonstrando que o tratamento fisioterápico pode ter resultados semelhantes a intervenções cirúrgicas.

As técnicas envolvidas no tratamento fisioterápico de pessoas com dor no ombro incluem exercícios de fortalecimento da musculatura do ombro, exercícios de amplitude de movimentação (cinesioterapia) e treinamento biomecânico, em especial para pessoas que têm uma condição no ombro relacionada diretamente a determinado movimento ou atividade, como trabalhadores que executam movimentos repetitivos e atletas de modalidades como o arremesso de peso.[11]

Indicações de referenciamento para especialistas focais

Não há consenso claro na literatura a respeito de quando uma pessoa com dor no ombro deve ser referenciada ao ortopedista.[1] Nos casos de dor relacionada a trauma, especialmente naqueles em que se suspeita de fratura, o referenciamento pode estar bem indicado.

Entretanto, para pessoas com dor no ombro que não tenham relação com trauma, o referenciamento precoce para especialistas focais pode não oferecer grande benefício em relação à conduta conservadora. Alguns autores parecem concordar que um momento oportuno para o referenciamento seria após o insucesso terapêutico das medidas iniciais (crioterapia, repouso e anti-inflamatórios) e do tratamento fisioterápico.[4]

Também é razoável considerar o referenciamento ao ortopedista quando há suspeita de lesões passíveis de intervenção cirúrgica, como a capsulite adesiva e a ruptura de tendões do manguito rotator (com atenção à possibilidade de sobrediagnóstico, como descrito).[7]

> **Erros mais frequentemente cometidos**
>
> ▶ Referenciar precocemente a pessoa ao ortopedista, desconsiderando qualquer possibilidade de abordagem dessa pessoa na atenção primária.
>
> ▶ Avaliar a pessoa sem levar em consideração a sua perspectiva, deixando de lado a análise da repercussão da dor no cotidiano e dos sentimentos e anseios envolvidos.
>
> ▶ Taxar a pessoa com dor no ombro de "paciente difícil", simulador ou que busca um ganho secundário.
>
> ▶ Esquivar-se de uma avaliação apropriada da pessoa com dor no ombro fundamentando-se na dificuldade de acesso a exames complementares.
>
> ▶ Valorizar excessivamente a propedêutica de imagem.
>
> ▶ Não dar o devido valor à avaliação clínica e, em especial, ao exame físico do ombro.
>
> ▶ Deixar de fazer uso oportuno dos recursos terapêuticos acessíveis.

Prognóstico e complicações possíveis

A dor no ombro é uma condição de prevalência considerável e com repercussões significativas para as pessoas. É ainda uma condição com considerável potencial à cronicidade.

A abordagem da pessoa com dor no ombro depende fundamentalmente de uma boa história clínica e de um exame físico completo. Os exames complementares podem oferecer informações relevantes em alguns casos, mas não são indispensáveis para que se estabeleça um bom plano de cuidados para essas pessoas.

O tratamento depende da condição ligada à etiologia da dor. Entretanto, algumas medidas relativamente simples podem oferecer alívio à pessoa, independentemente da etiologia específica.

O médico de família e comunidade deve buscar compreender o impacto da dor no cotidiano da pessoa em tratamento, o seu entendimento acerca da sua própria doença e suas prioridades. Estabelecendo essa abordagem no cuidado da pessoa e atuando com excelência clínica, o médico de família e comunidade pode oferecer bons prognósticos à pessoa em tratamento.

Atividades preventivas e de educação

É muito frequente que a dor no ombro, excetuando-se os casos relacionados a trauma, tenha forte associação com as atividades laborais (com ou sem vínculo de emprego) realizadas pela pessoa.

Ao mesmo tempo em que esse fato se constitui em um desafio ao tratamento, ele também se torna uma excelente oportunidade para que se promovam ações educativas a um determinado grupo de pessoas, intervindo precocemente nesse cenário e prevenindo a gênese da lesão.

Atuar na prevenção da iatrogenia, alertando a pessoa sobre os riscos da imobilização prolongada ou do uso excessivo e inadvertido de anti-inflamatórios, também é papel do médico de família e comunidade. O mesmo pode-se dizer sobre o uso judicioso dos exames complementares, fazendo uma gestão racional e equânime dos recursos.

REFERÊNCIAS

1. Masters S, Burley S. Shoulder pain. Aust Fam Physician. 2007;36(6):414-6, 418-420.

2. Stevenson JH, Trojian T. Evaluation of shoulder pain. J Fam Pract. 2002; 51(7):605-611.

3. UpToDate [Internet]. Waltham: UpToDate; c2017 [capturado em 12 dez. 2017]. Disponível em: http://www.uptodate.com.

4. Fields KB. Evaluation of the patient with shoulder complaints [Internet]. Waltham: UpToDate; 2016 [capturado em 12 dez. 2017]. Disponível em: http://www.uptodate.com/contents/evaluation-of-the-patient-with-shoulder-complaints.

5. Simons SM, Kruse D. Rotator cuff tendinopathy [Internet]. Waltham: UpToDate; 2016 [capturado em 12 dez. 2017]. Disponível em: https://www.uptodate.com/contents/rotator-cuff-tendinopathy.

6. Simons SM, Kruse D, Dixon JB. Shoulder impingement syndrome [Internet]. Waltham: UpToDate; 2017 [capturado em 12 dez. 2017]. Disponível em: https://www.uptodate.com/contents/shoulder-impingement-syndrome?source=search_result&search=shoulder-impingement--syndrome&selectedTitle=1~31.

7. Simons SM, Dixon JB. Biceps tendinopathy and tendon rupture [Internet]. Waltham: UpToDate; 2011 [capturado em 12 dez. 2017]. Disponível em: http://www.uptodate.com/contents/biceps-tendinopathy-and-tendon-rupture?source=search_result&search=Biceps+tendinopathy+and+tendon+rupture&selectedTitle=1%7E150.

8. Yamamoto A, Takagishi K, Osawa T, Yanagawa T, Nakajima D, Shitara H, et al. Prevalence and risk factors of a rotator cuff tear in the general population. J Shoulder Elbow Surg. 2010;19(1):116-120.

9. Modarresi S, Jude CM. Radiologic evaluation of the painful shoulder in adults [Internet]. Waltham: UpToDate; 2016 [capturado em 12 dez. 2017]. Disponível em: https://www.uptodate.com/contents/radiologic-evaluation-of-the-painful-shoulder-in-adults?source=search_result&search=radiologic-evaluation-of-the--painful--shoulder&selectedTitle=1~150.

10. Miranda H, Viikari-Juntura E, Heistaro S, Heliövaara M, Riihimäki H. A population study on differences in the determinants of a specific shoulder disorder versus nonspecific shoulder pain without clinical findings. Am J Epidemiol. 2005;161(9):847-55.

11. Luime J, Verhagen AP, Miedema HS. Does this patient have an instability of the shoulder or a labrum lesion? JAMA. 2004;292(16):1989-1999.

CAPÍTULO 216

Dor no quadril

Alessandro da Silva Scholze

Aspectos-chave

▶ Nem toda dor no quadril é osteoartrose, ainda que esta seja a causa mais prevalente.

▶ A dor no quadril em pessoas fisicamente ativas pode ter múltiplos componentes ou lesões coexistentes complicando o diagnóstico.

▶ Fratura do colo do fêmur e artrite séptica do quadril são emergências que exigem atenção hospitalar.

▶ O conhecimento sobre o contexto de vida da pessoa e sobre as mudanças em suas atividades que estejam relacionadas com a dor no quadril é fundamental para o diagnóstico.

Caso clínico

Sr. Mário, 63 anos, procura atendimento na Unidade Básica de Saúde (UBS) da sua área queixando-se de dores nas costas. Ele é atendido pela médica de família e comunidade, a qual verifica na anamnese que a queixa se iniciara há mais de 1 mês, porém houve piora da dor na última semana, quando ele começou a ter dificuldades para caminhar o trajeto diário de casa até o seu escritório de contabilidade. A dor é em pontadas, no lado direito, e se irradia posteriormente pela coxa até o joelho, aliviando com repouso. Mário nega outros sintomas, bem como a ocorrência de trauma ou o uso de quaisquer medicamentos no momento. Ele é usuário eventual de álcool e tabagista em abstinência há mais de 20 anos. Quando questionado a respeito de sua experiência com a doença, Mário relata que acredita estar com um problema na coluna e que sua maior preocupação é ficar acamado, como aconteceu com sua mãe no final da vida, esperando que receba um pedido de radiografia para descobrir qual é o seu problema. Ao iniciar o exame físico, a médica solicita que o Sr. Mário localize a dor, ao que ele responde apontando a região glútea direita, abaixo da crista ilíaca em direção ao grande trocanter.

Teste seu conhecimento

1. Com relação à dor no quadril em idosos, pode-se afirmar que:
   a. Verifica-se uma boa correlação de alterações degenerativas do quadril nos exames de imagem com as queixas de dor
   b. A suspeita de fraturas do quadril em idosos surge apenas quando há relato de queda prévia
   c. Apesar da queixa de dor no quadril ser comumente apontada pelos idosos nas consultas médicas, esta tem pouca influência na sua qualidade de vida
   d. A maioria dos idosos que se apresenta na atenção primária à saúde (APS) com dor no quadril evolui para cronificação do quadro, com persistência da queixa a longo prazo

2. Na anamnese, devem-se identificar sinais de alerta vermelho que sugiram realizar exames de imagem e/ou referenciamento para o nível secundário mais prontamente. Assinale a alternativa que indica apenas tais sinais:
   a. Febre, idade menor do que 50 anos, massa palpável
   b. História de trauma, dor sem relação com postura ou movimento, dor noturna
   c. Redução da mobilidade por síndrome de dor miofascia (SDM), febre, perda de peso
   d. Alívio da dor apenas com opioides, abuso de álcool, uso prolongado de corticoides

3. Quando indicado, o exame de imagem de escolha para iniciar a investigação de dor no quadril é:
   a. Ultrassonografia (US)
   b. Ressonância magnética (RM)
   c. Radiografia
   d. Tomografia computadorizada (TC)

4. A médica de família e comunidade considera buscar no exame físico pontos-gatilho para identificar uma possível SDM. O músculo mais provavelmente envolvido é:
   a. Glúteo mínimo
   b. Piriforme
   c. Adutor do quadril
   d. Iliopsoas

5. No tratamento da artrose do quadril, qual das seguintes opções terapêuticas NÃO tem evidência de benefício:
   a. Opioide não tramadol
   b. Paracetamol
   c. Acupuntura
   d. Condroitina+glicosamina

Respostas: 1D, 2D, 3C, 4A, 5D

Do que se trata

Espera-se que o médico de família e comunidade atenda uma pessoa com queixa de dor no quadril a cada 1 ou 2 semanas. Essa queixa pode ser parte de uma condição envolvendo dores difusas, ou um sintoma localizado na região que inclui a articulação coxofemoral, uni ou bilateralmente.[1]

O quadril é delimitado superiormente pela crista ilíaca, espinha ilíaca anterossuperior e tuberosidade púbica; posteriormente, pela tuberosidade isquiática; distalmente envolve até o terço proximal da coxa. Tais quadros dolorosos incluem desde situações de urgência, a exemplo da artrite séptica, até aquelas que apresentam grande impacto na morbimortalidade, em médio e longo prazos, como as fraturas do colo femoral.[1,2]

Aqui são destacadas as situações mais relacionadas a essa queixa em adultos e idosos, pois a dor no quadril aumenta sua prevalência com o avançar da idade: é encontrada em 14% na população geral com 35 anos ou mais, chegando a 19,2% a partir dos 65 anos; com maior prevalência entre mulheres até os 75 anos. A dor em um maior número de articulações que sustentam peso guarda uma relação dose-resposta com o estado geral de saúde nos idosos, de modo que idosos sem sintomas dolorosos nos quadris e joelhos relatam um estado geral de saúde similar a pessoas com menos de 65 anos.[3]

Mais recentemente, o enfoque tem-se ampliado para a abordagem da dor no quadril em pessoas mais jovens, em especial naqueles fisicamente ativos em razão da prática esportiva, atingindo 5 a 9% dos atletas desde o ensino médio e sendo responsável por até 16% de todas as lesões em jogadores de futebol. Nesse ponto, deve-se questionar o quanto a promoção da doença está embutida no avanço de diagnósticos por imagem de lesões articulares do quadril, levando a intervenções cirúrgicas com potencial iatrogênico nessa população jovem e fisicamente ativa.[4]

Tal preocupação surge diante de diagnósticos com alta prevalência, mas evolução e correlação incertas com sintomas, como a síndrome do impacto femoroacetabular ou as rupturas labrais. Estas últimas, por exemplo, são citadas como uma causa frequente de dor, ainda que sejam encontradas em 96% dos idosos, e em 74% das vezes não se identifique nenhuma correlação com eventos específicos, sugerindo uma alteração estrutural habitual com a idade a partir dos 30 anos.[4]

A literatura mostra uma grande heterogeneidade de termos relacionados a possíveis causas para dores no quadril, refletindo a falta de consenso sobre o tema, o que dificulta estabelecer os diagnósticos mais frequentes e a classificação coerente com a fisiopatologia. Predominam estudos voltados para a osteoartrose do quadril, sugerida como a causa mais comum de dor nessa região, com uma prevalência de quadros sintomáticos de 0,85% no mundo, ainda que evidências radiográficas sejam encontradas em até 5% da população. Apesar dessa discordância clinicorradiológica, a ênfase da literatura sobre osteoartrose do quadril também é evidenciada nos diagnósticos por imagem e nas opções cirúrgicas de tratamento. Por outro lado, costuma-se menosprezar a importância de alterações musculares e causas inflamatórias de dores no quadril, gerando dúvidas quanto à validade dos critérios diagnósticos utilizados em muitos estudos.

Assim, várias etiologias possíveis para a dor no quadril devem ser consideradas no diagnóstico diferencial, inclusive de forma concomitante, ainda que pessoas em investigação no nível secundário permaneçam muitas vezes com diagnóstico indefinido e a queixa se resolva sem um tratamento específico (Quadro 216.1).

O que fazer

Anamnese

A busca por atenção profissional em razão de dor no quadril parece ser determinada por uma interação complexa entre intensidade da dor, redução da mobilidade, obesidade e residência em áreas urbanas.[1] A partir disso, empregar o Método Clínico Centrado na Pessoa (MCCP) mostra-se útil, investigando as preocupações que motivaram tal busca, ao abordar os itens do acrônimo SIFE: Sentimentos, Ideias, Funções e Expectativas.

O acolhimento adequado, empregando uma escuta ativa, favorece a identificação de elementos na história relacionados a fatores causais e/ou mantenedores do quadro, considerando as ideias que a pessoa desenvolveu ao buscar explicações para a dor, a interferência dos sintomas nas suas funções cotidianas, além de uma possível relação temporal entre o surgimento da queixa e as mudanças no contexto de vida da pessoa. Os sentimentos e as expectativas serão mais especificamente relacionados com a elaboração de um plano de manejo conjunto do problema, ao final da consulta.

A história de surgimento recente de dor no quadril exige que se afaste a ocorrência de fratura ou artrite. Geralmente, a fratura é precedida de trauma, ainda que idosos com déficits cognitivos possam não relatá-lo e apresentar sintomatologia mais discreta, inclusive mantendo a deambulação sem apresentar os sinais típicos ao exame físico, o que exige um maior nível de suspeição para o diagnóstico.[8]

As fraturas de estresse surgem em pessoas com história de atividade intensa, especialmente de início recente, ou com alterações ósseas metabólicas. Nessas fraturas, a história pode ser mais arrastada, com dor inguinal que alivia ao repouso e piora progressivamente, em especial naqueles que tentam manter-se em atividade, apesar da dor.[8]

Na vigência de artrite, com outros sinais flogísticos e/ou rigidez prolongada além da dor, o diagnóstico diferencial deve buscar excluir especialmente a artrite séptica, pela destruição articular e possível mortalidade decorrentes do retardo no início do tratamento, além da artrite reumatoide (AR) e da gota, nas quais outras articulações podem ter sido acometidas no momento ou anteriormente. Apesar de o quadril não ser um local de apresentação inicial dos quadros de artrite inflamatória, quando esta acontece, manifesta-se mais como monoartrite.

Na atenção primária, a maioria das situações de dor no quadril se desenvolve de forma insidiosa e tende à cronificação, de modo que, afastadas as situações de urgência e na ausência dos sinais de alerta vermelho (Quadro 216.2), a anamnese e o exame físico são mais úteis do que os exames laboratoriais ou de imagem.

A definição precisa da localização afasta condições nas quais a dor no quadril faz parte de um quadro de dor irradiada ou difusa, como a fibromialgia, e permite direcionar o exame físico para as estruturas mais provavelmente acometidas, buscando localizar a dor como anterior, lateral ou posterior.[8]

Pode-se utilizar uma representação esquemática do corpo humano para facilitar essa localização, junto com uma escala analógica de dor, de modo a acompanhar a evolução da pessoa com fins diagnósticos e terapêuticos.[7,10,11]

Exame físico

O exame pode iniciar na observação da marcha da pessoa a partir da sala de espera, sendo necessários pelo menos seis passos para sua avaliação, durante os quais se identificam situações de

Quadro 216.1 | Diagnóstico diferencial das dores no quadril

Condições	Características clínicas
Lesões ósseas	
Fraturas	Idoso com história de trauma. Membro inferior em rotação externa, encurtado em relação ao contralateral, limitação para movimentos passivos e ativos
Osteíte púbica (ou pubalgia)	Dor na sínfise púbica ao exercício, que em homens pode irradiar para a bolsa escrotal, aliviando com repouso. Inclui-se em um grupo heterogêneo de lesões com dor no quadril anterior identificadas em esportistas (por isso, chamadas na Europa de *sportsman's hernia*) que realizam esforços com torções e giros repetidos, como futebol, hóquei ou basquete, apresentando ou não rupturas de tecidos moles que se inserem nessa região. A dor é reproduzida à palpação local e no teste de adução resistida do quadril
Necrose avascular da cabeça do fêmur	Mais comum em homens com menos de 50 anos. Em crianças, ocorre mais nos meninos entre 4 e 8 anos de idade. Dor surda no quadril anterior, na coxa e na nádega, com limitação de movimentos ativos. Presença de fatores de risco: uso de corticoides e abuso de álcool
Neoplasias (primárias ou metastáticas)	A presença de alertas vermelhos, especialmente em idosos, conduz à investigação de tumores em sítios primários comuns (mama, próstata, pulmão, rins e tireoide). Em geral, vêm acompanhados de dor e, às vezes, de fratura patológica
TB (ver Cap. 156, Tuberculose)	Sintomas monoarticulares vagos, na maioria das vezes sem sintomas respiratórios. Presença de alertas vermelhos
Quadros inflamatórios	
Gota (ver Cap. 220, Gota)	Monoartrite recorrente com início súbito. Fatores de risco: sexo masculino, comorbidades (diabetes, HAS, obesidade, LRC), uso de diuréticos, dieta rica em purinas, alcoolismo. Pode apresentar tofos
Artrite séptica	Fatores de risco: idade maior de 80 anos, diabetes, AR, cirurgia articular recente, prótese articular e infecção cutânea concomitante. A presença de febre não é determinante para o diagnóstico (ver Quadro 216.3)
AR (ver Cap. 219, Osteoartrite e artrite reumatoide)	Mais comum em mulheres idosas. Poliartrite e rigidez matinal por mais de 45 minutos, estabelecendo-se ao longo de semanas ou subitamente. Pródromos de anorexia, fadiga e fraqueza
PMR	Idade maior de 50 anos, dor na cintura pélvica e/ou escapular, rigidez matinal por mais de 1 hora
Quadros mecânicos e degenerativos	
Osteoartrose	Idade maior de 50 anos, rigidez matinal por menos de 60 minutos, rotação interna menor do que 15° e flexão menor do que 115°, ausência de calor local
SDM (ver Cap. 223, Fibromialgia)	Dor com distribuição característica para os músculos envolvidos, reprodutível com a digitopressão dos pontos-gatilho identificados na palpação de banda tensa, o que também pode provocar uma resposta contrátil local. A amplitude de movimento do músculo fica restrita
SDGT	Mulheres de meia-idade com dor na porção lateral do quadril, reproduzida na palpação do grande trocanter e piorada ao deitar sobre o lado afetado, carregar pesos, subir escadas ou rampas. Sinal de Trendelenburg positivo
SIFA	Adulto jovem com dor na face anterior do quadril, apontada com sinal de "C", formado pelos 1° e 2° dedos da mão delimitando superiormente o grande trocanter ao localizar a dor. Piora após ficar longos períodos sentado e se exacerba na atividade física. Teste de FADRI positivo
Bursite iliopectínea	Associada a outras patologias do quadril (AR, osteoartrose). Dor anterior no quadril, reprodutível na palpação da região inguinal, e que piora na extensão, na abdução e na rotação interna
Bursite isquiática	Ocorre com mais frequência em idosos, com dor na nádega que se irradia posteriormente para a coxa, piorando na deambulação
Dores referidas e difusas	
Fibromialgia (ver Cap. 223, Fibromialgia)	Dor disseminada por, pelo menos, 3 meses, reproduzida por palpação digital em ao menos 11 dos 18 *tender points*, localizados bilateralmente, um dos quais está sobre o grande trocanter
Meralgia parestésica	Dor e/ou parestesias no território do nervo cutâneo femoral lateral, sobre a porção anterolateral da coxa, piorada ao ficar em pé ou deambular e reprodutível por pressão sobre o nervo no nível do ligamento inguinal
Lombalgias (ver Cap. 212, Lombalgia)	Queixa de lombalgia associada. Dor reprodutível na mobilização do tronco. Sintomas de compressão radicular
Hérnia inguinal incipiente	Dor inguinal ao esforço físico e reprodutível, provocando tosse, teste positivo de adução resistida do quadril, alargamento palpável no anel inguinal superficial, sensibilidade à palpação superolateral ao tubérculo púbico
Dores pélvicas e perineais	Afastar problemas nos testículos ou bolsa escrotal, cistos ovarianos, câncer de cólon e apendicite

HAS, hipertensão arterial sistêmica; TB, tuberculose; AR, artrite reumatoide; SDM, síndrome de dor miofascial; PMR, polimialgia reumática; SDGT, síndrome dolorosa do grande trocanter; SIFA, síndrome do impacto femoroacetabular; LRC, lesão renal crônica.

Fonte: Margo e colaboradores,[1] Suarez e colaboradores,[2] Enseki e colaboradores,[4] Ma e colaboradores,[5] Simons e colaboradores[6] e Travell e Simons.[7]

Quadro 216.2 | Sinais de alerta vermelho na dor no quadril: situações que sugerem maior risco para lesões ósseas ou inflamatórias

- Febre
- Mal-estar generalizado
- Sudorese noturna
- Dor noturna
- Imunodepressão
- Trauma
- Perda de peso
- Massa palpável
- Uso prolongado de corticoides
- Dor sem relação com postura ou movimento
- Abuso de álcool ou drogas injetáveis
- História pessoal ou familiar de câncer
- Dor intensa e/ou constante, apesar de tratamento conservador
- Perda de mobilidade sem diagnóstico

Fonte: Modificado de Godges.[9]

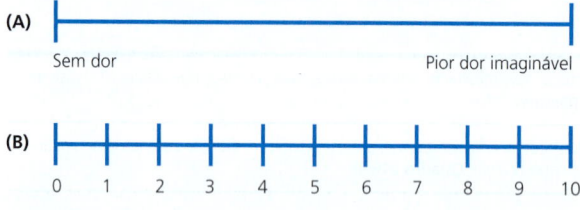

▲ Figura 216.1
Escalas visuais de dor. A) Analógica: em uma linha de 10 cm de comprimento, aponta-se a extremidade da esquerda como equivalente a não sentir dor alguma, e a direita como sendo o ponto de pior dor possível. Solicita-se à pessoa avaliada que marque o ponto ao longo da linha equivalente à intensidade da dor que sente naquele momento. A seguir, o avaliador mede o ponto marcado, e a medida em centímetros a partir da extremidade esquerda da linha é considerada como o valor da dor percebida pela pessoa naquele momento. B) Numérica: o profissional solicita à pessoa que avalie a intensidade de sua dor, no momento, entre 0, significando "Sem dor", e 10, significando "Pior dor imaginável". A equivalência da descrição verbal para as medidas seria: até 3, dor ligeira ou leve; de 3 a 6, dor moderada; de 6 a 8, dor forte; acima de 8, dor muito forte.[10,11]

claudicação e alterações na marcha, especialmente o sinal de Trendelenburg, no qual o quadril afetado não sustenta o peso quando o membro inferior ipsilateral se apoia no chão, provocando um desalinhamento do tronco em direção ao lado afetado. A marcha claudicante pode anteceder a dor no início dos quadros de necrose avascular da cabeça do fêmur, sendo possível que a dor seja relatada, apenas após 1 a 3 meses, na região inguinal, na coxa ou no joelho, piorando com a atividade.[2]

A marcha claudicante também pode resultar da diferença de comprimento entre os membros inferiores, o que pode ser determinado no exame físico pela medição com fita da distância entre a espinha ilíaca anterossuperior e o maléolo medial de cada membro.

Além dos sinais visíveis de artrite, que apontam mais provavelmente causas inflamatórias, e do quadro típico das fraturas de fêmur, o exame físico pode sugerir o diagnóstico da maioria dos quadros mecânicos e degenerativos, realizando-se sempre as manobras bilateralmente, para comparação. O médico de família e comunidade deve avaliar as limitações de mobilidade da articulação e dos músculos, especialmente dos abdutores, em toda pessoa com dor no quadril. Entretanto, a maioria dos testes no exame físico para dor no quadril tem utilidade limitada ao rastreamento de lesões em uma determinada estrutura, pouco influenciando a probabilidade pós-teste.

Palpação: identificar as eminências ósseas e verificar a sensibilidade dolorosa no tubérculo púbico, espinhas ilíacas anterossuperiores, grandes trocanteres e tuberosidades isquiáticas. Em jovens com dor aguda cujo início foi relacionado com atividade física, presença de sinais inflamatórios, com dor na palpação das eminências ósseas, sugere fratura de avulsão na inserção do músculo: sartório, na espinha ilíaca anterossuperior; retofemoral, na espinha ilíaca anteroinferior; isquiotibiais, na tuberosidade isquiática. Verificar também a presença dos pulsos femoral, poplíteo, tibial posterior e pedioso para afastar obstruções arteriais.[2,8] A palpação dolorosa da inserção dos músculos retoabdominais no púbis (aponeurose púbica) é a manobra mais sensível para verificar lesão dessa estrutura nos quadros de pubalgia, com razão de chances positiva de 2,67.[12]

Músculos para pontos-gatilho:[6] as pessoas com SDM nos músculos que mais comumente produzem dor na região do quadril costumam ter marcha antálgica, limitação para cruzar as pernas (músculos piriforme e glúteo mínimo), manutenção do quadril fletido com limitação para hiperextensão (músculo tensor da fáscia lata).

Os pontos-gatilho são identificados pela palpação de nódulos dolorosos sobre uma banda tensa no músculo esquelético, reproduzindo a dor relatada pela pessoa. Pode haver dor referida característica do músculo em questão e, eventualmente, uma resposta contrátil local do músculo.

Músculo tensor da fáscia lata (Figura 216.2): produz dor na parte anterolateral da coxa, sobre o trocanter maior, irradiada para o joelho. Com a pessoa em posição supina, realiza-se palpação plana após localizar o músculo tenso, solicitando que efetue rotação interna do quadril contra a resistência.

Músculo piriforme (Figura 216.3): pode irradiar dor para a região sacroilíaca, lateralmente na nádega e posteriormente na coxa proximal. Com o músculo glúteo máximo relaxado ao deitar-se sobre o lado não afetado e cruzando a perna do lado afetado sobre a primeira, o examinador localiza o trocanter maior e a borda livre palpável do sacro, deslizando o dedo na linha

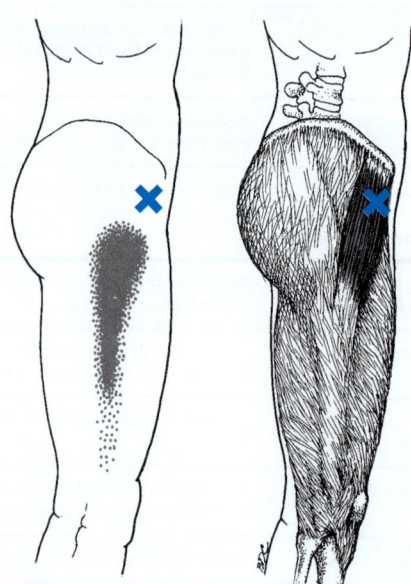

▲ Figura 216.2
Músculo tensor da fáscia lata.

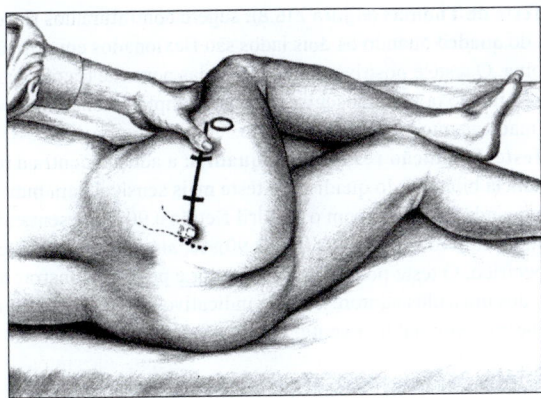

▲ Figura 216.3
Músculo piriforme.

traçada entre esses dois limites, sobre a qual se encontram os pontos-gatilho do músculo piriforme.

Músculo glúteo mínimo (Figura 216.4): produz dor na porção inferior lateral e medial da nádega, irradiada para coxa e perna. Palpam-se os pontos-gatilho anteriores distalmente à crista ilíaca com a pessoa na posição supina e o membro inferior estendido. Os pontos-gatilho posteriores são palpados proximalmente à linha do piriforme, com a pessoa mantendo o membro afetado fletido em 30° e em decúbito sobre o lado contralateral.

Rotação interna do quadril (Figura 216.5): a restrição ao movimento na rotação interna é o achado mais preditivo de ar-

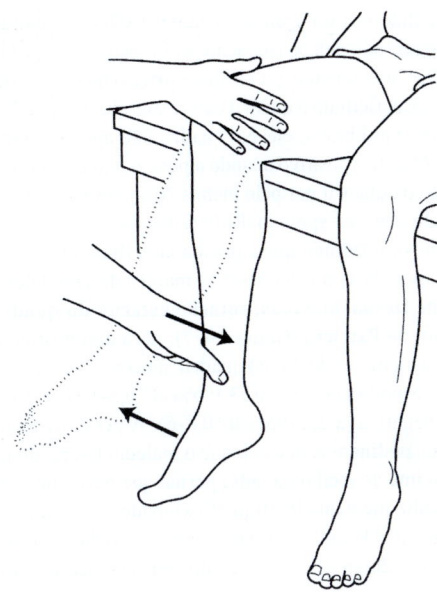

▲ Figura 216.5
Rotação interna do quadril.

trose do quadril.[1] Nesse teste, a pessoa fica sentada na borda da mesa de exame, com os joelhos fletidos, enquanto o examinador leva a perna do membro examinado para longe da contralateral. Também pode ser realizado com a pessoa em supino, tomando-se o cuidado de estabilizar o joelho enquanto se roda a extremidade distal do membro.

Teste de Trendelenburg (Figura 216.6): a positividade indica fraqueza dos músculos abdutores do quadril e/ou limitação por

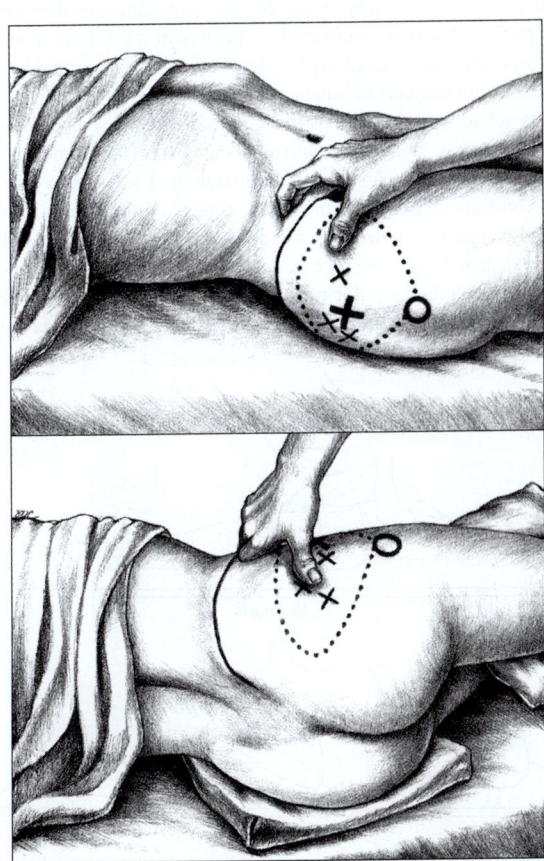

▲ Figura 216.4
Músculo glúteo mínimo.

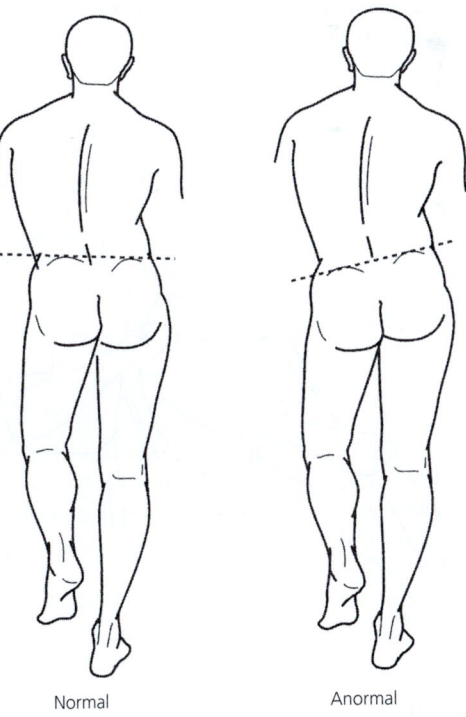

Normal   Anormal

▲ Figura 216.6
Teste de Trendelenburg.
Fonte: Gross e colaboradores.[13]

síndrome dolorosa do grande trocanter (SDGT), quando a dor também é reproduzida na palpação dessas estruturas.[2] Solicita-se à pessoa em ortostatismo que se apoie sobre o membro inferior do lado doloroso, fletindo o quadril contralateral a 30° por 30 segundos e, após equilibrada, eleve o quadril não apoiado o mais alto possível. O teste é positivo quando a pessoa não consegue manter a elevação do quadril por pelo menos 30 segundos no mesmo nível do lado que está apoiado. Resultados falso-negativos podem ser evitados impedindo que a pessoa lateralize o tronco sobre o membro apoiado, como acontece na marcha de Trendelenburg.[4]

Teste de flexão, abdução, rotação externa do quadril (FABERE, ou de Patrick) (Figura 216.7): para diagnóstico de causas intra-articulares de dor no quadril, a razão de chances positiva do teste pode chegar a 0,73 (95% IC 0,5-1,1), e a razão de chances negativa, a 2,2 (95% IC 0,8-6). A pessoa é examinada em supino, pedindo-se que coloque o maléolo lateral do membro testado acima do joelho da outra perna, que permanece estendida, de modo que o quadril fique flexionado, abduzido e rodado externamente. Quando positivo, a reprodução da dor é sugestiva de diferentes diagnósticos de acordo com sua localização:[4]

- Sínfise púbica: osteíte púbica.
- Inguinal: SDM do músculo iliopsoas.
- Quadril posterior: patologia da articulação sacroilíaca.
- Quadril lateral: síndrome do impacto femoroacetabular (SIFA).

Teste de flexão, adução e rotação interna do quadril (FADRI): com a pessoa na posição supina, joelho e quadril fletidos em 90°, o quadril é aduzido e rotado internamente pelo examinador. O teste positivo produz dor aguda e está presente em mais de 90% das pessoas que têm o diagnóstico de SIFA confirmado por imagem ou cirurgia.[2] O teste também é indicativo de rupturas labrais, que podem associar-se à SIFA. Para diagnóstico de causas intra-articulares de dor em geral, a razão de chances positiva deste teste é de 0,86 (95% IC 0,67-1,1), e a razão de chances negativa é de 2,3 (95% IC 0,52-10,4).[4]

Teste de Thomas (Figura 216.8): sugere contratura dos flexores do quadril quando os dois lados são flexionados em posição supina. O teste é positivo quando uma das pernas é trazida para baixo E a coxa não consegue retornar completamente ao nível da maca, mantendo o joelho fletido.[2]

Teste da adução resistida do quadril: a adução contra a resistência bilateral do quadril é o teste mais sensível para pubalgia quando realizado com o quadril fletido a 90°, apresentando valor preditivo negativo (VPN de 90,9%, ainda que seja pouco específico. O teste positivo reproduz dor e pode demonstrar lesão dos músculos adutores, sendo indicativo de osteíte púbica e/ou hérnia inguinal incipiente.[2,12]

Exames complementares

As hipóteses diagnósticas elaboradas a partir da anamnese e do exame físico podem conduzir à realização de exames complementares de imagem ou laboratoriais. A escolha desses deve levar em consideração a experiência do médico de família e comunidade na sua avaliação (ou coleta, no caso da punção articular), a disponibilidade dos recursos diagnósticos no contexto local da atenção primária e a demora permitida diante da necessidade de referenciamento para um especialista focal.

Exames de imagem

Radiografia simples

A radiografia é a primeira escolha quando há indicação de exame de imagem para a avaliação inicial de dor aguda no quadril, porém não deve ser considerada como suficiente para excluir fraturas de quadril em idosos. Solicitam-se incidências bilaterais para fins de comparação, em posições anteroposteriores, de perfil e Cleaves modificado ("pernas de rã"). Esta última é contraindicada nas situações de possível fratura, quando se realizam incidências oblíquas no exame.[14]

Os achados radiográficos mais comuns em pessoas com osteoartrose em relação a controles são: osteófitos femorais e acetabulares, redução do espaço articular. Esclerose e cistos subcondrais podem estar presentes, mas não mostram incidência significativamente diferente dos controles. Alterações indicativas de osteoartrose leve ou moderada são muito frequentes e não relacionadas à dor no quadril, ao passo que alterações graves são menos comuns, porém fortemente relacionadas com

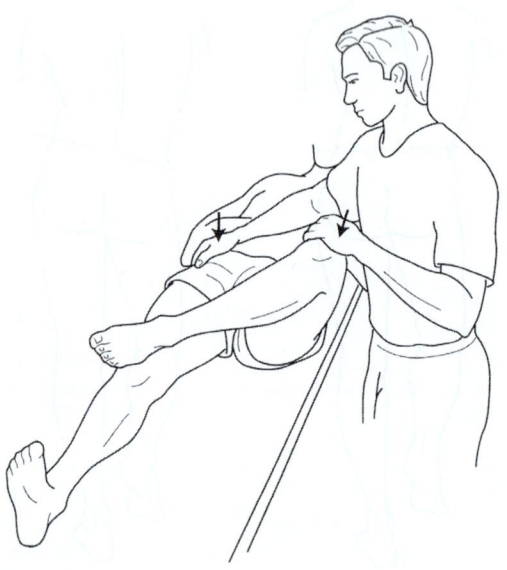

▲ Figura 216.7
Teste de FABERE. A aplicação de pressão na pelve e no joelho aumenta a sobrecarga na articulação sacroilíaca, buscando evidenciar patologias nesse local.
Fonte: Gross e colaboradores.[13]

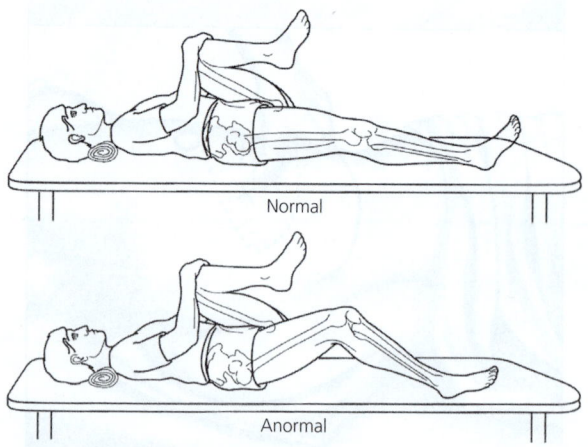

▲ Figura 216.8
Teste de Thomas.
Fonte: Gross e colaboradores.[13]

sintomas dolorosos. Assim, para o diagnóstico de osteoartrose, a radiografia é dispensável, mas pode ser indicada, sugerindo-se que seja obtida em apoio monopodálico, mais sensível para redução do espaço articular do que decúbito dorsal.

Na SIFA, as radiografias podem ser descritas como normais ou apresentar discretas alterações degenerativas e morfológicas, o que ressalta a importância de identificar essa hipótese diagnóstica na solicitação do exame.[2]

Para AR do quadril, a sensibilidade é baixa nas alterações precoces da doença, mostrando-se também inadequada para monitorar a eficácia do tratamento, mas podendo ser utilizada na avaliação inicial das artrites em geral. Em TB óssea do quadril, o diagnóstico é, em geral, tardio, e a tríade clássica de osteoporose justa-articular, erosões ósseas periféricas e redução gradual do espaço articular pode ser vista também em AR e em lesões fúngicas.[7]

Quando as suspeitas apontam lesões musculares ou bursites, não há indicação de radiografia na avaliação inicial, apenas na ausência de melhora após 4 semanas de tratamento conservador.[12]

Ultrassonografia

A US pode ser utilizada na investigação de artrites inflamatórias (identifica derrame articular), lesões musculares e bursites.[12]

Ressonância magnética

A RM é o método de escolha para o diagnóstico de fraturas ocultas do quadril, com 100% de acurácia, substituindo a cintilografia óssea, exceto em casos de contraindicações para a RM. Pode direcionar o tratamento conservador para fraturas intertrocantéricas incompletas. Indicada para excluir algumas situações com sinais de alerta vermelho, como necrose avascular da cabeça do fêmur e quadros infecciosos. Possivelmente é útil para a investigação de osteíte púbica, bursites, lesões de tendões e músculos, bem como na SIFA, em que as radiografias simples são normais. Em AR, detecta atividade inflamatória incipiente e permite monitorar a evolução da pessoa e a eficácia da terapêutica.[2,12,14]

Exames laboratoriais

O exame do líquido sinovial, nas monoartrites agudas, é o exame de escolha para excluir artrite séptica, analisando-se a aparência do líquido e solicitando-se contagem diferencial de leucócitos, bacterioscópico com Gram e cultura, pesquisa de cristais para gota e pseudogota.

Quadro 216.3 | Critérios para diagnóstico de artrite séptica do quadril

▶ Febre
▶ Recusa em sustentar o peso sobre o membro inferior do lado acometido
▶ VHS > 40 mm/h
▶ Leucograma > 12.000/mm³

VPP:
▶ Se 3 dos 4 critérios presentes: 97%
▶ Se todos os quatro critérios estiverem presentes: 99%

VPP, valor preditivo positivo; VHS, velocidade de hemossedimentação.
Fonte: Johanns e Knopp.[8]

O hemograma não é útil no diagnóstico diferencial das artrites agudas, mas é empregado para seguimento do tratamento das artrites sépticas.

A velocidade de hemossedimentação (VHS) é exame inespecífico para artrites inflamatórias; quando normal, favorece a hipótese de osteoartrose, e sua elevação é um dos critérios diagnósticos da polimialgia reumática (PMR).[1–3]

Na suspeita de artrite séptica, além da radiografia, a solicitação de exames laboratoriais é mandatória para realizar o diagnóstico, incluindo hemocultura. A fim de iniciar o tratamento sem demora, diferenciando de quadros benignos, como a sinovite transitória, que ocorre mais em crianças entre 3 e 8 anos de idade, sugere-se associar os exames laboratoriais a critérios clínicos (Quadro 216.3).[8]

Conduta proposta

Tratamento

As decisões tomadas em relação à conduta na dor no quadril (Quadro 216.4) envolvem sempre a busca por consenso entre o médico de família e comunidade e a pessoa sob seus cuidados, em especial diante de quadros potencialmente limitantes das atividades de vida diária (AVDs) e crônicos, de modo que a participação ativa do paciente é fundamental, bem como seu entendimento quanto aos objetivos, aos eventos adversos e às limitações dos tratamentos propostos. As opções terapêuticas são também direcionadas conforme a experiência do médico, sua disponibilidade de tempo e de condições materiais para conduzir procedimentos, como infiltrações de corticoides ou injeções nos pontos-gatilho.

Quadro 216.4 | Opções terapêuticas para dor no quadril na atenção primária

Condição	Opções terapêuticas
Osteoartrose do quadril	A fim de otimizar o manejo da osteoartrose do quadril, devem-se associar opções farmacológicas e não farmacológicas. Sugere-se garantir acesso à informação e à educação sobre mudanças de estilo de vida a fim de evitar sobrecarga das articulações atingidas **FARMACOLÓGICAS** ▶ Não há definição quanto à superioridade de um determinado AINE para tratamento da dor na osteoartrose do quadril. Sugere-se que o paracetamol seja a primeira escolha pela segurança no uso, ainda que outros AINEs tenham mais benefícios no alívio da dor moderada a grave em curto prazo (recomendação alta) ▶ Opioides devem ser considerados para pessoas com dor moderada ou grave que não responderam ou não toleram AINEs, até a realização de cirurgia, ou quando esta é contraindicada (recomendação alta). Tramadol não se mostrou superior a paracetamol ou a diclofenaco no controle da dor. Opioides não tramadol tem NNT = 10 para controle da dor e NND = 14

(Continua)

Quadro 216.4 | **Opções terapêuticas para dor no quadril na atenção primária** *(Continuação)*

Condição	Opções terapêuticas
Osteoartrose do quadril	▶ A diacereína produz alívio sintomático similar aos AINEs, com boa tolerabilidade, e pode ter efeitos estruturais benéficos em longo prazo (recomendação moderada)
	▶ O uso de insaponificáveis de soja e abacate reduz a dor e aumenta o número de pessoas que respondem ao tratamento analgésico (recomendação moderada)
	▶ Gengibre (500-1.000 mg/dia) pode reduzir dor e disfunção em pessoas com osteoartrite em comparação com placebo (recomendação moderada), com menos efeitos adversos gastrintestinais do que diclofenaco (recomendação moderada)
	• Injeção intra-articular de corticoides produz alívio da dor em curto prazo (recomendação moderada)
	• As evidências a respeito de outras opções de fitoterapia oral para osteoartrose são limitadas quanto à eficácia, mas não sugerem problemas de segurança no uso (recomendação fraca)
	NÃO FARMACOLÓGICAS
	▶ Redução de peso
	▶ Exercícios são eficazes no tratamento, especialmente se incluírem elementos de fortalecimento (recomendação baixa). Programas de hidroginástica mostram pequenas melhoras na dor, na rigidez, na força e na qualidade de vida em curto prazo (recomendação moderada). Atividades individuais ou em grupo podem ser igualmente benéficas
	▶ Treinamento funcional, envolvendo marcha, equilíbrio e uso de órteses, pode melhorar a função quando associado a atividades com carga (recomendação baixa)
	▶ Fisioterapia deve ser considerada para alívio da dor, melhora da mobilidade e função na artrose leve do quadril em curto prazo (recomendação moderada). A fisioterapia com manipulação e alongamento vigoroso é superior ao exercício que inclui alongamento sem manipulação
	▶ Acupuntura pode ter benefícios na melhora da dor, na mobilidade e na qualidade de vida (recomendação moderada).
SDM	▶ Afastar fatores predisponentes e perpetuantes
	▶ A liberação dos pontos-gatilho pode ser feita com alongamento após aplicação de frio local, técnicas de fisioterapia com relaxamento muscular, pressão do ponto-gatilho, eletroestimulação, injeção do ponto-gatilho
SDGT	▶ Repouso relativo, AINE, calor local, fisioterapia
	▶ Injeção de corticoides é segura e efetiva em curto prazo, porém com altos índices de recorrência
	▶ Programas de exercícios domiciliares envolvendo alongamento e fortalecimento apresentam bons resultados em longo prazo, com 80% de sucesso em 15 meses
SIFA	▶ Evitar e/ou modificar atividades que provoquem dor
	▶ Praticar exercícios para estabilidade e alongamento
	▶ Usar AINE
Osteíte púbica	▶ Fisioterapia e AINE no tratamento inicial
	▶ Infiltrações de corticoide se não houver resposta ao tratamento inicial (recomendação baixa)
Bursites iliopectínea e isquiática	▶ AINE e repouso
	▶ Infiltração de corticoide ou de agente esclerosante local
PMR	▶ Prednisona, 10-20 mg/dia, costuma resolver os sintomas em 2 semanas. Com sintomas estáveis por 4 semanas, inicia-se redução da dose, mantendo-se o tratamento por 1 a 2 anos
Meralgia parestésica	▶ Reduzir o peso, evitar hiperextensão do quadril e roupas apertadas nos quadris, corrigir desigualdades no comprimento dos membros inferiores
	▶ Injeção do nervo femoral com lidocaína e corticoide no nível do ligamento inguinal, liberação de pontos-gatilho no músculo sartório

AINEs, anti-inflamatórios não esteroides; NNT, número necessário para tratar; NND, número necessário para produzir um dano; SDN, síndrome de dor miofascial; SDGT, síndrome dolorosa do grande trocanter; SIFA, síndrome do impacto femorocetabular; PMR, polimialgia reumática.

Fonte: Suarez e colaboradores,[2] Travell e Simons,[7] Bussières e colaboradores,[12] The Royal Australian College of General Practitioners,[15] Stephens e colaboradores,[16] Del Buono e colaboradores[17] e Cameron e Chrubasik.[18]

Na artrose do quadril, sugere-se o uso de avaliações funcionais validadas, como o Índice de Osteoartrose das Universidades de West Ontário e MacMaster (WOMAC), antes e após as intervenções terapêuticas, de modo a verificar os resultados em termos de limitações funcionais, prejuízo e restrições na participação em atividades que resultem dessa condição.[4] Outras formas de avaliação do desempenho físico, como uma caminhada de 6 minutos ou testes de *up and go*, que sejam reprodutíveis, também podem ser empregados com essa finalidade de seguimento do tratamento.[15]

A não identificação de SDM faz com que o tratamento seja, muitas vezes, limitado ao uso de analgésicos e de AINEs, ou mesmo de relaxantes musculares, que não apresentam evidências de benefício. Assim, deixa-se de empregar métodos direcionados à liberação dos pontos-gatilho, cujos resultados em termos de alívio de dor e melhora funcional mostram-se rápidos e efetivos, especialmente se o tratamento é conduzido de forma a tornar a pessoa ciente dos fatores predisponentes e perpetuantes da SDM, ensinando-a a lidar com os sintomas de forma autônoma por meio de técnicas de relaxamento e alongamento muscular.

Uma vez que não há consenso a respeito do tratamento da SDM, no contexto do médico de família e comunidade, com limitações de tempo para conduzir as técnicas de aplicação de frio e alongamento, a injeção nos pontos-gatilho mostra-se um recurso terapêutico mais ágil, com respostas imediatas que contribuem para o esclarecimento diagnóstico e garantem o referenciamento para a continuidade do tratamento com fisioterapia. Ainda que possam ser utilizados desde o agulhamento a seco até o uso de toxina botulínica, a injeção dos pontos-gatilho com anestésicos locais (lidocaína) é mais recomendada, além de utilizar materiais habitualmente disponíveis na atenção primária.[6,7]

Quando referenciar

As condições de urgência exigem referenciamento a partir da suspeita, considerando a possibilidade de confirmação diagnóstica já no nível secundário, de modo a não retardar a instituição do tratamento adequado. Isso ocorre nas situações sugestivas de fratura, necrose avascular da cabeça do fêmur ou artrite séptica, a serem conduzidas em serviços hospitalares.

Na suspeita de necrose avascular da cabeça do fêmur, a pessoa deve ser orientada a evitar sustentar o peso sobre o lado afetado até a avaliação com o cirurgião ortopedista.[8] A AR pode também ser considerada uma urgência, tendo em vista a necessidade de introdução precoce de terapêutica que modifique a atividade da doença, sendo necessária a avaliação com um reumatologista.

Em geral, as demais situações de dor no quadril permitem uma avaliação inicial pelo médico de família e comunidade; assim, mesmo diante de quadros com sinais de alerta vermelho, até a realização de exames complementares, inicia-se tratamento conservador. Quando este não for efetivo após 4 o semanas, o referenciamento para um especialista focal (reumatologista, especialista em medicina esportiva ou fisiatra) se torna necessário, preferencialmente já com os resultados dos exames complementares indicados para a condição.[8]

A pessoa com artrose do quadril tem indicação de avaliação para cirurgia ortopédica quando há evidências de lesão grave da articulação ou persistência de sintomas graves, apesar da otimização do tratamento conservador – isso inclui a avaliação do impacto dos sintomas na qualidade do sono, nas limitações para AVDs, na sensação de bem-estar psicossocial, nas implicações financeiras, além da piora recente do quadro clínico.[15]

Na SDGT, a cirurgia pode ser indicada quando há falha no tratamento conservador, assim como na meralgia parestésica.[7,17]

Uma vez que as pessoas acometidas por osteíte púbica ou SIFA costumam ser fisicamente mais ativas ou mesmo atletas, pode-se considerar o referenciamento mais precoce nessas condições, de modo a dispor do acompanhamento da ortopedia ou da medicina do esporte, visando a um adequado retorno às suas atividades habituais.[2]

Erros mais frequentemente cometidos

▶ Aceitar a queixa de "dor nas costas" sem solicitar à pessoa que localize a sensação dolorosa mais precisamente pode fazer com que uma situação de dor no quadril seja erroneamente considerada como lombalgia.

▶ Atribuir dores no quadril a problemas na articulação coxofemoral sem exame físico adequado, incluindo a verificação dos músculos da região para presença de pontos-gatilho.

▶ Deixar de realizar punção articular na investigação da dor no quadril com sinais de artrite aguda, seja na atenção primária com condições de técnica asséptica, seja no nível secundário após referenciamento.

▶ Conduzir o tratamento sem estabelecer de forma objetiva com o paciente (escala analógica de dor) qual seu nível de dor antes e após a intervenção.

▶ Manter apenas terapêutica farmacológica, desconsiderando a importância da fisioterapia no tratamento conservador e na reabilitação de diversas causas de dor no quadril.

▶ Diagnosticar artrose como causa da dor no quadril unicamente por sinais radiológicos, já que esses estão presentes em mais de 50% das pessoas acima dos 45 anos.

▶ Prescrever condroitina e glicosamina para artrose do quadril, pois têm benefício sintomático mínimo ou inexistente no alívio dos sintomas (recomendação muito baixa).[15]

▶ Referenciar para a ortopedia condições com tratamento iminentemente clínico, em especial antes de realizar tratamento fisioterápico, quando indicado.

▶ Indicar tratamento fisioterápico sem discutir previamente as limitações esperadas quanto à melhora clínica.

▶ Prednisona em baixas doses é um teste terapêutico para pessoas que preenchem os critérios para PMR.

▶ Ao prescrever AINEs, sempre levar em conta possíveis alterações da taxa de filtração glomerular (TFG), mesmo com níveis normais de creatinina, e risco cardiovascular.

▶ Dores no quadril por SDM ou bursites podem coexistir com quadros de artrose e piorar os seus sintomas.

▶ Na SDM dos músculos glúteo mínimo ou piriforme, a irradiação da dor para a face posterior da coxa pode produzir uma pseudociática, na qual não há irradiação até o tornozelo.

Prognóstico e complicações possíveis

Idosos que se apresentam na atenção primária com dor no quadril têm maior propensão a desenvolver problemas de joelho em um seguimento de 3 anos do que aqueles que não apresentam essas dores. Eles têm maiores chances de serem referenciados para cirurgia ortopédica do que aqueles apresentando dor no joelho, ainda que recebam mais prescrições de AINEs e antidepressivos para o controle da dor que esses últimos.[15]

Ainda assim, entre aqueles aguardando cirurgia, 66,63% relatam dor constante e, apesar de 70% deles terem consultado seu médico na atenção primária nos últimos 3 meses, 55% não haviam discutido questões relativas à dor ou à artrose nas consultas, e apenas 31,3% relatavam ter recebido informações sobre essa condição. Portanto, cabe ao médico de família e comunidade verificar a ocorrência de dor no quadril em idosos, oferecendo-lhes informação e opções para o controle do quadro doloroso, uma vez que após 3 anos da primeira consulta por dor no quadril, até 23% dos idosos estarão em uma lista de espera para cirurgia do quadril, e somente 35% relatam melhora após 7 anos de seguimento.[15]

Na apresentação com dor trocantérica especificamente, espera-se que 78% das pessoas persistam com dor após 1 ano do início do quadro, sendo que a consulta na atenção primária com menos de 1 semana do início dos sintomas e a ausência de artrose nos membros inferiores são indicadores de bom prognóstico.[19]

A mortalidade nas internações por fratura de fêmur é de 14,3%, sugerindo-se que 9,4% das mortes anuais poderiam ser evitadas se não houvesse demora maior do que um dia para o tratamento cirúrgico, diferença essa que não pode ser atribuída só a comorbidades. A fratura de quadril está associada com aumento da mortalidade nos primeiros 3 meses, em homens, risco de 7,95 (IC 95% 6,13-10,3), e em mulheres, 5,75 (IC 4,94-6,67). O aumento de risco de morte pode persistir por 10 anos.

Atividades preventivas e de educação

Os fatores de risco associados a dores no quadril a serem considerados para sua abordagem preventiva incluem: sexo feminino, atividades com exposição à vibração do corpo inteiro, ou fisicamente estressante, sobrepeso ou obesidade. Por outro lado, atividades laborais em posição agachada são protetoras para as dores no quadril.[3]

Por sua cronicidade e prevalência, a artrose do quadril é a condição mais estudada em relação a atividades preventivas e de educação, propondo-se modificação de atividades, prática de exercícios, redução de peso e métodos que reduzam a carga das articulações afetadas. A adesão aos programas de educação em saúde para artrose prediz a sua efetividade, sendo importante que os exercícios propostos levem em conta a capacidade física e as limitações dos participantes, sendo oferecidas informações de forma interativa, a fim de se adequarem às necessidades e demandas das pessoas, o que permite melhora do controle da dor, ainda que não necessariamente da função.[15]

Papel da equipe multiprofissional

O Agente Comunitário de Saúde (ACS) encontra-se em uma posição privilegiada, tanto para identificar pessoas na comunidade apresentando sintomas de dor no quadril, ou mesmo claudicação sem dor ainda estabelecida, quanto para verificar o contexto de risco para lesões potencialmente graves, como no caso de quedas em idosos. Garantir acesso ao serviço de saúde de forma oportuna é parte do papel desses profissionais na equipe de saúde.

A equipe de enfermagem muitas vezes constitui o primeiro contato da pessoa com o serviço de saúde, tornado-se essencial para a criação de vínculo, desde o acolhimento em uma situação de dor aguda no quadril, considerando-a como um fenômeno total, até a instituição de cuidados em longo prazo que reduzam a morbimortalidade relacionada a situações de doenças crônico-degenerativas.

O fisioterapeuta constitui um recurso indispensável para o manejo adequado dos quadros de dor no quadril, indicando-se o referenciamento de pessoas com osteoartose do quadril (recomendação baixa) para avaliação e orientação sobre exercícios para melhora da função e dor, incluindo a adaptação para uso de órteses, quando necessárias. Diante de outras causas osteomusculares de dor no quadril, especialmente nas SDM, a atuação do fisioterapeuta pode ser a opção terapêutica mais efetiva.

O educador físico pode atuar tanto no tratamento das condições de dor no quadril, a exemplo dos programas de exercícios com base na comunidade que beneficiam pessoas com osteartrose (recomendação moderada), como na recuperação e prevenção de lesões musculares em atletas e jovens que praticam esportes, como futebol, handebol e basquete (recomendação moderada).

O farmacêutico tem um papel não apenas na dispensação de medicamentos, mas também no apoio à prescrição racional para o médico, especialmente em casos de tratamentos farmacológicos em longo prazo que podem ser parte de situações de polifarmácia, visando minimizar o risco de eventos adversos.

REFERÊNCIAS

1. Margo K, Drezner J, Motzkin D. Evaluation and management of hip pain: an algorithmic approach. J Fam Pract. 2003;52(8):607-17.

2. Suarez JC, Ely EE, Mutnal AB, Figueroa NM, Klika AK, Patel PD, et al. Comprehensive approach to the evaluation of groin pain. J Am Acad Orthop Surg. 2013;21(9):558-70.

3. Dawson J, Lnsell L, Zondervan K, Rose P, Randall T, Carr A, et al. Epidemiology of hip and knee pain and its impact on overall health status in older adults. Rheumatology. 2004;43(4):497-504.

4. Enseki K, Harris-Hayes M, White DM, Cibulka MT. Non-arthritic hip joint pain: clinical practice guidelines linked to the international classification of functioning, disability, and health from the orthopaedic section of the American Physical Therapy Association. J Orthop Sports Phys Ther. 2014;44(6):A1-32.

5. Ma L, Cranney A, Holroyd-Leduc JM. Acute monoarthritis: what is the cause of my patient's painful swollen joint? Can Medical Assoc Journ. 2009;180(1):59-65.

6. Simons DG, Travell JG, Simons LS. Dor e disfunção miofascial: manual dos pontos-gatilho. 2. ed. Porto Alegre: Artmed; 2005. v. 1.

7. Travell JG, Simons DG. Dor e disfunção miofascial: manual dos pontos-gatilho. Porto Alegre: Artmed; 2006. v. 2.

8. Johanns J, Knopp W. What's causing your Young patient's hip pain? Journ Fam Pract. 2010;59(10):555-61.

9. Godges J. Red flags for potential serious conditions in patients with pelvic, hip, or thigh problems [Internet]. 2008 [capturado em 13 maio 2017]. Disponível em: file:///C:/Users/10086049/Downloads/01MedicalScreening-Pelvis,Hip,andThighRegion.pdf

10. Falvey ÉC, King E, Kinsella S, Franklin-Myller A. Athletic groin pain (part 1): a prospective anatomical diagnosis of 382 patients-clinical findings, MRI findings and patient-reported outcome measures at baseline. Br J Sports Med. 2016;50:423-30.

11. Powell RA, Downing J, Ddungu H, Mwangi-Powell FN. Antecedentes de dor e avaliação da dor. In: Kopf A, Patel NB. Guia para o tratamento da dor em contextos de poucos recursos [Internet]. Washington: IASP; 2010 [capturado 12 dez. 2017]. Disponível em: http://ebooks.iasp-pain.org/4qp0t9/.

12. Bussières AE, Taylor JA, Peterson C. Diagnostic imaging practice guidelines for musculoskeletal complaints in adults: an evidence-based approach-part 1: lower extremity disorders. J Manipulative Physiol Ther. 2007;30(9):684-717.

13. Gross J, Fetto J, Rosen E. Exame musculoesquelético. 2. ed. Porto Alegre: Artmed; 2005.

14. Ward RJ, Weissman BN, Kransdorf MJ, Adler R, Appel M, Bancroft LW, et al. Expert panel on musculoskeletal imaging. ACR appropriateness criteria acute hip pain-suspected fracture [Internet]. Reston: American College of Radiology (ACR); 2013 [capturado em 05 maio 2017]. Disponível em: https://www.guideline.gov/summaries/summary/47668/acr-appropriateness-criteria-acute-hip-pain-suspected-fracture?q=hip+fracture.

15. The Royal Australian College of General Practitioners. Guideline for the non-surgical management of hip and knee osteoarthritis [Internet]. Victoria: RACGP; 2009 [capturado em 12 dez. 2017]. Disponível em: www.racgp.org.au/guidelines/osteoarthritis.

16. Stephens MB, Beutler AI, O'Connor FG. Musculoskeletal injections: a review of the evidence. Am Fam Physician. 2008;78(8):971-6.

17. Del Buono A, Papalia R, Khanduja V, Denaro V, Maffulli N. Management of the greater trochanteric pain syndrome: a systematic review. Brit Med Bull. 2012;102:115-31.

18. Cameron M, Chrubasik S. Oral herbal therapies for treating osteoarthritis. Cochrane Database Syst Rev. 2014;(5):CD002947.

19. Linsell L, Dawson J, Zondervan K, Randall T, Rose P, Carr A, et al. Prospective study of elderly people comparing treatments following first primary care consultation for a symptomatic hip or knee. Fam Pract. 2005;22(1):118-25.

ÁRVORE DE DECISÃO

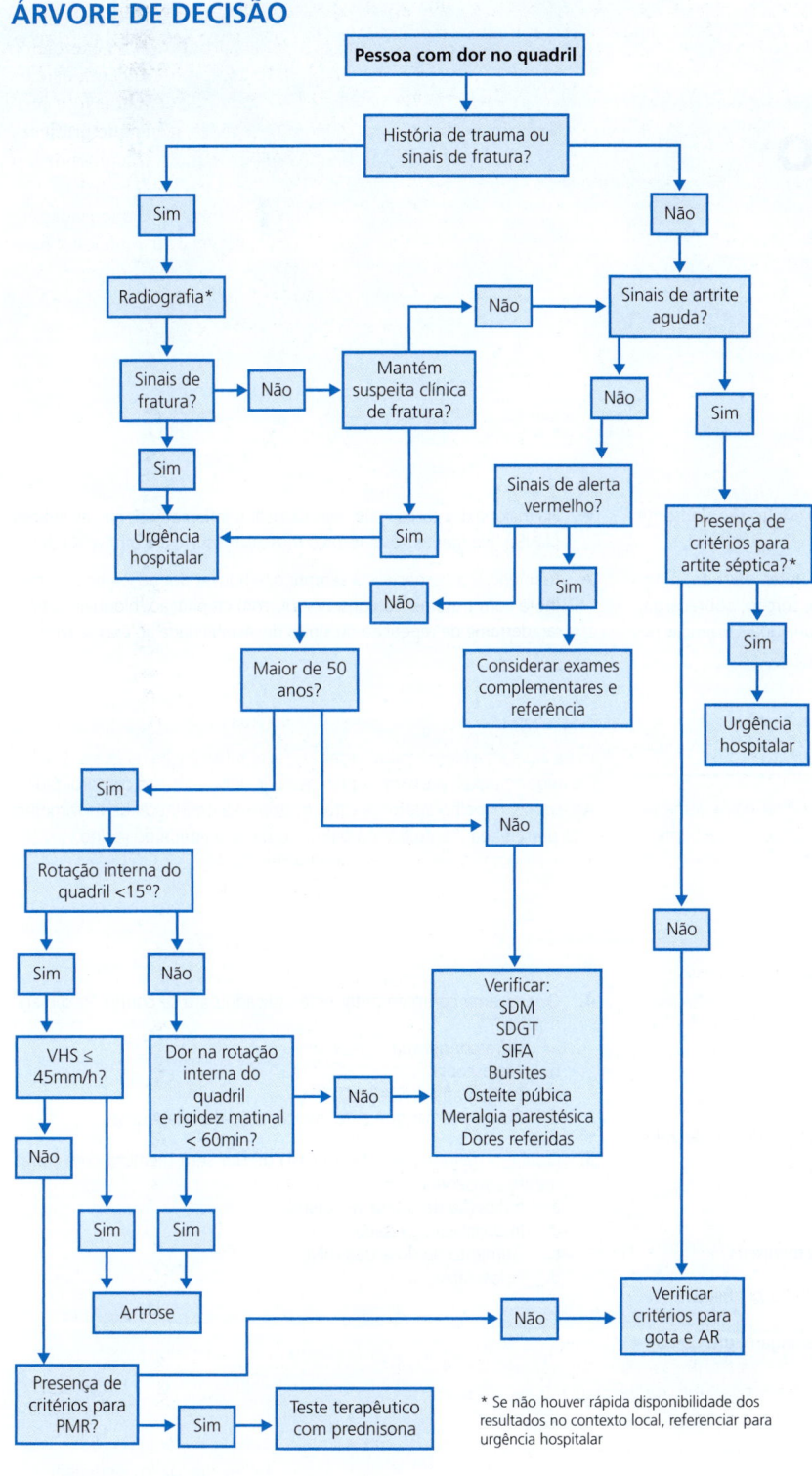

* Se não houver rápida disponibilidade dos resultados no contexto local, referenciar para urgência hospitalar

CAPÍTULO 217

Dor no joelho

Alexandre Fortes
Nicolau Moisés Neto

Aspectos-chave

▶ As causas mais frequentes de dor no joelho em adulto são síndrome dolorosa patelofemoral (SDPF) e osteoartrite.

▶ Para se diagnosticar a causa de dor no joelho, antes de tudo, é necessário entender como a dor iniciou (trauma, torção, sobrecarga, infecção, etc.), saber anatomia e conhecer as principais doenças relacionadas à dor do joelho.

▶ Na maioria dos casos, gelo, repouso e anti-inflamatórios não esteroides (AINEs), alongamentos e reforço muscular resolvem o motivo da dor.

▶ Referenciar ao especialista sempre que houver dor no joelho sem melhora com tratamento conservador, com crepitação, bloqueio articular, derrame de repetição ou sinais de instabilidade ao exame físico.

Caso clínico

Ana, 22 anos, queixa-se de dor na face lateral do joelho há 1 semana, que piora toda vez que corre ou quando faz exercícios com agachamento na academia (começou a correr e a fazer musculação há quase 1 mês). Ela nega traumas, problemas prévios no joelho ou outras comorbidades. Ao exame, o joelho aparenta estar normal, e a amplitude de movimento está preservada. Sente dor na palpação da face lateral do joelho.

Teste seu conhecimento

1. Qual é a hipótese diagnóstica mais provável?
   a. Lesão de menisco
   b. Doença de Osgood-Schllater
   c. Condromalácia da patela
   d. Síndrome da banda iliotibial

2. Como você faria para diagnosticar o Caso clínico no âmbito da atenção primária à saúde (APS)?
   a. Radiografia do joelho
   b. Teste da mobilidade patelar
   c. Teste dos ligamentos cruzados
   d. Ressonância magnética para avaliação dos meniscos

3. Qual é o tratamento de escolha para a jovem do Caso clínico?
   a. Debridamento por artroscopia
   b. Diminuição da intensidade de exercícios, alongamento da banda iliotibial e isquiotibiais
   c. Imobilização
   d. Infiltração articular com corticoide

4. Qual exame complementar está indicado para se confirmar o diagnóstico?
   a. Ultrassonografia
   b. Artroscopia
   c. Radiografia de joelho
   d. Exames de sangue para investigação de colagenoses

5. Qual é a melhor conduta no caso de dor sem melhora com tratamento conservador?
   a. Indicação de órtese de joelho
   b. Imobilização gessada
   c. Aumento da dose dos AINEs
   d. Fisioterapia

Respostas: 1D, 2D, 3B, 4A, 5D

As dores de joelho são responsáveis por aproximadamente um terço de todas as causas de problemas musculoesqueléticos vistos na APS. As mais frequentes no adulto são artrose e SDPF.

Os pontos mais importantes da avaliação de alguém com dor musculoesquelética são a anamnese e o conhecimento da anatomia. Deve-se pesquisar na anamnese se o problema é agudo ou crônico; se foi traumático ou insidioso; qual foi o fator desencadeador; o que piora e o que alivia a dor; padrão de irradiação da dor; qual é o tipo de dor (inflamatória, miofascial, neuropática, funcional); e se a pessoa já tinha algum problema prévio nesse joelho. O conhecimento da anatomia do joelho é de fundamental importância, pois permite a construção de um raciocínio clínico com base no mecanismo do trauma ou do movimento que provoca dor. Por exemplo, se a dor é aguda, localizada no tendão patelar, piora quando faz força com o quadríceps e apresenta sinais flogísticos, conclui-se que se trata de um distúrbio inflamatório do tendão patelar, que deverá ser manejado conservadoramente com gelo, repouso e anti-inflamatórios não esteroides (AINEs).

A dor pode ter variáveis graus de incapacidade (sobretudo nos casos de gonartrose – artrose do joelho) desde uma leve claudicação na marcha até aqueles que não conseguem mais caminhar. Isso é importante porque o sentimento de impotência e de dependência de outros diante da perda da autonomia para realizar tarefas simples pode ser o suficiente para que seu paciente comece a apresentar sintomas de ansiedade, depressão, baixa autoestima, entre outros, sendo esses muitas vezes o motivo da consulta (Quadro 217.1).

Como a dor começou?

Início da dor, localização, fatores que pioram e aliviam a dor, sintomas mecânicos (estalos, falseios, trancos, bloqueios, crepitação, etc.), irradiação, edema ou derrame articular, presença de febre, atividade física, mudanças na rotina de exercícios ou de carga, problemas prévios, como cirurgias, infiltrações, rigidez, etc. No caso de trauma, entender o seu exato mecanismo-trauma (qual foi o movimento realizado que provocou a dor) é fundamental para o entendimento de qual estrutura foi lesada. Lembrar-se de que múltiplas lesões podem coexistir.

Anatomia

É importante saber o que e onde aconteceu, já que uma ou mais dessas estruturas pode ser o motivo da dor. O estudo da anatomia do joelho é fundamental para o entendimento da dor de seu paciente (Figuras 217.1 e 217.2).

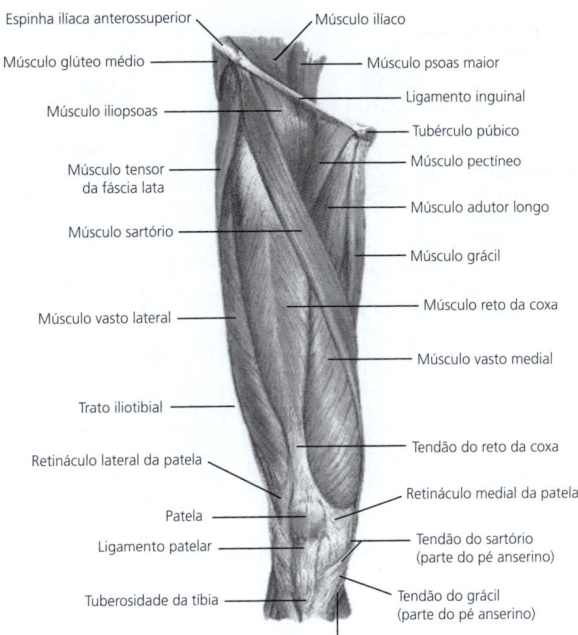

▲ Figura 217.1
Coxa superficial.

Inspeção

Com o indivíduo em pé, (comparando um joelho com o outro), observar alinhamento (genuvaro, genuvalgo, recurvatum), marcha (claudicação antálgica), hematomas, abaulamentos, depressões, edemas, derrame articular, deformidades, cicatrizes, encurtamento de um dos membros, rigidez articular, arco de movimento e atrofias musculares.

O paciente que consegue caminhar nas pontas dos pés ou nos calcanhares tem 90 a 95% de chances de preservação da função neuromotora.

Avaliação de dor irradiada para o joelho

Problemas na coluna lombar e no quadril podem causar dor no joelho, como, por exemplo, nos casos de crianças com epifisiólise (escorregamento da epífise proximal do Fêmur) ou adultos com lombociatalgia ou coxartrose. Distúrbios musculares, como, por exemplo, miofascial, podem provocar um padrão de irradiação específico (dependendo de onde está ou estão localizados os pontos-gatilho), podendo, muitas vezes, confundir o diagnóstico.

Amplitude de movimento

A extensão completa do joelho é, de longe, mais importante do que a flexão. Uma flexão completa normal tem um ângulo de $135°$ a $140°$, e a extensão completa equivale a $0°$. Um indivíduo pode ter comprometimento da flexão sem ter prejuízo de suas atividades diárias. Uma flexão de pelo menos $90°$ do joelho permite a realização de funções simples, porém importantes, como, por exemplo, subir escadas. O indivíduo que não consegue estender a perna completamente terá dificuldades para deambular por pequenas distâncias (Figura 217.3).

Palpação

Palpar rotineiramente a patela, a região peripatelar, o tendão patelar, a tuberosidade anterior da tíbia, os ligamentos colateral

Quadro 217.1 | Causas das dores

O que pode ocasionar	Quando pensar
Inflamação	Dor local, edema, calor, rubor
Desgaste/degeneração	Crepitação, história clínica, idade avançada, desvio do eixo
Trauma	História de trauma e dor, derrame, bloqueio, falseio do joelho, luxação, deformidade
Infecção	Febre, rubor, calor, edema
Distúrbios metabólicos	História clínica (p. ex., hiperuricemia)
Doenças autoimunes	História clínica, aumento da VHS e da PCR

VHS, velocidade de hemossedimentação; PCR, reação em cadeia da polimerase.

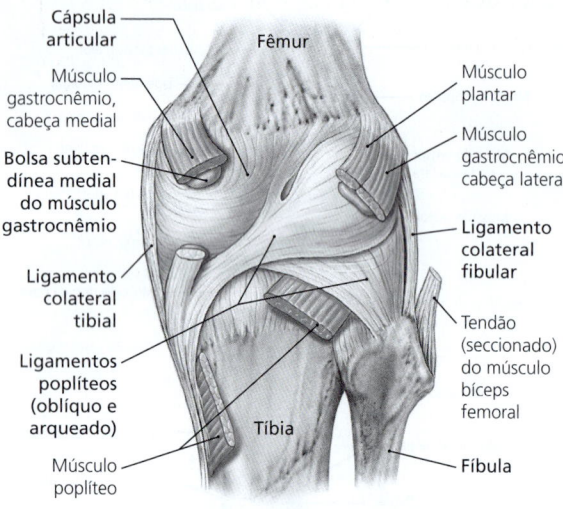

(a) Vista posterior, superficial

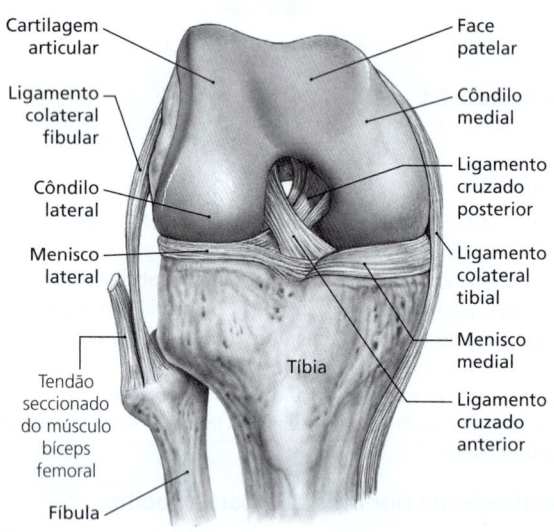

(b) Vista anterior, joelho flexionado

▲ Figura 217.2
Ligamentos do joelho.

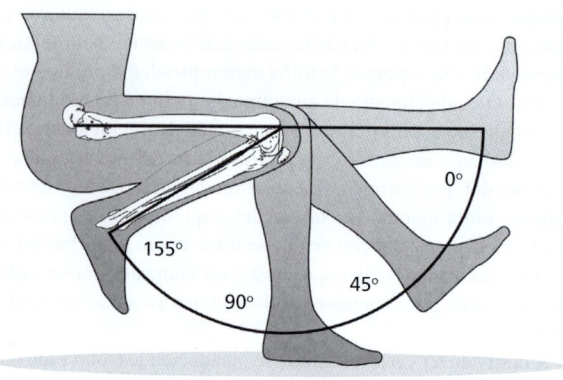

▲ Figura 217.3
Amplitude de movimento.

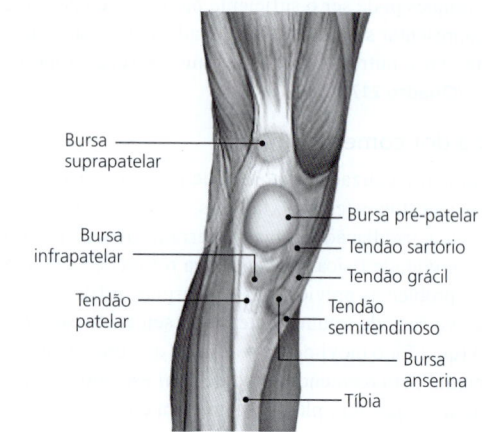

▲ Figura 217.4
Bursas.

lateral e medial, a pata anserina (bursa anserina), assim como os côndilos femorais e o tubérculo de Gerdy (onde se insere o trato iliotibial). A dor durante a palpação fornece uma pista importante em relação à estrutura comprometida; por isso, é muito importante conhecer bem a anatomia do joelho.

Bursas

As mais importantes são: bursa pré-patelar e anserina. É importante saber localizar anatomicamente essas bursas.

Devido a um problema no joelho (qual? quais?), pode ocorrer um excesso de produção do líquido sinovial e uma herniação da parte mais frágil da cápsula articular na fossa poplítea formando um cisto poplíteo (ou cisto de Baker). Não se deve tratar esse cisto, e sim o problema no joelho, a menos que seja muito grande, pois se o problema for corrigido, o cisto desaparece sozinho após 12 a 18 meses.

Avaliação patelofemoral

Durante o movimento de flexão e extensão do joelho, a patela se desloca na direção vertical, o que se chama "excursão patelar" (Figura 217.5). Dos músculos do quadríceps, o vasto medial e o vasto medial oblíquo tracionam a patela medialmente, mantendo-a no trajeto correto da excursão patelar. Um enfraquecimento desses músculos predispõe à subluxação lateral da patela e consequentemente ao contato da patela com o fêmur. Tal choque danifica progressivamente a cartilagem e acelera o processo degenerativo. Durante a extensão do joelho, observe o trajeto percorrido pela patela. Se houver uma atrofia muscular do quadríceps (sobretudo vasto medial e vasto medial oblíquo), sua contração não será forte o suficiente para manter a patela no eixo da excursão, e o desvio lateral poderá ser visto nas radiografias do joelho.

A crepitação dolorosa pode indicar lesão na cartilagem articular, com fissuras na cartilagem ou osteoartrite. A crepitação indolor não tem repercussão clínica importante, porém pode indicar o início do problema.

Testes especiais de mobilidade da patela devem ser rotineiramente realizados em pacientes com dor no aspecto anterior do joelho. O objetivo da manipulação da patela é determinar se ela está "muito frouxa" (hipermobilidade patelar), ou muito tracionada. Avaliar o *tracking* patelar, como se comporta durante a flexoextensão, se ocorre luxação durante este processo de flexão.

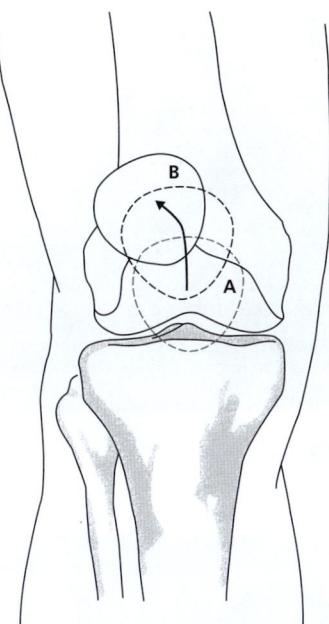

▲ Figura 217.5
Excursão patelar.

A mobilidade patelar deve ser simétrica. Portanto, a melhor forma de saber se a patela está instável ou não é pela dor e pela amplitude de movimento (ADM) comparada com a patela contralateral (Figura 217.6).

Ligamentos

Os ligamentos cruzados anterior e posterior (LCA e LCP) promovem a estabilidade anteroposterior do joelho, e os ligamentos colaterais laterais e mediais (LCL e LCM) promovem a estabilidade lateromedial do joelho. As lesões ligamentares podem ser parciais ou completas, isoladas ou múltiplas (leves, moderadas, ou graves).

Na avaliação de lesões ligamentares leves Grau I (0-5 mm), o paciente refere dor durante o teste, mas mantendo boa estabilidade e sem apresentar frouxidão ligamentar. Nas moderadas Grau II (5-10 mm), o ligamento apresenta frouxidão (maior ADM durante o teste de estresse) quando comparado com o outro joelho. São lesões consideradas parciais ou incompletas e com bom prognóstico. As lesões graves Grau III (mais de 10 mm) ou completas apresentam grande frouxidão ligamentar quando comparado com o joelho oposto, sem apresentar um limite máximo de estiramento do ligamento *(end point)*.

Ligamento cruzado anterior

O teste de Lachman é o mais sensível; e o Pivot Shift, o mais específico; além destes, também existem o teste da gaveta anterior e o Pivot Shift reverso.

Teste da gaveta anterior (Figura 217.7). Com o indivíduo em decúbito dorsal, flexione o quadril a 45°, e o joelho, a 90°. O médico senta no dorso do pé, posiciona seus polegares na tuberosidade tibial e segura firmemente a perna "abraçando" a panturrilha. Em seguida, puxe a parte proximal da tíbia testando a movimentação anteroposterior da tíbia em relação ao fêmur. Um teste normal permite uma mobilidade de 6 a 8 mm na movimentação da tíbia sobre o fêmur, sempre comparando com o lado contralateral.

Teste de Lachman (Figura 217.8). Com o indivíduo em posição supina e a perna acometida no lado do examinador, ligeiramente flexionada (20-30°) e com discreta rotação externa, estabilize o fêmur com uma mão e com a outra segure a tíbia proximal. Em seguida, aplique força na mão que segura a tíbia no sentido anterior. O objetivo é sentir o movimento de translação anteroposterior justamente no momento final (quando o LCA deveria se esticar e impedir o joelho de se desestabilizar). Este teste é positivo quando há uma movimentação no sentido anteroposterior maior do que no outro joelho e não se sente o ponto final do movimento (*end point* – como uma corda que se estica ao tracioná-la).

Teste de Pivot Shift. Com o joelho esticado, faça a rotação interna da perna. Aplique um estresse em valgo enquanto flexiona o joelho progressivamente, observando e prestando atenção para a translação do fêmur em relação à tíbia. Este teste pode provocar dor e desconforto, se feito de modo errado.

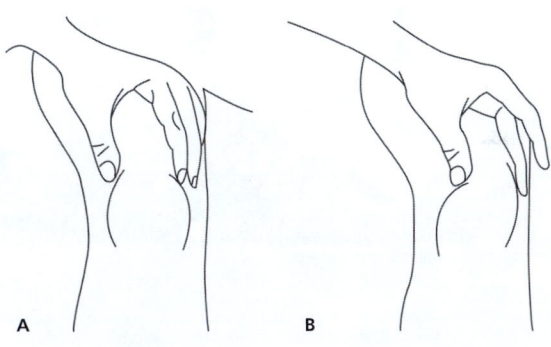

A   B

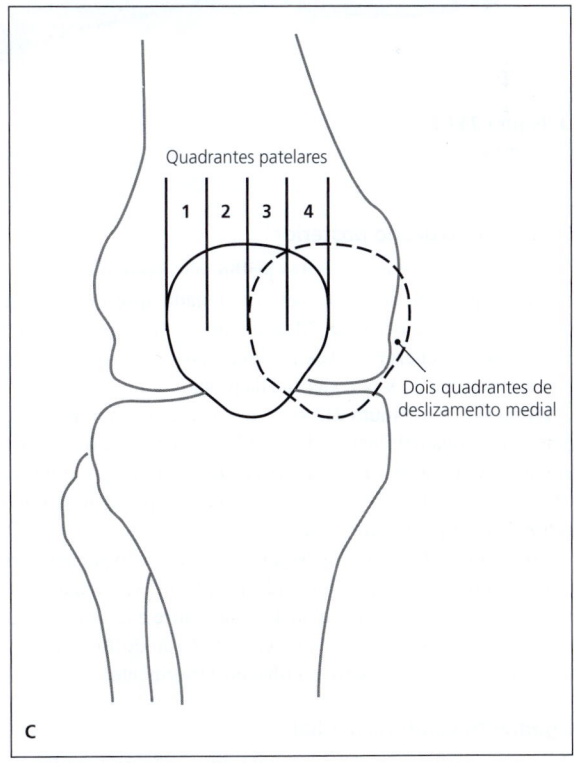

▲ Figura 217.6
Mobilidade patelar.

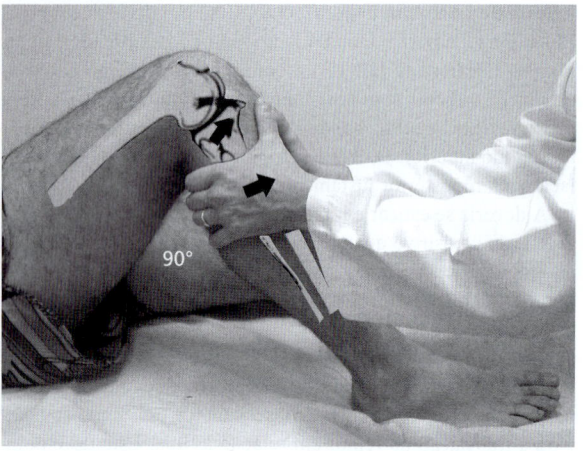

▲ Figura 217.7
Teste da gaveta anterior.

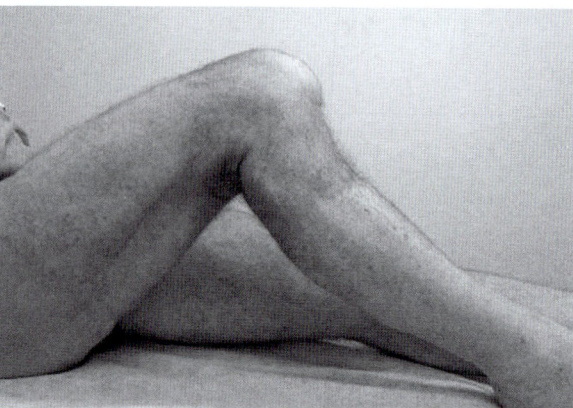

▲ Figura 217.9
Tibial sag test.

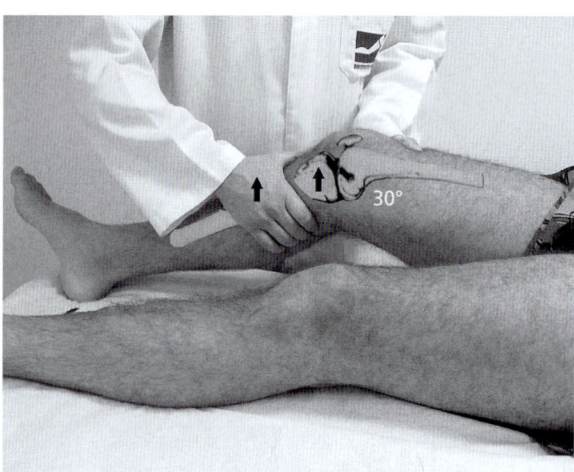

▲ Figura 217.8
Teste de Lachman.

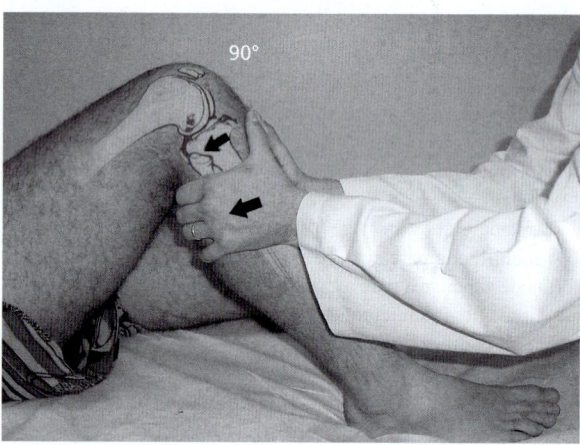

▲ Figura 217.10
Teste da gaveta posterior.

Ligamento cruzado posterior

Comparativamente com o outro joelho, observando os joelhos de perfil, percebe-se que o joelho lesionado apresenta a tíbia deslocada posteriormente. Mecanismo de trauma: qualquer trauma de alta energia no sentido anteroposterior na superfície anterior da tíbia ou hiperextensão da perna.

Tibial sag test (Figura 217.9). Com o paciente em posição supina, com o quadril flexionado a um ângulo de 90°, e os joelhos, em um ângulo de 90°, nota-se a queda de um terço proximal da tíbia com lesão de LCP alterando a silhueta da perna ao se olhar de perfil (comparado com a perna sã).

Teste da gaveta posterior (Figura 217.10). Com o paciente em posição supina e a perna acometida no lado do examinador, flexione o quadril a 45° e o joelho a 90°, empurre a tíbia proximal no sentido anteroposterior e, no caso de lesão do LCP, haverá um deslocamento excessivo da tíbia posteriormente.

Ligamento colateral medial

Com a perna ligeiramente abduzida, uma mão na face lateral do joelho e a outra na face medial de um quarto distal da tíbia, aplica-se uma força em valgo com o joelho a 0° e flexionado a 30°. Com o joelho esticado, existem outras estruturas (principalmente a cápsula articular, o LCP, a articulação dos côndilos femorais com o platô tibial) que ajudam a firmar o joelho. Com o joelho flexionado a 30°, testa-se apenas a integridade do LCM. O mecanismo de trauma é um trauma na face lateral do joelho, com o pé fixo no chão (Figura 217.11A).

Ligamento cruzado lateral

Com a perna ligeiramente abduzida, uma mão na face medial do joelho e a outra na face lateral de um terço distal da tíbia, aplica-se uma força em varo com o joelho a 0° e flexionado a 30°. Flexionado a 30°, isola-se o LCL das demais estruturas. Uma frouxidão que permita o deslocamento lateral do joelho sem um ponto final (*end point*) bem definido sugere lesão completa do LCL. A lesão do LCL tem maior gravidade quando comparada com lesões de LCM (Figura 217.11B).

Meniscos

Teste de McMurray (Figura 217.12). A positividade deste teste associado à história clínica e ao exame físico compatível são muito sugestivos de lesão de menisco.

Para se avaliar o menisco medial, flexione o joelho a mais de 90°. Com uma mão, segure o pé fazendo uma rotação externa; simultaneamente, aplique uma força em varo no joelho enquanto estica a perna lentamente. Mantenha os dedos da outra mão

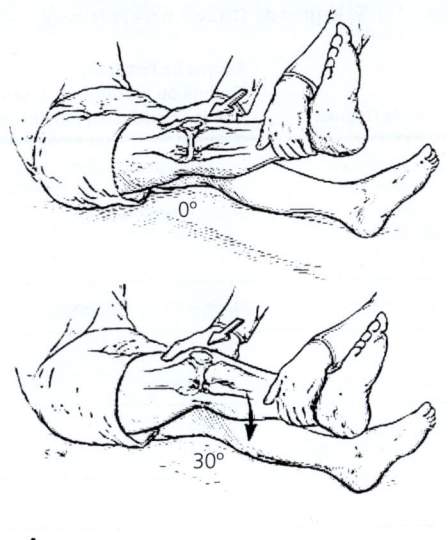
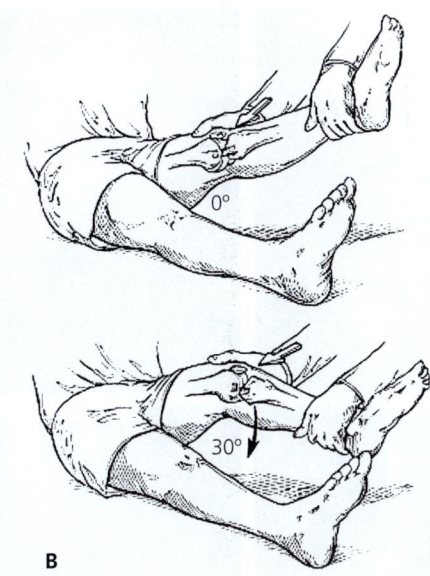

▲ Figura 217.11
Ligamento colateral medial e ligamento cruzado lateral.

na linha articular do joelho e preste atenção para um estalo ou um "click" e, sobretudo, à dor durante o teste.

Para se testar o menisco lateral, com o joelho totalmente flexionado, segure o pé fazendo uma rotação interna; simultaneamente, aplique uma força em valgo no joelho enquanto estica a perna lentamente. Mantenha os dedos da outra mão na linha articular do joelho e preste atenção para um estalo ou um "click" e para a dor.

Exames de imagem

A radiografia simples do joelho (Figura 217.13) é muito utilizada na avaliação inicial de dor no joelho. As incidências mais frequentemente solicitadas são anteroposterior (AP), perfil e axial de patela.

Radiografias em "AP com carga" são realizadas na avaliação da osteoartrose, pois demonstram redução do espaço articular devido ao desgaste. A presença de osteófitos posteriores na incidência de perfil ou subluxação da tíbia indicam um grau avançado de degeneração e, em alguns casos, é necessária cirurgia para colocação de prótese de joelho. Portanto, seriam alguns dos casos a serem referenciados ao ortopedista. Os outros casos podem ser manejados clinicamente pelo médico de família e comunidade.

A ressonância nuclear magnética (RNM) é muito precisa para o diagnóstico de lesões ligamentares e meniscais. Alguns autores questionam o uso indiscriminado deste exame, uma vez que um exame físico realizado por examinador experiente aliado a radiografias simples de joelho tem acurácia semelhante.

Para evitar a solicitação indiscriminada de radiografias de joelho no trauma agudo, algumas regras foram elaboradas. As regras de Ottawa têm uma sensibilidade de 97% e especificidade de 27% para fraturas de joelho no trauma, e as regras de Pittsburg têm uma sensibilidade de 99% e uma especificidade de 60% (Quadros 217.2 e 217.3).

Achados anormais na radiografia do joelho incluem: fraturas, neoplasias, deformidades articulares, calcificações em partes moles, osteoartrose.

Conduta proposta

Tratamento

- Na maioria dos casos, gelo, repouso e AINEs, alongamentos, reforço muscular resolve o motivo da dor. Muitos problemas do joelho apresentarão melhora com tratamento

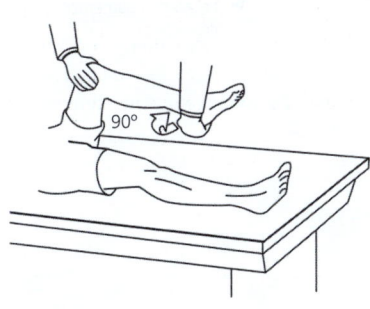
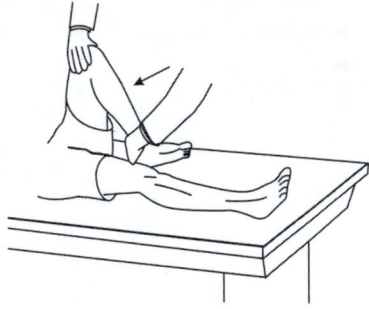
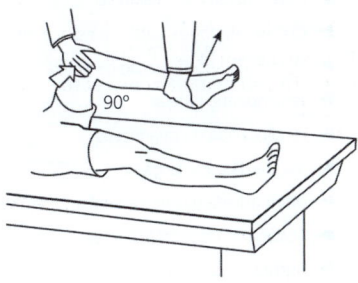

▲ Figura 217.12
Teste de McMurray.

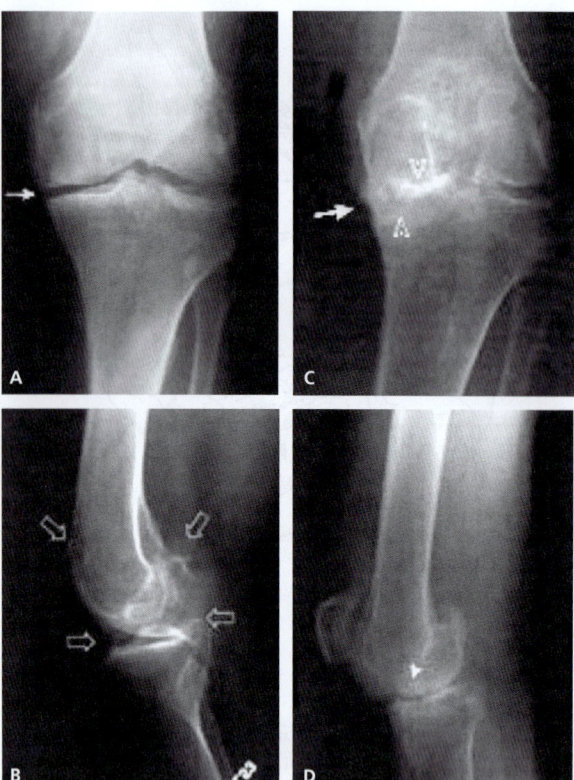

▲ **Figura 217.13**
Radiografia de joelho.

conservador (atividades físicas de baixo impacto visando ao fortalecimento e ao alongamento muscular).
- Tratar a doença de base (quando for o caso).
- Orientações e educação do paciente.
- Gelo e repouso: quinze minutos de gelo local com proteção da pele (nunca colocar o gelo diretamente em contato com a pele), a cada 1 ou 2 h nas primeiras 48 h.
- Muletas: devem ser usadas caso não se consiga sustentar o peso do corpo devido à dor ou por condições específicas, como em fraturas (não devendo colocar carga no membro fraturado), osteocondrite dissecante, etc.
- Sempre é importante encorajar a pessoa a recuperar totalmente a ADM.
- Imobilizadores/joelheiras/outros: são indicados apenas nos casos de lesões instáveis ou para acrescentar suporte adicional a alguma estrutura específica que tenha sido lesada, como, por exemplo, um ligamento colateral. O uso rotineiro não deve ser encorajado, pois pode predispor à rigidez articular (por limitar a ADM e atrofia muscular, piorando o quadro clínico).
- AINEs e analgésicos: atualmente, não há evidência científica que demonstre alguma mudança no curso da osteoartrite, sendo seu uso limitado apenas para o controle de dor em seletos casos. Podem ser úteis para diminuir edema. Provavelmente, são as medicações de escolha para os casos de artrite inflamatória. Do ponto de vista analgésico, medicações com menor perfil de toxicidade foram comprovadas como eficazes (paracetamol e dipirona). O paracetamol continua sendo a medicação de primeira escolha para os casos de dor

Quadro 217.2 | Regras de Ottawa e de Pittsburgh

Regras de Ottawa	Regras de Pittsburg Trauma ou mecanismo, lesão tipo queda, associada a um dos seguintes
Incapacidade para andar quatro passos imediatamente após a lesão e no pronto-atendimento	Incapacidade para andar quatro passos imediatamente após a lesão e no pronto-atendimento
Idade > 55 anos	Idade > 50 ou < 12 anos
Dor à palpação na cabeça da fíbula	
Incapacidade de flexionar o joelho > 90°	
Dor isolada da patela	

Quadro 217.3 | Diagnósticos diferenciais

Joelho anterior	Joelho lateral	Joelho medial	Joelho posterior
▶ Lesão da cartilagem articular	▶ Estiramento/rotura do ligamento colateral lateral	▶ Estiramento/rotura do ligamento colateral medial	▶ Cisto poplíteo (cisto de Baker)
▶ Síndrome dolorosa patelofemoral	▶ Lesão do menisco lateral	▶ Lesão do menisco medial	▶ Lesão do ligamento cruzado posterior
▶ Síndrome da banda iliotibial	▶ Síndrome do trato iliotibial	▶ Bursite da pata de ganso	
▶ Corpos estranhos soltos no espaço articular		▶ Síndrome da plica medial	
▶ Instabilidade/subluxação de patela			
▶ Tendinopatia patelar			
▶ Tendinopatia do quadríceps			
▶ Bursite da pata de ganso			
▶ Dor irradiada da coluna lombar ou quadril			
▶ Doença de Osgood-Schlatter			
▶ Fratura da patela por estresse			
▶ Tumores ósseos			
▶ Doença de Hoffa			
▶ Osteocondrite dissecante			

leve a moderada. Nos casos de resposta incompleta, o uso de AINEs pode ser considerado, dependendo apenas das contraindicações específicas de cada caso.
- Glucosamina e condroitina: são medicações seguras, e com mínimos efeitos colaterais que impedem a degradação da cartilagem articular e retardam a evolução da osteoartrose, estando indicadas para casos leves a moderados, sendo uma boa opção para uso contínuo.
- Peptídeos de colágeno: medicações a partir da hidrólise do colágeno, podendo estar associadas a antioxidantes. São utilizadas para o tratamento da osteoartrose minimizando a dor e o edema, e aumentando a mobilidade articular (também provoca retardo na evolução da doença). São necessários no mínimo 10 g ao dia, com mínimos efeitos colaterais, e ajudam a reduzir o uso de AINEs.
- Infiltração intra-articular de corticoides: sua melhor indicação seria para os casos de dor persistente ou não controlada com uso de AINEs e analgésicos devido à degeneração avançada do joelho. Não está indicada nos casos agudos. A frequência com que as infiltrações podem ser realizadas não é estabelecida, mas o concenso é de que cada infiltração deva ter um intervalo de no mínimo 6 meses (o ideal seria o maior tempo possível, dependendo da dor). Efeitos colaterais que podem ocorrer seriam: infecção, necrose da pele, enfraquecimento dos ligamentos e lesão da cartilagem (o corticoide mais indicado para infiltrações articulares é a triancinolona).
- O tratamento dos casos de trauma vai depender de algumas variáveis: se for leve, moderado ou grave; com fratura ou sem fratura; com comprometimento vasculonervoso ou sem; com ou sem derrame articular. Nos casos em que o exame clínico não sugerir nenhuma fratura ou lesão, a estratégia é de acompanhar no âmbito da APS. Caso o exame clínico apresente alguma alteração sugestiva de fratura ou se houver qualquer dúvida quanto ao diagnóstico, essa pessoa deve ser avaliada por um ortopedista.
- Nos casos de osteoartrite: é importante avaliar o grau de degeneração articular (via radiografia simples do joelho com carga e se for possível com apoio monopodálido). Nos casos de radiografia com osteófitos posteriores (radiografia de perfil) ou nos casos de instabilidade articular, a pessoa deve ser referenciada ao ortopedista para avaliação.
- Nos casos de SDPF, o tratamento mais indicado é a redução da dor, o fortalecimento muscular do quadríceps, o alongamento da musculatura posterior da coxa, a correção dos fatores predisponentes e a melhora da excursão patelar.

Quando referenciar

Sempre que o paciente apresentar dor no joelho sem melhora com tratamento conservador, com crepitação dolorosa, bloqueio articular, derrame de repetição ou sinais de instabilidade ao exame físico.

Caso os sintomas persistam mais do que 3 meses, o paciente deve ser reavaliado ou referenciado para uma consulta com o especialista (ortopedista, reumatologista, fisiatra ou especialista em medicina do esporte).

Alterações na radiografia sugestivas de fratura, lesão tumoral ou casos avançados de degeneração óssea também merecem avaliação especializada.

Dicas

▶ Na criança, as causas mais comuns são sinovite (que pode ser pós-traumática ou após esforço) e a síndrome de Osgood-Schlater. Deve-se ficar atento nas crianças com a possibilidades de artrite séptica (que cursa com sinais flogísticos e limitação do arco de movimento).

▶ Exercícios físicos são de extrema importância. Muitas das causas de dor no joelho terão melhora com tratamento conservador (atividades de baixo impacto para melhorar a força e a flexibilidade muscular). Na SDPF, por exemplo, consegue-se uma melhora considerável com o fortalecimento do músculo vasto medial e vasto medial obíquo, assim como com o alongamento do bíceps femoral e gastrocnêmios.

▶ Todos os pacientes com dor leve a moderada, devido à osteoartrite (e que não apresentam contraindicações), devem iniciar um programa regular de atividades físicas, que inclui alongamento e fortalecimento da musculatura dos membros inferiores, associada a exercícios aeróbios de baixo impacto (natação, ciclismo, caminhadas, hidroginástica, etc.).

▶ AINEs inibidores seletivos da ciclogenase-2 (COX-2) não são mais eficazes e seguros do que os tradicionais. Eles podem oferecer vantagens em curto prazo (em relação aos efeitos no trato gastrintestinal [TGI]), mas não em longo prazo. Devido ao custo e ao risco de infarto agudo do miocárdio (IAM), os AINEs inibidores seletivos da COX-2, assim como os não seletivos, devem ser utilizados sempre com cuidado.

▶ Nos casos agudos de bursite, deve-se tratar com AINEs, gelo e repouso; nos casos crônicos, deve-se realizar fisioterapia.

▶ Depois da SDPF e da osteoartrite no joelho, as causas mais comuns de dor no joelho são:
- Anterior (tendinite do tendão patelar e do tendão quadricipital; condropatia patelar).
- Lateral (síndrome da banda iliotibial, tendinite do LCL; do tendão do bíceps femoral e lesão de menisco lateral).
- Medial (tendinite de LCM; da bursa anserina e lesão de menisco medial).
- Posterior (cisto de Baker, tendinite da cabeça do gastrocnêmio medial e lateral).

▶ Nos casos de lesão incompleta dos ligamentos, deve-se tentar primeiro o tratamento conservador com fisioterapia e principalmente reforço muscular, pois os ligamentos funcionam como estabilizadores secundários. Caso persista a instabilidade após esse tratamento, o paciente deverá ser referenciado ao especialista e então, nesse caso, indica-se cirurgia de reconstrução ligamentar.

▶ Com relação ao tempo de tratamento das lesões inflamatórias; o tempo é variável e depende da evolução da lesão, do tratamento que foi realizado e da atividade do paciente (se realmente fez repouso ou não). Nos casos agudos não complicados, em que a pessoa faz o tratamento de forma correta, seguindo rigorosamente as orientações dadas por seu médico, o tempo médio é de aproximadamente 1 a 2 semanas.

▶ Cuidados com o teste de McMurray: tendinite do LCM, por exemplo, pode dar um resultado falso-positivo. A RNM deve ser solicitada nos casos em que a história clínica é sugestiva de lesão e o exame físico é compatível.

▶ A presença da figura do médico de família continua sendo fundamental mesmo quando ele referencia seu paciente ao especialista. O cuidado com as interações medicamentosas, a monitoração e a avaliação da recuperação e do retorno às atividades cotidianas após a resolução do quadro doloroso, o impacto emocional ou psicossocial que uma lesão ou fratura pode desencadear, assim como todo o quadro psicoafetivo, que pode gerar somatizações, devem ser levados em consideração.

> **Erros mais frequentemente cometidos**
> ▶ A solicitação de radiografias sem critérios.
> ▶ O referenciamento desnecessário (p. ex., em casos de bursites, tendinites) para o ortopedista (com uma boa anamnese e exame físico consegue-se resolver muitas das queixas na APS) de casos que podem ser manejados no âmbito da APS.

Atividades preventivas e de educação

- A educação do paciente com relação a modificação dos fatores de risco, perda de peso e prática de atividade física regular é fundamental.
- Para a maioria das dores de joelho, é importante evitar exercícios de alto impacto que usem o peso do corpo (p. ex., basquete, tênis, futebol), até que a lesão ou o problema inicial tenha sido resolvido.
- Fortalecimento do quadríceps (especialmente o vasto medial), alongamento do bíceps femoral e gastrocnêmios.
- Atividades aeróbias de baixo impacto, como caminhadas, natação ou ciclismo, ajudam e são de grande valia.
- É importante também entender e saber explicar para a pessoa em questão sobre os fatores que pioram o desgaste (obesidade, traumas repetitivos, atrofia muscular, etc.), assim como o que fazer para diminuir a velocidade de degeneração (medidas farmacológicas, não farmacológicas e comportamentais).

LEITURAS RECOMENDADAS

Bone and Joint Decade. The burden of musculoskeletal diseases in the United States: prevalence, societal and economic cost [Internet]. Rosemont; 2008 [capturado em 19 jan. 2018]. Disponível em: http://www.boneandjointburden.org/docs/The%20Burden%20of%20Musculoskeletal%20Diseases%20in%20the%20United%20States%20(BMUS)%201st%20Edition%20(2008).pdf.

Bulloch B, Neto G, Plint A, Lim R, Lidman P, Reed M, et al. Validation of the Ottawa knee rule in children: a multicenter study. Ann Emerg Med. 2003;42(1):48-55.

Bussieres A, Taylor J, Peterson C. Diagnostic imaging practice guidelines for musculoskeletal complaints in adults – an evidence-based approach. Part 1: lower extremity disorders. J Manipulative Physiol Ther. 2007;30(9):684-717.

Bussieres A, Taylor J, Peterson C. Diagnostic imaging practice guidelines for musculoskeletal complaints in adults – an evidence-based approach. Part 2: upper extremity disorders. J Manipulative Physiol Ther. 2008;31(1):2-32.

Calmbach W, Hutchens M. Evaluation of patients presenting with knee pain: part I. History, physical examination, radiographs, and laboratory tests. Am Fam Physician. 2003;68(5):907-912.

Calmbach W, Hutchens M. Evaluation of patients presenting with knee pain: part II. Differential diagnosis. Am Fam Physician. 2003;68(5):917-922.

Cassas KJ, Cassettari-Wayhs A. Childhood and adolescent sports-related overuse injuries. Am Fam Physician. 2006;73(6):1014-1022.

Dixit S, Difiori J, Burton M, Mines B. Management of Patellofemoral Pain Syndrome. Am Fam Physician. 2007;75(2):194-202.

Duncan M, Schmidt MA, Giugliani E, Duncan MS, Giuliani C. Medicina ambulatorial: condutas de atenção primária baseadas em evidências. 4. ed. Porto Alegre: Artmed; 2014.

Ebell M. Point-of-care, evaluating the patient with a knee injury. Am Fam Physician. 2005;71(6):1169-1172.

Ebell M. Radiography after cervical spine injury. Am Fam Physician. 2006;73(10):1787-1788.

Gravlee J, Van Durme D. Braces and splints for musculoskeletal conditions. Am Fam Physician. 2007;75(3):342-348.

Greganti M, Runge M. Medicina interna de Netter. Porto Alegre: Artmed; 2005.

Halstead M, Walter K. Clinical report: sport-related concussion in children and adolescents. Pediatrics. 2010;126(3):597-615.

Hatch R. Diagnosis and management of metatarsal fractures. Am Fam Physician. 2007;76(6):817-826.

Jackson L, O'Malley G, Kroenke K. Evaluation of acute knee pain in primary care. Ann Intern Med. 2003;139(7):575-588.

Johnson M. Acute knee effusions: a systematic approach to diagnosis. Am Fam Physician. 2000;61(8):2391-2400.

Jones BQ, Covey CJ, Sineath MH Jr. Nonsurgical management of knee pain in adults. Am Fam Physician. 2015;92(10):875-883.

Khaund R, Flynn S. Iliotibial band syndrome: a common source of knee pain. Am Fam Physician. 2005;71(8):1545-1550.

Kiningham R, Desmond J, Fox D, Haflet H, McQuillan M, Wojtys E. Knee pain or swelling: acute or chronic [Internet]. Michigan: University of Michigan Health System; 2005 [capturado em 18 jan. 2018]. Disponível em: http://almacengpc.dynalias.org/publico/Dolor%20de%20rodilla%20Michigan%202002.pdf

Moore K. Anatomia orientada para a clinica. 3. ed. Rio de Janeiro: Guanabara Koogan; 1994.

Rakel R. Textbook of family medicine. 7th ed. Philadelphia: Sauders; 2007.

Stephens MB, Beutler AI, O'Connor FG. Musculoskeletal injections: a review of the evidence. Am Fam Physician. 2008;78(8):971-976.

Swagerty D, Hellinger D. Radiographic assessment of osteoarthritis. Am Fam Physician. 2001;64(2):279-287.

Tandeter H, Shvartzman P, Stevens M. Acute knee injuries: use of decision rules for selective radiograph ordering. Am Fam Physician. 1999;60(9):2599-25608.

Trevisani V, Fidelix T. Osteoartrite [Internet]. São Paulo: Grupo Editorial Moreira Jr; 2010 [capturado em 18 jan. 2018]. Disponível em: http://www.moreirajr.com.br/revistas.asp?fase=r003&id_materia=4193.

Which C-Spine rule works best in trauma patients? Am Fam Physician. 2004;69(12):2923-2924.

Wilson J, Best T. Common overuse tendon problems: a review and recomendations for treatment. Am Fam Physician. 2005;72(5):811-8.

Zuber T. Knee joint aspiration and injection. Am Fam Physician. 2002;66(8):1497-1501.

CAPÍTULO 218

Dor no pé e no tornozelo

Raphael S. Remor de Oliveira
Fabrício Casanova

Aspectos-chave

▶ O pé e o tornozelo atuam como uma estrutura única no corpo humano, alternando rapidamente sua função e morfologia durante as diferentes fases da marcha, para, em um determinando momento, absorver e dissipar a energia acumulada pelo choque do contato ao solo e, em outro, tornar-se uma alavanca rígida de propulsão.

▶ Para cumprir essa função primordial, são recrutadas diferentes estruturas anatômicas – morfologia osteoarticular, ligamentos, tendões e músculos, coordenados por nervos periféricos, comandados pelo sistema nervoso central (SNC). Qualquer alteração em uma ou mais dessas estruturas causa um desequilíbrio que, quando não compensado apropriadamente, gera dor e deformidades.

▶ O conhecimento da anatomia e da fisiologia facilita sobremaneira o diagnóstico das diversas patologias, visto que a anamnese bem orientada e o exame físico detalhado são os pilares fundamentais no diagnóstico e no tratamento do pé e do tornozelo.

▶ Não existe um formato único de pé dito "normal". O que existe é um espectro morfológico com diferentes nuances e particularidades entre o pé plano flexível e indolor e o pé cavo estável e sem sobrecargas, que não necessitam tratamento.

▶ Neuropatias, comorbidades metabólicas ou imunomoduladas, infecções e tumores, bem como sobrepeso e uso de medicações, devem ser avaliados como causa-base das doenças do pé e do tornozelo.

Caso clínico

Ao chamar Sra. Maria, o médico de família e comunidade observa sua claudicação durante a aproximação. Com a ajuda do marido, ela tem dificuldade para sustentar o pé direito no chão. Aos 65 anos, durante procissão religiosa em rua de paralelepípedo, relata piora de dor que já sentia há alguns meses, na região da borda medial do pé e do tornozelo. Acredita que seu pé vem "deformando" ao longo de algum tempo, que não consegue precisar ao certo, porém refere que teve uma torção do tornozelo há algumas semanas, mas que não deu muita importância. Seu esposo conta que passa muito tempo de pé, parada, cozinhando em restaurante, com calçado de proteção individual, e que reclama do trabalho e do peso. Ao oferecer um momento a sós, Sra. Maria lhe confessa que no dia a dia seu marido "não lhe dá muita bola" e o "caso" com o tabagismo acalma essa insatisfação. Comenta que os pés sempre foram preocupação na família, e um sobrinho tem o que ela considera "pé torto e chato". No exame, o médico observa que a paciente tem um evidente sobrepeso, e há edema moderado em todo o tornozelo e pé em ambos os lados, porém mais evidente no lado direito, de aspecto crônico, com dermatite ocre e múltiplas varizes. Tem uma marcha de passos curtos, e à palpação apresenta cacifo na região posterior ao maléolo medial direito, e dor à palpação da região medial do tornozelo e do pé. Apresenta dificuldades para manter-se na ponta dos pés e grande colapso do arco longitudinal medial. Ao observar o sapato utilizado, o médico atenta ao solado do calçado, mais gasto na região do lado medial.

Teste seu conhecimento

1. Assinale a alternativa mais correta em relação ao Caso clínico.
    a. A insatisfação com o emprego e a recompensa secundária no casamento relacionada aos sintomas não são fatores agravantes para cronificação do problema
    b. A infiltração com corticoide na região plantar calcaneana é de risco contornável
    c. De início, valorizar o trauma e afastar possíveis fraturas ocultas do pé e do tornozelo, ou lesões ligamentares do médio-pé, são, certamente, os problemas principais
    d. Apenas sintomas bilaterais são indicativos de patologias sistêmicas (reumáticas, metabólicas, etc.)

2. A alternativa mais correta quanto às radiografias, neste caso, é:
    a. Poderiam não ter sido solicitadas, pois a paciente conseguiu sustentar o peso e caminhar, mesmo claudicando e com marcha de pequenos passos
    b. Deveriam ter sido solicitadas, porém limitada às incidências para o tornozelo, pois a dor, o edema e a possibilidade de fratura justificam, afastando inclusive um problema crônico
    c. Poderiam não ter sido solicitadas, já que o problema maior, consciente ou inconscientemente, parecia ser a utilidade do sintoma para conseguir a atenção do marido ou o problema vascular
    d. Deveriam ter sido solicitadas radiografias para o tornozelo e o pé, mesmo se não houvesse suspeitas de fraturas após o exame físico

3. Considere a alternativa correta quanto ao provável diagnóstico.
    a. A dor na região medial da tuberosidade calcaneana é característica de patologia do coxim adiposo. A dor imediatamente abaixo do calcâneo pode ser de origem da fáscia plantar
    b. Pelas características da história clínica e do exame físico, trata-se provavelmente de uma entorse grau 2
    c. Se houver fratura do calcâneo, o tratamento conservador gera excelentes resultados, especialmente em fraturas articulares
    d. O solado do sapato, mais gasto no lado medial, gera uma pista importante com relação à característica da pisada e que pode estar relacionada ao problema crônico – muito provavelmente, há insuficiência do complexo tibial posterior

4. A falência do arco longitudinal medial do pé NÃO é sugestiva de:
   a. Lesão crônica do complexo de Lisfranc
   b. Lesão osteocondral de domo talar
   c. Insuficiência do tendão tibial posterior
   d. Neuroartropatia (artropatia de Charcot)

5. Considerando-se a suspeita de "pé torto e chato" no familiar de Maria, o que mais deve chamar a atenção para o diagnóstico dela é:
   a. A procura radiográfica da presença de coalisões tarsais
   b. O típico cavismo acentuado do pé encontrado no exame físico
   c. As alterações vasculares e, possivelmente, neuropáticas
   d. A genealogia familiar

Respostas: 1C, 2D, 3D, 4B, 5A

Do que se trata

Os problemas musculoesqueléticos gerais são relatados pelas pessoas mais do que qualquer outro problema de saúde, nos EUA. Estima-se que um entre dois adultos maiores de 18 anos reporte sintomas, com duração igual ou maior do que 3 meses, segundo dados daquele país, e é fácil imaginar que muitas dessas pessoas procuram por serviços de atendimento. A frequente incidência dessas doenças aponta para a necessidade de os clínicos gerais e os especialistas em medicina de família e comunidade (MFC) terem formação consistente na área, realizando anamnese, exame físico e abordagem de maneira adequada. Eles devem, também, ser capazes de solicitar de forma criteriosa exames e, finalmente, acionar especialidades focais apenas quando se fizer necessário.[1-3]

O pé normal e o calçado adequado

É importante esclarecer que *não existe um formato* considerado "normal ou padrão-ouro" do pé – existe um espectro morfológico normal que vai desde o pé plano flexível e indolor ao pé cavo estável e sem sobrecarga, com inúmeras nuances e particularidades entre esses extremos.

O que define um pé considerado "normal" e, portanto, sem necessidade de tratamento é o *pé indolor, com boa mobilidade das articulações e estáveis, sem desequilíbrios musculares que prejudiquem a função, ou predisponham a deformidades progressivas, sem patologias arteriovenosas, e com sensibilidade de proteção presente.*

O pé tem papel fundamental na marcha humana e no equilíbrio postural durante o ortostatismo. Para a análise da função e das patologias acometidas, o conjunto dos ossos pode ser subdividido em áreas anatômicas: o tálus e o calcâneo formam o chamado retropé; o navicular, o cuboide e os três cuneiformes constituem o medio-pé e, finalmente, os metatarsos e as falanges formam o antepé.[4,5]

O calçado adequado depende da função a que será submetido, por quanto tempo será utilizado e a presença ou não de deformidades estabelecidas, déficits funcionais ou comprometimento sensorial. Na escolha do calçado, os indivíduos devem ser orientados considerando os aspectos socioculturais locais, laborais ou atividade desportiva a que estarão sujeitos.

Calçados de solado raso impõem problemas devido à sobrecarga das estruturas plantares de todo o pé e do tendão de Aquiles, e sua flexibilidade excessiva pode gerar desconforto em articulações no antepé que apresentem sinais de degeneração articular.

Sapatos com saltos altos diminuem a sobrecarga sobre o retropé, porém aumentam a carga sobre o antepé, podendo gerar desconforto e deformidades, e quando os saltos são muito finos, diminuem a área de apoio no retropé ao solo, exigindo forte estabilidade articular e ótima função musculotendinosa.

Calçados com a câmara anterior estreita e afilada impõem uma sobrecarga sobre estruturas osteoarticulares e de partes moles (bursas, tendões, coxim gorduroso e nervos periféricos) do antepé, que podem ser prejudicadas.

Devido ao posicionamento do retropé em inversão no momento do choque do calcâneo na fase inicial da marcha normal, *é natural o desgaste do solado na região posterolateral.*

Em linhas gerais, um calçado adequado mantém o pé confortável, auxilia na absorção e dissipação da energia do impacto ao solo, não apresenta pontos de compressão no interior do sapato, permite a marcha com distribuição homogênea de carga plantar e não demanda sobrecarga muscular para manter a estabilidade.

O que fazer

Anamnese e exame físico

Devido, em geral, à pouca espessura do tecido celular subcutâneo no tornozelo e no pé, e devido à presença de massas musculares de volume reduzido, uma parte considerável das estruturas anatômicas é de fácil acesso à palpação e aos testes clínicos do exame físico. Paradoxalmente, é muito frequente que diversas alterações de estruturas anatômicas identificadas em exames de imagens não apresentem qualquer correlação com a queixa clínica atual do paciente – são os chamados "achados de imagem". Por essas razões, a *anamnese orientada ao problema e o exame físico cuidadoso são as ferramentas mais importantes para a correta condução médica, especialmente em patologias do pé e do tornozelo.*

Muitas patologias neurológicas e imunomediadas têm início de apresentação clínica com alterações nos pés – parestesias ou alterações sensoriais não percebidas pelo paciente; déficits motores; deformidades progressivas por desequilíbrios musculares ou destruição das estruturas articulares por artrite inflamatória ou pós-traumática, ou neuroartropatia de Charcot; alterações de fâneros; edemas articulares migratórios ou não; petéquias subungueais sugestivas de vasculites. Do mesmo modo, doenças do sistema cardiovascular e hepatorrenal podem diminuir o retorno venoso, com reflexos nos tornozelos e nos pés – edema crônico; dermatite ocre; varizes; úlceras por estase venosa.

A imensa maioria dos pacientes que procura assistência médica com queixas clínicas nos pés reclama de dores. A *precisa caracterização da dor* é imprescindível para a correta formulação da hipótese diagnóstica.

Durante a anamnese, informações que devem ser registradas são: tempo de evolução (data de início dos sintomas); tipo de dor (em pontada ou fisgada, em peso ou cansada, em queimação ou choque e elétrica); se associada ou não a fenômenos como formigamentos ou dormências; desenvolvimento (súbito ou insidioso, progressivo ou não, relacionado com período do dia ou não); localização (pontual, em que o paciente consegue confirmar o local preciso da dor apontando com o dedo, *one finger test,* ou difusa e mal localizada ou, ainda, se apresenta irradiação proximal ou distal); fatores de agravo (atividades laborais ou desportivas, calçados ou hora do dia em que geram mais sintomas); e medidas de alívio ou terapêuticas já utilizadas.

Outras queixas comuns, associadas ou não à dor, e que devem ser questionadas são: presença de instabilidades articulares (queixa de entorses de repetição, falseios ou insegurança); deformidades congênitas ou adquiridas (visualmente progressiva ou não); fraqueza muscular (localizada ou generalizada); alterações de sensibilidade, temperatura e pigmentação cutânea ou de fâneros, ou o desenvolvimento de calosidades; edema (localizado ou difuso); ou ainda feridas que não cicatrizam.

É importante também, durante a anamnese, o registro da idade e do sexo do paciente, bem como sua altura e peso estimado atual. Comorbidades associadas e medicações utilizadas para seus tratamentos podem orientar o diagnóstico – doenças diversas e algumas classes de medicamentos têm influência no sistema musculoesquelético (p. ex., quinolonas, glicocorticoides, quimioterápicos, estatinas e inibidores da aromatase podem alterar o metabolismo do colágeno, gerando um risco potencial para rupturas tendinosas espontâneas; quimioterápicos e imunomoduladores podem causar dores musculotendinosas e artrites reacionais).

Questionamentos subjetivos sobre as atividades laborais, problemas previdenciários, dificuldades financeiras, ou de relacionamento no âmbito familiar ou social, e suas relações com as queixas apresentadas devem ser realizadas de forma inteligente, educada e discreta, sem que afete de forma negativa a relação médico-paciente, mas que traga informações importantes para descartar ganhos secundários e confirmar a veracidade das informações prestadas. Do mesmo modo, o clínico deve ater-se ao desenvolvimento de uma intuição médica no julgamento do grau cognitivo do paciente, sua capacidade de expressar suas queixas de forma clara e racional, bem como entender e seguir a terapêutica proposta.

Exames complementares

Nas patologias do pé e do tornozelo, exames de imagem, com muita frequência, demonstram alterações que não têm qualquer relação com a clínica apresentada pelo paciente.

Os exames laboratoriais auxiliam no diagnóstico de patologias sistêmicas, inflamatórias, metabólicas, bem como auxiliam na diferenciação diagnóstica de processos infecciosos. Eles devem ser solicitados com critério e serão abordados nos temas mais adiante neste capítulo.

Os exames radiográficos são de utilidade na prática clínica e devem ser solicitados sempre que possível com carga do peso corporal. As incidências habituais para o tornozelo são anteroposterior e perfil. As incidências habituais para o pé são anteroposterior, perfil e as oblíquas interna e externa de 15º.

Os exames de ultrassonografia (US) são exames "operador-dependentes". O médico assistente, na maioria das vezes, não conduz o exame e apenas se submete ao laudo, que pode ser sujeito a falhas de interpretação. É um exame que pode trazer informações importantes, especialmente sobre estruturas de partes moles, porém deve ser solicitado com extremo critério, e apenas tem validade como ferramenta complementar quando operado por radiologistas experientes.

A tomografia computadorizada (TC), a ressonância magnética (RM) e a cintilografia podem ser úteis em determinadas patologias, desde que se observe sempre a sensibilidade-especificidade, para evitar desperdício e promover a prevenção quaternária.

A eletroneuromiografia (ENMG) ainda é um exame com limitações no diagnóstico das compressões neuropáticas e deve ser solicitado e interpretado com cautela. Uma ENMG completa e adequada deve abranger estudos de condução nervosa, medições de amplitude e duração de potencial evocado, com procura por potenciais de fibrilação e, por fim, a determinação de velocidades de condução sensorial.

O que pode ocasionar – emergências/urgências ortopédicas

O atendimento pelo médico de família em unidades de atenção primária à saúde do paciente com queixas no tornozelo e no pé deve ser dividido em patologias de emergência e urgência, e doenças crônicas de atendimento eletivo.

Patologias ortopédicas de atendimento emergencial são problemas que impõem *risco imediato de vida* devido à hipovolemia, à perda funcional irreversível, por lesão neurológica progressiva, ou à isquemia arterial do membro, com risco de amputação. Elas devem ser rapidamente identificadas e referenciadas para tratamento imediato em unidades especializadas. Entre elas: as lesões do anel pélvico com comprometimento hemodinâmico; o politraumatismo grave com múltiplas fraturas expostas e sangramento incoercível; as fraturas de ossos longos que causem alteração hemodinâmica por hipovolemia ou pela síndrome da embolia pulmonar gordurosa; a síndrome da cauda equina (traumática ou não); as fraturas da coluna vertebral com compressão medular e déficit neurológico progressivo; as fraturas ou luxações dos membros com compressão arterial isquêmica ou de nervos periféricos, que apresentem falência neurológica progressiva; as fraturas expostas com lesões arteriais; e a síndrome compartimental traumática de rápida progressão.

As patologias ortopédicas de tratamento de urgência são *todas as outras lesões traumáticas agudas, que necessitem tratamento com brevidade*, porém não impõem os riscos imediatos descritos para as lesões de tratamento emergencial. São elas as fraturas, as lesões ligamentares, as rupturas musculotendinosas, as avulsões ósseas causando compressão cutânea e as lesões neurológicas agudas, com déficit motor sensorial estabelecido e não progressivo.

Todas as demais fraturas fechadas, que não imponham risco aumentado de vida, amputação, lesão neurológica progressiva ou infecção, podem ser estabilizadas com órteses para transporte ou tratamento provisório e referenciamento para posterior estudo de imagens e terapêutica adequada a cada caso específico.

Lesões musculotendinosas expostas, rupturas traumáticas de nervos periféricos e exposições articulares ao meio externo (desde que não haja incongruência articular evidente – luxação), que não possam ser imediatamente referenciadas a serviços terciários, podem ser inicialmente tratadas em Unidade Básica de Saúde (UBS), com a finalidade principal de *evitar infecção precoce e exposição prolongada ao meio externo das estruturas,* gerando necrose tecidual irreversível.[6]

Conduta proposta – lesões ligamentares

Lesão traumática mais frequente no mundo – estima-se que sua prevalência seja de 1 para cada 10.000 pessoas diariamente –, responsável por mais de 20% de todas as lesões nos esportes, as entorses do tornozelo, por serem muito comuns, frequentemente são banalizadas tanto por pacientes quanto pelos serviços de saúde.

Entretanto, lesões ligamentares agudas do tornozelo podem ser, ao leigo e à primeira vista, muito graves. Não raro, o edema e a dor são muito intensos, a equimose pode ocorrer rapidamente, o paciente pode ficar muito ansioso e, em alguns casos, com dificuldade para fazer carga no membro acometido. Muitas vezes, o exame físico logo após o trauma é de difícil realização devido à dor difusa, e o mais importante no atendimento inicial é descartar lesões graves associadas.

A ruptura do tendão de Aquiles pode estar relacionada ao mecanismo de trauma, e passar despercebida no atendimento inicial em até 25% dos casos, portanto, o exame físico dessa estrutura é importante. Devem-se descartar dores em eminências ósseas, que podem sugerir alguma fratura e, por isso, é importante a palpação dos maléolos (fora dos pontos de inserção ligamentares), do calcâneo, da base do quinto metatarso, da tuberosidade do navicular e do médio-pé nessas regiões que devem ser examinadas, e se apresentarem dor, deve-se suspeitar de fraturas ou lesões ligamentares associadas.

Não há lesões ósseas agudas diagnosticadas em 85% das radiografias solicitadas para torções do tornozelo. Para orientar a necessidade de radiografias em adultos e crianças acima de 8 anos e diminuir os custos em saúde pública de forma responsável, um grupo de Ottawa (Canadá) elaborou um conjunto de regras, que levam seu nome (*Ottawa Ankle Rules*), que consiste em interrogar sobre as circunstâncias do trauma: (1) apalpar o tornozelo, concentrando-se na borda posterior de ambos os maléolos, de proximal para distal e, em seguida, apalpar a base do quinto metatarsal e o navicular; a dor somente na borda anterior dos maléolos costuma ser causada por lesão de ligamentos; (2) aqueles com dor na borda posterior dos maléolos devem radiografar o tornozelo; (3) aqueles com dor na base do quinto metatarsal ou navicular devem radiografar o pé; (4) sem dor localizada, tentar apoiar o pé e dar ao menos dois passos com cada perna, sem auxílio; (5) sem dor localizada, que não puderem realizar essa tarefa, devem realizar tanto radiografias do tornozelo como do pé; (6) sem dor localizada e que retêm a capacidade de apoio, mesmo claudicando, são tratados sem radiografias.[7] Essas regras alcançaram 99,7% de sensibilidade e 31,5% de especificidade (A), e probabilidade pós-teste negativo de 1%, reduzindo em 30 a 40% as radiografias desnecessárias.[8] Contudo, o juízo final fica a critério do médico assistente, e as incidências para o tornozelo são frente (anteroposterior) e perfil; e para o pé, são frente (anteroposterior), oblíqua interna e perfil (a oblíqua externa pode ser solicitada, caso haja suspeita de fratura do navicular).

Após alguns dias, o processo inflamatório agudo diminui, e pode-se fazer um exame físico mais fidedigno e orientado ao problema.

A imensa maioria de entorses do tornozelo são em inversão, em que o ligamento mais envolvido é o fíbulo-talar anterior, seguido do fíbulo-calcaneano. Menos frequentemente envolvido está o ligamento fíbulo-talar posterior. No exame físico, o paciente pode queixar-se de dor à palpação da região anterior do maléolo lateral. São feitos os testes da gaveta anterior (teste para estabilidade do ligamento fíbulo-talar anterior) – é realizado em posição neutra e com 30º de flexão do tornozelo, estabiliza-se a perna com uma das mãos, e com a outra mão, abraça-se o calcâneo e a borda lateral do pé, promovendo um deslocamento anterior do pé em relação ao tornozelo; e o teste de *tilt*-talar (teste para estabilidade do complexo lateral do tornozelo, mais especificamente, fíbulo-talar anterior, fíbulo-calcaneano e capsula articular) – com o tornozelo em neutro, promove-se um varo do pé em relação ao tornozelo. Paradoxalmente, lesões mais graves, com intensa ruptura capsular e rotura completa dos ligamentos fíbulo-talar anterior e fíbulo-calcaneano, podem apresentar-se sem dor importante. A causa responsável por essa alteração clínica é a perda de fibras aferentes nociceptivas, presentes nos ligamentos e na cápsula articular.

Existem várias classificações distintas para as lesões ligamentares do complexo lateral do tornozelo. Uma delas divide os graus de lesão baseando-se no número de ligamentos envolvidos (grau 1: lesão do ligamento fíbulo-talar anterior; grau 2: lesão dos ligamentos fíbulo-talar anterior e fíbulo-calcaneano; grau 3: lesão dos ligamentos fíbulo-talar anterior, fíbulo-calcaneano e fíbulo-talar posterior); outra classificação divide os graus de lesão baseando-se na gravidade de lesão tecidual (grau 1: estiramento tecidual; grau 2: rotura tecidual parcial; grau 3: rotura tecidual completa); e ainda existe uma classificação chamada sistema clínico: entorse leve – mínima perda funcional, mínimo edema, dor pontual à palpação e com a reprodução do mecanismo de lesão; entorse moderada – moderada perda funcional, edema localizado, incapacidade para ficar na ponta dos pés; entorse grave – dor e edema difuso, incapacidade para caminhar. Nenhuma dessas classificações orienta o diagnóstico exato, o tratamento apropriado ou o prognóstico esperado para a lesão. Atualmente, considera-se como fator preponderante para o tratamento e prognóstico estabelecer o tornozelo em estável ou instável.[9]

O tratamento conservador da rotura ligamentar do complexo lateral do tornozelo é indicado na maioria dos casos, e uma revisão de Mahadevan e cols.[10] concluiu que o tratamento funcional é superior à imobilização gessada rígida, com melhor redução de edema e retorno mais rápido ao trabalho e ao esporte. Esta revisão mostrou que tornozeleiras semirrígidas (*soft-cast*) ou rígidas (*robofoot*) são mais efetivas do que tornozeleiras elásticas ou enfaixamento, e o retorno ao esporte ou trabalho foi mais rápido.

O tratamento inicial de uma lesão traumática fechada do tornozelo ou pé demanda a redução do processo inflamatório agudo. A sigla inglesa PRICE (*protection, rest, ice, compression, elevation*) orienta a conduta. O uso de órtese removível para a crioterapia ou a bota gessada; muletas ou cadeira de rodas, para evitar o apoio do membro acometido; terapia com gelo, colocando-se gelo (ou bolsa de gel similiar) no pé e no tornozelo, por 10 a 15 minutos, em intervalos frequentes a cada 1 ou 2 horas, respeitando a proteção da pele para evitar queimaduras; o enfaixamento do tornozelo e do pé, nos intervalos do gelo, pode ajudar a reduzir o edema, e o paciente pode ser instruído a realizar em casa, bem como manter o membro elevado, sempre que possível, acima do nível do coração.[6]

Analgésicos comuns à base de metamizol (dipirona) e acetaminofeno (paracetamol) são muito utilizados e podem ser associados a opioides e derivados. Se a dor não aliviar em alguns dias, com a utilização correta das medicações e das orientações prescritas, o paciente deve ser reavaliado para possível lesão oculta que não foi diagnosticada previamente, em especial as lesões vasculares e neurológicas.

O uso de anti-inflamatórios pode estar indicado, desde que não excedendo o período de 07 a 10 dias, não tenha rotura muscular associada (lesões musculares tratadas com o uso de anti-inflamatórios não esteroides [AINEs] por mais de 2 dias tendem a apresentar pior prognóstico) e não tenha comorbidades clínicas que contraindiquem a sua utilização. Sete ensaios clínicos randomizados (ECRs) mostraram que AINEs melhoram o controle da dor e da função, diminuindo edema e acelerando retorno às atividades. Os esteroides podem ser usados, porém raramente são necessários. Não há indício de benefício de fisioterapia com ultrassom ou estimulação elétrica nervosa transcutânea (TENS) na fase aguda.

Após alguns dias, com a diminuição da dor, o paciente deve ser incentivado a iniciar carga com a órtese. Em lesões estáveis, diagnosticadas por meio do exame físico e testes clínicos, em 7 a 10 dias, o paciente não necessita a utilização das órteses e deve iniciar sua reabilitação precocemente, com exercícios concêntricos de flexoextensão do tornozelo e treino proprioceptivo, assim que possível. Entretanto, deve ser orientado a evitar terrenos irregulares (trilhas, praias) e atividades físicas com mudança de direção súbita e saltos (p. ex., futebol, tênis, voleibol).

Em lesões instáveis, o paciente deve manter a proteção cicatricial ligamentar até no mínimo a terceira semana, e após a avaliação clínica e confirmação do início da estabilidade ligamentar, o paciente deve iniciar sua reabilitação fisioterápica, com exercícios concêntricos, evitando a inversão até o final da sexta semana. Em alguns casos mais graves, com extensa rotura cápsulo-ligamentar, a manutenção da proteção com órtese pode demandar 6 semanas, com especial atenção à utilização durante à noite, quando o pé assume a posição de flexão, podendo gerar um estiramento do ligamento fíbulo-talar anterior.

Em todos os casos, os pacientes devem ser orientados a manter uma proteção extra com tornozeleiras de cadarço durante as atividades físicas por um período de até 6 meses após a lesão – o uso do enfaixamento não é recomendado. Estudos não mostraram diferença estatística entre a sua utilização e grupos-controle durante as atividades desportivas, em relação ao aumento da estabilidade do tornozelo.

A sequela de entorse do tornozelo pode ocorrer em até 20 a 40% dos pacientes, podendo apresentar instabilidade crônica com entorses de repetição e dor residual por lesão osteocondral, sobrecarga articular ou tendinosa. A instabilidade residual pode ser classificada em funcional ou mecânica, e a instabilidade funcional tende a apresentar bons resultados com treino proprioceptivo intenso. A instabilidade mecânica após reabilitação adequada, especialmente em pacientes jovens e que praticam atividades físicas regulares, deve ser conduzida por meio de tratamento cirúrgico, com reconstruções ligamentares, e correção das deformidades e lesões associadas (lesões osteocondrais; lesões dos nervos periféricos – fibular superficial, sural, tibial posterior; lesão dos tendões fibulares ou do tibial posterior; lesões de outros complexos ligamentares – p. ex., sindesmose, bifurcado, complexo subtalar; síndrome do impacto anterolateral – osteofitose; artrofibrose; doenças reumatológicas não diagnosticadas; tumor oculto).

Menos frequentemente afetados, o ligamento fíbulo-talar posterior, os ligamentos da sindesmose (tíbio-fibular anteroinferior, tíbio-fibular posteroinferior, transverso e interósseo) e os ligamentos do complexo de Lisfranc podem também estar lesados.

A suspeita de "entorse alta", com lesão do complexo sindesmal, ocorre especialmente com um mecanismo de abdução do pé ou ainda em eversão. O paciente pode ter dor na perna, acima do tornozelo ou na cabeça da fíbula, e é importante descartar uma fratura da porção proximal da fíbula (fratura de Maissoneuve). O ligamento deltoide pode estar lesado com esse mesmo mecanismo de trauma. Testes que podem sugerir uma lesão sindesmal são: o teste de Pillings (*squeeze-test*), realizando uma compressão da fíbula de encontro à tíbia, no terço médio da perna, o paciente deve relatar dor irradiada para o tornozelo; e o teste de Kleiger (rotação externa do tálus), estabilizando a perna e mantendo o tornozelo em neutro, promove-se uma rotação externa do pé, com o paciente relatando dor na região anterolateral do tornozelo; com lesões mais extensas, pode-se sentir uma abertura do espaço tíbio-fibular.

Em um mecanismo de torção associado à flexão extrema do pé e compressão axial, dor à palpação do dorso do médio-pé ou ao movimento de adução-abdução, podendo ocorrer também dor na borda lateral do pé, junto a uma equimose plantar, sugerem uma lesão ligamentar do complexo de Lisfranc, que pode eventualmente estar associada a uma fratura do cuboide.[9]

Metatarsalgias

Diferente da dor no antepé, a metatarsalgia é considerada uma síndrome, caracterizada por *dor plantar na topografia das cabeças metatarsais*.

Entre as causas mais frequentes no dia a dia do clínico geral para a metatarsalgia estão os *processos inflamatórios* – mais comuns são neurite ou neuropatia intermetatarsal (erroneamente denominada "neuroma" de Morton), bursites intermetatarsais e tenossinovites dos flexores, sinovites metatarsofalângicas; *sobrecarga mecânica* – equinismo excessivo dos metatarsos (pé cavo), encurtamento da musculatura da cadeia posterior, desequilíbrio no comprimento dos metatarsos, com formação de hiperceratoses dolorosas, atrofia do coxim gorduroso, ruptura ligamentar da placa plantar; e as *infecções* – úlcera plantar diabética e verruga plantar.[11]

O "neuroma" de Morton é uma degeneração fibrótica da bainha de mielina do nervo interdigital na topografia dos colos metatarsais, sob o ligamento intermetatarsal distal, não ocorre metaplasia celular, portanto, o termo "neuroma" não é adequado.[11,12] É mais comum no segundo e terceiro espaços intermetatarsais, sendo muito raro no primeiro espaço (5% dos casos) e quase inexistente no quarto espaço.[9] Supõe-se que a causa para a sua formação seja *trauma mecânico de repetição*, em que ocorrem processos inflamatórios sequenciais, com consequente formação de tecido cicatricial perilesional. Entre os fatores preponderantes para a sua formação se encontram: relativa diminuição do espaço entre as cabeças metatarsais; desvio de eixo do hálux em valgo; uso frequente de sapatos com saltos altos e câmara anterior estreita; e atividades físicas de alto impacto. A suspeição clínica dá-se com queixas de dores plantares bem localizadas, tipo queimação, choque ou pontada, com possível irradiação e parestesia dos artelhos acometidos. A remoção dos calçados com massagem e alongamentos dos artelhos pode gerar alívio imediato, embora parcial. Não ocorre edema, porém o paciente pode queixar-se de pisar sobre uma "massa ou nódulo". Durante o exame físico, pode-se realizar a compressão intermitente das cabeças metatarsais com uma mão, enquanto se palpa com o polegar da outra mão os espaços intermetatarsais plantares, esperando um ressalto ou clique doloroso – teste de Mulder.

A US bem realizada, com operador experiente, confirma a suposição diagnóstica, não havendo necessidade de realização de exames de alto custo.[12]

O tratamento conservador objetiva o alívio dos sintomas e não trata a causa subjacente, baseando-se na modificação de hábitos de vida e no uso de calçados, analgésicos e anti-inflamatórios por curto prazo, acupuntura, alongamentos de fáscia plantar e tríceps sural, e palmilhas com poste ou barra de apoio pré-capital. As infiltrações com corticoides podem gerar um alívio temporário das queixas em cerca de 30% dos pacientes, por um período em torno de 4 a 6 meses. Alguns estudos demonstram que lesões menores de 0,5 cm de diâmetro apresentam melhores resultados. Entretanto, as infiltrações não modificam a história natural da doença, e ao longo do tempo podem não surtir mais os efeitos esperados, bem como gerar complicações em relação ao uso de corticoesteroides. O tratamento cirúrgico com neurectomia do trajeto degenerado é considerado, hoje, o tratamento padrão-ouro.[13,14]

As alterações inflamatórias, como bursites intermetatarsais, tenossinovites dos flexores e sinovites metatarsofalângicas, podem ocorrer como consequência de trauma de repetição, sobrecarga de exercícios de impacto, uso inapropriado de calçados (sapatos de solado muito baixo ou saltos altos), bem como serem uma manifestação de doença imunomediada subclínica, infecção, neuropatia periférica ou efeito adverso de uso de medicações.

Normalmente, sinais flogísticos estão presentes – dor, edema, calor, vermelhidão – e pode haver limitação de movimento articular. Importante descartar sempre alguma alteração infecciosa, e a presença de febre, celulite, abscesso ou pustulização orienta o diagnóstico. História de trauma recente pode indicar uma fratura oculta dos colos metatarsais ou falanges, bem como pacientes com neuropatias periféricas invariavelmente desenvolvem denervações motoras não simétricas que geram encurtamento do tríceps sural, aumentando a pressão mecânica sobre o antepé. Igualmente, podem iniciar a chamada neuroartropatia (artropatia de Charcot) com alterações vasculares que promovem desequilíbrio no metabolismo ósseo, gerando reabsorção óssea acentuada e alterações degenerativas de estruturas anatômicas. A suspeição diagnóstica, por meio da história clínica e do exame físico neurológico, é importante. Em casos de neuroartropatia, a elevação do membro acima do nível do coração melhora os sinais flogísticos devido à maior efetividade do retorno venoso, sendo considerada uma ferramenta clínica para o diagnóstico diferencial. Doenças reumatológicas podem apresentar-se também com petéquias subungueais (indicativo de vasculites), e a sinovite e o derrame articular podem ter caráter migratório. Exames laboratoriais e provas inflamatórias de importância que podem orientar o diagnóstico são: presença de sinais de anemia crônica no hemograma; velocidade de hemossedimentação (VHS) e proteína C-reativa aumentados; positividade do antígeno leucocitário humano-B27 (HLA-B27), anti-SSA, anti-SSB, bem como o fator reumatoide (FR) – quanto ao último, importante lembrar-se do índice relativamente alto de falso-negativo (pode ocorrer a presença de normalidade no FR em até 25% dos casos). A avaliação de hiperuricemia, bem como a dosagem de anticorpos antinucleares também auxilia na orientação diagnóstica.

O tratamento baseia-se em repouso com uso de muletas ou cadeira de rodas, gelo intermitente por 10 a 15 minutos a cada 2 horas, uso de analgésicos e anti-inflamatórios por curto prazo, e o tratamento da doença de base, quando for o caso.[9,11]

As sobrecargas mecânicas ocorrem por alterações anatômicas dos pés – congênitas ou adquiridas. Entre as mais frequentes estão o pé cavo por equinismo excessivo do 1º metatarso isoladamente ou em conjunto com todos; encurtamento da musculatura da cadeia posterior; desequilíbrio no comprimento dos metatarsos, com formação de hiperceratoses dolorosas; atrofia do coxim gorduroso; e ruptura ligamentar da placa plantar.

São dores de difícil tratamento clínico, pois o manejo conservador invariavelmente não gera resultados de longo prazo, e as correções cirúrgicas do problema de base são necessárias. Controle do excesso de peso, palmilhas com apoio pré-capital, alongamento de cadeia posterior frequente, uso de órteses antiequino para dormir (chamadas *night-splints*) e cuidados para evitar sapatos de saltos altos e solados com pouca absorção de impacto intrínseco podem ajudar. As infiltrações com esteroides devem ser evitadas, especialmente nos casos em que o coxim gorduroso plantar se encontra atrofiado.[9,11]

O pé diabético, bem como o manejo de suas complicações, é um assunto extenso e complexo, que demanda estudos à parte e foge ao objetivo primário deste capítulo.

Dor plantar do calcâneo

Semelhante à metatarsalgia, a dor plantar do calcâneo pode ser considerada uma síndrome, composta de várias causas, entre as mais comuns: patologias do coxim adiposo, doenças reumatológicas, fascite plantar, fibromatose plantar, esporão plantar do calcâneo, compressão neuropática de ramos do tibial posterior e fraturas por estresse do calcâneo. A origem da dor pode estar relacionada ao trauma repetitivo na tuberosidade do calcâneo, em forças de tração e cisalhamento da fáscia plantar ou ainda relacionada à dor neuropática por compressão, estiramento ou degeneração tumoral. O exame físico bem orientado ao problema direciona o diagnóstico, mas se lembre de que nem toda dor no calcâneo é "fascite plantar".

O coxim adiposo plantar do calcâneo é uma estrutura única no corpo humano, devido à função especial que exerce – absorção e dissipação da energia do impacto no solo. Apresenta um formato em colmeia de septos fibroelásticos, onde os glóbulos de gordura são armazenados. Os septos são fortemente ancorados em formato de "U" ao redor da tuberosidade do calcâneo e pele, porém, em torno dos 40 anos de idade, inicia um processo de degeneração tecidual gradativa, com perda de colágeno, tecido elástico e água, ocasionando seu afilamento e diminuindo sua elasticidade.[4,9]

O coxim adiposo pode gerar dor devido ao processo inflamatório local ou à compressão de estruturas adjacentes. Estudos mostram que coxins com aumento da espessura ou redução da elasticidade aumentam a pressão sobre a tuberosidade calcaneana e 1º ramo do nervo plantar lateral (ramo para músculo abdutor do 5º artelho – nervo de Baxter). De outro modo, a diminuição da espessura do coxim, ou o excesso de elasticidade ou mobilidade, reduz a propriedade de absorção de impacto, gerando dores por sobrecarga. Durante o exame físico, a dor típica advinda do coxim adiposo é localizada à palpação em vários pontos do coxim, especialmente no centro do calcâneo, e mais proximal à origem da fáscia plantar, bem como à manipulação e à palpação laterolateral. Pacientes mais idosos podem apresentar uma atrofia extrema do coxim gorduroso, de difícil manejo clínico ou cirúrgico.

Dor bilateral de difícil tratamento deve sugerir doença reumatológica, como espondilite anquilosante, síndrome de Reiter, artrite psoriática ou outra espondiloartropatia soronegativa.[9,15]

Dores noturnas em repouso, emagrecimento recente, abrupto e sem causa precisa, febre e sudorese noturna, bem como dor intensa sem medidas de alívio devem chamar a atenção para tumores ou infecção (*red flags*). Dor em queimação mal localizada e distribuída ao redor do calcâneo e da face plantar do pé, com possível irradiação para panturrilha, podendo ocorrer parestesia desses territórios, pode ser oriunda de radiculopatia de L5-S1 ou pela compressão neuropática do tibial posterior na síndrome do túnel tarsal.[16]

Para o tratamento da sobrecarga ou atrofia do coxim gorduroso do calcâneo, são necessários: repouso, mudança de atividades físicas para exercícios de baixo impacto (bicicleta, natação, musculação, simuladores de caminhadas, entre outros), redução do peso corporal, uso de palmilhas absortivas de impacto (silicone ou customizadas) e utilização de calçados com elevação do calcâneo – sapatos de solados rasos geram um aumento da pressão plantar sobre o calcâneo, bem como estiram fibras do tendão de Aquiles e da fáscia plantar. Podem-se usar AINEs por curto prazo de tempo. Crioterapia pode ser de extrema utilidade, podendo-se fazer uso em bolsas térmicas de gel. Modalidades de analgesia fisioterápica e utilização de acupuntura também podem ser úteis. Devem-se evitar as infiltrações com esteroides do coxim do calcâneo, devido ao risco de necrose tecidual ou atrofia.

A fáscia plantar é uma estrutura fibrosa rígida, facilmente palpável na região do arco longitudinal medial, em especial com a manobra de extensão das articulações metatarsofalângicas, mantendo-se o tornozelo em neutro ou leve extensão. Essa manobra pode elicitar dor em pacientes com fascite plantar.

A dor nessa patologia localiza-se especialmente na face plantar medial do calcâneo, logo distal ao coxim adiposo, podendo estender-se até o terço médio. Tem caráter insidioso, tipo pontada ou facada, que pode aumentar de intensidade e evoluir a severa, em geral nos primeiros passos, ao acordar pela manhã, ou após períodos prolongados em repouso, não raro fazendo o paciente claudicar. Pode aliviar ao longo do dia, piorando novamente ao final de um dia de trabalho. A dor matinal é referida à posição em que o pé assume durante o repouso – a musculatura flexora da perna é mais potente do que a extensora, mantendo o pé em flexão (flexão-plantar). Ao levantar-se e assumir a posição ortostática, o tornozelo fica em 90°, estendendo o tríceps sural, que anatomicamente apresenta fibras que se confluem com a fáscia plantar. Em geral, a dor alivia após algum tempo de movimentação e caminhada.[16,17]

A dor da fibromatose plantar ocorre, em geral, no terço médio, e nódulos firmes, de consistência fibroelástica junto à substância da fáscia, são palpáveis e muito dolorosos. Nesses casos, a fáscia palpável apresenta-se muito rígida e tensa.

Dor após um evento traumático pode ocorrer devido a uma ruptura da fáscia. Em casos crônicos, de forma paradoxal, a dor pode melhorar completamente após algum tempo, entretanto, se a ruptura ocorrer em toda a extensão da fáscia, pode ocasionar um achatamento do arco longitudinal medial. A ruptura também pode ocorrer após uma história de infiltração da fáscia plantar por esteroide, podendo ser palpado um afastamento ou *gap* na substância da fáscia durante a manobra de extensão.

Durante o exame físico, é importante o registro do encurtamento ou não da musculatura tríceps sural. O exame realizado para avaliar se o encurtamento advém exclusivamente dos gastrocnêmios, ou se o conjunto gastrocnêmio/sóleo está envolvido, chama-se teste de Silfverskiold: com o joelho em extensão completa e o antepé em supinação, tenta-se estender o tornozelo. Com menos de 5 a 10 graus de extensão, faz-se o diagnóstico de encurtamento muscular. Pede-se então para o paciente gradualmente fletir o joelho enquanto se mantém o movimento tentando estender passivamente o tornozelo. Caso ocorra melhora na extensão do tornozelo (> 5-10°), o encurtamento é exclusivo da musculatura gastrocnêmica. Caso o encurtamento se mantenha, tanto os gastrocnêmios quanto o sóleo podem estar envolvidos em conjunto, ou o encurtamento pode ser exclusivo do sóleo. O sobrepeso é fator de risco para a fascite plantar tanto quanto o uso de sapatos de solado muito raso (sapatilhas, chinelos de dedo, sandálias rasteiras), atividades físicas de alto impacto (corridas, futebol, tênis, voleibol, entre outros) e atividades laborais que demandam tempo prolongado de pé ou em longas caminhadas.[16]

Exames de radiografias em perfil do calcâneo podem mostrar o esporão plantar do calcâneo. A presença do esporão plantar ainda é motivo de controvérsia na literatura, e apesar de trabalhos mostrarem sua presença em cerca 50% dos pacientes com diagnóstico de fascite plantar, e 75% dos pacientes com algum distúrbio de dor plantar do calcâneo, sua presença é igualmente significativa em uma população completamente assintomática (50-63% dos pacientes a apresentam como achado radiográfico). Estudos recentes consideram que sua formação parece estar relacionada às fases finais da fascite plantar e à cronificação do processo inflamatório perifascial, com redução de elasticidade da fáscia e calcificação por tração de repetição tanto da fáscia plantar quanto da massa muscular do flexor curto dos dedos.[17–19] A maioria dos estudos considera que o esporão plantar não causa dor por si, apesar da imensa maioria dos pacientes considerarem o achado radiográfico de grande importância.[19,20] Entretanto, espículas ósseas grandes e com aspecto anatômico vertical (existem ainda esporões horizontais e ganchosos) podem tornar-se sintomáticas ao ficarem inflamadas, sobrecarregar e comprimir estruturas locais, ou ainda sofrerem fratura em trauma agudo.

As USs podem demonstrar o espessamento fascial e, porventura, uma ruptura intrasubstancial, com degeneração cística local. São facilmente diagnosticados nódulos fibromatosos, bem como acúmulo de líquido perilesional, indicativo de processo inflamatório agudo. Radiologistas experientes conseguem identificar a atrofia muscular da massa do abdutor curto do quinto artelho (sugestivo de degeneração da placa motora por compressão neuropática do nervo de Baxter – primeiro ramo de nervo plantar lateral). A RM é mais útil no diagnóstico diferencial do que na confirmação da fascite plantar. Achados típicos são espessamento da fáscia e tecidos perifasciais, aumento de líquido peri-insercional, edema ósseo e subcutâneo. Cintilografia óssea apresenta aumento de captação local, e exames de TC são úteis na suspeita de fraturas ou lesões tumorais intraósseas do calcâneo.

Estudos mostram que a fascite plantar pode ter melhora espontânea sem tratamentos regulares em uma média de 12 meses.[19,20] O fator mais importante na orientação terapêutica é enfatizar a importância da disciplina e da regularidade do tratamento. Até 85% dos pacientes melhoram completamente em 6 a 12 semanas, com as medidas clínicas a seguir:

1. Alongamento da musculatura tríceps sural (séries de exercícios podem ser orientadas ambulatorialmente para os pacientes fazerem em casa ou no trabalho, de 3 a 4 x/dia).
2. Crioterapia (gelo, ou bolsa térmica de gel, pode ser aplicado sobre o local mais dolorido após os alongamentos, por cerca de 10 minutos, evitando o contato direto sobre a pele).
3. Orientar sobre o uso de calçados (evitar todo e qualquer calçado raso ou com pouca proteção intrínseca absortiva no solado – tênis com elevação do calcanhar são a melhor opção, sempre que possível).
4. Palmilhas e órteses (palmilhas calcanheiras, cuja função é tanto no auxílio para a absorção do impacto no solo quanto na elevação do calcanhar, são importantes adjuvantes no tratamento. Diversos estudos mostram que as palmilhas pré-fabricadas de silicone são, ou melhores, ou têm a mesma relevância clínica no tratamento, entretanto, com custo muito inferior, quando comparadas às palmilhas customi-

zadas. Por essa razão, *não existe embasamento literário ou justificativa técnica para a utilização de palmilhas customizadas* no tratamento da fascite plantar. Palmilhas customizadas para melhorar o valgismo excessivo do calcâneo podem ser indicadas quando a suspeita da dor plantar no calcâneo advém do estiramento neuropático dos ramos do tibial posterior. Órteses antiequino noturnas, cuja função é a manutenção do posicionamento do tornozelo em 90°, são importantes auxiliares no tratamento.[19–21]

Pode-se usar AINE, mas raramente é necessário por um período além de alguns dias; quando necessário, medicações administradas por via oral devem ser analgésicas exclusivas. Alguns pacientes podem necessitar de doses altas ou mesmo medicações potentes, derivadas de opioides.

Infiltrações com corticosteroides são controversas na literatura, podendo ser utilizadas em mãos experientes, evitando a infiltração intra ou subfascial, pelo risco de ruptura fascial, infiltração de ramos do tibial posterior iatrogenicamente ou atrofia do coxim adiposo. Tem efeito na redução da dor e no controle da degeneração tecidual, porém devem ser utilizadas sempre em conjunto com as outras medidas clínicas.

Fisioterapia e medidas analgésicas de acupuntura podem auxiliar no tratamento, e em casos recalcitrantes, a utilização de terapia por onda de choque extracorpórea ou injeções de toxina botulínica podem ser uma alternativa prévia à cirurgia. Cinco a dez por cento dos pacientes não respondem a nenhuma terapia clínica, devendo submeter-se à fasciotomia plantar dos dois terços mediais, por via endoscópica ou aberta (a fasciotomia completa não é indicada).[22,24]

As fraturas por estresse do calcâneo podem ser divididas em dois tipos: fraturas por sobrecarga e fraturas por insuficiência óssea.

As fraturas por sobrecarga acometem pacientes jovens, com qualidade tecidual óssea normal, ocorrem por erros de técnica de treinamento em atividades desportivas de alto impacto (má avaliação de condicionamento físico inicial, aumento de intensidade sem resposta muscular adequada, terreno de treino, calçados inadequados), e podem acometer ambos os calcâneos em até 75% dos casos.

As fraturas por insuficiência óssea ocorrem em ossos patológicos (chamados também de fratura em osso patológico). Acometem pacientes com doenças preexistentes, ósseas ou sistêmicas, que alteram o metabolismo tecidual, enfraquecendo o calcâneo e predispondo à ocorrência de fraturas com as atividades de vida diária (AVDs).

A apresentação clínica em ambos os casos é semelhante, com dor à palpação laterolateral das paredes medial e lateral do calcâneo, acompanhado de edema local. O paciente pode reclamar de dores insidiosas que vêm gradualmente aumentando de intensidade, e alguns casos podem chegar à incapacidade completa de realizar carga.

As radiografias simples em perfil e axial do calcâneo podem apresentar alterações, dependendo da data do início dos sintomas. Casos recentes avaliados com menos de 6 semanas podem não apresentar qualquer alteração nas imagens. Achados radiográficos, quando presentes, podem apresentar-se como uma linha radiotransparente, que cruza as trabéculas ósseas, interrompendo-as. Em casos mais avançados, pode-se ver o início da formação de calo ósseo, com reação periosteal. Em casos com patologia óssea subjacente, osteopenia difusa ou tumores ósseos podem ser também avaliados.

A TC avalia a quebra do trabecular ósseo, bem como a presença ou não de tumor subjacente. A RM pode demonstrar achados recentes, com edema ósseo difuso do calcâneo.

O tratamento depende da causa-base e do local e desvio da fratura. A maioria dos pacientes apresentam excelentes resultados com tratamento sintomático. Entretanto, casos graves e avançados, com comprometimento articular e fraturas desviadas, devem ser referenciados para avaliação especializada e tratamento cirúrgico.[25–29]

Hálux valgo

O aumento do volume da região medial da cabeça do primeiro metatarso (*bunion*), conhecido popularmente como joanete, pode também ser acompanhado pelo desvio em valgo da articulação metatarsofalângica do hálux – denominado *hallux valgus*.

Esta condição é a deformidade mais frequente do antepé, acometendo as mulheres com uma frequência que varia na literatura entre 10-15:1 em relação aos homens. Tem etiologia multifatorial, e entre as causas mais importantes estão a hereditariedade e a utilização de sapatos com a câmara anterior afilada e saltos altos. Em verdade, o *hallux valgus* acomete apenas pacientes predispostos geneticamente, sendo a penetrância genética responsável pela idade de aparecimento da deformidade. O uso dos sapatos fechados atua acelerando a progressão, porém existem estudos em populações aborígenes não calçadas mostrando a presença do desvio (de carácter exclusivamente genético). O pé plano, o encurtamento da musculatura da panturrilha e o aumento de mobilidade do 1° raio já foram suspeitos de atuarem em alguma forma na deformidade, porém sem comprovação científica atual. A dor pode variar entre os pacientes acometidos, não sendo necessariamente relacionada com a evolução ou gravidade da lesão. Alguns pacientes podem queixar-se de parestesia nos trajetos dos nervos cutâneos mediais, devido à compressão neuropática do *bunion* nos calçados. Outros podem queixar-se de dor plantar sob o sesamoide medial que se encontra sobrecarregado, ou ainda apresentar uma metatarsalgia central difusa pelo desvio do eixo de carga paralateral, denominada metatarsalgia de transferência. O "neuroma" de Morton pode estar associado e apresentar os sintomas típicos, bem como a deformidade da cabeça do quinto metatarso, chamada bunionete, ou ainda deformidades dos artelhos menores pela sobrecarga do *hallux*.

Radiografias do pé em anteroposterior e perfil devem ser realizadas com carga, para a correta avaliação angular dos desvios acometidos, e as oblíquas interna e externa podem auxiliar no diagnóstico da presença ou não de deformidade associadas dos metatarsos, sesamoides ou falanges, ou ainda degenerações articulares.

O tratamento para o *hallux valgus* doloroso é exclusivamente cirúrgico, com diversas técnicas bem descritas e estudadas na literatura, com o objetivo de acessar as particularidades de cada deformidade. Medidas clínicas, como modificação do uso de calçados, órteses de silicone interdigitais ou de proteção do *bunion*, ou técnicas analgésicas de fisioterapia, têm caráter sintomático, não sendo capazes de corrigir em definitivo a deformidade estruturada e, portanto, são modalidades terapêuticas de uso limitado.[9,30–32]

Hálux rígido

A degeneração articular metatarsofalângica do hálux, com proliferação osteofitária, associada à limitação de movimento articular (especialmente extensão), denomina-se *hallux rigidus* (pode-se encontrar a denominação *hallux limitus* em algumas literaturas – termo este mais relacionado aos estágios iniciais da degeneração articular).

É a segunda condição patológica mais prevalente no antepé, e a causa mais comum de doença degenerativa do pé. Tem causa etiológica ainda não totalmente elucidada, com apenas a correlação entre o *hallux valgus* interfalângico comprovada. Trauma, osteocondrite dissecante da cabeça metatarsal, elevação e hipermobilidade do primeiro metatarso, ou ainda sua posição relativamente mais alongada, ainda não foram de todo relacionadas. A bilateralidade pode ocorrer em até 80% dos casos.

Nos estágios iniciais, pode apresentar-se apenas como um desconforto articular, especialmente no dorso da articulação, ou à extensão extrema do movimento. Com o desenvolvimento da doença, a limitação articular e a rigidez se estabelecem, podendo ocorrer edema local ou derrame articular. Proliferações osteofitárias podem ser palpáveis sobre a cabeça metatarsal ou falange proximal. Em casos avançados, a limitação articular pode ser extrema, com dor aos menores movimentos. Habitualmente, pode-se desenvolver uma hipermobilidade compensatória da articulação interfalângica, conforme a metatarsofalângica se torna mais limitada. Os pacientes podem também queixar-se de metatarsalgia central de transferência, ou dor na borda lateral plantar do pé, pela posição antálgica assumida ao longo do tempo, evitando o apoio no 1º raio. Alguns pacientes podem também queixar-se de parestesias dos ramos cutâneos devido à compressão neuropática pelos osteófitos. A procura por doenças reumatológicas ou metabólicas deve ser realizada, especialmente em casos refratários ou com sinovites migratórias.

Radiografias simples do pé, em anteroposterior, oblíquas e perfil, podem ser inocentes no início das manifestações, porém, em casos bem estabelecidos, pode-se visualizar a redução ou colapso do espaço articular, esclerose do osso subcondral da cabeça ou falange proximal, osteofitoses difusas e, em alguns casos, corpos livres intra-articulares. Pode ocorrer uma dissociação clínico-radiológica no *hallux rigidus*. Pacientes com lesões radiográficas inocentes podem ter uma clínica bem evidente, ao passo que pacientes com radiografias graves podem ser relativamente assintomáticos. A RM pode ser útil nos casos iniciais, mostrando sinovite articular ou lesão osteocondral da cabeça metatarsal.

O tratamento conservador é sintomático, e baseia-se na utilização de palmilhas com barra rígida mediodistal (na metatarsofalângica) ou calçados de solado firme, tipo Anabella, evitando saltos. O objetivo é evitar o movimento articular durante a marcha. Medicações analgésicas, corticoides injetáveis por via intramuscular ou AINEs podem ser usados por período curto de tempo. Fisioterapia não é indicada devido à dor desencadeada pelo movimento articular, e técnicas exclusivas de analgesia podem ser úteis. Medicações utilizadas e bem estudadas, para o tratamento de lesões condrais em outras articulações (quadril, joelho), não apresentam evidência literária que suporte suas utilizações em artroses do pé ou do tornozelo – condroitina, glicosamina, diascereína, colágenos ou viscossuplementação. O tratamento cirúrgico está indicado em todos os casos que não respondem às medidas clínicas para o controle da dor, e as técnicas utilizadas dependem da qualidade e da localização do tecido condral remanescente, bem como da mobilidade articular.[9,33,34]

Patologias relacionadas ao tendão de Aquiles

Os músculos gastrocnêmios (medial e lateral), com origem na margem posterior dos côndilos femorais, associado ao músculo sóleo (originado nas faces posteriores da tíbia e fíbula proximais, e membrana interóssea), formam o complexo musculotendinoso do tríceps sural, inserindo-se na tuberosidade posterior do calcâneo, com pequena contribuição do músculo plantar delgado. O tendão do calcâneo (Aquiles) é o tendão mais forte do corpo humano, suportando cargas tensionais equivalentes a até 12 vezes o peso corporal. Isso ocorre por uma apresentação anatômica única, na qual suas fibras colágenas fazem uma dupla torção de distal para proximal (fibras originadas medialmente se inserem na região lateral da tuberosidade, bem como fibras profundas na origem inserem-se superficialmente, e vice-versa). Supõe-se que essa característica seja também responsável pela diminuição da vascularização do tendão no seu terço médio.[35]

Entre as doenças do tendão de Aquiles de importância clínica estão: as rupturas musculotendinosas (agudas ou crônicas), as tendinites e as bursites, as entesopatias insercionais e a tendinose.

As rupturas agudas do complexo músculo-tendíneo do tríceps sural são lesões diagnosticadas em até 6 semanas do episódio. Doenças metabólicas (diabetes melito [DM] na avulsão distal), reumáticas (ocronose, gota e espondiloartropatias soronegativas nas roturas do terço médio), ou pacientes em uso de medicações (corticosteroides, quinolonas, anticonvulsivantes ou quimioterápicos) são mais suscetíveis.

Rupturas musculares, ou na junção miotendinosa, são diagnosticadas por meio de exame clínico, com dor no local da ruptura, podendo haver equimose local, ou até mesmo um *gap* palpável. Elas são de tratamento conservador, com ótimos resultados na imensa maioria dos pacientes. Repouso e uso de muletas, crioterapia, analgesia e reabilitação precoce, com fisioterapia e exercícios concêntricos, progredindo para excêntricos e propriocepção, é o tratamento de eleição (anti-inflamatórios podem ser usados por no máximo 2 dias, e não há necessidade da utilização de imobilização).[36]

Rupturas da substância do tendão podem ocorrer mais comumente em dois grupos de pacientes: jovens com condicionamento físico não ideal, porém sem sintomas prévios do tendão; e pacientes idosos com doença tendínea intrassubstancial sintomática prévia. Entretanto, alguns trabalhos com estudo histológico consideram que todas as lesões agudas apresentavam algum grau de degeneração preexistente. O diagnóstico para as rupturas do tendão de Aquiles é clínico, em geral, existe uma história de flexão do tornozelo em corrida súbita durante atividade física, ou hiperextensão súbita do tornozelo (p. ex., ao cair em um buraco). Alto grau de suspeição clínica é necessário com a história típica, pois em até 25% dos casos, o diagnóstico não é estabelecido no primeiro atendimento. Alguns pacientes podem sofrer um trauma direto sobre a região posterior do tornozelo, durante contratura muscular, também ocasionando uma ruptura tendínea. A dor ocorre, na maioria dos casos, apenas no momento do trauma, diminuindo consideravelmente até a completa ausência de dor. A US confirma o diagnóstico, porém frequentemente o radiologista tem dificuldade na avaliação ecográfica da ruptura completa, pela presença de hematoma em formação no foco da lesão, ou pela presença do tendão plantar delgado (mais elástico e normalmente preservado durante o trauma).

O tratamento para as lesões do terço médio do tendão de Aquiles ainda é controverso na literatura: pacientes idosos, com comorbidades clínicas, infecções de pele, obesidade e baixa demanda, tendem a ter melhor resultado com o tratamento conservador; pacientes jovens, não tabagistas, com alta demanda laboral ou com personalidade atlética, tendem a ter melhor resposta com cirurgia (idealmente realizada em até 15 dias da lesão);

pacientes tratados conservadoramente apresentam um risco de re-ruptura três vezes maior do que os pacientes cirúrgicos e tendem a ter maior fraqueza muscular da panturrilha. Entretanto, pacientes tratados cirurgicamente apresentam um risco maior de complicações de pele, com descência da sutura e neurotmeses do sural. A orientação terapêutica deve ser individualizada para cada caso específico.[37-42]

Rupturas tendinosas na inserção do calcâneo, também chamadas avulsões do tendão de Aquiles, ou quando acompanhadas de fragmento ósseo – fratura-avulsão do calcâneo – são lesões de tratamento cirúrgico. Quando ocorre o envolvimento de fragmentos ósseos, o encurtamento do coto proximal pode colocar o fragmento em contato extremo com a pele subjacente, podendo gerar uma isquemia cutânea de difícil tratamento. São lesões que devem ter referenciamento para cirurgia com urgência.[43]

Processos inflamatórios agudos, como tendinites, peritendinites e bursites (retrocalcaneana ou retroaquiliana), apresentam-se com sinais flogísticos locais (calor, vermelhidão, edema e dor). A diferença entre a tendinite e a peritendinite pode ser estabelecida com o teste do arco de movimento doloroso: com o paciente sentado, com o membro pendente, de frente para o examinador, este solicita ao paciente que faça ativamente a flexoextensão do tornozelo. Em casos de peritendinite isolada, o paciente pode sentir que a dor se movimenta ("sobe e desce"). As bursites retrocalcaneanas podem estar relacionadas ao aumento de volume da tuberosidade posterossuperior do calcâneo, também conhecida como deformidade de Haglund, e à doença da êntese do tendão (entesopatia insercional). Doenças reumatológicas, quinolonas, anticonvulsivantes, quimioterápicos e uso crônico de corticosteroides são fatores que podem predispor ao enfraquecimento tecidual e às inflamações. As lesões inflamatórias agudas são manejadas conservadoramente, com imobilização em órtese de tornozelo longa, não gessada, de preferência, por 3 a 4 semanas, sem carga, e mais 3 a 4 semanas, com carga sobre a órtese. Crioterapia, AINEs, por curto período de tempo, e analgésicos podem ser usados. Após o período de repouso musculotendinoso, inicia-se a fisioterapia, objetivando o alongamento e fortalecimento excêntrico. Casos recalcitrantes, com roturas intratendinosas não cicatrizadas, calcificações na êntese tendinosa, ou associados à deformidade de Haglund, podem necessitar de procedimento cirúrgico.[38,39,43]

Alguns pacientes evoluem para a cronificação das lesões intratendinosas, com a formação de rupturas não cicatrizadas e nodulações dolorosas – tendinose. Esses casos devem ser manejados inicialmente como as lesões agudas, mas estudos recentes de análise histológica não identificaram células inflamatórias. Não há indicação do uso de medicações anti-inflamatórias nesses casos (o uso dessa classe de medicamentos por tempo prolongado na fase aguda pode estar relacionado à cronificação das lesões, bem como as infiltrações intratendinosas com corticosteroides). Lesões recalcitrantes após reabilitação adequada devem ser manejadas cirurgicamente, com transferências tendinosas.

Pé plano

A perda do arco longitudinal medial do pé, com achatamento e planificação, associado ou não ao aumento do valgismo do retropé, caracteriza o pé plano. Condição muito frequente na prática clínica é motivo de preocupação em muitos pacientes (mesmo assintomáticos). Frente a uma situação clínica como o pé plano doloroso, o clínico deve estabelecer um raciocínio diagnóstico, com base nas seguintes questões: *Qual é a idade de manifestação? A deformidade é flexível ou rígida? Há progressão da deformidade? Existe história de trauma prévio? Há doença neuropática ou metabólica envolvida? Existem sinais flogísticos?*

Entre as causas congênitas mais importantes para o pé plano estão: o pé plano flexível idiopático e as coalisões tarsais. As causas adquiridas mais frequentes são a insuficiência do tendão tibial posterior, a neuroartropatia (artropatia de Charcot) e as sequelas de fraturas ou lesões ligamentares.[44]

O chamado pé plano flexível idiopático não é uma entidade patológica *per se*, pois é apenas um dos espectros anatômicos do pé humano. Ocorre por hiperlassidão ligamentar que permite maior mobilidade articular entre os ossos do pé, quando submetidos à carga. Quinze a vinte por cento dos adultos apresentam essa condição clínica. O pé plano pode ser considerado flexível, quando as articulações são móveis. A subtalar não apresenta rigidez à mobilização e, ao assumir a posição em ponta de pé, com ortostatismo, na inspeção por detrás do paciente, verifica-se a inversão do calcâneo. Entretanto, alguns pacientes podem desenvolver dores ao longo do tempo devido à sobrecarga articular, à fraqueza musculotendinosa ou ainda à rotura ligamentar de componentes estruturais plantares. O tratamento conservador, com redução do peso, palmilhas customizadas, alongamento fisioterápico da cadeia posterior e cuidado com calçados, evitando sapatos de solados rasos, pode gerar algum conforto. Pacientes que não respondem a medidas clínicas podem ser submetidos a procedimentos cirúrgicos diversos, objetivando a correção das diferentes deformidades.[9]

As coalisões tarsais são conexões não anatômicas entre os ossos do pé, que impedem o movimento articular normal, gerando, com frequência, um pé plano rígido, mas podem também ocorrer, com muito menos frequência, em pés com arco longitudinal formado. São alterações congênitas hereditárias causadas por uma falha na diferenciação óssea durante o período embrionário, e podem ser fibrosas, cartilaginosas ou ósseas. As coalisões mais frequentes, e de importância para o clínico geral, são as calcâneo-naviculares e as talocalcaneanas. Podem tornar-se dolorosas durante o período do estirão de crescimento na adolescência, quando coalisões cartilaginosas iniciam sua ossificação; após atividades de impacto vigorosas e repetitivas; ou após trauma torcional. A espasticidade dos fibulares pode estar presente, e a articulação subtalar é fixa e rígida à mobilização.

O tratamento depende da idade de início dos sintomas, da causa subjacente da deflagração dos sintomas, bem como da natureza das coalisões e o remanescente articular sadio. Contudo, um número significativo de coalisões tarsais melhora os sintomas dolorosos com repouso, alongamentos de cadeia posterior e redução de atividades de impacto. Casos recalcitrantes devem ser referenciados para procedimentos cirúrgicos.[9,44]

A insuficiência do tendão tibial posterior é uma lesão complexa e adquirida, e gera uma deformidade progressiva do pé, com achatamento e perda do arco longitudinal, associado a graus variados de valgização do retropé, e abdução do medio-pé. A condição é degenerativa, com a perda da função de inversão do retropé pelo complexo musculotendinoso, porém uma minoria dos pacientes pode desenvolver sintomas semelhantes devido a trauma. Tem causa multifatorial

As radiografias em anteroposterior e perfil do tornozelo devem ser solicitadas, bem como uma incidência *retroview* de Saltzmann. Pode-se perceber a perda da inclinação do calcâneo (*pitch* – normal 20-40°), quebra do ângulo de Meary-Tomeno (primeiro metatarso-tálus – normal +/– 4°), bem como aumento do ângulo de cobertura talonavicular (normal – 10°). Casos avançados demonstram degenerações articulares diversas. Examinadores experientes em US conseguem fazer uma boa avaliação do tendão tibial posterior, bem como dos complexos ligamentares do deltoide e calcâneo-navicular plantar, que podem estar envolvidos. A TC avalia bem aspectos degenerativos osteoarticulares, bem como descarta coalisões tarsais em casos avançados de insuficiência do tibial posterior, que apresentam rigidez articular semelhante. A RM também é um excelente exame complementar, podendo mostrar alterações tendinosas e ligamentares precoces, bem como avaliar a possível degeneração com lipossubstituição da massa muscular.

Em pacientes com comorbidades avançadas metabólicas ou neuropáticas, associado a pé plano, o clínico deve manter-se atento à neuroartropatia (artropatia de Charcot). Essa condição clínica grave causa um colapso do arco longitudinal medial, com erosões ósseas e destruições articulares do médio-pé, e posteriormente do retropé e tornozelo. Os sinais clínicos da artropatia de Charcot dependem se a condição está no estágio agudo ou subagudo. Na fase aguda, o pé apresenta sinais inflamatórios evidentes, em que o principal diagnóstico diferencial são os processos infecciosos. Edema importante, vermelhidão e calor local ocorrem, devendo-se realizar o teste de elevação do membro na diferenciação de processo inflamatório de causa infecciosa. Na artropatia, a elevação do membro acima do nível do coração por alguns minutos diminui os sintomas inflamatórios. A fase subclínica ou crônica do Charcot não apresenta os sinais flogísticos típicos. Todavia, as deformidades são aparentes, com destruição estrutural da arquitetura do pé, colapso, formação de proeminências ósseas e o formato clássico de pé em "mata-borrão".

O tratamento depende da qualidade estrutural do pé e da fase em que se encontra; entretanto, o pilar essencial do tratamento é fazer com que o pé alcance cicatrização óssea, que minimize alterações da marcha, e formação de úlceras, que podem evoluir para infecções intratáveis e amputações.[9,45,47]

Pé cavo

O pé que apresenta o arco longitudinal medial elevado, associado ou não à varização do retropé e de deformidades do antepé, chama-se pé cavo. Essa condição clínica apresenta inúmeras nuanças e particularidades entre si, em que nem todos os casos apresentarão as mesmas deformidades – aumento do arco longitudinal; varismo do retropé; equinismo do primeiro metatarso, ou de todos os metatarsos; deformidade em garra do hálux ou de mais artelhos; fraqueza muscular do fibular curto, tibial anterior, extensor longo do hálux ou dedos; ou ainda instabilidade ligamentar do tornozelo. Entretanto, todas as formas têm origem em desequilíbrios musculares, por sua vez, gerados por alguma forma de doença neurológica, mesmo subclínica. Em apenas cerca de dois terços dos casos se obtém um diagnóstico da neuropatia de base, de origem neuromuscular, congênita ou traumática. A causa isolada mais comum é a doença de Charcot-Marie-Tooth, e deve ser suspeita em todos os casos de pés cavos. Outras causas frequentes são paralisia cerebral, artrogripose, ataxia de Friedreich, ataxias cerebelares hereditárias, siringomielia, diastematomielia, tumores de corda espinhal, atrofia muscular espinhal, ou síndrome de Roussy-Levy. Entre as causas traumáticas estão a síndrome compartimental pós-traumática, com contratura de Volkmann, as lesões por esmagamento, ou queimaduras, ou, ainda, as fraturas consolidadas viciosamente. Apesar dos grandes avanços na vacinação infantil, ainda existem pacientes com sequela de pés cavos por poliomielite.

Os pés cavos podem ser sintomáticos devido à concentração de carga exercida na planta do pé pela menor área de distribuição do peso; também ocorre menor capacidade adaptativa do pé, de modificar sua estrutura dinamicamente durante a marcha devido à rigidez da subtalar, diminuindo a absorção e dissipação da energia; os artelhos em garra têm dificuldade de auxiliar na força de propulsão; e devido às alterações estruturadas, podem ocorrer rupturas tendinosas dos fibulares, instabilidade ligamentar associada do tornozelo, ou degeneração articular. Pacientes com lesões do neurônio motor superior apresentarão clônus, espasticidade e hiper-reflexia, com sinais de Babinski e Oppenheim presentes. As lesões de neurônio motor inferior cursam com flacidez, sem espasticidade.

As radiografias em anteroposterior e perfil do pé e do tornozelo mostram o aumento da inclinação do calcâneo (*pitch* – normal 20-40°), quebra do ângulo de Meary-Tomeno (primeiro metatarso-tálus – normal +/– 4°), horizontalização da superfície articular da faceta posterior da subtalar, sinal da dupla corcova do domo talar, posteriorização da fíbula, aspecto sinusoide do cuboide, bem como o equinismo de um ou mais metatarsos, e as deformidades em garra do hálux ou artelhos. A ENMG pode auxiliar no diagnóstico, mostrando denervação não simétrica e seletiva de grupamentos musculares. Na suspeita de doença de Charcot-Marie-Tooth, pode ser necessária biópsia muscular ou avaliação cromossomial. A TC pode ser solicitada na suspeita de degenerações articulares, e a RM pode demonstrar lipossubstituição muscular precoce.

O tratamento depende da idade do paciente, da estabilidade da mobilidade articular e da velocidade de progressão das deformidades. Pés estabilizados e que apresentam deformidades de lenta progressão podem ser manejados conservadoramente, ao menos no início. Programas de exercícios de alongamentos são fundamentais, com ênfase no fortalecimento de eversão e extensão. Palmilhas customizadas com cunhas de valgização em pacientes que deambulam podem auxiliar na distribuição do peso corporal e estabilidade do tornozelo. Pacientes acamados podem utilizar órteses semirrígidas antiequino moldadas. A avaliação precisa de pacientes com pés cavos deve ser realizada por ortopedista capacitado, pois existe um grande risco de que o atraso no início do tratamento cirúrgico imponha deformidades progressivas que necessitem intervenções mais agressivas, especialmente em adolescentes. Deformidades avançadas, com rigidez, são mais difíceis de tratar do que desequilíbrios musculares iniciais, sem alterações articulares evidentes.[47,48]

REFERÊNCIAS

1. Hebert S, Barros Filho TEP, Xavier R, Pardini Jr. AG, organizadores. Ortopedia e traumatologia: princípios e prática. 5. ed. Porto Alegre: Artmed; 2017.

2. Mayeaux EJ. Guia ilustrado de procedimentos médicos. Porto Alegre: Artmed; 2011.

3. Cailliet R. Dor no pé e no tornozelo. 3. ed. Porto Alegre: Artmed; 2004.

4. Cleland J. Netter exame clínico ortopédico: uma abordagem baseada em evidência. Rio de Janeiro: Elsevier; 2006

5. Barros Filho TEP. Exame físico em ortopedia. 3. ed. São Paulo: Sarvier; 2017.

6. Crist BD, Ferguson T, Murtha YM, Lee MA. Surgical timing of treating injured extremities. An evolving concept of urgency. Instr Course Lect. 2013;62:17-28.

7. Stiell IG, McKnight RD, Greenberg GH, McDowell I, Nair RC, Wells GA, et al. Implementation of the Ottawa ankle rules. JAMA. 1994;271(11):827-832.

8. Johnson JE, Klein SE, Putnam RM. Corticosteroid injections in the treatment of foot and ankle disorders: an AOFAS survey. Foot Ankle Int. 2011;32(4):394-399.

9. Coughlin MJ, Saltzman CL, Mann RA. Mann's surgery of the foot and ankle. 9th ed. Philadelphia: Elsevier; 2014.

10. Mahadevan D, Attwal M, Bhatt R, Bhatia M. Corticosteroid injection for Morton's neuroma with or without ultrasound guidance: a randomised controlled trial. Bone Joint J. 2016;98-B(4):498-503.

11. Espinosa N, Maceira E, Myerson MS. Current concept review: metatarsalgia. Foot Ankle Int. 2008;29(8):871-879.

12. Bignotti B, Signori A, Sormani MP, Molfetta L, Martinoli C, Tagliafico A. Ultrasound versus magnetic resonance imaging for Morton neuroma: a systematic review and meta-analysis. Eur Radiol. 2015;25(8):2254-2262.

13. Akermark C, Crone H, Skoog A, Weidenhielm L. A prospective randomized controlled trial of plantar versus dorsal incisions for operative treatment of primary Morton's neuroma. Foot Ankle Int. 2013;34(9):1198-1204.

14. Nery C, Raduan F, Del Buono A, Asaumi ID, Maffulli N. Plantar approach for excision of a Morton neuroma. J Bone Joint Surg Am. 2012;94(7):654-658.

15. Jeng C, Campbell J. Current concepts review: the rheumatoid forefoot. Foot Ankle Int. 2008;29(9):959-968.

16. League AC. Current concepts review: plantar fasciitis. Foot Ankle Int. 2008;29(3):358-66.

17. Labib SA, Gould JS, Rodriguez-del-Rio FA, Lyman S. Heel pain triad (HPT); the combination of plantar fasciitis, posterior tibial tendon dysfunction and tarsal tunnel syndrome. Foot Ankle Int. 2002;23(3):212-220.

18. Riddle DL, Schappert SM. Volume of ambulatory care visitts an patterns of care for patients diagnosed with plantar fasciitis: a national study of medical doctors. Foot Ankle Int. 2004;25(5):303-310.

19. Celik D, Kuş G, Sırma SÖ. Joint mobilization and stretching exercise vs steroid injection in the treatment of plantar fasciitis a randomized controlled study. Foot Ankle Int. 2016;37(2):150-156.

20. Ahmad J, Karim A, Daniel JN. Relationship and classification of plantar heel spurs in patients with plantar fasciitis. Foot Ankle Int. 2016;37(9):994-1000.

21. Roos E, Engström M, Söderberg B. Foot orthoses for the treatment of plantar fasciitis. Foot Ankle Int. 2006;27(8):606-611.

22. Ahmad J, Ahmad SH, Jones K. Treatment of plantar fasciitis with botulinun toxin: a randomized, controlled study. Foot Ankle Int. 2017;38(1):1-7.

23. Theodore GH, Buch M, Amendola A, Bachmann C, Fleming LL, Zingas C. Extracorporeal shock wave therapy for the treatment of plantar fasciitis. Foot Ankle Int. 2004;25(5):290-297.

24. Veith NT, Tschernig T, Histing T, Madry H. Plantar fibromatosis: topical review. Foot Ankle Int. 2013;34(12):1742-1746.

25. Gehrmann RM, Renard RL. Current concepts review: stress fractures of the foot. Foot Ankle Int. 2006;27(9):750-757.

26. Wilder R, Sethi S. Overuse injuries: tendinopathies, stress fractures, compartment syndrome, and shin splints. Clin Sports Med. 2004;23(1):55-81, vi.

27. Epstein N, Chandran S, Chou L. Current concepts review: intra-articular fractures of the calcaneus. Foot Ankle Int. 2012;33(1):79-86.

28. Myerson MS, Cerrato R. Current management of tarsometatarsal injuries in the athlete. Instr Course Lect. 2009;58:583-594.

29. Thevendran G, Younger A, Pinney S. Current concepts review: risk factors for nonunions in foot and ankle arthrodeses. Foot Ankle Int. 2012;33(11):1031-1040.

30. Easley ME, Trnka HJ. Current concepts review: hallux valgus part 1: pathomechanics, clinical assessment, and nonoperative management. Foot Ankle Int. 2007;28(5):654-659.

31. Coughlin MJ, Jones CP. Hallux valgus and first ray mobility. A prospective study. J Bone Joint Surg Am. 2007;89(9):1887-1898.

32. Koti M, Maffulli N. Bunionette. J Bone Joint Surg Am. 2001;83-A(7):1076-1082.

33. McNeil DS, Baumhauer JF, Glazebrook MA. Evidence-based analysis of the efficacy for operative treatment of hallux rigidus. Foot Ankle Int. 2013;34(1):15-32.

34. Yee G, Lau J. Current concepts review: hallux rigidus. Foot Ankle Int. 2008;29(6):637-646.

35. O'Brien M. The anatomy of the achilles tendon. Foot Ankle Clin. 2005;10(2):225-238.

36. Ahmad J, Repka M, Raikin SM. Treatment of myotendinous achilles ruptures. Foot Ankle Int. 2013;34(8):1074-1078.

37. Tengman T, Riad J. Three-dimensional gait analysis following achilles tendon rupture with nonsurgical treatment reveals long-term deficiencies in muscle strength and function. Orthop J Sports Med. 2013;1(4):2325967113504734.

38. Hope M, Saxby TS. Tendon healing. Foot Ankle Clin. 2007;12(4):553-567.

39. Sharma P, Maffulli N. Tendon injury and tendinopathy: healing and repair. J Bone Joint Surg Am. 2005;87(1):187-202.

40. Cretnik A, Kosir R, Kosanović M. Incidence and outcome of operatively treated achilles tendon ruptures in the elderly. Foot Ankle Int. 2010;31(1):14-18.

41. Khan RJ, Fick D, Keogh A, Crawford J, Brammar T, Parker M. Treatment of acute achilles tendon ruptures. A meta analysis of randomized controlled trials. J Bone Joint Surg Am. 2005;87(10):2202-2210.

42. Sharma P, Maffulli N. The future: rehabilitation, gene therapy, optmization of healing. Foot Ankle Clin. 2005;10(2):383-397.

43. Kang S, Thordarson DB, Charlton TP. Insetional achilles tendinitis and Haglund's deformity. Foot Ankle Int. 2012;33(6):487-491.

44. Pinney SJ, Lin SS. Current concepts review: acquired adult flatfoot deformity. Foot Ankle Int. 2006;27(1):66-75.

45. Raspovic KM, Wukich DK. Self-reported quality of life in patients with diabetes: a comparison of patients with and without Charcot neuroarthropathy. Foot Ankle Int. 2014;35(3):195-200.

46. Lowery NJ, Woods JB, Armstrong DG, Wukich DK. Surgical management of Charcot neuroarthropathy of the foot and ankle: a systematic review. Foot Ankle Int. 2012;33(2):113-121.

47. Guyton GP. Current concepts review: orthopaedics aspects of Charcot-Marie-Tooth disease. Foot Ankle Int. 2006;27(11):1003-1010.

48. Daines SB, Rohr ES, Pace AP, Fassbind MJ, Sangeorzan BJ, Ledoux WR. Cadaveric simulation of a pes cavus foot. Foot Ankle Int. 2009;30(1):44-50.

CAPÍTULO 219

Osteoartrite e artrite reumatoide

Thiago Dias Sarti
Ruben Horst Duque
Marcello Dala Bernardina Dalla
Julio Claider Gamaro de Moura

Aspectos-chave

- Importância da história e do exame físico no diagnóstico.
- Valor real dos exames complementares, sobretudo na artrite reumatoide (AR).
- Como tal condição afeta as atividades de vida diária (AVD).
- Dor, envelhecimento, longevidade e morte.
- Abordagem familiar.
- Momento certo do referenciamento.

Caso clínico

Marcela, 58 anos, vem à consulta com o médico de família e comunidade, andando com dificuldade – demora a entrar no consultório, mas é rápida em começar a falar:

Marcela: – "Doutor, bom dia. Eu sempre consulto com o senhor por conta da pressão alta, lembra como foi difícil colocar ela nos eixos? E meu pesinho... lembra como subiu meu IMC? Ainda luto com ele. Pois sim, uma das coisas que o senhor falou é que devia andar que ajudava a pressão abaixar, e mesmo que demorasse, diminuía o peso também. Comprei tênis, roupinha bonita para malhar tudo certinho e comecei com uma caminhada todo dia. Sabe como são as calçadas por aqui, né? Sobe, desce, vai para rua, sobe de novo, corre para não ser atropelada... No início comecei com uma dorzinha tipo uma pontadinha com uma agulha fininha, bem aqui no meio do joelho, primeiro um, depois o outro. Insisti em andar, pois queria minha pressão baixa. Mas agora olha só, viu que estou andando igual uma velha agora?".

Médico: – "Bom dia, Marcela (pensando o que dizer diante da insinuação da sua responsabilidade no quadro atual). Sim, não deu para esconder, o jeito que veio andando percebi que tinha algo errado".

Marcela: – "E bota errado nisso, estou preocupada mesmo..."

Médico: – "(Interrompendo) Com os joelhos?".

Marcela: – "Não, doutor, com a pressão alta e o peso, se eu não andar a pressão sobe, se ficar parada vou engordar mais. Quero fazer direitinho como o senhor explicou e não estou conseguindo..."

Médico: – "Ah entendi! (respira aliviado pensando na adesão alcançada, mas, ao mesmo tempo, embora com tantos anos de experiência, precisa lembrar que tem de ouvir mais e interromper menos nas consultas)".

Teste seu conhecimento

1. Quais são os fatores de risco de Marcela para osteoartrite como um provável diagnóstico?
   a. Caminhadas regulares e obesidade
   b. Obesidade e hipertensão arterial sistêmica
   c. Aumento de índice de massa corporal e hipertensão arterial sistêmica
   d. Aumento do índice de massa corporal e idade acima de 50 anos nas mulheres

2. Quais seriam os elementos centrais da abordagem clínica à pessoa em questão, caso o diagnóstico de osteoartrite se confirme?
   a. Prescrição de ibuprofeno e gelo local; referenciar para a fisioterapia; solicitar exame de imagem e artroplastia nas articulações acometidas
   b. Educação, aconselhamento e acesso às informações necessárias para o autocuidado; retomar os exercícios de condicionamento, assim que possível, ou sugerir algo prazeroso e menos traumático e melhoria do equilíbrio e mobilidade; perda e manutenção de peso (reduzir índice de massa corporal)
   c. Educação, aconselhamento e acesso às informações necessárias para o autocuidado; perda e manutenção de peso na presença de sobrepeso/obesidade; referenciamento à fisioterapia e indicação de protetores articulares, como tensores elásticos
   d. Exercícios de condicionamento e melhoria do equilíbrio e mobilidade; uso de calor de manhã e frio à tarde na articulação afetada; prescrição de anti-inflamatórios orais

3. Na análise da consulta e nos possíveis desdobramentos, pode-se apontar o seguinte aspecto relevante:
   a. Incluir na lista de problemas os relativos à mobilidade urbana no bairro
   b. O médico deveria retomar o problema dos joelhos e não misturar com outras preocupações de Marcela
   c. Na consulta relatada, a interrupção da fala de Marcela não tem importância
   d. O médico permitiu que Marcela falasse muito e sobre aspectos sem interesse para o motivo da consulta

4. Se o diagnóstico de Marcela for AR, analise as assertivas a seguir e indique a opção correta.
   a. A condição afeta articulações, e caso ocorram sinais e sintomas sistêmicos, deve-se pensar em outro diagnóstico
   b. Geralmente, as formas são brandas, com envolvimento de uma grande articulação desde o início do quadro clínico
   c. Altos títulos de fator reumatoide são considerados clinicamente relevantes
   d. A presença de nódulos reumatoides indica baixa atividade da doença

5. Três quartos das pessoas apresentarão sinais e sintomas típicos da doença. Uma das principais características clínicas da AR é o início insidioso de dor articular simétrica, em geral inflamatória. Indique a opção que inclui as demais características.
   a. Afeta preferencialmente as articulações das mãos e dos pés. Em geral, as articulações metacarpofalangianas (MCFs) e interfalangianas proximais (IFPs) são as primeiras a serem acometidas, seguidas por punhos, ombros e cotovelos
   b. Em geral, as articulações de joelhos e de quadril são as primeiras a serem acometidas, seguidas por MCFs, IFPs e metatarsofalangianas (MTFs).
   c. Articulações de ombro, de cotovelo e de quadril são sítios incomuns de acometimento no início da doença
   d. Afeta as articulações das mãos e dos pés. Em geral, MCFs e IFPs são as primeiras a serem acometidas, seguidas pelas MTFs. Ombros, cotovelos e quadris são os sítios, em geral, mais acometidos no início da doença.

Respostas: 1D, 2B, 3A, 4C, 5C

OSTEOARTRITE

Do que se trata

Principal forma de artrite e uma das principais condições crônicas que acomete a população em todo o mundo,[1] a osteoartrite (OA) pode ser caracterizada como uma doença articular degenerativa que envolve distintos graus de degeneração e dor articular, limitação funcional e diminuição da qualidade de vida.[2]

As estimativas de prevalência de OA são variáveis em decorrência das diferenças populacionais e dos métodos utilizados nos estudos epidemiológicos, da inexistência de um padrão-ouro para o diagnóstico da condição e da fraca correlação entre alterações articulares estruturais e sintomas (dor articular e rigidez),[3] mas é possível afirmar que ela aumenta com a idade (a partir dos 75 anos, quase toda a população terá achados radiológicos sugestivos da doença). A partir dos 50 anos, acomete mais o sexo feminino,[4] estimando-se que 33% da população acima de 65 anos esteja acometida pela doença nos EUA.[5]

A OA chegou a ser pensada como um processo natural e inevitável decorrente do envelhecimento. Contudo, hoje é compreendida como o resultado de uma complexa relação entre múltiplos fatores relacionados à estrutura e à integridade articular (traumas, uso ocupacional, alinhamento e flexibilidade articular), a aspectos constitucionais (idade avançada, sexo feminino, obesidade), ao processo inflamatório local, à predisposição genética (principalmente para articulações de joelho, mão e pelve) e à bioquímica celular, configurando um processo ativo na destruição e no reparo articular.[2]

Qualquer articulação sinovial pode sofrer um processo de degeneração e ser responsável pela síndrome clínica da OA, embora os principais sítios sejam joelho, quadril e mãos. O mecanismo fisiopatológico básico da OA é composto por um duplo movimento de perda de tecido cartilaginoso hialino e remodelagem do tecido ósseo adjacente responsável pela formação dos osteófitos. Nesse processo, todos os tecidos articulares são envolvidos, desde a cartilagem e o tecido ósseo até a cápsula sinovial, os músculos e os ligamentos.[6]

Um dos aspectos mais discutidos na literatura com relação à OA é a dissociação entre os achados clínicos e os radiológicos, o que dificulta o estabelecimento de critérios diagnósticos adequados.[3] Alguns estudos mostram que aproximadamente metade dos idosos com alterações radiológicas no joelho sugestivas de OA apresenta sintomas da doença,[7] ao passo que nas mãos apenas 3% da população idosa será sintomática, em detrimento de 41% com alterações radiológicas.[8] Contudo, os dados da literatura são conflitantes.

Por exemplo, na avaliação radiológica de joelho, a adição de incidências laterais e da articulação patelofemoral aumenta substancialmente a associação entre dor articular e achados radiológicos sugestivos de OA.[3] O médico de família e comunidade precisa, então, integrar a abordagem clínica e propedêutica a uma abordagem centrada na experiência da pessoa com a doença, de forma a ampliar o cuidado.

Segundo uma estimativa feita no Reino Unido, uma em cada seis pessoas com mais de 55 anos que apresenta dor no joelho procura o médico em serviços de atenção primária, sendo que, desses, um terço apresenta dor intensa e importante limitação funcional. Nesse trabalho, metade das pessoas com dor intensa e importante limitação, decorrentes da OA, não consultaram seu médico de família nos últimos 12 meses.[9]

Por outro lado, em um estudo de morbidade feito no Reino Unido no âmbito da atenção primária, constatou-se que 15% da população em geral consulta o médico de família por algum problema relacionado ao aparelho musculoesquelético, sendo que a OA é a causa mais comum de ida ao serviço nesse grupo de condições, o que gerou, em média, duas consultas por ano nessa população.[1] Esses trabalhos mostram a importância dos problemas musculoesqueléticos na prática diária do médico de família e comunidade, bem como a necessidade de esse profissional estar atento e diferenciar sua abordagem de acordo com o padrão de consumo de serviços de saúde por indivíduo.

O que pode ocasionar

Na abordagem clínica da OA, é importante diferenciá-la em primária (idiopática) e secundária, no intuito de identificar suas possíveis causas e a possibilidade de remover alguns desses fatores causais.[10]

As causas secundárias de OA podem relacionar-se às seguintes doenças: traumas; anormalidades congênitas ou condições relacionadas ao desenvolvimento (p. ex., displasia congênita do quadril); doenças das articulações ou ósseas, como osteonecrose, AR, artrite séptica, doença de Paget e gota; condrocalcinose articular difusa; neuropatias; condições endócrino-metabólicas, como obesidade, hipotireoidismo, diabetes melito (DM), doença de Wilson, acromegalia e artropatia de Charcot.[11]

É importante destacar que, de forma geral e não unívoca, as formas secundárias de OA têm uma maior probabilidade de se manifestarem com quadros clínicos atípicos, como apresentações agudas ou padrões incomuns de acometimento articular.[11]

Atividades de alto impacto e alta intensidade relacionadas a alguma lesão no conjunto de tecidos articulares estão associadas ao aumento na incidência de OA, ao passo que atividades de baixo impacto e intensidade só resultarão em dano articular quando associadas a alterações preexistentes.[2,10]

O que fazer

A abordagem em suspeita ou diagnóstico de OA deve ser a mais abrangente possível e centrada na pessoa. A relação entre o médico de família e a pessoa deve estar ancorada na produção singular e compartilhada do cuidado.[12]

O diagnóstico de OA baseia-se nos aspectos clínicos e radiológicos, sendo que um dos principais desafios do médico de família e comunidade na abordagem dessas pessoas é o estabelecimento de uma clara relação entre os sinais e sintomas e a localização das lesões. Como mencionado, estabelecer essa relação pode ser uma tarefa das mais complexas, sendo que muitas vezes isso não será possível.[3]

É fundamental que o médico de família e comunidade sempre se recorde que a magnitude dos sintomas apresentados não está diretamente relacionada às alterações articulares encontradas ao exame físico e radiológico, sendo importante que o profissional comunique claramente essas questões à pessoa que lhe procura com esse quadro.[2,3]

Também devem ser considerados os aspectos culturais e sociais da pessoa, bem como a forma como a sua família lida com casos semelhantes. A singularidade da pessoa no enfrentamento do problema deve ser uma ideia dirigente de toda a abordagem feita pelo médico de família e comunidade e pela equipe de saúde (Quadro 219.1).[2,12]

Anamnese

A Figura 219.1 mostra os âmbitos do processo saúde-doença que devem ser avaliados na história clínica. A avaliação das quatro dimensões da experiência da doença (sentimentos, ideias, funcionamento e expectativas) contribuirá para o melhor entendimento da pessoa e para uma abordagem integral.[12]

A maioria das pessoas com OA encontra-se assintomática, sendo frequentes achados radiológicos característicos em um exame ocasional. O principal sintoma relatado pelas pessoas é dor articular, cujas características são: evolução gradual de dor, em uma ou mais articulações, em pessoas com mais de 50 anos, exacerbada com as atividades rotineiras. Normalmente, a dor piora durante o dia e melhora com o repouso.[13]

Inicialmente, a dor pode se manifestar como um "dolorimento" articular de curta duração, ou como a sensação de juntas "pesadas", ou ainda como uma "agulhada" ou "ferroada" passageira. À medida que o acontecimento evolui, os episódios dolorosos se repetem com maior intensidade e duração, tornando-se nitidamente relacionados com o início do movimento articular (p. ex., ao levantar de uma cadeira). Nos casos mais avançados, há perda total da cartilagem articular, determinando o aparecimento de dor intolerável ao mais leve movimento, deformidade e endurecimento da junta comprometida, que perde a mobilidade parcial ou totalmente. Uma das estratégias de avaliação da intensidade e da frequência da dor articular é questionar quanto ao grau de uso de analgésicos para alívio da dor.[2]

As pessoas podem relatar rigidez matinal ou após repouso, com duração menor do que 30 minutos (em casos graves, esse tempo pode ser maior), e melhora com o retorno às atividades. É frequente o relato de piora do quadro em períodos de clima frio e úmido.[10]

Pessoas com OA de joelho podem queixar-se de instabilidade articular no momento em que descem uma escada, podendo inclusive precipitar quedas. Na OA de coluna cervical, a dor pode localizar-se no pescoço, no dorso ou na região proximal de membros superiores, podendo ser acompanhada de fraqueza ou parestesia. No quadril, a OA pode apresentar-se com dificuldades de marcha e dor referida na região proximal de membros inferiores, joelho e glúteo. O médico de família e comunidade também deve estar atento à possibilidade do quadro álgico estar relacionado a outras condições periarticulares, como bursites ou tendinites (Quadro 219.2).[2,11,13]

Quadro 219.1 | Elementos básicos da abordagem da pessoa com osteoartrite (OA)

▶ Profissionais de saúde devem avaliar o impacto da OA na função individual, na qualidade de vida, na ocupação, no humor, nos relacionamentos e no lazer

▶ Pessoas com OA sintomática devem ter revisão periódica de acordo com suas necessidades individuais

▶ Profissionais de saúde devem formular um plano de cuidado em parceria com a pessoa com OA

▶ Comorbidades que acompanham o quadro de OA devem ser levadas em consideração no cuidado da pessoa

▶ Profissionais de saúde devem oferecer a todas as pessoas com OA clinicamente sintomática informações relacionadas aos pilares do tratamento, como:
- acesso à informação apropriada
- atividades diárias e prática de exercício
- intervenções para perda de peso, na presença de sobrepeso ou obesidade

▶ Os riscos e benefícios de cada opção de tratamento, sempre levando em consideração as comorbidades, devem ser comunicados à pessoa de uma forma que possa ser claramente entendido

Fonte: Adaptado de National Collaborating Centre for Chronic Conditions.[2]

Quadro 219.2 | Alguns elementos centrais na avaliação clínica da pessoa com osteoartrite (OA)

▶ É importante avaliar a função da pessoa. Por exemplo, a avaliação dos membros inferiores deve sempre incluir uma avaliação da marcha

▶ As articulações acima e abaixo da articulação afetada devem ser examinadas. Frequentemente, a dor pode ser referida em uma articulação mais distal, como, por exemplo, dor no joelho tendo como causa uma OA do quadril

▶ A localização da dor deve ser objeto de avaliação atenta pelo médico de família e comunidade, definindo se a dor está relacionada com uma única região, se outras articulações estão envolvidas ou se há evidência de OA sintomática generalizada

▶ É importante avaliar a existência de outras fontes de dor periarticular cujo acometimento é passível de tratamento, tais como bursas, gânglios, ligamentos e tendões

▶ A avaliação da intensidade da dor nas articulações e da disfunção é essencial na tomada de decisão quanto à necessidade de referenciamento precoce a um especialista focal. Há evidências que mostram que o benefício do tratamento cirúrgico na OA é menor quanto maior o grau de disfunção da pessoa.

Fonte: Adaptado de National Collaborating Centre for Chronic Conditions.[2]

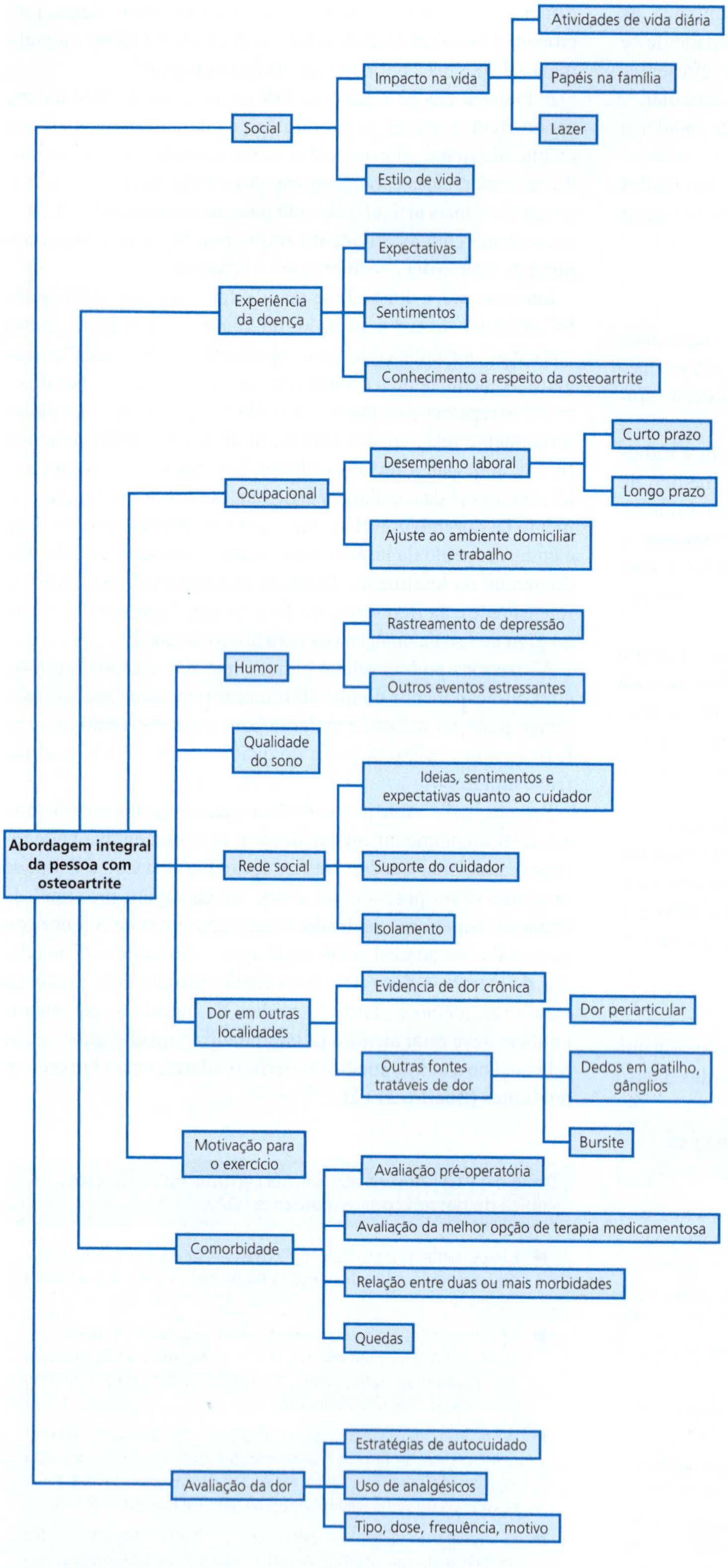

Exame físico

As evidências quanto à utilidade dos achados físicos no diagnóstico da OA ainda são escassas.[14] Os achados físicos mais característicos dessa condição são aumento e rigidez articular, crepitação, instabilidade, assimetria, desvio e redução da mobilidade articular e aumento de tecido ósseo com potencial de produção de deformidades. Uma dor bem localizada na articulação deve chamar a atenção para um processo inflamatório ou infeccioso subjacente. Calor e edema de partes moles podem estar presentes na OA, embora sinais flogísticos pronunciados possam indicar quadro séptico ou artropatia microcristalina. Os achados físicos podem ser diferentes de acordo com o local acometido, sendo importante estar atento, por exemplo, para a possibilidade de compressão nervosa em pessoas com osteófitos na coluna cervical ou lombar.[2,11,13]

Exames complementares

A decisão pela realização de exames complementares deve ser singularizada, já que o diagnóstico de OA é possível a partir de uma história clínica e um exame físico bem feito. Quando o médico de família e comunidade optar por solicitar uma radiografia para análise da articulação afetada, deve lembrar-se de pedir também para a articulação contralateral e em mais de um plano de incidência (p. ex., a inclusão de incidências laterais do joelho e de uma avaliação radiológica da articulação patelofemoral pode aumentar a relação positiva entre dor no joelho e achados radiológicos sugestivos de OA em 80%).[3,15,16] Os achados mais característicos de OA na radiografia são estreitamento do espaço articular, presença de osteófitos, superfície articular irregular, esclerose do osso subcondral e cistos ósseos.[14]

Outros exames podem ser solicitados de acordo com as hipóteses diagnósticas levantadas pelo médico de família e comunidade, como fator reumatoide (FR), velocidade de hemossedimentação (VHS) e análise de líquido sinovial (ALS) (indicado principalmente em casos de dor intensa e aguda não característica de OA). A solicitação do FR e da VHS deve ser seguida de cautela na análise do resultado, pois se sabe que aproximadamente 20% dos idosos saudáveis têm FR positivo, e que a VHS aumenta naturalmente com a idade.[10]

Conduta proposta

A abordagem da pessoa com OA pode ser pensada a partir da distribuição das opções terapêuticas em três dimensões: (a) abordagens essenciais; (b) inserção de medicamentos relativamente seguros; e (c) tratamentos adjuvantes (Figura 219.2).[2] Os Quadros 219.3, 219.4 e 219.5 descrevem os principais aspectos relativos ao tratamento dessa condição em cada uma das dimensões.

▲ **Figura 219.1**
Domínios a serem explorados na avaliação clínica da pessoa com osteoartrite.
Fonte: National Collaborating Centre for Chronic Conditions.[2]

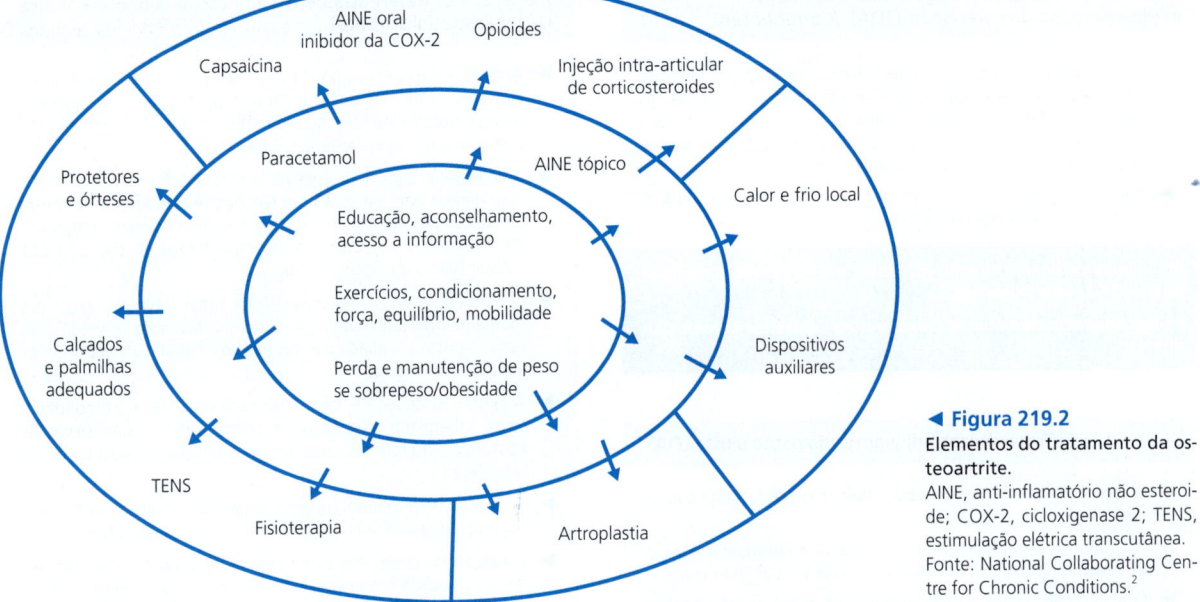

◀ **Figura 219.2**
Elementos do tratamento da osteoartrite.
AINE, anti-inflamatório não esteroide; COX-2, cicloxigenase 2; TENS, estimulação elétrica transcutânea.
Fonte: National Collaborating Centre for Chronic Conditions.[2]

É importante destacar que a construção do plano terapêutico deve ser compartilhada e, sempre que possível, envolver a família.[12] As necessidades individuais, a presença de fatores de risco e comorbidades e as preferências da pessoa devem nortear todo o processo de negociação da conduta a ser adotada.[2]

Quadro 219.3 | Elementos centrais no tratamento da osteoartrite (OA)

▶ Profissionais de saúde devem oferecer informações verbais e escritas precisas a todas as pessoas com OA, de forma a melhorar a compreensão e o manejo da condição, esclarecendo alguns dos equívocos comuns (p. ex., a OA progride inevitavelmente e não tem tratamento). O compartilhamento de informações deve ser um dos pilares do plano de cuidado, não devendo restringir-se a um único momento da relação do médico de família com a pessoa

▶ O médico de família e comunidade deve estimular a autonomia e o autocuidado da pessoa com OA. Mudanças positivas de comportamento, como praticar exercício físico, perder peso, usar calçados adequados e mudar estilo de vida, devem ser adequadamente estimuladas

▶ O médico de família e comunidade pode lançar mão de estratégias de abordagem individual e de grupo para estimular a autonomia e a autoestima da pessoa

▶ O exercício deve ser um dos pilares do tratamento para pessoas com OA, independentemente da idade, da presença de comorbidades, da intensidade da dor ou do grau de disfunção, devendo incluir:
  - fortalecimento muscular local
  - condicionamento físico global

▶ O médico de família e comunidade precisa avaliar a forma como será estimulada a prática do exercício, o que dependerá das necessidades individuais da pessoa, do contexto de vida, da motivação e da estrutura da comunidade e da disponibilidade de instalações locais

▶ Intervenções adequadas para a perda de peso devem ser consideradas como um dos principais elementos no cuidado de pessoas com OA e sobrepeso/obesidade

▶ Alongamento e outras práticas similares podem ser considerados como complemento ao tratamento nuclear (exercício, perda de peso e educação), especialmente para a OA do quadril

Fonte: Adaptado de National Collaborating Centre for Chronic Conditions.[2]

Quadro 219.4 | Orientações gerais no tratamento medicamentoso da osteoartrite (OA)

▶ Quando as medidas mais conservadoras não surtem o efeito desejado, o médico de família deve considerar a oferta de paracetamol para alívio da dor. A frequência e o tempo de uso devem ser avaliados de acordo com cada caso, sendo que o uso contínuo da medicação pode ser necessário

▶ Uma opção inicial no alívio da dor é a utilização de AINEs tópicos para pessoas com OA de joelho ou mão

▶ Paracetamol e/ou AINEs tópicos devem preceder o uso de AINEs de apresentação oral, inibidores da COX-2 ou opioides

▶ A capsaicina tópica pode ser utilizada como opção no alívio da dor em pessoas com OA de joelho ou mão

▶ Salicilatos tópicos com propriedades rubefacientes não são recomendados para o tratamento da OA

▶ Se AINEs tópicos e/ou paracetamol forem alternativas insuficientes para o alívio da dor em pessoas com OA, a substituição por AINEs orais, inibidores da COX-2 ou analgésicos opioides pode ser considerada. Os AINEs orais e os inibidores da COX-2 podem ser utilizados em associação com o paracetamol. Riscos e benefícios devem ser levados em consideração, particularmente em idosos

▶ As diferenças no potencial analgésico entre os distintos AINEs orais e os inibidores da COX-2 são tímidas, embora variem em sua toxicidade hepática, gastrintestinal, cardiovascular e renal. Portanto, ao se escolher o agente e a dose, devem-se levar em consideração fatores individuais em pessoas de risco, incluindo a idade

▶ Os AINEs orais e os inibidores da COX-2 devem ser usados na menor dose eficaz durante o menor período de tempo possível. Em ambos os casos, eles devem ser prescritos com um IBP, escolhendo-se aquele com o menor custo de aquisição

▶ Se uma pessoa com OA precisa tomar ácido acetilsalicílico em baixas doses, devem-se considerar outros analgésicos antes de substituir ou adicionar um AINE ou um inibidor da COX-2 (com um IBP), se o alívio da dor é ineficaz ou insuficiente

▶ Em casos de dor refratária às primeiras opções de analgesia, injeções intra-articulares de corticosteroides devem ser consideradas como um complemento ao tratamento de alívio da dor moderada e grave em pessoas com OA

(Continua)

> **Quadro 219.4 | Orientações gerais no tratamento medicamentoso da osteoartrite (OA)** *(Continuação)*

▶ Embora algumas evidências demonstrem a utilidade de injeções intra-articulares de ácido hialurônico no tratamento da OA de joelho, seu efeito é modesto, de alto custo e exigem várias idas da pessoa ao serviço de saúde, devendo ser consideradas outras opções de tratamento antes de sua utilização

▶ Não há evidências suficientes para o uso de glucosamina e condroitina no tratamento da OA

IBP, inibidor de bomba de prótons; AINEs, anti-inflamatório não esteroide; COX-2, ciclo-oxigenase.

Fonte: Adaptado de National Collaborating Centre for Chronic Conditions.[2]

> **Quadro 219.5 | Tratamentos adjuvantes na osteoartrite (OA)**

▶ O uso de TENS pode ser uma boa alternativa coadjuvante para o alívio da dor

▶ A acupuntura também pode ser uma boa alternativa para o tratamento da OA, embora as evidências sejam conflitantes

▶ O médico de família e comunidade deve oferecer informações sobre o uso de calçados apropriados (incluindo propriedades de absorção de choque) como parte do tratamento de pessoas com OA de membros inferiores

▶ Para pessoas com OA e dor nas articulações ou instabilidade, deve ser considerada a utilização de palmilhas, órteses ou proteções como tratamento complementar. Em alguns casos, pode ser necessário consultar um especialista

TENS, estimulação elétrica nervosa transcutânea.

Fonte: Adaptado de National Collaborating Centre for Chronic Conditions.[2]

O Quadro 219.6 sintetiza as orientações básicas para o referenciamento da pessoa com OA ao especialista focal.

> **Erros mais frequentemente cometidos**

▶ Não contextualizar a OA na vida da pessoa, considerando-a isoladamente em seus aspectos biológicos.

▶ Colocar em segundo plano o cerne do tratamento da OA (educação, exercício e perda de peso em pessoas com sobrepeso/obesidade).

▶ Diagnosticar OA e oferecer os primeiros cuidados (orientações, medicações, exames complementares) e não monitorar a evolução do quadro clínico, não considerando alternativas terapêuticas benéficas em tempo oportuno.

▶ Entender a OA como uma doença de evolução lenta e progressiva que invariavelmente leva a níveis crescentes de dor e limitação, não contribuindo para o aumento da autoestima da pessoa.

▶ Não estimular a autonomia do paciente e não oferecer informações adequadas quanto ao tratamento não medicamentoso complementar.

▶ Solicitar exames complementares em excesso, sem considerar as suas particularidades de acordo com a faixa etária da pessoa.

▶ Buscar incessantemente uma relação positiva entre dor e achados radiológicos.

▶ Não considerar os diagnósticos diferenciais de OA, principalmente com relação a quadros de dor referida.

> **Quadro 219.6 | Referenciamento da pessoa com osteoartrite (OA) ao especialista focal**

▶ Antes que o médico de família e comunidade opte por referenciar a pessoa a um especialista focal com o intuito de avaliar e realizar tratamento cirúrgico, é importante que as opções mais conservadoras sejam pensadas e sugeridas

▶ A referência para a cirurgia de substituição articular deve ser considerada para pessoas com OA que experimentam sintomas articulares persistentes (dor, rigidez, função reduzida) e refratários ao tratamento não cirúrgico, acompanhados de uma redução substancial na qualidade de vida

▶ O referenciamento ao especialista focal deve ser feito em momento oportuno, não permitindo que o quadro se arraste sem uma resposta adequada e antes que se estabeleçam importantes limitações funcionais

▶ A existência de alguns fatores de risco específicos (como idade, sexo, tabagismo, obesidade e comorbidades) não deve ser obstáculo para referenciamento para a terapia de substituição da articulação

▶ A decisão pelo referenciamento da pessoa ao especialista focal deve ser compartilhada, de preferência envolvendo a família

▶ A função de coordenação do cuidado é uma das mais difíceis de ser colocada em prática na maioria dos municípios do país, embora, mesmo após o referenciamento, o médico de família e comunidade continue sendo uma importante fonte de suporte

▶ O referenciamento para a realização de procedimentos artroscópicos não deve ser oferecido como parte rotineira do tratamento para OA, exceto em casos específicos de pessoas com sintomas mecânicos de joelho

Fonte: Adaptado de National Collaborating Centre for Chronic Conditions.[2]

Atividades preventivas e de educação

Na atenção primária à saúde (APS), as equipes de saúde podem desenhar programas de abordagem à pessoa com OA com base em quatro pilares: (a) educação para a autonomia (Quadro 219.7); (b) atividade física; (c) prevenção de lesões articulares; (d) prevenção de sobrepeso e obesidade e alimentação saudável (Figura 219.3).[17]

Existem diversos programas estruturados descritos na literatura para cada uma dessas dimensões,[17] sendo importante que cada equipe de saúde leve em consideração a realidade local: características da comunidade, cultura local, disponibilidade de equipamentos comunitários adequados para trabalhos de grupo (associações, escolas, igrejas, quadras poliesportivas, etc.) e prática de exercício físico (academias populares, conservação de ruas e calçadas). A articulação com distintos setores governamentais e a equipe multiprofissional pode contribuir para a implantação de programas efetivos no contexto local, pois essas ações não são específicas para um determinado problema de saúde ou mesmo grupo populacional, tendo impacto significativo na saúde global da população.[17]

ARTRITE REUMATOIDE

Do que se trata

A artrite reumatoide (AR) é uma doença inflamatória, sistêmica, de evolução crônica, de etiologia autoimune, que afeta principalmente as articulações sinoviais, em geral com padrão simétrico que compromete tendões, ligamentos e com potencial de destruição articular pela inflamação crônica e surgimento de erosões da cartilagem e do osso. Dependendo de fatores prognósticos, se não tratada, sua evolução pode ser dramática,

> **Quadro 219.7 | Educação para a autonomia**
>
> ▶ Descansar articulações inflamadas, reduzindo a carga sobre elas, o tempo de uso e as repetições de atividades
> ▶ Aprender técnicas corporais corretas de movimento e boa postura para levantar, sentar, deitar, permanecer em pé, etc.
> ▶ Usar adequadamente músculos e articulações para fazer o trabalho almejado. Por exemplo, levantar-se de uma cadeira com quadris e joelhos, em vez de apoiar as mãos como alavanca
> ▶ Utilizar aparelhos, dispositivos e modificações de equipamentos para casa, a fim de minimizar o estresse sobre as articulações. Exemplos incluem a elevação da altura de uma cadeira para facilitar ficar de pé e sentar, usar chaleira com menor quantidade de água, etc.
> ▶ Tentar planejar a semana com antecedência para antecipar dificuldades na realização das tarefas
> ▶ Organizar as atividades diárias de forma a intercalá-las com períodos de repouso
> ▶ Simplificar as tarefas
> ▶ Solicitar ajuda de outras pessoas quando necessário
> ▶ Fazer do exercício uma parte da vida cotidiana, incluindo aqueles que melhoram a amplitude de movimento, a resistência e a força. O exercício deve também objetivar o condicionamento cardiovascular e a melhora e manutenção do equilíbrio
>
> Fonte: Adaptado de National Collaborating Centre for Chronic Conditions.[2]

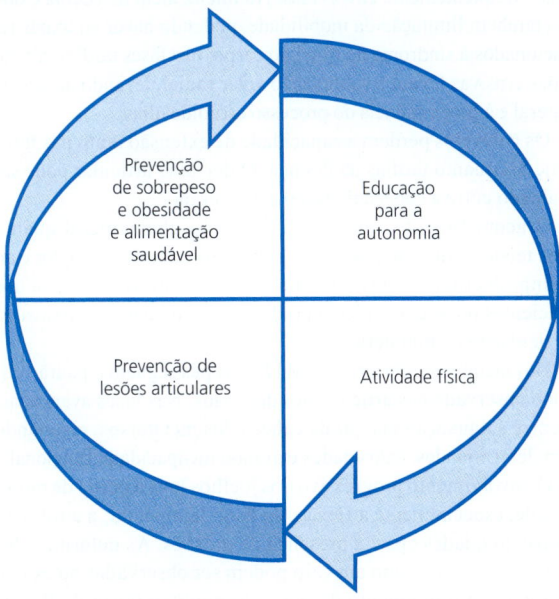

▲ **Figura 219.3**
Intervenções recomendadas na osteoartrite.
Fonte: Centers for Disease Control and Prevention.[17]

levando rapidamente a dano articular irreversível com deformidades fixas e incapacidade funcional.[18,19] O reconhecimento precoce e a instituição de terapêutica com medicamentos modificadores do curso crônico da doença são fundamentais para se evitarem sequelas.

Apesar da predileção pelas articulações, trata-se de doença sistêmica que pode apresentar sintomatologia extra-articular. Geralmente esse comportamento é observado em formas graves cujo envolvimento poliarticular é observado desde o início do quadro clínico, sendo também característica a presença de altos títulos de autoanticorpos.[20,21]

Estima-se que a AR afete entre 0,5 a 2% da população em todo o mundo, em média 1% da população adulta, afetando 2 a 3 vezes mais mulheres do que homens. Pode iniciar em qualquer idade, com predomínio entre a quarta e quinta décadas de vida.[20,21]

É de etiologia multifatorial, englobando predisposição genética e fatores ambientais. Alguns desses aspectos são muito bem documentados, como, por exemplo: familiares em primeiro grau de pessoas com AR possuem uma probabilidade duas vezes maior de desenvolver a doença quando comparados com a população normal; e em gêmeos homozigóticos, a concordância para AR é cerca de cinco vezes maior do que em heterozigóticos. Alguns alelos do antígeno leucocitário humano (HLA)-DRB1 são sabidamente associados à predisposição para AR e presença de autoanticorpos. Por outro lado, alguns fatores ambientais podem funcionar como gatilho inicial de AR, como infecções, obesidade e ação de hormônios. O tabagismo é considerado como fator independente para o aumento do risco de surgimento de AR e de pior prognóstico da doença em indivíduos propensos geneticamente.[21]

As pessoas acometidas por AR consomem significativos recursos próprios e dos sistemas público e privado de saúde. As limitações e a diminuição na qualidade de vida, geradas pela doença, podem resultar em profundas mudanças na rotina de vida da pessoa, incluindo a participação em grupos sociais, família e emprego. As restrições são precoces, e o número de aposentadorias por invalidez aumenta substancialmente após 2 anos de evolução da doença. Problemas psicológicos e outras comorbidades são frequentemente encontrados nessas pessoas, contribuindo para uma piora na qualidade de vida e no enfrentamento da situação.[18,21]

Várias outras condições clínicas devem ser consideradas como diagnóstico diferencial de AR. Infecções virais, como rubéola, parvovírus B19, vírus da hepatite B, entre outros, podem causar sintomas de poliartrite inflamatória, mas que tendem a ter um curso evolutivo mais curto e raramente se estendendo mais do que 6 semanas. A Chikungunya (um alfavírus) pode apresentar sintomas típicos, como febre, poliartrite e *rash*, bem como evoluir com persistência dos sintomas articulares, mimetizando a clínica de AR e podendo preencher os critérios classificatórios de 2010.[22] A história clínico-epidemiológica e os exames sorológicos podem auxiliar no diagnóstico.

Pode ser difícil diferenciar AR inicial de outras condições reumatológicas, como o lúpus eritematoso sistêmico (LES), a dermatomiosite, a síndrome de Sjogren e as possíveis síndromes de sobreposição de doenças autoimunes. O perfil de autoanticorpos, bem como achados fenotípicos não comuns em AR, como envolvimento de serosas, glomerulonefrite, etc., podem ser úteis no raciocínio clínico.

O que pode ocasionar

A inflamação da sinóvia, com formação de tecido inflamatório proliferativo (*pannus*), é característica marcante na fisiopatologia de AR. A formação do *pannus,* com consequente invasão articular, resulta em intenso processo inflamatório com erosão e destruição da articulação. Nesse processo, ocorre a atuação de uma complexa rede de citocinas inflamatórias, sendo as principais o fator de necrose tumoral alfa (TNF-α), a interleucina-1 (IL-1) e a interleucina-6 (IL-6).[19,23]

Além de produzirem sintomas constitucionais, as citocinas ativam células, como linfócitos-T, linfócitos-B e macrófagos, sendo essas células responsáveis pela produção de outros mediadores de lesão. Quando não é instituído o tratamento adequado, o resultado de todo esse processo é a cronificação da inflamação que, consequentemente, eleva o risco cardiovascular, aumenta a desmineralização óssea, a fadiga, a perda ponderal, às vezes, febre, limitações musculoesqueléticas, distúrbios cognitivos, distúrbios emocionais e também a doença erosiva com destruição articular.[19,23,24]

O que fazer

Anamnese

A história clínica, com especial atenção ao tipo de dor e ao comprometimento articular, é de fundamental importância. Três quartos das pessoas apresentarão sinais e sintomas típicos de AR, a qual deve ser suspeita diante do quadro de poliartrite inflamatória. O quadro típico possui início insidioso de dor poliarticular de padrão inflamatório, simétrica, localizada preferencialmente em pequenas articulações das mãos e dos pés, persistindo por mais de 6 semanas. Em geral, as articulações MCFs, IFPs e MTFs são as primeiras a serem acometidas, seguidas pelos punhos. Outras articulações sinoviais, como ombro, cotovelo quadril e joelhos, estão comumente envolvidas, embora não comuns como início da doença.[25,26]

A rigidez articular que se segue após período de repouso, especialmente pela manhã por mais de 1 hora, não sendo raro persistir por períodos mais longos, refletem a gravidade da inflamação. O paciente refere dificuldade, lentidão para sua mobilidade com dificuldade de flexionar dedos e punhos, limitações impostas por inflamação e dor, podendo dificultar até mesmo o ato de segurar um simples objeto.[25,26]

Queixas sistêmicas constitucionais não específicas são comuns, como fadiga, anorexia e perda de peso. Na maioria dos casos, não é comum a presença de febre, *rash*, distúrbios visuais, cefaleia e sintomas pleuropericárdicos. A presença de dor articular é universal em AR, porém é importante que o clínico esteja atento aos modos mais raros de apresentação da doença em estádio inicial (Quadro 219.8).[25,26]

Exame físico

As alterações típicas na AR são amplamente conhecidas. A detecção de desvio ulnar de quirodáctilos e a atrofia da musculatura interóssea das mãos, associadas a alterações clássicas, como deformidade em "pescoço de cisne", ou deformidade em *boutonnière*, são facilmente reconhecidas na prática clínica. No entanto, caso sejam encontradas, indicam um estádio avançado da doença, já com dano articular instituído e com prováveis lesões irreversíveis.[25,26]

O aspecto central do exame físico está na habilidade do médico, frente à história clínica sugestiva, em reconhecer as manifestações características da sinovite. Ao contrário da sinóvia normal, composta por uma fina camada de células, na AR, existe uma proliferação desse tecido com a formação do *pannus*. Essa proliferação sinovial pode ser palpada entre a pele e o osso e cartilagem adjacente como um "empastamento" traduzido clinicamente em dor à mobilização e à palpação. Essa sinovite é mais facilmente reconhecida nas articulações das mãos e dos punhos, onde há também o envolvimento dos tendões (tenossinovite), que são achados comuns e levam ao surgimento do dedo em gatilho, à diminuição da força e na capacidade de extensão e flexão da articulação.

O envolvimento de articulações periféricas de forma simétrica é o padrão da AR. Nas mãos, o acometimento das MCFs e das IFPs são frequentemente observados na AR inicial. Nos membros superiores, depois das mãos, talvez os punhos sejam as articulações mais frequentemente envolvidas. No início, além de edema e dor, há também limitação da mobilidade, podendo haver sintomas relacionados à síndrome do túnel do carpo; nas fases tardias, alterações erosivas levam à subluxação volar radial, levando ao desvio lateral e à proeminência do processo estiloide ulnar.

Os cotovelos perdem a capacidade de extensão tanto nas fases iniciais quanto tardias da doença. O derrame articular pode ser palpado entre a cabeça do rádio e o olécrano.

O acometimento, tanto da articulação glenoumeral quanto dos tendões que compõem o manguito rotador, levam à dor e ao comprometimento dos movimentos dos ombros. Até 55% dos pacientes possuem evidência radiográfica de doença erosiva na articulação glenoumeral.[27]

Nos membros inferiores, as MTFs nos pés seguem o padrão clínico observado nas articulações das mãos. Nas fases avançadas, ocorre subluxação plantar da cabeça dos metatarsos, resultando em deformidades, calosidades e grande incapacidade funcional.

O envolvimento progressivo dos joelhos leva à perda da mobilidade, especialmente a flexão, ao dano ligamentar, à atrofia do músculo quadríceps e à presença de erosões. As deformidades tanto em valgo quanto em varo podem ser observadas no exame clínico, e o rompimento de um cisto poplíteo (cisto de Baker) pode ser confundido com trombose venosa.

É relativamente frequente o envolvimento da coluna cervical, em especial na doença de longa duração, comprometendo as articulações C1 e C2. Cefaleia, rigidez e limitações na mobilidade cervical podem ser os sintomas iniciais, sendo o envolvimento do ligamento transverso do processo odontoide com subluxação atlantoaxial o quadro mais grave. Pessoas com AR e queixa de cefaleia, rigidez e dor na coluna cervical devem ser avaliadas rigorosamente, pois pode ocorrer dano neurológico importante durante a mobilização do local. O envolvimento das articulações interfacetárias da coluna lombar é raro, e na prática temos de descartar outras causas mais comuns de dor lombar no paciente reumatoide, como, por exemplo, fratura de corpo vertebral associada à baixa densidade mineral óssea (DMO).[25,26]

Quadro 219.8 | Manifestações iniciais atípicas na artrite reumatoide

Início	Características
Monoarticular	Artrite persistente em grande articulação (joelho, tornozelo, ombro)
Sistêmica	Surgimento gradual ou súbito, com características não articulares e não específicas, como depressão, fadiga crônica e perda de peso
Polimialgia aguda	Rigidez pélvica ou no ombro, de início subagudo (mais comum em idosos)
Palindrômica	Episódios repetitivos de dor e edema articular em uma ou mais articulações, que duram 1 a 2 dias (cada episódio), com intervalos livres de sintomas. Pode progredir para artrite persistente
Extra-articular (raro)	Vasculite ou serosite

Fonte: Adaptado de Hochberg e colaboradores[25] e Moreira e colaboradores.[26]

Nódulos reumatoides podem ocorrer em até 20% das pessoas ao longo do primeiro ano da doença, estando geralmente associados aos casos de maior gravidade e presentes em superfícies extensoras ou regiões periarticulares.[25,26]

Nas formas graves da doença, pode haver também maior prevalência das manifestações extra-articulares, como vasculite, envolvimento cardiopulmonar, hematológico, associação com a síndrome de Sjogren, risco de doenças linfoproliferativas.

Exames complementares

Não existe nenhum teste laboratorial cujo resultado seja específico para o diagnóstico de AR. O FR é positivo em 75% dos casos no início da doença, sendo que, em 10 a 15% das pessoas, o exame se tornará positivo ao longo dos dois primeiros anos. É importante lembrar que a ausência de FR não exclui o diagnóstico de AR.[18,25,26]

O antipeptídeo citrulinado cíclico (anti-CCP) tem a vantagem de ser mais específico e ser encontrado já no início da doença, embora seu custo seja maior.[18]

Anemia, leucocitose e trombocitose são os achados comuns na maioria dos casos de AR, sendo menos frequentes leucopenia e esplenomegalia (síndrome de Felty).[25,26] Durante períodos de atividade da doença, a VHS e a proteína C-reativa estarão elevadas, embora o médico deva tomar cuidado na interpretação dos resultados, sobretudo em idosos.[10]

A radiografia de mãos e pés é útil no diagnóstico de AR, bem como no acompanhamento de sua evolução. Habitualmente, os pacientes apresentam redução simétrica no espaço articular, "osteoporose" periarticular ou justa-articular e erosões ósseas; estas já podem estar presentes quando os pacientes são vistos pela primeira vez pelo clínico, mas, na radiografia, tornam-se mais evidentes além dos primeiros meses e com a sinovite em curso. Algumas erosões se desenvolvem primeiro nas MTFs e no processo estiloide da ulna.

De uso criterioso, a ultrassonografia (US) e a ressonância magnética (RM) podem detectar precocemente sinovite e erosões não visíveis na radiografia convencional.[10]

A RM é uma técnica mais sensível do que a radiografia na identificação de erosões, mas erosões detectadas somente pela RM necessitam maiores elucidações quanto ao significado clínico.[28] Em pacientes com AR inicial, a RM identifica sete vezes mais erosões nas MCFs e nas IFPs do que a radiografia simples.[29]

A US é uma técnica alternativa, sendo mais sensível e de menor custo do que a RM, podendo ser utilizada no auxílio diagnóstico e na monitoração clínica. A utilização do "Power Doppler" facilita na diferenciação entre sinovite ativa e inativa.[30]

Ambas as modalidades são úteis em detectar inflamação em articulações para as quais o exame físico do examinador pode ser incapaz de detectar. A importância desses achados é determinada por meio de elaboração de protocolos de pesquisas para serem adequadamente aplicados na prática.

Critérios classificatórios

O diagnóstico clínico de AR é complexo e eminentemente clínico, envolvendo aspectos que não poderiam ser contemplados de forma integral em critérios sistemáticos de diagnóstico, tornando essencial uma abordagem centrada na pessoa. Contudo, não se trata de negar a utilidade dos critérios classificatórios disponíveis, sendo que esses devem ser utilizados na prática clínica como orientação e auxílio para um diagnóstico mais precoce.

Quadro 219.9 | Critérios revisados da Associação Americana de Reumatismo para classificação de artrite reumatoide

Sinal ou sintoma	Definição	CP+	CP–	Porcentagem com AR se sinal ou sintoma estiver:* Presente	Ausente
Rigidez matinal	Rigidez na articulação afetada ou em torno dela por pelo menos uma hora após o início do movimento	1,9	0,5	39	14
Artrite de três ou mais áreas articulares	Três ou mais das seguintes articulações apresentam líquido ou têm edema dos tecidos moles: punho, IFP, MCF, cotovelo, joelho, tornozelo, MTF	1,4	0,5	32	13
Envolvimento das articulações da mão	Articulações do punho, MCF ou IFP entre as articulações sintomáticas observadas	1,5	0,4	33	12
Artrite simétrica	Articulações, direita e esquerda, envolvidas para um ou mais dos seguintes: punho, IFP, MCF, cotovelo, joelho, tornozelo, MTF**	1,2	0,6	29	17
Nódulos reumatoides	Nódulos subcutâneos na região em torno das articulações, superfícies extensoras ou proeminências ósseas	3,0	0,98	50	25
FR sérico positivo	Resultado positivo usando qualquer teste laboratorial que tenha um VPP de 95% ou mais (i.e. é positivo em não mais do que 5% das pessoas sem AR)	8,4	0,4	74	13
Alterações radiográficas	A radiografia das mãos e do punho mostra alterações típicas de erosão ou perda da densidade adjacente às articulações afetadas	11	0,8	79	21

*Assume uma probabilidade global de AR de 30%.
**Articulações IFP, MCF e MTF não precisam ser absolutamente simétricas.

CP+, coeficiente de probabilidade positivo; CP-, coeficiente de probabilidade negativo; FR, fator reumatoide; IFP, interfalangiana prximal; MCF, metacarpofalangiana; MTF, metatarsofalangiana; VPP, valor positivo preditivo; AR, artrite reumatoide.

Fonte: Rindfleisch e Muller.[20]

Um critério clássico de apoio diagnóstico de AR foi desenvolvido pelo American College of Rheumatology (ACR) em 1987 (Quadro 219.9),[31] com o intuito de padronizar os comunicados científicos relacionados à AR, mas, mesmo não sendo desenhado para o diagnóstico,[18] foi o mais utilizado para esse fim até 2010, quando um novo critério foi elaborado por um painel de especialistas da ACR e da European League Against Rheumatism (EULAR) (Quadro 219.10).[32] Os novos critérios foram desenvolvidos com o objetivo de aumentar a sensibilidade no diagnóstico da AR em estágios iniciais quando comparados com os critérios anteriores da ACR.[33]

Em uma *coorte* que comparou ambos os critérios, van der Linden e cols.[33] encontraram sensibilidade e especificidade para o critério ACR/EULAR, de 2010, de 0,84 e 0,60, respectivamente, para o desfecho de uso de metrotexato (MTX) após 1 ano da aplicação do método, de 0,74 e 0,74, respectivamente, para o desfecho de uso de qualquer medicação modificadora da progressão da doença, e 0,71 e 0,65, respectivamente, para

Quadro 219.10 | **Critérios de classificação de artrite reumatoide, de 2010, pelo Colégio Americano de Reumatologia/Liga Europeia contra o reumatismo**

	Escore
População-alvo (Quem deve ser testado?): Pessoas que:	
1. Tenham pelo menos uma articulação com sinovite clínica definida (edema)*	
2. Tenham sinovite que não é melhor explicada por outra doença†	
Critérios de classificação para AR (algoritmo com base no escore: adicionar o escore das categorias A-D; um escore de ≥ 6/10 é necessário para classificação de um paciente como tendo AR definida)‡	
A. Envolvimento articular§	
• 1 grande articulação¶	0
• 2-10 grandes articulações	1
• 1-3 pequenas articulações (com ou sem envolvimento das grandes articulações) #	2
• 4-10 pequenas articulações (com ou sem envolvimento das grandes articulações)	3
• > 10 articulações (pelo menos 1 pequena articulação)**	5
B. Sorologia (pelo menos 1 resultado de teste é necessário para classificação)††	
• FR negativo *e* AAPC negativo	0
• FR positivo-baixo *ou* AAPC positivo-baixo	2
• FR positivo-alto *ou* AAPC positivo-alto	3
C. Reagentes de fase-aguda (pelo menos 1 resultado de teste é necessário para a classificação)‡‡	
• Proteína C-reativa normal *e* VHS normal	0
• Proteína C-reativa anormal *ou* VHS anormal	1
D. Duração dos sintomas§§	
• < 6 semanas	0
• ≥ 6 semanas	1

*Estes critérios são dirigidos à classificação de pessoas recém-diagnosticadas. Além disso, pessoas com doença erosiva típica de AR, com uma história compatível, e que atendem aos critérios de 2010, devem ser classificadas como portadoras de AR. Pessoas com doença de longa duração, inclusive aquelas cuja doença é inativa (com ou sem tratamento que, com base em dados retrospectivos disponíveis, atenderam aos critérios de 2010 devem ser classificadas com portadoras de AR).

†O diagnóstico diferencial varia entre as pessoas com diferentes apresentações, mas podem incluir condições como o LES, a artrite psoriática e a gota. Se isso não ficar claro em relação a diagnósticos diferenciais relevantes, deve ser consultado um reumatologista.

‡Embora as pessoas com um escore < 6/10 não sejam classificáveis como portadoras de AR, o seu estado deve ser reavaliado e os critérios podem ser preenchidos cumulativamente com o tempo.

§O envolvimento articular se refere a qualquer articulação com edema ou dor ao exame, que pode ser confirmado pelo exame por imagem com evidência de sinovite. As articulações IFDs, as primeiras articulações carpometacarpais e as primeiras articulações MTFs são *excluídas de avaliação*. As categorias de distribuição articular são classificadas de acordo com a localização e o número de articulações envolvidas, com a colocação na maior categoria possível com base no padrão de envolvimento articular.

¶"Grandes articulações" referem-se a ombros, a cotovelos, a quadris, aos joelhos e aos tornozelos.

#"Pequenas articulações" referem-se a MCFs, a IFPs, da segunda a quinta MTFs, a IFs dos polegares e dos punhos.

**Nesta categoria, pelo menos uma das articulações envolvidas deve ser uma pequena articulação; as outras articulações podem incluir qualquer combinação de grandes articulações com pequenas articulações adicionais, bem como outras articulações não listadas especificamente em outro lugar (p. ex., temporomandibular, acromioclavicular, esternoclavicular, etc.).

††Negativo se refere aos valores de UI que são menores ou iguais ao LNS para o laboratório e teste; positivo-baixo se refere aos valores de UI que são maiores do que o LNS, mas ≤ 3 vezes o LNS para o laboratório e teste; positivo-alto se refere a valores de UI que são >3 vezes o LSN para o laboratório e teste. Quando a informação do FR é dada apenas como positiva ou negativa, um resultado positivo deve ser marcado como positivo-baixo para FR.

‡‡Normal/anormal é determinado pelos padrões laboratoriais locais.

§§Duração dos sintomas se refere ao relato da pessoa sobre a duração dos sinais ou sintomas de sinovite (p. ex., dor, edema, sensibilidade) das articulações que estão envolvidas clinicamente no momento da avaliação, independentemente do estado do tratamento.

AACP, anticorpo antiproteína citrulinada; LNS, limite normal superior; IF, interfalangiana; VHS, velocidade de hemossedimentação.

Fonte: Aletaha e colaboradores.[32]

o desfecho de artrite persistente. Nesse mesmo estudo, 68% das pessoas que não preencheram critérios suficientes para serem diagnosticadas com AR no início da *coorte*, segundo a classificação da ACR de 1987, mas foram diagnosticadas no decorrer do primeiro ano de acompanhamento com o mesmo critério, receberam o diagnóstico de AR no início do acompanhamento a partir da aplicação do critério ACR/EULAR de 2010. Por outro lado, 18% das pessoas diagnosticadas com AR pelo critério ACR/EULAR de 2010 no início da *coorte* tiveram seu diagnóstico modificado no decorrer do primeiro ano de estudo. Em síntese, quando comparado com o critério da ACR de 1987, o critério ACR/EULAR de 2010 apresenta maior sensibilidade e menor especificidade, classificando um maior número de pessoas com AR em um estádio precoce da doença.

Conduta proposta

O tratamento da AR engloba atuação na dor e na remissão da atividade da doença por meio do controle da sinovite e da prevenção do dano articular, alcançando uma melhora na qualidade de vida da pessoa.[18] A abordagem da pessoa com AR inclui a construção de vínculo com a equipe, a disponibilidade de informações de uma maneira que seja facilmente entendida, a atuação multiprofissional e interdisciplinar, o exercício físico de acordo com as necessidades e possibilidades da pessoa, o uso de medicamentos para alívio dos sintomas e modificação da progressão da doença e, eventualmente, a cirurgia em casos específicos (Figura 219.4).

A posição que o médico de família e comunidade ocupa no sistema de saúde possibilita que ele exerça um importante papel no

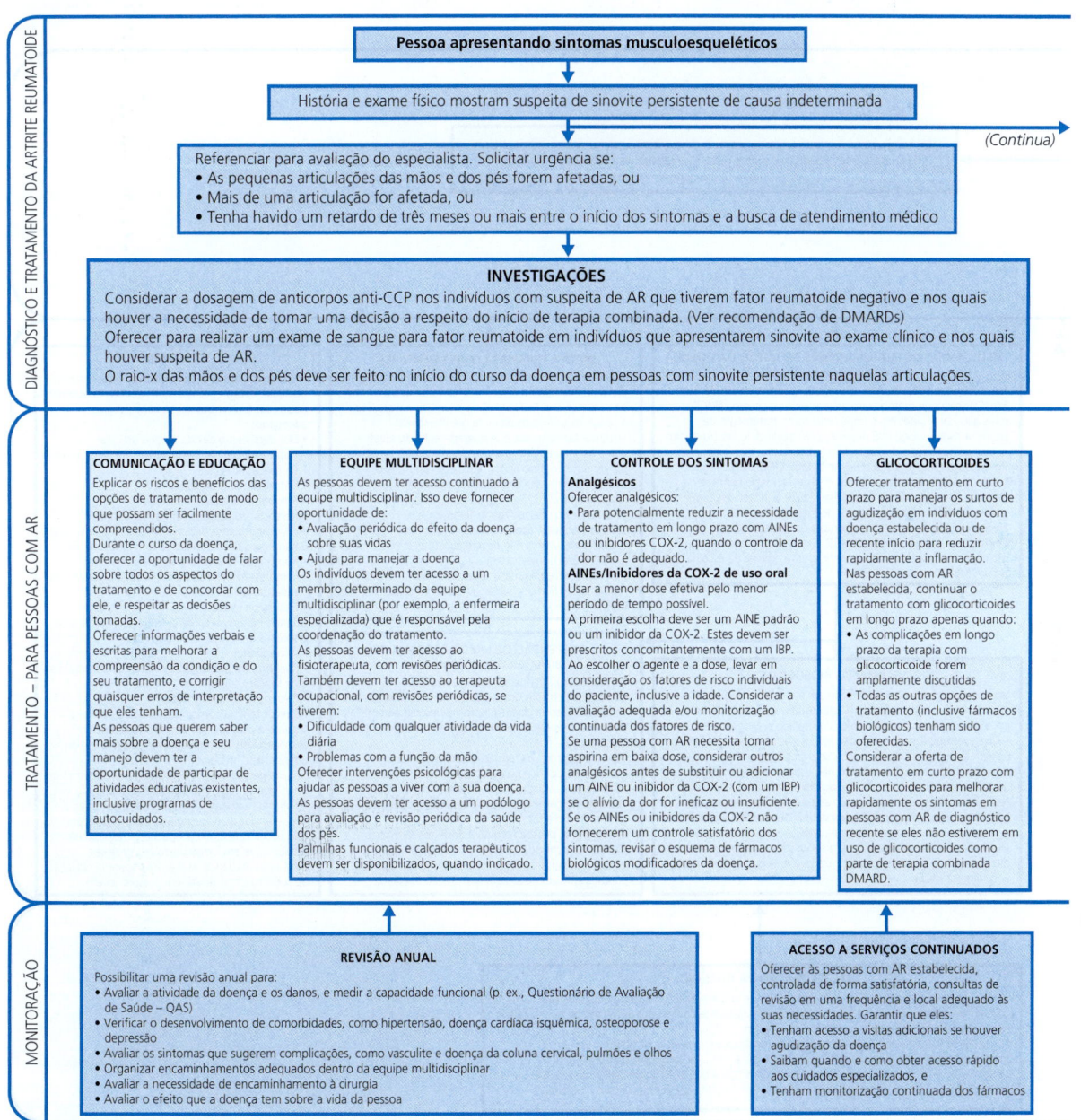

▲ **Figura 219.4**
Abordagem ao paciente com artrite reumatoide na atenção primária. *(Continua)*
AR, artrite reumatoide; AINE, anti-inflamatório não esteroide; IBP, inibidor de bomba de prótons.
Fonte: National Collaborating Centre for Chronic Conditions.[18]

diagnóstico precoce de AR na pessoa que vem à sua procura, no seu acolhimento e no referenciamento ao especialista em momento oportuno para consideração da melhor terapia farmacológica.

Tratamento não farmacológico

O manejo em AR, necessariamente, compreende a elaboração de um programa multidisciplinar que possa exercer e desenvolver educação ao paciente sobre a doença e sua condição clínica. Considerando que é uma doença de curso crônico, para a qual há necessidade de uso contínuo de medicações, há a possibilidade de eventos adversos a elas e de resposta ou não à terapêutica empregada, etc., medidas educacionais embasam a maior chance de sucesso terapêutico. Também são necessárias as intervenções psicossociais, como orientação para o apropriado uso do repouso e do exercício, terapia ocupacional e de reabilitação física; tais medidas se correlacionaram com a melhora na fadiga em adultos com AR.[34] É necessária também uma orientação dietética e nutricional. São importantes as intervenções que visem à redução do risco cardiovascular (não fumar, tratar dislipidemia, hipertensão arterial, combater sedentarismo), ao manejo da osteoporose (AR leva, por si só, à maior desmineralização óssea) e também à realização das imunizações necessárias, consistindo na redução doo risco de complicações infecciosas que podem ocorrer com o uso de terapias imunomoduladoras. O tratamento não farmacológico da pessoa com AR é peça fundamental da terapêutica, independentemente do estádio da doença. Programas de exercícios físicos adaptados às pessoas com AR são cada vez mais recomendados e pesquisados, demonstrando vários benefícios, incluindo a redução do risco cardiovascular. A reabilitação física é essencial, tendo a finalidade de corrigir perda ou limita-

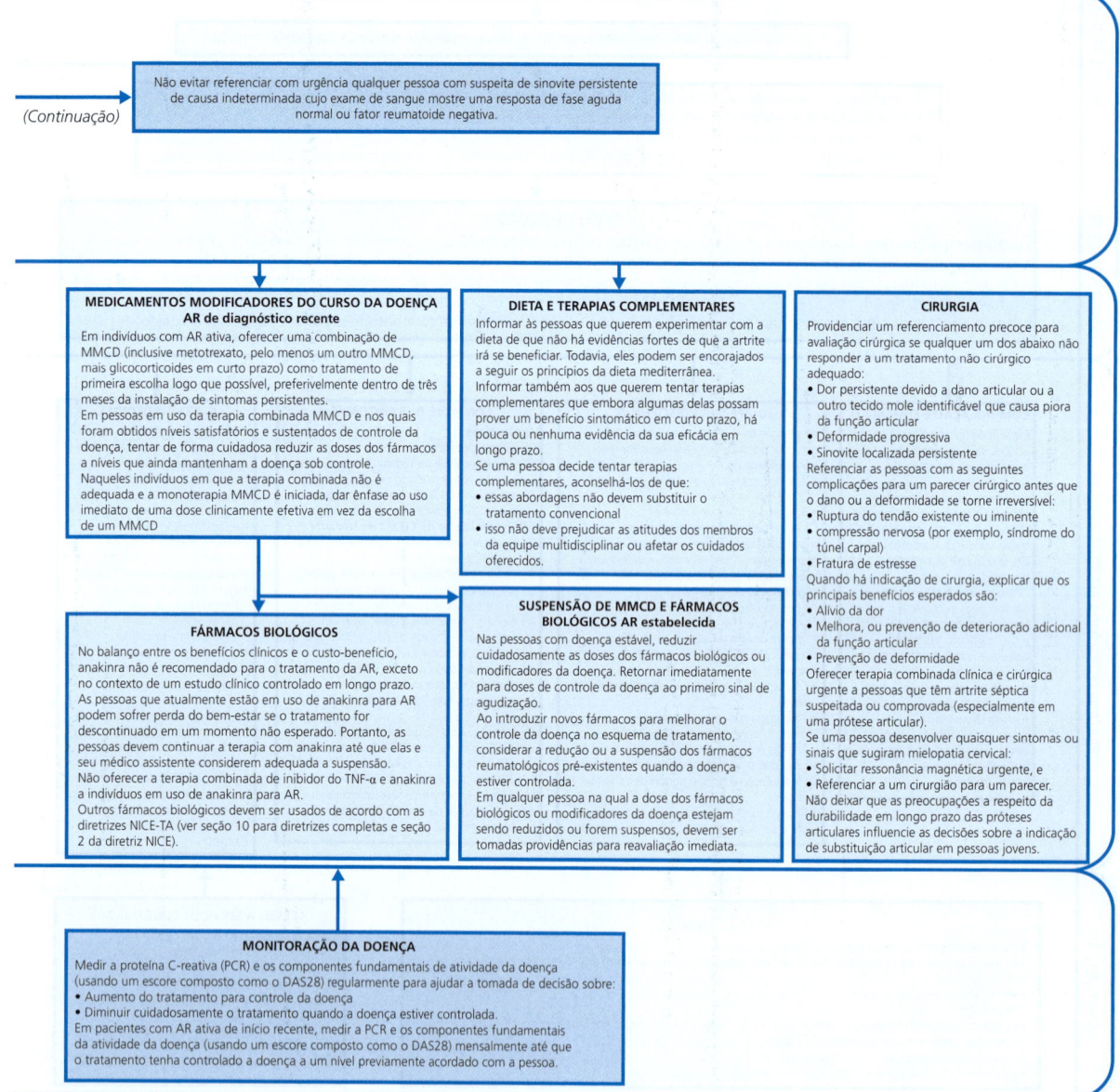

▲ **Figura 219.4**
Abordagem ao paciente com artrite reumatoide na atenção primária. *(Continuação)*
AR, artrite reumatoide; AR de início recente = duração da doença ≤ 2 anos; AR estabelecida = doença com duração de > 2 anos.
Fonte: National Collaborating Centre for Chronic Conditions.[18]

ção do movimento articular, atrofia, fraqueza muscular, instabilidade e desalinhamento. A terapia ocupacional sobre a proteção articular, o autocuidado e o uso adequado de órteses auxilia na preservação de energia, na função articular e na prevenção de deformidades. A reabilitação também é fundamental nos casos avançados, junto com a terapia ocupacional com instrumentos adaptados que melhoram a qualidade de vida do indivíduo.[35,36]

Tratamento farmacológico

Antes de se iniciar o tratamento farmacológico, devem-se solicitar exames laboratoriais (hemograma, transaminases, função renal, provas inflamatórias), sorologias virais (antígeno de superfície para hepatite A [HBsAg], anti-HBs, anti-HBC, anti-HCV ...) e rastrear tuberculose (TB) latente em todos os pacientes. Deve-se também fazer uma avaliação oftalmológica, em especial nos pacientes que usarão hidroxicloroquina.

O tratamento com os medicamentos modificadores do curso da doença (MMCD) deve ser iniciado o mais breve possível, com um controle intensivo, instituindo-se a estratégia *treat-to-target*, buscando o alvo da remissão clínica ou a mais baixa atividade possível. Para isso, um especialista como o reumatologista deve participar da orientação terapêutica e dos cuidados clínicos desde o início.[37–39]

São várias as evidências de qualidade demonstradas pelos benefícios da intervenção precoce associada ao cuidadoso acompanhamento do paciente.[10,18] Isso pode contribuir para se alcançarem melhores resultados clínicos e prognóstico favorável. O tratamento com os MMCDs deve ser o mais precoce possível, pois contribui para a menor progressão radiográfica da doença (menor dano articular) e melhor preservação da função e da capacidade laborativa da pessoa quando comparado a pessoas nas quais essas opções terapêuticas não são introduzidas em tempo oportuno.[18,40]

As principais terapias farmacológicas existentes na prática clínica são:

- AINEs e inibidores da COX-2.
- MMCDs sintéticos (metotrexato, leflunomida, sulfassalazina, hidroxicloroquina, tofacitiniba).
- MMCDs biológicos (adalimumaba, certolizumaba, etanercepta, infliximaba, golimumaba, abatacepta, tocilizumaba, rituximaba).
- Corticoides.

AINEs e inibidores da COX-2 podem ser eficientes no alívio dos sintomas e na redução dos sinais da doença ativa. Devido ao perfil de efeitos adversos, seu uso deve ser feito pelo tempo mais curto possível e na menor dosagem efetiva, atentando para as contraindicações e para o risco de acometimento cardiovascular, gastrintestinal e renal. É importante lembrar que o uso crônico de AINEs não retarda a progressão da doença e está associado a um grande número de eventos adversos, especialmente em idosos.[18,40]

Os corticoides são usados para tratar artrite desde a década de 1950. Atualmente, com o maior emprego dos MMCDs e o maior conhecimento sobre a doença e a compreensão de que o alvo deve ser atingido, a importância do uso dessas medicações foi diminuída, embora ainda tenham um importante papel em casos agudos de atividade da doença, podendo ser utilizadas por curtos períodos.[18,40] A maioria dos estudos sobre o uso de corticoides no tratamento da AR sugere a utilização da prednisona ou prednisolona em doses baixas (≤ 15 mg/dia). Não há estudos comparativos que permitam indicar preferencialmente doses mais altas no início do tratamento.[41,42]

Como os MMCDs sintéticos demoram de 4 a 6 semanas para alcançar seu melhor efeito, existem boas evidências de que o corticoide oral em doses baixas (em geral ≤ 15 mg/dia) pode contribuir para o alívio de sintomas no início do tratamento com MMCDs, sendo retirados gradualmente após essa fase, pois seu uso prolongado deve ser evitado. O uso de corticoide injetável intra-articular pode ser uma opção viável para alívio sintomático nas articulações envolvidas.[18,40,42]

Os principais MMCDs sintéticos utilizados na prática clínica estão listados no Quadro 219.11. O MTX é o MMCD de primeira escolha no tratamento de AR, pois apresenta um perfil mais favorável quando comparado com os demais da classe em termos de efetividade clínica, segurança e efeitos adversos. Os MMCDs podem ser utilizados em monoterapia, embora sejam frequentemente usados em associação nos casos refratários.[18,40,42]

Quadro 219.11 | Características dos principais medicamentos modificadores do curso da doença sintéticos utilizados na clínica

Medicação	Efeitos adversos comuns	Efeitos adversos graves	Contraindicações e cuidados específicos	Monitoração	Vantagens
Metotrexato (7,5-25 mg/semana)	Náuseas, diarreia, úlceras bucais, exantema, alopecia, alterações da função hepática	Leucopenia, trombocitopenia, pneumonite intersticial, hepatopatia	▶ Infecções bacterianas ou fúngicas graves ▶ Tuberculose ativa ou latente ▶ Leucopenia, plaquetopenia ▶ Doença linfoproliferativa recente (< 5 anos) ▶ Testes de função hepática anormais ▶ Hepatite B, hepatite C ▶ Gravidez, lactação	Hemograma, testes de função hepática e renal Recomendações para evitar álcool	▶ Administração semanal ▶ Bem tolerado ▶ Principal fármaco utilizado no tratamento de artrite reumatoide
Sulfassalazina (iniciar com 1 comp. de 500 mg 2x/dia, com dose máxima de 2 g/dia)	Náuseas, diarreia, cefaleia, úlceras bucais, oligospermia reversível, alteração da função hepática	Leucopenia	▶ Testes de função hepática anormais ▶ Hepatite B, hepatite C ▶ Gestação, lactação	Hemograma, testes de função hepática, testes de função renal, exame de urina	▶ Bem tolerada ▶ Relativamente segura nas trombocitopenias ▶ Pode ser usada quando o diagnóstico é incerto

(Continua)

Quadro 219.11 | Características dos principais medicamentos modificadores do curso da doença sintéticos utilizados na clínica *(Continuação)*

Medicação	Efeitos adversos comuns	Efeitos adversos graves	Contraindicações e cuidados específicos	Monitoração	Vantagens
Leflunomida (100 mg, por 3 dias [dose de ataque] seguidos de 20 mg/dia [dose de manutenção])	Alopecia, diarreia, náuseas, exantema	Leucopenia, plaquetopenia, hepatite	▶ Infecção bacteriana ou fúngica aguda grave ▶ Leucopenia, plaquetopenia ▶ Doença linfoproliferativa recente (< 5 anos) ▶ Testes de função hepática anormais ▶ Hepatite infecciosa ▶ Gravidez, lactação	Hemograma, testes de função hepática, testes de função renal, pressão arterial	▶ A ser determinado
Hidroxicloroquina (6 mg/kg/dia)	Náuseas, cefaleias	Toxicidade retiniana	▶ Hepatite B, hepatite C ▶ Deterioração da retina ▶ Gravidez e lactação (ver risco-benefício)	Avaliação oftalmológica	▶ Pode ser usada quando o diagnóstico ainda é incerto ▶ Não necessita monitoração sanguínea ▶ Pode ser usada com plaquetopenia ou leucopenia
Tofacitiniba (5 mg, VO, 12/12 h)	Diarreia nasofaringite elevação de transaminases Cefaleia	Infecções (tuberculose, herpes-zóster)	▶ Uso concomitante com medicamentos modificadores do curso da doença biológicos ▶ Infecções ativas ▶ Hepatotoxicidade ▶ Malignidade	Hemograma, testes de função hepática e renal	

O tofacitiniba foi aprovado para uso no Brasil em 2014 e é um MMCD sintético alvo-específico (inibidor seletivo das Janus cinases [JAK]: família das tirosinocinases que fazem transdução dos sinais mediados por citocinas/vias sinalizadoras JAK-STAT); é um inibidor preferencial da JAK1/JAK3. É indicado para pacientes com falha aos MMCDs tradicionais ou MMCDs biológicos.[43,44]

Os MMCDs biológicos são recomendados quando os objetivos não foram alcançados com os medicamentos de primeira escolha (MMCDs não biológicos). Devem ser considerados naquelas pessoas com doença mais agressiva e com fatores de mau prognóstico. Devido ao seu alto custo e especificidade de uso, os biológicos devem ser prescritos por reumatologistas. Um rastreamento rigoroso de infecção ativa ou latente, sobretudo TB, deve ser realizado antes de se iniciar o uso dessas medicações.[45,46] Os principais MMCDs biológicos estão listados no Quadro 219.12.

O tratamento de AR progrediu substancialmente nas últimas décadas, em razão do grande avanço no conhecimento dos mecanismos fisiopatológicos da doença, no desenvolvimento de novas classes terapêuticas e na implantação de diferentes estratégias de tratamento e acompanhamento dos pacientes, no controle intensivo da doença e na intervenção na fase inicial dos sintomas.[42,43] A escolha da opção terapêutica depende de múltiplas variáveis, como, por exemplo, o grau de severidade e os fatores prognósticos, a presença de comorbidades e as restrições regulatórias impostas por órgãos governamentais da saúde.

Quadro 219.12 | Principais medicamentos imunobiológicos prescritos na artrite reumatoide

Medicamento	Comentários
Etanercepta	Proteína de fusão recombinante de receptor solúvel de TNF-α
Certolizumaba	Anticorpo monoclonal peguilado anti-TNF-α
Infliximaba	Anticorpo monoclonal quimérico anti-TNF-α
Adalimumaba	Anticorpo monoclonal humanizado anti-TNF-α
Rituximaba	Anticorpo monoclonal direcionado contra o antígeno de superfície nas células B
Abatacepta	Receptor solúvel que inibe a ativação das células T por meio do bloqueio de moléculas coestimulatórias
Tocilizumaba	Anticorpo monoclonal direcionado contra IL-6

TNF, fator de necrose tumoral alfa; IL-6, interleucina 6.

Quando referenciar

Toda pessoa que se apresenta com sintomas de dor articular persistente e de caráter inflamatório deve ser avaliada por um reumatologista.[18,25,47] Ele deverá considerar todas as causas de artrite no diagnóstico diferencial, utilizando história e exame físico minucioso, exames complementares, buscando o diagnóstico o mais breve possível, para que se possa planejar o programa de tratamento junto a uma equipe multidisciplinar. AR com diagnóstico precoce e terapêutica adequada instituída, dentro de uma visão de controle intensivo, aumenta a chance de se alcançar remissão e prevenção de suas complicações.

O médico de família e comunidade, por outro lado, continua sendo a referência da pessoa, tendo o acompanhamento longitudinal, a função de coordenação do cuidado e a construção de vínculo como elementos-chave da atenção primária.[48] A contrarreferência da pessoa pelo especialista é fundamental, sendo papel deste comunicar à equipe o diagnóstico, os principais achados clínicos, o prognóstico e o plano terapêutico.

Erros mais frequentemente cometidos

▶ Em relação ao diagnóstico, a presença de FR positivo em exame laboratorial não indica necessariamente diagnóstico de AR. Outras doenças reumáticas, como LES, podem cursar com FR positivo. Doenças infecciosas, como hanseníase, TB, endocardite e algumas infecções virais também podem cursar com positividade do FR, sem guardar relação com AR. Todo quadro articular persistente deve ser investigado pelo médico de família e comunidade e pelo especialista, dependendo do caso. A presença de FR negativo em um exame laboratorial também não exclui o diagnóstico, podendo, nestes casos, ser útil a solicitação de anti-CCP.

▶ O tratamento de comorbidades não deve ser negligenciado Deve-se orientar também quanto às imunizações. Por referir-se a tratamento contínuo, a equipe multidisciplinar deve monitorar eventos adversos com exames e estimular a adesão e a presença nas consultas regulares.

▶ Uso inadvertido de corticoide traz alívio sintomático em um primeiro momento, mas o uso persistente e sem critérios pode postergar e dificultar um diagnóstico preciso, bem como impedir que a pessoa tenha acesso ao melhor tratamento em tempo oportuno. Além disso, pode levar ao uso crônico de uma medicação que não muda o curso da doença e agrega mais efeitos colaterais com grande prejuízo à pessoa, o mesmo sendo verdadeiro para o uso inadvertido de anti-inflamatórios.

Prognóstico e complicações possíveis

Os fatores prognósticos devem ser documentados desde o início do caso para se estabelecer o melhor esquema terapêutico e, sobretudo, monitorar a atividade da doença.[49] A AR, se tratada corretamente, apresenta um curso favorável na maioria das vezes. Menos de 15% dos casos poderão ter um curso desfavorável, com deformidades, manifestações extra-articulares e complicações. Geralmente, essas pessoas possuem indícios de pior prognóstico já no início do quadro, como sintomatologia poliarticular, altos títulos de autoanticorpos e erosões ósseas precoces.[18,25]

O tratamento pode trazer complicações com efeitos adversos dos medicamentos, ou mesmo com risco aumentado de infecções. Rastreamento para TB latente ou ativa e sorologias para vírus B e C da hepatite são recomendadas antes de se iniciar MMCDs, sendo importante a monitoração de sinais e sintomas compatíveis com infecções. Vacinas de vírus vivos atenuados devem ser evitadas nas pessoas em uso de imunossupressores e agentes biológicos.[40]

Atividades preventivas e de educação

As atividades socioeducativas são planejadas visando à melhora da compreensão da doença pela pessoa, contribuindo para o melhor enfrentamento da situação e para a melhor qualidade de vida. Em doenças crônicas como a AR, a pessoa é a principal atuante no seu tratamento. Ela deve conhecer as medicações e saber como usá-las, deve saber relatar corretamente os sintomas ou os efeitos adversos e participar das tomadas de decisão sobre o seu tratamento.[18,40]

A maioria dos programas educacionais inclui temas como aspectos gerais da doença, tratamento medicamentoso, exercícios, proteção articular, controle da dor, terapias complementares e promoção da autonomia. A educação da pessoa pode ser feita de forma individual ou por meio de grupos educacionais. O uso da técnica da terapia cognitivo-comportamental (TCC) pode contribuir no tratamento em AR.[40]

Os benefícios dos programas educacionais junto com uma abordagem multidisciplinar se refletem em vários aspectos nas pessoas com AR, principalmente na melhora dos sintomas, da autoestima e da adesão à terapêutica; também melhoram o convívio social e familiar e ajudam a reduzir os custos do sistema de saúde por meio da redução do uso de medicamentos indevidos e do número de internações hospitalares.[18,40]

REFERÊNCIAS

1. McCormick A, Fleming D, Charlton J. Morbidity statistics from general practice: fourth national study 1991-1992 [Internet]. London: HMSO; 1995 [capturado em 15 dez. 2017]. Disponível em: http://www.statistics.gov.uk.

2. National Collaborating Centre for Chronic Conditions. Osteoarthritis: national clinical guideline for care and management in adults. London: Royal College of Physicians; 2008.

3. Bedson J, Croft PR. The discordance between clinical and radiographic knee osteoarthritis: A systematic search and summary of the literature. BMC Musculoskelet Disord. 2008;9:116.

4. Buckwalter JA, Saltzman C, Brown T. The impact of osteoarthritis: implications for research. Clin Orthoped Rel Res. 2004;(427 Suppl):S6-15.

5. Lawrence RC, Felson DT, Helmick CG, Arnold LM, Choi H, Deyo RA, et al. Estimates of the prevalence of arthritis and other rheumatic conditions in the United States. Part II. Arthritis Rheum. 2008;58(1):26-35.

6. Di Cesare P, Abramson S, Samuels J. Pathogenesis of osteoarthritis. In: Firestein GS, Kelley WN, editors. Kelley's textbook of rheumatology. 8th ed. Philadelphia: Saunders; 2009.

7. Peat G, McCarney R, Croft P. Knee pain and osteoarthritis in older adults: a review of community burden and current use of primary health care. Ann Rheum Dis. 2001;60(2):91-97.

8. Wilder FV, Barrett JP, Farina EJ. Joint-specific prevalence of osteoarthritis of the hand. Osteoarthritis Cartilage. 2006;14(9):953-957.

9. Jinks C, Ong BN, Richardson J. A mixed methods study to investigate needs assessment for knee pain and disability: population and individual perspectives. BMC Musculoskelet Disord. 2007;8:59.

10. Gravel JW, Comeau DW, Gordon A. Rheumatology and musculoskeletal problems. In: Rakel R, editor. Textbook of family medicine. 7th ed. Philadelphia: Saunders; 2007.

11. Kalunian CK. Diagnosis and classification of osteoarthritis. Waltham: UpToDate; 2011.

12. Stewart M, Brown JB, Weston WW, McWhinney IR, McWilliam, Freeman TR. Medicina centrada na pessoa: transformando o método clínico. 3. ed. Porto Alegre: Artmed; 2017.

13. Ling SM, Bathon JM. Osteoarthritis. In: Fiebach NH, Kern DE, Thomas PA, Ziegelstein RC, editors. Principles of ambulatory medicine. 7th ed. Philadelphia: Lippincott Williams and Wilkins; 2007.

14. Easton BT. Evaluation and treatment of the patient with osteoarthritis. J Fam Pract. 2001;50(9):791-797.

15. Lanyon P, O'Reilly S, Jones A, Doherty M. Radiographic assessment of symptomatic knee osteoarthritis in the community: definitions and normal joint space. Ann Rheum Dis. 1998;57(10):595-601.

16. Williams DA, Farrell MJ, Cunningham J, Gracely RH, Ambrose K, Cupps T, et al. Knee pain and radiographic osteoarthritis interact in the prediction of levels of self-reported disability. Arthritis Rheum. 2004;51(4):558-561.

17. Centers for Disease Control and Prevention. A National Public Health Agenda for OsteOarthritis, 2010 [Internet]. Atlanta: CDC; 2010 [capturado em 15 dez. 2017]. Disponível em: http://www.cdc.gov/arthritis/docs/OAagenda.pdf.

18. National Collaborating Centre for Chronic Conditions. Rheumatoid arthritis: national clinical guideline for care and management in adults. London: Royal College of Physicians; 2009.

19. Cooles FAH, Isaacs JD. Pathophysiology of rheumatoid arthritis. Curr Opin Rheumatol. 2011;23(3):233-40.

20. Rindfleisch JA, Muller D. Diagnosis and management of rheumatoid arthritis. Am Fam Physician. 2005;72(6):1037-1047.

21. de Vries R. Genetics of rheumatoid arthritis: time for a change! Curr Opin Rheumatol. 2011;23(3):227-232.

22. Miner JJ, Aw Yeang HX, Fox JM, Taffner S, Malkova ON, Oh ST, et al. Chikungunya viral arthritis in the United States: a mimic of seronegative rheumatoid arthritis. Arthritis Rheumatol. 2015;67(5):1214-1220.

23. Angelotti F, Parma A, Cafaro G, Capecchi R, Alunno A, Puxeddu I. One year in review 2017: pathogenesis of rheumatoid arthritis. Clin Exp Rheumatol. 2017;35(3):368-378.

24. Emery P, Durez P, Dougados M, Legerton CW, Becker JC, Vratsanos G, et al. Impact of T-Cel co-stimulation modulation in patients with undifferentiated inflammatory arthritis or vey early rheumatoid arthritis: a clinical and imaging study of abatacept (the ADJUST Trial). Ann Rheum Dis. 2010;69(3):510-6.

25. Hochberg MC, Silman AJ, Smolen JS, Weinblatt ME, Weisman MH, editors. Rheumatology. 4th ed. New York: Mosby; 2008.

26. Moreira C, Pinheiro GRC, Marques Neto JF. Reumatologia essencial. Rio de Janeiro: Guanabara Koogan; 2009.

27. Lehtinen JT, Kaarela K, Belt EA, Kautiainen HJ, Kauppi MJ, Lehto UM. Incidence of glenohumeral joint involvement in seropositive rheumatoid arthritis. A 15 year endpoint study. J Rheumatol. 2000;27(2):347-350.

28. Cohen SB, Potter H, Deodhar A, Emery P, Conaghan P, Ostergaard M. Extremity magnetic resonance imaging in rheumatoid arthritis: updated literature review. Arthritis Care Res (Hoboken). 2011;63(5):660-665.

29. Klarlund M, Ostergaard M, Jensen KE, Madsen JL, Skjødt H, Lorenzen I. Magnetic resonance imaging, radiography, and scintigraphy of the finger joints: one year follow up of patients with early arthritis. The TIRA Group. Ann Rheum Dis. 2000;59(7):521-528.

30. Szkudlarek M, Court-Payen M, Strandberg C, Klarlund M, Klausen T, Ostergaard M. Power Doppler ultrasonography for assessment of synovitis in the metacarpophalangeal joints of patients with rheumatoid arthritis: a comparison with dynamic magnetic resonance imaging. Arthritis Rheum. 2001;44(9):2018-23.

31. Arnett FC, Edworthy SM, Bloch DA, McShane DJ, Fries JF, Cooper NS, et al. The American Rheumatism Association 1987 revised criteria for the classification of rheumatoid arthritis. Arthritis Rheum. 1988;31(3):315-324.

32. Aletaha D, Neogi T, Silman AJ, Funovits J, Felson DT, Bingham CO 3rd, et al. 2010 rheumatoid arthritis classification criteria: an American College of Rheumatology/European League against rheumatism collaborative initiative. Ann Rheum Dis. 2010;69(9):1580-1588.

33. van der Linden MPM, Knevel R, Huizinga TWJ, van der Helm-van Mil AH. Classification of rheumatoid arthritis: comparison of the 1987 American College of Rheumatology Criteria and the 2010 American College of Rheumatology/European League Against Rheumatism Criteria. Arthritis Rheum. 2011;63(1):37-42.

34. Cramp F, Hewlett S, Almeida C, Kirwan JR, Choy EH, Chalder T, Pet al. Non-pharmacological interventions for fatigue in rheumatoid arthritis. Cochrane Database Syst Rev. 2013;(8):CD008322.

35. Vliet Vlieland TP, van den Ende CH. Nonpharmacological treatment of rheumatoid arthritis. Curr Opin Rheumatol. 2011;23(3):259-64.

36. Forestier R, André-Vert J, Guillez P, Coudeyre E, Lefevre-Colau MM, Combe B, et al. Nondrug treatment (excluding surgery) in rheumatoid arthritis: clinical practice guidelines. Joint Bone Spine. 2009;76(6):691-698.

37. Rat AC, Henegariu V, Boissier MC. Do primary care physicians have a place in the management of rheumatoid arthritis? Joint Bone Spine. 2004;71(3):190-197.

38. Lacaille D, Anis AH, Guh DP, Esdaile JM. Gaps in care for rheumatoid arthritis: a population study. Arthritis Rheum. 2005;53(2):241-248.

39. van der Linden MP, le Cessie S, Raza K, van der Woude D, Knevel R, Huizinga TW, et al. Long-term impact of delay in assessment of patients with early arthritis. Arthritis Rheum. 2010;62(12):3537-3546.

40. Allaart CF, Huizinga TWJ. Treatment strategies in recent onset rheumatoid arthritis. Curr Opin Rheumatol. 2011;23(3):241-244.

41. van Everdingen AA, Jacobs JW, Siewertsz Van Reesema DR, Bijlsma JW. Low-dose prednisone therapy for patients with early rheumatoid arthritis: clinical efficacy, disease-modifying properties, and side effects: a randomized, double-blind, placebo-controlled clinical trial. Ann Intern Med. 2002;136(1):1-12.

42. Smolen JS, Landewé R, Bijlsma J, Burmester G, Chatzidionysiou K, Dougados M, et al. EULAR recommendations for the management of rheumatoid arthritis with synthetic and biological disease-modifying antirheumatic drugs: 2016 update. Ann Rheum Dis. 2017;76(6):960-977.

43. Mota LMH, Cruz BA, Albuquerque CP, Gonçalves DP, Laurindo IMM, Pereira IA, et al. Posicionamento sobre o uso do tofacitinibe no algoritmo do consenso 2012 da Sociedade Brasileira de Reumatologia para o tratamento da artrite reumatoide. Rev Bra Reumatol. 2015;55(6):512-521.

44. Singh JA, Hossain A, Tanjong Ghogomu E, Mudano AS, Maxwell LJ, Buchbinder R, et al. Biologics or tofacitinib for people with rheumatoid arthritis unsuccessfully treated with biologics: a systematic review and network meta-analysis. Cochrane Database Syst Rev. 2017;(3):CD012591.

45. Smolen JS, Landewé R, Breedveld FC, Dougados M, Emery P, Gaujoux-Viala C, et al. EULAR recommendations for the management of arthritis with synthetic and biological disease-modifying anti-rheumatic drugs. Ann Rheum Dis. 2010;69(6):964-975.

46. Haque UJ, Bathon JM. The role of biological in early rheumatoid arthritis. Best Pract Res Clin Rheumatol. 2005;19(1):179-189.

47. National Institute for Health and Clinical Excellence. Rheumatoid arthritis: the management of rheumatoid arthritis in adults: quick reference guide. London: National Collaborating Centre for Chronic Conditions; 2009.

48. Freeman T. Manual de medicina de família e comunidade de McWhinney. 4. ed. Porto Alegre: Artmed; 2018.

49. Smolen JS, Aletaha D. Monitoring rheumatoid arthritis. Curr Opin Rheumatol. 2011;23(2):252-258.

CAPÍTULO 220

Gota

João Henrique Godinho Kolling
Rafael Chakr

Aspectos-chave

▶ Monoartrite que inicia com breve instalação de dor intensa e importante limitação para movimentos da articulação, mais comumente em membros inferiores, com curso autolimitado ao longo de dias ou semanas, devendo sempre ser considerado diagnóstico diferencial com artrite séptica.

▶ É mais comum em homens após os 30 anos, com hiperuricemia, e também em mulheres após a menopausa, mas a hiperuricemia isolada não é sinônimo de gota nem indicação de tratamento hipouricemiante.

▶ Na crise, iniciar anti-inflamatório não esteroide (AINE), corticoide ou colchicina, conforme o perfil do paciente, o mais rápido possível (preferencialmente nas primeiras 12 horas do surgimento de dor) e fornecer receita com plano de crise e orientação para, em novas crises, ter a medicação no bolso, ou seja, prontamente acessível.

▶ Após a resolução da crise e diante de crises recorrentes (duas ou mais por ano) ou de fatores de maior risco, iniciar o tratamento hipouriciemiante com alopurinol, que, nos primeiros 6 meses, deve estar associado com profilaxia (colchicina ou AINEs em baixas doses) e não interrompê-lo diante de novas crises.

▶ É fundamental uma visão integral, considerando na abordagem farmacológica e não farmacológica do paciente com gota, os fatores de risco cardiovasculares e as comorbidades frequentemente presentes, com ênfase na redução do risco cardiovascular, abordagem do peso, do consumo de álcool, de carnes e frutos do mar, de refrigerantes e sucos ricos em frutose, favorecendo dieta com leite e derivados com baixo teor de gordura.

Caso clínico

Sr. João Carlos, 62 anos, agente imobiliário, vem à consulta referindo dor no joelho esquerdo, de surgimento abrupto, tendo ido dormir sem dor e acordando com o joelho quente e vermelho. Diz ter tido momento recreativo nos dois últimos dias com a família e os amigos após churrasco em comemoração ao seu aniversário. Ele nega infecções recentes, bem como traumas ou episódios prévios semelhantes no joelho, mas lembra de ter tido dor forte e vermelhidão semelhante no primeiro dedo do pé esquerdo há 2 anos, quando tomou anti-inflamatório, mas com resolução do quadro. É hipertenso, em uso de hidroclorotiazida há 5 anos, mas não toma o anti-hipertensivo quando toma cerveja em festas como a da véspera (cerca de um engradado dividido entre quatro pessoas) e toma refrigerantes todos os dias. Ao exame, está em bom estado geral, afebril e apresenta monoartrite de joelho, evitando colocar o peso sobre esta perna quando caminha. Apresenta obesidade centrípeta (índice de massa corporal [IMC] de 33), pressão arterial de 158/92. Traz exames de consulta feita há 1 ano, quando tinha hipercolesterolemia e leve perda de função renal.

Teste seu conhecimento

1. Quanto à hipótese diagnóstica de gota no Sr. João Carlos, qual é a assertiva correta?
    a. Ácido úrico normal no momento da crise exclui o diagnóstico de gota
    b. Embora o quadro clínico de monoartrite de joelho possa sugerir gota, faz-se necessário o exame de uricosúria de 24 horas para iniciar o tratamento mais adequado
    c. As informações da história e do exame físico são suficientes para o diagnóstico presuntivo de gota, e a coleta de ácido úrico deve ser idealmente feita no período posterior à resolução do quadro agudo
    d. A artrite séptica deve ser considerada como diagnóstico diferencial, sendo indicado associar antibiótico oral de largo espectro à colchicina, pois a punção do joelho só pode ser feita em ambiente hospitalar

2. No caso de crise de gota, qual é a conduta recomendada?
    a. Ibuprofeno, 600 mg, de 8/8 horas, por 2 semanas
    b. Colchicina, 1,0 mg, seguida por 0,5 mg em 1 hora, e após 0,5 mg a cada 8 horas por 1 a 2 semanas, enquanto sintomas presentes
    c. Colchicina, 2 g, em dose de ataque, seguidos por 0,5 mg, a cada 2 horas, e alopurinol, 300 mg, a partir do segundo dia
    d. As assertivas "a" e "b" são possíveis

3. Paciente volta em 1 mês com melhora clínica e exames com ácido úrico de 8,5 mg/dL. Em relação à prevenção de novas crises de gota, qual é a melhor abordagem?
    a. Discutir mudanças de hábitos de vida, visando à redução de peso e à prevenção de novas crises, considerando tratamento hipouricemiante
    b. Trocar hidroclorotiazida por furosemida e associar losartana
    c. Iniciar 50 mg de alopurinol após 2 semanas da resolução da artrite, associado com colchicina para evitar o desencadeamento de nova crise, até atingir nível de ácido úrico inferior a 6 mg/dL, suspendendo alopurinol se houver algum sinal de nova crise

    d. Iniciar 300 mg de alopurinol após 2 semanas da resolução da artrite, associado a anti-inflamatório nas primeiras 6 semanas

4. Qual das opções a seguir melhor representa os exames que devem ser solicitados ao Sr. João Carlos e qual é o melhor momento para serem coletados?
    a. Ácido úrico e hemograma imediatamente; perfil lipídico e glicemia após resolução da crise aguda
    b. Nenhum no dia da crise, exceto se suspeita de artrite séptica. Ácido úrico, creatinina, hemograma, glicose e perfil lipídico na revisão após cerca de 1 mês do quadro inicial
    c. Ácido úrico assim que possível e uricosúria de 24 horas após resolução do caso, com dieta de restrição de purinas
    d. Ácido úrico, hemograma, creatinina, pesquisa de cristais de monourato de sódio na urina e radiografia do joelho esquerdo; este último imediatamente, se possível

5. Sobre a evolução clínica dos pacientes com gota, assinale a alternativa correta.
    a. A gota tofácea crônica surge nas primeiras semanas de hiperuricemia, devendo ser tratada com orientação dietética para prevenção de complicações osteoarticulares
    b. Nefropatia por urato é uma complicação rara, sendo vista exclusivamente nos casos de gota associada a mutações genéticas específicas, quando a hiperuricemia se inicia ainda na infância
    c. Os pacientes com gota apresentam perfil metabólico associado a um aumento de incidência de doenças cardiovasculares, devendo ser feita orientação permanente para reversão dos fatores de risco cardiovascular identificados
    d. Nos indivíduos saudáveis com familiares de primeiro grau com gota, está recomendada a realização anual de ácido úrico, e quando aumentada, deve ser tratada mesmo sem sinais de gota.

Respostas: 1C, 2D, 3A, 4B, 5C

Do que se trata

A gota é uma doença comum na atenção primária à saúde (APS), especialmente em homens (3,6 homens para 1 mulher), com prevalência geral estimada em 1,4% das pessoas acompanhadas em clínicas de medicina de família e comunidade (MFC) do Reino Unido.[1] Estudos recentes têm demonstrado um aumento da prevalência de gota[2], chegando a valores próximos a 4% (2% em mulheres e 6% em homens) nos EUA em 2007-2008,[3] o que foi relacionado ao aumento no IMC e na prevalência de hipertensão.

É uma doença relacionada ao metabolismo das purinas, caracterizada por um aumento no nível de ácido úrico no sangue (hiperuricemia) e pelo depósito de cristais de urato nas articulações, no tecido periarticular e no trato urinário. Clinicamente, a principal manifestação da gota se dá por episódios de monoartrite aguda, de rápida instalação (12-24 horas), evolução autolimitada ao longo de dias ou semanas e recorrente em intervalos variáveis.

A gota apresenta uma história natural, que pode ser descrita em três períodos:[4]

1. Longo período de hiperuricemia assintomática, antes de manifestar-se a gota.
2. Episódios de artrite aguda, com intervalos variáveis sem sintomas, de meses a anos (intervalo intercrítico).
3. Artropatia crônica com formação de tofos, que são nódulos formados por cristais de urato.

As manifestações urinárias, como formação de cálculos de ácido úrico, são raras, com incidência anual em torno de 1% em pessoas com gota (0,3% em pessoas com hiperuricemia assintomática e 0,2% em normouricêmicos),[5] mas a prevalência de litíase em pessoas com gota antes do surgimento de tratamento hipouricemiante efetivo chegava a 20%.[6]

Ainda há controvérsia se a hiperuricemia pode ser um fator de progressão da perda de função renal ou apenas uma consequência. A progressão para insuficiência renal costuma limitar-se a pessoas não tratadas e com hiperprodução primária de purinas por problemas hereditários.[5] No entanto, novos estudos têm reforçado a tese de a gota ser fator de risco independente para mortalidade por doença renal crônica (DRC) e eventos cardiovasculares,[7] e um pequeno estudo demonstrou redução da progressão da DRC e de eventos cardiovasculares em pacientes com hiperuricemia tratados com alopurinol.[8]

O diagnóstico de gota deve sempre representar um alerta ao médico de família e comunidade quanto à avaliação do risco cardiovascular, pois independentemente de dúvidas se a hiperuricemia é um risco *per se*, ela está frequentemente associada a fatores de risco importantes para doença cardiovascular, como diabetes, obesidade, dislipidemia, hipertensão, consumo inadequado de álcool, além de doença renal. Comparadas a pessoas com osteoartrose, observa-se que pessoas com gota apresentam mais frequentemente doença arterial coronariana, hipertensão, diabetes e lesão renal crônica e também maior número de fármacos prescritos.[1]

O que pode ocasionar

O principal fator de risco para a gota é a hiperucemia, mas pode haver hiperuricemia sem gota e gota sem hiperuricemia. Um estudo observacional de mais de 2 mil homens inicialmente saudáveis, ao longo de 15 anos, demonstrou uma incidência de gota anual de 4,9% para o grupo com valores de ácido úrico acima de 9 mg/dL, mas apenas de 0,5% para valores entre 7 e 8,9 mg/dL e 0,1% abaixo de 7 mg/dL. A prevalência de gota após 5 anos foi de 22% no grupo com ácido úrico acima de 9 mg/dL, e os autores concluem por recomendar uma abordagem conservadora da pessoa com hiperuricemia assintomática, com mudança de estilo de vida, já que muitas pessoas com níveis de ácido úrico altos nunca vão manifestar gota.[9]

A hiperuricemia pode ser dividida em primária, em geral persistente por toda a vida e sem relação com outros fatores, e secundária, já que, em função de outras doenças, dietas, medicações ou toxinas, há um excesso de produção de ácido úrico ou um déficit relativo na sua excreção urinária. A maioria das pessoas com gota, 90% aproximadamente, tem um déficit na excreção de ácido úrico, e 10% apresentam uma produção aumentada (Quadro 220.1).[5] Quando a concentração do ácido úrico no soro ultrapassa 7 mg/dL, há uma supersaturação desse metabólito no

Quadro 220.1 | Causas de hiperuricemia

Excreção de urato reduzida	Produção de urato aumentada
Hiperuricemia primária	Hiperuricemia primária (< 10%)
	▶ Deficiência da HPRT (síndrome de Lesch-Nyham)
	▶ Aumento da PRP sintetase
	▶ Doenças por depósito de glicogênio
Hiperuricemia secundária	Hiperuricemia secundária
▶ Insuficiência renal	▶ Ingesta excessiva de purina
▶ Hipertensão	▶ Doenças linfo/mieloproliferativas
▶ Fármacos	▶ Psoríase esfoliativa severa
• Ácido acetilsalicílico em baixa dose	▶ Fármacos
• Diuréticos	• Citotóxicas
• Ciclosporina	• Etanol
• Etanol	• Vitamina B_{12}
▶ Nefropatia por chumbo	
▶ Hipotireoidismo	

HPRT, *hypoxanthine-guaninephosphoribosyltransferase*; PRP, *5'-phosphoribosyl-1'-pyrophosphate*.

Fonte: Adaptado de Jordan e colaboradores.[5]

sangue, que se deposita em diversos tecidos na forma de cristais de urato, levando às manifestações clínicas.

Outros fatores de risco associados ao desenvolvimento de gota incluem história familiar, hipertensão, uso de diuréticos (tiazídicos e de alça), insuficiência renal, obesidade, dieta (rica em carne, frutos do mar, refrigerantes ou bebidas com muita frutose, pobre em derivados do leite de baixo teor de gordura), grande consumo de álcool,[4] além do uso de medicações (varfarina, insulina, beta-bloqueadores e ácido acetilsalicílico (AAS).[10,11]

O que fazer (Figura 220.1)

Os objetivos da abordagem de uma pessoa com gota são:[4]

- Confirmar o diagnóstico de gota e afastar artrite séptica.
- Ensinar e permitir que a pessoa compreenda sobre a doença, os benefícios e riscos dos diversos tratamentos, farmacológicos e dietéticos.
- Aliviar imediatamente a dor e a inflamação em uma pessoa em crise de artrite.
- Reduzir o risco de ataques recorrentes (quando os benefícios do tratamento hipouricemiante superam os riscos).
- Reduzir o risco de desenvolver novos tofos e resolver os já existentes.
- Reduzir o risco de desenvolver complicações da gota, como lesões articulares, cálculos renais e nefropatia por urato.
- Identificar e modificar fatores de risco para gota e que podem causar outros eventos adversos na saúde da pessoa.

Anamnese

Para se chegar aos objetivos descritos, devem ser avaliados os seguintes aspectos (sua aplicação na abordagem diagnóstica e terapêutica está descrita adiante):[4]

- Articulações acometidas/presença de tofos.
- Velocidade de início dos sintomas.
- História de traumas recentes.
- Infecções, lesões de pele, febre ou outros sintomas constitucionais, estado geral.
- Medicações em uso.
- História de crises prévias (idade da primeira crise, velocidade de início dos sintomas, frequência e duração de crises, articulações acometidas, tratamentos e medicamentos usados).
- Fatores de risco (padrão de consumo de álcool, medicações em uso, padrão de consumo de carne e frutos do mar, bebidas ricas em frutose, história familiar).
- Comorbidades (obesidade, hipertensão, insuficiência renal, diabetes, doenças linfo/mieloproliferativas, dislipidemia, doença vascular, psoríase severa, defeitos enzimáticos conhecidos).

A gota caracteriza-se por início rápido dos sintomas, com breve instalação, geralmente em articulação única. Há um curto intervalo, de 12 a 24 horas, entre o início dos sintomas e o pico de dor, que, com frequência, acorda a pessoa à noite. Ela relata dificuldade de sustentar o peso na articulação, limitação para mover-se e muita sensibilidade ao toque, tradicionalmente descrita como "mesmo ao contato dos lençóis". A primeira crise normalmente tem resolução em 3 a 10 dias.[4]

Em 90% dos casos, o primeiro episódio é monoarticular, e a primeira articulação metatarsofalângica (podagra) está afetada em mais de 50% das pessoas.[5] Outras regiões que podem ser atingidas, em ordem decrescente de frequência, incluem dorso do pé, calcanhar, tornozelo, joelho, dedos, punho e cotovelo. Articulações de membros inferiores são afetadas com mais frequência do que as de membros superiores.[4] Quase sempre existe um fator desencadeante na história recente, tais como ingestão excessiva de alimentos ricos em purinas (p. ex., carne vermelha, cerveja) e desidratação.

Tofos costumam aparecer no pavilhão auricular e em superfícies ósseas de extremidades, como cotovelos; acredita-se que a temperatura mais fria dessas extremidades possa precipitar o ácido úrico.[4] Em média, levam 10 anos após a primeira crise para se manifestarem, mas têm-se tornado mais raros com o acesso à terapêutica hipouricemiante efetiva.[5]

Pessoas com crises anteriores vão identificar com alguma facilidade episódios semelhantes. A presença de osteoartrose em uma articulação com monoartrite aguda não deve diminuir a suspeita do diagnóstico de gota. Pequenos traumas, com evolução de dor desproporcional à intensidade esperada, devem levantar a suspeita de crise de gota, pois podem desencadear nova crise.

A história familiar é positiva em 20% das pessoas.[4] O surgimento de gota antes dos 30 anos sugere doença renal ou alterações enzimáticas, relacionadas a doenças genéticas. Nesse caso, uma investigação mais aprofundada e tratamentos mais agressivos podem ser necessários. Gota em mulheres pré-menopáusicas também é rara, pelo efeito hipouricemiante dos estrogênios.[6] Os idosos podem ter gota poliarticular com mais frequência, com acometimento de membros superiores e desenvolvimento de tofos mais precocemente no curso da doença e de localização atípica.[4]

O uso de diuréticos, tanto tiazídicos como de alça, é um reconhecido fator de risco. O uso de AAS tem influência sobre a gota dependentemente da dose. Há um efeito hipouricemiante em baixas doses (75-150 mg/dia, utilizado para prevenção cardiovascular), devendo ser mantido ou iniciado conforme avaliação individualizada. Doses maiores (600-2.400 mg/dia) parecem reduzir a excreção de urato, e acima de 4 g podem ter efeito uricosúrico.[5] Medicações imunossupressoras utilizadas em transplantados (como a ciclosporina) se associam com gota em até 30% das pessoas. Intoxicação por chumbo pode causar insuficiência renal e gota.

Criada para validar o diagnóstico de gota no contexto de pesquisas, a regra diagnóstica do Colégio Americano de Reumatologia (ACR)[12] demonstrou que a presença de 6 entre 13 critérios se associou ao diagnóstico de gota com uma sensibilidade de 85% e uma especificidade de 93%. Naturalmente, critérios como o de edema observado em radiografias poderia ser visto clinicamente, mas a pesquisa não forneceu essa informação. É preciso lembrar que alguns dos critérios envolvem exames complementares não indicados como rotina. Os 13 critérios são os seguintes:

1. Mais de um episódio de artrite aguda.
2. Inflamação articular máxima dentro de um dia.
3. Crise de monoartrite.
4. Rubor observado sobre as articulações.
5. Dor ou edema na primeira articulação metatarsofalângica.
6. Crise unilateral da primeira articulação metatarsofalângica.
7. Crise unilateral de articulação tarsal.
8. Tofo (provado ou suspeito).
9. Hiperuricemia.
10. Edema articular assimétrico em uma articulação na radiografia.
11. Cistos subcorticais sem erosões na radiografia.
12. Cristais de monourato de sódio em líquido sinovial durante crise.
13. Cultura do líquido sinovial negativa para microrganismos durante crise.

Uma nova proposta de critérios de classificação de gota, com colaboração do ACR e da Liga Europeia de Combate ao Reumatismo (EULAR), foi desenvolvida, associando dados da história, do exame físico, dos níveis de ácido úrico e, opcionalmente, de exames de imagem (ecografia e tomografia) e de pesquisa de cristais no líquido sinovial. Sua validação atingiu área sob a curva ROC de 95%, com sensibilidade de 92% e especificidade de 89%, ou, se utilizados apenas critérios clínicos, respectivamente, 89% (curva ROC), 85% (sensibilidade) e 78% (especificidade), quando pontuação de 8/23 era atingida. Há uma calculadora digital disponível no *site* http://goutclassification-calculator.auckland.ac.nz/.[13]

Um importante diagnóstico diferencial de monoartrite por gota é o de artrite séptica. Ambos os quadros costumam apresentar-se como monoartrite; no entanto, a evolução de um quadro de artrite séptica não diagnosticado pode ser devastadora, com rápida destruição da articulação e evolução fatal em 11% dos casos.[14] A primeira medida diante de uma pessoa sem diagnóstico estabelecido de monoartrite ou com suspeita de artrite séptica é afastar esse diagnóstico (Figura 220.1).

Pessoas que apresentam comprometimento sistêmico, com ou sem febre, com articulação inchada e quente devem ser referenciadas para uma emergência ou Unidade de Pronto--Atendimento (UPA), preferencialmente com contato telefônico prévio e informações por escrito, destacando a hipótese de artrite séptica, para punção da articulação e análise de urgência do líquido sinovial.[4,15] Em até 22% dos casos de artrite séptica, mais de uma articulação pode estar afetada; a ausência de febre também não é um indicador confiável para afastar a hipótese.[15]

Exame físico

Inicia-se pela ectoscopia, avaliando-se postura, marcha e movimentos antálgicos. A avaliação deve incluir estado geral, temperatura e pressão.

A artrite se identifica por edema, hiperemia, calor e dor à mobilização passiva. De acordo com a queixa, observa-se a articulação afetada em comparação com a articulação contralateral quanto à simetria, diferenças na temperatura e cor, sinais de edema, hiperemia e sensibilidade ao exame, além de limitação na amplitude de movimento (ADM).

Outras articulações são examinadas à procura de sequela por episódios prévios e tofos em tecidos moles, especialmente pavilhão auricular, bursas periarticulares, como no olécrano, tendões e superfícies ósseas. Eventualmente, um tofo pode apresentar drenagem de material líquido e pequenas formações irregulares claras, semelhantes à pasta dental.

Considerar exame físico voltado para avaliação do risco cardiovascular nesta ou em consulta subsequente.

Exames complementares

A avaliação bioquímica deve incluir ácido úrico, hemograma, creatinina, glicemia e perfil lipídico, mas não necessita ser realizada no momento da crise. A dosagem da taxa de filtração glomerular (TFG) tem sido recomendada de forma adicional à creatinina, para auxiliar na prescrição de hipouricemian-

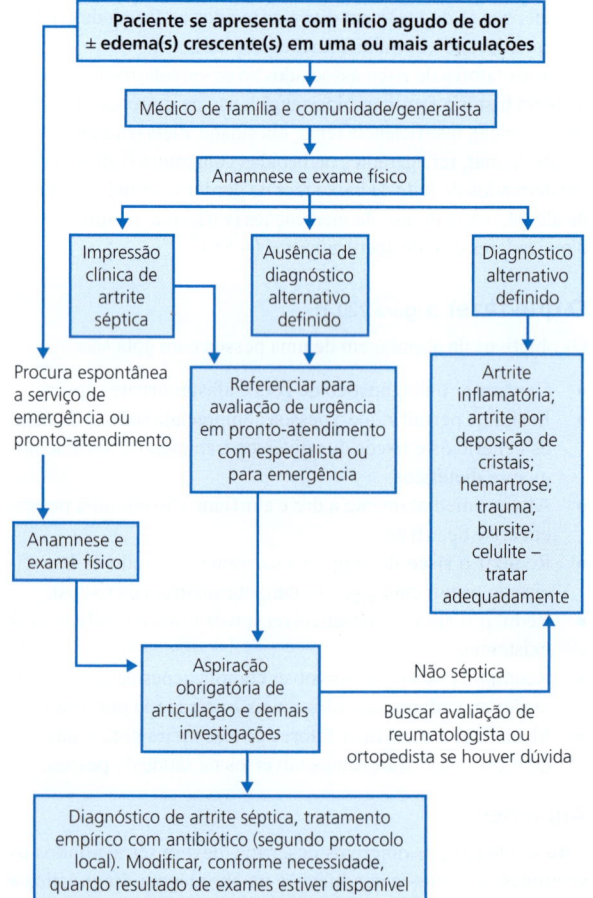

▲ Figura 220.1
Avaliação do paciente com artrite aguda.
Fonte: Adaptada de Coakley e colaboradores.[14]

tes e ajuste de doses, mas pode ser estimada pela fórmula de Cockcroft-Gault, com a creatinina sérica (CrS), a idade e o peso da pessoa.

A dosagem do ácido úrico sérico deve ser realizada após a crise, até um mês após a resolução do quadro, pois 40% das pessoas podem apresentar valores baixos durante uma crise.[16] Embora a hiperuricemia seja necessária para o surgimento da doença, o ácido úrico não deve ser incluído em exames de rastreamento para qualquer tipo de dor articular, uma vez que elevações nos seus níveis séricos não são específicas, nem devem ser tratadas na ausência do diagnóstico de gota. Em pacientes com gota, quando instituído tratamento hipouricemiante, repetir mensalmente o exame até atingir o alvo e, após, espaçar para dosagens trimestrais, semestrais ou anuais conforme perfil da pessoa. Avaliação de uricosúria em coleta de 24 horas não está indicada de forma rotineira, já que a primeira escolha de tratamento para a maioria das pessoas está definida com o uso do alopurinol, mesmo naquelas hipouricosúricas.[4]

A avaliação com radiografias pode ser útil para analisar complicações e alterações crônicas por episódios prévios, bem como para o diagnóstico diferencial de condrocalcinose, mas não está indicada de rotina.

O início da terapêutica anti-inflamatória não deve aguardar a dosagem de ácido úrico ou os exames de imagem. Como já descrito, pode ser necessária uma punção articular de pessoas com comprometimento do estado geral em UPAs e emergências para afastar artrite séptica e quando houver dúvida diagnóstica, para pesquisa de cristais.

A análise do líquido sinovial é dependente da qualidade da amostra obtida e do laboratório que realizará o teste. Pela pouca praticidade dessa estratégia diagnóstica e pela ausência de estudos que demonstrem benefícios em sua realização comparada ao diagnóstico clínico, não está indicada como rotina.[5] Os exames a serem avaliados no líquido sinovial e sua apresentação em diferentes artropatias estão descritos no Quadro 220.2.[17] Quando necessária, a punção pode ser feita no contexto ambulatorial da atenção primária à saúde, dependendo do acesso à análise laboratorial, da articulação acometida e do treinamento do médico.

A avaliação de glicemia e perfil lipídico é sugerida para estratificação inicial do risco cardiovascular. O hemograma auxiliará na avaliação de diagnósticos diferenciais, como doenças linfo e mieloproliferativas, infecções e doenças de comprometimento sistêmico. Diante da suspeita clínica de uma dessas condições, pode ser importante a coleta no mesmo dia, bem como a solicitação de outros exames.

Conduta proposta

Tratamento (Figura 220.2)

Revisões sistemáticas e consensos internacionais têm chamado a atenção para a carência de estudos robustos acerca da melhor abordagem no tratamento da crise e da prevenção de novas crises.[4,5,18–23] Por outro lado, o tratamento das crises de artrite por gota, geralmente envolvendo anti-inflamatórios e colchicina, pode trazer efeitos deletérios sobre a função renal dessas pessoas, já costumeiramente afetada, risco de eventos cardiovasculares e gastrintestinais graves. A prevenção em longo prazo de crises com o uso de alopurinol foi associada a efeitos adversos raros, mas muito graves; assim, a decisão por iniciar esse fármaco passa sempre por uma avaliação criteriosa.

Mudanças de estilo de vida, especialmente quanto ao consumo de álcool, dieta e perda de peso, não foram testadas em ensaios clínicos randomizados, mas sua recomendação é consensual diante dos benefícios relacionados a outras morbidades e à segurança, comparativamente aos tratamentos medicamentosos.

Tratamento para artrite aguda

Recomenda-se à pessoa manter a articulação acometida em repouso e fazer compressas de gelo por 30 minutos, 4x/dia. O tratamento medicamentoso inicial inclui colchicina e/ou AINE em dose máxima indicada e/ou prednisona 30 mg/dia, mantendo-se este tratamento por até 2 dias após a resolução do ataque, em geral, por 1 a 2 semanas. Também se pode realizar punção articular com aspiração de líquido sinovial e injeção de glicocorticoide.[21–23]

Tradicionalmente, tem-se contraindicado o início de hipouricemiantes durante uma crise de artrite por gota, com base no conhecimento de que variações súbitas na concentração sérica de ácido úrico podem precipitar (ou prolongar) crises. Deve-se ter atenção, pois não se deve interromper seu uso em pessoas que vinham em tratamento prévio. No entanto, recente diretriz sugere que a terapia hipouricemiante possa ser iniciada quando há cobertura anti-inflamatória adequada na crise.[20]

Gelo. A aplicação de bolsas de gelo trouxe benefício analgésico adicional ao uso de corticoide e colchicina em estudo controlado.[24] O gelo foi recomendado em aplicações de 30 minutos, 4 vezes ao dia, lembrando-se de orientar a pessoa a proteger a pele do contato direto, interpondo toalha ou outro tecido, como faixa que não comprima a região.

Colchicina. Colchicina deve, preferencialmente, ser iniciada nas primeiras 12 horas de crise, na dose de 1 mg, seguido por 0,5 mg após 1 hora[25] (adaptando doses do estudo de 1,2 e 0,6 mg respectivamente, para apresentação disponível no Brasil), com eficácia semelhante a doses mais altas e menor incidência de efeitos adversos.[26] A dose diária pode ser de 1 a 2 mg (0,5

Quadro 220.2 | Achados característicos na análise do líquido sinovial por grupo de doenças

	Grupo de doenças		
	Não inflamatório	Inflamatório	Séptico
Cor	Amarelo	Amarelo ou branco	Purulento
Aspecto	Transparente	Transparente ou opaco	Opaco
Leucócitos	< 2.000/mm³	2.000-100.000/mm³	100.000-300.000/mm³
Polimorfonucleares	< 25%	> 50%	> 75%
Cristais	Negativo	Positivo (gota/pseudogota)	Negativo
Glicose	Igual ao sangue	Igual ao sangue	Reduzido
Cultural	Negativo	Negativo	Positivo (negativo, em geral, se gonocócica)

Fonte: Adaptado de Ranzolin e colaboradores.[17]

mg com intervalo de 6-12 horas) neste período inicial de ataque, utilizando doses menores em pacientes idosos e com TFGs entre 10 e 50 mL/min e contraindicando uso se menor do que 10 mL/min.[23] Depois, recomenda-se o uso profilático na dose de 0,5 a 1,0 mg/dia por 6 meses após o início da terapia hipouricemiante. A colchicina também deve ser usada com especial cautela e em baixas doses em pacientes em uso de medicações inibidoras potentes da enzima citocromo P450 3A4 (como fluoxetina, cetoconazol, cimetidina, claritromicina, inibidores da protease [IPs]) ou da P-glicoproteína (eritromicina, claritromicina, ciclosporina) e com o uso de estatinas, especialmente em pacientes com perda de função renal, diante de casos relatados de miopatia e rabdomiólise no uso combinado com esses fármacos.[23]

AINE. Em sua dose-alvo, os diferentes anti-inflamatórios parecem trazer benefício semelhante.[4,5,18,19] Pessoas com maior risco de sangramento gastrintestinal devem receber gastroproteção com inibidores de bomba de prótons (IBPs), como omeprazol. Características como história de úlcera ou sangramentos prévios, idade superior a 65 anos, uso prolongado de anti-inflamatórios, uso concomitante de AAS, anticoagulantes ou glicocorticoides são critérios sugeridos para gastroproteção.[25]

O uso de inibidores seletivos da ciclooxigenase-2 (COX-2) deve ser ponderado por sua associação com eventos cardiovasculares diante de pacientes cujo risco cardiovascular é comumente aumentado, sendo mais seguro o uso de naproxeno, 500 mg, a cada 12 horas.[25] Da mesma forma, considerar os efeitos deletérios sobre a função renal, que pode piorar com o uso de qualquer anti-inflamatório.

Corticosteroide. Outra possibilidade terapêutica são os corticosteroides,[5,27] usados tanto de forma sistêmica (oral, intramuscular e intravenosa) como em uso intra-articular. A aspiração de líquido sinovial para alívio imediato, reduzindo a tensão intra-articular (e servindo como parâmetro diagnóstico), seguida por infiltração com corticoide de longa duração em baixa dose (10 mg de triancinolona acetonida), demonstrou melhora em todos as 19 pessoas em 48 horas, em estudo não controlado, no qual não houve episódios de crise rebote ou necessidade de tratamento adicional.[28] A forma intra-articular é preferível quando há monoartrite em articulação de fácil infiltração, desde que não haja artrite séptica, e o uso sistêmico será utilizado para regiões de difícil infiltração, como o dorso do pé ou pequenas articulações, ou quando há mais de uma articulação acometida, com indicação particular do uso parenteral em pacientes sem via oral.[21]

Associação de fármacos. Nas crises severas, quando o paciente não responde bem ao tratamento da crise inicial, sugere-se a associação de dois agentes de primeira escolha, preferencialmente colchicina mais AINE ou colchicina mais corticoide. Os riscos da associação de corticoides e AINEs sobre eventos gastrintestinais faz com que essa associação não seja recomendada.[21-23]

Novas medicações. O uso de bloqueadores da interleucina-1 (IL-1) surge como nova opção para pacientes com contraindicação aos demais fármacos ou falha de tratamento, na ausência de infecção, mas seu uso não é consensual por dúvidas quanto à relação risco-benefício.[21-23]

Outros analgésicos. Paracetamol, dipirona e codeína podem ser usados, se houver contraindicação aos outros tratamentos, ou de forma complementar, quando houver controle parcial. Considerando o perfil das pessoas com gota, os riscos do tratamento com colchicina e anti-inflamatórios, as limitadas evidências de benefício e a própria natureza geralmente autolimitada de uma crise, o uso desses analgésicos comuns junto com gelo parece ser uma opção razoável, de acordo com o perfil de risco da pessoa, pelo menos até que haja mais estudos.

Tratamento do período intercrítico

O tratamento do período intercrítico tem seu foco na prevenção de crises articulares e de complicações, por meio da redução da uricemia e da mobilização de depósitos teciduais. Na definição dos pacientes em benefício de tratamento medicamentoso, considera-se a probabilidade de novas crises, das complicações da hiperuricemia e os riscos intrínsecos do tratamento, tanto do hipouricemiante como da profilaxia inicial proposta, bem como as comorbidades envolvidas. Quando utilizado o tratamento medicamentoso, há um risco de se desencadear novas crises, sendo recomendada profilaxia com colchicina ou anti-inflamatória associada. Todos os pacientes devem ser encorajados a reconhecer o curso da doença e a desenvolverem mudanças de estilo de vida, incluindo dieta, prática de exercício e consumo de líquidos.

Mudança de estilo de vida. Apesar de não haver estudos experimentais controlados, a recomendação de hábitos de vida saudáveis, em especial na busca por redução de peso e redução de consumo de álcool, é universal. Recentemente, somou-se também na gota a recomendação de evitar refrigerantes e sucos adoçados.[22] O efeito de dietas pobres em purinas é mais difícil de mensurar em estudos observacionais, especialmente por confundir-se o efeito da benéfica perda de peso por vezes associada. A sobrecarga de purinas pode ser maior por alimentos não tão ricos nessa substância, mas consumidos em grande quantidade. De forma geral, é aconselhável reduzir o consumo diário global de proteínas, especialmente carne vermelha, frutos do mar e extratos de levedo. Deve-se, no entanto, evitar dietas radicais, pois a rápida perda de peso pode resultar em crises de gota. Recomenda-se o consumo de proteína de soja e leite desnatado e iogurtes com baixo teor de gordura. O consumo da fruta cereja e de café parecem ter um efeito protetor.[5,22]

O exercício físico moderado está indicado, devendo-se evitar, no entanto, exercícios extenuantes e com muito impacto ou contato físico, que podem desencadear novas crises de artrite.[5]

Tratamento hipouricemiante. Existe dúvida na literatura sobre o melhor momento de se iniciar o tratamento farmacológico hipouricemiante. Mais recentemente, tem sido sugerido que todos os pacientes possam ser aconselhados quanto aos riscos e aos benefícios em iniciar o tratamento ainda na primeira crise.[22] Sugere-se discutir com a pessoa, informando-a sobre os riscos e os benefícios. Alguns dados servem para embasar essa discussão:

- Cerca de 60% das pessoas terão uma nova crise em um ano, e 80%, em três anos.[29]
- Pessoas com ácido úrico superior a 6 mg/dL terão maior recorrência de crises de gota.
- Há reconhecido efeito hipouricemiante do alopurinol e febuxostat.
- Há ainda o risco de eventos adversos graves (síndrome de hipersensibilidade ao alopurinol), que, embora raros (1 para 300), deve ser considerado ao propor-se um tratamento sem prazo definido de interrupção e de benefícios ainda não totalmente esclarecidos.[5]

Uma possível estratégia é prescrever terapia farmacológica quando a pessoa apresenta:[5,15,18,20,22,30]

1. Episódios recorrentes com intervalo intercrítico inferior a 1 ano, ou, em outras palavras, se apresenta duas ou mais crises por ano.
2. Presença de tofos.
3. Artropatia crônica.
4. Cálculos urinários de ácido úrico.
5. Pacientes dependentes de diuréticos (pessoas com insuficiência cardíaca [IC] ou hipertensão de difícil controle sem diurético).
6. Perda de função renal (TFG < 60 mL/min).
7. Altos valores de ácido úrico (> 10 mg/dL).

Profilaxia com colchicina ou anti-inflamatórios. Há um aumento no risco de crises relacionado ao uso do hipouricemiante que se prolonga por até 12 meses. Sugere-se o uso combinado com anti-inflamatórios em baixa dose (naproxeno 250 mg, 2x ao dia) e adequada gastroproteção, quando indicada, ou colchicina 0,5 mg, 1 a 2 vezes ao dia, por até 6 meses após a crise (ver questões de segurança relacionadas). Uma possível estratégia é manter a profilaxia até atingir o valor alvo de ácido úrico e manter mais 3 meses nos pacientes sem tofo ou 6 meses no paciente com tofos.[30] As situações em que a profilaxia com AINE ou colchicina em baixas doses esteja contraindicada, o uso de corticosteroides em dose máxima de 10 mg/dia como profilaxia pode ser uma opção, mas não é consensual pelos riscos associados.[30]

Alopurinol. A medicação considerada como primeira escolha é o alopurinol.[4,19] Mesmo em pessoas hipouricosúricas, sua efetividade, comodidade posológica, larga experiência e disponibilidade no mercado (no Brasil, e no momento em que se escreve este capítulo, é subsidiado pelo programa Farmácia Popular) faz do alopurinol a primeira opção. O início do alopurinol deve, preferencialmente, esperar 1 a 2 semanas da resolução completa da inflamação em um episódio agudo.[30]

Sugere-se iniciar alopurinol com dose de 50 a 100 mg, com aumento de 100 mg na dose diária a cada 2 a 4 semanas até atingir-se valor de ácido úrico inferior a 6 (ou 5, no caso de gota tofácea crônica). A atenção dada para o ajuste de dose em pessoas com perda de função renal, preferencialmente realizado por estimação da TFG, vem sendo revisada. Estudo demonstrou a segurança do uso de doses superiores ao esperado para função renal, com benefício incremental sobre a redução de ácido úrico.[31] Assim, a tendência atual é de se tratar com dose inicial baixa (50 mg de dose inicial) e aumentar devagar (50-100 mg por mês) até atingir a uricemia desejada, respeitando a dose máxima de 800 a 900 mg/dia, considerando que mais da metade dos pacientes não chegam ao alvo da uricemia com dose usual de 300 mg.[20]

Outra abordagem pondera que, quando não se atinge a meta de uricemia, apesar de doses otimizadas de alopurinol para a função renal, deve-se necessariamente revisar a adesão do paciente ao tratamento. Com frequência, a "falha" ao alopurinol é, na verdade, falta de uso adequado. Nos casos de falha bem definida com doses ajustadas de alopurinol para função renal, pode-se considerar o aumento de dose até 800 mg/dia. Entretanto, esta conduta pode estar associada a maior risco de eventos adversos graves, tais como farmacodermia, síndrome DRESS (exantema por medicação, eosinofilia e sintomas sistêmicos) e aplasia de medula.

Os efeitos adversos do alopurinol incluem *rash* transitório em cerca de 2% das pessoas, que respondem bem à redução da dose. Em 1 a cada 300 pessoas, pode surgir uma reação alérgica mais intensa, que pode ser piorada pelo uso concomitante de ampicilina. Algumas pessoas podem apresentar quadro grave de febre, dermatite esfoliativa, mucosite, vasculite, hepatite e lesão renal. Em populações específicas, como descendentes de tailandeses, chineses Han, ou coreanos, com DRC estádio 3, ou pior, pode-se considerar a avaliação genética da presença do antígeno leucocitário humano (HLA-B*5801), que aumenta o risco de síndromes de hipersensibilidade ao alopurinol.[20] O alopurinol também pode apresentar interações medicamentosas, especialmente perigosas, com varfarina e azatioprina.[5]

Diante de uma nova crise de gota em pessoa que já utiliza alopurinol, deve-se orientá-la a iniciar AINE, colchicina ou outra medicação prescrita (ou otimizar dose se já em uso profilático) e *não* deve ser interrompido o uso do alopurinol.

A interrupção do tratamento com alopurinol foi estudada em pessoas há anos assintomáticas, e metade se manteve sem crises por 3 anos. Essa conduta pode ser sugerida em período de observação, especialmente em casos leves em que houve adesão à mudança no estilo de vida, na ausência de litíase, tofos e perda de função renal. Não havendo recorrência de crises em 1 ano, pode-se manter a pessoa sem medicação hipouricemiante.[5]

Febuxostat. O National Institute for Health and Clinical Excellence (NICE) recomenda o uso de febuxostat, aprovado pela Food and Drug Administration (FDA) e pela EMEA, ainda indisponível no Brasil, para pessoas intolerantes ao uso do alopurinol, a partir de estudos que demonstram sua equivalência de efeito hipouricêmico.[4] Mais recentemente, ECR duplo-cego com pacientes com gota inicial, que tradicionalmente não seriam elegíveis para profilaxia, testou a estratégia do uso do inibidor da xantina oxidase febuxostat, em dose de 40 mg, titulada até 80 mg *versus* placebo, associados à profilaxia anti-inflamatória para todos os pacientes nos primeiros 6 meses, e mostrou uma incidência de novas crises de 41% ao longo de 2 anos, no grupo placebo, que reduziu para 29% no grupo do febuxostat.[32] Faz-se necessária a replicação em novos estudos e sua comparação com o alopurinol nesse cenário, mas, no momento, esta medicação ainda não se encontra disponível no Brasil.[33]

Uricosúricos. Um agente uricosúrico (probenecida ou benzobromarona) pode substituir ou ser adicionado ao alopurinol no caso de falha, após ajuste de dose. Sulfinprazona, outra opção, não está disponível no Brasil.[33] Contraindicações ao uso de uricosúricos incluem TFG < 30 mL/min e urolitíase atual ou prévia. Assim como o alopurinol, os uricosúricos não devem ser iniciados na crise de gota e são *contraindicados em pacientes com cálculos urinários*. Sua prescrição deve ser antecedida por avaliação de uricosúria e não deve ser prescrita em pacientes com aumento do ácido úrico urinário.[20, 22]

Novas medicações. Entre os novos medicamentos hipouricemiantes que têm surgido estão a pegloticase, uma uricase peguilada recombinante, o lesinurade, um novo uricosúrico inibidor do URAT1, aprovado pela Agência Nacional de Vigilância Sanitária (Anvisa), e os inibidores da IL-1 anakinra, rilonacepte e canakinumabe.[34,35]

Tratamento da gota e comorbidades. Em pessoas hipertensas em uso de diuréticos, pode-se considerar a troca para outro anti-hipertensivo, embora o controle da hipertensão e do risco cardiovascular possa justificar a manutenção de tiazídicos.[20]

Da mesma forma, nos pacientes com IC, é preferível manter o diurético e realizar terapia hipouricemiante. Especial atenção deve ser dada quanto ao uso de anti-inflamatórios no grupo de pessoas com IC, pois há estudos observacionais que associam internações por descompensação da IC com o uso recente de AINEs.[36] Quando possível, a troca do diurético losartana, e os inibidores de canais de cálcio seriam preferidos devido ao efeito hipouricemiante.

O consumo líquido médio de 2 L de água é especialmente indicado para pessoas com urolitíase (mas atenção para risco de congestão em pessoas com IC). A alcalinização da urina com citrato de potássio (60 mEq/dia) pode ser necessária em formadores recorrentes de cálculos.

> ### Dicas
> ▶ Sempre ficar atento para a possibilidade do diagnóstico diferencial de artrite séptica (uma urgência médica) em pessoas com monoartrite.
> ▶ Fornecer à pessoa um plano de crise, para garantir o pronto início de AINE, colchicina ou corticoide aos primeiros sintomas e reduzir o período de crise.
> ▶ Evitar o uso de altas doses de colchicina, que frequentemente causam diarreia. Preferir prescrição de menores doses, como 1 mg seguido 0,5 mg após 1 hora e manter até resolução da crise 0,5 mg, 2 a 4 vezes ao dia.
> ▶ Atentar para a toxicidade de AINEs e colchicina. A maioria das pessoas com gota é idosa, com perda de função renal e risco cardiovascular aumentado.
> ▶ Não suspender o alopurinol em pessoa que apresenta nova crise durante o tratamento hipouricemiante. Apenas associar terapia anti-inflamatória ou colchicina.
> ▶ A realização de punção do joelho para fins diagnósticos ou para infiltração com corticoide em pessoas com monoartrite dessa articulação e para outras situações é muito útil para o médico de família e comunidade. Há diversas fontes bibliográficas descrevendo sua técnica.

Quando referenciar

Pessoas que não respondem ao tratamento com alopurinol devem ser referenciadas ao reumatologista. O uso de associação com uricosúricos antes do referenciamento é uma alternativa, conforme a experiência do médico. Em alguns casos, estará recomendada a substituição do alopurinol por hipouricemiante uricosúrico ou a combinação de tratamentos.

Dúvidas no diagnóstico ou na apresentação da doença de evolução atípica também podem ser auxiliadas pelo reumatologista. Há raras apresentações de hiperprodução de ácido úrico associado a condições genéticas.

> ### Erros mais frequentemente cometidos
> *Erros no diagnóstico diferencial*
> ▶ Atribuir toda monoartrite a quadro crônico de osteoartrose.
> ▶ Ignorar artrite séptica ou manifestação inicial de uma poliartrite, como artrite reumatoide (AR).
> ▶ Excluir gota em pessoa com ácido úrico normal.

> *Erros no tratamento*
> ▶ Na crise, usar subdoses de anti-inflamatórios ou doses excessivas de colchicina.
> ▶ Iniciar ou suspender alopurinol durante crise ou sem uso concomitante de colchicina ou AINE para profilaxia.
> ▶ Suspender diurético em pessoas com IC ou com hipertensão mal-controlada e alto risco cardiovascular.
> ▶ Suspender AAS em baixa dose em pessoas com alto risco cardiovascular.
> ▶ Iniciar alopurinol de rotina, para todas as pessoas em primeiro episódio de gota, sem discutir com elas os riscos e os benefícios.

Prognóstico e complicações possíveis

A gota costuma ser uma condição de tratamento para toda a vida, que traz muito desconforto, mas de baixo risco de grandes complicações. A partir do surgimento dos hipouricemiantes, tornaram-se mais raras pessoas com tofos disseminados ou nefropatia por urato. Episódios repetitivos de artrite por gota levam a dano articular progressivo, à dor e a perdas funcionais.[4]

Atividades preventivas e de educação

Dieta e exercícios, bem como prevenção secundária, estão discutidos nas seções anteriores.

Papel da equipe multiprofissional

A equipe multiprofissional tem um papel semelhante tanto no acompanhamento da gota e motivação/orientação de mudanças de hábitos como na integração com as ações necessárias para o manejo das comorbidades prevalentes, especialmente nos fatores de risco para doença cardiovascular e renal. Nesse sentido, são dadas algumas atribuições:

Enfermeiro: Além de apoiar o paciente no autocuidado e poder reforçar a adesão aos cuidados alimentares e ao uso das medicações em equipes sem nutricionista e farmacêutico, o enfermeiro deverá estar atento na identificação dos fatores de risco relacionados ao perfil do paciente com gota e orientação para sua mudança. Estudo sobre o efeito de orientações educativas ao paciente pelo enfermeiro demonstrou melhora no controle da doença.[37]

Nutricionista: Avaliação e orientação da dieta citada como nas orientações das especificidades na alimentação de pacientes com nefropatia ou com comorbidades associadas ao alto risco cardiovascular.

Farmacêutico: Orientação na assistência farmacêutica, revisando o uso da medicação, o plano de crise que aumente a chance do início do uso da medicação de crise nas primeiras 12 horas e alertando o médico quanto a potenciais riscos com interações com outras medicações ou prescritas *a posteriori*, em especial com colchicina, AINEs e alopurinol.

Fisioterapeuta: Embora mais raro hoje em dia, o paciente com gota tofácea crônica será candidato a manejo para reabilitação de alterações degenerativas articulares.

ÁRVORE DE DECISÃO

Tratamento da gota

Mono ou oligoartrite sugestiva de gota → Afastar artrite séptica / Avaliar diagnóstico diferencial

Iniciar tratamento da crise assim que possível (< 12 h) e conforme perfil do paciente:
– Gelo 30 minutos, 4x ao dia, e repouso
– Anti-inflamatório não esteroide (AINE) ou
– Colchicina 1 mg + 0,5 mg após 1 hora; 0,5 mg, 2 a 3x ao dia até resolução ou
– Prednisona 30 a 35 mg/dia - 5 dias ou
– Corticoide intramuscular, intra-arterial, intravenosa
– Não interromper alopurinol em pacientes que já venham em uso
– Solicitar exames para coleta em retorno em 4 a 6 semanas: ácido úrico, creatinina, ureia, hemograma, glicose e perfil lipídico
– Retorno antes se piora ou ausência de resposta

Resolução da crise?

- **Sim:**
  Reavaliação em 4 a 6 semanas:
  – Revisar diagnóstico e resposta ao tratamento da crise
  – Oferecer plano de crise para tratamento precoce de futuras crises
  – Avaliar mudança de estilo de vida (dieta, exercício, álcool, refrigerantes/bebidas ricas em frutose)
  – Avaliar risco cardiovascular (obesidade, hipertensão, perfil lipídico, diabetes melito) e função renal
  – Reavaliar medicações em uso (diuréticos)
  – Discutir tratamento hipouricemiante com paciente

- **Não:**
  Retorno precoce
  Reavaliar diagnóstico diferencial
  Se gota, associar segunda medicação:
  Colchicina + AINE ou corticoide

Indicação de hipouricemiante (qualquer critério a seguir):
– Crises repetidas com intervalo menor do que 1 ano
– Presença de tofo ou artropatia crônica
– Cálculos urinários ou taxa de filtração glomerular < 60 mL/min
– Necessidade de manter uso de diuréticos
– Ácido úrico maior do que 10
– Decisão compartilhada com paciente

- **Não:**
  Todos os pacientes:
  – Educar paciente quanto à doença
  – Fornecer plano de crise para artrite
  – Otimizar peso/modificar dieta/reduzir consumo de álcool
  – Interromper diurético (se riscos superarem benefícios)
  – Tratar fatores de risco cardiovasculares
  – Reavaliar início/monitorar tratamento hipouricemiante com paciente

- **Sim:**
  Iniciando hipouricemiante:
  – Primeira escolha de tratamento: alopurinol
  – Iniciar dose baixa, de 50 a 100 mg por dia
  – Titular alopurinol com aumentos de 50-100 mg a cada 4 semanas, dependendo do nível do ácido úrico
  – Alvo do ácido úrico: < 5 mg/dL
  – Dose máxima de 900 mg/dia (considerando função renal)
  – Manter profilaxia por 6 meses (colchicina 0,5 mg, 1 a 2x ao dia, OU AINE + IBP)
  – Não interromper alopurinol durante crises

Nível do ácido úrico sérico (< 5 mg/dL)

- **Não:**
  Ácido úrico > 5 mg/dL, apesar do escalonamento de dose OU intolerância ao alopurinol OU insuficiência renal não permite chegar à dose necessária

  Uricosúria de 24 horas normal ou reduzida:
  – Considerar adição ou troca para probenecide ou benzbromarona em pacientes sem contraindicações (avaliar litíase e função renal)
  – Titular dose a cada 4 semanas conforme ácido úrico sérico
  Avaliar disponibilidade de febuxostat no Brasil*

  *Não disponível no momento da redação deste capítulo.

  Considerar referenciamento ao reumatologista

- **Sim:**
  "Cura" clínica: resolução de tofos, ausência de crises

  - **Sim:**
    Considerar redução do hipouricemiante para manter ácido úrico entre 5 e 6 mg/dL
    Repetir ácido úrico sérico anualmente para vigiar manutenção do alvo (se não, ajustar dose do hipouricemiante)
    Continuar hipouricemiante por toda a vida do paciente ou discutir suspensão com paciente, se fatores de risco modificáveis forem adequadamente corrigidos após período sem crises

AINE, anti-inflamatório não esteroide; IBP, inibidor da bomba de prótons.

REFERÊNCIAS

1. Mikuls TR, Farrar JT, Bilker WB, Fernandes S, Schumacher HR Jr, Saag KG. Gout epidemiology: results from the UK General Practice Research Database, 1990-1999. Ann Rheum Dis. 2005;64(2):267-72.

2. Luk AJ, Simkin PA. Epidemiology of hyperuricemia and gout. Am J Manag Care. 2005;11(15 Suppl):S435-42; quiz S465-8.

3. Zhu Y, Pandya BJ, Choi HK. Prevalence of gout and hyperuricemia in the US general population: the National Health and Nutrition Examination Survey 2007-2008. Arthritis Rheum. 2011;63(10):3136-41.

4. National Health Service and Clinical Excellence. Clinical knowledge summaries [Internet]. London; 2011 [capturado em 17 jan. 2018]. Disponível em: https://cks.nice.org.uk/gout.

5. Jordan KM, Cameron JS, Snaith M, Zhang W, Doherty M, Seckl J, et al. British Society for Rheumatology and British Health Professionals in Rheumatology Standards, Guidelines and Audit Working Group (SGAWG). Rheumatology (Oxford). 2007;46(8):1372-4.

6. Becker MA. Clinical manifestations and diagnosis of gout [Internet]. Waltham: UpToDate; 2011 [capturado em 17 jan. 2018]. Disponível em: http://www.uptodate.com/contents/treatment-of-acute-gout?source=search_result&search=gout&selectedTitle=1~131.

7. Teng GG, Ang LW, Saag KG, Yu MC, Yuan JM, Koh WP. Mortality due to coronary heart disease and kidney disease among middle-aged and elderly men and women with gout in the Singapore Chinese Health Study. Ann Rheum Dis. 2012;71(6):924-8.

8. Goicoechea M, de Vinuesa SG, Verdalles U, Ruiz-Caro C, Ampuero J, Rincón A, et al. Effect of allopurinol in chronic kidney disease progression and cardiovascular risk. Clin J Am Soc Nephrol. 2010;5(8):1388-93.

9. Campion EW, Glynn RJ, DeLabry LO. Asymptomatic hyperuricemia. Risks and consequences in the Normative Aging Study. Am J Med. 1987;82(3):421-6.

10. Wortmann RL. Gout and hyperuricemia. In: Firestein GS, Budd RC, Harris Jr ED, editors. Kelley's textbook of rheumatology. Philadelphia: Saunders; 2009.

11. Roddy E, Doherty M. Epidemiology of gout. Arthritis Res Ther. 2010;12(6):223.

12. Gupta MN, Sturrock RD, Field M. A prospective 2-year study of 75 patients with adult-onset septic arthritis. Rheumatology (Oxford). 2001;40(1):24-30.

13. Neogi T, Jansen TL, Dalbeth N, Fransen J, Schumacher HR, Berendsen D, et al. 2015 Gout classification criteria: an American College of Rheumatology/European League Against Rheumatism collaborative initiative. Ann Rheum Dis. 2015;74(10):1789-98.

14. Coakley G, Mathews C, Field M, Jones A, Kingsley G, Walker D, et al. BSR & BHPR, BOA, RCGP and BSAC guidelines for management of the hot swollen joint in adults. Rheumatology (Oxford). 2006;45(8):1039-41.

15. Underwood M. Gota. In: British Medical Journal. Evidência clínica conciso: a fonte internacional das melhores evidências disponíveis para cuidados de saúde efetivos. Porto Alegre: Artmed; 2005.

16. Wallace SL, Robinson H, Masi AT, Decker JL, McCarty DJ, Yü TF. Preliminary criteria for the classification of the acute arthritis of primary gout. Arthritis Rheum. 1977;20(3):895-900.

17. Ranzolin A, Lottermann A, von Mühlen CA. Monoartrites. In: Duncan B, Schmidt MI, Giugliani E, organizadores. Medicina ambulatorial: condutas de atenção primária baseadas em evidências. 4. ed. Porto Alegre: Artmed; 2014.

18. Zhang W, Doherty M, Bardin T, Pascual E, Barskova V, Conaghan P, et al. EULAR evidence based recommendations for gout. Part II: management. Report of a task force of the EULAR Standing Committee for International Clinical Studies Including Therapeutics (ESCISIT). Ann Rheum Dis. 2006;65(10):1312-24.

19. Sutaria S, Katbamna R, Underwood M. Effectiveness of interventions for the treatment of acute and prevention of recurrent gout-a systematic review. Rheumatology (Oxford). 2006;45(11):1422-31.

20. Khanna D, FitzGerald JD, Khanna PP, Bae S, Singh M, Neogi T, et al. 2012 American College of Rheumatology guidelines for management of gout. Part 1: systematic nonpharmacologic and pharmacologic therapeutic approaches to hyperuricemia. Arthritis Care Res. 2012;64(10):1431-46.

21. Khanna D, FitzGerald JD, Khanna PP, Bae S, Singh M, Neogi T, et al. 2012 American College of Rheumatology guidelines for management of gout. Part 2: therapy and antiinflammatory prophylaxis of acute gouty arthritis. Arthritis Care Res. 2012;64(10):1447-61.

22. Richette P, Doherty M, Pascual E, Barskova V, Becce F, Castañeda-Sanabria J, et al. 2016 updated EULAR evidence-based recommendations for the management of gout. Ann Rheum Dis. 2017;76(1):29-42.

23. Hui M, Carr A, Cameron S, Davenport G, Doherty M, Forrester H, et al. The British Society for Rheumatology Guideline for the Management of Gout. Rheumatology (Oxford). 2017;56(7):1056-9.

24. Schlesinger N, Detry MA, Holland BK, Baker DG, Beutler AM, Rull M, et al. Local ice therapy during bouts of acute gouty arthritis. J Rheumatol. 2002;29(2):331-4.

25. Burmester G, Lanas A, Biasucci L, Hermann M, Lohmander S, Olivieri I, et al. Concise report: the appropriate use of non-steroidal anti-inflammatory drugs in rheumatic disease: opinions of a multidisciplinary European expert panel. Ann Rheum Dis. 2011;70(5):818-22.

26. Terkeltaub RA, Furst DE, Bennett K, Kook KA, Crockett RS, Davis MW. High versus low dosing of oral colchicine for early acute gout flare: Twentyfour-hour outcome of the first multicenter, randomized, double-blind, placebo-controlled, parallel-group, dosecomparison colchicine study. Arthritis Rheum 2010;62(4):1060-8.

27. Winzenberg T, Buchbinder R. Cochrane musculoskeletal group review: acute gout. Steroids or NSAIDs? Let this overview from the Cochrane Group help you decide what's best for your patient. J Fam Pract. 2009;58(7):E1-4.

28. Fernández C, Noguera R, González JA, Pascual E. Treatment of acute attacks of gout with a small dose of intraarticular triamcinolone acetonide. J Rheumatol. 1999;26(10):2285-6.

29. Ferraz MB, O'Brien B. A cost effectiveness analysis of urate lowering drugs in nontophaceous recurrent gouty arthritis. J Rheumatol. 1995;22(5):908-14.

30. Richette P, Bardin T. Gout. Lancet. 2010;375(9711):318-28.

31. Stamp LK, O'Donnell JL, Zhang M, James J, Frampton C, Barclay ML, et al. Using allopurinol above the dose based on creatinine clearance is effective and safe in patients with chronic gout, including those with renal impairment. Arthritis Rheum. 2011;63(2):412-21.

32. Dalbeth N, Saag KG, Palmer W, Choi HK, Hunt B, MacDonald P, et al. Overall reduction in acute flares during treatment with febuxostat compared with placebo over 2 years in patients with early gout [abstract]. Arthritis Rheumatol. 2016;68(suppl 10).

33. Azevedo VF, Lopes MP, Catholino NM, Paiva ES, Araújo VA, Pinheiro GRC. Critical revision of the medical treatment of gout in Brazil. Rev Bras Reumatol Engl Ed. 2017;57(4):346-55.

34. Rider TG, Jordan KM. The modern management of gout. Rheumatology (Oxford). 2010;49(1):5-14.

35. Burns CM, Wortmann RL. Gout therapeutics: new drugs for an old disease. Lancet. 2011;377(9760):165-77.

36. Spieker LE, Ruschitzka FT, Lüscher TF, Noll G. The management of hyperuricemia and gout in patients with heart failure. Eur J Heart Fail. 2002;4(4):403-10.

37. Rees F, Jenkins W, Doherty M. Patients with gout adhere to curative treatment if informed appropriately: proof-of-concept observational study. Ann Rheum Dis. 2013;72(6):826-30.

CAPÍTULO 221

Osteoporose

Camila Ament Giuliani dos Santos Franco
Patrícia Carla Gandin Pereira
Felipe Eduardo Broering

Aspectos-chave

▶ A prevalência de osteoporose aumenta com a idade, refletindo a diminuição da densidade óssea, principalmente em mulheres. Há um aumento no risco de fraturas, decorrentes da maior probabilidade de quedas com a idade mais avançada.

▶ Devem-se pesquisar sobre os fatores de risco para osteoporose e, sobretudo, os fatores de risco para fraturas.

▶ O exame de excelência para o diagnóstico de osteoporose é a densitometria óssea, que deve ser realizada de forma criteriosa.

▶ O tratamento consiste em dieta adequada, atividade física, prevenção de quedas, exposição apropriada ao sol, além do uso de fármacos, quando necessário.

▶ Não existe evidência suficiente para indicar a suplementação de cálcio e vitamina D para prevenção ou tratamento da osteoporose.[1]

Caso clínico 1: a cuidadora

Sra. Ivone, 67 anos, branca, do lar, queixa-se de dor lombar depois de batida no quadril há 1 mês. Apresentou melhora parcial da dor com uso de paracetamol. Nega episódios anteriores e nega irradiação. Refere ter tido fratura do fêmur há aproximadamente 15 anos, logo depois da menopausa. Mora com seu esposo, Sebastião, que é acamado há 1 ano, decorrente de acidente vascular cerebral (AVC), sendo a única cuidadora do marido. Sente-se um pouco cansada com o excesso de atividades, porém não vê possibilidade de ajuda nos cuidados, visto que os filhos, João e Solange, moram em outro Estado. Aumentou de peso nos últimos meses por não ter mais tempo para realizar atividade física. Voltou a fumar há 8 meses, pois é a única forma de ficar tranquila. Nega outros problemas de saúde. Antecedentes familiares: pai falecido por causa natural, aos 97 anos, e mãe falecida aos 80 anos, por complicações após queda.

Caso clínico 2: a atleta

Sra. Lourdes, 60 anos, cabeleireira, procura seu médico de família e comunidade porque gostaria de fazer exames para saber se tem osteoporose, em especial a dosagem de vitamina D. Ela sempre praticou atividade física e atualmente realiza musculação 3 vezes por semana e caminhadas 5 vezes por semana. Sua dieta é rica em legumes, verduras e frutas, come pouco carboidrato e açúcar. Sempre esteve no peso adequado, não fuma ou bebe. Não tem nenhuma comorbidade e gostaria de tomar cálcio e vitamina D para prevenir doenças.

Teste seu conhecimento

1. São fatores que implicam menor risco para osteoporose:
   a. Idade avançada e prática de atividade física
   b. Atividade física regular e exposição à luz solar
   c. Suplementação com cálcio e gênero feminino
   d. Alto consumo de café e uso crônico de benzodiazepínico

2. O diagnóstico de osteoporose é realizado por meio de:
   a. Densitometria óssea com o T-score menor do que –1,0 desvio-padrão
   b. Ultrassonografia de calcâneo que evidencia T-score menor do que 0 desvio-padrão
   c. Ultrassonografia de calcâneo com perda óssea
   d. Densitometria óssea com o T-score menor do que –2,5 desvios-padrão

3. Para pessoas como a Sra. Ivone, do Caso clínico 1, é indispensável?
   a. Indicar mudanças no domicílio para prevenção de quedas
   b. Iniciar antidepressivos tricíclicos, pois, além de aumentarem o limiar da dor, tratariam os sintomas depressivos
   c. Iniciar atividade física de alto impacto
   d. Iniciar tratamento com anti-inflamatório por 5 dias e orientar a participação no grupo de cuidadores na unidade de saúde

4. Qual é a conduta mais indicada para tratamento de osteoporose?
   a. Atividade física, dieta rica em proteínas e suplementação de cálcio com vitamina D
   b. Alendronato e perda de peso
   c. Atividade física, dieta rica em cálcio e alendronato
   d. Atividade física, suplementação de cálcio e vitamina D e alendronato

5. No Caso clínico 2, o que o médico de família e comunidade deve dizer a Sra. Lourdes em relação ao seu pedido de exame e de suplementar vitaminas?
   a. O médico deve solicitar densitometria, pois a paciente já tem 60 anos e deve ser introduzido carbonato de cálcio vitamina D para toda mulher na menopausa
   b. No caso apresentado, não há fatores de risco que sugerem investigação de osteoporose para a Sra. Lourdes, e a suplementação com cálcio e vitamina D não tem evidência suficiente para que seja indicada

c. Toda mulher após a menopausa deve ter a vitamina D dosada, bem como utilizar carbonato de cálcio e vitamina D como prevenção
d. O médico deve solicitar dosagem de vitamina D e de cálcio, não sendo necessário solicitar densitometria, pois a Sra. Lourdes não tem fatores de risco para osteoporose. Caso as dosagens venham alteradas, tanto cálcio quanto a vitamina D devem ser suplementadas

Respostas: 1B, 2D, 3A, 4C, 5B

Do que se trata

A osteoporose é definida como a redução da densidade mineral óssea (DMO), tendo como causa a deterioração microarquitetural do tecido ósseo, que leva à fragilidade óssea e, consequentemente, ao aumento no risco de fraturas.[1]

A prevalência de osteoporose aumenta com a idade, refletindo a diminuição da densidade óssea, principalmente em mulheres. Essa perda óssea acompanha um aumento no risco de fraturas decorrente da maior probabilidade de quedas com a idade mais avançada.

A osteoporose incide em aproximadamente 11,7% da população brasileira com mais de 60 anos, sendo um importante problema de saúde pública no Brasil.[2] Nos EUA, 1,5 milhão de pessoas sofrem fratura decorrentes de osteoporose por ano.[3] O gasto com osteoporose no Brasil, no ano de 2009, pelo Sistema Único de Saúde (SUS) foi de R$57,61 milhões, com internamentos, e R$24,77 milhões, com medicamentos.[4]

As fraturas osteoporóticas produzem graves consequências físicas e psicológicas, afetando a qualidade de vida desses indivíduos e de seus cuidadores e familiares. Sabidamente, a fratura prévia é o principal fator de risco para fraturas subsequentes, porém apenas 28% dos idosos com reincidência de fratura recebem tratamento para osteoporose, e, na população idosa geral, após internação por fratura, apenas 11,6% recebem um adequado tratamento.[5]

A osteoporose pode acometer somente um osso, porém, na maior parte das vezes, tem acometimentos múltiplos, sendo os locais mais comprometidos a coluna vertebral, o fêmur (em especial o colo), o antebraço e o quadril. Considera-se a fratura de quadril a mais séria, pois tem uma mortalidade imediata em torno de 12% e um aumento de mortalidade tardia que se aproxima de 20% em 1 ano.[6] A osteoporose apresenta mortalidade devido a fraturas semelhantes ao câncer de mama ou ao AVC.[7]

O que pode ocasionar

A osteoporose pode ocorrer por defeito na absorção de massa óssea e/ou na acelerada perda óssea. Em indivíduos normais, o aumento da massa óssea acontece até os 20 anos de idade. Entre 20 e 40 anos, há um remodelamento ósseo e, a partir dos 40 anos, acontece uma perda da massa óssea[8] de aproximadamente 0,7% ao ano. É de suma importância a orientação para adequados hábitos de vida em todo o ciclo vital, em especial na adolescência, quando ocorre grande aumento da massa óssea.

O esqueleto humano é composto por 80% de osso cortical e 20% de osso trabecular. A formação que é realizada pelos osteoclastos e a reabsorção óssea, desempenhada pelos osteoblastos, são processos contínuos que estão em harmonia. Fisiologicamente, cerca de 10% do esqueleto é remodelado em um ano, prevenindo, assim, seu dano.[8]

Em mulheres, a perda de massa óssea é acelerada após a menopausa pela deficiência de estrogênio, que inibe a ação dos osteoclastos, com um período de aproximadamente 5 anos de reabsorção óssea aumentada,[8] permanecendo a perda após esse período. Incide prevalentemente em brancos e asiáticos, seguidos por pardos e negros.[4]

A osteoporose nos homens, em 50% dos casos, tem uma causa secundária, sendo as causas mais comuns, na atenção primária à saúde (APS), o abuso de álcool e o uso crônico de glicocorticoides.[9]

A doença pode ser primária ou secundária a uma série de distúrbios (Quadro 221.1). É classificada como primária quando a doença resulta do processo fisiológico de redução da massa óssea, sem outros fatores causais, tendo como causas principais a menopausa e a senilidade,[9] como descrito.

O médico de família deve estar atento para identificar fatores de risco da patologia, agindo ativamente na prevenção da osteoporose, para que regiões que apresentam maior probabilidade de desenvolvimento da doença sejam identificadas e trabalhadas, estabelecendo-se medidas de promoção e prevenção.[10]

Quadro 221.1 | **Principais causas de osteoporose secundária**

Doenças endócrinas

- ▶ Hipogonadismo
- ▶ Hipertireoidismo
- ▶ Hiperparatireoidismo
- ▶ Síndrome de Cushing
- ▶ Hiperprolactinemia
- ▶ DM

Doenças inflamatórias

- ▶ Doença inflamatória óssea
- ▶ Espondilite anquilosante
- ▶ AR
- ▶ LES

Fármacos

- ▶ Glicocorticoides
- ▶ Agonista do GnRH
- ▶ Lítio
- ▶ Acetato de medroxiprogesterona
- ▶ IBPs e bloqueadores H2 (alumínio)
- ▶ Diuréticos de alça
- ▶ Ciclosporina
- ▶ Excesso de vitamina A
- ▶ Levotiroxina
- ▶ Sedativos
- ▶ Anticonvulsivantes
- ▶ Excesso de álcool
- ▶ Heparina

(Continua)

Quadro 221.1 | **Principais causas de osteoporose secundária** *(Continuação)*

Doenças gastrintestinais
- Má absorção
- Doença hepática crônica
- DII
- Cirurgias do aparelho gastrintestinal

Miscelânea
- Mieloma
- Homocistinúria
- Anorexia nervosa
- Atletas de alta *performance* (amenorreia de atleta)
- Infecção por HIV
- LRC
- Mastocitose sistêmica
- Imobilização
- Dieta pobre em cálcio e vitamina D
- Alto consumo de café ou de sal
- Baixo peso
- ATR
- Neoplasia do sistema hematopoético
- Tabagismo
- Nutrição parenteral
- Depressão
- ICC
- Escoliose idiopática

GnRH, hormônio liberador de gonadotrofina; DM, diabetes melito; AR, artrite reumatoide; LES, lúpus eritematoso sistêmico; IBPs, inibidores de bomba de prótons; DII, doença inflamatória intestinal; HIV, vírus da imunodeficiência humana; LRC, lesão renal crônica; ATR, acidose tubular renal; ICC, insuficiência cardíaca congestiva.

Fonte: Cosman e colaboradores.[9]

Quadro 221.2 | **Fatores de risco incluídos no modelo de avaliação de risco da Organização Mundial da Saúde**

- Idade atual, gênero e estatura
- AR
- História familiar de fratura de quadril
- Baixo IMC
- Consumo de álcool (três ou mais doses/dia)
- Fratura prévia por osteoporose
- Osteoporose secundária
- Evidência de osteoporose em densitometria óssea
- Tabagismo
- Uso de glicocorticoide ≥ 5 mg de prednisona por dia por ≥ 3 meses

IMC, índice de massa corporal; AR artrite reumatoide.
Fonte: Cosman e colaboradores.[9]

O que fazer

Anamnese

A osteoporose é uma doença predominantemente assintomática até que a fratura ocorra. Pode apresentar dor aguda dorsal, cifose, podendo levar à dor crônica, à restrição de movimentos e até à imobilização total, diminuindo a qualidade de vida das pessoas,[6] com importante interferência na sua vida social e na relação familiar. Há evidências de que todas as doenças mediadas por osteoclastos sejam dolorosas. A osteoporose talvez seja a menos dolorosa, ou a dor possa passar despercebida por ser mais branda. Muitas lombalgias e dorsalgias podem ser de origem osteoporótica, alertando para a importância de se avaliar a possibilidade de osteoporose.[11]

Durante a anamnese, devem-se pesquisar sobre os fatores de risco de osteoporose, que são principalmente: inatividade física, tabagismo, baixo peso corporal, história de fraturas, uso crônico de glicocorticoides, quedas (incluir demências, alterações visuais e alterações mecânicas), consumo excessivo de álcool, idade avançada e causas secundárias.[9,12,13] Devem-se pesquisar os fatores expostos no Quadro 221.1, dando especial importância aos fatores de risco incluídos no modelo de avaliação de risco da Organização Mundial da Saúde (OMS)[9,12] (Quadro 221.2).

No Brasil, os riscos associados a fraturas foram: idade, história familiar de fratura, atividade física, tabagismo atual, quedas, qualidade de vida, consumo de alimentos, presença de diabetes melito (DM) e uso crônico de benzodiazepínicos.[14] Assim, esses fatores podem auxiliar na seleção de indivíduos que deveriam realizar densitometria óssea, distinguindo indivíduos de maior risco para fratura daqueles de menor risco.

Para o auxílio do diagnóstico de osteoporose a Organização Mundial da Saúde (OMS) criou o *fracturerisk assessment tool* (FRAX), uma ferramenta com o objetivo de calcular o risco em 10 anos que a pessoa tem de sofrer alguma fratura relevante (fratura de vértebra, úmero, quadril ou antebraço).[1] Essa ferramenta pode ser acessada pelo *site*: https://www.sheffield.ac.uk/FRAX/tool.jsp?lang=pt.[12] Pode-se utilizar o FRAX para avaliar o risco de osteoporose em mulheres com menos de 65 anos.[15]

Exame físico

No exame físico, deve-se realizar a medida do peso e da estatura (perda documentada de 2 cm ou perda referida de 4 cm indica suspeita de osteoporose), bem como observar a presença de hipercifose dorsal, protrusão de abdome, outras deformidades esqueléticas e sinais físicos de doenças associadas à osteoporose.[13,14]

Exames complementares

A densitometria óssea, geralmente chamada por *dual-energy x-ray absorptiometry* (DEXA), é considerada o exame padrão-ouro para o diagnóstico de osteoporose.[7,16] Os exames de laboratório (bioquímico, urina e hormônios) são restritos à pesquisa de osteoporose secundária, sendo realizados previamente à introdução da terapêutica medicamentosa. Dentre os exames laboratoriais mais solicitados, estão: cálcio urinário, tireotrofina (TSH), eletrólitos, creatinina (Cr) e 25(OH)D sérico. Entretanto, esses exames só devem ser solicitados quando se suspeita fortemente de osteoporose secundária.[1] Na população brasileira, não foi encontrada correlação entre déficit de vitamina D e osteoporose, portanto, a dosagem sistemática de vitamina D não deve ser solicitada.[17]

A radiografia simples não é considerada exame diagnóstico, pois, para se evidenciar alteração na densidade óssea, já deve ter ocorrido perda de 30% da massa óssea.[13]

Densitometria óssea

A utilização da densitometria para todas as mulheres com mais de 50 anos ou menopausadas, como exame de rastreamento, não apresenta evidência científica[16] por apresentar baixo poder preditivo e alto custo. Sabe-se que o T-score indica risco relativo, e não risco absoluto para fraturas. Em torno de 80% das fraturas osteoporóticas acontecem em pessoas com escore-T superior a –2,5 desvios-padrão.[1] Assim, a densitometria óssea é recomendada nos seguintes casos:[9,13]

- Mulheres ≥ 65 anos ou homens ≥ 70 anos (B)[9,18,19] independentemente de outros fatores.
- Mulheres na pós-menopausa e homens entre 50 e 69 anos com fatores de risco para fratura (um fator de causa secundária ou dois fatores relacionados ao estilo de vida). Se o exame for normal, repetir a cada 5 anos.
- Quando ocorrer fratura em indivíduos > 50 anos, para determinação da gravidade da doença.
- Para acompanhamento da eficácia do tratamento a cada 2 anos.
- Adultos com comorbidades ou em uso crônico de medicamentos (em especial glicocorticoide 5 mg ao dia por mais de 3 meses) que podem estar associados à perda de massa óssea.
- Evidência de osteoporose em radiografia simples.[6]

O diagnóstico de osteoporose pode ser feito em mulheres menopausadas e em homens com idade > 50 anos, se houver um escore-T (comparados à média das pessoas de 20 anos de idade) igual ou inferior a (–2,5) em qualquer um dos seguintes sítios ósseos, mesmo na ausência de história de fratura osteoporótica: fêmur proximal (colo femoral e fêmur total), coluna lombar (L1-L4) e rádio 33% (diáfise do rádio, com predomínio do osso cortical) (ver Tabela 221.1).[9,11]

Na densitometria óssea em mulheres na menacme e em homens com menos de 50 anos, deve ser usado o escore-Z (número de desvios-padrão da média de uma população do mesmo sexo e raça do indivíduo). O escore-Z ≤ a –2,0 desvios-padrão é definido como "abaixo da faixa esperada para a idade", e um escore-Z acima de –2,0 desvios-padrão deve ser classificado como "dentro dos limites esperados para a idade". O termo osteoporose pode ser utilizado, mas o termo "abaixo da faixa esperada para a idade" deve ser preferível, pois indivíduos jovens com baixa densidade óssea não apresentam necessariamente elevado risco para fraturas.[1]

A ultrassonografia (US) de calcâneo, em revisão sistemática recente, mostrou-se um método potencialmente válido para rastreamento da osteoporose. Contudo, não existe evidência suficiente para fixar valores confiáveis que determinam osteoporose por esse exame de imagem, não devendo ser solicitada para a confirmação do diagnóstico.[22]

A osteoporose não pode ser diagnosticada em homens saudáveis com menos de 50 anos ou em mulheres saudáveis com menos de 40 anos, fundamentando-se exclusivamente na densidade óssea. Porém, se existir uma causa secundária definida, os termos osteoporose ou osteopenia podem ser utilizados.[9]

Não há consenso sobre de quanto em quanto tempo a pesquisa de osteoporose deve ser realizada, novamente, após a realização de uma densitometria normal; entretanto, há indícios de que se deve esperar pelo menos 5 anos[15] – a não ser que haja suspeita de osteoporose secundária.

Conduta proposta

Tratamento não farmacológico

A etiologia da osteoporose é multifatorial, sendo que aproximadamente entre 40 e 55% da DMO podem ser afetados por fatores relacionados ao estilo de vida.[16]

Detectar falhas no estilo de vida e evitar quedas provavelmente constituem a principal conduta em todos os níveis de prevenção. Mantendo-se a saúde musculoesquelética em geral e evitando-se as quedas, a imensa maioria dos casos de fraturas simplesmente não ocorre.

Muito antes da prescrição de fármacos, portanto, é papel fundamental que todos os profissionais de saúde orientem e eduquem as pessoas acerca das medidas não farmacológicas.

As recomendações no estilo de vida são para todas as pessoas e incluem:[23] exposição solar adequada e dieta balanceada com ingesta adequada de cálcio e outros minerais essenciais (A), adquirir ou manter um IMC entre 20 e 25 (A), exercícios regulares de fortalecimento muscular com carga, visando melhorar agilidade, força, postura, equilíbrio, DMO e reduzir o risco de quedas e fraturas (A), cessar o tabagismo (A) e evitar o excesso de álcool.

Exposição solar e dieta

O ideal é que uma dieta balanceada associada à adequada exposição solar possam suprir todas as necessidades de cálcio e outros minerais importantes no metabolismo ósseo e de vitamina D. Não há a intenção de entrar na extensa discussão acerca da importância do chamado "sistema endocrinológico vitamina D" no presente capítulo, mas sabe-se que a luz solar permite que se sintetize idealmente a vitamina D através da pele. De nada ou pouco adianta morar em um país tropical se não há exposição à radiação solar direta, ou viver protegido dela. Para que o processo de síntese endógena das moléculas do grupo vitamina D se inicie, é preciso que o indivíduo receba a luz solar direta, que alcançará as camadas lipídicas profundas da epiderme onde está armazenada a substância precursora, 7-deidrocolesterol (7-DHC); essa molécula será modificada pela radiação ultravioleta B em pré-vitamina D3 e na sequência em vitamina D3, passará posteriormente por transformações no fígado e rins até se transformar na molécula final, metabolicamente ativa, 1-α,25-diidroxi-vitamina D [$1,25(OH)_2D$ ou calcitriol], fundamental em inúmeros processos metabólicos em diferentes sistemas. O tempo de exposição e a proporção do corpo exposto necessários para uma adequada síntese de vitamina D_3 na pele são questões difíceis de serem definidas.[24] Habitualmente, 25% do corpo exposto por um quarto do tempo necessário para se produzir uma lesão eritematosa mínima permite que a pele sintetize o equivalente a 1.000 unidades de colecalciferol.[25] Generalizando, sem esquecer que generalizações em geral podem incorrer em erros, uma boa recomendação pode partir de aproximadamente 10 a 15

Tabela 221.1 | Densitometria óssea[20]

T-score	Risco de fratura	Categorização de massa óssea
≥ –1	–	Normal
–1 – –2,5	Aumentado em 4 vezes	Osteopenia
≤ –2,5	Aumentado em 8 vezes	Osteoporose
Com mais de uma fratura independentemente da massa óssea	Aumentado em 20 vezes	Osteoporose severa

Fonte: Cotran e colaboradores.[21]

minutos de luz solar direta em um período entre 10 e 15 horas no abdome ou nos braços, por exemplo, de duas a três vezes por semana; sendo que pessoas com tom de pele naturalmente mais escura requerem de três a cinco vezes mais tempo de exposição para produzir essa mesma quantidade de vitamina D.[25–27] É importante salientar que com o passar dos anos, tanto a epiderme como a derme ficam mais finas e há consequente diminuição da reserva de 7-DHC, portanto, idosos vão naturalmente diminuindo a capacidade de produção de vitamina D3.[24] Na APS, é importante dar especial atenção às pessoas acamadas, uma vez que recebem, na maioria das vezes, pouco sol e uma dieta inadequada, além da baixa mobilidade.

É possível que muitas pessoas não consigam produzir quantidades adequadas de vitamina D e, nesses casos, um aporte maior por meio de dieta e suplementação podem ser necessários. Lembrando que muitas fontes alimentares de vitamina D variam conforme a época do ano e a safra. As recomendações dietéticas para vitamina D variam, mas, no geral, no primeiro ano de vida, é de 400 U/dia, a partir de 1 ano; aos 70 anos, 600 U/dia; adultos acima de 70 anos, 800 U/dia.[26,27]

Uma adequada ingesta de cálcio, alguma vitamina D (já que a maior parte não vem da dieta) e proteínas levam à diminuição da remodelação óssea, maior retenção de cálcio, redução da perda óssea relacionada à idade e redução do risco de fraturas,[17] além de ser uma forma segura e eficaz de prevenção de osteoporose. A quantidade recomendada de cálcio elementar é de aproximadamente 1.200 mg/dia. Consumos superiores a 1.500 mg/dia têm um benefício limitado e podem aumentar o risco de desenvolver litíase renal ou doença cardiovascular.[10] A média de consumo em uma dieta normal é de aproximadamente 500 a 700 mg/dia (ver estimativa diária na Tabela 221.2). O ideal é garantir o aporte de cálcio na dieta, já que a suplementação não parece ser efetiva.[7]

A utilização de protetor solar em creme, que, na teoria, impede a síntese de vitamina D na pele, não evidenciou, na prática, tal resultado – provavelmente devido à irregularidade em passar o protetor ou porque em geral as pessoas não utilizam quantidade suficiente para promover o bloqueio total do sol.[28,29]

Não foram encontradas pesquisas de impacto correlacionando as roupas com proteção UV e a vitamina D.

Atividade física

Além de a atividade física regular ser fundamental na prevenção de osteoporose,[30] não há dúvidas quanto aos benefícios da prática exercícios para a saúde em geral (A).

Visto que o pico de massa óssea é atingido entre a adolescência e os 20 anos, encorajar exercícios nessa faixa etária, além de uma ótima prática de socialização, pode prevenir futuros riscos de osteoporose. No idoso, além de prevenir quedas, a prática de exercícios físicos melhora a marcha, aumenta a qualidade de vida,[31] além de favorecer a independência.

Exercícios de resistência podem ser mais benéficos, melhoram força, equilíbrio e aumentam a massa muscular, que pode beneficiar especificamente as pessoas com osteoporose por aumentar a massa óssea e diminuir o risco de quedas. Três componentes de um programa de exercícios necessário para um boa saúde óssea incluem impacto, fortalecimento e equilíbrio (A).[23]

Exercícios sem carga, como caminhadas, são sempre bem-vindos, porém exercícios com carga apresentam maior evidência na prevenção e no tratamento da osteoporose, pois fortalecem a musculatura, aumentam a agilidade, a força, melhoram a postura e o equilíbrio, além de diminuírem o risco de quedas (A).[1]

Prevenção de quedas

Como já mencionado, buscar um estilo de vida saudável e adequado para a prevenção e tratamento da osteoporose, assim como evitar que as quedas ocorram constituem a principal conduta a ser ativamente buscada pelos profissionais de saúde e população em geral.

As quedas são as principais causas de morte acidental em indivíduos maiores de 65 anos. São mais comuns em mulheres, porém a taxa de mortalidade é maior em homens. Evitar as quedas significa evitar 90% das causas de fratura de quadril.[16] Sendo assim, a orientação para mudança nos fatores ambientais é de fundamental importância (Quadro 221.3).

A investigação de distúrbios na visão deve sempre ser ativamente detectada pelos profissionais da saúde em geral,[32,33] assim como alterações da audição, do equilíbrio e da coordenação,

---

Tabela 221.2 | **Estimativa de consumo diário de cálcio na dieta**

Passo 1: estimativa da ingesta de cálcio vinda de alimentos ricos em cálcio*

Produto	Porções/dia	Ca estimado/porção, em mg	Ca, em mg
Leite (250 mL)	_____	X 300	= _____
Iogurte (170 mL)	_____	X 300	= _____
Queijo (30 g)	_____	X 200	= _____
Sucos e comidas Fortificadas	_____	X 80 a 1.000 **	= _____

Passo 2: Total acima + 250 mg para as fontes de laticínios = total de cálcio na dieta — Ca, em mg

= _____

*Cerca de 75 a 80% do cálcio consumidos na dieta americana é a partir de produtos lácteos.

**O teor de cálcio de alimentos fortificados varia.

Fonte: Cosman e colaboradores.[9]

Quadro 221.3 | **Orientação para mudança nos fatores ambientais**

Fatores ambientais

- Deve haver boa iluminação em todos os ambientes
- O quarto de dormir deve ser o mais próximo possível do banheiro
- Usar piso antiderrapante
- Retirar tapetes, móveis baixos e com cantos pontiagudos, não deixando objetos pequenos no chão
- Instalar tomadas a 1 metro do chão, e não no rodapé
- Deixar os objetos de uso diário facilmente alcançáveis, evitando a necessidade de se abaixar ou de ter de usar bancos ou escadas
- No banheiro, colocar piso antiderrapante, barras de apoio e cadeira estável para facilitar a lavagem dos pés
- Instalar corrimão nas escadas e marcar o final dos degraus com faixa antiderrapante

Fonte: Radominski e colaboradores.[16]

uso de medicamentos com efeitos colaterais que podem afetar o equilíbrio e problemas neurológicos.

Tabagismo e etilismo

O risco de fraturas (especialmente de quadril) aumenta tanto em mulheres quanto em homens com o alto consumo semanal de álcool (acima de 21 doses semanais).[15]

Vários estudos demonstram que o tabagismo diminui a densidade óssea, e que a cessação do tabagismo diminui o risco de quedas. A Associação Americana de Osteoporose incentiva fortemente os programas de cessação de tabagismo (ver Cap. 242, Tabagismo) e etilismo (ver Cap. 243, Dependência de álcool) como adjuvantes no tratamento de osteoporose.[15,32,34]

Dicas

▶ A osteoporose ocorre em 33% das mulheres e 16% dos homens maiores de 65 anos, porém a morbimortalidade decorrente de fratura é maior em homens.

▶ A pesquisa de fatores de risco deve ser sistematizada em consultas na APS.

▶ Os principais fatores de risco são: inatividade física, tabagismo, baixo peso corporal, história de fraturas, uso crônico de glicocorticoides, quedas, consumo excessivo de álcool, idade avançada e causas secundárias.

▶ Estudos brasileiros apontam o DM e o uso crônico de benzodiazepínico como importante fator de fraturas em pacientes com osteoporose.

▶ A história clínica, o exame físico e a densitometria óssea são as bases para o diagnóstico.

▶ O tratamento não medicamentoso, dieta adequada, exercício físico regular, prevenção de quedas, cessação do tabagismo e exposição apropriada ao sol são fundamentais no tratamento.

▶ O início do tratamento medicamentoso deve ser criterioso, colocando a segurança da pessoa em primeiro lugar

▶ Ao optar pelo tratamento medicamentoso, deve-se levar em conta: custo-efetividade-segurança e disponibilidade da medicação de acordo com a localidade.

▶ Explicar a necessidade da adesão e da continuidade do tratamento para a melhora do quadro clínico é fundamental.

▶ Como o consumo elevado de álcool e de tabaco estão diretamente relacionados à osteoporose, devem ser desencorajados.

▶ A abordagem com equipe multiprofissional é de fundamental importância, principalmente nas orientações sobre atividade física e prevenção de quedas.

Tratamento farmacológico

Mesmo que não se disponha no Brasil de instrumentos validados que associem os fatores de risco com a densitometria óssea, para medir o risco absoluto de fraturas osteoporóticas, é aconselhado considerá-los em conjunto antes da escolha do tratamento medicamentoso.[16]

É importante salientar que a eficácia comparada dos diferentes fármacos é desconhecida, assim como o tempo de tratamento, embora pacientes de alto risco possam se beneficiar de tratamentos mais longos; e embora o escore FRAX (avaliação de risco de fratura) seja largamente utilizado, existe uma ausência de evidências que liguem o uso deste escore à eficácia do tratamento.[35]

O tratamento medicamentoso está indicado para mulheres pós-menopausa e homens ≥ 50 anos que apresentem:[23]

- Fratura de vértebra ou de quadril (incluindo fratura vertebral assintomática) sem trauma maior (A1) – NNT 19-23 para prevenção de qualquer fratura clínica.
- Osteoporose documentada (T-score ≤ –2,5) em colo de fêmur, quadril total ou coluna por DEXA, após avaliação de causas secundárias (A2) – NNT 47-49 para prevenção de qualquer fratura nãovertebral.

Osteopenia ou baixa massa óssea (T-score entre –1,0 e –2,5 no colo do fêmur ou coluna) e uma probabilidade em 10 anos de uma fratura de quadril ≥ 3% ou uma probabilidade em 10 anos de uma fratura maior relacionada à osteoporose ≥ 20% de acordo com o algoritmo adaptado da OMS (FRAX), conforme os fatores de risco.[9,12](A3) – NNT 67 para prevenção de fraturas vertebrais (clínica e radiográfica).

- Pacientes em uso prolongado de glicocorticoides (A2).
- Homens com câncer de próstata em terapia de bloqueio androgênico que tenham alto risco de fratura de acordo com a FRAX (A2).

Os tratamentos para osteoporose devem ter a finalidade de diminuir o risco de fraturas. Para o sucesso do tratamento, é importante levar em conta a disponibilidade da medicação na rede local, o custo, as experiências prévias de tratamentos e a própria compreensão do indivíduo sobre a doença e suas consequências.

A Tabela 221.3 mostra os fármacos mais usados para o tratamento de osteoporose. No momento, o medicamento com maior acessibilidade na rede pública e com melhor custo-benefício no Brasil é o alendronato.

Os clássicos bifosfonados representam os fármacos de primeira escolha, e a teriparatida também pode ser considerada de primeira escolha para muitos pacientes com alto risco de fratura, mas, pelo elevado custo financeiro, normalmente não é a primeira escolha.

Embora sejam consideradas opções, várias diretrizes[23] não recomendam ou recomendam contra[35] a utilização dos seguintes medicamentos para o tratamento de osteoporose: estrogênios conjugados, terapia de reposição hormonal (TRH), sobretudo pelo risco de eventos tromboembólicos e câncer de mama se associados a progestagênios; e moduladores seletivos de receptores estrogênicos (SERM), raloxifeno, lasofoxifeno, tibolona, devido aos efeitos cardiovasculares, eventos tromboembólicos e cerebrovasculares. Denosumab e calcitonina apresentaram baixo nível de evidência em várias *coortes* e relevantes eventos adversos associados, incluindo câncer.

Seguimento

Não há consenso, mas não se recomenda uma monitoração frequente com densitometria, várias diretrizes a recomendavam a cada 1 ou 2 anos, mas, atualmente, pondera-se essa conduta, já que parece ter pouco efeito na mudança do tratamento ou na capacidade de prever suas respostas clínicas. A iniciativa internacional *Choosing Wisely*[36] recomenda no máximo a cada 2 anos, mas, normalmente, não há necessidade de uma nova densitometria dentro dos primeiros 3 anos de terapia com bifosfonados. Há, sim, uma preocupação em reavaliar a continuação de farmacoterapia após 3 a 5 anos, sugerindo-se interrupção do tratamento medicamentoso dentro desse período (*drug holi-*

Tabela 221.3 | Tratamento farmacológico

	Grupo medicamentoso	Opções	Dose	Risco
Antirreabsortivos	Bifosfonados (normalmente primeira-linha quando terapia farmacológica está indicada)	Alendronato (nível 1 para mulheres em climatério e 3 para homens)	10 mg/dia ou 70 mg/sem, VO (5 mg/dia para osteoporose induzida por corticosteroide)	Sintomas gastrintestinais leves a moderados, fratura subtrocantérica atípica, osteonecrose de mandíbula
		Risedronato (nível 2 para mulheres em climatério)	5 mg/dia, VO, ou 35mg/sem ou 150 mg/mês	Sintomas gastrintestinais leves a moderados, fratura subtrocantérica atípica, osteonecrose de mandíbula
		Ibandronato (nível 2 para mulheres em climatério)	150 mg/mês, VO, ou 3 mg IV 3/3 meses	Sintomas gastrintestinais leves a moderados, fratura subtrocantérica atípica, osteonecrose de mandíbula. Mialgias, câimbras
		Ácido zolendrônico (nível 1 após fratura de quadril e 2 para mulheres em climatério)	5 mg IV/ano	FA, artralgia, artrites, cefaleia, hipocalcemia, uveíte, sintomas gripais
Estimativa de formação óssea	PTH	Teriparatida (1-34)	20 µg/dia SC (não utilizar por mais de 2 anos)	Câimbras e Hiperuricemia

IV, intravenoso; VO, via oral; SC, subcutâneo; FA, fibrilação atrial; PTH, paratormônio.
Fonte: Walker e colaboradores,[6] Cosman e colaboradores,[9] Institute for Clinical Systems Improvement[23] e Qaseem e colaboradores.[35]

days), haja vista os benefícios refletidos na cessação dos efeitos adversos aliados à mínima perda da eficácia. Nunca é demais salientar que o tratamento não farmacológico é a questão fundamental na abordagem da osteopenia e da osteoporose.

Até o momento, não existem evidências para a associação de mais de um fármaco para o tratamento de osteoporose, portanto, essa prática não deve ser estimulada.[15]

Quando referenciar

O referenciamento torna-se necessário quando não há efetividade no tratamento ou quando há limitações na sua efetividade decorrente de uma causa secundária. É importante que o médico da APS tenha em mente os primeiros sinais de osteoporose ou a presença de fatores de risco, para que uma porcentagem maior de casos seja diagnosticada precocemente.

Erros mais frequentemente cometidos

▶ Não realizar rastreamento clínico com pesquisa de fatores de risco para osteoporose por não dispor de densitometria óssea.

▶ Fazer rastreamento de osteoporose com dosagem de cálcio e vitamina D, pois esses não apresentam evidência científica, acarretando malefício para a pessoa.

▶ O tratamento de osteoporose com cálcio com vitamina D não apresenta efetividade

▶ Não investigar e tratar a pessoa adulta com história de fratura, sendo esta uma prática frequente tanto na atenção secundária quanto na primária.

ÁRVORE DE DECISÃO

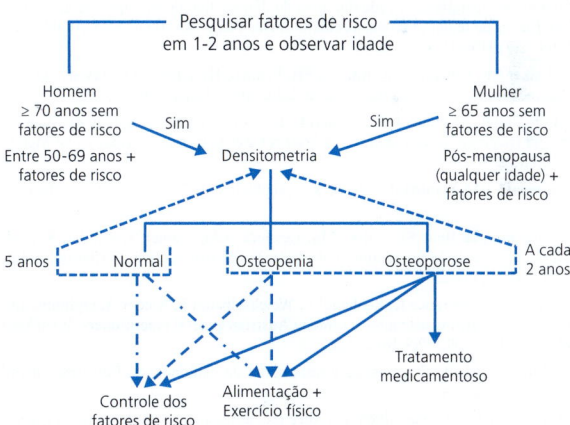

Prognóstico e complicações possíveis

Por se tratar de uma doença silenciosa, quando não tem seus fatores causais investigados, representa um risco impactante para fratura, sendo responsável não só por morte diretamente, como também por imobilização motora, dor crônica, privação social, com impacto significativo na economia e na dinâmica familiar.[10,11]

Papel da equipe multiprofissional

- A osteoporose acomete principalmente idosos e estes já são mais predispostos a quedas e fraturas; por isso, os agentes comunitários de saúde devem identificar situações de risco e comunicar a equipe.
- O enfermeiro deve identificar os fatores de risco das pessoas para a osteoporose e orientar sobre cuidados para evitar as suas complicações, em especial a queda.
- Os educadores físicos e os nutricionistas auxiliam na prevenção da osteoporose por indicar o melhor exercício e a dieta rica em cálcio.
- O fisioterapeuta tem papel fundamental, não apenas para o fortalecimento muscular, como também para a reabilitação quando ocorre a fratura.

Atividades preventivas e de educação

A prática regular de atividade física, uma dieta adequada e a prevenção de quedas são medidas importantes na prevenção de osteoporose. É indispensável um trabalho com equipe multiprofissional visando à melhora da qualidade de vida do indivíduo, seja com medicações ou orientações de mudança do estilo de vida que possam beneficiá-lo.

REFERÊNCIAS

1. Ministério da Saúde, Secretaria de Atenção à Saúde. Diretrizes terapêuticas da osteoporose. Rev Bras Ortop. 2014;45(3):2359-2381.

2. Oliveira CC, Borba VZC. Epidemiology of femur fractures in the elderly and cost to the state of Paraná, Brazil. Acta Ortop Bras. 2017;25(4):155-158.

3. Kling JM, Clarke BL, Sandhu NP. Osteoporosis prevention, screening, and treatment: a review. J Women's Heal. 2014;23(7):563-572.

4. Mazocco L, Chagas P. Associação entre o índice de massa corporal e osteoporose em mulheres da região noroeste do Rio Grande do Sul. Rev Bras Reumatol. 2017;57(4):299-305.

5. Fortes ÉM, Raffaelli MP, Bracco OL, Takata ETT, Reis FB, Santili C, et al. Elevada morbimortalidade e reduzida taxa de diagnóstico de osteoporose em idosos com fratura de fêmur proximal na cidade de São Paulo. Arq Bras Endocrinol Metab. 2008;52(7):1106-1114.

6. Walker BR, Colledge NR, Ralston SH, Penman ID, editors. Davidson's: principles and practices in medicine. 22nd ed. Edinburg: Elsevier; 2014.

7. Bernabei R, Martone AM, Ortolani E, Landi F, Marzetti E. Screening, diagnosis and treatment of osteoporosis: a brief review. Clin Cases Miner Bone Metab. 2014;11(3):201-207.

8. Koeppen BM, Stanton BA. Berne & Levi phisiology. 7th ed. Edinburg: Elsevier; 2018.

9. Cosman F, de Beur SJ, LeBoff MS, Lewiecki EM, Tanner B, Randall S, et al. Clinician's guide to prevention and treatment of osteoporosis. Osteoporos Int. 2014;25(10):2359-2381.

10. Dorner T, Lawrence K, Rebhandl E, Weichselbaum E, Rieder A. Opinions and attitudes concerning osteoporosis among Austrian general practitioners. Wien Med Wochenschr. 2009;159(9-10):247-252.

11. Souza MPG de. Diagnóstico e tratamento da osteoporose. Rev Bras Ortop. 2010;45(3):220-229.

12. World Health Organization. Fracture risk assessment tool [Internet]. Geneva; 2011 [capturado em 10 maio 2018]. Disponível em: https://www.sheffield.ac.uk/FRAX/pdfs/FRAX_Acknowledgements.pdf.

13. Radominski S, Pinto-Neto A, Marinho R, Costa-Paiva LHS, Pereira Filho AS, Urbanetz AA, et al. Osteoporose em mulheres na pós-menopausa. Rev Bras Reumatol. 2004;44(6):426-434.

14. Pinheiro MM, Ciconelli RM, Jacques N de O, Genaro PS, Martini LA, Ferraz MB. O impacto da osteoporose no Brasil: dados regionais das fraturas em homens e mulheres adultos – The Brazilian Osteoporosis Study (BRAZOS). Rev Bras Reumatol. 2010;50(2):113-120.

15. Jeremiah MP, Unwin BK, Greenawald MH, Casiano VE. Diagnosis and management of osteoporosis. Am Fam Physician. 2015;92(4):261-268.

16. Radominski SC, Bernardo W, Paula AP de, Albergariad BH, Moreira C, Fernances CE, et al. Diretrizes brasileiras para o diagnóstico e tratamento da osteoporose em mulheres na pós-menopausa. Rev Bras Reumatol. 2017;57(52):452-466.

17. Labronici PJ, Blunck SS, Lana FR, Esteves BB, Franco JS, Fukuyama JM, et al. Vitamin D and its relation to bone mineral density in postmenopause women. Rev Bras Ortop. 2013;48(3):228-235.

18. Cavalcanti EF de A, Martins HS. Clínica médica: dos sinais e sintomas ao diagnóstico e tratamento. Barueri: Manole; 2007.

19. Brandão CMA, Camargos BM, Zerbini CA, Plapler PG, Mendonça LMC, Albergaria BH, et al. Posições oficiais 2008 da Sociedade Brasileira de Densitometria Clínica (SBDens). Arq Bras Endocrinol Metabol. 2009;53(1):107-112.

20. World Health Organization. Assessment of fracture risk and its application to screening for postmenopausal osteoporosis. Geneve; 1994.

21. Cotran RS, Kumar V, Collins T, editores. Robbins patologia estrutural e funcional. Rio de Janeiro: Guanabara Koogan; 2000.

22. Thomsen K, Jepsen DB, Matzen L, Hermann AP, Masud T, Ryg J. Is calcaneal quantitative ultrasound useful as a prescreen stratification tool for osteoporosis? Osteoporos Int. 2015;26(5):1459-1475.

23. Institute for Clinical Systems Improvement. Guideline on diagnosis and treatment of osteoporosis [Internet]. Bloomington; 2017 [capturado em 10 maio 2018]. Disponível em: https://www.icsi.org/guidelines__more/catalog_guidelines_and_more/catalog_guidelines/catalog_musculoskeletal_guidelines/osteoporosis/.

24. Castro LCG de. O sistema endocrinológico vitamina D. Arq Bras Endocrinol Metabol. 2011;55(8):566-575.

25. Holick MF. Sunlight "D"ilemma: risk of skin cancer or bone disease and muscle weakness. Lancet. 2001;357(9249):4-6.

26. Paxton GA, Teale GR, Nowson CA, Mason RS, McGrath JJ, Thompson MJ, et al. Vitamin D and health in pregnancy, infants, children and adolescents in Australia and New Zealand: a position statement. Med J Aust. 2013;198(3):142-143.

27. Powell HS, Greenberg D. Tackling vitamin D deficiency. Postgrad Med. 2006;119(1):25-30.

28. Marks R. The effect of regular sunscreen use on vitamin D levels in an Australian population. Arch Dermatol. 1995;131(4):415.

29. Mahé E, de Paula Corrêa M, Vouldoukis I, Godin-Beekmann S, Sigal ML, Beauchet A. Exposition solaireen milieu scolaire :évaluation du risque (dose érythémale), du bénéfice (synthèse de vitamine D) et des comportements des enfants. Ann Dermatol Venereol. 2016;143(8-9):512-20.

30. Lirani-Galvão APR, Lazaretti-Castro M. Physical approach for prevention and treatment of osteoporosis. Arq Bras Endocrinol Metabol. 2010;54(2):171-178.

31. Navega MT, Oishi J. Comparação da qualidade de vida relacionada à saúde entre mulheres na pós-menopausa praticantes de atividade física com e sem osteoporose. Rev Bras Reumatol. 2007;47(4):258-264.

32. World Health Organization. What evidence is there for the prevention and screening of osteoporosis? J Am Med Assoc. 2006;285:785-795.

33. Ivers RQ, Norton R, Cumming RG, Butler M, Campbell AJ. Visual impairment and risk of hip fracture. Am J Epidemiol. 2000;152(7):633-639.

34. Forsén L, Bjørndal A, Bjartveit K, Edna TH, Holmen J, Jessen V, et al. Interaction between current smoking, leanness, and physical inactivity in the prediction of hip fracture. J Bone Miner Res. 1994;9(11):1671-1678.

35. Qaseem A, Forciea MA, McLean RM, Denberg TD. Treatment of low bone density or osteoporosis to prevent fractures in men and women: a clinical practice guideline update from the American college of physicians. Ann Intern Med. 2017;166(11):818-839.

36. Choosing Wisely. Bone-density tests [Internet]. Philadelphia; 2012 [capturado em 10 maio 2018]. Disponível em: http://www.choosingwisely.org/patient-resources/bone-density-tests/.

CAPÍTULO 222

Osteomielite

Edwin Eiji Sunada
Rafael Trevisan Ortiz

Aspectos chave

- A prevenção de sequelas, de disfuncionalidade físicas e de formas graves e crônicas da osteomielite ocorre pelo diagnóstico e tratamento precoces e adequados. Para isso, o médico de família e comunidade sempre deve ter em mente a osteomielite como uma possibilidade diagnóstica.

- Hemograma, velocidade de hemossedimentação (VHS), proteína C-reativa e radiografia simples são os primeiros exames a serem solicitados frente à suspeita de osteomielite.

- O agente etiológico mais frequente em todas as faixas etárias é o *Staphilococcus aureus*. Mas estudos recentes apontam para o surgimento da *Kingella kingae* como um agente cada vez mais comum em crianças.

- O tratamento baseia-se na antibioticoterapia (inicialmente empírica e depois direcionada para a bactéria isolada em culturas) e no tratamento cirúrgico (drenagem de abscessos intramedular, subperiosteal ou de partes moles).

Caso clínico

Victor, 5 anos, vem à Unidade Básica de Saúde, apresentando dor na perna direita, próximo ao tornozelo, incapacidade de andar há 2 dias, associado à febre e à queda do estado geral há 1 dia. Sua mãe, Soraia, refere que há menos de uma semana ele tratou de uma sinusite com antibiótico. Eles moram em uma casa humilde da comunidade local com outras quatro crianças. Seu pai é falecido. A mãe fala que seu filho não tem nenhum problema sério de saúde, mas fala que é menor do que seus amigos da mesma faixa etária. Ela não sabe de seu histórico vacinal. Ao exame físico, a criança apresenta-se prostrada e febril, com temperatura de 38 graus. Está descorada e hemodinamicamente estável, mas um pouco taquicárdica. O terço distal de sua perna está hiperemiada, quente, edemaciada e com dor à palpação na face anterior da tíbia distal.

Teste seu conhecimento

1. No caso descrito, qual seria o próximo passo a ser tomado pelo médico de família e comunidade?
   a. Prescrever cefalexina e reavaliar em 24 horas
   b. Pedir radiografia e, se for normal, prescrever cefalexina e reavaliar em 24 horas
   c. Pedir radiografia e, se for normal, prescrever ciprofloxacina e reavaliar em 24 horas
   d. Solicitar exames laboratoriais e radiografias, internar e iniciar antibioticoterapia intravenosa

2. Qual é o agente etiológico mais provável?
   a. *Staphylococcus aureus*
   b. *Streptococcus pneumoniae*
   c. *Staphylococcus epidermidis*
   d. *Kingella kingae*

3. O achado mais provável da radiografia simples de Vítor é:
   a. Reação periostal
   b. Lise óssea
   c. Sequestro ósseo
   d. Radiografia normal

4. O tratamento clássico para as osteomielites agudas hematogênicas se resume em:
   a. Antibioticoterapia prolongada por 6 meses
   b. Antibioticoterapia intravenosa por 6 semanas
   c. Drenagem cirúrgica associada à antibioticoterapia por 4 semanas
   d. Drenagem cirúrgica associada à antibioticoterapia prolongada por 6 meses

5. Dentro das alternativas a seguir, qual é a melhor antibioticoterapia para Vítor?
   a. Ciprofloxacina
   b. Oxacilina + ceftriaxona
   c. Clindamicina + ciprofloxacina
   d. Clindamicina + gentamicina

Respostas: 1D, 2A, 3D, 4C, 5B

Do que se trata

O processo infeccioso no osso é denominado osteomielite. Em geral, é classificada em aguda, subaguda e crônica (Quadro 222.1).

A osteomielite aguda pode ser hematogênica, na qual a via de contaminação se dá por disseminação sanguínea da bactéria a partir de um foco de infecção à distância, por contiguidade, na qual a invasão bacteriana se dá a partir de infecção presente em estruturas vizinhas, e por inoculação direta, como ocorre, por exemplo, nas fraturas expostas (também denominada osteomielite pós-traumática). A osteomielite crônica ocorre em decorrência da manutenção do processo infeccioso, que leva à formação do sequestro ósseo (fragmento ósseo responsável pela cronificação da infecção, constituído de osso desvitalizado, com baixo potencial biológico de defesa imunológica, onde se alojam os microrganismos infectantes). A osteomielite subaguda é caracterizada por uma evolução mais atípica e lentificada do processo infeccioso (quadro clínico mais arrastado do que a osteomielite aguda). O curso insidioso da osteomielite subaguda ocorre em função de hospedeiros com resistência imunológica relativamente preservada, bactérias com virulência diminuída ou administração de antibióticos antes do início dos sintomas.

Nela é característica a formação de um abscesso circunscrito: o abscesso de Brodie (Figura 222.1).

O meio mais clássico de inoculação da bactéria no osso na osteomielite aguda é por via hematogênica.[2,3] Sua fisiopatologia está esquematizada na Figura 222.2.

Infecções a distância, como amigdalites, infecções dentárias, cutâneas, urinárias, pulmonares e até focos subclínicos ou silenciosos, servem de porta de entrada para a bactéria, que ganha a

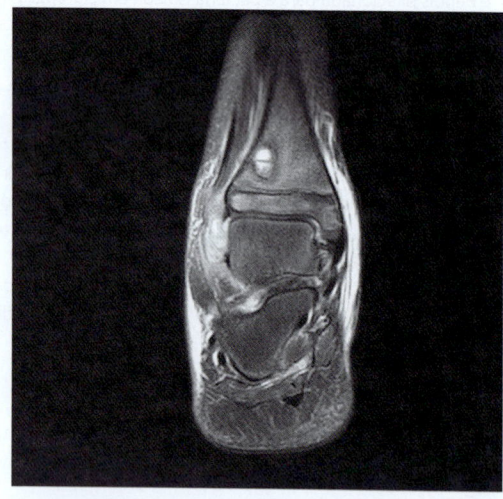

▲ Figura 222.1
Ressonância magnética de tornozelo mostrando um abscesso de Brodie no terço distal da tíbia.

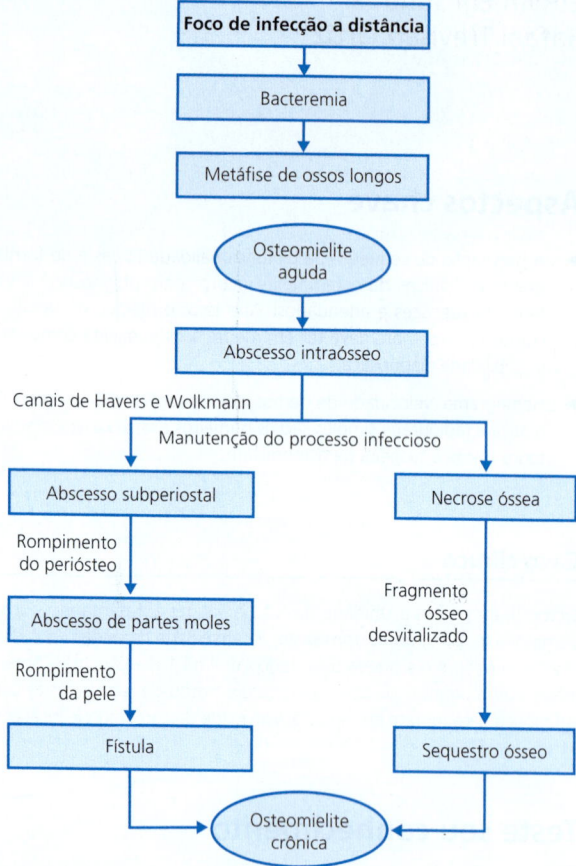

▲ Figura 222.2
Fisiopatologia da osteomielite aguda hematogênica que, quando perpetuado o processo infeccioso, evolui para forma crônica com presença de fístula e sequestro ósseo.

Quadro 222.1 | **Classificação das osteomielites**

Classificação	Tempo de doença (no momento do diagnóstico)	Como ocorre	Características
Aguda	Menos de 2 semanas	Hematogênica Contiguidade Inoculação direta	Sinais flogísticos exuberantes agudos
Subaguda	Duas semanas a 3 meses	Bactéria de baixa virulência ou Reação imunológica parcial do hospedeiro	Sinais flogísticos mais brandos e arrastados Abscesso de Brodie
Crônica	Mais do que 3 meses	Manutenção do processo infeccioso	Fístula Sequestro ósseo

Fonte: Dartnell e colaboradores.[1]

corrente sanguínea. Bacteremias ocorrem várias vezes por dia e geralmente não provocam sintomas: as bactérias que alcançam a circulação são rapidamente eliminadas pela defesa do organismo. Quando ocorre alguma falha no sistema imunológico, a bactéria pode alcançar a metáfise de ossos longos, localizada próxima à fise óssea (cartilagem de crescimento). Essa área se caracteriza por ser amplamente vascularizada, com capilares terminais que se curvam abruptamente ao atingir a fise e formam lagos venosos. É nessa área que a bactéria se instala, se prolifera e inicia o processo inflamatório. A pressão no local aumenta, fazendo o aporte sanguíneo diminuir, levando à isquemia, à necrose tecidual e à dor. Assim, inicia-se a formação do abscesso intraósseo. A partir de então, apenas o antibiótico não é suficiente, sendo necessária a drenagem desse abscesso intrametafisário (onde o agente antimicrobiano não chega).

Caso o tratamento não seja instituído, o pus invade os canais ósseos de Havers e Volkmann e atinge o espaço subperiosteal.[4] Se a infecção continuar, a pressão do pus leva ao rompimento do periósteo e ocorre drenagem para as partes moles. A evolução da infecção das partes moles pode levar à formação de fístula, com exteriorização do pus. Com a cronificação do processo, um fragmento de osso pode tornar-se isquêmico e posteriormente necrótico. Tal fragmento ósseo desvitalizado denomina-se sequestro ósseo. Esse é característico da osteomielite crônica e, enquanto não for removido cirurgicamente, perpetuará a infecção.

A placa de crescimento serve como uma barreira mecânica, impedindo que a bactéria invada a articulação, o que causaria uma pioartrite. No entanto, em certas articulações, como o quadril e o ombro, a fise encontra-se dentro do espaço articular. Nessas situações, a bactéria pode atingir com mais facilidade a articulação, levando à artrite séptica, ou à pioartrite.

Além da via hematogênica, outro meio de inoculação da bactéria é por via direta. Ferimentos perfurantes, fraturas expostas e punções ósseas são meios pelos quais a bactéria chega diretamente ao osso sem atingir a corrente sanguínea. As osteomielites decorrentes de infecções pós-operatórias são distintas das osteomielites hematogênicas pelo fato de se tratar de infecção hospitalar, com bactérias mais resistentes aos antibióticos convencionais e que, muitas vezes, requererem tratamento cirúrgico diferenciado (p. ex., a retirada de implantes).

Por fim, existe, ainda, infecção por contiguidade, em que a bactéria invade o osso a partir de uma infecção de estruturas vizinhas (p. ex., uma celulite que se expande até invadir o osso).

A maioria das osteomielites é causada pelo *Staphylococcus aureus* (85% dos casos). Estreptococos do grupo B e bacilos gram-negativos devem ser considerados como agentes etiológicos, sobretudo em recém-nascidos (RNs). Em indivíduos com anemia falciforme, um agente etiológico frequente é a salmonela. Com a evolução dos métodos de cultura e de identificação de cepas bacterianas, a *Kingella kingae* tem sido reconhecida como um agente etiológico cada vez mais comum.[5,6] Ela coloniza a faringe posterior de crianças jovens, é transmitida de criança para criança através de contato pessoal e pode causar um quadro indolente de osteomielite, na faixa etária de 6 meses a 3 anos (pré-escolares). Nas osteomielites crônicas, devido à presença das fístulas, geralmente se encontra uma infecção polimicrobiana.

Quando pensar

O diagnóstico de osteomielite aguda hematogênica sempre deve ser cogitado quando o médico se encontra diante de um indivíduo com sinais sistêmicos de infecção (febre, calafrios, prostração, mal-estar e queda do estado geral) associados à dor e flogismo na região metafisária de ossos longos (p. ex., a tíbia proximal e o fêmur distal), principalmente em crianças lactentes e pré-escolares (faixa etária mais comum) e com fatores que levam à baixa imunidade, como a desnutrição. Devem ser procurados possíveis focos de disseminação bacteriana (celulite, pneumonia, infecção das vias aéreas superiores [IVAS], infecção do trato urinário [ITU]), mas nem sempre o foco primário é identificado. Um antecedente de fratura exposta ou cirurgia prévia na região até o período de 1 ano determina osteomielite pós-traumática ou infecção pós-operatória, respectivamente. Punções ósseas, utilizadas em urgências pediátricas como meio de administrar expansores volêmicos e medicações, quando não se consegue um acesso venoso em crianças desidratadas, podem também ser uma porta de entrada direta do germe ao osso.

Pessoas com quadro um pouco mais arrastado e sem sinais francos de uma infecção aguda também devem ser investigadas com rigor, porque os principais diagnósticos diferenciais das osteomielites subagudas são os tumores ósseos. Entre eles, destacam-se o osteossarcoma e o sarcoma de Ewing. Este mimetiza muito uma infecção osteoaorticular, sendo que, com frequência, surgem sinais flogísticos locais, o hemograma pode apresentar leucocitose, e as provas de atividade infamatória, como a VHS e a proteína C-reativa, podem estar aumentadas. Mais ainda: se a lesão for puncionada, a secreção pode vir com aspecto purulento devido à grande necrose tecidual provocada por esse tumor agressivo. Dessa forma, é fundamental que o material coletado em punções ou drenagens cirúrgicas de uma osteomielite seja enviado para análise anatomopatológica pensando nos tumores ósseos como diagnóstico diferencial.

Quando o indivíduo apresenta antecedente de infecção óssea e surge uma fístula, o diagnóstico provável é osteomielite crônica. A fístula pode aparecer e desaparecer espontaneamente, dependendo do estado de atividade da infecção. Os sinais flogísticos locais e o estado geral da pessoa são variados. Quando a pessoa apresenta sinais locais ativos e até sistêmicos de infecção e já tem o diagnóstico de osteomielite crônica, costuma-se chamar de osteomielite crônica agudizada. É interessante observar que, nos períodos da vida em que a pessoa se encontra mais imunocompetente, a fístula e a agudização do quadro de osteomielite são menos frequentes; inversamente, a fístula reaparece e ocorrem sinais de agudização da osteomielite quando a pessoa passa por um processo de imunodepressão.

O que fazer

Anamnese

O Quadro 222.1 resume os passos a serem seguidos frente a uma suspeita de osteomielite.

A história clássica de uma osteomielite aguda hematogênica foi ilustrada no Caso clínico e reforçada no item anterior. A anamnese deve buscar fatores que baixam a imunidade do indivíduo. Entre eles, destacam-se desnutrição, anemia falciforme, diabetes, alcoolismo, pacientes em quimioterapia e Aids.

A identificação desses fatores de risco é importante não só para fins diagnósticos, uma vez que reforçam a hipótese de osteomielite, mas também para fins de prevenção, uma vez que, com sua eliminação ou controle, diminui-se a chance de recrudescência e de novas infecções.

Um interrogatório sobre os diversos aparelhos (ISDA) deve ser feito sistematicamente em busca de possíveis "portas de entrada" da bactéria que atingiu a corrente sanguínea e chegou até

> **Quadro 222.1 | Avaliação da osteomielite hematogênica aguda**
>
> ▶ Anamnese e exame físico
> ▶ Testes laboratoriais: contagem de leucócitos, velocidade de hemossedimentação e proteína C-reativa
> ▶ Radiografia simples
> ▶ Cintilografia óssea ou ressonância magnética
> ▶ Hemocultura
> ▶ Aspiração para suspeita de abscesso
>
> Fonte: Canale.[7]

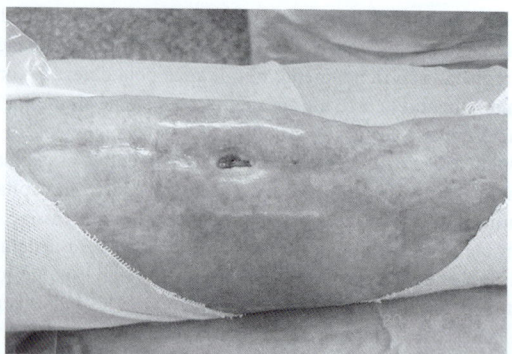

▲ **Figura 222.3**
Caso de uma osteomielite crônica de tíbia com uma fístula ativa.

o osso. Infecções de pele (celulites), IVAS, pneumonias e infecções urinárias estão entre os focos mais comuns. Mas, como mencionado, em grande parte dos casos não se identificam tais focos.

Quanto aos antecedentes pessoais, sempre se deve perguntar sobre história de trauma na região, em especial fraturas expostas. Antecedentes de cirurgias no local da infecção podem indicar uma infecção pós-operatória. Uma história de infecção óssea antiga pode sugerir uma osteomielite crônica.

Nos quadros subagudos, devem ser buscados sinais e sintomas que apontem para uma síndrome consumptiva (como o emagrecimento), pensando nos diagnósticos diferenciais de tumores ortopédicos.

Exame físico

Primeiramente, deve ser avaliado o estado geral da pessoa à procura de sinais sistêmicos de infecção. Em infecções osteoarticulares, indivíduos com extremos de idades (RNs e idosos) apresentam mais queda do estado geral em relação a adultos jovens. É comum a presença precoce de um estado confusional (*delirium*) em idosos. A febre é mais comum em crianças com osteomielite aguda e menos frequente em adultos e nas osteomielites crônicas.

A coloração de mucosas deve ser avaliada, pois a anemia é fator de risco para osteomielites, em especial a anemia falciforme.

Deve-se avaliar também a qualidade da pele, dos cabelos, das unhas, dos dentes e das mucosas, bem como procurar sinais de raquitismo carencial (como deformidades angulares dos membros) com o objetivo de avaliar o estado nutricional da pessoa, uma vez que a desnutrição é um fator de risco clássico.

Deve ser feito um exame físico sumário nos diversos aparelhos (pele, vias aéreas superiores [VAS], pulmão, trato gastrintestinal [TGI] e trato geniturinário) à procura de possíveis focos primários e/ou concomitantes de infecção.

No segmento acometido, devem ser avaliadas a presença e a intensidade dos sinais flogísticos (dor, hiperemia, temperatura e edema). A dor típica da osteomielite ocorre à palpação sobre a região metafisária de ossos longos. A região acometida deve ser palpada em busca de possíveis pontos de flutuação que sugiram abscessos e coleções locais. Deve ser dada atenção à presença de fístulas (Figura 222.3), características das osteomielites crônicas e das infecções pós-operatórias. Tumoração local também deve ser notada, sendo importante lembrar-se dos temíveis diagnósticos diferenciais, em especial nos casos subagudos.

Deve ser dada atenção especial às articulações próximas ao local de infecção. A presença de derrame articular, restrição da amplitude de movimento e posição antálgica da articulação (flexão de 30 graus, no caso, p. ex., do joelho) indicam a presença de uma pioartrite, sendo necessária punção articular (artrocentese) para o diagnóstico e drenagem articular como tratamento, além de antibioticoterapia e reabilitação intensa e precoce para evitar a rigidez articular e alterações degenerativas (artrose) futuras. Em outras palavras, a presença de pioartrite, seja concomitante ou isolada, mudaria a condução e o tratamento do caso, com prognóstico evidentemente diferente.

Exames complementares

Devem-se solicitar hemograma completo, VHS e dosagem da proteína C-reativa, pois são exames importantes não só para o diagnóstico de um quadro infeccioso, mas também porque são parâmetros para acompanhar a resposta da infecção ao tratamento.[8]

O Quadro 222.2 resume os valores habitualmente encontrados para esses exames na osteomielite aguda.

O leucograma característico é uma leucocitose com desvio para a esquerda. No entanto, em grande parte das vezes, ele é normal. Por serem exames altamente sensíveis, há aumento dos títulos na VHS e na proteína C-reativa. A VHS, porém, é pouco específica e demora para normalizar (cerca de 3 semanas após iniciado o tratamento). A proteína C-reativa é melhor para monitorar o curso do tratamento da osteomielite aguda porque volta ao normal muito mais cedo (1 semana).

É fundamental coletar amostras para hemocultura, uma vez que sua positividade chega a 50% dos casos. Isso permite isolar o agente e testar sua sensibilidade aos antimicrobianos, podendo-se, assim, direcionar a antibioticoterapia.

Os achados de exames de imagens estão resumidos e exemplificados nos Quadros 222.3 e 222.4.

As radiografias iniciais nas osteomielites agudas geralmente são normais, podendo às vezes demonstrar edema de partes moles.[9] Reação periosteal e destruição óssea são observadas apenas após 10 a 12 dias de evolução. As radiografias, portanto,

Quadro 222.2 | Valores encontrados na osteomielite aguda

Exame	Valores esperados
Hemograma completo	Leucocitose com desvio à esquerda
Velocidade de hemossedimentação	Acima de 15 mm
Proteína C-reativa	Acima de 3

Quadro 222.3 | **Exames de imagem na osteomielite**

Radiografia simples		
Fase aguda	**Fase subaguda**	**Fase crônica**
Alterações ósseas a partir de 1-2 semanas	Área lítica com margens escleróticas (Abscesso de Brodie)	Invólucro
Densificação de partes moles (> 2 dias)	Pouca reação periosteal	Sequestro
Osteoporose		Cloaca (rompimento da cortical)
Áreas líticas destrutivas		Esclerose, destruição e perda óssea
Reação periosteal		
Alargamento da fise		
Destruição no núcleo de ossificação		

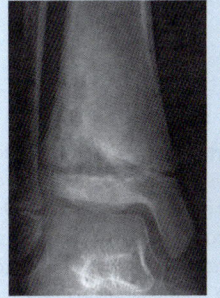 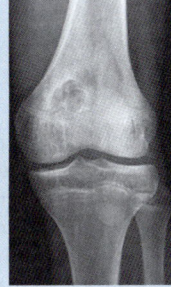 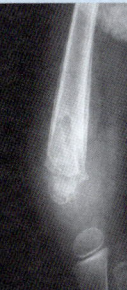

Quadro 222.4 | **Exames de imagem na osteomielite**

Exame	Características	Exemplos
TC	Partes moles: edema, coleções, fístulas Fase aguda: áreas de aumento da atenuação medular ou trabeculado ósseo grosseiro Fase crônica: sequestro invólucro e cloaca Guiar procedimentos	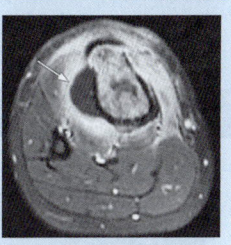
US	Coleções adjacentes ao periósteo Fistulas Guiar procedimentos	
RM	Alterações precoces (1-2 dias) Uso de contraste intravenoso (gadolínio) Alteração de sinal da medular óssea Abscessos intraósseos Sensibilidade: 97% Especificidade: 94%	
Medicina nuclear	Estudo do corpo inteiro Cintilografia óssea Tc-99m MDP: áreas de aumento do fluxo sanguíneo e neoformação óssea Gálio-67: áreas de aumento da atividade inflamatória. Aumento da captação no osso ou em partes moles	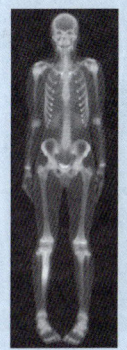

TC, tomografia computadorizada; RM, ressonância magnética; US, ultrassonografia; MDP, metileno difosfonato.

não permitem o diagnóstico das osteomielites agudas, mas são importantes para acompanhar a evolução do quadro e para o diagnóstico diferencial de outras patologias.

Nas osteomielites subagudas, as radiografias geralmente estão alteradas. Roberts e cols.[10] descreveram essas alterações e seus possíveis diagnósticos diferenciais, conforme mostra o Quadro 222.5.

Nas osteomielites crônicas, as radiografias são importantes para observar possíveis falhas ou deformidades ósseas. A injeção de contraste radiográfico pela fístula (fistulografia) é particularmente útil no planejamento cirúrgico, pois uma de suas etapas consiste na ressecção do trajeto fistuloso (fistulectomia).

A cintilografia óssea com tecnécio fornece o diagnóstico de osteomielite aguda em cerca de 90% dos casos nas primeiras 48 horas.[11] Sua associação com gálio e leucócitos marcados com índio aumenta a especificidade do exame.

A tomografia computadorizada (TC) tem valor especial nas osteomielites crônicas, determinando a localização do sequestro ósseo (Figura 222.4). Além disso, ela pode ser utilizada para guiar o procedimento de punção óssea.

A ressonância magnética (RM) é considerada o melhor exame para diagnosticar a osteomielite aguda, pois, além de possuir uma alta sensibilidade e especificidade, pode mostrar edema na medula óssea, confirmar a presença de abscessos e delimitar a extensão da infecção fora do osso.[12] As imagens ponderadas em T1 habitualmente apresentam baixo sinal, ao passo que as imagens em STIR e as ponderadas em T2 apresentam alto sinal (Figura 222.5). Caso a ressonância esteja contraindicada ou indisponível, a cintilografia ou tomografia podem ser solicitadas.

A ultrassonografia (US) identifica abscessos de partes moles. Tem valor no diagnóstico diferencial de pioartrite, sobretudo no quadril, onde a presença de derrame articular geralmente não pode ser avaliada no exame físico.

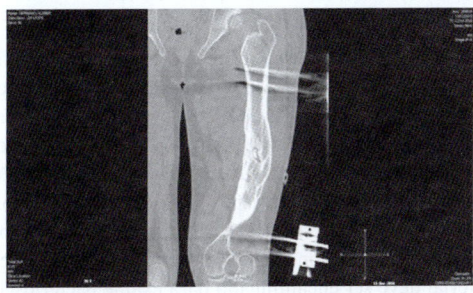

▲ **Figura 222.4**
Tomografia computadorizada mostrando sequestro ósseo na diáfise do fêmur.

Quadro 222.5 | **Alterações radiográficas nas osteomielites subagudas**

Tipo	Localização	Descrição	Diagnóstico diferencial
IA	Metafisária	Borda esclerótica ou esclerótica e mal definida	Granuloma eosinofílico
IB	Metafisária		Abscesso de Brodie
II	Metafisária	Erosão da cortical metafisária	Sarcoma osteogênico
III	Diafisária	Reação periosteal cônica localizada	Osteoma osteoide
IV	Diafisária	Casca de cebola	Sarcoma de Ewing
V	Epifisária	Borda esclerótica ou esclerótica e mal definida	Condroblastoma
VI	Vertebral	Erosão e colapso do osso afetado	Tuberculose, hemangioma, fungos

Fonte: Adaptado de Roberts e colaboradores.[10]

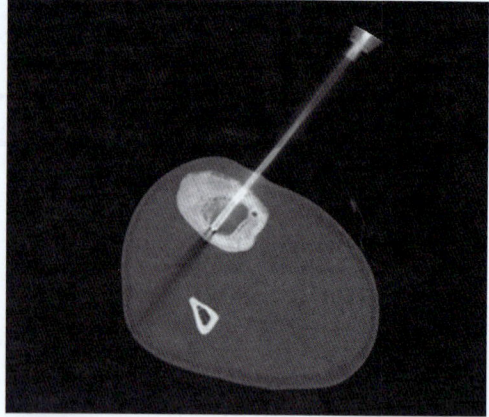

▲ **Figura 222.6**
Punção óssea sendo guiada por tomografia computadorizada.

Conduta proposta

Tratamento

O aspecto mais importante para um tratamento bem-sucedido é o diagnóstico precoce associado aos tratamentos cirúrgico (na presença de abscessos) e antimicrobiano apropriados. De maneira geral, é necessária uma abordagem multidisciplinar, envolvendo cirurgião ortopédico, infectologista e cirurgião plástico nos casos complexos de perda tecidual. A cirurgia e a antibioticoterapia são complementares, mas, em alguns casos de diagnóstico precoce, com lesões em fase inicial, em que ainda não houve a formação de pus, a antibioticoterapia isolada pode curar a doença. O tratamento prolongado apenas com antibióticos sem o tratamento cirúrgico, nos casos em que já houve formação de abscessos, está fadado ao fracasso.

Assim que o diagnóstico de osteomielite aguda for estabelecido, deve ser feita reposição volêmica com cristaloides, analgesia adequada, posicionamento confortável do membro afetado e início da antibioticoterapia.[13]

Se um abscesso não for encontrado por aspiração subperiosteal nem intramedular, inicia-se a antibioticoterapia intravenosa empírica para os organismos infectantes mais prováveis. Em geral, cada serviço de infectologia ou Comissão de Controle de Infecções Hospitalares (CCIH) tem seu protocolo próprio de antibioticoterapia, conforme a prevalência local dos germes isolados. Os antimicrobianos recomendados na literatura, dependendo do perfil do indivíduo acometido, são mostrados na Tabela 222.1. Suas respectivas doses são mostradas na Tabela 222.2.

Proteína C-reativa deve ser coletada a cada 2 a 3 dias. Se nenhuma melhora clínica for observada em 48 horas, a drenagem cirúrgica deve ser considerada (Quadro 222.6).

A drenagem cirúrgica[18] tem por objetivo remover secreções e todo tecido desvitalizado ou necrótico. Se apenas um abscesso subperiosteal é encontrado, a cortical é perfurada com vários

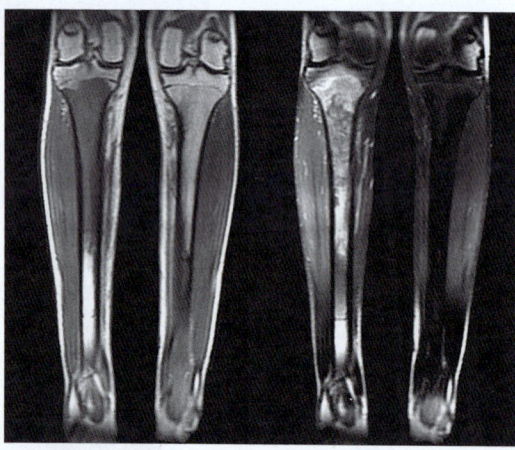

▲ **Figura 222.5**
Imagens de ressonância magnética mostrando osteomielite intramedular da metade proximal da tíbia direita. A figura da esquerda ponderada em T1 mostra uma lesão de sinal baixo, e a imagem da direita, ponderada em T2, uma lesão de alto sinal.

Por fim, a aspiração óssea fornece o diagnóstico preciso da infecção bacteriana. Deve ser feito na região de maior edema e dor (geralmente na metáfise de ossos longos) com a utilização de agulhas calibrosas (calibre 16 ou 18). A agulha deve evitar áreas de celulite ou infecção cutânea. Durante a punção óssea, inicialmente se tenta fazer o aspirado do espaço subperiosteal. Em caso de ausência de secreção nesse espaço, a agulha é passada através da cortical, onde um aspirado da medula é coletado. O material deve ser encaminhado para exame bacterioscópico (método de Gram) e cultura com antibiograma. Atualmente, esse procedimento pode ser feito por um médico radiologista guiado por TC (Figura 222.6).

Quadro 222.6 | **Quando o tratamento cirúrgico deve ser considerado**[16,17]

- ▶ Falha de antibioticoterapia após 48h
- ▶ Presença de abscesso intramedular, subperiosteal ou intraósseo
- ▶ Foco de infecção contíguo com tecido desvitalizado ou coleção
- ▶ Presença de sequestro ósseo

Tabela 222.1 | **Agentes etiológicos mais frequentes para cada faixa etária e possível esquema de antibioticoterapia**[1,14,15]

Faixa etária/ perfil do indivíduo	Agentes comuns	Antibioticoterapia inicial possível
RN-3 meses	S. aureus Bacilos gram-negativos Streptococos do grupo B	Agente antiestafilocócico (oxacilina ou vancomicina) + Cefalosporina de 3ª geração (ceftaxima, ceftriaxone, ceftazidima)
3 meses-4 anos	S. aureus Streptococos do grupo A S. pneumonie Kingella kingae * Haemophilus influenzae tipo B (em não imunizados)**	Cefazolina ou oxacilina ou vancomicina ouclindamicina ou linezolida oudaptomicina (dependendo do perfil do S. aureus da comunidade – contatar a CCIH do serviço) *Cefazolina para K. kingae **Associar cefalosporina de 3ª geração para Haemophilus
Acima de 4 anos	S. aureus	Cefazolina ou oxacilina ou vancomicina ou clindamicina
Anemia falciforme	Considerar Salmonela	Oxacilina ou vancomicina + Cefalosporina de 3ª geração
Usuário de droga injetável	S. aureus Pseudomonas aeruginosa	Oxacilina ou vancomicina + Ceftazidima
Adultos	S. aureus Bacilos gram-negativos	Oxacilina + aminoglicosídios

Tabela 222.2 | **Antibióticos utilizados no tratamento das infecções osteoarticulares**

Fármaco	Dose	Administração
Oxacilina	100-200 mg/kg/dia (máximo 12 g/dia)	IV, 6/6 h
Ceftriaxona	25-100 mg/kg/dia	IV, 12/12 h
Cefazolina	20 mg/kg/dia	IV, 8/8 h
Ciprofloxacina	200-400 mg/kg/dia	IV, 12/12 h
Ceftazidima	150 mg/kg/dia	IV, 8/8 h
Clindamicina	20-40 mg/kg/dia	IV, 6/6 h ou 8/8 h
Vancomicina	40 mg/kg/dia	IV, 6/6 h ou 8/8 h
Linezolida	Prematuros até 7 dias: 10 mg/kg/dia RN a termo até 12 anos: 10 mg/kg/dia Acima de 12 anos: 40-60 mg/kg/dia	IV ou VO, 12/12 h IV ou VO, 8/8 h IV ou VO, 12/12 h

Fonte: Adaptada de Hebert e colaboradores.[2]

pequenos furos. Se o ortopedista encontrar pus intramedular, uma pequena janela óssea deve ser feita. Limpeza com solução fisiológica (SF) em abundância e debridamento de tecido desvitalizado devem ser feitos. Devem ser coletadas amostras de tecidos ósseos e partes moles para cultura, antibiograma e análise anatomopatológica. A antibioticoterapia empírica deve ser continuada no pós-operatório, devendo ser direcionada assim que o resultado das culturas e sensibilidades estiver disponível. Não é incomum surgirem culturas negativas. Nesses casos, o diagnóstico de osteomielite pode ser confirmado por meio do exame anatomopatológico. Caso o exame anatomopatológico indique um tumor ósseo, a pessoa deve ser imediatamente referenciada a um serviço especializado. O tempo total de antibioticoterapia habitualmente é de 4 a 6 semanas, sendo que, após cerca de 2 semanas, caso o paciente evoluir satisfatoriamente, com níveis baixos de proteína C-reativa, pode-se passar a medicação para via oral e o tratamento ser finalizado de forma ambulatorial (ver Árvore de decisão).

Nas osteomielites subagudas, deve-se realizar a drenagem do abscesso de Brodie, já visível nas radiografias, seguido de antibioticoterapia.[19]

A osteomielite crônica não pode ser erradicada sem o tratamento cirúrgico, que consiste em sequestrectomia, fistulectomia e ressecção de osso e partes moles cicatriciais infectados.[19] Em geral, são necessários debridamento radical seguido de técnicas apropriadas de reconstrução óssea e cobertura cutânea apropriada (Figura 222.7). Uma antibioticoterapia empírica e de amplo espectro deve ser iniciada precocemente (utiliza-se, em geral, ciprofloxacino associado à clindamicina) e deve ser trocada conforme o resultado das culturas. O tempo da antibioticoterapia é, em geral, prolongado (muitas vezes chegando a 6 meses) e depende de cada caso e do agente microbiano isolado (Figura 222.8).

Quando referenciar

Assim que o médico atendente suspeitarde osteomielite, deve solicitar a avaliação de um ortopedista, e, nos casos de osteomielite aguda, isso deve ser realizado em caráter de urgência e em regime hospitalar. Além disso, devem-se solicitar os exames iniciais (hemograma, VHS, proteína C-reativa, hemocultura e radiografia simples). Caso a avaliação do especialista não puder ser imediata, deve iniciar a antibioticoterapia empírica.

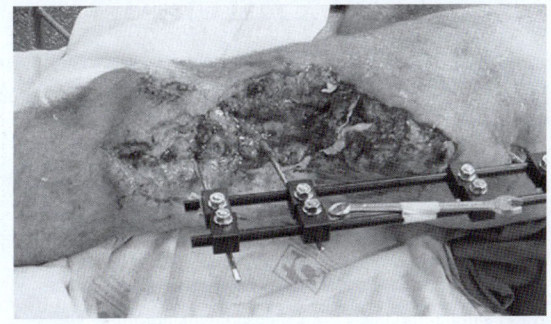

▲ **Figura 222.7**
Osteomielite crônica grave de fêmur com extensa necrose de partes moles necessitando de debridamento radical.

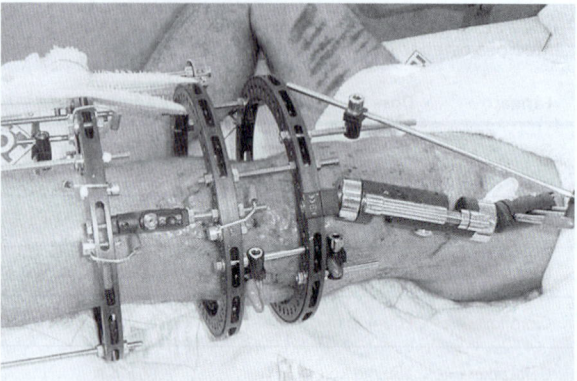

▲ Figura 222.8
Recuperação após debridamento radical, reconstrução óssea e cobertura cutânea.

Sempre que possível, um infectologista deve acompanhar o caso para auxiliar na tomada de decisão de qual esquema de antibioticoterapia é mais apropriado para cada indivíduo. Um cirurgião plástico ou um ortopedista especialista em microcirurgia pode ser acionado em caso de necessidade de cobertura cutânea nas osteomielites crônicas complicadas.

> **Dicas**
>
> ▶ Na suspeita de osteomielite, deve-se chamar o ortopedista.
> ▶ Sempre se devem encaminhar para cultura análise de sensibilidade (antibiograma) e anatomia patológica todos os materiais coletados, seja em punções ósseas diagnósticas, seja em drenagens cirúrgicas.
> ▶ Cada serviço geralmente tem seu protocolo próprio de antibioticoterapia para as infecções osteoarticulares. Procurar informar-se com a CCIH de onde trabalha para saber que antimicrobiano administrar.
> ▶ Deve-se fazer um acompanhamento (curva) da dosagem da proteína C-reativa. A ausência de diminuição dos seus níveis indica falha do tratamento, alertando para a necessidade de uma nova drenagem e/ou troca da antibioticoterapia.

> **Erros mais frequentemente cometidos**
>
> ▶ Fazer o diagnóstico equivocado de celulite e ministrar antibióticos que mascaram o quadro de osteomielite. Isso leva ao diagnóstico tardio e à cronificação da doença.
> ▶ Coletar hemocultura após o início da antibioticoterapia (a coleta deve ser feita antes).
> ▶ Não coletar hemocultura ou cultura do foco infeccioso.
> ▶ Não realizar a drenagem cirúrgica dos abscessos intraósseos em casos corretamente diagnosticados como osteomielite e com antibioticoterapia adequada.
> ▶ Tratar a osteomielite na fase inicial ambulatorialmente com antibioticoterapia via oral.
> ▶ Não referenciar os materiais coletados (seja por punção diagnóstica da lesão, materiais biológicos coletados intraoperatoriamente e até hemocultura) para cultura e antibiograma. Esses exames podem direcionar a antibioticoterapia específica para o germe causador da infecção.
> ▶ Pedir avaliação especializada (ortopédica) tardiamente, favorecendo a cronificação da doença e a disfuncionalidade do membro acometido.
> ▶ Não referenciar para reabilitação (fisioterapia).

Prognóstico e complicações possíveis

Em geral, a osteomielite aguda hematogênica, quando diagnosticada e tratada precocemente de forma devida, apresenta excelente prognóstico em indivíduos previamente hígidos. A chance de cronificação e complicações aumentam conforme as comorbidades da pessoa (p. ex., diabetes, desnutrição, anemia falciforme) e, sobretudo, se o diagnóstico for retardado ou o tratamento for inadequado.

As complicações clássicas das osteomielites agudas são:

- **Pioartrite.** Como mencionado, a cartilagem de crescimento funciona como uma barreira de propagação da infecção da metáfise para a epífise. No entanto, nos casos em que a fise é intra-articular (no caso de quadril, tornozelo e úmero proximal), a infecção na metáfise pode atingir a articulação sem atravessar a fise, ocasionando pioartrite, o que torna imperativa a drenagem urgente da articulação.
- **Sepse.** Se o processo infeccioso agudo não for diagnosticado e tratado em tempo hábil, pode ocorrer uma septicemia com risco de vida para a pessoa. Tal complicação é mais comum em extremos de idade, e é condição grave e potencialmente letal em neonatos.
- **Cronificação.** A demora no diagnóstico, a antibioticoterapia inadequada ou a manipulação cirúrgica incorreta são fatores que favorecem a cronificação da osteomielite aguda, com formação de sequestro ósseo, o que leva à necessidade de um tratamento mais difícil e mórbido para a erradicação do processo infeccioso.

Atividades preventivas e de educação

- A diminuição da incidência de osteomielite está relacionada ao controle das comorbidades que diminuam a função do sistema imunológico e de medidas que previnam o trauma ortopédico.
- Os profissionais que lidam com urgências pediátricas devem ser cautelosos na assepsia em casos de acesso intraósseo para reposição volêmica.
- Os profissionais que trabalham com cirurgias ortopédicas devem utilizar antibioticoprofilaxia perioperatória (em geral, usa-se uma cefalosporina de primeira geração no momento da anestesia, mantendo por até 24 horas no pós-operatório) e ser cautelosos com o manejo intraoperatório da ferida cirúrgica e dos tecidos que operam.
- A prevenção das formas crônicas e da disfuncionalidade e deficiência física ocorre, principalmente, com o diagnóstico precoce e a instituição do tratamento correto. Para isso, o médico atendente deve ter em mente que osteomielite é uma possibilidade.

Papel da equipe multiprofissional

- **Enfermeiro.** Cabe ao enfermeiro monitorar sinais vitais (temperatura, pressão arterial, pulso e saturação de oxigênio), que indicam o estado hemodinâmico do indivíduo, e

alertar o médico caso esses sinais se alterem, podendo indicar um possível quadro de sepse.
- **Fisioterapeuta.** Seu papel é fundamental na prevenção de possíveis sequelas e na reabilitação do indivíduo. Assim que as condições clínicas do doente permitam, deve ser iniciada fisioterapia com o objetivo de analgesia, manutenção e recuperação da amplitude de movimento das articulações e recuperação da força muscular.
- **Nutricionista.** Tendo em vista que a desnutrição, o diabetes e as síndromes consumptivas são importantes fatores de risco para a osteomielite, e a nutricionista tem um papel fundamental no seu controle.

ÁRVORE DE DECISÃO

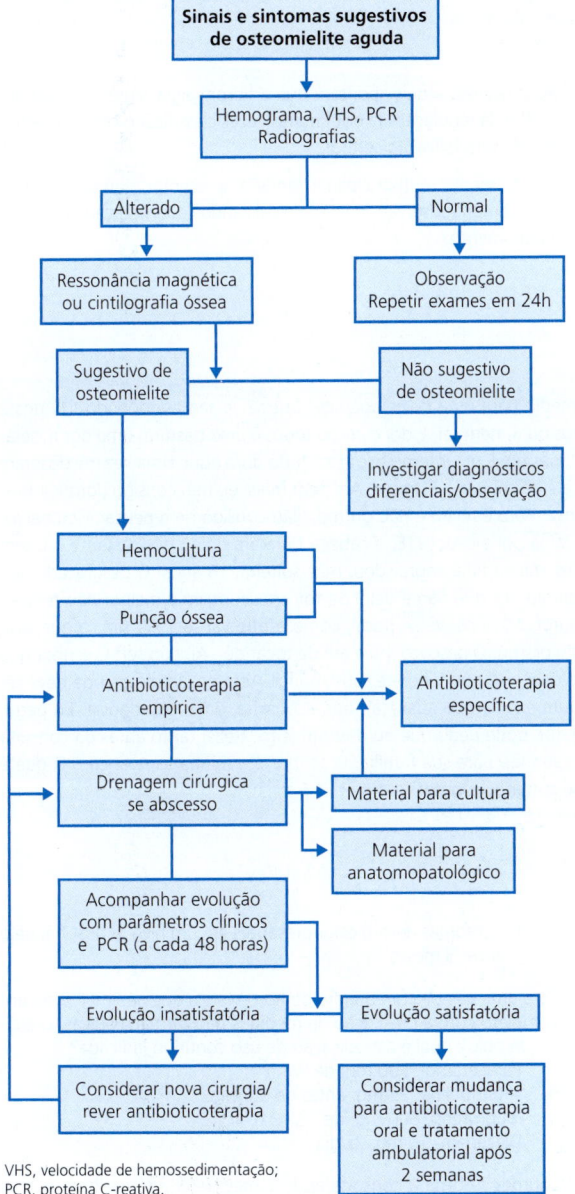

VHS, velocidade de hemossedimentação; PCR, proteína C-reativa.

REFERÊNCIAS

1. Dartnell J, Ramachandran M, Katchburian M. Haematogenous acute and subacute paediatric osteomyelitis: a systematic review of the literature. J Bone Joint Surg Br. 2012;94(5):584-595.
2. Hebert SK, Barros Filho TEP, Xavier R, Pardini JrAG. Ortopedia e traumatologia: princípios e prática. 4. ed. Porto Alegre: Artmed; 2009.
3. Song KM, Sloboda JF. Acute hematogenous osteomyelitis in children. J Am Acad Orthop Surg. 2001;9(3):166-175.
4. Emslie KR, Fenner LM, Nade SM. Acute haematogenous osteomyelitis: II. The effect of a metaphyseal abscess on the surrounding blood supply. J Pathol. 1984;142(2):129-34.
5. Yagupsky P, Porsch E, St Geme JW 3rd. Kingella kingae: anemerging pathogen in young children. Pediatrics. 2011;127(3):557-565.
6. Yagupsky P. Kingella kingae: carriage, transmission, and disease. Clin Microbiol Rev. 2015;28(1):54-79.
7. Canale ST. Campbell's operative orthopaedics. 12th ed. St. Louis: Mosby; 2013.
8. Mader JT, Mohan D, Calhoun J. A practical guide to the diagnosis and management of bone and joint infections. Drugs. 1997;54(2):253-264.
9. Oudjhane K, Azouz EM. Imaging of osteomyelitis in children. Radiol Clin North Am. 2001;39(2):251-266.
10. Roberts JM, Drummond DS, Breed AL, Chesney J. Subacute hematogenous osteomyelitis in children: a retrospective study. J Pediatr Orthop. 1982;2(3):249-254.
11. Hoeffel DP, Hinrichs SH, Garvin KL. Molecular diagnostics for the detection of musculoskeletal infection. Clin Orthop Relat Res. 1999;(360):37-46.
12. Lee YJ, Sadigh S, Mankad K, Kapse N, Rajeswaran G. The imaging of osteomyelitis. Quant Imaging Med Surg. 2016;6(2):184-198.
13. Harik NS, Smeltzer MS. Management of acute hematogenous osteomyelitis in children. Expert Rev Anti Infect Ther. 2010;8(2):175-181.
14. Howard-Jones AR, Isaacs D. Systematic review of duration and choice of systemic antibiotic therapy for acute haematogenous bacterial osteomyelitis in children. J Paediatr Child Health. 2013;49(9):760-768.
15. Stans AA. Musculoskeletal infection. In: Weinstein SL, Flynn JM, editors. Lovell and winter's pediatric orthopaedics. 7th ed. Philadelphia: Lippincott Willians & Wilkins; 2014.
16. Peltola H, Pääkkönen M. Acute osteomyelitis in children. N Engl J Med. 2014;370(4):352-360.
17. Faust SN, Clark J, Pallett A, Clarke NM. Managing bone and joint infection in children. Arch Dis Child. 2012;97(6):545-553.
18. Rao N, Ziran BH, Lipsky BA. Treating osteomyelitis: antibiotics and surgery. Plast Reconstr Surg. 2011;127 Suppl 1:177S-87S.
19. Howard-Jones AR, Isaacs D. Systematic review of systemic antibiotic treatment for children with chronic and sub-acute pyogenic osteomyelitis. J Paediatr Child Health. 2010;46(12):736-741.

▶ CAPÍTULO 223

Fibromialgia

Ricardo Augusto Lopes Fagundes
Ricardo de Castilhos

Aspectos-chave

▶ A fibromialgia é uma causa comum de dor crônica musculoesquelética generalizada, frequentemente acompanhada de fadiga, distúrbios cognitivos, sintomas psiquiátricos e diversos sintomas somáticos. É uma síndrome de etiologia desconhecida e fisiopatologia incerta.

▶ De acordo com os novos critérios propostos pelo Colégio Americano de Reumatologia, em 2010,[2,7,8] não há a necessidade de palpação dos pontos dolorosos (tender points) para realização do diagnóstico de fibromialgia.

▶ As pesquisas atuais apontam que a fibromialgia representa um distúrbio da regulação da dor, muitas vezes classificado como uma forma de sensibilização central.

▶ O tratamento multidisciplinar tende a apresentar melhores resultados, sempre observando e individualizando cada situação em acompanhamento.

Caso clínico

Lourdes, 40 anos, divorciada, três filhos, é moradora nova na comunidade, vindo para sua primeira consulta com o médico de família e comunidade após sua família ter sido cadastrada pelo agente comunitário de saúde. A consulta começa com Lourdes logo dizendo: "Doutor, o senhor é a minha esperança! Já fui a vários médicos na cidade onde eu morava, lá no interior, até o mês passado. Eu fui no postinho e na emergência. Até médico particular eu paguei, e fui. Mas ninguém descobriu o que eu tenho. Fiz exame, tiraram sangue, um montão assim. Fiz também radiografia, já nem sei de tanto que fiz! Não aparece nada. Como pode? Tá tudo aqui, olha só esses exames, diz que tudo tá normal! O doutor sempre diz a mesma coisa: 'Toma esse remedinho que tu vai ficar boa'. E eu tomo direitinho, mas nunca fico boa, alivia um pouco, quase nada. Parece que o remédio faz doer o estômago. Como é que pode? Tomar remédio para uma dor e aparecer outra? Tá sempre doendo. Há uns 2 anos ou 3, nem sei. E dói o corpo todo. É uma gastura, uma dor miserável mesmo. É um inferno isso! Fica tudo duro aqui. Uma vez me disseram que é da cabeça... Estresse. Ah! Tem mais: eu não consigo dormir e descansar. Viro e reviro e não durmo. Não consigo nem pensar. Fico nervosa, aí já dói a cabeça. É, a cabeça também dói. E dói bastante... E tem mais, minha filha engravidou, mãe solteira, 16 anos! O desgraçado não assumiu, diz que não é dele! Se for pra ser assim é melhor não ter pai! Doutor, 16 anos, vê se pode, como é que vai ser? Aí, sim, o que tava ruim piorou. O pescoço, hoje até de tocar dói. Ai, não sei! O senhor que é o doutor é que sabe – e sabe muito! Aqui na cidade grande deve ter algum exame que apareça, uma ecografia, uma ressonância. Eu pago, doutor, pode pedir que eu dou um jeito! Rezei tanto antes da consulta pro senhor, para sua família. O senhor é a minha esperança... O que é que eu tenho, doutor?".

Teste seu conhecimento

1. De acordo com os novos critérios do Colégio Americano de Reumatologia, de 2010, é possível fazer o diagnóstico de fibromialgia:
   a. Por meio de exame ecográfico
   b. Por meio dos níveis de creatinocinase, identificando, assim miosite
   c. Sem a palpação de pontos dolorosos, tender points
   d. Pelo aumento da velocidade de hemossedimentação (VHS), isoladamente.

2. Qual das assertivas a seguir não faz parte do diagnóstico de fibromialgia?
   a. Miosite e fibrosite detectadas por meio de biópsia muscular
   b. Índice de dor generalizada ≥ 7 e pontuação da escala de severidade dos sintomas ≥ 5, ou Índice de dor generalizada, de 3 a 6, e escala de severidade dos sintomas ≥ 9.
   c. Em relação à escala de severidade dos sintomas, os três sintomas principais são: fadiga, sono não reparador e alterações cognitivas
   d. Os sintomas devem estar presentes em um nível similar há, pelo menos, 3 meses

3. Para uma pessoa com quadro de fibromialgia que não melhorou por completo com a prescrição de medidas não farmacológicas (exercício aeróbio), qual é a medicação de uso contínuo indicada?
   a. Paracetamol, 500 mg, de 8/8 h
   b. Amitriptilina, 25 mg, antes de dormir
   c. Ibuprofeno, 600 mg, de 12/12 h
   d. Diazepam, 10 mg, 2x/dia

4. Lourdes retorna à consulta após 1 mês, referindo melhora parcial com uso da medicação prescrita (ver Questão 3). Que outra medicação pode ser associada ao tratamento?
   a. Fluoxetina 20 mg, pela manhã
   b. Meloxicam, 15 mg, à noite
   c. Nimesulida, 100 mg, à noite
   d. Prednisona, 5 mg, 1x/dia

5. Para qual das condições a seguir não se contraindica o uso de amitriptilina?
   a. Glaucoma de ângulo estreito
   b. Distúrbios da condução cardíaca
   c. Prostatismo, ou retenção urinária
   d. Profilaxia de cefaleias

Respostas: 1C, 2A, 3B, 4A, 5D

Do que se trata

A fibromialgia é uma causa comum de dor crônica musculoesquelética generalizada, em geral acompanhada de fadiga, distúrbios cognitivos, sintomas psiquiátricos e diversos sintomas somáticos. É uma síndrome de etiologia desconhecida e fisiopatologia incerta.[4] É importante ressaltar que apesar dos sintomas de dor muscular, ligamentar e tendinosa, não há evidência de dano ou inflamação tecidual. Dessa forma, as pesquisas atuais apontam que a fibromialgia representa um distúrbio da regulação da dor, muitas vezes classificado como uma forma de sensibilização central.[1] A fibromialgia deve ser compreendida como um estado de dor centralizada no qual o conceito de "centralizada" se refere às origens no sistema nervoso central (SNC) ou à amplificação da dor. Esse termo não implica que a entrada nociceptiva periférica (dano ou inflamação) não está contribuindo para a dor nessas pessoas, mas sim que eles sentem mais dor do que seria normalmente esperado com base no grau dessa entrada.[4]

Muitas mudanças em relação ao diagnóstico e à abordagem da fibromialgia ocorreram nesta última década. Os antigos critérios diagnósticos foram publicados originalmente em 1990 e enfatizavam, de forma bem específica, a presença de dor crônica e a presença de pelo menos 11 de 18 pontos dolorosos (*tender points*) mapeados no Quadro 223.1[5,6] e na Figura 223.1. Após 20 anos de uso, tais critérios foram revistos. Avaliou-se que o diagnóstico com base na palpação de pontos dolorosos sem a devida valoração das manifestações neuropsicológicas não representava com veracidade esta doença. Com base nesses critérios, quase todas as pessoas com a doença eram mulheres, pois elas tinham mais pontos dolorosos do que os homens.[4]

A fibromialgia é mais comum em mulheres entre 20 e 55 anos, com prevalência aproximada de 2 a 3%.[1,7] Com a utilização dos novos critérios, a relação entre mulheres: homens é de 2:1, semelhante à distribuição de outras doenças reumatológicas.[7] Os familiares em primeiro grau de pacientes com fibromialgia têm maior probabilidade de ter a doença e outros estados de dor crônica.[8] Não há evidências de que a fibromialgia tenha maior prevalência em países industrializados.[4]

Os novos critérios, que podem ser visualizados no Quadro 223.2,[1,3] baseiam-se em sintomas e não requerem a palpação dos pontos dolorosos.[4]

O que fazer

Anamnese

Na prática clínica, a fibromialgia deve ser suspeitada em pessoas com dor multifocal crônica há, pelo menos, 3 meses não totalmente explicada por lesão ou inflamação. Os novos critérios diagnósticos se baseiam, essencialmente, na sintomatologia do paciente e valorizam de forma mais destacada a presença de manifestações neuropsicológicas (Quadro 223.2). Deve ser avaliada, também, a presença de ansiedade, de dificuldades cognitivas, a presença de fadiga, cefaleia, parestesias e distúrbios do sono, características geralmente associadas à fibromialgia. É importante avaliar o estado mental do paciente com o intuito de identificar a presença de transtornos de humor, somatizações e transtornos de ansiedade, diferenciando-os dos casos de fibromialgia. O abuso e a dependência de benzodiazepínicos devem ser pesquisados e abordados, bem como o uso abusivo de outras medicações utilizadas para o alívio da dor. É importante que o médico tenha o entendimento sobre a experiência do indivíduo com a doença e como ela afeta tanto a singularidade do paciente como o seu convívio familiar e social.

Exame físico

O exame físico deve ser realizado com o intuito de elucidar as queixas encontradas, ou seja, afastar outras doenças reumatológicas, sendo possível, também, identificar a presença dos pontos dolorosos específicos, conforme especificados no Quadro 223.1. É importante ressaltar que, de acordo com os novos critérios, não há necessidade de realizar a palpação de pontos dolorosos específicos (*tender points*) para que o diagnóstico de fibromialgia seja firmado. É possível fazer o diagnóstico de fibromialgia sem a palpação. Durante o exame físico, quando houver dor à palpação das articulações interfalangianas (especialmente se houver edema associado), o diagnóstico de uma doença autoimune deve ser considerado.[4] Pele, unhas, mucosas, tireoide, sistema osteomuscular e sistema nervoso devem ser cuidadosamente examinados para se descartarem outras doenças.

Quadro 223.1 | Antigos critérios para o diagnóstico de fibromialgia e características associadas (American College of Rheumatology, 1990)

Principais

▶ Dor musculoesquelética que acomete, bilateralmente, as porções superior e inferior do corpo por mais de 3 meses

▶ Presença de pelo menos 11 de 18 pontos dolorosos (*tender points*) em localizações anatômicas específicas: (1) occipito, nas inserções musculares, (2) cervical inferior, (3) trapézio, no ponto médio, (4) supraspinal, (5) segunda costela, na junção costocondral, (6) epicôndilo lateral do antebraço, (7) glúteo, no quadrante superior externo, (8) trocanter maior, (9) joelho, na região medial.

Características associadas

▶ Ansiedade
▶ Dificuldades cognitivas
▶ Fadiga
▶ Cefaleia
▶ Parestesias
▶ Distúrbios do sono

Fonte: Chakrabarty e Zoorob[5] e Feldman.[6]

> **Quadro 223.2 | Novos critérios para o diagnóstico de fibromialgia (American College of Rheumatology, 2010)**
>
> As três condições a seguir necessitam estar presentes
>
> 1. IDG ≥7 e pontuação da ESS ≥ 5
>
>   OU
>
>   IDG, 3-6, e ESS ≥ 9.
>
> 2. Os sintomas estão presentes em um nível similar há, pelo menos, 3 meses
>
> 3. A pessoa não tem um problema de saúde que explicaria, de outra forma, a dor
>
> 1. IDG: Em quantas áreas a pessoa teve dor, nos últimos 7 dias? Marcar um ponto para cada região. A pontuação será entre 0 e 19.
>
> | | | |
> |---|---|---|
> | Pescoço | Antebraço esquerdo | Quadril esquerdo |
> | Mandíbula esquerda | Antebraço direito | Quadril direito |
> | Mandíbula direita | Região torácica | Coxa esquerda |
> | Cintura escapular esquerda | Abdome | Coxa direita |
> | Cintura escapular direita | Parte superior das costas | Perna esquerda |
> | Braço esquerdo | Parte inferior das costas | Perna direita |
> | Braço direito | | |
>
> 2. ESS: somar a pontuação dos sintomas principais com a pontuação dos sintomas somáticos. A pontuação será entre 0 e 12
>
> Para cada um dos três sintomas principais, a seguir, indique o nível de severidade nos últimos 7 dias usando a seguinte escala: (Ausente = 0, Leve = 1, Moderado = 2, Grave = 3)
>
> ▶ Fadiga (0-3)
>
> ▶ Sono não reparador (0-3)
>
> ▶ Alterações cognitivas (raciocínio/memória) (0-3)
>
> Considerando sintomas somáticos em geral, indicar se o paciente possui: (nenhum sintoma = 0, poucos sintomas = 1, número moderado de sintomas = 2, grande número de sintomas = 3).
>
> Sintomas somáticos que podem ser considerados: dor muscular, síndrome do cólon irritável, fadiga/cansaço, problemas de raciocínio/memória, fraqueza muscular, dor de cabeça, cólicas abdominais, dormência/formigamento, tonturas, insônia, depressão, constipação, dor no abdome superior, náusea, nervosismo, dor torácica, visão turva, febre, diarreia, boca seca, prurido, sibilos, fenômeno de Raynaud, urticária, zumbido, vômitos, azia, úlceras bucais, diminuição ou perda do paladar, convulsões, olhos secos, dispneia, inapetência, *rash* cutâneo, fotossensibilidade, dificuldades auditivas, fragilidade capilar, queda de cabelos, disúria, polaciúria e espasmos da bexiga.
>
> OU
>
> Como alternativa aos sintomas somáticos em geral, um ponto para cada sintoma a seguir pode ser adicionado à pontuação da ESS se ocorrerem durante os 6 meses anteriores: dores de cabeça, dor ou cólicas em baixo abdome e depressão (0-3)
>
> IDG, índice de dor generalizada; ESS, escala de severidade dos sintomas.
>
> Fonte: Goldenberg e colaboradores[1], Wolfe e colaboradores.[2,3]

Exames complementares

O diagnóstico é essencialmente clínico. Não existem achados laboratoriais característicos da fibromialgia. Dessa forma, exames diagnósticos adicionais não são necessários, a menos que exista uma indicação específica relacionada à anamnese ou ao exame físico.

Entretanto, uma avaliação laboratorial básica, que contemple hemograma completo, a VHS e a proteína C-reativa são úteis, pois a fibromialgia não é uma condição inflamatória. Dessa forma, os valores normais dos reagentes de fase aguda confirmam que uma doença inflamatória oculta é improvável.[1] Nos casos suspeitos de alterações tireoidianas ou de doença muscular inflamatória, deve-se solicitar, respectivamente, tireotrofina (TSH) e creatinocinase (CK). Testes sorológicos como anticorpo antinuclear (ANA) e fator reumatoide (FR) devem ser solicitados apenas se a história e o exame físico sugerirem uma doença reumática inflamatória sistêmica. É comum eles serem positivos em pessoas saudáveis, tendo, assim, um valor preditivo muito baixo.[1,4]

Conduta proposta

Tratamento

Para o melhor desfecho no controle dos sintomas da fibromialgia, o tratamento proposto deve ser individualizado e geralmente tem melhores resultados quando abordado por equipe multidisciplinar, abordando questões farmacológicas e não farmacológicas.[4] Sabendo da cronicidade da fibromialgia, é importante a conversa sincera com o paciente sobre a evolução e o prognóstico da sua doença e a possibilidade de controle dos sintomas (mas não de sua cura).

Tratamento não farmacológico

Deve ser proposto às pessoas com fibromialgia um tratamento multidisciplinar que agregue atividade física regular (1A), educação em saúde (1A) e psicoterapia (1A).[4,10,11] A atividade física deve ter ênfase em exercícios aeróbios de baixa a média intensidade, que atinjam até 75% da frequência cardíaca (FC) esperada para a idade. A atividade física deve ser mantida de forma regular, com início gradual, até que seja atingido o limite preconizado.

O início gradual tem papel importante para evitar o abandono do tratamento relacionado a dores e à fadiga que atividades físicas podem desencadear, quando são iniciadas de forma abrupta ou em situações de sobrecarga.[12] Recomenda-se que a frequência não seja menor do que três vezes por semana. É importante orientar quanto à necessidade da manutenção da atividade física em longo prazo, embora as evidências apontem que a melhora dos sintomas – dor, fadiga, humor deprimido – e o condicionamento físico são percebidos em poucas semanas.[11]

Deve-se orientar a pessoa com fibromialgia a participar de grupos de educação em saúde, discutir sobre a doença no consultório e ler sobre o tema, de forma que ela possa obter conhecimento e entendimento sobre a sua patologia. Tal entendimento leva o sujeito a um papel conjunto e colaborativo nas decisões sobre a condução dos processos terapêuticos no seu tratamento.[4] As evidências apontam ainda para a necessidade de o tratamento não farmacológico englobar principalmente abordagens psicoterápicas com ênfase em terapias cognitivo-comportamentais (TCCs) (1A).[4,10,11]

Estudos recentes apontam o *tai chi chuan*, arte marcial chinesa utilizada como forma de promoção da saúde e defesa pessoal, como capaz de promover o controle, o alívio da dor e a melhora na qualidade de vida das pessoas com fibromialgia (1A).[4,13]

Uma revisão sistemática também aponta benefícios na realização de hidroginástica.[14] Algumas evidências ainda sugerem que a acupuntura e a ioga podem ser benéficas no controle dos sintomas da fibromialgia (1A). Essas terapias complementares

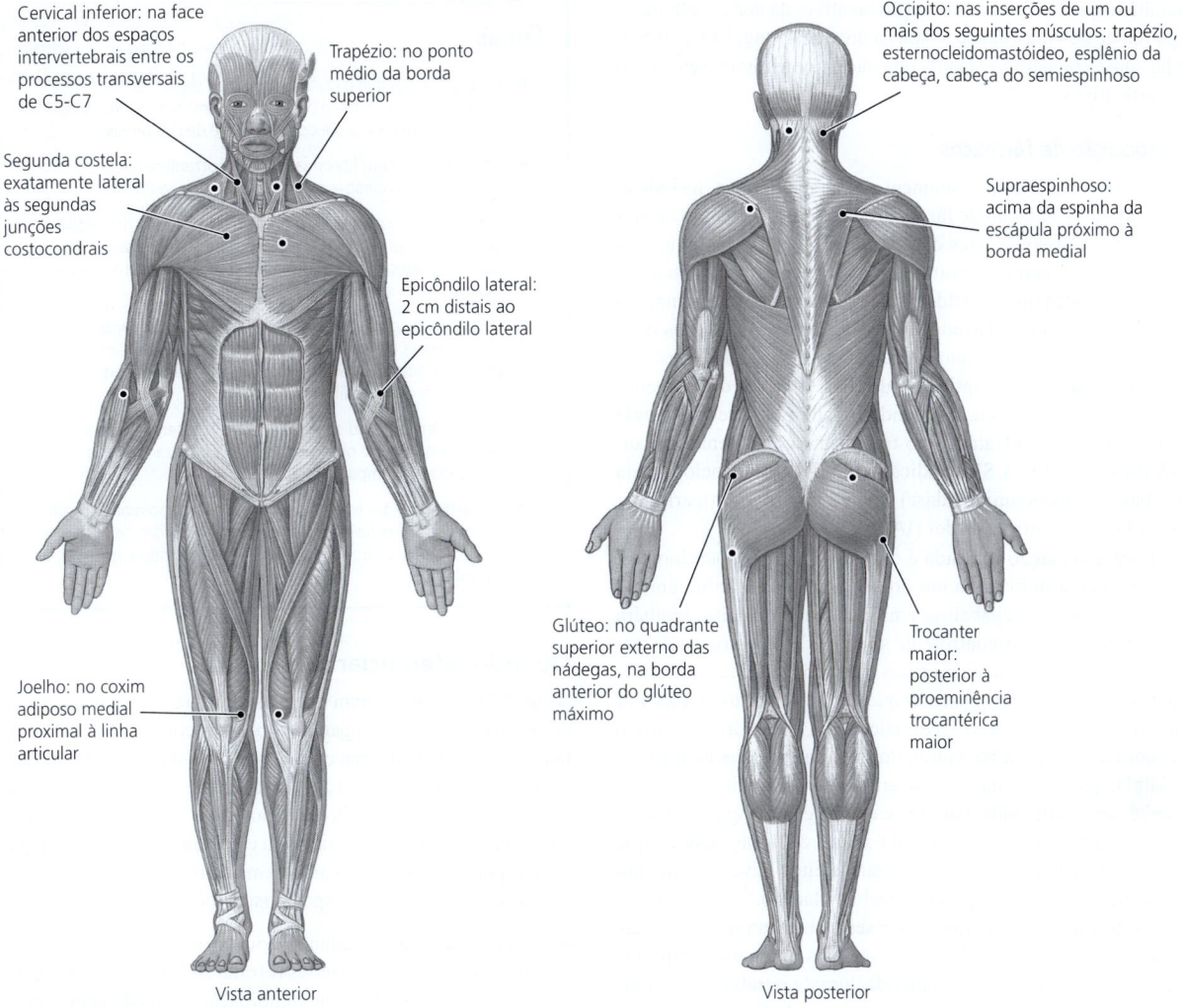

▲ Figura 223.1
Dezoito pontos dolorosos utilizados para o diagnóstico de fibromialgia (de acordo com os critérios antigos do American College of Rheumatology [ACR],1990).
Fonte: Imboden e colaboradores.[9]

são particularmente interessantes para pessoas que não toleram bem a proposta farmacológica.[15]

Não há consenso para o tratamento da fibromialgia com outras terapêuticas complementares, como hipnoterapia, *biofeedback*, quiropraxia, pilates, homeopatia e infiltrações (2D).[4,10]

A abordagem multidisciplinar tem demonstrado melhores resultados no controle da dor, da fadiga, de sintomas depressivos e de limitações relacionadas à qualidade de vida, na redução do uso de opioides e outros analgésicos, bem como na manutenção duradoura dos benefícios alcançados com o tratamento multidisciplinar.[15]

Tratamento farmacológico

As opções terapêuticas disponíveis para o tratamento da fibromialgia incluem antidepressivos tricíclicos, ciclobenzaprina, inibidores seletivos da recaptação da serotonina e da norepinefrina (ISRSN) e anticonvulsivantes gabapentinoides.

A escolha da proposta farmacológica deve ser feita com base na experiência clínica do profissional, na preferência do paciente e no perfil dos sintomas apresentados. Fatores que são levados em consideração incluem o tipo de sintoma principal associado ao quadro clínico – fadiga, distúrbios do sono e depressão –, a tolerância individual à medicação proposta, a presença de efeitos adversos e o custo total do tratamento.[4]

Monoterapia

De forma consensual, a amitriptilina (12,5-50 mg, VO, à noite) tem sido usada como medicação de primeira escolha no tratamento da fibromialgia. Nos ISRSNs, a duloxetina (60-120 mg, VO, pela manhã) e o milnaciprano (100-200 mg, VO, pela manhã) como as opções com melhores desfechos. Entre os gabapentinoides, a pregabalina (600 mg/dia, em doses fracionadas, início escalonado) e a gabapentina (800-2.400 mg/dia, em doses fracionadas, início escalonado). Ambos os fármacos demonstraram eficácia na redução da dor, na fadiga, na melhora do padrão de sono e na qualidade de vida (1A).[4,16]

Os tricíclicos, a ciclobenzaprina e os gabapentinoides parecem ter melhores resultados nas pessoas que apresentam sintomas de distúrbios do sono mais proeminentes, e os ISRSN com melhores resultados naquelas com sintomas como fadiga. A escolha para pessoas com sintomas depressivos mais proeminentes deve recair sobre os tricíclicos ou os ISRSNs.[4] A fluoxetina também apresenta uma boa opção no alívio da dor e melhora na qualidade de vida quando usada na dose de 40 mg, VO, pela manhã. Doses menores de fluoxetina não demonstraram resultados significativos (1A).[17]

Associação de fármacos

Em casos refratários ao tratamento com monoterapia, há indicação para a associação de fármacos, sempre observando os sintomas mais proeminentes do quadro clínico apresentado. Tais indicações baseiam-se muito mais em experiências clínicas do que em estudos que respaldem tais condutas.[15] As combinações mais efetivas são as que combinam medicações de classes diferentes, de forma a atuar em mecanismos de ações diversos (1B). A associação da amitriptilina e da fluoxetina em doses menores é recomendada pela Sociedade Brasileira de Reumatologia (SBR) nos casos refratários ao tratamento com apenas um antidepressivo (1B). A SBR indica ainda o uso da moclobemida (inibidor da monoaminoxidase) e do pramipexol (antiparkinsoniano) para o controle da dor (1A).[10]

Outra associação indicada é com ISRSN e gabapentinoides. Nesse caso, a duloxetina em dose menor pela manhã, em associação com a pregabalina em dose menor à noite, também demonstrou melhor controle de sintomas em pessoas não responsivas ao tratamento com esses fármacos sozinhos.[15] A ciclobenzaprina, relaxante muscular que tem sua estrutura molecular semelhante aos antidepressivos tricíclicos, é resolutiva no alívio da dor e na melhora no padrão do sono das pessoas com fibromialgia, quando usada na dosagem de 10 mg, à noite, até 30 mg (nesse caso, utilizando a dose fracionada em 10 mg pela manhã e 20 mg à noite) (1A).[10,18] Salienta-se que 85% das pessoas que usaram a ciclobenzaprina relataram efeitos adversos quando comparadas com o grupo que recebeu placebo.[10] É importante registrar que as pessoas que fazem seu uso devem ser advertidas de que sua capacidade de dirigir veículos ou operar máquinas perigosas pode estar comprometida durante o tratamento. A ciclobenzaprina pode potencializar os efeitos do álcool, dos barbitúricos e de outras substâncias depressoras do SNC.

Entre os analgésicos, obtém-se os melhores desfechos no controle da dor com o uso associado de paracetamol com tramadol, 325 a 37,5 mg, VO, 3 a 4 vezes ao dia (1A).[10] Essa associação está indicada para controle de sintomas refratários, mas não como terapia de escolha inicial.[4] Cabe salientar que o uso crônico desses fármacos pode ocasionar cefaleia de rebote, bem como tolerância, dependência física e psíquica, já que o tramadol é um opioide.

Não existem evidências ou recomendações que justifiquem o uso dos demais antidepressivos ou de anti-inflamatórios não esteroides (AINEs), ou demais opioides, no tratamento da fibromialgia. Os corticoides estão contraindicados para o tratamento dessa síndrome.[10]

A amitriptilina, por ser um antidepressivo tricíclico, está contraindicada para pessoas com distúrbios de condução cardíaca, infarto recente, glaucoma de ângulo estreito, prostatismo, retenção urinária e íleo paralítico.

Deve-se observar sedação excessiva na associação dos gabapentinoides com outros sedativos.

A atual conjuntura da saúde traz à tona a discussão sobre a mercantilização das patologias. Os laboratórios farmacêuticos parecem buscar formas que possam tornar as pessoas doentes, um nicho de mercado para a venda de seus produtos. O profissional de saúde deve estar atento para não ser influenciado por tais demandas contraproducentes à ética e à boa medicina.

> **Dicas**
>
> ▶ É fundamental que o plano terapêutico seja discutido junto com o paciente, e que o profissional compreenda o quanto a doença afeta o dia a dia do indivíduo e de sua família.
>
> ▶ Para a pessoa com fibromialgia, é importante a compreensão abrangente do curso e do prognóstico da sua doença.
>
> ▶ Ser realista na construção de um projeto comum de cuidados, por meio de alternativas viáveis conforme a situação socioeconômica do indivíduo, deve sempre ser considerado pelo profissional de saúde.
>
> ▶ Nos casos de persistência dos sintomas, o profissional de saúde deverá atentar para a não adesão ao tratamento proposto, situação bastante comum entre as pessoas diagnosticadas com fibromialgia.
>
> ▶ O tratamento multidisciplinar tende a apresentar melhores resultados, sempre observando e individualizando cada situação em acompanhamento.
>
> ▶ O uso de opioides está contraindicado, com possibilidade de dependência, inclusive podendo piorar o quadro de dor relacionado à síndrome de hiperalgesia induzida por opioides.[4]

Quando referenciar

As evidências demonstram que não há diferença significativa de desfechos quando se comparam as pessoas com fibromialgia, tratadas na atenção primária, e as pessoas tratadas por especialistas focais.[19] Fitzcharles e cols. apontam que pessoas acompanhadas na atenção primária têm melhor prognóstico e respondem melhor às terapêuticas não farmacológicas em comparação àquelas acompanhadas por especialistas focais ou em centros terciários.[20]

Referenciamentos para especialistas focais devem ser feitos:

- Ao reumatologista: quando houver dúvidas em relação ao diagnóstico, para situações refratárias ao tratamento realizado, ou necessidade de combinação de medicações, caso o profissional da atenção primária não se sinta seguro para tal abordagem.
- Ao psiquiatra ou psicólogo: para pessoas com comorbidades psiquiátricas importantes, ou pessoas que mantenham o quadro de saúde mental inalterado, apesar do tratamento instituído.
- Ao fisiatra, fisioterapeuta ou educador físico: para pessoas que não toleram o grau de exercícios recomendados ou tenham dificuldade no seguimento de tal orientação.

> **Erros mais frequentemente cometidos**
>
> ▶ Confundir doenças psiquiátricas, como transtornos de humor, somatizações e transtornos de ansiedade, com a síndrome da fibromialgia.
>
> ▶ Prescrever medicações de forma abusiva ou indiscriminada, bem como AINEs, opioides e corticoides no tratamento da fibromialgia.
>
> ▶ Referenciar equivocadamente as pessoas com fibromialgia ao ortopedista.
>
> ▶ Deixar de estimular a pessoa com fibromialgia a manter seu tratamento não farmacológico.
>
> ▶ Deixar de orientar sobre a cronicidade e o prognóstico da fibromialgia.
>
> ▶ Não observar a presença ou o relato da persistência dos sintomas durante pelo menos 3 meses.

Prognóstico e complicações possíveis

A fibromialgia é uma doença crônica que tem grande possibilidade de controle sintomático quando empregado o tratamento preconizado. Ainda não se conhece algum tratamento que possa oferecer a possibilidade de cura para as pessoas acometidas pela síndrome. Também não são descritas complicações advindas dessa patologia.

Observa-se que o manejo inadequado da fibromialgia pode acarretar algumas situações indesejadas, como abuso de medicações com potencial para dependência, ou uso inadvertido de analgésicos, podendo ocasionar cefaleia de rebote. Os AINEs não são indicados, e seu uso crônico pode trazer complicações dispépticas importantes.

Atividades preventivas e de educação e papel da equipe multiprofissional

Como partes fundamentais para o sucesso do tratamento, citam-se: atividades de educação em saúde, discussões sobre a doença em consultório, atividades de grupo e material de leitura sobre o tema proposto. Da mesma forma, é imprescindível que a pessoa com fibromialgia seja estimulada a participar de atividades físicas que melhorem sua capacidade aeróbia, seu alongamento e seu condicionamento físico, de forma regular e sustentada, para que, junto do tratamento farmacológico, atinja o controle dos sintomas apresentados. Nesse sentido, o acompanhamento multiprofissional assegura os melhores desfechos.

REFERÊNCIAS

1. Goldenberg DL, Schur PH, Romain PL. Clinical manifestations and diagnosis of fibromyalgia in adults. Waltham: UpToDate; 2017.

2. Wolfe F, Clauw DJ, Fitzcharles M, Goldenberg DL, Hauser W, Katz RS, et al. Fibromyalgia criteria and severity scales for clinical and epidemiological studies: a modification of the ACR preliminary diagnostic criteria for fibromyalgia. J Rheumatol. 2011;38(6):1113-1122.

3. Wolfe F, Clauw DJ, Fitzcharles MA, Goldenberg DL, Katz RS, Mease P, et al. The American College of Rheumatology preliminary diagnostic criteria for fibromyalgia and measurement of symptom severity. Arthritis Care Res (Hoboken). 2010;62(5):600-610.

4. Clauw DJ. Fibromyalgia: a clinical review. JAMA. 2014;311(15):1547-1555.

5. Chakrabarty S, Zoorob R. Fibromyalgia. Am Fam Physician. 2007;76(2):247-254.

6. Feldman D. Fibromialgia. In: Sato EI. Guia de reumatologia. Barueri: Manole; 2004.

7. Vicent A, Lahr BD, Wolfe F, Clauw DJ, Whipple MO, Oh TH, et al. Prevalence of fibromyalgia: a population-based study in olmsted county, minnesota, utilizing the rochester epidemiology project. Arthritis Care Res (Hoboken). 2013;65(5):786-798.

8. Arnold LM, Hudson JI, Hess EV, Ware AE, Fritz DA, Auchenbach MB, et al. Family study of fibromyalgia. Arthritis Rheum. 2004;50(3):944-952.

9. Imboden JB, Hellmann DB, Stone JH. Current Reumatologia: diagnóstico e tratamento. 3. ed. Porto Alegre: AMGH; 2015.

10. Heymann RE, Paiva ES, Helfenstein Jr MH, Pollak DF, Martinez JE, Provenza JR, et al. Consenso brasileiro do tratamento da fibromialgia. Rev Bras Reumatol. 2010;50(1):56-66.

11. Häuser W, Bernardy K, Arnold B, Offenbächer M, Schiltenwolf M. Efficacy of multicomponent treatment in fibromyalgia syndrome: a metaanalysis of randomized controlled clinical trials. Arthritis Rheum. 2009;61(2):216-224.

12. Kaleth AS, Slaven JE, Ang DC. Does increasing steps per day predict improvement in physical function and pain interference in adults with fibromyalgia? Arthritis Care Res (Hoboken). 2014;66(12):1887-1894.

13. Wang C, Schmid CH, Rones R, Kalish R, Yinh J, Goldenberg DL, et al. A randomized trial of Tai Chi for fibromyalgia. New Eng J Med. 2010;363(8):743-754.

14. Bidonde J, Busch AJ, Webber SC, Schachter CL, Danyliw A, Overend TJ. Aquatic exercise training for fibromyalgia. Cochrane Database Syst Rev. 2014;(10):CD011336.

15. Goldenberg DL, Schur PH, Romain PL. Treatment of fibromyalgia in adults not responsive to initial therapies. Waltham: UpToDate, 2017.

16. Häuser W, Bernardy K, Üçeyler N, Sommer C. Treatment of fibromyalgia syndrome with antidepressants: a meta-analysis. JAMA. 2009;301(2):198-209.

17. Wolfe F, Cathley MA, Hawley DJ. A double-blind placebo controlled trial of fluoxetine in fibromyalgia. Scand J Rheumatol. 1994;23(5):255-259.

18. Tofferi JK, Jackson JL, O'Malley PG. Treatment of fibromyalgia with cyclobenzaprine: a meta-analysis. Arthritis Rheum. 2004;51(1):9-13.

19. Garcia-Campayo J, Magdalena J, Magallón R, Fernández-García E, Salas M, Andrés E. A meta-analysis of the efficacy of fibromyalgia treatment according to level of care. Arthritis Res Ther. 2008;10(4):R81.

20. Fitzcharles MA, Da Costa D, Pöyhiä R. A study of standard care in fibromyalgia syndrome: a favorable outcome. J Rheumatol. 2003;30(1):154-159.

SEÇÃO XXII ▸ CAPÍTULO 224

Cefaleia e enxaqueca

Danielle Bivanco-Lima
Itamar de Souza Santos
Maria Sílvia B. F. de Moraes
Isabela M. Benseñor

Aspectos-chave

▶ A cefaleia é um sintoma frequente na população, com grande impacto na qualidade de vida dos indivíduos. A cefaleia tipo tensão e a enxaqueca estão entre as cinco condições crônicas mais prevalentes, de acordo com a versão 2016 do Global Burdenof Disease.[1]

▶ É de fundamental importância diferenciar as cefaleias primárias das secundárias por meio de anamnese e de exame clínico, detalhados.

▶ A cefaleia tipo tensão episódica é a cefaleia primária mais prevalente na população, e a enxaqueca é a segunda cefaleia primária mais frequente, embora essa última apresente maior impacto e morbidade entre os indivíduos. Ambas as condições apresentam maior ocorrência entre as mulheres.

▶ A abordagem diagnóstica de cefaleias por clínicos gerais é ainda deficiente.[2] O diagnóstico adequado das cefaleias primárias é essencial para o manejo terapêutico adequado, atingindo uma melhora na qualidade de vida dos indivíduos.

Caso clínico

Esmeralda, 26 anos, mudou-se recentemente para a área de abrangência da Unidade Básica de Saúde (UBS). Procura a unidade com queixa de cefaleia há 8 horas, de moderada intensidade, hemicraniana à direita, acompanhada de fotofobia, fonofobia, náuseas e vômitos. Ela tem essas crises semelhantes 1 a 2 vezes por semana (exceto no período perimenstrual, quando tem crises diárias), desde os 15 anos de idade. Refere que não fuma, não bebe e não usa drogas. Mora com os pais e um irmão de 23 anos. Refere também que sua mãe tem o mesmo quadro, e ambas procuram atendimento médico apenas nos momentos da crise, geralmente no pronto-socorro da cidade onde moravam. O exame físico é normal.

Teste seu conhecimento

1. O quadro clínico de Esmeralda é compatível com o diagnóstico de:
    a. Cefaleia tipo tensão
    b. Enxaqueca sem aura
    c. Cefaleia em salvas
    d. Cefaleia secundária

2. São medicações possíveis de serem utilizadas na profilaxia do quadro clínico de Esmeralda:
    a. Propranolol
    b. Amitriptilina.
    c. Ácido valproico
    d. Todas as alternativas

3. Quais medicações são possíveis de ser utilizadas no tratamento das crises?
    a. Propranolol
    b. Amitriptilina
    c. Ácido valproico
    d. Metoclopramida

4. Qual é a medicação de escolha na profilaxia da cefaleia tipo tensão?
    a. Propranolol
    b. Metisergida
    c. Amitriptilina
    d. Ibuprofeno

5. Aponte, entre as apresentações clínicas a seguir, a que mais se correlaciona com a ocorrência de cefaleia secundária.
    a. Ocorrência de escotomas
    b. Instalação de hemiparesia
    c. Náuseas e vômitos
    d. Elevação da pressão arterial

Respostas: 1B, 2D, 3D, 4C, 5B

Do que se trata

A cefaleia é uma das queixas mais frequentes hoje no mundo. A cefaleia tipo tensão é a segunda condição clínica mais prevalente (20,8%), só menos frequente do que a cárie dentária. A terceira condição clínica mais frequente é a enxaqueca (com prevalência de 14,7%).[3] Dessa maneira, a cefaleia é um sintoma clínico frequente na prática da atenção primária à saúde (APS) e engloba as dores referidas na região da cabeça. Segundo McWhinney e Freeman, a cefaleia é uma das 12 queixas mais comuns nos serviços de APS.[4]

A cefaleia é um sintoma comum na população brasileira, sendo importante causa de procura por atendimento médico em serviços de APS e em pronto-socorros. No município de Tubarão, em Santa Catarina, foram entrevistados 240 indivíduos de 18 a 77 anos em locais públicos; 64,6% (intervalo de confiança [IC] 95%: 58,5-70,6) dos entrevistados referiram ter apresentado cefaleias no último ano, sendo que a maioria se tratava de cefaleia tipo tensão e enxaqueca.[5] Na região da Grande Vitória, no Espírito Santo, foram entrevistados 2.500 indivíduos em locais públicos, sendo que 1.320 (52,8%) relataram sofrer de cefaleias. Contudo, apenas 122 (9,2%) deles tinham acompanhamento médico regular para essa condição.[6]

Em um estudo de demanda realizado em UBSs em Florianópolis, Santa Catarina, foi observado que a cefaleia o sexto motivo de consulta mais frequente nesses serviços, o segundo mais frequente entre indivíduos de 15 a 44 anos e o quarto mais frequente entre as mulheres.[7] Bigal e cols. constataram, em estudo realizado em Ipuã, São Paulo, que 9,3% de todos os atendimentos realizados no Sistema Único de Saúde (SUS) desse município se relacionarem à cefaleia, sendo que esse sintoma foi responsável por 7,9% das consultas em UBS, 9,7% dos atendimentos em pronto-socorros e 1,1% das internações hospitalares.[8]

Em estudo realizado em duas UBSs (em Ribeirão Preto e São Carlos), com 6.006 participantes, 9,3% apresentavam cefaleia como queixa principal. A enxaqueca foi a causa mais prevalente na procura desses serviços de saúde (45,1% dos indivíduos com queixa de cefaleia especificamente). Entre os indivíduos com cefaleia, 55,6% apresentavam cefaleia primária, 39,4%, decorrentes de causas sistêmicas, e 5,0%, secundárias a causas neurológicas.[9] A cefaleia é mais prevalente em mulheres e apresenta grande impacto no trabalho e nas atividades rotineiras, com comprometimento da qualidade de vida em função da dor.[10]

O que pode ocasionar

As cefaleias podem ser classificadas como primárias ou secundárias, e essa diferenciação é fundamental para o seu manejo adequado. As cefaleias primárias se apresentam como dores de cabeça que não decorrem de outra doença subjacente (p. ex., sinusite, dengue ou tumores). As cefaleias primárias de maior importância na prática clínica em APS são: (a) enxaqueca ou migrânea, (b) cefaleia tipo tensão e (c) cefaleia em salvas.

As cefaleias secundárias decorrem de alguma condição clínica, em que a dor de cabeça faz parte dos sintomas relacionados à afecção, mas não é a sua única consequência. No entanto, a maioria delas é causada por afecções simples, como sinusites, distúrbios da articulação temporomandibular (ATM) e outras infecções das vias aéreas (IVAs). São exemplos de cefaleias secundárias as relacionadas a IVAs, a meningites, a trauma craniencefálico (TCE), à malformação arteriovenosa (MAV), entre outras.

O Quadro 224.1 apresenta a classificação das cefaleias publicada em 2018, segundo a Sociedade Internacional de Cefaleia.[11]

O que fazer

Anamnese

A anamnese do indivíduo que procura atendimento médico por motivo de cefaleia deve ser detalhada quanto à descrição da dor (início, localização exata na cabeça, duração, intensidade, fatores de melhora e de piora, irradiação, periodicidade, medicamentos utilizados). A anamnese precisa ser detalhada o suficiente para diferenciar causas primárias e secundárias de dores de cabeça.

Uma estratégia para essa abordagem diagnóstica é memorizar sinais de alerta e questioná-los sistematicamente a todos os indivíduos que se apresentem com queixa de cefaleia. Os sinais de alerta e quadros clínicos sugestivos de cefaleias secundárias podem ser observados nos Quadros 224.2 e 224.3.[12–14]

Uma vez excluídas as infecções prevalentes com baixa complexidade, como sinusites, dengue sem sinais de alerta (prevalente no contexto brasileiro) e infecções de vias aéreas superiores (IVAS), a presença de sinais de alerta pode apontar para a necessidade de investigação laboratorial e de imagem. Deve-se ter em mente, também, que, apesar da importância de descartar as cefaleias secundárias pela potencial gravidade, estima-se que somente 1% das cefaleias decorra de doenças graves.[10]

As cefaleias relacionadas à rinossinusite e a distúrbios de refração ocular são, em geral, menos frequentes do que a suspeita dos indivíduos e de clínicos gerais.[15,16] As cefaleias secundárias a rinossinusites geralmente apresentam quadro concomitante de rinorreia, tosse, mal-estar e obstrução nasal, e essa hipótese não deve ser descartada na sua ausência. A cefaleia relacionada a sinusites crônicas sem agudização não é frequente.

Quadro 224.1 | Classificação das cefaleias realizada pela Sociedade Internacional de Cefaleia – versão 2018[11]

Parte 1 – Cefaleias primárias
- ▶ Migrânea (ou enxaqueca)
- ▶ Cefaleia tipo tensão
- ▶ Cefaleias autonômicas trigeminais
- ▶ Outras cefaleias primárias

Parte 2 – Cefaleias secundárias
- ▶ Cefaleia atribuída a trauma de crânio e/ou cervical
- ▶ Cefaleia atribuída a distúrbio vascular craniano ou cervical
- ▶ Cefaleia atribuída a distúrbio intracraniano não vascular
- ▶ Cefaleia atribuída a uma substância ou à sua retirada
- ▶ Cefaleia atribuída à infecção
- ▶ Cefaleia atribuída à alteração da homeostase
- ▶ Cefaleia ou dor facial atribuída à alteração de crânio, pescoço, olhos, orelhas, nariz, seios da face, dentes, boca ou outras estruturas faciais ou cranianas
- ▶ Cefaleia atribuída a transtorno psiquiátrico

Parte 3 – Neuropatias cranianas faciais ou outras cefaleias e/ou dores faciais
- ▶ Neuropatias cranianas dolorosas e outras dores faciais
- ▶ Outras cefaleias

Fonte: Headache Classification Committee of the International Headache Society.[11]

Quadro 224.2 | Sinais de alerta e características associadas a causas secundárias

Início agudo ou súbito, primeira cefaleia, ou a pior "da vida"	Na gravidez ou no pós-parto
Cefaleia de início recente	Intratável
Presença de sinais ou sintomas neurológicos	Ao acordar
Início após os 50 anos de idade	Em crianças, sem características de enxaqueca
Cefaleia progressiva ou em quadro de piora	Irradiação para pescoço
Mudança de padrão da cefaleia	Uso de anticoagulantes
Ocorrência no exercício, tosse, espirro, relacionado à atividade sexual ou manobra de Valsalva	Imunocomprometidos
Relacionado à mudança postural	Claudicação de mandíbula ou distúrbios visuais
Sintomas sistêmicos (febre, emagrecimento, tosse)	Característica "em trovão" – de curta duração e de forte intensidade
Antecedente de doença neoplásica maligna, DM ou doença retroviral (Aids)	
História de trauma craniano ou cervical	

DM, diabetes melito; Aids, síndrome da imunodeficiência adquirida.

Quadro 224.3 | Sinais sugestivos de cefaleias secundárias relacionadas a doenças específicas de maior gravidade, que requerem referenciamento para serviço de emergência de alta complexidade

Quadro clínico	Hipótese diagnóstica
Sinais de doença sistêmica: febre, mialgias, petéquias, confusão mental, rigidez de nuca	Meningite e/ou encefalite, doenças infecciosas
Presença de doenças ou condições subjacentes: neoplasias em tratamento ou prévia, gestação, uso de anticoagulantes, uso de anticoncepcional	Sangramentos ou tromboses
Alteração neurológica ao exame clínico	Neoplasias ou lesões com efeito de massa (abscesso, hematomas, infecções)
Início súbito ou recente com dor de forte intensidade ("pior cefaleia da vida")	HSA
Início após 50 anos de idade	Neoplasias
História de trauma recente	Hematomas subdurais ou extradurais
Início súbito, associado à dor cervical e a alterações neurológicas	Dissecção de carótidas
Hipertensão arterial grave com confusão mental e papiledema	Encefalopatia hipertensiva
Dor à palpação de artérias temporais, com início após os 50 anos, associado a mialgias	Arterite temporal
Olho vermelho e pupilas medianas	Glaucoma agudo
Cefaleias progressivas com alteração de exame neurológico	Neoplasias ou outras lesões com efeito de massa
Cefaleias de esforço	MAVs e aneurismas intracranianos

HSA, hemorragia subaracnoide; MAVs, malformações arteriovenosas.

Na ausência de sinais de alerta ou outros sinais e sintomas relacionados a outras doenças subjacentes, o diagnóstico inicial deve ser de cefaleia primária. Quantos tipos diferentes de cefaleia esse indivíduo apresenta? Muitos indivíduos apresentam diferentes tipos de cefaleia e necessitam detalhar cada um deles. É importante focar mais no tipo que apresenta maior impacto na vida da pessoa. Nesse contexto, a diretriz de manejo de cefaleias da British Association for the Study of Headache[17] sugere que a abordagem das cefaleias durante a anamnese deve contemplar as seguintes questões:

Relacionadas ao tempo:

- Por que buscou atendimento agora?
- O início é recente? Quão recente?
- Periodicidade (número de crises por mês, por semana)
- Tempo de duração da crise (minutos, horas, dias)

Relacionadas a características:

- Intensidade da dor (forte, média, fraca)
- Tipo da dor (latejante, pulsátil, aperto, pontada, pressão)
- Localização e irradiação da dor (holocraniana, hemicraniana, bitemporal, nucal)
- Sintomas associados (náusea, vômitos, fonofobia, fotofobia, sintomas prodrômicos, sintomas de aura)

Relacionadas a causas:

- Fatores predisponentes ou desencadeantes
- Fatores de melhora e de piora (principalmente, perguntar sobre atividades rotineiras, como andar)
- História familiar de cefaleia similar

Relacionadas à resposta:

- O que o indivíduo faz durante a crise?
- Impacto nas atividades de vida (trabalho, lazer, vida familiar)
- Quais medicações a pessoa usa e já usou? Com qual frequência?

Relacionadas a estado de saúde entre as crises:

- Apresenta-se bem entre as crises ou apresenta sintomas residuais ou persistentes (diários)?
- Quais ideias, sentimentos, expectativas e medos em relação às crises de cefaleia e suas causas?

Uma anamnese detalhada é capaz de fazer o diagnóstico das cefaleias primárias mais prevalentes: enxaqueca (ou migrânea), cefaleia tipo tensão e em salvas. Serão detalhadas, a seguir, as peculiaridades de cada uma.

Enxaqueca ou migrânea

Enxaqueca é uma causa importante de morbidade. Os dados do Global Burden of Disease estimam que é a sexta condição crônica mais prevalente e a segunda maior causa de incapacidade no mundo.[1] Aproximadamente três quartos dos casos ocorrem em mulheres.

Morillo e cols. avaliaram a prevalência de enxaqueca no período de 1 ano em indivíduos de 15 anos ou mais em amostra populacional de 12 países da América Latina. Dos 8.618 indivíduos analisados, 62% relatavam cefaleia. A prevalência de enxaqueca ajustada para idade no Brasil foi de 17,4% em mulheres e 7,8% em homens. Entre os entrevistados, 65% não apresentavam diagnóstico prévio de enxaqueca. O grupo de maior prevalência consistia em mulheres na faixa etária de 30 a 50 anos.[18]

A crise de enxaqueca se apresenta em até cinco estágios:

1. Pródromo
2. Aura
3. Cefaleia propriamente dita
4. Período de resolução
5. Sintomas residuais

Os pródromos ou sintomas premonitórios podem estar presentes até 24 horas antes do início da cefaleia e incluem: alterações de humor, irritabilidade, anorexia, náuseas, bocejo, compulsão por alimentos, dificuldade de concentração e/ou raciocínio e retenção hídrica.[19]

É preciso diferenciar os sintomas premonitórios da presença de aura. Aura é o sintoma neurológico que precede a cefaleia e apresenta-se com alterações visuais, como presença de fosfenas e escotomas. No entanto, a aura também pode cursar com alterações sensitivas e, muito mais raramente, motoras. Os sintomas da aura se desenvolvem gradualmente, no decorrer de 5 a 20 minutos, durando, em geral, até 1 hora. É comum que os sintomas da aura cessem com o aparecimento da cefaleia.

A enxaqueca ocorre em crises que duram de 4 a 72 horas e acometem frequentemente um único lado da cabeça. A dor é moderada ou intensa e motiva consultas médicas não agendadas em boa parte dos casos. Geralmente, pulsátil ou latejante e acompanhada de náuseas, vômitos, fotofobia (piora da dor com o aumento da intensidade luminosa) e fonofobia (piora da dor com sons). Atividades habituais, como caminhar e subir escadas, estão relacionadas à piora na intensidade da dor na enxaqueca.

Após o pico de intensidade máxima da cefaleia, segue-se um período de resolução, durante o qual a pessoa pode vomitar e/ou dormir. Os sintomas residuais podem incluir fadiga, fraqueza, dificuldade de concentração e confusão mental.

Com base na presença ou na ausência da aura, os quadros de enxaqueca são classificados em: migrânea clássica (ou enxaqueca com aura), migrânea comum (ou enxaqueca sem aura) e migrânea complicada (quando a aura não desaparece ao iniciar a dor) (Quadro 224.4).[11]

A enxaqueca também pode ser causa de cefaleia crônica em algumas pessoas. A Sociedade Internacional de Cefaleias define migrânea crônica como uma cefaleia preenchendo todos os critérios para migrânea com duração de mais do que 15 dias por mês e há mais de 3 meses. Portanto, indivíduos que têm cefaleia diária ou quase diária também podem ter o diagnóstico de migrânea. Os principais fatores de risco para essa evolução são obesidade, presença de crises frequentes, uso excessivo de opioides, cafeína ou barbitúricos, eventos estressantes de vida, depressão, distúrbios do sono e alodinia cutânea.[20]

É importante questionar sobre o uso abusivo de medicação em indivíduos com cefaleias crônicas. É considerado abusivo o uso de medicação analgésica por mais de 15 dias por mês, nos últimos 3 meses, ou de derivados do ergot, triptanos ou medicação combinada por mais de 10 dias por mês, nos últimos 3 meses.

Cefaleia tipo tensão

Entre as cefaleias primárias, a tensional é a mais frequente. Sua prevalência na população geral varia de 30 a 78%. Embora tenha impacto socioeconômico importante, é a cefaleia primária

---

Quadro 224.4 | Critérios diagnósticos da Sociedade Internacional de Cefaleias para migrânea[11]

Migrânea sem aura

Ao menos cinco crises preenchendo os seguintes critérios:

▶ Crises de cefaleia com duração de 4 a 72 horas (quando não tratadas ou tratadas sem sucesso)

▶ A cefaleia tem ao menos duas das seguintes características:
- Localização unilateral
- Qualidade pulsátil
- Intensidade da dor de moderada a grave
- Agravamento da dor por atividade física de rotina (andar ou subir escadas) ou gera evitação das atividades

▶ Durante a cefaleia, apresenta pelo menos um dos seguintes:
- Náuseas e/ou vômitos
- Fotofobia e fonofobia

▶ Não ser atribuível a outras causas ou tipos de cefaleias

Migrânea com aura

Ao menos duas crises preenchendo os seguintes critérios:

▶ Presença de sintomas de aura totalmente reversível, definida por pelo menos, um dos seguintes critérios:
- Sintomas visuais, incluindo presença de sinais positivos (luzes, pontos ou linhas brilhantes) e/ou negativos (perda da visão) bilateralmente
- Sintomas sensoriais, incluindo achados positivos (picadas, agulhadas) e/ou negativos (parestesias)
- Distúrbios de fala ou linguagem
- Sintomas motores (muito raro)
- Sintomas de tronco cerebral (disartria, vertigem, zumbido, hipoacusia, diplopia, ataxia, redução do nível de consciência)
- Sintomas retinianos (são unilaterais)

▶ Ao menos três características das seguintes:
- Um dos sintomas da aura se instala gradualmente (≥ 5 min)
- Dois ou mais sintomas de aura ocorrem em sucessão
- Cada um dos sintomas de aura dura entre 5 e 60 minutos
- Ao menos, um dos sintomas é unilateral (afasia sempre é considerado sintoma unilateral)
- Um dos sintomas é positivo (luzes, pontos ou linhas brilhantes são sintomas positivos)
- A cefaleia segue-se à aura dentro de 60 minutos ou menos

▶ Não ser atribuível a outras causas e outras cefaleias e houve exclusão de quadro de AIT

Migrânea crônica

▶ Cefaleia preenchendo critérios para migrânea por ≥ 15 dias de dor por mês há mais de 3 meses, com características de enxaqueca por pelo menos 8 dias por mês

▶ Não ser atribuível a outras causas

AIT, ataque isquêmico transitório.
Fonte: Headache Classification Committee of the International Headache Society.[11]

menos estudada, e sua fisiopatologia é ainda incerta. Há relatos que a ação muscular seja um fator etiológico importante, com sensibilização periférica de nociceptores miofasciais na cefaleia tipo tensão, e que a evolução para quadros de maior frequência ou cronificação envolvam a sensibilização central para a dor.[21] Em estudo observacional com 122 pacientes com cefaleia tipo tensão frequente ou crônica, houve, em média, seis pontos-gatilho de dor miofascial em ambos os grupos, sendo que sintomas ansiosos e pontos ativos foram mais frequentes em pacientes com cefaleia tipo tensão crônica.[22]

A cefaleia tipo tensão é geralmente uma dor de intensidade leve a moderada, que dura de 30 minutos a vários dias, em aperto ou peso, bilateral ou occipital. Pode ser descrita como dor em faixa em torno da cabeça ou ainda irradiar para a região cervical. Geralmente, não está associada a náuseas e vômitos, nem à fotofobia e à fonofobia.[23] Não piora com esforços físicos habituais. Pode apresentar, ou não, dor pericraniana (em região temporal) à palpação (Quadro 224.5). A presença de distúrbios do sono aumenta o risco de cronificação da cefaleia tipo tensão, assim como a presença de transtornos ansiosos e de humor e alterações do sono, mesmo que esporádica, podem desencadear crises de cefaleia tipo tensão.[24]

Adicionalmente às características da dor, a história clínica deve ser direcionada de forma a descartar possíveis doenças subjacentes, algumas potencialmente graves, para que o diagnóstico de cefaleia tipo tensão seja firmado. Indivíduos com cefaleia tipo tensão em geral não apresentam distúrbios visuais, dor generalizada, febre, rigidez nucal, trauma recente ou bruxismo. A presença de desencadeantes para a crise é bem menos evidente do que nos quadros de enxaqueca. Pode ser desencadeada por estresse, má postura, tensão muscular ou esforço visual.[19] O uso prévio de medicações, bem como sua frequência e sua eficácia devem ser abordados durante a anamnese.

O exame clínico é geralmente normal, podendo ser evidenciada, entretanto, contração muscular na região occipital, nucal ou bitemporal. Deve ser realizado exame neurológico nas pessoas com diagnóstico recente, a fim de descartar patologias intracranianas. Especificamente, devem ser pesquisados papiledema, rigidez de nuca, confusão mental, alterações de pares cranianos, disfunção cerebelar, visual e/ou motora. A presença de qualquer um desses sinais é forte indício de doença neurológica subjacente.[23]

A Tabela 224.1 traz uma comparação do quadro clínico das principais cefaleias primárias.

Tabela 224.1 | Diagnóstico diferencial entre as principais cefaleias primárias

	Enxaqueca	Cefaleia tipo tensão
Localização	Uni ou bilateral	Bilateral
Tipo de dor	Pulsátil ou latejante	Em aperto ou pressão
Duração	4-72 horas	30 min-dias
Intensidade	Moderada a grave	Leve a moderada
Náusea, fotofobia e fonofobia	Presentes ou não	Não
Sintomas localizados na hemiface	Podem ocorrer	Não

Quadro 224.5 | Critérios diagnósticos da Sociedade Internacional de Cefaleias para cefaleia tipo tensão[11]

Cefaleia tipo tensão episódica infrequente

▶ Ao menos, 10 crises com frequência inferior a uma vez por mês (< 12 dias por ano) e preenchendo os seguintes critérios:
▶ Cefaleia com duração de 30 minutos a 7 dias
▶ Cefaleia com, ao menos, duas das características seguintes:
  • Localização bilateral
  • Em aperto ou opressão (não pulsátil)
  • Intensidade leve a moderada
  • Não agravada por atividade física de rotina (andar ou subir escadas)
▶ Com as duas características seguintes:
  • Sem náuseas ou vômitos (pode ocorrer anorexia)
  • Não mais do que um dos seguintes: fotofobia ou fonofobia
▶ Não ser atribuível a outras causas

Cefaleia tipo tensão episódica frequente

Ao menos, 10 crises com frequência superior a uma vez por mês, porém inferior a 15 dias por mês, há mais de 3 meses, preenchendo os seguintes critérios:

▶ Cefaleia com duração de 30 min-7 dias
▶ Cefaleia com, ao menos, duas das seguintes características:
  • Localização bilateral
  • Em aperto ou opressão (não pulsátil)
  • Intensidade leve a moderada
  • Não agravada por atividade física de rotina (andar ou subir escadas)
▶ Com as duas características seguintes:
  • Sem náuseas ou vômitos (pode ocorrer anorexia)
  • Não mais do que um dos seguintes: fotofobia ou fonofobia
▶ Não ser atribuível a outras causas

Cefaleia tipo tensão crônica

▶ Cefaleia ocorrendo ≥ 15 dias por mês, há mais de 3 meses (≥ 180 dias por ano) preenchendo os seguintes critérios:
▶ A cefaleia dura horas a dias ou pode ser contínua
▶ A cefaleia apresenta pelo menos duas das características:
  • Localização bilateral
  • Em aperto ou opressão (não pulsátil)
  • Intensidade leve a moderada
  • Não agravada por atividade física de rotina (andar ou subir escadas)
▶ Com as duas características seguintes:
  • Não apresenta fotofobia ou fonofobia ou náusea leve (somente uma dessas pode estar presente)
  • Sem náuseas de moderada a grave intensidade, nem vômitos
▶ Não ser atribuível a outras causas

Fonte: Headache Classification Committee of the International Headache Society.[11]

Cefaleia crônica

Tanto a cefaleia tipo tensão quanto a enxaqueca podem evoluir para cronificação, ou seja, para episódios de dor de cabeça em mais de 15 dias por mês (por pelo menos 3 meses ou mais). Em todos os pacientes com cefaleia crônica, é necessário investigar abuso de medicações, principalmente uso de opioides, derivados de ergot, triptanos. No quadro de enxaqueca, mulheres têm maior risco de cronificação, na faixa etária de meia idade, de menor nível socioeconômico. Pacientes com maior frequência dos episódios de crises agudas, obesidade, comorbidades psiquiátricas e doenças com dor crônica, distúrbios de sono (sobretudo apneia obstrutiva do sono [AOS]), consumo excessivo de café, baixa eficácia dos tratamentos prévios e altos níveis de estresse.[25]

O impacto na vida dos usuários com cefaleias crônicas é grande, tanto na redução da qualidade de vida quanto na execução das tarefas do dia-a-dia e nos âmbitos de família, lazer e de trabalho.[25] Portanto, é preciso estabelecer a diferença entre a cefaleia tipo tensão crônica e a enxaqueca crônica, com o objetivo de instituir o tratamento medicamentoso profilático adequado, além das terapêuticas não farmacológicas. O abuso de medicações para crise aguda deve ser suprimido para sua melhor eficácia.

Exame clínico

O exame clínico em indivíduos com queixa de cefaleia tem papel fundamental, principalmente na exclusão de causas secundárias. A inspeção de face, de orelhas e de crânio pode afastar herpes-zóster no couro cabeludo, na face ou na orelha externa. A presença de hiperemia ocular associada à cefaleia sugere glaucoma ou cefaleia em salvas. A oroscopia pode evidenciar IVAs, amigdalites purulentas ou secreção retrofaríngea sugestiva de sinusite.

A palpação da região temporal pode demonstrar artérias temporais dolorosas (observadas em portadores de arterite temporal) ou, ainda, se apresentar dolorosa na cefaleia tipo tensão com dor pericraniana.

Síndromes miofasciais na região de pescoço ou ombros podem gerar cefaleia, em geral, nucal, devendo ser pesquisadas no exame clínico, com a palpação da região em busca de pontos-gatilho ou contraturas musculares localizadas.

É imperativo realizar testes para evidenciar rigidez de nuca em portadores de cefaleia com sinais de febre ou comprometimento sistêmico. Deve-se, ainda, inspecionar a pele à procura de petéquias nesses casos.

O exame neurológico deve ser realizado procurando-se alterações nas pupilas, alterações de sensibilidade ou motoras e alterações do nível de consciência (confusão mental). É importante ressaltar que o exame clínico tem papel de corroborar hipóteses baseadas em sintomas relatados na anamnese. Nos portadores de cefaleia, a história clínica tem maior valor na elaboração das hipóteses do que o exame físico.

Exames complementares

As cefaleias primárias não necessitam de confirmação laboratorial ou de exames de imagem, como tomografia computadorizada (TC) de crânio ou ressonância magnética (RM), desde que o exame neurológico seja normal (B).[26] A taxa de lesões intracranianas significativas em indivíduos com enxaqueca e exame neurológico normal é de 0,18%, sendo que essas alterações geralmente são aneurismas e MAVs. A taxa é menor ainda em indivíduos com cefaleia tipo tensão.

A solicitação de neuroimagens deve ser considerada em três grupos de indivíduos com queixa de cefaleia (D) **(Figura 224.1)**:[10]

1. Indivíduos com alteração do exame neurológico ou sinais de alerta[13]
2. Cefaleia aguda de intensidade muito forte
3. Mudanças no padrão da cefaleia preexistente, com aumento da frequência e da intensidade da dor

As diretrizes americanas realizadas pelo US Headache Consortium recomendam que seja realizada neuroimagem em indivíduos com cefaleias crônicas, com achado anormal no exame neurológico (B).[26] Também recomendam que indivíduos que apresentem piora da cefaleia com manobra de Valsalva, quadro de cefaleia que acorde o indivíduo no meio da noite, início do quadro em idosos ou piora progressiva sejam investigados com exames de neuroimagem (C).

Não há evidências suficientes para afirmar que a RM seja superior à TC de crânio como investigação inicial nos indivíduos com queixa de cefaleia (C).[26]

Conduta proposta

Tratamento da enxaqueca

Não farmacológico

Estima-se que quase metade das pessoas que sofre de enxaqueca desistiu de procurar ajuda médica. Elas relatam que a atitude do médico em relação às suas cefaleias as levou a interromper o tratamento.[27] O esclarecimento dos indivíduos com relação ao significado da cefaleia e o conforto em relação à dor não estar associada a outras doenças neurológicas, na absoluta maioria dos casos, é provavelmente o mais importante tratamento não farmacológico a ser instituído.

O acompanhamento da pessoa pode levar à identificação de fatores desencadeantes das crises de enxaqueca, e evitá-los tem impacto na profilaxia. Uma estratégia possível para a identificação de fatores desencadeantes se trata da instituição de um diário da dor. O indivíduo deverá anotar o dia em que apresentou uma crise, intensidade, duração e uso de medicamentos, além de dados sobre sua vida no dia da dor e no dia anterior à crise, como alimentação, sono (quantidade e qualidade), fatores estressantes psíquicos, atividade física. Dessa maneira, os desencadeantes são identificados com maior facilidade. Em casos nos quais não há um desencadeante alimentar específico, restrições alimentares não contribuem para o controle do quadro.

Técnicas de relaxamento, controle de estresse, psicoterapia e fisioterapia podem ser úteis e utilizados como estratégia única ou combinados à farmacoterapia (A). As técnicas compor-

Indivíduo com cefaleia

Realizar história clínica detalhada e verificar sinais de alerta

Sinais de alerta:
– Cefaleia aguda de forte intensidade
– Mudança importante no padrão de dor preexistente

Se algum desses itens for positivo, realizar investigação radiológica e/ou laboratorial, conforme suspeita clínica. Se a investigação não evidenciar outras doenças, tratar como cefaleia primária

▲ **Figura 224.1**
Abordagem para uso de exames complementares no diagnóstico de indivíduos portadores de cefaleia.

tamentais são efetivas na prevenção de crises, mas geralmente não o são durante as crises de cefaleia.[16]

Farmacológico

Medicações para redução da frequência das crises

Seguindo recomendações recentes para o tratamento profilático das migrâneas, as indicações de profilaxia devem levar em conta vários critérios:[28]

- Frequência de três ou mais crises ao mês.
- Grau de incapacidade importante (mesmo se forem poucas crises).
- Falência da medicação de resgate.
- Subtipos especiais de enxaqueca: basilar, com aura prolongada, auras frequentes e atípicas e infarto enxaquecoso.
- Ineficácia da profilaxia não farmacológica quando esta tiver sido a opção inicial da pessoa.

No contexto da APS, as principais medicações profiláticas são as pertencentes às classes dos betabloqueadores e dos antidepressivos tricíclicos (ADTs). A seguir, são descritos os grupos farmacológicos utilizados na profilaxia da enxaqueca.[10,19,27,29,30]

GRUPO 1 – Betabloqueadores (A)

Os bloqueadores β-adrenérgicos têm sido utilizados há muitos anos. Seu mecanismo exato de ação não está totalmente esclarecido. Medicações dessa classe que possuem eficácia comprovada na enxaqueca constam na Tabela 224.2.

As principais contraindicações ao uso de betabloqueadores em âmbito ambulatorial são: presença de bloqueios atrioventriculares (BAVs) (de 1º grau, com intervalo PR > 0,24 segundos, e bloqueios de 2º e 3º graus), asma brônquica e doença pulmonar obstrutiva crônica (DPOC) (essa última, contraindicação relativa). Caso seja essa a opção terapêutica, pessoas com insuficiência cardíaca (IC) sistólica devem receber betabloqueadores específicos (como o metoprolol), e sua introdução deve respeitar as diretrizes gerais do uso dessa classe de medicações por indivíduos com essa comorbidade.

GRUPO 2 – Antidepressivos (A)

Os ADTs têm eficácia comprovada por vários estudos na profilaxia da enxaqueca (Tabela 224.3). O mecanismo de ação é a recaptação da serotonina e da norepinefrina. Sua ação antimigranosa independe da ação antidepressiva. Esses fármacos são particularmente úteis na enxaqueca associada a sintomas depressivos, insônia, abuso de analgésicos e ergóticos, alta frequência de crises e associação com a cefaleia tipo tensão crônica. Até o momento, não há dados convincentes para a indicação de inibidores seletivos da recaptação da serotonina (ISRS) na profilaxia da enxaqueca.

Os outros tricíclicos, como a imipramina e a clomipramina, também podem ser utilizados, com menor eficácia. As doses variam de 25 a 75 mg, 1 a 3 vezes ao dia. Os tricíclicos apresentam a vantagem de serem utilizados em dose única diária, geralmente administrada à noite, por induzirem o sono. As contraindicações ao uso de tricíclicos incluem a presença de bloqueio de ramo esquerdo (BRE), de infarto agudo do miocárdio (IAM) recente (recomenda-se não usá-los no período de 2 meses após o evento agudo), de intervalo QT prolongado, do uso concomitante ou recente de inibidores da monoaminoxidase (IMAOs), de prostatismo ou de retenção urinária. Podem causar hipotensão ortostática, especialmente em idosos.

GRUPO 3 – Medicamentos antiepiléticos (A)

Na última década, estudos têm mostrado que alguns antiepiléticos são eficazes na profilaxia da enxaqueca. Entre eles, destacam-se o ácido valproico e o divalproato de sódio, que, junto com os betabloqueadores e os tricíclicos, são os medicamentos mais eficazes na profilaxia da enxaqueca (Tabela 224.4).

GRUPO 4 – Bloqueadores de canais de cálcio (D)

Grupo heterogêneo de substâncias das quais somente a flunarizina tem atividade profilática antienxaquecosa comprovada (Tabela 224.5). Em relação aos betabloqueadores, aos tricíclicos e ao ácido valproico, o efeito da flunarizina na profilaxia da enxaqueca é bem inferior.

GRUPO 5 – Associações

Betabloqueadores são utilizados em combinação com ADTs para tratar pessoas com enxaqueca. A associação dos medicamentos aumenta a eficácia e diminui o número de efeitos colaterais. Nas pessoas com dor de grande intensidade, outras

Tabela 224.2 | **Bloqueadores β-adrenérgicos: doses e principais efeitos adversos na profilaxia da enxaqueca**[27]

Fármaco	Posologia	Efeitos adversos
Propranolol	40-240 mg/dia, divididos em 2-3 tomadas	Hipotensão arterial, bradicardia, insônia, impotência, depressão, broncospasmo e astenia
Atenolol	25-150 mg/dia, divididos em 1-2 tomadas	
Metoprolol	100-200 mg/dia, divididos em 1-2 tomadas	

Fonte: Sociedade Brasileira de Cefaleia.[27]

Tabela 224.3 | **Antidepressivos: doses e efeitos adversos na profilaxia da enxaqueca**[27]

Fármaco	Posologia	Efeitos adversos
Amitriptilina	12,5-75 mg/dia, geralmente em tomada única à noite	Ganho de peso, sono, taquicardia, intestino preso, alteração da libido e secura de mucosas
Nortriptilina	10-75 mg/dia, geralmente em tomada única à noite	

Fonte: Sociedade Brasileira de Cefaleia.[27]

Tabela 224.4 | **Medicamentos antiepiléticos: doses e efeitos adversos na profilaxia da enxaqueca**[27]

Fármaco	Posologia	Efeitos adversos
Ácido valproico	500-1.500 mg/dia, divididos em 2-3 tomadas	Sonolência, ganho de peso, tremor, alopecia
Divalproato de sódio	500-1.500 mg/dia, divididos em 1-2 tomadas	Ataxia, náuseas, hepatopatia

Fonte: Sociedade Brasileira de Cefaleia.[27]

Tabela 224.5 | **Bloqueadores de canais de cálcio: doses e efeitos adversos na profilaxia da enxaqueca**[27]

Fármaco	Posologia	Efeitos adversos
Flunarizina	5-10 mg/dia em tomada única	Sonolência, ganho de peso, depressão, parestesias, astenia e síndromes extrapiramidais

Fonte: Sociedade Brasileira de Cefaleia.[27]

medicações profiláticas podem ser usadas em associação. No tratamento da migrânea crônica, a associação de medicamentos com tricíclicos é mais eficaz.

Seguimento da pessoa em tratamento profilático

Qualquer que seja o medicamento profilático a ser introduzido, o paciente deve saber que o objetivo do tratamento profilático tem como meta a menor frequência e intensidade das crises, mas que nem sempre se obtém sua cessação completa. Em geral, trata-se de um processo demorado até se identificar o fármaco profilático adequado ao indivíduo. A não resposta a um medicamento não significa uma falta de resposta a todos.

O medicamento deve ter sua dose aumentada a cada 2 ou 3 semanas até que se alcance a dose máxima, ou que efeitos adversos impossibilitem a elevação da dose e/ou manutenção do medicamento. Nesse momento, deve-se associar uma nova medicação. Às vezes, mesmo que não se alcance a dose máxima, pode-se optar por associar um novo medicamento, mantendo os dois em uma dose em que os efeitos colaterais são menores e o indivíduo possa suportá-los.

A dose de medicação profilática que controlar a dor deve ser mantida por pelo menos 6 meses. Após esse período, retirar lentamente o medicamento profilático e observar a reação do indivíduo. Três situações podem acontecer ao se retirar o medicamento: a pessoa continua bem e sem dor; ou a dor volta em menor intensidade; ou a dor volta com a mesma intensidade anterior. Quando a dor volta, é importante reintroduzir o medicamento e mantê-lo por um período maior, por exemplo, 2 anos. Algumas pessoas necessitam do medicamento pelo resto da vida.

Medicações para o tratamento agudo da crise[10,27,29,31-34]

Enxaqueca sem aura

Nas crises leves, recomenda-se repouso em quarto escuro, evitando barulho e, se possível, conciliar o sono. Se a crise leve não ceder com medidas gerais, sugere-se o uso de analgésicos comuns (ácido acetilsalicílico [D], paracetamol [C], dipirona [C]) ou anti-inflamatórios não esteroides [AINEs] [D]) (Tabela 224.6).[10] Além desses medicamentos, se houver presença de náusea ou vômito, ou ainda para impedir a progressão da crise e para efeito pró-cinético, pode-se usar metoclopramida ou domperidona (D).[10] Medicações associadas não são recomendadas devido a doses inadequadas dos componentes e à soma de efeitos colaterais.

Nas crises moderadas, quando o uso das demais medicações (analgésicos e anti-inflamatórios) se mostra insuficiente, preconiza-se o uso de triptanos (A).[10] Essa classe de medicamento é mais eficiente quando usada precocemente nas crises. Deve-se ter cuidado ao prescrever triptanos para pessoas com cardiopatias, insuficiência renal ou insuficiência hepática.[26] Medicações derivadas do ergot não têm efeito se aplicadas

Tabela 224.6 | **Medicamentos que podem ser utilizados no tratamento da crise leve de migrânea**[34]

Fármaco	Dose/posologia (dia)
Ácido acetilsalicílico (A)	1 g, VO; repetir 2-4 h após s/n, até o máximo de 3 g/dia
Paracetamol (A)	1 g, VO; repetir 2-4 h após s/n, até o máximo de 3 g/dia
Naproxeno sódico (A)	750-1.250 mg, VO; repetir após 2-4 h s/n, até o máximo de 1.650 mg/dia
Ibuprofeno (A)	800-1.200 mg, VO; repetir após 2-4 h s/n, até o máximo de 1.600 mg/dia
Diclofenaco de sódio (A)	50-100 mg, VO; repetir após 2-4 h s/n, até o máximo de 200 mg/dia
Dipirona (D)	500 mg, VO; repetir após 2-4 h s/n, até o máximo de 2 g/dia
Todos podem ser associados à metoclopramida (A)	20 mg, VO (dose máxima: 0,5 mg/kg/dia, até 40 mg)
Ou à domperidona (A)	20 mg, VO (dose máxima: 80 mg/dia)
Outras opções: isometepteno	65 mg + cafeína 100 mg + dipirona 300 mg, VO (D)

VO, via oral.
Fonte: Sociedade Brasileira de Cefaleia.[34]

tardiamente. No contexto da APS, deve-se considerar potencial indicação para seguimento em serviços de atenção secundária, se isso for um determinante do acesso à medicação.

Na crise intensa, podem ser utilizados triptanos, indometacina ou clorpromazina, dexametasona ou haloperidol, associando-se os anti-inflamatórios, caso haja recorrência.[29]

Uma recente metanálise avaliou a eficácia dos triptanos na crise aguda de enxaqueca, comparando-os entre si. A taxa de alívio da cefaleia em 2 horas foi de 49,7% com o sumatriptano, 50% com o zolmitriptano, 44,5% com o naratriptano e 60,45 % com o eletriptano. No entanto, a taxa de remissão completa da dor em 2 horas foi menor: 27,7% com sumatriptano, 27,1% com zolmitriptano, 17,5% com naratriptano e 39,2% com o eletriptano. O alívio sustentado em 24 horas variou de 18,4 a 32,9% com doses habituais de triptanos, e entre 21,1 a 33,8% dos indivíduos estudados necessitaram medicamentos de resgate.[35] A resposta é melhor com doses mais altas dos medicamentos, e as respostas são similares ao *spray* nasal dos medicamentos.[35] O benefício do *spray* nasal se relaciona a pacientes com náuseas importantes e vômitos. Na comparação entre os diversos triptanos, há discreta superioridade na eficácia do eletriptano e rizatriptano em relação aos demais na metanálise citada.[35]

Na Tabela 224.7, são apresentadas as doses de triptanos utilizadas em ensaios clínicos.[35]

O uso de analgésicos por mais de três vezes por semana deve ser evitado, sugerindo inadequação do tratamento profilático. Estudos recentes mostram maior eficácia da dipirona em relação ao ácido acetilsalicílico e ao paracetamol, devendo-se dar preferência ao seu uso caso a pessoa não apresente nenhuma contraindicação. Estudos recentes também mostram um perfil de efeitos colaterais da dipirona sem grandes riscos.[36] A falta de evidência de estudos em relação à dipirona se deve ao fato de

Tabela 224.7 | **Doses de triptanos utilizadas em ensaios clínicos**

Nome do medicamento	Dose baixa	Dose usual	Dose alta
Eletriptano	20 mg	40 mg	80 mg
Sumatriptano	25 mg	50 mg	100 mg
Rizatriptano	5 mg	10 mg	20 mg
Frovatriptano	–	2,5 mg	5 mg
Almotriptano	6,25 mg	12,5 mg	25 mg
Zolmitriptano	1,25 mg	2,5 mg	5 mg
Naratriptano	–	2,5 mg	5 mg

não ser aprovada para uso nos EUA. Dados do Latin Study mostram que o Brasil tem uma das incidências mais baixas de aplasia de medula e granulocitopenia, uma das razões alegadas para a não aprovação nos EUA.[33,37] A associação de dipirona com dexametasona e metoclopramida intravenosa nas doses descritas na Tabela 224.6 é muito utilizada na emergência com grande eficácia, embora não haja estudos comparando com outros medicamentos.

Enxaqueca com aura

No tratamento da crise de enxaqueca com aura, é preciso lembrar-se de afastar a presença de fatores de risco para complicações vasculares, como a hipertensão arterial, o DM, as dislipidemias, a doença vascular periférica ou coronariana, o uso de anticoncepcionais orais e o tabagismo associado, uma vez que alguns medicamentos empregados agem como vasoconstritores.[29,32,33]

Não há consenso na literatura sobre o tratamento da aura migranosa. O uso de nifedipina mostrou-se ineficaz para a redução dos sintomas da aura, inclusive piorando a cefaleia. O tratamento da fase de dor é similar ao da enxaqueca sem aura. No tratamento da enxaqueca com aura, a recomendação principal é a não utilização de sumatriptano subcutâneo durante a fase da aura.

Tratamento da cefaleia tipo tensão

Não farmacológico

O paciente com cefaleia tipo tensão deve ser orientado quanto ao prognóstico benigno da doença. Muitos indivíduos apresentam preocupações sobre causas graves relacionadas à cefaleia. Atividades educativas relacionadas à etiologia provável muscular, com palpação da musculatura pericraniana e explicações da provável fisiopatologia, podem ser benéficas.[21,38] Além disso, devem-se buscar potenciais desencadeantes das crises. Na cefaleia tipo tensão crônica, a presença de sintomas depressivos e/ou ansiosos pode estar relacionada ao quadro, devendo ser encarados como objetivos terapêuticos.[38] Outros desencadeantes que são relatados frequentemente incluem: estresse físico ou mental, alimentação irregular ou inapropriada, retirada de café ou ainda ingesta elevada, distúrbios do sono, privação ou excesso de sono,[24] redução do nível de atividade física, ou ainda níveis inapropriados, distúrbios menstruais.[38]

Há opções de tratamento não farmacológicos para a cefaleia tipo tensão; no entanto, as evidências em relação a essas opções ainda são escassas. As terapêuticas estudadas incluem *biofeedback* eletromiográfico (A), terapia cognitivo-comportamental (TCC) (C), treinamento de relaxamento (C), fisioterapia (C) e acupuntura (C), mas são necessários estudos adicionais para reiterar tais benefícios.[21,38]

Medicações para redução da frequência das crises (profilaxia)

Quanto à profilaxia, são utilizados preferencialmente os ADTs, como a amitriptilina (A),[10] para reduzir a frequência e a intensidade das crises, nas pessoas cujas dores estejam frequentes.[38]

Para profilaxia da cefaleia tipo tensão, o medicamento de escolha é a amitriptilina (em doses entre 30 a 75 mg por dia) (A). Como segunda escolha, pode ser utilizada a venlafaxina (dose de 150 mg por dia) e a mirtazapina (dose 30 mg por dia) (B). Como medicamentos de terceira escolha, pode ser utilizada a maprotilina (dose de 75 mg por dia) e a clomipramina (dose 75-150 mg por dia) (B). Foram estudados também a sertralina e o citalopram, mas esses não foram superiores ao placebo.[38]

A duração do tratamento profilático deve ser entre 6 a 12 meses, e a retirada pode ser tentada após este período.[38]

Medicações para o tratamento agudo da crise na cefaleia tipo tensão

Na cefaleia tipo tensão, o uso de analgésicos e de AINEs é geralmente suficiente para controle da crise.[10,28,33,39]

O paracetamol (A), o ácido acetilsalicílico (A), o cetoprofeno (A), o diclofenaco (A) e o naproxeno (A) foram superiores ao placebo em ensaios clínicos com pacientes com cefaleia tipo tensão e podem ser utilizados como estratégia medicamentosa na crise.[21,38] No entanto, a dose efetiva do paracetamol foi de 1.000 mg, e não as doses de 500 mg ou 250 mg. Em estudos comparativos entre o paracetamol e os AINEs, houve superioridade dos AINEs no controle da dor.[21] O ibuprofeno apresenta melhor perfil de efeitos adversos quando comparado aos demais AINEs.[38]

Não é recomendado o uso de cafeína, associado ou não com outros medicamentos, no tratamento da crise aguda de cefaleia tipo tensão. Há aumento do risco de cefaleia na retirada da cafeína (B). Também não é recomendado o uso de opioides, triptanos e relaxantes musculares na cefaleia tipo tensão.[21,38] O uso de opioides pode estar relacionado ao surgimento de cefaleia relacionada a abuso de medicações.

Na cefaleia tipo tensão crônica, o uso de analgésicos comuns é menos eficiente, e o paciente deve ser orientado a ficar atento ao número de tomadas dos analgésicos ao mês. O uso de analgésicos simples em 14 ou mais dias ao mês ou uso de triptanos ou medicamentos combinados em mais de 9 dias ao mês está relacionado ao surgimento de cefaleia por abuso de medicações. Nesses casos, deve-se suspender as medicações de abuso e buscar estratégias alternativas como parte do tratamento.[38]

Quando referenciar

Pessoas com quadro clínico de cefaleia primária podem necessitar de avaliação e acompanhamento especializado. Indivíduos que não conseguem ter o controle adequado de sua doença com os recursos disponíveis na APS devem ser candidatos para acompanhamento conjunto com o especialista (neurologista), considerando-se a realidade em cada local.

O referenciamento de urgência e a solicitação de exames complementares devem basear-se em critérios clínicos. O exame a ser solicitado depende do diagnóstico etiológico suspeitado.

Durante a prática diária, deve-se procurar identificar os indivíduos com maior risco de serem portadores de cefaleias secundárias graves, conforme já descrito (sinais de alerta).

Devem ser referenciados para avaliação de urgência e emergência (pronto-socorro) os indivíduos com:

- Suspeita de meningite ou encefalite.
- Trauma craniano recente.
- Suspeita de hemorragia subaracnoide (HSA).
- Presença de doenças ou condições graves subjacentes, como neoplasias em tratamento ou prévia, gestação, uso de anticoagulantes.
- Confusão mental.
- Suspeita de glaucoma agudo.

Os casos que devem ser referenciados ao neurologista, para avaliação ambulatorial, devem abranger os portadores de cefaleias primárias refratárias aos tratamentos propostos e os indivíduos com cefaleias secundárias que não necessitem de avaliação de urgência e emergência.

Erros mais frequentemente cometidos

- Desconhecimento do diagnóstico das cefaleias primárias.[2,40]
- Não oferecer a profilaxia em casos com indicação.
- Múltiplos referenciamentos ao especialista.
- Excesso de solicitação de exames complementares.
- Não orientar manejo da crise aguda.[2]
- Não diferenciar cefaleias primárias de secundárias.
- Associação das cefaleias crônicas à hipertensão arterial, às rinossinusites ou a distúrbios de refração visual.[15]
- Não atentar ao abuso de medicação em portadores de cefaleias crônicas.

Prognóstico e complicações possíveis

As cefaleias primárias geralmente apresentam grande impacto na qualidade de vida dos portadores e apresentam grande morbidade e redução da produtividade. Contudo, elas não evoluem para complicações graves. O abuso de medicações pode levar à cronificação da cefaleia, conforme já discutido.

Uma complicação possível é a evolução de doenças decorrentes da não suspeita de causas secundárias de cefaleias. Portanto, investigar sinais de alerta é fundamental durante a história clínica de um indivíduo com cefaleia.

Existem estudos que relatam associação de enxaqueca com aura e aumento do risco para acidente vascular cerebral isquêmico (AVCi), porém não há evidências quanto a outros eventos cardiovasculares (como angina, IAM), nem para enxaqueca comum.[23]

Atividades preventivas e de educação

Embora não haja evidências quanto à possibilidade de prevenção primária para as cefaleias, a existência de profilaxia para as enxaquecas e para a cefaleia tipo tensão deve ser amplamente divulgada para a comunidade médica, visando reduzir o impacto destas nos indivíduos.

Outras atividades possíveis de educação em saúde relacionadas às cefaleias englobam: grupos de discussão com profissionais de saúde e usuários sobre a desmistificação de causas graves relacionadas à cefaleia e a identificação de fatores desencadeantes, prevenção do abuso de medicamentos e de melhora da qualidade de vida.

Papel da equipe multiprofissional

O enfermeiro apresenta papel fundamental no manejo do paciente com cefaleia na identificação de fatores desencadeantes e na orientação da terapia não farmacológica.[25] As orientações quanto à higiene do sono, à retirada de fatores desencadeantes, especialmente nos hábitos de alimentação regular, evitando grandes períodos de jejum e alimentos identificados como gatilhos (especialmente na enxaqueca). Ainda em relação à alimentação, a redução da ingesta de café e o aumento de hidratação podem estar relacionados à melhora da frequência de crises.[41,42]

O fisioterapeuta do Núcleo de Apoio à Saúde da Família (NASF) pode apoiar no cuidado à cefaleia tipo tensão, sobretudo em relação à identificação de pontos-gatilho e à busca de síndromes miofasciais e ao seu tratamento, que são frequentes nesse tipo de cefaleia. Ainda é possível o apoio da saúde mental do NASF no manejo de sintomas depressivos e ansiosos de maior complexidade, que podem estar associados e serem agravantes nos quadros de cefaleia crônica.

REFERÊNCIAS

1. GBD 2016 Disease and Injury Incidence and Prevalence Collaborators. Global, regional, and national incidence, prevalence, and years lived with disability for 328 diseases and injuries for 195 countries, 1990–2016: a systematic analysis for the Global Burden of Disease Study 2016. Lancet. 2017;390(10100):1211-1259.

2. Kowacs PA, Twardowschy CA, Piovesan EJ, Ducci RDP, Cirino RHD, Hamdar F, et al. General practice physician knowledge about headache: evaluation of the municipal continual medical education program. Arq Neuropsiquiatr. 2009;67(3-A):595-599.

3. Beghi E. The value of epidemiology in headache. J Headache Pain. 2015;16 (suppl1):A43.

4. McWhinney. Freeman T. Manual de medicina de família e comunidade. 4. ed. Porto Alegre: Artmed; 2018.

5. Corrêa TS, Santos KM, Galato D. Prevalence and management of headache in a selected area of Southern Santa Catarina. Arq Neuropsiquiatr. 2010;68(2):216-223.

6. Domingues RB, Kuster GW, Dutra LA, Santos JG. Headache epidemiology in Vitória, Espirito Santo. Arq Neuropsiquiatr. 2004;62(3-A):588-591.

7. Gusso GDF. Diagnóstico de demanda em Florianópolis utilizando a Classificação Internacional de Atenção Primária: 2ª edição (CIAP-2) [tese]. São Paulo: Universidade de São Paulo; 2009.

8. Bigal ME, Bigal JOM, Bordini CA, Speciali JG. Prevalence and costs of headaches for the public health system in a town in the interior of the state of São Paulo. Arq Neuropsiquiatr. 2001;59(3-A):504-511.

9. Bigal ME, Bordini CA, Speciali JG. Etiology and distribution of headaches in two Brazilian primary care units. Headache. 2000;40(3):241.

10. Pinto MEB, Wagner HL, Klafke A, Ramos A, Stein AT, Castro Filho ED, et al. Cefaleias em adultos na atenção primária à saúde: diagnóstico e tratamento. São Paulo: AMB; 2009.

11. Headache Classification Committee of the International Headache Society. The International Classification of Headache Disorders, 3rd edition (beta version). Cephalalgia. 2018;38(1):1-211.

12. Dodick DW. Clinical clues and clinical rules: primary vs secondary headache. Adv Stud Med. 2003;3:S550-5.

13. Simioni CVMG, Martins HS, Calderaro M. Cefaleia. In: Cavalcanti EFA, Martins HS. Clínica médica: dos sinais e sintomas ao diagnóstico e tratamento. Barueri: Manole; 2007.

14. Ravishankar K. Which headache to investigate, when and how? Headache. 2016; 56(10):1685-1697.

15. Steiner TJ, Fontebasso M. Headache. BMJ. 2002;325(7369):881-886.

16. Campbell JK, Pensien DB, Wall EM. Evidence-based guidelines for migraine headache: behavioral and physical treatments. Montreal: US Headache Consortium; c2011.

17. British Association for the Study of Headache. Guidelines for all doctors in the diagnosis and management of migraine and tension type headache [Internet]. London; 2000 [capturado em 16 mar. 2018]. Disponível em: http://ehf-org.org/wp-content/uploads/2013/12/UK.pdf.

18. Morillo LE, Alarcon F, Aranaga N, Aulet S, Chapman E, Conterno L, et al. Prevalence of migraine in Latin America. Headache. 2005;45(2):106-117.

19. Wall PD, Melzack R. Textbook of pain. 3rd ed. London: Churchill-Livingstone; 1994.

20. Bigal ME, Lipton RB. What predicts the change from episodic to chronic migraine? Curr Opin Neurol. 2009;22(3):269-276.

21. Bendtsen L, Ashina S, Moore A, Steiner TJ. Muscles and their role in episodic tension-type headache: implications for treatment. Eur J Pain. 2016;20(2):166-175.

22. Palacios-Ceña M, Castaldo M, Wang K, Catena A, Torelli P, Arendt-Nielsen L, et al. Relationship of active trigger points with related disability and anxiety in people with tension-type headache. Medicine (Baltimore). 2017;96(13):e6548.

23. Millea PJ, Brodie JJ. Tension-type headache. Am Fam Physician. 2002;66(5):797-804.

24. Rains JC, Davis RE, Smitherman TA. Tension-type headache and sleep. Curr Neurol Neurosci Rep. 2015;15(2):520.

25. Moriarty M, Mallick-Searle T. Diagnosis and treatment for chronic migraine. Nurse Pract. 2016;41(6):18-32.

26. Frisberg BM, Rosenberg JH, Matchar DB, McCrory DC. Evidence-based guidelines in the primary care setting: neuroimaging in patients with nonacute headache. Montreal: US Headache Consortium; c2011.

27. Sociedade Brasileira de Cefaleia. Recomendações para o tratamento profilático da migrânea. Consenso da Sociedade Brasileira de Cefaleia. Arq Neuropsiquiatr. 2002;60(3):159-69.

28. Krymchantowski AV. Cefaleias primárias: como diagnosticar e tratar: abordagem prática e objetiva. São Paulo: Lemos; 2002.

29. Telft-Hansen P. A review of evidence-based medicine and meta-analytic reviews in migraine. Cephalalgia. 2006;26(11):1265-1274.

30. Pringsheim T, Davenport WJ, Becker WJ. Prophylaxis of migraine headache. CMAJ. 2010;182(7):E269-76.

31. Lance J. Mechanism and management of headache. 5th ed. Cambridge: Butterworth-Heinemann; 1993.

32. U.S. Headache Consortium. The evidence-based guidelines for migraine headache in the primary care setting: authors: 1998-2003. Rockville: AHRQ; 2003.

33. Silberstein SD, Lipton RB, Goadsby PJ. Headache in clinical practice. Oxford: Isis Medical Media; 1998.

34. Sociedade Brasileira de Cefaleia. Recomendações para o tratamento da crise migranosa. Arq Neuropsiquiatr. 2000;58(2-A):371-389.

35. Cameron C, Kelly S, Hsieh SC, Murphy M, Chen L, Kotb A, et al. Triptans in the acute treatment of migraine: a systematic review and network meta-analysis. Headache. 2015;55 Suppl 4:221-235.

36. Benseñor IM. To use or not to use dipyrone? Or maybe, Central Station versus ER? That is the question. Sao Paulo Med J. 2001;119(6):190-191.

37. Benseñor IM. Dipyrone and blood dyscrasia revisited: "non-evidence based medicine". Sao Paulo Med J. 2005;123(3):99-100.

38. Bendtsen L, Evers S, Linde M, Mitsikostas DD, Sandrini G, Schoenen J. EFNS guideline on the treatment of tension-type headache – Report of an EFNS task force. Eur J Neurol. 2010;17(11):1318-1325.

39. Jensen R. Peripheral and central mechanisms in tension-type headache: an update. Cephalalgia. 2003;23 Suppl. 1:49-52.

40. Galdino GS, Albuquerque TIP, Medeiros JLA. Cefaleias primárias: abordagem diagnóstica por médicos não neurologistas. Arq Neuropsiquiatr. 2007;65(3-A):681-684.

41. Lee MJ, Choi HA, Choi H, Chung CS. Caffeine discontinuation improves acute migraine treatment: a prospective clinic based study. J Headache Pain. 2016;17(1):71.

42. Spigta M, Weerkampb N, Troostc J, Van Schaycka CP, Knottnerusa JA. A randomized trial on the effects of regular water intake in patients with recurrent headaches. Fam Pract. 2012;29(4):370-375.

CAPÍTULO 225

Tontura e vertigem

Adelson Guaraci Jantsch
Lucas Vega M. V. Ferreira
Guilherme Vazquez Izolani

Aspectos-chave

▶ Tontura é um sintoma comum e inespecífico que congrega quatro padrões sindrômicos distintos: vertigem, pré-síncope, desequilíbrio e hiperventilação.

▶ O tipo mais frequente de vertigem é a paroxística posicional benigna (VPPB), que deve ser tratada com a manobra de Epley.

▶ Quadros de pré-síncope devem ser investigados cuidadosamente, e um exame clínico cardiológico deve ser realizado no consultório.

▶ Tontura é uma queixa muito suscetível à polifarmácia e, por sua vez, a consequências desagradáveis relacionadas a ela, como parkinsonismo induzido por medicações quando se prescrevem antivertiginosos.

▶ Exames de imagem de crânio não serão muito úteis durante a investigação, caso não haja nenhum sinal ou sintoma neurológico. Exames laboratoriais geralmente são desnecessários.

▶ A diferenciação entre os três padrões sindrômicos não é simples de ser feita, sendo necessário encontrar pistas durante a investigação, como, por exemplo, fatores desencadeantes e o tempo de duração do sintoma.

Caso clínico

Fátima está com tontura há 3 dias e veio consultar com seu médico de família por este motivo. Ela refere sensação de tontura acompanhada de mal-estar agudo, como se "de repente, parece que tudo sai do lugar", com alívio completo em poucos segundos. Está preocupada com a possibilidade de ser algo grave, afinal está com 50 anos e os primeiros sinais da menopausa já estão aparecendo. Mostra-se preocupada com a sensação de que seu corpo está "envelhecendo". Quando você pergunta qual é a preocupação dela com relação à tontura, ela responde: "Estou preocupada com a velhice, doutor. Não quero ficar que nem a minha mãe, que tem uma tontura que não passa nunca e que só alivia com aquele remédio para tontura que ela toma faz anos. Tudo bem que ela já tem 75 anos, mas fica se escorando nas paredes dentro de casa e não consegue mais caminhar direito. Andar na rua, nem pensar! Pensei em tomar o remédio que ela usa, mas fiquei com medo e resolvi consultar. Doutor, preciso de um remédio, se não vou acabar como a minha mãe e isso eu não quero de jeito nenhum".

Teste seu conhecimento

1. O quadro de Fátima pode ser caracterizado como vertigem, cuja principal causa é a VPPB. Qual sintoma pode ajudar a confirmar esse diagnóstico?
   a. Nistagmo com padrão central
   b. Náuseas e vômitos
   c. Tontura desencadeada ao mudar de posição, quando deitada na cama
   d. Quadro viral recente

2. Ao examinar Fátima, deve-se ficar atento para sinais de alerta. Nesse caso, é possível ficar tranquilo quanto à ausência de sinais de alerta se ela apresentar:
   a. Nistagmo vertical não suprimível à fixação do olhar
   b. Nistagmo torsional
   c. Perda auditiva recente
   d. Presença de diplopia

3. A mãe de Fátima também apresenta tontura. Pela descrição que ela faz do quadro da sua mãe, provavelmente:
   a. Trata-se de um quadro de vertigem refratária e, por isso, necessita de medicação de uso contínuo
   b. Seja um caso de desequilíbrio decorrente de fragilidade muscular dos membros inferiores, causa comum nesta idade
   c. Trata-se de um quadro de pré-síncope, uma vez que ela precisa "ficar se escorando nas paredes para caminhar"
   d. Seja um caso de labirintite crônica, muito comum em mulheres idosas

4. Durante o exame físico de Fátima, para a confirmação de VPPB, deve-se:
   a. Realizar a manobra de Dix-Hallpike, que será positiva se ela apresentar nistagmo
   b. Realizar teste para hipotensão postural, que será positiva caso haja queda de 20 mmHg no valor da pressão arterial sistólica
   c. Realizar o teste *Timed Get Up and Go*, que ajudará a determinar qual lado está comprometido
   d. Realizar manobra de provocação, caso ela não apresente tontura desencadeada à mudança de decúbito, quando deitada na cama

5. A medicação usada pela mãe de Fátima talvez seja comumente prescrita para tonturas, como flunarizina ou cinarizina, que são medicamentos que:
   a. Têm seu uso reservado a casos de tonturas refratárias aos tratamentos tradicionais
   b. Apresentam uma boa eficácia no tratamento de vertigens de origem central
   c. Podem induzir parkinsonismo em pacientes que os utilizam cronicamente
   d. Ajudam na neuroadaptação nos casos de vertigens crônicas

Respostas: 1C, 2B, 3B, 4D, 5C

Do que se trata

Sintoma muito comum na população geral, a queixa de tontura pode ocorrer em 23% das pessoas ao longo da vida,[1] sendo que, a cada ano, 7% das pessoas apresentarão algum episódio de tontura, com uma prevalência que aumenta diretamente em função da idade.[2] Como vários problemas de saúde podem ser descritos pelo paciente como tontura, ou "tonteira", os primeiros passos da consulta devem ser bem cuidadosos para se encontrar em qual padrão clínico se encaixa essa tontura.

Tradicionalmente, as tonturas são divididas em quatro padrões distintos: vertigem, síncope/pré-síncope, desequilíbrio e hiperventilação.

Como a descrição do sintoma geralmente é muito vaga, a investigação do problema inicia-se no seu reconhecimento, muitas vezes relatado pela pessoa como "tontura", "tonteira", "zonzeira", "sensação de que vou cair", ou até mesmo "um mal-estar". Dentro do modelo explanatório biomédico, o termo "Tontura" conforma um quadro sindrômico dentro do qual alguns padrões distintos podem ser bem delimitados.

O que pode ocasionar

Avaliar a causa da tontura pode ser algo desafiador para o médico de família e comunidade porque podem ser muitas as suas possíveis causas, desde neurite vestibular à estenose de valva aórtica. Para a definição da causa do problema, é importante identificar o padrão da tontura, que deve ser feito analisando-se os quatro padrões clássicos de tontura. Após estabelecer a qual quadro sindrômico a tontura pertence, é possível investigar a causa com muito mais segurança. Os quatro padrões clássicos de tonturas são:

- **Vertigem.** Sensação de movimento ilusório. O paciente pode descrever a sensação de que as coisas ao seu redor estão se movendo ou que seu corpo está se movendo, quando na verdade está parado.
- **Pré-síncope.** Sensação de desfalecimento. Pacientes descrevem como sensação de desmaio iminente.
- **Desequilíbrio.** Sensação de que o controle sobre seus movimentos e equilíbrio está prejudicado. No desequilíbrio, não há sensação de movimento ilusório (vertigem) ou sensação de desfalecimento (pré-síncope).
- **Hiperventilação.** Apresenta a descrição mais vaga entre todos os padrões e, em geral, é descrita como a sensação de "cabeça vazia", ou sensação de estar desconectado do ambiente.

O padrão sindrômico vertigem é o que está relacionado mais diretamente à queixa "tontura", contudo, alguns pacientes podem, ainda assim, referir o que estão sentindo, seja sensação de desfalecimento ou de desequilíbrio, como tontura. Pacientes geralmente dão informações pouco claras para os médicos ao falarem sobre sua sensação de tontura. Durante a anamnese, é necessário que se encontrem informações relevantes, como fatores desencadeantes, tempo de duração e de evolução, e sintomas associados, a fim de definir melhor o padrão sindrômico e as possíveis causas do problema.[3]

Vertigem

Por ser um sintoma cuja causa está relacionada ao sistema nervoso central (SNC), é comum que pacientes e médicos fiquem preocupados com a possibilidade de causas graves. A grande maioria dos casos é de etiologia benigna e autolimitada, não necessitando de grandes investigações.

Vestibulopatias de origem central são muito menos comuns do que as periféricas e geralmente se apresentam com outros sintomas neurológicos associados. Além disso, apresentam sintomas com uma duração maior durante a crise. Apesar de toda a dificuldade que estudos epidemiológicos apresentam para aferir precisamente a incidência de cada tipo de vertigem, há um consenso entre os estudos de que as três causas mais comuns de vertigem são a VPPB (42%), a neurite vestibular (40%) e a doença de Ménière (10%), que, juntas, são responsáveis por mais de 90% das causas de vertigem.[4]

Vertigem paroxística posicional benigna

Sendo a mais comum, a VPPB pode ser responsabilizada por metade dos casos de vertigem. A apresentação clínica da VPPB é a de crises de vertigem com duração menor do que um minuto e desencadeadas por movimentos da cabeça, como deitar-se e levantar-se da cama e inclinar a cabeça para trás ou para frente. Trata-se de um quadro autolimitado, que pode durar de algumas semanas até alguns meses. Inicialmente, os sintomas são mais fortes, levando o paciente a sentir náuseas, vômitos e a evitar movimentos que desencadeiem sintomas.

A fisiopatologia da VPPB envolve a formação de pequenos cristais de carbonato de cálcio (otólitos) na endolinfa dentro do utrículo, que migram para os canais semicirculares e estimulam mecanicamente os receptores das células ciliares. As informações equivocadas transmitidas a partir dessas células, quando processadas no SNC e integradas aos demais estímulos do corpo, geram a sensação de vertigem, de nistagmo e de náuseas percebidos pela pessoa.

Neurite vestibular

Menos frequente do que a VPPB, a neurite vestibular é o segundo tipo mais frequente de vertigem, sendo responsável por 3 a 9% dos casos de tontura persistente. Não se sabe qual é a causa da neurite vestibular, mas fisiopatologicamente se trata de uma inflamação do nervo vestibular que não apresenta perda auditiva. Casos em que tanto o nervo vestibular quanto o labirinto estejam comprometidos podem cursar com comprometimento da audição e zumbidos, sendo definidos como labirintite. Algumas teorias falam em possível reativação do vírus herpes simples tipo 1 (HSV-1), de infecções virais, da oclusão vascular ou de mecanismos autoimunes.[5] Trata-se de um quadro de vertigem espontânea e prolongada, podendo durar algumas semanas, na qual as crises são intensas e duradouras, diferente dos poucos segundos observados na VPPB. As crises de vertigem e seus sintomas associados costumam ser mais pronunciados na primeira semana da doença, ocorrendo resolução completa do quadro dentro do prazo de 6 semanas. Deve-se suspeitar de neurite vestibular em pacientes que apresentem vertigem associada a desequilíbrio com tendência de queda sempre para o mesmo lado (lado acometido), nistagmo horizonto-torsional espontâneo e sem comprometimento auditivo.[6] Geralmente, são casos em que o paciente se encontrará doente, com muitos sintomas autonômicos associados, como náuseas, vômitos, mal-estar e sudorese.

Síndrome de Ménière

É uma condição rara com crises espontâneas e recorrentes de vertigem e perda auditiva (em geral, frequências baixas), sensação de plenitude na orelha acometida e zumbido, sintomas que não necessariamente estão presentes ao mesmo tempo no paciente. Tanto as causas quanto a fisiopatologia da doença são incertas, o que dificulta o tratamento. Apesar de ser uma condição rara e por se tratar de uma vertigem recorrente, estima-se que uma equipe de saúde da família com 4.000 pacientes possa ter entre quatro e oito pacientes com esta doença. As crises costumam ser fortes e com duração de 20 minutos. Em longo prazo, os pacientes costumam ter alívio das crises agudas de vertigem, persistindo com a perda auditiva e com uma sensação vaga de desequilíbrio.[7]

Para obter o diagnóstico, é necessário que o paciente apresente crises de vertigem com duração ao redor de 20 minutos, perda auditiva de baixa frequência, flutuação dos sintomas de aura (plenitude, perda auditiva, zumbido) e exclusão das principais causas de vertigem (VPPB e neurite vestibular). Contudo, por ser uma doença incomum e com quadro bastante indefinido, a avaliação do otorrinolaringologista pode ser útil para elucidar sua causa.[8]

Cinetose

É uma vertigem benigna, com história bem delimitada pela exposição ao fator desencadeante, que é a hiperestimulação do sistema vestibular, ocasionada, em geral, por movimentação em viagens de carro, avião ou barco. É um problema comumente autodiagnosticado pelo paciente e que deve ser reconhecido pelo médico de família, para, primeiramente, excluir outras possíveis causas do problema e orientar o paciente quanto aos cuidados em situações futuras.

Vestibulopatias centrais

- Enxaqueca – (migrânea vestibular): uma porção considerável de pacientes com migrânea e aura (~30%) experimentam sintomas de vertigem durante as crises. Tais sintomas podem tanto aparecer na fase da aura quanto persistir durante a fase da cefaleia, concomitantemente. As crises de vertigem variam de minutos a horas e, em geral, se associam a outros sintomas prodrômicos (foto e fonofobia). Quando o problema se encontra ainda na fase diagnóstica, deve-se afastar a possibilidade de vertigens com duração prolongada, como neurite vestibular ou síndrome de Ménière.
- Insuficiência vertebrobasilar: condição que leva a um quadro de vertigem de padrão central e é uma das causas mais lembradas por médicos como causa de vertigem. Contudo, é um problema raro e relacionado de forma direta à doença aterosclerótica. Costuma ser mais comum em homens idosos, porém a sua prevalência estimada é de 1 caso para cada 100.000 habitantes. O papel do médico de família é muito importante na identificação desses casos. A apresentação clínica mais comum dos pacientes com insuficiência vertebrobasilar é diminuição do nível de consciência, hemiparesia ou quadriplegia assimétrica e sintomas pseudobulbares, como disartria, disfagia e disfonia. Vertigem estará presente apenas nos casos em que a oclusão aconteça no segmento proximal da artéria. Pacientes com insuficiência vertebrobasilar levantarão a suspeita de acidente vascular cerebral (AVC) ou ataque isquêmico transitório (AIT) e, com vertigem ou não, deverão ser prontamente reconhecidos e referenciados ao serviço de referência, a fim de se tentar trombólise para desobstruir a artéria comprometida.

Pré-síncope

Esta parte do capítulo não tem o objetivo de orientar o médico de família no manejo das síncopes, mas pretende ajudá-lo no raciocínio diagnóstico, lembrando dos principais aspectos que não devem ser esquecidos durante a investigação (ver Cap. 101, Síncope e desmaio).

Síncope é definida como a perda abrupta, completa e temporária da consciência, associada à impossibilidade de manter o tônus postural (queda), com remissão rápida e espontânea. Não deve ter sintomas clínicos associados com outras causas de perda da consciência, como convulsão e trauma craniencefálico (TCE). Pré-síncope, também chamada lipotímia, refere-se aos sintomas que precedem a síncope, como sensação de cabeça vazia, desequilíbrio e alterações visuais (visão tunelizada, visão escurecendo) e variáveis graus de alteração de consciência, porém sem a sua completa perda. Síncopes, assim como tonturas no geral, são problemas que geram preocupação quanto a causas graves e a risco de morte.

A síncope vasovagal é a mais comum de todas e geralmente relacionada, mesmo pelo paciente, a fatores estressores desencadeantes, como calor excessivo, dor e momentos de ansiedade (p. ex., ao realizar um procedimento médico). Em casos em que a história não esteja tão clara, pode ser o principal diagnóstico de exclusão, após investigadas outras causas de síncope.

A hipotensão ortostática é também uma causa comum e está relacionada à queda brusca da pressão arterial (PA) ao levantar da posição deitada ou sentada e pode ser causada por uma combinação de fatores, como idade avançada, calor excessivo, desidratação, neuropatia autonômica, períodos prolongados deitado e medicamentos diversos (Quadro 225.1).

Síndrome da hiperventilação

Uma causa comum de tontura e que comumente é classificada dentro das pré-síncopes é a síndrome da hiperventilação (*light headedness*). A descrição que os pacientes fazem destes quadros é bastante vaga, como "sensação de cabeça vazia", "como se meu corpo não estive ali". Geralmente, a sensação dura alguns minutos e é acompanhada por sintomas físicos, como amortecimentos em face e extremidades, dor no peito, incômodo na barriga. A base fisiológica está na alcalose metabólica causada pela hipocapnia (pCO_2 – 25 mmHg) decorrente da hiperventilação. Isso leva a uma vasoconstrição das arteríolas e, consequentemente, a um hipofluxo cerebral. As pré-síncopes são causas comuns de tontura, sendo, com frequência, subdiagnosticadas ou tratadas de forma estigmatizada. Em geral, situações de sofrimento psíquico e transtornos mentais podem originar hiperventilação, e seu diagnóstico não é a solução do problema, mas sim a necessidade de se investigar mais profundamente o

Quadro 225.1 | Sintomas-chave para síncopes

Achados clínicos	Possível etiologia
Sangramento e fadiga	Anemia
Disartria, paresias ou plegias, disartria, afasia	Acidente vascular cerebral
Bradicinesia, rigidez, tremor	Doença de Parkinson
Dor torácica, palpitações, falta de ar	Insuficiência cardíaca congestiva, infarto, valvopatias
Febre, calafrios, letargia	Sepse
Edema em membros inferiores	Insuficiência cardíaca congestiva
Síncope após as refeições	Hipotensão pós-prandial

que está acontecendo com o paciente. Nesse momento, retomar perguntas abertas, explorar ideias e preocupações do paciente e aspectos psicológicos, familiares e ocupacionais é o caminho para melhor avaliá-lo.[9]

Desequilíbrio e risco de quedas em idosos

O último padrão sindrômico definido entre as tonturas recebe o nome de desequilíbrio e se caracteriza por sensação de instabilidade postural, em que não há sintomatologia de vertigem ou de pré-síncope. É importante salientar que muitos pacientes com desequilíbrio podem queixar-se de tontura ao seu médico, porém muitos não referem tontura alguma, acreditando que sua dificuldade de caminhar é decorrente da idade. Dessa forma, esta sessão serve tanto para a avaliação das tonturas quanto para a avaliação do idoso frágil em risco de quedas.

O equilíbrio depende da ação integrada de um conjunto de órgãos e sistemas, em que estão incluídos o sistema vestibular, a musculatura esquelética, a propriocepção, a audição e a visão. Portanto, a origem do problema pode estar ligada à disfunção de algum desses elementos ou do SNC (tronco cerebral e cerebelo), que recebe e integra os dados enviados por esses órgãos. Assim, é evidente a existência de uma relação direta entre as causas mais comuns de desequilíbrio e problemas associados com o envelhecimento.

Além dos prejuízos e limitações que a perda do equilíbrio traz para a pessoa, desencadeando uma série de mudanças indesejadas em sua vida, o médico de família e comunidade deve estar atento a um problema de grande importância do ponto de vista da saúde pública, por sua magnitude e transcendência: o risco de quedas em idosos.[10]

A probabilidade de queda em idosos é de 27% em um ano para pessoas acima de 65 anos, sendo essa probabilidade ainda maior para pessoas com déficit de marcha (40-50%) e para pessoas que já caíram alguma vez (48-53%). Se a queda aconteceu no último mês, a probabilidade de nova queda sobe para 60%.[11] As alterações de marcha e do equilíbrio são condições muito prevalentes na população idosa. Estudos apontam que aproximadamente 30% dos adultos acima de 65 anos apresentam dificuldade de caminhar, e essa prevalência pode chegar a 60% na população acima de 80 anos, em que 20% utilizarão alguma forma de auxílio para a marcha.[12]

Um estudo[13] realizado em Florianópolis, em 2009, encontrou que 19% dos adultos acima de 60 anos (14,3% para homens e 21,5% para as mulheres) sofreram queda ao longo de um ano. A maioria das pessoas caiu fora de casa, enquanto caminhava, mas 43,2% caíram dentro do domicílio, sendo que 71% dos que caíram tiveram algum tipo de lesão pela queda e 13% tiveram alguma fratura decorrente desta.[13] Este achado chama a atenção para a alta taxa de fraturas em quedas de idosos, valor bastante acima do que era relatado na literatura.[10]

Em 75% dos casos, a causa da tontura por desequilíbrio é multifatorial, havendo comprometimento de uma ou mais das estruturas envolvidas na fisiologia e/ou anatomia do equilíbrio. Entre as causas comuns, podem-se citar: fraqueza da musculatura de MMII ou da musculatura postural, baixa acuidade visual e/ou auditiva, mau condicionamento físico, uso de determinadas medicações (sobretudo se mais de quatro classes), doenças da coluna cervical, neuropatia periférica e disfunção vestibular.[12] Do exposto até aqui, podem-se mencionar algumas causas relacionadas à tontura (Quadro 225.2).

O que fazer

O raciocínio clínico empregado na avaliação da queixa de tontura deve seguir primeiramente um raciocínio fisiológico. Somado a isto, considerar quais as causas mais comuns, qual o tempo de duração dos sintomas e quais fatores desencadeantes das crises são informações fundamentais para a definição do diagnóstico. O primeiro desafio é classificar o sintoma do paciente dentro de um dos grupos sindrômicos já descritos, e, a partir daí, o raciocínio diagnóstico fica mais claro, assim como

Quadro 225.2 | **Algumas causas de tontura**

Causa	Padrão sindrômico	Fisiopatologia	Critério diagnóstico
Vertigem paroxística posicional benigna	Vertigem	Otólitos soltos causando falsa sensação de movimento	Vertigem de curta duração, episódica, sem outros sintomas. Manobra de Dix-Hallpike positiva
Síndrome de hiperventilação	"Cabeça vazia"	Hiperventilação causando alcalose respiratória. Ansiedade pode provocar hiperventilação	Sintomas reprodutíveis com hiperventilação
Doença de Ménière	Vertigem	Aumento da pressão do líquido endolinfático na orelha interna	Vertigem episódica com perda auditiva
Migrânea vestibular	Vertigem	Incerta	Vertigem episódica com sinais de migrânea, foto e fonofobia, ou aura em, pelo menos, dois episódios de vertigem
Hipotensão ortostática	Pré-síncope	Queda da pressão sanguínea em mudança de posição. Efeito adverso de inúmeros medicamentos	Queda de 20 mmHg da pressão arterial sistólica, queda de 10 mmHg da pressão arterial diastólica, ou aumento do pulso em 30 batimentos por minuto.
Doença de Parkinson	Desequilíbrio	Disfunção na marcha, levando ao desequilíbrio e a quedas	Marcha em bloco com redução do balanço dos braços e possível hesitação
Neuropatia periférica	Desequilíbrio	Menor resposta tátil ao andar leva a pessoa a não perceber quando o pé toca o chão, levando ao desequilíbrio e a quedas	Redução de sensação nas extremidades

Fonte: Adaptado de Post e Dickerson.[9]

a definição do tipo de exame físico. O segundo desafio é identificar quais pessoas se apresentam com uma causa benigna de tontura e quais têm sinais de alerta para condições mais graves.

Anamnese

É essencial detalhar junto ao paciente qual é o sintoma e os seus fatores desencadeantes, sempre guiando sua anamnese em direção às hipóteses mais prováveis:

- Tempo de duração do sintoma.
- Fatores desencadeantes ou situação em que o sintoma ocorre (movimentação da cabeça, viagem de carro, situação de estresse intenso).
- Sintomas associados (náuseas, vômitos, perda auditiva, dificuldade de andar, déficits neurológicos).
- Perda da consciência.
- Uso de medicações para a tontura, ou que possam ser causa da queixa (hipoglicemiantes em excesso, ou anti-hipertensivos).
- Quedas.
- Fatores de risco para doença cardiovascular (DCV).
- Fatores de risco para queda.

Também é importante explorar acerca da experiência de doença trazida pela pessoa em relação à tontura, quais as suas preocupações e medos e como isso impacta sua funcionalidade.

O desequilíbrio em geral tem causas multifatoriais para organizar a investigação clínica tais causas são divididas em fatores intrínsecos, extrínsecos e comportamentais:

- **Fatores intrínsecos.** História prévia de quedas, idade, sexo feminino, uso de medicamentos psicoativos, antiarrítmicos e hipotensores, condições clínicas que comprometam a marcha e o equilíbrio, sedentarismo, medo de cair, déficit cognitivo, nutricional, visual e funcional.
- **Fatores extrínsecos.** Qualquer fator relacionado ao ambiente ao redor pode ser considerado como fator extrínseco. Precariedade de calçadas e vias públicas são fatores predisponentes a quedas que estão além do alcance do clínico. Contudo, dentro do domicílio, podem haver superfícies escorregadias, escadas sem apoio e obstáculos que ponham o paciente em risco de queda, bem como calçados e roupas inadequados.
- **Fatores comportamentais.** Pessoas muito inativas e pessoas muito ativas apresentam um risco maior de queda, devido a maior fragilidade, no primeiro caso, e à maior exposição a situações que podem culminar em queda, no segundo.

Muitas vezes, uma anamnese simples e bem feita pode dispensar outros recursos. Um estudo japonês encontrou que, em pacientes com vertigem, a duração do quadro menor do que 15 segundos e a vertigem desencadeada por mudança de decúbito lateral na cama eram fortes preditores de VPPB.[14] Uma pessoa com vertigem apresenta a probabilidade pré-teste de 40% para VPPB. Caso este paciente apresente as duas características simultaneamente, a razão de verossimilhança positiva destes sinais de 6,81[5,9-11] leva a uma probabilidade pós-teste para VPPB para mais de 80%, valor suficiente para dispensar exames confirmatórios e levar o paciente ao tratamento. Para aqueles casos de vertigem que não preencham os dois critérios, deve-se então proceder à manobra de Dix-Halpike.

Para os pacientes com tontura do padrão de desequilíbrio, um acrônimo simples de ser lembrado – *I HATE FALLING* – é proposto por Barros[15] para orientar a investigação clínica, a fim de que ela seja focada nos fatores mais comumente relacionados ao risco de quedas que são possíveis de serem modificados. Os fatores citados e a letra correspondente do acrônimo são descritos no Quadro 225.3.

Exame físico

O exame físico é valioso na avaliação da queixa de tontura. Deve-se fazer um exame neurológico sumário, buscando déficits focais que indiquem vestibulopatia central.

Nistagmo

Em pacientes que apresentem nistagmo ao exame, a direção do nistagmo pode ajudar a compreender qual canal semicircular está acometido. Nistagmos torsionais que apontam para cima são os mais comuns (85%), pois estão relacionados ao canal semicircular posterior, sendo aqueles no sentido horário provocados pelo canal esquerdo, e os anti-horários, pelo canal direito à localização. Nistagmos horizontais e torsionais que apontam para baixo são incomuns e correspondem ao acometimento dos nistagmos com o canal semicircular anterior e semicircular horizontal, respectivamente (Quadro 225.4).[16]

Teste de impulsão da cabeça

O teste de impulsão da cabeça apresenta sensibilidade de 86% e especificidade de 100% para neurite vestibular.[17] Nesse teste, o paciente deve ser posicionado sentado de frente para o examinador, que deve segurar a cabeça do paciente com ambas as mãos e movê-la lateralmente para ambos os lados em um ângulo de 35 a 45°, pedindo para que o paciente fixe o olhar entre os olhos do

Quadro 225.3 | **Acrônimo *I Hate Falling* para investigação dos fatores de risco para quedas**

Acrônimo	Inglês	Português
I	Inflammation of joints (or joint deformity)	Inflamação articular
H	Hypotension (orthostatic blood pressure changes)	Hipotensão
A	Auditory and visual abnormalities	Audição prejudicada
T	Tremor (Parkinson's disease or other cause)	Tremores
E	Equilibrium (balance) problem	Equilíbrio prejudicado
F	Foot problems	Problemas nos pés
A	Arrhythmia, heart block, or valvular disease	Arritmias, bloqueios e doença valvar
L	Leg-length discrepancy	Discrepância entre as pernas
L	Lack of conditioning (generalised weakness)	Falta de condicionamento físico
I	Illness	Estar doente
N	Nutrition (poor; weight loss)	Nutrição prejudicada
G	Gait disturbance	Problemas de marcha

Fonte: Barros.[15]

Quadro 225.4 | Características do nistagmo de causa periférica e central

Características	Periférica	Central
Tempo de início	3-40 segundos	Imediato
Duração	< 1 minuto	> 1 minuto
Fatigabilidade	Presente	Ausente
Vertigem ao nistagmo	Frequente	Mínima ou ausente
Direção	Fixa	Muda com alteração da posição da cabeça
Fixação do olhar	Suprime	Não suprime
Sentido	Horizontal e/ou rotatório	Qualquer direção
Anatomia	Labirinto ou nervo vestibular	Tronco ou cerebelo

examinador. Após sentir que a sua cabeça está relaxada, o examinador impulsiona a sua cabeça para um dos lados, sendo que o resultado esperado é que o olhar do paciente não se desvie do ponto fixo. Caso o olhar do paciente seja desviado para o lado que a cabeça foi impulsionada, este será o lado acometido e o teste será considerado positivo para lesão do nervo vestibular, confirmando o quadro de neurite vestibular.

HINTS

HINTS é um acrônimo que designa três manobras de exame físico (*Head Impulse, Nystagmus, Test of Skew*/Teste de impulsão da cabeça, nistagmo e desvio de *skew*). Essas três manobras simples podem ser usadas para diferenciar uma vertigem periférica, em geral neurite vestibular, de uma causa central em pessoa com vertigem. Em um estudo prospectivo,[18] com 101 pacientes de alto risco para AVC com sintomas de vertigem, os autores encontraram que a presença de um teste de impulsão normal (indicando sistema periférico íntegro), nistagmo que mudava de direção ou o desvio de *skew* teve sensibilidade de 100% e especificidade de 96% para AVC, sendo uma manobra mais sensível do que a ressonância magnética (RM) precoce nesses casos. Por isso, um desses exames alterados deve levar o médico a referenciar a pessoa ao pronto-socorro, ao passo que uma manobra HINTS totalmente normal tranquiliza o médico. Deve-se levar em conta a confiança e a habilidade do médico em realizar tais exames. Diversos vídeos estão disponíveis no *youtube* ao se buscar HINTS + *Vertigo*.

Dix-Hallpike

Tradicionalmente, a manobra de Dix-Hallpike tem sido empregada como exame definitivo para a VPPB. Contudo, apenas 75% dos pacientes com VPPB terão o exame resultando positivo. A manobra apresenta valor preditivo positivo (VPP) de 83% e valor preditivo negativo (VPN) de 52 % para o diagnóstico de VPPB.[19]

Dessa forma, a maioria dos casos de VPPB pode ser facilmente diagnosticada a partir da anamnese, sem necessidade de confirmação por meio da manobra de Dix-Hallpike. Para aqueles casos de vertigem que não preencham os dois critérios anteriores, deve-se então proceder à manobra de Dix-Hallpike.

A manobra é simples de ser realizada em qualquer consultório, não exigindo habilidade avançada. Os passos necessários para a sua correta realização são:

1. Pedir autorização à pessoa para realizá-la.
2. Explicar à pessoa sobre como a manobra é feita, sendo que ela poderá causar os mesmos sintomas de vertigem no paciente (ele não pode ser pego de surpresa pela tontura).
3. Posicionar a pessoa sentada na maca, de forma que, ao deitá-la, sua cabeça fique pendente para o lado de fora da maca.
4. Posicionar-se atrás do paciente e lateralizar a cabeça dele a 45° para a direita e estendendo-a a 20° para trás.
5. Após posicionar corretamente a cabeça, peça para que o paciente se deite na maca. Sustente sua cabeça para que o paciente não se machuque.
6. Mantenha-o na posição de decúbito dorsal com a cabeça lateralizada a 45° e estendida a 20° durante um minuto.
7. A manobra será positiva caso os sintomas referidos pelo paciente sejam desencadeados durante o exame.
8. Caso o paciente não tenha apresentado nenhum sintoma, após um minuto, volte o paciente à posição inicial do exame, lateralize sua cabeça para o lado oposto e repita a manobra.
9. Caso a manobra seja positiva, você terá encontrado o lado acometido.

Apesar de ser uma manobra fácil de ser realizada, alguns equívocos comuns acontecem, principalmente no posicionamento da cabeça do paciente. Tome cuidado com pacientes idosos com limitação da coluna cervical. Com esses pacientes, pode ser útil a presença de um auxiliar no consultório durante a manobra, para garantir mais conforto ao paciente e mais precisão à manobra. Outro equívoco é acreditar que é necessário que o paciente apresente nistagmo para que a manobra seja positiva. Não há nenhuma necessidade de que isso aconteça, e o desencadeamento de sintomas é o suficiente para tornar o teste positivo.[14]

Avaliação de quedas e desequilíbrio

Avaliar o risco de quedas em idosos ainda é um desafio. Testes largamente difundidos, como o *Get Up-and-Go*, apesar de serem de fácil realização dentro do consultório, não conseguiram mostrar um poder de discriminação entre ter ocorrido queda ou não, para justificar sua aplicação no consultório como exame de rastreamento isolado.[20] Apesar disso, seu uso pode ser indicado para pacientes idosos com algum comprometimento de marcha e equilíbrio, uma vez que o teste é mais sensível nessa população do que em populações sadias,[21] Assim, a melhor avaliação possível que se pode ter atualmente para estimar o risco de queda em pacientes idosos é a Avaliação Multifatorial para Risco de Quedas.

Pré-síncope

Se a pessoa apresentar tontura de pré-síncope, deve-se focar o exame no sistema cardiovascular, procurando dados que indiquem doença mais grave, como valvopatias e insuficiência cardíaca (IC) descompensada. Também é necessário aferir a PA e a frequência cardíaca (FC).

Hipotensão postural

Na suspeita clínica de hipotensão postural, deve-se fazer a prova da hipotensão postural. Para esse exame, deve-se colocar o paciente em decúbito dorsal por pelo menos 5 minutos, e aferir sua PA. Depois, o paciente deve ficar em pé por três minutos, e sua PA deve novamente ser aferida. Caso aconteça: 1. queda da PAS > 20 mmHg; 2. queda da PAD > 10 mmHg; ou PAS < 90 mmHg, o exame é considerado positivo. Apesar da sua sensibilidade não ser muito boa, é um exame bastante específico para confirmar hipotensão ortostática.[22]

Síndrome da hiperventilação

Uma prova diagnóstica bastante simples de ser realizada durante a consulta e que não exige nenhum equipamento é testar a reprodução dos sintomas por meio da respiração forçada. O examinador deve respirar profunda e rapidamente com a pessoa, sem parar. Se o paciente começar a sentir os mesmos sintomas relatados, o teste pode ser considerado positivo. Geralmente, os sintomas aparecem em menos de 1 minuto e o retorno à respiração regular, ou realizar quatro a cinco respirações completas em um saco plástico podem elevar a pCO2 aos valores normais e resolver os sintomas. Em geral, situações de sofrimento psíquico e transtornos mentais podem ser a origem da hiperventilação, o que faz com que seu diagnóstico não seja a solução do problema, mas sim traga a necessidade de se investigar mais profundamente o que está acontecendo com o paciente.

Exames complementares

Raramente, exames complementares serão necessários na avaliação da tontura. Para alguns pacientes com síncope/pré-síncope, pode-se solicitar um eletrocardiograma (ECG), ou, dependendo do risco do paciente, mais exames complementares (ver Cap. 101, Síncope e desmaio). Exames laboratoriais são de pouco valor. Exames de imagem só devem ser solicitados na suspeita de vertigem de causa central, rara no contexto da atenção primária à saúde (APS). A audiometria pode ser útil em pacientes com queixa de perda auditiva.

A Figura 225.1 apresenta um fluxograma acerca do paciente com tontura.

Conduta proposta

Tratamento não farmacológico

Manobras de reposição canalicular

O tratamento da VPPB deve ser feito por meio da manobra de reposição canalicular, que tem por objetivo mover os otólitos circulantes nos canais semicirculares em direção ao utrículo, cessando, assim, com os sintomas e resolvendo o problema. A manobra deve ser feita no momento do diagnóstico e não é

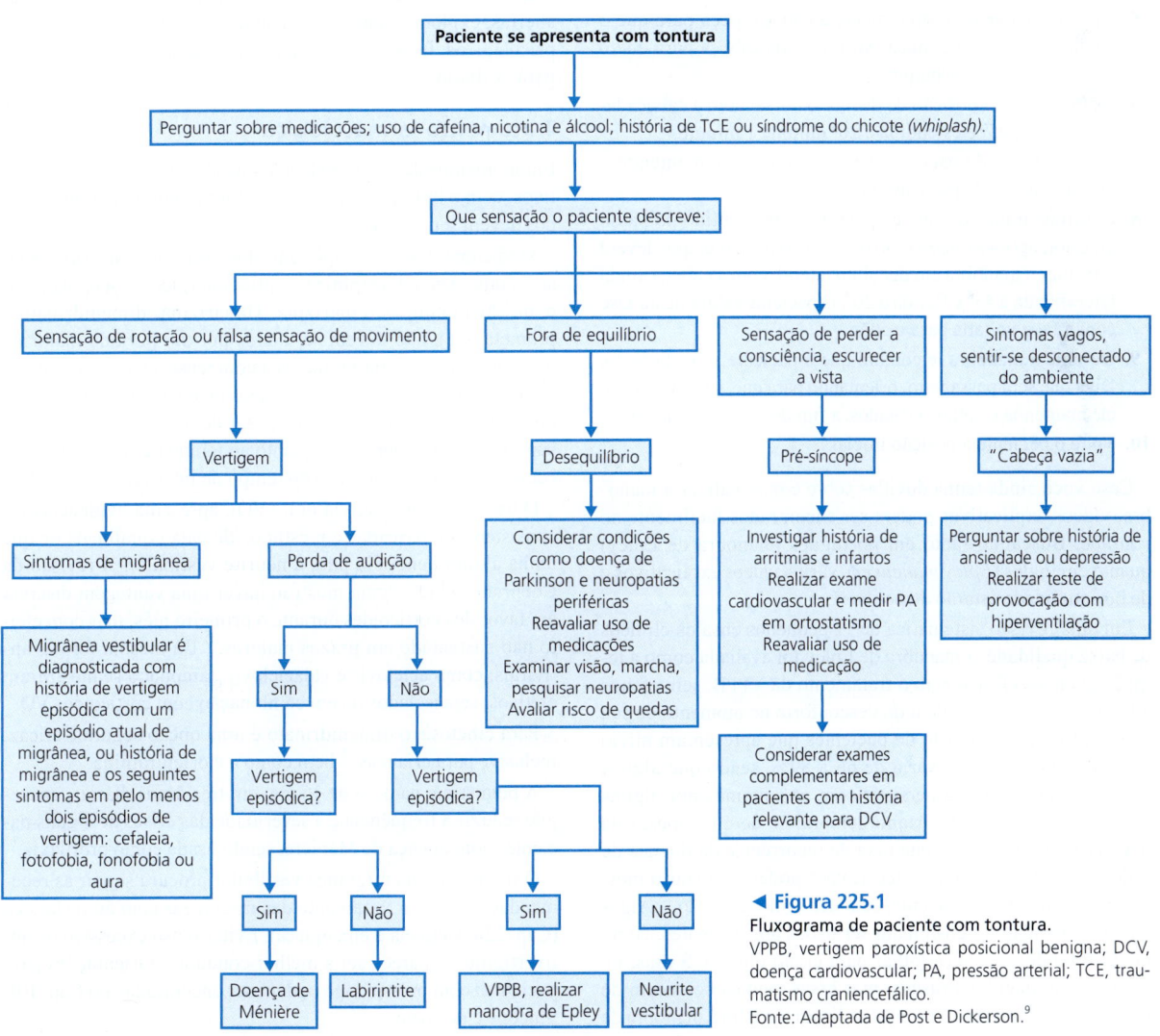

◀ **Figura 225.1**
Fluxograma de paciente com tontura.
VPPB, vertigem paroxística posicional benigna; DCV, doença cardiovascular; PA, pressão arterial; TCE, traumatismo craniencefálico.
Fonte: Adaptada de Post e Dickerson.[9]

difícil de ser realizada. Assim como na manobra de Dix-Hallpike, se o paciente for idoso e com algum grau de dificuldade de mobilização, a ajuda de um colega pode ser necessária para a correta realização da manobra e segurança do paciente.

Caso a manobra seja bem-sucedida, os sintomas não reaparecerão mais e a pessoa estará livre da vertigem. Não há necessidade de recomendar ao paciente que evite movimentos bruscos com a cabeça durante os primeiros dias ou que retorne para reavaliar e repetir a manobra para garantir a sua efetividade,[23,24] o que pode gerar demandas desnecessárias para o médico e uma preocupação desnecessária ao paciente.[25]

Para a realização da manobra de Epley, você deverá começar pelos mesmos passos da manobra de Dix-Hallpike, seguindo para os passos que complementam a manobra:

1. Pedir autorização ao paciente para realizá-la.
2. Explicar ao paciente sobre como a manobra será realizada, orientando que ela poderá causar os mesmos sintomas de vertigem no paciente (ele não pode ser pego de surpresa pela tontura).
3. Posicionar o paciente sentado na maca, de forma que, ao deitá-lo, sua cabeça fique pendente para o lado de fora da maca.
4. Posicionar-se atrás do paciente e lateralizar a cabeça dele a 45º para o lado acometido e estendê-la a 20º para trás.
5. Após posicionada corretamente a cabeça, peça para que o paciente se deite na maca. Sustente sua cabeça para que o paciente não se machuque.
6. Mantenha-o na posição de decúbito dorsal com a cabeça lateralizada a 45º e estendida a 20º durante 1 minuto.
7. Gire a cabeça do paciente para o lado oposto, mantendo-a lateralizada a 45° por 1 minuto.
8. Continue o giro da cabeça para o mesmo sentido do passo anterior, agora girando todo o corpo do paciente, que deverá terminar a manobra em decúbito lateral, com a cabeça ainda lateralizada a 45° e fletida a 20°. O paciente estará nesta fase com a face voltada para o chão.
9. Durante a manobra, é comum que o paciente se sinta tonto. Diga que será passageiro, orientando para que, caso aconteça, ele mantenha os olhos fechados, a fim de aliviar o mal-estar.
10. Volte o paciente à posição inicial.

Caso você ainda tenha dúvidas sobre como realizar a manobra, vídeos explicativos podem ser encontrados facilmente no *youtube*. Buscando tanto em português (manobra de Epley) quanto em inglês (*Epley maneuver*), vários vídeos explicativos e de boa qualidade estarão disponíveis.

Em uma revisão sistemática de 11 pequenos ensaios clínicos de baixa qualidade, a manobra de Epley foi avaliada como a terapêutica mais efetiva para o tratamento da VPPB, sem efeitos adversos ao pacientes, além do desconforto no momento da sua realização.[26] A proporção de pacientes que apresentam alívio completo dos sintomas varia de 66 a 89%, sendo que alguns pacientes podem ainda persistir com os sintomas por alguns dias. Além disso, é importante lembrar-se de que, apesar da manobra ser efetiva, há uma taxa de recorrência da doença da ordem de 36%. Se isso acontecer, você poderá realizar o mesmo procedimento no paciente, sem nenhuma restrição.[25] Algumas recomendações costumam ser dadas aos pacientes, como evitar estender a cabeça (olhar para cima) durante 3 dias, ou realizar movimentos bruscos, mas essas medidas carecem de evidências. Alguns profissionais utilizam também a manobra de Semont, por considerá-la uma alternativa mais simples do que a manobra de Epley e com eficácia semelhante.[27]

Reabilitação vestibular

A reabilitação vestibular, envolvendo exercícios em grupo com dificuldade gradualmente aumentada na forma de desafios de equilíbrio e de coordenação motora, tem sido eficaz nos casos de neurite vestibular. Apesar de estudos não diferenciarem os pacientes clinicamente – pacientes com VPPB, doença de Ménière e neurite vestibular avaliados em conjunto –, há alívio da sensação de tontura nesses pacientes.[28]

Orientações

Em casos de cinetose, podem ser orientadas medidas adaptativas, como a diminuição do estímulo visual por meio da fixação da visão em um ponto imóvel ou fechando os olhos, diminuindo, com isso, a quantidade de informações conflitantes no SNC.

Apesar de não haver evidências de que dieta hipossódica seja benéfica para pessoas com doença de Ménière, é comum que esta prescrição seja feita, assim como os diuréticos, que também apresentam seus efeitos colaterais inerentes.

O diagnóstico de síndrome de hiperventilação traz a necessidade de se investigar mais profundamente o que está acontecendo com o paciente. Nesse momento, retomar perguntas abertas, explorar ideias e preocupações do paciente e aspectos psicológicos, familiares e ocupacionais será o melhor caminho para avaliá-lo.[9]

Tratamento farmacológico

Em momentos de crise, podem ser usados medicamentos sedativos, com o intuito de aliviar os sintomas, porém alguns cuidados devem ser tomados.

Medicamentos para supressão dos vômitos e antivertiginosos, como benzodiazepínicos, anticolinérgicos (escopolamina) e anti-histamínicos (cinarizina, flunarizina, dimenidrinato e prometazina), não devem ser dados por um período maior do que 3 dias, para evitar prejuízos à compensação central, importante para a resolução do quadro. Dos medicamentos para alívio dos sintomas, a ondansetrona, apesar de mais cara, mostrou-se superior à metoclopramida quanto ao tempo de recuperação do paciente e quanto à duração do tempo de internação.[29]

O uso de corticoide, via oral (VO), apresenta evidências inconsistentes e baseadas em estudos de baixa qualidade de que tenha algum benefício para a neurite vestibular. A revisão da Cochrane sobre o tema mostrou haver uma vantagem discreta em favor dos corticoides durante o primeiro mês, mas com efeito não sustentado em prazos maiores.[30] Da mesma forma, antivirais, como aciclovir e valaciclovir, tampouco se mostraram efetivos, seja isolados ou em combinação com corticoides VO.[31]

Para cinetose, o dimenidrinato é uma opção segura e eficaz, inclusive para crianças,[32] bem como a clorfeniramina.[33]

A betaistina, na dose de 16 mg, em três doses diárias, consegue reduzir a frequência e a severidade das crises de alguns pacientes com doença de Ménière, sendo usada como profilaxia.[7]

O tratamento da migrânea vestibular procura seguir as recomendações para o tratamento das migrâneas com aura clássica (Cap. 224, Cefaleia e enxaqueca). Evitar o uso excessivo de antivertiginosos parece ser a melhor conduta.[34] Orientações para pacientes com pré-síncope podem ser encontradas no Cap. 101, Síncope e desmaio.

A revisão sistemática[35] mais extensa sobre medidas preventivas para minimizar quedas em idosos foi realizada em 2012 e revisada em 2015, somando 159 ensaios clínicos e 79.193 participantes, mostrando que a prática de exercícios físicos com abordagem de múltiplos componentes (coordenação, flexibilidade, equilíbrio, força, *Tai Chi Chuan*, entre outros) reduz de forma significativa a taxa de quedas, o seu risco e as fraturas decorrentes de quedas em idosos não hospitalizados, seja quando realizados em grupo ou em planos de exercício domiciliar.

Também há fortes evidências de que intervenções para segurança do paciente no domicílio são efetivas para a redução da ocorrência de quedas e do seu risco, sendo essas intervenções aparentemente mais efetivas quando feitas com a participação de um terapeuta ocupacional.[35]

É importante notar que tais mudanças na conformação e na mobília do domicílio devem ser estimuladas não apenas para minimizar o risco de acidentes, mas também para melhor adaptação do idoso à sua casa, como, por exemplo, instalação de corrimão e barras de apoio, fixação de tapetes no chão ou sua retirada, uso de cadeiras ou bancos dentro do chuveiro. Intervenções multifatoriais e suspensão gradual de medicações psicotrópicas se mostraram efetivas para redução da ocorrência de quedas.[36] Não há evidências consistentes de que a suplementação de vitamina D leve à redução da ocorrência ou do risco de quedas.[35]

A polifarmácia é um capítulo importante no tratamento do paciente idoso. Um ensaio clínico controlado prospectivo com perda significativa de seguimento realizado com médicos da APS na Austrália avaliou o efeito de um programa de prescrição racional de medicamentos em idosos sobre a qualidade de vida e quedas. Dos 659 pacientes que concluíram o estudo, aqueles que tiveram redução da prescrição de anti-inflamatórios não esteroides (AINEs), de diuréticos e de benzodiazepínicos tiveram menor taxa de quedas (OR = 0,61, IC 95% 0,41-0,91), menos lesões decorrentes de queda (OR = 0,56; IC 95% 0,32-0,96) e menos lesões graves que requeriam intervenção médica (OR = 0,46; IC 95% 0,30-0,60) do que aqueles no grupo-controle após 12 meses de acompanhamento.[37]

Intervenções sobre déficit visual, principalmente catarata, são ainda pouco estudadas (Tabela 225.1). Em um ensaio clínico britânico[38] voltado para a análise de custo-efetividade, pesquisou-se o efeito da cirurgia para correção de catarata sobre o risco de queda em 306 participantes. O estudo apontou que a correção cirúrgica de catarata realizada em ambos os olhos entre o período de 4 semanas reduziu mais o risco de queda do que a cirurgia em apenas um olho, com intervalo maior do que 1 ano para a segunda cirurgia. Contudo, em outro estudo,[39] o risco de queda foi reduzido após a primeira cirurgia, mas não após a segunda.

Uso crônico de antivertiginosos e suas consequências

Um tema que merece destaque é o uso crônico de antivertiginosos por pacientes com tonturas. Essa é uma situação comum decorrente da falta de aprofundamento diagnóstico e da limitação do arsenal terapêutico do clínico, que trata todas as "tonturas" como "labirintites". Há dois problemas importantes a serem discutidos sobre esse tema. O primeiro problema encontrado é que a maioria dos casos de vertigem, como visto, são condições benignas e que melhoram com o passar do tempo, devido à neuroadaptação natural do SNC. Contudo, essa neuroadaptação só ocorrerá se o paciente experienciar as crises de tontura que o acometem, mas como os antivertiginosos são efetivos em suprimir os estímulos vestibulares, a oportunidade da neuroadaptação fica comprometida, o quadro do paciente cronifica e ele passa a acreditar que, caso fique sem usar o seu antivertiginoso, as crises voltarão. Casos de neurite vestibular costumam aliviar consideravelmente após 1 semana, devido, em parte, à diminuição da inflamação e, em parte, à neuroadaptação. Por este motivo, o uso de antivertiginosos, nesses casos, deve ser limitado a 3 dias apenas e, nos casos de outras tonturas específicas, desencorajado.[40]

O segundo problema encontrado decorre dos efeitos adversos de longo prazo desses medicamentos. A relação entre o uso crônico de antivertiginosos e o parkinsonismo induzido por medicamentos é bastante consistente (Quadro 225.5). O risco potencial de se desenvolver parkinsonismo induzido por medicamentos, que compreende 22% de todos os casos de parkinsonismo, é sempre lembrado quando se fala em antipsicóticos, porém, antieméticos, como metoclopramida, e antivertiginosos, como flunarizina e cinarizina, são muito subestimados como agentes causais, particularmente no uso crônico.[41] Dessa forma, o médico de família e comunidade deve, primeiramente, evitar fazer uso dessas medicações, limitando seu uso como terapia abortiva ao menor tempo possível, bem como encorajar os pacientes que as utilizam cronicamente a

Tabela 225.1 | **Intervenções para redução de quedas**

Intervenção	Redução da taxa de quedas (IC 95%)	Redução do risco de quedas (IC 95%)
Exercícios de múltiplos componentes em grupo	0,71 (0,63-0,82)	0,85 (0,76-0,96)
Exercícios de múltiplos componentes no domicílio	0,68 (0,58-0,80)	0,78 (0,64-0,94)
Tai Chi Chuan	0,72 (0,52-1,00)	0,71 (0,57-0,87)
Exercícios e fraturas relacionadas a quedas		0,34 (0,18-0,63)
Intervenções multifatoriais	0,76 (0,67-0,86)	0,93 (0,86-1,02)
Vitamina D	1,00 (0,90-1,11)	0,96 (0,89-1,03)
Intervenções no domicílio	0,81 (0,68-0,97)	0,88 (0,80-0,96)

Fonte: Gillespie e colaboradores.[35]

Quadro 225.5 | **Exemplos de antivertiginosos mais utilizados**

▶ Anti-histamínicos
- Cinarizina
- Flunarizina
- Prometazina
- Meclizina
- Dimenidrinato

▶ Antidopaminérgicos
- Metoclorpramida
- Clorpromazina

▶ Anticolinérgico
- Hioscina (escopolamina)

▶ Bloqueador de canal de cálcio
- Nimodipina

▶ Benzodiazepínicos
- Diazepam
- Clonazepam
- Lorazepam

descontinuá-las. Isso pode ser desafiador para o paciente e para o médico, que deverá, após a retirada da medicação, investigar qual é a real causa da tontura. A maioria dos casos será decorrente de VPPB e de desequilíbrio.[42]

Erros mais frequentemente cometidos

▶ Iniciar a avaliação da queixa de tontura perguntando se é do tipo que "roda".
▶ Pensar que tonturas estão sempre relacionadas a problemas graves no SNC.
▶ Pensar que é necessário solicitar exames de imagem e laboratoriais em todos os casos de tontura.
▶ Prescrever antivertiginosos por mais do que três dias para tonturas.
▶ Não realizar a manobra de Epley como tratamento para a VPPB.

Dicas

▶ Procure delimitar a tontura entre os três grandes grupos – vertigem, síncope e desequilíbrio.
▶ Considere síndrome de hiperventilação como um diagnóstico a ser levado em conta durante a investigação, mas sempre como diagnóstico de exclusão.
▶ Lembre-se da prevalência: VPPB, síncope vasovagal e desequilíbrio são os principais responsáveis pelas tonturas.
▶ Fique tranquilo com as possibilidades de doenças graves: causas cardiológicas ou neurológicas graves necessariamente virão com um quadro clínico característico, apontando para a causa.
▶ Na síncope, sempre faça uma avaliação clínica rigorosa do aparelho cardiovascular, com anamnese e exame físico.
▶ Muito cuidado com os antivertiginosos! Sempre reavalie os pacientes que fazem uso crônico de medicamentos que podem induzir parkinsonismo.
▶ Lembre-se de que o desequilíbrio não possui um medicamento que o trate, e o paciente com desequilíbrio tem risco de quedas.

Quando referenciar

A decisão de referenciar ou não dependerá da confiança do médico de família e comunidade com as causas de tontura. Como visto, a maior parte do processo diagnóstico e início do tratamento pode ser realizado no contexto da APS. Em geral, pacientes com tontura e perda auditiva devem ser referenciados ao otorrinolaringologista para avaliação e iniciar tratamento para doença de Ménière, por ser a doença mais incomum, com quadro, às vezes, sem uma definição clara.

Na suspeita de causa central de tontura, como AVC, deve-se referenciar o paciente ao serviço de emergência.[43]

Papel da equipe multiprofissional

Devido à etiologia multifatorial do desequilíbrio, é necessária a existência de uma rede de cuidado multiprofissional e familiar, para maior chance de sucesso do plano terapêutico e para que seja possível uma avaliação mais ampla do indivíduo e do ambiente ao seu redor. Contudo, essa rede só será desencadeada se o médico de família perceber o paciente em risco de queda e der o primeiro passo para suspeitar e investigar o paciente, sabendo que não há medicamentos para desequilíbrio. Nessa rede, são igualmente importantes os papéis do fisioterapeuta, do terapeuta ocupacional, do educador físico e da equipe de enfermagem.

Em pacientes com tontura desencadeada por hiperventilação decorrente de um quadro de ansiedade, o médico de família deve iniciar o cuidado e o seguimento, mas poderá recorrer a psicólogo ou a outro profissional de saúde mental, como psiquiatra, conforme a necessidade do paciente.

REFERÊNCIAS

1. Kroenke K, Price RK. Symptoms in the community: Prevalence, classification, and psychiatric comorbidity. Arch Intern Med. 1993;153(21):2474–2480.

2. Barraclough K, Bronstein A. Vertigo. BMJ. 2009;339:b3493.

3. Newman-Toker DE, Cannon LM, Stofferahn ME, Rothman RE, Hsieh Y-H, Zee DS. Imprecision in patient reports of dizziness symptom quality: a cross-sectional study conducted in an acute care setting. Mayo Clin Proc. 2007;82(11):1329–1340.

4. Hanley K, O' Dowd T. Symptoms of vertigo in general practice: aprospective study of diagnosis. Br J Gen Pract. 2002;52(483):809–812.

5. Jeong S-H, Kim H-J, Kim J-S. Vestibular neuritis. Semin Neurol. 2013;33(3):185–194.

6. Royal W, Vargas D. Bell's palsy and vestibular neuronitis. Handb Clin Neurol. 2014;123:763–770.

7. Harcourt J, Barraclough K, Bronstein AM. Meniere's disease. BMJ. 2014;349:g6544.

8. Lopez-Escamez JA, Carey J, Chung WH, Goebel JA, Magnusson M, Mandalà M, et al. Diagnostic criteria for Menière's disease. J Vestib Res Equilib Orientat. 2015;25(1):1–7.

9. Post RE, Dickerson LM. Dizziness: a diagnostic approach. Am Fam Physician. 2010;82(4):361–368.

10. Sociedade Brasileira de Geriatria e Gerontologia. Quedas em idosos: prevenção [Internet]. Brasília: AMB/CFM; 2008 [capturado em 28 mar. 2018]. Disponível em: https://diretrizes.amb.org.br/_BibliotecaAntiga/quedas-em-idosos-prevencao.pdf.

11. Ganz D a, Bao Y, Shekelle PG, Rubenstein LZ. Will my patient fall? JAMA. 2007;297(1):77–86.

12. Salzman B. Gait and balance disorders in older adults. Am Fam Physician. 2010;82(1):61-68.

13. Antes DL, D´Orsi E, Benedetti TRB. Circunstâncias e consequências das quedas em idosos de Florianópolis. Epi Floripa Idoso 2009. Rev Bras Epidemiol. 2013;16(2):469–481.

14. Noda K, Ikusaka M, Ohira Y, Takada T, Tsukamoto T. Predictors for benign paroxysmal positional vertigo with positive Dix-Hallpike test. Int J Gen Med. 2011;4:809–814.

15. Barros GDM. Falls in elderly people. Lancet. 2006;367(9512):729–730.

16. Susan J. Herdman RJT. Complications of the canalith repositioning procedure. Arch Otolaryngol Head Neck Surg. 1996;122(3):281-286.

17. Alhabib SF, Saliba I. Video head impulse test: a review of the literature. Eur Arch Oto-Rhino-Laryngology. 2017;274(3):1215–1222.

18. Kattah JC, Talkad A V., Wang DZ, Hsieh Y-H, Newman-Toker DE. HINTS to diagnose stroke in the acute vestibular syndrome: three-step bedside oculomotor examination more sensitive than early MRI diffusion-weighted imaging. Stroke. 2009;40(11):3504–3510.

19. Halker RB, Barrs DM, Wellik KE, Wingerchuk DM, Demaerschalk BM. Establishing a diagnosis of benign paroxysmal positional vertigo through the dix--hallpike and side-lying maneuvers: a critically appraised topic. Neurologist. 2008;14(3):201–204.

20. Barry E, Galvin R, Keogh C, Horgan F, Fahey T. Is the Timed Up and Go test a useful predictor of risk of falls in community dwelling older adults: a systematic review and meta- analysis. BMC Geriatr. 2014;14(1):14.

21. Schoene D, Wu SM, Mikolaizak AS, Menant JC, Smith ST, Delbaere K, et al. Discriminative ability and predictive validity of the timed up and go test in identifying older people who fall: systematic review and meta-analysis. J Am Geriatr Soc. 2013;61(2):202-208.

22. Moya A, Sutton R, Ammirati F, Blanc JJ, Brignole M, Dahm JB, et al. Guidelines for the diagnosis and management of syncope (version 2009). Eur Heart J. 2009;30(21):2631–2671.

23. Toupet M, Ferrary E, Bozorg Grayeli A. Effect of repositioning maneuver type and postmaneuver restrictions on vertigo and dizziness in benign positional paroxysmal vertigo. Sci World J. 2012;2012:1–7.

24. Fyrmpas G, Rachovitsas D, Haidich AB, Constantinidis J, Triaridis S, Vital V, et al. Are postural restrictions after an Epley maneuver unnecessary? First results of a controlled study and review of the literature. Auris Nasus Larynx. 2009;36(6):637–643.

25. Bhattacharyya N, Baugh RF, Orvidas L, Barrs D, Bronston LJ, Cass S, et al. Clinical practice guideline: benign paroxysmal positional vertigo. Otolaryngol Head Neck Surg. 2008;139(5 Suppl 4):S47-81.

26. Hilton MP, Pinder DK. The Epley (canalith repositioning) manoeuvre for benign paroxysmal positional vertigo. Cochrane Database Syst Rev. 2014;(12):CD003162.

27. Zhang X, Qian X, Lu L, Chen J, Liu J, Lin C, et al. Effects of Semont maneuver on benign paroxysmal positional vertigo: a meta-analysis. Acta Otolaryngol. 2017;137(1):63–70.

28. McDonnell MN, Hillier SL. Vestibular rehabilitation for unilateral peripheral vestibular dysfunction. Cochrane Database Syst Rev. 2015;(3):248–249.

29. Venail F, Biboulet R, Mondain M, Uziel A. A protective effect of 5-HT3 antagonist against vestibular deficit? Metoclopramide versus ondansetron at the early stage of vestibular neuritis: A pilot study. Eur Ann Otorhinolaryngol Head Neck Dis. 2012;129(2):65–68.

30. Fishman JM, Burgess C, Waddell A. Corticosteroids for the treatment of idiopathic acute vestibular dysfunction (vestibular neuritis). Cochrane Database Syst Rev. 2011;(5):CD008607.

31. Strupp M, Zingler VC, Arbusow V, Niklas D, Maag KP, Dieterich M, et al. Methylprednisolone, valacyclovir, or the combination for vestibular neuritis. N Engl J Med. 2004;351(4):354–361.

32. Enarson P, Gouin S, Goldman RD. Dimenhydrinate use for children with vomiting. Can Fam Physician. 2011;57(4):431-432.

33. Buckey JC, Alvarenga D, Cole B, Rigas JR. Chlorpheniramine for motion sickness. J Vestib Res. 2004;14(1):53-61.

34. Bisdorff AR. Management of vestibular migraine. Vestib Migraine Relat Syndr. 2014;105–116.

35. Gillespie LD, Robertson MC, Gillespie WJ, Sherrington C, Gates S, Clemson LM, et al. Interventions for preventing falls in older people living in the community. Cochrane Database Syst Rev. 2012;(9):CD007146.

36. Panel on Prevention of Falls in Older Persons; American Geriatrics Society and British Geriatrics Society. Summary of the Updated American Geriatrics Society/British Geriatrics Society clinical practice guideline for prevention of falls in older persons. J Am Geriatr Soc. 2011;59(1):148-157.

37. Pit SW, Byles JE, Henry D, Holt L, Hansen V, Bowman D. A Quality use of medicines program for general practitioners and older people: a cluster randomised controlled trial. Med J Aust. 2007;187(1):23–30.

38. Sach TH, Foss AJE, Gregson RM, Zaman A, Osborn F, Masud T, et al. Falls and health status in elderly women following first eye cataract surgery: an economic evaluation conducted alongside a randomised controlled trial. Br J Ophthalmol. 2007;91(12):1675–1679.

39. Foss AJE, Harwood RH, Osborn F, Gregson RM, Zaman A, Masud T. Falls and health status in elderly women following second eye cataract surgery: A randomised controlled trial. Age Ageing. 2006;35(1):66–71.

40. Swartz R, Longwell P. Treatment of vertigo. Am Fam Physician. 2005;71(6):1115-1122.

41. Benito-León J, Bermejo-Pareja F, Rodríguez J, Molina JA, Gabriel R, Morales JM. Prevalence of PD and other types of parkinsonism in three elderly populations of central Spain. Mov Disord. 2003;18(3):267–274.

42. Thanvi B, Treadwell S. Drug induced parkinsonism: a common cause of parkinsonism in older people. Postgrad Med J. 2009;85(1004):322–326.

43. Mattle HP, Arnold M, Lindsberg PJ, Schonewille WJ, Schroth G. Basilar artery occlusion. Lancet Neurol. 2011;10(11):1002-1014.

CAPÍTULO 226

Distúrbios da locomoção

Artur F. Schumacher Schuh
Carlos R. M. Rieder
Matheus Roriz Cruz

Aspectos-chave

▶ Na população idosa, em especial, a dificuldade de locomoção é uma causa importante de diminuição da qualidade de vida e da independência dos indivíduos, bem como um preditor de baixa capacidade funcional futura, de institucionalização e de morte.

▶ Pela grande probabilidade de ser uma etiologia multifatorial, especialmente em idosos, é importante realizar uma anamnese detalhada e um exame físico geral cuidadoso, lembrando-se de algumas manobras simples do exame neurológico e ortopédico.

▶ Medicamentos psicotrópicos, como os benzodiazepínicos, os neurolépticos e os antivertiginosos, podem ser a causa principal ou estarem contribuindo significativamente para o distúrbio de marcha, sobretudo em idosos.

▶ Sugestões para o referenciamento dos pacientes: neurologista, reumatologista, fisiatra, geriatra.

▶ Deve-se dar atenção especial aos fatores que possam diminuir o risco de quedas.

Caso clínico

Sra. Carla, 77 anos, vem à consulta queixando-se de tonturas e dificuldade para caminhar. Apesar de constante, esta sensação piora quando fica em ortostatismo. Apresentou três episódios de queda no último ano. Devido ao risco de queda, a paciente deixou de sair de casa desacompanhada. Mora sozinha em uma pequena casa construída nos fundos do pátio de um dos filhos, em um ambiente com pouca iluminação. É ex-tabagista (parou há um ano). Tem história atual de diabetes melito (DM), hipertensão arterial, depressão, obesidade (índice de massa corporal [IMC] 32) e hipotireoidismo. Tem uma cirurgia para catarata agendada para o próximo mês. Faz uso de metformina, 500 mg, 2 vezes ao dia, insulina NPH 14 U antes do café e 8 UI antes de dormir, levotiroxina 50 mcg, fluoxetina, 20 mg, 1 vez ao dia, omeprazol, 20 mg, 1 vez ao dia, e clonazepam, 0,5 mg, à noite. Utiliza os anti-hipertensivos hidroclorotiazida, 25 mg, losartana, 50 mg, anlodipina, 10 mg, todos pela manhã. Ao exame físico, apresenta marcha de pequenos passos, com discreto aumento da base de sustentação. Quando fica em ortostatismo, com olhos fechados, apresenta oscilação significativa, mas não chega a cair. Crepitação dos joelhos à movimentação passiva da articulação e reflexos aquileus abolidos. Pressão arterial (PA), sentada, de 124×82, e em pé, após 3 minutos, de 104×74.

Teste seu conhecimento

1. Qual é a causa mais provável do problema de marcha da paciente?
    a. Hipotensão arterial
    b. Artrose de joelhos
    c. Doença cerebral microvascular com parkinsonismo
    d. Etiologia multifatorial – quedas como síndrome geriátrica

2. Sobre a relação entre as comorbidades apresentadas pela paciente e seu distúrbio de marcha, assinale a alternativa INCORRETA.
    a. A obesidade contribui para o distúrbio da marcha na medida em que aumenta os problemas osteoarticulares e o a sobrecarga muscular
    b. A depressão e a catarata não apresentam relação com a dificuldade da marcha
    c. O DM contribui para o distúrbio da marcha na medida em que pode explicar uma possível neuropatia periférica com ataxia sensitiva e disautonomia
    d. A história de tabagismo e, especialmente, a síndrome metabólica aumentam a possibilidade de a paciente apresentar doença cerebral microvascular e esta última levar à apraxia de marcha

3. Dos exames a seguir, qual seria o menos indicado em uma avaliação inicial?
    a. Tireotrofina
    b. Vitamina B_{12}
    c. Radiografia de joelhos
    d. Eletroneuromiografia de membros inferiores

4. Entre os medicamentos utilizados pela paciente listados a seguir, quais necessitam de revisão imediata pela possibilidade de contribuição direta para o risco de queda da paciente?
    a. Clonazepan e anlodipina
    b. Metformina e insulina
    c. Omeprazol e fluoxetina
    d. Hidroclorotiazida apenas

5. Assinale a alternativa que apresenta a conduta imediata mais adequada para o manejo das quedas nessa paciente.
    a. Aumentar o clonazepan para 1 mg, para melhorar a qualidade do sono e, consequentemente, a disposição durante o dia, o que se refletirá na melhora da atenção e na diminuição das quedas

b. Substituir o clonazepan, 0,5 mg, pelo diazepan, 10 mg (possui maior tempo de meia-vida)
c. Prescrever um antivertiginoso como a flunarizina ou a meclizina até reavaliação
d. Desescalonar o benzodiazepínico até suspensão, reavaliar o tratamento do hipotireoidismo e da depressão, preferir utilizar os anti-hipertensivos (exceto diurético) à noite, antes de dormir

Respostas: 1E, 2B, 3E, 4A, 5D

Do que se trata

Dificuldade de locomoção é uma causa importante de diminuição da qualidade de vida e da independência dos indivíduos, bem como um preditor de baixa capacidade funcional futura, de institucionalização e de morte.[1-3] Na população geriátrica, dificuldade de locomoção é tão comum que muitas vezes causa estranheza quando se vê um idoso que se locomova com a mesma agilidade de um jovem (ver Cap. 231, Tremor e síndromes parkinsonianas).

Vinte por cento dos idosos não institucionalizados admitem que têm alguma dificuldade para se locomover. Na população norte-americana acima de 70 anos não institucionalizada, estima-se que cerca de 5% dos indivíduos necessitam de auxílio para se locomover no interior de suas residências, e 80% dos idosos americanos institucionalizados necessitam de auxílio na locomoção.[4,5] Um estudo de base populacional encontrou uma prevalência de 32,2% de distúrbios da marcha entre sujeitos com mais de 60 anos; desses, quase a metade era decorrente de causas neurológicas, um quarto de causas não neurológicas e um quarto de causa mista.[6] O aumento da idade está associado ao aumento da prevalência desses distúrbios. Considerando-se a constituição demográfica do Brasil, que vive um período de rápida aceleração da população idosa, tem-se uma ideia da importância desse tema para a geração atual e futura de médicos.

O distúrbio de marcha pode ter causa única, em geral entre pacientes mais jovens. Com frequência, entretanto, o distúrbio de marcha não tem uma única etiologia, pois são o resultado da interação de diversos fatores clínicos, como é frequentemente o caso entre idosos frágeis (ver definições de fragilidade e síndrome geriátrica no Cap. 89, Saúde do idoso). Não obstante, mesmo nesses casos, é importante que se identifiquem todos os fatores que possam estar contribuindo para o distúrbio de marcha e a consequente limitação funcional/risco aumentado de quedas. Existe uma relação próxima entre os distúrbios da marcha e o frequente problema das quedas entre idosos frágeis, com todas as complicações que podem advir delas, como a fratura de colo femoral, de corpo vertebral e o hematoma subdural, entre outras.

O que fazer

Anamnese

Deve-se coletar uma história médica detalhada, já que mais de um fator pode ser responsável pelo distúrbio da marcha apresentado pelo indivíduo. Atenção deve ser dada para condições médicas gerais, como hipotireoidismo, alterações cardiovasculares e infecções. Especialmente em idosos, dificuldade para locomover-se pode ser a primeira manifestação dessas condições. Recomenda-se ainda que seja feito um rastreamento da função cognitiva do indivíduo, observando a maneira como responde às perguntas. É importante entender a real incapacidade que o distúrbio da locomoção está provocando na vida de cada indivíduo, o que será um guia valioso na hora de escolher o manejo adequado. No Quadro 226.1, mais adiante, há uma lista com as principais causas e suas características, sendo que se deve fazer perguntas específicas para tentar identificá-las.

Exame físico

O exame físico deve iniciar com a observação da marcha do indivíduo no consultório. Na avaliação formal, pede-se que o paciente levante da cadeira e fique parado em pé, em seguida, que caminhe lentamente e depois um pouco mais rápido e que dê uma volta. Características como postura, velocidade da marcha, tamanho da passada, ritmo e posição dos pés devem ser observadas. A seguir, é oferecido um roteiro para a realização do exame físico.

Indivíduo sentado

Observar a mímica facial e os movimentos involuntários de membros, como tremor. Indivíduos com parkinsonismo apresentam hipomímia facial, como se estivessem com uma máscara, com diminuição da frequência dos piscamentos e eventualmente com a boca entreaberta. Além disso, apresentam, em geral, tremor de repouso. Deve ser dada atenção aos movimentos oculares: a presença de nistagmo sugere doença do cerebelo, e a restrição do olhar pode sugerir quadros de parkinsonismo atípico. Testar a amplitude e a resistência à movimentação passiva das articulações dos braços e das pernas é outra manobra de grande utilidade. Pacientes com lesão da via piramidal apresentam rigidez espástica, em que há maior dificuldade para fazer a extensão passiva dos braços e a flexão das pernas. A rigidez plástica, típica do parkinsonismo, oferece resistência ao movimento passivo em todas as direções. Pacientes com tônus diminuído apresentarão menos resistência ao movimento passivo, o que indica alteração de nervos periféricos ou de cerebelo. Os reflexos tendinosos profundos podem ser testados nos membros superiores (MMSS) e indicam problemas de origem neurológica: hiporreflexia, lesão de nervos periféricos, hiper-reflexia, lesão da via piramidal.

Hipotensão postural: importante verificar a PA com o indivíduo sentado, em pé imediatamente e em pé após três minutos de ortostatismo. Queda de mais de 20 mmHg na pressão sistólica ou de mais de 10 mmHg na diastólica indica disfunção do sistema.

Indivíduo deitado

A inspeção dos membros inferiores (MMII) pode indicar presença de polineuropatia ou alterações vasculares, com rarefação dos pelos nas pernas e alterações tróficas na pele. A simples ectoscopia das articulações pode evidenciar edema e rubor, indicando artropatia. Atentar para o exame dos pés, na busca de alterações e deformidades. Deve-se testar a amplitude, a dor e a resistência à movimentação passiva dos membros para detectar alterações ortopédicas que dificultem a locomoção, bem como atentar para o tônus muscular, que pode estar espástico (em lesões da via piramidal), rígido (parkinsonismo) ou hipotônico (lesão de nervo periférico ou cerebelo). A artrose de quadril pode ser mais bem investigada com flexão, abdução e rotação externa da coxa, que, nessa condição, provoca dor a essa manobra. Pode-se repetir o exame da força, com manobras contra a resistência para grupos musculares específicos e manobra deficitária: pede-se que o paciente flexione a coxa para fazer um ângulo de 90º com a superfície da mesa e flexionar a perna para estar paralela a essa mesma superfície. O paciente deve ser instruído a permanecer nessa posição com os pés afastados, avaliando-se o tempo que permanece nela e os desvios assimétricos. Os reflexos tendinosos profundos e o cutâneo-plantar devem ser examinados, realizando-se a prova do calcanhar-joelho. Sinais de irritação radicular também precisam ser examinados. Isso pode ser feito com a flexão passiva de cada coxa separadamente, com a perna estendida e com a perna flexionada, constando se há dor na região lombar com tal manobra.

Indivíduo em pé, parado

Observar a postura do tronco do paciente ao manter o ortostatismo e se a distância entre os pés é normal ou está aumentada. Atentar para deformidades da coluna e dos membros que possam prejudicar a marcha. O equilíbrio pode ser testado pedindo que o paciente junte os dois pés. Se houver alteração da função cerebelar, o indivíduo apresentará oscilações e eventualmente pode cair (estar sempre junto ao paciente e protegendo-o, a fim de evitar acidentes!). Nessa mesma posição, pede-se que o paciente feche os olhos. Dessa maneira, retira-se o estímulo visual, e os pacientes com problemas proprioceptivos ou vestibulares tenderão a oscilar ou a cair. Os reflexos posturais podem ser testados por meio do *pull test*: o examinador fica atrás do paciente, pede que ele fique com os pés separados e olhos abertos e avisa que dará um empurrão forte para trás. Indivíduos normais conseguem manter a postura com não mais do que dois passos para trás.

Indivíduo em pé, caminhando

Esse é o principal momento do exame de pacientes com distúrbios da locomoção. O início do movimento pode demonstrar hesitação inicial, típico dos pacientes com ataxia cerebelar e sensorial, ou então os pés parecem estar grudados ao solo, o que indica a presença de parkinsonismo. Observa-se a marcha na velocidade do paciente e depois se pede que a velocidade seja aumentada. Importante observar como é feita a virada do tronco. Após, pode-se explorar ainda a marcha *em tandem*, onde o indivíduo caminha com o calcanhar junto aos dedos do outro pé, detectando problemas de equilíbrio. Caminhar sobre a ponta dos pés e sobre os calcanhares também é útil para avaliar a força de grupos musculares específicos. O diagnóstico desses distúrbios passa pelo reconhecimento de padrões específicos de marcha.

Tipos específicos de alterações de marcha

Os distúrbios da marcha podem ser genericamente divididos em: osteomuscular, neurológico e, mais raramente, psicogênico. Por sua vez, as alterações de marcha de origem neurológica se subdividem em diversas categorias distintas (Quadro 226.1). De modo geral, toda alteração de marcha que não tenha uma causa osteomuscular evidente deve ser considerada como apresentando uma potencial causa neurológica. Desse modo, o clínico deve sempre ter em mente que todo paciente com alteração de marcha de origem não osteomuscular deve ser referenciado ao neurologista para esclarecimento diagnóstico.

A seguir, são apresentadas as causas mais comuns de alteração de marcha.

Causas osteomusculares

Marcha antálgica e/ou em lesões osteomusculares

Quase todas as pessoas já apresentaram dificuldade para caminhar devido a alguma dor ou lesão em MMII. Geralmente, essa dificuldade resulta de lesão óssea, articular ou de tecidos moles. Os passos costumam ser pequenos, e as pessoas tendem a limitar ao menor tempo possível a sustentação do peso corporal no

Quadro 226.1 | Padrões mais comuns de disfunção da marcha

Padrão de disfunção	Descrição	Causas
Antálgica e/ou lesões osteomusculares	Diminuição da amplitude dos movimentos, dor durante o movimento, pequenos passos, incapacidade de sustentar o peso corporal em postura e tempo usuais	Degeneração osteoarticular e trauma
Hemiparesia	Marcha ceifante, extensão do joelho e quadril, inversão do pé, flexão do braço, reflexo cutaneoplantar extensor, hiper-reflexia	Lesão hemisférica no sistema nervoso central ou lesão de tronco
Paraparesia	Marcha tesourante, extensão da perna e coxa, rigidez espástica, hiper-reflexia, reflexo cutaneoplantar extensor	Lesão na medula espinal ou lesão bi-hemisférica
Parkinsonismo	Pequenos passos, lentificação dos movimentos, instabilidade postural, tremor de repouso, semiflexão de perna, coluna e braços	Doença de Parkinson, efeito adverso de fármacos, parkinsonismos atípicos
Apraxia de marcha	Hesitação para iniciar o movimento e dar a volta, disfunção cognitiva	Doença cerebral microvascular
Cerebelar	Aumento do polígono de sustentação, passos de tamanhos não uniformes e hesitantes, oscilação para frente e para trás, disartria e dismetria	Degeneração cerebelar, efeito de álcool ou fármacos, deficiência vitamínica
Propriocepção	Aumento do polígono de sustentação, passos de tamanhos não uniformes e hesitantes, elevação desproporcional da perna, diminuição da sensibilidade tátil e vibratória, sinal de Romberg	Mielopatia (coluna posterior), neuropatia periférica

Fonte: Adaptado de Salzman.[7]

lado acometido pela dor. O teste dos reflexos tendinosos profundos e da sensibilidade, em geral, mostra-se normal nas lesões osteomusculares.

Na a osteoartrose e nas lesões musculares crônicas, os pacientes frequentemente relatam dor na articulação comprometida, facilitando o diagnóstico. Entretanto, alguns pacientes podem apresentar dor referida, como é o caso da dor no joelho por osteoartrose coxofemoral.

Um exame muito útil é o da abdução da coxa (joelhos fletidos a 90°) sobre o quadril com o paciente deitado em posição supina (teste de Fabere, ou de Patrick). Limitação importante da abdução com reprodução da dor sugere fortemente osteoartrose do quadril (coxartrose). Um radiograma simples confirma o diagnóstico. Ainda na coxartrose, pode haver diminuição de um membro inferior em relação ao outro, gerando uma rotação exagerada do quadril a cada passo. Crepitação significativa do joelho, especialmente se associada à dor e a aumento do volume de "partes duras" do joelho, sugere gonartrose.

Causas neurológicas

Frequentemente, uma causa neurológica para o distúrbio de marcha é óbvia, como após um acidente vascular cerebral (AVC) clínico. Outras vezes, porém, esta etiologia neurológica não é tão óbvia. Na prática, o sinal de Babinski pode ser considerado um sinal muito específico, mas pouco sensível, de doença neuromotora (sensível para doença do sistema piramidal). Ou seja, a sua presença quase confirma a etiologia neurológica para o distúrbio de marcha, mas a sua ausência não a afasta. No parkinsonismo de origem não vascular, esse sinal encontra-se ausente, mas há rigidez (plástica, não elástica, como na lesão piramidal) e bradicinesia (lesão extrapiramidal).

Marcha na hemiparesia

Hemiparesia resulta de lesão do primeiro neurônio motor da via piramidal de um lado do sistema nervoso. A marcha, nesse caso, caracteriza-se por dificuldade na flexão do quadril e do joelho e na dorsiflexão plantar. O quadril eleva-se de maneira excessiva no lado parético, a fim de evitar o choque do pé com o chão. A perna espástica, que tende a permanecer em extensão, é então jogada para o lado, além do quadril, e um semicírculo é feito, primeiro afastando a perna do corpo e depois aproximando (marcha ceifante). O pé tende a ficar em postura de inversão. Para contrabalançar esse movimento, o tronco é desviado para o lado contralateral no momento do semicírculo. O braço do lado parético mantém-se em adução e flexão do braço e do punho, não exibindo o balanceio típico.

Marcha na paraparesia

A paraparesia resulta, em geral, de lesões na medula torácica. Caracteriza-se por fraqueza e espasticidade dos MMII. A marcha é lenta, com as pernas rígidas e que tendem à adução, à extensão da coxa e da perna e à dificuldade na dorsiflexão plantar. O tronco e os braços deslocam-se contralaterais à perna que está se movendo, e esta costuma cruzar a linha média no final do passo, resultando na "marcha tesourante".

Marcha no parkinsonismo

Por parkinsonismo entende-se toda doença neurológica capaz de causar rigidez, bradicinesia (lentificação dos movimentos) e instabilidade de marcha, com ou sem tremor. No parkinsonismo, há uma pobreza geral de movimentos, e os primeiros passos costumam ser mais difíceis. Na marcha, o tronco inclina-se um pouco mais para frente, os passos são pequenos e há diminuição do bracejo. Conforme o indivíduo avança, os passos podem tornar-se cada vez mais rápidos e haver queda, fenômeno conhecido como festinação. Alguns pacientes podem ficar com os pés como se estivessem grudados no chão no início do movimento e sempre que devem passar por marcos, como portas, ou entre dois obstáculos.

A doença de Parkinson representa apenas cerca de um terço de todos os casos de parkinsonismo entre idosos vivendo na comunidade, sendo o restante dos casos representados por parkinsonismo de causas iatrogênica, vascular e atípica (ver Cap. 231, Tremor e síndromes parkinsonianas).[8] Parkinsonismo de causa vascular, em geral, coexiste com concomitante (e não posterior) declínio cognitivo leve ou demência em pacientes hipertensos e/ou diabéticos cronicamente mal compensados.

Na doença de Parkinson, a marcha é caracterizada pela postura curvada, com flexão do tronco sobre o quadril e flexão dos joelhos, bem como pela flexão dos braços (postura do esquiador), características que ajudam a diferenciá-la de outras causas de parkinsonismo. Em outras etiologias do parkinsonismo, os joelhos em geral não se encontram tão fletidos quanto na doença de Parkinson e tremor é mais raro.

Apraxia de marcha, marcha frontal, "senil", ou de "alto processamento"

O termo "apraxia de marcha" é frequentemente usado como sinônimo de marcha frontal, "senil" (passos cursos), parkinsonismo de MMII ou, ainda mais modernamente, "disfunção de marcha de alto processamento" (*higher level gait disorder*). De fato, a apraxia está, com frequência, associada a alterações cognitivas no idoso.

A apraxia de marcha corresponde à impossibilidade de realizar os comandos cognitivos ideomotores necessários à deambulação efetiva. Estes doentes são capazes de cruzar as pernas quando estão sentados, de bater com os pés no chão alternadamente, de fazer movimentos de bicicleta quando estão deitados, mas não conseguem realizar os movimentos necessários para a progressão da marcha.

Pacientes idosos com hipertensão e/ou diabetes mal controlados por décadas frequentemente têm doença microvascular cerebral (leucoaraiose periventricular e/ou múltiplas lacunas) levando a uma síndrome composta por marcha de passos curtos, incontinência urinária tipo urgência, disfunção cognitiva de grau variado e apatia/depressão, todos de origem vascular desconectiva (síndrome geriátrica microvascular desconectiva fronto-subcortical).[9,10] Um estudo conduzido por nosso grupo no Rio Grande do Sul demonstrou que a prevalência dessa síndrome entre idosos vivendo em duas comunidades foi de 10%.[9] Esse distúrbio, tão comum e pouco conhecido, é frequentemente confundido com "senilidade", termo que deveria ser abolido da linguagem médico-científica por causar confusão com o envelhecimento normal/fisiológico.[10] Nesse mesmo trabalho, a síndrome fronto-subcortical esteve associada a fatores de risco cerebrovasculares, incluindo a síndrome metabólica.[9]

É importante frisar que a alteração precoce de marcha, quando associada à presença de declínio cognitivo em paciente idoso, é frequentemente sinal de demência tipo *não* Alzheimer.[11] A demência de Alzheimer não costuma causar alteração de marcha até fases muito avançadas da doença. Desse modo, a presença de alteração de marcha de origem não osteomuscular em paciente em investigação para demência diminui a probabilidade de Alzheimer e deve, especialmente em nosso meio, fazer pensar em demência (micro) vascular (Bisawanger), mesmo que não haja história de AVC clínico. Outras possibilidades diagnósticas seriam a demência por corpúsculos de Lewy (dentre outras causas de parkinsonismo atípico), a hidrocefalia de pressão normal e a demência frontotemporal. A demência própria da doença de Parkinson é rara antes de 5 anos de início do quadro motor. Demência dentro de 1 ano de início de parkinsonismo sugere demência por corpúsculos de Lewy ou doença de Biswanger.

Marcha nos distúrbios do cerebelo

As lesões no cerebelo costumam provocar uma marcha semelhante à do indivíduo embriagado. Os pés permanecem afastados, com o sentido de aumentar o polígono de sustentação, e ocorre o titubeio, uma oscilação para frente e para trás, semelhante a um tremor irregular de tronco. Os passos são de tamanhos não uniformes e hesitantes, como se o indivíduo estivesse com medo de cair.

Marcha nos distúrbios da propriocepção

Ocasionada por lesão em nervos periféricos, na coluna dorsal da medula espinal e lemnisco medial. O indivíduo perde a capacidade de saber a localização dos membros sem o auxílio da visão. Por isso, podem permanecer com os pés juntos e os olhos abertos, mas quando esses são fechados, há oscilações e pode haver queda. Caminham com as pernas afastadas, para aumentar o polígono de sustentação, e os passos são hesitantes e de tamanhos variados. O tronco está um pouco flexionado, para facilitar a visualização do chão e dos pés. As pernas são elevadas mais do que o normal, dando o aspecto de "marcha talonante".

Marcha na miopatia

Nessa condição, há fraqueza da musculatura do tronco e proximal dos MMII. Ao se levantar da posição sentada, há uma flexão anormal do tronco, as mãos se apoiam nos joelhos e puxam o tronco para frente, no sentido de compensar a perda de força dos músculos proximais com a força dos braços. Em ortostatismo, há hiperlordose lombar, e o abdome fica protuberante em decorrência da insuficiência dos músculos paravertebrais e abdominais.

Marcha na coreia

Coreia é uma manifestação neurológica que se caracteriza por movimentos involuntários generalizados, semelhantes a uma dança. Durante a marcha, esses movimentos tendem a se intensificar e podem ocorrer interrupções no ritmo devido à intromissão de movimentos involuntários.

Marcha nos distúrbios psicogênicos

Apresenta-se, em geral, em associação com diversas queixas neurológicas vagas, como tontura, desequilíbrio, dores e fraqueza nos membros. Costuma ter aspecto bizarro e é facilmente reconhecida pelo fato de não se enquadrar em nenhum padrão de marcha de lesão orgânica. Entretanto, em alguns casos, pode ser de difícil distinção, e a procura por outros sinais objetivos de disfunção neurológica devem ser buscados.

Exames complementares

Raramente são necessários à elaboração diagnóstica. Não obstante, em geral, corroboram para a confirmação da suspeita clínica ou servem para excluir hipóteses diagnósticas alternativas. A proteína C-reativa e a velocidade de hemossedimentação (VHS) frequentemente auxiliam a separar causas inflamatórias de causas não (ou pouco) inflamatórias. Deve-se solicitar VHS para pacientes idosos com astenia generalizada, dor e fraqueza de musculatura proximal de membros. Nesse contexto, valores acima de 100 mm/h são altamente sugestivos de polimialgia reumática.

Outros exames simples e menos onerosos, como os radiogramas de joelho e coxofemoral, devem ser solicitados sempre que houver diagnóstico de osteoartrose. Na suspeita de doenças neurológicas periféricas, convém sempre solicitar vitamina B_{12} e tireotrofina (TSH) séricos devido à sua favorável relação custo-benefício.

Na suspeita de doença neurológica de etiologia central, a tomografia de crânio deve ser solicitada. A presença de lesões microvasculares deve levar ao rastreamento de fatores de risco cerebrovasculares, como a hipertensão, o DM, a dislipidemia, a síndrome metabólica e o tabagismo.

Exames com mais labor e com maior custo, como a eletroneuromiografia (ENMG) e a ressonância magnética (RM) do encéfalo e da coluna lombossacra, devem ser julgados necessários pelo especialista focal (neurologista, fisiatra ou ortopedista), mas apenas quando implicarem possível mudança de conduta. Tais exames são desnecessários frente uma anamneses elaborada e um exame físico minucioso.

Conduta proposta

O manejo dos distúrbios da locomoção deve sempre focar o tratamento do fator causal identificado. Não obstante, pacientes muito idosos costumam ter alteração de marcha de origem multifatorial. Por exemplo, uma paciente feminina de 85 anos pode possuir doença cerebral microvascular, levando à apraxia de marcha com passos curtos, o que a levou a cair e a fraturar o colo femoral direito, para o que foi realizada artroplastia do quadril. Ademais, há grau moderado de osteoartrose de joelhos, e mais recentemente a paciente sofreu um leve AVC clínico, causado por uma lacuna, que a tornou levemente hemiparética à esquerda. Um grau moderado de insuficiência cardíaca causa dispneia aos moderados esforços e, adicionalmente, a paciente sente tontura por hipotensão postural associada ao uso de neurolépticos para acalmá-la à noite, já que possui quadro demencial de grau moderado. Nesse caso, a alteração da marcha deve ser encarada como uma síndrome geriátrica, a qual, por definição, é sempre multifatorial. Desse modo, o tratamento deve levar em consideração todos esses fatores, e pequenas melhoras em alguns destes pode levar a significativos ganhos na capacidade de locomoção.

Mesmo quando uma causa específica para o distúrbio da locomoção é encontrada, o tratamento, quando disponível, na maioria das vezes, promove melhora apenas parcial. O retorno do nível de capacidade de locomoção pré-mórbida é um objetivo raramente alcançado. Entretanto, há várias intervenções que podem melhorar a qualidade de vida e a funcionalidade dos indivíduos, cujos objetivos primários são diminuição da dor, aumento da distância, velocidade e autonomia da marcha com segurança (Quadro 226.2).

As intervenções terapêuticas disponíveis para melhorar a marcha, em sua maioria, baseiam-se em estudos de caso e avaliações retrospectivas. Evidências metodologicamente robustas são escassas nessa área, salvo quando há uma patologia de base definida que possua tratamento específico, como, por exemplo, deficiência de vitamina B_{12}, hipo e hipertireoidismo, osteoartrose de joelhos, doença de Parkinson e polineuropatias inflamató-

Quadro 226.2 | Onze intervenções visando a diminuir o risco de quedas

1. Redução e/ou troca de medicamentos. Atenção especial aos psicotrópicos
2. Melhora da acuidade visual
3. Tratamento da hipotensão postural
4. Fisioterapia para treino de equilíbrio e marcha
5. Otimização do manejo da dor e de doenças crônicas
6. Escolha de calçados confortáveis e cuidados aos pés
7. Suplementação com vitamina D e B_{12}
8. Tratamento e manejo de demência e depressão
9. Artefatos e aparelhos para auxiliar e proteger a marcha
10. Eliminação de riscos dentro de casa
11. Modificações comportamentais

Fonte: Langhorne e colaboradores.[12]

Quando referenciar

Para ortopedista. Pacientes com artrose de quadril ou joelho avançada, para os quais pode haver indicação de prótese e não possuem comorbidades graves que aumentem muito o risco cirúrgico e/ou limitem a sobrevida. Pacientes com lesões osteomusculares de curso crônico.

Para o neurologista. Pacientes com distúrbios de locomoção de origem possivelmente não osteomuscular ou neurológica identificada, mas em tratamento inadequado.

Para o geriatra. Pacientes muito idosos (acima de 80 anos) ou menos (65-80 anos) com distúrbio de marcha de origem multifatorial e/ou outras síndromes geriátricas/clínicas que exijam manejo complexo.

Para o fisiatra. Pacientes que possam ter indicação de uso de órteses e para elaboração de plano fisioterapêutico.

REFERÊNCIAS

1. Freedman VA, Martin LG. Understanding trends in functional limitations among older Americans. Am J Public Health. 1998;88(10):1457-62.

2. Gill TM, Robison JT, Tinetti ME. Predictors of recovery in activities of daily living among disabled older persons living in the community. J Gen Intern Med. 1997;12(12):757-62.

3. Hirvensalo M, Rantanene T, Heikkinen E. Mobility difficulties and physical activity as predictors of mortality and loss of independence in the community-living older population. J Am Geriatr Soc. 2000;48(5):493-8.

4. Toro B, Nester CJ, Farren PC. The status of gait assessment among physiotherapists in the United Kingdom. Arch Phys Med Rehabil. 2003;84(12):1878-84.

5. Smith LA, Branch LG, Scherr PA, Wetle T, Evans DA, Hebert L, et al. Short-term variability of measures of physical function in older people. J Am Geriatr Soc. 1990;38(9):993-8.

6. Mahlknecht P, Kiechl S, Bloem BR, Willeit J, Scherfler C, Gasperi A, et al. Prevalence and burden of gait disorders in elderly men and women aged 60–97 years: a population-based study. PLoS One. 2013;8(7):e69627.

7. Salzman B. Gait and balance disorders in older adults. Am Fam Physician. 2010;82(1):61-8.

8. Roriz-Cruz M, Schuh AS, Rieder CM. Parkinsonian syndromes among the community-dwelling elderly: high prevalence of vascular parkinsonism in southern Brazil. Mov Disord. 2010;25:261-2.

9. Roriz-Cruz M1, Rosset I, Wada T, Sakagami T, Ishine M, De Sá Roriz-Filho J, et al. Cognitive impairment and the frontal-subcortical geriatric syndrome are associated with metabolic syndrome in a stroke-free population. Neurobiol Aging. 2007;28(11):1723-36.

10. Formiguieri PF, Roriz-Filho J, Roriz-Cruz, M. The microvascular frontal-subcortical geriatric syndrome: a new conceptual framework for cognitive aging. In: Gariépy Q, Ménard R, editors. Handbook of cognitive ageing. New York: New Science; 2009. p. 181-208.

11. Verghese J, Lipton RB, Hall CB, Kuslansky G, Katz MJ, Buschke H. Abnormality of gait as a predictor of non-Alzheimer's dementia. N Engl J Med. 2002;347(22):1761-8.

12. Langhorne P, Bernhardt J, Kwakkel G. Stroke rehabilitation. Lancet. 2011;377(9778):1693-702.

13. Hausdorff J, Alexander N. Gait disorders: evaluation and management. Boca Raton: Taylor & Francis; 2005.

14. Lange AK, Vanwanseele B, Fiatarone Singh MA. Strength training for treatment of osteoarthritis of the knee: a systematic review. Arthritis Rheum. 2008;59(10):1488-94.

15. Dibble LE, Addison O, Papa E. The effects of exercise on balance in persons with Parkinson's disease: a systematic review across the disability spectrum. J Neurol Phys Ther. 2009;33(1):14-26.

16. Ebrahim S, Thompson PW, Baskaran V, Evans K. Randomized placebo controlled trial of brisk walking in the prevention of postmenopausal osteoporosis. Age Ageing. 1997;26(4):253-60.

---

rias. A seguir, serão comentadas as principais abordagens para o manejo dos distúrbios da locomoção por meio de uma visão sindrômica. Não serão revisados os tratamentos de condições específicas, mas sim intervenções que tenham como objetivo melhorar a funcionalidade e a autonomia dos indivíduos, diminuir dores associadas e promover segurança, com diminuição do risco de quedas.

A fisioterapia motora tem papel importante no tratamento de condições específicas, como no pós-AVC, osteoartrose de joelhos e quadril e na doença de Parkinson.[8–14] Exercícios orientados para o equilíbrio, sob supervisão de profissional capacitado, além de melhorar a performance da marcha, reduz o risco de quedas.[15] Caminhar, embora seja benéfico em muitos outros aspectos, parece não contribuir para diminuir o risco de quedas.[16] Essa prática de atividade física não deve ser desencorajada, mas sempre que possível em ambientes conhecidos, sem obstáculos no solo e com acompanhamento.

Uma modificação no ambiente e as abordagens comportamentais são consideradas úteis para aumentar a autonomia da marcha com o menor risco de quedas. Eliminar pisos com superfícies escorregadias, evitar tapetes, bem como usar calçados confortáveis e utilizar corrimãos. Os ambientes devem ser bem iluminados, e o paciente educado no sentido de ter maior atenção em ambientes novos e certificar-se de acender as luzes antes de começar a caminhar.

O uso de órteses pode melhorar a performance da marcha. O andador deve ser recomendado para pessoas (no geral idosas) com distúrbio de marcha significativo a ponto de não poder ser remediado pelo uso de apoio unilateral (bengalas ou muletas).

CAPÍTULO 227

Paralisia facial

Marcos Vinícius da Rosa Röpke
Raphael Machado de Castilhos

Aspectos-chave

- A causa mais comum de paralisia facial é a paralisia de Bell, sendo responsável por cerca de 60 a 75% de todos os casos de paralisia facial unilateral.[1]
- A paralisia de Bell (PB) é um diagnóstico de exclusão e com grande potencial para ser manejado no cenário da atenção primária à saúde (APS).
- O prognóstico da PB é relacionado à gravidade da lesão, porém geralmente apresenta bom prognóstico, com recuperação completa do déficit em torno de 3 meses.[2,3]
- O tratamento consiste em medidas farmacológicas, não farmacológicas e de prevenção secundária.

Caso clínico

Charles, 49 anos, comerciante, acorda com dor retroauricular direita e, no dia seguinte, observa que a face direita está caída. Refere que a saliva escorre pelo canto direito da boca e, no mesmo lado, também se acumulam alimentos entre os lábios e os dentes, além de não conseguir fechar bem o olho. Relata ainda desconforto com os ruídos altos na orelha direita. Nega febre ou outras queixas associadas. É casado, com três filhos, e refere que "as coisas vão bem tanto na família quanto nos negócios", mas ficou muito chateado ao perceber a dificuldade de movimentação no seu rosto. Ao exame físico, apresenta fraqueza acentuada na face direita, incluindo região frontal, além de apagamento do sulco nasolabial direito; não consegue fechar o olho direito, franzir a fronte, nem mostrar os dentes do mesmo lado da face. Não apresenta alterações à otoscopia, e a pressão arterial (PA) é 150×90 mmHg. Não há outras alterações no exame físico. Seus outros problemas de saúde são hipertensão arterial sistêmica (HAS) e tabagismo.

Teste seu conhecimento

1. Qual é a principal hipótese diagnóstica para Charles?
   a. Acidente vascular cerebral
   b. Paralisia de Bell
   c. Tumor cerebral
   d. Otite média

2. Qual sinal ou sintoma não faz pensar em PB?
   a. Fraqueza em toda a face do lado afetado
   b. Apagamento do sulco nasolabial
   c. Paralisia facial que preserva a região frontal
   d. Hiperacusia

3. Qual das alternativas apresenta um achado que não necessitaria investigação adicional?
   a. Febre
   b. Perda auditiva
   c. Paralisia acometendo toda a hemiface
   d. Envolvimento bilateral

4. Qual é o tratamento farmacológico ideal para Charles?
   a. Prednisona
   b. Aciclovir
   c. Ácido acetilsalicílico + sinvastatina
   d. Anti-inflamatórios não esteroides

5. Qual é o prognóstico para a maior parte dos casos de PB?
   a. Recuperação parcial
   b. Recuperação total em 1 semana
   c. Recuperação total em 3 meses
   d. Déficit neurológico permanente

Respostas: 1B, 2C, 3C, 4A, 5C

Do que se trata

A presença de paralisia facial sempre causa muita apreensão nas pessoas acometidas, nos familiares e nos médicos. Apesar de, na maioria das vezes, o problema poder ser resolvido pelo médico da APS, a paralisia facial é origem frequente de referenciamento para emergências de hospitais terciários. Conceitualmente, paralisia facial é a perda, parcial ou completa, da função motora dos músculos da mímica facial, sendo decorrente de lesões centrais ou periféricas. A causa mais frequente é a PB, uma paralisia periférica aguda, unilateral, idiopática e geralmente com prognóstico favorável.[1,3,4] A incidência anual de PB é de 20 a 30 casos por 100.000 habitantes.[4] Diabetes melito (DM) e gestação no terceiro trimestre

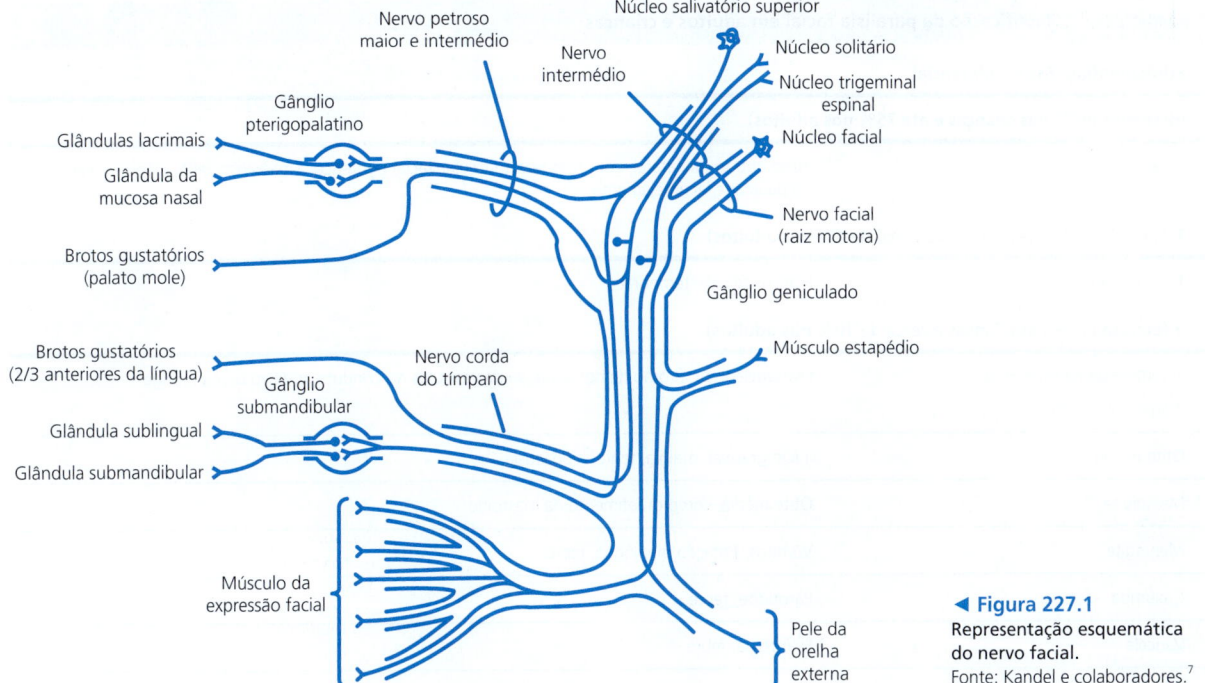

◀ **Figura 227.1**
Representação esquemática do nervo facial.
Fonte: Kandel e colaboradores.[7]

são fatores de risco.[3, 4] Embora pessoas de 15 a 45 anos sejam mais suscetíveis, crianças abaixo de 10 anos também podem ser afetadas, porém com incidência menor (2,7 por 100.00).[5,6]

Na Figura 227.1, é apresentado, esquematicamente, o nervo facial para melhor entendimento do que é tratado neste capítulo. Na Figura 227.2, são apresentados os tipos de paralisia facial.

O que pode ocasionar

A paralisia facial pode ser classificada conforme a etiologia (Quadro 227.1).[1,2,5,6,8,9]

O que fazer

Anamnese

A avaliação inicial da pessoa que vem à consulta por paralisia facial deve tentar identificar sinais e sintomas de causas que necessitem avaliação por especialista ou em hospital terciário.

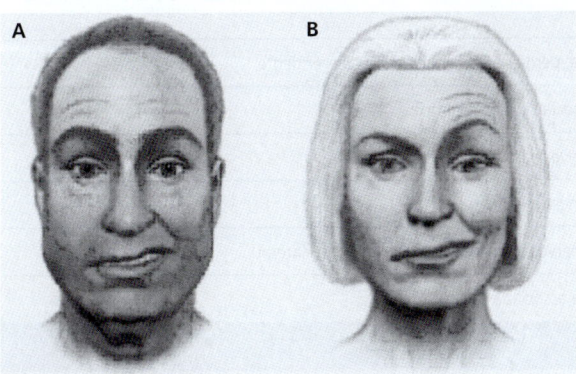

▲ **Figura 227.2**
Paralisia facial central (A) e periférica (B).
Fonte: Gilden.[4]

Como a PB é a causa mais comum de paralisia facial, sendo um diagnóstico de exclusão, deve-se conhecer bem suas manifestações. No Quadro 227.2, são resumidos dados de anamnese e exame físico que apontam para as diferentes etiologias.

Para isso, é importante conhecer as funções do nervo facial, conforme apresentado na Figura 227.1.

Saber o tempo de evolução dos sintomas é fundamental. Evolução dos sintomas há mais de duas semanas indica lesão compressiva, que deve ser investigada. História de trauma de face deve ser questionada, especialmente quando a paralisia facial é segmentar, ou seja, só um ramo do nervo está paralisado. Queixas otológicas merecem especial atenção. Perda auditiva, lesões no conduto auditivo, zumbido e vertigem sugerem lesão na orelha média ou interna (o nervo facial tem trajeto muito próximo a essas estruturas), como otite média e síndrome de Ramsay-Hunt (herpes-zóster comprometendo o nervo facial).[8] Os sinais de alerta estão descritos no Quadro 227.3.

Exame físico

A primeira decisão a ser tomada pelo médico perante uma pessoa com paralisia facial é determinar se a lesão é periférica (ou seja, por lesão do nervo facial) ou central (acima ou dentro do tronco cerebral). Para isso, devem-se examinar com cuidado todos os músculos da mímica facial. Deve-se atentar para o padrão de comprometimento. A lesão do nervo, geralmente, acomete toda a hemiface. Sendo assim, tanto os músculos que permitem que a pálpebra seja fechada quanto os músculos ao redor da boca são afetados. Dessa forma, a pessoa não consegue fechar a pálpebra (ou a frequência de piscamento é muito reduzida), e a comissura labial desvia para o lado não afetado. Na lesão central, os músculos do terço superior da face são poupados (Figura 227.2). Essa diferença ocorre em virtude de o terço superior da face receber inervação motora de ambos os hemisférios cerebrais. A causa mais comum de lesão central é o AVC, porém outras etiologias podem ser responsáveis, como

Quadro 227.1 | **Classificação da paralisia facial em adultos e crianças**

Etiologia/diagnóstico diferencial	
Idiopática (42% nas crianças e até 75% nos adultos)	
Paralisia de Bell	Início agudo, unilateral, com fraqueza muscular facial periférica, hiperacusia, alteração na salivação, no paladar e lacrimejamento
Traumática (21% nas crianças e cerca de 4% nos adultos)	
Trauma craniano	Fratura de osso temporal
Infecciosa (13% nas crianças e cerca de 10% nos adultos)	
Síndrome de Ramsay Hunt (herpes-zóster ótico)	Pronunciado pródromo de dor, erupção de vesículas no conduto auditivo ou na faringe
Otite média	Início gradual, otalgia, febre, hipoacusia
Mastoidite	Otite média, comprometimento da mastoide
Meningite	Vômitos, irritação meníngea, febre
Caxumba	Parotidite, febre
Varicela	Exantema, febre
Infecção aguda pelo HIV	Causa incomum, bilateral
Doença de Lyme	História de picada de carrapato em área endêmica, *rash* ou artralgias
Neoplásica (2% nas crianças e cerca de 4% nos adultos)	
Neurinoma do acústico	Zumbido, nistagmo, hipoacusia
Outros tumores do ângulo cerebelopontino (p. ex., meningioma)	Zumbido, ataxia, nistagmo
Metástases, tumor cerebral	Varia com o território afetado
Congênita (6-8%)	
Síndrome de Melkersson-Rosenthal	Paralisia facial recorrente; edema facial e fissuras na língua; ocorre na adolescência e pode ser esporádica ou familiar
Síndrome de Möbius	Paralisia de múltiplos nervos cranianos, especialmente o sétimo e o sexto; bilateral
Miscelânea (4%)	
Esclerose múltipla	Episódios recorrentes de fraqueza muscular, alteração do equilíbrio, acuidade visual
Miastenia grave	Fraqueza muscular dos músculos voluntários, ptose e paralisia facial bilaterais. Piora dos sintomas no final do dia
Síndrome de Guillain-Barré	Polirradiculoneuropatia aguda, perda de força com padrão ascendente
Acidente vascular cerebral	Hemiparesia ou parestesia associada. Início súbito
Diabetes melito	Aumento do risco de desenvolver paralisia de Bell
Gestação	Especialmente no terceiro trimestre
Sarcoidose	Doença pulmonar, múltiplos nervos cranianos, início insidioso. Bilateral
Amiloidose	Bilateral, neuropatia periférica associada

Fonte: Peitersen,[1] Gilden,[4] Singhi e Vain,[5] Tiemstra e Khakhate[8] e Ahmed.[10]

Quadro 227.2 | Informações da história e do exame físico esperados na paralisia de Bell

História

▶ Evolução rápida da paralisia (geralmente horas); paralisia completa em até 2 ou 3 dias

▶ Paralisia de toda a hemiface na maioria das pessoas; em até 1/3, pode haver paralisia parcial, porém sempre o terço superior está comprometido

▶ Otalgia antes ou concomitante à paralisia facial

▶ Hiperacusia – a pessoa queixa-se de que os sons habituais são incômodos

▶ Não há perda auditiva

▶ Sensação de parestesia (dormência) ao redor da orelha ipsilateral à paralisia

▶ Redução do paladar (pode expressar-se como "gosto ruim na boca")

Exame físico

▶ Paralisia de todos os ramos do nervo facial do lado comprometido (inclusive músculos da fronte)

▶ Fenômeno de Bell – é um movimento associado. Ao tentar fechar a pálpebra do lado acometido, o globo ocular move-se para cima e para fora

---

neoplasia, desmielinização ou infecção do sistema nervoso central (SNC).[4] Todas exigem referenciamento para hospital terciário. Eventualmente, uma lesão na ponte (localização do núcleo do nervo facial) pode ocasionar paralisia facial com padrão periférico. Apesar de incomum, é importante saber identificar esse padrão, pois ele exige investigação imediata em centro de referência. Nesse caso, geralmente, outros nervos cranianos também estão envolvidos, em especial o sexto nervo, ou há alteração do nível de consciência.[11] Dessa forma, é de extrema importância que seja realizado um exame neurológico completo.

A perda de força dos músculos da face pode revelar outras etiologias – por exemplo, paralisia apenas do terço inferior pode ser secundária a tumor de parótida; comprometimento segmentar do nervo indica causa compressiva ou trauma.

A presença de paralisia facial bilateral, paralisia recorrente ou pouca/nenhuma melhora em 2 ou 3 semanas deve motivar o referenciamento. Os possíveis diagnósticos são linfoma, neurossarcoidose e, em regiões endêmicas, doença de Lyme.[12]

Exames complementares

Na maior parte dos casos, não são necessários exames laboratoriais e de imagem, já que a anamnese e o exame físico fornecem os dados-chave para o diagnóstico de PB.[4,10]

Tomografia computadorizada (TC) ou ressonância magnética (RM) são indicadas nos seguintes casos: nenhuma evidência de melhora em um mês de evolução; perda de audição; suspeita de lesão em outros nervos cranianos, suspeita de AVC. A eletroneuromiografia (ENMG) não deve ser realizada rotineiramente. A audiometria está indicada quando há perda auditiva associada.[10]

Exames laboratoriais são necessários se houver sinais de envolvimento sistêmico, como febre, perda de peso ou fraqueza muscular facial progressiva sem recuperação após 4 semanas de evolução. Punção lombar (PL) e análise do líquido cerebrospinal (LCS) são necessárias para descartar meningite. Um hemograma completo pode auxiliar no diagnóstico de malignidade no sistema linforreticular. A glicemia de jejum (GJ) deve ser dosada em caso de suspeita de diabetes.[10]

Conduta proposta

Tratamento

Não farmacológico

Após a avaliação inicial e a constatação de que a causa mais provável é PB, deve-se procurar tranquilizar a pessoa e informá-la de que o prognóstico geralmente é bom e se espera uma boa recuperação funcional.

O risco de lesão corneana deve sempre ser lembrado, já que a dificuldade de fechamento ocular (ou a redução da frequência de piscadas) e a menor produção lacrimal podem induzir dano à córnea. Deve-se orientar a pessoa para que lubrifique o olho acometido várias vezes ao dia, ou sempre que apresentar sintomas (ardência ou vermelhidão ocular).[9,13] Além disso, orienta-se a pessoa a cobrir o olho afetado com gaze à noite para prevenir exposição e trauma da córnea enquanto dorme (A).

O tratamento fisioterápico é recomendado, apesar de não existirem evidências de que melhore o prognóstico das pessoas com PB.[14] Assim como o tratamento fisioterápico, há pouca evidência de qualidade para permitir qualquer conclusão sobre a eficácia da acupuntura.[15]

Farmacológico

Apesar de o prognóstico da PB ser favorável na maioria dos casos, uma parte considerável (20%) permanece com algum grau de paresia.[1] Dessa forma, uma terapia medicamentosa que melhore o prognóstico funcional dessas pessoas é recomendável. Corticosteroides e antivirais têm sido empregados há muito tempo; contudo, só recentemente surgiram evidências de boa qualidade para fundamentar a utilização dessas medicações.[13,16,17] Dois ensaios clínicos randomizados (ECRs)[18,19] (total de 1.390 pessoas) mostraram que a utilização de corticoide em até 72 horas do início da paralisia aumenta a chance de recuperação funcional, além de reduzir o risco de sincinesias e disfunção autônomica. Duas metanálises (que incluíram os dois estudos citados) mostraram redução do risco de recuperação incompleta com o uso de prednisona em 29%, com número necessário para tratar (NNT) de 10.[20,21]

Além disso, esses estudos verificaram que os antivirais (aciclovir e valaciclovir) não mostraram benefícios, tanto isoladamente quanto em associação com corticoide.[17] Em uma metanálise recente, concluiu-se que os antivirais não apresentam benefício sobre placebo ou corticoide no prognóstico de pessoas com PB.[22] Esse achado provavelmente mudará a forma como a PB é tratada hoje, já que o uso de algum antiviral é prática rotineira.[23] Na Tabela 227.1, é apresentado o tratamento farmacológico da PB.[24]

A Figura 227.3 mostra um fluxograma para paralisia facial.

Quando referenciar

O Quadro 227.3[2,12] resume, além de sinais e sintomas de gravidade, as situações em que é necessário referenciamento dos casos para o nível secundário ou terciário para tratamento, ou investigação complementar, já que, na rede da APS, muitas vezes não se dispõem de exames de alto custo, como TC ou RM.

Tabela 227.1 | **Tratamento farmacológico**

Grupo medicamentoso	Opções	Dose	Risco
Analgésico	Paracetamol	500-1.000 mg, até de 6/6 h (máximo recomendado: 4 g/dia)	Toxicidade hepática dose-dependente
Corticosteroides (A)	Prednisona	*Adultos*: 60 mg/dia, por 7 dias (dose única matinal) (1A) *Crianças*: 1-2 mg/kg/dia (até 60 mg), por 5 dias, mais 5 dias com redução gradual da dose	Lesão gastrintestinal; supressão do eixo hipotálamo-hipófise-suprarrenal (rara em até 10 dias de uso com dose diária matinal) Resistência à insulina Aumento de peso Retardo no crescimento *Todos os efeitos adversos são muito raros no esquema recomendado
Colírio lubrificante	Carboximetilcelulose	1-2 gotas, quando necessário	Hipersensibilidade ao fármaco

Fonte: Geller,[6] Rahman e Sadiq,[9] Ronthal,[13] Engström e colaboradores[19] e Wannmacher e colaboradores.[24]

Quadro 227.3 | **Sinais de alerta na avaliação de paralisia facial e referenciamento conforme a causa**

Achado	Causa provável	Referenciamento
Paralisia de início lento e gradual	Neoplasia	Referenciar para investigação e tratamento
Paralisia facial com padrão central associada à outra alteração neurológica	AVC	Referenciar para avaliação em emergência
Trauma craniano, hemotímpano	Fratura do osso temporal	Referenciar para avaliação em emergência
Otalgia, hiperemia e abaulamento da membrana timpânica, febre	OMA complicada ou mastoidite	Referenciar para avaliação em emergência
Otorreia crônica	Colesteatoma	Referenciar para tratamento cirúrgico – otorrinolaringologista
Envolvimento bilateral	SGB, neurossarcoidose, HIV	Referenciar para investigação e tratamento. Referenciar para avaliação de emergência, se suspeita de SGB
Massa palpável na topografia da parótida	Neoplasia de parótida ou parotidite	Referenciar para avaliação e tratamento
Otalgia e vesículas em conduto auditivo ou orofaringe	Síndrome de Ramsay-Hunt (herpes-zóster ótico)	Referenciar para tratamento com aciclovir e corticoide IV
Perda auditiva	Neurinoma do acústico	Referenciar para investigação e tratamento

AVC, acidente vascular cerebral; SGB, síndrome de Guillain-Barré; HIV, vírus da imunodeficiência humana; IV, intravenoso; OMA, otite média aguda.
Fonte: Gilden[4] e Ahmed.[10]

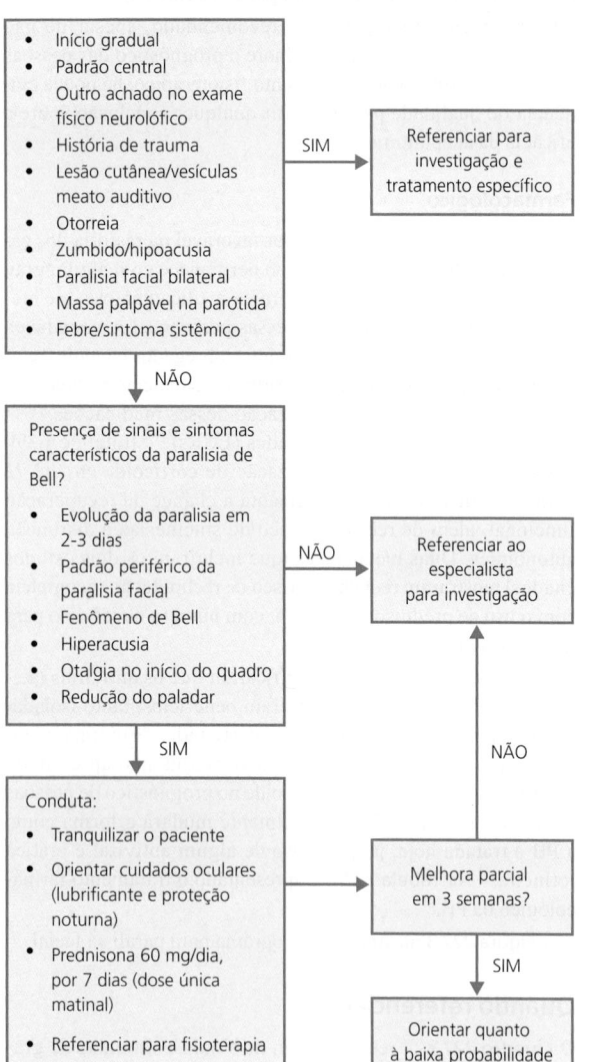

▲ Figura 227.3
Fluxograma para paralisia facial.

Erros mais frequentemente cometidos

▶ Excessivo referenciamento de casos de PB para emergências, assim como referenciamento para especialidades, como oftalmologia, otorrinolaringologia, neurologia, etc.

▶ Não realizar adequadamente anamnese e exame físico (inclusive exame neurológico sumário), essenciais para o diagnóstico de PB.

▶ Solicitação de exames complementares de maneira não criteriosa, uma vez que o diagnóstico de PB é clínico.

▶ Não informar adequadamente a pessoa sobre o prognóstico favorável da PB.

Prognóstico e complicações possíveis

A recuperação da paralisia facial pode ocorrer até em um ano. Pessoas com paralisia incompleta, assim como os jovens,[13] têm melhor prognóstico do que aquelas com paralisia completa. Cerca de 80% das pessoas com PB recuperam-se espontânea e completamente dentro de 3 meses, ao passo que 20% podem permanecer com algum grau de fraqueza facial, contratura, espasmo ou sincinesias.[2,25] Apenas 5% têm sequelas permanentes.[2]

Atividades preventivas e de educação

Por tratar-se de patologia de etiologia ainda não totalmente definida, não há cuidados preventivos específicos para a PB. É importante salientar que hábitos saudáveis devem fazer parte do cotidiano das pessoas, além de auxiliarem na prevenção da grande maioria das causas de paralisia facial.

Papel da equipe multiprofissional

A equipe multiprofissional tem importante papel na avaliação do paciente com paralisia facial. Em virtude da possibilidade de gravidade do caso, a avaliação da enfermagem deve ser rápida, acolhedora e em conjunto com o médico, já que a PB causa grande temor ao paciente. Além disso, a fisioterapia pode auxiliar na recuperação do quadro, mesmo que haja poucas evidências consistentes para sua indicação.

REFERÊNCIAS

1. Peitersen E. Bell´s palsy: the spontaneous course of 2500 peripheral facial nerve palsies of different etiologies. Acta Otolaryngol Suppl. 2002;(549):4-30.

2. Finsterer J. Management of peripheral facial nerve palsy. Eur Arch Otorhinolaryngol. 2008;265(7):743-752.

3. Ronthal M. Bell's palsy: pathogenesis, clinical features, and diagnosis in adults [Internet]. UpToDate; 2017 [capturado em 04 maio 2018]. Disponível em: https://www.uptodate.com/contents/bells-palsy-pathogenesis-clinical-features-and-diagnosis-in-adults?source=search_result&search=paralisia%20facial&selectedTitle=2~57.

4. Gilden DH. Clinical practice. Bell's Palsy. N Engl J Med. 2004;351(13):1323-1331.

5. Singhi P, Jain V. Bell's palsy in children. Semin Pediatr Neurol. 2003;10(4):289-297.

6. Geller TJ. Facial nerve palsy in children [Internet]. UpToDate; 2017 [capturado em 04 maio 2018]. Disponível em: https://www.uptodate.com/contents/facial-nerve-palsy-in-children?source=search_result&search=paralisia%20facial%20crian%C3%A7as&selectedTitle=1~150.

7. Kandel ER, Schwartz JH, Jessel TM. Principles of neural science. 3rd ed. Norwalk: Appleton & Lange; 1991.

8. Tiemstra J, Khatkhate N. Bell's palsy: diagnosis and management. Am Fam Physician. 2007;76(7):997-1002.

9. Rahman I, Sadiq SA. Ophthalmic management of facial nerve palsy: a review. Surv Ophthalmol. 2007;52(2):121-144.

10. Ahmed A. When is facial paralysis Bell palsy? Current diagnosis and treatment. Cleve Clin J Med. 2005;72(5):398-401, 405.

11. Wall M. Brainstem syndromes. In: Bradley WG, Daroff RB, Fenichel GM, Jankovic J. Neurology in clinical practice. Philadelphia: Butterworth Heinemann; 2004.

12. Jain V, Deshmukh A, Gollomp S. Bilateral facial paralysis: case presentation and discussion of differential diagnosis. J Gen Intern Med. 2006;21(7):C7-10.

13. Ronthal M. Bell's palsy: Treatment and prognosis in adults [Internet]. UpToDate; 2017 [capturado em 04 maio 2018]. Disponível em: https://www.uptodate.com/contents/bells-palsy-treatment-and-prognosis-in-adults?source=search_result&search=paralisia%20facial&selectedTitle=1~57.

14. Teixeira LJ, Valbuza JS, Prado GF. Physical therapy for Bell's palsy (idiopathic facial paralysis). Cochrane Database Syst Rev. 2011;(12):CD006283.

15. Chen N, Zhou M, He L, Zhou D, Li N. Acupuncture for Bell's palsy. Cochrane Database Syst Rev. 2010;(8):CD002914.

16. Madhok VB, Gagyor I, Daly F, Somasundara D, Sullivan M, Gammie F, et al. Corticosteroids for Bell's palsy (idiopathic facial paralysis). Cochrane Database Syst Rev. 2004;(4):CD001942.

17. Gagyor I, Madhok VB, Daly F, Somasundara D, Sullivan M, Gammie F, et al. Antiviral treatment for Bell's palsy (idiopathic facial paralysis). Cochrane Database Syst Rev. 2009;(4):CD001869.

18. Sullivan FM, Swan IR, Donnan PT, Morrison JM, Smith BH, McKinstry B, et al. Early treatment with prednisolone or acyclovir in Bell's palsy. N Engl J Med. 2007;357(16):1598-607.

19. Engström M, Berg T, Stjernquist-Desatnik A, Axelsson S, Pitkäranta A, Hultcrantz M, et al. Prednisolone and valaciclovir in Bell's palsy: a randomised, double-blind, placebo-controlled, multicentre trial. Lancet Neurol. 2008;7(11):993-1000.

20. Salinas RA, Alvarez G, Daly F, Ferreira J. Corticosteroids for Bell's palsy (idiopathic facial paralysis). Cochrane Database Syst Rev. 2010;(3):CD001942.

21. Almeida JR, Khabori MA, Guyatt GH, Witterick IJ, Lin VYW, Nedzelski JM, et al. Combined corticosteroids and antiviral treatment for bell palsy. A systematic review and meta-analysis. JAMA. 2009;302(9):985-993.

22. Lockhart P, Daly F, Pitkethly M, Comerford N, Sullivan F. Antiviral treatment for Bell's palsy (idiopathic facial paralysis). Cochrane Database Syst Rev. 2009;(4):CD001869.

23. Gilden D. Treatment of Bell's palsy: the pendulum has swung back to steroids alone. Lancet Neurol. 2008;7(11):976-977.

24. Wannmacher L, Fuchs FD, Ferreira MBC. Farmacologia clínica: fundamentos da terapêutica racional. 3. ed. Rio de Janeiro: Guanabara Koogan; 2004.

25. Holland NJ, Weiner GM. Recent developments in Bell's palsy. BMJ. 2004;329(7465):553-557.

CAPÍTULO 228

Indicação e interpretação do eletrencefalograma e da eletroneuromiografia

José Augusto Bragatti
Carolina Machado Torres
Matheus Roriz Cruz
Pedro Schestatsky

Aspectos-chave

▶ O eletrencefalograma (EEG) é uma técnica de registro da atividade elétrica espontânea do cérebro.

▶ As principais indicações para a solicitação de um EEG na prática clínica são: auxílio no diagnóstico e na classificação dos distúrbios epilépticos, confirmação de encefalopatia, pela identificação de ritmos EEG difusamente lentos, estimativa de prognóstico nos pacientes em coma, identificação de certos padrões eletrencefalográficos mais ou menos específicos, localização de áreas de disfunção quando os exames de imagem forem negativos e confirmação de morte encefálica.

▶ É fundamental que o médico solicitante do EEG forneça informações clínicas completas, para auxiliar na correlação eletroclínica dos achados do exame.

▶ A eletroneuromiografia (ENMG) é o método que avalia **apenas** o sistema nervoso periférico (SNP) (corno anterior da medula, raízes, plexos, nervos, junção neuromuscular e músculo), ou seja, é normal nos casos de acidente vascular cerebral (AVC), doença de Parkinson ou esclerose múltipla 2. A ENMG não fornece informações sobre a causa de uma determinada lesão no SNP, mas contribui para o diagnóstico topográfico.

▶ A ENMG deve ser solicitada na suspeita de lesão no SNP, e os dados obtidos devem ser contextualizados ao quadro clínico do paciente. Por essa razão, esse método é considerado uma extensão do exame físico neurológico.

▶ É fundamental que o médico solicitante forneça ao eletroneuromiografista as hipóteses diagnósticas topográficas a priori de forma clara.

Caso clínico

Joana, 16 anos, apresenta história de quatro crises tônico-clônicas generalizadas (TCG), com início há 3 anos. Não havia história de crises febris na infância, ausências ou abalos mioclônicos. O EEG de escalpo mostrou ondas agudas generalizadas ocasionais, e a tomografia computadorizada (TC) de crânio foi normal. Ela iniciou o uso de carbamazepina, 500 mg/dia.

Ela continuou a ter crises TCGs ocasionais durante a vigília, e a dose de carbamazepina foi gradualmente aumentada até 800 mg/dia. A jovem apresentou cerca de mais de 10 crises TCGs, adicionando-se acetazolamida ao seu tratamento. Como as crises não cessaram, ela foi admitida em um hospital para a realização de um vídeo-EEG. Algumas de suas crises registradas foram interpretadas como psicogênicas, sendo adicionada fluoxetina ao esquema anterior.

Após a alta, Joana relatou que não saía mais de casa devido às suas crises frequentes. Ela estava muito deprimida e emocionalmente prejudicada. Sua história clínica foi então minuciosamente revisada. Pela primeira vez, ela admitiu que já apresentava abalos mioclônicos ocasionais há cerca de 2 anos. Esses abalos não eram precipitados por privação de sono, podendo ocorrer a qualquer hora do dia, fazendo-a derrubar objetos no chão. Não havia história familiar para crises epilépticas ou epilepsia. Um novo EEG confirmou a presença de descargas generalizadas de ondas agudas, de ondas lentas e de complexos ponta-onda isolados. A dosagem de carbamazepina era 12 μg/mL (normal: 8-12). O esquema terapêutico foi trocado para ácido valproico, 1.500 mg/dia, e ela ficou livre das crises.

Teste seu conhecimento

1. Diante do relato no Caso clínico, qual deveria ser o diagnóstico?
   a. Crises psicogênicas
   b. Enxaqueca
   c. Epilepsia
   d. Síncope

2. Qual é o provável diagnóstico sindrômico?
   a. Epilepsia do lobo temporal
   b. Epilepsia ausência infantil
   c. Epilepsia mioclônica juvenil
   d. Epilepsia rolândica benigna da infância

3. Os eventos paroxísticos da jovem não melhoraram porque:
   a. Ela não foi adequadamente avaliada por um psiquiatra
   b. O diagnóstico sindrômico estava incorreto; portanto, a medicação em uso não era a mais adequada
   c. As doses da medicação estavam incorretas
   d. Ela não tomava os remédios de forma correta

4. A ENMG é capaz de identificar primordialmente disfunção nas seguintes topografias, EXCETO:
   a. Nervo periférico
   b. Medula espinal
   c. Placa motora
   d. Músculo

5. Qual das técnicas é essencial no diagnóstico grave de miastenia?
   a. Onda F
   b. Neurocondução sensitiva
   c. Neurocondução motora
   d. Resposta sudomotora simpática

Respostas: 1C, 2C, 3B, 4B, 5D

Eletrencefalograma

Aspectos gerais

O EEG é uma técnica de registro da atividade elétrica espontânea do cérebro, captada no couro cabeludo, descoberta por Hans Berger em 1929. Com o advento das técnicas de neuroimagem, o papel do EEG ficou mais restrito nas últimas décadas.[1]

A atividade eletrencefalográfica espontânea reflete correntes iônicas geradas pelo somatório de potenciais sinápticos excitatórios e inibitórios produzidos no córtex cerebral. O EEG representa um gráfico da distribuição espacial dos campos de voltagem em constante modificação, captados na superfície do escalpo, ao longo do tempo. Impulsos provenientes de estruturas subcorticais (tálamo, formação reticular ascendente) também contribuem para a formação do sinal eletrencefalográfico.[2] Tanto elementos normais quanto anormalidades do EEG representam um misto de atividades espontâneas de neurônios corticais, com integração (ou ruptura) das oscilações subcorticais aferentes.

Algumas limitações do EEG são:[2] (1) os registros de superfície não podem determinar de maneira definitiva a natureza dos eventos sinápticos que contribuem para uma determinada onda eletrencefalográfica; (2) o EEG é raramente específico quanto à etiologia, uma vez que diferentes doenças neurológicas produzem alterações eletrencefalográficas similares; (3) alguns potenciais produzidos no córtex cerebral são de tão baixa voltagem, ou envolvem uma área tão pequena em extensão que podem não ser detectados no escalpo; e (4) as anormalidades produzidas em áreas inacessíveis ao EEG (porções basais e mediais dos lobos frontais e temporais, e todas as estruturas subcorticais) não o afetam diretamente, mas podem exercer efeitos remotos nos padrões eletrencefalográficos registrados.

Na prática clínica, as principais indicações para a solicitação de um EEG são:

- Auxílio no diagnóstico e na classificação dos distúrbios epilépticos.
- Confirmação de encefalopatia pela identificação de ritmos eletrencefalográficos difusamente lentos.
- Estimativa de prognóstico nas pessoas em coma.
- Identificação de certos padrões eletrencefalográficos mais ou menos específicos (encefalite herpética – PLEDS [*periodic lateralized epileptiform discharges*], doença de Creutzfeldt-Jakob – "ondas periódicas frontais", encefalopatia hepática – "ondas trifásicas", panencefalite esclerosante subaguda – "complexos de Rademaker").
- Localização de áreas de disfunção quando os exames de imagem forem negativos.
- Confirmação de morte encefálica.

Padrões eletrencefalográficos

A interpretação do EEG deve ser conduzida por meio de um rígido algoritmo, aplicado para cada grafoelemento ou ritmo encontrado (Figura 228.1). Deve-se seguir um roteiro de perguntas referente ao padrão eletrográfico encontrado: (1) esse elemento representa um artefato (atividade não cerebral) ou foi gerado no cérebro? (2) é um elemento fisiológico (próprio do estado e da idade da pessoa) ou patológico? (3) essa anormalidade é inespecífica ou representa uma entidade neurológica específica (p. ex., epilepsia)? (4) é localizada ou generalizada? Esse processo mental torna-se automático à medida que aumenta a experiência do interpretador. Ao serem examinados à luz dos dados clínicos da pessoa e, principalmente, da questão formulada pelo médico solicitante, os achados eletrencefalográficos podem ser apresentados dentro de uma correlação eletroclínica, formando um quadro neurofisiológico.

Podem-se dividir os padrões eletrencefalográficos em grafoelementos fásicos (transientes) ou rítmicos. Ambos podem estar normais ou anormais, podendo também ser focais ou generalizados.[3]

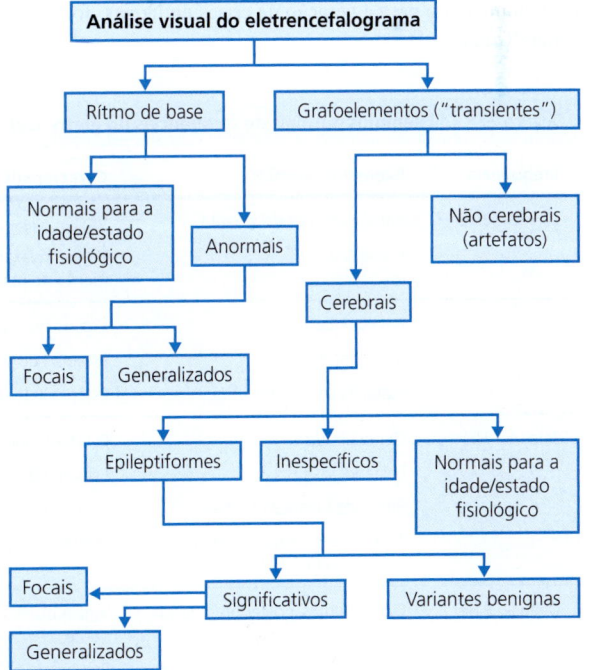

▲ Figura 228.1
Algoritmo para análise visual do eletrencefalograma.

Padrões normais

Ritmos normais: por convenção, ondas delta – repetem-se em menos de três ciclos por segundo (cps ou Hertz [Hz]); ondas teta – repetem-se a uma frequência entre 4 e 7 Hz; ondas alfa – repetem-se a frequências entre 8 e 13 Hz; e ondas beta – repetidas a frequências acima de 14 Hz. Exemplos desses ritmos podem ser consultados no Quadro 228.1.

Padrões anormais

As anormalidades do EEG podem ser focais ou generalizadas, epileptiformes, ou não.[3] As anormalidades focais não epileptiformes são três: atenuação ou diminuição de voltagem, assimetria inter-hemisférica e ondas lentas focais. A atenuação focal é produzida por dano ou interrupção localizada dos geradores corticais do EEG, como na fase aguda de um AVC, por encefalomalácia causada por um infarto cerebral antigo, em lesões congênitas, como porencefalia, e em neoplasias. Pode também ser produzida pela interrupção da propagação da atividade cerebral até a superfície do escalpo, filtrada por uma coleção líquida, como em um hematoma subdural ou edema de escalpo. A assimetria inter-hemisférica dos diversos ritmos e grafoelementos próprios do EEG é uma anormalidade inespecífica e aponta para uma disfunção localizada no hemisfério de menor amplitude desses elementos. Pessoas que foram submetidas a uma craniotomia podem apresentar um ritmo de fenda de maior voltagem na região do defeito ósseo. Finalmente, a presença de ondas lentas intermitentes, localizada em uma determinada região cerebral, pode estar associada a um foco de disfunção transitória, como nos estados pós-ictais, na pós-contusão cerebral ou na pós-enxaqueca. Uma atividade delta polimórfica focal contínua está fortemente correlacionada a uma lesão estrutural subjacente.

As anormalidades epileptiformes focais consistem em três tipos, todas com o mesmo valor neurofisiológico: pontas, ondas agudas, complexos ponta-onda lentos. Elas significam um risco aumentado para a geração de crises epilépticas, focais ou generalizadas.

A anormalidade generalizada não epileptiforme mais frequente é o alentecimento difuso da atividade de base. Esse padrão significa disfunção cerebral bilateral, embora seja inespecífico quanto à etiologia. Ela ocorre principalmente devido a síndromes infecciosas, toxicometabólicas, ou hipoxicoisquêmicas, a doenças neurodegenerativas, ao estado pós-ictal ou ao efeito medicamentoso.

Anormalidades epileptiformes generalizadas interictais podem ser classificadas em dois tipos básico.[4] Os surtos de ponta-onda ou poliponta-onda lenta de 3 a 4,5 Hz, associados a epilepsias generalizadas idiopáticas, e os surtos bilaterais apresentando uma latência entre os dois hemisférios, breve, mas consistente, representando uma sincronia bilateral secundária, ou seja, a rápida propagação de um início focal, envolvendo ambos os hemisférios e simulando um surto generalizado.

Estudo de neurocondução nervosa e eletroneuromiografia

O exame de ENMG de rotina consiste tradicionalmente no estudo da condução nervosa motora, sensitiva (através do uso de corrente elétrica) e eletromiografia (através do exame de agulha) para o mapeamento do SNP.[5–7] Nervos e músculos são testados de acordo com cada caso: a seleção inicial é baseada na hipótese diagnóstica e na informação clínica disponível, podendo ser modificada ao longo do exame, dependendo dos achados.

Essencialmente, a ENMG fornece cinco tipos de informação:[6,7]

1. Existência ou não de problema dentro do sistema neuromuscular.
2. Localização do problema: corno anterior da medula, raiz, plexo nervo, placa motora ou músculo.
3. Padrão geográfico do problema, isto é, nervo único, raiz única, plexo, etc.
4. Fisiopatologia do problema e consequências clínicas esperadas.
5. Gravidade e prognóstico do problema.

Quadro 228.1 | **Exemplos normais de frequências do eletrencefalograma**

Frequência	Exemplos normais	Características
Alfa (8-13 Hz)	Ritmo posterior dominante	Vigília, relaxado, olhos fechados, occipital, sinusoidal, bloqueia com abertura ocular
	Ritmo Mu	Vigília, relaxado, central, arciforme, bloqueia com o movimento ou pensamento de movimento do hemicorpo contralateral
Beta (> 14 Hz)	Beta frontal	Vigília, frontal, intermitente ou contínuo
	Beta central	Estágio I do sono, central, intermitente ou contínuo
	Fusos de sono (12-14 Hz)	Estágio II do sono, central, trens de 1-2 segundos
Teta (4-7 Hz)	Generalizado	Período neonatal ou infância precoce, estágios I e II do sono
	Posterior (7-8 Hz)	Estágio I do sono, intermitente ou contínuo
	Ritmo de Ciganek (5-6 Hz)	Estágio I do sono, central, intermitente
	Teta rítmico temporal médio de sonolência (5-7 Hz)	Estágio I do sono, temporal médio, intermitente
Delta (< 3 Hz)	Ondas lentas posteriores da juventude (2-3 Hz)	Vigília ou estágio I do sono, occipital, geralmente superimposto ao ritmo posterior dominante
	Hipersincronia da hiperventilação	Provocada pela hiperventilação, generalizada ou frontocentral simétrica, rítmica, alta amplitude
	Hipersincronia hipnagógica	Estágio I do sono, generalizada ou frontocentral simétrica, rítmica, alta amplitude

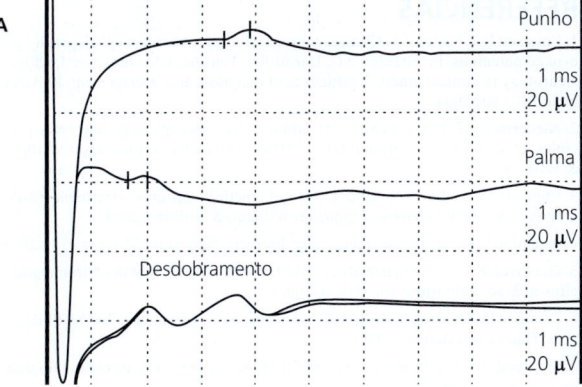
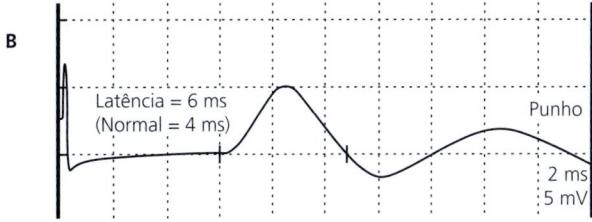

▲ Figura 228.2
A) Neurocondução sensitiva do nervo mediano em uma pessoa com síndrome do túnel do carpo. Reparar na redução da amplitude, tanto ao nível do punho quanto do carpo (processo crônico), e no desdobramento dos nervos radial e mediano (o potencial deveria ser único, mas a compressão do nervo mediano causa o desdobramento). B) Neurocondução motora do nervo mediano na mesma pessoa. Reparar o prolongamento da latência distal (6 ms), configurando uma síndrome do túnel do carpo de grave intensidade.

Em termos práticos, deve-se solicitar a ENMG nas seguintes situações:

- Síndromes sensitivas de difícil caracterização, especialmente em diabéticos.
- Atrofia e fraqueza musculares inexplicáveis.
- Dor neuropática (p. ex., pés queimantes) – nesse caso, a solicitação deve mencionar "pesquisa de fibras finas".
- Informação de gravidade e prognóstico em uma pessoa com neuropatia já estabelecida clinicamente.
- Sintomas de fadiga ao longo do dia, queda palpebral e diplopia episódica ("miastênicos") ou de disautonomia.
- Suspeita de simulação ou transtorno de conversão.

A ENMG, como qualquer exame, apresenta limitações.[6,7] Uma noção importante é a de que esse método não fornece informação sobre a etiologia do problema, apenas sobre a topografia. Além disso, ele não avalia, de forma acurada, as porções mais proximais do nervo e os nervos de pequeno calibre (fibras C e A-delta). Os resultados mais satisfatórios ocorrem quando o médico que solicita o exame entende o valor e as limitações do método e apresenta dúvidas específicas e consistentes ao eletroneuromiografista. Um resultado satisfatório também depende de um bom neurofisiologista que examine a pessoa, entenda o diagnóstico diferencial do problema clínico e selecione adequadamente as melhores opções de técnicas disponíveis no aparelho. Assim, os nervos e os músculos a serem explorados, bem como a maneira de explorá-los serão diferentes, dependendo do caso. Várias técnicas podem ser utilizadas no estudo eletroneuromiográfico, tais como eletromiografia de fibra única, respostas de longa latência, testes autonômicos, reflexos de tronco encefálico, estimulação magnética transcraniana, entre outros. Mais recentemente, algumas máquinas de ENMG já dispõem de ultrassonografia (US) para avaliação de raízes, plexos e nervos. Aqui, serão abordadas apenas as técnicas mais comumente utilizadas na prática diária.

Estudos de neurocondução

Condução motora. É registrada com eletrodos localizados sobre o ponto motor muscular e estímulo sobre o nervo desse músculo. A resposta gráfica obtida é chamada de potencial de ação muscular composto (PAMC). Para um registro adequado, é necessário aumentar a intensidade do estímulo elétrico até que todos os axônios e fibras musculares etejam envolvidos e o potencial seja o de maior amplitude possível (resposta supramáxima). Cada nervo testado deve ser estimulado em um ou dois pontos, limitados, primariamente, por considerações anatômicas e de tolerância por parte da pessoa. Os nervos mais comumente testados são o mediano, o ulnar, o radial acessório, o facial, o tibial e o fibular comum. Em geral, três parâmetros são medidos: latência, amplitude e velocidade.[5–7]

Condução sensitiva. É realizada por eletrodos de superfície no trajeto de um nervo sensitivo ou misto. O nervo é estimulado proximal e distalmente ao ponto de registro. Os nervos testados rotineiramente são o mediano, o ulnar, o radial, o cutâneo braquial interno e externo, o sural e o fibular superficial. Os nervos cutâneo-femoral lateral, safeno e plantares medial e lateral são testados com menos frequência. Esses últimos nervos são relativamente fáceis de registrar nas pessoas jovens, sadias e não edemaciadas, mas podem ser tecnicamente difíceis naquelas com características opostas. A Figura 228.2 mostra alguns potenciais sensitivos e motores com alterações típicas da síndrome do túnel do carpo.

Estimulação repetitiva. A estimulação elétrica repetitiva visa detectar anormalidades da placa motora nas pessoas com miastenia grave ou síndromes miastênicas. Para tal, aplicam-se estímulos elétricos supramáximos seriados, a determinadas frequências, e analisa-se a variação de amplitudes desses potenciais. Assim, um decremento da amplitude do potencial motor superior a 10% é considerada como um indicativo de anormalidade da junção neuromuscular, tal como mostra a Figura 228.3.

Eletromiografia. Consiste na inserção de eletrodos por meio de agulhas sobre o músculo e registro de potenciais de unidade motora por meio de um osciloscópio. O exame é realizado em dois momentos: 1) repouso muscular e 2) contração voluntária. Durante o repouso muscular, a resposta esperada é o silêncio elétrico muscular. Nos casos de lesões neurogênicas, observa-se atividade espontânea ou de denervação, tais como os potenciais de fibrilação e as ondas agudas. Durante a contração voluntária, normalmente se observa um padrão de recrutamento de fibras denominado "interferencial". No entanto, em uma lesão neurogênica (doença do neurônio motor, radiculopatia ou neuropatia), observa-se um recrutamento neurogênico, caracterizado por potenciais de unidade motora polifásicos e de grande amplitude (potenciais de reinervação). As miopatias dão lugar ao recrutamento precoce de unidades motoras, geralmente de amplitude reduzida e com várias fases (potenciais miopáticos).

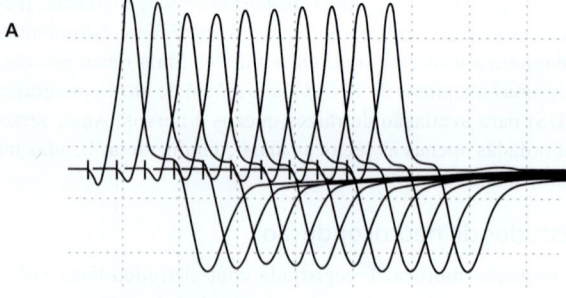

▲ **Figura 228.3**
A) Potenciais de unidade motora estimuladas a 3 Hz com decremento típico (> 10%) em uma pessoa com miastenia grave. B) Representação esquemática do decremento.

REFERÊNCIAS

1. Emerson RG, Pedley TA. Clinical neurophysiology: electroencephalography and evoked potentials. In: Bradley WG, Daroff RB, Fenichel GM, Jankovic J, editors. Neurology in clinical practice: principles of diagnosis and management. Philadelphia: Elsevier; 2004.

2. Niedermeyer E, Lopes da Silva FH, editors. Electroencephalography: basic principles, clinical applications and related fields. Philadelphia: Lippincott Williams & Wilkins; 1999.

3. Ebersole JS, Pedley TA, editors. Current practice of clinical electroencephalography. 3rd. ed. Philadelphia: Lippincott Williams & Wilkins; 2003.

4. Amato AA, Russel JA. Neuromuscular disorders. New York: McGraw-Hill; 2008.

5. Gutiérrez-Rivas E, Jiménez MD, Pardo J, Romero M. Manual de eletromiografia clínica. 2. ed. Belo Horizonte: Ergon; 2008.

6. Dumitru D, Amato AA, Zwarts M. Electrodiagnostic medicine. 2nd ed. Philadelphia: Hanley and Belfus; 2002.

7. Markand ON. Pearls, perils, and pitfalls in the use of the electroencephalogram. Semin Neurol. 2003;23(1):7-46.

CAPÍTULO 229

Demências

Janos Valery Gyuricza
Luciano Nader de Araújo
Luiz Teixeira Sperry Cezar

Aspectos-chave

▶ A demência é uma condição muito prevalente na população geriátrica, sendo comum a presença de múltiplas comorbidades.

▶ É preciso estabelecer a diferença entre demência, *delirium* e depressão, mas o diagnóstico etiológico nas demências primárias é menos importante.

▶ As demências primárias não têm tratamento farmacológico estabelecido. Nesse caso, o cuidador é uma figura muito importante.

▶ Alertas amarelos: relação com a família e rede social e organização do cuidado.

▶ Alertas vermelhos: excesso de medicalização, causas tratáveis, presença de *delirium* ou sintomas psicóticos.

Caso clínico

Sra. Alice, 85 anos, bisavó, jornalista e escritora, vem à consulta para controle de fibrilação arterial (FA), da pressão arterial (PA) e do tempo de protrombina (TP). Ela mora com o marido, Tibúrcio, de 92 anos, com seu enteado, Roberto, de 50 anos. Os três são cuidados por seu filho Celso, que tem cinco irmãos do primeiro casamento da Sra. Alice, e pelos netos e bisnetos.

Durante a avaliação clínica, ela está ativa e reativa, conversando sobre fatos passados e presentes com desenvoltura. Celso a acompanha e relata episódios de exaltação/irritabilidade e alucinações, bem como "esquecimento". Recentemente, ela teve um mal-estar súbito e realizou uma tomografia computadorizada (TC) de crânio, sem imagens características. Inicialmente procuraram um especialista, que diagnosticou Alzheimer severo e indicou o uso de anticonvulsivantes, mas ela sentiu-se mal com a medicação utilizada. Ela se queixa de queimação nos pés, porém não relata nenhum prejuízo causado por esse sintoma. Celso traz o exame de laboratório com o último TP: o índice de normalização internacional (INR) é 2,89.

Teste seu conhecimento

1. O fator de risco mais importante para as síndromes demenciais é:
    a. Abuso de álcool
    b. História familiar
    c. Aterosclerose
    d. Idade

2. Como a família deve tratar a pessoa demenciada quando ela "faz coisas erradas", ou inapropriadas?
    a. Confrontar todos os erros e discutir com a pessoa para que não os repita
    b. Disfarçar, cuidar e protegê-la dos riscos
    c. Deixar a pessoa vivenciar sua própria autonomia
    d. Ignorar a pessoa

3. Quando há suspeita de demência, como o médico de família e comunidade deve proceder para iniciar sua avaliação?
    a. Solicitar tomografia de crânio, tireotrofina e vitamina B_{12}
    b. Ouvir a pessoa e o cuidador e fazer o miniexame do estado mental
    c. Escutar as queixas da pessoa e referenciá-la ao neurologista
    d. Solicitar ressonância magnética e exame neuropsíquico

4. As seguintes causas são comuns de síndrome demencial reversível, exceto:
    a. Doença de Alzheimer
    b. Depressão
    c. Hipovitaminose B_{12}
    d. Hipotireoidismo

5. Sobre a etiologia das demências, pode-se afirmar que:
    a. Define a possibilidade de tratamento e, em alguns casos, a reversão dos sintomas
    b. Não é importante, já que os processos demenciais são inexoráveis e progressivos
    c. Geralmente a etiologia pode ser definida com anamnese e exame físico cuidadoso
    d. Só pode ser realizada por neurologista especializado em demências

Respostas: 1D, 2B, 3B, 4A, 5A

Do que se trata

Demência (ou transtorno neurocognitivo) é a perda progressiva das funções cognitivas e emocionais de uma pessoa, com impacto em sua relação com o mundo, em geral com prejuízo à sua qualidade de vida. Caracteriza-se por distúrbios de memória associados a comprometimento do raciocínio lógico, da orientação espacial, da afetividade, da linguagem, das habilidades construtivas e de outras funções cognitivas, como capacidade de aprendizado, pensamento abstrato e julgamento. Os critérios do *Manual diagnóstico e estatístico* (DMS-V) podem ajudar na compreensão da demência de Alzheimer, a mais comum entre as causas (Quadro 229.1).[1]

Quando pensar

Quando ocorrerem relatos de perdas de funções notáveis da pessoa, em geral pelos cuidadores ou familiares,[2,3] ou com observações ao longo do acompanhamento pelo médico de família e comunidade. É incomum que a pessoa perceba e identifique a própria demência. A pessoa se queixa de perda da própria memória, que é um preditor de depressão, principalmente em conjunto com perda de atenção e sensação de piora na parte da manhã.[4] Houver diagnóstico diferencial com *delirium* e depressão (Quadro 229.2), tendo mais de 50 causas conhecidas,[5] progressivas e não progressivas (Tabela 229.1 e Quadro 229.3). Tem aumento progressivo da prevalência[6] com o avançar da idade (1% aos 60 anos e 20% aos 85 anos), e a causa mais comum é a doença de Alzheimer, seguida da demência vascular (Figuras 229.1 e 229.2).

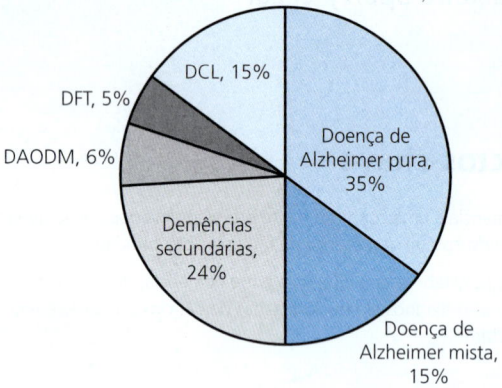

▲ **Figura 229.1**
Etiologia das demências.
DCL, demência com corpos de Lewy; DFT, demência frontotemporal; DAODM, demência associada a outros distúrbios do movimento.
Fonte: Maciel.[10]

Quadro 229.1 | Critérios diagnósticos para transtorno neurocognitivo maior ou leve devido à doença de Alzheimer (DSM-5)[1]

A. São atendidos os critérios para transtorno neurocognitivo maior ou leve

B. Há surgimento insidioso e progressão gradual de prejuízo em um ou mais domínios cognitivos (no caso de transtorno neurocognitivo maior, pelo menos dois domínios devem estar prejudicados)

C. Os critérios são atendidos para doença de Alzheimer provável ou possível, do seguinte modo:

Para transtorno neurocognitivo maior:

Provável doença de Alzheimer é diagnosticada se qualquer um dos seguintes está presente; caso contrário, deve ser diagnosticada **possível doença de Alzheimer**

1. Evidência de uma mutação genética causadora de doença de Alzheimer a partir de história familiar ou teste genético
2. Todos os três a seguir estão presentes:
   - Evidências claras de declínio na memória e na aprendizagem e em pelo menos outro domínio cognitivo (com base em história detalhada ou testes neuropsicológicos em série)
   - Declínio constantemente progressivo e gradual na cognição, sem platôs prolongados
   - Ausência de evidências de etiologia mista (i.e., ausência de outra doença neurodegenerativa ou cerebrovascular, ou de outra doença ou condição neurológica, mental ou sistêmica, provavelmente contribuindo para o declínio cognitivo)

Para transtorno neurocognitivo leve:

Provável doença de Alzheimer é diagnosticada se há evidência de alguma mutação genética causadora de doença de Alzheimer, constatada em teste genético ou na história familiar. **Possível doença de Alzheimer** é diagnosticada se não há evidência de mutação genética causadora de doença de Alzheimer, de acordo com teste genético ou história familiar, com a presença de todos os três a seguir:

▶ Evidências claras de declínio na memória e na aprendizagem

▶ Declínio constantemente progressivo e gradual na cognição, sem platôs prolongados

▶ Ausência de evidências de etiologia mista (i.e., ausência de outra doença neurodegenerativa ou cerebrovascular, ou de outra doença ou condição neurológica ou sistêmica, provavelmente contribuindo para o declínio cognitivo)

▶ A perturbação não é mais bem explicada por doença cerebrovascular, outra doença neurodegenerativa, efeitos de uma substância ou outro transtorno mental, neurológico ou sistêmico

---

Tabela 229.1 | Diagnóstico de demência com base em causas*

Diagnóstico	%
Doenças degenerativas	61,6
Doenças vasculares	13,9
Depressão	4,7
Alcoolismo	4,4
Hidrocefalia de pressão normal	1,7
Distúrbios metabólicos	1,6
Intoxicação por drogas	1,5
Neoplasias	1,5
Infecções	0,6
TCE	0,5
Hematoma subdural	0,5
Outras	7,5

*Diagnóstico etiológico de demência em 2.759 casos.
TCE, trauma craniencefálico.
Fonte: Adaptada de Clarfield.[8]

Quadro 229.2 | **Diagnóstico diferencial da demência**

Características	*Delirium*	Demência	Depressão
Início	Agudo	Gradual	Recente
Progressão	Curta, dias a semanas, sintomas flutuantes, abrupta	Longa, anos; sintomas progressivos, porém estáveis; lenta e contínua	Variável, flutuações situacionais menos intensas do que *delirium*, intermitente
Duração	De horas a menos do que 1 mês	Meses a anos	No mínimo 2 semanas, às vezes, meses a anos
Consciência	Rebaixada	Normal	Normal
Estado vígil	Flutuante, letargia ou excitação	Em geral, normal	Normal ou lentificado
Atenção	Comprometida	Em geral, normal	Comprometimento mínimo perceptível
Orientação	Flutuante, em geral comprometida	Pode estar comprometida	Desorientação seletiva
Memória	Recente e imediata, comprometida	Recente e remota, comprometida	Seletiva, comprometimento em mosaico, ilhas de memória
Pensamento	Desorganizado, distorcido, fragmentado, lentificado ou acelerado e incoerente	Dificuldade com abstração, pensamentos e julgamento empobrecidos, não encontra palavras	Intacto, porém desanimado, anedônico; sensação de desamparo e menos-valia
Percepção	Distorcida, ilusões, alucinações, dificuldade em distinguir realidade e confusão	Confusão mental frequentemente ausente	Intacta, sintomas psicóticos em casos graves

Fonte: Adaptado de Foreman.[7]

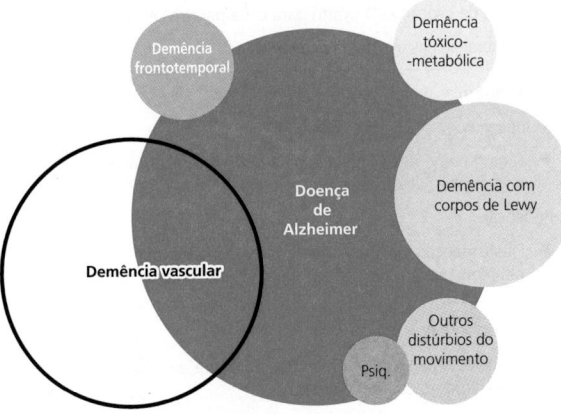

▲ **Figura 229.2**
Doença de Alzheimer com outras formas de demência.
Fonte: Maciel.[10]

Quadro 229.3 | **Diagnóstico diferencial das demências**

Demências primárias

▶ Doença de Alzheimer
▶ Forma mista de demência de Alzheimer – demência vascular
▶ Degeneração lobar frontotemporal, incluindo demência frontotemporal e doença de Pick
▶ Distúrbios parkinsonianos com demência:
  • Demência por corpos de Levy, doença de Parkinson
▶ Distúrbios motores não parkinsonianos com demência:
  • Doença de Huntington e outras

(Continua)

Quadro 229.3 | **Diagnóstico diferencial das demências** *(Continuação)*

Demências secundárias

▶ Doenças psiquiátricas, especialmente depressão
▶ Distúrbios tóxico-metabólicos
  • Drogas: álcool e outras drogas recreacionais, medicamentos
  • Tóxicos: metais pesados, organofosfatos e outros agentes industriais
  • Anoxia
  • Hipoglicemia
  • Distúrbios gastrintestinais e hepáticos, incluindo encefalopatia hepática
  • Distúrbios renais: falência renal e demência dialítica
  • Endocrinopatias: tireoide (incluindo encefalopatia de Hashimoto), paratireoide em suprarrenal e hipofisária
  • Deficiência vitamínica: B_{12}, tiamina, folato e niacina
  • Distúrbios bioquímicos hereditários de início na idade adulta: leucoencefalopatia metacromática, doença de Kufs (lipofucinose, ceroide neuronal do adulto)
▶ Doenças infecciosas: Aids, sífilis, doença de Lyme, meningites crônicas
▶ Doenças relacionadas aos príons, especialmente a de Creutzfeldt-Jakob
▶ Neoplasias
▶ Outras: hidrocefalia de pressão normal, demência pós-traumática ou pugilística, esclerose múltipla e outras doenças desmielinizantes, epilepsia progressiva, sarcoidose do SNC, vasculites

SNC, sistema nervoso central.
Fonte: Adaptado de Clarfield[8] e Jellinger.[9]

O que fazer

Anamnese

No Caso clínico descrito, na aplicação do miniexame do estado mental (Quadro 229.4), Sra. Alice obteve 23 pontos (errou ano e dia do mês, não se lembrou das três palavras do item EVOCAÇÃO e calculou incorretamente 100 menos 7 nas duas últimas contas).

O miniexame do estado mental é um teste simples, que pode ser aplicado na prática clínica como auxílio ao diagnóstico e ao seguimento, documentando a perda progressiva de funções mentais. Seu uso para rastreamento de demência como medida de prevenção primária é contraindicado devido ao baixo valor preditivo positivo (VPP), associado à alta frequência de falso-positivos.[13,14] No Brasil, é bastante usado, com a ressalva de que suas propriedades psicométricas foram pouco estabelecidas nesse contexto, havendo diversas versões do teste na língua portuguesa. A pontuação utilizada como corte para sugerir transtorno neurocognitivo depende da idade e da escolaridade, e independe do sexo.[11,12,15–18]

Na aplicação do miniexame, é importante que o médico de família e comunidade tenha conhecimento das etapas do teste, bem como clareza ao realizá-las junto ao paciente. Aconselha-se ao médico que irá aplicá-lo um treinamento adequado para a sua realização.

O diagnóstico de demência é essencialmente clínico, mas pode ser dificultado pela presença de múltiplas comorbidades. Na primeira consulta, em geral, a queixa de perda de memória parte do acompanhante,[2,19] sendo que diversas informações devem ser coletadas com ele, a fim de compreender o quadro (Quadro 229.5).[20] Isso significa, avaliar as capacidades funcionais atuais e perdas progressivas do paciente. Nesse momento, devem-se afastar quadros de *delirium* e depressão, tratá-los, se presentes, e cogitar causas secundárias e sobrepostas.

Agitação, agressão, insônia, alucinações, delírios e perambulação são sintomas comportamentais que trazem grandes dificuldades e sofrimentos para os cuidadores, sendo mais difíceis manejá-los na prática do que a perda de memória e outras funções. Esses sintomas estão presentes na maioria das pessoas com demência e comumente se associam a quadros de *delirium*.[22] O *delirium* caracteriza-se por flutuação aguda do nível de consciência, inversão do ciclo sono-vigília, agitação psicomotora e sintomas psicóticos (delírios e alucinações), geralmente associados a condições clínicas agudas, como infecções ou uso de medicação.[23] Em pacientes com demência estabelecida que já apresentam tais sintomas cronicamente, uma mudança no padrão individual de sintomas que é, com frequência, reconhecida pelos cuidadores, é um sinal de alerta para condições clínicas agudas. A Figura 229.3 resume algumas características que poderão nortear a avaliação clínica e a formulação de hipóteses diagnósticas, reforçando que a grande maioria das causas é irreversível.

É importante realizar uma primeira avaliação mental. Para isso, pode-se utilizar o miniexame do estado mental[11,12] (ver Quadro 229.4), bem como o teste do desenho do relógio e testes de fluência verbal. Esses testes são úteis para avaliação e acompanhamento clínico. O miniexame pode contribuir com o diagnóstico de demências em contextos de baixa prevalência, não devendo ser usado isoladamente para definição do diagnóstico.[15,24] Outras duas ferramentas são comumente utilizadas, o *Montreal Cognitive Assessment* (MoCA) e o *Informant Questionnaire on Cognitive Decline in the Elderly* (IQCODE). No entanto, eles carecem tanto de respaldo científico quanto de validação para o contexto brasileiro.[25]

Quadro 229.4 | Miniexame do estado mental

Miniexame do estado mental

Orientação temporal (1 ponto para cada resposta correta):
- Que dia é hoje?
- Em que mês estamos?
- Em que ano estamos?
- Em que dia da semana estamos?
- Qual é a hora aproximada?

Orientação espacial (1 ponto para cada resposta correta):
- Em que local estamos? (apontar para o chão: consultório, aposento)
- Que local é este aqui? (apontar ao redor em sentido amplo: posto de saúde, hospital, casa)
- Em que bairro estamos, ou o nome de uma rua próxima?
- Em que cidade estamos?
- Em que Estado estamos?

Memória de fixação (1 ponto para cada palavra repetida acertadamente na primeira tentativa, embora possa repeti-la por até 3 vezes, se houver erros):
- Vou dizer três palavras e você vai repeti-las a seguir: vaso, carro, tijolo

Atenção e cálculo (1 ponto para cada cálculo correto):
- Se houver erro, corrija e prossiga; se o examinado corrigir espontaneamente, considera-se acerto (100 menos 7 até 65, "MUNDO" soletrado ao contrário)

Memória de evocação (1 ponto para cada palavra certa):
- Lembrar-se das três palavras ditas antes

Linguagem

Nomeação:
- Diga o nome desses objetos para onde estou apontando (apontar dois objetos, um de cada vez, valendo 1 ponto cada)

Repetição:
- Preste atenção, pois vou dizer uma frase e quero que a repita depois de mim: "Nem aqui, nem ali, nem lá" (1 ponto se repetir corretamente)

Comando verbal:
- Pegue este papel com a mão direita, dobre ao meio e coloque no chão (1 ponto para cada ordem)

Leitura de comando escrito:
- Faça o que está escrito: "FECHE OS OLHOS" (1 ponto se executar a ação)

Escrita:
- Escreva uma frase, algo com começo meio e fim, alguma coisa que aconteceu hoje, algo que queira dizer (1 ponto; desconsiderar erros gramaticais e ortográficos)

Praxia construtiva (1 ponto):
- Por favor, copie este desenho (mostrar desenho ao lado)

Pontos de corte:
- 13 para analfabetos
- 18 para até 8 anos de escolaridade
- 26 para mais de 8 anos de escolaridade

Fonte: Folstein e colaboradores[11] e Tangalos e colaboradores.[12]

Quadro 229.5 | Questionário breve de oito perguntas aos informantes/cuidadores

Houve aumento ou aparecimento dos seguintes déficits? (dois ou mais)

▶ Problemas com julgamento
▶ Diminuição do interesse em *hobbies*/atividades
▶ Repetição de perguntas, histórias, sentenças
▶ Dificuldades em aprender a usar uma ferramenta ou aparelho
▶ Esquecer-se do mês ou ano
▶ Dificuldades em lidar com dinheiro e contas
▶ Dificuldades em se lembrar de compromissos e de horários
▶ Problemas com o pensamento e a memória

Fonte: Mendez e Cummings.[21]

dos minutos e a correta marcação das horas ao redor do círculo. Esse teste pode ser repetido ao longo do tempo e servir como referência para as perdas cognitivas progressivas.

O teste de fluência verbal é realizado solicitando-se que a pessoa cite, ao longo de um minuto, todas as palavras relacionadas a um determinado tema que conseguir lembrar. Por exemplo, pede-se que ela diga o nome de todos os animais que lembrar enquanto o examinador confere o tempo. Considera-se normal a lembrança de 15 itens.

A longitudinalidade é crucial na atenção primária à saúde (APS), e o contato prolongado com o médico de família e comunidade desde antes do aparecimento dos primeiros sinais facilita a percepção das perdas cognitivas (Quadro 229.6).

No Caso clínico, Sra. Alice deixou de frequentar as sessões de leitura, pois várias de suas colegas não estão mais presentes, e das mais novas não se lembra dos nomes. Não faz mais festas de Natal há alguns anos, mas vai a quase todos os eventos sociais da família.

Uma dica com alto grau de subjetividade é observar como a pessoa com demência tenta realizar os testes com mais vigor e responde incorretamente às questões, ao passo que a pessoa com depressão empenha-se menos para respondê-las. O miniexame do estado mental também pode ser usado para verificar a competência da pessoa em tomar decisões sobre seu próprio tratamento.[26,27]

O teste do desenho do relógio é realizado solicitando-se que a pessoa desenhe um relógio analógico corretamente, desenhando os ponteiros na hora referida pelo examinador. É importante ater-se a detalhes do relógio que são significativos para sua leitura, como a diferença de tamanho entre o ponteiro das horas e

Quadro 229.6 | Sinais de alerta para suspeita de demência

Exame clínico normal + história sugestiva de demência:

▶ Demência branda
▶ Alto grau de instrução, erudição, educação
▶ Depressão
▶ Informante inadequado

Exame clínico alterado + história não sugestiva de demência:

▶ *Delirium*
▶ Baixo grau de instrução, erudição, educação
▶ Informante inadequado

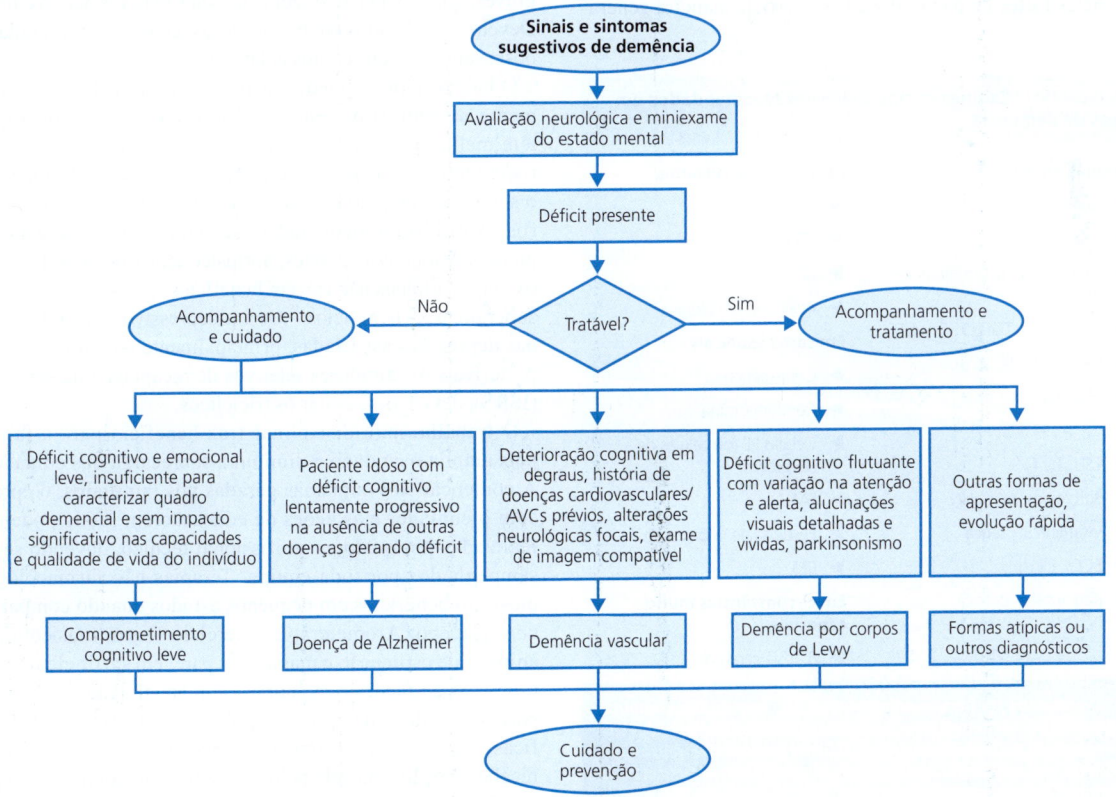

▲ **Figura 229.3**
Avaliação clínica e formulação de hipóteses diagnósticas em demências.
AVC, acidente vascular cerebral.

A compreensão do genetograma e do mapa de rede em pessoas demenciadas é fundamental durante a avaliação longitudinal, pois o cuidado com essas pessoas apoia-se em sua rede social.

Exame físico

Sra. Alice apresenta artrose em hálux valgo – "joanete" – em ambos os pés e caminha cautelosamente com apoio de uma bengala. Sua frequência cardíaca (FC) está arrítmica, 73 bpm, e o valor da pressão arterial (PA) é 118/66 mmHg, com ausculta cardíaca arrítmica e ausculta pulmonar sem alteração. Apresenta força muscular simétrica e adequada para a idade, sem alterações de sensibilidade, e o restante de seu exame neurológico é normal. Enxerga bem com óculos e escuta com a ajuda de aparelho de audição.

O exame físico é importante para buscar sinais de demências secundárias, bem como para a avaliação integral da pessoa, que, em geral, tem múltiplas comorbidades. Deve-se realizar um exame neurológico cuidadoso em busca de alterações neurológicas focais; entretanto, a sobreposição de doenças degenerativas do SNC é muito comum.

Exames complementares

A realização de exames laboratoriais (Quadro 229.7) pode ser útil, principalmente para o diagnóstico das demências primárias, pois, nelas, os exames são, por definição, negativos. Além disso, a maior parte das demências reversíveis é devida a distúrbios metabólicos, a medicamentos e à depressão. Entretanto, demências reversíveis são bastante raras,[28] e a suspeita de demência não deve motivar o médico de família e comunidade a buscar incessantemente um diagnóstico definitivo.

Embora a TC de crânio seja frequentemente realizada, não há evidências fortes de que se deva fazer isso de maneira generalizada ou populacional,[8,9,30] pois aumenta o custo e não parece trazer muitos benefícios. Séries de casos mostram que a presença de lesões reversíveis do SNC em TCs é próxima a 0,5% com uma avaliação clínica adequada. A chance da causa da demência ser Alzheimer aumenta com a idade, ao passo que a chance de detecção de lesões reversíveis diminui com a idade.

Conduta proposta
Tratamento e cuidado

Ainda em relação ao Caso clínico, Celso relata que a Sra. Alice se sentiu sonolenta e fraca com o uso de um anticonvulsivante, e a frequência de seus episódios alucinatórios ainda era pequena – três vezes nos últimos 6 meses. Ela também tem se irritado ao realizar palavras cruzadas e não se interessa mais por crochê.

Nas demências, estão disponíveis alguns inibidores da colinesterase ou antagonistas de receptor N-metil-D-aspartato (NMDA) de glutamato frequentemente utilizados como medicamentos. A recomendação (B) para seu uso em pessoas com diversos níveis de demência é fraca; no entanto, em pessoas com Alzheimer moderado a grave, Parkinson (A) e vascular (A), parecem proporcionar maiores benefícios.[31,32] Sendo assim, deve-se decidir caso a caso. Os medicamentos mais utilizados são: a rivastigmina, o donepezil, a galantamina e a memantina. Mesmo diante desses níveis de evidência, é importante a ressalva de que tais medicamentos têm benefícios limitados. Comprovou-se que outros tratamentos medicamentosos são ineficazes ou inseguros. Muitas vezes, faz-se necessário o uso de medicamentos sintomáticos (Tabela 229.2). É importante observar as interações medicamentosas reservando os medicamentos para casos graves, quando podem trazer benefícios maiores para o cuidado. Devem ser iniciados em baixas doses, com aumento gradativo, observando-se seus efeitos colaterais.

O haloperidol é o medicamento mais estudado e mais facilmente disponível na rede pública. Os antipsicóticos atípicos têm melhor perfil de efeitos colaterais,[34] preferencialmente a risperidona ou a olanzapina. Benzodiazepínicos não melhoram o sono interrompido e estão associados a muitos efeitos adversos. Anti-histamínicos podem ser fatores desencadeantes de piora.[34] Anticonvulsivantes, antipsicóticos típicos sedativos ou os outros atípicos não trazem benefícios, ou os efeitos adversos superam esses benefícios.[35] Os antidepressivos (ADTs) são úteis nas depressões associadas, principalmente o citalopram.[36] São preferíveis os inibidores seletivos de recaptação da serotonina (ISRS), devendo-se evitar os tricíclicos.

O trabalho multidisciplinar traz benefício para a família, pois amplia o cuidado e diminui a sobrecarga dos cuidadores. A contenção das angústias geradas nos familiares, o cuidado com o cuidador e as ações de educação em saúde podem ser realizadas por qualquer profissional técnico, devendo ser desempenhados por toda equipe. Terapias não farmacológicas mostram benefícios em pequenos estudos quando comparadas com placebo. Aromaterapia, exercício físico, musicoterapia, animais de estimação e massagens parecem surtir efeito em diminuir as agitações e melhorar a funcionalidade.[33,37,38] Grande parte do cuidado não precisa apoiar-se sobre evidências científicas, pois é nítida a diferença de evolução de uma pessoa que recebe atenção e há zelo pelo seu bem-estar, comparada àquela que é deixada à sua própria sorte. A dedicação, a proximidade e a atenção de um cuidador fortalecem o olhar sobre a pessoa e aumentam o nível de atenção, de vigilância e de prevenção de potenciais eventos causadores de piora do prognóstico. Al-

---

Quadro 229.7 | Exames complementares recomendados em casos de demência

Exames gerais
- Hemograma
- VHS
- Eletroforese de proteínas séricas
- Bilirrubinas, TGO, TGP, γ-GT
- Eletrólitos: Na⁺, K⁺, Ca²⁺, P
- Glicemia
- Cr
- TSH, T_3, T_4
- Sorologias: sífilis, HIV
- Vitamina B_{12} sérica
- ECG
- Radiografia torácica

Exames especializados
- TC de crânio
- EEG
- LCS
- Avaliação psicológica

Em casos especiais
- Cobre sérico
- Ceruloplasmina
- Células LE (ou células de Hargraves)
- FAN
- Pesquisa de intoxicação
- RM

Em circunstâncias muito especiais:
- Biópsia cerebral

VHS, velocidade de hemossedimentação; TC, tomografia computadorizada; EEG, eletrencefalograma; LCS, líquido cerebrospinal; TGO, transaminase glutâmico-oxalética; TGP, transaminase glutâmico-pirúvica; γ-GT, gama-glutamiltransferase; FAN, fator antinuclear; Cr, creatinina; RM, ressonância magnética; TSH, tireotrofina; ECG, eletrocardiograma; T_3, tri-iodotironina; T_4, tiroxina; LE, lúpus eritematoso; HIV, vírus da imunodeficiência humana.

Fonte: Nitrini.[29]

Tabela 229.2 | **Medicamentos sintomáticos mais usados e doses iniciais**

Tipo de medicamento	Dose inicial*	Sintomas-alvo
Antipsicótico atípico		Psicose e agitação
▶ Risperidona	0,5 mg/dia	
▶ Olanzapina	2,5 mg/dia	
▶ Quetiapina	25 mg/dia	
Neurolépticos		Psicose e agitação
▶ Haloperidol	0,25 mg/dia	
Anticonvulsivantes		Agitação
▶ Divalproato de sódio	125 mg, 2x/dia	
▶ Carbamazepina	200 mg, 2x/dia	
Antidepressivos		Psicose, agitação, depressão e ansiedade
▶ Citalopram	10 mg/dia	
▶ Escitalopram	5 mg/dia	
▶ Paroxetina	10 mg/dia	
▶ Sertralina	25 mg/dia	
▶ Fluoxetina	5 mg/dia	
▶ Nortriptilina	10 mg/dia	
▶ Venlafaxina	25 mg, 2x/dia	
▶ Mirtazapina	7,5 mg/dia	

*Para a definição das doses iniciais, deve-se levar em conta que a pessoa idosa tem maior risco de sofrer efeitos adversos.

Fonte: Ballard e colaboradores.[33]

gumas estratégias, como programas estruturados de gerenciamento de caso, que podem ser feitos por enfermeiros ou assistentes sociais, mostraram melhora expressiva dos sintomas comportamentais e psiquiátricos da demência.[39] O enfermeiro é o especialista em organização dos cuidados diários e da dinâmica familiar.

No caso da Sra. Alice, Celso está desanimado por ter de cuidar de três pessoas com muitas necessidades de cuidado.

O vínculo do médico de família e comunidade com a família é muito importante, e sua atuação para esclarecer o diagnóstico e sua evolução é benéfica, procurando garantir a compreensão dos cuidadores com relação às atitudes do demenciado. Deve-se avaliar o cuidador, tentando identificar nele sofrimento mental e impacto psicossocial relacionado ou não ao cuidar da pessoa com demência.

O manejo dos problemas clínicos pode ser mais complexo e demorado, devido à diminuição da capacidade de decisão sobre seu próprio tratamento, à adesão aos tratamentos propostos e à percepção de seus efeitos colaterais.[26,40]

> **Dicas**
>
> ▶ O diagnóstico das demências é essencialmente clínico. A informação da família e dos cuidadores é importante para se perceber as mudanças cognitivas e comportamentais progressivas.

> ▶ O miniexame do estado mental é um teste útil para identificar e acompanhar pessoas com demência, mas está sujeito às dificuldades de aplicação.
>
> ▶ A avaliação de depressão é recomendável, pois é uma doença tratável que frequentemente mascara um quadro de demência.
>
> ▶ Sintomas neuropsiquiátricos são comuns na demência e contribuem para a institucionalização do paciente e estresse do cuidador. Cogitar *delirium*.
>
> ▶ O uso de medicamentos sintomáticos deve ser cuidadoso devido aos seus efeitos colaterais e às interações medicamentosas.
>
> ▶ O uso de medicamentos específicos não está bem estabelecido.
>
> ▶ Deve-se ter cuidado com a integridade física das pessoas com demência: dirigir, perambular, cair, morar sozinho.
>
> ▶ Cuidadores sofrem muito estresse, e a compreensão da rede social é fundamental.

Quando referenciar

O neurologista pode ser muito importante para o diagnóstico etiológico das demências, sobretudo as de causas primárias, e outras especialidades podem ser também úteis nas secundárias, mas não são fundamentais, já que o tratamento é quase sempre um cuidado multidisciplinar, e quase nunca medicamentoso e curativo. Sinais de alerta constituem uma incerteza diagnóstica – quadros prováveis de não Alzheimer, forte história familiar e início em idade jovem. É importante a discussão do caso com um especialista na busca dos poucos casos reversíveis ou estabilizáveis, sendo também muito úteis as discussões clínicas com equipes de matriciamento para a abordagem de seus sintomas psiquiátricos e comportamentais.

Cabe ao médico de família e comunidade interceder junto às outras especialidades, a fim de realizar a interação entre elas e entre os demais setores envolvidos no cuidado.[29] É necessária a construção de planos de cuidado que englobem educação em saúde, suporte social e fácil acesso à equipe, tanto para o cuidador quanto para a pessoa cuidada.

Desde o diagnóstico, deve-se pensar em uma abordagem considerando os cuidados paliativos e encorajar a alimentação oral, sem sondas ou tubos até quando for possível. A pessoa deve programar-se para a evolução da doença, considerando suas necessidades físicas, psicológicas, sociais e espirituais, planejando o seu futuro e contribuindo, assim, para uma morte com mais dignidade e nas condições escolhidas enquanto é capaz de tomar decisões.

> **Erros mais frequentemente cometidos**
>
> ▶ Não valorizar as informações trazidas pelos acompanhantes.
> ▶ Preocupar-se mais com o diagnóstico etiológico do que com o cuidado.
> ▶ Abusar de medicamentos e de interações medicamentosas.
> ▶ Não compreender a rede social do indivíduo.
> ▶ Considerar a doença como aspecto inevitável do envelhecimento.

Prognóstico e complicações possíveis

A evolução das demências primárias é inexorável, com piora progressiva e alguns momentos de estabilização. As demências secundárias, quando seu tratamento for possível, podem estabilizar-se e até ter alguma recuperação.

Pneumonia, episódios febris e transtornos alimentares são complicações frequentes em pessoas com demência avançada. Essas complicações estão associadas a maiores taxas de mortalidade em um prazo de 6 meses. A adequação dos serviços e das equipes de saúde envolvidos no cuidado dessas pessoas, junto às famílias, pode evitar intervenções agressivas e desnecessárias.[41]

Como é uma síndrome fortemente associada à idade, é frequente a medicalização, com uso abusivo de medicamentos, bem como a realização excessiva de exames. O reconhecimento de que as demências são, em geral, irreversíveis causa um sentimento de impotência e desejo de intervenção, porém a busca excessiva por diagnósticos e tratamentos traz mais desconforto e descontentamento.

É bastante polêmica a questão sobre a manutenção em vida de uma pessoa profundamente demenciada. A humanização do cuidado muitas vezes conflita com a escolha da hora certa para morrer e ganhos secundários obtidos a partir de eventuais benefícios vitalícios. Maus-tratos e abandono derivam da rede social e da história de vida, devendo-se estar atento à falta de cuidados.

Atividades preventivas e de educação

Na prática clínica, muitas vezes, o médico de família e comunidade é interpelado sobre a possibilidade de uma pessoa assintomática vir a desenvolver uma demência ao longo da vida, sobretudo quando há história familiar. Deve-se considerar a importância desse momento na consulta,[42] pois é um divisor de águas no relacionamento e na formação de vínculo naquele e nos próximos encontros.

Dessa forma, tanto as atividades de prevenção primária quanto as de educação baseiam-se em mudanças de estilos de vida e na compreensão do indivíduo e do seu entorno. É importante não se esquecer das vacinas recomendadas para o grupo de pessoas com doenças crônicas. O fator de risco principal para as demências, particularmente para a doença de Alzheimer, é a idade. Outros fatores de risco relatados são história familiar, fatores genéticos, comprometimento cognitivo leve, estilo de vida (uso de álcool e outras drogas, lícitas e ilícitas, alimentação, obesidade, entre outros) e os relacionados às doenças cardiovasculares (DCVs) (ver Cap. 157, Prevenção primária e secundária para doenças cardiovasculares). Na prevenção para demência, associam-se as atividades social, mental e física, porém com dados não muito consistentes.[43,44]

Deve-se ter em mente que o rastreamento de demências e de comprometimento cognitivo leve não é suportado por evidências.[45] Existe grande risco de sobrediagnóstico de pessoas com comprometimento cognitivo leve, ou "pré-demência".[46] A minoria das pessoas com comprometimento cognitivo leve evoluem para demência.[47] Não existe nenhum medicamento que impeça a progressão da doença. Além disso, o controle de fatores de risco, revisão de medicações que possam causar problemas cognitivos e estímulo a atividades sociais e físicas são boa prática médica que deve ser oferecida a todas as pessoas.[46]

A prevenção quaternária é item fundamental na agenda do médico de família e comunidade, principalmente no cuidado às pessoas com doenças crônicas, incuráveis, progressivas e sem tratamento notoriamente benéfico, uma vez que essas são vítimas frequentes dos abusos realizados pelo comércio de saúde.

REFERÊNCIAS

1. American Psychiatric Association, American Psychiatric Association. Diagnostic and statistical manual of mental disorders : DSM-5. 5th ed. Washington; 2013.

2. Knopman DS. The initial recognition and diagnosis of dementia. Am J Med. 1998;104(4A):2S-12S; discussion 39S-42S.

3. Carr DB, Gray S, Baty J, Morris JC. The value of informant versus individual's complaints of memory impairment in early dementia. Neurology. 2000;55(11):1724-1726.

4. Wang PN, Wang SJ, Fuh JL, Teng EL, Liu CY, Lin CH, et al. Subjective memory complaint in relation to cognitive performance and depression: a longitudinal study of a rural Chinese population. J Am Geriatr Soc. 2000;48(3):295-299.

5. Geldmacher DS, Whitehouse PJ. Evaluation of dementia. N Engl J Med. 1996;335(5):330-336.

6. Jorm AF, Korten AE, Henderson AS. The prevalence of dementia: a quantitative integration of the literature. Acta Psychiatr Scand. 1987;76(5):465-479.

7. Foreman MD. Reliability and validity of mental status questionnaires in elderly hospitalized patients. Nurs Res. 1987;36(4):216-220.

8. Clarfield AM. The reversible dementias: do they reverse? Ann Intern Med. 1988;109(6):476-486.

9. Jellinger LK. Pathologic correlates of dementia in Parkinson's disease. Arch Neurol. 1987;44(7):690-691.

10. Maciel J Jr. Demências primárias e donça de Alzheimer. In: Lopes AC, editor. Tratado de clínica médica. São Paulo: Roca; 2006.

11. Folstein MF, Folstein SE, McHugh PR. "Mini-mental state". A practical method for grading the cognitive state of patients for the clinician. J Psychiatr Res. 1975;12(3):189-198.

12. Tangalos EG, Smith GE, Ivnik RJ, Petersen RC, Kokmen E, Kurland LT, et al. The mini-mental state examination in general medical practice: clinical utility and acceptance. Mayo Clin Proc. 1996;71(9):829-837.

13. White N, Scott A, Woods RT, Wenger GC, Keady JD, Devakumar M. The limited utility of the Mini-Mental State Examination in screening people over the age of 75 years for dementia in primary care. Br J Gen Pract. 2002;52(485):1002-1003.

14. Stein J, Luppa M, Kaduszkiewicz H, Eisele M, Weyerer S, Werle J, et al. Is the short form of the mini-mental state examination (MMSE) a better screening instrument for dementia in older primary care patients than the original MMSE? Results of the German study on ageing, cognition, and dementia in primary care patients (AgeCoDe). Psychol Assess. 2015;27(3):895-904.

15. Trivedi D. Cochrane review summary: mini-mental state examination (MMSE) for the detection of dementia in clinically unevaluated people aged 65 and over in community and primary care populations. Prim Health Care Res Dev. 2017;18(6):527-528.

16. de Melo DM, Barbosa AJ. Use of the Mini-Mental State Examination in research on the elderly in Brazil: a systematic review. Cienc Saude Coletiva. 2015;20(12):3865-3876.

17. Steis MR, Schrauf RW. A review of translations and adaptations of the Mini-Mental State Examination in languages other than English and Spanish. Res Gerontol Nurs. 2009;2(3):214-224.

18. Tombaugh TN, McIntyre NJ. The mini-mental state examination: a comprehensive review. J Am Geriatr Soc. 1992;40(9):922-935.

19. McKhann G, Drachman D, Folstein M, Katzman R, Price D, Stadlan EM. Clinical diagnosis of Alzheimer's disease: report of the NINCDS-ADRDA Work Group under the auspices of Department of Health and Human Services Task Force on Alzheimer's Disease. Neurology. 1984;34(7):939-944.

20. Galvin JE, Roe CM, Xiong C, Morris JC. Validity and reliability of the AD8 informant interview in dementia. Neurology. 2006;67(11):1942-1948.

21. Mendez MF, Cummings JL. Dementia: a clinical approach. Butterworth: Heinemann; 2003.

22. Mega MS, Cummings JL, Fiorello T, Gornbein J. The spectrum of behavioral changes in Alzheimer's disease. Neurology. 1996;46(1):130-135.

23. Young J, Inouye SK. Delirium in older people. BMJ. 2007;334(7598):842-846.

24. Creavin ST, Wisniewski S, Noel-Storr AH, Trevelyan CM, Hampton T, Rayment D, et al. Mini-Mental State Examination (MMSE) for the detection of dementia in clinically unevaluated people aged 65 and over in community and primary care populations. Cochrane Database Syst Rev. 2016(1):CD011145.

25. Harrison JK, Stott DJ, McShane R, Noel-Storr AH, Swann-Price RS, Quinn TJ. Informant Questionnaire on Cognitive Decline in the Elderly (IQCODE) for the early diagnosis of dementia across a variety of healthcare settings. Cochrane Database Syst Rev. 2016;11:CD011333.

26. Karlawish JH, Casarett DJ, James BD, Xie SX, Kim SY. The ability of persons with Alzheimer disease (AD) to make a decision about taking an AD treatment. Neurology. 2005;64(9):1514-1519.

27. Davis DH, Creavin ST, Yip JL, Noel-Storr AH, Brayne C, Cullum S. Montreal Cognitive Assessment for the diagnosis of Alzheimer's disease and other dementias. Cochrane Database Syst Rev. 2015(10):CD010775.

28. Weytingh MD, Bossuyt PM, van Crevel H. Reversible dementia: more than 10% or less than 1%? A quantitative review. J Neurol. 1995;242(7):466-471.

29. Nitrini R. Demências. In: Caramelli P, editor. Neuropsiquiatria geriátrica. São Paulo: Atheneu; 2003.

30. Bradshaw JR, Thomson JL, Campbell MJ. Computed tomography in the investigation of dementia. Br Med J. 1983;286(6361):277-280.

31. Campos C, Rocha NB, Vieira RT, Rocha SA, Telles-Correia D, Paes F, et al. Treatment of cognitive deficits in Alzheimer's disease: a psychopharmacological review. Psychiatr Danub. 2016;28(1):2-12.

32. Wang J, Yu JT, Wang HF, Meng XF, Wang C, Tan CC, et al. Pharmacological treatment of neuropsychiatric symptoms in Alzheimer's disease: a systematic review and meta-analysis. J Neurol Neurosurg Psychiatry. 2015;86(1):101-109.

33. Ballard CG, O'Brien JT, Reichelt K, Perry EK. Aromatherapy as a safe and effective treatment for the management of agitation in severe dementia: the results of a double-blind, placebo-controlled trial with Melissa. J Clin Psychiatry. 2002;63(7):553-558.

34. Fong TG, Tulebaev SR, Inouye SK. Delirium in elderly adults: diagnosis, prevention and treatment. Nat Rev Neurol. 2009;5(4):210-220.

35. Sink KM, Holden KF, Yaffe K. Pharmacological treatment of neuropsychiatric symptoms of dementia: a review of the evidence. JAMA. 2005;293(5):596-608.

36. Gottfries CG, Karlsson I, Nyth AL. Treatment of depression in elderly patients with and without dementia disorders. Int Clin Psychopharmacol. 1992;6 Suppl 5:55-64.

37. Teri L, Gibbons LE, McCurry SM, Logsdon RG, Buchner DM, Barlow WE, et al. Exercise plus behavioral management in patients with Alzheimer disease: a randomized controlled trial. JAMA. 2003;290(15):2015-2022.

38. Clark ME, Lipe AW, Bilbrey M. Use of music to decrease aggressive behaviors in people with dementia. J Gerontol Nurs. 1998;24(7):10-17.

39. Callahan CM, Boustani MA, Unverzagt FW, Austrom MG, Damush TM, Perkins AJ, et al. Effectiveness of collaborative care for older adults with Alzheimer disease in primary care: a randomized controlled trial. JAMA. 2006;295(18):2148-2157.

40. Pruchno RA, Smyer MA, Rose MS, Hartman-Stein PE, Henderson-Laribee DL. Competence of long-term care residents to participate in decisions about their medical care: a brief, objective assessment. The Gerontologist. 1995;35(5):622-629.

41. Mitchell SL, Teno JM, Kiely DK, Shaffer ML, Jones RN, Prigerson HG, et al. The clinical course of advanced dementia. N Engl J Med. 2009;361(16):1529-1538.

42. Gervas J, Perez Fernandez M, Gutierrez Parres B. Sacred encounters: serenity in haste. Aten Primaria. 2009;41(1):41-44.

43. Simonsick EM. Fitness and cognition: encouraging findings and methodological considerations for future work. J Am Geriatr Soc. 2003;51(4):570-571.

44. Coyle JT. Use it or lose it--do effortful mental activities protect against dementia? N Engl J Med. 2003;348(25):2489-2490.

45. Moyer VA. Screening for cognitive impairment in older adults: U.S. Preventive Services Task Force Recommendation Statement. Ann Intern Med. 2014;160(11):791.

46. Le Couteur DG, Doust J, Creasey H, Brayne C. Political drive to screen for pre-dementia: not evidence based and ignores the harms of diagnosis. BMJ. 2013;347:f5125.

47. Visser PJ, Kester A, Jolles J, Verhey F. Ten-year risk of dementia in subjects with mild cognitive impairment. Neurology. 2006;67(7):1201-1207.

CAPÍTULO 230

Convulsões e epilepsia

Leonardo Cançado Monteiro Savassi
Débora Pereira Thomaz

Aspectos-chave

- Os principais manejos considerados para crises epilépticas e convulsões são: o controle da crise aguda, a abordagem de pessoas que tiveram convulsões febris e a condução das síndromes epilépticas.

- Convulsões podem ser "provocadas" (convulsão febril na infância e secundárias a distúrbios hidreletrolíticos e/ou metabólicos em outras faixas etárias) ou "não provocadas" (representadas por síndromes epilépticas e quadros criptogênicos).

- Crises convulsivas febris ocorrem, em geral, na infância, sendo autolimitadas e exigindo do médico de família e comunidade habilidades de comunicação, educação e abordagem familiar.

- Síndromes epilépticas têm prognóstico variável pela síndrome, desde quadros em que a medicação pode ser suspensa após dois anos até quadros catastróficos de epilepsia rapidamente progressiva com grave deterioração neurológica.

- As síndromes epilépticas frequentemente têm seu início na infância. O diagnóstico precoce e a propedêutica adequada podem propiciar uma evolução favorável.

- Quando iniciadas na infância, contatos frequentes com o médico são importantes para avaliar a repercussão no desenvolvimento e para ajuste de doses de acordo com peso e idade.

Caso clínico

Maria Paula, mãe de João Paulo, 3 anos, relata o "desmaio" de seu filho precedido por um grito, a caminho da Unidade Básica de Saúde (UBS), com quadro febril sem foco definido, manifestando-se somente com tosse seca. Chega à UBS com contrações nos membros seguidas de clônus: Temperatura = 38,6 °C, frequência respiratória (FR) = 48 rpm sem esforço e frequência cardíaca (FC) = 150 bpm. A mãe solicita, desesperada, avaliação com um neurologista. Ela está assustada, assim como o agente comunitário de saúde (ACS), que percebeu a situação na porta da unidade e os conduziu à sala de emergência. Nessas condições, já dentro da UBS, a enfermeira solicita que o médico interrompa outros atendimentos para conduzir o caso. Há dificuldade de se conseguir acesso venoso, e a opção recai em medicações por via nasal, com boa resposta. O médico consegue o controle da crise epiléptica, e a criança retoma aos poucos a consciência no período pós-comicial. Chega a hora, então, de conversar com a família para orientá-la sobre a necessidade de tratamento em casa, exames propedêuticos e controle por parte da Estratégia Saúde da Família (ESF). Depois de esclarecer sobre a etiologia da crise à mãe, ainda assim, há a necessidade de orientá-la quanto ao tratamento. Ela insiste que a vizinha tem um filho que teve convulsão e toma fenobarbital diariamente, mas ela não quer que sua criança tenha retardo mental.

Teste seu conhecimento

1. Considerando que esse foi o primeiro episódio de João Paulo, o diagnóstico mais provável para o quadro relatado é de:
   a. Convulsão febril simples
   b. Síndrome epiléptica
   c. Crise conversiva emocional
   d. Crise não convulsiva de origem cardíaca

2. Após retirar a criança da crise, o que deve ser indicado?
   a. Exames de imagem
   b. Punção lombar
   c. Eletrencefalograma de urgência
   d. Observação clínica

3. Se o quadro de convulsão de João Paulo não tivesse respondido à terapêutica inicial, mesmo depois de administrados midazolam e fenitoína e com 30 minutos de evolução, qual conduta é dispensável?
   a. Solicitar avaliação urgente do neurologista
   b. Aventar a hipótese de crise não convulsiva ou conversiva emocional
   c. Realizar fenobarbital intravenoso em dose de ataque
   d. Providenciar acesso a um serviço de cuidados intensivos

4. João Paulo teve posteriormente mais dois episódios de crises convulsivas, uma delas não relacionada à febre. Qual é o diagnóstico mais provável para o quadro relatado?
   a. Convulsão febril simples
   b. Síndrome epiléptica
   c. Crise conversiva emocional
   d. Crise não convulsiva de origem cardíaca

5. Com base nesse novo quadro, qual é o primeiro exame indicado para João Paulo?
   a. Exames de imagem
   b. Punção lombar
   c. Eletrencefalograma
   d. Observação clínica

Respostas: 1A, 2D, 3A, 4B, 5C

Do que se trata

Convulsão ou crise convulsiva

A convulsão é uma ocorrência transitória de sinais e/ou sintomas devido à atividade neuronal anormal, excessiva ou síncrona no cérebro.[1]

Ela se caracteriza por descargas elétricas súbitas, excessivas e transitórias dos neurônios cerebrais. Manifesta-se clinicamente por uma série de distúrbios, como alteração ou perda de consciência, atividade motora anormal, alterações comportamentais, distúrbios sensoriais ou manifestações autonômicas, de acordo com a área cerebral afetada (Quadro 230.1).[2,3]

Epilepsia

Epilepsia é uma doença cerebral definida por uma das seguintes condições:[1]

- Duas ou mais crises não provocadas (ou reflexas) com intervalo acima de 24 horas. OU
- Uma crise não provocada (ou reflexa) e uma probabilidade de crises futuras similar ao risco geral de recorrência de duas crises (maior ou igual 60%) nos próximos 10 anos. OU
- Diagnóstico de síndrome epiléptica.

A epilepsia é uma doença, de acordo com a Classificação Internacional de Atenção Primária (CIAP-2 = N88), crônica, que se manifesta por distúrbios epilépticos recorrentes, e várias apresentações, entre elas, as convulsões. Trata-se, portanto, de um complexo sintomático, sendo a crise um sintoma (CIAP-2 = N07). As crises podem, inclusive, ocorrer posteriormente ao início das manifestações da síndrome epiléptica (Quadro 230.2).[3–5]

Convulsão febril

Um distúrbio convulsivo provocado, cuja causa subjacente é um processo febril, recebe a definição de convulsão febril. Sua maior prevalência é entre 6 meses e 6 anos, com pico entre 12 e 30 meses de vida e, por definição, sem história de distúrbios convulsivos anteriores. Às vezes, ocorrem antes de 6 meses, bem como após os 6 anos.[6–7]

Por definição, caracteriza-se por um episódio de convulsão tônico-clônica generalizada com duração limitada. A incidência que mais se aproxima da realidade brasileira apontou 4% em crianças chilenas.[7]

Crises febris simples são convulsões primárias generalizadas que duram até 15 minutos, sem recorrência em 24 horas. As crises febris complicadas (ou complexas) são definidas como focais, prolongadas, (maior ou igual a 15 minutos) e/ou recorrem em menos de 24 horas. Elas também podem apresentar manifestações neurológicas pós-ictais. Cerca de 80% das convulsões febris são simples.[8]

Quadro 230.1 | Classificação topográfica da crise convulsiva – International League Against Epilepsy (ILAE)

Generalizadas	
Motoras	**Não motoras (ausência)**
▶ Tônico-clônica (qualquer combinação)	▶ Típica
▶ Clônica	▶ Atípica
▶ Tônica	▶ Mioclônica
▶ Mioclônica	▶ Mioclonia palpebral
▶ Mioclônica tônico-clônica	
▶ Mioclônica atônica	
▶ Atônica	
▶ Espasmos epilépticos	

Focais	
Motoras	**Não motoras**
▶ Consciente	▶ Consciente
▶ Rebaixamento de consciência	▶ Rebaixamento de consciência
▶ Consciência desconhecida	▶ Consciência desconhecida
▶ Automatismos	▶ Autonômica
▶ Atônicas	▶ Transtorno de comportamento
▶ Clônicas	▶ Cognitiva
▶ Espasmos epiléticos	▶ Emocional
▶ Hipercinética	▶ Sensorial
▶ Mioclonia	▶ Focal a bilateral tônico-clônica
▶ Tônica	
▶ Focal a bilateral tônico-clônica (generalização secundária)	

De origem desconhecida	
Motoras	**Não motoras**
▶ Tônico-clônica	▶ Transtornos comportamentais
▶ Espasmos epiléticos	

Não classificadas
Obs.: Uma convulsão que não possa ser claramente classificada em uma dessas categorias deve ser considerada como "não classificada" até que informações posteriores permitam seu diagnóstico acurado. "Não classificada" não é uma categoria.

Fonte: Fisher e colaboradores.[3]

Quadro 230.2 | Classificação etiológica das síndromes epiléticas

Síndromes/crises provocadas
Relacionadas à resposta do cérebro normal a eventos externos, como febre, distúrbios hidreletrolíticos, intoxicação, entre outros. Também chamados fatores deflagradores

Síndromes não provocadas
Síndromes/crises sintomáticas: ▶ Sintomáticas agudas: relacionadas a lesões agudas ao cérebro, como infecção intracraniana, TCE, neoplasia, AVC, efeito de drogas ou distúrbios hidreletrolíticos locais   ▶ Sintomáticas remotas: relacionadas a lesões residuais de processos hipóxico-isquêmicos, infecções ou TCE prévios
Síndromes/crises idiopáticas: não há um fator desencadeante, sendo incluídas epilepsias com herança familiar, de caráter genético. Esses casos são reservados para síndromes epiléticas com características clínicas e eletrencefalográficas específicas
Síndromes/crises criptogênicas: não há um padrão genético identificável

AVC, acidente vascular cerebral; TCE, trauma craniencefálico.
Fonte: Yacuvian[4] e Brasil.[5]

O baixo limiar do córtex está relacionado a uma combinação de maior excitação, à inibição reduzida e à menor maturação dos circuitos subcorticais.

A fisiopatologia da convulsão febril está relacionada: ao baixo limiar convulsivante do córtex cerebral em desenvolvimento; à suscetibilidade maior da faixa etária para infecções com propensão à febre; ao componente genético relacionado ao limiar para a crise.

Presume-se que haja relação entre a febre e o tempo que o cérebro leva para desenvolver os mecanismos de proteção, bem como a normalização metabólica/energética.

Não há evidências de que algum tipo ou agente de infecção cause mais ou menos convulsões, ou da relação entre o nível atingido pela temperatura ou o tempo em que a criança permanece com febre, pois a relação é com a febre, e não com a doença subjacente. Não há evidências que apoiem a teoria de que a velocidade de aumento da temperatura estaria relacionada com as convulsões febris.[6-7]

A história familiar para convulsões febris e para epilepsia é um fator de risco comprovado (B).[9] A história familiar também é preditiva para recorrência de uma segunda convulsão febril (B).[10]

Uma convulsão febril que ocorre em uma temperatura mais baixa está associada a um risco aumentado de recorrência (B).[9]

Um estudo sugere níveis séricos de zinco como predisponentes da crise (B).[11]

Alertas vermelhos

Os alertas vermelhos (*red flags*) indicam condições potencialmente sérias, como:

- Convulsões (febris ou não) acompanhadas de sinais meníngeos.
- Convulsões e síndromes rapidamente progressivas.
- Convulsões e síndromes com sinais e sintomas neurológicos.
- Epilepsias iniciadas em idosos (lesões vasculares, neoplásicas ou demenciais).
- Epilepsias manifestadas com crises mioclônicas e astáticas (pior prognóstico).

Alertas amarelos

Os alertas amarelos (*yellow flags*) indicam barreiras (especialmente psicossociais) para o tratamento e incluem:

- Convulsões associadas a sintomas constitucionais.
- Convulsões associadas a atraso de desenvolvimento.
- Crises conversivas.
- Adolescentes/adultos/idosos e potenciais riscos na condução de veículos.
- Estigma no convívio com amigos, em especial colegas de escola.

O que pode ocasionar

A crise convulsiva representa a manifestação de uma lesão subjacente, ou seja, é um sintoma objetivo resultante de alguns quadros clínicos.

As crises podem ser: provocadas, quando há uma resposta de um cérebro normal a um evento externo; sintomáticas, quando há uma agressão aguda ou remota ao parênquima cerebral; idiopáticas, se não há fator desencadeante e se enquadra em síndromes específicas; criptogênicas, quando não há fator desencadeante ou padrão genético identificável (ver Quadro 230.2).

O que fazer

Conduta na crise convulsiva

A primeira conduta diante de uma pessoa com quadro convulsivo é o controle imediato da crise. A terapia deve ser iniciada após 5 minutos de atividade epiléptica contínua,[12] ou mais de uma crise sem recuperação entre elas.

No atendimento do adulto, a sequência de abordagem e tratamento é a seguinte:

- Posicionamento em decúbito lateral direito e afrouxamento das roupas.
- Avaliação neurológica breve buscando identificar tipo de crise e, se possível, sua etiologia.
- Avaliação respiratória: permeabilidade, saturação. Fornecer oxigênio, ventilação mecânica (VM), se necessário.
- Avaliação circulatória: monitorização cardíaca, pressão arterial (PA) e pulso. Providenciar acesso venoso.
- Coletar exames: hemograma, eletrólitos, glicemia, função hepática e exames toxicológicos e nível sérico de medicações antiepilépticas (em casos selecionados). Caso não seja possível, glicemia capilar, ou infusão empírica de 50 mL de soro glicosado hipertônico e 100 mg de tiamina deve ser considerada.

Uso de terapia farmacológica em adultos com acesso intravenoso (IV):[12,13]

- Diazepam: 0,15 mg/kg, até 10 mg/dose. Doses adicionais após 1 minuto, caso seja necessário. Limite: efeitos colaterais.
- Após duas doses de benzodiazepínicos, caso o paciente mantenha a crise, providenciar outro acesso venoso e iniciar fenitoína: 20 mg/kg, infundida em uma velocidade de 25 a 50 mg/min em solução fisiológica (SF). Essa medida tem eficácia em torno de 50% na cessação da crise e visa o controle da sua recorrência. Ácido valproico, 20 a 40 mg/kg, pode ser a opção razoável.[13,14]
- Se após duas doses de benzodiazepínicos, não houver controle da crise, o paciente deverá receber infusão contínua de midazolam ou propofol.
- Fenobarbital: 20 mg/kg, IV, infundidos em 30 a 50 mg/minuto. Bastante eficaz, porém causa sedação prolongada, maior risco de hipotensão e hipoventilação. Medicação considerada de terceira escolha.

Em crianças, exames propedêuticos não são necessários, a não ser na suspeita de etiologia sintomática, menos frequente nessa faixa etária.[2] A opção inicial é pelo diazepam, 0,1 a 0,3 mg/kg, ou midazolam, 0,15 a 0,2 mg/kg (até 3 doses). Caso não haja controle da crise, valproato, levetiracetam e fenobarbital podem ser utilizados como terapia de primeira escolha em estado epiléptico resistente a benzodiazepínicos:[14]

- Valproato, IV, 20 a 40 mg/kg (à taxa de 3-6 mg/kg/min).
- Fenobarbital, IV (à taxa de 50 mg/min), até cessar a crise, ou dose máxima de 20 mg/kg.
- Levetiracetam, IV, para crianças acima de 4 anos e adolescentes com peso inferior a 50 kg: 10 a 30 mg/kg (0,10-0,30 mL/kg), máximo duas vezes por dia.

Na ausência de acesso venoso, para adultos e crianças, e na conduta pré-hospitalar, midazolam intramuscular (IM) ou intranasal (IN) pode ser mais eficaz do que outros benzodiazepínicos venosos para a cessação da convulsão, a frequência de hospitalização e as admissões na unidade de terapia intensiva (UTI), não sendo claro se o risco de recorrência de convulsões difere entre os tratamentos. Isso ocorre provavelmente porque há demora em se obter o acesso venoso em um paciente convulsionando, favorecendo o efeito das medicações IM (A):[13,15]

- Midazolam: 10 mg: IM, IN ou bucal para pacientes acima de 40 kg. Nasal ou bucal tem absorção mais rápida.
- Diazepam: 0,2 a 0,5 mg/kg, ou 20 mg, via retal.

Se a pessoa é refratária a essas medicações, deve ser tratada em uma UTI antes de atingir os 30 minutos de atividade epilética, devido ao maior risco de lesão neuronal pela perda da autorregulação circulatória cerebral, hipoxemia e/ou alterações metabólicas. As opções se baseiam na sedação do paciente com propofol (não indicado em crianças), midazolam ou tiopental (D).[12]

Anamnese

Após controlar a crise, passa-se à avaliação clínica do indivíduo e de sua doença de base, manifesta clinicamente pela convulsão.

Uma situação frequente na atenção primária à saúde (APS) é a do paciente que procura atendimento com relato de crise convulsiva e/oucom queixas sugestivas, sendo crítico inicialmente definir se foi mesmo convulsão. Em 80% dos casos, não se pode observar clinicamente uma convulsão, e mesmo profissionais com experiência clínica não caracterizam até 25% das crises quando observadas.[7] Muitas vezes, o auxílio de uma testemunha ocular é importante para que a crise seja descrita em detalhes. A imitação mímica da manifestação da crise pelo informante/acompanhante deve ser estimulada, pois fornece dados relevantes que podem não ser bem relatados pela simples descrição. Quando possível, deve-se encorajar terceiros a filmarem as crises, facilitando diagnóstico, classificação e manejo (Quadros 230.3 e 230.4).[2,5]

Alguns dados da história e do exame clínico reforçam a hipótese de crise convulsiva, como:

- Pródromos.
- Aura.
- Pós-ictal.
- Sintomas motores.
- Sintomas sensoriais.
- Sintomas autonômicos: náusea, vômitos, palidez, cianose, sialorreia, perda de controle de esfíncteres, entre outros.
- Confusão mental matinal sem etiologia subjacente.
- Língua com sinais de mastigação.

Os pródromos podem servir de preditores para a crise que está por vir e durar dias (p. ex., irritabilidade, alterações do humor, cefaleia, transtornos de personalidade).[2]

A aura engloba eventos iniciais da crise, um componente dessa, e, geralmente, o último evento do qual o indivíduo se recorda precedendo o distúrbio, por exemplo, distúrbios sensoriais, como percepções visuais ou auditivas, parestesias ou disestesias, podendo chegar a alucinações visuais ou sonoras, "sensações" e outras, dependendo da área cerebral afetada. A existência de aura, bem como as condições que possam ter precipitado a crise devem ser registradas.

Quadro 230.3 | Entendendo os termos técnicos

- ▶ Crises tônico-clônicas, ou "grande mal": são contrações tônico-clônicas generalizadas, ou seja, caracterizadas por um período de contração muscular (rigidez) simultânea dos membros e musculatura do tronco (tônus), seguidas de contrações rítmicas, principalmente de membros (clônus)
- ▶ Crise generalizada atônica: quadro de perda do tônus e da consciência
- ▶ Ausência simples/típica, ou "pequeno mal": perda súbita de consciência, na forma de breves lapsos, podendo ocorrer fenômenos motores breves
- ▶ Crise focal (parcial) motora: há contração de um segmento do corpo
- ▶ Crise focal (parcial) sensitiva: ocorrem distúrbios sensitivos localizados
- ▶ Crise focal (parcial) complexa: caracterizada por alterações da consciência na presença ou não de alterações cognitivas ou afetivas
- ▶ Crise mioclônica:* caracterizada por contrações musculares não rítmicas, como "choques", manifestando-se clinicamente como se o corpo se projetasse ao chão[2,7]
- ▶ Crise astática:* caracterizada por uma queda devido à perda da base de sustentação, dando o aspecto de uma "implosão" do corpo

*As crises mioclônica e astática são rápidas, porém consideradas como de pior prognóstico devido à verdadeira "devastação do sistema nervoso central", levando geralmente a um quadro de demência e retardo motor graves.

Fonte: Nicole-Carvalho e Henriques-Souza.[16]

Existem também fenômenos pós-críticos, como hemiplegia, monoplegia (paralisia de Todd), alterações de comportamento, cefaleia.[2] Na maioria dos casos, o diagnóstico de uma crise epilética pode ser feito clinicamente com a obtenção de dados subjetivos detalhados e objetivos gerais, com ênfase nas áreas neurológica e psíquica.[2,5]

Quadro 230.4 | História, exame clínico e seus principais significados clínicos

Achados na anamnese e no exame físico...	... e seu significado clínico
Anamnese	
Uso de hipoglicemiantes	Direcionar a etiologia (hipoglicemia)
Epilepsias no primeiro período da manhã ou no início do sono, frequência e número de crises	Direcionar a etiologia e avaliar o prognóstico
Pesquisa de início recente sobre medicamentos alopáticos ou fitoterápicos	Avaliar risco de interação medicamentosa e redução do limiar convulsivo
Uso de álcool e drogas ilícitas (crônico e/ou agudo)	Avaliar possibilidade de intoxicação, abstinência ou interação com medicamentos
Pesquisar uso correto da medicação prescrita e dosagem de acordo com peso e idade	Avaliar risco de subdosagem, erros de administração, falhas terapêuticas
Quaisquer sintomas sensoriais associados ou ainda sintomas motores de unilateralidade da crise	Sugerem focalidade

(Continua)

Quadro 230.4 | História, exame clínico e seus principais significados clínicos *(Continuação)*

Achados na anamnese e no exame físico...	... e seu significado clínico
Febre, traumas, doenças metabólicas	Presença de fatores desencadeantes
Transtornos de personalidade ou deterioração intelectual, distúrbios de aprendizagem	Sugerem doenças degenerativas do SNC
Alterações do DNPM, distúrbios do sono	Sugerem doença neurológica.
Sintomas constitucionais, como vômito, atraso de crescimento	Sugerem etiologia metabólica ou lesão estrutural
História de partos complicados, hipoxemia perinatal e distúrbios neonatais, como hipoglicemia/hiperbilirrubinemia	Fatos sugestivos de lesões prévias no SNC
História de infecções do SNC, TCE	
Hábitos alimentares sugestivos de cisticercose	
História familiar completa	Algumas síndromes epilépticas são hereditárias, como epilepsia do lobo frontal, epilepsia mioclônica juvenil ou convulsão neonatal familiar benigna
Exame físico	
Abaulamento de fontanela ou rigidez nucal	Sugerem irritação meníngea
Perímetro cefálico aumentado	Afastar hidrocefalia
Sopro cardíaco, hipertensão arterial	Afastar síncopes de origem cardíaca
Visceromegalias	Sugerem doença metabólica ou de armazenamento
Escoriações	Sugerem TCE
Nível de consciência, presença de sinais focais, ataxia e anormalidades nos nervos cranianos	Direcionam para a etiologia e/ou definem as epilepsias focais (parciais)
Hemiparesia, hiper-reflexia, reflexos anômalos (como sinal de Babinski) localizados	Lesão estrutural contralateral
Fundo-de-olho	Avaliar papiledema ou hemorragia retiniana
Alterações de pele – manchas café-com-leite, nevos, adenomas, fibromas, hemangiomas	Sugestivas de facomatoses
Alterações de pele – lesões vitiliginosas	Sugestivas de esclerose tuberosa
Alterações de pele – petéquias	É importante afastar quadros meníngeos

DNPM, desenvolvimento neuropsicomotor; SNC, sistema nervoso central; TCE, trauma craniencefálico.
Fonte: Adaptado de Savassi.[2]

Exame físico

No exame físico, a busca deve ser direcionada também para a doença subjacente. No caso de convulsão febril, é importante determinar o processo infeccioso ou inflamatório causador da elevação da temperatura, procurando afastar processos infecciosos centrais.

Em qualquer tipo de convulsão, o médico deve avaliar o estado mental, a função cardiológica e o nível de desenvolvimento, quando apropriado.[12]

Nenhum sintoma clínico isolado pode discriminar de forma confiável uma convulsão de um evento não epilético. Alguns autores sugerem que uma lista preestabelecida de critérios pode aumentar o grau de certeza de um evento convulsivo (Quadro 230.5).[17]

Especialistas em epilepsia têm concordância de 84% quanto ao diagnóstico ser ou não uma crise convulsiva, valor que sobe para 95% após discussão dos casos entre eles. Se for utilizada uma escala de critérios (*check-list*), há concordância em 88 e 98% após discussão, sugerindo que *check-list* e discussão dos casos juntos aumentam a acurácia diagnóstica.[17] É fundamental fazer o diagnóstico diferencial correto com outros distúrbios paroxísticos da consciência, como síncopes e crises não epiléticas psicogênicas.[5]

Após diagnosticar a situação clínica como uma crise convulsiva, é hora de classificá-la (ver Quadro 230.3) e, a seguir, o próximo passo depende do tipo e da etiologia da crise, como apresentado na Figura 230.1.

Caso a crise seja a manifestação de uma epilepsia, é importante considerar: idade de início, frequência de ocorrência e intervalos mais curtos e mais longos entre as crises, devendo ser caracterizados, muitas vezes, com o auxílio de um diário de crises. Para uma anamnese completa, são fundamentais: história de eventos perinatais, crises no período neonatal, crises febris, qualquer crise não provocada e história de epilepsia na família.

Quadro 230.5 | Critérios diagnósticos clínicos para definir a ocorrência de uma crise convulsiva

1. Inconsciência com tremores mioclônicos com ou sem mordedura da língua ou endurecimento
2. Inconsciência com espasmos tônicos, sem tremores mioclônicos, com ou sem mordedura de língua
3. Inconsciência com mordedura da língua sem sacudidas mioclônicas ou endurecimento
4. Inconsciência ou olhar com um dos seguintes sintomas precedentes percebidos pelo paciente:
   - Um sentimento crescente do estômago para a garganta
   - Olfato de aromas estranhos
   - Rigidez ou convulsões na face ou membro(s)
   - Giro da cabeça para um lado
5. Olhar fixo, sem reação a estímulos externos, com batida de lábios, torcer, piscar, fazer caretas ou fazer os mesmos movimentos continuamente, não lembrados pelo paciente
6. Empurrões musculares repetitivos no rosto ou membro(s) sem perda de consciência

O diagnóstico de uma síncope com convulsões mioclônicas é feito quando há uma causa clara para a síncope, a perda de consciência tem sido de curta duração, o paciente parece pálido durante o ataque e torna-se alerta imediatamente depois

Nota: A perda de continência urinária não faz parte dos critérios.
Fonte: Adaptado de van Donselaar e colaboradores.[17]

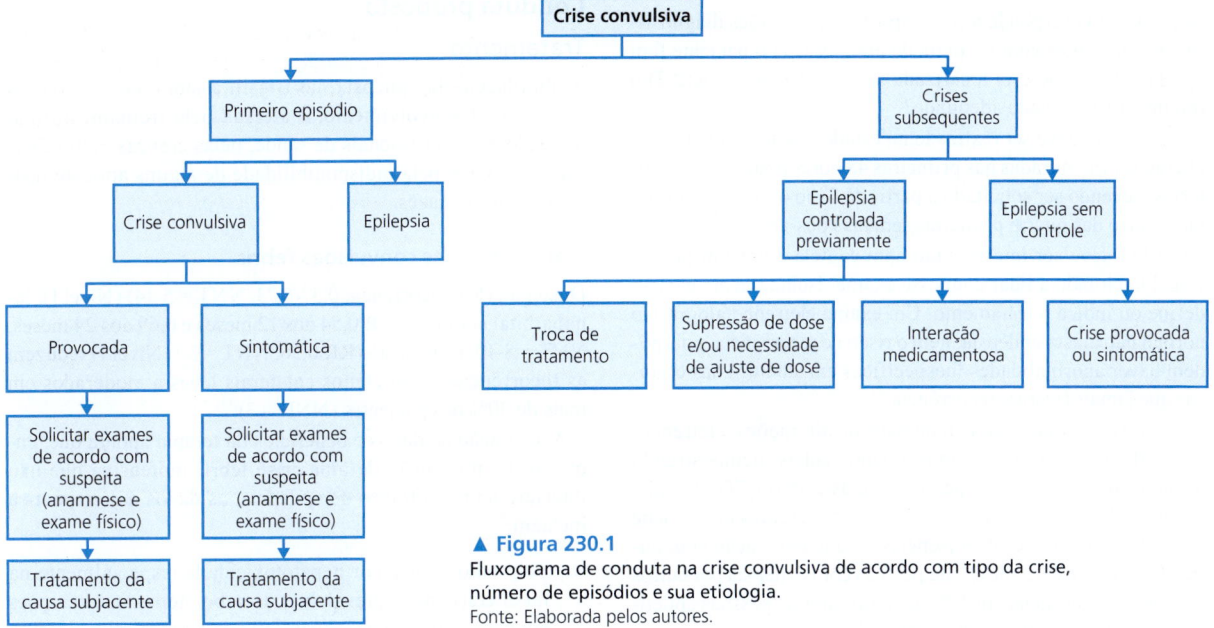

▲ **Figura 230.1**
Fluxograma de conduta na crise convulsiva de acordo com tipo da crise, número de episódios e sua etiologia.
Fonte: Elaborada pelos autores.

Trauma craniano, infecção ou intoxicações prévias também devem ser investigados.[2,18]

Exames complementares

Propedêutica na convulsão febril

A avaliação propedêutica da convulsão febril é totalmente diferente daquela projetada para os quadros de convulsão não provocada.

Na convulsão febril, o eletrencefalograma (EEG) não tem valor prognóstico, não contribui para o diagnóstico e não tem potencial de alterar a conduta clínica, mesmo em convulsões febris complexas. O EEG será útil se houver suspeita de etiologia específica, ou seja, se não se tratar de uma convulsão febril (A) (Quadro 230.6).[5,7,12,13,19,20]

Uma grande preocupação quanto à convulsão associada à febre é o risco de um processo infeccioso meníngeo. A chance de uma criança com febre e convulsão como únicos sintomas ter meningite varia de 0 a 4%, e um exame clínico normal torna muito improvável o risco de meningite ou mesmo de qualquer infecção bacteriana grave (B).[21,22] É também improvável um quadro de infecção meníngea em adolescentes e adultos apenas com a presença de convulsão simples, sem petéquias ou sinais meníngeos.

Como na faixa etária de 0 a 12 meses, e mesmo na de 12 a 18 meses, sinais meníngeos não são evidentes, a Academia Americana de Pediatria (AAP) recomenda a realização de punção lombar (PL) nessas faixas etárias (D) (Quadro 230.7).[8]

Quadro 230.6 | Indicação formal de eletrencefalograma na convulsão febril

- ▶ Suspeita de doença cerebral subjacente
- ▶ Presença de déficit de desenvolvimento neuropsicomotor
- ▶ Presença de déficit neurológico

Fonte: Subcommittee on Febrile Seizures e American Academy of Pediatrics[8] e Cochrane.[13]

Quadro 230.7 | Indicações para a punção lombar em convulsão febril

- ▶ Idade < 12 meses; considerar PL entre 12 e 18 meses
- ▶ Sinais e sintomas meníngeos
- ▶ Estado clínico geral acometido, coma, letargia
- ▶ Ausência de etiologia definida para a febre
- ▶ Presença de petéquias: considerar punção lombar

Fonte: Subcommittee on Febrile Seizures e American Academy of Pediatrics.[8]

Exames laboratoriais inespecíficos, como hemograma, proteína C-reativa, velocidade de hemossedimentação (VHS) ou ionograma, serão solicitados para esclarecimento propedêutico do quadro infeccioso, mas não têm indicação formal específica para a convulsão febril (D).[8] A proteína C-reativa não auxilia no diagnóstico de meningite (A).[23]

Em convulsões febris, os *exames radiológicos e de neuroimagem* não contribuem para o diagnóstico, não alteram o prognóstico e não têm necessidade de ser solicitados (D).[8]

Propedêutica nas convulsões não provocadas

Quanto à propedêutica nas crises não provocadas, o EEG constitui o mais importante procedimento no diagnóstico da epilepsia, se for bem realizado e cuidadosamente interpretado (A).[5] Trata-se de procedimento não invasivo, de baixo custo, capaz de identificar síndromes epiléticas específicas, registrar crises menores, detectar fatores precipitadores (como televisão ou videogames) e documentar os achados eletrencefalográficos antes de instituir o tratamento, podendo também indicar situações em que são indicados outros exames, como os de imagem.[24,25]

O EEG é o exame isolado mais importante para predizer a recorrência em uma primeira crise não provocada, com capacidade prognóstica tão importante quanto a etiologia da síndrome

(A).⁸,²⁴ O EEG responde a três importantes questões diagnósticas nos pacientes com suspeita de epilepsia: 1) o paciente tem epilepsia? 2) onde está localizada a zona epileptogênica? 3) o tratamento está sendo adequado?⁵

O EEG não deve ser realizado no estado pós-ictal imediato, e alterações encontradas nas primeiras 48 horas podem ser transitórias, devendo ser solicitado a partir do 3º ao 4º dia e, no máximo, dentro das quatro primeiras semanas pós-crise.[25,26]

O EEG deve ser interpretado com cautela e por um profissional habituado a lidar com esse exame. Isoladamente ele não define ou indica o tratamento. Um exame eletrencefalográfico normal não afasta epilepsia, nem o risco de recorrência, pois podem haver anormalidades inespecíficas em até 30% das crianças que jamais tiveram recorrência.[25]

Estudos populacionais demonstram alterações eletrencefalográficas em pessoas supostamente sadias, demonstrando achados de 0,5 a 3,5% de pessoas sadias com o EEG alterado. Achados do *padrão ponta de onda* estão presentes em 77% de indivíduos com crises de ausências ou em associação com outras formas; em cerca de 6% de pessoas com epilepsia por outros padrões não ausência; em 3,5% de familiares de pessoas epiléticas; e em 0,2% da população geral.[25,27]

Exames laboratoriais devem ser solicitados em situações específicas, como vômitos, diarreia, desidratação ou mesmo uma convulsão prolongada, em que são úteis o hemograma, a glicemia e o ionograma com cálcio e magnésio. No lactente com menos de 6 meses, há benefício na solicitação de exames laboratoriais rotineiros, pela maior frequência de convulsões provocadas, e de exames toxicológicos, se houver alguma suspeita nesse sentido.[26] A PL deve ser realizada se houver suspeita de meningite ou encefalite.

Em crianças, embora ocorram alterações em até um terço dos exames realizados, apenas uma minoria (cerca de 2%) apresenta alterações que poderiam modificar a conduta. Ainda assim, a maioria dessas alterações ocorre em casos de crise focal ou quando ocorriam outras alterações clínicas específicas além da convulsão e que poderiam ser diagnosticadas sem a necessidade de *exames de neuroimagem*.[26]

O exame de ressonância magnética (RM) é superior à tomografia computadorizada (TC), sendo preferível onde estiver disponível (B).[26,27] Exames urgentes de neuroimagem podem ser solicitados se a criança apresentar um déficit focal pós-ictal persistente ou em convulsões de difícil controle.[33] A propedêutica eletiva com a ressonância pode ser necessária em crianças com:

- Déficit cognitivo e motor significativo.
- Alterações neurológicas não explicáveis pelo quadro convulsivo.
- Epilepsias parciais.
- Alterações eletrencefalográficas sugestivas de não se tratar de uma crise benigna.
- Menores de 1 ano de idade.

O videoeletrencefalograma se reserva aos casos criteriosamente selecionados, para distinguir crises epiléticas de não epiléticas, ou para firmar diagnósticos sindrômicos. Seu uso deve ser aventado *a posteriori*, principalmente em casos em que seja preferível à internação propedêutica (D).[28,29]

Em adultos, especialmente idosos, os exames de neuroimagem são mais importantes e devem ser realizados pela maior frequência da etiologia de AVC e outras doenças estruturais.

Conduta proposta
Tratamento

A abordagem da epilepsia, no Brasil, assim como em outros países em desenvolvimento, é afetada pelo treinamento inadequado dos profissionais de saúde, pelas crenças culturais e, especialmente, pela indisponibilidade de alguns anticonvulsivantes mais eficazes.

Tratamento nas convulsões febris

Diazepan (RR recorrência 0,37-0,73, NNT = 5-14) (Nível I), fenobarbital contínuo (RR 0,54 aos 12 meses e 0,69 aos 24 meses, NNT = 8-10) e clobazan (RR 0,36, NNT = 2) (Nível I) reduzem as recorrências, com efeitos colaterais leves a moderados em mais de 30% dos pacientes (NNH = 3).[13]

A avaliação de danos e benefícios da terapia aponta que, enquanto há prevenção de uma crise febril inofensiva que não interfere no risco futuro de epilepsia, os danos da terapêutica incluem:[5]

- Valproato: morte por hepatotoxicidade (especialmente na faixa etária mais prevalente), trombocitopenia, alterações ponderais, distúrbios gastrintestinais e pancreatite.
- Fenobarbital: hiperatividade, irritabilidade, letargia, distúrbios do sono e hipersensibilidade.
- Diazepam (intermitente): letargia, sonolência, ataxia e mascaramento de infecções do sistema nervoso.

O principal suporte da intervenção é o fornecimento de informações às famílias sobre o risco de recorrência, o manejo de primeiros socorros e a natureza benigna do fenômeno. Os pais devem receber detalhes de contato para serviços médicos para que eles se sintam apoiados em caso de recorrência, o que inevitavelmente leva à ansiedade e ao medo pela grande maioria dos envolvidos.[13]

Nas situações em que haja grande ansiedade dos cuidadores em relação à convulsão febril, clobazan intermitente, via oral (VO), na dose de ataque de 5 mg e dose de manutenção de 0,3 a 1,0 mg/kg, ou diazepam intermitente, VO, na dosagem de 0,2 a 0,5 mg/kg/dose, 2 ou 3 vezes ao dia, no início da doença febril, podem ser eficazes na prevenção da recorrência. Apesar de antitérmicos melhorarem o conforto da criança, a terapia antipirética não previne a recorrência de convulsões febris (A).[13,30]

Tratamento das síndromes epiléticas

As síndromes diagnosticadas após uma convulsão não provocada devem ser tratadas de acordo com os achados eletrencefalográficos e com o diagnóstico etiológico.

Ao se indicar um tratamento, ele deve ser, idealmente, com monoterapia, dose única e livre de efeitos colaterais. Na persistência das crises, opta-se pela troca por um segundo fármaco de primeira escolha, iniciando-o junto com a suspensão gradual do primeiro, até que se atinjam níveis terapêuticos adequados (A).[8,31]

Há duas classes de fármacos para o tratamento da epilepsia. Há uma classe que exerce indução do sistema P450 (exceto o valproato, que age por inibição desse sistema), ligando-se a proteínas plasmáticas, com metabolização hepática e que são classificadas como fármacos de primeira escolha (carbamazepina, ácido valproico, fenitoína e fenobarbital). Os chamados fármacos de segunda escolha, que apresentam menor ligação a proteínas plasmáticas, sem indução ou inibição enzimática, e mesmo excreção renal sem metabolização (clobazam, oxcarbazepina, lamotrigina, vigabatrina, topiramato, gabapentina, pregabalina, zonizamida, levetiracetam).[4]

A Cochrane comparou alguns dos principais fármacos usados no tratamento das síndromes epiléticas, apresentados na Tabela 230.1.

O National Institute for Health and Care Excellence (NICE) recomenda carbamazepina ou lamotrigina como primeira opção de tratamento para adultos e crianças com quadros iniciais relacionados a crises parciais. Segundo a Cochrane, soma-se a isso o uso do levetiracetam. O ácido valproico se mantém como primeira opção de tratamento nos quadros ligados a crises generalizadas.[12,13]

A maioria dos antiepiléticos já está disponível no Brasil, sendo aprovados pela Agência Nacional de Vigilância Sanitária (Anvisa), porém, para a obtenção de alguns, é necessário acionar protocolos de medicamentos não essenciais, em geral por meio de relatórios, para obtenção, via de regra, pelos Estados da Federação. O Ministério da Saúde (MS) recomenda, em seu protocolo:[5]

- Adultos com epilepsia focal: carbamazepina, fenitoína e ácido valproico.
- Crianças com epilepsia focal: carbamazepina.
- Idosos com epilepsia focal: lamotrigina e gabapentina.
- Crises generalizadas: ácido valproico.

As principais recomendações do NICE quanto ao início da terapêutica de acordo com o tipo de convulsão e de algumas síndromes epiléticas específicas são mostradas nos Quadros 230.8 e 230.9.

Na falha terapêutica com uma medicação inicial, é recomendável a abordagem feita por neurologistas de acordo com a faixa etária e a experiência no tratamento das epilepsias. O Quadro 230.9 representa o sumário de recomendações do NICE para algumas síndromes específicas, mas é desejável que a monoterapia e a adição de medicações sejam feitas em âmbito especializado.

Alguns medicamentos já tiveram sua eficácia avaliada como medicação adicional na abordagem da epilepsia, mas seu manejo deve ser cuidadoso e preferencialmente também realizado por profissional com experiência na abordagem da epilepsia em centros de atenção secundários.

Monitoração de níveis plasmáticos

Não há evidências que justifiquem a monitoração rotineira de níveis plasmáticos de fármacos antiepiléticos com o objetivo de atingir intervalos predefinidos para a otimização do tratamento em monoterapia. Uma possível utilidade seria a aplicação na politerapia, em gestantes não controladas e em outras situações especiais e casos selecionados, independente das evidências não embasarem tal conduta.[13]

Por quanto tempo tratar?

O tratamento na infância deve ser abreviado, sempre que possível. Devem-se levar em conta variáveis como: tipo de epilepsia, etiologia, alteração cognitiva, anormalidades eletrencefalográficas, presença de déficits neurológicos e outras comorbidades.

Independentemente da faixa etária, crises sintomáticas remotas apresentam mais recaída do que crises idiopáticas, assim como a presença de um EEG anormal (A).[32] Fatores preditivos para recorrência específicos da infância são: crises focais, disfunção neurológica, etiologia sintomática remota, alterações no EEG, sexo feminino, idade acima de 10 anos, anormalidades neurológicas.[7,33]

O risco de recaída de epilepsia na retirada da medicação em todas as faixas etárias é de 25% em 1 ano e 29% em 2 anos.[32] Na

Tabela 230.1 | Comparação de eficácia entre medicamentos de acordo com o tipo de desfecho segundo a iniciativa Cochrane (2017)[13]

Desfecho* Comparação	Tempo para suspensão do tratamento instituído	Tempo livre de crises até a primeira convulsão	Remissão durante 6 meses	Remissão durante 12 meses
CBZ** vs. FNB	HR 1,50, IC 95% (1,15-1,95	Similar	Similar	Similar
CBZ vs. FNT	Similar	Similar	Similar	Similar
CBZ vs. VPT	Similar	Similar	Similar	Similar
CBZ vs. LAMO	HR 0,72, IC 95% (0,63-0,82	HR 1,22, IC 95% (1,09-1,37)	HR 0,84, IC 95% (0,74-0,94)	Similar
CBZ vs. TPM	Similar	Similar	Similar	HR 0,84, IC 95%= 0,71-1,00
CBZ vs. VIGA	Similar	HR 1,57 IC (95% (1,23-2,2)	Similar	Similar
CBZ vs. OXCA	Similar	Similar	Similar	Similar
FNT vs. FNB	HR 1,62 (1,23-2,14)	Similar	Similar	Similar
FNT vs. VPT	Similar	Similar	Similar	Similar
FNT vs. OXCA	HR 1,65, IC 95% (1,08-2,52)	Similar	Similar	Similar

*Resultados de risco de danos (*hazzard ratio*). A linha na qual o resultado é apresentado corresponde ao medicamento que é superior quanto ao desfecho estudado.
**Não há evidência de superioridade da carbamazepina de liberação controlada sobre a carbamazepina de liberação imediata.[13]
FNB, fenobarbital; CBZ, carbamazepina; FNT, fenitoína; VPT, valproato; LAMO, lamotrigina; OXCA, oxcarbazepina; TPM, topiramato; VIGA, vigabatrina; IC, intervalo de confiança.
Fonte: Adaptada de Cochrane.[13]

Quadro 230.8 | **Tratamento farmacológico de acordo com tipo de convulsão segundo o NICE[12]**

Tipo de convulsão	Antiepiléticos de primeira escolha	Antiepiléticos adicionais	Antiepiléticos que não devem ser usados (podem piorar as convulsões)
Tônico-clônica generalizada	Carbamazepina Lamotrigina Oxcarbazepina Ácido valproico	Clobazam Lamotrigina Levetiracetam Ácido valproico Topiramato	Se ocorrerem crises de ausência ou mioclônicas, ou suspeita de epilepsia mioclônica juvenil Carbamazepina, gabapentina, oxcarbazepina, fenitoína, pregabalina, tiagabina, vigabatrina
Tônica ou atônica	Ácido valproico	Lamotrigina	Carbamazepina, gabapentina, oxcarbazepina, pregabalina, tiagabina, vigabatrina
Ausência	Etosuximida Lamotrigina Ácido valproico	Etosuximida Lamotrigina Ácido calproico	Carbamazepina, gabapentina, oxcarbazepina, fenitoína, pregabalina, tiagabina, vigabatrina
Mioclônica	Levetiracetam Ácido valproico Topiramato	Levetiracetam Ácido valproico Topiramato	Carbamazepina, gabapentina, oxcarbazepina, fenitoína, pregabalina, tiagabina, vigabatrina
Focal	Carbamazepina Lamotrigina Levetiracetam Oxcarbazepina Ácido valproico	Carbamazepina Clobazam Gabapentina Lamotrigina Levetiracetam Oxcarbazepina Ácido valproico Topiramato	
Convulsões prolongadas e repetidas e *status epilepticus* na comunidade	Midazolam IM, bucal ou IN Diazepam retal		
Status epilepticus no hospital	Diazepam IV Midazolam IV, IM, bucal ou IN	Fenobarbital IV Fenitoína	
Status epilepticus refratário	Midazolan IV Propofol (não em crianças) Tiopental		

IV, intravenoso; IM, intramuscular; IN, intranasal.
Fonte: National Institute for Health and Clinical Excelence.[12]

infância, a taxa de recaída foi de 22% em 3 meses, 29% em 6 meses, 34% em 12 meses, e 39% em 24 meses (B).[33]

Tomando-se como parâmetro a epilepsia iniciada na infância, a de início na adolescência tem risco relativo de recidiva bem maior, de 1,79 (95% IC: 1,46-2,19), e o risco relativo nas síndromes iniciadas no adulto foi de 1,34 (95% IC: 1,00-1,81) em relação ao das crianças (A).[32]

Estudos de melhor evidência foram realizados apenas em menores de 16 anos, com acompanhamento médio de 5,6 anos.[13] O risco relativo (RR) geral para recaída por convulsão após a retirada de antiepiléptico foi de 1,34 (IC 95%: 1,13-1,59, P = 0,0007). Para descontinuação precoce, o NNH (risco aumentado de recaída por convulsão devido à retirada precoce de antiepiléptico) é de 8 (IC 95% 5-20), e há maiores taxas de recaída em pessoas com crises parciais com RR agregado de 1,51 (IC 95%: 0,97-2,35, P = 0,07), e a epilepsia tipo ausência mostrou menor risco de recaída.

As variáveis associadas ao maior risco de recaída por convulsão foram: achados anormais do EEG (RR 1,44, 95% IC 1,13-1,83, P = 0,003), especialmente na atividade epileptiforme (RR 2,58, IC 95% 2,03-3,28, P < 0,0001); início da epilepsia antes de 2 anos ou após 10 anos de idade; história do *status epilepticus*; deficiência intelectual (QI < 70); e alta frequência de convulsões antes e durante o tratamento.[13]

Em crianças, devem-se aguardar 2 ou mais anos sem crises antes de interromper o tratamento, especialmente se há EEG anormal e em convulsões parciais (A).[13] As evidências não são suficientes para determinar um prazo ótimo para crianças com convulsões generalizadas. Aparentemente, a suspensão antes de 2 anos se relaciona a maior recorrência, e a recomendação é de pensar na retirada a partir desse prazo.[2] Não há evidência suficiente para determinar quanto tempo sem crises é necessário para suspender medicamentos em adultos (A).[13]

Quadro 230.9 | **Tratamento farmacológico de acordo com a síndrome epilética, segundo o NICE[12]**

Síndrome epilética	Antiepilépticos de primeira escolha	Antiepilépticos adicionais	Antiepilépticos que não devem ser usados (podem piorar as convulsões)
Epilepsia de ausência na infância Epilepsia de ausência juvenil Outras síndromes de ausência	Etoxuximida Lamotrigina Ácido valproico	Etoxuximida Lamotrigina Ácido valproico	Carbamazepina, gabapentina, oxcarbazepina, fenitoína, pregabalina, tiagabina, vigabatrina
Epilepsia mioclônica juvenil	Lamotrigina Levetiracetam Ácido valproico Topiramato	Lamotrigina Levetiracetam Ácido valproico Topiramato	Carbamazepina, gabapentina, oxcarbazepina, fenitoína, pregabalina, tiagabina, vigabatrina
Epilepsia manifesta apenas por crises tônico-clônicas generalizadas	Carbamazepina Lamotrigina Oxcarbazepina Ácido valproico	Clobazan Lamotrigina Levetiracetam Ácido valproico Topiramato	
Epilepsia idiopática generalizada	Lamotrigina Ácido valproico Topiramato	Lamotrigina Levetiracetam Ácido valproico Topiramato	Carbamazepina, gabapentin, oxcarbazepina, fenitoína, pregabalina tiagabina, vigabatrina
Espasmos infantis não devidos à esclerose tuberosa	Devem ser avaliados no âmbito da atenção especializada em epilepsia pediátrica) Esteroides (prednisolona) ou vigabatrina		
Espasmos infantis devidos à esclerose tuberosa	Devem ser avaliados no âmbito da atenção especializada em epilepsia pediátrica Vigabatrina ou esteroides (prednisolona)		
Epilepsia benigna com picos de onda centrotemporais	Carbamazepina Lamotrigina Levetiracetam Oxcarbazepina Ácido valproico	Carbamazepina Clobazam Gabapentin Lamotrigina Levetiracetam Oxcarbazepina Ácido valproico Topiramato	
Epilepsia parcial benigna de início precoce com paroxismos occipitais (*Panayiotopoulos*)	Carbamazepina Lamotrigina Levetiracetam Oxcarbazepina Ácido valproico	Carbamazepina Clobazam Gabapentin Lamotrigina Levetiracetam Oxcarbazepina Ácido valproico Topiramato	
Epilepsia occipital de início tardio da infância (Gastaut)	Carbamazepina Lamotrigina Levetiracetam Oxcarbazepina Ácido valproico	Carbamazepina Clobazam Gabapentin Lamotrigina Levetiracetam Oxcarbazepina Ácido valproico Topiramato	

(Continua)

Quadro 230.9 | Tratamento farmacológico de acordo com a síndrome epilética, segundo o NICE[12] *(Continuação)*

Síndrome epilética	Antiepilépticos de primeira escolha	Antiepilépticos adicionais	Antiepilépticos que não devem ser usados (podem piorar as convulsões)
Síndrome de Dravet	Deve ser avaliado no âmbito da atenção especializada em epilepsia pediátrica Ácido valproico Topiramato	Clobazan Stiripentol	Carbamazepina, gabapentin, lamotrigina, oxcarbazepina, fenitoína, pregabalina, tiagabina, vigabatrina
Pico contínuo e onda durante o sono lento	Deve ser avaliado no âmbito da atenção especializada em epilepsia pediátrica		
Síndrome de Lennox–Gastaut	Deve ser avaliada no âmbito da atenção especializada em epilepsia pediátrica Ácido valproico	Lamotrigina	Carbamazepina, gabapentina, oxcarbazepina, pregabalina, tiagabina, vigabatrina
Síndrome de Landau–Kleffner	Deve ser avaliado no âmbito da atenção especializada em epilepsia pediátrica		
Epilepsia mioclônico-astática	Deve ser avaliada no âmbito da atenção especializada em epilepsia pediátrica		

Fonte: National Institute for Health and Clinical Excelence.[12]

Não se pode estabelecer uma recomendação precisa sobre a velocidade de suspensão do tratamento da epilepsia tanto em adultos quanto em crianças (A). Há recomendações de suspensão lenta da medicação, em esquemas que variam de 4 a 8 semanas até 1 ano, redução de 25% a cada 3 meses, ou esquemas prolongados diferenciados por doses.[2] Não há vantagem em realizar redução de doses em períodos acima de 9 meses.[13]

Um único estudo comparativo entre 6 semanas e 9 meses não demonstrou diferenças. O risco de recorrência da convulsão durante a redução do fármaco e após a interrupção do tratamento com fármaco antiepiléptico em crianças com epilepsia não é diferente se os medicamentos são diminuídos ao longo de um período de 6 semanas ou 9 meses.[34]

As crises recorreram em 53 pacientes (40%) no seguimento médio de 39 meses (IC: 11-105). Nem o comprimento do período de retirada (6 semanas vs. 9 meses, P = 0,38) nem o período de tempo em que os pacientes estavam livres de convulsões antes do início da retirada (2 anos vs. 4 anos, P = 0,20) influenciaram significativamente o risco de recorrência. A presença de atraso mental (RR, 3,1, IC de 95%, 1,5-6,2) ou picos de onda no EEG no momento da retirada (RR, 1,9; IC 95%, 1,0-3,4) aumentaram o risco de recorrência.

Tratamento adjuvante

Em relação a estratégias não medicamentosas para epilepsia, revisões sistemáticas apontaram que não há evidências suficientes para se recomendar a medicina tradicional chinesa (MTC), suplementação de vitaminas, a ioga ou a acupuntura (B).[13]

Intervenções psicológicas, tais como terapia de relaxamento, terapia cognitivo-comportamental (TCC), *biofeedback* e intervenções educacionais, não alteram a frequência de convulsões, a frequência das crises e a qualidade de vida (D). Elas podem ser alternativas em adultos com controle inadequado ou em crianças com resistência ao tratamento farmacológico (D).[12,13]

Quanto a uma dieta cetogênica, há aplicabilidade comprovada em crianças (A), e alguns estudos observacionais prospectivos sugerem algum efeito em adultos, podendo auxiliar na epilepsia de difícil controle/intratável no uso de vários fármacos antiepilépticos (D).[13,35]

A estimulação do nervo vago – uma cirurgia não destrutiva – parece ser um tratamento eficaz e bem tolerado para crises parciais não responsivas a medicamentos (A),[13] com efeitos adversos razoavelmente bem tolerados (rouquidão, tosse, dor, parestesias, dispneia) e raro abandono.

O uso do canabidiol, extrato medicinal da *Canabbis sativa*, parece ser seguro quanto a efeitos colaterais, porém a Cochrane alerta que apenas quatro estudos randomizados com 48 pacientes foram realizados, com menor qualidade, e todos como tratamento adicional a outras medicações, e ainda sem evidências suficientes de sua eficácia. Seu uso atual se limita a situações e síndromes específicas, e as possibilidades terapêuticas medicamentosas disponíveis não controlaram as crises.[13]

Epilepsia na gravidez

Nas mulheres e em adolescentes com epilepsia em idade fértil, seus parceiros e familiares (quando pertinente) devem ser aconselhados pelo médico de família e comunidade quanto aos riscos de dano fetal relacionados aos benefícios do tratamento. É importante fazer o pré-natal regular, planejar o parto e a interação com o especialista ou com a equipe de epilepsia, o obstetra ou a parteira.[12] As recomendações incluem a suplementação de ácido fólico, universal a todas as gestantes, visando prevenir malformações congênitas (A).[13]

Em uma *coorte* de mulheres com epilepsia, o fator preditivo isolado mais importante de desfechos na gestação foi o controle da epilepsia 1 ano antes da gestação. A frequência de convulsão permaneceu inalterada em 70,5%, apresentou redução na frequência em 12,% e em 15,8% das mulheres houve aumento nas convulsões. No grupo que apresentou aumento de convulsões, 32% ocorreram no segundo trimestre, 39% no terceiro trimestre e 29% no segundo e terceiro trimestres. Houve 8,3% de casos de *status epilepticus*, com uma morte perinatal e nenhuma morte materna.[36]

Outro estudo com menor número de participantes apontou aumento das convulsões em 38,4% das mulheres grávidas, mesmo com aumento das doses de antiepiléptico, 44,3% não apresentaram alteração e 17,4% apresentaram diminuição das crises.[37]

A perda do controle na gestação pode ser atribuída a múltiplos fatores, como pior adesão, redução da concentração plasmática e alterações no metabolismo dos antiepilépticos e, possivelmente, alterações hormonais, privação de sono e estresse psicossocial, embora os últimos fatores não tenham sido estudados sistematicamente. Assim, pode ser útil a dosagem dos níveis plasmáticos dos antiepilépticos durante a gestação. O aumento na frequência das crises epilépticas é pouco provável nos primeiros meses após o nascimento, e o risco de uma convulsão tônico-clônica durante o trabalho de parto e nas 24 horas após o nascimento é baixa.[38,39]

A maioria dos anticonvulsivantes talvez atravesse a placenta em quantidades clinicamente importantes (A). Os anticonvulsivantes tomados no primeiro trimestre talvez aumentem o risco de malformação congênita nos filhos de mulheres com epilepsia (A).[40]

O valproato de sódio tem maior risco de danos ao feto, com maior incidência de malformação congênita, como hipospadia, lábio leporino e, em longo prazo, atraso de desenvolvimento e dano cognitivo (A).[41] Deve ser evitado no primeiro trimestre e, mesmo se a gestante estiver em politerapia sem possibilidade de monoterapia, o valproato deve ser retirado; ao menos, a dose deve ser reduzida, pois há relação entre a dose e o risco de malformações (A).[41,42] Deve-se evitar valproato em mulheres em idade fértil sempre que possível; e caso seja a única opção para o controle, deve ser usado com a menor dosagem possível para obter controle razoável de crises (dose diária < 700 mg/dia).[43] O uso de fenitoína provavelmente leva a piores desfechos de cognição em nascidos de mães em uso dessa medicação (A).[41]

O fenobarbital pode levar a alterações cognitivas, especificamente em homens nascidos de mulheres em uso dessa medicação (A).[41]

A monoterapia é desejável, em vez da politerapia, para as mulheres com epilepsia que tomam fármacos antiepilepsia durante a gravidez, a fim de reduzir o risco de maus resultados cognitivos (A).[41]

Lamotrigina e levetiracetam são alternativas para tratamentos de primeira escolha instituídos em gestantes, particularmente para o valproato de sódio. Os antiepilépticos que têm as taxas mais baixas de malformações congênitas são a lamotrigina, e o levetiracetam e a oxcarbazepina são preferidos para as gestantes com epilepsia.[43]

Três estudos robustos avaliaram o efeito de antiepiléptico no feto. Segundo o North American Antiepileptic Drug Pregnancy Registry (NAAPR), o UK Epilepsy and Pregnancy Register e o International Registry of Antiepileptic Drugs and Pregnancy (EURAP), a incidência de malformações congênitas é maior com valproato (5,6%, com dosagem abaixo de 700 mg/dia, a 24,2%, se acima de 1.500 mg/dia), fenobarbital (5,4-13,7%, maior se dosagem acima de 150 mg/dia) e carbamazepina (3,4%, em dosagem abaixo de 400 mg/dia, a 8,7%, em dosagem acima de 1g/ dia). Os menores índices de malformações ocorreram com lamotrigina (2%, em dosagem inferior a 300 mg/dia, a 4,5%, em dosagem superior), levetiracetam (0,0-2,4% em dois estudos diferentes), oxcarbazepina (2,2% apenas no estudo NAAPR).[44-46]

Pode-se solicitar, para gestantes em uso de antiepilépticos, a ultrassonografia (US) de alta resolução para rastreamento de anomalias estruturais, realizada com 18 a 20 semanas gestacionais (D).[12]

Malformações específicas cardíacas estão associadas ao fenobabital, e malformações neurais, cardíacas, orais/craniofaciais e esqueléticas e de membros com a exposição a valproato em comparação com outros antiepilépticos. A dose de exposição aumenta o risco de malformação pelo valproato.[13]

Assim, a recomendação para gestantes é a manutenção da medicação na gestação, com monoterapia, com os fármacos de primeira classe, na menor dose possível, evitando, se possível, o valproato e a politerapia (A).[38]

Mulheres com crises tônico-clônicas generalizadas oferecem risco relativo elevado ao feto durante a convulsão devido à perda da consciência, embora o risco absoluto seja muito baixo, dependendo da frequência das crises (D).[12] Não há evidências de que síndromes parciais simples, complexas, de ausência parcial e mioclônicas, possam afetar a gravidez ou o feto em desenvolvimento, a não ser por queda e ferimentos (D).[14]

A dosagem de qualquer antiepiléptico durante o primeiro trimestre deve ser reduzida, para minimizar o risco de malformações fetais, mantendo o controle de convulsões com base nas características de epilepsia do indivíduo e na concentração-alvo.[43]

Assim, lamotrigina e levtiracetam, em monoterapia e uso de politerapia, são comparativamente menos teratogênicos, sendo portanto, considerados agentes favoráveis para o tratamento da epilepsia durante a gravidez.

O monitoramento de medicamentos terapêuticos em algumas pacientes pode ajudar a prevenir a deterioração das crises durante a gravidez.[43] A gravidez reduz o nível plasmático da lamotrigina (com aumento da frequência das crises nessas gestantes), da carbamazepina (especialmente no segundo e terceiro trimestres), da fenitoína (A), da oxcarbazepina e do levetiracetam (A).[40] Há redução ainda nos níveis de fenobarbital, ácido valproico, primidona e etossuximida, mas sem efeitos clinicamente significativos comprovados. Assim, deve-se considerar a monitoração de lamotrigina, carbamazepina, fenitoína, levetiracetam e oxcarbazepina (A).[40,42]

Quanto aos desfechos de longo prazo para o recém-nascido (RN), foram avaliados o quociente de desenvolvimento (QD) e o coeficiente intelectual (QI):[13]

- O QD foi menor em crianças expostas à carbamazepina comparado a RN de mães não epiléticas, com diferença de média (MD) de –5,58 (IC 95% = 10,83- –0,34, P = 0,04) e para RN de mulheres com epilepsia não tratada (MD –7,22, IC 95% = 12,76- –1,67, P = 0,01), embora análises da Cochrane, por modelo de efeitos aleatórios, indicaram a variabilidade dentro dos estudos como fator de confusão. O QI de crianças expostas a CBZ (n = 150) não foi inferior ao nascido de mulheres sem epilepsia (MD –0,03, IC 95% –3,08- –3,01, P = 0,98) ou de mulheres com epilepsia não tratada (MD 1,84, IC 95% –2,13-5,80, P = 0,36).

- O QD em crianças expostas ao valproato foi menor do que em crianças de mulheres com epilepsia não tratada (MD –8,72, 95% –14,31- –3,14, P = 0,002) de crianças nascidas de mulheres sem epilepsia (n = 552) (MD –8,94, IC 95% –11,96- –5,92, P < 0,00001). Crianças expostas ao valproato (n = 89) também apresentaram menor QI do que as crianças nascidas de mulheres com epilepsia não tratada (n = 87) (MD –8,17, IC 95% –12,80- –3,55, P = 0,0005).

Nas comparações entre medicações:

- Carbamazepina vs. valproato sem diferença significativa no QD de crianças expostas a carbamazepina ou valproato (MD 4,16, IC 95% –0,21-8,54, P = 0,06), mas o QI foi

significativamente menor para valproato (MD 8,69, IC 95% 5,51-11,87, P < 0,00001).
- Carbamazepina vs. lamotrigina (MD –1,62, IC 95% –5,44-2,21, P = 0,41) não houve diferença quanto ao QD.
- Carbamazepina vs. fenitoína QD (MD 3,02, IC 95% –2,41-8,46 P = 0,28) e QI (MD –3,30, 95% IC –7,91-1,30, P = 0,16), não houve diferenças quanto ao QI.
- O QI foi significativamente menor entre valproato vs. lamotrigina (MD –10,80, IC 95% –14,42- –7,17, P < 0,00001).
- Fenitoína vs. valproato, o QD (MD 7,04, IC 95% 0,44-13,65, P = 0,04) e o QI (MD 9,25, IC 95% 4,78-13,72, P < 0,0001) favoreceram a fenitoína.
- Um efeito de dose para valproato foi relatado em seis estudos, com doses mais elevadas (800-1.000 mg por dia ou acima) associadas ao menor desfecho cognitivo na criança. O achado mais importante é a redução do QI no grupo exposto a valproato, que são suficientes para afetar a educação e os resultados ocupacionais na vida adulta.

Epilepsia e parto

O risco de convulsões durante o parto é relativamente baixo, embora estudos sejam conflitantes, mas muito superior a gestantes sem epilepsia. Isso é suficiente para justificar a recomendação de que o nascimento ocorra em uma unidade obstétrica com meios para reanimação materna e neonatal e tratamento de convulsões maternas.[12]

Gestantes com epilepsia tiveram risco 10 vezes maior de morte (*odds ratio* ajustado [ORa] = 11,46, IC 95% 8,64-15,19) e risco aumentado de parto cirúrgico (ORa 1,40, IC 95% 1,38-1,42), pré-eclâmpsia (ORa =1,59, IC 95% = 1,54-1,63), convulsões durante a pré-eclâmpsia (ORa= 5,18, IC 95% 4,65-5,77), trabalho de parto induzido (ORa 1,14, IC 95% 1,12-1,16), hemorragia pós-parto grave (ORa 1,76, 95% IC 1,61-1,93), parto prematuro (ORa = 1,54, IC 95% 1,50-1,57), ruptura prematura de membranas (ORa = 1,07, IC 95% 1,03-1,11), corioamnionite (ORa 1,17, 95% IC 1,11-1,23) e permanência hospitalar superior a 6 dias.[47]

Na Noruega, foram encontrados dados similares: maior risco de pré-eclâmpsia leve (OR = 1,3, IC 95% 1,1-1,5), parto prematuro (OR = 1,2, IC 95% 1,0-1,5). Norueguesas em uso de antiepiléptico tiveram risco aumentado de pré-eclâmpsia leve (OR = 1,8, IC 95% 1,3-2,4), hipertensão gestacional (OR = 1,5, IC 95% 1,0-2,2), sangramento vaginal do 3º trimestre (OR = 1,9, 95% IC 1,1-3,2) e parto prematuro (OR = 1,5, IC 95% 1,1-2,0)[48]

Há risco aumentado de trabalho de parto prematuro em gestantes tabagistas se comparadas com tabagistas sem epilepsia, sendo esse mais um dos motivos para se aconselhar a interrupção do tabagismo na gestação (A).[39]

Recém-nascidos de mulheres com epilepsia tomando anticonvulsivantes têm risco duas vezes maior de serem pequenos para a idade gestacional (PIG) e de apresentarem escores de Apgar de 1 minuto menores do que 7 (A).[49] RNs de mulheres com epilepsia talvez não tenham um risco substancialmente aumentado de morte perinatal (A).[41]

Lactentes expostos a antiepilépticos no útero correm maior risco de complicações perinatais em comparação com mulheres sem epilepsia, sendo especialmente piores os desfechos do valproato, associado aos RNs PIGs, à menor pontuação de Apgar de 1 minuto e à microcefalia. O médico de família e comunidade e o especialista em acompanhamento dessas gestantes devem aconselhá-las quanto aos potenciais riscos.[50,51]

A American Academy of Neurology (AAN) aponta que não há evidências suficientes para avaliar o uso de vitamina K pré-natal para evitar complicações hemorrágicas dos RNs.[40]

Epilepsia e amamentação

A amamentação é segura para a maioria das mulheres com epilepsia, exceto em circunstâncias muito raras. Cada mãe tem de ser apoiada na escolha de um método de alimentação que se adapte melhor a ela e à sua família.[12] A amamentação deve ser encorajada.[52,53]

A primidona e o levetiracetam aparentemente penetram no leite materno em quantidades importantes, assim como talvez ocorra com gabapentina, lamotrigina e topiramato. Os fármacos de primeira classe (valproato, fenobarbital, fenitoína e carbamazepina) não penetram no leite materno em quantidades clinicamente importantes. A despeito disso, não há evidência de que a exposição indireta a anticonvulsivantes maternos tenha qualquer efeito sintomático em RNs, não havendo nenhuma recomendação específica para a suspensão de qualquer anticonvulsivante (A).[40]

Contracepção

Não existem estudos que mostrem aumento de taxa de gravidez em mulheres tomando antiepilépticos.[54] Porém, alguns desses medicamentos induzem o citocromo P450, levando a níveis séricos reduzidos de estrogênios e progestagênios em mulheres que tomam contraceptivos hormonais orais, aumentando o potencial de menos efetividade dos contraceptivos e aumento do risco de uma gravidez não planejada (C).[54] Por isso, é interessante discutir com a mulher que usa antiepiléptico opções de contracepção. Os antiepilépticos não alteram a eficácia da medroxiprogesterona de depósito, nem dos dispositivos intrauterinos (DIUs) de cobre ou com levonorgestrel. A eficácia dos contraceptivos orais também pode ser aumentada ao se optar por pílulas com doses maiores de estrogênios (50-70 mcg) e reduzir o intervalo sem pílulas de 7 para 4 dias. Contudo, a evidência para essas estratégias é variável. Associar métodos de barreira também parece ser uma boa opção.[55,56]

Ver Quadro 230.10 sobre medicações indutoras de enzima e não indutoras.

Quadro 230.10 | Medicações indutoras de enzima e não indutoras

Indutoras de enzima	Não indutoras de enzima
▶ Carbamazepina	▶ Benzodiazepínicos
▶ Felbamato	▶ Etossuximida
▶ Oxcarbazepina	▶ Gabapentina
▶ Fenobarbital	▶ Lamotrigina
▶ Fenitoína	▶ Levetiracetam
▶ Topiramato	▶ Tiagabina
	▶ Ácido valproico
	▶ Zonisamida

Fonte: Carl e colaboradores.[54]

Menopausa

A frequência de crises epiléticas pode aumentar durante a perimenopausa devido ao hiperestrogenismo, diminuindo após a menopausa (A).[6]

Estrogênios conjugados equinos com mais de 2,5 mg de acetato de medroxiprogesterona podem aumentar a frequência de crises epiléticas (A).[57] Uma opção para mulheres com indicações claras de reposição hormonal é a progesterona em sua forma natural, facilmente disponível. É uma opção razoável para o componente progesterona e há evidências de que ele tenha propriedades anticonvulsivantes ativas.[58]

A gabapentina foi estudada como benéfica para a redução de sintomas na menopausa e pode ser considerada uma opção (A).[59]

Osteoporose e fraturas podem aumentar devido ao hipoestrogenismo na menopausa,[87] e a fenitoína pode aumentar a perda óssea nas mulheres na pré-menopausa, devendo ser evitada nessa etapa da vida da mulher. Carbamazepina, lamotrigina e valproato aparentemente não causam perda óssea significativa (A).[58,60]

Epilepsia em neonatos e no primeiro ano de vida

Convulsões neonatais são relativamente comuns e em geral tratadas com anticonvulsivantes, com grande variação na prática clínica, não baseada em evidências claras.[13]

Um estudo com o acompanhamento de 60 RNs na Espanha, ao longo do seu primeiro ano de vida, apontou etiologia sintomática em 66,7% (sendo a síndrome de West responsável por 30% dos casos), criptogênica em 26,7% e idiopática em 6,7%. As convulsões iniciadas nessa faixa provavelmente têm pior prognóstico, com deterioração neurológica e refratariedade terapêutica (B).[61]

Nos nascidos a termo com encefalopatia hipóxico-isquêmica, uma parcela substancial de convulsões neonatais é subclínica. O tratamento imediato das crises reduziu a duração total de padrões de convulsão, o que sugere proteção contra lesões cerebrais (A).[62]

Em convulsões não provocadas, as crises são controladas em uma minoria de lactentes e RNs, com uso de fenobarbital ou fenitoína. Além disso, RNs com crises leves ou em redução têm propensão a não ter mais convulsões, independentemente do tratamento, e pacientes com alterações eletrencefalográficas importantes não respondem bem ao tratamento.[63,64]

Epilepsia em idosos

A epilepsia pode ter impacto físico e psicológico na velhice, época em que há maior vulnerabilidade. O quadro é geralmente agravado por comorbidades neurodegenerativas, cerebrovasculares, neoplásicas e psiquiátricas, e com a interação com outros medicamentos em uso. O estigma associado ao diagnóstico leva a alterações na qualidade de vida pela perda de privilégios, como a habilitação para dirigir, afastamento social, perda de confiança e redução da independência.[65]

A prevalência e a incidência de crises/epilepsia aumentam com a idade, sendo frequentemente subdiagnosticada. Na Inglaterra, a incidência foi de 10,9/1.000 para sexagenários, 12/1.000 para septuagenários e 13,1/1.000 para aqueles com mais de 80 anos, com prevalência global em indivíduos acima de 60 anos de 11,8/1.000, em comparação com 9/1.000 na população em geral (B).[66]

A maioria das crises, em idosos, é focal, com ou sem generalização secundária, muitas vezes com apresentação atípica. O período pós-ictal também é mais prolongado. Vale ressaltar, ainda, o *status* não convulsivo (rebaixamento de sensório sem manifestações motoras), presente nesta faixa etária, e que exige cuidado.

Quanto à etiologia, as crises agudas têm como principais causas, nessa faixa etária, acidentes vasculares, causas metabólicas e medicamentos (efeito colateral ou abstinência). Nas epilepsias de início tardio, destacam-se: a doença cerebrovascular e as demências, especialmente Alzheimer. De 208 pessoas com demência, 19 (9,1%) tiveram convulsões como sintomas (B),[67] além de transtornos psiquiátricos e tumores.

Os quadros de convulsão iniciados nessa faixa etária são sintomáticos e remotos – mais de 60% dos casos (D)[65] – ou agudos, sendo o AVC, prévio ou recente, uma causa comum, e, em menor frequência, as lesões expansivas neoplásicas (B).[68–70]

Assim, nessa faixa etária específica, os exames de neuroimagem são mais importantes, especialmente se o idoso evolui com epilepsia de início recente,[7,71] devendo ser realizados em todos idosos devido à maior frequência de etiologia de AVC e doenças estruturais. A TC mostra alteração em 68% dos casos (B). No estudo Veterans Affairs Cooperative Study (VACS), apenas 18% dos idosos tiveram TC normal com AVC em 42,6%, seguidas por encefalomalácia (9,1%) e tumores (1,5%). A RM é superior à TC.[72]

O EEG deve ser realizado (D),[73] mas não é sensível ou específico para o diagnóstico, nem a ausência de anormalidades epileptiformes descarta epilepsia. Ele será útil em pacientes com estado mental alterado (*status* não convulsivo), ao passo que um EEG interictal em idoso pode ser de utilidade limitada (baixa sensibilidade e especificidade). Alterações não específicas podem ser vistas em 12 a 38% de idosos sem epilepsia, mas alterações epileptiformes aumentam a suspeita.

Sempre que houver dúvida quanto ao diagnóstico for duvidoso, o idoso pode ser referenciado para monitoramento pelo videoeletrencefalograma (B).[65] O vídeo-EEG em idosos leva a um diagnóstico definitivo, na maioria dos casos, em um tempo relativamente curto, e afasta eventos não epiléticos, que são comuns em idosos (B).[74–77]

Outros exames complementares em idosos após convulsão incluem eletrólitos, função renal, glicemia, ionograma e função hepática, bem como hemograma anterior ao início de antiepilépticos.

Há considerações especiais relativas ao controle de crises em idosos com demência: a presença de disfunção cognitiva pode impedir um diagnóstico preciso, pois as manifestações podem ser atribuídas a sintomas da demência. Os anticonvulsivantes têm efeitos adversos cognitivos que podem piorar a demência, e há alterações farmacocinéticas com o envelhecimento que afetam o uso desse tipo de medicação (D).[78]

As síndromes epiléticas iniciadas na infância ou no adulto geralmente não recorrem no idoso (D),[71] e mesmo o prognóstico das epilepsias iniciadas nessa faixa etária é favorável nas crises não provocadas.[70] Independente de uma maior recorrência em relação àquelas iniciadas em outras faixas etárias, o prognóstico para o controle da crise é melhor (D).[65]

Os anticonvulsivantes em geral são eficazes contra crises parciais, com ou sem generalização secundária. Nenhum dos fármacos antiepiléticos modernos demonstrou maior eficácia do que os de primeira classe para o tratamento de idosos recém-diagnosticados com crise parcial e tônico-clônica (D).[65]

A escolha de um antiepilético deve levar em consideração os efeitos colaterais, o metabolismo, a interação medicamentosa e comorbidades. Com base em poucos e pequenos estudos, optou-

-se por antiepilépticos mais novos, como lamotrigina, levetiracetam e gabapentina, em detrimento dos antigos "antiepiléptico de primeira escolha", como fenitoína, carbamazepina, valproato e fenobarbital. As doses iniciais deverão ser menores, a titulação mais lenta e os níveis terapêuticos mais baixos em relação aos jovens. Atentar também para o potencial de diminuição de massa óssea causada por alguns antiepiléptico, que demandam avaliar cálcio, vitamina D e osteoporose.

O MS recomenda, para pessoas acima de 60 anos, o uso de antiepiléptico não indutores do metabolismo hepático (gabapentina e lamotrigina), evitando-se indutores enzimáticos clássicos (carbamazepina, fenitoína e fenobarbital), com aumento lento da dosagem, evitando-se atingir doses máximas e politerapia.[5]

Epilepsia e direção

De 245 motoristas tailandeses com epilepsia, 28% tiveram convulsões ao dirigir, e 57% desses se acidentaram, com um óbito. Houve interferência direta na qualidade de vida deles nas dimensões do desempenho físico, saúde geral, vitalidade e saúde mental (B).[49] Nos EUA, 0,2% das mortes no trânsito foram associadas a convulsões, e a taxa de incidência de acidentes fatais para esses motoristas é 2,3 vezes a taxa de cardiopatas e hipertensos e 4,6 vezes a taxa de diabéticos.[79]

Motoristas que começam o tratamento após uma primeira crise têm menor risco de recorrência. Uma avaliação 6 meses após a crise demonstrou risco de recorrência nos 12 meses seguintes abaixo de 20% para as pessoas que iniciaram anticonvulsivantes, sendo esse um bom parâmetro para orientar a pessoa que deseja dirigir.

Um EEG em sono anormal aumenta significativamente o risco de recorrência de crises, devendo ser realizado em todo indivíduo com epilepsia que deseje obter sua habilitação (A).[80] Para obter a carteira de habilitação no Brasil, os pacientes com epilepsia em tratamento devem estar há pelo menos 1 ano sem crises. Eles poderão se candidatar apenas à categoria B.

Os médicos deverão atentar também para efeitos colaterais de medicamentos que poderão interferir na capacidade de direção segura (sedação, visão dupla, etc.).

Dicas

▶ O risco de recorrência de uma convulsão febril é de 30%, sendo que apenas 10% apresentarão três ou mais crises.

▶ A possibilidade de recorrência de crises não provocadas é variável; por isso, o diagnóstico da síndrome em questão é desejável, sempre que possível.

▶ Síndromes epiléticas demandam interpretação de EEGs e devem ser diagnosticadas por profissionais com experiência em tratamento de epilepsia.

▶ O dia mundial da epilepsia é 24 de maio.

Quando referenciar

Todos os indivíduos com quadro de convulsão não provocada inicial devem ser submetidos ao EEG, que pode detectar precocemente síndromes epiléticas específicas, e o tratamento deve ser indicado por um médico com experiência no manejo clínico de síndromes epiléticas. Assim, a não ser que o médico de família e comunidade seja um profissional com especial interesse em epilepsia, com casuística em sua população, e tenha capacidade técnica para interpretar o EEG, realizar o diagnóstico sindrômico e indicar o tratamento, toda crise convulsiva não provocada é indicativa de uma consulta com o neurologista específico para a faixa etária. As taxas de erro no diagnóstico da epilepsia por pediatras não especialistas é de cerca de 30% (20-42%), reforçando a necessidade de avaliação por um neuropediatra na infância.[2,12]

Quanto ao acompanhamento, uma revisão comparando o tratamento habitual e o que é feito em clínicas específicas de epilepsia não demonstrou estudos que descrevessem quaisquer diferenças nos desfechos de pessoas com epilepsia (B).[13]

A análise dos riscos e dos benefícios para a pessoa com epilepsia é responsabilidade do médico de família e comunidade, mesmo que seja para referenciá-la ao especialista com o maior número possível de informações. Decisões sobre o tratamento, a troca de medicação e o controle podem ser compartilhados pelo médico de família e comunidade, pela família e pelo especialista após a explicação de todos os riscos e benefícios.

O acompanhamento pelo especialista não exime o médico de família de realizar o controle da pessoa com epilepsia. A correção de doses pela idade e peso pode ser feita sem a necessidade de referenciamentos constantes e desnecessários ao sistema de saúde, desde que haja um controle adequado das crises.[4]

Erros mais frequentemente cometidos

▶ Rotineiramente, iniciar anticonvulsivantes, para prevenir repetição, ou "hidantonizar" (iniciar tratamento contínuo com hidantoína para prevenir recidiva) a pessoa na primeira crise não provocada.

▶ Referenciar quadros de primeiro episódio de convulsão febril simples sem complicações.

▶ Indicar a terapia medicamentosa contínua da convulsão febril sem o consentimento dos pais ou responsáveis.

▶ Iniciar a terapia medicamentosa na convulsão não provocada sem certeza do diagnóstico etiológico, sem avaliar o risco de recorrência, a probabilidade de adesão ao tratamento e o desejo da pessoa e/ou de seus pais ou responsáveis.

▶ Deixar de solicitar o EEG na presença de uma primeira convulsão não provocada, ou realizar a solicitação do exame na urgência, com menos de uma semana pós-crise.

Prognóstico e complicações possíveis

Ao menos 6% das crianças e 9% da população em geral terão convulsão.[4] Nos EUA, ocorrem de 25 a 45 mil casos de primeira convulsão não provocada a cada ano (B).[20] No Reino Unido, a incidência cumulativa de epilepsia foi 4/1.000 aos 11 anos e de 8,4/1.000 aos 23 anos. Nas mesmas idades, a prevalência foi de respectivamente 3,9/1.000 e 6,3/1.000 (B).[81] No Canadá, a prevalência foi de 5,2/1.000 (B).[82]

Há poucos dados sobre incidência de epilepsia no Brasil. A prevalência cumulativa da doença foi de 11,9/1.000 na zona urbana de São Paulo (B),[83] 18,6/1.000 em São José do Rio Preto (B),[84] 16,3/1.000 no Rio de Janeiro (B)[85] e 16,5/1.000 em Porto Alegre (B).[86] Em outro estudo em São José do Rio Preto e em Campinas, a prevalência ao longo da vida foi de 9,2/1.000 e da doença ativa foi de 5,4/1.000 (B).[57]

A prevalência da doença ativa foi de 8,2/1.000 em São José do Rio Preto e 5,1/1.000 no Rio de Janeiro.[84,85] A prevalência cumulativa em São José do Rio Preto na faixa etária de 0 a 4 anos foi de 4,9/1.000; de 5 a 14: 11,7/1.000; de 15 a 64: 20,3/1.000; e acima dos 65 anos: 32,8/1.000.[84]

Em relação às convulsões febris, a incidência global é de 2 a 5% e, no Chile, de 4%, sendo este o único estudo feito na América Latina (B).[87] A possibilidade de recorrência de uma crise febril é de 30%, sendo que somente 10% apresentarão três ou mais crises.[12,13] Quanto ao tempo para recorrer, 50% delas apresentam recorrência dentro dos primeiros 6 meses, 75%, em 1 ano, e 90%, em 2 anos.[4,12]

As crises febris evoluem sem complicações, déficits ou sequelas motoras, não alteram a inteligência ou a coordenação e não causam dano cerebral.[4,9] É um fenômeno da primeira infância que é superado com o crescimento. Não foram demonstrados óbitos, sequelas neurológicas ou risco intelectual em 1.706 crianças que apresentaram crises febris (B).[88]

A recorrência de convulsões não provocadas é de 50% sem qualquer medicamento, porém essa taxa sofre influência da etiologia da epilepsia, da idade de início e da presença de anormalidades eletrencefalográficas.[4] O risco de recidiva tem relação direta com alguns fatores, como EEG alterado à suspensão de medicamentos, início na idade adulta ou na adolescência, necessidade prévia de politerapia e etiologia sintomática remota.[4]

Entre 1980 e 2003, ocorreram 32.655 óbitos por epilepsia no Brasil – média de 1.360,6 mortes/ano –, e nesse período, houve redução de 20,35% do coeficiente de mortalidade (1,13/100.000 em 1980 para 0,9/100.000 em 2003). O coeficiente de mortalidade por grupo etário evidenciou, em 2003, 0,35/100.000 para menores de 20 anos; 0,95/100.000 para idade entre 20 e 39 anos; 1,51/100.000 para 40 a 59 anos; e 1,92/100.000 para indivíduos com 60 anos ou mais (B)[89] sem diferenciação quanto à etiologia.

Em 5 anos de acompanhamento de crianças holandesas com epilepsia não sintomática, o risco de morte foi similar à população em geral, mas as epilepsias sintomáticas foram associadas a risco de morte aumentado em 20 vezes, a maioria por causas respiratórias secundárias à infecção e com distúrbios neurológicos associados (B).[90]

Para as epilepsias refratárias, o prognóstico é ruim, e os medicamentos têm eficácia de apenas 6% em adultos e 21% em crianças (A).[91] Nessas pessoas, que geralmente evoluem com déficit cognitivo e neurológico graves, há a discussão sobre a utilidade de se insistir no tratamento medicamentoso. Entretanto, não há evidências científicas suficientes para indicá-lo ou suspendê-lo (A).[13]

Atividades preventivas e de educação

Há um grande estigma associado à epilepsia e às convulsões – preconceito, vergonha, dúvidas manifestadas verbalmente ou na postura e atitude diante da pessoa, em especial nas relações sociais e de trabalho. As pessoas não têm informação adequada sobre epilepsia e crises, a despeito de informações suficientes do tratamento. Relações de medo, vergonha, tristeza, insegurança e preconceito pelas próprias pessoas e seus familiares acompanham as crises.[13] A pessoa com epilepsia é caracterizada, em estudos comunitários, como "retardada, frágil, antissocial, hostil e potencialmente violenta, lenta e pouco atraente fisicamente". Embora muitas tenham dificuldades psicossociais, a aplicação generalizada desses estereótipos é infundada.[92]

Pais de crianças com epilepsia vivem em estado de vigília constante, em especial nas epilepsias de difícil controle. O medo de curto prazo é o da próxima crise por vir, ou de crises que possam passar despercebidas. O estado de estar pronto para, a qualquer momento, deslocar-se para uma unidade de pronto-atendimento leva ao estresse pessoal e familiar e fragiliza as relações. O medo de longo prazo é do desenvolvimento de sequelas neurológicas e atraso de aprendizagem, relacionadas a lesões neuronais. Essas famílias são candidatas naturais a uma abordagem mais intensa, com avaliação de como elas lidam com o estresse dentro do ciclo de vida correspondente (ver Cap. 35, Abordagem familiar).

Atenção especial deve ser dada às mães de crianças com epilepsia de início precoce, especialmente aquelas criptogênicas e idiopáticas, pois elas procuram motivos para a doença de seus filhos revisando comportamentos – especialmente alimentares e emocionais – pré-formados durante a gestação, o que leva a falsas crenças e ao surgimento ou reforço de mitos que geram sofrimento.

Até 30% das mulheres com epilepsia têm problemas com libido, excitação e orgasmo, e os homens com epilepsia sofrem com diminuição do interesse e do desempenho sexual, pelo aumento dos níveis de hormonioglobulina e menores níveis de testosterona bioativos. Anticonvulsivantes podem também afetar a função sexual em homens e mulheres, e a própria epilepsia tem o potencial de afetar a função sexual, com redução do fluxo sanguíneo genital na epilepsia do lobo temporal. Fatores psicossociais, incluindo a ansiedade sexual e o estigma associados à epilepsia, também podem afetar a vida sexual dessas pessoas.[93]

A análise por uma escala de avaliação do estigma da epilepsia graduada de 0 (nenhum estigma) a 100 (estigma máximo) demonstrou 46 pontos para as pessoas doentes e 49 na opinião da comunidade. Essa escala, nacional, teve validade de conteúdo satisfatório e alta consistência interna, permitindo a quantificação da percepção do estigma.[94]

O sofrimento resultante leva à discriminação, a restrições e a diferenciações que podem causar transtornos à saúde mental. O médico de família e comunidade deve acolher a pessoa e sua família para esclarecer dúvidas e outras demandas, fazendo perguntas como: "Este quadro é bastante frequente, mas muitas pessoas têm dúvidas sobre se é grave ou se as crianças que apresentam epilepsia são menos inteligentes. Vocês teriam alguma dúvida nesse sentido ou qualquer outra que eu possa ajudar a esclarecer?".[2] A adesão ao tratamento representa um grande desafio para o médico de família. Mais da metade das crianças com epilepsia recém-diagnosticada não adere à medicação durante os primeiros 6 meses de tratamento. As crianças com epilepsia apresentaram cinco padrões de adesão ao tratamento: não adesão precoce grave (13%); não adesão tardia grave (7%); não adesão moderada (13%); não adesão leve (26%); e adesão quase perfeita (42%, IC 95%: 33-50%). O único preditor de maior adesão foi o *status* socioeconômico, ao passo que o tipo de crise, a gravidade, a frequência de eventos adversos e se um pai assistiu à primeira crise não foram preditores da adesão (B).[95] Intervenções para adesão medicamentosa de adultos e crianças demonstraram que a educação e o aconselhamento de pessoas com epilepsia têm resultado limitado, e que intervenções comportamentais, como o uso de lembretes intensivos e intervenções com "intenção de implantação", têm efeitos mais positivos sobre a adesão (A).[13]

Educação para a saúde

O aconselhamento à mulher tem bases empíricas e envolve contracepção, concepção, gravidez, cuidados com crianças, amamentação e menopausa.[12] Não há estudos com evidência adequada para avaliar ações educativas voltadas para o aconselhamento acerca da epilepsia em gestantes (A).[13]

Ações de aconselhamento para crianças, adolescentes e pais demonstraram alguns benefícios para o bem-estar de crianças com epilepsia e impactos variáveis, mas nenhum programa mostrou benefícios para todos os desfechos necessários, não havendo um padrão de aconselhamento com base em evidências (A).[13] Programas de gestão de autoeducação que oferecem um modelo de treinamento centrado na criança podem melhorar o conhecimento sobre epilepsia, certos desfechos comportamentais e reduzir a frequência de crises em crianças e jovens com epilepsia, entre outros resultados, como conhecimento e comportamento (A).[13]

A educação para o autocuidado centrado em adultos com epilepsia demonstrou melhora na frequência de crises, melhora do conhecimento sobre epilepsia e alguns resultados comportamentais (A).[13]

REFERÊNCIAS

1. Fisher RS, Acevedo C, Arzimanoglou A, Bogacz A, Cross JH, Elger CE, et al. ILAE official report: a practical clinical definition of epilepsy. Epilepsia. 2014;55(4):475-482.

2. Savassi LCM. Epilepsia e convulsões. In: Gusso GF, Lopes JMC. Tratado de medicina de família e comunidade: princípios, formação e prática. Porto Alegre: Artmed; 2012. p. 1829-1844.

3. Fisher RS, Cross JH, French JA, Higurashi N, Hirsch E, Jansen FE, et al. Operational Classification of seizure types by the International League Against Epilepsy: position paper of the ILAE Commission for Classification and Terminology. Epilepsia. 2017;58(4):522-530.

4. Yacuvian EMT. Tratamento da epilepsia na infância. J Pediatr (Rio J). 2002;78(Supl 1):S19-27.

5. Brasil. Ministério da Saúde. Portaria nº 1.319, de 25 de novembro de 2013 [Internet]. Brasília; 2013 [capturado em 14 mar. 2018]. Disponível em: http://bvsms.saude.gov.br/bvs/saudelegis/sas/2013/prt1319_25_11_2013.html.

6. Sadleir LG, Scheffer IE. Febrile seizures. BMJ. 2007;334(7588):307-311.

7. Guerreiro M. Tratamento das crises febris. J Pediatr (Rio J). 2002;78(Supl 1):S9-13.

8. Subcommittee on Febrile Seizures; American Academy of Pediatrics. Neurodiagnostic evaluation of the child with a simple febrile seizure. Pediatrics. 2011;127(2):389-394.

9. Offringa M, Bossuyt PM, Lubsen J, Ellenberg JH, Nelson KB, Knudsen FU, et al. Risk factors for seizure recurrence in children with febrile seizures: a pooled analysis of individual patient data from five studies. J Pediatr. 1994;124(4):574-584.

10. Offringa M, Derksen-Lubsen G, Bossuyt PM, Lubsen J. Seizure recurrence after a first febrile seizure: a multivariate approach. Dev Med Child Neurol. 1992;34(1):15-24.

11. Ganesh R, Janakiraman L. Serum zinc levels in children with simple febrile seizure. Clin Pediatr (Phila). 2008;47(2):164-166.

12. National Institute for Health and Clinical Excelence. The epilepsies: the diagnosis and management of the epilepsies in adults and children in primary and secondary care. NICE clinical guideline 137 [Internet]. London; 2016 [capturado em 14 mar. 2018]. Disponível em: https://www.nice.org.uk/guidance/cg137.

13. Cochrane. Epilepsy [Internet]. c2018 [capturado em 14 mar. 2018]. Disponível em: http://www.cochrane.org/search/site/epilepsy.

14. Yasiry Z, Shorvon SD. The relative effectiveness of five antiepileptic drugs in treatment of benzodiazepine-resistant convulsive status epilepticus: a meta-analysis of published studies. Seizure. 2014;23(3):167-174.

15. Arya R, Kothari H, Zhang Z, Han B, Horn PS, Glauser TA. Efficacy of nonvenous medications for acute convulsive seizures: a network meta-analysis. Neurology. 2015;85(21):1859-68.

16. Nicole-Carvalho V, Henriques-Souza AM. Management of the first convulsive seizure. J Pediatr (Rio J). 2002;78 Suppl 1:S14-8.

17. van Donselaar CA, Geerts AT, Meulstee J, Habbema JD, Staal A. Reliability of the diagnosis of a first seizure. Neurology. 1989;39(2 Pt 1):267-271.

18. Kuturec M, Emoto SE, Sofijanov N, Dukovski M, Duma F, Ellenberg JH, et al. Febrile seizures: is the EEG a useful predictor of recurrences? Clin Pediatr (Phila). 1997;36(1):31-6.

19. Maytal J, Steele R, Eviatar L, Novak G. The value of early postictal EEG in children with complex febrile seizures. Epilepsia. 2000;41(2):219-221.

20. Berg AT, Shinnar S, Hauser WA, Leventhal JM. Predictors of recurrent febrile seizures: a metaanalytic review. J Pediatr. 1990;116(3):329-337.

21. Kimia A, Ben-Joseph EP, Rudloe T, Capraro A, Sarco D, Hummel D, et al. Yield of lumbar puncture among children who present with their first complex febrile seizure. Pediatrics. 2010;126(1):62-69.

22. Trainor JL, Hampers LC, Krug SE, Listernick R. Children with first-time simple febrile seizures are at low risk of serious bacterial illness. Acad Emerg Med. 2001;8(8):781-787.

23. Gerdes LU, Jorgensen PE, Nexo E, Wang P. C-reactive protein and bacterial meningitis: a meta-analysis. Scand J Clin Lab Invest. 1998;58(5):383-394.

24. Hirtz D, Ashwal S, Berg A, Bettis D, Camfield C, Camfield P, et al. Practice parameter: evaluating a first nonfebrile seizure in children: report of the quality standards subcommittee of the American Academy of Neurology, The Child Neurology Society, and The American Epilepsy Society. Neurology. 2000;55(5):616-623.

25. Berg AT, Shinnar S. The risk of seizure recurrence following a first unprovoked seizure: a quantitative review. Neurology. 1991;41(7):965-972.

26. Hirtz D, Berg A, Bettis D, Camfield C, Camfield P, Crumrine P, et al. Practice parameter: treatment of the child with a first unprovoked seizure: Report of the Quality Standards Subcommittee of the American Academy of Neurology and the Practice Committee of the Child Neurology Society. Neurology. 2003;60(2):166-175.

27. Gibbs FA, Gibbs EL, Lennox WG. Electroencephalographic classification of epileptic patients and control subjects. Arch Neurol Psychiat. 1943;50(2):111-128.

28. Liberalesso PBN. A contribuição do vídeo-EEG no diagnóstico diferencial dos eventos paroxísticos da infância. J Pediatr (Rio J). 2003;79(5):473-474.

29. Cascino GD. Video-EEG monitoring in adults. Epilepsia. 2002;43(Suppl 3):80-93.

30. Strengell T, Uhari M, Tarkka R, Uusimaa J, Alen R, Lautala P, et al. Antipyretic agents for preventing recurrences of febrile seizures: randomized controlled trial. Arch Pediatr Adolesc Med. 2009;163(9):799-804.

31. Sreenath TG, Gupta P, Sharma KK, Krishnamurthy S. Lorazepam versus diazepam-phenytoin combination in the treatment of convulsive status epilepticus in children: a randomized controlled trial. Eur J Paediatr Neurol. 2010;14(2):162-168.

32. Berg AT, Shinnar S. Relapse following discontinuation of antiepileptic drugs: a meta analysis. Neurology. 1994;44(4):601-608.

33. Dooley J, Gordon K, Camfield P, Camfield C, Smith E. Discontinuation of anticonvulsant therapy in children free of seizures for 1 year: a prospective study. Neurology. 1996;46(4):969-974.

34. Tennison M, Greenwood R, Lewis D, Thorn M. Discontinuing antiepileptic drugs in children with epilepsy. A comparison of a six-week and a nine-month taper period. N Engl J Med. 1994;330(20):1407-1410.

35. Neal EG, Chaffe H, Schwartz RH, Lawson MS, Edwards N, Fitzsimmons G, et al. The ketogenic diet for the treatment of childhood epilepsy: a randomised controlled trial. Lancet Neurol. 2008;7(6):500-506.

36. Battino D, Tomson T, Bonizzoni E, Craig J, Lindhout D, Sabers A, et al. Seizure control and treatment changes in pregnancy: observations from the EURAP epilepsy pregnancy registry. Epilepsia. 2013;54(9):1621-1627.

37. Reisinger T, Newman M, Loring D, Pennell P, Meador K. Antiepileptic drug clearance and seizure frequency during pregnancy in women with epilepsy. Epilepsy Behav. 2013;29(1):13-18.

38. Patel SI, Pennell PB. Management of epilepsy during pregnancy: an update. Ther Adv Neurol Disord. 2016;9(2):118-129

39. Harden CL, Hopp J, Ting TY, Pennell PB, French JA, Hauser WA, et al. Practice parameter update: management issues for women with epilepsy--focus on pregnancy (an evidence-based review): obstetrical complications and change in seizure frequency: report of the Quality Standards Subcommittee and Therapeutics and Technology Assessment Subcommittee of the American Academy of Neurology and American Epilepsy Society. Neurology. 2009;73(2):126-132.

40. Harden CL, Pennell PB, Koppel BS, Hovinga CA, Gidal B, Meador KJ, et al. Practice parameter update: management issues for women with epilepsy--focus on pregnancy (an evidence-based review): vitamin K, folic acid, blood levels, and breastfeeding: report of the Quality Standards Subcommittee and Therapeutics and Technology Assessment Subcommittee of the American Academy of Neurology and American Epilepsy Society. Neurology. 2009;73(2):142-149.

41. Harden CL, Meador KJ, Pennell PB, Hauser WA, Gronseth GS, French JA, et al. Practice parameter update: management issues of women with epilepsy--focus on pregnancy (an evidence-based review): teratogenesis and perinatal outcomes: report of the Quality Standards Subcommittee and Therapeutics and Technology Assessment Subcommittee of the American Academy of Neurology and American Epilepsy Society. Neurology. 2009;73(2):133-141.

42. Meador KJ. Effects of In utero antiepileptic drug exposure. Epilepsy Curr. 2008;8(6):143-147.

43. Sima I. Patel and page B. Pennell management of epilepsy during pregnancy: an update. Ther Adv Neurol Disord. 2016;9(2):118-129

44. Hernández-Díaz S, Smith CR, Shen A, Mittendorf R, Hauser WA, Yerby M, et al. Comparative safety of antiepileptic drugs during pregnancy. Neurology. 2012;78(21):1692-1699.

45. Tomson T, Battino D, Bonizzoni E, Craig J, Lindhout D, Sabers A, et al. Dose-dependent risk of malformations with antiepileptic drugs: an analysis of data from the EURAP epilepsy and pregnancy registry. Lancet Neurol. 2011;10(7):609-617.

46. Campbell E, Kennedy F, Russell A, Smithson WH, Parsons L, Morrison PJ, et al. Malformation risks of antiepileptic drug monotherapies in pregnancy: updated results from the UK and Ireland Epilepsy and Pregnancy Registers.J Neurol Neurosurg Psychiatry. 2014;85(9):1029-1034.

47. MacDonald SC, Bateman BT, McElrath TF, Hernández-Díaz S. Mortality and morbidity during delivery hospitalization among pregnant women with epilepsy in the United States. JAMA Neurol. 2015;72(9):981-988.

48. Borthen I, Eide MG, Veiby G, Daltveit AK, Gilhus NE. Complications during pregnancy in women with epilepsy: population-based cohort study. BJOG. 2009;116(13):1736-1742.

49. Tiamkao S, Sawanyawisuth K, Towanabut S, Visudhipun P; Thai QOL Epilepsy Investigators. Seizure attacks while driving: quality of life in persons with epilepsy. Can J Neurol Sci. 2009;36(4):475-479.

50. Artama M, Gissler M, Malm H, Ritvanen A; Drug and Pregnancy Group. Effects of maternal epilepsy and antiepileptic drug use during pregnancy on perinatal health in offspring: nationwide, retrospective cohort study in Finland. Drug Saf. 2013;36(5):359-369.

51. Pennell PB, Klein AM, Browning N, Baker GA, Clayton-Smith J, Kalayjian LA, et al. Differential effects of antiepileptic drugs on neonatal outcomes. Epilepsy Behav. 2012;24(4):449-456.

52. Meador KJ. Breastfeeding and antiepileptic drugs. JAMA. 2014;311(17):1797-1798.

53. Veiby G, Engelsen BA, Gilhus NE. Early child development and exposure to antiepileptic drugs prenatally and through breastfeeding: a prospective cohort study on children of women with epilepsy. JAMA Neurol. 2013;70(11):1367-1374.

54. Carl JS, Weaver SP, Tweed E, Edgerton L. Effect of antiepileptic drugs on oral contraceptives. Am Fam Physician. 2008;78(5):634-635.

55. Gooneratne IK, Wimalaratna M, Ranaweera AKP, Wimalaratna S. Contraception advice for women with epilepsy. BMJ. 2017;357:j2010.

56. O'Brien MD, Guillebaud J. Contraception for women taking antiepileptic drugs. J Fam Plan Reprod Heal Care. 2010;36(4):239-242.

57. Li LM, Fernandes PT, Boer HM, Prilipko L, Sander JW. Demonstration project on epilepsy in Brazil – WHO/ ILAE/IBE global campaign against epilepsy: a foreword. Arq Neuro Psiquiatr. 2007;65(Suppl 1):1-4.

58. Harden CL. The current state of postmenopausal hormone therapy: update for neurologists and epileptologists. Epilepsy Curr. 2007;7(5):119-122.

59. Nelson HD, Vesco KK, Haney E, Fu R, Nedrow A, Miller J, et al. Nonhormonal therapies for menopausal hot flashes: systematic review and meta-analysis. JAMA. 2006;295(17):2057-2071.

60. Pack AM, Morrell MJ, Randall A, McMahon DJ, Shane E. Bone health in young women with epilepsy after one year of antiepileptic drug monotherapy. Neurology. 2008;70(18):1586-1593.

61. Durá-Travé T, Yoldi-Petri ME, Hualde-Olascoaga J, Etayo-Etay V. Epilepsias y síndromes epilépticos durante el primer año de vida. Rev Neurol. 2009;48(6):281-284.

62. van Rooij LGM, Toet MC, van Huffelen AC, Groenendaal F, Laan W, Zecic A, et al. Effect of treatment of subclinical neonatal seizures detected with a EEG: randomized, controlled trial. Pediatrics. 2010;125(2):e358-66.

63. Painter MJ, Scher MS, Stein AD, Armatti S, Wang Z, Gardiner JC, et al. Phenobarbital compared with phenytoin for the treatment of neonatal seizures. N Engl J Med. 1999;341(7):485-489.

64. Boylan BG, Rennie JM, Pressler RM, Wilson G, Morton M, Binnie CD. Phenobarbitone, neonatal seizures and video-EEG. Arch Dis Child Fetal Neonatal Ed. 2002;86(3):F165-70.

65. Brodie MJ, Kwan P. Epilepsy in elderly people. BMJ. 2005;331(7528):1317-1322.

66. Tallis R, Hall G, Craig I, Dean A. How common are epileptic seizures in old age? Age Ageing. 1991;20(6):442-448.

67. McAreavey MJ, Ballinger BR, Fenton GW. Epileptic seizures in elderly patients with dementia. Epilepsia. 1992;33(4):657-660.

68. Luhdorf K, Jensen LK, Plesner AM. Etiology of seizures in the elderly. Epilepsia. 1986;27(4):458-463.

69. Ettinger, Alan B, Shinnar S. New onset seizures in an elderly hospitalized population. Neurology. 1993;43(3):489-492.

70. Holt-Seitz A, Wirrell EC, Sundaram MB. Seizures in the elderly: etiology and prognosis. Can J Neurol Sci. 1999;26(2):110-114.

71. Tallis R, Boon P, Perucca E, Stephen L. Epilepsy in elderly people: management issues. Epileptic Disord. 2002;4 Suppl 2:S33-9.

72. Ramsay RE, Macias FM, Rowan AJ. Diagnosing epilepsy in the elderly. Int Rev Neurobiol. 2007;81:129-151.

73. Ramsay RE, Rowan AJ, Pryor FM. Special considerations in treating the elderly patient with epilepsy. Neurology. 2004;62(5 Suppl 2):S24-9.

74. McBride AE, Shih TT, Hirsch LJ. Video-EEG monitoring in the elderly: a review of 94 patients. Epilepsia. 2002;43(2):165-169.

75. Drury I, Beydoun A. Seizures and epilepsy in the elderely revisited. Arch Intern Med. 1998;158(1):99-100.

76. McBride AE, Shih TT, Hirsch LJ. Video-EEG monitoring in the elderly: a review of 94 patients. Epilepsia. 2002;43(2):165-169.

77. Normand MM, Wszolek ZK, Klass DW. Temporal intermitente rhythmic delta activity in electroencephalograms. J Clin Neurophysiol. 1995;12(3):280-284.

78. Mendez MF, Lim GTH. Seizures in elderly patients with dementia: epidemiology and management. Drugs Aging. 2003;20(11):791-803.

79. Sheth SG, Krauss G, Krumholz A, Li G. Mortality in epilepsy: driving fatalities vs other causes of death in patients with epilepsy. Neurology. 2004;63(6):1002-1007.

80. Bonnett LJ, Tudur-Smith C, Williamson PR, Marson AG. Risk of recurrence after a first seizure and implications for driving: further analysis of the multicentre study of early epilepsy and single seizures. BMJ. 2010;341:c6477.

81. Kutz Z, Tookey P, Ross E. Epilepsy in young people: 23 year follow up of the british national child development study. BMJ. 1998;316:339-342.

82. Tellez-Zenteno JF, Pondal-Sordo M, Matijevic S, Wiebe S. National and regional prevalence of self-reported epilepsy in Canada. Epilepsia. 2004;45(12):1623-1629.

83. Marino R Jr, Cukiert A, Pinho E. Aspectos epidemiológicos da epilepsia em São Paulo: um estudo de prevalência. Arq Neuro Psiquiatr. 1986;44(3):243-254.

84. Borges MA, Min LL, Guerreiro CAM, Yacubian EMT, Cordeiro JA, Tognola WA, et al. Urban prevalence of epilepsy: populational study in São José do Rio Preto, a medium-sized city in Brazil. Arq Neuro Psiquiatr. 2004;62(2):199-204.

85. Gomes MM, Zeitoune RG, Kropf LA, Beeck ES. A house-to-house survey of epileptic seizures in an urban community of Rio de Janeiro, Brazil. Arq NeuroPsiquiatr. 2002;60(3-B):708-711.

86. Fernandes JG, Schmidt MI, Tozzi S, Sander JWAS. Prevalence of epilepsy: the Porto Alegre study. Epilepsia.1992;33 Suppl 3:132.

87. Auser WA. The prevalence and incidence of convulsive disorders in children. Epilepsia. 1994;35 Suppl 2:S1-6.

88. Nelson KB, Ellenberg JH. Prognosis in children with febrile seizures. Pediatrics. 1978;61(5):720-727.

89. Ferreira ILM, Silva TPT. Mortalidade por epilepsia no Brasil, 1980-2003. Ciênc Saúde Coletiva. 2009;14(1):89-94.

90. Callenbach PMC, Westendorp RGJ, Geerts AT, Arts WFM, Peeters EAJ, van Donselaar CA, et al. Mortality risk in children with epilepsy: the Dutch study of epilepsy in childhood. Pediatrics. 2001;107(6):1259-1263.

91. Beyenburg S, Stavem K, Schmidt D. Placebo-corrected efficacy of modern antiepileptic drugs for refractory epilepsy: systematic review and meta-analysis. Epilepsia. 2010;51(1):7-26.

92. Bandstra NF, Camfield CS, Camfield PR. Stigma of epilepsy. Can J Neurol Sci. 2008;35(4):436-440.

93. Harden CL. Sexuality in men and women with epilepsy. CNS Spectr. 2006;11(8 Suppl 9):13-18.

94. Fernandes PT, Salgado PC, Noronha AL, Sander JW, Li LM. Stigma scale of epilepsy: validation process. Arq Neuropsiquiatr. 2007;65 Suppl 1:35-42.

95. Modi AC, Rausch JR, Glauser TA. Patterns of nonadherence to antiepileptic drug therapy in children with newly diagnosed epilepsy. JAMA. 2011; 305(16):1669-1676.

CAPÍTULO 231

Tremor e síndromes parkinsonianas

Ângela Jornada Ben
Milena Rodrigues Agostinho

Aspectos-chave

▶ Na atenção primária à saúde (APS), o tremor fisiológico exacerbado, o tremor essencial e as síndromes parkinsonianas são os diagnósticos diferenciais mais prevalentes de tremor.

▶ O tremor fisiológico exacerbado é um tipo de tremor postural ou cinético, simétrico e bilateral, na ausência de outros sintomas ou sinais neurológicos, e está associado a situações como ansiedade, estresse, uso de substâncias, medicamentos ou doenças orgânicas.

▶ O tremor essencial é, predominantemente, postural, simétrico, bilateral, com evolução progressiva e insidiosa.

▶ As síndromes parkinsonianas são um grupo de doenças neurológicas que se manifestam por bradicinesia associada ao tremor de repouso, à rigidez muscular, ou a ambas.

▶ As causas mais frequentes de síndrome parkinsoniana são a doença de Parkinson e o parkinsonismo induzido por medicamentos

Caso clínico

Sra. Ivone, 65 anos, procurou atendimento no posto de saúde, pois está preocupada com o tremor em suas mãos. Ela refere que faz algum tempo que tem esses tremores, sendo difícil fazer crochê, mas, ultimamente, sente o tremor até quando está parada. Ela diz que sente fraqueza e sua vesícula "incomoda", por isso, está tomando remédio para não ter náuseas. Fez exames de rotina para diabetes, que foram solicitados pelo médico particular. Os exames estavam normais, mas como o colesterol estava alto, o médico lhe receitou um remédio.

Teste seu conhecimento

1. Qual informação da história clínica da Sra. Ivone caracteriza um sintoma de síndrome parkinsoniana?
   a. Sentir tremor nas mãos
   b. Ter tremor nas mãos quando está parada
   c. Sentir fraqueza
   d. Ter náuseas

2. Qual informação da história clínica remete à potencial causa de parkinsonismo da Sra. Ivone?
   a. Ter tremor nas mãos, sendo difícil fazer crochê
   b. Sentir tremor nas mãos até quando está parada
   c. Estar tomando remédio para não ter náuseas
   d. Estar tomando um remédio novo há 3 meses

3. Havendo suspeita de síndrome parkinsoniana, quais sintomas você espera ouvir na história ou encontrar no exame físico da Sra. Ivone?
   a. Problemas de memória
   b. Tremor nas duas mãos quando está parada
   c. Tremor piora quando está estressada
   d. Movimentos realizados repetidamente ficam mais lentos

4. No exame físico, você solicita que a Sra. Ivone pegue um copo com as duas mãos, segure-o suspenso por 30 segundos e, após, repouse as mãos no joelho. Como espera que o tremor da Sra. Ivone se manifeste na síndrome parkinsoniana?
   a. O tremor ficaria mais intenso na tentativa de pegar o copo
   b. O tremor ficaria mais forte quando o copo é suspenso por 30 segundos
   c. O tremor cessaria ao repousar as mãos no joelho
   d. O tremor persistiria em uma das mãos ao repousá-las no joelho

Respostas: 1B, 2C, 3D, 4D

Do que se trata

Tremor

O tremor pode ser definido como um movimento rítmico, involuntário e oscilatório em uma parte do corpo.[1] Na APS, o tremor fisiológico exacerbado, o tremor essencial e as síndromes parkinsonianas são os diagnósticos mais prevalentes.[2] A fisiopatologia do tremor ainda não está esclarecida, havendo duas principais teorias explicativas. A teoria funcional enfatiza que o tremor é um sintoma desencadeado pela hiperexcitabilidade ou oscilação rítmica neuronal, sem alteração estrutural, se baseia na observação de reversibilidade ou diminuição do sintoma após uso de álcool ou outras substâncias. A outra hipótese é de que o tremor ocorre em decorrência de uma patologia estrutural permanente ou neurodegeneração. As vias neuronais, geralmente, mais afetadas estão localizadas nos gânglios da base, cuja tarefa fisiológica é a integração de diferentes grupos musculares, para a realização de movimentos complexos, e no circuito formado pelos núcleos olivar inferior, rubro e denteado (triângulo de Guillain e Mollaret), responsável por ajustar a precisão dos movimentos e pelo aprendizado motor.[3]

Tremor fisiológico exacerbado

O tremor fisiológico ocorre, em geral, de forma leve (amplitude baixa e alta frequência), nas mãos ou nos dedos, e bilateralmente quando os membros são mantidos contra a gravidade (tremor postural). Também pode ser desencadeado pelo movimento (cinético).[1] Pode estar presente em pessoas saudáveis, sendo, geralmente, não perceptível, porém em situações de estresse, ansiedade, atividade física extenuante ou ingestão de cafeína ou estimulantes, pode estar exacerbado.[1,3] A constatação da diminuição do tremor após retirada, diminuição ou controle do fator desencadeante, quando possível, bem como a não identificação de outras doenças neurológicas associadas definem o tremor fisiológico exacerbado.

Tremor essencial

O tremor essencial é a forma mais comum de tremor, com prevalência estimada em 0,4 a 0,9% na população geral.[4] Sua prevalência aumenta com a idade, chegando a 4,6% em pessoas acima de 65 anos.[4] Caracteriza-se como um tremor postural, cinético, ou ambos, simétrico, bilateral, geralmente, com evolução progressiva e insidiosa. O tremor bilateral pode ser assimétrico. Acomete braços e mãos, mas pode afetar a cabeça e a voz e não está associado a outros sintomas e sinais neurológicos. Aproximadamente, metade das pessoas com tremor essencial relata história familiar positiva. Sua fisiopatologia ainda não está esclarecida.[3] Trata-se de uma condição prevalente e benigna, quando não provoca incapacidade significativa (Quadro 231.1).[5,6]

Síndromes parkinsonianas

As síndromes parkinsonianas caracterizam um grupo de doenças neurológicas que causam sintomas relacionados ao movimento e que diferem em relação às suas patologias de base. O critério diagnóstico para a síndrome é a presença de bradicinesia associada ao tremor de repouso ou rigidez muscular, ou ambos.[9] Diante da suspeita clínica de síndrome parkinsoniana, é necessário definir se ela pode ser atribuída à doença de Parkinson[9] ou a outras causas, como: parkinsonismo induzido por medicamentos, por sequelas de doença cerebrovascular ou encefalites, por degeneração neuronal cerebral, tumores cerebrais ou por doenças sistêmicas, por exemplo, hipertireoidismo, distúrbios hidreletrolíticos ou síndromes paraneoplásicas. No Brasil, foi descrita uma taxa de prevalência de 0,72 por 100 pessoas acima de 64 anos com parkinsonismo em um estudo de base populacional. As causas mais frequentes encontradas foram doença de Parkinson e parkinsonismo induzido por medicamentos.[10]

Doença de Parkinson

A doença de Parkinson é uma condição neurodegenerativa progressiva que está associada à perda dos neurônios dopaminérgicos na substância *nigra*. As pessoas com essa doença começam a notar problemas com movimento, tremor, rigidez nos

Quadro 231.1 | Características clínicas e fisiopatológicas do tremor associado à doença de Parkinson e ao tremor essencial

	Doença de Parkinson	Tremor essencial
Tipo	Tremor de repouso aumenta com caminhada e diminui com a ação	Tremor de ação postural, com ou sem tremor cinético, visível e persistente
Localização	Mãos>outras partes do corpo	Mãos>cabeça>voz>outras partes do corpo
Distribuição	Assimétrica	Geralmente simétrica
Frequência	3-6 Hertz	5-12 Hertz
Escrita	Micrografia	Trêmula
Curso	Progressivo	Estável ou progressão lenta
Sintomas acompanhantes	Bradicinesia, rigidez, perda dos reflexos posturais, sintomas não motores	Distúrbios da marcha
História familiar	1%	30-50%
Fisiopatologia provável	Disfunção dopaminérgica no sistema nigroestrial	Redução da inibição no cerebelo e no tronco encefálico

Fonte: Adaptado de Baumann[7] e Chen e colaboradores.[8]

membros ou no tronco, ou equilíbrio prejudicado. À medida que esses sintomas se tornam mais pronunciados, elas podem ter dificuldade para andar, falar, deglutir ou completar outras tarefas simples.[11] Estima-se que a doença inicia com tremor em 68% dos casos.[8,11] Também é importante se lembrar que os sintomas iniciais, em até 20% das pessoas, são os não motores, incluindo fadiga, queixas musculoesqueléticas e depressão. Outros sintomas somáticos não motores incluem sialorreia, disfunção visual, vocal e geniturinária, distúrbios do sono, seborreia, constipação, parestesias, demência e ansiedade. Em muitos pacientes, há evidência de uma fase prodrômica, de 4 a 8 anos antes do início dos sinais motores óbvios, e muitas vezes caracterizada por depressão, ansiedade e desconforto musculoesquelético. O aparecimento unilateral e gradual dos sintomas confirma o diagnóstico. *Facies* mascarada, diminuição no piscar dos olhos, postura encurvada e menor balanço de um dos braços podem estar presentes no quadro inicial.[11]

A incidência global da doença é de 10 a 13 casos por 100.000 pessoas-ano.[13] Pesquisas têm identificado fatores associados ao desenvolvimento da doença de Parkinson.[11] Entre os potenciais fatores associados estão predisposição genética, aumento da idade, sexo masculino, exposição à pesticida, metais (magnésio), solventes (tricoroetileno, benilpoliclorado). Entretanto, não há prova de causalidade desses fatores.[11,14,15]

Estudos sugerem que clínicos experientes possuem acurácia para realizar o diagnóstico da doença de Parkinson.[9] Assim, até a descoberta de marcadores diagnósticos específicos e válidos, a avaliação clínica realizada pelo neurologista tem sido considerada o padrão-ouro.[9] Um fator importante para a acurácia diagnóstica está em reconhecer os sintomas da doença conforme sua evolução e acompanhamento da pessoa que apresenta o sintoma ao longo do tempo.[9] O médico de família e comunidade pode colaborar na acurácia diagnóstica se utilizar a longitudinalidade como ferramenta diagnóstica associada à *expertise* do neurologista.

Quando o acesso à avaliação do neurologista for difícil, o médico de família e comunidade pode iniciar o tratamento enquanto aguarda avaliação no serviço especializado, tendo em vista que o grau de resposta aos medicamentos diminui com o tempo e a progressão dos sintomas, por isso, o tratamento não deve ser postergado. Entretanto, é necessário certificar-se de não existir dúvida diagnóstica e tomar a decisão em comum acordo com a pessoa que tem a doença (Quadro 231.2).

O que fazer

Quando uma pessoa procura atendimento com queixa de tremor, é fundamental que o médico de família e comunidade identifique as características do sintoma utilizando o método clínico centrado na pessoa (MCCP) como ferramenta de investigação diagnóstica. Explorar a saúde, a doença e a experiência da pessoa com o sintoma, entendê-la como um todo e o impacto dos sintomas em sua vida, elaborar um plano terapêutico comum para manejar a doença e intensificar a relação médico-pessoa.

Quadro 231.2 | **Critérios diagnósticos de tremor essencial**

Critérios de inclusão

I. Tremor bilateral, com ou sem tremor cinético, envolvendo mãos e antebraços, visível e persistente. (O tremor de outras partes do corpo pode estar presente além do tremor no membro superior.) O tremor bilateral pode ser assimétrico. O tremor é relatado pelo paciente como persistente, embora a amplitude possa flutuar, podendo ou não causar incapacidade

II. Duração maior do que 5 anos

Critérios de exclusão

I. Outros sinais neurológicos anormais (o exame neurológico completo deve ser normal para a idade)

II. Presença de causas conhecidas de tremor fisiológico exacerbado

III. Exposição simultânea ou recente a substâncias termogênicas, a drogas ou a efeito adverso da diminuição gradual ou retirada abrupta de substância ou medicamento (medicamentos que atuam no SNC podem produzir tremores como efeito colateral). O tremor de ação é o tipo mais comum de tremor induzido por medicamentos. Certificar-se que as pessoas estejam livres de uso de medicamentos ou substâncias por período maior do que o tempo de efeito conhecido do medicamento

IV. Trauma direto ou indireto no sistema nervoso dentro de 3 meses antes do início do tremor (isso inclui lesão na cabeça e lesão periférica, se a distribuição anatômica é a mesma que a do tremor)

V. Sintomas que sugiram origem psicogênica de tremor. A definição do tremor psicogênico é controversa. Características clínicas que sugerem tremor psicogênico são: variações não fisiológicas na frequência do tremor, características incompatíveis e inconsistentes e remissão espontânea. Fatores psiquiátricos (somatização) ou sociais (ganho secundário) podem apoiar o diagnóstico de tremor psicogênico

VI. Evidências convincentes de início súbito

SNC, sistema nervoso central.
Fonte: Adaptado de Deuschl e colaboradores.[1]

Na avaliação inicial das pessoas com queixa de tremor, recomenda-se investigar cinco informações principais que, se não relatadas pela pessoa, precisam ser esclarecidas pelo médico de família e comunidade:

1. Qual é o tipo de tremor (de repouso ou de ação).
2. Qual é a localização do tremor e a distribuição (simétrico ou assimétrico).
3. Se existem critérios para síndrome parkinsoniana (bradicinesia associada a tremor de repouso ou rigidez, ou ambos).
4. Quais são os fatores associados à exacerbação, incluindo medicamentos ou substâncias indutoras de tremor ou síndrome parkinsoniana.
5. Quais são os sintomas não motores associados e comorbidades.

Tipos de tremor, localização e distribuição

De maneira simplificada, o tremor pode ser classificado em tremor de repouso ou de ação.[16]

- Tremor de repouso: ocorre quando o membro está relaxado ou completamente apoiado (p. ex., ao repousar o braço em uma cadeira). É exacerbado quando se movimenta outra parte do corpo (p. ex., durante a caminhada), ou em situações de esforço mental (como contar de 10 a 0 de trás para frente), e alivia com o movimento voluntário do membro acometido. Comumente está associado à síndrome parkinsoniana.
- Tremor de ação: é o tipo mais comum de tremor e ocorre com a contração voluntária do músculo. Associado a condições como: tremor fisiológico exacerbado, tremor essencial, tremor cerebelar, tremor distônico (espasmos) e induzido por medicamentos. O tremor de ação pode ser dividido em:
  - Postural: ocorre quando o membro é mantido voluntariamente contra a gravidade.
  - Isométrico: ocorre com contração muscular contra um objeto rígido parado, como apoiar os punhos.
  - Cinético: ocorre em qualquer movimento voluntário. Quando desencadeado por um movimento direcionado a um alvo, é denominado tremor de intenção. O tremor de intenção está presente em disfunções cerebelares.

Critérios diagnósticos de síndrome parkinsoniana[9]

- Tremor de repouso: é observado em um membro totalmente relaxado e desaparece ao iniciar o movimento voluntário. Tremor cinético e postural isolados não caracterizam síndrome parkinsoniana.
- Bradicinesia: é definida como a lentidão do movimento e a diminuição da amplitude ou velocidade (ou hesitações/paradas progressivas) à medida que os movimentos são realizados repetidamente. Pode-se avaliar a presença de bradicinesia pedindo que o paciente abra e feche a mão, execute movimentos de pinça ou bata o calcanhar no chão de maneira rápida, ampla e repetidamente.
- Rigidez muscular (aumento do tônus): identificado por aumento da resistência ao movimento. Por exemplo, quando o membro superior está fletido e ao estendê-lo, intencionalmente, nota-se uma resistência não voluntária. Essa observação caracteriza a rigidez em roda denteada (interrupção em catraca, que pode ser causada pela presença de tremor). A rigidez também é responsável pela postura fletida.

O Protocolo Clínico e Diretrizes Terapêuticas para Doença de Parkinson, elaborado pela Comissão Nacional de Avaliação de Tecnologias em Saúde (CONITEC), publicado em 2010[17] e revisado em 2017,[18] estabelece os critérios para o diagnóstico da doença, o tratamento preconizado, os medicamentos e as posologias recomendadas, como realizar acompanhamento clínico, como solicitar as medicações no Sistema Único de Saúde (SUS) e as orientações ao paciente, aos familiares e aos cuidadores. Os critérios diagnósticos utilizados são embasados nos propostos pela United Kingdom Parkinson's Disease Society Brain Bank[12] e são semelhantes aos propostos pela Moviment Disorder Society.[9]

A pessoa será diagnosticada com doença de Parkinson se apresentar bradicinesia e um critério necessário (Quadro 231.3) e pelo menos três critérios de suporte positivo (Quadro 231.4). Os critérios de exclusão da doença de Parkinson estão apresentados no Quadro 231.5.[18]

Fatores associados à exacerbação, incluindo medicamentos ou substâncias indutoras de tremor ou síndrome parkinsoniana

É recomendado coletar a história medicamentosa completa, incluindo medicamentos fitoterápicos e uso de outras substâncias, como chás, bebidas ou drogas lícitas e ilícitas. Os Quadros 231.6 e 231.7 apresentam uma lista de medicamentos que podem induzir parkinsonismo e exacerbar o quadro clínico.[16]

Sintomas não motores

Os sintomas não motores[20] associados à doença de Parkinson são vários. A seguir, são descritos os principais. O médico de família e comunidade deve identificar, na história e no exame físico da pessoa, se esses sintomas estão presentes:

- Depressão, transtornos do humor, ansiedade, apatia e fadiga.
- Disfunção cognitiva e demência.
- Psicose.
- Comportamentos compulsivos e transtornos de controle de impulso.
- Disfunção autonômica:
  - Hipotensão ortostática.
  - Disfunção sexual.
  - Disfunção gastrintestinal.
  - Sialorreia.
  - Sudorese.

Quadro 231.3 | Critérios necessários para diagnóstico de doença de Parkinson

Bradicinesia e pelo menos um dos seguintes sintomas:
- Tremor de repouso (4-6 Hz avaliado clinicamente)
- Rigidez muscular
- Instabilidade postural não causada por distúrbios visuais, vestibulares, cerebelares ou proprioceptivos

Fonte: Brasil.[17]

Quadro 231.4 | Critérios de suporte positivo para o diagnóstico de doença de Parkinson (três ou mais são necessários para o diagnóstico)

- Início unilateral
- Presença de tremor de repouso
- Doença progressiva
- Persistência da assimetria dos sintomas
- Boa resposta à levodopa
- Presença de movimento muscular involuntário (discinesia) induzido por levodopa
- Resposta à levodopa por 5 anos ou mais
- Evolução clínica de 10 anos ou mais

Fonte: Brasil.[18]

Quadro 231.5 | Critérios negativos (excludentes) para doença de Parkinson

- História de acidente vascular cerebral de repetição
- História de trauma craniano grave
- História definida de encefalite
- Crise oculógira*
- Tratamento prévio com neurolépticos
- Remissão espontânea dos sintomas
- Quadro clínico estritamente unilateral após 3 anos
- Paralisia supranuclear do olhar
- Sinais cerebelares**
- Sinais autonômicos precoces***
- Demência precoce
- Liberação piramidal com sinal de Babinski
- Presença de tumor cerebral ou hidrocefalia comunicante
- Resposta negativa a altas doses de levodopa
- Exposição a metilfeniltetraperidínio

*Crise oculógira: movimento ocular involuntário, geralmente, decorrente do uso de neurolépticos.

**Sinais cerebelares: ataxia (marcha com base alargada), disartria (incapacidade de articular as palavras), disdiadococinesia (incapacidade de realizar movimentos rápidos coordenados), dismetria (incapacidade de controlar a amplitude dos movimentos), nistagmo.

***Sinais autonômicos: a) Hipotensão ortostática, a diminuição ortostática da pressão arterial dentro de 3 minutos de permanência em, pelo menos, 30 mmHg na pressão sistólica ou 15 mmHg na diastólica, na ausência de desidratação, medicação ou outras doenças que poderiam explicar a disfunção autonômica, ou b) Retenção urinária grave ou incontinência urinária (excluindo incontinência de esforço em mulheres), que não seja incontinência funcional. Nos homens, à retenção urinária não deve ser atribuída à doença prostática e deve estar associada à disfunção erétil.[9]

Fonte: Brasil.[17]

Quadro 231.6 | Medicamentos indutores de parkinsonismo

- Antipsicóticos (haloperidol, clorpromazina, levomepromazina, sulpirida)
- Lítio
- Bloqueadores de canal de cálcio
- Antieméticos (metoclopramida, bromoprida)
- Antivertiginosos (flunarizina, cinarizina)

Fonte: Adaptado de Chou.[19]

Quadro 231.7 | **Medicamentos ou substâncias associadas à exacerbação do tremor**

- Ácido valproico
- Agonistas beta-adrenérgicos
- Amiodarona
- Antidepressivos tricíclicos
- Anfetaminas
- Atorvastatina
- Cafeína
- Carbamazepina
- Fluoxetina
- Hipoglicemiantes
- Hormônios tireoidianos
- Metilfenidato
- Pseudoefedrina
- Terbutalina
- Ciclosporina
- Corticosteroides

Fonte: Adaptado de Crawford e Zimmerman.[2]

- Distúrbios do sono.
- Sonolência diurna e início repentino do sono.

A Moviment Disorder Society organizou um *checklist* para avaliação das pessoas com doença de Parkinson chamada *Moviment Disorder Society – Unified Parkinson's Disease Rating Scale* (MD-UPDRS),[21] baseada em consenso de especialistas. Sua acurácia em medir os sintomas motores e não motores associados à doença vem sendo testada.[22,23] A versão em português e seu manual de aplicação está disponível no site da International Parkinson and Moviment Disorder Society.[24] Os autores informam que, assim como os profissionais de saúde, as pessoas portadoras da doença e seus cuidadores podem preencher o *checklist*. Essa escala tem como um dos objetivos otimizar o acompanhamento dos sintomas das pessoas de forma a identificar pontos de melhora, piora e seu impacto na qualidade de vida. O manual de instruções explica detalhadamente como avaliar cada sintoma ao longo do tempo e facilita seu registro. Assim, o uso do MD-UPDRS possibilita a elaboração de um plano terapêutico individualizado de cuidados, com base nas informações obtidas e nas necessidades da pessoa que possui a doença.

Exame físico

O exame físico geral, neurológico e da saúde mental deve ser realizado e registrado no prontuário a cada consulta. Algumas vezes, são necessárias várias consultas para se realizar um exame clínico completo. Pode-se lançar mão da avaliação multidimensional rápida da pessoa idosa, disponível no Caderno de Atenção Básica: Envelhecimento e Saúde da Pessoa Idosa,[25] no exame clínico. Em relação ao exame da saúde mental na APS, uma opção pode ser o uso dos instrumentos descritos no Cartão Babel.[26]

Exames complementares

A avaliação do tremor e o diagnóstico da síndrome parkinsoniana são, eminentemente, clínicos. Não há uma recomendação específica para solicitar exames laboratoriais, devendo ser avaliado o quanto o exame melhorará a acurácia diagnóstica da doença ou identificará diagnósticos diferenciais, levando em conta a aplicação do conceito de prevenção quaternária.

Conduta proposta

Tremor essencial

Quando não houver dúvida diagnóstica, o tratamento do tremor essencial pode ser iniciado pelo médico da APS, com base na limitação funcional ou desconforto social causada pelo tremor.[27] Fazer o teste terapêutico quando o tremor for isolado (ausência de outras alterações neurológicas) e sem fatores desencadeantes específicos. Propranolol e primidona são os medicamentos de primeira escolha (A).[28] Quando o tremor é intermitente e associado a situações de estresse, pode ser prescrito propranolol, quando necessário, com a devida combinação com o paciente. Quando os sintomas forem persistentes, pode-se usar a terapia contínua. Como o efeito das medicações pode diminuir ao longo do tempo, terapia combinada pode ser prescrita se não existirem efeitos adversos que limitem a associação de medicamentos. O tratamento de segunda escolha inclui gabapentina, topiramato ou nimodipino.[29] Quando constatada falha terapêutica, a terceira opção é o tratamento cirúrgico (terapia de estimulação cerebral profunda).

1. Propranolol: dose inicial de 20 mg, três vezes ao dia. Podendo ser aumentado até 240 mg ao dia (avaliar frequência cardíaca [FC] e comorbidades do paciente). OU
2. Primidona: dose inicial de 25 mg, à noite. Aumentar gradualmente 25 mg a cada 3 a 4 dias, até 250 mg/dia, conforme resposta e tolerabilidade aos eventos adversos (sedação, ataxia, náusea). Se não houver nenhuma melhora com dose de 250 mg/dia, suspender a medicação. Se houver melhora parcial, aumentar até a dose de 500 mg à noite.

Síndrome parkinsoniana

Uma das causas de síndrome parkinsoniana sensível à APS é a causada por medicamentos. Os sintomas melhoram cerca de 1 a 4 semanas após suspender a medicação, porém podem levar até 6 meses para remissão completa.[16] Deve-se avaliar a possibilidade de suspensão ou troca do medicamento conforme cada caso.

Doença de Parkinson

O tratamento da doença de Parkinson objetiva o controle dos sintomas, pois ainda não foi identificado um tratamento que diminua a progressão da doença. O plano terapêutico da doença de Parkinson requer a integração entre tratamento medicamentoso sintomático, terapias de reabilitação (fisioterapia, terapia fonoaudiológica, psicoterapia e terapia ocupacional) e complementares (dieta, yoga, massagem terapêutica, acupuntura, hipnose).[11,30,31]

Tratamento medicamentoso

Em relação ao tratamento medicamentoso, recomenda-se sempre tentar identificar a dose mais baixa, mas ainda eficaz, dos medicamentos sintomáticos, isoladamente ou em combinação. As medicações utilizadas no tratamento da doença de Parkinson são:

- Levodopa.
- Agonistas dopaminérgicos: bromocriptina, pramipexol.
- Inibidores da monoaminoxidase B (IMAO-B): selegilina, rasagilina.
- Inibidores da catecol-O-metiltransferase (COMT).
- Anticolinérgicos: biperideno, triexefenidil.
- Antiglutamatérgicos: tolcapona, entacapona.
- Medicamento antiviral: amantadina.

Tanto a levodopa quanto os agonistas dopaminérgicos podem ser utilizados no tratamento inicial. Em pessoas com 65 anos ou menos, o tratamento inicial costuma ser com agonista dopaminérgico.[29] Em idosos acima de 70 anos, com problemas cognitivos ou funcionais graves, sugere-se iniciar com levodopa, pois agonistas dopaminérgicos podem causar alucinações, sonolência e hipotensão postural.[18] A melhora dos sintomas motores, como rigidez e bradicinesia, é importante nos quadros iniciais

Quadro 231.8 | Principais medicamentos utilizados no tratamento sintomático dos sintomas motores da doença de Parkinson

Medicamento e apresentação	Posologia	Efeitos adversos
Pramipexol (0,125 ou 0,25, ou 1 mg)	Iniciar com 0,125 mg, 3 vezes ao dia Aumento de 0,125 mg nas 3 tomadas a cada 5 dias. Dose usual para controle de sintomas leves é de 0,5 mg, 3 vezes ao dia	Náusea Vômito Sonolência Hipotensão ortostática Alucinação Edema periférico pode ocorrer com o uso crônico
Levodopa/carbidopa (250/25 mg) ou Levodopa/benserazida (200/50 mg) ou Levodopa/benserazida (100/25 mg)	Iniciar com meio comprimido, 2 a 3 vezes ao dia Buscar atingir menor dose para controle de sintomas (geralmente entre 300-600 mg de levodopa) Se necessário, aumentar até um comprimido, 3 vezes ao dia Orientar tomar 1 hora antes ou 2 horas após as refeições Nunca deve ser interrompida de forma abrupta. Diminuir a dose gradualmente	Náusea Sonolência Tontura Cefaleia Idosos podem apresentar eventos mais graves, como confusão mental, alucinação, agitação, psicose e hipotensão ortostática

Fonte: Brasil[18] e Tarsy.[29]

com o uso de levodopa, sendo mais uma evidência que reforça o diagnóstico. Entretanto, esse fármaco pode causar flutuações motoras, como diminuição do tempo de resposta ao medicamento ou interrupção do efeito, além de discinesias associadas ao tratamento prolongado. Os agonistas dopaminérgicos, como o pramipexol e a bromocriptina, são capazes de reduzir as flutuações motoras (Quadro 231.8).[17]

Na APS, o médico de família e comunidade pode atender pessoas que já estão em tratamento com combinação de medicações. A informação do motivo da associação deve ser investigada com a pessoa, os familiares, os cuidadores ou com o médico que prescreveu as medicações. A associação de fármacos pode ter sido realizada para otimizar o controle dos sintomas, para manejo de efeitos adversos dos medicamentos, para manejo de sintomas não motores ou de comorbidades. Por exemplo, o uso de anticolinérgicos, como o biperideno associado à levodopa, geralmente, é utilizado para melhor controle do tremor. Contudo, em pacientes idosos, o uso de anticolinérgicos pode gerar problemas cognitivos, o que acarreta a necessidade de sua desprescrição. Assim, a retirada do biperideno deve ser feita gradualmente, pois sua suspensão abrupta piora o parkinsonismo. Outra associação que pode ser identificada é a do agonista dopaminérgico (pramipexol) com levodopa, que objetiva o controle das flutuações motoras ou discinesias causadas pela levodopa. A associação da selegilina com a levodopa pode ser utilizada para aumentar a biodisponibilidade da levodopa na presença de flutuações motoras.[17] Em 2017, a CONITEC enviou à consulta pública a decisão sobre a incorporação, no SUS, do medicamento mesilato de rasagilina, um IMAO-B, para tratamento de pessoas com doença de Parkinson em uso de levodopa que apresentem complicações motoras. Podem surgir pessoas demandando por esse medicamento na APS.[32] Portanto, o médico responsável pelo atendimento deve manter-se atualizado quanto ao custo-efetividade dessa tecnologia e sua incorporação. Para maiores informações, pode-se consultar o *site* da CONITEC.[33]

Um ponto importante a ser mencionado é a abordagem dos sintomas não motores, como depressão, ansiedade, psicose, demência ou distúrbios do sono.[20] Não é incomum que a pessoa com a doença, a família ou os cuidadores busquem atendimento na APS para resolver esses problemas. Antidepressivos têm sido utilizados para tratamento da depressão e ansiedade na doença de Parkinson, sendo que seu benefício, como neuroprotetores, vem sendo investigado.[34] A nortriptilina é considerada possivelmente útil.[20] O pramipexole também tem demonstrado efeito antidepressivo e é utilizado para esse fim.[20]

A psicose e a mania podem decorrer da progressão da doença ou serem efeitos adversos do tratamento medicamentoso sintomático dos sintomas motores. Entretanto, a diminuição da dose dos medicamentos antiparkinsonianos só é recomendada se excluídas outras potenciais causas de psicose, como infecções, uso de corticoides, betabloqueadores, benzodiazepínicos. Medicamentos anticolinérgicos, IMAO-B, amantadina, agonistas dopaminérgicos e inibidores da COMT devem ser retirados ou reduzidos, nessa sequência, na tentativa de melhorar o estado mental.[18] Excluídas outras causas e reduzidas as doses de medicações antiparkinsonianas e não havendo melhora clínica, o próximo passo seria prescrever antipsicóticos, como a quetiapina ou a clozapina, em baixa dosagem.[35,36]

Para o tratamento da demência, pode ser considerado o uso de inibidores da acetilcolinesterase como a rivastigmina.[20] Para os outros sintomas não motores, como distúrbios do sono, hipotensão postural, disfunção erétil, transtornos do comportamento e fadiga, não há recomendação sobre terapia medicamentosa indicada.[20]

A opção de realizar cirurgia de implante de estimulador cerebral profundo é sugerida para um grupo selecionado de pessoas que não apresentaram controle dos sintomas com tratamento medicamentoso otimizado.[18]

Terapias de reabilitação

Uma revisão da Cochrane mostrou que a fisioterapia tem sido eficaz na melhora da velocidade da marcha, na mobilidade funcional e no equilíbrio. Por isso, há forte recomendação em utilizar a fisioterapia no tratamento sintomático dos sintomas motores.[37]

Estudos têm demonstrado que a terapia fonoaudiológica auxilia na reabilitação vocal e na velocidade da fala.[38,39]

Ensaios clínicos avaliando a efetividade da terapia ocupacional também têm demonstrado sua contribuição na melhora da bradicinesia.[30] Apesar de existir um potencial benefício da psicoterapia para ansiedade e depressão, ainda são necessários estudos para comprovar sua eficácia.[40]

Dieta e terapias complementares

Atualmente, embora estejam emergindo estudos com evidências preliminares indicando efeito neuroprotetor ou neurodegenerativos de alguns nutrientes, não há ainda estudos com delineamentos adequados para comprovar essa teoria,[14] o que também é válido para as terapias complementares.[31,41] Entretanto, não existir evidência sobre eficácia não necessariamente significa ausência de benefício das terapias complementares e de uma dieta equilibrada. Seu uso pode ser útil e individualizado conforme as necessidades da pessoa com a doença.

Cuidado paliativo

Na doença de Parkinson, o cuidado paliativo é definido quando a pessoa não tolera a terapia medicamentosa, não tem indicação cirúrgica e há presença de comorbidades em estágio avançado. É importante que a equipe de saúde que trabalha na APS reconheça as necessidades da pessoa, da família e dos cuidadores e elabore um plano terapêutico que leve em consideração suas necessidades, bem como o papel de cada um no momento do final da vida.[42]

Quando referenciar

- **Tremor essencial**[43]: quando há dúvida diagnóstica ou na ausência de resposta ao tratamento clínico otimizado, o referenciamento é justificado.
- **Síndrome parkinsoniana:** na suspeita de doença de Parkinson[43] sem uso de medicamentos potencialmente indutores de parkinsonismo ou em pacientes com piora dos sintomas da doença, mesmo com tratamento clínico otimizado.

Erros mais frequentemente cometidos

▶ Não detalhar a história da pessoa com tremor utilizando o MCCP.

▶ Referenciar casos de tremor sem uma avaliação adequada.

▶ Não oferecer possibilidades terapêuticas além do tratamento dos sintomas motores para as pessoas com doença de Parkinson.

▶ Não envolver a equipe no cuidado da pessoa com a doença de Parkinson.

▶ Não considerar as necessidades da pessoa, da família e dos cuidadores no plano terapêutico.

ÁRVORE DE DECISÃO

Investigação de tremor.
Fonte: Elaborado pelos autores.

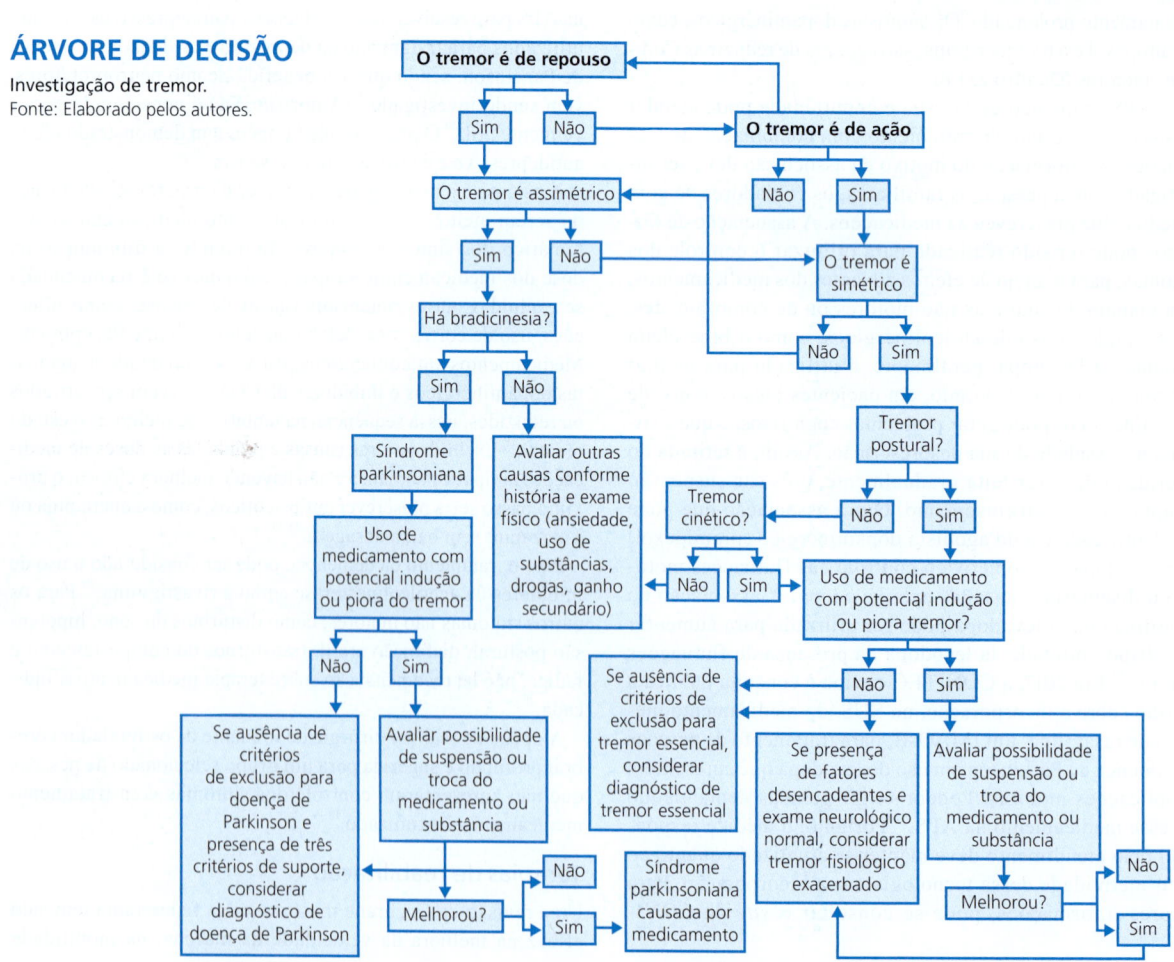

Atividades preventivas e de educação

Pode-se informar à pessoa com a doença de Parkinson, aos seus familiares ou cuidadores a existência de associações, como a Associação Brasil Parkinson,[44] que congregam as pessoas com esse problema de saúde, sensibilizam a opinião pública em relação à doença, colaboram para o desenvolvimento de pesquisas e estudo da doença, desenvolvem formação e auxiliam na criação de grupos de apoio, além de elaborarem materiais informativos.

Papel da equipe multiprofissional

O Ministério da Saúde (MS) produziu um guia prático para o cuidador, a fim de esclarecer, de modo simples e ilustrativo, os pontos mais comuns do cuidado no domicilio e promover melhor qualidade de vida ao cuidador e à pessoa cuidada. A equipe de saúde pode utilizá-lo como ferramenta para estimular o envolvimento dos profissionais de saúde, da família e da comunidade nos cuidados da pessoa com a doença.[45]

REFERÊNCIAS

1. Deuschl G, Bain P, Brin M. Consensus statement of the movement disorder society on tremor. Mov Disord. 1998;13 Suppl 3:2-23.

2. Crawford P, Zimmerman EE. Differentiation and diagnosis of tremor. Am Fam Physician. 2011;83(6):697-702.

3. Puschmann A, Wszolek ZK. Diagnosis and treatment of common forms of tremor. Semin Neurol. 2011;31(1):65-77.

4. Louis ED, Ferreira JJ. How common is the most common adult movement disorder? Update on the worldwide prevalence of essential tremor. Mov Disord. 2010;25(5):534-541.

5. Chunling W, Zheng X. Review on clinical update of essential tremor. Neurol Sci. 2016;37(4):495-502.

6. Boutin E, Vaugoyeau M, Eusebio A, Azulay J-P, Witjas T. News and controversies regarding essential tremor. Rev Neurol (Paris). 2015;171(5):415-425.

7. Baumann CR. Epidemiology, diagnosis and differential diagnosis in Parkinson's disease tremor. Parkinsonism Relat Disord. 2012;18 Suppl 1:S90-2.

8. Chen W, Hopfner F, Becktepe JS, Deuschl G. Rest tremor revisited: Parkinson's disease and other disorders. Transl Neurodegener. 2017; 6:16.

9. Postuma RB, Berg D, Stern M, Poewe W, Olanow CW, Oertel W, et al. MDS clinical diagnostic criteria for Parkinson's disease. Mov Disord. 2015;30(12):1591-1601.

10. Barbosa MT, Caramelli P, Maia DP, Cunningham MC, Guerra HL, Lima-Costa MF, et al. Parkinsonism and Parkinson's disease in the elderly: A community-based survey in Brazil (the Bambuí study). Mov Disord. 2006;21(6):800-808.

11. Ayano G. Parkinson's disease: a concise overview of etiology, epidemiology, diagnosis, comorbidity and management. J Neurol Disord. 2016;4.

12. Hughes AJ, Daniel SE, Kilford L, Lees AJ. Accuracy of clinical diagnosis of idiopathic Parkinson's disease: a clinico-pathological study of 100 cases. J Neurol Neurosurg Psychiatry. 1992;55(3):181-184.

13. Muangpaisan W, Mathews A, Hori H, Seidel D. A systematic review of the worldwide prevalence and incidence of Parkinson's disease. J Med Assoc Thai. 2011;94(6):749-755.

14. Priyadarshi A, Khuder SA, Schaub EA, Priyadarshi SS. Environmental risk factors and Parkinson's disease: a metaanalysis. Environ Res. 2001;86(2):122-127.

15. Seidl SE, Santiago JA, Bilyk H, Potashkin J. A. The emerging role of nutrition in Parkinson's disease. Front Aging Neurosci. 2014;6:36.

16. Mantese CEA, Schuch AFS, Agostinho MR, Rados DRV, Katz N, Roman R. Telecondutas: tremor e síndromes parkinsonianas. Porto Alegre: UFRGS; 2017.

17. Brasil, Ministério da Saúde. Portaria n° 228, de 10 de maio de 2010 [Internet]. Brasília; 2010 [capturado em 16 mar. 2018]. Disponível em: http://bvsms.saude.gov.br/bvs/saudelegis/sas/2010/prt0228_10_05_2010.html.

18. Brasil, Ministério da Saúde. Portaria conjunta n° 10, de 31 de outubro de 2017 [Internet]. Brasília; 2017 [capturado em 16 mar. 2018]. Disponível em: http://conitec.gov.br/images/Protocolos/DDT/PCDT_Doen%C3%A7a_de_Parkinson_31_10_2017.pdf.

19. Chou KL. Diagnosis and differential diagnosis of Parkinson disease. Waltham: UpToDate; 2017.

20. Seppi K, Weintraub D, Coelho M, Perez-Lloret S, Fox SH, Katzenschlager R, et al. The movement disorder society evidence-based medicine review update: treatments for the non-motor symptoms of Parkinson's disease. Mov Disord. 2011;26 Suppl 3:S42-80.

21. Goetz CG, Fahn S, Martinez-Martin P, Poewe W, Sampaio C, Stebbins GT, et al. Movement disorder society-sponsored revision of the unified Parkinson's Disease Rating Scale (MDS-UPDRS): process, format, and clinimetric testing plan. Mov Disord. 2007;22(1):41-47.

22. Ivey FM, Katzel LI, Sorkin JD, Macko RF, Shulman LM. The Unified Parkinson's Disease Rating Scale as a predictor of peak aerobic capacity and ambulatory function. J Rehabil Res Dev. 2012;49(8):1269-1276.

23. Hentz JG, Mehta SH, Shill HA, Driver-Dunckley E, Beach TG, Adler CH. Simplified conversion method for unified Parkinson's disease rating scale motor examinations. Mov Disord. 2015;30(14):1967-1970.

24. International Parkinson and Movement Disorder Society. MDS rating scales [Internet]. Milwaukee; c2018 [capturado em 15 mar. 2018]. Disponível em: http://www.movementdisorders.org/MDS/Education/Rating-Scales.htm.

25. Brasil. Ministério da Saúde. Envelhecimento e saúde da pessoa idosa [Internet]. Brasília; 2006 [capturado em 15 mar. 2018]. Disponível em: http://dab.saude.gov.br/portaldab/biblioteca.php?conteudo=publicacoes/cab19.

26. Gonçalves DA, Almeida NS, Ballester DA, Chazan LF, Chiaverini D, Fortes S, et al. Cartão Babel de saúde mental na atenção básica. Rio de Janeiro: CEPESC; 2009 [capturado em 15 mar. 2018]. Disponível em: http://ltc-ead.nutes.ufrj.br/constructore/objetos/Cart%e3oBabel.pdf.

27. Rajput AH, Rajput A. Medical treatment of essential tremor. J Cent Nerv Syst Dis. 2014; 6:29-39.

28. Zesiewicz TA, Elble RJ, Louis ED, Gronseth GS, Ondo WG, Dewey RB Jr, et al. Evidence-based guideline update: treatment of essential tremor. Report of the Quality Standards Subcommittee of the American Academy of Neurology. Neurology. 2011;77(19):1752-1755.

29. Tarsy D. Pharmacologic treatment of Parkinson disease [Internet]. UpToDate; 2017 [capturado em 15 mar. 2018]. Disponível em: https://www.uptodate.com/contents/pharmacologic-treatment-of-parkinson-disease.

30. Gage H, Storey L. Rehabilitation for Parkinson's disease: a systematic review of available evidence. Clin Rehabil. 2004;18(5):463-482.

31. Bega D, Zadikoff C. Complementary & alternative management of Parkinson's disease: an evidence-based review of eastern influenced practices. J Mov Disord. 2014;7(2):57-66.

32. Comissão Nacional de Incorporação de Tecnologias no SUS. Relatorio Mesilato de rasagilina como terapia adjuvante à levodopa para o tratamento de pacientes com doença de Parkinson com complicações motoras [Internet]. Brasília: MS; 2017 [capturado em 15 mar. 2018]. Disponível em: http://conitec.gov.br/images/Relatorios/2017/Rasagilina_Parkinson_280_2017_FINAL.pdf.

33. Comissão Nacional de Incorporação de Tecnologias no SUS. Consultas públicas [Internet]. Brasília: MS; c2018 [capturado em 15 mar. 2018]. Disponpível em: http://conitec.gov.br/consultas-publicas.

34. Quelhas R. Psychiatric care in Parkinson's disease. J Psychiatr Pract. 2013;19(2):118-141.

35. Aarsland D, Emre M, Lees A, Poewe W, Ballard C. Practice parameter: evaluation and treatment of depression, psychosis, and dementia in Parkinson disease (an evidence-based review): report of the Quality Standards Subcommittee of the American Academy of Neurology. Neurology. 2006;66(7):996-1002.

36. Carpenter J, Awodipe A, Brown W. Management of dual diagnosis of Parkinson's disease and a mental health disorder. US Pharm. 2015;40(1):34-38.

37. Tomlinson CL, Patel S, Meek C, Herd CP, Clarke CE, Stowe R, et al. Physiotherapy for treatment of Parkinson's disease. Cochrane. 2013.

38. Mahler LA, Ramig LO, Fox C. Evidence-based treatment of voice and speech disorders in Parkinson disease. Curr Opin Otolaryngol Head Neck Surg. 2015;23(3):209-215.

39. Dias AE, Limongi JCP, Barbosa ER, Hsing WT. Telerreabilitação vocal na doença de Parkinson. CoDAS. 2016;28(2):176-181.

40. Yang S, Sajatovic M, Walter BL. Psychosocial interventions for depression and anxiety in Parkinson's disease. J Geriatr Psychiatry Neurol. 2012;25(2):113-121.

41. Song R, Grabowska W, Park M, Osypiuk K, Vergara-Diaz GP, Bonato P, et al. The impact of Tai Chi and Qigong mind-body exercises on motor and non-motor function and quality of life in Parkinson's disease: a systematic review and meta-analysis. Parkinsonism Relat Disord. 2017;41:3-13.

42. National Collaborating Centre for Chronic Conditions. Parkinson's Disease:

43. national clinical guideline for diagnosis and management in primary and secondary care. London: Royal College of Physicians; 2006.

44. Harzheim E, Agostinho MR, Katz N, organizadores. Protocolos de regulação ambulatorial neurologia [Internet]. Porto Alegre: UFRGS; 2016 [capturado em 15 mar. 2018]. DIsponível em: https://www.ufrgs.br/tsrs/telessauders/documentos/protocolos_resumos/protocolo_encaminhamento_neurologia_TSRS_20160324.pdf.

45. Parkinson.org [Internet]. São Paulo; c2018 [capturado em 15 mar. 2018]. Disponível em: http://www.parkinson.org.br/.

46. Brasil, Ministério da Saúde. Guia prático do cuidador [Internet]. Brasília; 2008 [capturado em 15 mar. 2018]. Disponível em: http://bvsms.saude.gov.br/bvs/publicacoes/guia_pratico_cuidador.pdf.

CAPÍTULO 232

Outras doenças neurológicas

Hiroki Shinkai

Aspectos-chave

- O diagnóstico de esclerose múltipla (EM) e esclerose lateral amiotrófica (ELA) deve ser considerado em indivíduos com queixas vagas, como fraqueza e dormência nos membros, acompanhadas de alterações no exame neurológico.
- A EM é a doença desmielinizante mais comum do sistema nervoso central (SNC), causada por uma reação autoimune decorrente da interação complexa de fatores genéticos e ambientais.
- A ELA, apesar de ser rara, é a doença mais comum do neurônio motor.
- A forma mais comum de ELA é a esporádica, contabilizando cerca de 90% dos casos totais no mundo todo.
- A EM e a ELA podem repercutir gravemente na capacidade funcional, devendo ser abordada por uma equipe multiprofissional.

Caso clínico

Cícero, 44 anos, trabalha como operário há 20 anos, vem para consulta com o médico de família e comunidade com queixa de fraqueza, há 6 meses, no membro inferior esquerdo (articulação de joelho, coxofemoral e pé). A fraqueza é progressiva e sem outros sintomas associados (febre, dor neuropática, hiperestesias). Após 2 meses, iniciou quadro semelhante no membro superior direito, com hipotrofia muscular. Procurou atendimento há 2 meses no serviço de emergência e foi orientado a procurar o ortopedista por possível "problema de coluna." Refere dificuldade na fala há 1 mês e perda de peso não mensurada, mesmo estando com o apetite preservado. Relata que faz uso de ibuprofeno há 3 semanas, 3 vezes por dia, devido à dor proximal na coxa, muscular, que piora ao mover os membros inferiores (MMII). Durante a conversa, nota-se que a pessoa ri excessivamente. Ao exame, são encontrados: fasciculação na língua, disartria, hiper-reflexia da patela bilateral, presença de sinal de Babinski bilateral. Tem perda de força nos quatro membros. A sensibilidade tátil e dolorosa está preservada.

Teste seu conhecimento

1. Qual é a principal hipótese diagnóstica no caso de Cícero?
    a. Lúpus eritematoso sistêmico
    b. ELA
    c. EM
    d. Somatização

2. Considerando as características da evolução do quadro, qual é o sintoma ou sinal que não faz parte do quadro clínico de EM?
    a. Fraqueza nas pernas
    b. Dor em membros
    c. Sinal de Babinski
    d. Fasciculação na língua

3. Com base nos dados da anamnese e considerando os critérios para o diagnóstico clínico da EM, pode-se afirmar que a doença é:
    a. Clinicamente definida (típica)
    b. Clinicamente provável
    c. Clinicamente provável, com auxílio laboratorial
    d. Clinicamente possível

4. O médico de família e comunidade deve conduzir os casos de ELA na atenção primária à saúde (APS), reconhecendo a importância do tratamento com:
    a. Tamoxifeno
    b. Riluzole
    c. Memantina
    d. Gabapentina

5. Sobre o cuidado da pessoa com ELA, pode-se afirmar que:
    a. O tratamento médico é o suficiente para o doente
    b. A maioria dos casos têm prognóstico ruim, tendo como consequência imediata a incapacidade para o trabalho
    c. Mesmo aqueles que apresentam alguma incapacidade são beneficiados com um plano terapêutico que valorize a reabilitação por meio do apoio fisioterápico e psicológico, além do suporte nutricional adequado
    d. O ideal é manter a pessoa internada, para que tenha suporte adequado durante a evolução do quadro

Respostas: 1B, 2D, 3A, 4B, 5C

Do que se trata

A EM é uma condição crônica caracterizada clinicamente por episódios de distúrbios focais dos nervos ópticos, da medula espinal e do cérebro, com extensão variável e episódios que se repetem ao longo de vários anos de forma progressiva. A desmielinização multifocal ocorre por mecanismos autoimunes. Ela caracteriza-se por múltiplas placas de desmielinização que representam grandes ameaças à função, produzindo perda na cognição, visão, fala, deglutição, função muscular e função intestinal e da bexiga. Devido à sua natureza crônica e progressiva, a incapacidade pode evoluir ao longo da vida do paciente. A maioria dos pacientes com EM é diagnosticada entre os 20 e 30 anos.[1-3]

A prevalência mundial excede 2,5 milhões de pessoas. As áreas com maior número de casos incluem norte da Europa, sul da Austrália e meio da América do Norte. Além disso, a EM é uma das causas mais comuns de incapacidade não traumática em adultos jovens. A doença é mais comum nas mulheres, com uma proporção de aproximadamente 2-3:1. Os brancos também tendem a ser mais afetados do que os negros e os asiáticos.[1,4]

Embora a causa da EM permaneça desconhecida, vários fatores têm sido estudados. Uma teoria concentra-se em fatores ambientais associados à localização geográfica. Viver mais longe do Equador está associado a maior risco de desenvolver a doença, embora a população *inuit* seja uma exceção. Há uma grande diferença relacionada aos padrões de migração. Estudos mostram que o risco de EM diminui quando os indivíduos migram de áreas de alto a baixo risco geográfico, mas o contrário não é verdade. Existe também risco aumentado de desenvolvimento de EM nos indivíduos com baixos níveis de vitamina D.[1,2]

A EM é classificada, de acordo com a evolução, em: recorrente-remitente, primariamente progressiva, secundariamente progressiva e surto-progressiva. A EM recorrente-remitente caracteriza-se por apresentar episódios agudos de comprometimento neurológico, ou "surtos" com duração maior do que 24 horas e com intervalo de, no mínimo, 30 dias entre cada nova manifestação. É a forma clínica mais prevalente, variando entre 55 e 91%.[1,5-9] A EM primariamente progressiva é caracterizada por um curso de doença progressiva sem ataques. Ao contrário dos pacientes com EM recorrente-remitente, aqueles com EM primariamente progressiva apresentam uma queixa inicial de sintomas motores. Nos pacientes com paraparesia assimétrica, os sintomas tendem a progredir mais rapidamente e representam 10% dos casos, podendo levar ao óbito em poucos anos. A EM secundariamente progressiva acomete 25% das pessoas e se caracteriza por um curso inicial semelhante à recorrente-remitente, seguida de progressão com ou sem surtos ocasionais. A forma surto-progressiva afeta cerca de 5% dos pacientes com EM. Esse padrão de doença é agressivo, atingindo o tronco encefálico. Os pacientes apresentam, em geral, um declínio rápido, caracterizado por um número crescente de recidivas, bem como pelo agravamento da deficiência residual, e podendo exigir ventilação mecânica (VM). A mortalidade da doença é comum.[1,8,10,11]

A ELA é a forma mais comum de doença progressiva do neurônio motor. É uma doença neurodegenerativa e, provavelmente, a mais devastadora delas.[12] A causa não é totalmente esclarecida, no entanto, sabe-se que está relacionada com a presença de algum fator genético e a exposição deste indivíduo, marcado geneticamente, a algum fator, ou fatores, que funcionaria como gatilho para a degeneração do motoneurônio. Entre os gatilhos destacam-se: processo inflamatório; exposição a agentes tóxicos (como o BMAA, que é uma toxina que prolifera em cianobactérias, algas verde-azuladas que prosperam em ambientes aquáticos). Estudos sugerem que indivíduos com atividade física intensa, tabagistas, agricultores, trabalhadores da indústria de plástico e com exposição à solda apresentam risco aumentado para ELA.[13] A ELA é classificada em: esporádica (90% dos casos) e familiar (5-10% dos casos), quando herdada como traço autossômico dominante ou autossômico recessivo.[13-15]

ELA é uma doença rara, pois sua incidência gira em torno de 1 caso para 100.000 pessoas/ano. Apesar disso, representa um grande impacto pessoal e socioeconômico para o indivíduo e para a sociedade. O sexo masculino é mais comprometido do que o feminino, em uma proporção de 2:1, e os brancos são mais afetados do que os negros. A ELA esporádica é a forma mais comum desta doença, contabilizando cerca de 90% dos casos totais no mundo todo.[13] A idade máxima de início é de 58 a 63 anos, para doenças esporádicas, e 47 a 52 anos, para doença familiar (Quadro 232.1).[16]

O que fazer

Anamnese

A EM ainda é um diagnóstico clínico. As apresentações de pacientes são variadas e complexas, o que torna o diagnóstico um desafio para o médico de família. Os primeiros sintomas de apresentação são, geralmente, neurite óptica (15-20%) ou perturbação sensorial. A dor com movimento extraocular é comum (92%) e a vertigem é um sintoma presente em 5% das pessoas com EM, embora seja referido por 30 a 50%.[4] Outros sintomas que podem levar os pacientes a serem avaliados são tremores, ataxia, problemas cognitivos e disartria. Muitos pacientes relatam sintomas de fraqueza, disfunção intestinal e vesical, fadiga, déficits de equilíbrio e dor, para os quais o diagnóstico diferen-

Quadro 232.1 | **Diagnóstico diferencial de EM e ELA**

EM	ELA
Encefalite por HIV	Neuropatia motora multifocal com bloqueio da condução
Mielite por HTLV-1	Miastenia grave
Doença de Behçet	Espondilose cervical
Síndrome de Sjögren	Mielorradiculopatia cervical
Tumores cerebrais	Tumores
Linfoma	HIV
Doença cerebrovascular	HTLV-1
Vasculite cerebral	Doença de Parkinson
Deficiência de B_{12}	Deficiência de B_{12}
Envelhecimento	Hipertireoidismo
Encefalopatia induzida por medicações	Síndrome de fasciculações e cãibras benignas
LES	Aracnoidite adesiva
Efeitos da radioterapia	Neurossífilis
Doença psiquiátrica (depressão, somatização)	

EM, esclerose múltipla; ELA, esclerose lateral amiotrófica; HIV, vírus da imunodeficiência humana; LES, lúpus eritematoso sistêmico; HTLV, vírus T linfotrópico humano.

Fonte: Varacalli e colaboradores,[1] Gilroy,[11,14] Kasper e colaboradores,[17] Associação Americana de Psiquiatria,[18] Miller,[19] Rowland[20] e Sathasivam.[21]

cial é amplo.¹ Na Tabela 232.1, são apresentados os sintomas iniciais mais comuns na EM.

O diagnóstico pode ser incerto nos primeiros anos da doença, quando os sinais e sintomas apontam para uma lesão em apenas um lócus do sistema nervoso. Mais tarde, à medida que a doença progride e se dissemina em todo o SNC, o diagnóstico se torna mais evidente. Pode haver um longo período de latência (1-10 anos, ou mais) entre um sintoma inicial menor, em que o médico de família e comunidade não é procurado, e o desenvolvimento subsequente de sintomas mais característicos.²

O início pode ser abrupto ou insidioso. Algumas pessoas têm sintomas tão leves que não procuram atendimento médico por meses ou anos. Os ataques neurológicos focais são recorrentes de semanas ou meses e seguidos de recuperação variável e algumas pessoas apresentam, de início, deterioração neurológica lentamente progressiva. Os sintomas geralmente pioram com estresse, exercício ou calor. As manifestações clínicas incluem fraqueza e/ou sintomas sensoriais, dificuldades visuais, dificuldades na marcha e coordenação, urgência urinária ou frequência e fadiga anormal. O envolvimento motor pode apresentar-se como um membro pesado, rígido, fraco ou desajeitado. A sensação de "picada de formiga" e sensações "membro morto" são comuns. A neurite óptica produz sensação de visão monocular, especialmente no campo visual central, muitas vezes com dor retro-orbital associada, acentuada pelo movimento ocular. O envolvimento do tronco encefálico pode resultar em diplopia, nistagmo, vertigem ou dor facial, dormência, fraqueza, hemispasmo ou mioclonia (contrações musculares ondulantes). Ataxia, tremor e disartria podem refletir acometimento cerebelar.

O fenômeno de Lhermitte – uma sensação momentânea de choque elétrico evocada pela flexão do pescoço – indica doença na medula espinal cervical.[17]

Os critérios revisados de 2010 permitem o diagnóstico de EM a partir da apresentação clínica e do uso de ressonância magnética (RM) em um único ponto no tempo. Um "ataque clínico" de EM geralmente é definido como uma mudança neurológica que persiste por mais de 24 horas. As infecções devem ser rastreadas imediatamente. O critério de "disseminação no espaço" é satisfeito por uma ou mais lesões T2 na região periventricular, justa-aórtica, infratorial ou medular. O critério de "disseminação no tempo" é definido como a presença de uma lesão T2 de aumento de gadolínio ou nova em imagens de acompanhamento, independentemente do momento da RM anterior.[1]

Na ELA, dois tipos de neurônios motores são afetados: neurônios motores superiores (NMSs), ou primeiro neurônio, localizados na área motora do cérebro (giro pré-central); neurônios motores inferiores (NMIs), ou segundo neurônio, localizados no tronco cerebral e na porção anterior da medula espinal.

Os NMSs regulam a atividade dos NMIs através do envio de mensagens químicas (neurotransmissores). Os NMIs, no tronco cerebral, estimulam músculos da face, boca, garganta e língua. Os NMIs, na medula espinal, controlam todos os outros músculos voluntários do corpo, como MMSS e MMII, tronco, pescoço e diafragma.[13]

O Quadro 232.2 lista os sinais e sintomas com base no comprometimento de cada um dos sítios topográficos.

No início, a ELA provoca perda funcional de NMS ou NMI. Com a evolução da doença, ocorre perda funcional progressiva de ambos. Na ausência de envolvimento claro de ambos os tipos de neurônios motores, o diagnóstico de ELA é questionável. Com a disfunção do NMI e denervação precoce, a primeira evidência de que a doença está se desenvolvendo insidiosamente é a ocorrência de fraqueza assimétrica, em geral em um dos membros. Um quadro frequente é a paralisia pseudobulbar, caracterizada por crises de riso ou choro e bocejos intensos, não relacionados com estímulos que pudessem ocasionar esses

Tabela 232.1 | Sintomas iniciais mais comuns da esclerose múltipla

Sistema funcional	Sintomas	Frequência (%)
Alterações piramidais	▶ Fraqueza muscular em um ou mais membros	65-100
	▶ Espasticidade	73-100
	▶ Sinais de liberação piramidal (hiper-reflexia, sinal de Babinski e clônus)	62-98
Alterações sensitivas	▶ Distúrbio no sentido vibratório/posicional	48-82
	▶ Distúrbio da dor, temperatura ou tato	16-72
	▶ Dor (moderada a grave)	11-37
Alterações cerebelares	▶ Ataxia (membros/marcha/tronco)	37-78
	▶ Tremor	36-81
	▶ Disartria	29-62
	▶ Nistagmo	54-73
Alterações visuais	▶ Dor (neurite óptica)	35-40
	▶ Diplopia e/ou escotomas	27-55
Alterações autonômicas	▶ Disfunção vesical	49-93
	▶ Disfunção intestinal	39-64
	▶ Disfunção sexual	33-59

Fonte: Oliveira e colaboradores[8] e Miller.[19]

Quadro 232.2 | Sinais e sintomas de esclerose ateral amiotrófica com base no comprometimento do neurônio motor

Neurônio motor superior
▶ Fraqueza
▶ Reflexos tendíneos vivos
▶ Presença de reflexos anormais (sinal de Babinski e outros)

Neurônio motor inferior
▶ Fraqueza
▶ Fasciculações
▶ Atrofia
▶ Atonia

DISFUNÇÃO DOS NEURÔNIOS MOTORES DO TRONCO CEREBRAL
▶ Disfagia
▶ Disartria

Fonte: Oliveira e colaboradores.[13]

efeitos. Em alguns casos, a ELA surge com a demência frontotemporal e, nesses casos, há degeneração de neurônios corticais frontotemporais e atrofia cortical correspondente. À medida que a degeneração avança, a atrofia muscular é facilmente reconhecida no exame clínico. Essa é a base para o termo amiotrófica.[12]

O curso é insidiosamente progressivo, e não surto-remissivo, como ocorre na maioria dos casos de EM. Ocorre perda de peso e massa muscular não relacionadas à nutrição. A ELA não afeta funções como inteligência, juízo, memória e órgãos dos sentidos. Em geral, as funções autonômicas permanecem intactas, embora possa ocorrer constipação, devido à fraqueza da musculatura da parede abdominal, e imobilidade nos estágios mais tardios da doença.[13]

Exame físico

Na EM, o exame físico deve ser direcionado, pois os sinais clínicos são geralmente mais evidentes do que os sintomas referidos. É possível verificar anormalidade nos campos visuais, perda de acuidade visual, palidez óptica ou papilite, defeito pupilar aferente (dilatação paradoxal à luz direta após constrição à luz consensual) e nistagmo. O exame fundoscópico é normal em dois terços dos doentes. O inchaço do nervo óptico pode ser visto, mas as hemorragias são raras. É importante observar o entorpecimento facial, a disartria, a fraqueza e a espasticidade, a hiper-reflexia, o clônus do tornozelo e a ataxia.[4,17]

Testa-se força solicitando que a pessoa contraia um grupo muscular contra a resistência aplicada pelo examinador, comparando-se os dois lados. A força pode ser graduada em uma escala de 0 a 5: 5, amplitude de movimento completo contra a gravidade e resistência máxima; 4, amplitude de movimento completo contra a gravidade e resistência manual moderada; 3, amplitude de movimento completa contra a gravidade; 2, amplitude de movimento incompleta; 1, contração muscular sem movimento articular; 0, sem contração muscular.

O tônus muscular é testado com o movimento passivo das articulações, comparando-se os dois lados. Na EM, pode ocorrer desde um discreto aumento de tônus a uma severa paraplegia espástica em flexão, principalmente em joelhos e quadris.

A sensibilidade vibratória é testada colocando-se a base do diapasão sobre uma proeminência óssea e orientando que a pessoa indique quando a sensibilidade vibratória desaparece. Os testes devem ser executados sobre a falange terminal do segundo dedo e sobre a falange terminal do hálux, ambos bilateralmente. O examinador percebe alteração quando há continuação da vibração, mas que já não é sentida pela pessoa. A sensibilidade de posição é testada movimentando-se a falange terminal. O examinador segura a falange nos lados e a movimenta em direção cranial ou caudal enquanto a pessoa é orientada a fechar os olhos e indicar se o dedo foi movido para cima ou para baixo.

A avaliação térmica é feita com a aplicação de tubos de vidro com água quente ou fria à pele. O examinador aplica os tubos de maneira aleatória nas áreas descritas pela pessoa como "dormentes", solicitando que identifique se o estímulo é quente ou frio.

O exame da sensibilidade superficial é realizado com a aplicação de uma mecha de algodão sobre a pele. O examinador solicita que a pessoa feche os olhos e responda "sim" quando sentir o estímulo. A sensibilidade dolorosa é testada com a ponta de um alfinete de maneira semelhante.[22]

No Quadro 232.3, são apresentados os critérios diagnósticos para EM.

Quadro 232.3 | Critérios diagnósticos para esclerose múltipla

Apresentação clínica	Informação adicional para o diagnóstico
Dois ou mais ataques. Evidência clínica objetiva de duas ou mais lesões ou evidência clínica objetiva de uma lesão com evidência razoável de um ataque prévio	Nenhuma
Dois ou mais ataques. Evidência clínica objetiva de uma lesão	Disseminação no espaço, demonstrada por: ▶ ≥ 1 lesão T2 na RM em pelo menos duas das quatro regiões típicas de EM do SNC (periventricular, juxtacortical, infratorial ou medula espinal) OU ▶ Ataque clínico adicional em localização diferente do SNC
Um ataque. Evidência clínica objetiva de duas ou mais lesões	Disseminação no tempo, demonstrada por: ▶ Presença simultânea de lesões assintomáticas com ou sem aumento de gadolínio em qualquer momento OU ▶ Nova(s) lesão(ões) com aumento de T2 e/ou de gadolínio na RM de seguimento, independentemente do seu tempo OU ▶ Um segundo ataque clínico
Um ataque. Evidência clínica objetiva de uma lesão (síndrome clinicamente isolada)	Disseminação no espaço e no tempo, demonstrada por: Disseminação no espaço ▶ ≥ uma lesão T2 em pelo menos duas das quatro regiões típicas do SNC (periventricular, juxtacortical, infratentorial ou medula espinal) OU ▶ Após um segundo ataque clínico que implique outra localização do SNC E Disseminação no tempo ▶ Presença simultânea de lesões assintomáticas com ou sem aumento de gadolínio a qualquer momento OU ▶ Nova(s) lesão(ões) com aumento de T2 e/ou de gadolínio na RM de seguimento, independentemente do seu tempo OU ▶ Um segundo ataque clínico

(Continua)

Quadro 232.3 | **Critérios diagnósticos para esclerose múltipla** *(Continuação)*

Apresentação clínica	Informação adicional para o diagnóstico
Evolução neurológica insidiosa sugestiva de EM primariamente progressiva	Um ano de progressão da doença (retrospectiva ou prospectivamente determinada) MAIS Dois dos três seguintes critérios: Evidências de disseminação com ≥ uma lesão T2 em regiões periventriculares, juxtacorticais ou infratentoriais Evidências de disseminação com ≥ duas lesões T2 na medula espinal LCS positivo (evidência de focagem isoelétrica de bandas oligoclonais e/ou índice de IgG elevado)

EM, esclerose múltipla; RM, ressonância magnética; SNC, sistema nervoso central; LCS, líquido cerebrospinal.

Fonte: Kasper e colaboradores[17] e Polman e colaboradores.[23]

No indivíduo com ELA, o exame de sensibilidade é normal, as fasciculações da língua geralmente são proeminentes e os reflexos tendinosos podem estar aumentados ou diminuídos. A combinação de reflexos hiperativos e sinal de Hoffmann presente (pinçamento da falange distal do dedo médio com pressão sobre a unha, cuja resposta é a flexão da falange distal do polegar), com músculos fracos, atrofiados e com fasciculações, são quase patognomônicas de ELA.[14,20]

No Quadro 232.4, são descritos os critérios para o diagnóstico de ELA.

Quadro 232.4 | **Critérios para o diagnóstico clínico de esclerose lateral amiotrófica***

Clinicamente definida (típica)	Evidência clínica de disfunção de NMS + NMI na região bulbar e pelo menos em duas regiões espinhais
Clinicamente provável	Evidência clínica de disfunção de NMS + NMI em duas regiões e sinais de disfunção de NMS rostralmente aos sinais de NMI
Clinicamente provável com auxílio laboratorial	Sinais clínicos de disfunção de NMS + NMI em uma região, ou de NMS em uma região e NMI definido por ENMG, em pelo menos dois músculos de raízes diferentes
Clinicamente possível	Sinais clínicos de disfunção de NMS + NMI em apenas uma região, ou de NMS em duas ou três regiões, ou de NMI rostralmente aos sinais de NMS

As regiões são divididas em: cranial/bulbar, cervical, torácica e lombossacral.

**El escorial revised*, 1998.

ENMG, eletroneuromiografia; NMI, neurônio motor inferior; NMS, neurônio motor superior.

Fonte: Brooks e colaboradores.[24]

Exames complementares

Não existe exame complementar que, isoladamente, faça o diagnóstico de EM, mas a RM, o exame do LCS e os estudos de potenciais evocados contribuem bastante na elucidação do diagnóstico. Para descartar a presença de outro processo de doença, devem ser realizados exames laboratoriais que detectem outras causas neurológicas, reumatológicas, infecciosas, metabólicas e cardíacas.[1]

Ressonância magnética

A RM tornou-se a ferramenta de diagnóstico mais útil na avaliação de pacientes com EM (grau de recomendação alto).[1,25]

Normalmente, as lesões são ovoides, com mais de 5 mm de diâmetro e localizadas na substância branca periventricular. Essas lesões são chamadas "dedos de Dawson", pois elas cercam as veias profundas do cérebro, perpendiculares ao eixo longo dos ventrículos laterais. A RM pode ser repetida se houver incerteza sobre o diagnóstico, pois pode esclarecer se as lesões são disseminadas no tempo. O gadolínio deve ser usado para determinar se alguma das lesões representa uma doença aguda (Figura 232.1). O meio de contraste atravessa a barreira hematencefálica (BHE), e as lesões que se desenvolveram entre 4 e 12 semanas antes da imagem aumentarão as imagens T1. A imagem é útil para o diagnóstico, bem como a determinação da resposta do paciente à terapia que modifica a doença. Ao longo do tempo, as lesões T2 em hipersinal atrofiam, produzindo "buracos negros" nas sequências de imagens T1. Esses buracos negros significam áreas de danos axonais e desmielinização. A relevância e a importância da imagem da medula espinal cresceram ao longo do tempo.[1,26]

A RM demonstrou utilidade em ensaios clínicos como marcador da atividade da doença. Embora nem todas as alterações patológicas sejam representadas na imagem, o aumento do gadolínio e as novas lesões T2 fornecem medidas objetivas da atividade da doença. Ela é comumente usada em combinação com outros achados do exame físico e se torna útil na avaliação da eficácia, tanto da terapia modificadora da doença quanto na determinação do prognóstico.[1]

Novas tecnologias, tais como imagem de tensor de difusão e imagem de transferência de magnetização, estão sendo implementadas para estudar com mais profundidade as mudanças que ocorrem no corpo cinzento e seus efeitos clínicos e funcionais subsequentes. Embora o uso da imagem na prática clínica continue a aumentar, é importante não confiar exclusivamente na imagem ao tomar decisões de diagnóstico.[1]

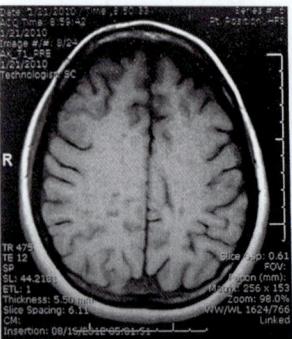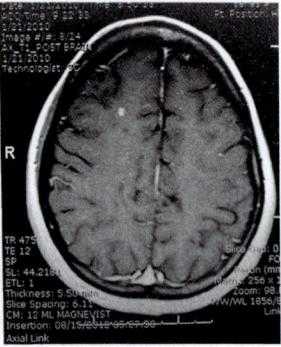

▲ **Figura 232.1**
Análise de ressonância magnética de um paciente com esclerose múltipla. A imagem T1 à esquerda foi tomada antes da infusão de gadolínio. Observe a lesão realçadora no lobo frontal direito.
Fonte: Aminoff e Douglas.[26]

Potenciais evocados

Os potenciais evocados visuais, os potenciais evocados do tronco encefálico e os potenciais evocados somatossensíveis podem ser usados sozinhos ou em combinação na avaliação de EM suspeita, em que a latência geralmente é prolongada. Além disso, os potenciais evocados visuais podem ser usados para avaliar a presença de neurite óptica subclínica.[1]

Até o momento, não existe um exame que seja um marcador definitivo de ELA. No entanto, vários exames foram apresentados com um bom potencial marcador diagnóstico ou de acompanhamento da doença, permitindo-se, ainda, distinguir comprometimento predominante do NMS ou do NMI.

A Figura 232.2 mostra uma imagem axial de RM ponderada em T2. Esse sinal representa aumento no teor de água na bainha de mielina, característico de degeneração de Wallerian, secundária à perda neuronal motora cortical. Esse achado está comumente presente na ELA, mas também pode ser visto em casos de encefalopatia, infarto ou outros processos de doença relacionados ao HIV que produzem perda neuronal corticospinal de forma simétrica.

Conduta proposta

O cuidado da pessoa com EM e ELA é um grande desafio para o médico de família e comunidade. Por não haver nenhuma cura conhecida, pode ocorrer negligência de sintomas, bem como de complicações que são passíveis de prevenção e tratamento.

Os esquemas terapêuticos específicos para EM (imunomoduladores – interferon β-1a, acetato de Glatiramer, interferon β-1b) devem ser realizados na atenção secundária e terciária. O tratamento sintomático da doença pode ser conduzido tanto em regime hospitalar como na APS, pois não existem diferenças em termos de eficácia clínica.[27] As recidivas agudas que produzem comprometimento funcional podem ser tratadas com um curso curto de metilprednisolona (500-1.000 mg, IV ou IM, 3-5 dias) seguido, muitas vezes, por prednisona via oral (60 mg, por 4 dias). Esse regime reduz um pouco a gravidade, assim como a duração dos ataques (grau de recomendação alto).[17,25]

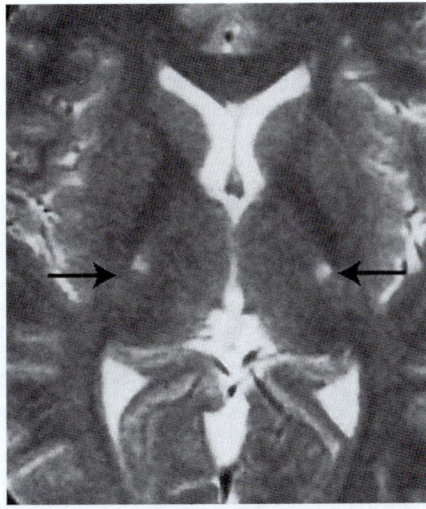

▲ Figura 232.2
Esclerose lateral amiotrófica. A imagem axial de ressonância magnética, ponderada em T2 através dos ventrículos laterais do cérebro, revela uma intensidade anormal nos tratos corticospinais.
Fonte: Kasper e colaboradores.[17]

Terapias modificadoras de doenças para esclerose múltipla recorrente-remitente

Os medicamentos imunomoduladores devem ser iniciados no momento do diagnóstico, e a escolha da terapia adequada depende de vários fatores, incluindo tolerância do paciente, estratificação de risco, atividade da doença e perfil de efeito adverso de cada medicamento.

As opções imunomoduladoras com evidência de eficácia incluem: interferon-β (β-1a ou β-1b) (grau de recomendação alto), acetato de Glatiramer (grau de recomendação alto), imunoglobulina intravenosa (IVIG) (grau de recomendação baixo).[25]

A intervenção fisioterápica e de reabilitação é fundamental para garantir a melhora funcional e sintomática ao longo da vida do paciente.[1]

Reabilitação e atividade física

Prescrever reabilitação e atividade física para pacientes com EM apresenta um desafio porque a doença é heterogênea e imprevisível. O objetivo deve ser maximizar a independência física, emocional, social e profissional individual e melhorar a qualidade de vida. Como a EM é uma doença progressiva, os médicos precisam antecipar as necessidades futuras da pessoa com base em seu curso clínico. A reabilitação de pacientes com EM, ao contrário de outras doenças, é um processo contínuo.

Para a maioria das pessoas com EM, o acompanhamento ambulatorial pelo médico de família é benéfico. Casos com necessidades mais complexas exigem uma abordagem multidisciplinar oferecida pela reabilitação hospitalar. A reabilitação aguda durante a internação é frequentemente utilizada após exacerbações que resultam em diminuições drásticas na função, na força ou na habilidade para completar atividades da vida diária (AVDs). Fazer fisioterapia mais de duas vezes por semana pode ser cansativo para os pacientes e não é aconselhável. Além disso, o melhor momento para realizá-la pode ser pela manhã devido à fadiga e à piora dos sintomas no período da tarde. A fisioterapia consiste em melhorar a amplitude de movimento, o fortalecimento, o equilíbrio, a coordenação e o treinamento de marcha. As melhorias podem ser vistas na mobilidade, no equilíbrio, nas transferências, no autocuidado, no controle da bexiga, na prática de atividade física e no uso de dispositivos adaptativos.[1]

Atividade física regular tem um efeito positivo na aptidão dos pacientes com EM, mas pode exigir um programa de treinamento mais longo para obter benefícios cardiovasculares. Músculos atrofiados podem ser fortalecidos em pacientes com EM e isso pode se traduzir em melhora da função. O exercício mostrou ter efeito benéfico sobre a incapacidade da EM e a qualidade de vida, mas não no curso da doença. O treinamento aeróbio melhora a capacidade máxima de exercício para pacientes ambulatoriais com EM, mas há evidências mínimas de que o exercício beneficie pacientes não ambulatoriais.[1]

Problemas de marcha

A maioria dos pacientes com EM tem dificuldade de deambulação, resultante de fraqueza, espasticidade, fadiga, diminuição da propriocepção, perda visual ou disfunção cerebelar. A segurança da marcha é uma grande preocupação em muitos pacientes com EM, sendo, em geral, necessário o uso de um dispositivo de adaptação após o início dos sintomas. Um terço dos pacientes ambulatoriais com EM utiliza algum equipamento (bengala, muleta canadense). A instabilidade postural e o uso de um dispositivo auxiliar são os melhores preditores de quedas, devendo ser implementadas estratégias para evitá-las.

O padrão de marcha típico em um paciente com EM apresenta: diminuição do comprimento do passo; cadência aumentada; velocidade lenta; rotação diminuída dos quadris, joelhos e tornozelos; aumento da flexão do tronco; diminuição do elevador vertical. Estimuladores elétricos neuromusculares sem fio foram introduzidos para melhorar a queda do pé através da estimulação do nervo perineal.[1]

Ensaios clínicos, mostram que os pacientes que usaram dalfampridina demonstraram aumento da velocidade de caminhada. É o único medicamento que obteve melhorias funcionais. Acredita-se que a dalfampridina funcione inibindo os canais de potássio, aumentando, assim, a condução do potencial de ação. A dosagem é de 10 mg, duas vezes por dia, mas o efeito colateral importante da medicação é a propensão a causar convulsões (grau de recomendação alto).[1,25]

Espasticidade

Abordar a espasticidade com fisioterapia ou farmacoterapia é valioso para manter a função. O uso de medicamentos orais é frequentemente limitado devido aos seus efeitos colaterais (p. ex., fadiga e turvação cognitiva). Para tratamento de espasticidade e espasmos musculares, baclofeno ou gabapentina são considerados medicamentos de primeira escolha (grau de recomendação baixo).[25] A terapia com toxina botulínica é uma opção para pacientes com áreas focais de espasticidade. Muitas pessoas com EM preferem o uso de baclofeno intratecal, por não promover fadiga.[1]

Fadiga

É o sintoma mais comum, exacerbado pelo calor, e ocorre mais em mulheres do que em homens. A etiologia da fadiga não é clara, no entanto, pode estar relacionada a uma diminuição da movimentação do motor central ou à diminuição da capacidade aeróbia da fibra muscular, possivelmente relacionada à disfunção simpática ou à falta de condicionamento físico. Para diminuir a sensação de fadiga, podem-se usar amantadina, ácido acetilsalicílico (AAS), reabilitação vestibular, terapia cognitivo-comportamental (TCC) ou gerenciamento da fadiga (grau de recomendação baixo).[25] O gerenciamento de fadiga inclui conservação de energia, melhora do padrão do sono e suspenção do uso de cigarro, álcool e cafeína. É importante diferenciar a fadiga central da periférica. A fadiga central é frequentemente associada ao comprometimento do SNC e não apresenta alívio, e a fadiga periférica é secundária à fadiga muscular e melhora com o repouso.[1]

O rastreamento de distúrbios metabólicos, anemia e transtornos do humor é primordial, pois podem provocar o sintoma de fadiga. Os distúrbios do sono também são comuns em pacientes com EM. Além da modificação da atividade, recomenda-se o tratamento farmacológico da fadiga. O uso de estimulantes (metilfenidato, dextroanfetamina/anfetamina) pode auxiliar no foco e na atenção. O uso de modafinil e armodafinil pode melhorar os sintomas de fadiga. Estudos que investigam o uso de modafinil no tratamento da fadiga relacionada à EM produziram resultados mistos, e a maioria apoia seu uso.[1]

Dor

Para a dor neuropática central, considerar gabapentina, pregabalina, amitriptilina ou duloxetina como tratamento de primeira escolha. A opção de segunda escolha é tramadol, ou opioides, se usado para uso de curto prazo. Considerar uso de canabinoides para a dor refratária (grau de recomendação alto).[25]

Cognição

A função pode ficar limitada pela cognição, pois 50% dos pacientes com EM apresentam alguns déficits cognitivos. A disfunção cognitiva está correlacionada com o número e a localização das lesões na RM.[1] Dificuldade de memória, atenção, processamento de informações, fluência, função executiva e função visoespacial são frequentemente vistas. A perda de memória pode ser melhorada com terapia ocupacional (grau de recomendação alto).[25]

Infelizmente não existe farmacoterapia eficaz para ELA, mas alguns medicamentos são utilizados para retardar a evolução da doença, como o riluzole, usado na dose de 50 mg, duas vezes ao dia (grau de recomendação alto). Não há evidências suficientes para o uso isolado ou associado do riluzole com carbonato de lítio.[16]

Outras terapias são usadas para minimizar sintomas associados. A nutrição enteral, através de gastrostomia em doentes com dificuldades para ingestão de alimentos, pode estabilizar o peso e prolongar a sobrevida (grau de recomendação baixo). O tratamento da sialorreia pode incluir medicamentos anticolinérgicos, toxina botulínica B e terapia com radiação de baixa dosagem. Considerar o dextrometorfano, 20 mg, + quinidina, 10 mg, por dia, para o tratamento do efeito pseudobulbar, se os efeitos colaterais forem aceitáveis (grau de recomendação alto). Os exercícios de resistência para o tratamento da espasticidade do tronco e dos membros podem ser úteis. A ventilação não invasiva (VNI) é usada para prolongar a sobrevida, reduzir o declínio da capacidade vital forçada e melhorar a qualidade de vida dos doentes com insuficiência respiratória (grau de recomendação fraco). A traqueostomia pode preservar a qualidade de vida em pessoas que desejam suporte ventilatório mecânico de longo prazo (grau de recomendação fraco). Não há evidências suficientes para recomendar tratamentos específicos para muitas das manifestações de ELA, como depressão, cólicas, dor e comprometimento cognitivo ou comportamental.[16]

Quando referenciar

Os doentes com suspeita clínica de EM e ELA devem ser referenciados para especialista, a fim de confirmar o diagnóstico, por meio dos exames complementares, e iniciarem o tratamento específico, quando indicado.

Erros mais frequentemente cometidos

▶ Alguns sintomas iniciais da EM e ELA, como fraqueza, parestesias ou distúrbios sensitivos, são comumente observados em doenças infecciosas (hanseníase) e não infecciosas (anemia) mais prevalentes na APS e podem postergar o diagnóstico.

▶ A forma recorrente-remitente da EM pode ser facilmente confundida com episódios de somatização, em especial naqueles submetidos a fatores estressantes (conflitos familiares, longas jornadas de trabalho, problemas financeiros, etc.). Distúrbios urinários leves ou manifestações oculares de menor gravidade, como vista turva ou diminuição transitória da acuidade visual unilateral, também podem passar despercebidos, gerando referenciamentos desnecessários.

▶ A labilidade pseudobulbar da ELA pode ser interpretada como depressão reativa ao diagnóstico, levando a tratamentos inadequados.[29]

Prognóstico e complicações possíveis

A evolução clínica da EM é variável, pois em raros casos, é silenciosa durante toda a vida da pessoa. Os achados patológicos típicos são descobertos apenas com autópsia. No outro extremo, alguns casos são tão rapidamente progressivos ou malignos que apenas alguns meses se passam entre o início e a morte. Algumas características indicam um bom prognóstico: incapacidade mínima 5 anos após o início, remissão rápida e completa dos sintomas iniciais, início aos 35 anos ou menos, apenas um sintoma no primeiro ano, início agudo dos primeiros sintomas e duração curta da exacerbação mais recente. Os indicadores de mau prognóstico são: início polissintomático, sinais cerebelares de ataxia ou tremor, vertigens ou sinais piramidais. A morte pela EM propriamente dita é rara, e a causa mais comum é a broncopneumonia aspirativa ou insuficiência respiratória. Outras causas incluem insuficiência cardíaca (IC), afecções malignas, septicemia (úlceras de decúbito, infecção urinária) e suicídio. Embora seja provável que algum grau de incapacidade resulte, cerca de metade dos pacientes são apenas moderados ou moderadamente incapacitados 10 anos após o início dos sintomas.[28] Com a introdução de terapias modificadoras da doença para a EM, o curso de longo prazo da doença pode se tornar menos incapacitante.[17]

Na ELA, a média de sobrevida dos doentes após o início dos sintomas é de 3 a 5 anos. Na ELA com envolvimento bulbar (paralisia bulbar progressiva), a sobrevida é menor, variando de 6 meses a 3 anos.[13]

Atividades preventivas e de educação

Embora não seja possível tomar medidas para prevenir essas doenças, o diagnóstico e o tratamento precoce podem aumentar a expectativa de vida ativa da pessoa acometida. Mesmo aqueles que apresentam alguma incapacidade são beneficiados com um plano terapêutico que valorize a reabilitação por meio do apoio fisioterápico e psicológico, além do suporte nutricional adequado.

Papel da equipe multiprofissional

Os doentes com EM e ELA apresentam problemas complexos e muitos se beneficiam de uma abordagem multiprofissional e as interdisciplinar, com o objetivo de minimizar as sequelas e as incapacidades neurológicas, além de educar e prover suporte psicológico.[27] A enfermagem se torna imprescindível na medida em que apoia, organiza e articula o trabalho entre os diferentes saberes, além de exercer seu papel técnico por meio do diagnóstico de enfermagem e da proposição de condutas.

Existem benefícios com a terapia nutricional precoce, influenciando de forma positiva o curso da ELA, a qualidade de vida e a sobrevivência.[29]

A pessoa doente deve receber informações realistas a respeito dos objetivos do tratamento e participar das decisões (p. ex., realização de traqueostomia). Ela deve ser informada sobre sociedades locais e nacionais de EM e ELA, que ofereçam material educacional, grupos de apoio e outros serviços. É importante dialogar com a pessoa com EM, bem como seus familiares ou cuidadores sobre a necessidade de assistência social. O educador físico é fundamental, uma vez que a atividade física regular supervisionada não promove efeitos colaterais.[27]

Dicas

▶ O paciente e seus familiares devem ser informados quanto ao diagnóstico pelo nome específico quando ele estiver firmemente estabelecido e explicado em termos compreensíveis, com prognóstico realista, mas da melhor maneira possível.

▶ O paciente deve receber informações realistas a respeito dos objetivos do tratamento e participar das decisões (p. ex., realização ou não de traqueostomia).

▶ As pessoas com EM e ELA apresentam problemas complexos e muitas se beneficiam de uma abordagem multiprofissional e interdisciplinar, com o objetivo de minimizar as sequelas e as incapacidades neurológicas, além de educar e prover suporte psicológico.

▶ As pessoas devem ser informadas sobre sociedades locais e nacionais de EM e ELA, que ofereçam material educacional, grupos de apoio e outros serviços.

REFERÊNCIAS

1. Varacalli K, Shah A, Maitin IB. Multiple sclerosis. In: Maitin IB, Cruz E, editors. Current diagnosis & treatment: physical medicine & rehabilitation. New York: McGraw-Hill Education; 2015.

2. Ropper AH, Samuels MA, Klein JP. Multiple sclerosis and other inflammatory demyelinating diseases. In: Ropper A, Samuels M,Klein J. Adams and Victor's principles of neurology. 10th ed. New York: McGraw-Hill; 2014.

3. LeBlond RF, Brown DD, Suneja M, Szot JF. The nervous system: DeGowin's diagnostic examination. 10th ed. New York: McGraw-Hill Education; 2015.

4. Stern SDC, Cifu AS, Altkorn D. Dizziness. In: Stern SDC, Cifu AS, Altkorn D. Symptom to diagnosis: an evidence-based guide. 3rd ed. New York: McGraw-Hill Education; 2014.

5. Moreira MA, Felipe E, Mendes MF, Tilbery CP. Esclerose múltipla: estudo descritivo de suas formas clínicas em 302 casos. Arq Neuropsiquiatr. 2000;58(2):452-459.

6. Arruda WO, Scola RH, Teive HAG, Werneck LC. Multiple sclerosis: report on 200 cases from Curitiba, Southern Brazil and comparison with other Brazilian series. Arq Neuropsiquiatr. 2001;59(2):165-170.

7. Callegaro D. Contribuição ao estudo clínico evolutivo da esclerose múltipla: análise de 120 pacientes. São Paulo: Universidade de São Paulo; 1989.

8. Oliveira EML, Souza NA, Gabbai AA. Doenças desmielinizantes do sistema nervoso central In: Prado FC, Ramos J, Valle JR, editores. Atualização terapêutica 2007. 23. ed. São Paulo: Artes Médicas; 2007.

9. Callegaro D. Diagnóstico e tratamento da esclerose múltipla. São Paulo: Associação Médica Brasileira; 2001.

10. Lublin FD, Reingold SC. Defining the clinical course of multiple sclerosis: results of an international survey. Neurology. 1996;46(4):907-911.

11. Gilroy J. Esclerose múltipla. In: Gilroy J, editor. Neurologia básica. Rio de Janeiro: Revinter; 2005.

12. Brown RH. Amyotrophic lateral sclerosis and other motor neuron diseases. In: Kasper D, Fauci A, Hauser S, Longo D, Jameson JL, Loscalzo J, editors. Harrison's principles of internal medicine. 19th ed. New York: McGraw-Hill Education; 2015.

13. Oliveira ASB, Quadros AAJ, Silva HCA, Chieia MA, Pereira RDB. ELA – Esclerose Lateral Amiotrófica – Atualização. São Paulo: Abrela; 2013.

14. Gilroy J. Doenças degenerativas In: Gilroy J, editor. Neurologia básica. Rio de Janeiro: Revinter; 2005.

15. Maragakis NJ, Galvez-Jimenez N. Epidemiology and pathogenesis of amyotrophic lateral sclerosis [Internet]. UpToDate; 2010 [capturado em 25 jul. 2018]. Disponível em: https://www.uptodate.com/contents/epidemiology-and-pathogenesis-of-amyotrophic-lateral-sclerosis.

16. DynaMed-Plus. Amyotrophic lateral sclerosis (ALS). Ipswich: EBSCO, 2017. Information Services [Internet]. Disponível em: http://www.dynamed.com/login.aspx?direct=true&site=DynaMed&id=116744.

17. Kasper DL, Fauci AS, Hauser SL, Longo DL, Jameson JL, Loscalzo J. Multiple sclerosis. In: Kasper DL, Fauci AS, Hauser SL, Longo DL, Jameson JL, Loscauzo J. Harrison's manual of medicine. 19th ed. New York,: McGraw-Hill Education; 2016.

18. Associação Americana de Psiquiatria. Manual diagnóstico e estatístico de transtornos mentais: DSM-5. 5. ed. Porto Alegre: Artmed; 2014.

19. Miller JR. Esclerose múltipla. In: Rowland LP, editor. Tratado de neurologia. 10. ed. Rio de Janeiro: Guanabara Koogan; 2002.

20. Rowland LP. Doenças do neurônio motor hereditárias e adquiridas. In: Rowland LP, editor. Tratado de neurologia. 10. ed. Rio de Janeiro: Guanabara Koogan; 2002.

ÁRVORE DE DECISÃO

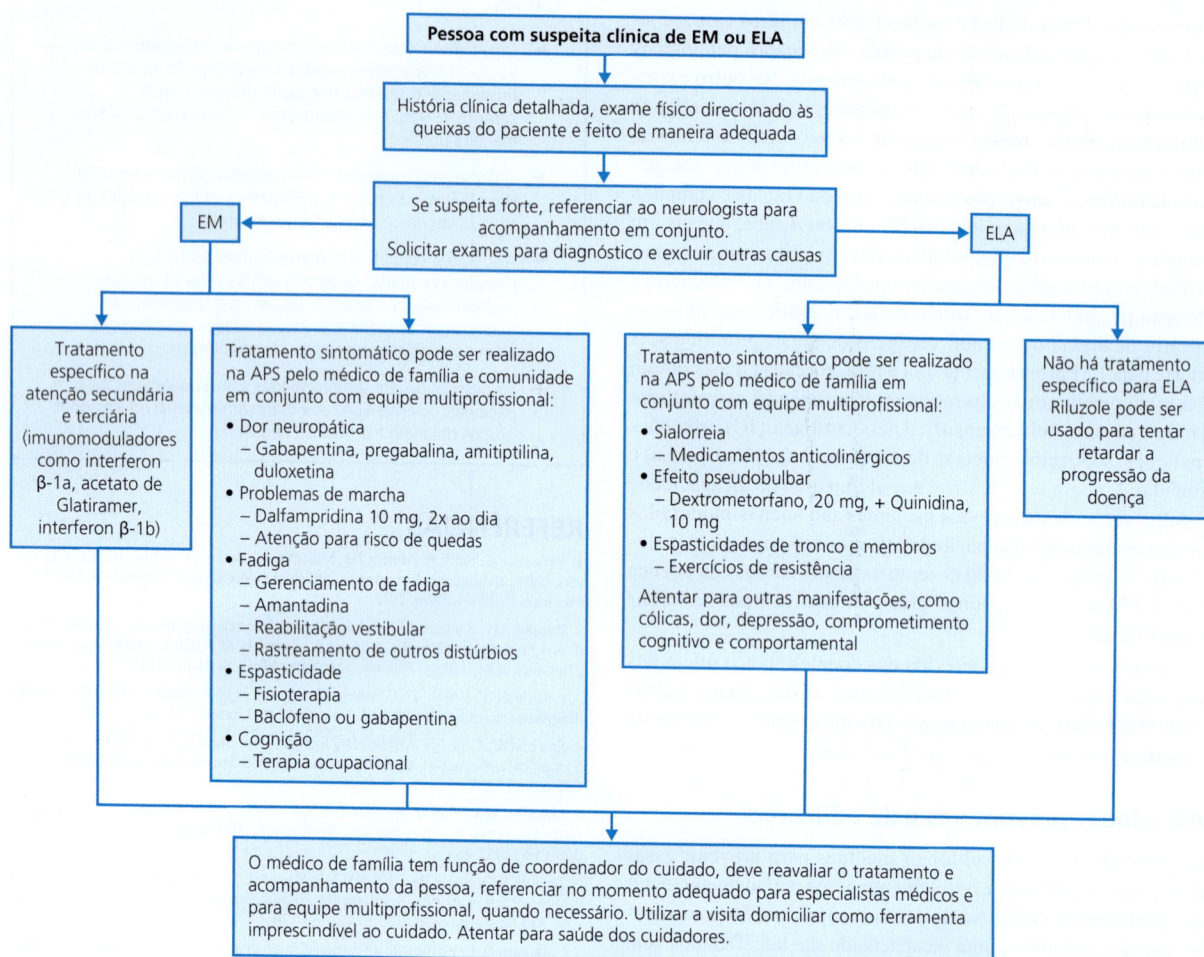

EM, esclerose múltipla; ELA, esclerose lateral aminotrófica.

21. Sathasivam S. Motor neurone disease: clinical features, diagnosis, diagnostic pitfalls and prognostic markers. Singapore Med J. 2010;51(5):367-373.

22. Gilroy J. Avaliação neurológica. In: Gilroy J, editor. Neurologia básica. Rio de Janeiro: Revinter; 2005.

23. Polman CH, Reingold SC, Banwell B, Clanet M, Cohent JA. Diagnostic criteria for multiple sclerosis: 2010 revisions to the McDonald criteria. Ann Neurol. 2011;69(2):292-302.

24. Brooks BR, Miller RG, Swash M, Munsat TL; World Federation of Neurology Research Group on Motor Neuron Diseases. El escorial revisited: revised criteria for the diagnosis of amyotrophic lateral sclerosis. Amyotroph Lateral Scler Other Motor Neuron Disord. 2000;1(5):293-299.

25. DynaMed-Plus. Multiple sclerosis. Ipswich: EBSCO Information Services;2017. [Internet]. Disponível em: http://www.dynamed.com/login.aspx?direct=true&site=DynaMed&id=116285.

26. Aminoff MJ, Douglas VC. Nervous system disorders. In: Papadakis MA, McPhee SJ, Rabow MW, editors. Current: medical diagnosis & treatment 2017. New York: McGraw-Hill Education; 2016.

27. National Clinical Guideline Centre. Multiple sclerosis: management of multiple sclerosis in primary and secondary care. London; 2014.

28. Aminoff MJ, Greenberg DA, Simon RP. Motor disorders. In: Aminoff MJ, Greenberg DA, Simon RP. Clinical neurology. 9th ed. New York: McGraw-Hill Education; 2015.

29. Linden Junior E, Linden D, Bareta de Mathia G, Brol AM, Heller P, Traverso MED, et al. Esclerose lateral amiotrófica: artigo de atualização. Fisioterapia em Ação. 2016:47-62.

CAPÍTULO 233

Neuropatias periféricas

Rudi Roman
Tiago Barra Vidal
Artur F. Schumacher Schuh

Aspectos-chave

▶ As causas mais frequentes de polineuropatia são diabetes melito (DM) e etilismo.

▶ A disfunção sensitiva-motora simétrica distal é a apresentação mais comum da neuropatia diabética.

▶ A hanseníase é a principal causa tratável na neuropatia periférica.

▶ A eletroneuromiografia (ENMG) é a avaliação complementar mais útil na neuropatia.

Caso clínico

Vanderlei, 48 anos, taxista há 25 anos, vem à consulta não programada referindo visão dupla súbita há 24 horas. Ele nega alterações visuais prévias, apenas episódios transitórios de visão turva nos últimos 3 anos, mas sem outros sintomas. Preocupa-se com o impacto do sintoma sobre sua capacidade de dirigir. Nega outros problemas de saúde. É sedentário e conta que gosta de mesa farta. Faz suas refeições fora de casa em função do trabalho. Acha que seu peso está adequado, não se acha gordo, mas forte. Refere que todos na sua família são "reforçados". Sua mãe é diabética. É casado com Maria – segundo ele, cozinheira de "mão cheia" – há 23 anos. Eles têm dois filhos, Jonas e Ricardo, de 13 e 16 anos, respectivamente. Há 10 anos, tem seu próprio táxi e conta que está satisfeito com sua situação e de sua família.

Teste seu conhecimento

1. Caracterize a neuropatia periférica provocada pelo DM.
    a. Sensitiva
    b. Sensitiva-motora
    c. Autonômica
    d. Apresenta qualquer um dos padrões citados

2. A deficiência nutricional associada à neuropatia periférica observada nos etilistas é de:
    a. Tiamina
    b. Piridoxina
    c. Cobalamina
    d. Ácido fólico

3. Com relação à hanseníase, assinale a alternativa INCORRETA.
    a. O agente etiológico *Mycobacterium leprae* apresenta alta infectividade e baixa patogenicidade
    b. A via de transmissão é aérea
    c. A ausência de lesão cutânea exclui o diagnóstico
    d. O diagnóstico é essencialmente clínico e epidemiológico

4. Com relação à síndrome do túnel do carpo, assinale a alternativa INCORRETA.
    a. É a mononeuropatia mais comum
    b. Tem sua prevalência aumentada durante a gestação
    c. Não produz sintomas motores
    d. Em algumas situações, pode ser considerada uma doença osteomuscular relacionada ao trabalho

5. Na fraqueza distal ascendente progressiva, com suspeita de síndrome de Guillain-Barré, a medida terapêutica fundamental é:
    a. Iniciar corticoterapia o mais precocemente possível
    b. Erradicar o agente etiológico do quadro infeccioso precedente
    c. Observar a evolução do quadro
    d. Garantir avaliação e monitoramento hospitalar devido ao risco de insuficiência respiratória

Respostas: 1D, 2A, 3C, 4C, 5D

Do que se trata

As neuropatias periféricas referem-se aos processos patológicos situados no sistema nervoso periférico (SNP), que incluem os nervos cranianos do III ao XII, as raízes espinais dorsais e ventrais, os gânglios das raízes dorsais, os nervos espinais, os gânglios e os nervos autonômicos. As manifestações clínicas são variadas, com acometimento sensitivo, motor ou autonômico. Existem diversas causas para as neuropatias periféricas, como trauma, compressão, infecção, toxinas, efeitos adversos de medicamentos, distúrbios metabólicos, inflamatórios, hereditários, ou carenciais. Tendo em vista essa ampla gama de etiologias e para evitar a solicitação de exames desnecessários, a abordagem diagnóstica deve ser lógica e sistematizada, baseada em uma boa anamnese e exame físico e seleção criteriosa de investigação complementar.

Estima-se que aproximadamente 2 a 8% dos adultos sejam afetados pelas neuropatias periféricas, sendo a incidência crescente com o aumento da idade.[1] Nos países desenvolvidos, o diabetes (Cap. 178, Diabetes tipo 1 e 2) e o alcoolismo (Cap. 243, Dependência de álcool) são as causas mais comuns de neuropatia periférica entre os adultos.[2] No mundo todo, a hanseníase (Cap. 205, Hanseníase) é a principal causa tratável de neuropatia periférica, e o vírus da imunodeficiência humana (HIV) (Cap. 261, Abordagem do HIV na APS pelo médico de família) é uma das causas com mais rápido crescimento.[3] Em serviços de atenção primária à saúde (APS), a neuropatia diabética é uma das neuropatias mais comuns.[4]

O que pode ocasionar

A avaliação das neuropatias periféricas pode representar um processo oneroso e laborioso. O espectro de etiologias é bastante amplo, tornando conveniente a sistematização.

As neuropatias periféricas podem ser classificadas de acordo com a apresentação clínica (sensitivas, motoras, autonômicas), o padrão anatômico (mononeurite, mononeurite múltipla, polineuropatia), sítio celular acometido (corpo celular, mielina ou axônio) ou padrão evolutivo (agudo, subagudo, crônico, remitente). O enquadramento nessas classificações facilita o diagnóstico.

As causas de mononeuropatias – lesões de nervos ou raízes nervosas individuais – e de mononeuropatias múltiplas – acometimento de dois ou mais nervos, em geral, assimétrica e descontiguamente, simultâneo ou sequencial – são apresentadas no Quadro 233.1. As polineuropatias resultam de processos patológicos generalizados, afetando vários nervos periféricos, frequentemente em padrão simétrico. Os Quadros 233.2, 233.3 e 233.4 apresentam as causas mais comuns e a clínica.

O que fazer

Anamnese

Durante a anamnese, é importante avaliar ocupação, uso regular de álcool, possíveis exposições a fármacos e a toxinas (Quadro 233.5), história familiar de neuropatias, hábitos alimentares e fatores de risco para infecção pelo HIV. Na entrevista clínica, a pessoa com neuropatia periférica refere sensações estranhas e espontâneas, como dormência, formigamento, amortecimento, queimação, ardência, choques, picadas, dor (parestesias, disestesias, alodinia). Queixas de sensibilidade diminuída compatível com hipoestesia, fraqueza muscular e cãibras também ocorrem. Impotência, retenção urinária ou incontinência por transbordamento, diarreia ou constipação, diminuição da sudorese e hipotensão ortostática são sintomas comuns quando há acometimento dos nervos autonômicos.

A evolução temporal da sintomatologia é muito importante para o diagnóstico diferencial e a tomada de decisões (Quadro 233.6).

Manifestações como síndrome das pernas inquietas também podem estar relacionadas a neuropatias, assim como sensação de peso e frio nas extremidades. Quando o prejuízo da propriocepção for pronunciado, há manifestação de dificuldade em subir degraus e para caminhar.

Pontos importantes da anamnese

- Início (súbito ou insidioso), evolução (aguda, subaguda ou crônica), impacto nas atividades da vida diária (AVDs).
- Padrão da perda de força (distal, proximal, multifocal ou difusa) e da alteração de sensibilidade (simétrica, localizada, respeita dermátomo).
- Disfunção autonômica (constipação ou diarreia, incontinência urinária, disfunção erétil).
- História familiar.
- Ingestão de álcool.
- História ocupacional (exposição a toxinas).
- Medicamentos utilizados (muitos podem estar associados à neuropatia periférica).

Quadro 233.1 | Neuropatias e padrão de acometimento

Focal	Multifocal
Neuropatias por aprisionamento	▶ DM
▶ Endócrinas	▶ Vasculites
▶ Mixedema	▶ Poliarterite nodosa
▶ Acromegalia	▶ Síndrome de Churg-Strauss
▶ Hipotireoidismo	▶ Arterite de células gigantes
▶ DM	▶ Granulomatose de Wegener
Infecção/inflamação	▶ AR
▶ Artrite séptica	▶ Síndrome de Sjögren
▶ Doença de Lyme	▶ LES
▶ TB	▶ HIV
▶ Histoplasmose	▶ Hanseníase
▶ Sarcoidose	▶ Sarcoidose
▶ AR	▶ Crioglobulinemia
▶ Miloidose	▶ Variante multifocal da PDIC
▶ Tumores	
• Ganglioma	
• Neurofibroma	
• Lipoma	
• Hemangioma	
▶ Congênito	
• Anomalias anatômicas de músculos, de ossos e de vasos	
▶ Trauma	
• Fraturas	
• Hematoma	
• Hemorragia por anticoagulação	
▶ Gestação	
▶ Hemodiálise	
▶ Idiopática	
• Ocupacional	
• Estresse repetitivo	
Infiltração ou compressão neoplásica	
Hanseníase	
Lesões isquêmicas	
▶ DM	
▶ Vasculite	

HIV, vírus da imunodeficiência humana; PDIC, polineuropatia desmielinizante inflamatória crônica; TB, tuberculose; DM, diabetes melito; LES, lúpus eritematoso sistêmico; AR, artrite reumatoide.

Fonte: Adaptado de Rakel.[3]

Quadro 233.2 | Polineuropatias sensitivo-motoras simétricas distais

Doenças nutricionais
- Deficiências do complexo B
- Deficiência de vitamina E
- Deficiência de folato
- Doença de Whipple
- Síndrome pós-gastrectomia
- Alcoolismo
- Cirurgia bariátrica

Doenças endócrinas
- DM
- Hipotireoidismo
- Acromegalia

Neoplasias
- Mieloma múltiplo
- Linfoma
- Carcinoma
- Paraneoplásica

Doenças do tecido conectivo
- AR
- Crioglobulinemia
- Poliarterite nodosa
- LES
- Esclerodermia
- Sarcoidose
- Vasculite de Churg-Strauss

Medicações e toxinas (Quadro 233.5)

Infecções
- HIV
- Doença de Lyme

Hipofosfatemia

Metabólicas
- Uremia
- Porfiria

Gota

Polineuropatia de doença crítica

Amiloidose

Neuropatia por metais
- Tálio
- Ouro
- Arsênio
- Mercúrio

Doenças metabólicas hereditárias
- Doença de Refsum
- Adrenoleucodistrofia
- Neuropatias hereditárias

HIV, vírus da imunodeficiência humana; DM, diabetes melito; LES, lúpus eritematoso sistêmico; AR, artrite reumatoide.

Fonte: Adaptado de Poncelet.[2]

Quadro 233.3 | Polineuropatias motoras simétricas distais

- Neuropatia por chumbo
- Difteria
- SGB
- Neuropatias hereditárias
- DM
- Linfoma
- Doença de Lyme
- Toxicidade por vincristina
- Hipotireoidismo
- Porfiria
- Polineuropatia aguda por arsênio
- Mieloma osteoclástico
- HIV
- Macroglobulinemia de Waldenström
- PDIC
- Gamopatia monoclonal de significado indeterminado
- Neuropatia motora com bloqueio de condução multifocal

HIV, vírus da imunodeficiência humana; PDIC, polineuropatia desmielinizante inflamatória crônica; SGB, síndrome de Guillain-Barré; DM, diabetes melito.

Fonte: Adaptado de Rakel.[3]

Quadro 233.4 | Neuropatias e neuronopatias predominantemente sensitivas

Neuropatia sensitiva idiopática

Paraneoplásica

Toxicidade por piridoxina

Síndrome de Sjögren

Esclerose biliar primária

Deficiência de vitamina E

Medicações
- Cisplatina
- Metronidazol
- Misonidazol
- Talidomida

Carcinoma

Linfoma

Paraproteinemias

Doença de Crohn

Neuropatias hereditárias

Ataxia de Friedreich

Enteropatia crônica por glúten

Neuropatia por vasculite não sistêmica

Neuropatia periférica induzida por estireno

Fonte: Adaptado de Poncelet.[2]

Quadro 233.5 | **Neuropatias causadas por fármacos e toxinas**

Fármacos		Toxinas
Axonais	**Desmielinizantes**	**Industriais**
Amitriptilina	Amiodarona	Organofosforados
Cloroquina	Colchicina	Chumbo, arsênio, mercúrio
Cimetidina	Ouro	Tálio, metilbrometo
Colchicina		Plásticos, tecidos sintéticos
Dapsona	Neuronopatia	Monóxido de carbono
Didanosina	Cisplatina	Óxido de etileno
Dissulfiram	Piridoxina	
Etambutol	Talidomida	Euforizantes
Fenitoína		Cola
Hidralazina		Solventes
Interferon α		Óxido nitroso
Isoniazida		
Lítio		
Metronidazol		
Nitrofurantoína		
Óxido nitroso		
Paclitaxel		
Piridoxina		
Procainamida		
Vincristina		

Fonte: Adaptado de Rakel.[3]

Exame físico

Ao exame físico, a pessoa com neuropatia periférica pode apresentar diminuição da sensibilidade, fraqueza e atrofia musculares, diminuição dos reflexos e alterações tróficas da pele, se também houver acometimento de fibras autonômicas. Durante essa etapa da consulta clínica, é importante delimitar as áreas alteradas definindo o padrão, bem como o tipo de fibra afetado.

As polineuropatias sensitivas produzem diminuição da sensibilidade à vibração e à dor em um padrão luva-bota de distribuição. Inicialmente afetam os nervos de maior comprimento, com sintomas iniciando pelos pés, e, quando atingem os joelhos, geralmente começa a haver comprometimento das mãos. Dificuldade em localizar o polegar com o indicador oposto de olhos fechados e tremor irregular característico (pseudoatetose) dos dedos indica grande perda de fibras sensitivas nos membros superiores (MMSS) (Quadro 233.7). Nos membros inferiores (MMII), a perda proprioceptiva pode gerar ataxia e aumento do polígono de sustentação, bem como positivar o teste de Romberg.

Da mesma maneira, o acometimento de fibras motoras nas polineuropatias origina fraqueza muscular distal para dorsiflexão, observada como atrofia dos músculos intrínsecos dos pés e tibial anterior – deixando a tíbia saliente e o pé caído – e dos músculos intrínsecos das mãos. A pessoa apresenta dificuldade de caminhar sobre os calcanhares. Músculos com inervação afetada podem manifestar fasciculações. O arco reflexo depende da integridade das fibras grandes mielinizadas sensitivas e motoras, e devido a isso, está diminuído ou ausente nas neuropatias correspondentes. Fraqueza muscular de longa data pode provocar deformidades dos pés, como arqueamento ou dedos em martelo.

O exame dos nervos cranianos, do III ao XII, pode ser útil para o diagnóstico diferencial (Quadro 233.8).

Condições que mimetizam neuropatia periférica

Deve-se dar atenção às condições que mimetizam uma neuropatia periférica, mas que, de fato, são resultados de processos pa-

Quadro 233.6 | **Classificação das neuropatias pela apresentação temporal**

Aguda (dias)	Subaguda (semanas a meses)	Crônica (meses a anos)	Remitente
▶ SGB	▶ Maioria das toxinas	▶ PDIC	▶ SGB
▶ Vasculites	▶ Maioria dos fármacos	▶ Álcool	▶ HIV
▶ Porfiria	▶ Deficiências nutricionais	▶ Diabetes	▶ Porfiria
▶ Difteria	▶ Estado metabólico anormal	▶ Neuropatias hereditárias	▶ Doença de Refsum
▶ Toxicidade por tálio	▶ Plexopatia diabética		▶ PDIC
▶ Isquemia	▶ Neoplasias		
▶ Trauma penetrante	▶ Uremia		
▶ AR			
▶ Plexopatia ou neuropatia cranial diabética			
▶ Compressão nervosa aguda			
▶ Poliarterite nodosa			
▶ Queimaduras iatrogênicas (p. ex., técnica inapropriada de injeção)			

SGB, síndrome de Guillain-Barré; PDIC, polineuropatia desmielinizante inflamatória crônica; HIV, vírus da imunodeficiência humana; AR, artrite reumatoide.

Fonte: Adaptado de Rakel.[3]

Quadro 233.7 | Neuropatias com predileção pelos membros superiores

- Diabetes
- Porfiria
- Neuropatias hereditárias
- Neuropatia amiloide hereditária tipo II (causa síndrome do túnel do carpo por depósito amiloide)
- SGB
- Mieloma
- Neuropatia por chumbo
- Deficiência de vitamina B_{12}

SGB, síndrome de Guillain-Barré.
Fonte: Adaptado de Poncelet.[2]

Quadro 233.8 | Neuropatias com envolvimento de nervos cranianos

Primária	Secundária
Paralisia de Bell	DM
Neuralgia do trigêmeo	Difteria
	Doença de Lyme
	Sarcoidose com invasão cranial
	SGB
	HIV

HIV, vírus da imunodeficiência humana; DM, diabetes melito; SGB, síndrome de Guillain-Barré.
Fonte: Adaptado de Poncelet.[2]

Quadro 233.9 | Neuropatias com sintomas autonômicos

- Neuropatia diabética
- Amiloidose
- Deficiência de tiamina
- Neuropatia alcoólica
- SGB
- Toxicidade por vincristina
- HIV
- Porfiria
- Toxicidade por tálio, mercúrio e arsênico
- Disautonomia (Riley-Day)
- Linfoma
- Neuropatia paraneoplásica

HIV, vírus da imunodeficiência humana; SGB, síndrome de Guillain-Barré.
Fonte: Adaptado de Poncelet.[2]

Exames complementares

A ENMG (Cap. 228, Indicação e interpretação) é a avaliação complementar mais valiosa na caracterização das neuropatias periféricas, diferenciando miopatias e neuropatias. Nas últimas, é capaz de caracterizar o padrão em simétrico, assimétrico ou multifocal, a fisiopatologia, em perda axonal ou desmielinização, e o tipo de fibra acometida, se motora, sensitiva, ou ambas. Ela também avalia a intensidade do processo patológico, colaborando com as decisões terapêuticas. A única limitação é que neuropatias de fibras pequenas não são passíveis de avaliação por esse método (Quadro 233.10). A avaliação complementar deve ser adaptada às hipóteses diagnósticas aventadas após a anamnese, o exame físico e, conforme disponibilidade e incerteza quanto à causa, o estudo eletroneuromiográfico, pois a avaliação sistemática de todas as potenciais causas é impraticável. Em situações de difícil suspeição diagnóstica, uma avaliação complementar inicial razoável inclui hemograma completo, velocidade de hemossedimentação (VHS), função hepática, glicemia de jejum (GJ), teste de tolerância à glicose, creatinina (Cr), dosagem de vitamina B_{12}, tireotrofina (TSH), radiografia torácica, eletroforese plasmática/urinária e anti-HIV.[5]

Avaliações complementares, por meio da análise de líquido cerebrospinal (LCS) e da biópsia de nervo e de pele, são recursos diagnósticos disponíveis utilizados em níveis mais especializados de assistência.

A Árvore de decisão da próxima página apresenta o processo de avaliação nas pessoas com neuropatias periféricas.

Quadro 233.10 | Neuropatias de fibras pequenas

- Diabetes
- Hanseníase
- HIV/Aids
- Amiloidose
- Alcoolismo

HIV, vírus da imunodeficiência humana; Aids, síndrome da imunodeficiência adquirida.
Fonte: Adaptado de Rakel.[3]

---

tológicos em outros níveis do sistema nervoso. A seguir, são apresentadas as principais situações:

- Mielopatias
  Lesões na medula espinal podem cursar com disfunção sensitivo-motora que lembram uma polineuropatia. Nível sensitivo (região bem delimitada, geralmente no tronco, onde a partir dessa região inicia a alteração de sensibilidade), disfunção de esfíncteres e hiper-reflexia são os principais achados que levam a uma suspeita de mielopatia. Nesse caso, investigação com ressonância magnética (RM) da coluna vertebral é o exame a ser considerado.
- Radiculopatias espondilóticas
  Compressão de raízes nervosas por processo degenerativo da coluna vertebral, como as hérnias de disco, pode ser confundida com uma neuropatia. Nessas condições, está presente dor na região da coluna acometida, e o padrão de alteração de sensibilidade segue o dermátomo correspondente.
- Outras condições menos comuns
  As doenças desmielinizantes, como a esclerose múltipla (EM), e os infartos estratégicos podem produzir sintomas semelhantes à polineuropatia ou mesmo mononeuropatia.

ÁRVORE DE DECISÃO

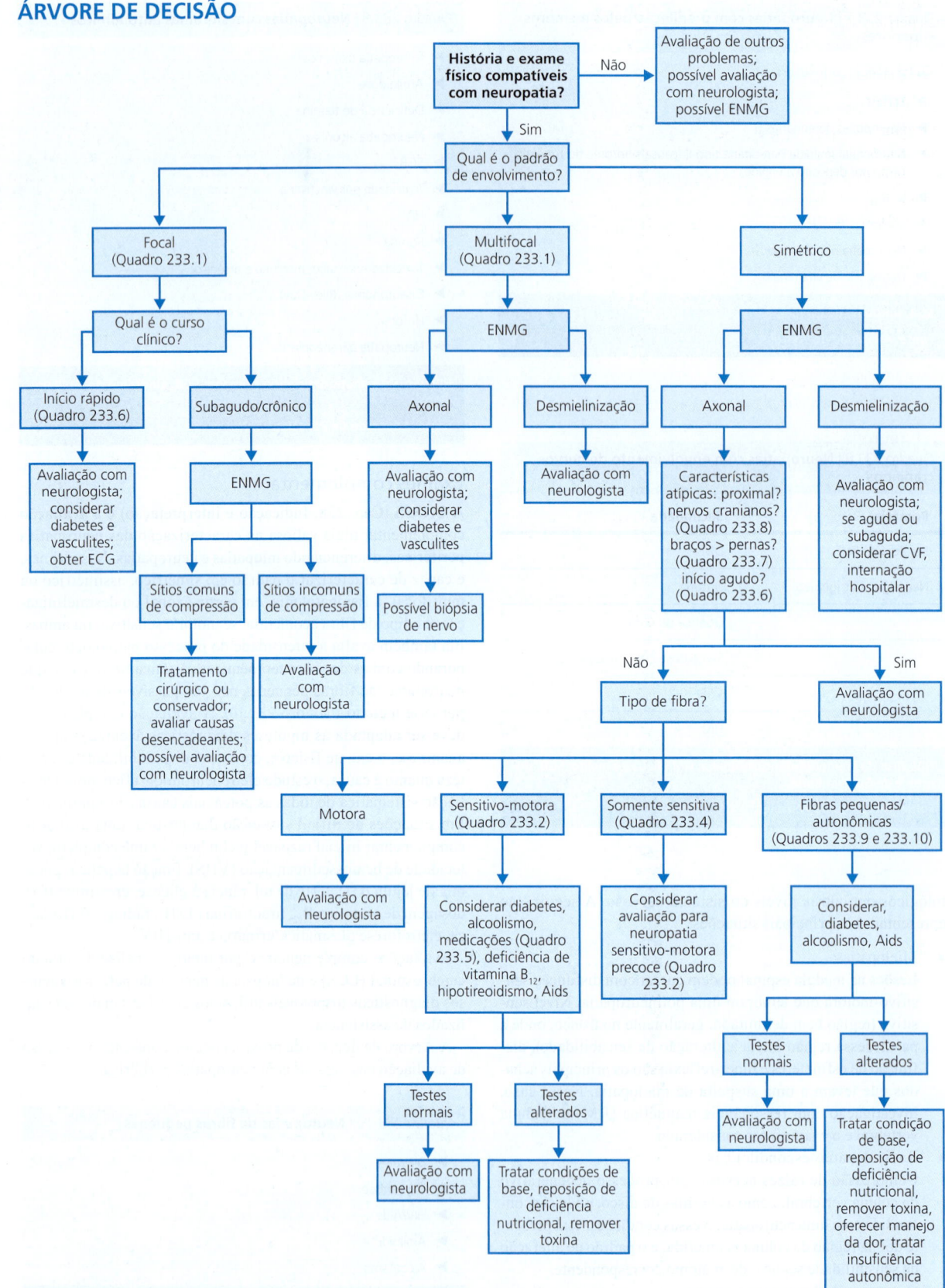

ECG, eletrocardiograma; ENMG, eletroneuromiografia; CVF, capacidade vital forçada.

Mesmo depois de avaliação adequada, até 25% das neuropatias periféricas não têm sua etiologia esclarecida.[1]

Conduta proposta

Tratamento

O tratamento das neuropatias periféricas é tão variado quanto são variados os diagnósticos etiológicos. Para isso, é importante a correta identificação do agente causal, para, então, instituir manejo específico. Na neuropatia diabética, a principal medida é o controle da glicemia, e na neuropatia alcoólica, é a abstinência e reposição vitamínica. Quando a pessoa apresenta limitação funcional motora, o aumento da autonomia pode ser proporcionado com o uso de órteses ortopédicas e reabilitação com fisioterapeuta.

Nos Quadros 233.11 a 233.14, são apresentadas as principais condutas terapêuticas para as condições mais relevantes na APS. A seguir, , apresentam-se o manejo sintomático da dor neuropática, sintomas comum a diversas neuropatias periféricas.

Dor neuropática

A dor neuropática é um sintoma que decorre da lesão direta a estruturas do sistema nervoso, na ausência de estímulo nociceptivo. Tem caráter crônico e é considerada uma entidade clínica distinta por si só, independente das causas. Mesmo com o tratamento da condição de base da neuropatia periférica, pode haver persistência da dor. O alívio sintomático pode ser proporcionado pelo uso regular de anticonvulsivantes.[4,6,7] Os antidepressivos tricíclicos (ADTs) são eficazes no controle da dor neuropática a partir de baixas doses, apesar de haver casos que respondem apenas com doses mais elevadas. Eles apresentam larga experiência de uso e baixo custo. Os mais utilizados são a amitriptilina ou a nortriptilina, a partir de 25 mg por dia. Entretanto, são medicamentos associados a efeitos adversos, especialmente entre idosos, decorrentes de efeito anticolinérgico, como confusão mental, sedação constipação e boca. Antidepressivos inibidores da recaptação de norepinefrina-serotonina, como a duloxetina, são uma opção terapêutica eficaz e com perfil mais favorável de efeitos adversos quando comparada aos tricíclicos, apesar de apresentarem custo elevado. Os anticonvulsivantes utilizados para o tratamento da dor neuropática são a gabapentina[8] e a pregabalina[9] sendo, em geral, bem tolerados. Carbamazepina e fenitoína historicamente trouxeram alívio da sintomatologia neuropática, mas o perfil de efeitos adversos menor dos anticonvulsivantes mais modernos suplantou seu uso.[4] A neuralgia do trigêmeo é uma exceção, em que a carbamazepina é utilizada como tratamento inicial.[10] O uso de derivados opioides pode ser útil, mas é controverso.[11]

Quadro 233.11 | Neuropatia diabética

O diabetes é a principal causa de polineuropatia e engloba diversas condições clínicas que têm em comum o acometimento do SNP causado pelo diabetes. No diabetes melito tipo 1 (DM1), tem apresentação tardia (mais de 5 anos de evolução), porém pode ser a primeira manifestação do DM tipo 2 (DM2). A apresentação clínica pode variar entre uma polineuropatia sensitivo-motora simétrica, neuropatia autonômica, radiculopatia, acometimento de nervo craniano isolado (especialmente paralisia do III nervo) ou mononeuropatia múltipla. Os sinais mais precoces desta condição são a diminuição da sensação do toque, temperatura, sensibilidade vibratória e propriocepção. A simples associação entre diabetes e neuropatia não leva necessariamente ao diagnóstico de neuropatia diabética. É preciso cuidar outras causas de neuropatia e seguir a abordagem diagnóstica previamente apresentada. A possibilidade de neuropatia por deficiência de vitamina B_{12} deve ser considerada, uma vez que o uso de metformina pode precipitar essa deficiência. Pessoas com diabetes e quadro crônico de neuropatia de padrão desmielinizante na ENMG (o padrão da neuropatia diabética é axonal) devem ser referenciadas ao atendimento especializado. O primeiro passo do tratamento envolve o controle do diabetes. Concomitantemente, deve ser instituído um tratamento para a dor neuropática, assim como cuidados ao pé diabético.[12]

Quadro 233.12 | Neuropatia alcoólica

A neuropatia induzida por álcool é uma importante causa de neuropatia periférica na prática clínica e pode acometer até metade dos pacientes alcoolistas crônicos.[13] A apresentação clínica tem início insidioso e curso crônico de fraqueza muscular, dificuldade na marcha, cãibras e parestesias. Os MMII são mais acometidos do que os MMSS, padrão já esperado para uma polineuropatia. Em casos avançados, a pessoa pode apresentar ataxia da marcha. O principal mecanismo patológico é o déficit carencial, especialmente de tiamina, decorrente da baixa qualidade da dieta e do maior consumo desta vitamina no metabolismo do álcool. Também se considera que o álcool tenha um efeito tóxico direto. O manejo envolve a abstinência alcoólica, a reposição vitamínica e o tratamento sintomático.

Quadro 233.13 | Síndrome de Guillain-barré

A SGB não é uma condição frequente, mas merece atenção especial, devido à sua gravidade e à falta de reconhecimento inicial. É uma polineuropatia desmielinizante aguda imunomediada que provoca perda de força simétrica e diminuição de reflexos, com início nos MMII e progredindo para MMSS, músculos da respiração e face. A progressão se dá em poucos dias, geralmente até 4 semanas. Após a estabilização do quadro, a recuperação inicia entre 2 a 4 semanas e se prolonga por meses. Algumas pessoas podem permanecer com sequelas permanentes. A maioria dos pacientes refere episódio de infecção respiratória ou do trato gastrintestinal (TGI) antes do início dos sintomas. Pessoas com suspeita desta síndrome devem ser referenciadas para serviço de emergência, em que o diagnóstico poderá ser firmado, em geral com punção do LCS e ENMG. O tratamento consiste no uso de imunoglobulina ou plasmaférese. Monitorização em ambiente hospitalar é recomendada até a estabilização dos sintomas, pois os pacientes podem evoluir rapidamente para insuficiência respiratória.[14]

Quadro 233.14 | Neuropatias por compressão ou encarceramento

Constitui um grupo heterogêneo de condições em que ocorre compressão de nervo periférico. Qualquer nervo está sujeito à compressão, mas os mais comuns são a compressão do mediano (síndrome do túnel do carpo), ulnar, radial e fibular.[15] A síndrome do túnel do carpo se caracteriza por dor e parestesias no trajeto de inervação do mediano (porção tenar da mão, três primeiros quirodáctilos, metade radial do quarto quirodáctilo). Em quadros mais graves, fraqueza e atrofia muscular podem estar presentes. É comum haver piora dos sintomas com o repouso, em especial à noite. O diagnóstico é essencialmente clínico; a ENMG pode ser útil para confirmar o diagnóstico. Diabetes, hipotireoidismo e doenças do colágeno são fatores de risco, devendo ser investigadas no manejo inicial. O tratamento envolve o uso de órtese rígida para o punho, especialmente à noite, fisioterapia, cursos de corticoide e antidepressivo tricíclico. Pessoas que não respondem ao tratamento conservador ou apresentam déficit objetivo de força devem ser avaliados por especialista para considerar tratamento cirúrgico.[16]

> **Dicas**
>
> ▶ Não negligenciar história familiar.
> ▶ Em casos de evolução rápida, avaliar a possibilidade de mais de um mecanismo patológico.
> ▶ Hiper-reflexia observada ao exame físico é sinal de doença de neurônio motor superior ou 1º neurônio.
> ▶ Solicitar precocemente ENMG nos quadros clínicos sem causa aparente.
> ▶ Ter atenção a situações de notificação compulsória, como paralisias flácidas agudas, difteria, hanseníase, infecção pelo HIV.

Quando referenciar

A avaliação complementar por neurologista é indicada em algumas situações. Quadros que à ENMG são compatíveis com doença desmielinizante, de maneira geral, demandam avaliação. Da mesma maneira, polineuropatias com características atípicas, como sintomas proximais, acometimento de nervos cranianos, sintomas maiores nos MMSS do que nos MMII, predomínio de sintomatologia motora ou evolução aguda, normalmente necessitam de investigação e tratamentos especializados. Por fim, mononeuropatias em sítios incomuns de compressão e dificuldade diagnóstica também são boas razões para referenciar.

> **Erros mais frequentemente cometidos**
>
> ▶ Não valorizar os sintomas da pessoa.
> ▶ Subdiagnosticar formas hereditárias, embora sejam raras.
> ▶ Não realizar avaliação eletroneuromiográfica.

Prognóstico e complicações possíveis

O prognóstico das neuropatias periféricas é variável e depende da etiologia subjacente. A SGB, por exemplo, costuma ter remissão completa dos sintomas. Neuropatias hereditárias e inflamatórias têm caráter crônico e produzem limitações progressivas sensitivas e motoras. As neuropatias sensitivas, como a do diabetes, predispõem a traumas assintomáticos, que, sem a devida atenção, complicam e podem necessitar de amputações cirúrgicas.

Atividades preventivas e de educação

No atendimento de pacientes diabéticos, é importante a conscientização, bem como a educação em relação ao seu cuidado com os pés. Uso de calçados confortáveis, monitoramento periódico do estado dos pés, cuidados com as unhas, secagem correta, checagem de temperatura da água e hidratação da pele são alguns dos cuidados que devem ser orientados. Tais orientações são úteis para todas as neuropatias sensitivas.

A prática clínica do médico de família e comunidade deve incluir prevenção oportuna. É importante que o profissional pergunte sobre uso de álcool e esteja atento aos sinais de abuso. Aconselhamento adequado pode evitar complicações do álcool, inclusive neuropatia.

Novos casos de hanseníase continuam sendo diagnosticados em todo o Brasil. Esforço e dedicação dos médicos de família e comunidade para diagnóstico precoce, tratamento adequado e interrupção na cadeia de transmissão são imprescindíveis para prevenção de incapacidades permanentes.

Algumas mononeuropatias relacionadas aos esforços e posições no trabalho podem ser controladas com observação dos aspectos de ergonomia apropriados ao posto ocupado. Nestes casos, apoio do médico do trabalho pode ser relevante.

REFERÊNCIAS

1. Fauci AS, Kasper DL, Longo DL, Braunwald E, Hauser SL, Jameson JL, et al. Harrison's principles of internal medicine. 17th ed. New York: McGraw-Hill; 2008.

2. Poncelet AN. An algorithm for the evaluation of peripheral neuropathy. Am Fam Physician. 1998;57(4):755-64.

3. Rakel RE. Textbook of family medicine. 7th ed. Philadelphia: Saunders; 2007.

4. Barker LR, Zieve PD. Principles of ambulatory medicine. 7th ed. Baltimore: Lippincott Williams & Wilkins; 2007.

5. England JD, Gronseth GS, Franklin G, Carter GT, Kinsella LJ, Cohen JA, et al. Practice Parameter: evaluation of distal symmetric polyneuropathy: role of laboratory and genetic testing (an evidence-based review). Report of the American Academy of Neurology, American Association of Neuromuscular and Electrodiagnostic Medicine, and American Academy of Physical Medicine and Rehabilitation. Neurology. 2009;72(2):185-192.

6. Saarto T, Wiffen PJ. Antidepressants for neuropathic pain: a Cochrane review. J Neurol Neurosurg Psychiatry. 2010;81(12):1372-1373.

7. Finnerup NB, Attal N, Haroutounian S, McNicol E, Baron R, Dworkin RH, et al. Pharmacotherapy for neuropathic pain in adults: a systematic review and meta-analysis. Lancet Neurol. 2015;14(2):162-173.

8. Wiffen PJ, McQuay HJ, Edwards J, Moore RA. Withdrawn: gabapentin for acute and chronic pain. Cochrane Database Syst Rev. 2011;(3):CD005452.

9. Moore RA, Straube S, Wiffen PJ, Derry S, McQuay HJ. Pregabalin for acute and chronic pain in adults. Cochrane Database Syst Rev. 2009;(3):CD007076.

10. Gronseth G, Cruccu G, Alksne J, Argoff C, Brainin M, Burchiel K, et al. Practice parameter: the diagnostic evaluation and treatment of trigeminal neuralgia (an evidence-based review): report of the Quality Standards Subcommittee of the American Academy of Neurology and the European Federation of Neurological Societies. Neurology. 2008;71(15):1183-1190.

11. Eisenberg E, McNicol E, Carr DB. Opioids for neuropathic pain. Cochrane Database Syst Rev. 2006;(3):CD006146.

12. Callaghan BC, Cheng HT, Stables CL, Smith AL, Feldman EL. Diabetic neuropathy: clinical manifestations and current treatments. Lancet Neurol. 2012;11(6):521-534

13. Monforte R, Estruch R, Valls-Solé J, Nicolás J, Villalta J, Urbano-Marquez A. Autonomic and peripheral neuropathies in patients with chronic alcoholism. A dose-related toxic effect of alcohol. Arch Neurol. 1995;52(1):45-51.

14. Willison HJ, Jacobs BC, van Doorn PA. Guillain-Barré syndrome. Lancet. 2016;388(10045):717-727.

15. Arnold WD, Elsheikh BH. Entrapment neuropathies. Neurol Clin. 2013;31(2):405-424.

16. Wipperman J, Goerl K. Carpal Tunnel Syndrome: Diagnosis and Management. Am Fam Physician. 2016;94(12):993-999.

CAPÍTULO 234

Meningite

Helena Lemos Petta
Felipe Teixeira de Mello Freitas
Felipe Augusto Souza Gualberto

Aspectos-chave

▶ A principal etiologia das meningites é a bacteriana. Ela pode levar ao óbito ou a uma sequela neurológica, se não identificada e tratada precocemente.

▶ A rápida instituição do tratamento antibiótico específico é a principal medida de impacto no prognóstico.

▶ A punção lombar (PL) para coleta de líquido cerebrospinal (LCS) deve ser, sempre que possível, realizada antes do início do tratamento antibiótico, porém não deve ser um fator que retarde o tratamento.

▶ O LCS pode ser coletado sem exame de imagem prévio, caso a pessoa não apresente nenhum sinal neurológico focal que possa representar lesão encefálica com efeito de massa, coagulopatia evidente ou sinal infeccioso no local da punção.

Caso clínico

Maria do Carmo chega à Unidade Básica de Saúde (UBS) com sua filha Isabela, de 2 anos. Ela relata que a menina apresentou um quadro febril e irritabilidade desde a tarde do dia anterior; à noite, ela levou a filha à Unidade de Pronto-Atendimento (UPA), onde ela foi medicada com analgésico e diagnosticada com um quadro de "virose", sendo orientada a retornar para casa e procurar a UBS no dia seguinte, se a febre não cedesse. Maria do Carmo retorna à unidade, pois relata que a febre da filha não cedeu e que ela não está se alimentando, está irritada e chorosa. Ela notou também o aparecimento de "manchas vermelhas" pelo corpo de Isabela. Maria do Carmo mora em um cortiço e divide o quarto com seu marido e mais três filhos: Juliano, 9 anos, José, 6 anos, e Gabriela, 4 anos. Segundo a mãe, todos foram vacinados adequadamente. No cortiço, existem várias famílias com crianças, e Maria do Carmo relata que Isabela teve contato com algumas delas nos últimos dias, porém, é a primeira a apresentar esses sintomas.

Teste seu conhecimento

1. No exame físico de Isabela, nota-se que a criança está irritada, taquicárdica, desidratada e com suspeita de rigidez de nuca. Qual é a melhor conduta nesse caso?
    a. Hidratação, sintomáticos, referenciamento para unidade hospitalar, a fim de se realizar PL; e o uso de antibiótico dependerá do resultado da coleta do LCS
    b. Hidratação, sintomáticos, prescrição de antibiótico oral; orientar os pais a retornarem com a criança mais tarde à unidade, se não houver melhora do quadro
    c. Hidratação, isolamento da criança, máscara cirúrgica para os contactantes na unidade, coleta de LCS e sangue, se possível, na unidade; prescrever uma dose de antibiótico, referenciar para a unidade hospitalar e notificar o caso imediatamente
    d. Hidratação, sintomáticos e prescrição de uma dose de antibiótico; se não for possível coletar material para exame, não se deve notificar a vigilância municipal, pois ainda não se tem a confirmação diagnóstica

2. Para Isabela, a coleta de LCS:
    a. Está contraindicada, pois a criança tem sinais de gravidade, como petéquias e rigidez de nuca
    b. Deve ser realizada, o mais rápido possível, porém não pode ser motivo para o atraso na prescrição do antibiótico
    c. Não necessita ser realizada, pois o exame clínico é suficiente para concluir o diagnóstico
    d. Só deve ser feita após exame de tomografia computadorizada

3. Maria do Carmo está muito nervosa quanto à gravidade da doença e refere ter medo de que seus outros filhos também a tenham contraído, pois dividem o quarto com Isabela. Nesse caso, deve-se:
    a. Tranquilizar a mãe, mostrando que se trata de uma doença sem gravidade para a criança e para os demais filhos
    b. Dizer que os demais filhos com certeza já estão infectados e, por isso, também devem vir à unidade de saúde para serem referenciados ao hospital
    c. Solicitar que Maria do Carmo contate a vigilância epidemiológica para ser orientada
    d. Solicitar as carteiras de vacinação dos filhos, conversar sobre a gravidade da doença e explicar sobre as atividades que terão de ser desenvolvidas pela vigilância epidemiológica no seu local de moradia

4. O marido de Maria do Carmo, João Antônio, chega à unidade para saber notícias da criança. O correto, nesse caso, é:
    a. Prescrever imediatamente rifampicina, pois se trata de um adulto contactante domiciliar da criança
    b. Explicar que a criança será referenciada a uma unidade hospitalar, mas que continuará a ser acompanhada pela equipe de saúde da família e que o mais rapidamente possível serão tomadas medidas com relação aos contactantes
    c. Informar que ele não corre risco de ter essa infecção, pois é adulto, e essa doença só ocorre em crianças
    d. Informar que a criança será transferida para uma unidade hospitalar e todas as informações serão dadas pelo médico do hospital

5. Qual das medidas preventivas está correta na condução de um caso suspeito de meningite?
   a. Manter a pessoa em isolamento respiratório até o quarto dia de antibiótico
   b. Orientar quimioprofilaxia para crianças contactantes de casos de meningite por *Haemophilus influenzae*, mesmo que ela tenha esquema vacinal completo comprovado em carteira de vacinação
   c. Prescrever rifampicina por 7 dias para os contatos de caso suspeito de meningite bacteriana
   d. Na suspeita de meningite meningocócica, isolar a pessoa e prescrever rifampicina apenas para os contatos íntimos – quatro doses em 2 dias

Respostas: 1C, 2B, 3D, 4B, 5D

Do que se trata

As meninges são as membranas que revestem o encéfalo e a medula espinal. As meningites são quadros decorrentes de inflamação aguda das meninges, que é definida por aumento no número de leucócitos no LCS. Elas podem ter diversas etiologias, infecciosas ou não. As meningites bacterianas e virais são as mais importantes do ponto de vista da saúde pública, devido à sua magnitude, à capacidade de ocasionar surtos e, no caso da meningite bacteriana, à gravidade dos casos.

As meningites estão entre as 10 principais causas de óbito por doenças infecciosas e ocorrem, aproximadamente, 1,2 milhões de casos anuais em todo mundo. A letalidade é de 25%, e em 21 a 28% dos casos, há sequelas transitórias ou permanentes entre aqueles que sobrevivem.[1] No Brasil, a incidência da doença diminui muito com a introdução de vacinas no calendário vacinal nos últimos anos, porém ainda mantém uma letalidade alta.

A meningite desenvolve-se, geralmente, secundária a focos infecciosos distantes. Em crianças e adultos, considera-se como foco mais comum a colonização da nasofaringe por bactérias encapsuladas e subsequente disseminação hematogênica. Algumas meningites podem ocorrer por invasão pela contiguidade de micro-organismos nos seios paranasais ou na orelha média. Ainda podem ocorrer por continuidade ou acesso direto, como nos traumas cranianos com fratura de crânio, neurocirurgias ou em indivíduos com drenos ventriculares internos ou externos.

A principal etiologia das meningites é infecciosa. Entre os agentes, as bactérias e os vírus são os mais frequentes, porém protozoários, helmintos e fungos também podem ocasionar a doença.

A sazonalidade da doença caracteriza-se pelo predomínio das meningites bacterianas no inverno e das meningites virais no verão. O período de incubação varia de acordo com o agente etiológico, em média de 3 a 4 dias, e a evolução é aguda, variando de algumas horas a poucos dias.

No período neonatal, o contato com secreções do canal de parto predispõe a meningites por *Streptococcus agalactiae*, também conhecido como estreptococo do grupo B, *Escherichia coli e outras enterobactérias*, e, mais raramente, *Listeria monocytogenes*.

Após 2 meses, com a queda dos anticorpos maternos, a principal bactéria causadora de meningite é a *Neisseria meningitidis*, também conhecida como meningococo, um diplococo gram-negativo classificado em diversos sorogrupos. Os mais frequentes são os sorogrupos A, B, C, W e Y. Há predomínio do sorogrupo C em mais de 60% dos casos em todas as regiões do Brasil, exceto na região sul, onde predomina o sorogrupo B em 50% dos casos.[2]

A segunda causa de meningites bacterianas é por *Streptococcus pneumoniae*, conhecido por pneumococo, um diplococo gram-positivo. Possui mais de 90 sorotipos capsulares, sendo 16 deles responsáveis por mais de 90% dos casos de doença invasiva.[3,4] A meningite pneumocócica pode ocorrer em qualquer idade, sendo mais frequente em crianças menores de 5 anos. A incidência de meningite pneumocócica está em queda desde a implantação da vacina contra o *S. pneumoniae* no calendário vacinal em 2010.[5]

As meningites também podem ser causadas pelo *Haemophilus influenzae*, um cocobacilo gram-negativo. Quando encapsulado, é classificado pelas características antigênicas de sua cápsula em a, b, c, d, e ou f. A meningite por *H. influenzae* tipo b (Hib) representava a segunda causa de meningite bacteriana depois da doença meningocócica até 1999. A partir de 2000, após a introdução da vacina conjugada contra a Hib, houve uma queda drástica de mais de 90% na incidência de meningites por esse agente.[5]

Entre as causas menos frequentes de meningite bacteriana, é importante ressaltar a meningite tuberculosa, que não sofre variações sazonais. O risco de adoecimento é elevado nos primeiros anos de vida, e muito baixo na idade escolar, voltando a aumentar na adolescência e no início da idade adulta. Esse risco é associado a populações sujeitas à desnutrição e a condições precárias de habitação e também a indivíduos imunodeprimidos, entre eles os indivíduos portadores dos vírus da imunodeficiência humana (HIV).

A meningite viral também tem potencial de ser epidêmica e acomete pessoas em todas as faixas etárias, estando relacionada principalmente aos enterovírus (ecovírus, Coxsackie vírus, entre outros). As epidemias podem estar relacionadas a outros agentes capazes de causar meningite, como varicela, sarampo, caxumba e vírus da coriomeningite linfocítica. Adultos jovens sexualmente ativos podem apresentar meningite por infecção aguda pelo HIV ou herpes simples.

Quando pensar

A pessoa que apresenta quadro febril, cefaleia e vômitos necessita atendimento imediato. Em lactentes jovens e em crianças pequenas, os sinais clássicos podem estar ausentes, devendo-se, assim, ficar atento à febre que não cede com analgésicos, à hipotermia, ao choro ou a gemidos agudos e persistentes, à irritabilidade, à recusa alimentar ou a fontanelas abauladas.

O que fazer

As meningites são doenças de notificação compulsória, e todo caso suspeito deve ser comunicado à equipe de vigilância da

Secretaria Municipal de Saúde (SMS). A suspeita de surto de doença meningocócica é de notificação imediata.

A suspeita clínica de meningite bacteriana caracteriza uma emergência médica, se considerada a alta taxa de morbimortalidade. Tendo em vista o potencial de gravidade da doença, muitos estudos têm sido realizados para identificar os sinais e sintomas mais comuns de meningite, e múltiplos protocolos foram elaborados com o objetivo de facilitar o diagnóstico, assim como a intervenção terapêutica precoce.[6] Por isso, a anamnese e o exame físico têm papel fundamental.

Anamnese

O início da meningite aguda tem dois padrões predominantes. O padrão mais comum é quadro de febre, podendo acompanhar sinais de infecção da via aérea superior (IVAS), seguido de sinais e sintomas de irritação meníngea, como náuseas, vômitos, irritabilidade e abaulamento da fontanela (em lactentes jovens), cefaleia, rigidez de nuca e, mais raramente, convulsões, confusão mental, alteração do nível de consciência e fotofobia (incomum em crianças). O padrão menos frequente, porém dramático, é de início súbito e rapidamente progressivo, com manifestações de sepse, exantema com petéquias ou púrpuras, evoluindo com coagulação intravascular disseminada (CIVD), rebaixamento do nível de consciência e choque, podendo resultar em óbito nas primeiras 24 horas. Esse quadro está mais associado à meningite meningocócica, mas também pode ocorrer em meningites por outras bactérias. O quadro de doença meningocócica sem meningite costuma ter evolução mais grave.[7]

Em crianças, sobretudo naquelas menores de 2 anos, o diagnóstico pode ser um desafio para o profissional, pois elas costumam ter sinais e sintomas inespecíficos, facilmente confundidos com doenças febris autolimitadas.[8] Sinais de irritação meníngea, como rigidez de nuca e cefaleia, podem estar ausentes e são de difícil detecção nessa faixa etária.

No adulto, a febre quase sempre está presente e, em geral, é superior a 38º C. A cefaleia também é um sintoma muito comum, descrita como forte e generalizada, não sendo confundida com uma cefaleia comum. A tríade clássica de febre, rigidez de nuca e alteração do estado mental não está presente em um grande número de casos. Em um estudo retrospectivo de 696 casos, a tríade estava presente em apenas 44% dos casos. Porém, 95% apresentavam pelo menos dois dos principais sinais e sintomas (cefaleia, febre, rigidez de nuca e alteração do estado mental), e 100%, pelo menos um sinal ou sintoma.[9] A ausência de todos esses sinais e sintomas quase que exclui a possibilidade de meningite bacteriana em adultos.

Nas meningites virais, podem estar presentes exantemas, conjuntivites ou faringites virais. Na meningoencefalite herpética, é frequente a alteração do nível de consciência e/ou confusão metal.

O quadro clínico da meningite tuberculosa é mais insidioso, com queixas inespecíficas, como febre, cefaleia e mal-estar, que precedem em 2 semanas o quadro abrupto de meningite, com sinais neurológicos focais e meningismo.

Diante da suspeita de meningite, a anamnese deve abordar também a história de infecções recentes (principalmente respiratória), contato com casos de meningite, história vacinal, trauma craniano recente e viagens a regiões endêmicas para doença meningocócica.

Exame físico

Rash cutâneo

O exantema, ou *rash* petequial, aparece como lesões discretas de 1 a 2 mm de diâmetro, mais frequente no tronco e nas extremidades. Em um primeiro momento, o *rash* pode ser maculopapular, clareando à compressão, porém rapidamente se transforma em um exantema petequial (Figura 234.1), ou as petéquias podem coalescer em lesões equimóticas e em um exantema purpúrico (Figura 234.2), que não clareia. As petéquias podem aparecer aos poucos por cima do exantema macular, por isso, o exame cuidadoso de toda a superfície do corpo é recomendado. Podem-se procurar petéquias nas mucosas, nas plantas dos pés ou nas palmas das mãos, o que facilita a visualização em peles escuras (Figura 234.3). As mucosas do palato, ocular e a conjuntiva palpebral devem ser cuidadosamente examinadas por sinais de hemorragia. O desenvolvimento rápido de exantema petequial ou purpúrico é sugestivo de doença de evolução mais grave.

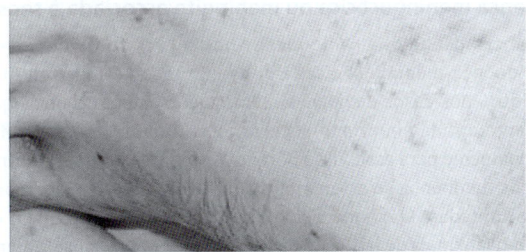

▲ Figura 234.1
Exantema petequial.

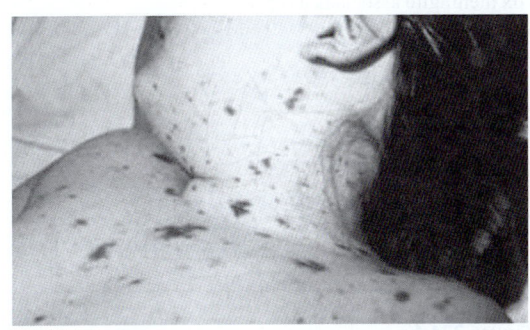

▲ Figura 234.2
Exantema purpúrico.

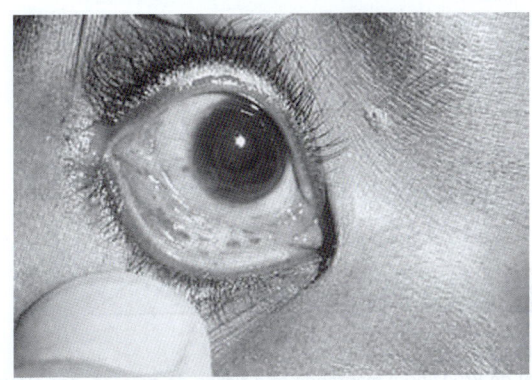

▲ Figura 234.3
Petéquias em peles escuras.

Outros sinais e sintomas relevantes

- Alteração do nível de consciência.
- Crianças pequenas podem ficar sonolentas e com dificuldade para acordar.
- Lactentes jovens ficam irritados e com choro alto e irregular ou gemente.
- Adolescentes podem ficar agressivos.
- Vômitos persistentes podem ocorrer em qualquer faixa etária.
- Sinais meníngeos.

A pessoa com queixas compatíveis com meningite deve ser submetida a um exame físico cuidadoso. Devem-se investigar sinais de irritação meníngea, como rigidez de nuca, ou sinal positivo de Kernig (Figura 234.4) ou Brudzinski (Figura 2345.5). A rigidez de nuca sugere o diagnóstico de meningite, mas pode estar ausente em crianças pequenas ou em quadros de meningococcemia sem meningite.

Doença meningocócica ou meningite associada à sepse

Crianças de até 5 anos de idade têm mais risco de desenvolver doença meningocócica. Um estudo recente mostrou que, em 50% dos casos de doença meningocócica em crianças que deram entrada em pronto-socorro, elas tinham sido liberadas previamente para casa.[8] Isso porque os sinais e sintomas prodrômicos da doença se assemelham a sintomas de doenças febris autolimitadas. O exame físico deve ser minucioso e, além de pesquisar sinais de irritação meníngea, observar sinais de alerta ou de gravidade que sugiram sepse, choque ou possível evolução para quadros graves.[6,11,12]

A Figura 234.6 resume os sinais e sintomas das diferentes fases da meningite associada à sepse.

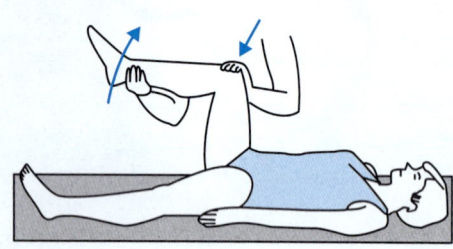

▲ **Figura 234.4**
Sinal de Kernig: fletindo-se os membros inferiores nas articulações coxofemorais e nos joelhos, mantendo-se ângulo de 90° entre os segmentos, haverá resistência na extensão passiva dos joelhos feita pelo examinador.
Fonte: Ward e colaboradores.[10]

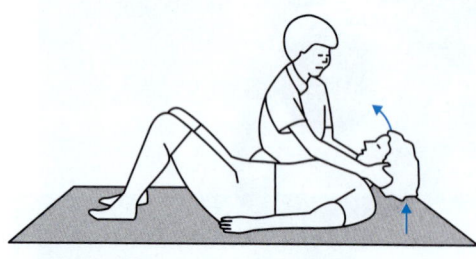

▲ **Figura 234.5**
Sinal de Brudzinski: mantendo-se a flexão do pescoço, por alguns segundos, na posição máxima, poderá haver flexão dos membros inferiores.
Fonte: Ward e colaboradores.[10]

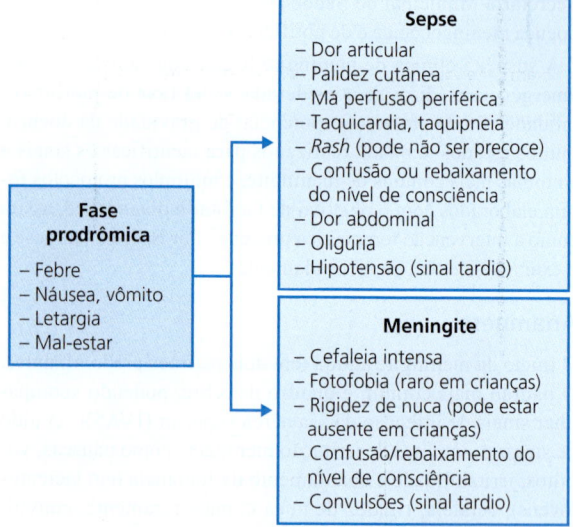

▲ **Figura 234.6**
Sinais e sintomas da meningite associada à sepse. A ordem dos sintomas pode variar, e alguns podem estar ausentes. Pacientes com sepse meningocócica geralmente têm deterioração rápida.

Sinais precoces de sepse

A pessoa deve ser monitorada para observar sinais precoces de falência cardiovascular, como taquicardia, dispneia, extremidades frias e palidez cutânea. Recomenda-se checar o tempo de enchimento capilar e a saturação de oxigênio capilar. A hipotensão é um sinal importante no adulto, mas, na criança, aparece tardiamente, pois ela pode permanecer em choque com pressão arterial (PA) normal.

Sinais de alerta para detecção precoce de sepse ou doença meningocócica

Um estudo mostrou que, em crianças de qualquer faixa etária, a presença de dor em membros, palidez ou manchas na pele e extremidades frias são sinais de alerta. Em crianças menores, os pais referem sonolência, taquipneia, ou dispneia, e sede.[13]

Exames complementares

Quando se estudam os exames complementares para o diagnóstico de meningites, um posicionamento deve estar claro: *a realização dos exames não deve atrasar o início do tratamento*. A meningite bacteriana é uma emergência médica: o reconhecimento precoce e o tratamento imediato são essenciais. A instituição oportuna da terapêutica adequada é o principal fator relacionado à redução de morbidade e de mortalidade associadas à doença.[14] Diante da suspeita clínica, é preferível iniciar o antibiótico empírico imediatamente e depois – se for o caso – reduzi-lo.

Considerando esse aspecto, alguns exames de sangue (Quadro 234.1) auxiliam o médico no diagnóstico diferencial inicial da meningite e na avaliação da gravidade.

A análise adequada do quadro clínico e os resultados iniciais dos exames laboratoriais permitem que o profissional defina a hipótese diagnóstica mais provável ou a necessidade de solicitar exames mais específicos (p. ex., punção para coleta de LCS e tomografia de crânio). Diante de um quadro grave com alta suspeita de meningite bacteriana, deve-se iniciar prontamente a terapia empírica.[15]

Quadro 234.1 | Exames de sangue na suspeita de meningite

Exames de sangue	Diagnóstico diferencial	Outras observações
Hemograma completo	*Meningite bacteriana:* > 11.000 *leucócitos* totais, com predomínio de neutrófilos e outras células jovens As plaquetas podem estar diminuídas no caso de doença grave e meningococcemia *Meningite viral e encefalite herpética:* Habitualmente, os leucócitos estão abaixo de 11 mil, com predomínio de linfócitos e monócitos	Permite boa diferenciação entre os quadros bacterianos e virais Sua importância é maior na apresentação inicial da meningite bacteriana, quando nem todos os sintomas clínicos clássicos estiverem presentes
Hemocultura (duas amostras em sítios distintos de coleta)	Nos casos de doença bacteriana grave, pode haver bacteremia	A hemocultura auxiliará na identificação do agente etiológico e na instituição do tratamento específico
Cr e Ureia	Nos casos graves de meningite bacteriana com sepse, pode haver comprometimento da função renal	Auxilia na avaliação da gravidade e na correção de distúrbios hidreletrolíticos
Sódio, potássio, magnésio e GA	–	
Proteína C-reativa e VHS	A proteína C-reativa (> 10 mg/L) e o VHS (> 20 mm) estão habitualmente muito elevados nos casos de infecção bacteriana. Valores maiores (proteína C-reativa > 40 mg/L) têm maior sensibilidade e especificidade	Geralmente, ocorre uma queda dos seus valores iniciais alguns dias após o tratamento adequado, acompanhando a melhora clínica do indivíduo
Coagulograma completo	Nos casos graves de meningite bacteriana e meningococcemia, pode estar alterado Em geral, sem alterações nas meningites virais	Auxilia na avaliação da gravidade nos quadros de meningite bacteriana/menigococcemia (CIVD)
Glicemia	Quando utilizada em conjunto com a glicose no LCS, auxilia no diagnóstico diferencial das meningites	Deve ser feita no mesmo momento da coleta do LCS
Látex e CIE	Coletar caso os outros exames sejam sugestivos de meningite bacteriana ou a suspeita clínica inicial seja elevada Permite a identificação de alguns agentes etiológicos (*S. pneumoniae, N. meningitides, H. influenzae*) Apesar da boa sensibilidade, eles não permitem descartar o diagnóstico de meningite bacteriana por esses agentes	O látex no sangue pode ser de grande valia caso não seja possível realizar a coleta do LCS A CIE pode ser coletada para envio posterior a um laboratório especializado

Cr, creatinina; VHS, velocidade de hemossedimentação; CIVD, coagulação intravascular disseminada; LCS, líquido cerebrospinal; CIE, contraimunoeletroforese; GA, gasometria arterial.

A PL é o exame mais adequado para o diagnóstico específico da meningite. Como mencionado, *sua realização não deve atrasar a introdução do tratamento*. Além das contraindicações clínicas para a coleta do LCS (Quadro 234.2), o médico deve estar atento para outros fatores (p. ex., indisponibilidade de um profissional com experiência na punção do LCS, estrutura e materiais adequados para a coleta) que podem dificultar a realização da punção e, consequentemente, a instituição precoce do tratamento.

No caso de haver sinais de hipertensão intracraniana, é aconselhável solicitar antes a tomografia de crânio e o procedimento que será realizado por um especialista.

Entre outros parâmetros, é importante que o clínico solicite os seguintes exames para a análise do LCS (Quadro 234.3). Não é necessário solicitar os exames adicionais caso os exames iniciais forem conclusivos. Nem sempre os exames adicionais são disponíveis, então, convém fazer contato com laboratório ou secretaria de saúde/vigilância epidemiológica.

A Tabela 234.1 descreve as caraterísticas mais frequentes do LCS nos diferentes tipos de meningite. O profissional deve estar atento especialmente na distinção entre as meningites bacterianas e virais, que são as mais predominantes.

Quadro 234.2 | Contraindicações para punção lombar

▶ Convulsões prolongadas ou focais
▶ Sinais de HIC (papiledema, midríase, paralisias musculares, etc.)
▶ Déficits neurológicos focais (excluindo paralisia de pares cranianos)
▶ Sinais de coagulopatia (*rash* purpúrico disseminado, sangramento, plaquetopenia)
▶ Alteração do nível de consciência com escore da ECG < 10
▶ Necessidade de estabilização hemodinâmica e respiratória antes da punção
▶ Infecção superficial no local da punção
▶ Imunocomprometimento grave (p. ex., em uso de imunobiológicos especiais, transplantados e HIV em estágio avançado e sem tratamento)

HIC, hipertensão intracraniana; ECG, escala de coma de Glasgow.
Fonte: van de Beek e colaboradores.[14,15]

Já foi demonstrado que, tanto em criança quanto em adultos, um dos achados clássicos de alteração no LCS (pleocitose, níveis elevados de proteína e reduzidos de glicose) estão presentes

> **Quadro 234.3 | Exames que devem ser solicitados no líquido cerebrospinal**
>
> 1. **Exames iniciais**
>
>   *(Diferenciação entre meningite viral e bacteriana)*
>
>   - Análise bioquímica (dosagem de proteína, glicose, lactato, cloro)
>   - Análise citológica (contagem e diferencial de leucócitos)
>   - Coloração por Gram
>   - Cocos gram-positivos: *S. pneumoniae* (todas as idades) e *S. agalactiae* (maior risco em RNs)
>   - Diplococos gram-negativos: *N. meningitides*/cocobacilos- gram- negativos: *H. influenzae*
>   - Bacilos gram-positivos: *Listeria monocytogenes*/bacilos gram-negativos: *E. coli* e enterobactérias
>   - Cultura bacteriana
>   - Aglutinação pelo látex
>
>   (*S. pneumoniae, N. meningitides, H. influenzae, S. agalactiae*. O látex pode ser realizado na dependência da análise quimiocitológica. Caso seja sugestiva de meningite viral, não precisa ser feito. Útil nos casos em que a primeira dose de antibiótico é dada antes da coleta do LCS)
>
> 2. **Exames adicionais, conforme a suspeita**
>
>   (Meningite tuberculosa, fúngica [a mais comum é criptocócica], viral, sífilis e encefalite herpética)
>
>   - Baciloscopia para pesquisa de BAAR
>   - Cultura de *M. tuberculosis*
>
>   (Volumes maiores (8-10 mL) aumentam o rendimento da baciloscopia e da cultura de TB)
>
>   - Dosagem de ADA
>   - Tinta da china e látex para criptococo (o látex também pode ser realizado no sangue)
>   - VDRL e TPHA para sífilis (também devem ser solicitados no sangue)
>   - PCR para herpes vírus (enviar para laboratório especializado)
>   - Cultura viral (enviar para laboratório especializado. Principais agentes são os enterovírus)
>
>   Obs.: Geralmente não é necessária. Em casos de surto e em hospitais-sentinela da vigilância epidemiológica, ela pode ser útil
>
> 3. **Exames adicionais, para confirmação etiológica rápida**
>
>   (Para os casos de dúvida no Gram, látex inconclusivo e cultura negativa. Também são úteis quando o antibiótico é dado antes da coleta do LCS. Esses exames permitem um diagnóstico etiológico rápido de alguns agentes das meningites bacterianas)
>
>   - CIE cruzada
>   - Diagnóstico molecular (PCR)
>
> BAAR, bacilo ácido-álcool-resistente; TB, tuberculose; ADA, adenosina deaminase; VDRL, *veneral disease research laboratory*; TPHA, teste de hemaglutinação para *Treponema pallidum*; RN, recém-nascido; CIE, contraimunoeletroforese; PCR, reação em cadeia da polimerase; LCS, líquido cerebrospinal.

em 90% dos indivíduos com meningite bacteriana. *Um LCS completamente normal é raro*. No entanto, o profissional deve estar atento para casos com alta suspeita clínica de meningite bacteriana nos quais observa pouca ou nenhuma mudança nos parâmetros. Um exemplo são as meningites bacterianas neonatais (< 2 meses), nas quais a celularidade, a proteína e a glicose podem estar dentro dos valores normais, ou estarem discretamente alteradas. Nesses casos, prevalece a suspeita clínica e prossegue-se com a instituição da terapia empírica até que outros exames mais específicos estejam disponíveis.[15]

Na internação hospitalar por meningite, não é necessária uma nova punção de LCS antes da alta se o doente evoluir de modo favorável. A resposta clínica prediz a cura melhor do que o LCS. Uma nova amostra deverá ser obtida para cultura nos casos em que não houver resposta clínica após 48 horas de antibioticoterapia apropriada. O médico pode definir se acha prudente uma nova coleta de LCS em outros casos em que há dúvidas. Uma exceção a essa regra são os RNs menores de 2 meses, que devem ter novas coletas durante a internação hospitalar e antes da alta.[15]

Apesar de toda a ênfase que foi dada à instituição imediata do tratamento diante da suspeita clínica, deve-se sempre insistir no diagnóstico etiológico. Caso o antibiótico seja iniciado antes da coleta de LCS – o que reduz a chance de positividade do Gram e da cultura bacteriana –, pode-se utilizar o látex (mais amplamente disponível), a CIE e a PCR na tentativa de identificação de agentes comuns, como *S. pneumoniae, N. meningitides* e *H. influenzae* (ver Quadro 234.2).

O diagnóstico específico é importante para reduzir o arsenal terapêutico, facilitar o suporte clínico na internação e avaliar o prognóstico e o melhor modo de seguimento da pessoa no futuro. Além disso, a identificação do agente etiológico permite, à vigilância epidemiológica, verificar a prevalência dos diferentes micro-organismos, conhecer as cepas bacterianas endêmicas e aquelas relacionadas aos surtos, analisar o perfil de sensibilidade aos antibióticos e adotar as medidas de saúde pública apropriadas.

Conduta proposta

Tratamento

Diante da suspeita clínica de meningite bacteriana, é preferível iniciar o antibiótico empírico imediatamente e depois – se for o caso – reduzi-lo. Um bom parâmetro é a instituição do antibiótico até uma hora após a suspeita clínica inicial de meningite bacteriana em um doente grave, mesmo que os resultados dos exames ainda não estejam disponíveis.[15]

A terapia antimicrobiana empírica inicial deve ser baseada no conhecimento epidemiológico dos principais agentes para a idade e das condições predisponentes da pessoa (Tabela 234.2). O ajuste para a terapia antimicrobiana específica deve ocorrer assim que o patógeno e o seu perfil de resistência forem identificados.[15,16]

O uso de antibiótico deve ser associado a outros tratamentos de suporte, como a reposição de líquidos e a observação clínica atenta. Doentes graves, com alteração de consciência e com comprometimento cardiorrespiratório, devem ter garantidas as vias aéreas pérvias e receber oxigênio. Deve-se solicitar a transferência imediata e segura a um serviço hospitalar de referência.[5]

Para RNs (< 2 meses), a indicação de tratamento é o uso intravenoso (IV) de cefotaxima com a ampicilina.[5] A ceftriaxona deve ser evitada devido ao risco do desenvolvimento de encefalopatia pela bilirrubina, especialmente nas crianças com icterícia, hipoalbuminemia e nos prematuros.

Para as pessoas, de 2 meses a 50 anos, a terapia empírica inclui o uso IV de cefalosporinas de 3ª geração, que tem cobertura para *N. meningitidis, S. pneumoniae* e *H. influenzae*. Para os maiores de 50 anos, devido ao risco de meningite por *L. monocytogenes*, deve ser acrescentada ampicilina ao esquema IV.

Caso a unidade de saúde não disponha de cefalosporina de 3ª geração, recomenda-se prescrever penicilina ou ampicilina IV, a fim de não retardar o tratamento.

A resistência antimicrobiana entre os isolados de *S. pneumoniae*, causadores de meningite no Brasil, em publicação de 2014, foi de 25% de resistência à penicilina e 4,5% à ceftriaxona. *H. influenzae*

Tabela 234.1 | Análise celular e bioquímica do líquido cerebrospinal

Etiologia	Aparência	Pressão de abertura (mmH$_2$O)	Células (número por mm^3)*	Glicose (mg/dL)	Proteínas (mg/dL)*	Lactato**
Normal	Límpido e incolor ("água de rocha")	50-195	0-10	45-100 (ou 2/3 da glicemia)	10-50	Normal
Bacteriana	Turvo, branco-leitoso ou xantocrômico (amarelado)	200-300	> 100 (> 80% de polimorfonucleares)	< 40	> 100	Muito elevado
Viral	Incolor ou opalescente	90-200	10-300 (predomínio de mononucleares)	Normal	< 100	Normal ou levemente elevado
Tuberculosa	Límpido ou ligeiramente turvo	180-300	100-500 (predomínio de mononucleares. Nos casos mais agudos, podem predominar os polimorfonucleares)	< 40	> 100	Elevado
Fúngica	Límpido	180-300	10-200 (predomínio de mononucleares)	< 40	50-200	Elevado

*No caso de PL traumática, deve-se subtrair um leucócito, para cada 500 hemácias, e 1 mg/dL de proteína para cada 1.000 hemácias.

**Verificar valores de referência do laboratório para lactato.

PL, punção lombar.

Tabela 234.2 | Agentes mais frequentes e antibioticoterapia em meningites bacterianas por faixa etária

Faixa etária	Agentes mais frequentes	Antibioticoterapia (1ª escolha)	Antibioticoterapia (2ª escolha)
< 2 meses	▶ Estreptococo do grupo B (S. agalactiae) ▶ Bacilos entéricos gram-negativos ▶ E. coli ▶ Listeria monocytogenes	Ampicilina + cefotaxima	Ampicilina ou penicilina + aminoglicosídeo
2 meses-2 anos	▶ S. agalactiae ▶ S. pneumoniae ▶ N. meningitidis ▶ E. coli ▶ Haemophilus influenzae	Ceftriaxona ou cefotaxima	Penicilina ou ampicilina (alérgicos: cloranfenicol)
2-50 anos	▶ S. pneumoniae ▶ N. meningitidis	Ceftriaxona ou cefotaxima	Penicilina ou ampicilina (alérgicos: cloranfenicol)
> 50 anos	▶ S. pneumoniae ▶ N. meningitidis ▶ Listeria monocytogenes ▶ Bacilos gram-negativos aeróbios	Ceftriaxona ou cefotaxima + ampicilina	Penicilina ou ampicilina.
Imunodeprimidos*	S. pneumoniae N. meningitidis L. monocytogenes Staphylococcus aureus Salmonella sp. Bacilos gram-negativos aeróbios	Ceftriaxona ou cefotaxima + ampicilina + vancomicina	Cefepima ou meropenen + ampicilina + vancomicina + rifampicina

*Obs.: HIV avançado, doentes em uso de drogas imunossupressores (p. ex., após transplantes, doenças autoimunes). Ao avaliar os exames diagnósticos e o tratamento, considerar também outras etiologias (TB, fungos, CMV, EBV, herpes, etc.).

HIV, vírus da imunodeficiência humana; TB, tuberculose; CMV, citomegalovírus; EBV, vírus Epstein-Barr.

apresentou resistência de 12,5% à ampicilina. Todos os isolados foram sensíveis à ceftriaxona.[17] Não há relatos de *N. meningitidis* resistente à penicilina ou à ceftriaxona no Brasil.[17]

As pessoas alérgicas à penicilina e à cefalosporina têm como alternativa o uso de cloranfenicol. Apesar de pouco disponível fora dos centros de referência, as cepas bacterianas têm pouca resistência a esse antibiótico (*S. pneumoniae* < 1%/*N. meninigitidis* 0%/*H. influenzae* < 4%).[17]

A Tabela 234.3 resume as respectivas doses e indicações das medicações.

O uso de corticosteroide (dexametasona, 10 mg, IV, de 6/6 h, ou 0,15 mg/kg, 6/6h) é recomendado antes ou junto com o antibiótico no início da terapia empírica. Deve ser mantido por quatro dias na comprovação da infecção por *S. pneumoniae* e *H. influenzae*.[15] Nas meningites bacterianas de outra etiologia o uso é controverso e não deve ser utilizado no caso de meningite não bacteriana (p. ex., meningite viral).[10,12] O corticosteroide não é indicado na meningite neonatal.[15]

O tratamento das meningites virais é de suporte, com avaliação e acompanhamento clínico frequente. Nesses casos, pode-se realizar uma segunda PL depois de 12 ou 24 horas de observação na dúvida quanto à etiologia.[5,7] Convulsões são raras nos casos de meningite viral, e a evolução, em geral, é favorável.

Piora neurológica com queda do estado de consciência podem significar meningoencefalite, que, na maioria dos casos, é de etiologia herpética. Possui elevada morbidade (epilepsias e sequelas neuropsiquiátricas) e mortalidade, mesmo com o tratamento precoce. Dessa forma, assim como nas meningites bacterianas, diante da suspeita de meningoencefalite herpética, o tratamento específico deve ser instituído imediatamente com aciclovir, 10 mg/kg, IV, de 8/8 h, por 14 a 21 dias. O tratamento empírico deve ser mantido até a exclusão do diagnóstico (p. ex., duas ou mais amostras negativas de PCR no LCS para herpes) ou outra etiologia ser identificada.

Os doentes que apresentam melhora clínica/laboratorial inicial e voltam a piorar durante a internação devem ser cuidadosamente avaliados na busca de complicações como abscessos cerebrais e resistência bacteriana. Agentes etiológicos mais raros também devem ser investigados.

Quando referenciar

Todo caso suspeito de meningite deve ser referenciado para cuidados hospitalares. A primeira dose de antibiótico deve ser realizada no serviço do primeiro atendimento. Se possível, pelo menos, os exames de sangue iniciais (ver Quadro 234.1) devem ser coletados no serviço de origem o quanto antes. Como enfatizado, a coleta de material para diagnóstico não deve retardar o início do tratamento.[14,15,16]

Caso não haja profissional habilitado para a coleta de LCS e a suspeita de meningite bacteriana for elevada, referenciar para serviço especializado após a primeira dose de antibiótico e estabilização inicial do indivíduo. As pessoas com comprometimento cardiorrespiratório devem receber terapia de suporte.

Tabela 234.3 | Doses recomendadas de antibióticos em adultos e crianças

Antibióticos	Adultos	Crianças	Etiologia e observações
Ampicilina	2 g, de 6/6 h	200-300 mg/kg/dia (6/6 h)	1. Escolha para Listeria (21 dias) 2. Associada à cefotaxima/ceftriaxonana: terapia empírica inicial dos < 2 meses e nos > 50 anos/imunodeprimidos para cobertura de Listeria 3. Se *S. pneumoniae* sensível à penicilina, pode ser utilizada
Ceftriaxona	2 g, de 12/12 h	100 mg/kg/dia (12/12 h)	1. Terapia empírica inicial (10-14 dias) 2. Escolha para *S. pneumoniae*, *H. influenzae* (10-14 dias) 3. Escolha para bacilos gram-negativos (*E. coli*, *Klebsiella* sp, etc.) – 21 dias
Cefotaxima	2 g, de 6/6 h	200 mg/kg/dia (6/6 h)	1. Terapia empírica inicial < 2 meses (14-21 dias) 2. Mesmas observações dos itens 2 e 3 da ceftriaxona para os < 2 meses, com tratamento de 14-21 dias
Penicilina G cristalina	400.000 UI, de 4/4 h	250.000-400.000 UI/kg/dia (6/6h ou 4/4h)	Se *S. pneumoniae* sensível à penicilina, pode ser utilizada na redução do espectro terapêutico com o agente já isolado
Cloranfenicol	1-1,5 g, de 6/6 h	50-100 mg/kg/dia (6/6 h)	Terapia inicial empírica em pessoas com histórico de alergia grave a betalactâmicos
Moxifloxacino	400 mg/dia	–	Outra possibilidade de terapia inicial empírica em pessoas com histórico de alergia grave a betalactâmicos
Vancomicina	Dose inicial: 25-30 mg/kg As demais serão de 15-20 mg/kg (8/8h ou 12/12h)	40-60 mg/kg/dia (6/6 h)	Iniciar se *S. pneumoniae* resistente à ceftriaxona. Manter cefriaxona no esquema e adicionar rifampicina, se o paciente estiver em estado grave
Rifampicina	600 mg, VO (uma dose diária) ou 300 mg, 12/12h	20 mg/kg/dia (12/12h)	Iniciar junto com a vancomicina se *S. pneumoniae* resistente à ceftriaxona

Erros mais frequentemente cometidos

- Subestimar os quadros febris com cefaleia e vômito, não procurando sinais de irritação meníngea, ou deixar de orientar sobre os sinais de alerta para a pessoa ou seus responsáveis.
- Retardar o início do tratamento antibiótico aguardando a coleta de LCS, por PL, por outro profissional ou referenciamento para outra unidade.
- Esquecer-se dos cuidados de isolamento respiratório para gotículas (uso de máscara cirúrgica) ao avaliar um caso suspeito de meningite.
- Não notificar a vigilância epidemiológica na suspeita de caso de meningite.
- Não orientar, nem prescrever corretamente a quimioprofilaxia para contatos íntimos dos casos suspeitos de meningite bacteriana.

Dicas

- O exame físico tem especial importância para a detecção de sinais meníngeos e exantemas petequiais, que devem ser valorizados.
- Não se deve adotar uma postura expectante caso se suspeite de meningite, pois o tempo de início do tratamento altera o prognóstico.
- Deve-se isolar o paciente imediatamente após a suspeita e solicitar máscaras cirúrgicas para os profissionais que terão contato com ele.

A equipe deve estar preparada para os procedimentos que devem ser realizados em caso de suspeita de meningite, criando um fluxo para coleta de LCS e sangue, bem como para o referenciamento desses materiais na unidade. Caso não seja possível, buscar saber qual o centro de referência mais próximo para o seu referenciamento o mais rápido possível.

ÁRVORE DE DECISÃO

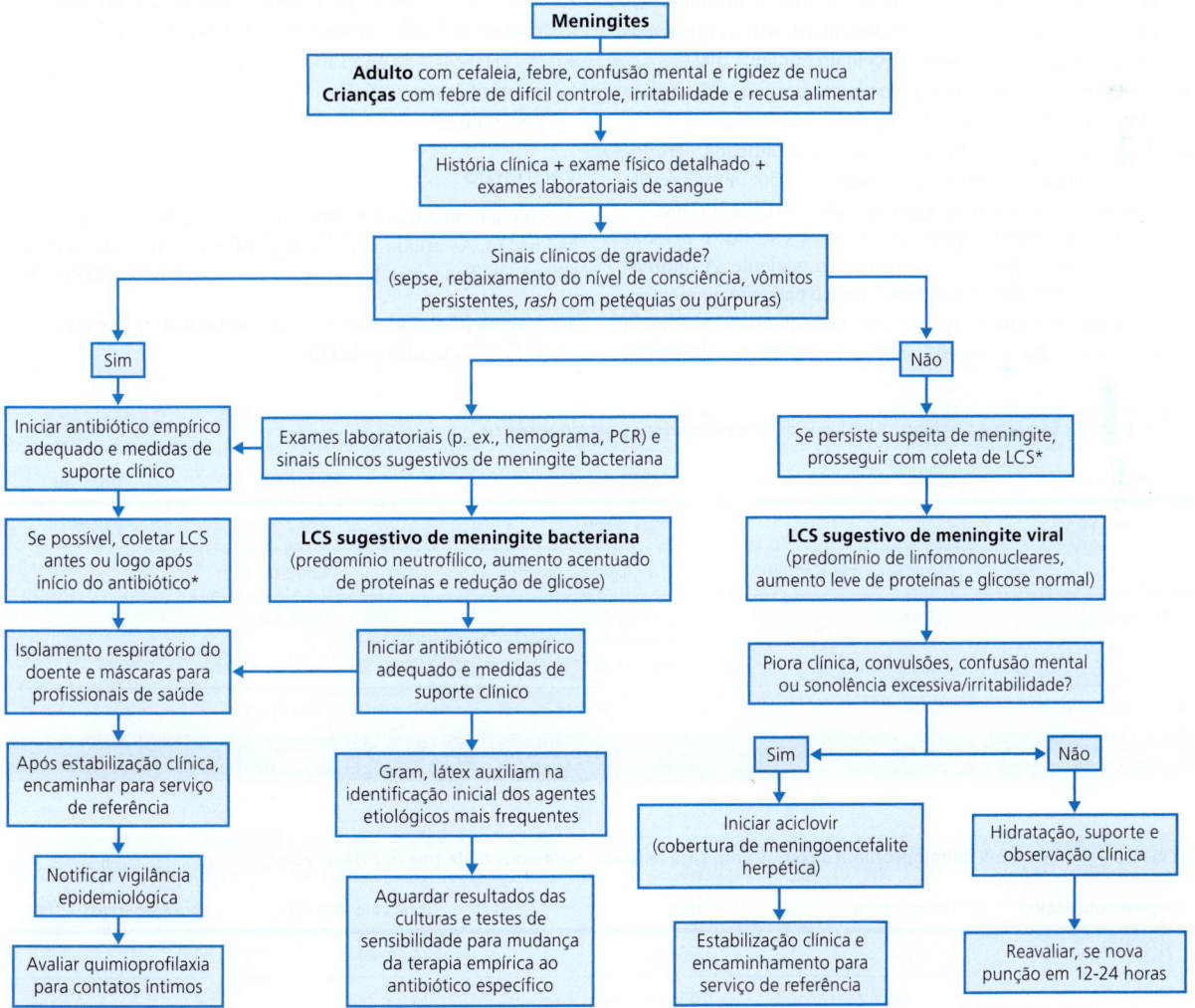

*Realizar TC de crânio se há sinais que contraindiquem a PL. Não atrasar o antibiótico devido ao exame de imagem.

Prognóstico e complicações possíveis

- O tratamento precoce e adequado dos casos reduz significativamente a letalidade da doença.
- As principais complicações agudas são convulsões e presença de sinais neurológicos focais, mais frequentes nas meningites por pneumococo ou por Hib.[18] Também podem ocorrer flebites e tromboflebites – que podem ocasionar acidentes vasculares cerebrais (AVCs) –, herniações encefálicas e comprometimento dos nervos cranianos.
- As principais complicações tardias são perda da audição, transtornos de linguagem, retardo mental, anormalidade motora e distúrbios visuais nas meningites. Nos casos de enterovírus, as complicações são raras, a não ser que o indivíduo seja portador de alguma imunodeficiência. As meningites fúngicas podem evoluir com significativo número de sequelas, como diminuição da capacidade mental, redução da acuidade visual, paralisia permanente de nervos cranianos e hidrocefalia.[18]

Atividades preventivas e de educação

- A pessoa com suspeita de meningite bacteriana necessita de isolamento respiratório (precauções por gotículas) durante as primeiras 24 horas de tratamento antimicrobiano. Os casos suspeitos de meningite por enterovírus em lactentes devem ficar em isolamento de contato por até 7 dias.
- A quimioprofilaxia é realizada apenas nos casos de doença meningocócica e de meningite por *H. influenzae*.
- Nos casos de doença meningocócica, é indicada para todos os contatos próximos da pessoa, que são: moradores do mesmo domicílio; indivíduos que compartilham o mesmo dormitório; comunicantes de creches e escolas; e pessoas diretamente expostas às secreções do paciente. A quimioprofilaxia também está indicada para o paciente no momento da alta ou da internação no mesmo esquema preconizado para os contatos próximos, exceto se o tratamento da doença foi realizado com ceftriaxona. Não há recomendação para os profissionais da área de saúde que atenderam o caso de doença meningocócica, exceto para aqueles que realizaram procedimentos invasivos sem utilização de equipamento de proteção individual adequado (EPI).[18]
- A quimioprofilaxia deve ser realizada em até 48 horas da exposição com o caso-índice. A medicação utilizada é a rifampicina, sendo ceftriaxona e ciprofloxacino esquemas alternativos, conforme apresentados na Tabela 234.4.[18] É importante observar o cartão de vacina, pois as crianças menores de 1 ano que não são vacinadas devem receber a quimioprofilaxia e atualizar o cartão vacinal.

Nos casos de meningite por *H. influenzae*, a medicação de escolha é a rifampicina, e a quimioprofilaxia está indicada para todos os contatos próximos nas seguintes situações:

- Contatos próximos de qualquer idade, e que tenham pelo menos um contato menor do que 4 anos não vacinado ou parcialmente vacinado.
- Em creches e escolas maternais, quando dois ou mais casos de doença invasiva ocorreram em um intervalo de até 60 dias.
- Também é indicada para o doente em tratamento, caso não esteja recebendo cefalosporina de terceira geração.
- As crianças que não são vacinadas deverão receber a quimioprofilaxia e atualizar o cartão vacinal. O esquema preconizado está descrito na Tabela 234.5.[18]

Vacinação

A principal medida preventiva das meningites bacterianas é a vacinação. As atuais vacinas disponíveis no calendário de vacinação do Programa Nacional de Imunização (PNI/MS)[19] são:

- **Vacina pentavalente**: protege contra meningite e outras infecções causadas pelo Hib.

Tabela 234.4 | **Esquema quimioprofilático indicada para doença meningocócica**[18]

Medicamentos	Idade	Dose	Intervalo	Duração
Rifampicina	<1 mês	5 mg/kg/dose	12/12 horas	2 dias
	Crianças ≥1 mês e adultos	10 mg/kg/dose (máximo de 600 mg)	12/12 horas	
Ceftriaxona	<12 anos	125 mg; IM	Dose única	
	≥12 anos	250 mg; IM		
Ciprofloxacino	>18 anos	500 mg; VO	Dose única	

IM, intramuscular; VO, via oral.

Tabela 234.5 | **Esquema quimioprofilático com rifampicina indicada para meningite por *H. Influenzae***[18]

Agente etiológico	Faixa etária	Dose	Intervalo (horas)	Duração (dias)
H. influenzae	Adultos	600 mg/dose	24 em 24	4
	> 1 mês até 10 anos	20 mg/kg/dose (dose máxima de 600 mg)	24 em 24	4
	<1 mês	10 mg/kg/dose	24 em 24	4

- **Vacina BCG**: protege contra as formas graves de TB (miliar e meníngea).
- **Vacina meningocócica conjugada C**: protege contra doença invasiva causada por *N. meningitidis* do sorogrupo C.
- **Vacina pneumocócica conjugada 10-valente**: protege contra doenças invasivas e outras infecções causadas pelo *S. pneumoniae*.

Além dessas vacinas, a vacina pneumocócica 23-valente está disponível pelo PNI para crianças indígenas a partir de 5 anos.[19]

Mais informações sobre o esquema de vacinação preconizado podem ser encontradas no Cap. 74, Imunização e vacinação.

A primeira vacina contra meningites bacterianas do calendário básico de vacinação da criança foi a vacina para *H. influenzae* sorotipo B, introduzida em julho de 1999. A vacinação reduziu, em mais de 90% do número de casos, a incidência e o número de óbitos por meningite por *H. influenzae*, bem como levou quase à eliminação da doença no país.[18,20]

A vacina pneumocócica 10-valente foi introduzida em abril de 2010 e é uma vacina conjugada que contempla os sorotipos responsáveis por aproximadamente 75% dos casos de meningite no Brasil. Dados europeus com a vacina heptavalente mostraram uma redução de 95% nos sorotipos contemplados pela vacina causadores de doença invasiva, porém com um aumento concomitante de 70% nos casos de doença invasiva por sorotipos não contemplados pela vacina. Também foi observado um efeito rebanho com a vacina.[21,22]

Em setembro de 2010, foi introduzida, na rede pública de saúde, a vacina conjugada meningocócica C. A vacina foi introduzida no Reino Unido em 1999, sendo observada uma efetividade de 93% na redução de casos de doença meningocócica do sorogrupo C, além de ter sido observada uma diminuição de portadores assintomáticos da bactéria na nasofaringe.[23,24]

Em relação à vacina antimeningocócica, diversos estudos mostraram uma importante queda nos títulos protetores poucos anos após a vacinação, e concomitantemente, uma excelente resposta imune após a aplicação de apenas uma dose de vacina.[25] Por esse motivo, em 2017, o Ministério da Saúde passou a disponibilizar a vacina meningocócica C para adolescentes de 12 a 13 anos.[26]

Os Centros de Referência em Imunobiológicos Especiais (CRIEs) disponibilizam as vacinas pneumocócica 10V e 23V, *H. Influenzae* b e meningocócica C em situações especiais.[27]

Papel da equipe multiprofissional

A equipe deverá atuar em conjunto, garantindo a integralidade das ações, em seus diversos âmbitos. Deverá, localmente, articular e atuar nas ações de promoção à saúde e prevenção das meningites, ser capaz de prestar os primeiros cuidados assistenciais aos casos, realizar ações de vigilância, bem como instituir tratamento e reabilitação. Previamente, poderiam ser criados fluxos para definição do papel de cada membro da equipe em casos suspeitos.

A unidade de saúde deverá estar articulada também com outros níveis de assistência para referenciamento dos casos suspeitos, bem como dos materiais para exames laboratoriais. A notificação da vigilância local também é essencial para os procedimentos necessários, dependendo de cada caso.

REFERÊNCIAS

1. Scheld WM, Koedel U, Nathan B, Pfister HW. Pathophysiology of bacterial meningitis: mechanism(s) of neuronal injury. J Infect Dis. 2002;186 Suppl 2:S225-33.
2. Brasil, Ministério da Saúde. Situação epidemiológica da doença meningocócica, Brasil, 2007-2013. Boletim Epidemiológico. 2016;47(29):1-8.
3. Organização Panamericana de Saúde. Informe Regional de SIREVA II, 2008: datos por país y por grupos de edad sobre las características de losaislamientos de Streptococcus pneumoniae, Haemophilusinfluenzae y Neisseriameningitidis em procesos invasores. Washington; 2009.
4. de O Menezes AP, Campos LC, dos Santos MS, Azevedo J, Dos Santos RC, Carvalho M da G, et al. Serotype distribution and antimicrobial resistance of Streptococcus pneumoniae prior to introduction of the 10-valent pneumococcal conjugate vaccine in Brazil, 2000-2007. Vaccine. 2011;29(6):1139-1144.
5. Brasil, Ministério da Saúde. Tabela óbitos e incidência de meningites, 2010 – 2016 [Internet]. Brasília; 2016 [capturado em 26 maio 2018]. Disponível em: http://portalarquivos.saude.gov.br/images/pdf/2017/abril/06/tabela-obitos-e-incidencia-de-meningite-2010-a-2016.pdf
6. Van de Beek D, Farrar JJ, de Gans J, Mai NT, MolyneuxEM, Peltola H, et al. Adjunctive dexamethasone in bacterial meningitis: a meta-analysis of individual patient data. Lancet Neurol. 2010;(9):254-257.
7. Brouwer MC, McIntyre P, de Gans J, Prasad K, van de Beek D. Corticosteroids for acute bacterial meningitis. Cochrane Database Syst Rev. 2010;(9):CD004405.
8. Thompson MJ, Ninis N, Perera R, Mayon-White R, Phillips C, Bailey L, et al. Clinical recognition of meningococcal disease in children and adolescents. Lancet. 2006;367(9508):397-403.
9. van de Beek D, de Gans J, Spanjaard L, Weisfelt M, Reitsma JB, Vermeulen M. Clinical features and prognostic factors in adults with bacterial meningitis. N Engl J Med. 2004;351(18):1849-1859.
10. Ward MA, Greenwood TM, Kumar DR, Mazza JJ, Yale SH. Josef Brudzinski and Vladimir Mikhailovich Kernig: signs for diagnosing meningitis. Clin Med Res. 2010;8(1):13-17.
11. Ninis N, Nadel S, Glennie L. Lessons from research for doctors in training, recognition and early management of meningococcal disease in children and young people. London: St Mary's Hospital; 2009.
12. Rajapaksa S, Starr M. Meningococcal sepsis. Aust Fam Physician. 2010;39(5):276-278.
13. National Institute for Health and Clinical Excellence. Bacterial meningitis and meningococcal septicaemia in children. London: Royal College of Obstetricians and Gynaecologists; 2010.
14. van de Beek D, Brouwer M, Hasbun R, Koedel U, Whitney CG, Wijdicks E. Community-acquired bacterial meningitis. Nat Rev Dis Primers. 2016;2:16074.
15. van de Beek D, Cabellos C, Dzupova O, Esposito S, Klein M, Kloek AT, et al. ESCMID guideline: diagnosis and treatment of acute bacterial meningitis. Clin Microbiol Infect. 2016;22 Suppl 3:S37-62.
16. van Ettekoven C, van de Beek D, Brouwer MC. Update on community acquired bacterial meningitis: guidance and challenges, clinical microbiology and infection. Clin Microbiol Infect. 2017;23(9):601-606.
17. Organización Panamericana de la Salud. Informe regional de SIREVA II, 2014. Datos por país y por grupos de edad sobre las características de losaislamientos de Streptococcus pneumoniae, Haemophilusinfluenzae y Neisseriameningitidis, enprocesos invasivos bacterianos. Washington; 2017.
18. Brasil, Ministério da Saúde. Guia de vigilância epidemiológica. Brasília; 2016.
19. Brasil, Ministério da Saúde. Calendário nacional de vacinação 2017 [Internet]. Brasília; 2017 [capturado em 26 maio 2018]. Disponível em: http://portalarquivos.saude.gov.br/images/pdf/2017/setembro/06/Calendario-2017.pdf.
20. Ribeiro GS, Lima JB, Reis JN, Gouveia EL, Cordeiro SM, Lobo TS, et al. Haemophilus influenzae meningitis 5 years after introduction of the Haemophilus influenzae type b conjugate vaccine in Brazil. Vaccine. 2007;25(22):4420-4428.
21. Isaacman DJ, McIntosh ED, Reinert RR. Burden of invasive pneumococcal disease and serotype distribution among Streptococcus pneumoniae isolates in young children in Europe: impact of the 7-valent pneumococcal conjugate vaccine and considerations for future conjugate vaccines. Int J Infect Dis. 2010;14(3):e197-209.
22. Rodenburg GD, de Greeff SC, Jansen AG, de Melker HE, Schouls LM, Hak E, et al. Effects of pneumococcal conjugate vaccine 2 years after its introduction, the Netherlands. Emerg Infect Dis. 2010;16(5):816-823.
23. Balmer P, Borrow R, Miller E. Impact of meningococcal C conjugate vaccine in the UK. J Med Microbiol. 2002;(51):717-722.
24. Conterno LO, Silva Filho CR, Rüggeberg JU, Heath PT. Conjugate vaccines for preventing meningococcal C meningitis and septicaemia. Cochrane Database Syst Rev. 2006;(3):CD001834.
25. Sáfadi MAP, González-Ayala S, Jäkel A, Wieffer H, Moreno C, Vyse A. The epidemiology of meningococcal disease in Latin America 1945-2010: an unpredictable and changing landscape. EpidemiolInfect. 2012;141(3):447-458.
26. Brasil, Ministério da Saúde. Nota técnica sobre mudanças no Calendário Vacinal para o ano de 2017 [Internet]. Brasília; 2017 [capturado em 26 maio 2018]. Disponível em: http://portalarquivos.saude.gov.br/images/pdf/2016/dezembro/28/Nota-Informativa-384-Calendario-Nacional-de-Vacinacao-2017.pdf.
27. Brasil, Ministério da Saúde. Manual dos centros de referência dos imunobiológicos especiais. 4. ed. Brasília; MS, 2014.

CAPÍTULO 235

Acidente isquêmico transitório e acidente vascular cerebral

Luciano Nunes Duro
Clauceane Venzke Zell

Aspectos-chave

▶ As doenças cerebrovasculares são uma das principais causas de morbimortalidade no mundo inteiro. Elas podem ter sequelas que prejudicam a pessoa acometida. São doenças que impactam diretamente a família e/ou cuidadores.

▶ O sucesso do processo de reabilitação é diretamente proporcional ao tempo de início dos manejos. Quanto mais cedo iniciar, melhor é o prognóstico.

▶ Essas doenças possuem muitos tipos de prevenção.

Caso clínico

O médico de família e comunidade chega à unidade de saúde para iniciar mais um dia de trabalho. Ao passar pela sala de espera, encontra seu João, um senhor de 74 anos, membro ativo da comunidade e que consulta regularmente na unidade de saúde. Pedro, o médico, estranhou a presença do seu João na unidade, pois ele havia consultado há poucos dias para fazer uma revisão e não apresentava nenhuma queixa. Perguntou para a enfermeira o que havia com ele. Ela respondeu que ele estava aguardando consulta de acolhimento. Então, Pedro resolveu chamá-lo para ver o que estava acontecendo. Seu João disse que durante a noite do dia anterior apresentou uma dor de cabeça muito forte e que ao acordar não estava enxergando de um olho e as "pernas estavam bobas", ficando assim o dia inteiro. Refere que nunca apresentou quadro semelhante. Seu João era um hipertenso conhecido, com níveis tensionais bem controlados, fazendo uso regular de medicação. Durante a noite, aferiu a pressão arterial (PA) com seu aparelho digital e ela encontrava-se em 200×100 mmHg. Ele não quis ir à Unidade de Pronto-Atendimento (UPA), pois gosta de ser atendido pelo Dr. Pedro. Tabagista há muitos anos, com cerca de 40 cigarros ao dia, já havia sido hospitalizado há alguns anos devido à angina. Realiza atividade física regular e mantém uma dieta equilibrada. Mora com a esposa. Ao exame físico: PA: 210x100, ausculta cardíaca com ritmo irregular, sem sopros, com desvio da comissura labial e diminuição da força em membro superior e inferior esquerdo. Sem alterações visuais no momento. Pedro compartilha com seu João a hipótese diagnóstica, e com a sua concordância, é referenciado ao serviço de emergência para fazer exames complementares e passar por uma avaliação com médico especialista focal.

Teste seu conhecimento

1. O Sr. João apresentou, pela história coletada:
   a. Um acidente isquêmico transitório
   b. Um acidente vascular cerebral (AVC)
   c. Um trauma craniencefálico
   d. Ainda não há dados para confirmar seu diagnóstico

2. Quais são os fatores de risco que o Sr. João apresenta para sofrer um AVC?
   a. Tabagismo
   b. Hipertensão
   c. Cardiopatia
   d. Todas as alternativas

3. Qual exame complementar está indicado para confirmar o diagnóstico do Sr. João?
   a. Ressonância magnética de crânio
   b. Radiografia de crânio
   c. Tomografia de crânio
   d. Eletrencefalograma

4. O que é importante cuidar, na avaliação cardiológica inicial, em uma pessoa com suspeita de AVC?
   a. Realização de ecocardiografia
   b. Ausculta cardíaca à procura de alterações no ritmo
   c. Realização de radiografia torácica
   d. Realização de cateterismo

5. São erros comuns no manejo do AVC, exceto:
   a. Uso de fibratos em associação às estatinas em diabéticos para reduzir o risco de AVC
   b. Rastreamento da população em busca de fibrilação atrial assintomática
   c. Terapia de reposição hormonal – estrogênios conjugados com ou sem acetato de medroxiprogesterona – para prevenção primária do AVC em mulheres na pós-menopausa
   d. Ácido acetilsalicílico na prevenção de AVC em pessoas com risco cardiovascular baixo

Respostas: 1B, 2D, 3C, 4B, 5D

Do que se trata

As doenças cerebrovasculares afetam uma grande parcela da população mundial. Elas trazem prejuízo à pessoa e à sua família, podendo levar a custos financeiros elevados.

Elas ocorrem quando o fluxo sanguíneo para uma determinada área do cérebro é atingido, gerando privação de oxigênio e consequente morte das células cerebrais, o que pode ocasionar alterações em habilidades controladas por aquela área afetada, como, por exemplo, memória e controle muscular.

Anualmente, tais doenças prejudicam 15.000.000 pessoas. Destas, 5 milhões morrem e outras 5 milhões permanecem com sequelas. Cerca de 80% dos acidentes vasculares podem ser evitados se houver ação para controle dos fatores de risco à ocorrência da doença.[1]

O acidente vascular cerebral (AVC) é dividido em hemorrágico (AVCh) em isquêmico (AVCi) e em ataque isquêmico transitório (AIT). Apenas 15% são hemorrágicos, mas esses são responsáveis por 40% das mortes.[2] O AVCh pode ser subaracnoide ou intracerebral. O AVCi ocorre por embolia ou evento trombótico. O AIT ocorre quando há uma alteração no fluxo sanguíneo que leva a sintomas neurológicos que persistem por 24 horas ou menos. É um sinal de que pode ocorrer um AVC no futuro, servindo, portanto, como sinal de alerta.

Embora haja uma evolução no manejo clínico e cirúrgico da doença cerebrovascular, a prevenção ainda é a estratégia mais efetiva na redução da sua morbimortalidade. É papel fundamental do médico de família e comunidade conhecer todas as ferramentas disponíveis para seu manejo, em toda sua integralidade. Entre as ações preventivas, deve-se identificar precocemente e manejar os fatores de risco a essa condição, como hipertensão arterial sistêmica (HAS), dislipidemia, diabetes, doença coronariana, tabagismo e fibrilação atrial (FA).

O que fazer

Anamnese

O AIT é caracterizado por uma instalação rápida de um déficit neurológico, com duração entre 2 a 15 minutos e não mais de 24 horas, tendo recuperação completa após esse período. O quadro clínico depende da área cerebral acometida.

No AVC, o quadro clínico persiste por um período maior de tempo e, na maioria das vezes, ocorre algum tipo de sequela neurológica. Os sinais e os sintomas são também dependentes de qual artéria cerebral sofreu lesão.

Muitas vezes, a obstrução de uma pequena artéria perfurante pode ter um efeito mais intenso e permanente do que a oclusão de um ramo maior, em que existem compensações pela circulação colateral. Se a lesão ocorre no território carotídeo, os principais sinais e sintomas são disfasia, hemiparesia, dislexia, hemianopsia, distúrbio de consciência, distúrbio de comportamento ou de conduta e cefaleia. Quando a lesão atinge o território vertebrobasilar, aparecem ataxia, vertigem, distúrbio visual, disfagia, cefaleia, distúrbios respiratório e de consciência.

Na hemorragia intraparenquimatosa, além das alterações neurológicas, há cefaleia, náuseas, vômitos, redução do nível de consciência e níveis pressóricos elevados.

Na hemorragia subaracnoide (HSA), há sinais relacionados a uma disfunção cerebral mais difusa e à irritação das meninges. Costuma ocorrer cefaleia de forte intensidade e de início súbito.

Exame físico

O exame físico deve ser direcionado aos sistemas cardiovascular e neurológico, à procura de doenças cardíaca ou vascular periférica e de qualquer anormalidade neurológica (p. ex., paresia, anestesia).

Lembrar-se de verificar sinais vitais, como PA, na hemorragia intraparenquimatosa, há níveis pressóricos elevados, além da necessidade de se detectar a HAS; temperatura axilar, hipo ou hipertermia podem ser tanto consequência como causa de eventos cerebrais, como convulsões, ou síncopes; frequência respiratória (FR), alterações podem sugerir dano em áreas do centro respiratório; e frequência cardíaca (FC), em busca de arritmias, que favorecem deslocamentos de trombos para o cérebro, como na FA, ou de bradicardias que forneçam um baixo fluxo cerebral.

Na avaliação cardíaca, deve-se dar especial atenção à ausculta cardíaca, tentando identificar alguma alteração do ritmo e da frequência cardíacos, como, por exemplo, FA ou sopro. Essas alterações podem ajudar na elucidação da causa do AVC. Tal avaliação é importante antes, durante e após a ocorrência do evento, a fim de identificar indivíduos em risco e, assim, estabelecer mudanças para evitar maiores complicações.

A avaliação carotídea deve ser sempre realizada para se identificarem sopros carotídeos e a possível causa do evento, além de instituir medidas para evitá-lo. Lembrando que sopros sistólicos são devidos à estenose ou à dilatação da artéria, e sopros sistodiastólicos são devidos a fístulas arteriovenosas.

A motricidade é testada por meio da movimentação espontânea, como a solicitação de movimentos tipo abrir e fechar a mão, estender e fletir o antebraço, fletir a coxa, elevar o braço e fletir e estender a perna, e da avaliação da força muscular. Verifica-se assim se há ou não limitação em algum dos movimentos, assim como o grau de limitação. A força muscular é testada com os mesmos movimentos descritos apenas com oposição aplicada pelo examinador.

O tônus muscular é avaliado através da inspeção e da palpação das massas musculares e dos movimentos passivos de extensão e flexão dos membros. Geralmente, na hemiplegia, há hipertonia piramidal, também chamada espasticidade, que atinge globalmente os músculos, com predomínio dos extensores dos membros inferiores (MMII) e dos flexores dos membros superiores (MMSS).

Os reflexos profundos, como o aquileu, o patelar e o flexor dos dedos, estão aumentados (hiper-reflexia) no paciente pós-AVC, devido à lesão na via piramidal.

Exames complementares

O AVCi pode apresentar-se clinicamente igual ao AVCh. Para se iniciar um tratamento específico, é preciso solicitar exames complementares para conseguir fazer o diagnóstico diferencial.

A tomografia computadorizada (TC) de crânio deve ser feita em todas as pessoas com suspeita de AVC. Esse exame é de fácil e de rápida realização e pode afastar outros possíveis diagnósticos, como neoplasias, diferenciando um evento hemorrágico de um isquêmico. Nos primeiros dias após a instalação de um AVCi, o exame pode ser normal ou evidenciar apenas alterações sutis. A sensibilidade é de quase 100% para evidenciar hemorragia intraparenquimatosa.

A ressonância magnética (RM) de crânio não é indicada de rotina devido ao maior tempo para a sua realização e ao maior custo. Ela tem sensibilidade maior do que a TC na detecção de AVCi.

O exame do líquido cerebrospinal (LCS) pode ser realizado na suspeita de HSA com TC de crânio normal.

Alguns exames laboratoriais podem ser solicitados para exclusão de diagnósticos diferenciais, orientação terapêutica e identificação de fatores de risco para doença cerebrovascular, como hemograma (anemia, processos infecciosos), glicemia (diabetes melito [DM], hipoglicemia), ureia, creatinina (Cr), sódio, potássio (estados epilépticos por distúrbios hidreletrolíticos), fatores de coagulação (estados de hiper ou hipocoagulabilidade), níveis de álcool no sangue, gasometria (se suspeita de hipoxemia).[3]

Outros exames podem ser solicitados para auxiliar na investigação de provável mecanismo de ocorrência do AVC: o ecocardiograma Doppler transtorácico, o transesofágico e o eletrocardiograma (ECG) de 24 horas, que auxiliam na identificação de um fenômeno cardioembólico.

A ultrassonografia Doppler de artérias carótidas e vertebrais, a angiorressonância e a angiotomografia podem identificar alterações que levem à trombose em grandes vasos.

A angiografia cerebral é realizada apenas em casos selecionados devido ao risco inerente ao procedimento. Pode ser realizada nos casos de AVCi.

Conduta proposta

Equipe de saúde da família

Ao ter conhecimento de um caso de internação por AVC/AIT na área de abrangência, vários profissionais podem trabalhar em prol de melhores resultados, principalmente o retorno mais rápido ao *status* de saúde anterior ao evento (ou quem sabe até melhor). Recomenda-se fazer um planejamento para alta hospitalar o mais rápido possível, desde que haja estrutura e organização para receber a pessoa após o AVC, pois isso leva a melhores resultados de recuperação e diminui riscos de novas internações.[4]

- Hospital
  - Contatos entre equipe médica assistente e o(a) médico(a) da equipe de saúde da família para atualização do quadro do doente.
  - Conversa frequente e atualizada entre a assistência social do hospital e a equipe de saúde da família, a fim de programar adequadamente a transferência da pessoa do hospital até sua residência, bem como orientar locais adequados para se conseguir cadeiras de roda, muletas, etc.
- Equipe de saúde
  - Conhecimento da pessoa que sofreu o AVC: Que grau de mobilidade/autonomia ela tinha? Qual(is) a(s) principal(is) dificuldades que possuía? Possui plano de saúde complementar ao Sistema Único de Saúde (SUS)?
  - Conhecimento da família do doente: Ela recebeu e absorveu toda a informação disponível sobre o adoecimento do seu familiar? Qual é o impacto da doença sobre a sua família, amigos e/ou cuidadores e, se apropriado, identificar fontes de apoio.
  - Rede de apoio familiar: Quem são as pessoas, ou a pessoa, que assumirá o cuidado do doente? Quem assumir o cuidado está devidamente habilitado para isso e facilitará a independência dele?
  - Rede de apoio técnico: Atendimento com médico da rede SUS, ou privado/suplementar? Fisioterapia: há acesso pela rede SUS? Se sim, no domicílio, ou em local especificado? Há transporte para isso? Se não, o que será necessário para que consiga, se possível, pelo plano de saúde? Cuidados de enfermagem: da mesma forma que na fisioterapia, há acesso à avaliação do risco de feridas? E se for necessária a avaliação de fonoaudióloga, nutricionista etc. Como isso se dará?
  - Socioeconômico: Essa pessoa, após o AVC, necessitará de algum aporte maior de dinheiro? Há uma previsão de gastos conhecida? O que o SUS poderá fornecer de apoio?
  - Conhecimento do domicílio: Há adequadas instalações, adaptações e equipamentos para receber a pessoa na sua alta hospitalar? Seu domicílio pode ser considerado um ambiente favorável? Se não, como isso pode ser resolvido?
  - Barreiras arquitetônicas/geográficas: O acesso dessa pessoa ao seu domicílio é facilitado? E dentro dele, seu deslocamento está de acordo (principalmente se em uso de cadeira de rodas)? E o deslocamento dela na rua é adequado?
- Família/cuidador(es)
  - Todos os envolvidos estão adequadamente orientados sobre o que aconteceu? O diagnóstico e o prognóstico?
  - Foram oferecidas informações adequadas sobre a condição atual da pessoa a ser cuidada e sobre as próximas etapas a serem vivenciadas?
  - A família ou cuidador(es): Participação ativa no processo de recuperação da pessoa. É necessário que conheçam o que é uma perda definitiva de uma capacidade e as que apresentam possibilidades de serem recuperadas.

Individual

Tratamento

As ações em pessoas com ou sem risco para desenvolver um AVC devem ser sistematizadas e organizadas, a fim de se ter uma rotina de avaliações (sejam elas clínicas e/ou laboratoriais ou de imagem) necessárias para a prevenção primária, baseadas nos seus riscos individuais.

A visão da pessoa como um todo, buscando compreender a doença e o seu significado, com uma abordagem interativa e uma equipe interdisciplinar, são as peças-chave para a reabilitação pós-AVC. Pessoas pós-AVC e seus cuidadores são participantes centrais no processo de recuperação, a fim de estimular e garantir a adesão aos tratamentos e facilitar a reintegração da pessoa na comunidade, proporcionando qualidade de vida, apesar das incapacidades residuais que possam permanecer. Evidências fortes mostram que cuidados organizados e interdisciplinares, além de reduzirem a mortalidade nessa população e a probabilidade de internações e sequelas permanentes, também aumentam a recuperação e a independência para as atividades da vida diária (AVDs).[5,6]

As atividades de reabilitação devem iniciar já durante a fase aguda do AVC, logo que a pessoa tenha condições, evitando-se, assim, novas complicações e maior demora na recuperação do quadro, devendo ser mantidas também no domicílio após a alta hospitalar.[7]

Deve-se garantir que as pessoas acometidas pelo AVC tenham objetivos para sua reabilitação, que sejam compreensíveis e relevantes a elas, foquem na atividade e participação, sejam desafiadores, mas alcançáveis, e incluam tanto elementos de curto como de longo prazo. Procure garantir, também, que, durante as consultas de revisão, sejam fornecidas a elas explicações sobre o processo de recuperação e seus objetivos, e todas informações que precisem, de forma acessível, e o apoio necessário para tomar decisões e serem ativas no processo de alcançar os objetivos. A equipe de saúde precisa dar apoio à família envolvida no cuidado para que as necessidades emocionais e físicas possam ser compartilhadas, e o cuidado se torne menos árduo. É importante o envolvimento de uma equipe multidisciplinar para garantir melhores resultados. O sucesso da reabilitação está intimamente ligado à formação, à organização, à experiência e à coordenação da equipe.[7]

No domicílio, o foco é a avaliação e a recuperação dos déficits cognitivos e físicos, a compensação das sequelas residuais e a melhora da funcionalidade. As primeiras avaliações da pessoa acometida deve passar por vários itens, como sugerido no Quadro 235.1.

Dor

A dor de origem central após um AVC ocorre devido à lesão do sistema somatossensório, em vez de causa nociceptora ou psicogênica. Geralmente, é descrita como em queimação, ou prurido, e acompanhada de alodínia (sensação de dor, onde normalmente não haveria tal sensação) associada ao toque, ao frio ou ao movimento. Tem uma incidência estimada entre 7 e 8% e geralmente se inicia após alguns dias do AVC. A eficácia dos tratamentos ainda é limitada, com a avaliação de sua efetividade realizada por meio de testes diários de dor, escalas visuais análogas, ou questionários de dor. Em geral, o manejo é multifatorial, sendo farmacológico (amitriptilina 75 mg/noite, ou outros antidepressivos, ou anticonvulsivantes [2B]), fisioterapia e suporte psicossocial.

Função vesical e intestinal

Alterações persistentes no hábito urinário e intestinal podem afetar negativamente o processo de reabilitação e a saúde física e mental, levando ao isolamento social e a restrições no mercado de trabalho e nas atividades de lazer. São fatores de risco a idade, a cognição e os déficits motores.

A retenção urinária persiste em 15% das pessoas após um ano do AVC, aumentando o risco de infecções do trato urinário (ITUs). Nesses casos, é necessário, muitas vezes, o uso de cateteres de alívio ou de sondas vesicais de demora.

A incontinência urinária acontece em até 25% das pessoas pós-AVC e é muitas vezes associada à institucionalização. O manejo depende do tipo de incontinência (neurogênica, por retenção urinária ou de urgência). Algumas medidas auxiliam no manejo: oferecer vaso sanitário, comadre ou mictório a cada 2 horas enquanto a pessoa estiver acordada e, a cada 4 horas, à noite.

A incontinência fecal afeta aproximadamente 20% das pessoas pós-AVC e permanece entre 7 e 9% após 6 meses do evento. Alguns fatores podem estar contribuindo, como dieta, efeito de fármacos ou fraqueza da musculatura do reto, mas sabe-se que a maior causa é a necessidade de pedir ajuda para ir até o banheiro.

A constipação requer uma avaliação interdisciplinar para diagnosticar e tratar a causa de base. Podem ser necessárias medicações, mas o mais importante é uma oferta adequada de fibras e líquidos. Pode-se utilizar os amaciantes das fezes, como bisacodil/docusato sódico.

Trombose venosa profunda

Entre 3 e 120 dias pós-AVC, há risco aumentado de ocorrer embolia pulmonar (EP) ou TVP, sobretudo devido à imobilidade e ao nível diminuído de atividades. Não se indica o uso de meias elásticas ou de dispositivos de compressão pneumática para prevenir esses eventos, principalmente pelo risco aumentado de lesões de pele, com poucos, ou nenhum benefício na mortalidade (NND: 26). Para aquelas com capacidades levemente reduzidas, a avaliação deve ser individualizada.

Úlceras de pressão

As lesões de pele podem ocorrer pós-AVC, devido à perda de sensibilidade, à circulação deficiente, à idade avançada, à diminuição do nível de consciência, à imobilidade em razão da paralisia e à incontinência de urina e fezes. Por isso, é necessário que a pessoa seja reposicionada a cada 2 horas e seja feita a manutenção da pele, mantendo-a sempre seca e limpa. Em relação aos cuidados, deve-se realizar uma avaliação completa na admissão e diária após, utilizando, preferencialmente, a escala de Braden[8,9] (3C), além de mobilização, posicionamento, técnicas apropriadas de transferência e materiais antiescara adequados (3C). São fatores de risco a dependência na mobilidade, o diabetes, a doença vascular periférica, a incontinência urinária e o índice de massa corporal (IMC) < 18,5 kg/m^2.

Quedas

Até 70% das pessoas sofrem quedas até 6 meses após o AVC.[10] Para evitá-las, devem-se retirar tapetes soltos e superfícies escorregadias, manter o ambiente bem iluminado e usar calçados bem adaptados aos pés. São fatores de risco história de quedas prévias, baixa força muscular, marcha prejudicada, problemas de equilíbrio e utilização de medicações específicas. Sugere-se a utilização da escala de equilíbrio de Berg[11] para avaliar o risco de quedas e conduzir posteriores orientações específicas, de preferência, com apoio de terapeuta ocupacional. Alguns programas domiciliares ou em grupos, com base em treinamento de equilíbrio (tais como Tai-Chi), têm demonstrado eficácia na prevenção de quedas.[12]

Cognição

Avalie a cognição das pessoas pós-AVC. Se algum déficit cognitivo for identificado, prossiga com avaliação adequada, utilizando instrumentos validados, confiáveis e responsivos antes de projetar algum plano de tratamento. Há indicativos que a demência e as anormalidades comportamentais são características mais preditoras de distúrbios emocionais/estressores para os cuidadores de pessoas após um AVC do que as próprias incapacidades físicas.[6] Avalie capacidade de memória após o AVC, pois déficits de memória atrapalham o rendimento e a avaliação das capacidades diárias de vida. Estimule leituras (se for o caso), jogos de memória, etc., ajudas externas (diários, listas, calendários etc.) e estratégias ambientais (p. ex., rotinas).

Quadro 235.1 | Manejo das complicações estruturais e funcionais

Avaliação básica deve incluir:
- Dor
- Função vesical e intestinal
- Risco de complicações
  - Trombose venosa profunda
  - Úlceras de pressão
  - Quedas
- Cognição
- Comunicação
- Nutrição
- Deglutição
- Visão
- Função motora
- *Status* psicológico

Comunicação

Discutir com a pessoa acometida pelo AVC e/ou seu(s) familiar(es)/cuidador(es) a respeito do padrão de comunicação residual. Caso haja alguma perda, ou diferença notada, referenciar para especialista, como fonoaudióloga. Objetiva-se melhora das habilidades comunicativas, usando métodos como melhor utilização de gestos, escrita e encorajamento do desenvolvimento de habilidades para maximizar o potencial de comunicação da pessoa doente. Avaliar a cada 6 meses o padrão de comunicação, considerando o referenciamento a especialistas sempre que necessário.

Nutrição

A avaliação do padrão nutricional deve ser realizada imediatamente após a chegada da pessoa com AVC no hospital, para que seja fornecido o tratamento adequado de acordo com o grau de limitação apresentado. Tal avaliação deve ser monitorada ambulatorialmente a cada três meses, a fim de se definir a necessidade do acompanhamento concomitante com profissional da nutrição. Dieta hiperproteica e hipercalórica pode melhorar os desfechos funcionais naquelas pessoas desnutridas durante o período de reabilitação (2A). As pessoas com maior risco de desnutrição, ou já desnutridas, devem ser referenciadas a um serviço de nutrição e dietética. Sugere-se uma dieta mediterrânea, que possui maior ingesta de vegetais, frutas, grãos integrais e inclui produtos lácteos com baixo teor de gordura, aves, peixe, legumes, azeite e nozes. Limite a ingestão de doces e carnes vermelhas. A monitorização do padrão nutricional deve incluir:

- Deglutição.
- Monitorização bioquímica, como albumina e glicemia.
- Perda de peso involuntária.
- Ingesta nutricional.
- Avaliação do ato de alimentar-se e necessidade de ajuda.

Deglutição

A disfagia ocorre em 30 a 64% das pessoas com AVC, levando ao aumento do risco de pneumonia de aspiração e de morte dessas pessoas. Não há benefício em modificar a consistência da dieta, mas realizar exercícios de deglutição, acupuntura ou estratégias para proteções da via aérea, como a rotação da cabeça, pode melhorar a deglutição. O uso de sondas é indicado quando a pessoa não consegue manter uma adequada ingesta calórica oral ou de líquidos suficientes para suprir suas necessidades nutricionais.[13] A elevação da cabeceira da cama é estimulada para se diminuir o risco de aspiração.

Visão

Aproximadamente 30% das pessoas apesentam problemas visuais após o AVC. A avaliação da visão e de outras alterações, como diplopia, alterações nos movimentos oculares, entre outros, deve ser feita pensando nas tarefas funcionais habituais, como vestir-se, alimentar-se e, em casos específicos, em indivíduos que usam de cadeira de rodas. A recuperação espontânea pode ocorrer em até 3 meses, porém é mais comumente nos primeiros dias após o evento.

Função motora

A funcionalidade motora, sobretudo de MMII e MMSS, deve ser estimulada por meio de movimentos repetitivos no membro parético. Inicia-se o mais precocemente possível, devendo-se trabalhar o fortalecimento muscular. Estimula-se o uso da parte afetada nas atividades diárias e desencoraja-se o uso da parte sadia.[7] Sugere-se o acompanhamento de profissional da fisioterapia para desenvolver o tratamento e acompanhamento para melhor evolução da funcionalidade global. É importante encorajar a pessoa acometida por um AVC a realizar atividade física aeróbia moderada, como caminhadas rápidas, por 30 a 60 minutos, na maior parte dos dias, supervisionadas por equipe profissional em pessoas de alto risco. Nas pessoas com prejuízo na deambulação, caminhadas com apoio devem ser incentivadas. Treinamento de força deve ser também encorajado naquelas pessoas com fraqueza após o AVC. Pessoas com dificuldades maiores podem ter ajuda de terapeutas ocupacionais, objetivando ganhos na capacidade de lidar com as AVDs.

Status psicológico

A depressão pós-AVC geralmente é subdiagnosticada, apesar de poder acometer até um terço das pessoas.[14] Pode ser devida a alterações das catecolaminas, reação às limitações que a pessoa apresenta ou ser anterior ao evento. É associada com maior mortalidade, pobre recuperação funcional e menor atividade social. Deve-se avaliar o funcionamento emocional da pessoa no contexto das dificuldades cognitivas. O tratamento consiste em psico e farmacoterapia, com atividade física complementarmente. Tem como fatores de risco história prévia de depressão, incapacidade importante pelo AVC, AVC prévio, história familiar de depressão e sexo feminino.

Dicas

Quando compartilhar cuidados:

▶ Pediatria, em casos de crianças com anemia falciforme, a fim de se determinar melhor terapia, reduzindo o risco de AVC em crianças com alto risco (2A).

▶ Neurologia, em casos de diagnóstico de estenose de carótida > 60%, ou doença carotídea sintomática.

▶ Psicologia/psiquiatria, em casos de difícil avaliação diagnóstica de patologia emocional.

▶ Cardiologia, nos casos em que não for possível manejar na atenção primária à saúde (APS) os fatores de risco cardiovasculares em pessoas pós-AVC.

▶ Fonoaudiologia, em pessoas com dificuldades de comunicação após o AVC, para uma análise mais detalhada dos déficits de fala e linguagem.

Prognóstico e complicações possíveis

A probabilidade de recuperação após um AVC varia de acordo com a natureza e a gravidade do déficit inicial. Após um AIT, evidencia-se um risco de 10,5% de AVC em 3 meses, sendo que o risco maior é na 1ª semana.[7]

Aproximadamente 25% das pessoas que apresentam paralisia de MMII não recuperam sua função. Entre 20 e 25% das pessoas que tiveram AVC não conseguem se locomover sem ajuda plena. Seis meses após o AVC, 65% não conseguem utilizar a sua mão afetada nas práticas diárias.

Após o AVC, 20% das pessoas com incontinência urinária recuperam-se após 6 meses do evento. A incontinência fecal também acontece com frequência nessas pessoas, mas é recuperada em 2 semanas. A continuidade desses sinais/sintomas demonstra um pior prognóstico de reabilitação.

Ensaios clínicos randomizados (ECRs) demonstram que, mesmo após 12 meses do AVC, as pessoas podem melhorar a velocidade e a resistência da marcha, com início dos tratamentos para recuperação.

Atividades preventivas e de educação

A abordagem dos principais fatores de risco modificáveis é essencial para o manejo da doença cerebrovascular, principalmente porque se presta a todos os níveis de prevenção.[15–18] Importante destacar que o manejo deste capítulo está focado no AVC cardioembólico.

Hipertensão arterial sistêmica

A HAS é o principal fator de risco modificável para o AVC. Seu tratamento é uma das medidas mais eficazes na redução do risco da doença cerebrovascular.

- O que fazer antes do AVC?
    - Dieta DASH, para a redução da PA (ver Cap. 76, Orientações essenciais em nutrição; Cap. 157, Prevenção primária e secundária para doenças cardiovasculares; Cap. 161, Hipertensão arterial sistêmica) e atividades físicas regulares (Cap. 77, Orientação à atividade física) (1A).
    - Monitoramento da PA para detecção e abordagem precoce da HAS (1A)
- O que fazer após o AVC?
    - Monitoramento da PA (1A)
    - Pronto tratamento da HAS (não farmacológico e farmacológico) (1A)
    - Manutenção da PA
        - < 140/90 mmHg em não diabéticos (1A)
        - < 130/80 mmHg em diabéticos e/ou insuficientes renais, em casos individualizados (1A)

Tabagismo

O uso do tabaco é um fator de risco bem documentado para AVC, quase dobrando o risco, com o efeito dose-resposta (quanto mais cigarros fumados, maior o risco). Associa-se a um aumento de 2 a 4 vezes do risco de HSA – hemorragia subaracnoide. Além disso, potencializa os efeitos de outros fatores de risco, como a HAS e o uso de anticoncepcionais orais (ACO). A exposição ao fumo passivo é risco para AVC. Cessar o tabagismo reduz o risco de AVC. A revisão atual do *United States Preventive Service Task Force* (USPSTF) reitera que o aconselhamento associado à medicação é mais efetivo do que se utilizado isoladamente.[19]

- O que fazer antes do AVC?
    - Campanhas junto à comunidade, orientando sobre não iniciar o tabagismo, por meio de panfletos, grupos antitabaco, etc. (2A)
    - Evitar contato com fumo passivo. (3B)
- O que fazer após o AVC?
    - Orientações/oferecimento de tratamento para parar de fumar (Cap. 242, Tabagismo) (2A)

Diabetes melito

O DM aumenta entre 1,8 a 6 vezes o risco de AVC. O tratamento adequado, com controle rígido da PA, reduz o número de episódios isquêmicos. O controle glicêmico rigoroso, apesar de reduzir os danos microvasculares, não reduz o risco de AVC.[20]

- O que fazer antes do AVC?
    - Tratamento de diabéticos hipertensos com inibidores da enzima conversora da angiotensina (IECA) ou bloqueadores dos receptores da angiotensina II (BRA) (1A)
    - Uso do ácido acetilsalicílico (AAS) e estatinas em diabéticos com risco elevado de doença cardiovascular (DCV) (1A)

Dislipidemia

Apesar de alguns estudos não verificarem benefício, a maioria demonstra uma associação entre altos níveis de colesterol e risco aumentado para AVC.

- O que fazer antes do AVC?
    - A utilização de estatinas em conjunto com modificações do estilo de vida (MEVs) é recomendada em pessoas com alto risco de DCV calculado (1B)
    - Uso de fibratos pode ser recomendado em pessoas com hipertrigliceridemia, mas sua eficácia na prevenção do AVC não está estabelecida (3C)

Fibrilação atrial não valvar

A FA, mesmo na ausência de doença valvar, está associada a um aumento de 4 a 5 vezes no risco de AVC. A estimativa do risco de AVC nas pessoas com FA é essencial para avaliar riscos e benefícios de uma anticoagulação na prevenção primária. Vários esquemas de estratificação do risco têm sido propostos, mas ainda não há um considerado padrão-ouro. As Tabelas 235.1 e 235.2 apresentam os escores de risco para AVC (CHA$_2$DS$_2$-VASc)[17,21] e para hemorragia (HAS-BLED).[15] Existem diversas calculadoras *online* com esses escores, como, por exemplo: https://www.chadsvasc.org/.[22] A avaliação cuidadosa e individualizada para cada paciente desses dois escores deve guiar a decisão da anticoagulação em pessoas com FA.

- O que fazer antes do AVC?
    - Rastreamento da FA em pessoas não é recomendado, porém a avaliação oportunista em consultas de rotina parece ser custo-efetiva (1B)
    - Anticoagulação apropriada (com varfarina preferencialmente), com INR entre 2 e 3, é recomendada para pessoas com FA sem doença valvar, após avaliação com escores de risco (CHA$_2$DS$_2$-VASc ≥ 2 e HAS-BLED), ou estenose mitral e com condições clínicas para isso (1A)

Tabela 235.1 | Risco de AVCi em pessoas com FA não valvar sem anticoagulação (índice – CHA$_2$DS$_2$-VASc)

▶ ICC/Disfunção de VE – 1 ponto

▶ HAS – 1 ponto

▶ Idade > 75 anos – 2 pontos

▶ DM – 1 ponto

▶ AVC/AIT/tromboembolia – 2 pontos

▶ Doença vascular (IAM prévio, doença arterial periférica, ou placa aórtica) – 1 ponto

▶ Idade entre 65 e 74 anos – 1 ponto

▶ Sexo feminino – 1 ponto

▶ **Escores variam de 0 a 9 pontos**

- Baixo risco = 0 ponto
- Médio risco = 1 ponto
- Alto risco ≥ 2 pontos

ICC, insuficiência cardíaca congestiva; VE, ventrículo esquerdo; HAS, hipertensão arterial sistêmica; DM, diabetes melito; AVC, acidente vascular cerebral; AIT, acidente isquêmico transitório; IAM, infarto agudo do miocárdio.

Tabela 235.2 | **Variáveis clínicas empregadas para identificação de pacientes com risco de hemorragia pelos anticoagulantes orais incluídas no escore HAS-BLED**

Risco HAS-BLED	Pontuação
Hypertension (hipertensão)	1
Abnormal renal or liver function (1 point each) (alteração da função renal ou hepática)	1 ou 2
Stroke (AVC)	1
Bleeding (sangramento prévio)	1
Labile INRs (labilidade de INR*)	1
Elderly (p. ex., idade > 65 anos) (idade avançada)	1
Drugs or alcohol (1 point each) (uso de drogas ou álcool)	1 ou 2

AVC, acidente vascular cerebral; INR, índice de normalização internacional.
*Muita variabilidade nos resultados prévios.

- Terapia antiplaquetária com AAS em pessoas de baixo a moderado risco com FA, com basena sua preferência, no risco estimado de hemorragia, se anticoagulado, e no acesso a monitoramento de anticoagulação de alta qualidade (1A).
- Para pessoas com alto risco ou FA não adequadas para anticoagulação, a terapia dupla antiplaquetária com clopidogrel e AAS oferece mais proteção do que só AAS, mas com risco aumentado de sangramento (2C).

Anticoncepcionais orais

O risco de AVC associado aos ACOs é baixo. Mulheres com características específicas (mais velhas, tabagistas, hipertensas, diabéticas, obesas ou dislipidêmicas) estão em maior risco.

- O que fazer antes do AVC?
  - Para mulheres com características de risco que escolherem usar ACO, a terapia agressiva desses fatores de risco deve ser iniciada e monitorada (3B).

Dieta e nutrição

Estudos observacionais e ensaios clínicos demonstram que uma dieta rica em verduras e frutas, como a dieta DASH, reduz o risco de AVC. Em grupos mais específicos, como negros, hipertensos e pessoas de meia-idade ou idosas, esse tipo de ingesta é recomendado, pois são mais sensíveis aos efeitos da redução do sal.

- O que fazer antes do AVC?
  - A redução da ingesta de sal e o aumento do potássio são indicados para a redução da PA (1A).
  - A dieta DASH deve ser encorajada, pois também reduz a PA (1A).
  - Uma dieta rica em frutas e vegetais é benéfica e pode reduzir o risco do AVC (2A).

Sedentarismo

O sedentarismo está associado a numerosos efeitos prejudiciais à saúde, incluindo risco de mortalidade geral, por DCV e AVC. Pessoas fisicamente ativas em geral têm um risco de 25 a 30% menor de AVC ou morte, comparados aos menos ativos.

- O que fazer antes do AVC?
  - Aumentar a atividade física é recomendado, pois essa prática está associada a uma redução no risco de AVC (2A).
- Adultos devem manter pelo menos 150 minutos de atividade física moderada por semana, ou 75 minutos de atividade intensa[23] (2A).

Obesidade

Vários estudos demonstram que o aumento da adiposidade está associado ao risco aumentado de AVC. Há um efeito dose-resposta positivo entre o excesso de peso (acima de 25 kg/m^2) e a mortalidade pelo AVC. Apesar de não haver comprovação direta da redução do peso com a redução do AVC, com a melhora da PA, há, por consequência, a redução do risco da doença cerebrovascular.

- O que fazer antes do AVC?
  - Entre as pessoas com sobrepeso ou obesas, recomenda-se a redução do peso, para reduzir a PA (1A).
  - Entre as pessoas com sobrepeso ou obesas, recomenda-se a redução do peso, como forma de reduzir o risco de AVC (2B).

Consumo de álcool

Em alguns estudos observacionais, a associação entre o consumo de álcool e o risco de AVC se manifesta de maneira que o uso com moderação reduz o risco, e o uso pesado o aumenta.

- O que fazer antes do AVC?
  - Estratégias de rastreamento e de aconselhamento sobre a cessação ou a redução do consumo de álcool em consumidores pesados (1A).
  - Em pessoas que consomem moderadamente álcool, recomendam-se ≤ 2 doses/dia para os homens e ≤ 1 dose/dia para mulheres não grávidas (2B).

Consumo de drogas

Muitas drogas ilícitas estão associadas aos AVCis e AVChs. Porém, faltam estudos que comprovem essa relação.

- O que fazer antes do AVC?
  - Referenciar aos locais especializados para o pronto tratamento do uso abusivo de drogas (3B).

Apneia do sono

A apneia do sono está associada a vários fatores de risco para o AVC, podendo ter uma contribuição para tal. Não há evidências prospectivas indicando que o tratamento contra a apneia do sono seja eficaz na redução do risco do AVC. Escores conhecidos para avaliação deste distúrbio, como a escala de sonolência de Epworth, e a característica clínica, como obesidade, têm seus valores preditivos baixos para pessoas após AVC.

- O que fazer antes do AVC?
  - Detecção e manejo da apneia do sono, principalmente em pessoas hipertensas, com obesidade abdominal, DCV ou hipertensão resistente (1A).
  - Apesar de não haver uma comprovação forte, sugere-se buscar o diagnóstico por meio da da polissonografia e tratar a apneia do sono, a fim de reduzir o risco do AVC (3B).

Inflamação e infecção

Infecção e inflamação estão relacionadas a AVC porque infecções agudas (p. ex., influenza) podem induzir eventos cerebrovasculares, por meio de mecanismos que incluem indução de reagentes procoagulantes de fase aguda (p. ex., fibrinogênio) ou desestabilização de placas ateroescleróticas.

- O que fazer antes do AVC?
    - Pessoas com doenças inflamatórias crônicas (p. ex., artrite reumatoide [AR] ou lúpus) devem ser consideradas de risco aumentado para AVC (2A).

Ácido acetilsalicílico

Com base em metanálise,[24] parece haver um benefício, mesmo que modesto, de doses baixas do AAS na prevenção primária de eventos cardiovasculares (incluindo AVC) em pessoas com risco aumentado.

Para prevenção terciária em indivíduos após AVC não cardioembólico, o uso do AAS em monoterapia (1A), ou em combinação com dipiridamol, (1B) está indicado.

Para prevenção terciária em indivíduos após AVC não cardioembólico, o uso do AAS com clopidogrel, iniciado nas primeiras 24 horas após o AVC e mantido por até 90 dias, pode ser considerado (2B).

Para prevenção terciária em indivíduos após AVC não cardioembólico, o uso do clopidogrel em monoterapia (2B) está indicado naquelas pessoas com alguma contraindicação ao AAS, com ou sem dipiridamol.

- O que fazer antes do AVC?
    - O uso do AAS, 100 mg/dia, para a prevenção cardiovascular (incluindo AVC) em pessoas com idade entre 50 e 59 anos e risco de DCV calculado maior do que 10% em 10 anos e que não possuam risco aumentado para hemorragias (1B).
    - O uso do AAS, 100 mg/dia, para a prevenção cardiovascular (incluindo AVC) em pessoas com idade entre 60 e 69 anos e risco de DCV calculado maior do que 10% em 10 anos, que não possuam risco aumentado para hemorragia e tenham uma expectativa de vida acima de 10 anos, deve ser discutido individualmente (1C).
    - Não há evidência suficiente no uso de AAS para prevenção de DCV em pessoas com menos de 50 anos ou mais de 70 anos (1C).

Erros mais frequentemente cometidos

- Uso de Insulina para controle glicêmico em pessoas pós-AVC (1C – NND: 7).
- Controle intensivo da glicemia com vistas à redução do risco de AVC (1C).
- Uso de fibratos, em associação às estatinas, em diabéticos, para reduzir o risco de AVC (2C).
- Rastreamento da população com estenose carotídea assintomática (2C).
- Uso da terapia de reposição hormonal (estrogênios conjugados com ou sem acetato de medroxiprogesterona para prevenção primária do AVC em mulheres na pós-menopausa (1D).
- Uso de ACOs em mulheres com risco aumentado de AVC (3C).
- Tratamento crônico com antibióticos para reduzir o risco de AVC (1C).

- Uso do AAS na prevenção primária do AVC para todas as pessoas (1C).
- Uso da combinação de AAS e clopidogrel por mais de 90 dias (1C).

REFERÊNCIAS

1. World Health Organization, World Stroke Organization. Global atlas on cardiovascular disease prevention and control. Genebra; 2011.

2. Brasil, Ministério da Saúde. Saúde de A a Z: acidente vascular cerebral [Internet]. Brasília; 2017 [capturado em 14 mar. 2018]. Disponível em: http://portalms.saude.gov.br/saude-de-a-z/acidente-vascular-cerebral-avc/746-saude-de-a-a-z.

3. DynaMed. Ipswich: EBSCO Information Services. 1995 –. Record No. 143427, Stroke (acute management);2017.; [about 85 screens].

4. Fearon P, Langhorne P. Services for reducing duration of hospital care for acute stroke patients. In: Langhorne P, organizador. Cochrane Database of Systematic Reviews. Chichester: John Wiley & Sons; 2012.

5. Maulden SA, Gassaway J, Horn SD, Smout RJ, DeJong G, Smout RJ. Timing of initiation of rehabilitation after stroke. Arch Phys Med Rehabil. 2005;86(12):34-40.

6. Anderson CS, Linto J, Stewart-Wynne EG. A population-based assessment of the impact and burden of caregiving for long-term stroke survivors. Stroke. 1995;26(5):843-849.

7. Winstein CJ, Stein J, Arena R, Bates B, Cherney LR, Cramer SC, et al. Guidelines for adult stroke rehabilitation and recovery: a guideline for healthcare professionals from the American Heart Association/American Stroke Association. Stroke. 2016;47(6):e98-169.

8. Paranhos WY, Santos VLC de G. Escala de Braden. Rev Esc Enferm USP. 1999;33:191-206.

9. Medeiros ABF, Lopes CHADF, Jorge MSB, Rocha JA, Miranda MJ, et al. Protocolo para prevenção de úlcera por pressão. Rev da Esc Enferm da USP. 2013;43(1):21.

10. Batchelor F, Hill K, Mackintosh S, Said C. What works in falls prevention after stroke?: a systematic review and meta-analysis. Stroke. 2010;41(8):1715-1722.

11. Miyamoto ST, Lombardi Junior I, Berg KO, Ramos LR, Natour J. Brazilian version of the Berg balance scale. Braz J Med Biol Res. 2004;37(9):1411-1421.

12. Gillespie LD, Robertson MC, Gillespie WJ, Sherrington C, Gates S, Clemson LM, et al. Interventions for preventing falls in older people living in the community. In: Gillespie LD, organizador. Cochrane Database of Systematic Reviews. Chichester: John Wiley & Sons; 2012.

13. Miller EL, Murray L, Richards L, Zorowitz RD, Bakas T, Clark P, et al. Comprehensive overview of nursing and interdisciplinary rehabilitation care of the stroke patient. Stroke. 2010;41(10):2402-2448.

14. Paolucci S, Gandolfo C, Provinciali L, Torta R, Toso V; DESTRO Study Group. The Italian multicenter observational study on post–stroke depression (DESTRO). J Neurol. 2006;253(5):556-562.

15. Meschia JF, Bushnell C, Boden-Albala B, Braun LT, Bravata DM, Chaturvedi S, et al. Guidelines for the primary prevention of stroke: a statement for healthcare professionals from the American heart association/American stroke association. Stroke. 2014;45(12):3754-832.

16. Goldstein LB, Bushnell CD, Adams RJ, Appel LJ, Braun LT, Chaturvedi S, et al. Guidelines for the primary prevention of stroke: a guideline for healthcare professionals from the American Heart Association/American Stroke Association. Stroke. 2011;42(2):517-584.

17. Kernan WN, Ovbiagele B, Black HR, Bravata DM, Chimowitz MI, Ezekowitz MD, et al. Guidelines for the prevention of stroke in patients with stroke and transient ischemic attack: a guideline for healthcare professionals from the American Heart Association/American Stroke Association. Stroke. 2014;45(7):2160-2236.

18. Steiger N, Cifu AS. Primary prevention of stroke. JAMA. 2016;316(6):658-9.

19. Patnode CD, Henderson JT, Thompson JH, Senger CA, Fortmann SP, Whitlock EP. Behavioral counseling and pharmacotherapy interventions for tobacco cessation in adults, including pregnant women: a review of reviews for the U.S. preventive services task force. Ann Intern Med. 2015;163(8):608-621.

20. Ray KK, Rao S, Seshasai K, Wijesuriya S, Sivakumaran R, Nethercott S, et al. Effect of intensive control of glucose on cardiovascular outcomes and death in patients with diabetes mellitus : a meta-analysis of randomised controlled trials. Lancet. 2009;373(9677):1765-1772.

21. Approach F. Refining clinical risk stratification for predicting stroke and thromboembolism in atrial fibrillation using a novel risk the euro heart survey on atrial fibrillation. Chest. 2010;137(2):263-272.

22. Jong J de. CHA2DS2-VASc / HAS-BLED / EHRA atrial fibrillation risk score calculator [Internet]. c2018 [capturado em 14 mar. 2018]. Disponível em: https://www.chadsvasc.org/.

23. Alves AJ, Viana JL, Cavalcante SL, Oliveira NL, Duarte JA, Mota J, et al. Physical activity in primary and secondary prevention of cardiovascular disease: overview updated. World J Cardiol. 2016;8(10):575-583.

24. Bibbins-Domingo K. Aspirin use for the primary prevention of cardiovascular disease and colorectal cancer: U.S. Preventive Services Task Force Recommendation Statement. Ann Intern Med. 2016;164(12):836-845.

SEÇÃO XXIII ▶ CAPÍTULO 236

Psicofármacos

Renato Lendimuth Mancini
Leandro da Costa Lane Valiengo

Aspectos-chave

▶ Escolher o medicamento baseando-se primordialmente no diagnóstico e nas características individuais de cada pessoa.

▶ Os antidepressivos inibidores seletivos da recaptação da serotonina (ISRS) são a primeira escolha de tratamento dos transtornos depressivos e de ansiedade.

▶ Preferir, sempre que possível, o ajuste de dose no lugar da associação de medicamentos.

▶ O uso de benzodiazepínicos deve restringir-se ao início do tratamento em caráter de associação ao medicamento principal.

▶ Monitorar ativamente os efeitos colaterais dos medicamentos, solicitando os exames necessários.

Caso clínico

Giuliana, 28 anos, enfermeira, refere quadro depressivo moderado/grave iniciado há 2 meses após o fim de um relacionamento amoroso. Nega ideação auto ou heteroagressiva. Procurou assistência médica há 1 mês, sendo afastada do trabalho e medicada com amitriptilina, 25 mg/dia. Refere, até o momento, ausência de melhora dos sintomas; queixa-se de estar frequentemente triste e angustiada, de apresentar crises de choro, de não ter energia e disposição para qualquer atividade (não saiu de casa no último mês), de ter dificuldade de dormir à noite e de sentir inapetência (perdeu 5 kg no último mês).

Teste seu conhecimento

1. Em relação à abordagem psicofarmacológica, qual é a conduta mais indicada neste caso?
   a. Trocar o antidepressivo
   b. Associar um ISRS, como a fluoxetina
   c. Associar um benzodiazepínico, como o diazepam, e reavaliar em 4 semanas
   d. Ajustar a dosagem da amitriptilina para 75 mg/dia

2. Se a depressão de Giuliana tivesse iniciado no período puerperal, durante a fase de aleitamento materno exclusivo, qual dos seguintes medicamentos é o mais indicado?
   a. Desvenlafaxina
   b. Levomepromazina
   c. Mirtazapina
   d. Paroxetina

3. Giuliana, após início do tratamento antidepressivo, está há 2 semanas dormindo 2 horas por noite, fazendo gastos exorbitantes e desnecessários, falando muito rapidamente e com comportamento desinibido e inadequado. Familiares dizem que há 2 anos ela já tinha ficado assim durante apenas 5 dias. Durante a consulta, Giuliana fica andando pela sala a maior parte do tempo, fala ininterruptamente e mudando sempre de assunto. Qual é a conduta mais indicada nesse momento?
   a. Aumentar a dose do antidepressivo
   b. Associar divalproato
   c. Retirar o antidepressivo
   d. Associar divalproato e retirar antidepressivo

4. Ao chegar em casa, Giuliana recusou-se a seguir as orientações médicas. Ficou agitada, tentou pegar facas na cozinha, dizendo estar determinada a assassinar seu ex-namorado. Foi levada a um pronto-socorro, onde recebeu haloperidol associado à prometazina intramuscular. No dia seguinte, os familiares trazem Giuliana à consulta com quadro importante de rigidez muscular, tremor de extremidades e roda denteada ao exame físico. Qual é a conduta mais indicada?
   a. Trocar o medicamento injetável por via oral
   b. Diazepam, 5 mg, intramuscular
   c. Propranolol, 40 mg, de 8/8 h, via oral
   d. Biperideno, 2 mg, de 8/8 h, via oral, e não repetir o uso do haloperidol

5. Qual das seguintes classes de anti-hipertensivos aumenta o risco de intoxicação pelo carbonato de lítio?
   a. Bloqueadores de canal de cálcio
   b. Diuréticos
   c. Alfabloqueadores periféricos
   d. Betabloqueadores

Respostas: 1D, 2D, 3D, 4D, 5B

Do que se trata

A psicofarmacologia tem como foco principal o estudo do mecanismo de ação dos fármacos com atividade no sistema nervoso central (SNC) que possam influenciar funções psíquicas, como humor, cognição, psicomotricidade e sensopercepção. O foco deste capítulo é apresentar de forma concisa e objetiva os psicofármacos mais frequentemente utilizados no tratamento de transtornos psiquiátricos, seu modo de utilização e precauções a serem tomadas.

De maneira geral, os medicamentos apresentados neste capítulo foram primordialmente estudados em adultos com idade abaixo dos 65 anos. Assim, é recomendável referenciar crianças e pré-adolescentes para tratamento especializado e redobrar os cuidados no tratamento de adolescentes e idosos, referenciando os casos mais graves ou sempre que surgirem dúvidas.

As doses de medicamentos aqui fornecidas também se referem ao uso em adultos. No caso de adolescentes, a maior parte dos medicamentos deverá ter sua posologia dividida em mais de uma tomada diária devido ao metabolismo hepático aumentado nessa faixa etária. Pessoas idosas apresentam resposta terapêutica mais lenta e são especialmente sensíveis aos efeitos colaterais dos psicofármacos, em especial aos medicamentos mais sedativos. Por isso, é interessante introduzir e retirar mais lentamente as medicações para esses indivíduos.

A maior parte dos psicofármacos tem metabolização predominantemente hepática; assim, é importante manter o acompanhamento das enzimas e as provas de função hepática ao longo do tratamento com esses medicamentos. Muitos desses medicamentos estão associados a ganho de peso por diversos mecanismos, sendo altamente recomendável manter controle do peso e de indicadores metabólicos (como glicemia e perfil lipídico) nesses casos. Outras alterações específicas que devem ser monitoradas serão destacadas ao longo do capítulo.

Para a maior parte dos psicofármacos, a dose máxima tolerada por pessoa pode ser maior ou menor do que a dose máxima indicada pelo fabricante. Em uma situação em que os aumentos progressivos de dose são seguidos de melhora sintomática sem efeitos colaterais importantes, é possível manter a monoterapia com aumentos de dose periódicos (*off label*). Em contrapartida, quando há efeitos colaterais relevantes ou ausência de melhora mediante o aumento de dose, deve ser efetuada redução com retirada ou não do psicofármaco.

Em situações de retirada ou de troca de medicamento, sempre que possível, reduzir a dose de forma gradual e lenta (a cada 3-7 dias), em especial dos medicamentos com meia-vida curta ou com efeitos colaterais de retirada. Para a maior parte dos psicofármacos, uma redução de 50% da dose já é o suficiente; todavia, no manejo de anticonvulsivantes e benzodiazepínicos, especialmente em pacientes com menor limiar convulsivo, as reduções devem ser menores.

Antidepressivos

Os antidepressivos deveriam ser a classe de psicofármacos mais utilizada, tanto na atenção primária quanto nos demais níveis de atenção à saúde, por serem a principal ferramenta no tratamento dos transtornos mentais mais prevalentes na população: depressão e transtornos ansiosos. Todavia, infelizmente, muitas pessoas que sofrem desses agravos ainda são tratadas exclusivamente com benzodiazepínicos.

O médico de família e comunidade encontra nos antidepressivos uma ferramenta fundamental para o manejo não só das diversas variações de transtornos do humor (depressão maior, depressão menor, transtorno afetivo bipolar [TAB], distimia, ciclotimia, etc.) e transtornos de ansiedade (obsessivo-compulsivo, ansiedade generalizada, fobia social, pânico, estresse pós-traumático, etc.), como também para o tratamento de outras condições, como transtorno de déficit de atenção e hiperatividade (TDAH), tabagismo, disforia perimenstrual, enurese noturna, insônia, ejaculação precoce, cefaleias crônicas, fibromialgia, dores neuropáticas e outras dores crônicas.

A escolha do antidepressivo deve ser guiada primordialmente pelas características individuais de cada pessoa e pelos sintomas que apresenta. De maneira geral, o mecanismo de funcionamento de cada antidepressivo está associado ao aumento da neurotransmissão de uma ou mais das três monoaminas: dopamina, norepinefrina e serotonina. A Tabela 236.1 lista as principais classes de antidepressivos e os principais efeitos associados a cada um deles. Independente da ação específica de cada medicamento, é interessante acompanhar a pressão arterial dos indivíduos em uso de medicamentos com ação dopaminérgica e/ou noradrenérgica.

Os antidepressivos ISRS são a primeira escolha de tratamento na grande maioria dos casos (tanto de transtornos do humor quanto de ansiedade) devido à sua eficácia e ao perfil favorável de efeitos colaterais. A exceção à regra é feita em casos nos quais o acesso a esses medicamentos é limitado e em depressões graves, para as quais algumas evidências apontam uma melhor resposta aos antidepressivos de ação dual.

Os ISRS são uma classe relativamente homogênea de medicamentos em relação a efeitos e a indicações; todavia, algumas diferenças importantes são dignas de nota. Entre os ISRS, apenas o escitalopram mostrou eficácia comparável aos antidepressivos duais na remissão dos sintomas depressivos. Os ISRS têm posologia matutina em dose única, com exceção da paroxetina, de posologia noturna, devido à sua ação anti-histamínica, que costuma causar sono e aumento do apetite. O citalopram e o escitalopram costumam ser preferidos em pessoas usando múltiplos medicamentos, porque são ISRSs com menos interação medicamentosa. A fluoxetina tem a peculiaridade de ter um metabólito ativo (norfluoxetina) com meia-vida de 2 semanas, que permite a retirada rápida do medicamento, porém exige cuidado na introdução de outros antidepressivos logo após sua retirada. A fluvoxamina é também um ISRS, mas tem eficácia maior em quadros de transtorno obsessivo-compulsivo (TOC) e transtorno de ansiedade social do que em depressão.

O Quadro 236.1 lista as diferenças de características e indicações específicas dos ISRSs mais usados.

Apesar da escassez de estudos na literatura médica acerca da segurança do uso de antidepressivos durante a gestação e o aleitamento materno, os ISRS costumam ser a classe de medicamentos mais utilizada. O período de maior risco para malformações fetais é o primeiro trimestre e se reduz ao longo da gestação. Após o parto, há risco de sintomas de abstinência no recém-nascido (RN). Os antidepressivos, de maneira geral, são detectados (mesmo que em concentração reduzida) no leite materno. Os antidepressivos mais usados na prática clínica são a fluoxetina (na gestação) e a paroxetina (na lactação), mas é recomendável a avaliação caso a caso por um psiquiatra.

Os antidepressivos tricíclicos são uma classe de medicamentos extremamente eficaz (inclusive para depressões graves) e, por serem mais antigos, são menos onerosas. Os pontos negativos desses medicamentos são seus efeitos colaterais, decorrentes da sua ação farmacológica pouco específica. A ação antico-

Tabela 236.1 | Principais classes de antidepressivos e seus efeitos

	Depressão grave/refratária	Sono	Interação medicamentosa	Ganho de peso	Neurotransmissor	Dose diária* (I: início A: aumento)	Dose máxima recomendada pelo fabricante
Inibidores seletivos de recaptação da serotonina							
Fluoxetina	Não	–	Inibe CYP450 2D6/3A4	–	Ser	I: 20 mg A: 20 mg	80 mg/dia
Paroxetina	Não	+	Inibe CYP450 2D6	++			60 mg/dia
Sertralina	Não	–	Inibe CYP450 2D6/3A4	–		I: 50 mg A: 50-100 mg	200 mg/dia
Citalopram	Não	–	Inibe CYP450 2D6 (fraco)	–		I: 20 mg A: 20 mg	60 mg/dia
Escitalopram	Sim	–	–	–		I: 10 mg A: 5-10 mg	20 mg/dia
Tricíclicos							
Nortriptilina	Não	+	Subs CYP450 2D6	++	Nor	I: 20-25 mg A: 20-25 mg	150 mg/dia§
Amitriptilina	Sim	+	Subs CYP450 2D6/1A2	++	Ser/Nor	I: 75 mg A: 75-150 mg	300 mg/dia
Imipramina	Sim	+	Subs CYP450 2D6/1A2	++			
Clomipramina	Sim	+	Subs CYP450 2D6/1A2	++			
Outros duais							
Venlafaxina	Sim	–	–	+	Ser/Nor	I: 75 mg A: 75 mg	225 mg/dia‖
Desvenlafaxina	Sim	–	–	–		I: 50 mg A: 50 mg	100 mg/dia
Mirtazapina†	Sim	+	–	++		I: 30 mg A: 15 mg	54 mg/dia
Bupropiona	Não	–	Inibe CYP450 2D6	–	Dopa/Nor	I: 150-300 mg A: 150 mg ‡	450 mg/dia
Outros mecanismos de ação							
Mianserina (tetracíclico)	Sim	+	Subs CYP450 3A4	++	Ser/Nor	I: 30 mg A: 30 mg	60 mg/dia
Trazodona (inibidor da recaptação e antagonista serotoninérgico)	Não	+	Subs CYP450 2D6 / 3A4	++	Ser	I: 150 mg A: 50-150 mg ‡	400 mg/dia
Agomelatina (agonista melatononérgico)	Não	+	Subs CYP450 1A2	–	Mel	I: 25 mg A: 25 mg	25 mg/dia
Vortioxetina (antidepressivo multimodal)	Não	–	Subs CYP450 2D6/3A4/ 3A5/2C9/ 2A6/2C8/ 2B6	–	Ser/Nor/Dopa¶	I: 10 mg A: 5 mg	20 mg/dia

*Em idosos e outros pacientes mais sensíveis, é possível utilizar dosagens menores.
†Doses menores de mirtazapina, podem dar, paradoxalmente, mais sono.
‡Dividir em pelo menos 2 tomadas diárias.
§Doses acima de 100 mg/dia requerem monitorização plasmática do medicamento.
‖Para a formulação de liberação prolongada.
¶Aumenta liberação de diversos neurotransmissores: serotonina, norepinefrina, dopamina, glutamato, acetilcolina e histamina.
CYP450, citocromo P450; Dopa, dopamina; Mel, melatonina; Nor, norepinefrina; Ser, serotonina; Subs, substrato.

Quadro 236.1 | Comparação entre os inibidores seletivos de recaptação da serotonina

	Características	Indicações
Escitalopram	Pouca interação medicamentosa	Único ISRS com eficácia comparável aos duais nas depressões graves
Fluoxetina	Meia-vida longa. Pode ser interrompido mesmo em doses mais altas	Inibe o apetite nos primeiros meses de uso. Possível discreto efeito dopaminérgico que aumenta a energia e a disposição física
Sertralina	Alternativa à fluoxetina para pacientes que não se adaptam	Também inibe apetite nos primeiros meses de uso, com meia-vida menor do que a fluoxetina
Paroxetina	Ação anti-histamínica e anticolinérgica	Melhor escolha para pacientes inapetentes e insones (ou ansiosos que se beneficiam de leve sedação)

linérgica, anti-histamínica e bloqueadora α1-adrenérgica desses fármacos gera efeitos, como xerostomia, obstipação intestinal, sedação, hipotensão, sedação e turvação visual, que são mais bem observados do que com outros antidepressivos. Todas as pessoas em uso de tricíclicos devem fazer acompanhamento eletrocardiográfico pelo risco de arritmias cardíacas (principalmente devido ao alargamento do intervalo QT). Os tricíclicos têm posologia em dose única noturna, a não ser quando os efeitos colaterais exijam que a dose seja dividida.

Entre os tricíclicos, a imipramina tem a peculiaridade de ter o uso consagrado pela prática clínica para o tratamento da enurese, porém as evidências de superioridade sobre os outros tricíclicos são escassas. A nortriptilina é um metabólito ativo da amitriptilina, e sua ação noradrenérgica torna esse medicamento um interessante agente de associação aos ISRS ou para casos em que se busque ação predominante desse neurotransmissor, como depressões com muita apatia e anergia. Por esse motivo, a nortriptilina é frequentemente usada em idosos. A nortriptilina pode ser dosada no sangue e apresenta efeito de "janela terapêutica": um aumento adicional de dose pode paradoxalmente reduzir o efeito terapêutico.

A bupropiona é um antidepressivo com ação noradrenérgica e dopaminérgica cujas principais indicações em monoterapia são o tratamento do tabagismo e do TDAH. No tratamento da depressão, é usado mais habitualmente em associação aos ISRS, para melhora da apatia ou da disfunção sexual. Pode ser usado em monoterapia na depressão em situações específicas, nas quais o efeito serotonérgico é indesejado.

É importante lembrar-se de que não há qualquer evidência de que os antidepressivos mais modernos de ação dual tenham maior eficácia em relação aos tricíclicos, e mesmo sua superioridade em relação aos ISRS é questionável. Assim, o custo mais elevado desses medicamentos apenas justifica seu uso em situações nas quais os demais antidepressivos não foram tolerados ou eficazes.

Semelhante ao que acontece com a paroxetina, o efeito anti-histamínico da mirtazapina gera sonolência e aumento do apetite, que são efeitos colaterais frequentes desse medicamento. Outros mecanismos de ação da mirtazapina consistem em antagonismos de receptores 5HT2A, 5HT2C e 5HT3. Na prática clínica, doses menores desse medicamento (7,5-15 mg) são usadas para indução de sono e seriam mais eficazes do que as dosagens maiores. Contudo, essa recomendação carece de comprovação científica. Outra particularidade da mirtazapina é que seu uso não está associado à redução da libido, vista com outros antidepressivos, devido ao seu efeito antagonista 5-HT3 e 5HT2A. A mianserina é um antidepressivo semelhante no mecanismo de ação da mirtazapina, com a única diferença que tem ação também antagonista em receptores α1, tendo um pouco de atividade noradrenérgica. A combinação de venlafaxina com mirtazapina potencializa o tratamento antidepressivo, sendo conhecida como *californian rocket fuel*.

O mais novo antidepressivo é a vortioxetina, que age em três vias diferentes: ISRS via receptor da proteína G (5HT1A e 5HT1B/D parcial com antagonismo 5HT7) e antagonismo 5HT3. Os ensaios clínicos têm demonstrado eficácia para depressão com melhora da cognição nesses pacientes.

A trazodona é um antidepressivo que é antagonista dos receptores 5HT2A e 5HT2C e ISRS. Esse medicamento age de duas formas diferentes, dependendo da sua dose: doses baixas são usadas para o tratamento de insônia devido à ação potente como antagonista 5HT2A, anti-H1 e anti-α1-adrenérgico, o que ocorre em doses entre 50 e 150 mg (lembrar-se de que tratar insônia com trazodona é mais eficaz do que usar um benzodiazepínico, devido ao risco de dependência do último); doses acima de 150 mg começam a atuar como antidepressivas, pois inibem a recaptação de serotonina, sendo antagonista 5HT2C. Uma das vantagens da trazodona em relação aos outros antidepressivos serotoninérgicos, assim como a mirtazapina, é que ela não diminui a libido nem gera outras disfunções sexuais.

A venlafaxina tem ação dual apenas em doses acima de 75 mg. Outra particularidade desse medicamento são os efeitos colaterais proeminentes de retirada, mesmo com reduções pequenas de dose. Por esse motivo, é recomendável sempre utilizar apresentações de liberação prolongada; quando não disponível, a posologia deve ser dividida em duas doses diárias. A desvenlafaxina também é um dual e a forma sintética do metabólito ativo da venlafaxina. A eficácia e a tolerabilidade são muito semelhantes à venlafaxina, mas tem menos interações farmacológicas por ser o metabólito ativo. Medicamentos metabolizados no CYP2D6 ou metabolizadores pobres nessa CYP não terão problemas em usar a desvenlafaxina, o que poderia ocorrer com a venlafaxina. A desvenlafaxina é um metabólito ativo da venlafaxina (após metabolização com fração 2D6 do citocromo P450). Tem perfil de eficácia semelhante (exceto pela possibilidade de maior eficácia no tratamento de fogachos do climatério) com a possibilidade de causar menos efeitos colaterais na introdução (p. ex., ganho de peso) e na retirada (como náuseas e dispepsia). Ademais, age como dual desde sua dose inicial, de 50 mg/dia.

Outro dual existente é a duloxetina, que é mais inibidora serotoninérgica do que noradrenérgica. Pode ser usada uma vez ao dia e existem muitos estudos mostrando eficácia em síndromes dolorosas diversas, independentemente de o indivíduo ter ou não depressão. Os efeitos colaterais são semelhantes aos da venlafaxina, mas são mais brandos.

A depressão pode alterar o ciclo cicardiano, e a gravidade da depressão se correlaciona com a alteração desse ciclo. A agomelatina é um antidepressivo agonista de receptores 1 e 2 da melatonina e antagonista de receptores 5HT2C. Esses mecanismos fazem ela sincronizar o ciclo circadiano à sua forma normal, exercendo um efeito antidepressivo.

A cada consulta, é fundamental reavaliar os sinais e sintomas, assim como investigar ativamente os efeitos colaterais. O conceito clássico de resposta a um antidepressivo considera uma melhora maior ou igual a 50% dos sintomas. Hoje, esse conceito deu lugar à remissão sintomática (melhora de 100% dos sintomas) como objetivo do tratamento. O tempo adequado para se avaliar o efeito da introdução de um antidepressivo ou aumento de sua dosagem é de 4 a 6 semanas.

É importante considerar que a remissão sintomática é um objetivo difícil de ser atingido. No tratamento da depressão maior, por exemplo, apenas cerca de 30% dos tratamentos atingem a remissão sintomática com o primeiro antidepressivo administrado, como apontado pelo estudo STAR-D. Esse mesmo estudo mostrou que uma parcela semelhante dos tratamentos não resulta em remissão sintomática mesmo após um ano de tratamento, envolvendo quatro tentativas de medicamentos diferentes por 12 semanas cada uma. Por esse motivo, é importante escolher criteriosamente o medicamento caso a caso e mantê-lo por, pelo menos, 4 semanas, para, então, avaliar a resposta terapêutica.

O fluxograma da Figura 236.1 mostra uma sugestão de manejo dos antidepressivos no tratamento de transtornos do humor e da ansiedade. É importante lembrar que o uso de qualquer antidepressivo pode aumentar o risco de suicídio no início do tratamento, especialmente em crianças, adolescentes e adultos jovens. Por isso, recomenda-se um acompanhamento mais próximo de pessoas com pensamentos suicidas e/ou depressão grave no início do tratamento.

Outras indicações

Os antidepressivos podem ser utilizados para diversas condições clínicas que não o tratamento da depressão.

Dor crônica. O tratamento da dor crônica muitas vezes é feito com a utilização de antidepressivos, pois antidepressivos com função noradrenérgica têm efeitos nas dores crônicas e nas neuropáticas. Assim, os tricíclicos são bastante usados, com mais evidências para amitriptilina e nortriptilina. Dos outros antidepressivos, os inibidores seletivos da recaptação de serotonina e norepinefrina (ISRSN) são outra opção, como duloxetina, venlafaxina e desvenlafaxina.

Insônia primária. O tratamento da insônia primária tem como primeira escolha de tratamento alguns antidepressivos sedativos. Entre eles, os mais utilizados são trazodona, mirtazapina e a agomelatina. Contudo, outros podem ser utilizados, como tricíclicos e mianserina.

Sintomas disfóricos perimenstruais e climatério. Além do tratamento hormonal, antidepressivos que agem em vias serotoninérgicas podem ser usados para o tratamento. Os mais usados são os ISRS, com mais evidências para a fluoxetina, e outros medicamentos que podem ser utilizados incluem venlafaxina, desvenlafaxina e mirtazapina.

Transtornos ansiosos. A primeira escolha para tratamento de transtornos ansiosos (ansiedade social, pânico e ansiedade generalizada) se faz com antidepressivos que aumentem a serotonina. A primeira escolha consiste em ISRS, mas podem ser usados outros, como mirtazapina, inibidores duais de serotonina e norepinefrina e alguns tricíclicos mais serotoninérgicos (como clomipramina e amitriptilina).

Erros mais frequentemente cometidos

▶ Tratar indivíduos portadores de transtorno afetivo bipolar exclusivamente com antidepressivos.

▶ Utilizar dosagens inadequadas de medicamentos para o uso proposto (p. ex., a dose inicial de amitriptilina para tratar depressão em um adulto saudável é de 75 mg/dia).

▶ Associar ou trocar antidepressivos quando ainda há possibilidade de ajuste de dose.

▶ Não investigar ativamente efeitos colaterais (em especial, sexuais, que as pessoas relatam menos espontaneamente) ou não acompanhar exames de função hepática (e outros que forem necessários) ao longo do tratamento.

▶ Usar indiscriminadamente antidepressivos duais mais modernos como primeira escolha de tratamento.

Quando referenciar

- **Gestantes com depressão.** Os casos com sintomas psicóticos ou outros casos graves devem ser referenciados para serviços especializados com eletroconvulsoterapia.
- Quando o tratamento não está surtindo a melhora esperada.
- Na suspeita de transtorno afetivo bipolar.
- Na presença de sintomas psicóticos ou outros sinais de gravidade.

Estabilizadores do humor

Os estabilizadores do humor são medicamentos usados no controle de alguns transtornos mentais, sendo o principal deles o transtorno afetivo bipolar. O primeiro medicamento dessa classe a ser descoberta foi o carbonato de lítio, que permanece até hoje como um dos estabilizadores do humor mais eficazes. Em seguida, foram descobertos efeitos estabilizadores do humor de alguns medicamentos antiepilépticos, entre eles o ácido valproico, a carbamazepina, a oxcarbazepina e a lamotrigina.

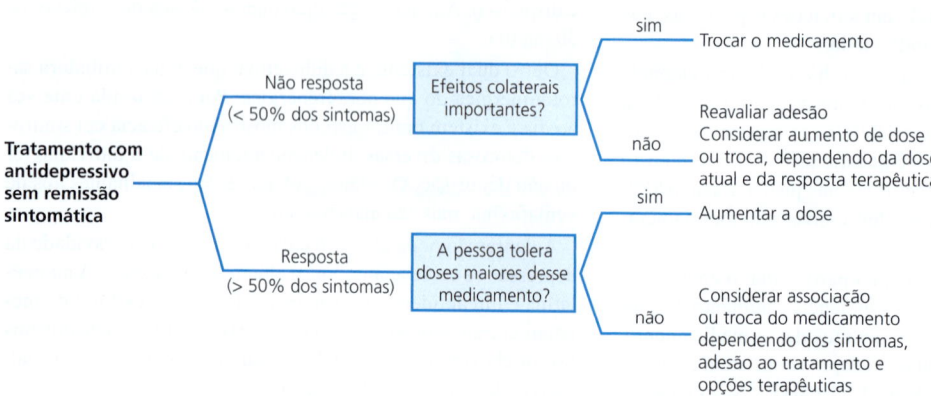

◀ **Figura 236.1** Sugestão de manejo dos antidepressivos no tratamento dos transtornos do humor e da ansiedade.

Mais recentemente, alguns antipsicóticos passaram a ser usados como estabilizadores do humor. O uso desse último grupo de medicamentos está incluído no tópico de antipsicóticos.

Outras situações da prática do médico de família e comunidade nas quais os estabilizadores do humor têm utilidade são: potencializar efeito antidepressivo, controle de impulsividade e agressividade, prevenção de suicídio, tratamento da epilepsia e manejo de neuropatias e outras dores crônicas.

O lítio é um íon cujo mecanismo de ação não é totalmente compreendido, talvez agindo por meio de segundos mensageiros intracelulares. Sua eficácia para tratar e prevenir episódios de mania é bem estabelecida na literatura médica. Na prática clínica, esse medicamento é utilizado em todas as fases do transtorno bipolar. Além disso, sua eficácia em potencializar tratamentos com antidepressivos em pessoas com depressão unipolar está bem demonstrada, sendo também ficaz no tratamento de agressividade em pacientes psiquiátricos. Seu uso está associado à menor ocorrência de episódios de autoagressão, suicídios e mortalidade geral em pessoas com qualquer tipo de transtorno do humor.

O lítio é um dos poucos psicofármacos cujo uso é direcionado pela dosagem do nível sérico. Por ter uma janela terapêutica estreita (níveis terapêuticos próximos dos tóxicos), é indispensável que a litemia seja dosada após a introdução do medicamento, a cada ajuste de dose e em intervalos regulares (3-6 meses). A coleta de exames deve ser feita após um período mínimo de 5 dias do uso da dose atual e deve preferencialmente incluir avaliação da função renal (ureia e creatinina). Recomenda-se também acompanhar a função tireoidiana sempre que houver mudança de dose. Para garantir o efeito terapêutico, assim como para evitar intoxicações, a litemia-alvo deve estar entre 0,6 e 1,2 mEq/L.

Os efeitos colaterais mais comuns do carbonato de lítio incluem sintomas gastrintestinais (diarreia, dispepsia, náuseas, vômitos), ganho de peso, acne, perda de cabelo, tremor, incoordenação motora e sedação. A eliminação desse medicamento é quase exclusivamente renal, portanto o acompanhamento da função renal é indispensável devido ao risco de intoxicação e insuficiência renal. Além disso, o lítio pode afetar negativamente a função tireoidiana; como esse efeito colateral está por vezes associado à autoimunidade, recomenda-se solicitar dosagens de autoanticorpos (antitireoperoxidase [anti-TPO], antitireoglobulina [anti-Tg] e antirreceptor de tireotrofina [TSH], ou TRAB) quando isso acontece. O carbonato de lítio não deve ser usado na gravidez ou em mulheres que desejam engravidar por estar associado à malformação cardíaca (de Ebstein) no primeiro trimestre da gestação.

A intoxicação pelo lítio pode levar aos seguintes sintomas: sonolência, fasciculações musculares, tremores mais grosseiros, hiper-reflexia, ataxia, visão turva, rigidez de nuca e convulsões. O tratamento da intoxicação deve acontecer em ambiente hospitalar com medidas de suporte, como hidratação, alcalinização da urina e, em casos mais graves, até diálise. Alguns medicamentos podem diminuir a excreção renal do lítio, aumentando o risco de intoxicação; portanto, seu uso deve ser evitado em associação ao lítio. Os mais frequentemente utilizados na prática clínica são os diuréticos, os inibidores da enzima conversora de angiotensina (IECAs) e os anti-inflamatórios não esteroides (AINRs).

O ácido valproico tem, como provável mecanismo de ação, a inibição de canais de sódio voltagem-sensíveis, potencializando a ação gabaérgica e regulando cascatas de transdução intracelular. Ele tem utilidade terapêutica como estabilizador do humor, anticonvulsivante e no tratamento da migrânea. É aprovado para o tratamento de fases (hipo)maníacas e na manutenção do transtorno afetivo bipolar. Para o tratamento da fase depressiva do transtorno bipolar, seu uso não é tão bem estabelecido. Os efeitos colaterais mais frequentes são queda de cabelo, ganho de peso e sedação. Outros efeitos adversos, associados à exposição em longo prazo, incluem aumento de enzimas hepáticas e pancreáticas, irregularidade menstrual e discrasias sanguíneas. Seu uso durante a gestação está associado ao desenvolvimento de defeitos do tubo neural do feto.

A carbamazepina tem, como principal mecanismo de ação, o bloqueio dos canais de sódio voltagem-dependentes. Ela é usada no tratamento da dor neuropática, (hipo)mania e epilepsia. Tem, como principais efeitos colaterais, sedação, náuseas, hiponatremia e toxicidade da medula óssea. A carbamazepina tem ação indutora enzimática hepática, aumentando a degradação e reduzindo o nível sérico da maior parte dos medicamentos com metabolismo hepático. Seu uso durante a gestação está associado ao desenvolvimento de defeitos do tubo neural do feto.

A oxcarbazepina tem mecanismo de ação semelhante ao da carbamazepina; todavia, apresenta efeitos colaterais mais brandos, sendo usada preferencialmente como agente antimaníaco. Entre os efeitos colaterais, destaca-se o risco de hiponatremia.

A lamotrigina age inibindo canais de sódio voltagem-dependentes, sendo usada no tratamento e na prevenção de fases depressivas do transtorno bipolar. É um dos poucos medicamentos para os quais há evidência para isso. O principal efeito colateral associado ao seu uso são as farmacodermias, sendo a mais grave delas a síndrome de Stevens-Johnson. O risco de farmacodermia pode ser reduzido com o incremento lento e gradual da dose do medicamento (25 mg/semana) e da não associação com medicamentos que aumentem o nível sérico da lamotrigina, a exemplo do valproato.

O uso de todos os anticonvulsivantes deve ser acompanhado de suplementação de ácido fólico (pelo menos, 1 mg/dia) devido ao risco de hiper-homocisteinemia e, nas gestantes, defeitos na formação do tubo neural.

A Tabela 236.2 resume as principais características e dosagens dos estabilizadores do humor mais utilizados no dia a dia.

Quando referenciar

- Pessoas em fase aguda de TAB.
- Dúvidas diagnósticas ou de manejo terapêutico.

Erros mais frequentemente cometidos

▶ Não fazer litemia ou controle de função renal e tireoidiana em pessoas em uso de carbonato de lítio.

▶ Associar valproato e lamotrigina.

▶ Não fazer reposição de ácido fólico para indivíduos em uso de qualquer medicamento antiepilético.

▶ Utilizar medicamento antiepilético não indicado para o tratamento de transtornos do humor.

Antipsicóticos

Os antipsicóticos têm uma função importante no contexto da saúde da família. Eles não só ajudam a controlar os sintomas de esquizofrenia e outras psicoses, como também agitação psico-

Tabela 236.2 | Características e dosagens dos estabilizadores do humor

Medicamento	Indicação	Dosagem	Efeitos colaterais
Carbono de lítio	TAB Potencializar efeito antidepressivo Prevenção de suicídio em transtorno de humor	Níveis séricos devem ser 0,6-1,2 mmol/L	Náuseas, diarreia, ganho de peso, aumento da sede, interações com AINEs. O lítio pode ser muito perigoso se tomado em excesso
Valproato de sódio	TAB Cefaleia crônica Epilepsia	Iniciar com 500 mg duas vezes ao dia, aumentar em etapas	Sonolência, náuseas, diarreia, ganho de peso, tremores, icterícia, insuficiência hepática, pancreatite
Carbamazepina	TAB Epilepsia Neuropatia periférica	Iniciar com 200 mg ao dia, aumentar após ao menos 2 semanas para 800 mg ao dia ao menos	Náusea, dificuldade de caminhar, constipação, sedação, reações alérgicas graves, hiponatremia
Oxcarbazepina	TAB Epilepsia Neuropatia periférica	Iniciar com 300 mg ao dia, aumentar gradativamente	Náusea, dificuldade de caminhar, constipação, sedação, reações alérgicas graves, hiponatremia
Lamotrigina	TAB – episódio depressivo Depressão Epilepsia	Iniciar com 25 mg ao dia, aumentar para pelo menos 100 mg ao dia, em duas tomadas	*Rash* cutâneo, reações alérgicas

TAB, transtorno afetivo bipolar; AINEs, anti-inflamatórios não esteroides.

motora, agressividade, alguns sintomas das demências e na potencialização de efeitos antidepressivos e ansiolíticos.

O uso psiquiátrico dos antipsicóticos se iniciou por acidente, há mais de 50 anos com o uso da clorpromazina em pessoas esquizofrênicas. O mecanismo de ação dos antipsicóticos se baseia na propriedade de bloqueio dos receptores dopaminérgicos tipo 2 (D2) desses medicamentos. Esse bloqueio D2 na região mesolímbica parece ser responsável pela redução de sintomas positivos da esquizofrenia, como os delírios e as alucinações.

Quando os receptores D2 são bloqueados na região nigroestriatal, podem ocorrer efeitos colaterais extrapiramidais, sintomas muito semelhantes aos que ocorrem na doença de Parkinson, como bradicinesia, marcha em bloco, tremores de repouso e rigidez em roda denteada. Além disso, o bloqueio dos receptores D2 pode, em longo prazo, precipitar uma síndrome hipercinética chamada discinesia tardia, na qual há movimentos involuntários faciais, de língua e de membros. A discinesia tardia pode tornar-se uma condição permanente uma vez que se instale.

Outros efeitos adversos dos antipsicóticos são hiperprolactinemia, galactorreia e amenorreia. Alguns antipsicóticos estão associados ao bloqueio de receptores anti-histamínicos (causando sedação e ganho de peso) ou bloqueio de receptores α1-adrenérgicos (causando efeitos cardiovasculares, como tontura e hipotensão postural).

Os antipsicóticos podem ser divididos em dois grandes grupos: típicos e atípicos. Os antipsicóticos típicos são medicamentos mais antigos e estão mais associados a efeitos colaterais extrapiramidais. Podem ser divididos entre aqueles com bloqueio D2 mais potente e menor ação anti-histamíca e bloqueadora α1-adrenérgica, chamados incisivos, e outros com menor bloqueio D2 e maior ação anti-histamíca e bloqueadora α1-adrenérgica, chamados sedativos.

Os antipsicóticos atípicos têm mecanismos de ação diferentes dos típicos, o que também leva a um perfil de efeitos adversos diferente. Além do bloqueio de receptores D2, a maior parte dos antipsicóticos atípicos apresentam antagonismo sobre receptores de serotonina tipo 2. Apesar de causarem menos sintomas extrapiramidais e discinesia tardia, os antipsicóticos atípicos estão mais associados ao ganho de peso importante e à ocorrência de síndrome metabólica. Os antipsicóticos atípicos são um grupo menos coeso do ponto vista farmacológico do que os típicos; isso se traduz em maiores diferenças na prática clínica.

Os antipsicóticos mais utilizados na APS são o haloperidol e a risperidona. Além das apresentações em comprimidos, o haloperidol possui apresentações injetáveis de absorção rápida (para uso em emergências) e de depósito (aplicada mensalmente, para pessoas que não aderem à via oral). A risperidona possui apresentação injetável de depósito com posologia quinzenal. Em nenhuma hipótese, os medicamentos de depósito devem ser aplicados em pessoas que nunca fizeram uso do medicamento por via oral. Entre os antipsicóticos sedativos mais utilizados estão clorpromazina, periciazina, levomepromazina e quetiapina.

A maior parte dos antipsicóticos liga-se fortemente às proteínas plasmáticas, o que pode influenciar na farmacodinâmica de medicamentos com esse mesmo efeito (como varfarina e digoxina).

O uso dos antipsicóticos na prática clínica pode envolver várias situações. A mais importante e frequente é a redução de sintomas positivos das psicoses. Outra função importante dos antipsicóticos é o tratamento da fase aguda e manutenção do transtorno bipolar. Os antipsicóticos também podem ser utilizados para reduzir agressividade, hostilidade, impulsividade e abuso de fármacos. O uso dos antipsicóticos abrange uma ampla gama de transtornos mentais, como: retardo mental, demências, transtorno de personalidade *borderline*, autismo, transtorno de conduta, síndrome de Gilles de La Tourette e transtornos mentais orgânicos (p. ex., pós-AVC, pós-TCE e *delirium*).

O antipsicótico deve ser introduzido em dose baixa, com aumento progressivo da dose, sempre com atenção à resposta clínica e aos efeitos colaterais. Após introdução ou ajuste do medicamento, a melhora clínica é aguardada em até 2 a 6 semanas. Uma vez alcançada a resposta desejada, a dose deve ser mantida por pelo menos 2 anos, em caso de surto único.

É recomendável que as pessoas sejam sempre monitoradas quanto à presença de sintomas extrapiramidais e de hiperprolactinemia. Rastreamentos metabólicos regulares para detecção precoce de síndrome metabólica, incluindo glicemia, colesterol e triglicerídeos, junto com controle de índice de massa corporal (IMC), também são necessários.

Na gestação, o uso desses medicamentos é desaconselhável durante o primeiro trimestre, todavia cabe ao psiquiatra pesar os riscos e os benefícios dessa situação.

Alguns medicamentos antiparkinsonianos podem ser usados para tratar os efeitos extrapiramidais dos antipsicóticos, como tremores, rigidez, distonia e salivação. O mais usado neste meio é o biperideno, um anticolinérgico com ação em estruturas periféricas e efeito central bloqueador de receptores M1. Seu uso é contraindicado na presença de glaucoma de ângulo fechado, doenças obstrutivas do trato urinário ou intestinal e na miastenia grave.

A Tabela 236.3 lista os antipsicóticos mais frequentemente utilizados na APS, suas indicações, dosagens e efeitos colaterais mais frequentes.

Quando referenciar

- Todos os casos de psicose que não estão estáveis ou que nunca foram avaliados pelo psiquiatra.
- Pessoas em fase aguda de TAB.
- Dúvidas no manejo, na necessidade de troca ou na possibilidade de retirada do medicamento.
- Mulheres em uso de antipsicótico, que engravidaram ou desejam engravidar.

> **Erros mais frequentemente cometidos**
> - Não fazer controle de síndrome metabólica ao usar antipsicóticos.
> - Retirar precocemente o medicamento após surto psicótico.
> - Não suspender o antipsicótico nos casos mais graves de parkinsonismo, impregnação pelo antipsicótico ou distonia aguda.
> - Medicar com antipsicótico de depósito pessoa que não fez uso do medicamento via oral.

Tabela 236.3 | Antipsicóticos mais utilizados na atenção primária à saúde

Medicamento	Características principais	Dosagem	Efeitos colaterais	Tipo
Clorpromazina	Ajuda a dormir, por isso é indicada a administração noturna para pessoas com psicose e insônia	Iniciar com 25 mg à noite, aumentar até 200 mg, 2 vezes ao dia	Rigidez, boca seca, agitação, tonturas, sonolência, aumento de peso, movimentos espasmódicos	Típico
Trifluoperazina	Usado para agitações graves, é menos sedativo	Iniciar com 5 mg à noite, aumentar até 10 mg, 2 vezes ao dia	Rigidez, boca seca, agitação, tonturas, sonolência, aumento de peso, movimentos espasmódicos	Típico
Haloperidol	Usado para agitações graves, é menos sedativo	Iniciar com 5 mg à noite, aumentar até 10 mg, 2 vezes ao dia	Rigidez, boca seca, agitação, tonturas, sonolência, aumento de peso, movimentos espasmódicos	Típico
Haloperidol decanoato	Injeção intramuscular para o tratamento de longo prazo da esquizofrenia	12,5-100 mg, a cada 4 semanas	Rigidez, boca seca, agitação, tonturas, sonolência, aumento de peso, movimentos espasmódicos	Típico
Risperidona	Fármaco potente com menos efeitos colaterais	Iniciar com 2 mg à noite, aumentar até 6 mg	Sonolência, inquietude, agitação	Atípico
Olanzapina	Fármaco potente com menos efeitos colaterais, mais sedativo	Iniciar com 2,5 mg à noite, aumentar até 20 mg	Sonolência, ganho de peso	Atípico
Clozapina	Fármaco potente usado para pessoas que não respondem a outros medicamentos; pode ser usado somente consultando um especialista	Iniciar com 50 mg à noite, aumentar em dose de 50 mg a cada 2-3 dias para até 200-300 mg, 2 vezes ao dia	Diminuição da quantidade de glóbulos brancos pode causar infecções fatais, sonolência, ganho de peso, aumento da salivação. Monitorar o sangue semanalmente até 18 semanas, após, mensalmente	Atípico
Quetiapina	Com menos efeitos colaterais, tem efeitos no humor e é sedativa	Iniciar com 100 mg, aumentar até 300 mg ao dia	Sonolência, ganho de peso	Atípico
Aripiprazol	Sem ganho de peso, tem efeito no humor	Iniciar com 5 mg ao dia, subir até 30 mg	Acatisia, sonolência	Atípico

Benzodiazepínicos

Os benzodiazepínicos são medicamentos de uso controverso na prática clínica por serem extremamente úteis no controle de sintomas de abstinência, depressivos, maniformes e ansiosos em curto prazo, porém com risco de dependência e prejuízos cognitivos (principalmente da memória) no uso prolongado. Assim, é importante ter em mente que essa classe de medicamento tem sua maior utilidade nos primeiros meses do tratamento, durante a fase de ajuste dos medicamentos de manutenção, devendo, sempre que possível, ser retirado assim que houver controle sintomático adequado.

Apesar de alguns serem mais sedativos, os diversos medicamentos dessa classe variam basicamente em sua potência e meia-vida. Dessa forma, o clínico pode ajustar o tratamento para melhor atender as necessidades de cada indivíduo. Um benzodiazepínico mais potente e de meia-vida mais longa, como o clonazepam, pode ser usado uma vez ao dia, à noite, por uma pessoa agitada e insone. Um benzodiazepínico menos potente e de meia-vida mais curta, como o lorazepam, pode ser usado de demanda ("se necessário") por uma pessoa depressiva com crises de angústia ao longo do dia. É importante lembrar que, em alguns casos, como crises de ansiedade ou abstinência alcoólica, o uso de benzodiazepínicos de meia-vida curta (especialmente em doses maiores) pode levar a sintomas rebote ao final do efeito do medicamento. Alguns medicamentos, como alprazolam e clonazepam, são menos sedativos do que os demais, sem perder sua eficácia ansiolítica.

O uso dos benzodiazepínicos deve ser evitado tanto durante a gestação quanto durante o período de amamentação, por seu efeito sedativo no feto e no lactente. RNs de mães que usam benzodiazepínicos no final da gestação podem desenvolver síndrome de abstinência logo após o nascimento. O uso de benzodiazepínicos também deve ser evitado em indivíduos com apneia obstrutiva do sono (AOS) ou glaucoma de ângulo fechado.

O lorazepam tem a peculiaridade de ser o benzodiazepínico preferido para o uso em hepatopatas; ainda assim, seu uso deve sempre ser cuidadoso e monitorado com rastreamento de enzimas e provas de função hepática.

O midazolam é um benzodiazepínico de meia-vida muito curta (2-7 horas), com importante efeito hipnótico e, com frequência, associado à amnésia. Devido a essas características, é predominantemente usado para indução anestésica e tem pouco interesse para a prática clínica do médico de família e comunidade.

A Tabela 236.4 lista as principais características e doses dos benzodiazepínicos de maior utilidade para o médico de família.

Quando referenciar

- Dúvidas no manejo terapêutico dos medicamentos.
- Dificuldade de retirada ou suspeita de dependência do medicamento.
- Transtornos mentais graves.

Erros mais frequentemente cometidos

- ▶ Não retirar os benzodiazepínicos após estabilização sintomática dos transtornos psiquiátricos e/ou correção dos fatores envolvidos na insônia.
- ▶ Fazer reduções grandes ou frequentes na dose dos benzodiazepínicos.
- ▶ Prescrever uso crônico de benzodiazepínicos, em vez das alternativas com menor risco de dependência ou efeitos cognitivos.
- ▶ Usar benzodiazepínicos em pessoas com AOS.

Tabela 236.4 | **Principais características e doses dos benzodiazepínicos**

	Meia-vida*	Dose** (I: início A: aumento)	Interações
Alprazolam	12-15h	I: 0,25-1mg A: 0,25-1mg	Não usar com imidazólicos
Clonazepam	30-40h	I: 0,25-1mg A: 0,25-1mg	Inibidores de CYP450 inibem *clearance*
Diazepam	20-50h	I: 2,5-10mg A: 2,5-10mg	Cimetidina aumenta níveis séricos
Lorazepam	10-20h	I: 0,5-2mg A: 0,5-1mg	Valproato e probenecid diminuem *clearance*

*Meia-vida do metabólito ativo.
**Em idosos e outros pacientes mais sensíveis, é possível utilizar dosagens menores. Em medicamentos com meia-vida curta.
CYP450, citocromo P450

Outros psicofármacos

O metilfenidato é um psicoestimulante cujo efeito é o aumento da ação noradrenérgica e especialmente dopaminérgica no SNC. Sua principal aplicação é no tratamento do TDAH. Tem um rápido início de ação, devendo ser ingerido 30 minutos antes das atividades que exijam controle dos sintomas. Por ter efeito "imediato", seu uso pode ser interrompido nos finais de semana ou em período de férias. O uso desse medicamento pode agravar sintomas ansiosos e maniformes, devendo ser sempre acompanhado de monitoramento cardiovascular. Além disso, o metilfenidato pode diminuir o metabolismo de antidepressivos, anticonvulsivantes e anticoagulantes cumarínicos, exigindo redução de dose desses medicamentos.

Além dos benzodiazepínicos e antipsicóticos sedativos, outros medicamentos podem ser usados no tratamento da insônia. A prometazina não é propriamente um psicofármaco, mas sim um anti-histamínico bloqueador dos receptores H1. Tem apresentações em comprimidos de 25 mg e ampolas de 50 mg. A via oral é bastante usada em psiquiatria para indução do sono, e a via intramuscular (associada ao haloperidol), para casos de agitação.

O zolpidem é um hipnótico não benzodiazepínico eficaz na indução do sono. Tem início de ação em 15 minutos, com meia-vida curta, 2 a 3 horas. Seu mecanismo de ação consiste em ligar-se ao receptor ácido gama-aminobutírico (GABA-γ). Apesar de não ser um benzodiazepínico, pode causar efeitos colaterais, como amnésia anterógrada e induzir tolerância e abstinência (menos observados na prática clínica do que com os benzodiazepínicos). Por esse motivo, deve ser usado por períodos curtos de tempo e na menor dose possível. Há apresentações de 10 mg de liberação imediata e de 6,25 mg e 12,5 mg de liberação prolongada.

A Tabela 236.5 lista as principais características e dosagens dos medicamentos listados anteriormente.

Quando referenciar

- Pessoas com indicação de introdução ou correção de dose do metilfenidato.
- Dúvidas no manejo terapêutico dos medicamentos.
- Pessoas com transtornos mentais graves.

Tabela 236.5 | **Principais características e doses de outros psicofármacos**

	Classe	Indicações	Efeitos colaterais mais comuns	Principais interações medicamentosas	Gestação (G) Amamentação (A)	Dose* (I: início A: aumento)	Posologia
Biperideno	Antiparkinsoniano	Efeitos extrapiramidais	Turvação visual, obstipação	–	G: risco C/A: ?	I: 2 mg A: 1-2 mg	2 a 3 vezes/dia
Metilfenidato	Psicoestimulante	TDAH	Cardiovasculares	Antidepressivos, anticonvulsivantes e anticoagulantes	G: risco C/A: não	I: 5-10 mg A: 5-10 mg	2 a 3 vezes/dia[†]
Prometazina	Anti-histamínico	Insônia	Sedação/ganho de peso	Amiodarona, fluconazol	G: risco C/A: ?	I: 25 mg A: 25 mg[‡]	Noite
Zolpidem	Hipnótico não BZD		Sedação/dependência	Rifampicina, carbamazepina	G: risco B/A: não	10 mg /6,26-12,5 mg[§]	Noite
Propranolol	Betabloqueador	Ansiedade	Hipotensão/bradicardia	Clorpromazina, celecoxibe	G: risco C/A: controverso	I: 10-20 mg A: 10-20 mg	2 a 3 vezes/dia

*Em idosos e outros pacientes sensíveis, usar doses menores.

[†]As doses devem ter intervalo aproximado de 4 horas (devido à duração do efeito). Evitar uso noturno.

[‡]Doses maiores do que 50 mg têm maior risco de efeitos adversos com baixa probabilidade de benefício.

[§]Dosagem dos comprimidos. O uso de doses maiores do que 1 cp/dia aumenta o risco de efeitos colaterais com pouco benefício terapêutico. As ampolas têm 50 mg (dose habitual = 1 ampola).

Risco na gestação: B = estudos com animais não mostraram efeitos adversos, não há estudos controlados em humanos. C = Não há estudos disponíveis, ou estudos em animais mostraram risco.

TDAH, transtorno de déficit de atenção e hiperatividade; BZD, benzodiazepínico

Erros mais frequentemente cometidos

▶ Não fazer acompanhamento cardiovascular de pessoas em uso de metilfenidato.

▶ Medicar pessoas com agitação por outras causas que não TDAH com metilfenidato.

▶ Ignorar ganho de peso pela prometazina.

Usos em situações de emergência psiquiátrica

Em casos de pacientes agitados e/ou agressivos, os antipsicóticos são usados como primeira escolha de tratamento, principalmente os mais incisivos, como haloperidol, risperidona ou olanzapina. O primeiro com a grande vantagem de poder ser usado de forma parenteral. Casos de distonia agudos devido ao uso de antipsicóticos podem ser tratados com biperideno (anticolinérgico) no pronto-atendimento.

Em casos de grandes ansiedades, ou conversivos, no pronto-socorro, podem ser usados os benzodiazepínicos. O mais utilizado é o diazepam, lembrando que esse nunca pode ser usado via intramuscular devido à sua absorção errática, dando preferência para a via oral ou intravenosa, a opção intramuscular é o midazolam.

A abstinência alcoólica deve ser sempre tratada com benzodiazepínicos na dose de retorno dos sinais vitais à normalidade. Muitas vezes, os pacientes necessitam ficar em observação em unidades de terapia intensiva. Os benzodiazepínicos mais indicados são o diazepam ou o lorazepam. Lembrar-se de que pacientes em abstinência têm risco de desautonomia, devendo ficar em unidades clínicas e não psiquiátricas até a resolução do quadro.

Leituras recomendadas

Almeida LM, Coutinho ESF, Pepe VLE. Consumo de psicofármacos em uma região administrativa do Rio de Janeiro: a Ilha do Governador. Cad Saúde Pública. 1994;10(1):5-16.

Bauer M, Adli M, Bschor T, Pilhatsch M, Pfennig A, Sasse J, et al. Lithium's emerging role in the treatment of refractory major depressive episodes: augmentation of antidepressants. Neuropsychobiology. 2010;62(1):36-42.

Cordioli AV, Gallois CB, Isolan L, organizadores. Psicofármacos: consulta rápida. 5. ed. Porto Alegre: Artmed; 2015.

Ellfolk M, Malm H. Risks associated with in utero and lactation exposure to selective serotonin reuptake inhibitors (SSRIs). Reprod Toxicol. 2010;30(2):249-260.

Fonseca AM, Galduróz JC, Noto AR, Carlini EL. Comparison between two household surveys on psychotropic drug use in Brazil: 2001 and 2004. Cien Saude Colet. 2010;15(3):663-670.

Jones RM, Arlidge J, Gillham R, Reagu S, van den Bree M, Taylor PJ. Efficacy of mood stabilisers in the treatment of impulsive or repetitive aggression: systematic review and meta-analysis. Br J Psychiatry. 2011;198(2):93-98.

Mari JJ, Almeida-Filho N, Coutinho E, Andreoli SB, Miranda CT, Streiner D. The epidemiology of psychotropic use in the city of São Paulo. Psychol Med. 1993;23(2):467-474.

Patel V. Where there is no psychiatrist: a mental health care manual. London: Royal Collage of Psychiatrists; 2003.

Stahl SM. Prescriber's guide: Stahl's essential psychopharmacology. New York: Cambridge University; 2017.

Stahl SM. Stahl's essencial psychopharmacology: neuroscientific basis and practical applications. 4th ed. New York: Cambridge University; 2013.

Yildiz A, Vieta E, Leucht S, Baldessarini RJ. Efficacy of antimanic treatments: meta-analysis of randomized, controlled trials. Neuropsychopharmacology. 2011;36(2):375-389.

CAPÍTULO 237

Somatização e sintomas sem explicação médica

Daniel Almeida
Luís Fernando Tófoli
Sandra Fortes

Aspectos-chave

▶ Pessoas com sintomas sem explicação médica (SEM) são frequentes na prática assistencial dos médicos de família e comunidade e geralmente apresentam alguma forma de sofrimento emocional associado que necessita ser corretamente diagnosticado e cuidado.

▶ A utilização do método clínico centrada na pessoa (MCCP) é fundamental para o cuidado adequado dessas pessoas. Acolher, escutar e elaborar com o indivíduo o seu sofrimento emocional e a representação que ele possui de seu processo de adoecimento (*illness*) é a chave para que resultados positivos sejam obtidos.

▶ A avaliação sistêmica com abordagem familiar pode ajudar a compreender os problemas e a situação vivida pela pessoa, favorecendo o esclarecimento de modelos explicados para os sintomas apresentados, bem como fatores de risco e proteção no ambiente sociofamiliar.

▶ Os fatores de risco para cronificação dos sintomas devem ser avaliados desde o início, evitando uma evolução desfavorável. Entre eles se destacam eventos de vida produtores de estresse e conflitos interpessoais, história de abuso físico e sexual ao longo da vida, dificuldades nas relações com outros profissionais de saúde e ganhos emocionais com a posição de doente na história de vida e no momento atual.

▶ Grupos de apoio e atividades de reforço de autoestima e empoderamento são importantes instrumentos terapêuticos.

Caso clínico 1

Raquel, viúva recente, 57 anos, mãe de dois adolescentes, consulta com a Dra. Patrícia:

Patrícia – Olá Raquel, como você está?

Raquel – Nada bem, doutora. Estou sentindo um formigamento nos braços há 2 meses que está cada vez pior. A vizinha falou que é problema dos nervos e que devo ir para o neurologista. Você faz um referenciamento para mim?

P. – Se for necessário, vou fazer. Mas me fale um pouco mais sobre o que você sente.

R. – Sabe, doutora, é muito estranho. Às vezes estou dormindo – quando consigo —, aí acordo com isso na mão. Daí, passa após algumas horas. Às vezes, é quando estou lavando roupa. Afligem os dois braços... mas em especial a mão esquerda. Logo essa que eu mais preciso!

P. – Acompanha dor? Perda de força?

R. – Graças a Deus que não, mas incomoda. Estou com medo de não conseguir não conseguir usar a mão daqui a pouco, tanto que formiga.

P. – Algo mais te preocupa? O que acha que pode ser?

R. – Ah! Doutora, tenho certeza que é derrame. Meu avô teve isso e lembro que ele não conseguia mexer o braço direito. E se eu tiver um derrame, quem vai cuidar das minhas coisas? De mim?

P. – Alguma outra coisa? Estou vendo aqui no seu prontuário que seus exames estão em dia e que você vem nos grupos de alimentação saudável. Conseguiu emagrecer?

R. – Que nada, doutora. Depois que o Chico, meu marido, morreu... (chora neste momento) não tenho mais tempo para vir aqui, e meu apetite voltou com tudo... Mas não sinto mais nada não. Gosto de fazer tudo que vocês orientam. Cuidar da saúde é muito importante, senão tenho um derrame.

Durante o exame físico, a médica continua a conversar com Raquel, que informa sentir-se triste e insone, mas apenas eventualmente, mas sente ânimo para cuidar de seus filhos e trabalhar.

Caso clínico 2

Sra. Marcela solicita uma consulta médica não agendada. Ela é avaliada pela enfermeira, que nota que Marcela veio solicitar um pedido de exame: cateterismo. A enfermeira informa que as consultas de encaixe são apenas para urgências médicas e que para pedido de exame ou receita tem de marcar uma consulta. Antes de concluir, Marcela começa a gritar, dizendo que todo mundo que trabalha no Sistema Único de Saúde (SUS) é vagabundo e, por isso, que ela só usa convênio. Ela diz que não aguenta mais ter dor no peito e ninguém descobrir o que ela tem, começando a chorar. A enfermeira conversa com Marcela por alguns minutos e depois pede para que o médico de família e comunidade a atenda.

Para o médico ela conta que, apesar de estar melhor depois de conversar com a enfermeira, precisava solicitar exame no SUS, o qual foi pedido pelo médico da clínica popular do bairro. Diante de perguntas do médico, ela explica que sente muita dor no peito e, eventualmente, "batedeira", além de um nó na garganta e uma dor que vai para ambos os braços. Conta que o pai "tinha isso e morreu de infarto". Ao ir ao cardiologista, após a realização de eletrocardiograma (ECG), endoscopia e teste de esforço, foi informada que "não tinha nada" e recebeu prescrição de "remédio tarja preta". Indo a outro cardiologista, foi sugerida a realização de um cateterismo para que ela ficasse "mais calma". Marcela já nem dormia por, segundo ela, temer um infarto.

O médico inicia algumas perguntas sobre seu estado emocional. A usuária informa que mudou muito: sente-se impaciente, chora de raiva e tristeza. Nesse momento, fala que seu filho se meteu com "gente ruim" e foi preso, e começa a chorar novamente. Após um tempo, respondendo a mais perguntas do médico, diz que não consegue sair da cama. Diz que quando pensa no que aconteceu com o filho, sente dores de cabeça, rigidez no pescoço, dor no peito e outros sintomas que a levaram ao cardiologista, tendo procurado serviços de emergência algumas vezes. Por fim, desabafa, dizendo que pensa, às vezes, ser "melhor morrer" do que ter de passar por tudo isso.

Caso clínico 3

Rafael vem à consulta já sem muita esperança que o médico de família e comunidade possa ajudá-lo, pois já fez consultas com vários outros médicos. Casado, 37 anos, gerente de loja, foi recém-promovido, o que coincidiu com o nascimento de seu primeiro filho. Relata ter vindo porque sua mãe "gostava muito do Dr. Antônio", apesar de já ter médicos que cuidavam de sua fibromialgia e suas dores de barriga, queixas que têm há 7 anos. Logo na resposta à primeira pergunta do médico, informa que faz uso de 25 mg de amitriptilina, 5 mg de ciclobenzaprina e 500 mg de paracetamol, prescritos pelo reumatologista. Após duas colonoscopias, o gastrenterologista informou que Rafael "não tinha nada".

A queixa que mais lhe incomoda é dor. Diz: "Procurei no *Google* e vi que dói além desses pontos da fibromialgia". Queixa-se ainda de diarreia e distúrbios de sono. Informa que faz uso de clonazepam, mas tem medo de ficar dependente. Conta que foi referenciado para uma psicóloga, que ficou "perguntando do passado" – ao que avisa ao médico: "Não estou louco, doutor!". Diz que está mais preocupado e ansioso nos últimos 6 meses, mas rejeita veementemente que isso tenha algo a ver com seus sintomas, acrescentando que não vai tomar remédio psiquiátrico. Diz que tem medo de ser essas doenças neurológicas degenerativas que, segundo o *Google*, faz as pessoas respirarem por aparelhos até morrerem. Nesse período mais recente, refere ter perda de apetite e mais diarreia, além de dores atrás do pescoço. Relata tristeza, falta de vontade de fazer as coisas que gosta e pensamentos ruins. Nega sintomas obsessivos. Ao ser perguntado sobre como está sua relação com a família, logo diz que pensava que a vida com o filho seria mais fácil. A esposa pede que ele ajude, mas ele está sempre esgotado. Ela mesma não lhe procura mais porque tem de ficar cuidando do filho. Sente falta da intimidade e já pensa em se separar.

Caso clínico 4

A médica de família e comunidade foi chamada para fazer uma visita domiciliar, pois uma moradora de sua área tinha sido atendida na emergência por não estar conseguindo enxergar direito, em um quadro iniciado de forma súbita, após um desmaio. Lá chegando encontra Luiza, 49 anos, em seu leito, tranquila. Ao indagar sobre o acontecido, Luiza conta que não sabe bem o que aconteceu. Ela conta que teve um desmaio na cozinha e depois não consegue se lembrar de mais nada: "Deu um branco na minha mente". Pede para que a médica converse com a filha mais nova de Luiza, que está em um canto, com os olhos vermelhos de tanto chorar, muito abalada com a doença da mãe. Ela faz sinais à médica para saírem do quarto e conversar.

Chegando à sala, começa a chorar novamente, dizendo que é tudo culpa sua. A médica fala de forma cuidadosa, a fim de acalmar a jovem, pedindo que ela lhe explique o que está acontecendo. A filha, Priscila, de 16 anos, diz: "Doutora, eu sei que estou errada. Mas sabe como é, ele ficava insistindo, dizendo que me amava, e eu acreditei nele e fraquejei. E agora minha mãe ficou doente". Priscila então explica à médica que na noite em que tudo acontecera, seu cunhado, que mora em outra cidade e estava hospedado com a irmã na casa de Luiza e Priscila, chegara bêbado e, após declarar-se apaixonado, dera um beijo na jovem. Nessa hora, sua mãe entrou na cozinha e viu tudo, deu um grito e desmaiou. Quando acordou, não conseguia se lembrar do que acontecera e nem enxergava nada mais direito.

Caso clínico 5

Luciana chega para uma consulta com o médico de família e comunidade, que normalmente se sente nervoso só de saber que vai atendê-la, comentando com a equipe "Tenho de atender mais uma vez, aquela paciente com mania de doença". Nesse dia, ele marcou um matriciamento com a saúde mental e tem esperança de conseguir estruturar uma proposta de tratamento adequada para esse caso difícil. Ele explica o caso para a matriciadora, a psicóloga:

– Essa senhora está cismada que tem câncer. Fez uma histerectomia devido vários miomas e desde então já foi a vários médicos dizendo que ninguém a trata direito e que vai morrer de câncer sem atendimento correto. Emagreceu muito, não tem forças para nada e realmente parece ter câncer.

Eles, então, atendem Luciana em consulta conjunta. Ela chega muito desanimada, chorosa, falando lentamente. Conta que já esteve em diversos médicos e que ninguém acha nada, mas tem certeza de que está com câncer... Quando a psicóloga pergunta por que ela ainda está nervosa, mesmo os médicos não tendo encontrado nada, Luciana responde:

– Doutora, dizer eles dizem, mas é assim: eles falam uma coisa, mas os olhos deles dizem outra. A senhora vê, tive "miomatose", está escrito no meu laudo. Todo mundo sabe que "ose" é a terminação que a medicina usa para o câncer.

Explorando a vida de Luciana após a histerectomia, descobre-se que aproximadamente nessa época muitas coisas mudaram na sua vida. Seu filho teve de assumir a responsabilidade de dirigir o caminhão deixado pelo ex-marido, quando foi embora de casa para "viver com outra". Preocupada, fica sem dormir, sente-se doente e muito só. A filha, que é casada, mora em um bairro muito distante.

Teste seu conhecimento

1. Os sintomas SEM caracterizam diversos tipos de alterações, EXCETO:
   a. Alterações somáticas normais relacionadas ao sofrimento humano
   b. Transtornos depressivos e ansiosos
   c. Quadros de *delirium*
   d. Síndromes funcionais

2. Os principais fatores de risco que devem ser investigados ao se tratarem pessoas com quadro de somatização são:
   I. História de abuso sexual
   II. Ganho secundário
   III. Comorbidade com transtornos ansiosos e depressivos
   IV. Representação da doença

   Qual é a alternativa correta:
   a. I e II
   b. I e IV
   c. III e IV
   d. Todas as alternativas

3. Assinale a alternativa correta quanto às características dos diversos quadros com componentes de somatização.
   a. As síndromes funcionais diferenciam-se de outros quadros por apresentarem alterações diagnósticas em exames de neuroimagem funcional
   b. Ansiedade ligada a uma "doença" pode apresentar-se com sintomas psicóticos e requerer atendimento especializado por

profissional capacitado (médico de família e comunidade, com matriciamento ou psiquiatra)
c. Transtornos mentais comuns, como ansiedade e depressão, não apresentam somatização fora da América Latina
d. O sofrimento psíquico somatizado não deve receber atenção por parte da atenção primária à saúde (APS), pois quase sempre se resolve espontaneamente

4. Em relação a técnicas de abordagem e ao manejo da pessoa que facilitem o cuidado nos quadros de sintomas físicos SEM, assinale a alternativa correta.
   a. No caso de somatização mais grave, o usuário deve ser referenciado, ficando exclusivamente sob a atenção de um especialista em saúde mental
   b. Habilidades de comunicação e a utilização do MCCP podem facilitar a resolução dos casos, em especial porque incluem uma escuta atenta e compreensiva das queixas do usuário
   c. É aconselhável sempre pedir exames para "provar" ao paciente que ele não está doente, mesmo que o médico julgue ser clinicamente desnecessário
   d. Recomenda-se sempre o uso de interpretações psicodinâmicas, apontando ao usuário que o seu sintoma é fruto de estar tentando fugir de algum conflito psíquico

5. Qual das intervenções terapêuticas a seguir não é indicada para pessoas com sintomas SEM?
   a. Esclarecimento de que ele "não tem nada"
   b. Intervenções de grupo
   c. Uso de medicação psicotrópica
   d. Técnicas de relaxamento e reforço de autoestima

Respostas: 1C, 2D, 3B, 4B, 5A

Do que se trata

Sensações somáticas anormais são comuns na vida das pessoas. Os estudos apontam que a maioria das pessoas tem uma sensação somática anormal a cada 7 dias.[1] Na maior parte das vezes, essas sensações não serão associadas a uma doença e desaparecerão espontaneamente, não repercutindo na utilização do sistema de saúde. Porém, sensações físicas anormais, além de serem causadas por alterações somáticas normais ou por doenças somáticas, também podem estar associadas a diferentes tipos de sofrimento emocional. É um fato bem conhecido que tristeza ou angústia, sentimentos frequentes na vida humana, tem um componente físico: aperto no peito, corpo dolorido, dificuldade de respirar ou muito cansaço. Os transtornos mentais mais frequentes – as síndromes ansiosas e depressivas – são acompanhados de diversos sintomas físicos, como: cansaço, astenia, fadiga, palpitações, dores, dispneia, sudorese de extremidades, entre outros. Em casos mais graves, sintomas SEM são o problema principal – como nos quadros conversivos ou nas síndromes funcionais. O que importa, porém, é que esses sintomas físicos difusos – pouco definidos, para os quais não se verificam alterações anatomopatológicas que os justifiquem, frequentemente são rejeitados pelos profissionais, e seus portadores são denominados pejorativamente "poliqueixosos" – são uma importante causa de busca de atendimento em pessoas com sofrimento emocional.[2] Pessoas com esses sintomas, preocupados pela recorrência e/ou limitação que provocam, procuram vários profissionais de saúde, mas encontram no médico de família e comunidade um profissional interessado em apoiá-las no entendimento e, se possível, na resolução desse problema. Neste sentido, o médico de família deve estar apto para ouvir a queixa e avaliar adequadamente o que preocupa a pessoa.

A prevalência de sofrimento emocional entre os usuários atendidos em unidades de saúde é muito alta. Diversos estudos no Brasil[3-7] apontam que cerca de 50% dos usuários atendidos por equipes da APS e da Estratégia Saúde da Família (ESF) apresentam esse tipo de sofrimento, sendo que, em média, 35% deles têm alterações de intensidade grave, preenchendo critérios para transtornos mentais diversos. Elas não são um grupo homogêneo, estando associadas a diferentes quadros clínicos, que serão abordados neste capítulo.

Ao estudar-se a demanda de saúde mental na APS, podem-se perceber dois subgrupos de somatizadores: 1) aqueles em que a somatização é um fenômeno de características agudas, associadas a sofrimento emocional inespecífico e transtornos mentais comuns (TMC), como ansiedade e depressão; e 2) aqueles em que a somatização é um processo psicopatológico estruturado, de curso crônico, com evolução e prognóstico frequentemente negativos.

Somatizadores agudos. O subgrupo um representa pessoas que, em situações de sofrimento emocional, procuram seus médicos ou outros profissionais da APS como fonte de apoio e cuidado. Geralmente uma parcela grande desses quadros tem remissão espontânea.[8]

Como se pode ver no Caso clínico 1, a consulta é um espaço de apoio e esclarecimento, e as queixas físicas são parte do sofrimento emocional da pessoa que está sob cuidado. Mesmo que nenhum transtorno físico ou mental esteja presente, essas queixas podem surgir e necessitam ser acolhidas. O MCCP permite que os médicos de família acolham os sofrimentos e problemas das pessoas e os ajudem na busca de soluções. Saber trabalhar com a escuta e entender a narrativa dessas pessoas permite que se consiga lidar com a multiplicidade de queixas que são relatadas, em que os sintomas físicos não específicos se misturam a relatos de problemas e do sofrimento emocional com um padrão da marca da história de vida de cada um. Estar aberto a escutar estórias e a empoderar pessoas é o primeiro passo no cuidado delas. Com base no primeiro passo do MCCP (avaliando a doença e a experiência em adoecer), pode-se perceber que, apesar da queixa ser formigamento no braço, o que realmente preocupa Raquel é o medo de ter "derrame" (acidente vascular cerebral [AVC]). Não basta falar que não se trata de algo grave, devem-se abordar com Raquel informações sobre AVC e questioná-la sobre por que ela associa o que está sentindo com AVC.

Outros indivíduos desse subgrupo são os portadores de TMCs. Diversos estudos[9-14] demonstraram que, na APS, as queixas somáticas são os principais sintomas trazidos ao médico pelos portadores dos chamados TMCs. É uma importante parcela dos usuários atendidos em unidades gerais, com uma prevalência mundial média em torno de 23% segundo o estudo multicêntrico da Organização Mundial da Saúde (OMS),[15] representados aqui no Caso clínico 2. São pessoas com transtornos ansiosos e depressivos, com queixas físicas associadas, em que se verifica a presença de eventos estressantes associados.[8]

Esses quadros tendem a ser mais recentes e a reagirem positivamente à abordagem de seus problemas pessoais, apesar de suas queixas físicas múltiplas.

Nesses casos, além do acolhimento e da escuta, é necessário diagnosticar corretamente e tratar os transtornos mentais associados, em geral ansiosos e depressivos. Os sintomas costumam ser físicos, associados à ansiedade ou à depressão, como, por exemplo, taquicardia, dispneia suspiros, dores originárias de contratura muscular tensional, como cefaleia, dor lombar ou cervical, astenia, dores nas pernas, aperto no peito e alterações de sono e apetite. O uso de medicação adequada, quando indicada – como descrito no Cap. 238, Transtornos do humor e depressão e no Cap. 239, Transtornos de ansiedade –, geralmente remite a sintomatologia física e psicológica e permite a retomada da rotina nas atividades da vida diária (AVDs). A associação dos sintomas com o sofrimento emocional e os eventos estressores a eles relacionados pode ser abordada por meio de técnicas terapêuticas específicas da APS, tais como terapia de reatribuição e de resolução de problemas.[16-17]

Somatizadores crônicos. Como já foi dito, existe um segundo subgrupo de portadores de sintomas SEM, representados no Caso clínico 3. São os que apresentam transtornos mais graves, que incluem os portadores de transtornos somatoformes e dissociativos, segundo a CID-10,[18] ou os transtornos de sintomas somáticos, segundo a nova classificação do DSM-5.[19] O transtorno com sintomas somáticos, que substituiu a antiga categoria dos transtornos somatoformes das versões anteriores do DSM, aplica-se a pessoas que apresentam qualquer número de sintomas somáticos, desde que esses sintomas sejam acompanhados por pensamentos, sentimentos ou comportamentos excessivos relacionados aos sintomas somáticos ou preocupações associadas com a saúde.[19] O importante é que eles apresentem padrões cognitivos que se caracterizam por pensamentos desproporcionais e persistentes sobre a gravidade dos próprios sintomas; nível persistentemente elevado de ansiedade sobre a saúde ou sintomas; excesso de tempo e energia dedicados a esses sintomas ou problemas de saúde. A presença de uma doença clínica não inviabiliza a aplicação do diagnóstico, desde que esse padrão cognitivo esteja presente. Isso diferencia bastante esses pacientes dos que são definidos pela CID-10, em que a presença de sintomas SEM geralmente em maior número e de caráter crônico (mais de 6 meses) é o componente mais importante na apresentação clínica do paciente.

Nesse grupo, também encontramos os pacientes com as chamadas "síndromes funcionais", como fibromialgia, cólon irritável, fadiga crônica, dores pélvicas e torácicas atípica, entre outras, cuja interação entre o sofrimento mental e as alterações orgânicas ainda é pouco compreendida.[20-23] Essas pessoas diferenciam-se dos que apresentam queixas mais passageiras, devido ao maior risco de se tornarem crônicas; por desenvolverem grave comprometimento de suas atividades sociais e profissionais, frequentemente recusando associação entre suas queixas e seus problemas psicossociais e não aceitando as explicações de seus médicos; e por evoluírem aderidos ao papel de doentes com importante ganho secundário. Nesses casos, também é alta a comorbidade com transtornos depressivos e ansiosos, muitos de intensidade grave, complicando a evolução e o tratamento.

É frequente a comorbidade entre diversas síndromes funcionais, como fibromialgia, fadiga crônica e síndrome do cólon irritável, o que aumenta os questionamentos sobre serem essas diferentes manifestações de um único processo patológico, em que a somatização desempenha importante papel.[23-26] Em geral, seus portadores apresentam uma série de queixas somáticas em comum, que incluem fadiga, dor no corpo todo, cefaleia, distúrbios gastrintestinais, alterações de memória e de sono, ansiedade e depressão. A recente pesquisa de campo realizada sobre esses pacientes, na avaliação de uma nova categoria da CID-10 na APS – transtorno do sofrimento corporal do estresse[26] –, demonstrou que os grupos de sintomas SEM mais frequentes nessas síndromes apresentam uma superposição importante, reforçando a hipótese da possível existência de uma única síndrome como base dessas queixas.

O Caso clínico 4 apresenta um caso de dissociação/conversão. Há duas características que são marcantes na maioria desses casos: representam simbolicamente o conflito inconsciente envolvido no surgimento do sintoma e, para que tal processo seja possível, necessita envolver funções corticais superiores, abrangendo apenas sintomas conversivos (motores voluntários, alterações de pares cranianos e de sensibilidade) e/ou dissociativos (afetam nível e conteúdo da consciência, incluindo pseudocrises epiléticas). Assim, geralmente, envolvem quadros de surdez, cegueira, afasia, paralisias, paresias, anestesias, parestesias, desmaios. Em nosso exemplo, a paciente não queria ter visto a traição da filha e do genro com sua outra filha, e o sintoma expressa o seu sofrimento, cuja abordagem necessita de cuidados especializados.

O Caso clínico 5 ilustra uma pessoa com características hipocondríacas ou de ansiedade de doença, conforme as classificações psiquiátricas atuais.[18-59] Essas pessoas reinterpretam, com características de pensamento prevalente ou, raramente, delirante, sensações somáticas normais como indicadoras de uma patologia grave, em geral única, bem definida e letal, como Aids ou câncer. Em quadros de depressão e, mais comumente, de ansiedade, pode haver a presença de sintomas menos graves de ansiedade de doença. Porém, os estudos de Kirmayer e cols.[13,25,27-30] demonstraram que os casos mais graves são um grupo bastante distinto dos outros somatizadores, com uma associação com transtornos mentais de maior gravidade, como depressão maior ou transtorno obsessivo-compulsivo (TOC). No DSM-5, o diagnóstico de transtorno de ansiedade de doença representa os indivíduos que experimentam um alto nível de ansiedade, mas o temor de estar doente não é acompanhado por sintomas somáticos.[19] A própria categoria nosológica da hipocondria não se encontra classificada apenas dentro dos transtornos somatoformes na CID-10, mas também como um subtipo de transtorno delirante persistente, e apresenta especificidades que a diferenciam das outras patologias incluídas entre os somatoformes. Atualmente, considera-se que o núcleo central do problema envolveria a presença de uma "ansiedade de doença",[26,31] pois esse permanente rastreamento das sensações somáticas, entendidas como sinais que comprovam a presença dessa patologia, é uma alteração cognitiva, com características de ideias prevalentes, ou até mesmo delirantes, que reforçam os comportamentos anormais de doente.

O que pode ocasionar

Como o tema deste capítulo são os SEM, fica difícil definir, com clareza, o que os "ocasiona". Há evidente contribuição de fatores emocionais, mas há outros fatores de risco que estão associados a esses diversos quadros. No grupo dos somatizadores agudos, dois principais padrões se associam à presença de sintomas SEM: o cultural e o de atribuição.

Padrão cultural. Kleinman[30] demonstrou, a partir dos estudos realizados com chineses, como a preferência pela manifestação dos transtornos mentais por meio de queixas somáticas pode ser um fenômeno culturalmente determinado, uma linguagem de sofrimento. Kirmayer e Robbins[13,31] também relataram que a expressão dos transtornos psíquicos varia de cultura para cultura e que esse fato deve ser considerado na sua análise. Assim, verifica-se a existência no mundo hoje desse padrão de associação de queixas somáticas inespecíficas com transtornos mentais comuns, quadros ansiosos e depressivos.[31–37] Porém, esse padrão ocorre de forma mais intensa em populações de origem latina, como atestam a alta prevalência de somatização dos centros do Brasil e Chile, no estudo da OMS,[5,15,36] e no Brasil e na Itália, no estudo multicêntrico sobre transtornos somatoformes da OMS.[31–34] Estudos sobre a queixa de "nervos" no Brasil[38,39] também levantaram questões sobre as representações envolvidas na comunicação do sofrimento mental nas sociedades tradicionais (incluindo China, América Latina e outros países do Terceiro Mundo). Neste sentido, o médico de família deve ser competente em reconhecer os padrões culturais da comunidade em que atua, lembrando que "competência cultural" é um atributo da APS.

Padrão de atribuição. Quando as pessoas apresentam qualquer queixa ou sintoma somático ou mesmo sintomas psíquicos anormais, elas costumam construir explicações para essas sensações, o que é definido como "modelo explicativo".[40] Esses "modelos explicativos" são parte fundamental da maneira e das atitudes tomadas pelos indivíduos, podendo, por exemplo, motivar a busca de um médico para sua solução, quando compreendidos como indicativos da presença de patologia somática. Essa decisão dependerá desses modelos explicativos e são denominados padrões de atribuição. Assim, dependendo da atribuição feita a esse sintoma, o indivíduo irá, ou não, buscar atendimento médico para essa queixa, que então se tornará um sintoma, parte inicial do processo de atendimento médico. Existem três padrões de atribuição para as queixas somáticas: somatizador, psicologizador e normalizador, dependendo da explicação causal que é organizada para a queixa, podendo estar relacionados respectivamente a ter uma doença somática, a ter uma causa psicológica ou considerar que essa queixa somática não é indicativa de patologia.[12,13,27,28,40–44] Como exemplo, é possível comparar as diferentes explicações construídas segundo esses padrões de atribuição para duas queixas físicas bastante comuns: aumento da motilidade gastrintestinal e dor nas costas:

- Normalizadora: "comi algo que não me fez bem", "dormi de mal jeito".
- Somatizadora: "estou com infecção intestinal", "estou com problema de coluna".
- Psicologizadora: "estou com medo", "estou tenso".

Nas atribuições somatizadora ou psicologizadora, pode ocorrer busca de atendimento no sistema de saúde.

No caso dos portadores de casos crônicos de somatização, os fatores de riscos envolvidos são: papel de doente, baixo apoio social, história de doença na infância, papel do profissional e do sistema de saúde, desempoderamento e história pessoal de trauma e abuso físico e sexual. O olhar sistêmico para a pessoa, a família e seu meio favorecem essa compreensão. Assim, a utilização de ferramentas que possibilitam uma leitura do suporte social e abordagem familiar é uma importante estratégia para manejo das pessoas com sintomas físicos SEM.

Papel de doente. O conceito de comportamento anormal de doença, a partir das definições de Pilowsky,[45–47] qualifica a adesão ao papel de doente, em especial na presença de ganhos secundários importantes, e a destaca como uma das mais importantes alterações comportamentais associadas à somatização crônica, incluindo a busca de inúmeros médicos e exames (*doctor-shopping*) e ao desenvolvimento de um elevado grau de incapacidade.[46] Associada, e proporcional a essa adesão, verifica-se a presença de um comprometimento funcional significativo dessas pessoas, cujo universo psicossocial passa a girar em torno da "doença". Verificam-se, assim, nos chamados somatizadores mais graves e crônicos, a estruturação de uma identidade de doente, com comportamentos anormais de dor, a busca de isenção de responsabilidades e a percepção negativa de sua saúde, sendo esses comportamentos reforçados pelos ganhos secundários obtidos com o adoecer.[44–51]

Baixo apoio social. Apresentar uma doença pode ser uma forma bastante eficiente, em especial na ausência de outras formas de se conseguir apoio social, de ter atenção e ajuda. Rede de apoio pessoal insuficiente, com isolamento social, tem sido relacionada ao aumento da procura de serviços médicos como forma de apoio, à piora da evolução de patologias mentais em geral e à diminuição da capacidade das pessoas de resistir a problemas na esfera psicossocial.[49–52]

História de doença na infância. A somatização crônica também tem sido associada à história de adoecimento frequente (ou ter familiares com doenças incapacitantes) na infância, com um reforço ao papel de doente causado pelo aumento da atenção que ocorre quando da doença física e pela identificação com figuras doentes.[48–52] Em vários estudos, a ausência de cuidados suficientemente bons por parte das famílias, junto com ganho de atenção ao adoecer se correlacionam com presença de somatização.[48–52] Alguns autores levantam a hipótese de que certos padrões familiares favorecem a somatização, incluindo as ditas "famílias psicossomáticas", em que pouco se pode falar de situações conflitivas.[51]

Papel do profissional e do sistema de saúde. As queixas somáticas inespecíficas representam uma demanda complexa, pois, na maioria das vezes, os profissionais não conseguem diagnosticar uma patologia que as justifique, o que leva a inúmeras investigações clínicas e ao referenciamento a diversos especialistas.[53–56] Essa conduta traz, além do alto custo associado a essas pessoas,[33,51,57] maiores riscos de iatrogenia e insatisfação de ambos os protagonistas da relação médico-paciente, tornando o tratamento um campo de batalha fadado ao insucesso. Um importante fator de reforço da escolha de queixas somáticas inespecíficas como forma de manifestação dos transtornos mentais parece ser o próprio sistema de saúde. Simon e cols.[35] demonstraram que os profissionais de saúde, por terem dificuldade em lidar com os aspectos subjetivos do sofrimento de seus pacientes, tendem a acatar e aceitar melhor as queixas físicas dessas pessoas, o que funciona como importante reforço desse padrão de comportamento nos indivíduos. Mas estudos realizados por Salmon e cols.,[59] Ring e cols.[60,61] e Reilly e cols.,[62] no Reino Unido, demonstraram que os problemas estão mais nos profissionais do que nos pacientes. Os clientes apresentam queixas psicológicas, falam de seus problemas, entremeados com as queixas físicas SEM. Mas os médicos só valorizam as queixas físicas, e esse processo de cuidado reforça a apresentação de somatizações. Goldberg e Huxley[8] e Brasil[53] já destacaram como as queixas somáticas funcionam como um passaporte para o atendimento médico, pois queixas psíquicas normalmente provocam reações de afastamento e abandono por parte dos profissionais.

Trauma e abuso físico e sexual. Verifica-se, em um subgrupo dos somatizadores crônicos, uma alta frequência de relatos de trauma, físico ou psicológico e de abusos sexuais, em especial relacionados a queixas de dor, que se destacam nesses casos.[21,48,49,62] As queixas somáticas inespecíficas têm sido associadas a transtorno do estresse pós-traumático (TEPT).[63,64] Segundo Bessel e cols.,[64] a adaptação ao trauma envolve diversos mecanismos, em que se incluem processos como a somatização, a dissociação e a desregulação dos afetos, e que devem ser diagnosticados para a melhor elaboração de soluções terapêuticas. Waitzin e Magana[65] apontam para a relação entre os traumas de grande intensidade e o surgimento de somatizações, propondo que intervenções terapêuticas que permitissem a elaboração desses episódios, com a construção de sistemas representativos para a melhor compreensão do acontecido, apresentariam bom resultados.

A relação existente entre ter um evento estressante e o surgimento de transtornos mentais é conhecida. Os somatizadores têm uma capacidade de estruturação de "respostas neutralizadoras" diminuída, ou seja, sua capacidade de "fazer algo" contra o evento lesivo, conduta que normalmente diminui o impacto de eventos estressantes, apresenta-se restrita. Parece haver um reforço da somatização quando esses eventos estressantes incluem situações de submissão, violência e incapacidade de reagir, nem que seja reclamando ou falando sobre a situação danosa.[64,65]

O que fazer

A utilização do MCCP facilita a sistematização de coleta de informações relevantes, bem como avança em uma abordagem mais realística. Além de acessar as reais preocupações que levam as pessoas à consulta médica, ao se buscarem aspectos psicossociais e familiares do paciente, o médico de família terá mais subsídios para o manejo da situação. Ferramentas para abordagem familiar, como genograma ou conhecimentos das crises do ciclo vital, facilitam o reconhecimento de história de repetição do padrão de adoecimento na família, traumas da infância, crises previsíveis familiares, além de possibilitar, por meio do ecomapa, a existência ou não de uma rede social de apoio para enfrentamento da situação.

Na anamnese, como indica o diálogo exposto no Caso clínico 1, e mais indiretamente nos demais casos, deve-se sempre procurar compreender o universo psicossocial da pessoa. Fica evidente que além da preocupação com AVC, há o modelo familiar de problema no membro associado ao adoecimento. No Caso clínico 3, para além dos sintomas do Rafael, há uma crise familiar instalada, previsível com a chegada do primeiro filho. Há risco inclusive de separação conjugal, sendo que o médico de família deve ser habilidoso em conversar a respeito dos sentimentos envolvidos e considerar uma abordagem familiar mais estruturada, com possível entrevista conjunta com a esposa.

O exame físico (e também a anamnese) servirá para descartar causas médicas pouco evidentes e também doenças físicas que possam estar presentes, já que o *status* de somatizador não isenta a pessoa de também apresentar doenças com explicação médica.

Quanto aos exames complementares, esses devem ser parcimoniosos e cuidadosos. Exames negativos em geral não servirão para convencer somatizadores crônicos, e os agudos, em geral, já se sentem assegurados com um bom diálogo e um atento exame físico. O médico de família e comunidade não deve pedir mais exames do que os faria para qualquer doente, somatizador ou não.

Conduta proposta

Tratar os transtornos mentais associados

A correta detecção dos transtornos mentais comuns, principalmente depressão e ansiedade, é fundamental para o correto manejo dos somatizadores. A grande maioria dos portadores de queixas médicas inexplicáveis na APS de nosso país são portadores desses quadros, que apresentam seu sofrimento sob a forma de queixas físicas. Nesses casos, quando indicada e apropriada, a medicação antidepressiva e ansiolítica é fundamental.

Fazer uma abordagem terapêutica da pessoa

Cuidar adequadamente de pessoas com sintomas SEM só é possível a partir da superação do modelo biomédico, cartesiano, tradicional, de cuidado, com a construção de uma abordagem centrada na pessoa, de cunho integral, a qual permita espaços para falar e lidar com o sofrimento emocional na consulta. Para que isso seja possível, é necessário trabalhar com a narrativa do indivíduo e utilizar técnicas terapêuticas adaptadas para o ambiente da APS.

Para que se possa estruturar um cuidado adequado aos portadores de sintomas SEM, é necessário, antes de tudo, a utilização do MCCP, já descrito neste volume. Os sintomas SEM envolvem antes de tudo uma disponibilidade para acolher, escutar e elaborar o sofrimento emocional da pessoa e as formas como esse se manifesta em seu corpo.

É necessário estar atento para as informações sobre a vida do paciente, seus problemas e dificuldades, seu sofrimento emocional, presença de sintomas psicológicos associados. A partir das suas narrativas, é necessário recodificar esses sintomas dentro de uma perspectiva integral, permitindo que sua vida toda se torne parte do cuidado, e não apenas os sintomas apresentados.

Mais do que nunca, é necessário identificar nas pessoas suas crenças, representações, sentimentos, dificuldades, e construindo com elas representações de seus sintomas que possam incorporar o sofrimento emocional às queixas físicas, recodificando-as e permitindo que as dificuldades pessoais e o sofrimento emocional possam ser abordados e resolvidos.

Destaca-se especialmente a técnica de reatribuição delineada por Goldberg e cols.[16] A reatribuição refere-se a um processo de abordagem de pessoas com sofrimento emocional/transtorno psíquico que buscam cuidados na APS, geralmente com sintomas físicos SEM. Essas queixas, apresentadas muito frequentemente, representam uma barreira para o cuidado adequado ao sofrimento emocional. Elas desviam o foco das consultas para exames e possíveis doenças físicas a serem detectadas, quando, de fato, representam uma forma de apresentar o sofrimento emocional difuso, geralmente com sintomas mistos de ansiedade e depressão, associado a problemas psicossociais importantes, típicos da APS, distintos da forma como as síndromes psiquiátricas se apresentam em unidades especializadas. Reatribuir, ou seja, construir uma conexão entre as queixas somáticas e o sofrimento psíquico, é o primeiro passo para que os tratamentos psicossociais na APS ou o referenciamento para terapias especializadas sejam aceitos pelos indivíduos. Uma vez que o processo seja realizado e o indivíduo entenda a conexão entre suas queixas físicas e seu sofrimento emocional, a abordagem, a elaboração e a resolução de seus problemas psicossociais se tornam o objetivo de seu tratamento, em vez das queixas físicas SEM.

As etapas desse tratamento (dispostos no Quadro 237.1) devem seguir uma rotina de consultas de tal forma que o profissional e a pessoa em tratamento façam um contrato terapêutico. Essas consultas podem durar de 15 a 45 minutos, devendo-se reservar pelo menos uma consulta para cada uma das etapas.

Nesse ponto, a utilização de outra técnica, a terapia de resolução de problemas, tem-se revelado extremamente útil no manejo desses quadros.[17] Essa técnica se caracteriza por permitir ao usuário, com o apoio do médico, um espaço de análise de seus problemas e de construções de formas alternativas de lidar com eles. Ao profissional não cabe simplesmente dar soluções ao paciente. Ao contrário, permitindo-se abandonar essa dolorosa posição de ter de resolver os problemas psicossociais das pessoas sob seus cuidados, o médico de família vai se deparar com um novo papel em que pode servir de apoio para que eles reflitam e repensem suas vidas, relações e formas de lidar com os seus problemas, ampliando seus horizontes e construindo novos caminhos para suas vidas. Várias experiências têm utilizado essas técnicas no cuidado de pessoas com sofrimento emocional, normalmente associado às queixas em que o diagnóstico é SEM.

A partir dessas experiências, a OMS lançou o *Problem management plus*,[66] que visa a dar apoio na APS, a fim de que os pacientes possam superar melhor suas dificuldades de vida e que se correlacionam fortemente com o sofrimento e o adoecimento mental.

Trabalhar com terapias alternativas e complementares e grupos

Essas técnicas permitem que espaços de acolhimento e elaboração do sofrimento psíquico sejam organizados em moldes coletivos e têm sido bastantes eficazes no cuidado a essas pessoas. Elas incluem relaxamento/exercício físico, estratégias de grupo e terapia comunitária.

O relaxamento e as meditações tipo *mindfulness*[67] permitem a redução da ansiedade e o desenvolvimento de novas formas de lidar com o estresse que são extremamente positivas para essas pessoas. Isso se reflete diretamente na diminuição dos sintomas físicos relacionados ao estresse e à tensão, como dores cervicais e lombares, cefaleias e dor torácica. São técnicas que não necessitam de profissionais especializados em saúde mental para serem realizadas e trazem bem-estar imediato. Outras atividades físicas, como caminhada, ginástica e alongamento, também são especialmente benéficas, tanto pela redução da ansiedade e tensão como pela melhora direta do condicionamento físico, o que também reforça a sensação de bem-estar, reduzindo as queixas somáticas.

Nessa mesma linha, um espaço de tratamento privilegiado que pode ser desenvolvido na APS são os grupos terapêuticos. Muitas técnicas grupais têm sido aplicadas com sucesso na APS, como a terapia comunitária, os grupos de convivência, incluindo os grupos de artesanato, e as terapias breves baseadas nas terapias cognitivo-comportamentais (TCCs) e na técnica de resolução de problemas. A partir da experiência muito eficaz desenvolvida por Araya e cols.,[68] no Chile, no início dos anos 2000, de uma intervenção grupal breve (9 sessões), para que portadores de transtornos mentais comuns, a maioria com queixas somáticas, tenham um espaço terapêutico, muitas outras intervenções têm sido testadas e comprovadas.

Para potencializar as estratégias de acolhimento, a escuta qualificada, a ampliação da rede social de apoio, a promoção de saúde mental e a terapia comunitária[69] também são intervenções eficazes para as pessoas com sintomas SEM e que envolvem sofrimento emocional. Baseada no pensamento sistêmico, na teoria da comunicação, na antropologia cultural e na teoria da resiliência, a terapia comunitária está indicada para qualquer usuário, em especial para aquelas pessoas com múltiplos estressores de vida, atuando inclusive como intervenção preventiva para a cronificação dos quadros de somatização.

Condutas para somatizadores crônicos

Os somatizadores crônicos são frequentemente fontes de estresse e frustração para o médico de família e comunidade. Geralmente, eles apresentam síndromes funcionais associadas e têm prognóstico reservado por serem aderidos ao papel de doente. Isso acarreta um grande sentimento de frustração nos cuidadores, que, maior parte das vezes, é causada pela recusa do paciente em aceitar a ausência de causa orgânica, questionando a origem psicológica dos sintomas. Fica implícito para eles que sempre há algo que o médico não consegue descobrir. Dessa forma, qual é a competência da medicina de família e comunidade (MFC) no manejo dessas pessoas?

A abordagem descrita neste capítulo para os quadros mais leves é mantida, pois é necessário que o indivíduo pelo menos perceba alguma conexão entre seu sofrimento físico e seus problemas emocionais. Como as mudanças nessas pessoas são lentas, a resistência em abordar seus problemas emocionais é grande, e a contratransferência é bastante negativa, trazendo sentimentos desagradáveis de rejeição e irritação, em que o compartilhamento do cuidado com profissionais especialistas em saúde mental é necessário. No entanto, é importante ressaltar que essas pessoas não devem perder o vínculo com seus médicos de família, que estes, devem ser capazes de identificar situações de agudização e ter mecanismos na coordenação do cuidado, administrando as referências e, em especial para os especialistas em saúde mental, mantendo uma comunicação com esses. Para o manejo, algumas dicas para o cuidado dessas pessoas são preciosas e estão dispostas no Quadro 237.2.

Quando e como referenciar

Ao identificar um somatizador crônico, o médico de família e comunidade deve considerar o referenciamento, mas deve fazê-lo no momento correto, para evitar prejuízo do vínculo terapêutico. O referenciamento deve ser cuidadosamente preparado, por meio da reatribuição das queixas, de forma a auxiliar que o tratamento pela equipe de saúde mental faça sentido para a pessoa.

Mais do que em outras doenças físicas ou transtornos mentais, é fundamental que o médico de família e comunidade continue o

---

Quadro 237.1 | Etapas da terapia de reatribuição

▶ Sentindo-se compreendido – fazer anamnese ampliada e exame físico focado na queixa, com valorização das crenças da pessoa

▶ Ampliando a agenda – dar *feedback* à pessoa, com recodificação dos sintomas e vinculação desses com eventos vitais e/ou psicológicos

▶ Fazendo o vínculo – construir modelos explicativos que façam sentido para a pessoa

▶ Negociando o tratamento – pactuar, em conjunto com a pessoa, um projeto terapêutico ampliado

Fonte: Goldberg e colaboradores[16] e García-Campayo e colaboradores.[17]

Quadro 237.2 | Condutas desejáveis em casos de somatização crônica

▶ Atender com regularidade, de preferência mensalmente, os somatizadores crônicos, evitando que novas queixas surjam como forma de conseguir atendimento e reforçando a importância do seguimento pela saúde mental A manutenção do tratamento com o médico de família e comunidade aumenta a adesão do tratamento na saúde mental

▶ Organizar o tratamento na APS, envolvendo toda a equipe, favorecendo paulatinamente ações interdisciplinares, em especial recursos não farmacológicos disponíveis no serviço e na comunidade. Envolver a família no tratamento

▶ Não esperar uma cura. Está-se diante de uma patologia crônica. Mais do que a eliminação do sintoma, o objetivo é possibilitar o convívio com os sofrimentos de uma forma equilibrada, reestruturar uma vida ativa e diminuir a adesão ao papel de doente

▶ Evitar exames desnecessários e referenciamentos a especialistas sem critério, para que não haja reforço da convicção do paciente de que pode estar havendo algo errado. Essas intervenções não tranquilizam essas pessoas, apenas fortalecem fantasias acerca de possíveis doenças a serem investigadas de forma mais profunda

seguimento regular do indivíduo, mesmo quando apresente gravidade suficiente para o referenciamento ao psiquiatra. Esse acompanhamento reforça a necessidade do tratamento pelo especialista em saúde mental e tranquiliza o doente do medo de que suas possíveis patologias físicas – que podem, de fato, existir paralelamente à somatização – não sejam ignoradas.

As principais características que indiquem a necessidade de referenciamento são a presença de quadros graves de depressão e ansiedade, sintomas obsessivo-compulsivos e que estejam além do escopo tradicional de cuidado pela MFC.

Deve-se sempre utilizar, quando disponível, o recurso do apoio matricial em saúde mental (matriciamento),[70] em especial a consulta conjunta na abordagem desses pacientes na APS. Por meio de uma conduta compartilhada e dialogada entre os profissionais da MFC, da saúde mental, do paciente e da sua família pode ser construída em conjunto, o que é particularmente benéfico para a pessoa com sintomas SEM.

Erros mais frequentemente cometidos

Os médicos de família e comunidade evitam a iatrogenia ao estarem atentos e a não realizarem as seguintes condutas:

▶ Tentar convencer os pacientes de algo que eles não querem ou não podem ser convencidos. O processo de ressignificar os sintomas é difícil para portadores de quadros crônicos e deve ser construído passo a passo.

▶ Dizer "você não tem nada".

▶ Preocupar-se excessivamente com a remissão dos sintomas: os somatizadores não querem necessariamente alívio do sintoma, mas certamente buscam compreensão.

▶ Desafiar a pessoa: concorde que há um problema, mesmo que a origem não seja detectável.

▶ Informar diagnósticos orgânicos positivos quando eles não existirem.

▶ Explicar prematuramente que os sintomas são emocionais, em especial nos somatizadores crônicos.

▶ Não valorizar a preocupação da pessoa e a experiência dela em adoecer.

▶ Menosprezar o papel das relações familiares e sociais no agravamento dos sintomas físicos e adoecimento emocional.

Seguindo os caminhos descritos e evitando a iatrogenia desses tipos de intervenção, será possível a estruturação de um cuidado integral, que permitirá a superação da dicotomia mente-corpos que tanto dificulta o tratamento adequado desses pacientes.

O objetivo primordial deste capítulo foi ajudar as equipes da APS a melhor entender e apoiar essas pessoas, aliviando o seu sofrimento. Empoderadas nessas ações, as equipes de saúde se libertarão da sobrecarga e frustação que costumam sentir quando percebem e lidam com pacientes que consideram impossíveis de cuidar.

Papel da equipe multiprofissional

De modo geral, a atuação da equipe multiprofissional está intimamente vinculada à compreensão de todas as atividades que ocorrem na APS. Entretanto, as necessidades que não são identificadas pelas pessoas impõem como central a postura de intermediação de diversos profissionais; em especial, a parceria com os enfermeiros que poderão auxiliar na construção de planos de ação que possam diminuir a "refratariedade" ao tratamento, assim como compreender as necessidades emocionais para além dos conceitos biológicos.

REFERÊNCIAS

1. Uribe M, Vicente B. Somatization en estudios de campo. Rev Psiquiatr (Santiago de Chile). 1995;12(3/4):227-35.

2. Peveler R, Kilkenny L, Kinmonth AL. Medically Unexplained symptoms in primary care: a comparison of self – report screening questionnaires and clinical opinion. J Psychosom Res. 1997;42(3):245-52.

3. Almeida-Filho N, Mari Jde J, Coutinho E, França JF, Fernandes J, Andreoli SB, et al. The Brazilian multicentric study of psychiatric morbidity: methodological features and prevalence estimates. Br J Psychiatry. 1997;171:524-9.

4. Mari JJ. Minor psychiatric morbidity in three primary care clinics in the city of São Paulo: issues on the mental health of the urban poor. Soc Psychiatry Psychiatr Epidemiol. 1987;22:129-38.

5. Vilano LA. Problemas psicológicos e morbidade psiquiátrica em serviços de saúde não psiquiátricos: o ambulatório de clínica geral [tese]. São Paulo: Únivensidade Federal de São Paulo; 1998.

6. Fortes S, Villano LAB, Lopes CS. Nosological profile and prevalence of common mental disorders of patients seen at the Family Health Program (FHP) units in Petrópolis, Rio de Janeiro. Rev Bras Psiquiatr. 2008;30(1):32-7.

7. Gonçalves D, Kapczinski F. Prevalência de transtornos mentais em indivíduos de uma unidade de referência para Programa Saúde da Família em Santa Cruz do Sul, Rio Grande do Sul, Brasil. Cad Saúde Pública. 2008;24(9):2043-53.

8. Goldberg D, Huxley P. Common mental disorders: a bio-social model. London: Routledge; 1992.

9. Bridges KW, Goldberg D. Somatic presentation of DSM III psychiatric disorders in primary care. J Psychosom Res. 1985;29(6):563-9.

10. Bridges KW, Goldberg D, Evans B, Sharpe T. Determinants of somatization in primary care. Psychol Med. 1991;21(2):473-83.

11. Fink P, Sorensen L, Engberg M, Holm M, Munk-Jorgenser P. Somatization in primary care: prevalence, health care utilization and general practitioner recognition. Psychosomatics. 1999;40(4):330-8.

12. Garcia-Campayo J, Campos R, Perez-Echeverria MJ, Lobo A. Somatization in primary care in Spain II: differences between somatizers and psychologisers in primary care. Br J Psychiatry. 1996;168:348-53.

13. Kirmayer LJ, Robbins JM. Currents concepts of somatization: research and clinical perspective. Washington: American Psychiatric Press; 1991.

14. Weich S, Lewis G, Donmall R, Mann A. somatic presentation of psychiatric morbidity in general practice. Br J Gen Pract. 1995;45(392):143-7.

15. Üstun TB, Sartorius N. Mental illness in general health care: an international study. Chichesser: John Wiley & Sons; 1995.

16. Goldberg D, Gask L, Sartorius N. A general introduction to training physicians in mental health skills. In: Goldberg D, Gask L, Sartorius N. WPA Teaching Material. Geneve: WPA; 2001.

17. García-Campayo J, Claraco LM, Tazón P, Aseguinolaza L. Terapia de resolución de problemas: psicoterapia de elección para atención primaria. Aten Primaria.1999;24(10):594-601.

18. Organização Mundial da Saúde. Classificação de transtornos mentais e de comportamento da CID-10: descrições clínicas e diretrizes diagnósticas. Porto Alegre: Artes Médicas; 1993.

19. American Psychiatric Association. Diagnostic and statistical manual of mental disorders: DSM-5. 5. ed. Washington; 2015.

20. Birket-Smith M, Mortensen EL. Pain in somatoform disorders: is somatoform pain disorder a valid diagnosis? Acta PsychiatrScand.2002;106(2):103-8.

21. Florenzano AP. A dor como pedido de socorro: investigação de história de violência com mulheres com dor crônica [dissertação]. Rio de Janeiro: Instituto Fernandes Figueira; 1998.

22. Rosmalen JGM, Tak LM, de Jonge P. Empirical foundations for the diagnosis of somatization. Psychol Med. 2011;41(6):1133-42.

23. Brasil MA, Appolinario JC, Fortes S. Functional somatic syndromes: many names for the same thing? In: Maj M, Akiskal S, Mezzich J, Okasha A, editors. Evidence and experience in psychiatry somatoform disorders. Wiley; 2005.

24. Kanaan RAA, Lepine JP, Wessely SC.the association or otherwise of the functional syndromes.Psychosom Med. 2007;69(9):855-9.

25. Kirmayer LJ, Robbins JM. Three forms of somatization in primary care: prevalence, co-ocurrence and socio-demographic characteristic. J NervMent Dis. 1991;179(11):647-55.

26. Goldberg D, Reed G, Robles R, Bobes J, Iglesias C, Sandra Fortes S, et al. Multiple somatic symptoms in primary care: a field study for ICD-11 PHC, WHO's revised classification of mental disorders in primary care settings. J Psychosom Res. 2016;91:48-54.

27. Kirmayer LJ, Robbins JM, Dworkind M, Yaffe M. Somatization and recognition of depression and anxiety in primary care. Am J Psychiatry. 1993;150(5):734-41.

28. Kirmayer L, Young A, Robbins J. Symptom attribution in cultural perspective. Can. JPsychiatry Dec. 1994;39(10):584-95.

29. Burton C. Beyond somatisation: a review of the understanding and treatment of medically unexplained physical symptoms (MUPS).Br J Gen Pract. 2003;53(488):231-9.

30. Kleinmann A. Social origins of distress and disease depression, neurasthenia and pain in Modern China. New Haven:Yale University; 1986.

31. Kirmayer LJ, Robbins JM. Patients who somatize in primary care: a longitudinal study of cognitive and social characteristics. Psychol Med. 1996;26:937-51.

32. Isaac M, Janca A, Burke KC, Costa e Silva JÁ, Acuda SW, Altamura AC, et al.Medically unexplained somatic symptoms in different cultures. PsychotherPsychosom. 1995;64(2):88-93.

33. Janca A, Isaac M. ICD-10 and DSM-IV symptoms of somatoform disorders in different cultures. Keio J Med. 1997;46(3):128-31.

34. Janca A, Tacchini G, Isaac M. WHO international study of somatoform disorders: an overview of methods and preliminary results. In:Keio University Symposia for Life Science and Medicine. Somatoform disorders: a worldwide perspective. Tokyo: Springer; 1999.

35. Simon G, VonKorff M, Piccinelli M, Fullerton C, Ormel J. An international study of the relation between somatic symptoms and depression. N Engl J Med. 1999;341(18):1329-35.

36. Gureje O, Simon G, Ustun T, Goldberg D. Somatization in cross-cultural perspective: a World Health Organization study in primary care. Am J Psychiatry. 1997;154(7):989-95.

37. Florenzano Urzúa R, Acuña Rojas J, Fullerton Ugalde C, Castro Muñoz. Results from the Santiago de Chile Centre. In:Üstun TB, Sartorius N. Mental Illness in general health care. Chichesser: John Wiley & Sons; 1995.

38. Duarte LF. Da vida nervosa nas classes trabalhadoras urbanas. Rio de Janeiro: Zahar; 1986.

39. Fonseca MLG, Guimarães MBL, Vasconcelos EM. Sofrimento difuso e transtornos mentais comuns: uma revisão bibliográfica. Rev APS. 2008;11(3):285-94.

40. Helman C. Cultura, saúde e doença. 5. ed. Porto Alegre: Artmed; 2009.

41. García-Campayo J, Larrubia J, Lobo A, Pérez-Echeverría MJ, Campos R. Attribution in somatizers: stability and relationship to outcomes at 1-year follow-up. ActaPsychiatr Scand. 1997;95(5):433-8.

42. Garcia-Campayo J, Lobo A, Perez-Echeverria MJ, Campos R. Three forms of somatisation presenting in primary care settings in Spain. J NervMent Dis. 1998;186(9):554-60.

43. Garcia-Campayo J, Sanz-Carrillo J. A review of the differences between somatizing and psychologizing in primary care. Int J Psychiatry in Medicine. 1999;29(3):337-45.

44. Kirmayer LJ. Cultural variations in the clinical presentations of depression and anxiety: implications for diagnosis and treatment. J Clin Psychiatry. 2001;62(Suppl 13):22-8.

45. Pilowsky I. From conversion hysteria to somatisation to abnormal illness behaviour? J Psychosom Res. 1996;40(4):345-50.

46. Pilowski I. Abnormal illness behaviour. Chichesser: John Willey & Sons; 1997.

47. Schicchitano J, Lovell P, Pearce R, Marley J, Pilowsky I. Illness behaviour and somatization in general practice.J Psychosom Res.1996;41(3):247-54.

48. Craig TKJ, Boardmann AP, Mills K, Daly Jones O, Drake H. The South London somatisation study I: longitudinal course and the influence of early life experience. Br J Psychiatry. 1993;163:579-88.

49. Craig TKJ, Drake H, Boardmann AP, Mills K. The South London somatisationstudy II: influence of stressful life events and secondary gain. Br J Psychiatry.1994;165:248-58.

50. Eide R, Thyholdt R, Hamre E. Relationship of psychological factors to bodily and psychological complaints in a population inWessern Norway. PsychotPsychosom. 1982;37(4):218-34.

51. Fortes S, Baptista C. Família e somatização. In:Mello Filho J, Burd M, organizadores. Doença e família. São Paulo: Artes Médicas; 2004.

52. Hotopf M, Wilson-Jones C, Mayou R, Wadsworth M, Wessely S. Childhood predictors of adult medically unexplained hospitalisations. BMJ. 2000;176: 273-80.

53. Brasil MA. Pacientes com queixas difusas: um estudo nosológico de pacientes apresentando queixas somáticas múltiplas e vagas [tese]. Rio de Janeiro: Universidade Federal do Rio de Janeiro; 1995.

54. Tófoli LF, Fortes S, Gonçalves DA, Chazan LF, Ballester D. Somatização e sintomas físicos inexplicáveis para o médico de família e comunidade. PROMEF/SEMCAD.2007;3(2):9-56.

55. Fortes S, Brasil MAA, Garcia-Campayo J, Botega NJ. Somatização. In: Botega NJ, organizador. Prática psiquiátrica no hospital geral: interconsulta e emergência. 4. ed. Porto Alegre: Artmed; 2017.

56. Tófoli LF. Transtornos somatoformes, síndromes funcionais e sintomas físicos sem explicação médica. In: Lopes AC, Amato Neto V, organizadores. Tratado de clínica médica. São Paulo: Roca; 2006.p. 2504-12.

57. Fortes S, Tofoli LF, Batista CMA. Somatização hoje. In:Mello Filho J, Burd M. Psicossomática hoje. 2. ed.Porto Alegre: Artmed; 2010.

58. Smith GR Jr,Monson RA, Ray DC. Psychiatric consultation in somatization disorder: a randomized controlled study. N Engl J Med. 1986;314(22):1407-13.

59. Salmon P, Ring A, Dowrick CF, Humphris GM. The somatising effect of clinical consultation: what patients and doctors say and do not say when patients present medically unexplained physical symptoms. SocSci Med. 2005;61(7):1505-15.

60. Ring A, Dowrick C, Humphris G, Salmon P. Do patients with unexplained physical symptoms pressurise general practitioners for somatic treatment? A qualitative study. BMJ. 2004;328(7447):1057.

61. Ring A, Dowrick CF, Humphris GM, Davies J, Salmon P. What do general practice patients want when they present medically unexplained symptoms, and why do their doctors feel pressurized? J Psychosom Res. 2005;59(4):255-60.

62. Reilly J, Baker GA, Rhodes J, Salmon P. The association of sexual and physical abuse with somatization: characteristics of patients presenting with Irritable Bowel Syndrome and non-epileptic disorder. Psychol Med. 1999;29(2):399-406.

63. Ford CV. Dimensions of somatization and hypochondriasis. NeurolClin. 1995;13(2):241-53.

64. Bessel A, Van der Kolk, Pelcovitz D, Roth S, Mandel F, McFarlane A, et al. Dissociation, somatization and affect dysregulation: the complexity of adaptation to trauma. Am J Psychiatry. 1996;153(7):83-93.

65. Waitzkin H, Magana H. The black box in somatization: unexplained physical symptoms, culture, and narratives of trauma. Soc Sci Med. 1997;45(6):811-25.

66. World Health Organization. Problem Management Plus(PM+): individual psychological help for adults impaired by distress in communities exposed to adversity. Geneve; 2016.

67. van Ravesteijn HJ, Suijkerbuijk YB, Langbroek JA, Muskens E, Lucassen PL, van Weel C, Wester F, et al.Mindfulness-based cognitive therapy (MBCT) for patients with medically unexplained symptoms: process of change.J Psychosom Res. 2014;77(1):27-33.

68. Araya R, Rojas G, Fritsch R, Gaete J, Rojas M, Simon G, et al. Treating depression in primary care in low-income women in Santiago, Chile: a randomized controlled trial. Lancet. 2003;361(9362):995-1000.

69. Guimarães FJ, Ferreira Filha MO. Repercussões da terapia comunitária no cotidiano de seus participantes.REE.2006;8(3):404-14.

70. Chiaverini DH, organizadora. Guia prático de matriciamento em saúde mental [Internet]. Brasília: MS; 2011 [capturado em 21 dez. 2017]. Disponível em: http://web.lampada.uerj.br/moodle/mod/resource/view.php?id=1416.

▶ CAPÍTULO 238

Tristeza, sensação de depressão e perturbações depressivas

Paulo Poli Neto
Fernanda Lazzari Freitas

Aspectos-chave

▶ Pessoas com tristeza e sintomas depressivos são muito comuns na atenção primária à saúde (APS), mas a forma de apresentação mais frequente é uma mescla de sintomas: dor crônica vaga, sintomas ansiosos e depressivos.

▶ A maioria das pessoas com quadros leves e moderados melhora espontaneamente ou com intervenções não medicamentosas, como seguimento usual com médico de família, atividade física, psicoterapias presenciais ou a distância.

▶ As intervenções medicamentosas apresentam bons resultados para quadros leves e moderados, mas são imprescindíveis apenas nos casos graves.

▶ Não há diferenças significativas entre os diversos antidepressivos disponíveis em relação aos resultados clínicos. Os inibidores seletivos da recaptação da serotonina (ISRS) e os inibidores seletivos da recaptação da serotonina e da norepinefrina (ISRSN) têm sido os mais indicados como primeira opção, pois apresentam menos efeitos colaterais.

Caso clínico

Joana, 30 anos, é conhecida do médico de família e comunidade, que acompanha seus dois filhos, com 5 e 8 anos, e acompanhava seu pai, que esteve acamado por um acidente vascular cerebral (AVC) e faleceu há 2 anos. Ela consultou algumas vezes, para escolha de método contraceptivo, e há 6 meses, para inserir o dispositivo intrauterino. Joana sempre pareceu muito forte, ágil, decidida. Dessa vez, chega abatida, com semblante tenso e preocupado. "Doutor, preciso muito da sua ajuda, não me sinto bem, já faz mais de um mês, mas agora piorou, estou muito desanimada, não consigo mais fazer minhas coisas, sinto que não vou dar conta. Se pudesse, me enfiava embaixo da cama e não saía mais." O médico escuta atentamente, sem interromper, demonstrando interesse pela narrativa dela. Joana continua: "Ando muito irritada, ansiosa, brigo com todo mundo, meu marido já não me aguenta, no trabalho, também não. À noite, fico pensando num monte de coisas e não consigo dormir. Sei lá, doutor, será que é depressão?". O médico pensa em responder, mas se contém, e Joana avança, "Mas acho que pode ser do cansaço, não parei mais desde que o pai ficou doente; cuidar dele, das crianças, trabalhar fora e, agora (começa a chorar), o Rogério (o marido) desempregado".

Teste seu conhecimento

1. Como é a abordagem do médico no Caso clínico descrito?
   a. Péssima, perdeu muito tempo fazendo uma escuta não dirigida e deixou de aproveitar brechas para perguntas importantes, como alterações no apetite e pensamentos e intenções suicidas
   b. Excelente, não interrompeu a narrativa de Joana, manteve-se atento e demonstrou interesse por sua história. Conteve o impulso de responder à pergunta sobre o diagnóstico e foi premiado com sua versão sobre o contexto do sofrimento
   c. Indiferente, em casos como esse, a técnica de entrevista ou de abordagem do médico não faz diferença. O que importa é o diagnóstico e o tratamento corretos
   d. Boa, mas, na sequência dessa entrevista e dos próximos encontros, é imprescindível que o médico utilize as ferramentas do genograma e do ciclo de vida familiar para obter os melhores resultados

2. Como se podem relacionar os sintomas de Joana com seu contexto de vida?
   a. Não se relacionam; depressão é um transtorno neuroquímico que pode afetar qualquer pessoa, em qualquer cultura, em qualquer idade
   b. Não há como não relacionar, já que todos os problemas de saúde são biopsicossociais
   c. A causa do sofrimento de Joana é óbvia: deve-se à perda do emprego do seu marido e à sua sobrecarga de trabalho, e esse deve ser o foco do tratamento
   d. O papel do médico não é apontar uma causa social para o sofrimento de Joana, mas ajudá-la a refletir sobre seus sintomas, em que momento eles surgiram e maneiras de lidar com eles

3. Há diferentes possibilidades de classificar as demandas dos pacientes. Em relação ao caso de Joana, qual das afirmativas a seguir você considera mais adequada à APS?
   a. Depressão maior, de acordo com o *Manual diagnóstico e estatístico de transtornos mentais* (DSM-5), pois apresenta, pelo menos, anedonia, sensação de inutilidade, fadiga ou perda de energia, agitação e alteração do sono por mais de 2 semanas
   b. Episódio depressivo moderado, segundo a *classificação internacional de doenças* (CID-10), por apresentar quatro ou mais

sintomas, como perda de interesse, humor rebaixado, diminuição da autoestima e alteração do sono
    c. Tristeza e sensação de depressão, de acordo com a *Classificação internacional de atenção primária* (CIAP-2)
    d. Ansiedade generalizada (CID-10), por apresentar nervosismo persistente, irritabilidade, alteração do sono

4. Em relação à abordagem inicial para o caso de Joana, escolha a alternativa mais adequada.
    a. Explorar melhor a gravidade do seu sofrimento, conhecer seus próprios recursos para lidar com os sintomas e apresentar as possibilidades terapêuticas. Agendar um retorno para 2 semanas e mostrar-se disponível
    b. Explicar que é uma crise normativa da sua vida e que precisa lidar com isso sozinha
    c. Referenciar ao psiquiatra
    d. Iniciar antidepressivo e agendar um retorno para 2 semanas

5. Em relação aos alertas vermelhos (sinais, sintomas ou situações que devem chamar a atenção do médico para a gravidade do caso) e ao diagnóstico diferencial, qual é a resposta correta?
    a. É um caso simples que pode ser manejado na APS sem maiores riscos e sem necessidade de apoio do psicólogo ou do psiquiatra
    b. Em casos como esse, deve-se perguntar sobre uso de álcool e outras drogas, pensamentos suicidas, sintomas psicóticos e, ainda, agitação ou euforia desproporcional, para descartar o transtorno bipolar
    c. O(a) médico(a) de família e comunidade, por conhecer a maioria das pessoas que atende há mais tempo, pode usar várias consultas para avaliar gravidade, riscos e necessidade de apoio da equipe de saúde mental
    d. Sintomas psicóticos, pensamento suicida e isolamento social são sintomas comuns em casos como o de Joana e melhoram com o seguimento usual

Respostas: 1B, 2D, 3C, 4A, 5C

Do que se trata

Há muitas e distintas formas de as pessoas manifestarem sofrimento, basta ver a variedade de substantivos e adjetivos que cada língua cunhou ao longo de sua história para expressar o mal-estar ou denominar aquele que sofre. Angústia, tristeza, desânimo, nervos, histeria, neurose, abatimento, depressão e ansiedade são alguns exemplos em português. Ao se estudar os sintomas ou as manifestações desse desconforto íntimo em diferentes culturas, vê-se que, sim, existem aspectos que são universais. Todas as pessoas sofrem, choram, entram em pânico, ficam tristes, angustiam-se e, em algum momento, querem morrer. Se as máscaras do sofrimento podem coincidir na expressão, ainda que em outro tempo ou espaço, é em cada cultura que elas se sustentam, ganham significado e são interpretadas.[1–3]

Nas últimas décadas, é por meio do termo depressão que se define uma grande variedade de sintomas e situações de sofrimento.[4–7] Essa simplificação é própria da biomedicina, que, há pelo menos dois séculos, constrói seu arcabouço teórico, tendo como eixo a noção de que as doenças são entidades orgânicas homogêneas e independentes das pessoas e dos espaços em que vivem.[8–11] O médico de família e comunidade, na sua prática centrada na pessoa, precisa relativizar o diagnóstico de depressão, assim como faz com a maioria dos outros diagnósticos.[11]

Para algumas pessoas e situações, sabe-se que o fato de haver um nome que defina um problema ajuda; isso serve, por exemplo, para aqueles que são mais pragmáticos e que gostam de seguir à risca as recomendações médicas. Pode ser útil também para fins jurídicos, pois há sofrimentos que requerem algum tempo de afastamento do trabalho, e rótulos simples funcionam melhor nesse meio. Para a comunicação entre pesquisadores de todo o mundo, também facilita haver uma forma homogênea de classificar um grupo de sintomas. Por outro lado, a ideia de uma entidade bem delimitada que existe em seu corpo, graças a um desequilíbrio neuroquímico, pode ser extremamente imobilizadora naqueles casos em que os sintomas pedem reflexões. O uso excessivo da categoria depressão pode precipitar também a utilização de medicamentos, a única opção terapêutica denominada *antidepressiva*.

As classificações diagnósticas do DSM-5[12] e do CID-10[13] levam em conta apenas um grupo de sintomas e a sua persistência para avançar em direção a um rótulo diagnóstico, como o de depressão maior, o que pode desencadear efeitos benéficos ou prejudiciais.[7] A CIAP-2,[11] mais voltada para a prática da APS, restringe-se aos sintomas, sem a eleição de requisitos mínimos para definir uma entidade nosológica. Utiliza-se, por exemplo, o código CIAP P-03 para tristeza/sensação de depressão, em quadros mais leves, e o código CIAP P-76, para perturbações depressivas, nos mais graves. Outra diferença se dá em relação ao que se define como transtorno bipolar, do DSM-5,[12] que é chamado psicose afetiva, na CIAP-2.[11]

Os estudos de prevalência sobre os chamados transtornos mentais apontam que aproximadamente 50% das pessoas terão, em algum momento da vida, uma ou mais alterações dignas de serem classificadas como um diagnóstico psiquiátrico.[14] Segundo Kessler e cols.,[15] os transtornos de ansiedade responderiam por 28,8% desses casos, e os transtornos de humor, por 20,8%. Esses estudos têm uma implicação prática para os profissionais da APS e, em especial, para os médicos de família e comunidade, que é a afirmação recorrente de que há subdiagnóstico de transtornos mentais em sua prática, já que menos da metade das pessoas potencialmente afetadas receberia um diagnóstico psiquiátrico. Há duas respostas possíveis para essa crítica à APS: uma é a de que os atuais critérios diagnósticos, especialmente os do DSM e seus questionários validados, promovem um sobrediagnóstico ao incluir crises corriqueiras da vida em seu rol.[14] A outra é a de que, na APS, não é necessário haver um diagnóstico para que se tenha escuta, cuidado e melhora dos sintomas.[11] Uma pesquisa realizada em 2013, no Brasil, identificou a prevalência de 7,6% entre os adultos, com maior presença entre as mulheres (10,9%) e na população de 60 a 64 anos (11,1%). É maior também entre aqueles que se declararam brancos (9,0%), moradores de regiões urbanas (8,0%) e na região sul do país (12,6%).[16]

O que pode ocasionar

Para uma pessoa com tuberculose, pode ser mais fácil explicar a fisiopatologia da doença, ainda que os motivos pelos quais a contraiu possam ser tão obscuros quanto os que fizeram com que o outro contactante não a contraísse. Ainda mais difícil pode ser compreender porque naquele momento da vida, e não em outro ou nunca, o corpo se manifesta com dor, falta de vontade, tristeza, desesperança, alterações do sono e do apetite. Na ausência de melhores evidências sobre a etiologia ou mesmo sobre a relação com o contexto de vida, cabe ao profissional da APS auxiliar a pessoa a refletir sobre sua condição e a encontrar suas próprias perguntas e respostas.

Apesar da heterogeneidade das narrativas de dor ou de sofrimento presentes na APS, há determinadas condições que podem precipitar crises mais frequentemente. Cada médico aprende sobre esses nós mais comuns da sua população a partir da observação cotidiana das pessoas, das famílias, do seu modo de vida, da situação econômica, dos valores morais e religiosos, de como pensam e se comportam rotineiramente. O Quadro 238.1 traz alguns exemplos de dificuldades da vida cotidiana que podem provocar crises de tristeza ou ansiedade. Ao reconhecê-las, o médico pode avançar naquilo que Balint chamou de "o exame pelo paciente."[17]

Em relação a outras situações clínicas que podem provocar sintomas depressivos, facilita o fato de a maioria das pessoas já serem conhecidas dos profissionais da APS, o que evita muitas perguntas de *check-list*, como sobre o uso de bebidas alcoólicas e outras drogas, comorbidades, história de doenças e internações (ver Quadro 238.2). Não será necessário solicitar exames laboratoriais para hipotireoidismo para todas as pessoas com sintomas depressivos. A avaliação clínica e a identificação de outros sinais e sintomas, além da lentidão psicomotora, ganho de peso, ressecamento da pele, constipação e eventualmente edema de membros inferiores, auxiliarão nessa decisão.

O médico de família e comunidade deve pensar em psicose afetiva (ou transtorno bipolar) se, na história, surgirem períodos de intensa e incontrolável excitação e euforia alternadamente aos sintomas depressivos, ou naqueles em que o uso de antidepressivos provoque agitação psicomotora. Pessoas que apresentam essa variação de humor intensa constituem um desafio para os médicos de família e também para psiquiatras experientes.

Quadro 238.1 | **Pessoas que expressam sofrimento na atenção primária à saúde podem remeter a dificuldades muito comuns da vida moderna**

- Desigualdades sociais – sem acesso a condições mínimas de alimentação, moradia, saneamento e higiene, vestuário e transporte
- Violência – exposição indesejada a situações de coerção física ou psicológica
- Luto – perdas ou doenças graves de familiares, pessoas próximas ou animais de estimação
- Família – situações desconfortáveis no relacionamento com parceiro(a), filhos, pais, irmãos ou outros
- Trabalho – condições laborais difíceis, relacionamento ruim com superior ou colegas, iminência de demissão ou fechamento da empresa, sensação de injustiça no reconhecimento de seu desempenho
- Doença – preocupação exacerbada com sintomas ou sinais físicos aparentemente benignos, diagnóstico recente de doença grave ou letal, convivência com doença crônica degenerativa e/ou incapacitante
- Serviços de saúde – dificuldade de acesso, mau atendimento, resposta inadequada às demandas do usuário
- Gravidez e puerpério – as complexas modificações provocadas na vida e no corpo da mulher durante e após a gravidez estão relacionadas com maior possibilidade de sintomas depressivos, quadro que também tem sido chamado de depressão pós-parto

Quadro 238.2 | **Quadros clínicos que podem se apresentar como sintomas depressivos**

Hipotireoidismo	Solicitar investigação laboratorial (TSH) apenas se houver alta suspeição clínica: ganho de peso > X% em 30 dias; letargia; ressecamento da pele; constipação
Transtorno bipolar ou psicose afetiva	Alternância de dois ou mais episódios de incontrolável excitação e euforia com episódios depressivos. O tratamento com antidepressivos pode precipitar uma crise maníaca e aumentar a suspeita
Esquizofrenia	Quadro inicial pode ter embotamento, isolamento social e sonolência. Sintomas positivos, como delírios, alucinações e surtos psicóticos, ajudam no diagnóstico diferencial
Demência	Prejuízo da memória, da cognição, da orientação espacial se destacam em relação aos sintomas depressivos, mas um teste terapêutico pode ajudar
Doença de Parkinson	A doença de Parkinson geralmente coexiste com sintomas depressivos e algumas vezes pode ser a manifestação inicial da doença
Climatério e menopausa	Para algumas mulheres, a menopausa é um período de maior vulnerabilidade que pode se manifestar com sintomas depressivos[18]
Condições clínicas debilitantes	Situações clínicas que cursam com fadiga e astenia podem ser confundidas ou mesmo provocar perturbações depressivas. Alguns exemplos são: anemias, neoplasias, doenças crônico-degenerativas, IR e IC

TSH, tireotrofina; IR, insuficiência renal; IC, insuficiência cardíaca.

O que fazer

Há muitas opções efetivas para o atendimento às pessoas com tristeza intensa e perturbações depressivas na APS. A simples abordagem inicial, ao se fazer uma boa escuta e permitir que a pessoa exponha suas inquietações, é suficiente para lidar com a maioria dos casos. Estudos demonstram que a qualidade da atenção às pessoas com sintomas depressivos é maior quando elas participam mais ativamente do encontro e quando os médicos exploram e validam suas preocupações.[19]

Talvez o maior desafio para as equipes de APS seja separar, já no primeiro atendimento, os casos muito graves, ou seja, os que necessitarão intervenções mais precoces e os que podem ser acompanhados com mais calma na sequência. Para isso, é importante lembrar-se dos alertas vermelhos, sinais de gravidade que os profissionais da APS devem ter em mente ao perceberem que se trata de alguém com sintomas depressivos graves (ver Figura 238.1).

Se há a percepção de que se trata de um sofrimento intenso e a pessoa não verbalizou durante a consulta que tem pensado em suicídio, pode ajudar muito perguntar sobre isso. Como o suicídio é carregado de valores morais e religiosos negativos, as pessoas muitas vezes têm medo de falar sobre esses pensamentos, o que pode ser uma carga a mais. Conversar sobre esse tema, explicar que são pensamentos recorrentes para a maioria das pessoas e mais ainda para aqueles que passam por dificuldades pode ser muito terapêutico.[17] Sabe-se que o suicídio é identificado conforme a frequência com que é questionado pelos profissionais que realizam o atendimento, e que aproximadamente

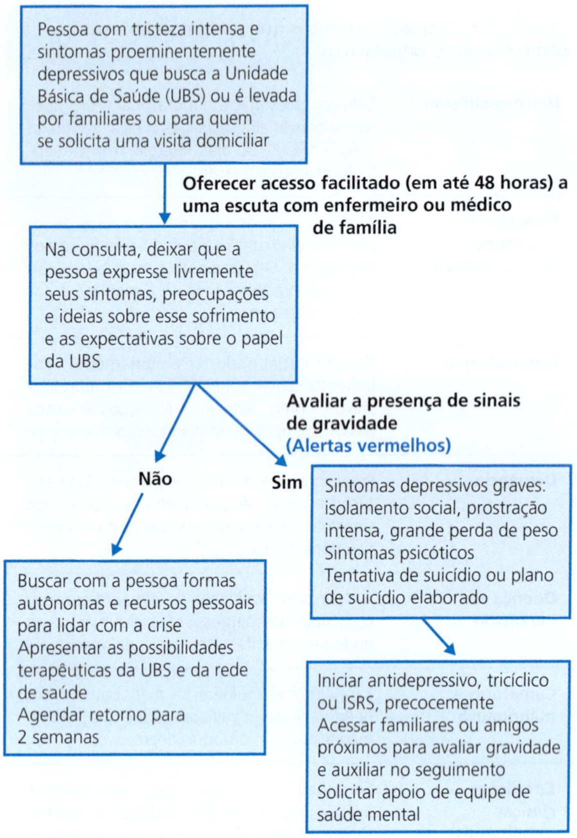

Figura 238.1

Fluxograma para atendimento a pessoas com sintomas depressivos na atenção primária à saúde.
ISRS, inibidores seletivos de recaptação de serotonina.

Fluxo:
- Pessoa com tristeza intensa e sintomas proeminentemente depressivos que busca a Unidade Básica de Saúde (UBS) ou é levada por familiares ou para quem se solicita uma visita domiciliar
- Oferecer acesso facilitado (em até 48 horas) a uma escuta com enfermeiro ou médico de família
- Na consulta, deixar que a pessoa expresse livremente seus sintomas, preocupações e ideias sobre esse sofrimento e as expectativas sobre o papel da UBS
- Avaliar a presença de sinais de gravidade (Alertas vermelhos)
  - **Não**: Buscar com a pessoa formas autônomas e recursos pessoais para lidar com a crise. Apresentar as possibilidades terapêuticas da UBS e da rede de saúde. Agendar retorno para 2 semanas
  - **Sim**: Sintomas depressivos graves: isolamento social, prostração intensa, grande perda de peso. Sintomas psicóticos. Tentativa de suicídio ou plano de suicídio elaborado → Iniciar antidepressivo, tricíclico ou ISRS, precocemente. Acessar familiares ou amigos próximos para avaliar gravidade e auxiliar no seguimento. Solicitar apoio de equipe de saúde mental

---

75% dos indivíduos que cometeram suicídio procuraram os serviços de APS nos meses anteriores.[20-22]

Além do acesso fácil aos serviços de saúde e de uma boa abordagem inicial, o seguimento continuado é fundamental, especialmente para as pessoas com sintomas moderados e graves. Essa é mais uma vantagem da APS em relação aos serviços especializados, porque os encontros entre os profissionais e as pessoas que ele acompanha não são motivados apenas por um problema e ocorrem inúmeras vezes ao longo do tempo por queixas diversas. Os ensaios clínicos e metanálises sobre o seguimento de pessoas com sintomas depressivos na APS não costumam apresentar resultados claros em relação às diferentes abordagens possíveis.[23] Isso se deve, entre outras coisas, às dificuldades técnicas que esses estudos encontram para definir homogeneamente o que é caso; para padronizar intervenções quando as personalidades de profissionais e consultantes são tão importantes quanto diferentes; e para definir o que seriam os desfechos desejáveis.[4,17]

Diversas terapias têm sido utilizadas e testadas para pessoas com sintomas depressivos (ver Quadro 238.3). Atividade física regular, terapia cognitivo-comportamental (TCC), acompanhamento com médico de família e comunidade e tratamento medicamentoso demonstraram impactos significativos.

As psicoterapias mais utilizadas são as TCC e a terapia de resolução de problemas (TRP). Há modalidades mais recentes de TCC, como as autoguiadas (feitas pelo computador) ou à distância, com a ajuda de psicoterapeuta.[37]

No exemplo a seguir, o médico de família, ao permitir que a paciente avance para além dos sintomas iniciais de mal-estar e sofrimento, depara-se com questões que não encontrarão uma resposta simples.

> Maria enfrenta uma separação litigiosa. Vem para uma segunda consulta com Dr. João após conseguir expor seu sofrimento no primeiro encontro, em que falou inicialmente de uma dor de cabeça, cansaço e, finalmente, do desânimo. Dr. João acompanha Maria, seus filhos e seu ex-esposo há mais de 3 anos.
>
> Maria: O meu ex-marido fica me dizendo coisas que me fazem sentir culpada sobre a educação dos filhos, e que eu deveria voltar pra ele. Isso me deixa muito mal...
>
> Dr. João: Você já vem me dizendo que esse contato com ele te deixa mal, mas por que você mantém essa aproximação, Maria?
>
> Maria: Não quero continuar com ele, Dr., já decidi, mas a gente acaba conversando quando ele visita as crianças.
>
> Dr. João: Hum! E essas visitas sempre ocorrem na sua casa?
>
> Maria: Sim, Dr., mas eu poderia marcar em outros lugares... (pensativa). Acho que eu preciso mudar isso mesmo. Me sinto paralisada, não tenho conseguido trabalhar e aí fico muito tempo em casa, sempre pensando a mesma coisa, parece que algumas ideias ficam rodando sem parar na minha cabeça...
>
> Dr. João: Nessas situações, costuma ajudar envolver-se em outras atividades, Maria, sair de casa, fazer alguma atividade física, conversar com os amigos. Você tem tentado?
>
> Maria: Me sinto frágil, parece que perdi a confiança, mas sei que preciso seguir adiante.
>
> Dr. João: Conversávamos da outra vez sobre a volta ao trabalho, como é que andam esses planos?

Nesse exemplo, são vistas algumas das características do espaço de trabalho muito peculiar do médico de família e da APS. Maria já conhece Dr. João, e eles mantêm uma relação de confiança por acompanhar sua família há anos e para diferentes problemas. O acesso fácil a um profissional com abordagem abrangente faz as queixas surgirem sem muita elaboração; dores vagas no corpo e sensações de mal-estar, que, muitas vezes, não são relacionadas pela pessoa a alguma situação específica. A escuta (deixar que a pessoa fale livremente sem interrupções) e a postura de interesse inicial contribuirão para que a pessoa já se sinta melhor naquele momento por dizer coisas que, por alguma razão, estavam bloqueadas, o que Freud chamou "limpeza de chaminé".[41] Até esse ponto, não parece haver uma grande dificuldade para os profissionais da APS, basta conter o impulso de querer interromper e dirigir a consulta a todo instante. Mais difícil será lidar com o terreno encontrado após esse breve aprofundamento. A dica de Balint para os médicos de família é cuidar com o conselho ou o apoio, as intervenções mais utilizadas, e privilegiar o "exame pelo paciente", ou seja, a própria pessoa é quem deve chegar às conclusões, fazer as escolhas e tomar as decisões.[17]

A experiência britânica com os *counsellors* e o *counselling* – psicoterapeutas generalistas contratados pelos médicos de família para abordar conjuntamente as situações mais comuns de sofrimento – é um exemplo de como a flexibilidade é fundamental nesse espaço de prática.[42]

Em relação aos medicamentos, os principais têm apresentado nos ensaios clínicos bons resultados no alívio dos sintomas depressivos, leves a graves,[43] mas esses estudos são feitos em condições especiais de cuidado e com uma amostragem particular de voluntários que os distanciam das situações comuns da

Quadro 238.3 | Propostas terapêuticas para sintomas depressivos e as recomedações baseadas em ensaios clínicos ou metanálises

Terapêutica	Recomendação	Comentário
Seguimento com médico de família	Estudos demonstram bons resultados a longo prazo[24]	As dificuldades técnicas para definir o que é caso e para padronizar as intervenções da APS
TRP	Existem boas evidências de que a TRP realizada pelo médico de família é efetiva na melhora dos sintomas depressivos[25,26]	A TRP em combinação com antidepressivos não é mais efetiva do que cada tratamento separadamente[25]
TCC	A TCC é efetiva no tratamento da depressão[26,27]	Estudos demonstraram que a TCC, quando comparada ao placebo e ao não tratamento, mostra-se superior aos demais[27]
		Os resultados são semelhantes quando se compara terapia presencial com terapia remota ou autoajuda guiada[28]
Atividade física	A atividade física é uma opção de tratamento efetivo para depressão em adultos[29-32]	O exercício melhora os sintomas depressivos em pessoas com diagnóstico de depressão. Porém, mais estudos devem ser realizados para se obterem estimativas mais precisas do tamanho do efeito e para determinar os riscos e os custos[29-32]
Fitoterápicos – erva-de-são-joão, hipérico	A erva-de-são-joão é superior ao placebo e de eficácia semelhante aos antidepressivos no tratamento da depressão. Também tem menos efeitos colaterais se comparada aos antidepressivos-padrão[33-35]	Atenção especial às interações medicamentosas, que são muitas
ISRS	Os ISRS são efetivos no tratamento da depressão quando comparados a placebo[36-38]	
ISRSN	Melhor remissão dos sintomas quando comparados com placebo ou ISRS[39]	
ADTC	Os ADTCs são efetivos no tratamento da depressão quando comparados a placebo[36-40]	Baixas doses de ADTCs são eficazes no tratamento da depressão[40]

Para os casos considerados leves ou moderados, diversas opções podem servir de auxílio, inclusive o seguimento usual com o médico de família e comunidade. O ideal é apresentar para o paciente essas possibilidades, as vantagens e as desvantagens de cada uma, e definirem um plano conjunto. Nos casos graves, a terapia medicamentosa pode ser necessária mais precocemente.

APS, atenção primária à saúde; TCC, terapia cognitivo-comportamental; TRP, terapia de resolução de problemas; ISRS, inibidores seletivos da recaptação da serotonina; ISRSN, inibidores seletivos da recaptação de serotonina e norepinefrina; ADTCs, antidepressivos tricíclicos.

APS.[37,44] Diferentemente da visão geral dos protocolos clínicos, em que um diagnóstico e um tratamento corretos levarão à remissão completa dos sintomas, o que se vê na prática clínica comum são respostas mais heterogêneas ao uso dos medicamentos.[43] O estudo STAR*D, por exemplo, que avaliou o uso do antidepressivo citalopram em ambulatórios de APS e atenção psiquiátrica nos EUA, apresentou entre 28 e 33% de remissão dos sintomas após 12 semanas, o que é mais significativo do que o efeito placebo, mas não muito.[44] Arrol e cols., em uma revisão sistemática, encontraram apenas 15 estudos comparando uso de antidepressivos a placebo (a maioria deles são estudos de curta duração, com amostras pequenas e patrocinados por laboratórios) e chegaram a um número necessário para tratar de 4 para 1 e um número necessário para prejudicar de 5-11 para 1.[37]

O médico de família costuma perceber essa heterogeneidade na utilização e nas respostas ao medicamento em sua prática clínica, e isso não pode ser atribuído unicamente ao erro de avaliação do profissional. O padrão-ouro visto nos protocolos clínicos – de remissão dos sintomas em 4 a 8 semanas e manutenção do tratamento por 6 a 12 meses[41] – é confrontado na APS com aquelas pessoas que se sentem melhor já no primeiro dia de utilização do medicamento e com outras que relatam ter melhorado, apesar de confessarem depois utilizar o medicamento apenas quando se sentem mal. Há, ainda, muitas pessoas que vêm utilizando antidepressivos continuadamente há anos e estabelecem uma relação afetiva com ele. Na APS, é importante pensar o medicamento para além do efeito químico e do efeito placebo; ele costuma fazer parte da comunicação com o consultante no momento de encontrar um terreno comum para o manejo dos problemas ou sintomas. Na Tabela 238.1, estão listados os principais medicamentos e seus efeitos adversos mais comuns.

Existem várias classes de medicamentos antidepressivos, mas os mais conhecidos e utilizados são os antidepressivos triáclicos (ADTCs), os inibidores seletivos de recaptação de serotonina (ISRS) e os inibidores seletivos de receptação de serotonina e norepinefrina (ISRSN). A diferença na efetividade entre as diferentes classes de antidepressivos é pequena; assim, a escolha do medicamento deve ser baseada nas necessidades da pessoa.[43] Por exemplo, entre os ISRS, a sertralina parece ter efeito mais rápido quando comparada aos outros medicamentos da mesma classe, porém provoca mais vertigem, náuseas e vômitos. A paroxetina está relacionada à maior sedação e ganho de peso, e a fluoxetina é a que provoca menos alteração no peso. Os ADTCs estão relacionados à maior sedação e ganho de peso, com exceção da nortriptilina, que é menos sedativa. A bupropiona não ocasiona disfunção sexual e pode induzir perda de peso, mas provoca mais cefaleia e insônia. Os ISRSN parecem ter uma resposta ligeiramente melhor do que os ISRS na melhora dos sintomas, mas apresentam maiores taxas de efeitos adversos, como náuseas e vômitos.[39]

As reações adversas são muito comuns, entre os usuários de ISRS e ISRSN, em torno de 63% apresentam pelo menos um efeito durante o tratamento. Além de náuseas e vômitos, diarreia,

Tabela 2381 | **Principais antidepressivos, efeitos, nomes comerciais, doses e meia-vida**

Medicamentos	Efeitos adversos							Nomes comerciais	Posologia (mg/dia)	Meia-vida (horas)
	Efeito anti-colinérgico	Sedação	Insônia	Hipotensão postural	Náusea	Disfunção sexual	Ganho de peso			
ADTCs										
Amitriptilina	++++	+++	–	+++	–	+	++	Tryptanol, Amytril, Tripsol, Protanol	25-300	16-26
Clomipramina	+++	++	+	++	+	++	++	Anafranil, Clo	25-250	21-31
Imipramina	++	++	+	++	+	+	++	Tofranil, Impra	25-300	7-17
Nortriptilina	+	+	+	+	+	+	++	Pamelor	25-200	12-56
ISRS										
Fluoxetina	–	+	–	–	++	+	–/+	Prozac, Daforim, Deprax, Fluxene, Daforin, Nortec, Verotina	10-80	24-72
Paroxetina	+	++	–	–	++	++	+	Aropax, Pondera, Cebrilin	10-60	9-28
Sertralina	–	+	–	–	++	+	+	Novativ, Tolrest, Zoloft	50-200	24-26
Citalopram	+	+	–	–	++	++	+	Cipramil	10-40	33
Outros										
Venlafaxina	–	–	++	–	++	+	–	Efexor	75-375	5
Bupropiona	–	–	++	–	+	–	–	Zyban, Wellbutrin	100-450	8-39

ADTCs, antidepressivos tricíclicos; ISRS, inibidores seletivos de recaptação de serotonina.
Fonte: Sociedade Brasileira de Medicina de Família e Comunidade.[45]

tontura, boca seca, fadiga, dor de cabeça, disfunção sexual, sudorese, tremor e ganho de peso são frequentemente descritos.[39]

Os antidepressivos devem ser usados com cautela em idosos, citalopram, escitalopram e setralina são preferidos entre os demais. Paroxetina e fluoxetina estão mais associados com efeitos colinérgicos.[38]

A escolha do medicamento deve ser feita respeitando as necessidades do consultante e como parte de uma aliança terapêutica em que o contexto de vida e do sofrimento sempre seja abordado. Como exemplifica o caso a seguir:

> Tereza retorna para uma consulta com Dr. João. No último ano, tem tido muitos conflitos com seu filho adolescente. Queixa-se de desânimo, desinteresse e "vontade de largar tudo e sumir". Apesar de já terem conversado em outras oportunidades sobre os sintomas de sofrimento, a preocupação com o filho e alternativas para lidar com isso, Tereza diz precisar muito de algum medicamento desta vez.
>
> Tereza: Já tentei de tudo, Dr. Tenho caminhado todos os dias, já não fico brigando com meu filho o tempo todo, só combino com ele as obrigações de cada um, mas não adiantou muito. Não consigo dormir, fico pensando naquelas histórias de droga em que ele se envolveu, tá muito difícil ainda. Acho que eu preciso tomar algum remédio pra ajudar.
>
> Dr. João apenas ouve...
>
> Tereza: O Sr. sabe que eu não sou de ficar tomando remédio, nem pra dor, mas já usei um uma vez que tomava à noite que acho que pode me ajudar.
>
> Dr. João: E o que você gostaria de fazer, Tereza?

Tereza: Começar de novo com aquele remédio à noite e ver como eu fico, sinto que vai me ajudar muito, até pra eu pensar melhor minha vida, Dr.

Dr. João: Como já conversamos antes, Tereza, você sabe que os medicamentos podem te ajudar a aliviar alguns sintomas, assim como provocar alguns efeitos desagradáveis. Mas se você acha muito importante nesse momento, podemos começar com uma dose baixa e ver como você responde, mas...

Tereza: Eu sei, Dr., mas eu preciso lidar melhor com esses meus problemas.

A retirada dos antidepressivos pode ser bastante difícil, além da síndrome de descontinuidade, que provoca sintomas variados, como tontura, náusea, letargia e cefaleia, a pessoa pode recear a volta das sensações iniciais e ter de lidar com elas e com seus significados. A retirada gradual do medicamento pode ajudar a diminuir esses efeitos.

Quando referenciar

A maioria das situações pode ser manejada na APS, mas algumas podem requerer o apoio de um psicólogo, psiquiatra, assistente social ou de instituições. Naqueles casos em que há sinais de gravidade, os alertas vermelhos, ou quando há dúvidas sobre o quadro clínico, como com a suspeita de psicose afetiva (transtorno bipolar) ou quando há sintomas psicóticos, pode ser interessante contatar precocemente a equipe de saúde mental (ver Tabela 238.2). Do mesmo modo, em relação àquelas pessoas que não melhoram após alguns meses de seguimento ou cujo estado se agrave muito.

Erros mais frequentemente cometidos

▶ Rotular ou aceitar precocemente o rótulo de depressão sem explorar o contexto de sofrimento.
▶ Manter e renovar continuadamente prescrições de ansiolíticos e de antidepressivos sem aproveitar para rever a indicação, os sintomas iniciais, os benefícios e malefícios do uso desses medicamentos.
▶ Atender repetidas vezes pessoas com dores crônicas vagas e mal-estar sem usar o tempo para aprofundar esse sofrimento.
▶ Iniciar antidepressivos sem haver aprofundado minimamente os sintomas e o contexto de sofrimento.
▶ Evitar oferecer o antidepressivo como uma das opções terapêuticas.
▶ Naqueles casos em que o antidepressivo foi introduzido como opção terapêutica, utilizar uma dose inadequada ou insuficiente para a melhora dos sintomas.
▶ Não solicitar apoio de outros profissionais da APS ou do Núcleo de Apoio à Saúde da Família (NASF) para situações graves ou que não apresentaram a melhora esperada.
▶ Não conversar sobre suicídio nos casos moderados e graves.

Prognóstico e complicações possíveis

As consequências do problema que aqui foi chamado "perturbações depressivas" podem ser analisadas de diferentes formas. O efeito mais importante deles, no entanto, que é o impacto que cada pessoa sente ao sofrer profundamente, talvez seja o mais difícil de medir ou avaliar. Arthur Frank diz que:[48]

> O sofrimento se torna inútil precisamente porque o sofrimento de qualquer pessoa é irredutível: sendo nada mais do que é, o sofrimento não pode ter significado. Sofrimentos irrredutíveis não podem nunca ser comparados. Mas aqui os argumentos se voltam para si mesmos. Uma vez se compreende que o sofrimento não pode ser comparado, então é [grifo do autor] possível

Tabela 238.2 | **Principais medicamentos usados no tratamento da psicose afetiva**

Medicamentos	Efeitos adversos	Nomes comerciais	Posologia (mg/dia)	Meia-vida (horas)
Lítio	Sede, poliúria, tremor, ganho de peso, sedação, diarreia, náusea e hipotireoidismo (monitorar TSH)	Carbolim, Carbolitium	900-1.800	14-30
Ácido valproico	Tremor, sedação, diarreia, náuseas, ganho de peso, queda de cabelo e elevação das enzimas hepáticas	Depakene, Valpakine, Epinelil	1.000-3.000	8-12
Carbamazepina	Cefaleia, nistagmo, ataxia, sedação, leucopenia e elevação mediana das enzimas hepáticas. A carbamazepina está relacionada à interação fármaco/fármaco por indução da enzima do citocromo P450 das enzimas hepáticas, reduzindo, assim, o nível sérico de várias medicações	Tegrectol, Tegretard, Carmazin, Tegrex, Tegrezin	400-1.200	12-40
Olanzapina	Ganho de peso, hiperinsulinemia, insônia e vertigem	Zopix, Zyprexa	7,5-20	21-54

TSH, hormônio estimulante da tireoide.
Fonte: Com base em Griswold e Pessar[46] e Oliveira.[47]

falar de diferentes sofrimentos na mesma história, porque não há comparação. Além da comparação, a "existência universal" de sofrimento requer que diferentes formas se comuniquem sobre ele. Onde não há comparação, há uma sobrecarga metonímica. Cada sofrimento é parte de um buraco maior; cada pessoa que sofre é chamada para esse buraco, como uma testemunha de outros sofrimentos.

O que se vê na prática da APS é essa heterogeneidade na forma de sofrer e nas implicações desse sofrimento para a vida de cada um. Algumas vezes, o "ensimesmamento" provocará sérias e irreparáveis consequências na dinâmica familiar, nas relações de trabalho, etc. Em outras, parece haver mudanças positivas na situação de vida daquela pessoa, que, de algum modo, foram promovidas, porque o mal-estar e a tristeza empurraram-na nesse sentido. Há também aqueles casos em que esse sofrimento socialmente aceito, que tem sido em geral sintetizado na ideia de depressão, pode imobilizar as pessoas, mantê-las no mesmo lugar por muitos anos, na mesma dinâmica familiar, trocando de medicamentos e recebendo benefícios sociais.

Vários estudos epidemiológicos têm encontrado uma maior morbidade e mortalidade por doenças crônicas e agudas entre as pessoas com os chamados transtornos mentais do que em outros grupos.[49] Não é uma associação difícil de ser feita para o médico de família que vê e entende as pessoas que atende de um modo integral, sem separá-las em mente e corpo.

O suicídio tem sido apontado como o desfecho mais indesejado nos transtornos psiquiátricos. De acordo com Maris,[50] até 90% das pessoas que se suicidam teriam algum diagnóstico psiquiátrico, e as perturbações depressivas representariam a maioria desses casos.[20] Essa não é uma associação difícil de imaginar que aquele que planeja ou efetivamente tenta o suicídio passa, na maioria das vezes, por situações de sofrimento intensas, que seriam enquadradas facilmente em alguma das classificações de transtornos mentais. O problema, segundo o próprio Maris,[49] é que o valor preditivo desses diagnósticos e de outras escalas psiquiátricas é muito baixo, algo entre 2 e 8% em um estudo realizado com 4.500 pacientes psiquiátricos graves, internados, com 30% de falso-positivos e 44% de falso-negativos. A probabilidade de antecipar uma tentativa séria de suicídio na APS é ainda menor do que o encontrado nesse estudo.

Pouco se sabe sobre as motivações de pessoas ou de grupos para terminar com a própria vida, e não parece haver um denominador comum para uma questão que mescla aspectos morais, religiosos, familiares e psicológicos envolvidos.[20] De qualquer forma, como apontado, é fundamental valorizar esse tema na abordagem de pessoas com sintomas depressivos, especialmente os quadros graves.

Atividades preventivas e de educação

É importante lembrar-se sempre de que o sofrimento é algo inerente à experiência humana. A medicalização das emoções é um fenômeno atual do qual o médico precisa proteger as pessoas e a si mesmo.

Para Freud,[51] em *O mal-estar na civilização*, diferentemente da felicidade, "a infelicidade é muito menos difícil de experimentar." Ele continua:

> O sofrimento nos ameaça a partir de três direções: de nosso próprio corpo, condenado à decadência e à dissolução, e que nem mesmo pode dispensar o sofrimento e ansiedade como sinais de advertência; do mundo externo, que pode voltar-se contra nós com forças de destruição esmagadoras e impiedosas; e, finalmente, de nossos relacionamentos com as outras pessoas. O sofrimento que provém dessa última fonte talvez nos seja mais penoso do que qualquer outro.

Nesse belo texto, Freud demonstrará que não há e nem nunca houve como fugir do sofrimento e da frustração. Segundo Freud, as tentativas coletivas de criar um mundo menos hostil e as individuais para fugir dos relacionamentos com as pessoas (como o isolamento social dos eremitas) apenas provocarão outras formas de mal-estar. Reconhecer a sua necessidade de prazer e as limitações que se impõem a si mesmas e as impostas pela vida pode ajudar as pessoas.

Papel da equipe multiprofissional

O papel da equipe multidisciplinar na APS é essencial em todos os aspectos da abordagem da tristeza, da sensação de depressão e das perturbações depressivas. A enfermeira, o assistente social e também os técnicos de enfermagem podem prover suporte, aconselhamentos e reassegurar a importância de participar em atividades de grupo, realizar exercícios físicos, orientar as dúvidas, incentivar condutas positivas e otimistas, assim como repassar suas observações ao médico de família para que ele possa contemplar outras percepções sobre a pessoa ou a família envolvida.

REFERÊNCIAS

1. Mauss M. Sociologia e antropologia. In: Goffman E. Estigma: notas sobre a manipulação da identidade deteriorada. 4. ed. Rio de Janeiro: Guanabara-Koogan; 1988.

2. Geertz C. A interpretação das culturas. Rio de Janeiro: LTC; 1989.

3. National Institute for Health and Clinical Excellence. Depression: the treatment and management of depression in adults. London: NHS; 2009.

4. Horwitz AV. The loss of sadness: how psychiatry transformed normal sorrow into depressive disorder. New York: Oxford University; 2007.

5. Caponi S. Uma análise epistemológica do diagnóstico de depressão. Interface Comunic Saúde Educ.2009;13(29):327-338.

6. Parker G, Brotchie H. Depressão maior suscita questionamento maior. Rev Bras Psiquiatria 2009;31(Suppl I):S3-6.

7. Illich I. A expropriação da saúde: Nêmesis da medicina. 2. ed. Rio de Janeiro: Nova Fronteira; 1975.

8. Foucault M. O nascimento da clínica. 5. ed. Rio de Janeiro: Forense Universitária; 2003.

9. Kleinman A. Writing at the margin: discourse between anthropology and medicine. Los Angeles: University of California; 1995.

10. Freeman T. Manual de medicina de família e comunidade de McWhinney. 4. ed. Porto Alegre: Artmed; 2018.

11. Wonca. Classificação Internacional de Atenção Primária (CIAP 2). 2. ed. Florianópolis: Sociedade Brasileira de Medicina de Família e Comunidade; 2009.

12. American Psychiatric Association. Manual diagnóstico e estatístico de transtornos mentais: DSM-5. 5. ed. Porto Alegre: Artmed; 2014.

13. Organização Mundial da Saúde. Classificação de transtornos mentais e de comportamento da CID-10. Porto Alegre: Artmed; 1993.

14. Dowrick C, Buchan I. Twelve month outcome in general practice: does detection or disclosure make a difference? BMJ. 1995;311(7015):1274-1276.

15. Kessler RC, Berglund P, Demler O, Jin R, Merikangas KR, Walters EE. Lifetime prevalence and age-of-onset distributions of DSM-IV disorders in the National Comorbidity Survey Replication. Arch Gen Psychiatry. 2005;62(6):593-602.

16. Stopa SR, Malta DC, Oliveira MM, Lopes CS, Menezes PR, Kinoshita RT.Prevalence of self-reported depression in Brazil: 2013 National health survey results. Rev Bras Epidemiol. 2015;18 Suppl 2:170-180.

17. Balint M. O médico, seu paciente e a doença. São Paulo: Atheneu; 2005.

18. Clayton AH, Ninan PT. Depression or Menopause? Presentation and management of major depressive disorder in perimenopausal and postmenopausal women. Prim Care Companion J Clin Psychiatry. 2010;12(1):PCC.08r00747.

19. Epstein RM, Shields CG, Franks P, Meldrum SC, Feldman M, Kravitz RL. Exploring and validating patient concerns: relation to prescribing for depression. Ann Fam Med. 2007;5(1):21-28.

20. Stovall J, Domino F. Approaching the suicidal patient. Am Fam Physician. 2003;1;68(9):1814-1819.

21. Vannoy SD. Suicide inquiry in primary care: creating context, inquiring, and following up. Ann Fam Med. 2010;8(1):33-39.

22. Luoma JB, Martin CE, Pearson JL. Contact with mental health and primary care providers before suicide: a review of the evidence. Am J Psychiatry. 2002;159(6):909-916.

23. Cape J, Whittington C, Buszewicz M, Wallace P, Underwood L. Brief psychological therapies for anxiety and depression in primary care: meta-analysis and meta-regression. BMC Medicine. 2010;8:38.

24. Ward E, King M, Lloyd M, Addington-Hall J. Randomised controlled trial of non-directive counselling, cognitive behaviour therapy, and usual general practitioner care for patients with depression: clinical effectiveness. BMJ. 2000;321(7273):1383-1388.

25. Huibers MJH, Beurskens A, Bleijenberg G, van Schayck CP. The effectiveness of Psychosocial interventions by general practitioners. Cochrane Database Syst Rev. 2003;(2):CD003494.

26. Mynors Wallis LM, Gath DH, Day A, Baker F. Randomised controlled trial of problem solving treatment, antidepressant medication, and combined treatment for major depression in primary care. BMJ. 2000;320(7226):26-30.

27. Rupke SJ, Blecke D, Renfrow M. Cognitive therapy for depression. Am J Fam Physician. 2006;73(1):83-86.

28. Linde K, Sigterman K, Kriston L, Rücker G, Jamil S, Meissner K, et al. Effectiveness of psychological treatments for depressive disorders in primary care: systematic review and meta-analysis. Ann Fam Med. 2015;13(1):56-68.

29. Mead GE, Morley W, Campbell P, Greig CA, McMurdo M, Lawlor DA. Exercise for depression. Cochrane Database Syst Rev. 2008;(4):CD004366.

30. Saeed SA, Antonacci DJ, Bloch RM. Exercise, yoga, and meditation for depressive and anxiety disorders. Am Fam Physician. 2010;81(8):981-986.

31. Lawlor DA, Hopker SW. The effectiveness of exercise as an intervention in the management of depression: systematic review and meta-regression analysis of randomised controlled trials. BMJ. 2001;322(7289):763-767.

32. Daley A. Exercise and depression: a review of reviews. J Clin Psychol Med Settings. 2008;15(2):140-147.

33. Ernst E. Review: St John's wort superior to placebo and similar to antidepressants for major depression but with fewer side effects. Evid Based Ment Health. 2009;12(3):78.

34. Lawvere S, Mahoney MC. St. John's wort. Am Fam Physician. 2005;72(11):2249-2254.

35. Linde K, Berner MM, Kriston L. St John's wort for major depression. Cochrane Database Syst Rev. 2008;(4):CD000448.

36. Arroll B, Elley CR, Fishman T, Goodyear-Smith FA, Kenealy T, Blashki G, et al. Antidepressants versus placebo for depression in primary care. Cochrane Database Syst Rev. 2009;(3):CD007954.

37. Arroll B, Macgillivray S, Ogston S. Efficacy and tolerability of tricyclic antidepressants and SSRIs compared with placebo for treatment of depression in primary care: a meta-analysis. Ann Fam Med. 2005;3(5):449-456.

38. Adams SM, Miller KE, Zylstra RG. Pharmacologic management of adult depression. Am Fam Physician. 2008;77(6):785-792.

39. Kovich H; Dejong A. Common questions about the pharmacologic management of depression in adults. Am Fam Physician, 2015;92(2):94-100.

40. Furukawa TA, McGuire H, Barbui C. Low dosage tricyclic antidepressants for depression. Cochrane Database Syst Rev. 2003;(3):CD003197.

41. Freud S. Estudos sobre a histeria. Rio de Janeiro: Imago; 1997. v. 2.

42. Wiener J, Sher M. Counselling and psychotherapy in primary health care: a psychodynamic approach. New York: Palgrave; 1998.

43. Stephens M, Adams M, Karl E, Zylstra RG. Pharmacologic management of adults depression. Am Fam Physician. 2008;77(6):785-792.

44. Madhukar H, Trivedi RJ, Wisniewski SR, Nierenberg AA, Warden D, Ritz, et al. Evaluation of outcomes with citalopram for depression using measurement-based care in STAR*D: implications for clinical practice. Am J Psychiatry. 2006;163(1):28-40.

45. Sociedade Brasileira de Medicina de Família e Comunidade. Programa de atualização de medicina de família e comunidade (PROMEF): o médico de família e comunidade e a pessoa com depressão. Porto Alegre: Artmed; 2005. Ciclo 1, Módulo 4.

46. Griswold KS, Pessar LF. Management of bipolar disease. Am Fam Physicion. 2000;62(2):1343-53.

47. Oliveira IR. Antipsicóticos atípicos: farmacologia e uso clínico. Rev Bras Psiquiatr. 2000;22(Suppl. 1).

48. Frank A. The wounded storyteller, body, illness and ethics. Chicago: University of Chicago; 1995.

49. Prince M. No Health without mental health. Lancet. 2007;370(9590):859-877.

50. Maris RW. Suicide. Lancet. 2002;360(9329):319-326.

51. Freud S. O mal estar na civilização. Rio de Janeiro: Imago; 1997.

CAPÍTULO 239

Ansiedade e estresse

Flávio Dias Silva

Aspectos-chave

▶ O sintoma ansiedade refere-se a um estado de angústia, preocupação e/ou apreensão. É um problema frequente na atenção primária à saúde (APS), estando entre os 10 motivos mais comuns de consulta.

▶ Diversas situações podem gerar ansiedade suficiente para que uma pessoa procure seu médico, mas isso não quer dizer que essas queixas estejam causando repercussão funcional tamanha que se justifique o diagnóstico de um transtorno. Apenas a ansiedade excessiva ou inadequada é considerada patológica, pois pode prejudicar a qualidade de vida de uma pessoa.

▶ A ansiedade deve ser diferenciada de outras sensações de inquietação, como hiperatividade, euforia ou irritabilidade, a fim de propiciar um correto entendimento do diagnóstico diferencial entre os transtornos de ansiedade e outros transtornos, como o transtorno de déficit de atenção e hiperatividade (TDAH) e o transtorno bipolar.

▶ A ansiedade patológica pode originar-se de diferentes problemas clínicos ou psíquicos. Dentro dos últimos, destaca-se a ansiedade relacionada à vivência de estresses – é o caso dos transtornos relacionados a estresse ou trauma, que foram colocados em um capítulo à parte no último manual da Associação Americana de Psiquiatria (DSM-5).[1] Entretanto, a ansiedade também pode ser, *per se*, o transtorno principal, como no caso do transtorno de ansiedade generalizada.

Caso clínico

Sra. Nilda, 71 anos, vem com frequência à unidade de saúde. Apesar de gozar de boa saúde e seu médico afirmar que seus exames estão em dia, ela chega à consulta insistindo em fazer exames: colesterol, glicemia, eletrocardiograma, "tudo". Dispara uma série de queixas em velocidade impressionante para seu médico, que sente como se a consulta não apresentasse um foco. Sra. Nilda diz que tem se sentido mal, com uma sensação que não consegue definir bem. Com frequência, tem palpitações. Também não são incomuns crises de cefaleia ao fim da tarde. À noite, "não prega o olho", ou seja, não consegue iniciar o sono. O médico, mesmo já conhecendo a Sra. Nilda há algum tempo, fica na dúvida se o quadro é apenas de ansiedade ou se as queixas podem significar alguma outra condição clínica.

Teste seu conhecimento

1. Qual é o sentimento predominante em uma pessoa que manifesta ansiedade?
   a. Apreensão
   b. Irritabilidade
   c. Desânimo
   d. Perplexidade

2. São exemplos de transtornos de ansiedade:
   a. Déficit de atenção e hiperatividade, ansiedade generalizada, síndrome do pânico
   b. Episódio maníaco, transtorno obsessivo-compulsivo, fobia social
   c. Fobia social, transtorno do pânico, ansiedade generalizada
   d. Síndrome do pânico, transtorno bipolar, fobia específica

3. Assinale a alternativa INCORRETA sobre o transtorno de ansiedade generalizada.
   a. Mais comum em mulheres
   b. Pode apresentar-se concomitantemente com outros problemas de saúde mental
   c. Deve ser diagnosticado apenas se os sintomas estão persistentes há mais de um mês
   d. Consiste em uma preocupação persistente sobre diversas coisas, e não apenas a algo circunscrito

4. Sintomas de ansiedade que iniciam após eventos estressores definidos significativos, mas cuja natureza não seja de trauma grave (que envolve ameaça à vida, lesão grave ou violência sexual), devem ser compreendidos como:
   a. Transtorno de estresse agudo
   b. Transtorno de estresse pós-traumático
   c. Transtorno de ajustamento ou adaptação
   d. Transtorno de ansiedade não especificado

5. Entre as medidas não farmacológicas com mais evidências de eficácia comprovada para tratamento de transtorno de ansiedade generalizada está:
   a. Fitoterapia
   b. Acupuntura
   c. Balneoterapia
   d. Atividade física

Respostas: 1A, 2C, 3C, 4D, 5D

Do que se trata

Ansiedade pode ser definida como um estado de angústia, preocupação e/ou apreensão. É um sentimento frequentemente acompanhado de outras queixas mentais, como pensamentos excessivos, medos intensos, insônia e irritabilidade, ou físicas, como palpitações cardíacas, tremores e parestesias periféricas ou perto da boca. Esses sintomas fazem parte de um mecanismo normal de "reação de luta ou fuga". Isso quer dizer que mediante ameaça significativa tendemos a ficar ansiosos. De fato, a ansiedade pode ser benéfica, pois aumenta nosso nível de vigilância e prontidão para enfrentar desafios. Situações corriqueiras da vida, como, por exemplo, um teste escolar ou uma entrevista de emprego, podem gerar sintomas de ansiedade, de maneira que a pessoa fique atenta e focada nas atividades necessárias para ter sucesso no desafio. Por exemplo, a pessoa em iminência de uma entrevista de emprego provavelmente pensará bastante sobre como se comportar e o que falar sobre seu currículo e vigiará seus horários para não se atrasar para o encontro, talvez até experimentando uma ou outra noite de insônia. O Quadro 239.1 relaciona os principais sintomas e sinais de ansiedade.

Quando essa ansiedade se torna excessiva, porém, a ponto de prejudicar o funcionamento da pessoa, seja em seu desempenho ocupacional, social ou até mesmo biológico (como é o caso de pessoas que não conseguem dormir por estarem muito ansiosas), há um transtorno. A ansiedade pode ser sintoma de qualquer um dos diversos problemas de saúde mental, e até mesmo de problemas frequentemente não revelados em uma primeira consulta, como violência domiciliar, assédio moral, disforia de gênero, e em crianças e adolescentes, o *bullying*. Além disso, pode ser sintoma mesmo de um problema clínico, como hipertireoidismo ou arritmia cardíaca. Ou seja, sempre que diante de uma queixa ou observação de estado de ansiedade, recomenda-se que o médico faça uma ampla avaliação de possíveis causas psíquicas e clínicas.

O *Manual diagnóstico e estatístico de transtorno mentais* (DSM-5), da Associação Americana de Psiquiatria (AAP), propõe mudanças no entendimento dos transtornos de ansiedade.[1] A *Classificação internacional de doenças* (CID-10) tradicionalmente classifica esses transtornos em um capítulo que engloba "transtornos neuróticos, transtornos relacionados com o estresse e transtornos somatoformes".[2] O DSM-5[1] propõe o desmembramento deste capítulo em cinco, dado a sugestão de estudos que estes seriam transtornos com fisiopatologia diferentes: transtornos de ansiedade, transtornos relacionados a trauma e estressores, transtorno obsessivo-compulsivo, transtornos dissociativos e transtornos de sintomas somáticos. Além disso, algumas condições relacionadas em outras categorias na CID-10[2] (como transtornos de ansiedade na infância) foram realocados nesses novos capítulos. O Quadro 239.2 ilustra como ficaram organizados os transtornos de ansiedade nesta obra.

Quando pensar

Diferentes situações podem levar o médico de família e comunidade a pensar no diagnóstico de transtorno de ansiedade ou transtorno relacionado a estresse ou a trauma.

Em geral, os sintomas de ansiedade são relatados diretamente pela pessoa que consulta. As pessoas podem queixar-se de nervosismo ou angústia, relacionados a uma situação específica de suas vidas (trauma, estresse agudo) ou não. Podem também referir sintomas compatíveis com a semiologia somática da ansiedade, tendo consciência de uma possível natureza psíquica desses sintomas. Nesses casos, a tarefa inicial do médico é detalhar o quadro de queixas e entender a situação apropriadamente.

Em alguns casos, porém, a ansiedade não aparece como queixa declarada. As pessoas podem consultar por preocupação com algum problema físico que possa estar acontecendo, em função dos sintomas somáticos que vêm experimentando. Ou ainda, algumas podem sobrevalorizar problemas físicos reais, mas que logicamente não são motivos para tamanha preocupação. Nessas situações, é importante o médico "não correr rápido para o psicológico", pois isso pode prejudicar o estabelecimento de uma boa relação terapêutica e, assim, dificultar o acesso a informações necessárias para uma abordagem correta. É importante que o médico se aproxime do diagnóstico de ansiedade com muito cuidado e, após certificar-se de que não há nenhuma patologia clínica vigente, auxiliar a pessoa a considerar que possa estar sofrendo de um problema de ordem psíquica, que causa seus sintomas físicos.

Uma terceira maneira de apresentação de um transtorno de ansiedade é como um problema oculto, isto é, quando o médico percebe os sinais na pessoa que consulta, mas esta não se queixa de forma direta. Idosos, principalmente, podem não se queixar ou negar a ansiedade, por exemplo, pelo estigma associado aos problemas mentais ("o médico vai achar que sou louco"), ou por crer que "ser nervoso faz parte de ficar velho".[3] Apesar disso, pode tornar-se evidente – por sinais como hipervigilância, tremores, inquietação, dispneia suspirosa – que a pessoa está sofrendo de ansiedade. Nessas situações, o médico de família e comunidade pode utilizar seu conhecimento prévio da pessoa e de sua família para traçar a melhor forma de abordagem do problema, auxiliando a pessoa a tomar consciência de seu problema.

Por fim, como se verá adiante, os transtornos de ansiedade, em geral, apresentam-se em conjunto com outros problemas de saúde mental, como o alcoolismo e a depressão. Portanto, é mister recordar a necessidade de considerar os transtornos de ansiedade em pessoas com esses outros problemas. Um indivíduo que sofre de ansiedade generalizada, por exemplo, pode iniciar o consumo abusivo de álcool, tornar-se dependente e desenvolver um quadro depressivo, pelo qual vai procurar o médico. O tratamento do transtorno de ansiedade "de base", que iniciou a cascata de problemas, pode ser o ponto essencial da melhora dessa pessoa.

Quadro 239.1 | **Sintomas e sinais de ansiedade**

Mentais	Físicos
Preocupações excessivas (a respeito de um ou diversos temas)	Palpitações, coração acelerado, taquicardia
Dificuldade de concentração	Sudorese
Insônia	Tremores ou abalos
Irritabilidade	Sensações de falta de ar ou sufocamento
Desrealização (sensações de irrealidade) ou despersonalização (sensação de estar distanciado de si mesmo)	Fadiga
	Tensão muscular
	Dor ou desconforto torácico
Medo de perder o controle ou "enlouquecer"	Náusea ou desconforto abdominal
Medo de morrer	Sensação de tontura, instabilidade, vertigem ou desmaio
	Calafrios ou ondas de calor
	Parestesias (anestesia ou sensações de formigamento)

Quadro 239.2 | Proposta do DSM-5 para reorganização das categorias F40-F48 da CID-10 – transtornos neuróticos, transtornos relacionados com o estresse e transtornos somatoformes

Transtorno de ansiedade	Transtorno de ansiedade de separação
	Mutismo seletivo
	Fobia específica
	Fobia social
	Transtorno de pânico*
	Agorafobia
	Transtorno de ansiedade generalizada*
	Transtorno de ansiedade devido a outra condição médica*
	Transtorno de ansiedade não especificado
Transtorno obsessivo-compulsivo e transtornos relacionados	Transtorno obsessivo-compulsivo
	Transtorno dismórfico corporal
	Transtorno de acumulação
	Tricotilomania
	Transtorno de escoriação
	Transtorno obsessivo-compulsivo e transtorno relacionado induzido
	Transtorno obsessivo-compulsivo e transtorno relacionado devido a outra condição médica
	Outro transtorno obsessivo-compulsivo e transtorno relacionado especificado
	Transtorno obsessivo-compulsivo e transtorno relacionado não especificado
Transtornos relacionados a trauma e a Estressores	Transtorno de apego reativo
	Transtorno de interação social desinibida
	Transtorno de estresse pós-traumático
	Transtorno de estresse agudo*
	Transtornos de adaptação*
	Outro transtorno relacionado a trauma e a estressores especificados
	Transtorno relacionado a trauma e a estressores não especificados
Transtornos dissociativos	Transtorno dissociativo de identidade
	Amnésia dissociativa
	Transtorno de despersonalização/desrealização
	Outro transtorno dissociativo especificado
	Transtorno dissociativo não especificado
Transtorno de sintomas somáticos e transtornos relacionados	Transtorno de sintomas somáticos*
	Transtorno de ansiedade de doença*
	Transtorno conversivo (transtorno de sintomas neurológicos funcionais)*
	Fatores psicológicos que afetam outras condições médicas
	Transtorno factício (inclui transtorno factício autoimposto, transtorno factício imposto a outro)
	Outro transtorno de sintomas somáticos e transtorno relacionado especificado
	Transtorno de sintomas somáticos e transtorno relacionado não especificado

*Transtornos de especial importância na APS.

O que fazer

Anamnese

Uma vez identificada a presença de ansiedade em uma pessoa, o primeiro a se fazer é definir o significado desse sintoma, no contexto da pessoa que o apresenta. Muitas vezes, qualquer sensação de inquietação é confundida, pela pessoa que consulta e também pelo médico, com ansiedade. Uma sensação de inquietação deve ser entendida pormenorizadamente. Portanto, o médico de família e comunidade deve ter em mente que, antes de qualquer coisa, é necessário diferenciar ansiedade de inquietação. A ansiedade propriamente dita traduz o sentimento de apreensão; inquietação, por sua vez, pode significar hiperatividade, agitação, irritabilidade ou, até mesmo, euforia. Esses sentimentos, se predominantes no quadro clínico, provavelmente não estão relacionados a transtornos de ansiedade, mas a diagnósticos alternativos, como transtorno por déficit de atenção e hiperatividade (TDAH) ou transtornos de humor. Um alerta: os transtornos psiquiátricos podem coexistir – aliás, essa situação é muito comum. Assim como a hipertensão pode gerar uma cardiopatia isquêmica, e esta uma arritmia, um problema de saúde mental pode gerar outro. O entendimento da cronologia de aparecimento dos sintomas é essencial nesses casos.

Em segundo lugar, deve-se lembrar de que a ansiedade (leia-se apreensão) pode estar presente em inúmeras situações, que podem ou não ser configuradas como transtornos psiquiátricos. Uma crise conjugal ou qualquer dificuldade familiar podem gerar ansiedade suficiente para que uma pessoa procure seu médico, mas isso não quer dizer que essas queixas emocionais estejam causando repercussão funcional tamanha que justifique o diagnóstico de um transtorno. Recomenda-se aqui um cuidadoso estudo dos fatores biopsicossociais envolvidos no problema. Dois referenciais que podem ajudar na coleta desses dados são a medicina centrada na pessoa e a abordagem familiar (ver Cap. 15, Consulta e abordagem centrada na pessoa, e Cap. 35, Abordagem familiar).

Uma terceira consideração, por fim, lembra que a ansiedade (apreensão) é comum em outros transtornos psiquiátricos. Um dos quadros mais frequentes em APS são os sintomas de ansiedade desencadeados por dificuldades de adaptação a estressores diversos (ruptura conjugal, desemprego, etc.) ou por estresses agudos graves (como assalto, sequestro ou perda traumática de ente querido). Esses são problemas categorizados como transtornos relacionados a trauma e a estressores. O subtipo chamado de transtorno de adaptação (ou ajustamento), que pode cursar com sintomas de ansiedade ou depressão, aparece em alguns estudos como mais frequentes do que os próprios transtornos de ansiedade, e até três vezes mais comuns do que depressão em pessoas com doenças clínicas.[4] Esse diagnóstico diferencial é importante porque, como esse transtorno é autolimitado, o tratamento costuma ser predominantemente de apoio psicológico. Evitar uso indiscriminado de medicamentos – especialmente benzodiazepínicos – pode ser importante para se prevenir problemas relacionados a esses, como efeitos colaterais ou mesmo instalação de dependência.

Outros problemas que podem originar sintomas de ansiedade também devem ser pesquisados, como o abuso de substâncias (álcool e outras drogas), a homossexualidade (ou mesmo disforia de gênero), os pensamentos obsessivos ou rituais compulsivos por vezes vergonhosos, e os problemas de humor, como a depressão. Por outro lado, pessoas que consultam demais devem fazer o profissional pensar em transtornos de sintomas somáticos. Ansiedade também pode ser manifestação prodrômica de quadros psicóticos, como surtos maníacos ou de esquizofrenia. Por fim, não se podem esquecer situações como simulação (para ganho secundário, como benefício social ou licença médica) e os transtornos de personalidade – padrões inflexíveis de comportamento que diminuem a tolerância a frustrações (ver Quadro 239.3).

Feitas essas considerações, é possível que se chegue também a uma constatação de um transtorno de ansiedade propriamente dito. Na maioria das vezes, o relato minucioso da "história da doença atual" é suficiente para que o médico tenha noções do diagnóstico de um dos transtornos específico de ansiedade. O Quadro 239.4 apresenta as características essenciais dos transtornos de ansiedade (e também dos relacionados a estresse e a trauma) mais frequentes na APS. Para aprofundar esse assunto, sugere-se consultar a leitura complementar indicada no fim do capítulo.

A etiologia dos transtornos de ansiedade e transtornos relacionados a estresse e a trauma é multifatorial, envolvendo fatores biológicos e psicossociais. Estudos biológicos têm focado em respostas anormais ao estresse, envolvimento múltiplo de neurotransmissores, alterações neuro-hormonais, perturbações do sono e fatores genéticos e cromossômicos. Vários neurotransmissores são vinculados à ansiedade, incluindo receptores de benzodiazepínicos, N-metil-D-aspartato/glutamato, serotonina e colecistoquinina. Anormalidades na secreção do fator liberador de corticotrofina no eixo hipotálamo-hipófise-suprarrenal parecem ocorrer simultaneamente com episódios de ansiedade e podem afetar de forma adversa os neurotransmissores e a estimulação.[5]

Considerando isso, é importante coletar não apenas dados da história médica prévia da pessoa, como também dados sobre a história familiar de doenças, sobre os hábitos de vida, bem como fazer uma revisão adequada de sistemas. Esses questionamentos têm por objetivo levantar eventuais sinais de doenças orgânicas que possam simular um transtorno de ansiedade. O Quadro 239.5 relaciona doenças físicas que entram no diagnóstico diferencial dos transtornos de ansiedade. Não se pode deixar de perguntar ao paciente sobre o uso de estimulantes (p. ex., cafeína), medicamentos ou drogas ilícitas, que eventualmente possam estar causando ou piorando os sintomas.

Por último, é essencial que o médico de família e comunidade aborde as questões psicossociais que possam estar relacionadas com o desenvolvimento do quadro ansioso. Nos casos de transtornos relacionados a estresse, por definição, há fatores psicossociais que desencadeiam o transtorno, como uma situação de risco de vida (p. ex., ser vítima de sequestro). Nos transtornos de ansiedade, como o de ansiedade generalizada, não há necessidade de um estresse definido, mas alguns estudos chamam atenção para histórico de aumento dos estressores menores na vida.[5]

O entendimento da situação atual de vida da pessoa, aliado à compreensão de seu desenvolvimento psíquico, pode ajudar muito no planejamento da estratégia terapêutica mais adequada. Muitas vezes, a pessoa que consulta não revela os estresses pelos quais está passando. A abordagem abrangente do perfil psicossocial da pessoa que sofre de ansiedade pode, inclusive, levantar a hipótese de um transtorno de personalidade, situação que pode dificultar sobremaneira o tratamento. Nesse sentido, é desejável também que o médico de família e comunidade esteja familiarizado com alguns conceitos psicodinâmicos, como transferência e contratransferência (ver Leituras relevantes sobre o tema).

Exame físico

Em geral, o exame físico revela pouco ou nenhuma alteração em pessoas com transtornos de ansiedade ou transtornos relacionados a estresse ou a trauma. Pessoas com transtorno de ansiedade generalizada podem, eventualmente, estar agitadas e apresentar manifestações, como taquicardia, aumento da pressão arterial, sudorese, tremores de extremidades, bem como dispneia suspirosa. Pessoas em uma crise de pânico, em geral, apresentam esses sintomas em intensidade elevada, mas apenas no período da crise. Os achados do exame físico, associados ou não ao conteúdo da anamnese, podem fazer o médico suspeitar de doenças clínicas que mimetizam os transtornos de ansiedade, mais especificamente a ansiedade generalizada e o transtorno de pânico (ver Quadro 239.5).

Exames complementares

Não há exames complementares diagnósticos para os transtornos de ansiedade ou transtorno relacionado a estresse ou a trauma. Os exames são utilizados no intuito de descartar doenças clínicas, quando a suspeita de uma das situações descritas no Quadro 239.5 é significativa. Da mesma maneira, a neuroimagem ainda não acrescenta nada em termos diagnósticos da ansiedade. Uma revisão sistemática sobre o uso de ressonância magnética em transtornos de ansiedade revelou que alterações no hipocampo e no córtex anterior cingulado são comuns em pessoas que sofrem com transtorno ao estresse pós-traumático (TEPT), bem como alterações no córtex orbitofrontal se associam ao TOC.[7] Todavia, a utilização dessas técnicas na abordagem dos problemas de ansiedade ainda é restrita ao ambiente de pesquisa.

Conduta proposta

Tratamento

O tratamento dos transtornos de ansiedade e dos transtornos relacionados a estresse ou a trauma varia conforme sua natureza. De maneira geral, uma boa parcela dos casos se resolverá com orientação sobre o problema (psicoeducação), apoio para enfrentamento dos problemas vivenciados e prescrição de mudanças de estilo de vida (como melhora da atividade física e adoção de técnicas de redução ansiedade ou estresse, como o *Mindfulness*).[8,9] Alguns casos necessitarão de tratamentos psicoterápicos e/ou farmacológicos, sendo que a escolha por uma abordagem ou outra depende de fatores como gravidade do caso, disponibilidade de psicoterapia e preferência da pessoa.

Cabe ao médico de família e comunidade a organização deste cuidado. Uma ferramenta útil para o manejo inicial pode ser a intervenção de crise ou psicoterapia de apoio, em que o médico se põe genuinamente ao lado da pessoa, auxiliando-a a compreender o que está passando e a fortalecendo para o enfrenta-

---

Quadro 239.3 | Abordagem de sintomas de ansiedade em três passos

Passo 1 - Diferenciar ansiedade de inquietação/euforia/irritabilidade.

Passo 2 - Avaliar repercussão da ansiedade na vida da pessoa: causa transtorno?

Passo 3 - Esclarecer se a ansiedade é o problema principal ou é parte de um ou mais transtornos subjacentes (reação a estresse ou trauma, abuso de substâncias, ansiedade por doenças e somatização, disforia de gênero, depressão, transtorno bipolar, psicose, ou um transtorno de ansiedade propriamente dito).

Quadro 239.4 | Transtornos de ansiedade e transtornos relacionados a estresse ou a trauma mais frequentes na atenção primária

Transtorno	Característica principal
Transtorno de ansiedade generalizada	Ansiedade generalizada e persistente que ocorre em relação a diversos eventos. É um quadro que persiste por pelo menos 6 meses, segundo o DSM-5,[1] e envolve sintomas que podem compreender preocupações excessivas, nervosismo persistente, tremores, tensão muscular, transpiração, sensação de vazio na cabeça, palpitações, tonturas e desconforto epigástrico. Medo de que a pessoa ou um de seus próximos irá brevemente ficar doente ou sofrer um acidente são frequentemente expressos
Transtorno de pânico	Ataques recorrentes de uma ansiedade grave (ataques de pânico), que não ocorrem exclusivamente numa situação ou em circunstâncias determinadas, mas, de fato, são imprevisíveis. Os sintomas essenciais comportam a ocorrência brutal de palpitação e dores torácicas, sensações de asfixia, tonturas e sentimentos de irrealidade (despersonalização ou desrealização). Existe, além disso, frequentemente, um medo secundário de morrer, de perder o autocontrole ou de "ficar louco"
Transtorno de estresse agudo	Quadro transitório que ocorre em seguida a um estresse físico e/ou psíquico excepcional. De início, há um estado de aturdimento caracterizado por certo estreitamento do campo da consciência e dificuldades de manter a atenção ou de integrar estímulos, e uma desorientação. Esse estado pode ser seguido por um distanciamento do ambiente (podendo tomar a forma de um estupor dissociativo) ou de uma agitação com hiperatividade (reação de fuga). Frequentemente, há sintomas como taquicardia, transpiração, ondas de calor; manifestam-se habitualmente nos minutos que se seguem à ocorrência do estímulo ou do acontecimento estressante e desaparecem no espaço de horas a dias
TEPT	Constitui uma resposta retardada ou protraída a uma situação ou a um evento estressante de natureza excepcionalmente ameaçadora ou catastrófica e que provocaria sintomas evidentes de perturbação na maioria dos indivíduos. Os sintomas típicos incluem a revivescência repetida do evento traumático sob a forma de lembranças invasivas (*flashbacks*), de sonhos ou de pesadelos. Ocorrem em um contexto durável de embotamento emocional, retraimento social, insensibilidade ao ambiente, anedonia e evitação de atividades ou de situações que possam despertar a lembrança do trauma. Há habitualmente hiperatividade neurovegetativa, com hipervigilância, estado de alerta e insônia, associadas em geral à ansiedade, à depressão ou à ideação suicida
Transtornos de adaptação	Estado de sofrimento e de perturbação emocional subjetivos, que geralmente entravam o funcionamento e o desempenho sociais. Ocorrem no curso de um período de adaptação a uma mudança existencial importante ou a um acontecimento estressante, como luto ou experiências de separação ou de imigração, por exemplo. Pode ser provocado também por uma etapa da vida ou por uma crise do desenvolvimento (p. ex., escolarização, nascimento de um filho, derrota em atingir um objetivo pessoal importante, aposentadoria). As manifestações, variáveis, compreendem humor depressivo, ansiedade, inquietude (ou uma combinação desses), sentimento de incapacidade de enfrentar ou de fazer projetos ou de continuar na situação atual, assim como certa alteração do funcionamento cotidiano
Fobia social e agorafobia	Medo de ser exposto à observação atenta de outrem e que leva a evitar situações sociais. Podem manifestar-se por rubor, tremor das mãos, náuseas ou desejo urgente de urinar, podendo evoluir para um ataque de pânico
	A agorafobia compreende um grupo relativamente bem definido de fobias relativas ao medo de deixar seu domicílio, medo de lojas, de multidões e de locais públicos, ou medo de viajar sozinho em trem, ônibus ou avião. A presença de um transtorno de pânico é frequente no curso dos episódios atuais ou anteriores de agorafobia. As condutas de evitação comumente são proeminentes
Fobia específica	Fobias limitadas a situações altamente específicas, como a proximidade de determinados animais, locais elevados, trovões, escuridão, viagens de avião, espaços fechados, utilização de banheiros públicos, ingestão de determinados alimentos, cuidados odontológicos, ver sangue ou ferimentos. Ainda que a situação desencadeante seja inofensiva, o contato com ela pode desencadear um estado de pânico
TOC	Desmembrados em nova categoria no DSM-5.[1] Caracterizado essencialmente por ideias obsessivas ou por comportamentos compulsivos recorrentes. As ideias obsessivas são pensamentos, representações ou impulsos, que se intrometem na consciência do sujeito de modo repetitivo e estereotipado. Em geral, elas perturbam muito o sujeito, o qual tenta, com frequência, resistir a elas, mas sem sucesso. O sujeito reconhece, entretanto, que se trata de seus próprios pensamentos, mas estranhos à sua vontade e em geral desprazerosos. Os comportamentos e os rituais compulsivos são atividades estereotipadas repetitivas. O sujeito não tira prazer algum diretamente da realização desses atos, os quais, por outro lado, não levam à realização de tarefas úteis por si mesmas. O sujeito reconhece habitualmente o absurdo e a inutilidade de seu comportamento e faz esforços repetidos para resistir a eles
Transtornos dissociativos (de conversão)	Desmembrados em nova categoria no DSM-5.[1] Caracterizam-se por uma perda parcial ou completa das funções normais de integração das lembranças, da consciência, da identidade e das sensações imediatas e do controle dos movimentos corporais. Tendem a desaparecer após algumas semanas ou meses, em particular quando sua ocorrência se associa a um acontecimento traumático. Sua evolução, porém, pode se fazer para transtornos mais crônicos, em particular paralisias e anestesias. No passado, esses transtornos eram classificados entre diversos tipos de "histeria de conversão". O exame médico e os exames complementares não permitem colocar em evidência um transtorno físico (em particular neurológico) conhecido
Transtornos somatoformes	Desmembrados em nova categoria no DSM-5.[1] Ver Cap. 252, Queimaduras

TEPT, transtorno de estresse pós-traumático; TOC, transtorno obsessivo-compulsivo.
Fonte: Adaptado de American Psychiatric Association[1] e World Health Organization.[2]

Quadro 239.5 | Algumas condições que podem mimetizar os transtornos de ansiedade

Doenças cardiovasculares	Anemia, angina e infarto do miocárdio, insuficiência cardíaca, hipertensão, prolapso de valva mitral, taquicardia atrial paroxística
Doenças respiratórias	Asma, embolia pulmonar, hiperventilação
Doenças neurológicas	Doença cerebrovascular, epilepsia, infecção, enxaqueca, tumor
Doenças endócrinas	Hipoglicemia, diabetes, hipertireoidismo, doença de Addison, doença de Cushing, feocromocitoma, distúrbios da menopausa
Intoxicação por drogas	Anfetaminas, cocaína, maconha, nicotina, anticolinérgicos
Abstinência de drogas e fármacos	Álcool, opioides, sedativos/hipnóticos, anti-hipertensivos
Outros	Uremia, deficiência de vitamina B_{12}, distúrbios eletrolíticos, infecções sistêmicas, intoxicação por metais pesados

Fonte: Adaptado de Sadock e Sadock.[6]

mento do problema atual. O Quadro 239.6 sumariza as recomendações para a intervenção de crise nos transtornos de ansiedade ou estresse.

O National Health System do Reino Unido organiza a atenção aos problemas de ansiedade generalizada e pânico em um modelo por passos – que englobam progressivamente intervenções psicossociais de baixa intensidade (grupos de psicoeducação e fornecimento de material de autoajuda), alta intensidade (psicoterapia e relaxamento aplicado), farmacoterapia e cuidado intensivo.[11] No Brasil, o Sistema Único de Saúde (SUS) prevê que o tratamento desses transtornos seja estruturado principalmente na APS, com o apoio de psicólogos e psiquiatras dos Núcleos de Apoio à Saúde da Família (NASF).[12] A dificuldade que se constata na prática é a falta dessas intervenções na maioria dos municípios do país.

Quadro 239.6 | Recomendações para a intervenção de crise nos transtornos de ansiedade e estresse

▶ Disponibilizar-se para escutar ativamente a pessoa
▶ Manter atitude de compreensão e empatia ante a situação vivida
▶ Revisar com a pessoa a história do desenvolvimento da crise atual, de modo que ela possa compreender seu curso
▶ Identificar crises semelhantes no passado e o modo de resolução delas
▶ Comprometer a pessoa em um esforço compartilhado para a resolução do problema atual
▶ Apoiar passos práticos e realistas para resolver a crise atual
▶ Deixar de lado problemas crônicos e de personalidade, em um primeiro momento
▶ Apresentar as possibilidades terapêuticas e implementar o plano construído em conjunto

Fonte: Adaptado de Eizirik e colaboradores.[10]

Vários tratamentos psicoterápicos têm sido eficazes para o tratamento da ansiedade e do estresse, destacando-se os da escola cognitivo-comportamental, pela sua eficácia comprovada e pela sua duração relativamente curta. Contudo, sua utilização requer treinamento específico (ver Leituras relevantes sobre o tema). Há, inclusive, programas de tratamento computadorizados, como o *Fear fighter*,[13] para pânico e fobias. Outras intervenções que se destacam são as terapias de orientação psicanalítica, que enfocam o entendimento do desenvolvimento emocional do ser humano, porém essas também exigem formação específica. Os interessados nessa linha de terapia podem encontrar uma boa familiarização com o tema na leitura complementar indicada no fim deste capítulo.

Em relação às opções farmacológicas, os medicamentos de escolha, em geral, constituem-se nos inibidores seletivos da recaptação da serotonina (ISRS) e inibidores da recaptação de serotonina e norepinefrina (ISRSN). Medicamentos mais antigos, como os tricíclicos e os inibidores da monoamino-oxidase (IMAOs), são eficazes, mas seu perfil de efeitos adversos os coloca em segundo plano. Buspirona e pregabalina são alternativas para transtorno de ansiedade generalizada.[11] Benzodiazepínicos devem ser evitados sempre que possível; Stein e Craske[9] lembram que esses medicamentos devem ser prescritos com cautela, pois estão para a ansiedade assim como os opioides para a dor –, às vezes, são indispensáveis, mas podem causar sérios problemas, como a dependência.

A Tabela 239.1 sumariza uma proposta de abordagem farmacológica de cada um dos transtornos de ansiedade mais frequentes na APS. Para detalhes da farmacologia de cada um dos medicamentos recomendados, ver Caps. 236 e 238, além do item Leituras relevantes sobre o tema.

É importante lembrar (inclusive às pessoas em tratamento) que os efeitos terapêuticos desses medicamentos levam cerca de 4 semanas para surgimentos. Após 6 a 18 meses de controle satisfatório dos sintomas, o médico deve tentar reduzir gradualmente a dose do antidepressivo até sua retirada.

Há evidências a respeito de benefício com acupuntura[8,20] e fitoterápicos, como extrato de kava e *Valeriana officinalis*.[8,17] Abordagens como florais de Bach[18] até o momento não mostraram evidência suficiente para serem recomendadas.

Quando referenciar

- O médico de família e comunidade pode referenciar casos em que tenha dificuldade em um diagnóstico acurado, bem como casos em que note necessidade de uma abordagem terapêutica que lhe foge ao domínio (como pessoas que têm indicação de psicoterapia estruturada ou que apresentam pobre resposta ao tratamento farmacológico inicial).
- Na primeira situação, é comum a dificuldade de discernimento entre transtornos de ansiedade e transtorno bipolar. Além disso, queixas recorrentes de ansiedade ou casos resistentes ao tratamento inicial podem ser sinais de transtornos de personalidade. A contribuição de um psiquiatra pode auxiliar na compreensão do quadro.
- O referenciamento de casos que fogem às habilidades terapêuticas do médico de APS deve ser feito a um psiquiatra que, preferencialmente, tenha treinamento em psicoterapia. Uma alternativa seria o referenciamento para um psicólogo especialista em psicoterapia. Nesse caso, o médico de família e comunidade segue o acompanhamento da farmacoterapia, preferencialmente com a consultoria de um psiquiatra.

Tabela 239.1 | Terapêutica farmacológica dos transtornos de ansiedade na atenção primária*

Transtorno	Opções de primeira escolha	Alternativas	Medidas não farmacológicas
Ansiedade generalizada	ISRS: Sertralina, 50-200 mg Escitalopran, 10-20mg Paroxetina, 20-40 mg ISRSN: Venlafaxina, 75-150 mg Duloxetina 30-120mg Anticonvulsivantes: Pregabalina 75-300mg Outros: Agomelatina 25-50mg	Tricíclicos: Imipramina, 25-100mg BZDs: apenas por curto tempo, se muito necessário Alprazolam, 2-4 mg Clonazepam, 2-4 mg Outros: Buspirona, 10-60mg	Planejar o tratamento em um *continuum* de complexidade: recomendar mudanças de estilo de vida incluindo atividade física e táticas para redução de estresse como o *Mindfulness*; ofertar treinamentos de autoajuda ou grupos psicoeducativos; e após, se necessário, passar à psicoterapia estruturada e/ou medicamento[9]
Transtorno de pânico	ISRS: Sertralina, 50-200 mg Paroxetina, 20-40 mg ISRSN: Venlafaxina, 75-150 mg Manter fármaco por 1 ano ou mais[14]	Tricíclicos: Imipramina, 25-150 mg Clomipramina, 25-250 mg BZDs: Alprazolam, 2-4 mg Clonazepam, 2-4 mg Apenas por curto tempo	Estabelecer aliança. Prover educação sobre o problema. Eliminar desencadeantes, como drogas ou cafeína. Perguntar sobre ideação suicida, mesmo na ausência de depressão. Avaliar prejuízos e traçar plano de manejo. Traçar objetivos para o tratamento. Se disponível, ofertar terapia cognitivo-comportamental
Transtorno de estresse agudo e transtorno de estresse pós-traumático	Medidas não farmacológicas	Evidências limitadas. A paroxetina e a mirtazapina podem ser usadas em pessoas que refutam psicoterapia. Manter fármaco por 1 ano ou mais.[15] BZDs podem ser usados por curto tempo para manejo da insônia	Avaliar impacto do trauma na vida da pessoa, bem como sua capacidade de resiliência. Quando sintomas leves e dentro de 4 semanas do trauma, apenas observar. Se sintomas proeminentes ou persistentes, oferecer psicoterapia cognitivo-comportamental direcionada ao trauma[16]
Transtornos de ajustamento	Medidas não farmacológicas	BZDs: Lorazepam, 3-6 mg, apenas por curto tempo, se muito necessário. ISRS: Fluoxetina, 20-80 mg Se sintomas depressivos proeminentes	O apoio psicológico (ver intervenção de crise) é o essencial, e os fármacos são complementares
Fobia social e agorafobia	ISRS: Paroxetina, 20 mg ISRSN: Venlafaxina, 75-150 mg	Tricíclicos: Clomipramina, 25-150 mg BZDs: Clonazepam, 2-4 mg	A psicoterapia cognitivo-comportamental é provavelmente o melhor tratamento.[15] A fobia social circunscrita a apresentações em público pode responder a propranolol, 60 minutos antes do evento. A fobia social generalizada requer uma das opções apresentadas
Fobia específica	Medidas não farmacológicas	BZDs: se necessário, para controle dos sintomas agudos Alprazolam, 2-4 mg Clonazepam, 2-4 mg	Psicoterapia cognitivo-comportamental é provavelmente o melhor tratamento,[15] com exposição gradual ao objeto temido. Farmacoterapia não se provou eficaz

* Doses totais diárias. Medicamentos por via oral.

ISRS, inibidores seletivos da recaptação da serotonina; ISRSN, inibidores seletivos da recaptação da serotonina e da norepinefrina; BZDs, benzodiazepínicos.

Fonte: Adaptada de Stein e Craske,[9] Eizirik e colaboradores,[10] National Institute for Health and Clinical Excellence,[11] Pilkington e colaboradores,[17] Thaler e colaboradores,[18] Katzman e colaboradores.[19]

> **Dicas**
>
> ▶ Defina o problema para a pessoa; esclareça quais os potenciais prejuízos de não se tratar a ansiedade e os benefícios que ela pode obter com uma terapêutica adequada.
>
> ▶ Esteja familiarizado com dois a três esquemas medicamentosos, no máximo; o essencial é que o médico de família e comunidade esteja apto a iniciar um tratamento, não que tenha um conhecimento profundo sobre todas as alternativas terapêuticas.
>
> ▶ Busque, dentro de sua realidade, contar com uma gama de intervenções psicossociais de baixa intensidade que auxiliem a pessoa na mudança de estilo de vida. Uma boa abordagem de crise, e disponibilizar grupos de atividade física e psicoeducação estruturada (impressa em folhetos ou ministrada em palestras, por exemplo) pode resolver boa parte dos casos.
>
> ▶ Em caso de dificuldade no controle dos sintomas, inicie um medicamento e/ou referenciar para psicoterapia pode ser benéfico.
>
> ▶ Referencie para a psicoterapia pessoas que se recusem a usar medicamento; não "esqueça" o problema.

> **Erros mais frequentemente cometidos**
>
> ▶ Não diagnosticar ansiedade em pessoas que não a referem, mas que visivelmente apresentam condutas compatíveis com o quadro.
>
> ▶ Iniciar tratamento e não propor um seguimento estruturado do transtorno, deixando o problema se "disfarçar" entre outras queixas clínicas nas consultas seguintes.
>
> ▶ Utilizar doses subterapêuticas dos psicofármacos, com receio dos efeitos colaterais, ou aceitando a falsa ideia do consultante de que as medicações psiquiátricas são perigosas.
>
> ▶ Oferecer somente abordagem de apoio e não referenciar adequadamente a pessoa a uma psicoterapia estruturada, quando indicado.
>
> ▶ Não diagnosticar comorbidades psiquiátricas, como transtornos de humor, abuso de substâncias e transtornos de personalidade.

Prognóstico e complicações possíveis

Em relação ao prognóstico dos transtornos de ansiedade, pode-se dizer que, em geral, são condições consideradas crônicas. No transtorno do pânico, por exemplo, 30 a 40% das pessoas estão assintomáticas em longo prazo, ao passo que 50% persistem com alguns sintomas leves, e 10 a 20% persistem com o transtorno, causando severas limitações a suas vidas.[17]

Os transtornos de ansiedade estão associados a intensos prejuízos sociais e de qualidade de vida. Além disso, podem ocorrer complicações graves. O transtorno de pânico, por exemplo, está associado ao comportamento suicida. Aumenta, também, o risco de transtornos de humor e abuso de substâncias, condições estas que, com suas repercussões funcionais e sociais, levam a uma perda significativa da qualidade de vida.[6]

Atividades preventivas e de educação

Não há prevenção específica para os transtornos de ansiedade. Porém, o médico de família e comunidade está em uma posição muito favorável para orientar as pessoas na busca de uma vida satisfatória e funcional, algo que talvez possa diminuir a incidência de casos graves de ansiedade. Utilizar a consulta de *check-up* para discutir questões como afetividade, realização profissional, hábitos tóxicos, atividade física e lazer pode ser uma estratégia que auxilie na prevenção desses transtornos, mas estudos são necessários para confirmar essa prerrogativa.

Papel da equipe multiprofissional

A APS deve contar, preferencialmente, com um bom leque de intervenções psicossociais de baixa intensidade, como grupos de psicoeducação e atividade física orientada. Estas atividades podem ser conduzidas por quaisquer profissionais de uma Unidade Básica de Saúde (UBS). Além disso, psicólogos deveriam trabalhar com a implantação de intervenções de alta intensidade, como psicoterapia cognitivo-comportamental individual e em grupos (como a técnica de *mindfulness*) em nível comunitário.

REFERÊNCIAS

1. American Psychiatric Association. Diagnostic and statistical manual of mental disorders: DSM-5. 5th ed. Washington; 2013.

2. World Health Organization. Classificação de transtornos mentais e de comportamento da CID-10: descrições clínicas e diretrizes diagnósticas. Porto Alegre: Artmed; 1993.

3. Agency for Healthcare Research and Quality. Detection and assessment of late life anxiety [Internet]. Rockville: Guideline Summary NGC-6961; 2008 [capturado em 18 dez. 2017]. Disponível em: http://www.guideline.gov/content.aspx?id=13598.

4. Casey P, Bayley S. Adjustment disorders: the state of art. World Psychiatry. 2011;10(1):11-8.

5. BMJ Best Practice. Transtorno de ansiedade generalizada. British Nedical Journal. Disponível em: http://brasil.bestpractice.bmj.com/best-practice/monograph/120.html

6. Sadock BJ, Sadock VA. Kaplan & Sadock's synopsis of psychiatry: behavioral sciences/clinical psychiatry. 10th ed. Philadelphia: Lippincott Williams & Wilkins; 2007.

7. Freitas MCF, Busatto GF, McGuire PK, Crippa JAS. Structural magnetic ressonance imaging in anxiety disorders: an update of research findings. Rev Bras Psiquiatr. 2008;30(3):251-64.

8. Zaderenko S. Generalized anxiety disorder. In: *Dynamed*. [capturado em 4 jun. 2017]. Disponível em: http://web.a.ebscohost.com/dynamed/detail?sid=534c239b-aceb-4ae3-964d-464c5e01abd1%40sessionmgr4009&vid=3&hid=4109&bdata=Jmxhbmc9cHQtYnImc2l0ZT1keW5hbWVkLWxpdmUmc2NvcGU9c2l0ZQ%3d%3d#AN=114697&db=dme.

9. Stein MB, Craske MG. Treating anxiety in 2017. Optimizing care o improve outcomes. JAMA. 2017;318(3):235-6.

10. Eizirik CL, Osório CMS, Oliveira RR. Intervenções psicoterápicas. In: Duncan BB, Schmidt MI, Giugliani ERJ, organizadores. Medicina ambulatorial: condutas de atenção primária baseadas em evidências. 3. ed. Porto Alegre: Artmed; 2004.

11. National Institute for Health and Clinical Excellence. Generalised anxiety disorder and panic disorder in adults: management [Internet]. London; 2011 [capturado em 18 dez. 2017]. Disponível em: https://www.nice.org.uk/guidance/cg113/chapter/1-Guidance.

12. Brasil. Ministério da Saúde. Portaria n. 3.088, de 23 de novembro de 2011 [Internet]. Brasília: Casa Civil; 2011 [capturado em 18 dez. 2017]. Disponível em: http://bvsms.saude.gov.br/bvs/saudelegis/gm/2011/prt3088_23_12_2011_rep.html.

13. National Institute for Health and Clinical Excellence. Computerised cognitive behaviour therapy for depression and anxiety [Internet]. London; 2006 [capturado em 18 dez. 2017]. Disponível em: http://www.guideline.gov/content.aspx?id=9087.

14. Agency for Healthcare Research and Quality. Practice guideline for the treatment of patients with panic disorder [Internet]. Rockville: Guideline Summary NGC-7124; 1998 [capturado em 18 dez. 2017]. Disponível em: http://www.guideline.gov/content.aspx?id=14230.

15. Versiani M. Transtornos de ansiedade: diagnóstico e tratamento. São Paulo: Associação Médica Brasileira; 2008.

16. National Institute for Clinical Excellence. Post-traumatic stress disorder: management [Internet]. London; 2005 [capturado em 18 dez. 2017]. Disponível em: https://www.nice.org.uk/guidance/cg26.

17. Pilkington K, Kirkwood G, Rampes H, Cummings M, Richardson J. Acupuncture for anxiety and anxiety disorders: a systematic literature review. Acupunct Med. 2007;25(1-2):1-10.

18. Thaler K, Kaminski A, Chapman A, Langley T, Gartlehner G. Bach flower remedies for psychological problems and pain: a systematic review. BMC Complement Altern Med. 2009;9:16.

19. Katzman MA, Bleau P, Blier P, Chokka P, Kjernisted K, Van Ameringen M, et al. Canadian clinical practice guidelines for the management of anxiety, posttraumatic stress and obsessive-compulsive disorders. BMC Psychiatry. 2014;14 Suppl 1:S1.

20. Faustino TT, Almeida, Andreatini R. Plantas medicinais no tratamento do transtorno de ansiedade generalizada: uma revisão dos estudos clínicos controlados. Rev Bras Psiquiatr. 2010;32(4):429-36.

CAPÍTULO 240

Hiperatividade e déficit de atenção

Ana Cecilia Silveira Lins Sucupira

Aspectos-chave

- Os critérios diagnósticos do *Manual diagnóstico e estatístico de transtornos mentais* (DSM-5) são bastante subjetivos.[1]
- Não existem marcadores biológicos para o transtorno de déficit de atenção e hiperatividade (TDAH).
- A falta de atenção na escola pode ser devida à falta de interesse pela aprendizagem tal como é realizada nesse ambiente.
- A agitação nas crianças em idade escolar pode ser devida a inúmeras causas e não significa necessariamente a preexistência de lesões neurológicas.
- O metilfenidato apresenta vários efeitos colaterais graves.
- É preocupante o grande aumento na prevalência do diagnóstico de TDAH, principalmente no sexo feminino.

Caso clínico

Luís, 7 anos, vem à consulta referenciado da escola por problemas de comportamento e dificuldade para aprender.

Relato da professora: "Luís é muito desatento, é preciso chamar atenção dele várias vezes para que termine a tarefa. Frequentemente, levanta-se da cadeira e vai perturbar os colegas das carteiras mais atrás. Conversa demais e não presta atenção ao que está sendo explicado. Com frequência, ele perde o material escolar, o que dificulta fazer as tarefas.

Embora seja um menino inteligente, não está conseguindo aprender por conta do comportamento que apresenta em sala de aula, sendo muito distraído e não conseguindo focar no que é solicitado. A mãe já foi chamada para levá-lo ao médico e pedir medicação. Gostaríamos que fosse solicitada ressonância para o diagnóstico de déficit de atenção, para que seja medicado, facilitando a aprendizagem dele".

A mãe relata que em casa ele é tranquilo, gosta de ficar vendo televisão e jogar *videogame*. Está preocupada com o que a escola fala do menino.

Teste seu conhecimento

1. Assinale a alternativa INCORRETA.
   a. É preocupante o grande aumento na prevalência de diagnósticos de TDAH
   b. O TDAH é a principal causa das dificuldades de aprendizado
   c. Vem aumentando o diagnóstico de TDAH nas meninas e diminuindo a relação masculino/feminino na prevalência desse diagnóstico
   d. Nas últimas décadas, no Brasil, tem aumentado muito o número de crianças medicadas com metilfenidato

2. Em relação às crianças com déficit de atenção, pode-se afirmar que:
   a. Os testes psicológicos identificam alterações patognomônicas desse diagnóstico
   b. O eletrencefalograma dessas crianças tem alterações típicas
   c. A ressonância magnética é o exame que mostra as alterações conclusivas para o diagnóstico
   d. Não estão disponíveis exames laboratoriais que confirmem a presença de lesões neurológicas específicas

3. Em relação à hiperatividade, é correto afirmar, EXCETO:
   a. Os critérios diagnósticos do DSM-5 são bastante subjetivos
   b. Os estudos disponíveis não permitem concluir que haja uma transmissão genética
   c. Todas as crianças com queixa de comportamento agitado devem ser referenciadas ao neurologista
   d. A hiperatividade deve ser vista como um sinal de que a criança apresenta um sofrimento que deve ser investigado

4. Em relação às crianças que recebem diagnóstico de TDAH, pode-se afirmar, EXCETO:
   a. São crianças que apresentam atenção e concentração nas atividades que lhes são interessantes, como *videogame*
   b. São crianças com lesões neurológicas que precisam de tratamento com psicoestimulantes
   c. São crianças que não têm limites e não sabem respeitar regras e ordens
   d. São crianças que não apresentam alterações nem ao exame físico, nem nos exames laboratoriais

5. Em relação ao uso do metilfenidato, é correto afirmar, EXCETO:
   a. Trata-se de um medicamento com muitos efeitos colaterais
   b. Ainda não há dados suficientes sobre a eficácia do seu uso em longo prazo
   c. Vem-se observando aumento nas complicações cardiovasculares
   d. O metilfenidato contribui para o desenvolvimento e a maturidade da criança

Respostas: 1B, 2D, 3C, 4B, 5D

Do que se trata

O TDAH é descrito, no DSM-5, como a dificuldade da criança em manter a atenção esperada para sua idade e apresentar comportamento agitado e impulsividade. É muito comum essas crianças apresentarem também dificuldades na escolarização. Transtorno do déficit de atenção e hiperatividade (F90.0) é o nome que aparece na *Classificação internacional de doenças* (CID-10) o qual se caracteriza também por apresentar hiperatividade, impulsividade e dificuldade de manter a atenção.[1]

Nos serviços de atenção primária à saúde (APS), são frequentes os referenciamentos de crianças, vindas das escolas, para que seja feito o diagnóstico de TDAH e iniciado tratamento. Na prática, as crianças que apresentam dificuldades em relação ao padrão de comportamento esperado pela escola recebem vários diagnósticos pelos professores. As agitadas são ditas hiperativas, as distraídas têm déficit de atenção, as tímidas têm autismo ou depressão. O que se pode constatar é que a escola não aceita os diferentes. Todos têm de apresentar o padrão de comportamento que ela determina previamente. Os diferentes são vistos como problemas, necessitando de avaliação e tratamento médico.

Como se pode ver no relato do caso de Luís, são crianças que, apesar de serem consideradas inteligentes, não estão aprendendo, porque não conseguem manter a atenção, recebendo o diagnóstico de déficit de atenção. Na consulta, várias crianças reclamam que a professora não atende quando perguntam algo. Fica evidente a falta de atenção da professora para com elas.

Na história de vida dessas crianças, é possível perceber que conseguem manter atenção em muitas atividades de que gostam de participar, como é o caso daqueles que jogam *videogame*, decoram as letras de músicas, os nomes dos jogadores dos times de futebol, assumem tarefas domésticas ou até trabalham, demonstrando atenção e aprendizado. Nas classes sociais mais altas, os apelos para inúmeras atividades comprovam que a criança tem condições de manter a atenção e aprender. Em geral, essas crianças conseguem ter bom desempenho naquilo que faz sentido para elas, ou seja, que motivam sua atenção. Mas não conseguem aprender na escola. A justificativa para uma doença tranquiliza a família, que desse modo resgata a inteligência do filho.

Vários depoimentos mostram a mudança no comportamento do professor em relação à criança, quando sabe que ela tem um diagnóstico de déficit de atenção ou hiperatividade. A criança passa a ser medicada e fica quieta na sala de aula. Ela é aceita, porque o professor sabe que ela tem um problema neurológico e, curiosamente, a atenção que passa a receber é fundamental para que comece a ter melhor aprendizado.

Transtorno de déficit de atenção e hiperatividade

Prevalência

De acordo com a literatura, é o diagnóstico psiquiátrico mais comum na infância e, recentemente, há, por parte de muitos autores, uma forte preocupação com o grande aumento no diagnóstico e tratamento do TDAH. No DSM-5, é descrita uma prevalência de 5% entre as crianças e 2,5% entre os adultos.[1] Há, entretanto, uma grande variação na literatura, sobre a prevalência desse diagnóstico, com taxas que alcançam até 18%.[2-11] Nos EUA, de acordo com o Center for Disease Control and Prevention (CDC), entre 2013 e 2015, a prevalência foi de 10,4%.[2] Os critérios da CID-10 são mais restritos, o que leva a taxas de prevalência menores, entretanto, a maioria dos profissionais usa o DSM-5.[4]

Os motivos alegados para essa grande variação nas taxas de prevalência seriam as diferenças metodológicas na realização dos diagnósticos.[3-6] Muitos autores destacam a importância das características regionais e culturais na disseminação desse diagnóstico. Trata-se de um diagnóstico que é bem menos frequente na Europa do que nos EUA, por exemplo.[9] O aumento na prevalência do TDAH e no tratamento com medicação pode estar refletindo mudanças em relação à aceitação desse diagnóstico e seu tratamento, mudanças em termos de atitudes ou interpretações sobre o comportamento infantil, com maior aceitação dos pais.[1,3] Há referência também a diferenças étnicas e sociais. Nos EUA, esse diagnóstico nas populações afro-descendentes e latinas tende a ser menos frequentes do que nas populações de raça branca.[1] Getahun e cols., em um estudo ecológico, utilizando registros médicos do Kaiser Permanent Southern Califórnia Health Plan, encontraram taxas desproporcionalmente mais altas em crianças brancas e provenientes de famílias de alta renda.[6] Davidovitch e cols., em Israel, verificaram menos diagnósticos de TDAH em crianças de baixas condições sociais do que naquelas de classe social média ou alta.[3] Segundo Floet e cols., há uma dificuldade de quantificar a prevalência do TDAH, por ser um distúrbio comportamental, e conclui que a prevalência varia de acordo com o tipo de amostra, as características geográficas e os critérios diagnósticos.[10] Há uma tendência de aumento, quando o diagnóstico é feito com base no relato de pais e professores.[3-6,12] Nos EUA, a prevalência de TDAH feito com base em informações dos pais cresceu de 6,9%, em 1997, para 9,5%, em 2007.[11] Thomas e cols. referem que a subjetividade dos critérios diagnósticos, com base na observação ou no relato pessoal, podem explicar essa elevada taxa de diagnósticos.[4] Além disso, muitos dos diagnósticos feitos apenas com informações dos pais não preenchem adequadamente os critérios diagnósticos estabelecidos para o TDAH.[3,4,11]

De acordo com o DSM-5, o TDAH é mais frequente no sexo masculino do que no feminino, com uma proporção de cerca de 2:1 nas crianças e 1,6:1 nos adultos.[1] No DSM-III, a diferença na prevalência entre o sexo masculino e feminino era de 10:1. Vários estudos têm mostrado um aumento significativo desse diagnóstico no sexo feminino.[3,6] Em Israel, houve uma redução na diferença entre os sexos, e 2,94, em 2005, para 1,86, em 2014 e, a prevalência no sexo feminino triplicou de 3,5% para 10,4% nesse período.[3]

Histórico do conceito

Para uma melhor compreensão das controvérsias em relação ao diagnóstico de TDAH, é importante conhecer o modo como se construiu esse conceito.[12,13] Sempre houve uma preocupação em entender por que crianças inteligentes não conseguiam aprender na escola. De acordo com o histórico apresentado por Schechter,[14] o primeiro autor a sistematizar a descrição de crianças com alterações no comportamento, compatíveis com o diagnóstico de TDAH, foi Still, em 1902.[14] Still, entretanto, não conseguiu identificar, em todas as crianças, lesões neurológicas que justificassem esses comportamentos. Durante a epidemia de encefalite letárgica, causada pelo vírus de von Economo, em 1918, nos EUA, a observação de que as crianças sobreviventes apresentavam comportamentos antissociais, hiperatividade, impulsividade e pouco ou nenhum comprometimento intelectual levou à extrapolação de que crianças com comportamento semelhante teriam também uma lesão cerebral. A impossibilidade de encontrar evidências da presença de alguma lesão estrutural do sistema nervoso central (SNC) levou Strauss e Lehtinen, em 1947, a proporem a denominação "lesão cerebral mínima", introduzindo o conceito de que lesões mínimas devidas, por exemplo, à anoxia ou traumas no parto, poderiam não ter manifestações clínicas, mas resultarem, posteriormente, em alterações comportamentais.[12]

Em 1962, um grupo de especialistas sobre esse tema, reunido em Oxford, propõe o conceito de "disfunção cerebral mínima" (DCM), uma vez que nenhuma lesão neurológica tinha sido identificada. Clemens e Peters, em 1966, por solicitação do governo americano, elaboraram um documento com o objetivo de racionalizar o atendimento às crianças com problemas de comportamento e aprendizagem. Esses autores identificaram mais de 40 termos para nomear a criança hiperativa e 99 características que poderiam estar incluídas no diagnóstico de DCM.[12] Gomez, um neurologista, publica nessa ocasião, o artigo intitulado "Disfunção cerebral mínima (Confusão neurológica máxima)".[15]

É apenas a partir de 1980 que o DSM-3 inclui o conceito de déficit de atenção, como principal característica dessas crianças que poderiam apresentar também hiperatividade, sob a denominação distúrbio por déficit de atenção (DDA), com ou sem hiperatividade. Porém, o DSM-III-R (revisado) retoma o conceito da hiperatividade como equivalente à desatenção nessa síndrome e muda a denominação para *Attention-deficit hyperactivity disorder* (ADHD) – distúrbio de déficit de atenção e hiperatividade (DDAH). O DSM-IV, de 1994, utiliza o termo transtorno de déficit de atenção e hiperatividade (TDAH), e o DSM-5 mantém.[12]

Na história desse conceito, chama atenção as sucessivas mudanças na sua denominação, que revelam muito mais a falta de critérios objetivos e de base científica para a definição do TDAH como transtorno neurológico do que avanços no seu entendimento. Vários autores afirmam que as mudanças nos critérios diagnósticos, nas diferentes edições do DSM, contribuíram para o aumento na prevalência de diagnósticos e esperam um aumento maior com o DSM-5.[4,16,17] Do DSM-III-R para o DSM-IV, houve um aumento na prevalência de mais de 15%.[4] As mudanças, nas várias edições do DSM, levaram a uma ampliação dos sintomas que podem ser considerados no diagnóstico do TDAH, com a justificativa de evitar o subdiagnóstico, resultando, no entanto, em uma situação de grande aumento nos diagnósticos.[4,16,17] Batstra e Frances[16] alertam para o "[...] grande aumento no número de diagnósticos de TDAH que poderá acontecer com o DSM-5, cujas mudanças reduziram o domínio da normalidade, expandindo os limites dos transtornos mentais".

Etiologia

Apesar de todo o desenvolvimento tecnológico, ainda não foi possível confirmar etiologias para o TDAH, entretanto, acredita-se que uma grande heterogeneidade de fatores possa estar envolvida. Essa ausência de uma etiologia definida faz o diagnóstico do TDAH ter como base alterações comportamentais, não havendo nenhum marcador biológico.[1]

Na literatura, há inúmeros artigos que apontam associações estatísticas entre diferentes fatores e TDAH, na tentativa de esclarecer a etiologia desse diagnóstico, mas todos eles afirmam a necessidade de mais estudos, para que esses fatores possam, de fato, ser considerados como etiologia.

Atualmente, vêm sendo estudados novos fatores relacionados a aspectos da vida contemporânea. Peralta e cols.[18] encontraram associação entre duração mais curta de sono (< 10 horas) e menos tempo em atividades cognitivas (< 1 hora/dia) com o risco mais elevado de desenvolver TDAH e problemas comportamentais. Neste estudo, não houve associação com tempo diante da televisão e atividade física. Os autores discutem as limitações do estudo feito com informações dos pais, que podem estar influenciados pelo conhecimento que tinham sobre TDAH. Zheng e cols.[19] reportam associação entre o uso de celular e desatenção, em adolescentes chineses, embora apontem problemas no tipo de estudo, indicando, também, a importância de investigações para definir uma relação causal. Swing e cols.[20] encontraram associação entre *videogames* e maior risco para problemas de atenção, semelhante à associação encontrada com assistir à televisão.

Dong e cols.,[21] em um estudo de metanálise, encontraram forte associação entre o tabagismo na gravidez ou a suspensão do fumo no primeiro trimestre da gestação e TDAH em crianças. Os autores, entretanto, fazem referência às limitações dos resultados, apontando a diferença nos critérios metodológicos dos artigos envolvidos. Eles ressaltam também o fato da informação sobre o tabagismo ter vindo das próprias mães, que sabendo dos efeitos do fumo na gravidez, podem ter minimizado a informação e, finalmente, o pouco número de estudos fora da América e Europa. Em função dessas limitações, outros estudos são sugeridos para esclarecer melhor essa possível associação. Huang e cols.,[22] em artigo semelhante, apontam maior risco de TDAH de acordo com a intensidade do tabagismo na gestação e comentam a necessidade de melhores estudos para estabelecer uma relação causal. Franz e cols.[23] observaram que recém-nascidos (RNs) muito pré-termo ou muito baixo peso ao nascer apresentaram alto risco para TDAH, assim como entre os RNs que foram prematuros extremos ou com extremo baixo peso ao nascer. Os autores apontam limitações do estudo e recomendam mais investigações que possam esclarecer entre os determinantes causais da prematuridade e do baixo peso daqueles que possam levar ao desenvolvimento de TDAH.

Segundo o DSM-5, crianças com TDAH podem apresentar, ao eletrencefalograma (EEG), aumento de ondas lentas, volume encefálico total reduzido na ressonância magnética (RM) e, possivelmente, atraso na maturação cortical no sentido póstero-anterior, embora esses achados não sejam diagnósticos.[1]

Várias pesquisas no campo da neurobiologia, da genética e da neuropsicologia tentam dar suporte para uma base biológica do TDAH. Floet e cols.[10] relatam estudos que têm mostrado associação entre TDAH e sistemas biológicos relacionados ao controle da atenção, contudo, afirmam que não foi encontrada nenhuma única causa específica do TDAH.

Tem sido postulado que diferenças sutis na neuroanatomia, associadas com disfunções de áreas críticas do cérebro, como as regiões pré-frontais, do corpo estriado, do núcleo caudado e das interconexões recíprocas do hipotálamo e das regiões límbicas, estariam envolvidas na gênese dos problemas de atenção. O achado de alterações anatômicas cerebrais na RM, em crianças com TDAH, não permite fazer correlação direta com alterações funcionais, pois muitas dessas alterações podem ser apenas variações estruturais regionais, compatíveis com a normalidade. Alterações locais no fluxo sanguíneo cerebral e nas taxas do metabolismo da glicose, que forneceriam dados indiretos da função cerebral, são também apontadas como indicadores de possíveis disfunções cerebrais. Pesquisas recentes associam o aparecimento de TDAH a alterações de um ou mais neurotransmissores como as catecolaminas, em particular a dopamina e a norepinefrina. Entretanto, os dados existentes sobre a relação entre TDAH e os neurotransmissores ainda não são suficientes para estabelecer relações causais.[1,10]

Fica evidente, no conjunto da literatura, que ainda não está estabelecido o quanto essas características neurobiológicas são específicas na determinação de alterações comportamentais. Em função de não haver um padrão consistente de resultados, os exames de neuroimagem e as técnicas de EEG não devem ser utilizados na prática clínica.[24] Floet e cols.[10] afirmam que os testes neuropsicológicos não devem ser utilizados isoladamente para o diagnóstico de TDAH, pois não são provas diagnósticas.

Embora se tenha diagnosticado hiperatividade e déficit de atenção em crianças com a síndrome do X frágil, ainda não há evidências de transmissão genética do TDAH. A hipótese dos defensores de uma transmissão genética/hereditária tem como base a ocorrência maior de hiperatividade em gêmeos monozigóticos e a maior presença desse distúrbio entre irmãos.[10] Não obstante, o fato de se encontrar maior frequência de crianças hiperativas nessas condições e em famílias nas quais os pais também apresentam comportamento hiperativo, antes de significar a possibilidade de transmissão hereditária, poderia apenas indicar a influência de um modo específico de interação familiar.

Assim, conclui-se que muito ainda precisa ser esclarecido sobre as variações normais na função cerebral. Considera-se, aqui, que o efeito de qualquer variação biológica, depende também dos fatores socioculturais do indivíduo para ter um significado sobre o psiquismo e o comportamento humanos. Não há um teste diagnóstico definitivo para o TDAH, reforçando que o diagnóstico, ainda tem como base, alterações comportamentais.

Aspectos gerais do transtorno de déficit de atenção e hiperatividade no adulto

Na literatura, a prevalência do TDAH no adulto apresenta ampla variação (4-66%), explicada em parte pelas diferenças metodológicas dos estudos envolvidos. Faraone e cols.[25] afirmam que a prevalência parece declinar com a idade, e apenas 15% das crianças diagnosticadas com TDAH mantiveram o diagnóstico completo aos 25 anos e 65% preencheram critério para TDAH em remissão parcial. De acordo com o DSM-5, na maioria das pessoas com TDAH, os sintomas de hiperatividade motora ficam menos evidentes na adolescência e na vida adulta, podendo limitar-se a um comportamento mais irrequieto ou sensação interna de nervosismo, ou impaciência.[1] Diversos problemas psiquiátricos, no adulto, podem se apresentar com déficit de atenção, o que leva a ser feito o diagnóstico de TDAH com outras comorbidades.[1]

O critério da idade de início dos sintomas foi considerado crucial para ajudar a diferenciar o TDAH de outras condições de início mais tardio. No DSM-5, a idade de início dos sintomas foi mudada para 12 anos, a fim de evitar resultados falso-negativos quando o diagnóstico é feito no adulto, que pode não lembrar-se se os sintomas estavam presentes antes de 7 anos.[1] Thomas e cols.[4] chamam atenção de que essa mudança na idade de início pode aumentar o risco de confundir características normais do processo de desenvolvimento na puberdade, como o comportamento mais distraído e mais agitado, próprio da adolescência, com sinais de TDAH.

Embora exista evidência de que alguns sintomas de TDAH possam persistir no adulto e causar prejuízos, não está claro qual é o nível dos sintomas, que deve ser utilizado como ponto de corte, para desencadear as intervenções. As estratégias de tratamento para adultos com TDAH são essencialmente similares àquelas utilizadas nas crianças, sendo recomendados os seguintes medicamentos: atomoxetina, anfetamina e metilfenidato.[26]

Apesar de os medicamentos psicoestimulantes serem o tratamento mais estudado em crianças e adultos, sendo geralmente a opção de tratamento medicamentoso de primeira escolha, seu uso no adulto ainda está em estudo. Existem mais de 300 estudos controlados sobre a eficácia dos estimulantes em crianças com TDAH, ao passo que são descritos apenas 25 estudos controlados, de curta duração, e 15, de longa duração, em adultos.[26]

Se o corpo de conhecimento atual sobre TDAH, em crianças, ainda apresenta lacunas e dúvidas significantes, no adulto, essas lacunas são ainda mais evidentes, pois uma produção científica de qualidade sobre o tema, voltada para as particularidades dessa faixa etária, embora crescente, ainda é escassa e, por vezes, carece de maior rigor metodológico.[27]

No adulto, os critérios diagnósticos mais utilizados para o TDAH são os mesmos que para crianças e adolescentes, tendo como base o DSM-5 e a CID-10. Até o momento, não existem evidências suficientes para garantir um conceito diagnóstico distinto para o adulto. Não contar com critérios diagnósticos próprios para essa faixa etária pode ser uma das razões para não haver consenso na identificação da pessoa com TDAH. A aplicação direta dos critérios diagnósticos para crianças, no adulto, é no mínimo inadequada, pois seu enfoque é voltado prioritariamente à população pediátrica, não levando em consideração, de forma ampla e completa, as variações próprias do desenvolvimento do adulto. A partir do DSM-5, algumas alterações foram introduzidas na tentativa de adequar, nos critérios diagnósticos, as características dos comportamentos no adulto, como, por exemplo: "[...] nos adultos, a hiperatividade pode manifestar-se como inquietude extrema ou esgotamento dos outros com sua atividade."[1]

Uma vez que a criança é rotulada como tendo TDAH e passa a receber o metilfenidato, dificilmente se suspende esse diagnóstico, bem como a medicação. Os adolescentes e, posteriormente, os adultos assumem ser portadores dessa doença e mantêm o tratamento. Sobre a persistência do diagnóstico na idade adulta, Ortega e cols.[28] comentam: "Antes considerado um transtorno transitório e infantil, que raramente alcançava a adolescência, o TDAH é agora descrito como um transtorno psiquiátrico que pode perdurar por toda a vida do indivíduo – um quadro incurável". Sobre esse mesmo tema, esses autores assim se expressam:

> [...] adultos nunca antes diagnosticados com hiperatividade, desatenção e impulsividade começaram a interpretar certas dificuldades em sua vida profissional, pessoal e relacional como sendo signos da manifestação do TDAH. A eles é dito que, apesar de estarem sendo diagnosticados pela primeira vez na vida adulta, os sinais e sintomas que indicam o transtorno já estavam presentes no organismo, embora de forma oculta, não revelada. O papel do processo diagnóstico é revelá-lo e tratá-lo. E, para muitos adultos, o medicamento se tornou necessário "para a vida", como esclarece Joffe: O adulto que tem TDAH passa por dificuldades durante o dia inteiro: desde a manhã, quando acorda, até a noite, quando tem de organizar a vida pessoal, social e responder às necessidades emocionais das pessoas de sua família. Por isso, se um medicamento ajuda o adulto com TDAH, ele precisa ser tomado para durar o dia inteiro e, às vezes, a noite inteira.[28]

Conrad,[17] no seu livro *The medialization of society*, de 2007, ao analisar o crescimento do diagnóstico do TDAH em adultos, demonstra que a expansão de uma categoria diagnóstica, considerada um distúrbio da criança e do adolescente, para incluir uma nova população de pessoas (adultos), tem suas raízes em demandas dos médicos, dosconsumidores e dos crescentes mercados da industria farmacêutica.

> Quadro 240.1 | **Orientações para o diagnóstico de transtorno de déficit de atenção e hiperatividade**
>
> ▶ Os sintomas devem preencher os critérios do DSM-5
> ▶ Devem ser coletadas informações dos pais e cuidadores da criança referentes aos sintomas, à idade de início e ao grau de interferência nas atividades da criança
> ▶ Devem ser obtidas informações de outras fontes, como professores e outros profissionais na escola, em relação aos sintomas, à duração e ao grau de prejuízo nas atividades
> ▶ Deve ser feita avaliação para verificar se existem outras condições mórbidas, como transtornos do humor e distúrbios de aprendizagem

Como é feito o diagnóstico

A Academia Americana de Pediatria (AAP) publicou um guia clínico prático para orientar os médicos na avaliação para o diagnóstico de TDAH, cujo resumo está no Quadro 240.1.[10]

De acordo com o DSM-5,[1] o diagnóstico deve ser feito obedecendo aos itens contidos nos quadros que se seguem.

Critérios para diagnóstico de transtorno de déficit de atenção e hiperatividade

a. *Um padrão persistente de desatenção e/ou hiperatividade-impulsividade que interfere no funcionamento e no desenvolvimento, conforme caracterizado por (1) e/ou (2):*

> Quadro 240.2 | **Critério A1 Desatenção**
>
> **A1.** DESATENÇÃO: seis (ou mais) dos seguintes sintomas persistem por pelo menos 6 meses, em um grau que é inconsistente com o nível do desenvolvimento e tem impacto negativo diretamente nas atividades sociais e acadêmicas/profissionais. Nota: os sintomas não são apenas uma manifestação de comportamento opositor, desafio, hostilidade ou dificuldade para compreender tarefas ou instruções. Para adolescentes mais velhos e adultos (17 anos ou mais), pelo menos cinco sintomas são necessários.
>
> a. Frequentemente, não presta atenção aos detalhes ou comete erros por descuido em tarefas escolares, no trabalho ou durante outras atividades (p. ex., negligencia ou deixa passar detalhes, o trabalho é impreciso).
> b. Frequentemente, tem dificuldade para manter atenção em tarefas ou atividades lúdicas (p. ex., dificuldade de manter o foco durante aulas, conversas ou leituras prolongadas).
> c. Frequentemente, parece que não escuta quando lhe dirigem a palavra diretamente (p. ex., parece estar com a cabeça longe, mesmo na ausência de qualquer distração óbvia).
> d. Frequentemente, não segue as instruções até o fim e não consegue terminar trabalhos escolares, tarefas ou deveres no local de trabalho (p. ex., começa as tarefas, mas rapidamente perde o foco e o rumo).
> e. Frequentemente tem dificuldade para organizar tarefas e atividades (p. ex., dificuldade em gerenciar tarefas sequenciais; dificuldade em manter materiais e objetos pessoais em ordem; trabalho desorganizado e desleixado; mau gerenciamento do tempo; dificuldade em cumprir prazos).
> f. Frequentemente evita, não gosta ou se reluta em se envolver em tarefas que exijam esforço mental prolongado (p. ex., trabalhos escolares ou lições de casa; para adolescentes mais velhos e adultos, preparo de relatórios, preenchimento de formulários, revisão de trabalhos longos).
> g. Frequentemente, perde objetos necessários para tarefas ou atividades (p. ex., materiais escolares, lápis, livros, instrumentos, carteiras, chaves, documentos, óculos, celular).
> h. Com frequência, é facilmente distraído por estímulos externos (para adolescentes mais velhos e adultos, pode incluir pensamentos não relacionados).
> i. Frequentemente apresenta esquecimento relativo a tarefas diárias

> Quadro 240.3 | **Critério A2 Hiperatividade-impulsividade**
>
> **A2.** HIPERATIVIDADE E IMPULSIVIDADE: seis (ou mais) dos seguintes sintomas persistem por pelo menos 6 meses em um grau que é inconsistente com o nível do desenvolvimento e tem impacto negativo diretamente nas atividades sociais e acadêmicas/profissionais. Nota: os sintomas não são apenas uma manifestação de comportamento opositor, desafio, hostilidade ou dificuldade para compreender tarefas ou instruções. Para adolescentes mais velhos e adultos (17 anos ou mais), pelo menos cinco sintomas são necessários.
>
> a. Frequentemente remexe ou batuca as mãos ou os pés ou se contorce na cadeira.
> b. Frequentemente levanta da cadeira em situações em que se espera que permaneça sentado (p. ex., sai do seu lugar em sala de aula, no escritório ou em outro local de trabalho ou em outras situações que exijam que se permaneça em um mesmo lugar).
> c. Frequentemente corre ou sobe nas coisas em situações em que isso é inapropriado. (Nota: em adolescentes ou adultos, pode se limitar à sensações de inquietude.)
> d. Com frequência, é incapaz de brincar ou se envolver em atividades de lazer calmamente.
> e. Com frequência, "não para", agindo como se estivesse "com o motor ligado" (p. ex., não consegue ou se sente desconfortável em ficar parado por muito tempo, como em restaurantes, reuniões; outros podem ver o indivíduo como inquieto ou difícil de acompanhar).
> f. Frequentemente fala demais.
> g. Frequentemente deixa escapar uma resposta antes que a pergunta tenha sido concluída (p. ex., termina frases dos outros, não consegue aguardar a vez de falar).
> h. Frequentemente tem dificuldade para esperar a sua vez (p.ex., aguardar em uma fila).
> i. Frequentemente interrompe ou se intromete (p. ex., mete-se nas conversas, jogos ou atividades; pode começar a usar as coisas de outras pessoas sem pedir ou receber permissão; para adolescentes e adultos, pode intrometer-se em ou assumir o controle sobre o que outros estão fazendo).

b. Vários sintomas de desatenção ou hiperatividade-impulsividade estavam presentes antes dos 12 anos de idade.
c. Vários sintomas de desatenção ou hiperatividade-impulsividade estão presentes em dois ou mais ambientes (p. ex., em casa, na escola, no trabalho, com amigos ou parentes, em outras atividades).
d. Há evidências claras de que os sintomas interferem no funcionamento social, acadêmico ou profissional ou de que reduzem sua qualidade.
e. Os sintomas não ocorrem exclusivamente durante o curso de esquizofrenia ou outro transtorno psicótico e não são mais bem explicados por outro transtorno mental (p. ex., transtorno do humor, transtorno de ansiedade, transtorno dissociativo, transtorno da personalidade, intoxicação ou abstinência de substância).

De acordo com a predominância dos sintomas, a criança pode ser classificada em três subtipos:

1. **Apresentação combinada:** se tanto o Critério A1 (desatenção) quanto o Critério A2 (hiperatividade-impulsividade) são preenchidos nos últimos 6 meses.
2. **Apresentação predominantemente desatenta:** se o Critério A1 (desatenção) é preenchido, mas o Critério A2 (hiperatividade-impulsividade) não é preenchido nos últimos 6 meses.
3. **Apresentação predominantemente hiperativa/impulsiva:** se o Critério A2 (hiperatividade-impulsividade) é preenchido, e o Critério A1 (desatenção) não é preenchido nos últimos 6 meses.

Especificar se:

Em remissão parcial: quando todos os critérios foram preenchidos no passado, nem todos os critérios foram preenchidos nos últimos 6 meses, e os sintomas ainda resultam em prejuízo no funcionamento social, acadêmico ou profissional.

Especificar a gravidade atual:

Leve: poucos sintomas, se algum, estão presentes além daqueles necessários para fazer o diagnóstico, e os sintomas resultam em não mais do que pequenos prejuízos no funcionamento social ou profissional.

Moderada: sintomas ou prejuízo funcional entre "leve" e "grave" estão presentes.

De acordo com o DSM-5, o exame físico não revela aspectos específicos.[1] Na descrição desse quadro, destacam-se ainda os aspectos do relacionamento social dessas crianças com adultos e outras crianças. Atribui-se, por exemplo, como característica dessas crianças, o comportamento desinibido, marcado pela falta de censura usual, o que as tornaria inconvenientes, levando-as ao isolamento dentro das salas de aula. Há referência ainda a atrasos específicos do desenvolvimento motor e da linguagem, que seriam desproporcionalmente frequentes. Como complicações secundárias do quadro se citam a baixa autoestima e os comportamentos antissociais.[1]

Estudos mostram que 67% das crianças com TDAH podem ter outras condições associadas, como problemas psiquiátricos, distúrbios de aprendizagem ou imaturidade social. É citado, sempre, a presença de problemas de aprendizagem ou de linguagem.[10]

Como não existem marcadores biológicos, o diagnóstico deve ser clínico, com afastamento de outras possíveis explicações para o comportamento apresentado pela criança. Recomenda-se que seja feita avaliação médica, psicológica e do desenvolvimento.[1]

No diagnóstico do TDAH, são utilizadas diversas escalas de comportamento, com versões dirigidas aos pais e aos professores, para avaliação da criança e seu enquadramento nos critérios diagnósticos de TDAH: Conners Rating Scale, Child Behavior Cheklist, Home Situation Questionaire, School Situation Questionaire, ADHD-Symptoms Rating Scale (ADHD-SRS) e Attention Deficit Disorder Evaluation Scale (ADDES-3). Segundo Floet e cols.,[10] "Essas escalas não são diagnósticas, porque os sintomas não são selecionados cientificamente e há uma substancial sobreposição entre eles, sendo, portanto, difícil estabelecer uma escala de classificação ou um escore científico, para determinar se uma criança tem TDAH". Essas escalas têm várias limitações, pois elas não contemplam as diferenças de acordo com o sexo, a raça e a área geográfica. Não faz sentido, portanto, utilizar essas escalas no Brasil, cujos critérios não levam em conta as características das crianças brasileiras.

Uma alternativa para o diagnóstico do TDAH é a utilização do *Manual estatístico e diagnóstico para a atenção primária* (DSM-PC),[29] um sistema de classificação com base no fato de que a maioria das manifestações comportamentais reflete um espectro de variações entre o normal e o que seriam problemas e distúrbios (Quadro 240.4).

O que fazer

Tratamento

Um dos pontos mais polêmicos em relação ao TDAH refere-se ao tratamento. Vários autores, no mundo todo, expressam apreensão com o grande aumento no número de crianças que recebem medicação para o TDAH. Nos EUA, 69% das crianças diagnosticadas com TDAH, com idade entre 4 e 17 anos, estão sendo regularmente medicadas.[4] A prevalência de tratamento de TDAH na Inglaterra, no período de 2003 a 2008, aumentou 2 vezes em crianças e adolescentes e 4 a 5 vezes nos adultos. A maior prevalência foi no grupo de meninos de 6 a 12 anos, com um aumento de 4,83 para 9,8 por 1.000 pacientes, chamando atenção o grande aumento de tratamento nas crianças do sexo feminino, nessa mesma faixa etária.[3,4,30] Entre os adultos, o aumento foi maior no sexo masculino.[3,4,30] Nos EUA, a prevalência do uso de medicação para o TDAH aumentou 40,4% na população de 5 a 19 anos, entre 2002 e 2005. É possível que a medicação esteja sendo prescrita para crianças que na realidade não preenchem os critérios para o TDAH.[3,4,30]

Os psicoestimulantes são considerados a medicação de primeira escolha no tratamento do TDAH, estando disponíveis duas categorias: metilfenidato e anfetaminas. O metilfenidato é o mais utilizado e objeto de maior número de pesquisas, prescrito em cerca de 90% dos casos.[27] Estão disponíveis, também, apresentações de liberação lenta que permitem maior espaçamento entre as doses. Entre os psicoestimulantes de longa duração, há também uma apresentação do metilfenidato. A dextroamfetamina e o pemoline são também usados nos EUA, porém em escala bem menor. O efeito dessas medicações é dose-dependente e não tem relação com o peso. O início de ação costuma ser por volta de 30 minutos, sendo medicações controladas, porque podem levar ao abuso e à dependência. Sua ação é pelo aumento da ação das catecolaminas no SNC e pelo aumento da disponibilidade da dopamina e norepinefrina nas sinapses nos circuitos cortico-estriatale frontal, que regulam a atenção, a excitação e o controle dos impulsos.[26]

A maioria dos pacientes em tratamento com psicoestimulantes apresenta algum tipo de efeito colateral, sendo os mais comuns descritos no Quadro 240.5: diminuição do apetite, insônia, perda de peso, dor abdominal e cefaleia. Outros sintomas referidos são: tontura, irritabilidade, ansiedade, pesadelos, tristeza e tendência ao choro. O aparecimento ou a exacerbação de tiques são referidos como bem menos comuns.[27]

O efeito colateral mais importante, entretanto, é sobre a velocidade de crescimento, embora muitos autores não mencionem esse efeito, quando o medicamento é utilizado por curto tempo. Estudos com estimulantes têm mostrado interferência no crescimento, que é mais acentuado no primeiro ano de uso. São poucos os estudos sobre o impacto na altura final, com o uso de estimulantes por longo tempo.[10] De acordo com Vitiello,[31] evidências importantes indicam que há uma supressão do crescimento estatisticamente significativo com o uso dos psicoestimulantes. A questão em debate é se esse efeito é clinicamente significativo, em vista dos resultados obtidos com o tratamento. Avaliações periódicas do crescimento são recomendadas para as crianças em tratamento com psicoestimulantes.

Os efeitos colaterais dos psicoestimulantes são dose-dependente e diminuem com alterações na dose e no tempo de uso. Com o objetivo de diminuir esses efeitos, é recomendado que o medicamento seja utilizado apenas nos dias de atividades escolares.[27] A interação dos psicoestimulantes com os broncodilatadores orais pode aumentar os efeitos colaterais sobre o sistema cardiovascular e sobre o SNC.[12]

Um fato preocupante é o aumento de notificações de complicações cardiovasculares e morte súbita com o uso de psicoestimulantes. Aumento da pressão arterial (PA) e da frequência car-

Quadro 240.4 | Manual estatístico e diagnóstico para a atenção primária (DSM-PC)

Descrição clínica do DSM-PC: variação, problema, distúrbio

Hiperatividade/impulsividade – variação com o desenvolvimento
- Lactentes e pré-escolares são normalmente muito ativos e impulsivos e necessitam de constante supervisão para evitar acidentes. Essa atividade pode ser estressante para os adultos que não têm energia e paciência para tolerar esse comportamento
- Escolares e adolescentes podem ser hiperativos em situações de jogos, e comportamento impulsivo pode normalmente ocorrer, em especial por pressão dos colegas
- Altos graus de hiperatividade/impulsividade não indicam um problema ou distúrbio se não há comprometimento de seu desempenho

Apresentação das variações comuns do desenvolvimento
- Lactentes apresentam variações nas respostas às estimulações. Alguns lactentes podem ser hiperativos às sensações de toque ou sons e podem escapar dos cuidadores, ao passo que outros acham bom e respondem com aumento da atividade
- Pré-escolares correm em círculos, não param quietos, podem dar pancadas em objetos ou pessoas e fazem perguntas constantemente
- Escolares brincam de jogos com muita atividade por longos períodos, às vezes, podem fazer coisas por impulso, particularmente quando excitados
- Adolescentes podem ficar dançando por longos períodos ou ter comportamentos de risco com colegas

Comportamento hiperativo/impulsivo: problema
Esses comportamentos tornam-se um problema quando são muito intensos, prejudicando o relacionamento com os outros ou começando a afetar a aquisição de habilidades adequadas à idade. Podem apresentar sintomas de hiperatividade/impulsividade, mas os comportamentos não são suficientes para qualificar como TDAH, distúrbio de ansiedade ou bipolar. Podem vir acompanhados de outros problemas de comportamento

Apresentações comuns do desenvolvimento
- Lactentes apresentam desenvolvimento motor precoce subindo e correndo nas coisas. Hiper e hiporreatividade sensitiva podem estar associadas a altos níveis de atividade
- Pré-escolares frequentemente correm para as pessoas ou costumam se machucar durante os jogos, não ficam sentados para ouvir histórias ou participar de jogos
- Escolares podem atingir outras crianças nos jogos, interrompem frequentemente e têm problemas para completar suas tarefas
- Adolescentes participam de brincadeiras que perturbam os outros e se agitam na classe e assistindo à televisão

Desatenção: variações do desenvolvimento
A criança pequena tem pouca atenção, que aumentará com a maturidade, sendo adequada para a idade e não causando comprometimentos

Apresentações comuns do desenvolvimento
- Lactentes têm atenção variável dependendo do estímulo e das diferenças individuais nas habilidades auditivas, visuais ou motoras. Uma criança pode fixar-se na voz dos pais, outra responde às expressões faciais
- Pré-escolares prestam atenção por alguns momentos em atividades como ouvir histórias, pintar ou desenhar
- Escolares podem não conseguir manter por longo tempo uma atividade que não queira realizar, como ler um livro, fazer deveres escolares ou atividades que exijam concentração, como limpar alguma coisa
- Adolescentes são facilmente distraídos nas tarefas que não desejam realizar

Problemas de desatenção
Um problema existe quando alguns dos sintomas de TDAH estão presentes e criam dificuldades para os pais e professores, afetando algumas áreas de funcionamento acadêmico e social. Contudo, os comportamentos não são suficientemente intensos para caracterizar um distúrbio

Apresentações comuns do desenvolvimento
- Lactentes não apresentam progressos significativos em prestar atenção aos cuidadores, não conseguem completar tarefas simples, como colocar cubos em uma caixa, etc.
- Pré-escolares são algumas vezes incapazes de completar um jogo ou atividades sem distrair-se, não conseguem jogar com outras crianças de mesma idade, só conseguem realizar uma atividade por curtos períodos de tempo
- Sintomas estão presentes em graus que causam dificuldades familiares

Quadro 240.5 | Efeitos colaterais dos psicoestimulantes

- Insônia
- Irritabilidade
- Diminuição do apetite
- Tontura
- Perda de peso
- Tendência ao choro
- Dor abdominal
- Ansiedade
- Cefaleia
- Tiques
- Retardo do crescimento
- Taquicardia, arritmia e morte súbita
- Dependência
- Alterações no afeto

díaca (FC) tem sido descrito.[31] Embora muitos autores tentem minimizar esses efeitos adversos, dizendo que sua frequência não é maior do que na população infantil, eles salientam ser prudente monitorar a FC, a PA e o peso antes de iniciar o tratamento e a cada 3 a 6 meses.[31] A Academia Americana de Psiquiatria sugere que seja feita previamente a avaliação cardiológica e o monitoramento das crianças que recebem essa medicação. A AAP, em 2008, publicou um documento com recomendações para que seja feita uma avaliação com identificação de história de doença cardíaca, palpitações, síncope, convulsões, história familiar de morte súbita em crianças ou adultos jovens, miocardiopatia hipertrófica, síndrome do QT longo e realização de exame clínico, incluindo exame cardiológico. A AAP não recomenda eletrocardiograma (ECG) de rotina, mas indica a necessidade de monitoramento da frequência cardíaca (FC) e da PA. Os efeitos adversos dos estimulantes nas crianças com TDAH tem sido motivo de grandes debates e recomendações quanto às restrições de uso, tendo em vista o grande número de crianças que são diagnosticadas com TDAH e medicadas.[32]

Hoje, recomenda-se também a atomoxetina, um inibidor seletivo da recaptação da norepinefrina e o primeiro não psicoestimulante aprovado pela Food and Drug Administration (FDA) para o tratamento do TDAH, em crianças maiores de 6 anos de idade.[10] É considerada de segunda escolha por ser menos efetiva que os estimulantes. Atua aumentando a concentração de norepinefrina e dopamina, especialmente no córtex pré-frontal. Além dos efeitos colaterais comuns aos estimulantes, têm sido observados outros mais graves, como ideação suicida, hepatopatias e alterações cardiovasculares. Outras medicações, como os antidepressivos tricíclicos, como a imipramina, os antipsicóticos como a clorpromazina, o haloperidol e a tioridazina, além dos agonistas alfa-adrenérgicos, como a clonidina, são ainda utilizadas no tratamento do TDAH, em bem menor escala, geralmente como segunda opção devido a seus efeitos adversos.[27,30]

Apesar de os estudos apontarem benefícios (melhora na atenção e diminuição do comportamento hiperativo) em curto prazo, com os medicamentos psicoestimulantes, ainda há muita incerteza sobre desfechos em longo prazo, assim como o real balanço entre os riscos e os benefícios. O metilfenidato, medicamento mais prescrito, frequentemente é utilizado por longos períodos, sem evidências sólidas que avaliem sua eficácia ou segurança.[30] A ausência de resposta aos psicoestimulantes é atribuída às diferenças nas manifestações clínicas, à diversidade de sintomas psiquiátricos associados e às características familiares.[1]

Ainda em relação à eficácia do tratamento medicamentoso, deve-se considerar a questão do efeito placebo. As intervenções diagnósticas e a atenção que é dirigida à criança têm, por si só, efeito terapêutico não desprezível.

Um fator preocupante é o início cada vez mais precoce de medicação estimulante, sendo bastante comum o uso em pré-escolares. Sobre a utilização precoce desses medicamentos, Vitiello[33] afirma:

> Recentes pesquisas relatam o aumento importante no uso de medicações psicotrópicas em crianças, incluindo pré-escolares de 2 a 5 anos de idade. Nenhuma das medicações apontadas nessas pesquisas foi devidamente aprovada para crianças menores de 6 anos de idade, nem teve sua eficácia e segurança adequadamente testadas para esse grupo etário.

O modelo clínico, ao se fundamentar na hipótese de uma base orgânica para as alterações comportamentais, tende a apoiar o tratamento em bases farmacológicas, apesar de não serem conhecidos efetivamente os mecanismos de atuação das medicações utilizadas e da existência de divergências quanto aos resultados observados.

Os dados sobre o consumo desses medicamentos são alarmantes. Ortega e cols. apresentam os dados do último relatório da Organização das Nações Unidas (ONU) sobre produção e consumo de psicotrópicos, em 2008, no qual as informações sobre o metilfenidato são apresentadas separadamente dos outros estimulantes. A produção mundial desse medicamento, no ano de 2006, chegou a quase 38 toneladas. A fabricação mundial declarada de metilfenidato passou de 2,8 toneladas, em 1990, para 19,1 toneladas em 1999, o que representa um aumento de mais de 580%. Esse aumento é devido ao uso do metilfenidato para o tratamento de TDAH, divulgado mais amplamente na década de 1990. O consumo nos EUA vem crescendo a cada ano e, hoje, representa 82,2% de todo metilfenidato consumido no mundo. O crescimento da produção mundial de 1990 a 2006 representa um aumento de mais de 1.200%.[28]

No Brasil, o metilfenidato foi autorizado em 1998 e, seguindo a tendência mundial, o uso vem crescendo ao longo dos anos. Entre 2002 e 2006, a produção brasileira de metilfenidato cresceu 465%.[28] Segundo dados da Agência Nacional de Vigilância Sanitária (Anvisa) do Ministério da Saúde (MS), entre 2009 e 2011, o consumo de metilfenidato na população de 6 a 16 anos aumentou 75%. O número de unidade física dispensada (UFD = caixa vendida do medicamento) aumentou de 557 mil para 1 milhão e 200 mil. O consumo do metilfenidato tem aumentado em todo o país, com redução do consumo nos meses de férias e aumento no segundo semestre dos anos estudados.[34] Essa redução é recomendada para diminuir os efeitos colaterais desse medicamento, e o aumento no segundo semestre pode ser devido à realização das provas de final de ano escolar.

Além da terapia medicamentosa, na literatura são citadas as intervenções comportamentais direcionadas ao ambiente físico e social (em casa e na escola) visando a modificar o comportamento da criança. A terapia comportamental tem sido utilizada, principalmente, em adição ao tratamento medicamentoso.[10]

Críticas ao modelo do transtorno de déficit de atenção e hiperatividade

Singh[9] afirma que se trata de um diagnóstico bastante polêmico pela ambiguidade na definição dos sintomas, pela inconsistência nos processos diagnósticos e nos *guidelines* e pelo crescente uso global dos psicotrópicos no tratamento de crianças com esse diagnóstico. Para Reiff e Stein,[35] o TDAH é descrito como um conjunto de comportamentos que expressam vários problemas de ordem biopsicossocial e refletem processos de desenvolvimento cerebral, sendo, portanto, um diagnóstico com base em comportamentos, não havendo um teste biológico ou psicológico que seja definitivo para descrever as crianças com esse distúrbio. Dada essa heterogeneidade de problemas, os critérios diagnósticos têm sido modificados ao longo do tempo em função das mudanças na conceituação dos sintomas principais do TDAH. Na literatura, observa-se um constante movimento de defesa do modelo clínico, destacando-se atitudes de desqualificação dos argumentos contrários, os quais explicitam as fragilidades conceituais do modelo.

Reiff e Stein[35] discutem, ainda, as limitações do DSM-IV, questionando a falta de consistência de alguns dos seus principais critérios diagnósticos. Por exemplo, em relação à desatenção, não há correlação entre a avaliação dos pais e os testes neuropsicológicos e, ainda, não há correlação entre as avaliações clínicas e neuropsicológicas. Quanto ao sintoma hiperatividade/impulsividade, é necessário distinguir as características genéticas, que se expressam por um determinado padrão de atividade e as variações normais de temperamento. A desatenção (Quadro 240.2) requer manifestações em dois ambientes (p. ex., na casa e na escola), o que demanda vários informantes, como pais, cuidadores e professores. A falta de concordância entre pais e professores pode refletir as diferenças nas características pessoais de cada grupo ou o fato de que a criança tenha comportamentos diferentes, em função do ambiente familiar ou escolar.[35]

Em relação às condições necessárias para o diagnóstico (Quadro 240.4), o DSM-IV exigia "evidências claras de impedimento, clinicamente significativo, no funcionamento social, acadêmico ou ocupacional". O DSM-5 não impõe mais o critério de clinicamente significativo, referindo apenas que "os sintomas interferem" no funcionamento.[4] Pode-se questionar quais seriam essas evidências claras, uma vez que não há uma medida clínica objetiva para determinar o comprometimento dessas funções. Essas considerações expressam limitações para o diagnóstico.[1]

Em resposta às críticas de que muitas crianças apresentavam os comportamentos considerados desviantes na escola, e não em casa, ou vice-versa, passou-se a incluir o critério C no DSM-IV, afirmando que o comportamento desviante deve estar presente em mais de um lugar, casa, escola e ambiente de trabalho.

Nos critérios diagnósticos para o TDAH, o termo "frequentemente" aparece como indicativo de que se trata de uma condição anormal. Qual seria, então, a frequência adequada para uma criança "correr ou subir nas coisas"? As variações biológicas individuais e os contextos em que ela interage determinam diferentes níveis de atividade, sendo o critério do normal definido de modo arbitrário. A hiperatividade costuma ser "diagnosticada" quando o comportamento da criança perturba a ordem estabelecida ou ultrapassa os limites de tolerância dos adultos, diretamente envolvidos com ela. Fica, portanto, evidente o grau de subjetividade implícito nesses critérios.

Thomas e cols.[4] comentam que dados recentes dos EUA mostram que 86% das crianças diagnosticadas com TDAH são descritas como tendo quadros leves ou moderados, apesar de não haver nos *guidelines* dos EUA, nem do Reino Unido e nem da Austrália, nem no DSM-5, nenhuma definição que quantifique o TDAH em leve ou moderado. Algumas escalas tentam classificar o grau de impacto negativo no funcionamento social, utilizando a frequência dos sintomas para esse fim. Fica a cargo dos pais ou professores interpretar a frequência na qual um dado comportamento seria normal ou anormal.

Em relação à etiologia do TDAH, verifica-se a permanente e infrutífera busca em se identificar fatores causais. A grande maioria dos artigos, nesse campo, mostra apenas associações estatísticas que apontam maior risco de desenvolver o TDAH, sem, contudo, poder estabelecer relações causais. As alterações neurológicas encontradas, também, não podem ser consideradas como causas do déficit de atenção e hiperatividade. Sua fisiopatologia ainda é desconhecida, e as pesquisas têm sido incapazes de demonstrar a validade das hipóteses, que relacionam o sinal desatenção com disfunção ou lesões cerebrais. Além disso, o mecanismo de atuação das medicações também não está devidamente esclarecido.

Outros modelos de compreensão dos problemas de comportamento

Na década de 1970, começaram a surgir textos questionando a hiperatividade e o déficit de atenção como uma entidade clínica, que teria como base disfunções ou lesões neurológicas. Nesses textos, os comportamentos descritos no TDAH passam a ter outros modelos explicativos que expressam concepções e visões de mundo próprias.

Modelo comportamental. Coerente com a concepção de que o homem é produto do meio, esse modelo considera a hiperatividade um "mau comportamento", condicionado pelo ambiente ou uma "reação de inadaptação", em função de uma deficiência do indivíduo, em seu processo de socialização. Esse modelo valoriza apenas as manifestações comportamentais, sem considerar seus aspectos subjetivos subjacentes. A partir dessa visão reducionista, o modelo de intervenção visa à "modelagem" da criança hiperativa por meio de terapias comportamentais e técnicas de condicionamento. Atuando sem identificar as reais motivações e necessidades do indivíduo, da mesma forma que os medicamentos, esses tratamentos não farmacológicos promovem uma suspensão temporária do comportamento inadequado. O modelo comportamental, justamente por sua pretensa objetividade, é o mais utilizado em terapias psicológicas associadas ao uso de medicamentos (modelo médico-clínico).[12]

Modelo psicodinâmico. Este modelo considera que a hiperatividade é um sintoma que atua como um sinal de que está presente algum conflito inconsciente. Com base nessa abordagem, Miller acompanhou, durante 10 anos, 290 crianças diagnosticadas como "hiperativas", verificando que na história delas sempre havia condições que justificavam um "estado de ansiedade ou a presença de conflitos". Em seu estudo, Miller[36] destaca, ainda, que a maioria tinha um dos genitores usando psicofármacos (sinal de um possível problema emocional intrafamiliar) e que, de qualquer forma, seria preciso fazer uma investigação criteriosa das relações intrafamiliares das crianças antes de se firmar o diagnóstico de um transtorno de base orgânica (disfuncional). Além disso, Miller também encontrou nesse grupo de crianças a superposição de diferentes diagnósticos, realizados pelos diferentes profissionais que as avaliaram (neurologistas, pediatras, psiquiatras, psicólogos, entre outros), ao longo dos 10 anos do estudo. Essas diferenças demonstram as várias possibilidades de expressão dos conflitos dessas crianças. A partir disso, Miller conclui que a questão central do comportamento hiperativo está na dificuldade de o sujeito lidar com seus sentimentos, particularmente com os de ansiedade e de raiva. Assim, no modelo psicodinâmico, a família e as relações intrafamiliares devem ser bem analisadas e orientadas quanto a seus problemas, e a criança deve ser submetida à psicoterapia, visando a novos modos de lidar com suas emoções e conflitos.[36]

Vários autores veem na psicanálise uma possibilidade de abordagem e tratamento dessas crianças, nessa linha de que o comportamento hiperativo é um sintoma de que algo não vai bem com a criança, que precisa de tratamento psíquico. Segundo França,[37] os estudos sobre o desenvolvimento emocional e a constituição do psiquismo primitivo colaboram para o entendimento dos sintomas em questão. Dizem respeito ao desenvolvimento psíquico: a criação de uma mente capaz de simbolizar, de pensar, de criar o psiquismo. É possível pensar que essas crianças apresentam prejuízos na construção da sua subjetividade, pela dificuldade de evolução das sensações às emoções, das percepções às representações, do corporal ao psíquico. Seus sintomas resultam de falhas nesse desenvolvimento primitivo.[37]

Como se observa, apesar das diferenças conceituais entre os modelos médico-clínico, comportamental e psicodinâmico, os três centram suas explicações etiológicas e abordagens terapêuticas em algum tipo de distúrbio ou problema, existente no organismo físico ou psíquico do sujeito. Os modelos sociológico e histórico-cultural deslocam o eixo da compreensão do problema do plano individual para o social.

Modelo sociológico. Conrad,[38] a partir do modelo sociológico, critica a visão dominante da hiperatividade como um atributo da criança. O termo hiperatividade não descreve uma doença, mas um rótulo. Segundo esse autor, a criança é, primeiro, identificada e definida como hiperativa por uma "audiência significativa" (escola ou família) e, depois, o diagnóstico é legitimado pelo médico. A hiperatividade, como qualquer outra forma de "desvio social", depende do valor relativo das normas, dos níveis de tolerância, da "audiência significativa" e das sanções disponíveis. Ou seja, nenhum comportamento é desviante por si só, sendo o caráter desviante definido no contexto de um sistema normativo e social. Isso explicaria a constatação de Conrad de que o comportamento hiperativo era relatado em um sistema social (a escola), e não em outro (a família), e vice-versa. Além disso, o comportamento da criança não deve ser visto como simples resposta a uma determinada situação, mas a própria explicitação da situação. Ele propõe, por esse motivo, a expressão "hiperatividade situacional" para definir esse modo de comportamento social apresentado pela criança. Para o modelo sociológico de Conrad, se existe alguma doença, essa deve ser remetida ao microssistema social no qual o comportamento hiperativo é manifestado. Dessa forma, não seria a criança a necessitar de tratamento, mas sim o microssistema social em que esse comportamento é explicitado.[38]

Modelo histórico-cultural. Na abordagem histórico-cultural do psiquismo, Vygotsky[39] considera que a atenção voluntária, especificamente humana, não decorre de um mero estado biológico natural, mas é uma função psíquica complexa, construída a partir de processos interativos que sofrem influência do meio cultural, social e histórico. No caso descrito inicialmente, a criança mantinha altos níveis de atenção para jogar *videogame*, mas não tinha a mesma atenção na atividade escolar. A habilidade de concentração foi desenvolvida para atividades socialmente significativas, e as experiências vivenciadas na escola, principalmente as interações com a professora, não lhe motivaram para o comportamento esperado. Esse exemplo sobre a função psíquica da atenção serve, também, para analisar criticamente os sinais utilizados para o diagnóstico de TDAH, uma vez que a desatenção, a hiperatividade e a impulsividade são comportamentos que expressam habilidades que dependem de contextos sociointerativos, para se construírem e se manifestarem. Deslocando-se o eixo da avaliação diagnóstica do indivíduo para as relações interpessoais, é possível identificar o papel que o "outro" (colega, pais, professores) desempenha na emergência, ou não, das manifestações comportamentais, que compõem o quadro clínico em questão. Só a partir de uma concepção (histórico-cultural), é possível compreender que as formas complexas do funcionamento mental e do comportamento humanos (como a atenção voluntária) são socialmente organizadas e transmitidas culturalmente.[39] Por essas considerações teóricas e achados empíricos, pode-se concluir que os sinais clínicos que compõem o quadro em questão (hiperatividade, desatenção e impulsividade) não devem ser examinados como manifestações do organismo individual, pois é no curso da ação partilhada entre sujeitos que se podem identificar os processos subjacentes às manifestações comportamentais.

Transtorno de déficit de atenção e hiperatividade e o processo de escolarização

A disseminação do uso dos psicoestimulantes, inicialmente nos EUA, e depois no Brasil, para crianças com esse diagnóstico, pode ser vista como consequência inevitável do processo de medicalização dos problemas de escolaridade e comportamento. Vários autores apontam o modo pelo qual as dificuldades de aprendizagem da criança, na escola, são vistas como decorrentes de doenças, caracterizando o que se denomina medicalização do fracasso escolar, que significa a transformação de questões sociais em doenças que precisam ser medicadas.[40,41]

Singh[9] questiona o diagnóstico de TDAH, sugerindo que ele não representa realmente um distúrbio, mas expressa comportamentos inadequados ao ambiente. Em um contexto no qual o autocontrole é altamente valorizado, a ausência desse controle é vista como um distúrbio. Do mesmo modo, em contextos em que o sucesso escolar é esperado da mesma forma para todas as crianças, o baixo desempenho escolar é diagnosticado como um transtorno. Nessa perspectiva, a interpretação dos comportamentos é culturalmente determinada, e as práticas diagnósticas são indexadas por valores sociais.[9]

Taylor[24] entende o comportamento hiperativo da criança não como um excesso de atividade, mas como um modo de estar "fora da tarefa solicitada" e "fora do lugar adequado". O comportamento agitado ou a falta de atenção na escola podem ser expressão de como a criança enfrenta diferentes situações, na família ou na escola. Com o rótulo de que são TDAH, ignora-se essa diversidade de situações, olhando de forma homogênea essas crianças sem que se considerem suas diferenças. Individualizando cada criança e procurando entender a origem do seu comportamento, são várias as situações que podem ser identificadas como causa dos problemas de agitação e dificuldade de atenção. Crianças com gagueira ou outros problemas de fala podem ter grande dificuldade de comunicação e apresentarem-se agitadas e desatentas. Crianças com outras situações, como estrabismo, surdez ou outras deficiências físicas, podem, secundariamente, apresentar agitação, desatenção e agressividade; crianças ou adolescentes com problemas emocionais, seja por características próprias, seja por reações a conflitos na relação intrafamiliar, podem adotar comportamentos agressivos e hiperativos. Esses comportamentos podem ser ainda uma forma de reação dos adolescentes aos graves problemas sociais por eles enfrentados. A maioria desses problemas se manifestarão também pela dificuldade de aprender na escola, motivo pelo qual essas crianças e adolescentes são referenciados aos serviços médicos.

Muitas vezes, a desatenção e a hiperatividade manifestam-se no contexto de uma escola, distante da realidade dos alunos, em que os processos interativos professor/aluno ou entre os alunos explicitam essa inadequação, reforçando a tendência à exclusão de quem é "diferente". Assim, o aluno com comportamento "desatento" e "agitado", inicialmente, é colocado para fora da sala de aula, depois para fora da escola, sendo, por fim, expulso do sistema escolar.

A hiperatividade, considerada como um distúrbio da criança ou do adolescente, é considerada como a causa de mau rendimento escolar, entretanto, ela pode ser consequência das dificuldades no aprendizado. Alunos com problemas no aprendizado por diversos fatores podem tornar-se ansiosos diante do sentimento de fracasso, passando a expressar essa ansiedade por meio de desinteresse/desatenção e/ou comportamento agitado/hiperativo.

É preciso entender a hiperatividade como uma forma de expressão das dificuldades vivenciadas pela criança, que se manifestam por comportamentos inadequados. Essa é uma postura que se opõe à tendência dominante, de ver esses comportamentos como indicadores da existência de disfunções ou lesões neurológicas, inviabilizando a investigação do que realmente está se passando com a criança ou o adolescente. É fundamental levar em conta o tipo de interação e de interlocução, que permeiam as relações que se desenvolvem tanto na escola como nas sessões diagnósticas, considerando que comportamentos semelhantes podem resultar de processos subjacentes diferentes.

As origens dos comportamentos humanos (linguagem, pensamento, atenção voluntária) são decorrentes da internalização dos processos interativos, em contextos sociais e históricos definidos.[39] Sem considerar esses aspectos, os critérios diagnósticos chegam a ser tautológicos: o indivíduo é diagnosticado como padecente de "transtorno de déficit de atenção e hiperatividade" em função de apresentar déficit de atenção e hiperatividade. O fato de o indivíduo ser desatento e/ou apresentar um comportamento hiperativo não é suficiente para afirmar a existência de um transtorno neurológico.

A impulsividade e a hiperatividade devem ser vistas como uma forma de relacionamento da criança com o meio ambiente, em um processo em que ela vai adquirindo, com a idade, o controle sobre o seu comportamento de acordo com as normas sociais e culturais do contexto em que vive. O comportamento hiperativo/impulsivo tende a diminuir à medida que a criança vai crescendo, aumentando seu autocontrole e incorporando as normas do ambiente em que convive. No modo como é feito o diagnóstico do TDAH, a partir do preenchimento dos critérios do DSM-5, em geral, essa perspectiva de desenvolvimento da criança não é considerada.

Efeitos do diagnóstico para a criança, a família e a escola

Um aspecto importante é analisar as repercussões desse diagnóstico na criança, na família e nos professores. Hacking, citado por Brzozowski e Capone,[42] afirmam que:

> "[...] os indivíduos classificados interagem com sua classificação, e esta pode se modificar em razão dessa interação. Isso configura o que ele chama de efeito de arco. A partir do momento em que o indivíduo tem consciência de sua classificação, ele se modifica, exacerba ou ameniza as características associadas às pessoas dessa classe (efeito *feedback* positivo ou negativo, respectivamente), o que pode modificar também as características da própria classe. De maneira geral, o indivíduo com TDAH apresenta um efeito de arco *com feedback positivo*, pois a criança ou a família, aceita e reforça as características pelas quais foi feito o diagnóstico, que devem então ser tratadas para que o indivíduo e seu meio voltem à normalidade. É muito comum verificar como a família e a escola aceitam o diagnóstico e passam a desculpar a criança porque ela tem um problema neurológico, uma doença.

Segundo esses autores, a criança, muitas vezes, passa a justificar suas atitudes, em razão de sua situação, ou a ver características em si mesma que antes não identificava, mesmo sem compreender o problema.[42]

As famílias das crianças que recebem o diagnóstico do TDAH aprendem, na comunidade e na escola, que seu filho é diferente. O que essa diferença significa tem repercussões facilmente percebidas no modo como a escola lida com a criança. São inúmeras as reclamações em função do comportamento apresentado pela criança, que é diferente do padrão esperado. A diferença é percebida também pelo fato de a escola afirmar que a criança não consegue aprender. São crianças que se tornam difíceis, na visão tanto da escola como da família.

A saída encontrada pela escola, diante da criança diferente, é referenciar ao serviço de saúde para que o médico diagnostique hiperatividade ou déficit de atenção. É incrível verificar como a grande maioria dos professores tem conhecimento do TDAH, inclusive dos critérios diagnósticos, seja pela mídia ou no contato com médicos e pais, cujos filhos já têm esse diagnóstico. Muitas vezes, no referenciamento da escola, já vem até indicado que exames precisam ser realizados para confirmar o diagnóstico feito na escola.

Por parte da escola, esse diagnóstico justifica o fracasso da criança. Não se questiona o quão inadequados a escola e o método de ensino podem ser. A responsabilidade pelo fracasso da escola recai sobre a criança, que não consegue se concentrar porque tem déficit de atenção ou porque é agitada. Para a escola, não adianta ensinar porque elas não vão aprender. O déficit de atenção por parte do professor para com essas crianças é referido por alunos que dizem: "a professora nunca responde o que eu pergunto", ou "ela nunca me atende".

Colares e Moysés[41] afirmam que:

> [...] esse diagnóstico leva à estigmatização das crianças, até então consideradas sadias, que incorporam esse rótulo, direta ou indiretamente, se sentem doentes e agem como tal, tornando-se doentes. Aí sim, suas chances de aprender ou de mudar são reduzidas devido ao efeito de arco assim gerado.

Outra atitude dos professores é mudar o tratamento para com a criança em função da sua condição de doente. Brzozowski e Capone[42] afirmam: "Após a classificação, pode ocorrer o efeito de arco, inclusive no caso de crianças pequenas, pois toda a estrutura social muda em função do nome que a criança recebeu".

Em geral, a família aceita o referenciamento ao serviço de saúde como uma forma de submissão à escola, que identificou o problema e que exige que a criança seja levada ao médico e tome a medicação prescrita. A autoridade da escola se fortalece com a concordância do médico ao seu diagnóstico. As dificuldades apresentadas pela criança para aprender estão plenamente justificadas pela "doença", que ela agora sabe que tem.

A aceitação do diagnóstico pela família expressa também a obediência ao poder do médico, que encontra uma justificativa para os problemas apresentados pela criança. Essa aceitação é carregada de sofrimento, ao ter de reconhecer que seu filho tem um problema, que é visto como doença, que limita sua capacidade de aprender e de conviver na sociedade, sobretudo na escola. Mas traz também uma resignação, diante do fato de que ele não é uma criança má, se age assim é pela doença.

A aceitação da medicação se dá na expectativa da melhora do comportamento que pode fazer a criança aprender mais. É preocupante a disseminação dos estimulantes entre os escolares, tendo em vista não só as reações adversas, mas também os efeitos sobre a forma de ser dessas crianças e adolescentes, que passam a se comportar como autômatos, submissos e apáticos. No dizer de um paciente: "Eu ainda tenho vontade de conversar na aula, mexer com meus colegas, mas não consigo". O uso de psicoestimulantes tem servido para atender às necessidades de controle social da criança.

Singh,[43] em entrevista à revista Interface, em 2018, discute o processo educacional nas escolas, afirmando que a expansão entre os escolares do uso de medicamentos como o metilfenidato ocorreu "[...] em razão da falta de flexibilidade e do não reconhecimento das diferenças cognitivas das crianças". Ela afirma, ainda, que "[...] o TDAH aumenta a capacidade das crianças de se enquadrarem nas 'caixas' em que as escolas precisam que elas se encaixem, embora ela não acredite que essas 'caixas' necessariamente apoiem o desenvolvimento da criança."[43]

A questão do comportamento na escola é vista, por esta autora, como produto do meio social: "a dinâmica social molda o comportamento das crianças e nossa interpretação acerca de seus comportamentos". Complementa:

As escolas precisam estar muito mais cientes dos modos por meio dos quais os vários ambientes em que uma criança circula diariamente ajudam ou dificultam que ela se comporte da maneira que a escola pensa que é certa e apropriada. Além disso, é preciso ter uma discussão nas escolas no sentido de perguntar: que tipo de comportamento nós valorizamos nas crianças? Estes valores são adequados? Trata-se de uma discussão política e ética sobre valores, desenvolvimento e infância. [43]

Por fim, cabe ressaltar que, além de lidar com um problema de comportamento, uma criança ou adulto diagnosticado com TDAH precisará se adaptar à experiência de ser rotulado com um diagnóstico psiquiátrico e às consequências negativas que isso pode causar na construção de sua identidade, ou seja, a maneira como eles veem a si próprios e a reação social ao diagnóstico e tratamento.

Os estimulantes e o aumento do desempenho acadêmico e social

A disseminação do uso de psicoestimulantes para o tratamento do TDAH tem levado a uma crescente preocupação com a utilização desse medicamento para aumento da *performance* acadêmica ou no trabalho. Nessa perspectiva, Ortega e cols.,[28] citando vários autores, afirmam: "A Ritalina® tem sido usada tanto para o tratamento de patologias da atenção como para melhoria de funções cognitivas em pessoas saudáveis [...]". Pessoas saudáveis (que não apresentam critérios para diagnóstico de TDAH ou qualquer outra doença que justifique o uso do medicamento) passaram a utilizar esse fármaco para melhorar o desempenho acadêmico. Essa prática, chamada em inglês de *pharmacological cognitive enhancement*, se tornou alvo de preocupação em países como Canadá, EUA e Inglaterra.[28]

De acordo com os estudos realizados por Ortega e cols.:[28]

> [...] verifica-se um amplo processo de medicalização social com alteração das fronteiras entre o normal e o patológico. Como consequência, há um processo de modificação nas referências entre o que deve e não deve ser aceito moralmente [...] Não são mais as crianças que são intranquilas ou desatentas, mas passou-se a identificar os adultos desatentos. A disseminação do uso da medicação altera os estados de atenção e concentração, melhorando a *performance* dessas funções e criando novos padrões de normalidade dessa função cognitiva.

Davidovitch e cols.[3] apontam que:

> [...] muitos pais consideram o diagnóstico do TDAH e seu tratamento como um meio de melhorar o desempenho acadêmico de seus filhos. As crianças, elas próprias, expõem nas consultas que querem a medicação do TDAH, assim como seus colegas. Alguns pais procuram outras avaliações quando o TDAH foi excluído por algum profissional.

A atuação do médico de família e comunidade

O médico de família e comunidade, diante de uma criança com queixa de hiperatividade ou déficit de atenção, rótulo colocado na maioria das vezes na escola, deve considerar as implicações que envolvem o diagnóstico de TDAH. Ao se considerar a hiperatividade e a desatenção como uma forma de expressão das relações que a criança e o adolescente mantêm com seu mundo (pais, professores, colegas), é necessário, primeiro, conhecer essa criança ou adolescente, seu mundo e suas relações, para então definir quais suas necessidades.

O médico de família, tendo a possibilidade de conhecer a família e suas condições sociais, a história de vida da criança e as relações familiares, tem um papel fundamental na avaliação das queixas referenciadas pela escola. É imprescindível que ele procure conhecer o histórico escolar e as características da criança e do adolescente, para poder entender os processos que levaram à cristalização dos modos de comportamento apresentados. O caráter longitudinal do atendimento na APS permite ao médico de família acompanhar a evolução do desenvolvimento da criança, percebendo o modo como a família lida com a questão dos limites e como reforça determinados comportamentos. Informações sobre o contexto escolar e, quando possível, contato com os professores para conhecer melhor a natureza das queixas apresentadas é indispensável.

No acompanhamento, é possível, também, identificar na relação pais/criança a falta de limites que levam a criança e, posteriormente, o adolescente a apresentar comportamentos inadequados e desafiantes, que se confrontam com o padrão de comportamento esperado pela escola e pela sociedade. É comum, ainda, observar que comportamentos infantilizados são diagnosticados como expressão de desatenção, impulsividade e hiperatividade. Nos grupos sociais mais pobres, a descrição mais comum para o pediatra é a de uma criança que mexe com todos os colegas, não faz as lições, não consegue aprender, não obedece, agride os colegas e professores; ou seja, a criança é descrita pelas suas deficiências: falta de educação, falta de interesse, falta de capacidade para aprender, falta de controle.

É importante que o médico de família tenha conhecimento das características normais do processo de desenvolvimento e suas variações normais. É muito comum que a descrição da criança feita pela escola não coincida com o que o médico conhece daquela criança, aspecto que é decisivo para que muitos dos diagnósticos feitos na escola ou por outros profissionais não sejam aceitos pelo médico de família. As visitas à família e as informações dos outros profissionais da equipe podem complementar os dados coletados na consulta, ampliando assim o conhecimento sobre as relações da criança com a família e sobre o seu comportamento.

O foco no atendimento é a compreensão de que a hiperatividade ou o déficit de atenção representam um sinal de que a criança ou o adolescente estão sofrendo, e o médico deve centrar sua investigação em descobrir o que está envolvido nesse sofrimento. Com frequência, trata-se de um diagnóstico feito por professores diante de crianças e adolescentes com problemas de adaptação às normas disciplinares da escola ou de cada professor em particular.

Nesse sentido, o processo diagnóstico é, por um lado, terapêutico na medida em que propicia informações aos pais e aos professores sobre as dificuldades da criança e do adolescente, indicando perspectivas de intervenção. Por outro lado, representa um passo no processo de recuperação da autoestima de crianças e adolescentes, frequentemente carentes e rejeitados em função da inadequação do seu modo de ser e agir.*

A adoção do modelo clínico centrado no paciente, como alternativa ao modelo biomédico medicalizante, é um caminho bastante promissor nesses casos para o médico de família.

Quando referenciar

Inicialmente, o médico de família, junto com a equipe, tem condições de se aproximar e ir entendendo o sofrimento que eles

---

*Como, muitas vezes, a criança vem referenciada pela escola por problemas de comportamento e desatenção que comprometem o aprendizado, vale a pena ler o Cap. 113, Criança com dificuldade de aprendizagem.

trazem. Às vezes, os problemas apresentados pelas crianças e adolescentes podem ser de grande complexidade. À medida que o conhecimento sobre a criança vai se aprofundando, pode-se identificar a necessidade de ampliar o atendimento com a discussão com os profissionais do Núcleo de Assistência à Saúde da Família (NASF). Vale ressaltar que, embora haja casos em que essas avaliações possam ser muito úteis, elas não são necessárias para toda criança ou adolescente com problemas de comportamento agitado. Referenciamentos indiscriminados para neurologistas, psicólogos, psiquiatras, fonoaudiólogos, oftalmologistas, otorrinos e psicopedagogos, entre outros, além de desnecessários, contribuem para dar uma falsa impressão de gravidade e estigmatizar como doentes essas crianças e jovens. Alguns poderão se beneficiar bastante apenas com o atendimento da equipe de saúde da família, outros, de acordo com o caso, terão de fazer terapias específicas com psicólogos ou psiquiatras, entre outros profissionais. As crianças e adolescentes que precisarem receber alguma medicação por algum tempo, esta será prescrita pelo psiquiatra, lembrando que existem outras alternativas que não o metilfenidato para o seu tratamento. Nesses casos, o referenciamento deve ser feito, e é interessante que o médico de família continue acompanhando também a criança ou o adolescente. Na prática, o referenciamento só se justifica após o processo de conhecimento da criança, da família e da escola, pela equipe de saúde da família, o que pode demandar vários encontros e visitas à família e à escola.

REFERÊNCIAS

1. American PsychiatricAssociation. Manual diagnóstico e estatístico de transtornos mentais: DSM-5. Porto Alegre: Artmed; 2014.

2. Center for Disease Control and Prevention. Attention Deficit Hyperactivity Disorder (ADHD) [Internet]. Arlanta; 2017 [capturado em 08 jun. 2018]. Disponível em: https://www.cdc.gov/nchs/fastats/adhd.htm.

3. Davidovitch M, Koren G, Fund N, Shrem M, Porath A. Challenges in defining the rates of ADHD diagnosis and treatment: trends over the last decade. BMC Pediatr. 2017;17(1):218.

4. Thomas R, Mitchell GK, Batstra L. Attention-deficit/hyperactivity disorder: are we helping or harming? BMJ. 2013;347:f6172.

5. Polanczyk GV, Willcutt EG, Salum GA, Kieling C, Rohde LA. ADHD prevalence estimates across three decades: an updated systematic review and meta-regression analysis. Int J Epidemiol. 2014;43(2):434-42.

6. Getahun D, Jacobsen SJ, Fassett MJ, Chen W, Demissie K, Rhoads GG. Recent trends in childhood attention-Deficit/Hyperactivity Disorder. JAMA Pediatr. 2013;167(3):282-8.

7. Thomas R, Sanders S, Doust J, Beller E, Glasziou P. Prevalence of attention-deficit/hyperactivity disorder: a systematic review and meta-analysis. Pediatrics. 2015;135(4):994-1001.

8. Willcutt EG. The prevalence of DSM-IV attention-deficit/hyperactivity disorder: a meta-analytic review. Neurotherapeutics. 2012;9(3):490-9.

9. Singh I. A disorder of anger and aggression: children's perspectives on attention deficit/hyperactivity disorder in the UK. Soc Sci Med. 2011;73(6):889-96.

10. Floet AMW, Scheiner C, Grossman L. Attention-deficit/hyperactivity disorder. Pediatr Rev. 2010;31(2):56-69.

11. Centers for Disease Control and Prevention. Increasing prevalence of parent-reported attention-deficit/hyperactivity disorder among children – United States, 2003 and 2007. MMWR Morb Mortal Wkly Rep. 2010;59(44):1439-43.

12. Sucupira ACSL, Werner Jr J. Hiperatividade. In: Sucupira ACSL, Bricks LF, Kobinger MEBA, Saito MI, Zucolotto SMC, editores. Pediatria em consultório. 5. ed. São Paulo: Sarvier; 2010. p. 334-47.

13. Sucupira ACSL, Frank T. Hiperatividade e déficit de atenção. In: Gusso G, Lopes JMC, editores. Tratado de medicina de família e comunidade. Porto Alegre; Artmed; 2012. p.1924-34.

14. Schechter NL. The baby and the bathwater: hyperactivity and the medicalization of child rearing. Perspect Biol Med. 1982;25(3):406-16.

15. Gomez MR. Minimal cerebral dysfunction (maximal neurologic confusion). Clin Pediatr (Phila). 1967;6(10):589-91.

16. Batstra L, Frances A. Holding the line against diagnostic inflation. Psychother Psychosom. 2012;81(1):5-10.

17. Conrad P. The medicalization of society: on the transformation of human conditions on treatable disorders. Baltimore: The John Hopkins University; 2007.

18. Peralta GP,Forns J, García de la Hera M, González L, Guxens M, López-Vicente M, et al. Sleeping, TV, cognitively stimulating activities, physical activity, and ADHD symptom incidence in children: a prospective study. J Dev Behav Pediatr. 2018;39(3):192-9.

19. Zheng F, Gao P, He M, Li M, Wang C, Zeng Q, et al. Association between mobile phone use and inattention in 7102 Chinese adolescents: a population-based cross-sectional study. BMC Public Health. 2014;14:1022.

20. Swing E, Gentile D, Anderson C, Walsh D. Television and video game exposure and the development of attention problems. Pediatrics. 2010;126(2):214-21.

21. Dong T, Hu W, Zhou X, Lin H, Lan L, Hang B, et al. Prenatal exposure to maternal smoking during pregnancy and attention-deficit/hyperactivity disorder in Offspring: a meta-analysis. Reprod Toxicol. 2018;76:63-70.

22. Huang L, Wang Y, Zhang L, Zheng Z, Zhu T, Qu Y, et al. Maternal smoking and attention-deficit/hyperactivity disorder in Offspring: a meta-analysis. Pediatrics. 2018;141(1). pii: e20172465.

23. Franz AP, Bolat GU, Bolat H, Matijasevich A, Santos IS, Silveira RC, et al. Attention-deficit/hyperactivity disorder and very preterm/very low birth weight: a meta-analysis. Pediatrics. 2018;141(1). pii: e20171645.

24. Taylor E. Development of attention. In: Rutter M, editor. Developmental psychiatry. Washington: American Psychiatric; 1987. p. 185.

25. Faraone SV, Biederman J, Mick E. The age-dependent decline of attention deficit hyperactivity disorder: a meta-analysis of follow-up studies. Psychol Med. 2006;36(2):159-65.

26. Wilens TE, Morrison NR, Prince J. An update on the pharmacotherapy of attention-deficit/hyperactivity disorder in adults. Expert Rev Neurother. 2011;11(10):1443-65.

27. Rader R, McCauley L, Callen EC. Current strategies in the diagnosis and treatment of childhood attention-deficit/hyperactivity disorder. Am Fam Physician. 2009;79(8):657-65.

28. Ortega F, Barros D, Caliman L, Itaborahy C, Junqueira L, Ferreira CP. A ritalina no Brasil: produções, discursos e práticas. Interface Comunic Saude Educ. 2010;14(34):499-510.

29. Wolraich ML, Felice ME, Drotar D, editors. The classification of child and adolescent mental diagnoses in primary care: Diagnostic and Statistical Manual for Primary Care (DSM-PC), child and adolescent version. Elk Grove Village: American Academy of Pediatrics; 1996.

30. McCarthy S, Wilton L, Murray M, Hodgkins P, Asherson P, Wong I. The epidemiology of pharmacologically treated attention deficit hyperactivity disorder (ADHD) in children, adolescents and adults in UK primary care. BMC Pediatr. 2012;12(1):78:1-11.

31. Vitiello B. Understanding the risk of using medications for ADHD with respect to physical growth and cardiovascular function child. Adolesc Psychiatr Clin N Am. 2008;17(2):459.

32. Nissen SE. ADHD drugs and cardiovascular. Risk N Engl J Med. 2006;354(14):1445-50.

33. Vitiello B. Psychopharmacology for young children: clinical needs and research opportunities. Pediatrics. 2001;108(4):983-9.

34. Boletim de Farmacoepidemiologia SNGPC [Internet]. Brasília; 2012 [capturado em 08 jun. 2018]. Disponível em: http://www.anvisa.gov.br/hotsite/sngpc/boletins/2012/boletim_sngpc_2_2012_corrigido_2.pdf.

35. Reiff M, Stein MT. Attention-deficit/hyperactivity disorder evaluation and diagnosis a practical approach in office practice. Pediatr Clin N Am. 2003;50(5):1019-48.

36. Miller JS. Hyperactive children: a ten-year study. Pediatrics. 1978;61:217.

37. França MTB. Transtorno de déficit de atenção e hiperatividade (TDAH): ampliando o entendimento. J Psicanal. 2012;45(82):191-207.

38. Conrad P. Situational hyperactivity: a social system approach. J Sch Health. 1977;47(5):280-5.

39. Vygotsky LS. Pensamento e linguagem. São Paulo: Martins Fontes; 1987.

40. Sucupira ACSL. Dificuldades escolares. In: Sucupira ACSL, Bricks LF, Kobinger MEBA, Saito MI, Zucolotto SMC, editores. Pediatria em consultório. 5. ed. São Paulo: Sarvier; 2010. p. 334-47.

41. Colares CAL, Moysés MAA. Preconceitos no cotidiano escolar: ensino e medicalização. São Paulo: Cortez; 1996.

42. Brzozowski FS, Caponi S. Transtorno de déficit de atenção com hiperatividade: classificação e classificados. Physis Rev Saúde Coletiva. 2009;19(4):1165-87.

43. Santos LHS, Freitas CR. TDAH, aprimoramento e medicalização no âmbito da saúde mental global: uma entrevista com Ilina Singh. Interface. 2018;22(65):631-41.

CAPÍTULO 241

Perturbações do sono

Francisco Carvalho
Ricardo Garcia Silva
Vasco Queiroz

Aspectos-chave

▶ Não é possível definir a duração fisiológica normal do sono (a não ser em termos de média), pois a necessidade de horas de sono varia com a idade e a personalidade de cada indivíduo, bem como com o estado físico e psíquico.

▶ É fundamental compreender se existe algo físico ou psíquico prévio à perturbação do sono, bem como se é passível de tratamento sem excluir a abordagem simultânea das dificuldades relativas ao sono.

▶ O uso de medicamentos deve ser implementado sempre que houver falha na implementação de medidas não farmacológicas, exceto em casos pontuais isolados de natureza contextual e exógena (como o *jetlag*) ou se o sofrimento percebido o justificar.

Caso clínico

Francisco, 50 anos, funcionário administrativo de uma grande empresa industrial há mais de 20 anos, vem solicitar medicação que o ajude a dormir, pois há mais de 1 semana tem sentido uma grande dificuldade para adormecer, ficando 2 a 3 horas na cama esperando que chegue o sono. A fábrica em que trabalha está atravessando uma fase difícil, sendo previsível uma reestruturação, com demissão de um grande número de trabalhadores. Tem antecedentes de gastrite crônica e de hipertensão arterial, atualmente controlada com uso de inibidor da enzima conversora da angiotensina (IECA). Segundo conta, o seu pai já tinha crises de insônia. É casado com Joana, de 42 anos, empregada de uma escola, e tem dois filhos saudáveis, Rui, de 20 anos, e Pedro, de 18, que estudam e vivem com eles. Costuma sair diariamente depois do jantar para tomar um cafezinho e jogar cartas com os amigos, bebendo duas a três cervejas por noite.

Teste seu conhecimento

1. Qual é o tipo de perturbação do sono que parece ser do Caso clínico em questão?
   a. Insônia primária
   b. Insônia secundária
   c. Depressão
   d. Parassônia

2. Com base nesta história, que atitude deve ser tomada?
   a. Procurar corrigir alguns hábitos, fomentando uma boa higiene do sono e reavaliando após 3 a 4 semanas
   b. Referenciar de imediato para uma consulta de psiquiatria
   c. Escolher um fármaco que ajudasse a induzir o sono e avaliar passado 1 mês
   d. Iniciar tratamento para depressão

3. Em caso de ter de utilizar medidas farmacológicas, qual é a opção mais correta?
   a. Antidepressivo
   b. Hipnótico de curta ação durante 2 a 3 semanas
   c. Hipnótico de ação prolongada por período de 1 mês
   d. Hipnótico de curta ação por um período nunca inferior a 3 meses

4. Qual é a medida não farmacológica para ser proposta neste caso?
   a. Suspender todo tipo de soneca durante o dia
   b. Praticar algum tipo de exercício físico moderado durante o dia
   c. Suspender imediatamente o café à noite
   d. Todas as alternativas

5. Se, na anamnese, resultar a suspeita de apneia obstrutiva do sono, qual é a orientação ao paciente do Caso clínico?
   a. Solicitar uma sonografia e referenciar, caso isso se justifique
   b. Recomendar que o paciente "tire uma soneca" durante o dia
   c. Iniciar imediatamente um fármaco benzodiazepínico de curta ação, ao deitar
   d. Propor a suspensão imediata do consumo de café

Respostas: 1A, 2A, 3B, 4D, 5A

Do que se trata

Mais de metade dos adultos experimentam alguma vez, pelo menos de forma intermitente, alguma espécie de distúrbio do sono, que constitui, por isso, uma queixa muito frequente em medicina de família e comunidade.

Tratando-se de uma necessidade básica que ocupa cerca de uma terça parte das nossas vidas, o sono pode ser definido como um estado regular, recorrente, facilmente reversível, que se caracteriza por uma inatividade relativa e um acentuado aumento do limiar de resposta a estímulos externos quando comparado com o estado de vigília. O sono tem como função geral a facilitação da organização funcional do cérebro. Ele é considerado saudável quando é de quantidade e qualidade suficiente para manter um nível ótimo de vigília durante o dia.

A estrutura do sono compreende dois tipos, ou fases:

- **NREM (*non rapid eye movement*)**. Subdivide-se, por sua vez, em quatro fases de profundidade sucessivamente crescente (diminuição da motricidade e tônus muscular) (Figura 241.1):
    - Fase 1. Breve, corresponde à transição vigília-sono.
    - Fase 2. Corresponde à metade do sono total com atividade mental pobre ou ausente.
    - Fases 3 e 4. Correspondem a um sono lento e profundo, essencial à restauração somática.

No seu conjunto, a fase NREM tem uma função restauradora, participando na conservação da energia do organismo e contribuindo para a termorregulação, sendo estimulada pela prática de exercícios físicos.

- **REM (*rapid eyes movement*)**. Acontece em cada uma 1 hora e 30 minutos a 2 horas de sono e dura cerca de 20 minutos (o que corresponde a quatro a cinco vezes por período total de sono, se este for de 8 horas), em que ocorre o maior afluxo de sangue ao cérebro. Está particularmente relacionada com sonhos e fantasias e é fundamental para a recuperação funcional do cérebro e para a consolidação mnésica.

As perturbações do sono correspondem a situações em que se verifica uma diminuição persistente das horas ou da qualidade do sono, condicionando um déficit cumulativo das funções neurológicas e comportamentais, traduzido por diminuição das funções cognitivas, da vigilância, da memória e das funções executivas.

O *ciclo do sono* é o período que vai da vigília à fase REM (inclusive) passando pelas fases de adormecimento, sono superficial e profundo. Tem a duração de 1 hora e 30 minutos a 2 horas.

O sono pode ser influenciado por uma grande variedade de fatores, e as perturbações do sono podem apresentar-se e evoluir de várias maneiras, correspondendo também a diferentes abordagens para sua interpretação, compreensão, diagnóstico e tratamento (Quadro 241.1). O médico de família e comunidade, devido ao seu lugar de proximidade com as pessoas e conhecedor do seu contexto relacional, socioprofissional e familiar, tem um papel absolutamente fundamental na antecipação e avaliação das perturbações do sono. Ele leva em conta tais fatores, de modo a fazer uma correta abordagem do problema, contribuindo para um rápido restabelecimento do bem-estar das pessoas, diminuindo as suas repercussões pessoais, familiares e socioprofissionais e estabelecendo um plano de acompanhamento adequado a curto, médio e longo prazo.

Quadro 241.1 | **Fatores que influenciam o sono**

Idade	Necessidade de dormir diminui com avançar de idade
Ambiente	Temperaturas extremas, ruído, luminosidade, alterações do ritmo circadiano
Psicológicos	Estresse, ansiedade, depressão, labilidade afetiva, humor, tipo de personalidade
Orgânicos	Dor, dispneia, tosse, prurido, dispepsia, alterações da micção, cãibras musculares, angina noturna, asma, hipertensão arterial alterações da tireoide
Fármacos	Cafeína, álcool, anfetaminas, corticoides, propranolol, antidepressivos tricíclicos
Drogas de abuso	Tabaco, cocaína, *cannabis*

Fatores que influenciam o sono

Idade. Influencia nas horas de necessidade de sono e no tipo de ciclos (estrutura do sono). O adulto jovem dorme de 7 a 8 horas/dia e essa necessidade diminui com a idade até os 50 anos. A partir daí, a tendência é acordar várias vezes durante a noite, necessitando, assim, de mais horas de sono. O sono profundo diminui a partir dos 30 anos, podendo até chegar a desaparecer.

Ambiente. As temperaturas extremas, o ruído (afeta sobretudo o sono profundo mesmo que não chegue a despertar), a luminosidade, a modificação frequente dos ritmos e horários de atividade, a mudança de fusos horários (*jetlag*), todos esses fatores perturbam o sono.

Psicológicos. O estresse, a ansiedade, a depressão, a labilidade afetiva e de humor, a personalidade neurótica. A dificuldade em adormecer é mais característica das situações de ansiedade, e a dificuldade em manter o sono e o despertar precoce são mais característicos das perturbações depressivas.

Orgânicos. Os mais frequentemente implicados nas perturbações do sono são a dor, a dispneia, a tosse, o prurido, a dispepsia, as alterações da micção, as cãibras musculares, a angina noturna, a asma, a hipertensão arterial e as alterações da tireoide.

Fármacos. As cafeínas (nomeadamente chá e café), o álcool, as anfetaminas, os corticoides, o propranolol. Os antidepressivos tricíclicos podem provocar mioclonias e cãibras.

Outras substâncias e drogas de abuso. Principalmente o tabaco e os psicoestimulantes, como a cocaína.

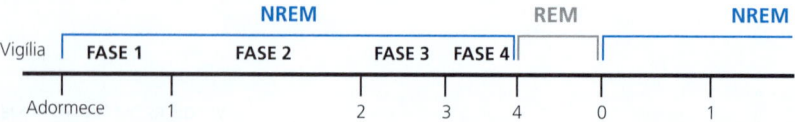

◀ Figura 241.1
Estrutura do sono.

Classificação das perturbações do sono

Podem-se classificar as perturbações do sono em primárias e secundárias (Quadro 241.2):

- **Primárias.** Correspondem a anormalidades na quantidade ou qualidade do sono (*dissônias,* que podem ser *insônias,* se há diminuição do sono, ou *hipersônia,* se há aumento do sono), ou associadas a acontecimentos comportamentais ou fisiológicos anormais (*parassônias*).
- **Secundárias.** São consequência de perturbações psiquiátricas, médicas ou ao uso de substâncias de abuso.

Insônia primária. Corresponde a 10% de todas as insônias. É mais frequente nas mulheres e tem predisposição familiar. Apresenta-se normalmente por queixas de dificuldade em iniciar ou manter o sono, despertares precoces e "sono não repousante", bem como queixas diurnas de sonolência, fadiga e falta de atenção. Deve distinguir-se da insônia secundária a perturbações psiquiátricas prévias, perturbações médicas ou como consequência do uso de substâncias.

O tratamento deve ser iniciado por medidas não farmacológicas (higiene do sono), procurando estabelecer um horário regular do sono e do despertar e evitando o consumo de álcool ou de cafeínas (café, chá) a partir do fim da tarde, exercícios físicos intensos 2 horas antes de dormir (sexo pode ser exceção), sonecas durante o dia ou fazer sestas, assim como permanecer na cama sem vontade de dormir.

Se for necessário recorrer a fármacos para o tratamento de insônia inicial (dificuldade em pegar no sono), devem-se utilizar hipnóticos de meia-vida curta (triazolam, loprazolam, estazolam, flunitrazepam, midazolam, zolpidem, entre outros) usando a mínima dose eficaz e por curto espaço de tempo (2-4 semanas). Se o problema for essencialmente manter o sono (insônia intermédia ou terminal), pode-se admitir a utilização de hipnóticos de meia-vida média/prolongada (cloxazolam, alprazolam, bromazepam, nitrazepam, entre outros) pelo mais curto espaço de tempo possível. A abordagem será aprofundada adiante.

Referenciar, se persistir após 3 a 4 semanas de tratamento, ou se houver dúvidas no diagnóstico.

Hipersônia primária. Sonolência excessiva durante mais de 1 mês e evidenciada por períodos prolongados de sono ou por episódios de sono diurno quase diariamente. Afeta 1 a 5% dos adultos, iniciando normalmente entre os 15 e os 30 anos. A qualidade do sono noturno é normal, mas acontecem frequentemente sonecas diurnas intencionais ou inadvertidas.

O tratamento deve iniciar-se por medidas psicoeducativas de higiene do sono. Se necessário, recorrer a fármacos, devendo-se utilizar inibidores seletivos da recaptação da serotonina (ISRS), ou psicoestimulantes anfetamínicos. Em caso de dúvidas diagnósticas ou falha de tratamento ao fim de 4 semanas, justifica-se a referenciação.

Narcolepsia. Sonolência excessiva diurna (causada ou associada a fármacos), com incapacidade de se manter acordado, acompanhada de alterações do sono REM, diariamente, durante pelo menos 3 meses. Por vezes, está associada à *catalepsia* (perda súbita do tônus muscular das pernas, dos braços e da face) ou à *paralisia do sono* (incapacidade para executar movimentos voluntários, apesar de estar acordado e consciente, acontecendo na fase de adormecimento). Em todas as entidades, o diagnóstico é clínico, e o doente, assim como a família, deve ser aconselhado a manter a calma. No caso da paralisia do sono, o doente deve tentar focar em mover uma pequena parte do corpo até recuperar a movimentação.

Todos os tipos de narcolepsia têm incidência familiar e iniciam-se frequentemente em adultos jovens. Em quase metade das vezes, está associada a situações de ansiedade generalizada ou depressão.

O tratamento da narcolepsia passa por fomentar a prática de sestas periódicas ao longo do dia e, se necessário, recorrer a fármacos. Devem ser utilizados estimulantes anfetamínicos ou antidepressivos tricíclicos supressores do REM (amitriptilina, nortriptilina). Em caso de dúvidas diagnósticas ou falha no tratamento ao fim de 4 semanas, justifica-se a referenciação.

Perturbações do sono relacionadas com a respiração. Sonolência excessiva e/ou insônia decorrente de anormalidades ventilatórias durante o sono, sendo a principal, pela sua frequência e importância, a síndrome de apneia obstrutiva do sono (SAOS). De início insidioso, atinge 1 a 10 % da população adulta e cerca de metade das crianças, aparecendo, na maior parte das vezes, em pessoas com mais de 40 anos. Tem tendência familiar e é mais frequente no sexo masculino, sendo a obesidade um importante fator de risco (outros fatores de risco são história de alergias, pólipos nasais, desvio do septo nasal e hipertrofia das amígdalas – sendo mais comum em crianças). É uma patologia importante, pois aumenta a resistência à insulina, aumentando o risco de acidente vascular cerebral (AVC) em 20% e o de infarto agudo do miocárdio (IAM) em 40%. O diagnóstico é feito de acordo com a informação dada pelo parceiro com quem dorme (ronco e apneia) e a aplicação da escala de Epworth, mas a confirmação obriga ao estudo do sono em laboratório específico, identificando-se quando acontecem pelo menos cinco episódios de apneia ou hipopneia por hora (a respiração mantém-se, mas a ventilação diminui em 50%) ou 30 por período de sono. Ressaltar que respiração anormal ou ronco não é sinônimo de apneia. O tratamento não farmacológico implica redução ponderal, não uso da posição supina na cama e exclusão de sedativos e álcool à noite. Tais medidas, por si só, melhoram a sonolência diurna objetiva e a subjetiva, assim como resistência à insulina, reduzem o risco cardiovascular e melhoram a qualidade de vida do doente, diminuindo o risco de acidentes de trânsito. Pode haver necessidade de cirurgia (uvulopalatoplastia, amigdalectomia), principalmente em crianças. Esses casos devem ser sempre referenciados tanto para efeitos de diagnóstico como para tratamento médico (pressão positiva contínua na via aérea [CPAP, do inglês *continuous positive airway pressure*]) ou cirúrgico (otorrinolaringologia), em caso de persistência dos sintomas.

Perturbações do ritmo circadiano do sono. Nestas perturbações, incluem-se as induzidas pelas mudanças de fuso horário

Quadro 241.2	Classificação das perturbações do sono		
Primárias	Dissônias	Insônia	
		Hipersônia	
	Parassônias	Mioclonia	
		SAOS	
		Alterações do ritmo circadiano	
		Pesadelos/terrores noturnos	
		Sonambulismo	
Secundárias	Psiquiátricas		
	Médicas		
	Abuso de substâncias		

SAOS, síndrome da apneia obstrutiva do sono.

(*jetlag*) ou pelas mudanças de *turnos de trabalho* e correspondem a um padrão persistente de distúrbio em que os tempos de sono e vigília estão atrasados relativamente ao desejável, por desajuste entre o sistema circadiano endógeno de sono-vigília e os quesitos exógenos. É mais frequente em pessoas idosas ou no fim da "meia-idade", e a queixa principal é a dificuldade para adormecer à hora razoável. O tratamento é essencialmente não farmacológico, procurando adiar de forma gradual a hora de deitar durante alguns dias até conseguir dormir à hora desejada. Se absolutamente necessário, recorrer a fármacos, devendo-se utilizar hipnóticos de meia-vida curta (tiazolam, zolpidem, alprazolam).

Perturbações devidas a pesadelos. Ocorrência repetida de sonhos assustadores que levam a despertares em que o indivíduo fica completamente alerta, podendo levar a evitar o sono com a consequente sonolência diurna. Surgem na fase REM do sono e, por isso, quando necessário, devem ser utilizados antidepressivos tricíclicos como fármacos de eleição (amitriptilina, nortriptilina).

Perturbações de terrores noturnos. Semelhante às perturbações de pesadelos. São mais frequentes em crianças e correspondem à ocorrência repetida de terror durante o sono levando a despertares incompletos e abruptos, geralmente iniciados por um grito de pânico e que quase nunca respondem às tentativas dos outros para um completo despertar, voltando a adormecer com amnésia para o episódio de terror. Tem um padrão familiar e pode ser um primeiro sintoma de epilepsia do lobo temporal. Esses casos devem ser referenciados para psicoterapia individual e, em alguns casos, utilizadas baixas doses de diazepam.

Perturbações de sonambulismo. Episódios repetidos de despertares incompletos no primeiro terço do período de sono, com franca diminuição do estado de alerta e responsividade aos estímulos exteriores, olhar vazio e relativa ausência à comunicação, e os indivíduos podem chegar a realizar ações simples (deambular, masturbar-se, despir-se, repetir certas palavras, sobretudo monossílabos). Esses casos devem ser referenciados à consulta de especialidade (psiquiatria).

Parassônias não especificadas. Com esta designação incluem-se:

Mioclonias noturnas. Contração abrupta e estereotipada de certos músculos das pernas durante o sono sem consciência por parte do indivíduo, levando a frequentes despertares e a sono não reparador. É muito frequente depois dos 65 anos e, se necessário, podem ser utilizados fármacos como benzodiazepínicos de meia-vida média/longa (diazepam), ou agentes colinérgicos (carbidopa, levodopa).

Síndrome das pernas inquietas. Intenso formigamento nos gastrocnêmios ao sentar ou ao deitar, muito incomodativo, e que leva a um irresistível impulso de mover as pernas, interferindo na conciliação e a qualidade do sono. (Atenção, porque este pode ser o primeiro sinal de aterosclerose!) É também frequente nas pessoas mais velhas, podendo necessitar da utilização de fármacos, assim como as mioclonias noturnas, benzodiazepínicos de ação média/longa (diazepam) ou agentes colinérgicos (carbidopa, levodopa), ou, ainda, agonistas dopaminérgicos, como o pergolida e a bromocriptina.

O bruxismo (ranger de dentes) e os sonilóquios (monólogos de poucas palavras e difícil compreensão). São fenômenos que podem acontecer em vários tipos de parassônias e não exigem particular atenção, devendo ser desvalorizados, exceto no caso do bruxismo, o qual pode, em casos extremos, ser objeto de correção cirúrgica (ortodôntica).

Perturbações secundárias do sono. Induzidas por outras situações clínicas de natureza psiquiátrica (em geral, depressão ou ansiedade generalizada) ou médica (mais frequentemente neurológica, como doença de Parkinson ou coreia de Huntington, endócrinas, com hiper ou hipotireoidismo, síndromes febris, doenças musculoesqueléticas particularmente dolorosas), por efeito de medicamentos ou utilização de substâncias variadas, incluindo drogas de abuso. Podem caracterizar-se por insônia (forma de insônia mais frequente) ou hipersônia. Deve-se tratar a afecção principal. No entanto, a insônia pode manter-se mesmo após o tratamento bem-sucedido da patologia principal, podendo ser necessário tratar os dois juntos. Muitas vezes, a insônia precipita, exacerba ou prolonga outras comorbidades, sendo que o seu tratamento pode também ajudar no tratamento da afecção principal.

O que fazer

Anamnese

A anamnese deve ser a mais pormenorizada possível, a fim de se esclarecer se, de fato, se trata de uma verdadeira perturbação do sono, coletando o máximo de indicações quanto à sua etiologia. Os fatores a serem levados em conta são, essencialmente, os seguintes:

- História do sono. Rotinas ao deitar, horário do sono, tipo de atividades durante o dia, quando começaram as perturbações e de que tipo são, existência de ronco, episódios de sonolência diurna (pode ser avaliado por meio da escala de Epworth), sonecas ou sestas, impacto nas atividades do dia a dia.
- História familiar de perturbações do sono.
- Contexto familiar e social, situação de vida.
- Humor. Existência de perturbação afetiva, como ansiedade ou depressão.
- Estilo e hábitos de vida. Exercício físico, tabaco, álcool, café, chá, drogas, medicamentos, outras substâncias (como as bebidas "energéticas" ou com guaraná).
- Fatores ambientais. Ruído, luz, animais domésticos, temperaturas extremas.
- Antecedentes pessoais e familiares.

Exame físico

Deve-se realizar um exame físico geral, para detecção de possíveis causas orgânicas, como obesidade, processos obstrutivos das vias aéreas, hiper e hipotireoidismo, patologia cardiovascular, doenças neurológicas, doenças degenerativas, doenças musculoesqueléticas, doenças infiltrativas.

Exames complementares de diagnóstico

Uma vez que as perturbações do sono podem ser muito variadas e são múltiplos os fatores que podem contribuir para o seu aparecimento, são também muito variados os exames complementares de diagnóstico para o seu esclarecimento. No entanto, podem ser úteis em casos selecionados e consoante a história e o exame físico:

- Laboratoriais. Gerais, incluindo, particularmente, hemograma, glicemia, função tireóidea (tireotrofina [TSH] e tiroxina livre [T_4L]), função renal (creatinina, microalbuminúria) e função hepática (gama-glutamiltransferase [γ-GT] transaminase glutâmico-oxalética [TGO]).
- Radiografia torácica.

- Eletrocardiograma (ECG).
- Tomografia computadorizada (TC) de crânio.
- Laboratório do sono (em caso de suspeita de SAOS).

Tratamento não farmacológico

- Utilizar o quarto só para dormir.
- Estabelecer horários de sono e vigília, evitando sestas, estabelecendo horários de despertar semelhantes durante a semana e no fim de semana.
- Fazer exercício físico moderado durante o dia e evitar exercício físico 2 horas antes de dormir (exceto sexo, que pode ser benéfico).
- Evitar refeições abundantes à noite.
- Moderar a ingestão de bebidas alcoólicas e café (ou chá), que devem ser evitados à noite
- Suspender o tabagismo.
- Tentar identificar e compreender o que ajuda a pessoa a sentir-se melhor e relaxar (banho quente, música, leitura, etc.).
- Manter um ambiente calmo, escuro, seguro e confortável no quarto quando for deitar. Evitar um ambiente ruidoso, com luz e temperatura adequada durante o sono.
- Evitar atividades estimulantes antes de ir dormir, como fazer telefonemas à noite, trabalhar ou assistir à televisão.
- Fazer psicoterapia, se necessário.

Tratamento farmacológico

O tratamento farmacológico é justificado apenas em caso de falha de tratamento não farmacológico durante pelo menos 1 mês ou em situações agudas com repercussão na funcionalidade e necessidade de atuação imediata.

No tratamento da insônia, para além da terapêutica de base para resolução/controle das comorbidades ou causas subjacentes, pode ser necessário recorrer a fármacos hipnóticos, devendo ser levados em conta as contraindicações e o perfil de efeitos adversos. Os hipnóticos são recomendados quando se deseja uma resposta imediata, quando a insônia produz grave comprometimento, quando as medidas não farmacológicas não produzem a desejada melhora, ou quando a insônia persiste após o tratamento de uma causa médica subjacente. A utilização de hipnóticos deve ser precedida das medidas não farmacológicas e da realização de terapia cognitivo-comportamental (TCC), bem como acompanhada pelas restantes medidas referidas.

Alguns princípios

- O tratamento deve ser iniciado com a menor dose eficaz, no menor tempo possível.
    - A medicação deve ser descontinuada gradualmente para evitar o efeito-rebote.
- Se houver necessidade de administrações durante um longo período de tempo, a administração dos fármacos deve ser intermitente, (p. ex., três noites por semana), ou conforme haja necessidade.

Há dois grupos principais de hipnóticos: os benzodiazepínicos e os agonistas dos recetores dos benzodiazepínicos. Em situações em que haja insônia com perturbação depressiva ou contraindicações para a utilização dos benzodiazepínicos, pode-se recorrer aos antidepressivos com efeito hipnótico.

Benzodiazepínicos. Devem ser utilizados os de curta/intermédia duração nas insônias iniciais (dificuldade em adormecer), tomados uma vez por dia antes de deitar, de forma continuada e por curtos períodos de tempo (p. ex., 2-4 semanas, pois intervêm na arquitetura do sono). Exemplos são o temazepam (10-20 mg), o loprazolam (1 mg), o lorazepam (1-4 mg) e o estazolam (1-2 mg). No caso de insônias terminais (despertar precoce), deve-se optar por benzodiazepínico de ação prolongada (como o flurazepam, 15-30 mg, ou o diazepam, 5-10 mg, embora este seja pouco utilizado pela grande latência e possíveis efeitos marcados na manhã seguinte).

Os efeitos adversos comuns são: sedação matinal, perturbações mnésicas, principalmente a amnésia anterógrada, sonolência excessiva, desatenção e atraso no tempo de reação, aumento do número de pesadelos, sonhos vívidos, desinibição comportamental e redução da libido. Todos os benzodiazepínicos podem causar depressão respiratória, podendo ser mais relevante em pacientes com doença pulmonar, *não devendo ser combinados com o consumo de álcool*, devido ao risco de depressão respiratória, principalmente em idosos. Contudo, a maioria é segura e efetiva quando usada em doses baixas e por curtos períodos de tempo.

Agonistas dos receptores dos benzodiazepínicos. Neste grupo farmacológico encontra-se o zolpidem (5-10 mg), que tem rápido início de ação e também diminui os despertares noturnos. Esses fármacos atuam exclusivamente nos receptores benzodiazepínicos relacionados com o sono, minimizando o efeito ansiolítico, anticonvulsivante e relaxante muscular dos benzodiazepínicos. Produzem um efeito hipnótico semelhante ao dos benzodiazepínicos, embora com menor frequência de efeitos adversos. Não são aprovados para terapêutica prolongada.

Antidepressivos. Neste grupo, podem-se incluir a trazodona (50-150 mg), a mirtazapina (15-30 mg) e a amitriptilina (25-100 mg). A trazodona (um ISRS) pode ser ponderada, para além da depressão, em casos em que esteja contraindicada a utilização de benzodiazepínicos, embora não esteja aprovado como tratamento da insônia primária. Nos EUA, um antidepressivo, doxepina (3-6 mg), foi aprovado pela Food and Drug Administration (FDA) para tratamento da insônia.

Outras opções. Apesar de alguns anti-histamínicos terem efeito hipnótico, não se encontram aprovados nem são recomendados para o tratamento da insônia. Produtos de ervanária (p. ex., valeriana) não demonstraram benefício e podem estar associados à hepatotoxicidade. Suplementos de melatonina (hormônio produzido pela glândula pineal) não são recomendados na maioria dos doentes, embora pareçam ser seguros em curtos períodos (até 3 meses) e tenham utilidade nas situações de *jetlag* (3-5 mg, pelo menos 1h30 min antes da hora de deitar).

Referenciar para cuidados especializados

- Dificuldades ou dúvidas de diagnóstico.
- Situações refratárias ao tratamento (mais de 1 mês).
- Situações que exijam técnicas fisiológicas (estudo da estrutura do sono) ou psicológicas específicas, ou ainda se houver necessidade de referenciamento imediato para outras especialidades, como psiquiatria (suspeita de perturbação psicótica) ou otorrinolaringologia/pneumologia (SAOS).

Perturbações do sono em crianças e adolescentes

Nesta faixa etária, as perturbações do sono podem ter um significativo impacto negativo no desenvolvimento da criança e na dinâmica e no equilíbrio familiar, sendo, por vezes, desvalorizadas ou erroneamente interpretadas e abordadas. O padrão do sono em geral estabiliza aos 12 meses de idade (14-16 horas de sono diárias), com diminuição progressiva das horas totais de sono (sobretudo pela diminuição do sono diurno), até estabilizar em 8 horas de sono no fim da adolescência. A história clínica é fundamental, e deve ser realizado um diário do sono durante 2 semanas para a melhor compreensão do problema.

Insônia

Muito variada na forma de apresentação e abordagem consoante a idade da criança.

Bebês e crianças mais novas. As dificuldades em adormecer e os despertares noturnos são as queixas mais frequentes. Como o padrão de sono só estabiliza a partir dos 12 meses, não deve ser considerado o diagnóstico de perturbação do sono antes dessa idade. Todo o processo do sono nessa idade depende fundamentalmente das características temperamentais da criança, das condições exteriores e das atitudes paternais. A atitude do médico de família e comunidade deve ser principalmente uma escuta empática das dificuldades dos pais, evitando a culpabilização e motivando-os para a criação de rotinas que incluam a regularização dos horários de sono da criança. A criança deve ser incentivada a adormecer sozinha e em quarto próprio, evitando o "coleito" (excepcionalmente, pode ter indicação em bebês que são amamentados, estando, contudo, contraindicado em casos de tabagismo, alcoolismo e toxicodependência dos pais). Os eventuais rituais de adormecimento devem ser simplificados e pouco rígidos, podendo ser encorajada a utilização de objetos transicionais (ursinho de pelúcia, boneco preferido) que apoiam a criança no processo de separação dos pais na passagem da vigília para o sono (Quadro 241.3).

Idade escolar. A manifestação mais comum é a resistência em ir dormir. O médico de família e comunidade deve motivar os pais para o estabelecimento de regras de horário do sono, assim como devem assegurar um ambiente tranquilo no quarto de dormir da criança. Muito excepcionalmente pode haver necessidade de recorrer a fármacos que devem ser utilizados por um curto período de tempo, sendo os mais comuns a hidroxizina e o clonazepam.

Adolescentes. O médico de família e comunidade deve trabalhar com o adolescente e a família, de modo a, consensualmente, ser implementada uma boa higiene do sono, que passa por um rigoroso cumprimento de horário de sono (incluindo fins-de-semana), evitar bebidas estimulantes (café ou bebidas com cafeína, bebidas "energéticas" ou com guaraná), evitar sestas diurnas e exercícios físicos intensos nas 6 horas antes de deitar e evitar ler ou ver televisão na cama. Uma perturbação que pode suceder é a *delayed sleep phase syndrome*, que corresponde a uma alteração fisiológica do ritmo circadiano com dificuldade em adormecer a horas aconselháveis e que passa pela antecipação progressiva da hora de acordar e de adormecer até alcançar o horário pretendido.

Sonolência diurna

A causa mais comum é o sono insuficiente ou não reparador que deve ser investigado. Deve-se prestar atenção à possibilidade de SAOS ou de narcolepsia/catalepsia, já referidas.

Parassônias

Correspondem a alterações do comportamento envolvendo o sono, sendo uma fonte de ansiedade para a família. São situações benignas, sendo importante o trabalho do médico de família em tranquilizar os pais e a própria criança. As principais são:

Quadro 241.3 | Quadro sinótico das principais perturbações do sono em medicina de família e comunidade e a respectiva abordagem terapêutica

Problema	Tratamento
Padrão de sono alterado recentemente	▶ Treino de hábitos de sono ▶ Hipnóticos, antidepressivos
Insônia aguda, mudança de fuso horário	▶ Hipnóticos de curta ação (2-3 noites)
Insônia crônica (queixas de insônias durante pelo menos 3 meses)	▶ Treino de hábitos de sono ▶ Utilização intermitente de hipnóticos ▶ Excluir depressão
Depressão	▶ Antidepressivos
Sono reduzido nos idosos	▶ Treino de hábitos de sono ▶ Evitar hipnóticos (e usar apenas de curta ação)
Doença física	▶ Tratar a doença primária ou subjacente ▶ Hipnóticos, se apropriado, e por períodos curtos
Alcoolismo/abuso de substâncias	▶ NÃO utilizar hipnóticos ▶ Desabituação ética ou reabilitação
Crianças	▶ Programas de comportamento ▶ Treino de hábitos de sono ▶ Apoiar os pais ▶ Referenciação para psiquiatra da infância e adolescência
SAOS	▶ Especialista do sono ▶ Otorrinolaringologia/ pneumologia
Dependência de hipnóticos	▶ Treino de desabituação

SAOS, síndrome da apneia obstrutiva do sono.

- Despertares parciais. Acontecem na primeira metade da noite e são devidos à passagem súbita da fase NREM para REM, podendo apresentar-se como:
    - **Terrores noturnos.** Mais frequentes entre os 4 e os 6 anos. A criança senta-se subitamente na cama, agitada e confusa, com olhar fixo. *Ela não deve ser acordada.* Dura entre segundos a minutos. A criança adormece de novo, subitamente, sem lembrar-se do ocorrido.
    - **Sonambulismo.** Tem incidência familiar e 30% de todas as crianças têm algum episódio alguma vez. Duração de minutos. *A criança não deve ser acordada.* As medidas mais importantes são providenciar um ambiente seguro, para evitar acidentes como quedas ou traumas, por exemplo, e tranquilizar a família. As sestas diurnas devem ser fomentadas. Se necessário, utilizar fármacos, sendo indicados diazepam, clonazepam ou imipramina, tomados à noite, ao deitar.
    - **Pesadelos.** Comuns entre os 3 e 6 anos. A criança acorda totalmente e tem memória do pesadelo cujo conteúdo, em caso de recorrência, deve ser objeto de análise para compreender a origem da eventual angústia da criança.

- **Automatismos do sono.** Movimentos regulares e rítmicos, como bater com uma mão ou com a cabeça. Costumam desaparecer espontaneamente entre os 3 e 4 anos, exigindo apenas medidas protetoras.
- **Pseudoalucinações.** Correspondem a uma intromissão da fase REM na vigília ao deitar (hipnagógicas) ou ao acordar (hipnapômpicas) e não têm significado patológico.

Perturbações do sono secundárias

Tais perturbações podem ser devidas a problemas psicológicos, sendo mais comuns os transtornos de déficit de atenção e hiperatividade, a depressão e a ansiedade, devendo ser referenciadas para o psiquiatra infantil. Elas podem ser devidas também a problemas médicos, sendo mais comuns a SAOS, a asma, a obesidade, a patologia tireóidea, a epilepsia e algumas doenças degenerativas, e as crianças devem ser referenciadas para a consulta de pediatria, quando indicado.

Erros mais frequentemente cometidos

- Padronizar a fisiologia acerca da necessidade de sono (8 horas por noite), sem considerar as suas variações fisiológicas, que são agravadas pela convenção do trabalho em horário comercial ao qual a maioria das pessoas deve adequar-se.
- Iniciar a terapêutica farmacológica levianamente, sem procurar resolver o problema com recursos a meios não farmacológicos.
- Medicar sintomaticamente a perturbação do sono sem excluir outra perturbação primária de base, que pode, assim, continuar despercebida e ser agravada.
- Não adequar o tipo de hipnóticos ao tipo de insônia.
- Utilizar depressores do SNC (como hipnóticos ou antidepressivos sedativos) em indivíduos com SAOS.
- Manter a utilização de fármacos hipnóticos para além do razoável, induzindo à dependência e à iatrogenia.

Dicas

- Na abordagem de uma pessoa com perturbações do sono, deve-se sempre excluir a existência de depressão, ansiedade generalizada ou outra causa primária tratável.
- Muitos medicamentos adquiridos sem receita médica, bem como alguns refrigerantes e alimentos, contêm cafeína, fator comum que contribui para distúrbios do sono, sobretudo nas pessoas de meia-idade.
- Na gravidez, é considerada normal a existência de perturbações do sono no terceiro trimestre, em função da redução do sono REM. Na menopausa, 30 a 50% das mulheres têm insônia.
- A preocupação em adormecer cansa mais do que estar acordado. Se o sono não ocorrer em 15 a 30 minutos, a pessoa deve levantar-se e assistir à televisão, ler ou fazer algo, voltando à cama apenas quando sentir que tem sono.
- O ato de deitar para dormir deve ocorrer apenas quando se tem sono, pois é um erro pretender dormir mais ao deitar-se mais cedo.
- Na terapêutica das perturbações do sono causadas por AOS, estão contraindicados todos os depressores do sistema nervoso central (SNC), como hipnóticos, antidepressivos sedativos e álcool.
- Evitar ao máximo a utilização de benzodiazepínicos nos idosos por causarem confusão, perda de memória e aumento da frequência de quedas noturnas.
- No caso de utilização de hipnóticos, os pacientes devem ser alertados para o risco de dependência e não devem ser passadas receitas repetidas nem fornecidas quantidades de fármacos superiores ao necessário (máximo 4 semanas).
- A maioria das pessoas com insônia tenta uma grande variedade de técnicas, remédios caseiros e fármacos (automedicação) antes de procurar ajuda médica.
- As terapêuticas complementares (acupuntura, homeopatia, naturopatia, luxoterapia) não demonstraram evidência no tratamento de nenhuma patologia do sono.

LEITURAS RECOMENDADAS

Aversa Lopes E, Silva AB, Macedo CR, Soares B, Saconato H, Atallah ÁN. Cognitive behavioural therapy for insomnia (Protocol). Cochrane Database Syst Rev. 2007;(4):CD006814.

Cavadas LF. Abordagem da insónia do adulto nos cuidados de saúde primários. Acta Med Port. 2011;24(1):135-144.

Goroll AH, May LA, Mulley AG, Brito de Sá A, Pombal R. Cuidados pimários em medicina: abordagem do paciente adulto em ambulatório. 3. ed. Lisboa: McGrawHill; 1997.

Hallstrom C. Ansiedade e depressão: perguntas e respostas. Lisboa: Climepsi; 1999.

Hening W, Walters AS, Allen RP, Montplaisir J, Myers A, Ferini-Strambi L. Impact, diagnosis and treatment of restless legs syndrome (RLS) in a primary care population: the REST (RLS epidemiology, symptoms, and treatment) primary care study. Sleep Med. 2004;5(3):237-246.

Kasper DL, Braunwald E, Hauser S, Longo D, Jameson JL, Fauci AS. Harrison's principles of internal medicine. 16 ed. New York: McGrawHill; 2004.

Longmore M, Wilkinson IB, Baldwin A, Wallin E. Manual Oxford de medicina clínica. 7. ed. Oeiras: Euromedice; 2014.

Marques-Teixeira J. Consensos psiquiátricos: manual prático para clínicos gerais. Linda-a-Velha; Vale & Vale; 2007.

Martín Zurro A, Cano Pérez JF, Gené Badia J. Atencion primária: principios, organización y métodos en medicina de família. 5. ed. Madrid: Elsevier; 2009.

Montgomery P, Dennis JA. Cognitive behavioural interventions for sleep problems in adults aged 60+. Cochrane Database Syst Rev. 2002;(2):CD003161.

Montgomery P, Dennis JA. Physical exercise for sleep problems in adults aged 60+. Cochrane Database Syst Rev. 2002;(4):CD003404.

Murtagh JE. Compêndio de medicina geral e familiar. 4. ed. Algés: Euromédice; 2008.

Nunes L, coordenador. Alguns problemas em clínica geral. APMCG; 1990.

Ohayon MM, Roth T. Prevalence of restless leg syndrome and periodic limb movement disorder in the general population. J Psychosom Res. 2002;53(1):547-554.

Tierney LM, Saint S, Whooley MA. Current essência da medicina. 4. ed. Porto Alegre: AMGH; 2012.

ÁRVORE DE DECISÃO

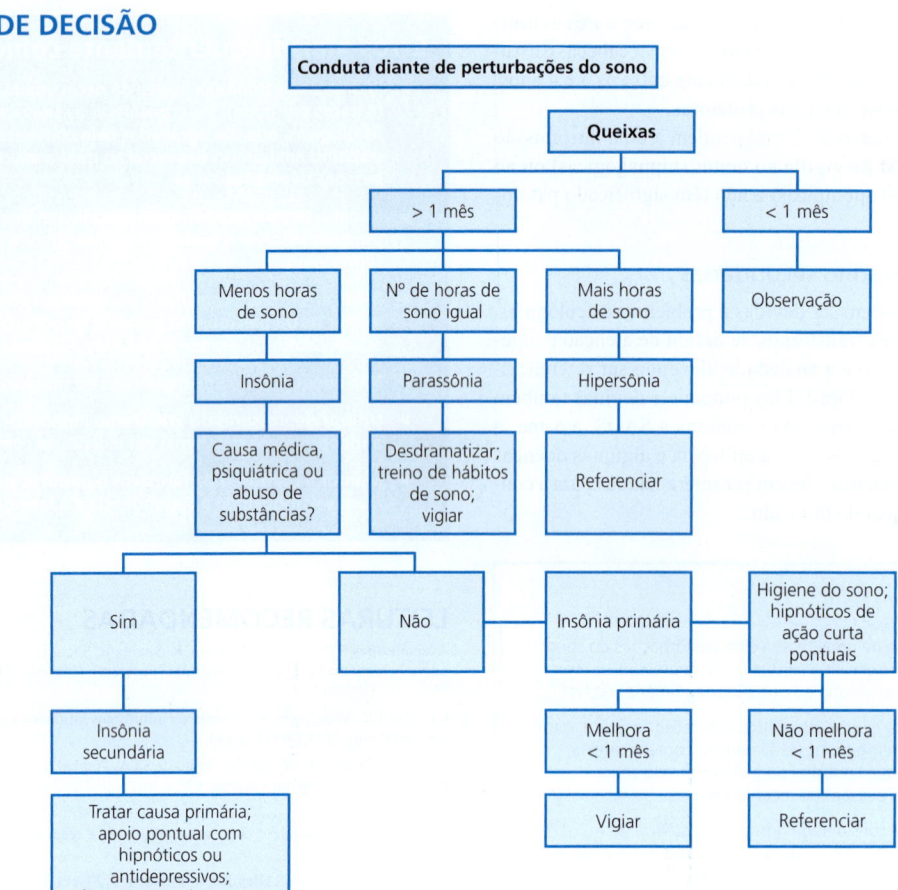

CAPÍTULO 242

Tabagismo

Vinicius C. Iamonti
Fernando Sergio S. Leitão Filho

Aspectos-chave

▶ O tabagismo é a principal causa de morte prevenível no mundo, segundo dados da Organização Mundial da Saúde (OMS).[1] A dependência ao tabaco (nicotina) é considerada uma doença crônica, que, com frequência, exige repetidas intervenções e várias tentativas para se obter uma abstinência prolongada.[2]

▶ É essencial que tanto médicos quanto equipes de Unidades Básicas de Saúde (UBS) rotineiramente identifiquem e abordem todos os fumantes, aconselhando-os quanto à importância da cessação do tabagismo e seus benefícios.

▶ Aconselhamento e tratamento medicamentoso são eficazes, com a combinação de ambos apresentando eficácia superior. Assim, recomenda-se a utilização dessa associação em todos os fumantes que estão motivados para iniciar a cessação do tabagismo (exceto quando o tratamento farmacológico estiver contraindicado, ou em populações específicas em que existe evidência insuficiente quanto à sua eficácia – gestantes, tabagistas leves e adolescentes).[2-5]

▶ Pessoas com importante história de ansiedade ou depressão podem necessitar de acompanhamento multiprofissional com psicólogo e/ou com psiquiatra.[4,5] É prudente avaliar a presença de sintomas nessas pessoas antes de se considerar tratamento para cessação de tabagismo.

Caso clínico

Sr. Raimundo, 65 anos, vem para sua primeira consulta. Quando questionado quanto a hábitos de vida, declara que fuma há 45 anos, consumindo atualmente dois maços por dia. Tentou parar de fumar, mas apresentou sinais e sintomas de ansiedade e irritabilidade, recaindo nas primeiras 24 horas. Relata que fuma principalmente à tarde e à noite e que tem mais satisfação ao fumar o primeiro cigarro da manhã, o que faz imediatamente após acordar. Tem dificuldade em não fumar em lugares proibidos, o que tem sido motivo de constrangimento, porque não consegue mais permanecer até o final nas missas na igreja que frequenta. Sr. Raimundo salienta que, mesmo com todos os problemas de saúde, não consegue parar de fumar e, caso precisasse ficar de cama, devido a um forte resfriado, também continuaria fumando. Em relação aos antecedentes pessoais, refere ser epilético, hipertenso e ter coronariopatia (dois infartos do miocárdio prévios), tendo sido submetido, há 1 ano, à angioplastia com colocação de stents. Nega crises convulsivas há anos, fazendo também acompanhamento com neurologista. Em uso, atualmente, de ácido acetilsalicílico (AAS), captopril, atenolol, sinvastatina e carbamazepina.

Teste seu conhecimento

1. Considerando o Caso clínico descrito, marque a opção que não corresponde a critérios utilizados para o diagnóstico de transtorno por uso de tabaco segundo o *Manual diagnóstico e estatístico de transtornos mentais* (DSM-5).
    a. Consumo de tabaco em quantidades maiores ou por mais tempo que o planejado
    b. Restrição do repertório de vida, incluindo atividades sociais, ocupacionais ou recreacionais, em função do uso do tabaco
    c. Manutenção do uso do tabaco, apesar de prejuízos físicos ou psicológicos
    d. Os sintomas da síndrome de abstinência tendem a ocorrer cerca de uma semana após a interrupção do tabagismo, sendo aliviados no momento em que a pessoa volta a fumar

2. Entre as medicações antitabagismo disponíveis, qual a utilizada pelo Sr. Raimundo possui contraindicação formal para seu uso?
    a. Adesivos de nicotina
    b. Bupropiona
    c. Nortriptilina
    d. Vareniclina

3. De acordo com as informações fornecidas pelo Sr. Raimundo, qual é a pontuação no teste de Fagerström?
    a. 7
    b. 8
    c. 9
    d. 10

4. De acordo com a pontuação no teste de Fagerström, como se pode classificar a gravidade da dependência nicotínica do Sr. Raimundo?
    a. Moderada
    b. Elevada
    c. Muito elevada
    d. Não é possível afirmar, sendo necessários outros testes

5. Qual é a melhor conduta para auxiliar o Sr. Raimundo a parar de fumar?
    a. Apenas a abordagem mínima (aconselhamento) realizada no próprio consultório, deixando a pessoa totalmente ciente dos

riscos de continuar fumando e dos benefícios de que vai usufruir, caso interrompa o tabagismo
b. Abordagem mínima associada à terapia cognitivo-comportamental
c. Terapia cognitivo-comportamental apenas
d. Terapia cognitivo-comportamental associada à medicação de primeira escolha para cessação de tabagismo

Respostas: 1D, 2B, 3C, 4C, 5D

Do que se trata

O tabagismo, de acordo com a OMS, é a principal causa prevenível de morte e de doenças no mundo, afetando mais de 1 bilhão de pessoas.[1] É responsável por aproximadamente 6 milhões de mortes por ano no mundo, devendo alcançar mais de 10 milhões de mortes anuais em 2030.[1] Além disso, também se estima que o tabagismo passivo seja responsável por cerca de 600 mil mortes anuais entre os não fumantes.[1] Atualmente, existe evidência indicando que um em cada dois fumantes morrerá em decorrência direta de uma doença tabaco-relacionada.[1]

O Brasil tem apresentado redução significativa na prevalência do tabagismo nas últimas décadas. Em 1989, conforme dados provenientes da Pesquisa Nacional sobre Saúde e Nutrição, a prevalência total de fumantes no Brasil atingiu a impressionante taxa de 34,8%.[6] Em 2009, um levantamento realizado nos 107 maiores municípios do Brasil, com pessoas entre 12 e 65 anos de idade, observou que 41,1% dos entrevistados reportaram ter utilizado produtos derivados de tabaco alguma vez na vida, e 17,4% referiram uso diário (20,3%, homens, e 14,8%, mulheres).[7] De acordo com o VIGITEL (2014) – um programa de vigilância do Ministério da Saúde [MS], por meio de consulta telefônica, dos fatores de risco do tabagismo e das doenças crônicas —, realizado nas capitais do país, identificou-se que a prevalência de fumantes diários (≥ 18 anos) foi de 10,8%, sendo maior no sexo masculino (12,8%) do que no sexo feminino (9,0%).[8]

O que fazer

Inicialmente, deve-se realizar uma entrevista junto à pessoa, com foco na sua história tabagística. Nesse momento, o profissional deve tentar estabelecer a maior empatia possível com a pessoa, de modo a deixá-la confortável durante a entrevista, aumentando, assim, o seu envolvimento. As seguintes informações devem ser avaliadas:

Níveis de escolaridade e socioeconômico. Vários estudos demonstraram que pessoas com menor grau de instrução e menor nível socioeconômico apresentam menores taxas de sucesso de cessação do tabagismo, além de terem naturalmente maior dificuldade de acesso às medicações antitabagismo.

Antecedente atual ou prévio de transtorno de ansiedade, depressão ou história de abuso de drogas. Essas pessoas apresentam maior prevalência de tabagismo, em geral consumindo maior quantidade de cigarros diariamente. Quanto à relação entre transtornos psiquiátricos e maior dificuldade para cessação do tabagismo, as evidências são controversas. Em uma metanálise publicada em 2003, não se identificou risco maior de recidiva a curto ou longo prazo em pessoas com diagnóstico prévio de depressão maior.[9] Por outro lado, em outra revisão sistemática, de 2013, a associação de antidepressivos (em especial, a bupropiona) com uma abordagem-padrão para cessação do tabagismo resultou em melhora das taxas de abstinência a longo prazo entre pacientes com depressão atual ou prévia.[10] De modo geral, recomenda-se que, antes de se iniciar o tratamento para cessação do tabagismo, a pessoa esteja o mais estável possível na parte psiquiátrica, seja com psicoterapia ou com medicações específicas: como ansiolíticos e antidepressivos, caso sejam necessários.

Investigação do histórico de saúde. É recomendado que se faça uma revisão da história pessoal, bem como uma avaliação detalhada dos medicamentos em uso. Isso pode ser útil para a prevenção de efeitos colaterais pelo uso ou pela interação com determinadas medicações antitabagismo. Por exemplo, a bupropiona é contraindicada em pessoas com antecedentes de crises convulsivas. Esse mesmo medicamento, por também ser um antidepressivo, pode resultar em interações medicamentosas nas pessoas em uso de outros antidepressivos ou benzodiazepínicos.

Avaliação do grau de dependência à nicotina. A dependência ao tabaco está principalmente relacionada à ação da nicotina no sistema nervoso central (SNC), mais especificamente no *núcleo accumbens*, levando ao aumento dos níveis de dopamina. Os critérios para transtorno por uso de tabaco, conforme o *Manual diagnóstico e estatístico de transtornos mentais* (DSM-5), são descritos no Quadro 242.1.[11] A avaliação do grau de dependência à nicotina é geralmente feita pela aplicação do teste de Fagerström – um questionário simples contendo seis perguntas, com pontuação variando de 0 a 10, descrito na Tabela 242.1.[4,12]

Avaliação do grau de motivação. Como a cessação do tabagismo envolve modificação dos hábitos e condutas do estilo de vida da pessoa, é essencial que ela esteja motivada para que se possa obter sucesso durante e após o tratamento. A prescrição de medicações antitabagismo em pessoas pouco ou não motivadas dificilmente resultará em sucesso, evoluindo, com mais probabilidade, com uma redução, às vezes, pouco expressiva do número de cigarros fumados por dia. Além disso, logo após a suspensão das medicações antitabagismo em uso, frequentemente essas pessoas tendem a retornar a consumir a mesma quantidade de cigarros que fumavam antes. Uma das escalas mais utilizadas nesse sentido é o modelo transteórico comportamental de Proschaska e cols.,[4,13] que classifica as pessoas em cinco estágios de mudança, conforme descrito a seguir:

1. *Pré-contemplação.* A pessoa não cogita a possibilidade de parar de fumar, mesmo sendo aconselhada sobre os benefícios de cessação do tabagismo. O profissional deve procurar realizar, sempre que possível, pelo menos uma abordagem mínima, frisando com a pessoa a importância da cessação do tabagismo e os benefícios associados, de modo que ela possa passar a contemplar a ideia de parar de fumar e, assim, evoluir para os estágios a seguir.
2. *Contemplação.* A pessoa começa a admitir que fumar é um problema, no entanto tem medo de dar os primeiros passos para parar de fumar. Em outras palavras, o fumante demonstra sentimento de ambivalência quanto à mudança de comportamento. Nesse momento, a pessoa encontra-se mais suscetível a essa mudança, uma vez que já está consciente da importância de parar de fumar, precisando de apoio, estímulo e orientação para passar para os estágios seguintes.

Quadro 242.1 | Critérios para transtorno por uso de tabaco segundo o DSM-5

- Consumo de tabaco em quantidades maiores ou por mais tempo que o planejado
- Desejo persistente ou incapacidade de controlar o desejo de consumir tabaco
- Gasto importante de tempo em atividades para obter ou usar tabaco
- Presença de momentos com desejo intenso de usar tabaco (fissura)
- Uso recorrente de tabaco interfere na realização de obrigações no trabalho, na escola ou em casa
- Uso continuado de tabaco, apesar de problemas sociais ou interpessoais causados ou exacerbados pelos efeitos do tabaco (p. ex., discussão com outros membros da família em virtude do fumo)
- Restrição do repertório de vida, incluindo atividades sociais, ocupacionais ou recreacionais, em função do uso do tabaco
- Uso recorrente do tabaco em situações em que há exposição a risco (p. ex., fumar na cama)
- Manutenção do uso do tabaco, apesar dos prejuízos físicos e psicológicos
- Presença de tolerância, definida como perda ou diminuição da sensibilidade aos efeitos iniciais do tabaco, levando à necessidade de consumir tabaco em quantidades cada vez maiores para que se obtenham os mesmos resultados
- Presença de abstinência, caracterizada por um dos seguintes: 1) Síndrome de abstinência, na qual a súbita interrupção ou acentuada redução do consumo de tabaco por 24 horas resulta em quatro ou mais dos seguintes sintomas: irritabilidade, frustação ou raiva; ansiedade; dificuldade de concentração; aumento do apetite; inquietude; humor deprimido ou insônia; 2) O consumo do tabaco ou de substâncias relacionadas (p. ex., nicotina), é necessário para aliviar ou evitar os sintomas de abstinência

Classificação da gravidade da dependência (de acordo com o número de critérios anteriores):

- Dependência leve: dois ou três critérios
- Dependência moderada: quatro ou cinco critérios
- Dependência grave: seis ou mais critérios.

Tabela 242.1 | Teste de Fagerström para avaliação da gravidade da dependência nicotínica

1. *Quanto tempo após acordar você fuma o seu primeiro cigarro?*
   - Dentro de 5 min (3 pontos)
   - Entre 6 e 30 min (2 pontos)
   - Entre 31 e 60 min (1 ponto)
   - Após 60 min (0 ponto)
2. *Você acha difícil não fumar em lugares proibidos, como igrejas, bibliotecas, cinemas, ônibus?*
   - Sim (1 ponto)
   - Não (0 ponto)
3. *Qual é o cigarro do dia que lhe traz mais satisfação?*
   - O primeiro da manhã (1 ponto)
   - Outros (0 ponto)
4. *Quantos cigarros você fuma por dia?*
   - Menos de 10 (0 ponto)
   - De 11 a 20 (1 ponto)
   - De 21 a 30 (2 pontos)
   - Mais de 31 (3 pontos)
5. *Você fuma com mais frequência pela manhã?*
   - Sim (1 ponto)
   - Não (0 ponto)
6. *Você fuma mesmo doente, quando precisa ficar de cama a maior parte do tempo?*
   - Sim (1 ponto)
   - Não (0 ponto)

Interpretação do grau de dependência:

- Muito baixo (0-2 pontos)
- Baixo (3 ou 4 pontos)
- Médio (5 pontos)
- Elevado (6 ou 7 pontos)
- Muito elevado (8-10 pontos)

Uma soma acima de 6 pontos indica que, provavelmente, o indivíduo terá desconforto significativo (síndrome de abstinência) ao deixar de fumar

---

Identificar barreiras para a realização de uma tentativa e esclarecer dúvidas são fundamentais.

7. **Preparação.** A pessoa passa a dar os primeiros passos para a cessação do tabagismo, começando a controlar o número de cigarros fumados por dia, estabelecendo horários para fumar ou mesmo procurando ajuda profissional.
8. **Ação.** A pessoa adota atitudes específicas, conseguindo efetivamente parar de fumar. O estímulo à mudança, o entendimento desse processo e a atenção aos riscos de recaída devem ser abordados pelo profissional nessa fase. O indivíduo deve estar orientado a identificar e a evitar as situações relacionadas ao consumo de cigarros e a usar estratégias para lidar com os momentos de forte vontade de fumar. É importante parabenizar a pessoa por essa conquista, o que contribui para aumentar sua autoestima, também frisando todos os benefícios que ela vem sentindo desde a interrupção do tabagismo, o que contribui para o aumento da motivação.
9. **Manutenção.** Nessa fase, a pessoa deve estar consciente da necessidade de prevenir a ocorrência de lapsos/recaídas, devendo usar as estratégias aprendidas. Mais uma vez, é importante destacar os benefícios da cessação do tabagismo.

Em outras palavras, esse estágio configura a finalização do processo de mudança ou se encerra no caso de ocorrência de recaídas.

Entrevista motivacional em detalhes

Para os pacientes que possuem sentimentos de ambivalência com relação ao tabagismo, a entrevista motivacional mostra-se uma técnica interessante para esses casos, auxiliando na mudança do estágio comportamental. Nessa entrevista, recomenda-se que o profissional de saúde procure:[4,5]

- Acolher o fumante, de modo a entender as suas necessidades a respeito do conflito causado pelo tabagismo.
- Analisar e compreender a ambivalência como elemento perturbador da decisão de mudança.
- Minimizar junto ao fumante suas incertezas quanto à interrupção do tabagismo, e, simultaneamente, enfatizar expectativas positivas a serem observadas com a abstinência.
- Individualizar os conflitos entre fumante e tabaco, entre paciente e dependência e entre paciente e abstinência.

A entrevista motivacional é uma abordagem terapêutica que utiliza um modo particular de ajudar as pessoas para reconhecer e fazer algo a respeito de seus problemas presentes, incluindo processo de ambivalência perante o ato de mudança de comportamento, nesse caso, parar de fumar. Dessa forma, a motivação deve ser entendida como a capacidade de uma pessoa se envolver e aderir a uma estratégia específica de mudança. Esse ato deve ser encarado como um estado de prontidão ou vontade de mudança, que pode flutuar de um momento para outro; por isso, são usadas ferramentas baseadas nesse modelo.[4,5]

O modelo transteórico comportamental apresentado é uma ferramenta fundamental para traçar as condutas terapêuticas nesse momento. Esse modelo tenta auxiliar a mudança de comportamento de forma mais persuasiva do que coerciva. Essa prática terapêutica pode ser empregada em um único encontro/avaliação, mas, geralmente, necessita de mais de um encontro para obter maior sucesso. Os modelos protocolares preexistentes fornecidas pelo MS e pelo Instituto Nacional de Câncer (INCA):[4,5]

- Abordagem mínima (breve).
- PAAP (Pergunte, Avalie, Aconselhe e Prepare).
- PAAPA (Pergunte, Avalie, Aconselhe, Prepare e Acompanhe).
- Abordagem intensiva.

Lembrete: nunca perca a oportunidade de abordagem, mesmo em situações improváveis. Quanto mais intensa a abordagem, maior a taxa de cessação do tabagismo.[5,14]

A entrevista motivacional é uma intervenção que reúne muito mais do que um conjunto de técnicas para fazer o aconselhamento, uma vez que ela é uma maneira de estar com o paciente, provavelmente de um modo bastante diferente da forma como os outros podem tê-lo tratado no passado. É uma forma de tratamento bastante promissora e que dá alento ao difícil tratamento de comportamentos aditivos, nesse caso o tabagismo. Pesquisas científicas têm tentado demonstrar a efetividade da entrevista motivacional breve no tratamento do tabagismo; entretanto, os resultados não são tão satisfatórios, principalmente quando se refere ao paciente com grave dependência ao tabaco (ver Quadro 242.2).[4,5,14]

Tratamento não farmacológico

Em relação ao aconselhamento, é importante que se leve em conta os horários livres da pessoa antes de escolher a modalidade de tratamento, de modo a otimizar o máximo possível a sua adesão ao tratamento. Ambas as abordagens apresentam eficácia, havendo controvérsias sobre qual modalidade apresenta melhor relação custo-efetividade (devido à heterogeneidade do acompanhamento psicológico durante os estudos). As seguintes considerações sobre cada forma de aconselhamento podem ser feitas. O Quadro 242.3 descreve as características do acompanhamento em grupo, em que as taxas de cessação são maiores, à medida que seja adjuvante à terapia medicamentosa.

Programas de atendimento em grupo para cessar o tabagismo

O primeiro passo consiste em explicar para o fumante o planejamento do tratamento, expondo as opções de tratamento medicamentoso e as modalidades de aconselhamento disponíveis (consultas individuais ou em grupos).[4,5]

1. *Abordagem em grupo.* Cada sessão possui duração, em média, de 60 minutos. Tem a grande vantagem da troca de experiências entre os fumantes, mostrando às pessoas que muitas das dificuldades que encontram para parar de fumar são mais comuns do que elas imaginam. Permite abordar simultaneamente vários indivíduos, sendo, em geral, até 12

Quadro 242.2 | Tarefas para executar na entrevista motivacional

- ▶ Acolher o paciente
- ▶ Rever em conjunto com o paciente as informações preenchidas
- ▶ Avaliar as razões que o mantém fumando e as razões para deixar de fumar
- ▶ Descrever os benefícios fisiológicos imediatos, médios e em longo prazo na cessação do tabagismo
- ▶ Com os resultados do questionário da dependência à nicotina e outras informações coletadas, comunicar ao paciente a sua taxa de prevalência de dependência: nicotínica (física) ou psicológica ao objeto cigarro
- ▶ Se possível, avaliar nível de monóxido de carbono (CO) – monoximetria
- ▶ Avaliar os apoios familiares e sociais na etapa de cessão do tabagismo
- ▶ Oferecer material (folheto informativo) sobre as condutas
- ▶ Orientar sobre início ou continuidade de atividade física
- ▶ Buscar prazer na realização de alguma atividade física ou do cotidiano para preencher o vazio da sensação prazerosa que o tabaco lhe fornecia (p. ex., caminhar, dançar, pedalar, pintar, etc.)
- ▶ Atitude do profissional: evitar atitude paternalista, respeitar o desejo do paciente e não ceder à atitude "terrorista" perante ao paciente que não aceita essas mudanças comportamentais oferecidas
- ▶ Recomendações para o dia a dia sem o cigarro: beba bastante líquido, especialmente água e em goles pequenos; procure comer alimentos saudáveis e com o mínimo de açúcar, para evitar o ganho de peso nesta fase; pratique exercícios, realize exercícios de respiração profunda, evite situações em que há aumento do estresse

---

Quadro 242.3 | Características do acompanhamento em grupo

Engajamento no processo terapêutico	Encorajar o paciente a ser um participante ativo do seu tratamento, colaboração efetiva entre paciente e terapeuta
Função diagnóstica	Contribuir para a autoavaliação do paciente perante sua atitude e comportamento no grupo
Universalidade	Ao dividir suas percepções e reações com o grupo, o paciente percebe que não está sozinho e que sua experiência é compartilhada por outras pessoas que têm o mesmo objetivo que ele. Esse é um dos aspectos positivos mais ressaltados na terapia em grupo
Respostas dos companheiros de grupo (*feedback*)	Além de receber críticas construtivas de seus colegas a respeito do seu comportamento, os pacientes experimentam aumento da sua autoestima quando percebem que possuem a habilidade de ajudar o outro
Psicoeducação	O formato de grupo facilita a apresentação da informação em tópicos específicos, com possibilidade dos questionamentos e do debate
Laboratório de experiências	O grupo é um laboratório no qual os pacientes podem testar e reconhecer seus pensamentos automáticos e experimentar diferentes comportamentos em um ambiente seguro

por grupo, uma vez que um número maior de pessoas pode reduzir a eficácia do tratamento supervisionado nessa modalidade. Exige, naturalmente, uma sala maior, para que todas as pessoas possam ficar bem acomodadas; de preferência, com uma disposição em círculo, na qual se torna mais fácil a comunicação. Algumas pessoas, por problemas pessoais ou mesmo por timidez, não se sentem à vontade para compartilhar seus avanços ou recaídas, o que pode resultar em adesão insatisfatória ao tratamento ou mesmo desistência (*procurar avaliar isso durante a entrevista inicial*). Algumas pessoas, por questões de excentricidade, podem inibir ou afetar o comportamento dos outros, dificultando a dinâmica em grupo, bem como a eficácia do tratamento (*incluir essas pessoas preferencialmente na abordagem individual*). De acordo com o Consenso Abordagem e Tratamento do Fumante, elaborado pelo INCA,[5] recomendam-se, a princípio, seis sessões, com as quatro primeiras sendo semanais, e as duas últimas com periodicidade quinzenal. A rotina das reuniões é descrita a seguir.

Primeiro encontro

Após a entrevista inicial, é recomendado que o profissional, antes de iniciar a sessão, já tenha em mãos diversas informações de cada fumante (idade, número de cigarros fumados por dia, grau de dependência à nicotina, número de tentativas prévias para cessação de tabagismo, comorbidades, antecedentes psiquiátricos, medicamentos em uso, etc.). O objetivo dessa sessão é preparar as pessoas para parar de fumar. Costuma-se perguntar a razão principal pela qual cada indivíduo deseja parar de fumar, uma vez que isso pode ajudar, em determinadas situações, a aumentar a motivação das pessoas.

Deve-se explicar aos fumantes que a nicotina é uma substância psicoativa, que pode resultar em dependência física, psicológica e comportamental. É interessante explicar que a nicotina, após ser inalada, age rapidamente no sistema nervoso central (SNC), atingindo-o em aproximadamente 10 segundos. Sua ação nos receptores nicotínico-colinérgicos leva à liberação de neurotransmissores, como dopamina, serotonina, norepinerina e acetilcolina, o que resulta em sensação de prazer, diminuição da ansiedade e aumento da atenção e da memória.

É importante que os fumantes entendam que evitar situações de risco e utilizar estratégias é essencial para o sucesso no tratamento. Assim, recomenda-se evitar possíveis gatilhos relacionados com o cigarro, o que varia de fumante para fumante, sendo os mais comuns ingerir bebidas alcoólicas, tomar café, sentar ao computador, etc.

A pessoa deve ser alertada para o fato de que, ao parar de fumar, experimentará episódios de forte vontade de fumar (fissuras). Nesses momentos, o fumante deve ser orientado a realizar atividades que possam distraí-lo (caminhar, ler um livro, etc.), também se destacando como opções o consumo de gomas de mascar ou ingerir água (de preferência, gelada). Salienta-se que esses episódios de vontade intensa de fumar têm duração de aproximadamente 5 minutos e se tornam cada vez mais fracos e raros com o decorrer do tratamento. Nesse momento, é importante explicar o que é a síndrome de abstinência, que tem início aproximadamente 8 horas após o último cigarro, atingindo um pico com 72 horas de abstinência. Sua duração é de aproximadamente 3 a 4 semanas. Ela é marcada por um forte e persistente desejo de fumar, humor deprimido, insônia ou sonolência diurna, irritabilidade, frustração ou raiva, ansiedade, dificuldade de concentrar-se, inquietação, diminuição da frequência cardíaca (FC) e da pressão arterial (PA) e aumento do apetite ou ganho de peso.

É prudente enfatizar que os medicamentos têm como objetivo diminuir os sintomas relacionados à abstinência, oferecendo maior chance de sucesso, mas a mudança de comportamento é a chave para uma vida sem cigarros. Recomenda-se explicar sucintamente os principais medicamentos antitabagismo disponíveis, como agem, enfatizando as vantagens e desvantagens de cada um.

Após a introdução desses conceitos, cada fumante deve ser estimulado a marcar uma data para parar de fumar ("dia D"). Recomenda-se a parada abrupta, em vez da redução progressiva do número de cigarros fumados por dia. O profissional pode auxiliar na escolha da data orientando a pessoa a escolher entre um dia da semana ou de fim de semana, observando se existe diferença de consumo de acordo com os gatilhos relatados.

Próximos encontros

Preconiza-se a utilização de estratégias direcionadas para aquisição e treinamento de habilidades que são decisivas para que ocorram mudanças na vida diária dos fumantes, o que é realizado principalmente na forma de terapia cognitivo-comportamental (TCC). Entre as principais características da TCC, destacam-se as seguintes:

- Praticar sempre a empatia.
- Oferecer orientação contínua, independentemente do progresso ou do insucesso da pessoa.
- Remover barreiras que possam interferir no tratamento, como ansiedade, estresse, falta de motivação, etc.
- Remover situações-gatilho, sempre que possível, o que varia de fumante para fumante, por exemplo, suspender a ingestão de bebidas alcoólicas, reduzir o consumo do café, não acompanhar os colegas enquanto fumam, etc.
- Estabelecer metas alcançáveis e realistas e ajudar ativamente na tomada de decisões.
- Parabenizar progressos à medida que vão ocorrendo, o que ajuda no aumento da autoestima.
- Proporcionar liberdade de escolha nos caminhos do tratamento, seja na modificação do medicamento, seja na recusa em usar novos medicamentos, ou mesmo na escolha das estratégias a serem utilizadas para a cessação do tabagismo.
- Questionar e enfatizar sobre a ocorrência de benefícios relacionados à redução ou à interrupção do tabagismo, como melhora do hálito e do odor, redução da PA, melhora da tosse e da falta de ar, etc. Investigar o impacto da redução/interrupção do tabagismo na dinâmica das relações familiares: eles perceberam, estão felizes com a atitude da pessoa?

A cada encontro, também é importante avaliar o progresso dos indivíduos (*questionar sobre o número de cigarros fumados por dia*) e se houve lapsos ou recaídas, bem como a ocorrência de efeitos colaterais associados às medicações prescritas (ver seção "Tratamento farmacológico") e monitorar periodicamente o peso.[4,9]

Observações

- Para pessoas que apresentam, na entrevista inicial ou durante o acompanhamento, quadro sugestivo de ansiedade ou mesmo de depressão, é importante que se considere, nem que seja temporariamente, a prescrição de ansiolíticos e antidepressivos, avaliando também a necessidade de referenciamento para psicólogo e/ou psiquiatra. Para essa situação, recomenda-se avaliar cada caso individualmente.
- De forma geral, 1 em cada 10 fumantes pode ganhar mais de 10 kg após parar de fumar, com a média de ganho de peso

situando-se entre 2 a 4 kg. Vale ressaltar que nem todos os indivíduos ganham peso, com alguns podendo até emagrecer. A maior parte do ganho ponderal ocorre, em média, nos primeiros 6 meses após a cessação, estabilizando-se após 1 ano da cessação do tabagismo.[15] Em ganhos superiores a 3 a 4 kg, solicitar à pessoa maior atenção na dieta e a realização de exercícios físicos; caso ocorra ganho persistente, referenciar para nutricionista e/ou endocrinologista.

- Pessoas que, por acaso, não interromperem totalmente o tabagismo, podem, caso tenham interesse, reiniciar o tratamento, sendo, por exemplo, realocados para um novo grupo de cessação de tabagismo.

Manutenção

Ao término do programa, os indivíduos que se encontrarem abstinentes do fumo podem ser encaminhados para a fase de manutenção, que consiste, geralmente, em encontros mensais até se completar 12 meses de acompanhamento. Para as pessoas que evoluírem com recaídas durante o acompanhamento, discutir a programação de uma nova tentativa, de modo semelhante a todo o processo descrito, como se fosse iniciar o tratamento pela primeira vez.

2. ***Abordagem individual***. É aplicada na forma de uma consulta e deve englobar o mesmo conteúdo descrito na abordagem em grupo. Nessa modalidade, a entrevista inicial pode conter o processo de preparação para parar de fumar, sendo o primeiro retorno após a data de parada.

Tratamento farmacológico

De acordo com o Consenso Abordagem e Tratamento do Fumante, o uso de medicamentos antitabagismo está indicado nas seguintes situações:[5]

- Fumantes moderados, ou seja, que fumam 20 ou mais cigarros por dia.
- Fumantes que fumam o primeiro cigarro até 30 minutos após acordar e fumam, no mínimo, 10 cigarros por dia.
- Fumantes com escore do teste de Fargerström igual ou maior do que 5, ou avaliação individual, a critério do profissional.
- Fumantes que já tentaram parar de fumar apenas com TCC.
- Fumantes que não possuem contraindicações clínicas.
- Decisão a critério do profissional.

De modo geral, deve-se recorrer inicialmente à monoterapia.[4,5] A terapia combinada em geral é indicada em uma das seguintes situações: pessoas com elevado grau de dependência nicotínica, pessoas em uso de monoterapia com evolução insatisfatória durante o tratamento, pessoas que fizeram uso prévio de várias medicamentos antitabagismo com sucesso parcial.[5] A seleção entre medicamentos de primeira ou segunda escolha depende de vários fatores: condições financeiras do indivíduo, disponibilidade dos medicamentos, grau de dependência nicotínica, uso prévio de medicamentos, presença ou não de contraindicações aos medicamentos, etc.

Terapia de reposição de nicotina

Também denominada terapia de reposição de nicotina (TRN), sendo considerado medicamento de primeira escolha para cessação do tabagismo. Seu mecanismo de ação está relacionado com a ligação aos receptores nicotínicos no SNC, impedindo, desse modo, a ligação da nicotina liberada pelo cigarro nos mesmos receptores. Disponíveis em diversas apresentações, como adesivos transdérmicos, gomas de mascar, pastilhas e *spray* nasal (este último não comercializado no Brasil).

Goma de mascar

Encontra-se disponível em tabletes de 2 e 4 mg, contendo nicotina tamponada em pH alcalino, o que facilita a sua absorção pela mucosa oral. Deve-se mascá-la até o surgimento de um gosto característico na boca, o que indica a liberação de nicotina, devendo, em seguida, ser posicionada no sulco gengival por alguns minutos até adquirir consistência mais firme; em seguida, mascar novamente e reiniciar o processo anterior por, em média, 30 minutos, quando, então, a goma deve ser descartada. Não ingerir alimentos ou bebidas 15 minutos antes ou durante o uso, uma vez que pode interferir na absorção da nicotina.

Ela age, em média, por 20 a 30 minutos, com seu pico de concentração em torno de 20 minutos. Pode ser usada também como monoterapia, o que requer, em média, 8 a 12 gomas/dia, não devendo ser utilizada mais do que 24 unidades/dia; além de essa abordagem mostrar-se pouco prática e onerosa, também pode associar-se a efeitos colaterais, como fadiga muscular no maxilar. Outra possibilidade consiste no uso combinado com outros medicamentos antitabagismo, em especial com os adesivos transdérmicos de nicotina (ver a seguir). Nessa situação, a goma é mais utilizada como medicamento "emergencial" nos momentos de fissura no decorrer do dia.

As reações adversas mais comuns incluem problemas dentais, dor na articulação temporomandibular (ATM), dentes amolecidos, soluços, adesão à dentadura, irritação da boca ou da garganta, úlceras orais, hipersalivação e dispepsia.

Pastilhas

As pastilhas são mais rapidamente absorvidas pela mucosa oral do que as gomas de mascar, sendo mais práticas de usar, pois não costumam associar-se com dor na ATM. São disponíveis na dose de 2 ou 4 mg. De modo semelhante à goma, podem ser usadas como monoterapia (mínimo de 9 e máximo 15 pastilhas/dia) ou para alívio das fissuras, em combinação com outros medicamentos, como os adesivos transdérmicos.[4]

Adesivos transdérmicos

Estão disponíveis em dosagens de 7, 14 e 21 mg de nicotina ativa. Promovem liberação contínua de nicotina, promovendo absorção correspondente a 75% da dosagem total contida nos adesivos. Eles devem ser aplicados pela manhã, ao acordar, em área coberta sem pelos (entre o pescoço e a cintura), sendo trocados a cada 24 horas, com a orientação de se alternarem os locais de aplicação. Recomenda-se utilizar doses decrescentes de nicotina, começando-se geralmente com o adesivo de 21 mg e finalizando com o de 7 mg. Costumam-se usar duas a quatro caixas de 21 mg e, em sequência, duas a quatro caixas de 14 mg e uma a duas caixas de 7 mg. Dependendo do grau de dependência e do progresso da pessoa, pode-se prolongar ou abreviar o uso desses medicamentos. A dose máxima é de 42 mg/dia (2 adesivos de 21 mg), e a data para parar de fumar deve coincidir com o início do tratamento.

Os efeitos adversos mais comuns são: irritação cutânea, que pode resultar em eritema, prurido, edema e bolhas (o que responde ao uso de corticoide tópico), além de insônia, hipersalivação, náuseas e vômitos.

Observações

- Segundo a revisão sistemática da Cochrane, todas as formulações de reposição de nicotina contribuem para o aumento da chance de cessação de tabagismo em fumantes motivados.[16] A mesma revisão mostrou que o uso da TRN aumentou, nos estudos avaliados, a taxa de abstinência tabagística em 50 a 70%, independentemente da definição utilizada para caracterizar abstinência.
- Recomenda-se que gomas e pastilhas sejam usadas por até 12 semanas, e os adesivos, de preferência, até 8 a 10 semanas.[4] Naturalmente, o uso desses medicamentos pode ser prolongado conforme critério médico.
- Deve-se evitar, dentro do possível, o consumo de cigarros durante a utilização de TRN, pois pode resultar na absorção diária de doses maiores de nicotina do que a pessoa vinha habitualmente utilizando antes de iniciar o tratamento antibagismo. Isso pode acarretar cefaleia, mal-estar, náuseas e mesmo piora da PA, caso isso ocorra, é necessário avaliar o grau de motivação do fumante.
- A TRN deve ser utilizada com cautela em pessoas portadoras de coronariopatias (especialmente nos primeiros 14 dias após infarto agudo do miocárdio [IAM]) ou em portadores de arritmias graves. Estudos prévios já indicaram que a TRN pode ser, de fato, utilizada com segurança em indivíduos cardiopatas crônicos, não aumentando a gravidade da doença cardiovascular.[17,18]

Bupropiona

Medicamento antitabagismo de primeira escolha, que corresponde a um antidepressivo atípico inibindo a recaptação da dopamina e da norepinefrina no SNC. O mecanismo pelo qual auxilia na cessação do tabagismo não está totalmente esclarecido, mas se acredita que promova aumento dos níveis dos neurotransmissores supracitados no núcleo *accumbens*, proporcionando redução da compulsão de fumar.

Encontra-se disponível em comprimidos de 150 mg, com caixas de 30 ou 60 comprimidos. É rapidamente absorvida após a ingestão, atingindo pico plasmático em 3 horas, com meia-vida de 19 horas. A metabolização é principalmente hepática, com excreção renal. A dose inicial é de 150 mg/dia durante os 3 primeiros dias; a partir do 4º dia até o final do tratamento, aumenta-se a dose para 300 mg/dia, divididos em duas tomadas diárias, com intervalo mínimo de 8 horas. Não ingerir a segunda dose após as 19 horas, devido ao risco de insônia. Em pessoas idosas com insuficiência renal ou hepática, a dose plena pode ser reduzida para 150 mg/dia. O dia "D" deve ser programado entre 10 e 14 dias após o início da bupropiona, recomendando-se o seu uso por até 12 semanas.[4] Possui diversas contraindicações:

- Absolutas. Epilepsia ou história de convulsões prévias (inclusive, convulsão febril na infância) ou anormalidades reconhecidas no eletrencefalograma, tumores do SNC, trauma craniano e uso de inibidor da monoaminoxidase (IMAO) nos últimos 15 dias.
- Relativas. Evitar uso concomitante com carbamazepina, cimetidina, barbitúricos, fenitoína, antipsicóticos, teofilina, corticosteroides sistêmicos, hipoglicemiantes orais/insulina; pessoas em uso de outros antidepressivos ou benzodiazepínicos ou com hipertensão arterial não controlada; sua utilização não é recomendada durante a gravidez, pois ainda não há dados suficientes de segurança.

Os efeitos adversos mais comuns são: sensação de boca seca e insônia, cefaleia, tontura e aumento da PA; outros menos frequentes: convulsões, náuseas, vômitos, enxaqueca, dor abdominal e constipação.

Vareniclina

É também considerada terapia de primeira escolha para cessação do tabagismo.[4,19] O mecanismo de ação envolve a ligação aos receptores nicotínicos $\alpha_4\beta_2$, o que resulta na liberação de dopamina, porém em quantidades menores do que a nicotina, agindo, desse modo, como um agonista parcial. Como a ligação aos receptores nicotínicos impede a ação da nicotina no SNC, considera-se que esse medicamento também possui ação antagonista com relação à nicotina.

Em um estudo prévio, comparou-se a eficácia clínica da vareniclina com o placebo e a bupropiona de liberação prolongada. É um estudo randomizado, duplo-cego, com a inclusão de 1.027 pessoas, das quais 35% completaram o estudo. Além dos medicamentos, todas as pessoas receberam abordagem breve para cessação do tabagismo. Nas semanas 9 a 12, a taxa de abstinência contínua com a vareniclina foi de 43,9% contra 17,6% no grupo placebo (*odds-ratio* [OR]: vareniclina vs. placebo = 3,85; IC 95%: 2,69-5,50; p < 0,001); no grupo da bupropiona, a taxa de abstinência contínua foi de 29,8% (OR: vareniclina vs. bupropiona = 1,90; IC 95%: 1,38-2,62; p < 0,001).[20]

Disponível nas seguintes apresentações: kit início de tratamento (caixas com 11 cp. de 0,5 mg e 42 cp. de 1 mg); kit manutenção de tratamento (caixas com 112 cp. de 1 mg); kit reforço de tratamento (caixas com 168 cp. De 1 mg); kit tratamento completo (caixas com 11 cp. De 0,5 mg e 154 cp. de 1 mg).

Deve-se utilizar o seguinte esquema de tratamento: 1 cp, de 0,5 mg, 1 vez ao dia (do 1º ao 3º dia); 1 cp., de 0,5 mg, de 12/12 horas (do 4º ao 7º dia); por último, 1 cp. (1 mg) de 12/12 h (a partir do 8º dia até o final do tratamento). A pessoa deve programar o dia "D" uma semana após o início da vareniclina. Recomenda-se o uso por 12 semanas.[4]

A extensão do tratamento por mais 12 semanas (totalizando 24 semanas de tratamento) pode reduzir o risco de recaídas. De acordo com estudo prévio: uso de vareniclina, 1 mg, duas vezes ao dia, aumentou a probabilidade de abstinência tabagística entre as semanas 13 a 24 (70 vs. 50%; p < 0,0001 vs. placebo) e durante 28 semanas de seguimento pós-tratamento (41 vs. 35%; p = 0,0394 vs. placebo) em indivíduos que cessaram o tabagismo após tratamento prévio de 12 semanas com a vareniclina.[21]

Com relação aos efeitos colaterais, a náusea é a mais frequente, relatada em até um terço das pessoas, resultando em interrupção do tratamento em 3% dos casos. Tende a ser mais intensa nas primeiras semanas, com a grande maioria dos casos sendo leves a moderados, desaparecendo com a continuidade do tratamento ou com o uso de antieméticos.[4] Outros efeitos colaterais (> 10%): aumento do apetite, sonolência, tontura, mudança no paladar, vômitos, constipação, diarreia, distensão abdominal, desconforto estomacal, flatulência, boca seca, fadiga, dispneia e rinorreia. Há relatos de ocorrência de sonhos vívidos, humor depressivo, agitação, ideação e comportamento suicida, sobretudo em pessoas com antecedentes psiquiátricos. Caso isso ocorra, suspender a medicação imediatamente. Em termos de contraindicações, destaca-se hipersensibilidade à vareniclina e insuficiência renal grave.[4] Não há estudos sobre a segurança do fármaco em gestantes, nutrizes e adolescentes.

Observação

- Em junho de 2011, a Food and Drug Administration (FDA) publicou uma advertência sobre o uso da vareniclina em pessoas com doença cardiovascular prévia, que pode associar-se a risco pequeno, mas clinicamente relevante, de eventos cardiovasculares.[22,23] O principal estudo clínico que a FDA se baseou envolveu cerca de 700 pessoas de 35 a 75 anos com doença cardiovascular prévia (excetuando-se hipertensão arterial), diagnosticada há pelo menos 2 meses.[24] Os indivíduos que fizeram uso da vareniclina apresentaram, entre as semanas 9 a 12, taxa de abstinência contínua significativamente maior comparada ao placebo (47,0 vs. 13,9%; p < 0,0001). Porém, alguns eventos cardiovasculares foram mais observados no grupo da vareniclina em relação ao placebo durante o período de acompanhamento de 52 semanas, como a ocorrência de infarto do miocárdio não fatal (2,0 vs. 0,9%) e necessidade de realização de procedimento de revascularização miocárdica (2,3 vs. 0,9%).[24]

Nortriptilina

Antidepressivo tricíclico que promove o bloqueio da recaptação de norepinefrina no SNC, aumentando, assim, os seus níveis na fenda sináptica. A sua ação como medicação antitabagismo ainda não está totalmente esclarecida, mas as evidências sugerem que é independente da sua ação antidepressiva. É considerado medicamento de segunda escolha para cessação do tabagismo.[4]

Encontra-se disponível em caixas de 20 cápsulas de 25, 50 ou 75 mg. A dose recomendada é de 75 a 100 mg/dia, em geral por 8 a 12 semanas. A dose deve ser iniciada com 25 a 50 mg/dia, de preferência à noite, e aumentada, gradualmente, se necessário e conforme a tolerância do fumante.[4]

Os principais efeitos colaterais são boca seca, sonolência e, eventualmente, retenção urinária. Exige cautela ao ser prescrito para cardiopatas e portadores de arritmias, podendo promover taquicardia sinusal e prolongamento do intervalo QT.

Pode ser uma opção interessante ao ser usado em combinação com o adesivo, pois, além da ação antitabagismo combinada, contribui para redução dos níveis de ansiedade.

Clonidina

É um medicamento anti-hipertensivo devido ao seu efeito agonista sobre os receptores adrenérgicos α_2. Acredita-se que seu efeito antitabagismo esteja relacionado ao alívio dos sintomas da síndrome de abstinência. É pouco utilizado atualmente como medicamento antitabagismo.[4]

Encontra-se disponível em caixas de 30 cápsulas de 0,100; 0,150 ou 0,200 mg. A dose recomendada é de 0,1 mg/dia, com incremento gradual até 0,4 mg/dia.[4] A pessoa deve ser orientada a parar de fumar 2 a 3 dias após o início da medicação, que deve ser prescrita por até 3 a 4 semanas.

Os efeitos colaterais mais comuns incluem sedação e hipotensão arterial; sua suspensão abrupta pode resultar em efeito rebote com crises hipertensivas.

Outros métodos

Vários outros métodos vêm sendo preconizados para a cessação do tabagismo, como hipnose, acupuntura, cigarros artificiais sem droga, aromaterapia, entre outros. Não existem, no entanto, evidências científicas suficientes para comprovar a eficácia desses métodos. Dessa forma, nenhum desses métodos é recomendado para a cessação do tabagismo.[4]

Erros mais frequentemente cometidos

▶ Desconsiderar tratamento em fumantes nos estágios motivacionais pré-contemplativo e/ou contemplativo. Esses indivíduos precisam ser avaliados por meio de entrevista motivacional, oferecendo informação necessária para que contemplem a ideia de parar de fumar, identificando quais barreiras impedem a realização de uma tentativa. A ausência de motivação não deve ser interpretada como ausência de oportunidade. O tabagismo é uma doença crônica, e o fumante deve ser abordado repetidamente, a fim de favorecer o processo de mudança.

▶ Orientar indiscriminadamente a cessação do tabagismo para tabagistas e etilistas. Nessa situação, deve-se avaliar cada caso quanto à possibilidade de tratamento de ambas as condições simultaneamente, podendo ser necessário intervir sobre cada dependência em momentos diferentes.[5]

▶ Iniciar tratamento com combinação de medicamentos. O tratamento farmacológico, quando indicado, deve ser iniciado, a princípio, com monoterapia. Considerar associação de medicamentos em pacientes com resposta insatisfatória à monoterapia em uso.

▶ Não avaliar, antes da prescrição, a existência de contraindicações para as medicações antitabagismo (avaliar condições clínicas prévias, comorbidades ou os medicamentos já em uso pela pessoa), o que pode levar ao aparecimento de efeitos colaterais e iatrogênicos.

Prognóstico e complicações possíveis

A recaída é frequente, ocorrendo mais comumente nas duas primeiras semanas após a cessação do tabagismo.[2] Isso é reforçado pelo fato de que a maioria dos fumantes necessita de diversas tentativas prévias até obter abstinência contínua e definitiva.[2,4] A ocorrência de uma recaída pode resultar no retorno completo à mesma quantidade de cigarros que a pessoa consumia anteriormente ou em uma quantidade ainda maior; ao mesmo tempo, a recaída pode resultar no reinício do tratamento. Existe também o lapso, que corresponde a um episódio isolado em que a pessoa volta a fumar, como se fosse um deslize, não traduzindo necessariamente uma recaída; por outro lado, uma sucessão de lapsos pode precipitar uma provável recaída.

Muitos indivíduos que param de fumar sem acompanhamento adequado podem evoluir com piora da ansiedade e mesmo com a ocorrência de síndrome de abstinência, que se manifesta por agitação, nervosismo, insônia, dificuldade de concentração, etc. Outra complicação possível é o ganho de peso, de causa multifatorial (redução do metabolismo, piora da ansiedade, redução da atividade física, aumento da ingesta calórica, necessidade de manipular as mãos com alguma coisa, etc.).[11] A média de ganho de peso situa-se entre 2 a 4 kg, com o ganho ponderal ocorrendo em média nos primeiros 6 meses após a cessação, com tendência a se estabilizar após 1 ano da cessação do tabagismo.

Considerações finais

O tabagismo é uma doença crônica, prevalente, com tratamento eficaz disponível. Este capítulo teve como foco principal a abordagem do fumante, mas deve-se salientar o papel importante do médico de família e comunidade no controle do tabagismo na população que assiste, atuando seja na prevenção durante a puericultura, seja na identificação e tratamento de tabagistas, assim como na educação em relação ao tabagismo passivo.

REFERÊNCIAS

1. World Health Organization. Tobacco Free Initiative (TFI) [Internet]. Geneva; 2011 [capturado em 18 dez. 2017]. Disponível em: www.who.int/tobacco/mpower/en/.

2. Fiore MC, Jaén CR, Baker TB. Treating tobacco use and dependence: 2008 update. Clinical practice guideline. Rockville: U.S. Department of Health and Human Services; 2008.

3. Tonnesen P. Smoking cessation: how compelling is the evidence? A review. Health Policy. 2009;91 Suppl 1:S15-25.

4. Reichert J, Araujo AJ, Goncalves CM, Godoy I, Chatkin JM, Sales MP, et al. Smoking cessation guidelines. 2008. J Bras Pneumol. 2008;34(10):845-80.

5. Instituto Nacional do Câncer. Abordagem e tratamento do fumante. Consenso 2001. Rio de Janeiro: MS; 2001.

6. Instituto Nacional do Câncer. Coordenação de Prevenção e Vigilância. Programa Nacional de Controle do Tabagismo e outros Fatores de Risco. Rio de Janeiro: MS; 2003.

7. Leitão Filho FS, Galduroz JC, Noto AR, Nappo SA, Carlini EA, Nascimento OA, et al. Random sample survey on the prevalence of smoking in the major cities of Brazil. J Bras Pneumol. 2009;35(12):1204-11.

8. Brasil. Ministério da Saúde. VIGITEL Brasil 2014: vigilância de fatores de risco e proteção para doenças crônicas por inquérito telefônico [Internet]. Brasília; 2015 [capturado em 18 dez. 2017]. Disponível em: http://bvsms.saude.gov.br/bvs/publicacoes/vigitel_brasil_2014.pdf.

9. Hitsman B, Borrelli B, McChargue DE, Spring B, Niaura R. History of depression and smoking cessation outcome: a meta-analysis. J Consult Clin Psychol. 2003;71(4):657-663.

10. Van der Meer RM, Wagena EJ, Ostelo RW, Jacobs JE, van Schayck CP. Smoking cessation for chronic obstructive pulmonary disease. Cochrane Database Syst Rev. 2003(2):CD002999.

11. American Psychiatric Association. Diagnostic and statistical manual of mental disorders: DSM-5. 5th ed. Washington; 2013.

12. Heatherton TF, Kozlowski LT, Frecker RC, Fagerstrom KO. The Fagerstrom Test for nicotine dependence: a revision of the Fagerstrom tolerance questionnaire. Br J Addict. 1991;86(9):1119-1127.

13. Prochaska JO, DiClemente CC, Velicer WF, Ginpil S, Norcross JC. Predicting change in smoking status for self-changers. Addict Behav. 1985;10(4):395-406.

14. Melo WV, Oliveira MdS, Araujo RB, Pedroso RS. A entrevista motivacional em tabagistas: uma revisão teórica. Rev Psiquiatr Rio Gd Sul. 2008;30(1).

15. Pistelli F, Aquilini F, Carrozzi L. Weight gain after smoking cessation. Monaldi Arch Chest Dis. 2009;71(2):81-7.

16. Stead LF, Perera R, Bullen C, Mant D, Lancaster T. Nicotine replacement therapy for smoking cessation. Cochrane Database Syst Rev. 2008;23(1):CD000146.

17. Ford CL, Zlabek JA. Nicotine replacement therapy and cardiovascular disease. Mayo Clin Proc. 2005;80(5):652-656.

18. Joseph AM, Norman SM, Ferry LH, Prochazka AV, Westman EC, Steele BG, et al. The safety of transdermal nicotine as an aid to smoking cessation in patients with cardiac disease. N Engl J Med. 1996;335(24):1792-1798.

19. Garrison GD, Dugan SE. Varenicline: a first-line treatment option for smoking cessation. Clin Ther. 2009;31(3):463-491.

20. Jorenby DE, Hays JT, Rigotti NA, Azoulay S, Watsky EJ, Williams KE, et al. Efficacy of varenicline, an alpha4beta2 nicotinic acetylcholine receptor partial agonist, vs placebo or sustained-release bupropion for smoking cessation: a randomized controlled trial. JAMA. 2006;296(1):56-63.

21. Pfizer Labs. Chantix: (varenicline) Tab [Internet]. New York: Food and Drug Administration; 2008 [capturado em 18 dez. 2017]. Disponível em: http://www.accessdata.fda.gov/drugsatfda_docs/label/2008/021928s008lbl.pdf.

22. Food and Drug Administration. FDA Drug Safety Communication: chantix (varenicline) may increase the risk of certain cardiovascular adverse events in patients with cardiovascular disease [Internet]. Rockville; 2011 [capturado em 18 dez. 2017]. Disponível em: http://www.fda.gov/Drugs/DrugSafety/ucm259161.htm.

23. Food and Drug Administration. FDA Drug Safety Communication: chantix (varenicline) drug label now contains updated efficacy and Disponível em: http://www.fda.gov/Drugs/DrugSafety/ucm264436.htm.

24. Rigotti NA, Pipe AL, Benowitz NL, Arteaga C, Garza D, Tonstad S. Efficacy and safety of varenicline for smoking cessation in patients with cardiovascular disease: a randomized trial. Circulation. 2010;121(2):221-229.

CAPÍTULO 243

Problemas relacionados ao consumo de álcool

Erika Siqueira da Silva
Gustavo Sérgio de Godoy Magalhães
Vitor Hugo Lima Barreto
Caroline Bourbon

Aspectos-chave

▶ O álcool é a droga mais produzida, consumida e que causa mais dependência em todo o mundo.

▶ O álcool está relacionado a danos de saúde diretos aos usuários, como traumas, cânceres e cirrose; é o fator mais frequentemente associado a episódios de violência interpessoal, seja nas relações familiares ou comunitárias próximas. Da mesma forma, é o fator mais frequentemente associado a acidentes de trânsito envolvendo alcoolizados e não alcoolizados.

▶ O cuidado deve seguir a lógica de que não existe uma regra que se encaixe a todos. Assim, o médico de família e comunidade tem o papel essencial em identificar, diagnosticar, oferecer alternativas terapêuticas e acompanhar o cuidado em longo prazo.

▶ As estratégias de enfrentamento dos problemas relacionados ao consumo do álcool são, em geral, a resposta a uma complexa rede de influências macro e micropolíticas que envolvem desde produtores internacionais e nacionais, governos federal, estadual e municipal, aspectos culturais até a rede de equipamentos sociais locais.

Caso clínico

Carlos procura a Unidade de Saúde da Família, reivindicando um lugar para dormir e se proteger da chuva durante o inverno da cidade. Ele também apresentava sinais de embriaguez e dispneia. Ao ser acolhido pela enfermeira da unidade, Carlos conta um pouco de sua história. Tem 45 anos e há 1 ano vive em situação de rua após conflitos com a família pelo uso abusivo do álcool. Relata fazer uso de duas garrafas de aguardente por dia, substituindo, por vezes, as refeições. No questionário CAGE, dá quatro respostas positivas às perguntas. Tem antecedente de passagem por regime de privação de liberdade, além de história de abandono de tratamento para tuberculose. Durante a consulta com a médica, foi identificada, além da dependência de álcool, a possibilidade de tuberculose ativa. Além da abordagem de investigação da dispneia, devido à complexidade do caso, foi articulada uma nova consulta para fortalecimento do vínculo e discutido o caso com a equipe do Consultório na Rua. Foi iniciada a construção de um projeto terapêutico singular com base na estratégia de redução de danos e na articulação com os serviços do Sistema Único de Assistência Social.

Teste seu conhecimento

1. Qual das substâncias a seguir causa maior dano à sociedade na atualidade?
    a. *Crack*
    b. Álcool
    c. Maconha
    d. Benzodiazepínicos

2. Qual das alternativas não é eficaz nas estratégias de enfrentamento do álcool?
    a. Aumento nas tarifas sobre o preço do álcool
    b. Regulação da idade mínima para compra e consumo
    c. Definição de concentração máxima de álcool no sangue para motoristas
    d. Recomendação da abstinência do álcool para todas as pessoas

3. Sobre a redução de danos, como base para o projeto terapêutico do caso, qual das afirmativas está correta?
    a. É uma política do Estado a favor da legalização do uso de drogas que incentiva atividades ilegais
    b. A redução de danos não adota postura pró-legalização nem proibição. Promove a abstinência, mas reconhece que uma meta de abstinência nem sempre é desejável para todos os indivíduos
    c. A redução de danos pode induzir um comportamento nocivo ao usuário, já que reduz as consequências negativas associadas ao uso do álcool
    d. O usuário que faz uso abusivo, durante o acompanhamento de redução de danos, é desencorajado a atingir a abstinência

4. O CAGE, questionário mais utilizado para a detecção do uso abusivo do álcool, foi aplicado na abordagem inicial pela enfermeira. Quais das alternativas a seguir não faz parte desse teste?
    a. Alguma vez você sentiu que deveria diminuir a quantidade de bebida ou parar de beber?
    b. As pessoas o(a) aborrecem ao criticar o seu modo de beber?

c. Você se sente culpado(a) ou chateado(a) pela maneira como costuma beber?
d. Alguma vez você agrediu alguém verbal ou fisicamente sob efeito do álcool?

5. Considerando que uma das estratégias a serem desenvolvidas no projeto terapêutico deste caso é a intervenção breve, qual das alternativas está INCORRETA?
   a. É um atendimento com tempo restrito, cujo foco é a mudança de hábito
   b. A intervenção breve é a estratégia para reduzir consumo e problemas relacionados ao álcool, e seus benefícios ainda não foram estabelecidos para o uso na atenção primária à saúde (APS)
   c. Os usuários mais suscetíveis à intervenção são os consumidores de risco, os consumidores prejudiciais e os dependentes pesados que não aderem a outros tratamentos.
   d. Existem seis elementos essenciais de uma intervenção breve, lembrados pelo acrônimo FRAMES: *feedback* (devolutiva ou retorno); *responsability* (responsabilidade); *advice* (aconselhamento); *menu* (menu de opções); *empathic* (empatia) e *self-efficacy* (autoeficácia)

Respostas: 1B, 2D, 3B, 4D, 5B

Do que se trata

O consumo de álcool é milenar na cultura ocidental. É importante considerar que os fatores envolvidos na decisão de beber ou em problemas temporários com a bebida serão diferentes dos fatores que contribuem para os problemas severos e recorrentes.

No mundo, 5,9% das mortes (7,6% para homens e 4% para mulheres) são atribuídas ao álcool, mais do que HIV/Aids ou tuberculose. O consumo de bebidas alcoólicas está diretamente associado às mortes e invalidezes por causas externas, negligência e abuso a crianças, além de absenteísmo laboral.[1]

No Brasil, pesquisas coordenadas pela Secretaria Nacional de Políticas sobre Drogas constataram que 11% dos homens e 2% das mulheres consomem álcool diariamente. Uma pesquisa com jovens dos ensinos médio e fundamental demonstrou uso de álcool pelo menos uma vez na vida por 65,2% dos entrevistados e com média de idade de 12,5 anos para o primeiro consumo.[2]

Estudos demonstram que cerca de 20% das pessoas que buscam um serviço de saúde primário bebem em um nível considerado de alto risco, pelo menos em uso abusivo. É o principal transtorno mental nos diversos níveis assistenciais, devendo estar em igual prioridade ao problema da hipertensão na APS. Está relacionado ao sexo masculino, em especial, a adultos jovens, porém, em crescente escala no sexo feminino. Entre os jovens, o álcool está envolvido com absenteísmo escolar, vandalismo, problemas com a polícia, traumas e com atividade sexual de risco.[3] Estima-se que metade dos estudantes universitários faz uso excessivo de álcool.[4] Caso o foco do cuidador esteja voltado apenas para as doenças clínicas decorrentes do uso danoso, muitos não terão o problema identificado.[5]

Existem diversos modelos e teorias para a compreensão de pessoas em uso prejudicial do álcool, com repercussões específicas no tratamento oferecido. O modelo moral infringe vergonha, culpa e estigmatização ao usuário, além de penas criminais. O modelo patológico está focado em fatores fora do controle da pessoa, como histórias familiares, genética e vulnerabilidade biológica, no qual a abstinência seria a única saída. O modelo espiritual, que reproduz o modelo patológico de etiologia, dá ênfase ao apoio social de grupos de autoajuda, como Alcoólicos Anônimos (AA), e em uma "força superior", dependendo da religião seguida. O modelo compensatório considera os diversos fatores de risco biopsicossociais de forma individualizada, e a proposta de cuidado centra-se na redução de danos.[6]

Diante das diversas teorias, é importante correlacionar os diferentes fatores de risco para cada indivíduo, lembrando que as pessoas se recuperam melhor por meio dos tratamentos que mais lhe parecem promissores, incluindo farmacoterapia (como prescrito no modelo patológico), ou os 12 passos do AA (como no modelo espiritual), ou aprendendo a ter limites (como no modelo compensatório), ou na combinação desses métodos.[6]

As classificações propostas por diversas instituições apresentam semelhanças e diferenças. Ressaltam-se as classificações da Organização Mundial da Saúde (OMS), da *Classificação internacional de doenças* 10 (CID-10) e da *Classificação internacional de atenção primária* 2 (CIAP-2) (Quadro 243.1). É importante ressaltar que os problemas relacionados ao uso do álcool seguem um *continuum* de piora progressiva em sua classificação. Alguns estudos têm investigado a possibilidade de classificação dos problemas relativos ao álcool em subtipos relacionados à resposta ao tratamento.

Quadro 243.1 | **Classificação do consumo de álcool, conforme CID-10, CIAP-2 e OMS**

CID-10

Diretrizes diagnósticas na identificação de paciente com uso nocivo de álcool (CID-10 – adaptado)

▶ O diagnóstico requer que um dano real tenha sido causado à saúde mental do usuário

▶ Padrões nocivos de uso são frequentemente criticados por outras pessoas e estão, muitas vezes, associados a consequências sociais diversas de vários tipos: o fato de que um padrão de uso de bebidas não ser aprovado por outra pessoa, pela cultura, ou poder levar a consequências socialmente negativas, como prisão ou brigas conjugais, não é por si só evidência de uso nocivo

▶ A intoxicação aguda, ou a "ressaca", isoladamente, não é evidência suficiente de dano à saúde requerido para codificar uso nocivo

Diretrizes diagnósticas na identificação de pacientes dependentes do álcool (CID-10 – adaptado)

Um diagnóstico definitivo de dependência deve ser feito somente se três ou mais dos seguintes requisitos tiverem sido experienciados ou exibidos em algum momento durante o ano anterior:

▶ Forte desejo ou senso de compulsão para consumir bebidas alcoólicas

(Continua)

Quadro 243.1 | **Classificação do consumo de álcool, conforme CID-10, CIAP-2 e OMS** *(Continuação)*

CID-10

Diretrizes diagnósticas na identificação de pacientes dependentes do álcool (CID-10 – adaptado)

- Dificuldades de controlar o comportamento de beber em termos de seu início, término ou níveis de consumo
- Estado de abstinência fisiológico quando o uso de bebida alcoólica cessou ou foi reduzido, ou uso de álcool (ou de uma substância intimamente relacionada) com a intenção de aliviar ou evitar sintomas de abstinência
- Evidência de tolerância, de tal forma que doses crescentes de bebida são requeridas para alcançar efeitos originalmente produzidos por doses mais baixas
- Abandono progressivo de prazeres ou interesses alternativos em favor do uso de bebida alcoólica, aumento da quantidade de tempo necessária para obter ou consumir a bebida alcoólica ou para se recuperar de seus efeitos
- Persistência no uso da bebida, independente da evidência clara de consequências manifestamente nocivas, como danos hepáticos, estados de humor depressivo ou comprometimento do funcionamento cognitivo; devem-se fazer esforços para determinar se o usuário estava de fato consciente da natureza e da extensão do dano

CIAP 2

P 15 ABUSO CRÔNICO DO ÁLCOOL

Inclui alcoolismo, síndromes alcoólicas do cérebro, psicose alcoólica, *delirium tremens*

Critérios: perturbação devida ao consumo de álcool e que resulta em um ou mais episódios clínicos de grave prejuízo para a saúde, dependência, estado de privação ou distúrbios psicóticos

P 16 ABUSO AGUDO DO ÁLCOOL

Inclui embriaguez

Critérios: perturbação devida ao consumo de álcool que leva a intoxicações agudas, com ou sem uma história de abuso crônico

Classificação da OMS

- Consumo de risco: padrão de consumo de álcool que aumenta o risco de consequências adversas à saúde caso o hábito persista: seria o consumo regular de 20 a 40 g e 40 a 60 g de uso diário em mulheres e homens, respectivamente
- Consumo prejudicial: refere-se ao consumo com prejuízos concretos para a saúde física e mental da pessoa: definido como consumo regular de mais de 40 g e 60 g de álcool diário em mulheres e homens, respectivamente
- Consumo excessivo episódico ou circunstancial: acarreta repercussões em problemas específicos de saúde: implica o uso de pelo menos 60 g de álcool, por um adulto, em uma mesma ocasião
- A dependência do álcool é um conjunto de fenômenos cognitivos e fisiológicos em que o uso do álcool se torna prioritário para a vida do indivíduo em relação a outras atividades e obrigações

Fonte: Monteiro.[7]

Pessoas com dependência de álcool, ao se absterem ou diminuírem a quantidade habitual ingerida, podem apresentar sinais e sintomas como agitação, tremores, vômitos e alterações do humor, caracterizando a síndrome de abstinência do álcool (SAA). Essa síndrome pode ter intensidade influenciada por fatores genéticos, pelo padrão de consumo, pelo gênero, por características individuais e por fatores socioculturais. Por isso, é importante estabelecer o diagnóstico e definir a gravidade para oferecer os devidos cuidados (Quadro 243.2).

O que fazer

Os profissionais de saúde, em sua maioria, não estão preparados para a identificação e o manejo relacionados a esse problema. Essa dificuldade costuma ser identificada em estágios avançados, quando já diminuíram as chances de recuperação do usuário e sua reinserção na vida social. Na maioria dos casos, a ação se restringe ao tratamento das complicações sem intervir na causa-base, desperdiçando a oportunidade de abordar o uso abusivo do álcool. A não valorização do problema, os preconceitos de ordem moral – "ele bebe porque quer" – e a descrença na reabilitação contribuem para a insuficiente assistência aos usuários.

Quadro 243.2 | **Critérios diagnósticos para síndrome de abstinência do álcool – Organização Mundial da Saúde**

Estado de abstinência (F10.3)

- Deve haver evidência clara de interrupção ou redução do uso de álcool, após uso repetido, geralmente prolongado e/ou em altas doses
- Três dos seguintes sinais devem estar presentes:
  - Tremores da língua, pálpebras, ou das mãos, quando estendidas
  - Sudorese
  - Náusea, ânsia de vômitos, ou vômitos
  - Taquicardia ou hipertensão
  - Agitação psicomotora
  - Cefaleia
  - Insônia
  - Mal-estar ou fraqueza
  - Alucinações visuais, táteis ou auditivas transitórias
  - Convulsões tipo grande mal

Se o *delirium* está presente, o diagnóstico deve ser estado de abstinência alcoólica com *delirium* (*delirium tremens*) (F10.4); sem convulsão (F10.40) e com convulsão (F10.41)

Fonte: Adaptado de Campana e colaboradores.[8]

Anamnese

O consumo do álcool deve ser abordado na consulta de forma respeitosa, tentando estabelecer vínculo e uma relação de confiança com o usuário. O método clínico centrado na pessoa (MCCP) – estratégia largamente utilizada na medicina de família e comunidade (MFC) – responde de maneira satisfatória a essa abordagem. O consumo do álcool é um hábito frequente em nossa população; diante desse fato, é importante abordar o uso do álcool como algo rotineiro nas consultas. Para isso, pode ser realizada uma pergunta simples e direta: "Você bebe cerveja, vinho ou alguma outra bebida alcoólica?".[9] Identificado o uso do álcool, a investigação tem de ser aprofundada o suficiente para se determinar o padrão atual do consumo (quantidade, frequência e repercussões na vida da pessoa), além de investigar história pregressa e familiar.

Para isso, questionários foram criados para orientar as perguntas e são capazes de detectar o uso abusivo e estabelecer critérios para o padrão do consumo. O CAGE é um questionário curto e pode ser utilizado como triagem. Sua sigla é composta por palavras-chave de cada pergunta do teste, e duas ou mais respostas positivas indicam uso abusivo do álcool[10] (Quadro 243.3). Diferentemente do CAGE, o AUDIT (teste para identificação de problemas relacionados ao uso de álcool), criado pela OMS nos anos 1980, é um questionário longo e composto por 10 perguntas que avaliam o padrão de consumo nos últimos 12 meses (Figura 243.1).

Para a organização do atendimento, na perspectiva da intervenção breve, utilizar o CAGE para a detecção do uso abusivo e, em um segundo encontro, aplicar o AUDIT para definir o padrão do consumo recente e pactuar algumas intervenções, caso necessárias.[11] Ao fim do capítulo, na árvore de decisão, é possível acompanhar a classificação dos resultados dos questionários (ver Figura 243.2).

Exame físico

O exame físico deve ser completo, assim como é realizado em pessoas que não fazem uso abusivo do álcool. A complexidade do cuidado da pessoa em uso nocivo do álcool também se reflete no exame físico, já que vários sistemas podem estar acometidos, como gastrintestinal, cardiovascular e neurológico. É importante estar atento a alguns achados, como tremores, telangiectasias e elevação da pressão arterial (PA), que reforçam a hipótese de uso excessivo crônico de álcool (Quadro 243.4).[13]

Exames complementares

Em geral, a utilidade dos testes laboratoriais para o diagnóstico do abuso de álcool é limitada.[8] Porém, têm um importante papel para a vigilância de complicações orgânicas decorrentes do álcool e para o usuário se perceber em acompanhamento, o que lhe dá segurança e estímulo para as metas a serem alcançadas.[15] Assim como o exame físico, nenhuma alteração precisa estar presente para confirmar o diagnóstico. As alterações comumente esperadas são a macrocitose, a elevação das transaminases e da gama-glutamiltransferase (GGT).[8]

Cerca de 90% dos alcoolistas têm macrocitose (volume corpuscular médio [VCM] entre 100 e 110 fL) antes mesmo de a anemia aparecer. Essa alteração pode ser induzida pela ingestão regular de 80 g/dia de álcool (p. ex., uma garrafa de vinho). Após abstinência, os valores voltam à normalidade com 2 a 4 meses (B).

A elevação de GGT é um indicador precoce da disfunção hepática. Pode ser evidenciada mesmo antes das alterações clínicas. Também é usada como marcador de abstinência em pessoas em tratamento (B).

Quadro 243.3 | Questionário CAGE

C	Alguma vez você sentiu que deveria diminuir (*cut down*) a quantidade de bebida ou parar de beber?
A	As pessoas o(a) aborrecem (*annoyed*) ao criticar o seu modo de beber?
G	Você sente-se culpado(a)/chateado(a) (*guilty*) pela maneira como costuma beber?
E	Você costuma beber pela manhã (*eye-opener*) para diminuir o nervosismo ou a ressaca?
	Duas ou mais respostas positivas indicam abuso do álcool.

Quadro 243.4 | Sinais, sintomas e indicadores do consumo excessivo de álcool

Sistema	Sinais e sintomas
Gastrintestinal	▶ Dor abdominal ▶ Náusea e vômitos ▶ Dispepsia ▶ Diminuição do apetite ▶ Hemorragia digestiva ▶ Alterações hepáticas (hepatomegalia, icterícia e aranhas vasculares)
Cardiovascular	▶ Hipertensão arterial ▶ Palpitações ▶ Arritmias
Neurológico	▶ "Apagões" (*blackouts*) ▶ Tremores ▶ Convulsões e quedas ▶ Polineuropatias
Trauma	▶ Acidentes e ferimentos ▶ Queimaduras frequentes ▶ Cicatrizes múltiplas
Classe	**Indicador**
Psicológicos	▶ Ansiedade ▶ Depressão ▶ Disfunção sexual ▶ Abuso de drogas ▶ Transtornos do sono
Familiares	▶ Dificuldade de relacionamento ▶ Violência
Sociais	▶ Problemas financeiros ▶ Problemas legais ▶ Problemas no trabalho ▶ Isolamento ▶ Brigas e agressões

Fonte: Sordi e colaboradores.[14]

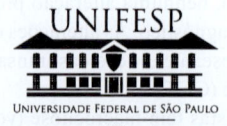
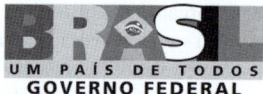

Secretaria Nacional de Políticas sobre Drogas

Gabinete de Segurança Institucional

Teste para identificação de problemas relacionados ao uso de álcool

Departamento de Psicobiologia / UDED

Leia as perguntas abaixo e anote as respostas com cuidado. Inicie a entrevista dizendo:

"Agora vou fazer algumas perguntas sobre seu consumo de álcool ao longo dos últimos 12 meses".
Explique o que você quer dizer com "consumo de álcool", usando exemplos locais de cerveja, vinho, destilados, etc. Marque as respostas relativas à quantidade em termos de "dose-padrão".
Marque a pontuação de cada resposta no quadrinho correspondente e somente ao final

1. Com que frequência você toma bebidas alcoólicas?
(0) Nunca [vá para as questões 9-10]
(1) Mensalmente ou menos
(2) De 2 a 4 vezes por mês
(3) De 2 a 3 vezes por semana
(4) 4 ou mais vezes por semana

2. Nas ocasiões em que bebe, quantas doses você costuma beber?
(0) 1 ou 2
(1) 3 ou 4
(2) 5 ou 6
(3) 7, 8 ou 9
(4) 10 ou mais

3. Com que frequência você toma cinco ou mais "doses" (dose-padrão) de uma vez?
(0) Nunca
(1) Menos do que uma vez ao mês
(2) Mensalmente
(3) Semanalmente
(4) Todos ou quase todos os dias
Se a soma das questões 2 e 3 for 0, avance para as questões 9 e 10

4. Quantas vezes, ao longo dos últimos 12 meses, você achou que não conseguiria parar de beber depois de ter começado?
(0) Nunca
(1) Menos do que uma vez ao mês
(2) Mensalmente
(3) Semanalmente
(4) Todos ou quase todos os dias

5. Quantas vezes, devido ao álcool, ao longo dos últimos 12 meses, você não conseguiu fazer o que era esperado de você?
(0) Nunca
(1) Menos do que uma vez ao mês
(2) Mensalmente
(3) Semanalmente
(4) Todos ou quase todos os dias

6. Quantas vezes, ao longo dos últimos 12 meses, depois de ter bebido muito no dia anterior, você precisou beber pela manhã para se sentir melhor?
(0) Nunca
(1) Menos do que uma vez ao mês
(2) Mensalmente
(3) Semanalmente
(4) Todos ou quase todos os dias

7. Quantas vezes, ao longo dos últimos 12 meses, você se sentiu culpado ou com remorso depois de ter bebido?
(0) Nunca
(1) Menos do que uma vez ao mês
(2) Mensalmente
(3) Semanalmente
(4) Todos ou quase todos os dias

8. Quantas vezes, ao longo dos últimos 12 meses, você foi incapaz de lembrar-se do que aconteceu na noite anterior, porque bebeu?
(0) Nunca
(1) Menos do que uma vez ao mês
(2) Mensalmente
(3) Semanalmente
(4) Todos ou quase todos os dias

9. Alguma vez na vida você já causou ferimentos ou prejuízos a você mesmo ou a outra pessoa após ter bebido?
(0) Não
(2) Sim, mas não nos últimos 12 meses
(4) Sim, nos últimos 12 meses

10. Alguma vez, um parente, amigo, médico ou outro profissional da saúde já se preocupou com o seu modo de beber ou sugeriu que você diminuísse ou parasse de beber?
(0) Não
(2) Sim, mas não nos últimos 12 meses
(4) Sim, nos últimos 12 meses

Anote aqui o resultado ___ + ___ + ___ + ___ + ___ + ___ + ___ + ___ + ___ + ___ =
Q1   Q2   Q3   Q4   Q5   Q6   Q7   Q8   Q9   Q10

Equivalências de Dose-padrão
CERVEJA: 1 copo (de chope - 350 mL), 1 lata = 1 "DOSE" ou 1 garrafa - 2 "DOSES"
VINHO: 1 copo comum (250 mL) = 2 "DOSES" ou 1 garrafa = 8 "DOSES"
CACHAÇA, VODCA, UÍSQUE ou CONHAQUE: "meio copo americano"(60 mL) = 1,5 "DOSES" ou 1 garrafa = mais de 20 "DOSES"
UÍSQUE, RUM, LICOR, etc.: 1 "dose de dosador" (40 mL) - 1 "DOSE"

▲ **Figura 243.1**
AUDIT – Teste para identificação de problemas relacionados ao uso de álcool.
Fonte: Formigoni.[12]

A doença hepática alcoólica pode estar associada a uma série de alterações laboratoriais. O padrão mais comum de alterações hepáticas em pessoas com hepatite alcoólica é a elevação desproporcional de aspartato aminotransferase-transaminase glutâmico-oxalética (AST/ TGO) comparada com a alanina aminotransferase-transaminase glutâmico-pirúvica (ALT/TGP). Essa razão é geralmente superior a 2,0, valor raramente visto em outras formas de doença hepática (B).

Outra ferramenta para identificar a possível ingesta crônica de uma grande quantidade de álcool é a aferição dos níveis séricos de transferrina deficiente em carboidrato (CDT). Com alta especificidade (até 90%), possui melhor desempenho do que outros marcadores para o álcool, como GGT e VCM. Porém, esse teste é menos disponível devido à sua relação custo-benefício (B).[8]

O uso do álcool pode estar associado a comportamentos sexuais de risco, o rastreamento para as infecções sexualmente transmissíveis (ISTs), como HIV, sífilis e hepatites B e C, deve ser oferecido ao indivíduo (D).[3]

Conduta proposta

O cuidado oferecido às pessoas que consomem álcool pode ser organizado em etapas. As ações preventivas sempre serão a primeira escolha de abordagem e consistem em diversas ações político-legais e educativas, detalhadas neste capítulo na seção "Atividades preventivas e de educação".

Para os indivíduos que desenvolvem problemas de uso crônico, o tratamento deve ser ofertado em níveis crescentes de intensidade, restrições e custos. O indivíduo, cujos problemas demonstraram melhora junto à APS, provavelmente não necessitará de outros níveis assistenciais. O compartilhamento do cuidado e a construção de projetos terapêuticos singulares (PTS) com outros profissionais da rede de apoio, como as equipes do Núcleo de Apoio à Saúde da Família (NASF) e da Rede de Atenção Psicossocial (RAPS), são importantes estratégias para lidar com casos complexos. Caso essa abordagem inicial não seja suficiente e o problema persistir, é necessária uma nova pactuação entre o usuário, a equipe de APS e outros níveis assistenciais.[3]

Para situações de urgência, como a intoxicação alcoólica aguda (IAA) e a síndrome de abstinência do álcool (SAA), a abordagem inicial pode ser realizada pela equipe de APS. O detalhamento dessas ações está descrito na seção "Quando referenciar".

Abordagem psicossocial

Existem diversas "ferramentas" à disposição dos profissionais de saúde da APS para o cuidado de usuários de álcool. Entre estas, a abordagem psicossocial tende a ser a mais acessível e de menor custo.

A intervenção breve (IB) é uma estratégia terapêutica estruturada, focal e objetiva que deve ser utilizada por profissionais da APS (A). É considerada como a primeira escolha para abordagem a pessoas que apresentam suspeita de problemas com uso do álcool.[16] Seu uso tem sido crescente, inclusive na abordagem de outros problemas de saúde, pois seus resultados se assemelham a outras modalidades de intervenções intensivas e prolongadas, porém com menos custos.[17] O Quadro 243.5 mostra o passo a passo desse método.

No cerne das práticas de cuidado a pessoas com problemas com álcool no Brasil, encontra-se a perspectiva do trabalho com base na redução de danos. Amparadas no respeito à singularidade do outro, constroem-se propostas terapêuticas diferentes para cada usuário, as quais consideram outras possibilidades de metas de tratamento além da abstinência.[18]

O Quadro 243.7 descreve uma síntese das possibilidades terapêuticas. É importante estar atento ao valor dado pelo usuário aos tipos de intervenção oferecidos. Deve-se enfatizar a melhor efetividade de estratégias múltiplas que combinem os interesses da pessoa e as competências dos cuidadores.[19]

Tratamento farmacológico

O tratamento farmacológico apresenta papel coadjuvante na abordagem terapêutica do uso abusivo do álcool. O seu principal efeito não é alcançar a abstinência, mas ajudar na sua manutenção e na prevenção de recaídas.[16] A pessoa deve ser orientada sobre o uso devido das medicações e seus efeitos e receber apoio da família e da equipe de saúde para a adesão ao tratamento.

Naltrexona, dissulfiram e acamprosato são as principais medicações para o tratamento farmacológico do uso abusivo do álcool (ABEAD). Esses fármacos não constam na Relação Nacional de Medicamentos Essenciais (RENAME) fornecidos pelo Sistema Único de Saúde (SUS), dificultando o acesso dos usuários a esse tipo tratamento na APS.

Dissulfiram é indicado para os usuários que necessitam alcançar a abstinência, porém, não é recomendado para aqueles que desejam o consumo moderado na estratégia de redução de danos.[3] É o primeiro medicamento aprovado pela Food and Drug Administration para tratamento do alcoolismo. O dissulfiram

Quadro 243.5 | Passo a passo da intervenção breve

F	Feedback (devolutiva)	Comunicar os resultados da avaliação clínica e de instrumentos como o AUDIT, com esclarecimento sobre o seu nível de risco para problemas de saúde física e mental, familiares e sociais
R	Responsability (responsabilidade)	Pode-se apresentar o contexto complexo de corresponsabilidade nos problemas relativos ao consumo do álcool na sociedade: é importante estabelecer o estágio de mudança em que a pessoa se encontra, responsabilizando-a por suas decisões (Quadro 243.6). Nesse momento, podem-se definir metas coerentes com o desejo do indivíduo, enfatizando o autocuidado
A	Advice (aconselhamento)	Corresponde às orientações e às recomendações que o profissional deve oferecer à pessoa, fundamentadas no conhecimento empírico atual, sendo estas claras, diretas e desvinculadas de juízo de valor moral ou social, que preserve a autonomia de decisão da pessoa
M	Menu (menu de opções)	Fornecer à pessoa um "cardápio" de alternativas de ações que possam ser implementadas por ela e pela equipe de saúde
E	Empathy (empatia)	O profissional deve comunicar-se com o usuário de forma empática, solidária e compreensiva
S	Self-efficacy (autoeficácia)	Reforçar o otimismo e a autoconfiança da pessoa, enfatizando seus avanços nas metas estabelecidas

Fonte: Formigoni.[12]

Quadro 243.6 | **Estágios de mudança**

Estágios	O que você deve fazer
Pré-contemplação	▶ Forneça, ao paciente, informações claras sobre os riscos que envolvem o uso de drogas ▶ Incentive-o a pensar nos riscos relacionados ao seu uso de substâncias ▶ Encoraje-o a pensar na possibilidade de diminuição ou interrupção do uso
Contemplação	▶ Forneça, ao paciente, informações claras sobre os riscos que envolvem o uso de drogas ▶ Oriente-o sobre possíveis estratégias para diminuir ou parar o consumo ▶ Incentive-o a falar sobre as vantagens e desvantagens de seu uso
Preparação	▶ Ajude o paciente a desenvolver um plano para a mudança de comportamento ▶ Identifique, junto com o paciente, as dificuldades que podem surgir durante o processo de mudanças de comportamento e estabeleça estratégias para que ele possa enfrentá-las (estratégias de enfrentamento)
Ação	▶ Encoraje o paciente a colocar em prática os planos para a mudança de comportamento
Manutenção	▶ Elogie o paciente pelo sucesso da mudança de comportamento ▶ Reforce as estratégias de enfrentamento para prevenir a recaída
Recaída	▶ Identifique, junto com o paciente, as situações de risco relacionadas à recaída (p. ex., onde ele usou, com quem, o que o motivou a usar) ▶ Estabeleça estratégias de enfrentamento para as novas situações de risco identificadas nesta etapa ▶ Reforce e fortaleça as estratégias de enfrentamento estabelecidas ▶ Encoraje o paciente a recomeçar o tratamento

Fonte: Fomigoni.[12]

Quadro 243.7 | **Possibilidades terapêuticas**

Tratamento	Comentário
IB	É um atendimento com tempo restrito, cujo foco é a mudança de hábito: o passo a passo da intervenção breve está descrito no Quadro 243.5 por meio da abreviação FRAMES, que significa "enquadramento" da pessoa à metodologia: o benefício da IB para consumidores de risco já está bem definido, sendo recomendado para a APS[8] (A): a IB é a estratégia com melhor custo-benefício para reduzir consumo e problemas relacionados ao álcool: os usuários mais suscetíveis à IB são os consumidores de risco, os consumidores prejudiciais e os dependentes pesados que não aderem a outros tratamentos[12,17]
Redução de danos	O objetivo da proposta está centrado em três aspectos: 1) reduzir os danos associados ao consumo do álcool, como violência e trauma, e acidentes automobilísticos, além de danos sociais; 2) ser uma alternativa para os programas de tolerância zero, definindo metas de consumo moderado ou abstinência; e 3) aumentar a acessibilidade de usuários a programas de tratamento com baixas expectativas. A abordagem de redução de danos envolve, entre outros, IBs e entrevistas motivacionais.[20] Estudos empíricos têm demonstrado que as ações de redução de danos são tão efetivas quanto as orientadas por abstinência[3]
Família, amigos e redes sociais	Existem diversas abordagens que incluem a família como coautora do surgimento do abuso e como instituição protetora para apoiar o cuidado: evidências crescentes demonstram a equivalência ou a superação de intervenções familiares e de redes sociais sobre abordagens individuais (B): o desafio é implementar as abordagens nos serviços de APS[19,21]
Espiritualidade, religiosidade e religião	Os aspectos-chave relacionados a esse tipo de cuidado são: apoio social, tratamento igualitário e aceitação livre de julgamentos:[22] o envolvimento espiritual de uma pessoa não é um fator capaz de prever abstinência, porém, é capaz de prever afiliação e participação em grupos de AAs, que, por sua vez, é um fator capaz de prever abstinência (B)[21]
Programas de recuperação em 12 passos	Entre os diversos programas, evidencia-se o AA: as evidências acerca do AA são controversas: para as pessoas que frequentam o grupo, as taxas de abstinência são o dobro em relação a não participantes; maiores níveis de assiduidade estão relacionados a maiores taxas de abstinência e a participação prévia é um fator preditivo de abstinência (A)[21,23]
Meditação	Programas com base em *mindfulness* têm apresentado resultados positivos para metas de abstinência ou de uso moderado: os pacientes aceitam melhor seus pensamentos e sentimentos, há uma diminuição da impulsividade e melhora da ansiedade[24,25] (B)
Plantas ansiolíticas e sedativas	Chás de camomila e de folha do maracujá, entre outros, podem aliviar sintomas de ansiedade relacionados à abstinência[6] (D)
Acupuntura	Não há evidência científica suficiente para recomendação da acupuntura para o tratamento da dependência do álcool: existe um protocolo de auriculoterapia intitulado National Acupuncture Detoxification Association (NADA protocol) que pode ser utilizado conforme competência do profissional e desejo do usuário: tanto na acupuntura como na auriculoterapia, os efeitos colaterais são mínimos (A)[26,27]

(Continua)

inibe o aldeído-desidrogenase e, quando usado associado ao álcool, aumenta os níveis de acetaldeído, provocando reações desagradáveis, como palpitações, rubor, náuseas e vômitos (efeito antabuse). A dose habitual é de 250 mg/dia.

Naltrexona é indicada quando se deseja alcançar o consumo moderado, e a abstinência não é necessária.[3] A naltrexona é um antagonista opioide utilizado na dose habitual de 50-100 mg/dia, com duração de 3 a 4 meses, e pode estender-se de acordo com cada caso. É necessário o acompanhamento da função hepática.

Acamprosato é indicado para reduzir os sintomas da abstinência.[3] O acamprosato é um coagonista de receptores de glutamato, e não apresenta efeitos no humor, na concentração, na atenção e no desempenho psicomotor.[28] A dose habitual varia entre 1.300-2.000 mg/dia, divididos em 3 tomadas, por um período de 3 a 12 meses.

Quadro 243.7 | Possibilidades terapêuticas (Continuação)

Tratamento	Comentário
Nutrição	Intervenções precoces sobre o estado nutricional do usuário com danos hepáticos pode melhorar a resposta ao tratamento, aliviar sintomas e promover qualidade de vida
Saúde digital	Programas autodirigidos para detecção e mudança de comportamento, por meio de aplicativos e plataformas digitais, reduzem o consumo de álcool e aumentam o período de abstinência[16] (C)
Outras	*Biofeedback*, hipnose, *guided imagery*, ioga[6] (D)

Deve-se analisar a necessidade do uso de antidepressivos e ansiolíticos para a redução de sintomas psíquicos, pois podem contribuir para a diminuição do desejo de consumo. Isso reforça a estratégia de redução de danos, que considera o uso do álcool dentro do contexto maior dos problemas da vida.[3]

Atualmente, há novos fármacos em estudo que se mostram promissores no tratamento do uso abusivo do álcool. Anticonvulsivantes, como o topiramato e a gabapentina, podem reduzir o consumo de álcool em pessoas dependentes (C), inclusive na fase de síndrome de abstinência (com vantagem sobre os benzodiazepínicos, por interagirem menos com o álcool). O baclofeno pode ser eficaz para manutenção da abstinência em pessoas com cirrose alcoólica (C). A ondasetrona parece ser eficaz na redução do uso no estágio inicial do alcoolismo (C).[16]

Quando referenciar

Quando não há recursos suficientes para oferecer o cuidado necessário à pessoa com transtorno de uso de álcool, é necessário referenciar para um serviço especializado. Após o referenciamento, a equipe de APS permanece responsável pelo acompanhamento do tratamento do usuário.

A expansão e a organização da rede de saúde mental seguem as orientações e os desígnios da reforma psiquiátrica. Como referência, há os Centros de Atenção Psicossocial – Álcool e Drogas (CAPS-AD), serviço que trabalha com uma equipe multiprofissional (médico clínico, psiquiatra, terapeuta ocupacional, psicólogo e assistente social) e atende pessoas com transtornos decorrentes do uso e da dependência de álcool e de outras drogas. Atua sob a lógica do território, realiza atenção matricial, oferecendo suporte à equipe de saúde da família na elaboração do projeto terapêutico dentro da própria comunidade, além de utilizar a estratégia de redução de danos. Funciona diariamente com atendimento individual (medicamentoso e psicoterápico), atendimento em grupos (como oficinas terapêuticas de trabalho, cultura e lazer), visitas domiciliares, condições para repouso e desintoxicação ambulatorial, buscando, dessa maneira, a reintegração social, familiar e comunitária.[5]

Os indivíduos em situações de urgência e emergência relacionadas a episódios de intoxicação e abstinência devem ser cuidados de acordo com o apresentado pelos Quadros 243.8 e Quadro 243.9, respectivamente.

Sintomas moderados a graves devem ser acompanhados em centros de desintoxicação. Além disso, são indicações de tratamento hospitalar: depressão com ideação suicida, comorbidades clínicas ou psiquiátricas não controladas, situação do lar extremamente instável, falta de resposta ao tratamento ambulatorial.

Pessoas que durante o tratamento apresentam sintomas leves a moderados de abstinência podem ser acompanhadas de forma segura e eficaz na APS. Porém, se for desejo do usuário, pode ser referenciado a algum centro de referência para estar em ambiente livre de estímulos e evitar a recaída.[29]

Quadro 243.8 | Sintomatologia relacionada à intoxicação alcoólica e conduta

Quadro clínico	Alcoolemia	Conduta
▶ Euforia e excitação ▶ Alterações leves da atenção ▶ Incoordenação motora discreta ▶ Alteração do humor, da personalidade e do comportamento	Até 50 mg%	▶ Ambiente calmo ▶ Monitoramento dos sinais vitais
▶ Incoordenação motora pronunciada com ataxia ▶ Diminuição da concentração ▶ Piora dos reflexos sensitivos ▶ Piora do humor	Até 100 mg%	▶ Ambiente calmo ▶ Monitoramento dos sinais vitais ▶ Observação do risco de aspiração do vômito
▶ Piora da ataxia ▶ Náuseas e vômitos	150 mg%	▶ Internação ▶ Cuidados à manutenção das vias aéreas livres ▶ Observação do risco de aspiração do vômito ▶ Administração intramuscular de tiamina

▶ Disartria
▶ Amnésia
▶ Hipotermia
▶ Anestesia (estágio I)
	300 mg%	▶ Internação
		▶ Cuidados à manutenção das vias aéreas livres
		▶ Observação do risco de aspiração do vômito
		▶ Administrar:
		  • Tiamina intramuscular
		  • Glicose intravenosa

▶ Coma ▶ Morte (bloqueio respiratório central)	400 mg%	▶ Emergência médica ▶ Cuidados intensivos para a manutenção da vida ▶ Seguir diretriz apropriada para a abordagem do coma

Fonte: Adaptado de Campana e colaboradores.[8]

Quadro 243.9 | **Tratamento da síndrome da abstinência do álcool**

TRATAMENTO DA SAA NÍVEL I

Ambulatório e internação domiciliar

1ª semana

Cuidados gerais
- Esclarecimento adequado sobre SAA para a pessoa e familiares
- Retornos frequentes ou visitas da equipe no domicílio por 3 a 4 semanas
- Contraindicação da condução de veículos durante o uso de benzodiazepínicos
- Dieta leve ou restrita e hidratação adequada
- Repouso relativo em ambiente calmo desprovido de estimulação audiovisual
- Supervisão de familiar
- Referenciamento para emergência se observar alteração da orientação temporoespacial e/ou do nível de consciência
- FARMACOTERAPIA
  - Tiamina/dia: 300 mg intramuscular
  - Sedativos: depende do caso
    - Diazepam: 20-40 mg/dia, VO ou
    - Clordiazepóxido: 100-200 mg/dia, VO ou
    - Lorazepam (hepatopatia associada): 4-8 mg/dia, VO

2ª e 3ª semanas

Cuidados gerais
- Redução gradual dos cuidados gerais
- FARMACOTERAPIA
  - Tiamina: 300 mg/dia, VO
  - Sedativos: redução gradual

TRATAMENTO DA SAA NÍVEL II

Internação hospitalar

1ª semana

Cuidados gerais
- Repouso absoluto
- Redução do estímulo audiovisual
- Monitoração da glicemia, dos eletrólitos e da hidratação
- Dieta leve ou jejum
- Monitoração da evolução sintomatológica pela CIWA-Ar
- FARMACOTERAPIA
  - Tiamina/dia: 300 mg, intramuscular
  - Aumentar a dose em caso de confusão mental, ataxia, nistagmo (síndrome de Wernicke)
  - Sedativos:
    - Diazepam: 10-20 mg, VO, a cada 1 h ou
    - Clordiazepóxido: 50-100 mg, VO, a cada 1 h ou
    - Lorazepam: 2-4 mg, VO, a cada 1 h

Se necessário, administrar diazepam *intravenoso*, 10 mg, em 4 min, com retaguarda para o manejo de parada respiratória

2ª e 3ª semanas

Cuidados gerais
- Redução gradual dos cuidados gerais
- FARMACOTERAPIA
  - Tiamina: 300 mg/dia, VO
  - Sedativos: redução gradual

Fonte: Campana e colaboradores.[8]

Erros mais frequentemente cometidos

- Com relação aos benefícios do uso do álcool, não se deve comparar indivíduos que fazem uso frequente do álcool com quem não faz uso, ou faz uso eventual. Recomendar a ingestão de álcool para quem não faz uso aumenta o risco de desenvolvimento do problema relacionado à bebida (abuso, dependência).[30]

- O uso moderado de álcool traz mais riscos do que benefícios para jovens e adultos de meia-idade, principalmente mulheres. Nessa faixa etária, há um aumento na incidência de causas de mortalidade, como trauma e câncer de mama. As doenças que o uso moderado do álcool podem prevenir (doença coronariana, acidente vascular cerebral e diabetes) são mais prevalentes na população idosa.[5,30]

- A desintoxicação por si só não é suficiente na abordagem terapêutica da dependência do álcool. O tratamento exige um acompanhamento ao longo do tempo. A eficácia terapêutica deve ser avaliada com testes objetivos após 1 e 5 anos.[16]

- A exigência de abstinência absoluta promovida por alguns programas tradicionais pode prejudicar aqueles que estão apenas querendo reduzir os riscos associados ao uso abusivo, mas não desejam parar de beber.[3]

- Na SAA, não se deve hidratar indiscriminadamente, administrar glicose, clorpromazina ou fenil-hidantoína. Em situações em que não há recursos para reverter uma possível parada respiratória, não se deve infundir diazepam intravenoso.[8]

- Com relação à redução de danos, um dos maiores erros é referir-se a ela como uma política a favor da legalização de drogas (p. ex., legalizar o consumo para menores) e incentivadora de atividades ilegais. A redução de danos não adota postura pró-legalização, nem apoia a proibição. Os estudos têm uma tendência de apoiar a regulação do consumo.[3]

- Outra postura inadequada é referir que a redução de danos pode induzir um comportamento nocivo ao usuário no futuro, ao reduzir as consequências negativas associadas ao uso e, posteriormente, desencorajar o usuário que faz uso abusivo a atingir a abstinência completa. A redução de danos promove a abstinência, mas reconhece que uma meta de abstinência nem sempre é desejável a todos os indivíduos.[3]

- Focar os esforços das políticas públicas de enfrentamento aos problemas do álcool apenas no setor da saúde é reforçar a visão reducionista do problema. Deve-se buscar uma colaboração intersetorial das políticas de outros setores (p. ex., educação, cultura, transportes, judiciário, esportes) e da sociedade, a fim de encontrar soluções mais efetivas.[3,31]

Prognóstico e complicações possíveis

Vários estudos têm elencado fatores relacionados ao melhor prognóstico após o tratamento. Em revisão sistemática, foram listados preditores positivos para resposta ao tratamento: nível de consumo de álcool, severidade da dependência, emprego, sexo, menor grau de comorbidades psiquiátricas, história anterior de tratamento, autoconfiança, motivação, *status* socioeconômico, projeção de situação-alvo e participação religiosa.[16]

Os problemas relacionados ao uso abusivo do álcool trazem graves consequências físicas e psíquicas ao indivíduo, interferindo nas suas relações sociais e familiares. Entre as causas sociais de morbimortalidade associadas ao álcool, destacam-se acidentes de trânsito e violência/homicídios inter e intragênero, que estão diretamente relacionados à dose ingerida.

As principais complicações físicas que acarretam maior morbimortalidade são as doenças hepáticas, como a cirrose, e as psiquiátricas, como os transtornos de humor, que podem levar ao suicídio. São também complicações do álcool:

- **Cardiovasculares:** hipertensão, cardiopatia isquêmica, arritmias e miocardiopatias.
- **Gastrintestinais:** desnutrição, hipovitaminose, diarreia crônica, pancreatite, hepatite alcoólica, cirrose, insuficiência hepática, gastrite aguda, cânceres gástrico, esofágico e hepático, refluxo esofágico, esôfago de Barret e lacerações de Mallory-Weiss.
- **Neuropsiquiátricas:** demência de Korsakoff, *delirium tremens*, convulsões, cefaleia, distúrbios do sono, déficit de memória, neuropatia periférica e transtornos psiquiátricos (em caso de complicações de SAA, conferir manejo no Quadro 243.10).
- **Outras complicações:** disfunção sexual, síndrome alcoólica fetal, desemprego, violência e disfunção imunológica, que pode acarretar tuberculose.[8,16]

Atividades preventivas e de educação

As possibilidades de atividades preventivas e de educação para os problemas relacionados ao álcool são diversas. As mais eficazes, porém, esbarram em interesses políticos e econômicos relacionados à sua produção e comercialização. O Quadro 243.11 relaciona os problemas do álcool e suas implicações em possíveis intervenções preventivas e educativas.

As atividades atuais estão centradas na diminuição da demanda, seja por meio de políticas públicas relacionadas à produção, à comercialização e à divulgação, seja por meio das políticas públicas de saúde relacionadas à prevenção e ao cuidado. Incluem proibições legais, campanhas de conscientização, intervenções preventivas, serviços sociais à comunidade e apoio a familiares. O alvo das medidas é prevenir o início da utilização, evitar que "o provar" se torne uso regular, abordar precocemente usuários de risco, prover o tratamento e a reabilitação, caso necessários. O Quadro 243.12 descreve algumas possibilidades de atividades, com base nas comunidades, que poderiam ser utilizadas na APS.[31] Os profissionais de saúde na APS podem envolver-se em atividades educativas, incentivar as políticas locais e nacionais de prevenção e tornar-se uma referência local para os equipamentos sociais do território de abrangência. O profissional pode também identificar as famílias cujos hábitos apresentam riscos, por meio da inclusão do fator consumo de álcool nas escalas de risco familiar. Todas as atividades enquadram-se nas características de redução de danos.

Diversos fatores têm influência direta no planejamento de ações comunitárias. Poucas atividades comunitárias no mundo tiveram seus impactos avaliados. O Quadro 243.13 exemplifica três atividades avaliadas e seus resultados.

Papel da equipe multiprofissional

A complexidade do cuidado à pessoa em uso abusivo do álcool requer atenção da equipe multiprofissional, por envolver consequências físicas, psíquicas, sociais e familiares. Portanto, é importante a participação de toda a equipe da Estratégia Saúde da Família (ESF) no diagnóstico situacional do uso do álcool em seu território de abrangência, bem como ações de promoção à saúde, à prevenção, ao rastreamento e à detecção precoce do uso abusivo e da dependência de álcool.[32]

O acolhimento a pessoas em uso abusivo do álcool é de responsabilidade de todos da equipe, como também o acompanhamento, que não é exclusivo do profissional médico, por meio de

---

Quadro 243.11 | Problemas relacionados ao álcool com potenciais implicações em intervenções comunitárias

Tipos de problema	Problemas
Acesso e distribuição	▶ Sistema de controle na distribuição ▶ Densidade de oferta ▶ Horários de venda ▶ Treinamento de estabelecimentos comerciais ▶ *Marketing*, promoção e patrocínio ▶ Espaços de consumo
Legislação	▶ Idade mínima ▶ Leis de zonas livres ▶ Outras restrições para venda
Custos sociais e econômicos	▶ Perdas salariais e em produtividade ▶ Custo para o sistema de saúde
Pessoal	▶ Uso ▶ Uso abaixo da faixa etária mínima ▶ Uso pesado
Droga	▶ Qualidade da bebida ▶ Uso de diversas drogas ▶ Bebidas de alta concentração
Comportamento	▶ Intoxicação ▶ Atividades de risco, como dirigir e beber, ou beber excessivamente ▶ Envolver outras pessoas nas atividades de risco
Danos	▶ Problemas agudos a si mesmo e a outros ▶ Problemas crônicos a si e a outros ▶ Danos à comunidade

Fonte: Adaptado de Giesbrecht e Haydon.[31]

Quadro 243.10 | Manejo das complicações na síndrome de abstinêencia alcoólica

Convulsões
▶ Diazepam: 10-30 mg/dia, VO, ou 10 mg/IV na crise

Delirium tremens
▶ Diazepam: 60 mg/dia, VO, ou
▶ Lorazepam: 12 mg/dia, VO
▶ Associar, se necessário, haloperidol: 5 mg/dia, VO, ou
▶ Clonidina: 0,1-0,2 mg/dia, VO

Alucinose alcoólica
▶ Haloperidol: 5 mg/dia

Fonte: Campana e colaboradores.[8]

Quadro 243.12 | Atividades que podem ser usadas na atenção primária à saúde

Atividades	Comentários
Programas preventivos com base nas escolas de ensino fundamental	Prevenir o início do uso é a estratégia de melhor custo-benefício e eficiência em reduzir danos relacionados ao uso de drogas (D)
Intervenção breve para escolas dos Ensinos Médio e Superior para adultos jovens	A IB tem acumulado evidência sobre sua utilização em estudantes dos ensinos médio e superior, sobretudo relacionado ao consumo excessivo episódico e seus riscos (D)
Intervenções virtuais por meio de computador e internet	Sem estudos até o momento, porém, com a vantagem de que proporciona o anonimato (D)
Pessoas vítimas de traumas	Por meio de IBs no próprio serviço de emergência ou após alta no serviço de APS (D)
Programas preventivos com base nos ambientes de trabalho	Sem evidência consistente até o momento (D)
Pessoas portadoras de outras comorbidades psiquiátricas	Considerar que os dois problemas são mutuamente influenciáveis e inseparáveis (D)
Psicoterapia de redução de danos	Sem evidência até o momento[3] (D)
Programas de residência para usuários de rua	Evidências demonstram o melhor custo-benefício no estabelecimento, primeiramente, de um lar para a pessoa, e, só depois, o cuidado dos problemas com consumo de drogas (D)
Grupos de autoajuda de sobriedade ou abstinência	Diversos formatos de grupos com estudos heterogêneos sem capacidade de generalizações (D)
CAGE universal	O questionário CAGE apresenta limitações relacionadas a algumas populações, porém, pode ser utilizado de forma ampla com indicação de outros questionários mais detalhados, como o AUDIT nos casos positivos.[8] (B) Não há evidências que recomendem aplicação do questionário de forma universal

técnicas eficazes que podem e devem ser aplicadas por várias categorias profissionais, como já comprovado na IB.[33]

Em parte considerável dos casos, para ampliar o cardápio terapêutico e garantir a resolutividade, a equipe da ESF necessita articular cuidado compartilhado com o NASF, Consultório na Rua, Centros de Atenção Psicossocial (CAPS) e demais serviços da RAPS.

O NASF e o Consultório na Rua são equipamentos da APS. O NASF é uma equipe composta por várias categorias profissionais (nutricionistas, terapeutas ocupacionais, assistentes sociais, psicólogos, entre outros) que apoiam as equipes de saúde da família com o objetivo de ampliar o cuidado. Em conjunto com o NASF, a equipe da ESF pode construir o PTS, realizar consultas compartilhadas e troca de saberes.[33,34]

O Consultório na Rua centra o cuidado, como articuladores de rede, nos diferentes problemas e necessidades das pessoas em situação de rua. Esse equipamento é estratégico no cuidado a pessoas em uso abusivo do álcool, dado o alto consumo de álcool pelas pessoas em situação de rua.[34]

O CAPS é o serviço da rede do SUS especializado em saúde mental. O CAPS também trabalha na lógica territorial e tem cinco modalidades, entre elas o CAPS-AD, responsável pelo cuidado de usuários de álcool e outras drogas. O CAPS realiza cuidado longitudinal, pactua PTS com a equipe da ESF, como também é responsável pelo apoio matricial.[33,34]

O trabalho em rede e com equipe multidisciplinar amplia o cuidado à pessoa em uso abusivo do álcool e responde de maneira mais satisfatória à complexidade dos casos. É importante enfatizar que a ESF continua sendo a responsável pelo manejo dos casos e pela coordenação do cuidado, dada a proximidade da APS às comunidades, o que aumenta o potencial em estabelecer vínculo com o usuário, família e contexto social, concretizando de tal forma o cuidado integral.

ÁRVORE DE DECISÃO

O fluxograma deve ser um organizador do raciocínio clínico, e as decisões devem ser tomadas sempre em colaboração com a pessoa, a família e a equipe, levando em conta a criatividade da relação de cuidado. Cunha[35] afirma:

> [...] os protocolos mais típicos, a programação em saúde e a medicina baseada em evidências têm em comum certa pretensão totalizante que os tornam reforçadores de uma arrogância e de

Quadro 243.13 | Atividades comunitárias avaliadas quanto aos resultados

Projeto e tempo de duração	Intenção da intervenção	Ação	Resultados
Programa salva-vidas (EUA) 1989-1993	Reduzir o uso de bebida e direção e os problemas relacionados	Propaganda em massa	Redução de acidentes fatais e do uso de bebida e direção por adolescentes
Projeto de ação comunitária (Nova Zelândia) 1980	Apoiar as políticas públicas de controle	Campanha midiática. Lideranças comunitárias mobilizadas para o projeto	Apoio popular às políticas de controle
Estocolmo previne problemas do álcool (Suécia) 1996-2001	Prevenir na comunidade o uso por adolescentes	Intervenção multifacetada. Treinamento de comerciantes locais sobre venda responsável e políticas de controle	Melhora da avaliação de pessoas abaixo da idade mínima por comerciantes locais. Diminuição de frequência de venda para menores

Fonte: Adaptado de Giesbrecht e Haydon.[31]

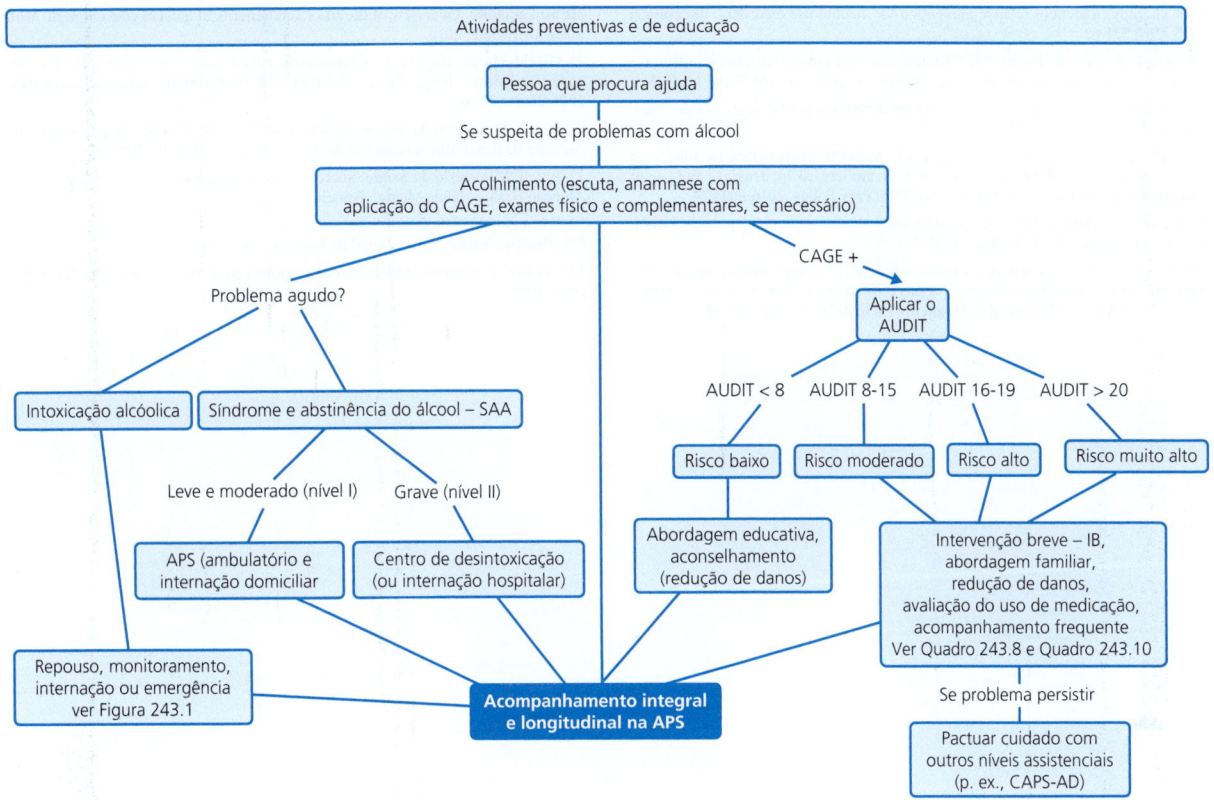

▲ Figura 243.2
Fluxograma para abordagem à pessoa com problema de abuso de álcool.

uma ausência de diálogo na clínica que nos parece, por ora, um obstáculo dos mais graves à ampliação da clínica e à qualidade da APS. O que não significa que, assumindo estas ressalvas, não se possa fazer bom uso das suas contribuições.

A Figura 243.2 apresenta o fluxograma para a abordagem à pessoa com problema com o uso de álcool e o tratamento de desintoxicação.

REFERÊNCIAS

1. World Health Organization. Global Status Report on Alcohol and Health, 2014. Geneva: WHO; 2014.

2. Brasil. Ministério da Justiça. Secretaria Nacional de Políticas sobre Drogas. Tratamento da dependência de crack, álcool e outras drogas: aperfeiçoamento para profissionais de saúde e assistência social. Brasília: SENAD; 2012.

3. Marlatt GA, Witkiewitz K. Harm reduction approaches to alcohol use: health promotion, prevention, and treatment. Addict Behav. 2002;27(6):867-86.

4. Skewes MC, Gonzalez VM. Attitudes toward harm reduction and abstinence-only approaches to alcohol misuse among Alaskan college students. Int J Circumpolar Health. 2013;72:10.

5. Brasil. Ministério da Saúde. Secretaria Executiva de Atenção à Saúde. Coordenação Nacional DST/AIDS. A política do Ministério da Saúde para atenção integral a usuários de álcool e outras drogas. Brasília: MS; 2003.

6. Warne D. Alcoholism and substance abuse. In: Rakel D. Integrative Medicine. 2nd ed. Philadelphia: Saunders; 2007. p. 891-902.

7. Monteiro MG. Alcohol y atención primaria de la salud: informaciones clínicas básicas para la identificación y el manejo de riesgos y problema. Washington: Pan American Health Organization; 2008.

8. Campana A, Zaleski M, Ramos SP, Duailibi SM, Stein AT, Campana A, et al. Abuso e dependência de álcool. Rio de Janeiro: SBMFC; 2012.

9. Friedmann PD. Alcohol use in adults. N Engl J Med. 2013;368(17):1655-6.

10. Dhalla S, Kopec JA. The CAGE questionnaire for alcohol misuse: a review of reliability and validity studies. Clin Invest Med. 2007;30(1):33-41.

11. Duncan BB, Schmidt MI, Giugliani ERJ, Duncan MS, Giugliani C, organizadores. Medicina ambulatorial: condutas de atenção primária baseadas em evidências. 4. ed. Porto Alegre: Artmed; 2013.

12. Formigoni MLOS. Detecção do uso e diagnóstico da dependência de substâncias psicoativas: módulo 3 – SUPERA: Sistema para detecção do Uso abusivo e dependência de substâncias Psicoativas: Encaminhamento, intervenção breve, Reinserção social e Acompanhamento. 9. ed. Brasília: Secretaria Nacional de Políticas sobre Drogas; 2016.

13. Gold MS, Aronson MD. Screening for and diagnosis of alcohol problems. Waltham: UpToDate; 2008.

14. Sordi AO, Diemen L von, Kessler FHP, Pechansky F. Drogas: uso, abuso e dependência. In: Duncan BB, Schmidt MI, Giugliani ERJ, Duncan MS, Giugliani C, organizadores. Medicina ambulatorial: condutas de atenção primária baseadas em evidências. 4. ed. Porto Alegre: Artmed; 2013. p. 1162-78.

15. Ritter A, Cameron J. A review of the efficacy and effectiveness of harm reduction strategies for alcohol, tobacco and illicit drugs. Drug Alcohol Rev. 2006;25(6):611-24.

16. Zaderenko S, van Zuuren EJ, Ehrlich A. Alcohol use disorder [Internet]. DynaMed; 2017 [capturado em 12 jul. 2017]. Disponível em: http://web.b.ebscohost.com/dynamed/detail?vid=2&sid=e6adc7a4-249d-4e7d-91f0-64f0741dc71d%40sessionmgr101&bdata=Jmxhbmc9cHQtYnImc2l0ZT1keW5hbWVkLWxpdmUmc2NvcGU9c2l0ZQ%3d%3d

17. Pereira MO, Marques Anginoni B, da Costa Ferreira N, Ferreira de Oliveira MA, de Vargas D, de Almeida Colvero L. Efetividade da intervenção breve para o uso abusivo de álcool na atenção primária: revisão sistemática. Rev Bras Enferm. 2013;66(3):420-8.

18. Minozzo F, França SP. A detecção e o atendimento a pessoas usuárias de drogas na rede de atenção primária à saúde: módulo 7. SUPERA. Brasília: Secretaria Nacional de Política sobre Drogas; 2011.

19. Schenker M, de Souza Minayo MC. A importância da família no tratamento do uso abusivo de drogas: uma revisão da literatura. Cad Saude Publica. 2004;20(3):649-59.

20. Logan DE, Marlatt GA. Harm reduction therapy: a practice-friendly review of research. J Clin Psychol. 2010;66(2):201-14.

21. Tonigan JS. Spirituality and alcoholics anonymous. South Med J. 2007;100(4):437-40.

22. van der Meer Sanchez Z, Nappo SA. Intervenção religiosa na recuperação de dependentes de drogas. Rev Saúde Pública. 2008;42(2):265-72.

23. Kaskutas LA. Alcoholics anonymous effectiveness: faith meets science. J Addict Dis. 2009;28(2):145-57.

24. Carpentier D, Romo L, Bouthillon-Heitzmann P, Limosin F. Mindfulness-based-relapse prevention (MBRP): Evaluation of the impact of a group of Mindful-

ness Therapy in alcohol relapse prevention for alcohol use disorders. Encephale. 2015;41(6):521-6.

25. Tang Y-Y, Tang R, Posner MI. Mindfulness meditation improves emotion regulation and reduces drug abuse. Drug Alcohol Depend. 2016;163 Suppl 1:S13-8.

26. Cui C-L, Wu L-Z, Luo F. Acupuncture for the treatment of drug addiction. Neurochem Res. 2008;33(10):2013-22.

27. Ahlberg R, Skårberg K, Brus O, Kjellin L. Auricular acupuncture for substance use: a randomized controlled trial of effects on anxiety, sleep, drug use and use of addiction treatment services. Subst Abuse Treat Prev Policy. 2016;11(1):24.

28. Castro LA, Baltieri DA. Tratamento farmacológico da dependência do álcool. Rev Bras Psiquiatr. 2004;26(suppl. 1):43-6.

29. Menéndez EL, Pardo RB. Alcoolismo, outros vícios e impossibilidades. In: Minayo MCS, Coimbra CEA, editores. Críticas e atuantes: ciências sociais e humanas em saúde na América Latina. Rio de Janeiro: FIOCRUZ; 2005. p. 567-85.

30. Mukamal KJ. Overview of the risks and benefits of alcohol consumption. Waltham: UpToDate; 2010.

31. Giesbrecht N, Haydon E. Community-based interventions and alcohol, tobacco and other drugs: foci, outcomes and implications. Drug Alcohol Rev. 2006;25(6):633-46.

32. Brasil. Ministério da Saúde. Secretaria de Atenção à Saúde. Departamento de Atenção Básica. Política Nacional de Atenção Básica. Brasília: MS; 2006.

33. Brasil. Ministério da Saúde. Secretaria de Atenção à Saúde. Departamento de Atenção Básica. Saúde Mental. Brasília: MS; 2013.

34. Formigoni MLOS. O uso de substâncias psicoativas no Brasil: módulo 1. SUPERA. Brasília: Secretaria Nacional de Política sobre Drogas; 2014.

35. Cunha GT. A construção da clínica ampliada na atenção básica. São Paulo: Hucitec; 2005.

CAPÍTULO 244

Dependência de drogas ilícitas

Ana Paula Werneck
André Rosito Marquardt
Andrea Cunha de Mendonça

Aspectos-chave

▶ As complicações clínicas e sociais causadas pelo consumo de drogas ilícitas são hoje bem conhecidas e consideradas um problema de saúde pública, apesar de terem um impacto epidemiológico menor do que o das drogas lícitas.

▶ As inovações diagnósticas introduzidas nas últimas décadas, investigações acerca da história natural da doença, bem como as novas técnicas terapêuticas (especialmente as intervenções breves [IBs]) tornaram a dependência de substâncias psicoativas um assunto menos complexo e passível de ser conduzido por um espectro maior de profissionais.

▶ Boa parte das pessoas com transtorno pelo uso de drogas ilícitas entra em contato com o sistema de saúde devido a complicações decorrentes do seu consumo por meio do médico de família e comunidade, sendo as complicações psiquiátricas as mais frequentes. Portanto, atualizar os profissionais de saúde sobre das inovações conceituais da dependência química e das novas abordagens baseadas em evidências para esses indivíduos é fundamental. Isso facilita a inclusão do uso problemático de várias substâncias entre os diagnósticos a serem descartados e o estabelecimento do diagnóstico precoce.

▶ Há diferentes padrões de consumo e riscos relacionados. O novo conceito dos transtornos relacionados ao uso de drogas rejeitou a ideia da existência apenas do dependente e do não dependente. Existem, em vez disso, padrões individuais de consumo que variam de intensidade ao longo de uma linha contínua. Qualquer padrão de consumo pode trazer problemas para o indivíduo ou não. Dessa forma, devem-se avaliar a relação entre cada indivíduo com o uso de substâncias e quais os riscos e/ou prejuízos envolvidos.

▶ Assim como a visão dos problemas decorrentes do uso de substâncias não se resume apenas na dependência ou não, a intervenção não deve ser necessariamente focada na abstinência como única alternativa. O projeto de tratamento deve ser focado nas necessidades específicas de cada indivíduo para melhora de sua qualidade de vida, bem como de sua motivação, sendo que as metas são acordadas com a pessoa de forma livre e esclarecida e atualizadas com o decorrer do tempo.

▶ O aconselhamento para que a pessoa interrompa ou diminua o consumo de qualquer substância deve ser claro e objetivo, com base em informações personalizadas, obtidas durante a anamnese. Ele é capaz de induzir uma porcentagem de pessoas a interromper completamente o consumo de substâncias psicoativas ou ao menos reduzir os danos associados, melhorando a qualidade de vida.

Caso clínico

A mãe de um adolescente, preocupada com a possibilidade de o filho fazer uso de maconha e lança-perfume, o traz à consulta. Diz ainda que o ouviu falando que tomou *ecstasy* com outro amigo. Ele admite o uso, mas diz que "não dá nada, a velha é que é muito estressada". Possui irmão mais velho usuário de cocaína e *crack*, agravando a preocupação materna, que solicitou também orientação para o caso do filho mais velho, quanto à internação ou remédio para cessar o uso de drogas, em razão de seu intenso emagrecimento e da venda de seus pertences para dar continuidade ao uso.

Teste seu conhecimento

1. Como abordar a questão com o adolescente presente na entrevista?
    a. Confrontar o adolescente com as informações dadas pela mãe, falando de todos os prejuízos causados pelas drogas
    b. Orientar a mãe a não se preocupar, porque a experimentação de drogas é comum nessa faixa etária
    c. Escutar a versão do adolescente sobre seu padrão de uso de drogas e falar sobre todos os prejuízos que a droga causará na vida dele caso persista no uso, dizendo que pare logo enquanto é tempo
    d. Conversar com o adolescente sobre seu padrão de uso, seus interesses de vida e suas expectativas, a fim de criar vínculo e espaço de escuta e buscar percepções de benefícios e prejuízos que o jovem perceba sobre seu uso, dando orientações a partir daí e agendando retorno para acompanhar o caso

2. Quais são as estratégias para aumentar a motivação do adolescente para evitar comportamentos de risco?
    a. Orientá-lo sobre comportamentos de risco e seus prejuízos decorrentes
    b. Procurar identificar, na anamnese, percepções e atitudes mediante comportamentos de risco e fazer abordagem de orientação a partir daí
    c. Ter empatia, evitar o confronto, explorar os padrões de comportamento e os possíveis riscos associados a eles, bem como comportamentos de proteção
    d. Oferecer preservativo e material educativo impresso

3. Pode ser interessante abordar formas de uso das substâncias com menor risco para a saúde? Em que situações?
   a. Não, nunca é indicado abordar formas de uso de substâncias, porque elas sempre trazem prejuízos para a saúde, e a única abordagem deve ser a abstinência total
   b. Sim, em situações em que seja clara a falta de motivação para a abstinência no momento da avaliação, mas que sejam possíveis intervenções que possam reduzir os danos do uso que a pessoa vai seguir fazendo de qualquer forma
   c. Sim, sempre deve ser feita a orientação de formas de uso com menor risco para a saúde, porque, uma vez que a pessoa inicia o uso de drogas, ela não vai mais parar
   d. Não, não é indicado abordar formas de uso de substâncias com menor risco, porque elas podem estimular o uso e piorar a situação

4. Quais as orientações para a mãe quanto ao manejo com seus filhos?
   a. Inicialmente, estimular o diálogo com os filhos, auxiliá-la a criar regras claras de limites e mantê-las em combinação com toda a família e orientá-la sobre possíveis atendimentos especializados no caso do mais velho
   b. Proibir as saídas dos dois filhos, afastando-os do convívio com amigos, porque, nessas circunstâncias de uso de drogas, o problema sempre é decorrente de más companhias
   c. Orientar sobre o fluxo para internação de ambos os filhos
   d. Referenciar o paciente para apoio psicológico, porque, se os dois filhos estão com problemas com drogas, a culpa deve ser dela

5. Quais as alternativas farmacológicas para o manejo do quadro de cada um dos garotos?
   a. Para o mais jovem, não há indicação de manejo farmacológico e, para o mais velho, devem ser prescritos antipsicóticos em doses altas para sedá-lo e facilitar o referenciamento para internação
   b. Nenhuma para o primeiro garoto. Para o usuário de cocaína/crack, é essencial a sua avaliação presencial, sendo que as medidas não farmacológicas são as mais importantes, embora possam ser usados benzodiazepínicos para o manejo agudo da compulsão
   c. Prescrever antidepressivo serotonérgico para o garoto mais jovem, porque o uso de drogas costuma estar associado à depressão, e é necessária avaliação presencial do garoto mais velho usuário de cocaína/crack
   d. Os benzodiazepínicos são boas opções farmacológicas para os dois garotos, uma vez que seu uso é seguro na associação com drogas estimulantes e perturbadoras

Respostas: 1D, 2C, 3B, 4A, 5B

Do que se trata

O cenário epidemiológico atual nacional indica que, além de uma alta prevalência do consumo de bebidas alcoólicas, há também um aumento da utilização de substâncias ilícitas, como maconha, cocaína, crack e ecstasy.[1] A experimentação ocorre cada vez mais precocemente, trazendo mais danos físicos e psíquicos, com envolvimento em acidentes de trânsito, atos de violência e exposição sexual de risco. No Brasil, o consumo de opioides é inexpressivo. Em 2012, foi realizado o segundo Levantamento Nacional de Álcool e Drogas (LENAD) pelo Instituto Nacional de Ciência e Tecnologia para Políticas Públicas do Álcool e Outras Drogas (INPAD). Esse estudo teve abrangência nacional, com representatividade de toda a população maior de 14 anos, um avanço em relação aos levantamentos anteriores, que focavam apenas nas cidades com mais de 200 mil habitantes.[2]

Os resultados mostram que a droga ilícita mais utilizada é a maconha, com 6,8% de uso no decorrer da vida e 2,5% de uso no último ano em adultos e 4,3% de uso no decorrer da vida e 3,4% de uso no último ano em adolescentes. A cocaína foi consumida por 3,8% dos adultos em algum momento da vida, sendo que 1,7% fez uso no último ano. Entre os adolescentes, os números foram de 2,3% na vida e 1,6% no último ano. Quanto ao uso de crack, 1,4% dos adultos usou em algum momento da vida, sendo que 1% fez uso no último ano e 1% dos adolescentes fez uso em sua vida e 0,2% o fez no último ano.[2] É importante ressaltar que esse levantamento foi feito com base domiciliar, não abordando a população em situação de rua, o que pode apontar para um número menor de usuários do que o real. Segundo a pesquisa nacional sobre o uso de crack, em um levantamento da Fiocruz, publicado em 2014, cerca de 40% dos usuários de crack estavam em situação de rua nos 30 dias antes da pesquisa.[3]

Ainda segundo o LENAD, o uso de solventes no decorrer da vida foi de 2,2%, e no último ano, 0,5%; de estimulantes, 2,7% na vida, e 1,4% no último ano, e de opioides, 1% na vida e 0,8% no último ano entre adultos.[2]

A pesquisa ainda mostra que a grande maioria das pessoas que fazia uso de alguma droga ilícita também fazia uso de outras, sendo as correlações mais frequentes entre drogas ilícitas o uso de maconha e cocaína associadas.

A idade de experimentação de cocaína foi antes dos 18 anos em 45% dos casos, e de maconha, 62% dos casos. De todos os casos de uso no curso da vida de cocaína, 50% fizeram uso no último ano, e desses, 48% apresentavam quadro de dependência.[2]

De maneira didática, é possível classificar os principais quadros clínicos associados ao uso de substâncias ilícitas, como a intoxicação aguda, o uso nocivo ou abusivo, a síndrome de dependência e a síndrome de abstinência. Para critérios para uso nocivo, síndrome de dependência e abstinência ver o Cap. 243, Problemas relacionados ao consumo de álcool.

O que pode ocasionar

A dependência química é compreendida como uma somatória dos aspectos individuais (personalidade, vulnerabilidade biológica e aspectos psicológicos), socioculturais (rede social, contexto familiar, condições de vida) e relacionados à própria substância (potencial de causar dependência, disponibilidade, acessibilidade, sítios de ação).[4] Do ponto de vista neurobiológico, a dependência tem sido associada à ativação das vias dopaminérgicas mesolímbica e mesocortical ou sistema de recompensa cerebral, sendo a área tegmentar ventral, o núcleo accumbens e o córtex pré-frontal as principais regiões envolvidas.[5] Estudos experimentais demonstram a associação de exposição a eventos traumáticos estressantes no início da vida com padrões problemáticos de uso de drogas.[6] Também já foi demonstrada uma forte associação entre eventos estressantes na infância e uso precoce, bem como problemas relacionados ao uso e à dependência de drogas ilícitas.[7]

O impacto sociocultural, econômico e de saúde pública, relacionado ao consumo de drogas ilícitas, é gigantesco.

O que fazer

Uma boa avaliação inicial é essencial para a continuidade do tratamento, e não apenas pode ser decisiva para o engajamento da pessoa, como também pode desencadear o processo de mudança muito antes da sua conclusão. A entrevista inicial deve ser centrada na pessoa (como apresentado no Cap. 15, Consulta e abordagem centrada na pessoa), acolhedora, empática, clara, simples, breve e flexível. O estabelecimento do vínculo é um dos aspectos mais importantes da entrevista, uma vez que é uma patologia crônica e recidivante. Devem-se evitar confrontos e julgamentos, apenas estimulando-se mudanças compatíveis com o estado motivacional da pessoa e utilizando-se o bom senso. Intervenções desse tipo auxiliam a motivar a pessoa e melhoram o planejamento do tratamento.[8] Os principais objetivos são:[9]

- Estabelecer ou reforçar vínculo de confiança.
- Investigar percepções da pessoa acerca de sua relação com o uso de substâncias.
- Investigar motivações para mudança de comportamento.
- Coletar dados do indivíduo para o planejamento em conjunto de seu tratamento.
- Investigar queixas ou alterações do estado de saúde do indivíduo, sua condição social e econômica e como seu padrão de uso tem influenciado esses aspectos.
- Investigar fatores estressores atuais.

A avaliação inicial deve incluir:

- Rastreamento breve e efetivo.
- Descrição detalhada do problema.
- Avaliação da motivação.
- Diagnóstico precoce com investigação de comorbidades.
- Plano de tratamento.
- Avaliação de processo e resultados.

Anamnese

Como citado no item "Aspectos-chave", boa parte das pessoas com transtornos pelo uso de drogas ilícitas faz contato com a atenção primária à saúde (APS) devido a complicações físicas e psiquiátricas; por isso, é importante investigar ativamente o uso de drogas ilícitas em jovens com queixa de dor torácica aguda, pessoas com psicose aguda e transtornos do humor e do sono.[9] A avaliação inicial começa por uma anamnese clínica geral. O uso de mais de uma substância é a regra geral, devendo-se avaliar o impacto de cada uma sobre a vida da pessoa e detalhar as motivações de mudança de comportamento. É comum a pessoa estar disposta a parar ou mudar o padrão de uso de uma, mas não de outra substância; então, é fundamental negociar isso no estabelecimento do plano de tratamento. O diagnóstico precoce de poliuso é importante no estabelecimento de um plano terapêutico. Em seguida, deve-se fazer uma anamnese mais específica, com questões essenciais para abordar o consumo de drogas e que contemplem:

- Padrão habitual de consumo.
- Último episódio de consumo (tempo de abstinência).
- Quantidade consumida.
- Via de administração escolhida.
- Ambiente de consumo (festa, rua, trabalho, com amigos, desconhecidos, sozinho).
- Percepção de problemas associados ao uso.

Alguns sinais e sintomas, se investigados, podem indicar a presença de complicações do consumo e auxiliam na determinação da sua gravidade:

- Faltas frequentes no trabalho/escola.
- História de trauma e acidentes frequentes.
- Conflitos familiare.
- Depressão.
- Sintomas psicóticos.
- Hipertensão arterial.
- Sintomas gastrintestinais.
- Disfunção sexual.
- Alterações do sono.
- Irritabilidade.

Os seguintes critérios de gravidade de dependência devem ser investigados, tendo em vista que serão fundamentais para individualizar o diagnóstico e planejar o tratamento:[10,11]

Complicações clínicas. Algumas pessoas se recusam a admitir a relação entre seu consumo de drogas e as complicações relacionadas, mas aceitam permanecer em tratamento devido à existência desses problemas clínicos, o que já reduz danos e pode estimular a buscar a abstinência.

Comorbidades psiquiátricas. Um grande número de pessoas apresenta comorbidade psiquiátrica e, com isso, há uma tendência maior a procurar tratamento médico. A melhora do transtorno psiquiátrico associado pode ser benéfica para a evolução do quadro de dependência estabelecido.

Suporte social. É fundamental para a melhora do prognóstico dos dependentes de substâncias psicoativas. A abordagem inclui investigação da situação do indivíduo no emprego e na família, a estabilidade do núcleo familiar e a sua disponibilidade para cooperar no tratamento da pessoa. Caso não haja esse apoio, uma rede de suporte social deve ser organizada. Uma ferramenta de grande valia a ser utilizada é o genograma, que possibilita explorar padrões familiares transgeracionais do problema, como isso se ocorreu ou não com outros membros da família, como isso foi manejado e também como são as relações familiares que podem ser tanto pontos de suporte como estressores. Outra ferramenta importante é o ecomapa, que aborda de forma objetiva a situação da rede de suporte e qualidade das relações no momento, e a partir disso, podem ser levantadas possibilidades de intervenção para melhorá-la (ambas as ferramentas são abordadas no Cap. 35).

Durante o período da vigência do consumo, o dependente de substâncias ilícitas pode passar por estágios motivacionais, e, para cada estágio, há uma abordagem especial.[12] A motivação é um estado de prontidão para a mudança, flutuante ao longo do tempo e passível de ser influenciada por outrem. Desse modo, determinar as expectativas em relação ao tratamento e ao estágio motivacional faz parte da avaliação inicial e é importante para o planejamento terapêutico da pessoa. Os estágios motivacionais são apresentados no Quadro 244.1.[12,13]

Exame físico

Sinais físicos sugestivos do uso de drogas:

- Odor de maconha.
- Irritação nasal.
- Irritação de conjuntivas.
- Taquicardia e/ou arritmia cardíaca.
- Queimaduras nas pontas dos dedos e nos lábios.

Exames complementares

Não há análises bioquímicas específicas, patognomônicas para o uso de drogas, a não ser pela dosagem de metabólitos das drogas de abuso, que habitualmente é realizada na urina. No entan-

Quadro 244.1 | Estágios de prontidão para mudança

Frequência e seguimento	Postura do profissional	Estágio da pessoa	
Visitas periódicas para avaliação e reforço do vínculo	Flexibilizar sobre a evidência da dependência	Sem ideia sobre o problema e sem planos	Pré-contemplação
Agendar outras visitas, no máximo a cada 3 meses, e sugerir uma entrevista familiar	Rastreamento e avaliação buscando explorar as motivações + deve ser sensibilizado objetivamente	Percebe um problema, mas está ambivalente para promover mudança	Contemplação
Consultas frequentes a cada 2 semanas no máximo e seguimento	Oferecer soluções e retirar barreiras. Negociar um plano de abordagem	Percebe que tem um problema e que precisa promover mudanças	Determinação
Semanal por meses, que pode ser em forma de grupo de apoio ou reavaliações com outros membros da equipe	Prover o suporte; definir a assistência; convidar a família; considerar farmacoterapia e outros recursos, como grupos de autoajuda, como NA	Pronto para começar a mudança	Ação
Inicialmente mensal, antecipando, se necessário; pode ser realizada em grupo	Reforçar o sucesso; referenciar para grupos de autoajuda; reavaliar a farmacoterapia; aplicar a prevenção de recaída e avaliação de situações de risco; avaliação bioquímica	Incorporação da mudança na rotina de vida	Manutenção
Inicialmente mais frequente e voltar para a fase anterior	Otimismo, reforço para retomar e continuar o tratamento, solicitar a participação da família	Volta para a contemplação ou pré-contemplação	Recaída

NA, narcóticos anônimos.
Fonte: Adaptado da Associação Médica Brasileira.[13]

to, a dosagem das enzimas hepáticas, além de contribuir para o diagnóstico dos transtornos relacionados ao consumo de álcool, também pode estar relacionada ao consumo de estimulantes.

Em resumo, o diagnóstico de dependência consiste na obtenção de três perfis básicos:

- O padrão de consumo e a presença de critérios de dependência.
- A gravidade do padrão de consumo e o modo como ele complica outras áreas da vida.
- A motivação para a mudança.

O fluxograma da Figura 244.1 apresenta os passos para uma avaliação inicial, e as abordagens terapêuticas serão discutidas adiante.

A seguir, são apresentadas questões específicas sobre quais drogas ilícitas aparecem com mais frequência na prática clínica.

Cannabis

Do que se trata

Entre as substâncias ilícitas, a *cannabis* é a mais consumida no mundo.[14] Seu composto psicoativo principal é o delta-9-tetra-drocanabinol (THC). A inalação da fumaça é responsável por 50% de absorção do THC, que rapidamente atinge os pulmões e segue pela corrente sanguínea cruzando a barreira hematencefálica (BHE) em poucos minutos. É lipossolúvel e pode permanecer até 7 dias no organismo.[15] Entre as diferentes apresentações, o haxixe e o *skunk* apresentam teores de THC maiores do que a maconha e, no Brasil, são menos frequentes.[1,2] A maioria dos usuários não se torna dependente, mas a dependência da maconha vem sendo diagnosticada há algum tempo, nos mesmos padrões das outras substâncias.

Como abordar e avaliar

Os principais efeitos da intoxicação aguda aparecem em alguns minutos e estão dispostos no Quadro 244.1. A maconha é capaz de piorar quadros de esquizofrenia, além de constituir um importante fator desencadeador nos indivíduos com maior vulne-

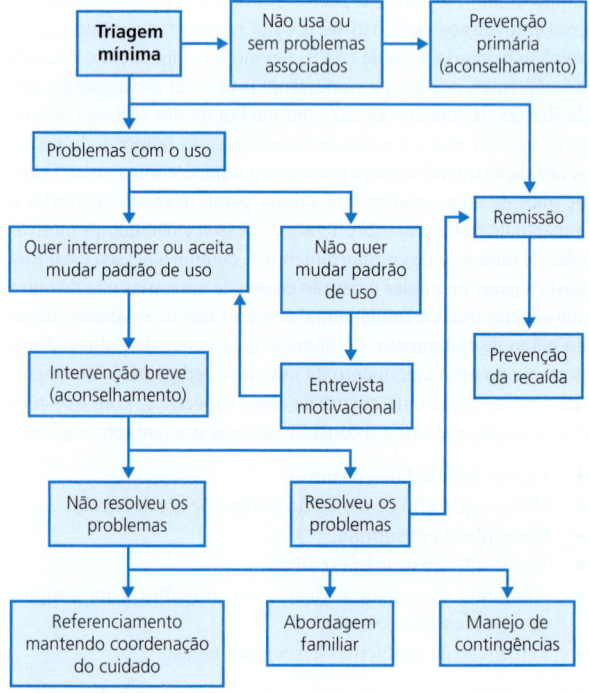

▲ Figura 244.1
Passos para avaliação inicial.

Quadro 244.1 | Sinais e sintomas decorrentes do consumo da maconha

Efeitos euforizantes

- Aumento da sociabilidade
- Sensação de relaxamento
- Aumento da percepção das cores, dos sons, das texturas e do paladar
- Aumento da capacidade de introspecção
- Aumento do desejo sexual
- Sensação de lentidão do tempo
- Aumento da autoconfiança e grandiosidade
- Riscos imotivados
- Loquacidade
- Hilaridade

Efeitos físicos

- Redução da acuidade auditiva
- Aumento da acuidade visual
- Broncodilatação
- Hipotensão ortostática
- Aumento do apetite
- Xerostomia
- Tosse
- Midríase
- Taquicardia
- Hiperemia conjuntival
- Boca seca
- Hipotermia
- Tontura
- Retardo psicomotor
- Redução da capacidade para execução de atividades motoras complexas
- Incoordenação motora

Efeitos psíquicos

- Prejuízo da memória de curto prazo
- Letargia
- Excitação psicomotora
- Ataques de pânico
- Autorreferência e paranoia
- Prejuízo do julgamento
- Despersonalização
- Desrealização
- Depressão
- Alucinações e ilusões
- Sonolência
- Ansiedade
- Irritabilidade
- Prejuízos de concentração

Fonte: Associação Médica Brasileira.[13]

---

rabilidade. Desse modo, pessoas com esquizofrenia usuárias de maconha, assim como seus familiares, devem ser orientados sobre os riscos envolvidos.[13]

Há evidência de que o uso prolongado de maconha é capaz de causar prejuízos cognitivos relacionados à organização e à integração de informações complexas, envolvendo vários mecanismos de processos de atenção e memória. Esses prejuízos podem aparecer após poucos anos de consumo. Processos de aprendizagem podem apresentar déficits após períodos mais breves de tempo. Prejuízos da atenção podem ser detectados a partir de fenômenos como aumento da vulnerabilidade à distração, afrouxamento das associações, intrusão de erros em testes de memória, inabilidade em rejeitar informações irrelevantes e piora da atenção seletiva. O prejuízo cognitivo persiste um longo tempo após o período de intoxicação e as evidências de recuperação das funções após períodos de abstinência são mistas. Especialistas acreditam que há um subgrupo de indivíduos que desenvolverão transtornos psiquiátricos e declínio cognitivo permanente, e que o uso de *cannabis* é um entre diversos fatores de risco para esquizofrenia.[14] A recomendação é que os profissionais de saúde devam informar a usuários de maconha sobre os já comprovados efeitos nocivos (risco de acidente, danos respiratórios para usuários crônicos, risco de desenvolver dependência, déficit cognitivo e psicose). Intervenções mínimas, de natureza motivacional ou cognitiva, têm-se mostrado de grande valia para esses indivíduos.[15]

Os sintomas da síndrome de abstinência ocorrem com a interrupção súbita de um uso contínuo e de altas doses da substância. Caracterizam-se por irritabilidade, inquietação, insônia, anorexia ou náusea. Sensação de fissura, mialgia, cefaleia e sintomas depressivos também podem ocorrer.[13]

Cocaína e *crack*

Do que se trata

A cocaína é um estimulante e anestésico local, utilizada principalmente por via intranasal, injetável ou pulmonar (*crack*). A cocaína estimula o sistema nervoso central (SNC) por meio do bloqueio da recaptação de dopamina, norepinefrina e serotonina (com intensidade decrescente nos respectivos sistemas de neurotransmissão) nas sinapses. A via escolhida interfere na quantidade e na qualidade dos efeitos provocados, assim como no potencial para causar dependência e nos riscos relacionados ao modo de consumo. Quanto mais rápida a disponibilidade da droga em seu local de ação, maior o potencial de dependência. Dessa forma, os usos injetável e pulmonar têm maior potencial de dependência do que o intranasal. O *crack* é a apresentação da cocaína-base, em forma de pedra, tem valor de comercialização baixo e alto potencial dependógeno.[16,17] Seu consumo aumentou consideravelmente nos últimos 20 anos por todas as classes, tendo uma grande prevalência junto à população em situação de rua e está muito associado a comportamentos de risco e situações de violência.[17]

Como abordar e avaliar

Os efeitos agudos produzem um quadro de euforia, com sintomas físicos de natureza autonômica (Quadro 244.2). As complicações psiquiátricas são as que mais levam os usuários de cocaína à atenção médica, como ataques de pânico, transtorno depressivo, disforia, irritabilidade, ideação paranoide e alucinações; dores torácicas agudas em pacientes jovens também são causas frequentes.[9,13]

A síndrome de abstinência de cocaína e *crack* não é potencialmente fatal, mas causa intenso desconforto. Ela pode ser descrita como trifásica, sendo a primeira após meia hora de-

Quadro 244.2 | Principais sintomas decorrentes do uso da cocaína

Sintomas físicos	Sintomas psíquicos
▶ Aumento da frequência cardíaca	▶ Aumento do estado de vigília
▶ Aumento da temperatura corpórea	▶ Euforia
▶ Aumento da frequência respiratória	▶ Sensação de bem-estar
▶ Sudorese	▶ Autoconfiança elevada
▶ Tremor leve de extremidades	▶ Aceleração do pensamento
▶ Espasmos musculares (especialmente língua e mandíbula)	
▶ Tiques	
▶ Midríase	

Fonte: Adaptado da Associação Médica Brasileira.[13]

pois da parada do uso, podendo prolongar-se por até 3 ou 4 dias caracteriza-se por humor depressivo, hipersonia, esgotamento físico e arrependimento pelo uso. O desejo por retomar o uso pode apresentar-se nessa fase, em geral após alguns dias. A fase seguinte é chamada de fase disfórica tardia e pode durar de duas semanas a 3 ou 4 meses, caracteriza-se por irritabilidade que se alterna com humor depressivo, anedonia, insônia e intensificação do desejo de uso. Essa sintomatologia constitui uma barreira importante para a manutenção da abstinência. A fase seguinte pode durar meses ou anos e é conhecida como extinção, em que tende a reduzir a compulsão pelo uso, mas ainda permanecem alguns sintomas de anedonia, dificuldade de planejamento e assertividade.[18] Não existe evidência de resposta desses sintomas de abstinência com o uso de antidepressivos.

O consumo de cocaína durante a gravidez está associado a complicações, como baixo peso ao nascer, abortos espontâneos e déficits cognitivos do recém-nascido. Não há evidência de uma síndrome teratogênica. Apesar de não haver números confiáveis sobre o uso de cocaína entre grávidas, há evidências de que elas têm tendência a não relatar seu consumo de drogas. Isso torna ainda mais importante uma investigação sobre o assunto de modo empático, direto e detalhado.[17]

Anfetaminas

Do que se trata

As anfetaminas foram sintetizadas na década de 1930 e são estimulantes do SNC. O mecanismo de ação da maior parte das anfetaminas é muito semelhante ao da cocaína, com inibição da recaptação de dopamina, norepinefrina e serotonina. Algumas têm efeito mais pronunciado no sistema serotonérgico, aumentando a liberação do neurotransmissor na sinapse ou atuando como agonista direto, sendo que essa propriedade parece ser a responsável pelos efeitos alucinógenos de algumas anfetaminas, como o *ecstasy* e similares.[19] No Brasil, a comercialização regular de anfetaminas, como anorexígenos, elevou o país a primeiro do *ranking* mundial de consumo. A Anvisa restringiu bastante o comércio de remédios para emagrecer à base de anfetaminas, e o uso ficou restrito ao tratamento do transtorno de déficit de atenção e hiperatividade, da narcolepsia e de casos específicos de obesidade, porém tramita projeto de lei para liberar a venda dessas drogas. Fórmulas clandestinas para emagrecer contendo anfetaminas, geralmente sem alertar o consumidor, representam também um grande risco à saúde.

Nos últimos 20 anos, anfetaminas modificadas têm sido sintetizadas em laboratórios clandestinos para serem utilizadas com fins não médicos. A mais conhecida e utilizada no Brasil é a 3,4-metilenedioximetanfetamina, o *ecstasy*, uma metanfetamina inicialmente identificada com os *clubbers,* que fazem uso dela de forma recreativa em suas festas, conhecidas por *raves*. Existem ainda os usuários instrumentais, que consomem anfetamina com o objetivo de melhorar o desempenho no trabalho ou emagrecer, e os usuários crônicos, que consomem anfetamina para evitar o desconforto dos sintomas de abstinência (ver Quadro 244.3).[8,13,19]

Como abordar e avaliar

As anfetaminas geram quadros de euforia, irritabilidade, ansiedade, aceleração de pensamento, verborragia e redução da fadiga. Provocam a vigília, o bruxismo e os tiques. Atuam como anorexígenos e aumentam a atividade autonômica dos indivíduos (midríase, sudorese, taquicardia e aumento da pressão arterial [PA]). O uso intravenoso (pouco frequente no Brasil) produz um quadro de intenso prazer (*rush* ou *flash*), sensação de poder, hiperexcitabilidade e aumento da libido. A tolerância e a fissura pelo *flash* levam a um padrão de uso compulsivo por um longo período, seguido de exaustão e períodos prolongados de descanso. Comportamentos agressivos podem aparecer, assim como sintomas ansiosos e psicóticos agudos e crônicos (em indivíduos predispostos).

O *ecstasy* é habitualmente consumido em comprimidos ou cápsulas, contendo cerca de 120 mg da substância, também pode ser encontrado na forma líquida. A duração dos efeitos é de 4 a 6 horas, e o desenvolvimento de tolerância rápida impede o uso compulsivo e aditivo. Cristais de metanfetaminas, como o *ice* ou o *crystal*, são pouco comuns no Brasil, são fumados em cachimbos e podem ser também injetados ou inalados. O efeito é prolongado (2-24 horas), e os sintomas euforizantes e estimulantes são intensos.[20]

A síndrome de abstinência chega a atingir 87% dos usuários de anfetamina. Sintomas depressivos e de exaustão podem suceder períodos prolongados de uso ou abuso (Quadro 244.4). Sintomas mais pronunciados de abstinência foram observados em usuários de metanfetaminas pela via inalatória (*ice* e *crystal*).[20]

Opioides

Do que se trata

Existem mais de 20 drogas da classe dos opioides; no entanto, a heroína é a substância ilícita mais frequentemente relatada em

---

Quadro 244.3 | Anfetaminas de uso médico e não médico

Anfetaminas de uso não médico – nome do princípio ativo (nome corrente)	Anfetaminas de uso médico – nome do princípio ativo
▶ 3,4 metilenedioximetanfetamina – MDMA (*ecstasy*)	▶ D-anfetamina
▶ 4–metilaminorex (*ice*)	▶ Metanfetamina HCl
▶ Derivado metanfetamínico (*crystal*)	▶ Fenfluramina
	▶ Metilfenidato
	▶ Pemolide
	▶ Femproporex
	▶ Mazindol
	▶ Dietilpropiona
	▶ Anfepramona

Fonte: Adaptado da Associação Médica Brasileira.[13]

Quadro 244.4 | Sinais e sintomas de abstinência das anfetaminas

▶ Fissura intensa
▶ Ansiedade
▶ Agitação
▶ Pesadelos
▶ Redução da energia
▶ Lentificação
▶ Humor depressivo

Fonte: Adaptado da Associação Médica Brasileira.[13]

transtornos relacionados a uso de opioides no mundo. No Brasil, é uma droga pouco difundida. Os outros opioides, em geral, geram transtornos em profissionais de saúde ou em pessoas que desenvolveram a dependência no curso de um tratamento médico.[21] O efeito dos opioides mais relevante clinicamente é a analgesia. Além desse, é relevante também a capacidade dos opioides de provocar euforia. Esse efeito parece resultar de um balanço da ativação dos receptores μ e κ, o que se relaciona a uma considerável variação no grau da euforia produzida por diferentes drogas opioides. Outro efeito mediado por receptores μ é a depressão respiratória. Essa é considerada a causa mais comum de óbito por intoxicação por drogas opioides. São provocados ainda o desencadeamento de náuseas e vômitos, a miose, as reações de hipersensibilidade (podendo levar à broncoconstrição e à hipotensão) e a imunossupressão em graus variados. O potencial dependógeno está relacionado ao surgimento de tolerância que, para alguns opioides, pode surgir dentro de 24 horas após a administração.[13,22]

Como abordar e avaliar

O consumo de opioides pode evoluir com sedação excessiva, bradipneia, miose, hipotensão, taquicardia e alucinações. A intoxicação por opioides caracteriza-se por analgesia, sentimentos de euforia ou disforia, sentimentos de calor, rubor facial, coceira na face, boca seca e constrição da pupila. O uso intravenoso de um opioide pode causar sensações na região inferior do abdome descritas como ímpeto orgiástico, seguido por uma sensação de sedação denominada "cochilo" e sonhos.[13,22]

Os sintomas de abstinência de opioides incluem hiperalgesia, fotofobia, pele arrepiada, diarreia, taquicardia, PA aumentada, cãibras gastrintestinais, dor nas articulações e nos músculos, ansiedade e humor deprimido, medo da falta do opioide, comportamento de busca, inquietação, bocejos, espirros, sudorese, lacrimejamento, rinorreia, obstrução nasal, náuseas, midríase, tremor, piloereção, vômitos, febre, calafrios, hipotensão, bradicardia, perda de energia, inapetência, insônia e fissura.[13,22]

Conduta proposta

Tratamento farmacológico

O uso medicamentoso para o tratamento das dependências de substâncias químicas não deve ser encarado como primordial. Diversos medicamentos já foram testados com a finalidade de tratamento da síndrome de abstinência ou como possíveis agentes de tratamento em longo prazo, como anticonvulsivantes, agonistas dopaminérgicos, antipsicóticos, antidepressivos diversos e outros, mas sem efeitos consistentes.[9,13] Existem algumas evidências sugerindo que o dissulfiram, um fármaco usado primariamente para o tratamento da dependência de álcool, poderia ser eficiente no tratamento da dependência de cocaína, mas ainda são poucas para apoiar um uso clínico amplo.[23]

No tratamento de intoxicação e abstinência, as condutas medicamentosas seguem critérios adotados pela clínica individual, quando as pessoas são tratadas suportivamente, mantendo as condições vitais adequadas. As condutas têm sido tomadas a partir da prática clínica, sem, no entanto, haver evidências científicas comprobatórias. É importante estabelecer o uso concomitante de álcool nas intoxicações, evitando, assim, o uso indevido de benzodiazepínicos.[13]

Nas intoxicações e abstinências por maconha e estimulantes, o quadro de inquietação de natureza ansiosa responde bem à administração de benzodiazepínicos por via oral, como lorazepam, clonazepam e diazepam. Um comprimido de diazepam, 10 mg, pode ser eficaz. Agitações extremas, decorrentes de quadros psicóticos, podem necessitar de sedação. O haloperidol, 5 mg, deve ser utilizado nessas ocasiões, por via oral ou intramuscular. Antipsicóticos fenotiazínicos, como a clorpromazina, devem ser evitados no tratamento de intoxicações agudas pela redução significativa que provoca no limiar de convulsão, mas podem ser úteis, em doses baixas, para o manejo da insônia na abstinência dos estimulantes.[13,17,19]

Tratamento não farmacológico

As intervenções psicossociais são o principal componente do plano de tratamento para transtornos por uso de cocaína/*crack*, maconha, estimulantes e alucinógenos.[9] Diferentes abordagens são indicadas em distintos momentos motivacionais da pessoa, como mencionado.

Intervenção breve (IB). É uma estratégia de intervenção estruturada, eficaz principalmente em casos de gravidade leve a moderada, que pode ser aplicada com tempo limitado e que tem como foco a mudança de comportamento da pessoa. Ela deve ser aplicada após a realização da investigação inicial do caso e consiste em seis elementos, conforme o Quadro 244.5. Pesquisas demonstram que o uso de IB em serviços de APS, com uma consulta mensal com duração de até 15 minutos, ao longo de quatro a cinco encontros, pode ser efetiva na redução do padrão de consumo não apenas de álcool, mas também de outras substâncias psicoativas.[13]

Fases da intervenção breve

F – na devolutiva ou retorno, apresenta-se um resumo do que é observado na avaliação realizada, em especial, focando os problemas associados ao uso apontados pela própria pessoa.

R – na fase de responsabilidade é reforçado que o comportamento e sua mudança dependem da pessoa, que a equipe de saúde pode auxiliá-la, mas atingir ou não metas de tratamento acordadas é responsabilidade dela.

A – no aconselhamento, faz-se a sugestão do que se entende como o melhor caminho de modificação de comportamento a ser seguido, reforçando a correlação entre os problemas atuais com o uso de substâncias.

M – no menu de opções, são construídas junto com a pessoa as estratégias não só para reduzir ou parar o consumo, mas também para manter essa meta de forma estável.

E – todas as fases devem ser realizadas mantendo-se uma postura empática, evitando o confronto e o julgamento, lembrando que essa é uma situação de fragilidade da pessoa.

S – na sexta etapa, o objetivo é aumentar a crença da pessoa na sua capacidade de alcançar a meta de modificação de comportamento acordada e reiterar o apoio da equipe de saúde no processo, mesmo que existam dificuldades.

Quadro 244.5 | **Elementos para a aplicação de intervenção breve**

F	*eedback* – devolutiva ou retorno
R	*esponsability* – responsabilidade
A	*dvice* – aconselhamento
M	*enu of options* – menu de opções
E	*mpathy* – empatia
S	*elf-efficacy* – autoeficácia

Redução de danos. É apontada pela política nacional sobre drogas como a norteadora para a abordagem da questão. A redução de danos se iniciou historicamente com os programas de troca de seringas entre usuários de drogas injetáveis para reduzir a transmissão do HIV. Demonstrada a grande efetividade para tal fim, a estratégia se expandiu baseando-se no princípio de autonomia do sujeito. A redução de danos entende que a abstinência total é a maior redução de danos possível, mas aceita todo um espectro de outras possibilidades, ampliando o diálogo e facilitando o vínculo. Dessa forma, estratégias de discussão de formas de uso de menor risco podem ser eficientes com usuários que não desejam cessar o uso de drogas no momento da abordagem, possibilitando o vínculo com o sistema de saúde e ampliando as intervenções no acompanhamento longitudinal.[13]

Prevenção da recaída. É uma técnica considerada de prevenção terciária com dois objetivos específicos: prevenir um lapso inicial, mantendo a abstinência ou as metas de tratamento de redução de danos, e proporcionar o manejo do lapso quando de sua ocorrência, a fim de prevenir uma recaída. O objetivo fundamental é proporcionar habilidades de prevenção de uma recaída completa, independentemente da situação ou dos fatores de risco iminentes. A prevenção da recaída busca identificar situações de alto risco em que um indivíduo está vulnerável à recaída, bem como usar estratégias cognitivas e comportamentais para prevenir futuras recaídas em situações similares.[24] As situações de risco são influenciadas por determinantes intra e interpessoais, como autoeficácia, motivação, habilidades de enfrentamento, estados emocionais, fissura e apoio social. Além de estratégias para melhorar habilidades de enfrentamento de determinantes de risco para recaída, são trabalhadas questões relacionadas ao estilo de vida global, buscando maior equilíbrio entre estressores diários e atividades agradáveis.[13]

Os membros da família podem se beneficiar de grupos de mútua ajuda (como NarAnom) ou grupos de suporte focados nas necessidades de cuidadores em geral. Algumas famílias podem não beneficiar-se desse tipo de abordagem, uma alternativa nesses casos é uma abordagem mais estruturada que foque em problemas com uso de substâncias, fontes de estresse ligadas ao uso de substâncias e suporte e promoção no desenvolvimento de comportamentos de enfrentamento mais efetivos.[9]

O manejo de contingências é uma das abordagens que tem mostrado a base de evidências mais forte para os desfechos de mudança de comportamento de pessoas com dependência de drogas. Ele consiste no oferecimento de uma variedade de incentivos, como vale-compras, privilégios, prêmios ou quantidades modestas de dinheiro quando a pessoa mantém comportamentos desejados. Esses comportamentos podem ser de abstinência, por exemplo, conferida por testes de detecção de drogas, completar esquema de vacinação para hepatite B ou adesão a algum processo terapêutico proposto.[9]

No Brasil, não existem ainda políticas nacionais de incentivo para a implementação dessa estratégia, mas podem ser criadas estratégias locais em parceria com a família da pessoa.

Os grupos de mútua ajuda (autoajuda) são oferecidos em geral fora de rede de saúde e são indicados para pessoas com plano de abstinência total. Habitualmente seguem o princípio dos 12 passos, sendo o mais comum presente no Brasil o narcóticos anônimos (NA). Podem apresentar boa resposta para pessoas que se identificam com seu método de funcionamento. Esse tipo de estratégia pode ser potencializada se o técnico de referência ou outro membro da equipe facilitar o contato com o grupo, por exemplo, indo junto a uma primeira reunião.[9]

Outro fator que vem acumulando evidências é o uso de técnicas de relaxamento e meditação com atenção plena (*mindfullness*) como adjunto viável e efetivo no tratamento do abuso de álcool e outras drogas.[24]

Quando referenciar

À medida que as equipes de saúde tornem-se sensíveis e capacitadas a identificar e a tratar casos de dependência, surge o desafio de criar uma rede integral com atendimento secundário e de trabalhar com ela. O trabalho em equipe interdisciplinar na atenção básica busca aprimorar as relações com as pessoas, os familiares e a comunidade. A maioria dos casos de dependência grave de estimulantes e opioides estabelecidos devem ser referenciado para atenção profissional especializada, sendo o Centro de Atenção Psicossocial – Álcool e Drogas (CAPS-AD) um dos dispositivos do sistema de saúde atual para tratar esses casos. Uma alternativa é o referenciamento para a equipe de saúde mental de referência ou para equipes de matriciamento de saúde mental. É importante ressaltar que se deve desenvolver uma rede que não fique restrita ao modelo de referência e contrarreferência, mas que os profissionais atuem em conjunto no planejamento e na execução de atividades de promoção e tratamento, corresponsabilizando-se pelos casos por meio de contatos telefônicos, discussões dos casos, atendimento em conjunto e visitas domiciliares, sendo a coordenação do cuidado mantida pela equipe de Estratégia de Saúde da Família.

No papel da coordenação do cuidado, é importante a figura do técnico de referência (*key worker*), que tem o papel de gerenciar o plano de tratamento singular com a pessoa que está com o problema. Dentro do papel do técnico de referência, deve-se considerar realizar ou referenciar para que sejam realizadas as seguintes tarefas:[9]

- Revisões periódicas do plano de tratamento e objetivos do tratamento.
- Intervenções para reduzir danos.
- Intervenções para aumentar a motivação.
- Intervenções para prevenir recaída.
- Apoiar no referenciamento de soluções para problemas sociais, como moradia e emprego.

Além da rede de apoio de saúde mental, é importante mapear e buscar alternativas que existam dentro da rede da região, como os Núcleos de Apoio à Saúde da Família e os Centros de Referência da Assistência Social, assim como buscar rede de apoio da própria comunidade. No caso de síndrome de abstinência leve, o manejo pode ser realizado na atenção básica. Nos casos mais graves, nas síndromes de abstinência moderada ou grave, a pessoa deve ser referenciada para avaliação clínica. É preciso lembrar que *overdose* por estimulantes ou opioides é uma emergência médica e requer atenção imediata.

> ### Erros mais frequentemente cometidos
> - Deixar de abordar o tema por medo de não saber como lidar com a questão.
> - Atribuir dependência química à falta de vontade ou de força de caráter da pessoa.
> - Não considerar as comorbidades clínicas e psiquiátricas.
> - Realizar referenciamento sem manter a coordenação do cuidado.

- ► Ter como objetivo principal do tratamento que a pessoa abandone o consumo da substância psicoativa. A exigência de abstinência absoluta pode prejudicar aqueles que estão apenas querendo reduzir os riscos associados ao uso da substância psicoativa.
- ► Acreditar que a internação é a principal intervenção terapêutica ou que o tratamento farmacológico tem papel decisivo no tratamento da dependência das substâncias psicoativas.
- ► Adotar estratégias terapêuticas semelhantes para todas as pessoas.
- ► Desconsiderar a importância da família no processo de tratamento.

Prognóstico e complicações possíveis

O prognóstico dos indivíduos portadores de comorbidades é mais comprometido e aumenta a chance da procura de atendimento médico por esses. A cocaína é a substância ilícita mais associada a problemas cerebrovasculares. Cerca de um terço dos acidentes vasculares cerebrais em adultos jovens está associado ao consumo de drogas. Entre os indivíduos de 20 a 30 anos, esse índice chega a 90%.[13] As principais complicações relacionadas ao consumo de cocaína e *crack* estão dispostas no Quadro 244.6.

Em relação às anfetaminas, as complicações decorrentes do uso são crises hipertensivas, precordialgias, arritmias cardíacas, hepatites tóxicas, hipertermia, convulsões, rabdomiólise e morte. Além disso, há os problemas relacionados ao uso injetável, como infecções, endocardites e abscessos. As principais complicações ameaçadoras à vida na *overdose* por anfetaminas são a hipertermia, a hipertensão, as convulsões, o colapso cardiovascular e os traumas. Edemas pulmonares cardiogênicos são possíveis. Pode haver suicídio decorrente da impulsividade do uso ou da depressão nos períodos de exaustão. Quanto às complicações clínicas, o uso crônico leva a estados de desnutrição e a complicações, como infarto agudo do miocárdio, cegueira cortical transitória, cardiopatias irreversíveis, vasoespasmos sistêmicos e edema agudo de pulmão.[13] No caso dos opioides, a intoxicação grave (acidental ou intencional) é caracterizada pela tríade: miose, depressão respiratória e coma. Outros sintomas físicos que podem surgir são o edema pulmonar, a hipóxia, a hipotonia, a depressão respiratória, a arreflexia, a hipotensão, a taquicardia, a apneia, a cianose ou a morte. Constitui uma emergência médica.[13,22]

Atividades preventivas e de educação

Dentro do campo de prevenção e educação em relação às drogas, duas escolas de pensamento se destacam e atuam em campos de ações diferentes. O primeiro grupo de atividades pode ser chamado de "educação orientada", e o segundo, de atividades preventivas "focadas no ambiente" ou "orientadas para políticas públicas". A prevenção por meio da educação orientada é o que mais se conhece em termos de prevenção. Trata-se de atividades escolares para a educação das crianças e dos adolescentes em relação aos efeitos das drogas e de campanhas na mídia que ensinam o público em geral a detectar os sinais de alerta referentes ao abuso e à dependência das drogas. Os profissionais de saúde na APS podem envolver-se com as atividades educativas escolares e incentivar as políticas locais e nacionais de prevenção. Além disso, esses profissionais desempenham um papel fundamental na identificação da população de risco, como pessoas cujos familiares fazem uso de drogas, pessoas com transtorno mental ou problema social, crianças e adolescentes que não frequentam a escola e desabrigados. Por outro lado, há as atividades de prevenção que focam na alte-

Quadro 244.6 | Complicações relacionadas ao consumo de cocaína e via de administração escolhida

Aparelho digestório
Qualquer via de administração
- ► Isquemia mesentérica

Via inalatória
- ► Esofagite

Aparelho cardiovascular
Qualquer via de administração
- ► Hipertensão
- ► Arritmias cardíacas
- ► Isquemia do miocárdio (IAM)
- ► Miocardiopatias
- ► Dissecção ou ruptura de aorta

Via intravenosa
- ► Endocardite bacteriana

Aparelho excretor e distúrbios metabólicos
Qualquer via de administração
- ► LRA secundária à rabdomiólise
- ► Hipertermia
- ► Hipoglicemia
- ► Acidose láctica
- ► Hipocalemia
- ► Hipercalemia

Aparelho respiratório
Via intranasal
- ► Broncopneumonias

Via inalatória
- ► Broncopneumonias
- ► Hemorragia pulmonar
- ► Edema pulmonar
- ► Pneumomediastino
- ► Pneumotórax
- ► Asma
- ► Bronquite
- ► Bronquiolite obliterante
- ► Depósito de resíduos
- ► Corpo estranho
- ► Lesões térmicas

Via intravenosa
- ► Embolia pulmonar

Olhos, orelhas, nariz e garganta
Via intranasal
- ► Necrose de septo nasal
- ► Rinite
- ► Sinusite
- ► Laringite

Via inalatória
- ► Lesões térmicas

Doenças infecciosas
Via intravenosa e via inalatória*
- ► Aids
- ► Hepatites B e C

Sistema nervoso central
Qualquer via de administração
- ► Cefaleias
- ► Convulsões
- ► AVC
- ► Hemorragia intracraniana
- ► HSA

Via intravenosa
- ► Aneurismas micóticos

*Apesar de a forma de consumo do *crack* não apresentar risco de infecção para o usuário, esse é exposto às infecções sexualmente transmitidas devido ao maior envolvimento em relações sexuais casuais para obtenção da droga ou de dinheiro para obtê-la.

AVC, acidente vascular cerebral; IAM, infarto agudo do miocárdio; HSA, hemorragia subaracnoide; LRA, lesão renal aguda.

Fonte: Adaptado da Associação Médica Brasileira.[13]

ração do ambiente, por meio de políticas públicas preventivas. A literatura é escassa em relação à efetividade das estratégias preventivas utilizadas. Em relação ao álcool, porém, alguns estudos apontam para maior eficácia das estratégias preventivas focadas no ambiente, relacionadas à sua produção e à sua comercialização.[25,26]

REFERÊNCIAS

1. Carlini EA, Galduroz JCF, Noto AR, Nappo SA. II levantamento domiciliar sobre o uso de drogas psicotrópicas no Brasil: estudo envolvendo as 108 maiores cidades do país, 2005. São Paulo: CEBRID; 2006.

2. Laranjeira R, organizador. II Levantamento Nacional de Álcool e Drogas (LENAD) – 2012. São Paulo: Instituto Nacional de Ciência e Tecnologia para Políticas Públicas de Álcool e Outras Drogas (INPAD), UNIFESP; 2014.

3. Bastos F I, Bertoni N. Pesquisa Nacional sobre o uso de crack: quem são os usuários de crack e/ou similares do Brasil? Quantos são nas capitais brasileiras? Rio de Janeiro: ICICT/FIOCRUZ; 2014.

4. Koob GF, Nestler EJ. The neurobiology of drug addiction. J Neuropsychiatry Clin Neurosci. 1997;9(3):482-97.

5. Wise RA. Brain reward circuitry: insights from unsensed incentives. Neuron. 2002;36(2):229-40.

6. Marquardt AR, Ortiz-Lemos L, Lucion AB, Barros HMT. Influence of handling or aversive stimulation during rats neonatal or adolescence periods on oral cocaine self-administration and cocaine withdrawal. Behav Pharmacol. 2004;15(5-6):403-12.

7. Dube SR, Felitti VJ, Dong M, Chapman DP, Giles WH, Anda RF. Childhood abuse, neglect and household dysfunction and the risk of illicit drug use: the adverse childhood experiences study. Pediatrics. 2003;111(3):564-72.

8. National Institute of Health. Principles of drug addiction treatment: a research based guide. Rockville: NIH; 2009.

9. Department of Health and the Devolved Administrations. Drug misuse and dependence: UK guidelines on clinical management. London: Department of Health, The Scottish Government, Welsh Assembly Government and Northern Ireland Executive; 2007.

10. Klerman GL. Approaches to the phenomena of comorbidity. In: Maser JD, Cloninger CR. Comorbidity of mood and anxiety disorders. Washington: American Psychiatric; 1990.

11. Ross HE, Glaser FB, Germanson T. The prevalence of psychiatric disorders in patients with alcohol and other drug problems. Arch Gen Psychiatry. 1988;45(11):1023-31.

12. Miller WR, Rollnick S. Motivational Interviewing: preparing people to change addictive behavior. New York: Guilford; 1991.

13. Associação Médica Brasileira. Projeto diretrizes [Internet]. São Paulo: AMB; 2011 [capturado em 02 jan. 2018]. Disponível em: http://www.projetodiretrizes.org.br.

14. Murray RM, Quigley H, Quattrone D, Englund A, Di Forti M. Traditional marijuana, high-potency cannabis and synthetic cannabinoids: increasing risk for psychosis. World Psychiatry. 2016;15(3):195-204.

15. Wilkinson ST, Radhakrishnan R, D'Souza DC. Impact of cannabis use on the development of psychotic disorders. Curr Addict Rep. 2015;1(2):115-28.

16. Morton WA. Cocaine and psychiatry symptoms. Prim Care Companion J Clin Psychiatry. 1999;1(4):109-13.

17. Ribeiro M, Laranjeira R, editores. O tratamento do usuário de crack. São Paulo: Casa Leitura Médica; 2010.

18. Marafanti I, Pinheiro MCP. Cocaína e crack. In: Diehl A, Cordeiro DC, Laranjeira R, organizadores. Dependência química: prevenção, tratamento e políticas públicas 2. ed. Porto Alegre: Artmed; 2019.

19. Lemos T, Fonseca VSF. Anfetaminas e metanfetaminas. In: Diehl A, Cordeiro DC, Laranjeira R, organizadores. Tratamento farmacológicos para dependência química: da evidência científica à prática clínica. Porto Alegre: Artmed; 2010.

20. Freese TE, Miotto K, Reback CJ. The effects and consequences of selected club drugs. J Subst Abuse Treat. 2002;23(2):151-6.

21. Kaplan HI, Sadock BJ. Tratado de psiquiatria. Porto Alegre: Artmed; 1999.

22. Baltieri DA, Strains EC, Dias JC, Scivoletto S, Malbergier A, Nicastri S, et al. Diretrizes para o tratamento de pacientes com síndrome de dependência de opióides no Brasil. Ver Bras Psiquiatr. 2004;26(4):259-69.

23. Pani PP, Trogu E, Vacca R, Amato L, Vecchi S, Davoli M. Disulfiram for the treatment of cocaine dependence. Cochrane Database Syst Rev. 2010;(1):CD007024.

24. Marlatt GA, Donovan DM. Prevenção de recaída: estratégias de manutenção no tratamento de comportamentos aditivos. 2. ed. Porto Alegre: Artmed; 2009.

25. Giesbrecht N, Haydon E. Community-based interventions and alcohol, tobacco and other drugs: foci, outcomes and implications. Drug Alcohol Rev. 2006;25(6):633-46.

26. Campos G M, Figlie N B. Prevenção ao uso nocivo de substâncias focada no indivíduo e no ambiente. In: Diehl A, Cordeiro DC, Laranjeira R, organizadores. Dependência química: prevenção, tratamento e políticas públicas. Porto Alegre: Artmed; 2011.

CAPÍTULO 245

Transtornos alimentares

Cesar Augusto de Freitas e Rathke
Carlos Alberto Sampaio Martins de Barros

Aspectos-chave

▶ Os transtornos alimentares (TAs) se caracterizam por um distúrbio persistente na alimentação ou no comportamento alimentar que resulta em alterações no consumo ou na absorção de alimentos, ocasionando prejuízos significativos à saúde e ao funcionamento psicossocial.[1]

▶ São doenças mentais potencialmente graves, com morbidade psiquiátrica e mortalidade altas, independentemente do peso da pessoa acometida.[2] A anorexia nervosa tem a maior mortalidade entre os transtornos psiquiátricos, com um risco de morte prematura nas mulheres jovens acometidas 6 a 12 vezes superior ao da população geral.[2] A sua etiologia é complexa, multifatorial e ainda não bem compreendida. Envolve fatores biológicos, psicológicos, sociais, ambientais e culturais, sendo que sua incidência é maior em sociedades em que há a supervalorização do corpo magro como sinônimo de beleza e sucesso (corpolatria). A manifestação psicopatológica nuclear dos TAs é o medo paradoxal da obesidade. Interessante que, na anorexia nervosa (AN), esse medo tem característica dramática, pois há recusa a comer mesmo com fome. Essa busca incessante pela magreza distingue a AN de outras doenças associadas a emagrecimento. Na bulimia nervosa (BN), o medo é aplacado com o *binge* (ataque de comer ou comer compulsivo, isto é, comer muito com a sensação de falta de controle) e com o comportamento purgativo. No transtorno de compulsão alimentar (TCA), o medo presente fica acentuado com o *binge* e não há prática dos comportamentos purgativos compensatórios.

▶ É imprescindível lembrar que os TA não afetam apenas meninas de baixo peso. As mulheres buscam mais amiúde dietas restritivas, mas os homens têm adotado essa prática de forma crescente. Da mesma forma, o percentual de crianças e adolescentes que relatam preocupações com o peso e a forma corporal (aparentemente culturais) e mesmo a utilização de dietas para o peso magro vem crescendo de forma preocupante.[3] Sendo as dietas um comportamento comum e universalmente aceito, por vezes até justificado como um investimento em saúde, pode ser difícil reconhecer indícios de um TA sem o conhecimento dos outros fatores de risco envolvidos no caso.

▶ Todos os casos de perda ponderal abrupta, mesmo em pessoas saudáveis, devem ser investigados, inclusive pacientes submetidos à cirurgia bariátrica. Da mesma forma, ganhos ou oscilações grandes de peso podem indicar TA. Pessoas com peso normal podem estar engajadas em práticas inadequadas para controle de peso e maus hábitos alimentares, e o mesmo pode ocorrer com pessoas acima do peso. Crianças e adolescentes com atrasos ou perdas pôndero-estaturais e/ou do desenvolvimento puberal devem ser avaliadas para excluir TA.[2]

▶ Os TA afetam, portanto, pessoas de todas as etnias, classes sociais e com os mais variados pesos e tipos físicos. Logo, o peso alterado não é marcador clínico único nem imprescindível, pois pessoas com peso adequado podem apresentar TA. Pessoas aparentemente saudáveis podem estar muito doentes. Os casos podem, portanto, passar despercebidos até por clínicos experientes,[2] levando a sérias complicações clínicas acometendo todos os órgãos e sistemas, demandando avaliação abrangente e acompanhamento clínico minucioso.

Caso clínico

Camila, universitária, 23 anos, aparentemente hígida, vem à consulta trazida pela mãe para revisão de saúde. Conforme seu relato: "Ainda me lembro do dia em que, pela primeira vez, achei que estava gorda e que precisava emagrecer. Tinha 13 anos e decidi que precisava emagrecer 1 ou 2 quilos. Pesava 38 quilos na época, normal para minha altura e idade. Não imaginava que esse dia iria mudar minha vida para sempre. Com alimentos vegetarianos, comecei a perder peso. Porém, ficou cada vez mais difícil emagrecer. Comecei a diminuir cada dia mais minha alimentação e a fazer exercícios, muitas vezes escondidos. Inventava desculpas para não comer ou comer menos. Não conseguia dizer 'não' para quem quer que fosse, mas, ao mesmo tempo, perdi muitas amigas porque só queria saber de estudar e de perder peso. Não me divertia como antes. Pesava-me várias vezes ao dia, em várias balanças. Sempre pensava que só mais um quilo era suficiente, pois sempre estava com gordura em alguma parte, e assim foi até chegar aos 28 quilos, em cerca de 1 ano. Eu sempre fui uma das melhores alunas da escola, mas isso não era mais suficiente: agora tinha que ser *a melhor*... a melhor aluna, a melhor filha, ter o corpo mais bonito. Era uma obsessão. Um dia, já quase sem conseguir comer e não suportando mais, pedi ajuda. Iniciei tratamento com psicóloga, nutricionista e clínico. Com muito esforço, passei a comer um pouco mais, mas continuava perdendo peso. Quando foi indicada uma internação, percebi a gravidade da situação e aumentei a ingesta. Recuperei o peso em alguns meses e mantive acompanhamentos psicológico e clínico.

Então, aos 15 anos, menstruei e meu corpo começou a mudar. A preocupação obsessiva com o peso, que havia diminuído muito, voltou. Busquei ajuda em muitos profissionais, e era como se ninguém me entendesse. Sofri muito, mais do que na época em que não comia, pois agora eu comia e me sentia extremamente culpada, fracassada por não conseguir emagrecer como antes. Além disso, demorei 4 anos para ser aprovada no vestibular, pois era muito perfeccionista, com uma ansiedade altíssima. Depois de tantos anos de sofrimento, sendo o controle da comida o mais importante, consegui me recuperar. Obtive aprovação para o curso de medicina e hoje estou no último ano da faculdade. Posso dizer que, há 4 meses, estou realmente bem, com minhas preocupações excessivas com o peso controladas e o convívio social recuperado".

Teste seu conhecimento

1. Uma jovem vem à Unidade Básica de Saúde relatando problemas com a alimentação. Ela cita episódios caracterizados por comer em grande quantidade e muito rápido, situações que fugiam ao seu controle, na ausência de outras pessoas. Nega práticas purgativas, como controle de peso, e não evidencia preocupação exagerada com o peso. Qual seria a melhor hipótese diagnóstica?
   a. Bulimia nervosa
   b. Anorexia nervosa
   c. Transtorno de compulsão alimentar (Binge eating disorder)
   d. Transtorno de hábitos e impulsos

2. Emagrecimento, distúrbio da imagem corporal e comportamento purgativo são manifestações observadas no transtorno alimentar:
   a. Faltam informações para o diagnóstico de certeza
   b. Bulimia nervosa
   c. Anorexia nervosa
   d. Transtorno de compulsão alimentar (Binge eating disorder)

3. Assinale as razões ou justificativas da abordagem interdisciplinar em uma pessoa acometida por transtorno alimentar.
   a. Disfunção familiar, dificuldade na comunicação verbal dos conflitos (alexitimia)
   b. Preocupação excessiva com o peso, com distúrbio da imagem corporal
   c. Desnutrição, erosão do esmalte dentário, fadiga, amenorreia
   d. Todas as alternativas

4. As pessoas acometidas de transtornos alimentares costumam apresentar comportamentos que resultam em baixa adesão ao tratamento, EXCETO:
   a. Necessidade exagerada do uso da balança
   b. A prática do vômito autoinduzido após a tomada da medicação prescrita
   c. Leitura atenta da bula e pesquisa sobre os fármacos prescritos; se relacionados com ganho de peso, não serão utilizados
   d. Negação da doença

5. Para o tratamento farmacológico dos transtornos alimentares, são feitas as seguintes afirmativas. Assinale a correta.
   a. Os antidepressivos tricíclicos mostraram eficácia comprovada em ensaios clínicos randomizados que avaliaram o tratamento da anorexia nervosa
   b. A fluoxetina mostrou-se eficaz na redução de recaídas, após a recuperação do peso em anoréxicas
   c. Na bulimia nervosa, os antidepressivos foram eficazes na redução de episódios de compulsão alimentar (binge)
   d. Os antipsicóticos foram seguros e eficazes em numerosos ensaios clínicos randomizados que avaliaram o tratamento da anorexia e da bulimia

Respostas: 1C, 2B, 3D, 4A, 5C

Do que se trata

Os TAs constituem um grupo de doenças que oferecem grandes desafios diagnósticos e terapêuticos, demandando abordagem interdisciplinar. Pode-se reconhecer, segundo a Associação Americana de Psiquiatria (APA),[1] três importantes TA (Quadros 245.1, 245.2 e 245.3): AN, BN e TCA. Outros TAs como Pica, transtorno de ruminação, transtorno alimentar restritivo/evitativo, fogem ao escopo deste capítulo e podem ser estudados nas leituras relevantes sobre o tema.

Os sintomas nucleares dos TAs incluem alterações na percepção da imagem corporal e nos padrões alimentares, podendo haver desde uma recusa a se alimentar, como na AN, até episódios de ingestão compulsiva de alimentos, como na BN e no TCA. Esses sintomas podem ser compreendidos dentro de um *continuum* de gravidade, estando presentes em maior ou menor grau nos diferentes TAs.

Os TAs acometem preferencialmente mulheres jovens que idealizam a corpolatria, tão valorizada na mídia. Há uma preocupação excessiva em relação à forma e ao peso corporal que leva a pessoa a adotar comportamentos inadequados, dirigidos à perda de peso pelo medo mórbido de engordar.

Nesses transtornos, o corpo é eleito pela pessoa como a via de expressão simbólica da sua psicopatologia; assim, o corpo sofrerá agravos de acordo com a violência dos conflitos psíquicos vivenciados. O peso corporal é medido pelo índice de massa corporal (IMC) de Quetelet (IMC= peso kg/ altura m²). Via de regra, o peso é magro (abaixo de 20 kg/m²), na BN. Pode ser magro, ideal ou aumentado, e no TCA, aumentado (acima de 30 kg/m²). Quanto à presença das purgas (vômitos autoinduzidos, enema, uso abusivo de laxativos e diuréticos), encontramos preferentemente na BN e menos na AN e não no TCA – a pessoa está acometida de obesidade, mas não utiliza a prática. Todos têm o transtorno da imagem corporal (a imagem refletida no espelho não corresponde à imagem real), mais evidente na AN, depois BN e TCA. Uma situação comum é a pessoa evitar olhar-se em espelho grande. A prática da atividade física excessiva com o objetivo de emagrecimento é mais frequente na BN e na AN. Quanto ao *binge*, é mais presente na BN e no TCA e raro na AN.

Na AN, é marcante a recusa em manter o peso corporal adequado à idade e à altura, com medo intenso de ganhar peso ou de engordar mesmo estando abaixo do normal, pois há marcada distorção da imagem corporal. Na atual classificação do DSM-5 (2012) (Quadro 245.1), a amenorreia foi retirada dos critérios diagnósticos da AN, assim como os subtipos de AN e BN. O TCA passou a ser uma categoria diagnóstica (era denominado transtorno da compulsão alimentar periódica – TCAP), e a frequência e a duração do *binge* da BN e do TCA será de um evento por semana por 3 meses.[1]

Na BN, ocorrem as crises bulímicas, que são ingestão de grandes quantidades de alimentos com descontrole, e os comportamentos inadequados para não engordar.

No TCA, encontra-se pessoas que apresentam episódios de compulsão alimentar, em que também pode ser encontrado: comer muito mais rápido do que o normal; comer até sentir-se incomodamente repleto; comer grandes quantidades de alimentos, sem fome física e comer sozinho, por envergonhar-se da quantidade de alimentos. É presente o sentimento de repulsa por si mesmo, depressão ou demasiada culpa pelo *binge*, e os indivíduos não se engajam em comportamento purgativo.[3]

É preciso, no entanto, cautela para não incorrermos no erro de não cogitar um TA ligado a populações outras que não a de adolescentes e mulheres brancas de classe média ou alta, uma vez que os valores ditos ocidentais que vinculam sucesso e poder de atração à magreza estão disseminados em boa parte do mundo. Imigrantes de locais com baixas prevalências de TA passam a apresentar taxas cada vez mais próximas daquelas do país para o qual migraram. Estudos têm demonstrado associação entre obesidade e TCA em minorias étnicas.[4,5]

> **Quadro 245.1 | Critérios diagnósticos para anorexia nervosa segundo o DSM-5**
>
> A. Restrição da ingesta calórica em relação às necessidades, levando a um peso corporal significativamente baixo no contexto de idade, gênero, trajetória do desenvolvimento e saúde física. *Peso significativamente baixo* é definido como um peso inferior ao peso mínimo normal ou, no caso de crianças e adolescentes, menor do que o minimamente esperado
>
> B. Medo intenso de ganhar peso ou de engordar, ou comportamento persistente que interfere no ganho de peso, mesmo estando com peso significativamente baixo
>
> C. Perturbação no modo como o próprio peso ou a forma corporal são vivenciados, influência indevida do peso ou da forma corporal na autoavaliação ou ausência persistente de reconhecimento da gravidade do baixo peso corporal atual
>
> *Determinar* o subtipo:
>
> **(F50.01) Tipo restritivo:** durante os últimos 3 meses, o indivíduo não se envolveu em episódios recorrentes de compulsão alimentar ou comportamento purgativo (i.e., vômitos autoinduzidos ou uso indevido de laxantes, diuréticos ou enemas). Esse subtipo descreve apresentações nas quais a perda de peso seja obtida essencialmente por meio de dieta, jejum e/ou exercício excessivo
>
> **(F50.02) Tipo compulsão alimentar purgativa:** nos últimos 3 meses, o indivíduo se envolveu em episódios recorrentes de compulsão alimentar purgativa (i.e., vômitos autoinduzidos ou uso indevido de laxantes, diuréticos ou enemas)
>
> *Especificar* se:
>
> **Em remissão parcial:** depois de terem sido preenchidos previamente todos os critérios para anorexia nervosa, o Critério A (baixo peso corporal) não foi mais satisfeito por um período sustentado, porém ou o Critério B (medo intenso de ganhar peso ou de engordar ou comportamento que interfere no ganho de peso), ou o Critério C (perturbações na autopercepção do peso e da forma) ainda está presente
>
> **Em remissão completa:** depois de terem sido satisfeitos previamente todos os critérios para anorexia nervosa, nenhum dos critérios foi mais satisfeito por um período sustentado
>
> *Especificar* a gravidade atual:
>
> O nível mínimo de gravidade baseia-se, em adultos, no IMC atual (ver a seguir) ou, para crianças e adolescentes, no percentil do IMC. Os intervalos abaixo são derivados das categorias da OMS para baixo peso em adultos; para crianças e adolescentes,
>
> os percentis do IMC correspondentes devem ser usados. O nível de gravidade pode ser aumentado de maneira a refletir sintomas clínicos, o grau de incapacidade funcional e a necessidade de supervisão.
>
> **Leve:** IMC ≥ 17 kg/m²
> **Moderada:** IMC 16-16,99 kg/m²
> **Grave:** IMC 15-15,99 kg/m²
> **Extrema:** IMC < 15 kg/m²
>
> IMC, índice de massa corporal; OMS, Organização Mundial da Saúde.
> Fonte: Associação Psiquiátrica Americana.[1]

> **Quadro 245.2 | Critérios diagnósticos para bulimia nervosa segundo o DSM-5**
>
> A. Episódios recorrentes de compulsão alimentar. Um episódio de compulsão alimentar é caracterizado pelos seguintes aspectos:
>
>   1. Ingestão, em um período de tempo determinado (p. ex., dentro de cada período de 2 horas), de uma quantidade de alimento definitivamente maior do que a maioria dos indivíduos consumiria no mesmo período sob circunstâncias semelhantes
>
>   2. Sensação de falta de controle sobre a ingestão durante o episódio (p. ex., sentimento de não conseguir parar de comer ou controlar o que e o quanto se está ingerindo)
>
> B. Comportamentos compensatórios inapropriados recorrentes, a fim de impedir o ganho de peso, como vômitos autoinduzidos; uso indevido de laxantes, diuréticos ou outros medicamentos; jejum; ou exercício em excesso
>
> C. A compulsão alimentar e os comportamentos compensatórios inapropriados ocorrem, em média, no mínimo 1 vez por semana durante 3 meses
>
> D. A autoavaliação é indevidamente influenciada pela forma e pelo peso corporal
>
> E. A perturbação não ocorre exclusivamente durante episódios de anorexia nervosa
>
> *Especificar* se:
>
> **Em remissão parcial:** depois de todos os critérios para bulimia nervosa terem sido previamente preenchidos, alguns, mas não todos os critérios, foram preenchidos por um período de tempo sustentado
>
> **Em remissão completa:** depois de todos os critérios para bulimia nervosa terem sido previamente preenchidos, nenhum dos critérios foi preenchido por um período de tempo sustentado
>
> *Especificar* a gravidade atual:
>
> O nível mínimo de gravidade baseia-se na frequência dos comportamentos compensatórios inapropriados (ver a seguir). O nível de gravidade pode ser elevado de maneira a refletir outros sintomas e o grau de incapacidade funcional
>
> **Leve:** média de 1 a 3 episódios de comportamentos compensatórios inapropriados por semana
>
> **Moderada:** média de 4 a 7 episódios de comportamentos compensatórios inapropriados por semana
>
> **Grave:** média de 8 a 13 episódios de comportamentos compensatórios inapropriados por semana
>
> **Extrema:** média de 14 ou mais comportamentos compensatórios inapropriados por semana
>
> Fonte: Associação Psiquiátrica Americana.[1]

Para muitas dessas pessoas, a balança é o medidor da vida, já que essa fica centrada à dieta e ao valor calórico dos alimentos, uma subversão do ato de comer normal, prazeroso e necessário à vida. Pode-se até pensar que a vida fica restrita à mesa de refeições e aos banheiros, com as práticas purgativas ocultas. (Ver Quadro 245.4.)

Epidemiologia. Os TAs são doenças relativamente raras na população. Estudos de incidência em nível comunitário são escassos. Com os novos critérios do DSM-5,[1] os diagnósticos aumentaram, mas diminuiu consideravelmente a proporção de diagnósticos de TA não classificados em outra parte, antes o diagnóstico mais comum.[6] A prevalência de AN ao longo da vida em mulheres pode atingir até 4%, contra 2% de BN. Há poucos estudos abrangendo TCA, cuja incidência está estimada em cerca de 2%.[6,7] Destaca-se a coexistência de AN e BN nesse grupo: cerca de 50% daquelas com AN têm episódios de bulimia, e uma proporção variável (até 80%) das acometidas de BN têm história compatível com AN.[1] Provavelmente, esses achados, junto com os casos de TA que não preenchem os critérios dos subtipos identificados, demonstram o *continuum* dos TA que fomenta a constante discussão dos critérios diagnósticos. Os jovens do sexo masculino correspondem a menos de 10% dos casos, mas não podem ser esquecidos.[1,2] A prevalência de TA parece vir aumentando nas últimas décadas.[6] As mulheres parecem corresponder a cerca de 90% dos casos de TA.[6]

Os TAs parecem ser mais prevalentes entre profissionais de dança, modelos e atletas, geralmente se desenvolvendo quando esses indivíduos iniciam suas carreiras.[8,9] Estudos sugeriram maior risco para TA entre indivíduos adotados.[10] Apesar

Quadro 245.3 | Critérios diagnósticos para transtorno de compulsão alimentar segundo o DSM-5

A. Episódios recorrentes de compulsão alimentar. Um episódio de compulsão alimentar é caracterizado pelos seguintes aspectos:
   1. Ingestão, em um período determinado (p. ex., dentro de cada período de 2 horas), de uma quantidade de alimento definitivamente maior do que a maioria das pessoas consumiria no mesmo período sob circunstâncias semelhantes Sensação de falta de controle sobre a ingestão durante o episódio (p. ex., sentimento de não conseguir parar de comer ou controlar o que e o quanto se está ingerindo)

B. Os episódios de compulsão alimentar estão associados a três (ou mais) dos seguintes aspectos:
   1. Comer mais rapidamente do que o normal
   2. Comer até se sentir desconfortavelmente cheio
   3. Comer grandes quantidades de alimento na ausência da sensação física de fome
   4. Comer sozinho por vergonha do quanto se está comendo
   5. Sentir-se desgostoso de si mesmo, deprimido ou muito culpado em seguida

C. Sofrimento marcante em virtude da compulsão alimentar

D. Os episódios de compulsão alimentar ocorrem, em média, ao menos 1 vez por semana durante 3 meses

E. A compulsão alimentar não está associada ao uso recorrente de comportamento compensatório inapropriado, como na bulimia nervosa, e não ocorre exclusivamente durante o curso de bulimia-nervosa ou anorexia nervosa

Especificar se:

Em remissão parcial: depois de terem sido previamente satisfeitos os critérios plenos do transtorno de compulsão alimentar, a hiperfagia ocorre a uma frequência média inferior a um episódio por semana por um período de tempo sustentado

Em remissão completa: depois de terem sido previamente satisfeitos os critérios plenos do transtorno de compulsão alimentar, nenhum dos critérios é mais satisfeito por um período de tempo sustentado

Especificar a gravidade atual:

O nível mínimo de gravidade baseia-se na frequência de episódios de compulsão alimentar (ver a seguir). O nível de gravidade pode ser ampliado de maneira a refletir outros sintomas e o grau de incapacidade funcional

Leve: 1 a 3 episódios de compulsão alimentar por semana

Moderada: 4 a 7 episódios de compulsão alimentar por semana

Grave: 8 a 13 episódios de compulsão alimentar por semana

Extrema: 14 ou mais episódios de compulsão alimentar por semana

Fonte: Associação Psiquiátrica Americana.[1]

Quadro 245.4 | Outro transtorno alimentar especificado, segundo o DSM-5

Esta categoria aplica-se a apresentações em que sintomas característicos de um transtorno alimentar que causam sofrimento clinicamente significativo ou prejuízo no funcionamento social, profissional ou em outras áreas importantes da vida do indivíduo predominam, mas não satisfazem todos os critérios para qualquer transtorno na classe diagnóstica de transtornos alimentares. A categoria outro transtorno alimentar especificado é usada nas situações em que o clínico opta por comunicar a razão específica pela qual a apresentação não satisfaz os critérios para qualquer transtorno alimentar específico. Isso é feito por meio do registro de "outro transtorno alimentar especificado", seguido da razão específica (p. ex., "bulimia nervosa de baixa frequência"). Exemplos de apresentações que podem ser especificadas usando a designação "outro transtorno alimentar especificado" incluem os seguintes:

1. **Anorexia nervosa atípica:** todos os critérios para anorexia nervosa são preenchidos, exceto que, apesar da perda de peso significativa, o peso do indivíduo está dentro ou acima da faixa normal

2. **Bulimia nervosa (de baixa frequência e/ou duração limitada):** todos os critérios para bulimia nervosa são atendidos, exceto que a compulsão alimentar e comportamentos compensatórios indevidos ocorrem, em média, menos de 1 vez por semana e/ou por menos de 3 meses

3. **Transtorno de compulsão alimentar (de baixa frequência e/ou duração limitada):** todos os critérios para transtorno de compulsão alimentar são preenchidos, exceto que a hiperfagia ocorre, em média, menos de 1 vez por semana e/ou por menos de 3 meses

4. **Transtorno de purgação:** comportamento de purgação recorrente para influenciar o peso ou a forma do corpo (p. ex., vômitos autoinduzidos; uso indevido de laxantes, diuréticos ou outros medicamentos) na ausência de compulsão alimentar

5. **Síndrome do comer noturno:** episódios recorrentes de ingestão noturna, manifestados pela ingestão ao despertar do sono noturno ou pelo consumo excessivo de alimentos depois de uma refeição noturna. Há consciência e recordação da ingesta. A ingestão noturna não é mais bem explicada por influências externas, como mudanças no ciclo de sono-vigília do indivíduo, ou por normas sociais locais. A ingestão noturna causa sofrimento significativo e/ou prejuízo no funcionamento. O padrão desordenado de ingestão não é mais bem explicado por transtorno de compulsão alimentar ou outro transtorno mental, incluindo uso de substâncias, e não é atribuível a outro distúrbio médico ou ao efeito de uma medicação

Fonte: Associação Psiquiátrica Americana.[1]

de estudos cogitarem a associação entre TA e abuso sexual, trabalhos mais recentes sugerem que o abuso se constitui em um fator de risco inespecífico, uma vez que contribui para diversas doenças psiquiátricas.[8,11] Nesse contexto, a adoção de dietas para adequação ao padrão atinge alta prevalência na população mundial, que contrasta com a epidemia da obesidade a qual, nos EUA, acomete 60% da população adulta e 16% da pediátrica, com predomínio em hispânicos e afrodescendentes.[2]

Quando pensar

As pessoas acometidas de TA, ao sofrerem no corpo a expressão de seus problemas, desenvolvem manifestações clínicas decorrentes da desnutrição e das práticas comportamentais adotadas, principalmente em pessoas com AN. É preciso cogitar um TA naqueles que apresentem algum dos seguintes achados:[2,8,12]

- Preocupação exagerada com peso ou forma física.
- Dietas, restrições alimentares ou mudanças de hábito alimentar que preocupam o paciente, sua família ou amigos, ou são comunicados por terceiros.
- Abandono de atividades sociais, sobretudo se envolvem comida.
- Perda/ganho de peso acentuada; flutuações marcantes no peso.
- Perda de peso ou dificuldade para obter e manter o peso esperado para a altura em crianças e adolescentes.
- Dor abdominal associadas a vômitos e/ou restrições dietéticas e não explicadas por condição médica.
- Bradicardia, hipoglicemia/tolerância alterada à glicose e/ou constipação em cenário de comportamentos alimentares inapropriados.
- Amenorreia (um achado comum na AN, aparentemente não ligada a um desenvolvimento incompleto do sistema

reprodutivo,[13] irregularidade menstrual, infertilidade inexplicada.
- Distúrbios eletrolíticos (com ou sem alterações eletrocardiográficas), principalmente hipocalemia, hipocloremia e elevação do CO_2. CO_2 aumentado em associação com cloro baixo e/ou urina alcalina (pH 8,0-8,5) pode indicar vômitos frequentes. Hipoglicemia pode estar associada às alterações eletrolíticas.
- Exercícios físicos excessivos, engajamento em atividades extenuantes, principalmente se escondidos da família.
- Diabetes melito tipo 1 com perda ponderal inexplicada, mau controle metabólico e/ou cetoacidose diabética, em que há grande risco de TA. O ganho ponderal induzido pela insulinoterapia pode levar à diminuição ou omissão das doses, com consequente piora do controle metabólico (pode haver a perda de peso almejada) e aumento da incidência das complicações da doença.
- História de utilização de comportamentos compensatórios para perder peso após alimentação ou percepção de excesso alimentar/comer compulsivo, como práticas purgativas, dietas, jejuns e exercícios excessivos.
- Uso/abuso de: moderadores de apetite sacietógenos (sibutramina) ou anorexígenos (anfetaminas), sedativos, diuréticos, laxantes, enemas, eméticos, adoçantes, balas e doces sem açúcar, psicoestimulantes, drogas recreativas, líquidos demasiadamente quentes ou frios, cafeína em grandes quantidades, variados suplementos e ervas para perda de peso.
- Alterações no esmalte dentário pela acidez dos vômitos provocados), aumento das glândulas parótidas, calosidades/úlceras no dorso da mão pela prática do vômito autoinduzido (sinal de Russell).

Convém ressaltar que os achados físicos são infrequentes no início do quadro.

Também é elevada a presença de comorbidades psiquiátricas, na forma de transtornos de personalidade, impulsividade, depressão, ansiedade, dependência química e ideação/comportamento suicida. As características de personalidade associadas a TA incluem perfeccionismo, características obsessivo-compulsivas, instabilidade emocional, baixa tolerância ao estresse, pouca cooperação, emocionalidade negativa (p. ex., melancolia).[14-15]

Quando um diagnóstico de TA não está claro, o médico deve afastar outras causas não psiquiátricas dos sinais e sintomas, como perda de peso, vômitos e alterações menstruais. Além disso, deve acompanhar os aspectos clínicos tanto de curto prazo (p. ex., sinais vitais, eletrólitos) quanto de longo, como menstruação, massa óssea, crescimento.[2,12]

O que fazer

O padrão ideal de atendimento baseia-se na detecção precoce na abordagem multidisciplinar (médico, psicólogo e nutricionista), quando possível.[2] De acordo com a realidade local, a equipe e a abordagem podem variar, podendo demandar matriciamento e/ou referenciamento, com a Equipe Saúde da Família centralizando o cuidado.

Anamnese

A maioria não costuma apresentar sinais ou sintomas típicos de um TA. A presença e as repercussões iniciais de um TA podem passar despercebidas por um clínico experiente. O médico deve, portanto, atentar para a possibilidade desse diagnóstico, especialmente no atendimento de mulheres jovens – o diagnóstico é mais frequente entre os 18 e os 21 anos de idade.[14] Logo, o rastreamento desses transtornos deve sempre ser realizado em pacientes de risco, atentando aos itens citados ("Quando pensar"). Quaisquer alterações acentuadas de peso em indivíduos em princípio saudáveis devem suscitar a possibilidade de TA, inclusive pessoas submetidas à cirurgia bariátrica. Pessoas com peso normal ou aumentado também podem adotar comportamentos alimentares de risco.

Destaca-se uma especial importância para a observação de determinados fenômenos nas pessoas que desenvolvem TA, como engajamento em dietas para emagrecer, ser mulher jovem, ser estudante, valorizar a corpolatria, possuir características de personalidade obsessiva-compulsiva, *borderline* e evitativa. Aumenta a possibilidade diagnóstica se forem observadas características como medo intenso de engordar, mesmo estando no peso ideal para sua altura e cultura, comportamento compensatório após ingestão alimentar, presença de sentimento de culpa após alimentação, uso abusivo de laxantes, diuréticos e enemas e solicitação de medicamentos anorexígenos.

As queixas físicas mais comuns à avaliação inicial incluem fadiga, tontura, mal-estar, fraqueza muscular, amenorreia, alterações do trato gastrintestinal (constipação, diarreia, distensão ou desconforto abdominais, azia, pirose), alteração do peso corporal (perda ou ganho), polidipsia, poliúria, palpitações, dor de garganta, alterações no sono e comportamentais.[15]

Itens indispensáveis na avaliação inicial de uma suspeita de TA:

- Tipo, magnitude e frequência das oscilações de peso.
- Estado nutricional, dieta e exercícios.
- Métodos para controle do peso (pesquisar comportamentos compensatórios).
- História menstrual e métodos contraceptivos.
- História do desenvolvimento, avaliação do temperamento e dos traços de personalidade, história psiquiátrica (incluindo transtornos de humor e uso de drogas), exercício de atividade de alto risco para TA (esporte profissional, dança, moda e outras atividades artísticas).
- História familiar: pesquisar TA, obesidade, doenças mentais, uso/abuso de álcool e outras drogas e dinâmica familiar.

Exame físico

A avaliação física inicial deve abordar verificação da pressão arterial (com pesquisa de hipotensão postural), temperatura, frequências cardíaca e respiratória, antropometria com cálculo do IMC. Fazer o recordatório de peso com IMC, quando possível (verificar mudanças e suas características, colocando nas curvas de crescimento nos jovens).

A maioria das pessoas com TA não costuma ter sinais ao exame físico no início do quadro, mas se associam *a posteriori* com sérias complicações clínicas, comprometendo qualquer dos sistemas orgânicos, com apresentação variável. Os sinais e sintomas ao exame podem incluir:[2,8]

Sintomas gerais. Alterações acentuadas de peso, intolerância ao frio, fraqueza, fadiga, letargia, tontura, síncope, calorões, sudorese, hipotermia.

Gastrintestinais. Sintomas dispépticos, saciedade precoce, retardo do esvaziamento gástrico, refluxo gastresofágico, hematêmese, hemorroidas/prolapso retal, constipação.

Orais. Aumento das parótidas, lacerações orais; cáries e erosões dentárias (incluído perimólise, aerosão da superfície palatina dos dentes anteriores) devido ao ácido gástrico.

Endócrinos. Amenorreia/irregularidades menstruais, osteopenia, infertilidade, perda da libido.

Cardiorrespiratórios. Dor precordial, palpitações, arritmias, edema, falta de fôlego.

Dermatológicos. Perda de cabelo, lanugo, descoloração amarelada da pele, má cicatrização, calos ou escaras no dorso da mão (sinal de Russell – lesões pela indução manual de vômitos).

Neuropsiquiátricos. Convulsões, déficits de memória/concentração, insônia, automutilação, manifestações suicidas, depressão/ansiedade, sintomas obsessivos, dependência química.

Exames complementares

Quadro 245.5 | **Exames complementares indicados e possíveis achados em transtorno alimentar**

Exames	Achados possíveis em TA/indicações
Hemograma com leucograma e contagem de plaquetas	Contagens baixas
Bioquímica sanguínea abrangente, enzimas	Glicemia: ↓ (má alimentação), ↑ (omissão/diminuição intencional das doses de insulina)
	Creatinina – interpretar segundo peso e perda de massa muscular: ↑ (desidratação, disfunção renal)
	Ureia: ↑ (desidratação)
	Sódio: ↓ (hiper-hidratação ou laxantes)
	Potássio: ↓ (vômitos, laxantes, diuréticos, realimentação)
	Cálcio: pouco ↓ (desnutrição mobiliza cálcio ósseo)
	Magnésio: ↓ (desnutrição, laxantes, realimentação)
	Fosfato: ↓ (desnutrição, realimentação)
	Aminotransferases (AST e ALT): ↑ (disfunção hepática)
	Amilase: ↑ (vômitos, pancreatite)
	Lipase: ↑ (pancreatite)
Exames endocrinológicos	TSH e T_4L: normais ou ↓ (síndrome do doente eutireóideo – hormônios alterados por causa externa à glândula)
	Mulheres: estradiol, LH e FSH (se infertilidade ou amenorreia há mais de 6 meses com peso normal): ↓
	Homens: testosterona ↓
	β-HCG: solicitar se mulher de baixo peso em idade fértil
Perfil lipídico	Não recomendado como avaliação inicial, pois colesterol pode estar ↑ em desnutrição inicial e ↓ no estágio avançado
ECG	Bradicardia, outras arritmias, alterações de baixa voltagem, ↑ intervalo Q-T, inversões de onda T e depressões ocasionais do segmento S-T

(Continua)

Quadro 245.5 | **Exames complementares indicados e possíveis achados em transtorno alimentar** *(Continuação)*

Exames	Achados possíveis em TA/indicações
Densitometria óssea	TA ↑ risco de perda de massa óssea. Não há evidência de que a terapia de reposição hormonal aumente a massa óssea – o tratamento é a recuperação nutricional
Avaliação toxicológica	Se suspeita de uso/abuso de drogas lícitas e ilícitas
Avaliação com neuroimagem: RM ou TC do encéfalo	Sinais neurológicos suspeitos, déficits cognitivos significativos, alterações comportamentais resistentes ao tratamento

AST, aspartato aminotransferase; ALT, alanina aminotransferase; LH, hormônio luteinizante; FSH, hormônio folículo estimulante; ECG, eletrocardiograma; TA, transtorno alimentar; β-HCG, gonadotrofina coriônica humana beta; RM, ressonância magnética; TC, tomografia computadorizada; TSH, tireotrofina; T_4L, tiroxina livre.

Fonte: Adaptado de Associação Psiquiátrica Americana [1] e Academy for Eating Disorders.[2]

Conduta proposta

Tratamento

O tratamento de indivíduos com TA ainda está distante do ideal, com pouca concordância entre os especialistas sobre a melhor maneira de lidar com cada caso. Dadas as características dos indivíduos acometidos, o seu engajamento no tratamento é o primeiro passo, pois os doentes com AN costumam não apresentar preocupação com a sua perda de peso, buscando auxílio sob pressão de familiares e amigos. Aqueles com BN, por outro lado, costumam buscar tratamento por identificar sintomas preocupantes para eles.[15]

Uma característica dos TA que funciona como um fator complicador do tratamento é a baixa adesão. É comum o mecanismo de negação da doença e a evitação do tratamento, tornando necessária a supervisão na administração dos medicamentos e um olhar atento para artifícios como a autoindução de êmese após a tomada da medicação prescrita, principalmente nas pessoas acometidas de BN. É imprescindível ao médico reconhecer as ansiedades e os temores que o indivíduo tem diante do possível aumento de peso com os tratamentos prescritos, e estar ciente de que muitas pessoas podem omitir informações sobre seus comportamentos por se sentirem envergonhadas. As pessoas acometidas de TA apresentam falhas na comunicação e na verbalização dos afetos, na interpretação de estados emocionais e na percepção das sensações corporais.[16] Confiar na preocupação de amigos e familiares sobre comportamento alimentar, peso ou forma do paciente é fundamental.

Geralmente, o uso de antidepressivos ou outras modalidades psicofarmacológicas, de maneira isolada, costuma ser uma medida não resolutiva. A complexidade dos TAs indica a necessidade de um tratamento interdisciplinar.[2,12] O manejo coerente dos TA exige um trabalho bem integrado e complementar entre clínico, psiquiatra, psicólogo, nutricionista e outros profissionais[2,12] e uma sólida relação médico-doente-família é o aspecto-chave no manejo desses transtornos.[13,17–18] Cabe, portanto, ao médico de família o estabelecimento de um bom vínculo com a pessoa que está sofrendo (usando o corpo na expressão), com sua família, na busca pela integralidade e pelo gerenciamento do cuidado. O profissional precisa avaliar a dinâmica familiar, e de como ela influencia o quadro. É função do médico compreender quão difícil é para o doente ver de forma abrangente sua situação e modificar crenças e pensamentos disfuncionais relacionados à alimentação, ao peso e à imagem corporal para uma abordagem mais efetiva. Quanto menor a idade da pessoa, maior a necessidade da inclusão de familiares na abordagem.

O tratamento objetiva, portanto: reabilitação física e nutricional; abandono de comportamentos alimentares e compensatórios inadequados e recuperação psicológica total (cessação das crenças e pensamentos disfuncionais ligados à alimentação e à imagem corporal; recuperação do papel social das refeições e da vida social do indivíduo), além da capacitação da família para o entendimento do problema.

Psicoterapia

A psicoterapia – a terapia da palavra – objetiva ajudar o indivíduo a encontrar outras expressões para o sintoma, entender a resistência ao tratamento, aceitar o tempo terapêutico de cada indivíduo e compreender que a supressão imediata do sintoma nem sempre significa a melhor alternativa. Saber acolher a pessoa cuja única forma que possui para se expressar é o discurso do corpo e do alimento. Em linhas gerais, a terapia foca primariamente nos pensamentos e comportamentos ligados ao TA, abordando também questões afetivas, relacionais e outros aspectos psíquicos subjacentes que colaborem para o quadro.[2,12,19]

Na AN, as principais opções incluem terapia familiar (TF), terapia cognitivo-comportamental (TCC) e entrevista motivacional.[14,20-21]

Nos TA que envolvem o comer compulsivo (BN e TCA), a psicoterapia de eleição é a TCC, com emprego de outras modalidades dentro das particularidades de cada caso. No tratamento para os obesos, a TCC para perda de peso pode ser útil, e sempre deve ser salientado que perda de peso não é um objetivo por si na terapia.[12,14] Práticas como meditação (p. ex., *mindfullness*) podem reduzir os sintomas. A TF pode aumentar a abstinência do comer compulsivo e das purgações.

É importante a participação do psicoterapeuta no reforço da aliança terapêutica, dando significado às comunicações, restaurando a capacidade de reconhecer e expressar os sentimentos, abordando os conflitos intrapsíquicos e estimulando a capacidade de simbolização e auto-observação. Além da psicoterapia individual, a TF, a terapia em grupo e os grupos de autoajuda têm papel importante na abordagem. Um recurso adicional já empregado em alguns serviços de referência é o uso de manuais informativos autoaplicáveis com técnicas para conhecimento da doença e do funcionamento do indivíduo nesse contexto, bem como estratégias de enfrentamento.[12,19]

Farmacoterapia

Anorexia nervosa

O tratamento de eleição para AN é reabilitação nutricional associada à psicoterapia,[22] com acompanhamento das complicações clínicas. Nenhum medicamento promoveu de forma inequívoca o ganho de peso em pacientes com AN.[23] No entanto, pacientes sem ganho de peso, apesar do tratamento, são candidatos à psicofarmacoterapia adjuvante, como aqueles com ansiedade antecipatória diante de uma refeição. O emprego de psicofármacos na AN costuma ser útil no manejo das psicopatologias comórbidas ao TA, as quais são frequentes, como os transtornos de humor.[24-26] Lembrar-se de que sintomas mentais podem também decorrer de acentuada desnutrição antes de prescrever psicofármacos.

Casos agudamente doentes sem ganho ponderal podem beneficiar-se de olanzapina (2,5-10 mg/dia). Adicionalmente, um ansiolítico em dose baixa e por curto período (p. ex., lorazepam, 0,5 mg) pode diminuir a ansiedade antecipatória. É fundamental ressaltar que pacientes com baixo peso são particularmente vulneráveis aos efeitos adversos, o que exige doses baixas e cautela. Bupropiona deve ser evitada nesse contexto, pois está associada a convulsões em pacientes com TA. Complicações clínicas da desnutrição também geram contraindicações, como disfunções cardíacas demandando cautela no emprego de antipsicóticos e antidepressivos (em especial, tricíclicos).

Os antidepressivos foram largamente empregados no manejo, mas apresentam efetividade limitada – não levaram a aumento de peso ou à redução de sintomas psicológicos, o que contraindica seu uso em monoterapia.[23-25]

Bulimia nervosa

A farmacoterapia é eficaz na BN e pode ser adicionada ao tratamento-padrão dos TA (reabilitação nutricional e psicoterapia). Se esse não estiver disponível, pode-se iniciar tratamento medicamentoso isoladamente em um primeiro momento, associado a material educacional e orientações ao paciente e à família. O manejo combinado é superior aos tratamentos isolados para os episódios de *binge* e purgas. Entretanto, as taxas de abandono são superiores àquelas da psicoterapia isolada.[12,27]

Os antidepressivos são o tratamento de primeira escolha, notadamente os inibidores seletivos de receptação da serotonina (ISRS), pois agregam efetividade e maior segurança. Em numerosos estudos, demonstraram taxas de remissão dos sintomas da BN superiores às de placebos. Os vômitos e o comer compulsivo diminuíram com o emprego de antidepressivos de várias classes.[12,27] No entanto, esses fármacos apresentaram maiores taxas de abandono do tratamento,[27] provavelmente devido aos efeitos adversos. O primeiro ISRS aprovado pela U.S. Food and Drug Administration (FDA) foi a fluoxetina, na dose de 60mg/dia, que demonstrou redução significativa dos episódios de *binge* em diversos estudos[27] e segue como a primeira escolha. A resposta dos antidepressivos nos TA que envolvem comer compulsivo (BN e TCA) podem ser melhores com doses mais altas, por vezes maiores do que as empregadas em quadros depressivos,[24] e tal efeito independe da ação sobre os sintomas de humor. A segunda escolha de tratamento compreende os demais ISRS, como sertralina, fluvoxamina e escitalopram. Outros medicamentos com dados limitados sugerindo redução de comer compulsivo e purgas incluem topiramato e ondansetrona. Pode-se, ainda, considerar outra alternativa de tratamento, os antidepressivos tricíclicos (desipramina, imipramina ou nortriptilina) ou a trazodona, desde que as demais alternativas não possam ser empregadas. A bupropiona, apesar da sua efetividade, é contraindicada em pacientes com hábitos purgativos por estar associada à ocorrência de convulsões nesse grupo.[24] Nos últimos anos, vêm sendo testados outros agentes. Combinações de tratamentos não foram testadas e devem ser evitadas.

Transtorno de compulsão alimentar

Até o momento, não há tratamento específico para TCA aprovado pela FDA. Vários anticonvulsivantes e antidepressivos têm demonstrado eficácia em reduzir a compulsão alimentar, mas apenas em número limitado de casos esse efeito resultou em abstinência, que é o objetivo principal.[28] Poucos medicamentos foram avaliados em múltiplos estudos com adequado seguimento e quase nenhum foi estudado em amostras com diversidade em termos de idade, sexo e etnia. Além disso, os estudos não avaliaram de maneira adequada o efeito placebo, habitualmente considerável nessa população.[28] Nesse contexto, as melhores escolhas para o tratamento farmacológico parecem ser topiramato, sertralina e lisdexanfetamina, os quais mostraram efeitos consistentes em redução de episódios de comer compulsivo e no peso. Considerando-se estudos individuais, os antidepressivos tricíclicos, desipramina e imipramina e os ISRS, citalopram e escitalopram podem ser considerados.[28] Entretanto, todos os estudos evidenciam um considerável número de pacientes tratados que tiveram resposta inadequada, o que reforça a contraindicação do emprego de psicofármacos como único tratamento, mas as evidências suportam a recomendação de uso dentro de tratamento abrangente, envolvendo psicoterapia, aconselhamento, suporte nutricional, entre outros. A bupropiona não parece reduzir os episódios de comer compulsivo por semana em mulheres com TCA e sobrepeso.[29] Como no manejo da BN, as doses dos ISRS empregadas na maioria dos estudos foram as máximas recomendadas, ou muito próximas destas (ver Cap. 236, Psicofármacos).

Planejamento alimentar. Deve ser mais flexível e liberal na tentativa de evitar desencadeamento da compulsão alimentar. A dieta rigorosa é um preditor da compulsão (efeito rebote). Discutir opções de dieta e planejamento de refeições e proporcionar educação nutricional com relação a mudanças em hábitos alimentares constituem a reabilitação nutricional, com a nutricionista e o clínico estabelecendo juntos as metas de peso adequadas a cada caso.[30] Se apropriado, incluir familiares e cuidadores.[2,12] No TCA, programas com dietas de baixa caloria podem reduzir o peso e, comumente, reduzir os sintomas.

Atividade física. A prática foi eficaz em promover abstinênciada compulsão alimentar.[31] Atentar que o exercício físico exagerado pode ser a própria expressão da patologia anoréxica e/ou bulímica.[32]

> **Dicas**
>
> ▶ Para a AN: há procura incansável da magreza por meio da negação do apetite, e não pela sua falta; do controle do valor calórico dos alimentos; e do uso da negação do TA. A frase do médico inglês Richard Morton, de 1689, que descreveu o 1º caso, "[...] é um esqueleto apenas tapado pela pele", continua vigente. A consulta é um labirinto de contradições, em que o corpo parece ser o centro. São comuns expressões como: "Não percebo porque é que venho aqui, não estou doente, estou bem assim [...]", "Quando eu penso na comida, é só nas calorias que tem e quanto engordo" e "Ela não sabe explicar, eu (a mãe) explico melhor, eu é que sei, ela esquece-se de dizer o mais importante". Os medicamentos não devem ser considerados como o tratamento único, e muitos sintomas depressivos melhoram com o ganho de peso corporal.
>
> ▶ Para a BN: há sensação da completa perda de controle, isto é, a compulsão alimentar; comportamento dirigido para o controle do peso corporal com as purgas (eliminando por baixo ou por cima – a patologia dos orifícios), atitudes restritivas (jejuns) ou a prática de exercícios físicos excessivos. Na tentativa doentia de manter o transtorno, podemos encontrar a falta às consultas agendadas e a prática do vômito autoinduzido após a tomada da medicação prescrita.
>
> ▶ Para o TCA: a pessoa já sofre com a obesidade, e o *binge* é ativado pelo humor disfórico; há tensão com alívio após a hiperfagia (padrão aditivo pelo alimento), ingestão de grande quantidade de alimentos em um curto espaço de tempo (± 2h) e sensação de perda de controle, sentimentos de repulsa e culpa, e ato de comer quando não fisicamente faminto. Encontramos ausência de comportamentos compensatórios inadequados (vômitos, uso laxantes, enemas, jejuns e excesso de exercícios físicos).

Quando referenciar

A pessoa acometida de TA em forma grave que coloca a vida em perigo, total descontrole dos impulsos na ingestão dos alimentos, persistente recusa ao comer, presença de ideação ou comportamento suicida, presença de ideação delirante-alucinatória, peso abaixo de 75% do esperado e complicações físicas devem ser referenciadas ao psiquiatra de nível hospitalar. Conforme já ressaltado, o manejo de casos de AN deve ser feito desde o início em contexto interdisciplinar.

> **Erros mais frequentemente cometidos**
>
> ▶ Não identificar a dificuldade de adesão ao tratamento. São pessoas com longo tempo de doença que já desenvolveram mecanismos adaptativos para o peso baixo ou aumentado.
>
> ▶ Manter o foco do tratamento unicamentena dieta ou na prescrição de medicamentos.
>
> ▶ Não investigar o funcionamento familiar, em que encontramos um drama familiar escondido no TA.
>
> ▶ Não atentar ao comportamento de ilusionismo e mitomania (uso de mentiras) das pessoas que fazem parte do TA.
>
> ▶ Não avaliar risco psiquiátrico, incluindo ideação suicida e pensamentos de automutilação. Mais de 1/3 das mortes em TA se devem a suicídio.
>
> ▶ Manter a consulta na informação do valor calórico dos alimentos, no ato de pesar e no recordatório alimentar sem vincular com os sentimentos.
>
> ▶ Não discutir em equipe interdisciplinar o tratamento proposto e deixar-se envolver com o comportamento provocador da dissociação da equipe pela pessoa doente.
>
> ▶ Não valorizar a expressão psicopatológica do transtorno da imagem corporal, a maneira pela qual nosso corpo se apresenta a nós mesmos. Esse transtorno dificulta as intervenções terapêuticas propostas.
>
> ▶ Postergar o referenciamento para a psicoterapia, já que os TAs têm uma forte tendência à cronificação.
>
> ▶ Contentar-se com recuperação parcial do peso, que está relacionada a piores desfechos. Por outro lado, pensar em recuperação total, uma vez atingido e mantido o peso ideal, pode levar à negligência dos complexos aspectos psicopatológicos envolvidos.
>
> ▶ Não acompanhar os pacientes na periodicidade adequada. Pacientes com NA costumam necessitar de acompanhamento semanal de peso e sinais vitais para assegurar o ganho de peso e a estabilização clínica.
>
> ▶ Síndrome da realimentação: a realimentação de pacientes desnutridos, com perda rápida de peso recente, portadores de AN, ou outros fatores de risco clínico (jejum prolongado, purgas) podem sofrer um desequilíbrio hidreletrolítico potencialmente fatal durante a realimentação (oral, enteral ou parenteral). Esse procedimento deve ser realizado por profissionais experientes e, sempre que necessário, em ambiente hospitalar até estabilização.

Prognóstico e complicações possíveis

Uma vez recebendo tratamento interdisciplinar em instituição de nível terciário, até 50% das pessoas com AN e cerca de 70% daquelas com BN não mais apresentarão evidências clínicas de um TA em um período de 10 anos de seguimento.[6] Cerca de 1/5 dos pacientes com AN apresentam um quadro crônico, sem remissão importante.[6,8,33] Estudo de seguimento recente mostrou que quase a metade dos pacientes com AN seguem com algumas manifestações passado 1 ano, e 40% têm pouco resultado terapêutico. Na BN, o prognóstico é mais favorável do que na NA.[6,33,34]

Em relação a ambas as doenças, um quadro típico apresenta grande melhora durante o tratamento, com piora transitória após o mesmo (por 1 ou 2 anos) e subsequente melhora e estabilização.[6,34] É importante salientar que alguns pacientes com AN tem problemas recorrentes mesmo após alcançar o ganho de peso inicial esperado, que incluem irregularidade menstrual/amenorreia, flutuações importantes no peso corporal, disfunções de ordem sexual e, principalmente, crenças e comportamentos disfuncionais ligados à alimentação.[33,34]

Um bom prognóstico na AN está ligado a início precoce do distúrbio[33,34] e a uma estrutura familiar saudável.[35] Por outro lado, um pior prognóstico está ligado a início tardio, à família disfuncional, à adoção de práticas purgativas e a sintomas psiquiátricos acentuados, principalmente depressivos ou obsessivos.[33,34]

Com relação ao TCA, os dados são escassos, até porque ele foi definido como diagnóstico isolado apenas no DSM-5. Oferece risco de sobrepeso, obesidade, síndrome metabólica (acima do risco atribuído apenas ao excesso de peso). As taxas de remissão com TCC variam de 19 a 32%.[6] É importante frisar, contudo, que temos uma visão limitada da magnitude do TCA, pois uma boa parte dos portadores não é obesa, e a maioria não procura tratamento.[6]

Destaca-se o fato de que a grande maioria dos indivíduos com TA apresentam comorbidades psiquiátricas, como transtornos de humor, abuso de substâncias psicoativas, transtornos de personalidade, entre outros.

Atividades preventivas e de educação

É útil oferecer material educativo e orientação de fontes de informação acessíveis aos indivíduos acometidos e seus familiares e cuidadores.[26] Se possível, grupos, espaços para trocas de informações, experiências, orientação e suporte para o cuidado geral com o manejo comportamental devem ser oferecidos.

Finalizando, esse padrão anormal de funcionamento alimentar costuma ser visto pelo indivíduo como essencial para o seu enfrentamento das adversidades existenciais. Exerce, portanto, uma função adaptativa, uma pseudosensação de segurança e controle sobre a própria vida. No entanto, assim, a vida fica restrita ao ato de comer ou não comer, e a vida é muito mais. As ações integrativas terapêuticas e preventivas desenvolvidas pelo médico de família e comunidade, que aborda a pessoa em seu amplo contexto familiar e social, são a base da abordagem desses transtornos na APS. Dada a necessidade imprescindível da abordagem interdisciplinar, torna-se fundamental a articulação de uma rede de cuidados em todos os níveis de atenção à saúde e o envolvimento de todos os segmentos da sociedade.

REFERÊNCIAS

1. American Psychiatric Association. Manual diagnóstico e estatístico de transtornos mentais: DSM-5. 5. ed. Porto Alegre: Artmed, 2014.

2. Academy for Eating Disorders. Critical points for early recognition and medical risks management in the care of individuals with eating disorders. 3rd ed. Deerfield; 2016.

3. Miller MN, Pumariega AJ. Culture and eating disorders: a historical and cross-cultural review. Psychiatry. 2001;64(2):93-110.

4. Crago M, Shisslak CM, Estes LS. Eating disturbances among American minority groups: a review. Int J Eat Disord. 1996;19(3):239-48.

5. Pike KM, Walsh BT. Ethnicity and eating disorders: implications for incidence and treatment. Psychopharmacol Bull. 1996;32(2):265-74.

6. Smink FRE, van Hoeken D, Hoek HW. Epidemiology, course, and outcome of eating disorders. Curr Opin Psychiatry. 2013;26(6):543-8.

7. MacHado PPP, Gonçalves S, Hoek HW. DSM-5 reduces the proportion of ednos cases: evidence from community samples. Int J Eat Disord. 2013;46(1):60-5.

8. Klein DA, Walsh BT. Eating disorders: clinical features and pathophysiology. Physiol Behav. 2004;81(2):359-74.

9. Castellini G, Lo Sauro C, Mannucci E, Ravaldi C, Rotella CM, Faravelli C, et al. Diagnostic crossover and outcome predictors in eating disorders according to DSM-IV and DSM-V proposed criteria: a 6-year follow-up study. Psychosom Med. 2011;73(3):270-9.

10. Holden NL. Adoption and eating disorders: a high-risk group? Br J Psychiatry. 1991;158:829-33.

11. Sonneville KR, Horton NJ, Micali N, Crosby RD, Swanson SA, Solmi F, et al. Longitudinal associations between binge eating and overeating and adverse outcomes among adolescents and young adults: does loss of control matter? JAMA Pediatr. 2013;167(2):149-55.

12. National Institute for Health and Care Excellence. Eating disorders: recognition and treatment [Internet]. London; 2017 [capturado em 06 fev. 2018]. Disponível em: http://www.nice.org.uk/guidance/ng69.

13. Treasure J. Eating disorders. Medicine (Baltimore). 2016;44(11):672-8.

14. Kass AE, Kolko RP, Wilfley DE. Psychological treatments for eating disorders. Curr Opin Psychiatry. 2013;26(6):549-55.

15. Hsu LKG. Eating disorders: practical interventions. J Am Med Womens Assoc. 2004;59(2):113-24.

16. Bruch H. Psychotherapy in eating disorders. Can Psychiatr Assoc J. 1977;22(3):102-8.

17. Williams PM, Goodie J, Motsinger CD. Treating eating disorders in primary care. Am Fam Physician. 2008;77(2):187-95.

18. Berkman ND, Bulik CM, Brownley KA, Lohr KN, Sedway JA, Rooks A, et al. Management of eating disorders. Evid Rep Technol Assess (Full Rep). 2006;(135):1-166.

19. Hay P. A systematic review of evidence for psychological treatments in eating disorders: 2005-2012. Int J Eat Disord. 2013;46(5):462-9.

20. Lock J. Family-based treatment for anorexia nervosa: evolution, evidence base, and treatment approach. In: Le Grange D, Lock J, editors. Eating disorders in children and adolescents: a clinical handbook. New York: Guilford; 2011. p. 223-42.

21. Couturier J, Kimber M, Szatmari P. Efficacy of family-based treatment for adolescents with eating disorders: a systematic review and meta-analysis. Int J Eat Disord. 2013;46(1):3-11.

22. Attia E. In the clinic. Eating disorders. Ann Intern Med. 2012;156(7):ITC4-1.

23. de Vos J, Houtzager L, Katsaragaki G, van de Berg E, Cuijpers P, Dekker J. Meta analysis on the efficacy of pharmacotherapy versus placebo on anorexia nervosa. J Eat Disord. 2014;2(1):27.

24. Yager J, Andersen A, Devlin M, Egger H, Herzog D, Mitchell J, et al. Practice guideline for the treatment of patients with eating disorders, second edition. In: American Psychiatric Association. Practice guidelines for the treatment of psychiatric disorders: compendium 2002. Geneve; 2002. p. 697-766.

25. Watson HJ, Bulik CM. Update on the treatment of anorexia nervosa: review of clinical trials, practice guidelines and emerging interventions. Psychol Med. 2013;43(12):2477-500.

26. National Collaborating Centre for Mental Health. Eating Disorders: core interventions in the treatment and management of eating disorders. NICE Guidel. 2009;32(4):809-19.

27. Shapiro JR, Berkman ND, Brownley KA, Sedway JA, Lohr KN, Bulik CM. Bulimia nervosa treatment: a systematic review of randomized controlled trials. Int J Eat Disord. 2007;40(2):321-36.

28. Brownley KA, Peat CM, La Via M, Bulik CM. Pharmacological approaches to the management of binge eating disorder. Drugs. 2015;75(1):9-32.

29. White MA, Grilo CM. Bupropion for overweight women with binge-eating disorder: a randomized, double-blind, placebo-controlled trial. J Clin Psychiatry. 2013;74(4):400-6.

30. Hart S, Russell J, Abraham S. Nutrition and dietetic practice in eating disorder management. J Hum Nutr Diet. 2011;24(2):144-53.

31. Levine MD, Marcus MD, Moulton P. Exercise in the treatment of binge eating disorder. Int J Eat Disord. 1996;19(2):171-7.

32. Meyer C, Taranis L, Goodwin H, Haycraft E. Compulsive exercise and eating disorders. Eur Eat Disord Rev. 2011;19(3):174-89.

33. Steinhausen HC. Outcome of eating disorders. Child Adolesc Psychiatr Clin N Am. 2009;18(1):225-42.

34. Fichter MM, Quadflieg N, Hedlund S. Twelve-year course and outcome predictors of anorexia nervosa. Int J Eat Disord. 2006;39(2):87-100.

35. Gowers S, North C. Difficulties in family functioning and adolescent anorexia nervosa. Br J Psychiatry. 1999;174:63-6.Um menter poptien ihilius, st L. Vivis.

CAPÍTULO 246

Psicoses

Rodrigo Fonseca Martins Leite
Renato Soleiman Franco

Aspectos-chave

▶ Deve-se atentar para personalidade pré-mórbida com isolamento social, prejuízo acadêmico e comportamento excêntrico para o grupo etário quando o diagnóstico principal for esquizofrenia.

▶ Deve-se observar familiares com altos níveis de emoção expressa – críticas excessivas e superenvolvimento emocional – e considerar o papel da emoção expressa como preditor de recaídas.

▶ Abuso de substâncias – pode não ser um diagnóstico de exclusão, mas sim comorbidade. Descartar causas clínicas como sífilis, vírus da imunodeficiência humana (HIV)/Aids, patologias do sistema nervoso central e condições médicas diversas. Risco de suicídio é um sintoma de alerta – uma urgência devido ao risco de consumar o ato, em especial, na vigência de sintomas psicóticos.

▶ As condutas farmacológicas e psicossociais iniciais a serem instituídas independem do diagnóstico firmado. Dados retrospectivos e o seguimento longitudinal são fundamentais para o diagnóstico definitivo e para a readequação da conduta a médio e longo prazo (p. ex., introdução de estabilizadores de humor se houver confirmação de transtorno bipolar).

▶ Após remissão completa ou parcial do quadro psicótico, engajar o paciente e familiares em programa de reabilitação psicossocial multiprofissional de acordo com o projeto terapêutico singular. Estimular mudança de estilo de vida, autonomia e aquisição de comportamentos saudáveis, como interrupção do uso de substâncias, mudanças na dieta, nível de atividade física, busca por trabalho, estudo, relacionamentos, etc.

Caso clínico

André, 20 anos, solteiro, primeiro grau incompleto, sem profissão, natural de São Paulo (SP), apresenta-se com a queixa de que se sente perseguido pelos vizinhos há 1 mês. Indagado sobre sua história pregressa, relata que vem apresentando isolamento social desde os 15 anos. Nunca teve namorada e sempre se interessou por música e ocultismo. Faz uso eventual de maconha – 2 a 3 cigarros/semana desde os 16 anos. A mãe é superprotetora e tem comportamento crítico verbal bastante evidente em relação à aparência do filho, ao seu retraimento e ao uso de drogas descoberto há 1 mês. Desde então, ele passou a falar sozinho, não se alimentar por temor de ser envenenado, referir que existem câmeras instaladas pelos vizinhos que querem controlá-lo, descuidar de forma importante da higiene e dos cuidados pessoais. Na semana passada, tentou se enforcar em seu quarto, sendo impedido a tempo pelo pai. Os resultados de seus exames são os seguintes:

- Físico: taquicárdico (p = 120), exoftalmo +/+4, tireoide palpável, emagrecido.
- Psíquico: vígil, pouco colaborativo na entrevista, irritado, discurso acelerado, ideação delirante de cunho persecutório, humor expansivo, ideação e planejamento suicida.

Teste seu conhecimento

1. Em relação ao manejo do caso relatado, qual é a alternativa correta?
   a. A definição precisa do diagnóstico na fase aguda é primordial para o prognóstico
   b. A utilização de estabilizadores de humor é a primeira indicação de tratamento farmacológico mediante os dados da anamnese e apresentação da pessoa
   c. O uso eventual de Cannabis não está associado a quadros similares nessa faixa etária
   d. A introdução de antipsicóticos disponíveis na rede pode amenizar os sintomas produtivos, enquanto se investigam causas secundárias da psicose

2. As informações psicoeducacionais que devem ser fornecidas aos familiares no início do tratamento são:
   a. Diagnóstico preciso definido por médico psiquiatra, necessidade de tratamento com medicação antipsicótica por todo o ciclo de vida e ajuste de expectativas em relação ao projeto de vida
   b. Efeitos colaterais da medicação em uso, postura acolhedora, pontuando limites, se necessário, eliminar meios de autoextermínio e acionamento da rede de saúde/comunitária disponível em caso de heteroagressividade/risco de suicídio
   c. Sugestão de referenciamento para serviço de urgência/emergência por quadro psicótico agudo
   d. Aguardar para que a medicação faça efeito, o que levaria em torno de duas semanas, com reavaliação no retorno ambulatorial

3. Considerando que a introdução de antipsicóticos é uma opção considerada para o quadro clínico, os principais efeitos colaterais a serem monitorados agudamente e que teriam repercussão na adesão ao tratamento são:
   a. Oftalmoplegia, disfunção erétil, galactorreia
   b. Acatisia, irritabilidade, tremores
   c. Elevação da prolactinemia, alterações visuais
   d. Hipomimia facial, cefaleia e bradicardia

4. Dentre as possibilidades de enfrentamento da não adesão farmacológica da pessoa ao tratamento proposto, a correta é:
   a. Internação psiquiátrica pela gravidade do caso
   b. Diluição da medicação via oral em bebidas ou alimentos
   c. Administração de medicação antipsicótica de depósito e monitoramento de efeitos colaterais
   d. Inserção em grupo psicoeducativo ou de convivência

5. Em relação à possibilidade de causa secundária para o transtorno psicótico, assinale a alternativa INCORRETA:
   a. Endocrinopatias, doenças neurológicas, quadros metabólicos e infecciosos e uso de substâncias podem estar associados ao surgimento do quadro e devem ser investigados
   b. Não existe relação entre sintomatologia psicótica e doença clínica na totalidade dos casos similares, devendo o clínico focar-se nos aspectos psiquiátricos exclusivamente
   c. A tirotoxicose pode cursar com elação do humor, agitação, insônia e sintomas psicóticos
   d. As causas da psicose são multifatoriais e incluem determinantes biológicos e psicossociais que precisam ser igualmente considerados no manejo do caso

Respostas: 1D, 2B, 3B, 4C, 5B

Do que se trata

Os transtornos psicóticos são um grupo de transtornos mentais que apresentam, em seu início ou evolução, sintomas psicóticos – delírios e/ou alucinações que resultam em prejuízo significativo no cotidiano, na vida social e na autonomia do indivíduo. A principal alteração, nesses casos, está relacionada ao prejuízo do teste da realidade, no qual o indivíduo faz inferências equivocadas sobre a realidade, a partir de suas percepções e pensamentos, mesmo com evidências contrárias.[1]

Entretanto, sintomas psicóticos (Figura 227.1) estão presentes na população geral, independentemente do diagnóstico de transtornos psicóticos, como esquizofrenia ou transtornos delirantes. Um estudo britânico com 8.580 respondentes com idades entre 16 e 74 anos sem diagnóstico de transtorno psicótico obteve prevalência de sintomas psicóticos em 5,5% da amostra. Fatores independentes associados aos sintomas foram uso/abuso/dependência de álcool e *Cannabis*, vitimização, eventos estressores de vida recentes, baixa capacidade intelectual e sintomas neuróticos. Verificou-se que o gênero masculino associou-se a ideação paranoide, e o gênero feminino associou-se a experiências alucinatórias.[2] Um grande estudo populacional com 38.694 sujeitos encontrou em cerca de 14% dos entrevistados algum grau de sintomas psicóticos. Desde sintomas intensos com delírios e alucinações (1,7%); alucinações (4,5%) e algum tipo de delírio (7,9%).[3] Esses dados corroboram a existência de um *continuum* entre síndromes psicóticas com ausência de e/ou pequena repercussão funcional e quadros graves associados a risco de auto ou heteroagressividade e prejuízo cognitivo.

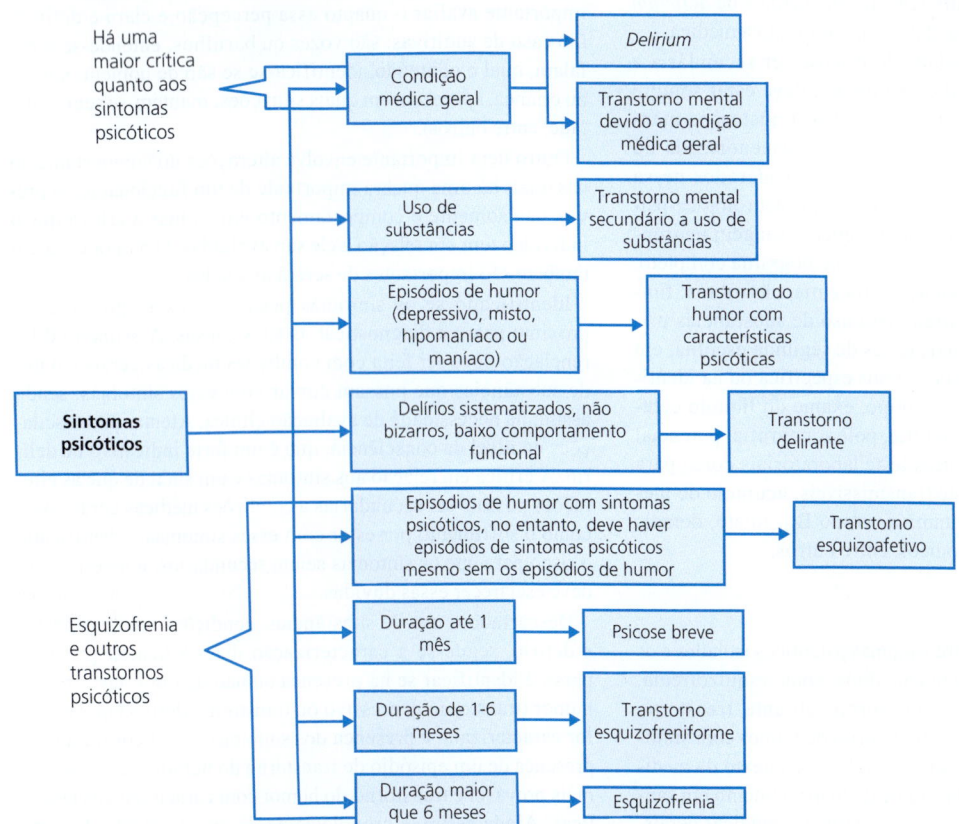

◀ Figura 246.1
Sintomas psicóticos.
Fonte: Adaptada de First e colaboradores.[8]

Como uma das principais entidades dos transtornos primariamente psicóticos, a esquizofrenia é um transtorno mental ocasionado por fatores biológicos (genéticos e hereditários), psicossociais e ambientais, que cursa com sintomatologia psicótica sob a forma de delírios e alucinações ou sob a forma de achatamento afetivo, prejuízo de pragmatismo e autonomia.

A esquizofrenia tem uma prevalência estimada em torno de 1%,[4] não configurando o transtorno psicótico mais prevalente na comunidade, entretanto repercute com grande impacto pessoal, familiar e social.[5] Além disso, corresponde a grande parte dos gastos em saúde mental. É igualmente prevalente em homens e mulheres. As idades mais acometidas são entre 10 e 25 anos para homens e 25 e 35 anos para mulheres. Casos novos são raros antes da puberdade e depois dos 50 anos, sendo raro seu início antes dos 10 ou após os 60 anos.[1] Estudos brasileiros encontraram uma prevalência em um ano de 0,8% para as psicoses não afetivas (esquizofrenia e outros transtornos psicóticos).[6]

Importante destacar que o diagnóstico de psicose, no contexto de transtornos mentais como a esquizofrenia ou transtornos do humor, deve excluir patologias clínicas em que haja acometimento direto ou indireto do sistema nervoso central. Esse raciocínio é particularmente relevante nas psicoses de início tardio – acima dos 40 anos e entre os idosos. O médico deve pesquisar a instalação aguda, sub-aguda ou crônica dos sintomas, flutuação circadiana do quadro, medicações em uso contínuo ou ingesta de substâncias (acidental ou proposital), trauma de crânio, queda e infecção em idosos, convulsões, cefaleia, febre e ao exame físico atentar para sinais neurológicos focais, sinais vitais anormais e nível de consciência. Frequentemente a "confusão mental", que pode cursar com desorganização da fala e agitação ou inibição comportamental, pode ser interpretada equivocadamente como evidência de transtorno psicótico primário e causas orgânicas subjacentes podem ser negligenciadas na condução do caso. Nesse contexto, o diferencial com quadros de *delirium* hiperativo ou hipoativo é mandatório na boa prática médica.

Considerando a possibilidade de psicose ser secundária a uma condição médica geral essa hipótese deve estar sempre presente (mesmo em pacientes com outros transtornos mentais). Mas é veemente uma investigação pormenorizada no primeiro episódio psicótico. Devem ser considerados nessa investigação: detalhada história clínica geral-neurológica-psiquiátrica; exame físico geral e neurológico; testagem neuropsicológica; exames laboratoriais (p. ex., hemograma completo, velocidade de hemossedimentação, glicemia, eletrólitos, função tireoidiana, teste de rastreio para uso de substâncias psicoativas; entre outros). Demais testes de segunda escolha, em geral quando há alguma suspeita mais específica ou na identificação de fatores de risco: cariótipo, exame do liquido cefalorraquidiano, eletroencefalografia, polissonografia, potencial evocado, neuroimagem e outros teste laboratoriais como para lúpus, infecções sexualmente transmissíveis, acumulo de metais pesados, carência de vitaminas como B_{12}, folato, demais exames infecciosos, toxicológicos, entre outros.[7]

O que fazer

O diagnóstico diferencial entre sintomas psicóticos isolados e os transtornos psicóticos propriamente ditos, como esquizofrenia, transtorno esquizofreniforme, transtorno delirante, transtorno esquizoafetivo, psicose breve e transtorno de humor com sintomas psicóticos, pode, ainda, ser realizado no contexto da medicina de família, com apoio da equipe de matriciamento em saúde mental em casos mais duvidosos. Condições médicas gerais, como doenças neurológicas, endocrinológicas, metabólicas e reumatológicas, podem estar associadas a sintomas psicóticos.[1,4]

O diagnóstico é um elemento essencial nos transtornos psicóticos. Devido à amplitude das possibilidades diagnósticas, devem-se destacar dois momentos: 1) a identificação dos sintomas psicóticos e 2) a caracterização de qual é a causa desses sintomas.

Identificação dos sintomas psicóticos: delírios e alucinações

O delírio corresponde a uma alteração do juízo da realidade e corresponde a uma falsa crença baseada em uma dedução incorreta sobra a realidade externa, firmemente sustentada (convicção) a despeito do que quase todos acreditam e a despeito de provas e evidências contrárias.[6] Essa falsa crença não é aceita culturalmente, e normalmente o indivíduo extrapola os limites que os indivíduos de sua cultura adotam para determinados juízos. Para sua avaliação, podem-se utilizar as dimensões do delírio:[9]

Qual o grau de convicção? Quais e quantas áreas da vida do indivíduo estão envolvidas pelo delírio? O quanto essas crenças são bizarras ou implausíveis? O quanto são desorganizados ou seguem uma lógica? O quanto há preocupação ou envolvimento do indivíduo nessas crenças? O quanto essas crenças causam impacto no afeto? O quanto há desvio do comportamento em direção ao delírio?

Ao avaliar essas questões, tem-se uma caracterização do delírio e uma ideia do quanto se afasta da realidade. Quanto maior essa quebra com a realidade, maior a associação com a esquizofrenia.

As alucinações envolvem alterações da sensopercepção, desse modo podem estar relacionadas aos cinco sentidos. Há, então, a percepção de algo sem o estímulo sensorial respectivo.[9] É importante avaliar o quanto essa percepção é clara e definida (no caso de auditivas: são vozes ou barulhos, entende-se o que falam, qual o conteúdo, identifica-se se são de homem, mulher ou criança, aparecem em quais situações, mantém-se sem a vontade; entre outros).

Outro item importante envolve alterações do comportamento nas quais há uma quebra importante de um funcionamento prévio, não somente o comportamento em si, mas a crítica que o indivíduo tem em relação a ele são avaliadas. O humor e o afeto também são importantes de serem avaliados.

Identificado se os sintomas psicóticos estão presentes, o próximo passo é diagnosticar as suas causas. A primeira diferenciação deve ser feita com condições médicas gerais e o uso de substâncias que possam cursar com esses sintomas; sendo assim, há necessidade de avaliação clínica. Atentar para oscilações do nível da consciência, que é um forte indicativo de delírio. A crítica em relação aos sintomas é um sinal de que as alterações possam ser secundárias a condições médicas gerais, bem como o sofrimento por estar com esses sintomas.[1] Identificado o risco para que os sintomas sejam secundários, a investigação deve esclarecer essas dúvidas.

Descartado o uso de substâncias, condições médicas gerais e delírio, segue-se a caracterização diagnóstica. O próximo passo é identificar se há presença ou não de um transtorno do humor (transtorno depressivo ou transtorno afetivo bipolar). Se for caracterizado a presença dos sintomas psicóticos durante a presença de um episódio de transtorno do humor, o diagnóstico mais provável é transtorno do humor com características psicóticas. Ainda assim, a cronologia do desenvolvimento dos sintomas psicóticos é essencial. Nesses casos, o início do quadro deve contemplar os sintomas de humor, e, geralmente em sua evolução e com o agravamento, surgem os sintomas psicóticos.

Se não houver essa correlação com os episódios de humor, estará diante de um quadro de esquizofrenia ou de outros transtornos psicóticos.

O diagnostico das psicoses

A *Classificação Internacional de Atenção Primária* (CIAP 2) associa o termo psicose às seguintes condições: esquizofrenia, psicose afetiva (depressão e transtorno bipolar), outras psicoses não especificadas (psicose reativa e psicose puerperal) e outras psicoses orgânicas não especificadas (*delirium*). Há também a descrição de psicose no tocante ao abuso crônico de Álcool.[10]

Na última revisão do DSM (DSM-5)[11] alguns critérios foram modificados, anteriormente, no critério que define a sintomatologia mais representativa da doença (Critério A), a presença de delírio bizarro era o suficiente para preenchê-lo. Atualmente o delírio entra como um critério dentro de sintomas positivos; sendo necessário pelo menos dois sintomas (entre cinco) e um deles deve ser um sintoma positivo. A caracterização do delírio como "bizarro" suprimia a exigência de um segundo critério; por julgarem essa caracterização com pouca confiabilidade na versão atual foi exigido os dois sintomas independente serem ou não bizarros. Outra questão considerada como de baixa validade foi a classificação em subtipos (paranoide, desorganizada, catatônica indiferenciada e residual). Na versão atual do DSM essa classificação foi abandonada.[12] O transtorno da personalidade esquizotípica também foi incluído dentro dos transtornos do espectro da esquizofrenia.

Mesmo sendo retirado do DSM-5 os subtipos continuam a ser utilizados pela CID-10[13] e ainda não se sabe se permanecerão na CID-11.[14,15] Contudo, alguns clínicos continuam a utilizar os subtipos por ter correspondência com as manifestações e os fenômenos clínicos observados; os principais tipos são: 1) tipo paranoide – caracteristicamente predominam os delírios e alucinações auditivas, geralmente com cunho de persecutório ou grandioso; 2) tipo desorganizado – há uma profunda regressão a um comportamento mais primitivo, desordenado com respostas emocionais inadequadas (tendem a acontecer em períodos mais precoces – antes dos 25 anos); 3) tipo catatônico – o predomínio é de alterações motoras que vão desde o estupor até a excitação (podem ser associados – mutismo, maneirismos, estereotipias, flexibilidade cérea, entre outros); 4) tipo indiferenciado – não é possível enquadrar em nenhum dos outros tipos; e 5) tipo residual – em geral, ocorre quando o delírio ou alucinações não são tão evidentes, bem como há poucas reações afetivas.[1]

Na CID-11 há uma tendência a manter algumas modificações do DSM-5 como o abandono dos subtipos da esquizofrenia e a inclusão do transtorno da personalidade esquizotípica no seu espectro (grupamento). Segundo a versão beta da CID-11[14,15] no capítulo sobre a esquizofrenia e outros transtornos psicóticos primários estão incluídos: esquizofrenia; transtorno esquizoafetivo; transtorno esquizotípico; transtornos psicóticos agudos e transitórios, transtorno delirante (na CID-10 – transtorno delirante persistente); transtorno psicótico induzido por substâncias; síndrome psicótica secundária; outra esquizofrenia especificada ou outro transtorno psicótico especificado e, por final, esquizofrenia ou outro transtorno psicótico primário não especificado.

Assim, acredita-se ser mais claro para uma concepção diagnóstica o conceito de espectro adotado nos últimos manuais classificatórios. No caso dos transtornos correlatos à esquizofrenia podemos salientar e clarificar o diagnóstico da esquizofrenia (uma vez que na CIAP 2 é a categoria que, provavelmente, visa representar os transtornos do espectro) e a partir do diagnóstico da esquizofrenia apresentar os principais diferenciais.

O diagnóstico de esquizofrenia, de acordo com o DSM-5, envolve a:[11]

a. Dois (ou mais) dos itens a seguir, cada um presente por uma quantidade significativa de tempo durante um período de um mês (ou menos, se tratados com sucesso). Pelo menos um deles deve ser (1), (2) ou (3): 1. Delírios. 2. Alucinações. 3. Discurso desorganizado. 4. Comportamento grosseiramente desorganizado ou catatônico. 5. Sintomas negativos (i.e., expressão emocional diminuída ou avolia).

b. Por período significativo de tempo desde o aparecimento da perturbação, o nível de funcionamento em uma ou mais áreas importantes do funcionamento, como trabalho, relações interpessoais ou autocuidado, está acentuadamente abaixo do nível alcançado antes do início (ou, quando o início se dá na infância ou na adolescência, incapacidade de atingir o nível esperado de funcionamento interpessoal, acadêmico ou profissional).

c. Sinais contínuos de perturbação persistem durante, pelo menos, seis meses. Esse período de seis meses deve incluir no mínimo um mês de sintomas (ou menos, se tratados com sucesso) que precisam satisfazer ao Critério A (i.e., sintomas da fase ativa) e pode incluir períodos de sintomas prodrômicos ou residuais. Durante esses períodos prodrômicos ou residuais, os sinais da perturbação podem ser manifestados apenas por sintomas negativos ou por dois ou mais sintomas listados no Critério A presentes em uma forma atenuada (p. ex., crenças esquisitas, experiências perceptivas incomuns).

d. Transtorno esquizoafetivo e transtorno depressivo ou transtorno bipolar com características psicóticas são descartados porque: 1) não ocorreram episódios depressivos maiores ou maníacos concomitantemente com os sintomas da fase ativa, ou 2) se episódios de humor ocorreram durante os sintomas da fase ativa, sua duração total foi breve em relação aos períodos ativo e residual da doença.

e. A perturbação não pode ser atribuída aos efeitos fisiológicos de uma substância (p. ex., droga de abuso, medicamento) ou a outra condição médica.

f. Se há história de transtorno do espectro autista ou de um transtorno da comunicação iniciado na infância, o diagnóstico adicional de esquizofrenia é realizado somente se delírios ou alucinações proeminentes, além dos demais sintomas exigidos de esquizofrenia, estão também presentes por pelo menos um mês (ou menos, se tratados com sucesso).

De acordo com a CID-10 os critérios para esquizofrenia são:[13]

Pelo menos um dos sintomas entre a-d ou dois dos sintomas entre e-h presentes pela maior parte do tempo por pelo menos 1 mês.

a. Eco de pensamento, inserção ou roubo do pensamento, irradiação do pensamento;

b. Delírios de controle, influência ou passividade, claramente referindo-se ao corpo ou movimentos dos membros ou pensamentos específicos, ações ou sensações, percepção delirante;

c. Vozes alucinatórias comentando o comportamento do paciente ou discutindo entre elas sobre o paciente ou outros tipos de vozes alucinatórias vindo de alguma parte do corpo;
d. Delírios persistentes de outros tipos que são culturalmente inapropriados e completamente impossíveis, como identidade política ou religiosa ou poderes e capacidades sobre-humanos (p. ex., ser capaz de controlar o tempo ou se comunicar com alienígenas de outros planetas);
e. Alucinações persistentes de qualquer modalidade, quando acompanhado por delírios superficiais ou parciais, sem claro conteúdo afetivo, ou por ideias sobrevaloradas persistentes ou quando ocorrem todos os dias durante semanas ou meses continuamente;
f. Interrupções ou interpolações no curso do pensamento resultando em discurso incoerente, irrelevante ou neologismos;
g. Comportamento catatônico, como excitação, postura inadequada ou flexibilidade cérea, negativismo, mutismo e estupor;
h. Sintomas "negativos", como apatia marcante, pobreza do discurso e embotamento ou incongruência de respostas emocionais, usualmente resultando em retraimento social e diminuição do desempenho social; deve ficar claro que esses sintomas não são decorrentes de depressão ou medicação neuroléptica;
i. Uma alteração significativa e consistente na qualidade global de alguns aspectos do comportamento pessoal, manifesta por perda de interesse, falta de objetivos, inatividade, uma atitude ensimesmada e retraimento social.

Os outros transtornos diferenciam-se da esquizofrenia principalmente por:[11–13,15]

- Transtorno esquizotípico: quando há sintomas psicóticos mais clássicos como ideias paranoides, alucinações ou ideias de referência; não apresentam intensidade e nem duração compatíveis com a esquizofrenia. Em geral, há um padrão duradouro de funcionamento (característica daqueles com transtorno de personalidade); comportamento excêntrico, crenças pouco usuais, desconforto e até reduzida capacidade de relacionamentos interpessoais com afeto inapropriado e anedonia.
- Transtorno delirante: geralmente, não há uma perda acentuada de funcionamento e as alucinações não são características desse quadro.[6] Os delírios (pode haver somente 1 delírio) são o aspecto central do transtorno, e no caso de haver alucinações, esses não são os sintomas que mais chamam atenção e devem ser circunscritos ao tema do delírio. Anteriormente os delírios eram considerados não são bizarros, atualmente a presença ou ausência de sintomas bizarros não é o que diferencia o transtorno delirante das outras condições. Outras condições que também podem ter sintomas que podem confundir com os transtornos do espectro da esquizofrenia como o transtorno obsessivo-compulsivo e o transtorno dismórfico corporal devem ser pesquisados e excluídos quando houver suspeita de transtorno delirante.
- Transtornos psicóticos agudos e transitórios: duração inferior a um mês com um crescimento dos sintomas, usualmente, nas primeiras 2 semanas. Lembrar que o diferencial com *delirium* (origem orgânica) é essencial e deve ser buscado. Em geral, é observado estresse agudo e/ou uma ruptura notável com um padrão prévio de comportamento; nesse caso os sintomas prodrômicos (que usualmente antecedem o diagnóstico da esquizofrenia) estão ausentes.
- Transtorno esquizofreniforme (descrito separadamente o DSM-5 e em conjunto como um subgrupo dentro dos transtornos psicóticos agudos e transitórios no CID-10): os sintomas são semelhantes, no entanto, duram de um a seis meses, incluindo a fase prodrômica. Aqui, há uma condição que parece estar situada entre os casos agudos (menos de 1 mês, em geral) e a esquizofrenia (geralmente, mais de 6 meses incluindo a fase prodrômica). Cerca de 2/3 dos pacientes irão perpetuar os sintomas e receber o diagnóstico de esquizofrenia ou trantorno esquizoafetivo.
- Transtorno esquizoafetivo: há episódios de transtornos de humor e psicóticos. Aqui o principal diferencial "é com os transtornos de humor com sintomas psicóticos (transtornos primariamente do espectro do humor)." No transtorno esquizoafetivo (espectro da esquizofrenia) há presença de delírios ou alucinações por pelo menos duas semanas sem sintomas de humor com intensidade para justificarem esses sintomas; ou seja, os sintomas psicóticos não tendem a não ocorrer exclusivamente durante os episódios de transtorno de humor (nesse caso, considerar – transtorno do humor com características psicóticas). Como é um transtorno do espectro da esquizofrenia o critério A (critério maior para a esquizofrenia deve estar presente). Em geral, há episódios de alteração importante do humor (depressão ou mania) durante a maior parte do curso da doença; além disso ocorre o preenchimento do Critério A de esquizofrenia.

É importante avaliar o risco de suicídio (ideação, plano e tentativa) e alucinações de comando.[16] Pode-se perguntar: Você pensou em tirar a vida? Isso tem acontecido com que frequência? As vozes dizem isso? Chegou a planejar como fazer ou tentar? Em um paciente psicótico o risco de hesito em uma tentativa de suicídio é maior do que em um paciente sem sintomas psicóticos e com os mesmos sintomas de ideação/planejamento. Deve-se monitorar ativamente os sintomas depressivos em pacientes psicóticos (esquizofrênicos ou não); pois a presença de sintomas depressivos aumenta consideravelmente o comportamento suicida. Em paciente com primeiro episódio de sintomas psicóticos a presença de sintomas depressivos aumenta significativamente a chance do ato suicida (OR=1,59).[17]

Diagnóstico

Apesar de uma variedade de possibilidades de caracterizações no contexto da psicose a CIAP 2 destaca a esquizofrenia, as psicoses de origem orgânica e outras psicoses. Isso chama atenção para o foco em alguns diagnósticos diferenciais: 1) diferenciar o transtorno psicótico secundário (por exemplo uma condição médica geral ou neurológica) do primário. Entre os transtornos primários considerar que há um espectro, desde sintomas que acompanham o indivíduo ao longo de sua construção de personalidade (transtorno esquizotípico) e formas semelhantes a esquizofrenia com menos sintomas (transtorno delirante) ou com menor duração (transtornos agudos e transitórios e esquizofreniforme). Assim, temos um grande espectro da esquizofrenia e diferencias primários de transtornos mentais, com principalmente, os transtornos do humor, estresse pós-traumático e transtorno obsessivo-compulsivo.

Conduta proposta

Introdução de antipsicótico oral e, eventualmente, antipsicótico injetável na avaliação inicial.

Recomenda-se abstinência total de *Cannabis* e outras drogas.

Se não houver adesão ao tratamento, deve-se cogitar antipsicótico de depósito (nesse meio, o mais utilizado é o haloperidol decanoato, 70,52 mg/mL) e avaliar a necessidade do uso de antipaksonianos para evitar sintomas de impregnação (bradicinesia, tremores de extremidades, rigidez muscular hipertônica, hipomimia facial) presentes, devem-se introduzir antiparkinsonianos, como o biperideno.

Se houver insônia e/ou ansiedade e/ou acatisia importantes, deve-se adicionar benzodiazepínicos de meia-vida média ou longa por períodos curtos de tempo, como clonazepam ou diazepam.

Orientar os familiares a manter vigilância contínua, eliminar meios potencialmente letais dentro do domicílio (armas de fogo, armas brancas, cordas, etc.), não questionar o conteúdo do discurso da pessoa e, em caso de heteroagressividade ou nova tentativa de suicídio, referenciar ao serviço de emergência psiquiátrica de referência.

Investigar e tratar hipertireoidismo. Essa condição clínica pode ser desencadeadora ou favorecer o agravamento do quadro psicótico.

No seguimento, oferecer apoio psicoeducacional aos cuidadores, enfatizando prevenção de recaída, incentivo à autonomia, diminuição dos níveis de emoção expressa e adesão aos tratamentos propostos e tratamento psicossocial associado ao farmacológico.

> ### Erros mais frequentemente cometidos
>
> ▶ Dados da literatura e da Organização Mundial da Saúde apontam para um atraso significativo no início de tratamento para os casos de psicose na comunidade, que podem permanecer não tratados por períodos de até dois anos após o início dos sintomas.[4] Não existem dados sobre a população brasileira em relação ao atraso no tratamento (*treatment gap*) de pessoas portadores de psicose.
>
> ▶ Nesse cenário, os serviços de atenção primária à saúde (APS) podem desempenhar papel estratégico no aumento da acessibilidade e instituição de tratamento precoce, evitando cronificação e prevenindo eventos adversos, como situações de violência e internações compulsórias. Estudos demonstram que comportamentos de busca de ajuda nos serviços de saúde (*health help – seeking behaviour*) e maior contato com o médico de família e comunidade nos seis anos anteriores ao desenvolvimento do transtorno mental foram preditores da redução do tempo de psicose não tratada.[4]

Prognóstico e complicações possíveis

Dados relativos à mortalidade de pessoas psicóticas apontam para um excesso de óbitos por causas naturais, explicáveis por estilo de vida, tabagismo, fatores dietéticos e uso de medicação antipsicótica. Portanto, existe uma crescente preocupação em relação à saúde somática dessa população.[18]

Altas prevalências de síndrome metabólica, diabetes melito, doença isquêmica coronariana na população de indivíduos portadores de transtornos mentais severos (incluindo transtornos psicóticos afetivos e não afetivos) acompanhados na APS, serviços especializados e em regime de internação hospitalar foram replicados em inúmeros estudos.[19] Portanto, pessoas que apresentam psicose devem ser compreendidas como uma parcela populacional em risco e igualmente encorajada a mudar hábitos de vida, interrupção do tabagismo, controle pressórico e glicêmico, evitando posturas de niilismo terapêutico *a priori* por parte das equipes da APS.

Com o tratamento farmacológico e não farmacológico adequado, até 70% dos esquizofrênicos não apresentam recaídas ao longo da vida.[16]

REFERÊNCIAS

1. Sadock BJ, Sadock V. Compêndio de psiquiatria: ciência do comportamento e psiquiatria clínica. 11. ed. Porto Alegre: Artmed; 2017.

2. Johns LC, Cannon M, Singleton N, Murray RM, Farrell M, Brugha T, et al. Prevalence and correlates of self-reported psychotic symptoms in the British population. Br J Psychiatry. 2004;185(4):298-305.

3. Pignon B, Peyre H, Szöke A, Geoffroy PA, Rolland B, Jardri R, et al. A latent class analysis of psychotic symptoms in the general population. Aust New Zeal J Psychiatry. 2017 Dec 1:486741774425.

4. Skeate A, Jackson C, Birchwood M, Jones C. Duration of untreated psychosis and pathways to care in first-episode psychosis. Investigation of help-seeking behaviour in primary care. Br J Psychiatry Suppl. 2002;43:s73-7.

5. Boydell KM, Stasiulis E, Volpe T, Gladstone B. A descriptive review of qualitative studies in first episode psychosis. Early Interv Psychiatry. 2010;4(1):7-24.

6. Mari JJ, Jorge MR, Kohn R. Epidemiologia dos transtornos mentais em adulto. In: Mello MF, Mello AAF, Kohn R, organizadores. Epidemiologia da saúde mental no Brasil. Porto Alegre: Artmed; 2007. p. 119-41.

7. Keshavan MS, Kaneko Y. Secondary psychoses: an update. World Psychiatry. 2013;12(1):4-15.

8. First MB, Frances A, Pincus HA. Delírios, alucinações, esquizofrenia e outros transtornos mentais. In: First MB, Manual de diagnóstico diferencial do DSM-5. Porto Alegre: Artmed; 2015.

9. Dalgalarrondo P. Síndromes psicóticas. In: Dalgalarrondo P. Psicopatologia e semiologia dos transtornos mentais. 3. ed. Porto Alegre: Artmed; 2019. p. 379-88.

10. Sociedade Brasileira de Medicina de Família & Comunidade. Classificação Internacional de Atenção Primária (CIAP 2): Comitê Internacional de Classificação Da WONCA. 2nd ed. Sociedade Brasileira de Medicina de Família e Comunidade; 2009.

11. American Psychiatry Association. Diagnostic and statistical manual of mental disorders: DSM-5. 5th ed. Washington: APP; 2013.

12. Araújo ÁC, Lotufo Neto F. A nova classificação americana para os transtornos mentais: o DSM-5. Rev Bras Ter Comport Cogn. 2014;16(1):67-82.

13. Organização Mundial da Saúde. Classificação de transtornos mentais e de comportamento da CID-10: diretrizes diagnósticas e de tratamento para transtornos mentais em cuidados primários. Porto Alegre: Artmed; 1998.

14. World Health Organization. ICD-11 beta draft [Internet]. 2017 [capturado em 06 maio 2018]. Disponível em: https://icd.who.int/dev11/l-m/en.

15. Reed GM, First MB, Elena Medina-Mora M, Gureje O, Pike KM, Saxena S. Draft diagnostic guidelines for ICD-11 mental and behavioural disorders available for review and comment. World Psychiatry. 2016;15(2):112-3.

16. Hasan A, Falkai P, Wobrock T, Lieberman J, Glenthoj B, Gattaz WF, et al. World Federation of Societies of Biological Psychiatry (WFSBP) Guidelines for Biological Treatment of Schizophrenia, Part 1: Update 2012 on the acute treatment of schizophrenia and the management of treatment resistance. World J Biol Psychiatry. 2012;13(5):318-78.

17. McGinty J, Sayeed Haque M, Upthegrove R. Depression during first episode psychosis and subsequent suicide risk: a systematic review and meta-analysis of longitudinal studies. Schizophr Res. 2017 Oct 2. S0920-9964(17)30602-3.

18. Mackin P, Bishop D, Watkinson H, Gallagher P, Ferrier IN. Metabolic disease and cardiovascular risk in people treated with antipsychotics in the community. Br J Psychiatry. 2007;191(1):23-9.

19. Ran MS, Chen EY, Conwell Y, Chan CL, Yip PS, Xiang MZ, et al. Mortality in people with schizophrenia in rural China: 10-year cohort study. Br J Psychiatry. 2007;190(3):237-42.

CAPÍTULO 247

Casos graves de saúde mental

Marco Aurélio Crespo Albuquerque
Lêda Chaves Dias

Aspectos-chave

▶ A definição de gravidade em saúde mental compreende fatores psicológicos, psicossociais, biológicos, ambientais e contextuais na atenção primária à saúde (APS).

▶ Os médicos de família e comunidade devem estar aptos a abordar quadros agudos, crônicos e com sinais de gravidade relativos a: transtornos de ansiedade, transtornos de humor, psicose e abuso de substâncias (especialmente o alcoolismo), por serem as situações mais frequentes na APS.

▶ A equipe de saúde é um elemento fundamental, que integra as ações nas situações de casos graves em saúde mental.

Caso clínico

Éverton, 28 anos, esquizofrênico, surdo-mudo e com retardo mental moderado, estava perambulando pelas ruas da cidade há uma semana, quando foi reconhecido por um vizinho e levado de volta para a sua casa. A mãe, que já estava acostumada com suas fugas, traz o rapaz à Unidade Básica de Saúde (UBS), referindo que ele está muito agitado, apresentando grunhidos incessantes; ele refere, por meio de precária comunicação por sinais (LIBRAS), que tem um policial ameaçando-o e batendo nele sem parar. Ainda tentando se comunicar, diz que o segurança da UBS estava junto com o policial, perseguindo-o, e acredita que, se voltar para casa, as abelhas vão lhe matar com os ferrões. Para realizar a consulta, o médico da família e comunidade solicita a presença de um agente de saúde que sabe comunicar-se por LIBRAS e, antes ainda de fazer a entrevista, ouve dos técnicos de enfermagem e da secretária que Éverton é conhecido na UBS por seguidamente estar em surto, problema que a mãe, muitas vezes, resolve com uma "surra".

Teste seu conhecimento

1. Qual é a hipótese diagnóstica mais provável?
   a. Depressão moderada
   b. Ansiedade generalizada
   c. Surto psicótico
   d. Impregnação medicamentosa

2. Que outras situações de risco devem ser afastadas?
   a. Exagero de queixas
   b. Violência doméstica
   c. Internações prévias
   d. Tabagismo

3. Com base na história, que intervenção medicamentosa deve ser escolhida?
   a. Venlafaxina
   b. Fluoxetina
   c. Haloperidol
   d. Diazepam

4. Qual das situações não deve ser referenciada, imediatamente, a um especialista em saúde mental?
   a. Depressão leve
   b. Abuso sexual recente
   c. Situações familiares complexas
   d. Abuso de substâncias sem resposta a tratamento

5. Qual das alternativas a seguir indica "alerta vermelho" para referenciamento a um especialista?
   a. Comportamento homicida ou suicida
   b. Depressão leve
   c. Reação de ansiedade
   d. Problemas de comportamento

Respostas: 1C, 2B, 3C, 4A, 5A

Abordagem de casos graves de saúde mental

A questão primária e fundamental é como definir a gravidade de um caso e os fatores que determinam essa avaliação. Logicamente, não há um único fator que determine a gravidade. Um caso pode ser definido como grave por questões ligadas à pessoa em sofrimento, à gravidade inerente à sua condição, à intensidade e duração dos sintomas, à intensidade e gravidade dos fatores desencadeantes, bem como aos fatores ambientais associados (pobreza, moradia, composição familiar, etc.). Essa gravidade pode ser passageira ou permanente, sujeita ou não à remoção ou a modificações por intervenções do médico de família ou de outros profissionais da equipe.

Uma pessoa com fragilidades pessoais, com doença mental, vivendo em condição de grande pobreza material, em uma família desajustada ou mesmo inexistente, evidencia um quadro de grande gravidade, de difícil controle e que necessitará da intervenção de diversos profissionais. A ação do médico de família e comunidade, muitas vezes, é somente o ponto inicial de uma longa jornada em busca de melhores condições de saúde, mas essencial para a composição de ações de cuidado continuado, planejamento de intervenções, fonte de apoio individual e familiar, assim como estímulo e esperança para uma possível resolução.

Importante ressaltar que nem todo caso grave de saúde mental precisaria ser referenciado a especialistas em saúde mental, o que leva a pensar em que situações, circunstâncias ou condições o médico de família e comunidade poderia dar conta do seguimento desses casos. Mais adiante há alguns exemplos de essas condições.

Em casos agudos, como surto psicótico, risco de suicídio ou homicídio, intoxicação alcoólica grave, etc., que podem se apresentar como uma emergência médica, o foco será manter a vida da pessoa, protegê-la de si (p. ex., no caso de uma forte ideação suicida) e a terceiros (risco de agressão, de homicídio), junto com os profissionais em atendimento a essa pessoa. Nesses casos, a correta avaliação desses riscos, o exame físico sucinto para determinar ou excluir uma causa orgânica para o surto (p. ex., uma intoxicação por substâncias exógenas, um acidente vascular cerebral, etc.), o alívio dos sintomas mediante manejo verbal e/ou medicamentoso e a tentativa de uma hipótese diagnóstica inicial de trabalho são procedimentos mandatórios a serem realizados pelo médico de família e comunidade em um ambiente de cuidados primários, que nem sempre o psiquiatra está presente ou facilmente acessível.

Nos casos graves crônicos (psicoses crônicas, demências, transtornos de humor severos e persistentes, etc.), muitas vezes já com diagnóstico firmado e diretrizes de conduta previamente estabelecidas, o mais importante é o atendimento continuado da pessoa, o que envolve aspectos psicoterápicos, medicamentosos, sociais, e de reabilitação, seja em nível ambulatorial ou domiciliar. É preciso reavaliar se o tratamento proposto está sendo corretamente seguido ou ministrado, se a adesão ao tratamento é adequada ou não, se o diagnóstico feito anteriormente ainda é o mesmo ou se outros fatores intervenientes indicam uma mudança do quadro.

Também é necessária uma contínua reavaliação dos fatores ambientais, familiares, sociais e profissionais para detectar mudanças ou agravamentos que possam interferir no seguimento do caso.

Uma vez realizada essa avaliação inicial, tanto em casos agudos quanto em casos crônicos, torna-se necessário definir o tipo de abordagem mais indicada para a situação e para o momento. Será prescrita medicação ou não? Será proposto algum tipo de psicoterapia? Em caso positivo, qual (de apoio, com bases psicanalíticas, cognitivo-comportamentais, sistêmica, familiar)? De que forma se tentará modificar as questões ambientais e sociais envolvidas?

Nesses casos, de maneira geral, a psicoterapia a ser realizada pelo médico de família e comunidade deverá ser breve e de apoio, independentemente do arcabouço teórico que a sustente (psicanalítico, cognitivo-comportamental, transpessoal, etc.). Nas situações em que se torna imperativo abordar o casal ou a família, a terapia de casal ou familiar estará indicada, se o médico sentir-se suficientemente treinado e habilitado para tal.

Fundamental, também, para o manejo de muitas situações, é o papel da equipe de saúde, dentro das atribuições específicas de cada profissional. Assistentes sociais, terapeutas ocupacionais, enfermeiros e técnicos de enfermagem, agentes comunitários de saúde, etc., podem e devem participar do cuidado, realizando acolhimento, visitas domiciliares, busca de faltosos, criação e participação em grupos comunitários e também consultas de apoio.

A prática da atenção primária à saúde (APS) sob a perspectiva da saúde mental pode ser compreendida por meio da união de dois princípios: trabalhar nas ações básicas de saúde, no sentido da prevenção, cura e reabilitação, integradas à necessidade de responder aos cuidados necessários dentro da complexidade do cenário da APS.

O médico de família e comunidade, como referência das pessoas de sua área de atuação, tem a responsabilidade de prover o melhor cuidado disponível, o que implicará, muitas vezes, assumir a resolução e o tratamento continuado de casos complexos e graves. Cabe a ele diagnosticar e intervir nas condições mais frequentes em saúde mental e estar apto para atuar em algumas situações de gravidade no âmbito da APS.

Na APS, existem quatro situações que se apresentam com maior frequência no cotidiano da consulta médica:[1] os transtornos de ansiedade, os transtornos de humor, os transtornos somatoformes (nas mulheres) e o alcoolismo (nos homens). Esses problemas e os demais vão fazer parte na rotina do médico de família e comunidade, muitas vezes associados a outras doenças crônicas, às vezes em meio a um contexto social adverso, conferindo maior ou menor gravidade à situação. Embora de menor prevalência, as psicoses também se apresentam como situações de gravidade no cotidiano do médico de família.

A Figura 247.1 ilustra a dinâmica de aparecimento de sintomas e a contribuição de todos os componentes que organizam o cenário para a geração de casos graves.[2] Ela traz exemplos de casos nos quais a resultante da interação entre diversos fatores é uma situação de gravidade. No entanto, há outras possibilidades de combinações de sintomas e de entorno (familiar, social, profissional, etc.) que podem gerar também situações de igual gravidade, como a presença de sintomas psicóticos, ou pobreza extrema, ou total ausência de rede de apoio, e assim por diante.

Toda a avaliação de um caso grave deve incluir o entendimento de possibilidades dos riscos e do prejuízo pessoal, social e profissional, além das dificuldades com as atividades diárias, para compor o quadro completo da situação e definir sua gravidade. Dentro dessa avaliação, deve-se estar atento ao diagnóstico diferencial e ao afastamento das diversas patologias clínicas que possam estar causando a sintomatologia, ou como comorbidades que dificultam o manejo.

O objetivo inicial da abordagem é a resolução dos problemas em seus diferentes níveis de complexidade. Na fase aguda, é preciso ouvir com atenção e reconhecer o sofrimento que está sendo vivenciado, mesmo quando não verbalizado de forma direta. Simultaneamente, deve-se realizar o exame do estado mental e organizar a lista de problemas. Nesse momento, é importante explorar as estratégias atuais e passadas utilizadas pela pessoa e família para a resolução dos problemas e, então, avaliar o grau de percepção que a pessoa e seus familiares ou cuidadores têm da situação. O passo seguinte será classificar o caso de acordo com sua gravidade e avaliar as possibilidades de algum grau de resolução imediato. Além da abordagem individual, frequentemente é necessário estabelecer um plano de ação associado a outros profissionais, bem como estabelecer objetivos de curto, médio e longo prazo, selecionando a modalidade de tratamento, prevendo e organizando as intervenções. A medicação é apenas mais um aspecto da intervenção em um caso, e a inclusão da equipe é vital

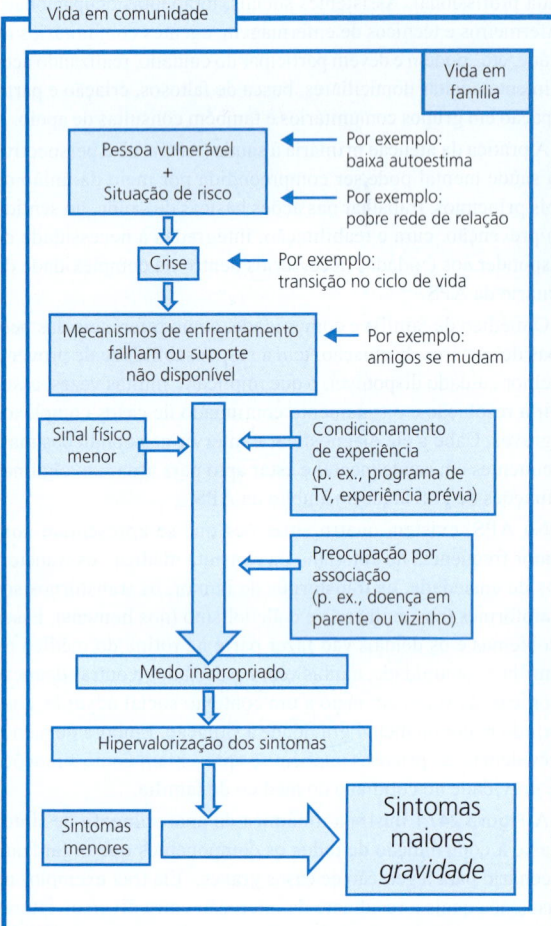

▲ **Figura 247.1**
Componentes que levam a "sintomas maiores": dinâmica de aparecimento de sintomas.
Fonte: Adaptada de Stephenson.[2]

para o progresso da recuperação do sofrimento atual e prevenção de sofrimento futuro.[3] É muito difícil ter alta resolubilidade em um caso grave sem o apoio e o trabalho interdisciplinar.

A detecção de sinais de alerta e gravidade de um caso ou a indicação de referenciamento ao especialista em saúde mental, em geral, deve ocorrer quando:[4]

- Houver dúvidas quanto ao diagnóstico.
- Houver associação com doença psiquiátrica significativa, como abuso de substâncias, pessoa com história de tentativa de suicídio, transtorno bipolar ou transtornos de personalidade.
- A doença for grave e houver marcado distúrbio sócio-ocupacional.
- Tiver havido falha no tratamento prévio, tendo sido realizado o uso de múltiplas medicações e, também, psicoterapia.
- Não for viável controlar um tratamento inicial pelo período esperado para obter melhoras.
- Houver severa agitação ou ideação suicida.

Tais indicações estão de acordo com programa da Organização Mundial da Saúde para cuidados primários,[5] que sugere referenciar ao psiquiatra (Quadro 247.1) nas seguintes condições:

- Se a pessoa expressa intenção de suicídio ou se houve uma situação recente de tentativa de suicídio.
- Se a pessoa é idosa, confusa e a apresentação da história não é clara.
- Se os sintomas de apresentação da doença são intensos (p. ex., perda ou ganho de peso acentuado, dano físico grave devido ao uso de álcool, sintomas intensos de abstinência, inúmeras tentativas de parar de beber sem sucesso).
- Se o diagnóstico for incerto.
- Se o tratamento fracassa após uma tentativa apropriada com medicação.
- Se o manejo requer hospitalização ou tratamento intensivo (p. ex., hostilidade extrema, agressão ou homicídio).
- Se houver uma comorbidade com sintomas físicos intensos ou outras doenças mentais.

O referenciamento do caso a um profissional de saúde mental não implica que o paciente não retorne mais ao médico de família e comunidade, ou à equipe de saúde interdisciplinar. Esse especialista servirá como ponto de referência, esclarecimento do diagnóstico, de conduta ou de acompanhamento do caso. A equipe de saúde não está isenta de sua responsabilidade com o referenciamento, apenas está cumprindo parte do plano para prover o melhor cuidado de atenção.

Nos casos em que for necessário realizar o referenciamento ou o matriciamento ao especialista em saúde mental, sugere-se o protocolo proposto por McDaniel e cols.[4]

- O que o médico de família e comunidade deve fazer quando referenciar um paciente: quando for referenciado ao especialista em saúde mental:
  - Deixar claro o motivo do referenciamento.
  - Deixar claro o que quer do especialista.
  - Se possível, referenciar para alguém que ele já conheça.
  - Explicitar o tipo de retorno e a forma de comunicação esperada.
  - Explicitar como trabalhar em conjunto, se possível.
- Quando for com a pessoa e sua família:
  - Descrever o motivo de encaminhamento.
  - Usar uma linguagem acessível à pessoa.
  - Especificar se é um aconselhamento, uma consulta ou uma avaliação.

Quadro 247.1 | Problemas comumente referenciados a um especialista em saúde mental

▶ Problemas resistentes para mudança em cuidados primários e aconselhamentos

▶ Ideação, intenção ou comportamento homicida ou suicida, prévios ou atuais

▶ Comportamento psicótico

▶ Abuso sexual recente (incesto ou estupro), ou uma história de abuso que continua a influenciar os sentimentos ou comportamentos da pessoa

▶ Abuso físico recente, ou uma história de abuso que continua a influenciar os sentimentos ou comportamentos da pessoa

▶ Abuso de substância (álcool ou drogas, sem qualquer resposta inicial no atendimento primário)

▶ Fixação somática

▶ Problemas sexuais e maritais (casos extraconjugais envolvendo separação, ou divórcio)

▶ Situações familiares complexas

Fonte: Adaptado de McDaniel e colaboradores.[4]

- Referir-se ao especialista como um consultor, como um *expert* em ajudar as pessoas com problemas como esses que estão aparecendo.
- Explicitar a necessidade de suporte familiar.
- Comunicar-se com o especialista sempre que possível.
- Deixar o paciente saber que ele (o médico) e o consultor são um time.
- Combinar um retorno do paciente após a consulta com o especialista.

Particularidades na gravidade das situações mais frequentes

Quando o médico de família e comunidade está apto a abordar e cuidar de uma pessoa gravemente enferma, sem obrigatoriamente referenciá-la ao especialista (p. ex., um esquizofrênico crônico estabilizado)? E quando não está (p. ex., uma pessoa com comportamento suicida recorrente)?

Ansiedade

> Margarida, 20 anos, se casará em breve e diz que está muito feliz com isso. Vem tendo crises eventuais de ansiedade, que se intensificaram e se tornaram mais frequentes à medida que o casamento se aproxima. Refere taquicardia eventual, tremores e sudorese aumentada nas mãos e sensação de aperto no peito, e relaciona tudo isso ao futuro casamento.
>
> Maurício, 40 anos, apresenta sintomas de transtorno obsessivo-compulsivo (TOC) há cerca de 10 anos e, nesse período, viu sua vida social empobrecer enormemente, uma vez que não sai mais de casa com medo de ter esquecido o gás aberto, evita contato com outras pessoas pelo temor de se contaminar. Se acontece de alguém lhe tocar, fica muito ansioso, sua frio e treme, quase perde o controle.

Em qual dos dois casos de ansiedade estaria indicado o referenciamento ao psiquiatra?

E se a moça do primeiro exemplo passasse a ter crises de pânico com agorafobia quase todos os dias, recusando-se a procurar seu médico de família e comunidade e recusando-se a sair até do quarto, apresentando labilidade acentuada de humor e ideias de se matar? Isso mudaria a ideia de referenciar essa paciente?

E se o homem do segundo caso estiver já em uso de inibidor da recaptação da serotonina, relatando diminuição significativa da ansiedade e melhora acentuada dos sintomas obsessivo-compulsivos? Qual seria a razão para referenciá-lo?

A ansiedade generalizada é um transtorno relativamente comum, na maioria das vezes com início na idade adulta e tem um curso crônico. Pode levar a deficiências significativas no funcionamento da pessoa, diminuição da qualidade de vida e custos elevados de saúde. O transtorno pode ser efetivamente tratado com medicação, psicoterapia ou uma combinação das duas modalidades.[6]

É esperado que, em torno de até 25% da população geral sofra com algum distúrbio relativo à ansiedade em algum momento de sua vida,[3,7] e essa é a condição mais prevalente, do grupo de doenças mentais, como motivo de consultas ao médico de família e comunidade. As queixas mais comuns e que auxiliam a realização do diagnóstico são: preocupação excessiva, nervosismo e aflição não relacionados com uma condição objetiva, sudorese, taquicardia, sensação de respiração curta ou opressão no tórax.

Os critérios do DSM-5 caracterizam a gravidade atual da angústia ansiosa da seguinte maneira:[8]

- Suave: dois sintomas.
- Moderado: três sintomas.
- Moderado-grave: quatro a cinco sintomas.
- Grave: quatro a cinco sintomas com agitação motora.

Por ser a ansiedade uma emoção humana normal, a distinção entre uma ansiedade normal, uma ansiedade patológica (aguda ou crônica) e um transtorno de ansiedade exige uma avaliação e um minucioso entendimento da pessoa por meio de um completo exame físico e psicológico.[3,7] A ansiedade pode ser uma adaptação gerada pela necessidade de dar resposta a uma tarefa, mas pode ser patológica quando se torna excessiva e imobiliza a pessoa para a realização dessa tarefa; ou seja: "A ansiedade normal ajuda a pessoa a manter a ordem, e a ansiedade patológica cria o distúrbio".[3]

A classificação em diferentes transtornos de ansiedade é baseada nas características clínicas que compõem as diversas apresentações da ansiedade. As principais são: transtorno de ansiedade generalizada (TAG), transtorno de pânico, transtorno obsessivo-compulsivo (TOC), transtorno misto de ansiedade e depressão, fobias e transtorno de estresse pós-traumático (TEPT).

A pessoa com TAG está sempre preocupada, é o protótipo da pessoa que transparece se preocupar com diversas coisas durante muito tempo e não consegue relaxar nunca. O tratamento inclui o suporte psicoterápico, pois a terapia orientada para o *insight* ajuda a diminuir o papel dos estressores psicossociais.[3,9] Considerar o uso de ansiolíticos. Se a escolha recair sobre benzodiazepínicos, devem ser utilizados por um prazo curto, de no máximo 20 dias, para evitar a dependência, seguido de retorno à consulta e reavaliação.

O transtorno de pânico é caracterizado por ataques recorrentes inexplicáveis de pânico. É importante distinguir ataques de pânico de transtorno de pânico, em que os ataques são inesperados, do contrário, podem significar: fobia social, se o gatilho for uma situação social; TEPT, se o gatilho foi um *flashback*; agorafobia, se o gatilho for um lugar do qual é difícil escapar.[6] O objetivo do tratamento inclui prevenção de futuros ataques e alívio da ansiedade por antecipação.[3,7,9] A terapia inicial deve ser composta por benzodiazepínicos de início rápido (p. ex. clonazepam) e também por inibidores seletivos da recaptação da serotonina (ISRS). A terapia cognitivo-comportamental (TCC), a terapia cognitiva e a terapia de grupo são opções não farmacológicas de tratamento.[8] Os casos graves que estão relacionados com risco aumentado de depressão e ideação suicida devem ser acompanhados pelo psiquiatra.

O TOC é um transtorno de ansiedade que, dependendo da intensidade dos sintomas, pode ser perturbador e incapacitante para a vida cotidiana. Caracteriza-se basicamente por pensamentos obsessivos intrusivos e ações compulsivas repetitivas, que podem ser mentais ou físicas em sua natureza. Pode passar despercebido durante longo tempo, até que a pessoa perceba como suas preocupações e compulsões são inapropriadas ou exageradas e que elas estão interferindo na sua rotina diária, atividades e relacionamentos.

Para o tratamento, a TCC é a que traz maiores resultados, associado ao tratamento farmacológico com ISRS.[3]

Nas situações de fobias específicas, estão aconselhados a TCC e o tratamento farmacológico com benzodiazepínicos com ação rápida.

Nos transtornos de ansiedade, depois de estabelecido o diagnóstico, o tratamento deve incluir a remoção de fatores desencadeantes, se ocorrerem, a proposta de psicoterapia e exercícios físicos, a inclusão em grupos de apoio, se existirem, e a prescrição de ansiolíticos. O transtorno de ansiedade, somado às adversidades referidas, promove complexidade e exige ação em conjunto com a equipe de saúde e com um especialista em saúde mental.

Para mais detalhes, consultar Cap. 239, Ansiedade e estresse.

Transtornos de humor

> Maria, 55 anos, solteira e mãe de cinco filhos, foi referenciada ao psiquiatra por estar com depressão significativa e, sobretudo, muita irritabilidade e agressividade. Foi levantada a hipótese de bipolaridade como razão para o referenciamento. Conversando com ela rapidamente, evidenciou-se que não se tratava de um transtorno bipolar, mas de um quadro depressivo que começou há cerca de um ano, tendo como desencadeante a revelação, por parte de um filho, de que ele era homossexual. Isso a transtornou, tendo ficado com muita raiva dele, mas sem saber exatamente por que, já que aparentemente nunca teve nada contra homossexuais. No entanto, ficou muito frustrada, como se esse fato fosse uma ofensa contra ela, e não algo dele mesmo. Admitiu que talvez fosse mais preconceituosa do que imaginava.
>
> Houve, porém, outro fator, 4 meses antes, que desestruturou o que já vinha precariamente equilibrado. Morreu um tio materno, mais velho, que era como se fosse seu pai afetivo, já que o pai biológico abandonou a família quando ela ainda era muito jovem. O somatório dessas frustrações e perdas agravou o quadro depressivo que já vinha se desenvolvendo há mais tempo. No entanto, não tinha ideação suicida ou homicida, e conseguia levar sua vida razoavelmente bem no dia a dia, apesar do sofrimento psíquico.
>
> Carla, 40 anos, com diagnóstico de transtorno bipolar há 10 anos, vem ao posto apenas renovar as receitas, uma vez que se acha bem, estabilizada em seu humor desde o último ajuste da medicação. Esse caso deve ser, obrigatoriamente, referenciado ao psiquiatra?

Entre 5 e 9% das pessoas têm depressão maior, muitos não são reconhecidos, e muitos não são tratados adequadamente;[9] sendo que, no ambiente da APS, até 40% das pessoas com diagnóstico de outras doenças crônicas, como cardiopatias, diabetes, obesidade, etc., apresentam quadro depressivo associado.[7] Como é uma situação muito frequente, é inevitável a familiarização com o diagnóstico e a abordagem.

A complexidade e a gravidade também vão estar relacionadas a uma não familiarização das abordagens mais simples; por isso, é importante diferenciar entre depressão, tristeza e transtorno bipolar, pois os tratamentos serão distintos. Em geral, quanto mais cedo na vida os episódios depressivos ocorrerem, estarão relacionados a um curso mais severo,[9] assim como a apresentação de quadro depressivo associado a outras doenças crônicas vai estar associado a maior morbimortalidade geral.[7]

Devem-se considerar os ISRS como a primeira escolha nos transtornos depressivos e só considerar a avaliação de um psiquiatra após falha com doses máximas de tratamento e periodicidade de pelo menos 6 semanas, que é um período em que metade das pessoas tem pelo menos 50% da redução dos sintomas, sendo a resposta ao antidepressivo uma resposta individual. Se uma doença bipolar é diagnosticada, deve-se iniciar o tratamento com um estabilizador do humor de início, preferivelmente a um antidepressivo. Todo caso grave deve ser somado à psicoterapia. Ver Cap. 238, Tristeza, sensação de depressão e perturbações depressivas.

Entre os vários fatores que influenciam a abordagem de casos graves com transtorno de humor pelo médico de família e comunidade, talvez o principal a ser avaliado, sempre, é o risco de suicídio. Os fatores de risco para suicídio em uma pessoa com transtorno de humor são: presença de depressão significativa, quadro psicótico associado, abuso de substâncias, história familiar de suicídio e morar sozinho.[3] Além desses, é importante saber da existência ou não de outros fatores considerados graves para indicar o risco de suicídio, como tentativas prévias sérias, ideação suicida no momento, desesperança severa, morbidez (atração por temas ligados à morte), história familiar de suicídio e rompimento de relacionamento significativo recentemente. A presença de transtornos mentais, especialmente as psicoses, os transtornos de personalidade, o uso de substâncias e a existência de eventos adversos na vida (história de violência física e/ou sexual, negligência, rejeição e luto) aumentam o risco. Os fatores desencadeantes da tentativa de suicídio geralmente são graves conflitos relacionais e perdas interpessoais significativas.[10]

Se a pessoa apresenta realmente risco de suicídio, mora sozinha, sintomas psicóticos ou outra história de doença mental significativa e não tem suporte social ou é incapaz do próprio cuidado, o melhor cuidado é o hospitalar.

Para aprofundamento sobre suicídio, ver Cap. 238, Tristeza, sensação de depressão e perturbações depressivas.

Transtornos somatoformes

> Sra. Bibiana, 65 anos, era considerada pejorativamente uma "poliqueixosa", na Unidade Básica de Saúde em que consultava, frequentemente, com mais de quatro atendimentos por mês, sempre com queixas dolorosas, ora musculares, ora articulares. Apesar da intensidade dos sintomas e do grau de prejuízo funcional que esses vinham lhe trazendo, nenhum problema orgânico foi detectado nos sucessivos exames que realizou, o que a deixava preocupada e insatisfeita, uma vez que tinha certeza de ter algo importante. Atendida certa vez por um médico de família e comunidade mais experiente, revelou outras insatisfações que vinham lhe aborrecendo muito, sendo que a principal era a ausência de vida sexual com seu marido, cinco anos mais velho do que ela. Ela ainda tinha muito desejo sexual, ao passo que ele não o tinha mais, e foi desde que esse descompasso se instalou em sua vida que passou a ter os sintomas dolorosos.
>
> Quando tal situação foi abordada e discutida, isso lhe permitiu encontrar uma forma alternativa de manter sua vida sexual ativa, e os sintomas desapareceram por completo.

Os transtornos somatoformes são aqueles que se apresentam como queixas físicas que sugerem uma doença orgânica, embora não haja correspondência com os achados do exame físico e exames laboratoriais, nem que as queixas evidenciem uma doença demonstrável. Além disso, a presença concomitante de fatores psicológicos (eventos traumáticos, conflitos, etc.) geralmente está associada com o início, a exacerbação e a manutenção da doença, sem que a pessoa necessariamente tenha consciência do que lhe acontece. De acordo com a intensidade dos sintomas, podem acontecer perdas e limitações no funcionamento cotidiano, em todas as áreas da vida (relacionamentos afetivos, vida social, trabalho, etc.). Geralmente essas pessoas passam por vários médicos, clínicos e especialistas, antes que um diagnóstico possa ser feito adequadamente.

O médico de família e comunidade deve suspeitar de um transtorno somatoforme sempre que também houver queixas vagas ou difusas relacionadas com diminuição do apetite, cansaço, fraqueza, nervosismo, ligados à detecção de conflitos emocionais subjacentes.

Os tipos de transtornos somatoformes mais comuns são o transtorno de somatização, o transtorno de conversão, o transtorno doloroso, a hipocondria e o transtorno dismórfico corporal.

A orientação, nesses casos, é refazer a história, incluir um genograma na abordagem, correlacionar com o ciclo de vida e abordar os afetos ocultos, que estão sendo expressos por meio dos sintomas físicos. Dissecar cada momento afetivo é, no mínimo, uma boa oportunidade para o paciente se ouvir, para o médico correlacionar os fatos, servir de apoio e demonstração de interesse por parte do profissional que presta o cuidado e oportunizar ao paciente refletir sobre a nova versão que se apresenta com uma nova abordagem. Para mais detalhes, ver Cap. 237, Somatização e sintomas sem explicação médica.

Psicoses

> Carlos, 40 anos, com diagnóstico prévio de esquizofrenia desde os 20 anos, e também epilepsia desde a infância, foi referenciado ao psiquiatra pelo médico de família e comunidade, porque vinha tendo crises nervosas, apesar de estar tomando a medicação corretamente (sic). Durante a avaliação pelo especialista, as crises, referidas como "nervosas", revelaram-se, na verdade, crises epilépticas de grande mal, típicas, com aura, convulsões clônico-tônicas, perda de controle dos esfíncteres e um estado pós-ictal característico. Essas começaram desde o último aumento, por iniciativa de um familiar, do haloperidol que ele usava há muitos anos, uma vez que andava mais agressivo do que de costume. Com o aumento da medicação, houve uma redução do limiar convulsivante e as crises epilépticas recomeçaram. Corrigida a medicação utilizada, as crises desapareceram, e ele voltou a ficar estável.

Uma psicose se caracteriza, basicamente, pela perda do juízo de realidade. O psicótico conduz-se dentro de uma realidade própria, que não coincide com a realidade experimentada pelos demais. Não percebe que sua experiência é radicalmente diferente da dos demais, ou das suas mesmo antes de a doença surgir. A própria natureza da realidade se transforma, e isso pode ser aterrorizante, produzindo transformações no comportamento. Como resultado, não se relaciona bem com os demais, vivendo muitas vezes à margem, em um mundo privado, em uma espécie de realidade paralela.[11]

Um grande ponto de separação entre psicose e neurose é a força do ego (sua resistência aos traumas, conflitos e ansiedades). Nos psicóticos, um ego fraco se fragmenta e se desorganiza com maior facilidade e maior frequência, tornando difícil ou impossível lidar com as forças inconscientes, com os impulsos ou com as ansiedades provocadas por eles. Como o ego é o grande processador nas relações interpessoais, é natural que estas sofram grandes prejuízos quando o ego se enfraquece ou se desintegra.

O sintoma neurótico por si já é uma defesa contra a ansiedade ou depressão, muitas vezes eficaz. O sintoma psicótico, embora possa ter um aspecto defensivo, não é bem-sucedido em lidar com as demandas da realidade, resultando em sintomas mais graves, como delírios, alucinações, sensações de estranheza consigo mesmo e em relação aos demais, comportamentos impulsivos, agressivos ou bizarros, isolacionismo, negativismo, etc.

Há diversos tipos de psicose, tais como psicoses afetivas, esquizofrenias, psicoses infantis (p. ex., autismo), psicoses puerperais, psicoses orgânicas (quadros demenciais severos) – cada uma com seu grupo típico de sintomas.

Assim, o tratamento de cada psicose dependerá da sua causa específica. Em geral, o tratamento dos sintomas psicóticos deve ser iniciado com um antipsicótico adequado e disponível, simultaneamente ao tratamento causal da psicose (p. ex. estabilizadores do humor nas psicoses afetivas ou remoção do medicamento utilizado nas psicoses por uso de substâncias alucinógenas). Quando os sintomas psicóticos estiverem controlados, pode-se permanecer apenas com o tratamento para o distúrbio causal.[8] Quando o surto é desencadeado em uma pessoa com esquizofrenia, em geral é importante buscar as modificações da rotina da pessoa ou da família e reajustar, ou reinstituir o tratamento, se ele tiver sido interrompido ou mal administrado.

Em um ambiente de cuidados primários, é comum uma pessoa em surto psicótico apresentar agitação psicomotora (estado mental alterado e hiperatividade motora), uma situação que exigirá do médico de família e comunidade e da equipe uma abordagem imediata. Além dos sinais vitais, deverá ser obtida uma rápida história e um exame do estado mental para tentar determinar a etiologia do quadro de agitação. Além de desencadeantes físicos (p. ex. intoxicações exógenas por drogas), devem-se investigar possíveis fatores psicológicos desencadeantes do surto. O manejo envolverá medidas não farmacológicas e farmacológicas. Entre as primeiras, deve-se proteger a pessoa, o médico e qualquer outro integrante da equipe, evitando situações de agressão ou potencialmente perigosas (prestar atenção a sinais iminentes de violência, como mudanças súbitas no humor e no comportamento). O manejo verbal deverá ser tentado e, quando não for possível, tentar isolar a pessoa, evitando uma estimulação excessiva, para que ela se acalme. Fornecer instruções verbais claras e diretas, dando limites do que a pessoa pode ou não fazer na sala de atendimento e, se necessário, fazendo uma contenção mecânica adequada para evitar maiores riscos.

Entre as medidas farmacológicas, utiliza-se haloperidol injetável até que a pessoa fique calma. Pode-se usar uma ampola a cada 20 minutos, se necessário. Diazepam pode ser acrescentado em situações em que a agitação seja secundária à abstinência de drogas ou álcool.[12]

Abuso de substâncias (especialmente o álcool)

> Bernardo, 45 anos, vinha a UBS consultar eventualmente por sintomas difusos, como dores nas pernas, epigastralgia já diagnosticada, como gastrite, nervosismo, dificuldades de dormir, brigas frequentes no trabalho e em casa, com a mulher e com os filhos. Como parecia difusamente ansioso, mas sem uma causa aparente, foi referenciado ao psiquiatra. Interrogado por este sobre o que acreditava ser a causa de seus sintomas, disse não saber, mas que sua mulher atribuía à bebida, coisa que ele não acreditava, uma vez que bebia "só de vez em quando". Confrontado com essa percepção que a esposa tinha, mas ele não, esse "de vez em quando" rapidamente se transformou em "dois ou três cálices de cachaça diariamente". Disse já ter pensado que deveria beber menos e que se irritava com as críticas da mulher, mas que, no fundo, se sentia culpado diante dela e dos filhos por beber "um pouco além da conta". No entanto, não tinha o hábito de beber pela manhã, só à tardinha, quando saía do trabalho.

O alcoolismo é um fenômeno complexo, com componentes biológicos, psicológicos e sociais interagindo entre si (assim como na esquizofrenia), portanto é difícil de conceituá-lo, mas, na prática, apresenta-se como uma doença caracterizada por um distúrbio de conduta crônico, manifestado por uma preocupação indevida ou excessiva com o álcool e seus usos, em detrimento da saúde física e mental, por uma perda de controle quando inicia a beber e por uma atitude autodestrutiva ao lidar com relacionamentos interpessoais e situações de vida.

Para explicar o alcoolismo, há uma variada gama de teorias (biológicas, sociológicas, psicológicas, psicanalíticas), que não são excludentes entre si e que podem ser utilizadas de forma complementar para o entendimento.

Entre os sinais e sintomas que sugerem a necessidade de se pesquisar o alcoolismo, são encontrados em geral: ansiedade, irritabilidade, perda de memória, pressão alta, insônia, problemas no trabalho, absenteísmo, depressão, conflitos conjugais e interpessoais, além de sintomas físicos diversos (epigastralgia, cefaleias, dores nas pernas, etc.)

O melhor e mais rápido rastreamento diagnóstico para o alcoolismo é o questionário CAGE, sigla mnemônica em inglês para quatro perguntas:[13]

C de *cut off* (Você já achou que deveria diminuir seu consumo de álcool?). Investiga-se a percepção da necessidade de ter de diminuir a bebida.

A de *annoyed* (As pessoas já o aborreceram por tocarem no assunto de você beber?). Investiga se a pessoa se aborrece com o comentário dos outros sobre seu hábito de beber ou se aborrece alguém por beber.

G de *guilty* (Você já se sentiu mal ou culpado por beber?). Investiga a percepção de culpa consciente quanto ao ato de beber.

E de *eye opener* (Você já teve de tomar um drinque logo que acordou para firmar seus nervos ou se livrar de uma ressaca?). Investiga a presença de síndrome de abstinência, se a pessoa já precisou beber pela manhã para se sentir melhor ou para abster-se dos sintomas da abstinência.

Uma resposta positiva a dois ou mais itens significa uma chance de 95% de abuso ou dependência de álcool.[5] A última pergunta, quando positiva, define o diagnóstico de abuso de álcool.

A literatura em APS sugere que se aplique o questionário CAGE a todas as pessoas em que se desconfie do abuso de álcool.[3,9,13]

O diagnóstico de abuso de substância foi revisto com a transição do DSM-IV para DSM-5. Substituindo os dois diagnósticos do DSM-IV de abuso de substância e dependência a um único diagnóstico, transtorno do uso de substância, nomeado pelo tipo de substância envolvida (p. ex., transtorno de uso de álcool ou transtorno de uso de *cannabis*) e um especificador indicando gravidade.

Deve-se avaliar a gravidade. Os perfis de sintomas de álcool e drogas parecem variar ao longo de uma dimensão de gravidade. Os especificadores de gravidade do DSM-5 como leves, moderados e graves, baseiam-se no número de critérios diagnósticos atendidos pelo paciente no momento do diagnóstico:[14]

- Suave – Dois a três critérios.
- Moderado – Quatro a cinco critérios.
- Severo – Seis ou mais critérios.

Casos graves de alcoolismo podem ser vistos em primeira instância pelo médico de família e comunidade e necessitam de manejo adequado. A pessoa pode se apresentar com um quadro de intoxicação alcoólica aguda, com sinais ou sintomas como fala arrastada, falta de coordenação, marcha vacilante, nistagmo ou rubor facial. É preciso, nesses casos, diminuir o nível de estímulos, manter a segurança do paciente e dos profissionais que o estiverem atendendo, para ninguém se ferir. A coleta dos sinais vitais deve ser realizada rotineiramente. Se possível, deve-se avaliar o estado mental, a existência de doenças mentais prévias ou concomitantes e avaliar se há risco de suicídio. Sedativos devem ser evitados nesses casos, pela possibilidade de interação com o álcool ingerido.

Outra situação de relativa gravidade que pode ser atendida pelo médico de família e comunidade é a síndrome de abstinência alcoólica, que surge nos momentos de interrupção ou parada da ingestão de álcool, com sinais e sintomas, como ansiedade, tremores, agitação psicomotora, alterações do sono, irritabilidade. Eventualmente, pode evoluir para sudorese, febre, taquicardia, pressão alta, náuseas e vômitos, e mesmo para confusão mental, desorientação, delírios e alucinações. A apresentação mais grave desse quadro chama-se *delirium tremens* e constitui-se em uma emergência médica, sendo melhor manejada em ambiente hospitalar, para onde a pessoa deve ser referenciada o mais rapidamente possível.

Quadros menos graves de abstinência podem ser manejados com hidratação, benzodiazepínicos (IV ou VO, nunca IM), aplicação de tiamina injetável, propranolol para os sintomas hiperadrenérgicos, fenobarbital ou carbamazepina para convulsões, e haloperidol ou outros antipsicóticos para sintomas psicóticos eventualmente presentes.[12]

Erros mais frequentemente cometidos

▶ Não avaliar corretamente a presença ou não de fator orgânico em uma emergência psiquiátrica.

▶ Confundir agitação psicomotora com ansiedade em quadros de transtorno de humor.

▶ Considerar que todo caso tido como psiquiátrico deva passar, obrigatoriamente, pelo psiquiatra ou psicólogo(a) matriciador, às vezes sem sequer passar pelo médico de família.

▶ Frequentemente quadros de retardo mental são referenciados como quadros depressivos.

CONSIDERAÇÕES FINAIS

Grande parte das pessoas com doenças mentais procuram os serviços públicos de saúde em decorrência da multiplicidade de situações disfuncionais em geral, que ocorrem simultaneamente aos problemas psiquiátricos. Essas disfunções orgânicas, com frequência associadas à pobreza e exclusão social, contribuem para a composição da gravidade da doença mental. Outras vezes, a própria situação psiquiátrica, sozinha, expressa gravidade.

Embora as preocupações relativas às ações de saúde mental, na APS, sejam voltadas para a prevenção e à abordagem de pessoas com sofrimento de grau "leve" e seja essencial uma rede de atenção hierarquizada, grande parte da demanda de sofrimento mental poderia ser resolvida nas unidades de saúde e ter ampliada sua resolubilidade. Os ambulatórios especializados em saúde mental apresentam, na maior parte dos casos, uma assistência voltada para a orientação medicamentosa com psicotrópicos e pouco ou nenhum envolvimento com as questões do contexto das pessoas que atende.

A complexidade em saúde mental não exige somente o uso de alta tecnologia. É necessário fornecer uma escuta ativa e distinta, a familiarização por parte do médico e da equipe com as doenças mais frequentes e o envolvimento das equipes em cada caso. Logo, conforme cada categoria e ética profissional, a rede básica pode ser mais resolutiva em casos simples ou complexos, independentemente do diagnóstico.

REFERÊNCIAS

1. Mari JJ, Miguel RJ. Transtornos psiquiátricos na clínica geral [Internet]. Psychiatry On-line Brazil. 1997 [capturado em 02 jan. 2018];2(5). Disponível em: http://priory.com/psych/tpqcm.htm.

2. Stephenson A. A textbook of general practice. London: Arnold; 1998.

3. Goroll AH, Mulley AG. Primary care medicine: office evaluation and management of the adult patient. 6th ed. New York: Lippincott Williams & Wilkins; 2009.

4. McDaniel SH, Campbel TL, Hepworth J, Lorenz A. Family-oriented primary care. 2nd ed. New York: Springer; 2005.

5. World Health Organization. Mental disorders in primary care: diagnosis and management of common mental disorders in primary care [Internet]. Geneva: WHO; 1998 [capturado em 02 jan. 2018]. Disponível em: http://whqlibdoc.who.int/hq/1998/WHO_MSA_MNHIEAC_98.1.pdf.

6. Bystritsky A. Pharmacotherapy for generalized anxiety disorder in adults. Waltham: UpToDate; 2017.

7. McCarron RM, Xiong GL, Bourgeois JA. Lippincott's primary care psychiatry. New York: Lippincott Williams & Wilkins; 2009.

8. Ameringen MV. Comorbid anxiety and depression in adults: Epidemiology, clinical manifestations, and diagnosis. Waltham: UpToDate; 2017.

9. Weinstock MB, Neides DM, Chan M. The resident's guide: to ambulatory care. 6th ed. New York: Anadem; 2009.

10. Prieto D, Tavares M. Fatores de risco para suicídio e tentativa de suicídio: incidência, eventos estressores e transtornos mentais. J Bras Psiquiatr. 2005;54(2):146-54.

11. Crowcroft A. O psicótico: compreensão da loucura. 2. ed. Rio de Janeiro: Zahar; 1979.

12. Kaplan H, Sadock BJ. Medicina psiquiátrica de emergência. Porto Alegre: Artes Médicas; 1995.

13. Carlat DJ. Entrevista psiquiátrica. 2. ed. Porto Alegre: Artmed; 2007.

14. Dugosh KL, Cacciola JS. Clinical assessment of substance use disorders. Waltham: UpToDate; 2017.

CAPÍTULO 248

Saúde mental na infância

Flávio Dias Silva

Aspectos-chave

▶ Estima-se que 20% das crianças e adolescentes sofram de algum problema de saúde mental.[1] Ansiedade, transtorno de déficit de atenção e hiperatividade (TDAH), transtornos de humor, transtornos de conduta e uso de substâncias psicoativas são os mais comuns.[2,3] Frequentemente, tais problemas aparecem entrelaçados, e as consequências vão desde baixo rendimento escolar até desenvolvimento de comportamento criminoso.

▶ Cerca de 3 a 4% das crianças sofrem de problemas mentais severos, como deficiência intelectual e autismo,[1] e necessitarão de centros especializados multiprofissionais. Médicos de família e comunidade têm papel importante no reconhecimento desses quadros e no apropriado referenciamento e monitoramento.

▶ Um leque de intervenções psicossociais tem sido desenvolvido para o tratamento desses problemas, e muitos deles têm sido aplicados com sucesso por profissionais de atenção primária à saúde (APS), como os programas de treinamento de pais.

▶ Diversos psicofármacos são aprovados para o uso em crianças e adolescentes, mas idealmente esta prescrição deve ser realizada em cuidado colaborativo com especialista.

Caso clínico

Maicon, 9 anos, é trazido pela avó por estar com dificuldades de aprendizado, segundo sua professora. É um menino comportado em sala de aula, mas se nota uma dificuldade importante de entender os conteúdos. Maicon refere não entender o que lê, e escreve com muitos erros gramaticais, destacando-se grafia invertida de algumas letras e números. A avó se surpreende, pois o menino é "esperto" para outras coisas, como para brincar com jogos eletrônicos. Sabe cuidar de si, fazendo os próprios lanches, utilizando com segurança o fogão, e também "dá conta" de seus dois irmãos menores, quando solicitado, por exemplo, a leva-los à escola. Emocionalmente é um menino equilibrado e alegre, apesar de o pai já ter falecido e a mãe morar com um segundo esposo, deixando Maicon e seus dois irmãos para serem cuidados pela avó. O menino gosta de futebol e de brincar com uma turma de amigos vizinhos, mas quando tenta realizar tarefas escolares, apesar de se concentrar, tem muita dificuldade em compreendê-las e resolvê-las.

Teste seu conhecimento

1. Em relação ao caso descrito, a principal hipótese diagnóstica é:
   a. Retardo mental
   b. Transtorno de déficit de atenção e hiperatividade
   c. Transtorno de aprendizagem
   d. Autismo

2. Em que aspectos Maicon está apresentando prejuízos:
   a. Cognitivos
   b. Sociais
   c. Emocionais
   d. Comportamentais

3. O caso descrito pode beneficiar-se de exames complementares, principalmente:
   a. Ressonância magnética de encéfalo
   b. Eletrencefalograma
   c. Laboratório amplo
   d. Avaliação neuropsicológica

4. O tratamento principal para Maicon consiste em:
   a. Metilfenidato
   b. Apoio psicopedagógico
   c. Terapia ocupacional
   d. Psicoterapia

5. Na hipótese de Maicon ser um menino extremamente desobediente e irritável com sua avó e na escola, apesar de manter respeito às regras e leis gerais, pode-se pensar em um diagnóstico adicional de:
   a. Transtorno de estresse pós-traumático
   b. Transtorno de déficit de atenção/hiperatividade
   c. Transtorno desafiador opositor
   d. Transtorno de conduta

Respostas: 1C, 2A, 3D, 4B, 5C

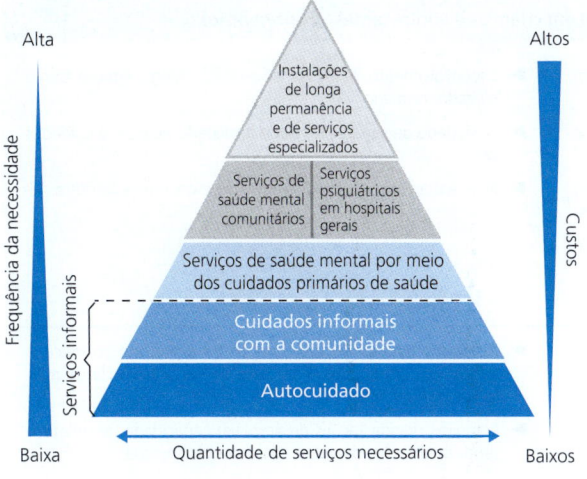

▲ **Figura 248.1**
Pirâmide ideal de cuidados, segundo a Organização Mundial da Saúde.
Fonte: Servili.[8]

Do que se trata

Classificação e/ou diagnóstico diferencial

A saúde mental da infância e adolescência é um tópico bastante extenso dentro dos cuidados de saúde de uma população. A psiquiatria da infância e adolescência tem sido reconhecida, em vários países, como especialidade ou subespecialidade médica em função da complexidade dos problemas mentais nessa população. Tem-se notabilizado o trabalho da International Association for Child and Adolescent Psychiatry and Allied Professions como órgão que oferta recursos educativos gratuitos e em múltiplos idiomas na área, e também como entidade de advocacia a favor da melhoria do acesso a cuidados para esta faixa etária. No Brasil, o Instituto Nacional de Psiquiatria do Desenvolvimento tem sido líder em pesquisas e iniciativas nesse campo, e a Associação de Neurologia e Psiquiatria Infantil é uma das mais tradicionais sociedades que agregam profissionais do setor.

Apesar disso, a prevalência substancial desses problemas e a escassez de profissionais e serviços especializados[4,5,6] exige dos sistemas de saúde uma resposta a esta demanda. Diferentes autores no Brasil e em outros países têm desenvolvido propostas para integrar o cuidado da saúde mental infanto-juvenil na APS.[5,7,8] A Organização Mundial da Saúde (OMS) tem proposto um modelo em que a base destes cuidado se dá na comunidade (Figura 248.1). A medicina de família e comunidade (MFC) torna-se, então, uma especialidade médica fundamental no enfrentamento dessa problemática, tanto pela frequência desses casos na população em geral quanto pela própria epistemologia da especialidade – o cuidar do desenvolvimento de famílias. Dessa forma, cada vez mais se faz necessário que médicos de APS desenvolvam competências no sentido de reconhecer esses transtornos, formular planos de tratamento e articular este cuidado com os outros setores e profissões pertinentes.

Ter sólidas noções do que é uma infância e adolescência normal é fundamental para o profissional que atende queixas de saúde mental nesta faixa etária. É muito frequente uma queixa trazida por pais ou mesmo professores ser apenas uma manifestação normal de uma fase do desenvolvimento – e nesse caso, o papel do profissional é apenas orientar a condução da situação. O desenvolvimento psicossocial infanto-juvenil é um processo caracterizado pela sequência de diversas fases. Em cada uma dessas fases, ocorrem distintos fenômenos cognitivos, emocionais e sociais e comportamentais que vão propiciando a evolução do ser humano em direção à progressiva autonomia. Importantes teorias a respeito do desenvolvimento psíquico infanto-juvenil têm sido desenvolvidas, sobretudo desde o século 20, destacando-se Freud com sua teoria psicanalítica dos estágios sexuais, Piaget e a proposta dos estágios do desenvolvimento cognitivo, John Bowby e a teoria do apego, e Pavlov e Skinner com suas teorias sobre aprendizado por meio do condicionamento operante.[10] A Tabela 248.1 apresenta alguns fenômenos esperados em cada etapa da infância e adolescência.

Tabela 248.1 | Marcos do desenvolvimento cognitivo e socioemocional em crianças e adolescentes

Primeira infância: 0 a 2 anos

	Marcos cognitivos e linguísticos: interação e comunicação social	Marcos socioemocionais e comportamentais: relações de apego
Nascimento aos 6 meses	▶ Progressiva diferenciação de estímulos externos (sons, cores, etc.) ▶ Reconhecimento da expressão facial ▶ Preferência para pessoas familiares e interações face a face ▶ Melhoria das habilidades de memória e atenção (lembrar e atender certas pessoas, locais físicos ou objetos) ▶ Uso do choro para expressar necessidades básicas (fome, sede, etc.) ▶ Surgimento de precursores da linguagem: grunhir (2 meses) e balbuciar (4 meses) ▶ Cuidador e bebê se revezam trocando expressões faciais e ruídos	▶ Autorregulação comportamental e emocional com base no estabelecimento de atividades regulares e rotinas (p. ex., comer, dormir, etc.) ▶ Ciclos de sono tornam-se mais previsíveis até a idade de 8 semanas ▶ Aversão ao olhar: reação normal à superestimulação e excitação ▶ Sorriso social: como resposta a humanos familiares (6 semanas) e espontaneamente iniciado pelo bebê (3 ou 4 meses) ▶ Exibições múltiplas de emoções (frustração, raiva, tristeza, etc.) ▶ Percebem-se diferenças individuais e contextuais no temperamento

(Continua)

Tabela 248.1 | Marcos do desenvolvimento cognitivo e socioemocional em crianças e adolescentes *(Continuação)*

7 aos 12 meses	▶ Crescimento das capacidades perceptivas e sensoriais, bem como das habilidades de memória e de atenção ▶ Permanência de objetos (8 meses): noção de que objetos e pessoas ainda existem, embora não sejam vistas ou ouvidas ▶ Habilidades linguísticas: balbuciar quando interagindo com o cuidador, alguns falam sua primeira palavra aos 12 meses ▶ Aponta para um objeto (como um brinquedo) em torno de 1 ano ▶ Aprende e responde ao nome próprio	▶ Desenvolvimento de relacionamentos de apego: ligação com o cuidador primário ▶ Ansiedade de separação: exibe ansiedade quando o cuidador sai ▶ Referenciamento social: diferenciação entre o eu e os outros
13 aos 18 meses	▶ Expansão do repertório cognitivo: • Procurará um item escondido em mais de um local • Evocação de memória: aumento de tempo entre um comportamento observado e sua imitação em outros contextos • Após a primeira palavra (8 a 18 meses) vocabulário cresce para cerca de 200 palavras	▶ Autoconsciência: reconhecimento de si mesmo; começa a utilizar um brinquedo/objeto para tolerar a ausência da mãe (*objeto de transição*) ▶ Primeiras manifestações de empatia: capacidade de refletir e sentir as emoções demonstradas por outra pessoa
19 aos 24 meses	▶ Avanços cognitivos na memória, resolução de problemas e atenção: • Desenvolvimento e execução de planos de ação (p. ex., construir uma torre de blocos) • Brinca de faz-de-conta (20 meses) com temas da vida diária ▶ Habilidades linguísticas avançadas: • Combina duas ou mais palavras • Substitui partes de uma palavra por vogais ou consoantes que são mais fáceis de dizer • Crescimento do vocabulário	▶ Uso de linguagem e outros comportamentos para lidar com emoções ▶ Sensibilização crescente para os outros ▶ Emergem emoções mais complexas (constrangimento, culpa, vergonha, etc.) ▶ Intensidade mais baixa de ansiedade de separação ▶ Primeiros sinais de autocontrole: capaz de esperar para uma tarefa agradável ▶ Brincar: imitação de outros, uso de linguagem e escolhas de jogo com base em estereótipos de gênero (p. ex., meninos gostam mais de carrinhos, e meninas, de bonecas)

Idade pré-escolar: 3 a 5 anos

Marcos cognitivos e linguísticos: representação mental	Marcos socioemocionais e comportamentais: balanço entre demandas dos pais e autonomia da criança
▶ Brincadeira sociodramática (por 3 anos): • Reflete uma capacidade crescente de representações mentais (amigos imaginários, etc.) • Fortalece outras capacidades cognitivas e socioemocionais (memória de trabalho, atenção, raciocínio, autocontrole, cooperação, tomada de perspectiva, etc.) ▶ Representação dupla (idade 3 ou 4): • O reconhecimento de que um objeto simbólico (uma fotografia) é tanto um objeto como um símbolo de outra coisa (um membro da família) ▶ Busca contínua por lógica, explicações e relacionamentos causa/efeito (período do "porquê") ▶ Roteiros cognitivos: modelos internos de comportamento prévio e experiências que orientam a criança ▶ Discurso privado: as crianças falam com elas próprias em voz alta, fornecendo-se orientação ao resolver problemas ▶ Aprendizado inicial sobre alfabetização e aritmética ▶ Crescimento do vocabulário da criança para cerca de 2.000 palavras aos 5 anos ▶ Elabora frases complexas na idade de 4 ou 5 anos	▶ Birras normais: • Aparecem entre as idades de 1 a 3 e diminuem, junto com o comportamento fisicamente agressivo, aos 4 ou 5 anos • Relacionado com habilidades de linguagem e autorregulação ▶ Diminuição da agressão reativa (em resposta a um evento externo) e aumento da agressão verbal e instrumental (objetivo-orientada) ▶ O comportamento agressivo é normal durante este período, mas deve diminuir em cerca de 5 ou 6 anos de idade ▶ Expressões comportamentais e linguísticas mais complexas de emoção (empatia e simpatia) ▶ Desenvolvimento de primeiras amizades ▶ Emergência de crenças morais, regras de comportamento, e normas culturais para expressão emocional ▶ Crescimento da capacidade das crianças para descrever estados mentais e características de outros: • Aos 2 ou 3 anos, as descrições dependerão dos atributos físicos • Aos 4 ou 5 anos, a descrição dependerá das emoções, das atitudes e das características ▶ Constância de gênero: o gênero não pode ser alterado; torna-se mais consciente do comportamento estereotipado por gênero aos 5 ou 6 anos ▶ Maturação física: alimenta-se e banha-se ▶ Curiosidade sexual e autoexploração: normal em certa medida

(Continua)

Tabela 248.1 | Marcos do desenvolvimento cognitivo e socioemocional em crianças e adolescentes *(Continuação)*

Idade escolar: 6 a 11 anos

Marcos cognitivos e linguísticos: ganhos no processamento de informações	Marcos socioemocionais e comportamentais: desenvolvimento do eu e outros domínios

▶ Melhor autocontrole e uso da atenção focada e seletiva
▶ Memória baseada na essência: recorda componentes básicos do que foi aprendido ou do que aconteceu
▶ Melhor uso de habilidades para melhorar ou aumentar memória, e automação
▶ Orientação temporoespacial: diferenciação de direita e esquerda
▶ Seriação e categorização de objetos
▶ Aumento da capacidade de processamento da informação auditiva e visual
▶ Desenvolvimento da metacognição, ou do "pensar sobre os pensamentos", e da autorregulação cognitiva, o processo monitorando pensamentos e ações
▶ Emergência de alfabetização mais sofisticada e habilidades numéricas
▶ Crescimento do vocabulário: até 10.000 palavras
▶ Compreende o duplo significado de palavras e metáforas
▶ Avanços nas habilidades de conversação:
    • Adquire habilidades de mudar gradualmente o tópico da conversação
	▶ Autoestima:
	    • Diminuição como resultado da comparação interpessoal, com base na competência percebida ou no grupo de pares, ou na identificação com adultos significativos.
	    • Influenciada por fatores culturais e diferenças de gênero.
	▶ Melhor autocontrole:
	    • relacionado ao atraso na gratificação e controle de impulsos.
	    • Aprende ao assistir aos pares usarem o autocontrole.
	    • Influenciado pelo temperamento da criança
	▶ Maior consciência de estereótipos e papéis de gênero:
	    • O sentido do desenvolvimento da identidade de gênero pode afetar o autoconceito e facilita a socialização de gênero
	    • Os grupos sociais geralmente são segregados por gênero
	▶ Aumento do desenvolvimento emocional, regulação emocional e capacidades de enfrentamento:
	    • Enfrentamento com foco no problema: com base na tentativa de solução do problema
	    • Enfrentamento centrado na emoção: com base na tentativa de gerenciar ou controlar respostas angustiantes
	▶ Progresso na empatia e desenvolvimento moral: devido ao aumento nas habilidades de tomada de perspectiva
	▶ Amizades baseadas na confiança mútua, bondade, apoio e gozo mútuo de passatempos ou atividades
	▶ A vitimização entre pares começa a ocorrer
	▶ Os interesses sexuais e/ou românticos podem começar a desenvolver-se

Adolescência: 12 aos 18 anos

Marcos cognitivos e linguísticos: raciocínio complexo e operações mentais formais	Marcos socioemocionais e comportamentais: afirmação de identidade e autonomia

▶ Melhoria das habilidades de processamento de informação, metacognição e autorregulação cognitiva
▶ Crescimento da autoconsciência e distorções cognitivas
▶ Audiência imaginária: acreditam que são o foco principal da atenção de outras pessoas
▶ Fábula pessoal: acreditam que suas experiências e sentimentos sejam únicos
▶ Dificuldade com a tomada de decisões racionais e impulsividade
▶ Crescimento do vocabulário (mais de 40.000 palavras aos 18 anos) e refinamento de estruturas gramaticais
▶ Progresso nas habilidades conversacionais
	▶ Flutuações frequentes e intensas na autoestima e experiências emocionais ligadas a mudanças hormonais
	▶ Autoestima aumenta em dimensionalidade: relaciona-se a desempenho acadêmico ou trabalho, competências sociais e relacionamentos entre pares, relacionamentos românticos, etc.
	▶ Variações suaves a moderadas de humor e comportamento:
	    • Normais e esperadas
	    • Podem levar a divergências frequentes com outros, especialmente pais ou cuidadores
	▶ Importância da conformidade do grupo de pares:
	    • Adaptação às normas, atitudes e sistemas de valores do grupo:
	    • Possíveis processos de pressão pelos pares e *treinamento de desvio*
	▶ Mais probabilidades de participar de comportamentos de risco: uso de drogas e álcool, abuso, atos de violência e agressão, comportamento de *bullying*, etc.
	▶ A vitimização entre pares se torna mais social
	▶ A qualidade da amizade depende de características prosociais, como confiança mútua, lealdade e apoio
	▶ Maior compreensão de suas próprias crenças morais
	▶ Melhoria em suas habilidades de tomada de perspectiva

Fonte: Adaptada de Guerra e colaboradores.[9]

Em alguns casos, entretanto, crianças e adolescentes demonstram dificuldades emocionais, sociais, cognitivas ou comportamentais que geram prejuízos importantes em suas vidas. Dificuldades para aprender a falar, insuficiências de aprendizado (global ou restrito a habilidades escolares) e comportamento agitado ou irritável (por vezes "fora de controle") são motivos frequentes de busca de ajuda profissional. Em adolescentes, queixas como desânimo, insônia, alterações alimentares, bem como uso excessivo de tecnologia, uso de substâncias psicoativas, situações de automutilação e até mesmo ideação suicida são bastante comuns.

Cada uma dessas questões deve ser explorada com bastante cuidado, levando-se em conta o que pode fazer parte de uma etapa normal do desenvolvimento, e o que pode estar associado a um quadro patológico que necessite intervenção.

O Quadro 248.1 correlaciona queixas comuns a possíveis problemas de saúde mental, destacando-se a importância de sempre se excluírem primeiramente problemas clínicos e de se verificarem questões relacionadas a estresse vivenciado pela criança, seja no ambiente familiar, escolar ou em outros grupos sociais.

Quadro 248.1 | Frequentes problemas de saúde mental em crianças e adolescentes e possíveis diagnósticos psiquiátricos

Motivos de consulta	Diagnósticos a serem considerados
Baixo rendimento escolar	▶ Transtornos relacionados a estressores ou traumas ▶ Transtornos de ansiedade ▶ Transtornos de défcit de atenção e hiperatividade ▶ Transtornos de aprendizagem ▶ Transtornos disruptivos ▶ Retardo mental (deficiência intelectual) ▶ Transtornos de humor ▶ Transtornos psicóticos ▶ Uso de substâncias
Irritabilidade ou conduta "fora de controle"	▶ Transtornos relacionados a estressores ou traumas ▶ Transtornos de ansiedade ▶ Transtorno de défcit de atenção e hiperatividade ▶ Delirium ▶ Transtornos psicóticos ▶ Transtornos disruptivos ▶ Transtornos de humor ▶ Uso de substâncias
Dificuldade na aquisição da fala ou recusa para falar em situações específicas	▶ Transtornos relacionados a estressores ou traumas ▶ Transtornos do neurodesenvolvimento ▶ Transtornos de ansiedade ▶ Delirium ▶ Transtornos disruptivos ▶ Transtornos de aprendizagem ▶ Retardo mental (deficiência intelectual) ▶ Transtornos de humor ▶ Transtornos psicóticos ▶ Uso de substâncias
Fadiga ou mudança de apetite	▶ Transtornos relacionados a estressores ou traumas ▶ Transtornos de ansiedade ▶ Transtornos alimentares ▶ Transtornos de humor ▶ Transtornos psicóticos ▶ Transtornos de sintomas somáticos ▶ Uso de substâncias
Recusa em ir à escola	▶ Transtornos relacionados a estressores ou traumas ▶ Transtornos de ansiedade ▶ Transtorno de défcit de atenção e hiperatividade ▶ Transtornos disruptivos ▶ Transtornos de humor ▶ Uso de substâncias ▶ Transtornos de aprendizagem ▶ Retardo mental (deficiência intelectual)
Queixas médicas frequentes	▶ Transtornos relacionados a estressores ou traumas ▶ Transtornos de ansiedade ▶ Transtornos de humor ▶ Transtornos psicóticos ▶ Transtornos de sintomas somáticos ▶ Uso de substâncias
Preocupações excessivas	▶ Transtornos relacionados a estressores ou traumas ▶ Transtornos de ansiedade ▶ Transtornos de humor ▶ Transtornos psicóticos ▶ Transtornos de sintomas somáticos ▶ Uso de substâncias
Alteração súbita de personalidade ou confusão mental	▶ Delirium ▶ Transtornos relacionados a estressores ou traumas ▶ Transtornos de ansiedade ▶ Transtornos de humor ▶ Transtornos psicóticos ▶ Uso de substâncias

Fonte: Elaborado pelo autor com base na proposta de Trivedi & Kershner.[7]

A propósito dos modelos classificatórios dos problemas mentais, de maneira geral, nenhum tem sido considerado plenamente satisfatório. Críticas feitas a esses modelos ressaltam que suas categorias diagnósticas não contemplam a complexidade dos problemas apresentados, o que leva a um excessivo número de "comorbidades" em cada caso. É o caso, por exemplo, de um pré-adolescente trazido por comportamento irritável e baixo rendimento escolar; a irritabilidade pode ser um transtorno de ansiedade pela frustração escolar, que, por sua vez, pode se dever a um transtorno de déficit de atenção não tratado. Entretanto, em uma área em que a explicação etiológica para a maioria dos problemas é multifatorial, modelos com base em apresentações sindrômicas (ou fenotípicas) podem ser úteis para o trabalho profissional. Compreender como cada uma das diferentes síndromes influencia no desenvolvimento de outra é habilidade a ser desenvolvida na formulação do entendimento de um caso.

Os modelos classificatórios mais reconhecidos são a *Classificação internacional de doenças*, décima edição (CID-10, da OMS), o *Manual diagnóstico e estatístico,* quinta edição (DSM-5, da Associação Americana de Psiquiatria [AAP])[10] e, especificamente para crianças e adolescentes, o *Diagnostic Classification of Mental Health and Developmental Disorders of Infancy and Early Childhood, Revised* (DC:0-3R; Zero to three, 2005).[11]

A CID-10 reserva um capítulo especial aos "transtornos do comportamento e transtornos emocionais que aparecem habitualmente durante a infância ou a adolescência". Além disso, possui capítulos específicos sobre retardo mental e transtornos do desenvolvimento psicológico. Essa classificação deve mudar no ano de 2018 e é provável que muitas definições sejam revisadas. O DSM-5, por sua vez, data de 2013[10] e propõe um índice organizado pela ordem do ciclo vital humano, começando com os transtornos do neurodesenvolvimento, que envolvem problemas como retardo mental (agora chamado de deficiência intelectual), autismo, TDAH e outros. Além disso, o DSM-5 insere outros diagnósticos comumente vistos na infância e adolescência nos capítulos específicos aos quais os transtornos se relacionam (p. ex., ansiedade de separação está no capítulo de Transtornos de ansiedade).

Apesar de tanto CID-10 quanto DSM-5 reservarem capítulos específicos para problemas da infância e adolescência, essa população pode desenvolver quase a grande maioria dos problemas de saúde mental visto em adultos. De fato, de todas as doenças mentais, cerca de metade começa antes dos 14 anos de idade.[12,13] O Quadro 248.2 relaciona todas as categorias diagnósticas do DSM-5 e destaca alguns aspectos sobre a apresentação desses problemas em crianças e adolescentes. Além disso, lembra capítulos do *Tratado de medicina de família e comunidade*, os quais se dedicam aos referidos transtornos.

Quadro 248.2 | Problemas de saúde mental infanto-juvenis segundo o DSM-5

Índice de capítulos	Transtornos especificamente relacionados a crianças e a adolescentes	Capítulos do *Tratado de medicina de família e comunidade* relacionados ao tema
Transtornos do neurodesenvolvimento	Incluem as categorias: ▶ Deficiências intelectuais ▶ Transtornos da comunicação (incluindo problemas de fala e linguagem) ▶ Transtorno do espectro autista ▶ TDAH ▶ Transtorno específico da aprendizagem (antes chamado de dislexia) ▶ Transtornos motores (incluindo tiques)	Problemas de desenvolvimento neuropsicomotor (Cap. 114) Autismo (Cap. 249) Hiperatividade e déficit de atenção (Cap. 240) Abordagem à saúde escolar (Cap. 78)
Espectro da esquizofrenia e outros transtornos psicóticos	Raramente vistos antes dos 12 anos de idade, mas com incidência crescente a partir do final da adolescência	Psicoses (Cap. 246)
Transtorno bipolar e transtornos relacionados	Raramente vistos antes dos 12 anos de idade, mas com incidência crescente a partir do final da adolescência	Tristeza, sensação de depressão e perturbações depressivas (Cap. 238)
Transtornos depressivos	Comuns na infância e adolescência, ainda que com características um pouco diferenciadas – principalmente pela maior prevalência de irritabilidade. Este é um sintoma tão prevalente que motivou a criação de uma nova categoria diagnóstica no DSM-5, chamada transtorno disruptivo da desregulação do humor	Tristeza, sensação de depressão e perturbações depressivas (Cap. 238)
Transtornos de ansiedade	Destacam-se problemas próprios da infância, como transtorno de ansiedade de separação e mutismo seletivo, mas se incluem também os outros diagnósticos do grupo, principalmente fobias específicas e ansiedade generalizada	Ansiedade e estresse (Cap. 239)
Transtorno obsessivo-compulsivo e transtornos relacionados	Vistos também em crianças e adolescentes, geralmente com um prognóstico mais severo. O grupo inclui também tricotilomania, transtorno de acumulação, transtorno de escoriação e transtorno dismórfico corporal	Ansiedade e estresse (Cap. 239)
Transtornos relacionados a trauma e a estressores	Aqui se encontram os transtornos de estresse agudo, de estresse pós-traumático e de adaptação O grupo inclui também dois problemas específicos de crianças, o transtorno de apego reativo e o transtorno de interação social desinibida desencadeados após extremos de negligência afetiva. O primeiro se caracteriza por comportamento inibido e emocionalmente retraído em relação ao cuidador adulto; o segundo, pela criança abordar e interagir com adultos desconhecidos com apego excessivo e desproporcional	Ansiedade e estresse (Cap. 239) Abuso infantil (Cap. 124)

(Continua)

Quadro 248.2 | **Problemas de saúde mental infanto-juvenis segundo o DSM-5** *(Continuação)*

Índice de capítulos	Transtornos especificamente relacionados a crianças e a adolescentes	Capítulos do *Tratado de medicina de família e comunidade* relacionados ao tema
Transtornos dissociativos	Os transtornos dissociativos são encontrados com frequência como consequência de traumas, e muitos desses sintomas, incluindo constrangimento e confusão acerca dos sintomas ou um desejo de ocultá-los, são influenciados pela proximidade ao trauma. No DSM-5, os transtornos dissociativos estão alocados próximos a, mas não como parte de, transtornos relacionados a trauma e a estressores, refletindo a relação estreita entre essas classes de diagnósticos	Somatização e sintomas sem explicação médica (Cap. 237)
Transtorno de sintomas somáticos e transtornos relacionados	Inclui somatização/ansiedade por doenças/estados conversivos/transtornos factícios. Destaca-se o transtorno factício, especialmente o "imposto a outro" (síndrome de Munchausen por procuração), caracterizado pela falsificação de sinais ou sintomas físicos ou psicológicos, ou indução de lesão ou doença em outro, associada à fraude identificada	Somatização e sintomas sem explicação médica (Cap. 237)
Transtornos alimentares	Anorexia e bulimia, bem como compulsão alimentar são problemas que iniciam frequentemente na adolescência	Transtornos alimentares (Cap. 245)
Transtornos da eliminação	Incluem a enurese e encoprese, queixas frequentes em crianças	Enurese e encoprese (Cap. 117)
Transtornos do sono-vigília	Destacam-se em crianças as parassonias, incluindo o terror noturno e os pesadelos	Perturbações do sono (Cap. 241)
Disfunções sexuais e transformações corporais na transexualidade	Não se aplicam a crianças, mas podem já ser vistos em adolescentes	Sexualidade e diversidade (Cap. 79) Queixas relacionadas à sexualidade e transformações corporais na transexualidade (Cap. 98)
Disforia de gênero	Definida quando um indivíduo se sente no papel do gênero oposto ao seu. Inclui as categorias disforia de gênero em crianças e disforia de gênero em adolescentes e adultos	Sexualidade e diversidade (Cap. 79) Queixas relacionadas à sexualidade e transformações corporais na transexualidade (Cap. 98)
Transtornos disruptivos, do controle de impulsos e da conduta	Envolvem o transtorno de oposição desafiante e o transtorno de conduta, ambos bastante prevalentes, e podem correlacionar-se a transtorno de personalidade antissocial no futuro ainda inclui o transtorno explosivo intermitente	
Transtornos relacionados a substâncias e transtornos aditivos	Além de problemas relacionados a substâncias psicoativas (álcool, maconha, cocaína, etc.), inclui o transtorno do jogo – importante para a APS em função do fenômeno da dedicação excessiva a jogos eletrônicos, comuns em crianças e adolescentes	Tabagismo (Cap. 242) Problemas relacionados ao consumo de álcool (Cap. 243) Dependência de drogas ilícitas (Cap. 244)
Transtornos neurocognitivos	*Delirium* é uma emergência clínica e deve ser considerado sempre em crianças com estados confusionais agudos ou mudanças súbitas de comportamento. Transtorno neurocognitivo maior ou leve devido à lesão cerebral traumática é diagnóstico possível nessa faixa etária também. Demências, por definição, são diagnósticos da vida adulta	Emergência psiquiátrica (Cap. 256) Demências (Cap. 229)
Transtornos da personalidade	Por definição, os transtornos de personalidade iniciam-se ao final da adolescência ou início da vida adulta. Destaca-se o transtorno da personalidade *borderline*	
Transtornos parafílicos	Incluem transtorno voyeurista (espiar outras pessoas em atividades privadas), transtorno exibicionista (expor os genitais), transtorno frotteurista (tocar ou esfregar-se em pessoa que não consentiu), transtorno do masoquismo sexual (passar por humilhação, submissão ou sofrimento), transtorno do sadismo sexual (infligir humilhação, submissão ou sofrimento), transtorno pedofílico (foco sexual em crianças), transtorno fetichista (usar objetos inanimados ou ter um foco altamente específico em partes não genitais do corpo) e transtorno transvéstico (vestir roupas do sexo oposto visando à excitação sexual). Via de regra não diagnosticados na infância e adolescência, mas comportamentos dessa natureza devem ser avaliados, e deve-se atentar para abuso	Sexualidade e diversidade (Cap. 79) Queixas relacionadas à sexualidade e transformações corporais na transexualidade (Cap. 98)
Outros transtornos mentais	Categoria residual que se aplica a apresentações em que predominam sintomas característicos de um transtorno mental, causadores de sofrimento clinicamente significativo ou prejuízo no funcionamento social, profissional ou em outras áreas importantes da vida da pessoa, embora não atendam à totalidade dos critérios para nenhum outro transtorno mental no DSM-5	Casos graves de saúde mental (Cap. 247)

(Continua)

Quadro 248.2	Problemas de saúde mental infanto-juvenis segundo o DSM-5 *(Continuação)*		
Índice de capítulos	Transtornos especificamente relacionados a crianças e a adolescentes	Capítulos do *Tratado de medicina de família e comunidade* relacionados ao tema
Transtornos do movimento induzidos por medicamentos e outros efeitos adversos de medicamentos	Parkinsonismo farmacológico é um exemplo de problema que pode ser visto em pessoas que estão em uso de antipsicóticos	Psicofármacos (Cap. 236) Tremor e síndromes parkinsonianas (Cap. 231)
Outras condições que podem ser foco da atenção clínica	Destacam-se as subcategorias problemas relacionados à educação familiar, outros problemas relacionados a grupo de apoio primário e problemas de maus-tratos e negligência infantil	Abordagem à violência doméstica (Cap. 82) Abuso infantil (Cap. 124) Casos graves de saúde mental (Cap. 247)

Fonte: Elaborado pelo autor com base no DSM-5.[10]

O que fazer

A avaliação de uma criança ou adolescente difere significativamente da de um adulto. Em primeiro lugar, o mais comum é que a pessoa venha trazida pelos pais, por preocupação destes ou por recomendação da escola ou outra instituição (como o conselho tutelar ou o juizado de menores). Além disso, a estrutura da consulta pode diferir significativamente da de um adulto, pois é necessário primeiramente ouvir a opinião dos pais (ou cuidadores legais), sendo recomendável esta primeira escuta em separado da criança ou adolescente. Em um segundo momento, procede-se a escuta do menor, de preferência sem a presença dos pais. A seguir, geralmente se reúnem os pais e a pessoa para se proceder a um exame físico geral e sistematizar-se o exame do estado mental, solicitarem-se eventuais exames complementares ou mesmo o comparecimento de outras pessoas que convivam significativamente com o menor (como professores ou outras figuras constantes, como avós ou cuidadores profissionais). Apenas após essa avaliação, o médico de família e comunidade deve elaborar uma formulação do caso e assim um plano terapêutico. Esse plano pode envolver a simples afirmação de que os problemas apresentados não são patológicos, a necessidade de um tratamento na APS em colaboração com o psicólogo local ou outros profissionais (pedagogo da escola), ou o referenciamento para um centro especializado em transtornos mais complexos.

Anamnese

A anamnese com os pais ou cuidadores legais deve seguir o padrão da entrevista médica tradicional, devendo-se inquirir sobre os motivos da consulta, a história do problema atual, a história de problemas psiquiátricos passados, a história pregressa de saúde e outras doenças (incluindo aspectos biopsicossociais do período pré, peri e neonatal, marcos do desenvolvimento neuropsicomotor (DNPM), bem como antecedentes de doenças, medicamentos e cirurgias), a história familiar de doenças (principalmente de síndromes genéticas e doenças neurológicas, mas também de doenças clínicas e psiquiátricas em geral), o perfil psicossocial da criança/adolescente (escolaridade, costumes, relações com pares e adultos, habilidades especiais, interesses preferidos), o perfil familiar (se possível, utilizando-se genograma) e uma revisão de sistemas cuidadosa.

Uma vez definidos os problemas principais, pode-se fazer uso de questionários aplicáveis aos pais para a melhor coleta de informações. Há questionários que ajudam a ganhar informações sobre problemas mentais e comportamentais em geral, como o *Child Behavior Checklist* (CBCL) e o *Streghties and Difficulties Questionnaire* (SDQ), este mais curto e factível em APS (disponível em vários idiomas, incluindo o português, no site www.sdq.info.com). Além disso, na suspeita de algum transtorno específico, alguns interrogatórios podem auxiliar lembrando os seus sintomas e sinais principais, como o SNAP IV, para TDAH, ou o M-CHAT, para autismo (ver Cap. 240, Hiperatividade e déficit de atenção, e Cap. 249, Autismo). Há versões desses questionários para serem aplicados às crianças e aos adolescentes diretamente, bem como para serem preenchidos por professores (o que pode auxiliar no caso da comunicação presencial com esses profissionais ser difícil).

A entrevista com o menor, por sua vez, pode apresentar peculiaridades. Um aspecto a se recordar sempre é informar à pessoa o motivo pelo qual ele está em atendimento, o desejo de que se estabeleça uma relação frutífera e terapêutica e a garantia de confidencialidade, ressalvadas as situações especiais em que os pais precisam ser comunicados (risco a si, como ideação suicida, ou a outros). Mesmo com uma primeira abordagem clara e cordial, pode haver dificuldades. Uma criança de 10 anos ou mais pode conversar confortavelmente com o profissional, ao passo que crianças pequenas frequentemente têm medo de ficar a sós com o entrevistador, ou mesmo ter dificuldades de verbalizar importantes informações. Volkmar e Martin[14] propõem que algumas técnicas podem ajudar na entrevista (Quadro 248.3).

Dois aspectos se destacam na avaliação de crianças e adolescentes. Em primeiro lugar, emergências psiquiátricas podem ocorrer (como agitação psicomotora e agressividade em portadores de autismo) e em adolescentes (como ideação suicida); nesses casos, a avaliação deve ser focada no tratamento da situação aguda, e a compreensão maior do quadro deve ser realizada *a posteriori* (ver Cap. 256, Emergência psiquiátrica), assim que os riscos iminentes estejam sob controle. Em segundo lugar, a avaliação de menores de um ano e meio de idade em geral é mais complexa pelo fato da criança ainda estar no período pré-verbal. Nesses casos, considerável treinamento é necessário para uma avaliação de qualidade, e assim, o limiar para busca

Quadro 248.3 | Técnicas para anamnese de crianças e adolescentes

Técnica	Objetivos principais	Exemplos
Métodos de engajamento	Fazer a criança/adolescente sentir-se confortável Avaliar grosseiramente ânimo, cognição, interação social e coordenação motora	Disponibilizar brinquedos e revistas já na sala de espera. Iniciar a entrevista propondo algum jogo – tabuleiro, cartas, videojogo. Deixar a pessoa dar o tom do jogo
Técnicas projetivas	Fazer a criança/adolescente sentir-se confortável Obter informações sobre as percepções e os sentimentos	Sugerir a elaboração de um desenho de si ou da família, ou uma brincadeira com bonecos pode revelar sentimentos predominantes, como solidão, tristeza, medo ou raiva
Questionamento direto	Obter informações sobre as percepções e os sentimentos Investigar sobre o adoecimento suspeito Manter uma atmosfera de cooperação e confidencialidade	Perguntar sobre o que os bonecos estão pensando ou fazendo durante uma brincadeira, quais são os personagens de televisão favoritos, ou o que faria se tivesse poderes mágicos pode auxiliar na identificação do mundo interno de crianças menores Com crianças maiores, pode-se perguntar sobre aspectos da escola (aprendizado, amigos, inimizades). Mesmo com adolescentes, saber sobre seus programas, músicas e esportes favoritos facilita a aproximação. Saber sobre os grupos aos quais está vinculado, quais os problemas que vê no mundo e como acha que deveriam ser solucionados pode ajudar a identificar pontos de tensão emocional. Inquirir, com respeito, o adolescente sobre temas como sexualidade, uso de drogas e violência é necessário
Técnicas interativas	Entender como a criança/adolescente se relaciona com os outros e o quão essa maneira é sinal de saúde ou de adoecimento Garantir vínculo	Verificar como a criança conta suas histórias, como se comporta nas brincadeiras, ou como se comporta com adultos (retraída, desafiadora, sedutora) Dialogar com os adolescentes sobre seu estilo de vestir, seus planos e suas esperanças pode ajudar Perguntar se há algo a ser dito antes de encerrar a consulta Dar uma breve explicação sobre seu entendimento do caso e sobre os próximos passos Encerrar a entrevista em um clima amigável, o que facilitará novos encontros

Fonte: Elaborado pelo autor com base em Volkmar e Martin.[14]

de opinião de especialista – preferencialmente pediatra ou psiquiatra infantil – deve ser mais baixo. Para os interessados, o item "Leituras relevantes sobre o tema" sugere um texto como ótima introdução sobre o tema da avaliação psíquica de lactantes e crianças pequenas.

Exame físico

Alterações ao exame físico podem apontar para diagnósticos específicos em crianças e adolescentes. Nas primeiras, aspectos dismórficos sindrômicos, como anomalias faciais, nos membros e mãos, e manchas ou tubérculos na pele, podem sugerir síndromes genéticas responsáveis por quadros de retardo mental ou autismo, por exemplo. A aferição dos sinais vitais, a coleta de dados antropométricos e o exame minucioso dos sistemas orgânicos podem revelar processos infecciosos (sobretudo em quadros de alteração súbita de comportamento, pois podem sugerir *delirium*), metabólicos e neurológicos, bem como lesões de pele (autoprovocadas ou provocadas por outros, como em casos de violência). Além disso, esses dados contribuirão para a melhor escolha e o monitoramento de patologia diagnosticada (p. ex., o acompanhamento de recuperação de um quadro de anorexia nervosa) ou eventual medicamento a ser prescrito – como no caso da prescrição de metilfenidato em crianças hiperativas.

Da mesma forma, é recomendável que o médico de família e comunidade realize o exame do estado mental (EEM) da pessoa em atendimento. O EEM consiste na sistematização de informações coletadas durante a entrevista e na observação do comportamento da criança/adolescente. Eventualmente, há necessidade de se fazerem perguntas específicas para que sejam esclarecidas questões pontuais, como, por exemplo, se a pessoa sabe onde está ou se está tendo alucinações. O EEM é uma ferramenta cujo domínio requer certo treinamento. Seus itens estão sumariamente descritos no Quadro 248.4.

Quadro 248.4 | Itens a serem avaliados no exame do estado mental

- ▶ Aspectos gerais: aparência geral, atividade psicomotora, atitude e comunicação, sentimentos despertados no examinador
- ▶ Consciência
- ▶ Atenção
- ▶ Sensopercepção
- ▶ Orientação
- ▶ Memória
- ▶ Inteligência
- ▶ Afeto
- ▶ Pensamento
- ▶ Juízo crítico
- ▶ Conduta
- ▶ Linguagem

Fonte: Adaptado de Cordioli e colaboradores.[1]

Em alguns casos, há necessidade de uma avaliação mais aprofundada de alguns aspectos do estado mental, como a intelectualidade (em suspeita de retardo mental) e a atenção (em casos de dúvida sobre TDAH, ou transtornos específicos de aprendizagem). Nesses casos, pode ser útil um procedimento realizado por psicólogos especializados, conhecido como avaliação neuropsicológica. Essa avaliação inclui a aplicação de testes padronizados, como a Escala Wechsler de Inteligência (WISC), que adicionam informação substancial em alguns casos.

Exames complementares

Exames complementares, por sua vez, são poucas vezes úteis – na prática de psiquiatras infantis, eles tem ajudado em talvez 1% dos casos.[14] Essas provas devem ser solicitadas de acordo com a suspeita diagnóstica, principalmente a fim de excluir patologias clínicas que possam cursar com sintomas psíquicos, como infecções, distúrbios metabólicos ou nutricionais, processos autoimunes, intoxicação por metais pesados, alterações sensoriais (distúrbios visuais ou auditivos), ou alterações encefálicas (epilepsia, tumores, processos vasculares). Testagem cromossômica ou testes genéticos podem ser úteis para diagnóstico etiológico de quadros de retardo mental ou autismo, assim como eletrencefalograma no diagnóstico de quadros sugestivos de epilepsia; entretanto, dada a relativa não familiaridade do médico de APS com esses problemas, recomenda-se que esses exames sejam considerados mediante interconsulta com especialista.[14]

Por fim, a avaliação de outros médicos especialistas (pediatra, otorrinolaringologista, neurologista ou psiquiatra infantil, geneticista) ou mesmo psicólogo especialista em testagem neuropsicológica pode ser de extrema valia em casos de dúvida diagnóstica.

Conduta proposta

Após a avaliação realizada, é fundamental que seja feita uma formulação do caso, a elaboração de um plano terapêutico e o retorno e uma devolutiva estruturada à família. Além disso, eventualmente, há necessidade de se comunicar com outros setores, como a escola da criança ou o conselho tutelar.

Tratamento

A grande maioria dos tratamentos para problemas de saúde mental infanto-juvenil envolve principalmente intervenções psicossociais. Destaca-se o papel de psicólogos com as diversas formas de psicoeducação e psicoterapia, aplicadas às crianças e aos adolescentes, aos pais destes, ou à família toda. Intervenções escolares também têm tido sucesso no manejo de problemas como transtornos disruptivos, TDAH e transtornos de aprendizagem. Além disso, tem ganhado destaque a terapia ocupacional, principalmente nos transtornos do neurodesenvolvimento, em que também é frequente a necessidade do trabalho de pedagogos e fonoaudiólogos. A propósito, nesse grupo de doenças, a demanda por tratamento pode chegar a regimes intensivos de intervenção – em programas com atividades diárias. O Quadro 248.5 expõe algumas das intervenções baseadas em evidências para os diferentes problemas de saúde mental infantil.

Destaca-se, entre estas intervenções, o avanço dos programas de treinamento de pais (*parenting programs*), muito difundidos no mundo e pouco utilizados no Brasil. Esses programas mostram eficácia no enfrentamento principalmente de comportamentos problemáticos, como os vistos no transtorno opositor desafiante. São exemplos o *Incredible Years* (que também possui programas para professores), o triplo P, e a terapia de interação pais-crianças.[14]

Diversas condições também se beneficiarão do uso criterioso de psicofármacos. De fato, psicoestimulantes, como o metilfenidato, têm-se mostrado promissores no tratamento de TDAH; antidepressivos têm ajudado em quadros de ansiedade e depressão; antipsicóticos e estabilizadores de humor são importantes em situações de humor irritável e agressividade. Entretanto, exceto em situações que já se apresentem com extrema gravidade, via de regra, os medicamentos são coadjuvantes.

A Figura 248.2 exemplifica o raciocínio para a utilização adequada de medicamentos psicotrópicos em crianças. Idealmente, esses devem ser prescritos e monitorados em cuidado colaborativo com um especialista. Recomenda-se, também, a leitura do Cap. 236, desta obra.

Quadro 248.5 | **Exemplos de intervenções psicossociais baseadas em evidências para problemas de saúde mental em crianças e adolescentes**

Problema	Intervenção psicossocial
Autismo	TCC
	ABA (*applied behavioral analysis*)
	TEACCH (*treatment and education of autistic and related communication-handicapped children*)
Transtorno do défcit de atenção e hiperatividade	Treinamento de pais
	Modificação comportamental em sala de aula
Transtornos depressivos	TCC individual e em grupo
	Terapia interpessoal
	Relaxamento
Transtornos de ansiedade	TCC individual e em grupo
	TCC de famílias
	Para fobias: modelagem, dessensibilização imaginada e *in vivo*, e TCC com autoinstrução
Transtornos relacionados a trauma e a estressores	TCC
Transtornos da eliminação	Terapia comportamental
Transtornos disruptivos	Treinamento de pais
	Treinamento de professores
	TCC específica, como treino de manejo da raiva, treino de assertividade e treino em habilidade de resolução de problemas
	Terapia racional-emotiva
	Terapia multissistêmica

TCC, terapia cognitivo-comportamental.
Fonte: Construído pelo autor e adaptado de Volkmar e Martin,[14] Brentani e colaboradores[16] e Pheula e Isolan.[17]

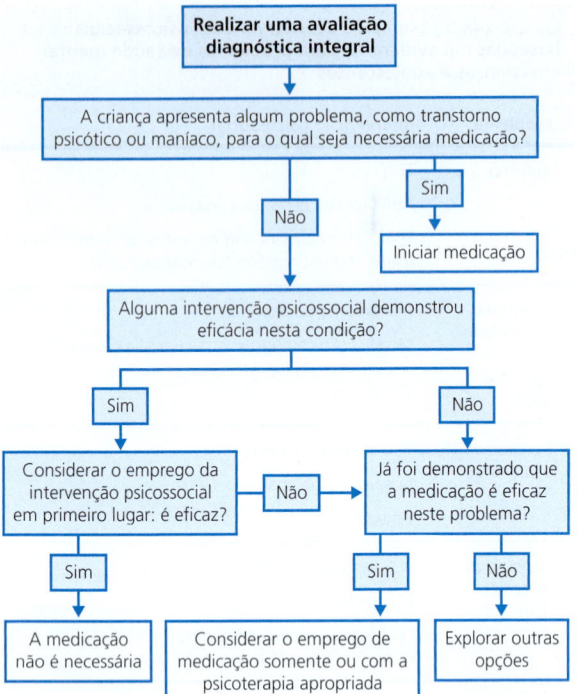

▲ Figura 248.2
Aproximação geral à farmacoterapia na psiquiatria infantil.
Fonte: Vitiello.[18]

Dicas

▶ A avaliação de problemas de saúde mental na infância e adolescência pode parecer inicialmente difícil, mas a prática pode levar ao aumento progressivo da eficiência.

▶ Procure realizar as entrevistas de avaliação (se necessário, mais de uma) em um curto espaço de tempo. Isso garante que o problema será valorizado pela família, evitando que a pessoa fique sem tratamento.

▶ Crianças e adolescentes com problemas de saúde mental têm mais problemas clínicos. Fique atento para a saúde dessas pessoas – incluindo vigilância do estado de imunizações, da saúde bucal, e da adesão a tratamentos eventuais (p. ex., como antibioticoterapia para infecções graves).

▶ Da mesma maneira, interrogue sobre problemas de saúde mental em crianças e adolescentes que consultam demais, que têm problemas sérios de saúde física, ou que têm um ambiente familiar desfavorável (pais com problemas com álcool ou drogas, pobreza, violência intradomiciliar).

▶ Quando há suspeita de maus-tratos, fale aos pais que é seu dever comunicar ao conselho tutelar. Tente fazer deste momento uma oportunidade de aliança, ao menos com o cuidador mais saudável.

Quando referenciar

Recomenda-se referenciar a um especialista médico todos os casos em dúvida diagnóstica – preferencialmente a um psiquiatra da infância e adolescência. Além disso, a grande maioria dos problemas nessa faixa etária se beneficiará de intervenções psicossociais, como mencionado. Dessa forma, o papel do psicólogo é fundamental na execução de psicoterapia – como em casos de ansiedade, depressão, transtornos disruptivos, transtornos relacionados a traumas – ou mesmo no treinamento de pais. Essas intervenções podem ser ministradas de maneira individual ou em grupos na própria APS, por meio dos núcleos de apoio à saúde da família, por exemplo.

Além disso, diferentes encaminhamentos podem ser dados em algumas situações:

- Casos de retardo mental ou autismo devem ser acompanhados por equipes multiprofissionais em centros preparados, como os Centros de Atenção Psicossociais Infantis (CAPSi) ou organizações não governamentais, como a associação dos pais e amigos de excepcionais. Estes centros rotineiramente dispõem de profissionais como psicólogos, terapeutas ocupacionais, psicopedagogos, fonoaudiólogos e psiquiatras ou neurologistas infantis.
- Além disso, patologias como transtornos alimentares, transtorno bipolar e esquizofrenia, pela sua complexidade, também devem ser acompanhadas em ambiente especializado.
- Casos de transtornos de aprendizagem ou TDAH geralmente se beneficiam de acompanhamento psicopedagógico. Se necessário medicamento para o TDAH, idealmente se indica cuidado compartilhado com psiquiatra.
- Casos de suspeita de abuso sexual devem ser levados ao conhecimento do conselho tutelar imediatamente. Quando há iminente risco do abuso acontecer novamente, uma internação hospitalar pode ser o mais indicado.

Erros mais frequentemente cometidos

▶ Não investigar a razão de dificuldades escolares ou comportamentais.

▶ Não desenvolver processos de educação em saúde sobre problemas de saúde mental em crianças e adolescentes com pais e professores.

▶ Desconhecer o impacto positivo das intervenções psicossociais e não disponibilizá-las na APS.

▶ Prescrever indiscriminadamente psicofármacos sem um plano terapêutico bem estabelecido.

▶ Evitar a prescrição de psicofármacos por mero preconceito ou desconhecimento.

▶ Não se articular com entidades comunitárias de cuidados, como a APAE.

▶ O médico de família e comunidade pode exercer papel central na detecção precoce e no encaminhamento de problemas de saúde mental em crianças e adolescentes. Entretanto, mais do que tudo, sua capacidade de articular-se com outros profissionais, de organizar serviços de saúde e de interagir com outros setores o com alguém capaz de exercer um importante papel gerencial no enfrentamento destes agravos. Assim, auxiliar a implantação de intervenções psicossociais na APS, como treinamento de pais, por exemplo, pode ser uma atitude essencial para a melhoria do cuidado a essa população.

Prognóstico e complicações possíveis

Cada vez está mais claro que o manejo precoce dos problemas de saúde mental é custo-efetivo e quanto mais precocemente realizado, melhores são os resultados.[19] O tratamento do TDAH, por exemplo, tem sido associado a menores taxas de transtorno por uso de substância na vida adulta. O tratamento dos transtornos disruptivos, por sua vez, pode prevenir o desenvolvimento de comportamento antissocial. Evitar o abuso sexual infantil pode prevenir o desenvolvimento de TEPT, de transtornos depressivos e de personalidade, como o *borderline*. Dessa forma, investir na saúde mental da infância e adolescência é enfrentar a carga global de problemas mentais.

Atividades preventivas e de educação

A prevenção de transtornos mentais da infância e adolescência envolve amplas ações. No caso dos transtornos do neurodesenvolvimento, por exemplo, são úteis: suplementação nutricional e de micronutrientes para a criança, cuidados pré-natais e perinatais, redução da exposição pré-natal ao álcool, programas de imunização e programas de estimulação precoce.[8] Fora do Brasil, diversos programas estruturados têm sido estudados, e alguns têm mostrado evidência de eficácia. A Blueprints for Healthy Youth Development Program é um organismo que tem avaliado a qualidade destes programas.[20] São exemplos o *The Life Skill Training Program* e o *The Positive Action Program*, executados em escolas e que têm prevenido o desenvolvimento de vários transtornos infanto-juvenis. Outros programas dedicam-se diretamente aos pais, como o *Nurse Family Partnership*, que consiste em visitas a mulheres que recentemente se tornaram mães, e o *New Beginnings*, direcionado a mães recentemente divorciadas. Opções emergentes envolvem também o *mindfulness*, o manejo nutricional, os programas de exercício físico e de ensino de música.[20]

Papel da equipe multiprofissional

Enfermeiros podem exercer importante papel na suspeita e no referenciamento de problemas de saúde mental. Psicólogos são fundamentais para a implantação e a coordenação de intervenções psicossociais. Como citado, fonoaudiólogos, terapeutas ocupacionais e pedagogos têm atuação específica em alguns quadros.

REFERÊNCIAS

1. Brasil. Ministério da Saúde. Secretaria de Atenção à Saúde. Departamento de ações Programáticas Estratégicas. Caminhos para uma política de saúde mental infanto-juvenil. Brasília: MS; 2005.

2. Cury CR, Golfeto JH. Strengths and difficulties questionnaire (SDQ): a study of school children in Ribeirão Preto. Rev Bras Psiquiatr. 2003;25(3):139-45.

3. Feijó RB, Saueressig M, Salazar C, Chaves ML. Mental health screening by self-report questionnaire among community adolescents in Southern Brazil. J Adolescent Health. 1997;20(3):232-7.

4. Moraes C, Abujadi C, Ciasca SM, Moura-Ribeiro MV. Força-tarefa brasileira de psiquiatras da infância e adolescência. Rev Bras Psiquiatr. 2008;30(3):294-5.

5. Paula CS, Lauridsen-Ribeiro E, Wissow L, Bordin IAS, Evans-Lacko S. How to improve the mental health care of children and adolescents in Brazil: actions needed in the public sector. Rev Bras Psiquiatr. 2012;34(3):334-51.

6. Mari JJ. Mental healthcare in Brazil. Advances Psychiatr Treat. 2014;20(2):113-5.

7. Trivedi HK, Kershner JD. Practical child and adolescent psychiatry for pediatrics and primary care. Cambridge: Hogrefe & Huber; 2009.

8. Servili C. Organização e provisão de serviços de saúde mental da criança e adolescente. In: Rey JM, editor. IACAPAP e-textbook of child and adolescent mental health. Geneva: International Association for Child and Adolescent Psychiatry and Allied Professions; 2012.

9. Guerra NG, Williamson AA, Lucas-Molina B. Normal development: infancy, childhood, and adolescence. In: Rey JM, editor. IACAPAP e-textbook of child and adolescent mental health. Geneva: International Association for Child and Adolescent Psychiatry and Allied Professions; 2012.

10. American Psychiatric Association. DSM-5: manual diagnóstico e estatístico de transtornos mentais. 5. ed. Porto Alegre: Artmed; 2014.

11. Achenbach TM, Ndetei DM. Clinical models for child and adolescent behavioral, emotional, and social problems. In: Rey JM, editor. IACAPAP e-textbook of child and adolescent mental health. Geneva: International Association for Child and Adolescent Psychiatry and Allied Professions; 2012.

12. Kieling CB, Baker-Henningham H, Belfer M, Conti G, Ertem I, Omigbodun O, et al. Child and adolescent mental health worldwide: evidence for action. Lancet. 2011;378(9801):1515-25.

13. Kaushik A, Kostaki E, Kuriakopoulos M. The stigma of mental illness in children and adolescents: a systematic review. Psychiatry Res. 2016;243:469-94.

14. Volkmar FR, Martin A. Essentials of Lewis's child and adolescent psychiatry. Philadelphia: Lippincott Williams & Wilkins; 2011.

15. Cordioli AV, Zimmermann HH, Kessler F. Rotina de avaliação do estado mental [Internet]. Porto Alegre: UFRGS; [2010] [capturado em 07 jan. 2018]. Disponível em: http://www.ufrgs.br/psiquiatria/psiq/Avalia%C3%A7%C3%A3o%20%20do%20Estado%20Mental.pdf.

16. Brentani H, de Paula CS, Bordini D, Rolim D, Sato F, Portolese J, et al. Autism spectrum disorders: an overview on diagnosis and treatment. Rev Bras Psiquiatr. 2013;35(supl. 1):S62-S72.

17. Pheula GF, Isolan LR. Psicoterapia baseada em evidências em crianças e adolescentes. Rev Psiquiatr Clín. 2007;34(2);74-83.

18. Vitiello B. Principios de uso de medicación psicotrópica en niños y adolescentes (Edited by Juan José GarcíaOrozco). In: Rey JM, editor. Libro electrónico de IACAPAP de salud mental en niños y adolescentes. Geneva: Asociación Internacional de Psiquiatría y Profesiones Aliadas de Niños y Adolescentes; 2016.

19. Harper G. Child and adolescent mental health policy. In: Rey JM, editor. IACAPAP e-textbook of child and adolescent mental health. Geneva: International Association for Child and Adolescent Psychiatry and Allied Professions; 2012.

20. O'Loughlin K, Althoff RR, Hudziak JJ. Health promotion and prevention in child and adolescent mental health. In Rey JM, editor. IACAPAP e-textbook of child and adolescent mental health. Geneva: International Association for Child and Adolescent Psychiatry and Allied Professions; 2017.

CAPÍTULO 249

Autismo

Rosa Maria Melloni Horita
Flávio Dias Silva

Aspectos-chave

▶ Estudos sugerem estimativas de prevalência de transtornos do espectro autista (TEA) de 62/10.000.[1] Último relatório do Centers for Disease Control and Prevention (CDC) traz uma taxa de 1/68 para o espectro autista, sendo 4,5 vezes mais comum no sexo masculino.[2]

▶ Diagnóstico e intervenção precoces são determinantes no prognóstico, se aproveitada a janela de oportunidades da intensa plasticidade cerebral dos primeiros anos de vida.

▶ Trata se de um quadro crônico e incapacitante, com graves influências na saúde de todo o grupo familiar.

▶ O tratamento é multidisciplinar, especializado e caro, mas intervenções familiares[3] e apoio social proporcionam melhora importante da qualidade de vida da família.

Caso clínico 1

Ana é uma jovem mãe de 25 anos, gestante de seu segundo filho, que vem em busca de respostas às queixas da creche do mais velho. Ele não interage com os coleguinhas, pelo contrário os agride com frequência e no recreio permanece só no parquinho girando sobre si mesmo. Está com 2 anos e meio e ainda não fala, também não aponta o que quer, não pede nada e sequer sabe acenar com um "tchau", como seu primo meses mais jovem.

Caso clínico 2

Gustavo vem tendo problemas na escola, aos 8 anos é discriminado pelos colegas, porque é inadequado, desengonçado, chamam-no de "bebê", pois tem baixa tolerância à frustração, só aceita as coisas do seu jeito e tem dificuldade em entender as regras dos jogos. Seu desenvolvimento foi normal e até aprendeu a ler sozinho aos 4 anos, mas tem dificuldade em escrever com letra cursiva, de interpretar textos, de entender figuras de linguagem. Sua fala é diferente, a prosódia é monótona e fala com muita correção e sofisticação para sua idade e meio social. Ele não percebe quando é inadequado socialmente.

Teste seu conhecimento

1. Com base no Caso clínico 1, é INCORRETO afirmar:
   a. Ana deve estar desnecessariamente preocupada e ansiosa, uma vez que cada criança tem seu tempo
   b. Há indícios de transtorno do desenvolvimento e é preciso aprofundar a investigação
   c. Devemos também nos preocupar com a criança que Ana gesta, uma vez que os transtornos invasivos do desenvolvimento têm maior incidência entre irmãos de crianças afetadas por esses transtornos
   d. Os transtornos invasivos do desenvolvimento são percebidos pelos pais a partir de 18 meses, em média, e pelos profissionais de saúde por volta dos 2 anos.

2. Sobre os transtornos invasivos do desenvolvimento, é INCORRETO afirmar:
   a. É uma síndrome comportamental cujo diagnóstico é clínico
   b. Apresenta prejuízo na interação e no desenvolvimento social, na fala e nos interesses restritos, repetitivos e bizarros, observável antes dos 3 anos de idade
   c. É mais frequente em meninos
   d. Todas as crianças possuem déficit intelectual

3. Com relação ao Caso clínico 1, a conduta, se confirmada a suspeita de autismo, inclui todas, EXCETO:
   a. Estimulação precoce com atenção principalmente de fonoaudiólogo e psicólogo
   b. Tirá-lo da escola uma vez que não interage com os colegas
   c. Comunicar aos pais e acompanhar a família e o paciente de forma mais frequente, pois é um momento delicado
   d. Fornecer psicoeducação e acolher questionamentos, orientando onde buscar tratamento e orientação adequada, além de garantir os direitos que a criança com autismo detém

4. Com relação ao Caso clínico 2, é possível afirmar:
   a. É superdotado como seus pais o compreendem e o que os profissionais de educação chamam de portador de altas habilidades
   b. Sua baixa tolerância à frustração é por falta de limites
   c. Não passa de um menino mimado
   d. Pode ser um menino com transtorno do espectro autista leve e necessitar de adequação escolar e sala de recursos, além de treinamento das habilidades sociais

5. Qual é a afirmação correta?
   a. A incidência de ansiedade e depressão entre as mães de crianças com autismo é maior do que entre as de crianças comuns e das mães de crianças com síndrome de Down
   b. O divórcio é mais frequente entre pais de crianças com autismo
   c. Convulsões não são frequentes em portadores de autismo
   d. Por se tratar de distúrbio comportamental, não é preciso investigar déficits sensoriais e doenças neurológicas ou genéticas

Respostas: 1A, 2D, 3B, 4D, 5A

Do que se trata

Autismo, transtorno invasivo do desenvolvimento (TID), ou transtorno do espectro autista (TEA), é uma síndrome comportamental que foi descrita por Leo Kanner, em 1943, e se caracteriza por: ausência, atraso ou peculiaridades na *fala* (p. ex., ecolalia, inversão pronominal, para-respostas, fala em jargão), dificuldade de *contato social* (não interagir com pares, não iniciar diálogo, não sustentar diálogo, não perceber que certas coisas não se falam mesmo sendo verdades), *ter interesses restritos, repetitivos e bizarros,* como apego a objetos que não são brinquedos (fiapos, varetas, folhas de papel, panelas), uso incomum dos brinquedos e objetos (como girar as rodas do carrinho, sacudir um pente, rasgar por horas folhas de papel em fita), e restrições alimentares ou rituais estranhos na hora das refeições ou de dormir. Tudo isso deve ter iniciado antes de 3 anos de idade.

O TEA é um problema de causa desconhecida. Fatores genéticos têm progressivamente recebido "crédito", dada a associação frequente do problema com algumas síndromes. Além disso, há especulação sobre uma miríade de fatores epigenéticos e ambientais. Entretanto, o TEA ainda não tem causa definida.[4]

A Classificação Internacional de Doenças (CID-10), da Organização Mundial de Saúde (OMS),[5] traz na categoria F84 os TIDs como um grupo de transtornos caracterizados por anormalidades qualitativas em interações sociais recíprocas e em padrões de comunicação, e por repertório de interesses e atividades restrito, estereotipado e repetitivo. Invasivo porque permeia todo funcionamento, sendo usual a presença de déficit cognitivo. A categoria F84 é dividida em subcategorias que envolvem o autismo infantil (F84.0), o autismo atípico (F84.1), e a síndrome de Rett (F84.5). As demais são mais difíceis de serem reconhecidas ou estão em discussão. O Quadro 249.1 apresenta algumas características de cada subcategoria.

Para registro nos sistemas de informações, usa-se a CID-10,[5] mas na literatura científica encontramos muitas referências no *Manual diagnóstico e estatístico de transtornos mentais* (DSM-5), da Associação Americana de Psiquiatria (AAP).[7]

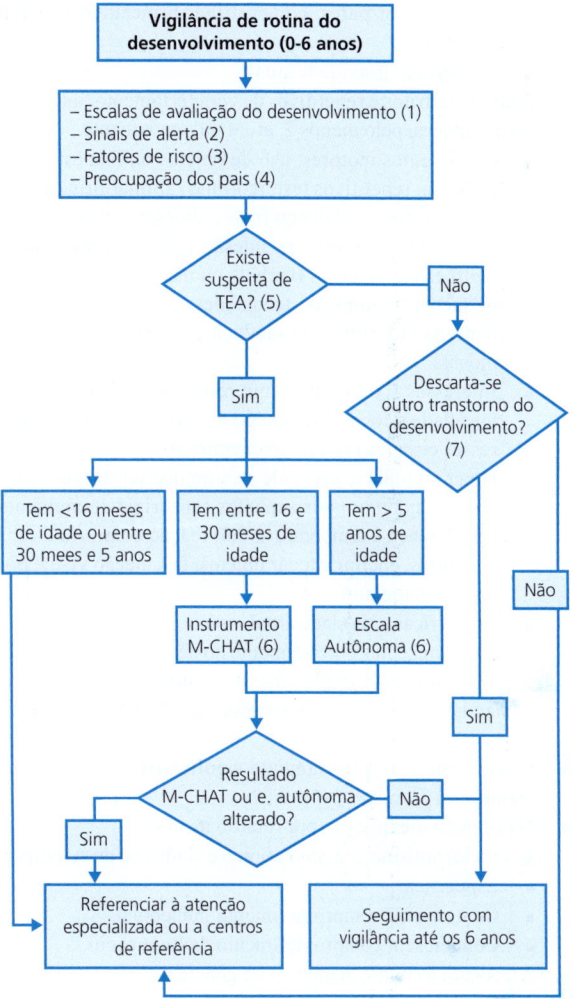

▲ **Figura 249.1**
Algoritmo de manejo de suspeita de transtorno do espectro autista na atenção primária à saúde.
Fonte: Adaptada de Ministerio de Sanidad y Política Social.[6]

Quadro 249.1 | **Principais subcategorias de transtornos invasivos do desenvolvimento segundo a CID-10**

Subcategoria	Denominação	Características principais
F84.0	Autismo infantil	Desenvolvimento anormal e/ou comprometido, antes dos 3 anos de idade, comprometimento qualitativo das interações sociais, da comunicação e padrões de comportamento, interesses e atividades restritos e estereotipados, além de possíveis dificuldades de sono/alimentação, birra e autoagressão, iniciado antes dos 3 anos
F84.1	Autismo atípico	Difere em idade de início ou falha em preencher todos os critérios diagnósticos. Inclui o frequente "retardo mental com características autísticas"
F84.5	Síndrome de Asperger	Difere de autismo por não haver atraso significativo de linguagem ou cognitivo, ocasionalmente episódios psicóticos na vida adulta

Fonte: Elaborado pelo autor.

O DSM-5[7] propõe uma mudança da classificação dos TIDs, incluindo os casos de autismo em uma categoria específica – transtornos do espectro autista (TEA, categoria 299.00), Entre as alterações propostas pelo DSM-5 estão a exclusão da síndrome de Rett, a unificação dos critérios diagnósticos relativos à linguagem e à socialização, e a classificação do problema em relação ao grau de comprometimento e do apoio necessário – mudanças que visam a fortalecer a ideia de que a maioria dos TIDs são, na verdade, diferentes apresentações de uma mesma doença. Os critérios diagnósticos que foram adotados para os TEA no DSM-5 são:[7]

- Déficits persistentes na comunicação e interação social em múltiplos contextos, atualmente ou na história prévia:
    - Déficit na reciprocidade emocional (abordagem social/estabelecer conversa e compartilhamento de interesses, emoções e afeto, iniciar ou manter).
    - Déficits nos comportamentos não verbais (contato visual, linguagem corporal, gestos, expressões faciais).
    - Déficit para desenvolver, manter e compreender relacionamentos (ajustar comportamento ao contexto social,

interesse por pares, compartilhar brincadeiras imaginativas).
- Especificar gravidade atual.
• Padrões restritos e repetitivos de comportamento, interesses ou atividades, pelo menos 2, atual ou previamente.
  - Movimentos motores, uso de objetos ou fala estereotipados ou repetitivos (estereotipias, alinhar brinquedos, girar objetos, ecolalia ou frases idiossincráticas).
  - Insistência na mesmice, adesão inflexível a rotinas e padrões ritualizados (verbais ou não), sofrimento com pequenas mudanças, transições, padrões rígidos de pensamento, rituais de saudação, mesmo caminho, alimentos.
  - Interesses fixos e altamente restritos, anormais em intensidade e foco (forte apego a objetos incomuns, interesses circunscritos e perseverativos).
  - Hiper ou hiporreatividade a estímulos sensoriais ou interesse incomum por aspectos sensoriais do ambiente (indiferença à temperatura/dor, reação contrária a sons e texturas, cheirar e tocar objetos, fascinação visual por luz e movimento).
  - Especificar gravidade atual.
• Sintomas presentes precocemente no desenvolvimento, mas que podem tornar-se plenamente manifestos quando das demandas sociais ou ser mascarados por estratégias aprendidas.
• Causam prejuízo clinicamente significativo no funcionamento.
• Não é melhor explicado por retardo mental.
  - Inclui autismo, autismo atípico e síndrome de Asperger.
  - Especificar:
  - Com ou sem comprometimento intelectual.
  - Com ou sem comprometimento da linguagem.
• Associado à condição médica ou genética.
  - Outro transtorno do desenvolvimento.
  - Com catatonia.

É importante lembrar que cada criança pode apresentar sintomas diferentes em diferentes fases da vida e não é preciso ter todos os sintomas para obter-se o diagnóstico. Muitos sintomas não aparecem em todos os contextos; por isso, muitas vezes, precisamos de relatos dos professores e outros observadores. Por exemplo, é comum hipersensibilidade auditiva ou tátil; e na escola durante o recreio ou em uma festinha infantil, isso fica explicitado.

A literatura sobre autismo reforça a necessidade de um diagnóstico precoce, pois quanto antes identificado o problema, melhores serão os resultados do tratamento. Nesse sentido, tem sido dada ênfase na orientação de profissionais de saúde e pais para detectarem o que tem se chamado de sinas de alerta para o autismo. O Quadro 249.2 sumariza alguns desses sinais.

Entre os 18 e 24 meses, também é alerta para autismo a perda de linguagem, de habilidades ou conexão social. Esse tipo de regressão não acontece com todas as crianças com TEA, mas cerca de 20 a 50% dos pais de crianças com autismo relatam que seu filho perdeu um pouco de suas habilidades durante o segundo ano, geralmente em torno de 18 meses de idade.

O que fazer

O diagnóstico do TEA é essencialmente clínico. Uma boa anamnese com a pesquisa dos principais sintomas, a observação direta (exame psíquico), o relato dos professores sobre a socialização

Quadro 249.2 | Sinais de alerta sugestivos de transtorno do espectro autista

▶ Não olha nos olhos aos 2-3 meses
▶ Aos 6 meses, não sorri
▶ Com 8 meses, não acompanha adulto significativo quando se afasta
▶ Aos 9 meses, não balbucia, não estende os braços para ser pego no colo
▶ Dá mais atenção aos objetos do que às pessoas, pode ficar muito tempo observando um objeto, mais do que seria esperado. Na consulta, muitas vezes fazemos toda a anamnese sem ser interrompidos; crianças com autismo vão gastar muito mais do seu tempo com os objetos do que com as pessoas. Não busca ou compartilha atenção
▶ Não estrutura brincadeira, não tem brincadeira imaginativa, suas brincadeiras são bizarras e repetitivas, como enfileirar carrinhos, encher a caixa de brinquedos para virar novamente, parecendo adorar o som deles caindo no chão, repetitiva e incansavelmente
▶ Não imita ações e sons, como bater palmas, bater um tambor, repetir palavras e sons, dar tchau
▶ Não olha quando chamado, embora sua audição tenha sido avaliada e seja normal
▶ Com 1,5 anos, ainda não pronunciou nenhuma palavra inteligível
▶ Com 2 anos, ainda não elaborou nenhuma frase com começo meio e fim

Fonte: Elaborado pelo autor.

e a aprendizagem acadêmica e alguns exames complementares, quando necessários, são suficientes para a elucidação do quadro. Como o TEA não é um dos quadros mais frequentes na atenção primária à saúde (APS), e pode ser um desafio o diagnóstico mesmo para profissionais especializados, recomenda-se ter claro o papel do médico de família e comunidade no processo diagnóstico. Neste capítulo, é enfatizado que o médico de família e comunidade deve ter boa capacidade de suspeição dos quadros de TEA, referenciando os casos suspeitos à atenção especializada para confirmação. Desta maneira, tenta-se evitar o sobrediagnóstico, mas, ao mesmo tempo, acelerar a detecção precoce de casos.

Anamnese

A boa e completa anamnese deve primeiramente contemplar uma caracterização do motivo da consulta. Alguns dos sintomas que podem sugerir TEA são comuns a vários outros problemas de saúde, ou mesmo podem ser parte da normalidade. O Quadro 249.3 exemplifica queixas frequentes que podem levar a pensar em TEA, mas que podem ter outros diagnósticos diferenciais. Sendo assim, na suspeita e no diagnóstico alternativo, o referenciamento pode ser bastante distinto, como solicitar opinião de otorrinolaringologista, por exemplo.

Para facilitar a identificação de quadros de TEA na APS, os pediatras americanos têm sido recomendados a realizar rastreamento dessa condição aos 18 e 24 meses de idade.[8] Esse rastreamento é realizado com um questionário padronizado, como o *Modified Children's Autism Test* (M-CHAT) (Tabela 249.1).[9] Rastreamentos positivos justificam uma avaliação mais profunda, que deve ser feita em ambiente especializado.

A APS na Espanha também possui um protocolo de rastreamento que utiliza, além do M-CHAT, um questionário conhecido como Escala Autônoma, útil para crianças com suspeita de síndrome de Asperger.

Quadro 249.3 | Diagnóstico diferencial a partir de queixas sugestivas de transtorno do espectro autista

Problemas apresentados	Diagnósticos alternativos ao TEA
Não aquisição/desenvolvimento insuficiente da fala	Surdez
	Transtorno da comunicação*
	Deficiência intelectual (retardo mental)*
	Ansiedade/mutismo seletivo
	Epilepsia
	Privação de estímulos psicossociais
Estereotipias motoras	"Birras"
	Epilepsia
	Transtornos motores (incluindo tiques)
Isolamento social	Ansiedade
	TEPT
	Depressão
	Transtorno da comunicação*
	Deficiência intelectual (retardo mental)*
	Surdez
	Privação de estímulos psicossociais

*Estes são distúrbios classificados pelo DSM-5 no capítulo de Transtornos do Neurodesenvolvimento e são importantes diagnósticos diferenciais ao TEA. Incluem também o TDHA e os Transtornos de Aprendizagem.

TEPT, transtorno do estresse pós-traumático.

Fonte: Elaborado pelo autor.

Tabela 249.1 | Modified children's autism test (M-CHAT)

M-CHAT
Por favor, preencha as questões abaixo sobre como seu filho geralmente é. Por favor, tente responder todas as questões. Caso o comportamento na questão seja raro (ex. você só observou uma ou duas vezes), por favor, responda como se seu filho não fizesse o comportamento.

6.	Seu filho gosta de se balançar, de pular no seu joelho, etc.?	Sim	Não
7.	Seu filho tem interesse por outras crianças?	Sim	Não
8.	Seu filho gosta de subir em coisas, como escadas ou móveis?	Sim	Não
9.	Seu filho gosta de brincar de esconder e mostrar o rosto ou esconde-esconde?	Sim	Não
10.	Seu filho já brincou de faz de conta, como, por exemplo, fazer de conta que está falando no telefone ou que está cuidando de boneca, ou qualquer outra brincadeira de faz de conta?	Sim	Não
11.	Seu filho já usou o dedo indicador dele para apontar, para pedir alguma coisa?	Sim	Não
12.	Seu filho já usou o dedo indicador dele para apontar, para indicar interesse em algo?	Sim	Não
13.	Seu filho consegue brincar de forma correta com brinquedos pequenos (ex. carros ou blocos), sem apenas colocar na boca, remexer no brinquedo ou deixar o brinquedo cair?	Sim	Não
14.	O seu filho alguma vez trouxe objetos para você (pais) para lhe mostrar esse objeto?	Sim	Não
15.	O seu filho olha para você no olho por mais de um segundo ou dois?	Sim	Não
16.	O seu filho já pareceu muito sensível ao barulho (ex. tapando os ouvidos)?	Sim	Não
17.	O seu filho sorri em resposta ao seu sorriso?	Sim	Não
18.	O seu filho imita você (ex. você faz expressões/caretas e seu filho imita?)	Sim	Não
19.	O seu filho responde quando você chama ele pelo nome?	Sim	Não
20.	Se você aponta um brinquedo do outro lado do cômodo, o seu filho olha para ele?	Sim	Não
21.	Seu filho já sabe andar?	Sim	Não
22.	O seu filho olha para coisas que você está olhando?	Sim	Não
23.	O seu filho faz movimentos estranhos com os dedos perto do rosto dele?	Sim	Não
24.	O seu filho tenta atrair a sua atenção para a atividade dele?	Sim	Não
25.	Você alguma vez já se perguntou se seu filho é surdo?	Sim	Não
26.	O seu filho entende o que as pessoas dizem?	Sim	Não
27.	O seu filho às vezes fica aéreo, "olhando para o nada" ou caminhando sem direção definida?	Sim	Não
28.	O seu filho olha para o seu rosto para conferir a sua reação quando vê algo estranho?	Sim	Não

Fonte: Losapio e Pondé.[9]

Na anamnese, também se deve atentar para a história gestacional da criança, do parto, de seu desenvolvimento global em comparação ao esperado, e das patologias que já desenvolveu (epilepsia pode ocorrer em até 25% de crianças autistas). Da mesma maneira, é fundamental pesquisar antecedentes familiares do problema, bem como aspectos psicossociais que possam contribuir para o quadro, como uma pobre estimulação sensorial.

Exame físico

Não há alterações de exame físico específicas no TEA. Entretanto, dois pontos são importantes de se levar em conta. Primeiro, a observação do comportamento da criança é fundamental para se elucidar o quadro. Neste sentido, como a rotina da APS geralmente não é organizada para essa finalidade, pode-se buscar o relato estruturado dos pais e de outros observadores, como professores e outros parentes. Muitos dos questionários infantis foram desenvolvidos para serem preenchidos por professores e podem, além de ajudar na identificação do TEA, coletar informações sobre o desenvolvimento e o comportamento global da criança, como o Questionário de Dificuldades e Capacidades (*Streghties and Difficulties Questionnaire* – SDQ), disponível para livre uso. Há protocolos específicos de observação de crianças com suspeita de TEA, como o Autism Diagnostic Observation Schedule (ADOS).[8] Entretanto, como esses protocolos demandam treinamento, geralmente ficam restritos à atenção especializada. O Quadro 249.4 elenca outros instrumentos diagnósticos utilizados na atenção especializada que, mediante treinamento, podem ser aplicáveis na rotina da APS.

Em segundo lugar, o TEA frequentemente está associado a doenças neurológicas e genéticas, como neurofibromatose, esclerose tuberosa, síndrome do X frágil, síndrome alcóolica fetal,

Quadro 249.4 | Instrumentos auxiliares de diagnóstico utilizados na atenção especializada

▶ **Childhood Autism Rating Scale – CARS** (Escala de avaliação para autismo infantil), desenvolvida por Schopler e cols., 1980. Baseada nas definições de autismo apresentadas por Rutter, Ritvo e Freeman. Instrumento para observações comportamentais, sendo administrada na primeira sessão de diagnóstico, são 15 itens, cada um deles pontuado em um *continuum*, variando do normal para gravemente anormal, todos contribuindo igualmente para a pontuação total

▶ **Autism Diagnostic Observation Schedule – ADOS** (Protocolo de observação para diagnóstico de autismo), desenvolvido por Lord e cols., 1989. Protocolo padronizado de observação e avaliação dos comportamentos sociais e da comunicação da criança e do adulto autista, originalmente planejado para pessoas com idade mental de 3 anos ou mais. Duas finalidades: diagnóstica, distingue autismo de outros portadores de deficiência e de funcionamento normal e de investigação, estuda a qualidade dos comportamentos sociais e comunicativos associados com o autismo

▶ **Autism Behavior Checklist – ABC** (Lista de checagem de comportamento autístico), desenvolvida por Krug e cols., 1980. Questionário constituído por 57 itens, para avaliação de comportamentos autistas em população com retardo mental, que ajuda no diagnóstico diferencial de autismo. Os itens agrupados em cinco áreas de sintomas: sensorial, relacionamentos, uso do corpo e de objetos, linguagem e habilidades sociais e de autoajuda

▶ **Autism Diagnostic Interview – ADI** (Entrevista diagnóstica para autismo), desenvolvida por Le Couteur e cols., 1989. Entrevista aos pais, para diagnóstico diferencial dos transtornos globais do desenvolvimento abordando fatores importantes para o planejamento do tratamento. Ênfase nos primeiros 5 anos de vida e também nos últimos 12 meses anteriores à entrevista. Mostra-se eficaz em discriminar sujeitos com autismo e sujeitos não autistas com retardo mental. Tem propósitos de pesquisa e visa a completar a avaliação comportamental de sujeitos com idade cronológica de 5 anos, e idade mental de pelo menos 2 anos

▶ **Autism Diagnostic Interview-Revised – ADI-R** (Entrevista diagnóstica para autismo revisada), desenvolvida por Lord, Rutter e Le Couteur, em 1994 revisão da ADI, que administrada aos pais, foi resumida e modificada para adequar-se a crianças com idade mental de aproximadamente 18 meses até a vida adulta, e está vinculada aos critérios do DSM-IV e da CID-10. A entrevista é aplicada em aproximadamente 1 hora e meia para crianças de até 4 anos, e torna-se um pouco mais demorada quando se trata de crianças mais velhas. São pontuados comportamentos atuais, com exceção daqueles presentes em apenas um determinado período da vida, como, por exemplo, o jogo imaginativo

▶ **Checklist for Autism in Toddlers – CHAT** (Escala para rastreamento de autismo em crianças com até 3 anos), desenvolvida por Baron-Cohen, Allen e Gillberg, 1992. É uma escala diagnóstica desenvolvida para o estudo de indicadores precoces de autismo. Ela é composta por um questionário, que pode ser preenchido pelos pais, e complementado pela observação comportamental da criança

Fonte: Elaborado pelo autor.

---

(1) Escalas de avaliação do desenvolvimento

(2) Sinais de alerta imediata e conjuntos de sinais de alerta de TEA conforme idade

(3) Fatores de risco de TEA levando em consideração a valorização de antecedentes da criança: fatores perinatais (consumo de medicamentos ou substâncias teratogênicas infecções perinatais, diabetes gestacional, sangramento gestacional, sofrimento fetal, prematuridade, baixo peso), enfermidades metabólicas, idade avançada dos pais, pais com antecedentes de esquizofrenia ou transtornos do humor com psicose e antecedentes familiares (irmãos com TEA)

(4) Preocupação dos pais. Escala PEDS para orientar os professores sobre o quê perguntar aos pais.

(5) Descartar alterações metabólicas e auditivas

(6) Escala M-CHAT e Escala autônoma. Usar como complemento se houve suspeita em crianças conforme idade:
– Entre 16-30 meses: M-CHAT (autoadministrada a pais)
– Maiores de 5 anos: Escala autônoma (autoadministrada a pais e professores)

(7) Outros transtornos do desenvolvimento. Refere-se à presença de outros transtornos que não preencham os critérios dos TEA, como transtornos de habilidades motoras (ataxias, problemas de coordenação, hipotonia, que são indicativos de paralisia cerebral infantil, etc.), Deficiência intelectual (em qualquer grau), Transtornos de aprendizagem, ou transtornos da cominicação (expressivo, receptivo, misto ou fonológico) e outros.

▲ **Figura 249.2**
Notas do algoritmo de manejo de suspeita do transtorno do espectro autista na APS.
Fonte: Adaptada de Ministerio de Sanidad y Política Social.[6]

---

síndrome de Angelman, epilepsia e outras. Sendo assim, em face de achados físicos sugestivos dessas patologias, ou de história familiar, recomenda-se avaliação de geneticista clínico.[8]

Exames complementares

Não há exames específicos para o TEA. Entretanto, em alguns casos, deve-se solicitar uma opinião especializada para a investigação de possíveis síndromes associadas, ou diagnósticos diferenciais. Na suspeita de síndromes genéticas, como em casos de dismorfias, deficiência intelectual, manchas café com leite ou erros inatos do metabolismo (EIMs), o geneticista pode solicitar exames específicos. Da mesma forma, imagem cerebral pode ser útil em casos que apresentem alterações neurológicas concomitantes (como tremores, convulsões, dificuldades motoras específicas ou deficiência intelectual). Em casos de suspeita de epilepsia, o eletrencefalograma pode ser útil – como é no caso de suspeita de síndrome de Landau-Klefner. Em suspeita de problemas de comunicação ou mesmo puramente auditivos, exames como potencial evocado auditivo podem ser úteis. Entretanto, em todos esses casos, frequentemente a interconsulta com o especialista focal pode ser a conduta mais adequada.

Uma vez que o diagnóstico esteja firmado, o DSM-5[7] tem preconizado a classificação do TEA em relação à sua intensidade.

- **Grave**. Requer apoio muito grande, pois apresenta graves déficits em comunicação social verbal e não verbal que ocasionam graves prejuízos no funcionamento; interações sociais muito pobres e mínima resposta ao contato social. Preocupações, rituais imutáveis e comportamentos repetitivos que interferem gravemente no funcionamento em todas as esferas. Marcado desconforto quando rituais ou rotinas são interrompidas, grande dificuldade em redirecionar interesses fixos ou retornar para outros rapidamente.
- **Moderado.** Requer grande suporte, graves dificuldades em comunicação social verbal e não verbal aparecendo sempre, mesmo com suportes, em locais limitados; e tem respostas reduzidas ou anormais ao contato. Preocupações ou interesses fixos aparecem frequentemente, sendo óbvios a um observador casual, interferindo muito em vários contextos. Desconforto e frustração são visíveis quando rotinas são interrompidas dificultando o redirecionamento dos interesses restritos.

- **Leve**. Por menor que seja o comprometimento sempre há prejuízo; requererá apoio, com dificuldade de iniciar interações sociais e com respostas atípicas e pouco sucesso no relacionamento social. Pode apresentar pequeno interesse pelas interações sociais. Rituais e comportamentos repetitivos interferem de forma significativa no funcionamento em um ou mais contextos. Resiste a interromper rituais ou redirecionar seus interesses. Os quadros mais leves são os mais difíceis de identificar; podem ter desenvolvimento normal ou muito próximo do normal e ficar mais aparentes quando as exigências sociais e acadêmicas se tornem maiores.

> ▶ Uma vez que o médico de família de comunidade conclua a suspeita de TEA, a pessoa deve ser referenciada para avaliação especializada para confirmação diagnóstica e planejamento terapêutico.

O diagnóstico definitivo de TEA em centros especializados envolve a utilização dos instrumentos descritos no Quadro 249.4, além de avaliação estruturada de outros profissionais, como fonoaudiólogo, neuropsicólogo (avaliação da intelectualidade) e terapeuta ocupacional (avaliação do desenvolvimento funcional, ou de habilidades básicas e instrumentais). Dessa forma, o principal papel diagnóstico do médico de família e comunidade é auxiliar a família a concluir o processo diagnóstico e iniciar o tratamento o mais breve possível.

Comunicando o diagnóstico

Comunicar o diagnóstico de TEA exige tato e delicadeza e deve levar em conta a capacidade dos pais de entender e processar naquele momento. Muitos pais relatam um misto de alívio e tristeza ao saber. Alívio por receberem uma explicação do comportamento diferente de seu filho pelo qual, muitas vezes, foram culpabilizados, quando eles mesmos também se culparam, e até discutiram entre si. Tristeza por se tratar de um transtorno crônico, incapacitante e pelo estigma que a palavra carrega. A maior parte das pessoas, profissionais de saúde incluídos, tem a ideia do TEA como apenas o quadro mais grave muitas vezes projetado por filmes e novelas. Tem também o outro lado, de que seriam gênios e citam especulações da mídia de que pessoas muito bem-sucedidas em suas áreas talvez fossem autistas. É preciso cuidado com as expectativas das pessoas.

É importante observar as diferenças entre tristeza e depressão e ser ainda mais atento quando os pais já têm diagnóstico de depressão, por exemplo. Para melhor atenção, deve-se tornar mais frequentes as consultas nesse período. Frequentemente, acompanha-se todas as fases do luto: choque, raiva, negação, revolta e aceitação, em épocas diferentes, em cada membro da família; é importante incentivar que a busca de tratamento não seja penalizada no período.

Incentivar a rede social a apoiar a família. Buscar entre a família ampliada e amigos as pessoas que possam colaborar. Na escola da criança, encontrar a melhor forma de estimular o aprendizado acadêmico e social. Tentar orientar quanto aos direitos da pessoa com autismo ou referenciar ao Centro de Referência de Assistência Social (CRAS) para tanto.

Muitas vezes, os pais perguntam aos profissionais: "Por que comigo?". Pode-se explicar que já há evidências claras da importância de fatores genéticos, demonstrados desde 1977 em diversos estudos envolvendo gêmeos monozigóticos e dizigóticos, além de irmãos. Hoje sabe-se que o risco de que um irmão mais novo também apresente TEA é de 19% e que a probabilidade de um terceiro irmão com autismo é de 32%.[10] Outro dado é que a idade dos pais também é importante; estudo publicado em 2017 revelou que o aumento de 10 anos na idade paterna ou materna a partir dos 30 anos aumenta em 18 e 21% o risco para TEA.[11] Existem também questões bioquímicas e imunológicas sendo estudadas, mas ainda pouco conclusivas ou com poucos resultados práticos.

Resumindo, trata-se de etiologia provavelmente multifatorial cujo aumento de prevalência nos faz pensar em questões ambientais, mas uma vez diagnosticado o quadro, o mais importante é intervir e estimular.

"Ele é tão diferente, não sei como me comunicar, me fazer entender ou me aproximar".

Após um longo percurso que passou até pela culpabilização das mães como "mães geladeira", com direito à retratação; com interpretações variadas, hoje, a teoria cognitiva tenta explicar o TEA: supõe que a capacidade para meta-representações esteja comprometida, a habilidade para mentalizar ou utilizar meta-representações (Teoria da mente) não se manifesta desde o nascimento nem se adquire por meio da aprendizagem, mas se desenvolve de acordo com o crescimento da criança; a habilidade para fazer conexões contextualmente significativas entre informações linguísticas seria fraca (Teoria da coerência central, de Frith); dificuldades em habilidades executivas – flexibilidade mental, atenção dirigida, planejamento e raciocínio estratégico, com perda global no processamento de informações; a capacidade de decodificar as expressões faciais depende de aspectos específicos do desenvolvimento, e não do desenvolvimento cognitivo global.

A partir do conhecimento desse funcionamento e dos sintomas, pode-se criar diversas maneiras de contornar situações difíceis, ajudar a entender e interpretar com orientações simples. Ordens curtas e concretas, previsibilidade, ampliar repertórios, dessensibilizar as idiossincrasias dos sentidos com aproximações progressivas, ajudar a planejar e criar estratégias de enfrentamento. Um psicólogo será ainda mais capaz de fazer orientações, mas nem sempre são acessíveis. Pode-se, com poucas conversas, orientar os pais a observar a criança e a descobrir o que a relaxa, o que a irrita, como se acalma com mais facilidade, o que a deixa feliz e utilizar esse conhecimento para estimular seu desenvolvimento.

Fortalezas e dificuldades: algumas capacidades estão mais desenvolvidas em alguns autistas; eles trabalham bem com conceitos concretos, regras e sequências; alguns têm excelente memória de longo prazo, outros, grande aptidão matemática, ou com a informática, música, artes, capacidade de pensar por meio de imagens; alguns apresentam leitura espontânea precoce e hiperlexia, são honestos e sinceros (às vezes, até demais); têm grande capacidade de foco – se estiverem trabalhando em algo que lhes agrade – e excelente senso de direção. Áreas que precisam ser estimuladas e habilidades a serem desenvolvidas: comunicação e interação social, interesse por pessoas, e não só por objetos, jogos de imitação, o olhar pode ser fugaz e pode-se incentivar olhar o outro em uma conversa, controle das emoções é prejudicado e pode ser desenvolvido, o apego à rotina, às repetições e à mesmice pode ser trabalhado explicando, com alguma antecedência, que "hoje não irá à escola porque temos consulta com o doutor". Tendência à literalidade e dificuldade com interpretação de textos podem ser contornadas com treinamento, explicação e adaptação curricular, muitas vezes com o suporte de um leitor.

Conduta proposta

Tratamento

O tratamento do TEA depende da intensidade do quadro e pode envolver apenas suporte psicopedagógico, tratamento fonoaudiológico e treinamento de habilidades sociais por psicólogo ou terapeuta ocupacional treinado. Nos casos de maior comprometimento, é indicado que o tratamento seja intenso e abrangente, incluindo a família da criança e uma equipe de profissionais. No Sistema Único de Saúde (SUS), os Centros de Atenção Psicossocial Infantis (CAPSi) seriam os locais especializados nesse tratamento. Alguns programas podem ser realizados em casa, mas conduzidos por especialistas e terapeutas treinados; os pais podem ser treinados para atuar como terapeutas com a supervisão de um profissional. Alguns programas são realizados em centros especializados, na sala de aula, ou na pré-escola. A família pode escolher combinar mais de um método de tratamento.

No período pré-escolar, com aproximadamente 25 horas semanais de intervenção estruturada, podem-se incluir programas de desenvolvimento, fonoaudiologia, terapia ocupacional, intervenção individual ou em pequenos grupos e de intervenção conduzida pelos pais. Na idade escolar, a terapia pode ser administrada durante as horas de escola e, se necessário, também, fora do horário escolar. As terapias, a duração (45 minutos) e a frequência (3 dias por semana) e o local de realização serão determinados em programa educacional individualizado.

Durante o tratamento, pode-se reavaliar o método escolhido e mudá-lo.[7] A capacidade, o estilo e a experiência do terapeuta são primordiais para a eficácia da terapia.

Além dos atendimentos tradicionais ofertados pelos profissionais listados, diversas técnicas baseadas em evidências estão disponíveis para o tratamento,[12] como a Análise Aplicada do Comportamento (ou ABA, do inglês *Applied Behavioral Analysis*) e seus derivados; o Tratamento de Resposta Pivotal; o Comportamento Verbal; o Modelo Denver de Estimulação Precoce (ESDM), ou Floortime (Jogos Terapêuticos)(DIR); a Intervenção para o Desenvolvimento de Relacionamentos (RDI); o Treinamento e Educação do Autista e de Outras Crianças com Deficiências de Comunicação (TEACCH); o Tratamento de Comunicação Social/Regulação Emocional/Apoio Transacional (SCERTS); o Sistema de Comunicação por Troca de Figuras (PECS); e a integração sensorial.

Uma dúvida frequente dos pais é onde buscar informação de qualidade e compreensível. Alguns *websites* dispõem de informações importantes para a psicoeducação dos pais, como Autismo e Realidade,[13] Manual para pais e AMA-SP.[14] Além disso, tem-se destacado o trabalho da Anjo Azul, organização de pais de criança afetadas pelo problema.

Em relação ao tratamento medicamentoso, não existe fármaco específico para TEA. Os fármacos serão sempre coadjuvantes às intervenções comportamentais e pedagógicas, melhorando sintomas disfuncionais. O uso de antipsicóticos atípicos para sintomas-alvo, como irritabilidade e agressividade, têm a melhor evidência científica. São liberados pela Food and Drug Administration (FDA): risperidona[12] e aripiprazol,[12] mas na indisponibilidade desses, e em caso de necessidade, também são usados haloperidol, olanzapina, metilfenidato, inibidores seletivos da recaptação da serotonina (ISRS), valproato e clonidina (Tabela 249.2).

Dicas

▶ Em relação aos medicamentos, a máxima é: comece com pouco e aumente devagar. Na infância, é ainda mais importante usar a menor dose eficiente pelo menor tempo possível. Estudos[15] comprovam que é prescrito mais antipsicóticos devido à falta de acesso a outros tipos de tratamento, como intervenções comportamentais, e que eles têm efeitos colaterais importantes e graves, como síndrome metabólica, sintomas extrapiramidais e sedação, o que é ainda mais significativo na fase de desenvolvimento infantil.

▶ Em relação a tratamentos alternativos, a maioria não foi adequadamente estudada e não há evidências para apoiar seu uso. Alguns podem inclusive impor sacrifício extra à família, e outros podem oferecer perigo.[12]

▶ É importante ter-se em mente que nenhum tratamento será bom em todas as fases da vida; as exigências e necessidades mudam, assim como os objetivos a serem alcançados.

Quando referenciar

Todos os casos suspeitos de TEA devem ser referenciados para centro especializado – ou minimamente para psiquiatra ou neurologista infantil –, a fim de se confirmar o diagnóstico.

Além disso, todo autista deve ter um plano de tratamento em vigência. Nos casos que isto não está acontecendo, a pessoa deve ser referenciada para avaliação especializada, preferencialmente em centro multiprofissional.

Tabela 249.2 | Uso de antipsicóticos em crianças e adolescentes

Medicamento	Idade	Dose
Haloperidol	> 3 anos	3-12 anos: 0,5 mg/dia, aumento de 0,5 mg/semana, máximo: 0,15 mg/kg/dia
		>12 anos: 0,55 mg 2 a 3x ao dia
Clorpromazina	> 6 meses	6 meses-12 anos: 0,5 mg/kg/dia
		>12 anos: 10 mg 3x ao dia a 25 mg 4x ao dia
Periciazina	> 1 ano	1-10 anos: 1 mg, aumento a cada 3 dias até 10 mg
		>10 anos: 2 mg, aumento a cada 3 dias até 15 mg
Tioridazina	> 2 anos	2-12 anos: 10 mg/dia até 3 mg/kg/dia
		>12 anos: 25 mg 2x ao dia até o máximo de 600 mg/dia
Levomepromazina		0,1-0,2 mg/kg/dia, máximo: 0,5 mg/kg/dia
		25-200 mg/dia, como controle de agitação
Risperidona	> 2 anos	Inicial: 0,5 mg, aumentos semanais até 4 mg
Olanzapina	> 5 anos	Inicial: 2,5 mg, média: 10 mg; máximo: 20 mg
Quetiapina	> 6 anos	25-500 mg
Aripiprazol	> 6 anos	5-20 mg

> **Erros mais frequentemente cometidos**
> ▶ Dar um diagnóstico tardio.
> ▶ Ter dificuldade de acesso a tratamento multiprofissional especializado.
> ▶ Não oferecer suporte psíquico para a família.

Atividades preventivas e de educação

Como não se sabe ao certo quais os determinantes do TEA, não há prevenção primária específica. Entretanto, pais de crianças autistas podem se submeter a aconselhamento genético antes de nova gestação para estimarem o risco de novo caso em novo filho. Em relação à prevenção secundária, ressalta-se a importância do diagnóstico precoce, a fim de se proporcionar acesso à reabilitação precoce. Como prevenção terciária, é fundamental o tratamento multiprofissional adequado do indivíduo afetado, bem como o suporte psicossocial à família. Nesse sentido, algumas informações são importantes sobre como auxiliar a família no enfrentamento do problema. Como se sabe, o momento do diagnóstico traz emoções difíceis à tona; é importante orientar a família a buscar apoio em sua rede social, observar como cada um está lidando com a situação, se conseguem expor seus sentimentos. A família ampliada, associações de pais, os equipamentos de saúde como os CAPSi e de educação são algumas opções. Há índices de depressão e ansiedade aumentados em mães de crianças com TEA.[12] Deve-se orientar que se conversem em família sobre o assunto, mas que também se reserve tempo para os demais filhos, para si e para o casal. É preocupação frequente dos pais o bem-estar de seus filhos depois que não puderem providenciar mais cuidados para eles. A Política Nacional de Saúde Mental e a Lei nº. 12.764[16] preveem equipamentos de residência terapêutica, mas eles ainda existem em pequeno número na prática. O que acontece na prática são famílias que se organizam para prover cuidado.

O autista tem direitos especiais? Sim, a Lei nº 12764, de 27 de dezembro de 2012,[16] institui a política nacional de proteção aos direitos da pessoa com TEA considerando-as pessoas com deficiência, para todos os efeitos legais. Isso lhes confere acesso ao benefício de prestação continuada, gratuidade no transporte público, isenção de impostos vários em diferentes Estados da federação, acesso a vagas especiais em estacionamentos e concursos públicos, acompanhante pedagógico em escola inclusiva, acesso a medicamentos.

Como prevenção quaternária, ressalta-se a necessidade de se evitar o uso indiscriminado de medicamentos – ver item sobre Tratamento. Além disso, os aspectos de comunicação de diagnóstico e de suporte psicossocial parecem ser essenciais para se evitar um adoecimento maior da família.

Por fim, algumas considerações são especialmente importantes para o médico de família e comunidade. Sabe-se que a família percebe os sintomas de autismo mais precocemente do que os profissionais. Ouvir com atenção todas as pequenas queixas sobre comportamento e estimular o relato dessas na consulta é essencial, pois muitas vezes as famílias acham que a consulta médica não é o espaço adequado para relatá-las. Caso tenha dúvidas, o médico pode pedir relatório da escola (solicitar explicitamente por escrito o que deseja saber, interação social principalmente). Pode também observar mais vezes, referenciar para serviços especializados, contar com a opinião da equipe multiprofissional. Também deve-se lembrar de que orientações sobre higiene do sono, estimulação, cuidados com a dieta (frequente restrição, compulsão alimentar, má mastigação, obesidade) e crescimento adequados são importantes para todas as crianças, para essas ainda mais. Trabalhar com o TEA é difícil também para o profissional, pois traz diferentes emoções e sentimentos com os quais deve lidar. Compartilhar com a equipe, estudar, orientar corretamente pode ajudar muito.

Papel da equipe multiprofissional

Enfermeiros da APS, como frequentemente realizam consultas de puericultura, devem estar capacitados para auxiliar na identificação de quadros de TEA. Além disso, agentes comunitários de saúde podem ser capacitados a trabalhar a educação popular sobre esse problema.

Nos centros especializados, fonoaudiólogos, terapeutas ocupacionais, psicólogos e psiquiatras ou neurologistas infantis são fundamentais para confirmação diagnóstica, planejamento e execução de intervenções terapêuticas.

Na Espanha, um grupo de estudos da província de Madrid, elaborou um guia para o diagnóstico e manejo do TEA na APS, como exemplifica Figura 249.1. Esse é um exemplo da sistematização possível do atendimento desse problema por médicos de família e comunidade.

REFERÊNCIAS

1. Elsabbagh M, Divan G, Koh YJ, Kim YS, Kauchali S, Marcín C, et al, Global Prevalence of autism and other pervasive developmental disorders. Autism Res. 2012;5(3):160-179.

2. Centers for Disease Control and Prevention. Autism spectrum disorder (ASD): data and statistics [Internet]. Atlanta: CDC; 2017 [capturado em 25 jan. 2018]. Disponível em: https://www.cdc.gov/ncbddd/autism/data.html

3. Scahill L, Bearss K, Lecavalier L, Smith T, Swiezy N, Aman MG, et al. Effect of parent training on adaptive behavior in children with autism spectrum disorder and disruptive behavior: results of a randomized trial. J Am Acad Child Adolesc Psychiatry. 2016;55(7):602-609.e3.

4. Fuentes J, Bakare M, Munir K, Aguayo P, Gaddour N, Öner O, et al. Autism spectrum disorders. In: Rey JM, editor. IACAPAP e-textbook of child and adolescent mental health [Internet]. Geneva: IACAPAP; 2012 [capturado em 25 jan. 2018]. Disponível em: http://iacapap.org/wp-content/uploads/C.2-AUTISM-SPECTRUM-072012.pdf.

5. Organização Mundial da Saúde. CID-10 Classificação estatística internacional de doenças e problemas relacionados à saúde. 10. ed. rev. São Paulo: USP; 1997.

6. Ministerio de Sanidad y Política Social. Guía de práctica clínica para el manejo de pacientes con trastornos del espectro autista en atención primaria [Internet]. Madrid: Agencia Laín Entralgo; 2009 [capturado em 25 jan. 2018]. Disponível em: http://www.guiasalud.es/GPC/GPC_462_Autismo_Lain_Entr_compl.pdf.

7. American Psychiatric Association. Diagnostic and statistical manual of mental disorders: DSM 5. Arlington: APA; 2016

8. Brentani H, Paula CS, Bordini D, Rolim D, Sato F, Portolese J, et al. Autism spectrum disorders: an overview on diagnosis and treatment. Rev Bras Psiquiatr. 2013;35 Suppl 1:S62-72.

9. Losapio MF, Pondé MP. Tradução para o português da escala M-CHAT para rastreamento precoce de autismo. Rev. psiquiatr. Rio Gd Sul [Internet] 2008 [capturado em 10 de set. 2018]; 30(3):221-229. Disponível em: http://www.scielo.br/scielo.php?script=sci_arttext&pid=S0101-81082008000400011&lng=en. http://dx.doi.org/10.1590/S0101-81022008000400011

10. Ozonoff S, Young GS, Carter A, Messinger D, Yirmiya N, Zwaigenbaum L, al. Recurrence risk for autism spectrum disorders: a baby siblings research consortium study. Pediatrics. 2011;128(3):e488-95.

11. Wu S, Wu F, Ding Y, Hou J, Bi J, Zhang Z. Advanced parental age and autism risk in children: a systematic review and meta-analysis. Acta Psychiatr Scand. 2017;135(1):29-41.

12. Bosa CA. Autismo: intervenções psicoeducacionais. Rev Bras Psiquiatr. 2006;28(Supl I):S47-53.

13. Lyra L, Rizzo LE, Sunahara CS, Pachito DV, Latorraca CO, Martimbianco ALC, Riera R. O que as revisões sistemáticas Cochrane falam sobre intervenções para os transtornos do espectro autista? Sao Paulo Med J. 2017;135(2):192-201.

14. Autismo e realidade [Internet] São Paulo: Instituto Pensi; c2018 [capturado em 25 jan. 2018]. Disponível em: http://autismo.institutopensi.org.br/.

15. Associação de Amigos do Autista [Internet] São Paulo: AMA; 2018 [capturado em 25 jan. 2018]. Disponível em: http://www.ama.org.br/

16. Brasil. Lei nº 12.764, de 27 de dezembro de 2012. Institui a Política Nacional de Proteção dos Direitos da Pessoa com Transtorno do Espectro Autista; e altera o § 3o do art. 98 da Lei no 8.112, de 11 de dezembro de 1990 [Internet]. Brasília: Casa Civil; 2012 [capturado em 25 jan. 2018]. Disponível em: http://www.planalto.gov.br/ccivil_03/_ato2011-2014/2012/lei/l12764.htm.

SEÇÃO XXIV ▸ CAPÍTULO 250

Emergência pré-hospitalar

Yuji Magalhães Ikuta
Ariney C. Miranda

Aspectos-chave

▸ Urgência é a situação de agravo à saúde, com ou sem risco potencial de morte, em que a pessoa dependa de assistência médica imediata. Emergência é a ocorrência de agravo inesperado à saúde, com risco iminente de morte, ou que cause intenso sofrimento à pessoa, exigindo rápida intervenção médica.

▸ O atendimento de urgência e emergência pré-hospitalar deve ser iniciado com o suporte básico de vida (SBV) no domicílio, na rua ou na rede de atenção à saúde. Indivíduos treinados e profissionais da área da saúde devem iniciar esse atendimento de acordo com as condições disponíveis no local da ocorrência. Caso necessário, o Serviço de Atendimento Móvel de Urgência (SAMU) deve ser acionado pelo telefone 192.

▸ A Estratégia Saúde da Família (ESF) participa da rede de atendimento pré-hospitalar por meio do acolhimento, da abordagem e, caso necessário, do referenciamento a outro nível de atenção.

▸ A segurança da equipe de atendimento no local deve ser avaliada antes de qualquer ação por meio da abordagem da cena.

▸ Devem ser utilizados equipamentos de biossegurança, como máscara, luva, óculos e avental.

▸ Tratando-se de trauma, é importante realizar a avaliação primária (ABCDE) e tratar o problema assim que ele é encontrado, para, depois, passar para a avaliação secundária (completa da cabeça aos pés) com história clínica.

▸ Em caso de perda de consciência, realizar manobras básicas de manutenção e permeabilização das vias aéreas (elevação do mento, quando não contraindicado por trauma, ou tração da mandíbula), assim como realizar a checagem de corpo estranho obstruindo via aérea, reconhecer casos de parada cardiorrespiratória e iniciar, imediatamente, a reanimação cardiopulmonar (RCP), priorizando as compressões torácicas.

Caso clínico

Em visita domiciliar ao bairro das Flores, a equipe de saúde da família, da Unidade Saúde da Família (USF) Santo Agostinho, foi comunicada pela cuidadora Celeste que Sra. Antonieta, 75 anos, obesa, diabética e hipertensa, havia escorregado no banheiro há cerca de 1 hora, tendo sofrido trauma na altura de sua mama direita ao tentar apoiar-se no vaso sanitário. A partir do ocorrido, apresentava-se com muita dor torácica e dispneia. Após constatar o quadro da paciente, a equipe pediu apoio ao médico de família e comunidade, que se encontrava finalizando sua visita em outra residência na mesma rua. Ao chegar, realizou o exame físico geral e, logo após a avaliação inicial, acionou o SAMU, para remoção à unidade de pronto-atendimento (UPA) mais próxima.

Teste seu conhecimento

1. Com relação à abordagem do quadro descrito no Caso clínico, é correto afirmar:
    a. Durante o exame físico descrito, a identificação de lesões, com elevado risco de vida para a paciente torna-se impossível sem a realização imediata de exame radiológico, motivo da solicitação do transporte
    b. Por tratar-se de trauma contuso fechado do tórax, como o ocorrido em D. Antonieta, a preocupação do médico e de sua equipe pode ser amenizada, pois, mesmo com dispneia, não houve ferimento na parede torácica de maior risco para a paciente com o trauma descrito
    c. Fratura de arcos costais associada à perfuração de pleura pode ser a causa do quadro traumático com insuficiência respiratória no caso dessa paciente
    d. A única medida possível a ser realizada pela equipe de saúde da família, se diagnosticada lesão pulmonar grave (pneumotórax hipertensivo) no caso ilustrado, ainda no domicílio ou durante o transporte, seria oxigênio por cilindro ou hidratação adequada

2. Como o médico de família e comunidade conhece bem Sra. Antonieta, sua história de vida e antecedentes mórbidos, analisando a história do trauma ocorrido, qual afirmativa é verdadeira?
    a. A idade e a obesidade de Sra. Antonieta devem ser consideradas como fator de risco para quedas, devendo, portanto, servir de alerta para seus familiares no uso de medidas preventivas em seu domicílio
    b. Em caso de acidentes no domicílio, devido ao elevado risco de lesões graves muito comuns em idosos, o transporte imediato deve ser realizado à unidade de urgência e emergência mais próxima, sendo acionado o SAMU apenas em casos de parada cardiorrespiratória
    c. A prioridade imediata durante o atendimento de Sra. Antonieta era a checagem da glicemia, pois sua conhecida condição de paciente diabética, sempre cursando com níveis glicêmicos ele-

vados em seus registros semanais, contribuiria para piorar o quadro respiratório descrito no trauma
d. O diagnóstico provável imediato de Sra. Antonieta, por tratar-se de trauma torácico fechado, portanto não compatível com o grau da Insuficiência respiratória descrita, seria edema agudo de pulmão, principalmente pela hipertensão e obesidade presentes

3. Qual é a sequência correta do atendimento a esse quadro?
   a. Avaliar e tratar as alterações respiratórias com intubação orotraqueal e depois realizar avaliações cardiológica e neurológica
   b. Realizar a paramentação com os equipamentos de proteção individual, iniciar a abordagem via ABCDE (avaliação primária), identificar lesões, priorizar e realizar ações de tratamento imediatos, partir para exame e ações secundárias, até que se tenha condição de estabilidade para transportar para unidade e/ou hospital equipado de referência da rede
   c. Chamar o serviço móvel de transporte e referenciar a paciente para realização de exames de imagens e avaliação do traumatologista
   d. Realizar a preparação, a avaliação primária, a reanimação com medicamentos, realizar tomografia computadorizada de tórax e avaliação do pneumologista

4. Quais medidas de prevenção quaternária devem ser realizadas nessa situação?
   a. Realizar a intubação, para proteger as vias aéreas, e ajustar a dose das medicações de acordo com a função renal
   b. Evitar o uso de benzodiazepínico e realizar a punção torácica diagnóstica e terapêutica
   c. Prever as interações medicamentosas e orientar o repouso
   d. Tratar o pneumotórax em unidade de terapia intensiva

5. Qual cuidado prioritário deve ser realizado primeiramente para um melhor atendimento de urgência e emergência pré-hospitalar?
   a. Chamar o SAMU
   b. Realizar o ABCDE do atendimento
   c. Verificar a segurança do local antes do atendimento
   d. Usar os equipamentos de proteção individual

Respostas: 1C, 2A, 3B, 4C, 5C

Do que se trata

O princípio do atendimento pré-hospitalar baseia-se no conjunto de medidas de assistência, preventivas e terapêuticas, que devem ser prestadas a pessoas em condições agudas, ou crônicas agudizadas, de natureza clínica ou traumática, que necessitam de intervenção terapêutica, para restabelecer o equilíbrio dinâmico, a manutenção da vida e/ou a minimização de sequelas, adequadas para cada situação avaliada.

Essa prática deve ser iniciada imediatamente, no local da ocorrência, seja no domicílio, na rua ou em outros locais da Rede de Atenção à Saúde (RAS), USF, Unidades Básicas de Saúde (UBS), atenção domiciliar (AD, melhor em casa), ambulatórios especializados, serviços de diagnóstico, UPAs e SAMU (Figura 250.1).

As seguintes portarias regulamentam essa rede de urgência e emergência (RUE):

- Portaria nº 1.600, de 07 de julho de 2011, que reformula a Política Nacional de Atenção às Urgências e institui a Rede de Atenção às Urgências no Sistema Único de Saúde (SUS).[1]
- Portaria nº 104, de 15 de janeiro de 2014, que altera a portaria nº 342/GM/MS, de 4 março de 2013, que redefine as diretrizes para implantação do componente UPA 24 horas e do conjunto de serviços de urgência 24 (vinte e quatro) horas não hospitalares da RUE, em conformidade com a política nacional de atenção às urgências, e dispõe sobre incentivo financeiro de investimento para novas UPA 24 h (UPA nova) e UPA 24 h ampliadas (UPA ampliada) e respectivo incentivo financeiro de custeio mensal.[2] Assim como a Portaria nº 10, de 3 de janeiro de 2017, que *redefine as diretrizes de modelo assistencial e financiamento de UPA 24 h de pronto-atendimento como componente da rede de atenção às urgências, no âmbito do SUS.*[3]
- Portaria nº 1.010, de 21 de maio de 2012, que redefine as diretrizes para a implantação do SAMU (192) e sua Central de Regulação das Urgências, componente da Rede de Atenção às Urgências.[4]
- Portaria nº 963, de 27 de maio de 2013, que redefine a AD no âmbito do SUS.[5]

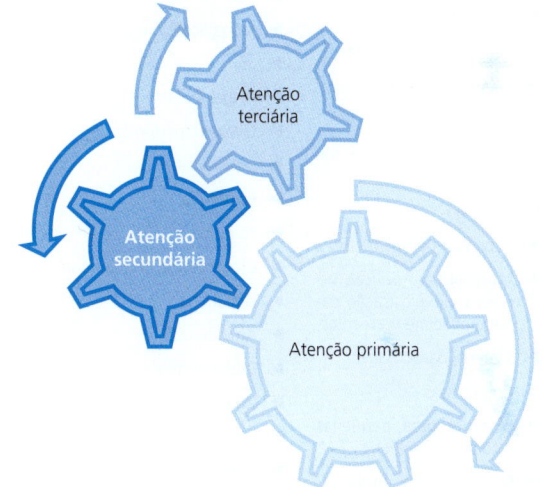

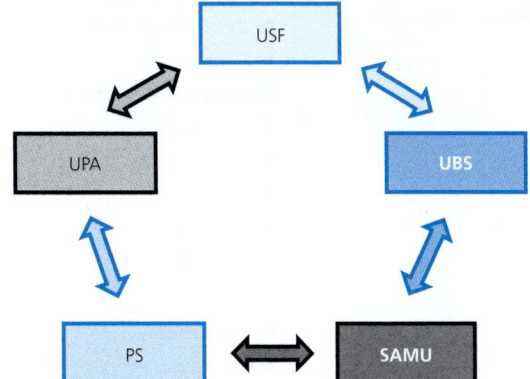

▲ Figura 250.1
Rede integrada de atenção às urgências e emergências.
USF, Unidade de Saúde da Família; UPA, Unidade de Pronto-atendimento; UBS, Unidade Básica de Saúde; PS, Pronto-socorro; SAMU, Serviço de Atendimento Móvel de Urgência.

Essa política garante universalidade, equidade e integralidade do atendimento às urgências clínicas, cirúrgicas, gineco-obstétricas, pediátricas e as relacionadas a causas externas.

> ▶ O SBV, seja em agravos clínicos ou traumáticos, deve ser fornecido imediatamente ao paciente até que o atendimento especializado possa assumir a situação. De maneira geral, a UBS deve estar equipada para o atendimento, com sua equipe de saúde treinada, para utilização dos protocolos do atendimento das urgências e emergências.

O Quadro 250.1 lista uma proposta de materiais que devem estar disponíveis para o atendimento de urgências na UBS.

Quadro 250.1 | Material sugerido para atendimento de urgências em unidades básicas de saúde

Materiais	Medicamentos
▶ Ambu adulto e infantil com máscara	▶ Água destilada
▶ Laringoscópio	▶ Soro glicosado
▶ Fio-guia para intubação	▶ Soro glicofisiológico
▶ Tubos orotraqueais	▶ SF
▶ Cânula de Guedel	▶ Ringer lactato
▶ Sonda de aspiração traqueal	▶ Glicose hipertônica
▶ Oxigênio	▶ Insulina
▶ Aspirador portátil ou fixo	▶ Epinefrina
▶ Material para punção venosa e administração parenteral de medicamentos	▶ Atropina
	▶ Cloridrato de dobutamina
	▶ Dopamina
▶ Material para curativo	▶ Amiodarona
▶ Compressas	▶ Deslanosídeo
▶ Material para pequenas suturas	▶ Lidocaína
	▶ Brometo de ipratrópio spray
▶ Material para imobilizações (colares, talas, pranchas, ataduras)	▶ Fenoterol ou salbutamol spray
	▶ Aminofilina
▶ DEA	▶ Cloreto de sódio
▶ Eletrocardiógrafo	▶ Cloreto de potássio
	▶ Diclofenaco de sódio
	▶ Dipirona
	▶ Escopolamina (hioscina)
	▶ Dexametasona
	▶ Hidrocortisona
	▶ Furosemida
	▶ Isossorbida
	▶ Meperidina
	▶ Fenitoína
	▶ Fenobarbital
	▶ Hidantoína
	▶ Haloperidol
	▶ Diazepam
	▶ Midazolam

SF, solução fisiológica; DEA, desfibrilador externo automático.
Fonte: Adaptado de Brasil.[6]

O que pode ocasionar

Diversas situações podem levar à necessidade de atendimento pré-hospitalar, como condições clínicas (dor, dispneia, febre elevada, vômitos, cefaleia, vertigem, síncope, sangramentos, perda ou rebaixamento de nível de consciência, parada cardiorrespiratória, etc.), condições cirúrgicas e traumáticas (fraturas, quedas, hérnias dolorosas, acidente vascular cerebral hemorrágico (AVCh), obstrução intestinal, acidentes, etc.). Essas ocorrências podem ser classificadas em código verde ou "1" (mais benignos), amarelo ou "2" (média gravidade) e vermelho ou "3" (graves ou malignos), conforme mostra a Figura 250.2.

O que fazer

Anamnese

Deve ser realizada de forma rápida, direcionada e com foco na queixa principal e na história de acordo com o contexto e a evo-

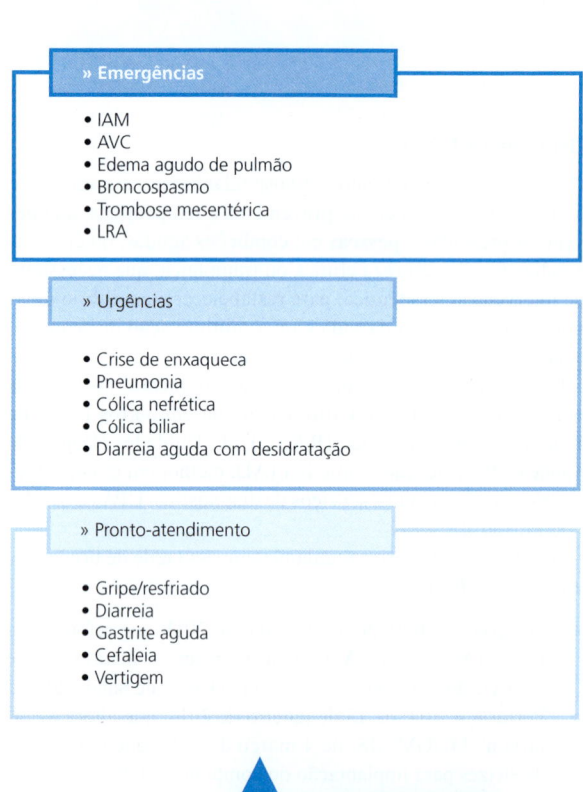

▲ Figura 250.2
Causas frequentes de atendimento pré-hospitalar classificadas por código de gravidade.
IAM, infarto agudo do miocárdio; AVC, acidente vascular cerebral; LRA, lesão renal aguda.

lução do quadro. Quando possível, a investigação dos antecedentes pessoais e familiares também é muito importante para a melhor decisão terapêutica. Muitas vezes, é realizada com a ajuda do acompanhante. Em casos de lesões traumáticas, deve-se valorizar o mecanismo do trauma, pois facilitará na identificação e no seu tratamento.

No caso de Sra. Antonieta, apesar de ter sido relatada queda com trauma único em tórax, de acordo com os dados disponíveis, tratava-se de uma paciente politraumatizada. Desse modo, haveria necessidade da aplicação do protocolo ABCDE (*ATLS-Advanced Trauma Life Support*), com priorização das lesões de maior potencial de morbimortalidade. Dependendo da situação de gravidade, poucas ações pré-hospitalares podem ser feitas até que o paciente possa ser atendido de forma efetiva com os recursos e no ambiente adequado. Contudo, o SBV e a priorização no atendimento inicial consegue fazer real diferença no prognóstico desses pacientes. Em pessoas em estado grave e sem acompanhantes, ou mesmo em vítimas de trauma, a investigação da situação com as testemunhas que acompanharam o mecanismo do trauma pode ajudar na avaliação inicial. Quando a situação não permitir a coleta dessas informações, deve-se partir imediatamente ao atendimento sequencial, deixando essa etapa para o momento oportuno.

Exame físico (ATLS – ABCDE)[7]

A avaliação é o ponto fundamental da abordagem e direciona a conduta e os referenciamentos necessários. Deve seguir, inicialmente, a sequência protocolar mundial do exame primário (ABCDE) do atendimento de urgência e emergência, caracterizada por:

- **A** – Atendimento das vias aéreas e controle da coluna cervical (*airway maintenance with cervical spine protection*). Deve-se assegurar a entrada de ar e, caso necessário, realizar as manobras de levantamento do queixo ou tração da mandíbula e retirar sangue e secreções. Caso não se obtenha sucesso, garantir via aérea definitiva por intubação endotraqueal (IET) ou acesso cirúrgico às vias aéreas (cricotireoidostomia).
- **B** – Respiração (*breathing and ventilation*). Quando o indivíduo não respira espontaneamente, deve-se realizar a ventilação assistida com máscara facial associada ao ambu, com válvula unidirecional e oxigênio suplementar e, depois, caso necessário, proceder à via aérea definitiva.
- **C** – Circulação e sangramento (*circulation with hemorrhage control*). Avaliar o funcionamento do coração, por meio do pulso, e iniciar as manobras de ressuscitação, caso necessário. Controlar qualquer sangramento existente (capilar, venoso ou arterial), por meio da compressão direta.
- **D** – Incapacidade e avaliação neurológica (*disability, neurological evaluation*). Determinar o nível de consciência com o auxílio da escala de coma de Glasgow (ECG) (avaliar abertura ocular, melhor resposta verbal e melhor resposta motora). O valor dessa escala varia de 3 a 15. Valor abaixo de 8 é indicativo de intubação. Avaliar, também, as pupilas e verificar se estão simétricas e fotorreagentes. Proceder à adequada imobilização para o transporte.
- **E** – Exposição e proteção do ambiente (*exposure, environmental control*). Despir a pessoa para a avaliação de lesões.

Após realizar essa sequência e tomar a conduta mediante possíveis alterações, deve-se partir para o exame secundário, que inclui avaliação geral do indivíduo (sinais vitais, cabeça e pescoço, tórax, abdome, pelve, dorso, extremidades, exame neurológico), direcionando a queixa principal para o diagnóstico e posterior tratamento específico.

Em relação aos exames complementares, tanto para trauma quanto para urgências/emergências clínicas, pode ser necessário solicitar alguns exames laboratoriais (hemograma, lactato, eletrólitos, ureia e creatinina [Cr], tipagem sanguínea, hormônio gonadotrofina coriônica humana beta [β-HCG] [mulher em idade fértil], aspartato aminotransferase/alanina aminotransferase [AST/ALT], gama-glutamiltransferase [γ-GT], fosfatase alcalina [FA], exame qualitativo de urina [QUE], gasometria arterial [GA]) ou de imagem (radiografias, ultrassonografia [US], avaliação focada com ecografia para trauma [FAST, do inglês *focused assessment with sonography for trauma*] e tomografia computadorizada [TC]). Essa conduta deve ser tomada sempre de acordo com as suspeitas diagnósticas, totalmente dependente da disponibilidade e do local de atendimento dentro da rede.[6,8]

Conduta proposta

As condutas, em sequência, para o tratamento do indivíduo acometido de uma urgência ou emergência no ambiente pré-hospitalar são a preparação, a triagem, a avaliação primária, a reanimação, a avaliação secundária e o tratamento definitivo. Considera-se a necessidade de transporte com o referenciamento ao centro específico de tratamento do caso diagnosticado.

Em situações de perda de consciência, constatar se houve parada cardiorrespiratória por meio da avaliação da responsividade do paciente. Em seguida, solicitar ajuda com desfibrilador externo automático (DEA), verificar o pulso central (carotídeo ou femoral) por 10 segundos no mínimo e iniciar as compressões torácicas efetivas de 100 a 120 por minuto até a chegada da ajuda.

No item Árvore de decisão, são apresentados algoritmos sobre manejo de parada cardiorrespiratória em adultos e em crianças para os profissionais da saúde de SBV.

> ▶ No SBV, durante uma parada cardiorrespiratória, recomenda-se a relação de 30 compressões para 2 ventilações (30:2) quando houver disponível dispositivos de ventilação tipo bolsa-máscara ou máscara unidirecional. Caso não estejam disponíveis, apenas a manutenção de vias aéreas pérvias deve ser realizada, evitando hiperextensão cervical se houver história de trauma, sempre priorizando as compressões torácicas manuais ou com auxílio de equipamento portátil para realizar compressões automáticas. Nesse caso, a sequência seria codificada por CAB (**c**ompressões torácicas, via **a**érea e respiração [**b**reathing]).

Dicas

- ▶ A avaliação multidimensional do indivíduo deve ser feita rapidamente e com a integração simultânea dos diversos sistemas.
- ▶ É importante atender o indivíduo de forma acolhedora e humanizada.
- ▶ Testar todo o equipamento necessário a um atendimento pré-hospitalar regularmente.
- ▶ Deve-se estar atento à evolução do quadro e aos possíveis diagnósticos diferenciais de acordo com a circunstância.

- ▶ Grande parte dos casos não necessita de intervenção, apenas de orientação, contudo, os que precisam devem receber de forma rápida e adequada.
- ▶ Durante o atendimento, verificar o melhor encaminhamento para o caso.
- ▶ Valorizar o trabalho em equipe e trabalhar em sintonia.
- ▶ Questionar sobre alergias.
- ▶ Em mulheres, sempre perguntar sobre possível gravidez.
- ▶ Considerar a fragilidade do idoso na avaliação do atendimento.
- ▶ Lembrar-se de indicar, quando necessário, a antitetânica em casos de trauma com ferimentos infectados ou suspeitos.
- ▶ Não causar mais dano à pessoa e ter cuidado com o excesso de procedimentos e prescrições (prevenção quaternária).
- ▶ Quando necessário material de salvamento, chamar o resgate.

Quando referenciar

Para manter a resolubilidade da atenção primária à saúde (APS) e evitar a sobrecarga de atendimentos nas UPAs e nos prontos-socorros, os referenciamentos devem ser bastante criteriosos. Uma avaliação semiológica, com o diagnóstico e o mapeamento dos recursos necessários à melhor conduta para a pessoa, deve ser realizada e, quando necessário, discutida em equipe. Os casos que não são possíveis de resolver com o suporte disponível devem ser referenciados para outros níveis de atenção (Figura 250.1). As emergências, após atendimento inicial, devem ser referenciadas ao pronto-socorro em unidades de SAV.

Erros mais frequentemente cometidos

- ▶ Menosprezar ou supradimensionar a queixa da pessoa (percepção situacional).
- ▶ Colocar a equipe em risco no local de atendimento.
- ▶ Fazer o diagnóstico de exclusão antes de investigar a pessoa, como, por exemplo, diagnosticar o distúrbio neurovegetativo como primeira hipótese sem avaliação criteriosa.
- ▶ Referenciar a pessoa ao pronto-socorro sem avaliá-la.
- ▶ Solicitar exames em excesso, sem nenhuma ação com os resultados alterados.
- ▶ Não examinar a pessoa com queixa recorrente ou com aparência saudável.
- ▶ Associar medicamentos a possíveis efeitos adversos sinérgicos.
- ▶ Administrar medicação com diluições erradas.
- ▶ Esquecer-se de utilizar os equipamentos de proteção individual (EPIs).

Prognóstico e complicações possíveis

No atendimento pré-hospitalar de emergência, o tempo é um fator essencial para o prognóstico. Nesse sentido, o conceito de "hora de ouro", que significa a primeira hora entre o atendimento inicial e o definitivo, é um dos pontos fundamentais a ser valorizado no referenciamento da pessoa. As complicações e possíveis sequelas consequentes a algum agravo, como anoxia cerebral, necrose do músculo cardíaco, insuficiência renal (IR), amputações de membros, broncoaspiração, infecções e outras, podem ser minimizadas com a realização coordenada desse atendimento.

Atividades preventivas e de educação

O ensino das medidas educativas, para a prevenção de acidentes domésticos e no trânsito, em escolas, universidades, cursos livres e USFs, bem como a adoção de hábitos saudáveis e o acompanhamento longitudinal, integral e contínuo das famílias, contribuem para a prevenção dos agravos que possam necessitar de um pronto-atendimento.

Papel da equipe multiprofissional

A equipe de saúde da família (agente comunitário de saúde [ACS], técnico de enfermagem, enfermeiro e médico de família e comunidade) deve trabalhar em conjunto no atendimento à pessoa em situação de urgência, pois esse primeiro atendimento é fundamental para o prognóstico. As definições e atribuições dessa abordagem devem ser praticadas de acordo com as atribuições de cada profissão, para permitir o acesso avançado ao sistema, diagnosticar os casos precocemente, tratar e acompanhar a observância das recomendações, referenciar quando necessário e realizar a coordenação do cuidado. É fundamental o treinamento permanente com uma frequência regular para as melhores práticas de atendimento as urgências e emergências.

REFERÊNCIAS

1. Brasil. Ministério da Saúde. Portaria nº 1.600, de 7 de julho de 2011 [Internet]. Reformula a Política Nacional de Atenção às Urgências e institui a Rede de Atenção às Urgências no Sistema Único de Saúde (SUS). Brasília: MS; 2011 [capturado em 03 maio 2018]. Disponível em: http://bvsms.saude.gov.br/bvs/saudelegis/gm/2011/prt1600_07_07_2011.html.

2. Brasil. Ministério da Saúde. Portaria Nº 104, de 15 de janeiro de 2014 [Internet]. Altera a portaria nº 342/GM/MS, de 4 março de 2013, que redefine as diretrizes para implantação do componente unidade de pronto atendimento (UPA 24h) e do conjunto de serviços de urgência 24 (vinte e quatro) horas não hospitalares da rede de atenção às urgências e emergências (RUE), em conformidade com a política nacional de atenção às urgências, e dispõe sobre incentivo financeiro de investimento para novas UPA 24h (UPA nova) e UPA 24h ampliadas (UPA ampliada) e respectivo incentivo financeiro de custeio mensal. Brasília: MS; 2014 [capturado em 03 maio 2018]. Disponível em: http://bvsms.saude.gov.br/bvs/saudelegis/gm/2014/prt0104_15_01_2014.html.

3. Brasil. Ministério da Saúde. Portaria nº 10, de 3 de janeiro de 2017 [Internet]. Redefine as diretrizes de modelo assistencial e financiamento de UPA 24h de Pronto Atendimento como Componente da Rede de Atenção às Urgências, no âmbito do Sistema Único de Saúde. Brasília; MS; 2011 [capturado em 03 maio 2018]. Disponível em: bvsms.saude.gov.br/bvs/saudelegis/gm/2017/prt0010_03_01_2017.html.3.

4. Brasil. Ministério da Saúde. Portaria nº 1.010, de 21 de maio de 2012 [Internet]. Redefine as diretrizes para a implantação do Serviço de Atendimento Móvel de Urgência (SAMU 192) e sua Central de Regulação das Urgências, componente da Rede de Atenção às Urgências. SAMU- 192. Brasília: MS; 2012 [capturado em 03 maio 2018]. Disponível em: http://bvsms.saude.gov.br/bvs/saudelegis/gm/2012/prt1010_21_05_2012.html.

5. Brasil. Ministério da Saúde. Portaria nº 963, de 27 de maio de 2013 [Internet]. Redefine a Atenção Domiciliar no âmbito do Sistema Único de Saúde (SUS). Brasília: MS; 2013 [capturado em 03 maio 2018]. Disponível em: http://bvsms.saude.gov.br/bvs/saudelegis/gm/2013/prt0963_27_05_2013.html.

6. Brasil. Ministério da Saúde. Portaria nº 2.048, de 5 de novembro de 2002 [Internet]. Regulamento técnico dos sistemas estaduais de urgência e emergência. Brasília: MS; 2002 [capturado em 03 maio 2018]. Disponível em: http://bvsms.saude.gov.br/bvs/saudelegis/gm/2002/prt2048_05_11_2002.html

7. Neumar RW, Shuster M, Callaway CW, Gent LM, Atkins DL, Bhanji F, et al. Part 1: Executive Summary: 2015 American Heart Association Guidelines Update for Cardiopulmonary Resuscitation and Emergency Cardiovascular Care. Circulation. 2015;132(18 Suppl 2):S315-67.

8. Brasil. Ministério da Saúde. Departamento de Atenção Básica. Rede de atenção às urgências e emergências: saúde toda hora [Internet]. Brasília: Ministério da Saúde; 2017 [capturado em 03 maio 2018]. Disponível em: http://dab.saude.gov.br/portaldab/smp_ras.php?conteudo=rede_emergencias.

9. American Heart Association. Destaques da American Heart Association 2015 [Internet]: atualização das diretrizes de RCP e ACE. Dallas: AHA, 2015 [capturado em 06 maio 2018]. Edição em português. Disponível em: https://eccguidelines.heart.org/wp-content/uploads/2015/10/2015-AHA-Guidelines-Highlights-Portuguese.pdf.

ÁRVORE DE DECISÃO

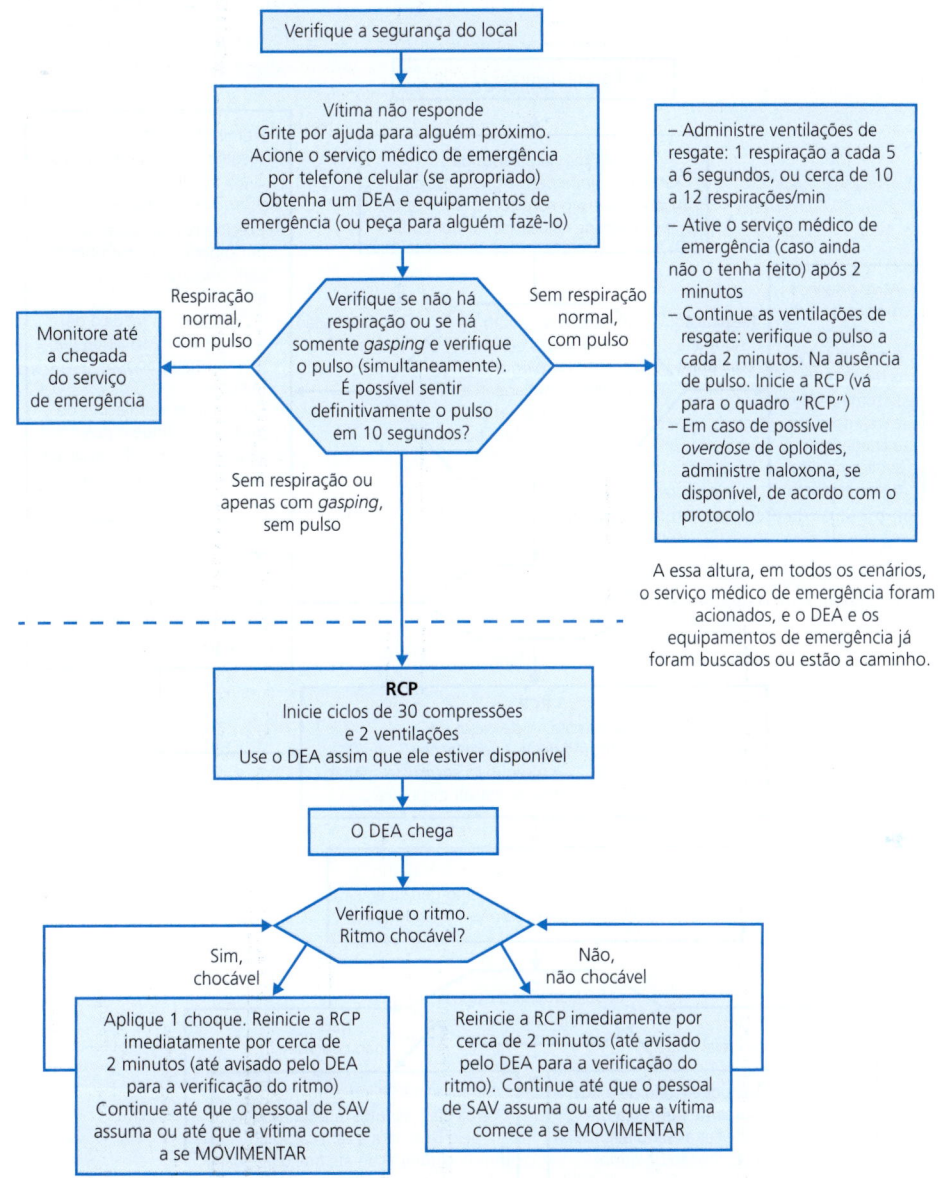

RCP, reanimação cardiopulmonar; DEA, desfibrilador externo automático; SAV, suporte avançado de vida.
Fonte: American Heart Association.[9]

ÁRVORE DE DECISÃO

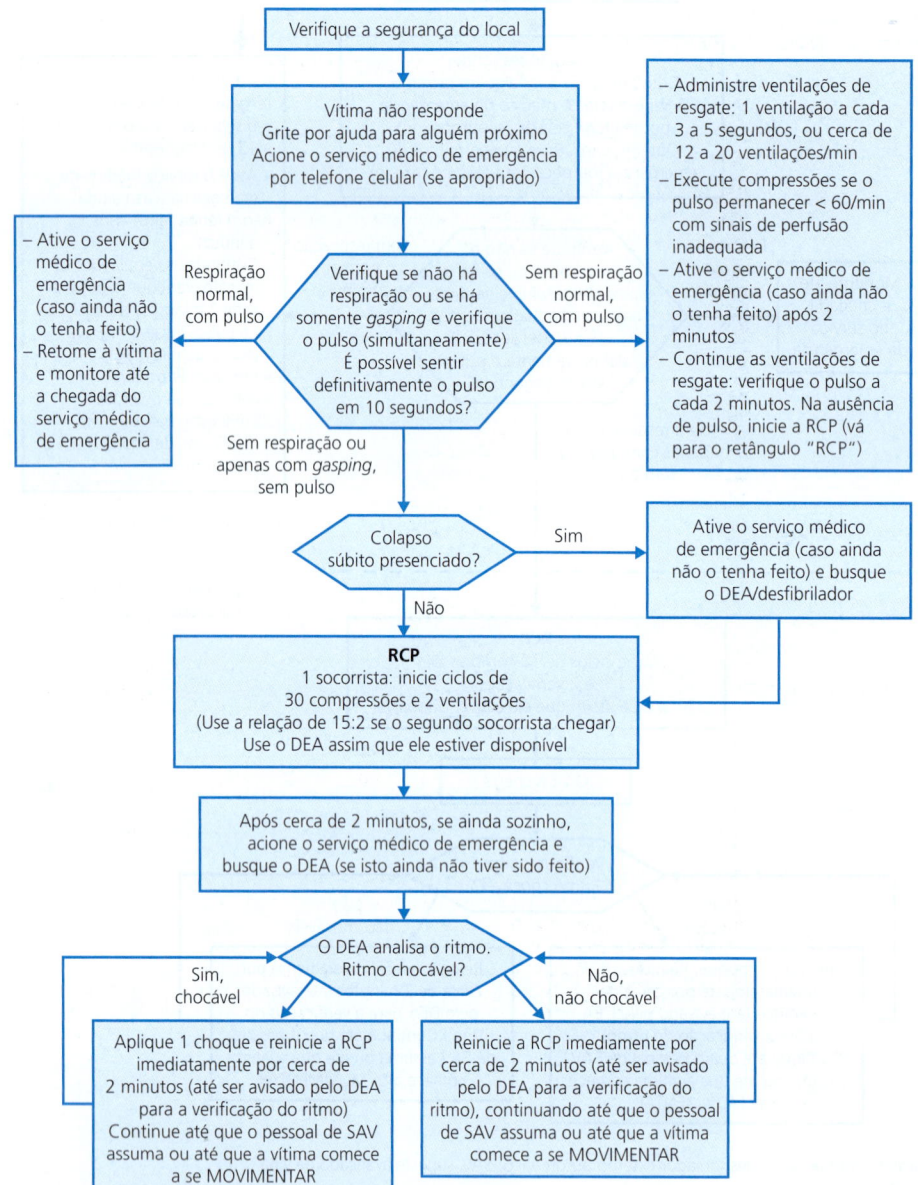

RCP, reanimação cardiopulmonar; DEA, desfibrilador externo automático; SAV, suporte avançado de vida.
Fonte: American Heart Association.[9]

CAPÍTULO 251

Fraturas

Rafael Trevisan Ortiz
Cesar de Cesar Netto
Pedro Augusto Pontin

Aspectos-chave

▶ Sempre que suspeitar de uma fratura solicitar, realizar, ao menos, radiografias da área acometida em planos ortogonais.

▶ Indivíduo com diagnóstico de fratura de um único membro deve imobilizá-lo e referenciar ao especialista para o tratamento definitivo.

▶ Doentes que sofreram fraturas expostas devem ter o ferimento coberto com curativo limpo, iniciar antibioticoterapia precocemente, imobilizar o membro, questionar situação vacinal e ser referenciado ao especialista.

▶ Membros com ferimentos com sangramentos ativos devem ter seu *status* vascular acessado (perfusão periférica e pulsos distais). Na suspeita de isquemia, referenciar prontamente para avaliação do especialista com menos de 6 horas.

Caso clínico

Jaime, 45 anos, ajudante de serviços gerais, sofreu um trauma direto na perna direita enquanto realizava uma obra, há cerca de 30 minutos. Alega que um tijolo caiu de cima do muro que construía e, imediatamente após o impacto, não conseguia mais apoiar o membro ao solo, pois sentia uma forte dor no local e reparou que seu pé estava "rodado para fora". Foi socorrido rapidamente pelos outros trabalhadores, que, ao observarem a deformidade e o sangramento que manchava sua calça, chamaram os bombeiros para levarem-no ao hospital da região. Após 5 minutos de espera, a ambulância chegou e foi realizada a imobilização do membro traumatizado, na mesma posição em que ele se encontrava, por meio do uso de tala externa e envolto com faixa.

Teste seu conhecimento

1. Qual é a o pré-requisito essencial para uma fratura ser considerada exposta?
   a. Apenas o osso ter contato com meio externo
   b. Haver um ferimento corto-contuso profundo no membro acometido
   c. O hematoma da fratura e/ou o osso ter comunicação com meio externo
   d. Qualquer ferimento de pele sobre o foco de fratura

2. Como deve ser provisoriamente imobilizada uma fratura ao nível do cotovelo?
   a. Imobilização com tipoia
   b. Imobilização axilo-braquial
   c. Imobilização axilo-palmar
   d. Imobilização com tração cutânea

3. Ao suspeitar de uma fratura em um doente, quais exames devem ser solicitados inicialmente pelo médico?
   a. Ressonância magnética
   b. Radiografia simples ântero-posterior
   c. Tomografia computadorizada
   d. Radiografia simples ântero-posterior e perfil

4. Indivíduo vítima de acidente de moto, trazido pelo resgate com deformidade e sangramento ativo por ferimento no terço médio da perna direita, com queixa de dor local e crepitação à palpação. Qual a conduta a ser instituída na urgência?
   a. Referenciar o paciente diretamente ao serviço de ortopedia
   b. Imobilização do membro, antibioticoterapia, profilaxia antitetânica e referenciar ao serviço de ortopedia
   c. Antibioticoterapia, profilaxia antitetânica e referenciar ao serviço de ortopedia
   d. Imobilização do membro, profilaxia antitetânica e referenciar ao serviço de ortopedia

5. Qual das seguintes lesões ortopédicas não costumam cursar com grandes hemorragias?
   a. Fratura exposta
   b. Fratura da diáfise femoral
   c. Fratura do anel pélvico
   d. Fratura da diáfise do rádio

Respostas: 1C, 2B, 3D, 4B, 5D

Do que se trata

Em 2010, nos EUA, doenças relacionadas ao sistema musculoesquelético, como dor, contusões, entorses, ferimentos, desconfortos, câimbras, contraturas, espasmos, limitação de movimentos, rigidez, edemas e tumorações, totalizaram, aproximadamente, 8,3 milhões de consultas em unidades de emergência.[1] Esses atendimentos já contabilizaram um gasto anual equivalente a 850 bilhões de dólares e corresponderam a 440 milhões de dias de trabalho perdido. Além disso, a estatística mostra que uma em cada quatro pessoas sofre de alguma patologia ortopédica.[2]

De acordo com o censo do Reino Unido, em 2008, a incidência de fraturas em indivíduos maiores de 16 anos foi de 13,7/1.000 por ano, sendo 47,3% em homens e 52,7% em mulheres. A idade média foi de 52,9 anos. Todos os estudos epidemiológicos apresentam resultados semelhantes. Os homens possuem uma distribuição bimodal das fraturas com picos de incidência durante a 2ª e 3ª década de vida e após a 6ª década, e as mulheres apresentam uma distribuição unimodal com aumento da incidência após a menopausa.[3-7]

Fratura é a perda da integridade física de um osso: uma força direta ou indireta é aplicada ao osso, e essa força excede a resistência e a capacidade de deformação do osso.[8] O osso fraturado divide-se em dois ou mais fragmentos; esses fragmentos mantêm-se conectados apenas através do envelope de partes moles que envolvem o osso – músculos, fáscia, tendões, ligamentos, gordura celular subcutânea, pele, etc.

O fator indispensável para o surgimento de uma fratura é o trauma. Trauma ocorre sempre que uma quantidade significativa de energia mecânica é distribuída sobre um tecido biológico. Essa energia pode provocar alterações estruturais sobre esses tecidos, levando à sua falência mecânica. Se houver energia suficiente do trauma se dissipando sobre a pele surge um ferimento. Se houver energia suficiente se dissipando sobre um ligamento ou um músculo tem-se uma lesão ligamentar ou muscular. Se houver energia suficiente se dissipando sobre um osso ocorre uma fratura. De maneira geral, a energia do trauma costuma dissipar-se em diversos tecidos biológicos, e não apenas em um único. É por essa razão que as fraturas geralmente estão associadas a lesões das partes moles que envolvem um osso. Quanto maior a energia do trauma, maior será a gravidade da fratura e a gravidade das lesões de partes moles associadas; nesses casos, o tratamento tende a ser mais complexo, pois houve maior dano aos tecidos biológicos. Em algumas situações de gravidade elevada, o objetivo do tratamento passa a ser minimizar as sequelas dos danos; nesses casos, a reabilitação do paciente visando ao retorno ao nível de atividade prévio ao acidente pode ser definitivamente comprometida.

O trauma pode ser aplicado de forma direta ou indireta. O trauma direto ocorre quando a energia que provoca a lesão do tecido biológico ocorre exatamente sobre a área afetada. Exemplos de trauma direto são impactos desferidos diretamente sobre o osso, levando à sua fratura. O trauma indireto ocorre quando há o impacto em um local e a fratura acontece em local distante, em virtude da transmissão da energia, desencadeada por forças de angulação ou rotação. Exemplo de um trauma indireto ocorre quando o indivíduo cai e apoia sua mão ao solo, o que provoca a entorse do cotovelo, ou a fratura da cabeça do rádio devido à energia da queda se dissipa à distância. Ainda nesse exemplo, quando ocorre queda sobre a mão espalmada, o indivíduo pode sofrer dois traumas: trauma direto na palma da mão, com escoriação da pele e fratura do osso escafoide, e trauma indireto, com lesão no cotovelo, conforme citado.

Finalmente, existem traumas agudos e traumas crônicos. Trauma agudo é a descarga repentina de energia sobre um tecido biológico. É o trauma mais facilmente percebido. Golpes diretos e torções são exemplos comuns de traumas agudos. Trauma crônico ocorre quando há exposição prolongada à sobrecarga. As fraturas de estresse são a manifestação óssea de um trauma crônico. As "tendinites" decorrentes de uso exagerado dos membros em digitadores, telefonistas, operadores de *telemarketing*, caixas bancários, etc. correspondem à manifestação tendínea de um trauma crônico. Sinônimos para as lesões provocadas por esforços de repetição são: lesão por esforços repetitivos, distúrbio osteomuscular relacionado ao trabalho, ou afecção musculoesquelética relacionada ao trabalho. Todos esses correspondem a traumas crônicos, em que a energia do trauma vai lenta e progressivamente provocando alterações na estrutura dos tecidos biológicos até que eles percam sua integridade e se tornem disfuncionais. As fraturas de estresse são geralmente mais difíceis de diagnosticar do que as fraturas por trauma agudo. Exemplos de fratura por trauma crônico são as fraturas da diáfise da tíbia em atletas praticantes de corrida de longa distância.[9]

A existência de uma fratura depende essencialmente de fatores extrínsecos, como o trauma e como essa energia é dissipada no osso, mas também de fatores intrínsecos, como a presença de comorbidades que influenciam na resistência do osso.[10] Cada osso do corpo apresenta um perfil de resistência distinto. Dessa forma, cada osso do corpo é capaz de ser submetido a uma determinada quantidade de energia e tolerá-la sem perder sua integridade física. Assim, alguns ossos toleram traumas de maior magnitude, e outros cedem quando enfrentam traumas mais leves. A resistência de um osso depende da correta estruturação de sua matriz colágena e da mineralização óssea dessa matriz. Ossos com menor densidade mineral (osteopenia ou osteoporose)[10] ou com estruturação desorganizada da matriz extracelular (displasias ósseas) são mais frágeis e podem fraturar com energias menores. Esses ossos mais frágeis podem-se quebrar com impacção (compressão ou amassamento ósseo). Ao longo da vida de um indivíduo, existe variação na resistência dos ossos.

Em crianças, as fraturas podem acontecer nas fises (cartilagem de crescimento). Como os ossos de crianças são mais elásticos, a energia do trauma pode provocar uma deformidade plástica do osso, sem que haja fratura. Essas deformidades precisam ser corrigidas.[11] Outra situação possível é o enfraquecimento de um osso em decorrência de desnutrição ou aporte nutricional insuficiente, metástase óssea, por alterações displásicas na estrutura óssea, ou simplesmente pelo processo normal de envelhecimento.[10,12] Esses ossos mais enfraquecidos também fraturam mais facilmente. Sempre que houver uma condição de base que justifique uma fragilidade óssea, a fratura recebe o nome de fratura patológica. Finalmente, a maneira como a energia é dissipada no osso também conta na gênese da fratura. A forma física do osso advém da sua necessidade de resistir ao estresse mecânico.

Assim, alguns ossos apresentam maior resistência a forças compressivas, outros apresentam maior resistência a forças torcionais, e outros apresentam maior resistência a forças angulares ou cisalhantes. Quando um osso é submetido a um trauma cujo vetor de força é direcionado em um sentido diferente do que é habitual, ou quando existe uma alavancagem do vetor de força por meio de um fulcro ou ponto fixo (o que multiplica a força mecânica que é aplicada), o trauma pode gerar energia suficiente para fraturar o osso.

Pequenas hemorragias localizadas costumam ocorrer na maioria dos traumas ortopédicos, principalmente quando há fratura associada. No entanto, grandes hemorragias, que possam levar o paciente a uma instabilidade hemodinâmica, estão reservadas a fraturas de ossos específicos, sendo essas principalmente as fraturas do anel pélvico, a diáfise femoral, os múltiplos ossos longos e as fraturas expostas, sobretudo se associadas à lesão vascular de grandes vasos.[13]

A discussão será focada nos tipos e fraturas e suas lesões associadas, deixando uma discussão mais detalhada sobre hemorragias por causa ortopédica para especialistas.

Quando pensar

A suspeita de fratura deve ser aventada sempre que houver trauma agudo ou crônico, localizado sobre uma estrutura óssea, associado à dor ou à incapacidade funcional. Existem alguns métodos para o seu reconhecimento e descrição, como explicitado no Quadro 251.1.

O que fazer

Anamnese

O paciente que apresente lesão em um único membro deve ser interrogado sobre o mecanismo do trauma, em que local e quais circunstâncias envolveram o trauma, o objeto que provocou o trauma, a condução do caso até a avaliação inicial pela equipe médica e pesquisar se houve outras lesões associadas. Em seguida, questionar os antecedentes pessoais, incluindo comorbidades, cirurgias prévias, alergias, vacinação, bem como história social (uso de drogas ilícitas e tabagismo) e ocupacional.

O manejo do paciente politraumatizado deve seguir o protocolo do *Advanced trauma life support* (ATLS)[14] e basear-se, primeiramente, na identificação das lesões que põem a vida do indivíduo em risco.[15]

Exame físico

Durante o exame físico, iniciar sempre pela a inspeção de todo membro. O envolvimento das partes moles adjacentes deve ser descrito detalhadamente, a fim de encontrar uma resposta rápida para algumas questões essenciais:

- A fratura é fechada ou exposta?
- Há acometimento neurológico e/ou vascular associado?
- Há sinais de síndrome compartimental evidente?

A fratura exposta é aquela em que o foco ou o hematoma da fratura entrou em contato com o meio externo. Toda lesão da cobertura musculocutânea do membro acometido deve ser clinicamente relatada com especial atenção à sua extensão, pois as fraturas expostas configuram uma urgência ortopédica e devem ser prontamente reconhecidas, já que o prognóstico final está relacionado à precocidade de instituição do tratamento.[16]

O médico de família e comunidade deve palpar todo o membro, inclusive a articulação mais proximal e a mais distal, as áreas de edema, dor e crepitação. O exame da amplitude de movimento articular, por vezes, pode não ser possível de ser realizado, e esse fato deve ser relatado. Buscar também lesões ligamentares e tendíneas adjacentes, bem como outras lesões distantes associadas.

A avaliação do *status* neurológico deve ser realizada, quando possível, por meio do exame clínico sensitivo e motor de todos os nervos periféricos adjacentes e distais ao foco de fratura, antes e após o tratamento inicial instituído.[16]

A condição vascular deve ser acessada também pelo exame clínico inicialmente, palpando-se os pulsos periféricos e avaliando a perfusão periférica distal.[16]

Uma situação que merece destaque, principalmente na população jovem, é aquela em que o indivíduo sofre um trauma de grande energia e tem parte ou a totalidade de seu membro amputado. Esse doentes devem ser primeiramente avaliados segundo protocolo do ATLS e, em seguida, ser referenciado para avaliação de emergência pelo especialista.[16,17] Uma ferramenta útil para auxiliar tanto no diagnóstico quanto na tomada de decisão, é aplicar critérios objetivos para classificar as lesões sofridas, por exemplo, o *mangled extremity severity score*.[18]

Outra situação que deve ser obrigatoriamentepesquisada é a presença de síndrome compartimental. Sempre que ocorre um trauma com lesão tecidual e alguns vasos sanguíneos perdem sua integridade, há o extravasamento do líquido intravascular para o compartimento intercelular ou insterticial, ou ainda para cavidades virtuais que existem nos membros. Esse extravasamento de sangue leva a edema da região, com aumento da pressão ortostática do interstício. Ocorre que, nos membros, existem tecidos inelásticos que envolvem os diversos grupamentos musculares. Esses tecidos são as fáscias, e essas fáscias delimitam compartimentos. Quando um ou mais compartimentos apresentam um aumento significativo de seu conteúdo (p. ex., pelo edema pós-fratura), a ausência de distensão das fáscias promove o aumento de pressão desse compartimento. Caso a pressão aumente até o nível de perfusão desse tecido, haverá isquemia, morte tecidual e, consequentemente, disfunção motora permanente do membro. Outra situação em que a síndrome compartimental pode ocorrer é após imobilizações com gessos circulares em pacientes com edema importante. A contratura de Volkmann é a repercussão clínica grave dessa síndrome. Os sinais clínicos mais importantes no diagnóstico da síndrome compartimental na fase aguda são: 1) dor importante do membro afetado, a qual não melhora com analgesia e elevação do membro; 2) edema significativo; 3) dor que aumenta durante a distensão da musculatura do compartimento afetado (em geral, dor à extensão passiva dos dedos). A síndrome compartimental é uma urgência, e quando houver suspeita do seu diagnóstico, o paciente deve ser imediatamente referenciado para um especialista, para que seja procedida a fasciotomia. Durante o transporte, bivalve o gesso (para diminuir a pressão provocada pela constrição do gesso) e mantenha o membro elevado (o que melhora o retorno venoso e diminui a pressão do compartimento).

Exames complementares

Radiografias

A radiografia é o principal exame de imagem para o diagnóstico de fraturas e luxações. O médico deve solicitar ao menos duas

Quadro 251.1 | Principais achados da anamnese e do exame físico que sugerem fraturas

Queixa	Exame físico
Trauma	Deformidade aparente
Piora aguda da dor	Dor bem localizada à palpação óssea
Incapacidade funcional aguda	Edema ou equimose local
Perda da mobilidade do membro	Crepitação
	Hiperemia
	Déficit neurológico associado
	Déficit vascular associado

incidências da região suspeita de apresentar a fratura. Essas incidências devem ser, preferencialmente, ortogonais, pois a maioria das articulações são avaliadas nas incidências frente e perfil. Às vezes, a investigação pode ser suplementada por outras incidências especiais, que variam conforme a região anatômica, e que visam a evitar a superposição de ossos ou processos ósseos que dificultem a interpretação dos achados radiográficos. Nas fraturas diafisárias, as articulações proximal e distal adjacentes devem ser contempladas na avaliação radiográfica, para certificar que o traço não se estende até a superfície articular. Em caso de dúvida diagnóstica, uma boa medida é solicitar radiografias contralaterais e comparar com as do membro acometido (p. ex., em crianças com esqueleto imaturo e áreas de tecido cartilaginoso).[19]

Quando uma fratura ocorre, ela é descrita radiograficamente conforme a posição anatômica, a presença ou não de desvios angulares e rotacionais, a presença ou não de encurtamento e a sua fragmentação (Quadro 251.2).

Outros exames e imagem complementares

A tomografia computadorizada (TC) é o exame de escolha para a avaliação de fraturas complexas, bem como no diagnóstico preciso do acometimento da coluna vertebral, da bacia e das fraturas articulares. Suas imagens conferem maiores informações sobre o desvio e angulação da fratura, acometimento intra-articular[20] (fraturas acetabulares, fraturas do planalto tibial, fraturas do pilão tibial, fraturas do calcâneo, etc.) e perda segmentar óssea. Possui sensibilidade e especificidade de 96%, ambos maiores do que a radiografia convencional.[21]

A ressonância magnética (RM) é utilizada para a avaliação de lesões ósseas e de partes moles. Seu uso possibilita o diagnóstico de fraturas ocultas pela radiografia,[22] fraturas articulares pediátricas[23] e fraturas com acometimento de partes moles adjacentes não evidenciadas pelos exames clínicos e de imagem iniciais. É também o exame padrão-ouro para o diagnóstico de lesões cervicais pós-traumáticas.[24] Pode ser utilizada como método não invasivo de avaliação da vascularização,[25] porém pouco aplicado na prática em situações de urgência devido a maior rapidez e possibilidade de procedimentos intervencionistas, como a angiografia. Além disso, devido à necessidade de o indivíduo estar hemodinamicamente estável e ao maior tempo para realização do exame, quando comparado com outros exames imagem (p. ex., TC), seu uso é limitado nos casos de manejo do indivíduo politraumatizado.

A ultrassonografia (US) é um exame simples, não invasivo, apresenta um custo relativamente inferior às outras modalidades de exames complementares e está disponível na maioria dos serviços de saúde. Seu uso é bem estabelecido no atendimento ao indivíduo politraumatizado (ATLS) por meio do protocolo *focused abdominal sonography for trauma* para lesões intra-abdominais e torácicas.[14] Além disso, possui certa aplicação nas avaliações de fraturas (especialmente crianças),[26] processo de consolidação,[27] trauma de partes moles, incluindo lesões ligamentares[28] e tromboembolia venosa.[29]

Cintilografia óssea com tecnécio-99 é utilizada para avaliação de indivíduos com suspeita de fraturas que apresentam radiografias sem alterações. Apesar da alta sensibilidade (positivo em 80% nas primeiras 24 horas e em 95% após 72 horas), possui baixa especificidade, o que exige a correlação clínica e com outros exames de imagem.[30] Além de seu emprego para o diagnóstico de fraturas, também é utilizada para diagnosticar processos infecciosos (osteomielites)[31] e de necrose avascular (osteonecrose).[32]

Angiografia e angiotomografia (possui 94,1% de sensibilidade e 97,6% de valor preditivo negativo [VPN], para detecção de sangramento ativo, e 92,6% de sensibilidade e 91,2% de VPN, para predizer a necessidade de intervenção cirúrgica ou endovascular) são importantes métodos diagnósticos e terapêuticos para doentes politraumatizados hemodinamicamente instáveis em decorrência de trauma abdominal, trauma pélvico, ou lesão vascular de algum membro.[33] Têm, como principal vantagem, a utilização do método intervencionista para a embolização arterial, podendo até ser realizada concomitante à fixação externa, nos casos de fratura do anel pélvico.

Exames laboratoriais

Nos casos de lesão isolada de um membro, a grande maioria dos doentes não necessita de exames laboratoriais inicialmente. Seu uso é mais bem empregado nos casos de pessoas politraumatizadas, seguindo o protocolo ATLS.

Conduta proposta

O princípio do tratamento de uma fratura é oferecer as condições adequadas para a consolidação óssea, com preservação da anatomia do segmento e da sua função.[34] Cada osso do corpo, e cada segmento do osso, permitem desvios no foco de fratura de intensidades diferentes. Por exemplo, fraturas articulares em regiões de carga, como o planalto tibial do joelho, admitem pouco desvio articular (sob o risco de degeneração artrósica no seguimento a médio ou longo prazo); fraturas diafisárias de alguns ossos do membro superior, como as fraturas da diáfise do úmero, admitem desvios maiores sem perda de função (porque as articulações proximal e distal conferem algum grau de reserva funcional e permitem a compensação do desalinhamento). Nem sempre uma fratura sem desvio admite tratamento conservador: às vezes, as forças atuantes sobre uma fratura originalmente sem desvio provocam a tensão sobre os fragmentos, fazendo eles se desviarem; essas fraturas precisam ser fixadas. As fraturas desviadas precisam ser reduzidas até o alinhamento aceitável. Fraturas articulares geralmente exigem redução anatômica, e fraturas extra-articulares em geral aceitam reduções

Quadro 251.2 | Características descritivas radiográficas de uma fratura

	Característica avaliada	Exemplo
Anatomia	Osso e topografia do acometimento (diáfise, metáfise, epífise)	Fratura metafisária de rádio
Desvio	Posição do fragmento distal em relação ao proximal	Fratura com desvio dorsal
Rotação	Posição do fragmento distal em relação ao proximal	Fratura com desvio rotacional lateral
Encurtamento	Alteração no comprimento do osso	Fratura com encurtamento de 1 cm
Tipo da fratura	Característica morfológica do traço de fratura	Fratura com traço simples
Fragmentação	Presença de dois ou mais traços de fratura	Fratura com presença de fragmento em "asa de borboleta"

não anatômicas, desde que alguns parâmetros de alinhamento para restabelecer o eixo mecânico ou o eixo de carga sejam atingidos. Uma vez que o alinhamento almejado seja alcançado, o tratamento envolve manter a posição dos fragmentos ósseos nessa posição (repouso ou silêncio mecânico), até que o processo de cicatrização (consolidação óssea) seja alcançado pelo organismo. Isso pode ser conquistado por meio de variadas formas de imobilização não cirúrgicas (tala gessada, esparadrapagem, enfaixamento, tipoia, colar cervical, gesso circular, etc.), fixações cirúrgicas externas (fios de aço percutâneos, fixadores externos uniplanares ou circulares, etc.), fixações cirúrgicas internas (placas, parafusos, amarrilhos, hastes, pinos, etc.) ou fixações cirúrgicas de substituição (próteses articulares).

O início do tratamento das fraturas é feito imediatamente após o diagnóstico. Busca-se o realinhamento do membro acometido com uma manobra de redução (que, geralmente, envolve algum grau de tração longitudinal para vencer o encurtamento). A seguir, mantém-se o alinhamento, com uma imobilização provisória com uma tala externa ou mantendo o membro sob tração. Essa manobra deve ser realizada apenas se o profissional estiver devidamente capacitado para realizá-la. O *status* neurovascular deve ser acessado antes e após a manipulação.

A imobilização provisória externa contribui para a melhora dos sintomas de dor, e a manutenção do alinhamento também melhora a circulação sanguínea e a perfusão das partes moles. O restabelecimento do comprimento e alinhamento do membro acometido permite que os tecidos biológicos em volta da fratura ocupem seus locais originais; dessa maneira, não se formam "cotovelos" venosos que prejudicam o retorno venoso, aumentam o edema, pioram a dor e também podem ocasionar piora da perfusão. A analgesia sistêmica pode ajudar no controle da dor.

Em geral, as imobilizações provisórias são realizadas com órteses descartáveis (p. ex. Talafix®), sendo que se utiliza uma regra geral de imobilização: sempre imobilizar uma articulação acima e uma articulação abaixo do local da suposta fratura (p. ex., em uma suposta fratura dos ossos da perna, deve-se realizar imobilização do joelho e do tornozelo).

A posição funcional de repouso de cada articulação deve ser mantida, sempre que possível, em uma imobilização provisória (Quadro 251.3).

O membro mantido em tração foi, por muitas décadas, um método de tratamento para fraturas e luxações em que a imobilização externa não era possível. Atualmente, é utilizado mais como método de tratamento provisório enquanto o paciente aguarda o tratamento definitivo (seja por falta de condições clínicas no momento, ou aguardando transferência para outro serviço de referência). A tração pode ser de dois tipos: cutânea ou esquelética. A primeira é feita com fitas adesivas aderidas à pele do membro, distalmente ao foco de fratura. A tração esquelética consiste na passagem de um fio de Steinmann ou Kirschner perpendicularmente ao fragmento distal do osso fraturado e o membro é mantido sob aparatos para facilitar a tração e os cuidados da enfermagem.

No caso das fraturas expostas, o ferimento deve ser rapidamente coberto, de preferência com curativo estéril, e após obtenção da hemostasia da ferida, iniciar prontamente a antibioticoterapia apropriada para a lesão (conforme protocolo de cada serviço hospitalar) e investigar situação vacinal contra tétano. Após essas etapas, o paciente deve ser transferido para centros especializados onde será realizado o tratamento definitivo. A irrigação e o debridamento da ferida devem ser realizados com urgência, no centro cirúrgico, podendo ser necessárias reabordagens após 24 a 48 horas do primeiro procedimento. Se a cobertura de partes moles da ferida for insuficiente, retalhos locais ou à distância devem ser realizados. A estabilização da fratura pode ser realizada de maneira temporária (controle de danos), com uso de fixadores externos ou imobilizações externas, ou de maneira definitiva (*early total care*).[16,35–37]

Nos casos de lesões arteriais que necessitem de reparo para promover a irrigação da porção distal isquêmica, orienta-se a rápida transferência para o centro especializado para que a avaliação e a condução do caso sejam feitas em até 6 horas, permitindo a possibilidade de procedimentos de revascularização. Quando a lesão vascular está associada à fratura, uma equipe multiprofissional é acionada, e o reparo vascular é imediatamente realizado após a fixação externa da região acometida (Figura 251.1).[17,38]

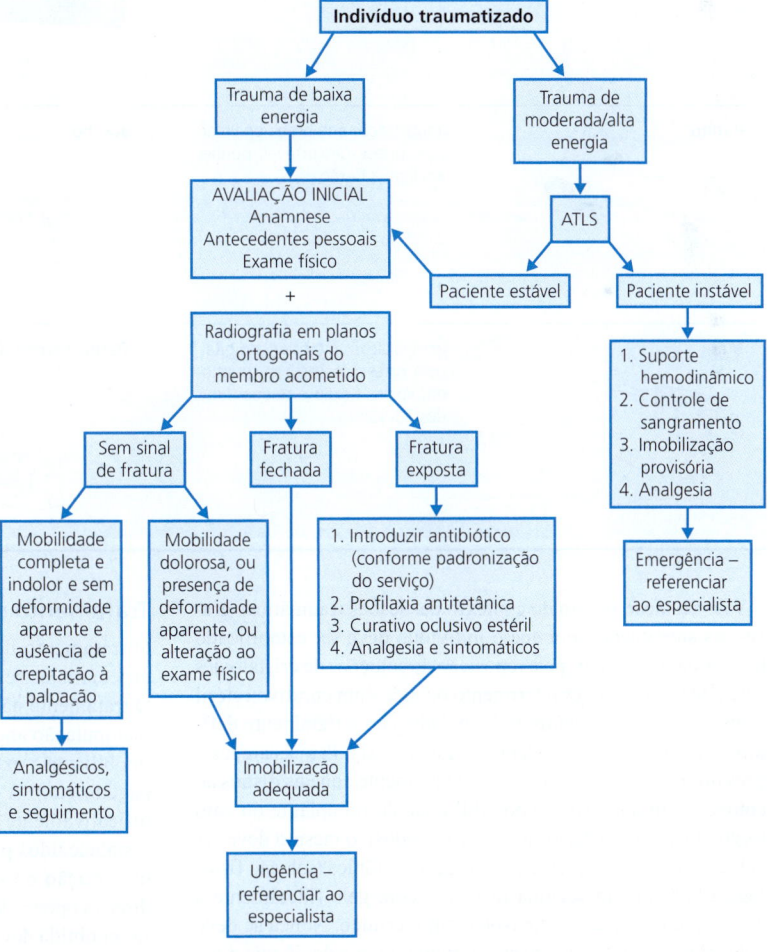

▲ **Figura 251.1**
Fluxograma do manejo do indivíduo traumatizado.
ATLS, *advanced trauma life support*.

Quadro 251.3 | Posição funcional das articulações e membros para realização das imobilizações provisórias

Membro/articulação afetada	Posição de imobilização	Membro/articulação afetada	Posição de imobilização
Ombro/braço 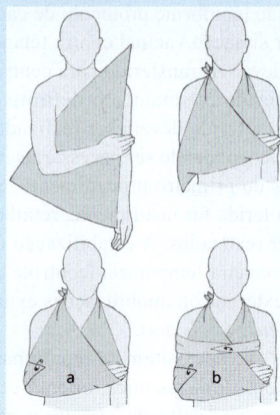	Imobilização em tipoia com ombro em adução e rotação interna do e braço junto ao corpo	Dedos 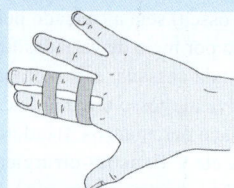	Imobilização com órtese metálica e dedos em extensão
Cotovelo/antebraço 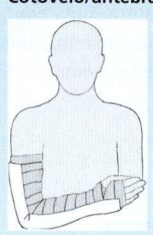	Imobilização axilopalmar com órtese descartável, cotovelo fletido 90° e braço junto ao corpo	Quadril/coxa 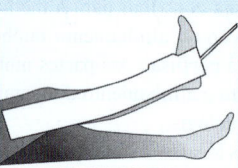	Imobilização com tração cutânea 3kg
Punho 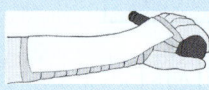	Imobilização antebraquiopalmar com órtese descartável, punho em ligeira flexão	Joelho 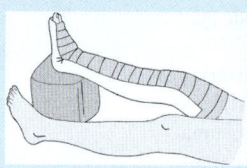	Imobilização inguinopodálica com órtese descartável, joelho em ligeira flexão
Mão 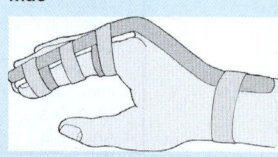	Imobilização antebraquiodigital com órtese descartável, punho em ligeira flexão e dedos fletidos 70-90°	Perna/tornozelo/pé 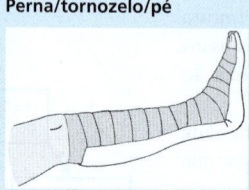	Imobilização suropodálica com órtese descartável, tornozelo em posição neutra

Vale destacar, dentro do contexto das lesões traumáticas graves, as amputações, em que o indivíduo deve ser estabilizado hemodinamicamente (pela reposição de soluções de cristaloides e hemoderivados) e ter o ferimento ocluído com curativo estéril e, após contato com centro referenciado para o tratamento definitivo, referenciar prontamente ao especialista. Para as amputações dos membros superiores, principalmente aquelas distais ao cotovelo, em que existe a possibilidade de reimplante do coto (segundo alguns critérios pré-estabelecidos), o mesmo deve ser colocado em um recipiente com solução isotônica (solução fisiológica 0,9%) e em seguida resfriado com gelo (idealmente a 4°C) em um ambiente com isolamento térmico. Nunca se deve colocar o coto diretamente em contato com o gelo, já que pode agravar ainda mais a lesão isquêmica (Figura 251.2, Quadros 251.4 e 251.5).[17]

Tratamento definitivo

O tratamento definitivo das fraturas deve ser realizado pelo especialista, sendo dividido em não cirúrgico ou cirúrgico. O tratamento não cirúrgico consiste na redução incruenta (sem manipulação aberta do foco de fratura) seguida de aplicação de imobilização externa (gesso circular, tala gessada, esparadrapagem, etc.). A redução só é necessária se a fratura está significativamente desviada ou angulada, conforme padrões pré-estabelecidos para cada osso.[39] Em termos gerais, é realizada uma tração no sentido do eixo do membro e, em seguida, na direção oposta do mecanismo de lesão. Caso a redução não possa ser obtida devido à existência de interposição de partes moles ou por formação de hematoma e edema, que contribuem para aumentar a tensão da musculatura local, a redução aberta pode ser necessária.

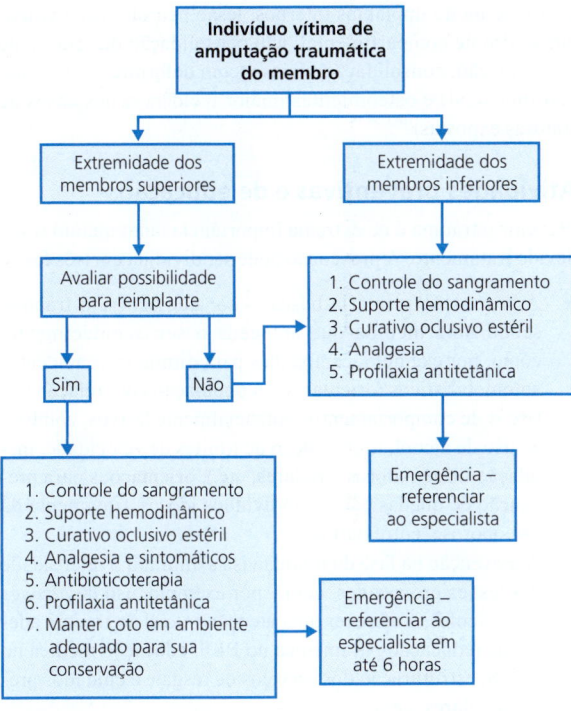

▲ Figura 251.2
Fluxograma do indivíduo vítima de amputação traumática do membro.

Quadro 251.5 | Contraindicações para o reimplante do membro amputado

Idade	Não é contraindicação para reimplantes, porém comorbidades e *status* hemodinâmico atual devem ser considerados
Gravidade da lesão	Lesões por esmagamento, avulsões, lesões segmentares em múltiplos níveis, lesões com extensa contaminação, etc.
Nível da lesão	Amputações proximais ao braço, porção proximal do antebraço em idosos, amputações de membros inferiores (exceto em crianças)
Tempo de isquemia	Amputações com mais de 6 horas Má conservação do coto: contato direto com o gelo (congelamento), recipiente com solução não fisiológica ou exposta em local seco, etc.
Deformidade preexistente	Caso deformidade congênita ou adquirida prévia, a probabilidade de funcionalidade é pequena. Por exemplo, cicatrizes, deformidades, contraturas, sequelas de lesões neurológicas, etc.
Comorbidades	São patologias que conferem pior prognóstico: DM, AR, doenças do colágeno, aterosclerose, tabagistas, doenças crônicas descompensadas que contraindiquem o procedimento cirúrgico (IAM, neoplasias, DPOC, etc.)

DM, diabetes melito; IAM, infarto agudo do miocárdio; DPOC, doença pulmonar obstrutiva crônica; AR, artrite reumatoide.

Quadro 251.4 | Indicações gerais de reimplante do membro amputado

Idade	Crianças, adultos jovens, alguns casos em idosos (a partir da porção distal do antebraço)
Gravidade da lesão	Melhores prognósticos: amputações limpas e cortantes tipo "guilhotina", amputações com mínimo esmagamento, amputações por avulsão com lesão vascular mínima proximal e distal
Nível da lesão	Amputações ao nível do braço, cotovelo, antebraço em pacientes mais jovens e se lesão cortante e limpa. Amputações mais distais possuem melhor prognóstico Amputações do polegar em qualquer nível Amputações digitais múltiplas Amputações bilaterais
Tempo de isquemia	Amputações em até 6 horas (isquemia quente). Amputações em até 12 horas (isquemia fria). Amputações em partes com menor quantidade de musculatura (p. ex., dedos das mãos), permite-se um tempo mais prolongado tanto de isquemia quente (até 8 horas) quanto de isquemia fria (relatado até 30 horas)

O método de tratamento conservador por meio da tração, atualmente não é mais utilizado como tratamento definitivo.

Há situações em que a redução incruenta é contraindicada, entre elas temos:[16]

- Fraturas sem desvio.
- Fraturas com desvio aceitável (p. ex., fraturas da diáfise umeral).
- Fraturas com redução impossível (p. ex., fraturas cominutas).

Nos casos em que a fratura não pode ser reduzida, o tratamento cirúrgico se faz necessário. Algumas indicações de tratamento cirúrgico das fraturas:

- Falha do tratamento não cirúrgico.
- Fraturas instáveis que não podem ser mantidas reduzidas com imobilização externa.
- Fraturas com desvio intra-articular (> 2 mm).
- Pacientes com fraturas que possuem consolidação desfavorável por meio do tratamento não cirúrgico (p. ex., fraturas do colo femoral).
- Fraturas avulsões da porção osteotendínea com acometimento da função da articulação correspondente (p. ex., fratura de patela).
- Fratura patológica iminente.
- Fraturas expostas.
- Fraturas em áreas fisárias ósseas no esqueleto imaturo que colocam em risco o crescimento remanescente.
- Fraturas não consolidadas (pseudoartroses) ou consolidadas em posição inaceitável (consolidação viciosa).

Apesar dos benefícios do tratamento cirúrgico para determinadas fraturas, alguns pacientes possuem contraindicações, entre as quais podem ser destacadas:

- Infecção ativa (local ou sistêmica).
- Lesão importante de partes moles que pode comprometer a cobertura local uma vez submetida ao estresse cirúrgico.
- Contraindicação ao procedimento cirúrgico devido à comorbidade clínica do paciente.

Em resumo, o tratamento cirúrgico tem como objetivos:[40]

- A redução anatômica, para as fraturas articulares, ou redução funcional (alinhamento, comprimento e rotação), para as fraturas diafisárias.
- Fixação interna estável para que o membro suporte a demanda biomecânica.
- Preservação do suprimento sanguíneo.
- Mobilização ativa e indolor da musculatura adjacente, a fim de evitar a rigidez oriunda do imobilismo ("doença da fratura").

Erros mais frequentemente cometidos

- Não valorizar a queixa de trauma, possibilitando o caso de uma negligência com uma lesão grave (fratura).
- Não solicitar exames de imagem adequados.
- Não solicitar radiografias em planos ortogonais.
- Não ter avaliação criteriosa e especializada por equipe de trauma (ATLS) em indivíduos politraumatizados.
- Em casos de indivíduos com múltiplos traumas, atentar-se apenas para aquelas lesões em que há deformidades evidentes, deixando passar desapercebidas lesões menos evidentes, mas que possam comprometer a reabilitação do paciente no longo prazo.
- Não introduzir precocemente antibioticoterapia no caso das fraturas expostas.
- Não realizar imobilização provisória adequada para melhor conforto no transporte e analgesia para o doente.
- Não solicitar avaliação do especialista ou exames complementares adequados quando houver suspeita de lesão arterial (pulsos não palpáveis, déficit de perfusão distal).
- Retardar o contato com centro referenciado para reimplante e armazenar de forma indevida o coto, em indivíduos com amputação de uma extremidade.
- Trauma e fratura são situações que podem comprometer grandemente o potencial de independência de um indivíduo, e até mesmo torná-lo deficiente físico. Se você não se sentir confortável na avaliação ou no tratamento desses pacientes, referencie para um especialista.

Prognóstico e complicações possíveis

Um dado importante é que a grande maioria das fraturas, quando respeitado o tratamento adequado, se consolida no prazo de aproximadamente 4 a 6 semanas, permitindo o restabelecimento das funções do membro acometido. Há alguns fatores inerentes a cada caso, como idade do doente, presença de comorbidades, tipo de tratamento realizado, grau de energia do mecanismo de trauma, lesão de cobertura musculocutânea (podem aumentar para 20% a incidência de não consolidação), que podem interferir nesse período.

As complicações mais descritas referentes às fraturas e seus variados tratamentos são as úlceras de pressão, principalmente nos casos em que o membro mantém posição de repouso prolongado (gesso e tração), lesões térmicas (durante o endurecimento do gesso), tromboflebites, contraturas e fraquezas musculares, rigidez articular, eventos tromboembólicos (imobilização por mais de 10 dias gera uma incidência de aproximadamente 67%, sendo a profilaxia indicada para alguns casos), infecção do trajetos dos pinos de fixador externo ou da tração, infecção de sítio cirúrgico ou de implantes internos, lesão neurológica e vascular, síndrome compartimental, não consolidação ou retardo de consolidação, consolidação viciosa (com deformidade residual não funcional) e osteomielites (maior incidência nos casos de fraturas expostas).[16,17,41–43]

Atividades preventivas e de educação

Prevenir o trauma é de extrema importância tanto quanto o seu devido tratamento. A prevenção pode ser dividida em três fases:

- A prevenção primária busca evitar que ocorra o trauma, sendo uma medida que antecede o seu acontecimento, como, por exemplo, campanhas para diminuir os acidentes automobilísticos (orientação da população com relação aos riscos de comportamentos potencialmente lesivos, combate ao uso de álcool, implantação de limites de velocidade, instalação de semáforos e radares, etc.), orientações para prevenção de quedas para os indivíduos idosos, tratamento da osteoporose, entre outras.
- A prevenção na fase do trauma visa a diminuir a intensidade das lesões provocadas, como, por exemplo, uso de *airbags* nos veículos, e oferecer uma atenção inicial ao trauma adequada (educação paramédica no BLS, educação médica no ATLS, estruturação dos serviços de resgate e cuidados pré-hospitalares, etc.).
- A prevenção pós-evento implica melhorar a sobrevivência dos indivíduos que sofreram algum trauma, como melhorar os serviços de atendimento ao trauma e de *home-care*, orientar reabilitação motora, fisioterapia e exercícios de fortalecimento muscular, propiciar retorno à atividade laborativa, remanejar a atuação e função social do paciente, etc.

A abordagem para se programar a prevenção do trauma é conhecida como os três "Es" da prevenção: Educação, Execução e Engenharia. A educação deve ser direcionada não só à população em risco, de todas as faixas etárias, mas também às pessoas capacitadas para implantar medidas de saúde pública, a fim de diminuir a incidência da doença. A execução é restrita aos órgãos públicos administrativos e legislativos que detêm o poder para implantar essas medidas de melhorias voltadas tanto para prevenção quanto para a assistência ao doente vítima do trauma. E, por fim, o termo engenharia se refere à inserção da tecnologia e do conhecimento técnico, também para contribuir preventiva e assistencialmente, e representa a etapa de maior custo devido ao grau de investimento e recursos necessários.

REFERÊNCIAS

1. Center for Disease Control and Prevention. National Hospital Ambulatory Medical Care Survey: 2010 emergency department summary tables [Internet]. Atlanta; 2010 [capturado em 08 fev. 2018]. Disponível em: https://www.cdc.gov/nchs/data/ahcd/nhamcs_emergency/2010_ed_web_tables.pdf.

2. Corso P, Finkelstein E, Miller T, Fiebelkorn I, Zaloshnja E. Incidence and lifetime costs of injuries in the United States. Inj Prev. 2006;12(4):212-8.

3. Court-Brown CM, Caesar B. Epidemiology of adult fractures: a review. Int J Care Injured. 2006;38(11):691-697.

4. Donaldson LJ, Cook A, Thomson RG. Incidence of fractures in a geographically defined population. J Epidemiol Community Health. 1990;44(3):241-245.

5. Donaldson LJ, Reckless IP, Scholes S, Mindell JS, Shelton NJ. The epidemiology of fractures in England. J Epidemiol Community Health. 2008;62(2):174-180.

6. Johansen A, Evans RJ, Stone MD, Richmond PW, Lo SV, Woodhouse KW. Fracture incidence in England and Wales: a study based on the population of Cardiff. Injury. 1997;28(9-10):655-660.

7. Rennie L, Court-Brown CM, Mok JY, Beattie TF. The epidemiology of fractures in children. Injury. 2007;38(8):913-922.

8. Evans FG. Relation of the physical properties of bone to fractures. Instr Course Lect. 1961;18:110-1121.

9. Matcuk GR Jr, Mahanty SR, Skalski MR, Patel DB, White EA, Gottsegen CJ. Stress fractures: pathophysiology, clinical presentation, imaging features, and treatment options. Emerg Radiol. 2016;23(4):365-375.

10. Marjoribanks J, Farquhar C, Roberts H, Lethaby A, Lee J. Long-term hormone therapy for perimenopausal and postmenopausal women. Cochrane Database Syst Rev. 2017;1:CD004143.

11. Pham TT, Accadbled F, Abid A, Ibnoulkhatib A, Bayle-Iniguez X, Wargny M, et al. Gartland types IIB and III supracondylar fractures of the humerus in children: is Blount's method effective and safe? J Shoulder Elbow Surg. 2017;26(12):2226-2231.

12. Huang HC, Hu YC, Lun DX, Miao J, Wang F, Yang XG, et al. Outcomes of intercalary prosthetic reconstruction for pathological diaphyseal femoral fractures secondary to metastatic tumors. Orthop Surg. 2017;9(2):221-228.

13. Coleman JJ, Tavoosi S, Zarzaur BL, Brewer BL, Rozycki GS, Feliciano DV. Arterial injuries associated with blunt fractures in the lower extremity. Am Surg. 2016;82(9):820-824.

14. American College of Surgeons. Advanced trauma life support for doctors (ATLS): student course manual. 7th ed. Chicago; 2004.

15. Wang AM, Yin X, Sun HZ, DU QY, Wang ZM. Damage control orthopaedics in 53 cases of severe polytrauma who have mainly sustained orthopaedic trauma. Chin J Traumatol. 2008;11(5):283-287.

16. Bucholz RW, Heckman JD, Court-Brown CM, Tornetta III P, editors. Rockwood and Green's: fractures in adults. 6th ed. Philadelphia: Lippincott Williams & Wilkins; 2005.

17. Canale ST, Beaty JH. Campbell's operative orthopedics. 11th ed. Philadelphia: Mosby; 2007.

18. Behdad S, Rafiei MH, Taheri H, Behdad S, Mohammadzadeh M, Kiani G, et al. Evaluation of Mangled Extremity Severity Score (MESS) as a predictor of lower limb amputation in children with trauma. Eur J Pediatr Surg. 2012;22(6):465-469.

19. Davis BJ, Roberts PJ, Moorcroft CI, Brown MF, Thomas PB, Wade RH. Reliability of radiographs in defining union of internally fixed fractures. Injury. 2004;35(6):557-561.

20. Grogan EL, Morris JA Jr, Dittus RS, Moore DE, Poulose BK, Diaz JJ, et al. Cervical spine evaluation in urban trauma centers: lowering institutional costs and complications through helical CT scan. J Am Coll Surg. 2005;200(2):160-165.

21. Cole RJ, Bindra RR, Evanoff BA, Gilula LA, Yamaguchi K, Gelberman RH. Radiographic evaluation of osseous displacement following intra-articular fractures of the distal radius: reliability of plain radiography versus computed tomography. J Hand Surg Am. 1997;22(5):792-800.

22. Lim KB, Eng AK, Chng SM, Tan AG, Thoo FL, Low CO. Limited magnetic resonance imaging (MRI) and the occult hip fracture. Ann Acad Med Singapore. 2002;31(5):607-610.

23. Pudas T, Hurme T, Mattila K, Svedström E. Magnetic resonance imaging in pediatric elbow fractures. Acta Radiol. 2005;46(6):636-644.

24. Green RAR, Saifuddin A. Whole spine MRI in the assessment of acute vertebral body trauma. Skeletal Radiol. 2004;33(3):129-135.

25. Orbell JH, Smith A, Burnand KG, Waltham M. Imaging of deep vein thrombosis. Br J Surg. 2008;95(2):137-146.

26. Durston W, Swartzentruber R. Ultrasound-guided reduction of pediatric forearm fractures in the ED. Am J Emerg Med. 2016;34(1):40-44.

27. Moed BR, Subramanian S, van Holsbeeck M, Watson JT, Cramer KE, Karges DE, et al. Ultrasound for the early diagnosis of tibia fracture healing after static interlocked nailing without reaming: clinical results. J Orthop Trauma. 1998;12(3):206-213.

28. Bleakney RR, Tallon C, Wong JK, Lim KP, Maffulli N. Long-term ultrasonographic features of the Achilles tendon after rupture. Clin J Sport Med. 2002;12(5):273-278.

29. Zierler BK. Ultrasonography and diagnosis of venous thromboembolism. Circulation. 2004;109(12 Suppl 1):I9-14.

30. Matin P. The appearance of bone scans following fractures, including immediate and long-term studies. J Nucl Med. 1979;20(12):1227-1231.

31. Palestro CJ, Torres MA. Radionuclide imaging in orthopedic infections. Semin Nucl Med. 1997;27(4):334-345.

32. Bonnarens F, Hernandez A, D'Ambrosia R. Bone scintigraphic changes in osteonecrosis of the femoral head. Orthop Clin North Am. 1985;16(4):697-703.

33. Anderson SW, Soto JA, Lucey BC, et al. Blunt trauma: feasibility and clinical utility of pelvic CT angiography performed with 64-detector row CT. Radiology. 2008;246(2):410-419.

34. Böhler L. The treatment of fractures. New York: Grune and Stratton; 1956.

35. Heitmann C, Patzakis MJ, Tetsworth KD, Levin LS. Musculoskeletal sepsis: principles of treatment. Instr Course Lect. 2003;52:733-743.

36. Tscherne H. The management of open fractures: fractures with soft tissue injuries. New York: Springer-Verlag; 1984.

37. Patzakis MJ, Harvey JP Jr., Ivler D. The role of antibiotics in the management of open fractures. J Bone Joint Surg Am. 1974;56(3):532-541.

38. Wang AM, Yin X, Sun HZ, DU QY, Wang ZM. Damage control orthopaedics in 53 cases of severe polytrauma who have mainly sustained orthopaedic trauma. Chin J Traumatol. 2008;11(5):283-287.

39. Charnley J. The closed treatment of common fractures. 3rd Ed. Edinburgh: E&S Livingstone; 1972.

40. Ruedi TP, Buckley R, Moran C, editors. AO principles of fracture management. 2nd ed. New York: Thieme Medical; 2007.

41. Dunbar RP Jr. Treatment of infection after fracture fixation. Opinion: retain stable implant and suppress infection until union. J Orthop Trauma. 2007;21(7):503-505.

42. Leduc S, Ricci WM. Treatment of infection after fracture fixation. Opinion: two-stage protocol: treatment of nonunion after treatment of infection. J Orthop Trauma. 2007;21(7):505-506.

43. Prevention of pulmonary embolism and deep vein thrombosis with low dose aspirin: Pulmonary Embolism Prevention (PEP) trial. Lancet. 2000;355(9212):1295-302.

CAPÍTULO 252

Queimaduras

Oscarino dos Santos Barreto Junior
Pedro Medeiros Hakme

Aspectos-chave

▶ A única medida a ser tomada pela pessoa leiga no local do acidente é a utilização de água corrente não muito gelada no local da queimadura.

▶ Existe a chamada "regra dos 9", que permite um cálculo rápido, porém grosseiro, da superfície corporal queimada; principalmente em crianças, e, em serviços especializados, o método indicado é o de Lund-Browder, que leva em consideração a idade.

▶ Deve-se levar em consideração, na ocasião do atendimento ao queimado, as comorbidades que a pessoa possui (p. ex., hipertensão arterial sistêmica e o diabetes tipo 2), uma vez que um eventual descontrole pressórico ou glicêmico podem indicar um atendimento hospitalar.

▶ O pequeno queimado ou queimado leve deve ser sempre tratado em regime ambulatorial, sem necessidade de fazê-lo em um serviço especializado. Faz-se necessário apenas que o médico de família e comunidade seja capacitado para tal.

▶ A maior parte dos acidentes domésticos por queimadura são evitáveis, ou seja, é falsa a premissa de que são sempre obra do acaso.

Caso clínico

Maria Rita, 35 anos, cozinheira, trabalha em sua residência fazendo refeições para serem vendidas em embalagens descartáveis. É casada com João Ricardo, 38 anos, que trabalha entregando as refeições, e eles têm uma filha adolescente de 16 anos, Joana, e um filho de 8 anos, Pedro Paulo. Ao final do turno de trabalho da manhã da Unidade Básica de Saúde (UBS), Maria Rita deu entrada apresentando lesões de pele – flictenas íntegras e outras rompidas e áreas vermelhas –, produzidas por água quente, na região anterior do antebraço esquerdo e em parte da face anterior da coxa esquerda em acidente ocorrido há poucos minutos durante o preparo do almoço em sua casa. Refere dor intensa no local das lesões de pele e ainda cefaleia e cervicalgia acompanhadas de tonturas. Chegou acompanhada de Joana, que informou que foi aplicado manteiga nessas lesões ainda em casa logo após o acidente. Maria Rita já faz acompanhamento nessa mesma UBS para hipertensão arterial sistêmica grau moderado e diabetes tipo 2 em uso regular de enalapril, 10 mg, via oral, de 12/12 horas, e metformina, 1.000 mg/dia, via oral, em 2 doses.

Teste seu conhecimento

1. Qual a melhor conduta a ser adotada pela pessoa vítima de queimadura imediatamente após o acidente, ainda no local, em relação à área queimada?
   a. Passar manteiga
   b. Lavar com água morna
   c. Lavar com água oxigenada
   d. Lavar com água fria

2. Qual a porcentagem aproximada de área corporal queimada?
   a. 18%
   b. 5%
   c. 10%
   d. 36%

3. Quais medicações sintomáticas e vias de administração; e quais medidas de profilaxia deveriam ser indicadas para Maria Rita no seu primeiro atendimento na UBS?
   a. Diclofenaco potássico, 50 mg, 1 cp, via oral, e profilaxia contra o tétano
   b. Paracetamol, 30 gotas, via oral, e profilaxia antirrábica
   c. Lidocaína (pomada) uso tópico e profilaxia contra o tétano
   d. Dipirona, 40 gotas, via oral, e profilaxia contra o tétano

4. Qual das condutas abaixo deveria ser tomada especificamente em relação às lesões de pele produzidas pelo calor?
   a. Limpeza da ferida com água corrente e soluções antissépticas tópicas; NÃO romper as flictenas e retirar o tecido desvitalizado posteriormente; usar curativo tópico fechado com sulfadiazina de prata a 1%
   b. Limpeza da ferida com água corrente e soluções degermantes; NÃO romper as flictenas e retirar o tecido desvitalizado posteriormente; usar curativo tópico fechado com colagenase
   c. Limpeza da ferida com água oxigenada e soluções antissépticas tópicas; rompimento das flictenas e remoção do tecido desvitalizado; usar curativo tópico fechado com sulfadiazina de prata a 1% ou vaselina esterilizada
   d. Limpeza da ferida com água corrente e soluções degermantes; rompimentos das flictenas e remoção do tecido desvitalizado; usar curativo tópico fechado com sulfadiazina de prata a 1% ou vaselina esterilizada

5. Marque a alternativa INCORRETA:
   a. O tratamento da ferida poderá ser inteiramente realizado na UBS
   b. Queimaduras por líquidos ferventes são mais comuns do que por descargas elétricas no ambiente doméstico

c. A cervicalgia apresentada por Maria Rita pode ser explicada tanto pelo fenômeno de dor intensa experimentado no acidente quanto por um possível pico hipertensivo secundário

d. Está indicada a hospitalização para tratamento em um centro de tratamento especializado

Respostas: 1D, 2C, 3D, 4D, 5D

Do que se trata

A pele é o maior órgão do corpo humano e constitui-se no seu revestimento externo – aproximadamente 15% do peso corporal. É constituída por três camadas: epiderme, derme e hipoderme. O nível de comprometimento dessas três camadas é determinado se a queimadura foi de primeiro, segundo ou terceiro grau.[2-6] Alguns autores utilizam ainda a classificação de 4º Grau para queimaduras que atingem planos musculares e ósseos com ou sem carbonização.

Queimaduras são lesões dos tecidos orgânicos em decorrência de trauma de origem térmica, química, radiativa, biológica ou elétrica.

A definição da gravidade dessa queimadura no que diz respeito à conduta a ser adotada e à decisão de em qual unidade de saúde a pessoa será tratada, vai depender da superfície corporal queimada (SCQ) atingida. Independentemente da SCQ, algumas regiões do corpo que tenham sofrido queimaduras, como trato respiratório, face, pavilhão auricular, períneo e pés, ou situações específicas, como queimaduras elétricas e a presença de doenças crônicas descompensadas, também irão nortear essa decisão.

O que pode ocasionar

Quadro 252.1 | **Agentes provocadores de queimaduras**

Agente provocador da queimadura	Exemplos
Agentes térmicos	Chamas de fogo, líquidos superaquecidos (escaldamento), superfícies aquecidas, vapores
Agentes químicos	Produtos à base de ácidos (ácido sulfúrico, ácido clorídrico e ácido fluorídrico), bases (amônia, hidróxido de potássio, hidróxido de sódio e hipoclorito de sódio), álcool e gasolina
Agentes mecânicos	Atrito
Agentes biológicos	Animais como lagarta-de-fogo, água-viva e medusa; vegetais como látex de certas plantas e urtigas
Radiação	Exposição solar, raios ultravioleta, raios X, radiação nuclear
Eletricidade	Corrente elétrica e raios

Fonte: Gonçalves.[7]

O que fazer

Anamnese

A pessoa vítima de queimadura, independentemente da porcentagem de SCQ e da região do corpo acometida, apresenta-se bastante angustiada e assustada. Isso deve-se não tão somente à dor, na maioria das vezes, é bastante intensa, mas também ao componente psicológico que envolve essa entidade clínica. Trata-se de uma urgência/emergência com risco de vida na menor parte dos casos, porém a pessoa tem uma preocupação muito preponderante com as consequências estéticas decorrentes daquela lesão – "Será que eu ficarei com uma cicatriz para o resto da vida"?

A exemplo de quaisquer casos de emergência, devem ser avaliados no exame físico os sinais vitais, como os graus de lucidez e orientação da pessoa. Também se faz necessário, uma avaliação rápida da SCQ utilizando-se a "regra dos nove" (ver seção sobre exame físico), o grau de profundidade das lesões e a presença de comorbidades e medicações das quais a pessoa faça uso contínuo, por exemplo, para hipertensão arterial sistêmica, diabetes tipo 1 ou 2 e insuficiência renal crônica. Deve ser verificado, ainda, o estado de imunização tetânica.[9]

Cerca de 80% das vítimas de queimaduras apresentam menos de 20% da SCQ. No Brasil, são registrados por volta de 1 milhão de acidentes/ano, cerca de 100 mil desses necessitando de atendimento hospitalar e quase 51 mil desses efetivamente tratados em regime de internação, com um número de óbitos de cerca de 2,5 mil pacientes/ano.[10] Destaca-se aqui que dois terços da totalidade dos acidentes são registrados em ambiente domiciliar.

Deve-se determinar o agente causador da queimadura, o tempo de exposição a esse agente e o tempo decorrido desde o acidente. É importante avaliar as circunstâncias nas quais aconteceu a queimadura, a fim de apurar a ocorrência de algum outro trauma concomitante (como traumatismo cranioencefálico ou fraturas). Por fim, deve-se perguntar se foi utilizado alguma substância tópica ou sistêmica pela pessoa ou familiares e amigos no momento do acidente até a ocasião em que a vítima deu entrada na unidade de saúde.

É importante a coleta da história social, especificamente em relação ao uso e abuso de drogas lícitas e/ou ilícitas (ver Caps. 243, Problemas relacionados ao consumo de álcool, e 244, Dependência de drogas ilícitas), as quais possam ter interferido nas circunstâncias que ocasionaram o acidente, assim como na lucidez da pessoa no momento do primeiro atendimento.

Exame físico

O exame físico da vítima de queimadura deve ser orientado pelos achados coletados na anamnese e também pelos dados pertinentes ao exame clínico já citados, sem esquecer de aferir o peso do acidentado e calcular seu índice de massa corporal. As informações sobre o estado clínico da pessoa, aliadas ao exame e determinação do grau de profundidade das lesões de pele ou da existência de queimadura de vias aéreas e a consequente classificação da gravidade da queimadura em leve, média ou grande (D)[4,11-14] irão decidir se a pessoa terá condições de ser adequadamente atendida e após acompanhada na UBS, ou se deverá ser atendida nessa e, em seguida, referenciada para internação hospitalar ou até mesmo para um centro de tratamento de queimados (CTQ).

Quadros clínicos como os citados a seguir praticamente inviabilizam o acompanhamento exclusivamente em unidades da atenção primária à saúde (APS), havendo necessidade de refe-

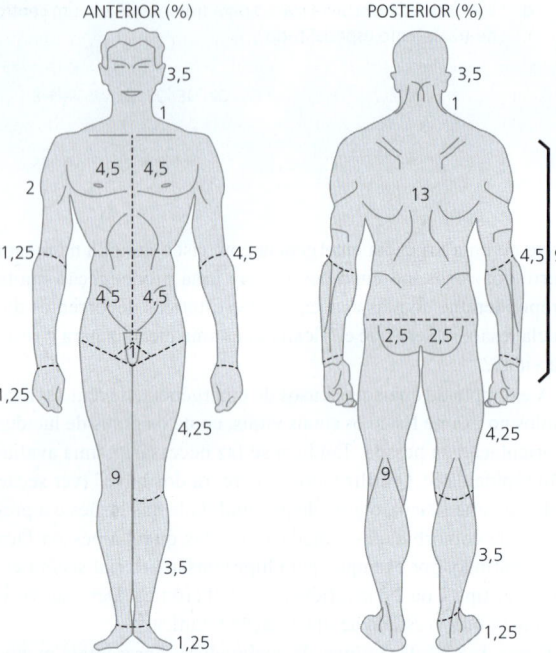

▲ **Figura 252.1**
Proporção para cálculo da superfície corporal queimada em adultos.
Fonte: Asociacion Colombiana de Facultades de Medicina.[1]

renciamento desse paciente para internação ou a um centro de tratamento especializado: lesão inalatória, politrauma, trauma craniano, choque de qualquer origem, insuficiência renal, insuficiência cardíaca descompensada, insuficiência hepática, diabetes descompensado, distúrbios da coagulação e hemostasia, embolia pulmonar, infarto agudo do miocárdio, quadros infecciosos graves decorrentes ou não da queimadura (quando essa queimadura já foi produzida há mais de 72 horas), síndrome compartimental ou doenças consumptivas.

Em relação ao exame físico das lesões, tem-se o seguinte quanto à classificação por profundidade da queimadura (D).[4]

- Queimaduras de espessura parcial superficial são aquelas de primeiro ou segundo grau superficial: apresentam comprometimento da epiderme e aspecto com pele rosada ou vermelha e seca, geralmente produzidas por queimadura solar; caracterizam-se ainda por dor intensa e reepitelizam dentro de cerca de uma semana (ver Figura 252.2).[9]
- Queimaduras de espessura parcial profunda são aquelas de segundo grau profundo: apresentam comprometimento de toda a epiderme e parte da derme, são geralmente produzidas por líquidos quentes ou chama, têm aspecto de pele vermelha (quanto maior a vermelhidão, mais superficial a queimadura) com bolhas (flictenas), caracterizam-se também por apresentarem dor de moderada a intensa e reepitelizam entre 10 e 21 dias (ver Figura 252.3).[9]
- Queimaduras de espessura total são aquelas de terceiro grau: são produzidas por exposição por tempo maior a objetos quentes, chama, corrente elétrica de alta voltagem, produtos químicos ou outros agentes. Comprometem toda a epiderme e derme e parte ou toda a hipoderme, podendo atingir músculos e ossos. O aspecto é de pele branca perolada, seca, rígida e hipoalgésica (ver Figura 252.2B).[9]

Em relação à classificação quanto à SCQ ou à extensão da queimadura, deve-se utilizar a "regra dos nove" principalmente na APS ou nos serviços de emergência.

Em serviços especializados, é utilizada a Tabela de Lund-Browder (Tabela 252.1).

Classificação da gravidade das queimaduras (D)[8,15–17]

As terminologias das classificações existentes na literatura variam bastante, neste capítulo será adotada a terminologia usada pelo projeto diretrizes da associação médica brasileira e do conselho federal de medicina para classificar a gravidade das queimaduras. As de pequena gravidade devem ser sempre tratadas nas unidades de atenção básica. Considera-se, como queimado de pequena gravidade, a pessoa com:

- Queimaduras de primeiro grau em qualquer extensão, e/ou
- Queimaduras de segundo grau com área corporal atingida até 5% em crianças menores de 12 anos e 10% em maiores de 12 anos.

É considerada de média gravidade a pessoa com:

- Área corporal atingida entre 5 a 15% em menores de 12 anos e 10 a 20% em maiores de 12 anos, ou
- Queimaduras de terceiro grau com até 10% da área corporal atingida em adultos, quando não envolver face, ou mão, ou períneo, ou pé, e menor que 5% em menores de 12 anos, ou
- Qualquer queimadura de segundo grau envolvendo mão, ou pé, ou face, ou pescoço, ou axila.

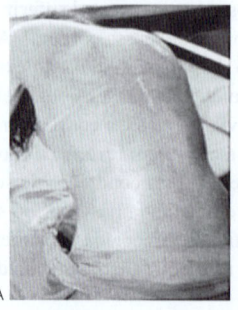
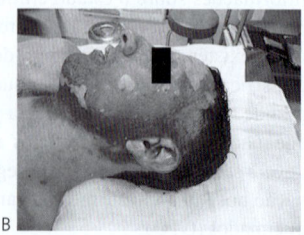

▲ **Figura 252.2**
A) Queimadura solar de primeiro grau; B) Queimadura de terceiro grau.
Fonte: Imagens gentilmente cedidas pelo Dr. Marco Aurelio Pellon.

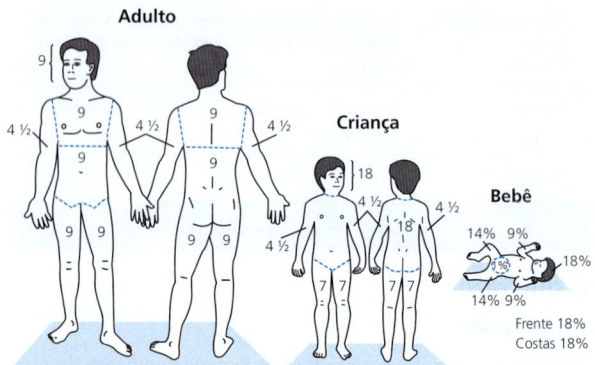

▲ **Figura 252.3**
Proporção para cálculo da superfície corporal queimada de adultos e crianças pela "regra dos nove".
Fonte: Gonçalves.[7]

Tabela 252.1 | **Tabela de Lund-Browder para determinação da superfície corpórea queimada**

Área	Idade em anos					
	0-1	1-4	5-9	10-14	15	Adultos
Cabeça	19	17	13	11	9	7
Pescoço	2	2	2	2	2	2
Tronco anterior	13	13	13	13	13	13
Tronco posterior	13	13	13	13	13	13
Nádega direita	2 1/2	2 1/2	2 1/2	2 1/2	2 1/2	2 1/2
Nádega esquerda	2 1/2	2 1/2	2 1/2	2 1/2	2 1/2	2 1/2
Genitália	1	1	1	1	1	
Braço direito	4	4	4	4	4	4
Braço esquerdo	4	4	4	4	4	4
Antebraço direito	3	3	3	3	3	3
Antebraço esquerdo	3	3	3	3	3	3
Mão direita	2 1/2	2 1/2	2 1/2	2 1/2	2 1/2	2 1/2
Mão esquerda	2 1/2	2 1/2	2 1/2	2 1/2	2 1/2	2 1/2
Coxa direita	5 1/2	6 1/2	8	8 1/2	9	9 1/2
Coxa esquerda	5 1/2	6 1/2	8	8 1/2	9	9 1/2
Perna direita	5	5	5 1/2	6	6 1/2	7
Perna esquerda	5	5	5 1/2	6	6 1/2	7
Pé direito	3 1/2	3 1/2	3 1/2	3 1/2	3 1/2	3 1/2
Pé esquerdo	3 1/2	3 1/2	3 1/2	3 1/2	3 1/2	3 1/2

Fonte: Palhares.[8]

Observação: toda pessoa deverá ser reavaliada quanto à extensão e profundidade de 48 a 72 horas após o acidente.

Considera-se como queimado de grande gravidade, a pessoa com:

- Queimaduras de segundo grau com área corporal atingida maior do que 15% em menores de 12 anos ou maior de 20% em maiores de 12 anos, ou
- Queimaduras de terceiro grau com mais de 10% da área corporal atingida no adulto e maior que 5% em menores de 12 anos, ou
- Queimaduras de períneo, ou
- Queimaduras por corrente elétrica, ou
- Queimaduras de mão, ou pé, ou face, ou pescoço, ou axila que seja de terceiro grau.

Observação: será igualmente considerado grande queimado a pessoa que for vítima de queimadura de qualquer extensão, que tenha associada a essa queimadura uma ou mais das seguintes situações: lesão inalatória, politrauma, trauma craniano, choque de qualquer origem, insuficiência renal, insuficiência cardíaca, insuficiência hepática, diabetes, distúrbios da coagulação, hemostasia, embolia pulmonar, infarto agudo do miocárdio, quadros infecciosos graves decorrentes ou não da queimadura, síndrome compartimental, doenças consuptivas ou qualquer outra afecção que possa ser fator de complicação para a queimadura.

Exames complementares

A seguir, serão expostos os casos nos quais é suficiente a assistência ambulatorial (UBS), e os casos que devem ser referenciados para internação ou a um centro de tratamento de queimados.

Nos casos que serão atendidos e terão continuidade ao tratamento na UBS, não são necessários exames laboratoriais no momento do primeiro atendimento, à exceção do hemoglicoteste nas pessoas diabéticas. Ainda assim, não está indicada a administração de insulina regular na grande maioria dos casos, mesmo com níveis elevados de glicemia capilar, pois se reconhece um período denominado fase inflamatória pós-traumática imediata, que pode cursar com normoglicemia ou hiperglicemia no tempo pós-lesão (fases *eeb* e *flow* de Cuthbertson).[18]

Depois de encerrado o primeiro atendimento, e em casos especiais, como pessoas portadoras de comorbidades clínicas, serão necessários os seguintes exames laboratoriais em regime ambulatorial (D): hemograma completo, albumina sérica, glicemia de jejum e hemocultura com antibiograma[19] e exame de urina.

Conduta proposta

Poderão ser tratados nas unidades básicas de saúde apenas pequenos queimados, em áreas não críticas e não complicados, ou seja, queimaduras de primeiro grau e queimaduras de segundo grau com menos de 10 a 15% em adultos e 6 a 8% em crianças.

São consideradas áreas críticas: face e seus elementos, região cervical, região anterior do tórax (as queimaduras nessas regiões podem causar obstrução das vias respiratórias pelo edema), região axilar, punhos, mãos e pés, cavidades, períneo e genitália.

Queimaduras em crianças e em idosos ou acompanhadas por doenças agudas e crônicas descompensadas (estresse, hipertensão arterial, diabetes melito), fraturas, lesões externas ou lacerações em órgãos internos são mais graves.[19]

Podem ainda ser tratadas na UBS as queimaduras de terceiro grau com SCQ até 2%.[17]

A Figura 252.4[19] esquematiza como deve ser a abordagem e as condutas diante das feridas provocadas pelas queimaduras que serão tratadas em UBS.

No que se refere à ruptura das flictenas, elas podem ou não ser rompidas ou aspiradas no momento do primeiro atendimento. A pele que envolve essas flictenas encontra-se "morta" ou em processo de isquemia, que evoluirá invariavelmente para sua eliminação por parte do organismo à medida que a "nova pele" – reepitelização – for ocorrendo (entre 10 e 21 dias).

Nos casos em que o primeiro atendimento for feito no local do acidente e ainda durante a produção da lesão à pele, a primeira medida é o chamado "parar o processo de queimadura". Em outras palavras, afastar a pessoa do agente causal.

A lavagem da ferida feita na UBS deve ser com água corrente e removendo corpos estranhos e medicamentos caseiros ou outras substâncias aplicadas no local. Se for necessário, lavar com sabão neutro ou glicerinado ou de coco, principalmente em queimaduras por fricção e atrito com o solo ou outras su-

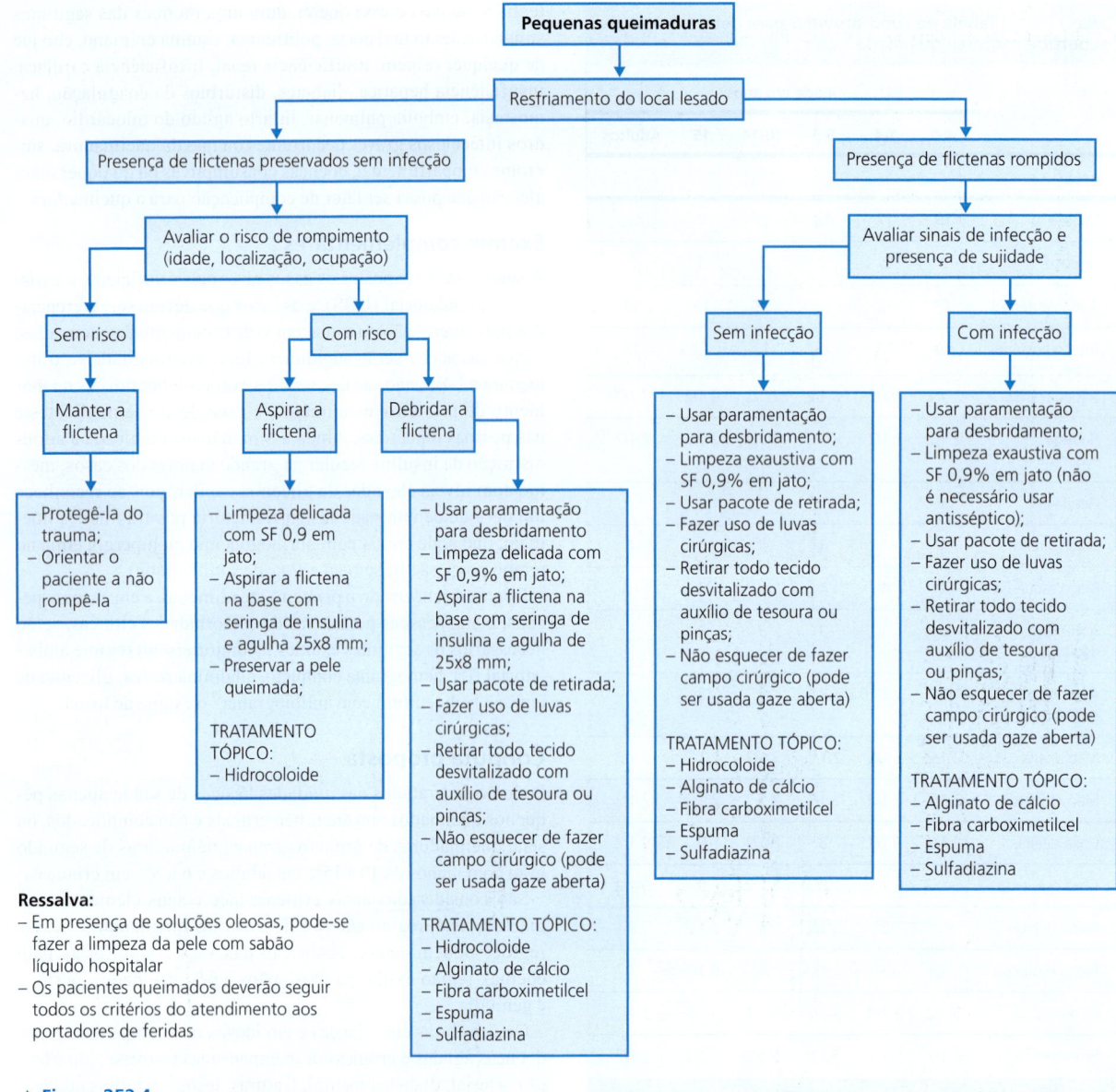

▲ **Figura 252.4**
Abordagem e condutas para feridas de queimaduras que serão tratadas na UBS.
SF, Solução fisiológica.
Fonte: Secretaria Municipal de Saúde de Belo Horizonte.[19]

perfícies, e as produzidas por produtos químicos – nessas, a lavagem deve levar de 20 a 30 minutos. Não há conduta específica nas queimaduras químicas por substâncias ácidas ou básicas quando elas forem aquosas, pois não ocorrerá ionização e piora da lesão ao ser lavada com água. Nas queimaduras por óleo escaldante também devem ser lavadas com água, pois proporcionará o resfriamento do óleo, embora não o dilua facilmente.

Além do curativo propriamente dito e exposto de forma esquemática, deve-se orientar a pessoa quanto à necessidade de fazer uma hidratação oral abundante com água e sucos naturais ou até mesmo de soro oral – embora este não seja obrigatório, bem como uma dieta rica principalmente em proteínas, mas com ligeiro aumento também da ingesta de carboidratos. Há um aumento de até dez vezes da circulação sanguínea da área queimada em comparação com a da pele sadia.

São importantes para a reepitelização: glutamina, arginina, selênio, zinco, vitaminas A, C, E e as do complexo B; e ácido fólico.[7]

Quando referenciar

Queimaduras que devem ser referenciadas a um centro especializado de queimados[9]

- Queimaduras de espessura parcial superiores a 10 a 15% da superfície corporal.
- Queimaduras que envolvem a face, mãos, pés, genitália, períneo e/ou articulações importantes.
- Queimaduras de terceiro grau acima de 2% da SCQ em grupos de qualquer idade.
- Queimaduras causadas por eletricidade, inclusive aquelas causadas por raio.
- Queimaduras químicas.

- Lesão por inalação.
- Queimadura em pessoas com problemas médicos preexistentes ou não, que poderiam complicar os cuidados, prolongar a recuperação ou influenciar a mortalidade.
- Qualquer pessoa com queimaduras e trauma concomitante (p. ex., fraturas) no qual a queimadura apresenta o maior risco de morbidade ou mortalidade. Em casos em que o trauma apresenta o risco imediato maior, a pessoa pode ser inicialmente estabilizada em um centro traumatológico antes de ser transferida para um centro de queimados. A decisão do médico do primeiro atendimento será necessária nessas situações e deve estar de acordo com o plano regional e os protocolos de triagem.
- Crianças queimadas sendo tratadas em hospital sem profissionais qualificados ou equipamentos para o cuidado do caso.

DICAS

- ▶ Nunca esquecer de tranquilizar a pessoa em relação à recuperação tanto clínica quanto estética. À exceção das queimaduras de terceiro grau, as de primeiro e segundo graus superficial e profundo cursam com reepitelização completa sem cicatrizes antiestéticas.
- ▶ Sempre orientar que, após a reepitelização da lesão, deve-se fazer privação de raios solares sobre o local por cerca de três meses. Nos casos em que isso é absolutamente inviável por quaisquer causas, utilizar o filtro solar. O objetivo é evitar a hiperpigmentação da área reepitelizada.
- ▶ Informar e explicar o que quer dizer a porcentagem de área corporal queimada e o grau da queimadura.
- ▶ Procurar sempre abranger toda a equipe multiprofissional na abordagem e acompanhamento. Referenciar a pessoa para acompanhamento psicológico quando julgar necessário. Não são raros os casos em que as pessoas sentem-se deprimidas e com baixa autoestima, sendo mais comum no sexo feminino.
- ▶ Alertar quanto ao risco de agravamento do quadro na presença de infecção secundária.
- ▶ Enfatizar a importância de manter o curativo seco e limpo e que ele deve ser trocado diariamente na unidade de saúde da família.
- ▶ Hidratação oral abundante e ingesta aumentada principalmente de proteínas, mas também de carboidratos, caso não haja contraindicação por conta de doenças crônicas preexistentes.
- ▶ Manter membros queimados elevados o maior tempo possível, principalmente após as primeiras 48 a 72 horas após o acidente.
- ▶ Um dos segredos para a boa evolução e recuperação de uma lesão de pele por queimadura é um bom primeiro atendimento.
- ▶ Não esquecer da profilaxia antitetânica.
- ▶ Verificar a existência de outras lesões além da queimadura. Muitas pessoas se acidentam em períodos de embriaguez alcoólica e acabam não referindo sintomas álgicos provenientes de fraturas ou lesões cavitárias.
- ▶ As condições socioeconômicas da pessoa, bem como os condicionantes sociais podem interferir na evolução do quadro. Procurar ficar atento aos casos mais críticos que tangem esses aspectos, a fim de contribuir com mais informação e atenção de toda a equipe de saúde da família.

A internação está indicada nos seguintes tipos de queimaduras (D)[9]

- Lesão de terceiro grau atingindo mais de 2% de superfície corporal na criança e mais de 5% de superfície corporal no adulto.
- Lesão de segundo grau atingindo área superior a 10% na criança e superior a 15% no adulto.
- Queimaduras de face, pé, mão ou pescoço.
- Queimaduras de região perineal ou genitália.
- Queimadura circunferencial de extremidades.
- Intoxicações por fumaça ou lesões das vias aéreas.
- Queimaduras menores concomitantes a outros importantes traumas ou a doenças preexistentes que venham agravar o quadro.

Observações

- Também devem ser referenciadas a um centro de tratamento de queimados pessoas com necrólise epidérmica tóxica.
- A internação na UTI está indicada, entre outros, nos seguintes casos: na fase aguda com áreas queimadas acima de 30% da superfície corporal no adulto e acima de 20% na criança menor de 12 anos (D).

Erros mais frequentemente cometidos

▶ O erro mais comum na primeira abordagem ao pequeno queimado é a aplicação de alimentos no local queimado, como manteiga, margarina e óleo de cozinha. Além disso, é frequente o uso de pomadas e cremes sem receita médica que, dependendo da substância (como o salicilato de metila), podem piorar a lesão em vez de trazer a sensação de resfriamento e analgesia pretendidas. Posteriormente, caso a queimadura evolua para a formação de flictenas (bolhas), essas são frequentemente rompidas em casa sem qualquer assepsia, multiplicando o risco de infecção bacteriana secundária, já alto em queimaduras com ruptura da pele íntegra (segundo e terceiro graus).

Prognóstico e complicações possíveis

Queimaduras de espessura parcial (primeiro e segundo graus) com SCQ pequena possuem ótimo prognóstico estético e funcional. Cabe ressaltar que a demora no atendimento pré-hospitalar e no envio da vítima a um CTQ, quando indicado, diminui consideravelmente a chance de um prognóstico favorável. As possíveis e mais frequentes complicações clínicas do pequeno queimado na APS são:

- Infecção bacteriana secundária
- Cicatrização hipertrófica
- Formação de queloide
- Dor intensa e refratária à analgesia comum
- Máculas hipercrômicas no local

O médio e grande queimado, ou seja, aquele cujo atendimento emergencial e na fase aguda foi feito em CTQ, virá à UBS para que seu acompanhamento pós-hospitalar seja iniciado. Nesses casos, e quando eles forem submetidos a cirurgias reparadoras, as complicações mais frequentes são semelhantes às de outras feridas operatórias e também às do pequeno queimado. Atenção especial deve ser dada à maior gravidade da infecção secundária e a uma possível deiscência da sutura. Por fim, o médio e grande queimado frequentemente necessitam de acompanhamento em centro de reabilitação (fisioterapia) quando suas lesões resultam em retrações com comprometimento funcional e motor. Cabe à equipe da UBS garantir a continuidade desse tratamento em ambiente domiciliar; especial atenção deve ser dada à avaliação do agente comunitário de saúde quanto às limitações domiciliares, como a ausência de um cuidador intradomiciliar, moradia em local de difícil acesso, sentimento de invalidez da vítima de queimadura, entre outros.

Atividades preventivas e de educação

A interlocução entre as equipes de saúde da família e os órgãos públicos, como o Corpo de Bombeiros, multiplica o potencial da UBS enquanto centro de promoção da saúde e prevenção não só de doenças, mas também de acidentes. Projetos voltados para o público infantil, como o "Bombeiro Mirim", e palestras na UBS ou em associações locais são essenciais para que os cuidados preventivos listados a seguir façam parte do dia a dia das pessoas – e que eles não sejam lembrados somente após sua ocorrência ou esquecidos em folhetos no guichê de acolhimento.

Algumas orientações preventivas da Coordenação Estadual de Queimaduras da Secretaria Estadual de Saúde e Defesa Civil do Rio de Janeiro:[20,21]

- Evite fumar. Se fumar, evite fazê-lo deitado no sofá, no tapete ou na cama.
- Utilize cinzeiros fundos com proteção lateral.
- Evite manipular álcool próximo a cigarros, charutos, cachimbos ou fósforos acesos.
- Investigue vazamento de gás.
- Feche o botijão antes de sair de casa.
- Evite deixar cair o botijão de gás ao manuseá-lo.
- Mantenha o botijão de gás longe de calor direto.
- Mantenha o botijão de gás sempre em pé, nunca deitado.
- Mantenha as crianças longe da porta do forno e do fogão ao ligá-lo.
- Evite vazamento na mangueira que conduz o gás ao fogão.
- Evite abrir a panela de pressão antes de escapar todo o vapor. Limpar periodicamente a válvula.
- Mantenha cabos de panelas e frigideiras virados para a parte interna do fogão.
- Evite a permanência de crianças na cozinha, principalmente nos horários de maior movimento.
- Teste a temperatura da água com o dorso de sua mão antes do banho da criança.
- Evite o uso de veículos a gás sem a devida segurança.
- Evite transportar fogos de artifício e bola metralha em bolsos, pois eles podem se inflamar.
- Manipule com cuidado fogos de artifício.
- Evite abastecer com álcool fogareiros, fogueiras, churrasqueiras que tenham a possibilidade de existência de chamas ocultas.
- Esteja alerta ao prazo de segurança e validade dos extintores de incêndio.
- Evite usar elevadores em caso de incêndio.
- Use protetor de tomadas, dificultando o acesso das crianças;
- Isole fios desencapados.
- Mantenha instalações elétricas em bom estado de conservação.
- Verifique se a voltagem dos eletrodomésticos coincide com a voltagem da corrente.
- Utilize somente extensões adequadas aos eletrodomésticos.
- Desligue aparelhos eletrodomésticos/eletrônicos antes de sair de casa.
- Evite contato com fios soltos em dias de chuva.
- Mantenha a instalação elétrica protegida da umidade.
- Evite o uso de "gatilhos" na instalação elétrica. Há risco de curto-circuito.
- Evite mais de um aparelho na mesma extensão.
- Evite soltar pipas próximo à rede elétrica.
- Evite armazenar quantidade excessiva de produtos inflamáveis em uma mesma sala ou armário, mantendo-os longe do alcance de pessoas desabilitadas ao uso (crianças e idosos).
- Manter as substâncias inflamáveis e aerossóis longe do alcance das crianças.
- Evite o uso de bronzeadores caseiros.
- Exponha-se ao sol somente no início da manhã e no final da tarde.

Lembre-se: É proibido, por lei, soltar balões!

REFERÊNCIAS

1. Asociacion Colombiana de Facultades de Medicina. Proyecto ISS – ASCOFAME: Guias de practica clinica basadas en la evidencia. Manejo de quemados [Internet]. Disponível em: https://docs.google.com/viewer?a=v&q=cache:xbZHMluJgFoJ:www.medynet.com/usuarios/jraguilar/manejo%2520de%2520quemados.pdf+&hl=pt-BR&gl=br&pid=bl&srcid=ADGEESgO4_q6bZXjfEPdAidlb0LQQsUZtSWET-POE8vfwmPixWgD9C53IM78wYLZ3kqf4RfYZyRUzZummx5534tSFRRip6O_RO9P7AQ55acFEUMOl8cEzxivn2nUO7KL75M3RypDcRDqb&sig=AHIEtbRGyXy6YSWnXWDg2pPouIvTifNOeA.

2. Unidade de Tratamento de Queimaduras. Protocolo de atendimento. Limeira: Santa Casa; 2001.

3. Miller SF, Richard RL, Staley MJ. Triage and resuscitation of the burn patient. In: Richard RL, Staley MJ, editors. Burn care and rehabilitation: principles and practice. Philadelphia: F.A. Davies; 1994. p. 105-18.

4. Muir IFK, Barclay TL, Settle JAD, editors. Burns and their treatment. 3rd ed. London: Butterworth & Co.; 1987.

5. Pruitt BA, Goodwin CW, Pruitt SK. Burns: including cold, chemical, and electrical injuries. In: Sabiston DC, Lyerly HK, editors. Sabiston: textbook of surgery. 5th ed. W.B. Saunders; 1997. p. 221-252.

6. American Burn Association. The white paper: surgical management of the burn wound and use of skin substitutes [Internet]. Chicago: ABA; 2009 [capturado em 12 mar. 2012]. Disponível em: http://www.ameriburn.org/WhitePaperFinal.pdf.

7. Gonçalves TMP. Situações de hipermetabolismo: queimados [Internet]. Recife: Unicap; 2012 [capturado em 12 mar. 2012]. Disponível em: http://www.unicap.br/pos/cursos_atualizacao/downloads/queimados.pdf.

8. Palhares A. Lesões causadas por queimaduras [Internet]. São Paulo; Unesp: 2010 [capturado em 12 mar. 2012]. Disponível em: http://www.emv.fmb.unesp.br/aulas_on_line/plastica/Queimados2/lesoes_queimaduras.pdf.

9. Piccolo NS, Correa MD, Amaral CR, Leonardi DF, Novaes FN, Prestes MA, Serra MCF, et al. Projeto diretrizes: queimaduras [Internet]. São Paulo: Sociedade Brasileira de Cirurgia Plástica; 2002 [capturado em 12 mar. 2012]. Disponível em: http://www.esteticas.com.br/artigos/queimaduras.htm.

10. Crisóstomo MR, Serra MCVF, Gomes RD. Epidemiologia das queimaduras. In: Lima Junior EM, Serra MC, editores. Tratado de queimaduras. São Paulo: Atheneu; 2004. p.31-5.

11. American Burn Association. Advanced burn life support course provider's manual. Chicago: American Burn Association; 2000.

12. Gomes DR, Serra MC, Macieira L Jr, editores. Condutas atuais em queimaduras. Rio de Janeiro: Revinter; 2001.

13. Mlcak RP, Dimick AR, Mlcak G. Pre-hospital management, transportation and emergency care. In: Herndon DN, editor. Total burn care. London: WB Saunders; 1996. p. 33-43.

14. Kagan RJ, Warden GD. Care of minor burn injuries: an analysis of burn clinic and emergency room charges. J Burn Care Rehabil. 2001; 22:337-40.

15. Demling RH. Fluid replacement in burned patients. Surg Clin North Am. 1987; 67:15-30.

16. Wachtel TL. Epidemiology, classification, initial care, and administrative considerations for critically burned patients. Critical Care Clinics. 1985; 1:3-26.

17. Moylan JA. First aid and transportation of burned patients. In: Artz CP, Moncrief JA, Pruitt BA, editors. Burns:team approach. Philadelphia: WB Saunders; 1979. p. 151-8.

18. Cuthbertson DP. Pós-choque resposta metabólica. Nutr. Hosp.2001;16(5):175-82.

19. Secretaria Municipal de Saúde, Prefeitura de Belo Horizonte. Protocolo de assistência para portadores de ferida [Internet]. Belho Horizonte: SMSA/PBH; 2006 [capturado em 12 mar. 2012]. Disponível em: http://www.enf.ufmg.br/internatorural/textos/Manuais/curativos.pdf.

20. Corpo de Bombeiros Militar de Paraty. Projeto social: curso de bombeiro mirim [Internet]. Paraty: 26º GBM; 2009 [capturado em 12 mar. 2012]. Disponível em: http://www.26gbm.cbmerj.rj.gov.br/modules.php?name=Content&pa=showpage&pid=127.

21. Wolf SE, Herndon DN. Burn care. Austin: Landes Bioscience; 1999.

CAPÍTULO 253

Intoxicações agudas

Carlos Augusto Mello da Silva
Rodrigo Douglas Rodrigues

Aspectos-chave

▶ Intoxicações agudas, intencionais ou não, são responsáveis por um número significativo dos atendimentos médicos de emergência em todo o mundo. As intencionais são, na maioria das vezes, tentativas de suicídio e, apesar de em menor número em relação ao total de ocorrências, são responsáveis pelo maior número de óbitos.

▶ Os sintomas iniciais apresentados pela pessoa podem auxiliar no diagnóstico etiológico quando o agente causal for ignorado ("síndromes tóxicas"), mas alguns agentes só produzem sintomas tardiamente, o que torna necessária a observação mínima por 12 horas antes que se possa afastar a ocorrência de uma intoxicação.

▶ Os objetivos principais no manejo da pessoa intoxicada são: fornecer suporte vital adequado, prevenir absorção continuada do agente tóxico (medidas de descontaminação) e administração de antídoto, quando indicado e disponível.

▶ Em áreas rurais, as intoxicações agudas por tentativas de suicídio costumam envolver a ingestão de pesticidas agrícolas (agrotóxicos). Quando relacionadas a inseticidas inibidores da acetilcolinesterase (organofosforados/carbamatos), demandam medidas imediatas de suporte vital e administração de antídoto (atropina).

▶ Carvão ativado, na dose de 1 g/kg de peso da pessoa, é considerado como uma medida de descontaminação de escolha, quando administrado dentro da primeira hora da ingestão de um agente tóxico e para o qual não haja contraindicações ao seu uso. No entanto, apesar de adsorver de modo eficaz a maior parte dos medicamentos e outros produtos químicos envolvidos em intoxicações agudas, as evidências quanto a seus benefícios, do ponto de vista clínico, ainda não estão plenamente determinadas.

▶ Nos casos de intoxicações devidas à tentativas de suicídio, as pessoas devem ser submetidas à avaliação psiquiátrica antes de sua alta do serviço de saúde.

Caso clínico

Lorenzo, 1 ano e 3 meses, 11 kg e uma curiosidade sem tamanho. Foi trazido à equipe de saúde da família pela mãe, Ângela, por ter ingerido, há 15 minutos, três comprimidos de paracetamol, 750 mg, que ela deixou no armário onde costuma guardar doces. O médico de família e comunidade realiza o atendimento inicial e constata que a criança se encontra assintomática. Mesmo assim, entra em contato com o Centro de Informação Toxicológica (CIT), mais próximo e recebe o comunicado de que Lorenzo ingeriu uma dose considerada tóxica. O médico então referencia a criança ao pronto-socorro, em que será realizada lavagem gástrica, com dosagem sérica de paracetamol e indicação do uso de N--acetilcisteína (NAC).

Teste seu conhecimento

1. Em relação ao atendimento de emergência de pessoas que ingeriram medicamentos ou outros agentes químicos em tentativa de suicídio, qual das afirmativas a seguir NÃO está correta?
   a. O lavado gástrico deve ser reservado para a remoção de doses elevadas ou potencialmente letais quando o atendimento é feito na primeira hora da ingestão
   b. O carvão ativado é eficaz na adsorção da maioria dos fármacos quando administrado na primeira hora da ingestão
   c. O xarope de ipeca está em desuso, por ter sido demonstrada sua baixa eficácia
   d. O carvão ativado deve ser administrado logo após a ingestão de agentes cáusticos e corrosivos.

2. Uma mulher de 22 anos, com história de ingestão de vários comprimidos de um medicamento antiespasmódico ("para cólicas"), chega à emergência agitada, com pupilas dilatadas (midríase), face ruborizada, pele quente, seca, e mucosas também secas. O quadro descrito é característico de qual síndrome tóxica?
   a. Simpaticomimética
   b. Colinérgica
   c. Anticolinérgica
   d. Opioide

3. As análises toxicológicas quantitativas (dosagem do nível plasmático) estão indicadas em um número restrito de intoxicações agudas. A medida do nível plasmático de qual dos agentes listados a seguir NÃO está indicada para o manejo adequado da intoxicação?
   a. Paracetamol
   b. Atropina
   c. Metanol
   d. Ferro

4. Nas intoxicações agudas por antidiabéticos orais do grupo das sulfonilureias (clorpropamida), além da administração de glicose intravenosa, pode ser necessária (devido à recorrência da hipoglicemia inicial) a utilização de:
   a. NAC
   b. Glucagon
   c. Ocreotida
   d. Betabloqueadores

5. Nas intoxicações agudas por sais de ferro (sulfato ferroso), na impossibilidade de dosar o nível de ferro no sangue, há sinais clínicos e laboratoriais que apontam para a gravidade do quadro e a necessidade do uso de antídoto (deferoxamina). Quais são esses sinais?
   a. Vômitos e diarreia com sangue, leucocitose e hiperglicemia
   b. Coma, convulsões e hipercalemia
   c. Hipertermia, convulsões e mioglobinúria
   d. Hipertensão, agitação e arritmias cardíacas

Respostas: 1D, 2C, 3B, 4C, 5A

Do que se trata

A exposição de pessoas, principalmente crianças em idade pré-escolar, a agentes químicos (medicamentos, produtos de higiene e limpeza de uso doméstico, pesticidas, produtos químicos de uso industrial, como solventes orgânicos) representa uma causa importante de procura de atendimento médico de emergência no Brasil. As ocorrências costumam passar, em geral, pela via digestória (ingestão não intencional ou intencional), seguida das vias dérmica (que comumente ocorre, também, associada à primeira) e respiratória.

O CIT do Rio Grande do Sul registrou, no ano de 2014, 20.911 casos de exposição humana a agentes tóxicos no Estado, dos quais 4.756 envolvendo crianças de 1 a 4 anos (em torno de 22,7% do total), com leve predomínio do sexo masculino, sendo essa faixa etária a de maior incidência se comparada a todas as outras. A segunda faixa etária em importância (com 3.221 atendimentos) é a de 20 a 29 anos, com predomínio do sexo feminino, e envolvendo, como circunstância principal, as tentativas de suicídio. Excetuando-se os acidentes com animais peçonhentos, os agentes mais prevalentes nos atendimentos de intoxicações na instituição foram medicamentos, produtos sanitários domésticos, produtos químicos industriais, agrotóxicos, inseticidas, raticidas, plantas, produtos de uso veterinário e cosméticos.[1]

A maioria dos casos envolvendo crianças costuma evoluir de forma benigna, mas certos agentes (ver Tabela 253.1) e circunstâncias (violência ou maus-tratos envolvendo agentes químicos, tentativas de suicídio em escolares e adolescentes) podem produzir intoxicações graves e, mais raramente, óbito.[2,3]

As tentativas de suicídio em adultos, envolvendo a ingestão intencional de doses elevadas de medicamentos ou outros produtos químicos, como pesticidas agrícolas (agrotóxicos), costumam resultar em casos mais graves, com maior potencial de letalidade.

A seguir, são propostas condutas para a avaliação e o manejo inicial de pessoas expostas a agentes tóxicos que acorrem aos serviços de saúde, agregando o entendimento mais recente sobre o tema. Informações detalhadas sobre os tópicos abordados estão disponíveis nas referências citadas.

Quando pensar

Pessoas que chegam a uma unidade de saúde ou a um serviço de emergência com história ou manifestações clínicas de alterações do nível de consciência (delírio, agitação ou seus opostos – sonolência, torpor) ou convulsões, sem dados que apontem para doença orgânica (infecções do sistema nervoso central [SNC], processos expansivos intracranianos, como hemorragias, tumores), devem ser investigadas quanto à exposição a agentes químicos.

Também se deve cogitar a possibilidade de uma intoxicação aguda entre as causas de distúrbios cardiocirculatórios agudos (arritmias, crise hipertensiva, choque), respiratórios (disfunção respiratória aguda, apneias) e metabólicos (hipo ou hipertermia, hipoglicemia, acidose metabólica). Essa abordagem se aplica em geral aos quadros súbitos, em pessoas previamente hígidas, sem antecedentes definidos de cardiopatia ou pneumopatia, bem como para aquelas sem história de doença metabólica (hipo ou hipertireoidismo, diabetes).

O que fazer

Avaliação clínica e suporte vital[12]

Pessoa assintomática

Pessoas que chegam ao atendimento com sinais vitais estáveis, sem comprometimento de respiração, circulação e nível de consciência, com história de exposição ou ingestão de agente químico:

- Determinar o agente causador (anamnese com familiar ou responsável).
- Determinar quantidade/dose de exposição (comprimidos, mililitros, gramas, etc.).
- Determinar a concentração do agente.
- Determinar o tempo decorrido entre a exposição e a chegada ao atendimento.
- Obter peso e idade da pessoa.

Tabela 253.1 | Alguns medicamentos e outros agentes capazes de produzir intoxicações graves e óbitos em crianças, mesmo em doses pequenas

- ▶ Paracetamol: a partir de 150 mg/kg[4]
- ▶ ADTCs: a partir de 5 mg/kg[5]
- ▶ Clonidina: 1-2 comprimidos (acima de 0,1 mg até 4 anos)[6]
- ▶ Cânfora: 500 mg[7]
- ▶ Descongestionante nasal tópico (nafazolina): 0,05 mg/kg intranasal ou 0,1-0,3 mg/kg por via oral[8]
- ▶ Ferro (elementar): acima de 20 mg/kg (dose tóxica)/acima de 60 mg/kg (intoxicação grave)[9]
- ▶ Hidróxido de sódio (soda cáustica): apresentações em grânulos ou pasta (desentupidores de canos) são mais lesivas ao esôfago
- ▶ Hipoglicemiantes orais (sulfonilureias): 1 comprimido pode causar hipoglicemia importante – 0,3 mg/kg de glibenclamida ou glipizida[10]
- ▶ Inseticidas organofosforados/carbamatos
- ▶ Minibaterias tipo "disco" (de relógios, câmeras fotográficas): conteúdo fortemente alcalino. Se alojada no esôfago (visualizada em radiografia): remoção endoscópica imediata; se permanecer no estômago por mais de 48 horas, deve também ser removida por endoscopia (radiografia repetida em 24 e 48 horas). Se ultrapassar o piloro, há menor risco de produção de dano, com progressão pelo peristaltismo e eliminação nas fezes.[11]

ADTCs, antidepressivos tricíclicos.

- Entrar em contato com um Centro de Informação e Assistência Toxicológica (CIAT).

Uma relação atualizada de todos os CIAT em atividade no Brasil, com *e-mails* e telefones de emergência, encontra-se disponível no *site* da Associação Brasileira de Centros de Informação e Assistência Toxicológica (ABRACIT).[13]

Importante

Quando o agente for desconhecido, a pessoa, mesmo assintomática no momento da admissão, deve ser mantida em observação por no mínimo 12 horas, pois vários fármacos, pesticidas e outros produtos químicos, mesmo ingeridos em doses tóxicas ou potencialmente letais, podem não produzir sinais ou sintomas de imediato.[14]

Pessoa sintomática

Pessoas que chegam a um serviço de saúde com história de exposição a agente químico e alteração do nível de consciência, sonolência, torpor, coma, *delirium*, agitação, convulsões, disfunção respiratória, distúrbios cardíacos ou circulatórios, devem ser submetidas aos seguintes cuidados de suporte e estabilização:[12,14–16]

- Manutenção de via aérea permeável (intubação traqueal, se necessário).
- Manutenção de ventilação adequada (oxigênio por máscara, ventilação assistida).
- Manutenção da circulação (solução fisiológica [SF] 20 mL/kg, se choque; tratar arritmias).
- Avaliação do nível de consciência (escala de coma de Glasgow [ECG]), diâmetro pupilar, resposta pupilar à luz.
- Controle das convulsões (diazepínicos).

Importante

Alterações do nível de consciência, como depressão do SNC, em crianças intoxicadas, podem estar relacionadas à hipoglicemia, consequente à ação de diversos agentes. Proceder com um hemoglicoteste e administrar glicose a 25%, 2 mL/kg, se necessário.

Em adolescentes e adultos, com suspeita ou dados clínicos sugestivos de intoxicação alcoólica aguda, com comprometimento do nível de consciência, podem ser administradas tiamina (100 mg, IV) e glicose a 50% (50 mL, IV).

Não está indicada a administração rotineira de naloxona (antagonista opioide) ou flumazenil (antagonista benzodiazepínico). A primeira, por ser rara a intoxicação aguda por opioides no Brasil, se comparada a sua incidência com países do hemisfério norte. A segunda, porque as intoxicações isoladas por diazepínicos (mais comumente, diazepam, bromazepam, clonazepam) costumam evoluir bem apenas com medidas de suporte. Além disso, a administração de flumazenil pode trazer complicações graves em algumas situações (convulsões em epilépticos, usuários/dependentes de diazepínicos ou pessoas que tenham ingerido simultaneamente antidepressivos tricíclicos (ADTCs), como imipramina e amitriptilina).[13]

A avaliação clínica concomitante às medidas de suporte vital pode fornecer dados para o estabelecimento do diagnóstico, caracterizando alguma "síndrome tóxica" (ver Quadro 253.1).

Enquanto é garantido o suporte vital adequado à pessoa, algum membro da equipe pode tentar obter, junto aos familiares ou acompanhantes, as informações supradescritas, bem como em entrar em contato com o CIT da sua região.

Quadro 253.1 | Algumas síndromes tóxicas

Síndrome	Agentes	Sinais e sintomas
Anticolinérgica	Atropina, antiespasmódicos, anti-histamínicos H1, ADTCs	Delírio, midríase, pele e mucosas secas, hipertermia
Simpaticomimética	Anfetaminas, efedrina, teofilina, cocaína	Agitação, midríase, sudorese, tremores, taquicardia, hipertensão, convulsões
Opioide	Morfina, meperidina, codeína	Miose, coma, depressão respiratória
Colinérgica	Inseticidas organofosforados/carbamatos	Salivação, broncorreia, tremores, fasciculações musculares, diarreia

ADTCs, antidepressivos tricíclicos.
Fonte: Adaptado de Mello da Silva e Pedroso[12] e Olson.[17]

Avaliação laboratorial

A maioria das intoxicações agudas pode ser manejada e ter sua evolução adequadamente monitorada com o auxílio dos exames laboratoriais utilizados rotineiramente no atendimento de saúde ou emergência.

Em algumas ocorrências, porém, realizar a análise toxicológica, seja de rastreamento (*screening*) ou de análise quantitativa (dosagem de nível plasmático), pode ser fundamental para o estabelecimento de um diagnóstico etiológico e para a indicação de medidas terapêuticas específicas.[12]

Exames de rotina

- Hemograma.
- Eletrólitos.
- Glicemia.
- Gasometria arterial (GA)
- Provas de função hepática (transaminase glutâmico-oxalética [TGO], transaminase glutâmico-pirúvica [TGP], tempo de protrombina [TP], bilirrubinas, etc.).
- Provas de função renal (exame qualitativo de urina [EQU], ureia, creatinina).
- Coagulograma (plaquetas, TP, tempo de tromboplastina parcial ativada [TTPA], fibrinogênio).
- Análise toxicológica qualitativa (rastreamento) ou quantitativa.

Análise toxicológica qualitativa

O uso indiscriminado de rastreamento toxicológico é de pouco ou nenhum auxílio no diagnóstico e manejo das intoxicações agudas.

Sua maior utilidade está no estabelecimento de um diagnóstico diferencial, quando a pessoa, seja adulta, criança ou adolescente, chega à emergência com um quadro grave (ver "Pessoa sintomática"), sem que a anamnese consiga estabelecer com clareza se houve realmente exposição a um agente químico. Também é útil quando, por exemplo, há história de ingestão de medicamentos sem informação precisa de qual.

O rastreamento (*screening*) toxicológico é realizado preferencialmente na urina, de acordo com os dados clínicos comunicados ao laboratório (rastreamento de depressores do SNC, estimulantes do SNC, drogas de abuso, etc.).

As análises são qualitativas, informando apenas sobre a presença ou não de determinado grupo de fármacos (ou seus metabólitos) no material analisado. É importante lembrar-se de que os laboratórios incluem no rastreamento os fármacos ou drogas mais frequentemente utilizados, mas não são capazes de detectar todos os fármacos disponíveis no mercado.[12,17] Medicamentos de introdução recente e alguns fármacos cardiovasculares, por exemplo, não são detectáveis.

O fator limitante dessa abordagem diagnóstica no Brasil é que poucos hospitais ou serviços de saúde disponibilizam análises toxicológicas em tempo hábil para que os resultados contribuam para o atendimento do intoxicado.

Alguns CITs ou CIATs possuem laboratórios de análises toxicológicas para auxiliar a rede de saúde no diagnóstico e no tratamento de intoxicações. Por exemplo, em Porto Alegre, o Laboratório de Análise de Emergência do CIT/RS realiza rastreamento mediante solicitação encaminhada após contato com o plantão,* desde que haja indicação precisa.

Análise toxicológica quantitativa

Em casos selecionados, havendo história clara de exposição ou detecção de algum fármaco no rastreamento, para o qual seria importante determinar a concentração presente no plasma, estaria indicada uma análise quantitativa.

Nessas ocasiões, o dado fornecido pelo laboratório serve de subsídio para que a equipe de saúde ou o médico emergencista possa iniciar medidas terapêuticas específicas. Os resultados também podem indicar a hospitalização da pessoa para a realização de procedimentos de maior complexidade, como medidas de depuração (hemodiálise), por exemplo. Os níveis plasmáticos podem, eventualmente, ser medidos de forma seriada, auxiliando no monitoramento do tratamento.

Algumas indicações de análise quantitativa de medicamentos e seus objetivos são:

- Paracetamol: indicação do antídoto (NAC).
- Digoxina: indicação de antídoto (fragmentos Fab antidigoxina).
- Fenobarbital: indicação de hemodiálise/hemoperfusão.
- Ferro: indicação de antídoto (deferoxamina).
- Lítio: indicação de hemodiálise.
- Metanol: indicação de antídoto (fomepizole)/indicação de hemodiálise.

Os laboratórios de Análise de Emergência de alguns CIATs realizam análises quantitativas, mediante contato prévio com os plantões de atendimento.

Algumas análises, como digoxina, litemia e ferro sérico, costumam estar disponíveis em laboratórios hospitalares ou laboratórios de referência regional para as redes de saúde.

Conduta proposta

Uma vez avaliado o(s) tipo(s) e a intensidade da intoxicação, o médico deve proceder a uma conduta estruturada, que envolve medidas de suporte geral (já comentadas no item anterior), de descontaminação e aplicação de antídotos específicos, quando indicados (ver Tabela 253.2).

Medidas de descontaminação

Após a estabilização da pessoa, ou até simultaneamente, em alguns casos, iniciam-se as medidas visando a diminuir a absorção do agente tóxico ainda em contato com as superfícies externas do organismo: conjuntivas oculares, pele, vias respiratórias e tubo digestório.

Olhos

Qualquer agente químico em contato com os olhos pode causar dano direto às estruturas oculares (principalmente a córnea), bem como ser absorvido pela mucosa das conjuntivas.

Os olhos devem ser irrigados com água corrente ou solução fisiológica (SF) por 15 a 20 minutos no momento da admissão.

Caso haja sintomatologia importante (dor, hiperemia, lacrimejamento, distúrbios da visão), o referenciamento para avaliação oftalmológica é obrigatório.

Em caso de contato ocular com agentes cáusticos ou corrosivos (ácidos/álcalis), medidas de neutralização, às vezes propostas erroneamente em embalagens de produtos comerciais, são formalmente contraindicadas![12,14,17]

Vias respiratórias

As vias respiratórias são uma porta de entrada para inúmeros agentes tóxicos na forma de gases, vapores, aerossóis, produtos de combustão (fumos metálicos, fumaça de incêndios). A descontaminação das vias aéreas é um procedimento que deve iniciar antes da chegada ao hospital, com remoção da vítima do ambiente contaminado e fornecimento de oxigênio (O_2) pelos meios disponíveis no local.

Na chegada à emergência, o fornecimento continuado de O_2 é importante para tentar varrer qualquer agente ainda presente nas vias aéreas inferiores (VAI) e combater a hipóxia resultante da exposição.[12,14,17]

A ação de agentes irritantes sobre a mucosa das vias aéreas superiores (VAS) pode ser minimizada com irrigação local com SF.

Pele

A remoção de agentes tóxicos em contato com a pele é fundamental para redução da absorção e de eventuais efeitos locais, principalmente em crianças, cuja pele delicada facilita sobremaneira a absorção de agentes como pesticidas, medicamentos e qualquer produto químico cujo veículo seja um solvente orgânico (hidrocarbonetos, alcoóis, glicóis). Deve-se proceder à remoção imediata de roupas contaminadas e realizar a lavagem da pele com água morna ou SF, com auxílio de um sabão neutro (glicerina). Em adultos, deve ser dada atenção especial à descontaminação de áreas de dobra (axilas, virilhas), áreas cobertas por pelos e sob as unhas, onde pode haver acúmulo do agente tóxico. Evitar esfregar vigorosamente a pele, o que pode lesá-la e facilitar a penetração do agente tóxico.

A equipe de atendimento deve estar protegida com luvas e aventais adequados. Como no item "Olhos", não se realiza neutralização.[12,14,17]

Aparelho digestório

A descontaminação gastrintestinal em ingestão de agentes químicos vem sendo feita de variadas formas durante muito tempo na prática médica de emergência, sem critérios muito claros de indicação ou avaliação adequada de resultados.

Recentemente têm sido realizados esforços e publicadas propostas de conduta na direção de um uso mais racional de procedimentos de descontaminação.[18–25]

Esvaziamento gástrico

A realização de lavado gástrico (LG) não deve ser indicada de rotina. Seu uso deve ser restrito à ingestão de doses reconhe-

---

* O número para atendimento, em caso de intoxicação, é 0800 7213000.

cidamente tóxicas ou potencialmente letais quando a pessoa chega ao atendimento dentro de 1 hora da exposição. Em raras situações, como medicamentos que retardam o esvaziamento gástrico, o LG mais tardio teria algum benefício. Os riscos do procedimento incluem aspiração do conteúdo gástrico, pneumonite, laringoespasmo, arritmias e perfuração gástrica ou esofágica.[18,20,21]

Pessoas com depressão do SNC devem ter via aérea protegida (por intubação traqueal) antes do procedimento.

Ingestão de agente cáustico e corrosivo, assim como de hidrocarbonetos com alto potencial de aspiração, é contraindicação à realização de lavagem gástrica.

Carvão ativado em dose única

Tem sido a medida de descontaminação mais indicada nos últimos anos pelos toxicologistas e CIATs em todo o mundo.

O carvão ativado (CA) adsorve de modo eficaz a maioria dos fármacos ingeridos quando administrado dentro de 1 hora da ingestão. No entanto, seu impacto no desfecho dos casos de intoxicação (gravidade, duração da internação, etc.) ainda não foi completamente avaliado. Dessa forma, não deve ser usado rotineiramente, apenas quando as doses ingeridas do produto tóxico possam significar um risco significativo à vida do paciente.[20,22]

Tabela 253.2 | **Antídotos**

Agente	Antídoto	Dose	Observações
Paracetamol	NAC	Ataque: 140 mg/kg, VO Manutenção: 70 mg/kg/dose, de 4/4 h, VO (até um total de 18 doses)	Existe protocolo alternativo para uso IV Dosar nível plasmático 4 h após a ingestão. Indicação guiada pelo nomograma de Rumack-Matthew (ver Referências)
ADTCs	Bicarbonato de sódio	1-2 mEq/kg em bólus; pode ser repetido s/n	Indicado se QRS > 120 ms ao ECG: manter pH sanguíneo entre 7,45-7,55
BZDs	Flumazenil	Crianças: 0,01 mg/kg, inicial, infusão lenta (30 s) Adolescentes/adultos: 0,2 mg, IV, lento (30 s) Meia-vida curta; pode ser necessária infusão contínua (0,2-1 mg/h)	Uso restrito a casos graves, doses muito elevadas, por BZDs mais tóxicos (alprazolam), com IRpA. Atenção em caso de pessoas epilépticas ou dependentes de BZD: risco de convulsões Não administrar se houver ingesta simultânea de ADTCs
Betabloqueadores	Glucagon	0,15 mg/kg, IV, inicial 0,05 mg/kg, IV, de 3/3 min; após: 0,05-0,1 mg/kg/h	Indicado se houver hipotensão, bradicardia e distúrbios de condução cardíaca
Bloqueadores dos canais de cálcio	Gluconato de cálcio 10% Glucagon	0,2-0,3 mL/kg, IV, lento. Pode ser repetida após 10 min, s/n Adolescente/adulto: 10-20 mL, IV, lenta Ver acima (mesma dose à do betabloqueador)	Monitor cardíaco. Evitar extravasamento!
Ferro, sais de	Deferoxamina	5-15 mg/kg/h, máximo de 6 g em 24 h	Indicada se Fe sérico > 350-500 mcg/dL ou sinais clínicos/laboratoriais de gravidade: diarreia com sangue, choque, acidose metabólica, ou muitos comprimidos visíveis à radiografia de abdome
Hipoglicemiantes orais (sulfonilureias = clorpropamida, glipizida)	Glicose a 25% Octreotide	2-4 mL/kg 4-5 mcg/kg/dia, divididos de 6/6 h Crianças: 1-2 mcg/kg/dose, inicial	Manter glicemia no mínimo em 80 mg/dL
Inseticidas inibidores da acetilcolinesterase (organofosforados/carbamatos)	Atropina	Crianças: 0,050,1 mg/kg, IV, a cada 5-10 min, até sinais de atropinização Adolescentes/adultos: 1-5 mg, IV, a cada 5-10 min, até sinais de atropinização	Monitorar eficácia pela redução da secreção brônquica, redução de sibilância. Pode ser necessária administração contínua mínima por mais de 48-72 h (em bomba de infusão). A atropina não deve ser suspensa abruptamente, mas de modo gradual, monitorando eventual ressurgimento de manifestações colinérgicas
Raticidas cumarínicos (supervarfarinas: brodifacum, clorfacinona)	Vitamina K[1] (fitomenadiona)	Crianças < 1 ano: 1-5 mg, IM Crianças > 1 ano: 5-10 mg (0,4 mg/kg/dose), IM ou VO, de 6/6 h ou 12/12 h Adolescentes/adultos: 10-20 mg, IM, de 6/6 h (máximo 50 mg/dia)	Indicada apenas em caso de ingesta ≥ 1 mg de supervarfarinas A maioria dos casos em crianças não necessita tratamento (monitorar TP até 72 h)

ADTCs, antidepressivos tricíclicos; BZDs, benzodiazepínicos; IRpA, insuficiência respiratória; s/n, se necessário; TP, tempo de protrombina; NAC, N-acetilcisteína; IV, intravenoso; VO, via oral; IM, intramuscular; ECG, eletrocardiograma.

Fonte: Baseada em Mello da Silva e Pedroso[12], Kostic[20], Rouse e Pelucio[28], Hopkins.[29]

Deve ser administrado na dose de 1 g/kg de peso da pessoa (50-100 g para adultos, e 15-30 g para crianças), diluído em água, em uma solução de 10 a 20%. Caso a pessoa esteja com seu nível de consciência comprometido ou tenha perdido os reflexos de defesa da via aérea, deve ser previamente submetida à intubação traqueal para proteção da via aérea contra o risco de aspiração, sendo então o CA administrado via sonda nasogástrica (SNG).

Seu uso deve ser evitado nas ingestões de ácidos ou álcalis (que necessitam de avaliação endoscópica) e é inútil na ingestão de etanol, lítio, sais de ferro, chumbo e outros metais, por não ser capaz de adsorver agentes de baixo peso molecular.[20]

Carvão ativado em múltiplas doses (CAMD)[12,14,17,20,21]

Alguns agentes, por suas características cinéticas (circulação êntero-hepática) e outras particularidades quando ingeridos em altas doses, demonstraram, em estudos com animais ou humanos, níveis plasmáticos e meia-vida significativamente reduzidos com a administração de carvão ativado em múltiplas dose (CAMD). Entre eles, citam-se a carbamazepina, a dapsona, o fenobarbital, a fenitoína e a teofilina.

O carvão ativado é administrado via oral (VO) ou via SNG na dose de 1g/kg de peso a cada 4 horas, podendo ser repetido por até 10 doses. Aqui também é importante a proteção da via aérea nas situações previstas no item anterior.

Observação: as outras medidas tradicionais de descontaminação gastrintestinal, propostas há até bem pouco tempo, como xarope de ipeca e catárticos, foram abandonadas.[23,24] A ipeca, após estudos mais detalhados, mostrou-se pouco eficaz na remoção de agentes ingeridos (não mais do que 30 a 40%), além de apresentar efeitos adversos importantes (vômitos incoercíveis, cardiotoxicidade). Os catárticos (laxantes) foram banidos pela ausência total de evidências que mostrassem algum benefício de seu uso em pessoas intoxicadas.

Irrigação intestinal total (IIT)

A irrigação intestinal total (IIT), um método inicialmente utilizado para limpeza intestinal, como preparo para cirurgias ou exames, consiste na administração de uma solução isotônica, não absorvível, de polietilenoglicol e eletrólitos, por VO ou SNG, até que o conteúdo do intestino seja totalmente eliminado pelo ânus.

Seu uso tem sido proposto na literatura para eliminação de fármacos em apresentação de liberação lenta ou entérica, fármacos que formem concreções, como sulfato ferroso e fenotiazínicos, bem como para expulsão de embalagens de drogas ilícitas ingeridas (*body packers*).[25]

Os produtos comerciais necessários ao procedimento não são encontrados com facilidade no Brasil e a ausência de evidências concretas de seu uso faz com que a IIT não seja utilizada rotineiramente em nosso meio.

Medidas de depuração

Alcalinização urinária

É o recurso mais utilizado dentre as medidas de depuração. Visa a aumentar a excreção de fármacos classificados como ácidos fracos (barbitúricos, salicilatos, sulfonilureias).

Deve ser administrado bicarbonato de sódio 1 a 2 mEq/kg com soro glicosado a 5%, via IV, associado a diurético, até que se obtenha um pH urinário de 7,5 a 8 (medido com papel indicador ou por meio de EQU).[12,26] Em meio alcalino, os fármacos se ionizam, perdendo sua lipossolubilidade, impedindo, assim, a passagem pela membrana das células tubulares e a reabsorção, sendo eliminados na urina.

Hemodiálise/hemoperfusão

São procedimentos limitados ao ambiente hospitalar. São indicados em um rol restrito de intoxicações, obedecendo a critérios farmacocinéticos (como baixo volume de distribuição, baixo peso molecular e hidrossolubilidade no caso da hemodiálise) e clínicos (gravidade extrema, não resposta às medidas de suporte). Entre os agentes que são removidos de modo eficaz por hemodiálise, em circunstâncias de intoxicação aguda ou sobredosagem (*overdose*), encontra-se o fenobarbital, os salicilatos, o lítio, o metanol e o etilenoglicol. Na literatura citada, existem listas abrangentes de agentes dialisáveis ou que se beneficiam de hemoperfusão.[12,17,21]

Consulta aos CITs e CIATs também permite obter informação sobre a indicação ou não desses procedimentos,[27] fornecendo subsídios valiosos às equipes de saúde, principalmente no âmbito da atenção primária à saúde, evitando o deslocamento desnecessário dos pacientes.

Medidas específicas: antídotos

A relação de fármacos e demais agentes químicos que dispõem de antídotos é, infelizmente, bastante restrita mediante cerca de 100 mil agentes químicos que fazem parte da vida cotidiana e das variadas atividades econômicas humanas nos dias atuais. Além disso, alguns antídotos citados na literatura não estão disponíveis comercialmente no Brasil.

Na Tabela 253.2, estão relacionados os antídotos indicados para as intoxicações graves[12,20,28,29] mais frequentes, que estão disponíveis no país e cujo uso possa ou deva ser iniciado na emergência.

Quando referenciar

A maioria dos casos de exposição aguda a produtos químicos atendidos em emergência ou em outros serviços de saúde podem ser liberados, *se assintomáticos*, após 4 a 6 horas de observação, após a realização de avaliação médica adequada e tratamento, quando indicado.

Atenção especial deve ser dada em casos nos quais possa ocorrer absorção prolongada de medicamentos (p. ex., comprimidos de liberação lenta ou entérica) ou ingestão de agentes que possam vir a manifestar sua toxicidade sistêmica de forma tardia (p. ex., o analgésico paracetamol ou o inseticida organofosforado fention). Esses casos exigem observação mínima de 12 a 24 horas, com monitoramento clínico e laboratorial.

Devem-se referenciar para observação e tratamento hospitalar todas as pessoas que:

- Estiverem sintomáticas após a ingestão de doses consideradas potencialmente fatais.
- Necessitarem de avaliação psiquiátrica (tentativas de suicídio).
- Sejam suspeitas de terem sido vítimas de intoxicações intencionais infligidas por terceiros, com finalidade de violência e abuso físico ou sexual (especialmente crianças).
- Apresentarem distúrbios neurológicos (coma, convulsões) e/ou cardiorrespiratórios graves (choque refratário, arritmias, parada respiratória, aspiração).[14] Essas últimas deverão ser admitidas em unidades de terapia intensiva (UTIs).

> **Erros mais frequentemente cometidos**
> ▶ Submeter pessoas que ingeriram doses consideradas não tóxicas a procedimentos invasivos de descontaminação, como LG.
> ▶ Administrar CA, mesmo que corretamente indicado, sem proteção de via aérea (intubação traqueal) a pessoas torporosas ou comatosas, que possam vir a vomitar e/ou aspirar aos pulmões.
> ▶ Tentar medidas invasivas de descontaminação, como LG, em situações nas quais estejam contraindicadas, como ingestão de álcalis cáusticos (soda cáustica) ou de pequenas quantidades de solventes orgânicos (como gasolina ou querosene) por crianças (risco de aspiração).
> ▶ Deixar de garantir suporte vital adequado no primeiro atendimento do intoxicado grave.
> ▶ Liberar do atendimento pessoas intoxicadas em tentativas de suicídio sem avaliação psiquiátrica.

A consulta a um CIAT, por parte de um membro da equipe de saúde não ocupado diretamente no atendimento da pessoa, enquanto esta recebe os cuidados iniciais, auxilia na tomada de decisões adequadas ao manejo do caso, evitando medidas intempestivas, sem benefício ou até de risco no contexto em questão.

Prognóstico e complicações possíveis

As intoxicações agudas, quando manejadas adequadamente no primeiro atendimento, costumam ter bom prognóstico, evoluindo para cura na maioria dos casos.[1]

Nas tentativas de suicídio, a complicação imediata mais frequente é a pneumonia aspirativa.

Nas intoxicações agudas em geral, o prognóstico se torna sombrio quando não há prevenção e correção dos principais distúrbios relacionados ao óbito nessas pessoas: hipóxia, instabilidade hemodinâmica, quadros convulsivos e acidose metabólica.

A mortalidade por intoxicações agudas se manteve, nas últimas décadas, em torno de 0,2 a 0,5%,[1] porém, quanto à morbidade, assim como ocorre com outras causas externas (trauma relacionado a acidentes de trânsito, violência), não se dispõem de dados estatísticos e epidemiológicos confiáveis e conclusivos.

Atividades preventivas e de educação

A medida mais eficaz na prevenção de intoxicações agudas em crianças pequenas é a adoção de tampas de segurança em medicamentos e produtos químicos (de limpeza) de uso doméstico.[30] Esse recurso, que depende de legislação federal, não está disponível no Brasil.

Um estudo internacional[31] demonstrou que medidas educativas levam famílias a melhorarem a segurança doméstica, com estocagem segura de medicamentos e produtos de limpeza, e terem à mão o número do centro de intoxicações. No entanto, o impacto dessas medidas na incidência de intoxicações não está claramente determinado.

Entre as medidas preventivas propostas para o ambiente doméstico, citam-se as seguintes:

- Guardar medicamentos e outros produtos químicos fora do alcance de crianças pré-escolares (armários altos, de preferência com chave).
- Não reutilizar embalagens de alimentos (como latas de leite em pó e garrafas de refrigerantes) para estocar produtos químicos de limpeza, ou outros.
- Ao administrar medicamentos a crianças doentes, não se referir a eles como guloseimas.

Em relação aos adolescentes e adultos envolvidos em tentativas de suicídio, a avaliação psiquiátrica prévia à alta é fundamental para determinar a necessidade de internação em unidade de saúde mental (pessoas deprimidas) para prevenir reincidência em curto prazo. Também há estudos que demonstram que pessoas que abandonam (fogem) do serviço de saúde, antes de serem submetidas à avaliação psiquiátrica, têm maior chance de repetir a tentativa de suicídio dentro de 18 meses.[32]

Por último, estudos com medidas educativas preventivas em áreas rurais, com relação ao uso de pesticidas (agrotóxicos) em suicídios, não demonstraram eficácia na redução dos eventos. Somente medida regulatória, com a retirada do mercado de produto considerado de maior toxicidade, mostrou-se eficaz na redução do número de óbitos relacionados ao inseticida banido.[33]

Papel da equipe multiprofissional

O trabalho da equipe de saúde em casos de intoxicação aguda deve ser voltado para o rápido atendimento do indivíduo e realização dos procedimentos indicados com brevidade (LG, CA, referenciamento à unidade de referência), a fim de evitar desfechos graves, principalmente no paciente exposto a doses consideradas tóxicas (emergências médicas). Nesses casos, enquanto um profissional da equipe realiza o atendimento, outro deve entrar em contato com o CIT de referência para coleta de orientações a respeito do agente envolvido e seu adequado manejo.

ÁRVORE DE DECISÃO

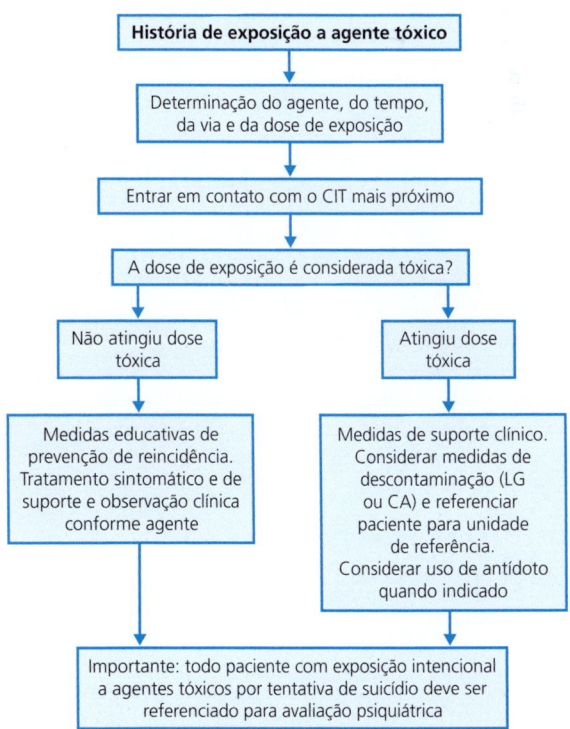

CA, carvão ativado; LG, lavado gástrico; CIT, Centro de Informação Toxicológica.

REFERÊNCIAS

1. Rio Grande do Sul. Secretaria Estadual da Saúde. Toxicovigilância – toxicologia clínica: dados e indicadores selecionados Rio Grande do Sul 2008-2009. Porto Alegre, Brazil: CITRS; 2009.

2. Michael JB. Deadly pediatric poisons: nine common agents that kill at low doses. Emerg Med Clin North Am. 2004;22(4):1019-1050.

3. Black J, Zenel JA. Child abuse by intentional iron poisoning presenting as shock and persistent acidosis. Pediatrics. 2003;111(1):197-199.

4. Yoon E, Babar A, Choudhary M, Kutner M, Pyrsopoulos N. Acetaminophen-induced hepatotoxicity: a comprehensive update. J Clin Transl Hepatol. 2016;4(2):131-142

5. Rosenbaum TG, Kou M. Are one or two dangerous? Tricyclic antidepressant exposure in toddlers. J Emerg Med. 2005;28(2):169-174.

6. Eddy O, Howell JM. Are one or two dangerous? Clonidine and topical imidazolines exposure in toddlers. J Emerg Med. 2003;25(3):297-302.

7. Guilbert J, Flamant C, Hallalel F, Doummar D, Frata A, Renolleau S. Anti-flatulence treatment and status epilepticus: a case of camphor intoxication. Emerg Med J. 2007;24(12):859-860.

8. Alvarez-Pitti J, Rodríguez-Varela A, Morales-Carpi C, Lurbe E, Estañ L. Naphazoline intoxication in children. Eur J Pediatr 2006;165(11):815-816.

9. Aldridge MD. Acute iron poisoning: what every pediatric intensive care unit nurse should know. Dimens Crit Care Nurs. 2007;26(2):43-48.

10. Self WH, McNaughton CD. Hypoglycemia. In: Adams J. Emergency medicine: clinical essentials. 2nd ed. Philadelphia: Elservier; 2013. p. 1379-1390.

11. Kodituwakku R, Palmer S, Paul SP. Management of foreign body ingestions in children: button batteries and magnets. Br J Nurs. 2017;26(8):456-461.

12. Mello da Silva CA, Pedroso JA. Intoxicações agudas. In: Ferreira JP, organizador. Pediatria: diagnóstico e tratamento. Porto Alegre: Artmed; 2006. p. 233-250.

13. Associação Brasileira de Centros de Informação e Assistência Toxicológica e Toxicologistas Clínicos [Internet]. Florianópolis: Abracit; c2008 [capturado 25 fev. 2018]. Disponível em: www.abracit.org.br/wp/lista-dos-centros/.

14. Olson K. Poisoning. In: McPhee SJ, Papadakis MA, Rabow MW, editors. Current medical diagnosis and treatment. New York: McGrawHill; 2017. p. 1358-1413.

15. American Academy of Pediatrics; Committee on Pediatric Emergency Medicine; American College of Emergency Physicians; Pediatric Committee; Emergency Nurses Association Pediatric Committee. Joint policy statement guidelines for care of children in the emergency department.Ann Emerg Med. 2009;54(4):543-552.

16. Correction to: Part 6: Pediatric Basic Life Support and Pediatric Advanced Life Support: 2015 International Consensus on cardiopulmonary resuscitation and emergency cardiovascular care science with treatment recommendations. Circulation. 2016;134(9):e121.

17. Olson K, editor. Poisoning and drug overdose. 6th ed. New York: Lange; 2012.

18. Benson BE, Hoppu K, Troutman WG, Bedry R, Erdman A, Höjer J, et al. Position paper update: gastric lavage for gastrointestinal decontamination. Clin Toxicol (Phila). 2013;51(3):140-146.

19. Lapus RM. Activated charcoal for pediatric poisonings: the universal antidote? Curr Opin Pediatr. 2007;19(2):216-222.

20. Kostic MA. Poisoning. In: Kliegman RM, Stanton B, St Geme J, Schor NF,editors. Nelson textbook of pediatrics. 20th ed. Elsevier, 2015.

21. Alapat PM, Zimmerman JL.Toxicology in the critical care unit. Chest. 2008; 133:1006-1013.

22. Chyka PA, Seger D, Krenzelok EP, Vale JA. Position paper: single-dose activated charcoal. Clin Toxicol (Phila). 2005;43(2):61-87.

23. Höjer J, Troutman WG, Hoppu K, Erdman A, Benson BE, Mégarbane B, et al. Position paper update: ipecac syrup for gastrointestinal decontamination. Clin Toxicol (Phila). 2013;51(3):134-139.

24. American Academy of Pediatrics Committee on Injury, Violence and Poison Prevention. Poison treatment at home. Pediatrics. 2003;112(5):1182-1185.

25. Thanacoody R, Caravati EM, Troutman B, Höjer J, Benson B, Hoppu K, et al. Position paper update: whole bowel irrigation for gastrointestinal decontamination of overdose patients. Clin Toxicol (Phila). 2015;53(1):5-12.

26. Proudfoot AT, Krenzelok EP, Vale JA. Position paper on urine alkalinization. J Toxicol Clin Toxicol. 2004;42(1):1-26.

27. Pedroso JA, Silva CA. The nephrologist as a consultant for acute poisoning: epidemiology of severe poisonings in the State of Rio Grande do Sul and techniques to enhance renal elimination. J Bras Nefrol. 2010;32(4):340-348.

28. Rouse AM, Pelucio M. Appendix E: drugs and antidote dosages. In: Ford M, editor. Clinical toxicology. Philadelphia: Saunders; 2001.

29. Hopkins J. The Harriet Lane handbook: a manual for pediatric house officers.17th ed. St Louis: Mosby; 2005.

30. Mrvos R. Child-resistant closures for mouthwash: do they make a difference? Pediatr Emerg Care. 2007;23(10):713-715.

31. Kendrick D. Effect of education and safety equipment on poison prevention practices and poisoning: systematic review, meta-analysis and meta regression. Arch Dis Child. 2008;93(7):599-608.

32. Crawford MJ, Wessely S. Does initial management affect the rate of repetition of deliberate self harm? Cohort study. BMJ. 1998;317(7164):985.

33. Rautiainen RH, Lehtola MM, Day LM, Schonstein E, Suutarinen J, Salminen S, et al. Interventions for preventing injuries in agricultural industry. Cochrane Database Syst Rev. 2008;(1): CD006398.

CAPÍTULO 254

Picadas de cobras, aranhas e escorpiões

Tereza Cristina Jeunon Sousa

Aspectos-chave

▶ Os acidentes ofídicos caracterizam uma parte da incidência de envenenamentos em seres humanos no Brasil.

▶ Cada região do país possui espécies de animais típicas, que variam de acordo com o clima e a vegetação.

▶ Em geral, os envenenamentos por animais peçonhentos causam diversas sequelas, principalmente se há demora no socorro.

▶ Os profissionais da saúde devem estar treinados para receber os acidentados e administrar os soros antiveneno, se necessário.

▶ Aranhas e escorpiões também têm veneno, porém de menor gravidade para os seres humanos.

Caso clínico

Pedro, 12 anos, chega com familiares no pronto socorro porque foi picado por uma cobra no pé direito. Os parentes disseram ao médico que a cobra era uma boipeva, mas não a trouxeram consigo. A boipeva, como é conhecida em Mato Grosso, é uma cobra peçonhenta do gênero *Bothrops*, então Pedro recebeu soro antibotrópico, e foi referenciado ao Hospital Regional para acompanhamento. O médico de plantão observa que o paciente não apresenta sinais locais sugestivos de uma cobra do gênero botrópico. Pedro começa apresentar fácies miastênica, incapacidade de movimentação do globo ocular, visão turva e urina escura.

Teste seu conhecimento

1. De acordo com o quadro apresentado, deve-se pensar em:
    a. Acidente elapídico (coral verdadeira)
    b. Acidente laquético (pico de jaca, surucucu)
    c. Acidente crotálico (cascavel)
    d. Acidente botrópico (jararaca)

2. Em relação às peçonhas, que são complexas combinações de enzimas que se diferenciam conforme a espécie do animal que as produz, quais delas estariam envolvidas no Caso clínico?
    a. Peçonhas de ação neurotóxica
    b. Peçonhas de ação miotóxica
    c. Peçonhas de ação proteolítica
    d. Peçonhas de ação coagulante

3. Qual sinal local da picada de cobra pode ajudar na identificação do gênero do animal?
    a. Tamanho dos orifícios
    b. Distância dos orifícios
    c. Difícil identificar por essas características
    d. Todos os anteriores

4. A síndrome causada pela picada de cobra relacionada com o Caso clínico pode compreender ainda:
    a. Hipotensão, tonturas
    b. Escurecimento da visão
    c. Bradicardia e diarreias
    d. Nenhuma dessas

5. Por se tratar de criança, o cálculo da dose do soro heterólogo específico deve ser:
    a. Reduzido
    b. Calculado em relação ao peso para evitar reações anafiláticas
    c. Independente do peso, isto é, a mesma dose do adulto, pois o objetivo do tratamento é neutralizar a maior quantidade possível de veneno circulante
    d. Calculado em relação ao peso para evitar insuficiência renal aguda

Respostas: 1C, 2D, 3A, 4D, 5C

Os acidentes com cobras, aranhas e escorpiões têm importância médica em virtude de sua grande frequência e gravidade. A padronização atualizada de condutas de diagnóstico e tratamento dos acidentados é imprescindível, pois as equipes de saúde muitas vezes não recebem informações desta natureza durante os cursos de graduação ou no decorrer da atividade profissional.

Ofidismo: do que se trata

A ocorrência do acidente ofídico está, em geral, relacionada a fatores climáticos e aumento da atividade humana nos trabalhos no campo.

No Brasil, a fauna ofídica de interesse médico está representada pelos gêneros:

- *Bothrops* (jararaca, jararacuçu, caiçaca, urutu, etc.)
- *Crotalus* (cascavel)
- *Lachesis* (surucucu, pico de jaca)
- *Micrurus* (coral verdadeira)
- e por alguns da família *Colubridae*

A fosseta loreal, órgão sensorial termorreceptor, é um orifício situado entre o olho e a narina, daí o termo popular "serpente de quatro ventas" (Figura 254.1). Indica com segurança que a serpente é peçonhenta, e é encontrada nos gêneros *Bothrops*, *Crotalus* e *Lachesis*.

> ### Cuidado!!!
> Não se pode esquecer a exceção à regra, que ocorre nas corais verdadeiras. Apesar de serem serpentes peçonhentas, as corais não têm fosseta loreal. Assim, para se diferenciar uma coral verdadeira (peçonhenta) de uma coral falsa (não peçonhenta), deve-se prestar atenção aos seguintes aspectos característicos da coral verdadeira: 1) apresenta 3 cores – preto, vermelho e branco; 2) as cores devem ser como anéis, ou seja, devem contornar o corpo todo; e 3) sempre na região preta deve haver dois anéis claros.

Acidente botrópico (causado por serpentes do grupo das jararacas)

O acidente é caracterizado por dor e inchaço no local da picada, às vezes com manchas arroxeadas e sangramento pelos orifícios da picada; pode haver sangramento nas gengivas, na pele e na urina. Corresponde ao acidente ofídico de maior importância epidemiológica no país, pois é responsável por cerca de 90% dos envenenamentos.

Acidente laquético (causado por surucucu)

Quadro semelhante ao acidente botrópico, acompanhado de vômitos, diarreia e queda da pressão arterial. Podem surgir vesículas e bolhas de conteúdo seroso ou sero-hemorrágico nas primeiras horas após o acidente.

Os acidentes botrópico e laquético são muito semelhantes do ponto de vista clínico, sendo, na maioria das vezes, difícil o diagnóstico diferencial.

Manifestações de "síndrome vagal" podem auxiliar na distinção entre o acidente laquético e o botrópico. Estudos preliminares, empregando imunodiagnóstico (Elisa), têm demonstrado que a maioria dos acidentes referidos pelos pacientes como causados por *Lachesis* é na verdade do gênero botrópico.

Acidente crotálico (causado por cascavel)

As manifestações locais são pouco importantes, diferindo dos acidentes botrópico e laquético. No local da picada, não há dor, ou esta pode ser de pequena intensidade. A vítima queixa-se de sensação de formigamento, sem lesão evidente; a parestesia, local ou regional, persiste por tempo variável, e pode ser acompanhada de edema discreto ou eritema no ponto da picada. A vítima pode apresentar dificuldade de manter os olhos abertos, com aspecto sonolento, visão turva ou dupla, dores musculares generalizadas e urina escura.

Apesar das manifestações locais mais brandas, este é o acidente que apresenta o maior coeficiente de letalidade devido à frequência com que evolui para insuficiência renal aguda (IRA).

Acidente elapídico (causado por coral verdadeira – *Micrurus*)

No local da picada não se observa alteração importante. Há discreta dor local, geralmente acompanhada de parestesia com tendência a progressão proximal. Inicialmente, o paciente pode apresentar vômitos. Posteriormente, no entanto, pode surgir um quadro de fraqueza muscular progressiva, ocorrendo ptose palpebral, oftalmoplegia e a presença de fácies miastênica ou "neurotóxica" (ver Figura 254.2).

Associadas a essas manifestações, podem surgir dificuldades para manutenção da posição ereta, mialgia localizada ou generalizada e dificuldade para deglutir em virtude da paralisia do véu palatino. O quadro pode evoluir com paralisia flácida da musculatura respiratória que compromete a ventilação, havendo risco de evolução para insuficiência respiratória aguda e até mesmo apneia.

Família *Colubridae*

É a maior família de serpentes do mundo, mas a maioria dos acidentes por colubrídeos é de menor importância médica por causarem normalmente apenas ferimentos superficiais da pele, sendo rara a inoculação de peçonha.

Os colubrídeos de importância médica pertencem aos gêneros *Philodryas* (cobra-verde, cobra-cipó) e *Cleia* (muçurana, cobra-preta). Acidentes por *Philodryas olfersii* e *Clelia clelia plumbea* podem ocasionar edema local importante, equimose e dor, semelhantes aos observados nos acidentes botrópicos, porém sem alteração da coagulação.

> ▶ Convém lembrar que serpentes não peçonhentas também podem causar acidentes e que nem sempre as serpentes peçonhentas conseguem inocular veneno por ocasião do acidente. Cerca de 40% dos pacientes atendidos nos hospitais são picados por serpentes consideradas não peçonhentas ou por serpentes peçonhentas que não chegaram a causar envenenamento.

Araneísmo: do que se trata

As aranhas são animais carnívoros, alimentando-se principalmente de insetos, como grilos ou baratas, ou animais maiores, como lagartixas, rãs, peixes e até filhotes de aves.

No Brasil, existem três gêneros de importância médica:

- *Loxosceles*
- *Phoneutria*
- *Latrodectus*

Loxosceles ("aranha-marrom")

São aranhas pequenas, com 1 cm de corpo e até 3 cm de comprimento total; apresentam coloração marrom-acinzentada, e seu cefalotórax pode apresentar desenho em forma de estrela ou violino. Constroem teias irregulares, não são agressivas e picam somente quando espremidas contra o corpo. São uma importante causa de acidentes na região Sul.

braço os locais de picada mais comuns. A vítima queixa-se de dor em queimação no local da picada, associada a edema; febre e mal-estar podem ocorrer. Em geral, após 24 horas a lesão evolui tipicamente com uma bolha ou equimose central circundada por um halo pálido (isquêmico), seguido de uma área de eritema. Ao longo dos dias, a lesão central evolui para necrose, que pode atingir grande extensão e profundidade. O acidente por *Loxosceles* também pode dar origem a um quadro de víscera, que envolve febre, calafrios, cefaleia, náuseas, vômitos, urina cor de "lavado de carne", icterícia e anemia, podendo evoluir para coagulação intravascular e insuficiência renal aguda.

Phoneutria ("armadeira", "aranha-da-banana", "aranha-macaca")

As aranhas do gênero *Phoneutria* podem atingir até 15 cm (total) de comprimento, têm coloração marrom-acinzentada ou amarelada e o ventre pode ter cores negras, alaranjadas ou marrons. Nos palpos, há uma escova de pelos curtos e densos. Não fazem teias, são agressivas e capazes de saltar uma distância de até 40 cm. A maioria dos acidentes é registrada na região Sudeste, principalmente nos meses de abril e maio. É bastante comum o acidente ocorrer no momento em que o indivíduo vai calçar o sapato ou a bota.

Em geral, a picada causa dor imediata (leve a moderada), podendo haver sudorese local, edema e fasciculações. Em casos moderados, pode haver vômitos, agitação, hipertensão, sialorreia e priapismo em crianças. Quadros graves podem desencadear convulsões, coma, arritmia cardíaca, choque e edema pulmonar.

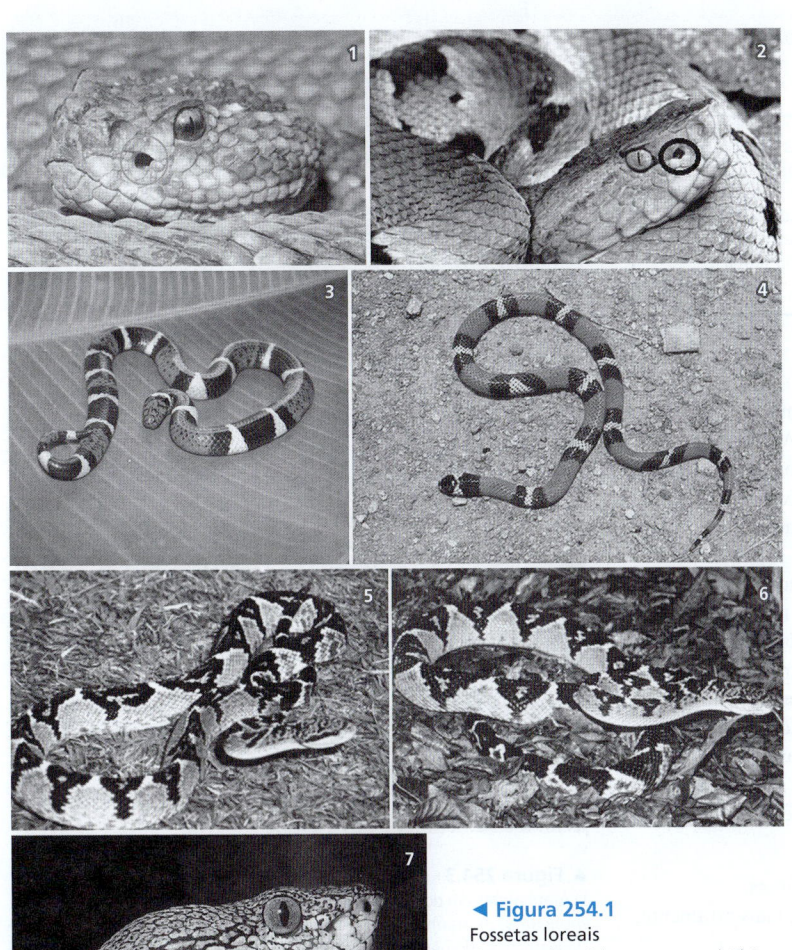

◀ **Figura 254.1**
Fossetas loreais
1) Fosseta loreal de uma cascavel. 2) Fosseta loreal de uma jararaca. 3) Coral verdadeira (dois anéis brancos no fundo preto). 4) Coral falsa (um anel branco no fundo preto). 5) Cobra do gênero *Lachesis*. 6) Cobra cascavel (gênero *Crotalus*); 7) Cobra do gênero *Bothrops*.

A aranha provoca acidentes quando comprimida; desse modo, é comum o acidente ocorrer enquanto o indivíduo está dormindo ou se vestindo, sendo o tronco, o abdome, a coxa e o

Latrodectus ("viúva-negra")

As fêmeas têm comprimento total de até 2 cm e os machos medem apenas entre 2 e 3 mm. Podem apresentar colorido negro e vermelho – vivo, esverdeado ou acinzentado com manchas alaranjadas. No ventre do abdome há um desenho em forma de ampulheta. Constroem teias irregulares e não são agressivas. São encontradas predominantemente no litoral nordestino, e causam acidentes leves e moderados, com dor local inicialmente pouco intensa, podendo progredir para piora após uma hora e ser acompanhada de dor abdominal, contrações e dores musculares, agitação, sudorese, e, nos casos graves (menos comuns), trismo,

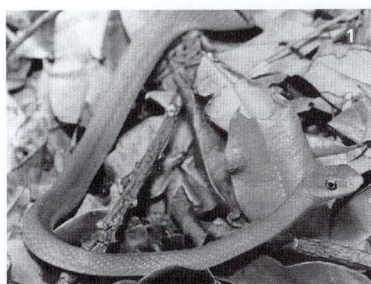
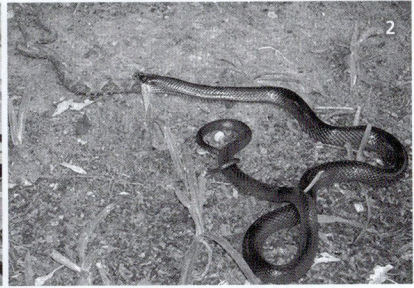
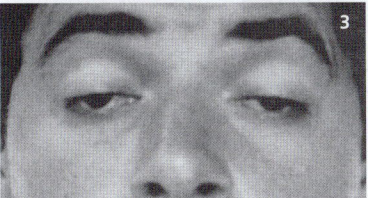

◀ **Figura 254.2**
1) Cobra-cipó do gênero *Colubridae*. 2) Cobra cleia "muçurana" (gênero *Colubridae*) alimentando-se de uma jararaca. 3) Ptose palpebral após acidente elapídico.

hipertensão, bradicardia, dispneia, priapismo, retenção urinária, alterações hemodinâmicas e choque.

> ▶ As aranhas caranguejeiras (ver Figura 254.3) apresentam uma grande variedade de colorido e de tamanho, desde alguns milímetros até 20 cm de envergadura de pernas. Algumas são muito pilosas (pêlos). É conhecida a irritação ocasionada na pele e nas mucosas por causa dos pelos urticantes que algumas espécies liberam como forma de defesa.

Escorpionismo: do que se trata

Os escorpiões são animais carnívoros, alimentando-se principalmente de insetos como grilos ou baratas. Apresentam hábitos noturnos, escondendo-se durante o dia sob pedras, troncos, entulhos, telhas ou tijolos. Muitas espécies vivem em áreas urbanas, onde encontram abrigo dentro e próximo das casas, bem como alimentação farta.

Os escorpiões de importância médica no Brasil pertencem ao gênero *Tityus* (ver Figura 254.4), que é o mais rico em espécies, representando cerca de 60% da fauna escorpiônica neotropical. Os acidentes por *Tityus serrulatus* são mais graves que os produzidos por outras espécies de *Tityus* no Brasil. A dor local, uma constante no escorpionismo, pode ser acompanhada por parestesias. Nos acidentes moderados e graves, observados principalmente em crianças, após intervalo de minutos até poucas horas (2 ou 3 horas), podem surgir manifestações sistêmicas. As principais são:

- Gerais: hipo ou hipertermia e sudorese profusa.
- Digestivas: náuseas, vômitos, sialorreia e, mais raramente, dor abdominal e diarreia.
- Cardiovasculares: arritmias cardíacas, hipertensão ou hipotensão arterial, insuficiência cardíaca congestiva e choque.
- Respiratórias: taquipneia, dispneia e edema pulmonar agudo.
- Neurológicas: agitação, sonolência, confusão mental, hipertonia e tremores.

Na presença de mais de um desses sinais e sintomas, impõe-se a suspeita diagnóstica de escorpionismo, mesmo na ausência de história de picada e independente do encontro do escorpião.

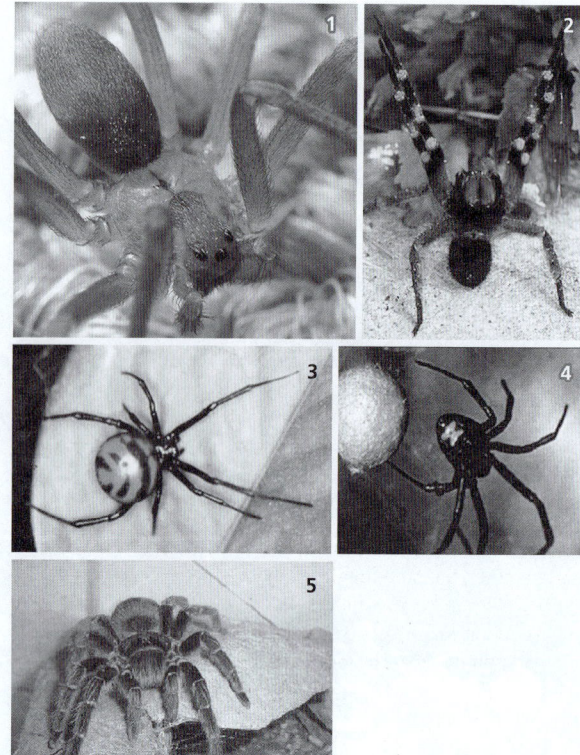

▲ Figura 254.3
1) Aranha-marrom do gênero *Lexosceles*. 2) Aranha "armadeira" do gênero *Phoneutria*. 3) Aranha "flamenguinha" do gênero *Latrodectus*. 4) Aranha "viúva-negra" do gênero *Latrodectus*. 5) Aranha caranguejeira.

A gravidade do acidente depende de fatores como a espécie e o tamanho do escorpião, a quantidade de veneno inoculado, a massa corporal do acidentado e a sensibilidade do paciente ao veneno. Influem na evolução o diagnóstico precoce, o tempo decorrido entre a picada e a administração do soro e a manutenção das funções vitais.

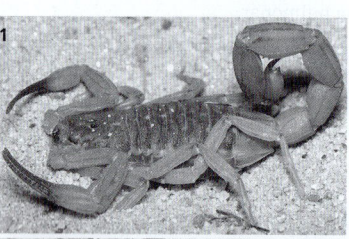

1) *Tityus Serrulatus*: tronco marrom escuro, pedipalpos, patas e cauda amarelados, apresenta uma serrilha dorsal nos dois últimos segmentos e uma mancha escura no lado ventral da vesícula. Comprimento: de 6 cm a 7 cm. Distribuição geográfica: GO, SP, MS, MG, DF, ES, SC.

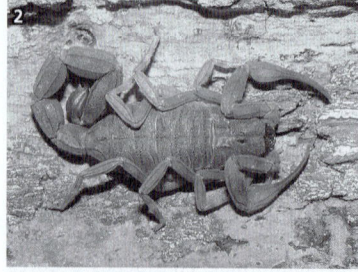

2) *Tityus bahiensis*: são marrom escuro ou avermelhado, com manchas nos palpos e nas pernas. Polimorfismo (tonalidade das manchas). Comprimento: de 6 cm a 7 cm. Distribuição geográfica: GO, SP, MG, PR, MS.

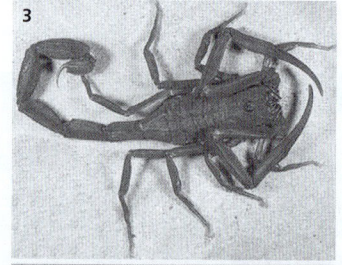

3) *Tityus cambridgei*: escopiões de grande porte; tronco e pernas escuros, de pigmentação quase negra. Comprimento de aproximadamente 8,5 cm. Distribuição geográfica: Região Amazônica.

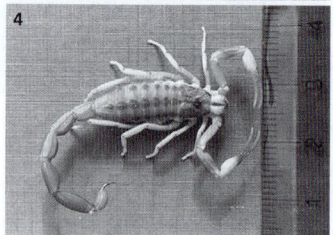

4) *Tityus Trivittatus*: coloração marelo-escuro, apresenta três faixas longitudinais quase negras. Distribuição geográfica: MS, MT, oeste de SP e PR.

▲ Figura 254.4
Escorpiões.

Com base nas manifestações clínicas, os acidentes podem ser inicialmente classificados como:

- Leves: apresentam apenas dor no local da picada e, às vezes, parestesias.
- Moderados: caracterizam-se por dor intensa no local da picada e manifestações sistêmicas do tipo sudorese discreta, náuseas, vômitos ocasionais, taquicardia, taquipneia e hipertensão leve.
- Graves: além dos sinais e sintomas já mencionados, apresentam uma ou mais manifestações como sudorese profusa, vômitos incoercíveis, salivação excessiva, alternância de agitação com prostração, bradicardia, insuficiência cardíaca, edema pulmonar, choque, convulsões e coma.

Os óbitos estão relacionados a complicações como edema pulmonar agudo e choque.

Quando pensar

A pessoa acometida de um acidente pode ter reconhecido o animal ou não. Quando a identificação do animal não é possível, seja pelo fato de a pessoa não tê-lo visto ou capturado, o médico deve tentar identificar o animal com base nas características da picada ou das manifestações sistêmicas, descritas na seção anterior. Em alguns casos, faz-se necessário um período de observação.

O que fazer

Anamnese

Na história é importante definir os tempos em relação ao acidente com o animal peçonhento, os medicamentos e as medidas utilizadas no local do acidente e no caminho ao hospital, além da sintomatologia detalhada da vítima. Alguns casos, diante da impossibilidade de identificação ou apresentação do animal, requerem uma anamnese dirigida às síndromes causadas por cada espécie.

Exame físico

Deve ser completo, de todos os aparelhos, além da observação minuciosa do local da picada.

Exames complementares

A necessidade de solicitação de exames varia conforme o tipo de acidente. De maneira geral, é indicada uma triagem laboratorial em todos acidentes. Exames úteis incluem:

- Tempo de coagulação (TC): de fácil execução, sua determinação é importante para a elucidação diagnóstica e para o acompanhamento dos casos.
- Hemograma: geralmente revela leucocitose com neutrofilia e desvio à esquerda, hemossedimentação elevada nas primeiras horas do acidente e plaquetopenia de intensidade variável.
- Exame sumário de urina: pode haver proteinúria, hematúria e leucocitúria.
- Outros exames laboratoriais: poderão ser solicitados, dependendo da evolução clínica do paciente, com especial atenção aos eletrólitos, ureia e creatinina, visando à possibilidade de detecção de insuficiência renal aguda, bem como glicemia e ácido úrico.
- Métodos de imunodiagnóstico: antígenos do veneno botrópico podem ser detectados no sangue ou em outros líquidos corporais por meio de Elisa.

- O eletrocardiograma é de grande utilidade no acompanhamento dos pacientes, principalmente aqueles acometidos por acidentes graves com aranhas *Phoneutria* e escorpiões do gênero *Tityus*. Pode mostrar taquicardia ou bradicardia sinusal, extrassístoles ventriculares, distúrbios da repolarização ventricular como inversão da onda T em várias derivações, presença de ondas U proeminentes, alterações semelhantes às observadas no infarto agudo do miocárdio (presença de ondas Q e supra ou infradesnivelamento do segmento ST) e bloqueio da condução atrioventricular ou intraventricular do estímulo.
- A radiografia de tórax pode evidenciar aumento da área cardíaca e sinais de edema pulmonar agudo (possíveis consequências de acidentes com aranhas *Phoneutria* e escorpiões do gênero *Tityus*), eventualmente unilateral. A ecocardiografia tem demonstrado, nas formas graves, hipocinesia transitória do septo interventricular e da parede posterior do ventrículo esquerdo, às vezes associada a regurgitação mitral.

Conduta proposta

O tratamento dos acidentes com animais peçonhentos pode ser didaticamente estruturado em geral (do ferimento e sistêmico) e específico, conhecido também como soroterapia.

Tratamento geral

Medidas gerais para todos os acidentes devem ser tomadas, como:

- Manter elevado e estendido o segmento picado, bem como proceder à limpeza do local (com água e sabão), e realizar debridamento quando necessário.
- Emprego de analgésicos para alívio da dor (dipirona na dose de 10 mg/kg de peso a cada 6 horas), ou infiltração de lidocaína a 2% sem vasoconstritor (1 a 2 mL para crianças; 3 a 4 mL para adultos) no local da picada, para dor severa.
- Hidratação: manter o paciente hidratado, com diurese entre 30 a 40 mL/hora no adulto, e 1 a 2 mL/kg/hora na criança. A diurese osmótica pode ser induzida com o emprego de solução de manitol a 20% (5 mL/kg na criança e 100 mL no adulto). Caso persista a oligúria, indica-se o uso de diuréticos de alça tipo furosemida por via intravenosa (1 mg/kg/dose na criança e 40 mg/dose no adulto). O pH urinário deve ser mantido acima de 6,5, pois a urina ácida potencia a precipitação intratubular de mioglobina. Assim, a alcalinação da urina deve ser feita pela administração parenteral de bicarbonato de sódio, monitorizada por controle gasométrico.

Além disso, convém comentar aqui outros aspectos do tratamento geral.

O uso de antibióticos deverá ser indicado apenas quando houver evidência de infecção. As bactérias isoladas de material proveniente de lesões são principalmente *Morganella morganii*, *Escherichia coli*, *Providentia* sp e *Streptococo* do grupo D, quase sempre sensíveis ao cloranfenicol. Dependendo da evolução clínica, poderá ser indicada a associação de clindamicina com aminoglicosídeo.

Nos casos de insuficiência respiratória aguda por picada de cobra-coral, o tratamento medicamentoso pode ser utilizado como teste na verificação de resposta aos anticolinesterásicos e como terapêutica. O teste da neostigmina consiste na aplicação de 0,05 mg/kg em crianças ou de uma ampola em adultos, por via IV. A resposta é rápida, com melhora evidente do quadro neurotóxico nos primeiros 10 minutos. Se houver melhora dos fenômenos neuroparalíticos com o teste, a neostigmina pode ser utilizada na dose de manutenção de 0,05 a 0,1 mg/kg, IV, a cada 4 horas ou em intervalos menores, precedida da administração de atropina, que é um antagonista competitivo dos efeitos muscarínicos da Ach, principalmente a bradicardia e a hipersecreção. Deve ser administrada sempre antes da neostigmina.

Os distúrbios hidroeletrolíticos e acidobásicos devem ser tratados de acordo com as medidas apropriadas a cada caso.

Os pacientes com manifestações sistêmicas, especialmente crianças (casos moderados e graves), devem ser mantidos em regime de observação continuada das funções vitais, objetivando o diagnóstico e o tratamento precoces das complicações. Pode ser necessário internação inclusive em Unidade de Tratamento Intensivo, em função dos potenciais riscos cardiovasculares, principalmente em acidentes escorpiônicos graves.

Por fim, uma possível complicação dos ferimentos, especialmente por aranhas *Loxosceles*, é a síndrome compartimental, para a qual deve-se proceder à fasciotomia, sempre que necessário.

Por fim, é sempre mandatório verificar o estado vacinal da vítima e administrar profilaxia contra o tétano, quando indicado.

Tratamento específico

O tratamento específico dos acidentes com cobras, aranhas e escorpiões envolve a aplicação de soro antiveneno, o mais rapidamente possível. O objetivo da soroterapia específica é neutralizar o veneno circulante.

As Tabelas 254.1 a 254.4 sumarizam as doses e o modo de aplicação dos soros antiveneno, de acordo com cada animal.

Tabela 254.1 | Manejo do acidente botrópico

Classificação quanto à gravidade e soroterapia recomendada			
Manifestações e tratamento	Classificação		
	Leve	Moderada	Grave
Locais ▶ dor ▶ edema ▶ equimose	ausentes ou discretas	evidentes	intensas*
Sistêmicas ▶ hemorragia grave ▶ choque ▶ anúria	ausentes	ausentes	presentes
Tempo de coagulação (TC)**	normal ou alterado	normal ou alterado	normal ou alterado
Soroterapia (n° ampolas) SAB/SABC/SABL	2-4	4-8	12
Via de administração	intravenosa		

* Manifestações locais intensas podem ser o único critério para classificação de gravidade.
** TC normal: até 10 min; TC prolongado: de 10 a 30 min; TC incoagulável: > 30 min.
SAB, soro antibotrópico; SABC, soro antibotrópico-crotálico; SABL, soro antibotrópico-laquético.

Tabela 254.2 | Manejo do acidente crotálico

Classificação quanto à gravidade e soroterapia recomendada			
Manifestações e tratamento	Classificação (avaliação inicial)		
	Leve	Moderada	Grave
Fácies miastêmica/visão turva	ausente ou tardia	discreta ou evidente	evidente
Mialgia	ausente ou discreta	discreta	intensa
Urina vermelha ou marrom	ausente	pouco evidente ou ausente	presente
Oligúria/anúria	ausente	ausente	presente ou ausente
Tempo de coagulação (TC)	normal ou alterado	normal ou alterado	normal ou alterado
Soroterapia (n° ampolas) SAC/SABC*	5	10	20
Via de administração	intravenosa		

* SAC = Soro anticrotálico/SABC = Soro antibotrópico-crotálico.

Tabela 254.3 | Acidente laquético

Tratamento específico indicado		
Orientação para o tratamento	Soroterapia (n° de ampolas)	Via de administração
Poucos casos estudados. Gravidade avaliada pelos sinais locais e intensidade das manifestações vagais (bradicardia, hipotensão arterial, diarreia)	10 a 20 SAL ou SABL	intravenosa

SAL, soro antilaquético; SABL, soro antibotrópico-laquético.

Tabela 254.4 | Acidente elapídico

Soroterapia recomendada		
Orientação para o tratamento	Soroterapia (n° de ampolas) SAE	Via de administração
Acidentes raros. Pelo risco de insuficiência respiratória aguda, devem ser considerados como potencialmente graves	10	intravenosa

SAE, soro antielapídico.

Em casos de acidentes por colubrídeos, o tratamento é sintomático. Tem sido relatada experimentalmente a neutralização da ação hemorrágica do veneno de *Philodryas* pelo soro antibotrópico. Esse fato sugere a presença de antígenos comuns aos venenos dessas serpentes e de algumas espécies de

Bothrops. Em raros acidentes humanos por colubrídeos, o soro antibotrópico foi empregado sem que se possa, até o momento, concluir sobre os eventuais benefícios decorrentes de sua utilização.

> ▶ Para acidentes botrópicos e laquéticos, é recomendado realizar um novo coagulograma 6 horas após o final da soroterapia para verificar a necessidade de soroterapia complementar. Para acidentes crotálicos e elapídicos, é recomendado realizar uma nova avaliação clínica 6 horas após o final da soroterapia para verificar a necessidade de soroterapia complementar.

Quando referenciar

Após picadas por animais peçonhentos, a corrida contra o tempo determinará as sequelas do veneno no organismo. É possível evitar algumas complicações se o atendimento e a administração de soroterapia antiofídica forem imediatamente após o envenenamento.

Prognósticos e complicações possíveis
Ofidismo

Acidente botrópico e laquético

O prognóstico geralmente é bom. A letalidade nos casos tratados é baixa (0,3%). Há possibilidade de ocorrerem sequelas locais anatômicas ou funcionais.

Acidente crotálico

O prognóstico é bom nos acidentes leves e moderados e nos pacientes atendidos nas primeiras 6 horas após a picada, quando se observa a regressão total de sintomas e sinais após alguns dias. Nos acidentes graves, o prognóstico está vinculado à existência de IRA, e é mais reservado quando há necrose tubular aguda de natureza hipercatabólica. A evolução do quadro está relacionada com a possibilidade de instalação de processo dialítico eficiente, em tempo hábil.

> ### DICAS
>
> ▶ Em qualquer acidente ofídico, a identificação do animal, a localização e a quantificação das picadas são elementos importantes na avaliação e na decisão quanto à quantidade e ao tempo de infusão do soro antiofídico.
>
> ▶ Na falha do soro específico, geralmente pode ser feito o soro polivalente. Sua administração intravenosa deve ser acompanhada com atenção, para surpreender possíveis reações de sensibilidade, como rubor facial, prurido, mal-estar, ansiedade e choque anafilático.
>
> ▶ As provas de coagulação são fundamentais para monitorar possíveis riscos hemorrágicos. Após 12 horas da colocação do soro antiofídico, deverá ser realizado novo tempo de coagulação para, caso alterado, repetir o soro antiofídico.
>
> ▶ Nunca fazer torniquete, incisões ou aplicar gelo no local, considerando que seus danos são geralmente piores do que seus efeitos positivos.
>
> ▶ Quando tiver alguma dúvida quanto se a cobra é venenosa ou não, pode-se entrar em contato com o médico de plantão do Instituto Butantan (telefone 11-37267962 ou 11-37267222), para consultoria.

Acidente elapídico

O prognóstico é favorável, mesmo nos casos graves, desde que haja atendimento adequado quanto à soroterapia e assistência ventilatória nos casos graves.

Acidentes por colubrídeos

O prognóstico é favorável, visto que não são observadas complicações nesses casos.

Araneísmo

Acidentes por *Loxosceles*

O prognóstico, na maioria dos casos, é bom. Nos casos de ulceração cutânea, de difícil cicatrização, podem ocorrer complicações no retorno do paciente às atividades rotineiras. A hemólise intravascular, quando presente, pode levar a quadros graves, e nesse grupo estão incluídos os raros óbitos.

Acidentes por *Phoneutria*

O prognóstico é bom. Lactentes e pré-escolares, bem como idosos, devem sempre ser mantidos em observação por pelo menos 6 horas. Os óbitos são muito raros.

Tabela 254.5 | **Manejo do acidente por aranha *Loxosceles***

Classificação dos acidentes quanto à gravidade e manifestações clínicas: tratameno geral e específico		
Classificação	Manifestações clínicas	Tratamento
Leve	▶ *Loxosceles* identificada como agente causador do acidente ▶ Lesão característica ▶ Sem comprometimento do estado geral ▶ Sem alterações laboratoriais	Sintomático Acompanhamento até 72 horas após a picada*
Moderado	▶ Com ou sem identificação da *Loxosceles* no momento da picada ▶ Lesão sugestiva ou característica ▶ Alterações sistêmicas (*rash* cutâneo, petéquias) ▶ Sem alterações laboratoriais sugestivas de hemólise	Soroterapia 5 ampolas de SAAr IV e/ou Prednisona adultos 40 mg/dia crianças 1 mg/kg/dia durante 5 dias
Grave	▶ Lesão característica ▶ Alteração no estado geral: anemia aguda, icterícia ▶ Evolução rápida ▶ Alterações laboratoriais indicativas de hemólise	Soroterapia 10 ampolas de SAAr IV e Prednisona adultos 40 mg/dia crianças 1 mg/kg/dia durante 5 dias

* Pode haver mudanças de classificação durante esse período.
SAAr, Soro antiaracnídico; IV, intravenosa.

Tabela 254.6 | **Manejo do acidente por Aranha *Phoneutria***

Classificação quanto à gravidade e manifestações clínicas: tratamento geral e específico

Classificação	Manifestações clínicas	Tratamento geral	Tratamento específico
Leve*	Dor local na maioria dos casos, eventualmente taquicardia e agitação	Observação até 6 horas	–
Moderado	Dor local intensa associada a: sudorese e/ou vômitos ocasionais e/ou agitação e/ou hipertensão arterial	Internação	2-4 ampolas de SAAr* (crianças) IV
Grave	Além das anteriores, apresenta uma ou mais das seguintes manifestações: sudorese profusa, sialorreia, vômitos frequentes, hipertonia muscular, priapismo, choque e/ou edema pulmonar agudo	Unidade de cuidados intensivos	5-10 ampolas de SAAr* IV

* SAAr = Soro antiaracnídico: uma ampola = 5 mL (1 mL neutraliza 1,5 dose mínima mortal).
IV, intravenoso.

Acidentes por *Latrodectus*

O prognóstico é bom, visto que não há complicações. Não existem registros de óbitos.

Escorpionismo

O prognóstico é favorável nos casos leves e moderados; porém, nos casos mais graves, as repercussões sistêmicas são desfavoráveis, sendo que os óbitos estão relacionados a complicações como edema pulmonar agudo e choque.

Complicações

Quanto às complicações, em todos os casos de acidentes com animais peçonhentos considerados graves podem ocorrer:

- Síndrome compartimental: caracterizando casos graves, sendo de difícil manejo. Decorre da compressão do feixe vasculonervoso consequente ao grande edema que se desenvolve no membro atingido, produzindo isquemia de extremidades. As manifestações mais importantes são: dor intensa, parestesia, diminuição da temperatura do segmento distal, cianose e déficit motor.
- Infecção secundária, com ou sem abscesso: a ação "proteolítica" do veneno botrópico favorece o aparecimento de infecções locais. Os germes patogênicos podem provir da boca do animal, da pele do acidentado ou do uso de contaminantes sobre o ferimento. As bactérias isoladas desses abscessos são bacilos gram-negativos, anaeróbios e, mais raramente, cocos gram-positivos.
- Necrose: devida principalmente à ação "proteolítica" do veneno, associada à isquemia local decorrente de lesão vascular e de outros fatores como infecção e trombose arterial.

Tabela 254.7 | **Manejo do acidente por aranha *Lactrodectus***

Classificação dos acidentes quanto à gravidade, manifestações clínicas e tratamento

Classificação	Manifestações clínicas	Tratamento
Leve	▶ Dor local ▶ Edema local discreto ▶ Sudorese local ▶ Dor nos membros inferiores ▶ Parestesia em membros ▶ Tremores e contraturas	Sintomático analgésicos, gluconato de cálcio, observação
Moderado	Além dos acima referidos: ▶ Dor abdominal ▶ Sudorese generalizada ▶ Ansiedade/agitação ▶ Mialgia ▶ Dificuldade de deambulação ▶ Cefaleia e tontura ▶ Hipertermia	Sintomático analgésicos, sedativos e **Específicos** SALatr* 1 ampola, IM
Grave	Todos os acima referidos e: ▶ Taqui/bradicardia ▶ Hipertensão arterial ▶ Taquipneia/dispneia ▶ Náuseas e vômitos ▶ Priapismo ▶ Retenção urinária ▶ Fácies latrodectísmica	Sintomático analgésicos, sedativos e **Específicos** SALatr 1 a 2 ampolas, IM

SALatr = soro antilatrodético.
IM, intramuscular.

Tabela 254.8 | **Acidentes escorpiônicos**

Classificação dos acidentes quanto à gravidade, manifestações clínicas e tratamento específico

Classificação	Manifestações clínicas	Soroterapia (n° de ampolas) SAEEs ou SAAr*
Leve**	Dor e parestesia locais	–
Moderado	Dor local intensa associada a uma ou mais manifestações, como náuseas, vômitos, sudorese, sialorreia discreta, agitação, taquipneia e taquicardia	2 a 3 IV
Grave	Além das citadas na forma moderada, presença de uma ou mais das seguintes manifestações: vômitos profusos e incoercíveis, sudorese profusa, sialorreia intensa, prostração, convulsão, coma, bradicardia, insuficiência cardíaca, edema pulmonar agudo e choque	4 a 6 IV***

* SAEEs = Soro antiescorpiônico/SAAr = Soro antiaracnídico.
** Tempo de observação das crianças picadas: 6 a 12 horas.
*** Na maioria dos casos graves, quatro ampolas são suficientes para o tratamento, visto que neutralizam o veneno circulante e mantêm concentrações elevadas de antiveneno circulante por pelo menos 24 horas após a administração da soroterapia.

- Raros pacientes evoluem com parestesias locais duradouras, porém reversíveis após algumas semanas.
- IRA também é de patogênese multifatorial, pode decorrer da ação direta do veneno sobre os rins, isquemia renal secundária à deposição de microtrombos nos capilares, desidratação ou hipotensão arterial e choque. O óbito, quando ocorre, quase sempre se deve a falência renal.
- Insuficiência respiratória aguda: nos casos mais graves, acontece devido à paralisia dos músculos respiratórios.
- Choque: é raro e aparece nos casos graves. Sua patogênese é multifatorial, podendo decorrer da liberação de substâncias vasoativas, do sequestro de líquido na área do edema e de perdas por hemorragias.

Erros mais frequentemente cometidos

▶ Amarrar, fazer torniquetes ou garrotes. Além de agravar o acidente, podem descaracterizá-lo, dificultando o diagnóstico médico.

▶ Colocar no local da picada infusões, cataplasmas, café, fumo, folhas, esterco, urina, cachaça ou querosene, que podem infeccionar ou danificar ainda mais os tecidos afetados.

▶ Perfurar, cortar ou queimar o local da picada. Além de não retirar o veneno, prejudica a circulação local e favorece infecções.

▶ Dar bebidas alcoólicas, querosene, gasolina, urina, remédios ou qualquer outra bebida ao acidentado. Além de não ter atividade contra o veneno, podem intoxicar ainda mais o acidentado.

▶ Levar o acidentado para curandeiros ou benzedeiras. A demora de tratamento adequado pode significar a diferença entre a vida e a morte.

▶ Perder tempo com tratamentos caseiros. Eles geralmente atrapalham e agravam o quadro clinico do acidentado com serpentes.

Atividades preventivas e de educação

As medidas de controle individuais para os trabalhadores são o uso de botas de cano alto, perneiras e luvas.

Dentre as medidas de prevenção coletiva, deve ser ressaltado que o peridomicílio e as áreas de estocagem de grãos devem ser mantidos limpos, pois, havendo facilidade para a proliferação de roedores, esses atraem serpentes, que os utilizam como alimento.

Nunca se deve andar descalço ou de chinelos em locais onde possa haver cobras ou outros animais peçonhentos.

Não pegar objetos, frutas ou plantas no chão sem antes observar seus arredores, bem como não enfiar a mão em buracos, ocos de árvores ou vãos de pedras. Além disso, lembrar de:

- Não sentar, deitar ou agachar próximo a arbustos, barrancos, pedras, pilhas de madeira ou material de construção sem certificar-se de que ali não existem animais que possam oferecer algum risco.
- Observar o local antes de entrar em lagos, rios ou cachoeiras, e também em barcos parados nas margens.
- Nas colheitas de arroz, café, milho, feijão, frutas e nas hortas é preciso verificar onde se colocam as mãos.
- Examine sapatos, botas, cobertores e sacos de dormir, pois podem ser utilizados como abrigo por animais peçonhentos.
- Evitar segurar cobras com as mãos, mesmo mortas, porque seu veneno permanece por um certo tempo após a morte do animal.
- Devem ser protegidos os predadores naturais de serpentes, como emas, seriemas, gaviões, corujas, gambás e a conhecida cobra muçurana, que, ao se alimentarem das cobras, participam do controle natural de suas populações.
- Capturar e criar cobras exige treinamento e autorização especial do IBAMA.

LEITURAS RECOMENDADAS

Amaral CFS, Rezende NA, Freire-Maia L. Acute pulmonary edema after Tityus serrulatus scorpionsting in children. Am J Cardiol. 1993;71:242-5.

Amaral CFS, Resende NA, Pedrosa TMG, Silva AO, Pedroso ERP. Afibrinogenemia secundária a acidente ofídico crotálico (Crotalus durissus terrificus). Rev Inst Med Trop. 2008;30:288-92.

Amaral CF, Dias MB, Campolina D, Proietti FA, de Rezende NA. Children with adrenergic manifestations of envenomation after Tityus serrulatus scorping stinga are protected from early anaphylactic antivenom reactions. Toxicon. 1993;32:211-5.

Amaral CF, Barbosa AJ, Leite VH, Tafuri WL, de Rezende NA. Scorpion sting-induced pulmonary oedema: evidence of increased alveolocapillary membrane permeability. Toxicon. 1994;32:999-1003.

Araújo CL, Souza IM. Estudo clínico e comparativo do Latrodectismo na Bahia. Rev Soc Bras Toxinol. 1988;1(1/2):53-5.

Assakura MT, Salomão MG, Puorto G, Mandelbaum FR. Hemorrhagic, fibrinogenolitic and edema-forming activities of the venom of the colubrid snake Philodryas olfersii (green snake). Toxicon. 1992;30(4):427-38.

Azevedo-Marques MM, Cupo P, Coimbra TM, Hering SE, Rossi MA, Laure CJ. Myonecrosis, myoglobinuria and acute renal failure induced by South American Rattlesnake (Crotalus durissus terrificus) envenomation in Brazil. Toxicon. 1985;23(4):631-6.

Azevedo-Marques MM, Hering SE, Cupo P. Evidence that Crotalus durissus terrificus (South American Rattlesnake) envenomation in humans causes myolysis rather than hemolysis. Toxicon. 1987; 25:1163-8.

Banerjee RN, Sahni AL, Chacko KA. Neostigmine in the treatment of Elapidae bites. In: Ohsaka A, Hayashi K, Sawail Y, editors. Animal, plant and microbial toxins. New York: Plenum Press; 1974.

Bolaños R. Aspectos biomédicos de cuatro casos de mordedura de serpiente por Lachesis muta (Ophidia: Viperidae) en Costa Rica. Rev Biol Trop. 1982;30(1):53-8.

Bucaretchi F. Análise das principais diferenças clínicas e epidemiológicas dos acidentes por escorpiões das espécies T. serrulatus e T. bahiensis, e por aranhas do gênero Phoneutria, atendidos no CCI-HC-UNICAMP, no período de janeiro de 1984 a julho de 1988 [dissertação]. Campinas: UNICAMP; 1990.

Bucaretchi F, Baracat EC, Nogueira RJ, Chaves A, Zambrone FA, Fonseca MR, et al. Severe scorpion envenomation in children: a comparison study between Tityus serrulatus and Tityus bahiensis. Rev Inst Med Trop São Paulo. 1995;37:331-6.

Campos JA, Costa DM, Oliveira JS. Acidentes por animais peçonhentos. In: Marcondes E, editor. Pediatria básica. São Paulo: Savier; 1985.

Campos JA, Costa DM, Oliveira JS. Acidentes por animais peçonhentos. In: Tonelli E, editor. Doenças contagiosas e parasitárias na infância. Belo Horizonte: Medei; 1988.

Cardoso JLC, França FOS, Eickstedt VRD, Borges I, Nogueira MT. Loxoscelismo: estudo de 242 casos (1980-1984). Rev Soc Bras Toxicol. 1988;1(1/2):58-60.

Coelho LK, Silva E, Espositto C, Zanin M. Clinical features and treatment of elapidae bites: report of three cases. Human Exp Toxicol. 1992;11:135-7.

Cupo P, Azevedo-Marques MM, Hering SE. Acute myocardial infarction-like enzyme profile in human victims of C. durissus terrificus envenoming. Trans R Soc Trop Med Hyg. 1990;84:447-51.

Cupo P, Azevedo-Marques MM, Hering SE. Clinical and laboratory features of South American rattlesnake (Crotalus durissus terrificus) envenomation in children. Trans R Soc Trop Med Hyg. 1988;82:924-9.

Cupo P, Mello de Oliveira JA, Hering SE, Azevedo-Marques MM. Myopathology if human striated muscle in Crotalus envenomation: a clinical and histoenzymological study. In: Wegmann RJ, Wegmann MA, editors. Recent advances in cellular and molecular biology. Belgium: Peeters Press;1992. p.45-50.

Cupo P, Jurca M, Azevedo-Marques MM, Oliveira JS, Hering SE. Severe scorpion envenomation in Brazil. Clinical, laboratory and anatomopathological aspects. Rev Inst Med Trop São Paulo. 1994;36(1):67-76.

Freire-Maia L, Campos JA. Patophysiology and treatment of scorpion poisoning. In: Ownby CL, Odell GV. Natural toxins. Oxford: Pergamon; 1989. p. 139-59.

Fundação Nacional de Saúde. Manual de diagnóstico e tratamento de acidentes por animais peçonhentos. 2. ed. Brasília: Fundação Nacional de Saúde; 2001.

Haad JS. Accidentes humanos por las serpientes de los géneros Bothrops y Lachesis. Mem Inst Butantan. 1980/1981;44/45:403-23.

Jorge MT, Ribeiro LAR. Acidentes por serpentes peçonhentas do Brasil. Rev Assoc Med Bras.1990;36(2):66-77.

Koyoumdjian JA, Polizelli C, Lobo SMA, Guimarães SM. Acidentes ofídicos causados por Bothrops moojeni na região de S. J. do Rio Preto, São Paulo. Arq Bras Med. 1990;4(3):167-71.

Lucas MS. Spiders in Brazil. Toxicon. 1988;26(9):759-72.

Lucas S, Cardoso JL, Moraes AC. Loxoscelismo: relato de um acidente humano atribuído a Loxosceles amazonica Gertsch, 1967 (Araneae, Scytodidae, Loxoscelinae). Mem Inst Butantan. 1983/1984; 47/48:127-31.

Magalhães RA, Ribeiro MMF, Resende NA, Amaral CFS. Rabdomiólise secundária a acidente ofídico crotálico (Crotalus durissus terrificus). Rev Inst Med Trop São Paulo. 1986;28:228-33.

Maruyama M, Kamiguti AS, Cardoso JL, Sano-Martins IS, Chudzinski AM, Santoro ML, et al. Studies on blood coagulation and fibrinolysis in patients bitten by Bothrops jararaca. Thromb Haemost. 1990;63:449-53.

Morena P, Nonoyama K, Caradoso JLC. Search of intravascular hemolysis in patients with the cutaneous form of Loxoscelism. Rev Inst Med trop São Paulo. 1994;36(2):149-51.

Nahas L, Kamiguti AS, Barros AR. Thrombin-like and factor X-activator components of Bothrops snake venoms. Thromb Haemostasis. 1979; 41:314-28.

Pinto RNL. Snakebite accidents in Goiás. Mem Inst Butantan. 1990;52(Supl.):47-8.

Pinto RNL, da Silva NJ Jr, Aird SD. Human envenomation by the South American opisthoglyph Clelia clelia plumbea. Toxicon. 1991;29(12):1512-16.

Queiroz LP, Moritz RD. Acidente botrópico em Florianópolis. Arq Catarin Med. 1989;18(3):163-6.

Ribeiro LA, Jorge MT. Epidemiologia e quadro clínico dos acidentes por serpentes Bothrops jararaca adultas e filhotes. Rev Inst Med Trop São Paulo. 1990;32(6):436-42.

Rodrigues DS, Nunes TB. Latrodectismo na Bahia. Rev Baiana de Saúde Publ. 1985;12:38-43.

Santos MC, Martins M, Boechat AL, Sá Neto RP, Oliveira ME, organizadores. Serpentes de interesse médico na Amazônia. Manaus: UA/SESU; 1995.

Secretaria Municipal da Saúde de Curitiba. Loxosceles: a aranha marrom. Cad Saúde. 1993;1(2): 1-10.

Silva MV, Buononato MA. Relato clínico de envenenamento humano por Philodryas olfersii. Mem I Butantan. 1984;47/48:121-6.

Silveira PVP, Nishioka SA. Non-venomous snake bite and snake bite without envenoming in a Brazilian teaching hospital: analysis of 91 cases. Rev Inst Med Trop São Paulo. 1992;43(6):499-503.

Silveira PVP, Nishioka SA. South American rattlesnake bite in a Brazilian teaching hospital.Clinical and epidemiological study of 87 cases, with analysis of factors predictive of renal failure. Trans R Soc trop Med Hyg. 1992;86:562-4.

Vital Brazil O. Coral snake venoms: mode of action and pathophysiology of experimental envenomation. Rev Inst Med Trop São Paulo. 1987;29(3):119-26.

Watt G, Theakston RD, Hayes CG, Yambao ML, Sangalang R, Ranoa CP, et al. Positive response to edrophonium in patients with neurotoxic envenoming by cobras (Naja naja philippinensis). A placebo controlled study. N Engl J Med. 1986;315:1444-8.

CAPÍTULO 255

Parada cardiorrespiratória

Izaias Francisco de Souza Júnior
Claudia de Aguiar Maia Gomes
Aristóteles Cardona Júnior

Aspectos-chave

► A parada cardiorrespiratória é um evento drástico e de ocorrência tanto no espaço comunitário como no hospitalar, fator que afirma a necessidade de treinamento e qualificação da rede de atenção primária à saúde (APS) para garantir uma melhor rede de suporte à vida.

► A partir do consenso realizado pela International Liaison Consensus on Resuscitation (ILCOR), em 2010, houve mudanças sutis no protocolo de ressuscitação cardiorrespiratória (RCP), porém extremamente importantes para uma efetiva abordagem a pessoas que sofrem uma parada cardiorrespiratória.

► Os investimentos e os dados epidemiológicos do Brasil evidenciam falta de prioridade às ações passíveis de prevenção de parada cardiorrespiratória, quando comparados a outros países.

► A construção de uma rede de suporte à vida passa por ações tanto educativas (treinamento de profissionais de saúde, familiares de pessoas com risco) quanto de disponibilização de equipamentos, como o desfibrilador portátil.

Caso clínico

João, 52 anos, é trazido por familiares à Unidade de Saúde da Família (USF), da COHAB VI, em Petrolina, Pernambuco, desacordado e com respiração em *gasping*, há aproximadamente 5 minutos. João estava em casa quando referiu tontura, mal-estar e sudorese profusa. Foi socorrido pelo irmão, Marcos, que o colocou em seu carro e o levou à USF. Durante o percurso de aproximadamente 10 minutos, João parou de falar e desmaiou. Seu irmão chegou à unidade em desespero e direcionou-se à recepção, acionando outros agentes comunitários de saúde (ACS), que logo transportaram João para a sala de pequenos procedimentos, enquanto a recepcionista acionava os profissionais de saúde. João, usuário daquela unidade, é, sabidamente, hipertenso, diabético e obeso estágio II.

Teste seu conhecimento

1. Marque a alternativa referente à sequência correta de como proceder na condução inicial do Caso clínico:
   a. Avaliar vias aéreas, pulso, pressão arterial e ausculta cardíaca
   b. Avaliar pulso, vias aéreas, glicemia capilar e ausculta cardíaca
   c. Avaliar respiração, chamar pelo nome, balançar os ombros, acionar resgate
   d. Acionar resgate, avaliar respiração, chamar pelo nome e balançar os ombros da pessoa

2. A abordagem seguinte, após a avaliação inicial da questão anterior, é:
   a. Iniciar massagem cardíaca a 100 compressões por minuto
   b. Iniciar respiração boca a boca
   c. Iniciar respiração com ambu
   d. Iniciar massagem cardíaca e respiração na taxa de 15:2

3. Realizada a abordagem da questão anterior, deve-se dar a seguinte continuidade:
   a. Após 2 minutos, realizar a respiração, mantendo, a partir daí, 30 massagens na frequência de 100 por minuto e 2 respirações
   b. Massagem cardíaca e respiração 15:2
   c. Respiração e acesso venoso
   d. Acesso venoso e intubação orotraqueal

4. A USF em questão deve estar, prioritariamente:
   a. Equipada com medicações vasoativas (norepinefrina e dobutamina)
   b. Equipada com desfibrilador e carro de parada
   c. Com a equipe treinada, tendo à disposição desfibrilador portátil
   d. Com a equipe treinada, tendo à disposição medicações vasoativas

5. Complete:
   João teria melhores chances de vida e qualidade de vida se _____ estivesse treinado(a).
   a. A recepcionista na USF
   b. O médico da USF
   c. O irmão da vítima
   d. A enfermeira da USF

Respostas: 1D, 2A, 3A, 4C, 5C

Do que se trata

A parada cardiorrespiratória é definida como a ausência de atividade cardíaca efetiva que mantenha perfusão sanguínea nos órgãos nobres e vitais.[1]

A parada cardiorrespiratória tem etiologia variada, incluindo casos que vão desde eventos previsíveis, como as cardiopatias crônicas em estágios avançados, a causas imprevisíveis, como morte súbita, afogamento, trauma e engasgamento. Esses eventos têm uma relação com as faixas etárias: acima dos 35 anos, há uma maior prevalência de parada cardiorrespiratória por causas cardíacas; já em idades inferiores a 35 anos, as causas mais prevalentes são eventos não cardíacos, em especial os acidentais e traumáticos.[2]

O que se sabe é que, em relação ao tipo de evento cardíaco que ocasiona a parada, a fibrilação ventricular (FV) e a atividade elétrica sem pulso (AESP) predominam, sendo seguidas pela assistolia. Das paradas cardiorrespiratórias atendidas pelos serviços médicos de urgência pré-hospitalares nos EUA e Canadá, 25% dos habitantes apresentavam FV, referente a um total de 50-55/100.000 habitantes atendidos por parada cardiorrespiratória. Essa mesma relação de 25% de atendimentos por parada cardiorrespiratória com FV também se repete nos eventos ocorridos durante as internações hospitalares, que tem a prevalência de parada cardiorrespiratória de 3-6 casos/1.000 habitantes internados nesses mesmos países.[2]

Para além do evento orgânico, a parada cardiorrespiratória é um evento individual, familiar e social mobilizador de muitas emoções, sentimentos e recursos. Os aspectos emocionais e a dramaticidade do evento levam, muitas vezes, à prestação de socorro ineficaz por falta de organização dos sistemas de saúde, falta de conhecimento ou preparo para o atendimento e falta de divulgação da rede de urgência.

Outra situação se refere ao aspecto econômico, tendo em vista que, mesmo nos países desenvolvidos, as regiões mais ricas no mesmo Estado e mesma cidade prestam atendimento de maior qualidade a quem tem maior recurso financeiro. Ou seja, não há integralidade e equidade do atendimento a pessoas acometidas e vítimas de uma parada cardiorrespiratória.[3]

O padrão de consumo culturalmente com base em comida industrializada, sedentarismo e estresse crônico são os eventos que originam 90% das causas diretas de parada cardiorrespiratória.[3] Esse padrão desenvolvido em países ricos é reproduzido nos países periféricos, em que não há recurso suficiente e suporte tecnológico para dar o atendimento ideal preconizado pelos consensos de protocolos assistenciais na parada cardiorrespiratória.

Em relação à epidemiologia, as doenças cardiovasculares (DCV) prevalecem como a principal causa de mortalidade no Brasil e no mundo, desde que se considerem os vários eventos de DCV; entre essas, destacam-se o acidente vascular cerebral (AVC), o infarto agudo do miocárdio (IAM), a insuficiência cardíaca (IC) e a morte súbita cardíaca por arritmias (Tabela 255.1).[4]

Entre as causas de mortalidades desencadeadoras de parada cardiorrespiratória, o Brasil tem como principais as seguintes: causas externas, cerebrovasculares, isquêmicas do coração e diabetes melito (DM), avaliadas separadamente. Quando se associam todas as causas cardiovasculares, essas seriam as principais.

Os eventos que levam à parada cardiorrespiratória, excetuando-se as causas externas, têm, como principais fatores de risco história anterior de IAM ou IC. Além disso, a obesidade, o sedentarismo, o tabagismo, a hipertensão, as dislipidemias, e a cultura alimentar baseada em carboidratos são alguns dos fatores passíveis de modificação. O trabalho na APS, pautado na promoção e na prevenção, é essencial para este cuidado.

Este capítulo é dedicado à parada cardiorrespiratória com enfoque na APS, e não aos seus fatores desencadeadores (descritos em outros capítulos deste livro).

O que pode ocasionar

A parada cardiorrespiratória é o desfecho de uma série de doenças. Suas principais causas diretas estão descritas no Quadro 255.1.

As pessoas vítimas de uma parada cardiorrespiratória estarão inconscientes, com respiração irregular ou em apneia, sendo esses os principais identificadores do evento.

O que fazer

Na APS, existirão situações em que o profissional de saúde e sua equipe poderão estar envolvidos em um evento de parada cardiorrespiratória. Esses eventos podem ser compreendidos, para melhor planejamento e organização do processo de trabalho da equipe, em duas situações diferentes: parada cardiorrespiratória no território e na USF.

Tabela 255.1 | **Indicadores de mortalidade – Brasil, Cuba e EUA (2009)**

Causas	Taxa de mortalidade por 100 mil habitantes (2003-2005)		
	Brasil	Cuba	EUA
Gerais	6,4	7,3	8,2
Neoplasias malignas	103,9	177,5	190,2
Externas	84,4	57,4	57,6
DM	29,3	18,6	25,3
Enfermidades isquêmicas do coração	59,5	140,8	156,8
Cerebrovasculares	62,6	76,3	51,4
Enfermidades transmissíveis	64,9	60,7	44,1

DM, diabetes melito.
Fonte: Organización Panamericana de la Salud.[4]

Quadro 255.1 | **Eventos diretos causadores de parada cardiorrespiratória**

Eventos cardíacos	Eventos não cardíacos
▶ Acidente vascular cerebral	▶ Trauma (acidente automobilístico e violência urbana)
▶ Infarto agudo do miocárdio	▶ Afogamento
▶ Insuficiência cardíaca congestiva	▶ Engasgamento
▶ Morte súbita por arritmia	

Fonte: Hazinski e colaboradores.[5]

A parada cardiorrespiratória pode ocorrer em uma população de risco esperado e em uma população sem risco esperado. Para cada situação, serão apresentadas, ao final deste capítulo, propostas de organização do processo de trabalho visando à abordagem da parada cardiorrespiratória nos serviços da APS.

A rede de sobrevivência na qual a APS está envolvida, envolve o treinamento dos profissionais de saúde e da população em geral, dando-se ênfase aos familiares de cardiopatas e de grupos de risco.[6] O acesso à comunicação com os serviços de resgate móvel, ao conhecimento do consenso da ILCOR 2010 e a equipamentos que garantam uma melhor abordagem aos casos de parada cardiorrespiratória, como o desfibrilador portátil, são condições essenciais a essa rede de sobrevivência.[7]

No Brasil, ainda não existe uma política que garanta a rede de choque e de monitoramento cardíaco, com desfibriladores em condições de uso em serviços de saúde e locais públicos; por isso, este capítulo aborda a parada cardiorrespiratória sem levar em consideração a (grande) necessidade desse equipamento.

Ressuscitação cardiopulmonar em adultos

Acionar um serviço de atendimento de urgência. Observar se a vítima está não responsiva e sem respirar (ou com respiração anormal, *gasping*). Ligar para 192, número do Serviço de Atendimento Médico de Urgência (SAMU), quando disponível no município, ou para 193, telefone do Corpo de Bombeiros. Quando disponível, acionar alguém da equipe para realizar a ligação, enquanto outra pessoa inicia o segundo passo.

Massagem cardíaca. Se a vítima continuar sem respirar normalmente, sem tossir ou sem se mover, iniciar a massagem cardíaca. Empurrar 5 cm no terço distal do esterno. Massagear forte e rapidamente 30 vezes, em uma velocidade de 100 a 120 compressões por minuto. Deixar o tórax descomprimir completamente entre cada compressão. Quando possível, trocar a pessoa que aplica a compressão a cada 2 minutos ou na ocorrência de fadiga.

Respiração. Fazer a extensão do pescoço e levantar o queixo da vítima abrindo a boca. Apertar o nariz da vítima e cobrir toda a boca dela com a sua (se disponível, utilizar o ambu). Fazer duas respirações. Cada respiração deve durar 1 segundo. Continuar com 30 compressões intercaladas com duas respirações até a chegada do SAMU.* Caso haja mais de um socorrista (ideal), um assume a massagem, e o outro, a respiração; parar a massagem enquanto se realiza a respiração (cada respiração dura um segundo).

Ressuscitação cardiopulmonar em crianças de 1 a 8 anos

A RCP para crianças é similar à dos adultos, com algumas diferenças: a compressão e a ventilação serão de 15:2, se houver dois profissionais realizando a RCP; se apenas um profissional estiver executando a RCP, a proporção deverá ser 30:2.

Se a pessoa estiver sozinha em casa com a criança, ela deve realizar a RCP por 2 minutos para depois ligar para serviço de socorro móvel (SAMU, 192).

Usar a palma da mão (região tenar) ou as duas mãos para realizar as compressões.

Posicionar a mão ou as mãos no terço distal do esterno, comprimir 4 a 5 cm, com 100 compressões por minuto de frequência.

Fazer a extensão do pescoço e levantar o queixo da vítima abrindo a boca e escutando se há respiração. Se não houver respiração normal, apertar o nariz da criança e cobrir toda a boca com a sua (se disponível, utilizar o ambu). Respirar até perceber o tórax expandir. Fazer duas respirações. Cada respiração deverá durar um segundo.

Continuar com 30 compressões e 2 respirações (ou 15:2, se dois socorristas) até a chegada do SAMU.

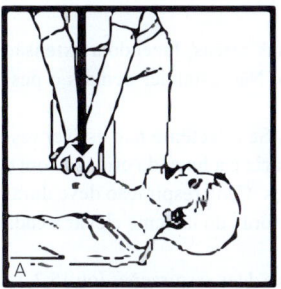 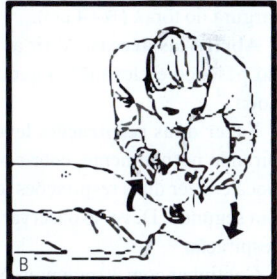

▲ **Figura 255.2**
Ressuscitação cardiopulmonar em crianças de 1 a 8 anos.
Fonte: Learncpr.org.[8]

Ressuscitação cardiopulmonar em crianças menores de 1 ano

A compressão e a ventilação serão de 15:2, se houver dois profissionais realizando a RCP; se apenas um profissional estiver executando a RCP, a proporção deverá ser 30:2.

Se a pessoa estiver sozinha em casa com a criança, deve realizar a RCP por 2 minutos para depois ligar para um serviço de socorro móvel (SAMU, 192).

▲ **Figura 255.1**
Ressuscitação cardiopulmonar em adultos.
Fonte: Learncpr.org.[8]

---

* SAMU: Serviço de atendimento móvel de urgência. É um serviço de atendimento pré-hospitalar instituído no Brasil desde 2004, telefone público 192. O serviço de resgate do Corpo de Bombeiros (193) pode ser uma opção ao SAMU.

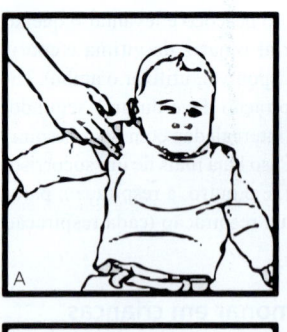
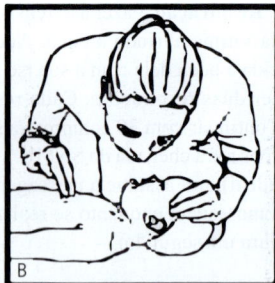
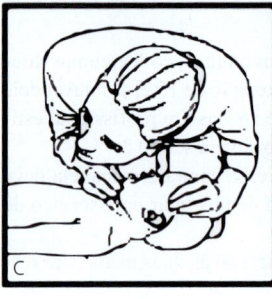
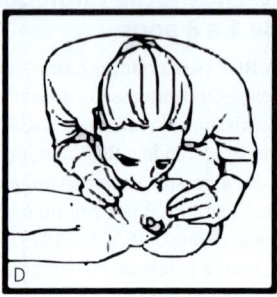

▲ Figura 255.3
Ressuscitação cardiopulmonar em menores de 1 ano.
Fonte: Learncpr.org.[8]

Gritar e bater. Gritar e bater gentilmente no ombro da criança. Se não houver nenhuma resposta e se o lactente não estiver respirando ou não estiver respirando normalmente, posicione a criança na posição supina e iniciar RCP.

Fazer 30 compressões cardíacas. Fazer 30 compressões cardíacas de leve intensidade, em uma velocidade de pelo menos 100 por minuto. Usar dois ou três dedos no centro do tórax, logo abaixo dos mamilos. Empurrar aproximadamente um terço da largura do tórax (+/– 4 cm).

Abrir vias aéreas. Abrir as vias aéreas, fazendo a extensão do pescoço e elevando o queixo. Não estender demais o pescoço.

Fazer duas respirações leves. Se o lactente não estiver respirando normalmente, cobrir o nariz e a boca da criança com a boca e fazer duas respirações leves. Cada respiração deve durar um segundo. Deve-se observar o tórax do lactente elevar a cada respiração.

Continuar com 30 compressões e duas respirações (ou 15:2, se dois socorristas) até a chegada do SAMU.

Erros mais frequentemente cometidos

- ▶ Desconhecimento da técnica.
- ▶ Atraso para início da RCP.
- ▶ Insistência em tentar identificar pulso.
- ▶ Erro no posicionamento da vítima.
- ▶ Massagem ineficaz.
- ▶ Priorizar a respiração em detrimento da massagem.
- ▶ Falta de desfibrilador em ambientes públicos.
- ▶ Ausência de processos de educação permanente para profissionais.
- ▶ Falta de treinamento da população geral.[5,9,10]

Prognóstico e complicações possíveis

O sucesso da RCP depende, além da rapidez do atendimento, de uma sequência de ações conhecidas como "corrente pela sobrevivência".

A corrente pela sobrevivência[11] consiste em (Figura 255.4):

- Reconhecimento precoce e chamada por ajuda para prevenir a parada cardíaca.
- RCP precoce para ganhar tempo.
- Desfibrilação precoce para regularização do ritmo cardíaco.
- Suporte avançado imediato.
- Cuidados após a ressuscitação para restaurar a qualidade de vida.

O prognóstico está intrinsecamente ligado ao tempo e à qualidade da RCP.[9] Um estudo brasileiro observacional e prospectivo, realizado em Porto Alegre, mostrou que de 593 pessoas em parada cardiorrespiratória não traumática, 260 tentativas de RCP foram realizadas. Dessas, houve sucesso em 20%, estando 6% vivas no 30º dia, e 3,9% receberam alta hospitalar. O estudo afirma também que o intervalo tempo-resposta e tempo-colapso até o início da RCP foram significativamente menores nos que sobreviveram por 30 dias em diante.[12]

A morte é o prognóstico mais comum pós-parada cardiorrespiratória em todos os estudos revisados no consenso da ILCOR[5] e um fato mais do que esperado devido à naturalidade da relação da morte com evento tão drástico que é a parada cardiorrespiratória. Os profissionais de saúde e a população em geral têm, no entanto, pouca habilidade, conhecimento e maturidade cultural para lidar com a realidade da morte. Para isso, é necessário preparo ético e legal para saber lidar tanto com as decisões referentes ao momento de não mais se investir na tentativa de ressuscitação como no conhecimento da legislação para garantir à família e ao cidadão que faleceu a dignidade de um registro e de um diagnóstico adequado e correto do evento que ocasionou sua morte.

Em relação ao tempo de permanência da RCP, não há no consenso do ILCOR, uma predeterminação deste, visto que cada evento terá sua singularidade no contexto das doenças individuais que ocasionaram a parada cardiorrespiratória e no contexto familiar em que está envolvido o profissional de saúde no momento de sua avaliação para manutenção ou não da ressuscitação.

A questão ética fica evidente, e a atuação profissional passa por questões que não levarão em conta apenas as evidências científicas, pois estas não suprem, nessa situação, todas as condições para a tomada de decisão profissional.

Faz parte do papel do médico de família e comunidade a assistência ao usuário que veio a óbito e aos familiares nesse momento de sofrimento e angústia, inclusive com relação a questões legais, como o atestado de óbito.

▲ Figura 255.4
Corrente pela sobrevivência.
Fonte: Learncpr.org.[8]

Atividades preventivas e de educação

- É essencial o fortalecimento da APS para intervir em fatores de risco modificáveis, como: hábitos alimentares, obesidade, tabagismo, sedentarismo, hipertensão e diabetes.[7]
- Investimentos e políticas públicas que visem à diminuição da violência automobilística e interpessoal poderão reduzir os altos índices de morbimortalidade por causas externas no Brasil.[4]
- Devem-se estimular políticas públicas de capacitação de leigos em cuidados a serem feitos na parada cardiorrespiratória.[7]
- Esforços para a implementação do protocolo de parada cardiorrespiratória são provavelmente mais efetivos quando planejados com cuidado. A educação, embora essencial, é só um dos elementos da estratégia multifacetada de implantação de um protocolo.[7]
- A articulação de toda a rede de atenção para o suporte básico e avançado de vida é fundamental.[7]
- Todos os percursos devem ser avaliados para assegurar que eles alcancem os objetivos do protocolo. O treinamento deve assegurar que os envolvidos adquiram e reproduzam o aprendizado em seu ambiente de trabalho.[7]
- Avaliações frequentes e novos treinamentos são recomendados para a manutenção do aprendizado e das habilidades.[7]
- O manuseio e o uso do desfibrilador não devem estar restritos aos profissionais de saúde treinados. Acredita-se que a popularização do uso do desfibrilador possa ser bastante benéfica para a população assistida.[7]
- A equipe de APS deveria oferecer treinamento em reanimação para familiares de pessoas com maior risco de desenvolver parada cardiorrespiratória.[6]

REFERÊNCIAS

1. Timerman A, Feldman A. Ressuscitação cardiopulmonar. In: Duncan BB, Schimidt MI, Giugliani ERJ, organizadores. Medicina ambulatorial: condutas de atenção primária baseadas em evidência. 4. ed. Porto Alegre: Artmed; 2014.

2. Sayre MR, Koster RW, Botha M, Cave DM, Cudnik MT, Handley AJ, et al. Part 5: adult basic life support: 2010 International Consensus on Cardiopulmonary Resuscitation and Emergency Cardiovascular Care Science With Treatment Recommendations. Circulation. 2010;122 Suppl 2:S298-24.

3. Ochoa Montes LA. Exclusión social y muerte súbita cardiaca. Revista Cubana de Salud Pública. 2010;36(3):266-270.

4. Organización Panamericana de la Salud. Situacion de salud em las Américas: indicadores básicos 2009. Washington: WHO; 2009.

5. Hazinski MF, Nolan JP, Billi JE, Bottinger BW, Bossaert L, Caen AR, et al. Part 1: executive summary: 2010 International Consensus on Cardiopulmonary Resuscitation and Emergency Cardiovascular Care Science With Treatment Recommendations. Circulation. 2010;122 Suppl 2:S250-75.

6. Valdés BF, Solís PA, Carvajal FJV, Ferrer MI, Díaz PAR. Apoyocardiaco vital básico. Entrenamiento a familiares de pacientes con infarto miocárdico agudo. Rev Electr Cienc Médicas Cienfuegos. 2006;4(3):4-7.

7. Mancini ME, Soar J, Bhanji F, Billi JE, Dennett J, Finn J, et al. Part 12: education, implementation, and teams: 2010 International Consensus on Cardiopulmonary Resuscitation and Emergency Cardiovascular Care Science With Treatment Recommendations. Circulation. 2010;122 Suppl 2:S539-81.

8. Learncpr.org [Internet]. Washington: University of Washington School of Medicine; c1998-2010 [capturado em 26 maio]. Disponível em: http://www.learncpr.org.

9. Iwami T, Kawamura T, Hiraide A, Berg RA, Hayashi Y, Nishiuchi T, et al. Effectiveness of bystander: initiated cardiac-only resuscitation for patients with out-of-hospital cardiac arrest. Circulation. 2007;116(25):2900-2907.

10. Barbosa FT, Barbosa LT, Silva AL, Silva KLG. Avaliação do diagnóstico e tratamento em parada cardiorrespiratória entre os médicos com mais de cinco anos de graduação. Rev Bras Ter Intensiva. 2006;18(4):374-379.

11. Kleinman ME, Caen AR, Chameides L, Atkins DL, Berg RA, Bhanji F, et al. Part 10: pediatric basic and advanced life support: 2010 International Consensus on Cardiopulmonary Resuscitation and Emergency Cardiovascular Care Science With Treatment Recommendations. Circulation. 2010;122 Suppl 2:S466-515.

12. Semensato G, Zimerman L, Rohde LE. Avaliação inicial do Serviço de Atendimento Móvel de Urgência na Cidade de Porto Alegre. Arq Bras Cardiol. 2011;96(3):196-204.

CAPÍTULO 256

Emergência psiquiátrica

Flávio Dias Silva

Aspectos-chave

▶ As emergências psiquiátricas são situações em que uma pessoa põe em risco a sua própria integridade ou a de outros, podendo, em última análise, colocar-se a si ou a outrem em risco de morte. As emergências mais comuns em atenção primária à saúde (APS) são a ideação suicida e a agitação psicomotora.

▶ O suicídio é o ato de acabar com a própria vida. Dados da Organização Mundial da Saúde (OMS) revelam que, em 2005, no Brasil, 4,6 pessoas para cada 100.00 habitantes cometeram suicídio.[1] As tentativas, no entanto, chegam a ser em torno de 20 vezes mais numerosas. Na maioria das vezes, o suicídio é o desfecho de uma patologia psiquiátrica comum em APS. A patologia mais comumente associada ao suicídio é a depressão, doença que se encontra entre o 4º e o 12º lugar entre os diagnósticos mais comuns em medicina de família e comunidade (MFC).[2] Aproximadamente metade das pessoas que cometeram suicídio passaram por um médico nos últimos 6 meses.[3]

▶ O lítio, por suas recentes evidências de ajuda no risco de suicídio, deve ser o medicamento com o qual o médico de família e comunidade deve se familiarizar.

▶ A agitação psicomotora, por sua vez, compreende desde uma sensação de angústia e/ou inquietação até o desenvolvimento de comportamento violento. É uma situação que pode pôr a vida da pessoa em risco, bem como a de terceiros. Na agitação predominantemente psíquica, o indivíduo pode pensar no suicídio como uma saída; na agitação psicomotora, a agressividade é comum e pode causar danos tanto ao paciente quanto aos que o circundam.

▶ A agitação psicomotora é uma síndrome causada por diversas situações, incluindo patologias clínicas e mentais. Seu tratamento muitas vezes não pode esperar o atendimento especializado nem o diagnóstico acurado da situação subjacente, portanto, o médico de família deve estar familiarizado com o manejo dessa síndrome.

Caso clínico 1

Maria, 43 anos, solteira, vem à consulta na Unidade Básica de Saúde (UBS) porque se sente muito angustiada. A empresa em que trabalha tem apresentado severas dificuldades financeiras. Maria trabalha lá há 19 anos e não sabe o que fazer se ficar desempregada. Refere que se sente ameaçada por demissão, devido a comentários de colegas e da chefia. Em certa ocasião, ficou tão ansiosa que perdeu o controle de esfíncteres, urinando em público no ambiente de trabalho, situação que lhe causou extremo desconforto. Depois desse episódio, não conseguiu voltar ao trabalho e, então, decidiu consultar. Durante a entrevista, relata sintomas ansiosos e depressivos, em um crescente de intensidade ao longo de pelo menos 1 ano. O médico de família, apesar de atender Maria pela primeira vez, notou que ela estava muito transtornada: extremamente apreensiva, tinha dificuldades de falar e encharcava os olhos, não vendo solução para seu problema. Diante disso, o médico perguntou se Maria chegara a pensar em acabar com sua vida, e Maria, com dificuldades, confessou que sim.

Caso clínico 2

Fred, 47 anos, solteiro, é aposentado por invalidez devido à esquizofrenia, doença de que sofre desde os 19 anos de idade. Morava com a mãe, que faleceu há alguns meses. Ele tem duas irmãs, uma delas vive perto de Fred; esta irmã vem ao seu médico de família dizendo que precisa de ajuda para abordar Fred: desde a morte da mãe, ele não quer sair de casa, isolando-se progressivamente. A irmã costumava levar comida para ele e administrar seus remédios, mas ultimamente ele não permite que ela chegue nem perto de sua casa; no máximo, entreabre sua porta, e logo ameaça bater nela com uma foice. Fred cortou os fios de luz do vizinho, acusando este de enviar personagens de desenho animado – o "Pernalonga" – para dentro de sua casa. Ultimamente, parece não dormir e quebra coisas dentro de casa. A irmã de Fred sabe que ele está em mais uma crise de sua enfermidade, mas não sabe o que fazer e pede ajuda ao seu médico.

Teste seu conhecimento

1. Quais são os principais fatores de risco para suicídio?
   a. Ser adulto jovem, estar casado, sofrer de depressão, perder o emprego
   b. Ser idoso, estar casado, sofrer de dependência ao álcool, estar trabalhando demais
   c. Ser idoso, sofrer de depressão, estar solteiro ou viúvo, não ter filhos
   d. Ser adulto jovem, estar solteiro, abusar de álcool, ter filhos

2. O médico de família deve perguntar ativamente sobre ideação suicida quando:
   a. Sempre que estiver diante de uma pessoa acometida por um estresse psíquico grave
   b. Sempre que estiver diante de um transtorno psiquiátrico maior, como transtorno de humor
   c. Não deve perguntar ativamente sobre suicídio, pois isso pode induzir o paciente ao ato
   d. Somente após ter realizado um diagnóstico formal de patologia psiquiátrica

3. Diante da detecção de ideias de morte, o médico de família deve agir como?
   a. Confirmar se há ideação suicida persistente, inclusive com um plano concreto, explorando a letalidade dos meios que a pessoa escolheu para efetuar o ato
   b. Referenciar para consulta psiquiátrica, a fim de explorar melhor esses sintomas
   c. Referenciar para um serviço de emergência psiquiátrica imediatamente
   d. Desviar do assunto para não estimular no paciente o desejo de morrer, prescrever antidepressivo e agendar retorno em breve

4. Diante de um quadro de agitação psicomotora com risco de agressividade, na comunidade, o que o médico de família deve fazer?
   a. Tentar abordar o paciente com calma, explicar o que está acontecendo e lhe administrar um sedativo injetável, mesmo que ele não concorde
   b. Tentar abordar o paciente, mas mediante qualquer risco maior de agressividade, tentar contê-lo fisicamente, com auxílio da equipe de saúde de sua UBS
   c. Solicitar auxílio à polícia, explicar a situação, abordar o paciente com calma, explicar-lhe que os policiais terão de contê-lo e, logo após, iniciar o entendimento diagnóstico e a administração de medicamentos, se necessário
   d. Solicitar auxílio à polícia e deixar que a situação seja resolvida por eles, orientando o referenciamento do paciente a um serviço de saúde assim que ele se acalme

5. Quais são os medicamentos de primeira escolha no tratamento emergencial da agitação?
   a. Benzodiazepínicos, antipsicóticos e anti-histamínicos
   b. Estabilizadores de humor
   c. Antidepressivos
   d. Somente antipsicóticos

Respostas: 1C, 2A, 3A, 4C, 5A

Do que se trata

As emergências psiquiátricas são situações em que um transtorno mental gera no indivíduo um comportamento inadequado, que põe em risco sua vida ou a de terceiros. O risco de suicídio e a agitação psicomotora são as emergências mais comumente vistas em APS, especialmente a primeira. O Quadro 256.1 conceitua e caracteriza essas duas situações e outros problemas que podem agudizar-se como emergências. Como o risco de suicídio e a agitação são as duas situações mais prevalentes na APS, neste capítulo, se dará ênfase a elas. As demais são abordadas nos capítulos específicos da Seção XXIII.

Quadro 256.1 | **Principais emergências psiquiátricas**

Síndrome	Características e patologias associadas
Risco de suicídio	O indivíduo tem a clara intenção de acabar com sua própria vida. Pode ser originada por diversos problemas psíquicos, mas, na maioria das vezes, sua causa é a depressão
Para-suicídio, ou lesão autoprovocada não suicida	Fenômeno comum, principalmente entre adolescentes. Por definição não há intenção de se matar, mas sim de aliviar-se de emoções negativas, como ansiedade, raiva ou tristeza. Especulam-se diversos outros significados: expressar raiva contra si mesmo; fortalecer sentimentos de autonomia; pedir ajuda; e até mesmo para evitar pensamentos de suicídio. Também pode ser realizado para combater sentimentos de despersonalização, para manipular outros, ou mesmo para excitação. Tende a ser recorrente[4]
Agitação psicomotora	Síndrome causada por diversas patologias, como transtornos psicóticos, transtornos de humor ou ansiedade, reações a estresses agudos, doenças clínicas, demências, *delirium*, intoxicação e/ou abstinência de substâncias psicoativas. Quando há agressividade, há risco de auto ou heteroagressão. Mesmo sem agressividade, a agitação pode gerar angústia intensa, o que eleva o risco de atos impulsivos, como o suicídio
Psicose aguda	A pessoa se apresenta com o juízo crítico prejudicado, transtornada, podendo ter alucinações, delírios ou ainda comportamento desorganizado. O quadro pode gerar angústia intensa, risco de suicídio ou heteroagressão. As patologias mais associadas à psicose aguda são a esquizofrenia e outros transtornos psicóticos, transtornos de humor, reações a estresse agudo, transtornos por uso de substâncias psicoativas. Demência e *delirium* devem estar na lista, assim como patologias clínicas (ver Cap. 246, Psicoses)
Transtornos de humor	Os quadros depressivos, se não identificados, podem evoluir para suicídio. Nas situações de mania, o risco maior é de exposição moral e, eventualmente, agressividade
Emergências relacionadas ao uso de substâncias	O uso abusivo de álcool e outras substâncias psicoativas pode dar origem a diversos quadros de emergência, como intoxicação, abstinência ou psicose reacional (ver Cap. 243, Problemas relacionados ao consumo de álcool, e Cap. 244, Dependência de drogas ilícitas)
Delirium	Quadro de súbita diminuição do nível de consciência. Em geral, associado a sintomas fisiológicos, como alterações do apetite, do ciclo sono-vigília, e lentificação ou agitação psicomotora, podendo haver ainda alucinações, em geral, visuais. É UMA EMERGÊNCIA CLÍNICA, pois sempre está associado à patologia não psiquiátrica, como infecções, pós-cirurgias, distúrbios metabólicos, lesões neurológicas ou efeito de medicamentos. Põe a vida do indivíduo em risco, devendo-se tratar a causa
Transtornos de ansiedade	A pessoa tem sentimentos de apreensão e/ou medo intensos e desproporcionais à realidade. O quadro mais comum é o transtorno de pânico, caracterizado por crises intensas de sintomas psíquicos e somáticos de ansiedade, que levam a pessoa a crer que vai morrer ou enlouquecer. Outros transtornos de ansiedade também podem gerar situações de emergência, como a reação a estresse agudo e o transtorno de estresse pós-traumático (ver Cap. 239, Ansiedade e estresse)

A emergência psiquiátrica que tem sido mais estudada epidemiologicamente é o risco de suicídio. Dados da OMS[1] apontam que cerca de 800 mil pessoas morrem por ano devido a suicídio no mundo, com 86% desses casos ocorrendo em pessoas com mais de 70 anos de idade. Entretanto, o suicídio na faixa etária jovem vem aumentando significativamente, sendo a segunda ou terceira maior causa de morte entre os 15 e 44 anos de idade em muitos países. Apesar de globalmente diminuindo, em cerca de 50 países, o suicídio vem aumentando. O Brasil não está entre os piores países neste *ranking* (ver Figura 256.1), mas se estimam seis casos para cada 100.000 pessoas em média; estas taxas são maiores em indígenas[5] e em algumas regiões do país. Uma análise epidemiológica do período entre 1980 e 2006 revela que as taxas mais altas estão nas regiões Sul e Centro-Oeste.[6] A OMS assumiu em seu Plano de Saúde Mental tentar reduzir o número de suicídios em 10% até o ano de 2020. A Organização das Nações Unidas (ONU), em seu projeto Objetivos do Desenvolvimento Sustentável, elenca a redução do número de suicídios como um indicador a ser atingido até 2030. Portanto, considerando a magnitude do problema, é recomendável que o médico de família e comunidade esteja apto a identificar e a manejar situações de risco de suicídio. A propósito, um estudo inglês apurou que até 60% das vítimas de suicídio consultou com seu médico de família nas últimas 4 semanas anteriores ao ato.[7]

O que pode ocasionar

As duas principais emergências psiquiátricas, o risco de suicídio e a agitação psicomotora, via de regra, significam um estágio crítico de um transtorno mental subjacente. O risco de suicídio, por exemplo, pode estar presente em pessoas sofrendo de um episódio depressivo grave, bem como em indivíduos submetidos a estresse agudo, sofrendo de um episódio de psicose, ou com um transtorno de personalidade tipo *borderline*.

A agitação psicomotora, por sua vez, é mais comumente relacionada com episódios psicóticos agudos que ocorrem em doenças como a esquizofrenia e o transtorno bipolar em fase maníaca, mas pode ocorrer também em outras doenças mentais (como no autismo, no retardo mental, nos transtornos de personalidade ou nas demências), intoxicação ou abstinência de substâncias psicoativas e doenças clínicas (seja em um quadro de *delirium* ou em alguma das patologias descritas no Quadro 256.2).[8]

Quadro 256.2 | Causas clínicas de agitação psicomotora

▶ Trauma craniano
▶ Meningite, encefalite ou outra infecção do sistema nervoso central
▶ Encefalopatia (particularmente hepática ou renal)
▶ Exposição a metais pesados
▶ Problemas metabólicos (hiponatremia, hipocalcemia, hipoglicemia)
▶ Hipóxia
▶ Doença da tireoide
▶ Convulsão (estado pós-ictal)
▶ Intoxicação medicamentosa

Fonte: Adaptado de Garriga e colaboradores.[9]

O que fazer

A abordagem inicial de uma emergência psiquiátrica deve ser em parte semelhante ao manejo de outras emergências médicas: a prioridade não é o imediato e completo entendimento diagnóstico da situação; o fundamental é que o médico tome atitudes que visem a preservar a vida do paciente naquele momento. Ou seja, em casos como o de uma pessoa com intensa ideação suicida, o mais correto é determinar como se manejará a situação naquele momento, protegendo a pessoa de acesso aos meios de efetuar o ato suicida, não se atendo, logo de início, ao diagnóstico diferencial das possíveis patologias subjacentes. Da mesma maneira, em um indivíduo em agitação psicomotora com comportamento violento, não há tempo para que se obtenha uma anamnese formal; o fundamental é minimizar imediatamente os riscos de agressão a si ou a terceiros.

Uma vez tomados esses cuidados iniciais, o desafio seguinte é estabelecer um diagnóstico situacional mais claro. Hales e cols.[10] propõem que, depois de controlados os riscos imediatos, o próximo passo é diferenciar o quadro em: 1) patologia psiquiátrica; 2) patologia clínica cursando com sintomas psiquiátricos; ou 3) ausência de patologia maior, situação em que o comportamento pode ser explicado por reação a estresses ou a transtornos de personalidade. A utilidade dessa classificação é definir quais pessoas podem estar precisando de uma avaliação para patolo-

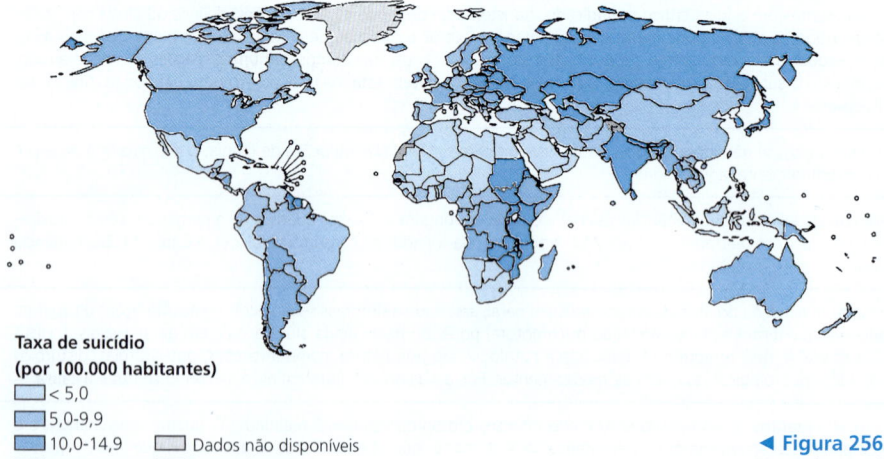

◀ Figura 256.1
Taxas de suicídio em diferentes países segundo a Organização Mundial da Saúde.
Fonte: World Health Organization.[1]

[a] Estados-membros da OMS com população abaixo de 250.000 em 2012 não foram incluídos na análise.

gias clínicas potencialmente graves e urgentes, como acidentes cerebrovasculares ou infecções.

Anamnese

A anamnese de um indivíduo em emergência psiquiátrica deve ser realizada de acordo com a natureza da situação. Muitas vezes, a pessoa, em função do seu transtorno, não consegue informar adequadamente os dados que o médico precisa saber. Nesse caso, a informação prestada por familiares ou outros acompanhantes (amigos, vizinhos, policiais) é de suma importância. Um aspecto essencial é que, mesmo que o indivíduo não concorde, ao menos um familiar (ou responsável legal) deve ser ouvido; isso se deve ao fato de que a pessoa acometida de intenso transtorno pode ocultar informações importantes para a conduta médica, como o uso de substâncias psicoativas.

O Quadro 256.3 sugere algumas formas de abordagem inicial em uma emergência psiquiátrica. Obviamente, deve-se obter a anamnese da forma mais completa possível, levando em conta a história médica prévia da pessoa, bem como a história familiar de doenças psiquiátricas.

O risco de suicídio apresenta algumas armadilhas diagnósticas, às quais o médico de família e comunidade deve estar alerta. A primeira delas é que muitos médicos evitam perguntar a uma pessoa deprimida se ela pensa em acabar com a própria vida, possivelmente por medo de que essa pergunta possa sugerir ao indivíduo que cometa o ato. Na verdade, esse questionamento não aumenta o risco em si,[3] sendo, na verdade, a chance de se detectar o problema antes de que ocorra o desfecho fatal. Portanto, o médico de família, diante de qualquer transtorno mental que se apresente, deve perguntar ativamente sobre ideação suicida, que, uma vez detectada, deve ser manejada adequadamente. Um estudo inglês mostrou que, em idosos, as queixas mais frequentes nos 6 meses anteriores ao ato suicida foram depressão e dores,[11] o que alerta para a necessidade de se suspeitar de ideação suicida nessas situações. O Quadro 256.4 exemplifica como o médico de família pode investigar ativamente o risco de suicídio.

Quadro 256.4 | Abordagem em caso de suspeita de ideação suicida

A sugestão a seguir leva em conta uma aproximação gradual, mas incisiva, a uma pessoa com suspeita de ideação suicida. O fundamental é que o questionamento evolua objetivamente, de modo que o médico de família, ao fim da consulta, não tenha dúvidas sobre a presença ou não do risco.

- ▶ Olhe, você parece estar em um quadro de bastante angústia. Com qual intensidade isso está lhe afetando? Vê solução para esse problema?
- ▶ Parece que você vem sofrendo muito com essa situação. Sabe, às vezes, as pessoas, no seu lugar, ficam tão desesperadas que pensam em acabar com a própria vida. Isto chegou a passar pela sua cabeça nos últimos dias?
- ▶ Então, há algumas coisas que preciso lhe perguntar, e gostaria que você fosse bastante sincero, pois só assim poderei lhe ajudar... Parece-me que você está sem esperança e me preocupa você querer acabar com sua vida. Chegou a pensar nisso, correto?
- ▶ Você chegou a imaginar como seria se matar? Tem ideia de como fazer isso? E dispõe desse meio? Chegou a marcar uma data?
- ▶ O que você acha que vai acontecer com seus familiares se você se matar? Você quer acabar com sua vida, com a vida que está levando? Permite que tente lhe ajudar?
- ▶ Vejo que você não vê saída. Nesse caso, o melhor lugar para ajudar você seria em um ambiente protegido, como um hospital. Vamos conversar sobre isso?

A segunda armadilha diagnóstica é confundir ideias de morte relatadas pela pessoa, com ideação suicida propriamente dita, situação que pode levar a uma indicação de internação psiquiátrica sem real necessidade, culminando em um risco de dano iatrogênico – e ferindo assim os princípios da prevenção quaternária. Ideias de morte são fenômenos comuns em pessoas com episódios depressivos e, inclusive, consistem em um dos critérios diagnósticos sobre episódio depressivo preconizado pela Associação Americana de Psiquiatria, em seu *Manual Diagnóstico e Estatístico* (DSM-5).[12] Esses sintomas revelam a fantasia

Quadro 256.3 | Abordagem inicial de uma emergência psiquiátrica

Risco de suicídio	Ver Quadro 256.2
Agitação psicomotora	Ver texto. É recomendável questionar sobre o uso de substâncias – aliás, isso vale para todos os casos!
Psicose aguda	Essencial se ter um informante confiável
	Quando há suspeita, mas o quadro não é claro, são úteis perguntas para investigar alucinações: "Ultimamente você teve alguma experiência estranha ou esquisita? Você tem ouvido vozes, ou visto vultos, quando não há ninguém perto de você?" Para averiguar delírios (em geral, paranoides): "Você se sente prejudicado ou perseguido por outras pessoas? Sente que desconhecidos olham muito para você e fazem comentários a seu respeito?"
	Em pessoas com ansiedade ou depressão, esses podem servir como ponte para questionar sintomas psicóticos: "Você sente que seu nível de tensão anda tão alto que tem sentido coisas estranhas, como ouvir vozes ou ficar muito desconfiado?"
Transtornos de humor	Ver capítulos específicos. Essencial inquirir sobre ideação suicida.
Uso de substâncias psicoativas	"Você usou álcool ou outras drogas recentemente? Medicamentos? Quando foi isso, da última vez? Qual quantidade? Se não ingeriu recentemente, vinha ingerindo regularmente e parou?"
Delirium	Nesse caso, um informante é fundamental. "Desde quando ele ficou assim? Está comendo? Está muito sonolento, apagado ou confuso?" Testar a orientação é necessário: "Você sabe onde está?". Alucinações visuais também devem ser questionadas
Transtornos de ansiedade	Inquirir sobre preocupações ou tensão excessiva. Frequentemente a pessoa refere sintomas cardiovasculares e neurológicos (p. ex., palpitações, dor torácica, tonturas, parestesias, dificuldade de movimentar os membros). O medo de morrer ou enlouquecer é comum no pânico. Pesquisar desencadeantes (p. ex., cafeína, medicamentos) ou estresses agudos

de que morrer possa ser uma solução para o sofrimento que se está vivendo. A ideação suicida, entretanto, é uma crença irrefutável de que a única saída seja se matar. Essa com ideação suicida, em geral, perderam a esperança de que suas vidas melhorem e veem na morte a melhor alternativa. Essa possibilidade deve ser considerada, em especial em pessoas que apresentem uma combinação substancial dos chamados fatores de risco para suicídio, detalhados no Quadro 256.5. A ideação suicida pode, progressivamente, se estruturar em um plano (o plano suicida), que consiste na escolha do método pelo qual a pessoa intenciona cometer o ato – o meio, o local, o horário. É importante perguntar com qual meio ela planeja se matar (arma de fogo, arma branca, ingestão de medicamentos, enforcamento) e confirmar se dispõe desses meios. Uma pessoa com ideação suicida que já tenha um plano estruturado e que escolheu um meio de alta letalidade está em extremo risco e tem indicação formal de internação psiquiátrica de emergência. Segundo McWhinney,[2] o risco de suicídio pode ser medido pela persistência do pensamento, sua especificidade em termos de detalhes e a existência de reais planos de suicídio.

Por fim, uma terceira armadilha é ilustrada por Hales e cols.[10] em seu *Tratado de psiquiatria clínica*, cujo texto é aqui citado:

> Um dos provérbios da medicina diz que durante um ataque cardíaco, o primeiro procedimento é contar o próprio pulso. Isso sugere que o clínico monitore suas próprias reações a situações potencialmente fatais, em especial porque elas podem interferir em sua capacidade de avaliar a situação de forma precisa. O paciente suicida pode provocar uma variedade de emoções desagradáveis, como ódio, medo e inquietação, as quais podem atrapalhar a capacidade de estabelecer a harmonia adequada entre médico e paciente. Como resultado disso, as questões associadas à ideação ou à intenção suicida podem ser apressadas, proteladas até o final da consulta ou até omitidas.

Em pessoas em agitação psicomotora, por sua vez, e principalmente naqueles com comportamento hostil ou agressivo, a primeira conduta é apenas conseguir estabelecer algum diálogo mínimo, mesmo que isso pareça não ser possível. Vale lembrar algumas sugestões para evitar que o profissional seja agredido. Dalgalarrondo[13] ressalta que é fundamental escolher um ambiente seguro para a tomada da história clínica, com possibilidade de evasão ou pedido de ajuda; lembrar-se de que a atitude hostil é decorrente do transtorno do paciente, e não culpa do entrevistador; e adotar atitude discreta, tranquila e serena, especialmente com pacientes paranoides. Muitas vezes, o mais indicado é entrevistar a pessoa com a vigilância permanente do segurança da Unidade Básica de Saúde. O Quadro 256.6 lembra os cuidados ao atender o paciente agressivo.

Exame físico

O exame físico é muito importante, sobretudo no diagnóstico diferencial das situações subjacentes às emergências psiquiátricas. Logo que possível, o exame deve ser realizado de maneira completa, prestando-se atenção especial aos seguintes aspectos:

- A aparência geral do indivíduo bem como sua atitude podem revelar sinais de abuso de álcool (p. ex., hálito alcoólico, telangiectasias faciais ou ascite) ou patologias psicóticas crônicas (p. ex., maus cuidados com higiene pessoal, na esquizofrenia).
- Sinais vitais podem fazer suspeitar de patologias clínicas subjacentes.
- Nível de sensório, quando rebaixado, pode sugerir *delirium*.
- Lesões traumáticas podem ter ocorrido durante agitação ou tentativa de suicídio.
- Presença de cicatrizes pode sugerir tentativas prévias de suicídio.

O exame do estado mental (EEM) é outra ferramenta que pode ajudar no estabelecimento de um diagnóstico diferencial das síndromes de emergência psiquiátrica. Em uma emergência, o EEM pode ajudar especialmente a diferenciar uma patologia mental secundária a outros quadros médicos gerais de uma patologia psiquiátrica. A leitura complementar traz uma boa referência[2] para o estudo dessa ferramenta.

Exames complementares

Os exames complementares podem ser úteis para diagnosticar patologias clínicas que possam desenvolver-se como uma emergência psiquiátrica. Devem ser realizados, *a priori*, em uma Unidade de Pronto-atendimento ou emergência hospitalar, quando o médico de família julgar necessário.

Quadro 256.5 | Fatores de risco para suicídio

- Doença mental (principalmente depressão, esquizofrenia ou abuso de álcool/drogas)*
- Tentativa prévia
- Homem > mulher (4.1)
- Ter mais de 45 anos
- Sofrer de doença clínica
- Raça caucasiana
- Alta recente de hospital psiquiátrico (< 6 meses)
- Abuso e dependência de álcool
- Desesperança
- Estresse aumentado
- Impulsividade e/ou agitação
- Viver sozinho
- Baixa autoestima
- Epidemias de suicídio
- Não estar casado
- História familiar de suicídio
- Estar desempregado
- Perdas recentes
- Algumas profissões: médico, dentista, artista, advogado, mecânico
- Ser imigrante
- Depressões sociais econômicas
- Medicações: reserpina, corticosteroides, anti-hipertensivos, alguns quimioterápicos
- Comportamento criminoso
- Identidade bissexual ou homossexual
- Delírios e/ou alucinações
- Separação ou perda dos pais precocemente
- Hipocondria
- Religião protestante ou ser ateu

Fonte: Adaptado de Sadock e Sadock[3] e Hales e colaboradores.[10]

Quadro 256.6 | Cuidados ao atender o paciente hostil ou agressivo

- Garantir a própria segurança, em primeiro lugar
- Se não há segurança, chamar pessoal treinado (p. ex., polícia, equipe especializada)
- Tomar assento mais perto da porta ou da via de saída do ambiente
- Não dar as costas ao paciente
- Manter distância do paciente, apropriada à situação
- Falar em tom calmo, amigável e mostrar-se disposto a ajudar
- Não realizar movimentos bruscos que possam ameaçar o paciente

Fonte: Adaptado de Baldaçara e Cordeiro.[14]

Os exames devem ser utilizados principalmente para o rastreamento de causas metabólicas e infecciosas de quadros de agitação psicomotora e primeiros episódios psicóticos. O Quadro 256.7 relaciona os principais exames laboratoriais e sua utilidade nas emergências psiquiátricas.[15] O Quadro 256.8 lista uma série de pistas para que o médico suspeite de possível doença clínica mimetizando doença psiquiátrica.

Exames de neuroimagem, como a tomografia computadorizada (TC) de crânio, podem ser eventualmente úteis, em especial em pacientes idosos, com maior risco de eventos cerebrovasculares que cursem com sintomas psiquiátricos. Em emergência, a TC de crânio deve ser realizada sem contraste. Outros exames de neuroimagem, como a ressonância magnética (RM) de encéfalo, a TC de crânio com contraste (para pesquisa de lesões intracranianas) e o eletrencefalograma (EEG) (prova que pode identificar quadros epiléticos), em princípio, devem ficar a cargo de uma investigação complementar.

Conduta proposta

São sugeridas a seguir ideias para o manejo do risco de suicídio e da agitação psicomotora. Para o manejo das outras emergências, recomenda-se a leitura dos outros capítulos da Seção XXIII.

Risco de suicídio

A primeira decisão a ser tomada em relação a uma pessoa que apresenta risco de suicídio é em que cenário se fará o seu tratamento. Ainda que em geral a literatura preconize a internação psiquiátrica como mandatária, alguns autores consideram que pessoas com um risco não tão extremo possam ser manejadas ambulatorialmente, em acompanhamento próximo à equipe de saúde. Sadock e Sadock[3] defendem que devem ser internadas pessoas sem um suporte familiar/social forte, que tenham indícios de comportamento impulsivo e com um plano de suicídio concreto.

Diversos instrumentos têm sido propostos para se avaliar o risco de suicídio, mas nenhum se tem mostrado confiável. Uma diretriz americana[16] propõe que a decisão de internar uma pessoa deve ser tomada após uma adequada avaliação de risco com base em alguns itens essenciais que ajudarão o profissional a planejar o manejo do problema. Essa avaliação é sumarizada no Quadro 256.9, a seguir.

Pessoas com alto risco devem ser referenciadas para um serviço de urgências. Pessoas com médio risco podem ser referenciadas para avaliação com especialista o mais breve possível. Pessoas sem um plano e com um bom suporte de cuidadores podem ser manejadas ambulatorialmente pelo médico de família e comunidade, em cuidado colaborativo com especialista em saúde mental.[8] O Quadro 256.10 lista atitudes importantes para esse manejo ambulatorial.

Após estar em ambiente seguro, deve ser avaliado a necessidade de receber medicações. O alvo é o tratamento da patologia de base; ou seja, antidepressivos, estabilizadores de humor, ansiolíticos e antipsicóticos são considerados conforme o caso. Recente revisão sistemática com metanálise revelou que o lítio tem reduzido o risco de suicídio em pessoas com transtornos de humor.[17] Sobre os antidepressivos, é importante lembrar-se de que, em indivíduos jovens, sua prescrição tem sido associada a aumento do risco de suicídio.[16] Nesses casos, é essencial acompanhamento regular – minimamente semanal – para detectar qualquer piora. Os antipsicóticos estão indicados para pessoas que estejam sofrendo de agitação psicomotora intensa, ou ainda sintomas psicóticos relacionados a transtornos de humor ou esquizofrenia, como alucinações, delírios ou marcada desorganização do comportamento. Um melhor detalhamento do tratamento das patologias de base é encontrado em capítulos específicos neste Tratado.

Quadro 256.7 | Exames complementares nas emergências psiquiátricas

Exame	Útil na suspeita de:
Hemograma	Anemia em casos de depressão, infecção em casos de *delirium* ou psicose
Glicose	*Delirium* por hiper/hipoglicemia
Alcoolemia	Em casos de agitação ou psicose
Provas hepáticas e renais	*Delirium*
EQU e urocultura	*Delirium*
Anti-HIV 1 e 2	*Delirium*, transtorno de humor, psicose, demência
VDRL	*Delirium*, transtorno de humor, psicose, demência
Vitamina B_{12}	Demência
Provas de função da tireoide	Hipo/hipertireoidismo, em casos de depressão, pânico, demência
Radiografia torácica	Pneumonia ou EP, em casos de *delirium*
TC de crânio sem contraste	Pode auxiliar no diagnóstico de lesões intracerebrais hemorrágicas, isquêmicas ou neoplásicas em quadros de *delirium*, psicose ou alteração de personalidade

EQU, exame qualitativo de urina; VDRL, *veneral disease research laboratory*; EP, embolia pulmonar; TC, tomografia computadorizada.

Fonte: Adaptado de Tylee e Rihmer.[7]

Quadro 256.8 | Sinais que podem sugerir doença clínica causando emergência psiquiátrica

- ▶ Início abrupto
- ▶ Tremor, ataxia
- ▶ Desorientação
- ▶ Idade > 40 anos
- ▶ Sem patologia psiquiátrica prévia
- ▶ Alucinações visuais
- ▶ Exame físico alterado
- ▶ Breves episódios de lucidez

Fonte: Adaptado de Tylee e Rihmer.[7]

> ▶ Novidades têm surgido na literatura em relação a medicamentos que reduzem o risco de suicídio em grupos específicos. O lítio tem reduzido o risco de suicídio em pessoas com depressão unipolar e bipolar, devendo, se não contraindicado, ser adicionado aos esquemas medicamentosos no tratamento desses problemas. Em casos de psicose, a clozapina tem sido útil em diminuir o risco de suicídio, e seu uso deve ser cogitado, tomando-se todas as precauções necessárias ao caso.[16]

Quadro 256.9 | Avaliação do risco de suicídio[16]

Recomendação	Observações
Avalie os pensamentos suicidas, as tentativas de suicídio (atual ou prévia) e o comportamento da pessoa – incluindo sinais de alerta	*Pensamentos:* distinguir ideias de morte de ideias de automutilação ou ideias suicidas. Identifique pensamentos que têm protegido contra o ato
	Tentativa(s): avalie se houve desejo de morrer, e a força desse desejo, bem como o entendimento das consequências da tentativa atual, se existiu. Avalie tentativas prévias – e fatores que a interromperam
	Comportamento: procure saber se houve atos preparatórios (escolha e preparação do método, elaboração de carta de despedida). Investigue tentativas prévias e como foram conduzidas. Detecte sinais de alerta, como abuso de substância, desesperança, falta de razão para viver, raiva, inquietação, isolamento, culpa ou vergonha, ansiedade, alterações do sono ou humor
Faça um balanço entre os fatores de risco e os fatores protetivos	Avalie os itens expostos no Quadro 256.3, incluindo disponibilidade de meios (ter arma em casa, medicamentos, venenos, etc.). Avalie se há perfil impulsivo – um risco em especial
	Identifique, por outro lado, fatores protetivos, como sistema familiar/social de suporte, traços de personalidade positivos, razões para viver, acesso a serviço de saúde. Se a pessoa está intoxicada por substância, referencie a um serviço de urgências. Isso ajudará a identificar *pessoas de risco* e *momentos de risco*
Observe a pessoa durante a consulta. Falta de uma boa relação com o profissional pode aumentar o risco	Como sugestão, leia os capítulos sobre MCCP (Cap. 15, Consulta e abordagem centrada na pessoa e Cap. 35, Abordagem familiar)
Seja empático e objetivo. Isso ajudará na coleta de informações e na adesão ao tratamento	Empatia é colocar-se no lugar do outro; é conectar-se com algum sentimento/experiência pessoal prévia própria que auxilie a entender o sofrimento pelo qual a pessoa está passando. A empatia é terapêutica por si própria, pois demonstra à pessoa em atendimento o interesse do profissional
Use as informações anteriores para justificar um eventual referenciamento a serviço de emergência	Pessoas com alto risco: referencie para um serviço de urgências
	Pessoas com médio risco: consiga uma avaliação com um especialista
	Pessoas com baixo risco: consiga uma interconsulta ou avaliação com um especialista
	Pessoas sem risco agudo: acompanhe periodicamente. A ideação suicida pode ser recorrente
	Pessoas com risco indeterminado: consiga uma avaliação com um especialista

MCCP, método clínico centrado na pessoa.
Fonte: Adaptado de Assessment and Management of Risk for Suicide Working Group..[16]

Quadro 256.10 | Atitudes importantes no manejo ambulatorial da pessoa com ideação suicida

▶ Deixar um cuidador próximo da pessoa 24 h por dia
▶ Obter consentimento informado do familiar ou responsável legal, comunicando os riscos do manejo ambulatorial
▶ Agendar retorno em 24 h
▶ Orientar como deixar um ambiente com o mínimo de riscos (sem acesso aos meios de autoagressão e sem acesso aos medicamentos, que devem ser fornecidos pelo cuidador)
▶ Orientar sobre sinais de piora. Oferecer suporte telefônico ou serviço de atendimento de emergência, no caso de piora em horário em que a Unidade de APS está fechada
▶ Fornecer estas informações por escrito

Fonte: Adaptado de Baldaçara e Cordeiro[14] e Assessment and Management of Risk for Suicide Working Group..[16]

Em relação à abordagem psicológica, a escolha de psicoterapia deve ser feita pelo profissional especializado.[16] De maneira geral, psicoterapia cognitivo-comportamental e terapia de solução de problemas, ambas focadas na ideação suicida, parecem ser especialmente úteis em pacientes não psicóticos. Psicoterapia dialética-comportamental tem-se mostrado útil em pessoas com transtorno de personalidade *borderline*.[18] Em adolescentes, o envolvimento da família é muito importante para a eficácia da intervenção psicológica.[19] Por fim, a eletroconvulsoterapia ainda é um recurso para casos graves, refratários e/ou com alto risco. Esse é um procedimento que deve ter indicações, técnica e profissionais adequados para sua administração, mas apresenta bons resultados. Deve ser especialmente considerado em quadros depressivos, maníacos, de estresse pós-traumático e esquizofrenia.[16]

Agitação psicomotora

A abordagem da agitação psicomotora envolve três tipos de manejo:[20] ambiental e organizacional, atitudinal e farmacológico. Quanto aos dois primeiros, o fundamental é que a UBS esteja capacitada a lidar com situações de agitação, o que em geral não é a realidade. Em pessoas que apresentam alto risco de agressividade, a contenção mecânica pode ser necessária; nesses casos, a não ser que a equipe de APS esteja treinada, recomenda-se que um serviço móvel de atendimento de urgência seja contatado, ou, eventualmente, a própria força policial. A contenção mecânica é um último recurso a ser utilizado, pois está associada a riscos, como asfixia, traumas diversos e aumento do estresse.

Recente consenso internacional[9] reforça seis objetivos principais a serem atingidos: excluir causas clínicas, estabilizar a crise rapidamente, evitar coerção, tratar em ambiente menos restritivo possível, formar uma aliança terapêutica e garantir um plano de cuidados apropriado. Esse consenso propõe que, antes de contenção, se utilize uma técnica atitudinal chama "de-escalonamento", na qual são importantes os passos listados no Quadro 256.11.

Quanto à abordagem farmacológica, o objetivo principal é a tranquilização da pessoa, reduzindo os riscos de que ela se machuque ou cause danos a outros. O esquema medicamentoso ideal deve acalmar a pessoa sem sedá-la excessivamente, ser administrado por via oral e em monoterapia (ou mesmo inalado, quando esta opção é disponível), evitando-se a via intravenosa. As doses iniciais devem ser pequenas, e ajustadas conforme a necessidade. A Tabela 256.1 lista as medicações úteis para o manejo da agitação, destacando-se a olanzapina, o haloperidol e a risperidona. A associação haloperidol e levomepromazina por via oral é superior ao haloperidol em monoterapia, e pode ser

Quadro 256.11 | Princípios da técnica de "de-escalonamento"

1. Respeite o espaço e a pessoa
2. Não seja provocativo
3. Estabeleça contato verbal
4. Seja conciso
5. Identifique desejos e sentimentos
6. Ouça atentamente o que a pessoa diz
7. Estabeleça limites claros
8. Ofereça alternativas e seja otimista
9. Oriente a pessoa e a equipe

Fonte: Adaptado de Garriga e colaboradores.[9]

útil para casos mais graves. Associações entre antipsicóticos (haloperidol ou risperidona) e benzodiazepínicos (clonazepan ou lorazepan) também se mostraram eficazes em ensaios clínicos. Um cuidado específico é evitar o uso de olanzapina e bezodiazepínicos, devido aos riscos de sedação excessiva e depressão respiratória. Não há ensaios clínicos de alta qualidade avaliando benzodiazepínicos orais em monoterapia.[9]

▶ Em relação a tratamentos intramusculares, em recente consenso internacional, destaca-se a eficácia superior da olanzapina, seguida do midazolan, ambos mais eficazes do que o haloperidol. Entretanto, a associação haloperidol e prometazina é mais eficaz do que o primeiro em monoterapia, e a associação de haloperidol e bezodiazepínico se mostrou similar à olanzapina. Portanto, na indisponibilidade de olanzapina, e em casos graves, *a administração de midazolan intramuscular (associado ou não a haloperidol), ou haloperidol e prometazina são opções de escolha*, lembrando que esta última deve ser evitada em pessoas com histórico de cardiopatia ou intervalo QT prolongado.[9]

Em pessoas com problemas com álcool, é bom recordar a preferência porantipsicóticos na intoxicação, e benzodiazepínicos em casos de abstinência.

Por fim, uma vez que a pessoa esteja tranquilizada, é fundamental que se defina o plano imediato de cuidados, que pode incluir referenciamento a um serviço de urgências (para avaliação clínica detalhada ou mesmo internação psiquiátrica) ou apenas um ajuste no tratamento psiquiátrico de base – preferencialmente em colaboração com o especialista.

Prognóstico e complicações possíveis

Risco de suicídio

O pior desfecho de uma tentativa de suicídio é que esse seja consumado. Mesmo que haja um esforço da equipe, há pessoas que acabam se matando. Felizmente, a maioria das tentativas não obtém êxito.

Um período de especial perigo são os 6 primeiros meses após uma hospitalização psiquiátrica, janela de tempo em que ocorre a grande maioria das novas tentativas.[3] Esse é, portanto, um período em que a busca ativa por parte da equipe pode ser benéfica.

É importante lembrar que cicatrizes físicas e psicológicas podem permanecer após uma tentativa de suicídio. Portanto, um acompanhamento frequente com o médico de família e, se necessário, com o psiquiatra ou o psicólogo, se faz útil. O comportamento suicida pode recorrer. O tratamento adequado da doença psiquiátrica de base é fundamental, uma vez que 95% dos suicídios ocorrem em pessoas com perturbações psiquiátricas.[3]

Agitação psicomotora

A agitação psicomotora não controlada pode oferecer perigo de lesões físicas e, inclusive, risco de morte ao paciente e a terceiros. Seja por autoagressão, seja por fadiga relacionada à extrema agitação, a pessoa agitada fica vulnerável a complicações de saúde. Deve-se lembrar dos riscos da contenção mecânica, reservando-se essa estratégia como último recurso. Novamente, ressalta-se a necessidade de um acompanhamento próximo dessas pessoas após controlado o episódio agudo de agitação, a fim de obter-se um melhor entendimento do problema e de se propor um plano de cuidados adequado à pessoa.

▶ Em face das evidências de possível aumento do risco de suicídio com antidepressivos em jovens, o médico deve realizar acompanhamento frequente dessas pessoas nesses casos, ao menos até a redução significativa do risco de suicídio.

Erros mais frequentemente cometidos

No risco de suicídio

▶ Não perguntar diretamente ao paciente sobre ideias de suicídio.
▶ Confundir ideias de morte com ideação suicida e indicar sem necessidade a internação psiquiátrica.
▶ Não entrevistar um familiar do paciente que se apresenta com patologia psiquiátrica potencialmente grave.
▶ Prescrever uma quantidade de medicação que, se ingerida totalmente, pode ser fatal.
▶ Referenciar ao ambulatório especializado pessoas que devem ser referenciadas a serviços de urgência.
▶ Não realizar busca ativa do paciente após a aparente amenização do quadro ou após regressar de internação.

Na agitação psicomotora

▶ Demorar a atender a pessoa, deixando-a na recepção, situação que pode aumentar sua tensão.
▶ Atender a pessoa sem as devidas medidas de proteção contra agressão.
▶ Priorizar uso de medicação e contenção mecânica, não aplicando as técnicas de "de-escalonamento".
▶ Utilizar medicamentos parenterais quando os medicamentos orais seriam suficientes.
▶ Aplicar benzodiazepínico intravenoso em local sem suporte para eventual depressão respiratória.
▶ Tentar conter mecanicamente um paciente com auxílio de equipe não treinada.

Atividades preventivas e de educação

Prevenir o suicídio não tem sido tarefa fácil. A U.S. Preventive Services Task Force,[22] em sua recomendação de 2014[23] reforçou os achados de 2004 de que, apesar de ajudar a identificar alguns adultos em risco, não há evidências suficientes para recomendar ou contraindicar o rastreamento da ideação suicida em cenários de APS. Nesse mesmo documento, a USPSTF re-

Tabela 256.1 | **Alguns fármacos úteis no manejo da agitação psicomotora em atenção primária à saúde**

	Posologia	Principais efeitos adversos	Observações
Antipsicóticos			
Haloperidol	▶ VO ▶ 2,5-5 mg de 30/30 min ▶ Máx. 15 mg ▶ IM ▶ ½-1 ampola de 5 mg de 30/30 min ▶ Máx. 15 mg	Sintomas extrapiramidais, distonia, discinesia, acatisia, SNM	▶ Priorizar em casos de psicose franca
Risperidona	▶ VO ▶ 2 mg a cada 1 h ▶ Máx. 4 mg	Hipotensão, sedação, sonolência	▶ Melhor perfil de efeitos adversos do que haloperidol, mas menos estudos
Levomepromazina	▶ VO ▶ 25 mg, a cada 1 h ▶ Máx. 200 mg	Sedação excessiva, hipotensão, efeitos anticolinérgicos, arritmias, diminuição do limiar convulsivo	▶ Evitar, pelo perfil de efeitos adversos. Alternativa quando os outros fármacos não puderem ser usados, principalmente em associação com haloperidol
Olanzapina	▶ VO ▶ 5-10 mg, a cada 2 h ▶ Máx. 20 mg ▶ IM ▶ ½ ampola de 10 mg a cada 2 h ▶ Máx. 10 mg	Sedação, efeitos anticolinérgicos (risco de arritmia), convulsões	▶ Caro ▶ Não associar com benzodiazepínicos ▶ Curta duração
Benzodiazepínicos			
Lorazepam	▶ VO ▶ 1 mg a cada 1 h ▶ Máx. 4 mg	Sonolência, hipotensão, depressão respiratória	▶ É o benzodiazepínico IM de escolha nos EUA, mas não disponível no Brasil
Midazolam	▶ VO ▶ 7,5-15 mg, dose única ▶ IM ▶ ½ ampola (5 mg/mL) ▶ Máx. 5 mg	Sonolência, hipotensão, depressão respiratória	▶ Rápido início de ação, mas atentar para depressão respiratória
Prometazina	▶ Via oral ▶ 25-50 mg ▶ Dose única ▶ IM ▶ ½ ampola de 25 mg/mL ▶ Dose única	Efeitos anticolinérgicos, arritmia, sedação excessiva, depressão respiratória	▶ Usar somente associada ao haloperidol, pois parece potencializar a tranquilização e reduzir os riscos de efeitos extrapiramidais

IM, intramuscular; VO, via oral; SNM, síndrome neuroléptica maligna.
Fonte: Adaptada de Baldaçara e Cordeiro,[14] Montovani e colaboradores[20] e Huf e colaboradores.[21]

lata que a Canadian Task Force on Preventive Health Care tem a mesma recomendação, mas alerta para que os clínicos estejam atentos a pessoas com transtornos mentais, como depressão e abuso de substâncias, história prévia de tentativa ou história familiar de suicídio. A OMS, por sua vez, defende que a restrição aos meios de suicídio (p. ex., substâncias tóxicas e armas de fogo), a identificação e o manejo das pessoas que sofrem de problemas psíquicos e de abuso de substâncias, a melhoria do acesso a serviços sociais e de saúde e a divulgação responsável do suicídio pela mídia são estratégias efetivas para a prevenção do suicídio.[1]

Dentro do contexto da APS, uma evidência interessante é a de que o treinamento de médicos de família pode reduzir os índices de suicídio.[15] Intervenções nos locais comuns de suicídio (como pontes ou estradas férreas) têm-se mostrado também eficazes na prevenção do suicídio, principalmente quando envolvem redução do acesso a esses locais. Disponibilização de ajuda (como uma linha telefônica no local), vigilância e divulgação responsável pela imprensa desses locais também parece ajudar, ainda que em grau menor.[24] Programas escolares de prevenção ao suicídio parecem ser úteis.[25]

Em 2014, a Associação Brasileira de Psiquiatria, em conjunto com o Conselho Federal de Medicina, escreveu uma cartilha sobre suicídio para profissionais de saúde.[26] Sobre a agitação psicomotora, o mais importante é que as pessoas em maior risco para esse comportamento sejam acompanhadas efetivamente por suas equipes de saúde, de modo a evitar a interrupção do tratamento das patologias mentais de base.

Papel da equipe multiprofissional

Idealmente, ao menos, os enfermeiros deveriam estar treinados no reconhecimento de ideação suicida. Há protocolos já desenvolvidos para esses profissionais.

Em casos de atendimento de pessoas agitadas, a recepção da Unidade Básica de Saúde deve informar a situação à equipe de acolhimento para que esta dê prioridade. Idealmente, todos os profissionais deveriam conhecer os princípios da técnica do "de-escalonamento".

REFERÊNCIAS

1. World Health Organization. World health statistics 2016: monitoring health for the SDGs [Internet]. Geneva; 2016 [capturado em 13 mar. 2018]. Disponível em: http://www.who.int/gho/publications/world_health_statistics/2016/EN_WHS2016_TOC.pdf.

2. McWhinney IR. A textbook of family medicine. 2nd ed. Oxford: Oxford University; 1997.

3. Sadock BJ, Sadock VA. Kaplan & Sadock's synopsis of psychiatry: behavioral sciences clinical psychiatry. 10th ed. Philadelphia: Lippincott Williams & Wilkins; 2007.

4. Jans T, Taneli Y, Warnke A. Suicide and self-harming behavior. In: Rey JM, editor. IACAPAP e-textbook of child and adolescent mental health. Geneva: International Association for Child and Adolescent Psychiatry and Allied Professions; 2015. p. 1-34.

5. Souza ML, Orellana JD. Suicide among the indigenous people in Brazil: a hidden public health issue. Rev Bras Psiquiatr. 2012;34(4):489-492.

6. Lovisi GM, Santos SA, Legay L, Abelha L, Valencia E. Análise epidemiológica do suicídio no Brasil entre 1980 e 2006. Rev Bras Psiquiatr. 2009;31(Supl II):S86-93.

7. Tylee A, Rihmer Z. Suicide and attempted suicide. In: Jones R, Britten N, Culpepper R, Gass D, Grol R, Mant D, et al. Oxford textbook of primary medical care. Oxford: Oxford University; 2004.

8. Golin V, Sprovieri SR. Condutas em urgências e emergências para o clínico. São Paulo: Atheneu; 2008.

9. Garriga M, Pacchiarotti I, Kasper S, Zeller SL, Allen MH, Vázquez G, et al. Assessment and management of agitation in psychiatry: Expert consensus. World J Biol Psychiatry. 2016;17(2):86-128.

10. Hales RE, Yudofsky SC, Talbott JA, editors. Textbook of psychiatry. 3rd ed. Washington: American Psychiatric; 1999.

11. Tadrosi G, Salibs E. Elderly suicide in primary care. Int J Geriatr Psychiatry. 2007;22(6):750-756.

12. American Psychiatric Association. Diagnostic and statistical manual of mental disorders: DSM-5. 5th ed. Washington; 2013.

13. Dalgalarrondo P. Psicopatologia e semiologia dos transtornos mentais. 3. ed. Porto Alegre: Artmed; 2019.

14. Baldaçara L, Cordeiro DC. Emergências psiquiátricas. São Paulo: Roca; 2007.

15. Watson ML, Sinclair DE. Psychiatric emergencies. In: : Jones R, Britten N, Culpepper R, Gass D, Grol R, Mant D, et al. Oxford textbook of primary medical care. Oxford: Oxford University; 2004.

16. Assessment and Management of Risk for Suicide Working Group. VA/DoD clinical practice guideline for assessment and management of patients at risk for suicide. Washington: Department of Veterans Affairs; 2013.

17. Cipriani A, Hawton K, Stockton S, Geddes JR. Lithium in the prevention of suicide in mood disorders: updated systematic review and meta-analysis. BMJ. 2013;346:f3646.

18. Prasko JP, Ociskova M, Kamaradova D, Latalova K, Vrbova K, Sedlackova Z, et al. Cognitive-behavioral therapy and dialectical-behavioral therapy in suicidal patients. Psychiatrie. 2014;18(1):8-17.

19. Kapusta ND, Fegert JM, Haring C, Plener PL. Psychotherapeutic interventions for suicidal adolescents. Psychotherapeut. 2014;59(1):16-23.

20. Mantovani C, Migon MN, Alheira FV, Del-Ben CM. Manejo de paciente agitado ou agressivo. Rev Bras Psiquiatr. 2010;32(Supl II):S96-103.

21. Huf G, Alexander J, Allen MH, Raveendran NS. Haloperidol más prometazina para la agresión inducida por psicosis. Chichester: John Wiley & Sons; 2009.

22. U.S. Preventive Services Task Force. Screening for suicide risk: recommendation and rationale [Internet]. Rockville; 2004 [capturado em 13 mar. 2018]. Disponível em: http://annals.org/aim/fullarticle/717471/screening-suicide-risk-recommendation-rationale.

23. O'Connor E, Gaynes BN, Burda BU, Soh C, Whitlock EP. Screening for and treatment of suicide risk relevant to primary care: a systematic review for the US Preventive Services Task Force. Ann Intern Med. 2013;158(10):741-754.

24. Cox GR, Owens C, Robinson J, Nicholas A, Lockley A, Williamson M, et al. Interventions to reduce suicides at suicide hotspots: a systematic review. BMC Public Health. 2013;13:214.

25. Katz C, Bolton SL, Katz LY, Isaak C, Tilston-Jones T, Sareen J. A systematic review of school-based suicide prevention programs. Depress Anxiety. 2013;30(10):1030-1045.

26. Associação Brasileira de Psiquiatria. Suicídio: informando para prevenir. Brasília: CFM; 2014 [capturado em 13 mar. 2018]. Disponível em: https://www.cvv.org.br/wp-content/uploads/2017/05/suicidio_informado_para_prevenir_abp_2014.pdf.

SEÇÃO XXV ▸ CAPÍTULO 257

Dengue, Chikungunya e Zika

Sandro Rodrigues Batista
Fernanda Melchior
Carlos Henrique Martinez Vaz
Solomar Martins Marques

Dengue

Aspectos-chave

▸ A infecção por um dos sorotipos do vírus da dengue confere imunidade somente para aquele sorotipo específico. Após pequeno período de proteção cruzada contra todos os outros sorotipos, os pacientes que curaram infecções primárias passam a ser suscetíveis às novas infecções por outros sorotipos heterólogos. Teoricamente, podem ser infectados pelos quatro sorotipos.

▸ Segundo o Ministério da Saúde (MS) do Brasil, três fases clínicas podem ocorrer: febril, crítica e de recuperação. Os casos clínicos podem ser retrospectivamente classificados em: a) dengue; b) dengue com sinais de alerta; c) dengue grave.[1]

▸ A inexistência de tratamento específico para dengue, até o momento, demanda um acompanhamento clinico e laboratorial rigoroso com intervenções adequadas ao paciente.

Caso clínico

Elen, 5 anos, foi levada pela mãe ao atendimento médico por apresentar quadro de febre não aferida, mal-estar, apatia e hiporexia há um dia. O exame geral foi normal, com hemograma sem qualquer alteração. Assumida como virose inespecífica da infância, foi medicada com diclofenaco e solução fisiológica (SF) nasal. No 4º dia da doença, por ter iniciado vômitos e dor abdominal intensa e contínua, retornou à Unidade Básica de Saúde. Após olhar hemograma do 1º dia e examinar Elen, levantou-se a hipótese de rotavirose, sendo prescritos dipirona intravenosa (IV), na unidade, soro de reidratação oral (SRO) à vontade e bromoprida para casa. No 5º dia, como a criança estava letárgica e taquipneica, a mãe a levou novamente à UBS. Ela foi, então, transferida imediatamente a uma Unidade de Terapia Intensiva (UTI). Assumida como sepse, administrou-se ceftriaxone e soro de manutenção + dobutamina. Na UTI, hemograma apresentou: leucócitos: 1.700, hematócrito (Ht): 42 e plaquetas: 55.000. Clinicamente, estava hipotensa, com extremidades frias e pálidas. Foi coletada gasometria, que evidenciou acidose metabólica. Cinco horas após a internação, Elen teve parada cardiorrespiratória irreversível às manobras de reanimação. Foi constatado óbito 40 minutos após o início da reanimação. O intensivista preferiu encaminhar o corpo ao Serviço de Verificação de Óbitos (SVO), que, 2 meses depois, concluiu se tratar de dengue tipo 2 (DEN-2).

Teste seu conhecimento

1. Qual é a classificação de dengue na primeira consulta?
    a. Grupo A
    b. Grupo B
    c. Grupo C
    d. Grupo D

2. No 4º dia, como Elen já apresentava sinal de alerta, a melhor conduta inicial[2] na unidade seria:
    a. Repetir hemograma, solicitar pesquisa de rotavírus, urina I, sorologia para dengue, SRO, por 4 horas, e liberá-la com sintomáticos
    b. Repetir hemograma, dosar albumina e transaminases, SF 10 mL/kg na primeira hora e observação rigorosa
    c. Encaminhar imediatamente para UTI, por ser uma paciente potencialmente grave
    d. Fornecer SF, IV, 20 mL/kg, a cada 20 minutos, por 3 vezes, solicitar albumina e transaminases

3. Na situação de Elen, com quadro de hipotensão, extremidades frias, hemoconcentração e acidose metabólica, por se tratar de um caso de dengue, a suspeita é de:
    a. Dengue com sinais de alerta
    b. Dengue
    c. Dengue grave
    d. Dengue moderada

4. A maioria dos sinais de alerta é resultante do aumento da permeabilidade vascular, que marca o início do deterioramento clínico da paciente e sua possível evolução para o choque por extravasamento de plasma.[2] Das alternativas a seguir, qual é considerada de alerta?
    a. Prova do laço positiva
    b. Exantema pruriginoso
    c. Vômitos persistentes
    d. Hemodiluição

5. Medicamentos sintomáticos podem ser utilizados em pacientes com dengue. Porém alguns cuidados precisam ser tomados. Quais medicações são contraindicadas?
    a. Dipirona, paracetamol e antieméticos
    b. Paracetamol, dipirona e SRO
    c. SF, dopamina e dobutamina
    d. Ácido acetilsalicílico, diclofenaco e nimesulida

Respostas: 1A, 2B, 3C, 4C, 5D

Do que se trata

Dengue é uma doença febril aguda causada por um arbovírus e transmitida por mosquitos do gênero *Aedes*, especialmente pelo *Aedes aegypti*, com predomínio nas regiões tropicais. É a doença viral febril aguda mais comum transmitida por mosquito nas Américas. Após a introdução de duas novas doenças arbovirais (Chikungunya, em 2013, e Zika, em 2014), a dengue passou a fazer parte de uma tríade de doenças com importantes desafios para a saúde pública nas Américas. Pela semelhança entre sinais e sintomas iniciais das três arboviroses, a precisão inicial do diagnóstico é difícil, podendo levar a eventos fatais. O diagnóstico sorológico pode apresentar reação cruzada entre anticorpos da dengue e vírus Zika, complicando a confirmação laboratorial e comprometendo a vigilância epidemiológica. São conhecidos quatro sorotipos virais de dengue: DEN-1, DEN-2, DEN-3 e DEN-4.

Quando pensar

Deve-se pensar em dengue em todo paciente com doença febril aguda com duração de até 7 dias, acompanhada de pelo menos dois dos seguintes sintomas: cefaleia, dor retro-orbital, mialgia, artralgia, cansaço, exantema, associados ou não à presença de hemorragia. Além desses sintomas, a pessoa deve ter estado, nos últimos 15 dias, em área com epidemiologia positiva para dengue ou que tenha sido registrada a presença de *Aedes aegypti*.

O que fazer

Anamnese

Pacientes atendidos em áreas com registro de dengue, ou que tenham vindo há menos de 15 dias de área com epidemiologia positiva para dengue e apresentem febre aguda com duração inferior a 7 dias devem ser avaliados cronologicamente pensando na possibilidade de identificar o estadiamento clínico e antever situações de perigo. O primeiro passo é descobrir a duração da febre, pois a possibilidade de agravamento é maior na sua defervescência; o segundo passo é investigar a presença de sinais de alerta (Quadro 257.1). É importante cuidar o detalhamento de possíveis fenômenos hemorrágicos, como epistaxe, metrorragia, hemorragia intestinal, etc.

Exame físico

O exame físico deve ser completo, especialmente para detectar exantema, fenômenos hemorrágicos, sinais de alteração hemodinâmica e nível de consciência. Fazer um exame minucioso, dando atenção a fenômenos hemorrágicos espontâneos em áreas não expostas, como conjuntivas, gengivas, narinas e petéquias em membros inferiores (MMII). Caso não existam hemorragias espontâneas, há necessidade de se proceder à prova do laço.

Para verificação da "prova do laço", aferir a pressão arterial (PA) e calcular o valor médio pela fórmula: pressão arterial sistólica (PAS) + pressão arterial diastólica (PAD)/2. Insuflar o manguito até o valor médio e manter durante 5 minutos nos adultos e 3 minutos em crianças. Desenhar um quadrado com 2,5 cm de lado no antebraço e contar o número de petéquias formadas dentro dele; a prova será positiva se houver 20 ou mais petéquias em adultos e 10 ou mais em crianças. Se a prova do laço for positiva antes do tempo preconizado, ela pode e deve ser interrompida.

Na avaliação hemodinâmica, devem ser avaliados: enchimento capilar, turgor, aferição de PA em duas posições, frequência cardíaca (FC) e de pulso; ausculta e frequência respiratória (FR). Valorizar a presença de dor abdominal, principalmente em pediatria, e investigar ascite e hepatomegalia.

Exames complementares

O diagnóstico da dengue é feito a partir de dados clínicos e epidemiológicos com reforço de exames laboratoriais. No acompanhamento de pacientes com dengue, os exames complementares são divididos em específicos e inespecíficos.

Exames específicos

No início dos sintomas até o 5º dia da doença, o vírus está presente. Para detectar sua presença, podem-se utilizar: isolamento viral, pesquisa do genoma viral por reação em cadeia da polimerase (PCR) ou pesquisa do antígeno NS1. Ensaio de imunoabsorção enzimática (ELISA, do inglês *enzyme-linked immunosorbent assay*) NS1 e PCR-em tempo real são utilizados para identificação viral (vigilância virológica). Para casos graves de pacientes internados, PCR e NS1. A pesquisa de anticorpos imunoglobulina M (IgM) para dengue (ELISA IgM/MAC-ELISA IgM) é o exame preferencial para o diagnóstico de dengue, realizada em amostras coletadas do 7º ao 30º dia do início dos sintomas (Figura 257.1). ELISA NS1 não reagente não descarta a doença *dengue*, sendo necessário coletar uma *segunda* amostra do 7º ao 30º dia para pesquisa de anticorpo IgM, a fim de descartar a doença.

Quadro 257.1 | Sinais de alerta na dengue

A. Dor abdominal intensa (referida ou à palpação) e contínua
B. Vômitos persistentes
C. Acúmulo de líquidos (ascite, derrame pleural, derrame pericárdico)
D. Hipotensão postural e/ou lipotimia
E. Hepatomegalia maior do que 2 cm abaixo do rebordo costal
F. Sangramento de mucosa
G. Letargia e/ou irritabilidade
H. Aumento progressivo do hematócrito

DP, derrame pleural; Ht, hematócrito.
Fonte: Brasil.[2]

Exames inespecíficos

Hemograma, coagulograma, provas de função hepática, dosagem de albumina sérica e exames de imagem (sempre que houver indicação clínica). Os exames complementares auxiliam no diagnóstico, no acompanhamento e na avaliação das possíveis complicações, daí a necessidade de exame clínico minucioso.

As alterações mais comuns encontradas no hemograma são: leucopenia com neutropenia, presença de linfócitos atípicos, plaquetopenia e hemoconcentração (ver Figura 257.1), mas podem ser encontrados exames normais ou leve leucocitose. Geralmente, não há alterações importantes no hemograma antes das primeiras 48 horas de doença, portanto, quando solicitado precocemente, tal exame deve ser considerado a linha de base para o acompanhamento do paciente. Assim, exames normais não descartam a possibilidade de ser dengue, pois podem não ter sofrido modificações ainda por estarem no início da doença, ou simplesmente não terem alterações e se tratar de dengue sem expressão no hemograma.

Outros exames inespecíficos podem ser requeridos, como a dosagem de eletrólitos, sendo a principal alteração a hiponatremia, e dosagem de albumina sérica, pois a hipoalbuminemia é encontrada na febre hemorrágica. Observa-se, com muita frequência, aumento de transaminases, alteração de provas de coagulação, aumento de ureia e creatinina (Cr) e diminuição de complemento (C3). Pode haver necessidade de exame de líquido cerebrospinal (LCS), na suspeita de comprometimento do sistema nervoso central (SNC), sempre precedido da contagem de plaquetas, na prevenção de acidentes de punção.

Exames de imagem podem ser solicitados, norteados pela clínica: tomografia computadorizada (TC) ou ressonância magnética (RM) em dengue neurológica; ultrassonografia (US) de abdome e de tórax, na suspeita de derrames cavitários; radiografia torácica, no comprometimento pulmonar. Outros exames complementares inespecíficos podem ser necessários, de acordo com a clínica.

Conduta proposta

Apesar de a dengue ser uma doença relativamente comum no Brasil, existe um atraso em diagnosticá-la precocemente e assisti-la de maneira adequada, mesmo existindo protocolos atualizados e simplificados de manejo clínico. Esta situação impacta no aumento dos casos graves e de óbitos. A otimização do tratamento é possível utilizando-se o estadiamento clínico proposto pelo MS em grupos A, B, C e D (conforme Figura 257.2).

A dengue é uma doença dinâmica e, portanto, necessita de seguimento adequado, independente do estadiamento no momento do diagnóstico. O manejo clínico correto pode reduzir o agravamento. Deve-se dar muita atenção a ela, pois um caso aparentemente simples poderá se complicar quando não conduzido da maneira correta. O conhecimento e o comprometimento do médico são fundamentais para a evolução favorável do caso.

O primeiro passo é notificar todo caso suspeito. Durante a notificação, o paciente deve ser orientado quanto às possíveis complicações e quando retornar. Um paciente bem orientado é garantia de melhor prognóstico.

> **Dicas**
> ▶ Existe um processo simples em que quatro perguntas básicas são feitas:
> - Trata-se de um caso de dengue?
> - Tem algum fenômeno hemorrágico espontâneo ou provocado?
> - Apresenta sinais de alerta?
> - Tem hipotensão ou choque?

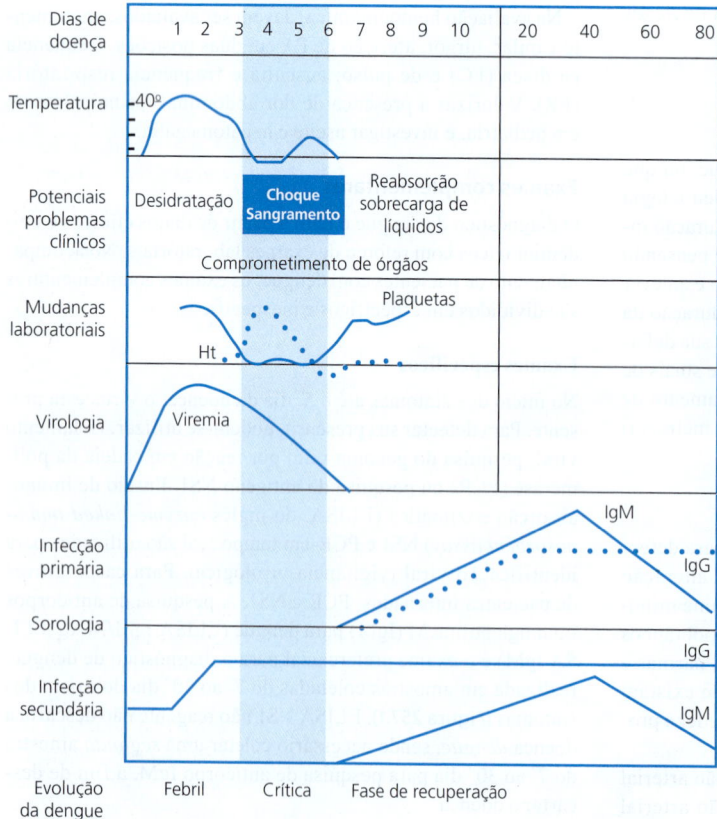

◀ **Figura 257.1**
Evolução clínica e laboratorial da dengue
Ht, hematócrito.
Fonte: World Health Organization.[3]

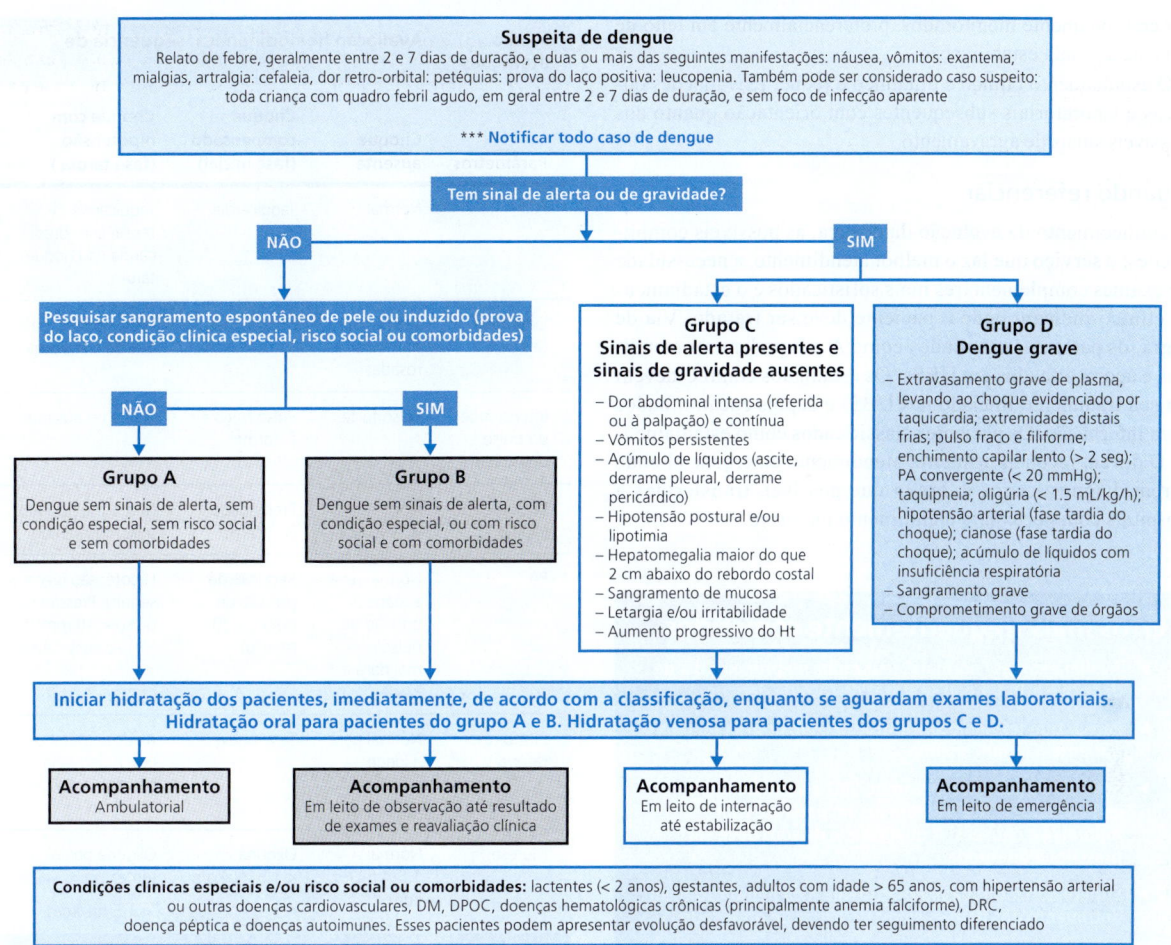

▲ **Figura 257.2**
Fluxograma de classificação de risco para dengue.
DM, diabetes melito; DPOC, doença pulmonar obstrutiva crônica; DRC, doença renal crônica; PA, pressão arterial; Ht, hematócrito.
Fonte: Brasil.[2]

De acordo com as respostas a essas quatro questões, é possível estadiar a dengue em A, B, C ou D, sempre valorizando o pior sinal. Se houver choque ou hipotensão, é grupo D (dengue grave). Se a pior resposta afirmativa for 3 (sinal de alerta), grupo C. Se a pior resposta afirmativa for 2, grupo B. Quando o caso for dengue, mas não contemplar nenhuma alternativa além de 1, grupo A.

Grupo A. Para esse grupo, o tratamento poderá ser realizado no domicílio. A orientação é hidratação oral na quantidade de 60 mL/kg/dia para o adulto, sendo 1/3 de SRO. Regra geral: para cada copo de SRO, tomar dois copos de líquidos da preferência do paciente.

Para crianças menores de 13 anos, a hidratação se baseia na regra de Holliday Segar acrescida da reposição de 3% das perdas da seguinte forma:

- Menores de 10 kg – 130 mL/kg/dia.
- Entre 10 e 20 kg – 100 mL/kg/dia.
- Acima de 20 kg – 80 mL/kg/dia.
- Para o adulto, 1/3 do volume total é SRO.

Sintomáticos podem ser prescritos, como paracetamol ou dipirona. Os anti-inflamatórios não esteroides (AINEs) devem ser evitados.

Grupo B. Solicitar hemograma e aguardar resultado para avaliar hemoconcentração. Caso o Ht esteja normal, conduzir como o Grupo A. Orientar retornos diários até 48 horas após a febre. Caso apresente algum sinal de alerta, retornar imediatamente.

Grupo C. Para pacientes com algum sinal de alerta, hidratação venosa deve ser iniciada de imediato, qualquer que seja o nível de complexidade. Reposição volêmica com SF a 10 mL/kg na primeira hora, podendo ser repetida por mais duas vezes, caso não haja melhora. Se após as três reposições, não houver melhora clínica e laboratorial, conduzir como Grupo D.

Após fase rápida (de reposição), prosseguir com hidratação venosa de manutenção, sendo a primeira etapa 25 mL/kg em 6 horas. A seguir, segunda etapa com SF 1/3 e soro glicosado 2/3 na velocidade de infusão 25 mL/kg em 8 horas. Os pacientes necessitam avaliação para estabilização por período mínimo de 48 horas.

Grupo D. Todo caso suspeito de dengue com presença de sinais de choque, sangramento grave ou disfunção grave de órgãos (Quadro 257.2). São casos potencialmente graves. O tempo de extravasamento plasmático e de choque leva de 24 a 48 horas, necessitando atenção às alterações hemodinâmicas, conforme Tabela 257.1.

Deve-se conduzir uma expansão rápida parenteral, com solução salina isotônica: 20 mL/kg em até 20 minutos, mesmo na ausência de exames complementares. Se não houver melhora, repetir por até três vezes. Fazer uma reavaliação clínica a cada 15 a 30 minutos e de Ht, em 2 horas. Esses pacientes necessitam ser continuamente monitorados, preferencialmente em leito de UTI até a pronta estabilização.

O estadiamento clínico é dinâmico e requer reavaliações clínicas e laboratoriais subsequentes com orientação quanto aos possíveis sinais de agravamento.

Quando referenciar

O conhecimento da evolução da doença, as possíveis complicações, o serviço que faz o melhor atendimento, a necessidade de exames complementares mais sofisticados e o estadiamento clínico indicam onde o paciente deve ser tratado. Via de regra, os pacientes estadiados como A e B podem ser atendidos e acompanhados em UBSs. Os estadiados como C devem ter seu tratamento iniciado nas UBSs e depois encaminhados para internação. Os pacientes classificados como estadiamento D devem receber, primeiro, atendimento emergencial onde forem diagnosticados e, assim que possível, transferidos a hospitais com porte para atendimento intensivo.

> **Erros mais frequentemente cometidos**
>
> ▶ Avaliar exames "normais" realizados no primeiro dia de doença e afirmar não se tratar de caso de dengue.
>
> ▶ Pensar que ter hemoconcentração é um bom sinal, pois o paciente não tem anemia.
>
> ▶ Solicitar ao paciente que tome SRO à vontade, esquecendo de que se trata de um paciente com hiporexia e náuseas. A quantidade de soro deve ser prescrita e orientada!
>
> ▶ Supervalorização da plaquetopenia e da hemorragia em detrimento dos demais sinais de alerta de gravidade.
>
> ▶ Em epidemias, achar que tudo se trata de dengue e negligenciar outras doenças.

Quadro 257.2 | **Avaliação hemodinâmica: sequência de alterações**

Parâmetros	Choque ausente	Choque compensado (fase inicial)	Choque com hipotensão (fase tardia)
FC	Normal	Taquicardia	Taquicardia intensa, com bradicardia no choque tardio
Extremidades	Temperatura normal e rosadas	Distais, frias	Frias, úmidas, pálidas ou cianóticas
Intensidade do pulso periférico	Pulso forte	Pulso fraco e filiforme	Tênue ou ausente
Enchimento capilar	Normal (< 2 seg)	Prolongado (> 2 seg)	Muito prolongado, pele mosqueada
PA	Normal para a idade e pressão de pulso normal para a idade	Redução de pressão do pulso (≤ 20 mmHg)	Hipotensão (ver a seguir). Pressão de pulso < 10 mmHg PA não detectável
Ritmo respiratório	Normal para a idade	Taquipneia	Acidose metabólica, hiperpneia ou respiração de Kussmaul
Diurese	Normal 1,5-4 mL/kg/h	Oligúria < 1,5 mL/kg/h	Oligúria persistente. < 1,5 mL/kg/h

FC, frequência cardíaca; PA, pressão arterial.

Fonte: Brasil.[2]

Prognóstico e complicações possíveis

As formas graves da doença[2] são causadas por extravasamento e podem manifestar-se com choque ou sinais de disfunção orgânica, comprometendo os seguintes sistemas:

- **Cardiovascular.** Os casos mais graves podem cursar com hipotensão importante e hemorragia massiva, quando não adequadamente tratada, levando ao choque e a óbito. São registrados casos de miocardites por dengue. Existe suspeita nos casos de taquicardia, bradicardia, inversão de onda T e do segmento ST, com disfunções ventriculares e elevação de taxas de enzimas cardíacas.
- **Respiratório.** Os pacientes com dengue que apresentam desconforto respiratório têm maior risco de mortalidade. No entanto, as causas do desconforto respiratório são variadas: sepse, sobrecarga de líquidos e hemorragia digestiva alta (HDA), o que pode ter relação com taxas de mortalidade mais elevadas, sem manejo adequado. Assim, a presença de desconforto respiratório pode indicar lesões concomitantes de múltiplos órgãos e que o progresso rápido da doença é provável.
- **Hepático.** São frequentes os casos de leve elevação de enzimas hepáticas. Alguns paciente podem apresentar formas mais graves com importante comprometimento da função hepática e até mesmo falência hepática aguda.
- **Hematológico.** Alguns casos podem cursar com hemorragia importante. Hemorragia do aparelho digestório é mais frequente em pacientes com doença péptica prévia ou devido à ingestão de ácido acetilsalicílico (AAS), AINEs e anticoagulantes.
- **SNC.** Alterações do SNC podem surgir no decorrer do período febril ou, mais tardiamente, na convalescença. Até 2012, as complicações neurológicas da infecção pelo vírus da dengue eram classificadas em três categorias com base na patogênese: (1) distúrbio metabólico, por exemplo, encefalopatia; (2) invasão viral, incluindo encefalite, meningite, miosite e mielite; (3) reações autoimunes, incluindo encefalomielite disseminada aguda, encefalopatia e síndrome de Guillain-Barré (SGB). Nos últimos anos, foram relatados acometimentos do SNC, do sistema nervoso periférico (SNP) e nas síndromes imunomediadas na convalescença, ou pós-dengue.
- **Renal.** A lesão renal aguda (LRA) é uma complicação potencial da infecção grave por dengue e está associada à hipotensão, à rabdomiólise ou à hemólise. Vários tipos de lesão renal podem ocorrer durante a fase aguda da doença ou após a infecção. São relatados casos de proteinúria, hematúria, glomerulonefrites e síndrome hemolítico-urêmica (SHU).

Atividades preventivas e de educação

A partir de 1996, O MS implantou o Plano de Erradicação do *Aedes aegypti* (PEAa). No Brasil, os agentes comunitários de saúde (ACS) e os agentes de combate a endemias (ACE), junto com a população, são responsáveis por promover o controle do vetor. A promoção de ações educativas, durante a visita dos ACSs e dos ACEs, envolve os proprietários de imóveis, para garantir a sustentabilidade da eliminação dos criadouros. São utilizados, pelo MS, três mecanismos de controle: mecânico, biológico e químico.

Controle mecânico

Adoção de práticas para eliminar o vetor e os criadouros, ou reduzir o contato do mosquito com o homem. Consiste em destruição ou destinação de criadouros, drenagem de reservatórios e instalação de telas em portas e janelas.

Controle biológico

Utilização de predadores ou patógenos que reduzem a população de vetores. Exemplos de alternativas disponíveis: peixes e invertebrados aquáticos que consomem as larvas e as pupas.

Controle químico

Uso de produtos químicos neurotóxicos, análagos de hormônio juvenil e inibidores da síntese de quitina, para matar larvas e insetos adultos. Também são usados inseticidas para mosquitos adultos (adulticidas) e para forma larvária (larvicidas).

Vacinas. A primeira vacina de dengue, Dengvaxia (CYD-TDV), de Sanofi Pasteur, foi aprovada no Brasil em dezembro de 2015. Ela não contém adjuvantes e conservantes e previne a infecção causada pelos quatro sorotipos de dengue. A eficácia na prevenção da doença é de 65,5%; na prevenção de dengue grave e hemorrágica, é de 93%, e de internação, é de mais de 80%. A Agência Nacional de Vigilância Sanitária (Anvisa) aprovou a vacina tetravalente em indivíduos de 9 a 45 anos que vivem em áreas endêmicas.

Chikungunya

Aspectos-chave

▶ No Brasil, o vírus Chikungunya (CHIKV), no ano de 2016, ultrapassou a Zika em prevalência (250.051 × 208.867) e letalidade (138×3).

▶ O diagnóstico de CHIKV sempre deve ser aventado em casos de síndrome febril aguda associada á poliartralgia simétrica, principalmente em pessoas que residem, ou com história de viagem recente para áreas endêmicas.

▶ Como a vacina não está disponível e o tratamento é apenas de suporte, o foco da prevenção deve estar na quebra da cadeia de transmissão, com proteção individual e controle do vetor.

▶ Assim como as demais arboviroses abordadas no capítulo, não existe um tratamento específico, sendo baseada essencialmente na melhoria dos sintomas, e a sua cronificação independe do tratamento.

▶ A poliartralgia costuma durar cerca de 3 semanas, contudo, pode permanecer de 3 meses até 3 a 5 anos, causando dificuldades no trabalho e perda da qualidade de vida, sendo importante orientar o paciente sobre a possibilidade de cronificação.

Caso clínico

Sr. Matheus, 72 anos, diabético e hipertenso, busca a UBS com quadro de febre alta (39°C), muita dor "nas juntas" e por todo o corpo, que começaram na noite anterior. Passa por avaliação com a enfermeira. Apresenta exame físico normal, apesar da aparente prostração, pressão arterial (PA) e glicemia capilar normais. A enfermeira discute sobre a inespecificidade do caso no momento e recomenda repouso e hidratação, orientando sobre sinais de alerta e retorno. No dia seguinte, Matheus retorna, acompanhado de sua filha Sofia, apresenta-se em posição antálgica e tem dificuldade para se locomover até a sala de atendimento quando chamado. Eles relatam que a febre não cedeu e continuou entre 39 e 39,5°C durante todo o período, com muita dificuldade para andar. A médica que o atende diagnostica como dengue, prescreve paracetamol e hidratação e orienta o retorno em 2 dias para coletar hemograma. O paciente retorna no dia seguinte com permanência da febre, piora da dor em joelhos, cotovelos e ombros. Ao exame físico, percebe-se que ambos os joelhos apresentam edema discreto e restrição de movimentação ativa e passiva com cinesiofobia, visualizando-se *rash* maculopapular pruriginoso em todo o tronco. São solicitados: hemograma e exame de reação em cadeia da polimerase (PCR), observando-se hematócrito (Ht) e plaquetas normais, com linfopenia discreta e PCR bastante elevada. A médica de família e comunidade questiona Matheus e sua filha sobre viagens recentes, e o idoso afirma que há cerca de 2 semanas estava visitando a filha mais velha no Rio de Janeiro. Suspeitando de Chikungunya, a médica prescreveu prednisona, 40 mg, 1 vez por dia, por 5 dias, e ibuprofeno, 600 mg, de 8/8 horas, por 3 dias.

Teste seu conhecimento

1. Quais sinais/sintomas a enfermeira poderia ter avaliado para informar que o caso do Sr. Matheus não era grave?
    a. Ausência de dor abdominal, gengivorragia, hematêmese e melena
    b. Ausência de sufusão ocular, bradicardia, dor intensa em panturrilha e icterícia
    c. Ausência de exacerbação da doença de base, de dispneia, dor torácica, sinais de choque ou neurológicos
    d. Ausência de confusão mental, febre periódica, tosse com escarro amarelado

2. Qual é o estadiamento clínico no momento da segunda visita e qual seria a conduta adequada?
   a. Grupo de risco sem sinais de alerta pode ser manejado na atenção primária à saúde com retorno diário até o fim da febre
   b. Grupo de risco sem sinais de alerta pode ser manejado na atenção primária à saúde com retorno, se persistência da febre após 5 dias ou se sinais de alerta
   c. Grupo de risco deve ser referenciado à atenção secundária para avaliação de internação
   d. Grupo de risco com sinais de alerta deve ser referenciado para realização de exames complementares e manejo intra-hospitalar

3. Quais doenças devem fazer parte do diagnóstico diferencial:
   a. Dengue, Zika, febre do Mayaro, leischmaniose
   b. Dengue, febre do Mayaro, leptospirose, malária
   c. Zika, febre do Mayaro, malária, febre amarela
   d. Febre reumática, dengue, Zika, febre do Nilo

4. O que se pode afirmar quanto à conduta após o diagnóstico?
   a. Apesar do Sr. Matheus ser diabético e hipertenso, não existe contraindicação para corticoides ou anti-inflamatórios, seja na fase aguda, de convalescença ou crônica
   b. Deveriam ter sido orientados novamente sobre os sinais de alerta, o retorno diário e a possibilidade de cronificação
   c. Repouso e uso de compressas frias, como não mostraram benefício em estudos, não devem ser orientados, mesmo que o paciente se queixe de dor
   d. Pacientes com mais de 65 anos com comorbidades sempre são considerados de risco e devem ser avaliados em ambiente hospitalar, mesmo na ausência de sinais de alerta

5. Quais sinais de alerta poderiam ser orientados no caso de conduta ambulatorial?
   a. Tontura, falta de ar, dor no peito, sangramento de mucosas, vômitos persistentes
   b. Cefaleia intensa, vômitos incoercíveis, dor na nuca e alteração de estado mental
   c. Fraqueza intensa, presença de sangue na urina, presença de sangue nas fezes
   d. Todas as alternativas

Respostas: 1A, 2A, 3B, 4B, 5D

Do que se trata

Chikungunya (CHIKV) é uma doença febril aguda, causada por um alphavírus, transmitida por mosquitos do gênero *Aedes*, *Aedes aegypti*, nas Américas e Índia, e *Aedes albopictus*, em regiões da Ásia e África.[4] A afecção pelo vírus confere imunidade duradoura e cruzada para outros alphavírus causadores de poliartralgias.[5]

Quando pensar

Em pacientes com febre alta, que surge de maneira aguda associada à poliartralgia, deve-se pensar em CHIKV, sendo considerados *casos suspeitos*. Nesses casos, se a pessoa for residente ou tiver viajado recentemente (nos últimos 15 dias) para área endêmica e/ou excluída a possibilidade de dengue, malária e outras causas conhecidas de febre com artralgia, este passará a ser um *caso provável*. Exames laboratoriais positivos determinam um *caso confirmado*.[6]

O que fazer

Anamnese

A anamnese deve compreender desde o surgimento/periodicidade/duração dos sintomas, viagens recentes, comorbidades, medicações utilizadas no período e de uso diário, e dados sobre ocupação. Questione sobre outros familiares com sintomas semelhantes.[4,7]

Alguns estudos mostram que a doença se desenvolve em fases, uma chamada viral/aguda, que dura de 1 a 4 dias, com proeminente aparecimento de sintomas, seguida pela convalescença/subaguda, que dura de 5 a 14 dias, em que a viremia é detectada e os sintomas iniciam o processo de resolução e cronificação.[4,6,8]

Os sintomas mais relatados iniciam-se após um período de incubação de 1 a 4 dias, em geral, com febre alta súbita (> 38,5º C), acompanhada de astenia, mialgia e poliartralgia, que podem ou não estar acompanhados de dor de cabeça e sintomas gastrintestinais. O *rash*, quando aparece, é comumente maculopapular e pruriginoso, poupa a face e surge do segundo para o terceiro dia, em geral, e dura de 5 a 7 dias. A ocorrência de conjuntivite e lombalgia também foi relatada, porém sem consenso quanto à duração de sintomas ou ao seu padrão.[4,8]

A Tabela 257.1 sintetiza os principais sintomas que podem ser encontrados com as características e a prevalência descritas em estudos.[4,6,9]

Tabela 257.1 | Sintomas de Chikungunya

Sintomas	Características	Prevalência
Febre (2-5 dias)	Alta (> 38,5°C), sem periodicidade definida e correlação com gravidade	76-100%
Poliartralgia (2-7 dias, tendendo à cronificação)	Bilateral/Simétrica/Localizada/Distal (principalmente em interfalangianas, punho e tornozelo eventualmente – cotovelos, ombros e joelhos)	87-98%
Edema articular	—	25-42%
Mialgia	Em geral, localizada em braços, coxas e panturrilhas	46-59%
Dor ligamentar	ATM, articulação esternocostoclavicular, esternocleidomastoide, região occipital, pubalgia (dor na virilha e região central do púbis), talalgia (dor no calcanhar)	
Rash maculo/maculopapular (2-5 dias)	Acomete extremidades, tronco e face, em 25% dos casos, acompanhado de prurido (foram descritas, ainda na fase aguda, a ocorrência de hipermelanose, hiperpigmentação, fotossensibilidade, dermatite esfoliativa, vesicular, bolhas, lesões vasculíticas, eritema nodoso, exacerbação de dermatoses preexistentes, como, por exemplo, psoríase)	40-50%

(Continua)

Tabela 257.1	Sintomas de Chikungunya *(Continuação)*	
Sintomas	Características	Prevalência
Gastrintestinais	Diarreia, vômitos, dor abdominal	15-47%
Cefaleia	Retro-orbital, durante os episódios febris	17-74%
Astenia/Fadiga	Limitação/incapacidade de realização de atividades habituais	60%
Oculares	Dor, diminuição da acuidade visual, turvação visual, moscas volantes e olho vermelho	14,3%
Cardíacos	Taquicardia, arritmia, dispneia, dor torácica	54,2%
Neurológicos	*Delirium*, tontura, convulsão	12%
Hemorrágicos	Púrpura, hematêmese, hematúria, hemoptise, hematúria macroscópica, sangue nas fezes	6,4%

Fonte: Adaptada de Kindhauser e colaboradores,[4] Schuler-Faccini e colaboradores[7] e Foy e colaboradores.[9]

Importante atentar para os casos que requerem hospitalização devido à gravidade, sobretudo neonatos, gestantes e idosos (> 65 anos), em especial aqueles que apresentam comorbidades (Figura 257.1).

Exame físico

Os sinais vitais gerais devem sempre ser avaliados (frequência cardíaca [FC], pressão arterial [PA], frequência respiratória [FR], temperatura). Avaliação do *status* de hidratação de coloração de mucosas também é bastante importante, tanto para avaliar conduta específica, em caso de desidratação, bem como na avaliação de diferenciais. A icterícia deve fazer pensar em malária ou leptospirose. Bradicardia na presença da febre pode sugerir leptospirose. Sinais de choque apontam para a maior gravidade do caso.[4,7,8]

Avaliar sistema cardiovascular, buscando ritmo cardíaco, que pode estar irregular, com presença de extrassístoles, ritmo em galope, além da presença de turgência jugular e taquipneia.[9]

Realizar exame dos membros, com avaliação da presença de edema, e exame das articulações, com palpação. Devem-se procurar também sinais inflamatórios, com movimentação ativa e passiva, a fim de avaliar a presença de artrite e de tenossinovites. A poliartralgia simétrica migratória sugere, como diagnóstico diferencial, a febre reumática. A presença de derrame articular em grandes articulações sugere artrite séptica.[7,10]

Solicitar exame neurológico e oftalmológico, quando houver queixas relacionadas. Presença de rebaixamento de nível de consciência, parestesias/paresia e presença de sinais meníngeos indicam acometimento neurológico grave, com hospitalização. A presença de sufusão conjuntival deve ter como diferencial a leptospirose.[7]

Exames complementares

Exames específicos

Em áreas não epidêmicas com casos prováveis, a realização de exames específicos é bastante importante para questões epidemiológicas. Em áreas áreas endêmicas, esses exames são realizados nos casos indefinidos em grupos de risco e de maior gravidade. Na persistência ou aumento de sintomas após a fase aguda, as sorologias devem ser solicitadas.[7,11] O exame de reação em cadeia da polimerase em tempo real (RT-PCR) é considerado o mais específico para o diagnóstico de CHIKV, sendo bastante útil para a fase aguda, detectando a viremia desde o primeiro dia até o 12º dia de doença.[4,8,12] Sorologias IgM-CHIKV, em geral, são reagentes, nos primeiros 5 a 14 dias e permanecem positivas até por volta de um ano e meio após a fase aguda.[11] IgG-CHIKV aparece em torno do 8º ao 15º dia e podem estar presentes 3 a 5 anos após a doença (Figura 257.2).[8,12,13]

Exames inespecíficos

Hemograma, PCR, provas de função hepática, creatinocinase (CK) são os exames para avaliação geral sugeridos nos estudos que avaliaram surtos.[6,13] A alteração mais comumente encontrada no hemograma é linfopenia, associada à plaquetopenia discreta sem hemoconcentração – diferencial comparado à dengue. Simultaneamente, alguns estudos apontaram um aumento da PCR (> 15 mg/dL) e da velocidade de hemossedimentação (VHS). Além da ocorrência de hipocalcemia, aumento de transaminase glutâmico-oxalética (TGO), transaminase glutâmico-pirúvica (TGP) e gamaglutamiltranspeptidase (GGT).[7,8,12,14]

Em caso de sinais de gravidade/acometimento de sistema nervoso central (SNC)/cardíaco, deve-se referenciar para nível terciário, a fim de que se realizem eletrocardiograma (ECG), ecocardiograma (ECO), punção de líquido cerebrospinal (LCS) e exames de imagem.[13] Alterações como aumento de peptídeo natriurético tipo B (BNP) e troponinas podem ser encontradas nos casos de manifestações atípicas graves cardíacas.[9]

Conduta proposta

As atividades no nível primário de atenção devem focar em:

- Suspeitar que a pessoa com febre e artralgia e história epidemiológica positiva pode estar com CHIKV.
- Notificar o caso suspeito.
- Oferecer atenção centrada à pessoa, com o objetivo de reduzir a febre e as dores, usando a escala visual analógica (EVA), a fim de qualificar a dor e promover a analgesia adequada com uso de opioides, se a dor é intensa.
- Identificar as pessoas em risco e com sinais de alerta que necessitam ser referenciadas para hospitalização em nível de atenção secundária (Tabela 257.2).

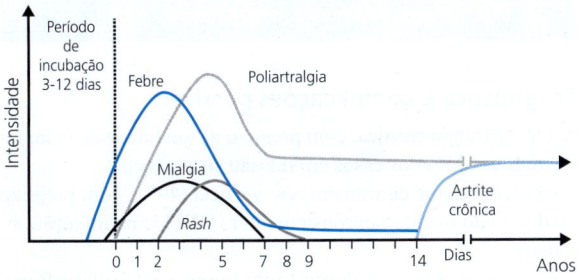

▲ **Figura 257.1**
Sintomatologia ao longo do tempo.
Fonte: Adaptada de Oster e colaboradores.[8]

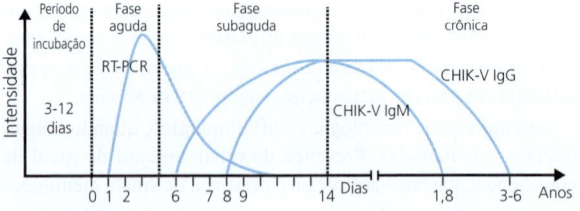

▲ **Figura 257.2**
Alterações laboratoriais ao longo das fases da doença.

- Orientar sobre a duração possível dos sintomas e como evitar o abuso de anti-inflamatorios e corticoides, especialmente na fase aguda.
- Recomendar repouso, realização de compressas frias, durante a fase aguda, movimentação precoce, na fase subaguda. Discutir os casos em que não há necessidade de internação, apesar de estudos selecionados não correlacionarem diminuição de cronificação com tais medidas.[15]
- Não orientar o uso de AAS, cloroquina, interferon na fase aguda – não foram encontrados resultados superiores ao placebo.[6,16]
- É importante orientar a pessoa e os familiares sobre os sinais de alerta e a gravidade da doença, para que, ao identificá-los, procurem imediatamente a UBS mais próxima (Tabela 257.2).

Os pacientes dos grupos de risco devem ser acompanhados diariamente enquanto houver febre. Os pacientes com sinais de gravidade e neonatos devem ser referenciados para avaliação intra-hospitalar.

Tratamento

Fase aguda

O tratamento é essencialmente sintomático, pois não existe antiviral específico disponível. Sugere-se o uso de paracetamol, 500 mg, de 6/6 horas, ou dipirona, 500 mg, 1 a 2 cp., de 6/6 horas. Na persistência da dor, podem-se associar analgésicos opioides, como codeína, 30 mg, 1 cp., em até 4/4 horas, ou tramadol, 50 mg, 1 cp., de 4/4 horas ou 6/6 horas.

É importante alertar o paciente sobre possíveis efeitos adversos previsíveis ao uso de opioides, como sonolência e constipação. Deve-se orientar também acerca da realização de compressas geladas por 20 minutos, de 4/4 horas, mas evitar compressas quentes.[7]

Fase de convalescença/subaguda

Após o 14º dia da doença, com o fim da febre, a artralgia pode ser tratada com uso de anti-inflamatórios, como ibuprofeno (dose adulto: 600 mg, 8/8 horas por 5 dias/dose criança: 30-40 mg/kg/dia), e corticoides, como a prednisona (dose: 40 mg por dia, por, no máximo, 3 semanas, com retirada progressiva na sequência). Observar contraindicações relativas no caso de comorbidades como diabetes e HAS.[7]

Fase crônica

Avaliar a existência de componente de sensibilização central característico de dor neuropática crônica; nesses casos, pode-se utilizar como adjuvante a amtriptilina, 25/50 mg, 1 vez por dia, ou a gabapentina, na dose inicial de 300 mg, 12/12 horas, podendo aumentar até 1.200 mg/dia. É importante conversar com o paciente e orientar sobre possíveis efeitos adversos.

Quando referenciar

Quando houver persistência da artrite por mais de 3 meses após o quadro agudo, referenciar para reumatologia. Apesar de não existirem estudos com qualidade epidemiológica evidenciando superioridade comparada ao placebo, alguns reumatologistas e o MS orientam sobre a possibilidade de uso, durante a fase crônica, de sulfato de hidroxicloroquina, sulfassalazina e metotrexato.

Considerando a artrite crônica, sem resposta medicamentosa e de difícil manejo, uma possibilidade é referenciar para tratamento com acupuntura.

Tabela 257.2 | Identificação de grupos de risco e sinais de alerta para referenciamento ao nível de atenção secundária

Grupos de risco	Sinais de gravidade e critérios de internação
Gestantes	Acometimento neurológico
Neonatos – critério de internação	Dispneia
Menores de 2 anos	Dor torácica
Maiores de 65 anos	Sinais de choque: extremidades frias, cianose, hipotensão, enchimento capilar lento ou instabilidade hemodinâmica
Pacientes com comorbidades (diabetes, HAS/hepatite/artrites/DPOC)	Vômitos persistentes
	Sangramento de mucosas
	Descompensação, doenças de base (diabetes/HAS/DPOC/hepatite)

HAS, hipertensão arterial sistêmica; DPOC, doença pulmonar obstrutiva crônica.
Fonte: Adaptada de Brasil.[2]

> ### Erros mais frequentemente cometidos
>
> ▶ Não manejar as comorbidades durante o manejo de Chikungunya, negligenciando possíveis exacerbações de quadros preexistentes.
>
> ▶ Em momento epidêmico, achar que tudo se trata de dengue e negligenciar outras doenças, como Chikungunya.
>
> ▶ Utilizar AINEs e corticoides na fase aguda, apesar de relatos de alívio temporário da dor, existindo correlação com aumento de eventos hemorrágicos.

Prognóstico e complicações possíveis

Artrite/artralgia crônica, com prejuízo da qualidade de vida, foi relatada em 25% dos casos em revisão sistemática.[17]

Existem relatos de transmissão vertical (49%), com prejuízo do desenvolvimento neuropsicomotor (DNPM) na infecção intraparto.[7,16]

Acometimento neurológico (síndrome de Guillain-Barré [SGB], encefalite, meningite) ocorre em cerca de 12 a 37% dos casos, sendo uma das principais causas de morte.[8,13] O acometimento cardíaco, com ocorrência de miocardite, insuficiência cardíaca (IC), insuficiência cardíaca congestiva (ICC), arritmias, choque cardiogênico, foi relatado como a manifestação atípica mais grave e prevalente, ocorrendo em até 54,2% dos casos e sendo a principal causa de morte encontrada em revisões sistemáticas.[8,9]

Atividade preventiva e de educação

Controle do *Aedes aegypti*, vetor reconhecido como transmissor do vírus em nosso meio. Algumas vacinas estão sendo estudadas, mas sem resultados até o momento.

Zika

Aspectos-chave

▶ No Brasil, ocorreu um surto de infecção pelo vírus Zika (ZIKV), em 2015, com mais de 200.000 casos confirmados, acompanhado do aumento da incidência de microcefalia, principalmente na região nordeste do país.

▶ É fundamental a confirmação sorológica em locais em que ainda não são confirmados casos autóctones.

▶ A infecção primária de crianças e adultos confere imunidade contra novas infecções. Ainda não se sabe por quanto tempo essa imunidade está garantida.

▶ Diferente das outras arboviroses, a transmissão sexual da Zika é bem descrita. Recomenda-se a prática de relações sexuais com proteção em locais endêmicos, principalmente se gestantes.

▶ A associação do aumento da incidência de microcefalia com a infecção pelo ZIKV originou medidas de saúde pública para melhor compreensão da relação e da otimização do tratamento.

▶ A inexistência de tratamento específico para Zika, até o momento, demanda um suporte sintomático e contínuo até a resolução do quadro.

Caso clínico 1

Thiago, 32 anos, morador de Vitória de Santo Antão (PE), veio hoje pela manhã à Unidade Básica de Saúde (UBS), acompanhado da sua esposa Renata, 30 anos, preocupado com as "manchas vermelhas cheias de bolinhas que coçam muito" que apareceram hoje no seu corpo. Informa que há 2 dias tem tido dores nas articulações, principalmente nos punhos e tornozelos, associado a um mal-estar geral. Refere temperatura de 38°C, e uso de um comprimido de ibuprofeno, 300 mg, para conseguir controlar a febre e as dores nas articulações e poder vir consultar hoje. Sua esposa diz que seus olhos ficaram muito vermelhos desde ontem. Manteve relações sexuais desprotegidas com a sua esposa no primeiro dia dos sintomas. São casados há 7 anos e têm uma filha, Amanda, de 3 anos. Renata ficou preocupada com as dores nos punhos e pergunta se pode ser "reumatismo", pois sua mãe tinha artrite reumatoide (AR), que começou com dores nas mãos.

Caso clínico 2

Luana, 27 anos, G1P0A0, descobriu recentemente que está grávida, mas desconhece o pai da criança. Mora em Campina Grande (PB) e vem para sua segunda consulta pré-natal. De acordo com a data da sua última menstruação (DUM), está com 20 semanas e 4 dias. Traz seus exames laboratoriais solicitados na primeira consulta, com as sorologias para vírus da imunodeficiência humana (HIV), sífilis, hepatites B e C não reagentes. Traz também a ultrassonografia (US) obstétrica, que evidencia ventriculomegalia e microcalcificações intracranianas. Relata história de *rash* cutâneo e conjuntivite com cerca de 10 semanas de gestação, mas não buscou atendimento médico para isso e melhorou espontaneamente em 5 dias.

Teste seu conhecimento

1. Levando em consideração o Caso clínico 1, quais são as possíveis vias de infecção?
    a. Picada do mosquito *Aedes*
    b. Picada do mosquito *Aedes* e transmissão sexual
    c. Transmissão sexual e compartilhamento de talheres
    d. Picada do mosquito *Aedes* e transmissão intrauterina

2. Quais são os principais diagnósticos diferenciais da infecção pelo ZIKV no Brasil?
    a. Dengue, leptospirose e AR
    b. Chikungunya, dengue, febre amarela e malária
    c. Febre amarela, febre do Nilo e febre do Mayaro
    d. Dengue, leptospirose e febre do Mayaro

3. Quais medicações são mais recomendadas para controle sintomático da doença?
    a. Ácido acetilsalicílico e corticoides
    b. Anti-inflamatórios não esteroides e anti-histamínicos
    c. Analgésicos e anti-histamínicos
    d. Corticoides e analgésicos

4. Levando em conta o Caso clínico 2, qual é o melhor exame para rastreamento de acometimento fetal pelo ZIKV?
    a. US obstétrica
    b. Imunoglobulinas G e M séricas maternas
    c. Imunoglobulinas G e M de líquido amniótico
    d. Reação em cadeia da polimerase e líquido amniótico

5. São critérios de notificação de microcefalia:
    a. Medição do perímetro cefálico menor do que -0,5 desvios-padrão da normalidade
    b. Medição do perímetro cefálico menor do que -1,0 desvios-padrão da normalidade
    c. Medição do perímetro cefálico menor do que -1,5 desvios-padrão da normalidade
    d. Medição do perímetro cefálico menor do que -2,0 desvios-padrão da normalidade

Respostas: 1B, 2B, 3C, 4A, 5D

Do que se trata

A infecção pelo ZIKV é uma doença febril, transmitida às pessoas através da picada de um mosquito infectado do gênero *Aedes*, mesmo mosquito que transmite a dengue, a Chikungunya e a febre amarela, com predomínio nas regiões tropicais.[4] Recentemente, também foram relatadas vias de transmissão sem vetor (como perinatal, intrauterina, sexual e por transfusão), mas ainda não se compreende bem esses modos de transmissão.[5-11] Há também relatos de coinfecção com a dengue e a Chikungunya, mas que requerem maior elucidação.[12,13] A evolução para doença grave que requer internação e suporte hospitalar é rara, e o índice de mortalidade pela infecção é baixo.[18-20]

Quando pensar

Deve-se suspeitar de infecção pelo ZIKV sempre que houver sintomatologia sugestiva, ter realizado viagens para áreas endêmicas nos últimos 14 dias ou ter tido relação sexual desprotegida com pessoas que tiveram sintomas sugestivos e/ou viajaram para áreas endêmicas.

Adultos

As manifestações clínicas da infecção pelo ZIKV só acontecem em cerca 20% dos casos, devendo ser suspeitadas em todo paciente com quadro agudo febril, *rash* cutâneo pruriginoso, artralgia e conjuntivite não purulenta. Outros sintomas gerais também podem aparecer, como cefaleia, mialgia, dor retrorbital, astenia e disestesia.

Congênito

A infecção intrauterina deve ser suspeitada sempre que houver restrição do crescimento fetal e alterações do SNC do feto em zonas epidêmicas ou com relação epidemiológica relevante.[21-24]

O que fazer

Anamnese e exame físico

O período de incubação varia de 3 a 12 dias após a picada do mosquito infectado, semelhantemente ao descrito para outras arboviroses. Importante estar atento para viagens para locais endêmicos nos últimos 14 dias e questionar o paciente sobre relações sexuais desprotegidas com pessoas que manifestaram sintomas sugestivos ou que viajaram para locais com epidemiologia positiva para Zika. A febre é baixa (37,8-38,5°C), e o exantema maculopapular, frequentemente pruriginoso, pode acometer face, tronco e extremidades, inclusive palmo-plantar. A artralgia atinge as articulações de mãos e pés, diferente do que acontece nas artralgias relacionadas à Chikungunya, que acometem articulações mais proximais. Pode ocorrer hiperemia conjuntival não purulenta, associada ou não à dor retrorbital. Além desses sintomas clássicos já descritos, questionar sobre sintomas incomuns, que podem estar relacionados a quadros mais graves ou a complicações da doença, como sintomas gastrintestinais, edema de membros inferiores (MMII) e caraterísticas da SGB.[21-24,25] Nas crianças, as manifestações clínicas são as mesmas do adulto, e a abordagem diagnóstica deve seguir a mesma propedêutica.

O exame físico deve contemplar, além dos sinais vitais, uma avaliação neurológica completa, a fim de identificar precocemente as complicações neurológicas associadas à infecção pelo ZIKV. Importante não negligenciar os sinais de alerta relacionados à dengue (ver Quadro 257.1), uma vez que é um forte diagnóstico diferencial e com complicações potencialmente graves.

A síndrome da Zika congênita inclui manifestações como microcefalia, desproporção facial, hipertonia/espasticidade, hiper-reflexia, convulsões, irritabilidade, artrogripose, anormalidades oculares e perda de audição neurossensorial.[21-24,25]

Exames complementares

Específicos

O diagnóstico laboratorial específico é feito a partir do isolamento viral por PCR no sangue até o 5° dia do início dos sintomas e na urina até o 14° dia. Um resultado positivo em qualquer uma das amostras confirma a infecção. Um resultado negativo não descarta a infecção, tendo em vista a sensibilidade do exame (Figura 257.3).[26] Além disso, a sorologia para Zika também pode ser útil e deve ser realizada entre o 4° e 6° dia do início dos sintomas. Há reação cruzada com o vírus da dengue e da febre amarela. A IgM costuma positivar com 4 a 7 dias do início dos sintomas, e a IgG, a partir do 12° dia. A sensibilidade e a especificidade desse método ainda não são claras, devendo ser analisadas com cautela.[27-29] Não se deve fazer rastreamento de pacientes assintomáticas que não sejam gestantes em zonas endêmicas.

As gestantes possivelmente infectadas, os fetos diagnosticados com alterações do SNC e os RNs com microcefalia em região endêmica devem seguir recomendações específicas. Para as gestantes, é também necessário fazer sorologias para sífilis, toxoplasmose, rubéola, citomegalovírus e herpes (STORCH), dengue e Chikungunya (Figura 257.4).[30]

Inespecíficos

São relatadas, de discretas a moderadas, leucopenia e trombocitopenia, ligeira elevação da desidrogenase láctica, gama-glutiltransferase e de marcadores de atividade inflamatória. Não há

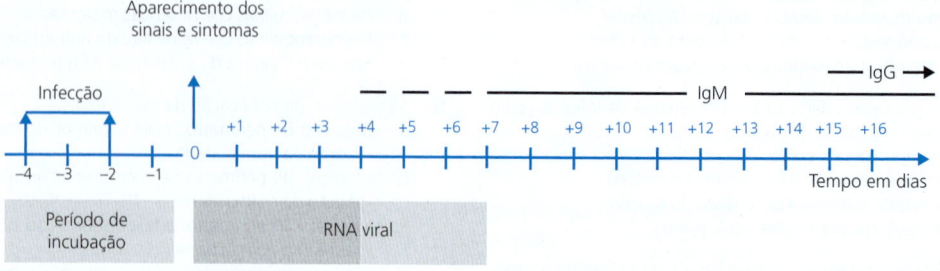

▲ **Figura 257.3**
Diagnóstico laboratorial por reação em cadeia da polimerase em tempo real e sorologia (IgM e IgG) para Zika vírus.
RNA, ácido ribonucleico; IgG, imunoglobulina G; IgM, imunoglobulina M.
Fonte: Centers for Disease Control and Prevention.[19]

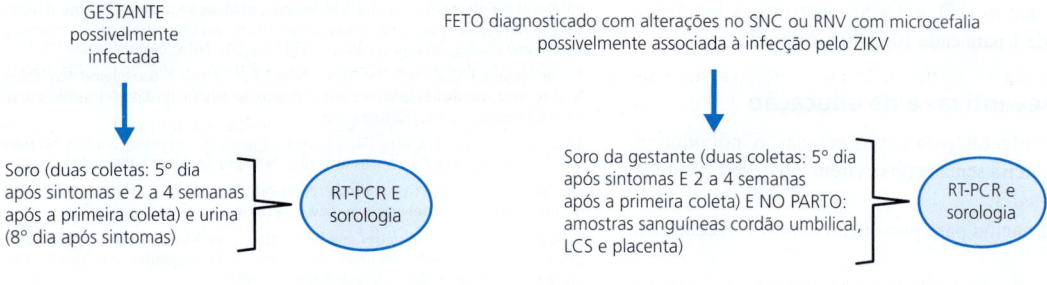
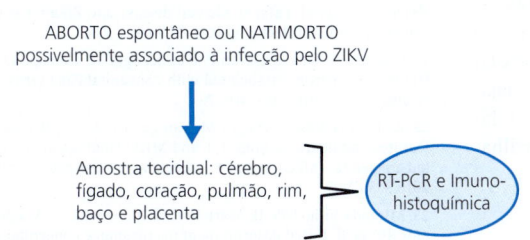

◀ **Figura 257.4**
Recomendações para gestantes possivelmente infectadas, fetos com alterações no sistema nervoso central e recém-nascidos vivos com microcefalia.
RNV, recém-nascido vivo; SNC, sistema nervoso central; LCS, líquido cerebrospinal; RT-PCR, reação em cadeia da polimerase em tempo real; ZIKV, vírus Zika.

alterações significativas nos parâmetros da série vermelha e de enzimas hepáticas.

É importante estar atento para os diagnósticos diferenciais com dengue, Chikungunya, leptospirose, malária e febre amarela, levando em consideração a epidemiologia brasileira.

Conduta proposta

- Os casos suspeitos devem ser notificados.
- Sugere-se que seja feita a classificação do risco do paciente de acordo com fluxograma de estadiamento da dengue, até que a infecção por dengue seja descartada.[30]
- Por não existir antiviral específico disponível, o tratamento consiste em repouso, hidratação oral e uso de medicamentos sintomáticos. Sugere-se o uso de paracetamol ou dipirona em doses habituais para controle da febre e das dores articulares.[31]
- Anti-histamínicos orais podem ser usados para o controle do prurido nos casos de erupções pruriginosas. Sugere-se loratadina em doses habituais.[30]
- AINEs não devem ser usados até que seja descartado o diagnóstico de dengue. Evitar, principalmente, em gestantes com > 32 semanas de gestação devido ao risco de fechamento precoce do ducto arterial.
- Evitar uso de AAS em crianças menores de 12 anos pelo risco de síndrome de Reye.

Quando referenciar

- Casos suspeitos de microcefalia devem ser referenciados a um pediatra.
- Suspeita de aborto por infecção com ZIKV.
- Casos graves com sinais de instabilidade.
- Persistência da artralgia é mais comum em infecções pela Chikungunya, mas se mantida por mais de 3 meses, requer avaliação conjunta com reumatologia.

Erros mais frequentemente cometidos

▶ Negligenciar a possibilidade de coinfecção com outras arboviroses, principalmente em áreas endêmicas.
▶ Usar AINE para tratamento sintomático.
▶ Não testar gestantes suspeitas em áreas endêmicas

Prognóstico e complicações possíveis

A infecção costuma ter sintomas leves em adultos e crianças, ao passo que, durante a gestação, está associada à morte fetal, à insuficiência placentária, à restrição do crescimento fetal e a lesões no SNC.

Microcefalia

Define-se como microcefalia a identificação de perímetro cefálico (PC) menor do que dois ou mais desvios-padrão (DP) do que a referência para o sexo, a idade ou o tempo de gestação. O PC pode ser medido por US, de preferência nas últimas semanas de gestação, além disso, deve ser medido entre 24 horas após o nascimento e até seis dias e 23 horas (dentro da primeira semana de vida) utilizando técnica e equipamentos padronizados.[32,33]

> Critério de notificação de RN com microcefalia segundo recomendação do Ministério da Saúde:
>
> ▶ RN com menos de 37 semanas de idade gestacional (IG), apresentando medida do perímetro cefálico menor do que -2 desvios-padrão, segundo a tabela do InterGrowth, para a IG e o sexo.
>
> ▶ RN com 37 semanas ou mais de IG, apresentando medida do perímetro cefálico menor ou igual a 31,5 cm para meninas e 31,9 para meninos, equivalente a menor do que -2 desvios-padrão para a idade do neonato e sexo, segundo a tabela da OMS.
>
> ▶ Microcefalia grave: RNs com um perímetro cefálico inferior a -3 desvios-padrão, ou seja, mais de 3 desvios-padrão abaixo da média para IG e sexo.

Síndrome de Guillain-Barré

A SGB é uma doença autoimune caracterizada por uma polirradiculoneuropatia desmielinizante inflamatória aguda. A função motora é, em geral, afetada, começando distalmente e progredindo proximalmente pelo período de 4 semanas. Os pacientes apresentam fraqueza generalizada, arreflexia e graus variáveis de distúrbios sensoriais e de envolvimento dos nervos cranianos. Há formas com acometimento motor e sensitivo até exclusivamente sensitivas. O risco aumenta com a idade e é mais frequente em homens do que em mulheres. Aproximadamente 25%

dos pacientes requerem UTI, e 3 a 5% morrem. A incidência anual esperada é de 1 para cada 100.000 habitantes.

Atividades preventivas e de educação

- Para prevenir infecção para outras pessoas, o indivíduo infectado na primeira semana (fase virêmica) deve se proteger da picada do *Aedes*.
- Ainda não há vacina para prevenção contra infecção pelo ZIKV.
- Para gestantes, é recomendado o rastreamento de possíveis exposições a cada consulta pré-natal. São consideradas exposições: (1) residência ou estadia em áreas endêmicas; (2) viagem recente para áreas endêmicas; (3) relação sexual desprotegida com alguma pessoa que resida ou tenha viajado para áreas endêmicas recentemente. É considerada relação sexual toda relação vaginal, anal, oral ou compartilhamento de brinquedos sexuais.

REFERÊNCIAS

1. Brasil. Ministério da Saúde. Secretaria de Vigilância em Saúde. Dengue: diagnóstico e manejo clínico: criança. Brasília; 2011.

2. Brasil. Ministério da Saúde. Secretaria de Vigilância em Saúde. Departamento de Vigilância das Doenças Transmissíveis. Dengue: diagnóstico e manejo clínico: adulto e criança. 5. ed. Brasília; 2016.

3. World Health Organization. Dengue: guidelines for diagnosis, treatment, prevention and control [Internet]. Geneve; 2009 [capturado em 08 abr. 2018]. Disponível em: http://whqlibdoc.who.int/publications/2009/9789241547871_eng.pdf.

4. Kindhauser MK, Allen T, Frank V, Santhana RS, Dye C. Zika: the origin and spread of a mosquito-borne virus. Bull World Health Organ. 2016;94(9):633-708.

5. Besnard M, Lastere S, Teissier A, Cao-Lormeau V, Musso D. Evidence of perinatal transmission of Zika virus, French Polynesia, December 2013 and February 2014. Euro Surveill. 2014;19(13). pii: 20751.

6. Ventura CV, Maia M, Ventura BV, Linden VV, Araújo EB, Ramos RC, et al. Ophthalmological findings in infants with microcephaly and presumable intra-uterus Zika virus infection. Arq Bras Oftalmol. 2016;79(1):1-3.

7. Schuler-Faccini L, Ribeiro EM, Feitosa IM, Horovitz DDG, Cavalcanti DP, Pessoa A, et al. Possible association between Zika virus infection and microcephaly – Brazil, 2015. MMWR Morb Mortal Wkly Rep. 2016;65(3):59-62.

8. Oster AM, Russell K, Stryker JE, Friedman A, Kachur RE, Petersen EE, et al. Update: interim guidance for prevention of sexual transmission of Zika virus – United States, July 2016. MMWR Morb Mortal Wkly Rep. 2016;65(12):323-325.

9. Foy BD, Kobylinski KC, Chilson Foy JL, Blitvich BJ, Travassos da Rosa A, Haddow AD, et al. Probable non-vector-borne transmission of Zika virus, Colorado, USA. Emerg Infect Dis. 2011;17(5):880-882.

10. Dallas Country Health and Human Services. Dallas reports first case of sexual transmission of Zika Virus [Internet]. 2016 [capturado em 17 abr. 2018]. Disponível em: https://www.nbcnews.com/storyline/zika-virus-outbreak/zika-virus-can-spread-sexual-contact-health-officials-dallas-confirm-n510076.

11. Musso D, Nhan T, Robin E, Roche C, Bierlaire D, Zisou K, et al. Potential for Zika virus transmission through blood transfusion demonstrated during an outbreak in French Polynesia, November 2013 to February 2014. Euro Surveill. 2014;19(14). pii: 20761.

12. Villamil-Gómez WE, González-Camargo O, Rodriguez-Ayubi J, Zapata-Serpa D, Rodriguez-Morales AJ. Dengue, chikungunya and Zika co-infection in a patient from Colombia. J Infect Public Health. 2016;9(5):684-686.

13. Fernanda Estofolete C, Terzian AC, Parreira R, Esteves A, Hardman L, Greque GV, et al. Clinical and laboratory profile of Zika virus infection in dengue suspected patients: a case series. J Clin Virol. 2016;81:25-30.

14. Chen LH. Zika Virus infection in a Massachusetts resident after travel to Costa Rica: a case report. Ann Intern Med. 2016;164(8):574-576.

15. Brasil P, Calvet GA, Siqueira AM, Wakimoto M, de Sequeira PC, Nobre A, et al. Zika Virus outbreak in Rio de Janeiro, Brazil: clinical characterization, epidemiological and virological aspects. PLoS Negl Trop Dis. 2016;10(4):e0004636.

16. Derrington SM, Cellura AP, McDermott LE, Gubitosi T, Sonstegard AM, Chen S, et al. mucocutaneous findings and course in an adult with Zika Virus Infection. JAMA Dermatol. 2016;152(6):691-693.

17. Chen L, Hafeez F, Curry CL, Elgart G. Cutaneous eruption in a U.S. woman with locally acquired Zika Virus infection. N Engl J Med. 2017;376(4):400-401.

18. Centers for Disease Control and Prevention. Zika [Internet]. 2016 [capturado em 07 abr. 2018]. Disponível em: http://www.cdc.gov/zika/disease-qa.html.

19. Centers for Disease Control and Prevention. Zika Virus: clinical evaluation & disease [Internet]. 2016 [capturado em 07 abr. 2018]. Disponível em: http://www.cdc.gov/zika/hc-providers/clinicalevaluation.html.

20. Arzuza-Ortega L, Polo A, Pérez-Tatis G, López-García H, Parra E, Pardo-Herrera LC, et al. Fatal sickle cell disease and Zika virus infection in girl from Colombia. Emerg Infect Dis. 2016;22(5):925-927.

21. Costello A, Dua T, Duran P, Gülmezoglu M, Oladapo OT, Perea W, et al. Defining the syndrome associated with congenital Zika virus infection. Bull World Health Organ. 2016;94(6):406-A.

22. de Fatima Vasco Aragao M, van der Linden V, Brainer-Lima AM. Clinical features and neuroimaging (CT and MRI) findings in presumed Zika virus related congenital infection and microcephaly: retrospective case series study. BMJ. 2016;353:i1901.

23. Miranda-Filho Dde B, Martelli CM, Ximenes RA, Araújo TV, Rocha MA, Ramos RC, et al. Initial description of the presumed congenital Zika syndrome. Am J Public Health. 2016;106(4):598-600.

24. Meneses JDA, Ishigami AC, de Mello LM, de Albuquerque LL, de Brito CAA, Cordeiro MT, et al. Lessons learned at the epicenter of Brazil's congenital Zika epidemic: evidence from 87 confirmed cases. Clin Infect Dis. 2017;64(10):1302-1308.

25. Pan American Health Organization; World Health Organization. Provisional remarks on Zika virus infection in pregnant women: document for health care professionals [Internet]. Washington; 2016 [capturado em 08 abr. 2018]. Disponível em: http://www.paho.org/clap/index.php?option=com_docman&view=document&category_slug=publicaciones&alias=503-provisional-remarks-on-zika-virus-infection-in-pregnant-women-document-for-health-care-professionals&Itemid=219&lang=en.

26. Centers for Disease Control and Prevention. Recognizing, managing, and reporting Zika virus infections in travelers returning from Central America, South America, the Caribbean, and Mexico [Internet]. 2016 [capturado em 07 abr. 2018]. DIsponível em: http://emergency.cdc.gov/han/han00385.asp.

27. Centers for Disease Control and Prevention. Memorandum: revised diagnostic testing for Zika, Chikungunya, and Dengue viruses in US public health laboratories [Internet]. 2016 [capturado em 07 abr. 2018]. Disponível em: https://www.cdc.gov/zika/pdfs/denvchikvzikv-testing-algorithm.pdf.

28. Centers for Disease Control and Prevention. Testing for Zika Virus [Internet]. 2016 [capturado em 07 abr. 2018]. Disponível em: https://www.cdc.gov/zika/hc-providers/testing-for-zikavirus.html.

29. Pan American Health Organization; World Health Organization. Zika virus (ZIKV) surveillance in the Americas: recommendations for laboratory detection and diagnosis [Internet]. Washington; 2016 [capturado em 08 abr. 2018]. Disponível em: http://www.paho.org/hq/index.php?option=com_docman&task=doc_details&gid=30176&Itemid=270&lang=es.

30. Brasil. Ministério da Saúde. Secretaria de Atenção à Saúde. Protocolo de atenção à saúde e resposta à ocorrência de microcefalia relacionada à infecção pelo vírus Zika. Brasília; 2015.

31. Centers for Disease Control and Prevention. Zika Virus: symptoms, diagnosis, & treatment [Internet]. 2016 [capturado em 07 abr. 2018]. Disponível em: http://www.cdc.gov/zika/symptoms/index.html.

32. Pan American Health Organization. Preliminary guidelines for the surveillance of microcephaly in newborns insettings with risk of Zika virus circulation [Internet]. Washington; 2016 [capturado em 08 abr. 2018]. Disponível em: http://www.paho.org/clap/index.php?option=com_docman&view=document&category_slug=publicaciones&alias=508-preliminary-guidelines-for-the-surveillance-of-microcephaly-in-newborns-in-settings-with-risk-of-zika-virus-circulation&Itemid=219&lang=es.

33. World Health Organization. Screening, assessment and management of neonates and infants with complications associated with Zika virus exposure in utero [Internet]. Geneve; 2015 [capturado em 08 abr. 2018]. Disponível em: http://www.who.int/csr/resources/publications/zika/assessment-infants/en/.

CAPÍTULO 258

Malária

Cor Jesus F. Fontes
Alex Miranda Rodrigues

Aspectos-chave

- Em 2015, ocorreram 214 milhões de casos novos de malária e 438.000 mortes relacionadas à malária no mundo todo.[1]
- Na América do Sul, 37% de todos os casos de malária são registrados no Brasil, sendo que 99% desses são oriundos da Amazônia legal, que compreende os Estados do Acre, Amapá, Amazonas, Maranhão, Mato Grosso, Pará, Rondônia, Roraima e Tocantins.
- Em 2014, foram notificados 143.442 casos novos de malária na Amazônia legal, uma redução de 19% em relação ao número de casos notificados em 2013.[2]
- A demora no diagnóstico e o atraso no início da terapêutica específica constituem fatores ligados à ocorrência de casos graves.
- Embora as descrições clássicas sejam de febre terçã ou quartã, com picos febris a cada 48 ou 72 horas, respectivamente, nos dias atuais, a apresentação mais comum é de febre cotidiana e irregular.
- O tratamento correto e orientado a partir do diagnóstico parasitológico é fundamental para a cura dos doentes, quebrando o ciclo de transmissão da doença.
- Na fase inicial da doença, pode ocorrer resultado falso-negativo no exame parasitológico. As equipes de atenção primária à saúde (APS) devem acompanhar os casos suspeitos e repetir a investigação, quando necessário.

Caso clínico

Délcio, 49 anos, caminhoneiro, casado, reside na área de abrangência da Unidade Básica de Saúde (UBS), livre de malária. Délcio queixa-se de febre alta, cefaleia, mialgia e calafrios há 12 dias. Há 7 dias, ele foi à Unidade de pronto-atendimento (UPA) da região, sendo medicado com paracetamol e com suspeita de dengue. Délcio informa que há 8 dias chegou de viagem que fez à Amazônia, visitando Rondônia e Acre, onde fez entregas nas capitais e cidades do interior e retornou com carga de madeira, carregada na zona rural. A viagem de Délcio durou 20 dias. Ele informa que não tem outros problemas de saúde, nem usa qualquer medicamento. O exame físico de Délcio é normal, exceto pela temperatura axilar de 38°C. A prova do laço foi negativa. Délcio está preocupado, pois seu ajudante, Márcio, que o acompanhou na última viagem, também estava com febre, foi internado há 2 dias e faleceu ontem, sendo feito o diagnóstico de malária após a admissão na Unidade de Terapia Intensiva (UTI), mas, segundo Délcio, "Deixaram passar da hora, doutor! O Márcio tava com febre também, será que tô com a febre maleita também, Doutor?". O médico de família e comunidade solicita pesquisa de hematozoários no sangue pela técnica da gota espessa, com resultado entregue no mesmo dia: positivo para *Plasmodium vivax*.

Teste seu conhecimento

1. Em uma área livre de malária, quando se deve suspeitar de malária?
   a. Paciente com febre durante epidemia de dengue, pois, nessa situação, há presença do vetor da doença
   b. Paciente com febre e não vacinado contra malária
   c. Paciente procedente de áreas de transmissão no Brasil (Amazônia legal) ou no exterior (áreas na África e Ásia)
   d. Todo paciente com febre

2. O que determinou o agravamento do caso de Márcio (ajudante de Délcio que faleceu)?
   a. Coinfecção provável com o vírus da dengue
   b. Provável uso de ácido acetilsalicílico
   c. Atraso no diagnóstico nosológico e etiológico
   d. Atuação inadequada da equipe da UTI

3. Qual é o tratamento indicado para Délcio agora?
   a. Realizar tratamento com derivado de artemisinina + mefloquina, ou lumefantrina
   b. Realizar tratamento com cloroquina + primaquina, orais
   c. Realizar tratamento com quinino, isoladamente, intravenoso
   d. Internar o paciente nesse momento e fazer o suporte unicamente até a interconsulta no serviço de infectologia

4. Qual deveria ser a conduta se o exame fosse positivo para *Plasmodium falciparum*?
   a. Realizar tratamento com derivado de artemisinina + mefloquina, ou lumefantrina, orais
   b. Realizar tratamento com cloroquina + primaquina, orais
   c. Realizar tratamento com quinino, isoladamente, intravenoso
   d. Internar o paciente nesse momento e fazer o suporte unicamente até a interconsulta no serviço de infectologia

5. Quais são os sinais de alerta em pacientes com malária?
   a. Crises com febre elevada (≥ 39,0°C), calafrios, cianose e palidez, revertidos espontaneamente com sudorese intensa após algumas horas
   b. Sangramentos espontâneos (epistaxes, gengivorragia, metrorragia), prova do laço positiva e hematúria
   c. Hipertensão arterial, oligúria, edema de membros inferiores
   d. Convulsões, anemia intensa, sangramentos, dispneia, vômitos repetidos, hipotensão arterial, oligúria, icterícia e distúrbio da consciência

6. Délcio mora com sua esposa, Jenielly, 24 anos, que está gestante de 25 semanas, e o filho dela, Henrique de 2 anos. Quais são os riscos para Jenielly e Henrique?
   a. Não há riscos
   b. O risco é apenas para Jenielly, que tem convivência mais íntima
   c. Ambos devem fazer profilaxia com uso de cloroquina
   d. Ambos necessitam fazer profilaxia com uso de doxiciclina

Respostas: 1C, 2C, 3B, 4A, 5D, 6A

Do que se trata

A malária é uma doença infecciosa aguda, causada por protozoários do gênero *Plasmodium* e transmitida ao homem pela picada de mosquitos do gênero *Anopheles*. É também conhecida como paludismo, febre palustre, impaludismo, maleita ou sezão. Quatro espécies de parasitos do gênero *Plasmodium* causam a doença no homem: *P. vivax*, *P. falciparum*, *P. malariae* e *P. ovale*. O *P. vivax* é a espécie mais incidente no Brasil, seguida do *P. falciparum* e do *P. malariae*. O *P. ovale* ocorre apenas em regiões restritas do continente africano. Na Amazônia legal brasileira, o risco de transmissão é alto, com registro de mais de 140.000 casos em 2014, com a maioria deles causados pelo *Plasmodium vivax* (83%).[3] O ciclo evolutivo do parasito está demonstrado na Figura 258.1. O homem é o único reservatório de importância epidemiológica

No Brasil, tanto adultos como crianças são suscetíveis à infecção e representam as principais fontes de gametócitos para o mosquito vetor. Além disso, indivíduos adultos e com história de exposição prolongada ao parasito podem tornar-se resistentes aos efeitos da doença e apresentar infecções oligo ou assintomáticas. Nessa condição, é provável que não procurem tratamento e, portanto, sejam portadores sadios do parasito, tornando-se reservatórios que mantêm a endemia.

A transmissão da malária tem relação direta com algumas ocupações, como a de garimpeiros e de trabalhadores de projetos agropecuários e de desmatamento. O período de incubação varia de acordo com a espécie de plasmódio, sendo de 9 a 14 dias para *P. falciparum*, 12 a 17 dias para *P. vivax* e 18 a 40 dias para *P. malariae*.

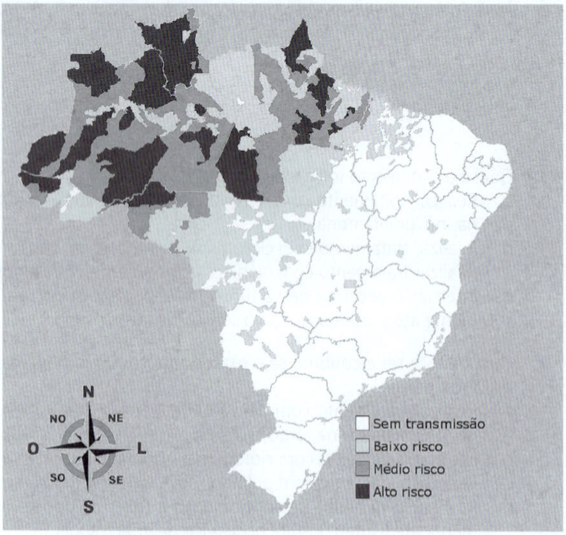

A forma mais frequente no Brasil é causada pelo *P. vivax*, com evolução benigna e, raramente, fatal. Entretanto, na fase aguda e, sobretudo, em indivíduos não imunes, suas manifestações clínicas são debilitantes. Complicações como anemia e trombocitopenia são comuns, porém ambas são autolimitadas e regridem com o tratamento antimalárico. Com menor frequência, podem ocorrer outras complicações, como edema pulmonar agudo e lesão renal aguda (LRA). Hepatoesplenomegalia pouco dolorosa é observada, podendo estar associada à icterícia discreta. Em raras ocasiões, o baço pode apresentar um rápido aumento de volume, podendo complicar com ruptura esplênica, associada ou não a trauma abdominal. Essa complicação evolui com dor abdominal, anemia aguda e choque, sendo responsável pela maior parte dos óbitos causados por essa espécie de parasito. Devido à presença de hipnozoítas (formas metabolicamente inativas presentes no fígado, próprias da malária por *P. vivax*), em cerca de 60% dos pacientes não tratados ou inadequadamente tratados para o *P. vivax*, os sintomas clínicos recorrem após um período de latência. Isso depende da cepa do parasito, caracterizando as recaídas precoces (8-10 semanas após o ataque inicial) e as recaídas tardias (entre 30-40 semanas do ataque inicial, podendo ocorrer até mesmo após vários anos).

Do ponto de vista clínico, a malária causada pelo *P. falciparum* é indistinguível daquela causada pelas demais espécies, entretanto, em adultos não imunes, bem como crianças e gestantes, quando infectados pelo *P. falciparum*, podem apresentar manifestações graves da infecção, sendo letal em cerca de 1% dos casos. É inquestionável que o principal fator determinante das complicações na malária por *P. falciparum*, principalmente de adultos não imunes, é o atraso no diagnóstico e a postergação do tratamento específico. Convulsões, anemia intensa, sangramentos, dispneia, vômitos repetidos, hipotensão arterial, oligúria, icterícia e distúrbio da consciência constituem os sinais clínicos de alerta para a malária grave e são preditores das formas clínicas da malária complicada.

A malária grave tem como principais mecanismos os fenômenos de citoadesão, que determinam hipóxia tecidual. Esses mecanismos podem determinar a ocorrência de complicações neurológicas – "malária cerebral", LRA, edema agudo de pulmão, hipoglicemia, icterícia grave, coagulação intravascular disseminada (CIVD), anemia e hiperpirexia.

Quando pensar

Devem-se considerar suspeitos todos os indivíduos com quadro febril sem origem evidente e procedência ou estadia em áreas ou regiões onde a malária é doença endêmica.

▲ Figura 258.1
Mapa de risco da transmissão de malária no Brasil.
Fonte: Brasil.[2]

O que fazer

Anamnese

Inicialmente, a malária caracteriza-se por febre com sinais inespecíficos, como febre, mialgia, cefaleia e náuseas, sendo fundamental a obtenção de informações sobre a sua ocorrência na área que o paciente vive ou seu trânsito em áreas com transmissão de malária nos 40 dias anteriores ao início dos sintomas. Com a evolução da doença surgem ataques paroxísticos de calafrio, sudorese, palidez e cianose labial, coincidentes com a ruptura das hemácias ao final da esquizogonia sanguínea. Os ataques entre 15 minutos e 1 hora e são seguidos por febre alta, cefaleia e mialgia intensas. Podem ainda ocorrer taquicardia, taquipneia, tosse, lombalgia, náusea, vômitos, dor abdominal e até mesmo delírio. Dentro de 2 a 6 horas, ocorre defervescência da febre e o paciente sente-se melhor.

Exame físico

O exame físico é pobre. Com a persistência da infecção, o paciente torna-se anêmico e perde peso. A anemia, apesar de frequente, apresenta-se em graus variáveis, sendo mais intensa nas infecções por *P. falciparum*. O exame cardiovascular e respiratório é normal na maioria dos pacientes. Entretanto, taquicardia e sopro sistólico podem estar presentes em consequência de febre, anemia e desidratação. Outros achados físicos, de ocorrência menos frequente, incluem icterícia, hemorragia conjuntival, urticária e *rash* cutâneo petequial. Durante a fase aguda, é comum a ocorrência de herpes simples labial.

Exames complementares

O diagnóstico de certeza da infecção malárica só é possível pela demonstração do parasito ou de antígenos relacionados no sangue periférico do paciente.

Em geral, a parasitemia é detectável após 11 dias da inoculação do esporozoíto, quando a concentração no sangue periférico excede 20 a 50 parasitos/mcL. A forma tradicional e simples de se fazer o diagnóstico é o exame microscópico da gota espessa de sangue, corada por Giemsa. Além da visualização da espécie de plasmódio causadora da doença, o exame da gota espessa determina a densidade parasitária, é útil para a avaliação prognóstica e terapêutica do paciente, devendo ser realizada em todo paciente com malária, especialmente nos portadores de *P. falciparum*. Em geral, o resultado dos testes é expresso pelo método qualitativo, com resultado expresso em cruzes, podendo variar de menos de + (uma cruz) até ++++ (quatro cruzes). Esse resultado tem correlação com a densidade parasitária e pode ser traçado um paralelo com a parasitemia quantitativa (Tabela 258.1).

Nos últimos 10 anos, métodos rápidos, práticos e sensíveis vêm sendo desenvolvidos para o diagnóstico da malária. Em geral, são testes imunocromatográficos e baseiam-se na detecção de antígenos específicos (proteínas) secretados pelos parasitos da malária, presentes no sangue das pessoas infectadas.[4,5] A sensibilidade e a especificidade do teste de diagnóstico rápido (TDR) são altas, principalmente quando realizado em boas condições de armazenamento e com parasitemias superiores a 100 parasitos/mcL para malária causada por todas as espécies de *Plasmodium* (A). No Brasil, o Programa Nacional de Prevenção e Controle da Malária indica o uso dos TDRs como alternativa para o diagnóstico da doença nas áreas endêmicas remotas e de difícil acesso da Amazônia brasileira, ou em áreas não endêmicas, já que têm boa acurácia para parasitemias maiores do que 100 parasitos/mcL.[4,5]

Tabela 258.1 | **Densidade parasitária por *plasmodium sp*. no exame microscópico de gota espessa de sangue**

Parasitas contados por campo de microscopia	Parasitemia qualitativa	Parasitemia quantitativa por mm^3
40-60 por 100 campos	+/2	200-300
1 por campo	+	301-500
2-20 por campo	++	501-10.000
21-200 por campo	+++	10.001-100.000
200 ou mais por campo	++++	> 100.000

Conduta proposta

O tratamento da malária tem os seguintes objetivos:

- Interromper a esquizogonia sanguínea, responsável pela patogenia e manifestações clínicas da infecção.
- Destruir formas latentes do parasito no ciclo tecidual (hipnozoítos) das espécies *P. vivax* e *P. ovale*, evitando, assim, as recaídas tardias.
- Deter a transmissão do parasito, com uso de fármacos que eliminam as formas sexuadas dos parasitos (gametócitos).

No Brasil, a seleção e a recomendação dos antimaláricos, assim como todas as informações concernentes ao tratamento da malária são periodicamente revisadas e disponibilizadas aos profissionais de saúde por meio de manuais técnicos editados pelo Ministério da Saúde (MS).[6] No momento da edição deste capítulo, tais indicações estão sendo atualizadas, de acordo com a Organização Mundial da Saúde (OMS), constando no seu respectivo *guideline*.[1] Detalhes sobre doses e administração dos medicamentos utilizados para o tratamento da malária, causada pelas espécies de plasmódio prevalentes no Brasil, são apresentados na Tabela 258.2.[6]

P. vivax, assim como *P. malariae* e *P. ovale* devem ser tratados com a cloroquina, que é ativa contra as formas sanguíneas e também contra os gametócitos dessas espécies. A dose de cloroquina é de 25mg/kg, com dose máxima de 1.500 mg, em 3 dias, sendo 10 mg/kg (máximo de 900 mg) no 1º dia, seguido por 7,5 mg/kg (máximo de 600 mg) no 2º e 3º dias).

Para a cura por completo da malária causada por *P. vivax* e *P. ovale* e a prevenção de recaídas, a primaquina é a única medicação disponível com ação esquizonticida tecidual, sendo eficaz na dose total de 3,0 a 3,5 mg/kg de peso, que deve ser atingida em período longo de tempo (geralmente superior a uma semana). Calcula-se uma dose diária de 0,25 mg de base/kg de peso, diariamente por 14 dias (esquema longo) ou, alternativamente, a dose de 0,50 mg de base/kg de peso durante 7 dias (esquema curto). Esse esquema curto, em 7 dias, com a dose dobrada, foi proposto para minimizar a baixa adesão ao tratamento, geralmente ocorrendo com o tempo mais prolongado de uso da medicação. No entanto, estima-se que sua eficácia hipnozoiticida seja menor em relação ao esquema de 14 dias (A).[1]

Em caso de pacientes com mais de 70 kg de peso, a dose de primaquina deve ser ajustada e distribuída em dias adicionais de duração do tratamento (A).[1,6]

O principal efeito colateral da primaquina é a hemólise, principalmente em pacientes portadores de deficiência parcial ou completa da enzima glicose-6-fosfato-desidrogenase (G6PD). Por

Tabela 258.2 | Esquemas de tratamento da malária preconizados no Brasil pelo Ministério da Saúde

Espécie de *Plasmodium*/fármaco	Dose	Observações
P. vivax e P. ovale		
Cloroquina (comprimidos de 150 mg base) Primaquina (comprimidos de 5 e 15 mg)	25 mg base/kg de dose total em três dias, sendo 10 mg/kg no 1º dia, 7,5 mg/kg no 2º e 3º dias Um esquema prático para adultos seria 600 mg da base no 1º dia, seguidos de 300 mg base no 2º e 3º dias 0,25 mg/kg/dia, durante 14 dias ou 0,50 mg/kg/dia, durante 7 dias	Tomar os comprimidos junto às refeições A primaquina não deve ser usada para gestantes ou menores de 6 meses de idade Limitar a dose total de cloroquina em 1.500 mg, para pessoas com mais de 60 kg Limitar a dose total de primaquina a 350 mg para pessoas com mais de 100 kg
P. malariae		
Cloroquina	Semelhante à descrita para *P. vivax*	
P. falciparum		
Artemeter + Lumefantrina (comprimidos contendo a combinação fixa dos dois medicamentos)	Artemeter 3-4 mg/kg/dia + Lumefantrina 15-20 mg/kg/dia, em duas tomadas diárias, durante 3 dias	A segunda dose deve ser administrada 8 horas após a primeira Melhor absorvido se ingerido junto com alimentos gordurosos Não recomendado para gestantes no primeiro trimestre, mulheres em lactação e crianças com menos de 6 meses
Artesunato (comprimidos de 100 mg) + Mefloquina (comprimidos de 250 mg)	3 mg/kg/dia em duas tomadas diárias, durante 3 dias 25 mg/kg. Administrar 75% da dose no primeiro dia e 25% no segundo dia (uma única tomada)	Não recomendado para gestantes ou para quem usou quinina nas últimas 24 horas Esquema de primeira escolha
P. falciparum + P. vivax (mista)		
Artesunato + Mefloquina ou Artemeter + Lumefantrina + Primaquina	Ver dose acima 0,25 mg/kg/dia, durante 14 dias, ou 0,50 mg/kg/dia, durante 7 dias	Ver acima

essa razão, sempre que disponível, o teste para deficiência de G6PD deverá ser realizado previamente ao uso de primaquina.[1]

As recaídas em infecções causadas por *P. vivax*, quando acontecerem antes de 28 dias, deverão ser tratadas com medicações derivadas da artemisinina, utilizadas no tratamento da malária por *P. falciparum* (A).[1]

Tratamento da malária por *P. falciparum*

O tratamento da malária causada pelo *P. falciparum* deve basear-se na associação de medicações antimaláricas de diferentes classes, com vistas à diminuição do risco de resistência do parasito. O potencial antimalárico sinergístico ou aditivo de duas ou mais medicações incrementa a eficácia e retarda o desenvolvimento da resistência aos componentes da combinação.

Desde 2007, o MS recomenda a associação de um derivado de artemisinina (artemeter ou artesunato), associado a um derivado arilaminoálcoois (mefloquina ou lumefantrina). As associações atualmente disponíveis para uso no Brasil são artemeter + lumefantrina e de artesunato + mefloquina, utilizados como esquemas de primeira escolha para tratamento da malária não complicada pelo *P. falciparum*. Ambos apresentam eficácia e tolerabilidade comprovadas em outras áreas endêmicas do mundo e têm contribuído muito para a redução da transmissão dessa espécie de parasito em nosso meio (A).[1,6]

A OMS recomenda a associação artesunato + mefloquina e artemeter + lumefantrina, estando também indicada para as gestantes, incluindo aquelas no primeiro trimestre da gravidez (A).[1]

O esquema de primeira escolha deve ser artesunato + mefloquina em todas as regiões, optando-se pela combinação artemeter + lumefantrina como esquema de segunda escolha.

Em locais onde existe a transmissão do *P. falciparum*, deve-se adicionar uma medicação gametocitocida ao esquema de medicações esquizonticidas sanguíneas, com o objetivo de interromper a transmissão do parasito ao mosquito-vetor. Nesse caso, mas exceto em gestantes, a primaquina, único medicamento com ação sobre os gametócitos do *P. falciparum*, deve ser administrada na dose de 15 mg para adultos, correspondendo a 0,25 mg/kg no 1º dia de tratamento (B).[1]

Quando referenciar

- Pacientes com quadro de malária grave ou sinais de alerta devem ser avaliados e tratados em regime de assistência hospitalar, preferencialmente em serviço de referência, quando for possível.

- Extremos de idade: menores de 1 ano e maiores de 70 anos.
- Gestantes.
- Imunodeprimidos.
- Ausência de resposta aos esquemas habituais, inclusive recaídas com menos de 28 dias em pacientes com malária por *P. vivax*.
- Realizar lâmina de verificação de cura (LVC) semanalmente após o fim do esquema de tratamento, até 40 dias para *P. falciparum* e até 28 dias para *P. vivax*.

Erros mais frequentemente cometidos

▶ Não suspeitar de malária em paciente residente ou procedente de área de transmissão da doença.

▶ Não solicitar o exame confirmatório imediato quando há suspeita de malária.

▶ Não reconhecer os sinais de malária grave ou complicada.

▶ Não instituir o tratamento adequado imediatamente.

▶ Não realizar LVC.

Prognóstico e complicações possíveis

A malária causada por *P. vivax*, que representa mais de 80% dos casos no Brasil normalmente causa doença sem gravidade e com baixíssima letalidade, embora descrições de casos graves na literatura existam.[2,3] Entretanto, na fase aguda e, sobretudo, em indivíduos não imunes, suas manifestações clínicas são debilitantes. Complicações como anemia e trombocitopenia são comuns, porém ambas são autolimitadas e regridem com o tratamento antimalárico. Com menor frequência, outras complicações podem ocorrer, como edema pulmonar agudo e lesão renal aguda (LRA). Hepatoesplenomegalia pouco dolorosa é observada, podendo estar associada à icterícia discreta. Em raras ocasiões, o baço pode apresentar um rápido aumento de volume, podendo evoluir para ruptura esplênica, associada ou não a trauma abdominal. Essa complicação evolui com dor abdominal, anemia aguda e choque, sendo responsável pela maior parte dos óbitos causados por essa espécie de parasito.

Adultos não imunes, bem como crianças e gestantes, quando infectados pelo *P. falciparum*, podem apresentar manifestações graves da infecção, sendo letal em menos de 0,1% dos casos.[2,3] É inquestionável que o principal fator determinante das complicações na malária por *P. falciparum*, principalmente de adultos não imunes, é o atraso no diagnóstico e a postergação do tratamento específico.

Entre as formas graves estima-se que a malária cerebral ocorra em cerca de 2% dos indivíduos não imunes e parasitados pelo *P. falciparum*. O paciente evolui para um quadro de sonolência, delírio, desorientação e coma. As pupilas se contraem, e os reflexos corneano e oculoencefálico ficam comprometidos, podendo ocorrer desvio divergente do olhar. Com frequência, há comprometimento dos reflexos profundos, com resposta plantar extensora (sinal de Babinsky) em cerca de 50% dos casos. Nessa fase, o paciente pode apresentar convulsões e postura em descorticação ou em descerebração. Mesmo nos casos tratados, a letalidade permanece alta, sendo 15% para crianças, 20% para adultos e 50% para gestantes. Nas crianças sobreviventes, a recuperação neurológica é rápida e completa, porém 10% delas podem apresentar algum tipo de sequela.

A LRA é uma complicação limitada aos adultos e crianças mais velhas, sendo descrita como a complicação grave mais frequente em áreas de transmissão instável, como o Brasil. Em geral, é reversível e pode ser diagnosticada tanto em concomitância com outras disfunções orgânicas, ainda na fase inicial da doença, como no decorrer da evolução clínica, durante a recuperação do paciente.

A ocorrência de edema pulmonar agudo é, em particular, comum em gestantes parasitadas pelo *P. falciparum* e inicia com hiperventilação e febre alta. O prognóstico é reservado, sobretudo porque o edema pulmonar ocorre em associação com outros fatores favorecedores de malária grave, tais como a hiperparasitemia, a gravidez e a insuficiência renal (IR). A administração não criteriosa de líquidos a pacientes com malária por *P. falciparum* pode ser um importante fator de risco para precipitar o edema pulmonar agudo. É importante fazer o diagnóstico diferencial com pneumonia ou broncopneumonia, devido à grande frequência de infecções durante a evolução da malária grave.

A hipoglicemia também pode complicar a malária grave por *P. falciparum*, sendo mais frequente em crianças e gestantes. Em geral, ocorre em associação com outras complicações da doença, principalmente a malária cerebral. Os níveis de glicose sanguínea são inferiores a 40 mg/dL e a sintomatologia pode estar ausente ou ser mascarada pelos sintomas da malária. Aumento do consumo da glicose pelo hipercatabolismo e necessidade metabólica do parasito, disfunção hepática, acidose e hiperinsulinemia e tratamento com quinina são os fatores relacionados à sua ocorrência. Porém, em gestantes, pode ocorrer hipoglicemia, mesmo nas formas não complicadas da doença e antes da terapêutica com quinina.

A icterícia também é uma complicação da malária por *P. falciparum*, sendo mais comum em adultos do que em crianças, e cursa com hiperbilirrubinemia direta e elevação de ambas as aminotransferases (alanina aminotransferase [ALT] e aspartato aminotransferase [AST]). Sinais clínicos de insuficiência hepática (IH) são raros, e se ocorrem, provavelmente não são em consequência apenas da malária, devendo-se buscar outros fatores associados, como hepatopatias crônicas virais ou hepatites tóxicas.

Cerca de 5 a 10% dos pacientes com malária grave apresentam algum tipo de sangramento espontâneo ou distúrbio da coagulação, devidos à plaquetopenia ou à CIVD. Podem ocorrer gengivorragia, epistaxe, petéquias e hemorragia subconjuntival. A CIVD é uma complicação pouco comum, sendo mais frequente em pacientes com malária cerebral e em gestantes e associada a infecções bacterianas, complicando a malária grave.

A anemia é uma manifestação comum a todos os tipos de malária, sendo mais importante em crianças e mulheres grávidas. Em vários pacientes, a ocorrência de anemia grave pode ser devida a infecções bacterianas associadas. Devido à alta prevalência de desnutrição e parasitoses intestinais nas localidades onde a malária é endêmica, a anemia pode ter, muitas vezes, origem multifatorial. Na malária grave causada pelo *P. falciparum*, a anemia pode ser consequente à hemólise maciça, à diseritropoiese resultante do processo inflamatório agudo, ao sequestro de eritrócitos pelo baço e, menos comumente, a sangramentos espontâneos.

Atividades preventivas e de educação

Não existe, até o momento, uma vacina eficaz contra a malária. Como o mosquito vetor tem, em geral, hábitos noturnos de alimentação, recomenda-se evitar a aproximação de áreas de risco após o entardecer e logo ao amanhecer do dia. O uso de repelentes nas áreas expostas do corpo, de telas nas portas e janelas e de mosquiteiros também são medidas que têm esse objetivo.

No Brasil, onde tanto o *P. falciparum* quanto o *P. vivax* são prevalentes, a política adotada atualmente com relação à prevenção e à profilaxia da malária é centrada apenas nas medidas de proteção individual.

A quimioprofilaxia, que consiste no uso de medicações antimaláricas em doses subterapêuticas, com o objetivo de reduzir formas clínicas graves e óbito, é recomendada apenas para grupos específicos de pessoas, que se deslocam temporariamente para áreas com elevado risco de transmissão (Quadro 258.1).[7,8]

Quadro 258.1 | Indicações de quimioprofilaxia da malária

De acordo com o Ministério da Saúde, algumas situações são fundamentais para avaliar a indicação de quimioprofilaxia:

▶ Probabilidade alta de exposição à transmissão de malária
▶ Visita a localidades com indicadores elevados de transmissão de malária
▶ Presença de transmissão de malária no perímetro urbano do local de destino
▶ Existência de resistência à antimalárica na região
▶ Possibilidade de acesso a serviço de saúde superior a 24 horas do início dos sintomas
▶ Viajante participante de grupo especial ou que seja portador de alguma doença crônica
▶ Duração da viagem menor do que 6 meses

No Brasil, a quimioprofilaxia pode ser feita com a doxiciclina. Muito recente revisão sistemática sobre as medicações utilizadas para esse fim demonstrou que a doxicilina, além de eficaz, associa-se também à menor frequência de efeitos colaterais (A).[7,8] Orientações sobre mediações e esquemas de quimioprofilaxia estão disponíveis no *Guia para profissionais de saúde sobre a prevenção da malária em viajantes*.[8]

Como medidas coletivas, algumas estratégias têm sido consideradas para reduzir os níveis de transmissão nas áreas endêmicas. Destacam-se algumas medidas de combate ao vetor adulto: borrifação das paredes dos domicílios com inseticidas de ação residual; saneamento básico, para evitar a formação de criadouros de mosquitos, surgidos principalmente a partir das águas pluviais e das modificações ambientais provocadas pelo homem; e melhora das condições de vida, com informação, educação e comunicação, a fim de provocar mudanças de atitude da população em relação aos fatores que facilitam a exposição à transmissão (Figura 258.2).

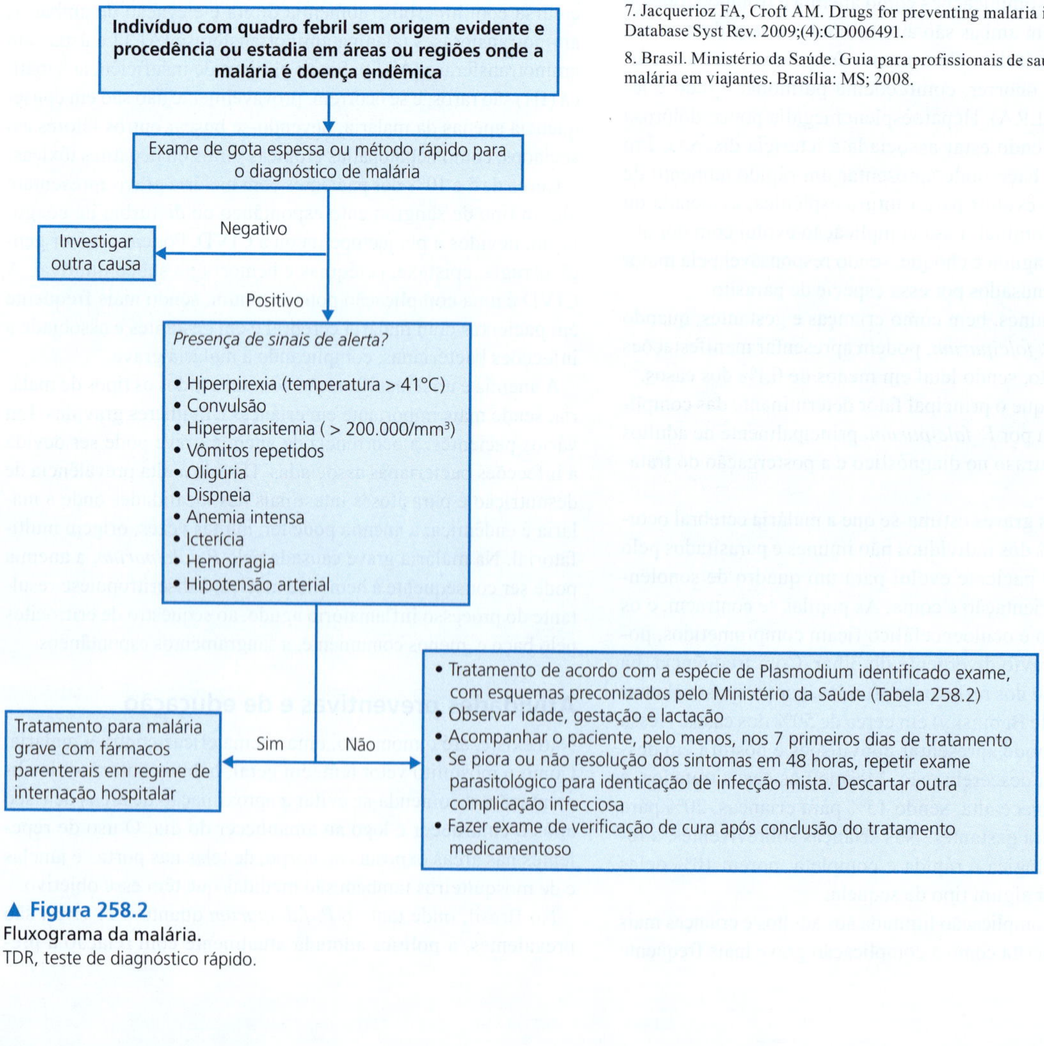

REFERÊNCIAS

1. World Health Organization. Guideline for the threatment of malaria. Geneva; 2015.

2. Brasil. Ministério da Saúde. Malária: monitoramento dos casos no Brasil em 2014. Boletim Epidemiológico. 2015;46(25):1-5.

3. Lima Isac da SF, Lapouble Oscar MM, Duarte Elisabeth C. Time trends and changes in the distribution of malaria cases in the Brazilian Amazon Region, 2004-2013. Mem Inst Oswaldo Cruz. 2017;112(1):8-18.

4. Brasil. Ministério da Saúde. Testes rapidos para o diagnostico de malária: Pf/Pf/Pv. Brasília: MS; 2015.

5. Brasil. Ministério da Saúde. Testes rapidos para o diagnostico de malária: transporte e armazenamento. Brasília: MS; 2015.

6. Brasil. Ministério da Saúde. Esquemas recomendados para o tratamento da malária nao complicada no Brasil. Brasília: MS; 2014.

7. Jacquerioz FA, Croft AM. Drugs for preventing malaria in travellers. Cochrane Database Syst Rev. 2009;(4):CD006491.

8. Brasil. Ministério da Saúde. Guia para profissionais de saúde sobre prevenção da malária em viajantes. Brasília: MS; 2008.

Figura 258.2
Fluxograma da malária.
TDR, teste de diagnóstico rápido.

CAPÍTULO 259

Doença de Chagas

João Carlos Pinto Dias
Igor de Oliveira Claber Siqueira
Ruth Borges Dias

Aspectos-chave

▶ No Brasil, os infectados são crônicos e maiores de 40 anos. Estima-se que 20 a 30% apresentem cardiopatia, 10%, megaesôfago e/ou megacolo devido à infecção, 50 a 60% cursem com forma crônica indeterminada. A incidência de casos agudos é bem menor do que no passado (100.000 casos novos/ano em 1960 para 400 hoje), occorrendo principalmente na Amazônia e por transmissão oral. O tratamento específico leva à sua cura em 80 a 95% dos casos agudos e em até 69% nos crônicos recentes ou de baixa idade. A transmissão via tranfusional está quase abolida no Brasil, que também apresenta índices muito baixos para a transmissão vertical (0,1% ou menos para gestantes infectadas). Grande parte dos infectados pode ser diagnosticada e acompanhada no Sistema Único de Saúde (SUS).

▶ São considerados portadores da forma crônica indeterminada da doença de Chagas humana (DCH) os indivíduos em fase crônica, soropositivos e/ou com exame parasitológico indireto, ou com teste de reação em cadeia da polimerase (PCR), positivos para *T. cruzi* que não apresentam quadro sintomatológico próprio da doença, e com resultados de eletrocardiograma (ECG) de repouso, estudo radiológico de tórax, esôfago e cólon normais. O monitoramento é ambulatorial na atenção primária à saúde (APS), requerendo consulta médica e ECG de repouso anual.

▶ A cardiopatia crônica chagásica (CCC) é geralmente progressiva, e suas consequências clínicas principais (arritmias, insuficiência cardíaca congestiva [ICC] e tromboembolia) podem estar associadas e potencializar de maneira recíproca. O ECG funciona como forte elemento de suspeição diagnóstica, sendo típico o bloqueio completo de ramo direito (BCRD) (principalmente se associado ao hemibloqueio anterior esquerdo [HBAE]), as extrassistolias multifocais, as alterações de onda T e as bradiarritmias. Há alguns anos, fármacos (inclusive específicos) e procedimentos clínicos e cirúrgicos têm mostrado benefícios na CCC, em geral quando instalados precocemente.

▶ A esofagopatia chagásica (megaesôfago ou disperistalse esofágica) tem como sintomatologia básica a disfagia, sobretudo com dificuldades para ingerir alimentos secos, frios e duros. É lentamente progressiva, se não tratada, começando com distúrbio motor (retardo na deglutição), seguindo-se o aumento do diâmetro e o alongamento do esôfago. À parte a dissincronia motora, a rigidez/acalasia do esfíncter inferior impede a passagem do bolo alimentar e constitui-se no principal alvo da intervenção terapêutica.

▶ A colopatia chagásica incide, em geral, a partir da 4ª década de vida na pessoa infectada. Sua manifestação básica é a obstipação, de início eventual e de poucos dias, mais tarde sendo constante e ultrapassando mais de 5 dias. Nessa última condição, pode estar acompanhada de fecaloma, dores abdominais, timpanismo e vólvulo (especialmente de sigmoide), configurando emergência médica.

Caso clínico

É segunda-feira e você acolhe Maria das Dores, doméstica, 56 anos, que está muito preocupada. Ela assistiu a uma reportagem em um programa de televisão, no final de semana, com depoimentos de pessoas que aguardavam na fila de transplante de coração. Uma das entrevistadas era portadora de doença de Chagas. Esse fato chamou muito a atenção de Maria, pois ela é natural de uma pequena cidade no norte de Minas Gerais e lembra de sua mãe contando que uma vez achou um "barbeiro" no seu berço. Na história familiar, ela relata que seu pai e dois irmãos morreram de repente no trabalho, uma irmã tem "problema de coração" e outra tem "problema de engasgo". Você entrevista e examina essa senhora, não encontrando nenhum outro dado relevante.

Teste seu conhecimento

1. Que exames, inicialmente, você deve solicitar para esclarecer a dúvida de Maria?
    a. Radiografia torácica, ECG, hemaglutinação indireta para *T. cruzi*
    b. Radiografia torácica, Elisa para *T. cruzi*
    c. Radiografia torácica, ECG, imunofluorescência indireta para *T. cruzi*
    d. Elisa para *T. cruzi*, imunofluorescência indireta para *T. cruzi*

2. No exame físico de Maria, quais achados seriam mais sugestivos de miocardiopatia chagásica?
    a. Níveis pressóricos elevados, som duplo no complexo B2 no segundo espaço intercostal direito, que ocorre apenas na inspiração, sopro sistólico, + em 6 no rebordo esternal esquerdo e varizes em membros inferiores
    b. Níveis pressóricos normais, som duplo no complexo B2 no segundo espaço intercostal direito que ocorre apenas na expiração, varizes em membros inferiores e edema mole, frio, + em 4, bilateral
    c. Níveis pressóricos normais, som duplo no complexo B2, no segundo espaço intercostal direito, tanto na inspiração quanto na

expiração, sendo mais audível na inspiração, pulso venoso jugular de 5 cm acima do ângulo esternal, edema mole, frio, + em 4, bilateral
   d. Níveis pressóricos normais, som duplo no complexo B2, no segundo espaço intercostal direito, tanto na inspiração quanto na expiração, de igual intensidade nas duas fases, sopro mesosistólico 3, + em 6, ouvido em todos os focos, pulso venoso jugular de 3 cm acima do ângulo esternal e edema de membros inferiores, + em 4.

3. Você entrevista e examina Maria e não encontra nenhum dado relevante. Solicita os exames sorológicos para doença de Chagas, que são positivos. Perante essa senhora assintomática, sem alterações no exame físico e com sorologia positiva, a seguinte conduta, inicialmente, seria mais apropriada:
   a. Solicitar colonoscopia, endoscopia digestiva alta e ecocardiografia
   b. Solicitar ecocardiografia, enema opaco simplicado e endoscopia digestiva alta
   c. Solicitar radiografia torácica simples, ECG, radiografia contrastada do esôfago e enema opaco simplificado
   d. Solicitar xenodiagnóstico e hemocultura com três amostras para diagnóstico de certeza

4. Maria, preocupada com o futuro, pergunta de quanto em quanto tempo deverá fazer o "controle" e sobre seu direito à aposentadoria, já que na sua cidade conhece várias pessoas "afastadas" pela doença de Chagas. Qual é a orientação nesse caso?
   a. Na fase indeterminada, não é necessário afastamento, e o monitoramento é anual com o médico de família e comunidade
   b. A doença de Chagas leva à aposentadoria quando comprovada a miocardiopatia em qualquer dos seus estágios, e esta deve ser acompanhada trimestralmente com o cardiologista
   c. Na fase indeterminada, o monitoramento é semestral com o médico de família e comunidade e anual com o cardiologista e o cirurgião
   d. O afastamento por doença de Chagas se deve ao comprometimento clínico, podendo ser temporário ou permanente e com solicitação apenas do especialista focal que acompanha o caso

5. Nos seguintes raciocínios clínicos, marque a alternativa correta.
   a. No Brasil não amazônico, a grande maioria dos portadores de DCH se encontra na forma indeterminada ou nos estágios iniciais de cardiopatia, ou formas digestivas, podendo ser assistidos por clínico geral na rede básica de saúde, o que requer instrumental propedêutico relativamente simples
   b. É recomendado, segundo a OMS, que se solicitem três técnicas diferentes no primeiro exame sorológico, para confirmação diagnóstica do caso suspeito de DCH
   c. Os portadores da forma crônica indeterminada da DCH deverão ser referenciados ao nível secundário anualmente para consulta especializada e propedêutica complementar
   d. Mulheres portadoras da infecção crônica devem restringir a amamentação, devido ao grande risco de transmissão da doença ao recém-nascido

Respostas: 1D, 2C, 3C, 4A, 5A

Do que se trata

A DCH é um caso de saúde pública importante na América Latina devido à sua alta prevalência e morbimortalidade entre populações pobres e de origem rural. É uma infecção humana causada pelo protozoário *Trypanosoma* (*schizotrypanum*) *cruzi* (*T. cruzi*), tendo origem em infecções de mamíferos silvestres (enzootia silvestre). A DCH é encontrada na *Classificação internacional de doenças* (CID-10 B57):

- **CID 10 – B57**   Doença de Chagas
- **CID 10 – B57.0**   Forma aguda da doença de Chagas, com comprometimento cardíaco
- **CID 10 – B57.1**   Forma aguda da doença de Chagas, sem comprometimento cardíaco
- **CID 10 – B57.2**   Doença de Chagas (crônica) com comprometimento cardíaco
- **CID 10 – B57.3**   Doença de Chagas (crônica) com comprometimento do aparelho digestório
- **CID 10 – B57.4**   Doença de Chagas (crônica) com comprometimento do sistema nervoso
- **CID 10 – B57.5**   Doença de Chagas (crônica) com comprometimento de outros órgãos

Nota-se aqui a falta de um lócus para a forma crônica indeterminada, de grande frequência e importância epidemiológica entre os infectados crônicos. Como conceito ainda em discussão fora do Brasil, é uma forma totalmente reconhecida no recente Consenso Brasileiro.[1] Embora vulnerável ao controle de seus principais mecanismos de transmissão (vetorial e transfusional), restam ainda focos de transmissão ativa em toda a região, ao lado de um grande número de pacientes já infectados, merecendo atenção médica e previdenciária. Aos poucos, a transmissão vem sendo controlada, mediante ações específicas de prevenção e de progressiva melhoria social. O Brasil recebeu o certificado da OPAS, em 2006, quanto à eliminação de seu principal vetor (*Triatoma infestans*) e quanto ao controle dos bancos de sangue, baixando muito os índices de transmissão nas três últimas décadas. Restou um remanescente de indivíduos infectados no passado. Podem ainda ocorrer casos muito raros de transmissão por vetores silvestres e por via congênita. Na Amazônia, há poucos casos crônicos, mas têm surgido casos agudos, sobretudo com transmissão via oral. Os infectados são, em sua maioria, crônicos e maiores de 40 anos. Estima-se que entre 20 a 30% apresentem cardiopatia, 10%, megaesôfago e/ou megacolo, devidos à infecção, a maioria na forma indeterminada. O enfrentamento da DCH envolve vigilância epidemiológica frente a uma possível transmissão (sobretudo, oral) e à atenção médica continuada para os infectados.[1–3]

A infecção do homem pelo *T. cruzi* foi descoberta por Carlos Chagas em 1909. A DCH originou-se no continente americano, onde o parasito circula entre insetos vetores e mamíferos de médio e pequeno porte há milhões de anos, em distintos ecótopos naturais. A doença humana surgiu provavelmente há menos de 10 mil anos, fruto do acercamento do homem com vetores e reservatórios infectados, envolvendo áreas rurais e moradias de má qualidade, ocorrendo primariamente do México à Patagônia. Estima-se hoje, no mundo, a existência de cerca de 10 a 12 milhões de infectados. No Brasil, seriam cerca de 2 a 2,5 milhões, com uma incidência anual de 400 casos novos (a maioria na Amazônia, por transmissão via oral) e uma mortalidade específica em torno de 4 mil óbitos/ano. As maiores taxas de prevalência e morbidade ocorrem em Minas Gerais, Goiás, Bahia e São Paulo, e as menores, em Santa Catarina e na Amazônia. Devido às migrações acentuadas nas últimas décadas, existem milhares de infectados dispersos por vários países.² São conhecidas mais de 150 espécies do vetor (*Insecta, Hemiptera, Reduviidae*), vulgarmente chamado *barbeiro, chupão, bicudo* ou *fincão*, sendo que uma centena de pequenos mamíferos são capazes de albergar o *T. cruzi*. As principais formas de transmissão ao homem são pelas dejeções infectadas do vetor, pela transfusão de sangue ou alguns hemoderivados, por via congênita (rara no Brasil), por acidentes de laboratório, por transplantes de órgãos e por via oral (ingesta de carne malcozida infectada ou outros alimentos infectados com fezes ou urina). Essa é habitual no ciclo silvestre, em que mamíferos devoram vetores ou outros mamíferos. A transmissão oral ao homem ocorre endemicamente na Amazônia, mas também foi detectada em outros lugares, como Paraíba, Rio Grande do Sul, Ceará, Santa Catarina, Venezuela, México, Bolívia e Colômbia. Em sua história natural, a DCH inicia com uma fase aguda de curta duração (2-3 meses), para uma fase crônica, geralmente evolutiva, em que ocorrem formas clínicas diversas (indeterminada, cardíaca, digestiva e cardiodigestiva).²,⁴

Quando pensar

O perfil básico da pessoa infectada em nosso país é de um adulto de meia idade ou acima, pobre e de origem rural, com DCH crônica, mas nem sempre conhecendo o *barbeiro*. O tratamento específico ainda deixa a desejar, sobretudo para o indivíduo de mais idade e com maior tempo de evolução. A prevenção é feita com inseticidas de efeito residual e melhoria habitacional (transmissão vetorial), por seleção sorológica de doadores de sangue e diagnóstico e tratamento precoces em casos congênitos. É importante estar atento a surtos de transmissão oral (detecção precoce e tratamento do[s] caso[s]) e a acidentes com material infectado, por meio de quimioprofilaxia. O tratamento específico em casos agudos e crônicos recentes consegue impedir a evolução clínica. Não há vacina suficientemente segura e eficaz até o momento. O médico de família e comunidade deve suspeitar da DCH, encaminhar e confirmar o diagnóstico etiológico, definir a forma clínica e seu grau de gravidade, instituir os tratamentos específico (se indicado) e sintomático, estabelecer o prognóstico e implementar o adequado esquema de seguridade social. Todos os infectados requerem atenção médica permanente enquanto não sobrevier a cura da parasitose. A grande maioria dos infectados pode ser atendida no ambulatório, reservando-se o hospital para casos agudos gravíssimos, cardiopatia crônica em estágios muito avançados e casos que demandem intervenção cirúrgica.

Doença de Chagas aguda

A doença de Chagas aguda (DCA) é o estágio inicial da doença, após um período de incubação de geralmente 7 a 9 dias, nas vias vetorial e oral. Caracteriza-se como doença febril e parasitemia detectável por exames diretos. É em geral mais grave em crianças de baixa idade e imunodeprimidos, em que pode apresentar miocardiopatia e meningoencefalite, podendo levar a óbito em 3 a 10% dos casos. Se não tratada especificamente, a DCA começa a regredir, quando baixa a parasitemia e se elevam os anticorpos da classe IgG, ou evoluir para a morte, por miocardite e/ou meningoencefalite (crianças mais jovens, imunodepressão, coinfecções, etc.).

Os principais elementos para a suspeita clínico-epidemiológica em DCA envolvem quadros febris agudos, em geral de duração prolongada, com micropoliadenopatia, mais aparentes em crianças moradoras de zona rural, com presença do vetor. Na transmissão oral, podem ocorrer microssurtos em pessoas que estiveram juntas alguns dias antes, ingerindo os mesmos alimentos. Na via transfusional ou de transplantes, verificar a ocorrência do procedimento entre 7 e 90 dias prévios ao quadro agudo. Na via congênita (assintomática), suspeitar de DCA nos casos de febre prolongada, baixo peso, miocardiopatia e/ou meningoencefalite (são os casos mais graves, em minoria). Quando presentes, os sinais de porta de entrada reforçam a suspeita clínica, sendo também chamativos a taquicardia persistente e outros sinais de miocardiopatia aguda.⁴,⁵

Diagnóstico diferencial da fase aguda

Em sua maioria, os casos agudos passam despercebidos, por serem oligossintomáticos e, em geral, cursando com febre branda e passageira, semelhantemente com várias viroses. A febre com linfadenopatia pode confundir-se com linfomas, micoses profundas, toxoplasmose e mononucleose, leishmaniose visceral aguda, etc. A miocardiopatia aguda pode confundir-se com endocardite, outras miocardiopatias infecciosas e parasitárias (estreptocócicas, difteria, miocardiopatia reumática, etc.). Deve-se pensar em DCA nos pacientes febris de zona endêmica, em bebês com mães infectadas, em febre pós-transfusional e em surtos comunitários com febre, taquicardia, ICC e distúrbios digestivos, especialmente na Amazônia.

O que fazer

Anamnese e exame físico

As manifestações clínicas da fase aguda são muito variáveis, geralmente inespecíficas e confundidas com infecções virais, razão pela qual muitas pessoas doentes não são diagnosticadas. São encontradas tanto pessoas totalmente assintomáticas quanto uma apresentação clínica inicial de insuficiência cardíaca (IC), ou mesmo choque cardiogênico. Essa apresentação inicial ficará na dependência do grau de resposta imune da pessoa infectada e da intensidade da infecção.

O Quadro 259.1 resume os principais elementos clínicos, nos quadros agudos aparentes, conforme descrito pela maioria dos autores.

É importante atentar para alguns tópicos particulares na DCA:

DCA inaparente. Nem todos os casos de DCA se apresentam na forma classicamente descrita. Conforme um estudo prospectivo na Bahia, vários casos agudos foram descobertos mediante monitoramento sorológico mensal de uma população com exame inicial negativo, em área infestada por triatomíneos. Mais de 60% dos casos de conversão sorológica eram oligossintomáticos, sem sinais de porta de entrada, apresentando somente quadros febris passageiros, sendo rotulados de casos agudos inaparentes.⁶

DCA em casos de transmissão oral. São de ocorrência esporádica e aleatória. Envolvem normalmente ingestão de alimentos contaminados (sucos diversos e outros alimentos) com o parasito originado do inseto vetor, de suas fezes ou de secreções de reservatórios infectados. Ocorrem quase sempre em surtos, acometendo várias pessoas. Não há discriminação por gênero ou idade, e sua ocorrência é maior nos meses mais quentes do ano. Todos os casos registrados apresentaram febre, não havendo sinais de porta de entrada. O quadro é similar ao da DCA clássica, mas incluem manifestações digestivas (diarreia, vômito e epigastralgia intensa) que, frequentemente, ocorrem desde o início do quadro na transmissão oral. Pode ocorrer icterícia ou sangramento digestivo (hematêmese, hematoquezia ou melena). Alguns apresentam outros tipos de sinais hemorrágicos (sangramento conjuntival, pulmonar, hematúria ou epistaxe). Síndrome de choque hipovolêmico foi descrita em alguns casos com hemorragia mais pronunciada. Alterações sugestivas de lesão hepática, como elevação de transaminases, alargamento do tempo de atividade da protrombina, hiperbilirrubinemia, também foram observadas. Outra manifestação relatada foi icterícia generalizada, de pequena ou média intensidade. Exames de endoscopia demonstraram a presença de gastrite, ou de úlcera gástrica, podendo haver evidência de sangramento.[4]

Exames complementares

O diagnóstico da fase aguda é feito com a identificação do parasito em sangue periférico, por exame direto a fresco (primeira escolha, por ser um procedimento rápido e simples), por exame de gota espessa (apesar de menor sensibilidade, é indicada em áreas em que existe a concomitância da malária), ou por concentrados em tubo de micro-hematócrito. O momento ideal da coleta do sangue deve ser com o paciente febril e dentro de 30 dias do início dos sintomas. Exames parasitológicos indiretos (xenodiagnóstico, hemocultura) não caracterizam a fase aguda, mas

Quadro 259.1 | **Principais sinais e sintomas da doença de Chagas aguda em casos aparentes**

Sinal ou sintoma	Características gerais básicas	Observações
Sinais de porta de entrada ("chagomas de inoculação"), que ocorrem na transmissão vetorial	Lesões dermatológicas eritematoinduradas, não purulentas, com descamação esfoliativa ao final da evolução. Não aparecem em muitos casos. Indolores ou pouco dolorosas, cor violácea. Geralmente em membros ou face. Adenopatia satélite frequente	Formas amastigotas de *T. cruzi* intracelulares podem ser encontradas à biópsia Diagnóstico diferencial: furunculose, picada de insetos, leishmaniose cutânea, etc.
Sinal de porta de entrada chamativo: sinal de Romaña ou complexo oftalmoganglionar	Edema bipalpebral unilateral, com adenopatia satélite e dacrioadenite. Diminuição da fenda palpebral. Podem ocorrer prurido, lacrimejamento e dor local leve. Embora referido em mais de 50% dos casos publicados, pela via vetorial, corresponde a apenas 10% ou menos dos casos agudos realmente ocorridos	Diagnóstico diferencial: picada de inseto, miíase, conjuntivites e ordéolos, trauma, celulite orbitária, edema angioneurótico e trombose do seio cavernoso
Outros "chagomas"	Mais raros: metastáticos (à distância de uma inoculação primária, geralmente via hematógena ou linfática) e lipogenianos (na bochecha)	Relativamente mais descritos na Argentina
Febre	Geralmente moderada (±38°C) contínua, durando entre 7 e 30 dias, com picos de ascensão vespertinos. Mesmo nos casos "inaparentes", está presente com duração e temperaturas menores. Em casos de transmissão oral, a febre aparece mais precoce e pode ser mais elevada. Defervescência em lise	Em geral, não melhora com antitérmicos usuais. Começa a desaparecer com a queda da parasitemia e ascensão dos anticorpos IgG, naturalmente ou após tratamento específico
Adenopatia	Geralmente pequenos e múltiplos linfonodos, em vários plexos, endurecidos, indolores, não aderentes, não coalescentes e não supurados, também presentes a jusante dos chagomas de inoculação	À biópsia, podem estar parasitados. Geralmente, hiperplasia linfocitária, com linfocitose ao hemograma
Hepato e esplenomegalia	Cerca de 20 a 40% dos casos publicados, idades mais baixas, geralmente com pequeno aumento de volume, vísceras endurecidas e pouco dolorosas à palpação. Concomitância de congestão passiva e degeneração	Fazer diagnóstico diferencial com a hepatomegalia de outras entidades febris
Edema generalizado	Endurecido, elástico, difuso e frio, não deixa depressão. Bastante precoce. Mais visível no rosto, nas extremidades e na bolsa escrotal	Pode superpor-se a edema por IC, com suas características tradicionais
Edema local	No ponto de penetração do parasito. Acompanhado de coloração avermelhada ou vermelho-violácea, com induração e discreto dolorimento	Natureza inflamatória. Faz parte do chagoma de inoculação ou de chagomas metastáticos
Estado geral comprometido	Astenia, adinamia, choro continuado, fácies de sofrimento	Principalmente em crianças menores de 5 anos e imunodeprimidos
Sinais de miocardite aguda	Detecção variável entre 5 e 50% dos casos, em média. O ECG na DCA pode apresentar-se alterado em 30% ou mais dos casos referidos na literatura, sugestivo de miocardite aguda (alteração de T e aumento PR). Eventual presença de ICC (mau prognóstico): cansaço fácil, ortopneia, ritmo de galope e aumento da pressão venosa. Na radiografia, ocorre caracteristicamente cardiomegalia global (entre 15 e 60% dos casos descritos) com campos pulmonares claros. Pode haver derrame pericárdico nos casos mais graves. A repetição do ECG e da radiografia, seriadamente, aumenta a acurácia diagnóstica de miocardite/pericardite. Na presença de ICC, significa mau prognóstico	Diferenciar com outras miocardites agudas (reumática, toxoplasmótica, diftérica, tóxica, virótica, etc.) e com endocardites. Histologicamente: inflamação linfomonocitária difusa e predominantemente subendocárdica, com miocitólise e edema intercelular, sendo o parasito facilmente encontrado nas miocélulas cardíacas
Taquicardia persistente	Sinal muito frequente, independente da curva térmica. Pulso rápido, fino e rítmico	Ver antes: miocardite
Sinais de meningoencefalite	Principalmente em crianças menores de 2 anos (1-10%), em geral associada com cardiopatia manifesta. LCS claro, com parasitos. Opistótono, rigidez de nuca e outros sinais tradicionais de meningismo. Como sintomatologia: vômitos frequentes e repetidos (sem estado nauseoso), cefaleia, agitação, estrabismo, obnubilação, prostração, convulsões, etc.	Péssimo prognóstico, encontrando necropsia, graves alterações inflamatórias no encéfalo e nas meninges

LCS, líquido cerebrospinal; ICC, insuficiência cardíaca congestiva; IgG, imunoglobulina G; ECG, eletrocardiograma; DCA, doença de Chagas aguda.

são solicitados na suspeita de positividade em leitura precoce (7-10 dias). Uma conversão sorológica de negativo para positivo após uma doença febril, em 3 ou 4 semanas, também indica a fase aguda recente. Importante lembrar que os exames sorológicos não são os melhores para o diagnóstico da fase aguda. Os exames subsidiários mais indicativos são o hemograma (linfocitose com linfócitos atípicos) e a eletrocardiografia. As alterações no ECG são muito comuns e, apesar de inespecíficas, podem ajudar no rastreamento diagnóstico de um caso febril em área endêmica, podendo ser o primeiro indicador da doença. Das características diferentes da infecção crônica, em que prevalece o BRD, na fase aguda, as alterações da repolarização ventricular predominam em 72,6% das pessoas doentes. Souza e cols., avaliando as alterações eletrocardiográficas em uma série de casos de DCH, verificaram que haviam alterações no ECG mesmo em indivíduos assintomáticos (ver Tabela 259.1). IC, arritmias ventriculares, bloqueios intraventriculares, baixa voltagem de QRS, bloqueios atrioventriculares (BAVs) avançados e meningoencefalite constituem quadros graves, com necessidade de hospitalização. Os exames diretos devem ser repetidos 2 ou 3 vezes ao dia, durante alguns dias, se houver suspeita clínica.[4,7]

Conduta proposta

O manejo clínico é específico (benzonidazol ou nifurtimox) e de suporte (repouso, cuidados gerais, prevenção ou tratamento de IC, diazepínicos, se houver convulsões). Deve-se fazer seguimento semanal, nos primeiros 60 dias, e anual, a seguir, com exame clínico, eletrocardiográfico e sorológico. O paciente que apresentar negativação permanente da sorologia está curado. A DCA não requer isolamento. Profissionais de saúde que lidam com esses casos devem precaver-se de contaminações pelo sangue ou pelo líquido cerebrospinal (LCS) do paciente. A DCA é de notificação compulsória, motivando investigação epidemiológica nas moradias ou sítios prováveis de contágio e contatos.

No uso corrente, os dois fármacos eficazes contra o parasito atuam por meio de mecanismos de citotoxidade pela produção de H_2O_2, inibição de síntese proteica e alterações do RNA, descritas desde 1960, ambas com ação contra formas hemáticas e teciduais do *T. cruzi*. O benzonidazol, derivado nitroimidazólico, é considerado o tratamento de primeira linha, por apresentar menos efeitos colaterais do que o nifurtimox, bem como por ter mais evidências quanto à eficácia.[1] O benzonidazol está disponível no Brasil, podendo ser requisitado por médico mediante justificativa técnica à respectiva Secretaria Estadual de Saúde (SES). O nifurtimox é produzido na América Central e pode ser obtido mediante solicitação à OPAS (Brasília). Os dois medicamentos são para uso oral, tomados de 12 em 12 horas, pelo tempo de 60 dias. O benzonidazol tem a apresentação em comprimidos de 100 mg e de 12,5 mg, no Brasil, e 100 e 50 mg, na Argentina, e sua dose básica é de 5 mg/kg/dia para adultos e 8 a 10 mg/kg/dia para crianças. Há em preparação uma formulação pediátrica com concentração menor, em comprimidos sulcados para facilitar a dosagem. O nifurtimox apresenta-se em comprimidos de 120 mg, para uso de 8 mg/k/dia para adultos e 12 mg/kg/dia para crianças.[2,4,9] As indicações oficiais[1] estão sintetizadas no Quadro 259.3.

Na prática, o tratamento é ambulatorial, com supervisão semanal pelo profissional de saúde. É ideal a realização de um hemograma a cada 15 dias, com atenção a uma possível leucopenia. Via de regra, para o benzonidazol, o principal problema é a dermatopatia, que é dose-dependente e muito mais frequente em adultos. Assim, recomenda-se nunca ultrapassar a dose total diária de 300 mg, aumentando o tempo de tratamento até alcançar a dose final total calculada pelo peso.

Exemplo: para um senhor de 80 kg, a dose de 5 mg/kg/dia indicaria 400 mg/dia, perfazendo a quantidade final de 400 mg por 60 dias, ou seja, 24.000 mg. Empregando-se o máximo de 300 mg/dia, o tempo de tratamento passará a 24.000 mg/300 mg = 80 dias. Igualmente, alguém de 90 kg necessitaria de 90 dias para cumprir o tratamento inteiro, empregando o máximo de 300 mg/dia (90 kg × 5 mg por 60 dias = 27.000 mg divididos por 300 = 90 dias).

As perspectivas de cura são estimadas em 80% para agudos, 60 a 79% para crônicos de baixa idade e até 25% para crônicos antigos. Uma investigação internacional (projeto BENEFIT – *Benzonidazole evaluation for interrupting Trypanosomiasis*)[10] avaliou que o tratamento etiológico em crônicos com cardiopatia pode retardar ou diminuir o agravamento da doença, concluindo que há diferenças regionais de resposta e sugerindo que novas pesquisas sejam feitas para avaliar definitivamente os benefícios do tratamento, com maiores amostras e maior tempo de observação.

Estudos observacionais têm confirmado que mulheres tratadas antes de engravidar têm significativamente menos probabilidade de transmissão de infecção para sua prole quando comparadas com mulheres não tratadas. Assim, existe um cuidado maior em tratar as jovens não grávidas em idade fértil.[2]

O controle de cura é feito sorologicamente. Para os casos agudos, sorologia convencional por duas técnicas a cada 6 meses, por até 5 anos. Duas provas sucessivas negativas indicam cura. Para os casos crônicos recentes, sorologia anual por até 10 anos. Para crônicos adultos, com sorologia bianual, a negativação pode tardar até 25 anos ou mais.

Tabela 259.1 | Alterações eletrocardiográficas em pacientes na fase aguda da doença de Chagas por transmissão oral

Alterações eletrocardiográficas	N (161)	%
Alterações da repolarização ventricular	117	72,6
Sobrecarga atrial esquerda	49	30,4
Intervalo QT prolongado	36	22,3
Taquicardia sinusal	30	18,6
Bloqueios de ramo direito (1° e 2° graus)	23	14,2
Baixa voltagem do QRS	22	13,6
Sobrecarga ventricular direita	10	6,2
QRS alargado (> 12 ms)	8	4,9
Fibrilação atrial	6	3,7
Bloqueio atrioventricular (1° grau)	5	3,1
Zonas eletricamente inativas	4	2,4
Bloqueio de ramo direito (3° grau)	3	1,8
Flutter atrial	2	1,2
Dissociação atrioventricular	1	0,6

Fonte: Souza e colaboradores.[8]

Outros fármacos e estratégias estão em teste na busca por uma maior efetividade. Associações de fármacos convencionais e outros com ação sobre o parasito (p. ex., alopurinol) também estão na pauta da pesquisa atual. Lamentavelmente, o pozaconasol, usado em micoses profundas e atuante sobre a síntese de esteroides, não se mostrou eficaz, isoladamente, em humanos, podendo, às vezes, ser útil na associação com benzonidazol ou nifurtimox.[1]

Quando referenciar

O referenciamento para os níveis secundário e terciário será necessário para elucidação diagnóstica e intervenções terapêuticas mais complexas. Casos agudos benignos, com ECG normal e ausência de sinais de ICC ou meningoencefalite, podem ser tratados a domicílio pelos profissionais da APS. O mesmo para os casos de forma crônica indeterminada, implicando revisões anuais, de rotina, com ECG. Nas arritmias ventriculares e bloqueios de ramo ou atrioventriculares, quando necessário, devem ser referenciados para avaliação cardiológica e orientação terapêutica, assim como aqueles com ICC ou cardiomegalia. Na suspeita de cardiopatia crônica chagásica, a ecocardiografia é altamente recomendada. Esofagopatia e colopatia iniciais podem ser bem manejadas na APS, após avaliação de especialista.[1,7]

> ▶ Existem populações do parasito sensíveis aos dois fármacos. A resistência é cruzada, não sendo eficaz um fármaco quando o outro falhou. Na prática, no entanto, um fármaco pode substituir o outro quando ocorreram efeitos colaterais insuportáveis. As principais contraindicações são gravidez, insuficiência hepática ou renal, intolerância ao fármaco e uso de álcool. As principais reações colaterais são, para o benzonidazol: dermatite urticariforme (geralmente na 2ª semana), dores abdominais, leucopenia e neuropatia, sobretudo dos membros inferiores (esta ocorre tardiamente, em geral após 40 dias de tratamento). Para o nifurtimox, ocorrem inapetência com emagrecimento, dores abdominais, cefaleia e alterações de humor e comportamento. Todas essas reações são reversíveis com a suspensão do medicamento. Para a dermatopatia, pode-se associar prednisona (20 mg, 12/12 h) com um anti-histamínico convencional. Se não houver melhora, suspender o fármaco por 1 semana e reiniciar. Persistindo o quadro, cancelar o benzonidazol e tentar o nifurtimox. Os erros mais comuns em DCA correspondem à falta de diagnóstico e a seguimento do caso. É necessário insistir na suspeita clínica frente aos achados epidemiológicos e ao conjunto de sintomas e sinais discutidos.

Prognóstico

Os casos conhecidos de DCA não tratada evoluem para a remissão de sua sintomatologia clínica, e a febre regride em períodos variáveis entre 2 e 12 semanas após o diagnóstico, a maioria entre 5 e 8 semanas. A remissão natural do quadro clínico ocorre de forma lenta e progressiva, a cardiomegalia, a poliadenopatia e a hepatoesplenomegalia permanecem por alguns meses. O tratamento específico busca abreviar este tempo de evolução, às vezes de forma drástica, reduzindo rapidamente a parasitemia e fazendo cessar a febre e a taquicardia. A imensa maioria dos pacientes acompanhados evolui para a forma crônica indeterminada, caracterizada por sorologia (e/ou parasitologia indireta) positiva, ausência de sinais e sintomas e ECG e radiografia (coração, esôfago e cólon) normais. Em poucos pacientes, persistem alterações eletrocardiográficas, como alongamento de intervalo PR e alterações de repolarização, evoluindo diretamente para uma forma crônica cardíaca. Quando ocorre, a morte em casos agudos dá-se em geral nas três primeiras semanas de doença, basicamente devida à IC e/ou à meningoencefalite. Constituem mau prognóstico as manifestações de comprometimento do sistema nervoso central (SNC), as cardiomegalias graves e o ECG que evidencie arritmias extrassistólicas, BAVs e baixa voltagem de QRS. A letalidade da DCA varia conforme diferentes casuísticas.[4,5]

Complicações possíveis

Formas crônicas da DCH. No Brasil não amazônico, a grande maioria dos portadores de DCH se encontra na forma indeterminada ou nos estágios iniciais da cardiopatia, ou em formas digestivas, devendo ser assistidos por médico da APS. Para o rastreamento inicial do chagásico crônico, o mínimo arsenal propedêutico requer entrevista e exame físico adequados, um diagnóstico sorológico, um ECG, uma radiografia simples torácica (índice cardiotorácico), uma radiografia contrastada do esôfago e um enema opaco simplificado. Geralmente se trata de indivíduos adultos, acima de 30 anos, pobres e de origem rural, derivados de um banco de sangue ou portadores de sintomatologia cardíaca (arritmias, ICC) ou digestiva (disfagia, obstipação). São indivíduos particularmente dependentes do sistema público de saúde nas áreas endêmicas e nas zonas urbanas procuradas pelos migrantes rurais. Dada a progressão de sua condição clínica, são extremamente oportunos o acesso ao sistema, a adesão, a precocidade do diagnóstico e a continuidade da atenção médica, pontos que reforçam positivamente o papel da Estratégia Saúde da Família (ESF) frente à DCH.[1,2,9]

O diagnóstico etiológico da DCH crônica é feito por meio de testes sorológicos que detectam anticorpos IgG anti *T. cruzi*, em soro obtido por punção venosa (bastam 5 mL de sangue, sendo desnecessário jejum). Em nosso meio, as técnicas mais usadas são a de Elisa (absorbância acima de 1,0), a imunofluorescência indireta (IFI) (títulos iguais ou maiores de 1:40) e a hemaglutinação indireta (títulos maiores do que 1:16). A OMS recomenda solicitar duas técnicas diferentes no primeiro exame. Resultados discordantes (5% ou menos) indicam um segundo exame, se possível com emprego de uma terceira técnica, em laboratório de referência. Persistindo a dúvida, deve-se referenciar a serviço de referência para técnicas adicionais, inclusive parasitológicas e reação em cadeia da polimerase (PCR). Deve-se estar atento ao fato de que a sorologia indica infecção, sem ter nenhum valor prognóstico. Assim, diante de um resultado positivo, o profissional de saúde deve ter muito cuidado em informar, sem estigmatizar ou apavorar a pessoa examinada.[4,11]

Forma crônica indeterminada. São considerados portadores da forma crônica indeterminada, na DCH, os indivíduos em fase crônica soropositivos e/ou com exame parasitológico positivo para *T. cruzi*, que não apresentam quadro sintomático próprio da doença, e com resultados de eletrocardiografia de repouso, rdiografia torácica, de esôfago e de cólon normais. É uma definição simples, operacional e prática, aplicável em estudos de campo e assistência, consistente em termos de prognóstico e avaliação médico-trabalhista. A forma crônica indeterminada tem particular relevância por ser a apresentação de maior prevalência, além do evidente caráter benigno e do baixo potencial evolutivo a curto e médio prazo. Em virtude dessa benignidade, não se justifica a prática comum de solicitação de exames sorológicos para doença de Chagas na avaliação pré-admissional e nos exames periódicos realizados por instituições e/ou empresas públicas e privadas, quando o examinando se encontra clínica e eletrocardiograficamente normal. Quanto aos demais exames complementares, deverão ser solicitados segundo as especificidades da atividade laboral que o indivíduo irá exercer. Alguns indivíduos rotulados classicamente na forma crônica indeterminada podem apresentar alterações, em geral, discretas em exames complementares mais sofisticados, como ecocardiografia, cintilografia, eletrocardiografia dinâmica (monitorização de Holter) e testes farmacológicos para esôfago ou coração, o que não afeta o bom prognóstico e desempenho biológico e social a curto e médio prazos.[1,11] Em geral, a prática de atividades físicas não está contraindicada na forma crônica indeterminada. Para as atividades que requerem grande demanda de esforço físico e/ou estresse psicológico, pode-se solicitar avaliação complementar adequada. O afastamento temporário ou definitivo das atividades laborais não é justificado na forma crônica indeterminada. Na sua evolução, não houve registro de morte causada por doença de Chagas, devido à ausência ou extrema benignidade de lesões vinculadas ao óbito nesta tripanossomíase. Estudos longitudinais indicam pelo menos 10 anos de sobrevida a pacientes acompanhados, ao lado de uma evolução genérica entre 2 e 3% ao ano para uma cardiopatia ou forma digestiva (geralmente esofagopatia) ao ano.[4] Em áreas endêmicas, cerca de 50% dos casos se encontram na forma crônica indeterminada, proporção que diminui progressivamente em grupos etários acima dos 50 anos.

Os portadores da forma crônica indeterminada deverão ser atendidos, preferencialmente, nos serviços de APS. Recomenda-se a realização de consulta médica e eletrocardiografia de repouso uma vez por ano. O tratamento específico para o portador da forma crônica indeterminada deve ser considerado, posicionamento que vem ganhando cada vez mais adeptos. Para jovens de até 12 anos, recebeu, no consenso de especialistas, evidência (A); acima dessa idade, evidência (B) (tratamento fortemente sugerido, com base em diferentes pesquisas de campo e laboratório).[1]

Após confirmar a forma crônica indeterminada, o infectado deverá ser informado e devidamente esclarecido, ressaltando-se a benignidade de seu quadro clínico, recebendo a orientação para a não doação de sangue e, em princípio, de órgãos. A forma crônica indeterminada não interfere no manejo de doenças associadas e não justifica que sejam negligenciados o seguimento e tratamento de comorbidades eventualmente coexistentes. Na ocorrência de imunodepressão ou imunossupressão em pacientes de FCI, atenção especial deve ser dada a uma possível exacerbação da parasitemia pelo *T. cruzi*, o que pode resultar em quadros graves de miocardite e/ou meningoencefalite.[2] O risco cirúrgico do portador de forma crônica indeterminada é comparável ao da população em geral não infectada pelo *T. cruzi*.

Não existe restrição à atividade sexual dos portadores da forma crônica indeterminada. Em relação à gestante classificada nessa forma, recomenda-se atenção quanto à possibilidade de transmissão congênita, oportunizando-se uma avaliação adequada do recém-nascido (RN).

Mulheres portadoras da infecção crônica não devem restringir a amamentação, exceto na vigência de sangramento mamilar. Os profissionais de saúde devem evitar qualquer prática que possa estigmatizar o portador da forma crônica indeterminada. Os serviços de saúde devem oferecer espaços e recursos para esclarecimento e orientação da população quanto às particularidades dessa forma da doença, recomendando-se que a abordagem seja feita por uma equipe multiprofissional.

Forma crônica cardíaca (CCC). É a forma clínica mais grave da DCH, devido à sua incidência e morbimortalidade: é a forma que mata, limita a produção laboral, provoca absenteísmo e diminui a qualidade de vida, sendo mais precoce e grave no sexo masculino.[1,2,12,13] A CCC evolui por meio de fatores fisiopatogênicos complexos e inter-relacionados que levam a um comprometimento progressivo da função contrátil e/ou do ritmo cardíaco. Na sequência da IC, fenômenos tromboembólicos podem sobrevir como fruto de estase, alterações endocárdicas e dilatação das câmaras cardíacas, uma síndrome de tromboembolia que pode comprometer pulmões, cérebro, rins, baço e outros setores, possibilitando outras causas imediatas de morte para a pessoa com doença de Chagas. A CCC é geralmente progressiva e suas consequências clínicas principais (arritmias, ICC e tromboembolia) podem estar associadas entre si e potencializar-se de maneira recíproca. Ausentes ou pouco perceptíveis nos estádios iniciais, os sinais e sintomas da CCC tornam-se mais evidentes à medida que progridem os distúrbios elétricos e a ICC, com implicações clínicas e médico-trabalhistas. O ECG é um forte elemento de suspeita diagnóstica, sendo encontrados, em geral, bloqueio completo de ramo direito (BCRD) (principalmente se associado ao HBAE), extrassistolias multifocais, alterações de onda T e bradiarritmias. O BCRD é encontrado em quase metade dos pacientes com essa condição clínica. O bloqueio completo de ramo esquerdo (BCRE) ocorre em até 16%.[3] Como elementos prognósticos, são mais reservadas as extrassístoles frequentes e polimórficas (com fenômenos R/T), a taquicardia paroxística ventricular (TPV) (e taquiarritmias tipo *torsade de pointes*), a fibrilação atrial (FA), as áreas inativas extensas, os bloqueios de ramo avançados e associados com extrassístoles e os BAVs avançados. As radiografias têm conotação principalmente prognóstica, estando as cardiomegalias graves associadas a quadros graves da CCC e à ICC. As imagens pleuropulmonares são normais na grande maioria dos portadores de CCC, somente chegando a apresentar sinais de congestão e derrame nas etapas finais.[4,13] A Figura 259.2 ilustra a progressão da CCC por meio da macroscopia de três corações de pessoas infectadas.

Manifestações clínicas da CCC. As principais queixas decorrem das alterações de ritmo e da IC, isoladas ou em associação. A palpitação é o sintoma precoce, vinculado em geral às ectopias ventriculares e às taquiarritmias, eventualmente se manifestando em crises que correspondem a surtos de extrassístoles ou TPV. Pode ser precipitada e intensificada por esforço físico, vários fármacos, emoções, estresse, manobra de Valsalva, hiperventilação, etc. A dispneia ocorre precoce e frequentemente na disfunção miocárdica, em seu início restringindo-se a episódios de cansaço aos grandes esforços. Posteriormente progride para falta de ar aos esforços moderados, mais tarde para os menores. Nas fases finais, sobrevém ortopneia. Dispneia franca geralmente significa dilatação cardíaca, fração de ejeção reduzida e alterações importantes ao ECG e ao ecocardiograma. Sensação de tontura tipo pré-síncope ou síncope eminente são frequentes nas taquiarritmias e na FA, aparecendo ainda nas bradiarritmias dos BAVs avançados e na doença do nó sinusal. No BAV total (BAVT), é característico o fenômeno de Adams-Stokes, com síncope grave devida a baixo débito, muitas vezes confundido com síndromes epileptiformes ou histéricas e com acidentes vasculares cerebrais (AVCs). Por isso, a pessoa com doença de Chagas deve ser auscultada cuidadosamente por alguns minutos, com o objetivo de detecção de ectopias cardíacas e sua frequência. Um achado comum à ausculta cardíaca é um som duplo no complexo de segunda bulha (B2), no segundo espaço intercostal direito, tanto na inspiração quanto na expiração, sendo mais audível na inspiração (desdobramento de B2 constante e variável, também conhecido como desdobramento amplo de B2). Esse achado auscultatório pode ser explicado pela presença de um BCRD. Para a ICC (predominantemente do tipo "direito"), as manifestações de baixo débito e de congestão passiva periférica provocam hepatomegalia dolorosa, edema mole vespertino e depressível não doloroso de MMII (geralmente detectado quando o volume extracelular excede 5 L), pulso jugular aumentado (mais de 4 cm acima do ângulo esternal) é fiel marcador de pré-carga aumentada. A determinação de um pulso venoso jugular aumentado é específica (90%), mas pouco sensível (30%) e com baixa reprodutibilidade.[1,12,13] Refluxo hepatojugular pode estar presente em IC direita se a altura do pulso venoso jugular aumentar pelo menos 3 cm durante os 30 a 60 segundos de compressão.[14] Um dado de exame físico interessante de ser lembrado nesses pacientes é que a frequência cardíaca (FC) maior do que a pressão arterial diastólica (PAD) tem baixa sensibilidade (53%), mas boa especificidade (86%) para disfunção sistólica do ventrículo esquerdo (VE).[12] Índice cardiotorácico aumentado e macicez no 5º EIE, além de 10,5 cm da linha médio-esternal são marcadores de fração de ejeção diminuída (sensibilidade 66% e especificidade 99%).[12] Ascite é um sinal mais tardio e de extrema gravidade. Geralmente, a ICC evolui com dilatação progressiva e universal das câmaras cardíacas ("coração bovino"). Na ICC, a ausculta cardíaca mostra a presença de B3 e de sopros sistólicos de ejeção, indicadores de insuficiência valvar ou da musculatura papilar. O aumento de pulso venoso jugular e a B3 relacionam-se, de maneira independente, com pior prognóstico em pacientes com IC.[15] Cerca de metade das pessoas com disfunção sistólica definida do VE não tem qualquer sintoma ou sinal,[16] embora constitua um grupo que se beneficiaria com o tratamento farmacológico. A disfunção sistólica assintomática do VE é o principal indicador independente de aparecimento de subsequente ICC.[17]

Botoni e cols.[18] estudaram 42 pacientes chagásicos, 51% deles na Classe I da NYHA, fração de ejeção do VE = 43,2 ± 14,5%, que receberam enalapril (40 mg/dia) e espironolactona (25 mg/dia) durante 4 meses. Eles observaram diminuição do diâmetro sistólico do VE, aumento da fração de ejeção do VE e diminuição dos níveis de peptídeo natriurético tipo B (BNP). Subsequentemente, os pacientes foram randomizados para receberem placebo ou carvedilol (50 mg/dia) por 4 meses. Eles constataram que houve aumento marginal da fração de ejeção do VE no grupo carvedilol em relação ao grupo placebo (p = 0,066) e diminuição dos níveis de quemoquinas séricas. Portanto, pacientes chagásicos com disfunção assintomática do VE podem ser tratados com inibidores da enzima de conversão da angiotensina (IECA), betabloqueadores e espironolactona.

Entre os critérios clínicos utilizados no diagnóstico de ICC, os critérios de Boston demonstraram maior sensibilidade (50%) e especificidade (78%) combinadas, sendo factíveis na prática da APS para o diagnóstico de ICC em um paciente portador de Chagas.[19] É preciso lembrar que todo paciente, uma vez diagnosticado com IC, deve ter sua situação funcional categorizada de acordo com a New York Heart Association.[14,19] Existe uma boa associação entre a classe funcional NYHA com a capacidade funcional máxima ($VO_{2máx}$) e a fração de ejeção ventricular esquerda nas pessoas com miocardiopatia chagásica.[1,4,12,13]

No adulto com CCC "pura", a pressão arterial (PA) é geralmente normal em função do baixo débito. Com o aumento da sobrevida dos chagásicos crônicos, é cada vez mais comum o encontro de infectados portadores de hipertensão arterial sistêmica (HAS), o que geralmente significa miocárdio preservado ou pouco comprometido. Nos estádios avançados de CCC, sobretudo quando ocorre ICC, pode ocorrer tromboembolia devido aos trombos deslocados especialmente da ponta de VE e do átrio direito, detectáveis ao ecocardiograma e à ventriculografia contrastada. Como elementos de risco nos eventos tromboembólicos da CCC têm sido apontados: a) disfunção miocárdica grave (classe funcional III e IV, congestão venosa visceral crônica, dilatação da área cardíaca, fração de ejeção ventricular deprimida e ECG apresentando bloqueios bifasciculares, áreas eletricamente inativas e FA); b) lesão apical em VE; c) presença de tromboses intracavitárias; e d) fenômeno tromboembólico prévio. Resultam em infartos secundários nos órgãos periféricos, predominando, pela ordem, os infartos pulmonares, os cerebrais, os renais, os esplênicos e os mesentéricos, assintomáticos ou com as características clínicas habituais (dor, dispneia, alterações neurológicas centrais [afasia, dislalia, perda de consciência, alterações motoras diversas, hematúria]). São alterações geralmente graves que podem precipitar o óbito, em uma pessoa já debilitada e acometida por importantes problemas hemodinâmicos.[7]

O ECG convencional é de grande importância na avaliação de todo indivíduo infectado e, conforme descrito no Quadro 259.2, algumas alterações do ECG são sugestivas de CCC.[1] Na Figura 259.1 vê-se um caso típico de CCC grau 2.

Manejo clínico e cirúrgico da CCC. O bom manejo da CCC é da maior importância no contexto da vida da pessoas com doença de Chagas, sendo regra absoluta que quanto mais precoce e adequadamente é iniciado, maior benefício traz às pessoas. Em princípio, deve-se considerar todo infectado crônico como um cardiopata em potencial, com o objetivo de reduzir ao máximo os fatores de risco desta cardiopatia, para evitar a instalação e a progressão dos quadros arrítmicos e da ICC.[4] Quanto ao tratamento não farmacológico dos indivíduos portadores de CCC, é prudente deixar a dieta normossódica, lembrando que a hiponatremia é variável independente de predição de mortalidade em pacientes com ICC secundária à miocardiopatia chagásica.[20] Pacientes com congestão evidente, ou seja, aqueles nos estádios mais avançados da síndrome, se beneficiam da restrição hídrica, em geral em torno de 1.000 mL/dia. Desaparecida a congestão clinicamente detectável, deve-se tentar a normalização da inges-

---

Quadro 259.2 | Alterações eletrocardiográficas sugestivas da presença de cardiopatia chagásica crônica entre indivíduos infectados com o *Trypanosoma cruzi*

- BCRD
- Hemibloqueio anterior esquerdo
- Hemibloqueio posterior esquerdo
- Arritmia ventricular (extrassístoles polimorfas, aos pares e taquicardia ventricular)
- Manifestações de doença do nó sinusal[a]
- FA
- BAV de 2º grau (tipo Mobitz II)
- BAV de alto grau
- BAV de 3º grau
- Baixa voltagem de QRS no plano frontal
- Zona eletricamente inativa
- Alteração primária da repolarização ventricular

São ainda indicativos: bradicardia sinusal < 40 bpm, bloqueio sinoatrial e parada cardíaca

BCRD, bloqueio completo de ramo direito; FA, fibrilação atrial; BAV, bloqueio atrioventricular.

Fonte: Dias e colaboradores.[1]

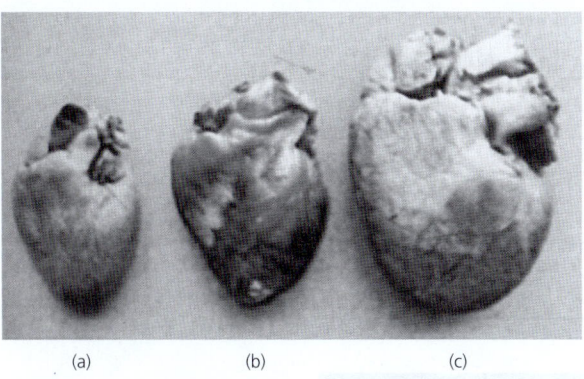

▲ **Figura 259.1**
Caso típico de cardiopatia crônica chagásica grau 2.

tão hídrica para diminuir o risco de desidratação. A prática de exercício físico aeróbio deve ser encorajada em pacientes com ICC de etiologia chagásica. Um estudo randomizado mostrou que a atividade física (caminhada) durante 12 semanas aumentou a capacidade física e a qualidade de vida nesses pacientes.[20] Antiarrítmicos, como a amiodarona, o sotalol e a propafenona, IECA (enalapril, captopril e outros), vasodilatadores, betabloqueadores seletivos (carvedilol) e potentes diuréticos como a furosemida e a espironolactona (esta com propriedades de prevenção da fibrose e redução do colágeno), ao lado de cardiotônicos como a digoxina, fazem parte do moderno arsenal terapêutico da CCC, indubitavelmente capaz de conferir maior qualidade e quantidade de vida ao infectado. Em paralelo, nas últimas décadas, foram incorporados recursos cirúrgicos e eletrônicos ao manejo da CCC, como marca-passos cardíacos, desfibriladores implantáveis, técnicas de ablação de focos arritmogênicos, de aneurismectomias e retirada de trombos, transplante cardíaco, etc. A falha do tratamento farmacológico ainda pode ser remediada com dispositivos mecânicos implantáveis, marca-passo atriobiventricular (ressincronização ventricular) e transplante. Infelizmente, ventriculectomias e miocardioplastia não tiveram sucesso nas CCCs avançadas. A implantação de células-tronco em corações lesados pela CCC, com objetivo de recuperação de cardiomiócitos e remodelagem do miocárdio, está em estudo, mas com resultados preliminares não indicativos de maiores benefícios.[1,12,10] O manejo da tromboembolia pressupõe a redução de fatores precipitadores e a prevenção rotineira com fármacos em situações de risco (AAS, dicumarínicos), bem como o emprego de anticoagulantes e cirurgias corretivas.

Exames menos convencionais. A CCC também apresenta alterações não detectáveis ao instrumental básico, sendo oportuna a ampliação da propedêutica em sua avaliação. Entre os exames mais úteis estão a eletrocardiografia dinâmica (Holter), a ecodoppler (modos M e bidimensional), as provas de esforço, a cintilografia cardíaca, indicados tanto para a avaliação de sintomatologias vagas e com ECG e radiografia normais como para melhor acompanhamento clínico e julgamento da terapêutica a ser instituída. Na ecocardiografia, é muito útil a avaliação da função ventricular, especialmente da fração de ejeção do VE (FEVE), que, na ICC mais avançada, se apresenta em níveis inferiores a 50%. Também revela áreas de discinesia e lesões aneurismáticas parietais e de ponta, com ou sem trombos intracavitários, discinesias difusas ou focais, disfunção diastólica, etc.

Óbito na CCC. Representa o maior impacto na DCH, ocorrendo em função de IC, arritmia grave ou tromboembolia. Afeta, sobretudo e mais precocemente, os indivíduos do gênero masculino e os não brancos, mas tem-se observado que a idade da morte por CCC, antes entre os 40 e 50 anos, atualmente ultrapassa os 60 anos (possivelmente devido ao melhor manejo médico-previdenciário e ao controle da transmissão, que impedem reinfecções exógenas). Conforme Rassi Jr., os principais preditores de morte na CCC são: sexo masculino, classe funcional III/IV, baixa voltagem QRS (ECG), cardiomegalia (radiografia), taquicardia ventricular não sustentada (TVNS) (Holter) e déficit contrátil em VE.[12]

Formas digestivas em DCH. Geralmente ocorrem na fase crônica e podem afetar quase todo o tubo digestório, em particular o esôfago e o cólon. No Brasil, incidem em cerca de 5 a 15% dos infectados, podendo coexistir com a CCC. São mais frequentes nas regiões Centro-Oeste e Sudeste de nosso país, sendo raras na Amazônia. Seu substrato básico é a desnervação autonômica, especialmente nos plexos submucosos de Meissnner e Auerbach, gerando discinesias motoras, acalasia de esfíncteres e distúrbios secretórios, provocando dilatação e alongamento dos segmentos afetados.[1,4]

Esofagopatia chagásica

É a alteração digestiva mais frequente na DCH no Brasil, conhecida ainda como megaesôfago ou disperistalse esofágica, ou, popularmente, como *mal de engasgo* ou *entalo*. Mais precoce do que a disperistalse do cólon, pode manifestar-se (rara e fugazmente) na fase aguda. A sintomatologia básica é a disfagia, facilmente perceptível pelo infectado, sobretudo com dificuldades para ingerir alimentos secos, frios e duros. É comum, durante a anamnese, a pessoa manifestar frases como: "A comida entala, doutor, embucha principalmente se como depressa e estou nervoso. Preciso beber água para descer. Às vezes dói (odinofagia), às vezes soluço muito (singulto), às vezes fico entalado por muitas horas, ou dias, dá mau cheiro, posso até vomitar...". A esofagopatia na DCH é lentamente progressiva, se não tratada, começando com distúrbio motor (retardo na deglutição), seguindo-se paulatinamente o aumento do diâmetro do órgão. Na fase mais adiantada, o esôfago alonga-se. À parte a dissincronia motora, o elemento fundamental é a rigidez/acalasia do esfíncter inferior, que impede a passagem do bolo alimentar e é o principal alvo da intervenção terapêutica. O megaesôfago se classifica em quatro grupos evolutivos, conforme os graus de retenção do contraste, o diâmetro e o comprimento do órgão. No grau I (forma anectásica), observa-se apenas retenção do contraste no terço inferior do esôfago, com calibre e comprimento normais. No grau II, retenção e pequena dilatação, que aumenta no grau III. No grau IV, o calibre é grande e há aumento evidente do comprimento (dólico-megaesôfago). Em todos os graus, há uma imagem de dificuldade de passagem no esfíncter inferior, em uma forma típica de "ponta de lápis". O estudo manométrico pode demonstrar a irregularidade e a assincronia das ondas de contração (Figura 259.2).[1,2]

O diagnóstico é essencialmente clínico e radiológico, podendo complementar-se com manometria, provas farmacológicas e endoscopia digestiva alta (EDA). O sintoma básico (disfagia) é altamente preditivo, sobretudo quando se dispõe de sorologia positiva. No entanto, há casos de megaesôfago sem disfagia, mormente no grau IV, devido à complacência do órgão. Em outros casos, mais raramente, infectados com radiografia normal referem algum grau de disfagia eventual, que pode significar um pródromo à evolução clássica.

Embora a literatura sobre doença de Chagas e sua sintomatologia sejam bastante estudadas, há necessidade de estudos específicos que investiguem a presença das alterações do sistema

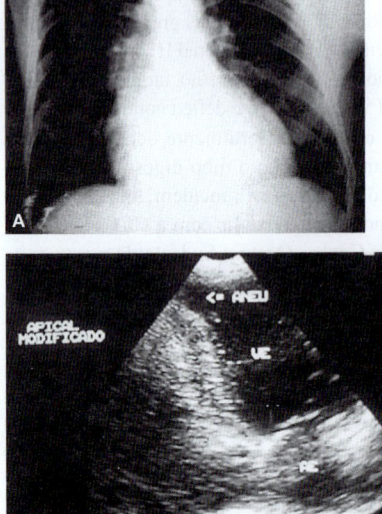
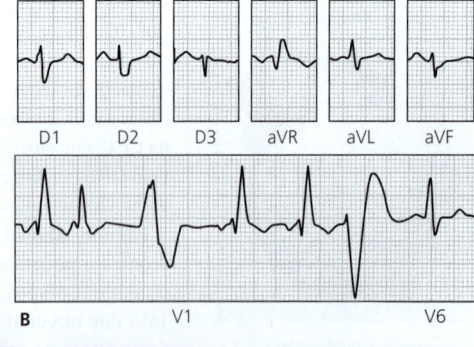
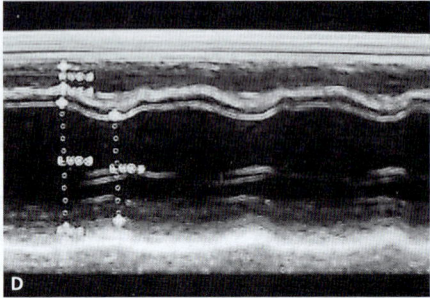

◀ **Figura 259.2**
Estudo manométrico demonstrando irregularidade e assincronia das ondas de contração.

estomatognático na doença de Chagas correlacionando-os com as manifestações da forma digestiva. Um estudo com esse objetivo, realizado por Cunha e cols.,[21] pode ser resumidamente demonstrado na Tabela 259.2.

O diagnóstico diferencial é feito com outras causas de disfagia, como presbiesofagopatia, estenose cáustica e neoplasias no terço inferior. Na Figura 259.3, observam-se os principais aspectos radiológicos nos 4 graus, lembrando que o exame deve ser realizado 1 minuto após o contraste. O tratamento dos estágios iniciais é conservador, correspondendo a dietas pastosas, boa mastigação e supressão de alimentos secos, duros, picantes e muito quentes ou frios. Balões e sondas hiperbáricas para dilatação do esfíncter inferior do esôfago estão em desuso. Essa dilatação pode ser obtida farmacologicamente por meio da ingestão de nifedipina ou issossorbida 30 minutos antes das principais refeições. O bloqueio da acalasia com injeção submucosa de toxina botulínica no esfíncter também apresenta resultados satisfatórios e razoavelmente duradouros em algumas pessoas. Para os grupos 2 e 3, têm-se obtido bons resultados com a cirurgia de Heller (cardiomiotomia extramucosa), realizada por videolaparoscopia. Pessoas do grupo IV podem exigir cirurgia mais invasiva (técnica de *Merendino,* por exemplo, com ressecção do segmento dilatado e sua substituição por alça jejunal).[2,23]

Colopatia chagásica

É a alteração clínica mais tardia da DCH crônica, incidindo em geral a partir da 4ª década de vida. Sua manifestação básica é a obstipação, de início eventual e duração de poucos dias, sendo constante e ultrapassando mais de 5 dias. Nessa última condição, é acompanhada de fecaloma, dores abdominais, timpanismo e mesmo vólvulo (especialmente de sigmoide), configurando-se em uma emergência médica. Os segmentos mais

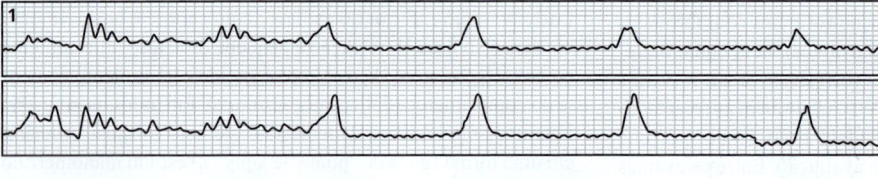

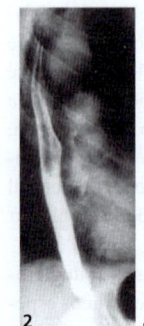
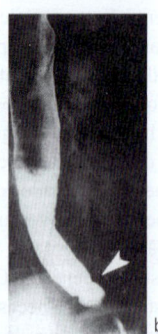
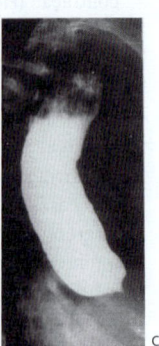
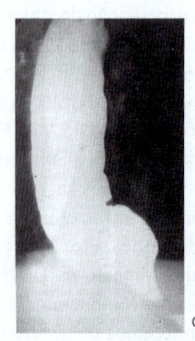

◀ **Figura 259.3**
1 – Registro manométrico de megaesôfago grau II. Ondas sincrônicas e assincrônicas. 2 – a) Disperistase com retenção de contraste; b) megaesôfago grau II (pequena dilatação + retenção); c) grau III (hipotônico, maior dilatação; d) grau IV (dolicomegaesôfago).

Tabela 259.2 | **Distribuição dos sintomas relacionados ao sistema estomatognático presentes na amostra**

Sintomas	Porcentagem	Sintomas	Porcentagem
Líquidos na refeição	86%	Halitose	46%
Plenitude gástrica	80%	Falta de apetite	42%
Boca amarga	68%	Perda de peso	42%
Pirose	66%	Sialorreia	42%
Entalo	56%	Disfagia de sólidos	40%
Dificuldade de respirar	54%	Fácies felina	40%
Apneia	52%	Dificuldade de eructar	38%
Tosse noturna	52%	Disgeusia	36%
Intolerância à gordura	50%	Soluço	34%
Tosse seca	50%	Vômito	24%
Regurgitação	48%	Mudança de voz	24%
Engasgo	46%	Disfagia de líquidos	12%

Fonte: Cunha e colaboradores.[23]

Quadro 259.3 | **Indicações ao tratamento específico da DCH no Brasil**

Situação clínica	Tratamento	Observações
Forma aguda	Todos os casos	–
Doença congênita	Todos os casos	–
Reativação por imunodepressão	Todos os casos	–
Crônica, de baixa idade (até 15 anos)	Todos os casos	Essa idade limite poderia ser ampliada?
Crônica, infectado recentemente	Todos os casos	Fase aguda até 2-3 anos atrás
Forma indeterminada	Tendência forte a tratar	Avaliação entre o médico e o paciente
Cardíaca leve	Em estudo	Tendência a tratar
Digestiva	Em estudo	Sempre corrigir o megaesôfago antes do tratamento
Cardíaca avançada	Desaconselhada	–
Mulher grávida	Não tratar	Avaliar judiciosamente no caso de fase aguda grave.
Mulher em lactação	Desaconselhado	Mesma observação acima
Quimioprofilaxia em acidentes	Tratar precocemente	Durante 10 dias após o acidente
Quimioprofilaxia em transplantes com doador infectado	Tratar o receptor por 10 dias imediatamente após a cirurgia	Tratar o doador por 10 dias antes da cirurgia, se possível. Monitorar o receptor com sorologia um mês após o transplante, com retratamento se houver positivação.

Fonte: Brasil.[1]

afetados são o reto e o sigmoide, mas a dilatação pode sobrevir em segmentos mais proximais, inclusive no ceco e no apêndice. O intestino delgado está geralmente preservado. Ao contrário do esôfago, o cólon parece, em geral, alongar-se de início, posteriormente sobrevindo dilatação.

A obstipação tem caráter lento, insidioso e progressivo. De início, a "prisão de ventre" ("encalhe", "caseira", "ressecado", "intestino preso") pode alternar-se com normalidade e/ou com episódios eventuais de diarreia. A colopatia pode ocorrer isoladamente ou sobrepor-se a uma cardiopatia e/ou esofagopatia. Frequentemente, manifesta-se com meteorismo, disquezia (defecação difícil ou dolorosa) e aumento do intervalo entre as evacuações. Em até 20% dos casos, a dilatação do cólon coexiste com hábito intestinal normal. Após longa obstipação, pode ser visível e palpável um fecaloma, tumoração dura e dolorosa geralmente situada na fossa ilíaca esquerda, podendo chegar ao flanco abdominal homolateral. Corresponde ao acúmulo de fezes compactadas e ressecadas, podendo conter pequenas concreções de fezes altamente endurecidas, capazes de lesar a mucosa, os coprolitos. À percussão, detecta-se uma área de submacissez (fecaloma), com timpanismo *a montante* (acúmulo de gases). Os vólvulos correspondem à torção aguda de uma alça dilatada. Têm instalação súbita, caracterizados por cólica lancinante, com defesa abdominal, podendo seguir-se de febre, isquemia e choque séptico ou hipovolêmico. Não desfeita a torção, haverá isquemia e gangrena *a jusante*, sobrevindo a morte em pouco tempo (horas, um ou dois dias). Os casos mais avançados podem contribuir para o agravamento da CCC.

O diagnóstico é basicamente clínico e radiológico. A queixa de prisão de ventre por mais de 5 dias é fortemente indicativa em indivíduo com sorologia positiva, mas há casos sem essa queixa. Aumento do volume abdominal, palpação de fecaloma são importantes achados em megas maiores. As técnicas radiológicas mais simplificadas (enema simples com infusão retal de 1.000 mL de solução baritada, em AP após enchimento com o reservatório a 1 m de altura relativamente ao abdome) geralmente firmam o diagnóstico, mostrando a dilatação do cólon (ver Figura 259.4). O manejo do megacolo é preferencialmente clínico nos estágios iniciais. Dieta anticonstipante, boa hidratação, uso de óleo mineral ou catárticos leves (leite de magnésia) e lavagens intestinais são medidas úteis, principalmente para prevenir ou reduzir o fecaloma. Esvaziamento manual com anestesia é prática quase em desuso. A cirurgia de Duhamel (ressecção da alça dilatada e rebaixamento para anastomose com o coto retal, preservando-se o esfíncter) é a técnica mais aceita pelos cirurgiões, reservada para megas muito avançados e constantes recidivas dos fecalomas. Instrumentais modernos de clampagem, ressecção e sutura melhoraram muito esse ato cirúrgico, outrora problemático em termo de recidi-

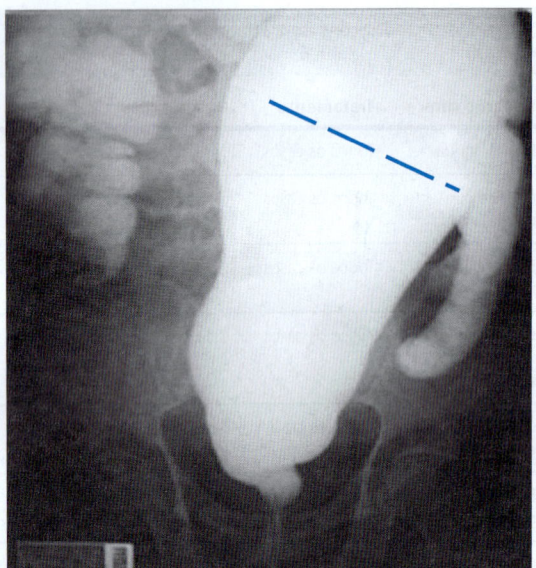

▲ **Figura 259.4**
Dilatação do cólon.

vas e complicações. O manejo do vólvulo é hospitalar, devendo-se tentar sua redução por meio do retossigmoidoscópio; se não houver êxito, a alternativa é cirúrgica, com desfazimento da torção a céu aberto.[1,4]

Outros "megas" detectáveis na DCH

A desnervação autonômica ocorre principalmente no parassimpático, afetando de forma universal e aleatória o tubo digestório e outras vísceras ocas. A predominância de alterações no esôfago e no cólon terminal se deve provavelmente ao maior esforço desses segmentos diante de conteúdo mais sólido que devem propulsionar. Outros setores, no entanto, de forma muito mais discreta, podem ser afetados, levando a outras megavísceras menos comuns (e geralmente associadas a umesôfago ou colopatia):

- Megaestômago: raramente dilatado, retardo, discinesia, sintomas de dispepsia alta.
- Megaduodeno: bulbo dilatado, discinesia.
- Megajejuno e íleo: motilidade diminuída, rara dilatação, distúrbios de absorção.
- Megaureter: estase, infecções.
- Miscelânea: megavesícula, megabexiga, aumento de parótidas.

Avaliação pericial médico-previdenciária frente aos casos de DCH

Em geral, quando concedido, o benefício securitário é transitório e renovável, cabendo benefício definitivo aos casos de CCC avançada e irreversível, com incapacidade omniprofissional e de caráter permanente. Os benefícios para as situações mais comuns são sintetizados no Quadro 259.4.[1,4]

O instrumental propedêutico para essa avaliação envolve o médico capacitado, o ECG e a radiografia (simples para coração e contrastado para disperistalse de cólon e do esôfago). Recentemente, julgou-se oportuno incluir também o ecocardiograma (bidimensional e módulo M) como auxiliar na avaliação da IC.[1] Deve-se levar em conta o caráter progressivo da DCH e que, na prática, uma cura espontânea é extremamente excepcional.

Quadro 259.4 | Esquema de manejo e seguridade social na doença de Chagas

Forma clínica	Limitação física	Benefício	Observações
Aguda*	Intensa durante o período	Temporário	Tratamento específico
Indeterminada	Nenhuma	Não	Revisão médica anual
Esofagopatia	Só em caso de inanição, cirurgia ou complicações	Temporário	Solicitar sempre avaliação cirúrgica
Colopatia	Em caso de cirurgia ou complicações	Temporário	Pedir sempre avaliação cirúrgica
Cardiopatia leve**	Em caso apenas de profissão que exija grandes esforços	Temporário	Readaptação profissional/ adequação laboral
			Revisão médica periódica
Cardiopatia severa***	Omniprofissional	Permanente	Atenção médica permanente

*Por qualquer mecanismo de transmissão.
**Sem arritmia grave nem sinais de IC.
***Arritmia grave e IC (graus III e IV NYHA).

Por isso, em qualquer etapa da evolução clínica, deve-se revisar o paciente periodicamente. Casos curados por meio dos medicamentos tripanossomicidas usuais apresentam involução do quadro clínico, particularmente quando tratados na fase aguda. Pessoas curadas na fase crônica seguem em observação em vários centros de investigação, com vistas à determinação de benefício clínico dessa cura em longo prazo.[1]

Avaliação de aptidão para o trabalho

Em nosso meio, a grande maioria das pessoas com doença de Chagas que acorrem à pré-avaliação trabalhista são adultos (especialmente abaixo dos 40 anos), na forma crônica indeterminada ou, em menor número, portadores de estágios iniciais de formas cardíaca e/ou digestiva.

O fluxograma clássico, para a avaliação médico-previdenciária, trabalhista, no Brasil, procura ser o mais simples, exequível e eficiente possível, com base nas premissas clínico-propedêuticas usadas na Previdência Social, de um lado, e na natureza e intensidade do trabalho em apreço, de outro. Como base legal, ética e humanística, os primeiros pressupostos deste tópico são:

- O simples resultado sorológico positivo para anticorpos anti-*T. cruzi* não é indicativo de rejeição ao emprego na imensa maioria das profissões. A maioria dos autores e peritos entende como impedimento ao trabalho somente para pilotos de aeronaves e de veículos coletivos e de máquinas móveis pesadas.
- O trabalho pretendido não poderá constituir-se um fator de risco e agravamento, para um indivíduo infectado, em qualquer das formas clínicas conhecidas.
- Qualquer indivíduo infectado, aprovado ou não ao trabalho em pauta, deverá ser derivado a uma instância de aten-

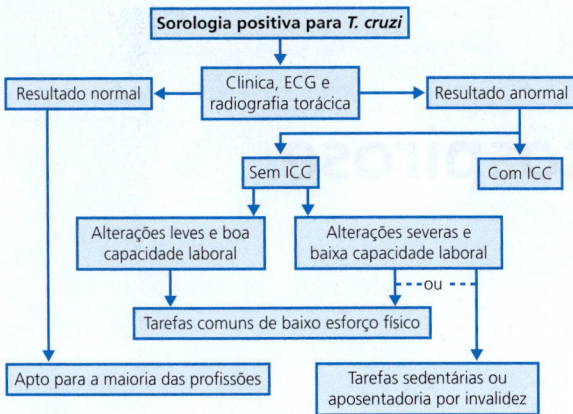

▲ **Figura 259.5**
Fluxograma de avaliação da capacidade laboral de portador da DCH.
ICC, insuficiência cardíaca congestiva; ECG, eletrocardiograma.

ção à saúde, com vistas ao adequado e permanente cuidado médico.

- Nos raros casos de forma aguda, o indivíduo deve ser afastado trabalho, em caráter preliminar e temporário, e referenciado ao tratamento específico. Passada a fase aguda, deve ser reavaliado conforme descrito na Figura 259.5.

Por consenso e longa prática, o esquema da Figura 259.5 resume as principais situações encontradas e as respectivas decisões.[1,2]

Papel da equipe multiprofisional

Não se pode deixar de lembrar e exaltar o importante papel dos profissionais da APS,[1,3,4] em áreas rurais ou urbanas de países endêmicos, por sua natural liderança e presença junto à população.[1,4,7] A prática da ESF oportuniza o diagnóstico epidemiológico da presença de *barbeiro* e tem papel nas ações de notificação e vigilância entomológica, inclusive nas práticas de desinsetização química e melhorias físicas intra e peridomiciliares (acompanhamento, reforço à execução, cobranças ao nível municipal etc.). Equipes multiprofissionais são altamente desejáveis neste contexto, em especial em zonas mais pobres e isoladas, sempre articuladas com instâncias de referência e apoio do SUS. Eles também devem acompanhar e diagnosticar a infecção e o estado clínico das mães chagásicas e seus bebês, assim como intervir imediatamente em situações suspeitas de surtos de transmissão oral. De modo geral, podem ser considerados os principais sensores de transmissão e morbimortalidade da doença em seus municípios, tendo um grande papel em sua discussão na pauta dos Conselhos e Conferências Municipais de Saúde. Em zonas endêmicas de transmissão, é indicada uma parceria continuada entre o SUS, o sistema de educação (todos os níveis), as associações comunitárias, religiosas e trabalhistas, os partidos políticos e a mídia em geral, para manutenção de uma atenção permanente para com as perspectivas de vigilância de transmissão e cuidado dos casos detectados, sendo fundamental a perfeita sintonia entre as atividades de referência e contrarreferência de pacientes de seu município. Finalmente, é importante ressaltar que programas hoje existentes no SUS, como PSF, programa de internação domiciliar, programa materno-infantil, programa HIV-Aids, programa de atenção ao sangue e hemoderivados etc., têm tudo a ver com a DCH, seu manejo e prevenção, em todas as instâncias.[1]

REFERÊNCIAS

1. Dias JCP, Ramos A, Gontijo E, Luquetti A, Shikanai-Yasuda MA, Coura JR, et al. II Consenso Brasileiro em Doença de Chagas. Epidemiol Serv Saúde. 2016;25 (n. espec):7-86.

2. Centers for Disease Control and Prevention. Chagas disease: general information [Internet]. Atlanta: CDC; 2010 [capturado em 20 jan. 2018]. Disponível em: http://www.cdc.gov/parasites/chagas/gen_info/index.html.

3. Carlier Y, Dias JCP, Luquetti AO, Hontebeyrie M, Torrico F, Truyens C. Trypanosomiase américaine ou maladie de Chagas. Enciclop Méd-Chirurgicale. 2002;8:505-520.

4. Dias JCP, Macedo VO. Doença de Chagas. In: Coura JR, organizador. Dinâmica das doenças infecciosas e parasitárias. Rio de Janeiro: Guanabara Koogan; 2005. p. 557-594.

5. Prata AR. Clinical and epidemiological aspects of Chagas' disease. Lancet Infect Dis. 2001;1(2):92-100.

6. Teixeira MGC. Doença de Chagas: estudo da forma aguda inaparente [tese]. Rio de Janeiro: UFRJ; 1977.

7. Prata AR. Abordagem geral do paciente chagásico. In: Dias JCP, Coura JR, editores. Clínica e terapêutica da doença de Chagas: um manual prático para o clínico geral. Rio de Janeiro: Fiocruz; 1997. p. 115-126.

8. Souza DS, Almeida AJ, Costa FA, Costa EG, Figueiredo MT, Póvoa RM. O eletrocardiograma na fase aguda da Doença de Chagas por transmissão oral. Rev Bras Cardiol. 2013;26(2):127-30.

9. Cançado JR. Terapêutica específica. In: Dias JCP, Coura JR, editores. Clínica e terapêutica da doença de Chagas: um manual prático para o clínico geral. Rio de Janeiro: Fiocruz; 1997. p. 323-52.

10. Population Health Research Institute. BENEFIT: evaluation of the use of antiparasital drug (benznidazole) in the treatment of chronic Chagas' disease [Internet]. Bethesda: NHI; 2005-2013 [capturado em 20 jan. 2018]. Disponível em: https://clinicaltrials.gov/ct2/show/NCT00123916.

11. World Health Organization. Control of Chagas disease: second report of the WHO expert committee. Geneva: WHO; 2000.

12. Mady C, Salemi VMC, Ianni BM, Ramires FJA, Arteaga E. Maximal functional capacity, ejection fraction, and functional class in Chagas cardiomyopathy: are these indices related? Arq Bras Cardiol. 2005;84(2):152-5.

13. Rassi A, Rassi A Jr, Rassi GG. Cardiopatia chagásica. In: Brener Z, Andrade ZA, Barral-Neto M, editores. Trypanosoma cruzi e doença de Chagas. 2. ed. Rio de Janeiro: Guanabara Koogan; 2000.

14. Shamsham F, Mitchell J. Essentials of the diagnosis of heart failure. Am Fam Physician. 2000;61(5):1319-1328.

15. Cazeau S, Lecrerco C, Lavergne T, Walker S, Varma C, Linde C, et al. Effects of multisite biventricular pacing in patients with heart failure and intraventricular conduction delay. N Engl J Med. 2001;344(12):873-880.

16. Petrie M, McMurray J. Changes in notions about heart failure. Lancet. 2001;358(9280):432-434.

17. Petti MA, Viotti R, Amenti A, Bertocchi G, Lococo B, Alvarez MG,et al. Predictors of heart failure in chronic chagasic cardiomyopathy with asyntomatics left ventricular dysfunction. Rev Esp Cardiol. 2008;61(2):116-122.

18. Botoni FA, Poole-Wilson PA Ribeiro AL, Okonko DO, Oliveira BM, Pinto AS, et al. A randomized trial of carvedilol after reninangiotensin system inhibition in chronic Chagas cardiomyopathy. Am Heart J. 2007;153(4):544(e1-e8).

19. Marantz PR, Tobin JN, Wassertheil-Smoller S, Steingart RM, Wexler JP, Budner N, et al. The relationship between left ventricular systolic function and congestive heart failure diagnosed by clinical criteria. Circulation. 1988;77(3):607-612.

20. Theodoropoulos TA, Bestetti RB, Otaviano AP, Cordeiro JA, Rodrigues VC, Silva AC. Predictors of all-cause mortality in chronic Chagas' heart disease in the current era of heart failure therapy. Int J Cardiol. 2008;128(1):22-29.

21. Cunha DA, Silva HJ, Moraes SRA, Tashiro T. Prevalência de alterações no sistema estomatognático em portadores de doença de Chagas. Rev CEFAC. 2005; 7(2):215-20.

CAPÍTULO 260

Febre amarela e leptospirose

Yuji Magalhães Ikuta
Paulo Humberto Mendes de Figueiredo

Aspectos-chave

▶ As transformações ambientais relacionadas à poluição, aos desmatamentos, a migrações, ao uso de armas nucleares, biológicas e químicas e ao aquecimento global provocam a emergência e a reemergência de diversas doenças infecciosas.

▶ Elas podem evoluir para duas fases clínicas: a inicial aguda (prodrômica) e a tardia (fenômenos icteremorrágicos e com alta letalidade). O quadro clínico da febre amarela caracteriza-se por mialgia generalizada, icterícia verdínica e sinal de Faget. O quadro clínico da leptospirose, por mialgia na panturrilha, icterícia rubínica, sufusões hemorrágicas conjuntivais e síndrome de Weil.

▶ O diagnóstico é principalmente clínico e epidemiológico (entrada em zonas de floresta na febre amarela e contato com águas contaminadas com urina de roedores na leptospirose) e, para confirmação e pesquisa, laboratorial.

▶ O tratamento, na febre amarela, é de suporte e, na leptospirose, com antibióticos. As medidas de prevenção primária e secundária e a vigilância epidemiológica e sanitária são fundamentais para o controle desses agravos.

▶ A febre amarela é uma arbovirose prevenível pelo uso da vacina 17DD, que atualmente é recomendada em dose única pelo Ministério da Saúde (MS) e pela Organização Mundial da Saúde (OMS).

Caso clínico

Sra. Cândida, 73 anos, católica, residente de Alenquer (área rural), viajou para Belém do Pará em uma quinta-feira do mês de outubro, com o objetivo de cumprir uma promessa no Círio de Nazaré. Ficou hospedada na casa de seu filho Pedro, no bairro do Guamá, em uma rua próxima a um canal. No sábado, véspera do Círio, houve uma forte chuva que coincidiu com a maré alta e culminou com uma enchente. Sra. Cândida precisou sair de casa, mesmo com a rua alagada, para ir à trasladação (uma das procissões). Cumpriu sua promessa no domingo e, na segunda-feira, ao se preparar para retornar ao seu município, iniciou quadro de febre alta, acompanhada de mialgia, cefaleia, prostração e náuseas. Foi levada a uma Unidade Básica de Saúde (UBS) contra sua vontade por achar que os sintomas eram consequência da longa caminhada no Círio, devido a muita dor muscular. Após aguardar por 1 hora, foi atendida por um médico que percebeu a febre elevada com pulso lento e prescreveu metoclopramida e dipirona intravenosas (IV). Após melhora parcial, Pedro levou sua mãe para casa com a receita de paracetamol e com a orientação de aguardar a melhora do quadro viral. No dia seguinte, ela amanheceu referindo piora dos sintomas. Evoluiu em 3 dias com diarreia, hematêmese, melena e oligúria, e sua nora Graça observou que a pele de Sra. Maria estava amarelo-esverdeada.

Teste seu conhecimento

1. Com base no Caso clínico, qual alternativa mostra a principal hipótese diagnóstica e sua justificativa?
    a. Leptospirose na fase septicêmica, pelo contato com água contaminada por urina de roedores e manifestações clínicas gerais com mialgia
    b. Febre amarela na fase de intoxicação, pois Dona Cândida é procedente de uma localidade endêmica e pelas manifestações clínicas gerais
    c. Leptospirose na fase imune, pelo contato com água contaminada por urina de roedores e manifestações específicas da síndrome de Weil, como icterícia rubínica
    d. Febre amarela na fase de intoxicação, pela procedência de localidade endêmica e pelas manifestações hemorrágicas e icterícia verdínica

2. Qual é a melhor conduta diante do quadro?
    a. Internação e terapia de suporte para estabilizar a hemorragia
    b. Internação, pulsos de metilprednisolona associados a ceftriaxone e ribavirina
    c. Orientações gerais de hidratação e alimentação, prescrição de amoxicilina oral e observação diária, com visita domiciliar
    d. Orientações gerais de hidratação e alimentação, repouso e mapeamento da área peridomiciliar

3. Que achados semiológicos podem acompanhar o quadro clínico?
    a. Hematúria, epistaxe e sangramento oral
    b. Macicez à percussão em bases pulmonares, sufusão conjuntival e meningite
    c. Hipertensão arterial, dor à palpação muscular e edema em membros inferiores
    d. Dor abdominal em faixa, sinal de Giordano e ascite

4. Na febre amarela e na leptospirose, é possível encontrar, respectivamente:
    a. Epistaxe, icterícia verdínica e síndrome de Weil; e hemoptise, icterícia rubínica e sinal de Faget
    b. Mialgia generalizada, icterícia rubínica e melena; e mialgia localizada, icterícia verdínica e hemoptise
    c. Mialgia localizada, icterícia rubínica e vômitos biliosos; mialgia generalizada, icterícia verdínica e hematêmese
    d. Azotemia, hematêmese e icterícia verdínica; vômitos alimentares ou biliosos e icterícia rubínica

5. Com relação à febre amarela e à leptospirose, é correto afirmar que:
   a. Os maiores coeficientes de incidência de ambas as doenças ocorrem predominantemente nos meses com elevados índices pluviométricos, sobretudo em centros urbanos
   b. As principais medidas de prevenção e controle de ambas as doenças são a vacinação e o manejo ambiental
   c. A prevenção e o controle da febre amarela devem ser feitos com vacina, no mínimo 10 dias antes de adentrar na mata ou em áreas de risco, e da leptospirose baseia-se principalmente no manejo ambiental e no controle de roedores
   d. Ambos os agravos são de notificação compulsória, com a diferença que, na febre amarela, se notificam também mortes de macacos, e na leptospirose, se notificam mortes de roedores

Respostas: 1D, 2A, 3A, 4D, 5C

Do que se trata

A febre amarela e a leptospirose são síndromes febris icteromorrágicas relacionadas a condições epidemiológicas e de saneamento ambiental. Apresentam curso bifásico e podem manifestar alta letalidade. A coagulação intravascular disseminada (CIVD) é frequente na forma grave da febre amarela e rara na leptospirose.

A febre amarela é uma doença imunoprevenível, causada pelo arbovírus amarílico *flavivírus* da família flaviviridae, distribuídos em regiões da África e América do Sul. Pode ser transmitida pela picada das fêmeas do mosquito *Aedes aegypti* e *Aedes albopictus* (febre amarela urbana) e *Haemagogus janthinomys* (principal vetor da febre amarela silvestre no Brasil) e *Sabethes chloropterus* (febre amarela silvestre). Esses mosquitos reproduzem-se em coleções de água limpa e tem hábitos diurnos. Na febre amarela urbana, o único reservatório com importância epidemiológica é o homem. Na febre amarela silvestre, os primatas não humanos apresentam um papel de destaque. O período de incubação é de 3 a 6 dias, e o de transmissibilidade vai de 1 a 2 dias antes das manifestações clínicas a 3 a 5 dias após. A maioria dos indivíduos infectados (90%) cursa de forma assintomática ou com sintomas leves a moderados. O quadro clínico pode evoluir de *forma leve ou abortiva*, apenas com febre e cefaleia, para a *forma moderada (*período de infecção), com febre alta associada a pulso lento (sinal de Faget), calafrios, cefaleia, mialgias generalizadas, lombalgia, prostração, náuseas e vômitos, que podem durar 3 dias. Após esse período, pode ocorrer melhora ou evolução para a *fase grave ou de intoxicação* (período toxêmico), com febre, icterícia verdínica, diarreia, hematêmese, melena, hematúria, epistaxe, sangramento oral e vestibular, oligúria, anúria e torpor, com letalidade superior a 50%.

A leptospirose é causada pela espiroqueta do gênero *Leptospira* (*Leptospira interrogans* em humanos). Tem como reservatórios principais os roedores (*Rattus norvegicus, Rattus rattus, Mus musculus*). É transmitida principalmente pelo contato da pele com a urina desses roedores infectados. O período de incubação varia de 1 a 30 dias (em média de 5 a 14 dias), e o de transmissibilidade, meses ou anos. O curso clínico é polimórfico e progride com a *fase precoce ou septicêmica (leptospirêmica)*, de início geralmente súbito, com quadro de calafrios precedendo febre, cefaleia, mialgias localizadas (em geral, nas panturrilhas e/ou lombar), vômitos alimentares ou biliosos e hemorragia conjuntival com duração de 3 a 7 dias; e a *fase imunológica*, caracterizada pela síndrome de Weil (icterícia rubínica, lesão renal aguda [LRA] e hemorragias, além de miocardite, hepatite, pancreatite e meningite), com duração de 1 a 3 semanas. A principal hemorragia associada ao quadro é a pulmonar, com hemoptise, que pode evoluir para insuficiência respiratória (síndrome da hemorragia pulmonar aguda e síndrome da angústia respiratória aguda [SARA]). A letalidade geral aproxima-se de 10% e, nos quadros graves, passa de 50%.

> ▶ O envolvimento dos vasos sanguíneos na leptospirose deve-se a um processo de ativação e dano endotelial, semelhante à sepse, e a hemorragia pulmonar é multifatorial e relacionada à reação autoimune.

Quando pensar

A associação epidemiológica-causal deve ser feita em indivíduos com síndromes febris provenientes de áreas endêmicas próximas a matas (febre amarela) ou que tiveram contato com água suspeita (leptospirose), e o diagnóstico diferencial, de acordo com as características clínicas.

> ▶ São áreas endêmicas para febre amarela: África, Américas e Brasil – nas Regiões Norte, Centro-Oeste, Minas Gerais e algumas áreas da Região Sul e Sudeste. A leptospirose possui distribuição universal e está relacionada a condições de saneamento e a índices pluviométricos.

> ▶ Em 2014, ocorreu uma epizootia em primatas não humanos em Tocantins que marcou a reemergência do vírus amarílico no Brasil. Entre julho de 2014 e maio de 2016, foram registrados 10 casos humanos (Goiás, Pará, Mato Grosso do Sul e São Paulo) e 27 epizootias no território nacional. No período de dezembro de 2016 a março de 2017, foram notificados 1.561 casos suspeitos de febre amarela silvestre, sendo que 850 estão em investigação e 448 foram confirmados. Destes, ocorreram 144 óbitos confirmados, com taxa de letalidade de 32,2%. A maioria dos casos ocorreu em homens, em idade economicamente ativa, nos Estados de Minas Gerais e Espírito Santo.

O que fazer

Anamnese

A entrevista clínica deve ser completa e o mais detalhada possível de acordo com a condição da pessoa. Pode ser utilizado o método clínico centrado na pessoa (MCCP) e, como forma de registro, o SOAP.

Na identificação, deve-se dar destaque à residência, à procedência e à ocupação, já que algumas profissões estão relacionadas ao contato com água contaminada com urina de roedores, e outras, à necessidade de adentrar em áreas do peridomicílio e matas onde existe o mosquito transmissor da febre amarela.

Na investigação, deve-se eleger a principal queixa (até no máximo 3) para ser o sintoma ou sinal guia que direcionará o restante da anamnese (em geral, a queixa de febre e cefaleia são comuns). A história da doença atual deve incluir a caracterização das principais alterações semiológicas e a evolução clínica do quadro. Deve-se questionar, também, sobre sintomas em outros sistemas que podem estar associados ou ajudar a elucidar o diagnóstico (Figura 260.1).

Relembrando o Caso clínico, a queixa principal foi dor muscular, pois era o que mais incomodava a Dona Cândida. Os outros sintomas devem ser caracterizados na história da doença. Os sinais de alerta amarelos e vermelhos (Figura 260.2), como a icterícia, as manifestações hemorrágicas, a oligúria, os sinais e sintomas neurológicos e os sinais característicos, como dor na panturrilha e sufusão conjuntival na leptospirose e sinal de Faget na febre amarela, devem ser valorizados.

Além disso, é importante avaliar a pessoa integralmente em seu contexto familiar com sua história de vida (ver Cap. 15, Consulta e abordagem centrada na pessoa), antecedentes pessoais e familiares (lembrar de pessoas que têm o mesmo risco), além de suas condições sociais, econômicas, culturais e de moradia, hábitos, ocupação e dinâmica de vida. Vale ressaltar a importância da investigação da relação epidemiológica para o diagnóstico diferencial dessas duas enfermidades.

Exame físico

Geral

Realizar a semiotécnica do exame físico geral, com especial atenção a: psiquismo (para avaliar comprometimento neurológico), respiração (taquipneia pode ser um sinal de hemorragia pulmonar), marcha (caso tenha mialgia com dor na panturrilha, esta pode ser hesitante), pele e mucosas (para avaliar anemia, icterícia – rubínica da leptospirose e verdínica da febre amarela e exantemas maculopapulares), musculatura (para verificar mialgia), gânglios (linfadenopatia pode ser um sinal), estado de hidratação (inclui diurese com oligúria ou anúria) e nutrição, sangramentos (hemorragias em quadros mais graves) e sinais vitais (temperatura, frequência cardíaca [FC], frequência respiratória [FR] e pressão arterial [PA]). Investigar a presença de sufusão conjuntival no exame dos olhos (pode ocorrer na leptospirose). Avaliar a mucosa nasal para verificar a ocorrência de epistaxe.

Específico

Tórax

Realizar inspeção dinâmica, a fim de investigar a respiração, que, diante de comprometimento pulmonar por hemorragia, na leptospirose, pode ser predominantemente torácica ou abdominal. Avaliar FR, que pode estar aumentada acima de 30 movimentos respiratórios por minuto. Pode-se observar, ainda, tiragem intercostal e redução da amplitude respiratória. Na palpação, deve-se avaliar se há redução da amplitude respiratória e presença de frêmito brônquico. Pode-se observar, na percussão, com a técnica dígito-digital, caso haja hemorragia pulmonar, alterações do som claro pulmonar para submacicez ou macicez, principalmente em bases pulmonares. Na ausculta pulmonar, deve-se dar atenção à presença de roncos e estertores; na cardíaca, pode ser observada arritmia devido à miocardite e à presença de sopros sistólicos e/ou diastólicos.

Abdome

Na palpação e percussão abdominal, pode-se observar hepatomegalia e/ou esplenomegalia. Para avaliação específica desses órgãos, deve-se executar a manobra simples e o processo de Mathieu, que consiste em utilizar as duas mãos unidas com os dedos ligeiramente fletidos em gancho sobre a superfície inferior ao rebordo costal direito, para deprimir a superfície abdominal e realizar o movimento de baixo para cima, para perceber a borda hepática.

Sistema musculoesquelético

Realizar palpação completa, avaliando o grau de mialgia.

Sistema geniturinário

Observar alterações de cor e concentração da urina. Podem ocorrer hematúria, oligúria, anúria e colúria.

Sistema nervoso

Realizar as manobras para verificar irritação meníngea, que pode ocorrer na leptospirose em sua fase imune: sinal de Brudzinski (flexão do pescoço com reação dos quadris e joelhos), sinal de Kernig (dor e aumento da resistência à extensão do joelho) e rigidez de nuca.

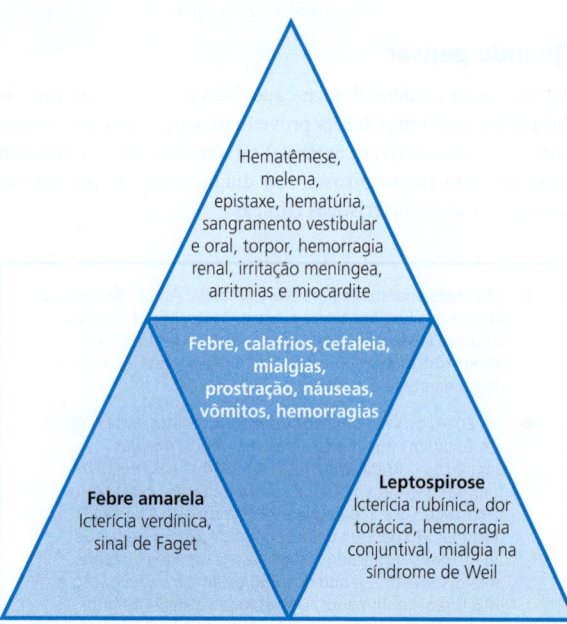

▲ Figura 260.1
Alterações semiológicas da febre amarela e da leptospirose.

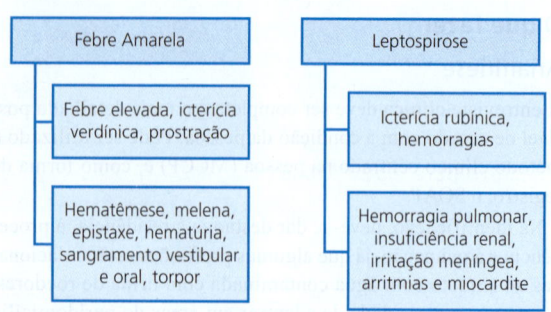

▲ Figura 260.2
Alertas amarelos (quadro de cima) e vermelhos (quadro de baixo).

> **Dicas**
>
> ▶ Febre alta com pulso lento pode ser um sinal de febre amarela (sinal de Faget).
>
> ▶ Na fase tardia ou imune da leptospirose, pode ser observada a síndrome de Weil, caracterizada por icterícia rubínica, LRA e hemorragias (mais frequente nos pulmões).

Exames complementares

Inespecíficos

Na suspeita clínico-epidemiológica de febre amarela ou da leptospirose, os exames que podem ser solicitados, de acordo com a avaliação individual, são: hemograma, coagulograma, aspartato aminotransferase (AST), alanina aminotransferase (ALT), ureia, creatinina (Cr), sódio, potássio, fosfocreatinocinase (CPK), fosfatase alcalina (FA), gama-glutamiltransferase (GGT), bilirrubinas, exame de urina I. Caso necessário, solicitar ainda gasometria arterial (GA), radiografia torácica e eletrocardiograma (ECG), além de outros de acordo com a gravidade e a evolução do quadro. Vale ressaltar que os sintomas iniciais são comuns a outras doenças infecciosas e não devem ser solicitados exames de rotina na investigação, para não comprometer a resolubilidade da atenção. As principais alterações dos exames são inespecíficas na fase inicial. Na fase tardia, podem ocorrer:

Hemograma. Anemia normocrômica, plaquetopenia (pode chegar a menos de 20.000), leucocitose e neutrofilia com desvio à esquerda (leptospirose), ou leucopenia e linfocitose (febre amarela).

Coagulograma. Atividade de protrombina reduzida, tempo de protrombina (TP) aumentado.

AST e ALT. Normais ou elevadas, em geral aumento de 3 a 5 vezes o valor de referência, sendo que, nos casos graves, podem estar bem elevadas, com níveis acima de 1.000 unidades/mm^3 (febre amarela).

Ureia e creatinina. Elevação dos níveis de ambas em casos de LRA.

Sódio e potássio. Normal ou diminuídos. O potássio elevado indica gravidade da LRA.

CPK. Normal ou elevada (na leptospirose).

FA e GGT. Normais ou elevadas.

Bilirrubinas. Elevação da bilirrubina total com predomínio da fração direta (em geral, já manifestada com icterícia).

Urina I. Baixa densidade, proteinúria, hematúria microscópica e leucocitúria.

GA. Acidose metabólica e hipoxemia.

Radiografia torácica. Infiltrado alveolar ou lobar, unilateral ou bilateral, congestão, hemotórax e SARA (em casos graves).

ECG. Bloqueio atrioventricular (BAV), FA e alterações de repolarização ventricular.

Específicos

Solicitados para o diagnóstico etiológico:

Febre amarela

Sorologias:

- ELISA-IgM (a partir do 5º a 7º dia de doença).
- Inibição da hemaglutinação em amostras pareadas.
- Pesquisa do vírus em sangue e culturas (mais na fase inicial).
- Imuno-histoquímica para detecção do antígeno viral em amostras de tecido hepático.
- Histopatologia do fígado.

Leptospirose

Fase precoce:

- Exame direto:
  - Inoculação em animais de laboratório.
  - Reação em cadeia da polimerase (PCR).

Fase tardia:

- ELISA-IgM.
- Microaglutinação.

Conduta proposta

Tratamento

Medidas gerais

Para a cura dessas doenças, é fundamental: hidratação, com água e sucos, alimentação regular, com fracionamento e balanceada entre carboidratos, proteínas, gorduras, frutas e vegetais, para manter o equilíbrio fisiológico e imunológico dos sistemas e do metabolismo. Devem-se evitar alimentos de difícil digestão e muito ácidos. No caso de febre, orientar quanto à realização de compressas com água morna e/ou banho morno. É importante também dar orientações quanto à higiene do sono e à manutenção do repouso de acordo com a evolução do quadro.

Farmacológico

Sintomas gerais

Pode-se fazer uso dos seguintes medicamentos nas seguintes situações:

Febre e mialgia. Dipirona oral (VO) ou intravenosa (IV), ou paracetamol, VO, 500 mg, até de 6/6 horas (cuidado com a agranulocitose da dipirona e com a hepatotoxicidade do paracetamol). Deve-se evitar o ácido acetilsalicílico (AAS) pelo risco de sangramentos.

Náuseas e vômitos. Bromoprida, 10 mg, de 8/8 horas, VO ou IV (diluída e lenta), de preferência 30 minutos antes das refeições, para exercer o efeito pró-cinético; metoclopramida, 10 mg, de 8/8 horas, VO ou IV. Cuidado com os efeitos extrapiramidais. Nos casos graves, pode ser usada a ondasetrona, 8 mg, de 8/8 horas, VO ou IV (a dose deve ser ajustada a pessoas com insuficiência hepática).

Dor epigástrica, pirose, náuseas. Hidróxido de alumínio, conforme a sintomatologia, e omeprazol, 20 mg, VO, em jejum, 1 vez ao dia, ou ranitidina, 150 mg, VO, de 12/12 horas (também são usados para evitar sangramento gástrico).

Oligúria (sinal de LRA). Usar furosemida, 20 mg, IV, com a frequência definida de acordo com a gravidade. Deve-se ter cuidado para não transformar insuficiência renal oligúrica em poliúrica.

Específico para leptospirose

Antibioticoterapia

Fase aguda

Amoxicilina: 500 mg, VO, de 8/8 horas, por 5 a 7 dias (em crianças, dose de 50 mg/kg/dia); ou doxiciclina, 100 mg, VO, de 12/12 horas, por 5 a 7 dias (não deve ser usada em crianças menores de 12 anos).[1-3]

Alternativas: azitromicina, 1 g, no primeiro dia, e 500 mg, por 2 dias, e fluoroquinolonas, estreptomicina, tetraciclina e gentamicina.

> ▶ As evidências são insuficientes para fornecer orientações claras na prática, mas ensaios clínicos randomizados (ECRs) sugerem que podem ser usados e geram mais efeitos benéficos.

Fase tardia (pelo menos por 7 dias)

- Penicilina G cristalina, 1,5 milhão UI, IV, de 6/6 horas (crianças: 50-100.000 UI/kg/dia, IV, em 4 ou 6 doses); ou ampicilina, 1 g, IV, de 6/6 horas (crianças: 50-100 mg/kg/dia, IV, divididos em 4 doses); ou ceftriaxona, 1-2 g, IV, de 24/24 horas (crianças: 80-100 mg/kg/dia, em 1 ou 2 doses); ou cefotaxima, 1 g, IV, de 6/6 horas (crianças: 50-100 mg/kg/dia, em 2-4 doses).

> ▶ Corticoides e transfusão de plasma são utilizados em alguns casos graves, como hemorragia pulmonar severa e falência hepatorrenal.

Específico para febre amarela[4]

Até o momento, não existe tratamento específico definido a partir de estudos em humanos.

Imunomoduladores (interferon-α, poly-ICLC). Estudos em ratos demonstram ser efetivos quando administrados no início da infecção.

Ribavirina. Efetiva em *hamsters* em altas doses.

Derivado tiazofurin. Proteção em macacos.

Homônios como glucagon, insulina e fatores de crescimento da pele e plaquetas. Podem ajudar na regeneração hepática.

> ▶ Estudos em humanos para o tratamento da febre amarela com a associação entre ribavirina e interferon estão em andamento.

Dicas

- ▶ Avaliar a pessoa no contexto familiar e buscar antecedentes epidemiológicos compatíveis na história clínica.
- ▶ Verificar a prevalência da queixa principal, valorizar as alterações de exame físico e não dar alta para pessoas com risco.
- ▶ Observar a evolução da doença com o auxílio da equipe de saúde da família, em especial o agente comunitário de saúde (ACS).
- ▶ Avaliar as comorbidades para definir critérios de gravidade.
- ▶ A icterícia é um sinal de alerta.
- ▶ Ambas as doenças são de notificação compulsória nacional.

Quando referenciar

As pessoas com quadro compatível com as doenças descritas devem ser referenciadas para outro nível de atenção de acordo com a realidade situacional da equipe de saúde local (condições da Unidade, materiais médicos, preparo da equipe) e condições de vida da comunidade. Em geral, os indivíduos com sinais e sintomas de alerta, como icterícia e fenômenos hemorrágicos, associados aos antecedentes epidemiológicos devem ser referenciados (ver Árvore de Decisão).

Erros mais frequentemente cometidos

- ▶ De acordo com as queixas da fase inicial, achar que a pessoa tem uma virose e dar alta sem observá-la.
- ▶ Não realizar a anamnese completa para identificar os antecedentes epidemiológicos.
- ▶ Desvalorizar as comorbidades, a idade e o contexto socioeconômico da pessoa.
- ▶ Usar ácido acetilsalicílico para febre e dor como tratamento sintomático em casos suspeitos.
- ▶ Não notificar os casos.
- ▶ Deixar de pensar nos diagnósticos diferenciais.
- ▶ Não observar os sinais de alerta.
- ▶ Pedir exames para todas as pessoas com queixas prodrômicas, já que a prevalência de síndromes respiratórias benignas é maior, não havendo, portanto, a necessidade dessa solicitação.

Prognóstico e complicações possíveis

A febre amarela dura em média 12 dias e apresenta alta morbidade e letalidade. Podem ocorrer sintomas da fase inicial e evoluir para cura ou progredir para formas graves. Em casos leves, a letalidade varia de 5 a 10% e, nos casos graves, pode ultrapassar 50%.

Em 85 a 90% dos indivíduos diagnosticados com leptospirose, a evolução é benigna e pode cursar de forma inaparente ou com sintomas da fase precoce, que dura de 3 a 7 dias. A icterícia é sinal de pior prognóstico. Após a primeira fase da doença, em torno de 15% dos indivíduos evoluem para a forma tardia com uma letalidade elevada (até 50% em pessoas com hemorragia pulmonar).

Atividades preventivas e de educação

Com base nos mecanismos de transmissão e no ciclo evolutivo dos agentes etiológicos da febre amarela e da leptospirose, deve-se orientar a comunidade em relação às seguintes medidas:

Prevenção primária[5-10]

Vigilância epidemiológica, educação em saúde, medidas de higiene domiciliar, cuidados com a água e alimentos, saneamento básico e macrodrenagem para evitar alagamentos e enchentes com destino adequado aos dejetos, medidas de desinfecção em domicílios após alagamento, uso de equipamentos de proteção individual (EPIs) para profissionais que trabalham em lugares com alagamento e uso de repelentes em profissionais que trabalham na zona rural, controle e combate aos roedores (antirratização e desratização) e ao *Aedes aegypti*.

A vacinação contra febre amarela (17DD) deve ser realizada dos 9 meses aos 59 anos de idade nas áreas recomendadas pelo Ministério da Saúde. Indivíduos a partir dos 60 anos deverão ser vacinados somente se residirem ou se deslocarem para áreas com transmissão ativa da doença e que não se enquadrem nas contraindicações da vacina. Gestantes e mulheres em amamentação só deverão ser vacinadas se residirem em local próximo de área com confirmação de circulação do vírus amarílico. Quando em amamentação, deve-se suspender o aleitamento por 10 dias após a vacinação. As contraindicações são imunossupressão, uso de medicamentos antimetabólicos ou modificadores de curso da doença (infliximabe, etarnecepte, golimumabe, certolizumabe, abatacept, belimumabe, ustequinumabe, canaquinumabe, tocilizumabe, ritoximabe), transplantados, paciente com doença oncológica em quimioterapia, radioterapia em curso, reação de hipersensibilidade grave ou doença neurológica após dose prévia da vacina, paciente com história pregressa de doença do timo, lúpus, doença de Addison, artrite reumatoide, HIV com imunodeficiência grave (CD4 < 200 células/mm).

- ▶ Os efeitos adversos da vacina 17DD contra a febre amarela são as reações viscerotrópicas e neurotrópicas com encefalite, mais observadas em crianças com menos de 6 meses. Gestantes e imunodeficientes não devem usar a vacina, a não ser em casos de risco elevado.
- ▶ A quimioprofilaxia com doxiciclina para indivíduos com provável exposição à *Leptospira* não se mostra benéfica em reduzir a soroconversão de indivíduos expostos, piorando os sintomas de náuseas e vômitos.
- ▶ O uso de penicilina, VO, pode se mostrar efetivo na quimioprofilaxia para leptospirose em pessoas de risco.

Prevenção secundária

Acolhimento dos indivíduos e consulta médica na unidade de saúde da família, diagnóstico precoce de acordo com os sinais e sintomas, notificação dos casos, tratamento adequado de suporte e específico com antibióticos.

Prevenção terciária

Reabilitação dos indivíduos com possíveis sequelas (insuficiência renal e hepática, neurológicas).

Prevenção quaternária

Solicitar apenas os exames necessários para a investigação, evitar o uso desnecessário das medicações sintomáticas e de antibióticos, cuidados com os indivíduos portadores de contraindicações e comorbidades que necessitem de ajuste posológico.

Papel da equipe multiprofissional

A equipe de saúde da família (ACS, técnico de enfermagem, enfermeiro e médico) deve trabalhar em sintonia, de acordo com as atribuições de cada profissão, para acolher as pessoas com sinais e sintomas, permitir o acesso avançado ao sistema, diagnosticar os casos precocemente, notificar ao sistema de vigilância em saúde, realizar a busca ativa de acordo com o elo epidemiológico, tratar e acompanhar a observância das recomendações, referenciar, quando necessário, e realizar a coordenação do cuidado.

ÁRVORE DE DECISÃO

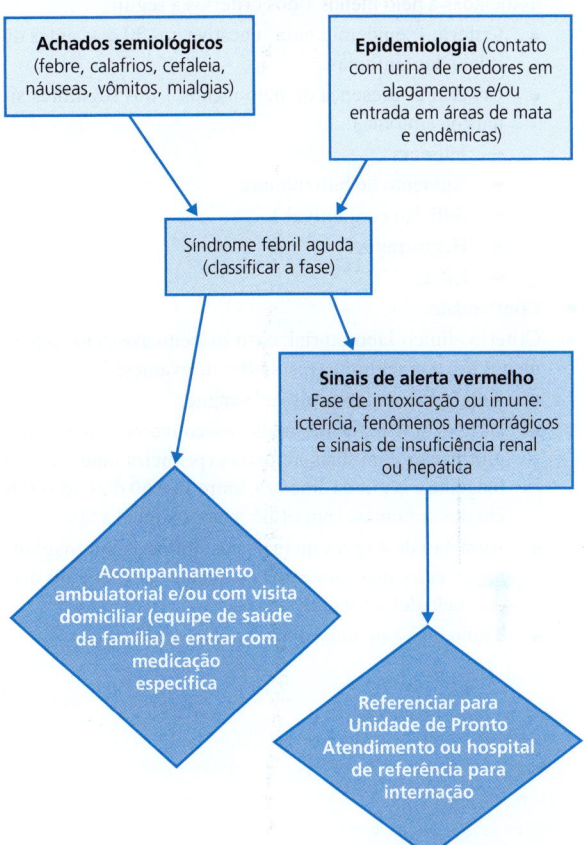

Referenciamento de indivíduos de acordo com a condição clínico-epidemiológica

Vigilância epidemiológica

A febre amarela é uma doença de notificação compulsória imediata. A definição de caso humano considera:

- Suspeito: indivíduo não vacinado ou com estado vacinal ignorado, procedente de área de risco com quadro febril (até 7 dias) de início súbito, icterícia e/ou manifestações hemorrágicas.
- Confirmado
- Critério clínico-laboratorial: caso suspeito com uma das condições a seguir:
  - Isolamento do vírus.
  - Detecção do genoma viral.
  - Detecção de anticorpos IgM pelo ELISA em indivíduos não vacinados; aumento maior de 4 vezes em títulos de anticorpos pela inibição da hemaglutinação em amostras pareadas.
- Histopatológico compatível com lesões provocadas pela febre amarela.
- Critério de vínculo epidemiológico: caso suspeito que evoluiu a óbito em menos de 10 dias, sem confirmação laboratorial, em local e período de área compatível com surto ou epidemia, com outros casos confirmados por laboratório.

A leptospirose é uma doença de notificação compulsória. A definição de caso considera:

- Suspeito: indivíduo que apresenta febre, cefaleia e mialgia associadas a pelo menos 1 dos critérios a seguir:
  - Critério 1: epidemiologia sugestiva nos 30 dias antes do início dos sintomas.
  - Critério 2: presença de pelo menos 1 dos seguintes sinais ou sintomas:
    - Icterícia.
    - Aumento de bilirrubinas.
    - Sufusão conjuntival.
    - Hemorragias.
    - LRA.
- Confirmado.
- Critério clínico-laboratorial: caso suspeito associado a pelo menos um dos seguintes resultados de exames:
  - Isolamento da leptospira no sangue.
  - ELISA-IgM reagente, mais soroconversão da microaglutinação com duas amostras (primeira amostra não reagente e segunda amostra, entre 14 e 60 dias após início dos sintomas, com título maior ou igual a 200).
  - Aumento de 4 vezes ou mais nos títulos da microaglutinação entre duas amostras coletadas entre 14 e 60 dias do início dos sintomas.
  - Título maior ou igual a 800 na microaglutinação.
- Critério clínico-epidemiológico: caso suspeito com febre, alterações hepáticas, renais ou vasculares, associado à epidemiologia, que não tenha coletado material para exame laboratorial, ou o resultado desse exame seja não reagente com amostra única coletada antes do sétimo dia de doença.

LEITURAS SUGERIDAS

Brasil. Guia de vigilância de epizootias em primatas não humanos e entomologia aplicada a vigilância da febre amarela. 2. ed. atual. Brasília: MS; 2017.

Brasil. Guia de vigilância em saúde. Brasília: MS; 2016.

Brasil. Nota informativa nº 94 [Internet]. Brasília: MS; 2017 [capturado em 25 jan. 2018]. Disponível em: https://sbim.org.br/images/files/nota-ms-fa-170410.pdf.

Brasil. Plano de contingência para resposta às emergências em saúde pública: febre amarela [Internet]. Brasília: MS; 2016 [capturado em 25 jan. 2018]. Disponível em: http://bvsms.saude.gov.br/bvs/publicacoes/plano_contingencia_emergencias_febre_amarela.pdf.

Guidugli F, Castro AA, Atallah AN, Araújo MG. Witthdrawn: antibiotics for treating leptospirosis. Cochrane Database Syst Rev. 2010;(1):CD001306.

Griffith ME, Hospenthal DR, Murray CK. Antimicrobial therapy of leptospirosis. Curr Opin Infect Dis. 2006;19(6):533-537.

Illangasekera VL, Kularatne SA, Kumarasiri PV, Pussepitiva D, Premaratne MD. Is oral penicillin effective chemoprophylaxis against leptospirosis? A placebo controlled field study in the Kandy District, Sri Lanka. Southeast Asian J Trop Med Public Health. 2008;39(5):882-884.

Monath TP. Treatment of yellow fever. Antiviral Rev. 2008;78(1):116-124.

Phimda K, Hoontrakul S, Suttinont C, Chareonwat S, Losuwanaluk K, Chueasuwanchai S, et al. Doxycycline versus azithromycin for treatment of leptospirosis and typhus. Antimicrob Agents Chemother. 2007;51(9):3259-3262.

Staples JE, Gershman M, Ficher M. Yellow fever vaccine: recommendations of the Advisory Committee on Immununization (ACIP). Centers for Disease Control and Prevention (CDC). MMWR Recomm Rep. 2010;59(RR-7):1-27.

CAPÍTULO 261
Vírus da imunodeficiência humana

Ney Bragança Gyrão

Aspectos-chave

▶ Deve-se evitar a solicitação do teste para o vírus da imunodeficiência humana (HIV) sem antes realizar o aconselhamento. Esse visa, principalmente, discutir as possibilidades do resultado, o impacto de um resultado positivo e o reforço de práticas seguras.

▶ Sexo é a principal via de transmissão do HIV, portanto, discutir práticas sexuais seguras significa a melhor forma de preveni-la.

▶ O médico de família e comunidade, muitas vezes necessita tomar a decisão sobre o início da terapia antirretroviral (TARV). Ele não deve iniciá-la sem que, antes, a pessoa compreenda a necessidade de uma total adesão. Quando o tratamento for compartilhado com o especialista focal, o médico de família e comunidade pode ser o gestor da adesão e da compatibilização deste com a vida cotidiana.

▶ Em gestantes, o teste anti-HIV deve ser solicitado na primeira consulta do pré-natal e no último trimestre. Quando possível, o parceiro deve ser testado, a fim de evitar transmissão para a mãe durante a gestação. O Brasil é signatário da estratégia da Organização Mundial da Saúde (OMS) chamada "Cascata de Cuidados 90-90-90", que diagnostica 90% dos soropositivos, trata 90% dos diagnosticados e controla a infecção em 90% das pessoas em tratamento. Isso implica estender o teste a toda população sexualmente ativa. A atenção primária à saúde (APS) tem papel importante nesse contexto.

▶ A TARV deve ser oferecida a todas as pessoas vivendo com HIV (PVHIV), visando à redução da morbimortalidade por eventos relacionados e não relacionados à síndrome da imunodeficiência adquirida (Aids), bem como à redução das taxas de transmissão do HIV.

Caso clínico 1

Mariane, 17 anos, é usuária da unidade de saúde desde antes do nascimento, pois sua mãe realizou seu pré-natal ali. Após a entrada na idade escolar, recorreu a consultas esporádicas devido a problemas pontuais. Ela vem à consulta, muito contente, para comunicar a seu médico, que está casada há cerca de 1 ano. Ela está grávida e quer iniciar o pré-natal. O marido José, 21 anos, metalúrgico, está com ela. O médico da família e comunidade a questiona, entre outras coisas, sobre sua vida sexual pregressa e constata apenas uma relação sexual incompleta, aos 13 anos. Faz aconselhamento pré-teste para o HIV e o solicita com os demais exames de rotina. Na segunda consulta, Mariane traz os resultados de seus exames de pré-natal. O teste anti-HIV vem direto para o prontuário. O médico constata a soropositividade para o HIV e, ao comunicá-la, Mariane e o marido ficam impactados pelo resultado. Porém, logo ficam mais tranquilos ao conversarem com o médico, relembrando os assuntos discutidos no aconselhamento pré-teste. O médico questiona José sobre sua história sexual. Ele relata que também não teve vida sexual com muitas parceiras, porém viveu maritalmente com uma mulher de 30 anos durante 2 anos quando era mais jovem. Essa mulher teve um namorado que era usuário de drogas injetáveis. O resultado do teste de José também foi positivo.

Caso clínico 2

João, 30 anos, metalúrgico, frequenta o posto de saúde desde a infância. Ele vem à consulta com queixa de linfonodos aumentados na região cervical. Nega patologias prévias. Está casado com Maria, 25 anos, há um ano. Eles pretendem ter filhos. Atualmente, João bebe pouco e fuma maconha eventualmente, mas já usou cocaína aspirada entre os 20 e 21 anos. Nesse período, teve muitos parceiros sexuais, incluindo a relação com outro homem. No exame físico, afora linfonodos aumentados em cadeia cervical, nada foi encontrado. O médico de família e comunidade, após fazer aconselhamento pré-teste, pergunta a João se ele aceita fazer um teste rápido (TR) disponível no posto para HIV, hepatite C e B e sífilis; João aceita. Os testes anti-HCV, HBsAg e sífilis resultam negativos, porém o anti-HIV resulta positivo. No retorno à consulta, o médico lhe comunica o resultado positivo para HIV e negativo para os demais. João, embora impactado, aceita o resultado de maneira tranquila, pois o médico já havia lhe falado sobre a possibilidade de controle da infecção com esquemas terapêuticos simples, bem como alternativas para possíveis efeitos adversos. O médico solicita os exames iniciais, incluindo carga viral (CV) do HIV e contagem de linfócitos CD4/CD8. Ele sugere que na próxima consulta Maria possa estar junto. No dia seguinte, vem o casal. Maria, um pouco assustada, pede para fazer logo o TR. A enfermeira faz o aconselhamento e aplica o TR. O médico olha os exames de João: hemograma está inalterado, leucograma, normal, sem linfopenia. Perfil lipídico, provas hepáticas, creatinina (Cr) e glicemia sem alterações. CV: 20.000 cópias/mL; CD4: 605 células/mm^3 de sangue. O TR de Maria vem com resultado negativo para todos os testes. Como a enfermeira já havia feito o aconselhamento, Maria já sabia do período de janela imunológica. Ela então questiona o médico sobre a situação de João. O médico diz que o marido tem o HIV, mas não a doença. Mostra que "suas defesas" estão preservadas e diz que se João aderir bem à TARV, controlará a infecção e não adoecerá. Maria pergunta sobre ter filhos. Ele fala sobre o estudo feito com casais soro-discordantes, explica que pessoas com CV controlada dificilmente transmitem o vírus, mas que poderiam falar com mais detalhes sobre isso em outro momento. Ela propõe, então, que João inicie o tratamento de primeira escolha de acordo com o do Protocolo Brasileiro. Solicita hemograma, Cr e provas hepáticas a serem realizados em 20 dias e agenda o retorno dos dois para daqui um mês, deixando a possibilidade de retorno se ocorrerem efeitos adversos.

Teste seu conhecimento

1. Quando se deve solicitar o teste anti-HIV?
   a. Somente quando houver história de risco clara
   b. Só pessoas com tuberculose extrapulmonar têm indicação de teste
   c. Para todas as pessoas com vida sexual ativa e/ou uso de drogas
   d. No pré-natal e só na primeira consulta

2. Que aspectos são fundamentais no aconselhamento pré-teste?
   a. Conversar sobre as formas de transmissão e prevenção
   b. Discutir o conceito de janela imunológica
   c. Falar sobre a possibilidade de controle da infecção e a necessidade de adesão completa ao tratamento
   d. Todas as alternativas

3. Qual alternativa contém três doenças definidoras de Aids?
   a. Pneumocistose, candidíase oral, tuberculose pulmonar
   b. Pneumonia pneumocócica, tuberculose atípica, sarcoma de Kaposi
   c. Febre de origem obscura, candidíase oroesofagiana, herpes-zóster
   d. Sarcoma de Kaposi, carcinoma invasivo de colo uterino, pneumocistose

4. Como indicar a TARV?
   a. O médico de família e comunidade deve sempre referenciar a PVHIV ao especialista focal e coordenar o cuidado dos demais problemas
   b. Referenciar para o especialista focal somente as PVHIVs sintomáticas
   c. Pode indicar tratamento para as pessoas assintomáticas com CD4 >350 células/mm^3 e coordenar o cuidado de todas as PVHIVs
   d. O tratamento de primeira escolha é tão simples que não requer um especialista

5. Quais são os critérios para indicar a TARV?
   a. Todas as pessoas com CD4 igual ou menor de 500 células/mm^3, presença de neoplasias, doença cardiovascular
   b. Todas as pessoas com CD4 menor do que 350 células/mm^3, presença de doenças definidoras, CD4 entre 500 e 350, com risco cardiovascular elevado
   c. Atualmente, existe a indicação de TARV para todas as PVHIVs visando à redução dos eventos diretamente relacionados à Aids, os eventos não relacionados (como os cardiovasculares e as malignidades) e a transmissão do vírus
   d. Se o CD4 for maior do que 350, a TARV pode ser adiada

Respostas: 1C, 2D, 3D, 4C, 5C

Do que se trata

O vírus da imunodeficiência humana (HIV, do inglês *human immunodeficiency virus*) é um retrovírus (vírus RNA) da subfamília lentiviridae. O HIV infecta primariamente os linfócitos TCD4 e macrófagos, onde se replica, levando a uma depleção lenta e gradual dos primeiros.[1] Pode ser transmitido através do sangue e derivados, fluidos sexuais, da mãe para o feto (principalmente no parto) e leite materno.[2] As pessoas soronegativas têm, em média, 800 células/mm^3 de sangue de LTCD4. Nas pessoas soropositivas, a perda anual média de células de CD4 é de 4% ou 50 para cada log de CV ao ano.[3] No Brasil, o critério laboratorial para o diagnóstico de Aids é de CD4 < 350 céls/mm^3.[3,4] A maior parte dos eventos definidores de doença ocorre quando CD4 é < 200 céls/mm^3. Entre a contaminação e a doença clínica ou laboratorial decorre o tempo de 5 a 10 anos.[5]

Os primeiros casos de Aids descritos ocorreram em um grupo de homens que fazem sexo com homens (HSH) com diagnóstico de pneumocistose e sarcoma de Kaposi nos EUA. O vírus foi identificado em 1983, e em 1985 surgiu o teste sorológico para anticorpos anti-HIV. Em 1987, foram introduzidos os primeiros medicamentos antirretrovirais (ARVs), mas somente em 1996 foi iniciada a terapia combinada com três ou mais medicações. O advento da terapia combinada causou um grande decréscimo na morbimortalidade, 60 a 80% em 3 anos.[6,7] Antes, o cuidado era voltado para a prevenção primária por meio da conscientização dos riscos sexuais e de trocas sanguíneas (sobretudo através do compartilhamento de seringas no uso de drogas injetáveis) e da vigilância das infecções oportunistas e malignidades nas pessoas soropositivas. O cuidado paliativo era o principal enfoque. Após o surgimento das terapias mais efetivas no controle virológico, os especialistas focais (infectologistas e médicos especialistas) passam a ter papel preponderante devido à complexidade dos esquemas terapêuticos, com muitos efeitos colaterais complexos e falhas terapêuticas mais frequentes, bem como ao elevado número de diagnósticos tardios e suas consequências na morbimortalidade.

A crescente possibilidade de diagnóstico precoce, a simplificação dos esquemas medicamentosos em sua posologia e o controle de seus efeitos adversos vêm possibilitando aumento da expectativa de vida. Após duas décadas de TARV combinada, mais de 50% das mortes em pessoas soropositivas, em uso regular da medicação, têm outras condições relatadas que não as definidoras de Aids. A experiência do médico de família e comunidade no cuidado de condições médicas crônicas o coloca como o especialista adequado para a coordenação do cuidado dessa população. Sua prática baseada em população e território adstrito favorece programas de facilitação da adesão, longitudinalidade do acompanhamento e vigilância das condições não definidoras de Aids. Hoje, HIV/Aids é um problema crônico, e a APS deve ser protagonista em muitos dos aspectos do cuidado das PVHIVs. Estudos recentes demonstram que o cuidado compartilhado dessas pessoas, na APS, com um médico especialista contribui no aumento da sobrevida e na redução da morbidade.[8-10]

Quando pensar

A APS é a porta de entrada principal para o cuidado à saúde, recebendo pessoas em qualquer faixa etária, acompanhando-as longitudinalmente e coordenando o seu cuidado de forma integral.[11] O médico de família e comunidade atenderá pessoas com vida sexual ativa, com história de uso de drogas, gestantes, etc.

Infecção aguda

A infecção aguda, ou síndrome da soroconversão, é raramente diagnosticada devido à sua inespecificidade e semelhança com outras doenças virais. Ela acomete 50 a 90% dos que se contaminam e acontece entre 5 e 15 dias após a contaminação, durando em torno de 14 dias. Nessa fase, a replicação viral é intensa e rápida, pois ainda não há resposta imunológica específica ao HIV. Há, também, queda transitória da contagem de linfócitos T-CD4. O médico de família e comunidade atento pode suspeitar da infecção no relato de uma situação de risco vivida recentemente e o seguinte quadro: febre (96%), lifadenopatia (74%), faringite (70%), exantema (70%), mialgia/artralgia (54%), trombocitopenia (45%), leucopenia (38%), diarreia (32%), cefaleia (32%), náuseas/vômitos (27%), aumento das transaminases (21%), hepatoesplenomegalia (14%), candidíase oral (12%).[12] Este é o estágio 0 da classificação do Centers for Disease Control (CDC), discutido mais adiante.

A confirmação só pode ser feita com a medida da CV.[13,14] Na maioria das vezes, o médico de família e comunidade atende pessoas assintomáticas, portadoras ou não do HIV. É fundamental pensar em testagem para o HIV nas seguintes situações:

- Pessoas que querem saber sobre sua sorologia.
- Pessoas com infecção sexualmente transmissível (IST).
- Pessoas com tuberculose (TB).
- Gestantes.
- Pessoas com história de uso de drogas injetáveis em qualquer momento da vida.
- Pessoas com quadro de herpes-zóster.
- Pessoas com história de variação importante de parcerias sexuais.
- Profissionais do sexo.
- História de abuso e/ou violência sexual.
- Pessoas com sinais e/ou sintomas que levem a pensar em imunodeficiência.
- Profissionais de saúde com história de acidente punctório.

Nessas situações, que são mandatórias, o médico de família e comunidade deve pensar e sugerir a realização do teste.[15] Porém, algumas considerações devem ser feitas a respeito do teste de rastreamento. O Brasil é signatário da proposta da OMS para o controle da epidemia de HIV/Aids, onde estabeleceu-se a chamada "Cascata de Cuidados 90-90-90". Até 2020, 90% das pessoas soropositivas devem conhecer sua sorologia, 90% das diagnosticadas devem estar em tratamento e 90% das pessoas em tratamento devem estar com sua CV controlada. Tal estratégia visa reduzir o diagnóstico tardio e a população viral circulante, diminuindo a transmissão. Para que se possa alcançá-la, é fundamental generalizar o rastreamento para toda população que tem ou teve vida sexual, bem como história de uso de drogas injetáveis.[16,7]

Os fatores de risco mais importantes são:

- Compartilhamento de seringa no uso de drogas injetáveis: 67 infecções/10.000 exposições a uma fonte infectada.[18]
- Penetração anal receptiva sem proteção: 50 infecções/10.000 exposições a uma fonte infectada.[19,20]
- Relação vaginal receptiva sem proteção: 10/10.000.[19,20]
- Lesão percutânea provocada por agulha: 30/10.000.[21]
- Alta CV materna na transmissão vertical.[7,8,22]
- O diagnóstico precoce permite o acompanhamento adequado, favorece a adesão ao tratamento e a individualização de condutas, contribuindo para evitar o adoecimento.[9,23,24]

A APS viabiliza a ampliação do diagnóstico e, mesmo quando o médico de família e partilha o cuidado com o especialista focal, pode contribuir na coordenação do cuidado, trabalhar melhor a adaptação a novas rotinas, estabelecer redes de apoio, quando necessário e possível, diagnosticar comorbidades e/ou outros riscos e fazer a vigilância de efeitos colaterais. Além disso, ele pode ter um importante papel nas estratégias com vistas à adesão no acompanhamento e no tratamento quando for necessário.[10,25,26]

O médico de família pode, também, deparar-se com pessoas com sinais e sintomas que sugerem a possibilidade de Aids. Febre de origem obscura com duração maior do que 30 dias, astenia, anorexia, suores noturnos, mal-estar prolongado, náuseas e vômitos persistentes são sinais/sintomas de alerta, principalmente em situações de risco relatadas. Infecções bacterianas repetidas ou de difícil manejo, pneumonias graves, diarreia com duração maior do que um mês, perda de peso progressiva, candidíase de repetição e/ou esofagiana, infecções viróticas prolongadas, dermatoses persistentes, distúrbios neurológicos também devem ser considerados, sobretudo se a condição sorológica já for conhecida.[10,27] As doenças definidoras de Aids serão comentadas mais adiante.

O que fazer
Anamnese e aconselhamento

Algumas pessoas procuram o médico de família e comunidade querendo saber sua condição sorológica, por acharem que correram algum tipo de risco; para outras, ele deve sugerir o teste anti-HIV por suspeita, ou como rastreamento, como comentado.

No primeiro momento, o médico de família e comunidade deve abordar com a pessoa questões relacionadas à sexualidade: início das relações sexuais, parcerias sexuais passadas e presentes, práticas sexuais, gestações pregressas e atuais, ISTs. Ele deve também procurar saber sobre a existência de uso de drogas e álcool, fatores que aumentam a vulnerabilidade para a transmissão. Quando há história de uso de drogas injetáveis, deve-se questionar se houve compartilhamento de seringas e agulhas. Transfusões sanguíneas são importantes, principalmente se feitas há mais de 15 anos. Testes anti-HIV prévios devem ser questionados. No relato da história patológica pregressa, ele deve atentar para infecções, dermatoses e neoplasias prévias – grau de recomendação forte; (B).[1,28] Ao solicitar o teste anti-HIV, ele deve explorar o que a pessoa sabe sobre o HIV/Aids e sobre seus sentimentos em relação ao tema.[11,29] O aconselhamento pré-teste deve, então, ser realizado.

A prática do aconselhamento reduz o compartilhamento de seringas para usuários de drogas injetáveis e aumenta o uso de preservativos nas relações sexuais – grau de recomendação forte; (A).[4,30,31] Algumas atitudes requerem habilidades que são partilhadas pela medicina de família e comunidade (MFC) e pela medicina centrada na pessoa (MCP), que são:[1,29]

- Empatia.
- Isenção de julgamento na abordagem.
- Capacidade de estabelecer vínculo.
- Capacidade de motivação e de estímulo ao autocuidado.
- Estímulo ao planejamento individualizado.

O aconselhamento pré-teste em APS não segue obrigatoriamente um padrão, devendo ser individualizado. Porém, não prescinde de alguns aspectos:

- Reafirmar o caráter voluntário e confidencial da testagem.
- Avaliar com a pessoa a realização ou não do teste.
- Trocar com a pessoa informações sobre os possíveis resultados do teste.
- Reforçar as diferenças entre ser soropositivo e a doença Aids.
- Conversar sobre o sistema de testagem e o significado de "janela imunológica".
- Verificar história anterior de testagem e riscos.
- Explorar comportamentos de risco.

- Reforçar a necessidade de adoção de práticas seguras, como o uso de preservativos e o não compartilhamento de seringas nos casos de uso de drogas injetáveis.
- Sondar quais as possibilidades de apoio emocional e social (parentes, amigos, colegas, parceiros).
- Procurar estabelecer sua possível rede de apoio.
- Discutir se a pessoa quer compartilhar o resultado com alguém e com quem.
- Considerar reações emocionais no período de espera do resultado.
- Levar em conta o significado do resultado negativo e atitudes frente a isto.
- Falar sobre o impacto na vida da pessoa diante da possibilidade do teste ser positivo.
- Sondar os medos e fantasias a respeito do HIV/Aids e reações tipo "eu me mataria".
- Explorar reações passadas em situações de grande estresse.
- Perguntar sobre dúvidas e verificar o que foi compreendido.[32]

Exame físico

A primeira impressão do médico é importante para o estabelecimento das condições gerais da pessoa, se ela está bem ou não. O exame físico inicial[2,28,33] será direcionado pela anamnese. É necessário verificar e registrar peso e altura para calculo do índice de massa corporal (IMC), bem como a circunferência abdominal. Uma ectoscopia completa pode ser realizada na busca de lesões de pele. A observação da cavidade oral pode revelar lesões, e a palpação de cadeias ganglionares deve ser realizada, como também a ausculta pulmonar. Fígado e baço serão palpados em busca de hepatoesplenomegalia. Exame da genitália poderá detectar sinais de infecção sexualmente transmissível (IST). O exame neurológico pode ser útil, se houver sintomas.

Teste anti-HIV

Ao solicitar o teste anti-HIV, deve-se levar em consideração o período chamado "janela imunológica". Logo após a contaminação pelo HIV, ainda não existem anticorpos específicos em quantidade detectável pelos testes convencionais. Em 90% dos casos, estes se tornarão detectáveis em um período de 29 dias. O Ministério da Saúde (MS) recomenda que sejam aguardados 60 dias. A recomendação contida na Portaria n° 59/GM/MS,[34] de janeiro de 2003, é de que todas as amostras passem por dois imunoensaios denominados Elisa (etapa I).[16] Se os dois testes forem não reagentes, a amostra será considerada negativa para o HIV, e o exame será repetido apenas se houver suspeita de janela imunológica. Se houver um ou dois Elisa reagentes ou inconclusivos, a amostra será encaminhada para um segundo imunoensaio, que deve ser diferente do primeiro em sua metodologia para confirmação sorológica. Nos laboratórios estatais ou conveniados, no Brasil, usa-se o método de imunofluorescência indireta (IFI), ou o *Imunoblot*. Essa é a etapa II e, se reagente, confirma a infecção. A etapa III será realizada se o resultado da etapa II for inconclusivo e consiste no método chamado *Western blot* (WB). Os laboratórios podem realizá-lo como o método confirmatório logo após a etapa I. O resultado definitivo, segundo orientação do MS, só será considerado após a repetição desse fluxo. Diante de resultado reagente ou inconclusivo na etapa I e negativo ou indeterminado no WB, deve-se investigar soroconversão ou pesquisa de HIV-2.[16,17]

Atualmente, a indicação do MS é de priorizar os TRs para o HIV, pois são de fácil execução e podem ser realizados em até 20 minutos. A sequência para os TRs é a seguinte: realizam-se dois diferentes testes em paralelo (Teste 1 e Teste 2); diante de dois testes positivos, considera-se a amostra positiva, bem como dois testes negativos consideram-na negativa; o Teste 3 será realizado se houverem resultados discordantes, definindo o resultado. A sensibilidade e a especificidade dos TRs se situam em percentuais próximos a 100%. O MS orienta treinamento para a sua realização por meio do TELELAB, disponível em telelab.aids.gov.br/index.php/componente/k2/item/93-diagnóstico-de-hiv.[34–35]

Aspectos a serem abordados no aconselhamento pós-teste quando o resultado é negativo:[15,30]

- Discutir a possibilidade de janela imunológica e a necessidade ou não de nova testagem.
- Lembrar que resultado negativo não significa imunidade.
- Referenciar as práticas seguras.

Aspectos a serem abordados no aconselhamento pós-teste com resultado indeterminado:[30]

- Explicar o significado de um resultado indeterminado e orientar nova coleta no período de 3 a 6 meses.
- Reforçar práticas seguras.
- Referenciar para apoio psicológico se houver muita angústia.
- Primeira consulta já com teste positivo.

Nesse primeiro encontro, já com diagnóstico de soropositividade, o médico de família e comunidade deve buscar o estabelecimento ou reforço do vínculo com a pessoa, pois esse encontro será o primeiro de muitos. As questões propostas pela literatura como fundamentais em um aconselhamento pós-teste com resultado positivo coincidem, em parte, com os seis componentes interativos do Método Clínico Centrado na Pessoa (MCCP).[11]

Aspectos a serem abordados no aconselhamento pós-teste quando o resultado é positivo:[15,30]

- Fornecer o resultado clara e diretamente.
- Permitir à pessoa o tempo necessário para assimilar o impacto do resultado e expressar seus sentimentos.
- Atentar para o manejo adequado de sentimentos, como raiva, ansiedade, depressão, medo, negação, ideação suicida e outros.
- Desmistificar sentimentos que associam HIV/Aids à culpa, à punição, à degenerescência, à morte iminente e outros.
- Explicar que um resultado positivo significa que a pessoa porta o vírus, podendo ou não estar doente
- Enfatizar que a pessoa, mesmo sendo portadora assintomática, pode transmitir o vírus.
- Ressaltar a importância do acompanhamento médico regular, ressaltando que a infecção é controlável.
- Reforçar o uso de preservativos e a técnica correta de uso.
- Orientar, nas situações indicadas, o uso exclusivo de equipamentos para o consumo de drogas injetáveis.
- Enfatizar a necessidade de comunicação aos parceiros, oferecendo ajuda, se necessário, orientando sobre a necessidade de essas pessoas realizarem o teste.
- Em casos de gestantes, explicar as formas de transmissão vertical do HIV que podem ocorrer tanto na gestação e no parto como no aleitamento. Esclarecer como reduzir essa possibilidade com o uso de TARV e não oferecimento de leite materno.

- Orientar a testagem dos filhos já nascidos se houver possibilidade das gestações terem ocorrido após a contaminação.
- Discutir sobre contracepção individualizada.
- Abordar dieta, orientando a evitar carnes e ovos malcozidos.
- Comentar que é preciso evitar exposição a animais domésticos ou a necessidade de lavar as mãos ao lidar com eles.
- Orientar com relação a viagens e às regras de quimioprofilaxia (devem-se seguir as regras gerais, evitando-se apenas vacinas de vírus vivos).

Reexplorar as dimensões da doença, como sentimentos, ideias, efeitos nas funções e expectativas da pessoa, torna-se necessário diante do resultado positivo. A anamnese deve ser refeita se alguma questão ficou pendente. Alguns aspectos a serem revisados são:

- Realização prévia de teste anti-HIV. Questionar se a pessoa ainda possui esse teste.
- Situações de risco no presente e no passado (e se é possível determinar o tempo de contaminação).
- Como é a vida sexual: número e sexo de parceiros durante a vida e se estes têm história de risco e/ou se são soropositivos, práticas sexuais e uso de preservativos.
- História de sífilis e outras ISTs.
- História de doença mental.
- História de TB.
- Outras doenças, como diabetes e doenças cardiovasculares (DCVs).
- Avaliação de risco cardiovascular (escala de Framingham) (2c, B).
- Abuso de drogas e/ou álcool.
- Número de gestações prévias e se há desejo de ter filhos.
- Contracepção.[30]
- Necessidade de refazer exame físico completo, se houverem sinais ou sintomas que possam estar relacionados à imunodeficiência.
- Na pele, devem ser avaliados sinais de dermatite seborreica, foliculites, micoses, molusco contagioso, sarcoma de Kaposi.
- Na cavidade oral, podem revelar-se candidíase e leucoplasia pilosa. Fundoscopia, quando CD4 é menor do que 200, é recomendada.
- A palpação abdominal pode revelar hepatoesplenomegalia.
- A região genital e perianal pode revelar úlceras, verrugas ou corrimentos.
- No sistema neurológico, devem-se pesquisar sinais focais e avaliar o estado cognitivo.[34]

Exames complementares

Nas pessoas soropositivas, os exames laboratoriais[28,34,38,39] são parte da rotina na primeira consulta:

- **Hemograma completo com leucograma** – grau de recomendação forte; (A). Deve ser solicitado na primeira consulta. As alterações possíveis são anemia, leucopenia, linfopenia e trombocitopenia. A anemia, quando ocorre, é, em geral, normocrômica e normocítica. A linfopenia com menos de 1.000 células/mm^3 pode estar relacionada a taxas de CD4 menores de 200 células/mm^3.
- **Avaliação hepática com transaminases e bilirrubinas** – grau de recomendação médio; (C). São solicitadas na primeira consulta como linha de base para avaliação de possíveis alterações com o uso da TARV. Em pessoas com hepatites virais e uso de fármacos hepatotóxicos, tais exames são fundamentais.
- **Exame qualitativo de urina (EQU) e creatinina sérica (CrS) para cálculo da taxa de filtração glomerular (TFG)** – grau de recomendação forte; (A). Devem ser realizados como linha de base, mas também porque há risco aumentado de alterações, sobretudo em pessoas negras ou com outras morbidades, como hipertensão e diabetes. O EQU pode revelar proteinúria associada ao HIV. Uma TFG < 60 mL/min/1,73m^2 contraindica o uso de tenofovir.
- **Dosagem de lipídeos** – grau de recomendação forte; (A). Solicitar na primeira consulta, pois podem surgir alterações no colesterol e triglicerídeos pelo próprio HIV e por alguns medicamentos da TARV.,
- **Glicemia de jejum (GJ).** Deve ser solicitada na primeira consulta para linha de base devido a possíveis alterações com a TARV.

Exame parasitológico de fezes (recomendação do Protocolo Brasileiro)

- *Veneral disease research laboratory* **(VDRL) ou** *Rapid plasma reagin* **(RPR)** – grau de recomendação forte; (A). Solicitar na primeira consulta.
- **Punção lombar (PL)** – grau de recomendação forte; (A). Será necessária se os testes forem positivos e houver sintomas neurológicos ou oculares.
- **Intradermorreação para TB (derivado de proteína purificada [PPD])** – grau de recomendação forte; (A). Solicitar na primeira consulta e anualmente. Quando há história de contato, a profilaxia prescinde da realização desse exame.
- **Citopatológico de colo uterino** – grau de recomendação forte; (B). Devem ser realizados dois exames com intervalo de 6 meses. Se os dois forem normais, repetir anualmente.
- **Citopatológico anal** – grau de recomendação forte; (B). Considerar em situações de prática receptiva anal.
- **Antígeno de superfície para hepatite B (HBsAg), anti-HBs e anti-HBc total** – grau de recomendação forte; (A). Solicitar na primeira consulta. Se negativos, indicar vacinação.
- **Antígeno para vírus da hepatite C (anti-HCV)** – grau de recomendação forte; (A). Solicitar na primeira consulta.
- **Antígeno para vírus da hepatite A (anti-HVA)** – grau de recomendação forte; (A). Indicar para os portadores de hepatite B ou C, HSH e usuários de drogas injetáveis. Essas pessoas são candidatas à vacina.
- **Imunoglobulina G (IgG) para toxoplasma** – grau de recomendação forte; (B). Solicitar após a primeira consulta.
- **Radiografia torácica** – grau de recomendação forte; (B). Solicitar na primeira consulta. Deve ser feita nas pessoas com PPD positivo para diagnóstico de lesões ativas. Se houver cicatriz de TB sem tratamento prévio, indicar profilaxia com isoniazida. Em outras pessoas, pode diagnosticar lesões prévias.

A sorologia para doença de Chagas deve ser realizada apenas em pessoas de áreas endêmicas. A sorologia para vírus da leucemia de células T humanas tipos 1 e 2 (HTLV 1 e 2) será solicitada quando houver manifestações neurológicas suspeitas.[19–21]

Exames específicos para portadores de HIV

No Brasil, a contagem de linfócitos T-CD4 e a CV são solicitadas por Autorização para Procedimentos de Alta Complexidade (APAC).

- **Contagem de linfócitos T-CD4** – grau de recomendação forte; (A). Será solicitada na primeira consulta. Em geral,

vem com contagem de CD8 e relação, porém o último não modifica as decisões clínicas (Tabela 261.1).
- **CV** – grau de recomendação forte; (A).[28,34,38,39] Solicitada na primeira consulta. O nível está relacionado à velocidade da queda do CD4. Será sempre expressa em número de cópias/mL de sangue e com log correspondente.[1]

Após essa avaliação inicial e com a contagem de CD4, o médico de família e comunidade deve estabelecer o estágio da infecção em que a pessoa se encontra. Pode-se utilizar o sistema de classificação da OMS ou do CDC.

Classificação da OMS[40]

a. **Estágio 1**
   - A OMS estabelece a síndrome de soroconversão aguda neste estágio. Ela geralmente acontece no primeiro mês da infecção e pode provocar uma síndrome *flu-like*, com febre e linfadenopatia. Como ainda não existe imunidade específica para o HIV, a viremia sobe a níveis muito altos e com alto consumo de células CD4. A linfopenia pode cair transitoriamente a ponto de haver infecções oportunistas. Após o estabelecimento de anticorpos anti-HIV, a CV cai até o nível em que se inicia um platô. Nesse ponto, denomina-se "*setpoint* da CV" e está relacionado à velocidade da queda do CD4. O CD4 sofre uma recuperação. A pessoa então se torna assintomática, podendo ter linfadenopatia persistente.
   - Capacidade funcional 1 (completamente ativo).
b. **Estágio 2: Sintomas sugestivos de imunodeficiência**
   - Perda de menos de 10% do peso corporal.
   - Herpes-zóster.
   - Manifestações cutâneas menores.
   - Infecções respiratórias de repetição.
   - Capacidade funcional 2 (sintomático, mas quase completamente ativo).
c. **Estágio 3**
   - Perda de mais de 10% do peso corporal.
   - Diarreia por mais de 1 mês.
   - Febre por mais de 1 mês.
   - Candidíase oral ou vaginal, recorrentes ou crônicas.
   - Leucoplasia pilosa oral.
   - Infecções bacterianas graves.
   - TB pulmonar.
   - Capacidade funcional 3 (no leito, menos de 50% no último mês).
d. **Estágio 4**
   - Caracteriza a doença.
   - Sarcoma de Kaposi.
   - Síndrome de emaciação.
   - Micose disseminada.
   - TB extrapulmonar.
   - Pneumonia recorrente.
   - Capacidade funcional 4 (restrito ao leito por mais de 50% do tempo).

Classificação do CDC[41]

a. **Estágio 0**
   - Equivale ao da infecção aguda quando o teste anti-HIV é negativo.
b. **Estágio 1 (> 6 anos)**
   - Teste anti-HIV positivo sem doença definidora.
   - CD4 > 500 céls/mm^3 ou 26% dos linfócitos totais.
c. **Estágio 2 (> 6 anos)**
   - Sem doença definidora.

Tabela 261.1 | **Relação entre nível de CD4 e chances de adoecimento**

Contagem de células CD4/µL	Risco de infecção oportunista	Risco de tumores associados ao HIV	Efeitos diretos do HIV
500 ou menos	Baixo risco	Doença de Hodgkin Câncer cervical	
400 ou menos	Infecções bacterianas de pele Infecções bacterianas pulmonares recorrentes TB Infecções fúngicas (pele, pés, unhas) Dermatites seborreicas	—	Linfadenopatia Suores
350 ou menos	Leucoplasia pilosa oral Herpes-Zóster Pneumonia por pneumocistose Infecções persistentes de herpes	Linfoma não Hodgkin	Perda de peso
200 ou menos	Esofagite por Cândida Histoplasmose Meningite por criptococos Toxoplasmose cerebral Criptosporidiose	Sarcoma de Kaposi	Diarreia Emagrecimento
100 ou menos	Infecções por CMV *Mycobacterium avium* intracelular	Linfoma cerebral primário	Demência

CMV, citomegalovírus.
Fonte: Reproduzida, com permissão, de e-GP: e-Learning for General Practice (www.e-GP.org) ©Royal College of General Practitioners 2010.

- CD4 + de 200 a 499 céls/mm³ ou entre 14 a 25% dos totais.
d. **Estágio 3 (Aids > 6 anos)**
    - CD4 < 200 céls/mm³ ou menos de 14% do total.
    - Presença de alguma doença definidora, que substitui a contagem de linfócitos.
    - A lista das doenças definidoras não difere muito da lista da OMS.
e. **Estágio desconhecido**
    - Teste positivo sem CD4 ou registro de doença definidora.
    - Poucas pessoas têm evolução rápida, 1 a 2 anos, para Aids, e algumas pessoas, evolução muito lenta. A maior parte das pessoas leva de 5 a 10 anos entre a contaminação e o estágio de doença clínica ou laboratorial.[1]

Conduta proposta

Critérios para indicar tratamento. O principal objetivo da TARV é controlar a replicação viral, e a CV ser indetectável nos exames comerciais disponíveis. A TARV, quando iniciada, não deve ser interrompida, a não ser temporariamente e por indicação médica. Deve ter adesão ótima, para evitar replicação viral na presença de doses insuficientes de ARVs e consequente seleção de cepas virais resistentes a eles. O médico deve discutir com a pessoa quais os objetivos do tratamento, o significado dos exames específicos de acompanhamento, os medicamentos que comporão o esquema a ela propostos, seus potenciais efeitos colaterais a curto e longo prazo e como manejá-los, a necessidade de manter a TARV, mesmo quando houver uso de álcool e drogas recreacionais, as vantagens de não fumar, manter atividades físicas regulares e a adequação da alimentação. Deve abordar, também, a importância da regularidade das consultas e dos exames de seguimento.

RNA-HIV. Se o CD4 for > 500 cél/mm³, há mais tranquilidade para discutir a adesão. Entre 500 e 350 céls/mm³, principalmente se CV > 100.000 cópias/mL, a ênfase na necessidade de iniciar a TARV deve ser maior. A falência imunológica é um forte sinal de alerta, e a pessoa deve iniciar a TARV imediatamente com supervisão de especialista.[42,43] A introdução da terapia tríplice, em 1996, produziu uma reviravolta nos rumos da epidemia, com uma marcada queda da morbidade e mortalidade pelo HIV/Aids. Os critérios para sua prescrição foram mudando ao longo desse período. De início, tinha-se a ideia que ela deveria ser introduzida logo que fosse possível. Porém, os esquemas de tratamento eram complexos e de muita toxicidade, levando a efeitos adversos importantes e a falhas terapêuticas devido à resistência viral. Não havia evidências fortes de benefício para o tratamento de pessoas com o nível de CD4 normal ou razoavelmente preservado. A estratégia predominante era adiar o início do tratamento visando aos efeitos colaterais de longo prazo e à diminuição da possibilidade de resistência viral. Os avanços na qualidade dos medicamentos, seja na posologia, seja nos efeitos adversos, provocaram uma mudança nesse cenário, favorecendo a indicação de início precoce da TARV. Além disso, evidências crescentes vêm mostrando redução da morbimortalidade por eventos relacionados à Aids, bem como os não relacionados. O controle da viremia permite a recuperação e/ou a manutenção da imunidade celular, com redução dos eventos relacionados à Aids. A supressão do RNA viral circulante reduz os efeitos inflamatórios crônicos, diminuindo lesões em órgão-alvo (doença arterial coronariana [DAC], nefro e hepatopatias, doenças neurológicas e malignidades).[42–47] Um aspecto importante para a introdução precoce da TARV é a redução na transmissibilidade demonstrada, sobretudo nos estudos de casais sorodiscordantes. A Cochrane elaborou uma revisão sistemática mostrando que o tratamento do parceiro positivo do casal, independente do CD4, é uma importante intervenção que reduz ao mínimo a chance de transmissão do HIV.[48]

> **Dica**
>
> ▶ O Protocolo Clínico e as Diretrizes Terapêuticas (PCDT) para o Manejo da Infecção pelo HIV em Adultos, 2013 já recomendava o oferecimento de TARV para todas as PVHIVs, independente do nível de CD4.[4] Esse protocolo está em revisão, mas mantém e reforça a diretriz.

Como indicar a terapia antirretroviral e quando referenciar

O Brasil vem fazendo um esforço no sentido de aumentar a participação da APS no cuidado das PVHIVs. O MS, por meio do departamento de IST, Aids e Hepatites virais, elaborou o manual *Manejo da infecção pelo HIV na atenção básica*, em que orienta que esta seja responsável, mediante a capacitação dos médicos, pelas PVHIVs assintomáticas e estáveis.[49] Alguns estados elaboraram linhas de cuidado que acrescem a esses critérios a responsabilidade de, diante de um teste positivo, fazer a primeira avaliação, com observação da presença ou não de sintomas, e solicitação dos exames iniciais, incluindo CD4 e CV. Na presença de sintomas, estes devem ser manejados e, se for possível, referenciar imediatamente a pessoa para o especialista focal. Se a sintomatologia for muito grave e denotar risco importante de morbimortalidade, referenciar para internação imediata.

As pessoas assintomáticas, mas com CD4 < 350 céls/mm³, também deverão ser avaliadas pelo especialista focal ou médico com experiência, devido ao risco de adoecimento pela síndrome de recuperação imunológica. Pessoas com comorbidades, como hepatites C e B, crianças e gestantes também devem ser referenciadas.

Se a pessoa estiver assintomática e tiver indicação de primeira escolha de TARV, ela poderá ter a TARV iniciada e ser acompanhada pelo médico de família e comunidade. Pessoas que, por algum dos motivos anteriores, iniciaram a primeira escolha com o especialista focal e estabilizaram, com seu CD4 aumentando para mais de 350 céls/mm³, poderão retornar e serem acompanhadas pelo médico de família e comunidade ou médico da APS.[49]

Podem-se utilizar as classificações da OMS e do CDC para essa estratificação. Na APS, o estágio 1 da OMS, e os estágios 0, 1 e 2 do CDC, com a observação de que a definição de caso no Brasil é de CD4 , 350 céls/mm³.[40,50]

Se a pessoa sofrer efeitos adversos com a primeira escolha, não houver controle da viremia após 16 semanas (falha primária), ou rebote mantido da viremia no seguimento, deverá ser referenciada ao especialista focal.[49]

A Tabela 261.2 apresenta os medicamentos utilizados atualmente no Brasil para o tratamento de pessoas com Aids e suas características.

É importante que o médico de família e comunidade conheça tais medicamentos e seus efeitos colaterais, pois deve acompanhar todas as pessoas sob sua responsabilidade e coordenar o seu cuidado.

Tabela 261.2 | **Medicamentos utilizados no Brasil para o tratamento de pessoas com Aids**

Medicamentos	Apresentação	Posologia	Vantagens	Desvantagens
Zidovudina (AZT)	Comprimidos de 100 mg e de 300 mg (coformulado com 3TC)	300 mg, 2x/dia	Maior experiência, baixa toxicidade	Mielotoxicidade, lipoatrofia em longo prazo
Lamivudina (3TC)	Comprimidos de 150 mg coformulados ou não com AZT e TDF	150 mg, 2x/dia	Baixa toxicidade. Deve estar em todos os esquemas	–
Tenofovir (TDF)	Comprimidos de 300 mg, pode ser coformulado só com entricitabina (FTC) com 3TC (3TC+EFZ)	300 mg/dia	Baixa toxicidade	Possível toxicidade renal. Solicitar Cr e calcular TFG. Se < 60 mL/min/1,73 m^2, evitar o uso. Cautela em pessoas negras, com HAS e DM
Abacavir (ABC)	Comprimidos de 300 mg	300 mg, 2x/dia	–	Síndrome de hipersensibilidade. Solicitar o teste HLA-B 5701. Se positivo, não usar
Efavirenz (EFZ)	Cápsulas de 600 mg pode ser coformulado com 3TC+EFZ	600 mg/dia	Posologia, potência e meia-vida longa	Fenômenos neurológicos e possível toxicidade hepática
Nevirapina (NVP)	Comprimidos de 200 mg	200 mg, 2x/dia	Posologia, penetração na barreira placentária	Exantema que pode ser grave. Possível toxicidade hepática
Lopinavir/ritonavir Saindo de linha no Brasil	Cápsulas 133/33 mg	2 cápsulas, 2x/dia	Potência e durabilidade conhecidas	Dislipidemias, aumento do risco cardiovascular, diarreia
Darunavir (DRV)	Comprimidos de 400 mg	1 cp 2x/dia com 100 mg de ritonavir	Potência e durabilidade	IP mais bem tolerado
Raltegravir (RAL)	Comprimidos de 400 mg	1 cp 2x/dia		
Atazanavir (ATV)	Cápsulas 300 mg ou 200 mg	300 mg + 100 mg RTV ou 400 mg/dia	Não provoca dislipidemias	Hiperbilirrubinemia com ou sem icterícia
Doutegravir (DTG)	Comprimidos de 50 mg	1 cp por dia	Menos efeitos colaterais, alta potência e barreira biológica	Não pode ser usado com fenitoína, fenobarbital e oxicarbamazepina. Não deve ser usado com rifampicina

Obs.: Os demais ARVs são, em geral, reservados para terapias de resgate, sendo que seu uso deve ser *sempre* supervisionado por infectologistas ou médicos com experiência no tratamento de pessoas com Aids.

HLA, antígeno leucocitário humano; HAS, hipertensão arterial sistêmica; DM, diabetes melito; IP, inibidor da protease; Cr, creatinina; TFG, taxa de filtração glomerular.

Fonte: Brasil,[4] Fletcher.[51]

Os objetivos do tratamento com TARV são a supressão viral máxima pelo maior tempo possível. O esquema deve ser potente, com poucos efeitos adversos e com posologia confortável. Isso permite a melhor adesão, reduzindo a morbimortalidade e melhorando a qualidade de vida. O MS, por meio de nota técnica,[5] substitui a indicação de primeira escolha de TDF+3TC+EFZ para TDF+3TC+DTG.

A primeira escolha no Brasil é tenofovir 300 mg + lamivudina 300 mg (coformulados), 1 comprimido/dia + dolutegravir 50 mg, 1 comprimido/dia.

As vantagens do DTG em relação ao efavirenz são: frequência bem menor de efeitos neurológicos, maior potência e barreira biológica. Estudos mostram maior controle da viremia e menor descontinuidade do tratamento por efeitos adversos (A).[52]

Os Quadros 261.1 e 261.2 evidenciam os esquemas preferenciais para terapia inicial, bem como os fármacos, as combinações preferenciais e as combinações alternativas.

As consultas subsequentes ao início da TARV devem contemplar possíveis efeitos colaterais da medicação, adesão ao tratamento, discussão de possíveis mudanças no estilo de vida e alimentação saudável. Não é incomum sintomas dispépticos com o início da TARV. Deve-se procurar manejar os sintomas, evitando-se trocas desnecessárias. O médico de família e comunidade deve estar disponível para atender a pessoa se houver algum desconforto com o início da TARV, reagendando um encontro em torno de 20 dias a 1 mês, com exame de CrS e provas de função hepática. A CV deve ser medida 8 semanas após o início da TARV, quando deve ter reduzido ao menos 1 log, e em 16

Quadro 261.1 | **Esquemas para a terapia inicial (A)**

Preferencial	2 ITRN + 1 ITRNN
Alternativo	2 ITRN + 1 IP/r

ITRN, inibidor da transcriptase reversa análogo de nucleosídeo; ITRNN, inibidor da transcriptase reversa não análogo de nucleosídeo.

Quadro 261.2 | **Fármacos, combinações preferenciais e combinações alternativas para o tratamento de pessoas com HIV/Aids**

Grupo farmacológico	1ª escolha	Alternativa
2 ITRNs	TDF + 3TC	AZT + 3TC ou ABC + 3TC
Inibidor de integrase	DTG	EFZ

Fonte: Brasil.[53]

semanas, quando deve estar controlada. Os exames de seguimento são apresentados na Tabela 261.3.

O aumento da expectativa de vida, a redução dos eventos relacionados à Aids após a TARV, a vigilância do MFC sobre as principais condições crônicas, como HAS, DM, obesidade, fumo, álcool, etc, devem ser avalidas a cada consulta.

Imunizações e profilaxias

O Quadro 261.3 apresenta as imunizações indicadas de rotina. As vacinas com bactérias ou vírus vivos não devem ser usadas em pessoas com T-CD4 menor do que 200 células/mm³. Nos indivíduos com T-CD4 entre 200 e 350, devem-se avaliar os parâmetros clínicos e o risco epidemiológico. Nas pessoas com T-CD4 maior do que 350, pode-se indicar o uso. O Quadro 261.4 evidencia os esquemas de vacinação para hemófilos, febre amarela, difteria e tétano.

O Quadro 261.5 lista as situações relacionadas com profilaxia para pessoas com Aids. Observar que as profilaxias são necessárias em pessoas com indicação de acompanhamento por especialistas focais.[4]

A principal causa de morte em PVHIVs é a TB. Em todas as consultas, deve-se questionar sobre sintomas respiratórios, emagrecimento e sudorese noturna e investigar se estiverem presentes. Se PPD > 5 mm, iniciar isoniazida, excluída TB ativa.

Síndrome inflamatória da reconstituição imune

A síndrome inflamatória imune (SRI) é uma resposta inflamatória intensa à reconstituição imunológica decorrente do controle da viremia pela TARV. A SRI está relacionada a infecções subclínicas, a tumores ou a distúrbios autoimunes. Quando as manifestações são infecciosas, os agentes mais comumente implicados são herpes-zóster, *M. tuberculosis*, *Cryptococcus neoformans*, CMV, ou complexo *Mycobacterium avium*. Ocorre em pessoas que iniciam TARV com falência imunológica, portanto sob acompanhamento do especialista focal. O médico de

Tabela 261.3 | **Exames de seguimento para Aids**

Exame	Seguimento	Observação
Hemograma	3-6 meses	Mais frequente se uso de medicações mielotóxicas
CD4	6 meses no primeiro ano	O PCDT indica que, se CV controlada e 2 medidas de CD4 > 350, não pedir
CV	6 meses após	Dois a três meses após início
Avaliação hepática e renal	Anual	Um mês após início do TDF para Cr, com cálculo de TFG
Escore de risco cardiovascular	Anual	Homens > 40 anos e mulheres > 50 anos sem RCV
PPD (teste de Mantoux)	Anual, se o inicial < 5 mm	
VDRL	6 meses	Se houver risco
Anti-HCV	Anual se o 1º for não reagente	Se houver risco
Perfil lipídico	Anual	Principalmente em uso de IP
Glicemia	Anual	Principalmente em uso de IP
Densitometria óssea	2-5 anos. Em mulheres pós-menopausa e homens > 50 anos	Principalmente se uso de TDF

VDRL, *veneral disease research laboratory*; CV, carga viral; PCDT, protocolo clínico e diretriz terapêutica; TDF, tenofovir; Cr, creatinina; TFG, taxa de filtração glomerular; RCV, risco cardiovascular; PPD, derivado de proteína purificada; IP, inibidor de protease; HCV, vírus da hepatite C.

Fonte: Aberg e colaboradores,[28] Liebman e Pollack,[34] Pollack e Liebman,[38] European AIDS Clinical Society.[39]

Quadro 261.3 | **Imunizações e indicações**

Agravo	Indicações	Doses
Hepatite A	Todos os indivíduos suscetíveis (anti-HVA negativo), portadores de hepatopatia crônica	Duas doses aos 0 e 6 meses
Hepatite B	Todos os suscetíveis (anti-HBc negativo)	Dose dobrada em 4 doses (0, 1, 2 e 6 ou 12 meses)
Streptococcus pneumoniae	T-CD4 maior do que 200	Vacina OS 23-tetravalente, 1 dose IM a cada 5 anos
Influenza	Todas as pessoas antes do período de *influenza*	1 dose anual

Fonte: Brasil.[21]

Quadro 261.4 | **Esquemas de vacinação específicos para *H. influenzae*, febre amarela, difteria e tétano**

Vacina	Esquema
Hib	Duas doses, com intervalo de 2 meses, em menores de 19 anos não vacinados
Febre amarela	Avaliar risco individual e epidemiológico
DT (difteria e tétano)	Três doses (0, 2, 4 meses), com reforço a cada 10 anos
DT gestantes	Calendário habitual

Hib, *Haemophilus influenzae* tipo b

Fonte: Brasil.[21]

Quadro 261.5 | **Esquemas profiláticos indicados a pessoas com Aids**

Agente infeccioso	1ª escolha	Alternativas
Pneumocystis jirovecci; T-CD4 menor do que 200	SMZ-TMP, 800/160 mg 3x/semana	Dapsona, 100 mg/dia; pentamidina aerossol, 300 mg/mês
Toxoplasma gondii; T-CD4 menor do que 100	SMZ-TMP, 800/160 mg/dia	Dapsona 100 mg + pirimetamina 50 mg + ácido folínico 15 mg/dia
Mycobacterium avium; T-CD4 menor do que 50	Azitromicina, 1.200 mg/semana, ou claritromicina, 500 mg, 2x/dia	Evitar claritromicina com EFZ ou ATV

SMZ-TMP, sulfametoxazol-trimetropima; EFZ, efavirenz; ATV, atazanavir.

Fonte: Brasil.[21]

família e comunidade deve estar alerta para pessoas nessa situação. No caso de coinfecção com TB, pode ocorrer exacerbação de sintomas.

Falha terapêutica

O objetivo da TARV é a supressão viral máxima expressa no resultado *abaixo do limite de detecção do exame* (ou menor do que 50 cópias/mL). A falha virológica caracteriza-se pela não obtenção dessa taxa após 48 semanas de tratamento (falha primária) ou pelo rebote da viremia após sua supressão. A primeira não tem significância estatística no Brasil e nunca deve ser diagnosticada em definitivo sem que se faça uma rigorosa verificação da adesão e, após, se repita a quantificação. As principais causas de falha são adesão incompleta, baixa potência do esquema, fatores farmacológicos que levem à má absorção, eliminação acelerada ou interações com outros fármacos que aumentem a metabolização da medicação. *Blips* de viremia são pequenas detecções, em geral, relacionadas a ativações transitórias do sistema imune e, quando não se repetem, não caracterizam falha virológica.[28] *Mesmo nos serviços em que o médico de família e comunidade possa fazer o acompanhamento e o tratamento de pessoas com Aids, a falha terapêutica é indicação para o imediato referenciamento ao especialista focal.*

Gestantes

Gestantes soropositivas devem ser acompanhadas por especialistas focais ou em serviços de pré-natal de alto risco. O principal objetivo da abordagem das gestantes com relação ao HIV é, em um primeiro momento, a redução da transmissão vertical. Duas são as possibilidades da abordagem do HIV com relação às gestantes: mulheres que não sabem de sua situação sorológica e as soropositivas já em acompanhamento. Em relação às primeiras, *deve-se solicitar o teste anti-HIV na primeira consulta e no terceiro trimestre da gestação*. O aconselhamento pré e pós-teste deve ser realizado. Quando há suspeita de período de janela imunológica, deve-se solicitar CV ou teste qualitativo de DNA pró-viral, principalmente se o tempo for curto em decorrência de gestação na fase final. Se o resultado do teste anti-HIV for indeterminado, também se deve proceder assim. Os TRs ampliaram a possibilidade de oferta do teste. As taxas de transmissão vertical, na ausência de qualquer medida, situam-se entre 25 a 30%.

A restrição ao uso de EFZ na gestação caiu, e a TARV tríplice – TDF+3TC+EFZ – é hoje a primeira escolha para início na gestação. No transcurso do parto, deve ser usado AZT injetável, e o RN deve usar AZT via oral (VO).

A via de parto pode ser definida no pré-natal. Com CV abaixo de 1.000 cópias/mL na 34ª semana, a definição da via é puramente obstétrica. A cesariana será indicada se a CV estiver acima de 1.000 cópias/mL ou for desconhecida, se não foi realizada profilaxia com TARV durante a gestação, ou se foi usada apenas monoterapia com o AZT. A profilaxia deve ser suspensa após o parto se a gestante não preenchia critérios prévios de tratamento.[29]

Dicas

- Pensar em teste anti-HIV sempre. A sua solicitação para o máximo de pessoas sexualmente ativas contribui para o diagnóstico precoce, reduzindo o adoecimento e a cadeia de transmissão.
- Nunca solicitar o teste sem fazer o aconselhamento prévio.
- No pré-natal, solicitar o teste no início e no terceiro trimestre. A contaminação durante a gestação aumenta muito o risco de transmissão vertical devido à sua alta CV.
- Ficar atento para a adesão e a adequação de rotinas.
- O uso de álcool, principalmente nos finais de semana, não deve levar à interrupção do uso da TARV.
- Não deixar de solicitar o teste anti-HIV por considerações pessoais a respeito de riscos. Lembre-se de que mulheres heterossexuais monogâmicas e pessoas idosas têm sido frequentemente diagnosticadas como soropositivas.
- Quando atender adolescentes, deve-se frisar que o uso de preservativos não deve ser interrompido com a estabilização da relação, a não ser que haja o conhecimento das sorologias do par e pacto de fidelidade ou de uso de preservativo nas relações extrapar.
- Não iniciar tratamento sem antes avaliar a compreensão da pessoa sobre a sua necessidade, bem como sua capacidade de adesão.
- Não considerar falha terapêutica sem antes avaliar criteriosamente a adesão e repetir a quantificação da CV.

Erros mais frequentemente cometidos

- Não solicitar o teste anti-HIV por considerações pessoais a respeito de riscos.
- Solicitar o teste anti-HIV sem aconselhamento prévio e sem abordar os sentimentos a respeito da possibilidade de soropositividade.
- Iniciar tratamento sem avaliar conhecimentos, sentimentos, impactos na vida cotidiana e capacidade de adesão dos pacientes.
- Negligenciar efeitos colaterais em prol da manutenção do controle da CV tendo alternativas.

- ► Considerar o soropositivo assintomático ou a pessoa estável com tratamento de responsabilidade exclusiva do especialista.
- ► Não guardar sigilo quando solicitado.
- ► Não avaliar RCV, principalmente para quem iniciou TARV.
- ► Não avaliar risco de má adesão relacionado ao uso recreacional de drogas e/ou álcool, sobretudo nos finais de semana.
- ► Considerar como falha terapêutica o rebote da CV sem avaliar adesão e sem confirmar com a repetição do exame.
- ► Manter esquemas falhados com base em manutenção de T-CD4 estável e/ou alto.

Prognóstico e complicações possíveis

Desde o advento da TARV altamente potente, o prognóstico para os soropositivos melhorou muito. Com adesão ótima ao tratamento, o controle da viremia pode ser completo, permitindo a recuperação imunológica e a consequente ausência de risco de adoecimento. O diagnóstico precoce e o acompanhamento sistemático permitem a indicação do tratamento antes que haja falência imunológica e o consequente advento de doenças indicativas. Estas têm potencial alto de morbimortalidade. As alternativas atuais de esquemas iniciais permitem a escolha de tratamentos individualizados, minimizando o advento de efeitos adversos e permitindo maior adequação à rotina. As principais complicações estão relacionadas a não adesão ou à adesão incompleta, ocasionando resistência viral aos fármacos. Os esquemas de resgate têm, em geral, posologias mais complexas e maior probabilidade de efeitos adversos indesejáveis. Outras complicações estão relacionadas aos efeitos tóxicos em longo prazo da TARV, menores com os esquemas atuais. Hoje, a expectativa de vida das PVHIVs, em tratamento e com CV controlada, não diferem mais da população geral.

Atividades preventivas e de educação

A principal atividade preventiva é a de impedir e/ou minimizar a possibilidade de contaminação. Como a forma mais frequente de contaminação é a sexual, o uso de preservativos deve ser enfatizado, fornecendo-os sempre que possível. O uso consistente e correto dos preservativos masculinos reduz a transmissão do vírus em 80 a 97%. O uso do preservativo feminino pode ser uma alternativa para as mulheres com dificuldade de negociar com seus parceiros. A educação sexual deve ser a mais precoce possível, respeitando a capacidade cognitiva para cada faixa etária. O uso de drogas injetáveis deve ser desaconselhado, e a pessoa ser encaminhada a tratamento quando concordar. Se não for possível interrompê-lo, orienta-se o não compartilhamento de seringas e, quando necessário, deve-se fornecê-las. Maior compreensão sobre HIV/Aids contribui para melhor adesão ao acompanhamento e tratamento, quando for necessário. Nos últimos anos, surgiram medidas chamadas biológicas de prevenção.

O diagnóstico e o tratamento de ISTs podem reduzir a transmissão do HIV – grau de recomendação forte; (B).[53]

Estudos randomizados realizados na África mostram redução da aquisição do HIV em homens circuncidados.[54]

Profilaxia pré-exposição

A profilaxia pré-exposição (PPrEP) com tenofovir e entricitabina tem sido indicada para HSH, homens e mulheres sexualmente ativos e usuários de drogas injetáveis (UDIs) com risco importante. Pode ser oferecida também para a pessoa soronegativa de casal sorodiscordante.[55] A liberação da PPrE é recente no Brasil e tem sido realizada nos Centros de Testagem e Apoio--Serviços de Atenção Especializada (CTA-SAE).

Profilaxia pós-exposição

Exposição ocupacional percutânea, mucosa ou pele não intacta. Deve-se procurar saber a condição sorológica da fonte. Se for desconhecida e possível, deve ser testada para estabelecer o risco real. Se o risco for considerado alto o suficiente, deve ser oferecida a profilaxia pós-exposição (PEP). Lesões consideradas graves são com agulha oca e de grosso calibre e a punção profunda. Quando contato com mucosa e pele não intacta, é o volume que importa. A pessoa deve ser submetida ao TR. No Brasil, o esquema de profilaxia é TDF 300 mg+ 3TC 300 mg+ ATV 300 mg (RTV 100 mg). Deve ser iniciada em até 72 horas e será usada por 28 dias. Se a pessoa-fonte tiver resultado do teste anti-HIV negativo, deve ser suspensa. O profissional deve ser testado em 6, 12 semanas e 6 meses.

Exposição não ocupacional. São as situações inesperadas, como relações sexuais casuais sem proteção, estupro, compartilhamento de seringa no uso de drogas. Segue a mesma lógica da exposição ocupacional.

Papel da equipe multiprofissional

A equipe de APS deve ser parte da rede de cuidados da população de PVHIV, junto com os SAE, os Serviços de Atenção Domiciliar e os Consultórios de Rua. Atividades coletivas que contribuam para o conhecimento do problema e as formas de preveni-lo são importantes e podem ser realizadas por toda a equipe. Os colégios e escolas do território podem ser palco importante para a realização de oficinas de sensibilização e prevenção. A equipe de saúde deve estar preparada para acolher todas as pessoas no território sob sua responsabilidade, independente de orientação sexual, número de parceiros, sexo comercial e uso ou não de drogas. Ela deve estar capacitada para lidar com as PVHIVs com ética e sigilo quando este for requerido. Pode oferecer um termo de consentimento junto aos soropositivos para busca ativa, quando necessário. O acolhimento deve ser inclusivo e não discriminatório. Toda a equipe pode estimular que as pessoas se testem e que usem preservativo. Estes devem estar disponíveis e de fácil acesso. O conhecimento sobre a infecção deve ser compartilhado para que todos possam contribuir, resguardando as especificidades profissionais. Odontólogos, enfermeiros, psicólogos, além dos médicos, podem ser treinados para o aconselhamento e a aplicação dos TRs. Todos devem estimular o autocuidado e a adesão ao tratamento, além de estimular um estilo de vida saudável. A enfermagem é fundamental para o aconselhamento, a testagem e a adesão. Consultas sequenciais do médico de família e comunidade, enfermeiro e psicólogo podem ser úteis em uma abordagem ampliada. O assistente social contribui na abordagem dos direitos das PVHIVs. A retirada do Fundo de Garantia por Tempo de Serviço (FGTS) e a isenção de pagamento para transporte urbano são alguns dos seus direitos.

ÁRVORE DE DECISÃO

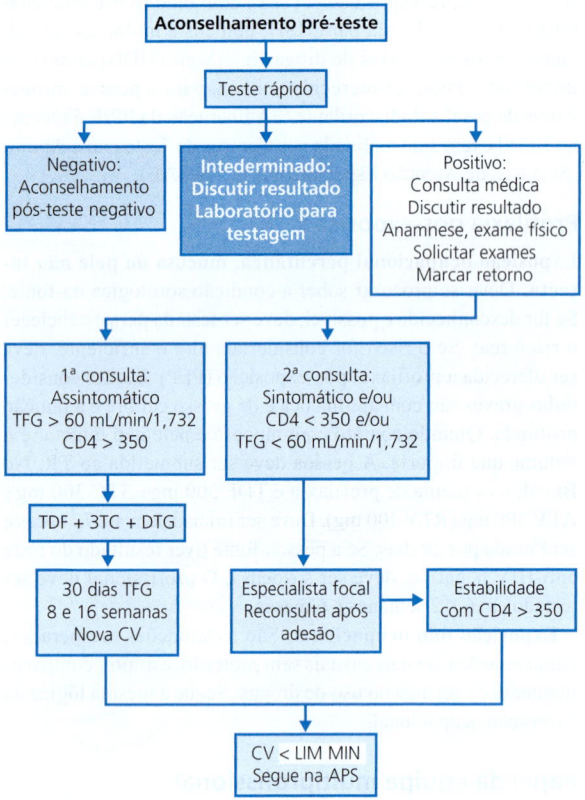

REFERÊNCIAS

1. Adler M. ABC of AIDS. 5th ed. London: BMJ; 2001.

2. Shaw GM, Hunter E. HIV transmition. Cold Spring Harb Prespect Med. 2012;2(11):a006965.

3. Wilson D, Naidoo S, Bekker LG, Cotton M, Maartens G, editors. Handbook of HIV medicine. Cape Town: Oxford University: 2002.

4. Brasil. Ministério da Saúde. Protocolo clínico e diretrizes terapêuticas para o manejo da infecção pelo HIV em adultos. Brasília: MS; 2013.

5. Bartlett JG. The natural history and clinical features of HIV infection in adults and adolescents [Internet] Waltham: UpToDate; 2017 [capturado em 25 jan. 2018]. Disponível em: https://www.uptodate.com/contents/the-natural-history-and-clinical-features-of-hiv-infection-in-adults-and-adolescents.

6. Samji H, Cescon A, Hogg RS, Modur SP, Althoff KN, Buchacz K, et al. Closing the gap: increases in life expectancy among treated HIV-positive individuals I the United States and Canada. PLoS One. 2013;8(12):e81355.

7. Mocroft A, Ledergerber B, Katlama C, Kirk O, Reiss P, d'Arminio Monforte A, et al. Decline in the AIDS and death rates in the EuroSIDA study: an observational study. Lancet. 2003;362(9377):22-29.

8. Chu C, Selwyn PA. An epidemic in evolution: the need for new models of HIV care in the chronic disease era.J Urban Health. 2011;88(3): 556-566.

9. Wong WC, Luk CW, Kidd MR. Is there a role for primary care clinicians in providing shared care in HIV treatment? A systematic literature review. Sex Transm Infected. 2012;88(2):125-131.

10. Kitahata MM, Van Rompaey SE, Dillingham PW, Koepsell TD, Deyo RA, Dodge W, et al. Primary care delivery is associated with greater physician experience and improved survival among persons with AIDS. J Gen Intern Med. 2003;18(2):95-103.

11. Starfield B. Atenção primária: equilíbrio entre necessidades de saúde, serviços e tecnologia. Brasília UNESCO; 2002

12. Cooper DA, Gold J, Maclean P, Donovan B, Finlayson R, Barnes TG, et al. Acute AIDS retrovírus infection. Definition of a clinical illness associated with seroconversion. Lancet. 1985;1(8428):537-540.

13. Pedersen C, Lindhardt BO, Jensen BL, Lauritzen E, Gerstoft J, Dickmeiss E, et al. Clinical course of a primary HIV infection: consequenses for subsequent course of infection. BMJ. 1989;299(6692):154-157.

14. Cohen MS, Shaw GM, McMIcheal AJ, Haynes BF. Acute HIV-1 infection. N Engl J Med. 2011;364(20):1943-1954.

15. France PT. HIV in primary care. Primary Care Offic Pract. 2003;30:205-237

16. Fox MP, Rosen S. A new cascade of HIV care for the era of "treat all". PLoS Med. 2017;14(4):e1002268.

17. UNAIDS. 90-90-90: an ambitious treatment target to help end the AIDS epimemic [Internet]. Geneve: UNAIDS; 2014 [capturado em 25 jan. 2018]. Disponível em: http://www.unaids.org/sites/default/files/media_asset/90-90-90_en.pdf.

18. Kaplan EH, Heimer R. HIV incidence among New Haven needle exchange participants: update estimates from syringe tracking and testing data. J Acquir Immune Defic Syndr Hum Retrovirol. 1995;10(2):175-176.

19. Varghese B, Maher JE, Peterman TA, Branson BM, Steketee RW. Reducing the risk of sexual HIV transmition: quantifying the per-act, and condom use. Sex Transm Dis. 2002;29(1):38-43.

20. Comparison of female to male and male to female transmission of HIV in 563 stable couples. European Study Group on Heterosexual Transmission of HIV. BMJ. 1992;304(6830):809-813.

21. Bell DM. Occupational risk of human immunodeficiency virus infection in health care workers: an overwiew. Am J Med. 1997;102(5B):9-15.

22. Drake AL, Wagner A, Richardso B, John-Stewart G. Incident HIV during pregnancy and pos-partum and risk of mother-to-child HIV transmission: a sytematic review and meta-analises. PLoS Med. 2014;11(2):e1001608.

23. When To Start Consortium, Sterne JA, May M, Costagliola D, de Wolf F, Phillips AN, et al. Timing to initiation of antiretroviral therapy in AIDS-free HIV-1-infected patients: a collaborative analysis of 18 HIV cohort studies. Lancet. 2009;373(9672):1352-1363.

24. Northfelt DW, Hayward RA, Shapiro MF. The Acquired Immunodeficiency Syndrome is a primary care disease. Ann Intern Med. 1988;109(10):773-775.

25. Justice AC. Prioritizing primary care in HIV: comorbidity, toxicity, and demography. Top HIV Med. 2006-2007;14(5):159-163.

26. Polk BF, Fox R, Brookmeyer R, Kanchanaraksa S, Kaslow R, Visscher B, et al. Predictors of a the acquired immunodeficiency syndrome developing in a cohort of a seropositive homosexual men. N Engl J Med. 1987;316(2):61-66.

27. Madge S, Mathews P, Singh S, Theobald N. HIV in primary care: an essential guide for GPs, practice nurses and other members of the primary healthcare team[Internet]. 2nd ed. London: Med FASH; 2011 [capturado em 25 jan. 2018]. Disponível em: http://www.medfash.org.uk/uploads/files/p17abjng1g9t9193h1rs-l75uuk53.pdf.

28. Aberg JA, Gallant JE, Ghanem KG, Emmanuel P, Zingman BS, Horberg MA. Primary care guidelines for the management of persons infected with HIV:2013 update by the HIV medicine association of the Infectious Diseases Society of America. Clin Infect Dis. 2014;58(1):e1-34.

29. Stewart M, Weston W, McWhinney IR, McWillian CL, Freeman TR, Meidith L. Medicina centrada na pessoa: transformando o método clínico. 3. ed. Porto Alegre: Artmed; 2017

30. Wilkinson D, Rutherford G. Population-based intervention for reducing sexually transmitted infection, including HIV infections. Cochrane Database Syst Rev. 2001;(2):CD001220.

31. Kamb ML, Fishmein M, Douglas JM, Rhodes F, Rogers J, Bolan G, et al. Efficacy of risk– reduction counseling to prevent human immunodeficiency virus and sexually transmitted diseases: a randomized controlled trial. JAMA. 1998;280(13):1161-1167.

32. Brasil. Ministério da Saúde. Aconselhamento em DST/AIDS. Brasília: MS; 2003.

33. Brasil. Ministério da Saúde. Portaria nº 59, de 28 de janeiro de 2003 [Internet]. Brasília: MS; 2003 [capturado em 25 jan. 2018]. Disponível em: http://bvsms.saude.gov.br/bvs/saudelegis/gm/2003/prt0059_28_01_2003.html.

34. Liebman H, Pollack TM. Initial evalution of the HIV-infected adult [Internet] Waltham: UpToDate; 2017 [capturado em 25 jan. 2018]. Disponível em: https://www.uptodate.com/contents/initial-evaluation-of-the-hiv-infected-adult.

35. Brasil. Ministério da saúde. Manual técnico para o diagnóstico da infecção pelo HIV [Internet]. Brasília: MS; 2014 [capturado em 25 jan. 2018]. Disponível em: www.aids.gov.br/pt-br/node/57787.

36. Ferreira Junior OC, Ferreira C, Riedel M, Widolin MR, Barbosa-Júnior A; HIV Rapid Test Study Group.Evaluation of rapid tests for anti-HIV detection in Brazil. AIDS. 2005;19 Suppl 4:S70-5.

37. Broeckaert L, Challacombe L. Rapid point-of-care HIV testing: a review of the evidence. Prevention in Focus [Internet]. 2015 [capturado em 25 jan. 2018]. Disponível em: http://www.catie.ca/en/pif/spring-2015/rapid-point-care-hiv-testing-review-evidence.

38. Pollack TM, Liebman H. Primary care of the HIV-infected adult [Internet] Waltham: UpToDate; 2017 [capturado em 25 jan. 2018]. Disponível em: http://www.uptodate.com/contents/primary care of the hiv-ifected adult

39. European AIDS Clinical Society guidelines 2017 Version 8.2 Jan EACS-2017. Disponível em: http://www.eacsociety.org/files/guidelines_8.2-english pdf

40. World Health Organization. WHO case definitions of HIV for surveillance and revised clinical staging and immunologic classification of HIV-related disease in adults and children. Geneva: WHO; 2007.

41. Centers for Diseases Control and Prevention (CDC). Surveillance case definition for HIV-United States,2014. MMWR Recomm Rep. 2014;63(RR-03):1-10.

42. Bartlett JG, Sax PE. When to initiate antiretroviral therapy in HIV-infected patients. [Internet]. Waltham: UpToDate; 2017 [capturado em 25 jan. 2018]. Disponível em: http://www.uptodate.com/contents/when to initiate antiretroviral therapy in hiv-infected patients.

43. Rodriguez B, Sethi AK, Cheruvu VK, Mackay W, Bosch RJ, Kitahata M, et al. Predictive value of plasma HIV RNA level on rate of CD4 T-cell decline in untreated HIV infection. JAMA. 2006;296(12):1498-1506.

44. HIV-CAUSAL Collaboration, Cain LE, Logan R, Robins JM, Sterne JA, et al. When to initiate combined antiretroviral therapy to reduce mortality and AIDS-defining illness in HIV-infected personsin the develop countries: an observational study. Ann Intern Med. 2011;154(8):509-515.

45. INSIGHT START Study Group, Lundgren JD, Babiker AG, Gordin F, Emery S, et al. Initiation of antiretroviral therapy in early asymptomatic HIV infection. N Engl J Med. 2015 Aug 27;373(9):795-807.

46. TEMPRANO ANRS 12136 Study Group, Danel C, Moh R, Gabillard D, Badje A, Le Carrou J, et al. A trial of early antiretrovrals and isoniazide preventive therapy in Africa. N Engl J Med. 2015;373(9):808-822.

47. National Institute of Health. News release: starting antiretroviral treatment early improves outcomes for HIV-infected individuals [Internet]. Bethesda: NIH; 2015 [capturado em 25 jan. 2018]. Disponível em: https://www.nih.gov/news-events/news-releases/starting-antiretroviral-treatment-early-improves-outcomes-hiv-infected-individuals.

48. Anglemyer A, Rutherford GW, Egger M, Siegfried N. Antiretroviral therapy for prevention of HIV transmission in HIV-discordant couples. Cochrane Database Syst Rev. 2011;(5):CD009153.

49. Brasil. Ministério da Saúde. Manejo da infecção pelo HIV na atenção básica [Internet]. Brasília: MS; 2015 [capturado em 25 jan. 2018]. Disponível em: telelab.aids.gov.br/index.php/biblioteca.../88_bf6fe9d4aa17d11a423c293e40402a64.

50. Date H, Fisher M. HIV Infection. In: Whittlesea C, Walker R, editors. Clinical Pharmacy and Therapeutics. 4th ed. Edimburgh: Churchill Livingstone; 2007.

51. Fletcher CV. Overview of antiretroviral agentes used to treat HIV [Internet] Waltham: UpToDate; 2017[capturado em 25 jan. 2018]. Disponível em: https://www.uptodate.com/contents/overview-of-antiretroviral-agents-used-to-treat-hiv.

52. Rutherford GW, Horvath H. Dolutegravir plus two nucleoside reverse transcriptase inhibitors versus efavirenz plus twuo nucleoside transcriptase inhibitors as a initial antiretroviral therapy for people whit hiv: a systematic review. PLoS One 2016;11(10):e0162775.

53. Brasil. Ministério da Saúde. Nota Informativa Nº 007/2017-DDHAV/SVS/MS [Internet]. Braíliia: MS; 2017 [apturado em 25 jan. 2018]. Disponível em: http://www.aids.gov.br/pt-br/legislacao/nota-informativa-no-0072017-ddahv-svs-ms.

54. Mills E, Cooper C, Anema A, Guyatt G. Male circumcision for the prevention of heterosexually acquired HIV infection: a meta-analysis of randomized trials involving 11050 men. HIV Med. 2008;9(6):332-335.

55. World Health Organization. Cosolidated guidelines on the use of antiretroviral drugs for treating and preventing HIV infection: recommendations for a public health approach-second ediction, 2016. http://www.who.int

CAPÍTULO 262

Doenças do viajante: febre e diarreia

Ana Paula Tussi Leite
Eduardo Henrique Portz
Julia Horita Moherdaui

Aspectos chave

- As principais patologias apresentadas por viajantes são doenças febris e diarreicas.
- A diarreia do viajante geralmente tem curso benigno e autolimitado, sem necessidade de tratamento farmacológico ou procura pelo serviço de saúde.
- A principal causa de diarreia do viajante é bacteriana (*E. coli*).
- A febre do viajante pode ser a manifestação de um processo menor, autolimitado, ou anunciar uma doença progressiva e até fatal.
- As principais causas de febre do viajante são malária e dengue.
- O desafio apresentado pelos viajantes que retornam com doenças febris tem mudado devido a dois fatores. Primeiro, porque um número maior de viajantes tem mais de 60 anos de idade ou está buscando serviços de saúde em outros lugares. Esses viajantes são mais propensos a apresentar quadro clínico mais grave e consequentemente morbidade maior por infeções. Segundo, porque a probabilidade de resistência medicamentosa nos organismos infectantes está aumentando.[1]

Caso clínico

Edgar, 22 anos, paulista, está de férias de seu trabalho e resolveu fazer um "mochilão" por pequenas praias do nordeste acompanhado de sua namorada. Após 3 dias conhecendo muitas belezas naturais, Edgar iniciou com quadro de dor abdominal intensa, inapetência, diarreia líquida (seis episódios em 4 horas) e fraqueza, o que prejudicou o planejamento da viagem para aquele dia. Preocupado com o quadro, o casal descobriu com moradores locais que havia uma unidade de saúde da família (USF) perto do local onde estavam hospedados. Eles resolveram ir até lá para uma avaliação. Após o acolhimento iniciado pela técnica de enfermagem, verificando que o paciente estava afebril e com algum grau de desidratação e taquicardia, a equipe decidiu que o paciente deveria ser avaliado pelo médico de família e comunidade. Na entrevista clínica realizada pelo médico, constatou-se que Edgar ingeriu uma porção de camarão empanado no dia anterior, durante a noite, além de ter tomado caipirinha de limão com bastante gelo. Dos amigos que fizeram na viagem, nenhum apresentava os mesmos sintomas que Edgar, mesmo tendo ingerido os mesmos alimentos. Não foi identificado outro fator desencadeante. Ao exame, Edgar apresenta-se com mucosas secas e levemente pálidas, referindo muita sede, abdome com ruídos hidroaéreos aumentados e desconforto à palpação difusa, sem sinais de irritação peritoneal, pulso palpável, taquicárdico (frequência cardíaca [FC] de 110 batimentos por minuto) e normotenso (pressão arterial [PA] 110x75 mmHg).

Teste seu conhecimento

1. Qual é a principal hipótese diagnóstica para Edgar?
    a. Cólera
    b. Leishmaniose visceral
    c. Diarreia do viajante
    d. Apendicite

2. Entre os fatores etiológicos listados que justifiquem o caso, qual é o mais provável?
    a. *Entamoeba histolytica*
    b. *Escherichia coli*
    c. *Shigella dysenteriae*
    d. *Clostridium difficile*

3. Como você classifica o quadro de diarreia apresentado por Edgar?
    a. Diarreia sem desidratação
    b. Diarreia com desidratação moderada
    c. Diarreia com desidratação grave
    d. Diarreia com choque associado

4. Quais exames devem ser solicitados?
    a. Nenhum: a princípio, deve-se iniciar tratamento empírico
    b. Exame parasitológico de fezes e coprocultura
    c. Hemograma, função hepática, função renal, colesterol total e frações, bilirrubinas, exame parasitológico de fezes, sangue oculto nas fezes e coprocultura
    d. Colonoscopia

5. Qual é o melhor plano para o tratamento de Edgar?
    a. Reforço de higiene e cuidados com a procedência de alimentos
    b. Hidratação oral associada ou não ao uso de loperamida, 4 mg, em dose de ataque, dependendo de plano conjunto de cuidados discutido com o paciente
    c. Hidratação oral associada ao uso de ciprofloxacino por 3 dias
    d. Hidratação venosa com referenciamento para hospital regional para exames complementares

Respostas: 1C, 2B, 3B, 4A, 5B

Do que se trata

Doenças relacionadas a viagens têm sido descritas em 22 a 64% das pessoas que viajam para países em desenvolvimento. Apesar de a maior parte dessas doenças apresentar-se de forma leve, até 8% dos viajantes procuram atendimento em algum serviço de saúde.[2]

Dados recentes indicam que Ásia (32,6%) e África Sub-Saariana (26,7%) são os destinos que mais frequentemente estão associados ao surgimento de doenças do viajante. Entre as patologias mais comuns estão as gastrintestinais (34%), as doenças febris (23,3%) e os problemas dermatológicos (19,5%). As patologias específicas variam de acordo com o destino e com o objetivo da viagem.[3]

Diarreia aguda é a doença mais comum encontrada nas pessoas que viajam para países em desenvolvimento.[4] Episódios de diarreia do viajante são quase sempre benignos e autolimitados, com duração média de 4 a 5 dias,[4] mas a desidratação causada por ela pode, por vezes, ser severa e causar riscos à saúde.[5] Ela é definida como três ou mais episódios de evacuações com fezes mal-formadas em 24 horas associados a outro sintoma, como cólica abdominal, tenesmo, náuseas, vômitos, febre baixa, anorexia ou urgência evacuatória, em pessoas que estão ou estiveram nos últimos 14 dias em viagem a uma área de maior risco epidemiológico.[4] Na maior parte das vezes, é causada por bactérias (sobretudo *E. coli* em seus diferentes subtipos), seguida por vírus (norovírus e rotavírus) e protozoários (como a giardia), sendo que estes têm importância em regiões específicas e devem ser suspeitados nos casos de diarreia prolongada (> 14 dias) ou disenteria (diarreia com sangue).[4]

A febre é um indicador importante de doença potencialmente grave em viajantes. A sua avaliação em viajantes é difícil, pois os riscos de doenças variam de acordo com a região visitada, os viajantes visitam múltiplos lugares e os períodos de incubação para infecções relacionadas a viagens variam de alguns dias a mais de 1 ano. Embora os viajantes possam ter infecções causadas por agentes patogênicos comuns, distribuídos globalmente, como a influenza, eles podem adquirir infecções incomuns que não são familiares para a maioria dos clínicos.[6] A maioria dos viajantes com febre tem infecções comuns em não viajantes, como infecção na via aérea superior (IVAS), infecção do trato urinário (ITU) ou pneumonia adquirida na comunidade.[7] Uma vez que as infecções de rotina foram consideradas, o diagnóstico diferencial deve ser expandido, a fim de incluir infecções relacionadas a viagens.

A causa mais grave de febre em viajantes que retornam dos trópicos é a malária por *Plasmodium falciparum*, que pode se tornar rapidamente fatal. Outras causas importantes de febre em viajantes incluem salmonelose tifoide e não tifoide, dengue, hepatite viral e infecções por rickettsia.[7] O médico de família e comunidade também deve considerar que a viagem pode ser temporal, mas não causalmente relacionada à febre. Em casos raros, doenças não infecciosas, como doenças malignas ou doenças vasculares de colágeno, ocorrem coincidentemente durante a viagem (Quadro 262.1).[7]

Quadro 262.1 | **Principais doenças que causam diarreia e/ou febre no viajante**

Doenças	Sintomas e sinais mais comuns	Cuidados	Transmissão	Diagnóstico diferencial	Áreas de risco
Escherichia coli	Início súbito, *diarreia aquosa*, cólicas, náuseas, vômitos, *febre baixa* Benigno e autolimitado *Complicações*: desidratação com distúrbio hidreletrolítico (risco de morte)	Estar atento à procedência da água e alimentos ingeridos na viagem, além de água ingerida acidentalmente de lagos e piscinas contendo coliformes fecais	Fecal-oral	Outras causas de diarreia aguda	Américas e África
Cólera	Na maioria das vezes, assintomática ou oligossintomática, com quadro de *diarreia leve* Pode ocorrer dor abdominal e cãibras. *Complicações*: desidratação e distúrbio hidreletrolítico (risco de morte)	Estar atento à procedência da água e alimentos ingeridos na viagem, com destaque para peixes e frutos do mar	Fecal-oral. Ocorre em epidemias em todo o mundo, seguindo atualmente padrão endêmico em regiões onde o saneamento básico é precário	Outras causas de diarreia aguda	Em áreas de saneamento básico precário, principalmente na região Nordeste do Brasil
Dengue (ver Cap. 257, Dengue, Zyka e Chikungunya)	Início abrupto, *febre alta* (39°C-40°C), cefaleia, mialgias, artralgias e *dor retroorbitária*. exantema (50% dos casos) A *diarreia* (48% dos casos) *não é volumosa*, cursando com fezes pastosas em uma frequência de 3-4 evacuações por dia *Complicações*: hemorragias, instabilidade hemodinâmica, hipotensão arterial e choque	Evitar derivados do ácido acetil salicílico. Usar repelentes e calças e mangas longas, para prevenir picadas do vetor Doença de notificação compulsória e investigação obrigatória	Pelo mosquito *Aedes aegypti* Período de incubação 3-15 dias	Influenza, enteroviroses, doenças exantemáticas, hepatites virais, abdome agudo, hantavirose, arboviroses, escarlatina, pneumonia, sepse, infecção urinária, leptospirose, malária, Chikungunya, entre outros	América do Sul, América Central, México e fronteira sul dos EUA, África Central, leste e oeste, sudeste asiático, subcontinente indiano, Austrália e Pacífico Sul No Brasil, ocorre principalmente nos Estados do Nordeste, Minas Gerais e Rio de Janeiro

(Continua)

Quadro 262.1 | **Principais doenças que causam diarreia e/ou febre no viajante** *(Continuação)*

Doenças	Sintomas e sinais mais comuns	Cuidados	Transmissão	Diagnóstico diferencial	Áreas de risco
Esquistossomose	Prurido, reação alérgica e eventualmente febre (febre de Katayama – caracterizada por linfadenopatia, febre, anorexia, dor abdominal e cefaleia – após 3-7 semanas de exposição). Anos após: sintomas hepáticos, intestinais e urinários. **Complicações:** Fibrose hepática, hipertensão porta, insuficiência hepática severa, hemorragia digestiva, *cor pulmonale*, glomerulonefrite. Pode haver comprometimento neurológico secundário ao depósito de ovos	Evitar contato com água potencialmente infectada. Tratar água a ser ingerida nas regiões afetadas. Diagnóstico: clínico-epidemiológico e/ou laboratorial a partir de exame coprológico (técnica Kato-Katz)	Por caramujos que habitam água limpa e parada e podem portar o parasita (*Schistosoma* sp.). Período de incubação: 1-2 meses	Doenças exantemáticas, doenças infecciosas agudas, parasitoses intestinais, além de outras patologias do sistema digestório que cursam com hepatoesplenomegalia	Regiões equatoriais e tropicais – América do Sul, Caribe, África, Austrália, leste do Mediterrâneo. No Brasil, ocorre de forma endêmica do Maranhão a Minas Gerais
Febre amarela (ver Cap. 260, Febre amarela e Leptospirose)	Doença febril aguda de curta duração e gravidade variável. Quadro clássico: evolução bifásica com início abrupto, febre alta, pulso lento (sinal de Faget), calafrios, cefaleia intensa, mialgia, prostração, náuseas e vômitos por cerca de 3 dias com posterior remissão dos sintomas, podendo evoluir para cura ou para a forma grave – com reaparecimento dos sintomas, insuficiência hepática (com manifestações hemorrágicas) e renal	Vacinação (deve ser aplicada pelo menos 10 dias antes da viagem). Em muitos países, o certificado de vacinação é obrigatório. Evitar exposição ao mosquito transmissor. Notificação compulsória e investigação epidemiológica obrigatória. Diagnóstico clínico	Pelos mosquitos *Aedes aegypti* e *Haemagogus* sp., que podem trazer o vírus. Período de incubação: 3-6 dias após a picada	Formas leves e moderadas se confundem com outras viroses. As formas clássicas ou fulminantes devem ser diferenciadas de hepatite fulminante, leptospirose, malária por *P. Falciparum*, dengue (forma hemorrágica) e septicemias	América do Sul, América Central e áreas tropicais do continente africano
Hepatite A (ver Cap. 175, Hepatites)	Manifestações clínicas variadas, de assintomáticas/oligossintomáticas, até casos fulminantes (raros). Os sintomas assemelham-se a quadro gripal com febre, dor abdominal, náuseas, vômitos, porém com elevação de transaminases. A frequência de quadros ictéricos aumenta com a idade. **Complicações:** A forma fulminante apresenta letalidade elevada. Icterícia e indisposição progressivas, colúria e acolia, sem melhora de transaminases, devem elevar a suspeita	Cuidados com água e alimentos ingeridos. A vacina contra hepatite A pode ser recomendada para pessoas que viajam para locais com alta endemicidade para a doença (foi adicionada ao calendário vacinal básico em 2014*). Notificação compulsória de casos suspeitos ou confirmados. Diagnóstico: clínico-epidemiológico e laboratorial	Fecal-oral. Período de incubação: 15-45 dias	Outras hepatites, infecções como leptospirose, febre amarela, malária, dengue, sepse, CMV e mononucleose, doenças hemolíticas, obstruções biliares, uso abusivo de álcool, uso abusivo de medicamentos ou outras substâncias químicas	Ocorre mundialmente, mas é mais frequente em regiões com condições sanitárias precárias, apresentando-se de forma esporádica ou em surtos. No Brasil, é mais frequente no Nordeste, Centro-Oeste e no Distrito Federal
Leishmaniose visceral	Doença crônica, sistêmica, caracterizada por febre de longa duração, emagrecimento, astenia, adinamia, anemia e aumento de volume abdominal. Se não tratada, pode evoluir para óbito em 90% dos casos. Pode ser assintomática. **Complicações:** As mais frequentes são de natureza bacteriana: otites, piodermites, afecções pulmonares, infecções urinárias, complicações hemorrágicas	Evitar exposição ao mosquito transmissor (flebotomínio), principalmente ao entardecer. Doença de notificação compulsória e requer investigação epidemiológica. Diagnóstico: clínico-epidemiológico e laboratorial a partir de sorologia específica e exame parasitológico	Por mosquitos (como mosquito palha, pólvora e birigui) contaminados com a *Leishmania*	Outras enteroparasitoses de curso prolongado. Outros: Malária, brucelose, febre tifoide, esquistossomose, forma aguda da doença de Chagas, linfoma, mieloma múltiplo, anemia falciforme	América do Sul tropical, América Central e México, Europa Ocidental, África Central e subcontinente indiano

(Continua)

Quadro 262.1 | Principais doenças que causam diarreia e/ou febre no viajante *(Continuação)*

Doenças	Sintomas e sinais mais comuns	Cuidados	Transmissão	Diagnóstico diferencial	Áreas de risco
Malária (ver Cap. 258, Malária)	Crise aguda: episódios de calafrios, febre alta (pode passar de 40 °C) e sudorese, com duração variável (6-12 horas), acompanhados por cefaleia, mialgia, náuseas e vômitos. Após os primeiros paroxismos, a febre pode passar a ser intermitente. Sintomas prodrômicos: náuseas, vômitos repetidos, oligúria, anemia intensa, icterícia, hemorragias, hipotensão arterial, delírio. Crianças e gestantes podem desenvolver formas mais graves	Evitar exposição ao mosquito, principalmente ao amanhecer e entardecer. Doença de notificação compulsória. Diagnóstico: clínico-laboratorial pela demonstração do parasita (pelos métodos gota espessa ou esfregaço delgado) ou antígenos relacionados no sangue periférico	Pelo mosquito *Anopheles* contaminado com *Plasmodium* sp. (há quatro agentes causadores, apenas três no Brasil) Período de incubação: 7-14 dias	Febre tifoide, febre amarela, leptospirose, hepatites virais, leishmaniose visceral, doença de Chagas aguda, e outros processos febris (na fase inicial). No período de febre intermitente, excluir outras causas de anemia e hepato e/ou esplenomegalia associada à febre	Áreas tropicais e subtropicais em mais de 100 países. No Brasil, a região amazônica é endêmica. Principais estados: Acre, Amapá, Amazonas, Pará, Rondônia e Roraima
Peste bubônica ou ganglionar	Febre, calafrios e mal-estar generalizado. Caracterizada por adenopatias com ou sem supuração nas regiões próximas à picada da pulga. Formas graves cursam com febre alta, calafrios, cefaleia intensa, náuseas e vômitos, congestão conjuntival, hipotensão e prostração. Em 2 a 3 dias, aparece inflamação aguda e dolorosa dos gânglios linfáticos (Bubão), drenando secreção purulenta. Pode evoluir a óbito por choque séptico e insuficiência respiratória	Evitar contato com roedores, proteger-se, em áreas endêmicas, com roupas compridas, repelentes e mosquiteiros. Doença de notificação compulsória. Diagnóstico: clínico, epidemiológico e laboratorial, via sorologia e exames bacteriológicos (bacterioscopia, exame de cultural)	Causada pela bactéria *Yersinia pestis*, transmitida acidentalmente ao ser humano através da picada de pulgas de roedores infectados (ratos, coelhos, lebres). Período de incubação: 2-6 dias	Adenites regionais supurativas, linfogranuloma venéreo, septicemias, pneumonias, forma bubônica da leishmaniose tegumentar americana. Outras formas de peste-septicêmica e bubônica	Doença específica de roedores e silvestres que, esporadicamente, atingem roedores sinantrópicos (que convivem com o homem) e o homem. Possui alto potencial epidêmico. No Brasil, há registros de casos principalmente na Bahia, Ceará e Paraíba e esporadicamente no Rio Grande do Norte e Minas Gerais
TB (ver Cap. 156, Tuberculose)	Febre vespertina, sudorese noturna, tosse por mais de três semanas, emagrecimento, 80% dos casos são pulmonares (outros focos: rins, ossos e meninges). **Complicações**: Distúrbio ventilatório obstrutivo e/ou restritivo, infecções respiratórias de repetição, formação de bronquiectasias, hemoptise, atelectasias, empiemas	Evitar locais fechados compartilhados com pessoas doentes. A vacina BCG não evita a doença, porém pode prevenir formas mais graves. Doença de notificação compulsória e investigação obrigatória. Diagnóstico: clínico, epidemiológico e laboratorial	Causada pelo *Mycobacterium tuberculosis*. A transmissão ocorre por via inalatória. Período de incubação: 4-12 semanas para lesões primárias e 12 meses após infecção inicial	Pneumonias, micoses pulmonares (paracoccidioidomicose, histoplasmose), sarcoidose, carcinoma brônquico, entre outras enfermidades	Doença de ocorrência mundial, mas principalmente em países mais pobres. Locais de grande prevalência de HIV (coinfecção), grandes aglomerações de pessoas – presídios, favelas. No Brasil: maior incidência na região sudeste, mas registram-se casos em todas as regiões
Chikungunya (ver Cap. 257, Dengue, Zyka e Chikungunya)	Caracteriza-se por intensa astenia, artralgia, mialgia, cefaleia e *rash* cutâneo. A principal manifestação clínica que difere a Chikungunya da Dengue são as manifestações articulares, muito presentes na Chikungunya. A mortalidade da infecção por Chikungunya é baixa, mas sua morbidade é alta devido à persistência das manifestações articulares	Evitar derivados do ácido acetil salicílico e outros anti-inflamatórios na fase aguda da doença. Recomenda-se o uso de repelentes e calças e mangas longas para prevenção da doença. Doença de notificação compulsória, se suspeita clínica	A transmissão ocorre pela picada de fêmeas dos mosquitos *Aedes aegypti* e *Aedes albopictus*. O período de incubação pode variar de 1 a 12 dias	Dengue, malária, febre reumática, artrite séptica, leptospirose	É uma doença cuja distribuição geográfica engloba a África, a Ásia e a América do Sul, regiões tidas como áreas endêmicas

(Continua)

Quadro 262.1 | Principais doenças que causam diarreia e/ou febre no viajante *(Continuação)*

Doenças	Sintomas e sinais mais comuns	Cuidados	Transmissão	Diagnóstico diferencial	Áreas de risco
Zyka (ver Cap. 257, Dengue, Zyka e Chikungunya)	Geralmente assintomática. As manifestações clínicas ocorrem em 20% dos indivíduos infectados. **Quadro clínico:** febre baixa (37,5-38,5°C) *rash*, prurido, artralgias (principalmente de pés e mãos) e conjuntivite não purulenta. A infecção congênita tem sido associada à microcefalia congênita, a malformações fetais e a perdas fetais. Tal fato levou ao estado de emergência em saúde pública de importância nacional em 2015, após constatação de alteração no padrão epidemiológico de microcefalia no Nordeste brasileiro	Medidas para controle do vetor: saneamento básico. Eliminação de focos, etc. Evitar o uso de ácido acetil salicílico em crianças menores de 12 anos. AINEs não devem ser usados até que seja descartado o diagnóstico de dengue. Evitar em gestantes com > 32 semanas de gestação pelo risco de fechamento precoce do ducto arterial. Doença de notificação compulsória desde 2016	O vírus Zika é um arbovírus do gênero Flavivírus, família Flaviviridae, identificado pela primeira vez em 1947 na floresta Zika em Uganda. O período de incubação é estimado entre 2-14 dias após a picada do vetor	Dengue, Chikungunya, parvovírus, rubéola, sarampo, riquetsioses, malária, leptospirose	Principalmente região Nordeste do Brasil. Contudo, até 19/03/16, 23 Estados do Brasil apresentam circulação autóctone do vírus zika. Em âmbito global, o vírus se encontra em circulação em 59 países e territórios, sendo 33 no Continente Americano

*Ver calendário de vacinas (ver Cap. 74, Imunização e vacinação).
AINEs, anti-inflamatórios não esteroides; CMV, citomegalovírus.
Fonte: Brasil,[8-11] Weaver e Lecuit;[12] Falcão e colaboradores;[13] Castro e colaboradores.[14]

O que fazer

Recomenda-se a pessoas que planejam viajar procurarem aconselhamento a respeito de imunizações, profilaxias e como agir em caso de doença previamente à viagem.[15] Tal orientação pode reduzir o risco de infecções e melhorar o desfecho caso alguma ocorra.

Uma vez adquirida a doença, é muito importante verificar a gravidade da condição que se apresenta, bem como diferenciar determinadas infecções.[2] (Para outras doenças, ver Cap. 171, Diarreia aguda e crônica).

Na febre do viajante, a pessoa que busca atendimento deve ser questionada quanto ao itinerário completo, às razões e às acomodações da viagem. O risco de adquirir uma infecção relacionada à viagem depende da localização geográfica e do tempo de permanência em cada destino. Devem ser determinadas as regiões específicas de cada país, já que algumas infecções são transmitidas de forma focal (p. ex., apenas em áreas rurais).[6] O Centro para Controle e Prevenção de Doenças (CDC) publicou referência detalhando infecções específicas encontradas em diferentes locais, disponível no site da CDC (www.cdc.gov/travel). As infecções também podem ser adquiridas no percurso, portanto escalas, paradas e conexões devem ser identificadas.[6] O tipo de transporte utilizado também é relevante, uma vez que surtos de vários tipos de infecções foram ligados especificamente a aviões, a trens e a navios de cruzeiro.[16] As razões da viagem podem ajudar a avaliar o risco de certas infecções, uma vez que a duração, a probabilidade de ir para zonas remotas ou rurais e a de contato sexual com habitantes locais são fatores relevantes na história clínica. Os viajantes que ficam em hotéis modernos nos centros urbanos têm menores chances de desenvolver alguma doença do que aqueles que fazem mochilões ou voluntariados, que ficam em hospedagens mais precárias. As pessoas que viajam para visitar amigos ou parentes também têm maior chance de desenvolver febre do viajante.[6,7] O Quadro 262.2 apresenta os aspectos-chave da história clínica do viajante.

Como muitas doenças tropicais têm sinais e sintomas inespecíficos, a identificação de uma exposição pode fornecer a única pista do diagnóstico correto. As estadias ou passagens por áreas remotas aumentam a chance de exposição a vetores específicos.[17] Comer certos alimentos também pode aumentar o risco de contaminação. Questionar sobre a história sexual (como número de parceiros, tipo de atividade e uso de método de barreira) é de importância fundamental, embora, as infecções sexualmente transmissíveis (IST) podem apresentar-se com febre e sintomas sistêmicos inespecíficos.[24] Além disso, o contato sexual com novos parceiros foi reportado por metade dos jovens que visitam regiões tropicais.[18] Questionar sobre contato com outras pessoas doentes durante a viagem também é necessário. O Quadro 262.3 mostra a relação do tipo de exposição com as possíveis doenças relacionadas.

Saber o tempo de incubação das doenças auxilia no diagnóstico diferencial, considerando ou eliminando certas infecções. O Quadro 262.4 relaciona as doenças com os usuais períodos de incubação.

O exame físico completo pode orientar o médico para o diagnóstico da febre do viajante. O Quadro 262.5 apresenta as relações entre os achados no exame físico e as doenças.

Conduta proposta

Os objetivos do tratamento da diarreia do viajante são:[4]

- Evitar desidratação.
- Reduzir sintomas.

Quadro 262.2 | Aspectos-chave da história clínica do viajante

Fatores pessoais
- Idade
- Sexo
- Comorbidades
- Vacinas
- Medicações em uso
- História médica pregressa (cirurgias, infecções)
- Preparação para a viagem (vacinas, quimioprofilaxia)
- Gravidez

Geografia
- Países visitados (mesmo os de passagem e paradas)
- Área urbana ou rural
- Datas da viagem
- Duração da estadia em cada lugar
- Meios de transporte
- Acomodação (p. ex., hotel, dormitório, casa local, barraca)

Atividades e exposições
- Sexo ou outro contato íntimo (número, tipo, proteção)
- Contato com animais
- Contato com artrópodes (mordidas ou proximidade)
- Exposição a agulhas ou a sangue
- Alimentos e bebidas
- Contato com o solo ou a água

Fonte: Adaptado de Wilson.[16]

Quadro 262.3 | Relação da história com as doenças febris

História	Doenças relacionadas
Imunossupressão	Mieloidose; listeriose; TB; infecções fúngicas; CMV
Consumo de água não tratada, leite não pasteurizado ou comidas malcozidas ou cruas	Diarreia do viajante; giardíase; salmonelose não tifoide; febre tifoide; shiguelose; infecção por *Campilobacter*; hepatites A e E; disenteria amébica; brucelose; listeriose
Exposição à água fresca	Leptospirose; esquistossomose aguda
Contato da pele com o solo	Estrongilose; mieloidose
Tatuagem, *piercings*, uso de droga injetável, procedimentos médicos	Hepatites B ou C; infecção aguda do HIV; CMV; malária; babesiose
Contato sexual	Infecção aguda do HIV; hepatites A, B ou C; sífilis; gonorreia; Zika; febres hemorrágicas virais; CMV; EBV
Picadas de mosquitos	Malária; dengue; Chikungunya; Zika; febre amarela; encefalite japonesa
Picadas de carrapatos	Ricketisiose; febre Q; febre recidivante; doença de Lyme; encefalite do carrapato; babesiose; tularemia
Contato com ácaros	Tifo epidêmico; rickettsia (*R. akari*)
Picadas de pulgas	Tifo murino; pestes
Contato com piolhos	Febre recidivante do piolho (*B. recurrentis*); tipo epidêmico; febre das trincheiras
Picadas de moscas	Leishmaniose; doença do sono; bartonelose; febre por flebótomo; doença de Chagas
Picada de barbeiro	Doença de Chagas
Mordeduras de animais	Raiva; febre da arranhadura do gato (bartonelose); febre da mordida do rato; herpes-vírus B (simiae)
Contato próximo com animais	Toxoplasmose (antraz (bovinos, cabras, ovelhas e outros herbívoros); febre Q (bovinos, ovelhas, cabras); hantavírus (roedores); vírus Nipah (morcegos); pestes; psitacose (aves)
Contato próximo com aves	Psitacose; gripe aviária

EBV, vírus Epstein-Barr; TB, tuberculose.
Fonte: Adaptado de Thwaites e Day.[1]

- Evitar necessidade de mudança de planos de viagem, melhorando, assim, a experiência da pessoa com a doença.

De qualquer forma, é importante:[4]

- Informar sobre sintomas esperados.
- Estimular hidratação adequada: usar soro de reidratação oral (SRO) em crianças, idosos e portadores de doenças crônicas.

Em casos leves (1-3 episódios por dia de fezes amolecidas com ou sem sintomas entéricos leves, sem afetar atividades, na ausência de febre ou disenteria), podem-se usar agentes não antibióticos, como o subsalicilato de bismuto (525 mg, quatro vezes ao dia) ou a loperamida (4 mg em dose de ataque seguida de 2 mg depois de cada episódio de diarreia, sem ultrapassar 8 mg/dia).[4] No caso da loperamida, é importante manter o uso da menor dose efetiva, visando à prevenção de constipação.[4] Outro cuidado é não usar a medicação em crianças menores de 2 anos de idade.[4] Não há evidências que suportem o uso de probióticos na diarreia do viajante.[4]

Em casos moderados ou graves, há indicação de antibioticoterapia no intuito de reduzir a duração dos sintomas para uma média de um dia e meio.[4] Quando não há febre ou disenteria, seguir o que apresenta a Tabela 262.1.

Indicação de avaliação laboratorial:[4] exame parasitológico de fezes (EPF) e coprocultura.

- Febre acima de 38,5 °C.
- Disenteria.
- Diarreia *cholera-like* com qualquer grau de desidratação.
- Diarreia persistente (> 14 dias): suspeitar de protozoários e bactérias invasivas (*Shigella*, *Salmonella* e *Campylobacter*).

A diarreia ocorre mais em crianças do que em adultos. Além disso, as crianças apresentam maior risco de desidratação. Para crianças apresentando quadro de diarreia, a azitromicina é a medicação mais indicada, quando a antibioticoterapia for neces-

Quadro 262.4 | Relação do tempo de incubação das doenças

Menos de 21 dias	Mais de 21 dias
Dengue	Infecção aguda pelo HIV
Encefalite japonesa	Esquistossomose sistêmica aguda
Leptospirose	
Malária	Borreliose (febre recidivante)
Meningococcemia	Brucelose
Salmonelose não tifoide	Leishmaniose
Pestes	Malária (principalmente após profilaxia inefetiva)
Febre tifoide	Raiva
Tifo	Tuberculose
Febre amarela	
Febres hemorrágicas virais	Hepatites virais (A, B, C, D, E)
Tripanossomíase africana do leste	Tripanossomíase africana do oeste

HIV; Vírus da imunodeficiência humana.
Fonte: Adaptado de Lo Re e Gluckman.[6]

sária. Assim como em adultos, deve-se cuidar o risco de desidratação.[18]

Gestantes também apresentam risco maior de adquirirem diarreia do viajante quando comparadas com mulheres não grávidas, bem como maior chance de desenvolverem desidratação. Podem-se usar loperamida (categoria de risco B) e azitromicina (categoria de risco B), quando indicados. Cuidados com alimentação e terapia de reidratação oral devem ser reforçados.[19,20]

Quadro 262.5 | Relação dos achados no exame físico com possíveis doenças

Área examinada	Achados	Doenças relacionadas
Sinais vitais	Bradicardia na vigência de febre	Febre tifoide
		Rickettsiose
Pele	Erupções maculopapulares	Dengue
		Leptospirose
		Tifo
		Infecção aguda do HIV
		Hepatite B aguda
		Uso de drogas
	Máculas rosadas de 2-3 mm no tórax ou no abdome	Febre tifoide
	Escaras	Rickettsiose
	Petéquias, equimoses ou lesões hemorrágicas	Dengue
		Meningococcemia
		Febres hemorrágicas virais
Olhos	Conjuntivite	Leptospirose

(Continua)

Quadro 262.5 | Relação dos achados no exame físico com possíveis doenças *(Continuação)*

Área examinada	Achados	Doenças relacionadas
Coração	Detecção de murmúrio	Endocardite bacteriana aguda
Abdome	Esplenomegalia	Mononucleose
		Malária
		Leishmaniose visceral
		Febre tifoide
		Brucelose
Linfonodos	Linfadenopatia localizada	Infecções bacterianas: bartonelose (arranhadura do gato), pestes, estafilococo, estreptococo, TB, tularemia, tifo
		Infecções parasitárias: tripanossomíase africana, tripanossomíase americana, filariose, toxoplasmose
	Linfadenopatía generalizada	Infecções bacterianas: brucelose, leptospirose, melioidose, sífilis secundária, TB, febre tifoide
		Infecções virais: infecção aguda do HIV, dengue, hepatite B, doenças hemorrágicas, sarampo, mononucleose, rubéola
		Infecções fúngicas: histoplasmose, coccidioidomicose, blastomicose
		Infecção parasitária: leishmaniose visceral
		Causas não infecciosas: malignidade (linfoma, melanoma, carcinoma metastático), sarcoidose, LES, AR, medicamentos (fenitoína, carbamazepina, alopurinol, sulfonamidas)
Neurológico	Alteração do estado mental	Infecções bacterianas: meningite bacteriana aguda, febre tifoide, meningococcemia
		Infecções virais: encefalite japonesa, raiva, febre amarela, febres hemorrágicas virais (Ebola, Lassa, Marburg)
		Infecções parasitárias: tripanossomíase africana, malária

LES, lúpus eritematoso sistêmico; AR, artrite reumatoide; HIV, vírus da imunodeficiência humana; TB, tuberculose.
Fonte: Adaptado de Lo Re e Gluckamn.[6]

Em relação à febre do viajante, é aconselhável uma abordagem baseada no risco, com prioridade inicial dada à identificação e ao tratamento de causas de febre que ameaçam a vida e que apresentam alto risco de transmissão aos profissionais de saúde, aos trabalhadores dos laboratórios e à população geral.[1]

Por isso, é importante dar especial atenção aos sinais de gravidade. Se a pessoa apresenta febre associada a manifestações hemorrágicas, estado mental alterado ou achados neurológicos focais, frequência respiratória (FR) maior do que 22 batimentos por minuto (bpm) e pressão arterial sistólica (PAS) menor do que 110 mmHg, há indicação de referenciamento imediato ao serviço hospitalar.[1,16] Se houver demora no referenciamento ao hospital, o tratamento empírico deve ser conduzido de acordo com quadro clínico e exposição provável. Se há suspeita de

Tabela 262.1 | Antibioticoterapia na duração dos sintomas (A)

Antibioticoterapia	Posologia	Observações
Ciprofloxacino	500-750 mg, uma vez ao dia, por 1-3 dias	Primeira escolha, com exceção de viagens ao sul ou sudeste asiático
Azitromicina	500 mg, uma vez ao dia, por 3 dias, ou 1 g em dose única	Primeira escolha em casos de viagens ao sul ou sudeste asiático (maior presença de espécies do gênero *Campylobacter*)
Rifaximina	200 mg, 3 vezes ao dia, por 3 dias	Não é efetiva contra micro-organismos invasivos (*Campylobacter*, *Shigella*, *Salmonella* invasiva)[3]: não é absorvida

Fonte: Adaptada de Steffen e colaboradores.[4]

sepse grave, as diretrizes locais de sepse devem ser seguidas, com modificações para quaisquer diferenças na prevalência de resistência antimicrobiana no local visitado.[1] Pessoas com suspeita de estarem infectadas por alguma febre hemorrágica viral, cujos risco de transmissão pessoa-pessoa é alto, deve ser mantida em isolamento até confirmação diagnóstica ou tratamento. Os outros casos de febre do viajante devem ser tratados de acordo com a suspeita diagnóstica (ver Árvores de Decisão).

Os exames complementares a serem solicitados às pessoas que apresentam febre do viajante estão relacionados no Quadro 262.6.

Quando referenciar

Pessoa que apresente desidratação grave.[21] Pessoa que apresente febre associada a manifestações hemorrágicas; distúrbios respiratórios; hipotensão ou instabilidade hemodinâmica; confusão mental, letargia, rigidez de nuca ou déficit neurológico focal.[6]

Erros mais frequentemente cometidos

- Não individualizar o caso clínico.
- Prescrever, de forma indiscriminada, antibióticos, mesmo em casos sem sinais de gravidade e presumivelmente autolimitados.
- Deixar de informar sobre a história natural da doença
- Não estimular a hidratação, independentemente da gravidade do caso.

Atividades preventivas e de educação

Pessoas que planejam viajar devem procurar aconselhamento a respeito de imunizações e profilaxias antes da viagem. O médico deve sempre se manter atualizado devido às constantes mudanças epidemiológicas.[15]

A consulta para aconselhamento pré-viagem é considerada parte essencial da prática do médico de família e comunidade. O aconselhamento eficaz inicia com uma boa avaliação de riscos individuais. Na avaliação, incluir estado vacinal do paciente e destino da viagem.[22]

Quadro 262.6 | Exames laboratoriais para avaliação inicial da febre do viajante

Exames de rotina
- Hemograma completo
- Função e enzimas hepáticas
- Hemoculturas
- EQU e urocultura (se EQU com sedimento anormal)
- TR (se possível) e esfregaço de sangue para malária

Outros exames a serem considerados (dependendo da exposição e do quadro clínico)
- Coprocultura, pesquisa de sangue, leucócitos, parasitas e ovos nas fezes
- Radiografia torácica
- Sorologias
- Antígenos urinários (para Legionella)
- Esfregaço de sangue para babesia, borrelia e filaria
- Aspiração de medula óssea/biópsia
- Biópsia de lesão cutânea, nódulos linfáticos ou outras massas
- Exame de líquido cerebrospinal
- Outros estudos de imagem

EQU, exame qualitativo de urina; TR, teste rápido.
Fonte: Adaptado de Wilson.[16]

Em relação às doenças transmitidas por vetores (p. ex., dengue, malária, Zyka), pode-se recomendar, além das medidas comportamentais, o uso de N-dietil-m-toluamida (DEET – 30%). DEET é um componente de repelente que se mostrou seguro e eficaz.[22]

ÁRVORES DE DECISÃO

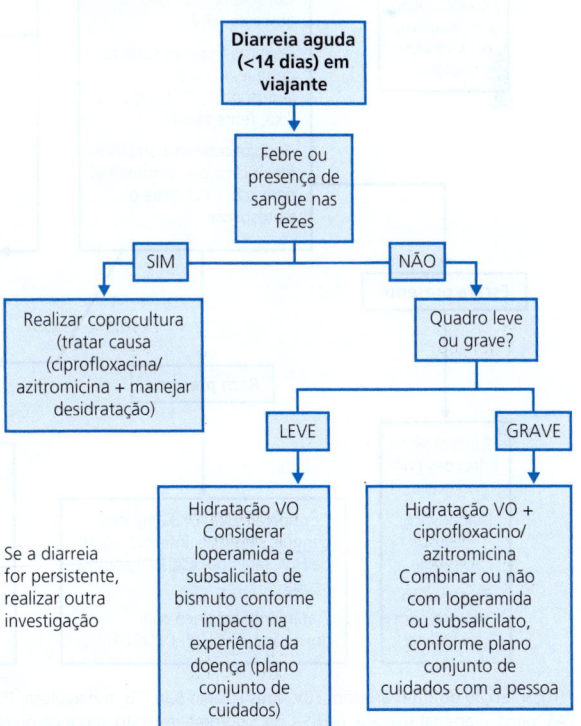

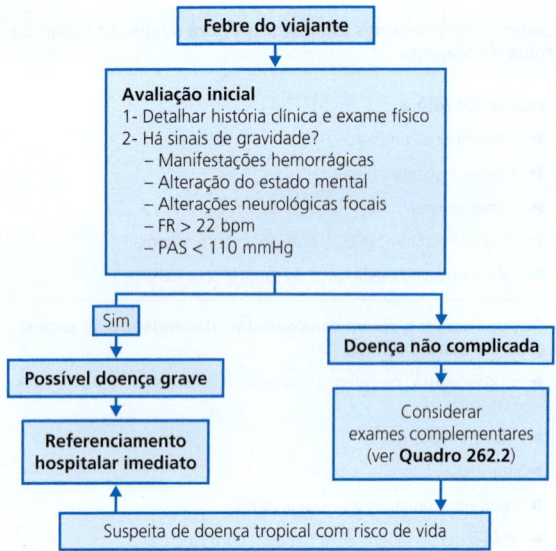

Quando a pessoa viaja para uma área com alto risco de malária, ela deve receber a respectiva quimioprofilaxia.[22] Esta deve ser indicada quando o risco de doença grave e/ou morte por *P. falciparum* for superior ao risco de eventos adversos graves relacionados às medicações utilizadas[9] (p. ex., viagem para regiões onde a malária é endêmica). Atualmente, existem cinco medicações recomendadas para a quimioprofilaxia: doxiciclina, mefloquina, combinação atovaquona/proguanil e cloroquina. Essas medicações devem ser usadas em doses subterapêuticas. Por exemplo: doxiciclina 100 mg por dia, por via oral (VO), para adultos, e 2,2 mg/kg/dia, para crianças maiores de oito anos de idade de um a dois dias antes da partida e por até quatro semanas após o regresso da viagem (não usar em gestantes e crianças menores de oito anos).[9]

Nas doenças transmitidas por alimentos e água, é importante orientar com relação a cuidados com higiene, consumo de água e gelo de fonte segura e observação de qualidade e conservação de produtos. É importante levar em conta que tal atenção não se relaciona à maior prevenção de agravos em viagens.[4] Subsalicitado de bismuto profilático (quatro vezes ao dia) pode ser usado,

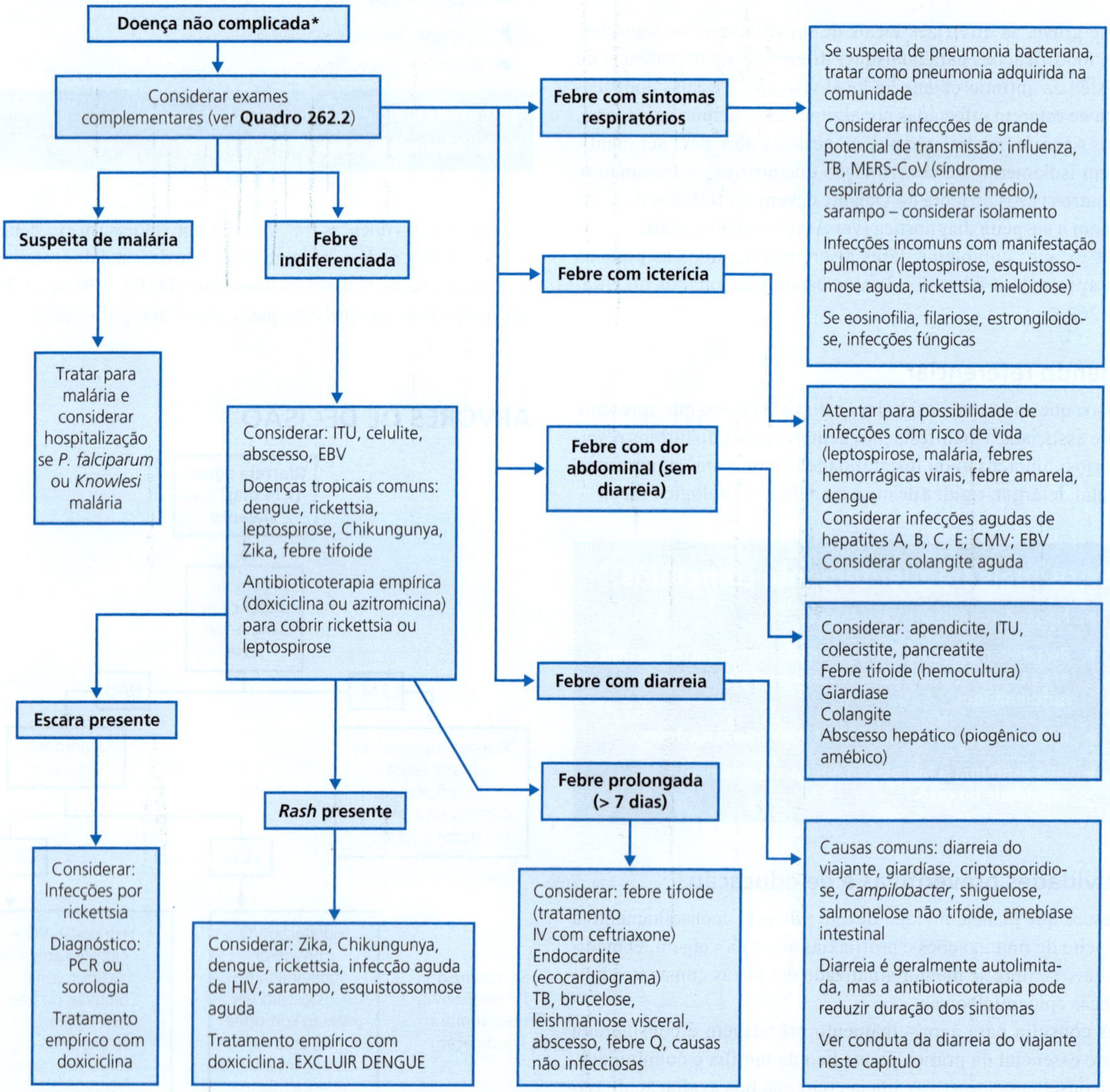

*ITU, infecção do trato urinário; EBV, vírus Epstein-Barr; TB, tuberculose; PCR, reação em cadeia da polimerase; IV, intravenosa; FR, frequência respiratória; PAS, pressão arterial sistólica; MERS-CoV, síndrome respiratória por coronavírus do Oriente Médio (do inglês *middle east respiratory syndrome-related coronavirus*).

obtendo proteção moderada (65%) contra diarreia do viajante.[4] A antibioticoprofilaxia é indicada para pacientes específicos com alto risco de complicações de diarreia.[4]

Para viagens aéreas muito longas, manter-se hidratado, deambular pelo avião e fazer o uso de meias de compressão são recomendações que reduzem o risco de trombose venosa profunda.[22]

Papel da equipe multiprofissional

A equipe de enfermagem tem papel fundamental no atendimento de casos de doenças do viajante, podendo fazer o acolhimento, a avaliação inicial e dar orientações em casos de doença leve/moderada.

REFERÊNCIAS

1. Thwaites GE, Day NP. Approach to fever in the returning traveler. N Engl J Med. 2017;376(6):548-60.

2. Centers for Disease Control and Prevention. CDC health information for international travel (Yellow Book). New York: Oxford University; 2016. Chapter 5; Post – travel evaluation.

3. Leder K, Torresi J, Libman MD, Cramer JP, Castelli F, Schlagenhauf P, et al. GeoSentinel surveillance of illness in returned travelers, 2007–2011. Ann Intern Med. 2013;158(6):456-68.

4. Steffen R, Hill DR, DuPont HL. Travelers diarrhea: a clinical review. JAMA. 2015;313(1):71-80.

5. Wanke CA, Calderwood SB, Bloom. A Travelers' diarrhea: clinical manifestations, diagnosis and treatment [Internet]. Waltham: UpToDate; 2015, [capturado em 20 jan. 2018]. Disponível em: https://www.uptodate.com/contents/search?search=topic&sp=0&searchType=PLAIN_TEXT&source=USER_INPUT&searchControl=TOP_PULLDOWN&searchOffset=1&autoComplete=false&language=en&max=10&index=&autoCompleteTerm=.

6. Lo Re V 3rd, Gluckman SJ. Fever in the returned traveler. Am Fam Physician. 2003;68(7):1343-1350.

7. Wilson ME, Weld LH, Boggild A, Keystone JS, Kain KC, von Sonnenburg F, et al. Fever in returned travelers: results from the GeoSentinel Surveillance Network. Clin Infect Dis. 2007;44(12):1560-1568.

8. Brasil. Ministério da Saúde. Doenças infecciosas e parasitárias: guia de bolso [internet]. 8. ed. Brasília: MS; 2010 [capturado em 20 jan. 2018]. Disponível em: http://bvsms.saude.gov.br/bvs/publicacoes/doencas_infecciosas_parasitaria_guia_bolso.pdf

9. Brasil. Ministério da Saúde. Guia prático de tratamento da malária no Brasil [Internet]. Brasília: MS; 2010 [capturado em 28/05/2017]. Disponível em: http://bvsms.saude.gov.br/bvs/publicacoes/guia_pratico_malaria.pdf.

10. Brasil. Ministério da Saúde. Febre Chikungunya: manejo clínico [Internet]. Brasília: MS; 2015 [capturado em 20 jan. 2018]. Disponível em: http://bvsms.saude.gov.br/bvs/publicacoes/febre_chikungunya_manejo_clinico.pdf.

11. Brasil. Ministério da Saúde. Dengue: diagnóstico e manejo clínico – adulto e criança. 4. ed. Brasília: MS; 2013.

12. Weaver SC, Lecuit M. Chikungunya virus and the global spread of a mosquito-borne disease. N Engl J Med. 2015;372(13):1231-1239.

13. Falcão M, Bandeira AC, Luz K, Chebabo A, Brígido H, Lobo I, et al. Guia de manejo da infecção pelo vírus zika [Internet]. São Paulo: SBI; 2016. [capturado em 20 jan. 2018]. Disponível em: http://www.sierj.org.br/artigos/Guia_Manejo_Zika_SBI.pdf.

14. Castro, APCR, Lima, RA, Nascimento, JS, Chikungunya: a visão do clínico de dor. Rev Dor. 2016;17(4):299-302.

15. Feedman DO, Chen LH, Kozarsky PE. Medical considerations before international travel. N Engl J Med. 2016;375(3):247-260.

16. Wilson ME. Evaluation of fever in the returning traveler [Internet]. Waltham: UpToDate; 2017 [capturado em 20 jan. 2018]. Disponível em: https://www.uptodate.com/contents/evaluation-of-fever-in-the-returning-traveler.

17. Humar A, Keystone J. Evaluating fever in travellers returning from tropical countries. BMJ. 1996;312(7036):953-956.

18. Stauffer WM, Konop RJ, Kamat D. Traveling with infants and young children. Part III: travelers' diarrhea. J Travel Med. 2002;9(3):141-150.

19. Samuel BU, Barry M, The pregnant traveler. Infect Dis Clin North Am. 1998;12(2):325-354.

20. Centers for Disease Control and Prevention. CDC health information for international travel (Yellow Book). New York: Oxford University; 2016. Chapter 8; Advising travelers with specific needs (pregnant travelers).

21. Brasil. Ministério da Saúde. Manejo do paciente com diarreia (cartaz) [Internet]. Brasília: MS; 201? [capturado em 28/05/2017]. Disponível em: http://bvsms.saude.gov.br/bvs/cartazes/manejo_paciente_diarreia_cartaz.pdf.

22. Bazemore AW, Huntington M. The pretravel consultation. Am Fam Physician. 2009;80(6):583-90.

CAPÍTULO 263

Doenças exantemáticas na criança

Lúcia Naomi Takimi

Aspectos-chave

▶ Nos exantemas virais, o primeiro passo é diferenciar os casos que podem ser graves, necessitando, assim, de atenção urgente (p. ex., infecções meningocócicas, doença de Kawasaki, síndrome do choque tóxico, síndrome de Stevens-Johnson, reações medicamentosas) daqueles que são enfermidades benignas e autolimitadas.

▶ Embora os exantemas virais sejam associados com doenças benignas e autolimitadas, em alguns casos, o diagnóstico correto é ser necessário para o tratamento mais adequado, o correto monitoramento e o início de medidas preventivas para os contatos suspeitos.

▶ Qualquer exantema petequial ou purpúrico é um sinal de alerta, que deve ser avaliado e acompanhado. Se necessário, fazer avaliação laboratorial, a fim de para descartar uma infecção meningocócica.

▶ A notificação de casos suspeitos de sarampo e rubéola é obrigatória e imediata. Ela deve ser feita por telefone ao serviço de vigilância epidemiológica da Secretaria Municipal de Saúde (SMS), dentro das primeiras 24 horas, a partir do atendimento do paciente. Na impossibilidade de contatar a SMS, notificar a Secretaria Estadual de Saúde (SES). Na impossibilidade de comunicação com SMS e SES, a notificação deve ser feita à Secretaria de Vigilância Sanitária do Ministério da Saúde (SVS/MS).

Caso clínico

José, 10 anos, filho da agente comunitária de saúde (ACS) Nilsa, é trazido à Unida Básica de Saúde (UBS), na segunda pela manhã. A enfermeira os acolhe. Nilsa está preocupada, pois hoje José acordou com um "grossor na pele". À inspeção rápida, a pele está rosada, mas, ao toque, parece uma lixa fina, espalhada pelo tronco todo. Sua temperatura axilar é 38°C. À oroscopia, importante exsudato em tonsilas, cor acinzentada, com vermelhidão nas mucosas. José apresenta estado geral regular, com queixa de cansaço, e não quis ir à escola, mesmo com prova neste dia. Na revisão da história clínica, Nilsa refere que o menino iniciou com febre até 39°C, na quarta à noite, que persistiu até domingo. Sábado, queixou-se de dor de garganta e ínguas no pescoço. No domingo, a mãe percebeu placas na garganta. Decidiu levá-lo à Unidade de Pronto-Atendimento (UPA) do município, onde foi prescrita amoxicilina por 5 dias. Ela iniciou imediatamente o antibiótico. A enfermeira decide encaminhá-lo para consulta-dia com o médico de família e comunidade.

Teste seu conhecimento

1. Quais são os achados ao exame físico, além da pele em lixa fina, que auxiliam no diagnóstico de escarlatina?
    a. Sinal de Filatow: palidez perioral, contrastando com bochechas e testa hiperemiadas
    b. Língua saburrosa: no primeiro e segundo dias da doença, a língua está recoberta por uma espessa camada esbranquiçada
    c. Adenomegalia cervical e submandibular
    d. Todas as alternativas

2. Quais são os seus aspectos sugestivos para o diagnóstico diferencial com mononucleose infecciosa?
    a. A úvula e o palato se tornam de aparência gelatinosa e pode ocorrer enantema em palato (50% dos casos)
    b. Petéquias na junção do palato duro com o palato mole
    c. Adenopatia envolve principalmente os linfonodos cervicais anteriores e posteriores, mas pode acometer qualquer cadeia ganglionar, evoluindo até para linfadenomegalias gigantes
    d. Todas as alternativas

3. Diante do quadro de José, qual é o provável diagnóstico?
    a. Escarlatina
    b. Mononucleose infecciosa
    c. Reação medicamentosa à amoxicilina
    d. Eritema infeccioso

4. Qual é a conduta, baseada no provável diagnóstico, em relação à manutenção do tratamento com amoxicilina?
    a. Mantê-la, para tratar a amigdalite
    b. Suspendê-la, pois o agente etiológico é viral
    c. Suspendê-la e alertar familiar que o adolescente é alérgico ao medicamento
    d. Mantê-la, para evitar surgimento de resistência bacteriana na flora nativa

5. Como orientar a família em relação a prescrições futuras de amoxicilina?
    a. Contraindicar enfaticamente, alertando para o risco de futura reação anafilática
    b. Prescrever associada com anti-histamínicos
    c. Prescrever normalmente, pois a reação exantemática foi desencadeada pelo micro-organismo
    d. Contraindicar toda a classe de penicilinas, pois é comum a reação ao grupo como um todo

Respostas: 1D, 2D, 3B, 4B, 5C

Do que se trata

Mais de 12 milhões de consultas por ano são motivadas por erupções (*rashes*) e outros problemas de pele em crianças e adolescentes nos EUA, sendo que 68% delas são feitas na atenção primária à saúde (APS). É necessário reconhecer os aspectos-chaves para obter o melhor diagnóstico.[1]

O exantema é uma erupção cutânea associada a uma doença sistêmica, geralmente de causa infecciosa. Na infância, são inúmeras as enfermidades que cursam com exantema, algumas de causa desconhecida e sem tratamento eficaz. Outras se acompanham de febre em algum momento de sua apresentação, o que traz preocupação familiar, tornando-se, assim, o principal motivo da consulta.

O termo exantema não corresponde a uma lesão elementar e se origina do grego, *exanthema*, que significa explosão. *Anthos*, em grego, é flor, particularmente um botão desabrochando. Então, uma criança com uma erupção cutânea é comparada a uma flor desabrochando.[2]

O que pode ocasionar

O mecanismo fisiopatológico dos exantemas pode ser separado em três amplas categorias:

1. Disseminação do agente infeccioso pelo sangue, secundário à infecção da pele. Achados clínicos resultam do agente infeccioso na epiderme, na derme ou no endotélio capilar dermal, como varicela, infecções por enterovírus e meningococcemia.
2. Disseminação de uma toxina específica de um agente infeccioso, como escarlatina, síndrome da pele escaldada estafilocócica e síndrome do choque tóxico.
3. Doença sistêmica com exantema provavelmente de base imunológica, como eritema multiforme e eritema nodoso.

O que fazer

O diagnóstico de uma doença exantemática ocorre mediante a integração dos diversos dados clínicos, como em um quebra-cabeça (Figura 263.1). As características do exantema são a peça principal desse quebra-cabeça, em que se juntam os antecedentes epidemiológicos, as manifestações clínicas associadas e os achados físicos. Na maioria dos casos, não são necessários exames complementares.[3]

Anamnese

A pele é um elemento facilmente acessível para sua exploração, porém com uma capacidade limitada de resposta, o que leva os exantemas a terem uma apresentação imprecisa e cambiante, não patognomônica de uma única enfermidade, constituindo um só sinal clínico no diagnóstico. Além disso, os exames complementares podem ser de pouca utilidade na fase aguda do processo, servindo, depois, na confirmação da suspeita diagnóstica.[4]

Para obter uma aproximação diagnóstica, deve-se realizar, como sempre, uma adequada anamnese, que auxilie a estabelecer a orientação diagnóstica e o tratamento. Na história clínica, deve-se atentar para alguns pontos,[4] que são apresentados no Quadro 263.1.

É importante conhecer a existência de manifestações clínicas durante o período prodrômico prévio ao surgimento do exantema. Nos casos em que o período prodrômico foi subclínico ou assintomático, pensa-se em enfermidades exantemáticas, como

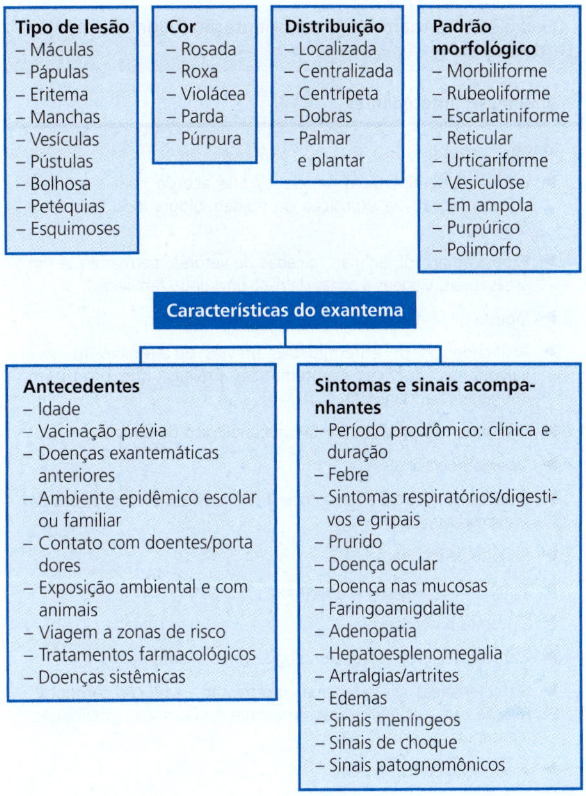

Características do exantema

Tipo de lesão
- Máculas
- Pápulas
- Eritema
- Manchas
- Vesículas
- Pústulas
- Bolhosa
- Petéquias
- Esquimoses

Cor
- Rosada
- Roxa
- Violácea
- Parda
- Púrpura

Distribuição
- Localizada
- Centralizada
- Centrípeta
- Dobras
- Palmar e plantar

Padrão morfológico
- Morbiliforme
- Rubeoliforme
- Escarlatiniforme
- Reticular
- Urticariforme
- Vesiculose
- Em ampola
- Purpúrico
- Polimorfo

Antecedentes
- Idade
- Vacinação prévia
- Doenças exantemáticas anteriores
- Ambiente epidêmico escolar ou familiar
- Contato com doentes/portadores
- Exposição ambiental e com animais
- Viagem a zonas de risco
- Tratamentos farmacológicos
- Doenças sistêmicas

Sintomas e sinais acompanhantes
- Período prodrômico: clínica e duração
- Febre
- Sintomas respiratórios/digestivos e gripais
- Prurido
- Doença ocular
- Doença nas mucosas
- Faringoamigdalite
- Adenopatia
- Hepatoesplenomegalia
- Artralgias/artrites
- Edemas
- Sinais meníngeos
- Sinais de choque
- Sinais patognomônicos

▲ **Figura 263.1**
O diagnóstico de uma afecção exantemática em atenção primária ocorre mediante a integração de diferentes dados, como um quebra-cabeça. As características do ezantema são a peça central, agregando-se os antecedentes, as manifestações clínicas acompanhantes e os achados exploratórios. Na maioria dos casos, não é necessário realizar pesquisas complementares.
Fonte: Silva Rico e Torres Hinojal.[3]

rubéola ou eritema infeccioso, em que o exantema não é precedido de sintomas ou são pouco aparentes. Em outras doenças exantemáticas, dias ou horas antes do aparecimento do exantema, a criança apresenta manifestações clínicas, como febre, secreção de vias aéreas altas, sintomas gripais, digestivos ou outros, que podem, inclusive, ter motivado a consulta prévia. O sarampo, o exantema súbito e a doença de Kawasaki, entre outros, pertencem a este segundo grupo, sendo importante, neles, estabelecer a relação temporal com o surgimento do exantema.[3]

A idade é um dos fatores que se deve levar em conta. A maioria dos exantemas em crianças menores de 4 anos é resultado de infecções por enterovírus, adenovírus ou herpes-vírus 6 e 7. Porém, a prevalência de doença meningocócica também é maior abaixo dos 2 anos de idade do que em outras faixas etárias. As infecções por parvovírus e escarlatina ocorrem, principalmente, em escolares, e as infecções por *Mycoplasma pneumoniae* ocorrem em escolares e adolescentes.[5]

A febre é um dado fundamental, pois os exantemas associados com doenças graves que requerem uma atenção imediata costumam cursar com febre, ainda que a maioria dos exantemas febris sejam enfermidades virais. Sua ausência constitui, na evolução do exantema, um dado para questionar da sua etiologia infecciosa, ainda que não a exclua totalmente.[4,5] Ela costuma estar presente nos quadros de roséola, eritema infeccioso e escarlatina.

Quadro 263.1 | Anamnese para orientação diagnóstica e tratamento

Anamnese: antecedentes

Idade

- Dados epidemiológicos: incidência, de acordo com a estação do ano, noção de exposição ou epidemiologia local (escolar e familiar)
- Exposição ao sol, animais, picadas de vetores, permanência em áreas rurais, viagens a zonas de risco (incluindo familiares)
- Ingesta de fármacos
- Antecedentes de enfermidades prévias ou crônicas (p. ex., valvopatias; doenças exantemáticas prévias, que produzem imunidade permanente)
- Antecedentes alérgicos e estado imunológico do paciente
- Calendário vacinal
- Práticas de risco na adolescência para possíveis enfermidades de transmissão sexual
- Período de incubação
- Tempo de evolução dos sintomas
- Sintomas prodrômicos
- Características da febre: cronologia com o exantema
- Características do exantema: progressão, evolução temporal, relação com a administração de vacinas ou fármacos, distribuição (centrípeta ou centrífuga)
- Associação com enantema
- Sintomas associados (p. ex., prurido, conjuntivite, dores articulares)

Fonte: Silva Rico e Torres Hinojal;[3] Díaz Cirujano.[4]

O prurido pode ocorrer na dermatite atópica, pitiríase rósea, eritema infeccioso, molusco contagioso e infecções por tinha.[1]

O estado geral da criança é, provavelmente, o parâmetro que melhor define a gravidade de um quadro. Nos casos de infecção meningocócica, os sinais mais precoces são: dor em extremidades, pés e mãos frios e cor anormal da pele, além de sintomas inespecíficos, como febre e anorexia.[5]

As características do exantema (Tabelas 263.1, 263.2, 263.4) podem, também, acrescentar informações sobre a gravidade da doença. Qualquer exantema petequial ou purpúrico é um sinal de alerta que requer acompanhamento, devendo-se avaliar a necessidade de exames laboratoriais para descartar uma infecção meningocócica. Goouykar e cols.[6] investigaram prospectivamente 100 crianças com doença aguda, apresentando febre e erupção eritematosa, a fim de determinar se a apresentação clínica era útil em definir o agente causal. Um patógeno foi identificado em 65 crianças; 75% eram vírus, 20%, bactérias, 5%, *Mycoplasma pneumoniae*, 3%, vírus e bactérias. Os agentes infecciosos mais prevalentes foram os picornavírus, como o rinovírus. Houve uma apresentação atípica de sarampo e outra de *Streptococcus* do grupo A β-hemolítico. Os autores concluíram que a apresentação clínica de uma criança com doença aguda febril e exantema não foi útil para definir o agente causal. O manejo, dessa forma, deve incluir um *swabe* de faringe, para investigação de bactérias, e, em casos selecionados, amostras de sangue, para titulação de IgM viral, caso o objetivo seja a definição do agente causal.

Outra informação a ser obtida é o tempo de evolução. Não é provável que uma criança com febre e exantema de vários dias de duração padeça de uma doença que ameace sua vida de maneira imediata, ao passo que um exantema macular ou maculopapular de poucas horas de evolução pode ser a manifestação de uma infecção meningocócica.[5]

A irritabilidade inexplicada é percebida na doença de Kawasaki e na artrite reumatoide (AR) de início sistêmico ou doença de Still.[5]

É importante, e relevante, sempre questionar sobre o uso prévio de fármacos nas duas semanas anteriores. Dependendo da meia-vida do fármaco, um exantema medicamentoso pode aparecer vários dias após o término do tratamento. Em alguns casos, como os exantemas provocados por alguns fármacos e na síndrome de Stevens-Johnson, estes devem ser suspensos imediatamente, pois sua continuação põe em perigo a vida do paciente.[5]

Exame físico

Os exantemas se apresentam em um contexto de uma doença sistêmica, acompanhados de outras manifestações clínicas e sinais exploratórios. Sempre se deve realizar um exame físico completo, incluindo sinais meníngeos, principalmente quando o exantema é purpúrico ou petequial (Quadro 263.2).

A inspeção completa da pele é fundamental nessa situação, buscando-se definir os seguintes aspectos (Quadro 263.3):

- A crosta ou mancha negra (*tache noire*) da picada de carrapato indica febre macular, porém, às vezes, ocorre no couro cabeludo, o que dificulta sua localização[5] (ver Figura 263.2).

Quadro 263.2 | Exame físico completo

Exame físico

- Sinais vitais
- Estado geral
- Comprometimento das mucosas (enantema: conjuntival, faríngeo, bucal, genital)
- Adenopatias (tamanho, localização, sinais inflamatórios)
- Edema, principalmente em extremidades
- Exploração física por sistemas:
  - Respiratório
  - Cardiovascular
  - Digestório (diarreia, massas, visceromegalias)
  - Articular (dor, edema)
  - Nervoso (sinais de irritação meníngea)

Quadro 263.3 | Inspeção completa da pele

Inspeção dermatológica

- Tipo de lesão predominante: máculas, pápulas, vesículas, placas ou pústulas (ver Quadro 263.4)
- Localização
- Distribuição
- Arranjo
- Formato
- Cor
- Descamação
- Prurido

Fonte: Ruiz-Contreras.[5]

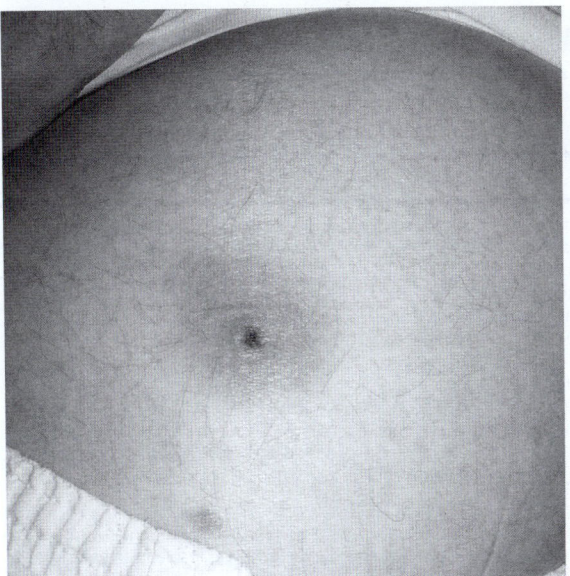

▲ Figura 263.2
Tifo do carrapato.
Fonte: Wolff e Johnson.[7]

- A presença de sintomas respiratórios, além do exantema, indica adenovírus, sarampo, *Mycoplasma pneumoniae* ou vírus Epstein-Barr (EBV).[5]
- O enantema, comprometimento de mucosas (conjuntiva, mucosa oral), mais exantema e febre devem alertar para os seguintes diagnósticos diferenciais: adenovírus, sarampo, *Mycoplasma pneumoniae*, doença de Kawasaki (Figura 263.3), síndrome do choque tóxico e síndrome de Stevens-Johnson.[5]

Neste capítulo, optou-se por apresentar o diagnóstico diferencial a partir de uma classificação morfológica ou de predomínio das lesões, apresentada no Quadro 263.4.

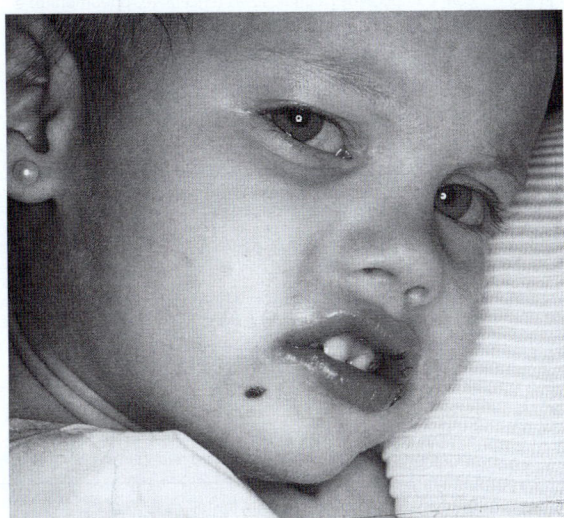

▲ Figura 263.3
Doença de Kawasaki.
Fonte: Habif.[8]

Quadro 263.4 | Morfologia dos exantemas

Exantemas maculopapulosos: caracterizados por máculas planas coloridas, quase sempre eritematosas, com um diâmetro inferior a 1 cm, sem alteração de textura da pele. Ou pápulas elevadas e circunscritas, com diâmetro inferior a 1 cm (Tabela 263.1)

Exantemas petequiais ou purpúricos: caracterizados por pequenas lesões puntiformes de coloração vermelha, por extravasamento de sangue, que não desaparecem à digitopressão, denominadas petéquias, ou de tamanho igual ou maior a 3 mm, na forma de púrpura (Tabela 263.2)

Exantemas eritrodérmicos: caracterizados por vermelhidão inflamatória extensa na pele (Tabela 263.3)

Exantemas vesicobolhosos: caracterizados por lesões elevadas com conteúdo seroso e de diâmetro variável, menor do que 2 mm, no caso das vesículas, e maior, se bolhosos (Tabela 263.4)

Exantemas urticariformes

Exantemas tipo eritema multiforme (Tabela 263.5)

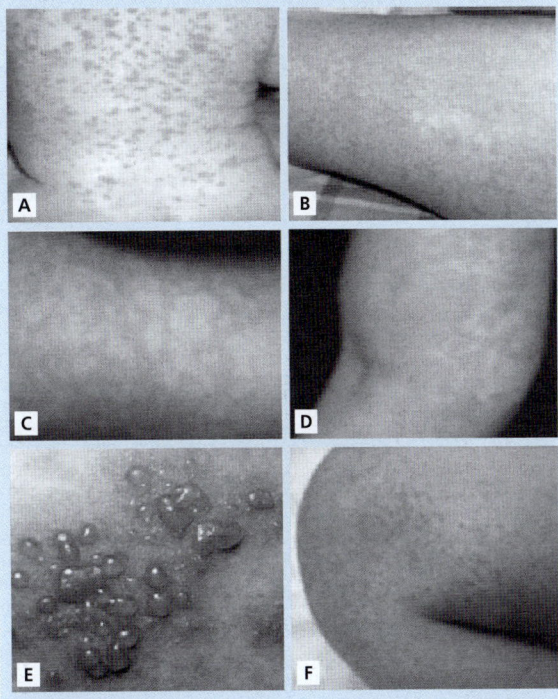

▲ Figura 263.4
Tipos de exantema. A) Maculopapuloso morbiliforme. B) Eritrodérmico escarlatiniforme. C) Reticular festoneado. D) Urtical habonoso. E) Vesículo ampolloso. F) Purpúrico petequial.
Fonte: Silva Rico e Torres Hinojal.[3]

Exames complementares

A solicitação de exames complementares raramente é necessária. Na APS, a anamnese e o exame físico devem ser suficientes para orientar o diagnóstico e determinar se está diante de uma situação benigna ou grave que necessite da solicitação de exames complementares para o diagnóstico.[3] Nas Tabelas 263.1 a 263.5, a seguir, sugerem-se exames que podem ser solicitados, caso o objetivo seja a identificação do agente causal ou avaliação do estado do paciente.

Conduta proposta

Ver Tabelas 263.1 a 263.5.

Tabela 263.1 | **Etiologia dos exantemas maculopapulosos na infância**

Agente causal ou enfermidade, transmissibilidade, população acometida	Características	Exames complementares, tratamento, quando referenciar, comentários
Vírus		
Enterovírus Esses agentes podem levar ao aparecimento de surtos epidêmicos ou verdadeiras epidemias. Nos EUA, estima-se que ocorram, a cada ano, cerca de 30 milhões de infecções por enterovírus não pólio **Via de transmissão:** fecal-oral, respiratória, ou vertical **População:** as infecções acometem, em geral, crianças de pouca idade, de nível socioeconômico menos favorecido e em regiões ou épocas de clima quente São mais frequentes abaixo dos 2 anos de idade, ainda que também afetem crianças maiores e adultos. Quanto mais jovem a criança, maior é a probabilidade de aparecimento do exantema	A maioria dos pacientes apresenta infecções benignas, muitas delas assintomáticas ou com manifestações inespecíficas, como febre isolada, quadros exantemáticos, acometimento de diversos órgãos e sistemas, principalmente aparelho respiratório e TGI; às vezes, ocorrem síndromes clínicas características, como síndrome da mão-pé-boca, herpangina, pleurodínia, faringite aguda linfonodular, conjuntivite aguda hemorrágica, meningites, encefalites, miocardites e sepse neonatal Essas viroses são causas frequentes de uma variedade de manifestações cutâneas, com apresentações clínicas bastante diversas. As particularidades nos tipos de exantema são decorrentes do sorotipo do vírus, da faixa etária do paciente e da época do ano, constituindo a causa mais comum de exantemas no verão A maioria dos pacientes apresenta quadros exantemáticos não característicos, podendo ser maculopapulares, vesiculares, petequiais, morbiliformes, urticariformes, escarlatiniformes, rubeoliformes ou pustulares. Essa diversidade das manifestações exantemáticas dificulta o diagnóstico, pois as enteroviroses não pólio são incluídas no diagnóstico diferencial de quase todas as outras enfermidades que cursam com exantema	**Diagnóstico etiológico:** cultivo viral ou PCR **Tratamento:** indica-se apenas a administração de sintomáticos e medidas de suporte Alguns sinais e sintomas associados aumentam a dúvida diagnóstica com quadros exantemáticos específicos, por exemplo: conjuntivite, quadro catarral proeminente e exantema morbiliforme, confundindo-se com sarampo; quadros de exantema maculopapular leve tipo rubeoliforme associado à presença de adenomegalias, levando à suspeita diagnóstica de rubéola; exantema hemorrágico com comprometimento do estado geral, assemelhando-se com meningococcemia Quase sempre se acompanha de febre (os enterovírus são a causa mais frequente de febre sem foco em lactentes) A associação com meningite orienta essa etiologia, já que os enterovírus são a causa mais frequente de meningite asséptica (entre 50 e 80%; a pleocitose no LCS pode ser polimorfonuclear no início do quadro)
HHV-6 Exantema súbito, *roseola infantum*, febre de 3 dias, pseudo-rubéola ou sexta moléstia **Via de transmissão:** saliva. O período de incubação é estimado em 5-15 dias **População:** ocorre, sobretudo, em menores de 3 anos de idade. Em adultos, a infecção primária pode produzir uma síndrome mononucleósica	A virose caracteriza-se pelo início súbito, com febre alta (39-40 °C) e extrema irritabilidade, em contraste com o bom estado geral. Este quadro é acompanhado, em alguns casos, de sintomas ou sinais de comprometimento respiratório (tosse, coriza e/ou pneumonite) ou gastrintestinal (diarreia, dor abdominal), principalmente em crianças hospitalizadas. Após 3-5 dias, há declínio brusco da febre e o aparecimento de *rash* eritematopapular, com sensível melhora do humor. Entre os sinais e sintomas clínicos inespecíficos mais frequentes destacam-se as adenomegalias cervicais e/ou retroauriculares, a hiperemia de orofaringe e o edema palpebral O exantema consiste em discretas máculas e pápulas, não pruriginosas, rosadas, 2-3 mm, que clareiam à pressão e são circundadas por halos brancos. A erupção é vista primeiramente no tronco, espalhando-se para o pescoço e extremidades. O *rash* completo desenvolve-se em 12 horas e dura cerca de 1-2 dias. Edema palpebral e periorbital (sinal de Berliner) é comum Com frequência, existe eritema timpânico; às vezes, exantemas sem febre	**Diagnóstico etiológico:** Elisa (a partir do 7° dia de doença) ou PCR Como achados laboratoriais inespecíficos se destacam a presença de leucocitose no início do quadro febril e, após o 3° e 4° dias de doença, leucopenia com linfocitose, relativa ou absoluta, em alguns casos com atipia linfocitária. Nos pacientes em que há envolvimento neurológico, a análise bioquímica e citológica do LCS revela-se normal, achado importante para o diagnóstico diferencial com outras infecções do SNC **Tratamento** é de suporte. Por outro lado, nos raros casos que evoluem com gravidade, particularmente nas crianças com complicações significativas (encefalite, pneumonite) e nos imunodeprimidos, a terapêutica antiviral deve ser indicada. Os resultados de ensaios terapêuticos têm demonstrado perfil de resposta similar ao do CMV, com destaque para o ganciclovir, considerado o fármaco de maior atividade contra o vírus **Comentários:** outros tipos de apresentação clínica que podem dificultar a suspeita diagnóstica de exantema súbito incluem as infecções inaparentes, o quadro febril isolado e o exantema afebril Cerca de 10-15% dos casos de febre sem foco nas urgências se devem ao HHV-6 Também tem sido associado com convulsões e não está claro se são devidas à febre ou à infecção em si. Há relatos de hepatite, pneumonite, neuropatia, meningoencefalite, trombocitopenia e encefalopatia, observadas após o clássico exantema súbito. Muitos pacientes com acometimento do SNC se recuperam completamente, apesar de relatos de sequelas neurológicas crônicas, como hemiparesia
Adenovírus **População:** afeta, principalmente, crianças menores de 4 anos	Exantemas maculopapulosos com febre. Sintomas respiratórios, como faringite, que pode ser exsudativa (os adenovírus são a causa mais frequente de faringite exsudativa em menores de 4 anos), tosse (às vezes, pertussoide) e conjuntivite	**Diagnóstico etiológico:** cultivo viral Pode haver leucocitose com neutrofilia e desvio moderado à esquerda no leucograma

(Continua)

Tabela 263.1 | Etiologia dos exantemas maculopapulosos na infância *(Continuação)*

Agente causal ou enfermidade, transmissibilidade, população acometida	Características	Exames complementares, tratamento, quando referenciar, comentários
Vírus		
Adenovírus *(Continuação)* **Via de transmissão:** fecal-oral e respiratória		Também podem ocorrer aumentos moderados de velocidade de hemossedimentação (VHS) e proteína C-reativa Pode confundir-se com sarampo
Sarampo 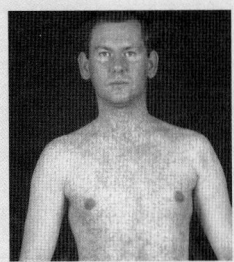 Fonte: Wolf e Johnson[7] e Habif.[8] NOTIFICAR SUSPEITA IMEDIATAMENTE Uma das principais causas de morbimortalidade entre crianças menores de 5 anos, sobretudo as desnutridas e as que vivem nos países em desenvolvimento É uma doença de distribuição universal, que apresenta variação sazonal Nos climas temperados, observa-se o aumento da incidência no período compreendido entre o final do inverno e o início da primavera. Nos climas tropicais, a transmissão parece aumentar depois da estação chuvosa O comportamento endêmico/epidêmico do sarampo varia de um local para outro e depende, basicamente, da relação entre o grau de imunidade e a suscetibilidade da população, bem como da circulação do vírus na área. Nos locais onde as coberturas vacinais não são homogêneas e estão abaixo de 95%, a doença tende a comportar-se de forma endêmica, com a ocorrência de epidemias a cada 2 ou 3 anos, aproximadamente. Na zona rural, a doença apresenta-se com intervalos cíclicos mais longos **Via de transmissão:** dispersão de gotículas de secreções. O sítio primário da infecção é o epitélio respiratório da nasofaringe. O período de transmissibilidade é de 4 a 6 dias antes do aparecimento do exantema, até 4 dias após, sendo mais intenso entre 2 dias antes e 2 dias após o início do exantema. O vírus vacinal não é transmissível	Didaticamente, as manifestações clínicas do sarampo são divididas em três períodos: **Período de infecção:** dura cerca de 7 dias, iniciando com período prodrômico, em que surge febre de 40-40,3°C, no pico da erupção e, então, cai rapidamente. Acompanhada de tosse produtiva, coriza intensa, conjuntivite e fotofobia. Do 2° ao 4° dias desse período, surge o exantema, quando se acentuam os sintomas iniciais. O paciente fica prostrado e aparecem as lesões características do sarampo: o *rash* é composto de máculas e pápulas eritematosas que surgem atrás das orelhas e na linha anterior do couro cabeludo, coalescendo, espalhando-se pelo pescoço e tronco, distalmente, e, por fim, afetando as mãos e os pés. O sarampo espalha-se mais lentamente do que a rubéola, com o envolvimento de todo o corpo em três dias. Em geral, um enantema também está presente. Elevações micropapulares começam no palato mole e coalescem na faringe, tornando-a vermelha, duram cerca de 6-7 dias. Nas tonsilas, ocorrem pontos de Herman, descritos como áreas cinza-azuladas. Porém, as lesões patognomônicas são as manchas de Koplick, lesões puntiformes branco-azuladas circundadas por um anel eritematoso (descritos como grãos de areia em um fundo vermelho) na mucosa bucal, na altura dos segundos molares superiores. Surgem 1-2 dias antes do exantema e permanecem por 2-3 dias. Lesões similares podem ser vistas na conjuntiva do epicanto medial e no intestino grosso **Remissão:** caracteriza-se pela diminuição dos sintomas, declínio da febre. O exantema torna-se escurecido e, em alguns casos, surge descamação fina, lembrando farinha, daí o nome de furfurácea. A erupção desvanesce na mesma ordem de aparecimento, tornando-se marrom-amarelada, não branqueia à pressão, como resultado da hemorragia capilar **Período toxêmico:** o sarampo é uma doença que compromete a resistência do hospedeiro,	**Diagnóstico etiológico:** coleta de amostra desde os primeiros dias até 4 semanas após o aparecimento do exantema, será analisada por ensaio imunoenzimático (Elisa), para dosagem de IgM e IgG – utilizado pela rede laboratorial de saúde pública no Brasil **Tratamento:** não existe tratamento específico para a infecção por sarampo. O tratamento profilático com antibiótico é contraindicado O tratamento para o sarampo é de suporte, incluindo repouso, hidratação, nutrição, nebulização, antitussígenos e isolamento respiratório. Para os casos sem complicações, manter a hidratação, o suporte nutricional e diminuir a hipertermia É recomendável a administração da vitamina A em crianças acometidas pela doença, a fim de reduzir a ocorrência de casos graves e fatais. A OMS recomenda administrar a vitamina A, em todas as crianças, no mesmo dia do diagnóstico do sarampo, nas seguintes dosagens: **Crianças menores de 6 meses de idade** – 50.000 UI: uma dose, em aerossol, no dia do diagnóstico; e outra dose no dia seguinte **Crianças entre 6 e 12 meses de idade** – 100.000 UI: uma dose, em aerossol, no dia do diagnóstico; e outra dose no dia seguinte **Crianças maiores de 12 meses de idade** – 200.000 UI: uma dose, em aerossol ou cápsula, no dia do diagnóstico; e outra dose no dia seguinte Muitas crianças necessitam de 4 a 8 semanas para recuperarem o estado nutricional que apresentavam antes do sarampo **Complicações:** a viremia, causada pela infecção, provoca uma vasculite generalizada, responsável pelo aparecimento das diversas manifestações clínicas, inclusive pelas perdas consideráveis de eletrólitos e proteínas, gerando o quadro espoliante característico da infecção. Além disso, as complicações infecciosas contribuem para a gravidade do sarampo, particularmente em crianças desnutridas e menores de 1 ano de idade

(Continua)

Tabela 263.1 | Etiologia dos exantemas maculopapulosos na infância *(Continuação)*

Agente causal ou enfermidade, transmissibilidade, população acometida	Características	Exames complementares, tratamento, quando referenciar, comentários
Vírus		
Sarampo *(Continuação)* **Suspeito:** todo paciente que, independente da idade e da situação vacinal, apresentar febre e exantema maculopapular acompanhados de um ou mais dos seguintes sinais e sintomas: tosse, coriza e/ou conjuntivite; ou todo indivíduo suspeito com história de viagem ao exterior nos últimos 30 dias ou de contato, no mesmo período, com alguém que viajou ao exterior *Ver site OMS com atualização da situação do sarampo no mundo*	facilitando a ocorrência de superinfecção viral ou bacteriana. Por isso, são frequentes as complicações, principalmente nas crianças até os 2 anos de idade, em especial as desnutridas, e adultos jovens. A ocorrência de febre, por mais de 3 dias, após o aparecimento do exantema, é um sinal de alerta, indicando o aparecimento de complicações. As mais comuns são: infecções respiratórias; otites; doenças diarreicas e neurológicas É durante o período exantemático que, geralmente, se instalam as complicações sistêmicas, embora a encefalite possa aparecer após o 20° dia	São mais comuns em crianças mais jovens e desnutridas. Encefalite ocorre em 1:800 casos, sendo imprevisível, e muitos se recuperam completamente. Morte e dano cerebral ocorrem em uma minoria. Trombocitopenia e púrpura resultante ou linfopenia podem ocorrer. Infecções bacterianas sobrepostas, incluindo diarreia, otite média ou pneumonia, são seguidas por um segundo pico febril e devem ser tratadas de acordo com normas e procedimentos estabelecidos pelo Ministério da Saúde Panencefalite esclerosante subaguda pode ser uma complicação de evolução tardia e ocorre em 1:100.000 casos. É uma doença degenerativa do SNC, tardia, resultando em deterioração mental e motora meses ou anos após o episódio de sarampo. Alterações de personalidade, convulsões mioclônicas, coma e morte podem ocorrer Em gestantes, a infecção tem sido associada com morte fetal
Rubéola[9] 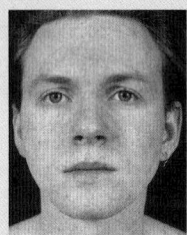 Fonte: Wollf e Johnson.[7] NOTIFICAR SUSPEITA IMEDIATAMENTE **Período de transmissibilidade** Aproximadamente de 5 a 7 dias antes do início do exantema e de 5 a 7 dias após Em países de clima temperado, os surtos costumam ocorrer na primavera **Suspeito:** caso suspeito de rubéola em todo paciente que apresente febre e exantema maculopapular acompanhado de linfoadenopatia retroauricular, occipital e cervical, independente da idade e da situação vacinal; *ou* todo indivíduo suspeito com história de viagem ao exterior nos últimos 30 dias ou de contato, no mesmo período, com alguém que viajou ao exterior	O quadro clínico é caracterizado por exantema maculopapular e puntiforme difuso, iniciando-se na face, no couro cabeludo e no pescoço, espalhando-se, em 24 horas, para o tronco e membros. Desaparece completamente em 2-3 dias, na mesma ordem do surgimento Além disso, apresenta febre baixa e linfadenopatia retroauricular, occipital e cervical posterior, geralmente antecedendo ao exantema no período de 5 a 10 dias, podendo perdurar por algumas semanas Formas inaparentes são frequentes, sobretudo em crianças Adolescentes e adultos podem apresentar um período prodrômico com febre baixa, cefaleia, dores generalizadas (artralgias e mialgias), conjuntivite, coriza, dor de garganta, adenopatia e tosse Pode surgir um enantema, que consiste em pápulas eritematosas no palato mole e na úvula, chamado sinal de Forchheimer	**Diagnóstico etiológico:** as amostras de sangue dos casos suspeitos devem ser coletadas, sempre que possível, no primeiro atendimento ao paciente. Será analisada por meio de ensaio imunoenzimático (Elisa) para dosagem de IgM e IgG – utilizado rotineiramente pela rede laboratorial de saúde pública de referência para rubéola **Tratamento:** não há tratamento específico para a rubéola. Os sinais e sintomas apresentados devem ser tratados de acordo com a sintomatologia e terapêutica adequada **Complicações:** a leucopenia é comum e raramente ocorrem manifestações hemorrágicas. Apesar de raras, complicações podem ocorrer com maior frequência em adultos, destacando-se: artrite ou artralgia, principalmente após melhora do exantema; encefalites (1:5.000 casos) e manifestações hemorrágicas (1:3.000 casos) que tendem a melhorar em um mês As gestantes suscetíveis devem ser afastadas do contato com casos e comunicantes durante o período de transmissibilidade e incubação da doença Quando a gestante tem contato com uma pessoa com rubéola, deve ser avaliada sorologicamente o mais rápido possível, para posterior acompanhamento e orientação
Parvovírus B19 Eritema infeccioso, megaloeritema epidêmico, ou quinta doença **Via de transmissão:** via respiratória, sendo moderadamente contagioso. O período de infectividade é de 7 dias antes do surgimento do exantema, em indivíduos normais	O exantema é a apresentação clássica da infecção e em geral não se acompanha de manifestações sistêmicas. No entanto, alguns pacientes podem referir sinais e sintomas inespecíficos (febrícula, mialgias, artralgia, adenopatia, cefaleia, náuseas, mal-estar, faringite ou diarreia) precedendo o *rash* cutâneo, considerados pródromos e correspondentes à fase virêmica O exantema surge, em geral, 7 dias após os primeiros sinais e sintomas, caracterizando-se por três estágios:	**Diagnóstico etiológico:** a técnica Elisa, que tem a vantagem de confirmar infecções recentes com uma única amostra de soro. Esses anticorpos atingem seu pico em 2 a 3 semanas e podem persistir por 3 a 4 meses **Tratamento:** como o exantema surge na fase pós-virêmica, não há tratamento específico. Sintomáticos, se necessário, como AINEs, para artralgias, e anti-histamínicos, para prurido **Complicações:** mais graves devido a infecções pelo parvovírus B19 podem ocorrer em três grupos de pacientes:

(Continua)

Tabela 263.1 | **Etiologia dos exantemas maculopapulosos na infância** *(Continuação)*

Agente causal ou enfermidade, transmissibilidade, população acometida	Características	Exames complementares, tratamento, quando referenciar, comentários
Vírus		
Parvovírus B19 *(Continuação)* Surtos em escolas ocorrem no fim do inverno e início da primavera, em países de clima temperado. Estudos recentes, conduzidos por Freitas e cols.[11] sugerem padrão cíclico da doença, com períodos de maior atividade viral em intervalos de 4 a 5 anos A erupção cutânea ocorre 17 a 18 dias após a inoculação viral, caracterizando o eritema infeccioso como evento tardio no curso da infecção (fase pós-virêmica) e, portanto, com mínimas chances de transmissão Porém, em pacientes com crises aplásicas, podem continuar eliminando vírus por período mais extenso; a infectividade pode continuar por mais de uma semana, após o surgimento da erupção **População:** afeta primariamente a faixa etária dos 4-14 anos	**Estágio 1:** "aparência de bochecha esbofeteada", ou seja, manchas ou placas eritematosas, edematosas, confluentes, nas bochechas, que poupam a ponte nasal e região periorbital. Desaparece em 1-4 dias **Estágio 2:** a erupção espalha-se pelo tronco e face extensora dos membros, e vai clareando em placas, dando um aspecto de rendilhado e pode ser pruriginoso. Essa erupção dura 5-9 dias Podem ocorrer outros tipos de exantema, como urticariforme, vesicular ou purpúrico, mas o morbiliforme e o rubeoliforme são os de maior frequência **Estágio 3:** pode ocorrer após semanas ou meses, desencadeada por exposição solar, exercícios, alterações de temperatura, banho, estresse emocional Enantema pode apresentar-se como eritema da língua e faringe, com máculas vermelhas na mucosa bucal e palato Em adultos, a infecção primária pode apresentar sintomas constitucionais mais severos. Febre, adenopatia e artrite, principalmente em mulheres, sem *rash*, são mais comuns. Se exantema estiver presente em adultos, em geral é macular, com erupção rendilhada iniciando nas extremidades e progredindo caudalmente	(1) Imunocomprometidos: como portadores de HIV, lúpus eritematoso, imunodeficiências congênitas, leucemia aguda, receptores de órgãos transplantados, ou crianças com menos de 1 ano de idade. O parvovírus B19 pode causar uma anemia crônica prolongada e grave, por lise persistente dos precursores da linhagem vermelha. Administração de IVIG, que contenham anticorpos neutralizantes anti-B19, tem sido utilizada com sucesso nesses pacientes (2) Fetos: durante a gestação, pode haver transmissão vertical para o feto, causando infecção dos precursores eritroides e extensa hemólise, levando à anemia grave, à hipóxia tecidual, à IC de alto débito e a edema generalizado (hidropsia fetal). Perdas fetais secundárias à infecção pelo parvovírus B19 têm sido relatadas no primeiro trimestre. Imunidade é adquirida após a infecção, e 50% das mulheres em idade fértil são soropositivas, antes da gestação. A taxa de transmissão vertical é citada em 16%, se ocorrida nas primeiras 20 semanas de gestação e 35% após as 20 semanas. O risco de desenvolver hidropsia fetal com anemia hemolítica é de 10% e tende a diminuir com o avançar da gestação. Novos trabalhos estimam que a incidência, acima de 20 semanas, aproxime-se de 9% para perdas fetais e 3% para hidropsia fetal após a mãe ter sido infectada (3) Portadores de hemoglobinopatias: em pacientes com anemias hemolíticas crônicas, pode resultar em uma crise aplásica transitória manifestada por anemia, reticulocitopenia e aplasia de células vermelhas. Crises aplásicas podem ser vistas em esferocitose hereditária, anemia falciforme, deficiência de G6PD, deficiência de piruvato-cinase, anemia ferropênica e talassemias. Aplasia é autolimitada e responde bem a transfusões. Nem todos apresentarão um exantema evidente, podendo ser fonte para um surto
EBV[10] Mononucleose infecciosa **Transmissão:** contato direto com secreções salivares de indivíduo portador suscetível; objetos contaminados com saliva de portadores do vírus na fase de excreção; ocasionalmente, transfusões de sangue A excreção viral pode persistir durante vários meses após a infecção primária, observando-se, não raramente, a condição de portadores assintomáticos **População:** a faixa etária em que o indivíduo mais frequentemente se infecta está relacionada com fatores socioeconômicos, sendo mais precoce em regiões menos favorecidas	O *rash* cutâneo aparece em cerca de 5-10% dos casos, geralmente eritematoso e maculopapular, com textura de lixa fina, podendo ser urticariforme, escarlatiniforme, morbiliforme, hemorrágico ou petequial Após período prodrômico de 2 a 5 dias, caracterizado por mal-estar acompanhado ou não de febre, aparecem os sinais e sintomas da enfermidade, variáveis na intensidade de paciente para paciente e mais leves em crianças de pouca idade Observa-se dor de garganta em 80 a 85% dos casos, com alargamento de linfonodos, febre e hiperplasia linfática da faringe. Pode-se evidenciar desde eritema leve de faringe até amigdalite grave, com exsudato branco-acinzentado. A úvula e o palato se tornam de aparência gelatinosa e pode ocorrer enantema em palato (50% dos casos), com petéquias na junção do palato duro com o palato mole A adenopatia envolve principalmente os linfonodos cervicais anteriores e posteriores, mas pode acometer qualquer cadeia ganglionar, evoluindo até para linfadenomegalias gigantes. Observa-se, ainda, aumento do baço em até 50% dos casos, do fígado em 30 a 50% dos casos e edema periorbitário em até um terço dos pacientes acometidos (sinal de Hoagland). O quadro pode acompanhar-se de outros sinais, como a icterícia (em 5% dos casos)	**Diagnóstico etiológico:** sorologia Testes rápidos de lâmina (qualitativos – monoteste ou reação de Hoff Bauer), monospot, monosticon. Detectam 90% dos casos em adultos e somente 50% daqueles em crianças menores de 4 anos **Tratamento:** indica-se somente terapia de suporte, como hidratação, analgésicos e antitérmicos Em casos de sintomatologia grave, como obstrução respiratória importante, complicações hematológicas ou neurológicas, esplenomegalia muito volumosa ou miocardite, a utilização de corticoides por período curto pode ser benéfica. Utiliza-se, nesses casos, a prednisona, na dose de 1 mg/kg/dia, VO, durante 7 dias A infecção pode se manifestar por meio de outras entidades associadas ao vírus, como distúrbios linfoproliferativos, infecção crônica, úlceras genitais, linfoma de Burkitt, carcinoma nasofaringeano, parotidite recorrente, pneumonite intersticial, uveítes, etc. **Comentários:** o exantema pode se manifestar em 70 a 100% dos casos quando inadvertidamente se utiliza ampicilina ou amoxicilina. Começa 5 a 9 dias após a exposição ao medicamento, iniciando no tronco, antes de disseminar-se como máculas e pápulas confluentes. Geralmente resulta de imunocomplexos de ampicilina-anticorpos. Ocorre sobretudo entre adolescentes e adultos com mononucleose que recebem ampicilina, mas resolve-se espontaneamente. Esta reação não é uma alergia verdadeira e, na maioria das crianças, a reexposição ao antibiótico, após infecção por EBV, não desencadeia resposta similar (*medscape*)

(Continua)

Tabela 263.1 | **Etiologia dos exantemas maculopapulosos na infância** *(Continuação)*

Agente causal ou enfermidade, transmissibilidade, população acometida	Características	Exames complementares, tratamento, quando referenciar, comentários
Vírus		
EBV[10] *(Continuação)*	A resolução do quadro geralmente leva em torno de 2 a 3 semanas. Uma das alterações que mais rapidamente desaparece é o *rash* cutâneo, em menos de uma semana. No auge do exantema, pode haver confusão diagnóstica com escarlatina	
Dengue[9] Ver Cap. 257 NOTIFICAÇÃO COMPULSÓRIA Considerando a circulação concomitante de dengue, febre de Chikungunya e vírus Zika no Brasil, é importante que os profissionais de saúde se mantenham atentos frente aos casos suspeitos de dengue nas unidades de saúde e adotem as recomendações para manejo clínico conforme o preconizado no protocolo vigente, na medida em que esse agravo apresenta elevado potencial de complicações e demanda medidas clínicas específicas, incluindo-se classificação de risco, hidratação e monitoramento	Caracteriza-se por início súbito, com febre, cefaleia intensa, mialgia, artralgias, dor retro-orbital, dor abdominal difusa e erupção maculopapular generalizada, que aparece frequentemente com o declínio da febre (em 30% dos casos), em geral confluente com pequenas ilhas de pele normal. Inicia-se no tronco e dissemina-se posteriormente, podendo acometer a região palmoplantar acompanhado de prurido mais intenso na fase de convalescença. Após 2 ou 3 dias, pode descamar. São também descritos outros padrões de exantema, como o tipo escarlatiniforme, nas áreas de confluência, e o petequial, nos membros inferiores. Nos lactentes e pré-escolares, o exantema maculopapular predomina, disseminado ou não, podendo, às vezes, apresentar-se como um eritema morbiliforme ou escarlatiniforme Outros sinais: rubeose facial (neovascularização), injeção conjuntival e faringite	**Diagnóstico etiológico:** sorologia IgM, antígeno NS1, teste rápido ou Elisa, isolamento viral, RT-PCR ou imuno-histoquímica As provas inespecíficas revelam leucopenia com neutropenia e linfocitose nos primeiros dias de doença, além da trombocitopenia que pode eventualmente ocorrer na forma clássica de dengue **Tratamento:** não existe tratamento específico. O tratamento dos casos sintomáticos se baseia no uso de paracetamol ou dipirona para o controle da febre e manejo da dor. Nas erupções pruriginosas, os anti-histamínicos podem ser considerados. No entanto, é desaconselhável o uso ou indicação de ácido acetilsalicílico e outros medicações anti-inflamatórias devido ao risco aumentado de complicações hemorrágicas descritas nas infecções por síndrome hemorrágica, como ocorre com outros flavivírus. Se os sintomas piorarem, procurar cuidados médicos e aconselhamento
Zika[12] Ver Cap. 257 NOTIFICAÇÃO COMPULSÓRIA Transmissão: o vírus é transmitido pela picada de mosquitos *Aedes* infectados (*A. aegypti* e *A. albopictus*). O período de incubação é de 3-12 dias Constatou-se que o vírus pode ser transmitido sexualmente, assim como via transplacentária	Em muitos casos, a infecção por ZIKAV causa doença leve e autolimitada O exantema maculopapular (imunomediado) é típico e mais prevalente dentre as arboviroses. Geralmente, apresenta-se como um fino *rash* maculopapular, difusamente distribuído. Pode afetar face, tronco e extremidades, incluindo palmas e solas. Pode ser pruriginoso Além disso, febre, artralgia (afetando as pequenas articulações das mãos e pés), cefaleia retrorbital e conjuntivite. Duram de 2-7 dias Disestesia pode ocorrer, assim como sintomas autonômicos, como xerostomia, xerodermia, xeroftalmia e incontinência vesical	Diagnóstico: segundo MS,[13] o diagnóstico laboratorial específico de ZIKAV baseia-se principalmente na detecção de RNA viral a partir de espécimes clínicos. Recentemente. O MS divulgou a realização do teste rápido para Zika, e estão em fase de aquisição testes sorológicos para detecção de anticorpos IgM e IgG Tratamento:[13] ver Dengue (antes) Compliações: há relatos de SGB Associação de malformações congênitas, pela transmissão do ZIKAV, incluindo microcefalia e anormalidades oftálmicas
Febre de Chikungunya[9] Ver Ca. 257 NOTIFICAÇÃO COMPULSÓRIA	A fase aguda dura em média 7 dias, podendo variar de 3 a 10 dias, e se caracteriza pelo aparecimento abrupto de febre alta (> 38,5°C), dor articular (artralgia) intensa e exantema maculopapular. Este ocorre, em geral, de 2 a 5 dias após o início da febre, em metade dos pacientes. Cefaleia, dor difusa nas costas, mialgia, náusea, vômitos, poliartrite e conjuntivite são manifestações menos frequentes que surgem em diferentes momentos da doença. Fatores de risco individuais, como idade extrema (neonatos e idosos) e presença de comorbidades, podem determinar a gravidade da doença	**Diagnóstico:** isolamento do vírus, RT-PCR ou sorologia **Tratamento:** até o momento, não há tratamento antiviral específico para febre de Chikungunya. Ver Dengue (antes) A medicação de escolha é o paracetamol. Também podem ser utilizados outros analgésicos para alívio de dor, como a dipirona. Nos casos refratários, recomenda-se a utilização da codeína

(Continua)

Tabela 263.1 | Etiologia dos exantemas maculopapulosos na infância *(Continuação)*

Agente causal ou enfermidade, transmissibilidade, população acometida	Características	Exames complementares, tratamento, quando referenciar, comentários
***Molluscipoxvirus*[10]** **Molusco contagioso (MC)** **Transmissão:** contato físico íntimo, fômites e autoinoculação. Compartilhamento de banheiras, piscinas e toalhas podem facilitar a difusão do vírus do MC	Apresentam-se como pápulas em forma de domo, cor da pele, umbilicadas, variando de 2-8 mm. Em aproximadamente 30% dos pacientes, uma reação eczematoide pode circundar as lesões. Pacientes com imunodeficiência, incluindo Aids e leucemia, estão suscetíveis a desenvolverem lesões mais extensas O diagnostico diferencial inclui xantogranuloma juvenil, verruga plana, milia e urticária papular Lesões podem resolver-se espontaneamente, mas este processo pode levar anos, com doença mais prolongada em imunocomprometidos	**Diagnóstico:** coloração de Wright ou Giemsa, das células espremidas do centro das lesões revela inclusões intracitoplasmáticas características Coloração de Tzanck demonstra o padrão típico dos corpos *molluscum*, numerosos, discretos, ovoides corpúsculos de inclusão intracitoplasmática **Tratamento:** razões para tratar incluem alívio do desconforto e prurido, limitando a disseminação para outras áreas e pessoas, prevenindo escara (*scarring*) e superinfecção, e eliminando o estigma social de lesões visíveis Nenhum tratamento isolado se mostrou convincentemente efetivo Opções incluem destruição, imunomodulares ou antivirais Destruição local "gentil" é a abordagem típica, e cantaridina é uma opção segura e eficaz para o MC em crianças Outra opção é curetagem, crioterapia com nitrogênio líquido, *peeling* com ácido lático ou retinoide tópico Imunomoduladores aceleram a eliminação da infecção do MC e incluem imiquimod tópico, cimetidina oral e antígeno de *Candida* intralesional Antivirais como cidofovir têm sido utilizados em pacientes pediátricos com HIV1 para o tratamento de MC disseminado e recalcitrante ao tratamento convencional
Bactérias		
Meningococo[9,14] 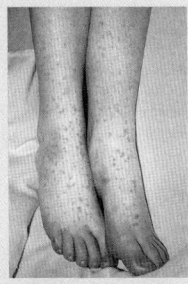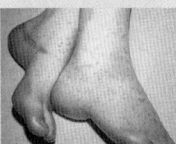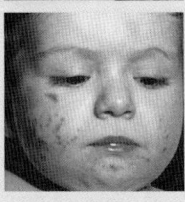 Fonte: Wollf e Johnson[3] e Habif.[4] NOTIFICAÇÃO COMPULSÓRIA **É necessário observar, durante 4-6 horas, todos os lactentes com febre e exantemas maculosos de poucas horas de evolução**	Pródromos não específicos de tosse, cefaleia e dor de garganta por alguns dias. Segue-se aumento da temperatura e calafrios. Subsequentemente, mal-estar, fraqueza, mialgias, cefaleia, náusea, vômito e artralgia A erupção característica, petequial, em geral, localiza-se no tronco e na pernas e pode evoluir rapidamente para púrpura **Meningococcemia fulminante:** erupção purpúrica, hemorragia em mucosa bucal e conjuntival, sem sinais de meningite, cianose, hipotensão e depressão cardíaca, febre alta, insuficiência pulmonar **Meningite meningocócica:** dor e rigidez de nuca à flexão, outros sinais de irritação meníngea, petéquias, febre (de intensidade variável) Em crianças abaixo de 1 ano de idade, os sintomas clássicos referidos podem não ser tão evidentes. É importante considerar, para a suspeita diagnóstica, sinais de irritabilidade, como choro persistente, e verificar a existência de abaulamento de fontanela **Septicemia meningocócica:** febre, *rash*, taquicardia, hipotensão, extremidades frias, consciência inicialmente normal	**Diagnóstico etiológico:** isolamento da bactéria em sangue, LCS ou outros sítios estéreis Nesses casos, os exames de fase aguda podem não ser úteis no diagnóstico, por não ter havido tempo de se elevarem. Estima-se que somente 51% das crianças com infecção meningocócica são referenciadas ao hospital por suspeita dessa doença. O mesmo trabalho demonstra que é quase impossível excluir a meningococcemia nas primeiras 4-6 horas, devido à inespecificidade dos sintomas. Por isso, é aconselhável manter essas crianças em observação durante algumas horas, acompanhando a evolução dos sintomas. O leucograma pode ser normal em infecções meningocócicas, ou haver leucopenia com linfocitose, o que induz ao diagnóstico errôneo de viremia[2] **Tratamento:** a mortalidade permance em torno de 10%, apesar de em alguns centros especializados ser menos de 5% Houve pouca melhora na morbimortalidade desde a introdução dos antibióticos devido à incapacidade em prevenir o colapso cardiovascular, ocasionado pelas endotoxinas Cefalosporinas de terceira geração, como ceftriaxone (2 g IV q24 h) ou cefotaxime (2 g IV q46 h), são as primeiras escolhas Alternativas: ampicilina, moxifloxacina Duração do tratamento é de 7 a 10 dias NOTA: meningococos são resistentes à vancomicina e a aminoglicosídeos

(Continua)

Tabela 263.1 | **Etiologia dos exantemas maculopapulosos na infância** *(Continuação)*

Agente causal ou enfermidade, transmissibilidade, população acometida	Características	Exames complementares, tratamento, quando referenciar, comentários
Bactérias		
Meningococo[9,14] *(Continuação)* Referenciar para hospitalização urgente Dos casos de doença menigocócica, 30-50% apresentam-se como meningite apenas, 40% têm meningite com meningococcemia e 7-10%, meningococcemia apenas **População:** acomete indivíduos de todas as faixas etárias, porém apresenta uma maior incidência em crianças menores de 5 anos, especialmente em lactentes entre 3 e 12 meses Durante epidemia, observam-se mudanças nas faixas etárias afetadas, com aumento de casos entre adolescentes e adultos jovens Considerar sempre circunstâncias epidemiológicas, como estação do meningococo (peri-inverno), existência de contatos, etc. **Via de transmissão:** respiratória		
Mycoplasma pneumoniae **População:** são mais frequentes em escolares ou adolescentes **Via de transmissão:** respiratória	Este agente pode produzir qualquer tipo de exantema: maculoso, maculopapuloso, vesiculoso, urticariforme, eritema exsudativo, multiforme e outros Manifestações respiratórias de vias altas ou baixas estão associadas	**Diagnóstico etiológico:** sorologia **Tratamento:** macrolídeos
Rickettsia rickettsii[9] **Febre maculosa brasileira (FMB)** NOTIFICAÇÃO COMPULSÓRIA **Vetores:** os carrapatos do gênero *Amblyomma* são os principais vetores da *R. rickettsii* causadora da FMB. O *A. cajennense* tem ampla dispersão por todo território nacional e é popularmente conhecido como "carrapato estrela", "carrapato de cavalo" ou "rodoleiro". Suas ninfas são conhecidas por "vermelhinhos" e as larvas por "carrapatinhos" ou "micuins"	Em cerca de 70% dos casos, aparece a mordedura de carrapato (ver Figura 263.2), como uma pápula com vesiculação central, ou como uma crosta (mancha negra, *tache noire*) quando é mais antiga Por ser uma doença multissistêmica, a febre maculosa pode apresentar um curso clínico variável, desde quadros clássicos a formas atípicas sem exantema O início, em geral, é abrupto, e os sintomas são inicialmente inespecíficos e incluem: febre (em geral, alta), cefaleia, mialgia intensa, mal-estar generalizado, náuseas e vômitos	**Diagnóstico etiológico:** isolamento em cultura do agente etiológico RIFI – quando houver soroconversão dos títulos de RIFI, entendida como: 1ª amostra de soro (fase aguda) não reagente e 2ª amostra (coletada 14-21 dias após) com título ≥ 128; ou aumento de, no mínimo, 4 vezes os títulos obtidos em 2 amostras de soro, coletadas com intervalo de 14 a 21 dias Imuno-histoquímica reagente para antígenos específicos de *Rickettsia* sp.
Modo de transmissão: a FMB é adquirida pela picada do carrapato infectado com *Rickettsia* e a transmissão geralmente ocorre quando o artrópode permanece aderido ao hospedeiro por um período de 4 a 6 horas A doença não é transmitida de pessoa para pessoa	Em geral, entre o 2º e o 5º dias da doença, surge o exantema maculopapular, de evolução centrípeta e predomínio nos membros inferiores, podendo acometer região palmar e plantar, em 50 a 80% dos pacientes com essa manifestação. Embora seja o sinal clínico mais importante, o exantema pode estar ausente, o que pode dificultar e/ou retardar o diagnóstico e o tratamento, determinando maior letalidade	**Tratamento:** o tratamento precoce é essencial para evitar formas mais graves da doença O fármaco de escolha para pacientes com sinais e sintomas clínicos da FMB é a doxiciclina, que deve ser utilizada em casos leves a moderados, de manejo ambulatorial Nos casos mais severos, que requerem internação e utilização de antibioticoterapia IV, o cloranfenicol é o fármaco utilizado, pela inexistência da doxiciclina parenteral no país. A doxiciclina é contraindicada para gestantes e crianças menores de 9 anos

(Continua)

Tabela 263.1 | Etiologia dos exantemas maculopapulosos na infância *(Continuação)*

Agente causal ou enfermidade, transmissibilidade, população acometida	Características	Exames complementares, tratamento, quando referenciar, comentários
***Rickettsia rickettsii*[9]** *(Continuação)* **Suspeito** Indivíduo que apresente febre de início súbito, cefaleia, mialgia e história de picada de carrapatos e/ou ter frequentado área sabidamente de transmissão de febre maculosa, nos últimos 15 dias; ou Indivíduo que apresente febre de início súbito, cefaleia e mialgia, seguido de aparecimento de exantema maculopapular, entre o 2º e 5º dias de evolução e/ou manifestações hemorrágicas No Brasil, a ocorrência da FMB tem sido registrada nos estados de São Paulo, Minas Gerais, Rio de Janeiro, Espírito Santo, Bahia, Santa Catarina e mais recentemente, a partir de 2005, nos estados do Paraná, Rio Grande do Sul e Distrito Federal No período de 2001 a 2008, foram registrados 601 casos da doença, com taxa de letalidade média de 24,8%. Os casos que evoluíram para óbito ocorreram na região Sudeste do Brasil. A hipótese para esse fato é de que a doença seja decorrente de mais de uma espécie de *Rickettsia*, com diferenças nas apresentações clínicas, na virulência e na letalidade. São necessários esforços por parte da assistência médica, vigilância epidemiológica e rede laboratorial para que haja maior percentual de isolamento das espécies circulantes nas diferentes regiões do Brasil	Nos casos graves, o exantema vai se transformando em petequial e, posteriormente, em hemorrágico, constituído sobretudo por equimoses ou sufusões. No paciente não tratado, as equimoses tendem à confluência, podendo evoluir para necrose, principalmente em extremidades. Nos casos graves, é comum a presença de: ▶ edema de membros inferiores ▶ hepatoesplenomegalia ▶ diarreia e dor abdominal ▶ manifestações renais com azotemia pré-renal, caracterizada por oligúria e LRA; manifestações gastrintestinais, como náusea, vômito, dor abdominal e diarreia; manifestações pulmonares, como tosse, edema pulmonar, infiltrado alveolar, com pneumonia intersticial e derrame pleural ▶ manifestações neurológicas graves, como déficit neurológico, meningite e/ou meningoencefalite, com LCS claro ▶ manifestações hemorrágicas, como petéquias, sangramento mucocutâneo, digestivo e pulmonar Se não tratada, a pessoa pode evoluir para um estágio de torpor e de confusão mental, com frequentes alterações psicomotoras, chegando ao coma profundo. Icterícia e convulsões podem ocorrer na fase mais avançada da doença A **letalidade** dessa forma da doença, quando não tratada, pode chegar a 80% **Diagnóstico diferencial** O diagnóstico precoce é muito difícil, principalmente durante os primeiros dias de doença, quando as manifestações clínicas também podem sugerir: leptospirose, dengue, hepatite viral, salmonelose, encefalite, malária, pneumonia por *Mycoplasma pneumoniae* Com o surgimento do exantema, os diagnósticos diferenciais são: meningococcemia, sepse por estafilococos e por gram-negativos, viroses exantemáticas (enteroviroses, mononucleose infecciosa, rubéola, sarampo), outras rickettsioses do grupo do tifo, ehrlichioses, borrelioses (doença de Lyme símile), febre purpúrica brasileira, farmacodermia, doenças reumatológicas, como lúpus, entre outras Embora o exantema seja um importante e fundamental achado clínico, sua presença não deve ser considerada como única condição para fortalecer a suspeita diagnóstica	A partir da suspeita de febre maculosa, o tratamento com antibióticos deve ser iniciado imediatamente, *não se deve esperar a confirmação laboratorial do caso* Se o paciente é tratado nos primeiros 5 dias da doença, a febre geralmente regride entre 24 e 72 horas após o início do uso apropriado de antibióticos. O tratamento deve ser mantido por 3 dias após o término da febre Não é recomendada a antibioticoterapia profilática para pessoas não doentes, que tenham sido recentemente picadas por carrapatos, podendo apenas contribuir para atrasar o início dos primeiros sintomas, caso venham a desenvolver a doença **Antibioticoterapia recomendada** **Adultos** **Doxiciclina** – 100 mg, de 12/12 horas, VO, devendo ser mantido por 3 dias após o término da febre **Cloranfenicol** – 500 mg, de 6/6 horas, VO, devendo ser mantido por 3 dias após o término da febre **Em casos graves**, recomenda-se 1 g, IV, a cada 6 horas, até a recuperação da consciência e melhora do quadro clínico geral, mantendo-se o medicamento por mais de 7 dias, VO, na dose de 500 mg, de 6/6 horas **Crianças** **Cloranfenicol** – 50 a 100 mg/kg/dia, de 6/6 horas, até a recuperação da consciência e melhora do quadro clínico geral, nunca ultrapassando 2 g por dia, VO ou IV, dependendo das condições do paciente **Doxiciclina** – em peso menor do que 45 kg: 4 mg/kg/dia, divididas em 2 doses

(Continua)

Tabela 263.1 | **Etiologia dos exantemas maculopapulosos na infância** *(Continuação)*

Agente causal ou enfermidade, transmissibilidade, população acometida	Características	Exames complementares, tratamento, quando referenciar, comentários
Outras causas		
Doença de Kawasaki[15,16] Ver Figura 263.3 Fonte: Habif.[4] Independente do envolvimento mucocutâneo proeminente, o que caracteriza a doença de Kawasaki é uma vasculite aguda generalizada, autolimitada, de etiologia desconhecida, que ocorre principalmente em crianças Nos EUA, a doença de Kawasaki já supera a febre reumática aguda como causa de cardiopatia adquirida na infância	**Diagnóstico** clínico, pela presença de febre de mais de 4 dias de duração, além de quatro dos critérios clínicos a seguir: ▶ febre, no mínimo, há 5 dias ▶ exantema polimorfo (morbiliforme, maculopapular, ou escarlatiniforme), costuma ser generalizado, mas pode limitar-se à virilha ou a membros inferiores ▶ eritema, fissuras e crostas dos lábios; vermelhidão difusa da mucosa da orofaringe, língua em morango ▶ injeção bilateral da conjuntiva bulbar, sem exsudato, não dolorida ▶ alterações agudas das extremidades (eritema das palmas, solas; edema de mãos e pés, dificultando deambulação) ou subagudas (descamação que começa na zona periungueal de dedos, entre a segunda e terceira semana da doença); e ▶ linfadenopatia aguda cervical anterior não purulenta, maior do que 1,5 cm, geralmente unilateral Outros sintomas: irritabilidade, taquicardia desproporcional à febre, piúria estéril, meatite e meningite asséptica Até 10-15% das crianças menores, principalmente os lactentes, têm formas com *manifestações incompletas* que não cumprem todos os critérios diagnósticos. Os sinais e sintomas mais frequentes são a febre de mais de cinco dias (97%) e o exantema (82%). A frequência de outras manifestações clínicas é muito mais baixa	**Exames complementares:** ecocardiografia é o exame de escolha para avaliar aneurismas de artérias coronárias. Ecocardiogramas seriados devem ser obtidos como se segue: no momento do diagnóstico; 2 semanas após; 68 semanas após o início dos sintomas Estudos ecocardiográficos mostram que 20-25% das crianças não tratadas com doença de Kawasaki desenvolveram sequelas cardiovasculares, variando de ectasia de artéria coronária assintomática até aneurismas gigantes de artérias coronárias com trombose, infarto do miocárido e morte súbita. A frequência de mortalidade é 0,12% Não há exames laboratoriais específicos para o diagnóstico de doença de Kawasaki **Tratamento:** objetiva prevenir DAC e alívio dos sintomas. Tratamento precoce (idealmente dentro de 7 dias, mas podendo ser até 10 dias do estabelecimento da febre) e doses plenas de IVIG são a base do tratamento, reduzindo o risco de envolvimento cardiovascular em 5% Ácido acetilsalicílico (altas doses, por período variável, seguido de doses baixas) tem sido tradicionalmente padronizado
Artrite idiopática juvenil (AIJ), de início sistêmico (doença de Still)	Exantema maculopapuloso, eritematoso, tênue, difícil de ver, evanescente que se intensifica com a febre e desaparece quando defervesce Pode apresentar adenopatias, hepatoesplenomegalia, ou polisserosites	**Diagnóstico:** pelas manifestações clínicas e alterações laboratoriais (leucocitose com neutrofilia, trombocitose e VHS elevada) **Tratamento:** objetiva identificação precoce da AIJ; com acompanhamento de reumatologista; prevenção de complicações associadas à AIJ; alívio da dor; manejo das crises de exacerbação da AIJ; prevenção e redução do dano articular; maximização da função; otimização do crescimento e desenvolvimento normais e melhora da qualidade de vida
Reações medicamentosas Diagnóstico: clínico e história de exposição ao fármaco	Podem cursar com qualquer tipo de exantema, apesar de cerca de 95% dos casos ser um exantema eritematoso, maculopapular, que inicia no tronco e depois se dissemina de forma simétrica às extremidades. As lesões são morbiliformes, rubeoliformes ou escarlatiniformes. O aspecto polimorfo e confluente das lesões e o prurido, quando existe, orientam o diagnóstico. A febre não costuma ser muito alta	**Exames complementares:** às vezes, há eosinofilia no leucograma A reação costuma aparecer entre 7-14 dias do início do uso do fármaco, mas podem ocorrer poucos dias depois de suspendê-lo A reação medicamentosa pode sugerir um *risco para a vida do paciente*, como ocorre, por exemplo, nos exantemas que cursam com febre alta, após iniciar tratamento com ARV abacavir, ou síndrome de Stevens-Johnson ou necrólise epidérmica tóxica associada a fármacos. Nesses casos, a retirada do fármaco deve ser imediata

(Continua)

Tabela 263.1 | Etiologia dos exantemas maculopapulosos na infância *(Continuação)*

Agente causal ou enfermidade, transmissibilidade, população acometida	Características	Exames complementares, tratamento, quando referenciar, comentários
Outras causas		
Acrodermatite papular da infância[10] **Síndrome de Gianotti-Crosti e síndromes papulovesiculares associadas** 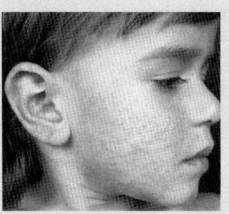 Fonte: Wollf e Johnson.[3] **População:** a maioria dos pacientes tem entre 1-6 anos, podendo variar entre 3 meses a 15 anos	Pródromos de febre e sintomas respiratórios altos Surgem abruptamente pápulas eritematosas, monomórficas, às vezes papulo-vesículas, não pruriginosas, em bochechas, nádegas e superfícies extensoras de extremidades, poupando o tronco. Às vezes, as pápulas coalescem em grandes placas e tornam-se hemorrágicas ou descamam Desaparece em 2-3 semanas, podendo durar até 8 semanas Pacientes podem apresentar linfadenopatia, hepatomegalia ou esplenomegalia	**Tratamento:** é sintomático. Associa-se a: hepatite A ou B, CMV, EBV, *Coxsackie*, parainfluenza, HHV, rotavírus, parvovírus B19, MC, VSR, caxumba e gripe. Recomenda-se a avaliação, se hepatite é sugerida pela história ou exame físico **Tratamento:** geralmente é uma doença autolimitada, sem necessidade de tratamento
Sífilis congênita[17] Ver Cap. 140, Infecções sexualmente transmissíveis A lesões dermatológicas na sífilis congênita aparecem em 60% dos casos; apesar disso, são importantes para suspeita diagnóstica Sobretudo, em mulheres em situação de maior vulnerabilidade (história pessoal ou do companheiro no uso de drogas, promiscuidade, HIV) que não realizaram pré-natal ou de início tardio	Os sinais precoces iniciam entre a terceira e oitava semana de vida e incluem rinorreia, que aparece 1 a 2 semanas antes do exantema maculopapular, ou exclusivamente papular, inicialmente vermelho-arroxeado brilhante, para logo tornar-se acobreado. Afeta glúteos, coxas, palmas e plantas (podendo apresentar-se como pênfigo palmo-plantar) e área perioral (40%), petéquias ou púrpura. Condiloma plano, que pode encontrar-se nas dobras cutâneas, genitais e ânus; hepatomegalia com ou sem esplenomegalia (33-100%), icterícia, anemia, trombocitopenia, assim como aumento nas transaminases As lesões são típicas da sífilis secundária adquirida	**Diagnóstico:** **Testes treponêmicos** (TPHA, FTA-Abs, EQU, Elisa ou testes rápidos) **Testes não treponêmicos** (VDRL, RPR, ou TRUST) **Exame direto:** a pesquisa do *Treponema pallidum* em campo escuro em material coletado de lesão cutâneo-mucosa e de mucosa nasal é útil para diagnosticar a infecção, embora a solicitação desse exame não seja prática comum nos serviços que atendem RN. A pesquisa em campo escuro só pode ser feita com amostras frescas que permitam a visualização de treponemas vivos e móveis. Em amostras de biópsia ou necrópsia, embora o treponema esteja morto, podem ser usadas colorações especiais ou técnicas de imuno-histoquímica, que permitem a visualização do *T. pallidum* **Tratamento:** penicilina, conforme apresentação clínica e idade Ver Cap. 140, Infecções sexualmente transmissíveis

IC, insuficiencia cardiaca; DAC, doença arterial coronariana; LRA, lesão renal aguda; TGI, trato gastrintestinal; SNC, sistema nervoso central; SGB, síndrome de Guillain-Barré; PCR, reação em cadeia da polimerase; LCS, líquido cerebrospinal; VHS, velocidade de hemossedimentação; OMS, Organização Mundial da Saúde; Ig, imunoglobulina G e M; IVIG, imunoglobulina intravenosa; AINEs, ainti-inflamatórios não esteroides; RT-PCR, reação em cadeia da polimerase transcriptase reversa; VSR, virus sincicial respiratório; RIFI, reação de imunofluorescência indireta; VDRL, *veneral disease research laboratory*; FTA-Abs, teste de absorção do anticorpo antitreponêmico fluorescente; EQU, exame qualitativo de urina; RPR, *rapid plasma reagin*; G6PD, glicose-6-fosfato-desidrogenase; Elisa, enzima imunoensaio; TPHA, *Treponema pallidum hemaglutination assay*; UI, unidade internacional; CMV, citomegalovírus; EBV, virus Epstein-Barr; HHV-6, herpes-virus humano tipo 6; HIV, virus da imunodeficiência humana; ZIKAV, vírus Zika; VO, via oral; ARV, antirretroviral.
Fonte: Ruiz Contreras,[5] Brasil,[9] Scott e Stone.[18]

Quando referenciar

- Se o paciente apresentar piora do estado geral, que necessite medidas de suporte.
- Se houver suspeita de meningococcemia, com exantema macular, é necessário completar quatro a seis horas de observação.
- Se o paciente apresentar complicações (infecção bacteriana, encefalite, etc.), principalmente pacientes imunocomprometidos, como crianças desnutridas.

Prognóstico e complicações possíveis

Alertas vermelhos

Patologias que cursam com febre, exantema e piora do estado geral e que requerem atenção urgente ou rápida são: menigococemia, doença de Kawasaki, síndrome do choque tóxico estreptocócico ou estafilocócico, reações medicamentosas e síndrome de Stevens-Johnson.

Atividades preventivas e de educação

Medidas de caráter geral (que também se aplicam aos surtos institucionais e hospitalares):[9]

- Higiene das mãos com água e sabão depois de tossir ou espirrar, após usar o banheiro, antes das refeições, antes de tocar os olhos, a boca e o nariz.
- Evitar tocar os olhos, nariz ou boca, após contato com superfícies.

- Proteger com lenços (preferencialmente descartáveis a cada uso) a boca e nariz ao tossir ou espirrar, para evitar disseminação de aerossóis.
- Orientar para que o paciente evite sair de casa enquanto estiver em período de transmissão da doença (até 5 dias após o início dos sintomas).
- Evitar entrar em contato com outras pessoas suscetíveis. Caso não seja possível, usar máscaras cirúrgicas.
- Evitar aglomerações e ambientes fechados (deve-se manter os ambientes ventilados).
- Repouso, alimentação balanceada e ingestão de líquidos.

Tabela 263.2 | **Exantemas petequiais e purpúricos**

Agente causal ou enfermidade, transmissibilidade, população acometida	Características	Exames complementares, tratamento, quando referenciar, comentários
Meningococo Ver Meningococo, na Tabela 263.1 Considerar sempre circunstâncias epidemiológicas, como estação do meningococo (peri-inverno), existência de contatos, etc.	Manifesta-se, com muita frequência, com febre e exantema, que em 50% dos casos é petequial, mas que pode ser maculoso ou maculopapuloso. A localização das petéquias abaixo da linha intermamilar aumenta o risco de infecção meningocócica As artralgias intensas, que aparecem até em 10-25% dos pacientes com infecção meningocócica, são uma pista importante	**Diagnóstico etiológico:** isolamento da bactéria em sangue, LCS ou outros sítios estéreis
Enterovírus (Echo e coxsackie) Ver Enterovírus, na Tabela 263.1. Mais frequente no verão e outono, apesar de também ocorrerem nos meses da estação meningocócica	O enterovírus, sobretudo os echovírus, produzem exantemas petequiais e purpúricos que podem ser indistinguíveis da sepse meningocócica	
Parvovírus B19 **Síndrome papular-purpúrica em luvas e meias (SPPLM)** Ver Parvovírus B19, na Tabela 263.1 **Transmissão:** ocorre principalmente em adultos jovens, na primavera e no verão. O período de incubação é em torno de 10 dias. A SPPLM, ao contrário do eritema infeccioso, permanece contagiosa mesmo após o surgimento do exantema Este fato tem importância nos contatos com pacientes gestantes soronegativas, indivíduos imunocomprometidos e aqueles com anemias hemolíticas crônicas, conforme já descrito	O paciente geralmente apresenta bom estado geral. Edema simétrico e eritematoso, dolorido ou pruriginoso, das mãos e pés, progride para máculas purpúricas e petéquias, pápulas e placas que são sucedidas por uma fina descamação. Há uma demarcação definida, característica, nos punhos e tornozelos. Raramente, a erupção estende-se para regiões não acrais, como face, glúteos, tronco, virilha A maioria dos pacientes apresenta enantema polimórfico associado, incluindo hiperemia difusa, aftas, petéquias e erosões no palato, faringe, língua e face interna dos lábios Às vezes, 2-4 dias após o exantema, há manifestações sistêmicas, como artralgias, mialgias, linfadenopatia, anorexia e cansaço	**Exames complementares:** no leucograma, podem-se ver leucopenia e trombocitopenia **Tratamento:** é sintomático, com uso de hidratantes e anti-histamínicos, se necessário SPPLM resolve-se espontaneamente em 1-2 semanas, sem sequelas
Haemophilus influenzae, **biogrupo aegyptius**[9] **Febre purpúrica brasileira (FPB)** **Notificação** Por se tratar de agravo inusitado, é doença de notificação compulsória e investigação obrigatória **Transmissão:** possivelmente, enquanto durar a conjuntivite. *Proteção individual para evitar circulação bacteriana*. Não há indicação para isolamento, entretanto, devem ser adotados cuidados com as secreções conjuntivais e sangue dos pacientes que contêm o agente **População:** é uma doença infecciosa aguda, com elevada letalidade. Em geral, apresenta-se em surtos, atingindo crianças **Suspeito:** criança que teve ou está com conjuntivite e desenvolve quadro agudo de febre, acompanhado de algum outro sinal de toxemia (palidez perioral, vômitos, dor abdominal, alteração do estado de consciência, petéquias, púrpura ou outras manifestações hemorrágicas)	Tem largo espectro clínico, desde uma simples infecção conjuntival, conhecida como conjuntivite bacteriana e olho roxo, até síndrome séptica grave Sinais e sintomas seguem uma certa cronologia em curto espaço de tempo: início com febre alta (acima de 38,5°C), taquicardia, erupção cutânea macular difusa, tipo petéquias, púrpuras e outras sufusões hemorrágicas, além de hipotensão sistólica Ocorrem, também, manifestações digestivas, como náuseas, vômitos, dor abdominal, enterorragias e diarreia, bem como mialgias, sinais de insuficiência renal (oligúria e anúria), plaquetopenia, leucopenia com linfocitose ou leucocitose com linfopenia. Observa-se agitação, sonolência, cefaleia e convulsão. Cianose e taquidispneia, consequente à acidose, fazem parte da progressão da doença Essa enfermidade, em geral, evolui em 1 a 3 dias, ou seja, é um quadro grave, fulminante, com choque séptico e CIVD, cuja letalidade varia de 40 a 90%	**Diagnóstico:** **Etiológico:** cultura de sangue, material da conjuntiva, do LCS e de raspado de lesão de pele. Reação de contraimunoeletroforese do soro e do LCS **Inespecíficos:** hemograma, coagulograma, provas de função renal **Tratamento:** Antibioticoterapia: *ampicilina*, 200 mg/kg/dia, 6/6 h, via IV; ou amoxicilina, 50 mg/kg/dia, 8/8 h, VO, por 7 dias; ou *cloranfenicol*, 100 mg/kg/dia, via IV, 6/6 h, por 7 dias. O paciente deve ser internado com todos os cuidados de suporte **Diagnóstico diferencial** Devem-se considerar as infecções que podem evoluir com sepse, petéquias e púrpura: meningococcemia, meningite por Hib, septicemias por gram-negativo, dengue hemorrágica, febre amarela, febre maculosa, tifo exantemático, febre hemorrágica argentina e boliviana e outras febres hemorrágicas

(Continua)

Tabela 263.2 | Exantemas petequiais e purpúricos (Continuação)

Agente causal ou enfermidade, transmissibilidade, população acometida	Características	Exames complementares, tratamento, quando referenciar, comentários
Haemophilus influenzae, biogrupo *aegyptius*[9] (Continuação)		Quando o paciente sobrevive, pode vir a apresentar gangrenas, com ou sem mutilações
		A natureza sistêmica e fulminante da FPB deve estar associada à liberação de toxinas pela bactéria
Púrpura de Henoch-Schönlein	Exantema purpúrico em extremidades inferiores	O diagnóstico é feito pela clínica e mediante biópsia das lesões (vasculite leucocitoclástica)
	Artralgias, dor abdominal. Às vezes, hematúria microscópica	
Edema hemorrágico do lactente	Edema eritematoso e lesões purpúricas em extremidades, queixo, região malar e pavilhões auriculares. Poupa o tronco. Diarreia sanguinolenta e hematúria microscópica em 25-30% dos casos	Afeta crianças de 4 meses a 2 anos, e muitos autores consideram ser a mesma entidade que a púrpura de Schönlein-Henoch
Reações medicamentosas Ver Reações medicamentosas, na Tabela 263.1	Não é infrequente que exista um componente purpúrico ou petequial nos exantemas medicamentosos	

CIVD, coagulação intravascular disseminada; LCS, líquido cerebrospinal; Hib, *Haemophilus-influenzae* tipo B.
Fonte: Ruiz Contreras,[5] Brasil[9] e Scott e Stone.[18]

Cuidados no manejo de crianças em creches[9]

- Encorajar cuidadores e crianças a lavar as mãos e os brinquedos com água e sabão, quando estiverem visivelmente sujos.
- Encorajar os cuidadores a lavar as mãos após contato com secreções nasais e orais das crianças, principalmente quando a criança está com suspeita de síndrome gripal.
- Orientar os cuidadores a observar se há crianças com tosse, febre e dor de garganta, sobretudo quando há notificação de surto de síndrome gripal na cidade; os cuidadores devem notificar os pais quando a criança apresentar os sintomas citados.
- Evitar o contato da criança doente com as demais. Recomenda-se que a criança doente fique em casa, a fim de evitar a transmissão da doença.
- Orientar os cuidadores e responsáveis pela creche que notifiquem à secretaria de saúde municipal, caso observem aumento do número de crianças doentes com síndrome gripal ou com absenteísmo.

Proteção individual para evitar circulação viral (baseada nas recomendações para sarampo)[9]

- No plano individual, o isolamento domiciliar ou hospitalar dos casos consegue diminuir a intensidade dos contágios. Deve-se evitar, principalmente, a frequência às escolas ou creches, agrupamentos, ou qualquer contato com pessoas suscetíveis, até 4 dias após o início do período exantemático.
- O impacto do isolamento dos pacientes é relativo à medida de controle, porque o período prodrômico da doença já apresenta elevada transmissibilidade do vírus e, em geral, não é possível isolá-los, a não ser no período exantemático. Portanto, a vigilância dos contatos deve ser realizada por um período de 21 dias.
- Como o risco de transmissão intra-hospitalar é muito alto, deve ser feita a vacinação seletiva de todos os pacientes e profissionais do setor de internação do caso suspeito de sarampo e, dependendo da situação, de todos os profissionais do hospital. Pacientes internados devem ser submetidos a isolamento respiratório, até 4 dias após o início do exantema.

Proteção da população[9]

- A principal medida de controle das patologias imunopreveníveis é feita por meio da vacinação dos indivíduos suscetíveis, que inclui: vacinação na rotina da rede básica de saúde, bloqueio vacinal, intensificação e/ou campanhas de vacinação.[5]
- Em algumas infecções bacterianas, pode-se optar por tratamento profilático com antibiótico dos contatos íntimos, para bloqueio.

Ações de educação em saúde[9]

- A melhor forma é desenvolver atividades, de forma integrada, com a área de educação. Na escola, deverão ser trabalhados a doença e os meios de prevenção.[5]
- No momento da investigação, as pessoas devem ser orientadas sobre a importância da prevenção do sarampo e o dever de cada cidadão de informar, ao serviço de saúde mais próximo de sua casa, a existência de um caso suspeito.[5]

Medidas adicionais (com base nas recomendações para *Influenza*)[9]

A adoção de medidas adicionais de prevenção e controle dependerá dos achados da investigação epidemiológica e da investigação clínico-laboratorial.

Tabela 263.3 | **Exantemas que cursam com eritrodermia difusa**

Agente causal ou enfermidade, transmissibilidade, população acometida	Características	Exames complementares, tratamento, comentários
Streptococcus pyogenes (Estreptococo do grupo A) **Escarlatina** A escarlatina é uma doença infectocontagiosa que tem como causa, na quase totalidade dos casos, uma das várias toxinas eritrogênicas produzidas pelo *Streptococcus β-hemolítico* do grupo A de Lancefield. Os *Streptococcus* dos outros grupos, especificamente dos grupos C e G, também podem ser causa de escarlatina A doença é mais frequentemente associada com *faringite estreptocócica*, podendo, em situações mais raras, acompanhar quadros de lesões infectadas de pele **População:** a enfermidade incide sobretudo em crianças pré-escolares e escolares, sendo rara em lactentes. Atualmente, são mais frequentes *formas incompletas* de escarlatina que se manifestam com exantemas "em xale" que se localizam no pescoço, ombros e parte superior do tórax e axilas; é rara a descamação **Transmissão:** desde o período prodrômico, principalmente durante a fase aguda da doença, até 24 a 48 horas do início de terapêutica antibiótica eficaz, quando se deve recomendar as precauções respiratórias	As manifestações clínicas iniciam-se de forma abrupta, com febre alta, dor de garganta, faringite exsudativa ou não, com língua "em framboesa" e, às vezes, petéquias no palato, adenomegalia cervical e submandibular, podendo ocorrer vômitos, cefaleia, mal-estar e dor abdominal. Este período prodrômico dura de 12 a 48 horas, quando surge a erupção cutânea O exantema típico é eritematoso, intenso, difuso, que desaparece à digitopressão, micropapular, com pápulas muito próximas umas das outras, que ocasionalmente se "palpa mais do que se vê", como pele de galinha ou papel de lixa, como um eritema por queimadura solar. Inicia-se na região torácica, com rápida disseminação para tronco, pescoço e membros, poupando as palmas das mãos e as plantas dos pés Acompanha-se de alguns sinais característicos, bastante úteis para o diagnóstico, a saber: **Sinal de Filatow:** palidez perioral, contrastando com bochechas e testa hiperemiadas **Língua saburrosa:** no 1º e 2º dias da doença, a língua se encontra recoberta com uma espessa camada esbranquiçada **Língua em framboesa:** a camada esbranquiçada se desprende após o 3º ou 4º dia, aparecendo hipertrofia e hiperemia das papilas linguais **Sinal de Pastia:** petéquias nas dobras articulares ou em outras áreas das extremidades, formando linhas transversais, com pigmentação residual quando o eritema petequial desaparece **Descamação:** geralmente ocorre após 5 a 7 dias do princípio do quadro. Inicia-se com o desprendimento de pequenas placas de pele em face, pescoço e tórax, estendendo-se posteriormente para as extremidades, onde se torna mais intensa; aí são liberados grandes pedaços de pele, ocorrendo a chamada descamação em "dedos de luva". Esse período pode se prolongar por até 3 a 8 semanas, dependendo da intensidade do exantema Na criança, geralmente, ocorrem no contexto de varicela. Deve-se suspeitar-se quando persiste febre alta depois de 48 horas do começo do exantema variceloso ou depois de haver desaparecido, a febre reaparece	**Diagnóstico etiológico:** Cultivo faríngeo e aumento dos títulos de anticorpos (ASLO e anti-DNAase B) Às vezes, nas infecções invasivas estreptocócicas, aparece *rash* escarlatiniforme que ajuda no diagnóstico Isolamento do estreptococo do grupo A de sangue ou tecidos infectados. Quando se associa à varicela, pode-se isolar o estreptococo do grupo A em hemocultura, porém é menos frequente do que em outras formas da doença, já que se deve à produção de exotoxinas pirogênicas, que podem ser secretadas na corrente sanguínea desde qualquer foco de infecção Critérios clínicos: a etiologia se demonstra por isolamento do estreptococo do grupo A em hemocultura ou de outras fontes de infecção **Tratamento e prevenção:** Penicilina benzatina: dose única, IM, de 1.200.000 UI para crianças com mais de 25 kg e de 600.000 UI para aquelas com peso inferior a 25 kg Penicilina V, amoxicilina, eritromicina ou outros macrolídeos podem ser utilizados. Recomenda-se prolongar o tratamento por 10 dias, exceto quando se usa a azitromicina, que deve ser empregada por 5 dias **Os contatos íntimos devem receber penicilina benzatina em dose única ou antibioticoterapia, VO, durante 10 dias**
Streptococcus pyogenes [15] (Estreptococo do grupo A) **Choque tóxico estreptocócico** A maioria dos casos é causada por cepas produtoras de exotoxinas pirogênicas, que agem como superantígenos	O *choque tóxico estreptocócico* caracteriza-se por febre, *rash* escarlatiniforme, eritema e edema das palmas e plantas, vermelhidão da mucosa oral com língua em framboesa e injeção conjuntival. Sempre há hipotensão ou hipotensão ortostática. Outros sinais ou sintomas são: febre, vômitos, diarreia, cefaleia, faringite, mialgias e hipotensão. O quadro progride rapidamente a choque, com falência de múltiplos órgãos Em geral, existe evidência de foco, sobretudo em partes moles, como celulite, miosite ou fasceíte necrosante. A síndrome também pode ocorrer associada a outras infecções invasivas, incluindo pneumonia, infecções de corrente sanguínea, osteomielite, pioartrite e endocardite, ou ainda cursar sem um foco identificável de infecção	**Diagnóstico:** baseia-se em critérios clínicos e no isolamento do *Streptococcus pyogenes*. Quando a etiologia é estreptocócica, as hemoculturas costumam ser positivas em mais de 50% dos casos, diferentemente do que ocorre com a síndrome do choque tóxico estafilocócico. A bactéria também pode ser encontrada em amostras clínicas coletadas diretamente do foco de infecção **Tratamento:** a prioridade deve ser o suporte intensivo, associada à drenagem do foco de infecção e ressecção de quaisquer tecidos necróticos Como clinicamente é impossível diferenciar as etiologias estreptocócica e estafilocócica, o esquema antimicrobiano empírico deve ser o mesmo, incluindo um betalactâmico com atividade anti-estafilocócica, como a oxacilina, e um inibidor de síntese proteica, como a clindamicina

(Continua)

Tabela 263.3 | Exantemas que cursam com eritrodermia difusa *(Continuação)*

Agente causal ou enfermidade, transmissibilidade, população acometida	Características	Exames complementares, tratamento, comentários
Staphylococcus aureus[19] **Choque tóxico estafilocócico** A síndrome do choque tóxico estafilocócico é mais frequentemente causada por cepas de *S. aureus*, produtoras da TSST-1. Apesar de cerca de metade dos casos ainda ocorrerem em mulheres utilizando tampões menstruais, a síndrome também pode ocorrer após procedimentos cirúrgicos, em associação com lesões cutâneas, e até sem um foco identificável de infecção	A toxina age como um superantígeno, estimulando a proliferação e ativação de linfócitos T, o que leva à maior liberação de citocinas, sobretudo TNF-α e β, IL-1 e IL-2, que, por sua vez, causam aumento da permeabilidade capilar e hipotensão, culminando com a falência de múltiplos órgãos[2-4] As manifestações clínicas incluem febre (acima de 38°C), exantema macular difuso, hipotensão e sinais de envolvimento de múltiplos órgãos (dentre estes, hiperemia conjuntival, vaginal ou orofaríngea) A descamação ocorre cerca de 1 a 2 semanas após o início do quadro, principalmente nas palmas, plantas e dedos dos pés e mãos	**Diagnóstico etiológico:** critérios clínicos Raramente se identifica *S. aureus* em hemocultura A bactéria encontra-se em feridas ou é um colonizador que produz a toxina do choque tóxico **Tratamento:** a prioridade deve ser o suporte intensivo. A terapia antimicrobiana empírica deve incluir um betalactâmico com atividade antiestafilocócica, como, por exemplo, a oxacilina, e um inibidor de síntese proteica, como a clindamicina. O segundo tem o objetivo de diminuir a síntese da toxina, e o primeiro é utilizado por ser bactericida, auxiliando na erradicação da bactéria do sítio de infecção

CIVD, coagulação intravascular disseminada; ASLO, antiestreptolisina O; TNF-α e β, fator de necrose tumoral alfa e beta; IL-1 e 2, interleucina 1 e 2; VO, via oral; IM, intramuscular.

Fonte: Ruiz Contreras[5] e Scott e Stone.[18]

Tabela 263.4 | Vesicobolhosos

Agente causal ou enfermidade, transmissibilidade, população acometida	Características	Exames complementares, tratamento, comentários
Vírus varicela-zóster [10] **Catapora, varicela** **Transmissão:** via respiratória Quando um indivíduo suscetível é exposto ao VVZ, o vírus inicia sua replicação primária 3-4 dias após exposição, na orofaringe e nos linfonodos regionais. Segue-se uma viremia primária. Uma viremia secundária ocorre 10 a 21 dias após a exposição e, durante esse período, o paciente manifesta sintomas prodrômicos	Antecedem sintomas prodrômicos de febre, mal-estar e mialgias O exantema começa como máculas eritematosas pruriginosas, que evoluem para pápulas e vesículas, descritas como "gotas de orvalho em pétala de rosa" As lesões geralmente começam na linha do cabelo e se espalham em um padrão cefalocaudal, envolvendo o couro cabelo e membranas mucosas. As vesículas evoluem para crostas em 4-5 dias do estabelecimento das lesões iniciais. A média de lesões costuma ser 300-400 Lesões antigas formam crostas e surgem novas lesões, dando a aparência polimórfica do exantema. Podem cicatrizar com hipopigmentação e escaras (*scarring*) O diagnóstico diferencial inclui pitiríase liquenoide, picada de insetos, infecção pelo HSV e impetigo A complicação mais comum da varicela em crianças imunocompetentes é superinfecção bacteriana, geralmente por *Streptococcus* do grupo A ou *Staphylococcus aureus* Complicações neurológicas podem ocorrer e incluem meningite, meningoencefalite, ataxia cerebelar, mielite transversa e SGB. Outras complicações incluem artrite, glomerulonefrite, miocardite, trombocitopenia e púrpura fulminante. Imunodeprimidos estão em risco de adquirir varicela severa e protaída, com envolvimento multissistêmico, e varicela hemorrágica Outra manifestação clínica comum da infecção por VVZ é o *herpes-zóster (cobreiro)*. O VVZ torna-se latente nas células dos gânglios das raízes dorsais, até a reativação, quando o vírus migra até a pele através do nervo sensório, manifestando-se como erupção unilateral vesicular, envolvendo de um a três dermátomos.	**Diagnóstico:** IFI em raspado de pele ou PCR. Testes sorológicos não são úteis para infecções agudas para confirmação retrospectivamente **Tratamento:** sintomático Geralmente, a doença é benigna, leve e autolimitada, em indivíduos imunocompetentes não é necessário ACV, VO Adolescentes e jovens adultos estão em risco moderadamente alto para desenvolver doença severa, nesses casos, o ACV, VO, pode ser administrado por 5 dias, idealmente iniciando dentro de 24 horas do início do *rash* da varicela ACV, IV, é usado para pacientes com risco elevado ou que desenvolvem infecção severa ou potencialmente severa, como imunocomprometidos. A recomendação da duração da terapia de ACV é 7 dias, ou até que não surjam novas lesões por 48 horas Idealmente, a terapia deve ser iniciada dentro de 24 horas do início, mas pode permanecer eficaz até 72 horas após o surgimento das lesões A febre deve ser tratada com paracetamol. O uso de ácido acetilsalicílico pode predispor à síndrome de Reye, e o ibuprofeno pode predispor à infecção por *Streptococcus* do grupo A **Comentários:** a vacina de vírus atenuado tem sido útil na redução da incidência de infecções por VVZ. Zóster parece ser menos incidental após imunização do que após infecção natural

(Continua)

Tabela 263.4 | **Vesicobolhosos** *(Continuação)*

Agente causal ou enfermidade, transmissibilidade, população acometida	Características	Exames complementares, tratamento, comentários
Vírus varicela-zóster (VVZ)[10] *(Continuação)*	As vesículas costumam ser dolorosas ou pruriginosas, especialmente em adultos. Costuma ser mais branda em crianças A reativação é provavelmente devida à diminuição da imunidade celular mediada, o que explica o aumento da incidência em idosos e imunodeprimidos	Para evitar surtos de varicela, indivíduos devem ser vacinados duas vezes, uma aos 12-15 meses e novamente aos 4-6 anos. A vacina está combinada com sarampo-rubéola-caxumba, tetra viral, ofertada no calendário vacinal brasileiro, aos 15 meses
Vírus herpes simples[10] **Eczema herpético, erupção variceliforme de Kaposi associada ao HSV** *(medscape)* É uma forma severa de infecção cutânea disseminada pelo HSV, que ocorre primariamente em indivíduos com dermatite atópica e doenças de pele, como pênfigo, doença de Darier ou queimaduras traumáticas. Secreção defeituosa de citocinas e diminuição da imunidade celular na pele afetada pela dermatite atópica parecem influenciar a patogênese do eczema herpético	Apresenta-se como vésico-pústulas umbilicadas monomórficas, que progridem para formar erosões com bordas bem definidas *(punched out)* em áreas de dermatite ativa. A parte superior do corpo é mais afetada, com predileção pela cabeça e pescoço. Febre e mal-estar podem estar presentes O diagnostico diferencial inclui zóster e impetigo Complicações incluem superinfecção bacteriana secundária e ceratoconjuntivite. Em alguns casos, pode progredir para infecção fulminante com risco de vida e a mortalidade atinge 75% antes do uso de antivirais estar disponível	**Diagnósico:** esfregaço de Tzanck (observam-se células gigantes multinucleadas), esfregaço com anticorpos fluorescentes ou cultura de uma lesão vesicular **Tratamento:** ACV sistêmico. Comprometimento severo necessita hospitalização e uso ACV, IV. Em adição, recomendam-se corticoides tópicos e hidratantes para repor a barreira cutânea
Síndrome mão-pé-boca (SMPB) **Enterovírus, associada principalmente com *coxsackie* vírus A16 ou enterovírus 71** **População:** afeta principalmente crianças abaixo de 10 anos **Transmissão:** altamente contagiosa, espalha-se pela via oral-oral e fecal-oral. Transmissão vertical pode ocorrer. Em climas temperados, ocorre no fim do verão e início do outono. Infecções são esporádicas, mas podem ocorrer surtos. Implantação viral inicial é na mucosa bucal e ileal, seguida por disseminação para os linfonodos regionais em 24 horas. Viremia rapidamente se segue e o vírus se espalha pela boca e pele. Por volta do 7° dia após a infecção, os anticorpos séricos aumentam e o vírus desaparece	Um breve período de 12-36 horas de pródromos de febre baixa, mal-estar, tosse, anorexia, dor abdominal e garganta podem ocorrer Lesões ulceradas doloridas que aparecem em qualquer área da cavidade oral, sobretudo em língua, palato duro e mucosa bucal. Lesões podem coalescer, a língua tornar-se vermelha e edematosa, com a dor interferindo na alimentação. Lesões orais melhoram sem tratamento em 5-7 dias Pouco depois das lesões orais, aparece um exantema de máculas de 2-8 mm de diâmetro, que progridem para estado vesicular, com formação de amarelo-acinzentada no centro e halo eritematoso. As lesões aparecem nas laterais dos dedos e na superfície dorsal de mãos e pés. Podem ser assintomáticas ou doloridas, formam crostas e gradualmente desaparecem, sem deixar cicatrizes em 5-10 dias	**Tratamento** da SMPB é sintomático. Para alívio das lesões dolorosas da boca, uso de lidocaína viscosa, solução de diclonina, difenidramina, hidróxido de magnésio ou sucralfato Foram relatadas três complicações neurológicas associadas com enteroviroses: paralisia flácida aguda, meningite asséptica e encefalite do tronco cerebral (ou tromboencefalite)
***Staphylococcus aureus*[20]** **Síndrome da pele escaldada estafilocócica (SPES)** Afeta principalmente crianças menores de 5 anos Sintomas desenvolvem-se porque a infecção (ou colonização) por *Staphylococcus aureus* libera toxinas para a pele no sítio primário (da infecção ou colonização). Essas toxinas danificam a desmogleina 1, que é responsável por manter as células epidérmicas aderidas e formar uma barreira protetora A liberação local da toxina resulta no impetigo bolhoso no sítio primário. Quando a toxina entra na corrente sanguínea, espalha-se para outras áreas do corpo, desenvolvendo a síndrome da pele escaldada	Alguns podem apresentar pródromos de dor de garganta ou conjuntivite. Inicialmente, a pele pode apresentar-se com textura de lixa, antes do exantema A síndrome começa com uma infecção isolada e crostosa, que pode ser semelhante ao impetigo. Nos RNs, pode surgir na zona da fralda ou periumbelical. Em crianças mais velhas, costuma afetar áreas ao redor da boca (respeitando as mucosas, que serve como diagnóstico diferencial com síndrome de Stevens-Johnson), olhos e orelhas. Nos adultos, a infecção pode começar em qualquer parte. Cursa com febre, irritabilidade e exantema eritrodérmico difuso, doloroso, que se espalha rapidamente. Depois, outras áreas grandes da pele, distantes da infecção inicial, em geral, áreas de atrito, como pregas cutâneas, e nas nádegas, mãos e pés, ficam avermelhadas e formam bolhas que se rompem com facilidade. A camada superior da pele começa, então, a soltar-se, muitas vezes em grandes tiras, mesmo quando se toca ligeiramente ou se pressiona suavemente	**Diagnóstico etiológico:** pode-se coletar material para cultura de locais que abrigam o germe, incluindo conjuntiva (epicantos), vestíbulo nasal, umbigo, nasofaringe. Raramente, infecções graves, como pneumonia, meningite, artrite ou infecções cutâneas profundas, desencadeiam SPES, e culturas nesses sítios devem ser coletadas. Não se deve coletar material das bolhas, porque geralmente são estéreis **Geralmente não é necessária, mas biópsia de pele revelará descolamento da epiderme superficial, não inflamatório, que diferencia de outras doenças** **Tratamento:** antibioticoterapia e de suporte quando houver complicações, como alterações eletrolíticas, celulite ou sepse

(Continua)

Tabela 263.4 | Vesicobolhosos (Continuação)

Agente causal ou enfermidade, transmissibilidade, população acometida	Características	Exames complementares, tratamento, comentários
Staphylococcus aureus[20] (Continuação)	(sinal de Nikolski). As áreas com pele removida parecem escaldadas A intensidade da doença é variável, mas complicações graves são raras em crianças (mortalidade abaixo de 5%). Porém, em adultos, a mortalidade se eleva, principalmente pela presença de comorbidades (imunodepressão, problemas renais). Depois de 2 ou 3 dias, toda a superfície da pele pode ser afetada. Com a perda da barreira de proteção da pele, aumenta o risco de sepse. Além disso, nesse processo, a pessoa pode perder quantidades significativas de líquido, devido à supuração e à evaporação, resultando em desidratação	**Comentários:** diagnóstico diferencial com epidermólise bolhosa, hiperceratose epidemolítica, escarlatina, doença de Kawasaki, queimaduras térmicas, eczema herpético, deficiências nutricionais, eritema multiforme, síndrome de Stevens-Johnson, necrólise epidermólise tóxica
Pustulose exantematosa generalizada aguda (PEGA)[10] Apesar de medicamentos geralmente estarem implicados nos casos em adultos, uma pequena série de pacientes pediátricos sugere um gatilho viral em 80% dos pacientes afetados. Infecções virais associadas com PEGA incluem enterovírus, adenovírus, EBV, CMV e hepatite B	Roujeau e cols. propuseram os seguintes critérios para o diagnóstico de PEGA: edema e eritema disseminados, cobertos por pústulas assépticas não foliculares, de estabelecimento agudo, febre acima de 38°C, achados patológicos de pústulas espongiformes intraepiteliais ou subcórneas, leucograma com neutrófilos acima de 7.000/mm^3 e curso agudo com resolução espontânea das pústulas em menos de 15 dias É induzida por medicações em 90 a 80% dos casos relatados provocados por antibióticos, principalmente os betalactâmicos. Inicia horas a dias após o início da medicação e desaparece espontaneamente após 1 a 2 semanas da descontinuação. A média de tempo entre a exposição e o desenvolvimento de sintomas foi de um dia para antibióticos e 11 dias para outros fármacos As lesões geralmente iniciam na face ou áreas intertriginosas, sendo o envolvimento das membranas mucosas incomum e, quando presente, está limitado a erosões dos lábios. Algumas vezes, as pústulas podem confluir e mimetizar o sinal de Nikolsky, ocasionando confusão diagnóstica com a necrólise epidermólise tóxica	**Tratamento:** suporte É importante reconhecer clínica e histologicamente a PEGA e remover qualquer medicação associada O diagnóstico diferencial inclui psoríase pustular, miliária pustulosa e foliculite
Miliária[21] Produz-se pela retenção de suor nos ductos écrinos. A erupção desencadeia-se pelo calor e clima úmido, mas a febre elevada também pode ocasionar miliária, o que pode confundir-se com exantemas infecciosos[3]	Os três tipos de miliária são classificados de acordo com o nível da obstrução da glândula sudorípara Na **miliária cristalina**, a obstrução ductal é mais superficial, ocorrendo no extrato córneo. Clinicamente, esta forma produz vesículas pequenas, frágeis e transparentes Na **miliária rubra**, a obstrução ocorre mais profundamente na epiderme e resulta em pápulas eritematosas, extremamente pruriginosas Na **miliária profunda**, a obstruçãoductal ocorre na junção dermoepidérmica. O suor extravasa na derme papilar e produz uma pápula cor de carne assintomática Quando pústulas se desenvolvem nas lesões de miliária rubra, chama-se miliária pustulosa	**Tratamento:** **Miliária cristalina** geralmente é assintomática e autolimitada, resolvendo-se em alguns dias. Pode recair, se condições de calor e umidade persistirem **Miliária rubra** também tende a resolver-se espontaneamente, quando o paciente vai para ambiente refrigerado. Ao contrário da cristalina, na a miliária rubra, o paciente pode queixar-se de prurido e "ferroadas". Anidrose desenvolve-se nas áreas afetadas, podendo durar semanas Se generalizada, anidrose pode levar à hiperpirexia e exaustão pelo calor. Infecção secundária é outra possível complicação da miliária rubra. Semelhante a impetigo ou a múltiplos discretos abscessos, conhecido como periporite estafilogênica **Miliária profunda** é uma complicação de repetidos episódios de miliária rubra. A lesão da miliária profunda é assintomática, mas pode desenvolver-se uma hiperidrose compensatória facial e axilar A incapacidade generalizada de suar, resultante da ruptura ductal écrina, é conhecida como astenia anidrótica ductal. Essa condição predispõe o paciente à exaustão, ao calor durante o exercício, em climas quentes

HSV, vírus herpes simples; VVZ, vírus varicela-zóster; RNs, recém-nascidos; IFI, imunofluorescência indireta; PCR, reação em cadeia da polimerase; ACV, aciclovir; VO, via oral; IV, intravenosa; PEGA, pustelose exantematosa generalizada aguda.

Tabela 263.5 | **Outros exantemas**

Agente causal ou enfermidade, transmissibilidade, população acometida	Características	Exames complementares, tratamento, comentários
Eritema multiforme, síndrome de Stevens-Johnson, necrólise epidérmica tóxica **Causas:** Infecções: herpes simples 1 e 2, *Mycoplasma pneumoniae* e outros vírus e bactérias Antibióticos: penicilina, sulfonamidas, isoniazida e tetraciclina Anticonvulsivantes: hidantoína, fenobarbital, carbamazepina Outros fármacos: AINEs, captopril, etoposide	**Eritema multiforme menor**: surgimento de lesões simétricas de diversas morfologias, às vezes em alvo, que se localizam em superfícies extensoras e extremidades, afetam as palmas e plantas, porém poupam relativamente mucosas e o tronco **Síndrome de Stevens-Johnson ou eritema multiforme maior**: acometimento de pele e mucosas com sintomas sistêmicos, como febre, mal-estar e calafrios. Lesões cutâneas eritematosas com bolhas ou vesículas que se rompem e deixam área de pele desnudada. Afeta mucosa, com lesões bolhosas orais, nasais, uretra, ânus, conjuntivite e uveíte. Costuma atingir menos de um terço da superfície corporal **Necrólise epidérmica tóxica** parece ter a mesma base etiopatológica, mas afeta mais de um terço da superfície corporal	**Diagnóstico:** clínico e biópsia cutânea **Tratamento:** sintomático, para quadro leve e até internação em UTI ou grandes queimados, nos quadros severos
Pseudoangiomatose eruptiva Em algumas ocasiões, associa-se à infecção por enterovírus, porém, na maioria das vezes, desconhece-se sua etiologia	Pequenas pápulas, de 1-4 mm, com um ponto central vascular rodeado por um halo avascular. As lesões branqueiam à pressão e são transitórias	**Tratamento** é de suporte, e a doença é autolimitada
Exantema laterotorácico unilateral (ELU), ou exantema periflexural assimétrico da infância (etiologia desconhecida) **População:** aparece, principalmente, em lactentes e crianças menores de 6 anos. As lesões duram de 3 a 6 semanas. A idade média dos afetados com ELU foi de 24 meses, com predominância de meninas, 2:1. A maioria dos casos ocorreu no inverno e na primavera	Até 40% das crianças com essa erupção têm febre, conjuntivite, rinofaringite ou diarreia A erupção é de máculas ou pápulas eritematosas que formam padrão morbiliforme, escarlatiniforme ou eczematoso. A lesão primária é uma micropápula com halo pálido que progride para fase eczematosa, que se inicia unilateralmente na axila ou virilha, espalhando-se centrifugamente e em geral se resolvendo espontaneamente em 4 semanas. Ambos os lados podem ser acometidos, porém há uma predominância de continuidade unilateral. Poupa palmas, plantas e membranas mucosas. Adenopatia e febre baixa estão presentes	**Tratamento:** sintomático, com hidratantes ou anti-histamínicos, se necessários. Corticoides tópicos não demonstraram eficácia
Ptiríase rósea (PR)[1] **População:** ocorre principalmente na faixa etária de 15-40 anos, em geral nas mulheres **Transmissão:** na primavera e no outono, nos países de clima temperado Sugere-se uma etiologia viral, devido à existência de pródromos compatíveis com infecção viral. Alguns casos relacionaram-se com infecção por herpes-vírus 6 e 7, porém, na maioria dos casos, a etiologia é desconhecida Crianças com PR podem ter história de sintomas de IVAS, e mais da metade tem prurido	Aproximadamente 80% dos pacientes com PR apresentam uma placa rosada única ovalada, geralmente no tronco. Essa lesão, conhecida como medalhão ou placa-mãe, em geral de 2 a 10 cm de diâmetro, pode apresentar descamação periférica. Pode surgir algumas semanas antes das máculas e pápulas ovais, cor salmão, que podem ser confluentes. O *rash* da PR é, em geral, bilateral e simétrico, distribuído paralelamente às linhas de Langer, no padrão de árvore de Natal. Pode persistir por 2 a 12 semanas. As placas ovais estão cobertas por uma epiderme finamente enrugada e seca que se descama. Uma variante incomum apresenta-se em crianças (principalmente negras), abaixo de 5 anos, é a PR papular, com a mesma distribuição e curso similar. Pode ocorrer uma variante invertida, envolvendo axilas e virilha	Tratamento é geralmente sintomático. Após o estágio inflamatório agudo, pode-se utilizar ultravioleta B para acelerar a melhora das lesões. Esteroides tópicos, emolientes e anti-histamínicos podem ser usados para o prurido, que pode ser intenso **Comentário:** o medalhão pode ser confundido com tinha do corpo, no período que antecede o surgimento das lesões secundárias

IVAS, infecções nas vias aéreas superiores; UTI, Unidade de Tratamento Intensivo.
Fonte: Ruiz Contreras[2] e Scott e Stone.[6]

Papel da equipe multiprofissional

A notificação de suspeita de doenças exantemáticas é papel de todos os profissionais de saúde, não sendo exclusivo do médico ou enfermeiro, à autoridade sanitária, para a adoção de medidas de intervenção pertinentes.

A notificação deve ser sigilosa, só podendo ser divulgada fora do âmbito médico sanitário em caso de risco para a comunidade, sempre se respeitando o direito de anonimato dos cidadãos.

Conclusões e perspectivas futuras

A compreensão de certos exantemas virais foi expandida significativamente desde a descrição original dos clássicos exantemas da infância. Muitas doenças virais, como sarampo, rubéola e varicela, agora são preveníveis com vacinação. Porém, nossa compreensão e nosso reconhecimento de novos exantemas associados a vírus continuam a crescer.[10]

Na acrodermatite papular da infância, em que se pensou ser manifestação da hepatite B, agora se reconhece que é uma manifestação de vários agentes infecciosos.

Na pustulose exantemática generalizada aguda, que se acreditava ser induzida por medicações, agora se reconhece que possam existir haver gatilhos virais.

No parvovírus B19, a capacidade de detectar o vírus em pacientes soronegativos, usando reação em cadeia da polimerase (PCR), está sendo útil para associá-lo ao eritema infeccioso, assim como a outras patologias, como síndrome papular-purpúrica em luvas e meias (SPPLM) e petéquias generalizadas.

Ainda há casos de doenças exantemáticas cujo papel dos vírus aguarda elucidação. Nestes, incluem-se a associação da reativação dos herpesvírus humanos 6 e 7 (HHV-6 e 7) em síndromes de hipersensibilidade a medicações; o papel dos gatilhos virais na doença de Kawasaki; e o papel dos vírus em condições dermatológicas com incidência sazonal, como o líquen estriado. O desenvolvimento de novos testes laboratoriais, em combinação com a investigação clínica contínua, poderá prover pistas para o papel dos vírus nestas e em outras doenças exantemáticas da infância.

REFERÊNCIAS

1. Allmon A, Deane K, Martin KL. Common Skin Rashes in Children. Am Fam Physician. 2015;92(3):211-216.

2. MedicineNet. Medical definition of exanthem [Internet]. New York: MedicineNet; 1996-2018 [capturado em 20 jan. 2018]. Disponível em: http://www.medicinenet.com/script/main/art.asp?articlekey=6530

3. Silva Rico JC, Torres Hinojal MC. Diagnóstico diferencial de los exantemas. Pediatr Integral. 2014;18(1):22-36.

4. Díaz Cirujano AI. Diagnóstico diferencial de los exantemas. Introducción. In: Asociación Española de Pediatría de Atención Primaria, editor. Curso de actualización pediatría 2006. Madrid: Exlibris; 2006. p. 313-315.

5. Ruiz Contreras J. Exantemas en la infancia. In: Asociación Española de Pediatría de Atención Primaria, editor. Curso de actualización pediatría 2006. Madrid: Exlibris; 2006. p. 317-24.

6. Goouykar HM, Laidlhr PW, Price EH, Kenny PA, Harper JI. Acute infectious erythemas in children: a clinico-microbiological study. Br J Dermatol. 1991;124(5):433-438.

7. Wolff K, Johnson RA. Fitzpatrick's color atlas and synopsis of clinical dermatology. 6th ed. New York: McGraw-Hill; 2009.

8. Habif TP. Clinical dermatology: a color guide to diagnosis. 5th ed. Philadelphia: Mosby; 2010.

9. Brasil. Ministério da Saúde. Guia de vigilância em saúde [Internet] Brasília: MS; 2016 [capturado em 20 jan. 2018]. Disponível em: http://bvsms.saude.gov.br/bvs/publicacoes/guia_vigilancia_saude_1ed_atual.pdf.

10. Lam,JM. Characterizing viral exanthems. Pediatr Health. 2010;4(6):623-35.

11. Freitas RB, Miranda MFR, Shirley J, Tudor R, Desselberger U, Linhares AC. Parvovirus B19 antibodies in sera of patients with unexplained exanthemata from Belém, Pará, Brazil. Mem Inst Oswaldo Cruz.1993;88:497-499.

12. Navalkele BD. Zika virus clinical presentation [Internet]. New York: WebMD; 2016 [capturado em 20 jan. 2018]. Disponível em: https://emedicine.medscape.com/article/2500035-clinical.

13. Brasil. Ministério da Saúde. Febre do Zika vírus [Internet]. Brasília: MS; 2015 [capturado em 20 jan. 2018]. Disponível em: http://portalsaude.saude.gov.br/index.php/o-ministerio/principal/secretarias/svs/zika.

14. Javid MH. Meningococcemia: practice essentials, background, pathophysiology [Internet].New York: WebMD; 2017 [capturado em 20 jan. 2018]. Disponível em: http://emedicine.medscape.com/article/221473overview 03/05/2017.

15. Satter EK Dermatologic manifestations of Kawasaki disease [Internet].New York: WebMD; 2017 [capturado em 20 jan. 2018]. Disponível em: http://emedicine.medscape.com/article/1111884overview.

16. Scheinfeld NS. Kawasaki disease [Internet]. New York: WebMD; 2017 [capturado em 20 jan. 2018]. Disponível em: https://emedicine.medscape.com/article/965367-overview.

17. Vargas-Pérez K, Mena-Cedillos C, Toledo-Bahena M, Valencia A. Sífilis congénita, la gran simuladora. Dermatol Rev Mex.2014;58:40-47.

18. Scott LA, Stone MS. Viral exanthems. Dermatol Online J. 2003;9(3):4.

19. Alvarez PA, Mimica MJ. Síndrome do choque tóxico. Arq Med Hosp Fac Cienc Med Santa Casa São Paulo. 2012;57(2):81-84.

20. Cohen BA. Staphylococcal-scalded skyn syndrome [Internet]. Danbury: NORD;2015 [capturado em 20 jan. 2018]. Disponível em: https://rarediseases.org/rare-diseases/staphylococcal-scalded-skin-syndrome/.

21. Levin NA. Miliaria [Internet]. New York: WebMD; 2017 [capturado em 20 jan. 2018]. Disponível em: https://emedicine.medscape.com/article/1070840-overview.

APÊNDICE 1

Curvas de crescimento e desenvolvimento

Fernanda Plessmann de Carvalho

O crescimento é uma das mais importantes formas de se avaliar a saúde na infância, uma vez que ele depende não só de fatores genéticos, mas também do meio ambiente em que a criança vive. Por isso, o seu monitoramento se torna essencial no âmbito da puericultura.

As curvas de crescimento são ferramentas valiosas que permitem avaliar o crescimento e o desenvolvimento das crianças e adolescentes, assim como o seu estado nutricional, ao relacionar alguns indicadores entre si, principalmente o peso, a altura e a idade. Apesar de o uso dessa ferramenta ser consagrado, muitos profissionais de saúde ainda têm dúvidas de qual curva seguir e de como interpretar os seus resultados. Vários desses instrumentos foram construídos para orientar os puericultores a diferenciar o crescimento normal do alterado. Alguns têm padrões de crescimento internacionais, outros incorporaram dados de crianças brasileiras. Independentemente das curvas utilizadas, todas determinam um ponto de corte com base na ideia de que exista uma medida média ou mediana associada a uma variação aceitável em torno dela.

Os dados a serem colocados nas curvas de crescimento devem ser obtidos de forma correta para guiar diagnósticos acertados e condutas oportunas. Em princípio, o profissional que realiza as medições deve ser devidamente capacitado para este fim, e o instrumental utilizado precisa de calibragens frequentes. Os lactentes devem ser sempre medidos totalmente sem roupa, e crianças maiores, apenas com roupas íntimas ou avental previamente pesado. O peso deve ser obtido com a criança o mais imóvel possível e ela deve estar situada na região central da balança, sem nenhum tipo de apoio. O comprimento deve ser avaliado com a criança em decúbito dorsal horizontal, perfeitamente reta, com a cabeça apoiada no aparador fixo à esquerda do antropômetro, os pés em posição perpendicular à base, sendo tocados na planta pelo aparador móvel que fornece a medida. A altura deve ser mensurada com a criança em pé, encostando calcanhar, nádegas, parte do dorso e região posterior da cabeça no antropômetro, sempre olhando para um ponto fixo na altura dos olhos, a fim de manter a cabeça o mais horizontal possível. Após a obtenção desta posição, o aparador móvel, localizado na parte superior do antropômetro, deve ser deslizado até o ponto mais alto da cabeça, obtendo-se a medida.[1] Para a aferição do perímetro cefálico, utiliza-se uma fita métrica flexível e inelástica posicionando-a na parte anterior da cabeça, na região supraorbitária, e na parte posterior, na proeminência occipital em seu ponto mais saliente.

Existem três maneiras de se estabelecer pontos de corte nos gráficos de crescimento como mostra o Quadro A1.1.

O conhecimento de como a curva utilizada funciona também auxilia o profissional a adotar posições mais sólidas diante das avaliações individuais. Elas podem ser construídas pelo método transversal, longitudinal ou híbrido.

Quadro A1.1 | Critérios utilizados para definição dos pontos de corte nos gráficos de crescimento

Critério do ponto de corte	Definição
Desvio percentual em relação à média	Estabelece-se uma variação aceitável em torno da média e definem-se graus percentuais de distanciamento (para mais ou para menos) que resultam nos diagnósticos de eutrofia ou desnutrição em diferentes estágios de gravidade
Percentil	Grandeza não aritmética de origem posicional que mostra o percentual de indivíduos da mesma idade e sexo que apresentam medida abaixo de um valor determinado
Desvio-padrão	É utilizado a partir do escore-z, de maneira semelhante ao desvio percentual em relação à média, considerando-se adequadas as medidas que se desviarem da média até certo número de desvios-padrão

Fonte: Adaptado de Nogueira-de-Almeida e Mello.[1]

- **Método transversal**: curvas elaboradas a partir de medidas tomadas uma única vez, sendo, por isso, de construção mais fácil, rápida e barata.
- **Método longitudinal**: curvas elaboradas com o mesmo grupo de pessoas ao longo do tempo, desde o nascimento até a idade adulta. A construção é mais trabalhosa, porém permite a confecção de curvas de velocidade de crescimento.
- **Método híbrido**: utiliza dados transversais e longitudinais.

Pode-se avaliar a metodologia aplicada na construção das curvas mais utilizadas na Tabela A1.1.[2]

A curva recomendada pela Organização Mundial da Saúde (OMS), atualmente, é a confeccionada no Multicentre Growth Reference Study (MGRS),[3] publicado em 2006 e 2007. A necessidade da construção desse instrumento ocorreu devido a problemas com a antiga curva recomendada pela OMS, a do National Center for Health Statistics (NCHS), a qual não representava um padrão internacional, e sim americano, além de conter alguns problemas estatísticos importantes. Outra questão pela qual a curva do NCHS foi contestada refere-se ao fato de que a população de referência era alimentada com leite artificial, em vez de leite materno.

Tabela A1.1 | Características das curvas de crescimento segundo a metodologia utilizada

Curvas	Ano	Idades	Metodologia	População
Marques e Marcondes	Estudo realizado na década de 1970	I. 0-12 anos II. 10-20 anos	Transversal	Meninos e meninas de 3-239 meses de idade pertencentes à classe econômica alta do Município de Santo André
NCHS	Referencial divulgado em 1977	I. 0-3 anos II. 3-18 anos	I. Longitudinal II. Transversal	I. Crianças de classe média, saudáveis e brancas II. Amostra de todas as crianças americanas, incluindo as não brancas e crianças de baixo nível socioeconômico
Tanner, Whitehouse Takahishi	I. Publicação em 1966 II. Publicação em 1961	I. Do nascimento-5 anos III. 5-15 anos	Longitudinal misto	I. Crianças da área central de Londres II. Crianças e escolares de Londres sorteadas aleatoriamente
MGRS	I. Publicação em 2006 II. Publicação em 2007	I. Do nascimento-5 anos II. 5-19 anos	Combinação de estudo longitudinal (nascimento-24 meses) e transversal (18-71 meses)	Estudo multicêntrico envolvendo diferentes continentes: África, Américas, Ásia e Europa

Fonte: Adaptada de Zeferino e colaboradores.[2]

A curva do MGRS foi elaborada em seis cidades de países diferentes: Davis (EUA), Pelotas (Brasil), Oslo (Noruega), Accra (Ghana), Muscat (Oman) e Nova Delhi (Índia). Apesar da diferença de locais, observou-se uma grande uniformidade de informações nos seis centros.

O objetivo do estudo publicado em 2006 foi o de estabelecer um novo padrão internacional mediante a elaboração de um conjunto de curvas adequadas para avaliar o crescimento e o estado nutricional de crianças até a idade pré-escolar. Os critérios de inclusão no estudo foram:[3]

- Populações com condições socioeconômicas favoráveis.
- Baixa mobilidade da população, permitindo o acompanhamento.
- Pelo menos 20% das mães dispostas a seguir as recomendações de aleitamento materno.
- Existência de suporte ao aleitamento materno.
- Mães não tabagistas.
- Ausência de restrições ambientais, econômicas ou de saúde.
- Gravidez não gemelar.
- Nascimento a termo.
- Ausência de morbidade significativa.

Foram avaliados cerca de 8.500 lactentes e crianças sadias. A metodologia utilizada foi uma combinação de estudo longitudinal, entre o nascimento e 24 meses, e de estudo transversal, crianças de 18 a 71 meses. No estudo longitudinal, foram realizadas 21 visitas para cada criança, sendo na 1ª, 2ª, 4ª e 6ª semanas, mensal de 2 a 12 meses, e a cada 2 meses no segundo ano de vida. As curvas desenvolvidas foram: peso × idade, peso × comprimento (até 2 anos), peso × estatura (2-5 anos), comprimento/estatura × idade e índice de massa corporal (IMC) × idade. Para crianças entre 5 e 10 anos incompletos foram desenvolvidas as seguintes curvas: peso × idade, estatura × idade e IMC × idade. Na faixa etária entre 10 e 19 anos, estatura × idade e IMC × idade.

Para se avaliarem alterações no crescimento, mais importante do que uma medida isolada é o acompanhamento ao longo do tempo. Condutas tomadas com base em avaliações pontuais podem induzir a erro, pois estar abaixo de um determinado ponto de corte não é sinônimo de problema de crescimento. Assim, é mais confiável adotar a velocidade de crescimento como guia para se adotar determinada ação. Por exemplo, uma criança pode ter uma medida isolada abaixo de um determinado ponto de corte que a classifica como de baixo peso; porém, em consultas posteriores, caso ela venha a apresentar uma curva ascendente, isso indicará crescimento ou ganho de peso. Outra, pode até estar acima de um determinado ponto de corte que indica normalidade, mas se ao longo do tempo for notado que sua curva se apresenta sem inclinação ou com inclinação descendente, aí, sim, uma conduta apropriada deve ser adotada. Não se pode esquecer também que as curvas são apenas instrumentos para avaliação do crescimento. Nada substitui a avaliação integral da criança para que o acompanhamento seja de fato qualificado.

Alguns problemas que geram alterações nas curvas de crescimento, quando não detectados precocemente, podem ser diagnosticados com esta avaliação global. Nesse sentido, o ganho de peso diário da criança, por exemplo, serve como alerta de problemas na alimentação, como dificuldades com a pega e diluição do leite, ou até mesmo de alguma doença sistêmica, como o refluxo gastresofágico (RGE). No primeiro trimestre de vida, é esperado o ganho de 25 a 30 g de peso/dia; no segundo, 20 g de peso/dia; no terceiro, 15 g de peso/dia; e no quarto, 10 g de peso/dia. Quando o peso adquirido por dia for muito discrepante desses parâmetros, deve-se ter mais cautela no acompanhamento desta criança.

O estudo do MGRS obteve os dados tendo como base os seis marcos do desenvolvimento motor: senta sem apoio, fica em pé com apoio, engatinha, caminha com apoio, fica em pé sozinho e caminha sozinho. Um artigo adicional[4] considerou a variabilidade em idades de realização desses marcos motores e concluiu que, em contraste com o crescimento físico, as diferenças entre os sexos no desenvolvimento motor são triviais e não justificam padrões separados para meninos e meninas. Um grupo de especialistas convocado para analisar os potenciais usos dos dados de desenvolvimento motor e os métodos para gerar um padrão recomendou que "janelas de realização" fossemm usadas, em vez de curvas e percentis.[5] O conceito de "janela" oferece uma simples ferramenta que pode ser facilmente usada para avaliar crianças, uma vez que não requer cálculos. Essas janelas foram delimitadas pelos percentis 1 e 99 de todos os dados coletados no estudo multicêntrico e devem ser interpretadas como variações normais em idades de realização entre crianças saudáveis.

As curvas recomendadas pela OMS são apresentadas nas Figuras A1.1 a A1.22. A Figura A1.23 mostra as seis etapas que constituem os marcos do desenvolvimento motor

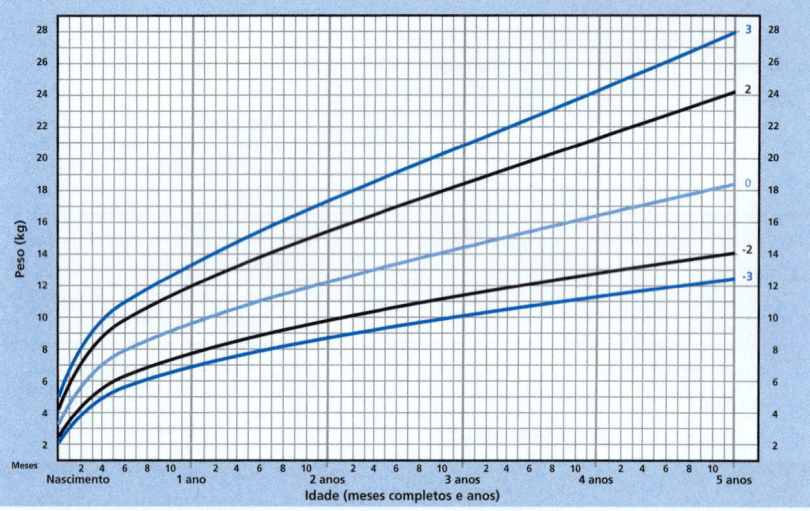

◀ **Figura A1.1**
Peso para a idade de meninos: nascimento aos 5 anos.
Fonte: WHO[6]

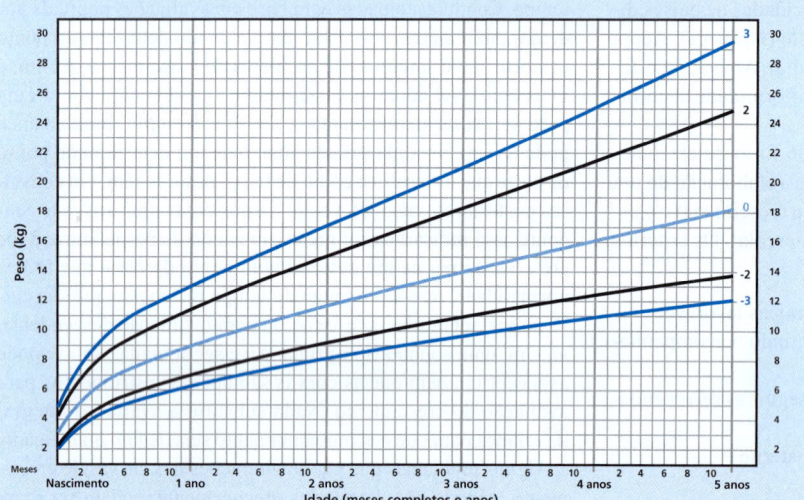

◀ **Figura A1.2**
Peso para a idade de meninas: nascimento aos 5 anos.
Fonte: WHO[6]

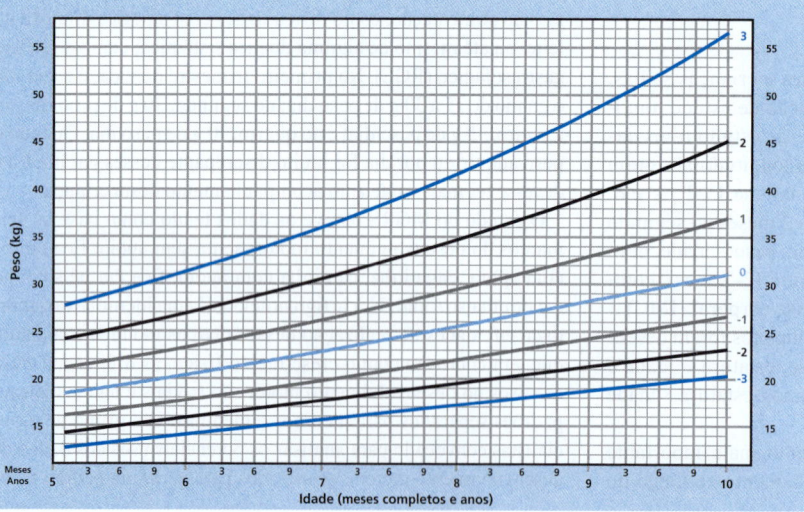

◀ **Figura A1.3**
Peso para a idade de meninos: 5 aos 10 anos.
Fonte: WHO[6]

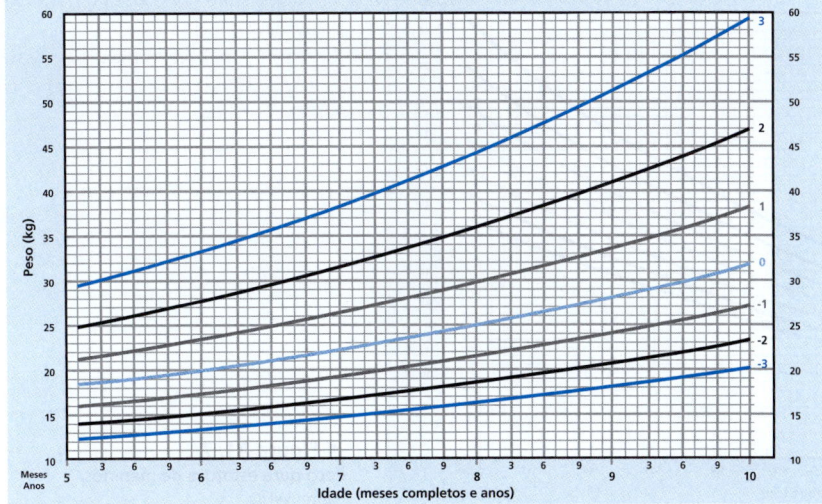

◄ **Figura A1.4**
Peso para a idade de meninas: 5 aos 10 anos.
Fonte: WHO[6]

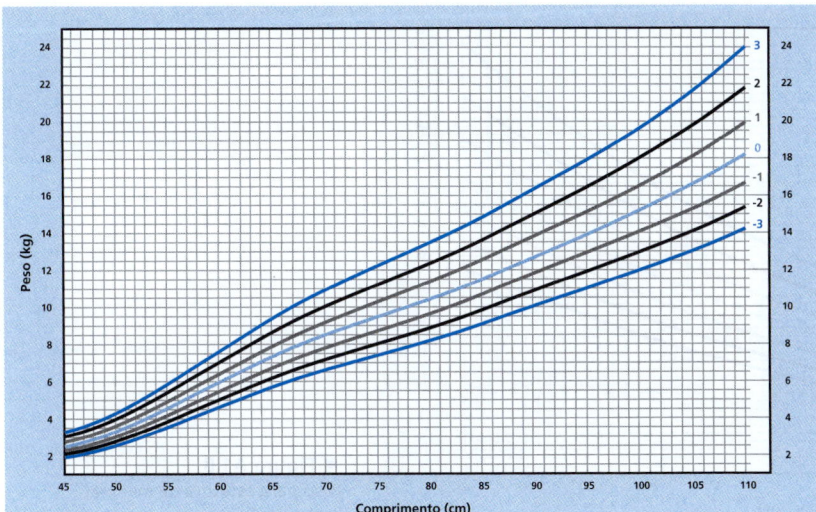

◄ **Figura A1.5**
Peso para comprimento de meninos.
Fonte: WHO[6]

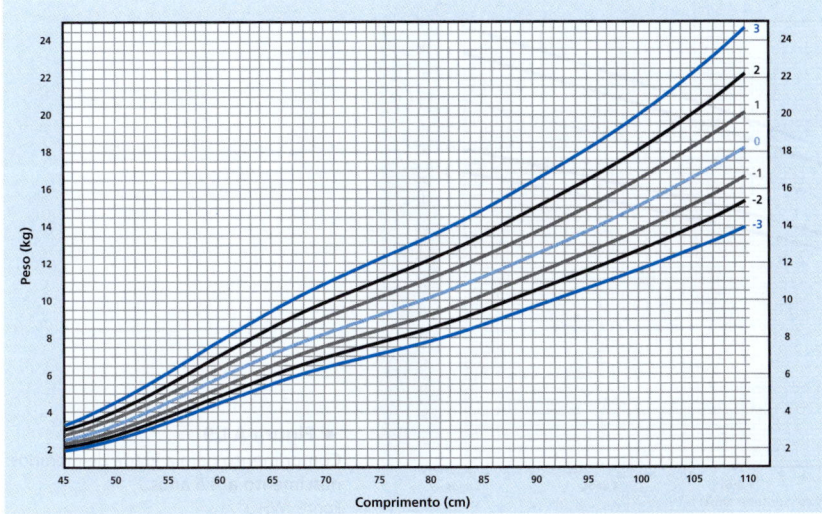

◄ **Figura A1.6**
Peso para comprimento de meninas.
Fonte: WHO[6]

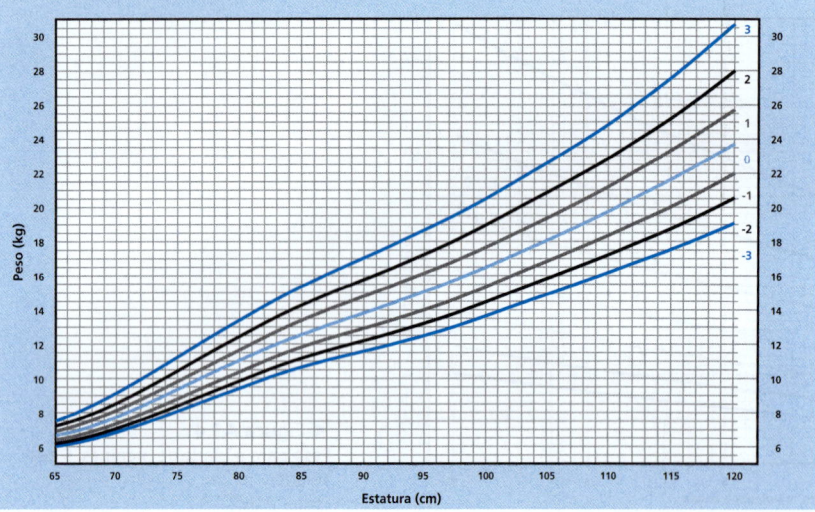

◄ **Figura A1.7**
Peso para estatura de meninos.
Fonte: WHO.[6]

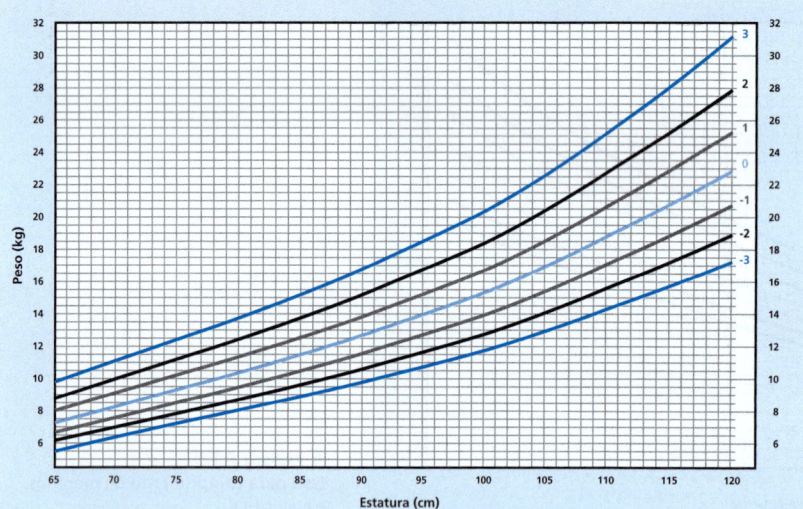

◄ **Figura A1.8**
Peso para estatura de meninas.
Fonte: WHO.[6]

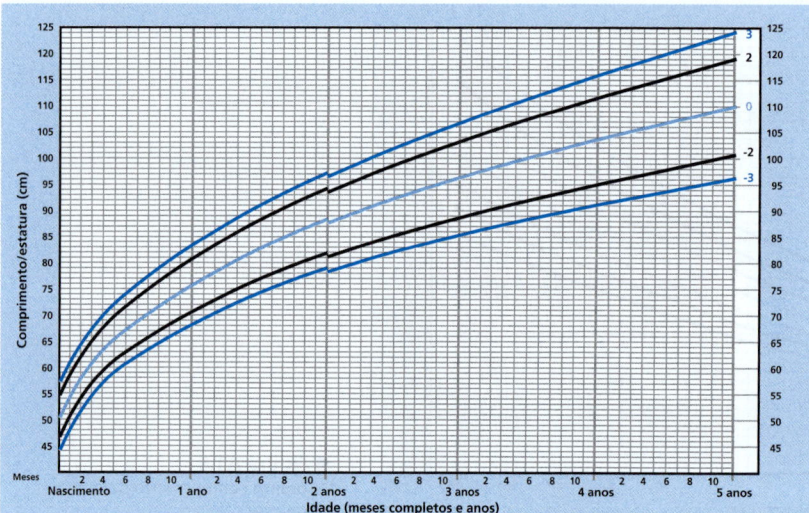

◄ **Figura A1.9**
Comprimento para a idade de meninos: nascimento aos 5 anos.
Fonte: WHO[6]

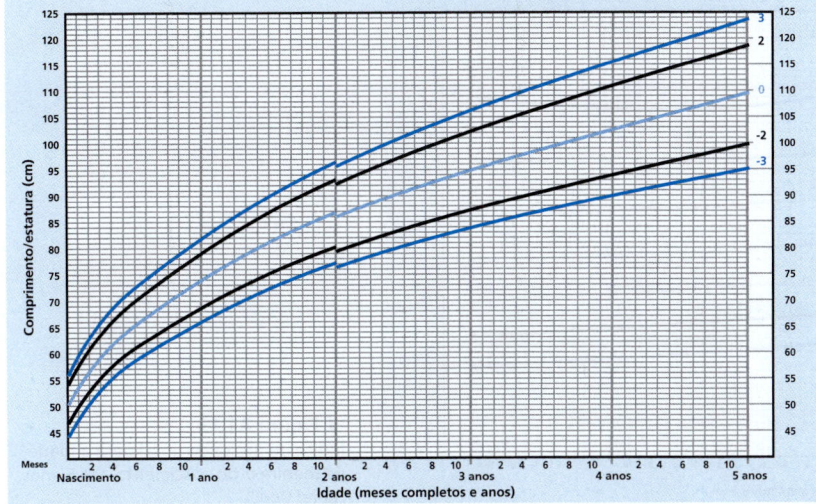

◄ **Figura A1.10**
Comprimento para a idade de meninas: nascimento aos 5 anos.
Fonte: WHO[6]

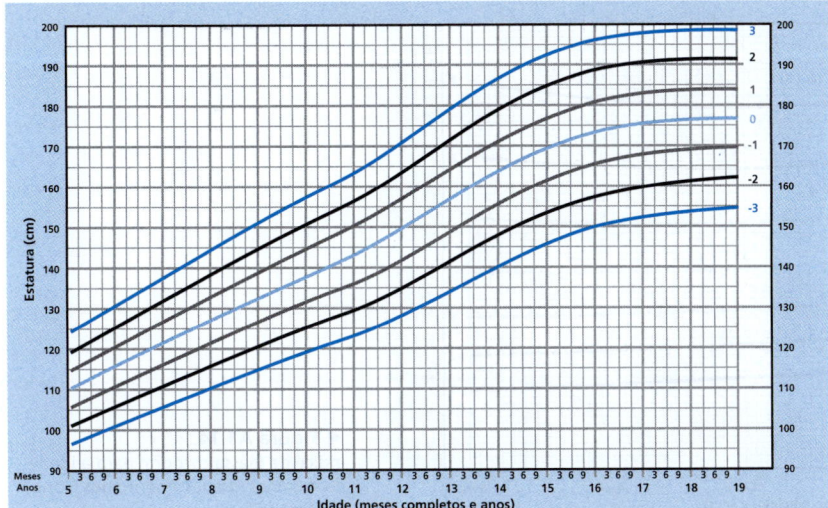

◄ **Figura A1.11**
Estatura para a idade de meninos: 5 aos 20 anos.
Fonte: WHO[6]

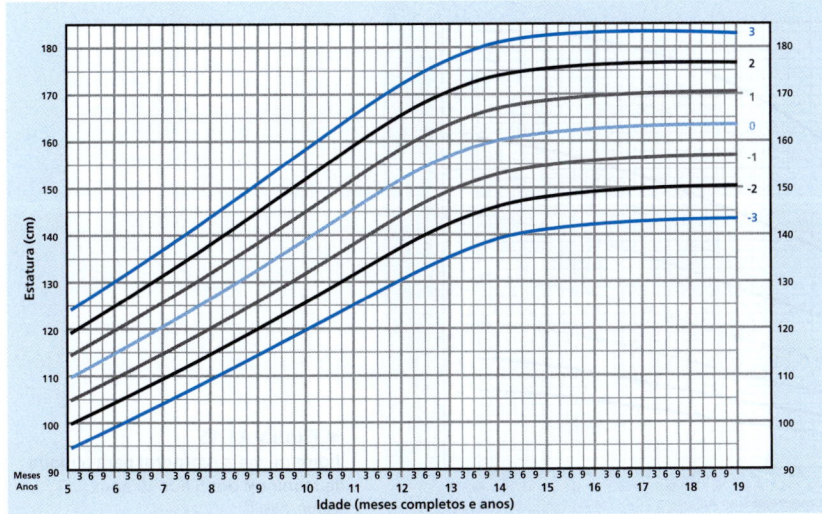

◄ **Figura A1.12**
Estatura para a idade de meninas: 5 aos 20 anos.
Fonte: WHO[6]

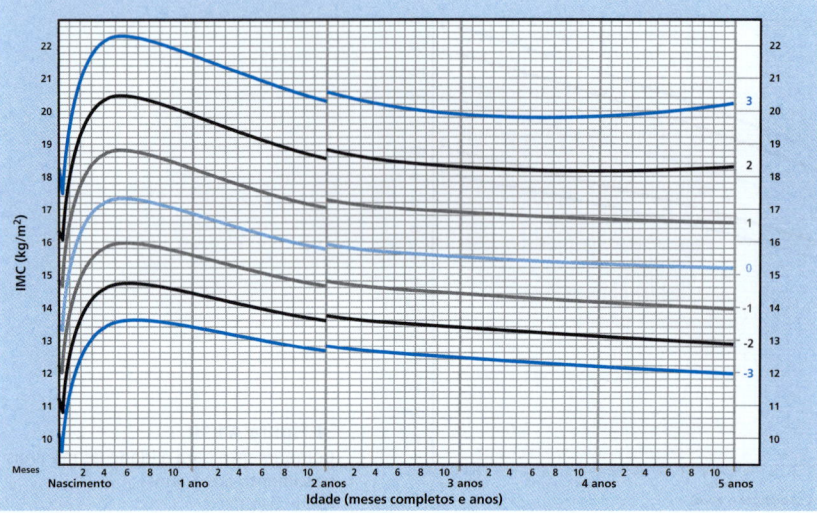

◄ **Figura A1.13**
Índice de massa corporal para a idade de meninos: do nascimento aos 5 anos.
Fonte: WHO[6]

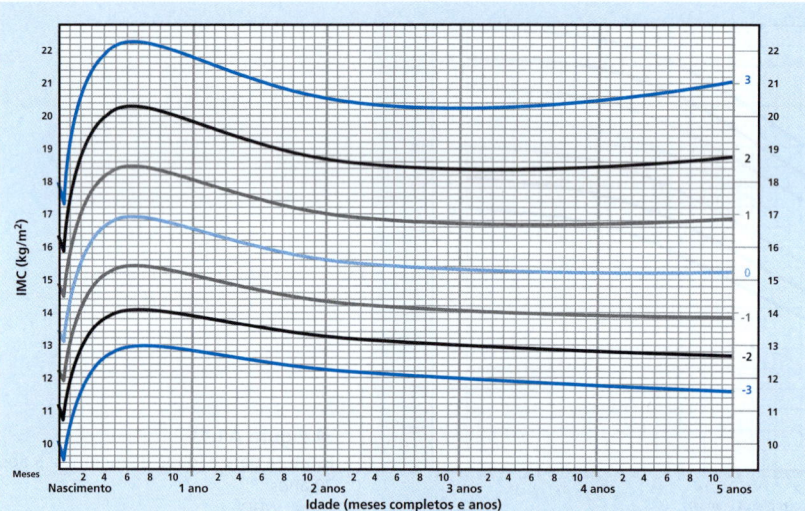

◄ **Figura A1.14**
Índice de massa corporal para a idade de meninas: do nascimento aos 5 anos.
Fonte: WHO[6]

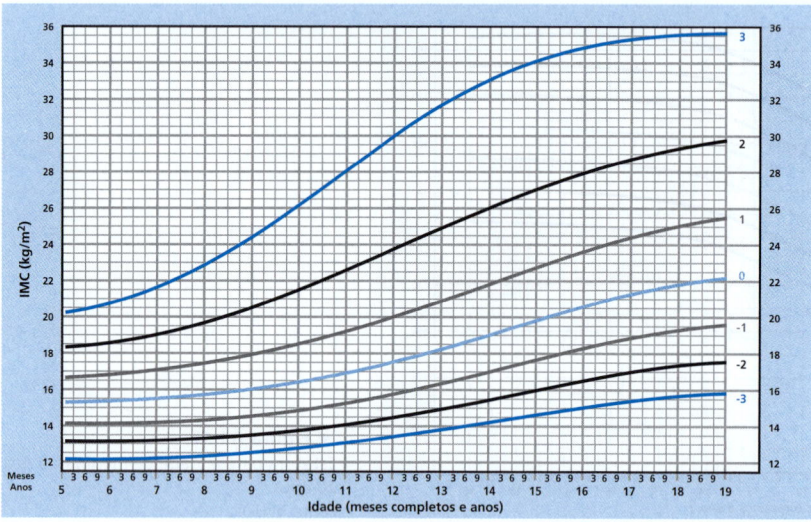

◄ **Figura A1.15**
Índice de massa corporal para a idade de meninos: dos 5 aos 19 anos.
Fonte: WHO[6]

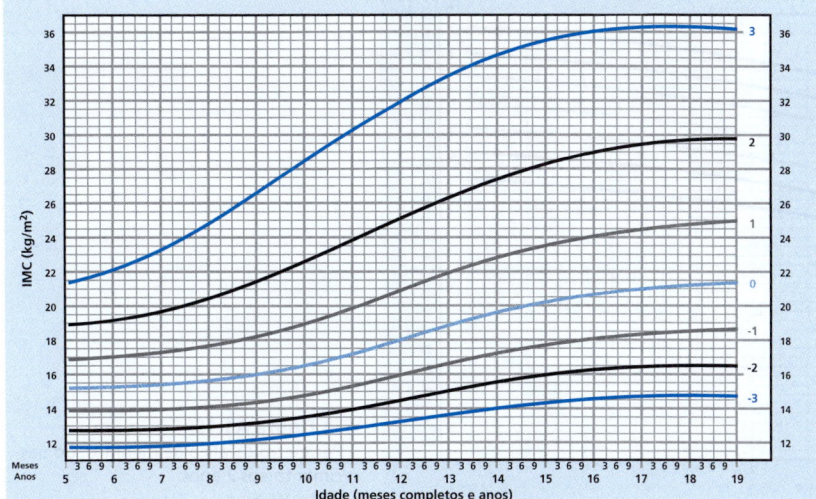

◀ **Figura A1.16**
Índice de massa corporal para a idade de meninas: dos 5 aos 19 anos.
Fonte: WHO[6]

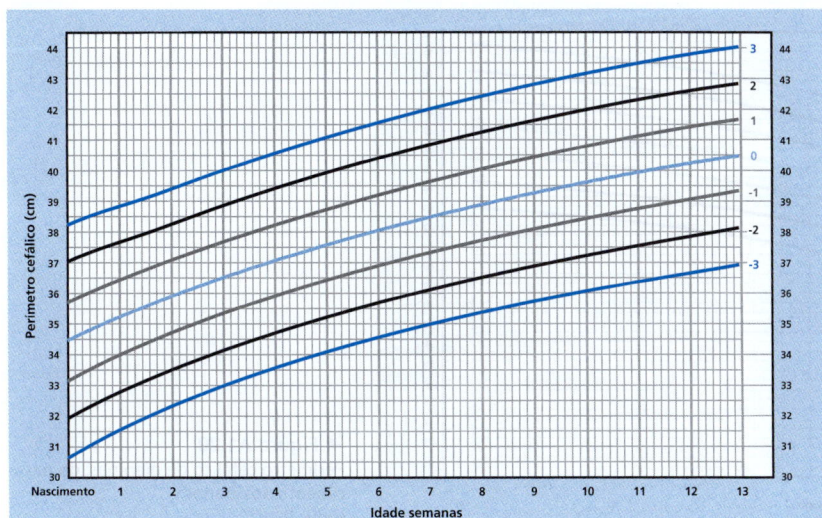

◀ **Figura A1.17**
Perímetro cefálico de meninos: do nascimento a 13 semanas.
Fonte: WHO[6]

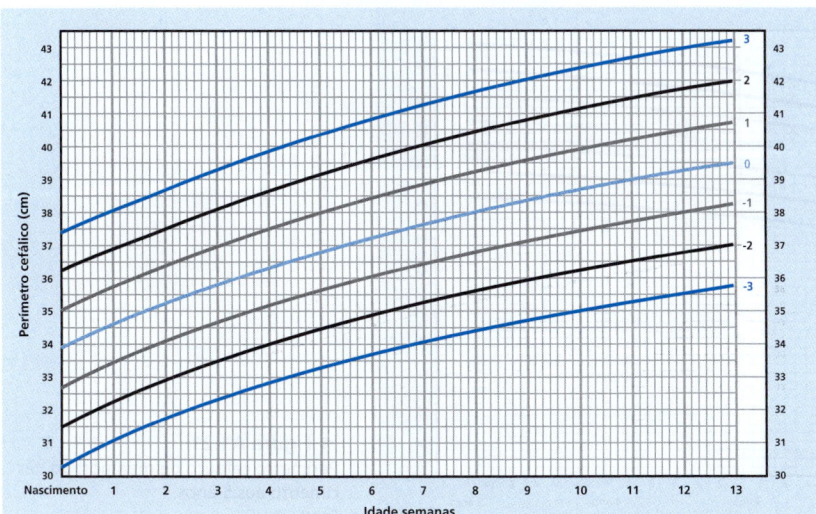

◀ **Figura A1.18**
Perímetro cefálico de meninas: do nascimento a 13 semanas.-
Fonte: WHO[6]

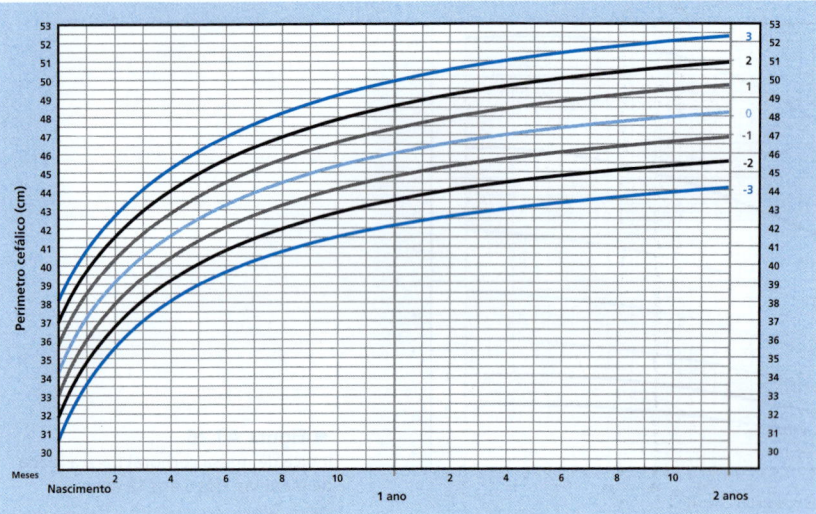

◄ **Figura A1.19**
Perímetro cefálico de meninos: do nascimento aos 2 anos.
Fonte: WHO[6]

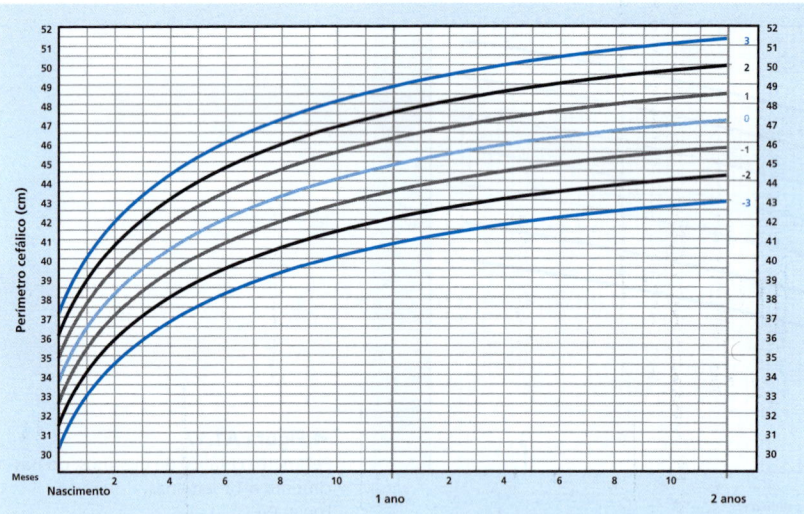

◄ **Figura A1.20**
Perímetro cefálico de meninas: do nascimento aos 2 anos.
Fonte: WHO[6]

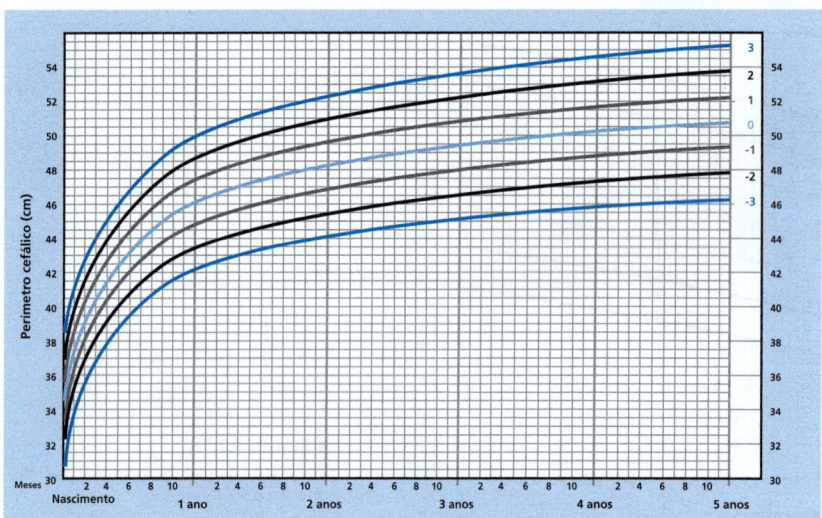

◄ **Figura A1.21**
Perímetro cefálico de meninos: do nascimento aos 5 anos.
Fonte: WHO[6]

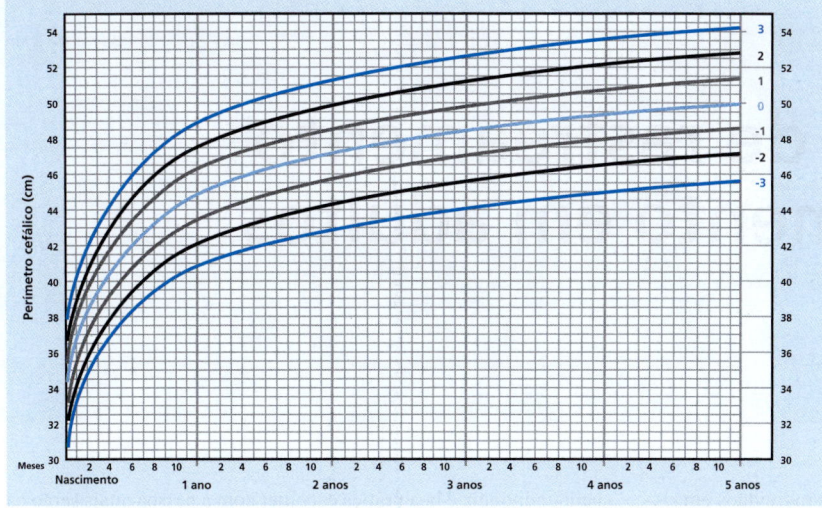

◀ **Figura A1.22**
Perímetro cefálico de meninas: do nascimento aos 5 anos.
Fonte: WHO[6]

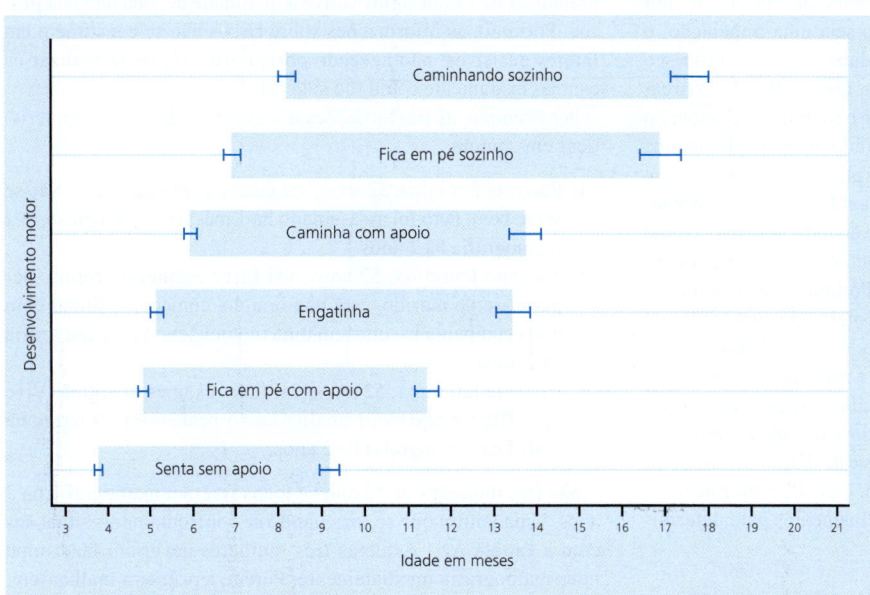

◀ **Figura A1.23**
Marcos do desenvolvimento motor em seis etapas.
Fonte: WHO[7]

REFERÊNCIAS

1. Nogueira-de-Almeida CAR, Mello ED. Avaliação do estado nutrológico. In: Nogueira-de-Almeida CAR, Mello ED. Nutrologia Pediátrica: prática baseada em evidência. São Paulo: Manole; 2016. p. 12.

2. Zeferino AM, Filho AA, Bettiol H, Barbieri MA. Acompanhamento do crescimento. J Pediatr (Rio J). 2003;79 Suppl 1:S23-32.

3. Onís M, Garza C, Victoria CG, Onyango AW, Frongillo EA, Martines J, et. al. The WHO Multicentre Growth Reference Study: planning, study design and methodology. Food Nutri Bull. 2004;25(1 Suppl):S15-26.

4. WHO Multicentre Growth Reference Study Group. Assessment of sex differences and heterogeneity in motor milestone attainment among populations in the WHO Multicentre Growth Reference Study. Acta Paediatr Suppl. 2006;450:66-75.

5. WHO Multicentre Growth Reference Study Group. Relationship between physical growth and motor development in the WHO Child Growth Standards. Acta Paediatr Suppl. 2006;450:96-101.

6. World Health Organization. The WHO child growth standards [Internet]. Geneva: WHO; 2012 [capturado em 10 fev. 2018]. Disponível em: http://www.who.int/childgrowth/standards/en/.

7. WHO Multicentre Growth Reference Study Group. WHO motor development study: windows of achievement for six gross motor development milestones. Acta Paediatr Suppl. 2006;450:86-95.

APÊNDICE 2

Ferramentas de rastreamento e aconselhamento em adultos

Gustavo Gusso

Rastreamento é uma estratégia que visa buscar indivíduos em risco em uma determinada população (Figura A2.1). Ou seja, é uma ação focada no indivíduo e classificada como de "alto risco" por Rose.[1] Embora a base desta intervenção seja uma população, o rastreamento objetiva a busca dos indivíduos com mais alto risco por meio de uma cascata diagnóstica em que o teste de rastreamento é, em geral, apenas o primeiro a que o indivíduo selecionado será submetido. Na Figura A1.2 está ilustrado um exemplo de uma dessas cascatas. Da mesma forma, as perguntas que se fazem em uma consulta médica, como idade (Tabela A2.1), sexo ou sobre tabagismo, são parte do processo de seleção do indivíduo para o qual se justifica, clínica e epidemiologicamente, oferecimento de determinado exame subsequente à anamnese. Portanto, para dos indivíduos da mesma idade e sexo podem ser oferecidos uma série de testes diferentes. Este raciocínio remete à lógica probabilística do teorema de Bayes.[2] Sendo assim, embora a maioria das tabelas envolva idade e sexo, o conjunto de testes indicado para cada indivíduo é específico para aquele indivíduo e deve ter sido decidido em conjunto após anamnese e exame físico que avaliaram riscos comportamentais e biomédicos (Tabela A2.2). Caso haja indicação de um conjunto extenso de exames e aconselhamentos para determinado indivíduo, é boa prática escolher com a pessoa quais serão os mais viáveis e que têm maior potencial de modificar o risco sem prejudicar de forma significativa a qualidade de vida daquela pessoa. Portanto, as informações sobre riscos não se constituem em fatores decisivos, não havendo obrigatoriedade de se realizar os exames exatamente como são sugeridos.

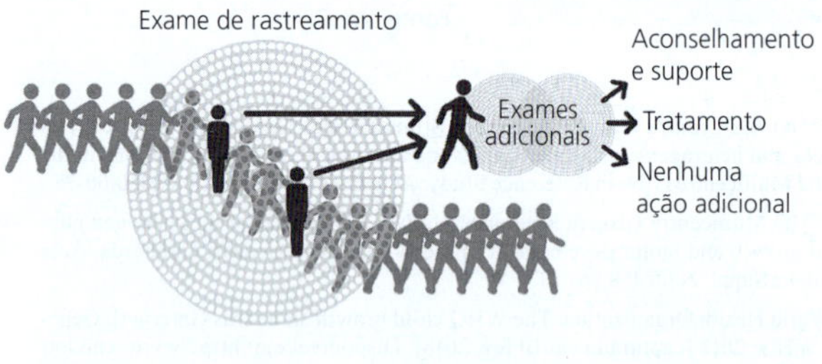

Por exemplo, as três situações a seguir têm diversas características em comum:

1. Paciente feminina, 52 anos, vai fazer exames de rotina. Não se sente bem, neto foi assassinado há 1 mês, filho está preso. Fez mamografia há 2 anos.
2. Paciente feminina, 52 anos, vai fazer exames de rotina. Separou-se do marido, está namorando, começou a fumar com novo companheiro que tem uma motocicleta. Fez mamografia há 2 anos.
3. Paciente feminina, 52 anos, vai fazer exames de rotina. Vive com filho e marido, trabalha como professora de letras na USP. Fez mamografia há 2 anos.

São três mulheres de 52 anos e todas fizeram mamografia há 2 anos. Uma leitura que se faz quando se confrontam tais situações com a Tabela A2.1 é que as três mulheres deveriam fazer uma nova mamografia imediatamente. Porém, a primeira mulher tem, entre outros, riscos relacionados à saúde mental. A segunda tem riscos relacionados a acidente de trânsito e tabagismo. A terceira aparentemente não tem muitos riscos, exceto os inerentes à idade, como câncer de mama. Portanto, o valor da mamografia em relação a outras intervenções pode ser considerado maior para a terceira pessoa do que para as duas primeiras.

Os estudos que sugerem o benefício do rastreamento carecem de validade externa, e esta limitação aumenta ainda mais a importância de se individualizar as condutas. Um exemplo é o câncer de pele cujo risco é bastante variável de acordo com diversas características, o que relativiza a importância do rastreamento.

▲ **Figura A2.1**
Rastreamento: da população ao indivíduo.
Fonte: United Kingdom.[4]

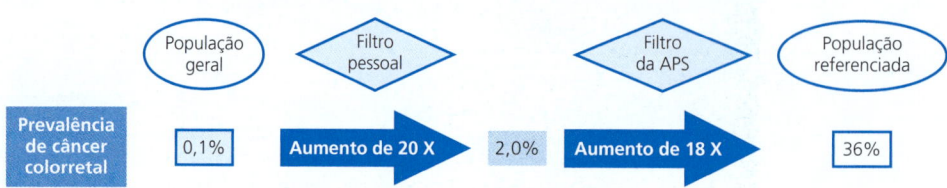

▲ **Figura A2.2**
Exemplo de cascata de rastreamento: risco de câncer de cólon de acordo com a sequência de testes e as subpopulações correspondentes.
Fonte: Gérvas e Pérez Fernández.[5]

Tabela A2.1 | Atividades de aconselhamento e rastreamento

Atividade/tópico	Frequência mínima*	Notas	Faixa etária*												
			15-19	20-24	25-29	30-34	35-39	40-44	45-49	50-54	55-59	60-64	65-69	70-79	≥ 80
Prevenção de doenças crônicas															
Tabagismo	Oportunamente**	Oferecer conselhos de cessação do tabagismo em todas as visitas para pacientes com alto risco de complicações													
Tabagismo no pré-natal	A cada visita de pré-natal	Oferecer conselhos de cessação do tabagismo em todas as visitas para as mulheres que estão grávidas ou planejando uma gravidez													
Excesso de peso	A cada 2 anos	A cada 12 meses para pacientes com diabetes existente, doença cardiovascular, AVC, gota ou esteatose hepática. A cada 6 meses para os adultos que estão acima do peso ou obesos													
Nutrição	A cada 2 anos	A cada 6 meses para os pacientes que estão com sobrepeso ou obesos, ou se há risco cardiovascular em absoluto, história familiar de doença cardiovascular, diabetes melito tipo 2 ou alto risco de diabetes melito tipo 2													
Álcool: detecção de pacientes em risco de beber	A cada 2 a 4 anos para grupos de baixo risco e oportunamente para grupos de maior risco	Todos os pacientes com 15 anos de idade ou mais devem ser questionados sobre a quantidade e a frequência de ingestão de álcool													
Álcool no pré-natal	Cada visita pré-natal	Não beber é a opção mais segura													
Atividade física	A cada 2 anos	Oportunamente para pacientes com maior risco, incluindo adolescentes, idosos, trabalhadores de escritório, pacientes socialmente vulneráveis ou aqueles com alto risco de uma condição crônica ou de câncer													
Cuidados pré-concepção	Oportunamente	Considerar para todas as mulheres com idade entre 15 e 49 anos													
Clamídia e outras infecções sexualmente transmissíveis	Oportunamente, se indicado	Todos os pacientes sexualmente ativos até 24 anos de idade. Teste a cada 12 meses para grupos de risco mais alto													

(Continua)

Tabela A2.1 | **Atividades de aconselhamento e rastreamento** *(Continuação)*

Atividade/tópico	Frequência mínima*	Notas	Faixa etária*												
			15-19	20-24	25-29	30-34	35-39	40-44	45-49	50-54	55-59	60-64	65-69	70-79	≥ 80
Prevenção de doença vascular															
Avaliação de risco de doença cardiovascular	A cada 2 anos	Idade ≥ 35 anos para pacientes de maior risco													
Pressão arterial	A cada 2 anos	A cada 6-12 meses para pacientes com risco moderado e a cada 6-12 semanas para pacientes com alto risco													
Colesterol e outros lipídeos	A cada 5 anos	A cada 2 anos para pacientes com risco aumentado e a cada 12 meses com aumento do risco cardiovascular e doença crônica existente													
Diabetes melito tipo 2	A cada 3 anos	A cada 12 meses para pacientes com teste de tolerância à glicose ou glicemia de jejum alteradas													
Acidente vascular cerebral	Avaliar pacientes com alto risco absoluto a cada 12 meses														
Doença renal	A cada 1 a 2 anos para pacientes com alto risco														
Câncer															
Câncer colorretal	A cada 2 anos a partir dos 50 anos de idade	Antecipar para pacientes com alto risco													
Câncer de mama	A cada 2 anos														
Câncer de pele melanocítico	Oportunamente para risco médio e aumentado	Exame a cada 6-12 meses para pacientes com alto risco													
Câncer de pele não melanocítico	Oportunamente	Oportunamente para pacientes com risco aumentado, incluindo aqueles com mais de 40 anos de idade e a cada 12 meses para pacientes de alto risco													
Câncer de colo do útero	A cada 3 anos														

(Continua)

Tabela A2.1 | **Atividades de aconselhamento e rastreamento** *(Continuação)*

Atividade/tópico	Frequência mínima*	Notas	Faixa etária*													
			15-19	20-24	25-29	30-34	35-39	40-44	45-49	50-54	55-59	60-64	65-69	70-79	≥ 80
Psicossocial																
Depressão	A cada encontro para pacientes com idade entre 12 e 18 anos e oportunamente para aqueles com mais de 18 anos de idade														
Violência doméstica	Oportunamente; manter um elevado nível de vigilância para pacientes com risco aumentado	A cada encontro para mulheres adolescentes e todas as mulheres grávidas													
Pessoas idosas																
Imunização	Ver Cap. 74, Imunização e vacinação														
Atividade física	A cada 2 anos	Aconselhamento de atividade física moderada													
Risco de quedas	A cada 12 meses	A cada 6 meses se o paciente tem um histórico de quedas ou múltiplos fatores de risco													
Visão e audição	A cada 12 meses														
Saúde bucal	Pelo menos a cada 12 meses e incentivados a fazer visitas anuais ao cirurgião-dentista	Mais frequentemente para aqueles com risco aumentado													
Glaucoma	Frequência de acompanhamento determinado pela avaliação ocular	Pacientes com risco aumentado													
Osteoporose																
Mulheres na pós-menopausa	A cada 12 meses para risco médio	Risco aumentado para mulheres com idade ≥ 50 anos e com fatores de risco													
Questionário de história familiar	Na primeira visita e, depois, no mínimo a cada 3 anos														

*A frequência e a faixa etária variam de acordo com a referência e aqui está sendo reproduzida a frequência e a faixa etária da Referência 3.

**Oportunamente significa que se pode aproveitar consultas por outros motivos, sem uma periodicidade específica.

☐ Para pessoas de baixo risco.

☐ Para pessoas com risco aumentado ou com uma condição específica.

Fonte: The Royal Australian College of General Practitioners.[6]

Tabela A2.2 | **Fatores de risco comportamentais e biomédicos**

Doença	Risco comportamental				Risco biomédico		
	Tabagismo	Pouca atividade física	Excesso de consumo de álcool	Dieta inadequada	Obesidade	Pressão alta	Dislipidemia
Doença cardiovascular	Sim	Sim	Não	Sim[1]	Sim	Sim	Sim
Acidente vascular cerebral	Sim	Sim	Sim	Não	Sim	Sim	Sim
Diabetes melito tipo 2	Sim	Sim	Não	Sim[1]	Sim	Não	Não
Osteoporose	Sim	Sim	Sim	Sim[2]	Não	Não	Não
Câncer colorretal	Sim	Não	Sim	Sim[3]	Sim	Não	Não
Saúde bucal	Sim[4]	Não	Sim[5]	Sim[6]	Não	Não	Não
Doença renal crônica	Sim	Não	Não	Não	Sim	Sim	Não
Câncer de mama (feminino)	Não	Não	Sim	Não	Sim[7]	Não	Não
Depressão	Não	Não	Não	Não	Sim	Não	Não
Osteoartrose	Não	Não	Não	Não	Sim	Não	Não
Artrite reumatoide	Sim	Não	Não	Não	Não	Não	Não
Câncer de pulmão	Sim	Não	Não	Não	Não	Não	Não
Câncer de colo do útero[8]	Sim	Não	Não	Não	Não	Não	Não
DPOC	Sim	Não	Não	Não	Não	Não	Não
Asma	Sim	Não	Não	Não	Não	Não	Não

Sim: há evidência relevante para suportar a associação.

Não: não há evidência para suportar a associação.

[1] Excesso de gordura saturada.

[2] Ingesta de cálcio e vitamina D insuficientes.

[3] Excesso de carne processada e carne vermelha; o recomendado é de no máximo 455 g por semana (ou 65 g por dia) de carne vermelha magra.

[4] Câncer bucal e doença periodontal no adulto.

[5] Câncer bucal.

[6] Açúcar esta relacionado à cárie; refrigerante e suco, à erosão dental; excesso de flúor, com defeitos no desenvolvimento de esmalte; e deficiência de vitamina C, com doença periodontal.

[7] Associação em mulheres pós-menopausa.

[8] A infecção persistente do papilomavírus humano (HPV) é uma causa central do câncer cervical. A infecção por HPV não está identificada na Tabela, uma vez que inclui apenas os fatores de risco que estão implicados em mais de uma doença crônica e têm maior prevalência dentro da população. É importante reconhecer que os fatores de risco comportamentais de múltiplos parceiros sexuais e de idade precoce no início da atividade sexual refletem a probabilidade de ser infectada pelo HPV.

DPOC, doença pulmonar obstrutiva crônica.

Fonte: The Royal Australian College of General Practitioners.[6]

Tabela A2.3 | **Risco familiar e as respectivas ações de rastreamento**

Doença	Risco elevado	Ação para rastreamento
Câncer de mama	≥ 2 casos de câncer de mama do mesmo lado familiar, especialmente: ▶ Parentes próximos ▶ Mais de uma geração	Considerar referenciamento para avaliação genética Incluir ressonância nuclear magnética anual, além da mamografia, a partir dos 30 anos

(Continua)

Tabela A2.3 | **Risco familiar e as respectivas ações de rastreamento** *(Continuação)*

Doença	Risco elevado	Ação para rastreamento
	▶ Quando o câncer de mama é diagnosticado antes dos 50 anos **ou** ▶ Qualquer caso de câncer de ovário **ou** ▶ Câncer de mama bilateral **ou** ▶ Câncer de mama em familiar do sexo masculino **ou** ▶ Câncer de mama em mulheres judias Ashkenazi **ou** ▶ Mutação *BRCA1* **ou** *BRCA2* identificada em um familiar de primeiro grau e paciente não fez teste genético ainda	
Câncer colorretal	Qualquer história familiar de: ▶ Câncer de cólon **ou** ▶ Múltiplos cânceres (câncer de cólon ou associados) **ou** ▶ Câncer em idade jovem (< 50 ou, especialmente, < 35 anos) **ou** ▶ História pessoal de doença inflamatória: doença de Crohn ou retocolite ulcerativa	Um familiar de primeiro grau com CCR > 60 anos **ou** ≥ 2 familiares de segundo grau com CCR: sangue oculto nas fezes ou teste imunoquímico fecal a cada 2 anos Um familiar de primeiro grau com CCR < 60 anos **ou** ≥ 2 familiares de primeiro grau com CCR em qualquer idade: colonoscopia a cada 5 anos, começando aos 40 anos ou 10 anos antes da idade do câncer diagnosticado no familiar mais jovem com diagnóstico Um familiar com CCR diagnosticado < 50 anos: considerar teste genético História pessoal de DII: colonoscopia de rotina iniciando 8-10 anos após o diagnóstico
DCV	Familiar de primeiro grau diagnosticado com DCV (infarto, angina ou IC) < 60 anos	Seguir calculadora de risco *Q-risk*
Diabetes melito	Familiar de primeiro grau	Glicemia de jejum

CCR, câncer colorretal; DCV, doença cardiovascular; DII, doença inflamatória intestinal; IC, insuficiência cardíaca.

Fonte: Gérvas e Péres Fernández.[5]

Tabela A2.4 | **Risco de doença cardiovascular e as respectivas ações**[7-9]

Risco[6]	Iniciar tratamento[7]	Meta de LDL-C
Alto (10 anos > 20%)	DAC ou doença arterial periférica, aterosclerose,* maioria dos pacientes com diabetes**	LDL-C < 100 ou baixar pela metade o valor inicial
Médio (10 anos entre 10 e 19%)	LDL-C > 130 mg/dL **ou** CT/HDL-C > 5,0	LDL-C < 130 ou baixar pela metade o valor inicial
Baixo (< 10% em 10 anos)	LDL-C ≥ 190 mg/dL	LDL-C < 160 ou baixar pela metade o valor inicial

Nota: para pacientes com história de DCV em familiar de primeiro grau < 60 anos, o risco em 10 anos deve ser multiplicado por 2.

*Evidência de aterosclerose: sopro vascular, índice tornozelo braquial < 0,9, DAC, AVC, AIT/evidência de alteração significativa na carótida, doença vascular periférica.

**Em homens > 45 anos, em mulheres > 50 anos com diabetes, ou pessoas mais jovens que tenham diabetes e risco aumentado de doença arterial.

LDL-C, lipoproteína de baixa densidade-colesterol; HDL-C, lipoproteína de alta densidade-colesterol; CT, colesterol total; DCV, doença cardiovascular; DAC, doença arterial coronariana; AVC, acidente vascular cerebral; AIT, ataque isquêmico transitório.

Quadro A2.1 | **Sugestão de calculadora de risco e aplicativo para auxiliar no rastreamento de doenças**

Calculadora de risco *Q-risk**:[8] a calculadora *Q-Risk* tem sido atualizada praticamente uma vez por ano. Está na terceira versão e envolve, além de diversos fatores de risco biomédicos, fatores sociais, como etnia e local de moradia por meio do código postal (para quem está na Inglaterra). Embora haja a limitação da validade externa, como para todas as calculadoras, pode servir de modelo para calculadoras com dados locais.

Aplicativo AHRQ ePSS do United States Preventive Services Task Force (USPSTF):[10] fornece ações de aconselhamento e rastreamento que mostraram evidência científica de acordo com idade, sexo, presença de gestação, uso de tabaco e atividade sexual. Basta buscar por AHQR ePSS ou USPSTF no *Google play* ou *Apple store*.

*Disponível em https://qrisk.org.

Todo programa de rastreamento deve ter um protocolo bem determinado, com recursos adequados pré-alocados, e pode ser conduzido por enfermeiro capacitado. Para que um programa de rastreamento atinja seus objetivos, deve ser realizado de forma sistemática e atingir ampla cobertura da base populacional para a qual foi planejado. Na Figura A2.3, por exemplo, há a sinalização do momento que o paciente deve ser encaminhado ao médico da atenção primária à saúde (APS). Quando é o próprio médico da APS quem conduz o programa, em geral ocorre de maneira oportunística, esse encaminhamento acaba perdendo o sentido. Além disso, apropria-se de recursos escassos (acesso à

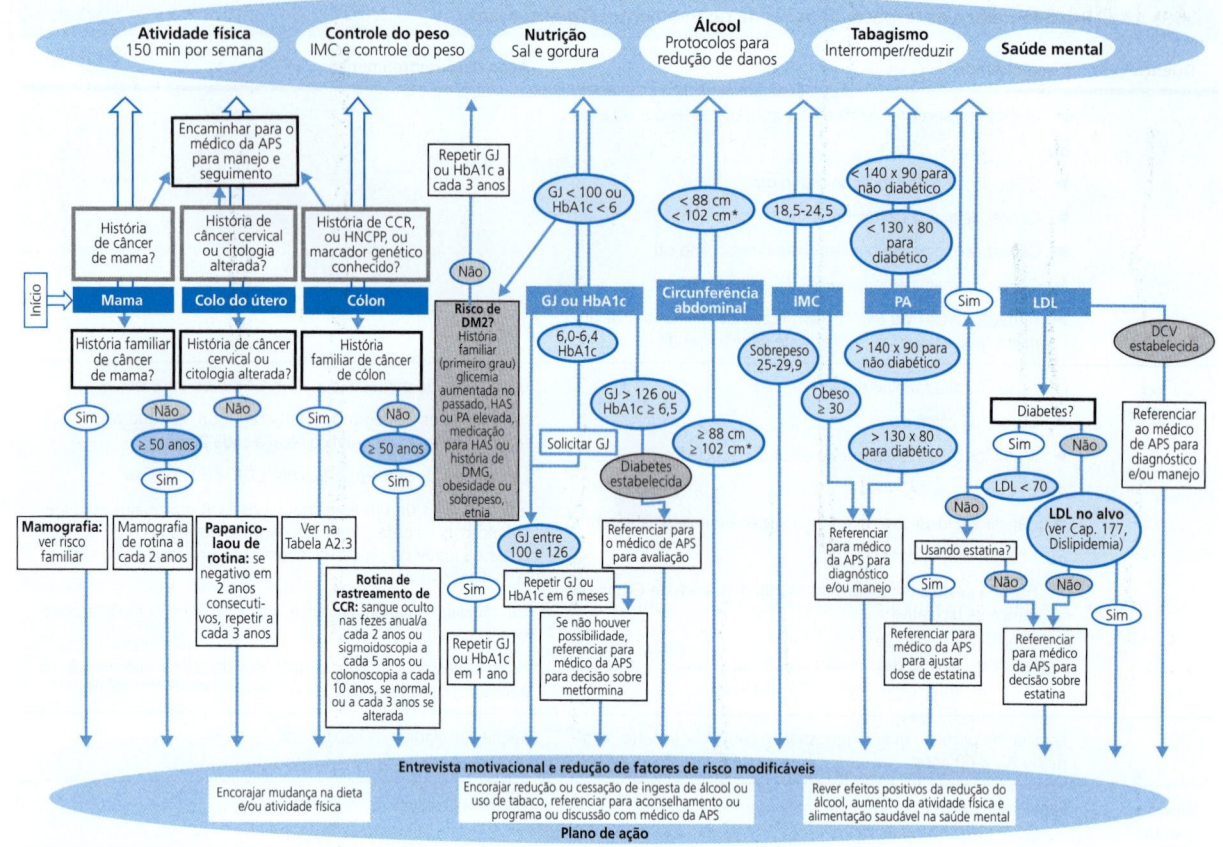

▲ **Figura A2.3**
Integração das diversas atividades de rastreamento.
*, < 90 cm para asiáticos.
HNCPP, câncer colorretal hereditário não poliposo; DM2, diabetes melito tipo 2; DMG, diabetes melito gestacional; GJ, glicemia de jejum; Hb1Ac, hemoglobina glicada; DCV, doença cardiovascular; PA, pressão arterial; HAS, hipertensão arterial sistêmica; APS, atenção primária à saúde; IMC, índice de massa corporal; LDL, lipoproteína de baixa densidade.
Fonte: The better chronic disease primary prevention and screening map.[7]

consulta médica), reforçando a Lei dos Cuidados Inversos,[3] uma vez que indivíduos-alvo de rastreamento são, em princípio, saudáveis e estariam ocupando um horário de consulta valioso para aqueles que têm maior chance de estarem doentes. Em muitos lugares, o médico é o principal ator do programa de rastreamento, provavelmente por se tratar de uma cascata complexa de eventos para os quais o restante da equipe pode não ser considerada qualificada. Porém, o primeiro evento, que é a anamnese e o exame físico em uma pessoa saudável e sem sintomas, bem como a decisão de quais exames serão realizados para o rastreamento, quais aconselhamentos serão dados e em qual periodicidade, pode e deve ser conduzido por enfermeiros capacitados para esse tipo de atividade. Dessa forma, na divisão de tarefas inerentes à APS, os médicos devem priorizar pacientes com sintomas e as decisões subsequentes da cascata de rastreamento que requeiram o raciocínio clínico específico da prática médica.

REFERÊNCIAS

1. Rose G. Estratégias da medicina preventiva. Porto Alegre: Artmed; 2010.

2. Gigerenzer G. HIV screening: helping clinicians make sense of test results to patients. BMJ. 2013;347:f5151.

3. Hart JT. The inverse care law. Lancet. 1971;1(7696):405-412.

4. United Kingdom. NHS population screening explained [Internet]. 2013 [capturado em 13 mar. 2018]. Disponível em: https://www.gov.uk/guidance/nhs-population-screening-explained.

5. Gérvas J, Pérez Fernández M. El fundamento científico de la función de filtro del médico general. Rev Bras Epidemiol. 2005;8(2):205-218.

6. The Royal Australian College of General Practitioners. Guidelines for preventive activities in general practice. 9th ed. East Melbourne; 2016.

7. The better chronic disease primary prevention and screening map [Internet]. Square Space; 2013 [capturado em 13 mar. 2018]. Disponível em: https://static1.squarespace.com/static/546d05b0e4b08897ae0800fb/t/55dba49ee4b0b1f6cf4665ae/1440457886433/BETTER+Algorithm+cc.pdf.

8. Qrisk.org [Internet]. 2017 [capturado em 13 ma. 2018]. Disponível em: https://qrisk.org/.

9. Expert panel on detection, evaluation, and treatment of high blood cholesterol in adults. Executive summary of the third report of the National Cholesterol Education Program (NCEP) expert panel on detection, evaluation, and treatment of high blood cholesterol in adults (Adult Treatment Panel III). JAMA. 2001;285(19):2486-2497.

10. U. S. Preventive Services Task Force. USPSTF A and B recommendations [Internet]. Rockville; 2017 [capturado em 13 mar. 2018]. Disponível em: https://www.uspreventiveservicestaskforce.org/Page/Name/uspstf-a-and-b-recommendations/.

APÊNDICE 3

Valores de referência para exames

Ricardo Dantas Lopes

A correta utilização dos exames laboratoriais é ferramenta importante na maleta de utilidades que todo médico deve ter e dominar em sua excelência. O Capítulo 26, Epidemiologia clínica, cita diversos artigos que avaliaram o papel dos exames complementares no diagnóstico clínico, mostrando que entre 8,75 e 23% dos diagnósticos são feitos por esta avaliação subsidiária. Para a correta utilização dos exames complementares, é de suma importância que o médico entenda o raciocínio probabilístico, o qual é fundamentado pelo Teorema de Bayes, que inclui dados adicionais que influenciam na utilização de um determinado teste na confirmação de um diagnóstico clínico: as probabilidades pré-teste (prevalência da doença na população) e pós-teste (probabilidade após a realização do teste). A aferição da probabilidade pré-teste permite ao médico não tratar, testar ou tratar o paciente, e os limites entre esses três espaços são denominados limiar de testagem e limiar terapêutico. Tratamentos devem ser refutados se a probabilidade encontrar-se dentro da faixa do não tratar, e devem ser iniciados se a probabilidade for maior do que o limiar de tratamento. O papel dos exames complementares é modificar para os extremos a probabilidade pré-teste de forma que fique abaixo do limiar de testagem ou fique acima do limiar de tratamento.

Em relação à prática do médico de família na atenção primária à saúde (APS), é importante o entendimento que, em situações de baixa probabilidade pré-teste de doença, a utilização de testes diagnósticos, mesmo que de alta acurácia, é comumente responsável por iatrogenias, oneração do sistema e do paciente e por gerar ansiedade com falso-positivos nos resultados dos testes diagnósticos, além de sobrediagnóstico. É papel do médico de família e comunidade instituir tratamentos em situações em que a probabilidade do diagnóstico esteja acima do limiar de tratamento, evitando a prática de confirmação diagnóstica com exames invasivos que, na APS, não modificam a certeza diagnóstica nem o plano terapêutico.

A Tabela A3.1 traz os principais exames laboratoriais da prática do médico de família e comunidade. Os exames citados são apenas aqueles cuja interpretação é decorrente de um método quantitativo e, quando não citado, refletem a dosagem sanguínea no plasma ou soro.

Tabela A3.1 | **Valores de referência para exames**

Unidades convencionais	Unidades internacionais
Ácido fólico	
5-15 ng/mL	11,3-33,9 nmol/L
Ácido úrico	
Soro: ♂: 3,5-7,2 mg/dL	0,21-0,42 mmol/L
♀: 2,6-6,0 nmol/L	0,15-0,35 nmol/L
Urina: 250-750 mg/24 h	250-750 mmol/24 h
Albumina	
3,8-4,8 g/dL	34-48 g/L
Amilase	
27-131 UI/L	0,46-2,23 µkat/L
Anticorpo antiestreptolisina O (ASLO)	
	12-166 UI/mL
Anticorpo tireoperoxidase (anti-TPO)	
	< 35 UI/mL
Anticorpo da tireoglobulina (AAT)	
	< 1:100
Anticorpo microssomal de tireoide	
Hemaglutinação	Indetectável
IFA	< 1:10
Antígeno prostático específico (PSA)	
50-59 anos	< 3,0 ng/mL
60-69 anos	< 4,0 ng/mL
≥ 70 anos	< 5,0 ng/mL

(Continua)

Tabela A3.1 | **Valores de referência para exames** *(Continuação)*

	Unidades convencionais	Unidades internacionais
Bilirrubina total (BT)		
	Adultos: < 1,2 mg/dL	< 20,52 µmol/L
	Crianças: 0-1 dia: < 6,0 mg/dL	< 102,6 µmol/L
	1-2 dias: < 8,0 mg/dL	< 136,8 µmol/L
	2-5 dias: < 12,0 mg/dL	< 205,2 µmol/L
	> 5 dias: < 10,0 mg/dL	< 171 µmol/L
Bilirrubina direta (BD)		
	< 0,2 mg/dL	< 3,42 µmol/L
	Neonatos: < 0,2 mg	< 3,42 µmol/L
Cálcio total		
	Soro: 8,6-10,0 mg/dL	2,15-2,5 mmol/L
	Urina: 100-300 mg/24 h	2,5-7,5 mmol/24 h
Cálcio ionizado		
	4,65-5,28 mg/dL	1,16-1,32 mmol/L
Capacidade ferropéxica total		
	250-450 µg/dL	44,8-80,6 µmol/L
Cloreto		
	98-106 mEq/L	98-106 mmol/L
Colesterol total (CT)		
	Desejável : < 200 mg/dL	< 5,18 mmol/L
	Limítrofe: 200-239 mg/dL	5,18-6,19 mmol/L
	Alto: > 240 mg/dL	> 6,22 mmol/L
Colesterol lipoproteína de alta densidade (HDL)		
	Baixo: < 40 mg/dL	> 1,55 mmol/L
	Alto: > 60 mg/dL	> 1,04 mmol/L
Colesterol lipoproteína de baixa densidade (LDL)[1]		
	Ótimo: < 100 mg/dL	
	Aceitável: 100-129 mg/dL	
	Limítrofe: 130-159 mg/dL	
	Alto: 160-189 mg/dL	
	Muito alto: ≥ 190 mg/dL	
Colesterol não HDL		
	Ótimo: < 130 mg/dL	
	Desejável: 130-159 mg/dL	
	Alto: 160-189 mg/dL	
	Muito alto ≥ 190 mg/dL	
Creatinina (Cr)		
	♂: 0,7-1,3 mg/dL	62-115 µmol/L
	♀: 0,6-1,1 mg/dL	53-97,24 µmol/L
	Crianças RN: 0,3-1,0 mg/dL	26,5-88,5 µmol/L
	< 1 ano: 0,2-0,4 mg/dL	17,7-35,5 µmol/L
	> 1 ano: 0,3-0,7 mg/dL	26,5-61,8 µmol/L
	Adolescentes: 0,5-1,0 mg/dL	44,2-88,4 µmol/L
Creatinofosfocinase (CPK)		
		♂: 38-178 U/L
		♀: 26-140
Isoenzima MB da creatinocinase 2 (CK-MB)		
	< 4-6% do total	Fração total: < 0,04-0,06
Densitometria óssea[2]		
	Osteoporose	T-score ≤ – 2,5 DP (colo lombar, colo femoral ou fêmur total)
Desidrogenase láctica (DHL)		
		Adultos: 208-378 U/L
Depuração da creatinina endógena		
		♂: 90-139 mL/min/1,73m²
		♀: 80-125 mL/min
Eletroforese de proteínas		
	Albumina: 3,5-5,0 g/dL	35-50 g/L
	α_1-globulina: 0,1-0,3 g/dL	1-3 g/L
	α_2-globulina: 0,6-1,0 g/dL	6-10 g/L
	β-globulina: 0,7-1,1 g/dL	7-11 g/L
	γ-globulina: 0,8-1,6 g/dL	8-16 g/L
Eritrócitos (milhões/µL)		x10¹² cél/L
	♂ adultos: 4,3-5,7	4,3-5,7
	♀ adultas: 3,8-5,1	3,8-5,1
	1 mês: 3,0-5,4	3,0-5,4
	2 meses: 2,7-4,9	2,7-4,9

(Continua)

Tabela A3.1 | **Valores de referência para exames** *(Continuação)*

	Unidades convencionais	Unidades internacionais
	3-6 meses: 3,1-4,5	3,1-4,5
	6 meses-2 anos: 3,7-5,3	3,7-5,3
	2-6 anos: 3,9-5,3	3,9-5,3
	6-12 anos: 4,0-5,2	4,0-5,2
	♂ 12-18 anos: 4,5-5,3	4,5-5,3
	♀ 12-18 anos: 4,1-5,1	4,1-5,1
Velocidade de hemossedimentação (VHS)		
	♂: < 15 mm/h	
	♀: < 20 mm/h	
	Crianças: ≥ 10 mm/h	
Espermograma		
	Volume: > 2,5 mL	
	pH: 7,2-7,8	
	Concentração: > 20×10⁶/mL	
	Motilidade: > 50%	
	Motilidade rápida e progressiva: > 25%	
	Morfologia normal: > 40%	
	Viabilidade: > 50% em 1 h	
	Leucócitos: < 1×10⁶/mL	
Exame qualitativo/parcial de urina (EQU/EPU)		
Cor		Amarelo-claro ao âmbar
Densidade		1.005-1.040
pH		4,5-8,5
Sedimentos: – hemácias		< 2 p/c
– leucócitos		< 5 p/c
– outros		Indetectáveis
Fator antinuclear (FAN)		
Imunofluorescência direta		< 1:20
Células Hep-2		< 1:40
Fator reumatoide (FR)		
		< 10 UI/mL
Ferro		

(Continua)

Tabela A3.1 | **Valores de referência para exames** *(Continuação)*

	Unidades convencionais	Unidades internacionais
	♂: 65-175 µg/dL	11,6-31,3 µmol/L
	♀: 50-170 µg/dL	9-30,4 µmol/L
	Crianças: 22-184 µg/dL	3,9-32,7 µmol/L
Ferritina		
	♂: 20-250 mg/dL	20-250 µmg/L
	♀: 10-120 mg/dL	10-120 µmg/L
	Crianças RN: 25-200 mg/dL	25-200 µmg/L
	< 1 mês: 200-600 mg/dL	200-600 µmg/L
	2-5 meses: 50-200 mg/dL	50-200 µmg/L
	6 meses-15 anos: 7-140 mg/dL	7-140 µmg/L
Fosfatase alcalina		
	25-100 U/L	0,43-1,7 µkat/L
Fósforo		
	Adultos: 2,7-4,5 mg/dL	0,87-1,45 mmol/L
	Crianças: 4,0-7,0	1,29-2,26
Gama-glutamiltransferase (GGT)		
	♂: 2-30 U/L	0,03-0,51 µkat/L
	♀: 1-24 U/L	0,02-0,41 µkat/L
Gasometria arterial (GA)		
pH		7,35-7,45
pO₂: 83-108 mmHg		11-14,4 kPa
pCO₂: ♂: 35-48 mmHg		4,66-6,38 kPa
♀: 32-45 mmHg		4,26-5,99 kPa
HCO₃: 21-29 mEq/L		21-29 mmol/L
Base excess adultos –3 a +3		
Glicemia de jejum (GJ)		
	60-100 mg/dL	33-55 mmol/L
Hemoglobina corpuscular média (HCM)		
	Adultos: 26-34 pg/cel	0,40-0,52 fmol/cel
	1-3 dias: 31-37 pg/cel	0,48-0,57 fmol/cel
	1-4 semanas: 28-40 pg/cel	0,43-0,62 fmol/cel
	2 meses: 26-34 pg/cel	0,40-0,53 fmol/cel
	3-6 meses: 25-35 pg/cel	0,39-0,54 fmol/cel
	6 meses-2 anos: 23-31 pg/cel	0,36-0,48 fmol/cel
	2-6 anos: 24-30 pg/cel	0,37-0,47 fmol/cel

(Continua)

Tabela A3.1 | **Valores de referência para exames** *(Continuação)*

Unidades convencionais	Unidades internacionais
6-12 anos: 25-33	0,39-0,51
12-18 anos: 25-35	0,39-0,54
Concentração de hemoglobina corpuscular média (CHCM)	
Adultos: 31-37 g/dL	4,81-5,74 mmol Hb/L
1-3 dias: 29-37 g/dL	4,50-5,74 mmol Hb/L
1-2 semanas: 28-38 g/dL	4,34-5,89 mmol Hb/L
1-2 meses: 29-37 g/dL	4,50-5,74 mmol Hb/L
3 meses-2 anos: 30-36 g/dL	4,65-5,58 mmol Hb/L
12-18 anos: 31-37 g/dL	4,81-5,74 mmol Hb/L
Hematócrito (Ht)	
♂ adultos: 48-69%	0,48-0,69 fração do volume
♀ adultas: 35-45%	0,35-0,45
1 dia 48-75%	0,48-0,75
2 dias 44-72%	0,44-0,72
3 dias 28-42%	0,28-0,42
2 meses: 35-45%	0,35-0,45
6-12 anos: 37-49%	0,37-0,49
♂ 12-18 anos: 36-46%	0,36-0,46
♀ 12-18 anos: 39-49%	0,39-0,49
Hemoglobina (Hb)	
♂ adultos: 13,5-17,5 g/dL	2,09-2,71 mmol/L
♀ adultas: 12,0-16,0 g/dL	1,6-2,48 mmol/L
1-3 dias: 14,5-22,5 g/dL	2,25-3,49 mmol/L
2 meses: 9,0-14,0 g/dL	1,40-2,17 mmol/L
6-12 anos: 11,5-15,5 g/dL	1,78-2,40 mmol/L
♂ 12-18 anos: 13,0-16,0 g/dL	2,02-2,27 mmol/L
♀ 12-18 anos: 12,0-16,0 g/dL	1,86-2,48 mmol/L
Hemoglobina glicada (Hb1Ac)	
4,0-6,5% Hb	0,05-0,065 Hb
Hormônio luteinizante (LH)	
♂: 1,3-13 mU/mL	1,3-13 U/L
♀: fase folicular: 1-2 mU/mL	1-2 U/L
♀: meio do ciclo: 16-104 mU/mL	16-104 U/L
♀: luteal: 1-12 mU/mL	1-12 U/L

(Continua)

Tabela A3.1 | **Valores de referência para exames** *(Continuação)*

Unidades convencionais	Unidades internacionais
♀: pós-menopausa: 16-66 mU/mL	16-66 U/L
Hormônio folículo-estimulante	
♂: 4-25 mU/mL	4-25 U/L
♀: fase folicular: 1-9 mU/mL	1-9 U/L
♀: pico ovulatório: 6-26 mU/mL	6-26 U/L
♀: fase luteal: 1-9 mU/mL	1-9 U/L
♀: pós-menopausa: 30-118 mU/mL	30-118 U/L
Leucócitos totais (cél/μL) e diferencial de leucócitos	
Adultos: $4,5\text{-}11 \times 10^3$	$4,5\text{-}11 \times 10^6$ cél/L
Crianças RN: $9\text{-}30 \times 10^3$	$9\text{-}30 \times 10^6$ cél/L
24 h: $9,4\text{-}34 \times 10^3$	$9,4\text{-}34 \times 10^6$ cél/L
1 mês: $5\text{-}19,5 \times 10^3$	$5\text{-}19,5 \times 10^6$ cél/L
1-3 anos: $6\text{-}17,5 \times 10^3$	$6\text{-}17,5 \times 10^6$ cél/L
4-7 anos: $5,5\text{-}15,5 \times 10^3$	$5,5\text{-}15,5 \times 10^6$ cél/L
8-13 anos: $4,5\text{-}13,5 \times 10^3$	$4,5\text{-}13,5 \times 10^6$ cél/L
Metamielócitos: 0%	0
Mielócitos: 0%	0
Bastões: 3-5%	0,03-0,05 (fração do total)
Segmentados: 54-62%	0,54-0,62
Basófilos: 0-0,75%	0-0,0075
Linfócitos: 23-33%	0,23-0,33
Monócitos: 3-7%	0,03-0,07
Eosinófilos: 1-3%	0,01-0,03
Lipase	
31-186 U/L	0,5-3,2 μkat/L
Microalbuminúria	
Amostra	< 30 mg/g
Coleta em 24 h	< 30 mg/24 h
Plaquetas	
$150\text{-}450 \times 10^3/\mu L$	$150\text{-}450 \times 10^9/L$
Potássio	
3,5-5,1 mEq/L	3,5-5,1 μmmol/L
Crianças < 2 meses: 3,0-7,0	3,0-7,0
2-12 meses: 3,5-6,0	3,5-6,0

(Continua)

Tabela A3.1 | **Valores de referência para exames** *(Continuação)*

	Unidades convencionais	Unidades internacionais
Proteína C-reativa		
	< 8 mg/dL	68-8.200 µg/L
Proteínas totais		
	6,4-8,3 g/dL	64,0-83,0 g/L
		50-80 mg/24 h
Reticulócitos		
	0,5-1,5%	0,005-0,015 (fração do total)
Índice de normalização internacional (INR)		
		1,0-1,2
		Anticoagulação: 2,0-3,0
		Anticoagulação em prótese mecânica mitral: 2,5-3,5
Sódio		
	Adultos: 136-146 mEq/L	136-146 mmol/L
	Crianças RN: 134-146 mEq/L	136-146 mmol/L
	< 1 ano: 139-146 mEq/L	139-146 mmol/L
	> 1 ano: 138-145 mEq/L	138-145 mmol/L
Tempo de protrombina (TP)		
		18-22 s
Tempo de trombina		
		Tempo de controle: ± 24 s
Tempo de tromboplastina parcial ativada (TTPA)		
		25-35 s
Teste de tolerância à glicose (2 h após a ingestão de 75 g de glicose)		
	Normal: < 140 mg/dL	< 77 mmol/L
	Intolerância à glicose: 140-199 mg/dL	
	Diabetes: > 200 mg/dL	
Testosterona livre		
	♂: 50-210 pg/mL	174-729 pmol/L
	♀: 1,0-8,5 pg/mL	3,5-29,5 pmol/L
Testosterona total		
	♂: 280-1.100 pg/mL	9,7-38,2 pmol/L

Tabela A3.1 | **Valores de referência para exames** *(Continuação)*

	Unidades convencionais	Unidades internacionais
	♀: 15-70 pg/mL	0,5-2,4 pmol/L
Tireotrofina (TSH)		
	Adultos até 59 anos: 0,4-4,2 µU/mL	
	60-69 anos: até 4,7 µU/mL	
	70-79 anos: até 5,6 µU/mL	
	> 80 anos: até 6,3 µU/mL	
	1º trimestre da gestação: 1,0-2,5 µU/mL	
	2º e 3º trimestre da gestação: 0,2-3,0 µU/mL	
Tiroxina total (T_4T)		
	♂: 4,6-10,5 µg/dL	59-135 nmol/L
	♀: 5,5-11 µg/dL	71-142 nmol/L
Tiroxina livre (T_4L)		
	0,8-2,4 ng/dL	10-31 pmol/L
Tri-iodotironina (T_3) total		
	100-200 ng/dL	1,54-3,08 mmol/L
Tri-iodotironina (T_3) livre		
	260-480 pg/dL	4,0-7,4 pmol/L
Transaminase glutâmico-oxalacética (TGO)		
	10-30 U/L	0,17-0,51 µkat/L
Transaminase glutâmico-pirúvica (TGP)		
	♂: 10-40 U/L	0,17-0,68 µkat/L
	♀: 7-35 U/L	0,12-0,60 µkat/L
Triglicerídeos		
	Desejável: < 150 mg/dL	< 1,69 mmol/L
	Limítrofe: 150-199 mg/dL	1,69-2,25 mmol/L
	Alto: 200-499 mg/dL	2,26-5,64 mmol/L
	Muito alto: ≥ 500 mg/dL	≥ 5,65 mmol/L
Ureia		
	15-45 mg/dL	5,35-8,92 mol/L
	Crianças prematuras: 3-25 mg/dL	1,07-8,92 mol/L
	RN: 3-12 mg/dL	1,07-4,28 mol/L
	> 1 ano: 5-18 mg/dL	1,78-6,42 mol/L
Volume corpuscular médio (VCM)		
		Adultos: 80-100 fL

(Continua)

Tabela A3.1 | **Valores de referência para exames** *(Continuação)*

Unidades convencionais	Unidades internacionais
	1-3 dias: 95-121 fL
	6 meses-2 anos: 70-86 fL
	6-12 anos: 77-95 fL
	♂ 12-18 anos: 78-98 fL
	♀ 12-18 anos: 78-102 fL
Veneral disease research laboratory (VDRL)	
	< 1:8
Vitamina D (25-OH-D)³	
Suficiente: 30-100 ng/mL	75-250 nmol/L
Insuficiência: 20-29 ng/mL	50-74 nmol/L
Deficiência: < 20 ng/mL	< 50 nmol/L

Notas

1. **LDL-colesterol:** valor de LDL de acordo com risco cardiovascular (segundo ATP III do NCEP)

Risco cardiovascular	Meta de LDL	Valor de LDL a começar a mudança de estilo de vida	Valor de LDL para considerar terapia medicamentosa
Risco em 10 anos > 20% (ou equivalentes)	< 100 mg/dL	≥ 100 mg/dL	≥ 130 mg/dL (100-129, considerar)
Risco em 10 anos < 20%	< 130 mg/dL	≥ 130 mg/dL	≥ 130 mg/dL
Risco em 10 anos < 10%	< 160 mg/dL	≥ 160 mg/dL	≥ 160 mg/dL

2. **Densitometria óssea:** a utilização de valores de referência para o *T-score* com base em dados primários a partir de adultos jovens deve ser levada em consideração no momento de situações clínicas limítrofes.

3. **Vitamina D:** importantes documentos utilizados em nossa prática clínica – Clinical Practice Guideline, publicado em 2011 no *The Journal of Clinical Endocrinology & Metabolism*, e as Recomendações da Sociedade Brasileira de Endocrinologia e Metabologia, de 2014, para a hipovitaminose D – têm vieses que necessitam ser citados: no primeiro, a falta de evidência dos dados apresentados e os conflitos de interesses das referências utilizados como fonte de dados primários, e, no segundo, o financiamento de um dos principais autores por um laboratório que produz medicamento bastante conhecido para a reposição de vitamina D.[1,2]

REFERÊNCIAS

1. Holick MF, Binkley NC, Bischoff-Ferrari HA, Gordon CM, Hanley DA, Heaney RP, et al. Evaluation, treatment, and prevention of vitamin D Deficiency: an endocrine society clinical practice guideline. J Clin Endocrinol Metab. 2011;96(7):1911-30.

2. Maeda SS. Recomendações da Sociedade Brasileira de Endocrinologia e Metabologia (SBEM) para o diagnóstico e tratamento da hipovitaminose D. Arq Bras Endocrinol Metab. 2014;58(5):411-433.

APÊNDICE 4

Medicamentos e gestação

Viviane Elisabeth de Souza Santos Sachs

Como toda a população, a gestante está sujeita a intercorrências de saúde que impõem o uso de medicamentos. A gestação compreende uma situação única, na qual a exposição a determinadas substâncias envolve dois organismos. A resposta do feto à medicação é diferente da observada na mãe, podendo resultar em toxicidade fetal e lesões irreversíveis.

Acreditava-se, até então, que a placenta funcionava como uma barreira, protegendo o feto de qualquer agressão farmacológica. Atualmente, sabe-se que a maioria dos fármacos contidos nos medicamentos utilizados por gestantes atravessa a placenta e atinge a corrente sanguínea do feto. Deve-se considerar, então, que, quando uma gestante ingere ou recebe qualquer medicamento, dois organismos serão afetados, sendo que um deles (o feto) ainda não tem a mesma capacidade de metabolizar substâncias que o outro (a mãe), estando, portanto, mais sujeito a efeitos negativos não esperados.

A utilização de medicamentos durante a gestação deve ser vista com cautela e estar sujeita à criteriosa avaliação de risco/benefício, devido às implicações sobre a higidez do feto.

Em dezembro de 2014, a Food and Drug Administration (FDA) publicou uma nova regra para a rotulagem de medicamentos usados durante a gravidez: *Conteúdo e formato da rotulagem de fármacos de prescrição humana e produtos biológicos: requisitos para gravidez e aleitamento*, rotulagem que também é conhecida simplesmente como "Gravidez e regra de rotulagem da lactação".[1]

A nova regra visa melhorar a avaliação risco/benefício de medicamentos utilizados em gestantes e lactentes. As novas recomendações fornecem informações claras e detalhadas tanto para paciente quanto para o provedor de cuidados de saúde. As três categorias principais incluem: resumo detalhado de riscos, considerações clínicas e dados relevantes (Tabela A4.1).

Medicamentos aprovados após junho de 2015 não utilizarão a antiga tabela de risco. Os medicamentos aprovados entre junho de 2001 e junho de 2015 terão de 3 a 5 anos para atualizar as informações. O novo formato entrou em vigor em junho de 2015 e as indústrias farmacêuticas têm de 3 a 5 anos para se adaptar às novas regras.

Essas mudanças em relação à rotulagem das medicações terão um significativo impacto na interpretação e na prescrição de medicamentos. Embora essa regra ofereça aos profissionais da saúde informações mais detalhadas relativas à gravidez, à lactação e à reprodução, ela também implicará em mais responsabilidade aos profissionais no que se refere à garantia de segurança de seus pacientes.

Tabela A4.1 | **Descrições detalhadas da nova rotulagem de medicamentos prescritos**

Subdivisão		Descrição
Gravidez	Registro de gravidez (se aplicável)	▶ Informações (incluindo informações de contato) Um registro que monitora os resultados da gravidez
	Categoria de risco	▶ Declaração de que o medicamento está contraindicado durante a gravidez (se aplicável) ▶ Declaração de risco baseada em dados humanos ▶ Declaração de risco baseada em dados de animais ▶ Declaração de risco baseada em farmacologia (se aplicável) ▶ Taxas de malformação e aborto espontâneo
	Considerações clínicas (se aplicável)	▶ Doenças maternas e/ou risco embrionário-fetal ▶ Ajustes de dose durante a gravidez e período pós-parto ▶ Reações adversas maternas ▶ Reações adversas fetal/neonatal ▶ Trabalho de parto
	Dados (se aplicável)	▶ Dados sobre os quais os riscos e as considerações clínicas se baseiam

Fonte: Food and Drug Administration.[1]

A tomada de decisão clínica tem evoluído para a aplicação dos princípios da medicina baseada em evidências, fundamentada nas análises sistemáticas de resultados de ensaios clínicos controlados e estudos epidemiológicos, bem como na avaliação da qualidade do cuidado.

Apesar da mudança proposta, nem todos os medicamentos e os meios de referência estão adaptados à nova regra. A Agência Nacional de Vigilância Sanitária (Anvisa) utiliza a antiga classificação adotada pelo FDA, que enquadra os medicamentos em 5 categorias A, B, C, D, e X (Tabela A4.2).

Muitos fármacos não foram adequadamente investigados em sua relação com a gestação e, devido a considerações éticas, provavelmente não o serão no futuro. Cabe ao médico decidir o que deve ou não ser usado e, ainda, cogitar a possibilidade de substituir uma medicação por outra menos agressiva para o bebê (ver Tabela A4.3).

Tabela A4.2 | **Classificação dos riscos inerentes ao uso de medicamentos na gestação**

Classificação	Descrição	Detalhamento
A	Sem risco	Medicamentos para os quais não foram constatados riscos para o feto em ensaios clínicos cientificamente desenhados e controlados
B	Não há evidência de risco	Medicamentos para os quais os estudos com animais de laboratório não demonstraram risco fetal (mas não existem estudos adequados em humanos) e medicamentos cujos estudos com animais indicaram algum risco, mas que não foram comprovados em humanos em estudos devidamente controlados
C	Riscos não podem ser descartados	Medicamentos para os quais os estudos em animais de laboratório revelaram efeitos adversos ao feto, não existindo estudos adequados em humanos, e medicamentos para os quais não existem estudos disponíveis
D	Evidência positiva de risco	Medicamentos para os quais a experiência de uso durante a gestação mostrou associação com o aparecimento de malformações, embora a relação risco-benefício possa ser avaliada
X	Contraindicados na gestação	Medicamentos associados a anormalidades fetais em estudos com animais e em humanos e/ou cuja relação risco-benefício contraindica seu uso na gravidez

Fonte: Food and Drug Administration.[2]

Tabela A4.3 | **Medicamentos para uso na gestação**

Classe	Medicamento	Classificação de risco
Analgésicos	▶ Dipirona	C
	▶ Paracetamol	B
Analgésicos potentes	▶ Codeína	C
	▶ Fentanil	D
	▶ Meperidina	D
	▶ Metadona	D
	▶ Morfina	C
Antiácidos inibidores de H2	▶ Bicarbonato de sódio	C
	▶ Carbonato de cálcio	C
	▶ Cimetidina	B

(Continua)

Tabela A4.3 | **Medicamentos para gestação** *(Continuação)*

Classe	Medicamento	Classificação de risco
	▶ Famotidina	B
	▶ Hidróxido de alumínio	A
	▶ Hidróxido de magnésio	A
	▶ Omeprazol	C
	▶ Ranitidina	B
Antialérgicos	▶ Cromoglicato	B
	▶ Nedocromil	B
Antiarrítmicos	▶ Adenosina	C
	▶ Amiodarona	D
	▶ Bretílio	C
	▶ Disopiramida	C
	▶ Flecainida	C
	▶ Lidocaína	C
	▶ Quinidina	C
Antiasmáticos	▶ Aminofilina	C
	▶ Beclometasona	B
	▶ Brometo de ipratrópio	C
	▶ Fenoterol	B
	▶ Montelucaste	B
	▶ Salbutamol	C
	▶ Teofilina	B
	▶ Terbutalina	C
Antibacterianos	▶ Aminoglicosídeos	D
	▶ Amoxicilina	B
	▶ Amoxicilina + ácido clavulânico	B
	▶ Ampicilina	B
	▶ Azitromicina	B
	▶ Aztreonam	B
	▶ Benzilpenicilina benzatina	B
	▶ Benzilpenicilina procaína	B
	▶ Cefaclor	B
	▶ Cefadroxila	B
	▶ Cefalexina	B
	▶ Cefalotina	B
	▶ Cefazolina	B
	▶ Cefepima	B
	▶ Cefixima	B
	▶ Cefotaxima	B
	▶ Ceftazidima	B
	▶ Ceftriaxona	B
	▶ Cefuroxima	B
	▶ Ciprofloxacino	C
	▶ Claritromicina	C
	▶ Clindamicina	B

(Continua)

Tabela A4.3 | **Medicamentos para gestação** *(Continuação)*

Classe	Medicamento	Classificação de risco
	▶ Clofazimina	C
	▶ Cloranfenicol	C
	▶ Dapsona	C
	▶ Doxicilina	D
	▶ Eritromicina	B
	▶ Etambutol	B
	▶ Etionamida	C
	▶ Imipeném	C
	▶ Isoniazida + rifampicina	C
	▶ Levofloxacina	C
	▶ Metronidazol	B
	▶ Nitrofurantoína	B
	▶ Norfloxacino	C
	▶ Ofloxacino	C
	▶ Oxacilino	B
	▶ Penicilina V/penicilina G	B
	▶ Piperacilina	B
	▶ Pirazinamida	C
	▶ Sulfadiazina	C
	▶ Sulfametoxazol + trimetoprima	C
	▶ Tetraciclina	D
	▶ Vancomicina	D
Anticoagulantes	▶ Heparina sódica	C
	▶ Protamina	C
	▶ Varfarina	X
Anticonvulsivantes	▶ Carbamazepina	D
	▶ Etossuximida	C
	▶ Fenitoína	D
	▶ Fenobarbital	D
	▶ Gabapentina	C
	▶ Hidantoína	D
	▶ Lamotrigina	C
	▶ Primidona	D
	▶ Valproato de sódio/ ácido valproico	D
Antidepressivos/ estabilizadores de humor/antipsicóticos	▶ Amitriptilina	C
	▶ Bupropiona	C
	▶ Buspirona	B
	▶ Carbonato de lítio	D
	▶ Clomipramina	C
	▶ Clordiazepóxido	D
	▶ Clorpromazina	D
	▶ Compazina	D

(Continua)

Tabela A4.3 | **Medicamentos para gestação** *(Continuação)*

Classe	Medicamento	Classificação de risco
	▶ Flufenazina	D/C
	▶ Fluoxetina	C
	▶ Citalopram	C
	▶ Clozapina	B
	▶ Duloxetina	C
	▶ Escitalopram	C
	▶ Haloperidol	D/C
	▶ Imipramina	D
	▶ Mirtazapina	C
	▶ Nortriptilina	C
	▶ Olanzapina	C
	▶ Paroxetina	C
	▶ Quetiapina	C
	▶ Risperidona	C
	▶ Sertralina	C
	▶ Tioridazina	C
	▶ Trazodona	C
	▶ Venlafaxina	C
Antidiarreicos	▶ Loperamida	B
Antieméticos	▶ Dimenidrinato	B
	▶ Domperidona	C
	▶ Doxilamina	C
	▶ Granisetrona	B
	▶ Metoclopramida	B
	▶ Ondansetrona	B
Antienxaquecosos	▶ Ergotamina	X
	▶ Sumatriptana	C
Antifúngicos	▶ Anfotericina B	B
	▶ Cetoconazol	C
	▶ Clotrimazol	B
	▶ Flucitosina	C
	▶ Fluconazol	C
	▶ Griseofulvina	C
	▶ Itraconazol	C
	▶ Miconazol	C
	▶ Nistatina	C
AINEs	▶ Ácido acetilsalicílico	D
	▶ Celecoxibe	D
	▶ Cetoprofeno	D (B no 1° e 2° trimestre)
	▶ Diclofenaco	D (B no 1° e 2° trimestre)
	▶ Ibuprofeno	D (B no 1° e 2° trimestre)
	▶ Indometacina	D
	▶ Naproxeno	D
	▶ Sulfassalazina	D

(Continua)

Tabela A4.3 | **Medicamentos para gestação** *(Continuação)*

Classe	Medicamento	Classificação de risco
Anti-hipertensivos	Anlodipino	C
	Atenolol	D
	Clonidina	C
	Diltiazem	C
	Esmolol	C
	Fentolamina	C
	Hidralazina	C
	IECA	D
	Labetalol	C
	Metildopa	B
	Metoprolol	B/C
	Minoxidil	C
	Nadolol	C
	Nicardipina	C
	Nifedipina	C
	Nitroprussiato de sódio	C
	Prazosina	C
	Propranolol	X
	Verapamil	C
Anti-histamínicos	Astemizol	C
	Azelastina	C
	Cetirizina	B
	Ciproeptadina	B
	Clemastina	B
	Clorfeniramina	B
	Difenidramina	B
	Fexofenadina	C
	Hidroxizina	C
	Loratadina	B
	Maleato de dexclorfeniramina	B
	Prometazina	C
Antiparasitários	Albendazol	C
	Cloroquina	C
	Ivermectina	C
	Lindane	B
	Mebendazol	C
	Mefloquina	C
	Pentamidina	C
	Permetrina	B
	Piperazina	B
	Pirantel	C
	Pirimetamina	C
	Praziquantel	B
	Tiabendazol	C

(Continua)

Tabela A4.3 | **Medicamentos para gestação** *(Continuação)*

Classe	Medicamento	Classificação de risco
Antiparkinsonianos	Biperideno	C
	Carbidopa	C
	Levodopa	C
Antivirais	Aciclovir	B
	Amantadina	C
	Fanciclovir	B
	Foscarnet	C
	Ganciclovir	C
	Ribavirina	X
	Rimantadina	C
Antirretrovirais*	Abacavir	C
	Atazanavir	B
	Didanosina	B
	Efavirenz	D
	Estavudina	C
	Indinavir	C
	Lamivudina	C
	Lopinavir + ritonavir	C
	Nelfinavir	B
	Nevirapina	B
	Ritonavir	B
	Saquinavir	B
	Tenofovir	B
	Zidovudina	C
Antídotos	Acetilcisteína	B
	Atropina	B/C
	Azul de metileno	D
	Edrofônio (curares)	C
	Flumazenil (benzodiazepínico)	C
	Naloxona (antagonista de narcóticos)	B
	Pralidoxima (organofosforado)	C
Benzodiazepínicos	Alprazolam	D
	Clonazepam	C
	Diazepam	D
	Lorazepam	D
	Midazolam	D
	Oxazepam	D
Citotóxicos	Asparaginase	C
	Cisplatina	D
	Docetaxel	D
	Etoposide	D
	Hidroxiureia	D

(Continua)

Tabela A4.3 | **Medicamentos para gestação** *(Continuação)*

Classe	Medicamento	Classificação de risco
	▶ Paclitaxel	D
	▶ Vincristina	D
Corticoides	▶ Beclometasona	C
	▶ Budesonida	C
	▶ Dexametasona	C
	▶ Fludrocortisona	C
	▶ Flunisolida	C
	▶ Fluticasona	C
	▶ Hidrocortisona	C
	▶ Metilprednisolona	C
	▶ Prednisolona	B
	▶ Prednisona	B
Diuréticos	▶ Acetazolamida	B
	▶ Bumetanida	C
	▶ Espironolactona	C
	▶ Hidroclorotiazida	B
	▶ Furosemida	C
	▶ Manitol	C
Hipoglicemiantes	▶ Arcabose	B
	▶ Exanatide	C
	▶ Glibenclamida	B
	▶ Gliburida	C
	▶ Glicazida	C
	▶ Insulina glargina	B
	▶ Insulina levemir	B
	▶ Insulina lispro	B
	▶ Insulina NPH	B
	▶ Insulina regular	B
	▶ Metformina	B
	▶ Pioglitazone	C
	▶ Repaglinida	C
	▶ Sitagliptina	B
Hipolipemiantes	▶ Colestiramina	C
	▶ Sinvastatina	X
Hormônios	▶ ACTH	C
	▶ Anticoncepcional oral	X
	▶ Calcitonina	B
	▶ Desmopressina	C
	▶ Epinefrina	C
	▶ Eritropoietina	C
	▶ Estrogênios conjugados	X
	▶ Glucagon	B
	▶ Levotiroxina	A
	▶ Medroxiprogesterona	X
	▶ Octreotida	B

(Continua)

Tabela A4.3 | **Medicamentos para gestação** *(Continuação)*

Classe	Medicamento	Classificação de risco
	▶ Propiltiouracil	D
	▶ Prostaglandina E1	X
	▶ Testosterona	X
Imunossupressores	▶ Azatioprina	D**
	▶ Betainterferon	C
	▶ Ciclofosfamida	D
	▶ Ciclosporina	C
	▶ Metotrexato	X
	▶ Palavizumabe	C
	▶ Tacrolimus	C
Inotrópicos	▶ Anrinona	C
	▶ Digoxina	C
	▶ Dobutamina	C
	▶ Dopamina	C
	▶ Milrinona	C
	▶ Procainamida	C
Laxantes	▶ Bisacodil	B
	▶ Lactulose	B
	▶ Óleo mineral	C
Relaxantes musculares	▶ Baclofeno	C
	▶ Ciclobenzaprina	B
	▶ Dantroleno	C
	▶ Tizanidina	C
Vacinas	▶ Antimeningococo B e C	C
	▶ BCG (TB)	C
	▶ DT adulto (difteria e tétano)	A
	▶ Febre amarela	C
	▶ Hepatite A	C
	▶ Hepatite B	C
	▶ Influenza	C
	▶ Poliomielite	C
	▶ Raiva	C
	▶ Rotavírus	C
	▶ Sarampo	X
	▶ Tetravalente	C
	▶ Tríplice bacteriana	C
	▶ Tríplice viral	X
Vitaminas e sais minerais	▶ Ácido fólico	A
	▶ Calcitriol	C
	▶ Carbonato de cálcio	C
	▶ Carnitina	B
	▶ Fluoreto de sódio	B
	▶ Iodeto de potássio	D
	▶ Piridoxina (B_6)	B

(Continua)

Tabela A4.3 | Medicamentos para gestação *(Continuação)*

Classe	Medicamento	Classificação de risco
	Sulfato de magnésio	A
	Sulfato ferroso	A
	Tiamina (B_1)	B
	Vitamina A	X
	Vitamina B_{12}	C
Miscelânea (outras classes)	Ácido aminocaproico (hemostático)	C
	Albumina humana	C
	Alopurinol (redutor uricêmico)	C
	Cafeína (estimulante)	B
	Cetamina (anestésico geral)	C
	Cisaprida (procinético)	C
	Cloreto de amônia (acidificante)	B
	Curare	C
	Desferoxamina (quelante de metais)	C
	Dimeticona (antiflatulência)	B
	Escopolamina (antiespasmódico)	C
	Estreptoquinase (trombolítico)	C
	Hidrato de cloral (sedativo)	C
	Iodopovidina (antisséptico)	C
	Isoproterenol (agonista adrenérgico)	C
	Isossorbida (nitrato)	C
	Metilfenidato (estimulante do SNC)	C
	Metimazol (antitireoidiano)	D
	Nicotina (goma de mascar)	D
	Oximetazolina	C
	Zolpidém (insônia)	C

*Os novos antirretrovirais já estão conforme a nova regra.

**Classificado como categoria D pelo manufaturado, porém é usado em tratamento de artrite reumatoide e lúpus em gestante.

TB, tuberculose; SNC, sistema nervoso central; IECA, inibidores da enzima conversora da angiotensina; AINEs, anti-inflamatórios não esteroides.

REFERÊNCIAS

1. Food and Drug Administration. Content and format of labeling for human prescription drug and biological products: requirements for pregnancy and lactation labeling. Fed Regist. 2014;79(233):72064-103.

2. Food and Drug Administration. Site [Internet]. Silver Spring: FDA; 2018 [capturado em 07 jan. 2018]. Disponível em: http://www.fda.gov.

APÊNDICE 5

Medicamentos e amamentação

Viviane Elisabeth de Souza Santos Sachs

A alimentação ideal para todo lactente até o 6º mês de vida é o leite materno. Ele é a principal fonte de nutrientes e defesas imunológicas, além de proporcionar benefícios afetivos, econômicos e sociais. No entanto, é frequente a necessidade de uso de medicação pela nutriz e muitos medicamentos usados pela mãe são excretados, em alguma extensão, no leite materno, podendo consistir em uma fonte potencial de toxicidade para o lactente.

Há uma carência de informações sobre a segurança do uso de fármacos pela lactente durante a amamentação. Entretanto, entre aqueles sobre os quais se tem essa informação, a maior parte é considerada segura e poucos são contraindicados.

A classificação em categorias de risco desses medicamentos foi feita por Hale,[1] levando em consideração os efeitos indesejáveis sobre o lactente ou sobre a produção láctea. Essa classificação descreve os medicamentos em: mais seguros, seguros, moderadamente seguros, uso com cautela e contraindicados.

A Agência Nacional de Vigilância Sanitária (Anvisa) classifica os medicamentos segundo categorias de risco em: uso compatível com a amamentação, uso criterioso durante a amamentação e uso contraindicado durante a amamentação.[2,3]

- **Uso compatível com a amamentação**: fármacos cujo uso é potencialmente seguro durante a lactação; estudos não indicaram riscos para o lactente.
- **Uso criterioso durante a amamentação**: fármacos que exigem monitorização clínica e/ou laboratorial do lactente. O tempo de uso depende da avaliação do risco/benefício, devendo ser utilizados durante o menor tempo e na menor dose possível. Novos medicamentos cuja segurança de uso durante a amamentação ainda não foram devidamente documentados se encontram nesta categoria.
- **Uso contraindicado durante a amamentação**: fármacos que não devem ser usados durante a amamentação em razão de evidências ou risco significativo de efeitos colaterais importantes no lactente.

A nova regra da Food and Drug Administration (FDA),[4] lançada em Junho de 2015 (ver Apêndice 4, Medicamentos e gestação), que se baseia em riscos, considerações clínicas e dados dos medicamentos em relação à lactação (Quadro A5.1).

A tomada de decisão sobre uma terapia medicamentosa durante a lactação deve basear-se no conceito de risco e benefício e, sempre que possível, deve-se optar por um medicamento já estudado e com baixo risco ao lactente (ver Quadros A5.2 a A5.4).

Na prática clínica, cada vez mais está presente o uso de *sites* de buscas e aplicativos que permitem pesquisa em tempo real do medicamento que será utilizado. Com a nova categorização, o uso desses aplicativos será uma maneira mais fácil de encontrar os resumos clínicos de determinado medicamento e, portanto, utilizá-lo na clínica.

O aplicativo Epocrates® já apresenta os medicamentos na nova regra, sem a categorização por letra. O aplicativo está disponível em versões para todos os dispositivos. Existem versões gratuita e paga. É de fácil utilização pelo nome do medicamento, sendo possível encontrar informações atualizadas de segurança, diagnóstico e tratamento.

Quadro A5.1 | Descrições detalhadas da nova rotulagem de medicamentos prescritos

Lactação		
Risco de uso durante a lactação	▶	Indica se o medicamento está contraindicado durante a lactação (se aplicável)
	▶	Presença de medicamentos no leite humano
	▶	Efeitos da medicação na criança amamentada
	▶	Efeitos do fármaco na produção/excreção de leite
	▶	Declaração de risco e benefícios (se aplicável)
Considerações clínicas (se aplicável)	▶	Minimizar a exposição ao lactente amamentado
	▶	Monitoração do lactente para reações adversas
Dados (se aplicável)	▶	Dados sobre os quais os riscos e as considerações clínicas são baseadas

Quadro A5.2 | Uso compatível com a amamentação

Classe	Medicamento
Analgésicos	Dipirona
	Paracetamol
Analgésicos potentes	Buprenorfina
	Fentanil
	Meperidina
	Propoxifeno

(Continua)

Quadro A5.2 | **Uso compatível com a amamentação** *(Continuação)*

Classe	Medicamento
Antiácidos inibidores de H2	Bicarbonato de sódio
	Carbonato de cálcio
	Cimetidina
	Famotidina
	Hidróxido de alumínio
	Hidróxido de magnésio
	Omeprazol
	Pantoprazol
	Ranitidina
Antialérgicos	Cromoglicato
	Nedocromil
Antiarrítmicos	Disopiramida
	Lidocaína
	Quinidina
Antiasmáticos	Albuterol
	Aminofilina
	Brometo de ipratrópio
	Isoproterenol
	Salbutamol
	Terbutalina
Antibacterianos	Amoxicilina
	Amoxicilina + ácido clavulânico
	Ampicilina
	Azitromicina
	Aztreonam
	Benzilpenicilina benzatina
	Benzilpenicilina procaína
	Cefaclor
	Cefadroxila
	Cefalexina
	Cefalotina
	Cefazolina
	Cefepima
	Cefixima
	Cefotaxima
	Ceftazidima
	Ceftriaxona
	Cefuroxima
	Clindamicina
	Eritromicina
	Etambutol
	Furazolidona
	Gentamicina
	Imipeném
	Metronidazol
	Ofloxacino
	Oxacilina
	Penicilina V/penicilina G

(Continua)

Quadro A5.2 | **Uso compatível com a amamentação** *(Continuação)*

Classe	Medicamento
	Piperacilina
	Pirazinamida
	Rifampicina
	Tetraciclina
	Vancomicina
Anticoagulantes	Heparina sódica
	Varfarina
Anticonvulsivantes	Carbamazepina
	Fenitoína
	Gabapentina
	Hidantoína
	Valproato de sódio/ácido valproico
Antidepressivos/ estabillizadores de humor/antipsicóticos	Amitriptilina
	Clomipramina
	Citalopram
	Escitalopram
	Fluoxetina
	Haloperidol
	Imipramina
	Nortriptilina
	Olanzapina
	Paroxetina
	Quetiapina
	Sertralina
	Trazodona
	Venlafaxina
Antidiarreicos	Loperamida
Antieméticos	Dimenidrinato
	Domperidona
	Metoclopramida
	Ondansetrona
	Prometazina
Antifúngicos	Cetoconazol (tópico)
	Clotrimazol
	Fluconazol
	Itraconazol (tópico)
	Miconazol
	Nistatina
AINEs	Benazepril
	Captopril
	Celecoxibe
	Cetoprofeno
	Diclofenaco
	Enalapril
	Ibuprofeno
	Piroxicam

(Continua)

Quadro A5.2 | **Uso compatível com a amamentação** *(Continuação)*

Classe	Medicamento
Anti-hipertensivos	Hidralazina
	Labetalol
	Metildopa
	Minoxidil
	Propranolol
	Nicardipina
	Nifedipina
	Verapamil
Anti-histamínicos	Cetirizina
	Desloratadina
	Difenidramina
	Fexofenadina
	Hidroxizina
	Loratadina
	Prometazina
Antiparasitários	Albendazol
	Cloroquina
	Praziquantel
	Permetrina
	Piperazina
	Pirantel
	Quinina
	Tiabendazol
	Tinidazol
Antivirais	Aciclovir
	Interferon
	Oseltamivir
	Valaciclovir
Antirretrovirais	Lamivudina
	Nelfinavir
	Nevirapina
	Ritonavir
	Saquinavir
	Tenofovir
	Zidovudina
Benzodiazepínicos	Cloxazolam
	Midazolam
	Nitrazepam
	Zalepton
Corticoides	Beclometasona
	Budesonida
	Hidrocortisona
	Metilprednisolona
	Prednisolona
	Prednisona

(Continua)

Quadro A5.2 | **Uso compatível com a amamentação** *(Continuação)*

Classe	Medicamento
Diuréticos	Acetazolamida
	Espironolactona
	Hidroclorotiazida
	Manitol
Hipoglicemiantes	Glibenclamida
	Gliburida
	Insulina glargina
	Insulina levemir
	Insulina lispro
	Insulina NPH
	Insulina regular
	Metformina
Hipolipemiantes	Colestiramina
Hormônios	Adrenalina
	Calcitonina
	Levotiroxina
	Medroxiprogesterona
	Ocitocina
	Octreotida
	Progesterona
	Propiltiouracil
Inotrópicos	Digoxina
	Dobutamina
	Dopamina
	Procainamida
Laxantes	Bisacodil
	Docusato
	Lactulose
	Óleo mineral
Relaxantes musculares	Baclofeno
Vacinas	Antimenigococo B e C
	BCG (tuberculose)
	DT adulto (difteria e tétano)
	Hepatite A
	Hepatite B
	HPV
	Influenza
	Poliomielite
	Rotavírus
	Sarampo
	Tetravalente
	Tríplice bacteriana
	Tríplice viral
	Varicela

(Continua)

Quadro A5.2 | **Uso compatível com a amamentação** *(Continuação)*

Classe	Medicamento
Vitaminas e sais minerais	Ácido fólico
	Carbonato de cálcio
	Fluoreto de sódio
	Piridoxina (B_6)
	Sulfato de magnésio
	Sulfato ferroso
	Tiamina (B_1)
	Vitamina A
	Vitamina B_{12}
	Vitamina C
	Vitamina E
	Vitamina K
	Zinco
Miscelânea (outras classes)	Ácido aminocaproico (hemostático)
	Albumina humana
	Alopurinol (redutor uricêmico)
	Cafeína (estimulante)
	Cetamina (anestésico geral)
	Cisaprida (procinético)
	Isoproterenol (agonista adrenérgico)
	Zolpidém

AINEs, anti-inflamatórios não esteroides; HPV, papilomavírus humano; BCG, bacilo Calmette-Guérin; NPH, *neutral protamine hagedorn*.

Quadro A5.3 | **Uso criterioso na amamentação**

Classe	Medicamento
Analgésicos	
Analgésicos potentes	Codeína
	Hidrocodona
	Hidromorfona
	Metadona
	Morfina
	Naloxona
	Tramadol
Antiácidos inibidores de H2	Lanzoprazol
Antiarrítmicos	Adenosina
	Flecainida
	Procainamida
	Quinidina
Antiasmáticos	Formoterol
	Montelucaste
	Teofilina

(Continua)

Quadro A5.3 | **Uso criterioso na amamentação** *(Continuação)*

Classe	Medicamento
Antibacterianos	Cefamadol
	Cefotetam
	Ciprofloxacino
	Claritromicina
	Clofazimina
	Cloranfenicol
	Dapsona
	Doxicilina
	Etionamida
	Floxacilina
	Isoniazida
	Levofloxacina
	Nitrofurantoína
	Norfloxacino
	Sulfadiazina
	Sulfametoxazol + trimetoprima
	Tobramicina
Anticoagulantes	Protamina
Anticonvulsivantes	Etossuximida
	Fenobarbital
	Lamotrigina
	Primidona
	Topiramato
Antidepressivos/estabilizadores de humor/antipsicóticos	Bupropiona
	Buspirone
	Carbonato de lítio
	Clordiazepóxido
	Clorpromazina
	Clozapina
	Compazina
	Duloxetina
	Mirtazapina
	Risperidona
	Tioridazina
	Venlafaxina
Antidiarreicos	Bismuto
Antieméticos	Granisetrona
	Meclizina
Antienxaquecosos	Ergotamina
	Sumatriptana
Antifúngicos	Anfotericina B
	Cetoconazol (oral)
	Flucitosina
	Itrazonazol (oral)
	Isoconazol
	Terbinafina

(Continua)

Quadro A5.3 | **Uso criterioso na amamentação** *(Continuação)*

Classe	Medicamento
AINEs	Ácido acetilsalicílico
	Indometacina
	Meloxicam
	Naproxeno
	Rofecoxib
	Sulfassalazina
Anti-hipertensivos	Anlodipino
	Atenolol
	Candesartana
	Carvedilol
	Clonidina
	Diazóxido
	Diltiazem
	Esmolol
	Lisinopril
	Losartana
	Metoprolol
	Nadolol
	Nitroprussiato de sódio
	Prazosina
Anti-histamínicos	Astemizol
	Azelastina
	Ciproeptadina
	Clemastina
	Clorfeniramina
	Maleato de dexclorfeniramina
Antiparasitários	Ivermectina
	Lindano
	Mebendazol
	Mefloquina
	Pentamidina
	Pirimetamina
Antiparkinsonianos	Biperideno
	Carbidopa
	Levodopa
Antivirais	Amantadina
	Fanciclovir
	Foscarnet
	Ribavirina
	Rimantadina
Atirretrovirais	Didanosina
	Nevirapina
	Saquinavir
	Zidovudina

(Continua)

Quadro A5.3 | **Uso criterioso na amamentação** *(Continuação)*

Classe	Medicamento
Antídotos	Acetilcisteína
	Atropina
	Azul de metileno
	Edrofônio (curares)
	Flumazenil (benzodiazepínico)
	Naloxona (antagonista de narcóticos)
	Pralidoxima (organofosforado)
Benzodiazepínicos	Alprazolam
	Diazepam
	Clonazepam
	Clordiazepóxido
	Lorazepam
Citotóxicos	Hidroxiureia
Corticoides	Dexametasona
	Fludrocortisona
	Flunisolida
	Fluticasona
Diuréticos	Bumetanida
	Clortalidona
	Furosemida
	Indapamida
	Torasemida
Hipoglicemiantes	Ascarbose
	Glicazida
	Glimepirida
	Pioglitazone
	Repaglinida
	Sitagliptina
Hipolipemiantes	Fenofibrato
	Pravastatina
	Sinvastatina
Hormônios	ACTH
	Calcitonina
	Desmopressina
	Glucagon
Imunossupressores	Azatioprina
	Ciclosporina
Inotrópicos	Procainamida
Laxantes	Glicerina
Relaxantes musculares	Carisoprodol
	Ciclobenzaprina
	Dantroleno
	Tizanidina

(Continua)

Quadro A5.3 | Uso criterioso na amamentação (Continuação)

Classe	Medicamento
Vacinas	Febre amarela
	Raiva
Vitaminas e sais minerais	Ácido nicotínico (B₃)
	Iodeto de potássio
	Levocarnitina
Miscelânea (outras classes)	Cetamina (anestésico geral)
	Estreptoquinase (trombolítico)
	Hidrato de cloral (sedativo)
	Iodopovidina (antisséptico)
	Isoproterenol (agonista adrenérgico)
	Zolpidém

AINEs, anti-inflamatórios não esteroides; ACTH, hormônio adrenocorticotrófico.

Quadro A5.4 | Uso contraindicado durante a amamentação

Classe	Medicamento
Antiarrítmicos	Amiodarona
Antidepressivos/estabilizadores de humor/antipsicóticos	Brometos
	Doxepina
Antifúngicos	Flucitosina
Antiparkinsonianos	Bromocriptina
	Selegilina
Antivirais	Ganciclovir
Atirretrovirais	Abacavir
	Atazanavir
	Efavirenz
	Estavudina
	Indinavir
	Nelfinavir
	Ritonavir
	Tenofovir
Citotóxicos	Asparaginase
	Cisplatina
	Docetaxel
	Etoposídeo
	Paclitaxel
	Vincristina

(Continua)

Quadro A5.4 | Uso contraindicado durante a amamentação (Continuação)

Classe	Medicamento
Hormônios	Anticoncepcional oral
	Clomifeno
	Estradiol
	Estrogênios conjugados
	Etinilestadiol
	Tamoxifeno
	Testosterona
Imunossupressores	Ciclofosfamida
	Metotrexato
	Tacrolimus
Inotrópicos	Anrinona
	Milrinona
Miscelânea (outras classes)	Anfepramona
	Isotretinoína
	Sildenafila

AINEs, anti-inflamatórios não esteroides.

REFERÊNCIAS

1. Hale TW. Medications in breastfeeding mothers of preterm infants. Pediatr Ann. 2003;32(5):337-347.

2. Brasil. Ministério da Saúde. Amamentação e uso de medicamentos e outras substâncias [Internet]. 2.ed. Brasília: MS; 2014 [capturado em 25 fev. 2018]. Disponível em: http://bvsms.saude.gov.br/bvs/publicacoes/amamentacao_uso_medicamentos_outras_substancias_2edicao.pdf.

3. Agência Nacional de Vigilância Sanitária. Resolução RDC nº 60 de 17 de dezembro de 2010. Estabelece frases de alerta para princípios ativos e excipientes em bulas e rotulagem de medicamentos [Internet]. Brasília: MS; 2010 [capturado em 25 fev. 2018]. Disponível em: http://bvsms.saude.gov.br/bvs/saudelegis/anvisa/2010/res0060_17_12_2010.html.

4. Food and Drug Administration. Content and format of labeling for human prescription drug and biological products: requirements for pregnancy and lactation labeling. Fed Regist 2014;79(233):72064-72103.

APÊNDICE 6

Interações medicamentosas: tabela para consulta rápida e ferramentas *online* de busca

Fernando Antonio Santos e Silva
Luciana Graziela de Oliveira Boiça
Luciana Bessa Mesquita

Tabela A6.1 | **Interações medicamentosas**

Fármaco	Interações medicamentosas
Ácido acetilsalicílico	▶ Aumentam o efeito do ácido acetilsalicílico: outros AINEs, corticoides, trombolíticos, antagonistas dos canais de cálcio, ISRS, antiplaquetários, anticoagulantes orais, heparina, trombolíticos ▶ Diminui o efeito do ácido acetilsalicílico: furosemida ▶ Aumenta efeito de ácido valproico, furosemida, anticoagulantes orais, MTX, nitroglicerina, sulfonilureias ▶ Pode diminuir a eficácia anti-hipertensiva de IECAs, diuréticos tiazídicos e betabloqueadores ▶ A vacina contra a varicela pode aumentar o risco de desenvolvimento de síndrome de Reye associado ao uso de salicilatos ▶ Protegem contra os efeitos gastrintestinais do ácido acetilsalicílico: antagonistas H_2 e IBPs. Antiácidos aumentam a excreção do ácido acetilsalicílico ▶ Associado a cumarínicos, tem aumentado o risco de sangramento ▶ A espironolactona tem seu efeito diurético diminuído pelo ácido acetilsalicílico
Ácido fólico	▶ Diminui o efeito de fenitoína e seu pró-fármaco, fosfenitoína, primidona e fenobarbital, podendo necessitar reajuste de doses e monitoramento ▶ A pirimetamina pode perder sua eficácia, devendo haver substituição do ácido fólico por ácido folínico ▶ A sulfassalazina pode diminuir a absorção do ácido fólico ▶ Uma redução das concentrações de ácido fólico pode ser induzida por contraceptivos orais, sulfassalazina, antituberculosos, álcool e antagonistas de ácido fólico, como MTX, pirimetamina, trianterreno, trimetoprima e sulfonamidas. Monitorar e, se necessário, aumentar a suplementação ▶ A resposta hematopoiética do ácido fólico é antagonizada por cloranfenicol
Alopurinol	▶ Aumenta o efeito de azatioprina, ciclofosfamida, mercaptopurina, clorpropamida, anticoagulantes orais, vidarabina e ciclosporina ▶ Há aumento das reações de hipersensibilidade com IECAs, ampicilina e amoxicilina. Quando associado aos IECAs, pode também levar à leucopenia. Há risco de reação tipo *rash* quando associado à amoxicilina ou ampicilina ▶ O hidróxido de alumínio pode reduzir a efetividade do alopurinol ▶ A ação dos cumarínicos é potencializada quando seu uso é associado ▶ A vitamina C aumenta a formação de cálculo devido à acidificação urinária
Alprazolam	▶ Os BZDs (como alprazolam) têm sua ação potencializada quando administrados concomitantemente com anticonvulsivantes, anti-histamínicos, etanol e outros fármacos que produzem depressão do SNC ▶ A coadministração de alprazolam com cetoconazol, itraconazol e outros antifúngicos da classe dos azóis não é recomendada ▶ Aconselha-se cautela e consideração de redução de dose quando alprazolam é coadministrado com nefazodona, fluvoxamina e cimetidina. Também se recomenda cautela quando coadministrado com fluoxetina, propoxifeno, anticoncepcionais orais, sertralina, paroxetina, claritromicina, diltiazem, isoniazida ou antibióticos macrolídeos, como eritromicina e troleandomicina ▶ Os dados dos estudos *in vitro* sugerem uma possível interação medicamentosa com os seguintes agentes: ergotamina, ciclosporina, amiodarona, nicardipina e nifedipina

(Continua)

Tabela A6.1 | **Interações medicamentosas** *(Continuação)*

Fármaco	Interações medicamentosas
Ambroxol	▶ A administração concomitante de ambroxol e antibióticos, como amoxicilina, cefuroxima, eritromicina e doxicilina, produz concentrações antibióticas mais elevadas no tecido pulmonar ▶ Desconhecem-se interações prejudiciais de importância clínica com outras medicações
Aminofilina	▶ A ingesta de bebida cafeinizada pode aumentar a estimulação central ▶ Corticoides: uso simultâneo com aminofilina e injeção de cloreto de sódio podem resultar em hipernatremia ▶ Fenitoína, primidona ou rifampicina: o uso simultâneo pode estimular o metabolismo do fígado, aumentando a depuração da aminofilina e diminuindo sua eficácia ▶ O uso simultâneo de fenitoína com xantinas pode inibir a absorção de ambos ▶ Betabloqueadores: o uso simultâneo pode resultar em inibição dos efeitos terapêuticos ▶ Cimetidina, eritromicina, ranitidina, troleandomicina, alopurinol, contraceptivos orais, Alfainterferon, BCC, dissulfiram, norfloxacino, claritromicina, ciprofloxacino, tiabendazol, isoniazida, fluconazol, albendazol, imipeném, MTX, paroxetina, sertralina e verapamil: podem diminuir a metabolização de xantinas, resultando em maior risco de ação tóxica ▶ Fumo: fumantes devem requerer uma dose 50-100% maior. Pessoas que deixaram de fumar podem levar de 3 meses a 2 anos para voltar ao metabolismo de não fumante ▶ A adição de efedrina a esquemas terapêuticos com aminofilina aumenta o risco de toxicidade ▶ A furosemida e a nifedipina agem aumentando ou diminuindo os níveis séricos da aminofilina ▶ Há redução dos níveis séricos da aminofilina com o uso de moracizina, ritonavir, aminoglutetimida, sulfimpirazona, adenosina, BZDs, salbutamol, isoproterenol, *Hypericum perforatum*, carbamazepina, podendo ser necessário o ajuste das doses
Amitriptilina, cloridrato de	▶ Diminuem o efeito do antidepressivo (indução de enzimas que inativam a amitriptilina): nicotina (tabaco), barbitúricos, hidrato de cloral, fenitoína e carbamazepina ▶ Aumentam o efeito do antidepressivo (inibição do metabolismo de amitriptilina): antipsicóticos (especialmente fenotiazinas), ISRS, metilfenidato, cimetidina, contraceptivos orais, dissulfiram e fenfluramina ▶ Há potencialização dos efeitos de álcool e outros depressores do SNC; fármacos anticolinérgicos (anti-histamínicos H1, antiparkinsonianos e neurolépticos), IMAOs, quinidina, procainamida, amiodarona (aumento de cardiotoxicidade), anfetaminas, claritromicina, cisaprida, epinefrina, eritromicina, fluconazol, fluoxetina, gatifloxacina, haloperidol, halotano e varfarina
Amoxicilina	▶ MTX: há aumento da toxicidade com o uso concomitante ▶ Contraceptivos: o uso concomitante com amoxicilina diminui a efetividade do contraceptivo, demandando o uso de método contraceptivo adicional ▶ Probenecida: o uso concomitante com amoxicilina aumenta a concentração plasmática e prolonga o efeito da amoxicilina, pode ser administrado em dose única ▶ Varfarina: o uso concomitante com amoxicilina pode resultar em risco aumentado de sangramento
Ampicilina sódica	▶ Contraceptivos: o uso concomitante com ampicilina diminui a efetividade do contraceptivo, demandando o uso de método contraceptivo adicional
Anlodipino, besilato de	▶ Pode haver aumento do efeito do anlodipino por: antifúngicos azólicos, ciprofloxacino, macrolídeos, doxiciclina, diclofenaco, isoniazida, propofol, quinidina, verapamil, sildenafila ▶ Pode ocorrer diminuição do efeito do anlodipino pelo uso concomitante de cálcio, fenitoína, carbamazepina, fenobarbital, rifampicina, nevirapina ▶ Aumenta a concentração plasmática de aminofilina, fluvoxamina, mirtazapina, teofilina, trifluoperazina, ciclosporina ▶ Atazanavir e droperidol aumentam o risco de cardiotoxicidade (intervalo QT prolongado, *torsade* de *pointes*, parada cardíaca) ▶ O uso concomitante com amiodarona pode resultar em bradicardia, BAV e/ou parada cardíaca
Atenolol	▶ Causam aumento do efeito hipotensor e bradicardizante: BCC didropiridínicos, bloqueadores α1-adrenérgicos, ciprofloxacino, contraceptivos orais, diltiazem, felodipino, fenoldopam, flunarizina, IECAs, nicardipina, quinidina, verapamil ▶ Clonidina: pode ocorrer crise hipertensiva na suspensão da clonidina devido ao efeito antiadrenérgico ▶ Metildopa: pode resultar em resposta hipertensiva exagerada, ou arritmias durante estresse psicológico ou exposição a catecolaminas exógenas ▶ Fentanil: pode resultar em hipotensão grave ▶ Amiodarona: pode resultar em hipotensão, bradicardia ou parada cardíaca ▶ Agonistas β2-adrenérgicos: diminuição da efetividade tanto do atenolol quanto do agonista β2-adrenérgico devido ao antagonismo farmacológico ▶ Agentes hipoglicemiantes: podem mascarar os sintomas de hipoglicemia ▶ Digoxina: pode resultar em BAV e aumento do risco de toxicidade da digoxina

(Continua)

Tabela A6.1 | Interações medicamentosas *(Continuação)*

Fármaco	Interações medicamentosas
	▶ Fenotiazinas: hipotensão e toxicidade à fenotiazina ▶ Tiamazol (metimazol): diminui a depuração do atenolol ▶ Varfarina: pode aumentar o TP e o INR ▶ Suco de laranja: pode diminuir significativamente a absorção gastrintestinal do atenolol
Atorvastatina	▶ O risco de miopatia durante a administração se apresenta aumentado com a administração concomitante de ciclosporina, fibratos e niacina ▶ A administração concomitante de atorvastatina com inibidores do citocromo P450 3A4 pode elevar a concentração plasmática da atorvastatina ▶ Ciclosporina, eritromicina, claritromicina, diltiazem: podem aumentar a biodisponibilidade da atorvastatina ▶ Cimetidina: não foi observada interação clinicamente significativa ▶ Itraconazol: a coadministração foi associada a aumento da atorvastatina ▶ Efavirenz, rifampicina: podem levar a reduções variáveis nas concentrações plasmáticas de atorvastatina ▶ Antiácidos: a coadministração de atorvastatina com um antiácido na forma de suspensão oral contendo hidróxido de magnésio e de alumínio provocou uma diminuição nas concentrações plasmáticas de atorvastatina ▶ Colestipol: as concentrações plasmáticas de atorvastatina foram menores (aproximadamente 25%) quando o colestipol foi administrado de modo associado ▶ Digoxina: as concentrações de digoxina aumentaram em aproximadamente 20% após a administração diária de digoxina com atorvastatina 80 mg ▶ Azitromicina: não alterou as concentrações plasmáticas da atorvastatina ▶ Contraceptivos orais: a coadministração com um contraceptivo oral contendo noretindrona e etinilestradiol aumentou os valores destes ▶ Varfarina: não foi observada qualquer interação clinicamente significativa ▶ Anlodipino: a interação não é clinicamente significativa ▶ Outros tratamentos concomitantes: agentes anti-hipertensivos e terapia de reposição de estrogênios sem evidências de interações adversas clinicamente significativas. Estudos de interação com agentes específicos não foram realizados
Azitromicina	▶ O nelfinavir pode aumentar a concentração plasmática da azitromicina ▶ Antiácidos reduzem a absorção da azitromicina ▶ Aumenta efeitos/toxicidade de derivados do ergot, pimozida, amiodarona, disopiramida, rifabutina, digoxina, teofilina, varfarina, opioides, carbamazepina e ciclosporina
Benzalcônio, cloreto de	▶ O cloreto de benzalcônio é incompatível com sabões e outros surfactantes aniônicos, citratos, iodatos, nitratos, permanganatos, salicilatos, sais de prata e tartaratos. Foram observadas outras incompatibilidades com algumas misturas comerciais de borracha, plástico e outras substâncias, como alumínio, roupas de algodão, peróxido de hidrogênio, lanolina e algumas sulfonamidas
Bezafibrato	▶ Há potencialização da ação de anticoagulantes tipo cumarínico ▶ A ação das sulfonilureias e da insulina pode ser potencializada pelo bezafibrato (monitorar função renal e, caso ocorram alterações significativas nos parâmetros laboratoriais, o bezafibrato deve ser, se necessário, descontinuado) ▶ Quando houver administração concomitante de sequestrantes de ácidos biliares (p. ex., colestiramina), observar um intervalo mínimo de 2 horas entre a utilização das substâncias, pois a absorção do bezafibrato será prejudicada ▶ IMAOs (com potencial hepatotóxico) não devem ser administrados concomitantemente com o bezafibrato
Captopril	▶ O uso concomitante de IECAs com diuréticos poupadores de potássio ou com suplemento de potássio, ou com anticoagulante (tipo heparina) pode resultar em hipercalemia ▶ O uso concomitante de captopril com ácido acetilsalicílico ou AINEs pode resultar em diminuição da eficácia do captopril ▶ O uso concomitante de captopril e diuréticos de alça ou diuréticos tiazídicos pode resultar em hipotensão postural (primeira dose) ▶ O uso concomitante com alopurinol aumenta o risco de leucopenia e de reações de hipersensibilidade ▶ O efeito antiglicemiante de insulina, metformina ou glibenclamida é potencializado quando associado a IECAs ▶ O uso de ansiolítico associado pode potencializar seu efeito hipotensor
Carbamazepina	▶ Pode haver aumento do efeito da carbamazepina com o macrolídeos, verapamil, diltiazem, cimetidina, isoniazida, acetazolamida, antifúngicos azólicos, ácido valproico/valproato de sódio, dextropropoxifeno, fluoxetina, nefazodona, fluvoxamina, omeprazol, propoxifeno, sertralina, terfenadina, viloxazina, ritonavir, nicotinamida, rifampicina, vigabatrina, lamotrigina ▶ O efeito da carbamazepina pode ser diminuído pelo uso concomitante de acetilcisteína, carvão ativado, cisplatina, felbamato, fenobarbital, fenitoína, primidona, teofilina, anticoagulantes cumarínicos, tetraciclina, estrogênios e cimetidina

(Continua)

Tabela A6.1 | **Interações medicamentosas** *(Continuação)*

Fármaco	Interações medicamentosas
	▶ Os fármacos que têm sua eficácia reduzida quando administrados em associação à carbamazepina são: haloperidol, antipsicóticos atípicos, BZDs, bloqueadores neuromusculares, ácido valproico/valproato de sódio, contraceptivos orais, ciclosporina, corticoides, ADTCs, dicumarol, digoxina, doxiciclina, etossuximida, indinavir, saquinavir, nelfinavir, itraconazol, felbamato, metadona, promazina, teofilina, mefloquina, cloroquina, topiramato, anticoagulantes orais, bupropiona, amoxapina, amprenavir, lamotrigina, metilfenidato, anisindiona, mebendazol, nimodipina, praziquantel, pancurônio e tramadol
	▶ A associação com IMAOs é contraindicada em função de resposta hipertensiva, hiperpirexia e convulsão
	▶ A associação com fenitoína pode diminuir a concentração plasmática da carbamazepina e diminuir/aumentar a concentração plasmática da fenitoína
	▶ A associação com hidroclorotiazida ou furosemida aumenta os riscos de hiponatremia
	▶ A associação com lítio pode provocar neurotoxicidade aditiva
Cefalexina sódica ou cloridrato de cefalexina	▶ A probenecida aumenta o efeito da cefalexina
	▶ O uso concomitante de cefalexina e colestiramina pode diminuir a efetividade da cefalexina
	▶ O uso concomitante de cefalexina e metformina pode aumentar os níveis plasmáticos da metformina
	▶ Pode aumentar o sangramento associado aos anticoagulantes
Cetoconazol	▶ Não foram descritas, na literatura consultada, interações medicamentosas com o uso de cetoconazol xampu
Cimetidina	▶ A absorção de cimetidina é prejudicada pela alimentação ou pelo uso associado de antiácido nas doses comumente recomendadas
	▶ Inibe a eliminação de diversos anticoagulantes orais (varfarina), cafeína, fenobarbital, fenitoína, carbamazepina, propranolol, ADTCs, procainamida, lidocaína, verapamil, nifedipina, diltiazem, agentes antidiabéticos, cloranfenicol, urapidil, derivados opioides, vasopressina, albendazol, BZDs, amiodarona, amoxicilina, ácido acetilsalicílico, bupropiona, carbamazepina, cloroquina, cisaprida, citalopram, clozapina, ciclosporina, fluorouracil, fluoxetina, fluvoxamina, lidocaína, mebendazol
	▶ Com depressores da medula óssea, eleva-se o risco de discrasias sanguíneas
	▶ O uso simultâneo com ciclosporina eleva o risco de lesão renal
	▶ Diminui o efeito de clorpromazina, claritromicina, fluconazol, indometacina, metoclopramida
	▶ Inibe a absorção de vitamina B_{12} e ferro
	▶ Até o momento, não houve interação de cimetidina e anticonceptivos orais
	▶ Quando for necessário usar cetoconazol, itraconazol, metronidazol e cimetidina concomitantemente, esta deve ser administrada pelo menos 2 horas após, para não interferir na absorção do outro medicamento
Cinarizina	▶ Álcool, depressores do SNC, ADTCs: o uso concomitante pode potencializar os efeitos sedativos desses medicamentos ou da cinarizina
	▶ Devido ao seu efeito anti-histamínico, a cinarizina pode impedir reações positivas aos indicadores de reatividade dérmica se utilizada por até 4 dias antes do teste cutâneo
Ciprofloxacino, cloridrato de	▶ Ocorre redução do efeito do ciprofloxacino com antiácidos, cátions multivalentes, sucralfato e produtos lácteos
	▶ Usado com cafeína, pode provocar excitação do SNC
	▶ O uso com closporina resulta em aumento da CrS
	▶ Aumenta o efeito anticoagulante da varfarina
	▶ Aumenta o efeito de hipoglicemiantes orais
Clofazimina	▶ Reduzem o efeito da clofazimina: sais de hidróxidos de alumínio e magnésio, fenitoína, suco de laranja
Clonazepam	▶ É contraindicado o uso concomitante com atazanavir (associado ao risco de sedação ou depressão respiratória) e ácido valproico (associado a ausências)
	▶ Pode haver aumento de efeito (e toxicidade) com barbitúricos, analgésicos opioides (risco de depressão respiratória), etanol, IMAOs, anti-histamínicos, ADTCs, inibidores da biotransformação (antifúngicos azólicos, ciprofloxacino, claritromicina, eritromicina, doxiciclina, diclofenaco, fenitoína), amiodarona, ritonavir
	▶ Pode ocorrer diminuição de efeito se houver uso concomitante com carbamazepina, fenobarbital, rifampicina, nevirapina, teofilina, desipramina
	▶ O flumazenil antagoniza seus efeitos depressores
Clorpromazina	▶ Metrizamida: ocorre aumento do risco de ataques epilépticos
	▶ Lítio ou antagonistas da dopamina D2: ocorrência de fraqueza, discinesia, aumento da possibilidade de sintomas extrapiramidais, encefalopatia e danos cerebrais
	▶ Gatifloxacino ou gemifloxacino: aumentam o risco de cardiotoxicidade – parada cardíaca, QT prolongado, *torsade de pointes*
	▶ Procarbazina: ocorre aumento de depressão no SNC e de depressão respiratória

(Continua)

Tabela A6.1 | Interações medicamentosas *(Continuação)*

Fármaco	Interações medicamentosas
	▶ Há relatos de interações moderadas com diminuição dos níveis séricos: biperideno, triexifenidil; diminuição da eficácia antipsicótica: fenitoína, fenobarbital, carbamazepina; aumento do risco de hipotensão: anti-hipertensivos; aumento da depressão do SNC: opioides, ansiolíticos, álcool, hipnossedativos, anestésicos gerais; aumento dos efeitos anticolinérgicos: atropina, antiparkinsonianos, anticolinérgicos, ADTCs
Codeína, fosfato de	▶ Álcool: possível aumento dos efeitos sedativos, hipotensivos e depressores do sistema respiratório (o uso concomitante deve ser evitado)
	▶ BZDs e barbitúricos: possível depressão respiratória aditiva. Monitorar a pessoa para depressão respiratória. Redução da dose de um ou ambos os fármacos pode ser necessária
	▶ Naltrexona: pode resultar em sintomas de retirada (cólicas abdominais, náuseas, vômitos, lacrimejamento, rinorreia, ansiedade, inquietação, elevação da temperatura ou piloereção) e decréscimo da efetividade da codeína, quando em uso crônico do opioide. O uso concomitante é contraindicado. As pessoas devem estar sem usar opioides por, no mínimo, 7 a 10 dias antes de iniciar tratamento com naltrexona
	▶ Agonistas/antagonistas de opioides (p. ex., naloxona, buprenorfina, nalbufina): pode resultar em sintomas de retirada dos opioides. Antagonistas de opioides devem ser administrados cautelosamente em pessoas com suspeita de dependência física de qualquer agonista de opioide. Se ocorrerem sinais e sintomas de síndrome de retirada, recomenda-se a reinstituição da terapia opioide, seguida de redução gradual da dose, combinada com suporte sintomático
	▶ Relaxantes musculares de ação central: possível depressão respiratória aditiva. Monitorar a pessoa para depressão respiratória. A redução da dose de um ou ambos agentes pode ser necessária
Dapsona	▶ Aumentam o efeito/toxicidade da dapsona: amprenavir, saquinavir, probenecida, trimetoprima
	▶ Reduzem o efeito da dapsona: rifabutina, rifampicina e rifapentina
	▶ A zidovudina aumenta a toxicidade hematológica (neutropenia)
Dexclorfeniramina, maleato de	▶ Há potencialização dos efeitos sedativos com opioides, fenotiazinas, barbitúricos, álcool, antidepressivos, anticonvulsivantes e outros depressores do SNC
Dexametasona	▶ O risco de hepatoxicidade está aumentado quando a dexametasona é empregada simultaneamente com doses elevadas de paracetamol ou em tratamentos crônicos
	▶ O ácido acetilsalicílico deve ser utilizado cautelosamente em associação com os corticoides na hipoprotrombinemia
	▶ Aumenta o risco de úlcera ou hemorragia gastrintestinal com os AINEs
	▶ A anfotericina B parenteral pode provocar hipocalemia grave em associação com glicocorticoides
	▶ O uso de antiácidos diminui a absorção da dexametasona
	▶ Devido à atividade hiperglicemiante intrínseca da dexametasona, pode ser necessário ajustar a dose de insulina ou de hipoglicemiantes orais
	▶ A difenil-hidantoína (fenitoína), o fenobarbital, a efedrina e a rifampicina podem acentuar a depuração metabólica dos corticoides, provocando redução dos níveis sanguíneos e diminuição de sua atividade fisiológica, o que exigirá ajuste na posologia do corticoide. Essas interações podem interferir nos testes de inibição da dexametasona, que deverão ser interpretados com cautela durante a administração dessas substâncias
	▶ Foram relatados resultados falso-negativos no teste de supressão da dexametasona em pessoas tratadas com indometacina
	▶ O TP deve ser verificado com frequência nas pessoas que estejam recebendo simultaneamente corticoides e anticoagulantes cumarínicos, dadas as referências de que os corticoides têm alterado a resposta a esses anticoagulantes. Estudos têm mostrado que o efeito comum da adição dos corticoides é inibir a resposta aos cumarínicos, embora tenha havido algumas referências conflitantes de potenciação, não comprovada por estudos
	▶ Quando os corticoides são administrados simultaneamente com diuréticos espoliadores de potássio, as pessoas devem ser observadas estritamente quanto ao desenvolvimento de hipocalemia
	▶ O uso conjunto de dexametasona com glicosídeos digitálicos aumenta a possibilidade de arritmias
	▶ Aumenta o metabolismo da mexiletina, diminuindo a sua concentração
Diazepam	▶ Álcool, analgésicos opioides (risco de depressão respiratória), anestésicos, ADTCs, anti-histamínicos, barbitúricos, inibidores enzimáticos (antibióticos macrolídeos, antifúngicos azólicos, buprenorfina, fluvoxamina, isoniazida, omeprazol, propofol, troleandomicina), fosamprenavir (aumenta o risco de sedação ou de depressão respiratória): podem aumentar o efeito e a toxicidade do diazepam. Considerar a substituição por um BZD, como o lorazepam. Monitorar o aparecimento de sinais de intoxicação, como sedação, tonturas, ataxia, fraqueza, diminuição da cognição ou desempenho motor, confusão, depressão respiratória ou sonolência
	▶ *Ginkgo biloba*, rifampicina, rifapentina, teofilina: podem reduzir o efeito do diazepam, se houver uso concomitante. Pode ser necessário aumentar a dose de diazepam para manter o efeito terapêutico
Diclofenaco de sódio	▶ Pode diminuir o efeito de diuréticos, como a hidroclorotiazida. Se o diurético for do grupo dos poupadores de potássio, como a espironolactona, podem elevar-se muito os níveis desse eletrólito no soro do sangue
	▶ O uso concomitante de diclofenaco e ciclosporina, antibióticos do grupo dos aminoglicosídeos, anfotericina ou cisplatina pode aumentar o risco de lesão renal

(Continua)

Tabela A6.1 | **Interações medicamentosas** *(Continuação)*

Fármaco	Interações medicamentosas
	▶ A administração de diclofenaco menos de 24 horas após, ou antes, do uso de MTX pode elevar os níveis sanguíneos desse medicamento e aumentar sua toxicidade
	▶ O uso concomitante de diclofenaco com outros AINEs, álcool, corticoides e medicamentos que afetam a coagulação pode aumentar o risco de sangramento no TGI e em outros locais
	▶ O uso concomitante de anti-hipertensivos pode reduzir o seu efeito e dificultar o controle da pressão
	▶ O uso concomitante com digitálicos pode aumentar os seus efeitos adversos
	▶ Reduz a excreção do lítio e aumenta o risco de intoxicação, justificando a monitoração e o ajuste da dose
	▶ Pode aumentar o efeito da fenitoína
	▶ Insulina e antidiabéticos orais podem ter seu efeito modificado, sendo necessário o ajuste da dose desses medicamentos
	▶ O uso com antibióticos do grupo das quinolonas pode provocar convulsões.
Digoxina	▶ Pode haver diminuição do efeito da digoxina por: fenitoína, rifampicina, acarbose, sulfassalazina, antiácidos e neomicina
	▶ Pode haver aumento do efeito da digoxina (risco de intoxicação) por: diuréticos poupadores de potássio, amiodarona, atorvastatina, azitromicina, captopril, cloroquina, hidroxicloroquina, ciclosporina, diltiazem, eritromicina, gentamicina, itraconazol, macrolídeos, nifedipina, prazosina, quinina, ritonavir, espironolactona, trimetoprima, verapamil, anfotericina B, dexametasona
	▶ Atenolol: há aumento do risco de BAV e bradicardia por adição dos efeitos cardíacos e possível aumento da biodisponibilidade da digoxina
Dimeticona	▶ Pode diminuir o efeito de fármacos como a varfarina sódica e a fenidiona, quando utilizada concomitantemente
Dipirona	▶ Aumentam os efeitos da dipirona: cetorolaco, clopidogrel, heparinas, ISRS
	▶ Pode reduzir o efeito antiplaquetário do ácido acetilsalicílico
	▶ Aumenta as concentrações plasmáticas dos aminoglicosídeos; aumenta a atividade e o risco de sangramento dos anticoagulantes; aumenta o risco de toxicidade da ciclosporina; aumenta o risco de toxicidade dos ADTCs; reduz efeito diurético e a eficácia anti-hipertensiva dos diuréticos tiazídicos; reduz a excreção de lítio e MTX, com aumento do risco de toxicidade; aumenta o risco de hipoglicemia das sulfonilureias
Enalapril, maleato de	▶ O uso concomitante de IECAs com diuréticos poupadores de potássio ou suplemento de potássio ou trimetoprima pode resultar em hipercalemia
	▶ O uso concomitante de enalapril com: • Ácido acetilsalicílico ou AINEs: pode resultar em diminuição da eficácia do enalapril • Diuréticos de alça ou diuréticos tiazídicos: pode resultar em hipotensão postural (primeira dose) • Azatioprina: pode resultar em mielossupressão • Rifampicina: pode resultar em diminuição da eficácia do enalapril • Capsaicina: pode resultar em aumento da tosse • Metformina: pode resultar em acidose láctica hipercalêmica • Bupivacaína: pode resultar em bradicardia e hipotensão com perda de consciência. O uso pode ser mantido até o final da cirurgia, mas a pessoa deve ser monitorada cuidadosamente e, caso haja instabilidade hemodinâmica, deve-se tratar de forma apropriada • Clomipramina: pode resultar em toxicidade por clomipramina (confusão, insônia, irritabilidade)
Escopolamina + dipirona	▶ A escopolamina composta pode interagir com o álcool, aumentando o risco de embriaguez; também pode reduzir a eficácia da ciclosporina por reduzir a concentração desse medicamento no sangue, quando em administração conjunta. Os efeitos colaterais (reações indesejáveis) anticolinérgicos (boca seca, prisão de ventre, etc.) de ADTCs, anti-histamínicos (medicamentos para alergias), quinidina, amantadina, disopiramida podem ficar mais intensos quando houver administração conjunta com escopolamina composta
	▶ O uso combinado com antagonistas (medicamentos que fazem efeitos contrários) da dopamina (p. ex., metoclopramida) pode diminuir a eficácia de ambos os medicamentos nos sintomas digestivos
	▶ A taquicardia (aumento dos batimentos do coração) provocada pelos agentes β-adrenérgicos pode ser aumentada pela escopolamina composta
	▶ A dipirona, presente na escopolamina composta, pode interferir nos testes de açúcar no sangue, usados para diagnosticar diabetes
Espironolactona	▶ Eplerenona, amilorida, triantereno e IECAs: há aumento no risco de hipercalemia
	▶ Digoxina: pode aumentar a toxicidade da digoxina
	▶ Lítio: há aumento nas concentrações plasmáticas do lítio e consequente toxicidade
	▶ AINEs e ácido acetilsalicílico: há redução da eficácia da espironolactona
	▶ Digitoxina: há alteração na eliminação da digitoxina (aumento ou diminuição) devido à indução de enzimas hepáticas pela espironolactona
	▶ Varfarina: há diminuição do efeito anticoagulante

(Continua)

Tabela A6.1 | Interações medicamentosas *(Continuação)*

Fármaco	Interações medicamentosas
Fenitoína	▶ Há aumento da concentração plasmática de fenitoína com trimetoprima, cloranfenicol, amiodarona, isoniazida, carbamazepina, fluoxetina, fenobarbital, sertralina, ácido acetilsalicílico e voriconazol ▶ Há redução da concentração plasmática de fenitoína com ácido fólico, claritromicina, rifampicina, metronidazol, ácido valproico, amiodarona, vigabatrina, dexametasona, metotrexato e álcool ▶ Aumenta a concentração plasmática de cimetidina, omeprazol, isoniazida, cumarínicos, dissulfiram, sulfonamidas e amiodarona ▶ Diminui a concentração plasmática de itraconazol, haloperidol, clonazepam, paroxetina, tricíclicos, bupropiona, salicilatos, ácido fólico, levodopa, teofilina, quetiapina, lopinavir/ritonavir, imatinibe, delarvidina, lidocaína, metadona, doxiciclina e nifedipina ▶ Induz o metabolismo hepático de anticoncepcionais orais, diminuindo a eficácia deles, o que pode acarretar até 8% de falha. Outros métodos contraceptivos devem ser recomendados ▶ Aumenta risco de convulsão quando associada à cloroquina
Fenobarbital	▶ Cloranfenicol, IMAOs, ácido valproico, felbamato: pode haver inibição do metabolismo do fenobarbital. Considerar redução de doses deste último ▶ Pode reduzir as concentrações plasmáticas e o efeito de irinotecano, metoxiflurano, voriconazol e delavirdina (uso concomitante contraindicado); quetiapina e tenoposídeo (aumentar as doses desses); anticoagulantes cumarínicos (monitorar INR e, se necessário, ajustar a dose) ▶ Em uso concomitante com BZDs, antidepressivos, álcool e analgésicos opioides, pode haver efeito aditivo de depressão respiratória. Monitorar estreitamente a função respiratória. Considerar redução de doses ▶ Com lopinavir, tacrolimus e sirolimus, pode resultar na redução das concentrações plasmáticas desses fármacos. A efetividade do tratamento deve ser monitorada, assim como as concentrações plasmáticas dos imunossupressores ▶ Inibidores de tirosinocinase: pode resultar na redução das concentrações plasmáticas dos inibidores; aumentar as doses e monitorar a efetividade
Fenoterol, bromidrato de	▶ Seu efeito pode ser potencializado por β-adrenérgicos, anticolinérgicos, derivados da xantina (tal como teofilina) e corticoides. A administração concomitante de outros betamiméticos, de anticolinérgicos de absorção sistêmica e dos derivados da xantina (p. ex., teofilina) pode aumentar os efeitos colaterais. A administração simultânea de betabloqueadores pode causar uma redução potencialmente grave na broncodilatação. Agonistas β-adrenérgicos devem ser administrados com cautela a pessoas em tratamento com IMAOs ou ADTCs, uma vez que a ação dos agonistas β-adrenérgicos pode ser potencializada. A inalação de anestésicos halogenados, como halotano, tricloroetileno e enflurano, pode aumentar a suscetibilidade aos efeitos cardiovasculares dos β-agonistas
Fluconazol	▶ Aumentam os efeitos do fluconazol: hidroclorotiazida, ritonavir, ciclosporina ▶ Diminui os efeitos do fluconazol: rifampicina ▶ Aumenta os efeitos de varfarina, glibenclamida, nevirapina, saquinavir, zidovudina e fenitoína
Fluoxetina, cloridrato de	▶ ADTCs, antipsicóticos, aripiprazol, carbamazepina, clozapina, digitálicos, fenitoína, haloperidol, metoprolol, risperidona, trazodona: têm sua toxicidade aumentada (o uso concomitante não é recomendado) ▶ Anticoagulantes, antiplaquetários, clozapina, galantamina: têm seus efeitos potencializados (monitorar sinais de sangramento). Quanto à galantamina, monitorar: anorexia, náuseas, vômitos, tonturas, arritmias ou hemorragia digestiva ▶ AINEs: há aumento do risco de sangramento ▶ Bepridil, ciclobenzaprina, cloroquina, clorpromazina, dolasetrona, droperidol, enflurano, eritromicina, espiramicina, fluconazol, gemifloxacino, halofantrina, halotano, hidroxiquinidina, isoflurano, isradipina, lidoflazina, mefloquina, mesoridazina, octreotida, pirmenol, probucol, proclorperazina, propafenona, quetiapina, quinidina, sematilida, sertindol, sotalol, sulfametoxazol, tedisamila, telitromicina, tioridazina, trifluoperazina, trimetoprima, venlafaxina, ziprasidona: há aumento no risco de cardiotoxicidade. O uso concomitante é contraindicado com bepridil, mesoridazina e tioridazina, sendo, em princípio, desaconselhado com os demais, mas, se a associação for necessária, deve-se ter cautela no uso ▶ Bupropiona, delavirdina e furazolidona: há aumento do efeito do antidepressivo. Monitorar sinais de excesso serotoninérgicos (mudanças do estado mental, diaforese, febre, fraqueza, hiper-reflexia, incoordenação) ▶ Ciproeptadina: há redução do efeito do antidepressivo ▶ Claritromicina: o uso concomitante pode resultar em delírio e psicose, devendo ser evitado ▶ Ergotamina e análogos: há aumento do risco de ergotismo (o uso concomitante é contraindicado) ▶ Desvenlafaxina, dexfenfluramina, duloxetina, erva-de-são-joão (*Hypericum perforatum*), fenfluramina, *Ginkgo biloba*, linezolida, meperidina, milnaciprano, mirtazapina, sibutramina, tramadol, tranilcipromina, trazodona, triptanos: o uso concomitante pode produzir síndrome serotoninérgica. O uso concomitante de fluoxetina com linezonida ou tranilcipromina é contraindicado. Após descontinuar o uso da erva-de-são-joão, esperar 2 semanas antes de iniciar terapia com fluoxetina ▶ Flufenazina: há risco aumentado de parkinsonismo ▶ Hipoglicemiantes: há redução acentuada dos níveis glicêmicos ▶ IMAOs: o uso concomitante é contraindicado (toxicidade do SNC ou síndrome serotoninérgica por meio de hipertensão, hipertermia, mioclonia, alterações do estado mental)

(Continua)

Tabela A6.1 | **Interações medicamentosas** *(Continuação)*

Fármaco	Interações medicamentosas
	▶ Lítio: pode resultar em aumento das concentrações de lítio e/ou do risco de síndrome serotoninérgica
	▶ Metoclopramida: há aumento do risco de reações extrapiramidais ou SNM. O uso concomitante é contraindicado
	▶ Pimozida: há risco aumentado de bradicardia, sonolência e cardiotoxicidade (o uso concomitante é contraindicado)
	▶ Ritonavir: pode ocorrer alteração em funções cardíacas ou neurológicas
Furosemida	▶ Antagonismo de efeito farmacológico: fenitoína, contraceptivos orais, AINEs e anti-inflamatórios esteroides
	▶ Sinergia de efeito farmacológico: álcool, anlodipino, atenolol, clorpromazina, diazepam, enalapril, halotano, hidralazina, dinitrato de isossorbida, levodopa, metildopa, nifedipina, propranolol, nitroprusseto de sódio, tiopental, timolol, verapamil (ocorre aumento do efeito hipotensivo pelo sinergismo de ação farmacológica)
	▶ Potencializa a toxicidade de digoxina, quinidina, lítio
	▶ Potencializa a otoxicidade de amicacina, gentamicina, estreptomicina, vancomicina, cisplatina
	▶ Amitriptilina: ocorre aumento do risco de hipotensão postural
	▶ Anfotericina B, salbutamol e betabloqueador: há aumento do risco de hipocalemia
	▶ Carbamazepina: há aumento do risco de hiponatremia
Glibenclamida	▶ Ciprofloxacino e demais fluoroquinolonas podem alterar o metabolismo glicêmico, causando hipo ou hiperglicemia. Quando for necessária a terapia concomitante com glibenclamida, devem-se monitorar os níveis de glicose, e redução da dose do hipoglicemiante pode ser necessária
	▶ Genfibrozila, sulfametoxazol e AINEs podem causar hipoglicemia. Os níveis de glicemia devem ser monitorados, e redução da dose do hipoglicemiante pode ser necessária
	▶ *Psyllium* (*Plantago* sp.), melão-de-são-caetano (*Momordica charantia*), erva-de-são-joão (*Hypericum perforatum*) e feno-grego (*Trigonella foenum-graecum*) podem aumentar o risco de hipoglicemia
	▶ O voriconazol pode elevar as concentrações plasmáticas da glibenclamida pela inibição do seu metabolismo hepático
	▶ IMAOs podem provocar hipoglicemia, depressão do SNC e vertigem
	▶ O glucomanano pode diminuir a absorção da glibenclamida: recomenda-se a administração das substâncias em diferentes períodos do dia
	▶ Rifapentina, rifampicina, clorpromazina e demais fenotiazinas, fenobarbital e demais barbitúricos provocam redução do efeito hipoglicemiante por indução do metabolismo hepático
	▶ A administração conjunta com varfarina pode potencializar o efeito do anticoagulante, aumentando o risco de hemorragias
	▶ O uso concomitante com ciclosporina pode elevar a toxicidade do imunossupressor, causando disfunção renal, colestase e parestesia
	▶ A interação com bloqueadores β-adrenérgicos pode provocar hiperglicemia, hipoglicemia e hipertensão. Bloqueadores cardiosseletivos, como atenolol, tendem a causar menos distúrbios glicêmicos, mas há risco de mascarar sintomas de hipoglicemia
	▶ O etanol pode provocar hipoglicemia e reação similar à do dissulfiram. Pessoas em terapia com sulfonilureias devem ser orientadas a não ingerir bebidas alcoólicas
Haloperidol	▶ Com prometazina e BZDs, não existem estudos que comprovem sinergia com essas associações
	▶ Com alprazolam, diminui a necessidade de haloperidol, reduzindo também seus efeitos adversos
	▶ Com lítio, administrar durante o período de latência do lítio para pessoas em crise maníaca
	▶ Com antiparkinsonianos anticolinérgicos (biperideno, triexifenidil): efeito corretivo de parkinsonismo e distonia aguda
	▶ Diminuem os efeitos do haloperidol: carbamazepina, rifampicina e rifapentina
	▶ Aumentam os efeitos do haloperidol: fluvoxamina, fluoxetina, bupropiona
Hidroclorotiazida	▶ O efeito da hidroclorotiazida pode ser aumentado por: álcool, anlodipino, atenolol, clorpromazina, diazepam, enalapril, halotano, hidralazina, dinitrato de isossorbida, levodopa, metildopa, nifedipina, propranolol, nitroprussiato de sódio, tiopental, timolol e verapamil
	▶ O efeito diurético pode ser diminuído por: contraceptivos orais, AINEs, anti-inflamatórios esteroides
	▶ Pode aumentar a toxicidade de digoxina, quinidina e lítio
	▶ Insulina, metformina e glibenclamida: há antagonismo do efeito hipoglicemiante
	▶ Amitriptilina: há aumento do risco de hipotensão postural
	▶ Anfotericina B, salbutamol, furosemida: há aumento do risco de hipocalemia
	▶ Carbamazepina: há aumento do risco de hiponatremia
	▶ Cisplatina: há aumento do risco de nefrotoxicidade e ototoxicidade
Hidrocortisona, succinato sódico de	▶ Aumentam o efeito da hidrocortisona: antifúngicos azólicos, BCC, ciclosporina, estrogênios, antiácidos, AINEs, ácido acetilsalicílico, talidomida (risco de desenvolvimento de necrose epidérmica tóxica) e ritonavir

(Continua)

Tabela A6.1 | Interações medicamentosas *(Continuação)*

Fármaco	Interações medicamentosas
	▶ Diminuem o efeito da dexametasona: fenobarbital, fenitoína, rifampicina, rifapentina, fosfenitoína, aminoglutetimida e primidona ▶ A dexametasona aumenta os efeitos de saquinavir, caspofungina, fluoroquinolonas ▶ A dexametasona diminui os efeitos de quetiapina, galamina, bloqueadores neuromusculares ▶ Vacina contra o rotavírus: há aumento do risco de infecção pelo vírus vivo ▶ Bupropiona: há diminuição do limiar convulsivo
Hidróxido de alumínio	▶ Pode haver aumento dos níveis séricos da quinidina, levando ao quadro de superdosagem quando esta é administrada concomitantemente ao hidróxido de alumínio ▶ Pode interagir com digoxina, fenitoína, clorpromazina e isoniazida, causando uma redução do efeito desses medicamentos ▶ O hidróxido de alumínio não deve ser administrado concomitantemente aos antimicrobianos que contêm ciprofloxacino, isoniazida, levofloxacino, rifampicina, tetraciclina, BZDs, fenotiazinas, diflunisal, digoxina, cetoconazol, flúor, quinolonas, propranolol, penicilina, neurolépticos fenotiazínicos, metoprolol, atenolol, captopril, ranitidina, sais de lítio, sais de ferro, cloroquina, ciclinas, bifosfonato, etambutol, fluoreto de sódio, glicocorticoides, indometacina, oxalato de potássio, lincomicinas ou ácido acetilsalicílico, porque pode haver diminuição da absorção desses medicamentos. Também deve ser evitado o uso concomitante com levodopa, pois a absorção desse medicamento pode estar aumentada
Ibuprofeno	▶ Aumentam o efeito do ibuprofeno: clopidogrel, fluconazol, antidepressivos, ISRS, corticoides ▶ Reduz o efeito do ibuprofeno: ácido acetilsalicílico. O ibuprofeno pode reduzir o efeito antiplaquetário do ácido acetilsalicílico ▶ Aumenta: as concentrações plasmáticas dos aminoglicosídeos; a atividade e o risco de sangramento dos anticoagulantes; o risco de toxicidade da ciclosporina; o risco de toxicidade dos ADTCs e aumenta o risco de hipoglicemia das sulfonilureias ▶ Reduz: o efeito diurético e a eficácia anti-hipertensiva dos diuréticos tiazídicos; a excreção de lítio e MTX, com aumento do risco de toxicidade
Insulina humana NPH e regular	▶ O ciprofloxacino e demais fluoroquinolonas podem alterar o metabolismo glicêmico, causando hipoglicemia ou hiperglicemia. Quando for necessária a terapia concomitante com insulina e uma fluoroquinolona, devem-se monitorar os níveis de glicose sanguínea, e uma redução da dose do hipoglicemiante pode ser necessária ▶ IMAOs podem provocar hipoglicemia, depressão do SNC e vertigem. Os níveis sanguíneos de glicose devem ser monitorados quando um IMAO for adicionado ou retirado da terapia. Pode ser necessária a redução da dose de insulina ▶ Goma guar eleva o risco de hipoglicemia por retardar a absorção de alimentos, reduzindo a intensidade da hiperglicemia pós-prandial. Os níveis de glicose sanguínea devem ser monitorados, bem como sinais e sintomas de hipoglicemia ▶ *Psyllium* (*Plantago* sp.), melão-de-são-caetano (*Momordica charantia*), erva-de-são-joão (*Hypericum perforatum*), ginseng (*Panax ginseng*) e feno-grego (*Trigonella foenum-graecum*) podem aumentar o risco de hipoglicemia. Os níveis sanguíneos de glicose devem ser monitorados periodicamente ▶ Bloqueadores β-adrenérgicos podem mascarar os sintomas de hipoglicemia; tremores podem ser reduzidos
Iodeto de potássio	▶ O uso corrente de iodeto de potássio com lítio e outras medicações antitireoidianas tende a potencializar o hipertireoidismo
Ipratrópio, brometo de	▶ Substâncias como fenoterol, salbutamol, isoxsuprina, piperidolato e terbutalina e derivados da xantina podem tornar mais forte o efeito broncodilatador do brometo de ipratrópio. O risco de glaucoma agudo em pessoas com história de glaucoma de ângulo fechado pode aumentar com o uso simultâneo de ipratrópio e betamiméticos, como o salbutamol
Isoniazida	▶ Aumenta o efeito da isoniazida: ácido paraminossalicílico, etionamida ▶ Diminui o efeito da isoniazida: etanol, antiácidos, corticoides ▶ Diminui o metabolismo do diazepam; reduz os efeitos de enflurano, itraconazol, cetoconazol e levodopa ▶ Aumenta a toxicidade de paracetamol, carbamazepina, diazepam, petidina, fenitoína, rifampicina, teofilina e varfarina ▶ A eficácia dos contraceptivos orais fica reduzida durante o tratamento antituberculoso, e um controle alternativo do planejamento familiar deve ser oferecido
Ivermectina	▶ Há aumento de efeito com depressores do SNC
Levonorgestrel	▶ Aumenta o risco de efeitos adversos da tacrina ▶ A fosfenitoína reduz a eficácia do levonorgestrel
Levonorgestrel + etinilestradiol	▶ A eficácia contraceptiva pode ser comprometida por fármacos indutores da metabolização, como certos antibióticos, anticonvulsivantes, entre outros. Pessoas utilizando amoxicilina, demais penicilinas ou tetraciclinas devem ser orientadas a utilizarem método contraceptivo adicional durante o tratamento antimicrobiano. Eritromicina e demais macrolídeos podem induzir a metabolização, comprometer a eficácia contraceptiva e elevar o risco de hepatotoxicidade. Carbamazepina, felbamato, fenitoína, fenobarbital, griseofulvina, primidona, rifampicina, rifapentina, rifabutina e topiramato aceleram a metabolização de contraceptivos hormonais, podendo reduzir sua eficácia. Alguns ARVs (amprenavir, nelfinavir, ritonavir e nevirapina) induzem a metabolização, com possível perda da eficácia dos contraceptivos. Fosamprenavir pode ter sua concentração sérica reduzida e alterar a metabolização do contraceptivo, além de elevar o risco de hepatotoxicidade. Micofenolatos (de mofetila ou de sódio) podem acelerar a metabolização do levonorgestrel, reduzindo a eficácia do contraceptivo. A isotretinoína pode reduzir a eficácia contraceptiva pela alteração de características farmacocinéticas e farmacodinâmicas

(Continua)

Tabela A6.1 | Interações medicamentosas *(Continuação)*

Fármaco	Interações medicamentosas
	▶ Rosuvastatina e valdecoxibe podem reduzir a metabolização do contraceptivo, elevando as concentrações plasmáticas e a probabilidade de ocorrência de efeitos adversos
	▶ BZDs, cafeína, ciclosporina, corticoides e teofilina têm risco de terem seus efeitos adversos aumentados
	▶ Insulina, glibenclamida, metformina e demais agentes hipoglicemiantes aumentam o risco de hipoglicemia
	▶ Lamotrigina pode ter seu metabolismo alterado, com variação das concentrações plasmáticas. As doses do anticonvulsivante devem ser cuidadosamente monitoradas e ajustadas em mulheres em terapia simultânea com contraceptivos hormonais
	▶ A varfarina pode ter seu efeito alterado, com redução ou aumento da eficácia anticoagulante. A utilização simultânea deve ser evitada
	▶ O voriconazol pode ter seu metabolismo inibido e inibir o metabolismo do contraceptivo
Levotiroxina sódica	▶ Anticoagulantes orais têm seus efeitos potencializados, aumentando o risco de hemorragias. Devem ser monitorados parâmetros de coagulação e, se necessário, reduzidas as doses do anticoagulante
	▶ A administração concomitante com antiácidos, carbonato de cálcio, compostos ferrosos, sucralfato ou colestiramina diminui a absorção da levotiroxina, por isso se recomenda um intervalo mínimo de 4 horas entre as administrações
	▶ Os glicosídeos digitálicos podem ter o efeito terapêutico diminuído pela levotiroxina
	▶ Imatinibe, rifampicina, ritonavir, estrogênios e indutores enzimáticos, como carbamazepina, fenitoína e barbitúricos, podem diminuir a efetividade da levotiroxina e piorar o hipotireoidismo
Mebendazol	▶ A cimetidina aumenta a biodisponibilidade do mebendazol
	▶ Há redução dos efeitos terapêuticos do mebendazol com carbamazepina e fenitoína
Medroxiprogesterona, acetato de	▶ Fenitoína, carbamazepina, topiramato, fenobarbital, felbamato, rifampicina, griseofulvina, nevirapina, amprenavir, nelfinavir e ritonavir podem induzir a metabolização da medroxiprogesterona administrada oralmente, diminuindo sua ação
	▶ Alprazolam e ciclosporina podem ter seu risco de toxicidade aumentado pela inibição da metabolização hepática
	▶ Insulina, glibenclamida, metformina e demais agentes hipoglicemiantes podem ser antagonizados pela medroxiprogesterona
	▶ A varfarina pode ter seu efeito alterado, com redução ou aumento da eficácia anticoagulante. Deve-se evitar a administração simultânea
	▶ Erva-de-são-joão (*Hypericum perforatum*) pode induzir a metabolização da medroxiprogesterona, com consequente redução da concentração plasmática e comprometimento da eficácia. Deve-se evitar a administração simultânea
	▶ A bosentana pode reduzir a eficácia contraceptiva. Deve-se orientar que se utilize método contraceptivo adicional durante o tratamento
Metformina, cloridrato de	▶ Contrastes radiológicos iodados podem provocar acidose láctica e falência renal aguda. O uso simultâneo com metformina é contraindicado. O tratamento deve ser temporariamente interrompido em caso de exames radiológicos que envolvam administração intravascular de contrastes radiológicos iodados, podendo ser restabelecido assim que a função renal se normalize
	▶ O ciprofloxacino e as demais fluoroquinolonas podem alterar o metabolismo da glicose, causando hipoglicemia ou hiperglicemia. Quando for necessária a terapia concomitante com metformina e uma fluoroquinolona, devem-se monitorar os níveis de glicose, e uma redução da dose do hipoglicemiante pode ser necessária
	▶ IMAOs podem provocar hipoglicemia, depressão do SNC e vertigem. Os níveis sanguíneos de glicose devem ser monitorados quando um IMAO for adicionado ou retirado da terapia. Pode ser necessária a redução da dose de metformina
	▶ Cefalexina e cimetidina podem elevar as concentrações plasmáticas da metformina pela inibição de sua secreção tubular. As pessoas devem ser monitoradas quanto ao aparecimento de efeitos adversos, e o ajuste da dose pode ser necessário
	▶ Topiramato, quando administrado simultaneamente à metformina, pode alterar a metabolização de ambos os fármacos. Os níveis sanguíneos de glicose devem ser monitorados quando o topiramato for adicionado ou retirado da terapia. Pode ser necessária a redução da dose da metformina
	▶ A nifedipina pode aumentar a absorção da metformina. Sinais de toxicidade devem ser monitorados, e uma redução da dose de metformina pode ser necessária
	▶ *Psyllium* (nome utilizado em inglês para designar algumas espécies do gênero *Plantago*; no Brasil, espécies desse gênero são conhecidas como tanchagem ou tansagem), melão-de-são-caetano (*Momordica charantia*), erva-de-são-joão (*Hypericum perforatum*) e feno-grego (*Trigonella foenum-graecum*) podem aumentar o risco de hipoglicemia. Os níveis sanguíneos de glicose devem ser monitorados periodicamente
	▶ Bloqueadores β-adrenérgicos podem mascarar sintomas de hipoglicemia, como tremores
	▶ O enalapril pode causar acidose láctica e hiperpotassemia. Deve-se evitar o uso concomitante em pessoas com insuficiência renal. Pode haver redução da absorção de vitamina B_{12}
Metildopa	▶ Com IMAOs e pseudoefedrina, pode ocasionar crise hipertensiva
	▶ ADTCs, fenotiazinas e corticoides reduzem a atividade da metildopa
	▶ O ferro diminui a absorção da metildopa, com redução da sua eficácia
	▶ Álcool, anti-inflamatório, ansiolítico ou IECA associado aumenta seu efeito hipotensor

(Continua)

Tabela A6.1 | Interações medicamentosas *(Continuação)*

Fármaco	Interações medicamentosas
Metoclopramida, cloridrato de	▶ Agentes anticolinérgicos antagonizam as ações da metoclopramida ▶ O álcool pode aumentar os efeitos depressores sobre o SNC ▶ Pode aumentar o efeito de analgésicos (depressão do SNC), antipsicóticos (efeitos extrapiramidais), linezolida (risco de síndrome serotoninérgica), tiopental (efeito hipnótico) ciclosporina (disfunção renal, colestase, parestesias), sertralina (efeitos extrapiramidais), levodopa (efeitos extrapiramidais), mivacúrio e suxametônio (bloqueio neuromuscular prolongado), tacrolimus (toxicidade) ▶ Pode haver diminuição do efeito da digoxina quando associada ▶ A dexametasona apresenta sinergismo com o efeito antinauseante e antiemético da metoclopramida, sendo a associação empregada em muitas condições
Metronizadol	▶ Aumenta o efeito de anticoagulantes orais, amiodarona, bussulfano, carbamazepina, ciclosporina, ergotamina e outros alcaloides do ergot, fluorouracil, fenitoína, lítio, tacrolimus ▶ Há aumento do efeito de metronidazol com cimetidina ▶ Há redução de efeito de metronidazol com colestiramina, fenitoína, fenobarbital ▶ Deve-se evitar o consumo de álcool etílico durante o tratamento com metronidazol em todas as suas apresentações
Midazolam, cloridrato de	▶ Analgésicos opioides e barbitúricos: podem resultar em depressão respiratória aditiva ▶ Antifúngicos azólicos (cetoconazol, fluconazol, posaconazol e voriconazol): podem aumentar as concentrações plasmáticas ou a exposição sistêmica ao midazolam ▶ Antimicrobianos macrolídeos (azitromicina, claritromicina, eritromicina, roxitromicina e telitromicina): inibem o metabolismo do midazolam, podendo aumentar a sua toxicidade ▶ ARVs (amprenavir, atazanavir, darunavir, delavirdina, efavirenz, fosamprenavir, indinavir, lopinavir/ritonavir, nelfinavir, ritonavir, saquinavir, tipranavir) e itraconazol: aumentam o risco de toxicidade pelo midazolam, podendo ocorrer sedação excessiva, prolongamento dos efeitos hipnóticos, confusão mental e depressão respiratória (o uso concomitante é contraindicado) ▶ Aprepitanto: pode aumentar a exposição sistêmica ao midazolam ▶ Carbamazepina, deferasirox, erva-de-são-joão (*Hypericum perforatum*), fenitoína, fosfenitoína, *Ginkgo biloba* e teofilina: podem diminuir a efetividade do midazolam ▶ Cimetidina e fluvoxamina: podem aumentar as concentrações plasmáticas do midazolam ▶ Diltiazem e verapamil: podem aumentar e/ou prolongar a sedação ▶ *Echinacea* sp.: pode alterar de maneira imprevisível a efetividade do midazolam. Usar com cautela ▶ Halotano: pode ter seus efeitos anestésicos aumentados ▶ Hidraste (*Hydrastis canadensis*): pode aumentar as concentrações plasmáticas do midazolam ▶ Nilotinibe: pode aumentar a exposição sistêmica ao midazolam ▶ Quinupristina/dalfopristina: podem aumentar o risco de toxicidade do midazolam; monitorar efeitos tóxicos do midazolam
Nafazolina, cloridrato de	▶ Deve-se ter cuidado ao utilizar esse medicamento concomitantemente aos IMAOs ▶ ADTCs interagem com esse medicamento, podendo levar a uma potencialização dos efeitos pressóricos da nafazolina. Apesar de essas interações não serem específicas da nafazolina, a possibilidade de interação medicamentosa deve ser considerada
Neomicina, sulfato de + bacitracina	▶ Devido ao risco de danos ototóxicos e nefrotóxicos, deve-se evitar o uso simultâneo de outras substâncias com o mesmo potencial de efeito tóxico, como aminoglicosídeos, cefalosporinas, anfotericina B, ciclosporina, metoxiflurano ou diuréticos de alça ▶ A ação dos relaxantes musculares pode ser potencializada por antibióticos aminoglicosídeos
Nifedipina	▶ Fenobarbital, fenitoína, carbamazepina e rifampicina possivelmente reduzem o efeito da nifedipina ▶ Tiopental, álcool e IECAs aumentam o seu efeito hipotensivo ▶ O uso concomitante com o sulfato de magnésio parenteral aumenta o risco de bloqueio neuromuscular ▶ O itraconazol aumenta o efeito inotrópico negativo do inibidor de canal de cálcio ▶ Associado à insulina, a tolerância à glicose é prejudicada ocasionalmente ▶ O efeito hipotensor é potencializado quando associado à metildopa
Nistatina	▶ Não foram descritas interações medicamentosas com o uso de nistatina suspensão oral 100.000 UI/mL por não ser absorvida no TGI
Noretisterona, enantato de + estradiol, valerato de	▶ A maior parte das interações relatadas na literatura para os fármacos dessa associação é de caráter geral para estrogênios ou progestogênios e foi documentada em situações de uso de associações diversas ▶ Não foram encontrados relatos de interações específicas para valerato de estradiol + enantato de noretisterona

(Continua)

Tabela A6.1 | **Interações medicamentosas** *(Continuação)*

Fármaco	Interações medicamentosas
Omeprazol	▶ O voriconazol pode aumentar as concentrações plasmáticas do omeprazol ▶ *Ginkgo biloba* e erva-de-são-joão (*Hypericum perforatum*) podem reduzir a eficácia do omeprazol ▶ Pode haver aumento do efeito de claritromicina, fenitoína, BZDs, fluoxetina, propranolol, fenitoína, cilostazol, amiodarona, carbamazepina, digoxina, varfarina, dissulfiram ▶ Pode ocorrer diminuição de efeito de atazanavir, indinavir, itraconazol, cetoconazol, clopidogrel e ferro ▶ Diminui a excreção do MTX, aumentando, assim, o risco de toxicidade
Paracetamol	▶ Há aumento do efeito do paracetamol com etanol, carbamazepina, metoclopramida, diflunisal, isoniazida, zidovudina, sulfimpirazona ▶ Há diminuição de efeito do paracetamol com fenitoína ▶ Pode reduzir a depuração do bussulfano ▶ Há aumento do efeito anticoagulante dos cumarínicos quando usados em associação
Paroxetina, cloridrato de	▶ Alimentos e antiácidos: não afetam sua absorção ▶ Neurolépticos: monitorar sintomas sugestivos de SNM (agravamento da depressão, ideias suicidas e a possibilidade de suicídio são inerentes a pessoas sofrendo de doença depressiva) ▶ Triptofano: não deve ser usado concomitantemente ▶ IMAOs/outros ISRS: a coadministração de medicamentos serotoninérgicos (p. ex., IMAOs, triptofano, outros ISRS) pode levar a uma alta incidência de efeitos associados à serotonina (agitação, confusão, diaforese, alucinações, hiper-reflexia, mioclonia, calafrios, taquicardia e tremor) ▶ Indutores e inibidores do metabolismo enzimático: quando o cloridrato de paroxetina é coadministrado com um fármaco inibidor do metabolismo, o uso da dose mínima deve ser considerado. Nenhum ajuste inicial na dosagem do cloridrato de paroxetina é considerado necessário quando a substância é coadministrada com fármacos indutores do metabolismo enzimático. Qualquer ajuste subsequente de dosagem deve basear-se nos efeitos clínicos (tolerância e eficácia) ▶ Álcool: o uso concomitante não é aconselhado ▶ Haloperidol, amilobarbitona e oxazepam: o uso associado não aumenta a sedação. Existe a possibilidade teórica do cloridrato de paroxetina aumentar as concentrações séricas do haloperidol ▶ Lítio: a experiência é limitada; sendo assim, a administração concomitante deve ser feita com cautela, e os níveis de lítio devem ser monitorados ▶ Fenitoína e anticonvulsivantes: a coadministração aparentemente reduz a concentração sérica da fenitoína e da paroxetina, possivelmente afetando a eficácia. A associação com outros anticonvulsivantes também pode ser associada ao aumento da incidência de experiências adversas ▶ Varfarina e anticoagulantes orais: pode haver alteração do TP e aumento de sangramento ▶ ADTCs: os efeitos da administração concomitante não foram estudados ▶ Prociclidina: diminuir a dose da prociclidina caso sejam verificados efeitos anticolinérgicos (boca seca, sedação e midríase)
Penicilina benzatina	▶ O uso concomitante de penicilinas e MTX pode aumentar a toxicidade do MTX ▶ O uso concomitante de penicilinas e tetraciclinas pode reduzir a atividade antibacteriana
Permanganato de potássio	▶ É incompatível com iodetos, agentes redutores e com a maioria das substâncias orgânicas
Peróxido de benzoíla	▶ Antibacterianos ou retinoides tópicos, se aplicados concomitantemente na mesma região, podem ter seus efeitos terapêuticos diminuídos, além de aumentar a irritação local da pele
Pirazinamida	▶ Há aumento de efeito/toxicidade da pirazinamida com probenecida, etionamida, isoniazida, rifampicina ▶ Há redução do efeito da pirazinamida com zidovudina ▶ A pirazinamida antagoniza os efeitos da probenecida
Prednisona	▶ Há aumento do efeito da prednisona com antifúngicos azólicos, BCC, ciclosporina, estrogênios, antiácidos, AINEs, ácido acetilsalicílico, talidomida (risco de desenvolvimento de necrose epidérmica tóxica), ritonavir ▶ Há diminuição do efeito da dexametasona com fenobarbital, fenitoína, rifampicina, rifapentina, fosfenitoína, aminoglutetimida e primidona ▶ A dexametasona aumenta os efeitos de saquinavir, caspofungina, fluoroquinolonas ▶ A dexametasona diminui os efeitos de quetiapina, galamina, bloqueadores neuromusculares ▶ Vacina contra rotavírus: há aumento do risco de infecção pelo vírus vivo ▶ Bupropiona: há diminuição do limiar convulsivo

(Continua)

Tabela A6.1 | Interações medicamentosas *(Continuação)*

Fármaco	Interações medicamentosas
Prometazina	▶ Há potencialização dos efeitos sedativos com opioides, fenotiazinas, barbitúricos, álcool, antidepressivos, anticonvulsivantes e outros depressores do SNC ▶ Podem ocorrer alterações eletrocardiográficas com fluoroquinolonas, isradipina, octreotida, pentamidina ▶ O tramadol aumenta o risco de convulsões ▶ Em uso simultâneo com lítio, podem ocorrer fraqueza, discinesias, sintomas extrapiramidais, encefalopatia e dano ao cérebro
Propranolol, cloridrato de	▶ O efeito antiarrítmico do propranolol é aumentado por digitálicos e quinidina ▶ O efeito anti-hipertensivo é aumentado com BCC, bloqueadores α1-adrenérgicos, IECAs, diuréticos tiazídicos e haloperidol ▶ Há aumento de efeito/toxicidade do propranolol com amiodarona, fluoroquinolonas, hidralazina, propafenona, fentanil, fenotiazinas, contraceptivos orais e cimetidina ▶ Há diminuição do efeito do propranolol com antiácidos, rifampicina, fenobarbital, carbamazepina, AINEs, agonistas β2-adrenérgicos ▶ Agentes hipoglicemiantes: ocorre mascaramento dos sinais de hipoglicemia ▶ Diminui o metabolismo da lidocaína ▶ Aumento o efeito da varfarina e a concentração plasmática da imipramina
Ranitidina	▶ Pode aumentar o efeito de ciclosporina, varfarina, gentamicina, sulfonilureias, midazolam, triazolam, metoprolol, pentoxifilina, fenitoína, quinidina ▶ Pode haver diminuição do efeito de tolazolina, atazanavir, enoxacino, cetoconazol, itraconazol, procainamida, sulfato ferroso, gefitinibe ▶ Há diminuição da toxicidade da atropina
Rifampicina	▶ Há aumento do efeito da rifampicina com etionamida, isoniazida, pirazinamida ▶ Aumenta o efeito/toxicidade da carbamazepina ▶ Reduz o efeito de ciclosporina, efavirenz, rosiglitazona, pioglitazona, saquinavir, voriconazol, lopinavir/ritonavir, atazanavir, imatinibe, nevirapina, delavirdina, indinavir, tipranavir, lorcainida, amiodarona, fosamprenavir, tacrolimus, nelfinavir, amprenavir, praziquantel, morfina, tamoxifeno, diclofenaco, codeína, contraceptivos orais, leflunomida, fluconazol, femprocumona, dexametasona, cloranfenicol, cetoconazol, itraconazol, metoprolol, cortisona, zidovudina, ritonavir, doxiciclina, levotiroxina, tibolona, clozapina, triazolam, diazepam, buspirona, rofecoxibe, zaleplona, gefitinibe, sinvastatina, risperidona, lamotrigina, teofilina, dicumarol, betametasona, glibenclamida, fludrocortisona, carvedilol, sertralina, citalopram, clorpropamida, anisindiona, disopiramida, propafenona, metilprednisolona, prednisona, zolpidem, losartana, repaglinida, fentanil, mefloquina, nifedipina, prednisolona, clofibrato, digoxina, sirolimus, atorvastatina, haloperidol, enalapril, tocainida, ácido valproico, metadona, fenitoína, diltiazem, bexaroteno, gliclazida, glimepirida e fluvastatina
Salbutamol, sulfato de	▶ IMAOs aumentam o risco de taquicardia, agitação e hipomania. Monitorar a pessoa para efeitos adversos até 2 semanas após a suspensão do IMAO ▶ Bloqueadores β-adrenérgicos podem reduzir a eficácia de ambos os fármacos. Evitar o uso concomitante, especialmente em pessoas com asma grave ou DPOC
Sertralina	▶ Depressores do SNC e álcool: o uso concomitante não é recomendado ▶ Lítio: a ingesta concomitante não alterou significativamente a farmacocinética do lítio, porém resultou em um aumento no tremor ▶ Fenitoína: recomenda-se ajuste de dose adequado ▶ Sumatriptana: pode ocorrer fraqueza, hiper-reflexia, incoordenação motora, confusão, ansiedade e agitação; assim, recomenda-se que as pessoas sejam acompanhadas adequadamente ▶ Diazepam, tolbutamida: o uso associado não apresentou efeitos significativos na ligação do substrato às proteínas ▶ Varfarina: a coadministração resultou em um aumento pequeno, mas estatisticamente significativo, no TP ▶ A coadministração com cimetidina causou um decréscimo significativo na eliminação da sertralina ▶ Glibenclamida ou digoxina: não apresentou qualquer efeito ▶ TEC: não existem estudos clínicos estabelecendo os riscos ou benefícios do uso combinado de TEC e sertralina ▶ Apresentam uma indicação terapêutica restrita: ADTCs e antiarrítmicos (como a propafenona e a flecainida) ▶ Tolbutamida, fenitoína e varfarina: aparentemente, não há efeitos clínicos significativos com a administração crônica
Sinvastatina	▶ Acenocumarol, ácido fusídico, amprenavir, cetoconazol, ciprofloxacino, claritromicina, colchicina, dasatinibe, eritromicina e outros macrolídeos, fluconazol, indinavir, imatinibe, nefazodona, nelfinavir, nicotinamida (ou niacina, acima de 1 g/dia), risperidona, ritonavir, saquinavir, varfarina, voriconazol, amiodarona, verapamil: aumentam o efeito/toxicidade da sinvastatina (monitorar sinais e sintomas de miopatia e/ou rabdomiólise)

(Continua)

Tabela A6.1 | **Interações medicamentosas** *(Continuação)*

Fármaco	Interações medicamentosas
	▶ Atazanavir, darunavir, fosamprenavir, itraconazol, lopinavir e tipranavir: aumentam o risco de miopatia e/ou rabdomiólise. O uso concomitante é contraindicado
	▶ Bosentana, carbamazepina, efavirenz, erva-de-são-joão (*Hypericum perforatum*), farelo de aveia, fenitoína, pectina, rifampicina e oxcarbamazepina: diminuem o efeito da sinvastatina (monitorar sinais e sintomas específicos)
	▶ Ciclosporina, danazol, genfibrozila: aumentam o efeito/toxicidade da sinvastatina (reduzir a dose da sinvastatina para, no máximo, 10 mg/dia e monitorar sinais e sintomas de miopatia e/ou rabdomiólise)
	▶ Digoxina: pode ter seu efeito/toxicidade aumentado pela sinvastatina
	▶ Diltiazem: aumenta o efeito/toxicidade da sinvastatina (reduzir a dose de sinvastatina para, no máximo, 40 mg/dia e monitorar sinais e sintomas de miopatia e/ou rabdomiólise)
	▶ Levotiroxina: pode ter sua efetividade diminuída pela sinvastatina
Sulfametoxazol + trimetoprima	▶ A associação aumenta os efeitos de MTX, sulfonilureias, anticoagulantes orais, fenitoína, antiarrítmicos de classe 1A, ADTCs, digoxina, pirimetamina e cumarínicos
	▶ Há aumento do efeito antimicrobiano da associação com pirimetamina
	▶ Há aumento da concentração plasmática de trimetoprima quando associada à rifampicina e à dapsona
	▶ Com enalapril, pode induzir hipercalemia, devido ao efeito aditivo na inibição da secreção de potássio
	▶ Com etanol, há surgimento de rubor, transpiração, palpitação e sonolência
	▶ Associado à amiodarona, há aumento do risco de arritmia ventricular
	▶ Alto risco de nefrotoxicidade se associado à ciclosporina
	▶ Associado ao MTX, há risco de toxicidade hematológica
Sulfato ferroso	▶ O uso concomitante de omeprazol e ferro pode reduzir a biodisponibilidade do ferro não heme
	▶ O uso concomitante de levotiroxina e de ferro pode resultar em hipotireoidismo
	▶ A ingestão concomitante de derivados do leite, assim como de sais de cálcio e de magnésio, diminui a biodisponibilidade do ferro
	▶ O ácido ascórbico aumenta a absorção de ferro
	▶ Antiácidos e alimentos que contêm ácido fítico diminuem a absorção de ferro

AINEs, anti-inflamatórios não esteroides; IECA, inibidor da enzima conversora da angiotensina; IMAOs, inibidor da monoaminoxidase; INR, índice de normalização internacional; ISRS, inibidores seletivos da recaptação da serotonina; SNC, sistema nervoso central; TEC, terapia eletroconvulsiva; TGI, trato gastrintestinal; SNM, síndrome neuroléptica maligna; NPH, *neutral protamine hagedorn*; ARVs, antirretrovirais; DPOC, doença pulmonar obstrutiva crônica; MTX, metotrexato; IBPs, inibidores da bomba de prótons; BZDs, benzodiazepínicos; BCC, bloqueador de canal de cálcio; BAV, bloqueio atrioventricular; TP, tempo de protrombina; CA, carvão ativado; ADTCs, antidepressivos tricíclicos; CrS, creatinina sérica.

Sites e aplicativos de interação medicamentosa

Sites

Uso racional de medicamentos – temas selecionados MS 2012
http://bvsms.saude.gov.br/bvs/publicacoes/uso_racional_medicamentos_temas_selecionados.pdf

Interações de medicamentos
http://www.paho.org/bra/index.php?option=com_docman&view=download&alias=1316-interacoes-medicamentos-uso-racional-medicamentos-temas-selecionados-n-4-6&category_slug=assistencia-farmaceutica-958&Itemid=965

Interações medicamentosas
http://interacoesmedicamentosas.com.br

Medscape
https://www.medscape.com

Relação nacional de medicamentos essenciais 2017
http://bvsms.saude.gov.br/bvs/publicacoes/relacao_nacional_medicamentos_rename_2017.pdf

PR. Vade-Mécun
http://br.prvademecum.com/

Aplicativos

British National Formulary 73+
(Google Play). Disponível em https://play.google.com/store/apps/details?id=com.medhand.bnf73x1

Bulário digital
(Google Play). Disponível em https://play.google.com/store/apps/details?id=appsmoveis.com.br.bulariodigital

Bulário digital – Medicamentos
(Google Play). Disponível em https://play.google.com/store/apps/details?id=com.samuelclsilva.bulario

BulasMed
(Google Play). Disponível em https://play.google.com/store/apps/details?id=com.centralx.bulas

Epocrates Plus
(Google Play). Disponível em https://play.google.com/store/apps/details?id=com.epocrates

Programa de saúde Apsen
(Google Play). Disponível em https://play.google.com/store/apps/details?id=br.com.mixxi.conectfarma.apsenpsa

Interações medicamentosas
(Google Play). Disponível em https://play.google.com/store/apps/details?id=br.com.mixxi.conectfarma.imginecologia

Medicamentos de A a Z Free
(Google Play). Disponível em https://play.google.com/store/apps/details?id=com.touchemobile.medazandroidfree

Medscape
(Google Play). Disponível em https://play.google.com/store/apps/details?id=com.medscape.android

MedSus
(Google Play). Disponível em https://play.google.com/store/apps/details?id=com.datasus.MedSUSAPP

Micromedex Drug Reference
(Google Play). Disponível em https://play.google.com/store/apps/details?id=com.truven.druginfonative.customer

Micromedex Drug Essentials
(Google Play). Disponível em https://play.google.com/store/apps/details?id=com.truven.druginfonative.paid

Free Micromedex Drug Interact
(Google Play). Disponível em https://play.google.com/store/apps/details?id=com.truven.druginteractionsnative.customer

ProDoctor Medicamentos
(Google Play). Disponível em https://play.google.com/store/apps/details?id=net.prodoctor.medicamentos

Vademecum Mobile 2.0
(Google Play). Disponível em https://play.google.com/store/apps/details?id=com.iphonedroid.vademecum.mobile2

Interações medicamentosas – Cardiologia
(Google Play). Disponível em https://play.google.com/store/apps/details?id=br.com.mixxi.conectfarma.imcardiologia

Interações medicamentosas – Psiquiatria
(Google Play). Disponível em https://play.google.com/store/apps.details?/d=br.com.premier.psicofarmacos&hl=pt.BR

Guia de interações medicamentosas – Ginecologia
(Google Play). Disponível em https://play.google.com/store/apps/details?id=br.com.mixxi.conectfarma.imginecologia

Guia dos remédios
(iTunes). Disponível em https://itunes.apple.com/br/app/guia-dos-rem%C3%A9dios/id416899847?mt=8

Interações medicamentosas Asma/DPOC
(iTunes). Disponível em https://itunes.apple.com/br/app/intera%C3%A7%C3%B5es-medicamentosas-em-asma-e-dpoc/id964241090?mt=8

Interações medicamentosas 101
(iTunes). Disponível em https://itunes.apple.com/br/app/intera%C3%A7%C3%B5es-medicamentosas-101--refer%C3%AAncia-com-tuto/id1166453322?mt=8

Drugs.com Medication Guide
(Google Play). Disponível em https://play.google.com/store/apps/details?id=com.drugscom.app

Bulario APP
(Google Play). Disponível em https://play.google.com/store/apps/details?id=br.com.powerdroid.bulario

Leituras relevantes sobre o tema

Brasil. Ministério da Saúde. Formulário terapêutico nacional 2008: Rename 2006 [Internet]. Brasília: MS; 2008 [capturado em 25 fev. 2018]. Disponível em: http://portal.saude.gov.br/portal/arquivos/multimedia/paginacartilha/docs/FTN.pdf

Brasil. Ministério da Saúde. Formulário terapêutico nacional 2010: Rename 2010 [Internet]. Brasília: MS; 2010 [capturado em 25 fev. 2018]. Disponível em: http://portal.saude.gov.br/portal/arquivos/pdf/FTN_2010.pdf

British National Formulary. BNF nº 61 [Internet]. London: British National Formulary; 2011 [capturado em 25 fev. 2018]. Disponível em: http://www.bnf.org/bnf/go?bnf/current/

APÊNDICE 7

Fármacos dosáveis

Helena M. T. Barros
Luana Freese
Luciana Rizzieri Figueiró

Os fármacos dosáveis são todas as medicações para as quais há metodologia sensível para quantificação das concentrações em líquidos biológicos. Para esses fármacos, há uma maneira de dosar os níveis plasmáticos, para melhor controle do uso pelo paciente, para aumento da chance de atingir eficácia e segurança de ocasionar menos toxicidade, além de poder individualizar as terapêuticas.

A informação da concentração nos líquidos biológicos só é válida se fornecer informações clinicamente relevantes para fármacos com janelas terapêuticas estreitas ou grande variabilidade de resposta entre os indivíduos (Quadro A7.1). A variabilidade no efeito dos fármacos entre pacientes se deve a duas principais fontes: 1) variabilidade farmacodinâmica, que é a resposta individual relacionada à ação nos receptores do fármaco; e 2) variabilidade de parâmetros farmacocinéticos, que determina necessidade de ajustes de dose e monitoramento da concentração plasmática.

Quadro A7.1 | Parâmetros farmacocinéticos relacionados a concentrações de fármacos nos líquidos biológicos

▶ **Absorção**: processo em que o fármaco passa de seu local de administração até a corrente sanguínea

▶ **Biodisponibilidade**: quantidade do fármaco que atinge a corrente sanguínea, sendo efetivamente absorvida. Também denominada ração absorvida

▶ **Biotransformação**: mecanismo em que o organismo metaboliza os fármacos para que sejam eliminados. Pode resultar em metabólitos inativos ou ativos mensuráveis

▶ *Clearance* **(depuração)**: capacidade do organismo em eliminar um fármaco no curso do tempo, considerando a capacidade de biotransformação de todos os órgãos metabolizadores e a eliminação dos metabólitos

▶ **Curva de concentração plasmática**: gráfico que correlaciona a concentração plasmática do fármaco (eixo y) e o tempo após a administração (eixo x). Empregada principalmente para determinar a concentração de fármaco após única administração utilizando a área sob a curva

▶ **Efeito de primeira passagem** (ou metabolismo de primeira passagem): efeito que ocorre com o fármaco antes que atinja seu sítio de ação. Resulta em menor quantidade de fármaco disponível e em maior demora na ocorrência do efeito farmacológico. Ocorre principalmente no fígado

▶ **Estado de equilíbrio**: quando a concentração do fármaco se encontra em concentração constante no plasma, pois a taxa de eliminação é igual à taxa de biodisponibilidade

▶ **Meia-vida** ($t_{1/2}$): tempo transcorrido para que a quantidade do fármaco no organismo se reduza à metade. A $t_{1/2}$ permite estimar a duração dos efeitos e o regime posológico

---

O monitoramento terapêutico de fármacos se refere à individualização da dose a ser usada para o paciente para manter sua concentração dentro dos limites terapêuticos inferiores ou superiores ideais, também conhecidos como janela terapêutica. Muitas medicações têm variações de doses avaliadas pelas respostas clínicas dos parâmetros semiológicos, bioquímicos ou radiodiagnósticos. Para um grupo menor de agentes farmacológicos, é necessário conhecer se os níveis plasmáticos são insuficientes e levarão a subtratamento ou resistência, ou se são excessivos, com risco de toxicidade e dano tecidual. O monitoramento terapêutico de fármacos associa-se ao ramo da química clínica que lida com a mensuração das concentrações dos fármacos dosáveis no sangue e outros líquidos biológicos. O principal foco é para as medicações com limites estreitos de janelas terapêuticas, que podem facilmente ser usadas em sub ou superdoses. O monitoramento também pode detectar a intoxicação com os mesmos fármacos. Há interesse clínico em quantificar as concentrações das substâncias que têm potencial tóxico, sejam elas fármacos ou drogas de abuso, assim como os fármacos usados em situações clínicas e cujas concentrações plasmáticas têm correlação com o resultado terapêutico.

O monitoramento terapêutico permite o ajustamento das doses administradas de fármacos, a fim de obter concentrações acima do nível mínimo terapêutico e abaixo dos níveis tóxicos, o que pode contribuir para a melhor evolução clínica do tratamento. Para tanto, é importante considerar a farmacocinética desses fármacos e as consequências de suas interações no organismo. A importância da determinação dos níveis séricos ou plasmáticos de um fármaco está na correlação entre as concentrações do fármaco e os efeitos terapêuticos, colaterais ou tóxicos individuais. O doseamento ou quantificação da concentração de drogas e fármacos tem importante relação com o monitoramento do tratamento clínico dos pacientes. Os pacientes que estão em tratamento de dependências químicas podem beneficiar-se do monitoramento para assegurar que não estão fazendo uso da medicação de escolha. Os pacientes que necessitam utilizar medicamentos podem beneficiar-se das dosagens para fortalecer a adesão ao tratamento, para garantir concentrações acima das mínimas efetivas ou concentrações abaixo dos níveis tóxicos de fármacos com janela terapêutica estreita e para manejar questões de farmacocinéticas variáveis por sensibilidades individuais, que podem ser influenciadas pela ingestão diária de alimentos ou induzidas pelo uso continuado de fármacos. A monitoração sérica de fármacos é usada para individualização ou ajuste da dose terapêutica efetiva ou no diagnóstico de tratamentos com quantidades baixas do fármaco, subterapêuticos, ou com quantidades excessivas do fármaco, supraterapêuticos (Quadro A7.2).

Métodos de dosagens

Os diferentes métodos bioquímicos utilizados para verificar as concentrações de fármacos ou de seus metabólitos em líquidos biológicos podem ser descritos como qualitativos ou quantitativos. Os métodos qualitativos apontam de forma mais grosseira que o paciente utilizou ou teve contato com um determinado fármaco. Os métodos quantitativos são capazes de apontar a concentração do fármaco naquele líquido biológico e são muito mais sofisticados, laboriosos e de alto custo. Devido a isso, muitas vezes, especialmente nos casos de intoxicações e de suspeitas de abuso de drogas lícitas e ilícitas, é realizada uma avaliação qualitativa que, caso seja positiva, apontando para o uso da droga, é seguida por uma avaliação quantitativa.

Para medicações que são metabolizadas em produtos intermediários ativos, deve ser lembrada a necessidade de doseamento do princípio ativo e destes metabólitos ativos, como carbamazepina (carbamazepine-10,11-epoxide) e procainamida (N-acetilprocainamida). Teofilina é convertida em cafeína em neonatos (mas não em adultos) e sua concentração tóxica é inferida como sendo inferior, para ajustar para a presença de cafeína, sem necessitar o doseamento do metabólito. Os limites terapêuticos da imipramina e amitriptilina se baseiam nas concentrações combinadas dos fármacos e dos metabólitos ativos (desipramina e nortriptilina, respectivamente).

Indicação de doseamento de fármacos. A monitoração sérica ou plasmática de fármacos tem como objetivos monitorar o uso de doses e intervalos corretos; monitorar a adesão ao tratamento prescrito; avaliar a eficácia da terapêutica instituída; minimizar os efeitos adversos; encorajar o uso do tratamento de manutenção; determinar diferenças de metabolismo entre os indivíduos (ver Quadro A7.3). A determinação da concentração sérica de um determinado fármaco é especialmente útil no acompanhamento do tratamento de algumas doenças em que há diminuição das funções dos órgãos de eliminação dos fármacos, o fígado e rins, pela evolução da doença ou por efeito adverso do fármaco (Quadro A7.4).

Para que o nível sérico de um fármaco seja útil, deve haver boa correlação entre a concentração sérica com o efeito da medicação, bem como com os efeitos adversos, especialmente se há poucos indicadores clínicos específicos de toxicidade. O valor do nível sérico é especialmente útil para fármacos como alguns antibióticos (aminoglicosídeos, vancomicina); a maioria dos anticonvulsivantes (ácido valproico, carbamazepina, etossuximida, fenitoína, fenobarbital); alguns antidepressivos (amitriptilina, imipramina, nortriptilina, clomipramina, etc) e lítio; alguns antipsicóticos; imunossupressores (ciclosporina, metrotexato [MTX]); digoxina e antiarrítmicos; teofilina.

Momento da coleta de material e interpretação dos resultados. A amostra de sangue poderá ser retirada em dois diferentes momentos: no pico de absorção do fármaco ou no momento em que seu valor está mais baixo (antes da dose seguinte do medicamento). O nível mais baixo do fármaco (*trough level* na língua inglesa, traduzido como nível de vale ou basal), é utilizado para a maioria dos medicamentos, especialmente quando já foi atingido o estado de equilíbrio do fármaco, após 5 a 7 meias-vidas.

Para a maior parte dos medicamentos, o efeito desejado se correlaciona com o nível basal, e o pico se relaciona com a to-

---

Quadro A7.2 | As características das medicações que caracterizam a necessidade de haver doseamento do fármaco

- Há clara correlação entre as concentrações plasmáticas e o efeito desejado do fármaco
- Há clara correlação entre as concentrações plasmáticas e o efeito colateral do fármaco
- Conhecer a concentração plasmática influencia o manejo do paciente com ajustes da dose
- A janela terapêutica é estreita
- O paciente não adere ao tratamento
- A dose do fármaco não pode ser otimizada somente por observação clínica
- Há grande variabilidade interindividual na farmacocinética do fármaco
- Há nível terapêutico-alvo a ser atingido

Quadro A7.3 | Variabilidade interindividual na farmacocinética do fármaco

- Idade do paciente, com maior variabilidade em neonatos, crianças e idosos
- Variações normais na fisiologia, como gravidez e sexo do paciente
- Insuficiências hepáticas, renais, cardiovasculares ou respiratórias
- Interações medicamentosas, como indução ou inibição do metabolismo hepático
- Influências ambientais que modificam o metabolismo das medicações
- Influências alimentares que influenciam a absorção das medicações
- Polimorfismos genéticos sobre o metabolismo das medicações

Quadro A7.4 | Indicações de monitoração sérica de fármacos

- Fármacos com índices terapêuticos baixos ou janelas terapêuticas estreitas
- Fármacos com início lento de ação
- Fármacos com variabilidade de biodisponibilidade
- Fármacos com grande variação interindividual da relação dose-nível sérico
- Fármacos com variações genéticas individuais do metabolismo
- Dificuldade de estabelecer a dose eficaz, não tóxica, de forma empírica
- Doença hepática ou renal que pode modificar a farmacocinética do fármaco
- Suspeita de não adesão ao tratamento
- Suspeita de interação de fármaco-alvo com alimentos ou outros fármacos
- Avaliação médico-legal
- Determinação ou confirmação de efeito clínico ou tóxico
- Avaliação de fármacos que apresentam efeitos adversos semelhantes aos da doença

xicidade. Para antibióticos, o efeito se correlaciona com o nível de pico. Na prática, níveis basais são mais fáceis de obter do que os níveis de pico, que apresentam mais variabilidade entre os indivíduos e entre as condições de uso do fármaco. Nesse sentido, o momento correto de coleta do material biológico deve ser considerado, porque as concentrações de uma medicação variam rapidamente no indivíduo, dentro do intervalo de dosagem, em especial se o fármaco tem meia-vida curta. O ponto menos variável no intervalo de doses é o basal, mensurável quando a coleta é feita pré-dose, ou seja, antes da próxima dose. Portanto, este é o momento de coleta para medicações com meias-vidas curtas. Para as medicações com meias-vidas longas, como fenitoína e amiodarona, os resultados são satisfatórios para coletas feitas em qualquer momento do dia. Para a digoxina, a monitoração das concentrações desejadas pode ser feita a qualquer momento após a fase de distribuição, ou seja, 6 horas pós-dose. Deve-se frisar que a concentração basal fornece informação sobre os limites terapêuticos do fármaco.

Sempre será preciso considerar que não basta solicitar somente uma dosagem ou, ainda, não é suficiente solicitar a dosagem sem considerar a quantidade de medicação administrada, o regime terapêutico, a via de administração e o momento da coleta em relação ao momento da última dose. Também é necessário levar em conta se o fármaco dosável já está em estado de equilíbrio, que é determinado pela meia-vida e o uso ou não de dose de ataque. A regra para coleta de material para doseamento é que se indica o doseamento para monitoração terapêutica somente quando o estado de equilíbrio já foi atingido, a não ser quando há preocupação com toxicidade. Por outro lado, a determinação dos níveis séricos pode ser importante na confirmação diagnóstica da *toxicidade* de uma medicação. Nestes casos, a amostra deve ser coletada imediatamente no momento da suspeita de intoxicação ou o mais próximo do pico de absorção possível. A determinação dos níveis séricos no momento de pico também é útil para avaliar a *biodisponibilidade* dos medicamentos. Essas informações auxiliam na interpretação dos valores de referência.

Quando do inicio de um tratamento, a determinação do nível sérico de um fármaco poderá esclarecer o momento em que ele atingiu o equilíbrio e os *níveis terapêuticos estáveis* e desejados. Só serão obtidas medidas dos valores de equilíbrio quando tiver sido feita a coleta após passadas mais de 5 meias-vida de uso do fármaco. Para medicações usadas por infusão venosa, a amostra do sangue deve ser retirada 30 a 60 minutos após a infusão. Na administração intramuscular, a amostra pode ser retirada 2 a 4 horas após a administração. Na ingestão oral, a amostra de sangue pode ser coletada 2 a 3 horas após a administração oral, exceto para medicações de liberação intestinal lenta.

A interpretação do resultado depende do contexto de cada paciente. Deve-se conhecer o momento da coleta em relação à última dose ou momento de uso da medicação, duração do tratamento com a dose atual para avaliar o estado de equilíbrio, o esquema de administração da medicação, idade e sexo do paciente, uso de outras medicações que possam competir por ligações a proteínas plasmáticas ou interferir com a absorção, e estados de patologias relevantes, como doenças hepáticas, renais e cardiovasculares, além do motivo do doseamento (Quadro A7.5).

Quadro A7.5 | Interpretação de resultados de monitoração de fármacos

Concentrações menores do que as antecipadas
- Não adesão ao tratamento
- Erros da dose ou do regime terapêutico
- Uso de produto errado
- Baixa absorção por uso junto/fora das refeições
- Baixa biodisponibilidade da preparação farmacêutica
- Metabolismo rápido (geneticamente ou interação) do fármaco
- Volume de distribuição aumentado
- Não atingiu o equilíbrio
- Momento inadequado da coleta de sangue

Concentrações maiores do que as antecipadas
- Erros da dose ou do regime terapêutico
- Uso de produto errado (liberação imediata, em vez de liberação lenta)
- Maior absorção por uso junto/fora das refeições
- Grande biodisponibilidade da preparação farmacêutica
- Eliminação (metabolismo ou excreção renal) menor do medicamento
- Volume de distribuição diminuído
- Momento inadequado da coleta de sangue

Concentrações corretas – sem resposta terapêutica
- Variabilidade farmacodinâmica
- Sensibilidade de receptores está diminuída
- Antagonismo de receptores por outras medicações

Doseamento de fármacos e previsão de doses

Além de ser útil para avaliar a *adesão* do paciente ao tratamento proposto, os níveis séricos podem ser utilizados para *individualizar a dose do tratamento*. Nestes casos, só será útil a determinação dos níveis basais, coletados imediatamente antes da próxima dose. No entanto, será preciso ter certeza de que já se atingiu o estado de equilíbrio. A individualização das doses depende da possibilidade de mensuração dos níveis plasmáticos ou séricos do fármaco, determinação das características farmacocinéticas dos pacientes, interpretação das concentrações e, se necessário, cálculo de nova dose para atingir concentrações dentro dos limites terapêuticos. Há vários métodos com base no cálculo da depuração e do volume de distribuição individualizado após um ou mais doseamentos, como por método de *feedback bayesiano*, que se baseia na diferença entre os parâmetros típicos da população e os previsíveis para o paciente em questão, a partir das medidas realizadas.

Um método simples de estimativa de novas doses é:

$$\frac{\text{Concentração mensurada do fármaco}}{\text{Concentração desejada do fármaco}} = \frac{\text{Dose administrada}}{\text{Nova dose}}$$

Concentrações sanguíneas-plasmáticas terapêuticas ("normais") e tóxicas no ser humano são apresentadas na Tabela A7.1.

Tabela A7.1 | Fármacos dosáveis

Fármaco	Tipo	Meia-vida	Nível terapêutico	Níveis tóxicos	Informações adicionais
Abatacepte*	Biológico	13-16 dias	Não há dados consistentes na literatura		
Acamprosato	Tratamento da dependência alcoólica	1-3 h	0,25-0,7 µg/mL	> 1 µg/mL	Tempo para equilíbrio: 2-3 dias
Ácido valproico*	Anticonvulsivante	8-20 h	40-100 µg/mL	> 150-200 µg/mL Coma/morte: 556-720 µg/mL	Coleta: antes da tomada Tempo para equilíbrio: 4 dias
Adalimumabe*	Biológico (AR)	10-20 dias	5-8 µg/mL	Dado não relatado na literatura	
Alprazolam	Ansiolítico	6-20 h	0,005-0,05 µg/mL	0,1-0,4 µg/mL	
Amantadina*	Antiparkinsoniano	9-15 h	0,2-0,6 µg/mL	1-2,4 µg/mL Coma/morte: > 2,1µg/mL	
Amicacina*	Antibiótico	2-3 h	10-25 µg/mL	30 µg/mL	Tempo para equilíbrio: 10-15 h
Amiodarona*	Antiarrítmico	30-20 dias	1-2 µg/mL	2,5-3 µg/mL	
Amitriptilina*	Antidepressivo	30-50 h	0,05-0,3 µg/mL	0,5-0,6 µg/mL Coma/morte: 1,5-2 µg/mL	
Ampicilina*	Antibiótico	1 h	0,02-2 µg/mL	Dado não relatado na literatura	
Anfotericina B*	Antifúngico	24-48 h	0,2-3,0 µg/mL	5,0-10,0 µg/mL	Meia-vida maior para altas doses
Atazanavir	Antirretroviral	6,5-8,6 h	> 0,15 µg/mL	Dado não relatado na literatura	
Atenolol	Antianginoso	4-14 h	0,1-1 µg/mL	2-3 µg/mL Coma/morte: ≥ 27 µg/mL	Meia-vida eleva-se com IR (até 100 h)
Atomoxetina	Antidepressivo	4 h	0,2-1µg/mL	> 2 µg/mL	Usado para tratamento do TDAH
Azitromicina*	Antibiótico	50-60 h (2-4 dias)	0,04-1µg/mL	Dado não relatado na literatura	
Baclofeno	Relaxante muscular	6,8±0,7 h	0,08-0,4 µg/mL	1,1-3,5 µg/mL Coma/morte: 6-9,6 µg/mL	
Bromazepam	Ansiolítico	8-22 h	0,08-0,2 µg/mL	0,3-0,4 µg/mL Coma/morte: 1-2 µg/mL	
Bupropiona*	Antidepressivo	10-20 h	0,01-0,02 µg/mL	1,2-2 µg/mL Coma/morte: > 4 µg/mL	
Cafeína	Estimulante	2-10 h	4-10 µg/mL	15-20 µg/mL Coma/morte:80-180 µg/mL	Comum em antigripais
Captopril*	Anti-hipertensivo	1-2 h	0,05-0,5 µg/mL	5-6 µg/mL Coma/morte: ≥ 60 µg/mL	
Carbamazepina*	Anticonvulsivante	15-30 h	4-12 µg/mL	> 12 µg/mL	Coleta: antes da tomada Tempo para equilíbrio: 3-8 dias
Certolizumabe pegol*	Biológico	14 dias	Não há dados consistentes na literatura		
Cetamina	Anestésico	1-3 h	1-6 µg/mL	7 µg/mL (abuso) Coma/morte: 3,88-6,98	

(Continua)

Tabela A7.1 | **Fármacos dosáveis** *(Continuação)*

Fármaco	Tipo	Meia--vida	Nível terapêutico	Níveis tóxicos	Informações adicionais
Ciclosporina A*	Imunossupressor	10-27 h	0,1-0,15-0,25 µg/mL	> 0,4 µg/mL	Coleta: 12 h após dose. O nível terapêutico é maior em transplantados
Citalopram	Antidepressivo	33 h	0,05-0,11 µg/mL	> 0,22 µg/mL Coma/morte: 5-6 µg/mL	
Clomipramina*	Antidepressivo	20-26 h	0,09-0,25 µg/mL	0,4-0,6 µg/mL Coma/morte: 1-2 µg/mL	
Clonazepam*	BZD/ansiolítico	20-60 h	0,02-0,08 µg/mL	> 0,1 µg/mL	Coleta: preferencialmente antes da tomada. Tempo para equilíbrio: 5-10 dias
Clonidina	Anti-hipertensivo	8-20 h	0,001-0,002 µg/mL	0,025-0,05 µg/mL Coma/morte: 0,23 µg/mL	
Cloranfenicol*	Antibiótico	2-6 h	10-15 µg/mL	25 µg/mL	Tempo de equilíbrio: 15 h
Clordiazepóxido	Ansiolítico	6-24 h	0,4-3,0 µg/mL	3,5-10,0 µg/mL	
Clorpromazina*	Antiemético, antimigranoso, antipsicótico	10-30 h	0,03-0,1 µg/mL	1-2 µg/mL Coma/morte: 3-4 µg/mL	
Clozapina*	Antipsicótico	6-17 h	0,35-0,6 µg/mL	0,6-1 µg/mL Coma/morte: ≥ 1,2 µg/mL	Coleta: antes da tomada. Tempo para equilíbrio: 12 h
Codeína*	Antitussígeno, analgésico opioide	3-4 h	0,03-0,25 µg/mL	0,5-1 µg/mL Coma/morte: ≥ 1,8 µg/mL	
Colchicina	Anti-inflamatório	11-32 h	0,0003-0,0025 µg/mL	0,005 µg/mL Coma/morte: ≥ 0,009 µg/mL	
Dapsona*	Antiparasitário	25-31 h	0,5-2,0 µg/mL	10 µg/mL Coma/morte: ≥ 18 µg/mL	
Desipramina	Antidepressivo	15-25 h	0,01-0,5 µg/mL	0,5-1,0 µg/mL Coma/morte: ≥ 3 µg/mL	
Diazepam*	Ansiolítico	24-48 h	0,1-2 µg/mL	3-5 µg/mL	Coleta (no pico) = 1 h após a tomada. Tempo para equilíbrio: 7 dias
Difenidramina	Antialérgico	4-10 h	0,05-0,1 µg/mL	1-2 µg/mL Coma/morte: 5-10 µg/mL	
Digitoxina	Antiarrítmico	140-200 h	0,01-0,025 µg/mL	0,03 µg/mL Coma/morte: ≥ 0,04 µg/mL	Coleta: 6-12 h após tomada
Digoxina*	Antiarrítmico	40-70 h	0,0005-0,0008 µg/mL	0,0025-0,003 µg/mL Coma/morte: 0.005 µg/mL	Coleta: antes do equilíbrio: > 6 h após a tomada. Tempo para equilíbrio: 5-7 dias
Diltiazem	Antianginoso	2-9 h	0,03-0,13 µg/mL	0,8-1 µg/mL Coma/morte: ≥ 2 µg/mL	
Dipirona sódica*	Analgésico Antitérmico	6-8 h	10 µg/mL	20 µg/mL	Os níveis correspondem à soma com metabólitos ativos

(Continua)

Tabela A7.1 | **Fármacos dosáveis** *(Continuação)*

Fármaco	Tipo	Meia-vida	Nível terapêutico	Níveis tóxicos	Informações adicionais
Dissulfiram	Tratamento da dependência de álcool	5-7 h	0,05-0,4 µg/mL	≥ 0,5 µg/mL Coma/morte: ≥ 8 µg/mL	
Efavirenz (INNTR)*	ARV	40-55 h	> 1 µg/mL	> 4 µg/mL	
Enalapril*	Anti-hipertensivo	8-11 h	0,01-0,05 µg/mL	Dado não relatado na literatura	
Eritromicina*	Antibiótico	1-3 h	0,5-6 (pico 4-12) µg/mL	12-15 µg/mL	
Escitalopram	Antidepressivo	26,3± 10,8 h	0,015-0,08 µg/mL	0,16 µg/mL	
Estreptomicina*	Antibiótico	2,4 h	1-5 µg/mL	40-50 µg/mL	
Etambutol*	Antituberculostático	2,5-3,5 h	0,5-6,5 µg/mL	6-10 µg/mL	
Etanercepte*	Biológico	4 dias	Não há dados consistentes na literatura		
Fenitoína*	Anticonvulsivante	20-40 h	10-20 µg/mL	> 25 µg/mL	Coleta: antes da tomada Tempo para equilíbrio: 4-8 dias
Fenobarbital*	Anticonvulsivante	60-130 h	10-30 µg/mL	30-40 µg/mL Coma/morte: 50-60 µg/mL	Coleta: preferencialmente antes da tomada Tempo para equilíbrio: > 14 dias
Fluconazol*	Antifúngico	22-31 h	1-15 µg/mL	> 20 µg/mL	
Flunitrazepam	BZD/hipnótico	10-20 h	0,005-0,015 µg/mL	0,05 µg/mL	
Fluoxetina*	Antidepressivo	2-6 h	0,12-0,5 µg/mL	1 µg/mL Coma/morte: 6 µg/mL	Coleta: antes da tomada
Flurazepam	BDZ/hipnótico	2 h	0,02-0,1 µg/mL	0,2-0,5 µg/mL Coma/morte: 0,8 µg/mL	Metabólito ativo apresenta meia-vida maior (50-100 h)
Furosemida*	Diurético	1-3 h	2-5 µg/mL	25-30 µg/mL	
Gabapentina*	Anticonvulsivante	5-9 h	0,5-20 µg/mL	> 25 µg/mL	Coleta: preferencialmente antes da tomada Tempo para equilíbrio: 1-2 dias
Gentamicina*	Antibiótico	1,5-6 h	2-10 µg/mL	> 12 µg/mL	Tempo para equilíbrio: 15 h Nível terapêutico é maior em caso de infecção com risco de vida (até 2 µg/mL)
Haloperidol*	Antipsicótico	10-35 h	0,005-0,017 µg/mL	0,05-0,5 µg/mL Coma/morte:0,188;0,5 µg/mL	Tempo para equilíbrio: 8 dias
Ibuprofeno*	Anti-inflamatório	2-3 h	15-30 µg/mL	200 µg/mL Coma/morte: 352 µg/mL	
Imipramina	Antidepressivo	6-20 h	0,05-0,35 µg/mL	0,5-1 µg/mL Coma/morte: 1,5-2 µg/mL	Tempo para equilíbrio: 4 dias
Indinavir	ARV	1,5-2 h	> 0,1 µg/mL	Aprox. 0,5 µg/mL	
Infliximabe*	Biológico	8-10 dias	Não há dados consistentes na literatura		

(Continua)

Tabela A7.1 | **Fármacos dosáveis** *(Continuação)*

Fármaco	Tipo	Meia-vida	Nível terapêutico	Níveis tóxicos	Informações adicionais
Lamotrigina*	Anticonvulsivante	23-37 h	3-14 µg/mL	> 20-30 µg/mL Coma/morte: > 35,7 µg/mL	Coleta: preferencialmente antes da tomada Tempo para equilíbrio: 5-6 dias
Levodopa (L-Dopa)*	Antiparkinsoniano	1-3 h	0,3-2 µg/mL	5 µg/mL Coma/morte: 650 µg/mL	
Lidocaína*	Anestésico	1-4 h	1,5-5 µg/mL	6-7 µg/mL Coma/morte: 10 µg/mL	Coleta: 12 h após início de uso; após, a cada 24 horas Tempo de equilíbrio: 5-10 h
Lítio*	Estabilizador do humor	8-50 h	4-8 µg/mL	>13 µg/mL Coma/morte: 14 µg/mL	Coleta: 8-12 h após tomada Tempo para equilbro: 5 dias
Lorazepam	Ansiolítico	10-40 h	0,08-0,25 µg/mL	0,3-0,5 µg/mL	
Metadona*	Analgésico opioide	23-55 h	0,1-0,5 µg/mL	0,2 µg/mL Coma/morte: 0,4 µg/mL	
Metformina*	Analgésico e antitérmico	2-4 h	0,1-1 µg/mL	5-10 µg/mL Coma/morte: 64-166 µg/mL	
Metilfenidato	Psicoestimulante	2-7 h	10-60 ng/mL	100-500 ng/mL Coma/morte: 2,3 µg/mL	
Metoclopramida*	Antiemético	3-6 h	50-150 ng/mL	200 ng/mL Coma/morte: 4,4 µg/mL	
Metoprolol*	Antianginoso	3-6 h	35-500 ng/mL	12-18 µg/mL Coma/morte: 4,7-63 µg/mL	
Metotrexato*	Imunossupressor	5-29 h	0,04 -4,5 µg/mL	0,4 µg/mL	Coleta: 24 a 72 h após infusão
Metronidazol*	Antibiótico	6-10 h	3-10 µg/mL	200 µg/mL	
Midazolam*	BZD/hipnótico	1,5-3 h	0,04-0,1 µg/mL	1-1,5 µg/mL	Meia-vida pode chegar a 22h
Morfina*	Analgésico	1-4 h	0,01-0,1 µg/mL	0,1 µg/mL Coma/morte: 0,1-4 µg/mL	
Naproxeno*	Anti-inflamatório	10-20 h	20-50 µg/mL	200-400 µg/mL	
Nelfinavir	ARV	3,5-5 h	> 0,8 µg/mL	Dado não relatado na literatura	
Neviparina	ARV	25-30 h (inicial: 45 h)	> 3 µg/mL	Dado não relatado na literatura	
Nifedipino*	Anti-hipertensivo	2-5 h	25-150 ng/mL	150-200 ng/mL Coma/morte: 0,15-5,4 µg/mL	
Nitrazepam	BZD/hipnótico	20-30 h	0,03-0,1 µg/mL	0,2-3 µg/mL Coma/morte: 5 µg/mL	
Nitrofurantoína*	Antibiótico	1 h	1-3 µg/mL	3-4 µg/mL	
Norfluoxetina	Antidepressivo	1-3 dias	100-600 ng/mL	> 2.000 ng/mL	Coleta: antes da tomada
Nortriptilina*	Antidepressivo	18-56 h	0,02-0,2 µg/mL	0,3 µg/mL Coma/morte: 1-3 µg/mL	Em idosos, meia-vida pode chegar a 90 h

(Continua)

Tabela A7.1 | **Fármacos dosáveis** *(Continuação)*

Fármaco	Tipo	Meia--vida	Nível terapêutico	Níveis tóxicos	Informações adicionais
Ofloxacino*	Antibiótico	5-8 h	2,5-5,5 µg/mL	30-40 µg/mL	
Olanzapina*	Antipsicótico	30-60 h	0,02-0,08 µg/mL	0,15-0,2 µg/mL Coma/morte: 0,25-4,9 µg/mL	
Oxcarbazepina	Anticonvulsivante	1-2,5 h	10-35 µg/mL	45 µg/mL	Coleta: antes da tomada Tempo para equilibro: 2-3 dias
Paracetamol*	Analgésico	2-4 h	10-25 µg/mL	100-150 µg/mL Coma/morte: 200-300 µg/mL	Tempo para equilíbrio: 2-3 dias
Paroxetina	Antidepressivo	16-24 h	10-50 ng/mL	0,35-0,4 µg/mL Coma/morte: 3,7-4 µg/mL	
Pindolol	Anti-hipertensivo	2-5 h	0,02-0,15 µg/mL	0,7-1,5 µg/mL	
Piperazina	Antiparasitário	4-8 h	20-100 ng/mL	500 ng/mL	
Prazosina	Anti-hipertensivo	2-4 h	1-20 ng/mL	900 ng/mL	
Prometazina*	Antiemético	8-15 h	0,05-0,2 µg/mL	1-2 µg/mL Coma/morte: 1,8-5,4 µg/mL	
Propranolol*	Antianginoso	2-6 h	0,02-0,3 µg/mL	1-3 µg/mL Coma/morte: 4-10 µg/mL	
Quinidina	Antiarrítmico	6-8 h	1-5 µg/mL	6-10 µg/mL Coma/morte: 10-15 µg/mL	Coleta: antes da tomada Tempo para equilibro: 30 h
Rifampicina*	Antibiótico	1-6 h	0,1-10 µg/mL	205 µg/mL Coma/morte: dados divergem na literatura	
Risperidona*	Antipsicótico	2-4h	0,002-0,02 µg/mL	0,12 µg/mL Coma/morte: 1,8 µg/mL	
Ritonavir*	ARV	3-5 h	5-11 µg/mL	Dado não relatado na literatura	Usado como adjuvante. Esta faixa de concentração considera seu uso isolado
Rituximabe*	Biológico	27-199 h	Não há dados consistentes na literatura		
Salbutamol*	Broncodiltador	3-20 h	4-20 ng/mL	100-150 ng/mL Coma/morte: 160 ng/mL	
Salicilato*	Analgésico	3-20 h	20-200 µg/mL	300-350 µg/mL Coma/morte: 400-500 µg/mL	Tempo para equilibro: 5-7 dias
Saquinavir*	ARV	7-12 h	100-250 ng/mL	Dado não relatado na literatura	
Sertralina	Antidepressivo	24-28 h	50-250 ng/mL	290 ng/mL Coma/morte: 1,6-3 µg/mL	
Sirolimo*	Imunossupressor	57-63 h	Uso concomitante com ciclosporina: 4-12 ng/mL Após a retirada da ciclosporina: 12-20 ng/mL Transplantados: 16-24 ng/mL	15 ng/mL	

(Continua)

Tabela A7.1 | **Fármacos dosáveis** *(Continuação)*

Fármaco	Tipo	Meia-vida	Nível terapêutico	Níveis tóxicos	Informações adicionais
Tacrolimo* FK 506 (sangue total)	Imunossupressor	9-16 h	5-15 ng/mL	20-25 ng/mL	Coleta: 12-18 h após a dose ou antes da tomada
Teofilina	Broncodilatador	6-9 h	8-15 µg/mL	20 µg/mL Coma/morte: 50 µg/mL	Coleta: pico: 1 h após tomada Tempo para equilíbrio: 2 dias
Tetraciclina*	Antibiótico	6-10 h	1-5 µg/mL	30 µg/mL	
Tobramicina	Antibiótico	2-3 h	4-10 µg/mL	12-15 µg/mL	Tempo para equilíbrio: 15 horas
Tocilizumabe*	Biológico	240 h	Não há dados consistentes na literatura		
Topiramato*	Anticonvulsivante	20-30 h	2-10 µg/mL	16 µg/mL	Coleta: preferencialmente antes da tomada Tempo para equilíbrio: 4 dias
Tramadol	Analgésico	5-10 h	0,1-1 µg/mL	1 µg/mL Coma/morte: 2-38 µg/mL	
Trazodona	Antidepressivo	4-8 h	0,7-1 µg/mL	1,2-4 µg/mL Coma/morte: 12-15 µg/mL	
Triazolam	BZD/hipnótico	2,5 h	2-20 ng/mL	40 ng/mL	
Vancomicina	Antibiótico	6-14 h	5-10 µg/mL	30 µg/mL	Tempo para equilíbrio: 24 dias
Varfarina*	Antitrombótico	37-50 h	1-3 µg/mL	10-12 µg/mL Coma/morte: 100 µg/mL	
Venlafaxina	Antidepressivo	3-5 h	0,1-0,4 µg/mL	1-1,5 µg/mL Coma/morte: 6,1-24 µg/mL	
Verapamil*	Antiarrítmico	3-7 h	0,02-0,25 µg/mL	1 µg/mL Coma/morte: 2,5-3,9 µg/mL	Meia-vida = 6-14 h no estado de equilíbrio
Zolpiclona	Hipnótico	3,5-8 h	0,01-0,05 µg/mL	0,15 µg/mL Coma/morte: 0,6-1,8 µg/mL	
Zolpidem	Hipnótico	2-3 h	0,08-0,15 µg/mL	0,5 µg/mL Coma/morte: 2-4 µg/mL	

*Consta na Relação Nacional de Medicamentos Essenciais (RENAME)[1] 2017.

AR, artrite reumatoide; IR, insuficiência renal; TDAH, transtorno de déficit de atenção/hiperatividade; BZD, benzodiazepinico; ARV, antirretroviral; INNTR, inibidores da transcriptase reversa não nucleosídeos.

REFERÊNCIA

1. Brasil. Ministério da Saúde. Relação Nacional de Medicamentos Essenciais: RENAME 2017. Brasília: MS; 2017.

ÍNDICE

A

AAS, 2025
Ablação cirúrgica por radiofrequência, 1360
Abordagem, 132-142, 1162-1163
    centrada na pessoa, 132-142
        indivíduo, família e contexto, 138-139
        intensificação da relação entre a pessoa e o médico, 141-142
        plano conjunto de manejo dos problemas, 139-141
        saúde, doença, experiência da doença, 137-138
    comunitária *ver* Comunidade, saúde da, diagnóstico; Cuidado(s) domiciliar(es)
        grupos na APS *ver* Grupos na APS
        inserção comunitária *ver* Inserção comunitária
    de saúde mental *ver* Saúde mental e MFC
    familiar *ver* Famílias, abordagem nas
Abrasão corneana, 1636
Abscessos, 778-779, 1109, 1489
    anais, 1489
    drenagem, 778-779
    mamários, 1109q
Abusos, 1036-1043
    contra crianças, 1036-1043
        acompanhamento, 1041
        anamnese, 1037, 1040
        complicações, 1043
        conduta, 1040-1043
        detecção, 1041
        enfrentamento imediato, 1041
        exame físico, 1040
        físicos, 1040
        negligência, 1040
        prevenção primária, 1041
        prognóstico, 1043
        psicológicos, 1040
        sexuais, 1040
        síndrome de Munchausen por procuração, 1040
        síndrome do bebê sacudido, 1040
    contra idosos *ver* Violência contra idosos
Acantose nigricante maligna, 1758-1759
Acesso à APS, 37-48
    no Brasil, 37-48
        demora, 42-45
        estimativa de um tamanho de painel adequado, 40-41
        identificação do modelo de agendamento, 45
        maximização da efetividade do agendamento, 45-47
        moldando a demanda à capacidade, 38-40, 41f
        redução do tempo de espera, 42
ACG®, sistema, 232-236
Acidente(s)
    isquêmico transitório *ver* Doenças cerebrovasculares
    vascular cerebral *ver* Doenças cerebrovasculares
    com aranhas *ver* Araneísmo
    com cobras *ver* Ofidismo
    com escorpiões *ver* Escorpionismo
Ácido, 1340, 1709, 1772, 2025
    acetilsalicílico, 1340, 2025
    azelaico, 1709
    salicílico, 1709
    úrico, 1772
Acne, 1706-1713
    anamnese, 1708
    causas, 1707-1708
    classificação, 1708, 1709f
    complicações, 1712
    equipe multiprofissional, 1713
    exame físico, 1708
    exames complementares, 1708, 1709
    prevenção e educação, 1712
    prognóstico, 1712
    rosácea, 1712-1713
    tratamento, 1709-1712
        ácido azelaico, 1709
        ácido salicílico, 1709
        antibióticos sistêmicos, 1710, 1711
        antibióticos tópicos, 1710
        anticoncepcional oral, 1711-1712
        isotretinoína, 1712
        peróxido de benzoíla, 1709
        retinoides tópicos, 1709
Acolhimento, 165
Aconselhamento, ferramentas de, 2308-2314
Acrocórdon *ver* Tumor(es) epiteliais benignos
Acromegalia, 1555
Acuidade visual, perda da, 1623-1627
    aguda persistente, 1623
    aguda transitória, 1623
    anamnese, 1625, 1626f
    astigmatismo, 1624, 1625f
    catarata, 1624-1625
    causas, 1623-1624
    doenças retinianas, 1625
    exame clínico, 1625-1626
    glaucoma, 1625
    hipermetropia, 1624
    miopia, 1624
    presbiopia, 1624
    prevenção e educação, 1626
Acupuntura, 1107, 1596, 1780
Adenocarcinoma de próstata, 1200
Adenomiose, 1136, 1139
Adenovírus, 1608, 2280-2281t
Adesivos transdérmicos, 2088
Adolescentes, 632-633, 634t, 667-668, 1029-1035, 2080
    atividade física, 648
    perturbações do sono, 2080
    dor recorrente nos membros, 1029-1035
    e nutrição, 632-633, 634t
    sexualidade, 667-668
Agentes sensibilizantes da insulina, 1677
Agitação psicomotora, 2210, 2211
    como emergência na APS, 2210, 2211
Agorafobia *ver* Ansiedade
Agulhamento seco, 1780
Aids *ver* HIV
AINEs, 1779-1780, 1888

AIT *ver* Doenças cerebrovasculares
Alcatrão, 1754
Álcool, 1069, 1337, 2005, 2024, 2092-2103, 2135-2136, 2005
   consumo e DCVs, 1337
   dependência de, 1069, 2024, 2092-2103, 1996-1997 *ver também* Psicose
      anamnese, 2095, 2096f, 2103f
      AUDIT, 2096f
      CAGE, 2095q
      complicações, 2100-2101
      e pré-concepção, 1069
      e risco para AVC, 2024
      equipe multiprofissional, 2101, 2102
      exame físico, 2095
      exames complementares, 2095, 2097
      intoxicação alcoólica, 2099q
      prevenção e educação, 2101, 2102q
      prognóstico, 2100-2101
      síndrome da abstinência do álcool, 2100q
      tratamento, 2097, 2098, 2099
   neuropatia alcoólica, 2005
Alefacept, 1755
Aleitamento materno, 939-946, 1107-1109, 1976, 2327-2332
   alimentação com mamadeira, 940
   amamentação, 940
   amamentação complementar, 940
   amamentação exclusiva, 940
   amamentação predominante, 940
   anamnese, 940
   armazenamento do leite, 943
   atividades preventivas e de educação, 946
   benefícios para a mãe, 942
   benefícios para o bebê, 941-942
   contraindicações para, 941, 942q
   e tratamento da epilepsia, 1976
   exame físico, 940-941
   influência de bicos e chupetas, 942-943
   introdução de novos alimentos, 944-945
   ordenha, 943
   orientações na impossibilidade de, 943-944
   problemas no puerpério, 1107-1109q
   prognóstico e complicações possíveis, 945-946
   tabela de medicamentos, 2327-2332
   uso de medicamentos durante, 943
Alergias alimentares, 747-753 *ver também* Intolerâncias alimentares
Alimentação e DCVs, 1337
Alimentos, intolerância a *ver* Intolerâncias alimentares
Alopecias, 1649-1653
   androgenética, 1649-1650
   areata (AA), 1651-1652
   por tração, 1652-1653
Alopurinol, 1889
Amamentação *ver* Aleitamento materno
Amebíase, 1493, 1494, 1496t
Ambientes violentos *ver* Violência, ambientes violentos
Amenorreia, 1127-1133
   anamnese, 1129
   causas, 1129
   complicações, 1132-1133
   equipe multiprofissional, 1133
   estadiamento de Tanner, 1128q
   exame físico, 1129-1130
   exames complementares, 1130-1131
   prevenção e educação, 1133
   prognóstico, 1132-1133
   tratamento, 1131-1132
Ametropias, 1624

Analgésicos, 1779
Análise de urina, 934
Análogos da vitamina D, 1753, 1754
Ancilostomíase, 1493, 1494, 1496t
Anel, remoção de, 780
Anemias, 854-855, 856f, 857f, 886-892, 1231
   anamnese, 887-888
   causas, 887
   complicações, 892
   equipe multiprofissional, 891
   exame físico, 888-889
   exames complementares, 889, 890t
   no hemograma, 854-855, 856f, 857f
   prevenção e educação, 892
   prognóstico, 892
   tratamento 889, 891
Anfetaminas, 2110
Angina *ver* Dor torácica
Angiografia coronariana, 1348
Angiomatose bacilar e HIV, 1761
Animais peçonhentos, acidentes com, 2189-2197
Anorexia nervosa *ver* Transtornos alimentares
Ansiedade, 766, 2054-2061, 2133-2134 *ver também* Psiquiatria, emergências de
   anamnese, 2056-2057, 2058q, 2059q
   complicações, 2061
   equipe multiprofissional, 2061
   exame físico, 2057, 2059q
   exames complementares, 2057, 2059q
   prevenção e educação, 2061
   prognóstico, 2061
   tratamento, 2057, 2059, 2060t
Antibióticos, 1107, 1579, 1582, 1710, 1711
   sistêmicos, 1710, 1711
   tópicos, 1710
Anticoagulação, 1359-1360, 1361t
Anticoncepcionais orais (ACOs), 1711-1712, 2024
   e risco de AVC, 2024
   no tratamento da acne, 1711-1712
Anticorpos, 1639, 1772
   anticitoplasma de neutrófilos (ANCA), 1772
   antinucleares ou fator antinuclear (FAN), 1772
Antidepressivos, 881, 1151, 1595, 1595, 1922, 1802, 1922, 1960, 2027-2030, 2050 *ver também* Desprescrição de medicamentos; Prescrição na APS; Medicamentos
   e demências, 1960
   e enxaqueca, 1922
   e lombalgia, 1802t
   e zumbido no ouvido, 1595
   intoxicação *ver* Intoxicações agudas
   na dor crônica, 881q
   para tristeza e perturbações depressivas, 2050t
Antiepiléticos, 1922
Anti-inflamatórios, 1889
Antígeno prostático-específico (PSA), 1200-1201
Antipsicóticos, 2031, 2032-2033
Antralina, 1754-1755
Antraz, 1731
Anuscopia, 1485
Anzol, remoção de, 782-783
Aparelhos auditivos, 1590, 1595-1596
Apneia do sono, 1284, 1200, 1285, 1286t, 2024
   e risco de AVC, 2024
Apoio matricial, 350-357
   cuidados colaborativos e, 355-357
   evidências sobre, 354-355
   futuro, 357
   prática, 351-354

Aprendizagem, 961-969
    dificuldade em crianças, 961-969
        a família da criança, 967
        abordagem da criança, 964-966
        avaliação da escrita e da leitura, 966-967
        contexto sociocultural, 967-968
        desnutrição, 963
        dislexia, 963
        equipe multiprofissional, 968-969
        fracasso escolar no Brasil, 962
        intensificação da relação médico/pessoa, 968
        plano conjunto de condução do problema, 968
        prevenção e promoção da saúde, 968
        retardo mental, 963-964
        TDAH, 963
Apresentações, elaboração, 581-583
Araneísmo, 2190-2192, 2193-2195, 2196-2197
    anamnese, 2193
    complicações, 2196-2197
    exame físico, 2193
    exames complementares, 2193
    Latrodectus (viúva negra), 2191-2192
    Loxosceles (aranha marrom), 2190-2191
    Phoneutria (armadeira), 2191
    prevenção e educação, 2197
    prognóstico, 2195-2196
    tratamento, 2193-2195
Aranhas, acidentes com *ver* Araneísmo
Área(s) rural(ais), 498-506
    acesso e longitudinalidade, 502-504
    centralização na família e comunidade, 504-505
    competência cultural, 505
    defasagem rural-urbana, 499-502, 505-506
    integralidade e coordenação, 504
    prática da medicina rural, 502
Arritmias, 1373-1379 *ver também* Palpitação
Artigos científicos, elaboração, 576-580
Artrite, 897, 1751, 1765, 1776, 1837, 1872-1881, 1887-1888, 2288
    por gota, 1887-1888
    psoriática, 1751
    reumatoide, 897, 1765, 1776, 1837q, 1872-1881, 1765, 2288
        anamnese, 1874
        causas, 1873-1874
        classificação, 1875-1877
        complicações, 1881
        de início sistêmico (doença de Still), 2288
        e dor muscular, 1776
        e dor no quadril, 1837q
        e linfonodomegalia, 897
        exame físico, 1874-1875
        exames complementares, 1875
        prevenção e educação, 1881
        prognóstico, 1881
        tratamento, 1877-1880
Ascaridíase, 1493, 1496t
Asma, 978-984, 1255-1268, 1273
    anamnese, 1256-1257
    complicações, 1267
    e DPOC, 1273
    equipe multiprofissional, 1267-1268
    exame físico, 1257
    exames complementares, 1257
    indicativos clínicos, 1256q
    manejo da crise, 1263-1266
        no domicílio, 1263, 1264f
        em APS, 1263, 1264f, 1266f
        acompanhamento, 1263, 1265, 1266
    medicamentos inalatórios, 1259, 1262-1263
    medicamentos, 1258, 1259, 1260-1262q
    prevenção e educação, 1267
    prognóstico, 1267
    sibilância, 978-984
    tratamento farmacológico, 1258-1263
Assistência, 726-732
    social, 726-732
        história no Brasil, 726-727
        proteção social contributiva, 727
        proteção social não contributiva, 727-731
        trabalho interdisciplinar e acesso aos benefícios, 731-732
Astigmatismo, 1624, 1625f
Atelectasias, 1248
Atenção domiciliar *ver* Cuidados domiciliares
Atenção primária à saúde (APS), 28-73
    acesso, 37-48
    avaliação, 34, 35q
    atenção ao primeiro contato/acesso, 32
    coordenação, 32-33
    cuidado abrangente/integralidade, 33-34
    longitudinalidade, 33
    ecologia dos serviços médicos, 29-30
    informe Dawson, 28-29
    no Brasil *ver* Brasil e APS
    no mundo *ver* Mundo, APS e
Atendimento pré-hospitalar, 2158-2162
    anamnese, 2160, 2161
    causas, 2160
    complicações, 2162
    conduta, 2161
    equipe multiprofissional, 2162
    exame físico, 2161
    prevenção e educação, 2162
    prognóstico, 2162
Aterosclerose, 1291, 1593
    de carótidas, 1593
Atestado médico, 685-688
Atividade(s) física(s), 102, 639-652, 958-959, 1514-1515, 1523-1524, 1780, 1897
    e crianças, 648, 958-959
    e dislipidemia, 1523-1524
    e dores musculares, 1780
    e obesidade, 1514-1515
    e osteoporose, 1897
    prescrição, 644-652
        câncer, 651-652
        crianças e adolescentes, 648
        diabetes melito, 650
        dislipidemia, 651
        DPOC, 651
        gestantes, 648-649
        idosos, 649-650
        insuficiência cardíaca, 650-651
        obesidade, 651
        população em geral, 644-648
    promoção na APS, 640-642
        aderência e motivação, 641-642
        avaliação pré-participação, 642-644
        vantagens e barreiras, 640-641
    tipos de exercício, 639
Atletas, arritmias, 1362
Atrofia muscular, 1399
Audiometria, 1588, 1947
Aulas, elaboração, 581-583
Autismo, 2150-2157
    anamnese, 2152-2153
    equipe multiprofissional, 2157
    exame físico, 2153-2154
    exames complementares, 2154-2155

prevenção e educação, 2157
tratamento, 2156-2157
Avaliação, 933-938, 1079-1080, 1333-1336
   cardiovascular, 1333-1336
   de casal infértil, 1079-1080
   do ensino da MFC ver Ensino médico
   pré-operatória, 933-938
      anamnese, 933
      avaliação cardiovascular, 935, 936f
      avaliação pulmonar, 935, 936, 937f
      ECG, 934-935
      equipe multiprofissional, 937, 938
      exame físico, 933
      exames complementares, 933
      exames laboratoriais, 933-934
      profilaxia de tromboembolia, 936-937, 938q
AVC ver Doenças cerebrovasculares

B

Bacilo álcool-ácido resistente (BAAR), pesquisa de, 1243, 1315q
Baciloscopia, 1315-1316, 1743
Balint, grupos, 198-204
Bebês ver também Lactente(s); Criança(s)
   aleitamento ver Aleitamento materno
   choro e cólicas ver Choro e cólicas
Benefícios sociais ver Assistência social
Benzoato de benzila, 1718
Benzodiazepínicos, 1595, 2034
Betabloqueadores, 1418, 1420, 1922
Beta-histina, 1595
Biologia molecular, 1502
Biópsia, 898, 1116, 1446, 1565, 1644
   de linfonodo, 898
   de mamas, 1116
   de pele, 1644
   e RGE, 1446
   nasal, 1565
Blefarites, 1634
Bloqueadores, 1420, 1922, 1923
   de canais de cálcio, 1922, 1923t
   dos receptores de angiotensina, 1420
Bloqueios de condução, 1378-1380, 1381-1382
   atrioventriculares (BAV), 1378-1379
   de ramos, 1379-1380
   fasciculares, 1380, 1381-1382f
Boca, saúde da ver Saúde bucal
Bradicardia sinusal, 1374
Brasil e APS, 50-62
   histórico, 50-52
   saúde da família, 52-59
      avanços na intersetorialidade, 55
      construção de um modelo, 54
      criação de uma política nacional, 54-55
      estatísticas, 58
      evidências e resultados, 60-61
      integralidade e conformação da rede a partir da APS, 55
      Piso de Atenção Básica (PAB), 53-54
      PNAB de 2011, 55-57
      Programa de Agentes Comunitários de Saúde (PACS), 53
      Programa de Saúde da Família, 53
      Programa Mais Médicos, 57-58
      saúde suplementar, 58-60
Broncoscopia, 1143
Bronquiectasias, 1248, 1273
Bronquites ver Infecções de vias aéreas inferiores
Bruxismo, 2078
Bulimia nervosa, 697 ver também Transtornos alimentares
Bupropiona, 2089

Buraco macular, 1625
Bursite, 1863, 1864

C

Cãibras, 1777, 1778, 1779
Calcâneo, dor plantar do, 1860-1862
Cálcio, 1068
Calendários básicos de vacinação, 605
Câncer, 651-652, 1159, 1171-1179, 1200-1202, 1273, 1282-1283
   atividades físicas na prevenção do, 651-652
   colo uterino ver Colo uterino, neoplasia
   de mama ver Mamas
   de próstata, 1200-1202
   de pulmão, 1273, 1282-1283
      e DPOC, 1273q
   de próstata, 1200-1202
   prevenção no climatério ver Climatério e menopausa
   testicular, 1159
Cancroide, 1165
Candidíase, 1122, 1124, 1125, 1735
   dos pés, 1735
   interdigital, 1735
   intertriginosa, 1736
   vaginal, 1122q, 1124q, 1125q
Cannabis, 2108-2109
Capsulite adesiva, 1832
Carcinoma, 1586, 1721, 1722-1723, 1725, 1726, 1727
   basocelular, 1721, 1722-1723, 1725, 1726, 1727
      complicações, 1727
      exame físico, 1722-1723
      exames complementares, 1725, 1726
      prevenção e educação, 1727
      prognóstico, 1727
      tratamento, 1726
   epidermoide, 1586q
   espinocelular, 1721, 1722-1723, 1725, 1726, 1727
      complicações, 1727
      exame físico, 1722, 1723f
      exames complementares, 1725, 1726
      prevenção e educação, 1727
      prognóstico, 1727
      tratamento, 1726
Cardiopatia isquêmica crônica e ECG, 1384
Cardioversão, 1359
Cáries, 694, 699
   em crianças, 694
   em idosos, 699
Catapora, 1065
Catarata, 1624-1625
Cefaleias, 1016-1022, 1106, 1916-1925
   anamnese, 1917, 1918-1921
   causas, 1917
   complicações, 1925
   crônica, 1920-1921
   em crianças, 1016-1022
   em puérperas, 1106q
   enxaqueca, 1919
   equipe multiprofissional, 1925
   exame físico, 1921
   exames complementares, 1921
   prevenção e educação, 1925
   prognóstico, 1925
   tipo tensão, 1919-1920
   tratamento, 1921-1924
Celulites e piodermites, 1728-1732
   anamnese, 1731
   causas, 1731
   complicações, 1732

exame físico, 1731
exames complementares, 1731
prevenção e educação, 1732
prognóstico, 1732
tratamento, 1731-1732
Centralização na família e na comunidade, 439-440, 454
Ceratites, 1632, 1633
Cervicalgias, 1782-1793
    anamnese, 1783-1784, 1785q
    causas, 1783
    complicações, 1791
    equipe multiprofissional, 1791, 1793
    exame físico, 1784, 1785-1786
        exame motor da musculatura, 1785
        inspeção, 1784, 1785
        palpação, 1785
        testes especiais, 1786
    exames complementares, 1786
    exames de imagem, 1786, 1787
    exames laboratoriais, 1787
    prevenção e educação, 1791, 1792t
    prognóstico, 1791
    tratamento, 1787-1790
        cervicalgia aguda, 1787
        cervicalgia crônica, 1789, 1790
        cervicalgia por trauma, 1787
        farmacológico, 1789t
        não farmacológico, 1788q
Cervicites, 1122, 1163, 1164, 1166t
Chikungunya, 2219-2226
    anamnese, 2220-2221
    exame físico, 2221
    exames complementares, 2221-2222
    tratamento, 2222
    prognóstico, 2222-2223
    complicações, 2222-2223
    prevenção e educação, 2223
Choro e cólicas, 999-1002
    abordagem inicial, 1000-1001
    anamnese, 1000
    causas, 1000
    equipe multiprofissional, 1001
    exame físico, 1000
    exames complementares, 1000
    prevenção e educação, 1001
    prognóstico, 1001
    tratamento farmacológico, 1001
    tratamento não farmacológico, 1001
Ciclo da vida, perspectiva do, 102-103
Ciclosporina, 1755
CID (Classificação Internacional de Doenças), 388-389
Cinetose, 1929
Cintilografia, 1348, 1116, 1348, 1440, 1786, 1787, 1841, 1904, 1905
    de perfusão miocárdica, 1348
    do quadril, 1841
    nas cervicalgias, 1786, 1787
    nas mamas, 1116
    óssea na osteomielite, 1904, 1905
Circulação pulmonar, 1249
Circunferência abdominal, 1336
Cirurgia(s), 1515, 1516, 1517
    avaliação prévia *ver* Avaliação pré-operatória
    bariátrica, 1515, 1516q, 1517q
Cisticercose *ver* Parasitoses intestinais
Cisto(s), 694, 1489
    de erupção, 694
    pilonidal, 1489
Cistoscopia, 1186
Citomegalovírus, 1607

Clamídia, 1122q, 1163-1164
Classificação Internacional de Atenção Primária, 389-392
Classificação Internacional de Doenças (CID), 388-389
Claudicação intermitente, 1398, 1400, 1401
Climatério e menopausa, 1145-1154, 1977
    anamnese, 1147
    contracepção, 1153
    e crises epiléticas, 1977
    equipe multiprofissional, 1147, 1148t
    exame físico, 1147
    exames complementares, 1147
    prevenção e educação, 1154
    manutenção da saúde da mulher, 1153
    terapia hormonal, 1147, 1149-1151
        contraindicações, riscos e benefícios, 1150-1151
        e atrofia urogenital, 1149-1150
    terapia não hormonal, 1151
    terapias alternativas e complementares, 1151-1153
Clínica, gestão da, 205-211
    agenda, 208-211
    conhecimento e organização da demanda, 206-208
    habilidades necessárias, 211
    hiperutilizadores, 211
Clonidina, 2090
Coagulopatia, 1136, 1140
Cobras, acidentes com *ver* Ofidismo
Cocaína e *crack*, 2109-2110
Coceira *ver* Prurido; Eczema
Colchicina, 1887-1888, 1889
Cólera, 2267q
Cólica(s) *ver também* Choro e cólicas
    renal, 1204-1210
        analgesia, 1207
        anamnese, 1205-1206
        complicações, 1209
        equipe multiprofissional, 1210
        exame físico, 1206
        exames complementares, 1206-1207
        prevenção e educação, 1209-1210
        prognóstico, 1209
        terapia expulsiva, 1207-1208
Colo uterino, neoplasia, 1138, 1171-1179
    anamnese, 1173-1174
    complicações, 1178
    conduta, 1175-1178
    equipe multiprofissional, 1178
    exame físico, 1174-1175
    prognóstico, 1178
    prevenção e educação, 1178
Colonoscopia, 932, 1428, 1440
Colopatia chagásica, 2242, 2243-2244
Complementos C3 e C4, 1772
Complexidade e integralidade, 81-91
    crises e emergência de novos paradigmas, 84
    estresse, 89-91
    integralidade biopsicossocioespiritual, 84-85
    modelo biopsicossocial, 85-86
    neurociências e psiconeuroimunologia, 86-87
    paradigma anatomoclínico, 82-84
        o ensino e a prática médica, 82-84
        versão biomédica do paradigma cartesiano, 82
    respostas orgânicas, 87-89
        à emoção e aos sentimentos, 87-88
        e saúde e adoecimento, 88-89
    saúde e adoecimento, 91
Comportamentos, 150, 1069
    de alto risco e concepção, 1069
        uso de álcool, 1069

uso de substâncias, 1069
uso de tabaco, 1069
e hábitos, mudanças *ver* Hábitos de vida, modificação
estilos na relação clínica, 150q
Compulsão alimentar *ver* Transtornos alimentares
Comunicação de acidente de trabalho (CAT), 684, 685q, 686f, 687q
Comunidade(s), 305-312
    ribeirinhas *ver* Populações ribeirinhas
    saúde da, diagnóstico, 305-312
        amostragem, 308
        análise dos dados, 309
        cartografia, 335
        coleta de dados, 309
        comitê de ética e pesquisa, 306
        controle de qualidade, 309
        diagnóstico de demanda, 311-312
        digitalização dos dados, 309
        divulgação dos resultados, 309-310
        elaboração dos instrumentos, 306-308
        envio ao comitê de ética, 306
        estimativa rápida, 310-311
        estudo piloto, 309
        limpeza do banco de dados, 309
        padronização de medidas, 309
        perdas/recusas, 306, 307-308
        questionários, 308-309
        redação do protocolo de pesquisa, 306
        seleção e treinamento de entrevistadores, 309
Concepção *ver* Contracepção; Cuidados pré-concepcionais (CPC); Infertilidade
Condiloma acuminado *ver* HPV
Conjuntivite, 1055-1056, 1634, 1635t
    alérgica, 1055
    bacteriana, 1055
    na criança, 1055-1056
    no recém-nascido, 1055
    viral, 1055
Consolidação, 1248
Constipação, 1059-1060, 1475-1482
    anamnese, 1476-1477
    classificação, 1476
    complicações, 1481
    diagnóstico diferencial, 1476
    equipe multiprofissional, 1481-1482
    exame físico, 1477
    exames complementares, 1477-1478
    na criança, 1059-1060
    prevenção e educação, 1481
    prognóstico, 1481
    tratamento, 1478-1480
Consulta(s), 93-104, 132-142, 177-183, 482-489
    centrada na pessoa, 132-142
    filmagem de, 482-489
    terapêuticas, 93-104
        abordagem familiar e comunitária, 103
        atividade física, meditação e técnicas de relaxamento, 102
        controle pessoal, 101
        empoderamento, 102
        espiritualidade, 102
        expressar-se como processo diagnóstico e terapêutico, 96-97
        hiperutilizadores e polissintomáticos, 103
        linguagem, 97-98
        medicina da integralidade biopsicossocioespiritual, 94-95
        médico de família e a abordagem psicoterapêutica, 95-96
        narrativa, 98-100
        perdão, 102
        perspectiva do ciclo da vida, 102-103
        resiliência, 100-101
        suporte social, 101-102
        visão geral da vida, 102
    uso de informações nas, 177-183
Contracepção, 1072-1076, 1153, 1976
    anamnese, 1074-1075, 1076t
    conduta, 1075
    contracepção definitiva, 1074
    de barreira, 1074
    de emergência, 1074
    e tratamento da epilepsia, 1976
    equipe multiprofissional, 1075
    exame físico, 1075
    exames complementares, 1075
    hormonal, 1073, 1074t
    métodos naturais, 1074
    prevenção e educação, 1075
    química, 1073-1074
Contrato social dos médicos, 275-276
Controle pessoal, 101
Convulsões, 1005, 1964-1980
    anamnese, 1967-1968
    causas, 1966,
    complicações, 1978-1979
    convulsão febril, 1965, 1966
    educação para a saúde, 1980
    em lactentes *ver* Lactente(s)
    epilepsia, 1965, 1974-1978
    exame físico, 1968-1969
    exames complementares, 1969-1970
    prevenção e educação, 1979
    prognóstico, 1978-1979
    tratamento, 1966-1967, 1970-1978
Corpos estranhos, 781-783, 1636
    corneano ou conjuntival, 1636
    na orelha externa, 781
    na orofaringe, 783
    nasal, 783
    no subcutâneo, 781-782
    oculares, 1636
Corrimento(s), 1019-1025, 1163, 1166
    uretral e ISTs, 1163, 1166
    vaginal, 1120-1126
        anamnese, 1122-1123
        candidíase, 1122q, 1124q, 1125q
        clamídia, 1122q
        conduta, 1123-1126
        equipe multiprofissional, 1126
        exame físico, 1123
        exames complementares, 1123
        gonorreia, 1122q
        prevenção e educação, 1126
        tricomoníase, 1122q, 1124q, 1125q
        vaginose bacteriana, 1122q, 1123q, 1125q
Corticoides, 1582-1583
Corticosteroides, 1752-1753, 1888
Coto umbilical, cuidados com, 1057-1058
Cotovelo, dor, 1813-1826
    anamnese, 1818
    complicações, 1824
    diagnóstico diferencial, 1814-1817q
    equipe multiprofissional, 1825
    erros frequentes, 1689
    exame físico, 1818-1821
    exames complementares, 1821, 1822
        exames laboratoriais, 1822
        exames neurodiagnósticos, 1822
        radiografia simples, 1821
        RM, 1821

TC, 1821
US, 1821
prevenção e educação, 1824-1825
prognóstico, 1824
tratamento, 1822-1823
Couro cabeludo, problemas, 1647-1658
alopecia androgenética, 1649-1650
alopecia areata (AA), 1651-1652
alopecias por tração, 1652-1653
anamnese, 1653
complicações, 1657-1658
eflúvio anágeno, 1650-1651
eflúvio telógeno, 1650
equipe multiprofissional, 1658
exame físico, 1653-1654
exames complementares, 1654-1655
lâmpada de Wood, 1655
prevenção e educação, 1658
prognóstico, 1657-1658
tratamento, 1655-1656
Crescimento, 2298-2307
curvas de, 2298-2307 ver também Criança(s)
Criança(s), 630-632, 648, 661-671, 734-745, 939-1060, 1212-1218, 1320-1321, 1362, 1525, 1572, 1977, 2080, 2138-2149, 2276-2307
abuso, 1036-1043
aleitamento e introdução de alimentos ver Aleitamento materno
arritmias, 1362
atividades físicas, 648
cefaleia recorrente, 1016-1022
anamnese, 1019-1020
complicações, 1022
exame físico, 1020
exames complementares, 1020
prognóstico, 1022
primárias, 1017-1018
secundárias, 1018
fatores desencadeantes e rotinas, 1020-1021
tratamento, 1020-1021
choro e cólicas, 999-1002
crescimento e peso, problemas de, 947-959
alta estatura/macrossomia, 954
anamnese, 949
baixa estatura, 953-954
condutas, 953
curvas de, 2298-2307
déficit ponderal e desnutrição, 955-956
exame físico, 949-952, 953f
exames complementares, 952-953
sobrepeso/obesidade, 956-959
desenvolvimento neuropsicomotor, problemas no, 970-977
anamnese e exame, 975-976
avaliação, 972-973q
causas, 974-975
conduta, 976
complicações, 976
equipe multiprofissional, 977
erros frequentes, 976
prevenção e educação, 976-977
prognósticos, 976
sinais de alerta conforme idades, 974q
dificuldade de aprendizagem, 961-969
dislipidemia, 1525
dor abdominal recorrente, 1023-1028
anamnese, 1024-1025
causas, 1024
complicações, 1027
conduta, 1026-1027
diagnóstico diferencial, 1025-1026
exame físico, 1025

exames complementares, 1025
prevenção e educação, 1027
prognóstico, 1027
tratamento, 1027
dor recorrente nos membros, 1029-1035
encoprese, 994, 996-998
enurese, 993-994, 995-996, 998
epilepsia em neonatos e bebês, 1977
exantemas, 2276-2297
infecções do trato urinário, 1212-1218
anamnese, 1214
complicações, 1217
equipe multiprofissional, 1218
exame físico, 1214
exames complementares, 1214
prevenção e educação, 1217
prognóstico, 1217
tratamento, 1214-1215
perturbações do sono, 2080
nutrição, 630-632
problemas cirúrgicos, 1049-1053
problemas congênitos, 1044-1048
problemas frequentes, 1054-1060
conjuntivite, 1055-1056
constipação, 1059-1060
coto umbilical, cuidados, 1057-1058
dermatite das fraldas, 1058
icterícia neonatal, 1056-1057
ingurgitamento mamário, 1058-1059
lacrimejamento, 1055
monolíase oral, 1056
refluxo gastresofágico, 1008-1015
rinites, 1572
saúde, 693-695, 734-745
ações de promoção, 737
agenda de compromissos, 736-737
ampliação da anamnese, 738
condições crônicas, 738
demanda, 738
grupos de mães e crianças, 744-745
metas prioritárias, 736
MFC e pediatras especialistas, 738
mortalidade infantil, 734-735
panorama atual, 735
prioridades no atendimento, 739-740
propostas, 735-736
registro dos atendimentos, 741
risco adquirido, 743-744
risco e vulnerabilidade, 738-739
seguimento no risco clínico, 742-743
seguimento no risco habitual, 741-742
vigilância à saúde, 737
visita na 1ª semana de vida, 740
saúde bucal, 693-695
mental, 2138-2149
anamnese, 2145-2146
classificação/diagnóstico diferencial, 2139-2145
complicações, 2148-2149
equipe multiprofissional, 2149
exame físico, 2146-2147
exames complementares, 2147
prevenção e educação, 2149
prognóstico, 2148-2149
tratamento, 2147-2148
sexualidade, 667
sibilância, 978-984
anamnese, 979-981
avaliação do controle da asma, 983
causas, 981q

complicações, 984
  equipe multiprofissional, 984
  exame físico, 981
  exames complementares, 981
  farmacoterapia, 982-983
  prevenção e educação, 984
  prognóstico, 984
 tuberculose, 1320-1321
 violência contra ver também Violência doméstica
 vômito e diarreia no lactente, 985-991
Criptorquidia, 1051-1052
 anamnese, 1052
 exame físico, 1052
 exames complementares, 1052
 tratamento, 1052
Crupe, 1290, 1297
Cuidado(s), 313-323, 596-602, 900-907, 1061-1070
 domiciliar(es), 313-323
  atenção domiciliar na APS, 318-322
  domicílio, 318-318
  em comunidades rurais e remotas, 322-323
  na urgência, 322
  óbito no domicílio, 323
  situação de rua, 323
  territórios de conflito e violência urbana, 323
  visita domiciliar, 313-315
 paliativos, 900-907
  complicações, 905
  lista de problemas, elaboração, 903
  nível de cuidados, 907q
  organização do serviço, 903, 904-905
  plano de cuidados e contextualização, 903, 904q
  princípios da equipe, 905
  prognóstico, 905
 pré-concepcionais (CPC), 1061-1070
  avaliação de riscos, 1063-1064
  comportamentos de alto risco, 1069
  exames físicos e testes laboratoriais, 1069-1070
  exposição a teratogênicos, 1065, 1066q
  fatores psicossociais, 1068-1069
  história de doenças infecciosas, 1064-1065
  história genética familiar, 1067-1068
  história médica, 1066-1067
  história reprodutiva, 1064
  intervenções, 1070
  medicamentos, 1065-1066
  nutrição, 1068
  promoção à saúde, 1063
  uso de substâncias, 1069
  uso do álcool, 1069
 pré-operatórios, 596-602
Cultura, saúde e o médico de família, 74-80
 competência intercultural, 76-77
 ferramentas para contatos culturalmente sensíveis, 77-80
 problemas frequentes no trabalho intercultural, 75-76
Cultura de paz, 721-722
Curva(s), 220-223, 2298-2307
 de crescimento, 2298-2307
 ROC, 220-223

D

Decisões compartilhadas, 143-145, 180-182
 abordagem na consulta, 144-145
 modelo das 3 conversas, 145
Declaração de Nascidos Vivos, 366-367
Declaração de Óbito, 367
Déficit de atenção ver Déficit de atenção/hiperatividade(TDAH)
Degeneração macular relacionada à idade (DMRI), 1625

Delirium, 2205, 2207, 2209
 como emergência na APS, 2205q, 2207, 2209q
Demências, 1955-1962
 anamnese, 1958-1960
 causas, 1956-1957
 complicações, 1962
 exame físico, 1960
 exames complementares, 1960
 prevenção e educação, 1962
 prognóstico, 1962
 tratamento, 1960-1961
Dengue, 2214-2219
 anamnese, 2215
 causas, 2058
 complicações, 2218
 conduta, 2216-2218
 exame físico, 2215
 exames complementares, 2215, 2216f
 prevenção e educação, 2218-2219
 prognóstico, 2218
Densitometria óssea, 843, 1895-1896, 2120q
Dentes, erupção dos, 693-694
Depressão, 1106-1107 ver também Tristeza, sensação de depressão e perturbações depressivas
 pós-parto, 1106-1107q
Dermatite das fraldas, 1058
Dermatopatia diabética, 1760
Dermatoscopia, 1644
Desastres ver Tragédias
Desconforto escrotal crônico, 1157
Desejo, diminuição do, 839
Desenvolvimento, 970-977, 2298-2307
 da criança, 2298-2307
 neuropsicomotor, problemas no, 970-977 ver também Criança(s)
 profissional continuado ver Ensino médico
Desidratação ver Diarreias agudas e crônicas
Desmaio ver Síncope e desmaio
Desmopressina, 995q
Desnutrição, 963
Desprescrição de medicamentos, 919-928
 barreiras e facilitadores, 925-927
 equipe multiprofissional, 928
 estudos, 927-928
 evidências em, 927
 fases, 922-924
 modelos teóricos de, 921-922
 papel do MFC, 928
 polimedicação, 920-921
 prognóstico e complicações, 924-925
 segurança, 928
Diabetes melito, 650, 1066-1067, 1527-1540, 1759-1760, 2005, 2023
 anamnese, 1529
 complicações, 1538
 e atividade físico, 650
 e pré-concepção, 1066-1067
 e risco para AVC, 2023
 exame físico, 1530
 exames complementares, 1530-1531
 manifestações cutâneas, 1759-1760
 neuropatia diabética, 2005
 prevenção e educação, 1538, 1539-1540
 prognóstico, 1538
 tratamento, 1531-1538
  farmacológico, 1532-1538
  não farmacológico, 1532
Diarreias agudas e crônicas, 1465-1473
 anamnese, 1467-1468
 complicações, 1472

desidratação, 1468t, 1469q, 1471q
equipe multiprofissional, 1473
exame físico, 1468, 1469q
exames complementares, 1468, 1469, 1470q
no lactente *ver* Lactente(s)
no viajante *ver* Viajante, doenças do
prevenção e educação, 1472, 1473q
prognóstico, 1472
soro caseiro, 1473q
tratamento, 1469-1472
Dificuldade de aprendizagem *ver* Aprendizagem
Digitálicos, 1420
Disfunção, 839, 1131, 1136, 1140, 1594
    da articulação temporomandibular (ATM), 1594
    erétil, 839
    ovulatória, 1136, 1140
Dislexia, 963
Dislipidemia, 650, 1520-1525, 2023
    anamnese, 1521
    atividade física, 650
    complicações, 1525
    diagnóstico, 1522
    e risco para AVC, 2023
    estratificação de risco, 1522
    exame físico, 1521
    exames complementares, 1521-1522
    prevenção e educação, 1525
    prognóstico, 1525
    tratamento, 1522-1525
        atividade física, 1523-1524
        dieta, 1523
        em crianças, 1525
        farmacológico, 1524-1525
Dispareunia em puérperas, 1106q
Dispepsia *ver* Síndrome dispéptica
Dispneia, 1234-1239 *ver também* Insuficiência cardíaca
    aguda, 1235-1237
        anamnese, 1235-1236
        exame físico, 1236
        tratamento, 1236-1237
    causas, 1235, 1236q
    complicações, 1239
    crônica, 1237-1239
        anamnese, 1237
        exame físico, 1237-1238
        exames complementares, 1238-1239
        mensuração, 1237
        tratamento, 1239
    equipe multiprofissional, 1239
    prevenção e educação, 1239
    prognóstico, 1239
Distensão muscular, 1777, 1778, 1779
Distúrbio(s), 1026, 1250-1251
    gastrintestinal funcional (DGIF), 1026
    ventilatóriocombinado ou misto, 1251
    ventilatório obstrutivo (DVO), 1250-1251
    ventilatório restritivo (DVR), 1251
DIU, inserção de, 776-777
Diuréticos, 1418
Diversidade e sexualidade, 663-672
    conjugalidades e parentalidades, 669
    cuidados específicos, 670-672
        lésbicas, *gays* e bissexuais, 670-671
        pessoas com deficiências, 672
        pessoas com HIV, 672
        pessoas em privação de liberdade, 672
        pessoas transgêneras, 671
        profissionais do sexo, 671
    gênero e identidade de gênero, 664

    movimentos sociais, 665
    o corpo, 664
    orientação afetiva e sexual, 664-665
    sexualidade e APS, 669-670
        ambiência e organização do serviço, 669
        comunidade e intersetorialidade, 670
        consulta e comunicação, 669-670
    sexualidade e atividade sexual, 663-664
    sexualidade no ciclo de vida, 666-669
        adolescência, 667-668
        envelhecimento, 668-669
        infância, 667
        nascimento, 667
        vida adulta, 668
    temas negligenciados, 665-666, 667q
        clitóris e orgasmo, 665-666
        masturbação, 666
        sexo anal, 666
    violência, 672
Doença arterial coronariana (DAC), 1346, 1347t
Doença arterial periférica (DAP), 1395-1402
    anamnese, 1396
    classificação, 1397
    complicações, 1402
    diagnóstico, 1397-1399
    diagnóstico diferencial, 1401
    equipe multiprofissional, 1402
    exame físico, 1397
    exames complementares, 1397
    indicação cirúrgica, 1401
    prevenção e educação, 1402
    prognóstico, 1402
    sinais e sintomas, 1396
    tratamento, 1399-1401
Doença celíaca, 1026
Doença de Bowen, 1721, 1722, 1725, 1726, 1727
    complicações, 1727
    exame físico, 1722
    exames complementares, 1725
    prevenção e educação, 1727
    prognóstico, 1727
    tratamento, 1726
Doença de Chagas, 2233-2245
    anamnese, 2235-2236
    avaliação de aptidão para o trabalho, 2244-2245
    avaliação pericial médico-previdenciária, 2244
    complicações, 2238-2241
        colopatia chagásica, 2242, 2243-2244
        esofagopatia chagásica, 2241-2242
        outros "mega", 2244
    equipe multiprofissional, 2245
    exame físico, 2235-2236
    exames complementares, 2236, 2237
    prognóstico, 2238
    tratamento, 2237-2238
Doença de Parkinson *ver* Tremor
Doença do refluxo gastresofágico (DRGE), 1244, 1444-1450
    anamnese, 1446
    causas, 1445-1446
    complicações, 1450
        esôfago de Barrett, 1450
        estenose de esôfago, 1450
        úlcera e sangramentos esofágicos, 1450
    e tosse, 1244
    exame físico, 1446
    exames complementares, 1446
        biópsia, 1446
        endoscopia digestiva alta, 1446
        esofagomanometria, 1447

exame radiológico, 1447
  pHmetria, 1447
 prevenção e educação, 1450
 prognóstico, 1450
 tratamento, 1447-1449
  cirúrgico, 1449
  clínico, 1447-1449
  endoscópico, 1449
Doença inflamatória pélvica (DIP), 1164, 1165, 1167
 e ISTs, 1164, 1165, 1167
Doença periodontal, 699
Doença pulmonar ocupacional, 1283-1284
Doença pulmonar obstrutiva crônica (DPOC), 651, 1244, 1248-1249, 1250, 1269-1279, 1666-1667
 anamnese, 1274
 diagnósticos diferenciais, 1273q
  asma, 1273
  bronquiectasias, 1273
  câncer de pulmão, 1273
  IC, 1273
  tuberculose, 1273
 e dispneia, 1271q
 e tosse, 1244
 equipe multiprofissional, 1279
 exame físico, 1274
 exames complementares, 1274-1275
 índice BODE, 1272t
 prevenção e educação, 1279
 tratamento, 1275-1278
  apoio psicossocial, 1278
  farmacológico, 1277-1278
  flebotomias, 1278
  não farmacológico, 1275, 1276, 1277
  oxigenoterapia domiciliar, 1278
  reabilitação pulmonar, 1278
  uso de mucolíticos, 1278
  vacinação, 1278
Doença renal crônica, 1228-1232, 1761
Doença venosa crônica ver Sistema venoso, doenças
Doenças, rastreamento ver Rastreamento de doenças
Doenças anorretais, 1483-1490
Doenças cardiovasculares, 1333-1341
 anamnese, 1334-1335
 calculadoras de risco, 1335-1336
 classificação da prevenção, 1334
 equipe multiprofissional, 1341
 estratégias preventivas populacionais, 1334, 1335f
 exame físico, 1336
 exames complementares, 1336
 fatores de risco, 1334, 1335q
 prevenção e educação, 1340-1341
 risco cardiovascular global, 1335
 tratamento, 1337-1340
  medicação, 1337-1340
  mudanças no estilo de vida, 1337
Doenças cerebrovasculares, 2018-2025
 anamnese, 2019
 complicações, 2022-2023
 exame físico, 2019
 exames complementares, 2019-2020
 prevenção e educação, 2023-2025
  AAS, 2025
  ACOs, 2024
  apneia do sono, 2024
  consumo de álcool, 2024
  consumo de drogas, 2024
  diabetes melito, 2023
  dieta e nutrição, 2024
  dislipidemia, 2023
  fibrilação atrial não valvar, 2023-2024
  HAS, 2023
  inflamação e infecção, 2025
  obesidade, 2024
  sedentarismo, 2024
  tabagismo, 2023
 prognóstico, 2022-2023
 tratamento, 2020-2022
  cognição, 2021
  comunicação, 2022
  deglutição, 2022
  dor, 2020
  função motora, 2022
  função vesical e intestinal, 2021
  nutrição, 2022
  quedas, 2021
  status psicológico, 2022
  trombose venosa profunda, 2021
  úlceras de pressão, 2021
  visão, 2022
Doenças do viajante ver Viajante, doenças do
Doenças exantemáticas na criança ver Exantema na criança
Doenças infecciosas e pré-concepção, 1064-1065
Doenças pulmonares não infecciosas, 1281-1286
 apneia obstrutiva do sono, 1285, 1286t
 câncer, 1282-1283
 doença pulmonar ocupacional, 1283-1284
 hipertensão arterial pulmonar, 1285, 1286
 pneumopatia intersticial, 1284-1285
 prevenção e educação, 1286
 sarcoidose, 1284, 1285t
Doenças renais ver Função renal, alterações
Doenças retinianas, 1625
 buraco macular, 1625
 degeneração macular relacionada à idade, 1625
 retinopatia diabética, 1625
 retinopatia hipertensiva, 1625
Doenças reumáticas, laboratório, 1763-1767
 artrite reumatoide, 1765
 febre reumática, 1766
 hiperuricemia e gota, 1764
 lúpus eritematoso sistêmico, 1764-1765
 osteoporose, 1765
 osteoartrite, 1766
Doenças sexualmente transmissíveis (DSTs) ver Infecções sexualmente transmissíveis (ISTs)
Doenças terminais ver Cuidados paliativos
Doenças tromboembólicas, 1410-1412, 1413q
"Doentes difíceis", 192-197
Domicílio, cuidado no ver Cuidado(s) domiciliar(es)
Donovanose, 1165t
Dor abdominal, 1023-1028, 1423-1429
 aguda, 1427q
 anamnese, 1425-1426
 causas, 1424-1425
 crônica, 1427q
 em crianças, 1023-1028
 exame físico, 1426-1427, 1428f
 exames complementares, 1427-1428
 prevenção e educação, 1429
 prognóstico, 1429
 tratamento, 1428-1429
Dor aguda, 871-874
 anamnese, 872-873
 causas, 872, 873q
 exame físico, 874
 exames complementares, 874
 neurofisiopatologia, 873-874

tratamento farmacológico, 874
tratamento não farmacológico, 874
Dor articular *ver* Poliartralgia
Dor cervical *ver* Cervicalgias
Dor crônica, 876-885
    abordagem biopsicossocial, 877
    abordagem farmacológica, 880-883
    abordagem não farmacológica, 883
        educação em dor, 884-885
        eletroterapia não invasiva, 884
        movimento e atividade física, 883-884
        síndrome de dor miofascial, 884
    causas, 878-880
        componentes nociceptivo e neuropático, 878-879
        compreensão moderna de dor e rotina clínica, 879-880
        dor como fenômeno de processamento central, 880
    mensuração da dor, 880
Dor de garganta, 1603-1613
    anamnese, 1608
    causas, 1604q
    equipe multiprofissional, 1612
    exame físico, 1608
    exames complementares, 1608-1609
    faringite, 1608
    faringite/faringoamigdalite, 1607
    faringoamigdalite estreptocócica, 1605-1607
    herpangina, 1608
    prevenção e educação, 1612
    tratamento, 1609-1612
Dor de ouvido *ver* Otite média aguda
Dor e puerpério, 1106, 1107
    mamilar e fissular mamilares, 1107q
    nas costas, 1106q
    no períneo, 1106q
Dor lombar *ver* Lombalgia
Dor(es) muscular(es), 1775-1781
    anamnese, 1778
    cãibras, 1777, 1778, 1779
    causas, 1776q, 1777
    complicações, 1781
    distensão muscular, 1777, 1778, 1779
    exame físico, 1778
    exames complementares, 1778-1779
    prevenção e educação, 1781
    prognóstico, 1781
    síndrome dolorosa miofascial (SDM), 1777, 1778
    tratamento, 1779-1781
Dor neuropática, 2005
Dor no cotovelo *ver* Cotovelo, dor
Dor no joelho *ver* Joelho, dor
Dor no ombro *ver* Ombro, dor
Dor no pé e tornozelo *ver* Pé e tornozelo, dor
Dor no punho e nas mãos *ver* Punho e mãos, dor
Dor no quadril *ver* Quadril, dor
Dor recorrente nos membros em crianças e adolescentes, 1029-1035
    anamnese, 1031-1033
    causas, 1030
    complicações, 1035
    dor localizada, 1031
    exame físico, 1033-1034
    exames complementares, 1034
    fibromialgia juvenil, 1031
    formas clínicas, 1030-1031
    prevenção e educação, 1035
    prognóstico, 1035
    síndrome da hipermobilidade benigna (SHB), 1031
    tratamento, 1034
Dor torácica, 1343-1348
    anamnese, 1346
    angina, 1345, 1348-1349
    complicações, 1350-1351
    DAC, probabilidade de, 1346, 1347t
    equipe multiprofissional, 1351, 1352
    exame físico, 1346
    exames complementares, 1346, 1347-1348
    infarto agudo do miocárdio, 1345
    isquêmica, 1344-1345
    não cardíaca, 1350
    prevenção e educação, 1351
    prognóstico, 1350-1351
    síndrome coronariana aguda, 1348
    tratamento, 1348-1350
Dosagem, 1200-1201, 1257
    de IgE, 1257
    de PSA, 1200-1201
DPOC, 651
Drenagem de abscesso, 778-779
Drogas ilícitas, dependência de, 2105-2114, 2024 *ver também* Substâncias, uso de
    anamnese, 2107, 2108q
    anfetaminas, 2110
    cannabis, 2108-2109
    causas, 2106
    cocaína e *crack*, 2109-2110
    complicações, 2113
    exame físico, 2107
    exames complementares, 2107, 2108
    opioides, 2110-2111
    prevenção e educação, 2113-2114
    prognóstico, 2113
    risco de AVC, 2024
    tratamento, 2111-2112
        farmacológico, 2111
        não farmacológico, 2111-2112
DSTs *ver* Infecções sexualmente transmissíveis

E

Ecocardiografia, 1347, 1348, 868, 1238, 1347, 1348, 1417
Ectima, 1729q
Eczema, 1680-1684
    anamnese, 1682
    atópico, 1681-1682
    de contato, 1681
        alérgico, 1681
        por irritante primário, 1681
    disidrótico, 1682
    equipe multiprofissional, 1684
    exame físico, 1682
    exames complementares, 1682
    prevenção e educação, 1683, 1684
    seborreico, 1682
    tratamento, 1682-1683, 1684q
Edema escrotal, 1159
Educação, 112-119
    médica continuada *ver* Ensino médico
    popular, 112-119
        como aplicar a EP, 116-119
        como ferramenta para a APS, 113-116
        papel histórico na APS brasileira, 116
        significado para a APS, 119
Efalizumab, 1755
Eflúvio, 1650-1651
    anágeno, 1650-1651
    telógeno, 1650
Ejaculação, 839-841
    precoce, 839-840
    retardada, 840-841

Eletrencefalograma (EEG), 1951-1952, 1969-1970
   e convulsões, 1969-1970
   indicações, 1951
   padrões eletrencefalográficos, 1951-1952
Eletrocardiograma (ECG), 867-868, 934-935, 1275, 1347, 1359, 1346, 1347, 1358-1359, 1367-1386, 1428, 2079, 2120
   anormalidades comuns em APS, 1371-1386
   derivações e planos, 1370
   eixo elétrico, 1371
   eletrofisiologia, 1368
   ondas, segmentos e intervalos, 1369-1370
   registro, 1368-1369
Eletrólitos, 934
Eletroneuromiografia (ENMG), 1744, 1942, 1947, 1952, 1953-1954
   condução motora, 1953
   condução sensitiva, 1953
   eletromiografia, 1953
   estimulação repetitiva, 1953
   indicações, 1952
Emergências,
   pré-hospitalares *ver* Atendimento pré-hospitalar
   psiquiátricas *ver* Psiquiatria, emergências em
Empoderamento, 102
Encoprese, 994, 996-998
   causas, 996-997
   complicações, 998
   conduta, 997
   equipe multiprofissional, 998
   exame físico, 997
   prevenção e educação, 998
   prognóstico, 998
Endometriose cervical, 1138
Endoscopia, 1428, 1432, 1433, 1440, 1446, 1455-1456, 1565
   digestiva, 1428, 1432, 1433, 1440, 1446, 1455-1456,
   nasal, 1565
Enxofre precipitado, 1717
Ensino médico, 433-489
   avaliação(ões), 462-473
      360° ou de múltiplas fontes, 472
      autoavaliação, 472
      escolha do método, 464
      feedback, 473
      formativa, 463
      importância na formação, 463
      instrumentos estruturados, 464-465, 466f
      objetivos, 463
      oral, 467
      por competências, 471-472
      portfólio, 467, 468-469q
      práticas, 467, 469-471
      questões escritas, 465, 467
      somativa, 463-464
   desenvolvimento profissional continuado, 475-481
      análise de eventos significativos, 479
      e incremento da qualidade, 477-478
      e-learning e eEMC/DPC, 480
      pequenos grupos de formação, 478-479
      plano pessoal de desenvolvimento, 479
      portfólio educacional, 479-480
      recertificação, 480-481
   especialização em MFC, 454-461
      características pedagógicas e operacionais, 455-457
      desafios operacionais, 460-461
      desafios pedagógicos, 459-460
      lato sensu, 454-455
      políticas oficiais de estímulo, 458-459
      relação com a residência, 457-458
   filmagem de consultas, 482-489

   metodologias, 433-440
      ensino clínico, 439
      leitura de textos, 439-440
      metodologias ativas, 435-436
      modificação de abordagens de ensino, 435
      para grandes grupos, 436-437
      para pequenos grupos, 438-439
   MFC na graduação, 441-447
      atividades de ensino e avaliação, 445-446
      cenários para assistência e ensino na APS, 444-445
      desafios na assistência, 447
      evolução do ensino, 442-443
      implementação, 443-444
      perspectivas e desafios, 446-447
   residência em MFC, 448-453
Enterobíase, 1493, 1494, 1497t
Enterovírus, 2280t, 2290t
Entrevista, 154, 284-285, 567, 621-625, 2085-2086
   centrada na pessoa *ver* Relação clínica
   com famílias, 284-285
   de integração, 154q
   motivacional, 621-625, 2085-2086
   semiestruturada, 567
Enurese, 993-994, 995-996, 998
   anamnese, 993
   causas, 993
   complicações, 998
   conduta, 993-994
   equipe multiprofissional, 998
   exame físico, 993
   exames complementares, 997
   prevenção e educação, 998
   prognóstico, 998
   tratamento farmacológico, 994, 995-996
   tratamento não farmacológico, 994, 995q
Enxaqueca *ver* Cefaleia
Epidemiologia clínica, 213-225
   abordagem diagnóstica, 214-218
   curva ROC, 220-223
   ferramentas para o processo diagnóstico, 218-219
   função "filtro" da APS, 223-224
   história, 214
   prevenção quaternária, 224
   valorização da anamnese e do exame físico, 223
Epididimites/orquiepididimites, 1157, 1159, 1160
Epiglotite aguda, 1290-1291, 1297
Epilepsia, 1067, 1965, 1974 *ver também* Convulsões
Episclerites, 1634
Epistaxe, 1575-1578
   classificação e etiopatogenia, 1576-1577
   complicações, 1578
   epidemiologia, 1575-1576
   episódio agudo, 1577
   equipe multiprofissional, 1578
   prevenção e educação, 1578
   prognóstico, 1578
   recorrente, 1578
Epstein-Barr vírus, 1607
EQU, 1087-1088
Equipe, trabalho em, 341-349
   estruturas hierarquizadas, 342-343, 344-345q
   integração, 343, 345-346
   na APS, 346-348
Eritema, 1759, 2296
   erythema gyratum repens, 1759
   multiforme, 2296t
   necrolítico migratório, 1759
Erisipela, 1731
Eritema nodoso, 1760

Eritrasma, 1732
Eritroplasia, 698
Erupção, 693-694, 1761
   dos dentes, 693-694
   pápulo-prurítica do HIV, 1761
Escabiose e pediculose, 1715-1719
   causas, 1716
   complicações, 1719
   exame físico, 1716-1717
   prevenção e educação, 1719
   prognóstico, 1719
   tratamentos, 1717-1718Escarlatina, 2292t
Escherichia coli enterotoxigênica, 2267q
Esclerose (EM e ELA), 1990-1998
   anamnese, 1991-1993
   complicações, 1997
   equipe multiprofissional, 1997
   exame físico, 1993
   exames complementares, 1994-1995
   prevenção e educação, 1997
   prognóstico, 1997
   tratamento, 1995-1996
Escolas, saúde nas *ver* Saúde escolar
Escorpiões, acidentes com *ver* Escorpionismo
Escorpionismo, 2192-2195, 2196-2197
   anamnese, 2193
   complicações, 2196-2197
   exame físico, 2193
   exames complementares, 2193
   prevenção e educação, 2197
   prognóstico, 2196
   tratamento, 2193-2195
Escroto, doenças *ver* Testículos e escroto, doenças
Esôfago, 1450
   de Barrett, 1450
   estenose de, 1450
   úlcera e sangramentos, 1450
Esofagomanometria, 1447
Esofagopatia chagásica, 2241-2242, 2243t
Espermatocele/cisto de epidídimo, 1157
Espiritualidade e saúde, 102, 807-815
   método clínico centrado na pessoa, 813-814
   resiliência, 814-815
Espirometria, 1249-1252, 1257
   e DPOC, 1250
   e DVC, 1251
   e DVO, 1250-1251
   e DVR, 1251
   indicações, 1251q
Espironolactona, 1420, 1677
Esquistossomose, 1493, 1494, 1497t, 2268q
Esquizofrenia *ver* Psicoses
Estabilizadores do humor, 2030-2031, 2032t
Estenose de esôfago, 1450
Estimulação eletromagnética, 1596
Estratégias comportamentais e de motivação para modificação de hábitos *ver* Hábitos de vida, modificação
Estresse, 89-91 *ver também* Ansiedade
   e família e doença, 91
   e resiliência e processo saúde-adoecimento, 89
   e saúde e doença, 89-90
   estressores na atualidade, 90-91Estrongiloidíase, 1493, 1494, 1497t
Estudo urodinâmico, 1186
Etanercept, 1755
Ética, 120-127
   na APS, 124-127
   profissional, 121-124
Etilismo e osteoporose, 1898

Exame(s), 867, 896, 898, 930-933, 1069-1070, 1177, 1206, 1427, 1428, 1440-1441, 1588, 1787, 1799, 1822, 1841, 2315-2320
   audiométricos, 1588
   citopatológico do colo uterino, 1177
   cuidados e orientações, 930-933
   de imagem, 898, 1206, 1428, 1440
   laboratoriais, 867, 896, 898, 1427, 1428, 1440-1441, 1787, 1799, 1822, 1841
   na pré-concepção, 1069-1070
   nas cervicalgias, 1787
   neurodiagnósticos, 1822
   urina, 1206
   valores de referência para, 2315-2320
Exantema, 1760, 2276-2297
   da síndrome retroviral aguda, 1760
   na criança, 2276-2297
      anamnese, 2277-2278, 2280-2289t, 2290-2291t, 2293-2296t
      causas, 2277
      complicações, 2289
      equipe multiprofissional, 2296
      exame físico, 2278-2279
      exames complementares, 2279, 2280-2289t
      prevenção e educação, 2289-2290, 2291
      prognóstico, 2289
      tratamento, 2280-2289t, 2290-2291t, 2292-2296t
Exercício físico e DCVs, 1337
Expectoração, produção crônica e DPOC, 1272
Extrassístoles, 1355, 1377-1378
Eye Movement Desensitisation and Reprocessing (EMDR), 533

F

Face, micose da, 1735
Fadiga em puérperas, 1106 *ver também* Insuficiência cardíaca
Famílias, abordagem nas, 282-292
   ciclo de vida, 285-288
   ecomapa, 291, 292f
   entrevistas, 284-285
   genograma, 288-291
Famotidina, 1013
Faringite, 1608
   na sífilis secundária, 1608
   por adenovírus, 1608
   por gonorreia, 1608
   por infecção primária por HIV, 1608
Faringite/faringoamigdalite, 1607
   por citomegalovírus, 1607
   por Epstein-Barr vírus, 1607
   por herpes simples, 1607
Faringoamigdalite estreptocócica, 1605-1607
Fármacos dosáveis, 2348-2356
Fator, 1772
   antinuclear, 1772
   reumatoide, 1772
Favelas, 490-497
   abordagem comunitária, 494
   abordagem familiar na, 493-494
   competência cultural, 494-495
   determinação social da saúde, 492
   narrativas e histórias de vida, 495-496
   religiosidade, 495
   saúde na, 491-492
   trabalho em equipe, 496
   violência e saúde, 492-493
   vulnerabilidade, tutela autonomizadora e decisão compartilhada, 495
Febre, 607, 1766, 2246-2252 *ver também* Viajante, doenças do
   amarela, 607, 2246-2252
      anamnese, 2247-2248

  complicações, 2250
  exame físico, 2248
  exames complementares, 2249
  prevenção e educação, 2250-2251
  prognóstico, 2250
  tratamento, 2249-2250
 e convulsões *ver* Convulsões
 em lactentes *ver* Lactente(s)
 no viajante *ver* Viajante, doenças do
 reumática, 1766
Febuxostat, 1889
Fenilcetonúria, 1068
Feridas, 1694-1704
 anamnese, 1695-1696
 diagnóstico diferencial, 1695, 1696q
 equipe multiprofissional, 1703-1704
 exame físico, 1696
 exames complementares, 1696-1697
 monitoramento cicatricial, 1699, 1701, 1702f
 prevenção e educação, 1702-1703
 tratamento da lesão, 1697-1699, 1700
  colonização e infecção local, 1697-1698
  escolha da cobertura, 1698, 1699
  fatores a serem avaliados, 1697
  preparação do leito da ferida, 1698
Fibrilação atrial, 1355-1356, 1359, 1376, 2023-2024
 risco para AVC, 2023-2024
Fibromialgia, 1031, 1910-1915
 anamnese, 1911, 1912q
 complicações, 1915
 equipe multiprofissional, 1915
 exame físico, 1911
 exames complementares, 1912
 juvenil, 1031
 prevenção e educação, 1915
 prognóstico, 1915
 tratamento, 1912, 1913-1914
Filmagem de consultas e aprendizado, 482-489
 condições para, 484-485
 consentimento informado, 484q
 desenvolvimento, 485
 sessão de aprendizagem, dinâmica, 487-489
 trabalhando com as videogravações, 485-487
Fimose, 1052-1053
 anamnese, 1052
 conduta, 1053
 exame físico, 1052-1053
 exames complementares, 1053
Finasterida, 1677
Fisioterapia na APS, 826-834, 1780
 cinesioterapia, técnicas, 827, 829, 830-833q
 equipamentos auxiliares de marcha, 829, 833-834
 recursos termofotoeletroterapêuticos, 827, 828-829q
Fissura anal, 1486-1487, 1488-1489
Fístulas anais, 1489
Fitoterapia *ver* Plantas medicinais
Fluorose dentária, 694
Flutter atrial, 1356, 1376
Fobia social, 2058q, 2060q
Foliculites, 1600, 1761
 eosinofílica e HIV, 1761
Fotoproteção, 1644-1645
Fototerapia, 1755
Fraturas, 2165-2172
 anamnese, 2167
 complicações, 2172
 exame físico, 2167
 exames complementares, 2167-2168
 prevenção e educação, 2172

 prognóstico, 2172
 tratamento, 2168-2172
Frequência cardíaca, controle da, 1359
Função, 934, 1228-1232, 1243, 1306
 pulmonar, provas de, 1243, 1306
 renal, alterações, 934, 1228-1232
  complicações, 1231
  diagnóstico, 1229-1230
  equipe multiprofissional, 1231
  prognóstico, 1231
  seguimento, 1230-1231
Furúnculo, 1731

G

Gangrena, 1399
Ganho de peso em crianças *ver* Crianças
Gasometria arterial, 1275
Gastrite, 1026
Gengivo-estomatite herpética aguda, 694-695
Gerenciamento de unidades de saúde *ver* Unidades de saúde, gerenciamento
Gestão da clínica *ver* Clínica, gestão da
Giardíase, 1493, 1494, 1496
Glaucoma, 959, 1625, 1635-1636
Glicemia, 934
Goma de mascar antifumo, 2088
Gonorreia, 1122, 1163-1164, 1608
Gota, 1764, 1883-1891
 anamnese, 1885-1886
 causas, 1884-1885
 complicações, 1890
 equipe multiprofissional, 1890
 exame físico, 1886
 exames complementares, 1886-1887
 prevenção e educação, 1890
 prognóstico, 1890
 tratamento, 1887-1890
Graduação, ensino da MFC, 441-447
Gravação de consultas e aprendizado *ver* Filmagem de consultas e aprendizado
Gravidez, 626-630, 648-649, 696-697, 1083-1101, 1138, 1362, 1572-1573, 1974-1976, 2109-2110, 2230, 2262, 2321-2326
 atividade física, 648-649
 e arritmias, 1362
 e epilepsia, 1974-1976
 e hipertensão, 1096-1101
  anamnese, 1098
  avaliação fetal, 1100
  complicações, 1100-1101
  equipe multiprofissional, 1101
  exame físico, 1098
  exames complementares, 1098-1099
  interrupção da gestação, 1100
  prevenção e educação, 1101
  prognóstico, 1100-1101
  seguimento pós-parto, 1100
  tratamento medicamentoso, 1099
  tratamento não medicamentoso, 1099-1100
 e HIV, 2262
 e malária, 2230
 e nutrição, 626-630
 e rinites, 1572-1573
 e saúde bucal, 696-697
 pré-natal de baixo risco, 1083-1094
 tabela de medicamentos para, 2321-2326
 teste de, 1138
Gripe, 1242, 1289-1290, 1296-1297
 e tosse, 1242

Grupos Balint *ver* Balint, grupos
Grupos na APS, 325-333, 533
　　abertos ou fechados, 329
　　com crianças, 329
　　com pré-adolescentes, 329
　　como formar, 327
　　critérios de exclusão, 328
　　critérios de inclusão, 327
　　de ajuda mútua, 330
　　de educação em saúde, 332
　　de pessoas com depressão, 330
　　de pessoas com somatizações, 329
　　de pessoas em nível psicótico, 329
　　de profissionais, 332
　　grupanálise, 331
　　heterogêneos, 330
　　homogêneos, 329
　　indicações específicas, 327-328
　　laboratórios de relações interpessoais, 330
　　nas situações de desastre, 533
　　operativos, 330
　　psicodrama, 331
　　psicoeducativos, 330
　　regras, 328-329
　　TCC, 331
　　terapia comunitária, 332
　　terapia gestáltica, 331
　　terapia interacional, 331
　　terapia sistêmica, 331
Grupoterapia *ver* Grupos na APS

H

Hábitos de vida, modificação, 619-625
　　entrevista motivacional, 621-625
　　　　estilos de comunicação na, 622
　　　　espírito da, 622-623
　　　　processos fundamentais, 623-624
　　　　metodologia PARR, 624-625
　　modelo transteórico, 620-621
Hálux, 1862-1863
　　rígido, 1862-1863
　　valgo, 1862
Hanseníase, 521, 1741-1747
　　anamnese, 1743
　　complicações, 1746, 1747
　　equipe multiprofissional, 1747
　　exame físico, 1743, 1744f
　　exames complementares, 1743, 1744, 1745q
　　prevenção e educação, 1746, 1747
　　prognóstico, 1746, 1747
　　tratamento, 1744-1745
Hematocele, 1159
Hemodiálise e prurido, 1761
Hemograma, 853-860, 933-935, 1087, 1138, 1275
　　anemia, 854-855, 856f, 857f
　　indicações, 854
　　leucocitose, 858
　　leucopenia, 857-858
　　policitemia, 856, 857q
　　trombocitopenia, 858-859
　　trombocitose, 859
Hemorragias, 1512 *ver também* Sangramento(s)
　　conjuntivais, 1637
　　gastrintestinais *ver* Sangramentos gastrintestinais
Hemorroidas, 783-784, 1106, 1486, 1487-1488 *ver também* Doenças anorretais
　　em puérperas, 1106q
　　trombo, 783-784

Hepatites, 1064-1065, 1090-1091, 1499-1507, 2268
　　anamnese, 1500, 1501f
　　complicações, 1505
　　e pré-concepção, 1064-1065
　　equipe multiprofissional, 1506-1507
　　exame físico, 1501, 1502
　　exames complementares, 1502-1503
　　notificação, 1507
　　pesquisa no pré-natal, 1090-1091
　　prevenção e educação, 1506-1507
　　profilaxia pós-exposição, 1507
　　prognóstico, 1505
　　tratamento, 1503-1505
Hepatograma, 934
Hérnias, 1050-1051
　　em crianças, 1050-1051
　　　　epigástrica, 1051
　　　　inguinal, 1050
　　　　umbilical, 1050-1051
Herpangina, 1608
Herpes, 1163, 1165, 1604
　　genital, 1163, 1165
　　simples, 1607
Hidrocele, 1159
Higiene bucal, 691-692
Hiperatividade *ver* Transtorno por déficit de atenção/hiperatividade(TDAH)
Hipercalcemia, 1386
Hipercalemia, 1385
Hiperidrose *ver* Sudorese
Hipermetropia, 1624
Hiperparatireoidismo primário, 1557-1558
Hipertensão, 1096-1101, 1285, 1286, 1336, 1387-1394, 1882-1883
　　arterial sistêmica (HAS), 1096-1101, 1285, 1286, 1336, 1387-1394, 2023
　　　　anamnese, 1389
　　　　causas, 1388
　　　　complicações, 1393
　　　　e DCVs, 1336
　　　　e risco para AVC, 2023
　　　　exame físico, 1389
　　　　exames complementares, 1389
　　　　frequência de acompanhamento e exames, 1390, 1392
　　　　na gestação, 1096-1101
　　　　prevenção e educação, 1393, 1394
　　　　prognóstico, 1393
　　　　tratamento, 1389, 1390, 1391, 1392
　　　　urgência hipertensiva, 1392
　　intracraniana (HIC), idiopática benigna, 1594
　　pulmonar, 1285, 1286
Hipertricose lanuginosa adquirida, 1759
Hiperuricemia, 1764
Hiperutilizadores dos serviços de saúde, 103, 185-191, 211
　　análise, abordagem e intervenção, 189-190
　　conhecimento da comunidade e de seus recursos, 188-189
　　competências necessárias, 190-191
　　dimensões e fatores a serem considerados, 186-188
　　famílias frequentes, 185-186
　　quando torna-se um problema, 185
Hiperventilação, síndrome da, 1929, 1930, 1933
Hipocalemia, 1385, 1386
Hipossalivação, 699
Hipotensão postural, 1932-1933
Hipotiroidismo, 1542-1545
　　anamnese, 1543
　　causas, 1542q
　　exame físico, 1543
　　exames complementares, 1543-1544
　　tratamento, 1544, 1545q

Hirsutismo, 1672-1679
  anamnese, 1673
  causas, 1673, 1674q
  complicações, 1678
  equipe multiprofisisonal, 1679
  exame físico, 1674
  exames complementares, 1674-1676
  prevenção e educação, 1678
  prognóstico, 1678
  tratamento, 1676-1677
    estético, 1676
    farmacológico, 1676-1677
História da MFC, 11-16
HIV, 697-698, 934, 1092, 1322, 1331, 1608, 1760-1761, 2253-2264
  anamnese e aconselhamento, 2255-2256
  complicações, 2263
  e tuberculose, 1322, 1331
  equipe multiprofissional, 2263
  exame físico, 2256
  exames complementares, 2257
  exames específicos, 2257-2258
  falha terapêutica, 2262
  gestantes, 2262
  imunizações, 2261
  infecção aguda, 2254-2255
  manifestações bucais, 697-698
  manifestações cutâneas, 1760-1761
  prevenção e educação, 2263
  profilaxias, 2261, 2262q, 2263
  prognóstico, 2263
  síndrome inflamatória da reconstituição imune, 2261, 2262
  terapia antirretroviral, 2259-2261
  testagem, 934, 2256-2257
  tratamento, 2259
Homens, 746-751, 1074
  esterilização, 1074 ver também Contracepção
  saúde dos, 746-751
    acesso e uso dos serviços, 749
    barreiras institucionais, 749-750
    barreiras socioculturais, 749
    estratégias de aproximação, 750-751
    inadequações dos serviços, 750
    ótica de gênero, 747
    papel do profissional, 748-749
    perfil de morbidade, 747
    perfil de mortalidade, 748
    política nacional de atenção integral à (PNAISH), 746-747
Homeopatia, 793-794, 796
  elaboração dos medicamentos, 793-794
  prática, 794
Hordéolo, 1731
Hormonização transexualizadora, 842-843
HPV, 1168-1169, 1171-1179 ver também Vacinas
  e neoplasia do colo uterino, 1171-1179
  vacina, 179
Humor, transtornos de, 2134 ver também Psiquiatria, emergências de casos graves na APS, 2134

I

Icterícia, 1056-1057, 1459-1464
  anamnese, 1460-1461
  causas, 1460
  exame físico, 1461-1462
  exames complementares, 1462-1463
  neonatal, 1056-1057
Idosos, 635, 637-638, 649-650, 668-669, 698-700, 710-716, 757-765, 1190, 1191, 1192, 1321-1322, 1572, 1662q, 1930, 1977-1978
  abusos e maus-tratos, 710-716
  atividade física, 649-650
  e epilepsia, 1977-1978
  e tuberculose, 1321-1322
  incontinência urinária, 761, 1190, 1191, 1192
  nutrição, 635, 637-638
  prurido, 1662q
  rinites, 1572
  risco de queda, 1930
  saúde dos, 698-700, 757-765
    audição, 759-760
    AVDs, 761
    bucal, 698-700
    doença crônica, 762-763
    envelhecimento e novas demandas, 757
    estado mental, 760
    estado nutricional, 761
    função dos membros, 760
    múltiplas morbidades, 763-764
    quedas, 761-762
    risco de queda domiciliar, 761
    suporte social, 761
    visão, 758-759, 760f
  sexualidade, 668-669
  violência contra ver também Violência contra idosos
IMC e problemas cardiovasculares, 1336
Impetigo, 1731
Implante coclear, 1590, 1596
Imunização ver Vacinas
Imunoterapia específica, 1567, 1570
Incontinência, 994, 995-998, 1106, 1181-1193
  fecal, 993-994, 996-998, 1106q
    em crianças, 994, 996-998
    em puérperas, 1106q
  urinária, 1106q, 1181-1193
    em adultos, 1181-1193
    em crianças, 993-994, 995-996, 998
    em puérperas, 1106q
Indicadores, 413-430
  construção de um sistema para monitoramento e avaliação em saúde, 416-418
  critérios para seleção de, 415-416
  da atividade hospitalar ver Internações por Condições Sensíveis à Atenção Primária (ICSAP)
  Internações por Condições Sensíveis à Atenção Primária (ICSAP), 422-430
  uso em saúde, 414-415
Infância ver Criança(s)
Infarto agudo do miocárdio, 1380, 1382-1385 ver Dor torácica
  e ECG, 1380, 1382-1385
Infecções, 1161-1170, 1212-1226, 1288-1309, 1759-1760
  cutâneas, 1759-1760
  de vias aéreas inferiores, 1304-1309
    anamnese, 1305
    complicações, 1308, 1309q
    exame físico, 1305
    exames complementares, 1305-1306
    gravidade, 1306-1307, 1308q
    prevenção e educação, 1309
    prognóstico, 1308, 1309q
    tratamento, 1307-1308, 1309t
  de vias aéreas superiores, 1288-1301
    anamnese, 1291-1293, 1299f, 1300f, 1301f
    equipe multiprofissional, 1299, 1300
    exame físico, 1293, 1294t
    exames complementares, 1293, 1294
    prevenção e educação, 1297-1299
  do trato urinário, 1212-1226
    em adultos, 1219-1226
    em crianças, 1212-1218

sexualmente transmissíveis (ISTs), 1161-1170
　　abordagem centrada na pessoa, 1162-1163
　　clamídia, 1163-1164
　　complicações, 1170
　　corrimento uretral, 1163, 1166
　　doença inflamatória pélvica (DIP), 1164, 1165, 1167
　　equipe multiprofissional, 1170
　　erros frequentes, 1070
　　gonorreia, 1163-1164
　　herpes genital, 1163
　　HPV, 1168-1169
　　linfogranuloma venéreo, 1063
　　prevenção e educação, 1170
　　prognóstico, 1170
　　sífilis, 1166, 1168
　　úlcera genital, 1163
Infertilidade, 1078-1082
　　anamnese, 1079
　　causas, 1079
　　complicações, 1081-1082
　　exame físico, 1079
　　exames complementares, 1079-1080
　　　　avaliação feminina, 1079-1080
　　　　avaliação masculina, 1080
　　prevenção e educação, 1082
　　prognóstico, 1081-1082
　　tratamento, 1080, 1081q
Infiltração, 1780-1781
Infiltrado, 1248
Infliximab, 1755
Informações, uso na consulta, 177-183
　　decisão compartilhada, 180-182
　　ferramentas de tradução de conhecimento, 178-180, 181q
　　ICSAP, 422-430
　　MBE e MCP, 177-178
　　tradução de conhecimento, 178
Ingurgitamento mamário, 1058-1059
Inibidores da enzima conversora da angiotensina (IECA), 1244, 1418, 1419t
　　e tosse, 1244
Inserção comunitária, 334-340
　　caixa de ferramentas, 336-338
　　matriz de competências do médico, 336
　　participação e controle social, 338-339
　　situações particulares, 339-340
　　território, 335-336
Insônia, 2080
　　em adolescentes, 2080
　　em bebês e crianças novas, 2080
　　em escolares, 2080
Insuficiência, 650-651, 1228-1232, 1273, 1404, 1414-1421, 1558-1559
　　cardíaca (IC), 650-651, 1273, 1414-1421
　　　　anamnese, 1415-1416
　　　　atividade física, 650-651
　　　　causas, 1415q
　　　　complicações, 1421
　　　　critérios diagnósticos, 1417, 1418q
　　　　e DPOC, 1273
　　　　exame físico, 1416
　　　　exames complementares, 1416-1417
　　　　prevenção e educação, 1421
　　　　prognóstico, 1421
　　　　tratamento, 1417-1420
　　renal crônica, 1228-1232
　　suprarrenal, 1558-1559
　　venosa, 1404
　　　　crônica, 1404
　　　　periférica/varizes, 1404

Integralidade *ver* Complexidade e integralidade; *ver também* Consultas terapêuticas
Interação medicamentosa, tabela de, 2333-2347
Internações por Condições Sensíveis à Atenção Primária (ICSAP), 422-430
　　lista brasileira, 423-424
　　　　dados populacionais, 426
　　　　elaboração dos indicadores, 426
　　　　fontes de informação, 424-425
　　　　hospitalizações no âmbito do SUS, 425-426
　　　　limitações das fontes de dados, 426-427
　　estudos no Brasil, 427-430
Intervalo QT, 1385, 1386f
Intervenções em hábitos de vida *ver* Hábitos de vida, modificação
Intolerâncias alimentares, 846-851
　　anamnese, 849
　　complicações, 851
　　equipe multiprofissional, 851
　　exame físico, 849
　　exames complementares, 849-850
　　prevenção e educação, 851
　　prognóstico, 851
　　tratamento, 850-851
Intoxicações agudas, 2181-2187
　　avaliação clínica e suporte vital, 2182-2183
　　avaliação laboratorial, 2183-2184
　　　　análise toxicológica qualitativa, 2183-2184
　　　　análise toxicológica quantitativa, 2184
　　　　exames de rotina, 2183
　　complicações, 2187
　　conduta, 2184-2186
　　　　antídotos, 2186
　　　　depuração, 2186
　　　　descontaminação, 2184-2185, 2186
　　equipe multiprofissional, 2187
　　prevenção e educação, 2187
　　prognóstico, 2187
Intradermorreações, 1644
Iridociclites, 1633-1634
Isotretinoína, 1712
Isquemia de membros, 1398, 1399, 1401
　　aguda, 1398, 1399
　　crônica grave, 1401
Ivermectina, 1718

J

Joelho, dor, 1846-1854
　　amplitude de movimento, 1847, 1848f
　　causas, 1847q
　　exames de imagem, 1851, 1852
　　inspeção, 1847
　　irradiação para o, 1847
　　palpação, 1847, 1848-1851
　　prevenção e educação, 1854
　　tratamento, 1851, 1852, 1853

L

Lacrimejamento em crianças, 1055
Lactação *ver* Aleitamento materno
Lactente(s), 985-991, 1003-1007
　　febre, 1003-1007
　　　　anamnese, 1005
　　　　antitérmicos, 1006-1007
　　　　causas, 1004
　　　　classificação e/ou diagnóstico diferencial, 1004
　　　　conduta, 1005-1006

convulsão, 1005, 1006
exame físico, 1005
exames complementares, 1005
medo da, 1004
prevenção e educação, 1007
sem sinais localizatórios (FSSL), 1004-1005
vs. hipertermia, 1004
vômito e diarreia, 985-991
causas, 986
anamnese, 986-987
complicações, 989
desidratação e choque, 990q
equipe multiprofissional, 991
exame físico, 987
exames complementares, 987
tratamento não farmacológico, 987-988
tratamento farmacológico, 988, 989t, 990q
prognóstico, 989
prevenção e educação, 989, 991
Lâmpada de Wood, 1643, 1644, 1655
Laringite aguda, 1290, 1297
Laringoscopia indireta, 1581
Laringotraqueíte aguda, 1290, 1297
Lavagem otológica, 778
Leiomiomatose, 1136, 1139
Leishmaniose, 501, 521, 2268
Lentigo maligno, 1724
Leptospirose, 2246-2252
anamnese, 2247-2248
complicações, 2250
exame físico, 2248
exames complementares, 2249
prevenção e educação, 2250-2251
prognóstico, 2250
tratamento, 2249-2250
Lesão renal aguda, 1231-1232
Lesões ligamentares, 1857-1859
Leucograma, 856, 857-858
Leucoplasia, 698, 1760, 1761
pilosa oral e HIV, 1760, 1761
Lindano, 1718
Linfogranuloma venéreo, 1063
Linfonodomegalia, 894-899
anamnese, 895-896
causas, 895
complicações, 899
exame físico, 896
exames complementares, 896-898
prognóstico, 899
tratamento, 898, 899t
Linguagem, 97-98
Litíase urinária *ver também* Cólica renal
Locomoção, distúrbios, 1938-1943
anamnese, 1939
causas, 1940-1942
neurológicas, 1941-1942
osteomusculares, 1940, 1941
exame físico, 1939-1940
indivíduo deitado, 1939-1940
indivíduo em pé, caminhando, 1940
indivíduo em pé, parado, 1940
indivíduo sentado, 1939
tratamento, 1942-1943
Lombalgia, 1794-1804
anamnese, 1795-1797
complicações, 1801, 1802q, 1804q
equipe multiprofissional, 1801
exame físico, 1797, 1798

exames complementares, 1799
de imagem, 1799
laboratoriais, 1799
prevenção e educação, 1801
prognóstico, 1801, 1802q
tratamento, 1799-1801, 1802t
Lúpus eritematoso sistêmico, 1764-1765
Luto *ver* Morte na APS

M

Malária, 456, 2227-2232, 2269
anamnese, 2229
complicações, 2231
exame físico, 2229
exames complementares, 2229
prevenção e educação, 2231-2232
prognóstico, 2231
tratamento, 2229-2230
Malformação congênita, 1475 *ver também* Problemas congênitos
Mamas, 1087, 1113-1119
pré-natal (exame nas), 1087
problemas nas, 1113-1119
anamnese, 1114
anomalias de desenvolvimento, 1116
complicações, 1119
dor mamária acíclica, 1117-1118
equipe multiprofissional, 1119
exame físico, 1114-1115
exames complementares, 1115-1116
prevenção e educação, 1119
prognóstico, 1119
tumores benignos, 1116-1117
Mamografia, 1115-1116, 1118-1119
Mãos, 1735
dor *ver* Punho e mãos, dor
micose das, 1735
Massagem do seio carotídeo, 868
Massas escrotais não dolorosas, 1157
Mastite, 945-946, 1117
Maus-tratos,
contra idosos *ver* Violência contra idosos
contra crianças *ver* Abusos
Medicação antirrefluxo, 1582
Medicalização da sociedade, 278
Medicamentos, 792, 896, 914-918, 1065-1066, 1513-1514, 2288t, 2291t, 2321-2347
antroposóficos, 792
e linfonodomegalia, 896
e obesidade, 1513-1514
e pré-concepção, 1065-1066
e reações exantemáticas a, 2288t, 2291t
prescrição, 138, 914-918 *ver também* Prescrição de medicamentos
tabela de interação, 2333-2347
tabela para amamentação, 2327-2332
tabela para gestação, 2321-2326
uso excessivo *ver* Polifarmácia
Medicina, 177-178, 546-553, 788-793, 794-797
antroposófica, 788-793
baseada em evidências e MFC, 177-178, 238-246
atualização do médico, 245-246
diretrizes clínicas e tomada de decisão, 245
enfoque diagnóstico, 242-244
enfoque terapêutico, 244
etapas, 240-242
GRADE, 245
"número necessário para o dano", 244
probabilidade pré-teste, 240, 241f
centrada na pessoa, 177-178

privada e MFC, 546-553
    modelo assistencial no Brasil, 548-552
    papel do médico de família, 552-553
  tradicional chinesa (MTC), 794-797
Meditação (*mindfulness*), 102, 798-805
  indicações, 801-803
    câncer, 802
    dor crônica, 802-803
    hipertensão, diabete e multimorbidade, 803
    manejo do estresse crônico, 801
    transtornos de ansiedade, 801-802
    transtornos depressivos, 802
  prescrição, 803-805
    implementação e acesso, 803, 804q
    promoção da saúde, 803-805
Melanoma maligno, 1721, 1724-1725, 1726, 1727
  acral lentiginoso, 1724
  complicações, 1727
  disseminativo superficial, 1724
  exame físico, 1724-1725
  exames complementares, 1725, 1726
  lentigo maligno, 1724
  nodular, 1724
  prevenção e educação, 1727
  prognóstico, 1727
  tratamento, 1726
Membros, dor recorrente nos,
  em crianças e adolescentes *ver* Dor recorrente nos membros
Meningite, 2007-2017
  anamnese, 2009
  complicações, 2016
  equipe multiprofissional, 2017
  exame físico, 2009-2010
    doença meningocócica, 2010
    rash cutâneo, 2009
    sepse, 2010
  exames complementares, 2010-2012, 2013t
  prevenção e educação, 2016-2017
    vacinação, 2016-2017
  prognóstico, 2016
  tratamento, 2012, 2013-2014
Menopausa *ver* Climatério e menopausa
Menstruação *ver também* Climatério e menopausa
  amenorreia, 1127-1133
  distúrbios *ver* Sangramento vaginal
Mercantilização da doença, 268-273
  desejo sexual hipoativo, 269-270
  envelhecimento ósseo, 271
  farmacologia para doença que não existe, 270
  mensuração da osteoporose, 271-272
  ser mulher, 270
  sexualidade, 270
  transtornos do interesse/excitação sexual no DSM-5, 271
Metatarsalgias, 1859-1860
Mialgias *ver* Dor(es) muscular(es)
Micoses, 1733-1740 *ver também* Infecções fúngicas
  anamnese, 1734
  equipe multiprofissional, 1739
  exame físico, 1734-1737
    da face, 1735
    da região inguinal, 1736
    das mãos, 1735
    das pregas, 1736
    das unhas, 1737
    do couro cabeludo, 1734-1735
    do tronco e dos membros, 1736-1737
    dos pés, 1735
  exames complementares, 1737
  prevenção e educação, 1738, 1739

tratamento farmacológico, 1737, 1739t, 1740t
    efeitos colaterais e contraindicações, 1738
    sistêmico, 1737
    tópico, 1737
  tratamento não farmacológico, 1738
Microcefalia, 2225
Miniexame do estado mental, 1958q
Mioclonias noturnas, 2078
Miopia, 1624
Moniliáse oral, 1056
  em crianças, 1056
Monossulfiram, 1717-1718
Moradores de rua *ver* Populações em situação de rua
Morte na APS, 909-913
  atitudes diante da, 910-911
  declaração de óbito (DO), 911-912
  diagnóstico de, 911
  luto, 912
MTX, 1755
Mucorreia, 1121
Mudanças de comportamento *ver* Hábitos de vida, modificação
Mulheres, 753-756
  saúde das, 753-756
  violência contra *ver* Violência doméstica
Multimorbidade, 226-236
  avaliação da prevalência, 228-229
  cuidado clínico de pessoas com, 226-227
  mensuração, 229-230, 232-236
    sistema ACG®, 232-236
Mundo, APS e, 66-73
  cultura e organização sanitária, 67-69
  pagamento por capitação, 69-73
  tendências, 73

N

Narcolepsia, 2077
Narrativa, 98-100
  desvelamento, 99
  escuta ativa, 98-99
  formulação de perguntas, 99
  journaling, 100
  metáforas, 99-100
  potencial terapêutico, 98
Nasofaringite aguda, 1289, 1294-1296
Náuseas e vômitos, 1436-1443
  anamnese, 1438-1439
  causas, 1437-1438
  exame físico, 1438, 1439
  exames complementares, 1439-1441
  tratamento, 1441-1442
Necrobiose lipoídica, 1760
Negligência, 1040
Neoplasias, 805, 1157, 1171-1179, 1758-1759 *ver também*
 Linfonodomegalia
  de colo uterino, 1171-1179
  de testículo e escroto, 1157
  manifestações cutâneas, 1758-1759
Neurite vestibular, 1928
Neuropatias periféricas, 1999-2006
  anamnese, 2000, 2002q
  causas, 2000, 2001q
  complicações, 2006
  exame físico, 2002-2003
  exames complementares, 2003-2005
  prevenção e educação, 2006
  prognóstico, 2006
  tratamento, 2005

Nevo melanocítico, 1721, 1723, 1725, 1726, 1727
   adquirido, 1721, 1723, 1725, 1726, 1727
      complicações, 1727
      exame físico, 1723
      exames complementares, 1725, 1726
      prevenção e educação, 1727
      prognóstico, 1727
      tratamento, 1726
   displásico, 1721, 1723, 1725, 1726
      complicações, 1726
      exame físico, 1723
      exames complementares, 1725, 1726
      prevenção e educação, 1726
      prognóstico, 1726
      tratamento, 1726
Nicotina, reposição de, 2088-2089
   adesivos transdérmicos, 2088
   goma de mascar, 2088
   pastilhas, 2088
Nistagmo, 1931, 1932q
Nódulo solitário de pulmão, 1248
Nódulos tireoidianos, 1548-1550
   anamnese, 1548
   exame físico, 1548
   exames complementares, 1549, 1550t
   tratamento, 1549, 1550
Nortriptilina, 2090
Núcleos de Apoio à Saúde da Família (NASF), 359-362
   organização integrada do serviço, 361-362
Nutrição, 626-638, 958, 1068, 1512, 1523
   adolescência, 632-633, 634t
      avaliação nutricional, 632-633
      orientação alimentar, 633
   adulto, 633-637
      orientações nutricionais, 635-637
   e dislipidemia, 1523
   e obesidade, 1512
   e pré-concepção, 1068
   gestação e puerpério, 626-630
      avaliação nutricional, 626-627, 628f
      gestantes obesas, 627
      IMC maior que 30, 630
      manutenção de peso, 628, 629-630
      recomendações nutricionais, 627-628, 629t
   idoso, 635, 637-638
      recomendações nutricionais, 638
      recomendações sobre macronutrientes, 638
   infância, 630-632, 958
      avaliação nutricional, 630, 631t
      recomendações nutricionais, 630, 632t, 958
         escolar, 632
         menores de 2 anos, 631
         pré-escolar, 631

O

Obesidade, 651, 1509-1519, 2024
   anamnese, 1511
   atividade física, 651, 1515q
   causas, 1510-1511
   complicações, 1518-1519
   e risco para AVC, 2024
   exame físico, 1511
   exames complementares, 1511
   prevenção e educação, 1519
   prognóstico, 1518-1519
   tratamento, 1511-1517
      alterações dermatológicas, 1516
      atividade física, 1514-1515
      cirurgia bariátrica, 1515, 1516q, 1517q
      comportamental, 1512-1513
      medicamentos, 1513
      nutricional, 1512
      sintomas gastrintestinais, 1515, 1516
Óbitos, 323, 367-369
   declaração de óbito (DO), 367
   infantil e fetal, 367-368
   maternos, 368-369
   no domicílio, 323
Ofidismo, 518, 519, 522, 2190, 2191, 2193, 2196-2197
   anamnese, 2193
   colubrídeos, 2190
   complicações, 2196-2197
   crotálico (cascavel), 2190
   elapídico (coral verdadeira), 2190, 2191f
   exame físico, 2193
   exames complementares, 2193
   laquético (surucucu), 2190
   populações ribeirinhas, 518, 519, 522
   prevenção e educação, 2197
   prognóstico, 2195
   tratamento, 2193-2195
Oftalmia neonatal, 1634
Olho(s), 1623-1638
   problemas nos, 1623-1638
   seco, 1635
   vermelho, 1632-1638
      abrasão corneana, 1636
      blefarites, 1634
      ceratites, 1632, 1633
      conjuntivites, 1634, 1635t
      corpo estranho corneano ou conjuntival, 1636
      diagnóstico diferencial, 1632, 1633
      episclerites, 1634
      glaucoma agudo, 1635-1636
      hemorragias conjuntivais, 1637
      iridociclites, 1633-1634
      oftalmia neonatal, 1634
      olho seco, 1635
      queimaduras, 1636
      tratamento, 1634-1635
   traumas, 1636, 1637
Ombro, dor, 1827-1834
   capsulite adesiva, 1832
   complicações, 1834
   exames de imagem, 1832-1833
   padrões de, 1829-1830
      mal localizada, 1830
      na região anterolateral, 1829
      na região posterior, 1830
      relacionada a trauma, 1830
   exame físico, 1830-1831
   prevenção e educação, 1834
   prognóstico, 1834
   ruptura de tendões, 1832
   síndrome de impacto, 1831, 1832
   tendinopatia do manguito rotador, 1832
   tratamento, 1833-1834
      anti-inflamatórios, 1833
      crioterapia, 1833
      fisioterapia, 1833
      injeções intra-articulares, 1833
      repouso, 1833
Onfalite, 1058
Onicocriptose, 1687, 1689
Onicólise, 1687, 1689
Onicomicoses, 1761 *ver também* Micoses e onicomicoses
   ungueal proximal e HIV, 1761

Opioides, 2110-2111
Oroscopia, 1580
Orquiepididimites, 1157, 1159, 1160
Osteoartrite, 1766, 1868-1872
    anamnese, 1869
    causas, 1868-1869
    exame físico, 1870
    exames complementares, 1870
    prevenção e educação, 1872, 1873q
    tratamento, 1870, 1871-1872
Osteomielite, 1901-1909
    anamnese, 1903-1904
    complicações, 1908
        cronificação, 1908
        pioartrite, 1908
        sepse, 1908
    equipe multiprofissional, 1908-1909
    exame físico, 1904, 1905q
    exames complementares, 1904-1906
    prevenção e educação, 1908
    prognóstico, 1908
    tratamento, 1906-1907, 1908f
Osteoporose, 1765, 1893-1900 *ver também* Climatério e menopausa
    anamnese, 1895
    causas, 1894-1895
    complicações, 1899
    equipe multiprofisisonal, 1899-1900
    exame físico, 1895
    exames complementares, 1895-1896
    prevenção e educação, 1900
    prognóstico, 1899
    seguimento, 1898, 1899
    tratamento, 1896-1898, 1899t
        atividade física, 1897
        exposição solar e dieta, 1896-1897
        farmacológico, 1898, 1899t
        não farmacológico, 1896
        prevenção de quedas, 1897-1898
        tabagismo e etilismo, 1898
Otite média aguda, 1598-1602
    anamnese, 1599
    causas, 1599
    complicações, 1601, 1602
    equipe multiprofissional, 1602
    exame físico, 1599-1600
    exames complementares, 1600
    prevenção e educação, 1602
    prognósticos, 1601, 1602
    tratamento, 1600-1601
        farmacológico, 1600-1601
        não farmacológico, 1600
Otoscopia, 1599
Oxigenação, medidas de, 1306
Oximetria de pulso de repouso, 1275

P

Pagamento(s) *ver* Remuneração
Palpação, 1426
Palpitação, 1353-1365
    anamnese, 1356-1358
    causas, 1354-1356
        ansiedade e transtorno do pânico, 1356
        arritmias, 1354-1356
        cardíacas não arrítmicas, 1356
        extracardíacas, 1356
    complicações, 1363-1364
    equipe multiprofissional, 1364-1365
    exame físico, 1358
    exames complementares, 1358
    exames laboratoriais, 1358-1359
    prevenção e educação, 1364
    prognóstico, 1363-1364
    tratamento, 1359-1363
Papanicolau, 843
Papilomavírus humano *ver* HPV
Parada cardiorrespiratória (PCR), 2199-2203
    causas, 2200
    complicações, 2202
    prevenção e educação, 2203
    prognóstico, 2202
    ressuscitação cardiopulmonar, 2201
        adultos, 2201
        crianças de 1 a 8 anos, 2201
        crianças menores de 1 ano, 2201-2202
Paraganglioma, 1594
Paralisia facial, 1944-1949
    anamnese, 1945, 1947q, 1948q
    causas, 1945, 1946q
    complicações, 1949
    equipe multiprofisisonal, 1949
    exame físico, 1945, 1947
    exames complementares, 1947
    prevenção e educação, 1949
    prognóstico, 1949
    tratamento, 1947, 1948
        farmacológico, 1947, 1948f
        não farmacológico, 1947
Parasitoses intestinais, 521, 1026, 1491-1497
    complicações, 1493-1494
    diagnóstico diferencial, 1494-1495
    prevenção, 1495
    sintomas, 1493
    transmissão, 1493
    tratamento, 1495-1497
Parassonias, 2080-2081
Parkinson, doença de *ver* Tremor
Paroníquia, 1688-1689, 1732
    aguda, 1688
    crônica, 1688-1689
    estafilocócica, 1732
Participação popular na APS, 105-111
    conselhos e conferências, 107-109
    desafios, 110-111
    formas de, 105-106
    no Brasil, 106-107, 108f
    outras esferas de, 109-110
    representação e representatividade nos conselhos de saúde, 109
Pastilhas antifumo, 2088
Pé e tornozelo, dor, 1855-1865
    anamnese, 1856-1857
    calçado adequado, 1856
    causas, 1857
    dor plantar do calcâneo, 1860-1862
    exame físico, 1856-1857
    exames complementares, 1857
    hálux rígido, 1862-1863
    hálux valgo, 1862
    lesões ligamentares, 1857-1859
    metatarsalgias, 1859-1860
    pé cavo, 1865
    pé plano, 1864-1865
    tendão de Aquiles, 1863-1864
Pediculose *ver* Escabiose e pediculose
Pele, 1639-1762
    princípios de cuidados com, 1639-1645
        anatomia, 1639-1640
        biópsia, 1644

dermatoscopia, 1644
exame micológico, 1644
fisiologia, 1640
fotoproteção, 1644-1645
hidratação, 1644
higiene, 1645
intradermorreações, 1644
lâmpada de Wood, 1643, 1644
lesões elementares, 1641, 1642, 1643
semiologia, 1640-1641
sinais semiológicos, 1641, 1644q
problemas da, 1647-1762
Pênfigo paraneoplásico, 1759
Percussão, 1426
Perda, 699-700, 1585-1591
auditiva, 1585-1591
anamnese, 1587, 1588
causas, 1586, 1587
complicações, 1590
diagnóstico diferencial, 1586q
equipe multiprofisisonal, 1590
exame físico, 1588
exames complementares, 1588, 1589f
prevenção e educação, 1590
prognóstico, 1590
tratamento, 1589-1590
da acuidade visual ver Acuidade visual, perda da
perda dentária e lesões para-protéticas, 699-700
Perdão, 102
Permetrina, 1717
Peróxido de benzoíla, 1709
Pés, micose dos, 1734, 1735
Pesadelos, 2078
Peso, 1337
e DCVs, 1337
problemas em crianças ver Crianças
Pesquisa, 554-583
apresentações, pôsteres e aulas, elaboração de, 581-583
elaboração de projeto de, 571-575
qualitativa, 564-570
apresentação dos resultados, 569
coleta e registro de dados, 566-568
críticas à metodologia, 569
delimitação do universo de investigação, 565-566
pressupostos, 565
questões de pesquisa, 565
sistematização e análise de dados, 568-569
quantitativa, 554-563
amostragem, 559
cálculo de tamanho de amostra, 559
dados, 559-561
definição da questão de pesquisa, 555-556
delineamento epidemiológico de estudos, 556
erros e validade de dados, 558
escolha do tipo de estudo, 556
estudos experimentais, 558
estudos observacionais, 556-558
medidas em epidemiologia, 561-562
variáveis e testes estatísticos, 562, 563t
vieses, 556
trabalho para publicação, elaboração, 576-580
Pessoas que consultam frequentemente ver Hiperutilizadores
Pet-scan das mamas, 1116
pHmetria, 1447
Pico de fluxo expiratório (PFE), medida seriada do, 1243, 1257
Pinguécula, 1629
Pioartrite, 1908
Piodermites ver Celulites e piodermites

Piso de Atenção Básica (PAB), 53-54
Pitiríase versicolor, 1734, 1737
Planejamento familiar, 1072-1076
Plicomas ver Problemas anorretais
Plantas medicinais, 817-824
cuidados no uso, 820q
evidências científicas, 818-819
fitoterapia, transdisciplinaridade, e intersetorialidade, 819
formulações, 819-820
medidas de referência, 820q
plantas regionais, 819
plantas tóxicas, 819
Pneumonia, 1304-1309 ver também Infecções das vias aéreas inferiores
Pneumopatia intersticial, 1284-1285
Pneumotórax, 1249
Poliartralgia, 1768-1774
anamnese e exame físico, 1769-1772
curso dos sintomas, 1770, 1772
distribuição dos sintomas articulares, 1769, 1770
duração dos sintomas, 1769
manifestações extra-articulares, 1770, 1771q
questões demográficas, 1772
sinais inflamatórios, 1769
complicações, 1774
conduta, 1773
diagnóstico diferencial, 1769q
equipe multiprofissional, 1774
exames complementares, 1772-1773
ácido úrico, 1772
ALS, 1773
ANCA, 1772
complementos C3 e C4, 1772
exames radiológicos, 1773
FAN, 1772
fator reumatoide, 1772
HLA-B27, 1772
VHS, 1772
prevenção e educação, 1774
prognóstico, 1774
Polifarmácia, 247-253, 927, 928
manejo, 249-251
modelos de cuidados, 248-249
modelos de evidências, 249
política de cuidados de saúde, 249
raízes da, 248
suspensão ativa de medicamentos, 251
suspensão de anti-hipertensivos, 251-252
suspensão de bifosfonados, 252-253
suspensão de diuréticos, 251
suspensão de estatinas, 252
suspensão de medicamentos individuais, 251
suspensão do omeprazol, 252
suspensão de psicotrópicos, 252
Polissintomáticos, 103
Pólipos, 1135-1136, 1138, 1139
Política Nacional de Atenção Básica, 54-55
Populações em situação de rua, 539-545, 1329, 1330
quem são, 540-545
álcool e outras drogas, 543-544
crianças, 543
cuidado com o cuidador, 543
infestações e infecções de pele, 544
intersetorialidade, 545
mortalidade, 542
mulheres, 544-545
origem e trajetória, 541-542
população LGBT, 542-543

prevalência de doenças, 542
saúde bucal, 543
tempo de permanência na rua, 540-541
tosse, 544
tuberculose, 1329, 1330
trabalho e geração de renda, 541
transtorno mental, 542
uso de serviços de saúde, 541
serviços de saúde voltados a, 539-540
Populações prisionais, 508-513, 1329
acesso à APS, 508-510
avaliação na admissão, 511
comportamentos disruptivos, 511-512
coordenação do cuidado, 510
integralidade, 510
longitunalidade, 510-511
medicações psicotrópicas, 511
questões legais, 513
simulação, 511, 512q
tabagismo, 512
tuberculose, 511, 1329
Populações ribeirinhas, 514-522
ações de saúde, estratégias, 519-520
telessaúde/telemedicina, 520
unidade básica de saúde fluvial, 519-520
atenção primária, 516, 519
acessibilidade, 516
competência cultural, 519
foco na família e na comunidade, 519
integralidade, 519
intersetorialidade, 519
porta de entrada, 516
cheia e vazante, 515, 516f
cultura e figuras míticas, 515-516, 517-519q
principais problemas, 520, 521-522q
Pornoprevenção, 277-278
Pós-graduação *ver* Ensino médico
Pôsteres, elaboração, 581-583
Potássio, alterações no ECG, 1385-1386
Práticas integrativas, 786-797
homeopatia, 793-794, 796q
medicina antroposófica, 788-793
medicamentos, 792
principais características, 789-790
princípios da MFC e a MA, 788-789
quadrimembração, 790
salutogênese, 790-791
seminários biográficos, 790-792
terapias complementares, 792
medicina tradicional chinesa (MTC), 794-797
cinco movimentos, 795-797
equilíbrio dinâmico, 795
fundamentos, 794-795
recomendações higiênicas, 797
Yin-Yang, 795
racionalidades médicas, 788
Pré-natal, 1083-1094
de baixo risco, 1083-1094
anamnese, 1085
conduta, 1092-1093
complicações, 1094
equipe multiprofissional, 1094
exame físico, 1085-1087
exames complementares, 1087-1092
prevenção e educação, 1094
prognóstico, 1094
Pré-operatório, 596-602
anamnese, 596, 597q
atividades preventivas e de educação, 602

cuidados perioperatórios, 601
dieta, 601
medicações, 601
estado funcional, 597
exame clínico, 596-597
exames complementares, 600-601
papel da equipe multiprofissional, 602
risco cirúrgico, 597-600
cardíaco, 597-598, 599t
cirúrgico global, 600
de tromboenbolia, 599-600
hepatobiliar, 599
pulmonar, 598, 599
Presbiopia, 1624
Prescrição na APS, 914-928
anamnese, 916-917
complicações, 917
desprescrição, 919-928
equipe multiprofissional, 917-918
prevenção e educação, 917
problemas e erros, 916
prognóstico, 917
Prevenção, 255-260, 274-281, 1897-1898
de quedas na osteoporose, 1897-1898
proteção contra os excessos e danos da, 275-281
contrato social do médico, 275-276
danos gerais, 276-278
insatisfação da população com a saúde, 278-279
transferência de recursos, 279-281
quaternária, 255-260
análise do trabalho do médico, 255-256
como campo de intervenção, 259
como subproduto de relacionamentos, 258
impacto internacional, 260
lidando com a prevenção clínica, 256-258
Previdência social, 684 *ver também* Assistência social
Primary Care Assesment Tool, 34, 35q
Princípios da MFC, 1-10
Prisões *ver* Populações prisionais
Problemas anorretais (PARs), 1483-1490
abscessos e fístulas, 1489
anamnese, 1485
cisto pilonidal, 1489
complicações, 1489-1490
diagnóstico diferencial, 1484q
diagnóstico, 1486-1487,
exame físico, 1485-1486
anuscopia, 1485
inspeção, 1485
toque retal, 1485
exames complementares, 1487
fissura anal, 1486-1487, 1488-1489
hemorroidas, 1486, 1487-1488
prevenção e educação, 1490
prognóstico, 1489-1490
prolapso retal, 1489
prurido anal, 1489
Problemas congênitos, 1044-1048
acondroplasia, 1047
agenesia renal, 1046
anamnese, 1045
anencefalia, 1046
avaliação morfológica, 1047-1048
complicações, 1048
comunicação interventricular, 1046
displasia congênita do quadril, 1045-1046
duplicação ureteral, 1046
encefalocele, 1046
espinha bífida, 1046

exame físico, 1045
  exames complementares, 1048
  fenda labial, 1046
  hipospádia, 1046
  pé torto equinovaro, 1046
  persistência do ducto arterial, 1046
  prognóstico, 1048
  síndrome de Down, 1046
  síndrome de Turner, 1047
  tetralogia de Fallot, 1046
  tratamento, 1048
Procedimentos ambulatoriais em APS, 771-785, 931-933
  anestesia locorregional, 772-773
  cantoplastia, 777-778
  cirúrgicos, avaliações *ver* Avaliação pré-operatória
  corpo estranho na orelha, 781
  corpo estranho na orofaringe, 783
  corpo estranho nasal, 783
  corpo estranho no subcutâneo, 781-782
  diatermia (eletrocautério), 785
  drenagem de abscesso, 778-779
    cateterismo vesical de longa duração, 932q
    colonoscopia, 932q
    em odontologia, 932q
  e exames, cuidados e orientações, 931-933
  exérese, 784-785
    cisto epidérmico, 784-785
    lipomas, 785
    nevos, 784
  inserção de DIU, 776-777
  lavagem otológica, 778
  remoção de anel, 780
  remoção de anzol, 782-783
  suturas, 773-775
    teste ergométrico, 932q
  termo de consentimento, 772, 773f
  trombo hemorroidário, 783-784
  zíper preso, 780-781
Programa, 53, 57-58, 660
  de Agentes Comunitários de Saúde, 53
  de Saúde da Família, 53
  Mais Médicos, 57-58
  Saúde na Escola, 660
Projeto, 571-575
  de pesquisa, elaboração, 571-575
    anexos, 574-575
    capa, 571-572
    cronograma, 573
    hipótese, 572
    identificação, 572
    índice, 572
    introdução e justificativa, 572
    métodos, 572-573
    objetivos, 572
    Plataforma Brasil, 575
    recursos necessários, 573, 574f
    referências, 574
    resultados esperados/conclusões, 574
    resumo, 572
    riscos e benefícios, 573-574
Prolactinomas, 1554-1555
  causas, 1554q
  diagnóstico, 1554
  tratamento, 1555
Prolapso retal, 1489
Promoção da saúde, 361, 691-692 *ver também* Saúde descolar
Prontuário eletrônico, seleção do, 403-412
  certificação pela Sociedade Brasileira de Informática em Saúde, 411-412

  classificação dos vendedores, 408
  como evitar programas verticais, 409-410
  demonstrações de fornecedores, 408
  desenvolvimento de matriz de avaliação e pedido de proposta, 404-407
  dificuldades de implementação, 411
  identificação dos tomadores de decisões, 403-404
  negociação de contrato, 409
  preparação do serviço e definição dos objetivos, 404
  questões éticas e práticas no compartilhamento das informações, 410-411
  revisão dos pedidos de proposta, 408
  seleção de finalista e segundo colocado, 408
  seleção dos destinatários do pedido de proposta, 407-408
  solidificação do compromisso com demais áreas da organização, 409
  verificação das referências, 408
  visitas a locais onde já é utilizado, 408
Próstata, problemas relacionados 1200-1202 *ver também* Trato urinário inferior, sintomas (STUIs)
  câncer de, 1200-1202
Prostatite, 1198-1200
  aguda, 1198-1199
  crônica bacteriana, 1199
  crônica não bacteriana, 1199
Proteína C-reativa (PCR), 1772
Prova(s), 1306, 1744
  da histamina e pilocarpina, 1744
  de função pulmonar, 1306
Prurido, 1489, 1659-1666, 1761
  anal, 1489
  anamnese, 1660-1662
  causas, 1661q
  classificação, 1660
  complicações, 1666
  em idosos, 1662q
  equipe multiprofissional, 1666
  exame físico, 1662-1664
  exames complementares, 1664
  prevenção e educação, 1666
  prognóstico, 1666
  secundário a doenças sistêmicas, 1761
    endócrinas, 1761
    hematológicas, 1761
    hepatobiliares, 1761
    neurológicas, 1761
    renais, 1761
  tratamento, 1664-1665
PSA, 843, 1200-1201
Pseudoangiomatose eruptiva, 2296t
Pseudofoliculite, 1732
Psicofármacos, 1780, 2026-2035
  antidepressivos, 2027-2030
  antipsicóticos, 2031, 2032-2033
  benzodiazepínicos, 2034
  emergências psiquiátricas, 2035
  estabilizadores do humor, 2030-2031, 2032t
  outros, 2034, 2035t
    metilfenidato, 2034
    prometazina, 2034
    zolpidem, 2034
Psicoses, 2124-2129, 2135 *ver também* Psiquiatria, emergências de
  alucinações, 2126-2127
  complicações, 2129
  delírios, 2126-2127
  diagnóstico, 2127-2129
  prognóstico, 2129
  tratamento, 2129

Psiquiatra, emergências em, 2035, 2204-2213
    agitação psicomotora, 2210, 2211
    anamnese, 2207-2208
    causas, 2206
    complicações, 2211
    equipe multiprofissional, 2213
    exame físico, 2208
    exames complementares, 2208-2209
    prevenção e educação, 2211, 2212-2213
    prognóstico, 2211
    risco de suicídio, 2209-2210, 2212t
Psoríase, 1748-1756
    anamnese, 1750
    artrite psoriática, 1751
    couro cabeludo, 1751
    crônica em placas (vulgar), 1750, 1751
    deficiência de vitamina D, 1749
    e álcool, 1749
    equipe multiprofissional, 1756
    eritrodérmica, 1751
    exame físico, 1750, 1751f
    genética, 1749
    gutata, 1751
    infecções, 1749
    medicamentos, 1749
    obesidade, 1749
    prevenção e educação, 1756
    pustulosa generalizada, 1751
    tratamento, 1751-1755
        com agentes biológicos, 1755
        sistêmico, 1755
        tópico, 1752-1755
    unhas, 1751
Pterígio, 1629
Ptiríase rósea (PR), 2296t
Ptose, 1629-1630
    anamnese, 1630
    causas, 1629q
    exame físico, 1630
    tratamento, 1630
Puerpério, 626-630, 1103-1111
    abscesso mamário, 1109q
    anamnese, 1107-1109
    cefaleia, 1106q
    constipação, 1106q
    depressão, 1106-1107q
    dispareunia, 1106q
    dor nas costas, 1106q
    dor no períneo, 1106q
    e nutrição, 626-630
    exame físico, 1109-1110
    exames complementares, 1110
    fadiga, 1106q
    hemorroidas, 1106q
    incontinência urinária/fecal, 1106q
    prevenção e educação, 1111
    problemas na amamentação, 1107-1109q
    tratamento farmacológico, 1110-1111
    tratamento não farmacológico, 1110
Punção, 1116, 1773, 1947, 1969, 2011-2012
    das mamas, 1116
    do líquido sinovial (ALS), 1772
    lombar, 1947, 1969, 2011-2012
        e convulsões, 1969
        e meningite, 2011-2012
Punho e mãos, dor, 1805-1812
    anamnese, 1806, 1807q
    causas, 1806q
    complicações, 1812
    exame físico, 1806, 1807-1809, 1810f
    exames complementares, 1809-1810
    prevenção e educação, 1812
    prognóstico, 1812
    tratamento, 1810, 1811
Púrpura de Schönlein-Henoch, 2297t
Pustulose exantematose generalizada aguda (PEGA), 2295t

Q

Quadril, dor, 1835-1845
    anamnese, 1836, 1838q
    complicações, 1843-1844
    equipe multiprofissional, 1844-1845
    exame físico, 1836, 1838-1840
    exames complementares, 1840
    exames laboratoriais, 1841
    prevenção e educação, 1844
    prognóstico, 1843-1844
    radiografia simples, 1840-1841
    ressonância magnética, 1841
    tratamento, 1841-1843
    ultrassonografia, 1841
Queilite actínica, 698
Queimaduras, 1636, 2174-2180
    anamnese, 2175
    causas, 2175
    classificação da gravidade, 2176, 2177
    complicações, 2179-2180
    exame físico, 2175-2176, 2177t
    exames complementares, 2177
    oculares, 1636
    prevenção e educação, 2180
    prognóstico, 2179
    tratamento, 2177-2178
Queratose, 1721, 1722, 1725, 1726, 1727
    actínica, 1721, 1722, 1725, 1726, 1727
        complicações, 1727
        exame físico, 1722
        exames complementares, 1725
        prevenção e educação, 1727
        prognóstico, 1727
        tratamento, 1726
    seborreica *ver* Tumor(es) epiteliais benignos
Quielite actínica, 698
Quimiocirurgia intratimpânica, 1596

R

Radiografia, 1238, 1243, 1247-1249, 1257, 1275, 1305-1306, 1347, 1428, 1440, 1786, 1799, 1821, 1840-1841, 1851, 1904-1905, 2078
    da coluna, 1799
    de abdome, 1428, 1428, 1440
    de cotovelo, 1821
    de tórax, 1238, 1243, 1247-1249, 1257, 1275, 1305-1306, 1247-1249, 1305-1306, 1347, 1428, 2078
        alterações, 1248-1249
        e dispneia, 1238
        e DPOC, 1275
        e tosse, 1243
        interpretação, 1247-1249
    do joelho, 1851, 1803
    do quadril, 1840-1841
    nas cervicalgias, 1786
    na osteomielite, 1904-1905
Radiograma de tórax, 1347
Rash cutâneo, 2009
Rastreamento, ferramentas de, 2308-2314

Rastreamento de doenças, 584-595
　dificuldades no processo, 591-592
　estratégia de abordagem populacional, 585-587
　estratégia preventiva de alto risco, 585
　etapas, 592-593
　exames de imagem, 588-589
　níveis de prevenção de Leavell e Clark, 584-585
　prevenção quaternária, 585
　prevenções redutiva e aditiva, 585
　recomendações para, 593-595
　redução da incerteza, 592
　viés de seleção, 590-591
　viés de sobrediagnóstico, 589-590
　viés de tempo de antecipação, 589
　viés de tempo de duração, 589, 590f
Reabilitação vestibular, 1934 *ver* Fisioterapia na APS
Recursos audiovisuais, elaboração, 581-583
Recursos digitais e atendimento em saúde, 159-164
　discussão da teleconsulta no Brasil, 163-164
　relação médico-paciente, 162-163
　segunda opinião, 160
　teleconsulta, 160
　teleconsultoria, 160
　telediagnóstico, 160
　teleducação em saúde, 160
　telemedicina na APS, 161
Redes virtuais colaborativas internacionais, 128-131
　criação de uma rede, 130-131
　panorama atual, 129-130
Refluxo gastresofágico na criança, 1008-1015 *ver também* Doença do refluxo gastresofágico (DRGE)
　alimentação enteral, 1013
　anamnese, 1009-1010
　classificação e diagnóstico diferencial, 1009
　complicações, 1014
　equipe multiprofissional, 1015
　exame físico, 1011
　exames complementares, 1011
　prevenção e educação, 1014-1015
　prognóstico, 1014
　tratamento cirúrgico, 1013
　tratamento farmacológico, 1012-1013
　tratamento não farmacológico, 1011-1012
Região inguinal, micose da, 1736
Registro de Saúde Orientado por Problemas (ReSOAP), 394-402
　acesso rápido a dados, 395-396
　educação continuada, 396
　governança clínica e auditoria do prontuário, 402
　lista de problemas, 396-397, 398f
　o que não deve ser registrado, 397
　seção "A" (avaliação), 401
　seção "O" (objetivo), 401
　seção "P" (plano), 401-402
　seção "S" (subjetivo), 399-400
　SOAP, 397-399
Registro Médico Orientado por Problemas (RMOP) *ver* Registro de Saúde Orientado por Problemas (ReSOAP)
Relação clínica, 146-155, 162-163
　e instituições contratantes, 149-150
　e multiculturalismo, 154
　influências, 152-154
　modelos de, 150-152
　níveis de análise, 146-149
Relaxamento, técnicas de, 102
Relaxantes musculares, 1780
Remoção, 780, 782-783
　de anel, 780
　de anzol, 782-783

Remuneração, 380-385
　pagamento por desempenho, 382-385
　sistema de incentivo ideal, 385
Reposição de nicotina, 2088-2089
Resfriado comum, 1289, 1294-1296
Residência em MFC, 448-453
　avaliação, 449-450
　como pré-requisito para outros programas, 452
　estímulos financeiros, 452
　lei n. 12.871, 452
　mudanças curriculares na graduação, 452
　obrigatoriedade para o exercício, 452
　perspectivas no Brasil, 451
　programas, 450-451
Resiliência, 89, 100-101
Respiração e distúrbios do sono, 2077
ReSOAP *ver* Registro de Saúde Orientado por Problemas
Ressonância magnética (RM), 1116, 1588, 1786, 1821, 1841, 1851, 1905, 1942, 1947, 1970, 1994,
　da coluna, 1786
　de cotovelo, 1821
　de mamas, 1116
　do joelho, 1851
　do quadril, 1841
　na disacusia, 1588
　nas cervicalgias, 1786
　nas doenças neurológicas, 1994
　na osteomielite, 1905
Retardo mental, 963-964
Retenção urinária em homens, 1196, 1197
Retinoides, 1709, 1755
　sistêmicos, 1755
　tópicos, 1709
Retinopatia, 1625
　diabética, 1625
　hipertensiva, 1625
Ribeirinhos *ver* Populações ribeirinhas
Rinites, 1561-1574 *ver também* Rinossinusite(s)
　alérgica, 1562
　anamnese, 1563-1564
　complicações, 1574
　equipe de saúde, 1574
　exame físico, 1564-1565
　prevenção e educação, 1574
　prognóstico, 1574
　tratamento, 1565-1573
　　controle ambiental, 1565-1566
　　em atletas, 1573
　　em crianças, 1572
　　farmacológico, 1566-1567, 1567-1570, 1571t, 1572t
　　imunoterapia específica, 1567, 1570
　　na gestação, 1572-1573
　　no idoso, 1572
　　principais medicamentos, 1567-1569q
　　rinites não alérgicas, 1570, 1571
Rinoscopia, 1243, 1618, 1619
Rinossinusite(s), 1241-1242, 1616-1622
　anamnese, 1618
　causas, 1617
　classificação, 1617t
　complicações, 1621
　e tosse, 1241-1242
　equipe multiprofissional, 1621-1622
　exame físico, 1618
　exames complementares, 1618-1619
　prevenção e educação, 1621
　prognóstico, 1621
　tratamento, 1619-1620
Rins, função *ver* Função renal, alterações

Risco de suicídio, 2209-2210, 2212t
Riscos pré-concepcionais, 1063-1064
Rosácea, 1712-1713
Rouquidão, 1579-1584
   anamnese, 1580, 1581q
   causas, 1580q
   complicações, 1583
   diagnóstico diferencial, 1580q
   equipe multiprofissional, 1583, 1584
   exame físico, 1580, 1581
   exames complementares, 1581
   prevenção e educação, 1583
   prognóstico, 1583
   tratamento, 1582-1583
      farmacológico, 1582-1583
      não farmacológico, 1582
Rua, população em situação de *ver* Populações em situação de rua
Rubéola, 1065, 2282t
   e pré-concepção, 1065
Ruptura de tendões do ombro, 1832

S

Sangramento(s), 1134-1143, 1450, 1452-1458
   esofágico, 1450
   gastrintestinais, 1452-1458
      anamnese, 1453-1454
      causas, 1453
      conduta, 1457
      equipe multiprofissional, 1458
      exame físico, 1454-1455
      exames complementares, 1455-1457
      hemorragia digestiva baixa, 1456-1457
      hemorragia não varicosa, 1455-1456
      hemorragia varicosa, 1456
      prevenção e educação, 1458
   nasal *ver* Epistaxe
   vaginal, 1134-1143
      anamnese, 1137
      causas, 1135-1137
      complicações, 1142-1143
      equipe multiprofissional, 1143
      exame físico, 1137-1138
      exames complementares, 1138
      prevenção e educação, 1143
      prognóstico, 1142-1143
      tratamento, 1138-1142
Sarampo, 2281-2282t
Sarcoidose, 1284, 1285t
Sarcoma de Kaposi e HIV, 1761
Saúde, 19-26, 52-59, 91, 293-299, 543, 591-598, 654-662, 675-700, 734-765, 2130-2137
   bucal, 543, 691-700
      adolescência, 695-696
      adultos, 697-698
      alimentação saudável, 691
      estruturas bucais, 692-693
      fumo e álcool, 692
      gestantes, 696-697
      higiene bucal, 691-692
      idosos, 698-700
      infância, 693-695
   da comunidade, diagnóstico *ver* Comunidade, saúde da, diagnóstico
   da criança, 734-745
   da família, 52-59 *ver também* Atenção primária à saúde (APS)
      construção de um modelo de organização, 54
      estatísticas, 58, 59f
      integralidade e conformação da rede de atenção a partir da APS, 55
      intersetorialidade, 55
      piso de atenção básica, 53-54
      PNAB de 2011, 55-57
      política nacional de atenção básica, 54-55
      programa de agentes comunitários de saúde, 53
      Programa Mais Médicos, 57-58
      PSF: primeiros anos, 53
      saúde suplementar, 58-60
   da mulher, 753-756
   do homem, 746-751
   do idoso, 757-765
   e adoecimento, 91
   escolar, 654-662
      escolas promotoras de saúde, 657-658
      escolas promotoras de saúde no Brasil, 658-659
      estratégias de operacionalização, 660-662
      papéis do médico e da APS, 659-660
      prevenção quaternária, 656
      Programa Saúde na Escola, 660
      promoção da saúde, 654-657
   mental, 293-299, 2130-2149
      casos graves, 2130-2137
      coleta da história, 294-295
      exame do estado mental, 295-296
      hipótese diagnóstica, 297-298
      importância e necessidade, 293-294
      manejo da pessoa com transtorno mental, 298
      na infância, 2138-2149
      opções após a avaliação299
      organização dos dados, 297
      resumo do processo de avaliação, 298-299
   ocupacional, 675-690
      afastamento, 688
      acidente com material biológico, 677
      articulação com peritos médicos, 684-685
      atestado médico, 685-688
      comunicação de acidente de trabalho (CAT), 684, 685q, 687q
      desafios na APS, 688-689
      legislação e vigilância em saúde, 675-677
      patologias ocupacionais, 679-684
      patologias ocupacionais, 679-684
      previdência social, 684
      prevenção, 677-679
      reabilitação, 688
      Rede Nacional de Atenção Integral à Saúde do Trabalhador (RENAST), 677
      saúde dos profissionais na APS, 689-690
   pública e MFC, 19-26
      colaboração entre, 21
      continuidade dos cuidados, 21
      integração, 21-26
   rural *ver* Área(s) rural(ais)
Sedentarismo e AVC, 2024
Seios paranasais, imagem dos, 1243
Sepse, 1908, 2010
Serviços de saúde, prevenção da violência nos, 724
Sexualidade, 269-271, 663-672, 1072-1076, 1153, 1976 *ver também* Diversidade e sexualidade
   contracepção, 1072-1076, 1153, 1976
   e diversidade, 663-672
Sibilância em crianças, 978-984 *ver também* Criança(s)
Sífilis, 1091-1092, 1166, 1168, 1608
Sinal da silhueta, 1249
Sinal de Leser-Trélat, 1759
Síncope e desmaio, 861-870
   anamnese, 863-865
   complicações, 870

exame físico, 865-867
exames complementares, 867-868
manejo (fluxograma), 868f
prognóstico, 869-870
prevenção e educação, 870
Síndrome(s), 1031, 1040, 1046, 1047, 1244, 1290, 1297, 1348, 1377, 1431-1434, 1556-1557, 1732, 1759, 1777, 1778, 1831-1832, 1928-1929, 1930, 1933, 1970-1971, 1972, 1973, 2005, 2078, 2225-2226, 2289, 2294, 2296
   síndrome coronariana aguda, 1348
   da apneia obstrutiva do sono (SAOS), 1244
   da hipermobilidade articular benigna (SHB), 1031
   da hiperventilação, 1929, 1930, 1933
   da pele escaldada estafilocócica (SPEE), 1732
   da tosse das vias aéreas superior (STAVS), 1243
   das pernas inquietas, 2078
   de Bazex, 1759
   de Cushing, 1556-1557
   de Down, 1046, 1047
   de impacto, 1831-1832
   de Gianotti-Crosti e síndromes papulovesiculares associadas, 2289t
   de Guillain-Barré, 2005, 2225-2226
   de Ménière, 1928-1929
   de Munchausen por procuração, 1040
   de Stevens-Johnson, 2296t
   de Turner, 1047
   de Wolff-Parkinson-White, 1377
   do bebê sacudido, 1040
   dispéptica, 1431-1434
      anamnese, 1432-1433
      causas, 1432
      complicações, 1434
      exame físico, 1433
      exames complementares, 1433
      prevenção e educação, 1434
      prognóstico, 1434
      tratamento, 1433-1434
   do bebê sacudido, 1040
   dolorosa miofascial (SDM), 1777, 1778
   epiléticas, 1970-1971, 1972q, 1973q
   mão-pé-boca (SMPB), 2294t
   respiratória aguda grave, 1290, 1297q
   parkinsonianas *ver* Tremor
Sintoma como diagnóstico, 766-770
   atividades preventivas e de educação, 770
   causas, 768
   conduta, 769-770
   prognóstico e complicações, 770
Sintoma sem explicação médica (SEM) *ver* Somatização e SEM
Sintomas clinicamente inexplicados (SCIs), 766-770
Sistema(s), 229, 366, 1403-1413
   ACG®, 229
   de Informação de Agravos de Notificação, 366
   venoso, doenças, 1403-1413
      doenças tromboembólicas, 1410-1412, 1413q
      insuficiência venosa crônica, 1404
      insuficiência venosa periférica/varizes, 1404
      tromboembolia venosa (TEV), 1408-1410
      tromboflebite superficial, 1404-1408
SNOMED, 389
SOAP, 342
Sobrecarga, 1371-1373
   atrial direita, 1371
   atrial esquerda, 1372
   ventricular direita, 1371-1372
   ventricular esquerda, 1372-1373
Sobrediagnóstico, prevenção do, 262-266
   causas, 264
      fatores culturais, 264

      fatores profissionais, 264
      fatores relacionados à indústria e à tecnologia, 264
      fatores relacionados ao sistema de saúde, 264
      fatores relacionados aos pacientes e ao público, 264
   exemplos, 264-266
      câncer de mama, 265
      câncer de próstata, 265
      câncer de tireoide, 265
      diabetes melito gestacional, 266
      doença renal crônica, 265-266
      embolia pulmonar, 266
   prevenção, 266
Somatização e SEM, 2036-2043
   anamnese, 2041
   causas, 2039-2041
      baixo apoio social, 2040
      história de doença na infância, 2040
      padrão cultural, 2040
      padrão de atribuição, 2040
      papel de doente, 2040
      papel dos profissionais e do sistema, 2040-2041
      traumas, 2041
   conduta, 2041-2042, 2043q
   equipe multiprofissional, 2043
   exame físico, 2041
   exames complementares, 2041
Sonambulismo, 2078
Sono, 1286, 2024, 2075-2082
   apneia do, 1286, 2024
   perturbações do, 2075-2082
      anamnese, 2078
      classificação, 2077-2078
      em crianças e adolescentes, 2079-2081
      exame físico, 2078
      exames complementares, 2078-2079
      tratamento, 2079
Sonolência diurna, 2080
Substâncias, uso de, 1069, 2024, 2135-2136 *ver também* Psiquiatria, emergências de
   casos graves na APS, 2135-2136
   e pré-concepção, 1069
   e risco para AVC, 2024
Sudorese, 1667-1671
   anamnese, 1669
   causas, 1668-1669
   complicações, 1671
   diagnóstico, 1669
   equipe multiprofissional, 1671
   exame físico, 1669
   exames complementares, 1669
   prevenção e educação, 1671
   prognóstico, 1671
   tratamento, 1669-1670
Suicídio, risco de, 2209-2210, 2212
   como emergência na APS, 2209-2210, 2212t
Suporte, 101-102
   à distância *ver* Telessaúde
   social, 101-102
Sustentabilidade, 656
Suturas, 773-775

T

Tabagismo, 501, 1069, 1322, 1337, 1898, 2023, 2083-2090
   anamnese, 2084
   complicações, 2090
   e contracepção, 1069
   e DCVs, 1337
   e osteoporose, 1898

e pré-concepção, 1069
e risco para AVC, 2023
e saúde rural, 501
e tuberculose, 1322
entrevista motivacional, 2085-2086
prognóstico, 2090
tratamento, 2086-2090
   farmacológico, 2088-2090
   não farmacológico, 2086-2088
Tabela de medicamentos, 2321-2326, 2327-2332, 2333-2347
de interação, 2333-2347
para amamentação, 2327-2332
para gestação, 2321-2326
Taquicardia(s), 1356, 1361-1362, 1374, 1378
atrial multifocal, 1376-1377
por reentrada nodal atrioventricular, 1374-1376
sinusal, 137
TSVP, 1361-1362
ventricular, 1378
Tazaroteno, 1755
TDAH *ver* Trantorno(s)
Técnicas de relaxamento, 102
Teleconsulta, 160, 163-164
no Brasil, 163-164
Teleconsultoria, 160, 169-171
Telediagnóstico, 160, 171-174
Teleducação em saúde, 160
Telemedicina na APS, 161
Tecnologias de comunicação e informação e APS *ver* Telessaúde
Telessaúde, 165-176, 520
baseada em evidências, 167-168
como meta do serviço de saúde, 174
conceito e possibilidades, 166-167
ferramentas no Brasil, 168-171
   teleconsultoria, 169-171
histórico e contexto tecnológico, 166
telediagnóstico, 171-174
Tendão de Aquiles, 1863-1864
Tendinopatia do manguito rotador, 1832
Teníase, 1493, 1494, 1497t
Terapia, 331, 332, 533, 883, 1147, 1149-1151, 1207, 1208, 1596, 1800
cognitivo-comportamental, 331, 883, 1596, 1800, 1596
comunitária, 332, 533
expulsiva, 1207, 1208
gestáltica, 331
hormonal, 1147, 1149-1151
interacional, 331
sistêmica, 331
Teratogênicos, exposição a, 1065, 1066
Territorialização, 300-304
cartografia, 304
operacionalização da vigilância em saúde, 301-303
reflexões, 304
sistemas de georreferenciamento, 303-304
território microárea, 303
território-área, 302-303
território-distrito, 302
território-moradia, 303
Terrores noturnos, 2078
Teste(s), 486-487, 932, 934, 1069-1070, 1238, 1243, 1257, 1322, 1347, 1358, 1565, 1682
cutâneos, 1257
de broncoprovocação, 1243
de coagulação, 934
de contato, 1682
de provocação nasal, 1565
ergométrico, 932, 1238, 1347, 1358, 1347, 1358
estatísticos, 562, 563t

pré-concepção, 1069-1070
tuberculínico (TT), 1322
Testículos e escroto, doenças, 1156-1160
anamnese, 1157-1158
complicações, 1159
desconforto escrotal crônico, 1157
equipe multiprofissional, 1160
escroto agudo, 1157
exame físico, 1158
exames complementares, 1158-1159
massas escrotais não dolorosas, 1157
prevenção e educação, 1160
prognóstico, 1159
tratamento, 1159
Tinha(s), 1734, 1735, 1736, 1737
capitis, 1734, 1737
cruris, 1734
da barba, 1735
das mãos, 1735
do corpo, 1736, 1737
do tronco, 1734
dos pés, 1735, 1737
inguinal, 1734, 1736, 1737
Tireoide, problemas de, 1541-1550
equipe multiprofissional, 1550
hipotiroidismo, 1542-1545
nódulos, 1548-1550
prevenção e educação, 1550
tireotoxicose, 1545-1548
Tireotoxicose, 1545-1548
anamnese, 1546
causas, 1545q
exame físico, 1546-1547
exames complementares, 1547
tratamento, 1547-1548
Tomografia computadorizada (TC), 1238, 1243, 1318, 1428, 1588, 1600, 1786, 1809, 1821, 1905, 1942, 1947, 2079
abdominal, 1428
da coluna, 1809
de cotovelo, 1821
de crânio, 1942, 2079
de orelhas, 1588
de ouvidos, 1600
do tórax, 1238, 1318
e dor abdominal, 1428
e tosse, 1243
nas cervicalgias, 1786, 1786
na osteomielite, 1905
pélvica, 1428
Tontura, 1927-1936
anamnese, 1931
causas, 1928
desequilíbrio, 1930
equipe multiprofissional, 1936
exames complementares, 1933
exame físico, 1931, 1932-1933
pré-síncope, 1929-1930
   síndrome da hiperventilação, 1929, 1930
tratamento, 1933-1935
   farmacológico, 1934, 1935
   não farmacológico, 1933, 1934
vertigem, 1928-1929
   cinetose, 1929
   neurite vestibular, 1928
   paroxística posicional benigna, 1928
   síndrome de Ménière, 1928-1929
   vestibulopatias centrais, 1929
Toque retal, 1485
Torax, radiografia de, 1247-1249

Torções, 1157, 1159
    de apêndices testiculares, 1157, 1159
    de cordão espermático, 1157, 1159
Tornozelo, dor *ver* Pé e tornozelo, dor
Tosse, 1240-1245
    aguda, 1241-1242
        gripe, 1242
        rinossinusite aguda, 1241-1242
        traqueobronquite aguda, 1242
    causas, 1241
    crônica, 1242-1244
        DPOC, 1244
        DRGE, 1244
        e IECA, 1244
        SAOS, 1244
        STAVS, 1243
        tuberculose, 1244
        variante da asma (TVA), 1243
    subaguda, 1242
Toxoplasmose, 1065, 1090
    e pré-concepção, 1065
    e pré-natal, 1090
Trabalho, 195-196, 496, 576-580, *ver também* Assistência social
    para publicação, como escrever, 576-580
    e doenças *ver* Doença pulmonar ocupacional
    e saúde *ver* Saúde ocupacional
    em equipe, 195-196, 496
Tragédias, 524-537
    desastre extensivo, 534-535
        atuação no, 534-535
    desastre intensivo, 528-534
        atuação antes do, 529
        atuação durante e após o, 529-533
        fases do, 528-529
        missões, 533-534
    desnaturalização e reconhecimento de saberes, 536
    epidemiologia nacional, 526-527, 528g
    forças envolvidas, 527-528
    gênero e idade, 535-536
    interesses político-financeiros, 536
    migrações, 535
    mobilização comunitária, 536-537
    "outros" atingidos e culpabilização das vítimas, 536
    tipologia, 525-526
Transexualidade, 835-845
    anamnese, 837-838
    atividades preventivas e de educação, 844-845
    crianças e adolescentes, 844
    densitometria óssea, 843
    diminuição do desejo sexual, 839
    diminuição do orgasmo, 840
    disfunção erétil, 839
    dor genitopélvica à penetração, 839
    ejaculação precoce, 839-840
    ejaculação retardada, 840-841
    exame físico, 838
    exames complementares, 838
    hormonização transexualizadora, 842-843
    "identidades trans", 841
    papanicolau, 843
    prognósticos e complicações, 841
    PSA, 843
    queixas sexuais, 836-837
    transformações corporais, 842
    transtornos parafílicos, 841
    US mamária, 843
    USTV, 843

Transtorno(s), 841, 963, 2056, 2058, 2060, 2062-2074, 2115-2123, 2133, 2134-2135, 2143, 2144
    alimentares, 2115-2123
        anamnese, 2119
        complicações, 2122-2123
        critérios diagnósticos, 2117q, 2118q
        exame físico, 2119-2120
        exames complementares, 2120
        prevenção e educação, 2123
        prognóstico, 2122-2123
        tratamento, 2120-2122
            farmacoterapia, 2121-2122
            psicoterapia, 2121
    de ajustamento, 2060t
    de pânico, 2058q, 2060t, 2133
    dissociativos, 2056q, 2058q, 2144q
    mentais e MFC *ver* Saúde mental
    obsessivo-compulsivo, 2056q, 2058q, 2143q
    de déficit de atenção/hiperatividade(TDAH), 963, 2058, 2060, 2062-2074, 2143
        críticas ao modelo, 2069-2071
        de estresse pós-traumático, 2058q, 2060t, 2143q
        diagnóstico, 2066-2067, 2068q
        estimulantes e aumento de desempenho, 2073
        etiologia, 2064-2065
        no adulto, 2065
        prevalência, 2063
        processo de escolarização, 2071-2072
        tratamento, 2067, 2068-2069
    parafílicos, 841
    psicóticos *ver* Psicose
    somatoformes, 2134-2135
Traqueobronquite aguda, 1242
Trato urinário, 1194-1202
    infecções (ITU),
        em adultos *ver* Infecções
        em crianças *ver* Crianças
    inferior, sintomas (STUIs), 1194-1202
        anamnese, 1196-1197
        causas, 1195q
        exame físico, 1196-1197
        exames complementares, 1196-1197
Trauma(s), 1138, 1636, 1637
    oculares, 1636, 1637
        contuso, 1637
        com suspeita de perfuração ocular, 1637
    vaginal/vulvar, 1138
Treinamento vesical, 1187
Tremor, 1982-1989
    doença de Parkinson, 1983-1984
    equipe multiprofissional, 1989
    exame físico, 1986
    exames complementares, 1986
    exarcebação, 1985, 1986q
    prevenção e educação, 1989
    síndrome parkinsoniana, critérios diagnósticos, 1984-1985
    sintomas não motores, 1985, 1986
    tipos, localização e distribuição, 1984
    tratamento, 1986-1988
        cuidado paliativo, 1988
        dieta e terapias complementares, 1988
        farmacológico, 1986-1987
        terapias de reabilitação, 1987-1988
    tremor essencial, 1983
    tremor fisiológico exarcebado, 1983
Tricomoníase, 1122q, 1124q, 1125q
Tricuríase, 1493, 1494, 1496t

Tristeza, sensação de depressão e perturbações depressivas, 2045-2052
  causas, 2046-2047
  complicações, 2051, 2052
  equipe multiprofissional, 2052
  prevenção e educação, 2052
  prognóstico, 2051, 2052
  propostas terapêuticas, 2049q
  tratamento farmacológico, 2047-2050, 2051t
Trombo hemorroidário, 783-784
Tromboembolia, profilaxia de, 936, 937, 938q
Tromboembolia venosa (TEV), 1408-1410
  causas, 1410
  fatores de risco, 1408-1409t
Tromboflebite superficial, 1404-1408
  anamnese, 1404
  exame físico, 1404-1405
  exames complementares, 1406
  tratamento, 1406-1408
Tuberculose, 521, 1244, 1249, 1273, 1311-1331, 2102
  adenosina deaminase (ADA), 1318
  baciloscopia, 1315-1316
  cultura, 1316-1317
  diagnóstico diferencial, 1323
  do SNC, 1320
  e DPOC, 1273
  e HIV/Aids, 1322, 1331
  e tosse, 1244
  em idosos, 1321-1322
  encerramento de caso, 1329, 1330q
  equipe multiprofissional, 1331
  extrapulmonar, 1319
  ganglionar, 1320
  histopatologia, 1317
  imunização com bacilo de Calmete-Guërin, 1322-1323
  infecção latente, 1322, 1326-1327
  na infância, 1320-1321
  óssea, 1320
  pericárdica, 1320
  pleural, 1319-1320
  população em situação de rua, 1329, 1330
  população indígena, 1330-1331
  populações especiais, 1329
  pós-primária, 1314
  primária, 1314
  primoinfecção, 1314
  pulmonar, 1249
  quadro clínico, 1315q
  radiologia, 1318-1319
  tabagismo, 1322
  teste de sensibilidade antimicrobiano, 1317
  teste rápido molecular, 1317, 1318q
  teste tuberculínico (TT), 1322
  tratamento, 1323-1329
    controle do, 1327-1328
    controle dos contatos, 1328-1329
    esquema básico, 1324
    reações adversas, 1324, 1325-1326
  urinária, 1320
  vias de disseminação, 1314q
Tumor(es), 1157, 1159, 1160, 1553, 1721, 1725, 1726, 1727
  epiteliais benignos, 1721, 1725, 1727
    complicações, 1727
    exame físico, 1725
    exames complementares, 1725
    prevenção e educação, 1727
    prognóstico, 1727

  testiculares, 1157, 1159, 1160
  tratamento, 1726
  hipofisários, 1553

U

Úlcera(s), 1025, 1026, 1163, 1761
  aftosas orais e HIV, 1761
  genital e ISTs, 1163
  péptica, 1025, 1026
Ultrassonografia (US), 843, 1092, 1116, 1428, 1440, 1787, 1821, 1841, 1905
  abdominal, 1428, 1440
  de cotovelo, 1821
  do quadril, 1841
  mamária, 843, 1116
  nas cervicalgias, 1787
  no pré-natal, 1092
  na osteomielite, 1905
  pélvica, 1428
  transvaginal, 843
Unhas, problemas nas, 1689, 1686-1692
  cantoplastia, 1692
  encravadas, 1689
  onicólise, 1689
  paroníquia aguda, 1688
  paroníquia crônica, 1688-1689
  paroníquia, 1688
  prevenção e educação, 1692
  tratamento, 1690-1692
  unhas quebradiças, 1689-1690
Unidades de saúde, gerenciamento, 372-379
  apoio ao desenvolvimento de gerentes, 375-378
  gestão colegiada, 378-379
  novos gerentes e aprendizado gerencial, 372-375
Urgência pré-hospitalar ver Atendimento pré-hospitalar
Uricosúricos, 1889
Urina, análise de, 934
Urocultura, 1087-1088
Urografia excretora, 1186
Uso da informação na consulta ver Informação, uso na consulta
Útero, neoplasia do colo do ver Colo uterino, neoplasia

V

Vacinas, 603-618, 1169, 1179, 1231, 1292, 1298, 1299, 1506, 1507, 2016, 2017, 2261
  administração simultânea, 604
  atraso de doses, 604
  calendário vacinal desconhecido, 604
  conservação, 604
  crianças prematuras, 613-614
  e HIV, 2261
  e imunoglobulinas, interação, 604
  e transfusão de sangue, 604
  eventos adversos, 605, 616-617
  febre amarela (atenuada), 607
  gestantes e lactantes, 613
  hepatite A (inativada), 608, 1506, 1507
  hepatite B (recombinante), 605, 1506, 1507
  HPV, 1169, 1179
  imunodeprimidos, 614, 615t
  imunoprofilaxia pós-exposição, 615-616
    hanseníase, 615
    hepatite B, 615
    meningite, 615
    raiva humana, 615-616

tétano, 615
varicela, 615
influenza (fragmentada, inativada), 608, 1292, 1298, 1299
meningocócica C (conjugada), 606-607
papilomavírus humano (HPV), 608-610
pentavalente, 605-606
pneumocócica 10 valente (conjugada), 606, 1292, 1298, 1299
poliomielite (VOP) (inativada), 606
precauções e contradindicações, 604-605
raiva, 611-613
rotavírus humano (VORH) (atenuada), 606
SCR (tríplice viral) (atenuada), 607
Sistema de Informação do Programa Nacional de Imunizações, 605
tetraviral, 607
tipos de, 603-604
trabalhadores da saúde, 614
tuberculose (atenuada), 605
varicela, 607-608, 611
  (atenuada), 607-608
viajantes, 614, 615
vias de administração, 604
Vaginose bacteriana, 1065, 1122q, 1123q, 1125q
  e pré-concepção, 1065
Valise do médico
  manual de uso apropriado, 158
  materiais, 157
  medicamentos, 157-158
Valores de referência para exames, 2315-2320
Vareniclina, 2089-2090
Varicela, pré-concepção, 1065
Varicocele, 1157, 1159
Varizes, 1404
Verruga viral, 1721, 1725
  complicações, 1727
  exame físico, 1725
  exames complementares, 1725, 1726
  prevenção e educação, 1727
  prognóstico, 1727
  tratamento, 1726
Vertigem *ver* Tontura
Vestibulopatias centrais, 1929
Viajante, doenças do, 2266-2275
  anamnese, 2270, 2271, 2272
  causas, 2267-2270q
  equipe multiprofissional, 2274
  exame físico, 2270
  prevenção e educação, 2273, 2274
  tratamento, 2270, 2271, 2272, 2273
Vias,
  aéreas inferiores, infecções *ver* Infecções
  aéreas superiores, infecções *ver* Infecções
Videogravação e aprendizado *ver* Filmagem de consultas e aprendizado
Vigilância em saúde, 301-303, 364-370
  Declaração de Nascidos Vivos, 366-367
  Declaração de Óbito, 367
  e territorialização, 301-303
  integração com APS, 370
  monitoramento das estatísticas vitais, 366
  vigilância ambiental em saúde, 369

vigilância dos óbitos infantil e fetal, 367-368
vigilância dos óbitos maternos, 368-369
vigilância e controle de agravos, 365-366
vigilância epidemiológica, 365
vigilância sanitária, 369-370
Vigilância sanitária, 369-370
Violência, 701-708, 710-716, 718-725, 1036-1043
  abuso infantil, 1036-1043
  ambientes violentos, 718-725
    cultura de paz, 721-722
    e serviços de saúde, 719-721
    rede de cuidado, 722-725
  contra idosos, 710-716
    abandono, 711
    abordagem em caso de, 713, 715, 716q
    econômica ou financeira, 711
    fatores de risco, 712
    física, 711
    identificação da, 712-713, 714q
    negligência, 711
    prevalência, 711-712
    prevenção, 715
    psicológica, 711
    sexual, 711
  doméstica, 701-708
    a escuta, 705-706
    equipe e rede intersetorial, 706-708
    repercussões sobre a saúde, 703-705
Visita domiciliar, 313-315, 740, 980. *ver também* Cuidado(s) domiciliar(es)
  a bebês de alto risco ao nascer, 740
  e sibilância (verificação de riscos), 980
Vômito(s) *ver também* Náuseas e vômitos
  no lactente *ver* Lactente(s)

Z

Zika, 2223-2226
  anamnese, 2224
  complicações, 2225
  conduta, 2225
  congênito, 2224
  em adultos, 2224
  exame físico, 2224
  exames complementares, 2224-2225
  microcefalia, 2225
  prevenção e educação, 2226
  prognóstico, 2225
  síndrome de Guillain-Barré, 2225-2226
Zíper preso, 780-781
Zumbido, 1592-1597
  anamnese, 1594
  associado à hipoacusia, 1593
  causas, 1593
  equipe multiprofissional, 1597
  exame físico, 1594
  exames complementares, 1594
  prevenção e educação, 1597
  pulsátil, 1593-1594
    pulsátil não vascular, 1594
    pulsátil vascular, 1593-1594
  tratamento, 1594-1596